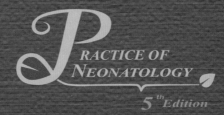

*P*RACTICE OF
*N*EONATOLOGY
5 ᵗʰ Edition

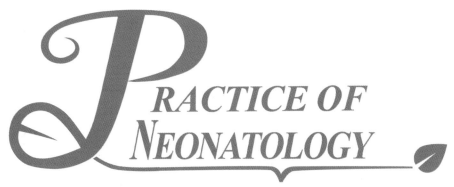

PRACTICE OF NEONATOLOGY

"十三五"国家重点图书出版规划项目

实用新生儿学

第5版
5th Edition

■主　编　邵肖梅　叶鸿瑁　丘小汕

人民卫生出版社

图书在版编目（CIP）数据

实用新生儿学 / 邵肖梅，叶鸿瑁，丘小汕主编 . —
5 版 . —北京：人民卫生出版社，2018
ISBN 978-7-117-27403-6

I . ①实… II . ①邵…②叶…③丘… III . ①新生儿
疾病 – 诊疗 IV . ①R722.1

中国版本图书馆 CIP 数据核字（2018）第 210252 号

| 人卫智网 | www.ipmph.com | 医学教育、学术、考试、健康，购书智慧智能综合服务平台 |
| 人卫官网 | www.pmph.com | 人卫官方资讯发布平台 |

ISBN 978-7-117-27403-6

9 787117 274036 >

实用新生儿学
第 5 版

主　　编：邵肖梅　叶鸿瑁　丘小汕
出版发行：人民卫生出版社（中继线 010-59780011）
地　　址：北京市朝阳区潘家园南里 19 号
邮　　编：100021
E - mail：pmph @ pmph.com
购书热线：010-59787592　010-59787584　010-65264830
印　　刷：人卫印务（北京）有限公司
经　　销：新华书店
开　　本：889×1194　1/16　印张：72　插页：8
字　　数：2707 千字
版　　次：1990 年 9 月第 1 版　　2019 年 4 月第 5 版
　　　　　2023 年 9 月第 5 版第 8 次印刷（总第 31 次印刷）
标准书号：ISBN 978-7-117-27403-6
定　　价：248.00 元

打击盗版举报电话：010-59787491　E-mail：WQ @ pmph.com
（凡属印装质量问题请与本社市场营销中心联系退换）

编者名单（以姓氏笔画为序）

王来栓	复旦大学附属儿科医院	张雪峰	解放军总医院第五医学中心
王建设	复旦大学附属儿科医院	陈　超	复旦大学附属儿科医院
王晓川	复旦大学附属儿科医院	邵肖梅	复旦大学附属儿科医院
叶　军	上海交通大学医学院附属新华医院	林振浪	温州医科大学附属第二医院育英儿童医院
叶鸿瑁	北京大学第三医院	罗小平	华中科技大学同济医学院附属同济医院
叶滨宾	中山大学附属第一医院	周　伟	广州市妇女儿童医疗中心
田　宏	复旦大学附属儿科医院	周文浩	复旦大学附属儿科医院
丘小汕	中山大学附属第一医院	周丛乐	北京大学第一医院
朴梅花	北京大学第三医院	周晓玉	南京医科大学附属南京儿童医院
朱　铭	上海交通大学医学院附属上海儿童医学中心	周晓光	南京医科大学附属南京儿童医院
任芸芸	复旦大学附属妇产科医院	郑　军	天津市中心妇产科医院
刘　芳	复旦大学附属儿科医院	郑　珊	复旦大学附属儿科医院
刘　敬	北京市朝阳区妇幼保健院	赵培泉	上海交通大学医学院附属新华医院
刘晓燕	北京大学第一医院	柳国胜	暨南大学附属第一医院
许政敏	复旦大学附属儿科医院	段　涛	同济大学附属第一妇婴保健院
孙　波	复旦大学附属儿科医院	姚裕家	四川大学华西第二医院
阴怀清	山西医科大学第一医院	桂永浩	复旦大学附属儿科医院
杜立中	浙江大学附属儿童医院	夏世文	湖北省妇幼保健院
李　蓉	北京大学第三医院	黄国英	复旦大学附属儿科医院
李在玲	北京大学第三医院	曹　云	复旦大学附属儿科医院
李晓瑜	中山大学附属第一医院	盛　锋	复旦大学附属儿科医院
李笑天	复旦大学附属妇产科医院	常立文	华中科技大学同济医学院附属同济医院
杨　毅	复旦大学附属儿科医院	韩彤妍	北京大学第三医院
杨于嘉	中南大学湘雅医院	程国强	复旦大学附属儿科医院
肖　昕	中山大学附属第六医院	童笑梅	北京大学第三医院
邱正庆	中国医学科学院北京协和医院	虞人杰	清华大学第一附属医院
何振娟	上海交通大学医学院附属新华医院	鲍秀兰	中国医学科学院北京协和医院
余加林	深圳大学总医院	潘新年	广西壮族自治区妇幼保健院
沈月华	上海交通大学医学院附属国际和平妇幼保健院	薛辛东	中国医科大学附属盛京医院
张玉侠	复旦大学附属中山医院	魏克伦	中国医科大学附属盛京医院

视频编导　陆春梅　复旦大学附属儿科医院

主编助理　周文浩

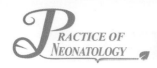
主编简介

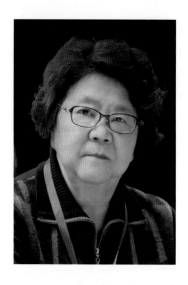

邵肖梅　主　编

　　教授，主任医师，博士生导师。享受国务院特殊津贴。曾任复旦大学附属儿科医院儿内科及新生儿科主任。现任妇幼健康研究会婴幼儿心理健康专业委员会名誉主任委员。承担国家"九五"攻关项目、教育部985和211学科建设项目，主攻"新生儿脑损伤的防治策略研究"。获发明专利2项，发表相关论文100余篇。主编《实用新生儿学》（第4版）、《胎儿和新生儿脑损伤》等专著6部；主译《新生儿振幅整合脑电图图谱》1部；参编《实用儿科学》等专著20部。培养博士生16名、硕士生4名。以第一完成人获教育部科技成果二等奖、上海医学科技二等奖、中华医学奖二等奖。2013年获中国优生优育协会先进个人奉献奖，2015年获"中国新生儿科医师奖"特别奖，2017年获"上海新生儿终身荣誉奖"。

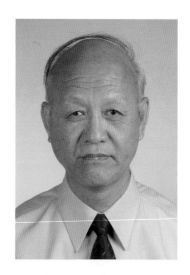

叶鸿瑁　主　编

　　教授，主任医师，博士生导师。享受国务院特殊津贴。曾任北京大学第三医院儿科主任、中华医学会围产医学分会主任委员、名誉主任委员，《中华围产医学杂志》副总编辑，新生儿复苏学组组长。现任国家卫健委中国新生儿复苏项目专家组组长、中华医学会围产医学分会新生儿复苏学组顾问。承担国家自然科学基金及博士点基金项目，曾获原卫生部科技进步三等奖。主编专著5部，主译专著3部，参编专著20余部。2014年获第二届"中国儿科医师终身成就奖"，2015年获"中国新生儿科医师特别奖"，2018年获《中华围产医学杂志》终身成就奖。研究方向为新生儿疾病及新生儿危重症急救。

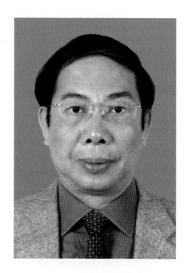

丘小汕　主　编

　　教授，主任医师，博士生导师。现就职于中山大学附属第一医院儿科。担任国家科技奖励评审委员会评审专家，教育部学位与研究生教育评估专家，广东省儿科学及青少年健康管理专业委员会主任委员，广东省中西医结合学会儿科专委会副主任委员，广东省医学会儿科学分会消化营养学组顾问。曾任广东省医学会围产医学分会早产儿学组副组长，广州市新生儿学会常委。从事儿科医、教、研工作40年余，专长于儿科各年龄组消化系统疾病（营养、胃肠和肝胆方面）的诊治。开展了早期营养干预对小于胎龄儿生长和代谢近期、远期影响的系列研究。对婴儿胆汁淤积性肝病、小儿胃肠动力紊乱性疾病、过敏性疾病有较深入的研究。

第 5 版 序

　　新生儿死亡率是反映一个国家或民族的居民健康水平、社会经济发展水平的重要指标,尤其是妇幼保健工作水平的重要指标。我国改革开放四十年来,保障儿童生存和发展的策略取得了重大成就,新生儿死亡率明显降低,按期实现了"联合国千年发展目标"的指标要求。过去的 40 年时间里,新生儿医学事业的发展令世界瞩目,新生儿危重症的诊治技术和水平得到了整体的发展,呼吸治疗技术、表面活性物质以及体外膜肺氧合(ECMO)技术的临床应用;基于循证的质量改进理念的提升和普及,使危重新生儿救治技术的规范不断完善;新生儿保健可及性的提高,为出生缺陷、残疾和意外伤害的发生和预防提供了有效的保障;一大批高素质、高水平的新生儿专业医护人员不断涌现。为新时期我国儿童健康保健事业正在发挥着关键性的作用。

　　新生儿期是生命早期综合发展的关键期,越来越多证据表现的胎儿疾病与健康的发育起源等新学说为新生儿医学发展提供了更广阔的发展空间,进一步促进了新生儿健康与发展理念的建立。可以预见将发育生物学、表观遗传学、神经科学、生物信息学和生物医学工程等学科与新生儿医学交叉融合在一起,有助于构建新生儿健康综合管理的新模式,既重视新生儿疾病的防治,同时注重健康管理和生长发育促进,这为推动全生命周期的大健康的战略奠定了厚实的基础。

　　我国幅员辽阔、人口众多,地区间发展还不平衡,包括新生儿在内的儿童健康问题依然面临很多挑战。在有些地方和有些方面,新生儿健康状况改善和事业发展还滞后于国家的经济和文化事业的发展,特别偏远、落后农村地区,由于卫生资源配置相对不足,孕产妇和新生儿死亡率相对比较高。随着城乡人口的不断流动和变化,妇幼保健系统对流动人口和弱势群体覆盖的深度和广度程度还不够。2016 年 10 月,国家颁布《"健康中国 2030"规划纲要》已经明确界定妇幼卫生对促进国家发展的基础作用,遵循"以保健为中心,以基层为重心、以生殖健康为核心"的工作方针,维护面向基层、面向群体、预防为主的宗旨,为推进健康中国建设,提高人民健康水平做出了战略部署。

　　《实用新生儿学》的首版于 1990 年问世,至今已有 29 年历史,该书出版以来以始终秉承其先进性、科学性、实用性的写作风格,集聚国内最知名的新生儿专家参与编写,深受广大读者的欢迎,并已成为我国新生儿科医师、基层儿科医师最重要的一本新生儿学专著。秉承编写的理念和传统,此次《实用新生儿学》第 5 版的出版,再次凝结几代新生儿科专家集体心血,针对学科领域的最新发展,呼应读者实际工作中的需求,在保持原有风格特色的同时,增加了诸多新的理论、新的技术和新的规范及指南,特别是针对 21 世纪新生儿医学正面临新时代的新挑战,在多学科交叉和融合点之上的创新思维和转化实践更是提出了许多新的观点。本书实行主编分工负责制,精心组织,精益求精,参与编写的作者均是该领域富有实践经验的高级专家。我们有充分的理由相信,第 5 版《实用新生儿学》一定会继续成为广大新生儿医护工作者一本可读性强、参考价值高、信息量大的大型专业参考书。

桂永浩

复旦大学常务副校长

复旦大学上海医学院院长

2019 年 4 月

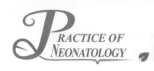

第5版 前言

今年——2019年,距离第4版《实用新生儿学》的出版又过去了8年。中国特色社会主义进入了新时代,经济得到了飞速地发展。总量表明,中国已经稳居世界第二大经济体。科学技术同样迅猛发展,特别是人工智能和信息科学技术的大发展,促使新生儿医学科学领域出现了不少新的诊疗技术和装备,新的方法及新的理论也不断涌现。中华民族为了要对世界做出更大的贡献,国家及时果断地放弃执行多年的独生子女政策,开启了允许生育二孩的新政策。因此,如何保障刚刚出生的新生儿尽快地适应子宫外的环境,经历解剖生理学的巨大变化,为他今后的健康成长打下良好的基础,对于全面提高中华民族素质、建设人力资源强国具有十分重要的战略意义。

基于以上原因,《实用新生儿学》的修订工作提到议事日程。经过大家的辛勤劳动,第5版较第4版主要增加了如下的内容:

(1) 第1章"母胎医学"中加强了胎儿医学方面的内容,包括"胎儿超声""胎儿磁共振检查""胎儿发育"与"胎儿宫内治疗"。

(2) 第3章"诊断和治疗总论"中新增了"肺超声在新生儿肺疾病中的应用""胎儿和新生儿遗传病的精准医学""感染性疾病的实验室诊断"和"亚低温疗法""新生儿连续血液净化""无创的辅助通气技术""纤维支气管镜在新生儿中的应用"等新诊疗技术方面的内容。且专列了"新生儿常用护理技术"一节,引进了"以家庭为中心的护理模式""新生儿护理质量指标体系"等许多与国际接轨的护理新理念。

(3) 另列一章"新生儿监护",重点介绍了"危重新生儿神经监护"方面的内容。

除此之外,本版与前几版最大的不同是:本版的内容已不再仅仅是国外书籍和文献的翻版,而是包含了一批国内制订的基于循证的规范化的临床诊疗指南和专家共识,并根据目前的最新发展以及阅读需要,首次将传统纸质出版改变为融合出版,增加了17个新生儿期常用诊疗操作的视频,适宜在基层普及应用并推广。

第5版共有25章,约270万字。所有参与编写的学者,都从保证撰写的内容具备科学性、先进性、实用性、可靠性的角度出发,做了较大幅度的修订,更新的内容超过了30%。

从编写人员队伍来看,又有17位奋斗在新生儿医疗第一线的新人加入进来,使编写内容与时俱进,有了可靠的保证。遗憾的是,为第4版做修改、指导的前辈黄德珉教授与世长辞了,我们要学习和继承她一丝不苟为新生儿医学事业无私奉献的精神。

与第4版一样,局限于我们的水平,第5版也难免会有遗漏和不足,甚至出现差错,欢迎广大读者不断地给予指正,使下一版能得到更正、完善和提高。

主　编
2019年4月

第4版 前言

实用新生儿学初版于1990年,经过1997年和2002年的两次修订,至今已经出版过3版。这3版都是由金汉珍、黄德珉和官希吉三位教授主编,集合了国内一批著名学者精心撰写,共同努力而顺利完成的。

实用新生儿学从初版开始,其宗旨就是要为广大医务工作者,特别是从事新生儿专业的临床工作者,提供一本可读性强、参考价值高、信息量大的大型参考书。它和教科书相比,内容更加专业和丰富,而与其他新生儿学方面的专著相比,内容更加广泛、更加全面、更加侧重于实用。它已经成为国内从事新生儿临床医务工作者案头必备的参考书。此外,本书对于其他专业医务工作者和医科大学学生、研究生来说,也是快速、全面、系统学习新生儿学方面实用性知识的重要参考书。

如今,距离第3版出版的时间已有8年,这期间新生儿学科及其临床医学的发展突飞猛进。一方面,国内外科学技术和经济建设有了飞速的发展,极大地推动了新生儿学科及其临床医学的发展。另一方面,随着优生优育观念的深入人心,人们深刻地意识到刚出生的新生儿犹如刚出土的小树苗,十分嫩弱,需要我们更加精心地培育和呵护。这个新生命究竟是很快夭折,还是顺利生长?是伤残一生,增加社会的负担;还是健康成长,成为社会的有用之才?新生儿期是非常关键的时期!正是这种观念的变化,使这个从儿科学分化出来的独立学科有了巨大的进步。基于上述两方面的原因,《实用新生儿学》(第4版)的出版有了客观的需求。

本书继承了上述三个版次实用、先进的基本风格,所有的章节都作了不同程度的修订,既注重临床医学新发展、新技术、新方法的具体介绍,又详细叙述了学科发展的新理论、新动态、新思路。本版对不少疾病的病因和发病机制有了新的阐述,对新的治疗方法、仪器和药物作了详尽的介绍。

本书针对近几年来国内外新生儿学的新进展重点加强了以下几个章节的内容:①母胎医学;②围产期药理学;③危重新生儿监护;④新生儿外科疾病及围术期管理;⑤新生儿发育支持护理;⑥新生儿疼痛及处理;⑦NICU院内感染与防治;⑧出院后随访及早期干预;⑨新生儿肺功能监护等。本版的总字数比第3版大约增加了1/4。

由于原来三位老主编年事已高,因此把我们推向了编写的第一线。相对于她们,我们缺乏编写这样一部大型参考书的经验和实践,好在三位老主编都参加了我们第一次的编写工作会议,对整本书新的编写大纲的制订,提出了不少具体的指导性意见。特别是金汉珍和黄德珉教授,还抽时间对本书不少章节亲自作了修改和指导,在此表示衷心的感谢!

本版的编写队伍中,2/3是新人,大都是具有博士学位、活跃在新生儿临床第一线的中青年医学专家,他们的加入使本版内容在与时俱进方面有了可靠的保证。

尽管我们花费了很大的精力,作了力所能及的修订,希望第4版能起到承前启后的作用,但限于我们的知识水平,难免有所遗漏和不足,甚至出现错误。欢迎广大读者不断给我们指正,期待再版时得到更正和完善。

主 编
2010年冬

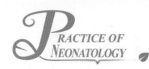

第 3 版　前言

　　《实用新生儿学》首版于 1990 年问世,1997 年出了第二版,并获 1999 年度卫生部医药卫生科技进步三等奖。由于党和政府对妇婴事业的重视,医学分子生物学和心理学的发展,促进了新生儿学的继续发展。因提高了高危新生儿的转运和急救,大大降低了新生儿死亡率。因重视了新生儿筛查和行为的早期干预,将不断提高人口的素质。跨入新世纪之际科学技术的发展更是一日千里,为了使本书的内容不落后于形势,作者们决定再次修订本书,并增加一批中青年作者,希望第三版能起到承前启后的作用。

　　本版的修订归纳起来有下列几点:

　　1. 重新编排了章节　前两版的"医学基础"一章内容繁多,本版将其分为五章,使条目比较清楚和合理。个别节所处章的位置有所改变。

　　2. 增加了新章节　共增加了 21 个新节或段,例如"基因诊断和基因治疗与胎儿和新生儿的关系"、"我国母乳研究的新进展"、"消化系统功能发育"、"新生儿撤药综合征"、"早产儿视网膜病"等。

　　3. 原有各章节均更新了内容　更新的程度各有不同,更新较多的如"产前诊断"、"遗传和环境对胎儿的影响"、"遗传病的基因诊断"、"感染性疾病"、"呼吸系统疾病的诊断和治疗新进展"等。有的章节虽更新较少,但也都增添了新内容,例如有关基因所在染色体的位置,有关细胞因子的作用和一些治疗的具体方法。

　　总之全书更新内容较多,约占三分之一,也减少了不必要的内容,在此不一一列举。

　　新生儿医学仍处在不断发展的阶段,前景可喜,希望本版能为今后的再版打下良好基础。限于编者的水平,遗漏和错误在所难免,欢迎读者指出,使本书今后再版时不断完善。

主　编

2001 年 7 月

第2版 序言

《实用新生儿学》自1990年9月出版以来已近5年,深受广大读者好评,对编者们是极大的鼓舞,经过讨论均认为本书有再版的必要。

近年来新生儿学方面有了较大进展,国内不少妇幼保健院、儿童医院和综合性医院已逐渐成立了新生儿专科或专业组,不少医院建立了母婴同室病房和新生儿重症监护室及研究室。在这种新形势下,读者们需要了解更多的新信息,因此我们以《实用新生儿学》第1版为基础加以修订,编写出第2版。①增加了必要的章节,如新生儿遗传代谢病的筛查、分子生物学技术在诊断新生儿感染性疾病中的应用等。②增加了新进展以充实内容,如呼吸窘迫综合征的预防,窒息的新法复苏及合并症的防治等。各章节基本上都增加了近年来国内外有关新进展。③减少了已在一般儿科学中详细书写的内容,如删减了新生儿咽后壁脓肿等。④全面修订了药物剂量表和索引,使第2版内容更为丰富,更加新颖。但仍不免存在不少缺点和问题,希望广大读者提出宝贵意见,便于以后改进。

主 编
1996年1月

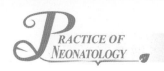

第1版 前言

近三十年来，全世界围产医学和新生儿学日新月异，发展迅速。我国儿科各单位陆续培养新生儿专业队伍，设立了新生儿病床。但事属初创，一方面急待积累经验，推广防治知识，更好地为患儿服务；另一方面，更缺乏新生儿专业参考书以引导这方面的工作。

好消息传来，全国新生儿专业人员进行大协作，自南到北，数十人勤奋执笔，各尽其能，复有金汉珍、黄德珉、官希吉三位教授及编委总揽编辑职务，罗列胚胎发育、营养需要、正常新生儿及小于胎龄儿的特点和护理、维持酸碱平衡、处理各种黄疸、治疗多型感染、详述各系统常见及少见疾患、分析钠、钾、钙、磷、铁、镁等代谢紊乱、遍述产伤性疾病、免疫缺陷、染色体畸变及先天代谢异常，并分条介绍新生儿期常用诊断治疗操作，包括急救中心监测方法和静脉高营养液的应用，可谓巨细毕集，防治兼顾，灿烂多姿，斐然成章。多数儿科医护人员对新生儿专业尚缺少成熟经验，而今有此新书指导，其进步未可限量。

我国的婴儿死亡率已逐步降低，但新生儿死亡率是婴儿死亡率的主要组成部分，尤其在计划生育为国策、优生优育作前提的新社会中，正应从事预防，使新生儿均能茁壮成长，为国家繁荣和世界和平而努力。

我国儿科人员素以协力同心著称，为正义为前进的事业而奋斗终生者不乏其人。《实用新生儿学》的写成和发刊，又一次证明了我们的友爱团结、共同建设的精神。日前主编者造寓访问，谈到新书即将问世，不禁喜形于色，写成前言，并介绍我儿科同志人手一册。万事创新最难，此后预祝随时增订，永成良册，新专业广泛推行，为文明古国增添光彩。

诸福棠

一九八八年冬月

第 1 版 序言

新生儿学在儿科中占有重要位置,也是围产医学中一个主要组成部分。新生儿学总的目标不仅是降低新生儿死亡率,更重要的是提高人口素质。新生儿学近四十余年来发展非常迅速,50 年代新生儿感染性疾病发生率很高,对母婴血型不合溶血病也缺乏预防措施。60 年代后感染性疾病逐渐减少,个别国家开始建立起新生儿急救中心,试行心肺监测。70 年代母婴血型不合溶血病得到预防,对呼吸窘迫综合征进行了呼吸管理,开展微量血化验和新生儿先天性代谢性疾病的筛查,建立起遗传咨询。80 年代先进国家普遍建立新生儿急救中心和转运系统,监测系统日趋完善,使新生儿死亡率明显降低。围产医学的发展促进了产科和新生儿科的密切合作,先天性畸形和缺氧缺血性脑病已成为新生儿重要疾病,无损伤性诊断受到很大重视。

我国从 1978 年以来,新生儿医务工作者迫切要求赶上国际先进水平,各地相继开办了新生儿学习班,广泛传播国内外的新知识和成就,培养了大批专业人员,建立起专业队伍。1985 年中华儿科学会成立新生儿学组后,多次召开全国新生儿学术交流会议,沟通了国内外信息,更促进了新生儿医学技术的蓬勃发展,呼吸管理和监测系统的应用得以推广,感染性疾病的诊断和研究已达到国际水平,电子计算机 X 线断层摄影和头颅 B 型超声检查已成为缺氧缺血性脑病的诊断手段。新生儿行为测定,脑电图和脑电功率谱检查也已开展。不少地区筛查了一些代谢性疾病,产前诊断已有我国独特的发现,各方面工作显示出迅速发展的局面。但我国新生儿工作的开展不够平衡,人口众多,专业人员远远不能满足事业发展的需要,许多工作有待我们继续巩固和提高。

这次人民卫生出版社组织全国有经验的专业人员共同编写这本《实用新生儿学》,目的在全面总结过去的成绩和经验,提出发展方向,希望能为新生儿事业作出一些贡献。但我们的水平和经验有限,时间又较紧迫,肯定存在不少缺点和问题,恳切希望读者提出宝贵意见,作为今后修订时的依据。

主　编

1988 年 11 月

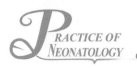

《实用新生儿学》(第 5 版)配套增值内容步骤的使用说明

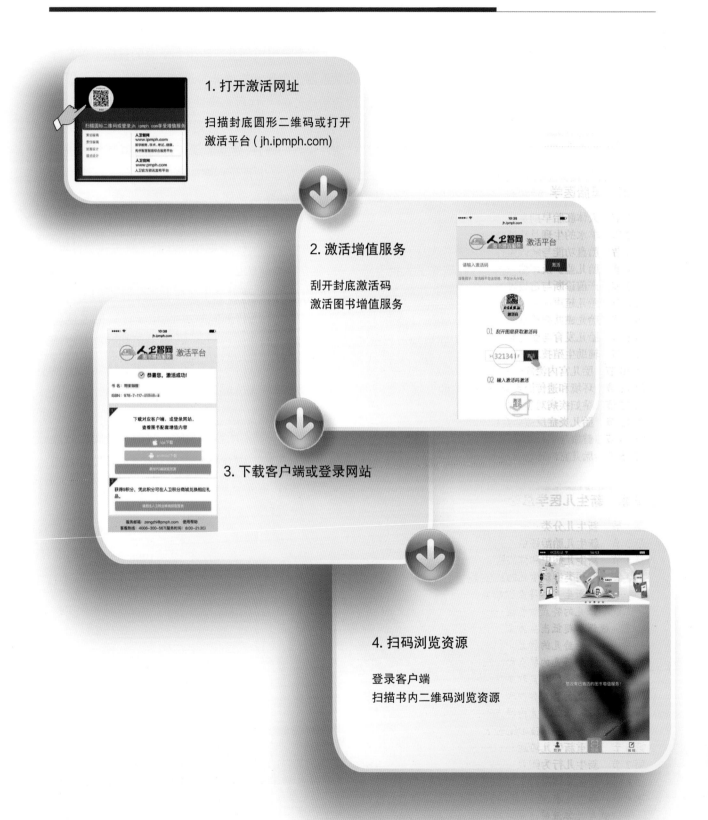

1. 打开激活网址

扫描封底圆形二维码或打开
激活平台 (jh.ipmph.com)

2. 激活增值服务

刮开封底激活码
激活图书增值服务

3. 下载客户端或登录网站

4. 扫码浏览资源

登录客户端
扫描书内二维码浏览资源

目　　录

二维码资源目录

（以下视频需下载"人卫图书增值"客户端,扫码方法见"配套增值内容步骤的使用说明"）

新生儿临床技能操作视频

绪　　论

联合国千年发展目标确立之后，全球对妇幼卫生保健的投入加大，新生儿的存活率有了明显改善。2017年《柳叶刀》刊登"全球医疗质量排行榜"指出，过去25年，中国医疗服务可及性和质量是全球进步幅度最大的5个国家之一。在过去的40年时间里，我国NICU的临床诊治技术取得了一系列的发展，呼吸治疗技术、表面活性物质及体外膜肺氧合（ECMO）技术的临床应用，极大地推动了新生儿呼吸衰竭救治水平的提高；基于循证的NICU质量改进理念的临床普及，使得危重新生儿救治技术不断得到规范。个体化发育护理和以家庭参与式综合管理等新理念临床推广、母乳库的建立和推进，更利于极低体重儿的预后改善。历时十年，25万医务人员接受了新生儿复苏培训，挽救了15万新生儿，我国新生儿窒息死亡率有了明显下降。

随着我国经济的发展，发达地区的诊治技术已稳步接近世界较先进水平，在降低我国婴儿和新生儿死亡率方面做出了突出贡献。但是，应该看到我国幅员辽阔、人口众多，且地区间、城乡间发展极不平衡，最发达地区与西部欠发达地区的新生儿死亡率相差巨大。2016年10月，国家颁布《"健康中国2030"规划纲要》，为推进健康中国建设，提高人民健康水平做出了战略部署，其中提及的做好"重点人群"健康工作中，新生儿是基数最大、最易受到健康威胁的群体。如何应对社会导向、国家需求，推进健康中国建设，提高人民健康水平，这是我们新生儿医护工作者工作的重点。

（一）创新技术驱动了未来 NICU 的飞速发展

纵观新生儿学科的发展，新技术的驱动是核心要素。危重新生儿救治是新生儿医学的重要组成部分。NICU传统医疗模式是在疾病加重或器官功能衰竭时予以治疗和修复，这一模式随着监测技术的飞速发展发生了革命性改变，新生儿重症医学开始着重强调"早期识别和处理重症"的理念，更多关注高危患儿的早期识别、准确预测和及时预防，预先进行保护性干预，降低器官功能衰竭的发生率。

科技的进步使不同监测技术一体化成为可能，一台床旁监测设备可以实现同时对多个器官功能进行床旁无创监护，通过一系列非侵入式的探针或传感器，持续监测心率、氧饱和度、动脉压、体温、呼吸频率、皮肤灌注、血糖等重要参数，整合器官功能、感染、代谢等生物标志物、护理记录和临床决策支持系统，真正实现监测改变治疗的危重症监测的理念。

人工智能（artificial intelligence，AI）算法在医疗工作中显示出巨大的潜力。AI在感染、肿瘤、眼病的影像学和病理学诊断等方面取得的进步令人鼓舞。AI能够监测和解释各种生理数据，新的深度学习和云计算为NICU医疗的大数据分析及数据挖掘开辟了新路径，可以发现隐含在临床信息系统大规模数据中的规律优化临床决策，相信未来可以部分代替新生儿医护专业人员的工作。

中国既是地域和人口大国，又是医疗资源、特别是新生儿医学资源配置极不均衡的国家，远程医疗是解决新生儿医护人力资源短缺和地域差异的有效措施。随着信息技术的进步，例如融合互联网、移动通讯技术与可穿戴医疗设备等智慧医疗创新技术，一部手机、一台电脑可能就是一台远程监测设备，能更便捷地服务于新生儿医师和患者，实现远程医疗和远程NICU的愿景。

（二）基于循证医学和个体化医学的临床实践是 NICU 的基石

如何选择最佳治疗措施以改善患儿的预后？现代医学历经了从经验医学到循证医学和精准医疗的发展过程。基于循证医学和个体化医学的临床实践必将为新生儿医学的发展带来新突破。在医学模式不断转变的大环境下，已不能单凭经验来寻求解决临床问题的方法，经验医学向循证医学的转变已成为必然，新生儿学科在发展过程中，临床规范的落实很重要，学科的进展只有形成规范，才能有效地为临床服务；通过临床实践的规范化，学术上的新方法、新理论的有效性才能被证明。

尽管医学科技发展突飞猛进，学科不断细分，新生儿医生的知识与经验向纵深发展，这些变化反映了临床医学的巨大进步，但同时从患者整体进行疾病诊疗的理念日益缺乏，必须不断寻求和优化满足新生儿整体医疗新模式需求。多学科协作团队（multidisciplinary team，MDT）的出现为新生儿医学的医疗模式转变带来了新思路。该理念旨在使传统的个体经验性医疗模式转变为现代的团队协作模式，通过发挥各专科的技术特长以解决NICU内的共性疑难问题，建立以新生儿科为龙头，其他相关学科共同合作的多学科团队和项目组，及时诊断和治疗，制定全方位、专业化的诊治策略，合理整合、配置医疗资源，以标准化的技术指导、人才培训和质量控制系统，达到规范医疗行为、降低管理成本和提高医疗质量的作用。

现代医学历经经验医学阶段、循证医学阶段直至今日,已步入精准医学这一新纪元。精准医疗是新生儿医学救治重症患者的核心理念,是结合基因组学、代谢组学和临床信息为患者制订个体化的治疗方案,同时预测患者对疾病的易感性、对治疗的反应性和预后。随着基因组学分析技术的飞速发展,我们已经清楚认识到遗传背景的差异与病情严重程度和预后相关,由于患者的个体差异,对相同的治疗措施可出现不同的治疗反应,因此,在未来的临床研究和治疗中必须充分考虑遗传的差异性。

(三)临床转化研究是 NICU 持续发展的生命线

如何从疾病发生、发展的角度研究器官衰竭或死亡的本质过程,从整体角度找到重症疾病发生发展的预防或救治手段,是临床转化研究中需要解决的重大问题。目前,在我国新生儿死因构成比中,早产、窒息、先天畸形和重症感染仍是主要原因,对上述关键问题的破解,对提高我国妇幼卫生水平、推动新生儿学科的发展有着至关重要的作用。

新生儿医学的临床转化研究应该通过临床医学、流行病学、医学遗传学等多学科共同参与,开展符合国际规范的多中心临床研究,建立高质量的临床研究数据库,形成一批规范化可推广的临床指南、标准或专家共识。应该以儿童健康需求为导向,开展适宜技术临床研究,进一步在基层普及应用并推广常见疾病的预防和干预技术、防治模式。应该加强精准医学技术研究,引导疾病诊疗和预后预测从"通用型"向"个体化""精准化"发展。应该加快人类表型组、分子诊断、生物治疗、干细胞与再生医学等精准医学领域先进技术的发展和应用,加快新型疾病特异性分子标志物和药物靶标研究等,促进精准医学发展。

(四)新生儿围产医学的拓展与延伸

新生儿疾病谱已经发生显著变化,先天性畸形成为新生儿期主要问题。因先天性畸形导致的死亡逐渐增加。新生儿围术期管理是降低新生儿死亡率,减少远期伤残的关键措施。围术期管理涉及麻醉、镇痛、呼吸、循环、胎儿外科、新生儿外科、新生儿内科、专科护理师等组成的多学科团队共同管理。如何在围术期保持内环境稳定、手术安全是医生面临的主要挑战,包括体温、血糖、循环和呼吸功能评估、麻醉监测、神经功能评估、水电解质管理、营养支持、镇痛镇静、发育评估、特殊手术患儿准备等。围术期管理重点不再是存活,而是要健康存活,有良好的生存质量,这一准则显得尤为重要。因此,加强早产儿围术期管理,降低早产儿围术期死亡率,可更大程度上提高早产儿存活率及生存质量。

危重新生儿救治是一个连续过程,出院后随访有助于早期发现体格发育和神经发育偏离正常的儿童,及时进行早期干预,减轻伤残程度。同时,通过随访可以进行回顾性流行病学调查及前瞻性的临床研究,探索危重新生儿伤残的发生率、危险因素和发生机制,及时纠正临床诊疗过程中导致患儿伤残的危险因素,优化 NICU 期间管理,将危重新生儿救治形成闭环模式。发达国家危重新生儿随访工作已经开展多年,积累了丰富经验和临床流行病学资料,但完全照搬并不适合我国现阶段卫生发展水平。尽管随访工作是一项长期的系统工程,需要投入较多的人力和物力,需要多学科之间的协作,国内新生儿工作者已经认识到随访工作的重要性,逐渐规范危重新生儿随访工作,制定了相应的危重新生儿出院后营养管理、随访等专家共识,不同的随访软件的开发、应用和完善也给随访工作提供了有利的工具。但由于客观条件如家长依从性、家庭流动性、医院人力和财力等因素制约,随访比例和失访率仍较高,需要新生儿工作者付出更多的努力。

产儿科之间的合作逐渐从围产医学向母胎医学延伸,对胎儿的关注不仅仅局限于围产期,而是从生命的开始、甚至从胚胎植入前已经开始。胎儿医学是涉及基础医学和临床医学多个领域的新兴学科,其标志是胎儿疾病的宫内治疗和关注点,从出生缺陷扩大到所有影响胎儿宫内安危的疾病,例如双胎和多胎、胎儿宫内生长受限、羊水过多和过少等。在我国,胎儿医学是一个新兴交叉学科,尚处于起步阶段。欧美国家已经从围产医学阶段进入胎儿医学时代,胎儿医学是一个多学科逐渐整合的过程,包括生化筛查、临床遗传、超声影像、产科临床、新生儿内科、新生儿外科等。内容包括胎儿诊断学、胎儿治疗学、围产期咨询和母亲严重并发症的处理等。

总之,新生儿医学作为临床医学的一个分支学科,同样历经了从经验医学到循证医学、精准医学和整合医学的发展过程,新生儿医学的学科内涵和外延在不断拓展,新技术不断应用于临床实践,医疗救治的极限在不断突破。因此,在临床上,需要更加深入、细致和动态的观察,取得信息,加以思考,提出问题,在研究中求证,在实践中提高。新生儿期是最弱小的生命阶段,更加需要强化对生命的关爱,对生命质量重视的理念,以家庭为中心的医疗和护理模式应该是新生儿医学发展的初心所在。21 世纪,新生儿医学正面临着新时代的挑战,处于多学科的边界和融合点之上,有着更多创新的机遇,但是应该牢记其发展最本质的驱动力是对生命的敬畏和负责任的科学创新。

(邵肖梅　周文浩)

第1章 母胎医学

第1节 人体胚胎早期发育

人体发生是从精子与卵子结合开始的,通常被分为3个阶段。①胚早期(第1~2周):包括受精、卵裂、胚泡形成、着床及胚层形成等阶段。在这一阶段,虽然胚胎对外界环境很敏感,但是却很少导致出生缺陷的发生。因为,如果致畸因子的作用强烈,会导致大量的囊胚细胞受损,致使胚胎死亡;而作用不强烈时,只有少量细胞受损,由于胚囊细胞有很强的调整潜能,通过其他胚囊细胞的分化和发育也会最终形成正常个体。这即通常所说的"全或无"效应。②胚期(第3~8周):是胚胎各器官形成的阶段,在这个阶段中,各种重要的脏器官、躯干、四肢等迅速分化,所以极易受到各种致畸因素的影响,许多畸形就是在这个时期形成的。③胎儿期(第9周至分娩):这一阶段中,胎儿体内的各种脏器已基本分化完成,继续生长,只有小脑、大脑皮质等器官继续处于分化阶段。通常将受精以后的胚早期和胚期称为早期胚胎[1]。

(一)卵裂、胚泡形成和着床

受精卵一旦形成,就开始一边向子宫方向移行,一边进行细胞分裂。由于子细胞被透明带包裹,在分裂间期无生长过程,仅原受精卵的细胞质被不断分到子细胞中,因而随着细胞数目的增加,细胞体积逐渐变小。受精卵的这种特殊的有丝分裂称卵裂(cleavage),卵裂所形成的子细胞称为卵裂球(blastomere)。卵裂时,随着细胞的分裂同时出现细胞分化。人类受精卵的第一次卵裂的结果产生大小不同的两个细胞。大细胞分裂增生将形成内细胞团,未来发育为胚体和部分胚膜。而小细胞演化形成绒毛膜和胎盘的一部分。随着卵裂球数目的增加,到受精后第3天,卵裂球数达12~16个,共同组成一个实心胚,外观如桑葚,故称为桑葚胚。于第4天,桑葚胚进入子宫腔,其细胞继续分裂,当卵裂球数达到100个左右时,细胞间出现若干小的腔隙,它们逐渐汇合成一个大腔,腔内充满液体。此时透明带溶解,胚呈现为囊泡状,故称为胚泡。胚泡中心为胚泡腔。胚泡壁由单层细胞构成,与吸收营养有关,称滋养层。位于胚泡腔内侧的一群细胞,称为内细胞群。

胚泡进入子宫内膜的过程称为植入(implantation),又称着床(imbed),植入于受精后第5~6天开始,于第11~12天完成。其过程相当复杂,胚泡的发育必须与子宫内膜的

改变同步才能够发生着床。由于此过程属于妊娠内分泌的范畴,且与胚胎本身的发育关系不大,在本书中不做赘述。

试管婴儿技术,就是通过在体外将卵子受精,培养至桑葚胚或早期胚泡,然后将其移入母亲的子宫,通过调整子宫内膜与胚胎的一致发育使其着床,最终建立妊娠。

(二)胚胎形成、分化和胚体形成

1. 二胚层时期 在胚胎发育的第2周,胚泡的内细胞团和外面的滋养细胞分别分化增生。

(1)内细胞群分化:具有全能分化潜力的内细胞群细胞增殖分化,逐渐形成圆盘状的胚盘,由两个胚层组成,也称二胚层胚盘。邻近滋养层的一层柱状细胞为上胚层,靠近胚泡腔侧的一层立方细胞为下胚层。两层紧贴在一起,中间隔以基膜。胚盘是人体发生的始基。之后,由于上胚层细胞增殖,其内出现一个充满液体的小腔隙,称为羊膜腔,腔内液体为羊水。下胚层的周缘细胞向腹侧生长延伸,形成由单层扁平上皮细胞围成的另一个囊,即卵黄囊。

(2)滋养层分化:细胞滋养层向内增生,充满胚泡腔,称胚外中胚层。之后,在胚外中胚层中出现腔隙,称胚外体腔。胚外体腔把胚外中胚层分为两部分,衬在滋养细胞层内面和羊膜腔外周的部分称胚外中胚层壁层;覆盖在卵黄囊外面的部分,称胚外中胚层的脏层。连接羊膜囊和滋养层的胚外中胚层,称体蒂,将发育成为脐带的主要成分(图1-1-1)。

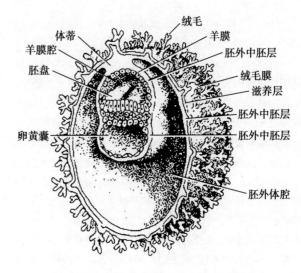

图1-1-1 胚外中胚层和胚外体腔的形成

2. 三胚层时期 在胚胎发育的第3周初,在二胚层胚盘正中线上,上胚层的部分细胞迅速增生,并增殖成一条细胞索,称为原条。原条的出现使胚盘有了头、尾端之分,原条所在的一端为尾端。原条的头部略膨大,为原结。继而在原条的背侧中线出现浅沟,原结的中心出现浅凹,分别称原沟和原凹。

原条的细胞继续增殖,并迁移入上、下胚层之间,形成一层新的细胞,称胚内中胚层,简称为中胚层(mesoderm),它在胚盘边缘与胚外中胚层衔接。一部分细胞进入下胚层,并逐渐全部置换了下胚层的细胞,形成一层新的细胞,称为内胚层。在内胚层和中胚层之后,原上胚层改称为外胚层。于是,在第3周末,三胚层胚盘形成,三个胚层均起源于上胚层。同时,原结的细胞向头侧方向增生,形成头突,原结处的细胞增生内陷到内、外胚层之间,并继续向前伸展,形成一条中空的细胞索,衍化为脊索,它在胚胎早期起一定支架作用。

三个胚层将分别发育演化成为不同的器官和组织。而原条与脊索是发育中一过性的结构。椎间盘髓核即是脊索的残迹,而如果原条细胞残留,在骶尾部可分化形成由多种组织构成的畸胎瘤。

3. 胚体形成与胚层分化 在胚胎发育的第4周初到8周末,三胚层逐渐分化,胚胎初具人形,胎膜和胎盘也于此时期发育形成。此时期的胚胎发育对环境因素的作用十分敏感,某些有害因素(如病毒、药物等)易通过母体传递到胚胎而影响胚胎发育,导致发生某些严重的先天性畸形。

(1) 胚体形成:随着胚层的分化,扁平胚盘逐渐卷折变为圆筒形的胚体。胚盘卷折主要是由于胚盘的各部分生长速度不同所引起的。胚盘中部的生长速度快于边缘部,头尾方向的生长速度快于左右方向,外胚层的生长速度快于内胚层,因而胚盘卷折为头大尾小的圆柱形胚体。因此,内胚层被包裹于胚胎最内层,外胚层覆盖于胚体表面,中胚层位居二者中间。到第8周末,胚体外表可区分颜面、颈和四肢,初具人形。

(2) 三胚层分化:胚体形成的同时,各个胚层一边继续增殖,一边逐渐分化形成各器官的原基。

1) 外胚层的分化:脊索形成后,诱导其背侧中线的外胚层增厚成板状,称神经板。构成神经板的这部分外胚层,也称为神经外胚层,而其他部分常称为表面外胚层。神经板随脊索的生长而增长,且头侧宽于尾侧。继而神经板中央沿长轴向脊索方向凹陷,形成神经沟,沟两侧边缘隆起称神经褶。两侧神经褶首先在神经沟的中段靠拢并逐渐向头尾闭合,形成一条中空的神经管,外胚层在神经管的背侧靠拢愈合。在神经管头尾两端仍暂时保留有开口,称前、后神经孔,二者相继于第25天和第27天封闭。若前神经孔未闭则形成无脑儿,若后神经孔未闭,则形成脊髓脊柱裂。神经管是中枢神经系统及松果体、神经垂体和视网膜等器官的原基。在神经褶愈合过程中,一些细胞迁移到神经管的

背侧,形成左右两条纵行的细胞索,称为神经嵴。神经嵴是周围神经系统的原基,将分化为脑神经节、脊神经节、自主神经节及周围神经。神经嵴中的部分细胞可远距离迁移,形成肾上腺髓质中的嗜铬细胞、甲状腺的滤泡旁细胞等。表面外胚层将分化为皮肤的表皮及其附属器,以及牙釉质、角膜上皮、晶状体、内耳膜迷路、腺垂体、唾液腺、口腔、鼻腔及肛管下段的上皮等。

2) 中胚层的分化:脊索两旁的中胚层细胞增殖较快,从内向外依次分化为轴旁中胚层、间介中胚层和侧中胚层。中胚层的细胞通常先形成间充质(mesenchyme),然后分化为各种结缔组织、肌组织和血管等。

• 轴旁中胚层:紧邻脊索两侧的中胚层细胞迅速增殖,形成一对纵行的细胞索,即轴旁中胚层。它随即裂为块状细胞团,称体节。体节左右成对,从颈部向尾部依次形成,并逐渐增多。每天约形成3对,所以可根据体节的数目推算胚龄。到第5周时,体节全部形成,共42~44对。体节将主要分化为背侧的皮肤、骨骼肌和中轴骨骼(如脊柱)。脊索的大部分将退化消失,仅在脊柱的椎间盘内残留为髓核。

• 间介中胚层:位于轴旁中胚层与侧板中胚层之间,将分化成为泌尿生殖系统的主要器官。

• 侧中胚层:是中胚层最外侧的部分,最初仅为一层,之后在其中形成一个大腔,即胚内体腔,胚内体腔将其分为背腹两层,并与胚外体腔相通。一层与外胚层紧贴,称体壁中胚层,将主要分化为胸腹部和四肢的皮肤真皮、骨骼肌、骨骼和血管等;另一层紧贴内胚层,称脏壁中胚层,将分化为消化、呼吸系统的肌组织、血管结缔组织和间皮等。而胚内体腔从头端到尾端将分化为心包腔、胸膜腔和腹膜腔。

3) 内胚层的分化:在胚体形成的同时,内胚层向腹侧卷折形成原始消化管。原始消化管将分化为咽喉及其以下的消化管、消化腺、呼吸道和肺的上皮组织,以及中耳、甲状腺、甲状旁腺、胸腺、膀胱等器官的上皮组织。

(三) 胚胎早期发育和先天性畸形

先天性畸形(congenital malformation)是由于胚胎发育紊乱所致的形态结构的异常,出生时即已存在,是出生缺陷的一种。引起先天性畸形的原因不外遗传因素、环境因素和二者的相互作用。就发生畸形的时间来说,在胚胎发育的各个时期均可能发生畸形,但在胚胎发育的不同时期,发生畸形的敏感度却不同[2]。

在受精之后的2周内,胚胎进行卵裂、胚泡形成、植入和二胚层的形成。此期胚胎虽然易受外界致畸因子影响,但很少发生畸形,因为如果致畸因子的作用强、损伤大,会导致胚胎完全死亡而发生自然流产。而如果仅少数细胞受害死亡,其他完好的细胞可通过增生予以补偿,胚胎仍然可以正常发育而不出现畸形。所以通常认为,在胚早期致畸因子对胚胎的作用是"全或无"的结果,因此,胚早期不属于畸形的易发期。

受精后第3周到第8周末的一段时期,胚胎细胞增殖

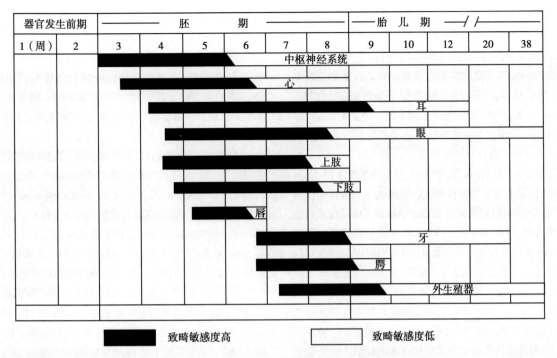

器官发生前期		胚		期				胎 儿 期			//	
1（周）	2	3	4	5	6	7	8	9	10	12	20	38

中枢神经系统
心
耳
眼
上肢
下肢
唇
牙
腭
外生殖器

■ 致畸敏感度高　　　□ 致畸敏感度低

图 1-1-2　人胚胎主要器官的致畸敏感期

分化和迁移活跃,是形态发生和各种器官发育形成的关键时期。由于胚体发育的复杂性和多样性,这一阶段的每个环节都十分容易受到致畸因子的影响,因此,这一阶段是整个胚胎发育过程中畸形发生率最高的时期。各器官、系统的发生和发育先后不一,它们的畸形易发期也先后不同(图 1-1-2)。

（段涛　李婷）

参考文献

1. 邹仲之,李继承.组织学与胚胎学.北京:人民卫生出版社,2008:218-239.

2. 刘厚奇,蔡文琴.医学发育生物学.北京:科学出版社,2007:476-483.

第2节　羊水的生理及功能

充满于羊膜腔内的液体称羊水。羊水量的变化在评估胎儿宫内生长发育及胎盘功能方面能起到提示作用,而羊膜腔穿刺产前诊断的广泛应用,使产科医生对羊水的性质、作用和调节越来越重视。羊水细胞染色体和相关基因的检测帮助产科医生提前诊断先天性疾病和代谢疾病,大大提高了围产医学质量。

(一)羊水的生理

1. 羊水的形成与交换　羊膜上皮细胞的膜属于液态镶嵌型结构,是多孔组织层,允许小分子物质和水分通过。早期妊娠时的液体和分子交换是跨膜进行的。胎儿皮肤是羊水形成交换的重要器官。早期妊娠时水分可经胎儿皮肤渗入羊膜腔,胎儿皮下毛细血管床是水分和溶质的交换场所。胎儿皮肤的液体交换一直持续到 22~25 周胎儿皮肤角化层形成,水和一般溶质均不能通过。因此,这也是极早期早产胎儿会从皮肤大量失水的原因,但小分子量高脂溶性物质如 O_2、CO_2 还是可以通过皮肤的,所以直至妊娠晚期,羊水中 O_2、CO_2 和胎儿血中 O_2、CO_2 处于接近的水平。

随着妊娠继续,主要有四条通路在羊水量调节中起重要作用。

(1) 胎儿肾:在 11~14 孕周时,肾即有排泄功能,孕 14 周时,胎儿膀胱内有尿液存在。18 周时日排尿为 7~17ml,至妊娠晚期通过 B 超测量膀胱,可计算排入羊水的尿量,估计每日排尿量为 600~800ml。胎尿是低渗溶液,渗透压 260mOsm/ml,较母体和胎儿血清渗透压 280mOsm/ml 低,与羊水渗透压相似。妊娠中晚期时,羊水的渗透压因大量低张的胎儿尿的加入而降低,这有利于膜内液体转运到胎盘表面的胎儿血管进入胎儿。这种转运每天约 400ml,是羊水量的第二大调节机制。

(2) 胎盘的胎儿面:胎盘胎儿面是胎儿和羊水间进行水和溶质转换的部位,水、Na^+、Cl^- 及尿素和肌酐都容易通过其表面。例如,在羊水过多合并胎儿水肿时,胎儿心力衰竭,静脉压及间质的静水压增加,胎儿及胎盘间质水分滞留,此时胎儿皮肤已经角化而不能使水分通过,势必导致相当大量的液体通过胎盘的绒毛板进入羊水。

(3) 胎儿肺:羊水量调节的第三条途径就是胎儿呼吸道。参与羊水的生成,妊娠 24 周后,肺泡Ⅱ型细胞能合成肺表面活性物质(pulmonary surfactant,PS),羊水中也可以测到这些物质,但含量很少。在妊娠晚期,每天有 350ml 液体从胎儿肺泡生成分泌至羊膜腔,然后近一半立即再通过胎儿吞咽羊水使羊水量趋于平衡。

(4) 胎儿胃肠道:最后一条调节途径就是胃肠道,而胎儿消化道的闭锁将发生羊水过多症。胎儿吞咽是最重要的羊水吸收机制,利用胎儿吞咽羊水,胃肠道加以吸收和转运,然后再通过胎儿排尿,是羊水调节的一个重要方式。胎儿每天吞咽羊水为500~1000ml。而胎膜跨膜吸收和胎儿皮肤吸收在孕中期后占比很小。

综上所述,在不同的妊娠时期,羊水的来源不同:①早期妊娠时,羊水主要是母体血清经胎膜进入羊膜腔的透析液;胎儿血循环形成后,水分及小分子物质可通过尚未角化的胎儿皮肤,成为羊水的一部分。也可通过脐带和胎盘表面的羊膜和华尔通胶进行。②妊娠12周即中期妊娠以后,一方面肾排出胎儿尿液排入羊膜腔,使羊水的渗透压逐渐降低,钠含量明显下降,但胎儿的代谢产物如尿酸、肌酐量逐渐升高;另一方面,胎儿又通过吞咽羊水来取得量的平衡,此时胎儿皮肤逐渐角化,不再是羊水的来源。③晚期妊娠时,羊水的运转除胎尿的排出和羊水的吞咽这两条重要途径外,胎肺液排出也是一个运转途径;此外,胎盘胎儿面的羊膜是水和小分子溶质的交换场所,但其量较小。脐带和羊膜面则不是羊水的重要来源。母体、胎儿和羊水之间存在微妙的平衡,共同维持羊水处于维持胎儿正常发育所需的相对稳定状态。

2. 羊水量 羊水量不是恒定不变的,随着妊娠的发展,羊水量不断增加,36~38周达高峰,妊娠38周后不断减少。妊娠10周时,羊水量约为30ml;妊娠16周时达200ml;至34~38周时,约为1000ml,虽然随孕周羊水量逐渐增加,但总体羊水量在22~39周变化不大,约750ml。羊水量的第5百分位点是300ml,而第95百分位点是2000ml。妊娠足月以后,羊水量明显减少。羊水量的减少是过期妊娠或胎盘功能减弱的表现[1]。

3. 羊水的成分 羊水的成分随着妊娠增长而不断变化。早期和中期妊娠的羊水清澈,妊娠14周前羊水除蛋白质含量较母血浆低、甲胎蛋白高外,其余成分几乎相同。此时羊水酷似母血血清的物质,无色透明,呈弱碱性,比重1.007~1.025。足月妊娠的羊水则是一种碱性的白色混浊液体,内含肉眼可见的小片混悬物质(胎脂、上皮细胞、毳毛等),其比重在1.007~1.025,水分占98%,其余的1%~2%为无机盐和有机物质。整个孕期母体和胎儿血液的渗透压相当。

(1) 葡萄糖:羊水中葡萄糖含量较母体血中低,为2.04~2.79mmol/L,至足月妊娠时葡萄糖含量明显下降,可能与胎盘通透性降低有关。

(2) 脂肪:羊水中脂肪含量为0.45~0.59g/L,其中50%为脂肪酸,磷脂为0.39~0.59mmol/L,胆固醇为0.52~2.50mmol/L,三酰甘油在妊娠36周时约为0.2mmol/L,足月时为0.7mmol/L。妊娠35周前卵磷脂(lecithin,L)和鞘磷脂(sphingomyelin,S)含量基本一致,自妊娠35周后,鞘磷脂稳定,而由肺泡上皮Ⅱ型细胞产生的卵磷脂迅速上升,使L/S比值>2,提示胎儿肺已成熟。

(3) 蛋白质:在妊娠早期,羊水中蛋白质占有机物的50%,平均为26g/L,其中含有27种氨基酸。随妊娠进展,羊水中蛋白质含量逐渐下降,妊娠22周时为10g/L,到妊娠36周时为5g/L。

(4) 胎儿代谢产物:羊水中的尿酸、肌酐、尿素随妊娠进展而增加。尿素由早期妊娠的3.84mmol/L增至足月妊娠的5.01mmol/L。肌酐含量由28周时的88.4μmol/L上升至足月妊娠的176.8μmol/L。若肌酐浓度达194.48μmol/L,尿酸浓度达595μmol/L,提示肾已发育成熟。

(5) 细胞:羊水中含有两种细胞,一种来自胎膜,核大,浆浓染,核/浆比例为1:3;另一种为胎儿皮肤脱落细胞,核小或无核,核/浆比例为1:8。用0.1%尼罗兰染色,可将其中的部分胎儿细胞染为橘黄色。妊娠<34周,橘黄色细胞出现率<1%,足月妊娠达10%~50%,妊娠40周后超过50%。应用羊水细胞学检查,中期妊娠可诊断胎儿性别及染色体疾病,晚期妊娠可判断胎儿成熟度。

(6) 激素:羊水中含有多种激素,如皮质醇、雌三醇、黄体酮、睾酮、催乳素、绒毛促性腺激素及前列腺素等,它们来源于胎儿和胎盘,其含量直接反映胎儿-胎盘单位功能,了解胎儿宫内安危。另外,羊水中还含有促肾上腺皮质激素(adrenocorticotropic hormone,ACTH)、促卵泡生成激素(follicle-stimulating hormone,FSH)、促黄体生成激素(luteinizing hormone,LH)及促甲状腺激素(thyroid-stimulating hormone,TSH)等。

(7) 酶:羊水中已知约含有25种酶。临床可见在严重溶血症的胎儿羊水中,乳酸脱氢酶及α羟丁酸脱氢酶升高;在胎儿死亡之前,脂酶突然下降;当羊水有胎便污染时,碱性磷酸酶升高。羊水中的溶菌酶可抑制大肠埃希菌、金黄色葡萄球菌、粪链球菌、变形杆菌、白色念珠菌等。在妊娠25周至足月,溶菌酶的作用最强,足月后下降。

(8) 无机物:羊水中无机物主要为气体和电解质。电解质含量与细胞外液基本相同,主要有钠、氯、碳酸氢根离子及少量钾、镁、钙、磷酸根离子、锌、铁、锰、硫等。随胎尿进入羊水后,羊水逐渐变为低渗,钠、氯浓度下降,钾稍升高。随着妊娠的进展,羊水酸性逐渐增强,二氧化碳分压(partial pressure of carbon dioxide,PCO_2)上升,碳酸氢根下降,同时伴有胎儿血浆与子宫PCO_2上升,氧张力可能下降,但不稳定,和胎儿情况无关。

(二) 羊水的功能

1. 保护胎儿正常发育 一定容量的羊水使胎儿可在宫腔内作适当的呼吸运动和肢体的活动,有利于胎儿骨骼肌肉和胃肠道的发育,防止关节固定、肢体畸形和胎儿肢体粘连。胎儿吸入的羊水具有扩张肺泡并协助肺发育。羊水有平衡外界压力的作用,适量羊水还可避免子宫壁和胎儿对脐带直接压迫所导致的胎儿缺氧[2]。

2. 保持宫内温度恒定 羊水可保持宫腔内温度的恒定,使胎儿体内的代谢活动可在正常稳定的情况下进行。

3. 利于胎儿体液量平衡 胎儿可以依靠羊水保持其液体平衡,胎儿体内水分过多时可以胎尿方式排入羊水,脱水时除节制排水外尚可吞咽羊水加以补偿。

分娩期羊水囊形成后,在头先露时,可有效缓和子宫颈的扩张。在混合臀位或足位时,可避免脐带脱垂。还能减少因胎体直接压迫或宫缩时的脐带受压。破膜后羊水可以润滑产道,便利胎儿娩出,同时有抑菌作用,减少感染。

近年来,临床上已广泛用羊水做各种检查,比如基于先证者的产前基因诊断、染色体核型和SNP芯片分析,判断有无胎儿畸形及遗传性疾病,羊水泡沫试验了解胎儿成熟度等。羊水的检查已成为产前了解胎儿情况的重要方式。

(李笑天　彭婷)

参考文献

1. 华克勤,丰有吉.实用妇产科学.第3版.北京:人民卫生出版社,2013:50-51.

2. F.Cunningham,Kenneth Leveno,Steven Bloom,et al. Williams Obstetrics.24thed. New York:McGraw-Hill,2009:231-238.

第 3 节　胎盘功能与病理生理

胎盘由羊膜、叶状绒毛膜和底蜕膜组成,是妊娠特有的器官。功能十分复杂,具有物质交换、代谢、防御及合成功能,是维持胎儿在子宫内营养发育的重要器官[1]。

(一)胎盘的病理生理

1. 足月胎盘的解剖学 足月胎盘呈盘状,多为椭圆形或圆形,直径为15~20cm,厚1~4cm。其边缘部较薄,中央部较厚,故胎盘的厚度不易准确计量[1]。胎盘重430~650g,重量的18%为血液。胎盘是胚胎与母体组织的结合体。胎盘的胎儿部分由绒毛板、绒毛干及其分支、终末绒毛网组成。绒毛板上有羊膜覆盖,为胎盘的胎儿面,呈亮蓝色、光滑、半透明。脐带的动、静脉从附着处向四周分布,直达胎盘边缘。动脉跨越于静脉之上。脐带的动、静脉分支穿过绒毛板,进入绒毛干及其分支。胎盘的母体部分是被滋养细胞附着的底蜕膜部分,即胎盘的母体面,称为蜕膜板或底板。妊娠晚期胎盘的母体面呈暗红色。被蜕膜间隔或称盘隔形成的浅沟分成小叶状,称母体叶,通常有20~30个母体叶。蜕膜间隔向上伸展的高度并不一致,一般不超过胎盘全层厚度的2/3,故胎盘实质下2/3被蜕膜间隔分隔开来,而上1/3则互相沟通。

2. 足月胎盘的组织学 胎盘的组织学结构,自胎儿面到母体面依次为羊膜、绒毛膜板、胎盘实质及蜕膜板。

(1)羊膜:羊膜上皮是从细胞滋养细胞衍化而来。正常羊膜厚0.2~0.5mm,可分5层,上皮细胞层、基膜、致密层、成纤维细胞层和海绵层。在羊膜的各层组织内未发现血管、淋巴系统与神经。羊膜结构中最重要的为上皮细胞。在许多外界刺激如胎粪的影响,上皮细胞有时增生为假复层,细胞之间有间隙可容胎粪颗粒通过,羊膜间质内可见许多巨噬细胞含黄绿色颗粒。

(2)绒毛膜:绒毛膜来源于细胞滋养细胞的内层。其内面接近羊膜,外面接近母体蜕膜。在胎盘胎儿面的绒毛膜又称绒毛膜板,主要为绒毛膜结缔组织,胎儿血管走行其中。在胎膜处的绒毛膜厚0.02~0.2mm,可分四层,细胞层、网状层、假基层和滋养细胞层。

(3)胎盘实质:胎盘实质主要为绒毛。从绒毛板生长出的绒毛干一再分支,形成的初级绒毛干、次级绒毛干和三级绒毛干,向胎儿叶间隙伸展。一个初级绒毛干及其分支组成一个胎儿叶,一个次级绒毛干及其分支组成一个胎儿小叶。一个胎儿叶包含数个胎儿小叶。每个胎盘通常有60~80个胎儿叶、200个胎儿小叶。由蜕膜板长出的胎盘隔,将若干胎儿叶不完全地分隔成母体叶,每个母体叶包含几个胎儿叶。

(4)蜕膜板:又称底板,主要由底蜕膜致密层构成,有少量胎儿组织参与。底板在底蜕膜海绵层与母体分离。底板上有固定绒毛附着,底板中有蜕膜细胞、胎盘种植部位滋养细胞、尼氏层、罗氏纹及走行于其中的母体螺旋动脉和静脉。

(二)胎盘的功能

胎盘功能极复杂,绝非单纯滤过作用。胎儿和母体的循环是两个相对独立的循环系统,只有极少量流经胎盘进入母体循环。母血和胎血均流经胎盘并在此通过胎盘屏障结构将母血和胎血隔开,使其不相互混合又能相互进行选择性物质交换。在胎盘内进行物质交换的部位,主要在血管合体膜。血管合体膜是由合体滋养细胞、合体滋养细胞基底膜、绒毛间质、毛细血管基底膜和毛细血管内皮细胞5层组成的薄膜。胎盘功能包括交换功能(营养物质供应、排除胎儿代谢产物)、免疫功能及合成功能等。

1. 交换功能 维持胎儿生命最重要的物质是O_2。氧气和二氧化碳都是亲脂分子。在母体与胎儿之间,O_2及CO_2是以简单扩散方式进行交换,相当于出生后肺、小肠、肾的功能。母体子宫动脉血氧分压(partial pressure of oxygen,PO_2)为95~100mmHg,绒毛间隙中的血PO_2为40~50mmHg,而胎儿脐动脉血PO_2(交换前)为20mmHg,经绒毛与绒毛间隙的母血进行交换后,胎儿脐静脉PO_2为30mmHg以上。交换后胎儿的氧饱和度可达70%~80%。尽管PO_2升高并不多,但因胎儿血红蛋白对O_2的亲和力强,能从母血中获得充分的O_2。母体子宫动脉血PCO_2为32mmHg,绒毛间隙中的血PCO_2为38~42mmHg,较胎儿脐动脉血PCO_2(48mmHg)稍低,但CO_2通过血管合体膜的扩散速度却比O_2通过快20倍左右,故CO_2容易自胎儿通过绒毛间隙直接向母体迅速扩散。

葡萄糖是胎儿热能的主要来源,因此,它的有效转运是正常胎儿生长和发育的关键。胎儿体内的葡萄糖均来自母体,以易化扩散的方式通过胎盘。葡萄糖转运蛋白家族促进葡萄糖转移;正常妊娠时胰岛素抵抗的状态增加胎儿的葡萄糖供应。妊娠期糖尿病时胰岛素抵抗增加。氨基酸浓度胎血高于母血,以主动运输方式通过胎盘,从微绒毛膜母体循环吸收,通过滋养细胞质运输,穿过基底膜进入胎儿循环。在生长受限胎儿可能存在氨基酸不能同等转运或转运功能受损。游离脂肪酸能较快地通过胎盘。电解质及维生素多数以主动运输方式通过胎盘。胎盘中含有多种酶,如氧化酶、还原酶、水解酶等,可将复杂化合物分解为简单物质(如蛋白质分解为氨基酸、脂质分解为游离脂肪酸等),也能将简单物质合成后供给胎儿,如将葡萄糖合成糖原、氨基酸合成蛋白质等。钙和维生素 D,近足月时胎儿游离钙浓度显著高于母体,说明存在于胎儿和母体间的主动转运,这种钙稳态的维持取决于甲状旁腺相关肽的调节。在20~35 周,胎盘每天的钙转运从 50mg 增加到 330mg。

胎儿代谢产物如尿素、尿酸、肌酐、肌酸等,经胎盘送入母血,由母体排出体外,相当于出生后肾的功能。

2. 免疫功能 胎盘是重要的免疫器官。胎儿的遗传物质一半来自母亲,一半来自父亲,因此,母体与胎儿是半同源的两个个体。胎儿能在母体的宫腔内平安的生长发育,不发生排异反应,与胎盘的免疫功能是分不开的。胎盘在母胎免疫中的作用复杂而重要,子痫前期、习惯性流产等均与母胎免疫有关。胎盘在母胎免疫中的作用主要表现在滋养层外层的合体滋养细胞无组织相容性抗原,母体不产生排异,滋养层细胞介质可以阻止胎儿抗原进入母胎循环,滋养层细胞表面覆盖有硅酸黏糖蛋白类,掩盖胎盘抗原性,胎盘还能吸附抗父系组织相容性抗原复合物的抗体。

胎盘的屏障作用极有限。各种病毒(如风疹病毒、巨细胞病毒等)、分子量小对胎儿有害的药物,均可通过胎盘影响胎儿致畸甚至死亡。细菌、弓形虫、衣原体、支原体、螺旋体可在胎盘部位形成病灶,破坏绒毛结构进入胎体感染胎儿。母血中的免疫抗体如 IgG 虽然分子量较大却能通过胎盘,胎儿从母体得到抗体,使其在出生后短时间内获得被动免疫力。

3. 合成功能 胎盘具有活跃的合成物质的能力,主要合成激素和酶。合成的激素有蛋白激素和甾体激素两大类。蛋白激素有人绒毛膜促性腺激素、胎盘生乳素、妊娠特异性 β_1 糖蛋白、人绒毛膜促甲状腺激素等。甾体激素有雌激素、孕激素等。合成的酶有催产素酶、耐热性碱性磷酸酶等。

(1) 人绒毛膜促性腺激素(human chorionic gonadotrophin, hCG):由合体滋养细胞分泌的一种糖蛋白激素。分娩后若无胎盘残留,约于产后 2 周内消失。

(2) 人胎盘生乳素(human placental lactogen, HPL):由合体滋养细胞分泌。HPL 是不含糖分子的单链多肽激素,通过调节母体胰岛素的释放降低母体脂肪酸的存储从而增加胎儿葡萄糖的供应。HPL 在体内的半衰期约为 22 分钟,HPL 值于产后迅速下降,约在产后 7 小时即测不出。

(3) 雌激素:为甾体激素。雌激素于妊娠期间明显增多,主要来自胎盘及卵巢。于妊娠早期,主要由黄体产生雌二醇和雌酮。于妊娠 10 周后,胎盘接替卵巢产生更多量雌激素,至妊娠末期雌三醇值为非孕妇女的 1000 倍,雌二醇及雌酮值为非孕妇女的 100 倍。

(4) 孕激素:为甾体激素。妊娠早期由卵巢妊娠黄体产生,自妊娠 8~10 周胎盘合体滋养细胞是产生孕激素的主要来源。随妊娠进展,母血中孕酮值逐渐增高,至妊娠末期可达 180~300mol/L,其代谢产物为孕二醇,24 小时尿排出值为 35~45mg。孕激素与雌激素共同参与妊娠期母体各系统的生理变化。

(5) 缩宫素酶(oxytocinase):由合体滋养细胞产生的一种糖蛋白,分子量约为 300 000。因能使缩宫素在脱氨酸分子上发生裂解,故又称 15-胱氨酸胺肽酶。随妊娠进展逐渐增多,主要使缩宫素分子灭活,起到维持妊娠的作用。胎盘功能不良时,血中缩宫素酶活性降低,见于死胎、妊娠期高血压疾病、胎儿宫内生长迟缓时。

(6) 耐热性碱性磷酸酶(heat stable alkaline phosphatase, HSAP):非妊娠期主要来源于肝和骨骼,妊娠期则由胎盘合体滋养细胞分泌。于妊娠 16~20 周母血中可测出此酶。随妊娠进展而增多,直至胎盘娩出后其值下降,产后 3~6 日内消失。多次动态测其数值,理论上可作为胎盘功能检查的一项指标。

(7) 促肾上腺皮质激素释放激素(corticotropin releasing hormone, CRH):CRH 是一个 162 个氨基酸的肽,由合体滋养层细胞合成。目前认为可能在分娩发动中发挥作用。在特发性早产的妇女,母体 CRH 浓度迅速增加,有说法认为胎盘 CRH 确定妊娠的长度("胎盘时钟")。CRH 分泌进入胎儿循环会增加皮质醇的生产,促进胎儿肺成熟,并增加表面活性剂的产生。

(李笑天 彭婷)

参考文献

1. 华克勤,丰有吉.实用妇产科学.第 3 版.北京:人民卫生出版社,2013:77-87.

第4节 胎儿监护及评估

胎儿监护指胎儿发育过程的监护,通过监护可以确定胎儿宫内的安危、发育和生存状态。

(一)胎动评估

胎动减少预示着可能发生胎死宫内。在胎动减少后的几天内部分胎儿胎死宫内,说明母亲自数胎动(胎儿踢腿的次数)可以作为产前胎儿监护的一种有效手段。自发的胎儿被动活动最早于孕 7 周开始，到妊娠晚期胎儿动作开始变得复杂精细协调。孕 8 周后，胎儿每次身体活动间隔不会超过 13 分钟。20~30 周时，全身的运动变得有规律，胎儿开始显示出休息 - 活动周期。到孕晚期，胎动渐趋成熟，至 36 周左右大多数正常胎儿的行为状态已经建立。决定胎儿活动的重要因素是睡眠 - 觉醒的周期，它与母亲的睡眠 - 觉醒状态无关。"睡眠周期"可从 20~75 分钟不等。羊水量是另一个决定胎动的重要因素。胎动次数随羊水量减少而减少。

临床上胎动计数的方法很多，但是还没有理想的胎动计数和胎动间隔。2014 年美国妇产科医生学会（ACOG）产前胎儿监护指南提出一种监测方法：孕妇左侧卧位计数准确的胎动数，2 小时内准确计数的胎动数达到 10 次即为满意的胎动。一旦连续监测到 10 次胎动就停止计数，连续 10 次胎动的平均间隔是（20.9±18.1）分钟；另一种监测方法是一周 3 次，每次计数 1 小时胎动，如果胎动次数等于或超过孕妇既往的胎动计数基数认为可靠。无论采用哪种胎动计数的方法，如果无法确定准确的胎动数，建议进一步胎儿评估[2]。

（二）超声评估

超声是最直观能评估胎儿宫内状态的手段。

1. 妊娠早期测量妊娠囊、顶臀长并结合 hCG 值是估计孕龄比较准确的方法。

2. 孕 10~14 周做胎儿颈项透明层的厚度、鼻骨的测量等是染色体异常相关的早期影像学的筛查；孕 18~24 周可筛查胎儿严重结构异常的畸形。

3. 妊娠中晚期测量胎儿双顶径、腹围及股骨长等，可对胎儿宫内发育及生长进行评估。

4. 超声胎盘成熟度分级，可以作为胎儿成熟度的参考。

（三）生物物理评分

标准的胎儿生物物理评分（biophysical profile，BPP）包括无应激试验（Nonstress test，NST）联合适时超声检查的四项观察指标，总共有 5 部分：NST、胎儿呼吸运动、胎儿运动、胎儿张力和羊水深度。每一项评分 2、1 或 0 分，总分 8~10 分为正常，6 分是可疑慢性缺氧，4 分以下属异常。无论总分多少，羊水过少（羊水最深直径 <2cm）应该进一步评估。虽然羊水过少可依据羊水最深直径 <2cm 或羊水指数 <5cm，但是随机对照试验的数据支持以羊水最深直径 <2cm 诊断羊水过少，对胎儿预后的预测价值更高。生物物理评分工作强度大，需要专人在超声下观察胎儿，因此，临床应用渐被其他监护方法替代。1989 年采用了一种简化的生物物理评分作为一线的产前筛选试验，即每周进行 2 次声音刺激的 NST 和羊水指数检查，如羊水指数 <5cm 就认为结果异常，试验只需 10 分钟就可以完成。这种简化的生物物理评分是一种很好的产前监护方法，假阴性率为 0.8/1000，假阳性率为 1.5%。美国妇产科学会 2007 年报道认为，简化的生物物理评分是一种可采纳的产前胎儿监护方法（表 1-4-1）。

（四）多普勒血流动力学

超声多普勒超声成像能检测下游血流阻抗。通过检测三个胎儿血管（脐动脉、大脑中动脉、静脉导管）的血流速度来评估胎儿的健康状况，为了及时地对生长受限的胎儿进行分娩。母体子宫动脉多普勒超声测速也常常被用来预测胎盘功能障碍。这些测试的目标是选择最佳分娩时机，既能尽量避免早产又避免胎儿宫内死亡。

1. 脐动脉血流多普勒流速 脐动脉血流多普勒流速作为一种无创检查技术用于胎儿生长受限的产前监护，因为正常发育的胎儿与生长受限胎儿的脐动脉血流速度波形不同。正常发育胎儿的脐动脉以舒张期高速血流为特征，而生长受限胎儿的脐动脉舒张期血流速度减低。部分严重的胎儿生长受限者脐动脉舒张期血流消失甚至逆流[1]。这种情况下，围产期死亡率显著增加。

表 1-4-1 简化的生物物理评分、意义和孕期治疗

生物物理评分（分）	意义	推荐的治疗
10	胎儿正常无缺氧	无干预胎儿指征，每周重复 1 次（糖尿病和过期妊娠除外，2 次 / 周）
8/10 羊水量正常 8/8（NST 未作）	胎儿正常无缺氧	无干预胎儿指征，按时重复试验
8/10 羊水量异常	胎儿可能有慢性缺氧	终止妊娠
6	疑有胎儿缺氧	如羊水量异常，终止妊娠
		如羊水量正常，>36 周，宫颈成熟，终止妊娠
		如重复试验≤6 分，终止妊娠
		如重复试验 >6 分，观察并按时重复试验
4	可能有胎儿缺氧	每日重复试验；如≤6 分，终止妊娠
0~2	基本肯定胎儿缺氧	终止妊娠

摘自：Cunningham FG, Leveno KJ, Bloom ST, et al. Williams Obstetrics. 24th ed.New York：McGraw-Hill, 2009：342.

美国妇产科联合会综述了脐动脉多普勒流速测量的实用性。认为除了怀疑宫内生长受限的胎儿,血流速度测量并没有益处。

2. 大脑中动脉 大脑中动脉也是监测胎儿循环常用的监测指标。常用的是 PI(pulsatility index,搏动指数)、RI(resistent index,阻力指数)及 S/D(收缩期和舒张期血流速度比值)。妊娠 11~12 周后出现舒张末期血流,PI 恒定不变,直到妊娠的最后 6~8 周,PI 开始下降。缺氧时血液重新分配,脑血供增加,脑血管扩张,阻力降低,舒张末期流速增加,PI 下降。当大脑中动脉血流 S/D<4、PI<1.6、RI<0.6 时,预测胎儿宫内缺氧具有明显的临床实用价值。利用大脑中动脉和脐动脉的阻力指数可预测先兆子痫胎儿的预后,当比值 <1.0 时胎儿发生酸中毒、Apgar 评分 <6 或需要进入 NICU 的风险增加 1.4 倍。大脑中动脉与脐动脉搏动指数比值在正常妊娠平均为 1.8~1.9,比值显著减低提示胎儿酸中毒和胎儿宫内窘迫。

3. 静脉导管 应用超声多普勒评估胎儿静脉循环是最近刚刚兴起的技术。静脉导管缺失或反流是一种晚期表现,提示胎儿已经因缺氧形成不可逆的多器官损伤。

对生长受限的胎儿静脉导管多普勒流速测量是围产儿预后的最佳预测指标,而分娩孕周是独立于静脉导管流量的围产儿妊娠结局的主要决定因素。生长受限胎儿 26~29 周分娩死亡占 36%,而 30~33 周分娩死亡仅占 5%。因此,孕周是 30 周前分娩的生长受限胎儿最终妊娠结局的决定因素,尽管静脉导管的缺失和反流意味着胎儿广泛全身性的代谢紊乱,但是,当发现严重的静脉导管流速异常时胎儿已经濒临死亡,目前并不支持将静脉导管多普勒作为生长受限监测的常规手段。

(五)羊水监测

羊水检查是产前评估胎儿死亡危险的一种必不可少的方法,这是由于子宫胎盘灌注减少可能导致胎儿肾血流量减少,继而尿量减少,最终引起羊水过少。超声技术测定羊水量的方法有羊水指数、最大垂直暗区和生物物理评分中 2cm×2cm 羊水暗区。羊水过少的定义是根据超声测量羊水最深池的深度小于 2cm 或羊水指数小于 5cm。RCT 的数据表明,与羊水指数相比,羊水最深池深度诊断羊水过少可减少不必要的产科干预,而不增加不良的围产结局[3]。

如何处理羊水过少,取决于多种因素,包括孕周、母胎状况。专家认为单纯持续羊水过少(羊水最深池的深度小于 2cm)者,孕 36~37 周可终止妊娠。孕周不足 36 周且胎膜完整的羊水过少者,需结合孕周及母胎状况个体化治疗,决定是继续维持妊娠还是终止妊娠[4]。

胎粪排出是胎儿窒息的危险信号。既往将胎粪的排出归结为"由于(胎儿)血液氧气供应不足诱发肛门括约肌的松弛",然而产科医师很早就已认识到用产程中发现胎粪预测胎儿窘迫或窒息是有问题的。事实上,尽管有 12%~22% 的分娩合并有胎粪污染,但这些分娩很少和新生儿死亡相关。由胎粪导致的围产儿死亡率仅为 1%。

新生儿存在胎粪污染的羊水时产科常规处理一般是在胎肩娩出前,胎头刚从会阴部娩出时吸引胎儿口鼻咽部。但 ACOG 新的指南认为:这样的新生儿并不需要产时吸引,因为这并不能阻止胎粪吸入综合征;如果新生儿有窒息,需要气管插管从声门以下吸引胎粪;如果新生儿强健有力,表现为呼吸有力、肌张力好、心率 >100 次 /min,就不需要进行气管吸引,吸引反而增加了损伤声带的风险。

(六)电子胎心监护及评估

目前还没有 RCT 研究证明产前胎儿监护能够降低胎儿死亡风险,但在发达国家产前胎儿监护仍广泛应用于临床。产前胎儿监护技术包括宫缩应激试验、无应激试验和产时胎心监护,是唯一有效监护分娩前后胎儿宫内实时变化的手段。

1. 无应激试验 孕妇取半卧位或侧卧位,腹部安放胎心监护器,描记胎心率的曲线,其理论基础是在没有酸中毒或神经受损的情况下胎心率随胎动加速。正常胎心率由脑干中枢交感和副交感冲动介导的自主神经调节,在基线基础上加快或减慢。基线变异也由自主神经系统控制,胎心率变化是胎儿正常自主活动的良好征象。所以胎心加速的病理性消失可能与胎心率基线变异减少合并存在。这种反应消失的最常见原因是睡眠周期,也可能是由于药物或孕妇吸烟所致的胎儿中枢抑制引起。但不能排除胎儿缺氧酸中毒所致。

NST 主要监测胎儿情况,而宫缩应激试验主要是监测子宫胎盘功能。无应激试验分为反应型和无反应型。反应型 NST(即正常 NST)的常用定义是:20 分钟内出现 2 次或 2 次以上胎心加速;无反应型 NST 是指超过 40 分钟没有满意的胎心加速,需要进一步检查。

妊娠 32 周前,加速在基线水平上 ≥10 次 /min,持续时间 ≥10 秒也证明对胎儿正常宫内状态有足够的预测价值。妊娠 24~28 周,约 50% 的 NST 为无反应型;妊娠 28~32 周,约 15% 的 NST 为无反应型。孕 32 周后行 NST 有更好的预测价值。对 NST 无反应型图形的处理应该根据监护图形的基线、变异、有无减速、是否存在宫缩及是否应用可能对监护图形产生影响的药物(如硫酸镁),并结合孕周、胎动及临床情况等决定复查监护,或者采用宫缩应激试验或超声等方法对胎儿宫内状态进行进一步评估。

2. 宫缩应激试验 宫缩应激试验(contraction stress test,CST)是宫缩情况下的胎心率变化,理论基础是在宫缩的应激下,子宫动脉血流减少,引起胎儿短暂的缺氧,已处于亚缺氧状态的胎儿,在宫缩的刺激下缺氧逐渐加重诱导出现晚期减速。满意的子宫收缩模式是 10 分钟至少 3 次宫缩,每次宫缩持续 40 秒。如果孕妇有满意的自主宫缩,无需诱导宫缩,如果宫缩频率 10 分钟小于 3 次,或持续时间短于 40 秒,可通过刺激乳头或静脉缩宫素诱导宫缩。

CST 的结果分类如下。①阴性:无晚期减速或明显的变异减速;②阳性:50% 以上的宫缩后出现晚期减速(即使宫缩频率 10 分钟 <3 次);③高度可疑阳性:间断出现的晚期减速或明显的变异减速;④可疑阳性:每 2 分钟或更频繁的宫缩期间出现胎心减速,或每次胎心减速持续 90 秒以上;⑤不满意的 CST:10 分钟 <3 次宫缩或不明确的宫缩。

孕 37 周前行 CST 监测胎心反应安全有效,不会增加胎儿死亡和产科并发症的发生。值得注意的是,当 NST 严重异常,如出现正弦波形时,提示胎儿宫内缺氧状态已非常明确,不需要再进行 CST,以免加重胎儿缺氧状态,延误抢救胎儿的时机。CST 的禁忌证同时也是阴道分娩的禁忌证。

3. 胎心监护的定义及标准

(1) 心动过缓:孕晚期,正常的基础胎心率范围一般在 110~160 次 /min。心动过缓范围在 80~110 次 /min,变异性良好一般无异常。心率低于 80 次 /min 一般认为是不安全的。终止妊娠与不可逆转的心动过缓间的间隔越长,脐动脉血 pH 越低。如果心动过缓是由不可逆转的胎儿窘迫因素引起,预后与出现心动过缓和分娩间隔有关。

导致胎心率降低的原因包括先天性心脏传导阻滞及严重的胎儿窘迫。体温降低时也可发生胎心过缓。

(2) 心动过速:胎儿心动过速定义为基线胎心率超过 160 次 /min。尽管任何原因的发热均可引起胎儿心动加速,但最常见的原因是羊膜炎所致的母亲发热。可以在母体发热之前,先有胎心过速的表现。由母亲感染所致的胎心过速除非有胎心周期性的改变或胎儿败血症,与胎儿窘迫无关。

其他导致胎心过速的原因还包括胎儿窘迫、心律失常及母亲使用拟副交感药物(如阿托品)或拟交感药物(如特布他林)。识别胎儿窘迫的要点是胎心过速同时合并胎心减速。

(3) 心率的变异:胎心基线的变异是反映胎儿心血管功能的一项重要指标,很大程度上是受自主神经的调节。NICHD 胎儿监护工作组(1997 年)定义每分钟基线有 2 个周期以上波动者为基线变异。一般认为正常的基线变异范围为 6~25 次 /min。

1) 变异性减少:胎心变异的消失是一不祥的征象,意味着胎儿存在严重的窘迫。胎心变异消失合并减速与胎儿酸血症有关。当进行性胎心减速合并基线变异≤5 次 /min 时,头皮血平均 pH 为 7.10;而当类似程度的胎心减速合并基线变异略大时,pH 则为 7.20。重度母亲酸中毒时同样可导致胎儿心率变异的减低。胎儿低氧血症导致变异降低确切的病理生理机制尚不完全明了。导致心率变异减小的另一个常见原因是在分娩过程中麻醉药物的使用。许多中枢神经系统抑制性药物如镇静麻醉药、苯巴比妥类、吩噻嗪类(异丙嗪)、安定类(地西泮)及全身麻醉药均可导致一过性的心率变异的减小。一般在静脉给予度冷丁后 5~10 分钟,可见心率变异的减小,效应可持续 60 分钟或更久,时间有赖于所给的剂量。静脉给予布托啡诺后致胎心活动减弱。

至于母亲硫酸镁应用是否会导致胎心率变异降低尚存在争论。

目前普遍认为胎心率变异性的减低是胎儿窘迫唯一最可靠的征象。有文献报道心率变异减少至 4.2 次 /min 或更少持续 1 小时,就可做出发生酸血症及胎儿濒死的诊断。但良好的胎心率变异也不一定可靠。

2) 变异性增加:在胎心率增加时,从生理角度来说胎心基线是较为固定的(变异减少),而在胎心率较低时。基线的不稳定性或者说变异性增加。推测这一现象是由于心率增加时,心率间的间隔缩短、从而导致心血管生理性的波动减少。

总之,心率间的变异受众多病理和生理机制的影响,持续存在的正常基线率范围内而无减速的平直胎心率基线(即变异性缺失)可能反映既往的胎儿损伤已经造成神经受损。

(4) 心律不齐:当使用电子胎心监护时。如发现有基线心动过缓、心动过速或是依我们的经验存在更为常见的突发的基线的尖峰,首先要怀疑是否存在着胎儿心律不齐。间断的基线心动过缓常常是由于先天性的心脏传导阻滞所致。传导缺陷,最常见的是完全性房室传导阻滞,通常是在合并有结缔组织病例中发现。

分娩时大多数室上性心律失常是无意义的。除非同时合并有以胎儿水肿为证据的心力衰竭。尽管有一些室上性心律失常与心脏结构异常相关,但许多在出生后即消失。产前听诊有不规则心率但无水肿的胎儿,只发现 2% 有严重的心律失常。

(5) 正弦心律:真正的正弦心律,多见于严重的胎儿贫血,可能由于 D 同种免疫、胎 - 母输血、双胎输血综合征、或前置血管破裂出血所致,多伴有严重胎儿窒息。临床无意义的正弦心律可见于使用哌替啶、吗啡、α- 普鲁丁和布托啡诺之后。镇静麻醉药所致的正弦波的一个重要特征是频率为 6 个周期 /min。正弦图形另外还可见于羊膜炎、胎儿窘迫和脐带闭锁。产时出现的正弦心律常与胎儿窘迫无关。

目前对正弦心律有严格的定义[6]:①基础心率稳定于 120~160 次 /min 之间有规律地摆动;②幅度在 5~15 次 /min(大于此者极为罕见);③长变异的频率在 2~5 周期 /min;④短期变异固定或平直;⑤在基线上方或下方做正弦波样摆动;⑥不存在加速。按照这些标准定义的正弦心律一般预示不良的状态,但 α- 普鲁丁所致的表现类型与其无法区分。正弦心律可分为轻度(幅度在 5~15 次 /min)、中度(16~24 次 /min)和重度(≥25 次 /min)。

(6) 周期性胎心率:是指宫缩引起的偏离基线的胎心率。在美国最常用的系统是基于减速与收缩的时间关系而定的[5],因此,根据减速发生与宫缩的关系分为早期、晚期和变异减速。这些减速的波形对于胎心模式的识别同样重要。若早期减速和晚期减速时胎心率改变的斜度是渐变的,使波形呈曲线型的、均匀的或是对称性的;若变异减速胎心率改变的斜度是突发的、游走性的,则波形呈锯齿状表现。如果任意20分钟内50%以上的宫缩伴发减速定义为频发减速。

1) 加速:加速是指胎心率基线明显突然的上升,定义从开始加速到峰值少于30秒。加速最常见于产前、分娩早期,与变异减速有关。产时加速可能的原因包括胎动、宫缩刺激、脐带受压及在盆腔检查时刺激胎儿,胎儿头皮取血及声音刺激均可刺激胎心率的加速。加速也可在产时无明显刺激时发生。实际上,产时加速非常常见。加速基本上总是好的信号。可肯定此时胎儿没有酸中毒。

2) 早期减速:早期减速是伴发于宫缩的缓慢的胎心率下降再回复至基线。活跃期宫颈扩张4~7cm时常见。减速的程度通常是与宫缩强度呈比例,很少低于100~110次/min或较基线低20~30次/min。这种减速在分娩活跃期不常见,不伴发心动过速、变异性消失或其他胎心率改变。而且早期减速与胎儿低氧血症、酸血症或低Apgar评分无关。头部受压可能使硬脑膜受刺激,导致迷走神经兴奋,出现心率减慢。这在第二产程中较为常见。

3) 晚期减速:胎心率对宫缩的反应可作为子宫灌注或胎盘功能的一项指标。晚期减速是胎心平滑、缓慢的对称性的降低,在宫缩高峰开始时或之后发生,在宫缩停止后才回到基线。大多数情况下,减速起始、最低值及回复分别发生在宫缩的起始、峰值和结束之后,晚期减速的幅度很少低于基线30~40次/min,通常不超过10~20次/min。一般晚期减速不会伴有加速。

许多临床条件下可出现晚期减速。一般来说,任何导致母体低血压、子宫过度收缩或胎盘功能不足的过程均可诱导晚期减速。最常见的两个原因是:由于硬膜外麻醉所致的低血压和因使用缩宫素刺激导致的子宫过度刺激。母亲疾病如高血压、糖尿病及胶原血管病可导致慢性胎盘功能不足。胎盘剥离可致急性而严重的晚期减速。

4) 变异减速:是产时最常见的一种减速类型,是由于脐带闭塞造成的变异减速。有研究发现,在宫颈扩张至5cm时有40%可见变异减速,而在第一产程末则有83%。胎心率的变异减速是一种心率在视觉上明显的急剧下降。这种变异的起始通常与有效宫缩无关,持续时间短于2分钟。

变异减速是由迷走神经介导的。迷走反射可能是对化学感受器或压力感受器或两者活动的反应。部分或完全的脐带梗阻(压力感受器)导致后负荷和血压增高及胎儿动脉血氧(化学感受器)的降低,两者均可刺激迷走反射,导致减速。因此,变异减速代表了由于脐血流受干扰造成血压改变或血氧改变而产生的胎心率反射。美国妇产科学会(1995年)将胎心减至低于70次/min、持续时间超过60秒的减速定义为有临床意义的变异减速。U型的变异减速不伴发其他异常心电描记异常时是产时、早产、小于胎龄儿的

特征性图形,不是胎儿窘迫的表现。

5) 延长减速:延长减速定义为孤立的减速从起始到回复至基线持续2分钟或更久,但不超过10分钟。延长减速的解释较为困难,因它在众多不同的临床条件下均可发生,一些较为常见的原因包括:宫颈检查、子宫过度刺激、脐带缠结及母体仰卧位低血压;硬膜外麻醉、脊髓麻醉或宫颈旁麻醉也有可能引起胎心的延长减速;其他导致延长减速的原因包括任何原因导致的母体低灌注或低氧血症、胎盘剥离、脐带缠结或脱垂、母亲子痫或癫痫导致的癫痫发作、胎儿头皮电极的应用、急产及母亲堵鼻鼓气动作。

如一开始的损伤未能及时缓解,那么胎盘功能储备是胎儿能否复苏的关键。有时自限的延长减速可伴发短变异的消失、基线过缓,甚至是一段时间的晚期减速,所有这些在胎儿恢复后均可消失。不过延长减速期间,胎儿可能会死亡。因此,必须极为小心地处理延长减速。

依据胎心率图形诊断胎儿窘迫并不可靠,胎心率图形反映的是胎儿的生理状态而非病理状态。胎心率的生理调节包括血供和氧供的相互关联机制,正常的产程对胎儿来讲就是反复缺氧、导致酸血症的过程。经过近40年胎心率模式的发展,证实一些合并存在的模式可以用来鉴别正常和严重异常胎儿。真正的胎儿窘迫图形是短变异消失为零且合并有严重的减速和(或)持续的胎心率基线改变。而早期减速、变异减速、晚期减速都需联合短变异及羊水宫缩等综合判断[7]。

(七) 其他胎儿监护手段

胎儿缺氧时胎儿心电图会产生ST段和PR间期改变,成熟胎儿缺氧会出现隆起的ST段伴随T波高度的逐渐增加,可以测量T:QRS比值。增加的T:QRS比反映了心脏先于神经损伤出现的对缺氧的适应性改变。

胎儿头皮血或组织pH测定,通过适当地采集毛细血管的血样测定pH,有助于发现处于严重窘迫状态的胎儿[8]。但鉴于胎儿血pH检测是侵袭性操作,还存在很多缺陷:如取血困难,pH结果受取血操作、氧气污染和检测过程的影响等,该方法现已较少应用。

(八) 胎儿监护与脑损伤

有脑损伤的胎儿,70%入院时已经有持续存在的无反应型胎心率,说明胎儿脑损伤在入院前就已经存在。目前没有一种独特的胎心模式与胎儿神经损伤相关。现普遍认为不能通过胎心监护预防围产期脑损伤。胎儿出现脑损伤,经历的不仅仅是短暂的缺氧,缺氧必须造成极严重的、几乎是亚致死量的代谢性酸中毒。美国妇产科协会认为,引起胎儿脑损伤的产时缺血缺氧性脑病还应该包括:①脐动脉血显示代谢性酸中毒,pH<7.00和碱剩余≥12mmol/L;②Apgar评分持续至少5分钟在0~3分;③新生儿神经系统症状体征-惊厥、昏迷、低张力,一个或多个脏器(心血管、胃肠道、血液系统、肺、肝或肾)功能障碍。因此,若要将产时窒息作为脑瘫的病因必须包括以下标准:脐带血代谢性

酸中毒的证据和早发的中到重度脑病。因为大多数脑瘫病例是因为宫内长期作用引起而不是产时窒息所致，产时监测的应用和神经系统结局的改善之间缺乏相关性，所以胎心监护并不能减少脑瘫[7]。

（九）胎盘及胎儿成熟度监测

1. 胎盘功能测定 在高危妊娠中，胎盘功能监测可了解胎儿在宫内情况，并根据胎盘功能的监测结果，估计胎儿预后，指导临床处理。临床常用的估测胎盘及胎儿成熟度有以下几种方法。

（1）缩宫素应激试验（oxytocin challenge test；OCT）：指用缩宫素诱发宫缩时的胎心变化。若为阳性，提示胎盘功能减退，目前是临床上主要应用的监测手段。

（2）雌三醇（estriol，E_3）：妊娠晚期，雌激素含量为正常月经中期的300倍，雌三醇占妊娠期雌激素的90%，其主要由胎儿-胎盘单位合成。孕妇血和尿中 E_3 值随孕周增加而升高，一般自妊娠中期，孕妇体内 E_3 逐渐升高，足月妊娠时达高峰。妊娠晚期临床常用24小时尿中 E_3 测定了解胎儿胎盘功能。如果连续多次测定24小时尿 E_3 含量 <10~12mg，或急剧减少35%以上，提示胎盘功能减退，围产儿死亡率增加；<6mg或急剧减少50%以上，提示胎盘功能显著减退，可能胎死宫内。但应注意尿雌三醇排泄量受多种因素影响。

（3）雌激素/肌酐比值测定（E/C）：妊娠期24小时尿中肌酐的排出量波动范围小，较恒定，所以E/C比值可以反映 E_3 水平，替代24小时尿 E_3 测定，并能更准确反映胎儿-胎盘单位功能。正常妊娠时，E/C比值随孕周增加逐渐上升。正常的E/C比值 >15，10~15为警戒值，<10为危险值。

（4）胎盘生乳素（hPL）：hPL是由胎盘合体滋养细胞产生的多肽类激素，是胎盘分泌的特异产物，它具有促进乳腺腺泡发育及促进胎儿生长的功能，临床上可作为测定胎盘功能的指标。妊娠晚期，若孕妇血中hPL持续低于4mg/dl时，或突然下降50%，提示胎盘功能减退，常伴有胎儿宫内缺氧。因受一些因素影响，其效用不能同 E_3 测定相比，hPL的测定只在 E_3 测定不能说明问题时或与 E_3 测定同时应用。

（5）妊娠特异性蛋白（special protein 1，SP_1）：孕妇血浆中有一种妊娠特异性蛋白称之为 SP_1，系由合体滋养层分泌，在临床检测中，胎儿宫内生长受限 SP_1 降低。SP_1 为胎盘产物，测定 SP_1 只是间接地了解胎儿情况。

2. 胎儿成熟度测定 了解胎儿成熟度状况既属于产前检查时的观察指标，又是决定高危妊娠处理方针的依据。选择对母儿最有利的时间终止妊娠，对减少未成熟儿的出生率和提高围产儿存活率均有重要的临床价值。胎儿成熟度可用以下几种方法进行监测。

（1）临床监测

1）宫高：子宫底高度随妊娠月份增大，按一定规律逐渐增高。产前检查中的宫底高度测量可作为预测胎儿生长发育情况的指标之一。孕20~34周，宫底高度平均每周增加约1cm；孕34周后，增长速度趋于缓慢。一般认为，当宫高 >30cm以上时，提示胎儿已成熟。

2）孕龄：估计妊娠20周末至满28周前娩出胎儿称为有生机儿，出生后有心跳、呼吸、排尿及吞咽功能。妊娠28周末胎儿可有呼吸样运动，因肺泡Ⅱ型细胞中肺表面活性物质（PS）含量低，早产儿常伴有呼吸窘迫综合征（RDS）而难以存活。至妊娠36周末出生的新生儿因PS含量较高，出生后基本可以存活。孕龄的估计对高危妊娠处理具有十分重要意义。

估计胎龄常用方法是在B超下对胎儿全身及各个部位进行测量。胎儿各个部位的数值与胎龄间有良好的相关性，B超可精确测量胎儿各个部位的长短、面积、体积，结合临床估计胎龄。常用参数有头臀长、双顶径、腹围、头围和股骨长度等。孕早期的超声检查准确性最高。

3）胎儿体重：自妊娠20周开始，胎儿生长曲线（体重和宫高）几乎直线上升，36周后生长速度减慢。胎儿生长速度随孕周进展，身长与体重成一定比例增加。胎儿出生体重≥2500g，提示胎儿成熟。胎儿体重个体差异较大，与妊娠期营养及遗传因素有关。

（2）超声监测胎儿成熟度

1）B超测定胎头双顶径：胎头大小和妊娠周数密切相关，产前检查中常规用B超测量胎头双顶径来估计妊娠周数和预产期。孕26~36周，双顶径平均每周增加0.22cm；孕36周时，双顶径可达8.5cm。当双顶径≥8.5cm，91%的胎儿体重超过2500g，表明胎儿已基本成熟。

2）股骨长度（femoral length，FL）：应用B超测量胎儿股骨长度可了解胎儿宫内发育状态和预测体重。正常妊娠胎儿股骨长度随孕周增长，妊娠14~15周，每周增加0.48cm；27~28周，每周增加0.22cm；此后至足月，增长速度渐趋缓慢，每周增加0.17cm。若股骨长度≥6.9cm，提示胎儿成熟。

3）胎盘成熟度分析：B超胎盘成熟度分级法是根据胎盘绒毛膜板、胎盘实质及胎盘基底极的图像变化不同而分为0~Ⅲ级。

4）羊水中游离漂浮颗粒（FFBS）：妊娠晚期B超下可见羊水内有FFBS。若发现FFBS，一般提示胎肺成熟。

（3）羊水成熟度分析：胎儿成熟度的判定还可从其他方面来了解，如直接从羊水中某些物质的变化来估计胎儿脏器功能情况及了解胎儿存活能力。高危妊娠需要提前终止妊娠，在决定计划分娩前，应了解胎儿各脏器成熟情况，其中胎肺成熟度对决定新生儿预后最重要。

1）胎肺成熟度监测

① 振荡试验：振荡试验是一种快速、可靠、简单测定PS的方法。此法于1972年Elements等首先提出，其原理是有乙醇存在的情况下，PS可以产生稳定的泡沫。羊水中其他物质如蛋白质、胆盐或游离脂肪酸也能形成泡沫，但能通过乙醇排除，而不饱和磷脂胆碱所形成的泡沫，可在室温下维持数小时，为PS的主要成分。

② 泡沫稳定指数试验（foam stabilizing index，FSI）：1978年Sher等介绍了泡沫稳定指数试验，基本原理与振荡试验相同。泡沫阳性管的乙醇稀释程度即为被测羊水的FSI。FSI与L/S比值合用时，预测准确率可提高。

③ 卵磷脂与鞘磷脂比值测定（L/S）：磷脂在妊娠前半期可在羊水中测得，孕34周前，卵磷脂和鞘磷脂含量大体相等；在孕35周后，羊水中的卵磷脂含量迅速增多，鞘磷脂相对稳定。L/S>2提示胎肺成熟，<1.5为不成熟，易发生RDS。由于血中卵磷脂含量几乎比羊水中高9倍，因此，若羊水标本血污染假阳性很高。由于试验需要费时繁琐，影响临床应用。

④ 卵磷脂酰甘油（phosphatidyl glycerol，PG）测定：PG是PS中的主要磷脂成分之一，在维持表面活性脂-蛋白复合物的结构完整性、保持膜活性和膜稳定性等方面起着重要作用。PG的出现才能使PS完成正常的生理功能，PG缺少可使PS生物活性显著下降。PG约占羊水总磷脂的10%，在其他体细胞如血细胞中均不存在，故阴道血分泌物和胎粪均不干扰PG的分析，优于L/S比值测定。PG在孕35周后才能测到，持续增加至妊娠足月。

2）胎儿其他脏器成熟度监测

① 羊水中胆红素测定预测胎儿肝成熟度：在妊娠12周羊水中开始出现胆红素，羊水中胆红素类物质由胆红素、胆绿素、氧合血红蛋白、正铁血红蛋白及尿胆原等组成。用OD450光密度检查显示，特异性的吸收峰于妊娠20~24周时达最高值，随妊娠进展逐渐降低，AOD450与胆红素量有良好的相关性。AOD450测定值在0.02以下提示胎儿成熟。

② 羊水中肌酐、尿酸的浓度测定预测胎儿肾成熟度：妊娠34周后羊水中肌酐浓度上升，孕37周后肌酐浓度超过20mg/L，测定羊水肌酐>20mg/L，90%胎儿已成熟。临床符合85%~86.6%。其值主要受羊水量及母体血清肌酐浓度影响。

③ 羊水中淀粉酶测定预测胎儿唾液腺成熟度：随妊娠增长，胎儿唾液腺日渐成熟，羊水中的淀粉酶也逐渐增多，特别是妊娠36周以后明显增加。以碘呈色法测定>450IU/L为成熟值。

④ 羊水中葡萄糖测定：羊水中葡萄糖（AFG）主要来自母体，部分来自胎儿尿液。妊娠早、中期随羊水量增加，AFG逐渐上升，至24周达高峰2.29mmol/L。以后随胎肾发育，肾小管对葡萄糖重吸收作用增强，胎儿排出葡萄糖减少，加之孕龄增大，胎盘通透性降低，AFG逐渐下降。临产时AFG下降至0.4mmol/L，与L/S呈负相关。测AFG可判定胎儿肾成熟度，AFG<0.56mmol/L提示胎儿肾成熟，大于0.8mmol/L为不成熟。

⑤ 羊水细胞检查：羊水中的上皮细胞可来自胎儿皮肤、羊膜、呼吸及泌尿器官，但主要来自皮肤皮脂腺细胞，可以反映胎儿全身发育程度。随着妊娠进展，胎儿皮脂腺逐渐成熟，羊水中脂肪细胞出现率逐渐增高可作为胎儿皮肤

成熟度的判定。Kitt-Rich用0.1%尼罗蓝染羊水细胞后，呈橘色的羊水上皮细胞为脂肪细胞。脂肪细胞计数达20%以上为胎儿成熟，临床符合率为82%。

应用羊水监测胎儿成熟度还有其他方法，如羊水测定尿酸、肌酸、脯氨酸、甲胎蛋白、乳酸脱氢酶及电解质等，均随妊娠发展而改变，也可用此以了解胎儿成熟度。

总之，羊水生化检查判定胎儿脏器成熟度的方法甚多，但各种方法均有一定的假阳性和假阴性，且受采集获取羊水方法的限制，无法进行连续观察。目前主张采用一次穿刺样品作多项目检查，结合临床进行综合判断，降低假阳性和假阴性，提高诊断符合率，减少围产儿死亡率。临床多采用的指标为L/S比值、肌酐、胆红素等；无条件测定L/S的医疗单位，根据孕龄、宫高、B超、羊水振荡试验综合判断也有指导临床的价值。

（李笑天 彭婷）

参考文献

1. Ghidini A. Doppler of the ductus venosus in severe preterm fetal growth restriction：a test in search of a purpose? Obstet Gynecol，2007，109（2 Pt 1）：250-252.

2. Froen JF，Tveit JV，Saastad E，et al. Management of decreased fetal movements. Semin Perinatol，2008，32（4）：307-311.

3. Nabhan AF，Abdelmoula YA. Amniotic fluid index versus single deepest vertical pocket as a screening test for preventing adverse pregnancy outcome. Cochrane Database Syst Rev，2008（3）：CD006593.

4. Practice bulletin no.145：antepartum fetal surveillance. Obstet Gynecol，2014，124（1）：182-192.

5. Macones GA，Hankins GD，Spong CY，et al. The 2008 National Institute of Child Health and Human Development workshop report on electronic fetal monitoring：update on definitions，interpretation，and research guidelines. J Obstet Gynecol Neonatal Nurs，2008，37（5）：510-515.

6. 中华医学会围产医学分会，电子胎心监护应用专家共识. 中华围产医学杂志，2015，18（7）：486-490.

7. Cunningham FG，Leveno KJ，Bloom ST，et al. Williams Obstetrics.24th ed. New York：McGraw-Hill，2009，335-347，473-497.

8. Queensland Clinical Guidelines，intrapartum fetal surveillance，2015，1-31.

第5节 产前诊断与遗传咨询

产前诊断是指在胎儿出生前，通过各种手段对胎儿进行先天性缺陷或遗传性疾病的诊断。目前能进行产前诊断的疾病包括以下几种：①胎儿感染：如TORCH感染及性传播疾病等；②染色体病：如21-三体、13-三体、18-三体、特

纳综合征等;③先天畸形:主要是多基因疾病,如神经管缺陷、先天性心脏病、腹壁缺陷等;④遗传性代谢病:如半乳糖血症、苯丙酮酸尿症等;⑤单基因疾病:如假性肥大型肌营养不良症、地中海贫血、血友病等。

产前诊断技术主要包括血清学检查、影像学检查及遗传学检查等手段,本节予以分别介绍产前筛查技术、产前诊断技术及遗传咨询的概论。

(一)产前筛查技术[1]

1. 唐氏综合征的产前筛查 唐氏综合征(简称DS)是一种最常见的常染色体遗传病,群体中发病率约为1:660,即1.5‰。染色体核型主要是47,+21,患儿除有智力发育障碍外,50%的患儿还合并先天性心脏病,给患儿、家庭及社会带来了较大的影响。

20世纪60年代末,人们发现孕妇年龄和DS的发病率有关,认为年龄较大的孕妇(≥35岁)分娩DS患儿的危险性较大,但20多年来,对这组患者进行常规羊水细胞染色体分析,发现仍有70%的患儿是由年龄<35岁的母亲分娩的,因而母体年龄这一单一因素已不再作为入侵性产前诊断的独立指征。

(1)早孕期筛查

1)早孕期超声筛查:颈项透明层(nuchal translucency,NT),以5MHz探头经阴道测胎儿颈椎部皮肤与软组织间的距离,正常径线为2mm。有人报道孕10~15周时80%的三体综合征胎儿NT增厚,以3mm为界定线,21-、18-和13-三体综合征胎儿的检出率高达80%。NT增厚也与其他染色体非整倍体异常、遗传综合征、多种出生缺陷相关,特别是胎儿心脏结构异常。

2)早孕期母体血清学筛查:早孕期母体血清学筛查指标有两项,即人绒毛膜促性腺激素(hCG)和妊娠相关蛋白A(pregnancy associated plasma protein A,PAPP-A)。对DS病例的母体血清学进行研究后发现,游离β-hCG值高于同孕周游离β-hCG中位数倍数(MOM)2.0倍,而PAPP-A值低于同孕周PAPP-A中位数倍数(MOM)0.5倍。当假阳性率为5%时,该两项指标对DS的检出率为67%。有研究报道,PAPP-A值低于同孕周第5百分位时,也与早产、胎儿生长受限、子痫前期明显相关;游离β-hCG值及PAPP-A值下降也与胎儿死亡相关,但这些指标在临床上的筛查作用仍有限。

3)早孕期联合筛查:早孕期最常用的联合筛查方案为NT结合血清hCG及PAPP-A。当假阳性率为5%时,此联合方案对DS的检出率可达到79%~87%。当假阳性率为2%时,对18-三体及13-三体的检出率可达到90%。

4)早孕期与唐氏综合征相关的其他筛查指标

① 血清生化指标:ADAM 12,是解聚素和金属蛋白酶12的分泌型,它具有抵抗胰岛素样生长因子(IGF)结合蛋白(BP)3和5(IGFBP-3,IGFBP-5)的作用,并能调节IGF-1及IGF-2的生物利用度。研究表明,DS的孕妇中,

孕早期ADAM 12水平下降。孕8~10周检测ADAM 12及PAPP-A,结合孕12周的NT及游离β-hCG,当假阳性率为5%时,对DS的检出率可高达97%。

② 超声指标

• 鼻骨(NB):Sonek等报道当鼻骨缺失结合母体年龄及NT这两项指标时,DS的检出率为93%(假阳性率为5%)。Rosen及D'Alton等报道若超声提示胎儿鼻骨缺失,DS的风险增加87倍。

• 三尖瓣反流:三尖瓣反流在正常胎儿和DS胎儿中的发生率分别为8%和65%。三尖瓣反流结合NT及PAPP-A,对DS的检出率可达95%(假阳性率为5%)。

• 静脉导管波形:当假阳性率为5%时,静脉导管波形异常对DS的检出率为75%,结合NT后检出率可提高至80%,当结合母体血清学指标后,检出率可达到92%。

(2)中孕期筛查

1)血清学筛查:研究发现,孕中期DS胎儿的孕妇血清中甲胎蛋白(alpha fetoprotein,AFP)值及游离雌三醇值降低(μE_3),hCG值升高。AFP、hCG及μE_3均不随母亲年龄的变化而变化,即没有相关性。况且彼此之间关联也较少,因此,可以联合作为筛查的标志物。这三项指标联合筛查DS的检出率为61%~70%。当上述三项指标结合抑制素A时(四联筛查),对DS的检出率可达到80%(假阳性率为5%)。

2)超声筛查:中孕期超声"软标记物"有以下几种,颈项皱褶增厚、轻度肾盂扩张、轻度脑室扩张、心室内强光点、单脐动脉、肠管强回声、鼻骨缺失或发育不良、脉络膜囊肿等。NF厚度若≥6mm,胎儿患有21-三体综合征的风险将增加17倍。孤立肾盂分离相对于21-三体综合征的似然比为1.9。肠回声增强相对于21-三体综合征的似然比为6.1。

(3)早中孕期联合筛查

1)早中孕期整合筛查:包括11~14周的胎儿NT、血清学分析及15~20周的四联筛查。由这7个指标整合分析得出胎儿的染色体非整倍体风险。当假阳性率为5%时,DS的检出率为94%~96%。

2)早中孕期序贯筛查:①独立的序贯筛查:可以立即提供孕早期联合筛查的结果,因此,阳性结果的患者可以做绒毛取样或羊水穿刺。阴性结果的妇女再做四联筛查,其结果可以不根据孕早期的结果进行分析,检出率为88%~94%。②逐步的序贯筛查:在孕早期结果为阳性时也会把结果提供给病人,在孕中期进行最后风险评估时,它同时考虑孕中期和孕早期的测量结果,检出率约为95%。

2. 胎儿神经管缺陷及其他异常的筛查

(1)神经管缺陷(neural tube defect,NTD)的筛查:早在1975年人们就利用母亲血清AFP值对先天性神经管缺陷进行了筛查,认为母亲血清AFP值增高,有可能出生NTD孩子。AFP阈值定为2.0MOM或2.5MOM。筛查的过程和DS筛查相同。用此方法可筛查出90%的无脑儿、80%的开放性脊柱裂,假阴性为4%,同时几乎所有的腹壁缺损和

70%~80% 的脐疝被确定。

(2) 18-三体综合征的筛查:有 18-三体综合征胎儿的母亲其三项标志物均呈低水平。AFP 为 0.6MOM、μE$_3$ 为 0.5MOM,而 hCG 是 0.3MOM。因此,用筛查 DS 患者的方法,无法对 18-三体的患者进行处理,但三项指标独立应用却可达到 80% 的确定率,同时每 15 个需要羊膜腔穿刺的患者中,可发现 1 例 18-三体。

总之,利用血清及超声标志物对早中期人群进行常规筛查,不仅使 DS 的确定率得到提高,而且减少了工作负担,节约了经济开支,降低了由于羊膜腔穿刺和取绒毛而造成的正常胎儿的丢失率。是一个有效、安全、费用低廉的方法,可以作为产前诊断的常规手段。随着技术的发展,胎儿游离 DNA 检测技术使得胎儿非整倍体的检出率大大提高。

3. 无创性产前 DNA 检测　孕妇血浆中的胎儿游离 DNA 的发现为无创性产前筛查提供了基础[2-3]。以 21-三体综合征为例,由于唐氏综合征的胎儿释放了更多的 21 号染色体 DNA 进入了母体血浆,因此,通过母体血浆的全基因组高通量测序,分析对比到每条染色体的数据量,将待测孕妇数据与正常妊娠孕妇的数据进行比较,即可判断待测孕妇中的胎儿染色体数据异常。此种方法被称作无创性产前检测(noninvasive prenatal testing,NIPT)。除了全基因组测序,通过杂交捕获基因组上特定区域的 DNA 序列进行测序,或者对 DNA 进行甲基化分析,也可用于孕妇血浆中的胎儿 DNA 浓度测定。该技术在产前筛查领域适用的目标疾病为常见胎儿染色体非整倍体异常(即 21-三体综合征、18-三体综合征、13-三体综合征)。NIPT 检测适宜的孕周为 12~22^{+6} 周。随着研究的进行和技术的发展,NIPT 检测的领域也在延伸,除了非整倍体以外,还包括尝试对微缺失微重复、单基因遗传病进行检测,但并没有大规模应用于临床实际中。

(1) NIPT 的适用人群:①血清学筛查、影像学检查显示为常见染色体非整倍体临界风险(即 1/1000≤唐氏综合征风险值 <1/270,1/1000≤18-三体综合征风险值 <1/350)的孕妇。②有介入性产前诊断禁忌证者(先兆流产、发热、有出血倾向、感染未愈等)。③就诊时,患者为孕 20^{+6} 周以上,错过血清学筛查最佳时间,或错过常规产前诊断时机,但要求降低 21-三体综合征、18-三体综合征、13-三体综合征风险的孕妇。

(2) NIPT 的不适用人群:①染色体异常胎儿分娩史,夫妇一方有明确染色体异常的孕妇。②孕妇 1 年内接受过异体输血、移植手术、细胞治疗或接受过免疫治疗等对高通量基因测序产前筛查与诊断结果造成干扰的。③胎儿影像学检查怀疑胎儿有微缺失微重复综合征或其他染色体异常可能的。④各种基因病的高风险人群。

对结果为低风险的孕妇,应当提示此检测并非最终诊断,不排除漏检的可能,且不能排除其他染色体疾病。对结果为高风险的孕妇,应当建议其进行后续介入性产前诊断;不应当仅根据本检测高风险的结果做终止妊娠的建议和处理。

(二) 产前诊断技术

1. 产前诊断的 B 超技术　传统的产科超声检测主要关注两方面的问题:一方面通过测量胎儿的某些径线来评价胎儿宫内生长发育的进度;另一方面通过实时观察胎儿的解剖结构的大体变化来判断有无胎儿畸形。

目前超声技术发展日新月异,开发不少的技术如三维超声、超声 CT 影像、超声 MRI,探头频率也从单一的 3.5MHz 发展为多频探头,使分辨率及图像清晰度提高,由此可用一些指标来判断胎儿的发育状况和结构异常。这些技术的发展使产前筛查遗传病日益受到重视,并迅速成为研究热点,同时发展成一个新生的学科——超声遗传学(genetic sonogram)[4]。

(1) 孕早期的超声检查影像及筛查指标

1) 妊娠囊:重要的指征是双环征,这是胎盘的回声围绕着胚外体腔内的液体而形成的。由于胚胎的心脏发育在 4 周时基本完成,则在末次月经后 6 周或 4 周(经阴道 B 超),可分析胎心搏动。在宫内发现此征象可区别宫内、宫外妊娠。

2) 卵黄囊:在末次月经后 5~6 周(妊娠囊 20mm)时经阴道 B 超可在正常妊娠的宫内看到。正常为 3~8mm,≥10mm 时预后不良。胚胎水肿和卵黄囊高回声是胎儿染色体异常的相关特征。妊娠早期 B 超发现胚胎水肿时,做出胎儿染色体异常的敏感度可达 75%~90%。当胚胎水肿的同时伴有卵黄囊高回声,则这一胚胎发生染色体异常的可能性更大。

3) 胚芽及胎心搏动:妊娠第 6 周应见到胚芽及胎心搏动,第 6.5 周时胚芽顶臀长(crown rump length,CRL)与卵黄囊径线等同。活胎流产的几率为 30%~37%。

4) 羊膜囊和胎盘:孕 24 周前可观察到羊膜腔和胚外体腔(绒毛膜腔),前者逐渐增大后者渐萎缩到 24 周消失。胎盘是 10~12 周时为退化的绒毛增厚所形成的。

5) 胚胎的顶臀长(CRL):正常 CRL 在 6.5 周时与卵黄囊径线等同,7 周时每天平均增加不少于 0.6mm。唐氏综合征胎儿在孕早期 62.5% 的 CRL 值低于第 5 百分位。

6) 颈项透明层(NT):即在 11~13^{+6} 周之间超声检测胎儿颈椎部皮肤与软组织间的距离,正常径线为 2mm。1996~1999 年匈牙利 Kesrhelyi 等对 1592 例孕妇在孕 10~14 周期间用 6.5MHz 阴道探头进行超声检测,诊出 14 例非整倍体胎儿(敏感度 92.9%)及 11 例脊柱裂、腭裂、无脑儿畸形。该作者认为在孕 10~14 周时,超声筛查能识别出 93% 的处于非整倍体危险中的胚胎及其他结构异常胎儿。

(2) 孕中晚期的评估

1) 孕龄的判断:通常在孕 15~20 周内测量胎儿的双顶径(biparietal diameter,BPD)和股骨长来判断胎儿的孕龄,人们认为这是比较可靠的胎龄测定方法。

2) 胎儿颈部皱褶厚度(NF):在正常情况下,一般在妊娠中期(14周以上)胎儿颈项透明层消失,而在妊娠中期此处探测到的波称为颈项皱褶厚度(nuchal fold thickness),缩写也用NF表示。许多资料表明,虽然NF随孕周增加而增厚,遵循胎儿发育的规律,但NF越宽,其胎儿染色体病的发生率越大。14~18周NF>5mm作为异常的指标,18~24周NF>6mm作为异常的指标。

3) 骨骼:①长骨:最常用的指标是肱骨和股骨,胎儿长骨测量值与正常胎儿长骨的平均值之比<0.9为标准值或胎儿股骨长/足长<0.85为阴性界线。②髂骨:测量胎儿骨盆最大横径与理论值相比>1.2时为阴性,此值可用于染色体异常胎儿的检测。骨盆异常是唐氏综合征胎儿中最恒定和有特异性的骨骼异常。因此,该指标可作为B超测量筛查染色体异常胎儿的指标之一。正常胎儿的双髂骨交角一般>90°,当胎儿的两髂骨交角<90°时有可能是21-三体综合征。所以髂骨角度可以作为预测21-三体综合征胎儿的指标。

4) 肾:以胎儿肾冠状切面为测量平面,当肾盂的横径≥4mm(15~20周)、≥5mm(20~30周)、≥7mm(30~40周)为异常。肾盂分离除了与泌尿系统梗阻相关,亦为染色体异常的超声软指标。

5) 心血管异常:①心室强回声的出现,正常胎儿心室强回声的出现率为10%,在21-三体综合征胎儿的出现率为22.1%。一般情况下当胎儿有染色体异常时,罕见心室强回声单独出现,往往伴其他异常B超图像,双侧心室均出现心脏强回声意义更大。因为心脏强回声的出现与染色体异常有关,所以它可作为遗传学超声检查的内容。②先天性心脏病:21-三体综合征的胎儿经常出现心脏瓣膜缺损、心室流出道的异常等胎儿心脏结构异常。

6) 肠回声增强:肠回声增强指胎儿肠管回声类似或强于周围骨组织,当出现肠回声增强时,胎儿为21-三体综合征的几率增加。

7) 胚胎水肿和卵黄囊高回声:有人发现胚胎水肿和卵黄囊高回声是胎儿染色体异常的相关指征。妊娠早期B超发现胚胎水肿时,胎儿染色体异常的敏感性可达75%~90%,当胚胎水肿的同时伴有卵黄囊高回声则这一胚胎发生染色体异常的可能性更大。

8) 其他:小头畸形、颌面部畸形、脑室扩张、十二指肠扩张、小指中节缺如、单脐动脉、胎儿生长受限,这些指征在染色体异常的胎儿中阳性率也较高,可作为产前筛查的指标。

(3) 胎儿先天发育异常的超声诊断:除上述的筛查检查外,目前高频、高清晰度的超声技术对胎儿的大体结构异常,可以进行诊断(详见本章第6节)。

2. 产前诊断与遗传学[5] 临床上对于筛查方法提示高危的人群,往往需要进一步确诊,此时则需要取得胎儿细胞进行遗传学检查。

(1) 染色体显带:1968年,瑞典细胞化学家Caspersson等应用荧光染料氮芥喹吖因处理染色体后,在荧光显微镜下,发现各染色体沿其长轴显示一条条宽窄不同的横纹带。应用这一技术(现称Q显带),可将人类染色体显示出各自特异的带纹而可明显区分,称为带型。显示的带纹即称Q带。在Q显带方法建立后不久,有人发现染色体标本先用热、碱、胰酶等某些盐溶液处理后,再用Giemsa染色,也可显示与Q带相似的带纹,即与Q带亮带相应的部位,被Giemsa染色成深带,而Q带暗带相应的部位被Giemsa染成浅带。这种显带技术称G显带,显示的带即C带。如果改变盐溶液预处理的温度和时间,Giemsa染色后则又可显示与G带的深浅带正好相反的带纹,称R带。G显带技术显示的各染色体两臂的末端均为浅带。因此,如果在这一部位染色体发生缺失等异常时,一般难以发现和识别,而R显带的技术,正好能将此处显示出易识别的深带。所以,R显带技术对研究染色体的末端缺失或染色体结构重排特别有用。将染色体标本加热处理后,再用Giemsa染色,也可使一些染色体的末端区段显示特异性深带,称为T显带。而用NaOH或Ba(OH)$_2$预处理标本后,再用Giemsa染色,则可专门显示着丝粒的异染色质部分和Y染色体的长臂远侧区,使通常为浅染的部分被染成深色,称C带。利用染色体显带技术可对经过培养的绒毛、羊水、脐血中的胎儿细胞进行核型鉴定,以发现染色体数目、结构的改变,目前仍是诊断13、18、21-三体等染色体病的金标准。

(2) 荧光原位杂交:荧光原位杂交技术(fluorescence in situ hybridization,FISH)是指将荧光标记的探针与待测序列进行杂交,根据杂交信号的有无及类型达到诊断染色体病的目的。它是20世纪90年代发展起来的技术,将细胞遗传学和分子生物学相结合,与传统的细胞遗传学相比,具有特异性强、准确、快速等优点,很快被应用于产前诊断和种植前诊断。FISH技术也从单色荧光发展到现在的多色荧光,能够在更短的时间内得到更多的遗传信息。

只要两个核酸分子的碱基序列互补,就可以在适宜的条件下形成稳定的杂交分子,利用这一原理可以将探针标记上荧光素或可跟带荧光素基团物质结合的配体,再和组织、细胞核或染色体的DNA进行杂交,从而对细胞中的待测核酸进行定性、定位或定量。FISH的靶DNA固定于载玻片上,可以是间期细胞的核或中期细胞染色体,也可以是病理切片。①探针标记:探针的标记绝大多数是生物素或地高辛。②杂交:DNA与标记的探针在甲酰胺溶液中加热变性而形成单键DNA,将含有探针的溶液与待检玻片标本作用,37~42℃杂交过夜。③洗涤及荧光检测:杂交结束后,洗涤以去除非特异性杂交或未发生杂交的探针,然后,用荧光标记的检测试剂进行检测。④荧光显微镜检测及照相:根据荧光素所要求的激发/发射光波长,选择滤光片,在荧光显微镜下观察、进行结果分析。

FISH技术将分子遗传学引入到细胞遗传学中,可分析染色体中常规G带难以辨别的结构异常,如标记染色体的辨别,对复杂的重复、易位、环形的确定及基因定位等。在间期核FISH可快速辨认数目异常。

染色体异常的产前诊断主要依靠分裂中期染色体分析,结果较准确可靠。但这种标准的细胞遗传学核技术需要2周左右才能完成,而FISH技术可快速检测羊水绒毛、母血胎儿细胞间期核的染色体异常,24小时内就能完成。尤其是对绒毛、羊水细胞培养生长不良,在可获得细胞数量稀少,如植入前遗传学诊断和分离孕妇外周血胎儿细胞进行产前诊断时,更能显示其优越性。

(3)荧光定量多聚酶链式反应技术:荧光定量多聚酶链式反应(quantitative fluorescence polymerase chain reaction,QFPCR)技术是将被检测的标本DNA采用荧光引物PCR方法,扩增特异重复的DNA序列,这些特异DNA重复序列被命名为短串联重复序列(small/short tandem repeats,STRs)。通过荧光可检测到PCR产物,应用自动化DNA测序仪和基因扫描软件检测各重复序列长度得到峰面积值从而实现定量。QF-PCR在快速产前诊断中得到了越来越广泛的应用。

(4)染色体微阵列分析:染色体微阵列分析(chromosomal microarray analysis,CMA)技术又被称为"分子核型分析",能够在全基因组水平进行扫描,可检测染色体不平衡的拷贝数变异(copy number variant,CNV),尤其是对于检测染色体组微小缺失、重复等不平衡性重排具有突出优势。根据芯片设计与检测原理的不同,CMA技术可分为两大类:基于微阵列比较基因组杂交(array-based comparative genomic hybridization,aCGH)技术和单核苷酸多态性(single nucleotide polymorphism array,SNP)微阵列技术。通过aCGH技术能够很好地检出CNV,而SNP array除了能够检出CNV外,还能够检测出大多数的单亲二倍体(uniparental disomy,UPD)和三倍体,并且可以检测到一定水平的嵌合体。2010年,国际细胞基因组芯片标准协作组(International Standards for Cytogenomic Arrays Consortium,ISCA Consortium)在研究了21 698例具有异常临床表征,包括智力低下、发育迟缓、多种体征畸形及自闭症的先证者的基础上,发现aCGH技术对致病性CNV的检出率为12.2%,比传统G显带核型分析技术的检出率提高了10%。因此,推荐将aCGH作为对原因不明的发育迟缓、智力低下、多种体征畸形及自闭症患儿的首选临床一线检测方法。近年来,CMA技术在产前诊断领域中的应用越来越广泛,很多研究也证明了该技术具有传统胎儿染色体核型分析方法所无法比拟的优势。它具有更高的分辨率和敏感性,且CMA还能发现额外的、有临床意义的基因CNV,尤其是对于产前超声检查发现胎儿结构异常者,CMA是目前最有效的遗传学诊断方法。

3. 产前诊断的介入性技术 目前国内的产前诊断取材技术,基本上是介入宫腔内采取胚胎或胎儿组织,进行相应检查。自1955年以来,人们首先穿刺羊膜腔采取羊水细胞,确定性染色体的情况,之后相继有不少介入性技术投入临床[6]。

(1)羊膜腔穿刺技术:羊水中含有从胎儿皮肤、消化道、呼吸道、泌尿道及羊膜腔脱落下来的细胞,这些细胞代表着遗传信息。

1)时间:在妊娠16~20周为合适,此时羊水的量较多,穿刺针不易伤及胎儿,此时的羊水细胞中有活力的细胞比例最大,培养成功率也最大。

2)方法:在B超定位下,用21号无菌穿刺针穿刺,抽取2ml羊水弃去以免混有母体细胞,继续抽取羊水15~20ml,无菌送实验室培养。

3)安全性与有关问题:对孕妇及胎儿的伤害极少发生,流产的发生率是0.5%。有人报道穿刺后羊水外流及感染等,但均少见。穿刺失败与医师的经验有关,羊水带血较多会影响培养结果,量少一般不影响培养成功。

(2)绒毛取样术:绒毛组织也是从受精卵发育而来,绒毛以活细胞为主,而且污染较少,对基因诊断比羊水细胞更有利。绒毛细胞还可直接制备染色体,1~3天便可出结果。由于取绒毛可在妊娠早期,所以胎儿异常可在早期终止妊娠。绒毛标本主要用于胎儿染色体及基因检查。

1)时间:以妊娠10~14周为宜,此时绒毛正处于生长旺盛时期,较易吸取。

2)方法:在无菌的条件下,可通过经腹部和经阴道取样,取5~15μg的绒毛送实验室检查。

3)安全性与有关问题:因吸取绒毛往往一般不会影响胎儿的发育,但有时会出血和造成流产,发生率较低。流产率1%左右,这和医师的经验有关。取绒毛后要挑选没有母体蜕膜的混入,否则会造成诊断失误。目前有人经腹取绒毛进行产前诊断,操作简单、安全,但缺点是无法解决嵌合体的问题。

(3)脐静脉穿刺术:从母腹取胎儿脐血进行产前诊断,对有些遗传病如地中海贫血及血友病可省去多余的基因诊断方法,直接用胎血查Ⅷ或Ⅸ因子,并进行地中海贫血的分子生物学检查。用胎儿血测酶活性、病毒感染及染色体检查,比用羊水细胞或绒毛细胞更简便可靠。

1)时间:在妊娠18周之后,此时胎儿的凝血机制已成熟,比较安全。

2)方法:在B超指引下,无菌条件穿刺。暴露好脐带影,以快速、有力的手法穿刺,抽1~2ml血送检。

3)安全性:比较安全可靠,有出现胎儿心动过缓、窒息死亡的报道。如果子宫敏感不要勉强穿刺。

(4)胎儿镜:可以观察胎儿体表、五官等方面有无畸形,也可以取胎儿皮肤进行活检,但技术要求较高、合并症较多,随着超声检查技术和分子生物学技术的发展,目前不作为常规操作,仅作为某些胎儿疾病如双胎输血综合征、羊膜索带综合征等的宫内治疗用。

(三) 遗传咨询

随着人类对遗传疾病认识的深入及分子遗传学技术突飞猛进的发展,遗传咨询(genetic counseling)成为知识更新飞快、涵盖范围更广的一个专业。遗传咨询涉及个人、家庭、社团、工作环境和社会的各个方面,并且涉及到伦理、道德、社会、法律法规等多方面问题,在此部分我们简要介绍遗传咨询的基本概念和原则。

1. 遗传咨询的定义、目的及指征

(1) 定义:2006年美国国家遗传咨询协会将遗传咨询定义为帮助人们理解和适应遗传因素对疾病的作用及其对医学、心理和家庭的影响的程序,这一程序包括通过对家族史的解释来评估疾病的发生或再发风险;进行有关疾病的遗传、实验室检测、治疗处理及预防的教育,并提供与疾病有关的各种可以求助的渠道及研究方向;辅助促进知情选择和对所患疾病及其再发风险的逐步认识和接受。遗传咨询的目的为减少遗传病患儿的出生,降低遗传病的发生率,提高人口素质。

(2) 指征:遗传咨询的指征通常包括:①遗传筛查阳性者;②高龄孕妇,即孕妇年龄达到或者超过35岁;③曾怀过有遗传病的胎儿或生育过有遗传病的孩子;④父母之一是遗传病患者;⑤反复发生的自发性流产或不育史的夫妇;⑥父母是遗传病携带者;⑦夫妇之一有遗传病家族史;⑧近亲婚配;⑨外环境致畸物接触史;⑩肿瘤和遗传因素明显的常见病[7]。

2. 遗传咨询遵循的伦理、道德原则 在遗传咨询过程中,必须遵循以下伦理和道德原则。

(1) 自主原则:完全尊重咨询对象的意愿和决定,确保任何决策的选择均不受任何压力的胁迫和暗示,尤其对于妊娠方式、妊娠结局的选择及遗传学检测。尊重被咨询者的宗教信仰和不同的社会背景而产生的不同态度及观点。

(2) 知情同意原则:遗传咨询过程中,应确保咨询对象对于所有涉及自身及家庭成员的健康状态及疾病风险、遗传学检测可能出现的临床意义不明的基因变异、不同诊疗计划的利弊均有充分的理解,并完全自主地进行医疗方案的选择。某些遗传学检测结果,尤其是一些主要检测目标以外的"额外发现",如晚发性遗传病、肿瘤易感性等,受检者有知情权,也有选择不知情的权利。遗传咨询应在此类检测前,明确受检者对于"额外发现"的态度和承受能力,按照其意愿告知或者不告知相关结果。

(3) 无倾向性原则:在遗传咨询的选择中,没有绝对正确的方案,也没有绝对错误的方案,医务人员的角色是帮助被咨询者了解不同方案的利弊,而不是替被咨询者做出选择。非指令性原则一直是医学遗传咨询遵循的原则,同时也被世界卫生组织遗传咨询专家委员会认可。2003年,我国卫生部颁布的《产前诊断管理办法》中明确提出医生可以提出医学建议,患者及其家属有选择权。

(4) 守密和尊重隐私原则:保守秘密是遗传咨询的一种职业道德。在未经许可的情况下,将遗传检查结果告知除了亲属外的第三者,包括雇主、保险公司和学校等都是对这一原则的破坏。遗传学检测有可能发现某些家庭的隐私(如亲缘关系不符等),遗传咨询中应依照被咨询者的意愿,保护其隐私。

(5) 公平原则:理想的状态是所有遗传学服务(包括咨询与检测)应该被平等地提供给所有需要的人。

(6) 遗传诊断的伦理、道德问题:随着产前诊断工作的广泛开展,其所带来的道德、伦理问题也日益突出。产前诊断常涉及一个新生命的存亡问题,如从事遗传和产前诊断工作的医务人员完全不懂有关的道德、伦理问题,后果将会很严重。从合乎普遍的伦理、道德标准来讲,产前诊断应该对可以严重影响个体生存质量、缺乏有效治疗方法、给个体和家庭带来巨大痛苦和负担的疾病进行诊断,然后做出相应的正确处理。有些疾病,如单纯唇裂、多指,单纯的先心病等,虽然也痛苦,但并不影响生存及智力,这些胎儿是否有生存的权利? 很多国家将24周后(国内定为28周)的胎儿视为有生机儿,出生后有存活能力,做决定时应考虑胎儿的利益。在孕24周后发现胎儿存在不严重影响其生存质量的异常、或出生后可以治愈的疾病时,在检查其合并染色体异常或其他脏器结构异常后,原则上不应建议终止妊娠。在国内一些大的医疗机构,对于28周后涉及到终止妊娠的问题都需要通过伦理委员会表决。这一委员会由临床遗传医生、各临床遗传检验专家、心理医生、社会工作者、行政领导和法律顾问等组成。其职责是处理与遗传疾病诊断有关的医疗纠纷、遗传歧视、遗传伦理等难题,既保护从事遗传病服务的专业人员,也保证病人的权利和利益。

3. 遗传咨询的过程 遗传咨询是一项提供信息的服务,内容应当包含下述6个方面。

(1) 获取信息:这是遗传咨询的第一步,家族史的获取是遗传咨询过程中重要的一部分。通常用系谱图来描述和记录先证者和家人的相互关系及可能和诊断有关的表型特征。同时也应获取种族、宗教、不育、出生缺陷、迟发疾病、智力障碍、医疗史等其他有意义的家族史。在整个咨询过程中应了解咨询者及家人对疾病原因的认识,他们的情感、经历、社会地位、教育和文化等信息。

(2) 建立和证实诊断:建立诊断常依赖临床遗传医师,有时是专科医师,有时需进行特殊的辅助检查和实验室检查。产前诊断需要医师帮助取材,越来越多的细胞学分析和遗传学相关的实验室检查可以对患者及携带者做出诊断,甚至可以提供有关预后和疾病严重性的重要线索。

(3) 以通俗易懂的语言向患者及家庭成员普及疾病的遗传机制,即由何种遗传物质异常导致疾病发生的机制。提供疾病治疗方案信息,即针对该疾病所能够采取的治疗手段及预后,使患者通过遗传诊断而受益。此外还应提供疾病相关协助机构方面的信息。

(4) 提供再发风险的咨询,即病人所患的遗传性疾病在家系亲属中再发生的风险率。在明确诊断的基础上判断其遗传方式，比如显性遗传、隐性遗传、X/Y-连锁遗传等，同时也应当考虑基因型和表型可能的差异，做出遗传风险的评估，说明子代再发风险。比如常染色体显性遗传病如马方综合征，X-连锁遗传病如脆性X综合征、杜氏肌营养不良（duchenne muscular dystrophy，DMD）的子代发病风险均为50%。如果常染色体隐性遗传病的父母双方均为变异携带者，则每次妊娠的后代受累儿率为25%。

（5）提供家庭再生育计划咨询，即知会患者及家庭下一胎生育时应该采取的措施及生育方式上的可能选择，比如自然受孕直接进行产前诊断、植入前胚胎遗传学诊断、捐精、供卵等。

（6）心理咨询：咨询者及家属在得知诊断或疾病的发生风险及再发风险时通常会产生强烈的情绪波动，咨询师在给出信息时必须了解和正确处理这一心理过程。对于超出咨询师心理治疗能力范围以外的情况，需求助专业的心理治疗机构。

4. 人类常见遗传病 人类遗传性疾病可分为6类：①染色体疾病；②基因组疾病；③单基因遗传病；④多基因遗传病；⑤线粒体遗传病；⑥体细胞遗传病[8]。

（1）染色体病：染色体病是导致新生儿出生缺陷最多的一类遗传学疾病。染色体异常包括染色体数目异常和结构异常两类。染色体数目异常包括整倍体（如多出一倍体、二倍体或三倍体等）和非整倍体（如21-三体、18-三体、13-三体等，47,XXX综合征、45,X综合征等）异常，染色体数目异常绝大部分是新发的；结构异常包括染色体部分缺失、重复、易位、倒位、插入、等臂及环形染色体等（常见的如罗伯逊易位等），结构异常新发比例占到50%~70%，来自上一代遗传的主要为相互易位携带、倒位携带、插入携带类型。绝大多数染色体病在妊娠早期发生死胎流产而被淘汰，自然淘汰率为94%，仅6%的染色体异常胎儿可维持宫内生存到胎儿成熟。约50%的早孕期流产及5%的死产和围产期死亡是由染色体异常引起的。约有5%的复发性流产是由染色体平衡易位引起。在新生儿中约0.5%患有染色体病，其中约23%的先天畸形及13%的先天性心脏病是由染色体异常引起。目前对先天性染色体疾病尚无有效的治疗方法，因此，应争取早期诊断，对流产患者及家属而言是找到了不良产史的原因真相，指导下一次的妊娠；对怀有异常胎儿的孕产妇及家属而言，终止妊娠可作为选择，达到优生优育的目的。

（2）基因组病：基因组病是由基因组DNA的异常重组而导致的微缺失与微重复，或基因结构的彻底破坏而引起异常的临床表型的一类疾病。其中，微缺失与微重复是指微小的（通常小于5Mb），经传统细胞遗传学分析难以发现的染色体异常，由此导致的具有复杂临床表型的遗传性疾病，即染色体微缺失与微重复综合征，比如由染色体7q11.23区域微缺失引起的Williams-Beuren综合征（WBS），

15q11-q13区域不同微缺失引起的Prader-Willi/Angelman综合征（PWS/AS）等。染色体22q11.2区域微缺失可引起的迪格奥尔格综合征（DiGeorge syndrome，DGS）、腭心面综合征（Velocardiofacial syndrome）等，称为22q11.2微缺失综合征，是最常见的微缺失综合征，其在新生儿的发生率在1/（2000~7000）。染色体微缺失与微重复综合征临床表型复杂，有胎儿结构异常、出生后生长发育迟缓、认知与生理障碍等，是产前诊断需要重点关注的重要的遗传性疾病之一。应用荧光原位杂交（FISH）、染色体微阵列技术分析（CMA）及低覆盖度全基因组高通量测序技术（CNV-seq）等可检测染色体微缺失/微重复。

（3）单基因遗传病：单基因遗传病是由单个位点或者等位基因变异引起的疾病。单基因遗传病通常也被称为孟德尔遗传病。其中常见的符合经典孟德尔遗传方式的包括常染色体显性遗传、常染色体隐性遗传、X-连锁和Y-连锁遗传。其他的单基因遗传方式有基因组印记、遗传早现、单亲二倍体、假常染色体显性遗传等。单基因遗传病软骨发育不全。全球新生儿的患病率约为1%。多数单基因遗传病表现为进展性、严重性疾病，缺乏特异性治疗方法，只有不到1%的单基因遗传病有治疗方法。单基因遗传病患者应争取早期诊断、治疗，做好出生缺陷的三级预防，比如先证者明确诊断后，再生育时针对明确的致病位点进行产前诊断或者植入前诊断，预防患儿的出生。许多产前超声表型异常的胎儿，比如骨骼系统异常、复发性非免疫性水肿等，通过高通量测序等技术可定位致病基因位点，明确单基因遗传病将大大有利于遗传咨询工作的开展和家庭再生育计划的顺利进行。

（4）多基因遗传病：多基因遗传病的遗传基础不是一对等位基因，而是多个致病基因或者易感基因与环境因素协同调控，发病机制复杂，且人间存在差异，这种遗传方式称为多基因遗传，若干对基因作用积累之后，形成一个明显的表型效应，称为累加效应（additive effect）。在微效基因中可能存在一些起主要作用的基因，称为主基因（major gene），这使得多基因遗传更加复杂，主基因对了解多基因疾病的发生、诊断、治疗和预防均有十分重要的意义。多基因疾病有一定家族史，但没有单基因遗传中所见到的系谱特征，如先天性畸形（无脑儿、脊柱裂、脐膨出、唇腭裂、心脏畸形、尿道下裂等），以及某些人类常见病（高血压、动脉粥样硬化、糖尿病、哮喘、阿尔茨海默病、癫痫、精神分裂症、类风湿关节炎等）。曾生育过多基因相关出生缺陷患儿的夫妇其再发风险为3%~5%。由于环境因素的参与，多基因遗传病在单卵双胎之间会出现表现度（expression）不一致的现象；由于多种遗传因素的参与，多基因遗传病在单卵双胎之间较异卵双胎表现度更一致且在生物学意义上的近亲之间较远亲的表现度也更一致。

（5）线粒体遗传病：线粒体遗传病是由于线粒体环DNA（mtDNA）异常引起的遗传疾病。核基因组中也有与

编码线粒体组分相关的基因(nDNA),这部分基因变异引起的线粒体异常疾病遵循单基因遗传病的遗传模式,大部分为隐性遗传模式,发病较早。线粒体环DNA变异时引起线粒体遗传病,其遗传模式为母系遗传,一般发病较晚,按照线粒体变异比例的不同可分为同质性变异[如Leber遗传性视神经病变(Leber's hereditary optic neuropathy,LHON)]与异质性变异(如肌阵挛样癫痫伴破碎红纤维综合征,MERRF),其中异质性变异时全身各个组织器官甚至相邻细胞的变异线粒体比例可能均不相同。

(6)体细胞遗传病:体细胞遗传病是除性细胞外的体细胞内的基因发生变异,由于该变异的累加效应导致疾病发生。该变异不会遗传给下一代。体细胞遗传病最典型的例子就是各种癌症,变异基因通常是癌基因和抑癌基因。

(段涛　邹刚)

参考文献

1. American College of Obstetricians and Gynecologists: Screening for fetal chromosomal abnormalities. Practice Bulletin,2007,Reaffirmed 2013.

2. Bianchi DW,Platt LD,Goldberg JD,et al:Genome-wide fetal aneuploidy detection by maternal plasma DNA sequencing. Obstet Gynecol,2012,119(5):890.

3. American College of Obstetricians and Gynecologists: Noninvasive prenatal testing for fetal aneuploidy. Committee Opinion No. 545,December 2012b

4. Reddy UM,Filly RA,Copel JA. Prenatal imaging: ultrasonography and magnetic resonance imaging. Obstet Gynecol,2008,112:145-157.

5. American College of Obstetricians and Gynecologists: Genetics and molecular diagnostic testing. Technology Assessment No. 11,February 2014.

6. American College of Obstetricians and Gynecologists: Invasive prenatal testing for aneuploidy. Practice Bulletin No. 88,December 2007,Reaffirmed 2012a.

7. 陆国辉,徐湘民.临床遗传咨询.北京:北京大学医学出版社,2007:3-20.

8. 谢幸,段涛.妇产科学.第9版.北京:人民卫生出版社,2018.

第6节　胎儿超声

出生缺陷有结构异常、染色体异常和功能异常等,产前筛查及诊断的方法很多,包括孕妇血清学检查、无创产前检测(NIPT)、羊水穿刺、绒毛活检、脐血穿刺、胎儿镜检查、影像学检查等。影像学检查方法包括超声及磁共振(MRI)检查,与MRI相比,超声检查操作简便、价格低廉,可应用于妊娠期的各个阶段,是产前筛查胎儿结构畸形的主要手段,但必须是胎儿结构畸形明显到超声检查能够分辨。由于90%的胎儿畸形孕妇无任何高危因素,因此,超声检查的对象是非选择性孕妇人群。产前超声胎儿畸形的检出率受到很多因素的影响,不同地区诊断率差别较大。影响因素主要包括检查孕周、畸形种类、胎儿体位、孕妇腹壁条件、羊水量、检查所花的时间、超声医生的专业水平、超声仪器的质量等。

(一)正常妊娠期间超声检查

正常妊娠期间需要做大约5次超声检查。

1. **早孕期** 明确是否宫内妊娠,单胎还是多胎;根据早孕期的超声测量指标确定孕周;如果是双胎妊娠,明确双胎的绒毛膜性。

2. **妊娠11~13^{+6}周** 早孕期胎儿大的结构畸形的筛查,比如露脑畸形、无脑儿、无叶全前脑、体蒂异常、致死性骨骼系统发育异常、连体双胎等。胎儿头臀长在45~84mm之间测量颈项透明层。如果颈项透明层增厚,胎儿染色体异常的风险及先天性心脏病的风险增加。根据胎儿生长径线、颈项透明层厚度、孕妇年龄、血清学指标综合评估胎儿染色体异常的风险率,根据所得风险率的高低决定是否进行胎儿染色体检查。

3. **妊娠20~24周** 胎儿大的结构畸形的筛查。国际妇产科超声协会于2011年发布了胎儿中孕期超声筛查指南[1]。中孕期超声筛查的目的:提供精确的诊断信息,为孕妇及胎儿提供最优化的产前监护;评估孕龄,胎儿生长发育是否与孕周相符合;发现胎儿先天性畸形及多胎妊娠的产前监护。但是即使是专家也可能漏诊一些畸形。超声畸形筛查前需告知孕妇及家属产前畸形筛查的优势及局限性。

中孕期超声筛查的内容包括胎心活动、胎儿数量(若为多胎,了解绒毛膜性)、胎儿大小、结构筛查、胎盘位置。

胎儿结构筛查的内容包括胎头(头颅光环完整、透明隔腔、大脑镰、侧脑室、小脑、后颅窝池)、面部(双侧眼眶、上唇连续)、颈部(无肿块)、心脏胸腔(胸腔肺正常、胎心搏动存在、心脏位置、四腔心及左右心室流出道切面、无膈疝)、腹部(胃泡正常位置、肠管无扩张、双肾及膀胱存在、腹壁脐带插入位置)、骨骼(脊柱无缺陷或肿块、上肢下肢存在)(不包括手指脚趾计数)等。

4. **妊娠30~32周** 超声检查评价胎儿的生长发育与孕周是否符合,并了解有无迟发性畸形,例如脑积水、颅内出血、小头畸形、孔洞脑、蛛网膜囊肿、进行性左心或右心发育不良、部分主动脉缩窄、部分肺动脉瓣狭窄、心包积液、部分膈疝、腹腔积液、消化道闭锁、多囊肾、泌尿道扩张、胎儿肿瘤等。

5. **妊娠37~40周** 超声检查评价胎儿体位及胎儿生长径线与孕周是否相符,胎盘及羊水情况,彩色多普勒超声了解胎儿有无宫内缺氧,决定分娩时间及方式;了解有无迟发性胎儿畸形。

(二)常见胎儿畸形的超声检查

1. **胎儿中枢神经系统异常** 中枢神经系统畸形是胎

儿常见的畸形之一，国际妇产科超声协会于 2007 年发布了胎儿中枢神经系统超声筛查指南[2]。胎儿中枢神经系统基本的筛查包括胎头（侧脑室、透明隔、丘脑、小脑、后颅窝池）及脊柱。胎头的基本筛查切面包括侧脑室平面（测量双顶径、头围及侧脑室后角的宽度）及小脑平面（测量小脑横径及后颅窝池深度）。在中孕期低危孕妇人群中，如果满意获得侧脑室平面及小脑平面，双顶径、头围在孕周的正常范围内，侧脑室后角的宽度小于 10mm，后颅窝池的宽度 2~10mm，可以排除很多脑部畸形。但是胎儿中枢神经系统发育完善的过程较长，脑中线结构在妊娠 18 周左右完成，大脑皮质的发育持续至出生后，在妊娠的不同阶段中枢神经系统的形态学表现都有所不同。很多胎儿中枢神经系统的异常是进展性，有些严重畸形在妊娠早期的发现非常轻微（比如小头畸形、肿瘤及皮质发育异常）；有些畸形不是由于胚胎发育异常，而是产前或产时的获得性病变。所以即使是专家医生也是很困难甚至不可能在产前诊断某些胎儿中枢神经系统畸形。如果基本筛查切面发现异常，建议做详细的胎儿神经超声或胎儿磁共振检查。

• 产前诊断率较高的畸形：露脑畸形及无脑儿、大的脑膨出、无叶全前脑、半叶全前脑、中重度脑积水、较大的颅内肿瘤、蛛网膜囊肿、完全性小脑蚓部缺损、开放性脊柱裂脊髓脊膜膨出及造成的颅部改变等。

• 产前较易漏诊的畸形：叶状全前脑、视-隔发育不良、小型脑膨出、胼胝体缺失、丹迪-沃克综合征（Dandy-Walker syndrom）、早期颅内出血、小头畸形、闭合性脊柱裂、椎体排列异常等。对于胎儿大脑沟回的异常，产前超声诊断的敏感性较低。

胎儿侧脑室扩张在产前超声检查中比较常见。造成侧脑室扩张原因很多：①异常脑脊液回流：可分梗阻性和非梗阻性。梗阻性：先天性室间孔狭窄造成单侧或双侧侧脑室扩张；先天性中脑导水管狭窄引起双侧脑室及第三脑室扩张；脊柱裂或脑膨出以及丹迪-沃克综合征引起正中孔及外侧孔梗阻，导致双侧脑室及第三脑室扩张；感染、肿瘤或蛛网膜囊肿、颅内出血也可造成脑脊液回流受阻引起梗阻性脑室扩张。非梗阻性：脉络膜乳头状瘤产生过多的脑脊液引起侧脑室扩张。②神经元移行性异常：无脑回、脑裂。③神经元增殖异常：巨脑，小头畸形。④胼胝体缺失。⑤全前脑。⑥破坏性病变：血管受损、感染、孔洞脑。⑦染色体异常及遗传综合征：T13、T18、T21、Apert 综合征等都可能引起侧脑室扩张。

产前发现胎儿侧脑室扩张，需要了解相关的临床资料，有无妊娠相关疾病，家族史等，必要时做胎儿染色体检查及感染相关指标（例如巨细胞病毒及弓形虫血清学指标）的检测。

产前超声检查发现胎儿侧脑室增宽，未发现其他异常可考虑为孤立性侧脑室扩张。侧脑室后角宽度 10~12mm 为轻度脑室扩张，12~15mm 为中度脑室扩张，大于 15mm 为重度脑室扩张。有研究表明，中期发现孤立性轻度侧脑室扩张，随访至晚期妊娠，侧脑室宽度进一步增加大于 3mm 约占 16%，进展者婴儿神经系统功能发育迟缓的发病率高于未进展者。约 13% 随访过程中发现其他异常。中孕期发现侧脑室增宽，在 28~34 周至少做一次详细的超声检查，排除颅内及颅外畸形[3]。有研究者发现，中晚孕期单侧独立性脑室增宽，染色体异常发生率为 0，先天性感染的发生率 8.2%。磁共振产前检查 5% 合并另外脑部异常，产后磁共振检查 6.4% 合并另外脑部异常。侧脑室宽度小于 15mm（不合并脑部及脑外畸形，不合并染色体异常）神经发育迟缓发病率为 5.9%[4]。

2. 面颈部畸形 产前诊断率较高的畸形：与全前脑有关的面部畸形：独眼、无鼻、喙鼻、中央唇裂、唇裂等。

产前较易漏诊的畸形：眼球异常、较小的唇裂、腭裂等。

3. 胎儿心脏异常 先天性心脏病的发生率为 4‰~13‰ 活产儿，是围产儿发病率及死亡率的主要原因之一。先天性心脏病胎儿合并染色体异常及遗传综合征的风险增加。国际妇产科超声协会于 2013 年发布了超声筛查胎儿心脏更新版指南[5]，产前胎儿心脏超声筛查切面包括四腔心切面、左右心室流出道切面。

• 产前诊断率较高的畸形：左心发育不良综合征、右心发育不良、完全性心内膜垫缺失、单心室、埃布斯坦综合征（Ebstein syndrome）、心脏肿瘤、心律失常等。

• 产前较易漏诊的畸形：单纯性室间隔缺损、主动脉缩窄、肺静脉异位引流、部分性心内膜垫缺失、轻型法洛四联症、锥干异常等。

4. 胎儿胸腔异常

• 产前检出率较高的畸形：大型胸腔占位性病变（比较常见的是先天性肺囊性腺瘤样病变、肺分离）、胸腔积液、大型膈疝等。

• 产前较易漏诊的畸形：小型膈疝、小型胸腔占位性病变等。

5. 胎儿腹壁及腹腔异常

• 产前检出率较高的畸形：中大型脐膨出及腹裂、体蒂异常、泄殖腔外翻、十二指肠闭锁或梗阻、小肠梗阻（晚孕期）、大型腹腔占位等。

• 产前较易漏诊的畸形：小型脐膨出及腹裂、食管闭锁合并气管食管瘘、先天性巨结肠、下消化道闭锁或梗阻、肛门闭锁等。

脐膨出合并染色体异常的风险较高，发现脐膨出，建议孕妇行胎儿染色体检查。腹裂在年轻孕妇中发生率增高。

6. 胎儿泌尿系统异常

• 产前检出率较高的畸形：多囊性肾发育不良、双侧肾缺如、胎儿型多囊肾（晚孕期）、严重泌尿系统扩张等。

• 产前较易漏诊的畸形：单侧肾缺如、重复肾、异位肾等。

评价胎儿泌尿系统，除了观察双侧肾的大小、形态、回声、位置以外，还要观察膀胱及羊水情况。胎儿肾的发育约至妊娠34周才完成,故孕周越大,发现的泌尿系统畸形越多。

肾盂扩张:单纯性肾盂扩张产前超声检查中比较常见,可以发生在单侧,也可以发生在双侧。在肾脏横切面上测量肾盂前后径,中孕中期 <5mm 或晚孕期 <7mm 为正常;中孕中期 5~10mm 或晚孕期 7~15mm 为轻度扩张;中孕中期大于 10mm 或晚孕期大于 15mm 为中度扩张。

产前超声评价胎儿泌尿道扩张,需要注意羊水量、扩张的程度、开始的时间、单侧还是双侧、有无合并其他异常。

肾盂积水(有无输尿管扩张)占产前诊断肾异常的50%,发生率(1~5)/500 新生儿。常见的原因:①单侧肾盂积水,肾盂输尿管连接处梗阻是肾积水常见的原因,85%~90% 新生儿正常。单侧肾盂积水可以为原发性或继发性。原发性多由输尿管内瓣膜、息肉、黏膜皱褶、肌肉肥厚、功能性梗阻所致;继发性则多继发于膀胱输尿管反流或更远端的梗阻。发病率男孩多于女孩,左侧多于右侧。单侧发生预后较好,产前超声需要评价肾盂扩张的严重程度、肾皮质的改变及羊水量。②肾盂输尿管积水:常发生于膀胱输尿管连接处梗阻、膀胱输尿管反流、输尿管疝,输尿管异位等。声像图表现为输尿管呈管状弯曲无回声,伴肾盂积水。单侧发生,膀胱及羊水量正常。严重双侧肾盂输尿管积水会出现羊水量减少。③膀胱出口梗阻:发生于男孩常见的原因是尿道后瓣膜,发生于女孩常见的原因是尿道闭锁。膀胱出口梗阻影响整个泌尿系统及肺。胎儿预后严重程度差别很大,严重者造成肾衰竭及肺发育不全。引起肺发育不良的可能原因是子宫内空间较小,胸廓受压,胎儿呼吸运动受限;肾生长因子的丢失。产前超声表现为膀胱扩张,肾输尿管积水。早期膀胱出口梗阻将造成双侧肾发育不良。

产前超声检查发现肾盂扩张,应了解有无输尿管扩张,若无输尿管扩张,考虑为肾盂输尿管连接处梗阻;若有输尿管扩张,再观察有无膀胱扩张,若无膀胱扩张,考虑输尿管膀胱连接处梗阻或单侧膀胱输尿管反流;若有膀胱扩张,可能是膀胱输尿管反流或尿道后瓣膜。

复旦大学附属妇产科医院统计资料显示,在本院产科登记并行超声中孕期大畸形筛查的 14 255 例孕妇中,检查出胎儿肾盂前后径宽度≥5mm 且无其他合并畸形的 197 例(占 1.4%)诊断为单纯肾盂扩张。中孕期筛查肾盂前后径为 5~10mm 的 188 例中,有 90.4% 的病例在分娩前肾盂前后径小于 10mm,仅有 3.4% 发展为肾盂前后径≥10mm;而中孕期筛查肾盂前后径≥10mm 的 9 例,全部肾盂扩张持续至分娩前。复旦大学附属妇产科医院多科会诊的资料亦显示,产前诊断胎儿肾盂扩张,在产后随访中有较高的消退率和 <10% 的新生儿手术率。

7. 胎儿骨骼系统异常

• 产前检出率较高的畸形:致死性骨骼系统畸形、妊娠 24 周前诊断完全或部分肢体缺如、马蹄内翻足等。

• 产前较易漏诊的畸形:手指脚趾畸形、软骨发育不良、晚孕期诊断部分肢体缺如等。

8. 双胎 双胎的发生率约为 2.5%,双胎胎儿死亡率为单胎 3~6 倍。双胎分为双绒毛膜双胎、单绒毛膜双羊膜囊双胎、单绒毛膜单羊膜囊双胎、连体双胎。其中单绒毛膜双胎约占双胎的 20%,由于两个胎儿共用一个胎盘,胎盘血管的不平衡沟通,可能会发生单绒毛膜双羊膜囊双胎所特有的并发症,导致单绒毛膜双胎围产期发病率及死亡率为双绒毛膜双胎的 3~5 倍。

单绒双胎并发症:双胎输血综合征(twin-twin transfusion syndrome,TTTS),双胎贫血多血序列(twin anemia-polycythemia sequence,TAPS),双胎反向动脉灌注序列(twin reversed arterial perfusion sequence,TRAPS)又称无心胎儿。超声是产前监测双胎生长发育及宫内安危的主要手段。妊娠 14 周以前可根据妊娠囊的个数、胎盘的个数、有无双胎峰及胎儿性别等明确双胎的绒毛膜性。若为单绒毛膜双胎,妊娠 16 周开始,每 2 周一次超声检查,了解有无并发症的发生。

TTTS 大多发生在单绒毛膜双胎,占单绒毛膜双羊膜囊双胎的 8%~10%。多数发生在妊娠 15~26 周。缺乏固定的发展模式,早发性进展性 TTTS 围产儿死亡率高,存活儿有神经系统后遗症。发病原因不明,可能是由于胎盘血管存在动静脉吻合支,导致血液由一个胎儿(供血儿)流向另一个胎儿(受血儿)。TTTS 占单绒毛膜双羊膜囊双胎围产期死亡率的一半左右。一胎死亡,另一胎死亡发生率约 10%,存活胎儿神经系统后遗症 10%~30%。Quintero 分期:Ⅰ期:受血儿羊水过多(最大羊水池深度 >8cm),供血儿羊水过少(最大羊水池深度 <2cm);Ⅱ期:60 分钟观察不到供血儿膀胱;Ⅲ期:异常多普勒,表现为脐动脉舒张末期血流缺失或倒置,脐静脉波动,静脉导管心房收缩波倒置;Ⅳ期:一个胎儿出现水肿;Ⅴ期:一个或两个胎儿死亡。TTTS 临床处理包括期待治疗、减少羊水、胎儿镜下激光凝结胎盘血管吻合支、选择性减胎、终止妊娠。

TAPS 发生在单绒毛膜双胎或激光治疗后,是由于少、细、单向的胎盘动静脉吻合支所致,很少发生于动脉-动脉吻合,一个胎儿向另一个胎儿慢性输血,5~15ml/24h,造成一个胎儿红细胞增多,另一个胎儿贫血。产前诊断标准:羊水量一致,供血儿大脑中动脉峰值流速 >1.5MOM,受血儿大脑中动脉峰值流速 <1.0MOM。治疗主要为期待治疗、重复激光治疗、选择性减胎、宫内输血。

无心胎儿是发生于单绒毛膜双胎的一种很罕见的并发症,无心胎儿缺乏正常的胎儿结构,其血液循环是另一正常胎儿(称为泵胎儿)通过胎盘上共同的脐带插入处的动脉-动脉吻合来供应。无心胎儿持续生长并合并严重水肿占据了子宫空间,增加早产概率;同时也增加泵胎儿心脏负荷,导致泵胎儿充血性心力衰竭及羊水过多。由泵胎儿脐动脉来的低氧动脉血灌注无心胎儿后血液含氧量进一步降低,引起泵胎儿缺氧及生长受限。宫内可采用激光凝结无心胎儿脐动脉,阻断泵胎儿对无心胎儿的血液供应。

(任芸芸)

参考文献

1. Salomon LJ, Alfirevic Z, Berghella V, et al. Practice guidelines for performance of the routine mid-trimester fetal ultrasound scan. Ultrasound Obstet Gynecol, 2011, 37:116-126.

2. International Society of Ultrasound in Obstetrics and Gynecology Education Committee. Sonographic examination of the fetal central nervous system: guidelines for performing the 'basic examination' and the 'fetal neurosonogram'. Ultrasound Obstet Gynecol, 2007, 29:109-116.

3. Melchiorre K, Bhide A, Gika AD, et al. Counseling in isolated mild fetal ventriculomegaly. Ultrasound Obstet Gynecol, 2009, 34:212-224.

4. Scala C, Familiari A, Pinas A, et al. Perinatal and long-term outcome in fetuses diagnosed with isolated unilateral ventriculomegaly: systematic review and meta-analysis. Ultrasound Obstet Gynecol, 2016.

5. International Society of Ultrasound in Obstetrics and Gynecology, Carvalho JS, Allan LD, et al. ISUOG Practice Guidelines (updated): sonographic screening examination of the fetal heart. Ultrasound Obstet Gynecol, 2013, 41:348-359.

第7节 胎儿磁共振检查

近年来,随着胎儿外科和产房外科的发展,临床对胎儿影像学有了更高的要求。许多疾病在新生儿期做手术,其效果远比在以后做手术好,因此,在胎儿期就做出诊断,对及时治疗很有帮助。

长期以来,胎儿影像学只使用超声(ultrasound, US)一种手段,现在磁共振成像(magnetic resonance imaging, MRI)作为一种无射线的无创影像学诊断方法,在胎儿畸形诊断中已经显示了独特的优势。胎儿 MRI 视野大,软组织对比分辨率高,不受母体情况如孕妇过于肥胖、合并子宫肌瘤、羊水过少和多胎等可能导致超声不能清晰显示胎儿结构改变的影响,经常能提供超声没有发现或不能完全确定的胎儿诊断信息[1]。

胎儿检查,安全最重要。磁共振主要以磁场进行成像,不存在放射线和电离辐射,对胎儿是安全的。没有任何证据表明,诊断强度的磁场会对胎儿造成危害。美国食品药品管理局、英国国家放射防护委员会等权威机构都允许进行胎儿 MRI 检查。尽管如此,为确保胎儿安全,目前一般对孕 3 个月以内的胎儿不做磁共振检查。已有研究通过胎兔模型表明,常用的马根维显等 MRI 对比剂中的金属钆会对胎兔有不良影响,因此,不主张在胎儿 MRI 中使用对比剂。使用药物对胎儿进行镇静也有可能对胎儿产生危害,故不主张用药物对胎儿进行镇静。

(一)胎儿 MRI 扫描技术

目前,胎儿 MRI 常用序列为平衡稳态自由进动(balanced steady-state free precession SSFP)序列和单次激发快速自旋回波(single-shot fast spin-echo, SS FSE)序列,各种不同的设备有不同的序列名称,SSFP 序列通用电气公司的名称为 FIESTA 序列,西门子设备名称为 True FISP 序列,在飞利浦设备名称为 Balance TFE 序列。SS FSE 序列,通用电气公司的名称就为 SS FSE 序列,该序列在西门子称为 HASTE 序列,飞利浦称为 SS TSE 序列。这两个序列为应用最多的序列。其他还有梯度回波 T_1W 序列,弥散加权 DWI 序列等许多序列可以用于胎儿[2]。

由于胎儿在母体的子宫内位置不断改变,又无法使用各种门控如心电和呼吸门控等,因此,扫描技术比较特殊,要应用快速扫描技术,特别是扫描一层出一层图像的序列,即逐层(1~2 秒)出图像的序列,如 SSFP、SS FSE 序列。即使胎儿移动,也只是个别层面的图像模糊。其中 SSFP 序列对于扫描的层间隔没有要求,故可以使用无间隔扫描或负间隔扫描,这对胎儿很小结构的显示有一定的价值。SSFP 和 SS FSE 均为类 T_2W 图像,SSFP 血管为高信号,而 SS FSE 血管为低信号。

(二)胎儿 MRI 正常表现

颅脑影像是胎儿 MRI 检查的重点。MRI 可直接显示脑组织、观察髓鞘形成过程。脑沟形成是胎儿皮质成熟度的标志。最早在 14 周时,半球裂形成,外侧裂开始出现一个压迹,到 16 周时,形成沟。扣带回在 26 周时可见,其他沟在 26 周以后逐渐出现。在孕 23 周末,大脑皮质三层结构清晰可见,三层结构持续到 28 周。胼胝体(低信号)在 20 周时完全形成。孕周在 14~38 周内时,脑室大小在孕期内固定,平均值为 (7.6 ± 0.6) mm。最大上限为 10mm(+4SD),超过此限认为脑室增大。在孕早、中期时,胎儿脑室显示很明显。胎龄增大,胎儿脑室/脑直径之比下降。透明隔腔几乎在所有正常胎儿中都可见到,偶尔可见到轻度增宽,并无特异性。胎儿最大的蛛网膜下腔间隙在中颅凹颞叶前部。从总体上说,胎龄增大,脑外间隙逐渐变小。在孕 21~26 周时,脑外间隙最大。小脑叶子 16 周时开始发育,在 26~27 周时,小脑上可见三层结构。妊娠中期较早阶段可将脊髓从脑脊液中分辨出来。脊髓圆锥通常位于胎儿肾水平。

胎儿肺在发育中充满分泌液。为 T_2WI 高信号,只比周围羊水信号低一点。肺血管早期不能见到,随着肺高信号的发展,肺内血管可显示为线状低信号结构。胎儿气管支气管内充满羊水,呈高信号,气管支气管的形态有助于确定心房的位置,主支气管长的一侧为左心房,主支气管短的一侧为右心房,对胎儿先天性心脏病的节段分析非常重要。食管在充满羊水时,表现为后纵隔高信号管状结构,主要在妊娠晚期可见。横膈为低信号的带状结构将腹部与胸部分开,在冠状面及矢状面上都可见。

胎儿心脏 MRI 的正常图像与儿童类似,SSFP 序列血管心腔为高信号,如在主动脉弓平面横断位,可见主动脉弓斜形于气管左侧由前向后走行,在主肺动脉窗层面常见到动脉导管连接于降主动脉和左肺动脉起始部。横断位扫描在心房心室水平可见左心房、左心室、右心房、右心室、房间隔和室间隔,左心房和右心房大小接近,左心室和右心室大小接近,房间隔和室间隔为低信号,弧度不明显。短轴位图像可显示左心室、右心室和室间隔,也可显示肺动脉起源于前方的右心室。

胎儿腹部 MRI 肝表现为均质、T_2WI 相对等低信号,这是因为胎儿的大部分红细胞生成发生在胎儿肝。在孕晚期,静脉血管可以显示。由于胆汁成分,胆囊常表现为 T_2WI 高信号,从孕 18 周起,胆囊可见。胆管则通常不能显示。脾信号与肝实质相似。胃与十二指肠为含液结构,表现为两者相连呈显著的高信号。胃在妊娠 14~15 周即可见,位于左上腹,在 T_1WI 呈低信号、T_2WI 呈高信号。小肠壁为中等信号,位于肠管中央部的羊水,在 T_1WI 呈低信号、T_2WI 呈高信号;在孕中期末(6 个月),结肠和直肠内含胎粪,可分布不均,在 T_1WI 呈高信号,T_2WI 呈低信号。在 T_1WI 上高信号可能代表了含各种矿物质的胎粪的信号特征,胎粪信号可勾勒出结肠形态。

胎儿孕 11~14 周时才开始有肾排泄功能,孕 20 周后,胎儿上尿路结构在 MRI 上清晰可辨。T_2WI 上,胎儿肾为脊柱两侧中等信号的卵圆形结构,肾中部肾盂肾盏因尿液呈高信号。肾上腺在 T_2WI 信号强度较低。肾周脂肪表现为高信号。膀胱位于盆腔,T_2WI 呈高信号。正常胎儿输尿管在 T_2WI 不显示,扩张时显示为高信号管状结构。随着胎龄的增长,低信号的肾皮质可与高信号的髓质区别,并可见尿液充满集合系统。DWI 序列上,肾弥散受限,表现为高信号。在 MRI 扫描中,胎儿生殖器官有可能见到。特别是男性生殖系统(阴囊及阴茎)可见。对于某些特殊的疾病,胎儿的性别还是有一定的鉴别诊断价值的。

骨骼肌肉系统 MRI 显示有一定难度,扫描层面的倾斜使完整的肢体不能在一个层面中见到,需要在连续 1~2 个图像中才能见到完整的肢体。妊娠晚期,长骨的干骺端显示为高信号。由于许多疾病会需要测量长骨的长度,此时,平面回波磁共振成像(EPI)是非常有用的,在该序列中,长骨骨干为明显的低信号,而干骺端显示为明显的高信号。

羊水在 T_2WI 上的高信号,将胎儿面部轮廓勾勒相当清晰,尤其在矢状面上。当胎儿吞咽时,通过羊水对比可见到口咽部及舌。腭及唇和眼眶在冠状面及横断面上显示最佳。晶状体在眼眶高信号液体内呈清晰的低信号。

羊水为清亮的高信号。羊水主要来源于胎儿尿液,孕 10 周开始产生尿液,羊水可作为评定胎儿肾功能与排尿功能的指标。妊娠后 5 个月羊水量正常说明至少有一个肾功能正常。充足的羊水量非常重要,它可使胎儿在羊膜腔内有足够的活动空间,促进胎儿肺及骨骼系统发育,成为 MR 显示脏器的天然背景。羊水异常,是否过少或过多,是潜在的胎儿疾病的一个重要线索。脐带由于流空效应可表现为漂浮于羊水中的圈状结构。在大部分胎儿中可见到胎盘及胎儿脐带的植入部分。在横断面上可见到两根脐动脉。

(三) 胎儿 MRI 的临床应用

1. 胎儿中枢神经系统异常 中枢神经系统(CNS)是胎儿 MRI 文献报道的主题。尽管超声可以显示脑室形态的轻微变化,但 MRI 可以更好地显示脑实质情况。MRI 可以显示胼胝体全貌,胎儿脑部 MRI 横断位、冠状位和矢状位均能清晰显示有无白质纤维束越过中线,对胼胝体发育不全诊断很有把握(图 1-7-1)。正常胎儿侧脑室宽度不超过 10mm,否则可视为脑室扩大(图 1-7-2)。MRI 也显示后颅窝间隙增宽,同时显示小脑半球、小脑蚓部及脑干有无异常,可对大枕大池和 Dandy-Walker 畸形(丹迪-沃克综合征)做出诊断(图 1-7-3)。

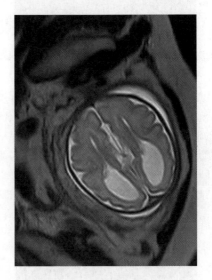

图 1-7-1 胎儿胼胝体缺如

胎儿脑部 MRI SS FSE 横断位图像,没有白质纤维束越过中线,双侧侧脑室平行,呈泪滴状

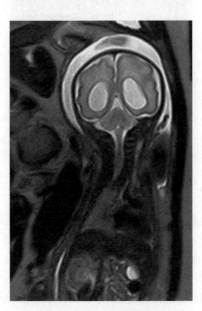

图 1-7-2 胎儿脑室扩大

胎儿脑部 MRI SS FSE 冠状位图像,双侧侧脑室后角明显宽于 10mm

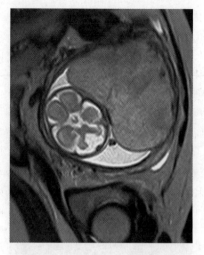

图 1-7-3 胎儿丹迪 - 沃克综合征
胎儿脑部 MRI SS FSE 横断位图像,小脑蚓部缺失

对于脑膨出胎儿,MRI 能较好显示脑膨出程度及脑干畸形形态;对于脊髓脊膜膨出胎儿,MRI 能较好显示 US 不能显示的低位神经管闭合缺陷,MRI 矢状面能显示脊椎管延伸至骶尾部并突向羊水内,部分内可见圆锥,部分呈囊状。MRI 对胎儿脑回畸形(图 1-7-4)、全前脑畸形[1]等异常均能较清晰显示[3](图 1-7-5),能对这些病变做出准确诊断。

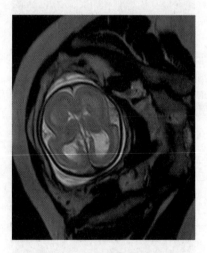

图 1-7-4 胎儿无脑回畸形
胎儿脑部 MRI SS FSE 横断位图像,脑皮层与孕周不符的增厚、光滑及分层改变

胎儿获得性脑部病变病种复杂、病因繁多,MRI 常可明确诊断,如急性出血灶在 SSFP 及 SS FSE 序列呈低信号,DWI 和 T₁W 序列均呈明显高信号(图 1-7-6)。

总之,MRI 在胎儿神经系统具有较高的应用价值,是目前诊断胎儿神经系统畸形的最佳影像学检查方法,当产前 US 发现或可疑胎儿神经系统异常,应进一步行胎儿 MRI 检查,胎儿 MRI 结合产前 US 能大大提高胎儿神经系统畸形的产前准确诊断率。

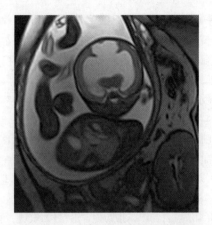

图 1-7-5 胎儿半脑叶型全前脑畸形
胎儿脑部 MRI SSFP 冠状位图像,双侧侧脑室脑室相通并有背囊形成

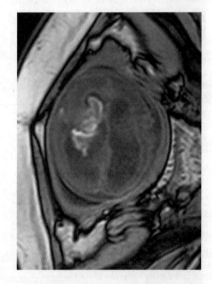

图 1-7-6 胎儿脑室扩张合并右侧脑室内及脑室旁出血
胎儿脑部 MRI T₁WI 横断位图像示高信号出血灶

2. 胎儿胸部异常 胎儿胸部异常较常见,包括肺、心脏、气管食管、膈及胸壁软组织的异常。先天性膈疝 MRI 通常可以正确诊断,表现为胸腔内 SSFP、SS FSE 及 T₁W 均呈高信号管样结构的肠管,心脏向对侧移位。先天性囊腺瘤样畸形 MR 表现为肺部 SSFP、SS FSE 上较正常肺组织高的高信号病灶,其中大囊型先天性囊腺瘤样畸形表现为多发大小不一囊肿(图 1-7-7)。MRI 根据病侧肺内囊大小分布等表现于产前可将 CCAM 分型,根据有无异常的来源于主动脉的供血血管,可与肺隔离症鉴别。使临床医师通过 MRI 图像能够比较清晰地观察到病变范围程度、信号特点及心脏和对侧肺受压情况[4]。各种先天性心脏病也可通过胎儿 MRI 得到诊断,但诊断难度较高。

3. 胎儿腹部异常 腹部脏器种类多,产生病变类型也较多。胎儿胃肠道异常在 US 多表现为肠腔扩张、羊水过多或是肠腔回声增高。先天性十二指肠闭锁或狭窄在 MRI 表现为羊水过多及胎儿上腹部的双泡征改变(图 1-7-8)。

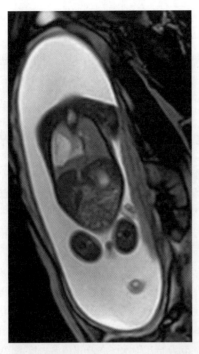

图 1-7-7　胎儿右上肺大囊型 CCAM MR 图像
胎儿胸部 MRI SSFP 冠状位图像可见右肺呈多个高信号囊泡

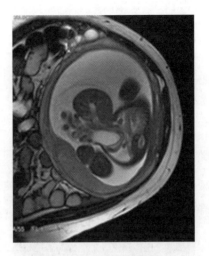

图 1-7-9　胎儿脐膨出
胎儿腹部 MRI SSFP 横断位图像显示突出物为肝、胃和小肠等

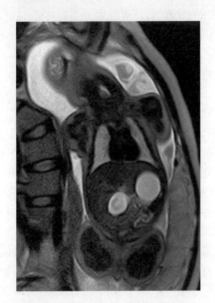

图 1-7-8　胎儿十二指肠闭锁
胎儿腹部 MRI SS FSE 冠状位图像显示胎儿上腹部双泡征

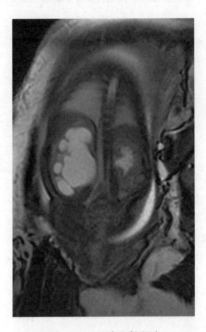

图 1-7-10　胎儿肾积水
胎儿腹部 MRI SSFP 冠状面可见双肾积水,右侧明显

胎儿脐部畸形主要有脐膨出和腹裂。脐膨出出现腹壁缺损,腹裂也有腹壁缺损,但脐带位置及形态均正常,突出的胃肠道没有羊膜囊和腹膜囊包被。脐膨出通常更大,胎儿 MRI 可显示突出物为肝脏,小肠及网膜样结构等(图 1-7-9)。

胎儿泌尿系统病变相当常见,肾积水是最常见的病变(图 1-7-10),其次是肾发育不良、多囊性肾病(图 1-7-11)、肾重复畸形、肾异位、马蹄肾等。羊水量可作为评价胎儿尿量的指标,胎儿泌尿系统病变可导致羊水过少,充足的羊水量对于肺发育很重要,羊水过少会导致胎儿肺发育不良。

4. 胎儿肢体异常　胎儿肢体畸形的类型包括短肢畸形,先天性双上肢完全截肢、手腕内翻畸形、多指畸形、缺指畸形、截指畸形、马蹄内翻足(图 1-7-12)等。MR 观察胎儿肢体畸形要达到很准确的水平是十分不易的,胎儿在宫内常有运动,体位并非固定不变,必须扫描许多角度,才能更好的诊断异常。

综上所述,我们认为胎儿 MRI 在中枢神经系统病变中较有明显优势,各种中枢神经系统病变均适用 MRI 检查。在胎儿胸部病变方面,先天性肺囊腺瘤样畸形、先天性膈疝及肺隔离症等均适用 MRI 检查。心脏检查目前正处于临床研究状态,不久的将来也有望成为临床实用的检查方法。在胎儿腹部病变方面,脐部异常、胃肠道病变、腹部占位性

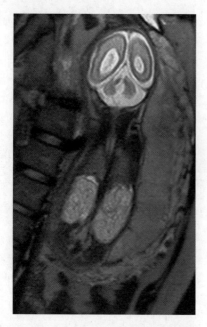

图 1-7-11 胎儿双侧肾婴儿型多囊肾

胎儿腹部 MRI SS FSE 冠状位图像显示双侧肾脏增大,羊水过少

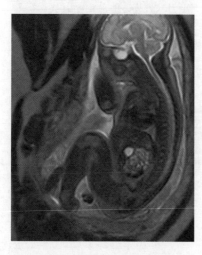

图 1-7-12 胎儿马蹄内翻足

胎儿下肢 MRI MRI SS FSE 矢状位图像显示足角度异常

病变及泌尿系统病变如多囊肾、肾积水、肾缺如、肾发育不良等均适用 MRI 检查。胎儿肢体畸形相对较易漏诊,检查时要特别仔细、小心。

(朱铭)

参考文献

1. Saleem SN. Fetal MRI:An approach to practice:A review. J Adv Res,2014,5:507-523 .

2. ictoria T1,Jaramillo D,Roberts TP,et al. Fetal magnetic resonance imaging:jumping from 1.5 to 3 tesla(preliminary experience).Pediatr Radiol,2014,44:376-386.

3. Winter TC, Kennedy AM,Woodward PJ. Holoprosen-cephaly:a survey of the entity,with embryology and fetal imaging. Radiographics,2015,35:275-290.

4. Gaur L,Talemal L,Bulas D,et al. Utility of fetal magnetic resonance imaging in assessing the fetus with cardiac malposition. Prenat Diagn.,2016,36:752-729.

第8节 胎儿发育与胎儿异常

(一)胎儿发育

胎儿发育受母体提供的营养物质、胎盘对营养物质的转运能力及由遗传因素决定的胎儿生长潜能这三方面决定。其中任何一方面的异常均会导致胎儿发育异常,本节简要概述巨大儿及胎儿生长受限。

1. 巨大儿 巨大胎儿(macrosomia)的定义并没有在全世界内形成统一认识,我国定义为胎儿体重达到或超过 4000g,欧美国家的定义为胎儿体重达到或超过 4500g。巨大儿在我国的发生率约 7%,国外的发生率为 15.1%,男胎多于女胎。巨大胎儿手术产率及死亡率均较正常胎儿明显增高[1]。

(1)高危因素:孕妇肥胖、妊娠合并糖尿病(尤其是 2 型糖尿病)、过期妊娠、经产妇、父母身材高大、高龄产妇、有巨大胎儿分娩史、种族、民族的不同等都是巨大儿的高危因素。

(2)对母儿影响

1)对母体影响:头盆不称发生率明显增加。经阴道分娩主要危险是肩难产,其发生率与胎儿体重成正比。肩难产处理不当可发生严重的阴道损伤和会阴裂伤甚至子宫破裂;子宫过度扩张、子宫收缩乏力、产程延长,易导致产后出血。胎先露长时间压迫产道,容易发生尿瘘或粪瘘。

2)对胎儿影响:胎儿大,导致肩难产,可引起颅内出血、锁骨骨折、臂丛神经损伤等产伤,严重时甚至死亡;新生儿低血糖。

(3)诊断:目前尚没有方法准确预测胎儿大小,通过病史、临床表现及辅助检查可以初步判断,但巨大儿待出生后方能确诊。

1)病史及临床表现:孕妇多存在高危因素,如孕妇肥胖或身材高大,合并糖尿病,有巨大胎儿分娩史或为过期妊娠。孕期体重增加迅速,常在孕晚期出现呼吸困难,腹部沉重及两肋部胀痛等症状。

2)腹部检查:腹部明显膨隆,宫高 >35cm。触诊胎体大,先露部高浮,若为头先露,多数胎头跨耻征为阳性。听诊时胎心清晰,但位置较高。

3)B 型超声检查:利用超声测量胎儿双顶径、股骨长、腹围及头围等各项生物指标,可监测胎儿的生长发育情况。利用超声预测胎儿体重,对较小的胎儿和早产儿有一定的准确性,但对于巨大胎儿的预测还有一定的难度,目前没有证据支持哪种预测方法更有效。

(4) 处理

1) 妊娠期:对于有巨大胎儿分娩史或妊娠期疑为巨大胎儿者,应监测血糖,排除糖尿病。若确诊为糖尿病,则应积极治疗,控制血糖,并于足月后,根据胎盘功能及糖尿病控制情况等综合评估,决定终止妊娠时机。

2) 分娩期:①对于非糖尿病孕妇,估计胎儿体重≥4500g,糖尿病孕妇胎儿体重≥4000g,建议剖宫产终止妊娠。②对于估计胎儿体重≥4000g,<4500g而无糖尿病者,可阴道试产,但需放宽剖宫产指征。产时应充分评估,必要时产钳助产,同时做好处理肩难产的准备工作。分娩后应行宫颈及阴道检查,了解有无软产道损伤,并预防产后出血。③对妊娠期发现巨大胎儿可疑者,目前的证据并不支持进行预防性引产。因为预防性引产并不能改善围产儿结局,不能降低肩难产率,且反而可能增加剖宫产率。④新生儿处理:预防新生儿低血糖,应在生后30分钟监测血糖,于出生后1~2小时开始喂糖水,及早开奶。轻度低血糖者口服葡萄糖纠正,严重者静脉输注。新生儿易发生低钙血症,应补充钙剂,多用10%葡萄糖酸钙1ml/kg加入葡萄糖液中静脉滴注。

2. 胎儿生长受限 胎儿生长受限(fetal growth restriction,FGR)[2-3]的围产儿有着较高的发病率及死亡率。胎儿的大小(通常指体重)小于该孕龄的第10百分位称为小于孕龄儿(small for gestational age,SGA)。FGR指无法达到其应有生长潜力的SGA。严重的FGR被定义为胎儿的体重小于第3百分位,同时伴有多普勒血流的异常。

(1) 分类:传统上FGR被分为均称型和不均称型两类。不均称型FGR可表现为胎儿的腹围相对于其他生长测量指标更为落后,通常考虑胎盘疾病、母体疾病与之相关。均称型FGR的胎儿生长测量的各条径线均落后于正常值,此时需要考虑的病因包括孕龄的评估是否正确,非整倍体、遗传方面的疾病,药物毒物的接触史等。

(2) 病因:染色体数目及结构异常、微缺失/微重复、遗传综合征及某些单基因病等遗传因素,心脏结构异常及无脑儿等先天异常,风疹及巨细胞病毒等感染性因素,多胎妊娠、母体营养不足、环境毒素、胎盘及脐带因素、高血压及肾病等母体血管疾病等均是FGR的病因。

(3) 并发症:FGR对胎儿的影响包括羊水过少,无法预测的胎心异常及胎死宫内。对新生儿的影响有早产的发生、新生儿呼吸窘迫综合征、颅内出血、坏死性肠炎、败血症、新生儿低血糖、高黏血症及神经系统发育迟缓。对FGR胎儿出生后的长期随访研究发现其低智商、神经系统发育迟缓、脑瘫、语言能力低下、学习障碍等发生风险增加。

(4) 诊断:孕期准确诊断FGR并不容易,往往需要在分娩后才能确诊。密切关注胎儿发育情况是提高FGR诊断率及准确率的关键。没有高危因素的孕妇应在孕早期明确孕周,准确地判断胎龄,并通过孕妇体重和宫高的变化,初步筛选出FGR,进一步经超声检查确诊。有高危因素的孕妇还需从孕早期开始定期行超声检查,根据各项衡量胎儿生长发育指标及其动态情况,结合子宫胎盘的灌注情况及孕妇的产前检查表现,尽早诊断FGR。

1) 临床指标测量子宫宫高、腹围、体重,推测胎儿大小:子宫宫高、腹围值连续3周测量均在第10百分位数以下者,为筛选FGR指标。孕晚期,孕妇每周增加体重0.5kg。若体重增长停滞或增长缓慢时,可能为FGR。

2) 辅助检查:①B型超声胎儿生长测量,利用超声对胎儿身体不同的解剖部位进行测量,如头臀径、双顶径、头围、腹围、股骨长等,作为生长指标用于评估胎龄及胎儿宫内生长情况。②彩色多普勒超声检查,所有超声估计体重或胎儿腹围量测低于正常第10百分位数以下的胎儿都需进行脐动脉多普勒血流检测。脐动脉舒张期血流缺失或倒置,对诊断FGR有重要意义。妊娠晚期脐动脉S/D比值通常≤3为正常值,脐血S/D比值升高时,也应考虑有FGR的可能。

3) 后续检查:①母体病史回顾,发现FGR的可能高危因素,包括慢性病史、用药史、感染史等。②21-三体综合征生化筛查,排除胎盘血流灌注不足。③进一步超声评估:对怀疑有FGR的病例,还应对胎儿进行详细的结构筛查,羊水量评估,胎盘功能及子宫动脉血流评估,脐血流分析等,必要时进一步行胎儿超声心动图检查。④如果存在染色体异常高风险,建议羊水穿刺检查;建议TORCH筛查以排除感染性因素。

(5) 孕期处理[4]

1) 产前检查及和超声随访:一旦确诊FGR,应开始严密监测。每2周进行超声下胎儿生长测量,同时进行多普勒检测脐动脉血流。如条件允许,进一步检查胎儿大脑中动脉血流,静脉导管血流的多普勒血流征象。并依据病情需要增加监测频率。此外,还应注重胎动计数、胎儿无应激试验(NST)、生物物理评分(BPP)。

2) 孕期干预:对于既往有胎盘血流灌注不良病史(比如IUGR、子痫前期)的孕妇可以给与小剂量阿司匹林治疗,从12~16周开始服用至36周。

3) 分娩:当小于34周的FGR胎儿需要2~7天内分娩,应使用糖皮质激素促胎肺成熟。对于32周前分娩的FGR胎儿,可应用硫酸镁保护脑神经以降低脑瘫的发生率。分娩时机的确定需要依照个体化的原则,依据孕周和孕期一系列的检查做出决定。如果羊水量异常(羊水量AFV<5cm或最大羊水深度DVP<2cm),BPP和(或)多普勒表现异常或胎儿生长停滞,可考虑终止妊娠。若以上指标均正常,可期待至38周终止妊娠。分娩方式的选择应考虑胎儿的健康情况、产前产时的监护、孕妇的宫颈条件和本人意愿等。

(二) 胎儿异常

胎儿先天异常是围产儿死亡的重要原因,其发生率为1%~2%。随着医学科学的发展,胎儿脏器大体解剖畸形及异常多能在出生前诊断。本节简要概述胎儿水肿、双胎输血综合征、多胎妊娠等常见的胎儿异常。

1. 胎儿水肿 胎儿水肿是指胎儿软组织水肿及体腔积液。超声表现为两处及两处以上的胎儿体腔异常积液，包括胸腔积液、腹腔积液、心包积液及全身皮肤水肿（皮肤厚度 >5mm），是一种常见的、严重的出生缺陷。胎儿水肿可分为免疫性和非免疫性两大类，其中非免疫性胎儿水肿（nonimmune hydrops fetalis, NIHF）占 90%[2,5]。

（1）病因

1）免疫性水肿：由于胎儿细胞的染色体及其基因有一半来自父方，胎儿从父方遗传而来的显性红细胞抗原恰为母体所缺少，进入母体后刺激母体产生抗体，此抗体再通过胎盘进入胎儿血循环时就可使胎儿红细胞凝集、破坏，引起胎儿或新生儿免疫性溶血。严重时发生胎儿水肿综合征。临床上常见的有母儿 ABO 血型不合、Rh 血型不合引起的溶血病。

2）非免疫性水肿

• 心血管原因：心血管异常在水肿病因中占 20%，它是 NIHF 最常见的病因。由于心力衰竭或静、动脉血流受阻，增加静脉压力，导致水肿。最常见的为先天性心脏或大血管畸形，如房室瓣膜闭锁不全、室上性心动过速和房室传导阻滞等。严重心脏缺陷，如宫内心肌梗死，心肌炎，柯萨奇 B 病毒引起全心炎，心内膜下弹力纤维增生及动脉钙化等导致心肌收缩力和功能失调也可发生水肿。

• 染色体原因：染色体异常在水肿病因中占 13%，其中特纳综合征（45,X）、唐氏综合征（21- 三体综合征）是 NIHF 的较常见原因。

• 胸腔结构异常：胸腔压力增加会引起静脉回流受阻及心血管血流动力学的改变。这些情况多数与胸腔占位性病变相关。如囊腺瘤样畸形、先天性肺叶气肿、支气管囊肿等，尤其是囊腺瘤样畸形，增大的肺叶导致纵隔血流受阻，影响心脏功能易致胎儿水肿，围产儿病死率较高。

• 双胎输血综合征（TTTS）：TTTS 发生于单绒毛膜性双胎，因其胎盘存在着血管吻合支，由于双胎间血流动力学的差异，受血儿可致血容量过多、充血性心力衰竭、胎儿水肿和羊水过多；供血儿则因严重贫血而发生胎儿水肿。

• 胎儿贫血：病因包括遗传性因素如血红蛋白病、获得性因素如溶血、胎母输血、细小病毒感染或红细胞不发育。在血红蛋白病中，最常见水肿病因为 α- 地中海贫血。

• 感染原因：宫内细菌或病毒感染可引起胎儿水肿。为多器官衰竭或全身内皮损伤，引起胎儿水肿的病原微生物有链球菌、螺旋体、巨细胞病毒、风疹病毒、柯萨奇病毒、鼠弓形虫等，尤其是人细小病毒 B19（简称 B19 病毒）。在 B19 病毒感染的病例中，胎儿宫内死亡均发生在孕 20 周之前，此孕周下胎儿的死亡率为 11%，水肿的发生率为 4%。

• 代谢性疾病：一些代谢性疾病，尤其是溶酶体贮积病会引起胎儿水肿，例如戈谢病、神经节苷脂贮积病、唾液酸贮积病、黏多糖病Ⅳ型及Ⅶ型、泰 - 萨克斯病（Tay-Sachs disease）。由于这类疾病为常染色体隐性遗传病，因而再次妊娠时有一定的再发风险。

• 胎盘原因：胎盘绒毛膜血管瘤，胎盘异常并发胎儿水肿者，可能系脐静脉血栓、脐带真结、绒毛膜血栓形成等因素造成胎儿循环的障碍所致。

（2）胎儿水肿对围产儿影响及孕期处理：由于病因、发病孕周、症状和体征等因素会导致胎儿水肿的不同预后，因而临床管理方案很难统一。在胎儿有存活能力之前，无论病因如何，胎儿水肿的预后不良，当胎儿患致死性畸形、严重缺陷，出生后无法存活者应及时终止妊娠。有产前治疗指征和条件的可考虑宫内治疗，例如对母儿血型不合的胎儿采取宫内输血或对 TTTS 胎儿采取胎儿镜下胎盘吻合血管激光电凝术等宫内手术手段，以争取改善患儿的预后；对病情较轻并接近成熟的胎儿也可待分娩后处理。对于出现母体受损害的病例，如子痫前期或产前出血，尤其是镜像综合征，此时不论胎儿结局如何，都应以母体安全为主，需要积极终止妊娠。

（3）新生儿治疗：患儿出生后应立即穿刺除去胸腔积液、腹水，采用持续气道正压通气，重度贫血者应输注红细胞，有心力衰竭者应用毛花苷丙等对症治疗。然后根据情况进行其他方面的处理，或选择适当时机进行手术治疗。

2. 双胎输血综合征 双胎输血综合征（TTTS）是双胎妊娠的一种特殊病理状态，是单绒毛膜双羊膜囊双胎妊娠的严重并发症，由于胎盘血管吻合，两个胎儿的血循环沟通，发生血液转输，且血液分流不均衡，导致一胎儿呈多血状态，另一胎儿呈贫血状态的一组综合征。TTTS 可以发生在妊娠的任何时期，也可以发生于分娩期间，本文主要讨论在妊娠期间所发生的 TTTS[6]。

（1）TTTS 的发病率、病因和病理：TTTS 的发生率占单绒双胎的 10%~15%。24 周前未经治疗的 TTTS，胎儿死亡率可达 90%~100%，即使存活，存活胎儿中发生神经系统后遗症的比例高达 17%~33%。双胎输血综合征的病因不明，目前普遍认为该病的基本病理生理学机制是通过胎盘间的血管吻合，供血胎儿向受血胎儿输血，从而引起双胎生长、羊水分布及心血管功能等方面的紊乱。

双胎间的输血是单绒毛膜双胎妊娠的一种正常现象，实质上在所有的单绒毛膜双胎胎盘中均可见到双胎间的吻合支。而在双绒毛膜胎盘中极少遇到，因而不能错误地将胎盘血管吻合支的存在或双胎间的输血作为 TTTS 的诊断依据。胎盘血管吻合的方式有三种，动脉间、静脉间及静动脉间。前两种吻合大多在胎盘浅表边缘部分。第三种吻合大多在胎盘深部，经绒毛小叶之微血管床沟通，静动脉吻合的血流方向是单向的，动脉间、静脉间血流方向依靠双胎间血压的差异。一般认为只有动静脉间血管的吻合，存在着血压差的作用才能发生 TTTS，吻合支动脉侧的胎儿为供血者，静脉侧胎儿成为受血者，但若胎盘中同时存在动脉间血管吻合,受血者因血压升高,可通过动脉间的吻合支反流给供血者,抵消动静脉间吻合所致的胎盘血流不均衡。若动静脉血管吻合支多且在大血管间吻合时,则不能被代偿而导致血循环明显不均衡而出现双胎输血综合征。

(2) TTTS 的诊断及分期

1) 诊断标准:单绒毛膜性双胎超声随访中,如一胎儿羊水过多(孕 20 周前羊水最大深度大于 8cm,孕 20 周后羊水最大深度大于 10cm),同时另一胎儿出现羊水过少(羊水最大深度小于 2cm)为 TTTS 的诊断标准。既往采用"两胎儿体重相差 20%,血红蛋白相差 5g/L"的诊断标准现已被摒弃。双胎输血综合征诊断的必需条件是两胎儿出现羊水过多 - 过少序列,而并非两胎儿体重是否有差异。

2) 分期:关于双胎输血综合征的分期,目前最常用的是 Quintero 分期,由美国的 Quintero 医生于 1999 年首次提出[7]。

● Ⅰ期:受血儿羊水过多(孕 20 周前羊水最大深度大于 8cm,孕 20 周后羊水最大深度大于 10cm),同时供血儿羊水最大深度小于 2cm。

● Ⅱ期:观察 60 分钟,供血儿的膀胱不显示。

● Ⅲ期:任何一个胎儿出现多普勒血流异常,如脐动脉舒张期血流缺失或倒置、静脉导管血流、大脑中动脉血流异常或脐静脉出现搏动。

● Ⅳ期:任何一个胎儿出现水肿。

● Ⅴ期:一胎儿或两胎儿宫内死亡。

(3) 治疗

1) 羊水减量:羊水减量是目前最常用、也是最早用于 TTTS 治疗。其方法是羊膜腔穿刺(常用 18 号穿刺针)从羊水过多羊膜腔放出部分羊水,以恢复两羊膜腔中羊水量比例的平衡。羊水减量治疗机制尚不完全清楚,可能是排出过多的羊水降低了胎膜早破和早产的危险,或减轻了胎盘和脐带所受压力,改善了脐血流循环。但此法仅为对症治疗。大多数情况下需要反复穿刺(通常隔日至 1~2 周后羊水过多复现)。羊水减量的手术并发症为 8%,次数越多,出现并发症的机会越大,包括早产、感染、胎盘早剥等。

2) 胎儿镜下的激光凝固术(fetoscopic laser photocoagulation,FLP):对于孕 16~26 周、Ⅱ期及以上的双胎输血综合征,应首选胎儿镜激光治疗。

1990 年,Julian DeLia 在美国开展了世界上首例 FLP 术,尝试凝固胎盘间的吻合血管以改善 TTTS 患儿的预后。手术通常在局部麻醉或硬膜外麻醉下进行,在 B 超介导下,胎儿镜(直径 <3mm)经腹进入羊水过多的胎儿羊膜腔,在直视下找到胎盘血管交通支,通过胎儿镜上的 Nd:YAG 激光纤维(直径 400~600μm,输出功率 30~60W)凝固这些血管,术后进行羊水减量。据报道,FLP 术后仍存在 33% 的残留吻合血管,这些残留血管会引起双胎贫血 - 多血质序列及复发性 TTTS 的发生。为降低 FLP 的术后并发症,可采用 Solomon 技术(激光双绒毛膜化治疗)。

在胎儿镜下激光烧灼胎盘血管吻合支以阻断血流,能从根本上治疗此症,且能保全两个胎儿,一胎存活率可达到 85%。但也有一定的危险性,激光可伤害胎儿眼睛、导致早产等。最近还有报道可出现新生儿先天性皮肤缺损。且对存在于胎盘深部的血管吻合支无法使用。

3) 羊膜造口术:因可人为造成单绒单羊双胎脐带缠绕风险,目前不再推荐。

4) 选择性减胎术:在严重 TTTS,有时患者就诊时已检测到其中一个胎儿严重衰竭,此时采用挽救两个胎儿的治疗措施反而无益,因为病危儿很有可能胎死宫内,进而导致另一胎儿死亡或发生脑损害,通过血管阻断技术减去病危儿可拯救另一胎儿生命并防止发生神经系统损伤。采取脐带双极电凝或经胎儿腹部脐血管射频消融术以及脐带结扎手术。

(4) 预后:随着胎儿镜激光治疗的发展,胎儿生存率相对较高。双胎存活率可达到 50%,至少一胎存活率可达到 85%。但即使胎儿镜手术成功,新生儿仍有 5%~7% 的神经系统受损可能,需要儿童保健科定期随访。

3. 多胎妊娠 一次妊娠宫腔内同时有两个或两个以上胎儿时称为多胎妊娠。Hellin 根据大量统计资料,推算出自然状态下,多胎妊娠发生率的公式为 $1:80^{n-1}$(n 代表一次妊娠的胎儿数)。近 20 年来,由于辅助生育技术的广泛应用,多胎妊娠发生率明显增高。

(1) 双胎的类型及特点

1) 双卵双胎:约占双胎妊娠的 2/3。在严格意义上讲不是真正的双胎,它只是在一个排卵周期中有两个卵子成熟并受精,与应用促排卵药物、多胚胎宫腔内移植及遗传因素有关。由于受精卵来自不同的卵子,故可各自的遗传基因不完全相同,可有不同的性别、血型、指纹、外貌、精神类型等。但事实上,双卵双胎或同性别双胎,可以在出生时比单卵双胎更相像。双卵双胎的胎儿在同一时间的发育可以明显不一致。胎盘多为分离的两个胎盘,也可融合成一个,但血液循环各自独立。胎盘胎儿面见两个羊膜囊,中间隔有两层羊膜,两层绒毛膜。

2) 单卵双胎:约占双胎妊娠的 1/3。形成原因不明,高龄孕妇单卵双胎发生率高。单卵双胎是由受精卵在不同的时期分裂而致。

● 双羊膜囊双绒毛膜单卵双胎:在受精后的最初 72 小时内分裂,即分裂发生在内细胞团(桑葚胚)形成前,外层的细胞滋养细胞尚未转化为绒毛前,形成两个独立的受精卵。可有两个独立的胎盘或一个融合的胎盘。

● 双羊膜囊单绒毛膜单卵双胎:在受精后 72 小时到 8 日内分裂,胚胎发育处于囊胚期,即已分化出滋养细胞,羊膜囊尚未形成。胎盘为一个,两个羊膜囊间仅各有两层羊膜。

● 单羊膜囊单绒毛膜单卵双胎:在受精后 9~13 日内分裂,此时羊膜囊已形成,故两个胎儿共存于一个羊膜囊内,共用一个胎盘。

● 联体双胎:在受精 13 日后分裂,此时原始胚盘已形

31

成,机体不能完全分裂成两部分,导致不同形式的联体双胎,如两个胎儿共有一个头部或共有一个胸腔等。寄生胎(fetus in fetu)也是联体双胎的一种形式,发育差的内细胞块被包入正常发育的胚胎体内,常位于胎儿的上腹部腹膜后,胎体的发育不完整。

由于单绒毛膜双胎可能会发生一系列并发症,如双胎输血综合征、双胎反向灌注序列及双胎选择性生长不一致等,而且由于胎盘存在血管交通吻合的特点,如果其中之一发生胎死宫内对存活胎儿存在脑损伤的风险,因此,诊断绒毛膜性对于双胎的评估及孕期管理至关重要。

3) 异期复孕和同期复孕:异期复孕是指两次受孕间至少间隔一个排卵周期。理论上讲在子宫未被蜕膜填满前是可能的,而且已知母马可发生,但在人类尚未被证实。多数学者认为,一些被称为异期复孕的病例是相同孕龄的两个胎儿生长发育不一致而造成的结果。同期复孕是指在短期内,但不是同一个性交,两个卵子受精,精子也可不来自同一个男性。Harris 报道了一个病例证实为同期复孕。母亲在月经第 10 天曾被强奸,而后 1 周与丈夫性交,她在近预产期时自然分娩一个黑婴(其血型为 A)和一个白婴(其血型为 O)。这位母亲和丈夫的血型均为 O 型。

(2) 围产儿并发症

1) 早产:约 50% 的双胎妊娠在 36 周前分娩,半数的三胎或更多的多胎妊娠在 32 周前分娩。双胎妊娠分娩的平均孕龄约为 36 周,三胎妊娠的平均孕龄为 32~33 周。在 37 周以前分娩的双胎绝大部分为自然早产,而单胎主要源于胎膜早破。双胎和单胎的早产中的不成熟比例相似。双胎早产的主要原因为母体的高血压、胎儿生长限制和胎盘早剥。

2) 胎儿生长受限(FGR):FGR 是多胎妊娠最常见的并发症,发生率为 12%~34%。可能与胎儿拥挤、胎盘占蜕膜面积相对小有关,另外,尚有证据证明宫内多胎对营养的需求超出母体提供的能力。一般来说,胎儿的数量越多,FGR的程度越重。而且,来自一个卵子的双胎或多胎的生长受限程度大于来自不同卵子的胎儿。此外,两个胎儿间生长不协调,与 TTTS、一胎畸形或一胎胎盘功能严重不良有关。早期死亡的胎儿能被另一胎儿压成薄片,称为纸样胎儿。

3) 胎位异常:胎位异常是双胎重要并发症之一,双胎中以头 - 头为多见,此外,有头 - 臀、臀 - 头、臀 - 臀、头 - 横等多种胎方位,不同胎先露、胎方位及分娩方式直接影响双胎胎儿的预后。

4) TTTS:是双羊膜囊单绒毛膜单卵双胎妊娠的严重并发症。

5) 脐带脱垂:因双胎妊娠的胎儿较小,常伴胎位异常,破膜后易发生脐带脱垂,导致急性胎儿窘迫。单羊膜囊双胎妊娠的两个胎儿脐带有时相互缠绕或挤压致胎儿死亡。

6) 胎头交锁及胎头碰撞:前者多发生在第一胎儿为臀先露,第二胎儿为头先露,分娩时第一胎儿头部尚未娩出,

而第二胎儿头部已入盆,两个胎儿颈部交锁,造成难产;后者两个胎儿均为头先露,同时入盆,胎儿碰撞难产。以上情况容易发生在胎儿较小、骨盆过大、第二个胎儿胎膜早破者或单羊膜囊双胎妊娠者。

7) 胎儿畸形:与单胎妊娠相比,胎儿先天畸形的发生在双胎有所增加,在多胎妊娠则更高。先天畸形有两类,发生在单个婴儿的畸形和仅与多胎妊娠相关的畸形,后者包括联体和无心双胎。多数资料证明,非整倍体的发生率增加。

(3) 多胎妊娠的处理:多胎妊娠发生孕妇及胎儿并发症的风险随着胎儿数量的增多而加重。对于多胎一胎异常或为降低多胎妊娠带来的母儿并发症,可采用减胎技术。

1) 选择性减胎术:双(多)胎妊娠中发现一胎畸形或染色体异常,可进行选择性减胎,将有问题的胎儿去除。其方法为在超声引导下,可经腹或阴道,穿刺胎儿之胸腔或脐带内注射氯化钾。此方法在双绒毛膜双胎中应用安全,在单绒毛膜双胎中,因为有血管吻合,另一胎儿也可能受损。因此,对于单绒毛膜性双胎,可采用血管阻断技术(脐带双极电凝或经胎儿腹部脐血管射频消融术及脐带结扎手术)。

2) 多胎减胎术:当出现三胎或三胎以上妊娠时可考虑减去一个或多个胎儿,以减少多胎妊娠对母体带来的妊娠并发症并降低多胎妊娠由于早产所带来极低体重儿的发生率。

(段涛 邹刚)

参考文献

1. American College of Obstetricians and Gynecologists. ACOG Practice Bulletin NO.173:fetal macrosomia.Obstet Gynecol,2016,128(5):e195-209.

2. Resnik R. Creasy and Resnik's Maternal-Fetal Medicine:Principles and Practice. 7th ed.Philadephia:WB Sauders Company,2013:569-577,743-755.

3. American College of Obstetricians and Gynecologists. ACOG Practice bulletin no.134:fetal growth restriction.Obstet Gynecol,2013,121(5):1122-1133.

4. Lausman A,Kingdom J. Intrauterine growth restriction:screening,diagnosis,and management. J Obstet Gynaecol Can,2013,35(8):741-757.

5. Society for Maternal-Fetal M,Norton ME,Chauhan SP,et al. Society for maternal-fetal medicine (SMFM) clinical guideline #7:nonimmune hydrops fetalis. Am J Obstet Gynecol,2015,212(2):127-139.

6. Slaghekke F,Oepkes D. Solomon Technique Versus Selective Coagulation for Twin-Twin Transfusion Syndrome. Twin res hum genet,2016,19(3):217-221.

7. Quintero RA,Morales WJ,Allen MH,et al. Staging of twin-twin transfusion syndrome. J Perinatol,1999,19:550-555.

第9节　辅助生殖技术

1978 年 7 月 25 日,Edward 和 Steptoe 采用体外受精与胚胎移植技术妊娠的世界第一例婴儿成功诞生(俗称试管婴儿),这是人类生殖医学技术的重大突破。1988 年 3 月 10 日,由我国著名妇产科生殖医学专家张丽珠教授团队培育的中国大陆第一例试管婴儿在北京大学第三医院诞生。近 30 年来,随着人类辅助生殖技术(assisted reproductive technology,ART)的不断深入开展和普及,2011 年我国收治容量已超过 200 000 周期[1]。由 ART 带来的技术本身以及对子代安全性的研究一直是生殖医学工作者关注的重点,而这一技术本身在社会、伦理、道德、法律等诸多方面的问题也日益突出,其应用的安全性值得深入探讨。

(一) 辅助生育技术的定义

辅助生殖技术(ART)是指对配子、胚胎或者基因物质进行体外系统操作而获得新生命的技术。狭义的辅助生殖技术指体外受精 - 胚胎移植(in vitro fertilization and embryo transfer,IVF-ET)及其衍生技术如配子输卵管内移植(gamete intra-fallopian transfer,GIFT)、单精子卵胞浆内注射(intracytoplamic sperm injection,ICSI)、植入前遗传学诊断(pre-implantation genetic diagnosis,PGD)等。广义上则囊括了所有通过非自然性交途径对人类生殖过程进行干预的助孕技术或优生技术,除 IVF-ET 及其衍生技术外,还包括人工授精(artificial insemination,AI)、人类胚胎干细胞以及克隆技术等。涉及的领域包括妇产科、实验胚胎学、遗传工程、基因工程、心理学、伦理学、分子生物学、显微外科学及免疫学等学科[1-2]。

(二) 辅助生育技术的适应证

ART 主要应用于不孕症夫妇。凡婚后未避孕、有正常性生活、夫妇同居 1 年而未受孕者,称为不孕症(infertility)。其中从未妊娠者称为原发不孕,有过妊娠而后不孕者称为继发不孕。不孕可由男女双方或单方因素所致,虽不是致命性疾病,但可造成家庭不和及患者心理创伤,是严重影响身心健康的医学和社会问题[3]。

不孕症主要因女性卵细胞发育、成熟及排卵障碍或男方精子生成障碍、精子运送障碍及卵细胞和精子不能受精所致。明确病因后,可采用相应的治疗。女性不孕症的治疗包括重建输卵管正常解剖关系、促使卵细胞发育成熟、治疗排卵障碍,部分患者需要借助辅助生育技术。

(三) 常用辅助生殖技术

目前,常用的辅助生育技术包括人工授精(AI)和体外受精 - 胚胎移植(IVF-ET)及其衍生技术两大类。

1. 人工授精　根据精子来源分为夫精人工授精(artificial insemination with husband's sperm,AIH)和供精人工授精技术(artificial insemination by donor,AID);根据精液放置位置可以分为后穹隆、宫颈管内和宫腔内人工授精。AIH 的适应证包括:①男性因少精、弱精、液化异常、性功能障碍、生殖器畸形等不育;②宫颈因素不育;③生殖道畸形及心理因素导致性交不能等不育;④免疫性不育;⑤原因不明不育。AID 适应证包括:①不可逆的无精子症、严重的少精症、弱精症和畸精症;②输精管复通失败;③射精障碍;④男方和(或)家族有不宜生育的严重遗传性疾病;⑤母儿血型不合不能得到存活新生儿。由于 AID 实施中存在很多伦理问题,实施 AID 的医疗机构需要经过特殊审批;为了防止近亲婚配,每一位供精者的冷冻精液最多只能使 5 名妇女受孕。

2. 体外受精 - 胚胎移植及其衍生技术　此类技术是从女性体内取出卵细胞,在体外与精子受精后培养至早期胚胎,然后移植回妇女的子宫,使其继续发育着床、生长成为胎儿的过程。为了获得一定数量的卵细胞而提高此项技术的成功率,女性常常需要经过控制性超促排卵(controlled ovarian hyperstimulation,COH)的排卵过程。

(1) 常规体外受精与胚胎移植:主要适用于:①女方各种因素导致的配子运输障碍;②排卵障碍;③子宫内膜异位症;④男方少、弱精子症;⑤不明原因的不育;⑥免疫性不孕。

(2) 卵细胞浆内单精子注射(ICSI):ICSI 是在显微操作系统帮助下,在体外直接将精子注入卵母细胞浆内使其受精。ICSI 主要用于:①严重的少、弱、畸精子症;②不可逆的梗阻性无精子症;③生精功能障碍(排除遗传缺陷疾病所致);④免疫性不育;⑤体外受精失败;⑥精子顶体异常;⑦需行植入前胚胎遗传学检查病例。此技术避开了人类生殖的自然选择过程,可能会增加后代出生缺陷的风险,因此,应严格掌握适应证[1]。

(3) 植入前胚胎遗传学诊断(PGD):利用现代分子生物学技术与显微操作技术,在受精卵分裂为 8 个细胞时取出 1~2 个细胞,或在囊胚形成时取 3~10 个滋养层细胞进行活检,进行特定的遗传学性状检测。

(4) 配子输卵管内移植(GIFT):在开腹或腹腔镜下将取到的卵母细胞与处理后的精液一起注入输卵管内。适用于输卵管正常的不孕妇女。配子移植时需麻醉下开腹或腹腔镜手术,对患者损伤大,目前已很少应用。

(5) 未成熟卵体外培养(in vitro maturation,IVM):是模拟体内卵母细胞的成熟环境,将从卵巢采集的未成熟卵母细胞在体外培养,直至成熟的技术。

(四) 辅助生殖技术并发症

1. 卵巢过度刺激综合征(ovarian hyperstimulation syndrome,OHSS)　指超促排卵引起的一种严重医源性疾病。发病机制尚不完全清楚,绒促性素(hCG)的使用是触发其发生的重要因素。高表达的血管内皮生长因子、一些炎症介质及细胞因子,高水平的雌、孕激素及卵巢内与肾上腺无关的肾素 - 血管紧张素 - 醛固酮系统可能与之有关。主要的病理生理变化是毛细血管通透性增加、体液大量外渗,导致腹水、胸腔积液;血液浓缩、有效血容量降低;继而血液呈高凝状态；肾灌流量减少，导致尿量减少，甚至无尿；同时可伴水、电解质和酸碱平衡失调。临床表现为胃肠道不适、腹胀、呼吸困难等，严重者心、肺功能降低，肝肾功能受损，静脉血栓形成，形成复杂的综合征。

根据起病时间分为早发型和晚发型：早发型多发生于 hCG 应用后的 3~9 日内，其病情严重程度与卵巢反应如卵泡数目、雌二醇水平有关；晚发型多发生于 hCG 应用后 12~17 日，与妊娠产生内源性 hCG 或黄体支持应用过量 hCG 相关，hCG 可刺激卵巢局部产生过多血管内皮生长因子（VEGF），而 VEGF 导致血管通透性增加、体液渗入第三间隙为本症发病基础。重度 OHSS 发病率为 0.2%~2%，因病情较重常需住院治疗。对于危重型晚发型 OHSS，血液浓缩可导致血栓形成，使脏器功能受损，甚至危及生命。妊娠会加重 OHSS 病情且恢复减缓，有时甚至需要终止妊娠。

治疗原则是补充血容量、防止血液浓缩。大量胸腹水出现伴呼吸困难或用白蛋白扩容治疗仍少尿时，为了迅速缓解症状，可在 B 超监测下穿刺放腹水缓解腹腔压力，改善脏器微循环。必要时使用抗凝治疗以防止血栓形成。对病情严重且难以控制的患者应果断终止妊娠。

2. 辅助生殖技术后妊娠相关并发症 详见本节（五）3"与 ART 相关的妊娠并发症"。

3. 其他并发症 穿刺取卵时可能损伤邻近肠管、输尿管甚至血管，引起出血和感染等并发症；另外，经过超促排卵过程，卵巢增大可超出骨盆腔平面，相对不固定，取卵术后卵巢体积缩小，韧带相对松弛，导致体位改变后卵巢扭转。

采用辅助生育技术的妊娠均应视为高危妊娠，加强和重视围产期保健，及时治产科并发症是得到良好产科结局的必要环节。

（五）经辅助生殖技术获得妊娠的特点

1. 促排卵治疗及体外操作增加可能异常妊娠的风险

（1）促排卵治疗：促排卵治疗是多数 ART 过程所必需的。大剂量外源性促性腺激素的应用及体内高性腺激素环境，影响了卵子成熟过程及子宫内膜容受性，可能导致卵母细胞基因印迹改变。曾有多位学者报道 ART 子代患贝-维综合征（Beckwith-Wiedemann syndrome，BWS）这种罕见疾病的风险增加 3~6 倍。BWS 又称脐膨出-巨舌-巨体综合征，是一种先天性过度生长综合征，由 11p15.5 区域母源或父源性印迹基因表达缺陷所致。BWS 多为基因变异的偶发病例，仅少数病例伴家族遗传。临床表现为，巨大儿（身高、体重 > 正常值的第 97 百分位数），耳皱褶及切迹，巨舌，脐疝，内脏（肝、脾、胰、肾、肾上腺等）肥大，胚胎类肿瘤，偏身肥大（身体的一个或多个部分不对称），肾上腺皮质增生，肾异常（结构异常、巨大肾、肾钙质沉着、晚发型髓质海绵肾），腭裂，胎盘间质发育不良，心脏肥大，心肌病等。大部分 BWS 患儿预后良好，与正常儿童相比，一般没有显著的智力和体格发育延迟，但部分 BWS 患儿可能因巨舌或听力

障碍而存在语言问题[4-5]。

（2）单个精子卵细胞胞浆内注射（ICSI）：ICSI 操作本身对卵子结构有所损伤，并且注射过程中可能将杂质带入卵子，从而导致受精异常或胚胎种植前缺陷；另外，此技术人为选择有活力的精子，缺乏自然状态下精子间的优胜劣汰的竞争过程，可能增加遗传缺陷的发生。有研究发现，ICSI 出生的男孩接受泌尿生殖系统手术的比率显著增加。还曾有学者报道，ICSI 子代患 Angelman 综合征与基因印迹异常相关。丹麦一项队列研究提示，经 ART 妊娠子代染色体畸变率为 0.6%，并不高于自然人群中 0.85%~0.92% 的染色体畸变率，但经 ICSI 妊娠染色体畸变率高于 IVF 组（1.3% 比 0.5%，$P<0.001$）。2012 年 Davies 等研究排除多胎因素，ART 子代不良健康风险仍增加，ICSI 组胎儿畸形的发生率在多因素校正后仍显著升高。Feng 等对表观遗传学的研究认为，总体的基因印迹状态是稳定的，部分 ART 子代存在某些特定印迹基因表达改变，通过印迹调控区 CpG 岛甲基化水平的改变实现[6]。

（3）冻融胚胎移植（frozen-thawed embryo transfer，FET）：尽管在众多报道中该技术安全有效，但仍有研究报道，与新鲜 ICSI 子代相比，FET 的 ICSI 子代染色体异常发生率有所增加，值得长期追踪随访。

（4）辅助孵化（assisted hatching）：辅助孵化是利用物理或化学的方法，人为在胚胎透明带上制造一处缺损或裂隙，增加胚胎着床的可能性。此技术可能增加单卵多胎妊娠的风险。

2. 高龄女性为 ART 的主要实施对象 在 ART 的实施对象中，高龄女性（40 岁以上）所占比例较高。女性在 35 岁以后卵子质量开始下降，卵子染色体异常的几率增加，使流产几率及出生缺陷风险增加。另外，高龄女性的身体功能也逐年下降，内、外科疾病发生的风险增加，妊娠合并症、并发症的几率增加，生育风险加大[4,7]。

3. 与 ART 相关的妊娠并发症

（1）晚发型卵巢过度刺激综合征（OHSS）：与妊娠后内源性 hCG 升高密切相关，其病情轻重及持续时间与妊娠状态和胎次密切相关，由于妊娠期女性生理变化，易发生血栓栓塞性疾病等严重 OHSS 并发症，临床要严密监控病情变化。

（2）多胎妊娠：促排卵药物的使用或多个胚胎移植可导致多胎妊娠的发生。多胎妊娠可导致孕妇的妊娠并发症、围产儿并发症及围产儿死亡率明显升高。为减少多胎妊娠的发生，应严格促排卵药物应用的适应证。此外，应在辅助生育技术中减少移植胚胎的数目，摒弃通过增加移植胚胎数目提高妊娠率的方法。减胎术可作为一种补救的措施。2010 年美国疾病预防与控制中心的统计结果显示，ART 助孕后双（多）胎妊娠率为 46.0%，而自然妊娠的双（多）胎妊娠率仅为 3.0%。多胎妊娠妇女体内各系统负担加重，妊娠期母儿并发症发生率高、病情重，新生儿患病率、死亡率均

增加,早产、流产率增高。有研究报道,三胎妊娠流产率和严重早产率均高于25%,子痫前期发生率为20%,严重产后出血发生率为35%。Yokoyama等曾报道,双胎、三胎、四胎妊娠中至少有1个胎儿发生脑性瘫痪等疾病的风险分别为7.4%、21.6%和50.0%。由于辅助孵化技术的应用,发生单卵双胎的概率也增加,从而增加双胎输血综合征的发病风险。

虽然多胎妊娠减胎术(multifetal pregnancy reduction, MFPR)和胎儿镜技术的应用使得多胎妊娠这一并发症得到一定补救,改善了临床妊娠结局,但MFPR本身存在感染、流产、手术失败等风险。因此,减少ART带来的多胎妊娠是生殖医学工作者的重要任务。目前已有大量生殖中心报道选择性单胎移植(elective single embryo transfer,eSET),这一方法在保持ART临床妊娠率的同时,减少了多胎妊娠的发生。

(3)复合妊娠和异位妊娠:复合妊娠指宫内外同时妊娠,其在自然妊娠人群的发生概率为1.25/10 000,而IVF促排卵治疗患者复合妊娠发生率为100/10 000。IVF-ET后异位妊娠发生率也明显增高。据统计,异位妊娠发生率为4.1%,而自然妊娠异位妊娠发生率为1%~2%。ART孕产妇常常可较早行超声检查发现异位妊娠,如为宫内合并宫外妊娠,宫外妊娠手术和麻醉本身可增加流产风险。如宫外妊娠囊破裂出血,可能对孕产妇生命造成威胁。

(4)妊娠合并卵巢扭转:促排卵治疗后卵巢体积增大,比重分布不均匀,成为卵巢扭转的诱因。妊娠后卵巢扭转发生率增加,且多发生于妊娠前3个月,以妊娠10周内多见。一旦发生卵巢扭转,需要开腹手术治疗,麻醉、手术探查均增加流产风险。

(5)早产、低出生体重儿:ART妊娠与自然妊娠相比,早产、低出生体重及小于胎龄儿等不良结局的发生率显著升高。Pandey等2012年报道荟萃分析,包含20个匹配和10个不匹配的队列研究,结果显示ART助孕后早产(RR=1.54,95% CI 1.47-1.62)、新生儿低出生体重(<2500g)(RR=1.65,95% CI 1.56-1.75)、极低出生体重(<1500g)(RR=1.93,95% CI 1.72-2.17)及小于胎龄儿(RR=1.39,95% CI 1.27-1.53)发生几率均明显增加。一项荟萃分析显示,FET子代早产、低出生体重及小于胎龄儿的发生风险低于常规IVF,其RR值分别为0.84(95% CI 为0.78-0.90)、0.69(95% CI 为 0.62-0.76)、0.45(95% CI 为 0.30-0.66)。FET周期体内激素环境更接近自然状态,表明促排卵治疗造成体内激素环境异常、内膜与胚胎发育同步性差,是早产、低出生体重及小于胎龄儿的危险因素。

(6)其他妊娠并发症:研究发现在剔除高龄、多胎、初产、社会经济状况等多种因素的影响,ART妊娠组子痫前期的发生率仍显著增加(OR=1.78,95% CI 为 1.05-3.06)。Imudia研究认为,与超促排卵过程中雌激素水平相关,还有研究认为,与免疫机制改变相关。

Pandey等[7]研究认为,ART可导致妊娠期糖尿病(GDM)发病率升高,结果显示ART组GDM发生率较自然妊娠组显著增加,RR 1.48,95% CI 1.33-1.66。可能机制为多囊卵巢综合征(polycystic ovarian syndrome,PCOS)患者比例高于正常人群,多伴有胰岛素抵抗;控制性超促排卵引起患者体内激素环境改变,雌二醇、孕酮及胰岛素生长因子高水平状态改变;以及胎盘功能异常。

Healy等[8]研究发现,ART组产前、产后出血的发生率显著升高,取卵后胚胎移植周期高于冻融胚胎移植,发生率与卵泡数呈正相关,冻融胚胎移植中人工周期发生率高于自然周期,考虑可能与超促排卵及激素应用造成的体内高雌、孕激素环境有关。前置胎盘是产科出血一大高危因素,由于ART患者常为高龄、多次宫腔操作史患者,且多胎妊娠率增加;超促排卵过程影响内膜容受性,滋养细胞附着面积增大;胚胎移植时子宫肌层收缩,胚胎种植于子宫下段机会增加等均为前置胎盘高危因素。

(六)与ART相关的产前诊断

胚胎植入前遗传学诊断(PGD),也称第三代试管婴儿,指在IVF-ET的胚胎移植前行胚胎活检,取4~8个细胞卵裂期胚胎的1个细胞、受精前后的卵第一、二极体或囊胚期胚胎的少量滋养细胞,对遗传物质进行分析,诊断是否有异常,筛选健康胚胎移植,防止遗传病传递。

从理论上讲,凡能诊断的遗传病,应该都能通过PGD防止其传递,但限于目前的技术条件,PGD的应用只限于某些疾病,如染色体数目异常疾病(罗氏异位症后代、21-三体等)、性染色体连锁遗传疾病及部分单基因疾病等。需要强调的是,对于移植前诊断或移植前筛查,虽然明显降低了染色体异常的发生率,但仍然需要妊娠中期行羊膜腔穿刺术或脐血穿刺,进一步除外胎儿染色体畸形,因为每种检测手段仍然存在一定的局限性。

(七)ART妊娠后围产期相关心理和社会问题

1. 心理问题　经过ART妊娠的夫妇往往怀有焦虑心情,且贯穿整个妊娠期。患者夫妇认为临床妊娠得来不易,又时刻担心出现流产、胎儿异常等情况使得整个助孕过程功亏一篑。曾有文献报道,供精人工授精妊娠的女性风险高于行夫精人工授精女性,供卵IVF者妊娠期高血压疾病的发生风险高于常规IVF,推测接受赠精、捐赠可能影响孕妇心理,从而导致免疫系统发生异常,影响血管活性物质调节从而引发高血压。

另外,每个经过ART助孕的女性,可能经历过生育过程的一些异常体验,例如多次取卵术后腹痛、胚胎停育后非意愿清宫术等,因此,产科整个团队需对这些患者进行必要的人文关怀和心理辅导,帮助孕妇制订"个性化、人性化"治疗方案,争取得到良好妊娠结局。

2. 社会问题　目前全球通过IVF-ET助孕获得妊娠成功分娩的婴儿近600万例。很多研究已经报道了IVF-ET分娩的胎儿,其畸形概率并不高于自然妊娠,没有明显增加妊娠期及围产儿的发病风险。但仍有些报道显示,这些产妇的病假时间及住院时间都较自然妊娠增加,远期生理、心理状态随访尚不完善[9]。

总之,借助 ART 获得的临床妊娠有并发症高等特点,此类患者围产期保健需要得到产科工作者重视,并应该制订"个性化、人性化"治疗方案,争取得到良好妊娠结局。

(李蓉 杨蕊)

参考文献

1. 乔杰. 生殖医学临床诊疗常规. 北京:人民军医出版社,2013:170-171,180-199,213-224.

2. 李蓉,乔杰. 生殖内分泌疾病诊断与治疗. 北京:北京大学医学出版社,2013:360-367.

3. 杨蕊,李红真,乔杰. 辅助生殖技术对妊娠结局的影响及处置策略. 中华围产医学杂志,2014,17(9):577-580.

4. Gjerris AC,Loft A,Pinborg A,et al. The effect of a 'vanishing twin' on biochemical and ultrasound first trimester screening markers for Down's syndrome in pregnancies conceived by assisted reproductive technology.Hum Reprod,2009,24:55-62.

5. Davies MJ,Moore VM,Willson KJ,et al. Reproductive technologies and the risk of birth defects. N Eng J Med,2012,366:1803-1813.

6. Feng C,Tian S,Zhang Y,et al. General imprinting status is stable in assisted reproduction-conceived offspring. Fertil Steril,2011,96:1417-1423.

7. Pandey S,Shetty A,Hamilton M,et al.Obstetric and perinatal outcomes in singleton pregnancies resulting from IVF/ICSI:a systematic review and meta analysis. Hum Reprod Update,2012,18:485-503.

8. Imudia AN,Awonuga AO,Doyle JO,et al.Peak serum estradiol level during controlled ovarian hyperstimulation is associated with increased risk of small for gestational age and preeclampsia in singleton pregnancies after in vitro fertilization. Fertil Steril,2012,97:1374-1379.

9. Healy DL,Breheny S,Halliday J,et al. Prevalence and risk factors for obstetric haemorrhage in 6730 singleton births after assisted reproductive technology in Victoria Australia. Hum Reprod,2010,25:265-274.

第10节 胎儿宫内治疗

随着产前诊断技术的快速发展,越来越多的胎儿疾病可在妊娠期得以诊断。小儿内外科学的飞速发展已使多数产前诊断明确的胎儿疾病,尤其是孤立的胎儿结构异常在出生后得以治疗。胎儿医学发展的观念为"胎儿亦是病人",因此,一些致命的或者严重的畸形,在产后治疗已经为

时过晚,从而促使了胎儿宫内治疗学的诞生和发展。胎儿宫内治疗的目的是阻止胎儿疾病恶化所导致的不可逆的胎儿损伤或死亡,为产后治疗创造条件,降低围产儿死亡率,并提高存活儿的生存质量。

胎儿宫内治疗的临床分类根据治疗的手段可以分为药物治疗、胎儿手术治疗、胎儿基因治疗等。药物治疗包括经母体给药(如对心律失常胎儿进行药物复律)和经羊膜腔给药两种途径,胎儿手术分为开放式宫内手术及微创性胎儿手术(包括宫内输血术、胎儿体内积液引流术、胎儿镜手术等)。

(一)药物治疗

胎儿心律失常发生率占妊娠数的 1%~2%,其中 10% 是导致胎儿水肿、早产、心力衰竭甚至造成死亡的潜在原因。室上性心动过速是产前最常见的严重心律失常,通常心率大于 200 次/min。研究表明,对母体应用能通过胎盘的药物如地高辛、索他洛尔、氟卡尼等可以治疗胎儿室上性心动过速。对心律失常胎儿而言,若胎肺已成熟,则提前分娩并在生后治疗心律失常是正确的选择。进行药物干预的胎儿,多为 35 孕周之前的高危儿。经胎盘转运药物治疗,是治疗胎儿心律失常的首选途径,仅在严重水肿胎儿胎盘转运率极低情况下,才考虑使用经脐静脉注射药物。在决定采用药物干预胎儿心律失常前,应对恢复窦性心律的好处与药物对孕母和胎儿可能造成的不利影响进行充分评估。抗心律失常的目标为控制心室率和转复心律失常两种。胎儿心律失常产前干预总的处理原则是:在保证孕妇安全前提下,控制心律失常,将造成胎儿血流动力学负性影响降至最低,尽量恢复胎儿宫内生长环境。对宫内治疗疗效欠佳的胎儿,应对胎儿生长发育及宫内状况进行综合评估后选择合适时机分娩,争取尽早产后继续治疗。目前地高辛被公认为治疗快速性胎儿心律失常的一线用药。亦有研究表明,对于胎儿室上性心动过速(SVT)和心房扑动(AF),单用索他洛尔或索他洛尔及地高辛联合用药的疗效,明显优于单用地高辛治疗,因而推荐索他洛尔同样应当作为胎儿 SVT 及 AF 等快速性胎儿心律失常的一线治疗药物。

(二)手术治疗

目前考虑胎儿宫内手术的疾病主要有先天性膈疝、囊性肺发育异常,羊膜束带综合征,脊髓脊膜膨出(MMC)、尿路梗阻、先天性心脏畸形,骶尾部畸胎瘤(SCT),某些特殊类型双胎并发症等。胎儿宫内手术治疗在有些胎儿医学中心已积累了许多经验,随着医疗技术的进展及对病理生理的了解和临床经验的总结,大多数的治疗已从传统的开放式手术转为胎儿镜下操作,既减少了因开放性手术子宫切开对母体的影响,又减少了胎儿早产的发生。开放性胎儿手术时孕妇取仰卧位,垫高右侧背部以纠正右旋子宫位并减轻对下腔静脉的压迫,施行全身麻醉,于腹壁做一个切口暴露子宫,根据术前超声对胎盘和胎儿的定位,选取尽可能远

离胎盘和便于术中胎儿适当部位显露的子宫切口。切开子宫后，将羊水收集并保温，移动胎儿至适当位置使其能够施行手术，整个胎儿手术中用温盐水不断灌洗以保持胎儿体温及皮肤黏膜湿润，术毕胎儿放回子宫时应特别注意将脐带安放好，将收集之羊水及适量抗生素注入羊膜腔，仔细缝合羊膜和子宫全层以防止羊水漏出。术中术后使用宫缩抑制药物以防早产发生。开放性的胎儿宫内手术由于并发症多，且手术难度较大，严重限制其广泛临床应用。目前绝大多数胎儿手术可通过胎儿镜下完成。

1. 先天性膈疝导致的肺发育不良 先天性膈疝（congenital diaphragmatic hernia，CDH）的发生率为1/3000，即使为孤立性（不合并其他结构缺陷或染色体异常），该疾病因为可导致先天性肺发育不良和肺部高张力，具有较高的新生儿死亡率和并发症[1]。对CDH宫内治疗的目的是及时逆转肺发育不良和肺部高张力，从而提高新生儿存活率。通常根据胎肺发育程度的判断来选择处理方案——终止妊娠、宫内手术、出生后手术。目前，普遍公认的预测方法是胎儿肺头比（lung head ratio，LHR）。其中计算观测与期待LHR的比值（O/E LHR）是独立于孕龄用于评估胎儿预后的较好方法。当O/E LHR<15%，胎儿存在严重的肺发育不良，几乎无法存活；当O/E LHR在15%~25%时，胎儿的存活率约15%；O/E LHR>25%，胎儿的存活率约60%。由于术中胎儿死亡、术后早产、胎盘子宫剥离、感染、肺水肿等发生率较高，最初的开放式手术－剖宫膈疝修补术早已被舍弃。通过动物模型验证，研究人员尝试胎儿镜下气管夹闭术，但临床随机对照试验发现气管封堵术与产后常规治疗相比较两者的发病率和生存率无差异，且对气管和喉神经造成不可逆转的损伤，因而终止了该技术。目前研究[2]认为，可在胎儿镜下应用气囊进行胎儿气管封堵术（FETO）来促进肺的发育。FETO不必切开子宫即完成胎儿气管球囊封堵操作，与以往的手术相比可以缩短手术时间，降低喉神经和气管损伤的风险，且不易发生出血、肺水肿、胎盘早剥、感染等孕妇并发症。由于该手术阻止了肺泡液的外排，使得肺组织不断被膨胀和拉伸，有利于肺的发育。FETO的操作流程主要为：超声引导下的经皮穿刺将特制的套管针经腹壁羊膜腔穿刺，置入胎儿镜，再将胎儿镜置入胎儿口部，经喉至气管隆突，放置气囊并使其充盈膨胀堵塞气管。FETO气囊的取出主要有两种方式：①在胎儿分娩过程中，通过气管镜取出气囊或行气管穿刺将气囊刺破。②在分娩前（孕34周）通过胎儿镜将气囊取出，或在超声引导下刺破气囊。FETO手术的指征需要同时满足以下几项：①孤立性CDH单胎妊娠，胎儿无其他畸型，染色体核型正常；②存在肝膈疝，至少1/3肝疝入胸腔；③LHR≤1.0。Jani等2009年发表了一项非随机多中心研究，对210例严重CDH胎儿实施了FETO，95%的病例一次手术成功，平均手术时间为10分钟。与期待治疗相比，FETO手术将严重的孤立性左侧膈疝的新生儿存活率从低于25%提高到50%左右，并

大大降低了新生儿病死率。近期的一项随机对照研究将严重CDH分为FETO手术组（21例）和产后手术组（20例），结果显示FETO组新生儿生存率明显升高。虽然FETO术在减少孕产妇发病率和缩短手术时间方面有明显的优势，但目前循证医学证据较少，新生儿远期的神经系统和肺部并发症的随访结果尚未有报道。对于严重的先天性膈疝治疗还处在不断探索和实践过程中，需要大样本的随机对照试验进一步评估其效果。

2. 先天性肺病变 传统的先天性肺病变包括先天性肺囊腺瘤病变（congential cystic adenomatoid malformation，CCAM）和支气管肺隔离症（BPS，bronchopulmonary sequestration）。CCAM由终末呼吸支气管的过度生长形成。BPS是由无功能性的支气管实质组成，其与正常肺组织分离并由胸/腹主动脉供应血供。大部分先天性肺病变预后良好且无需治疗[3]。据报道，CCAM和BPS的自然吸收率分别为15%~65%和68%，但少数情况下肺部肿块可能导致纵隔移位引起血流动力学改变并继发水肿，如果不进行治疗胎儿死亡风险很高。CCAM宫内治疗的目的是避免肺发育不良和心功能衰竭，宫内手术治疗的指征为孕周小于32周继发水肿的胎儿，如孕周大于32周的继发水肿胎儿，应考虑促胎肺成熟及早分娩。CCAM的宫内治疗方案根据囊型大小而定。大的巨囊性型CCAM，可通过对较大的囊泡进行胸腔-羊膜腔引流术来缩小病变的范围。微囊性CCAM需实施开放性胎儿手术切除病灶。有研究显示，CCAM继发水肿胎儿，给予母体使用糖皮质激素（倍他米松12mg，两次）后发现54%~78%胎儿水肿消失，存活率达53%~85%。鉴于显现的疗效及对母体无明显副作用，对于继发水肿的巨大CCAM，糖皮质激素可作为一线治疗方案[4-5]。大的微囊型CCAM不适用于引流手术，有作者使用微创手术治疗（激光、射频消融技术或肿块内丙烯酸氰基酯注射），但疗效欠肯定。上述宫内手术治疗的报道多为个案报道，样本量小，目前缺乏随机临床试验评估宫内手术治疗对CCAM的疗效。

3. 羊膜束带综合征 羊膜束带综合征（amniotic band syndrome，ABS）是一种常见的非致死性异常且有可能被胎儿镜手术治愈的疾病。ABS是一组散在的先天性畸形（包括肢体、颜面部和躯干），表现为束带征、并指（趾）乃至宫内截肢。也会有颜面部、内脏和体壁复合缺失。羊膜束带最常影响四肢，但也能缠绕脐带以致胎死宫内。有学者[6]使用胎儿镜技术松解了即将引起肢端截断的羊膜束带。有2例胎儿继发淋巴水肿并持续到产后，而另1例出现了手萎缩。1例下肢束带在不可逆损伤发生前得到松解，因而出生时完全正常。虽然这些个案报道无足够的循证医学证据，结果至少证明胎儿镜羊膜束带松解术的可行性和安全性，可用于ABS时对肢端功能及结构的挽救。

4. 脊髓脊膜膨出 脊髓脊膜膨出（myelomeningocele，MMS）是最常见的先天性中枢神经系统异常之一，发生率

0.06%~0.40%。20 世纪 90 年代,胎儿 MMC 宫内开放性胎儿手术治疗逐步应用于临床,并取得一定成就。Adzick[7-8] 等对有脊髓脊膜膨出的胎儿进行了一项随机对照研究,比较了孕 26 周前进行开放性宫内手术和胎儿出生后进行标准治疗的胎儿近期和远期结局,发现产前治疗组出生后脑脊液分流术的实施率(68%)显著低于产后手术组(98%)(P<0.001),出生后 30 个月幼儿的精神认知功能和运动功能的发育情况显著优于产后治疗组(P<0.007)。与产后手术组的胎儿比较,产前组约 13% 的胎儿在孕 30 周前分娩,1/3 经过宫内开放性手术的孕妇分娩时子宫瘢痕菲薄。宫内开放性手术修补 MMC 在保护胎儿神经功能、降低脑积水的发生率及预防脊神经功能损害等方面有重要作用;然而胎膜早破、早产、败血症以及子宫破裂等并发症也随之增加。虽目前认为切开手术较好,以妊娠 20~25 周为宜,但对母胎的危害较大,且更长期的精神认知功能和运动功能有待进一步的随访。近些年有学者报道了在胎儿镜下应用 gortex 补片修补 MMC 进而保护暴露脊髓手术成功的案例,但胎儿镜下手术总体成功率仍较低。

5. **下尿道梗阻** 胎儿下尿道梗阻常见的病因包括尿道闭锁、后尿道瓣膜、梅干腹综合征等;也可以是更为复杂的遗传综合征在泌尿系统的体现。严重的尿液排泄受限,尿道梗阻可以导致胎儿肾盂积水,引起胎儿宫内多发性的发育异常包括关节挛缩、压迫性畸形、肺发育不良等。这些发育异常可以严重地影响胎儿预后,大大增加围产儿的死亡率。存活者中有着较高的慢性肾功能不全发生率,有 17% 在 10 年内出现终末期肾功能衰竭。膀胱 - 羊膜腔引流术可能会提高这些胎儿的存活率。90% 以上的尿道梗阻不需胎儿外科手术。目前还没有循证医学的文献来支持如何选择合适的病例进行该手术。胎儿手术治疗的指征为:①胎儿存在羊水过少、巨膀胱、双侧肾盂积水、存在一定的肾功能;②同时胎儿染色体核型分析正常,超声排除其他结构异常。手术方法是在超声连续监护下进行穿刺手术,将引流导管一端放置在胎儿膀胱内,固定导管,导管远端进入羊膜腔内,从而达到引流胎儿尿液的目的。手术相关并发症为暂时性的膀胱瘘导致的尿性腹水、绒毛膜羊膜炎、胎膜早破、早产等。从远期随访观察,胎儿的预后取决于引起胎儿下尿道梗阻的病因。后尿道瓣膜胎儿的预后较尿道闭锁、梅干腹综合征胎儿的预后好。后尿道瓣膜胎儿宫内治疗的最新进展是对宫内的胎儿进行膀胱镜手术引流尿液,利用激光消融尿道瓣膜,但其疗效尚在临床科研评价中。

6. **双胎输血综合征** 双胎输血综合征(TTTS)是指在单绒毛膜双羊膜囊双胎,在宫腔内一胎儿(供血儿)通过胎盘内的血管吻合向另一胎儿(受血儿)输血,导致供血儿血容量减少,全身脏器灌注不足致羊水过少、膀胱消失和重度贫血;受血儿灌注过多导致的羊水过多,心脏负荷过重导致心功能不全。发生率为 9%~15%,常发生于孕 16~26 周。根据文献报道,不经过治疗的 TTTS,围产儿的死亡率

高于 90%。传统的治疗方法是针对羊水过多的受血儿进行连续多次的快速羊水减量,目的是减轻羊膜腔的压力达到延长妊娠的目的。但这项技术并非针对 TTTS 的根本病因进行治疗,手术后羊水仍可能再度快速增长,多次的经羊膜腔穿刺增加了胎儿流产、早产的风险。术后至少一胎的存活率在 50%~60%,疾病遗留神经系统损伤的风险仍然较高。随着胎儿内镜技术的发展,TTTS 的宫内治疗得以进一步发展。胎儿镜下选择性激光凝固术(fetoscopic selective laserphoto-coagulation,SLPC)阻断血管间吻合支,可降低胎儿死亡和长期的神经功能受损的风险,是目前 TTTS II~IV 期的首选方法,最佳手术时期为妊娠 16~26 周。随机对照研究发现,双胎输血综合征行胎儿镜激光治疗后的预后好于羊水减量术。SLPC 手术过程为:孕妇行局部麻醉或半身麻醉后,将胎儿镜及激光光纤经腹部置入受血儿羊膜腔内,在直视下将受血儿和供血儿之间的吻合血管凝固,术后行羊水减量术。术后数天,供血儿膀胱开始显示,羊水量逐渐增多,而受血儿膀胱逐渐减小。术后 6 周,受血儿的心功能逐渐恢复。反向 TTTS 和双胎贫血 - 多血质序列是术后较少见的并发症,但在术后一周内仍需严密随访各项指标。术后一胎儿宫内死亡的发生率约为 15%。在早期的大型研究中发现,术后两胎儿存活率约为 55%,一胎儿存活率约 70%。近期,随着手术经验的积累,这两个数据已上升至 70% 和 80%~90%。孕中期行激光治疗后的平均分娩孕周是孕 33~34 周。近期关于神经系统远期预后的多中心研究显示,术后存活胎儿中脑瘫的发生率约为 6%,严重智力发育迟缓的发生率约为 7%,精神运动障碍的发生率约为 12%。这些不良结局的发生主要与早产的孕周及术前 Quintero 分期有关。受血儿发生先天性心脏病的风险约为 15%,主要是肺动脉狭窄和闭锁。针对 TTTS I 期的治疗,是行羊水减量术还是直接行胎儿镜手术,目前仍然存在一些争论。

7. **单绒毛膜性双胎选择性减胎术** 在单绒毛膜性双胎中,由于胎盘中大量吻合血管的存在,一胎儿的不良宫内状况可能影响到另一胎儿的生存。在 TTTS 或双胎选择性胎儿生长受限(selective intrauterine growth restriction,sIUGR)中,若一胎儿发生宫内死亡,可能导致急性宫内输血的发生,存活胎儿同时死亡的风险约为 15%,发生神经系统后遗症的风险约为 26%。在双胎反向动脉灌注序列(TRAPS)中,健康胎儿由于心脏负荷过重而可能发生心力衰竭甚至死亡。在这种情况下,行选择性减胎术可以使健康胎儿得到保护。手术方法有超声引导下的双极电凝术及射频消融术等。通过胎儿镜也可以在直视下行脐带双极电凝术或激光烧灼。射频消融术通过高温烧灼目标胎儿腹部脐带插入点处的血管以达到减胎的目的。手术常见的并发症为胎膜早破、早产及术后双胎的同时死亡等。胎儿的丢失率较双绒毛膜性减胎高。这不仅和手术的难度有关,也和单绒毛膜双胎的特殊性以及术者的经验有关。

8. **宫内输血** 目前常采用超声引导下经皮穿刺胎儿血管内输血术。胎儿宫内输血主要用于纠正胎儿严重贫血。造成胎儿贫血的病因有母儿 RH 血型不合溶血、母胎输血、双胎贫血多血质序列、单绒毛膜双胎一胎死亡、细小病毒 B19 感染和溶血性疾病。胎儿贫血的严重程度可以通过大脑中动脉收缩期血流峰值评估。当大脑中动脉收缩期血流峰值达到 1.5MOM 值甚至更高，提示严重贫血，需要产前干预[9]。胎儿宫内输血通常在局部麻醉下进行，在超声引导下用 20G 或者 22G 的穿刺针，一般选择肝静脉或胎盘脐带根部穿刺。在宫内输血开始前，首先对于将要输注的红细胞血样进行血红蛋白和血细胞比容的测定。如果手术中胎动剧烈，可使用胎儿麻醉药。宫内输血所用的血液要求为 O 型 RH 阴性、新鲜、巨细胞病毒抗体阴性、血细胞比容要求达到 75%~85%、经 γ 射线照射以防止胎儿发生移植物抗宿主反应，且要求输血前，已完成对该血样的传染病的筛查。输血的量是通过胎儿估重、供血血细胞比容、初始胎儿血细胞比容和输血后需要达到的胎儿血细胞比容计算的。输血后，胎儿血细胞比容一般需达到 40%~50%，输血结束后，要测定胎儿的血细胞比容，以确定是否达到目标的血细胞比容。成功输血后，大脑中动脉的收缩期峰值会迅速下降。有些胎儿会发生持续性溶血，胎儿血细胞比容以每天 1% 的速度下降。因此，对于如 RH 血型不合的胎儿溶血，每隔 2~3 周，需要重复输血。对于期待 36~37 周分娩的胎儿，孕 34 周时进行最后一次宫内输血。操作熟练者，宫内输血的成功率达 97%。严重并发症包括胎膜早破和早产、感染、胎死亡及新生儿死亡，与操作相关的胎儿丢失率为 1.6%。孕 22 周前实施胎儿宫内输血术，胎儿的丢失率增加至 10%。在 RH 血型不合的宫内输血操作后，如果在第一次输血前就有胎儿水肿，则胎儿存活率为 75%，如果第一次输血前未发现胎儿水肿，则胎儿存活率可大于 90%。一项大型的前瞻性研究结果表明[10]，RH 血型不合的宫内输血，脑瘫的发生率为 2.1%，所有的宫内输血病例，脑瘫的发生率为 4.8%。当胎儿出现水肿时，神经系统损伤风险增加。

9. **胸腔积液** 胎儿胸腔积液可能为孤立性或继发于其他疾病（如膈疝、肺隔离症、心脏异常、胎儿感染、代谢异常、染色体或异常综合征等）。对于一些严重的胸腔积液，可以通过胸腔引流以减轻胸腔内的压迫而取得较好的妊娠结局。胸腔内液体排空可促使胸腔内解剖位置恢复，利于肺扩张，缓解胎儿水肿，预防肺发育不良及胎死宫内。引流的方法可以通过 B 超下反复的胸腔穿刺抽吸胸腔积液、胸腔羊膜腔引流或胸膜固定术。文献报道，胸膜腔穿刺和分流手术的疗效相似，但对于孕周较小的胎儿，羊膜腔引流更适用。通常在胎儿侧壁或后壁胸壁进行引流。有 10%~20% 的病例由于引流管的移位或者梗阻而需要再次手术。胸膜固定术[11]对于诊断明确的先天性乳糜胸向胸腔内注入 OK-432 可有效地控制或减少胸腔积液，其机制是 OK-432 激发炎症反应中性粒细胞和巨噬细胞浸润，产

生大量的 IL-6 及 TNF，使胸膜内皮细胞的通透性增强，淋巴回流加快，胸腔积液减少。目前暂未发现 OK-432 对胎儿有严重的副作用。

宫内治疗作为胎儿疾病的一种治疗方法，已得到围产医学界广泛认可。由于胎儿宫内治疗的特殊性，医务工作者在临床实践中需遵循两个最基本的伦理学原则：病人利益第一的原则，尊重病人自主选择的原则。尽管不少胎儿疾病通过宫内治疗在出生前得到较好的治疗，避免了缺陷儿出生，减少了其危害。但胎儿宫内治疗的安全性矛盾不能忽视，只有遵循病人利益第一和尊重病人自主选择的伦理学原则，才能为我们正确合理应用宫内治疗的方法提供可靠的保障，更好地治疗胎儿疾病。

（段涛 邹刚）

参考文献

1. Hedrick HL. Management of prenatally diagnosed congenital diaphragmatic hernia. Semin Pediatr Surg, 2013, 22: 37-43.

2. Ruano R, Yoshisaki CT, da Silva MM, et al. A randomized controlled trial of fetal endoscopic tracheal occlusion versus postnatal management of severe isolated congenital diaphragmatic hernia. Ultrasound Obstet Gynecol, 2012, 39: 20-27.

3. Ehrenberg-Buchner S, Stapf AM, Berman DR, et al. Fetal lung lesions: can we start to breathe easier? Am J Obstet Gynecol, 2013, 208: 151-157.

4. Morris LM, Lim FY, Livingston JC, et al. High-risk fetal congenital pulmonary airway malformations have a variable response to steroids. J Pediatr Surg, 2009, 44: 60-65.

5. Curran PF, Jelin EB, Rand L, et al. Prenatal steroids for microcystic congenital cystic adenomatoid malformations. J Pediatr Surg, 2010, 45: 145-150.

6. Javadian P, Shamshirsaz AA, Haeri S, et al. Perinatal outcome after fetoscopic release of amniotic bands: a single-center experience and review of the literature. Ultrasound Obstet Gynecol, 2013, 42: 449-455.

7. Adzick NS, Thom EA, Spong CY, et al. A randomized trial of prenatal versus postnatal repair of myelomeningocele. N Engl J Med, 2011, 364: 993-1004.

8. Adzick NS. Fetal myelomeningocele: natural history, pathophysiology and inutem intervention. Semin Fetal Neonatal Med, 2010, 15 (1): 9-14.

9. Society for Maternal-Fetal Medicine (SMFM). Society for Maternal-Fetal Medicine (SMFM) Clinical Guideline #8: the fetus at risk for anemia-diagnosis and management. Am J Obstet Gynecol, 2015, 212 (6): 697-710.

10. Lindenburg IT, Smits-Wintjens VE, vanKlink JM, et al. Long-term neurodevelop- mental outcome after intrauterine

transfusion for hemolytic disease of the fetus/newborn: the LOTUS study (Level II-2). Am J Obstet Gynecol, 2012, 206: 141.e1-8.

11. Leung VK, Suen SS, Ting YH, et al. Intrapleural injection of OK-432 as the primary in-utero treatment for fetal chylothorax. Hong Kong Med J, 2012, 18(2): 156-159.

第11节 环境和遗传因素对胎儿的影响

胎儿的生长发育与遗传、子宫内外环境因素有着密切的关系。胚胎/胎儿发育的宫内环境由母体因素决定,如母亲的健康/疾病状态、生活方式、药物应用、环境致畸因子的暴露及母亲的遗传特征等。胎儿比成人对环境暴露更加敏感,在发育敏感期遭受危险环境暴露可能会导致长期的效应,使正常的胚胎发育过程受到干扰而导致出生缺陷。

2000年,人类基因组计划第一阶段的完成,为遗传学家和畸形学家评估先天畸形的多基因和多因素病因提供了更大的可能。随着分子遗传学技术的飞速发展,据统计(OMIM网站),遗传病的种类多达2万余种,临床表型和致病基因都已明确的遗传病有5000余种,基于已经证实的致病基因,开拓了预植技术、产前诊断、精准医疗的新的学科领域。临床畸形学家采用现代流行病学工具,发现50种以上导致畸形的环境、药物、化学和物理因素,建立了评估致畸危险因素的科学和临床准则。

(一)环境致畸的基本要素

人体在胚胎期和发育期对环境污染十分敏感,极低剂量的污染可以导致严重的影响,且这种影响可持续终身。从20世纪50年代开始,流行病学研究发现,环境毒物暴露可通过干扰生长、发育的时间特异性过程,对人类胎儿生长发育造成不良影响,但是将畸形发生直接归因于环境暴露并不恰当,除非与暴露的特征如剂量、暴露途径、暴露发生时的怀孕阶段等有直接的关联性。环境导致畸形的判断取决于以下要素。

1. 暴露时的发育阶段 因为器官系统分化的顺序不同,各器官受致畸因子作用而发生畸形的敏感期也不同,该敏感阶段可能宽或窄,例如,某阶段对沙利度胺诱导的肢体缺陷的易感性范围是窄的,而对辐射诱导的小头畸形的易感性范围是宽的。受精卵对致畸因素的敏感性最强,易发生各种类型的先天畸形;人类胚胎神经系统致畸敏感期是在受精后15~25天;心脏为20~40天;四肢为24~46天;眼睛为24~39天;外生殖器官为36~55天。因各系统致畸敏感期有交叉,故可同时出现多种畸形[1]。

2. 暴露的剂量或强度 致畸剂的暴露遵循毒理剂量-效应曲线,低于阈值没有致畸效应,随着致畸剂剂量的增加,致畸效应的严重性和频率增加。胚胎受影响的强度与致畸因子的定量呈剂量-效应关系。在器官发生时期,每

一种外源性致畸因子导致畸形的严重性和发生率均需要适当的研究来发现其阈值。

3. 孕期母亲和胎儿对药物或化学物质的药代动力学 孕期生理改变及生物转化的复杂性使机体很容易受到药物或化学物质致畸效应的影响。母亲孕期如下的生理改变可影响药物的药代动力学:①胃肠道动力降低、肠内转运时间增加,导致药物在小肠吸收延迟;②血浆白蛋白浓度降低,导致化合物与白蛋白结合的动力学改变;③血浆和细胞外液增加,导致化合物浓度改变;④肾清除增加;⑤母体肝代谢能力变化;⑥子宫血流的变化。

此外,胎儿也经受生理的变化,对药物的药代动力学造成影响:①不同发育阶段脂肪的量和分布的改变影响脂溶性药物或化合物的分布;②胎儿血浆蛋白浓度低于成人,胎儿循环中包含更高浓度的未结合药物;③不同组织药物代谢受体发育不同;④通过胎儿肾排泄的药物可能通过吞咽羊水再次进入胎儿体内。

胎儿和母体的交换由胎盘控制,通常认为胎盘屏障具有保护作用,有害物质不能到达胎儿,但事实上大多数药物和化学物质可以通过胎盘。在不同的物种和孕期的不同阶段,胎盘结构和功能存在差异,其差异可影响不同物种间产生相似畸形的推断。

4. 遗传差异 生物体遗传组成是影响物种对药物或化学物质易感性的重要因素,有一些基因负责药物代谢和反应的差异,其中最常见的是细胞色素P450(CYP)的多个基因,这些基因编码的细胞色素P450代谢酶主要存在于人体的肝中。这些酶在临床药物的分解和清除过程起到关键作用,细胞色素P450 2C19与不少治疗心脏疾病、抗抑郁和抗真菌的处方药物的代谢有关,识别用药者的个体的CYP2C19基因型可有助于其个体化治疗。

应该指出,即使最有效的致畸剂也不能复制每一种畸形,虽然一组先天畸形预示某种致畸剂的可能,但是不能单单因此而判定其系发生原因,因为有些致畸剂可能模拟遗传综合征。

(二)环境暴露对胎儿的影响

环境对胎儿发育的影响可归纳为化学因素、物理因素、生物因素、生活习性、营养、地理因素等诸方面。

1. 物理因素 已经确认的对人类胚胎具有致畸作用的物理因子有电磁辐射、噪音、超声波、振动、高温、低气压等。

(1)电磁辐射:生殖细胞和胚胎细胞处于有丝分裂状态对射线最为敏感,极易畸变,孕妇接触放射线后,其子代发生染色体畸变的危险性增加,可造成胎儿发育畸形、死亡、恶性肿瘤。第二次世界大战期间广岛及长崎原子弹爆炸后,存活孕妇28%发生流产,活产婴儿25%存在畸形。大剂量电离辐射会引起染色体畸变明显增加;小剂量引起基因突变,导致胚胎及胎儿发育缺陷,以中枢神经发育缺陷最常见。

(2) 噪声：噪声影响机体细胞分裂和 DNA 合成，使染色体结构畸变率明显增加。噪声对中枢神经系统有强烈刺激，引起胎儿脑细胞发育萎缩，甚至脑细胞死亡。胎儿长期噪声暴露诱发出生缺陷及高频听力丧失；此外，噪声可引起子宫、胎盘缺血，导致胎儿缺氧、使胎儿发育障碍。

(3) 高温：高温是引起人类无脑、脑膨出等神经管畸形最常见的致畸因子，流行病学调查显示妊娠期发生高热与新生儿脑发育缺陷明显相关。

2. 化学因素 具有致畸作用的化学物质主要包括以下几类。

(1) 铅：铅以粉尘、烟或蒸汽形式经呼吸道进入人体，从尿中排出。铅具有生殖毒性、胚胎毒性和致畸作用，且铅的毒性作用存在剂量 - 效应关系。即使是低水平铅暴露仍可影响宫内胎儿的生长发育过程，造成畸形、早产和低出生体重等。若长期蓄积可损害造血功能、神经系统和内脏形成铅中毒，可致不孕、流产或死胎。

(2) 汞：汞化合物的胚胎毒性作用以甲基汞最大，金属汞次之，无机汞毒性较低。动物受孕期喂食高剂量汞可导致自发性流产、死产、先天性畸形、不孕及幼仔行为抑制。甲基汞等易通过胎盘屏障，在胚胎发育过程中，甲基汞可导致细胞 DNA 损伤和染色体异常而致胎儿畸形。尽管已有确切的证据证明出生前母源的二甲基汞暴露具有神经毒性，但是相对低水平的剂量 - 效应曲线尚不确定。

(3) 砷：母体砷暴露与早、晚期胎儿死亡关系的流行病学证据有限。研究显示，四种不同物种的母体砷暴露，导致胎儿死亡和出生缺陷。

(4) 农药类物质：美国环保局列了 8 种至今还在使用的具有致癌性、复制毒性、发育毒性或神经毒性的惰性填充剂。目前关于早期胎儿死亡与母体杀虫剂暴露关系的流行病学证据有限。马里兰州国家环境健康科学研究所的研究人员认为高水平的有机氯杀虫剂 DDT（dichlorodiphenyltrichloroethane，双对氯苯基三氯乙烷，）可能导致婴儿早产的几率增加到三倍。研究者已经发现了有限的证据，表明双亲杀虫剂暴露指数和神经管缺陷、口面部缺陷、短肢缺陷、心血管缺陷有关。一项明尼苏达州队列研究发现，神经管缺陷在大量使用苯氧基除莠剂和杀菌剂的地区发生率增加。少数研究表明，隐睾和父母亲职业性杀虫剂暴露有关，男性婴儿副乳头与出生前母亲血清 DDE（二对氯苯基乙烯，dichloroethylene，DDT 的稳定降解产物，DDT 脱去氯化氢生成 DDE）浓度有关。挪威的一项队列研究表明，泌尿道出生缺陷与果园或温室使用杀虫剂相关。

(5) 高分子化合物和有机溶剂：暴露于涂料、染料、油漆与动脉圆锥部畸形有关，接触矿物油产品则与主动脉缩窄的发生有关。1963 年，由于食用了多氯联苯污染的米糠油，日本发生了米糠油中毒事件，新生儿表现为体重不足、皮肤色素沉着、脱屑、眼分泌物增多、牙龈着色等症状，称为"油症儿"。死产儿尸检可见表皮角化症、表皮萎缩、毛囊扩

张、肺不张等。

(6) 室内空气污染（烟草烟雾）：在非吸烟妇女中，有限的证据支持出生前母亲烟草烟雾环境暴露与早期胎儿死亡和小于胎龄儿相关，但是有强力的证据表明烟草烟雾暴露的增加与早产的危险相关。加利福尼亚州一项大的出生队列研究发现，孕早期母体血清可替宁浓度与晚期胎儿死亡、早产、出生体重降低有关。

(7) 室外空气污染：有限的证据表明早产、小于胎龄儿和出生前母亲不溶性颗粒物质暴露相关，但是没有发现确切的妊娠暴露时期。WHO 所做的综述注意到了这种相关性，但是认为证据是不充分的。

(8) 饮用水消毒副产品：已经发现，一些水加氯消毒法产生的副产品对实验动物具有致畸性或致癌性。最近的综述表明，早期和晚期胎儿死亡与经胎盘的饮用水消毒副产品——DBP（dibutyl phthalate，邻苯二甲酸二丁酯）暴露指数相关。在北卡罗来纳州北部，一项以人口为基数的病例 - 对照研究表明，早期胎儿死亡与饮用水三氯甲烷水平相关。加拿大一项以人口为基础的病例 - 对照研究发现，晚期胎儿死亡与饮用水中氯仿、三氯甲烷总浓度相关。有限的证据表明，神经管缺陷与出生前母亲 DBP 暴露有关。

(9) 嗜酒：母体孕期过度饮酒可导致胎儿宫内生长迟缓和中枢神经系统损害，特别是脑的功能发育障碍。长期嗜酒者的精子中不活动的精子可高达 80%，发生病理形态改变高达 83%。同样育龄妇女如长期嗜酒，卵巢会发生脂肪变性或排出不成熟的卵子，因此，酒精可通过配子以及受精卵子对胚胎产生不良作用，从而影响胎儿发育。

(10) 吸毒：吸毒与滥用毒品也具生殖发育毒性。大麻可引起胎儿宫内生长迟缓、神经管畸形、死胎、新生儿神经行为异常等。可卡因、苯丙胺等兴奋剂也可影响胎儿发育，前者可致胎儿宫内生长迟缓、心血管异常、胆道闭锁，后者可引起小头畸形、运动能力减退、智力发育障碍。哌替啶、海洛因、美沙酮等麻醉剂均可致胎儿中枢神经系统及呼吸抑制、宫内生长迟缓、新生儿死亡、戒断症状等。

3. 生物因素 包括多种致病性病毒，如乙肝病毒、风疹病毒、人类巨细胞病毒、人类疱疹病毒等的感染。孕早期感染这些致病性病毒较孕中、后期更易导致胎儿出生异常。先天性人类巨细胞病毒感染与出生缺陷、婴幼儿期神经系统障碍、智力发育迟缓、听力障碍等有密切关系；风疹病毒可致先天性风疹综合征，还可影响到神经系统等其他系统；单纯疱疹病毒Ⅱ可造成小头畸形、脉络膜视网膜炎等先天畸形；其他的如支原体感染可造成自然流产、死胎和出生缺陷率增高。怀孕早期感染上弓形属寄生虫会出现流产、死胎，以及无脑儿、小头、小眼、先天痴呆、先天性耳聋等多种缺陷。

4. 地理因素 高原地区由于空气中氧含量低，人体可出现代偿性血红蛋白增多，过多的红细胞会造成血黏度增高，加之缺氧致毛细血管内皮受损，影响胎盘微循环系统。

母体低氧状态可导致胎儿生长迟缓。移居的汉族产妇,尤其是初产妇,高原分娩的新生儿体重低于世居藏族和平原汉族,说明环境影响胎儿宫内的生长发育。四川藏族(海拔3100m)儿童比汉族儿童明显的高、胖。比较不同海拔高度(3521m,970m和800m)印度的藏族的体测指标时发现,低海拔高度的藏族的体重高于高海拔地区。这可能与藏族人世代居住高原缺氧地区,基因易感性已发生适应性改变有关。

(三) 遗传与环境交互作用对出生缺陷的影响

遗传突变在出生缺陷的发生发展中起决定性作用,突变是指机体的遗传物质在危险因素影响下发生变异。如果突变发生在生殖细胞,可影响妊娠功能,造成不孕、自然流产、死胎、畸胎或其他先天缺陷。如果突变发生在胚胎或胎儿体细胞的遗传物质,则可干扰胚胎的正常发育。体细胞突变发生在胎儿发育的早期阶段,可导致畸胎的发生,突变发生在胎儿期,则有导致恶性肿瘤发生的危险,但不具有遗传性[2-3]。"遗传与环境交互作用"表示基因与环境的任何一种相互作用,包括联合与协同效应,通常体现在促进某一疾病发展的协同参与机制上,从复杂的环境与遗传因素中区别环境与遗传相互作用是必须的。目前普遍认为,在引起神经管缺陷、唇腭裂和先天性心脏病等结构性出生缺陷的诸多病因中,遗传和环境是非常重要的因素。遗传和环境交互作用的进一步研究将使人们更好地理解复杂出生缺陷的生物学机制和病理过程,从而促进致死性的严重出生缺陷的预防[4]。新近发表的研究发现,烟酸(维生素 B_3)能够帮助弥补机体生产烟酰胺腺嘌呤二核苷酸(nicotinamide adenine dinucleotide,NAD)能力的缺陷,提高孕妇饮食中 B_3 的水平可能有助于降低出生缺陷的总体发生率。

1. **叶酸摄入、叶酸旁路基因与神经管缺陷** 神经管畸形是一种严重的出生缺陷疾病,主要包括无脑畸形和脊柱裂在内的中枢神经系统的发育畸形。神经管畸形的病因有多种,有遗传因素(多基因遗传)和环境因素(叶酸缺乏、高热、酒精及药物致畸等)。1964 年 Hibbard BM 首次提出孕母体内叶酸水平可能与神经管缺陷(NTD)发病相关,随后的临床研究证实,孕期补充叶酸可以降低 NTD 发病率,但却不能完全预防。随着现代医学研究的不断深入,NTD 还被认为与地域、人种、民族、营养状况、受孕时间、孕母疾病等多种环境及遗传因素相关。

大量分子遗传学研究发现,NTD 与体内同型半胱氨酸及一碳单位代谢异常存在密切联系,任何导致该代谢中相关酶类数量或功能异常的改变均有可能致病。在 NTD 患儿及其双亲中,蛋氨酸合酶(methionine synthase,MTR)和(或)其受体(MTRR)完全缺乏并不常见,而常见的是两种酶编码基因上几个固定位点的多态性变化。NTD 中 MTR 基因上最常见的多态性是 A2756G(D919G),这一变化正好发生在位于 MTR 钴胺素结合结构域与 C- 端调节结构域之间的 α 螺旋上,即负责结合参与钴胺素还原反应的蛋白的区

域。2001 年 Gaughan DJ 等首次提出有力证据证明 MTRR A66G 多态性对循环总同型半胱氨酸(Hcy)浓度有重要影响,MTRRA66G 可增加血 Hcy 浓度,且这种影响不受体内血清叶酸、维生素 B_{12} 及维生素 B_6 水平影响。进一步研究发现,NTD 病例中 MTRRA66G 增加了患病危险性,且在孕母携带该多态性时更为显著,Meta 分析表明 MTRRA66G 是母源性危险因子。但遗憾的是,目前对 MTR 和 MTRR 引起 NTD 的具体机制仍不清楚,只是推测二者可能通过相互作用增加患病风险。

2. **母亲吸烟、TGFA、NOS3 基因与唇腭裂畸形** 唇腭裂的病因复杂,与很多遗传及环境因素有关。环境影响因素如药物苯妥英钠、二噁英、营养摄入不足、孕期吸烟、饮酒等均与唇腭裂的发生存在较密切的相关性。其中孕妇孕期吸烟的致畸作用是流行病学专家研究的较多且最为明确的因素之一。Little 等将 24 篇已发表的关于孕期吸烟与唇腭裂发生的文章运用 Meta 分析方法进行综合的分析评价,证实唇腭裂与吸烟之间确实存在相关性。目前研究较多的基因和环境的交互作用主要集中在 TGFA、NOS3 等候选基因与孕期吸烟之间的关系。一项基于加利福尼亚州人群的病例对照研究也发现,当母亲吸烟每天超过 20 支,其孩子发生唇腭裂的几率增大,当婴儿 TGFA 基因有罕见 C2 位点时,这种危险性更大。另一个与母亲吸烟导致唇腭裂相关的重要基因是 NOS3 基因,编码内皮细胞 NO 合酶的基因。基于叶酸缺乏导致血浆同型半胱氨酸增加的事实,这个基因引起人们关注。NOS3 活性亦可以影响同型半胱氨酸浓度,而吸烟可以中和 NOS3 活性,所以 NOS3 基因的变异可能与吸烟、叶酸缺乏所致唇腭裂风险增加相关。加利福尼亚州一项以人群为基础的病例 - 对照研究评估了 NOS3 基因多态性与母亲吸烟、叶酸缺乏增加唇腭裂风险的相关性,这项研究表明 NOS3-922G 等位基因或 894T 等位基因增加母亲吸烟导致唇腭裂的风险。

3. **影响胎儿发育的表观遗传学机制** 许多流行病学观察表明,胎儿的环境适应性反应可能会对以后的生活产生有害影响,但仍不清楚如何启动这些反应机制。胎儿调整其自身发育基于母亲的营养供应,如果胎儿和生后的环境不匹配的话,这种适应可能会导致成年的疾病风险。在早期的关键时期的营养剥夺将会诱发生命后期永久的损害。根据环境条件不同,一个相同基因型可能产生不同的表型[5-7]。在啮齿动物的实验数据和人类最近的观察表明,表观遗传调控基因的变化和生长相关的基因在胎儿发育中发挥重要作用。近期公布的数据强烈显示,表观遗传过程在胎儿和新生儿生命的营养和环境因素的适应性反应中发挥关键作用。随着对胎儿发育中生化和分子机制的认识的不断改进,将有可能鉴定出婴儿在成人后高风险疾病的标志物,这种改进将会同样导致预防和治疗策略的发展。

总之,环境污染威胁着人们的身体健康,更对孕妇和胎儿的发育产生不良影响,导致出生缺陷儿增多,使出生人

口质量下降。在有效控制环境不良因素暴露的同时,深入开展环境因素之间及其与遗传因素的相互作用,以明确各危险因素对人类机体的致畸机制,积极有效地干预,这对于提高人口素质有着非常重要的意义。

(周文浩)

参考文献

1. Wigle DT,Arbuckle TE,Walker Mc,et al.Environmental Hazards:Evidence for Effects on Child Health.J Toxicol Environ Health B Crit Rev,2007,10:3-39.

2. Zhu H,Kartiko S,Finnell RH. Importance of gene-environment interactions in the etiology of selected birth defects. Clin Genet,2009,75:409-423.

3. 中华人民共和国卫生部.中国出生缺陷防治报告. 2012.

4. Lovely C,Rampersad M,Fernandes Y,et al. Gene-environment interactions in development and disease.Wiley Interdiscip Rev Dev Biol,2017,6(1):247.

5. Lane RH.Fetal programming,epigenetics,and adult onset disease.Clin Perinatol,2014,41(4):815-831.

6. Bonou SG,Levallois P,Giguère Y,et al. Prenatal exposure to drinking-water chlorination by-products,cytochrome P450 gene polymorphisms and small-for-gestational-age neonates. Reprod Toxicol,2017,73:75-86.

7. Krauss RS,Hong M. Gene-Environment Interactions and the Etiology of Birth Defects.Curr Top Dev Biol,2016,116:569-580.

第12节 孕妇疾病对胎儿的影响

胎儿的生长发育与母体健康密切相关,孕期疾病可通过影响母体的脏器功能、垂直传播、治疗药物副作用等途径对胎儿造成影响,导致不良预后。了解孕期疾病对胎儿的影响对于临床医生管理孕期疾病,加强胎儿监测并尽可能地切断母婴传播途径具有重要的指导意义。

(一)孕妇感染性疾病

1. 病毒感染

(1)风疹病毒感染:实行风疹疫苗接种后,风疹(rubella)病毒感染及先天风疹综合征(congenital rubella syndrome,CRS)的发生率已明显下降,但仍有些地区暴发流行。风疹病毒感染对孕妇本身仅导致轻微的急性呼吸道自限性疾病,但可通过胎盘感染胎儿,造成先天风疹感染(congenital rubella infection,CRI),致先天缺陷、早产及胎死宫内的发生率增加。CRS主要表现为典型的三联畸形,耳聋、白内障及先天性心脏病,但风疹病毒可感染胎儿的各个脏器,且可以持续很长时间。CRI的临床表现主要取决于母体感染时间,

早孕期感染先天性缺陷的发生率可高达80%~85%,18~22周后感染发生先天缺陷的几率很低,而晚孕期感染可能仅表现为胎儿生长受限。先天感染胎儿多数出生时没有症状,经过一段时间后才逐渐显现出来,有研究报道,68%先天感染的患儿新生儿期为亚临床感染,5年后71%出现临床表现。CRI新生儿期可出现胎儿生长受限、脑膜脑炎、青光眼、视网膜病、间质性肺炎、肝脾大、黄疸、皮肤瘀点紫癜、溶血性贫血、血小板减少等表现,这些表现多为一过性非特异性表现,数日及数周后可自行消失,有严重缺陷的新生儿死亡率增加。婴儿及儿童期主要的器质性缺陷包括听力丧失、心脏及血管异常、眼部病变及中枢神经系统异常,包括小头畸形(27%)及智力障碍(13%)[1]。有文献建议产后母乳喂养。

(2)巨细胞病毒感染:孕期巨细胞病毒(cytomegalovirus,CMV)可分为原发感染及非原发感染,孕期原发感染发生率为1%~4%。原发感染孕妇90%没有临床症状,有症状者仅表现为发热及其他一些非特异性症状。CMV主要经胎盘传播,分娩时经产道吞咽及吸入宫颈阴道分泌物及产后母乳喂养也可致新生儿感染,但较少见。母婴传播主要发生在原发感染孕妇,其发生率随孕周增加而升高,有报道早、中、晚孕期的垂直传播发生率分别为36.5%、40.1%及65%。但是感染孕周越早,其围产不良预后的发生率越高,严重程度也有所增加,晚孕期感染新生儿92%无症状。非原发感染垂直感染发生率仅0.15%~2%,但是新生儿症状感染的发生率及严重程度和原发感染类似。CMV的临床症状主要和宿主的免疫功能有关,在细胞免疫削弱的宿主中可发生严重的播散感染。多数被感染新生儿出生时没有症状,仅5%~20%出现小于孕龄儿、小头畸形、巨脑室、视网膜炎、肝炎、脾大、血小板减少及皮肤瘀点等表现,死亡率约为5%,存活者中50%~60%可出现远期的神经系统并发症(进行性的听力及视力丧失,智力障碍等),其中有10%~15%在3年内发生。多数学者认为母乳喂养利大于弊,但对于合并HIV的产妇不建议母乳喂养。

(3)单纯疱疹病毒感染:单纯疱疹病毒(herpes simplex virus,HSV)在育龄妇女中较流行,分Ⅰ型(口型或上半身型)和Ⅱ型(生殖器型),胎儿感染以Ⅱ型(生殖器型)居多。HSV主要在分娩时经产道感染,原发感染较继发感染垂直感染风险增加,而在原发感染孕妇中,母体感染与分娩间的时间间隔短是发生感染的危险因素,近分娩时孕妇发生新获得感染(原发型及非原发发作型)新生儿感染的发生率最高,其他增加垂直传播风险的因素还包括宫颈分离出HSV病毒、侵入性胎心监护、38周前分娩、年龄小于21岁等。原发感染也可致宫内感染(经胎盘或经宫颈羊膜绒毛膜感染)。宫内感染胎儿可发生流产、先天畸形、早产及宫内生长受限,可致胎儿水肿及胎死宫内。新生儿感染发生率为1/(3200~10 000),可导致严重的新生儿疾病,死亡率增加,存活胎儿出现特征性的三联症,皮肤囊泡或瘢痕、眼部损伤、严重的中枢神经系统损伤(小脑畸形及脑积水等)。新

生儿 HSV 感染通常发展成三种临床类型：局灶型、中枢型及全身弥散型，局灶型皮肤出现成簇疱疹、多泪、眼痛、结膜水肿及唇舌溃疡性改变等；中枢神经系统疾病可表现为局部或全身性的抽搐、易激惹、震颤、非特异性的体温波动、吸吮差、嗜睡等；全身播散型病变累及多脏器，多在出生一周内表现为非特异性的败血症，未经治疗的患儿死亡率高达80%。剖宫产能降低但不能消除新生儿感染，乳房无 HSV 感染时无需禁母乳喂养。

（4）水痘-带状疱疹病毒感染：水痘-带状疱疹病毒（varicella-zoster virus, VZV）感染可引起水痘及带状疱疹两种不同的临床表现，美国报道的孕期水痘病毒感染发生率为1%~5%，孕期感染症状较非孕期严重。孕期水痘感染可在产前或围产期通过胎盘传播，或在产后通过呼吸道飞沫或直接接触传播。20周前水痘感染新生儿患胚胎性疾病的几率小于2%，先天水痘综合征发生率仅为0.4%~2%，可表现为节段型皮肤瘢痕、神经系统异常（智力迟钝、小脑畸形等）、眼部异常（视神经萎缩、白内障等）、肢体异常（发育不良、萎缩、麻痹等）、胃肠道异常（胃食管反流等）及低出生体重等，数月内死亡率可达30%，4年内15%发展成带状疱疹。

（5）乙肝病毒感染：乙型肝炎病毒（hepatitis B virus, HBV）可以通过胎盘传染给胎儿，亦可产时新生儿通过产道吞咽含有肝炎病毒的母血、阴道分泌物和羊水，或宫缩使胎盘绒毛血管破裂，少量母血渗漏入胎儿循环发生垂直传播；产后母亲唾液接触和母乳喂养也可感染新生儿。母胎感染主要发生在产时，国内有研究显示，在发生感染的新生儿中，仅3.7%为宫内传染。妊娠早期乙肝急性感染，新生儿感染率为10%，随着与分娩临近，垂直传播风险增加，有报道可达60%。垂直传播发生率还和 HBeAg 表达、病毒负荷量、出生后的主动及被动免疫有关。有研究发现，未进行出生后免疫治疗的新生儿，母亲 HBeAg 阳性表达者垂直感染率为85%~90%，明显高于 HBeAg 阴性孕妇（32%）；HBV DNA 低于 10^5~10^6U/ml 时垂直传染很少发生；规范的出生后免疫是阻断垂直传播的有效措施，有队列研究显示接受过主动及被动免疫治疗的新生儿仅1.1%发生围产期感染。剖宫产是否能减少母婴传播风险目前尚没有明确的结论。母乳喂养不增加母婴传播风险，尤其对于接受过主动及被动免疫的新生儿，但在哺乳时应尽量避免因乳头破溃导致的经血传播。由于 HBV 母婴传播主要发生在分娩前后，因此，规范应用乙肝免疫球蛋白及乙肝疫苗对预防 HBV 母婴传播至关重要[2]。

（6）丙肝病毒感染：孕期慢性丙型肝炎病毒感染对母胎有潜在危害，丙肝抗体阳性的孕妇约5%发生垂直传播，同时合并艾滋病感染的孕妇垂直传播风险可增加三倍，其他增加母婴传播风险的高危因素还包括丙肝病毒负荷量、静脉毒品滥用史及外周血单核细胞丙肝病毒感染，持续胎膜早破及一些产科操作如羊水穿刺等也能增加垂直感染风

险。感染新生儿可出现震颤及谷丙转氨酶升高等症状，但缺乏典型的临床表现。目前研究认为，分娩方式及母乳喂养不增加垂直传播风险。

（7）人细小病毒 B19：人细小病毒 B19 倾向感染快速分裂细胞，对红系祖细胞具有毒性作用。孕期感染率为3.3%~3.8%，免疫功能正常时常无症状或仅有轻微的感染症状。该病毒可通过胎盘传染给胎儿，多数宫内感染不导致不良预后，但因为胎儿免疫系统不成熟，病毒感染难以得到控制，且胎儿红细胞半衰期短，对 B19 病毒引起的贫血易感，有少数宫内感染胎儿可发生流产、胎儿水肿及胎死宫内等并发症，多数发生在妊娠前半期。

（8）其他病毒感染：柯萨奇病毒可通过胎盘感染胎儿，有致畸作用，B2 与 B4 型与泌尿生殖系畸形有关，A9 型与消化道畸形有关，B3 与 B4 型与心血管畸形有关。母体感染多种病毒时，胎儿先天性心脏病的发生风险较单种病毒感染者增加。孕后期感染柯萨奇病毒，新生儿出生后可出现呕吐、高热、发绀、心动过速及脑膜刺激症状，严重者可因心肌炎、脑膜炎导致死亡。

埃可病毒也可通过胎盘感染胎儿，新生儿出生后以脑膜炎最为常见，存活者可发生神经系统后遗症，其次为暴发性肝炎及"败血症"综合征。80% 的病例死于无法控制的大出血及肝肾衰竭。

流感病毒主要经飞沫及污染物传播，对胎儿的影响目前研究较少，经胎盘传播似乎较少，但可对胎儿产生影响。有报道母体早孕期流感病毒感染可致先天畸形发生风险增加，包括唇裂、神经管缺陷、脑积水及先天性心脏病；发热是流感的常见症状，孕期发热可致胎儿先天缺陷及不良预后发生风险增加，且有些退热药也存在副作用。另有文献报道孕妇流感病毒感染和自然流产、早产、胎儿宫内生长受限、小于孕龄儿及胎死宫内有关。流感病毒感染的产妇仍鼓励母乳喂养，在暂时隔离期间，可将母乳挤出后由健康的看护人员奶瓶喂养[3]。

人乳头瘤病毒（human papilloma virus, HPV）可传染给新生儿，多数于2~5岁发病，儿童可出现黏膜、结膜及鼻咽部疾病，最严重的表现为多发性乳头状瘤（Juvenile-onset respiratory papillomatosis, JRP）。研究发现，阴道分娩新生儿鼻咽部分泌物 HPV 病毒检出率高于剖宫产分娩儿，JRP 患儿的剖宫产率低于健康对照组，且 JRP 感染病毒主要为6及11型，为生殖道疣的常见感染亚型，因此，认为 HPV 主要经生殖道传播；但也有研究发现，胎膜未破的剖宫产新生儿也可发生 HPV 感染，且有一项大样本研究发现剖宫产对 HPV 垂直感染没有保护作用。

2. 细菌性感染

（1）李斯特菌感染：孕期李斯特菌感染最常发生于晚孕期，患者常出现非特异性的似流感样症状，症状轻微可自愈，不进行血培养时常被漏诊。细菌经胎盘传播，引起流产、早产、死胎及新生儿感染。宫内严重感染者可致脓毒性肉

芽肿,新生儿出现播散性脓肿及多脏器(肝、脾、肺、肾、脑)肉芽肿,皮肤出现丘疹及溃疡改变,多数出现死胎或新生儿死亡。

(2) B 组溶血性链球菌:B 组溶血性链球菌(group B streptococcal,GBS)妊娠妇女带菌率因地域、种族、采样部位不同而有所差异,国内为 8.33%~11.8%。GBS 是孕期无症状性菌尿、膀胱炎及肾盂肾炎的常见病原,无症状性菌尿不予治疗可进展成肾盂肾炎,和低出生体重及早产有关。新生儿 GBS 感染分为早发型(一周内)及晚发型(一周后),有报道发病率分别为 0.25% 及 0.27%,孕妇泌尿生殖及胃肠道细菌定植是新生儿早发型感染的主要危险因素,早发型感染主要表现为肺炎、败血症及脑膜炎;而晚发型主要表现为菌血症、脑膜炎及其他局部感染如骨关节感染、腺体蜂窝织感染等[4]。

(3) 沙门菌感染:主要经粪-口传播,可经胎盘传播。孕期感染约有 50% 的胎儿可受感染,流产及早产发生率为 60%~80%。新生儿感染症状不同于成人,并不局限于肠道,可发生全身弥漫性感染,死亡率高达 75%。

3. 真菌感染 孕期真菌感染主要表现为真菌性阴道炎,可以经产道传播,新生儿皮肤及口腔受感染后可发生鹅口疮和皮肤念珠菌病,表现为皮肤水疱脓疮性损害,主要分布在躯干、颈部、手部皮肤皱褶处,亦有累及手掌和足趾,皮损不久后脱皮,留下残余的环状碎屑,融合为弥漫性脱屑,伴发红皮病。亦有报道由于宫内真菌感染而发生新生儿先天性真菌性败血症。

4. 寄生虫感染

(1) 弓形虫感染:孕期弓形虫感染率为 1%~8%,可以经胎盘传播,垂直传播风险随孕周递增而大幅增加,有报道血清在 13、26 及 36 周转化的孕妇胎儿感染率分别为 15%、44% 及 71%。孕前感染过弓形虫的孕妇如果免疫功能正常,孕期极少发生母婴传播。约有 6% 的胎儿感染后 B 超检查可发现一些非特异性的颅内病变,最常见的是颅内高回声灶、钙化及脑积水,颅内病变的胎儿仅 43% 左右可出现严重的神经系统并发症如脑瘫、小脑畸形、双侧视盲、脑积水或癫痫,甚至导致死亡。宫内生长受限和早产风险亦增加,死胎较少见,早产风险增加可能和产科干预有关,而非疾病本身导致。先天性弓形虫病出生早期多无明显的症状,有症状的可表现为发热、斑丘疹、肝脾大、小头畸形、黄疸、血小板减少症、抽搐,少数出现全身淋巴结肿大。典型的三联症包括脑积水、颅内钙化、视网膜炎。新生儿亚临床感染不治疗可出现远期并发症,最常见的是视网膜炎,可导致视力丧失。少数人可出现智力障碍、耳聋、抽搐及僵直等。

(2) 疟原虫感染:孕期及产后疟疾感染及严重感染的风险高于非孕期,其特征之一是疟原虫寄居的红细胞滞留在胎盘绒毛间隙。在疟疾流行地区,再次妊娠时胎盘感染及不良预后的发生风险降低,未经免疫的孕妇,尤其是初产妇,母婴不良预后发生率增加。胎儿感染可出现流产、宫内

生长受限、小于孕龄儿、早产、低出生体重、围产儿死亡及先天缺陷。先天性疟疾一般病程长,预后差。

(3) 滴虫感染:孕期滴虫感染与妊娠不良结局有关,可致胎膜早破、早产及低出生体重发生率增加。胎儿可在分娩过程中发生经产道感染,新生儿滴虫感染可表现为发热、呼吸系统、泌尿系统疾病、鼻塞流涕,女婴出现阴道分泌物。口服甲硝唑可通过胎盘,但目前没有致畸致突变的有关报道。

5. 妊娠与性传播性疾病

(1) 梅毒:是由梅毒螺旋体引起的慢性传染病,可通过胎盘感染胎儿,导致流产、先天畸形、胎儿宫内生长受限、死胎、早产、新生儿死亡及先天梅毒感染。先天梅毒的发生和梅毒分期、治疗时机、抗体滴度高低及有无系统产前检查有关。先天梅毒出生时 60%~90% 没有症状,是否有症状主要取决于宫内感染的时间及治疗情况。早期先天梅毒主要表现为肝脏大、黄疸、皮肤红疹、全身淋巴结肿大、鼻塞流涕及骨骼异常等。晚期先天梅毒主要表现为面部特征的改变、骨骼、神经系统、血液系统的变化[5]。

(2) 淋病:是由淋病双球菌引起的常见性传播疾病,主要累及宫颈。孕期淋球菌感染率在发展中国家为 3%~5%,主要经产道传播,国外报道宫颈淋球菌感染的孕妇 30%~40% 发生围产期垂直传播,胎膜早破时也可发生宫内感染。孕期淋球菌感染不予治疗可增加早产风险。新生儿淋球菌感染最常累及眼部,导致淋球菌眼炎,是儿童致盲的重要原因。

(3) 艾滋病:艾滋病(acquired immunodeficiency syndrome,AIDS)由人类免疫缺陷病毒(human immunodeficiency virus,HIV)感染引起。可通过多种途径发生母婴传播如病毒直接感染绒毛膜细胞、通过胎盘破损处进入胎血循环;分娩时接触含病毒的血液及宫颈阴道分泌物;产后母乳喂养。病毒负荷量是发生垂直传播的独立危险因素,当 HIV 病毒小于 1000 拷贝/ml 时,胎儿感染风险低,不受分娩方式及破膜时间长短影响,当 HIV 病毒大于 1000 拷贝/ml 时,剖宫产分娩新生儿感染率较阴道分娩低,破水时间延长可增加新生儿感染风险。宫内感染致早产、死胎及低出生体重发生率增加,早产发生率约为 73.3%。先天性艾滋病临床表现多样,常为非特异性,包括淋巴结病、肝脾大、口腔念珠菌病、生长停滞、卡氏肺囊虫肺炎、复发细菌感染、HIV 脑病、食管念珠菌病等。不建议母乳喂养。抗病毒药物的使用和低出生体重的发生有关,虽然目前研究认为,早孕期抗病毒药物治疗不增加出生缺陷风险,但目前对抗病毒治疗新药的研究有限。

6. 其他感染

(1) 支原体感染:目前已从人类泌尿生殖系分离出至少 7 种支原体,其中分离率较高而与泌尿生殖道疾病有关的是人型支原体和解脲脲原体。它们可以增加胎膜早破、自然流产的发生风险,并可使低出生体重儿、宫内生长受

限、死胎、围产期发病及死亡的发生率升高。妊娠期人型支原体和解脲脲原体感染还可以引起新生儿脑膜炎等中枢神经系统疾病，多见于早产儿，中枢神经系统感染支原体的特点为慢性，可持续几十天至几个月。宫内感染解脲脲原体可引起致命性新生儿肺炎，解脲脲原体感染还与早产及早产儿慢性肺病(chronic lung disease, CLD)的发生有一定的相关性。

(2) 沙眼衣原体感染：孕期衣原体感染率为2%~20%，阴道分娩时，衣原体可经感染的宫颈传播，新生儿的感染率为50%~70%(包括无症状感染)。衣原体的种植和感染需要数周至数月才可发现，多个部位(结膜、鼻咽、直肠和阴道)易感。衣原体感染的新生儿中仅部分有症状，结膜炎发生率为20%~50%，肺炎为5%~30%。有关产前或剖宫产中母婴感染的报道很少，和死胎、胎儿发育不良、早产、胎膜早破可能存在一定的相关性。

(二)孕妇呼吸系统疾病

1. **肺炎** 最常见的为肺炎球菌性肺炎，当出现呼吸困难、缺氧时对胎儿影响较严重。在肺炎急性期，发热、呼吸困难、心力衰竭、电解质紊乱、酸中毒等都可对母婴造成危害，妊娠24周内合并肺炎有17%发生流产，妊娠25~36周内合并肺炎亦有17%发生流产或早产，其围产期死亡率为4%。有研究认为妊娠24周以后患肺炎，即使用抗生素，早产发生率亦无明显改善，但死胎的发生率可能降低。

2. **结核** 孕期结核感染，产前、产时及产后均可发生母婴传播。结核菌可通过血行传播，在胎盘上形成结核病灶，破坏胎盘绒毛进入胎儿体内，使胎儿成为先天性结核病患者，累及肝和区域性淋巴结，可发生原发综合征，同时全身多处脏器可有结核病变；胎儿还可通过吸入或咽下含结核杆菌的羊水，在肺、肠、中耳产生病变；产时可经产道吸入或摄入生殖道分泌物而感染。产后新生儿可经飞沫吸入结核杆菌，或经母乳喂养发生感染。有人认为，新生儿肺结核病的X线诊断可能有难度，因胸片呈非特异性炎症影像。结核菌素试验均呈阴性，但胃液、气管吸取物或淋巴结可能检出抗酸杆菌。对于母亲为活动性结核的新生儿，应严密观察并及时检查，以期对先天性结核病可以早发现、早治疗，必要时可在产妇病情得到控制前对新生儿采用预防性抗结核治疗。

3. **哮喘** 妊娠期哮喘发生率为0.4%~1.3%，是最常见的肺部严重疾病。哮喘可引起孕妇低氧血症、高碳酸血症、碱中毒及子宫血流减少，从而导致胎儿缺氧。另外，孕期哮喘可使早产、低出生体重以及围产期死亡的发生率增加。严重哮喘或并发心血管疾病可致胎死宫内，但与先天性畸形的发生没有显著的相关性[6]。

4. **慢性呼吸功能不全** 孕期发生慢性呼吸功能不全时由于血氧减少，血二氧化碳增加，常可导致胎儿宫内生长受限及胎死宫内等产科并发症的发生率增加。早产往往为医源性，为抢救孕妇而终止妊娠所致。慢性呼吸功能不全

孕妇发生急性代偿失调，呼吸衰竭时可致母婴死亡。

(三)孕妇消化系统疾病

1. **胰腺炎** 孕期急性胰腺炎较少见，可在任何时候发病，但以妊娠晚期居多。早孕期急性胰腺炎，自然流产发生率为20%，早产发生率为16%；晚孕期急性胰腺炎有3%发生弥散性血管内凝血。孕期发生急性胰腺炎其风险较非孕期显著增加，孕妇死亡率分别为37%和3%~6%。

2. **胆石症** 经产妇多见。由于受妊娠期内分泌的影响，血清胆固醇浓度增加2倍以上，此时如有胆汁滞留，易致胆囊结石形成。若未合并严重感染，对胎儿影响不大。一般对胎儿的影响主要表现为流产和早产。

3. **妊娠期肝内胆汁淤积症** 妊娠期肝内胆汁淤积症(intrahepatic cholestasis of pregnancy, ICP)为妊娠期特有的一种以皮肤瘙痒、黄疸和胆酸升高为表现的疾病，胎盘组织中由于胆汁沉积造成滋养细胞肿胀、绒毛基质水肿、绒毛间隙狭窄等病理改变，从而导致胎盘血流灌注不足而造成一系列围产儿的不良后果，例如胎儿生长受限、胎儿宫内缺氧甚至胎死宫内，且胎死宫内常突然发生；循环中过高的胆酸还可刺激子宫及蜕膜释放前列腺素，过早激发子宫收缩，引起早产，本病引起的早产发生率约为36%。还有学者认为，ICP导致的胎死宫内可能不仅与胎盘血流灌注不足有关，也可能与胆酸的直接毒性作用有关。

4. **妊娠呕吐** 早孕时多有恶心和呕吐，当持续呕吐引起营养不良、体液和电解质紊乱时可导致胎儿低体重和自然流产。有研究发现，妊娠剧吐妇女娩出的新生儿中枢神经系统及骨骼畸形发生率增加。

(四)孕妇血液系统疾病

1. **免疫性血小板减少性紫癜症** 孕期免疫性血小板减少性紫癜症(immunologic thrombocytopenic purpura, ITP)发生率为1/(1000~10 000)，ITP孕妇流产率为7%~30%，但随着医学进步，近年来流产率已明显下降。新生儿死亡率早期文献报道高达15%~25%，近年亦有明显下降。新生儿死亡主要原因是颅内出血及早产儿并发症，其中颅内出血占新生儿死亡的10%~30%，大部分发生在自然分娩者。ITP孕妇的新生儿约80%伴随短暂的血小板减少，但通常为自限性，一般于产后4~6天降到最低点，而于1~2个月内恢复正常。恢复迟缓者常与婴儿血循环中抗血小板抗体消失延迟及血小板生成素产生迟缓有关。

2. **贫血** 贫血对孕妇及胎儿有一定影响。妊娠合并贫血时，母体血液中的血红蛋白携带、运输的氧气显著减少，使胎儿得不到充分的氧气供应，致胎盘发育不全及胎儿宫内生长受限，同时流产、早产、低体重、死胎、新生儿窒息、新生儿死亡的发生率均显著增加。重度贫血还可导致羊水量减少，胎儿脑血管扩张及胎心率异常。

(五)孕妇神经系统疾病

原发性癫痫是一种多基因遗传病，其子女发病机会亦增加。妊娠可使10%癫痫发展成癫痫持续状态，致胎儿流

产、早产、死胎及死产的发生率增加。患活动性癫痫的孕妇，所分娩的新生儿先天性畸形发生率比无癫痫者高 8 倍，可能和抗癫痫药物降低血清叶酸水平有关。癫痫孕妇围产儿死亡率增加，新生儿常骤死于 1 周内。癫痫发作摔倒可影响胎儿，发作期间胎儿氧供不足[7]。

（六）孕妇循环系统疾病

1. **心脏病** 孕期心脏病可致流产、早产、胎儿低出生体重及胎儿死亡等不良结局发生率增加，对胎儿的影响大小主要取决于心功能级别，是否为青紫型先天性心脏病及其他因素如治疗药物对胎儿的影响。心功能Ⅱ级时，胎儿死亡率无明显增加，Ⅲ级时死亡率达 12%，而"休息亦有症状"者死亡率可达 31%，心功能Ⅳ级时，其胎儿半数死亡，可能和早期终止妊娠有关。文献报道，青紫型心脏病孕妇只有 43% 活产，37% 发生早产。流产发生率随缺氧严重程度呈增加趋势。足月儿平均出生体重仅 2575g。若父母之一为先天性心脏病者，则孩子发生先天性心脏病的几率为 2%，为普通人群的 6 倍。

2. **休克** 孕妇休克时静脉回流和心排出量减少，以致子宫血流量下降，胎盘气体交换障碍，可引起宫内窒迫，特别是失血性休克对胎儿的影响更为显著，所以在失血性休克时须及时输液、输血，尽快恢复孕妇血压。

3. **高血压** 妊娠期高血压、子痫前期-子痫、妊娠合并慢性高血压、慢性高血压并发子痫前期四种情况可出现血压升高，妊娠期高血压是危及孕妇与胎儿生命的重要原因之一，可致胎儿宫内缺氧、胎儿生长受限、低出生体重、早产及死胎的发生风险增加。

（七）孕妇泌尿系统疾病

1. **肾小球肾炎** 孕期肾小球肾炎，可发展为高血压、子痫前期、子痫甚至死亡；尤其肾功能不全时，对母婴威胁较大，可引起 8% 发生死胎、8% 新生儿死亡、22% 早产、25% 小于胎龄儿、20% 新生儿窒息。

2. **尿路感染** 孕期尿路感染，尤其是无症状性菌尿和不良妊娠结局有关。菌尿不予治疗可致早产、低出生体重及围产期死亡的发生风险增加。有文献报道尿培养阴性孕妇早产及低出生体重的发生率分别为无症状性菌尿孕妇的 1/2 及 2/3；另有病例对照研究发现，尿路感染能增加先兆子痫的发生风险。急性膀胱炎和不良预后没有显著的相关性，可能和下尿路感染由于症状明显得到及时治疗有关。肾盂肾炎对不良妊娠结局有影响，有报道合并肾盂肾炎的孕妇早产发生率为 10.3%，显著高于健康对照组的 7.9%，但是死胎及新生儿死亡的风险组间没有显著差别。

3. **肾移植后妊娠** 肾移植后妊娠对胎儿的不良影响主要在以下几方面：①早孕流产率高达 40%，其中主要是治疗性人工流产（为 27%）；②早产率高达 50%，与妊娠晚期出现妊娠期高血压疾病、肾功能受损、提前终止妊娠有关；③胎儿生长发育受影响，如听力受损、生长发育迟缓，这与孕妇使用免疫抑制剂、孕妇抵抗力下降、易受各种细菌及病毒感

染有关；④胎儿生长受限发生率高达 24%~45%，新生儿平均出生体重 2300~2400g，严重者发生宫内死亡。新生儿出生后易患呼吸窘迫综合征，可伴有血小板减少及肾上腺功能不全。先天性畸形的发生率（脑积水、白内障）也高于正常人，新生儿死亡率高达 1.8%。

（八）孕妇内分泌系统疾病

1. **糖尿病** 最常见的是妊娠期糖尿病，糖尿病合并妊娠比较少见，均可影响胎儿。妊娠合并糖尿病的胎儿畸形发生率为正常妊娠的 6~9 倍；巨大儿发生率高达 25%~40%（一般人群为 8%~14%），难产及新生儿产伤发生率增加；高血糖易致胎儿宫内缺氧；孕期糖尿病的新生儿由于肺发育不成熟，容易发生呼吸窘迫综合征；同时新生儿低血糖、低镁血症及低钙血症的发生率增加。妊娠期糖尿病对胎儿的影响通常没有妊娠合并糖尿病那么严重。

2. **甲状腺功能亢进（简称甲亢）** 孕期合并甲亢（多见于格雷夫斯病）控制不良可致自然流产、早产、低出生体重、死胎、先兆子痫及心力衰竭的发生率增加，死胎发生率可达 8%~15%，早产发生率为 11%~25%，甲亢孕妇血中长效甲状腺刺激物（long-acting thyroid stimulator，LATS）可通过胎盘引起新生儿甲亢。

3. **甲状腺功能减退（简称甲减）及亚临床甲减** 妊娠合并甲状腺功能减退不常见，在筛查人群中仅占 0.3%~0.5%，早孕期甲减致自然流产风险增加，继续妊娠的孕妇中一些严重合并症的发生风险增加，如先兆子痫及妊娠期高血压、胎盘早剥、胎心率异常、早产、低出生体重及产后出血等，剖宫产率、围产期发病率及死亡率也随之增加。新生儿认知能力下降。

关于亚临床甲减与妊娠结局的相关性报道目前存在争议。有研究认为可能和子代的神经发育有关，和早产、胎盘早剥、重度子痫前期、妊娠期糖尿病、新生儿重症监护病房入住也有相关性，但也有研究报道结果不一致[8]。

4. **库欣综合征** 库欣综合征合并妊娠时早产发生率约为 66%，胎儿宫内生长受限发生率为 26.2%~37.8%，围产儿死亡率为 15.4%。其原因除和重症高血压、糖尿病有关外，还可能和过量的皮质激素有关。因为胎盘 11β 类固醇脱氢酶将 85% 的可的松转化成失活状态，通过胎盘的皮质醇较少，因此，新生儿发生肾上腺功能低下的情况较少见。有关于新生儿出生后不久发生 Addison 病危象的报道。也有个别报道死胎胎儿肾上腺体积缩小，皮质带变薄及囊性变。

（九）孕妇结缔组织病

1. **红斑狼疮** 怀孕时系统性红斑狼疮（systemic lupus erythematosus，SLE）处于活动期是母婴预后不良的危险因素，除孕妇子痫前期发生率升高外，流产、早产、胎儿宫内生长受限、低出生体重及新生儿狼疮的发生风险也增加。合并 SLE 的孕妇子痫前期发生率明显高于一般人群；SLE 与胚胎期流产的相关性目前尚存在争议，但和孕 10 周后的流

产显著相关,尤其在疾病活动期及并发狼疮肾炎、抗磷脂综合征时;SLE 孕妇 10%~30% 发生 FGR 或 SGA 儿,病变处于活动期及并发高血压、狼疮性肾炎是其高危因素;早产发生率为 15%~50%,狼疮肾炎及狼疮高活动的孕妇发生率增加。SLE 孕妇血中 IgG 类自身抗体可经胎盘被动传递给胎儿,引起新生儿狼疮综合征,主要表现为鳞屑及环形红斑为特征的皮肤改变及心脏疾病,先天性全心阻滞是最严重的心脏疾病,另外新生儿还可出现血液及肝脏疾病。

2. 硬皮病 孕妇患硬皮病会增加自然流产率,死胎、早产、宫内生长受限、低出生体重儿的发生率,围产期死亡明显增加。

(十)孕妇外科性疾病

1. 阑尾炎 孕期阑尾炎的发病率平均为 1/(800~1500)。单纯型阑尾炎的孕妇死亡率和非孕妇近似。阑尾穿孔后,尤其游离穿孔可发生脓液及粪便的腹腔内播散,孕妇通常感染症状较严重,早产及流产的风险增加,穿孔型与单纯型流产率分别为 36% 及 1.5%,尤其发生弥漫性腹膜炎或腹膜脓肿时,流产率分别为 6% 及 2%,早产率分别为 11% 及 4%。腹腔镜下阑尾切除可能导致流产及早产的风险增加,有文献报道腹腔镜及经腹手术流产发生率分别为 7% 及 3%,但也有研究认为如果术中将腹压控制在 10~12mmHg,腹腔镜手术并不增加不良结局的发生风险。有关孕期阑尾切除术后新生儿远期预后的研究较少,目前尚未发现对胎儿有远期不良影响[9]。

2. 腹部创伤 孕期创伤如车祸、摔伤、暴力伤等可引起流产、胎膜早破、胎盘早剥、早产、子宫破裂、胎死宫内、母胎出血等不良预后发生,曾有孕妇腹部外伤,伤及胎儿头部,诱发癫痫发作的报道。

3. 烧伤 孕期烧伤可通过影响母体多个系统功能对胎儿产生影响。孕妇毛细血管通透性改变可使血容量降低,影响胎盘灌注,导致胎儿缺氧及酸中毒;由于微血管渗透压改变,肺泡与肺血管间的气体交换减少,孕妇发生呼吸窘迫,缺氧,可致胎儿宫内缺氧、流产、早产及胎死宫内发生率增加;由于肾上腺素系统激活及烧伤的刺激作用,子宫易出现宫缩导致流产及早产;伤口感染,可导致低血压,胎儿也可受感染,造成败血症、酸中毒等;烧伤后需要应用大量药物,有些药物对胎儿的生长发育有影响,可致先天畸形及 FGR;烧伤后由于感染、缺氧、酸中毒及某些药物(如磺胺嘧啶银)的使用,新生儿病理性黄疸发生率增加。

(段涛 蒋湘)

参考文献

1. Neu N, Duchon J, Zachariah P. TORCH infections. Clinics in perinatology, 2015, 42(1):77-103, viii.

2. Dunkelberg JC, Berkley EM, Thiel KW, et al. Hepatitis B and C in pregnancy: a review and recommendations for care. J perinatol, 2014, 34(12):882-891.

3. Gabas T, Leruez-Ville M, Le Mercier D, et al. Influenza and pregnancy. Presse medicale, 2015, 44(6 Pt 1):639-646.

4. Tevdorashvili G, Tevdorashvili D, Andghuladze M, et al. Prevention and treatment strategy in pregnant women with group B streptococcal infection. Georgian medical news, 2015, (241):15-23.

5. Wahab AA, Ali UK, Mohammad M, et al. Syphilis in pregnancy. Pak j med sci, 2015, 31(1):217-219.

6. Zanforlin A, Corsico AG, F DIM, et al. Asthma in pregnancy: one more piece of the puzzle. Minerva med, 2016, 107(1 Suppl 1):1-4.

7. Hehir MP, D'Alton ME. Epilepsy in women during pregnancy. Lancet, 2016, 387(10019):645-646.

8. American College of O, Gynecologists. Practice Bulletin No. 148: Thyroid disease in pregnancy. Obstet gynecol, 2015, 125(4):996-1005.

9. Abbasi N, Patenaude V, Abenhaim HA. Management and outcomes of acute appendicitis in pregnancy-population-based study of over 7000 cases. BJOG, 2014, 121(12):1509-1514.

第13节 胎儿炎症反应综合征

胎儿炎症反应综合征(fetal inflammatory response syndrome, FIRS),是由于胎儿在宫内暴露于各种微生物(包括细菌及病毒),使其固有免疫被激活,引起多器官功能障碍的一种病理状态,类似于其他年龄组和成人的全身炎症反应综合征(systemic inflammatory response syndrome, SIRS)。SIRS 最早是由美国胸科医师协会/危重病医学会于 1992 年提出,诊断标准因涉及体温、心率、呼吸和血常规等多个指标,不能用于胎儿[1]。FIRS 最初被定义在伴随血白细胞介素(interleukin, IL)-6 浓度升高的且有早产胎膜早破(preterm premature rupture of membranes, pPROM)的胎儿人群。发生 FIRS 的胎儿,罹患新生儿期严重疾病的发生率,与相同孕龄比较有明显增加,如败血症、脑室内出血(intravetricular hemorrhag, IVH)、脑室周白质软化(periventricular leukomalacia, PVL)等,同时发生远期并发症如慢性肺病(CLD)和脑瘫等的几率也明显增加[1-2]。

(一)发病机制

1. 宫内感染 据感染部位分为羊膜内与羊膜外感染,宫内感染诊断的金标准是细菌培养,但因羊膜外感染获取标本困难,所以许多文献将羊膜内感染代表宫内感染。羊膜腔通常是无菌的,如果发现有任何微生物存在,不管有否任何症状与体征,就定义为羊膜腔内微生物入侵,但应引起警惕的是,早分娩发作且胎膜未损的孕妇,只有 12.5% 有明显绒毛膜羊膜炎的临床表现。其感染途径可以从以下几个方面:①从阴道和宫颈逆行感染;②血行通过胎盘传播;

③腹腔病灶通过输卵管播散;④侵入性操作消毒不严。其中逆行感染是最主要的途径,一般可以分为四个阶段:①阴道和宫颈正常菌群被致病性微生物取代;②致病微生物在蜕膜处侵入、增生;③绒毛膜羊膜炎和(或)绒毛血管炎的发生;④细菌和(或)其产物直接通过羊水或绒毛血管进入胎儿体内,造成宫内感染进而产生FIRS。文献显示,早产孕龄越小,经病理组织证实的绒毛膜羊膜炎发生率越高,无论羊膜腔内炎症还是羊水培养阳性率均与孕龄呈反比关系。

2. 机体免疫病理机制 FIRS是胎儿体内固有免疫系统被激活的一种状态,是SIRS在胎儿体内的特殊表现,特征为血中IL-6浓度增高。宫内感染可以导致母体局部或胎儿体内一些细胞因子发生变化,羊水中大量的白细胞聚集,IL-1、IL-6、IL-8和肿瘤坏死因子(TNF)的产生和释放显著增加。发生pPROM孕妇所生新生儿体内血IL-6水平明显升高,胎儿常常参与母体的绒毛膜羊膜炎的病理变化过程。

(1) 模式识别受体(pattern recognition receptors,PRRs):胎儿机体免疫系统的PRRs不仅能识别多数微生物所具有的结构重复模式,还能识别由于机体对微生物入侵使受损组织产生的危险信号。第一个被发现的PRRs是Toll样受体(TLRs),能识别微生物产生的内毒素、肽聚糖和病毒RNA等,以及机体产生的危险因子如热休克蛋白。根据功能和分子在亚细胞部位定位,将PRRs分成三组:①可溶性PRRs,如急相蛋白(包括甘露聚糖结合凝集素和C反应蛋白即CRP),作为调理素利于补体和吞噬系统的中和以清除病原体;②跨膜PRRs,包括清道夫受体、C型凝集素和TLRs;③胞内PRRs,包括Nod1和Nod2,RIG-1和MDA-5,介导识别胞内病原体(如病毒)。

(2) TLRs:在人类已经发现十多种TLRs,TLR-4识别革兰阴性细菌产生的脂多糖(LPS);TLR-2识别由革兰阳性细菌、支原体和真菌产生的肽聚糖、脂蛋白及酵母聚糖;TLR-3识别病毒的双链RNA;TLR-5的配体是鞭毛蛋白。TLRs识别相应的配体后,激活其胞核内NF-kB,启动细胞因子、趋化因子及抗菌肽等。Toll途径也激活共刺激分子如CD80和CD86在树突状细胞和巨噬细胞表面的表达,激活初始T细胞(naive CD4 T),从而激活获得性免疫应答。

(3) 趋化因子、细胞因子网络:趋化因子(即IL-8、RANTES、IP-10等)吸引白细胞到受侵部位,由胎儿蜕膜产生IL-1和胎盘羊膜、蜕膜及子宫肌层产生TNF-α激活胞核内的转录因子NF-kB,通过后者刺激IL-6的表达。IL-1β和TNF-α均属前炎症介质,在感染性休克机制中起核心作用,因为给动物注射这些因子能使其出现败血症的临床表现,如发热、低血压和白细胞增加等。根据最初产生细胞因子的细胞分为辅助T细胞1(Th1)和Th2。Th1细胞因子(即IFN-γ、IL-2和TNF)介导胞外针对细菌和病毒的免疫,Th2细胞因子(即IL-4、IL-6、IL-10和IL-13)介导针对胞外病原体的保护性体液免疫。IL-6是对组织损伤急相反应的主要

介质,可以在外周血里被检测到,可以在肝刺激产生急相蛋白如CRP。

(4) 其他因素:发生FIRS时,氧自由基和脂质代谢产物增多,并形成瀑布样连锁反应,使炎症进一步扩大,造成全身性炎症反应失控,还激活凝血纤溶系统,致凝血机制失控。

(二) 对胎儿和新生儿的常见危害

1. 胎死宫内 胎死宫内的胎儿,其孕母的炎症反应是胎儿的9倍,可能的解释是:胎儿被感染的过程中未能触发自身的炎症反应,但却刺激宫缩引起早产而未能存活。也有宫内死于胎膜完整的B组溶血性链球菌(GBS)和解脲脲原体(UU)感染者,尽管病菌在机体内广泛传播,但不管是孕母还是胎儿的炎症反应均不明显。也有报道从死胎尸体解剖肺组织培养证实的宫内感染,认为胎儿死亡发生在宫缩前,而孕母与胎儿之间炎症反应的差别可以解释为,胎儿死后胎膜炎症反应才发生。Moyo等报道胎死宫内有9%(6/66)有胎盘绒毛膜血管炎症,而60例活产儿的胎盘没有该病变(OR=14,95% CI 2.8-72),表明胎盘炎症与胎死宫内密切相关。

2. 早产 有大量报道孕母的绒毛膜羊膜炎(不管有无症状)与早产有密切关系,早产孕龄越小,经组织学证实的绒毛膜羊膜炎越多[3],病菌进入胎儿体内引起FIRS,胎儿为了逃避不利的宫内环境,启动自身免疫反应,对自己起到保护作用,胎儿促炎症因子启动宫缩,胎盘蜕膜产生IL-1及多处产生TNF-α等细胞因子,刺激前列腺素和基质金属蛋白(MMPs)的增加,从而启动早产发作。

3. 早发败血症 孕母的绒毛膜羊膜炎与40%的新生儿早发败血症有关,感染的胎膜直接传播给胎儿[4]。其在肺部的表现在生后不久很难与新生儿呼吸窘迫综合征(RDS)鉴别,尤其是GBS引起FIRS的早发败血症。

4. 对胎儿和新生儿肺的影响 全身性的炎症反应作用的靶点包括肺、脑、心脏、血液系统等。肺是最易受累的器官之一,发生FIRS时,低氧刺激胎儿呼吸中枢,引起胎儿喘息样呼吸,可以将羊水吸入到气管远端和肺泡,羊水中含有微生物及其代谢产物和大量的促炎症因子随羊水到达肺组织,引起肺损伤。

(1) FIRS与新生儿RDS:以往研究发现有绒毛膜羊膜炎母亲的新生儿发生RDS的机会降低,动物实验将内毒素注射引起绒毛膜羊膜炎,加速了肺的成熟。绒毛膜羊膜炎时,羊水中IL-1、IL-6、IL-8和TNF的产生和释放增加,使肺泡表面活性物质相关蛋白SP-A、SP-B的mRNA的表达升高,肺泡表面磷脂增加,并呈一定的剂量依赖关系。胎儿血中IL-6升高,也刺激SP-A mRNA和蛋白质的合成,提示宫内感染或炎症能够促进胎儿肺成熟,并使胎儿生后发生RDS的机会减少。余加林等发现,101例新生儿RDS中,仅23.8%有胎膜早破,而未发生RDS的111例对照组中,更多有胎膜早破史(43.2%)。Namavar等也报道,胎膜早破

<12 小时,肺透明膜病(hyaline membrane disease,HMD)发生率 48.6%(41/94);12~24 小时,31.6%(6/19);25~48 小时,仅 19%(4/21),提示 48 小时内的胎膜早破与 HMD 的发生率呈负相关。

(2) FIRS 与 CLD:尽管宫内炎症和感染减少呼吸窘迫综合征(respiratory distress syndrome,RDS)的发生,却增加了慢性肺病包括支气管肺发育不良(bronchopulmonary dysplasia,BPD)的发生。有资料显示,母亲绒毛膜羊膜炎的新生儿出生体重 <2000g,其气管灌洗液 IL-1β 水平明显高于对照组,且更易发生 BPD。其绒毛膜羊膜炎的严重程度与新生儿 CLD 的严重程度呈正相关,表明生前暴露于促炎症因子,是发生 BPD 的一个危险因素。研究发现,不管是胎膜完整或 pPROM 的早产,以后发生 BPD 者保留的羊水标本中 IL-6、TNF-α、IL-1β 和 IL-8 的浓度增高,保留的脐血中 IL-6 水平也明显增高。70 例有 CLD 的新生儿,胎儿炎症反应的发生率为 76%。"新" BPD 的形成是由产前事件和产后事件共同或相互作用造成,前者包括绒毛膜羊膜炎,因胎儿暴露于致病因子,激活细胞因子,产后事件包括复苏、氧毒性、机械通气、肺和(或)全身感染及动脉导管未闭等。这两方面因素均可引起继发性肺损伤,造成肺炎症应答,混乱的创伤愈合,肺泡化和血管发育受抑制,最后形成新 BPD。

(3) 引起肺损伤机制:①对肺的直接损伤,宫内感染,胎肺暴露于炎性环境,生后气管灌洗液中中性粒细胞占主导优势,经原位杂交证明这些中性粒细胞是胎源性的,肺组织 IL-1β、IL-6 和 IL-8 mRNA 表达增高。在注射内毒素和 IL-1α 之前注射 IL-1 的受体拮抗剂可以减轻肺部炎症。IL-1 通过 TLR4 和 NF-κB 介导起作用,注射 NF-κB 的抑制剂可以避免绒毛膜羊膜炎的鼠模型中内毒素作用。其病理过程是:IL-1 激活细胞,产生黏附分子,使白细胞进入肺间质,促进肺成纤维细胞产生胶原和氨基多糖等,引起肺的纤维化,肺纤维化是慢性肺部疾病的重要结构基础。IL-1 与 TNF-α 能够协同作用,增加血管内皮通透性,进一步加重肺损伤。②影响肺血管发育和肺泡化进程,CLD 的特征性表现之一就是肺泡和肺血管的发育不全和功能障碍。实验发现,羊膜腔内内毒素暴露 1~7 天,血管表皮生长因子(vascular epidermal growth factor,VEGF)、血管内皮生长因子受体 -2、内皮一氧化氮合酶(eNOS)、血小板内皮细胞黏附分子 -1 表达下降;内毒素暴露第 4 天和第 7 天,肺血管中层肌肥厚和内膜的纤维化增加。这些因子在肺血管的发育过程中扮演重要的角色。eNOS 减少,在微缺氧环境下就可以抑制肺泡化进程,而宫内本身就是一个相对的低氧环境。羊膜腔内内毒素暴露,生前的炎症诱导转化生长因子 -β(transforming growth factor β,TGF-β)增高,通过 Smad 信号通路阻碍肺泡化;而结缔组织生长因子(CTGF)表达只有正常对照组的 30%,可能抑制肺血管的发育或重构。炎症能够全面下调胰岛素样生长因子(insulin-like growth factor,

IGFs),阻碍在肺发育的后期诱导肺泡和肺血管的成熟。③感染诱导氧化应激造成对肺的损害。羊膜腔内毒素暴露下的胎羔羊,7 天后支气管肺泡灌洗液中载脂蛋白羰基(增高 10 倍),髓过氧化物酶(增高 7 倍),血浆中的载脂蛋白羰基也升高,说明了全身的氧化应激被激发。氧化应激能够影响一系列基因的表达,引起炎症反应、凝血和纤维蛋白溶解、细胞外基质增加、细胞周期改变、信号传递的紊乱、肺泡的扩张等。这些可部分解释慢性肺部疾病的病理改变。

5. 对大脑的影响

(1) 脑瘫:宫内感染是脑瘫发病的独立病因,孕龄越小,脑瘫发生率越高。瑞典学者报道,早产儿痉挛性脑瘫 148 例中母亲绒毛膜羊膜炎 / 肾盂肾炎占 12%,对照组(n=296)仅 6%(OR=2.0,95% CI 1.0-3.9);组织学绒毛膜羊膜炎占 36%,对照组 13%(OR=3.6,95% CI 1.2-12.2);分娩前发热占 26%,对照组 4%(OR=2.3,95% CI 1.0-5.2);胎膜早破(至分娩的时间)中位数 63 小时,而对照组仅 37 小时,P=0.01,表明早产儿痉挛性脑瘫与产前感染密切相关。一项 Meta 分析显示,在早产中,临床诊断绒毛膜羊膜炎增加脑瘫(RR=1.9,95% CI 1.4-2.5),增加囊性 PVL(cPVL)(RR=3.0,95% CI 2.2-4.0),组织学诊断的绒毛膜羊膜炎增加脑瘫(RR=1.6,95% CI 0.9-2.7)和增加 cPVL(RR=2.1,95% CI 1.5-2.9);而在足月儿中仅增加脑瘫(RR=4.7,95% CI 1.3-16.2)的发生率[1]。

(2) 早产儿脑损伤:IVH 和脑白质损伤(white matter damage,WMD),多为 PVL,是常见的两种早产儿脑损伤。存在 WMD 者发生脑瘫的危险性将增加 15 倍,宫内感染者发生 WMD 的危险性增加 2.6 倍(RR=2.6,95% CI 1.7-3.9)。动物实验证实,脂多糖(LPS)注射到怀孕大鼠,使其所生的新生鼠发生 WMD;另一项动物实验也证实,缺氧可造成胎羊 WMD 合并灰质损伤;将一定量的大肠杆菌注射到孕鼠体内,引起了胎鼠脑室旁白质神经胶质酸性蛋白(neuroglia acidic protein,GFAP)升高,提示脑白质损伤;LPS 注射到怀孕大鼠,使其所生的新生鼠脑和血 S-100 水平升高,反映神经系统损害。

(3) 感染对大脑的影响机制:宫内感染患儿羊水中及 PVL 周围炎症因子(IL-6、IL-1、TNF-α 等)透过血脑屏障(blood-brain barrier,BBB)对少突胶质细胞和髓质有毒性,使其停止分化、凋亡、脱髓鞘等病变。动物实验证实,脂多糖(LPS)使未成熟鼠脑对缺氧缺血敏感;子宫内注射 LPS 加重早产新生鼠缺氧缺血性脑损伤。感染使胎盘灶性或弥漫性绒毛膜炎、绒毛成熟障碍、绒毛出血性血管内膜炎和坏死性动脉炎;病变绒毛互相粘连,甚至整个胎盘有散在钙化灶;胎盘成熟障碍、绒毛钙化、血栓形成等,最终导致胎盘功能异常,胎盘血流量减少,胎儿缺氧缺血性脑损害。澳大利亚专家用 LSP 制作的胎羊 - 新生羊的绒毛膜羊膜炎模型证实,绒毛膜羊膜炎损伤脑血管内皮,影响 NO 合成,干扰脑血流自动调节功能,更易于受缺氧缺血性损伤。我国专家将 LSP 注入孕胎鼠后发现,胎鼠脑组织水肿为混合性脑水肿(血管源性脑水肿和神经细胞毒性脑水肿),反映自由基损伤的脂质过氧化产物指标的丙二醛(malonaldehyde,MDA)升高,提示中性粒细胞的功能激活;介导组织损伤的指标髓过氧化酶(myeloperoxidase,MPO)升高,反映神经元死亡最后通路的指标即胞内钙离子超载[5]。

6. 其他 FIRS 还可以引起胎儿生长受限、新生儿窒息、坏死性小肠结肠炎(necrotizing enterocolitis,NEC)、早产儿视网膜病(retinopathy of prematurity,ROP)及肾功能损害等。对血液系统的影响:FIRS 胎儿中 2/3 有中性粒细胞数升高,伴随集落刺激因子的增加,如抑制骨髓会降低中性粒细胞数,只占 7.1%(3/42)。对肾功能损害表现为羊水过少(羊水指数 <5cm)[4]。

(三)实验室检查

1. 脐血 IL-6 和 CRP 检测 分析发现,脐血 IL-6=11pg/L 是判断的临界值,当 IL-6>11pg/L,孕妇发生早产及 pPROM 的机会和新生儿发生严重疾病的机会明显增加。脐带血 CRP 浓度,其增高与羊水感染、脐带炎及早发败血症有关,能反映生前 6 小时以上的宫内感染,而产时感染则尚未增高。

2. 胎盘病理 脐带炎症或绒毛血管炎也可以判断有无 FIRS 的存在,逆行性感染者炎症病灶局限在胎膜和绒毛层,而血行性感染则以胎盘实质性炎症为特征[4]。脐带炎增加新生儿早发败血症的风险,增加残疾(如 BPD 和脑瘫)的风险。

3. 羊水 CRP 和白细胞计数 这两项指标升高常出现在羊膜腔感染时,可作为宫内感染的证据。

(四)可能的治疗途径

对产前感染与胎儿炎症反应综合征的进一步认识,将会从新的角度对早产儿、新生儿的疾病机制进行理解。特别是对其脑损伤原因的解释,对医患沟通、治疗及研究的途径均有积极的意义。然而,我国在这方面的研究和报道还不多,更需要大规模的流行病学研究。此外,对围产工作者遇到早产时决定结束妊娠还是继续保胎提供参考依据。

既然 toll 样受体(TLRs)在识别微生物是关键的一步,可以设计防御性的 PRP 信号,从而影响细菌介导的早产发作。有学者观察到,自发性 *TLR4* 基因突变的老鼠比野生型老鼠,在宫内注入热敏感细菌或脂多糖(lipopolysaccharide,LPS)后,更不容易引起早产发作。在孕妇羊膜上皮上有 TLR-2 和 TLR-4 的表达,此外,不论是足月或早产,只要经组织学证明的绒毛膜羊膜炎者,不管胎膜完整与否,均伴随绒毛膜上 TLR-2 和 TLR-4 的 mRNA 和蛋白表达增高。这些内源性免疫系统将是研究治疗这类疾病的新靶点。

(余加林)

参考文献

1. Gotsch F,Romero R,Kusanovic JP,et al. The fetal inflammatory response syndrome. Clin obstet gynecol,2007,50(3):652-683.

2. 王建辉,余加林. 胎儿炎症反应综合征与新生儿肺部疾病. 中华围产医学杂志,2009,12:388-390.

3. Lahra MM,Beeby PJ,Jeffery HE. Intrauterine inflammation,neonatal sepsis,and chronic lung disease:a 13-year hospital cohort study. Pediatrics,2009,123(5):1314-1319.

4. Spinillo A,Iacobone AD,Calvino IG,et al. The role of the placenta in feto-neonatal infections. Early Hum Dev,2014,90S1:S7-S9.

5. 李晓捷,刘维亮,庞伟. 宫内感染致胎鼠脑损伤组织丙二醛、髓过氧化酶、钙离子的变化. 实用儿科临床杂志,2007,22:126-128.

第14节 健康与疾病的发育起源

"健康与疾病的发育起源"(developmental origins of health and disease,DOHaD)是生物医学近 20 余年来的突破性进展,即认识到生命后期的某些严重健康问题,可能起源于生命的早期 - 胎儿期和出生后早期。DOHaD 理论的提出是基于大量的流行病学调查和动物实验研究,这些研究发现,成年期的肥胖、心血管疾病、代谢综合征、2 型糖尿病、骨质疏松及癌症等慢性非传染性疾病(non-communicable diseases,NCDs)在某一特定人群的发病率较高,而这一人群都有在出生时低体重而后通过增加营养摄入加速追赶生长以至于儿童期体重超过正常的特点。因此,Barker 在 1995 年首先提出了"成人疾病的胎儿起源"(Fetal Origins of Adult Disease,FOAD)的假说,认为胎儿在妊娠的中晚期营养不良,会引起其生长发育失调,从而导致晚年易患冠心病,也就是说,人的健康和疾病在胎儿期就已经被规划,生命后期的生理功能可以通过早期发育的改变而被重新编程。20 年过去了,大量的研究从一定程度上证实了这一假说,但也发现,不仅是低出生体重,即使是出生体重正常者也可能因为孕母的肥胖、孕期饮食、代谢和内分泌状态异常引起胎儿生理功能的改变,增加成年后慢性病的发生几率。于是,"FOAD"的概念渐渐过渡到"DOHaD"理论。"DOHaD"理论的提出不仅提供了此类疾病起源的新观点,也为此类疾病的预防策略提供了科学依据。

(一)"DOHaD"假说的证据

1. 荷兰饥荒的启示 尽管战争和饥荒到处都有,荷兰饥荒却是人们研究母亲孕期营养不良对胎儿及后续健康影响的最好资料。这是因为荷兰饥荒的独特之处,例如饥荒是强加于以前营养状态良好的人群;饥荒突然开始和突然结束(1944~1945 年);尽管战争的不幸,战争期间仍然提供了专业的围产期护理,婴儿的出生体重、母亲的健康情况及营养配给等均有详细的记录。许多出生于荷兰饥荒期间的个体的流行病学研究揭示,母亲孕期营养不良和婴儿出生时低体重伴有增加的成年期肥胖、胰岛素抵抗、高血压和冠心病的发生率。Roseboom 及其同事对 2414 例母亲在怀孕的不同时期暴露于饥荒的阿姆斯特丹出生的单胎足月活产儿在 50~58 岁时的随访资料显示,在孕早期暴露于饥荒者的子代有更多的冠心病、动脉粥样硬化、高脂血症、血凝紊乱、肥胖,甚至乳腺癌的发生率增加。因此,提示母亲孕期营养不良对子代的后续健康的影响程度取决于其营养不良发生的时间,尤其是孕早期特别脆弱。

2. **低出生体重对成年期健康与疾病的影响** 1989 年,Barker 首先从英国赫特福郡的记录中发现罹患缺血性心脏病的死亡率与出生及 1 岁时的体重呈负相关,尤其是出生体重不足 2.5kg 者,因此,推测宫内生长迟缓(intrauterine growth retardation,IUGR)是与其相关的危险因素。Barker 提出:"宫内营养不良不但影响儿童的出生体重和以后的生长发育,还可影响重要器官应有的功能及某些系统的功能活动,因此,宫内的营养对成年人健康的影响超乎现代人的想象,它可以影响动脉硬化的形成、高血压、胰岛素抵抗和许多其他代谢或内分泌功能,这些对人类健康或疾病都起着重要作用"。这就是通常所说的 Barker 假说。

为了解释低出生体重儿成年后罹患其他代谢综合征亦增加的原因,Barker 提出,在胎儿发育的关键期,胰腺 β-细胞的改变是导致成年期 Ⅱ 型糖尿病发生的原因。他们的调查资料发现,Ⅱ 型糖尿病的发病率和发病前的葡萄糖不耐受随出生体重和 1 岁时的体重增加而下降,尤其是出生体重低于 2.5kg 者患糖尿病或葡萄糖不耐受的风险是出生体重大于 4.3kg 者的 6 倍以上。

3. **儿童期的生长对成年期健康与疾病的影响** 来自于芬兰国家注册登记的 1924~1944 年出生于赫尔辛基大学中心医院及妇产科医院的 20 431 人的队列研究(HBCS)[1],不仅复制了 Barker 的发现,且还探索了是否儿童期的生长能够改变在宫内已经建立的冠心病发病风险。结果显示,不论出生时的身体大小,婴儿期生长缓慢和 1 及 2 岁时的低体重、低体质指数(body mass index,BMI)伴有增加的成年时冠心病风险,而且在婴儿期以后的儿童期,体重和 BMI 的快速增加者伴有更高的冠心病风险,这种影响在那些出生时小或瘦的儿童中最为强烈。也就是说,与胎儿环境的细微变化诸如母亲营养改变相关的长期影响可以不依赖出生体重,出生前至婴儿期生长缓慢然后跟以儿童期快速追赶生长的个体,处于发生成年期疾病的最高危状态。

4. **胎儿宫内营养过剩对成年期健康与疾病的影响** DOHaD 概念也在出生前或新生儿期过度或丰富的营养背景下起作用。其早期的证据来自于 1946 年出生的英国队列、美国 Pima 印第安人群和北欧队列的 Meta 分析,即发现出生体重和血压之间的 U 型相关。已有明确的证据,出生体重和远期健康之间的关系不是直线相关,而是呈 U 形相关。与低出生体重儿一样,出生时伴有脂肪沉积的大于胎龄(large

for gestational age,LGA)儿同样也处于发生成人疾病的风险,特别是肥胖和糖尿病母亲的婴儿。因此,生命早期的生长可以通过 2 条途径与成年期的疾病风险相关联,其中之一是"经典的"低出生体重通路,而另一条通路则是伴随高出生体重和整个儿童期的高 BMI。不同的早期生长途径可以解释在临床实践中遇到的某些异质性和表型的不同[1]。

近年来的担心是糖尿病的隔代遗传。越来越多的妇女在他们育龄期间发生 2 型糖尿病,糖尿病母亲的儿童比较可能变成肥胖和发生糖尿病。糖尿病对子代的影响与宫内暴露于高血糖相关,因为在同胞中,糖尿病的风险在母亲发生糖尿病之后出生者比较大。现今,妊娠糖尿病的发生率在许多国家正在迅速地上升,特别是亚洲,妊娠糖尿病的子代已被发现有更大的发育中肥胖和胰岛素抵抗的风险,甚至是暴露于孕期轻度高血糖时。因此,"糖尿病生糖尿病(diabetes begetting diabetes)"的问题已经成为当前的主要担心[2]。

5. **发育期间环境暴露对成年期健康与疾病的影响** 肥胖和超重的发生率正在全球不断地增加,母亲肥胖伴有立即不利的母亲和新生儿结局,包括增加先天性缺陷和流产的风险。且有证据提示,母亲肥胖对子代后期的健康也有不利的影响。苏格兰的一个研究显示,母亲孕期肥胖其子代成年早逝的风险增加。HBCS[1]13 345 例人的队列中,孕期 BMI 较高的母亲伴有子代增加的不依赖于社会经济状况的癌症、心血管病和 2 型糖尿病风险。同时,即使在没有肥胖的脂肪沉积过多的母亲中也观察到母亲 BMI 和子代 BMI 之间的正相关,母亲 BMI 较高者的子代伴有生命后期不利的体脂组成。该发现提示,不利的身体组成在生命早期就已被编程,这些发现也支持预防育龄妇女超重和肥胖的重要性。

发育期间暴露于环境化合物与诱导成年期疾病之间的关联性[3]最强的证据包括吸烟、缺氧、铅、甲基汞和药物雌激素乙烯雌酚等。动物研究证实,发育中暴露于环境化学物质可以诱发生命后期的疾病。在动物研究中牵涉到的许多疾病在人类近几十年来正在增加,包括肥胖、神经发育疾病/功能障碍、哮喘和免疫功能障碍等。动物研究也发现,发育中化学物质暴露与成年疾病之间的某些因果关系,也可能因为暴露与发病之间的长时间的滞后而在人类研究中未能发现,例如乳腺癌、前列腺癌、神经退行性变、心血管疾病和某些生殖系统疾病等[3]。

总之,DOHaD 效应源自生命早期,涵盖 4 个阶段,受孕期、胎儿期、婴儿期和儿童早期。在这期间,暴露的环境因素所诱导的发育改变对于子代后期的健康和疾病风险具有长期持续的效应。

(二)"DOHaD"假说的机制

现在看来,成人疾病的发生仅仅是由于个体遗传特性和成人的生活方式(包括饮食习惯、运动不足等)之间的相互作用所致的观点是过分简单化了。出生时低体重的婴儿倾向于发生成年期代谢综合征的流行病学资料已经导致以下一系列的假说,如"程序化"(programming)、"节俭表型"(thrifty phenotype)、"预适应"(predictive adaptation)、"发育可塑性"(developmental plasticity),以及现在最热门的"表观遗传学机制"(Epigenetic Mechanisms)等假说。不论用那个学说来解释,都存在着一个共同的关键时间窗口,即胎儿期~儿童早期,在生命早期的这个关键的时间窗口内个体对不利的刺激(包括环境、疾病和营养等)高度敏感,可对某些器官的结构或功能产生长期或永久性的影响。

1. 代谢程序化假说　"程序化"的概念是 Lucas(1991年)首先提出的。通俗地说,所谓"程序化"就是指"在生命早期机体可对不利的环境刺激做出适应,这种早期适应可被永久性编程,持续影响机体的生理和代谢,乃至成年期疾病的发生"。事实上,发育程序化就是由于对发育期间的应激原反应所发生的基因表型的变化。目前,已有强烈的证据提示,导致低出生体重的因素如胎儿缺氧、营养不良、过度应用糖皮质激素、胎盘功能障碍等都有可能使发育的程序重排(reprogramming)。而且,程序化的发生并不一定都需要出生前的生长限制,例如胎儿早期暴露于糖皮质激素虽然并不损害胎儿的生长,但是却能够永久性的改变肾的发育和导致成人期的高血压。同样,出生后早期的环境对于许多器官系统在出生后的继续发育也是重要的,现在已知,婴儿和儿童期的营养不良、感染及药物暴露同样可以不利的影响后续的健康。

2. 节俭表型假说　"节俭表型"是 Barker 于 1992 年在Neel(1962年)"节俭基因"的基础上提出的。尽管都是为了解释在富裕人群中糖尿病高发的原因,但是二者不尽相同。Neel 的"节俭基因"学说是指生物体在频繁饥荒的年代选择有利于生存的基因,即在饥饿期间能节约利用而在食物丰富时又能大量脂肪储存的人的生存机会高于代谢效率低的人,从摄取/利用食物的高效性这一层面上讲,Neel广义地称之为"节俭基因",糖尿病是在富裕时这些基因功能障碍的后果。然而,根据达尔文的优胜劣汰原理自然选择的基因需要花上数千年才能表达自己,而胎儿起源的成年疾病仅需数十年就能表现出来,因此,Barker 修饰了 neel的"节俭基因"假说,将这种现象称之为"节俭表型",即基因本身并没有根据母亲的营养环境而改变,但是基因的表达可以通过关键时期中的暴露而被改变。胎儿在宫内营养不良的环境下,为了存活而发生一系列适应性改变,包括身体变小、代谢率降低、生长速度减慢、胰岛素分泌减少等,这一切都是为了能够节省能量,有利于生存。出生后,一旦环境好于预期,就会造成脂肪堆积、胰岛素抵抗和 2 型糖尿病等成年疾病的发生。因此,应用"节俭表型"假说可以解释为什么成人的代谢综合征特别容易发生在出生时和 1 岁时生长限制而在 1 岁以后有快速追赶生长的儿童中。

3. 预适应假说与发育可塑性　Gluckman 喜欢用"预适应假说"来解释程序化的现象。他认为所谓"程序化"事实上就是发育中的生物体对环境因素(例如营养)的预适应反应。如果环境信号极端恶劣,发育中断导致流产;如果环境信号不是极端恶劣,机体则会发生适应性的反应,包括即刻反应和延误反应。即刻反应包括延缓生长、促进成熟和缩短妊娠以为了能够存活。延迟反应则指胎儿根据来自胎盘的信息预测他今后的生活环境而改变他的发育轨道。如果胎儿预测他今后的生活环境将是营养剥夺的环境时,就会做出与这种环境相适应的一系列的生理学调整,例如腹部脂肪沉积,减少肾单位、心肌细胞和神经元数量,降低胰腺的生长和增加 β 细胞的凋亡,减少骨量和骨矿密度,减少毛细血管的密度和降低血管内皮功能,改变与变应性/过敏反应相关的 Th1/Th2 平衡,较早的青春期,降低的DNA 修复功能和较早的老化,以及一系列的行为影响,包括情感障碍和应激反应等,但是,一旦真实环境与预测环境不相匹配(例如丰富的营养环境),这种预见性的适应反应就有引起肥胖、高脂血症、高血压、代谢性骨病、胰岛素抵抗等疾病的风险,不匹配的程度越大,疾病的风险也就越大。胎儿及婴幼儿的这种"适应性改变"也被称为"发育的可塑性"。从生物进化的角度来看,它有益于人体适应不同的外界环境,例如食物缺乏。重要的是需注意,这种可塑性在出生时并没有结束,至少在儿童早期[4]。

4. 遗传表观学机制　在 DOHaD 领域最令人瞩目的进展就是它和表观遗传学的关系。表观遗传学是指不涉及DNA 核苷酸序列改变,而通过 DNA 甲基化、组蛋白修饰和非编码 RNA 来调控基因活性,进而通过影响基因的表达,改变蛋白的合成和功能。表观遗传学机制可以解释在基因的 DNA 序列没有发生改变的情况下,宫内环境是如何影响胎儿的发育,并将这种影响持续到成人期甚至是下一代[5]。

(1) DNA 甲基化:DNA 中 CpG 二核苷酸的胞嘧啶上第 5 位碳原子的甲基化是哺乳动物基因组中常见的修饰,是通过 DNA 复制和细胞分裂传递至下一代细胞的稳定的表观遗传标记。CpGs 甲基化大部分都是建立在胚胎发育过程中或出生后早期。新发生的 CpG 二核苷酸甲基化是由 DNA 甲基转移酶(DNMT)3a 和 3b 催化的,并通过 DNMT1 催化半甲基化 DNA 的基因特异性甲基化来维持有丝分裂。一旦 DNA 甲基化建立几乎是伴随着人生的始终。

(2) 组蛋白修饰:染色质的基本单元是核小体,核小体由 147bp 长的 DNA 缠绕的核心组蛋白构成。组蛋白修饰是组蛋白氨基酸末端接受乙酰化、甲基化、磷酸化、糖基化、生物素酰化、泛素化及 ADP 核糖基化等修饰,其中最为常见的是组蛋白 H3 和 H4 氨基末端赖氨酸残基的乙酰化和甲基化,由组蛋白乙酰转移酶和甲基转移酶催化。

(3) 非编码 RNA 调控:是指功能性非编码 RNA,特别是短链 RNA 中的 microRNA(miRNA)对基因表达的调控作用,主要是通过与靶基因的 mRNA 互补配对,使靶基因mRNA 翻译抑制或降解,从而影响基因的表达。

DNA 甲基化是最稳定的表观遗传标记。然而,有越来越多的证据表明,表观基因组在出生前及出生后早期易受一些环境因素影响。并且,一旦环境因素引起表观遗传改变,这种变化就会在整个生命过程中维持,导致表型的长期变化。有证据表明,在营养程序化的模型中,干扰母体的饮食伴有代谢表型的改变,这些变化主要发生在一些关键的脂质和葡萄糖代谢调节因子的表观遗传控制上。以蛋白质限制饮食喂养孕鼠可诱导少年和成年子代肝脏的糖皮质激素受体(GR)和活化的过氧化物酶增殖子受体(PPARα)启动子的低甲基化,和这些基因 mRNA 的表达增加。这是怀孕期间宏量营养素摄入量的适度变化可改变表观基因组的首个证据。表达量的增加与组蛋白 H3 和 H4 的乙酰化及组蛋白 H3 在赖氨酸 K4 的甲基化相关。PPARα 启动子的测序分析中表明,有 4 个特定的 CpGs 被低甲基化,位于转录因子应答元件中的 2 个 CpGs 预测转录水平。因此,母体饮食蛋白质限制对后代的影响都是靶向特定的 CpGs 目标。与母体蛋白质限制饮食的影响相反,当母鼠遭受减少 70% 的孕期营养摄入,其雌性成年子代表现出 GR 和 PPARα 启动子在肝中高甲基化及基因表达量减少。因此,孕期营养对后代表观基因组的影响取决于母体的营养摄入性质[5]。

(三)"DOHaD"假说的临床意义

DOHaD 理论的重要意义在于提出了生命早期存在的"窗口期",通过在窗口期合理的规范孕母的营养和行为,以及在子代出生后早期合理的营养和避免暴露于不良环境,就有可能降低他们成年后发生慢性病的风险。

1. DOHaD 理论与产科的相关性

(1) 加强对肥胖孕妇的管理:肥胖和超重是成年期疾病最重要的危险因素。妊娠前超重及肥胖增加了妊娠期糖尿病、高血压疾病、巨大儿、肩难产、新生儿窒息等的发生,也增加了其子代在青少年和成年期发生肥胖、2 型糖尿病及其他代谢异常的风险。因此,需要加强对超重和肥胖危害性的知识宣传,提供优生咨询;并要加强对肥胖孕妇的管理,进行正确的生活方式、饮食和运动指导,控制妊娠前的 BMI,维持合理的妊娠期增重,产后鼓励母乳喂养,加强产后随访,对减少及延缓超重和肥胖带来的不良结局,避免糖尿病、肥胖、高血压、代谢综合征等疾病的代际传承具有重要的意义[6]。

(2) 加强对妊娠糖尿病的管理:妊娠期糖尿病(GDM)是指妊娠期首次发生的葡萄糖耐量异常,占妊娠合并糖尿病的 80%~90%。生活方式的不断西化,肥胖人群的逐年增加,使 GDM 的发病率不断升高。由于胰岛素抵抗和 β 细胞功能失调,GDM 常表现为母体高血糖、血脂代谢紊乱、血压异常。对子代,无论是流行病学还是动物研究均表明,胎儿暴露于母亲高血糖的宫内环境与成年后发生糖尿病有关,同时发生代谢综合征、肥胖、高血压、脂代谢紊乱等疾病的风险也增加。因此,对于产科工作者来说,孕期关注 GDM 对母婴两代的意义同样重大。规范的 GDM 诊治策略

正在全国有序地推广,包括尽早发现高危人群、建立适于我国国情的诊断标准、对患病人群采取有效的干预措施及膳食管理[7]、加强产后随访等。通过多学科的合作,有望降低患病人群及改善其子代的不良转归。

(3) 加强对产前糖皮质激素应用的管理:孕期应用糖皮质激素能使胎儿的出生体重降低,尤以晚孕期应用更加明显。虽然糖皮质激素对中枢神经系统的正常发育十分重要,但临床资料也显示产前多疗程使用糖皮质激素可使早产儿脑瘫发生率增加。大量的临床和实验研究已经证实,宫内过度糖皮质激素暴露除了对神经系统产生不利的影响之外,还可通过降低下丘脑 - 垂体 - 肾上腺轴的负反馈敏感性、不可逆的肾单位减少、肾素 - 血管紧张素系统受体密度的改变及糖代谢混乱等一系列机制导致成人期高血压、心血管疾病、肥胖、动脉粥样硬化和糖尿病的发生。尽管糖皮质激素具体如何引起成年期疾病的机制尚不十分清楚,但应提醒产科医师重视孕期糖皮质激素的合理应用。

2. DOHaD 理论与儿科的相关性

(1) 出生后追赶生长的利与弊:从"FOAD"假说发展成"DOHaD"假说意味着发育的关键窗口期从单纯的胎儿期向儿童早期的延伸,此期间任何细微的环境改变(包括营养)都可对健康和疾病造成长期的影响,且不依赖于出生时的体重。据此,Singhal 和 Lucas 提出了"出生后生长加速"假说(the growth acceleration hypothesis),该假说认为,出生后的加快生长,特别是在婴儿期的较快生长,易于导致成年期疾病。"追赶生长"是人类生长的一种特性,即在一段时间的生长停止或延迟之后,儿童凭此回归到其遗传学编程的正常生长轨迹。追赶生长可以发生在生长的任何阶段,但最常见于出生后的头 2 年。尽管长期以来一直将追赶生长看作是一种正常的生理学现象,但现在认为它也是成年期疾病的主要危险因素。来自流产和死产胎儿的身体组成分析显示,22 周的胎儿几乎全部由无脂肪体重(肌肉)组成,足月时无脂肪体重占体重的 87%;出生后,体重增加逐渐从无脂肪体重向脂肪组织移位,脂肪量占体重的比例随年龄增加而明显增加。因此,出生后头 2 年内适度的追赶生长特别重要,此阶段获得的生长主要是无脂肪体重生长和长骨的线性生长。追赶生长开始得越晚,获得的无脂肪体重生长就越少。因此,胎儿期和婴儿期是无脂肪体重生长的关键窗口期,在此之后,过多的能量摄入将被转换为脂肪组织(又称"优先追赶脂肪")[8],我们在对婴儿进行营养和喂养指导时,必须权衡利弊。我们需要的是"适当的"追赶生长而不是快速的"加速生长",是以无脂肪体重增加为主的线性生长而不是脂肪量的增加。至于什么时期的追赶生长变得有害目前仍有争议。Victora 等对来自于巴西、危地马拉、印度、菲律宾和南非等 5 个低 ~ 中等经济国家的队列长期前瞻性研究的分析证实,2 岁之前的早期追赶生长,对于远期健康结局可能是有利的,而发生在 2 岁之后追赶生长可以增加以后肥胖和 NCDs 的风险。

（2）不同生长类型新生儿的喂养策略

1）IUGR儿出生后早期喂养策略：如上所述，2岁以内的适当追赶生长是IUGR儿出生后获得适当营养时所发生的一种自然现象，遵循与胎儿一样的生长轨迹，主要是无脂肪体重的增加而不是脂肪的堆积；而儿童期过快的体重增加则可能是过度能量摄入的结果，主要为优先的脂肪堆积。因此，如果IUGR儿在婴儿期缺乏追赶生长而在儿童期发生了过度的快速生长，则今后发生代谢综合征的风险将大大增加。对于IUGR的婴儿，营养的目标是通过均衡膳食的合理喂养使其达到最佳的生长，既有"适度"的追赶生长又不至于"过快"的加速生长。

纯母乳喂养是出生后头6个月最佳的喂养模式，不仅是因为其很多营养学和非营养学的优点，也因为其较低蛋白质含量和较慢的生长速率有利于对抗肥胖和相关的心血管疾病。在母乳喂养不足的情况下，配方乳的选择对IUGR儿也非常重要，因为IUGR儿在胎儿时期已经习惯于宫内限制的营养供给，出生后相对"丰富"的营养可以诱导迅速的追赶生长和不利于远期的结局，因此，对于这些婴儿可能需要选择较低能量密度和蛋白质含量的配方乳。

2）早产儿出生后的营养管理：尽管大多数早产儿出生时是适于胎龄儿，出生后的生长情况却不容乐观，特别是当其临床不稳定时，甚至在出院时低于同胎龄胎儿宫内生长速率的第10百分位，称为宫外生长迟缓（extrauterine growth retardation，EUGR）。与IUGR儿一样，EUGR早产儿也必然要经历追赶生长的过程，但追赶生长的时间窗口却相当狭窄，尤其是头围的关键生长期仅为出生后的第一年，如果在关键期不发生追赶生长，就会对神经发育和最终身高造成不可逆的长期影响。因此，美国儿科学会和欧洲小儿胃肠、肝病和营养学会都提倡对VLBW儿早期"积极的"营养以促进生后早期的追赶生长和降低EUGR的发生。然而也有累积的证据提示，"优先追赶脂肪"的现象也发生在早产儿出生后的追赶生长期间，已有显示早产儿在儿童期、青春期和成人早期胰岛素敏感性降低和代偿性高胰岛素血症的报道。尽管是否遭受了EUGR然后又经历快速追赶生长的早产儿也有增加成年疾病的风险还未定论，早期"积极"的营养方案能够减少EUGR的发生，继而减少对追赶生长的需要。

同样，对于VLBW的早产儿，母乳也是最合适的选择。但是对于出院时存在EUGR的早产儿，母乳喂养需要添加人乳强化剂。如果不能母乳喂养则推荐选用能量密度较高的早产儿出院后配方乳喂养。出院到矫正年龄2~3月龄为"追赶生长"的关键时期，此期间"生长迟缓"与神经系统发育密切相关。但是，一旦达到适当的追赶生长，应及时改回纯母乳或标准的婴儿配方乳。对于出院时不存在EUGR的早产儿，出院后不推荐应用人乳强化剂或出院后配方乳强化喂养。

（邵肖梅）

参考文献

1. Eriksson JG. Developmental Origins of Health and Disease-from a small body size at birth to epigenetics. Ann Med,2016,48(6):456-467.

2. Hanson MA,Gluckman PD. Early Developmental Conditioning of Later Health and Disease:Physiology or Pathophysiology? Physiol Rev,2014,94:1027-1076.

3. Heindel JJ,Vandenberg LN. Developmental Origins of Health and Disease:A Paradigm Understanding Disease Etiology and Prevention. Curr Opin Pediatr,2015,27(2):248-253.

4. Thiele DK,Anderson CM. Developmental Origins of Health and Disease:A Challenge for Nurses. J Pediatr Nurs,2016,31(1):42-46.

5. Lillycrop KA,Burdge GC. Epigenetic mechanisms linking early nutrition to long term health. Best Pract Res Clin Endocrinol Metab,2012,26(5):667-676.

6. 郭琼、杨慧霞.妊娠前肥胖与不良妊娠结局的关系.中华围产医学杂志,2015,18(1):61-63.

7. 窦攀,张涵,杨慧霞.结合中国居民膳食营养素参考摄入量(2013版)和妊娠合并糖尿病相关指南解读妊娠期能量.中华围产医学杂志,2015,18(8):582-585.

8. 邵肖梅.成人疾病胎儿起源相关问题——追赶生长的利与弊.中华围产医学杂志,2012,15(3):129-131.

第15节 胎儿宫内转运

医疗转运的目的是使患儿得到急需的医疗救助和保健服务，如对于高危的新生儿，在出生后将其转运到有新生儿重症监护病房（neonatal intensive care unit，NICU）的医疗单位进行救治，可以极大地降低新生儿的死亡率[1]。但是出生后进行转运存在一些问题，例如对于早产儿转运来说，由于出生环境的设备不完善得不到很好的保暖，而转运过程中保暖也经常不能保证，甚至被忽视，致使硬肿症患病率高达40%，成为早产儿死亡的主要原因之一；生后转运常出现寒冷损伤、循环不良、缺氧、酸中毒及颠簸等，易致脑血流量、血流速度及静脉压改变，增加颅内出血风险，肺出血发生率也显著增高；宫内转运能有效地避免产后转运中环境温度变化等因素带给新生儿的威胁。

因此，当评估新生儿出生后可能需要加强监护时，在宫内即将其转运至新生儿疾病救治经验丰富的医疗单位，较出生后转运可以显著降低围产儿的死亡率，改善新生儿的预后。随着医疗水平的不断提高，以及对高危妊娠认识的逐渐加深，我国的宫内转运率正逐年提高。

（一）宫内转运的适应证

母亲、胎儿或新生儿需要的医疗条件转出单位无法提供。早产是宫内转运的最常见的指征，其他任何可以引起医源性早产的孕妇疾病也都是宫内转运的适应证。根据转运单位救治早产儿水平的能力，一般将早产相关的转运孕周定于34周或35周之前。近年来，随着产前诊断技术的提高和新生儿手术的逐渐开展，各种出生后需立即手术救治的出生缺陷也成为宫内转运的适应证。具体说宫内转运的适应证包括：①先兆早产；②足月前胎膜早破；③重度子痫前期及其他高血压并发症；④产前出血；⑤妊娠期并发症和合并症，如糖尿病、肾病、绒毛膜炎等；⑥需在出生后立即进行手术治疗的胎儿。

（二）宫内转运的禁忌证

不是所有的孕妇都适合进行宫内转运，当综合评估转运的利弊，估计弊大于利时，就不适合采取宫内转运。具体禁忌证包括[2]：①估计转运途中可能分娩；②胎儿急性宫内窘迫需要短时间内娩出；③孕妇病情不稳定，可能在转运途中需要医疗干预（如活跃的产前出血，未经控制的高血压等）；④转运过程中没有有经验的人员陪护；⑤天气恶劣，不适宜转运；⑥转运单位无法接收；⑦孕妇及家属不同意转运。

（三）转运前准备及转运过程中的注意事项

转运前需注意以下事项：①转运前需和孕妇及其家属交代病情，知情同意后方可转运。②评估宫内转运的必要性及可行性，准确估计分娩前允许时间及转运所需时间，以减少不必要的转运及重复转运，提高宫内转运的安全性[3]。对于先兆早产患者，宫颈胎儿纤连蛋白（cervical fetal fibronectin，fFN）及经阴道B超下颈管长度的测量有助于分娩时间的估计，fFN对于7天内分娩的预测敏感性及特异性分别为70%及87%，鉴于fFN的高阴性预测价值，如果不存在其他高危因素，fFN阴性的患者暂时不需要进行宫内转运；颈管长度≤15mm的孕妇约半数7天内分娩，颈管长度≤15mm、fFN阳性及既往早产史是早产的独立危险因素，孕妇含以上一项或几项且出现早产临产症状需考虑转运。对于25~31周发生胎膜早破的孕妇，自破膜至分娩的中位时间是10天，至20天时仅30%未分娩，因此，早产胎膜早破的孕妇出现宫缩及临床绒毛膜羊膜炎建议及时转运[3]。③联系上级医院，与产科及儿科医师讨论孕妇及胎儿目前病情及转运计划。④详细书写转诊记录，包括孕妇胎儿的情况，携带好产前检查及B超等记录，包括母亲感染性指标检测结果，以便接收单位必要时进行隔离。⑤开放静脉，

与上级医院医师讨论后，必要时给予药物治疗，如使用宫缩抑制剂，转运前需评估药物的有效性，至少1小时内无宫颈变化方可转运[2]。准备使用电池的输液泵以维持规则的滴速。⑥联系转运车辆，检查急救设备，准备足够的氧气。⑦转运前评估孕妇生命体征、症状、宫缩情况、宫颈扩张情况及胎心率。⑧安排产科医师或助产士及孕妇的亲人陪伴孕妇。

转运中孕妇宜侧卧以减少仰卧位低血压及胎儿缺氧的发生；母胎的生命体征监测频率根据母儿情况决定；转运途中需携带使用电池的多普勒超声胎心仪监测胎心，以防环境嘈杂影响胎心监测，必要时暂停救护车进行检查；详细记录转运途中母婴情况；到达转运单位后再次检查生命体征并和收治医院交接。如转运过程中分娩，救护车应将孕妇送至就近有母婴医疗条件的机构[2]。

（四）宫内转运的监管

建立完善的宫内转运救治网络并进行有效的监管对于增进转出及转入单位间的交流及协调、改善转运措施、提高转运安全性具有重要的意义。英国围产学会建议对宫内转运进行监管时考虑以下指标：①转运过程中分娩；②转运至目的医院后30分钟内分娩；③转运中的孕妇发病率及死亡率；④转运中胎儿死亡率；⑤未经转运救治网络的转运；⑥转运后的母婴预后（分娩时间、分娩医院、新生儿预后，孕妇结局）；⑦未成功转运孕妇的母婴预后[2]。

我国由于医疗资源分布不均匀，新生儿的抢救水平存在很大差距，建立良好的宫内转运网络并进行有效的监管，可以使更多的高危患儿享受到优质的医疗资源，进一步降低围产儿死亡率，应是妇幼保健医疗工作者不断努力的方向。

（段涛　蒋湘）

参考文献

1. Musson RE，Harrison CM. The burden and outcome of in utero transfers. Acta Paediatr，2016，105（5）：490-493.

2. Fenton A，Peebles D，Ahluwalia J. Management of acute in-utero transfers：a framework for practice. London：BAPM，2008.

3. All wales in-utero transfer guideline. NHS Wales / GIG Cymru，2015.

第 2 章　新生儿医学总论

第 1 节　新生儿分类

不同胎龄和出生体重新生儿的发育特点和生理状况明显不同,根据胎龄、出生体重、胎龄与体重关系、出生后时间、是否存在高危因素等进行分类,根据各类新生儿的生理特点分别进行医疗护理。

(一) 根据出生时胎龄分类

根据出生时胎龄(gestational age,GA),分为足月儿(term infant)、早产儿(preterm infant)和过期产儿(post-term infant)。足月儿是指出生时胎龄满(37^{+0}~41^{+6})周(260~293天)的新生儿;早产儿是指出生时胎龄 <37 周(<260 天);过期产儿是指出生时胎龄≥42 周(≥294 天)。也有提出将足月儿再分类[1]:胎龄 37~38^{+6} 周者为早期足月儿(early term infant),胎龄 39~40^{+6} 周者为完全足月儿(full term infant),

胎龄 41~41^{+6} 周者为晚期足月儿(late term infant)。将早产儿再分为[2]:胎龄 34~36^{+6} 周者为晚期早产儿(late preterm infant),胎龄 32~33^{+6} 周者为中期早产儿(moderate preterm infant),胎龄 28~31^{+6} 周者为极早产儿(very preterm infant),胎龄 <28 周者为超早产儿(extremely preterm infant),见表 2-1-1。

(二) 根据出生体重分类

根据出生体重,分为正常出生体重儿、低出生体重儿(LBW)、极低出生体重儿(VLBW)、超低出生体重儿(ELBW)和巨大儿,见表 2-1-2。

(三) 根据出生体重与胎龄关系分类

根据出生体重与胎龄关系,分为适于胎龄儿(appropriate for gestational age,AGA)、小于胎龄儿(SGA)和大于胎龄儿(LGA)(表 2-1-3)。在不同国家和种族、不同时代,相同胎龄平均出生体重有差别,1986 年我国曾制定不同胎龄出生体重曲线,但已不适用于现在的状况。2015 年朱丽[3]等发表

表 2-1-1　新生儿胎龄分类及定义

分类名称	英文名称	胎龄定义(周)
足月儿	term infant	37~41^{+6}(260~293 天)
早期足月儿	early term infant	37~38^{+6}
完全足月儿	full term infant	39~40^{+6}
晚期足月儿	late term infant	41~41^{+6}
早产儿	preterm infant	<37(<260 天)
晚期早产儿	late preterm infant	34~36^{+6}
中期早产儿	moderate preterm infant	32~33^{+6}
极早产儿	very preterm infant	28~31^{+6}
超早产儿	extremely preterm infant	<28
过期产儿	postterm infant	≥42(≥294 天)

表 2-1-2　新生儿出生体重分类及定义

分类名称	英文名称	出生体重(g)
正常出生体重儿	normal birth weight	2500~3999
低出生体重儿	low birth weight	<2500
极低出生体重儿	very low birth weight	<1500
超低出生体重儿	extremely low birth weight	<1000
巨大儿	macrosomia	≥4000

表 2-1-3　根据出生体重与胎龄关系分类

分类	出生体重与胎龄
适于胎龄儿（AGA）	出生体重在同胎龄平均体重的第 10~90 百分位
小于胎龄儿（SGA）	出生体重在同胎龄平均体重的第 10 百分位以下
足月小样儿	胎龄已足月,但出生体重 <2500g
大于胎龄儿（LGA）	出生体重在同胎龄平均体重的第 90 百分位以上

了我国不同胎龄新生儿出生体重及百分位数曲线(表 2-1-4
和图 2-1-1),这是我国迄今为止样本量最大(16 万例)地域
分布最广(25 个省市自治区)的新生儿出生体重及百分位
数曲线研究。

（四）根据生后周龄分类

1. **早期新生儿**　指出生 1 周以内的新生儿。

2. **晚期新生儿**　指出生第 2~4 周的新生儿。

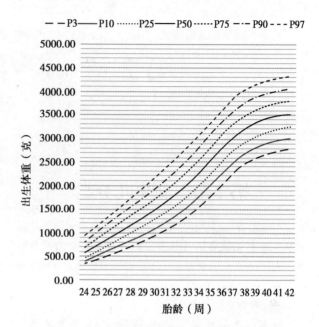

图 2-1-1　中国不同胎龄新生儿出生体重曲线

表 2-1-4　中国不同胎龄新生儿出生体重百分位数参考值(g)

出生胎龄（周）	例数	P_3	P_{10}	P_{25}	P_{50}	P_{75}	P_{90}	P_{97}
24	12	339	409	488	588	701	814	938
25	26	427	513	611	732	868	1003	1148
26	76	518	620	735	876	1033	1187	1352
27	146	610	728	860	1020	1196	1368	1550
28	502	706	840	987	1165	1359	1546	1743
29	607	806	955	1118	1312	1522	1723	1933
30	822	914	1078	1256	1467	1692	1906	2128
31	953	1037	1217	1410	1637	1877	2103	2336
32	1342	1179	1375	1584	1827	2082	2320	2565
33	1160	1346	1557	1781	2039	2308	2559	2813
34	1718	1540	1765	2001	2272	2554	2814	3079
35	2703	1762	1996	2241	2522	2812	3080	3352
36	4545	2007	2245	2495	2780	3075	3347	3622
37	11 641	2256	2493	2741	3025	3318	3589	3863
38	29 604	2461	2695	2939	3219	3506	3773	4041
39	48 324	2589	2821	3063	3340	3624	3887	4152
40	40 554	2666	2898	3139	3415	3698	3959	4222
41	12 652	2722	2954	3195	3470	3752	4012	4274
42	1947	2772	3004	3244	3518	3799	4058	4319

［引自:朱丽,张蓉,张淑莲,等.中国不同胎龄新生儿出生体重曲线研制.中华儿科杂志,2015,53(2):97-103.］

（五）高危新生儿

将存在高危因素的新生儿分类为高危新生儿。高危新生儿（high risk infant）指已发生或可能发生危重情况的新生儿，高危新生儿需密切观察和监护。符合下列条件的可定为高危儿：①孕母存在高危因素，如年龄超过 40 岁或小于 16 岁；合并疾病如糖尿病、肾脏疾病、心脏疾病、肺部疾病、高血压、贫血、血小板减少症、出血等。②出生过程存在高危因素，如羊水过多或过少；胎儿胎位不正、臀位产；早产或过期产，急产或滞产；羊水被胎粪污染，胎膜早破和感染；脐带过长（>70cm）或过短（<30cm）或被压迫；剖宫产等。③胎儿和新生儿存在高危因素，如多胎、宫内窒迫、胎儿心率或节律异常，有严重先天畸形，窒息，新生儿出生时面色苍白或青紫，呼吸异常，低血压等。

（陈超）

参考文献

1. World Health Organization. Born Too Soon.The Global Action Report on Preterm Birth. Bull World Health Organ, 2012:5.

2. Spong CY. Defining "Term" Pregnancy Recommendations From the Defining "Term" Pregnancy Workgroup.JAMA, 2013, 309(23):2445-2446.

3. 朱丽，张蓉，张淑莲，等 . 中国不同胎龄新生儿出生体重曲线研制 . 中华儿科杂志, 2015, 53(2):97-103.

第 2 节　新生儿胎龄评估

胎龄是指胎儿在宫内生长发育的周龄或日龄，胎龄评估（assessment of gestational age）是指根据新生儿出生后 48 小时内的外表特征和神经系统检查估计新生儿的胎龄。由于对新生儿分类的进展，早产儿、足月儿和过期产儿是根据出生时的胎龄而定，小于胎龄、适于胎龄和大于胎龄是根据胎龄与体重的关系而定，宫内生长迟缓也需要知道胎龄，因此，胎龄评估非常重要。

胎龄评估有多种方法，最准确的方法是胎儿超声检查，但在许多情况并不能做到。如果孕妇月经周期规则，以最后一次月经的第一天算起至出生时的一段时间作为胎龄比较准确。也可采用家庭日历表法准确记录月经时间。但如果母亲月经周期不规则或因其他原因不易计算。新生儿出生后则需通过胎龄评估进行确定。

（一）胎龄评估检查方法

1. 评估时间　新生儿胎龄评估应在出生后 12~48 小时进行，刚出生时易受母亲用药的影响，足底水肿足纹较少，由于产程的影响，头不容易竖立，这些因素会影响胎龄评分的准确性，需要一定时间才能恢复稳定。另外，如过了 48 小时，新生儿发育较快，使评分结果发生误差。曾有研究显示，生后 32 小时左右评分最准确。

2. 新生儿状态　应在新生儿清醒安静、不烦躁时检查，最好在喂奶后 2 小时进行，要注意保暖。

3. 体位　将新生儿放在检查台上，取仰卧位，保持安静观察新生儿体位。

4. 方窗　检查者用拇指将新生儿的手向前臂屈曲，测定小鱼际与前臂侧所成的角度，操作时勿旋转新生儿手腕。

5. 踝背曲　将新生儿足向小腿背侧屈曲，检查者拇指放在足后跟，其余手指放在小腿背后，测量足背与小腿之间的角度。

6. 上肢退缩　将上臂贴胸，检查者用双手将新生儿两前臂压向上臂，使肘部弯曲，5 秒钟后拉回前臂，使之伸直，随即放手，按新生儿前臂弹回的位置评分。

7. 下肢退缩　将髋与膝充分屈曲 5 秒钟后，牵引两足使其伸直，随即放手，按髋与膝弹回的位置评分。

8. 腘窝成角　检查者在新生儿右侧以左手拇指和示指抵住膝部，使之与身体成 60 度角，然后检查者以右手拇指和示指抬起踝后方，使小腿充分伸展，测量在腘窝处所形成的角度。

9. 足跟至耳　将新生儿足拉至头部，测量足与头之间距离，肌张力极低者足可拉至耳部。

10. 围巾征　将新生儿一侧手牵引至对侧肩部，尽可能放在对肩后方，观察肘部的位置，是否超过躯干中心线（胸骨中线）。

11. 头部后退　检查者抓住新生儿双手或上臂，慢慢拉至坐位，注意头与躯干位置的关系。

12. 腹部悬吊　置新生儿于胸腹卧位（即俯卧位），检查者用一只手伸入新生儿下腹部将新生儿抬起离开检查台，观察新生儿。①背部弯曲程度:肌张力强者背部较平，弱者背部弯曲。②下肢屈曲度:肌张力强者下肢稍向背部伸直，弱者荡向下方。③头与躯干的关系:肌张力强者头向上抬起，稍高于躯干，弱者头向下弯曲。

（二）胎龄评估常用量表

胎龄评估主要根据新生儿外表特征及神经系统检查，外表特征包括皮肤、胎毛、足底纹、乳头乳房、耳廓和外生殖器等，神经系统主要检查新生儿的肌肉张力，与胎龄相关性比较密切。

胎龄评估量表比较多，有 Dubowitz 量表、Finnstrom 量表和简易评估量表。评估时按新生儿的发育程度逐项评分，合计总分后查相应表格或直线图得出胎龄。

1. Dubowitz 胎龄评估量表　采用 11 个体表特征和 10 个神经肌肉成熟度指标相结合判断胎龄，是比较全面的胎龄评估量表，但是需要检查 21 项体征，比较复杂，不易执行，评分操作时对新生儿干扰比较大。因该量表比较可靠准确，仍被有些医院采用，北美各医院大多采用该量表（表 2-2-1、表 2-2-2、表 2-2-3）[1]。

外表体征评分和神经估计分都合计一起，根据表 2-2-3 和图 2-2-1 查出胎龄。

表 2-2-1　Dubowitz 胎龄评估量表外表特征评分表

外观表现	评分				
	0	1	2	3	4
水肿	手足明显水肿(胫骨压痕)	手足无明显水肿(胫骨压痕)	无水肿		
皮肤结构	很薄,滑黏感	薄而光滑	光滑,中等厚度皮肤或表皮脱屑	轻度增厚,表皮皲裂及脱屑,以手足部位为著	厚,羊皮纸样,伴皲裂深浅不一
皮肤色泽(婴儿安静不哭时观察)	暗红	粉红色全身一样	浅粉红色全身深浅不一	灰色,仅在耳唇手掌及足跟部位呈粉红色	
皮肤透亮度(躯干)	静脉及毛细血管清晰可见,尤其在腹部	可见静脉及其分支	在腹部可见少数大静脉	少数大静脉隐约可见(腹部)	看不到静脉
胎毛(背部)		整个背部覆满长而密的胎毛	胎毛稀疏分布尤其在下背部	有少量胎毛间以光亮区	大部分无胎毛
足底纹	无皮肤皱褶	足掌前半部可见浅红色皱褶	足掌前 <3/4 区域可见较明显的红色折痕	>3/4 足掌前区可见折痕	>3/4 足掌区见明显深折痕
乳头发育	乳头隐约可见无乳晕	乳头清晰,乳晕淡而平,直径 <0.75cm	乳晕清晰,边缘部高起,直径 <0.75cm	乳晕清晰,边缘不高起,直径 >0.75cm	
乳房大小	扪不到乳腺组织	在一侧或两侧扪到乳腺组织直径 <0.5cm	两侧乳腺组织皆可扪到,直径 0.5~1cm	两侧乳腺组织皆可扪到,直径 >1cm	
耳廓	平如翼无固定形状,边缘轻度或无卷折	部分边缘卷曲	耳廓发育较好,上半边缘卷曲		
耳的稳定性	耳翼柔软,易于弯折,不易复位	耳翼柔软,易于弯折,缓慢回位	耳翼边缘软骨已发育,但柔软,易回位	耳廓发育良好,边缘软骨形成,回位快速	
生殖器　男性	阴囊内无睾丸	至少有一个睾丸位于阴囊高位	至少有一个睾丸位于阴囊位		
女性	大阴唇明显分开,小阴唇突出	大阴唇大部分覆盖小阴唇	大阴唇完全覆盖小阴唇		

表 2-2-2　Dubowitz 胎龄评估量表神经系统评分表

神经系体征	得分					
	0	1	2	3	4	5
体位	软,伸直	软,稍屈	稍有张力,屈	有张力,屈	更有张力,屈	
方格	90°	60°	45°	30°	0°	
踝背曲	90°	75°	45°	20°	0°	
上肢退缩反射	180°	90°~180°	<90°			
下肢退缩反射	180°	90°~180°	<90°			
腘窝成角	180°	160°	130°	110	90°	<90°
足跟至耳	至耳	接近耳	稍近耳	不至耳	远离耳	
围巾征	肘至前腋线外	肘至前腋线和中线之间	肘在中线上	肘不至中线		
头部后退	头软后退	头呈水平位	头稍向前	头向前		
腹部悬吊	头软下垂	头稍高,但在水平位下	头呈水平位	头稍抬起	头抬起	

表 2-2-3　Dubowitz 量表总分与胎龄的关系查对表

总分	胎龄（日）	胎龄（周 + 日）
10	191	27+2
15	202	28+6
20	210	30
25	221	31+4
30	230	32+6
35	240	34+2
40	248	35+3
45	259	37
50	267	38+1
55	277	39+4
60	287	41
65	296	42+2
70	306	43+5

总分和胎龄的关系

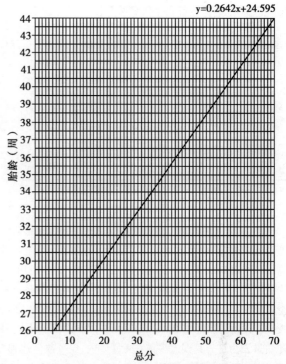

图 2-2-1　Dubowitz 胎龄评分法
（总分和胎龄的关系）

2. **Finnstrom 评估量表**　采用 7 个体表体征评估胎龄，比 Dubowitz 量表简化，评分操作时对新生儿干扰较少，欧洲国家多采用该量表。但该量表准确性不如 Dubowitz 量表，对小胎龄早产儿的评分结果可能比实际胎龄要高，而对过期产新生儿的评分可能比实际胎龄小（表 2-2-4、表 2-2-5）[2]。

表 2-2-4　Finnstrom 胎龄评估量表

表现	1	2	3	4
皮肤	静脉多,腹部小静脉清楚可见	静脉及其支流可见	腹部大血管清楚可见	腹部少数大血管可见或看不见血管
耳廓	耳屏无软骨	耳屏有软骨感	耳轮有软骨	软骨发育已完成
足底纹	无	仅见前横沟	足底前 2/3 有纹	足底至足跟部有纹
乳房大小	<5mm	5~10mm	>10mm	
乳头	无乳头,无乳晕	有乳头和乳晕,但乳晕不高起	有乳头,乳晕高起	
指甲	未达到指尖	已达指尖	指甲顶较硬	
头发	细软,不易分清	粗,易分清		

表 2-2-5　Finnstrom 胎龄评估量表总分与胎龄的关系查对表

分数	胎龄（日）	胎龄（周 + 日）	分数	胎龄（日）	胎龄（周 + 日）
7	191	27+2	16	250	35+5
8	198	28+2	17	256	36+4
9	204	29+1	18	263	37+4
10	211	30+1	19	269	38+3
11	217	31	20	276	39+3
12	224	32	21	282	40+2
13	230	32+6	22	289	41+2
14	237	33+6	23	295	42+1
15	243	34+5			

注:将评分分数加在一起,根据该表查出胎龄

表 2-2-6 简易胎龄评估量表(胎龄周数 = 总分 +27)

体征	0分	1分	2分	3分	4分
足底纹理	无	前半部红痕不明显	红痕 > 前半部褶痕 < 前1/3	褶痕 > 前2/3	明显深的褶痕 > 前2/3
乳头	难认,无乳晕	明显可见,乳晕淡、平,直径 <0.75cm	乳晕呈点状,边缘突起,直径 <0.75cm	乳晕呈点状,边缘突起,直径 >0.75cm	……
指甲	……	未达指尖	已达指尖	超过指尖	……
皮肤组织	很薄,胶冻状	薄而光滑	光滑,中等厚度,皮疹或表皮翘起	稍厚,表皮皱裂翘起,以手足为最明显	厚,羊皮纸样,皱裂深浅不一

注:各体征的评分如介于两者之间,可用其均数

3. **简易评估量表** 检查项目少,操作简便,该量表参考国外几种量表,经过4000多例新生儿实践后,经电子计算机采用逐步回归分析,筛选出足底纹理、乳头形成、指甲、皮肤组织4项体征最重要,使之变成极为方便的简易评估量表,即总分加上常数27就是该新生儿的胎龄周数,不必查表。评估的胎龄与 Dubowitz 法相仿,而较国外几种简易评估量表为优。其误差多数在1周以内,仅少数会达到2周以上。该评估量表只要 2~3 分钟即可完成,不受检查者用力大小和婴儿重度窒息、颅内外伤等疾病的影响,也不受保暖等条件限制,便于推广(表 2-2-6)[3]。

(陈超)

参考文献

1. Sola A,Chow LC. The coming of (gestational) age for preterm infants. J Pediatr,1999,135(2,Part 1):137-139.

2. Needlman RD. Growth and development,in Behrman RE,Kliegman RM,Jenson BB. Nelson Textbook of pediatrics,Ed 16,WB Saunders Co,Philadelphia,2000,27-33.

3. 石树中.新生儿胎龄评估的探讨.中华妇产科杂志,1982,17:28.

第3节 新生儿病史和体格检查

良好的病史采集和全面的体格检查是诊断疾病的关键步骤,新生儿病史更是如此,必需及时、详细、实事求是地记录。新生儿病史有其鲜明的自身特点,必须根据新生儿特点进行采集病史和体格检查。近年,随着法制的健全和信息化的发展,一份病史不仅是一个病人的医疗记录,更是一份法律文书和医学信息资源。今后病史还要向电子化、程式化、表格式方向发展,达到项目全面、书写简便、容易检索的目标。

(一)病史

1. **一般记录** ①姓名:不少新生儿尚未取名,要加注父亲或母亲姓名,如张××之子,李××之女,不要写×毛毛或×弟弟,以免发生错误;②性别;③日龄:要准确记录实际日龄,生后1周内还要精确到小时;④种族;⑤籍贯:要写父亲祖籍的××省××县(区),特殊情况时要问母亲祖籍;⑥入院时间:要准确记录年、月、日、时;⑦父母姓名:为便于联系,要写父母姓名;⑧家庭住址:要写现在家庭的详细住址,邮政编码;⑨联系方法:必须写清楚能够随时联系到的电话号码;⑩供史者。

2. **主诉** 促使家长送患儿就诊或产科医师提出转诊的主要原因,包括主要症状及伴随症状的发生部位和时间经过。如"呼吸困难2小时,发绀1小时"。

3. **现病史** 为现患疾病的详细经过,应包括:①起病时间、方式、地点;②症状性质:应详细描述症状的诱因、部位、严重程度、频度、间隔时间、持续时间、伴随症状等;③疾病经过:疾病的发展和变化,疾病加重或减轻的因素;④治疗经过:治疗方法、药物名称、剂量、治疗地点、治疗效果等;⑤出生情况:对与出生过程有关的疾病,应将出生情况写在现病史中,如出生前胎儿情况变化、分娩方式、有无胎膜早破、羊水、胎盘、脐带、Apgar 评分、复苏抢救等情况;⑥一般状况:患病前的健康状况,患病后的精神状况、食欲、奶量等。

询问病史既要全面,又要突出重点,既要详细询问阳性症状,也要注意具有鉴别诊断意义的阴性症状。

4. **个人史** 包括4方面内容。①出生史:包括胎次、产次、出生时间、出生时体重、胎龄、有无窒息(Apgar 评分)、惊厥、出血,治疗情况。要问母亲妊娠史、分娩情况。②喂养史:开奶时间、喂养方式、方法、数量、乳品种类。③生长发育史:询问患儿体重、身高、头围、胸围;神经智能发育情况。④预防接种史:卡介苗和乙肝疫苗接种情况。

5. **过去史** ①胎儿期情况;②出生后患病情况。

6. **家族史** ①父母年龄、职业、文化程度、种族、有无亲属关系、健康状况、患病情况、有害物质接触史。②患儿同胞兄姐及近亲的健康状况、患病情况,要详细记录母亲各胎次情况及原因,如流产、死胎、死产、生后死亡等。③家族成员的遗传病史、先天性疾病史、过敏性疾病史、地方病史等。

(二)体格检查

新生儿体格检查应在温暖明亮的环境中进行,维持室温在25℃以上。新生儿应全身裸露,便于观察皮肤颜色、

肢体活动和反应等。检查前医务人员须先洗手,并使手温暖,必要时戴口罩,检查时动作轻柔,速度要快。

1. **测量记录**　体温、脉搏、呼吸、血压、头围、胸围、体重、身长。

2. **一般情况**　观察外貌、面容、面色、神志、反应、精神状态、姿势、体位及呼吸节律、有无呻吟、三凹征。

3. **皮肤黏膜**　颜色、温度、弹性、有无皮疹、花纹、色素沉着、皮下脂肪、有无硬肿、毛发情况、黄疸范围、程度、色泽。

4. **头颅**　检查头颅大小、形状,囟门大小及紧张度,有无血肿、水肿。

5. **面部**　是否对称,鼻唇沟深度、是否对称。

6. **眼、耳、鼻**　眼:有无眼睑浮肿、下垂,眼球活动情况,瞳孔大小、对光反射,巩膜有无黄染,结膜充血、分泌物。耳:外耳道有无分泌物,耳廓发育。鼻:外形,有无鼻翼扇动。

7. **口腔**　口唇颜色,口腔黏膜有无出血点、鹅口疮。

8. **颈部**　颈部活动度,有无畸形,有无斜颈、胸锁乳突肌血肿。

9. **胸廓**　外形及对称性,呼吸动度,有无锁骨骨折。

10. **肺**　呼吸型式、频率、节律,有无呼吸困难,叩诊有无浊音、实音,听诊呼吸音强度、是否对称,有无干湿啰音、痰鸣音。

11. **心脏**　心尖冲动位置、强度,心前区有无震颤,心界大小、心率、心律、心音强度,有无杂音,杂音的性质、响度、传导方向,与体位、运动、呼吸的关系。

12. **腹部**　外形,有无肠形、肿块,肝脾大小、形状、质地,叩诊有无移动性浊音、肠鸣音情况。脐部有无红肿、分泌物、脐疝。

13. **肛门外生殖器**　有无肛门闭锁、肛裂。外生殖器发育情况,有无畸形,男孩有无隐睾、尿道下裂、斜疝。

14. **脊柱四肢**　脊柱有无畸形。四肢有无畸形、水肿,活动情况,四肢温度。

15. **神经系统**　检查新生儿特殊反射,如拥抱反射、吸吮反射、握持反射、交叉伸腿反射等。检查围巾征、肌张力、肌力,有无臂丛神经麻痹。

(三)辅助检查

记录外院、门诊辅助检查结果,然后根据病史和体检结果做进一步的辅助检查。

(陈超)

【附】

新生儿住院病历

姓名　　　　　　　病区　　　　　　　床号　　　　　　　住院号

姓名＿＿＿＿＿＿＿　性别＿＿＿＿＿＿　民族＿＿＿＿＿＿　籍贯＿＿＿＿＿＿＿＿＿

出生日期＿＿＿＿＿＿＿年＿＿＿月＿＿＿＿日＿＿＿＿时,日龄＿＿＿＿＿＿

入院日期＿＿＿＿＿＿＿年＿＿＿月＿＿＿＿日＿＿＿＿时

供史者＿＿＿＿＿＿＿＿＿＿＿＿　可靠性＿＿＿＿＿＿＿＿＿＿＿＿＿＿＿

家庭住址＿＿＿＿＿＿＿＿＿＿＿＿＿＿＿＿＿＿＿＿＿＿邮政编码＿＿＿＿＿＿

联系电话＿＿＿＿＿＿＿＿＿＿＿＿＿＿＿＿＿＿＿＿＿＿＿＿＿＿＿＿＿＿＿＿＿＿

主诉:＿＿＿＿＿＿＿＿＿＿＿＿＿＿＿＿＿＿＿＿＿＿＿＿＿＿＿＿＿＿＿＿＿＿＿

现病史:＿＿＿＿＿＿＿＿＿＿＿＿＿＿＿＿＿＿＿＿＿＿＿＿＿＿＿＿＿＿＿＿＿＿＿

＿＿＿＿＿＿＿＿＿＿＿＿＿＿＿＿＿＿＿＿＿＿＿＿＿＿＿＿＿＿＿＿＿＿＿＿＿＿

＿＿＿＿＿＿＿＿＿＿＿＿＿＿＿＿＿＿＿＿＿＿＿＿＿＿＿＿＿＿＿＿＿＿＿＿＿＿

＿＿＿＿＿＿＿＿＿＿＿＿＿＿＿＿＿＿＿＿＿＿＿＿＿＿＿＿＿＿＿＿＿＿＿＿＿＿

＿＿＿＿＿＿＿＿＿＿＿＿＿＿＿＿＿＿＿＿＿＿＿＿＿＿＿＿＿＿＿＿＿＿＿＿＿＿

个人史

1. 出生史:第＿＿＿＿＿胎＿＿＿＿＿产,胎龄＿＿＿＿＿周,出生体重＿＿＿＿＿克,身长＿＿＿＿＿厘米

　　　　出生地点＿＿＿＿＿＿＿＿＿＿接生人员＿＿＿＿＿宫内窘迫:有、无

　　　　生产方式＿＿＿＿＿＿＿＿＿＿出生时治疗

　　　　Apgar 评分:1min＿＿＿＿＿5min＿＿＿＿＿10min＿＿＿＿＿15min

　　　　分娩时母亲用药情况＿＿＿＿＿＿＿＿＿＿＿＿＿＿＿＿＿＿＿＿＿＿＿

2. 喂养史:开奶时间:生后＿＿＿＿＿小时;喂养方式:母乳、人工、混合

3. 预防接种:卡介苗:已种、未种;乙肝疫苗:已种、未种

过去史:1. 胎儿期情况_____

　　　　2. 生后患病情况_____

家庭史:父亲:姓名_____年龄_____岁,职业_____健康状况_____

　　　　母亲:姓名_____年龄_____岁,职业_____健康状况_____

　　　　母亲孕期患病及治疗情况_____

　　　　母亲孕产史及兄姐情况_____

　　　　父母近亲结婚:是、否,遗传性疾病史_____

新生儿住院病历

姓名　　　　　　　　病区　　　　　　　　床号　　　　　　　　住院号

体格检查:

测量记录:体温_____℃,脉搏_____次/min,呼吸_____次/min,血压_____mmHg

　　　　　头围_____cm,胸围_____cm,身长_____cm,体重_____克

一般情况:外貌_____姿势_____面色_____反应_____神志_____呻吟_____三凹征_____

皮　　肤:颜色_____硬肿_____皮疹_____弹性_____花纹_____

　　　　　黄疸范围_____黄疸程度_____黄疸色泽_____

头　　部:头颅外形_____前囟大小_____cm,紧张度_____后囟大小_____cm

　　　　　血肿_____水肿_____骨缝_____

　　　　眼:凝视_____瞳孔大小_____cm,对光反应_____结膜充血_____分泌物_____

　　　　耳:外耳道分泌物_____外耳畸形_____耳廓发育_____

　　　　鼻:鼻翼扇动_____畸形_____

　　　　口:口周青紫_____口唇_____鹅口疮_____

颈　　部:抵抗度_____斜颈_____胸锁乳突肌血肿_____

胸　　部:胸廓外形_____锁骨骨折_____

　　　　肺:望诊:呼吸_____

　　触诊:哭颤:对称、不对称

　　叩诊:清音、浊音、实音

　　听诊:呼吸音_____罗音_____痰鸣音_____

　　　　心:望诊:心尖冲动在左侧胸廓第_____肋间,锁骨中线内、外_____cm

　　　　触诊:震颤:有、无,位置:_____

　　　　叩诊:左心界最远处在左侧胸廓第_____肋间,锁骨中线内、外_____cm

　　　　听诊:心率_____次/min,心音_____心律_____

　　　　　　杂音_____

腹　　部:望诊:外形_____肠形_____脐红肿_____脐分泌物_____脐疝_____

　　　　触诊:腹壁_____肝肋下_____cm,剑突下_____cm,质地_____

　　　　　　脾肋下_____cm,质地_____其他_____

　　　　叩诊:移动性浊音_____

　　　　听诊:肠鸣音_____次/min

脊柱四肢:畸形_____四肢肌张力_____四肢温度_____

肛门、外生殖器:肛门_____外生殖器_____

新生儿住院病历

姓名　　　　　　　病区　　　　　　　床号　　　　　　　住院号　　　　　　第3页

神经系统:拥抱反射＿＿＿＿＿＿　吸吮反射＿＿＿＿＿＿　握持反射＿＿＿＿＿＿　交叉伸腿反射＿＿＿＿＿＿

　　　　围巾征＿＿＿＿＿　肌张力＿＿＿＿＿　肌力＿＿＿＿＿　有无臂丛神经麻痹＿＿＿＿＿

胎龄评分:
＿＿＿

辅助检查:
＿＿＿
＿＿＿

病史小结:
＿＿＿
＿＿＿
＿＿＿

讨　论:
＿＿＿
＿＿＿
＿＿＿
＿＿＿
＿＿＿

初步诊断:　　　　　　　　　　　　　　　　诊疗计划:

1.＿＿＿＿＿＿＿＿＿＿＿＿＿＿　　　　1.＿＿＿＿＿＿＿＿＿＿＿＿＿＿

2.＿＿＿＿＿＿＿＿＿＿＿＿＿＿　　　　2.＿＿＿＿＿＿＿＿＿＿＿＿＿＿

3.＿＿＿＿＿＿＿＿＿＿＿＿＿＿　　　　3.＿＿＿＿＿＿＿＿＿＿＿＿＿＿

4.＿＿＿＿＿＿＿＿＿＿＿＿＿＿　　　　4.＿＿＿＿＿＿＿＿＿＿＿＿＿＿

5.＿＿＿＿＿＿＿＿＿＿＿＿＿＿　　　　5.＿＿＿＿＿＿＿＿＿＿＿＿＿＿

签字:＿＿＿＿＿＿＿

日期:　年　月　日

第4节　不同类型新生儿的特点和护理

一、正常新生儿的特点和护理

新生儿从出生后脐带结扎开始到整28天前的一段时间定为新生儿期。绝大多数新生儿为足月分娩,即胎龄满37周(259天)以上,出生体重超过2500g,无任何疾病。

(一)解剖生理特点

新生儿期是胎儿离开母体后逐步过渡到能够独立生存的重要时期。胎儿出生后其生理功能需进行有利于生存的重大调整,因此,必须很好地掌握新生儿的特点和护理方法,保证新生儿健康成长。

1. **呼吸**　胎儿有微弱的呼吸运动,但呼吸处于抑制状态。出生时,由于本体感受器及皮肤温度感受器受刺激,反射性兴奋了呼吸中枢,大多数新生儿开始时呼吸比较规则。有人认为,脐带结扎引起交感神经兴奋,加速了流经颈动脉体的循环,提高了该感受器的敏感性,也对呼吸起作用。若有短暂的窒息状态,则血 - 气体浓度及pH的变化起着强有力的化学刺激作用,它激起网状结构的功能活动,把呼吸中枢的兴奋度调节到一个新的水平。

胎儿肺泡中含有少量液体。因肺泡壁的气液界面存在表面张力,第一次吸气所需胸腔负压可达 3.92kPa (29.4mmHg),以后正常呼吸的维持则需有足够的肺表面活性物质的存在。

新生儿肋间肌薄弱,呼吸主要依靠膈肌的升降,若胸廓软弱,随吸气而凹陷,则通气效能低,在早产儿中能引起呼吸暂停。

新生儿呼吸运动较浅表,但呼吸频率快(每分钟 35~45 次),故每分钟相对通气量并不比成人低。初生头两周呼吸频率波动大,是新生儿的正常现象。短暂的呼吸频率增快 >80 次/min 无重要的临床意义。当快速眼动睡眠相时,呼吸常不规则,可伴有 3~5 秒的暂停。在非快速眼动睡眠相时,呼吸一般规则而浅表。

2. **循环** 胎儿出生后血液循环发生了如下的重要动力学变化,与解剖学的变化互为因果:①脐血管的结扎,中断了胎盘的血液交换;②肺的膨胀与通气使肺循环阻力降低;③卵圆孔的功能性关闭,是由于肺血管阻力降低后右心压力降低而左心压力增高之故。此时,血液仍经过动脉导管自左向右分流,起着提高周围血氧分压的作用。有的新生儿最初数天听到心脏杂音,可能与动脉导管暂时开放有关。

正常新生儿血流分布多集中于躯干和内脏部位,四肢血流量较少,因而肝、脾易于触及,四肢易发冷,末梢易出现发绀。脑中的血流分布亦不平衡,在足月儿的大脑旁矢状区和早产儿的脑室周围白质部位为脑血流分布最少的部位,当全身低血压时,容易造成这些部位的缺血性损伤。

正常足月新生儿的心率一般是规则的,为 120~160 次/min。有时可以出现一过性的心率波动。血压在 50/30mmHg(6.66/4kPa)至 80/50mmHg(10.66/6.66kPa)的范围。

3. **泌尿** 胎儿出生时肾已具有与成人数量相同的肾单位,但组织学上还不成熟,滤过面积不足,肾小管容积更不足,因此,肾的功能仅能适应一般正常的代谢负担,潜力有限。

肾小球滤过率,按体表面积计算仅为成人的 1/4~1/2,出生后随血压的上升,肾血管阻力降低,滤过面积增大,基底膜通透性改善,滤过率逐渐提高,到 1 岁可达成人水平。肾排出过剩钠的能力低,含钠溶液输给稍多可致水肿。

肾的浓缩功能相对不足,最大浓缩能力为 500~700mOsm/kg H_2O。故以较浓乳方喂养新生儿,可导致血尿素氮浓度增高。肾的稀释功能尚可,尿中溶质最低浓度可达 50mOsm/kg H_2O,在负荷增加的情况下酸化尿的功能有限。

大多数新生儿出生后不久便排尿,如果喂养不足,生后第 1 天可仅排少量的尿。新生儿一般排尿量为 40~60ml/(kg·d)。

4. **血液** 新生儿血容量的多或少与脐带结扎的迟或早有关,若推迟结扎 5 分钟,血容量可从 78ml/kg 增至 126ml/kg。血常规也随断脐早晚而有差别,迟断脐者红细

胞计数及血红蛋白含量均较高。新生儿血红蛋白与成人比较有质的不同,出生时胎儿血红蛋白占 70%~80%,出生 5 周后降为 55%。以后逐渐为成人型血红蛋白所取代。新生儿生后第 1、3、5 天的毛细血管血的红细胞和血红蛋白的计数见表 2-4-1。

表 2-4-1 生后毛细血管血的红细胞平均计数

出生时间	红细胞平均计数	血红蛋白
第 1 天	$(6.71\pm0.81)\times10^{12}/L$	$(234\pm26)g/L$
第 3 天	$(6.23\pm0.67)\times10^{12}/L$	$(215\pm23)g/L$
第 5 天	$(6.02\pm0.6)\times10^{12}/L$	$(208\pm21)g/L$

白细胞计数第 1 天平均为 $18\times10^9/L$,第 3 天开始明显下降,第 5 天接近婴儿值。分类计数,第 1 天中性粒细胞 67%±9%,淋巴细胞 18%±8%,单核细胞 7%±3%,嗜酸性粒细胞 1%~2%,嗜碱性粒细胞 0.4%。其后中性粒细胞数下降,淋巴细胞及单核细胞上升,到第 1 周末两者几乎相等。周围血中可见中幼粒细胞,生后第 1 天平均为 3.6%,第 2 周为 0.2%。

5. **消化** 消化道面积相对较大,肌层薄,能适应较大量流质食物的消化吸收。出生时吸吞咽功能完善,生后不久胃囊中就见空气。咽-食管括约肌吞咽时不关闭,食管不蠕动,食管下部的括约肌也不关闭,故易发生溢乳。整个消化道尤其下消化道,运动较快,出生时咽下的空气 3~4 小时内到达直肠。

新生儿唾液分泌少,常呈中性甚至酸性反应,胃酸于出生后暂时的显著增高,第 1 天后逐渐下降,至第 8 天游离酸为零,然后逐渐回升。新生儿消化道能分泌足够的消化酶,唯有胰淀粉酶要到生后 4 个月才达成人水平。若适当提前喂淀粉类食物,有可能促进此酶的分泌。

新生儿消化蛋白质的能力好,其胃中的凝乳酶和小肠的氨基肽酶起了较大的作用。肠壁有较大的通透性,有利于初乳中免疫球蛋白的吸收,故母乳喂养小儿血中的 IgG、IgA 及 IgM 浓度较牛乳喂养者高。但其他蛋白分子通过肠壁可产生过敏,如牛乳过敏、大豆蛋白过敏等。

新生儿胃解脂酶对脂肪的消化起较大作用。人乳脂肪的 85%~90% 能被吸收,牛乳脂肪吸收率较低。

婴儿出生后不久即可排出墨绿色胎粪,3~4 天内转为过渡性大便。若生后 24 小时未见胎粪,宜进行检查以排除先天性畸形,如肛门闭锁或巨结肠等症。

6. **代谢** 按体重计算,新生儿代谢较成人高。新生儿生后不久即能维持蛋白代谢的正氮平衡。由于胎儿糖原储备不多,早期未补给者在生后 12 小时内糖原就可消耗殆尽,机体只得动用脂肪和蛋白质来提供能量。故新生儿血糖较低,尤其足月小样儿易出现低血糖症状。

新生儿体内含水占体重的 65%~75% 或更高,胎龄越小含水比例越高,以后逐渐减少。由于小儿生长过程中脂

肪、肌肉和许多其他组织的细胞数量增加,故细胞内液的比例也相应增高。出生数天内婴儿由于丢失较多的细胞外液的水分,可以导致出生体重下降4%~7%,即称为"生理性体重减轻",体重丢失不应超过出生体重的10%。

新生儿每日不显性失水21~30ml/kg,尿中25~65ml/kg,粪便中2~5ml/kg,故生后头几天内需水50~100ml/(kg·d)(生长中储存的水约与代谢生水相抵)。

新生儿血钾也较高,但不出现症状。血钙在生后头2天较低,应用未改良的牛乳人工喂养者可因血磷过高而更降低,但现代的婴儿配方乳对钙/磷的比例做了改进,这种情况已经少见。

7. **酶系统**　新生儿肝内葡萄糖醛酰转移酶不足,早产儿尤甚,故多数新生儿生后第2天开始表现不同程度的生理性黄疸。此酶的不足还使新生儿不能对多种药物进行代谢处理,产生过量现象,如氯霉素可引起"灰婴综合征"。在肝内需进行葡萄糖醛酸化的药物还有水杨酸盐、新生霉素等,故此类药物在新生儿中应慎用。

8. **体温调节**　因室温较宫内温度低,婴儿出生后体温明显下降,以后逐渐回升,并在12~24小时内达到36℃以上。出生时体温的不稳定乃由于体温调节中枢功能未完善及皮下脂肪较薄,体表面积相对较大,容易散热之故。新生儿寒冷时无颤抖反应,而由棕色脂肪产热。棕色脂肪组织学上与白色脂肪不同,一般分布在中心动脉附近、两肩胛之间、眼眶后及肾周等处。寒冷时受去甲肾上腺素的调节而发挥化学产热作用。肩胛间区有特殊的静脉网引流,故寒冷时脊髓上部重要中枢能得到较温暖的血液保护。另一产热途径是动用白色脂肪分解为脂酸。

室温过高时,足月儿能通过增加皮肤水分的蒸发来散热。炎热时有的新生儿发热,乃因水分不足,血液溶质过多之故,故称脱水热。室温一般应维持在20~22℃。如室温低于20℃,新生儿应戴帽子并包裹两层毯子。

9. **神经系统**　新生儿脑相对大,占体重的10%~12%(成人为2%),但脑沟、脑回仍未完全形成。脊髓相对较长,其下端在第3~4腰椎水平上。新生儿脑的含水量较多,髓质化不完全,髓鞘未完全形成,因而,在CT检查时,足月儿在双侧额部、早产儿在双侧额部和枕部可呈现与发育有关的正常低密度现象。通常约在生后2个月,这些低密度现象才消失。出生时大脑皮质和纹状体发育尚未完善,神经髓鞘没有完全形成,故常常出现兴奋泛化反应。

新生儿出生后即呈现下列各种无条件反射(原始反射),即觅食、吸吮、伸舌(置少许食物于口腔前部,新生儿伸舌推出食物)、吞咽、恶心、拥抱及握持反射等。低钙击面征、巴宾斯基征、凯尔尼格征呈阳性。腹壁反射及提睾反射生后头几个月不稳定,紧张性颈反射可能要待数周后出现。不同胎龄的神经反射见表2-4-2。

味觉发育良好,甜味引起吸吮运动。嗅觉较弱,但强烈刺激性气味能引起反应。新生儿对光有反应,但因缺乏双眼共轭运动而视觉不清。出生3~7天后听觉增强,响声常引起眨眼及拥抱反射,触觉及温度觉灵敏,痛觉较钝。

10. **内分泌**　出生后腺垂体已具有功能,神经垂体分泌稍不足。甲状腺功能良好,生后第1天血红蛋白结合碘含量平均为370.36nmol/L(4.7μg/dl);碘吸收率约20%,到第2~3天增加较高水平。甲状旁腺常有暂时性功能不足。

肾上腺在胚胎第6周开始形成,其后皮质分化为胎儿带(近髓质)和成人带(被膜下);后者在胎儿出生时占皮质的20%。出生后胎儿带开始退行性变,到4~35天间成人带则增宽至皮质的50%,到1周岁前胎儿带完全消失。

出生时皮质醇较高,此可能是通过胎盘从母体得来,也可能是婴儿自身对分娩的应激反应。肾上腺髓质分泌和存储的激素,以去甲肾上腺素为主。

11. **免疫**　人类免疫系统的发生发育起始于胚胎早期,其T淋巴细胞的发育在胚胎6周时胸腺已形成,12周左右,在淋巴细胞表面出现分化抗原,形成T辅助细胞(CD3+、CD4+)和T抑制细胞(CD3+、CD8+)。出生时,对植物血凝素(phytohemagglutinin,PHA)的刺激反应较成人高,T抑制细胞的功能已较强,因而,生后早期接种卡介苗可以免疫致敏。但由于T辅助细胞的功能较弱,其产生的IL-2活力也较低,尚不能发挥细胞免疫的防御反应,较易被一些细菌、病毒和真菌等侵袭而引起严重感染。

B淋巴细胞的发育早在胚胎7.5周,在细胞质内已出现IgM的μ链,10.5周血清中出现IgM,12周血清中出现IgG,30周血清中才出现IgA,因而,出生时血清中的IgA含量极低,IgM一般均在200mg/L以下,只有IgG由于有来自母体的大量IgG,故出生时已达正常成人水平,但实质上由新生儿自己合成的IgG含量很低。来自母体的IgG起到了保护新生儿减少感染的危险,但母体来的抗体并不全面,如肠道沙门菌、志贺菌、大肠埃希菌的菌体"O"抗体、皮肤过敏抗体、嗜异体抗体、梅毒特异性抗体等均不能通过胎盘;流感杆菌、百日咳杆菌等抗体的通过能力也差,因而,新生儿期感染这些病原体的机会仍较多。

表2-4-2　不同胎龄的神经反射

反射项目	30~32周	33~34周	35~36周	37~38周	39~40周
觅食反射	无或弱	需扶头强化	有	有	有
拥抱反射	无或弱	伸臂外展	稳定伸臂外展	屈臂内收	屈臂内收
交叉伸腿反射	无	无或屈腿	屈腿	屈伸	屈伸内收

在新生儿非特异性免疫反应中,虽然在胎龄20周已有各种补体形成,但出生时各种补体成分如C1q、C3、C4、C5、B因子和C3激活前体(C3PA)等的含量仅为成人含量的一半左右,调理素也较缺乏,中性粒细胞的储备较少,趋化能力低,因而,容易导致感染扩散而成为败血症。

(二)新生儿体格检查的特点

为了正确做出判断,必须熟悉新生儿的特点。

1. **外观**　头大,躯干长,头部与全身的比例为1:4。胸部多呈圆柱形;腹部呈桶状。四肢短,常呈屈曲状。新生儿出生后采取的姿势,通常反映了胎内的位置。

2. **皮肤**

(1)胎脂:出生时,皮肤覆盖一层灰白色胎脂,有保护皮肤的作用。胎脂的多少有个体差异,生后数小时渐被吸收,但皱褶处胎脂宜用温开水轻轻擦去。胎脂若成黄色,提示有黄疸、宫内窘迫或过期产存在。

(2)黄疸:生理性黄疸多在生后2~3天出现。一般持续1周后消失。

(3)水肿:生后3~5天,在手、足、小腿、耻骨区及眼窝等处易出现水肿,2~3天后消失,与新生儿水代谢不稳定有关。

(4)新生儿红斑:常在生后1~2天内出现,原因不明。皮疹呈大小不等、边缘不清的斑丘疹,散布于头面部、躯干及四肢。婴儿无不适感。皮疹多在1~2天内迅速消退。

(5)粟粒疹:在鼻尖、鼻翼、颊、颜面等处,常可见到因皮脂腺堆积形成针头样黄白色的粟粒疹,脱皮后自然消失。

(6)青记:一些新生儿在背部、臀部常有蓝绿色色斑,此为特殊色素细胞沉着所致,俗称青记或胎生青痣。随年龄增长而渐退。

(7)橙红斑:为分布于新生儿前额和眼睑上的微血管痣,数月内可消失。

3. **头面部**

(1)颅骨:颅骨软,骨缝未闭,具有前囟及后囟,有时在前后囟之间可触到第三囟门。前囟直径通常为2~4cm,后囟一般只能容纳指尖。囟门过大常见于脑积水及宫内感染患儿。出生时因颅骨受产道挤压,常有不同程度的变形,骨缝可重叠。顶先露分娩的新生儿头部可显得狭长,先露部位可见到水肿和瘀斑,几天内可褪去。有头颅血肿的新生儿头部可表现为囊肿样的肿块,通常在2~3个月内消散。

(2)眼:生后第一天,眼经常闭合,有时一睁一闭,与眼运动功能尚未协调有关。有难产史者有时可见球结膜下出血或虹膜边缘一圈呈红紫色,多因毛细血管淤血或破裂所致,可在数日后吸收。双眼上斜或内眦赘皮应疑与21-三体综合征。伴有眼睑水肿和大量脓性分泌物常是淋球菌感染的典型表现。大面积角膜混浊伴有高眼球张力则是先天性青光眼的指征。正常瞳孔反射呈红色,若呈白色者提示有白内障、肿瘤或视网膜病的可能。

一些新生儿出生时,鼻泪管下端出口被一层薄膜封闭或因上皮碎屑堵塞了泪道,造成泪腺不通。一般3~4周后会自行破裂,鼻泪管通畅。少数新生儿鼻泪管下端出口的薄膜始终不破裂,泪液在鼻泪管中积聚,刺激管壁黏膜而导致泪囊炎,多影响单侧眼睛,除流泪外,还可出现脓性分泌物。

(3)鼻:鼻梁低,因鼻骨软而易弯,可见歪斜,但以后不留畸形。新生儿用鼻呼吸。若后鼻孔闭锁畸形,出生后可立即表现为严重的呼吸窘迫。先天性梅毒患儿出生后可表现为鼻塞、张口呼吸,鼻前庭皮肤湿疹样溃疡。

(4)口腔:口唇皮肤和黏膜分界清,黏膜红润,牙龈上可见由上皮细胞堆集或为黏液包囊的黄白色小颗粒,俗称"板牙"或"马牙",可存在较长时期,切勿挑破以防感染。硬腭中线上可见大小不等2~4mm的黄色小结节(彭氏珠),亦系上皮细胞堆集而成,数周后消退。舌系带有个体差异,或薄或厚,或紧或松。两侧颊部各有一个隆起的脂肪垫,俗称"螳螂嘴",有利于吸吮乳汁,不可挑破。巨舌症提示先天性甲状腺功能减退,或有贝-维综合征的可能。有时可见到唇裂或腭裂。小下颌提示皮埃尔·罗班综合征的可能。

(5)耳:其外形、大小、结构、坚硬度与遗传及成熟度有关,愈成熟耳软骨愈硬。耳轮低于眶耳线称为低位耳,在一些综合征中可见到。

4. **颈部**　甚短,颈部皱褶深而潮湿,易糜烂。有时可见到胸锁乳突肌血肿,可导致生后发生斜颈。颈后皮肤过度折叠呈颈蹼状,为特纳综合征的体征之一。

5. **胸部**　多呈圆柱形,剑突尖有时上翘,在肋软骨交接处可触及串珠。新生儿呈膈肌型呼吸,有时可见潮式呼吸,生后4~7天常见有乳腺增大,如蚕豆或核桃大小,或见黑色乳晕区及泌乳,2~3周可消退,此是由于母体内分泌的影响所致,切不可挤压以防感染。

6. **腹部**　多稍隆起,早产儿因腹壁甚薄,可见到肠型。肝软,在锁骨中线肋缘下2cm,脾有时刚触及。生后脐带经无菌结扎后,多数在7~14天脱落,脱落前应检查纱布有无渗血。脱落后脐部应保持干燥。有时可见到脐疝。

7. **生殖器**　生后阴囊或阴阜常有轻重不等的水肿,数日后消退。两侧睾丸多下降,也有在腹股沟中,或异位于会阴、股内侧筋膜或耻骨上筋膜等处。有时可见一侧或双侧鞘膜积液,常于生后2个月内吸收。一些女婴在生后5~7天可有灰白色黏液分泌物从阴道流出,可持续2周,有时为血性,俗称"假月经"。此是由于因分娩后母体雌激素对胎儿影响中断所致。生殖器色泽明显增深,多与先天性肾上腺皮质增生有关。

8. **肛门**　有时可见肛门闭锁。应仔细观察胎粪排出情况,必要时做肛指诊检查。

9. **脊柱和四肢**　检查有无脊柱裂。四肢姿势与胎位有关,一些貌似异常者日后可逐渐恢复。

(三)产房内正常新生儿的早期护理

1. **产房**　室温至少应在20℃以上,阳光充足,空气流通,并需注意保持适当湿度。室内宜每日进行日常清洁,并应定期大扫除及消毒,隔天一次紫外线照射。

2. 工作人员　应身体健康,注意个人卫生;严守无菌操作规程及消毒隔离制度。护理每个婴儿后必须洗手,患感染性疾患及带菌者必须隔离。应注意上班时勿用手接触自己的鼻孔、面部及口腔,勿戴首饰,尽量少谈笑。切忌工作时经常将身体依靠在婴儿检查台上,或将检查用具、病历牌随手放置,这是极其不良而有害的习惯。

3. 刚出生新生儿的护理

(1) Apgar评分:正常新生儿娩出时呈粉红色,健康活泼,生后1~2分钟内哭声有力,Apgar评分应在7分以上。

(2) 保暖:出生后体温可有明显降低,体温过低可影响代谢及血液循环,故保暖极为重要。新生儿娩出后应立即用预热的毛巾擦干新生儿,并用毯子包裹。气温较低情况下接生时应准备好取暖设备。

(3) 呼吸道:婴儿娩出开始呼吸之前宜迅速清除口咽内黏液,可用吸引球,或用接有软导管的注射器(或其他器皿)吸引,清洁鼻腔以保持呼吸道通畅。吸引可刺激新生儿呼吸也是有利的。

(4) 脐带:正常新生儿一般娩出后1~2分钟内结扎脐带,推迟结扎可造成红细胞增多症。脐带的处理采用不同方法,有用脐带夹夹住或用线双道结扎,也有钳紧后连根剪断,不留残端。

(5) 眼:出生后新生儿眼部可用消毒纱布或脱脂棉花清洁。

(6) 皮肤:出生后可用消毒软纱布蘸温开水将头皮、耳后、面部、颈部及其他皮褶处轻轻擦洗干净,尿布区及皮褶可涂无菌植物油或护臀软膏。一般不主张生后即给新生儿洗澡,容易造成低体温,可推迟24小时以后进行。

(7) 名签:新生儿应给戴上名签,写明母亲姓名、床号、婴儿性别及出生时日。

(8) 维生素K:每一位新生儿娩出后应予维生素 K_1 1mg 肌内注射,以预防新生儿出血症。

(9) 先天代谢缺陷的筛查:对一些临床尚未出现异常的先天代谢异常的新生儿,生后早期给予筛查,及时干预,可预防发病。目前我国已广泛开展先天性代谢异常疾病的筛查工作,原卫生部规定的筛查项目包括先天性甲状腺功能减退、苯丙酮尿症,上海等一些发达地区还增加了先天性肾上腺皮质增生症及G6PD缺乏症的筛查。

(10) 早期喂哺:新生儿正常娩出后,可放置在母亲手臂中,医护人员应鼓励母亲给新生儿哺乳。正常新生儿在出生后20~30分钟,常处于兴奋期,吸吮力强,容易吸吮成功,早吸吮有利于乳汁有效分泌。喂哺前可先将乳头触及新生儿口唇,诱发觅食反射后再予喂哺。下列情况不宜早吸吮:入高危新生儿室者;产母曾经高危抢救;有母乳喂养禁忌证者;早产儿吞咽反射弱或无吞咽反射等。

(四) 母婴同室

自从WHO提出4个月纯母乳喂养率在2000年要达到80%的总目标后,我国卫生部妇幼司在1992年即着手在全国各地创建爱婴医院,实行母婴同室,让母亲与其新生婴儿24小时在一起,这不仅可预防感染、促进母乳喂养的成功,也可让新母亲学习如何照顾她的新生婴儿,母子间的亲密关系也更为牢固。母婴同室的注意事项如下。

1. 新生儿娩出后与母亲一起在产房观察1~2小时,无异常者方能送入母婴同室。

2. 应为母婴创造一个整洁、温暖、舒适的休息环境,实施母婴24小时同住一室。医护人员应热情接待每对母婴,进行入室宣教。尤其要重视对产妇的心理指导,帮助产妇建立母乳喂养的信心,及时帮助和指导喂哺。

3. 产后的第一个24小时内,应让新生儿勤吸吮,次数最好不少于12次,医护人员应做好吸吮情况的记录。24小时后,新生儿喂哺的间隔时间不宜超过3小时。

4. 新生儿医师每天查房,了解新生儿体重及大小便情况。护士每日给新生儿沐浴后称体重一次,并给新生儿进行皮肤和脐部护理,定期为每位产妇示教婴儿沐浴及护理方法。每天的医疗护理工作不宜超过1小时,仍应以保暖、预防感染为重点,并注意喂养问题。

(1) 皮肤:脐带脱落前可用"干"法,即在换尿布后涂少许植物油,除会阴及臀部外不用水洗。脐带脱落和胎脂消失后可开始盆浴,宜用无刺激性的肥皂。浴后用软毛巾吸干,而不宜揩擦,避免损伤表皮。皮褶处宜撒少许滑石粉或松花粉。应避免撒粉过多,尤其受潮时易结成硬块而刺激皮肤,以及用容器直接在颈部撒粉而被小儿吸入等。

(2) 五官:注意面部及外耳道口和鼻孔的清洁,但勿挖耳道及鼻腔。婴儿口腔黏膜薄嫩易擦伤而致局部或全身感染,故禁忌常规擦洗口腔,尤其不宜挑破马牙。用奶瓶者应注意奶瓶及奶嘴的消毒,以预防鹅口疮和肠炎。

(3) 衣服:应柔软,宽适。若用久藏衣服,应在婴儿出生前先从箱中取出吹晒,因樟脑对少数婴儿可引起溶血。给新生儿穿有带子的短衣,带子不可缚得过高、过紧,以防割伤腋下皮肤。

(4) 预防感染:新生儿常规注射乙肝疫苗,满24小时接种卡介苗。应谢绝、劝阻患感冒和其他各种传染病的家属进入母婴同室探望。家属不宜亲吻新生儿。不能在母婴同室内吸烟。室内器具每周消毒两次,婴儿的被服、床单、头垫小毛巾、浴巾等清洗后高压消毒。室内应备有0.3%碘伏消毒液,供产妇及陪住者消毒双手。

5. 因医疗需要母婴暂时分离或产母有疾病不宜授乳时,乳汁可用吸奶器吸出,煮沸后用奶瓶喂哺新生儿,或应用婴儿配方乳。

6. 有条件的医院应建立人乳库,采集母亲的乳汁以供自己婴儿所需,或者供乳者的乳汁,以提供多余的乳汁补充她人婴儿的需求。供乳者应健康无慢性疾病及传染病,采集的乳汁须经62.5℃ 30分钟巴氏消毒处理。母乳在4℃冷藏室保存不超过24小时、在冷冻室保存时间3个月。人乳库应由经过上岗培训的专职人员负责管理。

7. 下列新生儿不宜母婴同室,应送入高危新生儿室进一步诊治:①出生时 Apgar 评分 <8 分,提示有围产期窒息史者;②异常分娩的新生儿,并伴有产伤、颅内出血等严重合并症者;③出生体重 <2000g 以下的低出生体重(LBW)儿、极低出生体重(VLBW)儿和超低出生体重(ELBW)儿;④高危妊娠孕母的新生儿或珍贵儿;⑤高胆红素血症需光疗者;⑥其他新生儿疾病,需严密观察病情变化或治疗者(参阅有关章节)。

8. 根据高危新生儿的情况可以进食者,应尽量给予母乳喂哺。LBW 可用母乳鼻饲或口饲,必要时予肠道外全静脉营养。体重 >2000g、一般情况稳定者可试由母亲喂哺。如母乳或人乳来源不足,应及时添加婴儿配方奶喂哺,并应定时监测婴儿的血糖水平,积极预防和治疗低血糖。婴儿配方奶和人乳具有相似的热量和营养素分布,可以满足 6 个月内足月新生儿的营养需要。母乳对半乳糖血症的婴儿是禁忌。对苯丙酮尿症或枫糖尿病的母乳喂养儿,应严密检测其血清内代谢产物,避免达到中毒水平;根据病情给予专用配方奶进行喂养。

9. 正常新生儿离院后,在生后 42 天应随访,了解婴儿生长发育及母乳喂养的情况,并予相应喂养指导。

(何振娟　陈惠金)

二、早产儿的特点和管理

早产是指胎儿在孕 37 周前(≤259 天)分娩。随着产科诊疗和监护技术进步、辅助生殖技术的应用及两孩政策的开放,我国早产儿出生率逐渐增加;同时,随着新生重症监护普及和技术提高,早产儿的存活率也有明显的增加。早产儿组织器官不成熟,对外界适应能力差,易发生各种并发症,死亡率较高,存活者发生严重伤残的风险也高。根据出生体重进行分类,可将早产儿分为低出生体重(LBW)儿(体重 <2500g)、极低出生体重(VLBW)儿(体重 <1500g)和超低出生体重(ELBW)儿(体重 <1000g);根据胎龄进行分类,又可将早产儿分类为晚期早产儿(34~36^{+6} 周)、中期早产儿(32~33^{+6} 周)、极早产儿(very premature infants,VPT,≤28~31^{+6} 周)和超早产儿(extremely premature infants,EPT,<28 周)。本节将在早产儿概述的基础上重点描述晚期早产儿的特点和管理,关于极低和超低早产儿的特点和管理见本节"三、极低和超低出生体重儿的特点和管理"。

(一)概述

1. **早产儿发生率**　全世界范围内,早产发生率约为 11%(欧洲 5%,非洲 18%),其中 84% 出生时胎龄在 32~36 周,10% 28~31^{+6} 周,5%<28 周。近年来,我国早产儿发生率有逐年上升趋势。王希等于 2010 年 11 月 ~2011 年 1 月对 3 省市 21 家医院出生的 13 322 例活产儿进行调查,早产率为 6%。按发生孕周统计,超早产儿、极早产儿、中期

早产儿和晚期早产儿分别占 0.5%、9.0%、13.2% 和 77.3%。Zou 等于 2011 年在中国进行了分层、多阶段、整群抽样设计调查,共抽取 14 省 39 家医院出生的活产儿 107 905 名,其中早产儿 7769 名,早产率为 7.1%;按发生孕周统计,极早产、中期早产和晚期早产分别占早产儿的 13.1%、16.1% 和 70.7%。按早产病因分类,39.4% 为治疗性早产,35.4% 为未足月胎膜早破性早产,25.2% 为自发性早产[1]。有学者认为,中国的实际早产率可能会更高,原因在于中国农村的统计工作还不完善。

2. **早产儿死亡率**　早产儿的死亡率与出生体重和胎龄呈负相关(表 2-4-3)。在中、低收入国家,早产儿的死亡风险更大。一项系统评价汇总了来自拉丁美洲、非洲和亚洲的研究数据,早产儿死亡风险为足月儿的 6.8 倍($RR=6.82$,95% CI 3.56-13.07),在该评价中,胎龄 <32 周的早产儿占比较低,但这些婴儿与足月儿相比死亡率更高($RR=28.82$,95% CI 15.51-53.56)[2]。中国的资料显示,早产儿死亡率已经由 1996 年的 629.9/10 万下降至 2013 年的 214.6/10 万,年平均下降率为 6.14%,但早产儿死亡在婴儿死亡中所占比例呈上升趋势,年平均增幅为 1.52%,到 2013 年该比例上升为 22.6%;胎龄 <32 周的早产儿死亡占早产儿死亡的 60%;农村和城市早产儿死亡率均随时间变化呈下降趋势,但城市早产儿死亡率下降更为显著;区域间早产儿死亡率也存在差异,西部地区是东部地区的 2.25 倍,中部地区是东部地区的 1.40 倍[3]。

表 2-4-3　根据体重和胎龄的婴儿死亡率

体重(g)	死亡率(%)	胎龄(周)	死亡率(%)
>2500	0.22	39~41	0.19
<2500	5.3	37~38	0.31
<1500	23.1	34~36	0.71
<500	85.3	32~33	1.61
		<32	17.2

改编自:Mathews TJ,MacDorman MF. Infant mortality statistics from the 2009 period linked birth/infant death data set. National Vital Statistics Reports,2013,61(8):1-28.

3. **早产原因**　早产的危险因素包括:①母亲生殖因素,如早产史和母亲年龄。②母亲疾病,如感染、贫血、高血压、子痫前期/子痫、心血管和肺部疾病、糖尿病。③母亲生活方式,如体力活动、物质滥用或吸烟史、饮食、体重和压力较大。④宫颈、子宫和胎盘因素,如宫颈短、宫颈手术、子宫畸形、阴道异常出血、前置胎盘或胎盘早剥。⑤多胎妊娠。⑥胎儿因素,如存在先天异常、生长受限、胎儿感染和胎儿窘迫。近来认为,50%~80% 的早产与绒毛膜炎症有关,其病原体可以为大肠埃希菌、B 组溶血性链球菌、李斯特菌、解脲脲原体、人型支原体等。⑦产科干预如羊水穿刺操作不当等也是造成早产的原因之一。上述因素中,有些是可

预防的,故产前定期检查实属重要。

4. 早产儿生理解剖特点

(1) 外表特点:①头大,头长为身长的 1/3,囟门宽大,颅缝可分开,头发短绒样,耳壳软,耳舟不清楚;②皮肤呈鲜红薄嫩,水肿发亮,胎毛多,胎脂丰富,皮下脂肪少,趾(指)甲软,不超过趾(指)端;③乳腺结节不能触到,36 周后触到直径小于 3mm 的乳腺结节;④胸廓呈圆筒形,肋骨软,肋间肌无力,吸气时胸壁易凹陷,腹壁薄弱,易有脐疝;⑤足跖纹仅在足前部见 1~2 条足纹,足跟光滑;⑥生殖系统,男性睾丸未降或未全降,女性大阴唇不能盖住小阴唇。

(2) 体温调节功能:①体温调节中枢发育不全;②体表面积大,皮下脂肪少,易散热;③基础代谢低、肌肉运动少,产热少;④汗腺发育不良,包裹过多因散热困难可发热。故早产儿的体温常因上述因素影响而不稳定,合理的保暖可以提高早产儿的存活率。

(3) 呼吸系统:①呼吸中枢未成熟,呼吸动力弱,呼吸浅快不规则,常有间歇或呼吸暂停;②肺泡表面活性物质少,可发生肺透明膜病;③肺泡数量少,呼吸肌发育不全,肋骨活动差,易引起肺膨胀不全;④咳嗽反射弱,黏液在气管内不易咳出,容易引起呼吸道梗阻和吸入性肺炎;⑤易因炎症反应、呼吸机相关的肺损伤导致支气管肺发育不良(BPD)。

(4) 心血管系统:①早产儿动脉导管关闭常常延迟,可导致充血性心力衰竭和新生儿坏死性小肠结肠炎(NEC);②心肌收缩力低、心排出量少易发生低血压。

(5) 消化系统:①吸吮及吞咽反射不健全,易呛咳;②贲门括约肌松弛,幽门括约肌相对紧张,胃容量较小,排空时间长,易发生胃食管反流和呕吐;③吸吮能力差,吞咽和呼吸不协调,通常需要管饲喂养;④胃肠分泌及消化能力弱,易导致消化功能紊乱及营养障碍;⑤脂肪消化能力差,尤其对脂溶性维生素吸收不良;⑥NEC 发病率较高。

(6) 肝功能:①葡萄糖醛酰转换酶不足,生理性黄疸持续时间长且较重;②肝贮存维生素 K 较少,Ⅱ、Ⅶ、Ⅸ、Ⅹ 凝血因子缺乏,易致出血;③维生素 A、D 储存量较少,易患佝偻病;④肝糖原转变为血糖的功能低,易发生低血糖;⑤合成蛋白质的功能不足,血浆蛋白低下,易致水肿。

(7) 造血系统:①促红细胞生成素(erythropoietin,EPO)生成障碍,骨髓对 EPO 的反应迟钝,红细胞寿命短,体内贮存铁的利用和消耗增加,以及静脉抽血所致失血等因素使早产儿贫血出现早且重;②血小板数略低于成熟儿,血管脆弱,易出血;③常因维生素 E 缺乏而引起溶血;④凝血、抗凝和纤溶功能发育不成熟,易导致出血、血栓性疾病。

(8) 肾功能:①与肺不同,肾功能没有生后的加速成熟过程,肾小球滤过率(glomerular filtration rate,GFR)仅取决于胎龄而不是生后日龄;②早产儿 GFR 低,限制了水、钠、钾的排泄,易导致水肿和少尿;③肾小管对电解质和葡萄糖的回吸收能力差,易导致电解质紊乱和糖尿;特别是钠的排

泄能力有限,同时又不能有效地重吸收,因此,高钠和低钠血症均极常见;④早产儿最大尿浓缩能力为 ~500mOsm/L,因此,早产儿的需水量较足月儿多;⑤肾酸碱调节功能差,易发生代谢性酸中毒;⑥由于肾排泄能力差,经肾排泄的药物给药间隔时间应拉长。

(9) 水、电解质和酸碱调节功能:①早产儿机体含液量相对比足月儿多;②由于体表面积相对大和皮肤不成熟,呼吸浅快,早产儿不显性失水多,且与胎龄成反比;③因不显性失水量大及入量不足,常可引起高渗性脱水而导致高钠血症,但输入液量过多,又可能会增加 NEC、BPD 和动脉导管开放(patent ductus arteriosus,PDA)的发生率,因而,补液量宜根据不同情况给予调整。

(10) 免疫功能:①固有免疫系统、体液免疫和细胞免疫均不成熟;缺乏来自母体的抗体,故对感染的抵抗力弱,容易引起败血症;②频繁的医护操作增加了感染的机会。

(11) 神经系统:①胎龄愈小,各种反射愈差,如吞咽、吸吮、觅食、对光、眨眼反射等均不敏感,觉醒程度低,嗜睡,拥抱反射不完全,肌张力低;②室管膜下胚胎生发层基质对脑血流的波动、缺氧、高碳酸血症及酸中毒极为敏感,容易发生脑室周-脑室内出血(periventricular-intraventricular hemorrhage,PVH-IVH);③早产儿的大脑大动脉的长短分支发育不全及早产儿脑白质的少突胶质细胞对缺血性损伤存在着先天易感性,易发生脑室周白质软化(PVL)。

(12) 早产儿视网膜病:由于早产儿在生理和解剖结构上的发育不成熟,氧疗时间过长或浓度过高,常可严重影响视网膜的血管形成,从而引起早产儿视网膜病变(ROP)。

5. 早产儿不同时期的主要问题及管理重点　早产儿并发症多,且这些并发症发生有一定的时间顺序。因此,不同日龄的早产儿管理重点不同,只有抓住这一时期的重点问题,才能取得较好的临床效果。目前早产儿分期一般分为不稳定期(≤7 天)和稳定期。该分期相对较为简单,但稳定期时间段较长,特别是生后 2~3 周的早产儿与 3 周以后的早产儿临床并发症的发生和监护方面仍存在较大差异,因此,我们认为分为三期(早期、中期和晚期)可能更符合早产儿的临床特点。早产儿早期定义为生后一周以内的早产儿,包括第 7 天;早产儿中期定位为生后 8~21 天;早产儿晚期定义为生后 22 天以后,包括 22 天。早产儿各期常见问题见表 2-4-4。

(1) 早产儿早期管理要点:优化的早产儿早期管理是改善其存活率和生存质量的关键。生后早期早产儿处于从宫内生存到宫外生存的转变过程中,环境变化较大;另外各器官功能不成熟,易发生器官功能不全;因此,对这一时期早产儿的管理要求做到整体化、个体化和系统化。

1) 整体化:在处理早产儿临床问题时,不能仅仅看到某一个器官,要从整体上把握患儿疾病发生进展及带来的相关临床问题。如液体治疗不仅仅涉及不显性失水、尿量、电解质平衡、补液量等,与心功能、肺功能、消化道功能等也

表2-4-4 早产儿各期常见问题

系统	早期	中期	晚期
置管	置管管理	置管管理	
体温	低体温		
水电解质平衡	出入量、电解质紊乱		
感染	早发性败血症	晚发性败血症	晚发性败血症
神经系统	颅内出血		PVL
呼吸系统	RDS、呼吸暂停、呼吸支持	呼吸支持 呼吸暂停	BPD、肺炎
循环系统	低血压,PDA	PDA	
消化系统	早期肠道喂养、肠外营养	肠道喂养、NEC 识别	胆汁淤积综合征、胃食管反流
血液系统	血小板减少、贫血、高胆红素血症	高胆红素血症	贫血
泌尿系统	尿量、肾功能		
骨骼系统			代谢性骨病
筛查		新生儿疾病筛查	ROP 和听力筛查

显著相关。液体过多可能导致肺水肿、呼吸支持力度增加和 BPD 的发生,从而引起心力衰竭、PDA、NEC 和颅内出血的发生。

2) 个体化:每个患儿由于胎龄、体重、母孕期并发症等不同,临床发生的关键问题不同,因此,每一个患儿都需要个体化临床管理。例如,同样体重的早产儿,胎龄较大的患儿器官功能相对发育成熟,应激和代偿能力相对较强,因此并发症可能较少,在呼吸支持力度、喂养和液体疗法上可能不同。液体疗法需要根据患儿体重、胎龄、不显性失水、尿量、电解质、呼吸和循环功能进行评估,个体化处理。

3) 系统化:早产儿早期问题较多,且相互关系较为复杂,按系统进行梳理不至于遗漏出现的问题,可从全身(置管管理、体温管理、水电解质平衡、胎龄评估、感染、营养管理)及系统(神经系统、呼吸系统、循环系统、消化系统、血液系统、泌尿系统、血糖管理)进行梳理。早产儿早期的管理重点应该是置管管理、预防颅内出血、呼吸支持及其护理、循环功能稳定、体温管理及水电解质平衡、早期肠道喂养及肠外营养支持,早发性败血症的筛查等。

(2) 早产儿中期管理重点:这一时期早产儿处于相对稳定时期。颅内出血发生明显减少;尿量稳定,不显性失水明显减少,水电解质失衡问题减少;RDS、湿肺、气漏综合征等的问题也已经缓解、呼吸支持力度减少;循环功能稳定。因此,该期重点如下:

1) 肠内喂养的建立及 NEC 的早期诊断和处理。特别注意 NEC 早期症状如喂养不耐受,呼吸、循环功能变化,体温不稳定等。

2) 院内感染的预防和早期诊断也是该期管理的重点,做好洗手是预防院内感染最有效的方法。

(3) 早产儿晚期管理重点:这一时期早产儿继续处于

稳定时期,重点关注以下方面:

1) 喂养及生长发育情况,描记生长发育曲线。

2) 注意不要忘记 ROP 筛查和听力筛查。

3) 关注是否发生 PVL、BPD、代谢性骨病、早产儿贫血、胆汁淤积综合征、胃食管反流等。

4) 注意各种维生素、钙和铁剂的补充。

5) 做好出院前宣教和培训、出院前查体。

6. 早产儿出院标准

(1) 呼吸功能稳定:自主呼吸良好,一周以上无呼吸暂停;未吸氧下 SaO_2 维持在 90% 以上。无明显呼吸困难表现(如气促、吸凹等)。国外允许吸氧或有呼吸暂停的早产儿出院进行家庭式监护治疗。家庭内需要配备监护仪、氧疗设备、咖啡因或氨茶碱;出院前应对患儿父母或照顾者进行心肺复苏培训;社区医生定期家庭访视。目前国内医疗条件还不能满足上述需要,不建议呼吸不稳定的早产儿出院。对于持续低流量吸氧的早产儿建议有条件的单位允许父母陪伴,参与患儿的护理,可能加速氧疗的撤离。

(2) 体温稳定:早产儿出暖箱后体温稳定,至少观察 24 小时。在正常穿衣、开放式小床上、室温状态下能保持体温稳定(腋温 36~37℃)。

(3) 喂养:经口喂养良好,喂养期间不伴氧饱和度和心率下降(SaO_2>85%,HR>100 次 /min)。每 3~4 小时喂养一次可以满足热卡需要 120kcal/(kg·d)。每次喂养时间不超过 30 分钟。

(4) 体重增长满意:不管是母乳喂养还是配方奶喂养,体重都应稳定增加,早产儿平均每天应增加 15~20g/kg。对于出院的体重标准仍存在争议,一般要达到 1800~2000g。还要看成熟度,考虑喂养情况、体温稳定情况和体重增长情况。

(5) 纠正胎龄:多数早产儿在比预产期提前 2~4 周出院,一般纠正胎龄 36 周以后考虑出院较为合适[4]。

7. 早产儿出院前准备和筛查

(1) 父母培训:出院前最好让父母亲也参与到早产儿的日常护理中来,指导父母如何给早产儿洗澡、喂养、更换尿布、监测体温等。父母需学会如何给早产儿喂药,因为大多数早产儿需要服用铁剂和钙剂、鱼肝油等。教会父母如何判断奶量是否足够,如何观察呼吸、心率。还要进行窒息复苏培训等。目前国内汽车拥有量逐渐增多,儿童汽车安全培训也应纳入宣教项目。

(2) 听力筛查:出院前所有早产儿都应该进行听力筛查,可以采取耳声发射(OAE),简单易行。有条件的单位可进行脑干听觉反应(auditory brain-stem response,ABR)检查。筛查结果应告知父母。任何未通过者都应在临床检查耳朵和清理外耳道之后重新进行测试,仍不能通过者应登记并记录在出院小结中,同时告知父母在 4 周内或最迟 3 月龄前进行脑干听觉诱发电位(brain-stem auditory evoked response,BAER)检测。如果存在听力进行性丧失的高危因素,如出生体重 <1500g、耳聋家族史、颅面部畸形、脑膜炎、高胆红素血症、出生代谢缺陷、先天性肾脏疾病及 CMV 感染等,早产儿应进行 BAER 检查。

(3) 早产儿视网膜病筛查:根据我国 ROP 筛查指南对出生体重 <2000g,或胎龄 <34 周的早产儿,以及所有用氧的早产儿在生后 4 周均应进行 ROP 筛查。所有筛查结果应记录在病例中,并在出院小结中注明筛查日期和结果,对出院后仍需要筛查的早产儿应同时告知(出院小结书面告知)出院后继续筛查日期、地点等。住院期间未到筛查时间者应告知父母出院后筛查的日期和地点。因此,需要 ROP 筛查的早产儿最好给家属一份 ROP 筛查告知书,注明出生胎龄、体重、用氧情况,住院期间的筛查日期和结果,出院时体重、纠正胎龄、出院后首次筛查日期、地点等,并让家属签字。

(4) 遗传代谢病筛查:新生儿疾病筛查项目各地不同,但是苯丙酮尿症和甲状腺功能减退的筛查是必需的。新生儿疾病筛查应在肠道喂养后 72 小时进行。尤以进食蛋白质饮食 24 小时后最佳。如果筛查过早,应进行复查。任何临界值和初筛结果不正常的早产儿都应进行确诊试验,如甲状腺功能检查(筛查仅查 TSH,确诊需要静脉血检查 T_3、T_4、TSH、游离 T_3 和 T_4、甲状腺结合球蛋白)。

(5) 颅脑超声检查或 MRI 检查:胎龄≤34 周的早产儿应在生后 4 周完成颅脑超声检查,除外 PVL。对于存在脑损伤高危因素的其他早产儿(如窒息、低血压、感染、辅助通气等)也应进行颅脑超声检查。出院前有条件的单位应进行颅脑 MRI 检查,因为头颅超声仅能发现局灶性 PVL,MRI 检查可以发现弥散性 PVL。

(6) 血常规检查:出院前 3 天应进行血常规检查,包括网织红细胞计数。观察有无贫血,是否需要铁剂治疗。

(7) 代谢性骨病筛查:应进行骨密度测定,可用骨密度仪或超声检查,同时测定血钙、磷和镁。

(8) 疫苗接种:早产儿应根据出生年龄而不是矫正年龄按正常的时间、顺序和与足月儿同样的剂量进行免疫接种。早产儿经计划免疫可以获得足够的免疫应答。目前国内缺乏早产儿免疫接种的指南,多在出院后进行疫苗接种。但是对于乙肝表面抗原阳性母亲所分娩的早产儿,应在出生后 12 小时之内给予乙肝免疫球蛋白和乙肝疫苗注射,此次乙肝疫苗不计入乙型肝炎的免疫程序,另外 3 剂乙肝疫苗应在出生后 1 个月时开始(见本书第 5 章第 7 节)。体重超过 2500g 的早产儿应接种卡介苗。

(9) 出院后药物治疗:出院后需要服药的早产儿出院时应带药回家,并告知父母如何安全用药。患儿家长应知道服药时间、剂量、疗程、药物治疗的重要性、药物治疗可能的不良反应等。

8. 早产儿出院后随访　我们在关注存活率的同时,更应该关注这些早产儿的生存质量。出院后的随访,不仅为患儿和家属提供服务,更可以为产科医师和新生儿科医师提供信息反馈,优化早产儿的临床干预措施。因此,早产儿出院后随访是早产儿重症监护的延伸,是早产儿临床管理不可分割的一个部分。

9. 早产儿远期并发症　远期并发症包括存活早产儿的再入院率、远期神经发育障碍及慢性健康问题。

(1) 再入院:出生时胎龄越小,再入院的风险就越大。再入院最常见的原因为呼吸系统及胃肠道疾病,前者包括呼吸道感染,特别是呼吸道合胞病毒感染和哮喘,后者包括胃食管反流及胃肠炎。出生时胎龄未满 32 周、32~33 周、34~36 周、37~38 周及 39~41 周的新生儿,其在 9 月龄至 5 岁期间住院 3 次或以上的风险分别为 13.6%、6.9%、4.9%、3.9% 及 2.8%[5]。

(2) 神经发育结局:出生时胎龄越小,神经发育结局不良的风险越高。儿童中大约 45% 的脑性瘫痪、35% 的视力障碍和 25% 的认知或听力障碍可归因于早产。神经发育障碍主要包括认知能力受损、运动障碍(轻度精细运动或大运动发育迟缓、脑瘫)、感觉障碍(视力及听力损失)和行为及心理问题[6]。

(3) 慢性健康问题:与足月出生儿相比,早产的儿童(特别是 ELBW 儿)的慢性疾病发生率更高,主要包括慢性肾脏疾病、生长发育障碍、肺功能障碍。研究显示 8 岁时的慢性疾病总体发生率早产儿和足月儿分别为 75% 和 37%,14 岁时分别为 74% 和 47%[7]。

(4) 对成年期健康的影响:随着早产儿生存率的提高,早产对成年期健康的潜在影响变得越来越明显。①胰岛素抵抗:与足月儿成年后相比,早产儿成年后出现胰岛素抵抗和高血压风险较高;②生育:与足月儿相比,早产儿成年后的生育率更低。早产出生的女性生育早产后代的风险也增加。

（二）晚期早产儿的特点与管理

1. 定义及名称演变　晚期早产儿指胎龄 34~36⁺⁶ 周的早产儿，这一名词反映了该群体存在生理发育不成熟和早产的特点。"晚期早产儿"曾经一度被称作"近足月儿"，2005 年美国国立儿童健康与人类发育研究所（The National Institute of Child Health and Human Development, NICHD）正式提出应用"晚期早产儿"取代"近足月儿"[8]。该提议主要基于两个理由：①胎龄 34 周是公认的产科干预界点，通常认为孕 34 周后胎儿发育接近成熟，不再采取积极措施防止早产；②晚期早产儿的并发症和死亡风险高于足月儿，特别是呼吸系统相关并发症、喂养困难、颅内出血、高胆红素血症和代谢紊乱（低血糖症、低钙血症等）等。虽然晚期早产儿死亡率较胎龄更小的早产儿低，但由于晚期早产儿数量较大，约占早产儿总数的 75%，因而，更大程度地影响早产儿死亡率。

2. 晚期早产儿常见的临床问题

（1）体温调节障碍：与足月儿相比，产热能力不足，体温调节能力不成熟，易发生体温不恒定。另外，晚期早产儿保持屈曲姿势差，使体表面积增大，导致散热较快，易出现低体温，增加了寒冷损伤的风险。因此，晚期早产儿需要监测体温，并注意在出生后及时擦干身体、应用预热毯包裹、尽早与母亲进行皮肤接触，以防发生体温过低甚至寒冷损伤。

（2）呼吸问题[9]：晚期早产儿急性呼吸障碍，如 RDS、湿肺、肺炎和呼吸衰竭的发生风险较足月儿高。发生呼吸窘迫的原因主要是从胎儿到新生儿的呼吸转换障碍、肺液转运障碍、PS 缺乏、肺炎和肺动脉高压。

1）呼吸窘迫：与胎龄 38~40 周需要呼吸支持的足月儿相比，胎龄 37、36 和 35 周的新生儿需要呼吸支持的比例分别增加 1、4 和 8 倍。与足月儿比较，晚期早产儿应用经鼻持续正压通气的风险高 9 倍，应用机械通气的风险高 5 倍，应用肺表面活性物质的风险则高 42 倍。分娩方式与晚期早产儿发生呼吸窘迫显著相关，剖宫产娩出者发生呼吸系统疾病的风险较高，需要机械通气的比例从胎龄 36 周的 6.0% 上升到 32 周的 16.7%，肺透明膜病的发生率从胎龄 36 周的 1.1% 上升到 32 周的 8.3%。

晚期早产儿发生 RDS 时临床症状出现相对较迟，有时在生后 12 小时才表现出严重的呼吸困难，胸部 X 线才有 RDS 的征象。晚期早产儿一旦出现 RDS 症状，则表现较为严重，机械通气比例较高，且呼吸机依赖时间较长，PS 替代治疗的效果不如早期早产儿理想，并发气胸、持续肺动脉高压的机会也较多。

2）呼吸暂停：早产儿原发性呼吸暂停的发生与胎龄显著相关，晚期早产儿原发性呼吸暂停的发生率较胎龄小的早产儿低，因此，对晚期早产儿出现的呼吸暂停，应该首先积极寻找病因如低血糖、感染等，在除外病理因素的情况下才考虑早产儿原发性呼吸暂停。

（3）糖代谢障碍：晚期早产儿低血糖发生率为 10%~15%，是足月儿的 3 倍。胎龄 35 周的晚期早产儿仅因为低血糖而入住 NICU 的比例是 24.3%，胎龄 36 周时降低到 14.1%。约 2/3 的晚期早产儿需要静脉滴注葡萄糖以维持血糖稳定。由于严重持续低血糖易致脑损伤，因此，预防低血糖比治疗低血糖更加重要。

（4）喂养问题：吸吮 - 吞咽 - 呼吸协调开始于 34~36 周，但到 37 周才完全成熟。晚期早产儿往往很难通过经口喂养来满足自身的营养需求。婴儿吸吮对母亲乳头的刺激，有助于泌乳素的分泌，晚期早产儿吸吮能力不足也是造成哺乳延迟的原因。同时，晚期早产儿的孕母也可能存在多种多样的并发症，导致哺乳延迟，孕母常在分娩后 3 天才会有足够的乳汁供给。

（5）高胆红素血症：晚期早产儿发生高胆红素血症的风险高于足月儿，与肝胆红素处理能力不足、胆红素产生较多及肠肝循环增加有关；喂养不足也是高胆红素血症发生的较为重要的原因。足月儿生理性黄疸高峰出现于生后 48~120 小时，但晚期早产儿生理性黄疸出现于生后 96 小时，持续至生后 196 小时。晚期早产儿一旦发生黄疸，需光疗或换血治疗的比例较高。若血清总胆红素水平 ≥513μmol/L，或临床表现符合急性胆红素脑病，晚期早产儿发生严重后遗症的比例也显著高于足月儿。高胆红素血症是晚期早产儿再次入院的主要因素。安全的预防措施如临床医生教育、父母宣教和出院后及时随访等，是减少重度高胆红素血症和胆红素脑病发生的关键[10]。

（6）感染：晚期早产儿败血症发生风险约高出足月儿 3 倍。大多数晚期早产儿需要抗生素治疗，其中 30% 需要治疗 7 天以上。早发型败血症和（或）肺炎是最常见的感染性疾病。引起早发和晚发败血症的主要病原体是革兰阳性菌，但革兰阴性杆菌感染和晚发败血症比血培养阴性者更易导致死亡[11]。

（7）神经系统并发症：脑的生长发育和神经通路的形成主要发生在妊娠 34~40 周，晚期早产儿的大脑容积仅为足月儿的 65%~70%。因此，晚期早产儿神经系统发育不完善及由此引发的脑损伤可能导致诸多精神运动发育问题。MRI 检查发现，晚期早产儿脑白质损伤发生率为 42.6%，脑瘫发生率约为足月儿的 3 倍[12]。

3. 晚期早产儿的管理

（1）预防晚期早产的发生：降低晚期早产儿相关的死亡率和发病率，预防晚期早产是关键。首先，要进行准确胎龄评估，确保胎龄 39 周以下不进行选择性分娩。美国妇产科医师学会不建议对无医学指征胎龄 39 周以内的孕妇进行引产或计划性剖宫产。对于处于晚期早产阶段的有医学指征需要提前结束妊娠者，应对孕母及胎儿进行完善的评估和管理，评价母亲疾病对于胎儿预后的风险 / 效益比值，并提倡孕 34 周前应用糖皮质激素以改善晚期早产儿预后。

（2）体温管理：①保持室温 22~26℃，湿度 30%（冬）~50%

（夏）；②出生后立即擦干婴儿全身，头部以帽覆盖；③若母婴情况稳定，实施袋鼠式护理，必要时延迟首次沐浴时间；④若出现低体温且无法实施袋鼠式护理时，可将早产儿置暖箱内保暖，体温维持在 36.5~37.5℃；⑤出院前 24 小时在室温下评估体温调控能力，并指导父母如何着衣、调节室温、测量体温及求助医疗服务。

（3）喂养管理：①晚期早产儿常因吸吮吞咽能力差和胃肠功能不成熟，需肠外营养支持。但大多都可以耐受肠道喂养；②首选母乳喂养，喂养前后测体重以确保足量摄入；③住院期间应每日指导哺乳，密切观察母乳喂养情况；指导父母识别饥饿和应激表现，运用体位支持、间歇喂养、奶速控制等喂养技术指导喂养；④对于入住 NICU 的晚期早产儿，喂养失败时可通过管饲或肠外营养保证入量，管饲时需选择个性化的管饲时间和途径；⑤成功的经口喂养始于良好的喂养准备，每 3~4 小时应评估意识状态、肌张力、喂养准备行为以确定是否需要辅助喂养，采用按需喂养可能更符合晚期早产儿的生理特点；⑥出院前全面评估喂养状况、家庭护理和持续的哺乳支持服务，出院后随访至建立成功的哺乳、进食良好、体重增长达标。

（4）呼吸管理：对晚期早产儿，临床上应加强呼吸监护，注意呼吸次数的变化；对具有呼吸系统疾病的晚期早产儿应进行血气分析监测，或经皮 CO_2 分压监护。根据临床表现及血气结果，适时选择无创或有创呼吸支持，并警惕 PPHN 的发生，及早采取相应措施。

为减少呼吸系统并发症，美国儿科学会建议：①产房配备精通早产儿评估、复苏和治疗的专业人员；②首次评估应评估呼吸稳定性，如有呼吸困难应早期使用 CPAP，并根据病因确定是否继续呼吸治疗；③维持体温和血糖稳定，以避免其他可能延长新生儿生理过渡的并发症。晚期早产儿生后需入住 NICU 或过渡观察室，待呼吸和体温平稳且喂养良好方可转入普通病房。

（5）黄疸管理：①保证足量的母乳喂养，若奶量摄入不足、体重下降或脱水，可给予奶瓶喂养母乳或配方奶；②建立评估和判定高胆红素血症的护理常规；③监测生后 24 小时血清总胆红素和经皮胆红素，根据新生儿日龄分析血清胆红素值；④特别关注黄疸高危群体，如奶量摄入不足者、第 1 胎、剖宫产儿、大于胎龄儿及男婴；⑤有适应指征时进行光疗或换血治疗；⑥出院前系统评价高胆红素发生风险，对新生儿父母进行书面和口头的黄疸健康教育；⑦根据出院时间和风险评估加强随访。鉴于晚期早产儿黄疸高峰和消退时间相对延迟，应在其出院后 2~3 天内进行随访，指导父母观察和评估黄疸状况，必要时延长随访至生后 2 周。

（6）血糖管理：①预防低血糖比治疗更重要，应了解高危因素，加强血糖监测，尽早开奶；②足月儿和早产儿低血糖界定值尚存争议，没有一个阈值能适用于所有早产儿，目前世界卫生组织给出了低血糖的干预值，建议血糖应维持

在 2.6mmol/L 以上。

（7）出院管理：出院时应注意以下方面[13]：①正确评估胎龄。②出院时间个体化，综合考虑喂养能力、体温控制、疾病状况以及社会因素。③出院前 12 小时严密观察生命体征并做好记录，呼吸频率应小于 60 次 /min，心率维持 100~160 次 /min，室温下腋温维持在 36.5~37.4℃；自行排便至少 1 次；24 小时成功喂养，吸吮 - 吞咽 - 呼吸协调。④对生理性体重下降每日超过 2%~3% 或最大超过 7% 者，出院前应评估脱水状况；由专业人员实施每日至少 2 次的母乳喂养指导；制定喂养计划并由家庭执行；实施出院后 24~48 小时访视，必要时随访至体重增长达标。⑤评估高胆红素血症发生的风险，并安排随访。⑥评估家庭、环境和社会风险；评估父母或照护者护理知识和技能，实施健康教育。

（8）神经发育评估和干预：早期随访评估以及追踪神经系统和生长发育的远期结局。按儿童发育规律制订随访方案，逐步形成以家庭和社区为中心的评估、干预体系[14]。

（程国强）

三、极低和超低出生体重儿的特点和管理

出生体重在 1000~1499g 的早产儿称为极低出生体重（VLBW）早产儿，出生体重 <1000g 者则称为超低出生体重（ELBW）儿或超未成熟儿（extremely premature infant）。随着产科技术的进展，入住 NICU 的该类小早产儿日益增多，这些患儿与既往我们关注的胎龄和体重较大的早产儿生理特点存在很大的不同，临床发生的问题也更多，且容易发生多系统功能障碍，这就要求我们在这些患儿的临床管理中做到精细化、系统化，同时注重个体化，尽可能在保证存活率的基础上改善其预后。

（一）发生率

发生率各国报道不一致，但有逐年增加的趋势，特别是 VLBW 的早产儿[15]。英美国家 VLBW 和 ELBW 儿的发生率分别为 1% 和 0.3%。日本 ELBW 儿的发生率为 0.2%。中国香港地区 VLBW 的发生率为 0.69%，其中 ELBW 儿的发生率为 0.14%。国内报道 VLBW 发生率为 1%，其中 ELBW 发生率为 0.1%，与国外差别不大。在所有早产儿中，胎龄 <28 周的超早产儿占 0.6%；胎龄在 28~32 周占 13.1%。中国实际 VLBW 儿的发生率可能更高，因为大多数农村地区的统计资料不全[16]。

（二）生理病理特点及管理

1. 产前管理

（1）产科与儿科共同会诊，选择最佳分娩时间和方式，尽量将母胎双方的损伤控制在最小程度。新生儿科医生应了解孕妇和胎儿情况，重点关注胎儿超声资料。胎儿超声不仅可以评估胎龄，也可以评估胎儿的大小和是否存在畸形。如果超声评估的胎龄与母亲提示的胎龄不一致，应按

75

超声评估的胎龄计算。

（2）与家长交流主要讨论下列问题：①存活率，目前统计的存活率大多数是根据出生体重来评估的，但产前提供的资料只有胎龄。正常发育的胎儿胎龄与体重关系大致如下，600g≈24 周；750g≈25 周；850g≈26 周，1000g≈27 周。发达国家不同出生体重早产儿的存活率见表 2-4-5，中国的存活率较低且并发症发生率也高。图 2-4-1 为按胎龄分类的早产儿存活率和死亡率的多中心研究资料。国内还存在放弃治疗的问题，在一个多中心研究中高达 26.7%，多系并发症多、预后差或经济原因等所致，因此，与家长谈到有关存活率的问题时这些数据只能作为参考。②生下不久可能发生的问题，如 RDS 和呼吸支持治疗、静脉营养和置管、感染、颅内出血、黄疸、电解质紊乱和 PDA 等。③远期可能

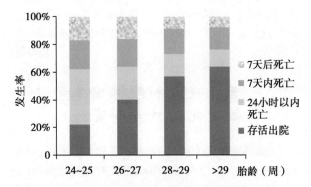

图 2-4-1 不同胎龄新生儿死亡率和存活率

摘自：Lin HJ，Du LZ，Shi LP，et al. Mortality and Morbidity of Extremely Low Birth Weight Infants in the Mainland of China：A Multi-center Study. Chin Med J，2015，128：2743-2750.

发生的问题及预后，如呼吸暂停、CLD、院内感染、ROP、贫血和听力障碍等，但不要言之过甚，造成父母焦虑和恐惧。④父母的愿望和要求，特别是在国内，这一点很重要，在父母亲理解上述谈话内容后，征询父母对他们的孩子出生后的治疗态度并签字。目前国外对胎龄在 25 周及以上的早产儿均进行积极复苏；胎龄≤24 周根据父母的态度；胎龄 23 周以下者根据孩子出生后的情况，一般多不主张积极复苏。

（3）宫内转运与出生后转运：如果医疗条件欠佳的医院预计将有 VLBW 或 ELBW 儿出生，最佳方案为宫内转运，将孕母转运到具有良好接产条件并设有 NICU 的高层次医院去分娩，这是对 VLBW 和 ELBW 儿的最好保护。出生后的转运，即使拥有良好的转运系统，仍难保证如宫内一样的良好环境。孕母临产如已迫近，可先与专科医院联系，专科医院应配备技术优良的医护人员和完善的转运设施，及时赶到待转医院协助抢救，待婴儿稳定后转运到专科医院。

（4）做好预案：这是产前处理相当重要的一环，根据胎龄、胎儿宫内状况、父母亲的愿望和医院的救治条件做一个详细的预案，包括产房复苏的人员、特殊设备、转运等。

2. 产房管理

（1）积极有效的复苏对提高存活率和改善生存质量极其重要。分娩时应有复苏技术熟练的至少 2 名儿科医生和 1 名护士在场。如果是多胎，每个早产儿都应该有独立的复苏抢救小组。

（2）胎儿娩出后应对婴儿状况迅速做出评估，有些父母亲在胎儿娩出后可能会改变之前的决定，因此，应根据胎儿娩出后的情况再次与父母亲进行交流，征询他们对胎儿

表 2-4-5 ELBW 和 VLBW 存活率比较（%）

体重(g)	韩国 2013 年 ~ 2014 年 6 月	英国 2009 年	加拿大 2013 年	澳大利亚和新西兰 2012 年	欧洲新生儿协作网 2012 年	中国 2005 年	中国 2010 年 1 月 ~ 2011 年 12 月
<500	38.6		61.1	47.4	34.2		
500~749	58.3	63.4	69.6	74.1	65.0		
750~999	80.7	88.3	87.3	90.2	88.5		
1000~1249	92.6	94.3	95.1	97.1	93.4		
1250~1499	96.7	96.5	98.4	97.4	97.4		
ELBW	69.6	65.3	79.6	83.3	78.2	34.6	56.9
VLBW	84.8	80.6	90.2	92.2	89.4	55.0	80.9

摘自：1.Shim JW，Jin HS，Bae CW. Changes in Survival Rate for Very-Low-Birth-Weight Infants in Korea：Comparison with Other Countries. J Korean Med Sci，2015，30：S25-34.

2. 中华医学会儿科学分会新生儿学组 . 中国城市早产儿流行病学初步调查报告 . 中国当代儿科杂志，2005，7（1）：25-28.

3. Liang J，Mao M，Dai L，et al. Neonatal mortality due to preterm birth at 28-36 weeks' gestation in China，2003-2008. PaediatrPerinat Epidemiol，2011，25：593-600

救治的意愿。交流期间对有生命体征的早产儿应继续积极复苏，等待父母亲再次做出决定后再明确下一步的治疗计划。

（3）除了一般的常规复苏措施外，主要重视以下几个方面的管理。

1）体温：产房内温度维持 25~26℃；复苏用氧气或空氧混合气体应加热加湿；迅速将婴儿置于预热的远红外复苏抢救台，快速用预热的毛巾擦干，对于胎龄 <28 周的早产儿用食品级的塑料薄膜包裹婴儿，但应暴露眼睛、鼻子、口和脐带，以便进行复苏操作。应用伺服温度控制的远红外辐射保温台，以防温度过高或过低。

2）用氧管理：低氧和高氧对新生儿均有危害，因此，避免低氧的同时也应防止高氧，控制高氧可以减少肺损伤和早产儿 ROP 的发生。2015 版复苏指南进一步强调了用氧管理：产房内需要配置空氧混合仪和氧饱和度监测设备；早产儿目标经皮脉氧饱和度（pulse oxygen saturation，SpO_2）为 90%~95%；早产儿复苏不建议纯氧复苏，开始复苏氧浓度为 30%，根据氧饱和度监测情况上调或下调吸入氧浓度（fraction of inspired oxygen，FiO_2）[17]。

3）呼吸管理：产房尽可能配备呼吸机、持续气道正压（continuous positive airway pressure，CPAP）、T 型复苏器（neopuff）、空氧混合仪等。心率好转是判断正压通气效果的最好指标，早产儿所需压力较足月儿低，一般为 10~20cmH_2O；早产儿最好给予呼气末正压，保持功能残气量，有助于肺泡扩张。T 型复苏器可以设定吸气峰压（peak inspiratory pressure，PIP）和呼气末正压（positive end expiratory pressure，PEEP），相对恒定的压力可以避免压力波动导致的脑血流波动，也可以维持恒定的 PEEP，明显改善复苏效果，减少气胸的发生。对存在呼吸困难者，尽早给予 PS，胎龄 28 周以下者应预防性应用 PS；胎龄 28~30 周的早产儿在出现 RDS 的早期症状如呻吟、吸凹、FiO_2 40% 仍不能维持氧饱和度（O_2 saturation，SO_2）在 85% 以上，尽早应用 PS；尽早给予 CPAP 辅助通气。如果需要复苏较长时间，可以给予机械通气，稳定后由带呼吸机的转运暖箱转运到 NICU。

4）循环：心脏按压的方法是用示指和中指在胸骨中央部下压 1cm 左右，同时用另一手指探测股动脉搏动，感到搏动即可，避免压力过大导致胸骨骨折。在呼吸稳定后及时监测血压，如果平均血压值低于胎龄值，给予生理盐水扩容，10ml/kg。

5）外周静脉穿刺和脐动静脉插管：在呼吸稳定后应进行外周静脉置管，开始静脉液体输注，开始可应用 10% 葡萄糖液，根据血糖调节，以避免低血糖的发生。需要机械通气的患儿尽可能放置脐动静脉插管，不需要机械通气的患儿可仅放置脐静脉插管，置管成功后 X 线定位。

6）脐带扎：延迟脐带结扎对早产儿是有利的，可以减少贫血的发生，减少输血次数。2015 版复苏指南推荐早产儿延迟脐带结扎 30~60 秒。

7）血糖和血气监测：超未成熟儿既易发生低血糖，又易发生高血糖，应严密监测。监测血气，发现酸中毒应及时纠正。

大多数早产儿对复苏反应良好，恢复的顺序依次为心率、皮肤颜色、呼吸、刺激反应和肌张力。

3. NICU 管理

（1）体温和湿化管理：超未成熟儿皮下脂肪少，体表面积相对大，能量储存少，易导致低体温。最好安置在双层暖箱内，如果放置在远红外辐射台，应给予塑料薄膜遮盖。此外，维持一定的湿度也非常重要，因为在没有保证湿度而仅仅加温的情况下，不仅皮肤水分大量丢失，而且只使婴儿末梢皮肤温度上升，核心（深部）温度仍然偏低。因此，环境湿度最少应保持在 60% 以上，有人主张可达 90% 以上的高湿度，但水生菌感染的机会增加。为保持这样的湿度，除暖箱湿化器外，可利用呼吸机湿化器将导管插入暖箱窗口进行雾化，但随着皮肤角化的逐渐成熟，一般生后数日即宜停止雾化，以防细菌滋生。

（2）皮肤管理：超未成熟儿皮肤非常不成熟，极易受到破坏引发严重的问题如感染、液体丢失等，因此，皮肤护理相当重要。出生后面部胎脂要清除，其他部位如果清除困难可以后处理。各种监护电极的粘贴最好用纸质胶布或低过敏性的棉胶布，且尽可能减少胶布与皮肤的接触面积。各种监护电极尽可能放置在较小的范围内，并用较少的电极进行多参数监护。12 小时更换 SpO_2 监测探头，经皮二氧化碳和氧分压监护探头应 4 小时更换一次部位。尽量避免损伤性的操作如反复采血和穿刺。尽可能应用中心静脉输注液体，避免药物外渗导致皮肤坏死。

（3）呼吸系统异常及管理：由于胸廓柔软、肺发育不成熟、小支气管软骨少、肺泡换气面积相对小、PS 产生不足、肺扩张能力有限及肺血管阻力高，故功能残气量低、肺顺应性差、通气 / 血流比值失常、气道阻力高，因而，容易发生肺透明膜病、呼吸暂停、BPD 等。

1）PS 的应用：可以降低 RDS、气胸的发生，减少呼吸机的应用和缩短呼吸机应用时间，减轻慢性肺疾病的严重程度。无论是预防性应用、早期应用还是作为抢救应用均具有同样效果。尽管存在争议，目前多数 NICU 对 28 周以下的早产儿主张预防性给予，28~30 周的早产儿早期给予，即 FiO_2 大于 40% 而 SpO_2 不能维持在 85% 以上即给予。美国最新的 RDS 诊疗指南主张可先给予无创正压通气，效果不好再给予气管插管和 PS，因为气管插管给予 PS 是一项有创操作，可导致不同程度的并发症[18]。有研究表明，采用通过胃管插入气管内的微创给药方法同样有效。

2）氧分压和氧饱和度：维持 SpO_2 维持在 90%~95%，不超过 95%。氧分压维持在 50~70mmHg 即可。

3）肺保护性通气策略：①尽早使用 PS。②尽可能给予无创呼吸支持，目前无创呼吸支持力度较以往更大，如双水平 CAPA 和经鼻间歇正压通气，有助于更早的撤离有创呼吸支持。③尽可能给予同步呼吸:包括病人触发通气(patient-triggered ventilation,PTV)、A/C、同步间歇指令通气(synchronized intermittent mandatory ventilation,SIMV)、压力支持通气(pressure support ventilalion,PSV)等。其优点有:增加每次呼吸的潮气量,降低峰压,发生气压伤的危险性降低和更好的氧合;相对稳定的脑血流,较易撤机,病人也更加舒适。④给予较小的潮气量。现在呼吸机均可精确测定潮气量,在保证氧合和通气功能稳定的前提下尽可能给予较小的潮气量,减轻容量伤。⑤容量保证或压力调节容量控制通气。目前多主张小潮气量 4~6ml/kg。可通过自动调节供气流速来维持压力和容量的相对稳定,不必考虑需用多大压力,但压力应限制在安全范围内,对肺顺应性低、气道阻力高又变化迅速者(如应用 PS 之后)特别有效且安全。⑥采用允许性高碳酸血症策略:在维持 pH>7.20 的情况下,允许 PCO_2 范围为 45~65mmHg。但是,对于一周以内的早产儿不建议给予允许性高碳酸血症,因可导致颅内出血的发生。⑦设定合适的 PEEP。PEEP 可稳定呼吸道,防止肺泡萎陷。PEEP 设定范围为 3~8cmH_2O,大多数为 5cmH_2O。可以通过压力容量环查看设定的 PEEP 是否合适。⑧高频通气,高频通气(high-frequency ventilation,HFV)尽管应用越来越多,但很少将 HFV 作为首选,多数在常频通气效果不理想时才换用高频。换用高频通气的指征尚未统一,一般原则是在常频治疗过程中,FiO_2≥60%、平均气道压(mean airway pressure,MAP)≥15cmH_2O;胸片示肺气漏;持续高碳酸血症不能纠正等。

4) 无创呼吸支持[19]:无创呼吸支持可增加功能残气量,保持气道扩张,防止肺泡萎陷,尤其适用于早产儿。目前临床可以选择的无创呼吸支持包括:①经鼻加热加湿高流量吸氧(heated humidified high flow nasalcannula,HHHFNC);②鼻塞 CPAP(nCPAP);③经鼻双水平 CPAP,包括 SiPAP、BiPAP、或者双相 CPAP,可以产生 2 个水平压力的另一种形式的 CPAP;④无创正压通气(non invasive positive pressure ventilation,NIPPV),包括同步间歇通气和强制间歇通气,经鼻高频通气等。根据患儿具体情况可选用相应的无创通气模式,最常用的仍然是 nCPAP。目前认为,与 CPAP 比较,NIPPV 可以降低呼吸功,增加潮气量和呼气末正压,增加功能残气量,且更易撤机,可以减少 BPD 的发生[20]。

5) 呼吸暂停的治疗:VLBW 儿呼吸暂停发生率高达 30%~50%,可导致缺氧缺血性脑损伤和呼吸支持撤离困难。枸橼酸咖啡因治疗呼吸暂停疗效较好,同时可以显著减少 BPD 发生,较早撤离呼吸机,改善远期神经发育预后。早期应用比晚期应用疗效更好,已经成为呼吸暂停非常重要的药物。

(4) 循环系统异常及管理:

1) 动脉导管持续性开放:<1500g 的早产儿 PDA 发生率为 40%~50%。常在生后 3~5 天闻及心脏杂音,且常引起充血性心力衰竭、NEC、呼吸衰竭。目前有关 PDA 的处理仍存在很大争议,但对有症状的 PDA 多主张早期处理。液体量一般限制在 120~140ml/(kg·d)。药物治疗可应用吲哚美辛或布洛芬。吲哚美辛仍然是大多数 NICU 的首选,失败率 <1000g 为 30%~40%,<800g 为 40%~45%。布洛芬与吲哚美辛比较,具有同样效果,但肾功能障碍和少尿的发生率显著降低而慢性肺疾病的发生率较高,PVL、IVH 和 NEC 等的发生率没有差别。口服布洛芬与静脉应用具有同样的效果,但缺乏大规模的临床多中心对照研究。对胎龄小于 28 周的早产儿预防性应用吲哚美辛,虽可降低对手术结扎的需要,但对远期预后没有显著影响,目前并不推荐作为常规。有小样本的研究提示,对乙酰氨基酚同样可以成功关闭早产儿 PDA,但还需要大样本的随机临床试验进一步证实[20]。对有临床症状而药物关闭失败的 PDA 要进行手术结扎,但外科结扎 PDA 后有 BPD 和 ROP 的发生率增加,远期不良神经预后的发生率亦增加。因此,是否给予外科手术结扎 PDA 应根据临床仔细评估。目前有主张对早产儿 PDA 尽量减少药物或手术干预的倾向。

2) 低血压:早产儿低血压的发生率和需要干预的低血压发病率与胎龄呈负相关,胎龄越小,低血压和需要干预的低血压发生率越高,因此,低血压是 VLBW 儿所面临的严重问题,因为低血压可能导致重要脏器灌注不足,特别是脑灌注不足导致脑损伤。由于导致低血压的病因较为复杂,是否干预和如何干预目前没有统一的观点。目前认为低血压存在下述情况应进行干预:①平均动脉压持续低于胎龄值时;②存在低血压且伴有体循环灌注不良症状和体征时;③纠正导致低血压的病因如低血糖、低血钙、低钠血症、心律失常等疾病后仍有低血压。对于没有明显失液或失血的 ELBW 儿不主张扩容,因为液量过多可以造成急性心功能衰竭和颅内出血。心血管活性药物可以应用。对于难治性低血压可应用糖皮质激素治疗。

3) 肺动脉高压:由于肺动脉平滑肌很少,肺动脉舒张与收缩均显困难,因而当有高碳酸血症、低氧血症、代谢性酸中毒、循环量减少、心功能不全及低体温等情况,均可造成肺动脉高压。应根据病因进行治疗,包括纠酸、机械通气、纠治心功能及扩张肺血管(如应用妥拉唑啉、硫酸镁及一氧化氮吸入)等。有关早产儿肺动脉高压吸入一氧化氮(nitric oxide,NO)的疗效和安全性目前仍没有定论,有研究表明可以降低 BPD 的发生率和死亡率,颅内出血的危险性没有增加;目前多数 NICU 对体重 >1000g 者仍给予 NO 吸入,但应密切监测高铁血红蛋白、血小板、凝血功能等。

(5) 感染和管理:由于来自母体的抗体缺乏,体液免疫、细胞免疫均不成熟,呈低 γ- 球蛋白血症;皮肤也不成熟,角质层薄,屏障功能差;消化道黏膜发育不完善,免疫和防御功能也较差;因此,容易引起感染并致感染扩散。各种监护装置、胶布黏贴、插管、衣服、被褥、自身尿粪、体温计、听诊器和频繁采血等也是感染发生的高危因素。因此,院内感染在超未成熟儿感染中占非常重要的地位,且以耐药菌和条件致病菌为主,临床治疗相当困难。院内感染的途径以接触感染和各种置管相关的感染为主。手接触感染是院内感染的主要途径,必须坚持一次操作一次洗手;如患儿父母接触婴儿必须洗手。各种操作必须严格按照无菌操作规范进行;与婴儿接触的各种电极、B超等探头、听诊器等在与婴儿接触前必须进行消毒;尽量减少对婴儿处置,特别是无关人员不应接触婴儿。感染菌以耐药的金黄色葡萄球菌、凝固酶阴性葡萄球菌、肠球菌、假单胞菌、肠杆菌和真菌感染多见。导管导致的感染以凝固酶阴性葡萄球菌、金黄色葡萄球菌多见,长时间留置导管的患儿可发生假单胞菌和革兰阴性菌感染。有时很弱的菌株及念珠菌等条件致病菌亦可使其致病。感染时症状多不典型,需仔细寻觅。多数表现为血糖和体温波动、喂养不耐受、呼吸暂停、呼吸机参数增加、酸中毒等。疑有感染应做实验检查,外周血白细胞计数和分类、血小板并不是评价感染较为可靠的指标。降钙素原(procalcitonin,PCT)和C-反应蛋白(C reactive protein,CRP)是较好的辅助诊断方法,但由于肝功能不成熟,PCT和CRP不一定升高,最好动态观察其变化。出生3日内测定新生儿PCT和CRP变化较大,临床意义不大。临床疑有感染时应立即开始治疗,一旦排除则应立即终止治疗,以防抗生素滥用导致耐药。抗生素的选择应根据自己单位NICU监测的细菌及其耐药性经验性应用,一旦获得细菌培养结果根据药敏选择敏感抗生素。应用静脉丙种球蛋白预防和辅助治疗感染仍存在争议,但对于体重小于1000g的早产儿可以作为败血症的辅助治疗措施。导管相关性感染如果仅仅是导管定植(没有临床症状,仅培养出细菌),导管可以保留;如果有临床症状应该尽可能拔除导管。

(6)营养管理:胎儿的肠管在胎龄28周已分化,功能性小肠蠕动在30周胎龄开始,34周左右已有系统性肠蠕动,β-半乳糖苷酶等在34周虽尚不充分,但给以肠管营养后即可活化。大多数早产儿在生后24小时内可听到肠鸣音,提示已有肠蠕动,可行肠道内营养,但缺乏经口喂养所需要的吸吮力、协调的吞咽功能及食管运动的同步功能,因而一般需要管饲法喂养。在不能经口喂养或经口喂养不能满足能量和营养需要时,需要给予肠道外营养。

1)肠内营养:①乳类选择,首选母乳。如果没有母乳,可以使用母乳库母乳喂养,因为母乳库母乳大多来源于足月儿母亲,且很多可能为过渡乳或晚期乳,其成分可能并不适合早产儿喂养,但与早产儿配方乳比较,母乳库母乳喂养发生消化道的问题较少。对于母乳喂养体重增加不理想者,可加用母乳强化剂。与单纯母乳喂养相比,母乳+母乳强化剂喂养者体重、身长和头围增加更快,宫外营养不良的发生率较低,但添加母乳强化剂增加了污染的机会,因此,对母乳喂养的早产儿常规添加母乳强化剂仍存在争议。目前一般仅对胎龄<32周的早产儿且体重增加不理想者给予母乳强化剂。早产儿配方乳也是无法母乳喂养的早产儿的选

择之一,采用早产儿配方乳喂养对早产儿体重增加和改善神经发育结局更为理想,但由于相对高的渗透压,作为初始的肠道喂养易导致喂养不耐受,可以给予稀释的早产儿配方乳(2:1或1:1)以改善肠道喂养的耐受性,一旦耐受应立即转为未稀释的早产儿配方乳。低渗透压的配方乳也可作为初始的肠道喂养选择。出院后配方奶是专为出院后的早产儿设计的强化营养配方奶,相对于足月儿奶粉,提供了更多的蛋白质和蛋白质能量比率,以及钙、磷、VitD、锌等。一般应用到体重达到纠正年龄同龄儿的P_{25}~P_{50}。②开始肠道喂养的时间。目前的证据表明延迟肠道喂养或不积极的肠道喂养对预防NEC的发生率没有影响,因此,临床稳定的VLBW儿应该尽快开始肠道喂养,一般都在生后第2天开始喂养,要求在2~3周内达到全肠道喂养。由于VLBW儿容易发生NEC,开始肠道喂养时应注意有无下列情况:围产期窒息或出生前多普勒超声提示脐动脉舒张末期血流消失;血流动力学不稳定,特别是给予升压药物时,肠道血流会减少;早发型败血症;机械通气、频发的呼吸暂停和心动过缓;脐动脉置管;动脉导管开放且应用吲哚美辛或布洛芬时。上述情况只是提醒注意,并不是开始肠道喂养的禁忌证。肠道喂养的相对禁忌证为腹胀,肠鸣音弱或消失,需要给予腹部X线检查;口腔分泌物过多,需要插胃管行X线检查除外食管闭锁;呼吸急促,频率>80次/min,存在奶汁吸入肺内的可能。③喂养方法:VLBW儿多数尚未完全建立协调的吸吮、吞咽和呼吸反射,需要管饲喂养。管饲分为持续喂养或间断喂养,由于胃肠道激素呈脉冲式分泌,建议首选间断喂养。经口或鼻胃管喂养不能耐受者可选择经幽门管饲喂养,但放置困难,且可能导致穿孔,不作常规推荐。④非营养性吸吮,对不能经肠道喂养或喂养不耐受者推荐给予非营养性吸吮,可刺激口腔内感觉神经纤维,加速吸吮反射成熟,促进胃肠道激素的释放,刺激胃肠道动力的发育成熟,减少小肠运输时间,加快胃排空,缩短从胃管过渡到经口喂养时间,缩短住院天数,促进体重增长。⑤微量喂养:也称为非营养性喂养。主要用于胎龄<28周或出生体重<1000g的早产儿。Meta分析的结果提示,目前尚没有足够的证据支持微量喂养可以促进胃肠道发育、改善肠道喂养的耐受性和促进生长发育,但可缩短达到全肠道喂养的时间和住院天数、减少胆汁淤积和院内感染的发生率,NEC的发生率并没有增加。因此,对于临床稳定的早产儿进行微量喂养是可行的。目前微量喂养没有统一的标准方法,使用的喂养技术和乳类多种多样,但母乳应为优先选择。具体方法见表2-4-6。⑥ELBW儿肠内喂养计划的具体实施,根据胎龄和出生体重确定初始喂养量,奶量增加取决于喂养的耐受情况,在稳定生长期循序渐进地增加奶量,每天增加总量以不超过20ml/kg为宜。一般在纠正胎龄34周或体重达到1500g时可部分给予经口喂养,并逐渐增加经口喂养的奶量。如果经口喂养耐受可改为每3小时一次,至出院时喂养量应达到160~180ml/(kg·d),能量摄入应达

表 2-4-6 极低与超低体重儿的肠内微量喂养

出生体重	开始奶量	如果耐受,增加奶量		
500~749g	0.5ml,每6小时一次	0.5ml,每4小时一次	1.0ml,每4小时一次	1.0ml,每2小时一次
750~999g	1ml,每6小时一次	1ml,每4小时一次	1.5ml,每4小时一次	1.5ml,每2小时一次
1000~1499g	1.5ml,每6小时一次	1.5ml,每4小时一次	2ml,每4小时一次	2ml,每2小时一次

到 128~144kcal/(kg·d),体重增长在矫正胎龄 40 周之前以每天增加 10~15g/kg,矫正足月后每天增加 25~35g(0~3 月龄)或 10~20g(矫正 3~12 月龄)为宜。

2) 静脉营养:目前不主张全静脉营养,但如果婴儿存在消化道功能障碍或 NEC、重症 RDS、重症循环障碍或者危重败血症等时,应给予全静脉营养。

静脉营养液供给途径:①中心静脉。需要长期静脉营养(>2 周)的患儿最好经中心静脉给予,优点是可以长期放置,可快速输注高渗液体(如氨基酸或 15%~25% 葡萄糖);缺点是感染的危险性增加,发生血栓、心律失常、胸水、乳糜胸等危险性也增加。中心静脉置管有两种途径:常用经外周置入中心静脉导管(percutaneously inserted central catheter, PICC),也可经颈内、颈外或锁骨下静脉置管。②外周静脉。并发症少,但是不能给予高渗液体。

静脉营养液的组成:①葡萄糖,从 4~6mg/(kg·min) 开始,能够耐受可每日增加 1~2mg/(kg·min),直到达到需要量。一般在 2 周左右可耐受静脉输注葡萄糖的量是 12~14mg/(kg·min)。如果输注葡萄糖速小于 5mg/(kg·min),仍存在高血糖,应给予胰岛素 0.05~0.1U/(kg·h) 输注。目前不主张预防性给予胰岛素,因可以导致低血糖发生和远期预后没有改善。②脂肪乳剂,第 2 天给予,从 1g/(kg·d) 开始,每日增加 1g/kg,最大量 3.5g/(kg·d)。由于脂蛋白脂酶活性很低,可出现高脂血症,因此,在增加脂肪乳剂的输注量时应监测血脂水平。双面光疗的患儿脂肪乳剂的给予一般不超过 2g/(kg·d)。③氨基酸,生后 4 小时即可给予氨基酸液,可从 1~2g/(kg·d) 开始,增加 1g/(kg·d),最大量为 4.0g/(kg·d)。肝功能障碍或直接胆红素增高的患儿氨基酸给予量不宜超过 2g/(kg·d)。④电解质,生后第 2 天给予电解质,生理需要量为钠 3~4mmol/(kg·d);钾 2~3mmol/(kg·d),钙 50~100mg/(kg·d);磷 1~1.5mM/(kg·d);其中钙剂不能和脂肪乳剂加在一起,可通过 Y 形管和静脉营养液一起输注。此外,还宜早期补充维生素和微量元素。

(7) 水电解质平衡:机体水分可占体重的 80%~85%,且皮肤角质甚薄,体表面积较大,因此,经皮肤散发的水分很多;另外,肾小球滤过率极低,肾小管浓缩和稀释功能不成熟,经肾丢失水分和电解质较多。因此,容易发生水电解质失衡。而水电解失衡又可能导致颅内出血、PVL、PDA、NEC、BPD 等严重并发症,因此,维持水电解质平衡是 VLBW 儿临床管理中相当重要的内容。

1) 总的原则:目前没有固定的模式可寻,应根据体重丢失、尿量、血电解质测定、血压和临床评估及特殊状态如 RDS、PDA 等做出综合评估。

2) 新生儿出生后肾功能、液体和电解质的适应变化:一般可分为 3 阶段。①抗利尿阶段:生后 12~48 小时。无论摄入量如何,尿量均较少,钠、钾排泄也较少,肾脏绝对排水能力受限;②利尿 / 利钠阶段:生后 1~5 天。尿排水、钠、钾突然增加,但摄入量无明显增加,多数生后体重丢失发生于此阶段;③稳定阶段:生后 2~5 天。尿排水、钠、钾减少,尿量变化与摄入量有关。下列情况可能导致抗利尿激素异常分泌:呼吸系统疾病如 RDS、湿肺、肺炎、气胸;神经系统疾病如缺氧缺血性脑病(hypoxic ischemic encephalopathy, HIE)、IVH、中枢感染;外科手术。这些状态下可增加抗利尿激素分泌,导致尿量减少,出现水钠潴留[21]。

3) 水电解质平衡评估:①体重,如果有可测量体重的暖箱每日测定 2 次,如无,稳定的患儿每日 1 次,不稳定者可适当延迟。每日生理性体重丢失维持在 1%~2% 较为合适。②尿量和尿比重:生后 12 小时以内有尿即可。一般第一个 24 小时尿量应大于 0.5ml/(kg·h),第二天 1~2ml/(kg·h),3 天后尿量 3~3.5ml/(kg·h)。如果尿量超过 5ml/(kg·d),提示液量过多,同时经尿丢失的电解质也较多。尿比重应维持在 1.008~1.015。③电解质监测:血钠大于 142mmol/L 提示体液不足或钠给予过多;血钠小于 133mmol/L,提示液体过多或尿钠丢失太多。④血流动力学监测:心率应维持在 140~160 次 /min,超过 160 次 /min 可能存在液量过多或血容量不足。平均动脉血压应维持在胎龄值以上。有条件可测定中心静脉压,正常值为 6~10cmH₂O。低于这个范围血容量不足,大于这个范围血容量过多或心功能不全[21]。

4) 电解质失衡及处理:①由于不显性失水较多,肾小球滤过率较低,输液量稍许增加即可造成负担;且肾小管浓缩和稀释功能较差,回收钠的功能较差,钠排泄率较高,因此,易出现钠失衡,高钠和低钠血症均常见。生后第 2 天给予钠,3~4mmol/(kg·d),监测血钠维持在 130~145mmol/L,如异常,应根据体重、尿量、血钠、尿钠综合分析判断,处理见本书第 2 章第 9 节。②在出生后 3 天内,肾小管对钾的排泄低下,此时可呈非少尿性高钾血症。其后,虽然肾小管排钾能力增强,但由于受肾小球低滤过率的限制,尿液排出量少,导致钾的排出量亦减少,致使血钾增高。生后 2 天以内血钾一般在 5~8mmol/L,如血钾 7~8mmol/L,心电图没有变化,不需处理,仅密切监测血钾;如血钾 8~9mmol/L,应观察尿量,至少应超过 2ml/(kg·h),尿比重维持在 1.006~1.012,

监测血尿素氮和肌酐，床旁监护仪监测 T 波变化，一旦出现心电图的变化按高钾血症处理。血钾大于 9mmol/L，按高钾血症处理。钾的生理需要量一般在生后第 3 天开始补给，1~2mmol/(kg·d)，维持血钾在 4~5moml/L。③尿酸化功能较差，尿素的排泄率较低，容易发生代谢性酸中毒。一般应维持血 pH 在 7.20 以上。④由于钙储存较少，甲状旁腺功能不成熟，易发生低钙血症。但一般不出现低钙症状，7 天后多可自行纠正。对没有症状的低钙血症可以不必处理。如果出现症状应给予 10% 葡萄糖酸钙每次 2ml/kg。也可以在静脉补液中常规给予葡萄糖酸钙 2mg/L。

5）VLBW 和 ELBW 儿第一天的输液量及电解质监测频率、每日液体需要量及液体量和电解质的修正方案见表 2-4-7、表 2-4-8 和表 2-4-9。应用时应注意相对湿度，该液体量仅是参考值。

（8）黄疸和管理：由于肝脏功能不成熟，蛋白质合成功能低下，血清蛋白含量低（30g~45g/L），对胆红素代谢不完全，生理性黄疸持续时间长且较重；血脑屏障功能发育不完善，易出现酸中毒、缺氧等发生核黄疸的高危因素。因此，应密切监测及早干预。早产儿生后即开始光疗且在出生后 36 小时以内的称为预防性光疗，纳入 9 篇文献的荟萃分析表明，预防性光疗的早产儿胆红素峰值较低，血清胆红素超过 177μmol/L（10mg/dl）和 256μmol/L（15mg/dl）的病例数较少，神经功能障碍的发生率较低，但脑瘫的发生率并没有减少。目前推荐对于出生体重 >1000g 的早产儿可以给予积极的光疗，可能减少神经功能障碍的发生率，对于出生体重在 1000g 以下的 ELBW 儿采取积极的光疗措施应该慎重，因其会增加患儿死亡率[22]。根据出生体重和生后日龄需要干预的胆红素值见表 2-4-10。

表 2-4-7　生后第一天输液量及电解质监测频率

体重（g）	胎龄（周）	液量[ml/(kg·d)]*	电解质监测
500~600	23	140~200	每 6 小时一次
601~800	24	115~125	每 8 小时一次
801~999	25~27	90~110	每 12 小时一次
1000~1249	28~30	80~100	每 24 小时一次
1250~1500	30~32	80~90	每 24 小时一次

注：* 由于早产儿保暖设备不同，液体需要量可能差别较大，应根据保暖设备和湿度调整液体入量，不能完全照搬该表格。如湿度 40%，液量减少 20%；60%，液量减少 30%；80%，液量减少 40%。

摘自：Cloherty JP，Eichenwald EC，Stark AR.Manual of Neonatal Care.6th，Lippincott，Williams& Wilkins，2007：73-76.

表 2-4-8　新生儿每日液体需要量[ml/(kg·d)]

出生体重（g）	<750	750~1000	1000~1500	1500~2500	>2500
第 1 天	100~150	80~100	70~80	60~80	60~80
第 2 天	120~180	100~140	80~100	80~100	80~100
3~7 天	150~200	100~150	100~150	100~150	100~150
2~4 周	120~180	120~180	120~180	120~180	120~160

注：一般从最小的需要量开始，根据尿量、血钠和体重来调节。不同的保暖方式需要的液体量可能有较大差异

表 2-4-9　液体和电解质输注修正

体征	限制液体的理由	放宽液体限制的理由
体重	非预期的体重增加 >2~3 天，例如每天 >40~80g	严重、急性丢失，如每天体重丢失 >5%；严重继续丢失如每天丢失 >2%，且持续 2~3 天
液体平衡	正平衡：过多输入，肾衰、心力衰竭、SIADH	负平衡（利尿除外）：脱水、肾前性肾衰竭
症状性 PDA	水肿、胎儿水肿	脱水、无 PDA
血清 Na	<130mmol/L（给钠）	>148mmol/L（限钠）
尿比重	<1.003（测 3 次不同尿样）	>1.008
尿钠		如 >60mmol/L，补钠

注：主要适用于利尿期后的婴儿，即预期水和电解质的体内平衡相对稳定后。液体方案的制订应根据综合表现，注意任何可变因素，包括根据体重变化、液体和钠平衡资料及体内水化状态的临床评价修正输液的方案

表 2-4-10　出生体重 <2500g 早产儿生后不同时间光疗和换血血清总胆红素参考标准（mg/dl）

出生体重	<24h		24~<48h		48~<72h		72~<96h		96~<120h		≥120h	
	光疗	换血	光疗	换血	光疗	换血	光疗	换血	光疗	换血	光疗	换血
<1000g	4	8	5	10	6	12	7	12	8	15	8	15
1000~1249g	5	10	6	12	7	15	9	15	10	18	10	18
1250~1999g	6	10	7	12	9	15	10	15	12	18	12	18
2000~2299g	7	12	8	15	10	18	12	20	13	20	14	20
2300~2499g	9	12	12	18	14	20	16	22	17	23	18	23

摘自：中华医学会儿科学分会新生儿学组，"中华儿科杂志"编辑委员会.新生儿高胆红素血症诊断和治疗专家共识.中华儿科杂志，2014,52(10):745-748.

胆汁淤积综合征：VLBW 和 ELBW 儿由于早产、肠道外营养、感染等因素，容易发生胆汁淤积综合征，常在生后 3~4 周开始出现直接胆红素升高。防治措施包括尽可能早期肠内喂养，减少肠道外营养的剂量和时间，防治感染。治疗可补充脂溶性维生素和给予熊去氧胆酸口服。但应注意除外 CMV 感染。

（9）中枢神经系统异常及管理：常见的脑损伤为 PVH-IVH 和 PVL，与中枢神经系统的解剖生理学和神经生物学发育不成熟密切相关。PVH-IVH 和 PVL 是引起 VLBW 和 ELBW 儿早期死亡、脑瘫、视、听和认知障碍的主要原因。早产儿脑损伤一旦发生没有有效的治疗方法，因此应重点放在预防上。预防分为产前预防和生后预防。产前预防的方式包括避免早产、应用糖皮质激素、苯巴比妥和维生素 K₁、硫酸镁等，但目前有关这些预防措施疗效仍不确定。产后预防包括应用苯巴比妥、吲哚美辛、布洛芬、维生素 E 和酚磺乙胺等，临床疗效也不能确定。因此，生后维持血压稳定和血气正常，避免脑血流波动，保持体温正常，避免液体输入过多过快和血渗透压过高，减少操作和搬动，保持安静等非常重要[23]。

头颅超声检查是诊断 VLBW 儿、ELBW 儿脑损伤的首选方法。体重 <1500g 或胎龄 <32 周者第一次检查一般在生后 3~7 天。如果异常应每周随访一次，直至正常或纠正胎龄 40 周；第一次检查正常，生后半个月第二次随访，第三次在生后 1 月龄时，以后每月一次直至纠正胎龄 40 周。MRI 也能早期识别 PVL，并能精确诊断脑白质损伤的后遗改变。由于弥漫性 PVL 较局灶性 PVL 可能更为常见，而超声检查对早期弥漫性 PVL 多不敏感，因而提倡在 VLBW、ELBW 儿出院前或矫正胎龄 40 周时进行常规 MRI 检查。

（10）贫血及管理：由于红细胞生成素量少且活性低下，红细胞寿命短，故出生早期即有贫血（非失血性）；因采血检验导致医源性贫血亦不在少数。在早产儿达到全肠道营养后尽早补充铁剂，以减轻贫血的程度，减少甚至避免输血。早产儿输血指征见表 2-4-11。对于急性失血的早产儿，失血量超过 10% 即可给予输血。贫血出现症状的患儿如呼吸急促、心率增快、喂养不耐受、呼吸暂停、体重增长缓慢

表 2-4-11　早产儿贫血输血指征

呼吸方式	日龄	FiO₂	输血指征
			血红蛋白（Hb,g/dl）或血细胞比容（Hct,%）
辅助通气	<28 天	≥0.3	Hb<12 或 Hct<0.4
		<0.3	Hb<11 或 Hct<0.35
	≥28 天		Hb<10 或 Hct<0.3
CPAP	<28 天		Hb<10 或 Hct<0.3
	≥28 天		Hb<8 或 Hct<0.25
自主呼吸		>0.21	Hb<8 或 Hct<0.25
	空气		Hb<7 或 Hct<0.2

摘自：Murray NA，Roberts IAG.Neonatal transfusion practice.Arch Dis Child.Fetal Neonatal Ed,2004,89:F101-F107

等应给予输血。输血量一般按 10~15ml/kg 给予，4~6 小时内持续滴入，以控制输血速度在 2ml/(kg·h) 以下较为安全。由于可能发生移植物抗宿主反应，最好输注去白红细胞或经过照射的少浆血。红细胞生成素可以减少输血的次数，但不能避免输血，且可抑制自身促红细胞生成素的生成，目前应用并不普遍。

（11）早产儿视网膜病的预防：ROP 已成为高收入国家儿童致盲的首位原因，因而用氧要控制，切忌高浓度或长时期给氧。换血、贫血、应用吲哚美辛、败血症、低氧血症、低碳酸血症、水分供给过多及母体糖尿病等，均是引起 ROP 的危险因素，对此要高度重视。我国已制定了《早产儿治疗用氧和视网膜病变防治指南》供临床参照执行。

（12）听力问题及管理：VLBW 和 ELBW 儿的听力障碍发生率可达 11%。其原因是未成熟脑受到诸多围产不利因素如高胆、低氧、酸中毒及颅内损害等的侵害所致；近年来噪音性耳聋更加引起重视。NICU 中持续存在的噪声可高达 60~80dB，如暖箱、监护仪、通风湿化装置、呼吸机、不经意关闭金属框门的响声、拉动床栏发出的噪声以及工作人员的大声说话声等，均对 VLBW 和 ELBW 儿十分有害。因

此,对 NICU 入住时间较长的婴儿,在其住院和出院时均应进行听力筛查,并定期(1~3 个月)复查和评估,以期对失聪或听力障碍早期诊断并作尽早干预。

(13) 预防接种:①乙肝疫苗的接种。母表面抗原阳性或未知,出生 12 小时内给予乙肝疫苗和乙肝免疫球蛋白,乙肝疫苗给予四剂,分别于 0,1,2,6 个月给予。9 个月检查表面抗原和抗体,如阴性,重新给予 3 剂,间隔为 2 个月。母表面抗原阴性者,生后 1 个月给予首剂乙肝疫苗,2 月龄和 6 月龄时给第二和第三剂。②卡介苗,关于早产儿卡介苗接种资料较少,目前仍没有达成共识。少数研究表明,胎龄 32~34 周以上早产儿接种卡介苗是有效和安全的。但也有研究发现胎龄大于 32 周或小于 32 周的早产儿接种卡介苗效果均不理想[24]。

(14) 发育支持护理:是改变 NICU 环境和照顾方式,从而保障早产儿及其家人身心健康的护理方法。护理的目标是使婴儿所处的环境与子宫内环境尽可能相似,并帮助婴儿以有限的能力适应宫外的环境。具体措施包括:①减少光线对早产儿的影响,人为调节室内灯光亮度,建立 24 小时昼夜循环。需要强光时用毯子遮盖暖箱,避免不必要的光线暴露。②减少噪声对早产儿的影响,控制室内声音强度 <60dB,避免突发高频的声音。③减少侵袭性的操作,把各种操作检查引起的不必要的接触减少到最小,并采用一定方法促进其舒适。评估操作引起的疼痛,并进行控制。④建立 24 小时的照顾计划:根据婴儿的活动规律、睡眠周期、医疗需要和喂养需要制订一天的照顾计划。⑤合理摆放体位,原则是四肢中线屈曲位,把手放在口边。⑥早产儿抚触:轻微接触头背部皮肤安抚患儿;孕周较大,耐受性较好的患儿可进行被动操抚触。⑦鼓励婴儿父母参与护理,指导他们进行袋鼠式护理,将婴儿包好尿布放在父母赤裸的胸前,让他听到父母的心跳,给他与父母皮肤接触的机会,得到父母的陪伴、抚慰和照顾,增加为人父母的信心。⑧其他:提供非营养性吸吮,向暖箱内输送音乐或在室内播放轻柔的音乐。

(15) 出院后随访:早产儿出院后的随访不仅仅为患儿和家属提供服务,同时为产科医师和新生儿科医师提供信息反馈,可优化早产儿的临床干预措施。因此,早产儿出院后随访是早产儿重症监护的延伸,是早产儿临床管理不可分割的一部分。随访内容包括:神经发育情况,听力,ROP 及视觉,儿童保健随访包括生长发育情况、疫苗接种、喂养指导等。

(三) 预后

近年来随着 NICU 的建立、新生儿医学的发展及医护条件的日臻完善,VLBW、ELBW 儿的死亡率在明显下降。在美国,ELBW 儿的抢救成活率已从 1943 年的 0 提高到目前的 82%。我国的抢救成活率也在不断提高,近年报道的成活率均在 60% 以上[25]。存活者并发症的发生率与胎龄和出生体重呈负相关,主要包括脑积水、脑瘫、ROP、失聪及

体格发育落后、认知功能障碍和社会适应能力障碍等。

(四) 伦理问题

在科学发达的今天,VLBW 和 ELBW 儿的存活率大大提高,但存活的婴儿中发生脑损伤并导致后遗改变的比例也相当突出。对家长和社会而言,经济负担是巨大的。许多家长考虑到远期预后和经济问题而放弃对孩子的救治。因此,任何一个 ELBW 儿的救治都应考虑以下几个伦理学的问题:该早产儿的生命体征和远期预后如何?"积极的救治"是否就一定合乎医学伦理?预后极差的早产儿是否需要"终止治疗"?对这些问题的探讨在国内还处于初始阶段。因此,早产儿的救治中应遵循的基本原则是:知情选择与知情同意,注重人文关怀。

总之,极低、超低出生体重儿医学的进步是围产医学的进步,是生命科学的进步,改善极低、超低出生体重儿的生存质量业已成为全球性的亟待解决的主要目标之一。

(程国强)

四、小于胎龄儿的特点和护理

小于胎龄(SGA)儿又称宫内生长迟缓(IUGR)儿,但二者并非完全同义。SGA 是一个基于指定人群的统计学概念,指出生体重在同胎龄儿平均体重第 10 百分位以下或低于平均体重 2 个标准差的新生儿;IUGR 则是指该胎儿没有达到其充分的生长潜能,提示宫内存在抑制胎儿生长的病理因素,是在妊娠的中晚期发生的一种并发症。绝大多数 IUGR 儿都是 SGA 儿,而所有 SGA 儿中仅 1/3 左右为 IUGR 儿,有相当部分的 SGA 儿属于生长发育偏小但健康的新生儿。也有学者提出 SGA 应为出生体重在同胎龄儿平均体重第 3 百分位以下,但目前多数有关 SGA 报道文章数据均依据前一诊断标准。SGA 有早产、足月及过期小于胎龄儿之分。足月小于胎龄儿出生体重多低于 2500g,又称足月小样儿。近年来,产科倾向用"胎儿生长限制(FGR)"来替代"宫内生长迟缓,IUGR"一词,以避免将"生长迟缓(growth retardation)"与"精神发育迟滞(mental retardationg)"相混淆。

(一) 发生率

关于我国 SGA 的发生率,2005 年对我国 22 个省 80 所医院 54 466 例新生儿的调查结果显示,产科出生的新生儿 SGA 发生率平均为 6.61%,其中早产儿 SGA 发生率为 13.1%,足月儿 SGA 发生率为 6.05%[26]。根据中国新生儿协作网数据库收集的 2010~2014 年我国 25 个省、自治区和直辖市 83 家医院产科出生的 170 565 名新生儿资料调查显示,足月 SGA 发生率为 2.45%,其中女婴、试管婴儿、多胎、母亲年龄和职业、居住地区等明显影响发生率[27]。美国儿童健康流行病学早产 SGA 工作组对 16 个中低收入国家不同时期早产儿出生体重等调查评估报告显示,早产 SGA 发生率为 23.7%,死亡率为 2.13%[28]。IUGR/SGA 儿较适龄儿具有更高的发病率和死亡率。我国 2005 年的资料显示,SGA 儿

的死亡率为1.95%，明显高于同期的适于胎龄儿(0.82%)[26]。

(二)病因

胎儿生长发育是组织器官生长、分化、成熟的连续动态过程，受母体、胎盘功能及遗传等因素的影响。目前对SGA发病原因与发病机制还不完全清楚，大多数研究认为引起SGA的高危因素主要包括母亲、胎盘和胎儿等因素。

1. 母亲因素

(1) 母患慢性疾病：母亲患有任何影响胎盘和胎儿氧及血供的慢性疾病均可影响胎儿的生长发育。①慢性高血压，原发性高血压及继发于肾实质性疾病如肾炎后高血压，均可影响胎儿的生长发育。影响程度取决于高血压持续的时间和舒张压升高的绝对值。如能很好地控制血压不发生子痫前期，则可能不影响胎儿生长。②妊娠期高血压疾病，妊娠期高血压疾病是发生SGA的主要原因之一[29]，可在水肿、蛋白尿等临床症状出现之前，就已影响子宫胎盘的血流灌注和胎儿生长。子痫前期患者的肌层段螺旋动脉子宫弹力纤维完整，血管不扩张，胎盘底板的螺旋动脉血管内滋养层细胞浸润减少，因此，子宫-胎盘的血管阻力增加，胎盘血供减少。原发性IUGR的胎盘也可见类似病理变化。③其他：母糖尿病出现微血管病变者也可造成IUGR。其他疾病包括严重型青紫型先天性心脏病及镰状细胞性贫血等。近年来，应用辅助生殖技术受孕分娩的SGA儿占有一定比例。

(2) 多胎妊娠：多胎妊娠常发生早产和胎儿生长迟缓。IUGR发生时间与多胎数目有关，如三胎发生FGR早于双胎。在多胎妊娠中，如胎儿总重量超过3kg时，子宫对胎儿的生长将受到限制。

(3) 母亲营养状况：营养与胎儿生长、新生儿出生体重的关系甚为密切。孕前及孕期体重增加是影响胎儿生长的两个重要因素。研究显示，受孕时母亲营养状况不良和妊娠期母亲营养不足，均能导致胎儿发生IUGR。改善妊娠期母亲和胎儿营养，应当保证母亲摄入适宜能量和充足的营养物质，以满足母亲和胎儿的需要。孕期体重增加可作为母亲营养状况的指标之一。新生儿平均出生体重随孕期体重的增加而增加，孕期母亲体重增加7kg，新生儿出生体重约为3100g；增加13.6kg，新生儿出生体重约为3600g。孕期体重增加少(如<7kg)的孕妇，其胎儿发生IUGR的相对危险度约为2。每7例IUGR中约有1例是由母孕期体重增加不足所引起。有调查IUGR孕母的孕晚期膳食，发现其热能和蛋白质均摄入不足，且钙、维生素A，维生素B$_2$亦摄入低下，其血清维生素E含量仅为正常孕母的一半，并发现血糖水平亦低。此外，SGA的发生与孕母叶酸、铁、碘摄入少有关。母亲营养不良造成的IUGR可能影响一代以上。有研究报道，在第二次世界大战末的波兰，孕早期处于寒冷饥荒的孕妇所分娩的新生儿虽大小正常，但发现其中女婴长大后所生育的孩子，出生体重均值较低。对慢性营养不良的大鼠恢复正常饮食后，其体形不能恢复正常大小，

需要经过三代后，胎儿生长和成年鼠的大小才能恢复正常。

(4) 药物：自20世纪50年代发生沙利度胺事件以来，母亲服用药物对胎儿的可能影响越来越引起关注。人们最初担心的是药物的致畸作用，许多先天畸形常伴有胎儿生长发育受限，而且有些药物仅仅是干扰胎儿的生长。造成IUGR的药物有苯丙胺、抗代谢药(氨基蝶呤、甲氨蝶呤)、溴化物、烟草(一氧化碳、尼古丁、硫氰酸盐)、可卡因、酒精、海洛因、美沙酮、苯环利定、类固醇及华法林等。药物影响母亲的食欲、直接细胞毒性作用及造成胎儿缺氧等因素，可能是造成IUGR的原因。

(5) 母亲身材矮小：身材矮小的母亲常分娩小于胎龄儿，属遗传因素，母儿均为正常。

(6) 其他：母亲年龄过大或过小、居住在高原地区或者孕妇的社会经济条件低下等原因，也是造成SGA的高危因素。

2. 胎盘因素 胎盘是胎儿获得营养及气体交换的器官，胎盘功能是胎儿能否正常生长发育的重要因素。出生体重与胎盘及绒毛膜面积相关。常见的异常包括胎盘种植位置不佳、异常血管交通、绒毛膜炎、无血管绒毛膜、绒毛膜缺血坏死、胎盘多灶梗死、胎盘早剥、单脐动脉、轮廓胎盘等。郁凯明等发现，每克胎盘组织的DNA含量，小样儿组明显低于正常对照组；同时又发现其绒毛表面积和毛细血管表面积均明显低于正常新生儿组；胎盘功能组织减少和(或)成熟障碍可能是导致IUGR的原因之一。

3. 胎儿因素 胎儿正常生长发育依赖于充足的营养供给、有效的胎盘转运及自身基因决定的生长潜能。除必需的营养物质和氧外，胎儿自身适宜的激素环境也是必需的。常见因素包括：①染色体异常，如13、18、21-三体、染色体缺失、特纳综合征及多染色体(XXX、XYY)等。②先天性代谢异常及综合征，如胰腺发育不全、先天性胰岛缺乏、苯丙酮尿症、多诺霍综合征(Donohue syndrome)、软骨发育不全、成骨不全及腹壁缺失等。③先天性感染，宫内感染是导致胎儿宫内生长迟缓的另一重要因素。微生物从孕母经宫颈或血流等渠道先侵犯胎盘绒毛，引起炎症，影响血流供应，继之侵犯胚胎或胎儿，造成胎儿的细胞分裂规律紊乱。胎儿如能幸存，常呈小样儿且伴发畸形。常见宫内感染的病原体为风疹病毒、巨细胞病毒、弓形虫、疟原虫、梅毒螺旋体及疱疹病毒等。

(三)病理生理

胎儿的生长调控不同于较大儿童和成年人，主要受胎儿体内的营养底物(主要为葡萄糖)-胰岛素-IGF-1这一生长轴调控。其中胰岛素样生长因子-1(IGF-1)主要调节孕后期胎儿及新生儿生后早期的生长，IGF-2主要调节胚胎的生长。IGF-1和IGF-2具有促进组织生长和分化的作用及具有胰岛素样的代谢作用。血浆中还存在6种IGF的结合蛋白(IGFBP)，IGFBP通过转运IGF通过血管壁，将IGF定位于特定的组织和细胞部位，并调节IGF与受体的

结合等,从而调节 IGF 的生物功能。血浆中 80% 的 IGF 与 IGFBP-3 结合,19% 与其他 IGFBP 结合,约 1% 的 IGF 处于游离状态。缺少 IGF-1 基因的小鼠在孕后期可发生 IUGR,且出生后的生长也持续受限;而缺少 IGF-2 的小鼠则主要表现为孕早期生长受限。IUGR 胎儿 IGF-1 水平降低,大于胎龄儿其水平则升高。胰岛素可能是胎儿的"生长激素"。因胰岛素不能通过胎盘,所以是胎儿源性的促生长激素。胰岛素可促进脂肪及糖原的储备,同时可刺激肌肉组织摄取氨基酸及合成蛋白质。患有先天性胰腺发育不全的胎儿因不能合成胰岛素,其生长将明显受限。有胰腺受体缺乏及受体后功能异常即多诺霍综合征的胎儿,其生长也明显受限。另一方面,宫内高胰岛素血症的胎儿往往出生时体重过重,如糖尿病母亲的新生儿、贝 - 维综合征或胰岛细胞增生症的新生儿等。IUGR 胎儿的羊水中 C 肽含量低,而巨大儿羊水中 C 肽的含量则较高。

大量动物实验表明,子宫胎盘循环具有以下特点:①显著的血管扩张能力,子宫血流量可增加 100~200 倍;②孕后期胎盘血流量占整个子宫血供的 80%~90%;③血管阻力低。非匀称型 IUGR/SGA 常发生胎儿血液重新分布和脐动脉阻力增加等变化。在营养和氧的供给受限情况下,胎儿血液重新分布以保证重要脏器的血液灌注,是胎儿采取的适应机制之一。IUGR 时,可以观察到脐血管阻力增加而脑血管阻力降低的变化。随着病情的进展,这种代偿机制逐渐失代偿,并可导致胎儿低血糖、酸中毒、血小板降低及少尿。

胎儿从母体中获得营养物质和氧及经由母体排出代谢废物和二氧化碳,均要依赖于正常的子宫胎盘循环和胎儿胎盘循环。由于胎儿血红蛋白(HbF)的氧亲和力高及胎儿器官血液灌注量相对较大,因此,尽管胎儿血 PO_2 较低 (25mmHg),仍能保证胎儿充足的氧供。任何影响子宫胎盘的因素均可造成胎儿缺氧。长时间的子宫胎盘循环下降如慢性高血压并发子痫前期,不仅可造成胎儿低 PO_2,并可造成葡萄糖供给下降和糖原储备下降。胎儿可通过以下改变以适应氧、葡萄糖供给降低:①生长速度下降甚至停止;②血液重新分布以保证重要器官的血供;③循环红细胞数增加及出现髓外造血;④出现葡萄糖无氧代谢,乳酸和丙酮酸增加。由于胎盘清除 PCO_2 能力下降,也可造成胎儿血 PCO_2 升高。IUGR 发生低血糖一方面是由于子宫胎盘循环和胎儿胎盘循环异常,导致母血葡萄糖不能充分转运给胎儿;另一方面可能是由于胎儿肝脏的糖异生功能降低。研究表明,在 IUGR 胎儿的血中,其糖异生的前体物质如乳酸、甘氨酸和丙氨酸浓度均有升高。

在正常妊娠情况下,氨基酸是以主动转运的形式,逆浓度梯度经胎盘转运以供给胎儿生长所需的氮源。胎儿与母亲的各种氨基酸水平呈高度相关,且随孕周的增加,胎儿 / 母氨基酸比值下降,表明胎儿利用氨基酸增加。IUGR 时,胎儿血中非必需氨基酸与必需氨基酸比值升高,提示由于

胎盘转运不足而使胎儿处于"饥饿状态"。上海市儿科研究所的研究结果发现,小样儿组的脐血和母血总氨基酸浓度均低于正常对照组,脐血必需氨基酸浓度(异亮氨酸、苏氨酸)小样儿低于正常对照组,母血必需氨基酸浓度中苏氨酸、精氨酸小样儿组低于正常对照组,而脐血非必需氨基酸(丙氨酸、脯氨酸和门冬酰胺)浓度则小样儿高于正常对照组。

(四)诊断

1. 产前诊断及管理　产前诊断 IUGR 一般比较困难。许多 IUGR 的新生儿直到足月甚至过期出生后才能明确诊断。尽管产前进行了仔细的产前检查、准确计算孕周及对 IUGR 的高危因素进行分析,也只有 50% 的 IUGR 新生儿在产前得到诊断。超声影像学检查是明确是否存在 IUGR 的主要检查方法,包括超声进行生物生理评分(呼吸运动、大的躯体运动、胎儿张力等)分析,体格指标(头围、双顶径、腹围、股骨长)分析,以及畸形检查和羊水量(羊水过少)分析。一旦考虑 IUGR 诊断并经超声检查进一步提示后,应加强对母胎的管理,密切监测胎儿的健康状况。产前管理应致力于改善胎儿的生长及在允许的条件下尽可能地使胎儿成熟后分娩。

2. 生后诊断　临床通常采用孕龄作为妊娠时间,即从末次月经的第一天算起。据此推算的预产期(expected date of confinement,EDC)为月份减 3 或加 9,日数加 7。平均的妊娠时间长度为(279±17)天。对于孕龄明确者,根据新生儿出生体重不难做出诊断。由于约 15% 的妊娠妇女没有规则的月经史,加上某些激素类药物的影响,有时胎龄估计有一定困难。

(五)临床表现及处理

IUGR 是胎儿对胎内营养和氧供不足的一种反应,因而 IUGR 患儿的问题重点不在 IUGR 本身,而在于营养不良和缺氧可能对胎儿所带来的危险。

1. SGA 儿的类型　根据重量指数(ponderal index),[出生体重(g)×100/ 出生身长 ^{3}(cm^3)] 和身长头围之比,可分为匀称型、非匀称型及混合型。

(1)匀称型 SGA 儿:胎儿的头围、体重及身长受到同等程度的影响,其重量指数 >2.00(胎儿≤37 周),或 >2.20(胎龄 >37 周);身长与头围之比 >1.36。多发生于孕早期,与一些严重影响胎儿细胞数目的疾病有关,生长潜能往往降低。除遗传因素外,其他因素如感染或母亲严重高血压也可造成胎儿生长潜能的降低。孕早期感染病毒后果最为严重,可明显影响细胞复制和出生体重。基因缺陷和染色体异常也可造成孕早期的生长受限。

(2)非匀称型 SGA 儿:其重量指数 <2.00(胎儿≤37 周)或 <2.20(胎龄 >37 周),身长与头围之比 <1.36。患儿的身长和头围受影响不大,但皮下脂肪消失,呈营养不良外貌。多发生于孕晚期,与母亲营养不良或高血压、子痫前期等因素有关,通常伴有胎盘功能下降或营养缺乏,使胎儿的生长

潜能受限。孕早期胎儿生长所需的营养物质和氧需求较少，一般情况下子宫胎盘血供的改变不足以影响胎儿的生长。孕后期胎儿生长速度显著增加，此时如胎盘功能不足，则可能发生 IUGR。胎儿心排出量因应激反应而进行重新分布，以保证脑部血流优先灌注，因此，胎儿脑发育相对不受影响，而体重和脏器则明显受限，其中肝、脾、肾上腺及脂肪组织受影响程度最大。生后若能得到充分的营养则可出现加速生长。两类 SGA 儿的特点见表 2-4-12。

表 2-4-12　两类 SGA 儿的特点

匀称型	非匀称型
生长潜能降低	生长潜能受限
孕早期发生	孕晚期发生
围产期窒息危险性小	围产期窒息危险性大
脑发育同等程度受限	脑发育相对不受影响
无血流重新分布	血流重新分布
低血糖少	易发生低血糖
可能原因：	可能原因：
• 遗传因素	• 胎儿慢性缺氧
• TORCH 感染	• 母子痫前期
• 染色体异常	• 慢性高血压
	• 能量摄入不足

(3) 混合型 SGA 儿：尚有一些 SGA 儿为混合型，其重量指数和身长头围之比不符合以上两型规律。此型较为少见。病因多复杂，以上两类病因均可存在。各器官细胞体积均缩小，细胞数可减少 15%~20%，其中以脑细胞及肝脾受累最显著。先天畸形发生率高，有生长和智能障碍，死亡率亦高。

2. **SGA 儿的生理特征**　除伴有明显畸形、先天性综合征及母亲严重疾病等所导致的匀称型 SGA 儿外，大多数 SGA 新生儿具有以下特征性生理表现：与躯干四肢相比较，头相对较大，面容似"小老头"。舟状腹。四肢皮下脂肪明显缺乏，皮肤松弛多皱纹，易脱屑。颅骨骨缝可增宽或重叠。由于膜性成骨不足，致使前囟较大，膝关节骨骺成骨延迟。指(趾)甲、皮肤及脐带可因羊水胎粪污染而呈黄绿色，脐带往往较细。由于血液重新分布，皮肤血流灌注减少或因雌三醇合成受抑制(雌三醇具有促进胎脂合成作用)，胎儿皮肤胎脂多减少或消失。由于缺乏胎脂保护的皮肤一直暴露于羊水中，生后皮肤呈现脱屑。乳房组织的形成也依赖于外周组织的血流灌注和雌三醇水平，因此，发育也明显不足。当排除中枢神经系统和代谢异常后，SGA 新生儿的神经电生理发育如视觉或听觉诱发电位反应基本与胎龄相适应，甚至显得更为成熟。这些新生儿可存在睡眠周期异常，肌张力、原始反射和兴奋性均下降。尽管体格生长迟缓，但其大脑皮质沟回、肾小球及肺泡等的成熟度与胎龄基本相

符，因此，并不因为 IUGR 而落后。某些脏器如肺组织甚至因宫内应激反应而加速成熟，这也是 SGA 早产儿 RDS 发生率低的原因。

3. **新生儿期异常及处理**　SGA 儿的围产期死亡率显著高于正常新生儿。主要的死因包括胎儿慢性缺氧、出生时窒息、窒息致多系统功能异常(如 HIE、持续性肺动脉高压、心肌损伤)及致死性先天畸形等。神经系统及其他系统的发病率亦为正常新生儿的 5~10 倍。

(1) 窒息：围产期窒息是 SGA 儿最为重要且必须立即预处理的急症之一。对原本因胎盘功能下降而处于慢性缺氧状态的胎儿，子宫收缩往往造成严重的缺氧应激，致使进一步导致胎儿低氧血症、酸中毒及脑损伤。在死产的 SGA 儿中证实有心肌梗死、羊水胎粪吸入及脑缺氧等病理改变。围产期窒息最终将导致多器官功能不全，包括 HIE、缺血性心肌衰竭、胎粪吸入综合征(meconium aspiration syndrome, MAS)、持续性肺动脉高压(persistent pulmonary hypertension of the newborn, PPHN)、胃肠穿孔及急性肾小管坏死等。伴随上述病理变化可发生低钙血症，这可能部分是因为细胞破坏释放过量的磷、纠正酸中毒时碳酸氢钠的应用及钙摄入的减少，无上述病理变化的 SGA 儿，低钙血症发生率并不增加。SGA 儿母亲分娩时，应预先做好复苏人员和器械的准备，以便进行积极有效的复苏。如产前缺氧时间较长，往往难以逆转窒息损伤，而留有神经系统后遗症。

(2) 新生儿代谢异常以及喂养：SGA 儿较其他新生儿更容易发生低血糖，常见于生后前 3 天。肝糖原储备下降是低血糖发生的主要原因。糖原分解是出生数小时新生儿葡萄糖的主要来源。随着糖原储备的消耗，新生儿饥饿时，血糖主要来源于乳酸及生糖氨基酸的糖异生途径。发生低血糖的 IUGR/SGA 新生儿，其血中丙氨酸和乳酸往往升高。经口或静脉补充主要的生糖氨基酸——丙氨酸后，并没有增加 IUGR/SGA 新生儿的血糖浓度，提示 IUGR/SGA 新生儿体内糖异生的底物并不缺乏，主要乃因糖异生所需的酶及辅助因子的功能低下。此外，内分泌的改变也是 IUGR/SGA 新生儿发生低血糖的原因。高胰岛素血症或对胰岛素过分敏感可能是因素之一。这类患儿发生低血糖时儿茶酚胺释放也不足。尽管胰高血糖素水平升高，但外源性的胰高血糖素并不能升高血糖水平。

密切观察、及早喂养或静脉补充葡萄糖，是防治 IUGR/SGA 新生儿发生低血糖的关键。监测血糖水平可发现无症状低血糖。一旦血糖浓度低于 2.6mmol/L(47mg/dl)，应给予早期喂养或给予葡萄糖 4~8mg/(kg·min) 作为起始剂量，可逐步增加直至血糖正常。对于症状性低血糖，尤其是出现惊厥者，即应静脉注射 10% 葡萄糖 200mg/kg(2ml/kg)，纠正血糖后按上述剂量维持。较之同体重早产儿，小样儿的代谢率更高，对热量的需求亦高得多，尤其胃容量相对较大，吸吮力较强，如按每千克体重给予，常嫌不足，故应根据每一小样儿的食欲来调整摄入量。如经口喂养不能满足整

个营养需要,则考虑静脉补充葡萄糖或全静脉营养,直到婴儿能经胃肠道接受足够的能量为止。对出生体重十分低并有并发症的小样儿,静脉补液时需监测血糖,控制血糖值在正常范围。小样儿经口摄入有困难者,亦可进行管饲喂养,每 3 小时一次,最初两次用糖水,以后改用人奶或配方奶,当达到 250.8~334.4kJ/kg 后,可用较快速度增加奶量,使能量达到 501.6~627kJ/(kg·24h),则最为理想。母乳喂养最为合适,若无母乳,也可以选用与婴儿胎龄相适应的优质配方乳。

(3) 体温调节:由于 IUGR 并不一定造成棕色脂肪完全消失,SGA 新生儿处于寒冷环境时首先表现为氧耗增加及产热增加。由于这些新生儿体表面积较大且皮下脂肪层薄,热量丢失明显,如果寒冷刺激持续存在,新生儿的核心温度将下降。此外,低血糖和(或)低氧均可影响产热,进而造成体温不稳定。IUGR/SGA 新生儿适中温度的范围通常较足月新生儿窄,但宽于早产儿。理想的适中温度应能防止热量的过度丢失和促进体重的增长。

(4) 红细胞增多症:胎儿缺氧导致促红细胞生成素增加进而生成过量红细胞,是红细胞增多症的主要原因。此外,分娩过程及胎儿缺氧时的胎盘向胎儿输血,也可导致红细胞增多。增高的血细胞比容将明显增加血液黏滞度,从而影响重要组织器官的灌流。增高的血液黏滞度还可引起血流动力学变化,影响心肺及代谢功能,造成低氧及低血糖,并可发生 NEC。如存在红细胞增多症(静脉血血细胞比容大于 65%)并伴有上述症状,应给予治疗纠正低氧及低血糖,并给予部分交换输血以降低血液黏滞度,改善组织器官的灌流。

(5) 其他疾病:IUGR/SGA 新生儿也表现不同程度的免疫功能低下并可持续至儿童期,表现为淋巴细胞的计数降低和功能低下,如对植物血凝素反应降低。此外,这些新生儿的免疫球蛋白水平也较低,对脊髓灰质炎疫苗的抗体反应减弱。血小板减少症、中性粒细胞减少症、凝血酶时间及部分凝血酶原时间延长亦可见于这类新生儿。IUGR/SGA 新生儿常见疾病及处理见表 2-4-13。

(六) 远期预后

除先天性感染及严重畸形的新生儿外,其他 IUGR/SGA 新生儿的神经系统功能及智商主要取决于 SGA 的病因及是否存在围产期严重并发症。出生时和出生后窒息以及低血糖均可造成和加重脑损伤。部分 IUGR 新生儿、尤其是宫内脑生长发育受限者,虽然尽可能避免围产期并发症,但仍有脑神经的发育障碍。此外,家庭社会经济状况、父母受教育程度及生长环境,对 IUGR/SGA 儿的神经发育结果均有重要影响。

SGA 出生后的体格生长取决于 SGA 的病因、生后营养的摄入及社会环境因素。先天性病毒感染、染色体异常等因素可造成 SGA 新生儿的体格生长始终受到限制。由于胎盘功能的降低以及营养不足所造成的孕后期 IUGR 新生儿,当生后环境因素适宜,其体格生长将追上同胎龄的健康新生儿,并最终达到其遗传所决定的体格发育程度。这些新生儿一旦生后供给足够的营养,将在生后头 6 个月出现加速生长。约 87% SGA 生后第 1 个月开始出现追赶生长,6 个月时平均值接近正常儿总体均数,13% 追赶生长不明显,到生后 2 岁身高仍低于同年龄健康儿童体重的 2 个标准差,早产 SGA 到生后 4 岁时身高才达到正常标准[30]。

已有强烈的证据表明 IUGR/SGA 是某些成年期疾病如糖尿病、高血压、心血管疾病的高危人群,包括人类流行病

表 2-4-13　SGA 新生儿常见疾病及处理

异常情况	发病机制	评估 / 预防 / 治疗
胎儿死亡	胎盘功能不全,胎儿慢性缺氧	胎儿监测,血流速度,脐带穿刺,母吸氧,提前分娩
围产期窒息	胎儿急性及慢性缺氧,酸中毒,胎盘功能不全,心肌糖原储备下降	产前及产时监测,及时有效的复苏
胎粪吸入性肺炎	缺氧应激	咽气管吸引
饥饿性低血糖	肝糖原储备下降,糖异生减弱,寒冷应激,窒息缺氧	早期喂养和(或)或静脉营养
高血糖		葡萄糖输注速度不大于 8 mg/kg,低血糖除外
红细胞增多症	胎盘输血,胎儿缺氧,促红细胞生成素增加	新生儿部分交换输血
体温不稳定	寒冷应激,脂肪储备少,儿茶酚胺不足,低氧血症,低血糖	中性温度环境,早喂养
畸形	TORCH 综合征,染色体异常,致畸原暴露	病因治疗或预防
肺出血(极少)	低温,红细胞增多血,低氧血症,DIC	避免寒冷应激、低氧血症,肾上腺素气管内给药,PEEP
免疫功能低下	营养低下,TROCH 综合征	病因治疗,避免感染

学资料,也包括动物模型的研究。20 世纪 90 年代 Barker 首先提出成人疾病的胎儿起源假说,认为胎儿在宫内对不良事件刺激会产生自身相关组织结构和功能代谢的适应性改变。Alan Lucas 又提出于生命早期对不良事件的这种"适应性改变"在损害消失后依然长期存在。研究也发现胎儿丘脑 - 肾上腺轴功能在宫内的适应性调整中能短期内使胎儿变得"节俭",根据宫内营养状况决定各脏器发育程度,如改变躯体大小及代谢状况,保证脑组织等重要器官的氧供,使胎儿得以存活。然而这种调整却带来了胰岛素抵抗、脂肪堆积、代谢异常等远期健康问题[31]。在 IUGR 的人类新生儿和动物模型中,代谢综合征主要发生在出生时和 1 岁时低体重而在 1 岁以后有过度快速追赶生长的婴儿中。因此,对于 IUGR/SGA 儿,营养的目标是通过均衡膳食的合理喂养使其达到"适度"的追赶生长而不是"过快"的追赶生长。母乳喂养是 SGA 儿最佳的喂养选择。目前还没有针对 SGA 营养支持的特别推荐或建议,但这类患儿的营养需求很可能不同于适于胎龄儿,需要更进一步的观察研究来寻找最适的 SGA 患儿管理方式以优化其生长发育,减少成年后代谢性疾病的发生(详见第 1 章第 14 节)。

(何振娟　陈惠金)

五、大于胎龄儿的特点和护理

大于胎龄(LGA)儿是指出生体重大于同胎龄平均体重第 90 百分位,约相当于平均体重 2 个标准差以上的新生儿。可以是早产儿、足月儿和过期产儿。目前多数学者仍把出生体重 >4000g 的足月新生儿称为巨大儿。部分 LGA 是健康新生儿。

(一)发生率

LGA 的发生率各地区差异较大。一项美洲的报道显示 LGA 的发生率为 15.73%,其中足月儿 18.15%,过期产儿 3.64%,早产儿 2.22%[32]。在欧洲 4000~4499g 巨大儿发生率为 8%~21%[33]。亚洲部分国家相同出生体重范围的巨大儿发生率为 1%~8%,低于一些欧洲国家[34-35]。近年来国内报道部分地区 LGA 的发生率为 9.91%~10%[36]。

(二)病因

LGA 儿的发生与下列因素相关[37]:①与遗传有关,通常其父母体格较高大;②孕期饮食过量,摄入蛋白质等较高,母亲孕期获得体重增加过多;③一些病理因素,其中母亲糖尿病是发生 LGA 的重要原因,Rh 溶血病、大血管错位及贝 - 维综合征等往往伴有 LGA。此外还与种族,母亲妊娠年龄,是否经产等相关。

(三)病理生理

1. 内分泌　母患糖尿病、胎儿患 Rh 血型不合溶血病或贝 - 维综合征时胰岛素增高,个别大动脉转位患儿胰岛素亦增高,胰岛素的增加可促进胎儿生长,促使葡萄糖转变

为糖原,阻止脂肪分解及促进蛋白质的合成。此外,糖尿病母亲的人胎盘生乳素(HPL)含量较高,亦有促进蛋白质合成的作用,对胎儿的生长可能也有影响。

2. 胎盘　正常胎盘重量和胎儿重量之比应为 1:7,但巨大儿的胎盘增大,并失去正常比例。如 Rh 溶血病时胎盘水肿,与胎儿重量之比可能呈 1:2,胎盘组织学也不正常。糖尿病母亲的胎盘组织学相对不成熟,绒毛膜上的滋养层往往充血和增厚。影响胎盘重量和体积的因素尚未完全明了,可能和子宫供血及内分泌影响有关。

3. 糖尿病母亲的婴儿　巨大儿多见,但重度糖尿病者其胎儿可能为小样儿。巨大儿通常不够成熟,可见内脏增大,重量增加,但肾多正常。胸腺较小,胰腺的胰岛清楚,β 细胞高度发育,胰岛素分泌增加。可见肾血栓形成。可因肺不张、肺透明膜病、畸形及感染等因素而在生后早期死亡。

(四)临床表现

LGA 儿发生异常的多为足月 LGA 儿 / 巨大儿。由于身体体积的过大,在分娩过程中发生第二产程延长,难产、窒息和产伤等风险随体重的增大而增加。而 LGA 早产儿更多要关注窒息、RDS、PPHN 等情况。

1. 产伤　可见:①锁骨、肱骨骨折,颅骨骨折;②臂丛神经、面神经损伤;③颅内出血,帽状腱膜下出血,肾上腺出血;④产钳助产所致皮肤软组织损伤,眼结合膜和角膜损伤。

2. 低血糖　尤其是糖尿病母亲新生儿,因胰岛素量增加所致,多为暂时性。Rh 溶血病巨大儿除溶血表现外,易发生低血糖。贝 - 维综合征巨大儿其外表呈突眼、舌大、体型大伴脐疝,在新生儿早期约 50% 可发生暂时性低血糖。本症病死率高。

3. 呼吸困难　主要为肺透明膜病,欧美国家报道发病率约为 30%,死亡率较高。

4. 低血钙　发生率约为 60%,可能与甲状旁腺功能减退有关。

5. 红细胞增多　血黏稠度高,易发生血管内凝血,形成静脉血栓。常见肾静脉血栓,临床可出现血尿及蛋白尿。

6. 高胆红素血症　生后 48~72 小时内可出现,尤以胎龄 <36 周更为常见。Rh 溶血病伴有 LGA,需查血型和抗人球蛋白试验确诊。

7. 先天性畸形　约有 10% 伴有先天性畸形,如大动脉转位伴 LGA 主要表现为发绀、气促、心脏扩大,生后早期易发生心力衰竭,尽早行心脏彩超明确。

(五)治疗

1. 预期为 LGA 新生儿,需要在产房做好实施现场复苏的准备工作,一旦出生时发生窒息及时积极抢救。

2. 出生后即检查是否发生产伤。锁骨、颅骨骨折无须特殊处理,局部制动;肱骨骨折采用 T-shirt 悬吊式制动,细致护理,谨慎搬动;如损伤范围过大涉及神经损害需手术治

疗。有显著疼痛可给予醋氨酚镇痛。

3. 检查婴儿血糖(母亲有糖尿病者需查母亲的血糖和尿糖),如血糖低,即予 10% 葡萄糖液输注,以 6~8mg/(kg·min) 的速度缓慢静脉滴入,一次量不宜过大,因会刺激胰岛素的分泌。能进食者尽早喂乳,以免发生早期低血糖症。

4. 其他如低血钙、高血清胆红素等,给予相应处理。红细胞增多和血黏稠度高者,可用等量血浆或生理盐水进行部分交换输血(10ml/kg)。

5. LGA 新生儿不一定成熟,尤其母亲有糖尿病的患儿,需加强护理,注意其他并发症的发生。

(六)预防及预后

动态超声测量和胎儿生长速率评价对 LGA 儿特别是巨大儿进行产前预测,选择合适的终止妊娠时机和分娩方式,对防止产伤及及时处理相应并发症至关重要。然而到目前为止,产前对 LGA 或巨大儿进行准确预测仍有困难。临床上需要对母亲存在孕期体重获得过快、糖尿病、肥胖、既往 LGA 或巨大儿生产史等高危因素时,动态评估胎儿体重和体积大小进展情况。现阶段人们较多采用孕期 B 超动态监测评估胎儿体重,以及宫高测量等评估胎儿大小。此外,还可通过对胎儿上臂、大腿和腹壁软组织测定等指标来预测。另有人尝试应用三维超声通过测定胎儿四肢、躯干体积大小进行产前评估[38]。

LGA 足月儿和早产儿通常比适于胎龄儿更常见智力和发育迟缓,并可引起死亡率增加。母有糖尿病巨大儿病死率约为 10%,其死亡原因分别为:肺透明膜病 45%,呼吸道疾患 11%,先天畸形 28%,感染 9%;存活儿于青年期患糖尿病的机会比其他人约高 20 倍。Farquhar 报道对 260 例存活巨大儿的随访显示,97.7% 发育完全正常,2.3% 发育落后。贝 - 维综合征病死率高,但生存者智力正常。Rh 溶血病及大动脉转位患儿的预后则决定于其本身疾病的严重度。母亲妊娠糖尿病的血糖控制情况将直接影响新生儿的预后,母亲妊娠期间血糖控制较差者,其新生儿的出生体重、低血糖等并发症,以及大于胎龄儿和巨大儿的发生率,均显著高于母亲血糖控制较好的新生儿组。因而对妊娠糖尿病母亲的血糖水平严格观察和控制,是降低大于胎龄儿和巨大儿发生率的根本措施之一。因为巨大儿所致产伤单一骨折患儿,大部分能够痊愈而无其他并发症。90% 程度不重的面神经损伤患儿生后数日即能恢复,损伤严重者可能数月或数年才能康复。脊髓损伤预后较差,存活率仅 10%~30%[38]。

有报道出生体重大于 4500g 的足月 LGA 新生儿,若生后早期仍然生长迅速,青春期肥胖的风险显著增加,另收缩压也高于 AGA 新生儿,而对动脉硬化有保护作用的高密度脂蛋白低于 AGA 新生儿。早产 LGA 新生儿从出生到 4 岁,其体重增长高于 AGA 新生儿,有更高的身体质量指数(BMI)者存在远期代谢综合征的风险,需要引起特别关注[39]。

(何振娟　陈惠金)

六、过期产儿的特点和护理

妊娠期超过 42 周(294 天)出生的婴儿称过期产儿(post term infant)。多数过期产儿胎盘功能尚正常,无明显异常表现。但有些婴儿因胎盘功能减退,致营养受阻产生一系列症状,称过期产儿综合征或胎盘功能不全综合征。

(一)发生率

近年来国内尚缺乏有关过期产儿发病率流行病学调查的数据报道,仍是各地区中心的数据。北美、澳大利亚及欧洲的报道波动于 0.4%~8.1%。存在种族差异[40]。

(二)病因

引起过期产的原因尚未清楚,已有的研究认为可能与下列因素有关[41-42]:①孕妇肥胖和遗传因素;②既往过期产史;③预产期预测不准确;④高龄初产;⑤胎儿异常如无脑儿、肾上腺发育不全等;⑥孕妇内分泌异常。

(三)发病机制及病理生理

过期妊娠的胎盘多有生理性衰老及变性现象,过期愈长,衰老愈重。胎盘内出现新生绒毛簇,可互相之间紧密靠近,造成绒毛间隙狭窄甚至完全消失,使母体血液转运困难。有时因母体血液滞缓,纤维蛋白可析出,形成类纤维素物质,导致绒毛粘连,继而阻断整个新绒毛簇与母体胎盘的循环,以致发生坏死及缺血性梗死。由于氧气和营养物质的通过受影响,脐带静脉血的氧饱和量下降,使胎儿缺氧和发生营养障碍。除上述因素外,胎盘功能低下也可因胎儿过大,使宫内压力过高,压迫胎盘所致。

过期产儿对缺氧的耐受力在宫内比出生后高,这与环境有关。因胎儿处于恒温的羊水中,且活动受限,能量消耗少。此外,由于对宫内缺氧环境产生适应性,胎儿主要靠提高糖酵解的速度来维持生命。肝和心脏糖原含量多,酵解速度快,缺氧耐力强。但脑组织内糖原含量少,不能以酵解作为能源,糖利用率减低,糖原合成受到抑制,且内生性乳酸盐增高,对脑组织有害。所以缺氧对脑组织的影响比对心、肝影响明显。

(四)临床症状

过期产儿综合征的主要临床特点是明显体重轻,营养不足,皮下脂肪少;身体细长,皮肤松弛且多皱纹,状如老人。常睁眼,貌似老练。此外,因宫内缺氧,胎粪常污染羊水,可见到胎盘、胎膜、脐带、胎儿皮肤及指(趾)甲均染成黄绿色。头颅钙化良好,指甲较长。过期妊娠常有羊水减少,胎儿窘迫,出生时多有窒息,胎粪吸入性肺炎及颅内出血,有时出现中枢神经系统症状。易发生低血糖。胎粪吸入严重者 X 线可见两肺上部浓密块状浸润影,其余部分充气过度。心影增大。心电图 S-T 段和 T 波下降,提示心肌缺氧。血气显示呼吸性和代谢性酸中毒。根据出生后病情轻重,过期产儿大致可分成 3 期。

1. **第 1 期**　胎盘功能不足的程度较轻,供氧尚充足,

89

但胎儿营养受影响。临床主要呈现营养不良状态,表现为四肢瘦长,皮肤松弛、干燥伴有脱皮,无黄疸,胎脂消失,皮下脂肪少,体重落后于身长,神态"老练"。

2. 第 2 期　胎盘功能衰退显著,但胎儿无窘迫和缺氧。除第 1 期体征外,胎心先增速后变慢,最后呈不规则。因胎粪排出污染羊水,胎儿、胎膜及脐带可绿染或黄染。

3. 第 3 期　除上述两期体征外,胎儿出生时均呈呼吸窘迫,有呼吸道和中枢神经系统症状,因在污染羊水中浸泡过久,指甲、皮肤均染成深黄色,预后严重。

有部分过期产胎盘功能正常新生儿,出生时为巨大儿,过期妊娠所致的巨大儿风险是正常的 2 倍。这些巨大儿由于体重和身体体积过大,易出现难产,产伤及神经损伤。

(五) 治疗

1. 补充能量　轻者无需处理,可置母婴同室,尽早给予母乳喂哺。情况较差者,可置高危儿室观察,静脉输入 10% 葡萄糖液,以防低血糖。过期产儿的能量及营养的供应要较同体重者高。

2. 窒息者积极复苏　过期分娩者窒息发生率高,应做好窒息复苏抢救的准备。尤其在过期产儿头部娩出而肩部尚未娩出前即应及时吸尽口、鼻、咽内污染羊水,保持呼吸道通畅,以防胎粪吸入肺中。

3. 积极治疗并发症　过期产儿尤易引起胎粪吸入综合征,其发生率较足月儿高 8 倍,且易引发气胸及 PPHN,需积极进行相应处理。过期产儿也易发生低血糖、IUGR 以及颅内病变,均应积极防治。

(六) 预后

过期妊娠时间愈长,死亡率愈高。文献报道妊娠 43 周新生儿死亡率较 40 周妊娠升高超过 2 倍。过期产儿以第 2 期患儿预后最差。出生死亡率可达 50%。第 3 期患儿死亡较少,但常留有神经系统后遗症。部分胎盘功能下降的过期产儿虽然出生后初期呈现营养不良状态,但若哺乳量充足,症状可很快改善,体重增加。

(七) 预防

本症病情严重,预防甚为重要。准确判断预产期可降低过期妊娠的发生率。目前临床可通过早期超声检查测量胎儿头臂长、孕囊直径、双顶径等推测孕周,避免过期妊娠的误判和遗漏。对妊娠期延长超过预产期的孕妇应密切观察,采用产前胎儿监测,包括无应激试验(NST)、宫缩应激试验(CST)、胎儿生物物理评分(BPP)、改良 BPP 等,如有异常及时处理。对小于 42 周有妊娠期并发症,如妊娠高血压、胎动减少、羊水过少则应考虑引产或其他适宜的方式终止妊娠[43]。临产时产科和儿科工作人员应通力合作,共同进行救治。

(何振娟　陈惠金)

七、多胎儿的特点和护理

在 1970 年以前,自然妊娠多胎发生率比较稳定,Hellin 根据大样本统计,多胎妊娠的自然发生率为 $1:89^{n-1}$,n 代表一次妊娠的胎儿数,按照此公式计算,双胎发生率为 1.12%,三胎发生率 12.6/10 万,四胎发生率 0.142/10 万,这一计算公式一直沿用多年。但近年来由于促排卵药物及人工授精、体外授精 - 胚胎移植等辅助生育技术的应用,多胎妊娠的发生率呈上升趋势,Hellin 计算公式已不再适用。美国国家健康中心统计,1980 年双胎率 1.89%,2003 年上升至 3.15%。瑞士报道 2005~2008 年三胎率 35.3/10 万,四胎率 0.7/10 万。1993~2003 年上海双胎发生率 0.66%,三胎发生率 19.01/10 万,四胎发生率 0.95/10 万。2013~2015 年北京多胎率达 2.52%。

多胎妊娠与单胎妊娠相比,妊娠期各项并发症的发生率显著增高。多胎妊娠由于子宫腔过大,子宫胎盘循环受阻造成胎盘缺血缺氧,容易发生妊娠期高血压疾病。多胎孕母供给多个胎儿生长发育所需,从母体摄取的铁、叶酸等营养物质的量较多,易引起缺铁性贫血或巨幼红细胞性贫血。多胎妊娠宫腔较大,可诱发频繁宫缩,发生胎膜早破。单卵双胎的胎盘血管吻合导致两个胎儿供血、受血不一致,发生胎 - 胎输血及羊水过多。同时,妊娠肝内胆汁淤积综合征、前置胎盘的发生率也增高。以上各项妊娠期合并症可进一步引起胎儿宫内发育迟缓、宫内窘迫甚至死胎,早产的发生率增加,新生儿期各系统的合并症发生率也显著上升。因此,多胎儿生后应积极监护,及时防治可能发生的各种问题[44]。

(一) 产时问题

1. 剖宫产率增加　多胎儿由于产科并发症比较多,常发生多种危急情况,需要紧急剖宫产,多数报道,多胎新生儿剖宫产率达 60%~80%。

2. 新生儿窒息　多胎妊娠的并发症明显高于单胎妊娠,如妊娠期高血压疾病、胎膜早破、前置胎盘等;多胎儿出生时由于胎儿之间的互相影响,易发生胎盘剥离、脐带脱垂等并发症;因此,多胎儿窒息发生率明显增加,可达 20%~30%。在双胎儿,第二个出生者易发生窒息,在三胞胎或四胞胎,后出生者窒息发生率增高。窒息可导致全身缺氧损伤,是引起多胎儿死亡的重要原因,在产程中应严密监护胎心,及时了解胎儿有否宫内窘迫,出生时立即进行复苏。

(二) 早产儿问题

由于多胎,容易发生早产和出生体重较轻,早产发生率为 65.26%,低体重儿发生率 48.20%,小于胎龄儿的发生率也很高[45]。据统计,双胞胎新生儿平均胎龄为 37.1 周,平均出生体重为 2390 克;三胞胎新生儿平均胎龄为 33 周,平均出生体重为 1720 克;而四胞胎者平均胎龄 31.4 周,平均出生体重 1482 克,四胞胎出生体重常 <1000g;因此,多胎新生儿常发生早产儿所常见的问题,需密切监护和积极处理。

1. **低体温**　早产儿因产热少、散热多、体温调节功能差,易发生低体温。低体温可导致硬肿症、肺出血。生后即予保暖,产房温度应保持 26℃,湿度 55%~60%,出生后迅速将全身擦干,放在预热棉毯中,不让患儿裸露,经过必要的复苏处理后立即放在预热的暖箱中,暖箱温度根据体重不同在 33~35℃。各种操作在暖箱中进行,如暂时离开暖箱亦应保暖。

2. **低血糖**　早产儿低血糖发生率很高,可达 30%~50%,易引起脑细胞损伤,可留后遗症。血糖 <2.6mmol/L(47mg/dl) 应给 10% 葡萄糖 5mg/(kg·min) 静脉滴注,维持血糖在正常范围。

3. **动脉导管开放**　早产儿动脉导管肌肉发育未成熟,不易关闭,如补液过多过快更易发生,发生率可达 30%~50%。患儿发生呼吸困难、心力衰竭、肺水肿。

4. **呼吸问题**　早产儿容易发生 RDS、呼吸暂停、肺出血、BPD 等。早产儿呼吸暂停发生率为 20%~30%,VLBW 儿可达 50%。反复呼吸暂停可致脑损伤,或猝死,应及时处理。

5. **早产儿视网膜病**　早产儿胎龄体重越小 ROP 发生率越高,也有报道多胎极低出生体重儿 ROP 发生率较单胎儿高。必须严格控制吸入氧浓度,积极治疗早产儿各种并发症,及时接受眼底 ROP 筛查。

(三)神经系统问题

多胎儿脑瘫、智能发育障碍等神经系统问题发生率较高,主要与多胎儿易发生早产、窒息、颅内出血、脑白质病变、HIE 等有关。

1. **颅内出血**　早产儿脑室管膜下生发层组织毛细血管丰富,结构疏松,缺乏结缔组织支持,对缺氧、酸中毒非常敏感,易发生坏死、崩解、出血,血压波动大、输液过快过多、渗透压过高、PaCO$_2$ 太高、机械通气等均可诱发 IVH,出血量较多时可突然死亡。CT 检查 VLBW 儿 IVH 发生率可达 30%~40%,多发生在生后 3~4 天内。临床表现不典型,可有肌张力低、呼吸暂停、抽搐等,出血程度轻者可无临床表现。颅内出血是早产儿死亡及发生后遗症的主要原因,应积极防治。

2. **脑白质病变**　与早产、缺氧、炎症和感染、血压不稳定等因素有关,多发生在 VLBW 儿,临床症状不多,可表现为抑制、反应淡漠、肌张力低下,常发生后遗症。治疗非常困难,重在预防。

3. **脑瘫发生率增加**　多胎新生儿中枢神经损伤的危险性、脑瘫的发病率明显升高,多胎儿脑瘫发生率远较单胎儿高 5~10 倍。脑瘫患儿中多胎儿为 5%~10%。胎数与脑瘫发病率成正相关,Tavlor 等报道双胎之一为死胎或生后死亡者,存活儿脑瘫发生率为 3%。Inqram 报道双胎之一胎死宫内,存活的另一胎脑瘫的发生风险约增高 10%。Pharoah 等发现如果双胎之一婴儿期死亡,另一胎脑瘫的发生率更高。Yokoyama 等在对多胎妊娠进行流行病学调查时发现,双胎儿中发生脑瘫的危险是 1.5%,三胎是 8%,四胎接近 50%。三胎、四胎妊娠脑瘫的发生率明显高于双胎妊娠,且与早产及窒息密切相关。Petterson 等研究显示,在单胎、双胎、三胎妊娠中,围产期脑瘫发生风险分别为 0.2%、1.3% 和 7.6%。在双胎或三胎之一宫内死亡时,则存活儿脑瘫的发生风险分别升高到 10% 和 29%。

多胎儿发生脑瘫的主要原因为:①多胎妊娠时胎盘功能相对不足,胎儿生长受限,大脑发育也相应受到损害。②双胎输血综合征(TTTs)增加了胎儿中枢神经损伤的危险性,导致小头畸形、孔洞脑畸形、脑性麻痹、多囊脑软化。③多胎妊娠易合并羊水过多、胎膜早破、使宫内感染率增高,感染是引起脑白质损伤导致脑瘫的重要因素。④出生后如发生呼吸循环衰竭、窒息、颅内出血等可致新生儿脑损伤。⑤早产、低体重儿发生率高。

(四)感染问题

多胎妊娠新生儿易发生感染,原因主要有两方面,一是多胎妊娠因子宫过度膨胀,宫腔内压力增高,易发生胎膜早破,导致感染;二是因早产儿免疫功能差,侵袭性操作多,易发生感染。感染部位有眼炎、皮肤感染、败血症、感染性肺炎、尿路感染等。病原主要有大肠埃希菌、葡萄球菌、溶血性链球菌、厌氧菌、解脲脲原体、衣原体、病毒等。早产儿感染临床表现不典型,常有反应差、不哭、不吃、体温不升等非特异性表现,须仔细观察。如出现黄疸加重、酸中毒、腹胀、呕吐、呼吸暂停、硬肿症,提示病情比较严重,少数患儿可迅速发展为呼吸循环衰竭、DIC 而死亡。

(五)双胎并发症

1. **双胎输血综合症**　TTTs 是指单卵单绒毛膜的双胎时,一胎儿的血液通过胎盘吻合血管输给另一个胎儿,双胎之间发生明显的血流动力学差异,引起一系列病理生理变化和临床表现[46]。TTTs 是单卵单绒毛膜双胎的重要并发症,双胎妊娠中约 20% 是单卵单绒毛膜双胎,其 TTTs 发生率为 10%~20%。如果未进行干预,TTTs 围产儿死亡率高达 40%~80%,严重者达 80%~100%。

TTTs 临床表现与双胎之间血液分流的发生时间、分流量等因素有关,发生分流的时间越早,分流量越大,临床表现越严重,甚至发生死胎。供血者主要表现为出生后即发生贫血,严重者可出现休克,供血者体重较轻,生长发育迟缓。受血者主要发生红细胞增多症,循环血量过多,严重者可发生心力衰竭、高血压、血栓形成、栓塞、呼吸暂停等,供血者体重较重。

2. **双胎选择性宫内生长受限**　对胎儿进行定期超声检查,评估各项生物学指标,对胎儿体重进行估测。如双胎中一胎儿体重与同孕期胎儿体重比较,低于第 10 百分位数,且两胎儿体重相差≥25%,可诊断为sIUGR[47-48]。单绒毛双胎sIUGR的发生率为10%~15%,发生机制与脐带异常及胎盘份额分配不等相关。

3. 双胎贫血多血质序列征 TAPS是指双胎新生儿发生血红蛋白差异,导致贫血和多血。TAPS发生的原因多由于残留的较细的胎盘血管动静脉吻合血管(<1mm)。TAPS产前诊断标准为受血儿大脑中动脉最大血流速度(MCA-PSV)<1.0MoM,供血儿MCA-PSV>1.5MoM。出生后诊断标准为双胎新生儿血红蛋白差异>80g/L,并且符合以下任一条件:供血儿/受血儿的网织红细胞计数比值>1.7或胎盘灌注发现仅<1mm的动静脉血管吻合支。供血儿临床表现以贫血为主,可以对贫血胎儿进行一次或多次宫内输血,预防疾病进一步恶化致胎死宫内,并尽可能延长孕周,但尚无法确定是否能降低或预防脑损伤的发生,也可使用激光手术电凝残留的吻合血管。

4. 双胎一胎宫内死亡对另一胎的影响 如双胎一胎胎死宫内(single intrauterine dealth in twin pregnancy,sIUD)对存活胎儿产生严重影响。Hillman等[49]总结分析多中心1384例双胎一胎死宫内病例,一胎死亡后存活儿发生死亡的在单绒双胎中占15%,而在双绒双胎中占3%;存活胎儿出生后发生神经系统损伤的在单绒毛双胎中占26%,而在双绒毛双胎中仅占2%,差异明显。双胎一胎停孕或胎死宫内发生孕周集中在7~8周和12~13周两个时段,双胎一胎停孕在早孕期发生率为36%,而在中孕及晚孕期发生率为5%。

双卵双胎的一个胎儿死亡对于另一个胎儿的存活影响较小,死亡的胎儿可以完全被吸收或变成纸样儿。而单卵单绒毛膜双胎,一个胎儿的死亡严重影响另一个存活儿的生存,使其发生胎死宫内、多器官系统的衰竭、血栓形成、远端肢体坏死、胎盘早剥和早产,有报道20%~40%存活胎儿的神经系统会发生损伤(多囊脑软化征)。有报道一个胎儿死亡时间超过3周,有20%~25%的孕妇发生弥散性血管内凝血,严重影响孕妇及存活胎儿的生命,应定期检测母亲凝血功能,严密监测存活胎儿。

5. 不同绒毛膜性的双胎预后 根据绒毛膜性不同,将双胎分为单绒毛膜双羊膜囊双胎(monochrionic diamniotic twin,MCDA)和双绒毛膜双羊膜囊双胎(dichorionic diamniotic twin,DCDA)。不同绒毛膜性的双胎新生儿结局不同,MCDA新生儿结局更差,早产发生率更高,新生儿出生体质量更低,胎儿生长受限和新生儿窒息等更常见[50-51]。MCDA的自然受孕率和胎儿畸形率(84.38%、7.03%)明显高于DCDA组(38.76%、3.91%,P均<0.05),差异有统计学意义。MCDA组分娩孕周明显小于DCDA组(33.17±5.25 vs.35.39±3.32,P<0.001),其急诊剖宫产率明显高于DCDA组(36.19% vs. 19.86%,P<0.05)。MCDA组新生儿出生体重明显小于DCDA组,新生儿轻度、重度窒息率、流产率、胎死宫内发生率均高于DCDA组。MCDA组特殊并发症的发生率明显高于DCDA组。

(六)先天畸形

多胎儿先天畸形发生率较高,其中以单卵双胎儿最为多见,常见畸形有连体、无脑儿、脑室扩大、小头畸形、肠闭锁、肢端畸形等。其他如颜面部异常、胃肠道畸形、骨骼异常及生殖系统异常等均比较常见。研究发现在单绒毛膜双胎妊娠中先心病的发生率增高9倍[52]。

(七)病死率增加

多胎妊娠新生儿易发生许多临床问题,病死率较高,多胎儿总的围产儿死亡率达27.46‰,双胎儿死亡率比单胎儿高4倍,达15%~30%,三胎儿和四胎儿死亡率更高。因此,对多胎儿应密切监护,及时处理。

(陈超)

八、糖尿病母亲婴儿的特点和护理

糖尿病母亲新生儿(infants of diabetic mothers,IDM)是指患胰岛素依赖性糖尿病或妊娠糖尿病(gestational diabetes mellitus,GDM)母亲所生的新生儿。近年我国糖尿病发病率明显上升,根据人群调查,孕妇血糖异常发生率达3%~8%。IDM易发生许多临床问题,与胎龄对照组相比,发生严重产伤的危险性增加2倍,剖宫率增加3倍,需要进入NICU监护的比例增加4倍,围产期病死率也明显增加。因此,IDM需要特别保健和管理。

(一)病理生理

高血糖-高胰岛素学说认为,糖尿病母亲血糖高,大量葡萄糖通过胎盘进入胎儿,刺激胎儿胰岛β细胞增生肥大,胰岛素分泌增加,发生高胰岛素血症[53]。高胰岛素血症和高血糖促进氨基酸摄取、蛋白合成,并抑制脂肪分解,促使组织增生,对胎儿各脏器的生长发育及内分泌代谢产生严重影响,引发一系列的临床问题。胎儿高血糖使易感组织的线粒体产生氧自由基,导致氢过氧化物的形成,限制前列环素的作用,使血栓素及其他前列腺素过度生成,干扰发育中组织的血管形成。高胰岛素血症可拮抗胎儿器官的成熟。

(二)临床特点

1. 对体格生长的影响 高胰岛素血症和高血糖能促进胎儿过度生长,导致巨大儿发生[54]。IDM多为大于胎龄儿或巨大儿,其中巨大儿发生率高达25%~40%,如孕期空腹血糖升高、血脂高、孕期体重增加、有糖尿病家族史,巨大儿发生率更高。如母亲孕期糖尿病得到适当控制,巨大儿发生率可减少。与代谢正常母亲新生儿相比,IDM脂肪量增加50%,脂肪分布于皮下、腹部及肝。巨大儿表现为肥胖、面色潮红、满月脸、四肢粗大。

研究显示,胰岛素是促使胎儿生长的主要因素,即使血糖控制平稳,由于高胰岛素血症,IDM巨大儿发生率仍较正常高。营养物质-胰岛素-胰岛素样生长因子(IGF)代

生率明显高于DCDA组。

谢轴是调节胎儿生长的中心环节,IGF与胰岛素的结构类似,IGF-2主要调节胚胎生长,而IGF-1主要调节孕后期胎儿及新生儿生后早期的生长。研究发现,IDM脐血IGF-1明显高于非糖尿病母亲新生儿,且IGF-1水平与新生儿出生体重呈正相关,因此,IGF参与IDM巨大儿发生机制。

IDM中有10%为小于胎龄儿,可能与糖尿病母亲过分控制饮食导致营养摄入不足有关。严重的糖尿病孕妇,由于糖尿病引起血管硬化影响与胎儿进行足够的物质交换和能量输送,从而发生胎儿宫内生长受限。由于胎儿在胰岛素的刺激下,从25~28周脂肪细胞才开始增生肥大,因此,IDM新生儿胎龄较小者,大于胎龄儿或巨大儿发生率并不高。

2. **产科并发症和产伤**　糖尿病产妇前置胎盘、羊水增多症发生率较高。因胎儿巨大,分娩过程中易发生产程延长、新生儿窒息、骨折、内脏出血、肩难产、神经损伤发生率较高,剖宫产发生率高。

肩难产是指胎头娩出后,胎儿躯体和肢体娩出困难,是产科急症,正常妊娠阴道分娩中肩难产发生率为0.3%~0.5%。由于胰岛素主要刺激胎儿脂肪组织,IDM躯体较大,而大脑生长正常,躯干比胎头生长迅速,脂肪易分布于肩背部,头肩比例失调,胎儿体型不匀称,分娩时肩难产发生率增高2~4倍,在出生体重>4000g新生儿肩难产发生率增加10倍(5%~7%)。由于体型不对称,即使体重正常仍有可能发生肩难产。肩难产增加产道撕裂、产后出血发生率,造成新生儿窒息、臂丛神经损伤、锁骨骨折及颅内出血。

3. **对糖代谢的影响和低血糖症**　IDM出生后葡萄糖来源突然中断,而胰岛素水平仍然较高,低血糖发生率显著增加,在生后数小时最易发生[55]。由于高胰岛素血症持续1~2周,糖原异生和糖原分解减少,肝葡萄糖生成减少,使低血糖加重和时间延长。另外,糖尿病母亲婴儿早产、围产期窘迫及胎儿生长障碍(巨大儿及生长迟缓儿)发生率较高,也是新生儿低血糖重要原因。

糖尿病母亲体内相关抗体可以通过胎盘传给胎儿,如胰岛素抗体(IA)、谷氨酸脱羧酶抗体(GADA)等,这些抗体在新生儿出生时可检测到,大多在婴儿早期降到正常,但少数病例一直保持着较高水平。对出现胰岛素依赖型糖尿病子代检测结果发现,部分患者自身免疫抗体阳性。

4. **低钙血症和低镁血症**　IDM低钙血症发生率可达50%~60%,低钙血症是由于母体高血糖环境引起胎儿肾脏丢失镁增加、新生儿甲状旁腺激素分泌延迟所致。糖尿病母亲肾小管镁吸收较差,易发生低镁血症,导致胎儿低镁。IDM患低钙血症后可能无症状,或伴有轻微抖动,很少引起惊厥。

5. **红细胞增多症**　因高胰岛素血症、高血糖症、慢性宫内缺氧,易发生红细胞增多症,表现为高黏滞综合征、嗜睡、呼吸暂停、发绀、抽搐等。Widness研究显示,高血糖可能通过降低胎儿氧分压刺激红细胞生成素产生增加。新生儿红细胞增多症如不予治疗,可引起血流淤滞、缺氧,可引起肾静脉栓塞、脑梗死及其他器官损害。胎儿高胰岛素血症和血糖水平不稳定会影响胎儿对氧的利用,从而促进体内红细胞生成。

6. **高胆红素血症**　IDM易发生高胆红素血症,主要原因有早产、肝酶发育未成熟、低血糖、红细胞增多症等,其中早产和红细胞增多症是主要原因。红细胞破坏增多,黄疸及核黄疸的危险性增加。通常需要光疗,必要时需要换血治疗。

7. **呼吸窘迫综合征**　胰岛素可抑制糖皮质激素的分泌,而糖皮质激素能促进PS的合成和分泌,因此,糖尿病母亲新生儿PS合成分泌减少,尽管已足月或是巨大儿,但肺发育未成熟,易发生RDS。此外,剖宫产率高、易发生窒息,也是发生RDS的因素。如母亲孕期管理改善和分娩时间控制,RDS发生率从31%降至3%。Kjos等报道526例IDM中有18例发生RDS(3.4%)。如孕期糖尿病控制比较好,产前普遍应用糖皮质激素促肺成熟,RDS发生率可明显减少。

8. **心脏问题**　胎儿高胰岛素血症和高血糖可促使糖原、蛋白质、脂肪合成增加,导致心肌细胞增生和肥厚,肥厚性心肌病发生率可达20%~30%,以室间隔肥厚为主,大多数在1岁时心肌肥厚可逐渐恢复。肥厚性心肌病的发病原因目前不清楚,以前认为与糖原沉积有关,现在认为与胰岛素、生长激素、内源性儿茶酚胺、神经性生长因子及母孕期血糖控制有关。研究显示,胎儿心肌对胰岛素特别敏感,心肌肥厚是由于胎儿胰岛素分泌刺激心肌生长的结果[56]。

心肌及室间隔肥厚新生儿表现为心脏增大,可有心肌酶异常。多数临床无症状,严重者可引起心功能低下,发生心力衰竭,少数主动脉流出道受阻可导致左心衰竭,心功能需要数月才恢复正常。有些IDM新生儿心肌功能异常,发生呼吸困难,被误诊为RDS。心超显示心肌过度伸展和收缩不良,心肌肥厚、与心室壁不成比例的纵隔肥厚、心室腔变小、左房室瓣收缩前运动导致左心室流出道梗阻。

IDM也可发生不伴心肌肥大的充血性心肌病,在新生儿低血糖、低血钙及红细胞增多症纠正后,这种病变迅速恢复。地高辛、利尿药或两者联合应用均有效。对肥厚性心肌病患者,正性肌力药或利尿药使心室腔变小,导致流出道梗阻。对IDM都应进行心超检查,以发现和治疗无症状的心肌病。

研究显示,母亲糖尿病与后代先天性心脏病发生风险相关,但两者因果关系尚不清楚,丹麦国家队列研究,纳入1978~2011年出生的受试者2 025 727例,IDM先心病患病率为31.8‰,$RR=4.000$(95% CI 3.51-4.53),明显高于正常人群的8‰,且不受出生年份、糖尿病发生时的产妇年龄、糖尿病病程的影响。

9. **对神经系统的影响**　糖尿病母亲婴儿在新生儿期或以后出现神经精神方面并发症,母亲糖尿病对新生儿神经系统的影响日趋增多[57-58]。

(1) 血糖水平异常与脑损伤:IDM 低血糖发生率占 31.1%,反复发作性低血糖占 12.8%。胰岛素水平越高,低血糖持续时间越长,反复发作性、顽固性低血糖,严重低血糖常造成不同程度的脑损伤。低血糖持续时间越长,脑损伤越严重。血糖水平过高也可导致脑损伤,在急性期因渗透压增高诱发脑水肿,严重者可危及生命,高血糖可破坏血脑屏障功能、减少脑血流,造成后期脑皮层萎缩。

(2) 缺氧性脑损伤:母亲孕期高血糖状态可通过多种途径使胎儿、新生儿缺氧,导致不同类型、不同程度的新生儿脑损伤,包括 HIE、早产儿脑室周白质损伤。母亲糖尿病时血液中的糖化血红蛋白增高,这种红细胞携带氧及释放氧的能力均不及正常红细胞,因此,胎儿通过胎盘所获得的氧量可能受影响。胎盘病理研究显示,糖尿病孕妇胎盘由于缺氧体积代偿性变大,如发生血管病变时,胎盘可发生广泛梗死。组织学检查,50%~60% 胎盘绒毛发育不成熟,绒毛小动脉管壁增厚、管腔狭窄,合体细胞结节增多。高胰岛素血症促使血管平滑肌细胞增生导致血管壁变窄、血液阻力增加、血压升高。慢性缺氧可诱发胎儿红细胞生成素过多地形成,出生后表现为红细胞增多症,由于血液黏稠、血流缓慢,不断加重组织缺氧缺血性损伤。IDM 可发生脑梗死,与血液黏滞度有关,1 型糖尿病母亲新生儿双侧肾上腺因静脉血栓形成发生坏死。

(3) 脑成熟障碍:IDM 脑不成熟现象更为多见,影像学检查表现为脑回增宽、脑室大、脑实质含水量多等,脑成熟度低于实际胎龄,似早产儿脑。脑整体影像背景体现了脑发育过程中脑实质有形成分的变化,包括神经突起、突触增加,髓鞘化过程和血管的发育,以及脑内水分逐渐减少、磷脂、DNA 含量增加。采用光学灰度测定法对脑的这一发育过程做出量的分析,发现足月 IDM 丘脑基底核、额叶白质、枕叶白质平均灰度值均低于非糖尿病母亲新生儿。IDM 脑室大者占 31.25%。

(4) 脑发育畸形:IDM 脑发育畸形发生率高于非糖尿病母亲新生儿,主要为神经管畸形。高糖环境影响下,在妊娠 8~10 周左右双侧脑半球分化不完全或完全未分化,严重者在影像学检查时显示脑中线消失,双侧脑室及脉络丛融合。

(5) 脑功能活动减弱:IDM 运动过程及反射落后于对照组,听觉识别记忆轻度异常。在高糖条件下,机体可以出现氧化应激,自由基产生过多,抗氧化能力相对减弱,脑是受损伤器官之一。IDM 脑氧化反应强烈,胰岛细胞增生组免疫反应强度是对照组的 1.6 倍,在有脑结构异常者,胰岛细胞增生组免疫反应强度是对照组的 1.8 倍,显示高血糖与脑过氧化损伤密切相关。

10. 先天畸形　研究显示 IDM 先天性畸形发生率比正常新生儿高 3 倍,多发生于糖尿病合并妊娠,与母亲孕早期血糖增高的程度有关,影响胚胎正常发育。主要为先天性心脏病和中枢神经系统异常,其他还有泌尿生殖系统及肢体缺陷。消化道畸形有肛门直肠闭锁及内脏错位,泌尿系畸形有多囊肾、双重输尿管等,一些少见的畸形如拇指多指畸形、胸腺发育不良、先天性隐睾等可能也与 GDM 有关。

糖尿病父亲、非糖尿病孕妇及在孕中期后发生妊娠糖尿病的后代中出生缺陷发生率没有增加,这提示胚胎发生期的血糖控制与先天畸形发生相关,孕妇血糖水平越高,胎儿畸形发生率越高。Miller 等研究发现,先天异常发生率与糖化血红蛋白(HbA$_{1C}$)水平相关,HbA$_{1C}$<8.5%,异常发生率 3.4%,HbA$_{1C}$>8.5%,发生率 22.4%。Lucas 等报道 105 例糖尿病患者,后代畸形发生率 13.3%,其中 HbA$_{1C}$<7.1% 时,无 1 例发生畸形;HbA$_{1C}$ 介于 7.2%~9.1% 之间,畸形发生率 14%;HbA$_{1C}$ 介于 9.2%~11.1% 之间,发生率 23%;当 HbA$_{1C}$>11.2% 时,畸形发生率为 25%。

(三) 预防和治疗

1. 预防　对母亲孕期出现糖尿病,必须早期诊断及时治疗,加强孕期对空腹血糖、血脂水平及孕期体重增加的监测,严格控制血糖。如血糖得到良好控制,可明显减轻对胎儿、新生儿的影响,孕期血糖控制越好,分娩时发生新生儿低血糖的可能性越小。

过去对糖尿病母亲血糖的控制偏重于空腹血糖,现在逐渐认识到糖尿病母亲餐后高血糖对胎儿的危害,导致孕母胰岛素抵抗和胰岛 β 细胞分泌功能缺陷,直接损害终末器官,发生各种不良妊娠结局的发生。研究显示,妊娠期糖尿病母亲餐后 1 小时血糖与胎儿发育和新生儿预后密切相关。DeVeciana 等随机分组,控制餐后 1 小时血糖<7.8mmol/L,餐前血糖控制在 3.3~5.9mmol/L,两组孕妇分娩新生儿在出生体重及低血糖等并发症方面有着明显差异,餐后 1 小时血糖控制组明显优于餐前血糖控制组。

2. 出生时处理　要防止产伤,有窒息者应积极复苏。

3. 监护　出生后应密切观察和监护病变,监测心率、呼吸、血氧饱和度、血气分析、血糖、血钙、血细胞比容等。

4. 新生儿期各种并发症的处理

(1) 纠正低血糖:要密切监测血糖,维持血糖在正常范围,用 10% 葡萄糖静脉滴注,不可用高渗葡萄糖,以免再度发生高胰岛素血症。

(2) 纠正代谢紊乱:及时纠正低钙血症、低镁血症、代谢性酸中毒等。

(3) 如发生 RDS,应行机械通气,给 PS。

(4) 如发生严重红细胞增多症,考虑换血。

(四) 预后

1. 病死率增加　IDM 围产期病死率增加,孕妇高血糖状态影响胎儿及胎盘缺氧供应,胎儿高血糖及高胰岛素血症增加机体氧耗,引起胎儿宫内缺氧,严重者致胎儿死亡。若血糖控制不佳并发酮症酸中毒,胎儿病死率高达 50%。GDM 孕妇发病过程、高血糖水平、持续时间及波动情况、分娩时机均影响围产儿预后,孕 39 周终止妊娠者可明显降低死产率和新生儿死亡率。

2. **远期影响**　20世纪90年代,Barker通过一系列流行病学研究指出,孕期营养状况将对后代心血管异常、糖代谢异常、肥胖等疾病的发生产生重要影响,即"成人疾病胎儿起源学说"。随该领域研究逐渐深入,证实遗传、宫内环境等因素不仅影响胎儿宫内发育,并且可产生持续的功能及结构改变,导致一系列成年期疾病的发生[59]。

(1) 肥胖:GDM母体子代发生肥胖风险增加,从出生到成年平均BMI明显升高,Lowlor等对280 866名男性单胎进行研究发现,与非GDM母体子代相比,母亲患GDM导致男性子代在18岁时平均BMI增加,且同胞兄弟间差异同样存在,说明GDM对子代BMI的影响主要与宫内高血糖有关,与生活环境关系不大。轻度GDM治疗后虽能降低巨大儿发生率,但并不能改善子代4~5岁时的BMI。

(2) 2型糖尿病:IDM在儿童、甚至成年期,更易出现糖耐量异常和2型糖尿病,在19~27岁时糖尿病患病风险为正常孕妇子代的8倍。胰岛素抵抗指数高于正常孕妇的子代,说明即使后代未发生糖耐量异常,也可能合并胰岛素功能障碍,导致子代糖代谢异常的机制可能与宫内高血糖环境导致的胰岛素抵抗及子代β细胞受损有关。部分患者具有糖尿病遗传易感性,在婴幼儿期出现胰岛细胞抗原耐受丧失,发生自身免疫反应,产生自身抗体,这可能是糖尿病母亲子代远期发生糖耐量异常、糖尿病的基础。

(3) 心血管疾病:与非GDM孕妇子代相比,GDM孕妇的子代收缩压较高,可能与GDM子代更易发生肥胖有关,也可能是由于子代的高血糖和高胰岛素血症状态影响了肾,导致肾源性高血压的发生率增加。大样本流行病学研究显示,糖尿病母亲子代冠心病发病率明显增高。

(4) 运动及神经功能障碍:有报道IDM远期神经、精神发育异常,在婴儿期、学龄前期、学龄期,甚至青春期,常发现智能和精神发育轻度缺陷,脑微小功能障碍,语言落后,社会适应能力差,注意力、整合能力不佳。有报道IDM智力低下发生率为21%。Deregnier等发现糖尿病母亲婴儿听觉识别记忆存在轻度损害。Ornoy等通过系列研究发现,糖尿病母亲婴儿在学龄期常会出现注意力不集中,认知能力较低,精细运动能力差,这些表现在年龄小的儿童中比较明显,随着年龄的增加可以通过代偿方式弥补这些缺陷。

(陈超)

参考文献

1. 尚丽新.早产在全球及我国的流行现状.武警医学,2015,26(3):217-220.

2. Katz J,Lee AC,Kozuki N,et al. Mortality risk in preterm and small-for-gestational-age infants in low-income and middle-income countries:a pooled country analysis. Lancet,2013,382(9890):417-425.

3. 崔浩,何春花 缪蕾,等.1996—2013年中国早产或低出 生体重儿死亡率变化趋势分析中华预防医学杂志,2015,49(2):161-165.

4. American Academy of Pediatrics Committee on Fetus and Newborn. Hospital discharge of the high-risk neonate. Pediatrics,2008,122:1119-1126.

5. Moore T,Johnson S,Haider S,et al. Relationship between test scores using the second and third editions of the Bayley Scales in extremely preterm children. J Pediatr,2012,160:553-538.

6. Boyle EM,Poulsen G,Field DJ,et al. Effects of gestational age at birth on health outcomes at 3 and 5 years of age:population based cohort study. BMJ,2012,344:e896.

7. Hack M,Schluchter M,Andreias L,et al. Change in prevalence of chronic conditions between childhood and adolescence among extremely low-birth-weight children. JAMA,2011,306:394-401.

8. Kugelman A,Colin AA.Latepreterm infants:near term but still in a critical developmental time period.Pediatrics,2013,132:741-751.

9. Pike KC,Lucas JS.Respiratory consequences of late preterm birth.Paediatr Respir Rev,2015,16:182-188.

10. Bhutani VK.Latepretermbirths major cause of prematurity and adverse outcomes of neonatal hyperbilirubinemia.Indian Pediatr,2012,49(9):704-705.

11. Picone S,Aufieri R,Paolillo P.Infection in late preterm infants. Early Hum Dev,2014,90(Suppl 1):S71-74.

12. Johnson S,Evans TA,Draper ES,et al.Neurodevelopmental outcomes following late and moderate prematurity:a population-based cohort study.Arch Dis Child Fetal Neonatal Ed,2015,100(4):F301-308.

13. Barkemeyer BM Dischargeplanning.Pediatr Clin North Am,2015,62(2):545-556.

14. Gkentzi D,Dimitriou G.Long-term outcome of infants born latepreterm.Curr Pediatr Rev,2014,10:263-267.

15. Blencowe H,Cousens S,Jassir FB,et al.National,regional,and worldwide estimates of stillbirth rates in 2015,with trends from 2000:a systematic analysis.Lancet Glob Health,2016,4(2):e98-e108.

16. 李娟、王庆红、吴红敏,等.2005年中国城市产科新生儿出生状况调查.中国当代儿科杂志,2012,14(1):7-10.

17. 中国新生儿复苏项目专家组.中国新生儿复苏指南(2016年北京修订).中华围产医学杂志,2011,14(07):415-419.

18. Polin RA,Carlo WA. Committee on Fetus and Newborn;American Academy of Pediatrics. Surfactant replacement therapy for preterm and term neonates with respiratory distress. Pediatrics,2014,133(1):156-163.

19. Mahmoud RA, Roehr CC, Schmalisch G.Current methods of non-invasive ventilator support for neonates.Paediatr Respir Rev,2011,12(3):196-205.

20. Rostas SE, McPherson CC.Pharmacotherapy for Patent Ductus Arteriosus:Current Options and Outstanding Questions. Curr Pediatr Rev,2016,12(2):110-119.

21. O'Brien F, Walker IA.Fluid homeostasis in the neonate. Paediatr Anaesth,2014,24(1):49-59.

22. Arnold C, Pedroza C, Tyson JE, et al.Phototherapy in ELBW newborns:does it work? Is it safe? The evidence from randomized clinical trials.Semin Perinatol,2014,38(7):452-464.

23. Back SA.Brain Injury in the Preterm Infant:New Horizons for Pathogenesis and Prevention.Pediatr Neurol,2015, 53(3):185-192.

24. Esposito S, Fumagalli M, Principi N.Immunogenicity, safety and tolerability of vaccinations in premature infants. Expert Rev Vaccines,2012,11(10):1199-1209.

25. Jarjour IT Neurodevelopmental outcome after extreme prematurity:are view of the literature.Pediatr Neurol,2015,52 (2):143-152.

26. 中华医学会儿科学分会新生儿学组. 我国小于胎龄儿现状分析. 中国实用儿科杂志,2009,24(3):177-181.

27. 林君儒,张淑莲,朱丽,等. 中国足月小样儿发生率及影响因素分析. 中华医学杂志,2016,96(1):48-52.

28. Kozuki N, Katz J, Christian P, et al. Comparison of US Birth Weight References and the International Fetal and Newborn Growth Consortium for the 21st Century Standard. JAMA Pediatr,2015,169(7):643-648.

29. Ota E, Ganchimeg T, Morisaki N, et al. Risk Factors and Adverse Perinatal Outcomes among Term and Preterm Infants Born Smalll-for-Gestational -Age:Secondary Analyses of the WHO Multi-Country Survey on Maternal and Newborn Health. PLos One,2014,9(8):e105155.

30. 祝捷,马军. 小于胎龄儿的研究现状. 中国新生儿科杂志,2012,27(1):68-70.

31. Patel MS, Srinivasan M.Metabolic programming in the immediate postnatal life. Ann Nutr Metab,2011,58(Suppl 2): 18-28.

32. Culliney KAT, Parry GK, Brown J, et al.Regimens of fetal surveillance of suspected large-for-gestational-age fetuses for improving health outcomes. Cochrane Database Syst Rev, 2016,CD011739.

33. Gyselaers W, Martens G. Increasing prevalence of macrosomia in Flanders, Belgium;AN indicator of population health and a burden for the future. Facts, Views & Vision in Obgyn,2012,4(2):141-143.

34. Li G, Kong L, Li Z, et al. Prevalence of macrosomia and its risk factors in China:a multivariate survey based on birth data involving 10,1723 singleton term infants. Paediatr Perinat Epidemiol,2014,28(4):345-350.

35. Morikawa M, Cho K, Yamada T, et al. Fetal macrosomia in Japanese women. J Obstet Gynaecol Res,2013,39(5):960-965.

36. 付东霞. 出生巨大儿生长发育状况研究进展. 临床儿科杂志,2014,32(3):293-294.

37. Bao C, Zhou Y, Jiang L, et al. Reasons for the increasing incidence of macrosomia in Harbin. BJOG,2011,118(1):93-98.

38. Rossi AC, Mullin P, Prefumo F. Prevention, Management, and Outcomes of Macrosomia:A Systematic Review of Literature and Meta-analysis. Obstet Gynecol Surv,2013,68(10):702-709.

39. Bocca-Tjeertes IF, Kerstjens JM, Reijneveld SA, et al. Growth Patterns of Large for Gestational Age Children up to Age 4 Years. Pediatrics,2014,133(3):e643-e649.

40. Simpson PD, Stanley KP. Prolonged pregnancy. Obstetrics Gynaecology & Reproductive Medicine,2011,21(9): 257-262.

41. Weiss E, Abele H, Bartz C, et al. S1-Guideline: Management of Late-term and Post-term Pregnancy. Gebutshife Und Frauenheikunde,2014,74(12):1099-1103.

42. Schierding W, O'Sullivan JM, Derraik JG, et al. Genes and post-term birth:late for delivery. BMC Res Notes, 2013,7(1):1-5.

43. Vayssiere C, Haumonte JB, Chantry A, et al.Prolonged and post-term pregnancies:guidelines for clinical practice from the French College of Gynecologists and Obstetricians(CNGOF). Eur J Obstet Gynaecol Reprod Biol,2013,169(1):10-16.

44. 于书君,孙丽洲. 复杂性双胎的研究进展. 医学综述,2012,18(12):1890-1893.

45. 崔其亮,吴繁,张慧,等. 单胎与多胎极低出生体重儿生后早期生长发育状况比较. 中国实用儿科杂志,2013,28(1):18-22.

46. 孙路明. 双胎输血综合征的治疗进展与妊娠结局. 中国实用妇科与产科杂志,2015,31(7):592-597.

47. 孙路明. 选择性胎儿生长受限的临床分型、临床诊断和处理. 实用妇产科杂志,2012,28(5):325-328.

48. 刘新秀,刘子建,王秀美,等. 激光凝固胎盘吻合血管术治疗单绒毛膜双羊膜囊双胎并发选择性胎儿生长受限的临床效果分析. 中华妇产科杂志,2014,49(3):183-187.

49. Hillman SC, Morris RK, Kilby MD. Co-twin prognosis after single fetal death:a systematic review and meta-analysis: a systematic review and meta-analysis. Obstet Gynecol,2011,

118:928-940.

50. 原婷,张婷,王艳艳,等.不同绒毛膜性双胎合并新生儿不良结局的危险因素分析.实用妇产科杂志,2016,32(12):917-921.

51. 余海燕,刘子建,Sahota DS,等.单绒毛膜双胎妊娠的围产结局分析.中华妇产科杂志,2013,48(6):405-410.

52. 陈敦金,李志华.重视多胎妊娠胎儿畸形筛查与诊断.中国实用妇科与产科杂志,2015,31(7):582-586.

53. 韩欢,应豪.妊娠期糖尿病对母儿影响.中国实用妇科与产科杂志,2013,29(4):244-246.

54. 蒋新液,郭冰冰,卫雅蓉,等.妊娠期糖尿病对子代体格发育的影响分析.中国儿童保健杂志,2016,24(7):709-711.

55. Thaware PK,McKenna S,Patterson CC,et al. Untreated Mild Hyperglycemia During Pregnancy and Anthropometric Measures of Obesity in Offspring at Age 5-7 Years. Diabetes Care,2015,38:1701-1706.

56. Baptiste-Roberts K,Nicholson WK,Wang NY,et al.Gestational Diabetes and Subsequent Growth Patterns of Offspring:The National Collaborative Perinatal Project. Matern Child Health J,2012,16(1):125-132.

57. Cai SR,Qiu AQ,Broekman BFP,et al.The Influence of Gestational Diabetes on Neurodevelopment of Children in the First Two Years of Life:A Prospective Study. PLoS One,2016,11(9):e0162113.

58. Torres-Espinola FJ,Berglund SK,García-Valdés LM,et al. Maternal Obesity,Overweight and Gestational Diabetes Affect the Offspring Neurodevelopment at 6 and 18 Months of Age-A Follow Up from the PREOBE Cohort. PLoS One,2015,10(7):e0133010.

59. Zhu YY,Olsen SF,Mendola P,et al. Growth and obesity through the first 7 y of life in association with levels of maternal glycemia during pregnancy:a prospective cohort study. Am J Clin Nutr,2016,103:794-800.

第5节　危重新生儿救治伦理学

随着新生儿重症监护救治技术的飞速发展,NICU中危重新生儿面临各种结局,多数既往不能存活的危重患儿得以健康存活,但随之而来,部分患儿遗留严重远期伤残。现阶段伦理问题在NICU中显得越来越突出,涉及道德规范与社会义务的诸多方面,甚至与法律密切关联,尤其是在面对生存和死亡抉择之时,新的医疗技术可能给个体或家庭带来深刻变化之时,伦理问题更显其复杂性。

(一)基本伦理原则

1. 尊重自主权原则　即病人有无可辩驳的权力做出对于自己身体的医疗决定。只有在因病丧失了正常判断能力时,才需要由病人授权的第三者或律师接替此项权力,替代病人本人做出医疗决定。其他任何机构和个人,包括医院、医生、政府部门,都无权干涉。

2. 受益原则　即医疗的实施必须是基于让患者本人受益的原则,这是伦理学中的道德与法律标准。遵循最大利益优先原则要求准确评价患儿潜在的生活质量,包括对认知能力和神经发育结局的预测、对潜在运动障碍或其他生理缺陷的预测,对远期行为能力、学习能力的评估;以及对以后是否需要长期或反复住院、是否需要手术或其他医疗需求、是否需要承受疼痛或忍耐其他痛苦等进行评估。最佳利益原则主要适用于自主意愿不可辨或从未有过自主意志者相关问题的处理。

3. 不伤害原则　即所有的医疗措施必须基于不伤害病人利益的原则,最大限度避免对婴儿造成损害,包括疼痛、伤残和死亡。这一原则要求在开始治疗或继续治疗过程中,不能不顾及可能对患儿造成的疼痛、痛苦或不舒服;尤其应认识到当一种治疗仅是负担或痛苦、而无任何可预测的益处时,则这种治疗是不可取的。

4. 公平原则　即同一疾病不能因种族、社会地位、经济地位而采取不同医疗处理的原则。

(二)NICU中应遵循的基本伦理原则

以上四个医疗的基本原则构成了医疗法的基础,但在NICU复杂的伦理场景之下,存在诸多其特殊性[1]。

1. 患儿最佳利益优先原则　在危重新生儿的救治过程中,保障患儿的根本利益是我们首先考虑的,这是处理儿童医疗伦理问题的根本准则,能够最大限度地保护患儿的权益。《儿童权利宣言》中提出:"儿童因身心尚未成熟,在其出生以前和以后均需要特殊的保护和照料,包括法律上的适当保护"。联合国《儿童权利宣言》要求"儿童的最大利益应成为对儿童教育和指导负有责任的人的指导原则"。联合国通过的《儿童权利公约》规定:"关于儿童的一切行动,不论是由于公私社会福利机构、法院、行政当局或立法机构执行,均应以儿童的最大利益为一种首要考虑。"

不同的国家,最佳利益原则体现的方式不同。对于一个尚不能自己做出决定的婴儿,他或她的父母是否有权力做出让他自然死去的决定? 一个孩子如果患有先天疾病,是否他的生命就没有其他健康孩子有价值,他的存活就是不值得的? 1984年10月美国国会通过Baby Doe Law对于患有严重疾病或者残疾的婴儿的治疗做出了法律界定,1985年6月1日此法生效。规定在特殊情况下为拯救儿童的生命,医生可以无视父母的主观愿望进行强制治疗。美国联邦修正婴儿虐待法,并设立鉴定审判机构,规定出现以下三种情况时不强制医护人员向患儿提供治疗:①没有医疗适应证;②治疗仅在延长死亡过程;③治疗不能改善生存条件,如治疗是无效的或得到的是非人的处理。

客观而言,最佳利益原则中不单单考虑患儿存活的时长，更注重的是患儿的生命质量及感受。对于自始没有相应民事行为能力的新生儿，在判断何种医疗行为符合患者最佳利益时应当考虑以下方面：①首先应当尊重患儿的生命、健康权利；②考虑患儿的长远利益；③尊重代理人的意见但应防止代理人权利的滥用。

2. 保证家属的知情选择权和知情同意权 患儿父母作为代理人，保障患儿父母的各项权益至关重要。医务人员应该以充分的理解和同情，以尊重和人道的方式给其父母提供及时、客观、全面的信息，保证家属的知情选择权和知情同意权。知情内容应该包括救治的方法、作用、代价、效益，应该让家属知情。危重新生儿救治需要相对隔离的治疗与监护，各种救治的有创操作和无创操作，如有些突发呼吸循环问题需要进行气管插管、心肺复苏及可能的穿刺和切开等治疗。

医生应该采取严谨的态度科学客观的分析其不良预后和生命质量，既要避免为了减轻个人责任而夸大不良预后，给家属带来过度顾虑和恐慌，导致放弃治疗，也不应为了个人或科室利益继续无意义的治疗。当医务人员对患儿的预后和生命质量进行评价时，提供的信息会直接影响到患儿家属对是否继续救治的决定。因此，医务人员应该保证家属获得信息的真实性和完整性，家属在获得了详尽真实的信息之后才会对是否继续救治做出选择。

需要说明的是，由于信息的不对称性和其他如经济、情感等原因，家属的选择有时是困难的、甚至是不明智的，这时需要医务人员从医学伦理角度提出决策意见，并对家属做进一步的解释，以争取家属的同意。

（三）NICU中伦理的重点关注点

在NICU中，当医师试图决定对一个易受损害的婴儿来说什么是正确的、什么是有利的时候，当医师与家长讨论什么是婴儿的最佳利益或讨论在医疗过程中选择所使用的技术时，伦理问题都不可避免的出现[2]。

1. 共同决策原则 共同决策原则（consensual decision making）即父母、医护及保健工作者共同参与到决策过程中，并达成最终共识，理想的共识是使每一个参与决策者都不会感觉在单独承担责任。良好的共同决策的基础是必须建立起稳固有效的父母-医师相互关系，同时尊重父母的价值观念、文化与宗教信仰。建立在互相尊重基础之上的沟通，应遵循以下原则：

（1）沟通环境：努力创造一种有利于交流和沟通的环境与氛围，力争使父母能够充分、主动参与其中。

（2）沟通时间：在患儿入院、病情变化及危重时，长期住院患儿定期会见及其他非正式时机。

（3）主动沟通：当需要做任何检查或检验时、预见患儿的预后可能不良时、对治疗需要做出重大调整或需作出重大决策时，应随时主动与父母协商、沟通，当有医疗人员变动时，与家长的交流不能中断。

（4）提供准确可靠的信息：使用易于为家长理解和接受、但又不失权威的语言，尽可能提供准确可靠的医疗信息，评估家长在沟通时的表现与反应，鼓励父母利用与医师交流的机会充分澄清不明白的问题，应该耐心，认识到家长对医疗信息的处理和吸收需要过程。

（5）沟通机制：建立一种开放、透明、信任与相互尊重的沟通机制，尤其当发生医疗意外时，不回避矛盾、也不放弃希望，以诚实的态度、毫不保留的及时向家长做出恰当、合理的解释和说明。

总之，医师应对疾病有充分的了解和认识，熟知病人临床表现与实验室检查的相关性，甚至应了解和掌握父母的性格与期望等。父母有权力了解与婴儿有关的任何问题，如病情、诊断、预后、可供选择的治疗方法及与之相关的益处和副作用，同时理解所选择的治疗技术的局限性等。

2. 冲突的解决 虽然临床决策是在各方充分讨论的基础上达成的共识，但在患儿家属之间、患方与医护之间还可能产生新的冲突，因此，冲突的正确处理非常重要。应确保父母充分了解有关医疗信息，为进一步的临床观察预留一定时间，继续讨论研究当初决策的根本原因，扩大参与决策的家庭成员范围，争取达成新的共识。

在制定终止治疗的决策时，父母起关键作用，做出一个无助的决定对父母来说是一件痛苦而困难的事，医护方应该充分理解父母所承受压力及内疚感。理想的讨论决策场境，应该由医师、护士、社会工作者和伦理学家等参与，通过调查研究、明确存在伦理的问题、寻求并分析解决方案、制订计划等途径开展工作，最后由伦理学家主持、患儿父母（或监护人）参与，制定伦理决策。

3. 人文关怀 应该指出，家庭为中心的护理（family centered care）模式，已构成新生儿护理的重要组成部分。新生儿作为特殊的弱势群体，更应得到人文的关怀和照料。在救治过程中，医护人员应该以极大的责任心、爱心和同情心去关爱其幼小的生命。值得提出的是对于已经决定放弃救治或终止治疗的极度早产儿或极低体重儿和严重缺陷新生儿，如果听任他们在缺乏医学关怀的极端痛苦中死去，是与伦理原则相悖的缺乏人道的表现。

对放弃救治或终止治疗的患儿，应实施合理的临终关怀措施。对象包括：①临终高危新生儿；②临终高危新生儿的监护人，尤其是直系亲属。医务人员应尽可能通过条件允许的医学手段减轻患儿临终痛苦，还要及时对患儿直系亲属进行心理干预疏导，使其能够客观平和的面对现实。

4. 保密的原则 随着人类基因组计划和遗传检测技术的飞速发展，新生儿筛查已成为临床常规医学检测。新生儿疾病筛查作为一项医疗保健活动必须遵守知情同意和为患者保密的原则。因为遗传信息不仅涉及受试者，也涉及家庭的其他成员。测试的结果可能有心理（内疚、焦虑）、社会（羞辱，歧视）和经济影响（保险、就业），因此，有关的专业机构制定了相关的政策和措施，保证有效的遗传咨询，以解决父母焦虑不安，符合孩子的最大利益原则。

在筛查结果出来后应及时告知婴儿家属,不论结果的好与坏。患有遗传代谢性疾病的患儿被确诊,医务人员要做好沟通解释和安抚工作,分析利弊,取得共识,并为其严格保守秘密,缓解患者家属的精神压力,在尊重家属意见的基础上开展治疗和随访。

5. 新生儿疼痛治疗原则　疼痛是 NICU 内的新生儿经常面临的问题,泛用于减轻新生儿遭受的疼痛或其他痛苦。对疼痛治疗不足或治疗过度都是不合适的。建议在对新生儿疼痛的预防与管理上,应进行常规的评价疼痛,最大限度地减少能够引起疼痛的任何操作,有效的应用药物或非药物方法预防常规操作、其他重要操作或手术引起的疼痛。

6. 医学研究　NICU 中的新生儿由于其本身病情危重,如成为医学研究的对象,可能会对其引起更大的不利、甚至造成伤害。因此,应该尽可能将患儿的风险降到最低,并且基于研究本身可能产生重要结果或对增加新知识有重要作用这一基本前提。对超适应证(off label ues)应用的药物,必须明确潜在的药物毒性。所有研究需经父母的真正理解和书面知情同意,研究者应明确所有可能存在的风险或危险性(如药物的毒性)、潜在的利益或经济冲突、研究的优点与目的等,并应向家长如实讲明。

总之,伦理问题是当今医学,尤其 NICU 中不可回避的重要问题,熟悉和掌握一定的伦理学知识,可以保证在为患儿提供最佳服务的同时,又不损害患儿及其家属的权益,有助于更好地开展医疗工作。

(周文浩)

参考文献

1. Messner H,Gentili L.Reconciling ethical and legal aspects in neonatal intensive care.J Matern Fetal Neonatal Med, 2011,24 Suppl 1:126-182.

2. MacDonald MG,Seshia MMK. Avery's Neonatology-Pathophysiology and Management of the Newborn.7th ed. Philadelphia:Lippincott Williams and wilkins,2016(电子版).

第 6 节　危重新生儿转运

1950 年美国成立新生儿转运系统(neonatal transport system,NTS),1976 年优生优育基金会题为"改善妊娠结局"的报告中首次提出了围产保健区域化的概念,促进了高危新生儿转运工作的全面发展,此后新生儿急救转运系统(newborn emergency transport service,NETS)在发达国家不断完善。我国的新生儿转运工作起步较晚,近年来有了飞速发展,逐步建立了区域性新生儿转运网络,形成了区域内不同等级的危重新生儿医学中心和相关医疗保健机构,建立了不同程度的集转运、救治、研究和培训为一体的特殊医疗服务系统。

新生儿转运(neonatal transport,NT)是危重新生儿医学中心的重要工作内容之一,目的是安全地将高危新生儿转运到新生儿重症监护病房进行救治,充分发挥优质卫生资源的作用。转运过程中患儿存在病情变化和死亡的高危风险,必须规范和优化转运工作,充分防范转运风险,从而达到降低新生儿死亡率的目的。

(一) 转运指征

新生儿转运的主要对象是高危新生儿,鉴于我国基层医院的设备、技术力量差异较大、较难在全国范围内建立统一的转运指征,但区域性转运系统的建立与完善,制订统一的转运标准实属必要。应该明确转运指征过严或过宽均不利于患儿,通常以下情况应转运到Ⅲ级水平 NICU 进行治疗:①出生体重 <1500g 或孕周 <32 周;②严重的出生窒息,复苏后仍处于危重状况;③严重呼吸窘迫、频发呼吸暂停需要辅助通气;④出生后发绀且氧疗不改善、休克或有先天性心脏病;⑤先天畸形需要立刻外科手术治疗;⑥严重感染、神经行为异常、频繁惊厥、严重黄疸需要换血、急性贫血、频繁呕吐、腹泻、脱水等。

(二) 转运方式

常用的转运交通方式有陆路、空运两种。合适的转运方式取决于现有资源、地理环境、患儿病情紧急程度及工作人员的经验等。①地面救护车:目前我国新生儿转运以陆路为主,以救护车转运最为常用。②空运:国外经常用专用急救直升机转运新生儿,我国除上海北京等地外目前还很少,多借用民航班机和包租空军机。空中转运要比陆路转运难度大,需要更多的组织工作及空中转运技能的工作人员,且必须考虑到飞行所致缺氧、气压下降、温度变化、重力、噪音、震动等对生理的影响。

目前国内陆地转运模式常见有两种:①地方 120 急救中心统一转运。②医院转运系统,部分三级专科医院拥有转运车、转运队伍,直接到基层医院进行转运。

(三) 转运设备及用品

危重新生儿的转运实际上是将所有的抢救、监护设备、用品及药物放置于交通工具上,达到一个"流动 NICU"的基本需求。转运工具要求基本同一般救护车,但应配备可升降、固定转运保暖箱的装置。有条件的可选择直升机或固定翼飞机作为转运工具实现更快速、长距离航空转运。所有耗电设备要求稳定、抗震及抗干扰性能好,并要求有内置电池可供 2~4 小时使用,可接汽车 12V 电池或外置式 12~24V 蓄电池以保证正常工作。

1. 转运保暖箱　应配备专用于新生儿的转运保暖箱,在转运期间维持高危儿体温恒定,要求重量轻、体积小,以便于移动和置于升降台车上、在救护车内进出或在地上行走;箱内有安全带以固定患儿,避免转运期间强烈震动;有足够的箱内光源照明,以利于转运期间观察或处理患儿。

2. 转运呼吸机及其他 NICU 设备　应配备专用车载呼吸机、监护仪、脉搏氧监护仪、微量血糖仪、便携式血气和电解质分析仪、瓶装氧气、负压吸引器等。NO 治疗、亚低温治疗和体外膜氧合(extracorporeal membrane oxygenation, ECMO)设备也逐渐开始在某些区域中心配置。

3. 常用转运用品及急救药品　见表2-6-1及表2-6-2。值班医护每天逐项登记交班和保养,保证车辆运行途中监护救治工作需要。

表 2-6-1　新生儿转运用品

吸氧管/面罩/CPAP管道	手套(消毒及检查用)
听诊器	消毒隔离衣
复苏囊	足月及早产儿缝合包
人工气道	手术刀片(11号)
吸痰管(6/8/10F,痰液收集器)	纱布垫
气管插管(2.5/3.0/3.5/4.0mm管径)	脐静脉插管(3.5/5.0F)
喉镜(00/0/1号叶片)	胸腔引流管(10/12号)和接头
导丝(经口气管插管时使用)	胸腔引流瓶
弯钳(经鼻气管插管时使用)	深静脉插管
润滑膏	蝶形针(23/25号)
剪刀	静脉留置针(22~24号)
胶布	针头(18/20/26号)
电池	注射器(1/2/10/50ml)
胃管(5/8F)	静脉输液管
监护仪导线、传感器	三通接头
血压袖带	固定夹板
体温计	尿袋
酒精棉片	凡士林纱布
碘伏棉签	血培养瓶
氧气瓶、空气瓶、氧气袋、模肺、保鲜膜、CO_2检测器、测氧仪	标本收集试管
仪器的救护车电源接头	写字夹板、转运表格、知情同意书等

表 2-6-2　新生儿转运药物

10%葡萄糖	50%葡萄糖	阿托品
0.9%氯化钠	5%白蛋白	异丙肾上腺素
碳酸氢钠	氨苄西林	芬太尼
多巴胺	头孢噻肟	纳洛酮
多巴酚丁胺	肝素	泮库溴铵
肾上腺素	葡萄糖酸钙	氯化钠
前列腺素E	地塞米松	氯化钾
苯巴比妥	地高辛	灭菌注射用水
咪达唑仑	红霉素软膏	$VitK_1$

4. 通讯设备　转运的成功与否与通信系统的质量密切相关。接收单位应设两条专线电话和1部移动电话,24小时值班接受转运信息,专线电话的号码应该易于记忆;出车值班人员分别配置移动电话1部和对讲机,保证信息联络通畅。一旦做出转运病人的决定,应该明确告知被转运医院预计到达时间;在运输过程中,调度中心和车辆之间定期沟通,避免意外延误,或及时发现意外事故并采取适当的行动。某些区域性转运中心已经开始使用互联网远程医疗会诊系统,在转运过程中可以使用卫星跟踪系统来监测转运情况,许多中心都配备了记录所有通讯的自动化设备,有助于识别系统错误。

(四) 转运系统及队伍建设

1. 转运机构　转运中心应设转运服务和质控部门,主要负责转运组织管理和转运质量控制。保障转运车辆、设备和药品等管理,发现故障隐患应及时维修,使其处于良好备用状态;及时合理调度车辆和人员;与转运任务中人员保持随时联系以准确掌握动态;实行全程督导,及时纠正转运工作过程中的偏差。转运工作各环节信息数据都应有登记,并录入数据库,定期分析总结评估。及时反馈被转运患儿信息,并征集各协作单位对转运工作的意见,督促持续改进。

2. 转运队伍　在发达国家有专业的新生儿转运队伍,由新生儿专科医师、注册护士、呼吸治疗师等组成2~3人的团队,要求掌握如下技术:①识别潜在的呼吸衰竭,掌握气管插管、气囊加压通气、CPAP及机械通气技术;②建立周围静脉通道,如穿刺和置入导管、脐血管插管;③胸腔穿刺排气和引流;④识别早期休克、扩容、输液及纠正代谢异常如低血糖、酸中毒;⑤特殊治疗:如窒息复苏、败血症休克、惊厥及外科有关问题的处理;⑥熟悉急救用药的剂量和方法、掌握PS替代治疗的技术;⑦掌握转运所需监护、治疗仪器的应用和数据评估,若进行空中转运还要求接受航空医学的训练。

国内危重新生儿转运队伍逐渐规范,不少转运中心设立专门的新生儿转运队伍,常由各医院具有NICU工作经验的新生儿专业医师及护士担任,熟练掌握新生儿窒息复苏技术、转运流程、患者抢救和所有仪器的使用。转运小组的数量以保证转运工作的及时和顺利完成为原则,依区域内转运工作量而确定。转运小组至少由一名医师和护士组成,具有独立工作及和团队协助与沟通能力。医生在转运小组中应起主导作用,是转运组织者和决策者。

3. 转运体系的管理　建立规范的转运管理和运营制度是保障转运体系安全有效运行的核心。①规章制度:转运队员必须接受专门的培训。除培训新生儿专科技能和转运对患儿的生理影响外,培训计划还应包括每个转运队员的职责、组织协调和沟通能力及相关设备在不同环境条件下的使用与维护等相关知识。转运小组的医生、护士应随时待命,保证通讯设备通畅,接到转运通知后应尽快出发。

设新生儿转运病情表和新生儿转运记录表,作为转运档案和病史用于评价转运小组的工作。②药物配制:应配制基本的急救药物,包括生理盐水、葡萄糖、肾上腺素和抗心律失常药物等。根据患儿的不同病情或转出医院的要求,还应配备特需的药物(表 2-6-1 和表 2-6-2)。③转运咨询委员会:新生儿转运项目需要建立一个咨询委员会,相关的人员应该包含科室主任、护士长、转运团队和被转运医院的代表,定期审查项目的运作情况,讨论重要计划的变革,必要的时候可以吸收家长代表参加[1]。

(五)转运相关评分系统

危重新生儿转运对于缺乏高级生命支持的医院是至关重要的。临床医生如何准确评估患儿的危重程度、及时联系转诊患儿至上级医院;接诊医院转运团队如何准确、快速且有效地判断患儿病情,关乎患儿的存活率。目前国外转运团队较为广泛运用的转运相关评分系统,除了 SNAP-Ⅱ和 SNAPPE-Ⅱ以外,还包括生理稳定转运危重指数评分(transport risk index of physiologic stability score, TRIPS)、生理稳定转运危重指数评分 -Ⅱ(Transport Risk Index of Physiologic Stability score version Ⅱ, TRIPS-Ⅱ)、新生儿转运死亡危险指数评分(mortality index for neonatal transport score, MINTS)、转运相关死亡指数(Transport Related Mortality Score, TREMS)[2-3]。

1. **生理稳定转运危重指数**　Lee SK 等对 1996—1997 年转运入加拿大 8 家医院 NICU 的 1723 例危重新生儿,在入院后早期即行 TRIPS、SNAP-Ⅱ和 SNAPPE-Ⅱ评分,结果表明,转运后 TRIPS 评分高于转运前,则患儿的 7 日内死亡率、发生颅内出血的比例显著升高。TRIPS 预测价值同 SNAP-Ⅱ和 SNAPPE-Ⅱ相近。TRIPS 评分可在 1 分钟内完成,

因此,TRIPS 可作为出诊单位短时间内迅速有效地评估待转运患儿的疾病危重度、进而可以有效地调整转运先后顺序、优先转运更危重的患儿(表 2-6-3)。

2. **新生儿转运死亡危险指数评分**　MINT 评分包括 7 个重要的生理参数:1 分钟 Apgar 评分、出生体重、先天畸形、日龄、血气 pH、动脉血氧分压 PaO_2 和转运当时的心率。该研究表明,MINTS 分值总分 40 分,其中 15~19 分时死亡率近 50%,分值 >20 分、死亡率则高达 80%(表 2-6-4)。

(六)转运工作流程

1. **基本原则**　遵循分级诊疗的原则,依据 NICU 的技术能力明确转运对象,以保证每一个患儿都得到适宜的医疗护理服务。鼓励实施宫内转运,将具有妊娠高危因素的孕妇转运至同一或附近医疗机构设有高危孕产妇抢救中心进行分娩。转运前应充分评估转运的风险,转运决策需由转出医疗机构主管医师和接收机构专科医师共同商定。转运前应将患儿的病情、转运的必要性、潜在风险、转运和治疗费用告知家属,获取患儿父母的知情同意和合作,并在知情同意书上签字。家属有决定是否转运及向何处转运的权力。

2. **转诊医院的联络工作**　主管医师根据患者疾病情况决定是否转运,联络接收医院,报告患者初步诊断、处理及目前生命体征状况;根据接收医院医师的建议对患者做转运前病情稳定的处理;与家长谈话,告知家长在转运途中患儿可能发生的危险和经济负担,征得患儿家长理解和同意;完成转运单的填写,主要内容应包括转出医院名称、详细地址、联系人姓名和电话、病情介绍、转运路程和距离等。

3. **接收医院准备工作**　接收医院接到转运电话后,应充分了解转诊患儿病情,指导转诊医院进行救治;立即启动

表 2-6-3　生理稳定转运危重指数(TRIPS)[2]

TRIPS 评分	测定值	转运前 ____月____日	转运后 ____月____日
体温	<36.1℃或 >37.6℃	8	8
	36.1~36.5℃或 37.2~37.6℃	1	1
	36.6~37.1℃	0	0
呼吸状态	重度(呼吸暂停、叹气样呼吸、已气管插管)	14	14
	中度[呼吸 >60 次 /min 和(或)血氧饱和度 <85%]	5	5
	正常(呼吸 <60 次 /min 且血氧饱和度 >85%)	0	0
收缩压(mmHg)	<20	26	26
	20~40	16	16
	>40	0	0
对有害刺激的反应	无反应、惊厥、肌松药	17	17
	反应差、不哭	6	6
	四肢有力回缩、大哭	0	0

表 2-6-4 新生儿转运死亡危险指数评分(MINTS)

MINT 评分	测定值	接到转运电话时的评分___月___日
pH	<6.9	10
	6.9~7.1	4
	>7.1	0
年龄	0~1 小时	4
	>1 小时	0
1 分钟 Agpar 评分	0	8
	1	5
	2	2
	3	2
	>3	0
出生体重	<750g	5
	751~1000g	2
	1001~1500g	1
	>1500g	0
PaO_2	≤22.6mmHg	2
	>22.6mmHg	0
先天畸形	有	5
	无	0
气管插管	有	6
	无	0
	114~132.6 或 <87	6
	其余	10

摘自：Broughton SJ，Berry A，Jacobe S，et al.Neonatal Intensive Care Unit Study Group. The mortality index for neonatal transportation score：a new mortality prediction model for retrieved neonates.Pediatrics，2004，114(4)：e424-428.

转运程序，转诊小组人员立即到位，迅速检查所有设备及药物是否齐全，准备所需设备和用品特别是医用气体，调试各种医疗设施至正常工作状态；根据情况设计最佳的转运方案和路线、估计转运时间。并根据患者情况作出特殊准备，在规定时间内出发。

4. 转运前患者的处理 转运队伍到达后必须对患儿详细检查，与当地医院一起抢救患者，使患儿病情初步稳定，取得家属充分理解后才能转运。高危新生儿在转运前应尽可能达到基本的稳定状态，避免在转运途中死亡。目前国际上采用 STABLE 模式在转运前对患儿进行处理，详述如下。

S(sugar，血糖)：维持患儿血糖稳定，静脉滴注 10% 葡萄糖溶液，并根据血糖调节补糖速度，维持患儿血糖在正常范围。

T(temperature，体温)：保持患儿体温稳定，给予持续肤温监测。

A(airway，气道)：评估口咽部和鼻腔是否通畅，明确是否存在小下颌畸形、腭裂和后鼻孔闭锁；清楚患儿气道分泌物，确保气道通畅，必要时行气管插管、呼吸机支持，以维持有效通气。

B(blood pressure，血压)：皮肤苍白往往提示患儿存在酸中毒、灌注不足或血容量过低，即使不存在出血病史，也应高度警惕颅内出血，应仔细检查头皮有无帽状腱膜下出血，腹部是否饱满或有颜色改变，评估心率和股动脉搏动程度、末梢毛细血管再充盈时间、心脏杂音和肝大小；维持血压稳定，监测血压、心率及血氧饱和度。血压偏低时，可应用多巴胺和多巴酚丁胺维持。

L(lab work，基本实验室检查)：尽可能在使用抗生素前进行全血细胞计数和血培养；使患儿各项实验室指标处于正常值范围，保持患儿水、电解质及酸碱平衡。

E(emotional support，情感支持)：向患儿法定监护人解释目前患儿病情及转运途中可能会发生的各种意外情况，征得其同意及签字后及时转运。

5. 特殊情况的稳定措施

(1) 胎粪吸入：生后羊水胎粪污染黏稠而且新生儿没有活力(呼吸抑制、肌张力低下和心率 <100 次 /min)，立即气管插管，并进行气道胎粪吸引；需要气管插管时应重新更换气管插管；初步稳定后，插入胃管进行胃内吸引。

(2) 气胸：气胸患儿听诊时一侧呼吸音减弱，可用 X 线胸片或通过透光试验明确诊断；如果出现呼吸困难，需要胸穿抽出空气或接胸腔引流瓶及吸氧治疗。

(3) 膈疝：应插入大口径胃管(10 或 12 号)以防止胃肠扩张导致呼吸障碍；如需辅助通气应立即气管插管，不能用面罩复苏囊加压通气；患儿应禁食及建立静脉通道，静脉输注 10% 葡萄糖液。

(4) 气管食管瘘或食管闭锁：应抬高新生儿头部，以防吸入胃内容物；轻轻插入口饲管到遇到阻力后连接吸引器进行低压间断吸引；患儿应该禁食及建立静脉通道输注 10% 葡萄糖液。

(5) 腹壁膨出或脐膨出：使用无菌技术处理膨出的器官，包裹膨出的器官保暖，用无菌生理盐水敷料覆盖，以防止干燥；调整体位不要压迫膨出的器官。

(6) 后鼻孔闭锁：如果出现呼吸窘迫可用人工口咽部气道或经口气管插管。

(7) 皮 - 罗综合征：调整患儿体位以保持开放气道或用人工口咽部气道及气管插管；注意患儿可能合并腭裂。

(8) 胃肠道梗阻：应禁食，插入大口径胃管(10 或 12 号)引流胃内容物并防止腹胀；建立静脉通道输注 10% 葡萄糖液，每 100ml 添加 3mmol 的 NaCl。

(9) 新生儿撤药综合征：转运前每两个小时评估症状

的严重程度,减少刺激,建立静脉通道输注 10% 葡萄糖液,暂禁食,必要时药物干预;如果患儿出生时出现呼吸抑制且已明确或怀疑产妇曾使用过兴奋性药物者,应禁用纳洛酮,以避免诱发惊厥发生。

6. 对家长的心理支持 新生儿转运给家庭带来了巨大的心理压力,虽然不可能消除这些焦虑,但是必要的心理支持可以帮助家长度过难关。转运团队应该和被转运机构的医护人员一起,为家庭提供有关孩子疾病诊断和治疗信息,以口头和书面通俗易懂的形式告知,便于家长理解。许多转运团队使用小册子描述其 NICU 的简介、联系电话,以及到转诊中心和新生儿重症监护室的路线。在转运之前家长应该看到自己的婴儿。到达转诊中心时,转运团队应该打电话告知家长,他们的孩子已经安全到达,解释任何有关的病情变化。

（七）转运途中的监护与救治

转运过程中相关的护理原则同住院,应尽量减少转运环境造成的影响,包括过度噪声、振动、照明不良、环境温度和湿度变化、气压变化,密闭的空间和有限的支持服务可能也会在运输过程中产生问题。转运车辆应适当改装,如增加辅助照明和隔音,尽可能实用。患儿上车后置暖箱妥善固定放置,以减少途中颠簸对患儿脑部血流的影响。如道路状况不佳、颠簸严重,最好由护士抱于怀中,以防震荡损伤。在转运途中各种因素均可造成病情反复,因此,在转运途中应做好各种生命体征的监护与管理,以便及时发现病情的改变,以确保患儿的生命安全。转运过程中应注意预防低体温、低氧血症、低血压和低血糖等问题,重点应注意以下问题。

1. 体温监护与管理 放置体温监护仪感应器,持续进行体温监测及暖箱温度监测;如不使用伺服式皮肤探针控制箱温,应调节合适暖箱温度及保持适当的环境(车厢内)温度,以确保患儿转运途中的体温稳定。

2. 呼吸监护与管理 维持正中体位,固定患儿头部,保持气道开放,转运途中颈的位置不能过度伸展,否则会导致气道阻塞。持续进行呼吸频率、节律及经皮血氧饱和度监测;气管插管深度应做标记,监测标记的变化以防脱管;监测呼吸机参数有否变化。气管插管患者如病情突然恶化应考虑插管移位或堵塞、发生气胸、仪器故障,应根据判断尽快做出相应处理。保持呼吸道的通畅,要防止呕吐和误吸。

3. 循环监护与管理 放置心电监护电极,持续监测血压;观察肤色、皮温了解循环灌注情况,调节适当的输液速度。紧急情况下如没有 5F 规格的脐动静脉导管,可采用喂养管替代(插入 5cm),如无法成功建立静脉通道,可使用骨髓穿刺输液,并可采样检测血糖和 pH。控制惊厥、纠正酸中毒、低血糖等,维持途中患儿内环境稳定。

4. 其他 与接收医院的 NICU 医师保持联系,观察并记录患儿转运途中情况、变化及处理。途中如果出现病情

变化,应积极组织抢救,如有必要应及时按交通规则妥善停驶车辆。同时,通过移动电话与接受单位取得联络,通知NICU 值班人员做好各方面的抢救与会诊准备。转运人员必须填写完整的转运记录单,内容包括转运途中患儿的一般情况、生命体征、监测指标、接受的治疗、突发事件及处理措施。一个准确、完整的转运记录对于转运的医疗质量控制至关重要,应包括转运机构必要的医疗文件、转运期间的医疗记录和家长知情同意书。

（八）回到接受转运机构 NICU 的救治

到达医院后,患儿通过绿色通道直接进入 NICU,转运人员与当班人员进行交接,详细介绍患儿转运全过程的情况,并再次应用"STABLE"程序进行评估。整个转运过程必须有详细记录,记录开始转运时间、结束转运时间、患儿姓名、性别、胎龄、出生体重、诊断、基本病情。

NICU 值班人员对患儿进行必要的处置,包括危重评分,要进一步详细询问病史,完成各种知情同意书的告知并签字。待患儿病情基本稳定后,协助家长完成入院手续。

（九）转运后的效果评估与反馈

转运结束后转运小组应补充各种使用过的物品及药物,以备下次使用。同时收集所有的转运资料,对转运的效果作出评估及反馈。转运结束应联络家属及转诊医院反馈患儿在转运期间及目前情况,并定期提供进一步的后续信息;患儿出院后应向转诊医院反馈患儿在住院期间的诊疗情况。重点关注转运的质量控制、效果评估和反馈。

1. 转运后效果评估 应重点关注以下指标。

(1) 转运时间:转运所需的所有时间,是影响患儿病情、预后的重要指标之一,主要包括:①准备时间,即转运队员接到转运通知到出发的时间;②稳定时间,从抵达转出医疗机构到离开的时间,其受到患儿病情严重程度和必须采取的医疗措施的影响;③运送时间,医院间转运所需时间主要取决于距离、交通状况。

(2) 转运有效性:通过转运前后的危重度评分及转运途中的病死率做出评估。

(3) 转运满意度:可通过对患儿家属的满意度调查及转出医疗机构接受反馈后的反应做出评估。

2. 质量监督 转运中心应制定转运的质控标准和质控计划,以保证转运质量。质控计划应包括实施督导和不良事件报告制度。重点核查:①转运规范程度,记录转运各环节执行管理规范的情况和资料的完整准确性;②核查转运设备,是否按照医疗设备安全的要求有定期检测和维保;③评估和考核转运队员独立实施重症患儿转运的能力。

3. 反馈 患儿出院后应向转出医疗机构反馈患儿的诊疗情况和治疗效果。将出院记录及信息反馈单交至转运服务台(处)登记、录入,并把反馈单寄回转出医疗机构。定期召开转运网络工作会议,找出存在的问题和解决办法,不断优化运行。定期对转运新生儿的数量、病死率以及对患儿预后有严重影响的主要合并症包括Ⅲ级以上的 IVH、

中至重度的 BPD、NEC 和Ⅲ期以上的 ROP 作重点分析,以达到提高危重新生儿救治水平的目的。

应该指出,高危新生儿应尽可能计划出生在有救治能力的 NICU 的医院里,如不能避免,则应尽力保证患儿病情稳定,并转运至具有相应水平的 NICU,以确保其最优结局。通过专业的新生儿转运队伍将高危新生儿转运到 NICU,能及时抢救高危新生儿,对提高危重患者的抢救成功率非常重要。应该清醒地认识到,转运危重患儿是一个充满危险的过程,患儿随时都有恶化的倾向,同时转运过程的环境也是重要的危险因素,设施问题、转运团队决策和疾病处置能力问题等,都直接影响转运的效果,因此,新生儿转运系统必须以循证医学为基础,收集新生儿转运服务的数据,建立和共享规范的转运标准、实施连续的专业转运培训和健全的风险报告机制,对不良事件的发生进行评估并持续改进,以保证转运的质量与安全。此外,随着国家医改分级诊疗制度的完善,在 NICU 出院前将康复婴儿转运返回社区医院的情况成为可能。返回转运(back transport)可以为重症患者储备转诊中心资源,避免 NICU 过度拥挤,改善社区医院资源的使用,促进以家庭为中心护理模式的推行,降低医疗总费用等。

(周文浩)

参考文献

1. Bigham MT,Schwartz HP. Ohio Neonatal/Pediatric Transport Quality Collaborative. Quality metrics in neonatal and pediatric critical care transport:a consensus statement.Pediatr Crit Care Med,2013,14(5):518-524.

2. Lee SK,Aziz K,Dunn M,et al.Canadian Neonatal Network. Transport Risk Index of Physiologic Stability,version Ⅱ(TRIPS-Ⅱ):a simple and practical neonatal illness severity score.Am J Perinatol.2013,30(5):395-400.

3. Sutcuoglu S,Celik T,Alkan S,et al. Comparison of neonatal transport scoring systems and transport-related mortality score for predicting neonatal mortality risk.Pediatr Emerg Care,2015,31(2):113-116.

第 7 节　新生儿行为能力

新生儿行为能力的发现和新生儿行为神经测查的建立及广泛应用是近 40 余年来儿科领域的新进展。新生儿行为神经测查能较全面反映大脑的功能状态。通过测查,既可发现各种有害因素造成的轻微脑损伤,又可成为观察治疗和康复效果的敏感指标;对于正常新生儿,有利于早期促进智力的发展,因为 0~2 岁是大脑发育最迅速和代偿能力最强的时期,如能从新生儿期开始早期良好育儿刺激,就能最大限度挖掘大脑潜能,开发智力,促进代偿性康复,对预防心理社会因素和围产损伤所致的智力低下等伤残,均

可起到事半功倍的效果。

(一) 新生儿行为能力

1. 新生儿行为能力主要表现

(1) 视觉:新生儿在觉醒状态时能注视物体和移动眼睛即头追随物体移动的方向,这是中枢神经系统完整性的最好预示因素之一。眼电图证明,新生儿目光追随物体时,眼睛有共轭功能。动力视网膜镜显示新生儿最优视焦距为 19cm。新生儿调节视焦距能力差,只有距眼 19cm 左右的物体易看清。这种视焦距调节能力至 4 个月左右达成人水平。34 周早产儿视觉功能和足月儿相似。除以下因素外,如分娩过程中母亲用药、新生儿一时性代谢紊乱、饥饿或熟睡等,新生儿不能觉醒或不能引出视觉反应者,预后可能不良。

(2) 听觉:如在新生儿耳旁柔声呼叫或说话,觉醒状态的新生儿会慢慢转过头和眼睛向发声的方向,有时已会用眼睛寻找声源,但声音频率太高,强度过大时,新生儿的头反而转离声源或用哭声表示拒绝这种干扰。我国正常新生儿 153 次测定结果显示,98.9% 有视和(或)听定向能力。

(3) 嗅觉、味觉和触觉:新生儿 5 天时能区别他们自己母亲的奶垫和其他乳母奶垫的气味。生后第 1 天对不同浓度的糖溶液吸吮的强度和量不同。这说明新生儿生后不久就有嗅觉和味觉能力。新生儿对触觉也很敏感,如果你用手放在哭着的新生儿的腹部或握住他的双手,可使他平静。这就是新生儿利用触觉得到安慰的表现。

(4) 习惯形成:睡眠状态的新生儿均有对连续光和声反复刺激反应减弱的能力,这说明新生儿具备了对刺激有反应,短期记忆和区别两种不同刺激的功能,可以认为这是一种简单形式的学习。

(5) 和成人相互作用:新生儿已具有和成年人相互作用的能力。我国新生儿行为神经科研协作组医生对 714 名新生儿 2142 人次测查中,90% 以上能追随移动和说着话的人脸。新生儿哭是引起成人反应的主要方式,使其要求得到满足。此外,新生儿的表情如注视、微笑和皱眉也可引起母亲的反应。

新生儿行为能力和状态密切相关。新生儿状态有 6 个,深睡、浅睡、瞌睡、安静觉醒、活动觉醒和哭。新生儿在不同状态有不同的行为能力。

2. 新生儿行为测定方法

(1) 布雷寿顿(Brazelton)新生儿行为估价评分(Neonatal Behavioral Assessment Scale,NBAS)[1]:这是一种综合性行为和神经检查法。包括 27 个行为项目和 20 个神经反射。行为项目分 4 个方面:相互作用、运动能力、状态控制和生理应激反应。检查需持续 20~30 分钟,行为项目评分有 9 个分度。此方法能较好了解新生儿行为特征,但正常和异常行为能力的区别无明显界线。由于测查项目多,需时间长,结果分析较复杂,在我国较难推广应用。

(2) 新生儿 20 项行为神经测查法:这是吸取美国布

雷寿顿新生儿行为估价评分和法国阿米尔梯桑(Amiel Tison)神经运动测定方法[2]的优点,结合自己的经验建立的我国新生儿 20 项行为神经测查方法(neonatal behavioral neurological assessment,NBNA)。20 项行为神经测查分为 5 个部分:即行为能力(6 项)、被动肌张力(4 项)、主动肌张力(4 项)、原始反射(3 项)、一般估价(3 项)。每项评分为三个分度,即 0 分、1 分和 2 分,满分为 40 分,35 分以下为异常。具体方法见附录和附表。

适用范围:NBNA 方法只适用于足月新生儿,早产儿需要等胎龄满 40 周后测查,因为早产儿肌张力较低,NBNA 评分低下不能反应其正常与否。但早产儿可有视听反应。足月窒息儿可从生后 3 天开始测查,如果评分低于 35 分,7 天应重复,仍不正常者 12~14 天再测查,因为该日龄测查有评估预后的意义。

测查环境和检查者的训练:测查者应在新生儿两次喂奶中间进行,检查环境宜安静、半暗。测查室温应为 22~27℃。检查在 10 分钟内完成。

测查者不可能单靠阅读资料或看录像学会合格的 NBNA 检查方法。掌握此方法必须通过传授,亲自操作,并接受数次辅导,最后通过合格检验,才能达到测查合格标准。总分误差不应超过 2 分。

NBNA 评分正常值的建立和应用:1988 年全国 12 城市 25 个单位协作研究,测查正常新生儿 714 人(男 369 人,女 345 人),对每个新生儿生后第 2~3 天,12~14 天和 26~28 天测查 3 次。结果是 90.4% 总分在 39~40 分,97% 在 37 分以上,无 1 人在 35 分以下,3 次测查结果显示正常新生儿视听定向能力和颈主动肌张力随日龄增长而增强。NBNA 在应用中有显著的稳定性和可靠性,地区差别对评分结果无明显影响。

1989 年全国 13 个单位对 NBNA 预测窒息儿预后进行协作研究。研究结果显示,生后 7 天和 12~14 天 NBNA 评分对评估预后的敏感度和特异度分别为 88.9%、82.6% 和 84.6%、97.4%。其评估预后的价值优于 Sarnat 分度(即 HIE 分度)、头颅 CT 和 B 超。以后研究证明 NBNA 测查结果和高胆红素血症严重程度相关,并对其他围产高危儿预后也有评估价值。

NBNA 是一种信度和效度可靠的新生儿临床检查方法,反复测查对新生儿无害。测查方法和评分易掌握,工具简便经济。易于在我国城乡推广,适合我国儿科医生和妇幼保健工作者在临床和科研工作中应用。

3. 新生儿行为测查的意义

(1) 作为新生儿出生检查的一部分。新生儿在一般体格检查同时做新生儿行为神经检查,可以全面了解新生儿体格发育、视听感知能力和神经系统情况。

(2) 新生儿检查时,家长在场观看,使家长了解新生儿能力,学会和新生儿交往,密切亲子关系以利于优育和智力开发[3]。

(3) 早期发现轻微脑损伤,充分利用早期中枢神经系统可塑性强的时机,通过早期干预,促进代偿性康复,防治伤残。

(4) 可作为围产高危儿因素对新生儿影响的检查手段。

(二) 新生儿 20 项行为神经测查方法

第一部分:新生儿行为能力共 6 项(1~6 项)

(1) 对光刺激反应减弱:也称对光刺激习惯化。在睡眠状态下(状态 1 和 2),婴儿对手电筒短暂照射眼睛产生不愉快的反应后,重复光刺激有反应减弱的能力。此项测验就是检查这种反应减弱的能力。用 2 节 1 号电池手电筒一个,手电光扫射新生儿两眼 1 秒,观察其反应。第一次反应终止后 5 秒钟,再重复刺激,每次照射时间和手电筒距眼的距离相同。连续 2 次反应减弱后停止测试,如不减弱,连续照射最多 12 次。如果新生儿对最初次刺激无反应或反应极小,可以松松包被和轻摇小床,以便使婴儿进入更适合于测试的状态。如果婴儿对下一次刺激有反应,以此次算作第一次刺激。如果几次刺激后仍无反应,则进入下项检查,如果孩子醒来或已经觉醒,必须停止反应减弱项目测试,在 1~2 天内适当时间再测试。评分方法:观察和记录反应减弱甚至消失的连续 2 次的前一次次数。0 分,11 次;1 分为 7~10 次;2 分,6 次。

(2) 对格格声反应减弱:此项测查新生儿对于扰乱性听刺激抑制能力。用长方形小红塑料盒(7cm×3.5cm× 3.5cm),内装有黄豆,摇动时发出格格声。在安静环境小儿对突然的格格声产生反应。测查应在睡眠状态(状态 1 和 2)进行,距小儿耳旁 10~15cm 处,响亮地垂直摇动格格声盒 3 次约 1 秒,小儿可产生惊跳、用力眨眼和呼吸改变等反应,等反应停止后 5 秒钟再重复刺激。连续 2 次反应减弱时停止测试,如不减弱,连续刺激最多 12 次。观察和评分方法如第 1 项。

(3) 非生物听定向反应(对格格声反应):这是一种在婴儿觉醒状态时对格格声刺激反应的测查方法。如果对初次刺激未引出反应,在以后检查中可以重复刺激。将小儿头放在中线位,在新生儿视线外距耳 10~15cm 处连续轻轻摇动小塑料盒,使发出柔和的格格声,持续摇到小儿最优反应。可以变更声音的强度和节律性,以引起小儿的注意,避免反应减弱和习惯化。持续摇动不超过 15~20 秒,左右交替刺激共 4 次。测查时避免其他声音或因看检查者的脸而分散其注意力,观察新生儿眼和头转向声源的能力。评分:0 分为头和眼球不能转向格格声源;1 分为眼和头转向声源,但转动 <60 度角;2 分为转向格格声≥60 度角。并记录头转向声源≥60 度角的次数。如刺激 4 次中,转向声源 ≥60 度角 2 次,评分为 2(2),括号内为转头次数。

(4) 非生物视定向反应(对红球反应):大多数新生儿觉醒状态时有注视物体和简短地追随物体运动的能力。红球直径约为 5cm。环境安静、半暗,使小儿不因为光线太亮而睁不开眼。做视定向测查时,将小儿包裹好,暴露颈部,因头部转动可受颈部衣服和包被的影响。抱新生儿在膝上或半卧位用手托起小儿头和背部,如新生儿不完全觉醒时,可以轻轻地上下摇动使其睁开眼,包裹可限制其干扰性运动,半卧位抱起有助于小儿觉醒。检查者将小儿头放在中线位,手持红球,距小儿眼前方约20cm,轻轻转动小球,吸引小儿注视,然后慢慢地沿水平方向移动小球,从中线位移动到一边,如果眼和头追随红球到一边将头和红球恢复到中线位,红球再向另一侧移动。然后垂直方向移向头上方,再呈弧形从一侧移动到另一侧180度角,看小儿是否继续追随,一时引不出反应,在规定时间内可重复进行。进行操作时,应避免和小儿谈话或因你的脸分散他们的注意力。评分:0分为眼和头不转动;1分为眼和头转动<60度角;2分为眼和头转动≥60度角。如果向上垂直方向看红球抬头≥30度角加1分,头追随移动红球180度角又加1分。在移动180度角时,视线可以中断,但经过努力又能继续追随即可。例如新生儿在水平方向转头60度角后又能弧形追随红球180度角,评分为2分(+2分)。

(5)生物性视听定向反应(对说话的人脸反应):新生儿在觉醒状态,检查者和新生儿面对面,相距约20cm,用柔和的高调的声音说话,吸引小儿注视时,从中线位慢慢移向一侧,然后另一侧,移动时连续发声,观察新生儿的眼和头追随检查者说话的脸移动的能力,操作和评分方法同第4项。注意测查时小儿视和听同时反应,如果小儿未注视你,不要过早移动你的脸和声音,不然新生儿是听到声音才转动头,仅测查了听的能力。

(6)安慰:是指哭闹的新生儿对外界安慰的反应。评分:0分为哭闹时经任何安慰方式不能停止;1分为哭闹停止非常困难,需要抱起来摇或吃奶头才不哭;2分自动不哭,也可经安慰,如和小儿面对面说话,手扶住小儿上肢及腹部或抱起来即不哭。

第二部分:被动肌张力共4项(7~10项)

受检新生儿在觉醒状态,呈仰卧头在正中位,以免引出不对称的错误检查结果。

(7)围巾征:检查者一手托住新生儿于半卧位姿势,使颈部和头部保持正中位,以免上肢肌张力不对称。将新生儿手拉向对侧肩部,观察肘关节和中线的关系。评分:0分为上肢环绕颈部;1分为新生儿肘部略过中线;2分为肘部未达到和刚到中线。

(8)前臂弹回:只有新生儿双上肢呈曲屈姿势时才能检查,检查者用手拉直新生儿双上肢,然后松开使其弹回到原来的屈曲位,观察弹回的速度。评分:0分为无弹回;1分为弹回的速度慢或弱,弹回时间>3秒;2分为弹回时间<3秒,可重复引出。

(9)下肢弹回:受检新生儿髋关节呈屈曲位时才能检查,如未呈屈曲位,检测者可屈伸小儿下肢2~3次,使其自动屈曲位。新生儿仰卧,头呈正中位,检查者用双手牵拉新生儿双小腿,使之尽量伸直,然后松开,观察弹回情况。评

分同上肢弹回项目。

(10)腘窝角:新生儿平卧,骨盆不能抬起,屈曲下肢呈胸膝位,固定膝关节在腹部两侧,然后举起小腿,测量腘窝的角度。评分:0分为大于110度;1分为110~90度;2分为<90度。

第三部分:主动肌张力共4项(11~14项)

主动肌张力均应在觉醒状态时测查。

(11)颈屈、伸肌主动收缩(头竖立反应):此项为检查新生儿颈屈、伸肌主动肌张力。拉新生儿从仰卧到坐位姿势,新生儿试图竖起他的头部,使之与躯干平行,但新生儿头相对重,颈屈、伸肌主动肌张力较弱,当小儿刚拉起坐时头向后仰,正常新生儿颈屈、伸肌主动肌张力是平衡的,在坐直位时,头一般能竖立1~2秒。在坐位稍向前倾时头向前倒。检查时,新生儿呈仰卧位,检查者用双手握住新生儿双上臂和胸部乳头及肩胛骨下方,以适当速度拉新生儿从仰卧位到坐位,观察其颈部屈伸肌收缩及试图竖起头的努力,并记录坐直位时头竖立的秒数。操作可重复2次。评分:0分为无竖头反应或异常;1分为有竖头的动作,但不能维持;2分为能竖立1~2秒或以上。并在评分后括号内注明竖头秒数。如坐位时头竖立3秒,评分为2(3″)。

(12)手握持:新生儿呈仰卧位,检查者的手指从小儿手的尺侧伸进其掌心,观察其抓握的情况。评分:0分为无抓握;1分为抓握弱;2分为非常容易抓握并能重复。

(13)牵拉反应:新生儿呈仰卧位,手应是干的,检查者示指从尺侧伸进其手内,先引出抓握反射。然后检查者拉住新生儿上臂屈曲,伸直来回1~2次。在肘部伸直时突然提起小儿离开检查台(同时用大拇指在必要时抓住新生儿的手,加以防护)。一般新生儿会主动抓住检查者的手指使其身体完全离开检查台。注意检查者不能因为怕小儿坠落而用自己的手抓住新生儿的手拉起来,这样无法检查和评定新生儿对牵拉的主动肌张力。0分为无反应;1分为提起部分身体;2分为提起全部身体。

(14)支持反应:检查者用手握住新生儿前胸,拇指和示指外其他手指分别放在两腋下,示指放在拇指对侧锁骨部位,支持新生儿呈直立姿势,观察新生儿颈部、躯干和下肢主动肌张力和支持身体呈直立位情况。评分主要根据头颈部和躯干直立情况,正常时下肢也可保持屈曲。评分:0分为无反应;1分为不完全或短暂,直立时头不能竖立;2分为有力地支撑身体,头竖立。

第四部分:原始反射共3项(15~17项)

在觉醒状态时测查。

(15)自动踏步和放置反应:自动踏步和放置反应的意义相同,一项未引出可用另一项代替。自动踏步:新生儿躯干在直立位时,使其足底接触检查桌面数次,即可引出自动迈步动作,如果检查者扶着小儿身体顺迈步方向向前,新生儿似能扶着走。放置反应:竖抱起新生儿一手扶住新生儿一下肢,另一下肢自然垂下,使该垂下的下肢的足背接触检

查桌边缘,该足有迈上桌面的动作。然后交替测查另一足的放置反应。评分:0 分为无踏步也无放置反应;1 分为踏一步或有一次放置反应;2 分为踏 2 步或在同足有两次放置反应或两足各有一次放置反应。

(16) 拥抱反射:新生儿呈仰卧位,检查者拉小儿双手上提,使小儿颈部离开检查桌面 2~3cm,但小儿头仍后垂在桌面上,突然放下小儿双手,恢复其仰卧位。由于颈部位置的突然变动引出拥抱反射。表现为双上肢向两侧伸展,手张开,然后屈曲上肢,似拥抱状回收上肢至胸前。可伴有哭叫。评定结果主要根据上肢的反应。评分:0 分为无反应;1 分为拥抱反射不完全,上臂仅伸展,无屈曲回收;2 分为拥抱反射完全,上臂伸展后屈曲回收到胸前。

(17) 吸吮反射:将乳头或手指放在新生儿两唇间或口内,则引起吸吮动作。注意吸吮力、节律、与吞咽是否同步。

哺乳时需要呼吸、吸吮和吞咽 3 种动作协同作用。评分:0 分为无吸吮动作;1 分为吸吮力弱;2 分为吸吮力好,和吞咽同步。

第五部分:一般估价共 3 项(18~20 项)

(18) 觉醒度:在检查过程中能否觉醒和觉醒程度。评分:0 分为昏迷;1 分为嗜睡;2 分为觉醒好。

(19) 哭声:在检查过程中哭声情况。评分:0 分为不会哭;1 分为哭声微弱、过多或高调;2 分为哭声正常。

(20) 活动度:在检查过程中观察新生儿活动情况。评分:0 分为活动缺或过多;1 分为活动减少或增多;2 分为活动正常。

总分不包括加分。视听定向力加分和头竖立秒数是新生儿行为能力进步的指标。足月新生儿行为神经评分表见表 2-7-1。

表 2-7-1　足月新生儿行为神经评分表[4]

项目		检查时状态	评分			日龄(天)			
			0	1	2	2~3	5~7	12~14	26~28
行为能力	1. 对光习惯形成	睡眠	≥11	7~10	≤6				
	2. 对声音习惯形成	睡眠	≥11	7~10	≤6				
	3. 对格格声反应	安静觉醒	头眼不转动	头或眼转动 <60°	头或眼转动≥60°				
	4. 对说话的脸反应	同上	同上	同上	同上				
	5. 对红球反应	同上	同上	同上	同上				
	6. 安慰	哭	不能	困难	容易或自动				
被动肌张力	7. 围巾征	觉醒	环绕颈部	肘略过中线	肘未到中线				
	8. 前臂弹回 *	同上	无	慢弱 >3 秒	活跃,可重复≤3 秒				
	9. 腘窝角	同上	>110°	90°~110°					
	10. 下肢弹回	同上	无	慢,弱 >3 秒	<90°　活跃,可重复≤3 秒				
主动肌张力	11. 颈屈,伸肌主动收缩(头竖立)*	觉醒	缺或异常	困难,有	好、头竖立 1~2 秒以上好,可重复				
	12. 手握持	同上	无	弱	提起全部身体				
	13. 牵拉反应	同上	无	提起部分身体	有力,支持全部身体				
	14. 支持反应直立位	同上	无	不完全,短暂					
原始反射	15. 踏步或放置	同上	无	引出困难	好可重复				
	16. 拥抱反射	同上	无	弱,不完全	好,完全				
	17. 吸吮反射	同上	无	弱	好,和吞咽同步				
一般估价	18. 觉醒度	觉醒	昏迷	嗜睡	正常				
	19. 哭	哭	无	微弱,尖,过多	正常				
	20. 活动度	觉醒	缺或过多	略减少或增多	正常				

* 需记录确切时间(秒)　　　　　　　　总分＿＿＿＿＿＿

评价　　　　　　　　　　　　　　　检查者＿＿＿＿＿＿

(鲍秀兰)

参考文献

1. Brazelton TB. Neonatal behavioral assessment scale. 4th ed. Latimer Trend & Company, Plymouth, Devon, 2011:10-79.

2. Amiel-Tison C, Grenier A. Neurological assessment during the first year of life. New York:Oxford, 1986:153-164.

3. Nugent JK, Keefer CH, Minear S, at al. The Newborn Behavioal Observation (NBO) System Handbook. 4th, Paul H. Brookes Publishing Co, Inc. 2012.

4. 鲍秀兰.0~3岁最佳的人生开端(高危儿卷). 北京:中国妇女出版社, 2013:488-500.

第8节　新生儿体温调节

保持体温在正常范围对人体生理代谢活动正常进行十分重要,恒温动物(哺乳动物和人类)具有通过中枢神经调控下的产热和散热机制维持自身体温在正常范围的能力。这种稳定机制的打破就会出现低温或高温(发热)的临床表现,都会影响新陈代谢的正常进行,严重时会导致人体死亡。由于新生儿尤其是早产儿体温调节中枢发育不完善和产热、散热机制与成年人有许多不同之处,因此,不论新生儿临床医疗和护理均应对新生儿体温调节的特点及其相关问题有较深入的了解。

(一) 新生儿体温调节特点

1. 胎儿时期的体温平衡机制及出生后的转变　胎儿在宫内的生长发育(细胞的增殖分化、细胞内外离子浓度的维持、营养物质/代谢废物进出细胞)和运动(心脏和骨骼肌活动)均产生热量,产热效率为138~155kJ/(kg·min)。研究表明,脐动脉血(代表胎儿)温度高出脐静脉血(代表母亲)0.45~0.5℃,在此温度梯度范围内,胎儿产生的热量就能及时地被母亲带走,从而维持在相对恒定的温度环境中,只有10%~20%的热量是通过羊水和子宫壁传导散发出去的。母亲是胎儿散热的"缓冲器",在维持胎儿体温恒定中起着非常关键的作用,如果母亲发热就不能缓冲胎儿的产热,势必造成胎儿高热,从而对胎儿造成不利的影响。因此,建议孕妇不要长时间的热水浴,如果出现发热,要及时使用退热药或使用抗生素治疗感染。出生后,新生儿进入又冷又干的环境,即使产房温度高达24℃,还是比新生儿的体温低13℃,如此大的温度差,加之新生儿的自身特点如体表面积大、皮肤薄、皮下脂肪少、血管多等使其散热更快,出生后1小时内体温可降低2.5℃,在中性的环境温度下6~8小时才能恢复到正常水平,之后的1~2天内体温仍不稳定,期间需要特别注意保暖,尤其是冬季出生的早产儿和患病的足月儿,避免寒冷损伤的发生[1]。

2. 产热　机体产热由基础代谢、食物的特殊动力作用、活动及对寒冷刺激反应四部分组成。与成人及儿童不同,在温度较低的环境中新生儿常无颤抖,胎龄较大的新生儿直至环境温度很低时(15℃),可以见到肌肉颤抖,但无典型的寒战。目前公认新生儿颤抖产热机制远不如非颤抖产热机制那么重要。新生儿刚娩出时靠糖原及脂肪代谢产热,但生后不久机体的糖原大部分被消耗,如未能及时进食,则依赖于脂肪代谢产热。棕色脂肪组织(brown adipose tissue)是新生儿产热的重要部位,该组织细胞在胎龄26周开始分化,足月儿含量较多。本组织占体重2%~6%,位于肩胛间区、颈部、腋窝及胸、腹部大血管及肾上腺周围神经末梢及血流供应丰富处(血流量可达心搏出量的1/4),并与邻近重要器官的血管相连接,能将热输送到各脏器及组织。耗氧量较白色脂肪高,受寒冷刺激,去甲肾上腺素、甲状腺素释放,经第二信使环磷腺苷(cyclic adenosine monophosphate, cAMP)激活脂肪酶使三酰甘油分解为游离脂肪酸和甘油,而脂肪酸的β氧化产生热能很多,此过程在线粒体内进行,线粒体在棕色脂肪组织中的量明显多于白色脂肪组织。据研究每克棕色脂肪组织每分钟可释放热能105kJ(25kcal),此过程的进行有赖于神经系统功能的完善和充分的氧供应、适当的糖原储备。

在温度较低环境中足月新生儿为维持体温,耗氧量可增加2~4倍以提高代谢率。但在机体缺氧、某些药物(吗啡、地西泮)和颅脑损伤时这种潜在能力降低,甚至丧失。初生12小时内非颤抖产热的功能亦差。早产儿由于缺乏孕晚期脂肪组织的存储,产热能力不足,非颤抖反应产热量少,耐寒力低,其机体能源与足月儿相比较更依赖于糖,但其体内含糖量也低;足月小样儿的产热潜能虽然较早产儿为强,但其棕色脂肪组织要比足月儿易丧失。机体有效的产热需要充足的氧供和葡萄糖供给,而在低氧和低糖环境下,机体产热就会下降导致低温或寒冷损伤,而低温又可因氧耗和糖耗增加而加剧机体的低氧、低糖状态;可见,低温、低氧、低糖可以互为因果,形成恶性三角链关系。这种情况在出生后不稳定阶段的足月儿和早产儿更容易发生。因此,我们在处理低体温时,除了积极保暖之外,一定要注意同时存在或潜在的低糖/低氧状态及时纠正,使机体产热能力恢复正常,而出现低氧或低血糖时同样要注意体温的维护,以降低机体对氧和葡萄糖的消耗[2]。

3. 散热　散热和产热的动态平衡状态决定体温的高低,新生儿主要的散热途径有对流、蒸发、辐射和传导。由于解剖特点和胎儿向新生儿过度的特点,新生儿更易散热,因为他们:①体表面积相对较大,易向周围环境散热,按每千克体重的体表面积计算,新生儿的体表面积为成人的2倍以上;②皮下脂肪组织有一定的隔热作用,其隔热效果与它的厚度有关,但即使为足月儿,其皮下脂肪亦较成人薄;③姿势:姿势影响体表暴露面积,胎龄30周左右的早产儿四肢往往伸展,暴露面积大,使散热量增加;④新生儿尤其早产儿的表皮角化差,蒸发散热量大,据研究ELBW儿因蒸发失去水分要比成人高出8~10倍。这些因素使新生儿易体温过低。

4. **适中温度** 适中温度(neutral temperature),又称适中温度带(thermoneutral zone),是指在这一环境温度下机体耗氧、代谢率最低,蒸发散热量亦最少,而能保持正常体温。但 Sauer 等研究 VLBW 儿在环境温度不适宜时,首先不一定表现为氧耗的增加,却先有体温的改变,说明体温的正常波动并未引起代谢的异常改变。因此,建议将适中温度的定义改为使机体在安静状态下深体温保持在 36.7~37.3℃,且体核温度及皮肤平均温度每小时变化分别低于 0.2℃及 0.3℃时的环境温度。这一动态的定义适中温度就可避免将食物的特殊动力作用的产热认为是发热,熟睡时的体温低认为是低温。成人与新生儿的适中温度不一样,早产儿与足月儿的适中温度亦不一样。同一新生儿随着日龄的增长其适中温度逐渐降低,一般而言,新生儿的适中温度比成人高,胎龄越小者适中温度越高,成人的适中温度是 26~28℃,而足月新生儿在裸体、周围无风、相对湿度 50% 等条件时生后第一天的适中温度为 32~35℃。而出生体重 1kg 的早产儿,其适中温度低限达 35℃(表 2-8-1)。

Sauer 等研究提出计算适中温度的换算公式如下:

(1) 年龄 <1 周:36.6−(0.34× 出生时胎龄[*])−(0.28× 日龄)

(2) 年龄 >1 周:36−[1.4× 体重(kg)]−(0.03× 日龄)

[*]:以周为单位,胎龄 30 周为 0,小于 30 周者为负数(例如 28 周为 −2),大于 30 周者为正数(例如 32 周为 +2)。

当环境温度低于或高于适中温度时,足月儿及较大早产儿,在一定范围内机体可通过调节产热或散热量,使机体的体温维持在正常范围之内,但体温正常只表明产热和散热的平衡,并不等同于最佳和最低的代谢率和耗氧量。随着环境温度的改变程度超越机体调节的能力时则会造成体温过低或发热,死亡率明显增加。

(二)不适宜的环境温度对新生儿的生理影响

1. **低环境温度** 寒冷刺激时,去甲肾上腺素释放增加,通过血管收缩以减少散热,并增加代谢率使产热增加来保持体温。这些调节对机体固然有有利的一面,但对机体亦会造成一些不良影响。由于血管收缩使组织得到氧的量减少,无氧酵解过程增加,代谢产生的酸性物质积聚,而致代谢性酸中毒,去甲肾上腺素的作用及缺氧、酸中毒又使肺部血管收缩,形成恶性循环(图 2-8-1)。严重的低体温可导致 DIC 和肺出血,还可导致休克及休克所致的低血压、低血容量和低心排血量、IVH、严重的心动过缓和新生儿死亡等。

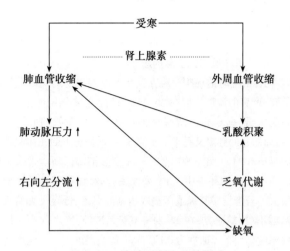

图 2-8-1 寒冷对新生儿的影响

正常的新生儿刚娩出时常有轻度的混合性酸中毒,生后通过呼吸代偿使 pH 维持在正常范围。比较在环境温度低(23℃)的产房娩出的新生儿和在温度高(34℃)的产房娩出的新生儿,室温低的一组在生后 2 小时出现代谢性酸中毒。

新生儿的糖储备不多,环境温度低时,初阶段由于儿茶酚胺的释放及胰岛素活性受抑制故血糖暂时上升,如寒冷持续刺激则体内糖储备终因维持体温而过度消耗,使血糖降低。

冷刺激后血中游离脂肪酸增加,它与胆红素竞争白蛋白的结合位点,使血中游离胆红素增加,高胆红素血症者发生胆红素脑病危险性增加。

寒冷刺激时,肺部血流灌注减少且伴有缺氧及酸中毒,不利于 PS 的合成,使早产儿 HMD 的发生率增高或病情加重。

新生儿生后在环境温度较低的环境中,机体动用了较多热量来维持体温。因而影响了小儿体重与身高的增长。

环境温度低且持久可引起寒冷损伤,机体出现体温降低、代谢性酸中毒、低血糖、微循环障碍、血液黏稠度增高、凝血机制紊乱、尿素氮增高、皮下组织硬肿等病理生理改变,严重者发生大量肺出血。

2. **高环境温度** 保暖过度对小儿同样不利,如体温过高时水分丧失量明显增加,若不注意补充可致脱水和高钠血症;血液浓缩时红细胞破坏增多,进而可引起高胆红素血

表 2-8-1 不同出生体重的健康新生儿的适中温度

出生体重(kg)	暖箱温度			
	35℃	34℃	33℃	32℃
1.0	出生 10 天内	10 天以后	3 周以后	5 周以后
1.5	—	初生 10 天内	10 天以后	4 周以后
2.0	—	初生 2 天	2 天以后	3 周以后
>2.5	—	—	初生 2 天	2 周以后

症;环境温度骤然升高可诱发呼吸暂停的发作。环境温度过高还可引起小儿发热,严重者甚至可以致死。

（三）几个临床的实际问题

1. 出生时的保暖　应在新生儿刚娩出的瞬间即重视保暖,产房的温度一般在 20~25℃,此温度对刚出生的新生儿仍太低,据 Galletti 等研究羊水温度高于孕妇的肛门温度,而胎儿的肛温又高于羊水温度,一般情况下胎儿体温高于母体 0.5℃。胎儿娩出是从一个温暖潮湿的环境进入一个寒冷干燥的环境中,如不采取措施,经辐射蒸发散热量很大。若产房中有风或床垫较冷则经对流、传导失去的热量亦不少,据研究,在 22~24℃室温条件,刚娩出的小儿体核温度平均下降速度为 0.1℃/min,体表温度下降速度可达 0.3℃/min。生后半小时深部体温平均下降 2~3℃,皮肤温度下降 4.6℃。将刚娩出的新生儿皮肤擦干并置于辐射式保暖床上,则体温最稳定;无辐射式保暖床时,将小儿皮肤擦干并用温暖的毛巾包裹,则体热的散失亦较少。要重视头面部及将头发擦干。将婴儿置于母体胸前,用母体的温度供新生儿取暖,即所谓袋鼠式护理(kangaroo care)亦有较好的保暖效果。

2. 窒息复苏时的保暖问题　窒息时缺氧使机体产热功能降低,正常体温较难维持,故早产儿窒息抢救时应重视保暖[3-4]。但是,对于出生时有窒息的足月儿来说,近年来有新的观点。Gunn 等观察到将小儿置远红外辐射保暖床复苏时,头部皮肤与肛门的温度梯度明显减少,头部皮肤温度的升高,可使脑的浅表部位的温度亦升高,这可加重缺氧缺血性脑损伤,故建议在头部上方设一反射箔(reflective foil)使头部皮肤与肛温保持正常的温度梯度。近年来,随着温度对脑损伤影响研究的深入,发现脑内温度升高是局灶性或全脑缺血脑损伤程度的重要决定因素,而亚低温治疗可以显著降低脑局部的代谢率和氧耗,保护线粒体功能,节省能量消耗,抗细胞凋亡,从而延长了缺氧缺血性脑损伤的治疗"时间窗",且呈现出越早实施效果越好的趋势,已经成为中重度 HIE 患儿的标准治疗措施。

3. 护理及治疗操作时的保暖　新生儿头部表面积约占体表面积 20.8%,脑占新生儿体重 12%,所以经头颅失热量较多,若给新生儿头部戴一绒布或毛线帽,可使新生儿氧耗减少约 14.5%。沐浴时热量丧失增加,故沐浴动作要快,及时擦干并应适当提高室温,体温不稳定或体温较低的新生儿一般不宜沐浴。手术、交换输血等治疗操作时要注意保暖,否则失热量可观。术后亦要妥善保暖,以免小儿为对付寒冷环境、维持体温而增加代谢,对疾病和创口的愈合不利。新生儿面部皮肤对寒冷刺激很敏感,给氧气吸入时应将气体加热至 37℃,若吸入的氧冷而干燥不但会使小儿通过蒸发、对流丧失热量,且面部因受冷刺激,氧耗增加,不利于纠正缺氧。

4. 环境温度对新生儿体温的影响　当新生儿体温低时,可因环境温度低,保暖不当所致,亦可能是严重感染、脑

损害、缺氧或低血糖等的一种临床表现,应结合病史、体格检查、环境温度、实验室检查加以鉴别。新生儿发热可是感染致产热增加所致,也可因环境温度过高,保暖过度致使体热散失过少引起。同时测定新生儿的肛温及腹壁皮肤及足部温度有助于鉴别,正常情况下肛门温度高于腹壁皮肤温度 1~2℃,而足部温度低于腹壁温度 2~3℃。感染发热新生儿肛门温度高于皮肤温度,足部温度低于腹壁温度 3℃以上。保暖过度发热新生儿肛门温度相等或低于皮肤温度且足部温度低于腹壁温度 2℃以内(表 2-8-2)。颅内病变(缺氧缺血或出血、肿瘤、发育异常等)影响到体温调节中枢亦可以导致体温升高,但大多伴有其他神经系统的症状体征可鉴别。

表 2-8-2　新生儿体温过高的鉴别

保暖过度 *	感染发热
肛温升高	肛温升高
手、足热	手、足较凉
腹壁皮肤温度低于足部皮肤温度(<2℃)	腹壁皮肤温度超过足部皮肤温度(>3℃)
皮肤红色	皮肤较苍白
姿势伸展	精神萎靡
外观健康	一般状态欠佳

*:不适用于因保暖过度引起超高热者

在临床观察中也不能单凭肛门温度来判断环境温度是否适宜,因为环境温度较低时机体可通过周围血管的收缩,新陈代谢率的增加来维持深体温。若同时测腹壁皮肤温度,当低于肛门温度 2.0℃以上时,说明环境温度低、机体通过皮肤血管收缩及增加代谢率提高深部体温。

（四）新生儿保暖设备的应用

1. 暖箱　暖箱为新生儿尤其为早产儿提供了一个适宜的小环境。一个理想的婴儿暖箱应能做到:①箱温可以根据临床的要求加以调节;②吸入氧气浓度可按需调整;③能保持适当的湿度;④有隔离作用。

目前临床应用的暖箱普遍采用强制对流方式,空气是通过气体滤过装置并经加温,然后在涡轮的作用下将气体送入安放婴儿的舱内,因婴儿舱内气压略高于舱外,故婴儿舱内气体可经舱壁上的小孔送出,而暖箱周围的空气则不会直接进入舱内,起到"反隔离"的作用。据计算强制对流式暖箱气体流速为 20cm/s,自然对流式为 5cm/s,强制对流使不显性失水增加。

调节暖箱温度的方式有两种:①预调箱内空气温度。即箱温达到由医护人员人工预调所定的值,然后根据小儿体温情况再判断预定值是否适宜。②伺服控制(servo control)有两种方法:一是预调婴儿皮肤温度来调节箱温,置传感器于婴儿某一部位(例如上腹部),并预调希望该婴

儿该部皮肤达到的温度值,暖箱加热装置根据传感器所测得的皮肤温度与预定值的相差情况而供热,若实际皮肤温度明显低于预定值,则加热装置供热增加,使箱温上升,若皮肤温度已达到预定值,则加热装置输出的热降低。一般将传感器置于上腹部,合适的上腹部皮肤温度见表 2-8-3。当小儿取俯卧位时可将传感器安放在上臂三角肌下方外侧或大腿外侧。必须使探头紧密接触皮肤。体温过低时应根据实际皮肤温度逐步提高至表 2-8-4 所列出的温度。缺点是婴儿若发热则箱温降低,造成不发热的假象,对病态的早期发现带来一定困难。故宜每次测肛温时同时记录箱温,对发现婴儿异常有一定帮助。皮肤伺服控制式调节箱温波动较大。另一种方法是将传感器置于暖箱中央接近婴儿部位的空间,设定调节温度,这种方式箱温波动少。

表 2-8-3　伺服控制时预调上腹部温度

体重(kg)	温度(℃)
<1.0	36.9
~1.5	36.7
~2.0	36.5
~2.5	36.3
>2.5	36.0

采用预调箱内温度方式控制箱温时,若暖箱壁是单层,而室温低于箱温时,此时婴儿舱内的"作用温度"并不是暖箱温度计所示温度,而是室温每低于暖箱温度 7℃,其"作用温度"应将测得的箱温减去 1℃。

对早产儿暖箱的箱温设置与胎龄、日龄有关(表 2-8-4)。

表 2-8-4　早产儿暖箱温度(℃)设置(相对湿度≥30%)

胎龄 (周)	出生后周龄						
	1	2	3	4	5	6	7
25	38.0	37.7	37.5	37.2	36.9	36.6	36.3
26	37.7	37.4	37.1	36.8	36.6	36.3	36.0
27	37.3	37.1	36.8	36.5	36.3	35.9	35.7
28	37.0	36.7	36.4	36.2	35.9	35.6	35.3
29	36.7	36.4	36.1	35.8	35.5	35.3	35.0
30	36.3	36.0	35.8	35.5	35.2	34.9	34.6
31	36.0	35.7	35.4	35.1	34.9	34.6	34.3
32	35.6	35.4	35.1	34.8	34.5	34.2	34.0
33	35.3	35.0	34.7	34.5	34.2	33.9	33.6
34	35.0	34.7	34.4	34.1	33.8	33.6	33.3
35	34.6	34.3	34.1	33.8	33.5	33.2	32.9
36	34.3	34.0	33.7	33.4	33.2	32.9	32.6

鉴于暖箱高湿度有利于"水生菌"繁殖而致感染,尤以铜绿假单胞菌感染最严重,一般主张暖箱内的湿度不宜高。但患呼吸道感染的小儿若暖箱相对湿度过低使呼吸道黏膜干燥不利分泌物的排出,故以相对湿度保持在 50% 左右为妥。但胎龄 <30 周的早产儿则要求暖箱相对湿度较高,以减少其蒸发散热,并有利于体温的维持。如表 2-8-5 所示,环境相对湿度对未成熟儿不显性失水量有极为明显的影响。对超未成熟儿初生 2~3 天甚至要求相对湿度保持在 80%~90%,若暖箱的湿化装置不能达到如此高的湿度,可将雾化器导管插入暖箱内以提高湿度。为避免因湿化引起感染的发生,暖箱中水槽的水应用蒸馏水,且每天更换。高湿度环境持续 3~7 天即应逐渐调低。

表 2-8-5　不同环境温度对胎龄 25~27 周早产儿
不显性失水[ml/(kg·d)]的影响

环境湿度 (%)	日龄(天)				
	<1	2	3	5	7
20	205	171	105	75	63
80	53	43	26	19	15

暖箱的预热时间较久,故 NICU 应备有预热暖箱,以能及时安放新入室者。

2. 辐射式保暖床　辐射式保暖床(radiant warmer)装有头顶式远红外元件,它发出的热聚焦集中在安置婴儿的局部区域内,以达到保暖的目的。使医护人员利用这个温暖环境能直接地监护和便利地护理新生儿。

辐射式保暖床主要用于:①产房内对刚娩出的新生儿进行擦干身体、吸分泌物、量体重、脐部处理、复苏等护理或抢救操作;②对新生儿做一些要暴露躯体的操作时(如抽血、腰穿);③对危重新生儿进行抢救时。

辐射保暖床的温度调节方式有两种:①人工手控调节,即功率输出量由医护人员调节,这种方式主要用于小儿放在辐射保暖床为时短暂者:如出生时护理或简单的诊治操作。②伺服控制式,凡新生儿需在辐射保暖床时间较久时应采用本方式调节温度,其调节温度同表 2-8-4。

使用辐射保暖床时要注意几个问题:①采用人工手控式,只适用新生儿在辐射保暖床时间短暂者,伺服控制式时要保证传感探头紧贴皮肤上,否则会导致过热;②不要过分信赖辐射保暖床来防止热量丧失,应尽快将潮湿的婴儿擦干以减少蒸发失热;婴儿置辐射保暖床时对流失热量较多,更应避免将保暖床放在通风处;③用辐射保暖床保暖时,小儿不显性失水量要较置暖箱者增加 50% 以上,应注意液体补充;④由于小儿置于辐射式保暖床条件下通过对流、蒸发散失热量可观,所以氧耗较高;且小儿体表得到的热分布不均匀。当小儿情况允许置入暖箱保暖时即应转入暖箱。

3. 暖床　床垫内有加热系统可调节床垫表面温度在

30~37℃,有报警装置。暖床结构简单,使用亦方便,必要时可与辐射保暖床合用,保暖效果更佳。

4. 多聚乙烯塑料薄膜　适用于胎龄小于 30 周的早产儿或 VLBW 儿。方法是:预热塑料包被,一旦患儿娩出,立刻将其放置在预热的毛毯上,不擦干身体直接将婴儿放入塑料包被内,仅将头部和脐部暴露并立即擦干,然后和辐射保暖床联合使用,据报道此方法可降低 2/3 的不显性失水(包括蒸发热)。如果患儿需要转运,外面还要再包上毛毯,以减少传导散热。经积极的复苏后并转到 NICU 监护,要及时去除塑料包被,以免出现高热,有资料显示,一般不要超过 12 小时使用。最新的美国儿科学会新生儿窒息复苏指南中也肯定了该技术的可行性,认为其可以维持窒息复苏期间 VLBW 儿的体温正常[5]。

5. 低温时的复温方法　对于低温损伤应该快速复温还是缓慢复温的问题至今还没有定论(大多是非对照试验),唯一的对照实验发现二者并没有差别。无论如何,复温过程中都要密切监测患儿的体温变化,警惕发生呼吸暂停。复温的第一步是要提高患儿周围的环境温度以避免患儿热能的进一步丧失,同时提高暖箱或辐射床周围的湿度以降低蒸发散热,目标是创造一种让患儿自己产热复温同时避免所产热量被丧失掉的环境;至于采用何种复温设备要根据患儿的具体情况和各种复温设备的特点而定。环境温度过高,可使患儿血管扩张,血压下降,密切监测核心温度和皮肤温度的变化使皮肤温度不高于实测核心温度 1℃就可防止过热情况的发生。

患儿在起初设定的温度下表现为体温不再继续下降或开始缓慢升高,就要密切监测肛温或腋温变化。如果患儿体温进一步下降,可以提高箱温 1℃直至 37℃,同时观察热量是否在继续丧失,再观察 15 分钟,如果体温还不能稳定下来,再提高温度到 38℃,并寻找热量散失的源泉,同时确保暖箱湿度大于 70%。在此情况下,如果还不能奏效,患儿可增加包裹或同时在暖箱上面放置辐射床,并把温度探头放在暖箱顶部,每次升高 1℃箱温直到预想温度。如果在复温过程中发生呼吸暂停,就要减慢温度升高的速率。偶尔情况,可能要完全停止复温一段时间,让患儿有充足的时间去适应调整温度的变化。

体温过高的处理:确定引起体温升高的原因是根本,应明确增高的体温是环境温度过高的结果还是内源性物质产生过多所致(如感染)?如为前者应查找体温传感器是否松动、温箱内空气温度是否过高、婴儿的肢端温度是否与身体其他部位一致。如为“真发热”,婴儿肢端凉(外周血管收缩所致),应尽量使暖箱内空气温度降低。其他一些措施包括停止暖箱加热、减少婴儿身上的包裹、洗温水澡和应用对乙酰氨基酚(每次 5~10mg/kg,口服或灌肠,每 4 小时 1 次)。

(王来栓)

参考文献

1. Leng H,Wang H,Lin B,et al. Reducing transitional hypothermia in outborn very low birth weight infants. Neonatology,2016,109:31-36.

2. 唐秋霞,王来栓. 胎儿 - 新生儿过渡期生理指标改变及意义. 临床儿科杂志,2016,34(3):223-225.

3. Lapcharoensap W,Lee HC. Tackling quality improvement in the delivery room. Clin Perinatol,2017,44(3):663-681.

4. McCall EM,Alderdice FA,Halliday HL,et al. Interventions to prevent hypothermia at birth in preterm and/or low birth weight babies. Cochrane Database Syst Rev,2010,17(3):CD004210.

5. Swanson JR,Sinkin RA. Transition from fetus to newbornn. Pediatr Clin North Am,2015,62(2):329-343.

第9节　新生儿水、电解质失衡与血气分析

一、新生儿体液特点及液体疗法

体液和电解质紊乱是新生儿的常见问题,许多病理情况都可导致水、电解质平衡的调节障碍,因此,液体疗法不仅是补充营养的一个重要手段,也是 NICU 重症监护的一个重要组成,特别是那些 VLBW 的早产儿。刚出生的新生儿从母体宫内的水生环境转变为宫外的干冷环境,需要一个过渡和适应的过程,因此,新生儿早期液体疗法的目的也是为了让其能够成功地过渡。早产或危重的新生儿由于器官功能不成熟或疾病的作用,更易发生体液和电解质的平衡紊乱,此时提供适宜的水和电解质有助于婴儿的健康恢复。但是,早产儿尤其是 VLBW 儿在体液平衡和失平衡之间的安全范围十分狭窄,要进行恰当的液体治疗就必须熟练掌握新生儿体液特点及其应用原理,以及在发育和疾病过程中发生的变异。

(一)新生儿期影响水及电解质平衡的因素

1. 胎儿和新生儿体液分布特点及出生后的变化　水是机体的重要组成部分,总体液量(total body water,TBW)可分为细胞内液(intracellular water,ICW)和细胞外液(extracellular water,ECW)两部分。胚胎发育初期,体内 94% 由水组成,主要分布在 ECW,随着胎龄的增加,细胞增殖和脂肪沉积,ICW 逐渐增多,而 TBW 和 ECW 逐渐减少(表 2-9-1)。因此,与足月儿相比,早产儿处于 TBW 过多和 ECW 扩张状态。胎龄越小,体液占体重的比例越高,增多的部分主要是 ECW。新生儿体液中电解质的组成也主要取决于胎龄,早产儿比足月儿含有较多的钠、氯和稍低的钾(表 2-9-1)。

表 2-9-1　不同胎龄胎儿和新生儿体液和电解质组成[1]

体液组成	孕 24 周	孕 28 周	孕 32 周	孕 36 周	孕 40 周	足月出生后 1~4 周
体液总量(%)	86	84	82	80	78	74
细胞外液(%)	59	56	52	48	44	41
细胞内液(%)	27	28	30	32	34	33
钠(mmol/kg)	99	91	85	80	77	73
钾(mmol/kg)	40	41	40	41	41	42
氯(mmol/kg)	70	67	62	56	51	48

出生后,TBW 继续减少,主要由于 ECW 收缩所致(图 2-9-1)。在细胞外液收缩的同时伴随肾功能的改善,因此,认为细胞外液的收缩可能是肾血流量和 GFR 的增加、肾小管上皮细胞转运蛋白的表达和活性增加的结果。也有研究提示,心房利钠肽(atrial natriuretic peptide,ANP)在出生后 ECW 的收缩中也起重要作用。因此,新生儿在生后头几天可出现尿量增多、尿钠排泄增多和体重下降的现象,但是不伴脱水和低钠血症,称之为生理性体重下降。生理性体重下降是新生儿对宫外生活过渡和适应的反映,足月儿可丢失体重多达 10%,在极早产儿,体重丢失则可多达 15%[2]。胎龄越小,ECW 越多,生理性体重下降越明显,持续时间也越长。若此期间补液或补钠过多,ECW 继续扩张,可延迟出生后体液分布的适应性变化的发生,导致 PDA、BPD 和 NEC 等发病率增高[1]。

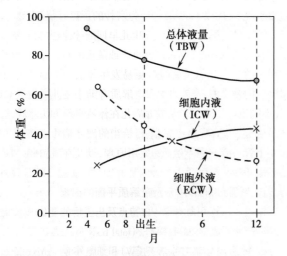

图 2-9-1　胎儿期和婴儿期体液组成的变化[1]

2. **不显性失水**　体液通过三个途径从体内丢失:经皮肤和肺的不显性失水(insensible water loss,IWL)、经肾丢失和经胃肠道丢失。IWL 包括经皮肤(70%)和呼吸道(30%)的蒸发失水,但不包括出汗。

IWL 量主要取决于新生儿的胎龄、日龄、环境温度和湿度、代谢率及皮肤完整性(表 2-9-2):①新生儿成熟度,表皮

的发育从胎龄 23 周开始逐渐成熟,至 32 周完成。因此,胎龄越小,皮肤抗蒸发的屏障功能越差。早产儿有较大的体表面积和较快的呼吸频率,这使早产儿经皮肤和呼吸道的 IWL 增加(表 2-9-3)。出生后皮肤角化层的成熟迅速加速,至第一周末经皮肤的 IWL 即可明显减少。②呼吸率,任何可引起每分通气量增加的因素都可增加经呼吸道的 IWL,例如伴有心脏病、肺功能障碍或代谢性酸中毒的新生儿;运动和哭闹也可增加 IWL 多达 70%。③体温,每升高 1℃,代谢率增加 10%,IWL 增加 10%~30%。环境温度高于中性温度也可增加经皮肤的 IWL,这种影响甚至于可以发生在没有体温升高时;相反,低于中性温度的环境温度并不伴有 IWL 的降低。④湿度,测定位于远红外辐射台上和暖箱中具有相同皮肤温度的婴儿的 IWL 时发现,远红外辐射台

表 2-9-2　新生儿 IWL 的影响因素[1]

影响因素	对 IWL 的影响
新生儿成熟度	与出生体重和胎龄成反比
呼吸窘迫	当吸入干燥气体时,经呼吸道 IWL 增加
环境温度超过中性温度	增加 IWL,与增高的温度成正比
体温升高	增加 IWL 多达 300%
皮肤破溃、损伤或先天性缺陷	增加 IWL 幅度不等
远红外辐射台保暖	增加 IWL 约 50%
光疗	增加 IWL 约 50%
运动或哭闹	增加 IWL 多达 70%
环境或吸入气湿度高	环境蒸气压增加到 200% 时,IWL 降低 30%
塑料防热罩	降低 IWL 30%~70%
塑料毯或塑料仓	降低 IWL 30%~70%
半透膜	降低 IWL 50%
皮肤搽剂	降低 IWL 50%

表 2-9-3 不同日龄新生儿在环境湿度 50% 时的经皮肤 IWL(平均数 ±SD)[4]

胎龄(W)	例数	0~1 天	3 天	7 天	14 天	21 天	28 天
25~27	9	129±39	71±9	43±9	32±10	28±10	24±10
28~30	13	42±13	32±9	24±7	18±6	15±6	15±6
31~36	22	12±5	12±4	12±4	9±3	8±2	7±1
37~41	24	7±2	6±1	6±1	6±1	6±0	7±1

下的 IWL 可比暖箱中高 50%,这是因为在远红外辐射热下的绝对湿度比暖箱中低。提高大气或吸入气的湿度,可减少经皮肤和(或)呼吸道的 IWL。例如,通过增加输送到头罩或婴儿上气道的吸入气的湿度,可减少甚至完全消除经呼吸道的 IWL。增加环境湿度可降低总 IWL,而且呼吸道 IWL 的降低比皮肤 IWL 的降低更多。现代的暖箱设计已经考虑到这一点,充分利用暖箱的湿化系统可降低 IWL 和总液体的需要量。⑤环境温度,头顶式光疗或远红外辐射台下,由于环境温度升高,IWL 可增加 50%,二者同时应用,对 IWL 的影响可以叠加,这对 VLBW 儿的影响尤为重要。例如,体重 1000g 以下的早产儿在远红外保暖下经皮肤 IWL 可高达每天 150ml/kg 以上,如果忽视这点,由于水的大量丢失,血钠升高,血浆渗透压也随之升高。但若在远红外辐射台下用一透明塑料薄膜罩在婴儿身上,则可使 IWL 减少 30%~50%。发光二极管(LED)光疗一般不引起经皮肤 IWL 的变化;光纤毯对 IWL 的影响还不清楚[1]。⑥皮肤完整性,皮肤破溃或损伤可影响皮肤对抗蒸发的屏障作用,增加 IWL。这种由温度(监测电极)、化学(消毒剂)、机械(胶布)等刺激所致的皮肤损伤在危重的小早产儿中十分常见。接受无脂肪的肠外营养时,必需脂肪酸缺乏也可引起皮肤损害而增加 IWL。另外,先天性皮肤缺陷如腹裂、脐膨出等,在外科手术矫正之前也伴有 IWL 增加[1]。

在超未成熟儿中,尽管出生后头几天中皮肤角质化迅速增加,表皮的完全成熟还是要到出生 28 天后才发生。慢性宫内窘迫和出生前糖皮质激素治疗可增加皮肤的成熟[3]。

3. **肾对水和电解质的调节** 肾发育与孕龄(胎龄 + 日龄)直接相关,不论婴儿已经出生还是在宫内,肾都以同样的速度发育。肾发育约在孕龄 34 周时完成。当婴儿出生于孕 34 周之前时,他们将继续以宫内的速度形成新的肾单位,但是新肾单位的发育可能受到宫外环境中许多因素的影响,包括暴露于肾毒性药物[1]。在宫内,由于肾血管阻力高和体循环压力低,肾血流量和 GFR 很低;出生后随着肾血管阻力下降和体循环压力增高,肾血流和 GFR 迅速增高。然而这种变化在孕龄 <34 周的早产儿较为缓慢,甚至缺如,要到纠正胎龄达到 34 周以后才变得明显。因此,胎龄 <34 周的早产儿,当静脉供给大量液体或电解质时,就不能及时有效地增加尿量而易致钠、水潴留[2]。

肾小管功能也随胎龄和出生后日龄同样地增加。新生儿肾浓缩功能较差,早产儿的最大尿浓度(600mOsm/L)明

显低于足月儿(800mOsm/L)和成人(1200mOsm/L),VLBW 儿则更低,仅 400mOsm/L。尿液浓缩能力降低,特别是早产儿,限制了新生儿对水丢失(如 IWL)增加引起的体液紊乱的调节能力,容易导致高渗性脱水,所以新生儿尤其是早产儿对水摄入不足的耐受能力较差。

足月新生儿的尿液稀释能力是正常的,但早产儿该能力是降低的。当用水负荷激发时,足月儿能够产生渗透压 50mOsm/kg 的稀释尿,与年长儿或成人相仿;而早产儿只能稀释尿液至渗透压 70mOsm/kg[2]。新生儿尿稀释和浓缩能力的降低对临床有重要的含义:过分地限制液体量使新生儿特别是早产儿处于脱水或高钠血症的风险,而宽松的液体摄入又使婴儿处于血管内容量超载和(或)低钠血症的风险。

足月儿肾能够有效地重吸收钠以供生长所需,尿钠排泄分数(fractional sodium excretion,FENa)<1%,而早产儿钠为负平衡,胎龄越小,负平衡越明显,持续时间也越长,ELBW 儿的 FENa 在出生后的头 2~3 周可以高达 10%~15%。早产儿肾保留钠的能力要到 34 周孕龄时才达正常,这可能是因为胎龄 34 周以下的早产儿肾小管发育落后于肾小球[2]、肾小管对醛固酮的反应迟钝和对钠的重吸收能力低下及肾小管上皮细胞 Na+,K+-ATP 酶的水平较低之故。因此,对胎龄很小的早产儿每天钠的需要量应当增加。但是,当给予超负荷的钠盐时,早产儿特别是当肾灌流受损时由于 GFR 低,不能迅速增加尿钠的排泄,故临床上早产儿既易低钠,又易引起高钠,应该严密监测。由于 VLBW 儿 GFR 低和远曲小管对醛固酮不敏感,以及 VLBW 儿常有酸中毒和负氮平衡,因此,在生后头 2 天内易发生高钾血症。随着日龄的增长,肾脏的排钾功能逐渐改善。

糖皮质激素可加速肾功能的成熟,宫内用过糖皮质激素的早产儿对其 ECW 收缩有比较好的调节能力。

4. **神经内分泌对水和电解质平衡的影响** ANP 是影响新生儿水和电解质平衡的重要激素,其他调节体液平衡的激素还有抗利尿激素(antidiuretic hormone,ADH)和肾素 - 血管紧张素 - 醛固酮系统(renin-angiotensin-aldosterone system,RAAS)。在胎儿早期,心脏就可产生 ANP,并在妊娠后期超过母亲水平。出生后新生儿 ANP 继续升高,于 48~72 小时达到高峰,而此时正值新生儿出生后的利钠和利尿高峰。ANP 分泌受容量负荷的刺激,而 ANP 又刺激利尿和尿钠排泄,因此,可能 ANP 在新生儿细胞外液的容量

变化中起重要作用。有研究发现,在伴有 RDS 的早产儿中,呼吸功能改善之前或改善期间,ANP 水平明显增加。

ADH 在下丘脑产生,由神经垂体分泌。当血渗透压增高或血容量降低时,ADH 的释放增加,从而增加肾集合系统水的重吸收和减少尿量。ADH 水平在出生后的前 24 小时期间较高,然后降低。当早产儿存在某些疾病如 RDS、窒息、疼痛和 IVH 时,可引起 ADH 分泌增多而产生抗利尿激素分泌失当综合征(syndrome of inappropriate antidiuretic hormone,SIADH)。

当低血容量和脱水时,ECW 容量降低,心排出量及血压降低,RAAS 被激活,引起 GFR 和输送到远曲小管的钠降低,从而刺激肾髓质细胞产生肾素。肾素可激活血管紧张素原在肝脏转换成血管紧张素 I,血管紧张素 I 转运到肺,产生活化的血管紧张素 II。血管紧张素 II 是一种强有力的血管收缩剂(主要作用于动脉),并直接作用于肾保留钠和水。血管紧张素也激活肾上腺释放醛固酮,通过增加钠的重吸收和水潴留而增加 ECW 容量。早产儿肾小管对醛固酮的反应低下,因此,发生低钠血症的危险性增加。

(二)新生儿液体疗法的原理

与年长儿一样,对存在水和电解质紊乱的新生儿的处理原则也包括补充累计损失量、继续损失量和生理需要量(维持液)3 个方面,前两者的估计与其他年龄组婴儿基本相仿,而维持液需要量的计算原理与其他年龄组的婴儿明显不同。

1. 出生后的发育变化与液体疗法的临床关联

(1)出生后早期(过渡期):早产儿在出生后第一周期间利尿的发生,可以分为 3 个阶段:利尿前期、利尿期和利尿后期[4]。利尿前期发生在出生后的头 48 小时,在此阶段尿量很少,尿中电解质的丢失和 GFR 也非常低,丢失的液体主要是经皮肤的 IWL,易发生高钾血症;利尿期发生在生后 2~5 天,此阶段无论是否增加液体摄入量,尿量、尿钠和钾的排泄都明显增加;至生后第 4 或 5 天开始,尿量随液体摄入量变化而变化,此即利尿后期。出生后早期的液体管理目标应当是允许 ECW 等张性收缩和暂时的负水平衡,使其能够从宫内成功地向宫外生活过渡。若在此期期望通过增加水的摄入来补偿 ECW 的收缩,将有可能导致液体过剩、水肿、症状性 PDA 和增加 BPD 的风险。

钠是 ECW 的主要电解质,包括血浆和间质液,出生后在水丢失之前通常先有钠的丢失,因此,在 ECW 生理性收缩的负水平衡期间也处于负钠平衡。允许这种负钠平衡的发生可促进出生后的适应过程。Hartnoll 等研究了胎龄 25~30 周的早产儿早期补钠和延迟补钠对体液组成、氧依赖性和心血管适应的影响,结果显示,与生后第一天即开始补钠[4mmol/(kg·d)]的早期补钠组相比,体重丢失至出生体重的 6% 才开始补钠的延迟补钠组患儿生后 4 天时 ECW 量明显降低,35% 婴儿在生后第一周末不需要供氧(早期补钠组 8.7%)。早期补钠组对氧的需要增加推测是由于

持续的 ECW 扩张和肺间质液清除的延迟。因此,在生理性利钠 / 利尿开始之前,应当避免维持液中补充钠,临床标志为生理性体重下降的开始[4]。

(2)体重增长期(生长期):一旦达到预期的生理性体重下降,意味着出生后的适应阶段已经结束,即应提供足够的液体和电解质以满足生长的需要。钠是生长所需的重要电解质,钠摄入明显不足可抑制 DNA 的合成,导致体重不增,对骨骼和组织的生长及神经系统的发育产生不利的影响。足月儿有足够的肾小管和肠道重吸收钠,人乳 150ml/(kg·d)可提供钠摄入量 1mmol/(kg·d)(15mg/100ml),足够正常的生长所需。然而对于极早产儿,需要摄入较多的钠 4mmol/(kg·d),如果应用利尿药则需要量更多。慢性钠耗竭的最早体征是体重不增而不是低钠血症。每天 4mmol/kg 钠摄入量应持续至矫正胎龄至少 32 周[4]。

2. 正常新生儿维持液需要量 维持液是指补充正常情况下体液的丢失量和生理需要量,IWL、尿量、粪便中水分丢失和生长期间新组织中的含水量是估计每天的维持液需要量的 4 个基本组成。对于一个基础情况下的足月新生儿,IWL 约为每天 20ml/kg。尿量取决于水的摄入量、经其他途径水分的丢失量(如 IWL、粪便失水和生长需水)、肾浓缩功能和需经肾脏排泄的溶质负荷。生后第一周的肾溶质负荷为 15~30mOsm/(kg·d),若要维持尿渗透压在 300mOsm/L(新生儿肾脏可产生的尿渗透压范围的中间值),则需尿量 50~100ml/(kg·d)。粪便中水的丢失为 5~10ml/(kg·d)。新组织中潴留的水分为 10ml/(kg·d)(按每天体重增加 10~20g/kg,其中 60%~70% 水计算)。除此之外,在计算中还需包括食物营养素的氧化产生的内生水 5~10ml/(kg·d)(按碳水化合物,0.60ml/g;蛋白质,0.43ml/g;脂肪,1.07ml/g 计算)[1]。

在生后第一周,粪便中丢失的水很少,生长也还未开始,甚至在生理性体重减轻时,允许负水平衡每天 10ml/kg。而由于代谢产生的内生水 5~10ml/(kg·d)可与粪便中丢失的水相抵消,因此,对足月新生儿生后头几天所需的维持量约为每天 60ml/kg(IWL 20ml/kg+ 尿量 50ml/kg- 负水平衡 10ml/kg)。随着日龄增长和开始肠道喂养,肾溶质负荷和粪便中丢失增加,以及生长发育所需水,因此,至生后第 2 周,足月儿维持液需要量应增加至每天 120~150ml/kg。

早产儿维持液需要量较大,因为早产儿的 IWL 较高,且随出生体重或胎龄的降低而增高。在出生后的头几天中,因为提供的外源性溶质较少,肾溶质负荷很低,若按氯化钠以每天 2mEq/kg 的剂量供给(产生肾溶质负荷 4mOsm/kg),组织分解代谢产生的肾溶质负荷 8mOsm/(kg·d),和维持尿浓度 300mOsm/L 计算,仅需尿量 40ml/(kg·d)。因此,生后第 1 天早产儿大约需要维持液为每天 80ml/kg(IWL 60ml/kg+ 尿 40ml/kg- 负水平衡 20ml/kg),生后第 2~3 周应增加至每天 150ml/kg(IWL55ml/kg+ 尿量 85ml/kg+ 粪便失水 10ml/kg+ 生长需水 10ml/kg- 氧化生水 10ml/kg)。胎龄 <25

周的超早产儿因在出生后第 1 周有相对高的 IWL,液体需要量需增加至每天 200ml/kg,甚至更高,特别是如果在干燥的环境中护理时。

新生儿第 1 天尿少,电解质丢失不多,补液中可不加电解质,以后钠、钾和氯的需要量各为每天 2~4mmol/kg。体重 <1500g 的早产儿在生后第 2 和 3 周尿钠排泄高,钠的摄入量需增加至每天 3~5mmol/kg。

上述的维持液需要量仅仅是理论上的估计,适用于适中温度和相对湿度 30%~50% 环境下的正常新生儿(表 2-9-4~ 表 2-9-6)。许多因素都可影响维持液的估计,如远红外下需水量应增加每天 45~60ml/kg,光疗下需水量应增加每天 20ml/kg(未覆盖塑料薄膜时);而在机械通气时吸入充分湿化的气体应减少需水量每天 10ml/kg 等。当存在肾功能衰竭、心力衰竭、PDA 及 BPD 时也必须限制入液量。

对于每一个患病的新生儿,特别是 VLBW 和 ELBW 的早产儿,必须根据临床情况和实验室资料进行个体化的调整。再一次强调[3],早产儿在出生后头 5~10 天 TBW 和 ECW 的收缩意味着他们的负水和负钠平衡是对宫外生活的适应,不应当通过增加液体供给和补充钠来补偿。如果不遵从这个原理并在此过渡期间达到正水平衡(体重增加),将加重早产儿 RDS 病程,导致 PDA、充血性心力衰竭、

肺水肿、NEC 和 BPD 的发生率增加。ELBW 儿及其他可能有液体问题的新生儿应每天称重 1~2 次,每 4~8 小时监测血清钠 1 次直至稳定,尿量应每 6~8 小时总结 1 次。如果足月儿体重每天丢失 >1%~2%,早产儿 >2%~3%,尿量减少,尿比重上升或血钠浓度升高,应当增加液体摄入量;相反,如果体重没有适当的下降,血钠浓度降低,需考虑减少液体摄入量。液体量的目标是到出生后 7~10 天达到 140~160ml/(kg·d) 以允许足够的热卡摄入[3]。

(三)几种特殊情况下的新生儿液体疗法

1. **超早产儿或超低出生体重儿**[6] 胎龄 26 周以下或出生体重 <1000g 的婴儿的补液是一个十分棘手的问题。因为这些婴儿有较大的体表面积和不成熟的皮肤抗蒸发屏障功能,经皮肤的 IWL 较多,特别是这些患儿常处于远红外辐射台下或光疗下,IWL 可能超过每天 200ml/kg,因此 ELBW 尤其是胎龄 <26 周、体重 <800g 的超未成熟儿,在生后 24~48 小时容易发生以高血钠(>150mmol/L)、高血糖(>7mmol/L)、高血钾(>6mmol/L)和失水为特征的高渗综合征,但无尿少、酸中毒和循环衰竭的表现(图 2-9-2)。高血压、高血糖和高血渗透压均可导致中枢神经系统损害,因此,应尽可能地减少 IWL 丢失。第 1 天补液量一般从每天 100~105ml/kg 开始,不需补充电解质;出生后 2~4 天补液量

表 2-9-4 新生儿维持液需要量[ml/(kg·d)][5]

出生体重(g)	<750	750~1000	1000~1500	1500~2500	>2500
第 1 天	100~150	80~100	70~80	60~80	60~80
第 2 天	120~180	100~140	80~100	80~100	80~100
3~7 天	150~200	100~150	100~150	100~150	100~150
2~4 周	120~180	120~180	120~180	120~180	120~160

表 2-9-5 出生后第一个月新生儿维持液需要量[ml/(kg·d)]

出生体重(g)	<750	750~1000	1000~1500	>1500
IWL(ml/(kg·d))	100+	60~70	30~65	15~30
第 1~2 天	100~200	80~150	60~100	60~80
3~7 天	120~200	100~150	80~150	100~150
8~30 天	120~180	120~180	120~180	120~180

(摘自:Martin RJ,Fanaroff AA,Walsh MC. Fanaroff and Martin's Neonatal-Perinatal Medicine—Diseases of the Fetus and Infant.10th ed. Philadelphia:Elsevier Saunders,2015:613-621.)

表 2-9-6 新生儿维持液需要量估计[ml/(kg·d)]

出生体重(g)	<750	750~1000	1000~1500	>1500
第 1 天	100~140	100~120	80~100	60~80
第 2 天	120~160	100~140	100~120	80~120
3~6 天	140~200	130~180	120~160	120~160
≥7 天	140~160	140~160	150	150

(摘自:Gleason CA,Devaskar SU. Avery's Diseases of the Newborn.9th ed. Philadelphia:Elsevier Saunders,2012:367-389.)

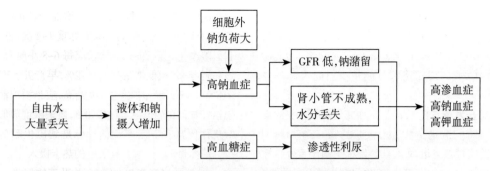

图 2-9-2　ELBW 的超未成熟儿的高渗综合征的发病机制[6]

大量游离水经皮肤蒸发丢失,临床医生通常会增加液体摄入量,并常规在生后第 2 天开始补钠,对不成熟的肾小球造成巨大的外源性钠负荷;经皮肤的 IWL 和肾小球滤过率低进一步导致钠储留;肾小管浓缩功能不成熟又使大量水经肾脏丢失;葡萄糖超负荷也可引起透性利尿;以致高渗、高钠和高钾血症的相继发生

逐渐增加,最高可达每天 180ml/kg;至出生后 4~7 天,随着皮肤角质层成熟,IWL 下降,液体量可减少 10%~20%,以不超过每天 150ml/kg 为宜,允许生理性体重下降多达出生体重的 15%~20%。维持液中钠的补充应至 ECW 收缩发生后 3~7 天和血钠 <145mmol/L 时才开始,剂量 2~3mmol/kg,偶而可高达 4~6mmol/(kg·d),以维持正钠平衡。由于高钾血症是此组婴儿生后第一周极为常见的问题,补钾也应等到生理性利尿发生之后和血钾 <4mmol/L 才开始,1~3mmol/(kg·d)。高血糖是此组婴儿常见的情况,葡萄糖输注速率应<5mg/(kg·min),并严密监测血糖。

在出生后的第一周期间,IWL 的估计十分重要,高环境湿度降低经皮肤 IWL 的效果在最不成熟的婴儿中尤为明显。例如当环境湿度为 40% 时,IWL 为 100ml/(kg·d);而当环境湿度超过 90% 时,IWL 可降低到 <40ml/(kg·d)。因此,初始的液体需要量可能变化于 70~160ml/(kg·d),甚至更高。但是,一旦稳定的高湿度环境已经建立,液体摄入量即相应降低。必须牢记:如果不设法防止婴儿过大的 IWL,要维持他们的水平衡是困难的。因此,通过预防过度的 IWL 而不是补充过多的 TWL 可明显减少极早产儿的并发症,这可以通过改变婴儿的环境来达到[3]。

2. 新生儿呼吸窘迫综合征　如果心肺功能未受损害,RDS 患儿的肾功能与同胎龄无呼吸窘迫的早产儿相仿。如果 RDS 同时伴有低氧和酸中毒,其 GFR、肾血流和肾脏重碳酸盐阈值可能降低。已经发现,RDS 患儿的临床改善与生后第 2 和 3 天发生的尿量增加及循环中 ANP 水平的上升相关联,然而二者之间的因果关系还不清楚。RDS 对液体平衡的主要影响是延迟出生后的 ECW 收缩,表现为延迟的利钠和利尿(ADH 分泌增加,ANP 分泌延迟)。由于早产儿不能排泄足够的钠负荷,对于 RDS 的患儿应尽可能的限制液体[10%GS 或 TPN 40~60ml/(kg·d)]和钠的摄入直至利尿发生之后。利尿后呼吸功能改善,但是应用利尿药并不能帮助改善 RDS 的病程。RDS 恢复期随着肺血管阻力下降,左心房回流增加,心房牵张引起 ANP 释放增加,从而促进 ECW 的收缩。由于利尿和利钠的发生也是肺血管压力下降的后果,不难理解为什么利尿药治疗 RDS 无效[1]。

正压通气也可能通过直接的和间接地对肾功能的影响引起水滞留。正压通气可以降低静脉回流到心脏(前负荷)从而引起心排出量降低和最终肾血流量减少。正压通气也可以通过增加肾素 - 血管紧张素 - 醛固酮活性和增加抗利尿激素的分泌而影响水、钠的排泄,引起水滞留。但是如果应用得当,传统的正压通气或高频通气并不影响利尿或引起水的潴留。

近年来,出生前糖皮质激素和出生后 PS 的应用已经改变了 RDS 的临床病程。出生前激素的应用可加速器官的成熟,包括肾和皮肤;出生后外源性 PS 的应用可减少肺毛细血管渗出和肺水肿的形成。这些干预措施普遍促进了出生后早期 ECW 的收缩,有助于稳定患儿液体和电解质平衡。然而在生后头几天中维持负水和负钠平衡以允许细胞外液收缩的发生,仍是这些患儿液体疗法的基础。

3. 动脉导管开放　PDA 是早产儿常见问题,特别是在出生后头几天中。在此期间液体量过多增加症状性 PDA 的发生率。液体过剩导致 PDA 风险增加的确切机制还不清楚,可能与这些婴儿缺乏体液的等张性收缩相关[2,4]。

吲哚美辛和布洛芬仍然是关闭 PDA 的重要药物,尽管其治疗时机、无症状 PDA 的预防和最佳的剂量方案是一个有争议的问题。二者都是非选择性的环氧化酶(cyclo-oxygenase,COX)抑制剂,通过抑制前列腺素的合成促进动脉导管的关闭。急性肾损伤是此类药物应用的一个重要的潜在并发症,可能是因为抑制了扩血管和促尿钠排泄的前列腺素类合成,导致肾血管收缩、肾血流量和 GFR 降低,从而减少尿量和尿钠的排泄。尽管 Meta 分析提示布洛芬比吲哚美辛有较少的副作用,但是,有报道母亲应用布洛芬后,出现羊水过少和新生儿肾衰竭。应用速尿或多巴胺消除吲哚美辛的肾副作用而不降低导管关闭的效果也没得到证实,而且速尿可增加前列腺素的产生,理论上有引起动脉导管重新开放的危险[3]。

无论何时应用 COX 抑制剂时,应仔细的监测尿量、血钠和体重。吲哚美辛剂量 0.2mg/kg,12 小时 1 次;如果婴儿极不成熟,应减少 30% 钠和水的摄入量,吲哚美辛 0.1mg/kg,24 小时 1 次;或应用布洛芬可能较少引起不利的肾影响。

4. 支气管肺发育不良 早产、氧中毒、气压伤、炎症反应和 PDA 等都是已知的造成 BPD 发生的原因,生后早期液体和钠盐摄入过多可增加 BPD 的发生率和严重性。在 BPD 的发生过程中,肺水肿可损伤肺功能,影响气体交换,从而增加了对机械通气的依赖和造成恶性循环。因此,BPD 的防治措施应针对减轻肺间质和支气管周围的液体潴留,包括液体限制在 120~140ml/(kg·d) 和利尿治疗[7]。

根据定义,发生 BPD 的婴儿至少已是孕龄 36 周,他们的器官成熟程度,包括皮肤,已经接近足月儿水平。他们的 IWL 接近于足月儿值 [20~25ml/(kg·d)]。大多数的 BPD 患儿通过肠内和(或)肠外获得充分的营养摄入,肾溶质负荷通常为 25~30mOsm/kg,需 60~75 ml/kg 的尿量排泄。与生后第 1 周中婴儿不同,伴 BPD 的患儿经粪便丢失的水(10~15ml/kg)较多,需要补充。生长所需的水大约为每天 10~15ml/kg(≈每天体重增加 20g/kg)。因此,生长中的 BPD 患儿的总液体需要量为 120ml/(kg·d)。如果全部经肠内营养途径供给,胃肠道净吸收率为 70%,则应摄入液体量 140~150ml/(kg·d) 以保证正水平衡。

尽管利尿药可改善处于 BPD 发生风险或已经发生 BPD 早产儿的近期肺功能,然而,近来的 Meta 分析没有强烈的证据支持在 CLD/BPD 的早产儿中常规的长期应用利尿药。长期应用利尿药可引起钠、钾和钙的排泄增加,这些电解质需要补充(平均每天 2~3mEq/kg)以避免并发低钠、低钾和低钙血症。长期应用利尿药的其他并发症还包括耳毒性、暂时性肾钙质沉着症和低钾性代谢性碱中毒。

达到正常体格生长是 BPD 管理的重要目标。最佳的生长需要足够的热卡、营养和水的摄入。由于呼吸功增加,BPD 患儿的基础代谢率比无 BPD 者增高 25%,因此需要相应增加能量的摄入。

5. 围产期窒息 围产期缺氧的新生儿常有脑和肾损害,常伴有 SIADH 和(或)急性肾小管坏死(acute tubular necrosis,ATN),这两种情况都可引起尿少而临床上难以区分,因此,对有围产期窒息的新生儿在生后头 2 天应限制液体摄入量(IWL 量 + 尿量 -20ml/kg 负水平衡)以允许 ECW 的生理性收缩,至生后第 3 天,若尿量正常,液体量可恢复至正常水平。如果少尿或无尿的原因不清楚,或患儿存在低血容量,可进行试验性的给予 10ml/kg 的晶体液或胶体液扩容[2]。

在 ATN 的少尿或无尿期,不应给予钾,以避免高钾血症。在 ATN 的恢复期,可能有大量的尿钠和钾的丢失,应当予以计量和补充。重度窒息的患儿,严重的急性肾实质损伤可持续几天到几周,或可能伴有永久性的肾皮质坏死。

存在高钾血症(血清钾 >7mEq/L)时,需要连续监测心电图。高钾血症的治疗选择包括胰岛素、离子交换树脂、腹膜透析和血液净化。

近年来,亚低温治疗已经作为降低重度窒息伴中重度 HIE 患儿死亡率和神经学后遗症的有效神经保护方法。低温治疗期间的液体供给方案迄今还未很好研究,鉴于低温时机体代谢率降低,低温治疗患儿可能比无低温者需要较少的液体量。

6. 抗利尿激素失当分泌综合征 SIADH 可能与出生时窒息、颅内出血、RDS、气胸和应用持续正压通气等有关。该综合征的特征为少尿、水潴留、血钠(<130mmol/L)和血渗透压(<270mOsm/L)降低、尿渗透压增高(尿稀释试验时尿渗透压不能达到 100mOsm/L 以下)和由于水肿所致的体重增加。SIADH 的处理应从严格控制入液量(每天 30~50ml/kg)着手,补充生理需要量 Na⁺ 盐(每天 2~3mmol/kg),还可同时应用呋塞米,多数患儿在生后 48~72 小时对治疗出现反应,表现为尿钠排泄增多和尿量增多。必须记住:在这种婴儿中,总体钠是正常的,但 TBW 是增加的,其低钠血症是稀释性的,因此,治疗的原则是限水而不是补钠,增加钠盐摄入反可导致 ECW 进一步增多而使病情加重[2]。

7. 胃肠道疾病 由胃肠道疾病如腹泻、NEC 和解剖畸形所致的体液失衡是新生儿常见的情况。新生儿腹泻多为等张性脱水,静脉补液量根据累积损失量、维持量和继续损失量的估计而定。由于新生儿 ECW 多和体表面积大,累积损失量和维持量均相对较多,但补液速度应均匀,以防短期内输入大量液体而致肺水肿和心力衰竭。NEC 或肠梗阻常需胃肠减压,可丢失大量的胃肠道液体,易发生低张性脱水。酸性胃液的丢失可引起低氯性代谢性碱中毒,而下消化道梗阻性疾病常有碱性或中性肠液的丢失,导致代谢性酸中毒,应从静脉补以等量的与引流液相仿的电解质溶液(表 2-9-7)。

表 2-9-7 体液的电解质含量[1]

体液来源	钠(mmol/L)	钾(mmol/L)	氯(mmol/L)
胃	20~80	5~20	100~150
小肠	100~140	5~15	90~120
胆汁	120~140	5~15	90~120
回肠造口术	45~135	3~15	20~120
腹泻	10~90	10~80	10~110
脑脊液	130~150	2~5	110~130

综上所述,新生儿液体疗法在不同胎龄、不同体重、不同日龄、不同疾病、及同一疾病的不同阶段都不相同,因此必须根据具体情况制定补液方案。

(四)液体和电解质疗法的效果的监测

NICU 中危重新生儿液体平衡需要仔细的监测。容量状态的临床评估指标包括体重、液体出入量、心率、血压、皮肤弹性、毛细血管再充盈、口腔黏膜干燥程度和前囟充盈度;实验室监测指标包括血清电解质、肌酐、血/尿渗透压和尿比重。液体平衡的管理目标为:第一天尿量应至少达到每小时 0.5~1ml/kg,然后增加至每小时 2~3ml/kg,尿比重 1.008~1.012;体重以每天 1%~2% 有序的丢失,在生后第一周中,预期的体重丢失足月儿可多达 5%~10% 和早产儿多达 15%~20%;超过出生第一周后,体重应以每天 14~16mg/kg 或 20~30g/d 的幅度稳定增加;血清肌酐和电解质(钠和钾)浓度应稳定地下降到正常范围(表 2-9-8)。

1. 体重的变化　体重是监测液体平衡有用的参数,因为体重的迅速变化反映水平衡的变化。连续称重可被用来估计 IWL 的丢失,通过下列公式计算[3]:

IWL= 液体摄入量 – 尿量 + 体重丢失或

IWL= 液体摄入量 – 尿量 – 体重增加。

然而,出生后早期体重的丢失可以是体内水的丢失,也可能是体内固体物质(如肌肉)的丢失。近年来,随着早产儿出生后早期营养支持的改进(如出生后第一天就开始肠外营养和出生后尽早开始肠内营养),纵然体内水的丢失仍然不变,生理性体重下降的幅度已经明显减小,甚至在某些婴儿中可不发生[2,4]。因此,尽管每天准确称体重是评估液体平衡的一个重要部分,但必须结合血清电解质变化一起分析。

2. 常规监测血清肌酐和电解质　常规监测血清电解质浓度是监测身体水分和电解质状态及适当的水和电解质输入的最好的方式。血清钠浓度的变化是水平衡的主要指标。高钠血症最常由于水的摄入减少或丢失增加而不是钠的补充过度;低钠血症最常由于过度的补充水分而不是钠的摄入不足。血清钠的过度波动可以通过严格的液体管理来避免[1]。

血清肌酐是 GFR 的评价指标,新生儿出生时的水平反映母亲的水平,早产儿的血肌酐水平在出生后有暂时的升高,第 4 天达到高峰,然后逐渐下降,至 3~4 周回到正常。若出生后血清肌酐持续升高或不能降低提示 GFR 降低。血尿素在评估新生儿肾功能中没有价值,因为它受到许多非肾脏因素的影响。

3. 尿液分析　FENa 和尿钠浓度反映肾小管的功能,

在出生后利钠利尿期间暂时性升高,然后逐渐下降。25~34 周的婴儿在出生后第一周中,FENa 常超过 5%,平均尿钠浓度为 80mmol/L。健康的早产儿能够达到最低的尿渗透压为 50mOsm/L(RDS 患儿为 90mOsm/L),最高的尿渗透压为 600~800mOsm/L。尿渗透压 200~400mOsm/kg 通常提示液体摄入满意。尿比重被用来替代尿渗透压测定,尿比重在 1.020~1.030 提示尿渗透压在 400mOsm/L 左右。然而,当存在尿糖和尿蛋白时,尿比重可假性升高。

4. 尿量　不足的水摄入导致尿量减少和尿浓度增加。新生儿的稀释和浓缩能力为 50~600mOsm/L,若按肾溶质负荷 10~15mOsm/kg 计算,早产儿能够达到的最大和最小的尿量分别为 300ml/(kg·d) 和 25ml/(kg·d)。后者代表新生儿的最低尿量,即 1ml/(kg·h),低于此尿量作为临床肾功能不全的评判指标。超未成熟儿在出生后第一天的肾溶质负荷极低,生后第一天尿量以 <0.5ml/(kg·h)、然后 <1ml/(kg·h) 作为异常更为合理。

(邵肖梅　刘登礼)

二、酸碱失衡与血气分析

新生儿正常代谢常处于严格的细胞外液酸碱平衡状态,即细胞外液氢离子浓度在 35~45mmol/l,相当于 pH 在 7.35~7.45。酸中毒指 pH<7.35,碱中毒指 pH>7.45。

正常的生长发育依赖于酸碱平衡的内环境稳定,危重新生儿及早产儿由于这种平衡的紊乱而使病情更复杂、严重,有时酸碱失衡甚至较原发病更为有害。因此,血液酸碱平衡状态及血液气体状态的判断已成为新生儿急救医学的重要内容。

本节内容将主要讨论有关酸碱平衡的生理学意义及病理生理状态下的代偿机制;介绍与酸碱平衡有关的常用指标意义及血液气体分析的临床应用;讨论新生儿酸碱平衡的特殊问题及酸碱平衡紊乱的临床处理[8]。

(一)血气分析的常用指标及意义

1. pH 与酸碱平衡　pH 是溶液内 [H^+] 浓度的负对数,即:

$$pH=-lg\left[H^+\right]=lg\frac{1}{\left[H^+\right]}$$

表 2-9-8　液体平衡的监测[4]

体重	每天	稳定地初始丢失 1~2%,最大体重丢失可变但是通常范围为 5~10%;体重增加应当在 7~10 天开始
尿量	持续	每 4~8 小时总结 1 次:超未成熟儿应当 >0.5ml/(kg·h);以后,所有婴儿都应 >2~3ml/(kg·h);<1ml/(kg·h) 需要检查肾功能
血清钠	每天 1 或 2 次	132~144mmol/L
血清钾	每天 1 或 2 次	3.8~5.7mmol/L(溶血除外)
血清肌酐	每天 1 次	出生后应当稳定的下降

细胞外液的 pH 主要取决于血液中最重要的一对缓冲物质,即 HCO_3^- 和 H_2CO_3 两者含量的比值。可用 Henderson-Hasselbalch 方程表示 pH、HCO_3^- 和 H_2CO_3 之间的关系:

$$pH=pKa+\log([HCO_3^-]/[H_2CO_3])$$

因为 H_2CO_3 与溶解于血浆的 CO_2 平衡,且所溶解的 CO_2 量取决于 CO_2 分压,故上述公式可写为:

$$pH=pKa+\log([HCO_3^-]/0.03×PCO_2)$$

上述 pKa=6.1,0.03 为 CO_2 在液体中的溶解系数,血浆 $[HCO_3^-]$ 为 24,PCO_2 为 40。所以,正常 $pH=6.1+\log(24/0.03×40)=6.1+1.3=7.4$

正常 HCO_3^- 和 H_2CO_3 比值保持在 20∶1。维持 pH 稳定的主要因素有:机体缓冲系统、呼吸系统和肾;当某种因素促使两者比值发生改变或体内代偿功能不全时,体液 pH 即发生改变,超出 7.35~7.45 的正常范围,出现酸碱平衡紊乱。

2. 血二氧化碳分压(PCO_2) 代谢产生的 CO_2,由于张力不同,从组织扩散至血液循环中,其中大部分由红细胞携带运送到肺,然后由肺排出体外。CO_2 在血液中的运输形式有:①物理溶解于血浆和红细胞内,这种情况所占的比例很少。②与血红蛋白的氨基酸结合,形成氨基甲酰血红蛋白。此结合反应迅速,不需酶的作用,不需通过 H_2CO_3 的形式直接进行。去氧血红蛋白结合 CO_2 的能力比氧合血红蛋白强 3.5 倍,体内 1/4 的 CO_2 是以氨基甲酰血红蛋白形式从组织运输到肺的(表 2-9-9)。③形成 HCO_3^-。

表 2-9-9 CO_2 在血液中的运输形式及含量

血液	HCO_3^- (mmol/L)	氨基甲酰血红蛋白	物理溶解 CO_2	PCO_2 (mmHg)
动脉血	24.0	0.97	1.20	40
静脉血	25.1	1.42	1.34	46

PCO_2 代表物理溶解于血浆中分子所产生的压力或张力,它反映肺泡通气量的水平。正常动脉血 $PaCO_2$ 为 35~45mmHg,平均为 40mmHg;静脉血或毛细血管的 PCO_2 为 46mmHg;动 - 静脉血 PCO_2 值相差不是很大,所以,临床上监测 PCO_2 时静脉血或毛细血管血标本与动脉血相似,均有较好的代表性。$PaCO_2$ 低于正常说明通气过度,CO_2 排出过多,见于呼吸性碱中毒或代谢性酸中毒时的呼吸代偿;$PaCO_2$ 高于正常说明通气不足,CO_2 潴留,见于呼吸性酸中毒或代谢性碱中毒时的呼吸(抑制)代偿。

3. 实际碳酸氢盐(HCO_3^-,AB) 指所采集的血标本中实际的 PCO_2 和氧饱和度条件下,直接测得的碳酸氢盐浓度。它受呼吸及代谢两方面的影响。正常值为 24mmol/L(范围 21~27mmol/L)。一般的血气分析仪并不直接测定 HCO_3^-,该值常通过 PCO_2 和 pH 计算得出。

4. 标准碳酸氢盐(SB) 指所采集的血标本在 38℃、PCO_2 为 40mmHg、血氧饱和度为 100% 的条件下测得的血浆 HCO_3^- 浓度。由于呼吸因素完全排除,故为判断代谢因素的指标。正常 SB 为 23~26mmol/L。

AB=SB:两者皆正常,为酸碱内环境正常、稳定。

AB=SB:两者皆低于正常,为代谢性酸中毒尚未代偿。

AB=SB:两者皆高于正常,为代谢性碱中毒尚未代偿。

AB>SB:表示呼吸性酸中毒或代谢性碱中毒。

AB<SB:表示呼吸性碱中毒或代谢性酸中毒。

5. 缓冲碱(BB) 指血液中缓冲系统中一切具有缓冲作用的阴离子的总和,包括 $[HCO_3^-]$、$[Hb^-]$、$[Pr^-]$ 等。通常用氧饱和的全血测定。

血浆缓冲碱(BBp):
= $[HCO_3^-]$ + $[Pr^-]$
=24mmol/L+17mmol/L=41mmol/L

全血缓冲碱(BBb):
= $[HCO_3^-]$ + $[Pr^-]$ + $[Hb^-]$
=41mmol/L+0.42mmol/L×15
=47.3mmol/L

BBp 正常值为 $(42±2)$ mmol/L,BBb 正常值为 $(50±5)$ mmol/L。BB 是反映代谢性因素的指标,PCO_2 对其无明显的影响。代谢性酸中毒时 BB 减少,代谢性碱中毒时 BB 增加。

6. 剩余碱(BE) 指在 38℃、PCO_2 为 40mmHg、Hb 为 150g/L 并 100% 氧饱和的条件下,用酸或碱将人体 1L 血浆或全血滴定至 pH=7.4 时所需要的酸或碱的 mmol/L 数。如需要用酸滴定,则为碱过剩(+BE);如需用碱滴定,则为碱缺失,(-BE)。正常新生儿为 -10~-2mmol/L。BE 反映代谢性的改变,不受呼吸的影响,意义与 SB 大致相同。因反映了总的缓冲碱变化,故较 SB 更加全面。需要注意的是:临床上一般血气分析仪所测定的 BE 也是通过 pH 和 CO_2 计算得出的,它是受到呼吸(PCO_2)影响的。

7. 阴离子间隙 阴离子间隙(anion gap,AG)反映了细胞外液未测定的阴离子和阳离子量的差值。未测定的阴离子(UA)包括血清蛋白 $[Pr^-]$、HPO_4^{2-}、SO_4^{2-} 和有机酸;未测定的阳离子(UC)包括 K^+、Ca^{2+} 和 Mg^{2+}。按血浆中阴阳离子相等的原理,则:

$$Na^+ + UC = (Cl^- + HCO_3^-) + UA$$
$$Na^+ - (Cl^- + HCO_3^-) = UA - UC$$

所以,$AG = Na^+ - (Cl^- + HCO_3^-)$。

正常新生儿 AG 范围在 5~15mmol/L,在较不成熟的早产儿,AG 值偏高。通过 AG 的计算,可将代谢性酸中毒分为 AG 增高和 AG 正常两类。由于摄入或产生增多,或排出减少所引起的酸性产物的积累,可导致 AG 增高的酸中毒,患儿的血 Cl^- 正常;而由于 H^+ 的积聚或 HCO_3^- 的丢失引起的是正常 AG 的酸中毒。在正常 AG 酸中毒,为对抗细胞外液的容量的减少或维持离子的平衡,血 Cl^- 随 HCO_3^- 的丢失而成比例的增高。血清 K^+、Ca^{2+} 和 Mg^{2+} 的降低、血清蛋白或 Na^+ 增加也可在无代谢性酸中毒的情况下引起 AG

的增高。由于新生儿低氧、低体温、严重的呼吸窘迫、感染等所致的乳酸性酸中毒引起的 AG 增高的代谢性酸中毒临床最为常见。

8. 血氧分压（PO2）　在新生儿监护中，临床有多种有创或无创的方法测定血液含氧的状态，但通过血气分析仪测定动脉血氧分压（arterial oxygen tension，PaO2）仍然是最准确的方法。氧在肺泡与 CO2 交换后进入血液循环，小部分以物理状态溶于血浆中，大部分与血红蛋白结合成氧合血红蛋白转运到组织，供代谢所需。PaO2 指动脉血浆中物理溶解的氧分子所产生的压力（分压）。氧在血液中的溶解度很低，溶解系数为 0.024。在 37℃、PaO2 为 100mmHg 时，100ml 血中溶解的氧为：

$$100/760 \times 0.024 \times 100 = 0.3ml$$

在胎儿期，动脉血氧分压很低，为 20~30mmHg；正常新生儿 PaO2 为 50~80mmHg，早产儿在 50~70mmHg。

9. 氧容量和氧饱和度　氧容量指血液中血红蛋白完全氧合时所能携带的氧量。氧饱和度指血红蛋白与氧结合的程度，以 % 表示。随着血氧分压的增加，血氧饱和度也随之增加。PaO2 和动脉血氧饱和度（saturation of arterial blood oxygen，SaO2）的关系呈 "S" 形曲线，即氧离曲线。有多种因素，包括温度、pH、动脉血二氧化碳分压（arterial carbon dioxide tension，PaCO2）、红细胞 2,3- 二磷酸甘油酸盐（2,3-DPG）均可影响血红蛋白与氧的亲和力（即在一定的氧分压下的血氧饱和度），使该曲线出现左移或右移。新生儿期的胎儿血红蛋白比例高，与氧的亲和力较大，氧离曲线呈 "左移"，在同样的 SaO2 时，其 PaO2 较成人低。

由于氧离曲线在氧分压较高时反应呈平坦的变化，SaO2 在高值时并不能准确反映血氧分压值。例如，在 SaO2 为 97% 时，PaO2 可以在 90~135mmHg。在早产儿，Hb 主要为胎儿型，SaO2 为 86%~92% 时，分别相当于 PaO2 37mmHg 和 97mmHg，因此，在早产儿用氧时，当 SaO2 大于 90% 时，更需要监测 PaO2，以免过高。在氧离曲线的低值端，测定 SaO2 对氧合的反映比 PaO2 更为敏感。例如，在 PaO2 为 45mmHg、pH 为 7.4 时，SaO2 可以是 88%（这在临床是可以接受的），而当 pH 为 7.25，同样 PaO2 为 45mmHg 时，SaO2 可能只有 80%，这在临床属于低氧。临床上以无创方法监测 SaO2 时常设置一定的范围，避免高氧引起的早产儿视网膜病变，在早产儿，SaO2 的常设置在 85%~95%。

10. 氧含量　指在 100ml 血中物理溶解与血红蛋白携氧的总和。氧在血浆中的溶解度为 0.0031ml/（dl·mmHg），而血红蛋白携带氧为 1.34ml/（dl·g），故 Hb 携带氧能力在氧含量的构成中占重要地位。

正常动脉氧含量 := Hb（15）×1.34ml×SaO2（97.5%）+PaO2（100mmHg）×0.0031ml=20ml

从上述公式可以看出，血红蛋白量在氧含量中占重要地位。在贫血时，血氧含量显著降低，新生儿可表现为缺氧，出现气急等症状。这时如果单纯给氧，虽然血氧分压可显著增加，但因氧在血浆中的溶解度低，对氧含量的提高并不显著，只有通过输血才能有效提高氧含量，缓解症状。

（二）酸碱平衡的维持

机体在新陈代谢过程中产生酸性和碱性物质。酸性产物可分为两大类：一类为挥发性酸，如碳酸；另一类为非挥发性酸（即固定酸，不能代谢成 CO2 和 H2O），后者又分为可继续代谢的非挥发酸（如乳酸、丙酮酸、乙酰乙酸和酮体等）和不可继续代谢的非挥发酸（如磷酸和硫酸）。碱性物质主要来自食物和碱性药物。食物中所含的有机酸盐可氧化成 CO2 和 H2O，剩余的钠或钾等阳离子则与血液中的碳酸氢盐（HCO3⁻）结合，使血液呈微碱性。

机体代谢产生的酸性物质多于碱性物质，这些多余的酸性物质必须中和与清除，使人体的内环境稳定，维持正常的生理功能。人体维持酸 - 碱平衡的主要机制包括：①体液的缓冲；②肺排出 CO2；③肾的调节。

1. 机体缓冲系统的急性期代偿　细胞内液和细胞外液可对机体突然增加的酸或碱进行有效的缓冲。碳酸氢盐、磷酸盐和血浆蛋白是细胞外液的主要缓冲，而血红蛋白、有机磷酸盐和骨羟磷灰石是细胞内的主要缓冲体系。为了获得细胞内的缓冲机制，H^+ 进入细胞内，与 Na^+ 和 K^+ 进行交换，HCO_3^- 进入细胞与 Cl^- 进行交换，因此，酸中毒时可出现高血钾，碱中毒可引起低钾血症。细胞内的缓冲系统能缓减约 47% 的急性酸负荷增加，在较长时间的酸中毒，该系统甚至会发挥更大的作用。较大比例的细胞内缓冲能力发生在骨质，所以慢性酸中毒可引起骨的再吸收，使骨钠、钾、钙和碳酸氢盐丢失，引起新生儿生长障碍。

细胞外液的主要缓冲系统是碳酸 / 碳酸氢盐，其缓冲方程如下：

$$H^+ + HCO_3^- \leftrightarrow H_2CO_3 \leftrightarrow H_2O + (CO_2)d\uparrow$$

2. 肺的调节　在酸碱平衡的调节中，通过呼吸系统 CO2 的排出大大提高了对 HCO_3^- 和 H_2CO_3 比值的维持和 pH 稳定的效率。二氧化碳（CO2）溶于水后形成碳酸，进一步可离解为 HCO_3^- 和 H^+，其平衡如下：

$$H^+ + HCO_3^- \leftrightarrow H_2CO_3 \leftrightarrow H_2O + (CO_2)d\uparrow$$

在体液中溶解的 CO2 即 [（CO2）d] 占大多数，与 H_2CO_3 的比值为 800:1。实际上，[（CO2）d] 和 H_2CO_3 可相互交换，在碳酸酐酶的作用下，能使 H_2CO_3 快速转换成 H_2O 和 CO2，CO2 的排出可通过呼吸系统实现。酸的产生增加可使 HCO_3^- 的消耗量增加，导致 H_2CO_3 和 CO2 的增加。CO2 易通过血脑屏障，导致中枢 pH 下降，刺激中枢化学感受器，使患儿在 12~24 小时内呼吸增加，PaCO2 降低。相反，在碱中毒时，HCO_3^- 的增加以通气减少进行代偿，使 CO2 潴留。但是，在代谢性酸中毒时，呼吸对 pH 的代偿往往是不完全的，例如每降低 1mmol/L HCO_3^- 可通过增加肺每分通气量使 PCO2 降低 1.25mmHg，结果 pH 少降低 0.005。在代谢性碱中毒，每增加 1mmol/L HCO_3^- 可增加 PCO2 0.2~0.9mmHg，减少 0.016~0.008 的 pH 下降。

3. 肾的调节　非挥发酸的排出主要靠肾完成。肾对酸 - 碱平衡的调节主要有以下三个方面：①排泄每天产生的非挥发酸；②重吸收所有滤过的 HCO_3^-；③通过增加或减少 HCO_3^- 的排泄来代偿由于呼吸紊乱而引起的 $PaCO_2$ 变化，使 pH 不至于引起较大变化。

肾小管的分泌氢及重吸收 Na^+（H^+-Na^+ 交换）：H^+ 被肾小管细胞主动分泌入管腔，与肾小管中 Na^+ 进行交换后，Na^+ 与 HCO_3^- 结合生成 $NaHCO_3$，再吸收入血液。在被肾滤过的 HCO_3^- 中，有 60%~80% 被重吸收。肾小管分泌的 H^+ 的一部分与 Na_2HPO_4 的 Na^+ 进行交换，形成 NaH_2PO_4 随尿液排出，使尿酸化，Na^+ 则重吸收与细胞内的 HCO_3^- 结合后回到血液。

近端肾小管的另一作用是分泌 NH_3，与肾小管内的 H^+ 结合生成 NH_4^+，不能被重吸收而与强酸盐，如 $NaCl$、Na_2SO_4 等的阴离子结合生成酸性的铵盐随尿排出。解离出的 Na^+ 也同 H^+ 交换进入肾小管上皮细胞与细胞内的 HCO_3^- 结合转运到血液。

新生儿的成熟度对肾的酸 - 碱调节也有影响。肾单位的形成在胎龄 34 周时已结束，但其功能成熟和功能变化在生后一年内仍然继续。由于新生儿，尤其是早产儿肾脏功能的相对不成熟，可影响其酸 - 碱平衡状态。早产儿或有窘迫的新生儿肾小球的滤过率相对较低；近端肾小管重吸收 HCO_3^- 的阈值和血基础 HCO_3^- 水平较低，分泌氨的能力弱；由于尿磷酸盐和其他对酸碱的缓冲系统较弱，可滴定酸的排出能力也低。早产儿在出生时不能最大地酸化尿液，使尿 pH 至少有 6.0，而成人尿 pH 可达 4.5。在生后 6 周，早产儿或足月儿肾泌 H^+ 能力成熟，使尿液可达到最大的酸化。

综上，酸碱平衡的调节以体液的缓冲系统最快，在数秒内即起作用，在 10~20 分钟内可以完成；肺的调节作用稍慢，它通过呼出 CO_2 来调节血液中的 H_2CO_3 浓度，需 15~30 分钟才达到最大的调节作用；肾的调节作用最慢，往往需数小时后起作用，但其作用最强，持续最久，可达数天到 1 周。

新生儿，尤其是小于 34 周的早产儿肾脏功能尚不成熟，基础 HCO_3^- 水平较低，在疾病和受到应激时较易出现酸 - 碱平衡紊乱。

（三）酸碱失衡的分类

碳酸 / 碳酸氢盐缓冲系统是酸 - 碱平衡的参考基础，该平衡通过血气分析而得到监测。在一般的血气分析，pH 和 $PaCO_2$ 是直接测定的，而 HCO_3^- 是通过计算获得的。酸碱失衡通过其发生原因而分为代谢性或呼吸性。代谢性酸中毒常由于细胞外液非挥发酸的增加或 HCO_3^- 的降低所致；代谢性碱中毒常由于细胞外液 HCO_3^- 的增加所致；呼吸性酸中毒常由肺通气不足所致的挥发酸（CO_2）的排出减少所致；呼吸性碱中毒常由肺通气过度所致的挥发酸（CO_2）的排出增加所致。酸碱失衡也可根据原因的多少分为单纯性或混合性酸碱紊乱。由于代偿机制的作用，有时较难区分 pH 的变化是原发因素所致还是代偿机制的表现。需要强调的原则是：酸碱紊乱时的代偿机制不会使 pH 完全代偿至正常，这点可作为判断引起紊乱的原发因素。表 2-9-10 列出了原发酸碱紊乱时可能出现的代偿机制及程度[9]。此外，对酸碱紊乱的判断，除血气分析外，患者的病史和体检对判断是否为原发紊乱或代偿机制的作用是非常重要的，这对进一步的原发病的纠正也有重要的意义。

1. 代谢性酸中毒　代谢性酸中毒是临床最为常见的酸碱平衡紊乱，为血浆中 HCO_3^- 的原发性减少。

（1）原因：主要原因有①代谢紊乱，酸性产物增多，高乳酸、丙酮酸血症等；②HCO_3^- 的丢失过多，如腹泻、近端肾小管酸性中毒等；③肾排 H^+ 障碍，如急性肾衰竭和远端肾小管酸中毒。此外，早产儿晚发性酸中毒指相对健康的早产儿在生后数周发生轻、中度的代谢性酸中毒，伴 AG 增加，生长减缓，患儿常接受含蛋白较高的牛奶配方喂养。近年来，由于普遍采用含低酪蛋白的早产儿配方喂养，此病已不太常见。

根据 AG 是否增加，可将代谢性酸中毒分为 AG 增加或 AG 正常两大类。引起 AG 改变的代谢性酸中毒的原因

表 2-9-10　原发性酸碱紊乱时可能出现的代偿机制及代偿程度

酸碱紊乱	原发事件	代偿机制	代偿程度
代谢性酸中毒			
正常 AG	↓[HCO_3^-]	↓PCO_2	每 1mmol/L↓[HCO_3^-]，PCO_2↓1~1.5mmHg
AG 增加	↑酸产生或摄入增加	↓PCO_2	每 1mmol/L↓[HCO_3^-]，PCO_2↓1~1.5mmHg
代谢性碱中毒	↑[HCO_3^-]	↑PCO_2	↑[HCO_3^-]，PCO_2↑0.5~1mmHg
呼吸性酸中毒			
急性（<12~24 小时）	↑PCO_2	↑[HCO_3^-]	每 10mmHg↑PCO_2，[HCO_3^-]↑1mmol/L
慢性（3~5 天）	↑PCO_2	↑↑[HCO_3^-]	每 10mmHg↑PCO_2，[HCO_3^-]↑4mmol/L
呼吸性碱中毒			
急性（<12 小时）	↓PCO_2	↓[HCO_3^-]	每 10 mmHg↓PCO_2，[HCO_3^-]↓1~3mmol/L
慢性（1~2 天）	↓PCO_2	↓↓[HCO_3^-]	每 10 mmHg↓PCO_2，[HCO_3^-]↓2~5mmol/L

见表 2-9-11。

表 2-9-11　新生儿代谢性酸中毒的常见原因

AG 增加	AG 正常
组织缺氧所致的乳酸酸中毒：窒息、低体温、休克、感染、RDS 等	**肾脏碳酸氢盐丢失**： • 未成熟儿的碳酸氢盐丢失 • 肾小管性酸中毒 • 碳酸酐酶抑制剂应用
先天性代谢缺陷： • 先天性乳酸酸中毒 • 有机酸酸中毒	**胃肠道碳酸氢盐丢失**： • 小肠引流 • 肠造瘘、瘘管 • 腹泻
肾衰竭	
晚发性代谢性酸中毒	细胞外液扩容引起碳酸氢盐稀释
	醛固酮缺乏
	静脉输入氯过多

通过病史和临床表现常可发现代谢性酸中毒的易感因素，如围产期抑制、呼吸窘迫、血容量的丢失、感染、先天性心脏病伴外周循环灌注不良等，其确诊依靠血气分析。

（2）治疗：代谢性酸中毒的并发症和死亡率取决于酸中毒的程度和其原发病对临床治疗的反应；治疗包括对酸中毒原发病的处理；对于早产儿晚发性酸中毒，应使用低酪蛋白的早产儿配方奶喂养；治疗 AG 正常的代谢性酸中毒应针对减少碳酸氢盐丢失，如减少小肠引流液和补充碱性液体。

对于用碱性液体纠正酸中毒的治疗方法至今仍有一些争议[10]。研究显示，即使有严重的血 pH 降低，其神经系统的预后仍有可能较好；一般推荐将严重酸中毒患儿的动脉 pH 纠正至 7.25（早产儿）~7.30（足月儿），以免酸中毒本身引起的并发症出现。所谓酸中毒的并发症包括小动脉痉挛随后扩张、心脏收缩功能的抑制（当 pH 小于 7.2 时心排出量会受到抑制）、体循环低血压、肺水肿和心律失常等。使用碳酸氢钠的潜在副作用包括容量过多、高钠血症、氧离曲线左移使氧在脑不易释放、$PaCO_2$ 增加、由于 CO_2 进入细胞而引起细胞内酸中毒。对于肾小管酸中毒患儿，为避免生长减缓，仍需要积极用碱性液体（药物）治疗。

碳酸氢钠是新生儿期治疗代谢性酸中毒的最常用液体。在有效的通气建立前碳酸氢钠可使 $PaCO_2$ 增高而使 pH 改善不明显；碳酸氢钠应在有效的通气建立后缓慢并经过稀释后应用。轻度的代谢性酸中毒时，碳酸氢钠用量为每天 1mmol/kg，而严重者可达每天 5~8mmol/kg。当有血气分析结果后，碳酸氢钠的用量可根据 BE 值计算：

碳酸氢钠用量（mmol）=BE 负值数（mmol/L）× 体重（kg）×0.3

因为输入的碳酸氢钠大多位于细胞外液，上述公式中的 0.3 是体内的分布容积，所以临床上一般用计算量的半量给以，以免纠正过度。进一步的碳酸氢钠用量常根据血气分析而定。在纠正酸中毒的过程中，细胞外液的钾减少，应注意钾的平衡。

对于严重的乳酸酸中毒或肾衰竭，可以考虑用透析治疗。

2. 呼吸性酸中毒

（1）原因：由于肺泡通气降低而导致的 $PaCO_2$ 增加，使 pH 低于 7.35，引起呼吸性酸中毒。原发性呼吸性酸中毒在新生儿期很常见，包括 RDS、感染性或吸入性肺炎、PDA 伴肺水肿、BPD、胸膜渗出、肺出血、气胸、肺发育不良及各种原因的呼吸驱动障碍，如呼吸暂停、中枢神经系统疾病等。在 $PaCO_2$ 增加初期，通过细胞内非碳酸氢盐系统进行缓冲，在 12~24 小时内一般没有明显的肾代偿出现；在 2~5 天，肾近端肾小管的 HCO_3^- 转运达到了最大的代偿。

（2）治疗：呼吸性酸中毒的治疗主要是针对原发病和给以呼吸支持改善肺泡通气量。对于危重新生儿，有效的肺泡通气只能通过机械辅助通气实现，其治疗方法详见"呼吸系统疾病"章节。

3. 代谢性碱中毒

（1）原因：代谢性碱中毒的特征是血浆 HCO_3^- 的原发性增加，使 pH>7.45。常见的原因有①H^+ 的丢失过多，如幽门肥厚性狭窄的持续呕吐、持续胃液引流、利尿药的应用、肾排氢过多（盐皮质激素过多）等；②碱性液体输入过多；③严重缺钾；④较长时间的高碳酸血症被纠正后；⑤细胞外液容量的减少，肾小球的滤过率降低使 HCO_3^- 的排出受到限制，刺激近端肾小管重吸收 Na^+ 和 HCO_3^-；细胞外液容量减少还可刺激肾素 - 血管紧张素 - 醛固酮系统，使远端肾小管增加 Na^+ 的重吸收，促进 H^+ 和钾的排出。

也可通过测定尿 Cl^- 寻找代谢性碱中毒的可能病因，碱中毒伴细胞外液减少伴有尿 Cl^- 的降低；而盐皮质激素增多所致的碱中毒常伴尿 Cl^- 增加（表 2-9-12）。

表 2-9-12　代谢性碱中毒

低尿 Cl^-（<10mmol/L）	高尿 Cl^-（>20mmol/L）
利尿药治疗（后期）	Barter 综合征伴盐皮质激素增多
慢性代偿性呼吸性碱中毒的急性纠正	碱性药物的应用
鼻胃管的持续吸引	大量血制品的输入
呕吐	利尿药的治疗（早期）
分泌型腹泻	低钾血症

在临床较常见的慢性代谢性碱中毒是早产儿因 BPD 长期接受利尿药治疗而出现的混合性酸碱平衡紊乱。患儿因慢性呼吸性酸中毒而出现肾的代偿，保留 HCO_3^-，长期的利尿治疗可致低血钾和细胞外容量减少，加重碱中毒；代谢性碱中毒本身也可引起低血钾。严重代谢性碱中毒可引起呼吸抑制。碱中毒的长期危害尚不清楚，但长期 pH>7.6 可增加感觉神经性听力损伤的机会。

（2）治疗：确诊为代谢性碱中毒后应停用碱性液体的

输入;治疗引起碱中毒的原发疾病;对细胞外容量减少的碱中毒可补充生理盐水和钾;对 BPD 患者在接受利尿治疗后常有低钾血症和慢性碱中毒,而血清钾水平往往不能精确反映细胞内的缺钾,故应补钾。

4. 呼吸性碱中毒　呼吸性碱中毒指 $PaCO_2$ 降低,pH>7.45。在使用机械通气时由于潮气量或每分通气量设置不当可引起呼吸性碱中毒;在自主呼吸的新生儿,呼吸性碱中毒可由发热、感染等引起;患儿有中枢神经系统疾病,如早产儿 IVH 等也可引起中枢性过度通气,使 $PaCO_2$ 降低,pH 增高。通过肾的代偿,可在 1~2 天内使 pH 达到正常。对于呼吸性碱中毒,尤其是低 $PaCO_2$ 的危害越来越受到重视,因低 $PaCO_2$ 可引起颅内血管痉挛,导致脑缺血性损伤,在早产儿可增加 PVL 的机会,严重低碳酸血症可使听神经等脑神经受到损害。

对于呼吸性碱中毒,其治疗主要是针对原发因素,如调整呼吸机的设置和寻找中枢神经系统原发疾病。

(四) 新生儿血气分析及注意事项

1. 生后血气的变化　在宫内,血氧分压相对较低,胎儿血氧分压约为 25mmHg;生后随着呼吸的建立,PaO_2 迅速上升至 50~80(70)mmHg。生后 12 小时内的正常血氧和二氧化碳分压见表 2-9-13。

在宫内,孕母常相对过度通气,使 PaO_2 在 31~34mmHg;这种相对呼吸性碱中毒通过代谢性酸中毒代偿。新生儿出生时往往有混合性酸中毒,但随着呼吸的建立,呼吸性酸中毒迅速纠正,代谢性酸中毒持续较久,呈代偿性。足月儿生后 12 小时、早产儿 24 小时即可恢复正常。正常脐带血 PaO_2、pH、$PaCO_2$ 和 HCO_3^- 值见表 2-9-14。国内对较大样本的新生儿脐血血气分析结果与 Apgar 评分的关系如表 2-9-15。

2. 新生儿血气分析应注意的问题　间歇测定动脉血气是精确估计氧、通气和 pH 的金标准。所有非创伤性的血气测定方法都必须与动脉血气分析结果进行对照。

患儿需急性辅助呼吸支持时,常需要每 1~6 小时监测血气,病情稳定后可延长监测间隔;经皮动脉穿刺用于相对不频繁取血的患儿,当需要频繁进行穿刺时,最好采用动脉内置管的方法。临床常用的有脐动脉插管或桡动脉置管进行持续动脉通路的留置,便于取血和持续动脉压力的监测。

标本的质量会影响血气的结果。当患儿近期受到刺激,如在呼吸道护理后不久、动脉穿刺等可使血氧分压暂时降低;用于血标本抗凝的肝素使用过多时,由于肝素已与氧暴露,可使 pH 降低、氧分压升高和二氧化碳分压降低。标本被输液稀释和气泡的混入也可影响测定结果。血气分析仪仅检测氧分压、二氧化碳分压和 pH,而其他指标均为

表 2-9-13　生后 12 小时内的正常血氧和二氧化碳分压

项目	5~10 分钟	1 小时	5 小时	12 小时
$PaCO_2$(mmHg)	46.7±7.1	36.1±4.2	35.2±3.6	35.6±3.2
PaO_2(mmHg)	49.6±9.9	63.3±11.3	73.7±12.0	74.0±12.2

表 2-9-14　脐带血血气分析值

项目	pH	PaO_2(mmHg)	$PaCO_2$(mmHg)	HCO_3^-(mmol/L)
脐动脉血	7.27±0.08	25±19	45±10	22±3.7
脐静脉血	7.34±0.07	36±10	40±6	23±2.2

表 2-9-15　10 376 例脐动脉血 pH 与 Apgar 评分的关系

pH	例数	1min Apgar		
		≥8(例数及 %)	4~7(例数及 %)	0~3(例数及 %)
≥7.25	3240	3215(99.23)	23(0.71)	2(0.06)
7.20	2383	2365(99.24)	16(0.67)	2(0.08)
7.15	1930	1895(98.19)	27(1.40)	8(0.41)
7.10	1291	1259(97.52)	29(2.25)	3(0.23)
7.05	671	635(94.63)	30(4.47)	6(0.89)
7.00	404	373(92.33)	27(6.68)	4(0.99)
<7.00	457	404(88.40)	41(8.97)	12(2.63)
合计	10 376	10 146	193	37

摘自:陈自励,何锐智,彭倩,等. 新生儿窒息诊断标准改进的临床研究. 中华儿科杂志,2006,44:167-172

计算所得。当标本被过多的输液液体混合后 $PaCO_2$ 被稀释而降低，而 pH 由于血液本身的缓冲而变化不明显，结果使 BE 负值增加（因为血气分析仪测定的 BE 是通过 $PaCO_2$ 和 pH 计算的），造成了代谢性酸中毒呼吸代偿的假象；静脉脂肪乳剂混入后一般不引起上述变化。过度的低体温或发热可引起血气 PaO_2 值过低或过高的测定结果。毛细血管血或静脉血标本也可用于血气分析，但主要用于监测 $PaCO_2$ 和 pH，避免过多的动脉穿刺。当以静脉血用于血气分析时，pH 较动脉血低 0.02~0.04、$PaCO_2$ 值较动脉血标本高 6~10mmHg，但仍有参考价值；而 PaO_2 的参考意义不大。上述关系还受到心排出量和代谢需求的影响。

（杜立中）

三、新生儿电解质紊乱

（一）钠代谢紊乱

1. **低钠血症**　正常血清钠应保持在 135~145mmol/L，血钠低于 130mmol/L 称为低钠血症，可由原发性钠的丢失、体内水总量增加或由于水和钠的代谢均异常引起。原发性钠丢失主要指肾钠的丢失，其机制为肾脏内源性钠调节异常。早产儿由于肾重吸收能力低下也可使钠从尿液丢失。当有先天性泌尿道畸形、肾发育不良或发育不全时，尽管血清钠已很低，仍可引起明显的肾钠丢失。总的钠缺失量可通过钠分布容积计算；新生儿分布容积为体重的 70%，钠缺失的计算如下：

Na^+ 缺失（或过多）mmol=0.7× 体重 ×［$Na^+_{理想值}$−$Na^+_{实际值}$］

（1）常见病因

1）钠的摄入不足：由于失盐较多且补充低钠液体而出现低钠血症。

2）钠的丢失过多：伴有细胞外液减少的低钠血症常见原因有：①肾上腺盐皮质激素缺乏，如先天性肾上腺皮质增生症患儿可出现肾的钠丢失；其他继发性因素有肾上腺急性感染、出血、皮质激素使用或撤离不当等；②肠道液体丢失、胃管引流液较多而未被及时补充、NEC 早期、呕吐和长期应用利尿药等。伴有正常细胞外液的低钠血症有：①静脉输液过多；②由于窒息、颅内出血、人工呼吸机应用、气胸等所致的抗利尿激素不当分泌综合征（SIADH）。伴有细胞外液过多的低钠血症原因有败血症伴心排出量减少，NEC 后期，充血性心力衰竭、淋巴引流异常和神经肌肉麻痹等。

3）钠的代谢异常：在细胞外液缺钾时，钠由细胞外液进入细胞内，使血钠进一步降低。

4）早产儿迟发性低钠血症：指早产儿生长至 6~8 周时，由于生长发育快，肾小管对滤过的钠不能有效地重吸收而出现的低钠血症。当母乳中含钠量较少或患儿因 BPD 正在接受利尿药治疗时，上述低钠血症更易出现。

（2）临床表现：一般当血钠低于 125mmol/L 时可出现临床症状。伴有细胞外液减少的低钠血症可出现低渗性脱水症状，表现为皮肤弹性差、心率增快、血压降低，严重者可出现休克。伴有细胞外液过多的低钠血症可因脑水肿而出现神经系统症状。

（3）诊断：通过血钠检测可以作出低钠血症的诊断。伴细胞外液减少的低钠血症常有体重减轻、皮肤弹性差、心动过速和代谢性酸中毒、尿量减少、尿比重增加和尿钠排泄分数（FENa）降低［FENa=（尿 Na× 血浆肌酐)/(血浆 Na× 尿肌酐)×100］。SIADH 患儿常出现尿量减少、尿比重增加。伴细胞外液增加的低钠血症常有体重增加伴水肿。

（4）治疗：主要针对原发病，积极去除病因，纠正严重低钠血症的危害。对于细胞外液减少的低钠血症，应尽可能降低钠的进一步丢失；补充钠和水的缺失，然后使钠的进量平衡于生理需要量加继续丢失量水平。对于正常细胞外液的低钠血症，应限制液体进量。但是在血钠 <120mmol/L 或出现神经系统症状时，不应限制液体，此时可静脉应用呋塞米 1mg/kg，每 6 小时一次，同时用 3% NaCl（开始剂量为 1~3ml/kg）补充尿钠的丢失，直至血钠达 120mmol/L；该方法使水排出而不影响体内总钠含量。当血钠超过 120mmol/L 和神经系统症状减轻后，可以单独应用液体限制的方法。对于细胞外液过多的低钠血症，主要治疗原发病，限制水、钠，改善心功能。

对于钠丢失性低钠血症，应在第一个 24 小时给以钠丢失量的 2/3，其余在后 24 小时补充。当血钠 <120mmol/L 时，应用 3%NaCl 液经 4~6 小时纠正；当血钠已达 120mmol/L，可在 48 小时内缓慢纠正至正常，但此时已不适合应用高张力 NaCl 液，可以应用 5% 葡萄糖液加 0.45%~0.9%NaCl 液[11-12]。

2. **高钠血症**　指血钠超过 150mmol/L。常为钠的积聚过多或水的排出量大于相应的钠排出量所致。严重高钠血症可引起神经系统并发症，可留有严重后遗症，重者死亡。

（1）病因：高钠的原发因素可为钠的入量过多，如静脉内不适当地输入过多盐水，失水大于失盐引起的高钠血症。VLBW 儿大量不显性失水而未补充足够的水；中枢神经系统受损伤，IVH 等引起的 ADH 分泌、转运和储存异常，均可发生高钠血症。腹泻所致的消化道水丢失也可能是高钠血症原因。与喂养有关的高钠血症应引起足够的重视，如大地给以浓缩奶可使肾脏的溶质负荷增加，出现渗透性利尿及水的负平衡，最终可致高钠血症。足月儿因母乳喂养不足所致脱水或因母亲哺乳频率过低，导致母乳钠浓度上升，可引起新生儿高钠[11]。高钠血症并不一定是体内总钠增多，在 VLBW 儿生后 24 小时内，高血钠常为水缺失所致。

（2）临床表现：高钠血症使神经细胞脱水、脑组织皱缩、脑脊液压力下降、颅内小血管充血，易产生破裂，导致颅内出血，最终造成患者死亡或神经系统后遗症。患儿可有嗜睡、激惹、烦躁、呼吸增快、呕吐、心率加快甚至出现心力衰竭等。严重高钠血症者可发生惊厥及昏迷。

（3）诊断：通过血钠检测可以作出高钠血症的诊断。伴细胞外液正常或减少的高钠血症时，患儿可出现体重减轻、心动过速、低血压和代谢性酸中毒;尿量减少和尿比重增加,但如出现中枢性或肾性尿崩症时尿比重降低。伴细胞外液增加的高钠血症时,患儿可出现体重增加和水肿,而血压、心率、尿量和尿比重可以正常,但 FENa 增加。

(4) 治疗:对于细胞外液正常或减少的高钠血症,应增加补水的速度;通过观察细胞外液变化的体征来调整钠的入量,纠正高钠血症不能过快,速度应 < 每小时 1mmol/kg,以免引起脑水肿和惊厥。对于细胞外液增加的高钠血症,通过减少液体中的钠含量来减少钠摄入,或(和)限制液体进入速率。

大多数高钠血症属于高钠性脱水,治疗常分为两个阶段。在急性阶段常用 10~15ml/kg 等张生理盐水恢复循环容量;在补液阶段,补充其余的游离水(free water)缺失和生理需要量,至少经过 48 小时均匀补充。游离水的缺失可通过下列公式计算:

$$游离水缺失(或过多)(L) = [0.7 \times 体重 kg] \times$$

$$\{1 - [Na^+ mmol/L]_{实测值} / [Na^+ mmol/L]_{要求值}\}$$

每降低 Na^+ 1mmol/L 需要输游离水 4ml/kg;在重度高钠(如血钠高达 195mmol/L),只需要输游离水 3ml/kg。临床使用的 0.9%NaCl 游离水为 0,0.45%NaCl 游离水为 50%,而 5% 葡萄糖液游离水为 100%。

对于轻、中度高钠血症的补液阶段,可用 5% 葡萄糖 + 0.2% 或 0.45% 氯化钠液;当血钠 >165mmol/L 时,首先用 0.9 氯化钠,以免血清钠迅速下降;当血钠 >175mmol/L 时,在输注液体中加入 3% 氯化钠,使输液钠浓度调至低于实际测得的血清钠浓度 10~15mmol/L[11]。

(二)钾代谢异常

人体内钾主要存在于细胞内,细胞内钾约为 150mmol/L。正常新生儿血清钾维持在 3.5~5.5mmol/L,它在调节细胞的各种功能中起重要作用。除了钾的绝对含量外,细胞内外钾的比例对维持神经和肌细胞的静息电位是非常重要的。血清钾过低可增加静息电位幅度,使细胞膜超极化,影响去极化;血清钾过高可降低膜电位幅度,使细胞易兴奋,不易复极。

血浆钾几乎全部经肾小球滤过,而滤过的钾大部分被重吸收。在缺钾时肾保留钾能力很强,当血钾浓度降低时,K^+ 由细胞内液外移,与 Na^+ 与 H^+ 变换,使氢离子排出较多,细胞外氢离子浓度降低而出现碱中毒。一般血钾水平变化 0.6mmol/L 血 pH 向相反方向变化 0.1 单位;酸碱平衡紊乱时,通过细胞内钾的变化对远端肾小管钾分泌产生影响。碱中毒时,远端肾小管对钾的分泌增加,造成低钾,而酸中毒时则相反。

1. 低钾血症 当血清钾 <3.5mmol/L,称为低钾血症。低钾可引起心律失常、肠麻痹、肾浓缩功能障碍和新生儿反应低下。

(1)病因:低钾血症在临床较为多见,其发生的主要原因有①钾的摄入量不足;②由消化道丢失过多,如呕吐、腹

泻、各种引流而又未及时补钾;③肾排出过多,如肾小管性酸中毒、利尿药的应用等;④钾在体内分布异常,如酸中毒纠正后钾由细胞外液迅速地移入细胞内而产生低钾血症;⑤各种原因的碱中毒。

(2)临床表现和诊断:低钾可引起神经肌肉兴奋性降低,患儿可出现反应低下、腱反射减弱、腹胀或肠麻痹;心率可增快、心音低,常出现心律失常。心电图示 T 波增宽、低平或倒置,出现 U 波,Q-T 延长,S-T 下降等。心律失常包括房性或室性期前收缩、室上性或室性心动过速、心室扑动或心室颤动。患儿可因严重心律失常而猝死。

(3)治疗:首先是治疗原发病,尽可能去除低钾的病因,防止血钾的进一步丢失。正常新生儿钾生理需要量为 1~2mmol/d,低钾时一般每天可给钾 3mmol/kg,严重低钾者每天可给 4~6mmol/kg。补钾常以静脉输入。静脉补钾时应精确计算补充的速度与浓度。因细胞对钾的恢复速率有一定的限制,即使在严重低钾患者,快速补钾也有潜在危险,包括引起致死性心律失常。故补钾时应多次监测血清钾水平,有条件者给予心电监护。一般补钾的浓度小于 40mmol/L(0.3%)。

2. 高钾血症 当血清钾 >5.5mmol/L 时称高钾血症,当血清钾 >6.0mmol/L 时常出现临床症状。血清钾增高常反映体内钾总量过多,但当存在细胞内钾向细胞外液转移的情况,如酸中毒、溶血等时,体钾总量亦可正常或降低。

(1)病因

1)钾摄入过多:短期内给以大量补钾或同时伴有肾功能障碍、输血等易发生高钾血症。

2)肾排钾障碍:①肾衰竭、血容量减少、严重脱水及休克;②肾上腺皮质功能不全,如肾上腺出血;③先天性肾上腺皮质增生症;④保钾类利尿药的长期应用。

3)钾从细胞内释放或移出:①大量溶血、缺氧和组织损伤、头颅血肿、颅内出血;②酸中毒、休克、低体温等。

4)其他:VLBW 儿在生后数天内由于肾小球滤过率低、Na^+-K^+-ATP 酶活力低而使细胞内钾向细胞外液转移,可出现非少尿性高钾血症。<25 周胎龄的 VLBW 儿在生后 48 小时内有近半数可出现血清钾 >6.0mmol/L。

(2)临床表现和诊断:当怀疑有高钾血症时应监测血清钾和做血气分析。低钾可不出现症状或出现心动过缓或过速等心血管系统的不稳定。心电图检查可见高耸的 T 波、P 波消失或 QRS 波群增宽、心室颤动及心脏停搏等。心电图的异常与否对决定是否需治疗有很大帮助。

(3)治疗:一旦诊断为高血钾,所有的含钾补液及口服补钾必须终止,其他隐性的钾来源,如抗生素、肠道外营养等含钾情况也应注意。高血钾的治疗如下。

1)稳定心脏传导系统:补充钠和钙可稳定心脏传导系统。常用 10% 葡萄糖酸钙 1~2ml/kg,在 0.5~1 小时内缓慢静脉应用,可对抗高钾的心脏毒性作用,但同时必须监测心电图。对同时伴有低钠血症者,可用生理盐水静脉注射。

对难治性的心律失常,可应用利多卡因等抗心律失常药物。

2) 稀释或使钾向细胞内转移:对于脱水者,补液常能纠正高血钾。血液碱化能促进细胞的 K^+-H^+ 交换,血液 pH 增加 0.1,可使血钾降低 0.6mmol/L;高钾血症时可静脉应用碳酸氢钠 1~2mmol/kg。对于生后 3 天内、<34 周早产儿,尽可能避免快速静脉应用碳酸氢钠,以避免 IVH 的发生。对人工呼吸机应用者使用高通气可提高血 pH,但考虑到高通气可减少脑血流和引起潜在的脑损伤,该措施仅限于紧急情况下使用。胰岛素能直接刺激细胞膜 Na^+-K^+-ATP 酶,促进细胞对钾的摄取。高钾治疗开始可用 0.05U/kg 胰岛素加 10% 葡萄糖液 2ml/kg 推注,然后以 10% 葡萄糖液每小时 2~4ml/kg 加胰岛素每小时 0.1U/kg 维持。应用胰岛素时应密切监测血糖。

3) 增加钾的排泄:利尿药的应用能增加钾的排出。常用呋塞米每次 1mg/kg 静脉注射。对于少尿或可逆性的肾脏疾病,在上述治疗无效时可用腹膜透析或以新鲜(采血 24 小时内)全血双倍换血治疗。其他治疗,如连续肾替代(CRRT)等详见相关章节。

(杜立中)

参考文献

1. MacDonald MG,Seshia MMK. Avery's Neonatology-Pathophysiology and Management of the Newborn.7th ed. Philadelphia:Lippincott Williams and wilkins,2016,976-1031.

2. Martin RJ,Fanaroff AA,Walsh MC. Fanaroff and Martin's Neonatal-Perinatal Medicine—Diseases of the Fetus and Infant.10th ed. Philadelphia:Elsevier Saunders,2015,613-621.

3. Gleason CA,Devaskar SU. Avery's Diseases of the Newborn.9thed. Philadelphia:Elsevier Saunders,2012,367-389.

4. Rennie JM.Rennie & Roberton,s Textboox of Neonatology 5th ed.Philadalphia:Elsevier Churchill Livingstone,2012,331-343.

5. 周文浩,程国强 . 早产儿临床管理实践 . 北京:人民卫生出版社,2016,141.

6. Oh w,Guignard JP,Stephen Baumgart S. Nephrology and Fluid/Electrolyte Physiology-Neonatology Questions and Controversies. 2nd ed. Philadelphia:Elsevier Saunders,2012, 199-220.

7. Oh W. Fluid and Electrolyte Management of Very Low Birth Weight Infants. Pediatr Neonatol,2012,53(6):329-333.

8. Larry A Greenbaum. Electrolyte and acid-base disorders. in:Robert M Kliegman. Nelson textbook of Pediatrics,20th ed. Elsevier Philadelphia,2016:346-384.

9. Winters RW. Principles of Pediatric Fluid Therapy. 2nd ed. Boston:Little,Brown and Company,1978:1-160.

10. Aschner JL,Poland RL. Sodium bicarbonate:basically useless therapy. Pediatrics,2008,122:831-835.

11. Michael A Posencheg,Jacquelyn R Evans. Acid-base, fluid and electrolyte management. In:Christine A Gleason, Sherinu Devaskar.Avery's Diseases of the Newborn.9th ed. Elsevier Saunders,Philadelphia,2012.

12. Doherty EG. Fluid and electrolyte management. in: Cloherty JP. Manual of Neonatal Care,8th ed. Philadelphia: Wolters/Lippincott Williams&Wilkins,2017:296-311.

第3章 诊断和治疗总论

第1节 新生儿影像学诊断

一、新生儿影像学检查方法及其临床应用价值

1895年伦琴发现X线至今已有110多年的历史了，X线在人体检查、疾病诊断中发挥了不可替代的作用。随着新技术的不断应用，单纯的X线诊断如今已发展为一门新的学科——医学影像学（medical imaging），包括透视（fluoroscopy）、X线平片（X-ray plain film）、造影、计算机体层成像（X-ray computed tomography，CT）、磁共振成像（MRI）、超声成像（ultrasonography，USG）、单光子发射体层成像（single photon emission computed tomography，SPECT）等。

影像学检查在新生儿疾病中的应用很广泛，但由于各种检查方法的成像原理不同，对疾病的诊断价值与限度也不尽相同，因此，对于临床医师来说，了解各种影像学检查方法的特点，根据疾病性质、病变的部位和病儿情况选择最适合的方法，以便能安全快速地做出准确诊断是非常重要的。

（一）普通X线检查

包括透视、X线平片和造影检查。

1. **透视** 全称荧光透视。它利用X线具有穿透性的特性，当X线穿透人体不同组织时，由于人体组织有密度和厚度的差别，X线被吸收的程度不同，所以到达荧屏上的X线量就有差异，X线的荧光效应通过增感屏后形成黑白对比不同的影像。

透视的优点是可转动患儿体位，改变方向进行观察，了解器官的动态情况，如心、大血管搏动、膈运动及胃肠蠕动等，操作方便，费用低。但是透视检查影像对比度及清晰度较差，难以观察密度差别小的病变及密度与厚度较大的部位例如头颅、脊柱、骨盆等，且缺乏客观记录。尤其是透视的辐射剂量较大，常常相当于摄片的几十倍，而新生儿处于生长发育期，细胞分裂更新速度和比例远高于成人，对射线的敏感性是成人的十多倍，因而近年各大医院已经逐渐废除透视在新生儿中的应用，现主要用于造影检查。

2. **X线平片** 其成像原理是穿经人体的X线使胶片上的溴化银感光显影。近年来，随着计算机技术的发展，在原有普通摄片的基础上又出现了新的数字化的摄片方式，

包括计算机X线摄影（computed radiography，CR）、数字化X线摄影（digital radiography，DR）。CR检查是用影像板代替X线胶片接收穿经人体后的X射线，并感光形成潜影，通过激光束扫描影像板可以获得数字化图像。DR检查一般不使用现有的X线摄片机，它的工作原理是通过数字平板直接获得数字化图像。CR、DR的成像密度分辨率明显高于普通X线成像，且图像信息数字化后，便于记录、长期保存处理；可以任意调节窗位、窗宽，使得图像对比清晰、明暗适宜，利于观测更为细小的病变。而且CR和DR的使用也能有效地减少射线量。由于X线平片是二维平面图像，所以为了解病变的空间位置或形态，常需做互相垂直的两个方位摄影，例如正位及侧位。X线平片主要用于新生儿的胸部、骨骼系统的疾病检查（图3-1-1）。

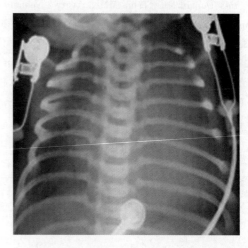

图 3-1-1　胸部正位片（新生儿湿肺）

3. **造影检查** 是将密度高于或低于空腔脏器或间隙的物质引入局部，从而使患儿缺乏自然对比的空腔脏器或间隙产生对比的一种检查方法。引入的物质称为对比剂。

产生高密度影像的称为阳性对比剂，如钡剂、碘对比剂。钡剂常用于新生儿的消化道造影检查，如口服钡剂进行食管和胃肠钡餐检查、钡灌肠检查等。碘对比剂分为有机碘和无机碘制剂两类，有机碘水剂类对比剂注入体内可以显示器官，如直接注入动脉及静脉可显示血管，经"T"管注入可显示胆道，还可做CT增强检查等，经肾排出还可显示肾盂和尿路。在有机碘水剂类对比剂中非离子型较离子型具有相对低渗、低黏度、低毒性等优点，降低了毒副反应，

因此,需要做血管造影及增强 CT 检查的新生儿应尽可能采用非离子型对比剂。但对于过敏体质者碘对比剂检查可能引起过敏反应,甚至危及患儿生命,因而检查前需了解患儿有无用碘剂禁忌证,如严重心、肾疾病和过敏体质等;碘过敏试验阳性患儿,不宜造影检查。

产生低密度影像的称为阴性造影剂,如气体,在消化道造影时常与钡剂联合做双对比检查,提高对微小病变的诊断率。

造影检查的方法有两种:①直接引入,口服钡剂进行食管及胃肠钡餐检查、钡剂灌肠检查、心血管造影、逆行尿路造影、引流管造影、瘘管造影和脊髓造影等;②间接引入:将对比剂经静脉引入患儿血管后,对比剂经肝、肾排入胆道或泌尿道内,而使胆道或尿路显影。

利用钡剂进行胃肠道造影检查是了解新生儿胃肠管腔内病变情况的主要检查方法,它可以观察先天性肠闭锁、幼稚结肠、肠旋转不良及中肠扭转、肠重复畸形等。消化道钡剂造影的禁忌证是管腔有瘘管和穿孔,对于临床高度怀疑的病例需要造影检查时,可采用有机碘水剂对比剂,如泛影葡胺。

排泄性尿路造影(intravenous pyelography,IVP)是采用有机碘水剂对比剂进行泌尿系统疾病检查的常用手段,可以观察肾盂、肾盏、输尿管的形态,以及排泌功能等。

心血管造影检查则是诊断先天性心脏和血管疾患的金标准。

由于 X 线检查有射线损伤,用于新生儿疾病的检查应严格掌握其适应证,检查同时需要对性腺等对射线敏感的部位进行遮挡防护。

(二) 超声检查

超声成像利用逆压电效应产生声波信号(机械波),进入患儿身体并被组织反射、折射,被接收器接收后并通过正压电效应将声波信号转换为电信号并处理成像的过程。超声成像有以下几种。

1. M 型超声　回波信号采用辉度调节模式,用来描述各层组织界面回声随时间变化的曲线图,主要用于心脏检查。

2. B 型超声　回波信号也采用辉度调节模式,但其为实时动态二维解剖图,能直观反映脏器的大小、形态和内部结构。

3. 频谱多普勒超声　利用多普勒效应来检测心脏及血管血流的一种方法。可以通过音频和频谱(辉度)来显示。具有相同流速的红细胞越多,音频越高,辉度越亮。

4. 彩色多普勒血流显像　是在频谱多普勒的基础上发展而来的,朝向探头的血流为红色,背离探头为蓝色,血流越快,色彩越亮,层流为单色,湍流为混合颜色。并将这些血流信号叠加在 B 型灰阶图像上,直观地显示血流分布、流速和方向。

5. 实时三维超声　通过声束在相互垂直的三个方向

进行扫描,获得组织或器官解剖结构、动态变化的三维立体图像,应用前景光明。

超声为无创伤和无放射线损伤的检查方法,非常适用于新生儿。超声检查费用相对较低,超声分辨软组织的能力甚佳。尽管一般来讲,超声颅脑声像图质量受颅骨影响很大,但由于新生儿囟门尚未闭合,经前囟可作为良好的透声窗较好地显示颅内解剖结构和大部分颅内血管结构,可用于一般颅内病变(新生儿颅内血肿、IVH 及 PVL 等)、脑积水(脑室扩张)等疾病的诊断。颅内血管病变采用经颅多普勒检查和彩色多普勒超声检查具有一定的价值,但对于脑实质深部的病变超声检查的能力有限。

在胸部,超声可用于检查心脏大血管和胸膜腔等。彩色多普勒超声可以较好的显示血管和血流。经食管超声、三维超声和超声心脏功能测量使超声对新生儿先心病的诊断更有优势。但超声检查的效果与操作者的技术水平有关,另外骨骼、气体和瘢痕等的存在也会影响超声检查,故儿童胸部超声检查对儿童先心病心内结构异常显示很好,但对心外大血管异常显示不如增强 MRA 和多层螺旋 CT (multilayer spiro-CT,MSCT)。

在腹部,超声对于实质性脏器的显示较佳,可用于诊断肝、胆囊、胰腺、脾及肾的疾病。腔内超声、术中超声和超声引导下穿刺活检的发展进一步扩大了超声检查的应用领域。相对于 CT 来讲,超声对腹部空腔脏器和骨骼病变不能很好显示。

(三) 磁共振成像

1. MRI 成像的基本原理　MRI 是利用氢质子在磁场内受射频脉冲激发、共振而产生信号,将检测到的信号经重建成像的一种影像技术。

MRI 可以多参数成像,即通过调整不同的成像参数和扫描序列,即可获得 T_1 加权像(T_1 weighted image,T_1WI)、T_2 加权像(T_2WI)、质子加权像、脂肪抑制、水抑制等图像,如在脂肪抑制或水抑制序列中,组织或病变中的脂肪或水的信号被抑制,成为低信号,从而对其进行定性诊断。MR 检查还可以对感兴趣组织或器官进行横断面、冠状面、矢状面等任意层面的扫描。

2. MR 信号特点　MR 图像是用信号高低来表示,白影表示高信号,灰影表示中等信号,黑影表示低信号。在 T_1WI 上,组织的 T_1 越长,信号越低,脂肪组织 T_1 短,信号高(影像白);脑和肌肉中等(影像灰);脑脊液 T_1 长,信号低(影像黑);骨与空气中氢的含量少,MR 信号弱(影像黑)。

在 T_2WI 上,组织的 T_2 越长,信号越高,脑脊液 T_2 长,MR 信号强(影像白);骨与空气中氢的含量少,MR 信号弱(影像黑)。表 3-1-1 和表 3-1-2 分别为人体正常组织与病理组织的 MRI 信号强度。

3. MRI 的几种特殊成像方法

(1) 磁共振水成像(MR hydrography):利用流动缓慢或相对静止的液体 T_2 较长的特点,通过调整成像参数加强长

表 3-1-1 新生儿正常组织的 MRI 信号

MRI 信号	脑白质	脑皮层	脑脊液	脂肪	骨皮质	骨髓	脑膜
T_1WI	低	低	低	高	低	高	低
T_2WI	高	高	高	稍高	低	稍高	低

表 3-1-2 病理组织的 MRI 信号强度

MRI 信号	组织水肿	囊肿	实性肿瘤	亚急性血肿	钙化	脂肪	胆固醇	甘油三酯
T_1WI	低	低	稍低	高	低/高	高	中	高
T_2WI	高	高	稍高	高	低	稍高	高	低

T_2 液体高信号的显示,而 T_2 较短的实质器官及流动血液为低信号,从而达到造影的效果,是一种重 T_2 加权成像技术。该技术使得胆道、胰管、尿路、椎管、内耳等部位的液体均可清晰显示,分别称为 MR 胰胆管成像(magnetic resonance cholangiopancreatography,MRCP,图 3-1-2)、MR 泌尿系统成像(MR urography,MRU)、MR 椎管成像(MRM)、MR 内耳成像等。

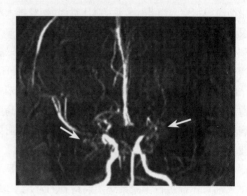

图 3-1-3 MRA(烟雾病)

颈内动脉虹吸段和大脑中动脉近侧狭窄、闭塞;基底节区、脑底池周围多发纤曲的线条状流空低信号血管影

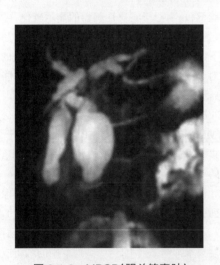

图 3-1-2 MRCP(胆总管囊肿)

(2) 磁共振血管造影(magnetic resonance angiography,MRA):利用患儿自身流动的液体充当固有的生理对比剂,特征性显示血管和血流信号。由于 MRA 不需使用对比剂,减少了患儿对对比剂过敏等不利因素,故在脑血管及心脏检查中有较大的优势(图 3-1-3)。

(3) 质子弛豫增强效应与对比增强:顺磁性及超顺磁性物质能使局部产生磁场,可以缩短周围质子的弛豫时间,该现象称质子弛豫增强效应(proton relaxation enhancement effect)。这是 MRI 对比增强检查的基础。钆(gadolinium,Gd)是顺磁性物质,是常用的 MRI 对比剂,对比剂可以缩短周围质子的 T_1、T_2 而改变信号强度。由于对比剂缩短了 T_1 时间,在 T_1WI 上,强化部分呈高信号。主要用于肿瘤和炎性病变的诊断。

(4) 功能磁共振成像(functional MRI,fMRI):是利用功能变化形成磁共振图像的成像技术。包括弥散加权成像(diffusion weighted imaging,DWI)、灌注成像(perfusion weighted imaging,PWI)、磁共振波谱(magnetic resonance spectroscopy,MRS)、血氧水平依赖功能磁共振成像(Blood oxygenation level-dependent,BOLD-fMRI)等。

1) 弥散加权成像:是反映水分子在组织内的不规则运动(弥散)的成像技术。通过水分子在组织内弥散速度的差别,反映不同病理状态下组织结构的差异,弥散速度越快,在 DWI 上信号越低;越慢,在 DWI 上信号相对升高。在脑缺血损伤的早期,即细胞毒性水肿期,此时细胞内水分子弥散运动受限,运动明显缓慢,DWI 表现为高信号,可以检测到尚没有形态学改变、MRI 表现为阴性的早期变化。DWI 还可以准确判断正常组织与梗死的界限。因此,非常适合新生儿急性脑缺血性病变的检查,如新生儿 HIE(图 3-1-4)、新生儿脑梗死等。弥散张量成像(diffusion tensor imaging,DTI)是在 DWI 的基础上同时可显示水分子弥散方向的一种成像方法,多用示踪技术来三维显示脑白质纤维束的走行及完整性。可以观察新生儿脑髓鞘发育及 PVL 等所致的脑白质损伤(图 3-1-5)。

2) 灌注成像:大血管的成像可通过 MR 血管造影

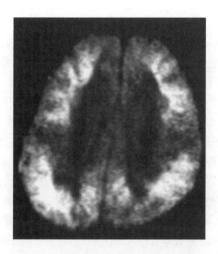

图 3-1-4 DWI(HIE)皮层弥漫性高信号

（MRA），螺旋 CT 血管造影（CTA）及 DSA。而血流动力学成像则是在毛细血管水平进行微循环的血流成像，现在可以用 MR 灌注成像通过注入外来标记物（Gd-DTPA）或内在标记法（动脉血自旋质子标记法），用磁共振动态快速 EPI 成像跟踪来实现对区域性脑血容量（regional cerebral blood volume，rCBV）、区域性脑血流（regional cerebral blood flow，rCBF）及平均通过时间（mean transit time，MTT）的检测。检查测定对比剂第一次通过组织时的 rCBV 及 rCBF，以及对比剂通过时间，可定量分析毛细血管水平的血流灌注情况，反映病理情况下组织的血流动力学改变，评估局部组织活力及功能。临床用于心、脑缺血性病变及肿瘤的诊断，在新生儿疾病的检查中较少应用。

3）磁共振波谱：MRS 是唯一能在活体上测得代谢产物浓度变化的无创伤性检测方法；从分子水平反映组织代谢情况，是一种无创性的检查方法，可以提供脑的代谢信息，在显示组织的生化特征方面优于传统磁共振成像。目前在脑部研究中 ^{1}H-MRS 的应用最为广泛，^{1}H-MRS 能半定量分析人脑内某些低浓度的代谢产物含量，主要有 N-乙酰天门冬氨酸（N-acetylaspartate，NAA）、肌酸（creatine，Cr）、乳酸（lactate，Lac）、胆碱（choline，Cho）等。可在活体上提供关于脑细胞能量代谢、细胞膜崩解、神经元功能及选择性神经递质活动等信息，观察新生儿脑的生化代谢过程，以及新生儿脑不同部位的髓鞘化进程等；对显示早期脑损伤非常敏感，如在急性缺氧缺血发生 6 小时即可检测到乳酸波峰的升高（图 3-1-6）。人脑代谢产物浓度的测定及意义如下。

①NAA：位于波谱 2.0ppm 处，主要位于成熟神经元内，是神经元的内标记物。在足月新生儿中是第二高波峰，仅次于 Cho 峰，出生后随着年龄的增长及神经元成熟，NAA 峰逐渐升高，至 6 个月时 NAA 已跃升为最显著的波峰。神经元损伤时 NAA 下降。②Cho：反映脑内总胆碱含量，包括磷酸胆碱、磷脂酰胆碱和磷酸甘油胆碱，波峰位于 3.2ppm 处，是细胞膜磷脂代谢的成分之一，反映了细胞膜的运转。定量研究发现，新生儿脑 Cho 含量较成人高，出生后数月随着髓鞘化的加速完成，Cho 含量逐渐下降。脑的不同部位髓鞘化进程不同，其含量也不尽相同。③Cr：包括肌酸和磷酸肌酸，位于波谱 3.0ppm 处，参与体内能量代谢，在正常脑波谱中，Cr 是第三高波峰。在 HIE 时相对稳定，故常作为其他代谢物的参考。

4）血氧水平依赖功能磁共振成像（BOLD-fMRI）：脑功能活动时，相应的大脑功能区由于血流灌注增加，血氧水平升高，去氧血红蛋白与氧合血红蛋白的比例低于静止状态脑组织，因而该处磁场较为均匀，在 MR 成像 T_1 和 T_2 加权像上信号下降不明显而呈现相对高信号。采用快速 T_2 加权序列通过检测脑功能活动时血氧水平的变化，将活动相与静止相图像各像素信号相减即可显示表现为明亮高信号的活动脑组织区。但功能图像的分辨率一般较低，需要与

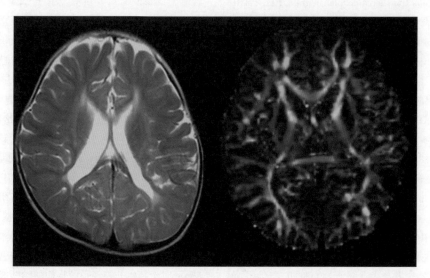

图 3-1-5 PVL
左图 MRT$_2$WI，右图彩色 FAT 显示内囊后支、弓形纤维、胼胝体压部白质纤维体积减少

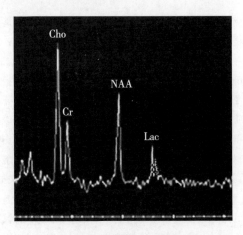

图 3-1-6 MRS(HIE)
缺氧 6 小时 MRS 可见 Lac 峰

高分辨率的解剖图像相叠加,以显示具体的功能区。BOLD成像具有较高的时间和空间分辨率,信噪比较高,是目前最常用的 fMRI 成像方法。对于新生儿,可用于观察感觉、运动活动,听觉、视觉皮质的发育、早产儿皮质功能损伤的早期诊断等方面,均显示出其他检查手段无法比拟的优势。

4. MRI 检查的优势与不足 MRI 是一种无创伤、无射线、软组织对比分辨率高的检查,可以多方位、多参数、多轴向扫描,与 CT 及常规放射学相比具有特殊的优势。同时 MR 功能成像还可进行功能测量,并利用流空效应对心脏和大血管成像。

MR 水成像技术是一种无需对比剂的安全无创伤性影像学检查手段,能够提供病变管腔有价值的诊断信息,如 MRCP 可显示胰胆管病变,在判断新生儿胆总管囊肿有否合并胰胆合流障碍方面有自己独特的优势,在一定程度上 MRCP 可代替诊断性逆行性胰胆管造影(endoscopic retrograde cholangiopancreatography,ERCP)、经皮肝穿刺胆道造影(percutaneous transhepaticcholangiogram,PTC);MRU 可直接显示尿路,对先天性盂管交界部狭窄、巨输尿管等泌尿系统畸形的诊断有重要价值,在一定程度上可取代静脉尿路造影(intravenous urography,IVU)。MRM 可清晰显示脊髓拴系综合征。而其 MR 内耳成像的应用更将影像学检查的范围扩张到前所未有的领域。

MRI 优良的软组织分辨能力,可准确、敏感、无创地显示新生儿的脑结构、脑的发育、髓鞘化程度等,有助于明确脑部病变的部位、性质、范围、与周围组织的关系等,在新生儿脑和脊髓等中枢神经系统疾病的诊断中具有不可替代的优势,尤其是新生儿 HIE 检查的最佳方法。fMRI 等特殊的MR 检查也是神经系统定性、定量诊断的重要补充。

在心胸方面,由于纵隔内血管的流空效应及纵隔内脂肪高信号形成的优良对比,使得 MR 对纵隔及肺门淋巴结肿大、纵隔占位性病变及新生儿先天性心脏病、心肌病、心包病变的诊断具有较高的价值,特别是 MR 电影、MRA 的应用,使得 MRI 在心血管疾病的诊断方面具有广泛的应用

前景。

MR 具有较高的软组织分辨率,加之多参数成像,具有特殊的血管流空效应,甚至可以不需对比剂即能显示新生儿腹部、盆腔的肿瘤及某些器官的畸形。

对于软组织及骨髓的病变 MRI 有较好的显示效果,可清晰显示关节囊、关节软骨及关节韧带,对关节软骨损伤、韧带损伤、关节积液等病变的诊断,以及早期骨转移具有其他影像学检查所无法比拟的价值。

但是 MR 设备昂贵,我国很多中小医院无此设备,而且MR 检查费用高,不易普及。MR 检查所需时间长,对患儿的制动要求高,新生儿进行检查时需要充分地镇静,而且不能携带电子器件如心电监护仪等进入检查室内,因此,对于病情危重或检查不合作的患儿,不适于做 MR 检查。

此外,MRI 对成骨性或骨质增生性病变显示欠佳,MR 对钙化及肺内小病灶的检出不敏感。

(四)计算机 X 线断层摄影术

CT 检查分平扫(plain CT scan)和增强扫描(contrast enhancement,CE)。平扫为扫描时不引入对比剂,一般检查需要先实施平扫,增强扫描时将水溶性有机碘对比剂经静脉注入患儿体内再行扫描。这时,在对比剂的作用下患儿器官与病变内碘的浓度可产生差别,形成密度差,使得病变显影更为清楚。一般颅内占位、腹部检查、软组织检查时需要常规行平扫加增强。

随着螺旋 CT 技术的发展,多层 CT 扫描时间与成像时间缩短、层厚较薄、扫描范围长,解决了新生儿胸廓小,不能屏气等难题,尤其是低剂量扫描技术的开发,对降低儿童射线损伤有重要意义。多层螺旋 CT 有强大的后处理技术,可获得组织或器官的三维立体图像,其中 CT 血管造影(CTA)技术可直观地显示血管影像,主要用于心脑血管、肾动脉、肺动脉和肢体血管等检查,对于先天性心脏病的大血管畸形的诊断有重要价值。由于 CTA 无需插管,创伤小,只需静脉注入对比剂。因此,在一定程度上取代了数字减影血管造影(digital subtraction angiography,DSA)检查。

此外,CT 检查所需费用相对较低,患儿家长容易接受。CT 图像清晰,密度对比度好,尤其是多层螺旋 CT 强大的后处理技术,可以比平片提供更多的信息,能够明确 X 线平片所无法解决的新生儿肺部的疾病问题,CT 对胸部疾病的诊断非常优越,对肺间质和实质性病变显示清晰,有其他影像学检查不可替代的作用。CT 对于对显示骨破坏与增生的细节及对于重叠部位、解剖复杂骨骼的显示较 X 线平片为优。对于新生儿外耳道闭锁、内耳畸形等耳的先天发育异常 CT 检查是不可替代的。CT 对急性出血敏感,怀疑新生儿颅内出血的患儿应首选 CT 检查。

但是 CT 软组织分辨率不高,除对急性出血、钙化较敏感外,对于新生儿神经系统疾病的诊断能力有限,不能作为新生儿神经系统发育和疾病的主要检查手段,尤其是新生儿 HIE 的诊断。

更重要的是 CT 检查同普通 X 线检查一样对患儿有辐射的危险,其辐射剂量也明显高于 X 线摄片的水平,而且由于大部分疾病的诊断需要采用 CT 增强扫描的方式,需使用含碘的对比剂,这又增加了造成机体损伤的因素,需要高度重视。因此,新生儿应尽可能少的接受 CT 检查,严格把握适应证。对于确实需要进行 CT 检查的新生儿,要尽可能采用多层螺旋 CT 检查,并选取低剂量自动曝光扫描条件,降低新生儿所接受的扫描剂量。

(五)单光子发射断层显像

将放射性药物引入新生儿体内,该药物参与人体组织或器官的代谢,在被组织或器官吸收、分布、浓聚和排泄过程中,放射性核素自行发生衰变,发出 γ 射线,被显像仪器检测并形成图像,称为 SPECT。SPECT 可以获得核素或标记物在组织或器官中的分布代谢规律,从而诊断相关疾病。

SPECT 技术包括静态显像、动态显像、局部显像、全身显像、平面显像、断层显像、阳性显像和阴性显像等。其中在静态显像主要观察被检脏器的位置、形态大小和放射性分布;动态显像主要观察显像受检脏器的时相变化,以确定是否符合正常功能状态;阳性显像是指放射性浓聚的显示方式;阴性显像则是以放射性减低为异常的显像。

SPECT 的优点是能够显示新生儿组织、脏器或病变的位置、形态和大小,更能同时提供有关血流、功能、代谢和受体方面的信息,可以在形态结构发生改变前早期诊断相关疾病。

SPECT 的缺点是与 CT 检查一样对患儿有辐射的危险,示踪剂对机体也存在危害,需慎用。

二、新生儿各系统疾病的比较影像学

各种影像学检查方法由于其成像原理的不同,使人体不同的组织或器官、不同的病变在其图像中的表现形式各异,决定了各自的应用范围。在临床工作中,需要了解各种影像学检查方法在不同疾病诊断中的优势和限度,根据诊断的需要,采用正确的检查方法方可获得满意的答案。在某些疑难病症诊断或鉴别诊断时,有时需要多种检查技术联合使用,互为补充,可以相得益彰,完成最终的诊断。

(一)胸部疾病

胸部具有良好的自然对比,是 X 线检查的有利条件。CT 密度分辨率高,有利于细小病变的显示。因此,在新生儿肺部疾病的诊断中最常用的是 X 线胸部平片。X 线平片可检出大部分新生儿肺部病变,是筛选和动态观察肺部病变的最基础、最经济、最简便、最有效的方法,其次是 CT 检查。

1. 肺发育异常 对于临床上怀疑有先天性支气管肺发育异常如肺隔离症、支气管闭锁、新生儿大叶性气肿、支气管源性囊肿、肺未发育或发育不良、先天性囊腺瘤样畸形

等的新生儿,首先应采用 X 线平片检查发现病变,对不能明确诊断的病例需加做 CT 检查进一步确诊。

2. 新生儿肺部疾病 X 线平片是新生儿肺部疾病的主要影像诊断手段,通过动态观察可以了解疾病的进程和转归。例如新生儿湿肺的 X 线表现呈多样化,反映了新生儿出生后肺内液体转运的连续演变过程。病变早期 X 线平片可见肺泡积液征,表现为毛玻璃样暗影或界线模糊的斑片影,大小不等、广泛或局限分布,随肺泡积液量的多少而异;随着淋巴血管转运的障碍,出现间质积液征,表现为肺野透过度减低,以及自肺门向周边分散的边缘模糊的粗网格状影,系肺间质和淋巴管积液所致;最后导致血管充血,出现肺血管扩张征,表现为双肺纹理增粗,自肺门向肺野伸展。但病变轻、吸收快的病例可只见肺泡积液征而不显示间质积液或充血过程。此外,当患有吸入综合征、HMD、肺发育不全等疾病的新生儿在治疗或病程中出现呼吸困难,尽早做 X 线平片检查可以及时发现新生儿呼吸困难并发症——气漏,表现为肺间质气肿、纵隔积气或气胸。

由于肺部充满气体,MR 信号较弱,很难显示肺的微细结构;心跳和呼吸运动易引起伪影,影响图像的观察与分析,因而在新生儿肺部疾病检查中不推荐使用 MRI。

由于超声对于液体敏感,如果积液靠近胸壁,无气体干扰,超声检查便可作为胸腔或心包积液穿刺引流的最佳的导向工具。长期以来,肺部疾病的诊断被认为是超声诊断的"禁区",但随着研究的深入和认识的提高,肺部超声已成为一种重要的检查手段,也为新生儿呼吸困难病因的诊断、鉴别和指导临床治疗开辟了一个新领域(详见本节第四部分)。

核素检查在新生儿肺部疾病应用有限,只是必要时用于了解肺的通气功能。

3. 心血管疾病 X 线平片在观察心脏的大小、位置和形态,了解肺血的改变,判断有无伴随的肺部疾病方面的作用仍无可替代,虽然 X 线平片无法分辨心脏的内部结构,对疾病的定性诊断有困难,但 X 线平片所提供的心房、心室增大的信息,是下一步影像学检查的选择及正确诊断的基础。

超声为无创性、无射线损伤的检查方法,软组织分辨率很高,可实时观察心脏大血管的形态结构与搏动,动态地观察心脏舒张收缩功能和瓣膜活动,以及心脏内的血流状态,是新生儿心血管系统疾病的首选检查方法。但超声检查对心外大血管异常的诊断价值有限。

普通 CT 不用于新生儿心脏疾病检查,但多层螺旋 CT 的 CT 血管造影检查(CTA)因其成像速度快,不仅可以了解患儿心脏结构,而且对大血管情况的判定也有很大的价值,与心血管造影检查的一致性较高,对心外大血管异常的诊断价值明显优于超声。但 CT 检查的辐射剂量很高,CTA 心脏检查需使用含碘的对比剂,存在一定的不安全性。

MRI 成像分辨力高于超声,能清楚显示心脏及大血管

结构,且可多方位观察,同时还可进行各种功能测量;心脏 MRI 电影效果现已如同导管法心脏造影检查,且无影像重叠,有取代有创性心脏造影之势;增强 MRA 在显示心外大血管异常方面与 CTA 检查相似。但 MRI 检查价格较贵,扫描时间也相对较长[1]。

心血管造影检查多年来一直是心血管疾病诊断的金标准,但为创伤性检查,近年来,随着非创伤性的超声、磁共振和多层螺旋 CT 的发展,诊断性的心血管造影检查有所减少,目前用于心血管疾病的介入治疗,如房、室间隔缺损、动脉导管未闭的堵塞术等日趋增加。

核素检查不用于新生儿心血管系统疾病的诊断。

(二) 骨关节、肌肉系统疾病

在 X 线平片上骨骼含有钙,密度较高,与周组织形成良好的自然对比,且骨质本身的密致骨与松质骨也存在良好的对比,因此,新生儿骨骼系统疾病影像学检查首选 X 线平片。X 线平片具有较高的空间分辨率,可以全面整体地观察病变。但缺乏显示骨细小病变的能力,对骨髓及软组织分辨率不高。

CT 密度分辨率高且断面成像无重叠,可以观察到 X 线平片无法显示的重叠复杂部位的微细病变,作为 X 线平片的补充,但其软组织分辨率也不高。

MRI 对软组织具有很高的分辨力,能分辨关节囊、韧带、滑膜、关节软骨等结构;对于软组织病变,如肿块、出血、水肿、坏死等方面优于 CT,是软组织损伤、出血等产伤性疾病及血管瘤、淋巴管瘤等软组织肿瘤或脉管畸形等软组织病变的首选检查方法。在新生儿先天性髋关节脱位的诊断中,MR 可以观察到髋臼软骨的发育,发现其他影像学检查方法不能发现的软组织嵌顿。但 MR 在显示骨化和钙化方面不及 CT 和 X 线平片。

核素在骨转移瘤的判定上有价值,由于新生儿骨转移瘤少见,故而核素在该系统的应用价值有限。

近年来,随着超声诊断技术的进步,采用超声观察先天性髋关节脱位的技术越来越成熟,超声作为先天性髋关节脱位辅助诊断的地位逐渐被肯定[2]。

(三) 消化系统

1. 新生儿急腹症　如胎粪性肠梗阻、胎粪性腹膜炎、NEC、气腹等的影像学检查应首选 X 线平片,除个别情况外,X 线平片多能为诊断提供有意义的影像学信息。超声检查简便、无创伤,能弥补腹部平片不足,超声检查对诊断新生儿急性阑尾炎有独到之处。CT 诊断急腹症较 X 线检查显示的影像学征象更丰富精细,在显示钙化、穿孔、腹腔内积液、脓肿等疾病方面可提供更多的诊断信息。

2. **消化道畸形**　腹部 X 线平片可以作为筛查手段,但首选及确诊方法仍为胃肠道造影检查。通过胃肠道造影可以直接显示 GER、食管裂孔疝、肥厚性幽门狭窄、幽门痉挛、胃扭转、肠闭锁和肠狭窄、肠旋转不良、消化道重复畸形、先天性巨结肠等。值得注意的是,对怀疑先天性巨结肠

的患儿,造影检查前不应进行清洁灌肠,造影检查后 24 小时复查对诊断有重要的意义。在胃内有积液的情况下超声可显示肥厚性幽门狭窄,还可以显示肛门闭锁时肛穴距直肠远端的距离。

3. **胆道系统疾病**　超声对胆系疾病诊断的效价比较高,在新生儿先天性胆道闭锁、先天性胆总管囊肿诊断中应作为首选。MRCP 对胆总管囊肿的分型、判断胆道闭锁的位置等提供有意义的影像学信息,MR 能发现胆道闭锁时肝门部的纤维斑块等,有助于术前诊断[3]。CT 平扫对胆道系统疾病的诊断意义不大,而 X 线平片则无诊断价值。对于难以鉴别的新生儿胆道闭锁和新生儿肝炎,核素检查必不可少,24 小时检测肠道内有无放射性物质集聚作为鉴别胆道闭锁的标准。

超声简便易行,能发现肝、胰腺、脾的病变,是腹部实质性脏器的首选和筛选检查方法。MRI 检查除可提供优异的解剖学图像外,还可根据信号特征提供更多更有价值的诊断信息来分析病变性质,故常用于超声诊断有困难的病例检查,在显示胆管、胰管阻塞性病变时,MRI 更具优势。CT 软组织分辨力有限,CT 平扫能显示肝、胰腺、脾等实性脏器形态的变化,判断病变性质的能力有限,CT 增强,尤其是 CT 增强多期扫描有利于病变性质的鉴别,但存在着射线的损伤加之碘对比剂的不安全性,新生儿检查要慎用。X 线平片敏感度和特异度很低,应用价值非常有限。

(四) 泌尿系统疾病

腹部平片仅用于显示泌尿系阳性结石,对于新生儿其他泌尿系统疾病作用有限。肾排泄性造影可直观地显示泌尿系统的形态和肾的排泄功能,对于肾盂和输尿管扩张、积水及其病因的检出及先天性发育异常的诊断仍具有一定的临床价值,它仍是泌尿系疾病的常用检查方法之一,对于先天性盂管交界部狭窄等导致严重肾积水、先天性发育不良肾等患儿,肾排泄性造影常常不显影,此时肾排泄性造影后进行多层螺旋 CT 扫描,通过三维重建可以充分显示病变的形态、部位,以及积水的程度。超声检查简单易行,费用较低,对临床可疑肾脏病变的患儿应作为首选的影像学检查方法。但超声对肾积水显示敏感,却难以区分轻度肾积水和肾外肾盂及壶腹型肾盂等,对输尿管病变的显示易受肠气干扰。MRU 不受肾功限制,在显示泌尿系梗阻性疾病方面有独特的价值,此外,MR 在对泌尿生殖系统肿瘤分期方面优于其他检查方法。由于 MRI 检查费用高通常作为辅助检查方法。核素肾图检查在了解肾机械性与功能性上尿路梗阻中有一定的价值。

(五) 神经系统疾病

小儿是一个不断发育、逐渐成熟的个体,不同的发育阶段各个器官在影像学的表现也不尽相同,尤其是脑。新生儿期的脑损伤常常会对小儿神经系统的发育产生各种不可逆的影响,因此,采用适当的影像学检查方法尽早发现新生儿脑损伤至关重要。

1. 神经系统的发育及先天异常　MRI 检查无射线损伤，具有良好的软组织分辨能力，是观察新生儿中枢神经系统发育和疾病的重要的影像学检查方法之一。MRI 能清楚显示新生儿颅内解剖结构，对先天性颅脑发育畸形诊断敏感，能发现细微的结构异常，如多数微小脑回（皮质发育不良）畸形，是诊断先天性颅脑发育畸形的最好的影像学检查方法。

髓鞘化发育标志着脑的成熟过程，MRI 是唯一能在活体上观察髓鞘发育的影像手段，并且能准确地显示髓鞘化在有序地进行。MRI 信号的变化是由髓鞘的组成成分和脑水分的丧失所决定，MRI 的 T_1WI 上髓鞘形成的部位表现为高信号，反映了髓鞘形成的初期（胶质增生期）；随着髓鞘形成，两层脂质膜的内层产生了疏水的磷脂和质子构成复合体，且疏水性逐渐增加，水分下降，引起 T_2WI 信号的下降。T_2WI 上的低信号反映了髓鞘成熟的同时脑内水分含量的降低，T_2WI 髓鞘信号降低比 T_1WI 上信号升高出现得晚，例如对胼胝体体部髓鞘形成的观测，T_1WI 显示比 T_2WI 早 2 个月，在半卵圆中心区域的髓鞘形成 T_1WI 显示比 T_2WI 早 6 个月[4]。此外，MRI 的弥散张量成像（DTI）能够反映脑内水分子弥散的各向异性程度，勾画出脑白质纤维束的分布及排列，是目前唯一能在活体上观察脑白质纤维束的成像方法。通过对新生儿不同部位的脑白质各向异值（fractional anisotropy，FA）的测量，能准确地显示脑不同部位的髓鞘化程度，定量评价新生儿髓鞘的发育状况，以及病理因素对髓鞘发育的影响[5]。此外，MRI 可以对脊髓病变准确定位乃至定性，是诊断脊髓病变的不可替代的检查方法，对于脊髓栓系综合征的患儿可以准确地判断脊膜膨出是否伴有脊髓膨出和脊髓空洞。

CT 受其软组织分辨力的限制，限制其对新生儿脑发育状况的评价，通过对脑白质 CT 值的测量能反映脑内水分下降的情况，但不能反映髓鞘的形成过程。CT 检查能显示大部分先天性颅脑发育畸形，但对部分颅脑发育畸形显示不如 MRI，如胼胝体部分缺如、多数微小脑回等。

超声检查评价新生儿脑结构的异常和 CT 相同，显示神经系统发育状况的能力有限。

2. 脑缺氧缺血性改变　MRI 优良的软组织分辨能力，可准确、敏感地显示缺氧缺血等因素导致脑组织不同程度的损伤，MRI 的 DWI 和 MRS 还能更早期地发现形态学尚未出现改变的早期脑功能变化，并进行半定量分析。能明确 HIE、早产儿 PVL、新生儿脑梗死病变的部位、范围。例如在 HIE，MRI 能观察到未成熟儿到足月新生儿不同月龄脑组织受损部位的变化，24~26 周以侧脑室三角部白质的变化为主，脑室旁白质变化轻微；28~34 周移至侧脑室周围白质的变化为主，侧脑室可有不同程度的扩大；36 周以脑室周围及深部白质变化加上皮质及皮质下白质的变化为主；足月儿以分水岭区的皮质及皮质下白质的变化为主。MRI 的征象能反映缺氧缺血所导致的脑组织的不同病理

改变，T_1WI 皮质及皮质下白质、基底节高信号提示神经元坏死，T_1WI 内囊后肢的高信号消失提示内囊后肢水肿或梗死，T_1WI 脑弥漫性低信号、T_2WI 呈弥漫性高信号提示白质弥漫性水肿等。HIE 的 MRI 及 MRS 分度与临床预后密切的相关性，有助于评价 HIE 的预后，MRI 及 MRS 表现为中度以上的损伤提示预后不良，后遗改变的比例较高。

由于新生儿囟门尚未闭合，应用超声检查可以获得颅内较为满意的图像。经颅超声，通过囟门"窗"可发现新生儿较严重的急性、亚急性颅内出血、脑积水、脑水肿等。虽然超声检查对于脑实质深部病变的诊断能力有限，对新生儿 HIE 脑改变的显示不如 MRI 敏感，但超声检查简便、灵活、费用低、不受场地限制，有利于新生儿急性脑损伤的检测，尤其是对于一般状况欠佳、不能离开监护器的危重早产儿。

对于新生儿 HIE，CT 的诊断与临床的符合率较低，CT 能显示脑白质弥漫性水肿、颅内出血等重症改变，对发生在皮质和皮质下、基底节灰质核团和内囊的损伤 CT 的显示能力有限，不能作为新生儿 HIE 的主要检查手段。

3. 神经系统感染或产伤　MRI 和 CT 都能正确评价围产期中枢神经系统感染所导致的脑损伤，并能根据损伤的部位、形态变化大致推断出感染发生的月龄。MRI 对脑实质感染导致脑内钙化的显示不如 CT 敏感。但对于出生后新生儿期的神经系统感染 MRI 对病变的显示较 CT 敏感，是该疾病的主要影像学检查的方法。

在新生儿外周神经损伤（如臂丛神经损伤）、脊柱及脊髓损伤等产伤的诊断中 MRI 也扮演重要的角色。MRI 的神经根成像、椎管成像等可以清晰显示臂丛、坐骨等神经及脊髓的改变，早期发现产伤所致的外周神经及脊髓的损伤。

CT 对急性期出血、钙化、骨性结构的显示较敏感，临床怀疑有急性颅内出血、产伤所致的颅骨损伤等患儿应首选 CT 检查。但 CT 的缺点是颅底骨伪影较多，影响脑干和后颅窝结构的显示，以上部位的出血在 CT 图像上很难与伪影鉴别，应行 MRI 检查；对于少量蛛网膜下腔出血、慢性期出血呈等密度时，CT 均不如 MRI 敏感。

（六）其他新生儿疾病

在肾上腺出血、先天性肾上腺皮质增生症等新生儿肾上腺影像学检查中，CT 检查显示肾上腺解剖关系明确，空间分辨力和密度分辨力均较高，可以发现早期出血、肾上腺较小病变，是目前公认的最佳影像学检查方法。超声常作为肾上腺病变的初查方法，而 MRI 检查则为 CT 和超声之后的补充，对疑难病变的鉴别诊断有一定的帮助。

眼部影像学检查中，平片目前多用于外伤后异物定位。视神经母细胞瘤等眼球内病变首选超声检查，CT 或 MRI 检查为重要的补充。眼眶外伤首选 CT 检查观察骨折、视神经管损伤情况。视神经胶质瘤、血管瘤、炎症等眼眶病变则应首选 CT 或 MR。

先天性耳畸形如外耳道闭锁等耳部影像学检查首选

CT。CT 是目前颞骨及中内耳病变的常规检查技术。当病变累及颅内或膜迷路时应行 MRI 检查。平片由于分辨率低、结构重叠难以鉴别，目前已趋向淘汰。

咽、喉部影像学检查首选 CT。由于 MRI 软组织的分辨力高，能直接显示黏膜、肌肉、间隙、血管、神经等结构，MRI 检查可作为 CT 检查的补充手段。

三、新生儿疾病影像学检查方法优选原则

X 线、CT、MRI、超声和核素等医学影像检查技术都可用于新生儿各系统疾病的诊断，如何合理利用这些成像技术，做到既经济又省时、既简便又准确，是临床上经常遇到的问题。新生儿各系统疾病影像检查应该首先了解各种影像学检查方法的成像原理、适应证、禁忌证和优缺点，在此基础上根据临床初步诊断和诊断需要来决定正确选择检查方法。对于可能发生反应和有一定危险的检查方法，选择时更应严格掌握适应证，不可滥用，以免给患儿带来不必要的损伤。

一般来说，新生儿影像学检查的选择有三条原则：第一条是应该遵循先简单后复杂，先经济后昂贵，先无创后有创的原则。进行检查优选的时候，要因地制宜，根据本地区、本单位、患儿本身的实际情况出发，进行优选。第二条原则是扬长避短，尽可能先选择该疾病的首选检查方法进行检查，其他检查方法可作为必要的有益的补充。第三条原则是首选无辐射的影像检查方法，不得已选用 X 线检查时，尽可能减少摄片次数和辐射时间。三条原则有时可能相互有所抵制，这时需要临床医师根据患儿病情，综合考虑。

（叶滨宾　范森）

四、超声在新生儿肺疾病中的应用

超声波在传播过程中沿着扫描方向前进，当遇到脏器和组织时会产生各种相互作用，如衰减、声能吸收、反射、散射、折射和衍射等，从而形成不同组织器官的成像。长期以来，肺部疾病的诊断被认为是超声诊断的"禁区"，但随着研究的深入和认识的提高，肺部超声已成为一种重要的检查手段在国内外广泛应用于肺部疾病的诊断与鉴别，也为新生儿呼吸困难病因的诊断、鉴别和指导临床治疗开辟了一个新领域。

（一）常用术语

1. **胸膜线与肺滑**　胸膜-肺表面的界面回声所形成的高回声反射。在超声下呈光滑、规则、清晰的线性高回声，如消失、粗糙模糊或不规则均为异常。在实时超声下可见胸膜线随呼吸的运动而运动，表现为上下往返的与胸壁之间的相对运动，称为肺滑。

2. **A- 线**　当声束与胸膜垂直时，因混响伪像形成多重反射而产生的一种位于胸膜线下方、并与之平行的线性高回声，彼此间距相等、由浅入深回声逐渐减弱至消失。A-线虽是一种伪像，但在正常肺脏必须能够看到清晰的 A- 线存在，否则为不正常。

3. **B- 线、融合 B- 线与肺间质综合征**　超声波遇到肺泡气 - 液界面产生反射而形成的伪象 起源于胸膜线，称为 B- 线；在超声下表现为一系列起始于胸膜线并与之垂直、呈放射状发散至肺野深部的线性高回声。当探头与肋骨垂直扫描时，如整个肋间隙内表现为密集存在的 B- 线而肋骨声影仍清晰显示，则这种密集存在的 B- 线称为融合 B- 线。而当任一扫描区域内有连续两个以上肋间隙存在融合 B-线时，则称为肺间质综合征。

4. **致密 B- 线与白肺**　探头与肋骨垂直扫描时，由于密集存在的 B- 线使整个扫描区域内的肋骨声影均消失的一种超声影像。如果在肺野的每个区域均表现为致密 B-线、A- 线消失则称为白肺。

5. **肺实变、肺搏动与碎片征**　在超声影像上呈"肝样变"的肺组织，可伴有支气管充气征或支气管充液征。在实时超声下可见大面积实变的肺组织随心脏的搏动而搏动，称为肺搏动。如果实变肺组织边缘与充气肺组织分界不明确，此时所形成的超声征象称为碎片征。

6. **肺点**　实时超声下肺部正常影像与异常影像随呼吸运动而交替显示的分界点，是诊断气胸的特异性征象。

7. **双肺点**　由于病变程度或性质的不同，上下肺野之间在超声影像上所形成的分界点。

（二）探头选择

通常使用频率为 9.0MHz 以上的高频线阵探头，可提供较高分辨率，胎龄越小、体重越低，所需频率越高。没有合适线阵探头时，可考虑使用高频凸阵探头。

（三）检查方法

通常以腋前线、腋后线为界，将肺部分成前、侧、后 3 个区域，即两侧肺部被分为 6 个区域。患儿可取仰卧、侧卧或俯卧位，对肺部的各个区域分别进行纵向（探头与肋骨垂直）或横向（探头沿肋间隙走行）扫查。

（四）正常肺超声影像学特点

新生儿正常肺组织在超声下呈低回声，胸膜线与 A- 线均呈光滑、清晰、规则的线性高回声，彼此等间距平行排列，无或仅有少数几条 B 线、无 AIS 和胸腔积液（图 3-1-7）。

（五）常见肺疾病的超声表现

1. **呼吸窘迫综合征**　主要表现为肺实变伴支气管充气征、胸膜线异常、A- 线消失、AIS 等，轻症患儿或重度患儿恢复期可有双肺点、15%~20% 的患儿可有胸腔积液[6]（图 3-1-8）。其中，肺实变伴支气管充气征是 RDS 最重要的超声影像学特点和诊断 RDS 必备征象，其特点为：①实变的程度和范围与疾病程度有关；②实变可位于双侧肺部的不

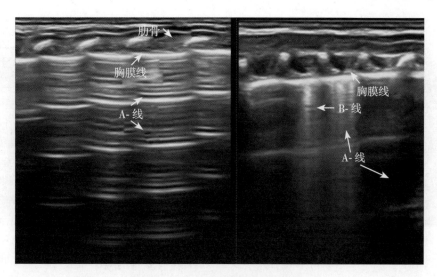

图 3-1-7　肺部正常超声影像学表现
(左图显示胸膜线与 A- 线;右图显示 B- 线)

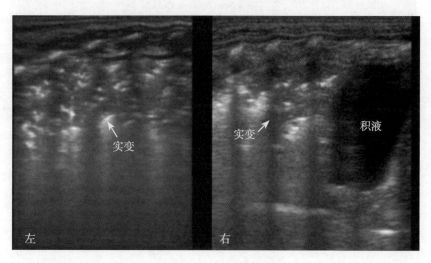

图 3-1-8　RDS 超声影像
左肺显示肺实变伴支气管充气征,胸膜线与 A- 线消失;右肺显示有胸腔积液(箭头所示为实变区,其内白色亮点 / 线为支气管充气征)

同肺野,也可仅限于一侧肺部;③实变区呈不均质低回声,与周围肺组织易于区分;④支气管充气征比较细腻、密集、呈斑点状。可见,在 RDS 时不仅可以有肺实变,也可存在肺水肿,甚至胸腔积液;而且,两侧肺部的病变程度与性质可以不一致;甚至同一侧肺部不同肺野的病变程度与性质也可以不同。

2. **暂时性呼吸增快症**　暂时性呼吸增快症(transient tachypnea of the newborn,TTN)主要超声特征是肺水肿。在超声影像上轻者主要表现为 AIS 和双肺点,重者则表现为致密 B- 线和"白肺",其他可有胸膜线异常、胸腔积液和 A- 线消失等,但无肺实变伴支气管充气征,据此可与 RDS 相鉴别[7](图 3-1-9)。

3. **肺炎**　主要表现有肺实变伴支气管充气征或动态支气管充气征、胸膜线异常、AIS 和 A- 线消失等,部分患儿可有不同程度胸腔积液[8]。肺实变伴支气管充气征是肺炎最主要的超声影像学特点,其特点是:①实变可位于肺野的任何部位,范围大小与病情程度相关,在同一肺野内可存在大小和形状不同的实变区;②实变区边界不规则,呈锯齿状(图 3-1-10)。

4. **胎粪吸入综合征**　主要表现有:①肺实变伴支气管充气征,范围较大小与疾病程度有关,边界不规则;双侧肺部实变范围可以不同,同一侧肺部野可以存在大小不同的实变区。②胸膜线异常与 A- 线消失。③部分患儿可有胸腔积液。④非实变区呈 AIS 或 B- 线。在超声下,MAS 与肺炎有时难以区别,需结合病史及其他实验室检查。

5. **肺出血**　碎片征是肺出血最常见的超声征象,其次为肺实变伴支气管充气征和胸腔积液。胸腔积液的出现率远高于其他疾病,见于 80% 以上的患儿,严重者在积液内

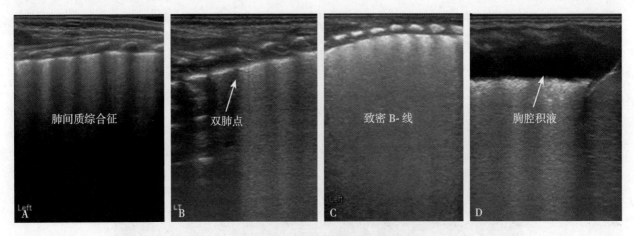

图 3-1-9　TTN 的超声影像学表现
A. 肺间质综合征;B. 双肺点;C. 致密 B- 线;D. 胸腔积液

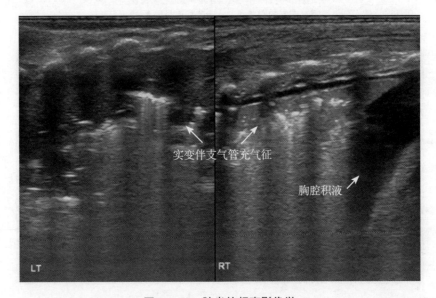

图 3-1-10　肺炎的超声影像学
显示双侧肺野内大面积肺实变伴支气管充气征,实变区边缘不规则,胸膜线与 A- 线消失,
右侧肺野尚可见明显的胸腔积液

可见纤维蛋白变性形成的纤维条索状漂浮物,实时超声下可见该纤维条索状漂浮物随积液的运动而运动。

6. **肺不张**　超声对肺不张有确切诊断价值,其特点为[9]:①大面积肺实变伴支气管充气征(严重者呈平行排列的线状高回声)或支气管充液征(呈树枝状分布的线状低回声);②实变区边缘较为规则清晰;③胸膜线异常及 A- 线消失;④实时超声下可见肺搏动、肺滑消失;⑤多普勒超声或能量超声于实变区可见肺血流,这是病变能够恢复的基础。

7. **气胸**　实时超声下肺滑消失是气胸最具诊断价值的超声征象,如存在可基本除外气胸;没有 B- 线,如存在也可基本排除气胸;明确存在的肺点(敏感度为 66%、特异度 100%);此外,存在壁层胸膜及其所形成的多重反射线。在 M 型超声下,可见正常的肺部的颗粒状征象(沙滩征)被一系列平行线(平流征)所代替[10]。

8. **其他**　肺部超声在临床上还有多方面的用途,如指导肺表面活性物质的应用及呼吸机撤离,协助判断气管插管位置是否正确,明确新生儿长期氧依赖的病因,鉴别胸腺(或其他占位性病变)与肺不张,并可在超声监测下支气管灌洗治疗肺不张等。

总之,超声对肺部疾病的诊断与鉴别准确、可靠,在个别发达国家的 NICU 已替代传统 X 线常规应用于肺部疾病的诊断,相信在不久的将来,在国内也会广泛开展。其局限性在于,操作者需要接受一定的培训、要有一定的经验,暂时尚不能用于对 BPD 的诊断。

(刘敬)

参考文献

1. 朱铭. 儿童先天性心脏病磁共振成像. 磁共振成像,

2011,2(1):60-64.

2. 吴建平,陈晓青,王开俊,等.超声对婴儿先天性髋关节发育不良的诊断价值.临床超声医学杂志,2012,14(9):644-645.

3. Saito T,Hishiki T,Terui K,et al. Use of preoperative, 3-dimensional magnetic resonance cholangiopancreatography in pediatric choledochal cysts. Surgery,2011,149(4):569-575.

4. 叶滨宾.儿科影像诊断与临床头颈与神经系统卷.北京:人民军医出版社,2009:187-198.

5. Miao X,Qi M,Cui S,et al. Assessing sequence and relationship ofregional maturation in corpus callosum and internal capsule in pretermand term newborns by diffusion-tensor imaging. Int J Dev Neurosci,2014,34:42-47.

6. Liu J,Liu F,Liu Y,et al. Lung ultrasonography for the diagnosis of severe pneumonia of the newborn.Chest,2014, 146:483-488.

7. Liu J,Chen SW,Liu F,et al.The diagnosis of neonatal pulmonary atelectasis using lung ultrasonography.Chest,2015, 147:1013-1019.

8. Liu J,Chen XX,Li XW,et al.Lung ultrasonography to diagnose transient tachypnea of the newborn.Chest,2016,149: 1269-1275.

9. Vergine M,Copetti R,Brusa G et al. Lung ultrasound accuracy in respiratory distress syndrome and transient tachypnea of the newborn.Neonatology,2014,106(2):87-93.

10. Raimondi FCL,Copetti R. Point-of-care chest ultrasound in the neonatal intensive care unit:An Italian perspective. Neoreviews,2014,15(1):e2-6.

第2节　胎儿和新生儿遗传病的精准医学

全球每年至少有 760 万儿童出生时带有严重的遗传或先天性畸形;其中 90% 出生在中等和低等收入国家。在发达国家,遗传和先天性疾病是婴儿和儿童期死亡的第二位最常见的原因,出生罹患率为 25‰~60‰。遗传性疾病具有先天性、终身性和家族性的特征。大多数疾病都是遗传和环境的共同作用结果,新生儿科疾病与遗传的关系尤为密切。新生儿科医生在医疗工作中遇到越来越多的遗传学问题亟待解决,对遗传学知识的需求日益迫切。

近年来,遗传性疾病的诊断和治疗取得了显著的进步。目前 DNA 水平上的基因突变、拷贝数变异及甲基化异常均可采用相对经济有效的测序技术检测,帮助医生精准诊断疾病,预测疾病的严重程度。在线人类孟德尔遗传网站(OMIM),Gene Reviews,DECIPHER 等诸多开源数据库能提供丰富的遗传学知识,为了解和掌握遗传学疾病提供便利。新生儿疾病筛查、产前筛查和产前诊断的进步推动了遗传学疾病的早期诊断和预防。基因治疗和干细胞治疗的发展使得少数遗传病治疗有了突破性的进展,极大地改善了患者的预后。

一、新生儿遗传性疾病的分子诊断

新生儿期遗传病的诊断,除却遗传病的高危病史、家族史、临床表现外,目前主要的诊断方法包括生化、酶学、组织学、影像学检查等。近年来,随着分子生物学技术的蓬勃发展,与遗传代谢相关的检测技术越来越多,包括检测血液代谢物的串联质谱技术、检测尿代谢物的气相色谱质谱技术及检测细胞分子遗传学相关的基因芯片技术及新一代测序技术等广泛被应用于临床实践。

(一)临床常规诊断技术

1. 染色体核型分析技术　染色体核型分析是最常用、最经典的细胞遗传学检测手段,多用于染色体数目异常和部分可鉴别的染色体结构异常的检测,为出生缺陷患儿的早期干预提供依据。

(1)原理:染色体核型分析是根据染色体的数目、结构和着丝点位置、臂比、随体有无等特征,并借助染色体分带技术对某一生物的染色体进行分析、比较、排序和编号。以体细胞分裂中期染色体为研究对象。染色体核型分析技术可用于各种不同类型样本的分析,包括外周血或骨髓、羊水或绒毛等胎儿附属物。染色体制片有多种显带技术,如 G 显带,R 显带,Q 显带等,常用的是 G 显带技术。

(2)临床应用:①产前诊断,对羊水、绒毛和脐带血等进行染色体核型分析可帮助诊断胎儿的染色体异常。②不明原因流产组织的染色体检查,超过一半的孕早期流产都是由遗传缺陷所导致的,其中胚胎染色体数目异常和结构异常是最主要的两个原因。③诊断染色体病,通过染色体核型分析技术可以明确部分出生缺陷儿的遗传诊断。

2. FISH 技术

(1)原理:荧光原位杂交(FISH)技术基本原理是采用标记的寡聚核苷酸探针与变性后的染色体、细胞或组织中的核酸进行杂交,然后在荧光显微镜下显影,对待测 DNA 进行定性、定量或相对定位分析。

(2)临床应用:①确定异常染色体的来源、基因定位。②诊断染色体病:根据目的基因设计特异 FISH 探针可辅助诊断多种染色体病,如染色体异位、倒位、缺失和重复等。③产前诊断:可直接检测未经羊水或绒毛培养的分裂间期细胞,可作为一种快速产前诊断方法,目前临床上主要用于13、18、21、X、Y 染色体数目异常的诊断。

3. MLPA 相关技术

(1)原理:多重连接探针扩增技术(mutiplex ligation-dependent probe amplification,MLPA)主要用于较大片段基因组拷贝数改变的检测,例如基因外显子的缺失或重复、染色体非整倍体、染色体微缺失 / 微重复等，也可用于已知单核苷酸多态性（SNP）或者单碱基突变的分析。MLPA 技术的特点在于其探针的设计。每个 MLPA 探针包括一段靶核苷酸特异性序列、一段填充序列和一段通用的引物序列。在 MLPA 反应中每一对探针与变性后的待测样本目标序列杂交，经过连接、通用引物扩增、毛细管电泳，比较、分析目的序列的相对拷贝数。

（2）临床应用：用于多种单基因遗传病、染色体病和遗传药理学等临床检测项目。①基因外显子的缺失 / 重复检测，MLPA 是检测外显子缺失 / 重复的最佳方法之一。包含 DMD、NF1、NF2、VHL、FBN1、RB1 等近百个基因。②染色体微缺失 / 微重复综合征检测和诊断，如猫叫综合征（5p 缺失）、Smith-Magenis 综合征（17p11.2 缺失）、1q21.1 微缺失综合征、Wolf-Hirschhorn（4p16.3 缺失）、迪格奥尔格综合征（22q11 缺失）、Sotos 综合征（5q35 缺失或重复），以及亚端粒缺失的筛查和确认等。③甲基化分析和 mRNA 定量分析：如普拉德 - 威利综合征（PWS）和 Angelman 综合征（AS）。

4. 基因芯片技术 微阵列比较基因组杂交（aCGH）技术正逐渐应用于染色体病检测，能检测到很小范围的基因扩增和缺失，为快速全面地分析遗传病 DNA 拷贝数的变化提供了理想的技术手段。

（1）原理：从正常人的基因组中分离出 DNA 与 DNA 芯片杂交就可以得出标准图谱。从病人的基因组中分离出 DNA 与 DNA 芯片杂交就可以得出病变图谱。通过比较、分析这两种图谱，就可以得出病变的 DNA 信息。

（2）临床应用：aCGH 技术常用于智力障碍、发育迟缓、自闭症和先天多发畸形综合征的临床诊断，检测率达 15%~20%，美国医学遗传学会（ACMG）推荐 aCGH 技术作为检测这些疾病的首选方法。aCGH 技术也用于产前诊断和筛查，对于超声波检测有结构异常的胎儿，检测率达 5.2%[1-3]。

5. DNA 测序技术

（1）原理：包括 Sanger 法测序和高通量测序技术。

1）Sanger 法测序：利用一种 DNA 聚合酶来延伸结合在待定序列模板上的引物，直到掺入一种链终止核苷酸为止。每一次序列测定由一套四个单独的反应构成，每个反应含有所有四种脱氧核苷酸三磷酸（dNTP），并混入限量的一种不同的双脱氧核苷三磷酸（ddNTP）。由于 ddNTP 缺乏延伸所需要的 3-OH 基团，使延长的寡聚核苷酸选择性地在 G、A、T 或 C 处终止。终止点由反应中相应的 ddNTP 而定。每一种 dNTPs 和 ddNTPs 的相对浓度可以调整，使反应得到一组长数百个碱基的链终止产物。Sanger 法测序是确定基因序列的金标准，但它的准确率仍然无法达到 100%，约 <2% 的碱基无法被 Sanger 法测序所识别。

2）高通量测序技术：又称下一代测序（next generation sequencing，NGS）技术，以能一次并行对几十万到几百万条 DNA 分子进行序列测定为标志。与 Sanger 测序技术相比，

新一代测序平台最大的变化是无需克隆这一繁琐的过程，而是使用接头进行高通量的并行 PCR、测序反应，并结合微流体技术，利用高性能的计算机对大规模的测序数据进行拼接和分析。接头的运用，使得高通量测序技术不再局限于单纯的基因组测序，而是作为一个平台，可以开展全基因表达图谱分析、SNP、小 RNA、ChIP、DNA 甲基化等诸多研究。高通量测序通过反复测定同一区域的 DNA 片段，可以检测包括点突变、基因拷贝数改变和基因重组（染色体移位）等在内的多种基因改变，目前在染色体病的产前检测方面得到了越来越多的应用。

（2）临床应用：Sanger 法测序广泛用于遗传病的分子检测，在单基因病、线粒体病、SNP 检测方面取得了很好的效果。此外，将 Sanger 测序技术与分子克隆技术相结合也可用于 DNA 甲基化位点的检测。NGS 的临床应用主要包括：①DNA 水平的应用，包括全基因组测序（whole genome sequencing，WGS）和全外显子组测序（whole exome sequencing，WES）。外显子测序是指利用序列捕获技术将全基因组外显子区域 DNA 捕获并富集后进行高通量测序的基因组分析方法。是一种选择基因组的编码序列的高效策略。个体全基因组测序能够覆盖人体基因组中所有类型的缺陷，提供人体一生的健康预测和指导，将为临床医药的发展带来革命性的变化。②RNA 水平的应用，包括转录组测序、小分子 RNA 测序等。③表观基因组学应用，高通量测序技术在检测全基因组范围甲基化位点方面也有高效的解决方案；转录因子结合位点测序，即染色质免疫沉淀—高通量测序（ChIP-seq）被广泛应用于发现转录因子结合位点等领域[4]。

（二）临床常见遗传病诊断方法选择

1. 染色体病诊断方法的选择

（1）染色体数目异常的检测：方法有传统的染色体核型分析、荧光原位杂交技术（FISH）、光谱染色体自动核型分析（spectral karyotyping，SKY）和高通量测序等。染色体涂染用全染色体或区域特异性探针，通过多彩色 FISH 使中期细胞特异染色体和间期核呈现不同荧光颜色的条带，常用于识别染色体重组、断裂点分布、鉴别染色体外核物质的起源。反转染色体涂染是用筛选出的畸变染色体与正常染色体杂交来分析畸变染色体的方法，它不仅能区分染色体标志的来源，而且能分辨间隙易位和复杂的标记染色体。

（2）染色体畸变的检测：染色体畸变可以通过传统细胞遗传学（染色体核型分析、FISH、CGH）。aCGH 技术广泛应用于全基因组水平的拷贝数分析，用外周血、脐血、羊水、绒毛或流产组织中提取的 DNA 为标本，不仅能检出染色体的非整倍体、大片段的缺失和重复，而且可以发现核型分析等常规技术手段难以检出的因染色体微缺失、微重复、三倍体、单亲二倍体（UPD）及杂合性缺失导致的多达 120 余微缺失微重复综合征，以及目前临床上尚未定论的

染色体微缺失。

2. 单基因病诊断方法的选择　目前单基因病已报道7000余种,不同民族、不同区域可能存在不同的基因变异位点,因此,必须建立中国人单基因病突变谱库,而不能盲目用国外已报道的突变位点作为中国人群的突变位点进行诊断。基因突变诊断的方法选择如下。

(1) 点突变的诊断:点突变是单基因病中最常见的一种突变方式。目前常用的检测方法主要包括限制性片段长度多态性分析(restriction fragment length polymorphism,RFLP)、PCR 加 Sanger 法测序等。高通量测序技术目前开始应用于点突变的检测。由于该项技术的检测通量很高,因此,它可以同时对一组相关基因的突变进行检测,这不仅能够提高单基因病突变的检出率,而且大大降低了常规分子诊断对临床诊断和生化检测信息的依赖性。

(2) 缺失突变的诊断:部分单基因病是由于较大片段的缺失引起的。如 α 地贫中绝大多数病人存在 α 珠蛋白基因的缺失。对于这类突变常用检测的方法有 Southern blotting、实时 PCR、MLPA 等。随着基因芯片和高通量测序技术的发展,它们越来越多地应用于缺失突变的检测。

(3) 基因甲基化修饰的诊断:特定基因甲基化检测主要采用甲基化特异 PCR(methylation-Specific PCR,MS-PCR)、高分辨率熔解(high resolution melting,HRM)、焦磷酸测序等方法。全基因组甲基化主要采用高通量测序和甲基化芯片的方法。它们通过 5- 甲基胞嘧啶抗体富集甲基化的区域,然后进行高通量的检测。

3. 遗传代谢性疾病的诊断　遗传代谢病的诊断主要依赖实验室检查,如血尿串联质谱和代谢物检测、酶活性分析和遗传学检测等。质谱检测是一种特异性的生化代谢物检测技术。其主要原理是通过测定物质的质荷比对物质进行定性和定量检测。串联质谱技术(tandem mass spectrometry,MS/MS)因其较高的敏感度、特异度和便捷性,已普遍应用于新生儿遗传代谢病筛查。其中,MS/MS 可用于分析氨基酸、酰基肉毒碱、有机酸、同型半胱氨酸、乳清酸、嘌呤、嘧啶、激素、维生素 D 等。酶活性检测主要用于先天性代谢酶缺乏疾病的检测,包括溶酶体病、四氢生物蝶呤还原酶缺乏症、生物素酶缺乏症等疾病。酶学检测特异性高,酶活性缺陷就意味着相关的代谢途径出现异常,根据酶活性的正常与否就可以判断受检者是否患有相应的疾病,结果直观,容易判断,准确度高;但前提是检测的方法准确,结果可靠。

遗传代谢性疾病的遗传检测主要采用 Sanger 测序和二代测序技术。其中,二代测序技术包括基于多个基因多个疾病的一批基因测序(Panel)、基于全基因组编码外显子的全外显子组测序(WES)和全基因组测序(WGS)。代谢相关临床诊断 panel 包含的基因均为已知致病基因;WES 检测适用于临床表现不典型、相关 panel 检测结果阴性者。由于遗传代谢性疾病绝大多数为常染色体隐性遗传,因此,建议同时检测父母亲样本有助于判断变异来源。遗传检测

结果是产前诊断、遗传咨询的诊断依据,已逐渐成为遗传代谢疾病重要的辅助检查。

代谢物的检测结果受发病情况的限制,而酶学检测和基因检测不受发病情况限制,如果受检者存在技术检测范围内的先天遗传代谢缺陷,任何时间段都可以检出,无论是新生儿期还是发病期。从特异性角度分析,代谢物的检测特异性低,结果分析复杂,不容易对疾病做出明确诊断,基因检测特异性相对较高,如果发现明确致病突变,就可以确诊疾病,但也有些发现的是未报道的新突变,其致病性就是很难确定。鉴于基因检测的局限性,所以遗传代谢病的病因诊断也不能完全依靠基因检测来解决。

对临床出现症状的患者,怀疑是遗传代谢病时,如果不能确定疾病类型,可以先选择代谢物的筛查,初步了解可能存在的遗传缺陷,再结合临床症状及其他检查缩小范围,如果针对所怀疑的生化缺陷可以进行功能检测,即酶学检测,根据酶学检测结果针对性的检测相关基因,找出致病突变。在临床工作中要充分认识三种方法的不同特点,有机结合,正确地应用于遗传代谢病的诊断[5]。

二、新生儿遗传病的治疗技术

(一) 概述

由于遗传病的特殊性,发病时间长或者终生伴随,也常造成患者身体功能逐渐衰弱,需要以多种专门方法结合治疗,其治疗往往需要谨慎和长期的评价。其治疗方法可分为以下三类。

1. 对因治疗　主要通过基因技术和医学技术,找到治疗的靶点,对患者进行个性化治疗,直接作用病因,从根本上有效治疗疾病。遗传病是由于基因缺陷所致,最根本的办法是纠正基因缺陷,或者用"好的基因"替代缺陷基因。基因治疗是一种从根本上解决问题的手段。

2. 对症治疗　倾向于直接处理表面症状,从一定程度上缓解症状,提高患者的生活质量。常用的治疗方法有酶替代治疗和酶增强型治疗、饮食治疗、药物治疗、免疫治疗和血浆置换等。

3. 姑息性治疗　是建立在多学科团队基础上,对无法治愈的患者支持性的治疗与护理,控制患者的症状,以及其心理、社会和精神问题,提升患者和家属的生活质量等多方面的内涵。主要包括心理疏导、症状评估、终生护理和康复理疗等。

随着分子生物学和基因工程技术的快速发展,儿科临床实践中广泛实施个体化精准医疗的势头得到了快速增强。近年来,迅速发展的基因治疗和干细胞治疗技术使得部分遗传病的治疗有了突破性的进展,这些新技术、新方法,将遗传病从"不治之症"转变为"可治之症"[6]。

(二) 新生儿遗传病的治疗新技术

1. 干细胞治疗　干细胞治疗是指应用人自体或异体

来源的干细胞经体外操作后输入(或植入)人体,用于疾病治疗的过程。这种体外操作包括干细胞的分离、纯化、扩增、修饰、干细胞(系)的建立、诱导分化、冻存和冻存后的复苏等过程。用于细胞治疗的干细胞主要包括成体干细胞、胚胎干细胞及诱导的多能性干细胞(iPSC)。成体干细胞包括自体或异体、胎儿或成人不同分化组织,以及发育相伴随的组织(如脐带、羊膜、胎盘等)来源的造血干细胞、间充质干细胞、各种类型的祖细胞或前体细胞等。

不少儿童先天性遗传性疾病是造血干细胞移植的适应证,可以通过异基因造血干细胞移植(HSCT)得到治愈。通常较多的选择胎盘脐带血作为移植物,原因是移植物来源易得,细胞生命力强,供受者 HLA 匹配程度要求不高,造血干细胞和非造血干细胞均含量丰富,有利于移植后多系统的组织器官修复重建。

临床上可以进行造血干细胞移植的儿童先天性遗传性疾病种类繁多,其中最常见于原发性免疫缺陷病和遗传代谢性疾病的治疗。包括严重联合免疫缺陷病(SCID)、湿疹血小板减少伴免疫缺陷症(WAS)、性连锁淋巴细胞异常增生症(XLP)、嗜血综合征(HLH)和白介素 10 受体(IL10R)缺乏症等。

2. 基因治疗　基因治疗是指通过替换原异常基因或抵消由其引起的缺陷,以达到延缓疾病进展的目的。近日,多例包括脊肌萎缩症、脑型肾上腺脑白质营养不良、黏多糖贮积症等基因治疗临床试验表明其安全性和有效性[7-9],这意味着基因治疗将成为遗传性疾病的一个重要的治疗方法。

体外基因治疗(ex vivo gene therapy)是指在体外将正常遗传物质导入细胞,再将基因修饰后的细胞重注回患者体内以达到治疗目的。目前有多项临床研究报道,采用双重干细胞基因疗法在一些遗传性的血液系统疾病[10]、免疫系统疾病[11-13]及代谢障碍性疾病[14]基因治疗中有突出疗效。体外基因治疗最常用的细胞是患者自体造血干细胞,不论国内外此项基因/干细胞治疗技术仍有许多瓶颈需要突破,诸如载体引起的免疫反应、外源因子不能稳定持续表达、治疗前因疾病所造成的损伤无法修复、组织特异性表达基因蛋白于特定区域等。

病毒载体优化一直是基因治疗研究的重点。γ 逆转录病毒载体(γ-retroviral vector)早于慢病毒载体(lentiviral vector)应用于造血干细胞基因治疗临床试验,其中一部分经治疗的患者出现了恶性转化,从而引发白血病。慢病毒载体可以整合入非分裂细胞中,转染效率高,是目前最常用于体外基因治疗的病毒载体,其在临床试验中尚未见严重不良事件。

基因编辑可进行位点特异性修饰,并保留对基因表达的内源性调控,更安全、精准的实现治疗目的。目前,基因编辑技术主要利用位点特异性人工核酸内切酶使双链 DNA 断裂(double-stranded DNA break,DSB)从而将目的序列导入目标位点,实现对目的序列的特异性改造。近年来,第三代人工核酸内切酶技术 CRISPR/Cas 系统因其简易、高效的特性在生物界得到广泛应用,利用基因编辑技术修复突变基因,从而治愈由基因原因引起的罕见病成为可能,一些基因突变遗传病甚至已经利用 CRISPR/Cas9 技术获得动物模型上病情缓解的数据,如 β- 地中海贫血、DMD 等,利用基因编辑技术来治疗由基因突变引起的罕见病将成为持续的研究热点。

3. 遗传性疾病干细胞/基因治疗案例

(1) 地中海贫血:镰状细胞病(SCD)和 β 地中海贫血症是由于编码-珠蛋白的血红蛋白 β 基因(*HBB*)的突变造成的疾病。目前,针对这类疾病的治疗主要采用定期输血和干细胞移植法。适量输血配合铁螯合剂可以使患者生存质量明显提高,能活到成年并达到正常人的生活能力,然而此疗法需要终生治疗;而干细胞移植法却面临着寻找供体难和费用高昂的难题。基因编辑的出现逐渐为它打开了一扇新的窗户。2016 年 10 月美国科学家们利用 *CRISPR* 基因编辑技术,在人体干细胞中修复了造成镰状细胞贫血病的基因。

(2) 血友病:血友病临床上表现为流血不止、凝血障碍、自发性出血(多发生在关节、肌肉以及软组织)等血友病的症状,其中自发性内出血尤其危险。目前针对血友病患者多采用体外输入凝血因子Ⅷ和凝血因子Ⅸ,但由于这些凝血因子的半衰期非常短,且需要频繁的以静脉注射给药。基因/干细胞治疗相对应而言,成为这些患者的另一道曙光。2016 年,宾夕法尼亚大学科学家们通过研究首次开发出了一种双基因疗法,其能够将 CRISPR/Cas9 介导的基因靶向系统的关键组分运输到小鼠机体中来治疗 B 型血友病。目前,费城儿童医院科学家们已经开始进行了基因治疗白血病的临床 1/2 期试验,患儿在临床试验中接受了单剂量基因治疗,这些患儿产生接近正常水平的凝血因子Ⅸ,暂停了凝血因子输注,在日常生活未出现出血事件。

(3) 肾上腺脑白质营养不良(adrenoleukodystrophy,ALD):该疾病主要 ABCD1 基因发生突变引起,造成蛋白体结构改变。功能缺陷 ABCD1 蛋白造成极长链饱和脂肪酸(very long chain fatty acids,VL-CFAs)不能进入过氧化物酶体进行 β 氧化反应,进而造成 VL-CFAs 在不同组织和体液中堆积,引起神经系统脱髓鞘和肾上腺皮质功能减退等病理症状。传统上有饮食治疗,减少摄入 VLCFA,同时进食 Lorenzo 油,以减少 VLCFA 的合成,能改善末梢神经传导速度,缓解病情。目前,异基因造血干细胞移植治疗是唯一已证实的可有效控制 cALD 疾病进展和提高患者长期生存率的方法,但需在脑损伤早期尽早进行移植才可实现其疗效[15-16]。2009 年 Cartier 等第一次将慢病毒载体用于造血干细胞基因治疗,对两名基因没有合适配型而失去异基因造血干细胞移植机会的 cALD 患者进行了自体造血干细胞基因治疗,利用慢病毒载体 CG1711hALD 将正常的人 ABCD1

的 cDNA 体外导入患者自体造血干细胞中,将改造后的干细胞重输回患者体内,治疗后 24~30 个月、甚至 3 年随访结果未见明显不良事件,且有效控制了疾病的进展。2017 年 Eichler 等用更大的临床试验样本量(15/17 例 cALD 患者)验证了自体造血干细胞基因治疗早期试验的安全性及有效性,至治疗后约 24 个月未出现主要的功能障碍[8]。

总体而言,基因治疗是目前很多单基因遗传性疾病唯一的治疗方法。已有的临床试验结果较乐观,但基因治疗的安全性问题仍不可忽视,需大量的临床试验及对于经治疗的患者长期、密切的随访,以明确其长期安全性和有效性。

三、遗传咨询

(一) 概述

遗传咨询是由咨询医师和咨询者即遗传病患者本人或其家属,就某种遗传病在一个家庭中的发生、再发风险和防治上所面临的问题进行一系列的交谈和讨论,是家庭预防遗传病患儿出生的最有效方法,咨询医师需协助先证者明确遗传病的诊断和分类。

遗传咨询是帮助患者理解和适应遗传疾病对医学、心理和家庭影响的过程。遗传咨询的过程包括收集患儿详细的病史和家族史,以评估疾病发生或复发的可能性;为患儿及家属提供遗传、检测、家庭管理、风险降低、可用资源的教育;促进知情选择和适当干预的咨询等方面的内容。临床上还可利用患儿个人病史和家族史制定遗传性疾病的诊断和风险评估,提供降低疾病风险的策略信息,并纳入医疗管理之中。

遗传咨询可在生命的任何时候进行,包括孕前和产前咨询,对出生缺陷的婴儿或发育迟缓的患儿进行遗传评价。有些遗传表型在出生时就显现,即可确诊;而有一些则在青春期或成年期才开始出现表型,如亨廷顿病、心律失常、肿瘤等,通过致病关键基因的早期发现可以做出预测,这增加遗传咨询在个体疾病风险评估中的作用。

新生儿常见遗传病的咨询不同于传统的遗传咨询,其涉及范围广、难度大。新生儿遗传咨询的对象为新生儿筛查和诊断的先证者家属,咨询内容涉及诊断结果的解读、疾病预后的判断、医疗决策的选择及家庭支持护理和康复方案等;通过对新生儿筛查结果的解读,可以帮助家长进一步了解遗传病筛查结果的意义,帮助阳性患者制订诊疗和随访计划。

(二) 新生儿遗传咨询的特点

针对新生儿的遗传咨询面临诸多挑战和难题,重点表现于新生儿期表型可不典型、新发位点的致病性不确定、晚发性疾病的发生率存疑、遗传变异存在人群差异、对大部分罕见病认知不足等。新生儿遗传咨询有以下特点。

(1) 检测前需对家长进行充分的基本知识普及和知情同意。

(2) 对检测到的变异可进行家系内验证和对比本地大样本人群数据库以排除良性变异。

(3) 对于通过上一条仍无法确定其致病性,但仍有致病可能的变异需对家长遗传学进行充分地解释及疾病解释。

(4) 遗传学咨询内容重点在于位点致病性的解释,对于疾病遗传模式、外显率、表达度等需要结合临床随访结果进一步跟踪完善判断。

(5) 病情咨询内容需结合被检者具体情况,还包括该遗传病的发病年龄、临床表现、治疗及预后。

(6) 涉及多系统疾病应建议行多学科会诊。

(7) 对于携带可疑致病位点者建议长期随访;随访计划应包括针对该病相关体格检查、辅助检查及随访周期的建议。

(8) 对于先证者家庭其他成员应建议行携带者筛查和风险评估。

(9) 需了解遗传检测技术存在的局限性,重视对阴性结果的客观解读。

(10) 在遗传咨询过程中需遵循有利、无伤、尊重、公平的伦理原则,尊重家长的自主权和文化观念,注意隐私的保护,在具体咨询过程中需保持开放性和非指令性态度。

简言之,通过遗传咨询,能够对先证者做出明确诊断,确定其遗传方式,提出最佳的医学建议,并进行随访。在咨询过程中尽可能提供客观、依据充分的信息,说明使用的遗传学原理,用科学的语言解释风险。解释疾病性质,提供病情、疾病发展趋势和预防的信息。在遗传咨询过程中尽可能避免医生本人的导向性意见。

(三) 遗传咨询的主要内容

1. **初始风险评估**　如果有足够的信息,即可进行初始风险评估;一旦获得更完整的家族病史,则按需要对咨询结果进行修订。

2. **知情同意**　对高度疑似患有遗传性疾病的儿童而言,基因检测结果是疾病诊断和评估的一个重要部分,应向患儿父母尽可能多地解释基因检测的内容、程序,以及选择的必要性。

3. **信息和教育**　通过有效的遗传咨询,提供关于个人和家庭风险的准确风险评估信息,以及处理社会和心理问题。如接受了基因检测,通常会有后续随访、讨论检测结果及临床决策的修订等内容,通过后续的遗传咨询帮助患儿及家属更好地理解结果的影响,帮助对降低疾病风险的诊疗方案共同做出决定。移动多媒体与互联网远程医疗的使用使遗传咨询服务更加方便。

4. **基因检测结果的处理**　在提供检测结果时,必须考虑下列重要问题。

(1) 是否有明确的诊断:对报告是否有足够了解,可提供准确结果信息并回答患儿及家属问题?

（2）疾病是如何发生的：何种遗传的方式，是否会对生殖产生影响？

（3）家庭其他成员是否存在风险：是否已通知其他家庭成员可能发生的问题？

（4）疾病的未来的发展与转归：患儿或其父母是否了解了结果及其意义，在同类疾病筛查上该做些改变吗？

（5）最佳的治疗方法：目前怎么干预最为合适？向病人提供了什么样的书面或电子资源？

5. **心理支持** 在检测结果处理和决策中，支持病人是遗传咨询的基本组成部分。在儿科领域保持患儿与家庭的自主性是至关重要的，这是遗传咨询的中心原则。让患儿了解检测结果所带来的负面或意外消息的潜在反应，能够富有成效的应对。

（周文浩）

参考文献

1. Miller DT, Adam MP, Aradhya S, et al. Consensus statement: chromosomal microarray is a first-tier clinical diagnostic test for individuals with developmental disabilities or congenital anomalies. Am J Hum Genet, 2010, 86(5): 749-764.

2. 王慧君, Weimin B, 吴冰冰, 等. 染色体基因芯片分析在临床遗传病诊断中的应用和结果解读. 中国循证儿科杂志, 2014, 9(3): 227-235.

3. Kearney HM, South ST, Wolff DJ, et al. American college of medical genetics recommendations for the design and performance expectations for clinical genomic copy number microarrays intended for use in the postnatal setting for detection of constitutional abnormalities. Genet Med, 2011, 13(7): 676-679.

4. Ceyhan-Birsoy O, Machini K, Lebo MS, et al. A curated gene list for reporting results of newborn genomic sequencing. Genet Med, 2017, 19(7): 809-818.

5. 顾学范. 临床遗传代谢病. 北京: 人民卫生出版社, 2015: 11-14.

6. 陈乡, 刘露, 周文浩. 遗传代谢性疾病相关孤儿药研究进展. 国际药学研究杂志, 2017, 44(2): 167-172.

7. Mendell JR, Al-Zaidy S, Shell R, et al. Single-Dose Gene-Replacement Therapy for Spinal Muscular Atrophy. N Engl J Med, 2017, 377(18): 1713-1722.

8. Eichler F, Duncan C, Musolino PL, et al. Hematopoietic Stem-Cell Gene Therapy for Cerebral Adrenoleukodystrophy. N Engl J Med, 2017, 377(17): 1630-1638.

9. Tardieu M, Zerah M, Gougeon ML, et al. Intracerebral gene therapy in children with mucopolysaccharidosis type IIIB syndrome: an uncontrolled phase 1/2 clinical trial. Lancet Neurol, 2017, 16(9): 712-720.

10. Ribeil JA, Hacein-Bey-Abina S, Payen E, et al. Gene Therapy in a Patient with Sickle Cell Disease. N Engl J Med, 2017, 376(9): 848-855.

11. Shaw KL, Garabedian E, Mishra S, et al. Clinical efficacy of gene-modified stem cells in adenosine deaminase-deficient immunodeficiency. J Clin Invest, 2017, 127(5): 1689-1699.

12. Touzot F, Moshous D, Creidy R, et al. Faster T-cell development following gene therapy compared with haploidentical HSCT in the treatment of SCID-X1. Blood, 2015, 125(23): 3563-3569.

13. Hacein-Bey AS, Gaspar HB, Blondeau J, et al. Outcomes following gene therapy in patients with severe Wiskott-Aldrich syndrome. JAMA, 2015, 313(15): 1550-1563.

14. Sessa M, Lorioli L, Fumagalli F, et al. Lentiviral haemopoietic stem-cell gene therapy in early-onset metachromatic leukodystrophy: an ad-hoc analysis of a non-randomised, open-label, phase 1/2 trial. Lancet, 2016, 388(10043): 476-487.

15. Pierpont EI, Eisengart JB, Shanley R, et al. Neurocognitive Trajectory of Boys Who Received a Hematopoietic Stem Cell Transplant at an Early Stage of Childhood Cerebral Adrenoleukodystrophy. JAMA Neurol, 2017, 74(6): 710-717.

16. Kuhl JS, Suarez F, Gillett GT, et al. Long-term outcomes of allogeneic haematopoietic stem cell transplantation for adult cerebral X-linked adrenoleukodystrophy. Brain, 2017, 140(4): 953-966.

第3节 感染性疾病的实验室诊断

感染性疾病是由病原微生物（细菌、病毒、真菌、寄生虫等）引起的疾病的统称。据统计感染性疾病死因占全部死因的25%以上，是当今世界严重威胁人类健康的重大疾病。病原微生物在新生儿体内繁殖或产生毒素，诱发感染性疾病的发生和发展，随着病原菌及其代谢产物不同程度的扩散，引发炎症或器官功能障碍，严重时可导致休克及多器官功能衰竭，甚至危及生命。快捷有效的实验室监测指标有利于临床及时准确地诊断和有效地抗感染治疗，影响患儿的预后，对临床具有重要价值。

（一）常规感染监测指标

目前常用的实验室指标主要包括以下几类。

1. **白细胞计数及分类** 白细胞是外周血的有核细胞，参加免疫反应，产生抗体，是机体抵抗病原微生物等异物入侵的主要防线。临床多用白细胞计数及分类作为诊断和鉴别感染类型的常规指标，也是细菌性感染较好的实验诊断指标，能为临床诊断提供较为可靠的依据。其增加常见于大部分化脓性细菌引起的感染，减少见于病毒性感染等。

新生儿在严重感染时中性粒细胞可明显减少,提示感染严重或免疫缺陷。

2. C反应蛋白 CRP是由活化巨噬细胞分泌的细胞因子刺激肝细胞产生。正常情况下CRP在人体血液中含量甚微($<8mg/L$),而在细菌感染、炎症、组织损伤、手术创伤等应激状态下显著升高,属于非特异性急性时相反应蛋白中的一种。它不仅是炎症标志物,本身也直接参与炎症过程,具有激活补体系统和促进粒细胞及巨噬细胞的吞噬作用,参与T淋巴细胞介导的免疫反应。在预测细菌感染和指导使用抗生素方面具有重要意义,目前CRP已经作为医院急诊常规检测项目,和血常规同时进行检测,作为诊断全身细菌性感染的重要标志物。此外,动态观察CRP可作为细菌感染合理使用抗生素、疗效及治愈判断的指标。

3. 降钙素原 PCT是一种无激素活性的糖蛋白,是降钙素前肽物质,对感染的炎性反应,具有放大效应。当严重感染(如细菌或真菌感染)并有全身感染时,血液中释放细菌内毒素,PCT的水平即显著升高,并超过$10ng/ml$,此时大部分是由甲状腺以外的组织产生(可能是外周血单个核胞等靶细胞在LPS等各种脓毒症相关因子作用下分泌出来的)。在病毒感染、局部细菌感染和非感染性疾病不会引起PCT值升高或仅轻度增加,浓度$<2.0ng/ml$。连续动态监测PCT水平变化有助于早期识别脓毒血症及观察治疗效果。由于PCT含量与感染严重程度呈正相关,且不受机体免疫抑制状态的影响,目前也将其作为诊断感染性疾病的指标之一。

4. 细菌内毒素 细菌内毒素为革兰阴性菌细胞壁中的脂多糖成分,这些成分在细菌存活时不分泌到血液里,只有当在细菌死亡溶解后才释放入血液。当患者发生严重细菌感染、严重休克、脓毒血症、全身炎症反应综合征、多器官功能衰竭等时,血内毒素水平会明显上升。早期血浆中内毒素的准确、快速检测可作为诊断感染性疾病的指标之一。

5. 动态红细胞沉降率 红细胞沉降率(erythrocyte sedimentation rate,ESR)反映的是红细胞的沉降速度,实质为血浆纤维蛋白原和免疫球蛋白的聚集,是一种非特异性的检查指标。如果机体存在感染、损伤、免疫系统疾病、肿瘤发展期等情况,ESR均会发生变化,具有重要的临床参考价值。当机体发生炎性反应时,ESR在2~3天后即会出现升高。急性细菌性感染时,血中α1胰蛋白酶、α2巨球蛋白、CRP、转铁蛋白、纤维蛋白原等增多,这些炎性反应趋化物均可导致红细胞聚集,从而使红细胞沉降加快,ESR数值增加,有时高达100mm/h以上,因此,临床上将其作为疾病是否在活动期的检测指标。ESR在炎性反应控制后,下降速度较慢,一般需要几周时间才能正常,且易受到年龄、性别、红细胞数量、个体大小、温度、抗凝剂多少等的影响,临床应用存在局限性。

尽管上述炎症指标对于感染的临床诊断具有重要意义,但缺乏特异性,联合应用可能更具诊断价值。因此,寻找新的、及时性的、有独立诊断价值的炎症指标仍然是目前国内外医学研究的重点。

(二)病原学检测

传统的病原微生物实验室诊断技术以分离、培养、染色、生物化学鉴定为主,目前仍是许多病原体检测的"金标准"。镜检诊断仅用于在形态和染色上有明显特征的致病菌,如淋病奈瑟菌和葡萄球菌等,而细菌的分离培养仍是临床感染诊断的金标准。培养需根据不同细菌的生长条件区别对待。

1. 显微镜直接检查 取病人待检标本,涂片染色后用显微镜直接检查,该方法可在短时间内做出初步诊断或确定诊断。如流行性脑膜炎患儿的脑脊液或淤点涂片,经革兰染色查脑膜炎奈瑟菌,痰涂片经抗酸染色查抗酸杆菌,脑脊液墨汁染色查新型隐球菌等。

2. 细菌分离培养与鉴定 传统人工病原学检测方法操作复杂、检测周期长(2~5天),干扰因素多,敏感性与特异性也有限。为了缩短传统细菌"鉴定"时间,微生物鉴定自动化技术也应运而生,自动化微生物鉴定系统是根据微生物代谢特点,如细菌分解底物后反应液中pH的变化,色原性或荧光原性底物的酶解,测定挥发或不挥发酸,或识别是否生长等方法来分析鉴定细菌,鉴定时间15~24小时,可将细菌鉴定到属、群、种、亚种,并可对不同来源的临床标本针对性鉴定,具有简易、微量、系统和标准化的特点。覆盖细菌面积达500余种,准确快速鉴定细菌的同时,报告结果更完整,包括药物敏感性。目前,市场上常见的自动化细菌鉴定仪不仅有强大的细菌鉴定功能,且还能提供药敏数据。

虽然细菌鉴定方法进展较快,但鉴定必须以培养为基础。传统培养方法费时,其检测时间为4~5天,且有的细菌生长缓慢、有的是苛养菌、有的细菌极难培养、还有少数无法培养或者致病力很强的细菌,此外,当厌氧菌感染但临床医生并没有发出厌氧菌培养的检验申请时,均可致培养结果假阴性,大大降低了实验室的培养阳性率,延误了临床治疗时机,导致治疗失败。目前,各种细菌培养基的标准化、商品化,使细菌分离培养简便易行。

(三)免疫学检查

免疫学技术是通过检测病原微生物的抗原或抗体来进行快速鉴定的技术。该方法简化了病原微生物的鉴定步骤,因此,广泛应用于临床。感染性疾病传统的免疫学技术包括凝集反应、沉淀反应、中和反应等,如临床上常用的免疫固定电泳、抗链球菌溶血素O试验等。

近二十几年来,免疫学分析方法发展很快,特别是在使用标记了的抗原和抗体的分析技术以后,灵敏度和特异度显著提高。目前常用的标志物有放射性同位素、酶、荧光素、化学发光物质等。放射免疫沉淀实验是敏感性很高的免疫标记技术,精确度高且易标准化和自动化,但由于放射性同位素有一定的危害性,其临床应用受到一定限制。酶联免疫吸附试验(ELISA)是目前免疫酶技术中应用最广泛的,由此发展出了阵列-ELISA(array-ELISA),同时具备简便、高通量、快捷等特点。胶体金免疫层析技术操作简单、成本低、结果判读直观快速,虽然只能定性,但可用于基层单位,可进行现场诊断或大规模检测等。近年来,随着免疫学诊断技术的发展,市场上有多种商品试剂盒供应。

1. 细菌特异抗体检查 对于一些细菌感染性疾病,当临床出现症状时,想要在较短的时间内检测到病原体较为困难。在这种情况下,可依靠抗体检测来确定诊断。特异性 IgM 或 IgG 抗体的出现或是补体结合及凝集抗体的滴度增高,是宿主与病原体间的急性相互反应的一个指标,从而提示某一急性感染。

2. 细菌抗原检查 利用特异性抗体检查对应细菌的抗原物质,从而判定某种细菌感染。如脑脊液菌体抗原的检测,就是采用乳胶凝集实验原理,针对可能导致脑膜炎的脑膜炎奈瑟菌、流感嗜血杆菌和肺炎链球菌抗原设计的快速检测方法。

3. 流式细胞术 流式细胞术是采用流式细胞仪对单个细胞或其他生物微粒进行快速定性、定量分析与分选的一门技术。它可对群体细胞在单细胞水平上进行多参数定量分析,分类收集某一亚群细胞,且分选纯度较高。在感染性疾病诊断中,常用于细菌体及其血清抗体的检测,病毒抗原和核酸的检测及定量等,在支原体、衣原体诊断方面也有涉及。流式细胞术具有检测速度快、测量指标多、采集数据量大、分析全面、精度高、准确性好、可定性、定量分析等优点。

(四)分子生物学检测技术

分子诊断主要指应用各种生物技术检测组织个体内 DNA 或者 RNA,用来诊断疾病,监测治疗或者判断预后。长期以来感染性疾病的诊断和疗效监测一直依靠形态学、免疫学及病原体分离培养和药敏试验等方法,但形态学检验受检测人员经验影响较大,易误诊;而免疫学、药敏试验和病原体分离培养的周期较长,易错过最佳治疗时机。

分子检测在病原体检测中优势明显,灵敏度高、特异性强、快速准确。因此,近年来发展较快,已成为病原体诊治中不可或缺的重要工具。如利用分子检测技术可以帮助明确乙型肝炎患者体内 HBV DNA 的病毒载量、基因型和基因突变情况,而这些正是判断患者何时开始治疗、采用何种治疗方案、发生肝硬化等不良预后风险的决定性因素。常规开展的分子诊断技术平台主要有分子杂交技术、DNA测序技术和核酸扩增技术等。

1. 核酸序列分析技术 每一种生物都有它特定的核酸序列,因此,核酸序列分析可以对微生物进行准确分类鉴定,并逐渐成为细菌鉴定、分类的"金标准"。焦磷酸测序技术是一种新型酶联级联测序技术,主要是对已知短序列的 DNA 片段测序分析。在临床常用于多重耐药结核分枝杆菌耐药性检测,具有快速、灵敏度高、自动化、高通量等优点。随着高通量测序技术的发展和兴起,除常规一代测序

外,二代测序已经临床实际应用,对尚不能分离培养或很难分离培养的微生物的检测具有特殊的意义。

2. 核酸杂交技术 核酸杂交技术是基于 DNA 分子碱基互补配对原理,利用核酸变性和复性的性质,使特异性的核酸探针与待测样品的 DNA/RNA 形成杂交分子的过程。它可直接检测出临床中的病原菌的特异基因,而不受非致病菌的影响。核酸分子杂交可分为液相杂交、固相杂交、原位杂交三类。固相杂交包括 Southern 印迹杂交、Northern 印迹杂交、斑点杂交、菌落杂交等。利用荧光标记的 DNA 或 RNA 分子作为探针与组织或细胞中的核酸进行杂交而发展出的荧光原位杂交(FISH)技术也开始用于病原微生物的检测。

3. 核酸扩增技术 该技术通过对待测病原体目标 DNA 片段的体外扩增,然后对产物进行分析,从而得以鉴定未知病原体、生长缓慢或难以培养的已知病原体,以及对形态生物化学反应不典型,甚至死亡的病原微生物。分子诊断技术快速发展,定量 PCR 技术的检测开始向高灵敏度和绝对定量检测方向发展,数字 PCR 开始在临床崭露头角。

(1)定性检测包括病原体分子分型、耐药基因突变及宿主基因型检测。如等位基因特异性 PCR(allele specific-PCR,ASO-PCR)、多重 PCR(multiplex PCR)、长距离反向 PCR(long distance inverse PCR,LD-IPCR)、实时荧光定量 PCR(qPCR 或 real-time PCR)、PCR-限制性片段长度多态性分析(PCR-RFLP)和 PCR-基因芯片技术等。

(2)定量检测包括病原体核酸定量检测。如实时荧光定量 PCR(qPCR 或 real-time PCR)和数字 PCR(digital PCR,dPCR)等。

4. 生物芯片技术 生物芯片技术是将生物大分子及其他生物成分等固定在固相介质上形成生物分子点阵,当待测样品中的生物分子与生物芯片的探针发生杂交或相互作用后,对杂交信号进行检测和分析的技术。根据作用对象不同,生物芯片可分为基因芯片、蛋白质芯片、细胞芯片和组织芯片等。在感染性疾病诊断方面应用较多的是基因芯片和蛋白质芯片,可用于病原体的检测和耐药性分析等,特别有助于混合性细菌感染等的诊断,可完全实现自动化和快速检测。基于生物芯片的液相悬浮芯片技术、表面增强激光解析电离飞行时间质谱等技术,更加呈现高通量、快速、高灵敏度和特异度等优点。

个体化医学分子检测已日益广泛地应用于感染性疾病的诊治过程,并取得了显著成效。在病原检查的临床应用方面,采用液态芯片、原位杂交、PCR-斑点杂交等技术方法对人乳头瘤病毒(HPV)DNA 检测;采用实时定量 PCR 技术检测结核杆菌 DNA、各型肝炎病毒 DNA 或 RNA、人类单纯疱疹病毒(HSV)DNA、淋球菌、沙眼衣原体、梅毒螺旋体、生殖器支原体等;采用原位杂交检测 EB 病毒编码的小RNA;采用 PCR 结合测序技术快速鉴定高致病性 H1N1 甲

型流感、H7N9禽流感等,这些检测应用已在感染性疾病的诊断及疗效评价方面取得了良好的效果。

然而,应注意以下几点:①影响分子检测准确性的因素很多,如实验室污染可导致假阳性结果等,必须建立规范化实验室质量控制体系和标准操作程序,并严格按照要求进行检测。②选择分子检测方法时,必须基于该种检测结果的临床价值,需考虑结合其他检测项目或检测方法综合判断结果。③感染性疾病的临床诊治常是极其复杂的,仅依靠一项或几项实验室检查还不够,详细的病史询问,细致的体格检查等综合分析是极为重要的[1]。

简言之,传染性疾病实验室诊断技术随着传染性疾病日益盛行,检测需求呈现日益扩大趋势,实验室检测仍主要按照传统的病原鉴定-药敏试验程序为主,辅以常规免疫分析检测。对于重大院内感染或者难以体外培养的病原体,则主要采用分子诊断法进行筛查,通常包括PCR扩增、基因测序、微阵列和质谱等。以临床最常见的母婴传播性疾病乙型肝炎的临床来看,常采用抗原免疫分析和分子诊断技术,以核心抗原免疫分析及qPCR分析评价病毒感染阶段,利用PCR和基因测序手段开展病毒基因分型及耐药基因检测,以判定急慢性肝炎病毒感染,最终再辅以病毒载量检测监控药物治疗[2]。

(五)其他相关问题

1. 根据临床意义选择正确的标本类型　不同标本类型中的病原体可能是处在不同生命周期中的病原体,其分子检测的临床意义可能不同。例如外周血单个核细胞(PBMC)可用于检测HIV整合入宿主基因组的前病毒DNA(即潜伏病毒),而血浆用于检测HIV的病毒RNA(即游离病毒),在对HIV感染产妇所生的未满18个月的婴幼儿进行早期诊断时,应选择HIV DNA检测,以免受到母亲及婴幼儿预防性抗病毒治疗的干扰而影响诊断。

2. 根据标本类型正确判断检测结果　不同的标本类型可能导致检测结果有显著差异,这些差异将影响临床决策,因此,要依据临床需要选择正确的标本类型,如EBV在全血中的病毒载量比血浆高1个log。

以新生儿单纯疱疹病毒(HSV)感染为例,其死亡率和病死率都很高,病毒培养和HSV PCR检测对新生儿单纯疱疹病毒感染做出快速诊断是非常重要的。病毒标本通常从皮肤水疱取得,口腔、眼睛和脑脊液也是病毒存在的部位。在一些表现为脑炎的新生儿,病毒仅在脑部发现,诊断也可通过合适的高滴度抗血清中和试验确定;用病损皮肤涂片作免疫荧光检查,特别是使用单克隆抗体和电镜检查。如果无病毒学诊断设备,用病损基底部细胞做帕氏涂片可显示特征性组织病理学依据(多核巨细胞和核内包涵体)。

(周文浩)

参考文献

1. Baron EJ, Miller JM, Weinstein MP, et al. A guide to utilization of the microbiology laboratory for diagnosis of infectious diseases:2013 recommendations by the Infectious Diseases Society of America (IDSA) and the American Society for Microbiology (ASM). Clin Infect Dis, 2013, 57 (4): e22-e121.

2. 国家卫生计生委个体化医学检测技术专家委员会.感染性疾病相关个体化医学分子检测技术指南,2017.

第4节　围产期药理学

一、母孕期用药对胎儿和新生儿的影响

药物对胎儿的发育具有重要的影响,孕妇用药不但可能影响胎儿发育,甚至发生畸形。自1962年沙利度胺(反应停)事件发生后,孕妇用药安全性日益受到医务工作者及患者本人的重视。在新生儿出生缺陷中,2%~3%是由于药物引起,还有一半以上原因不明的出生缺陷儿可能与药物和疾病的相互作用有关[1]。美国食品与药物管理局(Food and Drug Administration, FDA)根据动物实验和临床实践经验,将妊娠期用药分为A、B、C、D、X级5个危害等级,为广大医务人员及患者的合理用药提供了参考依据[2]。

(一)药物对胎儿的危害性等级分类

孕妇因治疗需要而使用药物,应选用有效且对孕妇、胎儿都安全的药物。美国FDA将对胎儿影响的药物分为5级。

● A级:早孕期用药,经临床对照观察未见对胎儿有损害;在妊娠中晚期也无危险。

● B级:动物实验中未见对胎仔有危害,但尚缺乏临床对照观察资料;或动物实验中观察到对胎仔有损害,但临床对照观察未能证实。

● C级:动物实验中观察到对胎仔有损害,但缺乏临床对照观察资料;或动物实验和临床对照观察资料皆缺。

● D级:已有一定临床资料说明药物对胎儿有损害,但临床非常需要,又无替代药物,此时可权衡其危害性和临床适用性的严重程度作出决定。

● X级:动物实验结果和临床资料说明对胎儿危险性大,一般归为禁忌之列。

目前对该分类存在较大的争议,主要集中在对孕妇或医生提供的资料不精确,缺乏偶然暴露的资料,对胎儿损伤的性质、严重度、时间、发生率及损伤后的治疗措施资料也缺乏。根据该分类可能导致孕妇用药的过度焦虑和过多的终止妊娠。因此,FDA正在制定新的妊娠期用药规则,该规则每种药物将包括一般资料、胎儿风险摘要、临床建议、药物临床资料(人和动物实验)。该分类正式完成后可在FDA网站查询[3]。

(二)母孕期用药对胎儿的不良影响

药物对胎儿的不良影响根据药物的种类、药物的剂量、给药时的孕龄和孕妇及其胎儿的基因等不同而不同,可以是可逆的,如暂时的凝血功能改变;也可以是不可逆的,如使胚胎早期死亡或畸形。

1. 畸形 受精后1周内受精卵尚未种植,一般不受孕妇用药的影响,若产生不良影响可致受孕终止。受精后2~8周,胚胎已种植于子宫蜕膜,细胞快速增殖,各器官分化形成,因此,是对致畸药物最敏感的时期。不同的胚胎器官的敏感期不完全相同,如神经系统为18~38天,眼为24~40天,心脏为18~40天,四肢为24~36天,性腺为37~50天。受精8周以后,各个器官已经分化成熟,此后药物产生的不良影响是累及胎儿的生长和器官功能,但中枢神经系统、生殖系统的分化在胎儿期仍在继续进行,某些药物仍可致行为障碍、头部发育受阻、外生殖器异常。

2. 中枢神经抑制和神经系统损害 胚胎期已经出现胚胎的中枢神经活动,妊娠期妇女服用镇静药、麻醉药、镇痛药、抗组织胺药或其他抑制中枢神经的制剂,可抑制胎儿神经的活动,并改变脑的发育。

3. 溶血和贫血 临产期使用某些药物如抗疟药、磺胺类、硝基呋喃类、解热镇痛药如氨基比林、大剂量脂溶性维生素K等,对红细胞缺乏葡萄糖-6-磷酸脱氢酶者可引起溶血。

4. 出血 妊娠后期孕妇使用双香豆素类抗凝药,大剂量苯巴比妥或长期服用阿司匹林治疗,可导致胎儿严重出血,甚至死胎。

5. 生长发育影响 近几年对胎儿体格发育的测定有很大进展,因而观察到孕期用药对胎儿生长发育的影响。尼古丁、普萘洛尔、泼尼松及中枢神经抑制药均可影响胎儿发育,并要特别重视妊娠后半期对胎儿发育的危害性。

6. 其他不良影响 氨基糖苷类抗生素可致胎儿永久性耳聋及肾损害;妊娠5个月后用四环素可使婴儿牙齿黄染、牙釉质发育不全、骨生长障碍;噻嗪类利尿药可引起死胎、胎儿电解质紊乱、血小板减少症;氯喹引起视神经损害、智力障碍和惊厥;长期应用氯丙嗪可使婴儿视网膜病变;抗甲状腺药如硫脲嘧啶、甲巯咪唑、碘剂可影响胎儿甲状腺功能,导致死胎、先天性甲状腺功能减退或胎儿甲状腺肿大,甚至压迫呼吸道引起窒息;孕妇摄入过量维生素D导致新生儿血钙过高、智力障碍,肾或肺小动脉狭窄及高血压;妊娠期缺乏维生素A引起新生儿白内障;分娩前应用氯霉素可引起新生儿循环障碍和灰婴综合征。

(三)影响药物对胎儿作用的因素

不少药物对胎儿有害,但其危害性与药物特性、孕妇用药剂量、能否通过胎盘、进入途径、孕期早晚、胎儿接触药物的浓度、接触持续时间长短及药物在胎儿体内过程等有关。

1. 用药时间 妊娠早期是器官发育最活跃时期,也是药物干扰胎盘组织细胞正常分化的敏感时期,容易造成胎儿畸形。一般神经系统畸形多发生在妊娠的15~56天,心脏的畸形在20~40天。同时,由于许多器官是在同期形成的,所以一种药物可以造成多发的畸形。因此,妊娠早期被认为是药物致畸作用的敏感期,用药必须慎重考虑。

2. 药物的理化性质及药理、毒理作用 药物在母体与胎儿之间交换是通过胎盘进行的,妊娠28周后几乎所有的药物均能够通过胎盘到达胎儿体内。分子量小、不带电荷、脂溶性高的药物转运比较快,而分子量大、解离度高、低脂溶性药物转运困难。某些药物,在孕早期不能通过胎盘,但在孕晚期可以通过;有些药物经过胎盘内酶类代谢以后容易被排泄或者丧失毒性。另外,胎儿肝、肾功能不完善,对一些药物解毒功能及清除能力不足,容易发生蓄积。

3. 用药的剂量、给药途径 大部分药物口服时,可以经肠道吸收入静脉,在肝中解毒,毒性作用减小,如静脉给药则直接到达胎盘而进入胎体,毒性比较大。药物剂量越大,相应的毒性越大,一些药物常用量应用无害,但是超量使用则有害。

4. 胎儿的遗传易感性 并非接受致畸因素的胚胎均会出现畸形,有遗传素质的胚胎对药物的敏感性更高,如有先天性聋哑家族史的胚胎对氨基糖苷类药物的致聋作用比较敏感。

5. 药物在胎儿体内的分布 由于胎儿血流动力学特点,药物分布至脑及肝较多。且胎儿血浆蛋白结合率明显低于母体,故游离型药物进入组织相对增多。胎儿不同组织摄取药物有选择性,有些组织如肾上腺、卵巢和肝等含较高的类脂质成分,与脂溶性药物亲和力大,对脂溶性药物摄取多;胎儿脑组织水的含量高于磷脂,故脂溶性药物在脑中蓄积少。

(四)各类药物对胎儿的危害性

1. 抗感染药物 此类药物中的大多数均为孕妇禁用或慎用,其危害等级多为B、C、D级。多数孕妇应用抗生素可能不会导致严重残疾,但可能导致阴道微环境变化,影响新生儿肠道菌群的定植,与儿童神经发育结局和哮喘等存在一定关系,因此,孕期尽可能减少抗生素应用[4]。

孕期忌用抗生素主要包括以下几类。①氨基糖苷类:庆大霉素,链霉素,卡那霉素,妥布霉素,氯霉素;②抗真菌素:灰黄霉素,制霉菌素;③5-硝基咪唑类,甲硝唑;④四环素族:强力霉素,土霉素,万古霉素;⑤多黏菌素类:多黏菌素B;⑥抗结核药:异烟肼;⑦合成抗生素:喹诺酮类。

妊娠各期均可使用的抗生素主要包括以下几类。①青霉素族:青霉素,氨苄青霉素,羧苄青霉素;②头孢族:头孢咪唑,头孢噻肟,头孢羟唑;③大环内酯类:红霉素(但应避免选用无味红霉素和乳糖醛酸红霉素),乙酰螺旋霉素;④林可霉素类:林可霉素,洁霉素;⑤抗结核类:对氨基水杨酸。这些抗生素毒性小,与蛋白结合率高,进入胎儿及羊水的量很小,至今尚未发现有毒性作用的报道。

2. 心血管系统药物 此类药物是临床上最常用的药物之一，其中强心苷类药物如地高辛、洋地黄等，其危害等级为 C 级；抗心绞痛药物硝酸甘油、硝酸异山梨酯、双嘧达莫等为 C 级；降压药利血平和硝普钠危害等级为 D 级，母体使用会产生心跳抑制和鼻塞等不良反应；卡托普利为 C 级；抗心律失常药奎尼丁和维拉帕米为 C 级；α 受体阻滞药的使用会导致孕妇直立性低血压；β 受体阻滞药的使用会引发胎儿宫内生长迟缓、婴儿心动过缓和低血糖等不良反应，因此，孕妇应权衡利弊后使用[5]。

治疗高血压的常用药物中血管紧张素转换酶抑制剂在妊娠 3 个月内应用，对胎儿无危害，但妊娠 3 个月后应用，可影响胎儿发育，引起胎儿和新生儿疾患，包括肾衰竭、面部及头颅发育畸形、肺发育不良等。血管紧张素 II 受体拮抗剂(氯沙坦和缬沙坦)，动物试验显示，妊娠 3 个月后应用可致胎儿发育损害和死亡，故妊娠 3 个月后孕妇应避免应用此类药物。钙拮抗剂动物试验显示，大剂量尼莫地平、尼卡地平、尼索地平、非洛地平、氨氯地平可致胎儿畸形和死胎，但对人体的致畸作用尚未确定，故孕妇应避免应用此类药物。

利尿药：利尿药的使用可引发胎儿宫内生长迟缓及新生儿低钠血症、高尿酸血症等，危害等级为 C 和 D 级。

妊娠期高血压疾病是产科特有的疾病，其治疗原则应以硫酸镁为主要药物，如果仍不能达到降压目的，当首选降压药肼屈嗪。一般情况下不建议使用利尿药。对于发生重度妊娠期高血压疾病的孕妇，应在胎儿发育成熟的情况下终止妊娠，以保证母婴平安。

3. 抗肿瘤药物 分周期非特异性药物和周期特异性药物，其基本原理均为作用于增殖细胞的各增殖周期，抑制其生长繁殖并杀灭。基于这一特点，抗肿瘤药物对于细胞分裂速度较快的胚胎组织带来更大的危害，特别是妊娠早期，不良反应更为明显。抗肿瘤药物的使用会导致自然流产或先天性畸形甚至死胎，还会引发子代患癌。大多数抗肿瘤药物的危害等级为 D 级，甲氨蝶呤为 X 级。应用抗肿瘤药物时必须综合考虑妊娠时期、恶性肿瘤类型、病理部位等几个因素。在妊娠早期应用化疗时应先进行人工流产。妊娠晚期尽可能选择毒性较轻的药物，如有可能应提早终止妊娠以减少对胎儿的危害[6]。

4. 激素及其有关药物 肾上腺皮质激素具有多种生理功能和药理作用，妊娠期的使用是否合理直接影响到胎儿的生命质量(参见本节"二、围产期糖皮质激素的应用")。雌激素制剂对胎儿有不良影响者主要是己烯雌酚(diethylstibestrol，DES)等非类固醇合成雌激素，其中 DES 的危害等级为 X 级。孕妇应用 DES 可影响后代生殖系统发育，女性后代阴道腺病、阴道透明细胞癌、宫颈上皮内肿瘤、生殖道畸形的发生率升高；男性后代则会发生附睾囊肿、睾丸萎缩、精子减少等症状。妊娠期使用孕激素会影响胎儿的发育，其子代出现女性假两性畸形、神经管缺陷、

VACTEL 综合征(即脊椎、肛门、心脏、气管、食道、肢体畸形)的比率升高。雄性激素的使用也会使女性子代出现假两性畸形。孕激素：黄体酮为 D 类药，动物实验有致畸作用，人类未发现；安宫黄体酮及炔诺酮均为 D 类有弱致畸作用，孕期避免应用；对需要补充孕酮者，应用天然孕激素黄体酮，不宜大剂量、长时间使用。口服避孕药：有报道可使胎儿染色体畸变及胎儿致畸。米非司酮：催经止孕失败后，若胚胎继续发育有致畸报道，服药失败者应终止妊娠。使用毓婷后怀孕的患者，未见胎儿畸形发生率增加。

5. 内分泌系统用药 胰岛素分子量大，不易通过胎盘，对胎儿影响小，孕期首选。口服降糖药格列苯脲既不代谢亦不被胎盘分解，孕期使用格列苯脲对胎儿较为安全。危害等级为 D 级的磺酰脲类降糖药如氯磺丙脲、甲苯磺丁脲会致畸和血小板减少。碘及含碘药物的使用可导致胎儿甲状腺肿和甲状腺功能减退；硫脲类抗甲状腺素药物可通过胎盘屏障，引起胎儿代偿性甲状腺肿大，智力发育及生长迟缓，应避免使用。

6. 神经系统用药 麻醉性镇痛药在体内与阿片受体结合，产生强大镇痛效应。其主要缺点是具有成瘾性和呼吸抑制作用。妊娠期使用除了引起新生儿呼吸抑制外，还会使新生儿出现典型的戒断症状，包括肌肉颤抖、烦躁不安等神经系统症状及腹泻、呕吐等消化系统反应，增加了新生儿死亡率，其危害等级多为 B 或 D 级。解热镇痛抗炎药多数可以透过胎盘进入胎儿循环，造成不同程度的危害。其中水杨酸类药物阿司匹林会引起水杨酸中毒，危害等级为 D 级；对乙酰氨基酚属 B 级，相对安全。吲哚美辛的使用有引起胎儿短肢畸形和阴茎发育不全的报道；保泰松的使用会引起新生儿发生 PPHN，危害等级为 D 级。镇静催眠药巴比妥类危害等级多为 C 级；抗焦虑药苯二氮䓬类危害等级多为 D 级；抗抑郁药三环类和单胺氧化酶抑制剂危害等级多为 D、C 级；中枢兴奋药咖啡因在动物实验中表明具有致畸性，为 B 级；抗癫痫药在妊娠期的使用与胎儿中枢神经抑制、新生儿出血及先天性畸形发生率的升高密切相关，多为 C 和 D 级，如无必要，孕妇应禁服抗癫痫药[7]。

7. 消化系统用药 妊娠期因呕吐症状严重或由于溃疡等胃肠道疾病常服用一些药物，常用的抗酸剂枸橼酸铋钾，止吐药甲氧氯普胺，促胃动力药多潘立酮和西沙必利，H_2 受体阻滞剂法莫替丁、西咪替丁及质子泵抑制剂奥美拉唑、兰索拉唑等多为 B 和 C 级，有些已在动物实验中证明对胎儿有不良反应，或者由于其用于孕妇的安全性尚未确定，尽量不应用于妊娠期妇女。

8. 抗凝药物 低分子肝素不易通过胎盘，对胎儿几乎无影响，孕期可用，终止妊娠前 24 小时停止使用。华法令为 D 级，可致畸，可通过胎盘，早孕期应用 15%~25% 致畸，抗凝血药华法林的使用可导致华法林综合征(发育不全、鼻梁低平；点状骺和其他如低出生体重、眼缺损、发育迟缓和先心等)及中枢神经系统变异。孕中晚期应用可致胎儿宫

内发育迟缓及凝血机制异常。

9. **其他**　维生素对调节机体代谢有重要作用，孕妇适量服用对胎儿的生长发育有益，但过量应用也会造成不良影响。如过量服用维生素 A（>6000U/d）会造成新生儿肾和中枢神经系统畸形；过量服用维生素 D（>5 万 U/d）可引起母婴高钙血症；高剂量维生素 C（>1g/d）可能对胎儿代谢不利。另外，驱虫剂甲苯达唑在动物实验中表明有致畸性；拟胆碱药、抗胆碱药、拟肾上腺素药、抗肾上腺素药危害等级多为 C 和 D 级；生化药物如干扰素、重组人粒细胞集落刺激因子及一些抗衰老药因缺乏对妊娠期妇女影响的研究而列为孕妇慎用或禁用的药品之列；妊娠期饮酒可引发胎儿酒精综合征，乙醇的危害等级为 D 或 X 级。

10. **已证明的 X 级药物**　如克罗米酚、各种避孕药、达那唑、己二烯雌酚、己烯雌酚、雌二醇、雌激素、炔雌醇、麦角胺衍生物、氟西泮、视黄酸、洛伐他汀、甲羟孕酮、美雌醇、甲氨蝶呤、美西麦角、米索前列腺素、普卡霉素、腮腺炎病毒疫苗、烟碱、炔诺酮、异炔诺酮、苯环利定、普伐他汀、奎宁、利巴韦林、风疹疫苗、碘化钠、沙利度胺、烟草、替马西泮、华法林等。

11. **妊娠期间禁用或相对禁用的药物**　见表 3-4-1。

（五）母孕期合理用药

妊娠妇女如患病，有些是必须用药物治疗的。但由于近年来宣传滥用药物的危害，国内外孕妇均有不愿用药的倾向，对一些必要的药物也采取因噎废食的态度，这种做法是有害的。患病不用药也会致胎儿发育异常，甚至危及母儿生命。如孕妇患严重的慢性心肾疾病、高血压、尿毒症、心脏病、癫痫、甲亢、糖尿病、乙肝、结核、疟疾、病毒感染等均影响胎儿发育或导致畸形。母体发热可以增加先天异常的发病率；不论母亲感染程度如何，病原菌多数可感染胎儿出现严重后遗症。有些情况下应用药物治疗可间接地对胎儿生长发育有益。因此，孕妇用药应综

合考虑，应杜绝非必需用药。医务人员给孕妇用药时应全面了解药物性质，对"孕妇慎用"的药物要特别注意，指导孕妇合理用药。选择安全、有效的药物。不可滥用，也不能不用。

总之，胎儿的生长发育关系到人类的未来，其生命质量与人类的发展息息相关。以往发生的沉痛教训不容忽视，人类还应在这方面进行广泛而深入的研究，从而从根本上防止一些恶性事件的发生。由于新药以动物做致畸实验不能完全代表对人的致畸作用；进口药品因人种差异，有关资料不能反映我国孕妇情况；还有些药物因致畸发生率很低（几万乃至几十万分之一），尚未引起人们的注意，故至今仍不能避免畸形儿的出生。为此，应广泛开展药物不良反应监察。及时将药物不良反应向有关监察部门报告，以便集中分析判断，做出对某药物的正确评价。

（程国强）

二、围产期糖皮质激素的应用

Liggins 等在一篇里程碑式的论文中首先报道对有早产危险的孕妇应用糖皮质激素（glucocorticoid，GC）可以促进胎儿肺合成和释放 PS 和降低新生儿 RDS 的发病率和严重程度，随后超过 12 项随机试验证实这一结果，并显示产前应用 GC 可以减少 BPD、IVH、PDA 和 NEC 的发生。但是许多研究也显示，新生儿期使用 GC 会产生严重的不良反应。

（一）产前糖皮质激素的应用

1. 糖皮质激素应用的益处

（1）减少 RDS 的发生和严重度：最新的 Meta 分析显示，产前 GC 治疗可显著减少 RDS 发生率（$RR=0.66$，95% CI 0.59-0.73，21 项研究，共计 4038 例婴儿），显著减少中到重度 RDS 的发生率（$RR=0.55$，95% CI 0.43-0.71，6 项研究，共

表 3-4-1　妊娠期间禁用和相对禁用的药物

绝对禁忌	相对禁忌
细胞毒性药物：白消安、环磷酰胺、甲氨蝶呤	细胞毒性药物：咪唑硫嘌呤
VitA 类似物：依曲替酯、异维甲酸	精神药物：锂
镇静药：反应停	抗凝血药：华法令
心血管用药：血管紧张素转换酶抑制剂如氯沙坦、胺碘酮	抗惊厥药：酰胺咪嗪、苯妥英钠、丙戊酸钠、拉莫三嗪、非尔氨酯、γ- 氨基丁酸、奥卡西平、硫加宾
抗生素：盐酸环丙沙星、氯霉素、甲氧苄氨嘧啶、万古霉素	内分泌药物：丙基硫脲咪啶、
抗真菌药：灰黄霉素、伊曲康唑、氟康唑、酮康唑	心血管用药：β- 受体阻滞剂
抗炎症药：非甾体类、环氧化酶 -2 抑制剂、秋水仙碱	抗生素：氨基糖苷类、呋喃妥英
内分泌药物：氯磺丙脲、磺脲、放射性碘、性激素、奥曲肽	
驱虫药：甲苯咪唑	

摘自：Shehata H A. Drugs to avoid. Best Practice & Research Clinical Obstetrics and Gynaecology，2001，15：971-986

计 1686 例婴儿）。获益最大的是在母亲接受治疗后 >48 小时但 <7 日分娩的婴儿，以及在孕 26~32 周给药的妊娠妇女的婴儿[8]。

(2) 减少 IVH、NEC、新生儿死亡率（neonatal mortality, NNM）和感染：一项 Meta 分析文章显示产前 GC 治疗可以显著降低 IVH（$RR=0.54$, 95% CI 0.43-0.69；13 项研究，2872 例婴儿）；NEC（$RR=0.46$, 95% CI 0.29-0.74；8 项研究，1675 例婴儿）；NNM（$RR=0.69$, 95% CI 0.58-0.81；18 项研究，3956 例婴儿）；出生后 48 小时内的全身性感染（$RR=0.56$, 95% CI 0.38-0.85；5 项研究，1319 例婴儿）的发生率。上述并发症减少可能部分归因于呼吸系统并发症的减少[8]。

2. 首选药物和初始剂量 倍他米松和地塞米松在减少 RDS 发生和新生儿死亡方面效果一致。地塞米松可减少 IVH 的发生率，但在严重 IVH 和 PVL 方面两种药物并没有明显差别。国外更多应用倍他米松。目前宫内暴露于地塞米松的胎儿长期随访数据有限，未明确证实在近期和远期结局方面地塞米松等效于或优于倍他米松。如果选用地塞米松，应选择不含亚硫酸盐的制剂，因为常用于地塞米松制剂中的亚硫酸盐防腐剂可能对新生儿有直接的神经毒性作用[9]。

(1) 单疗程的用药方案：可应用的药物有：①倍他米松：12mg，共两剂，间隔 24 小时肌内注射。②地塞米松：6mg，共 4 剂，间隔 12 小时肌内注射。③氢化可的松：如果因药物短缺而无法获得倍他米松及地塞米松时，氢化可的松 500mg，每 12 小时静脉给药 1 次，共 4 剂，可作为最后的治疗手段[10]。

对于因内科疾病而附带接受了大剂量氢化可的松治疗的女性，当需要促进胎儿肺成熟时，仍推荐单个标准疗程的倍他米松或地塞米松治疗[10]。

(2) 用药时的胎龄：对 7 日内存在早产风险的 23~34 孕周的妊娠妇女产前给予 GC，可显著降低 RDS、IVH、NNM 的发生率，出生后 18~22 个月时的死亡或神经发育损害复合结局发生率明显更低。对妊娠≤22 周的孕妇产前给予 GC 不太可能显著改善胎儿肺功能，因为在该孕龄时药物对仅存在的少量原始肺泡发挥作用。但如果父母即使在充分了解存在远期残障率高的情况下仍坚持要求积极新生儿复苏，那么在分娩前应用 1 个疗程的 GC 治疗是合理的，应告知父母这种干预可能会有生存效益，但有可能会伴随远期的残障风险增加。同样，如果并未分娩，那么在后期的妊娠中可能需要考虑产前 GC 治疗的重复疗程或"挽救"疗程。孕 34 周后胎儿发生 RDS、IVH 和新生儿死亡的基础风险已经很低，是否应用皮质激素存在争议，且研究结果不一致。美国妇产科医师协会（ACOG）已不推荐对孕龄大于 34 周的妊娠妇女行产前 GC 治疗[11]；然而英国皇家妇产科医师学院指南推荐：所有在孕 39 周之前进行择期剖宫产的妊娠妇女均应常规接受产前 GC 治疗。

(3) 用药时机：除非预计马上分娩（例如，预计 1 或 2

小时内分娩），所有存在早产高风险的妊娠妇女均应该接受产前 GC 治疗。因为目前有效的给药和分娩时间的最短间隔尚未明确，且很难准确预测分娩的时间。

3. 单疗程治疗的安全性及副作用 单个疗程的产前 GC 治疗对胎儿 / 婴儿和母亲都是安全的，但也存在不良反应。

(1) 潜在的胎儿副作用：产前 GC 治疗可导致一过性胎心率和胎动改变，一般治疗后 4~7 日会恢复至基线水平。在用药后第 2 和 3 日胎儿心率变异性降低。也有关于胎儿的呼吸及肢体运动减少的描述报道，会导致更低的胎儿生物物理评分或无应激试验无反应型。

(2) 潜在的长期副作用

• 婴儿：单个疗程的产前 GC 治疗没有增加任何婴儿不良结局的风险，包括新生儿脓毒症、小于胎龄儿、下丘脑 - 垂体 - 肾上腺抑制或气漏综合征。

• 儿童及成人：在年龄为 3~6 岁、12 岁、22 岁及 30 岁时的随访研究中，与未暴露对照组相比，产前 GC 暴露的儿童 / 成人尚未有对生长、肺功能及性心理、运动、认知、神经系统和眼科结局有不良反应的报道[12]。

然而，已报道有其他可能的不良反应，并需要进一步研究。包括产前暴露于合成皮质激素治疗的儿童组对于急性心理应激的皮质醇反应性显著增高；产前 GC 暴露的成人胰岛素抵抗降低，而在心血管疾病的危险因素并没有差异；产前 GC 暴露与成年期主动脉弓僵硬及糖代谢异常增加相关。

(3) 母体副作用：产前 GC 治疗并未增加母亲死亡、绒毛膜羊膜炎或产褥脓毒症的风险。相比于其他皮质类固醇类药物，倍他米松本身的盐皮质激素活性弱；因此，高血压并不是产前倍他米松治疗的禁忌证。许多孕妇会发生一过性高血糖；如果需要，妊娠期糖尿病筛查应该在皮质激素治疗前或在给予第 1 剂药物后至少 5 日进行。如果不进行密切监测和治疗，糖尿病妊娠妇女可发生严重高血糖。注射倍他米松后 24 小时内总白细胞计数会增加约 30%，淋巴细胞计数会显著降低，这些改变在 3 日内恢复到基线值。

4. 多疗程治疗的安全性及副作用 当产前 GC 治疗的首个疗程与早产的时间间隔超过 7 日时，重复一个疗程治疗可以降低发生 RDS 的风险。

(1) 对新生儿影响：与单个疗程治疗相比，重复疗程治疗同样可以降低 RDS 风险和婴儿严重复合不良结局的风险。不同试验对婴儿严重不良结局的定义不同，包括围产期死亡、BPD、严重 IVH、NEC、脓毒症、PVL 和（或）ROP。然而，重复给药在降低严重肺疾病、围产期死亡率、慢性肺疾病或 IVH 的个体化结局风险方面并无统计学意义，且新生儿平均出生体重减少。

(2) 对母亲影响：绒毛膜羊膜炎无显著增加；产褥期脓毒症无显著增加。

(3) 远期对婴幼儿影响：随访到矫正 18 月龄 ~2 岁，在总体死亡率、无任何残疾或重大残疾的生存率、重大残疾或复合严重不良结局发生率、体格发育延迟、失明、耳聋或脑性瘫痪的发生率等方面差异均无统计学意义。

尽管如此，还是推荐对多个疗程的 GC 重复治疗应持审慎态度，因为系统评价并没有评估危害的风险是否会随着 GC 应用疗程数的增加而增加[13]。

5. 挽救疗法　如果已经进行 1 个初始疗程的产前 GC 治疗，但没有分娩，常规重复一周 1 次产前 GC 治疗，称为挽救疗法。挽救疗法仅限于预计 7 日内有分娩高风险的妊娠。目前挽救性治疗主要应用于：临床上估计在接下来的 7 日内分娩可能性高；第一次产前 GC 治疗疗程在孕 28 周以前；或与之前的产前 GC 暴露的间隔至少为 2 周。

在 2011 年和 2012 年，ACOG 支持对仍有早产高风险的妇女给予一个单疗程的皮质激素挽救或补救治疗。2011 版和 2012 版在关于给予挽救治疗之前的最小时间间隔（至少 7 日或至少 14 日）及最大孕龄（<33 周或 <34 周）方面有差异。两个版本都推荐避免定期安排重复疗程或给予超过 2 个疗程的产前 GC 治疗。

6. 其他给药方案　尚无有力的证据支持增加激素剂量、缩短给药间期、或使用静脉或者口服给药途径的安全性和有效性。有中等证据支持在预计分娩前超过 1 周或 2 周针对已完成单个疗程治疗的低孕龄妊娠妇女追加 1 剂治疗[9]。

（1）更高剂量：药物代谢动力学研究显示，标准给药间隔的倍他米松可以使得糖皮质激素受体占用率最大化，并且使胎儿组织中的糖皮质激素受体靶基因得到接近最大的刺激。如果受体不能被激活，那么一日 1 剂更高剂量的糖皮质激素预计不会增加效果，多余的药物很可能会被排出。此外，超过生理剂量的 GC 会导致糖皮质激素受体水平的抑制。因此，不推荐更高剂量。

（2）更短的给药间期：与标准的间隔时间比较并不能减少 RDS 的发生率或其他结局。更短的给药间期会增加 NEC 的发病风险，因此，应避免这种用法。

（3）静脉给药：产前 GC 静脉给药方案的临床有效性尚未在人类妊娠中进行研究。静脉给药会导致母体及胎儿激素水平快速达峰值和谷值。这使胎儿持续暴露于皮质激素刺激的时间更短，因此，可能不及肌内注射给药方案有效。

（4）口服地塞米松：口服地塞米松对 RDS 的发生率无影响，但是口服地塞米松组新生儿发生 IVH 及新生儿脓毒症的比例显著增高，因此，口服地塞米松不应代替肌内注射治疗应用。

7. 特殊人群

（1）早产性胎膜早破：目前研究并没有发现胎膜早破的孕妇给予 GC 治疗增加母亲和新生儿感染的风险。

（2）多胎妊娠：多胎妊娠妇女中进行产前 GC 治疗的效果和最佳剂量仍无确切性结论，建议使用标准给药方案。

（3）高血压：与其他 GC 相比，倍他米松有较低的盐皮质激素作用，不会加重高血压。产前 GC 治疗用于并发重

度子痫前期妊娠妇女是安全和有效的。

（4）糖尿病：GC 对血糖水平的影响始于第 1 剂后大约 12 小时，可持续约 5 日。如果不进行密切监测和治疗，糖尿病孕妇可发生与产前 GC 治疗相关的严重高血糖。

（5）超重孕妇：目前没有明确证据表明超重孕妇需要增加产前 GC 的剂量。

（二）新生儿期糖皮质激素的应用

新生儿期糖皮质激素应用的指征包括 BPD、难治性低血压、先天性肾上腺皮质增生症替代治疗等，但主要应用指征目前仍然是预防和治疗 BPD。

1. GC 预防治疗早产儿 BPD　各种因素导致的炎症反应仍然是 BPD 发生发展的主要原因，也是应用 GC 治疗的主要依据之一。GC 治疗 BPD 的其他机制还包括增加 PS 的产生、减轻毛细血管的通透性和气道水肿及增加 β 肾上腺素能活性等。

（1）GC 治疗 BPD 的临床疗效：根据开始应用 GC 的时间分为早期（< 生后 96 小时）、中早期（出生 7~14 天）及晚期（> 生后 3 周）应用。

早期应用：即预防性应用，最新的 Meta 分析包括 28 项随机对照临床研究（3740 例婴儿），结果表明，GCs 利于早期拔管，显著降低生后 28 天或纠正胎龄 36 周时 BPD 的发生率、死亡及 BPD 的联合发生率，降低 PDA 和 ROP，包括严重 ROP 的发生率，但并未降低新生儿病死率，感染、NEC、IVH 和 PVL 的发生率也未见下降[14]。但自发性胃肠穿孔的发生率增加，虽然不能除外与应用消炎痛或布洛芬有关。另外，早期还不能确定该患儿可能会发展成 BPD，早期应用 GCs 增加不良反应的风险。早期接受激素治疗的早产儿发生脑瘫的危险几乎是未接受激素者的 2 倍。因此，目前不推荐在早期应用 GCs 预防 BPD 发生。

中期和晚期应用：可改善其肺功能、降低对氧的依赖性、促进拔管和缩短机械通气时间、降低 BPD 的发生率。但不能降低死亡率。Mata 分析显示，中期开始的 GCs 治疗结果更好一些，出生 7~14 天开始激素治疗的 7 个研究（669 例婴儿）显示出最好的风险效益比，除降低了病死率和 BPD 的发生率外，其中 4 个研究报道了随访至 8 岁时的后果，显示存活儿并无增加神经系统不良预后的证据[15]。

尽管大剂量的地塞米松[≥0.5mg/(kg·d)]可以降低 BPD 的发生率，但近期和远期不良反应的发生率较大，根据目前的证据，不推荐给予大剂量地塞米松。

小剂量地塞米松[≤0.2mg/(kg·d)]与大剂量应用临床疗效相似，且不良反应较少，但目前仍缺乏足够的 RCT 数据支持常规用于不能脱离呼吸支持的 BPD 患儿。目前没有统一的治疗方案，应用较多的方案为：0.15mg/(kg·d)，分 2 次，共 3 天；随后 0.1mg/(kg·d)，分 2 次，共 3 天；随后 0.05mg/(kg·d)，分 2 次，共 2 天；0.02mg/(kg·d)，分 2 次，共 2 天；总疗程 10 天，总剂量 0.89mg/kg。

生后 2 周内给予小剂量[1mg/(kg·d)]氢化可的松是

否可以降低 BPD 的发生仍存在争议,但对产前就存在绒毛膜羊膜炎的早产儿可以降低 BPD 的发生率和死亡率,神经发育不良的发生率并没有增加。但是早期应用同样会增加自发性肠穿孔的风险,同样不推荐应用。

较少的研究表明,一周以后给予大剂量[3~5mg/(kg·d)]氢化可的松能降低 BPD 的发生,且神经发育不良的发生率也没有增加。但由于研究样本较少,目前仍不推荐应用于临床。

在生后 2 周以内吸入 GCs,不能降低生后 28 天或纠正胎龄 36 周时 BPD 的发生率和严重程度,婴儿病死率及死亡和 BPD 联合发生率也未见明显下降;但不良反应也未显著增加。与全身应用 GCs 比较,吸入 GCs 并无明显优势。

(2)新生儿期 GC 应用的风险:尽管早期给予 GC 防治早产儿 BPD 有效,但也可导致严重的不良反应。近期的不良反应主要表现为高血压、高血糖、心肌肥厚、院内感染增加、消化道出血和穿孔、生长发育迟缓等;远期的不良反应包括增加脑瘫和神经发育落后危险性显著增加(OR=1.69,95% CI 1.20-2.38)。磁共振的研究显示,地塞米松治疗可以导致显著的皮质灰质容积减少和皮质微结构的变化,但氢化可的松对此没有影响。应用倍他米松治疗早产儿 BPD 可以显著降低大脑前动脉和豆纹动脉脑血流。随机临床研究也证明,早期给予 GC 可导致发育迟缓和 Bayley 婴儿发育量表精神运动发育指数分值降低;神经发育异常的危险性增加 3 倍,特别是脑瘫的发生率增加。随访研究没有发现中晚期给予 GC 治疗有神经发育不良的危险性增加。但也有报道晚期应用 GC 发生脑瘫的危险性增加。

(3)BPD 患儿应用糖皮质激素应权衡利弊:即使早产儿头颅超声没有明显异常,BPD 本身也可导致生长发育迟缓和神经发育结局不良,神经发育不良总的发生率为 39%。因此,BPD 相关的神经发育损伤有时可能超过与 GC 应用相关的益处。Meta 回归分析表明,所有研究中如果 BPD 发生率超过 65%,激素治疗是有益的;如果 BPD 的发生率低于 36%,激素治疗是有害的。对于 BPD 高危的早产儿应用 GC 治疗是合理的,而对于 BPD 低危的早产儿,则 GC 治疗相关的危险性高于疾病本身。因此建议,对于存在严重慢性肺病,呼吸支持治疗超过 1~2 周的超未成熟儿可给予 GC 治疗。

(4)新生儿期 GC 治疗 BPD 的应用指南:考虑到新生儿应用 GC 的利益-风险比,综合欧洲围产学会(2001 年)和美国儿科学会(2002 年)的指南,目前的应用原则为不推荐对 VLBW 儿常规使用全身用糖皮质激素预防和治疗 BPD;不推荐早期给予 GC 预防 BPD,特别是出生后的头 3~4 天;晚期治疗也仅限于病情严重、需要机械通气的患儿,且要权衡利弊,只有在利益大于风险时才推荐应用;如果需要,应尽可能给予最小的剂量和最短的疗程;全身用地塞米松仅限于周密设计的随机双盲对照研究中,强烈推荐对正在或曾参与地塞米松研究的婴儿进行长期神经发育评估。

(5)减少激素应用后对 BPD 发生率和严重性的影响:自从上述指南出台后,NICU 的 VLBW 儿接受 GC 治疗者明显减少,大样本的回顾性分析表明,GC 应用的减少并没有使 BPD 的发生率增加,严重度也没有显著差别。前瞻性的研究也表明,产前应用 GC 增加,产后应用 GC 减少,结合其他对 VLBW 儿管理措施的进展,BPD 的发生率没有显著变化,远期不良预后的发生率也没有增加。2001~2003 年,新生儿期激素应用减少的同时,BPD 发生率也显著降低,可能与早产儿管理质量提高有关。

2. 新生儿低血压时的激素应用 主要用于难治性低血压和肾上腺皮质功能不全。序列研究发现低血压的 VLBW 儿给予氢化可的松后 IVH、PVL 和死亡的发生率增加,尽管这些合并症的发生可能与低血压本身有关,但也不能除外与应用氢化可的松有关。随后的随机对照研究并没有发现早期应用氢化可的松与 IVH、PVL 和死亡率增加有关。因此,只有对存在肾上腺皮质功能不全或肾上腺素能受体不足的低血压早产儿,给予氢化可的松才可能有效。血管活性药物治疗不理想的新生儿低血压大多存在相对肾上腺功能不全,补充氢化可的松可导致血管收缩,血压增加,增加心排出量,降低心率,增加尿量,减少血管活性药物的应用。但是目前为止仍不清楚早期给予糖皮质激素治疗低血压的远期预后。因此,目前没有足够的证据支持顽固性低血压的早产儿常规给予糖皮质激素。医生需要对存在临床症状或心功能不全的早产儿进行评估决定是否给予糖皮质激素。一旦决定对经过扩容和血管活性药物仍然不能纠正的早产儿难治性低血压应用糖皮质激素,一般选择氢化可的松,剂量要小,一般间隔 12 小时,常用方案为首剂 1mg/kg,观察 4~6 小时,如果有效,随后可每次给予 0.5~1mg/kg,间隔 12 小时[15]。

3. 低血糖 新生儿尤其是早产儿持续低血糖症的发生可造成永久性不可逆的神经系统损伤。对于顽固性低血糖,葡萄糖输注速率 >12mg/(kg·min)后仍持续存在低血糖的婴儿,应考虑给予糖皮质激素治疗,以为了刺激糖异生和减少外周葡萄糖消耗。可给予氢化可的松 5mg/(kg·d),分 2 次口服或静脉给药;也可应用泼尼松 2mg/(kg·d),口服或静脉给药。葡萄糖水平一般会在数日内趋于稳定,此时可迅速降低糖皮质激素的剂量至停药。

总之,围产期应用 GC 的疗效和安全性仍然存在很多争议和未知的情况,许多目前认为正确的可能会对胎儿和新生儿造成危害,对围产期 GC 的应用应采取审慎的态度,个体化治疗可以使胎儿和新生儿获得最大疗效而减轻可能出现的不良预后。

(程国强)

三、哺乳期用药对新生儿的影响

随着对母乳喂养优点的逐渐认识,新生儿母乳喂养率逐渐增加。患有急性或慢性疾病的哺乳期妇女根据临床需要,可能短期或长期服用药物或接受其他治疗措施,因为担心药物可能对婴儿产生不利影响,医生多建议停止或避免使用药物,但均缺乏有力的证据。目前哺乳期母亲的药代动力学及药物分泌到母乳的机制资料有限,且很多来源于动物实验[17];分泌到母乳中的药物量也可能不足以导致临床效应,不会导致婴儿不良反应。因此,在评估哺乳期的母亲用药风险和益处时应考虑:母亲用药的必要性、药物对泌乳量的影响、药物分泌到母乳的量、药物口服吸收的程度和对婴儿潜在的不利影响。婴儿的年龄也是考虑的一个重要因素,哺乳期用药的不良反应多发生于2个月以下的婴儿,很少超过6个月。随着基因学的进展,将来药物基因学也可能为个性化的决策提供重要的指导。

(一)哺乳期用药的一般原则

对哺乳期需要用药的母亲决定是否母乳喂养的重要原则就是母乳喂养对婴儿和母亲的益处大于乳汁中药物对婴儿产生的不良反应。在评估哺乳期用药对母亲和婴儿的益处和风险时需要考虑:药物相对分子量、容积分布、离子形态、药物的脂溶性、药物与血浆蛋白及母乳蛋白结合率、乳汁药物的分泌量、药物半衰期、口服利用率等诸多因素的影响,但很多药物缺乏哺乳期用药的临床研究数据[18]。有关药物的理化性质和药代动力学可以参考药物说明书,最新的和更详细的哺乳期用药信息可参考LactMed。LactMed包括药物在母乳和婴儿血清浓度的最新资料、对母乳喂养儿可能的不良反应、对泌乳量的影响、可以考虑的替代药物,常见的草药产品也包括在内。因此,除了放射性化合物需要临时或永久停止母乳喂养外,读者可以在LactMed获取每个药物最新的资料,决定是否继续母乳喂养。

药物的不良事件也是决定哺乳期用药益处和风险比的重要因素。即使存在严重不良反应(如心律失常),如果用来治疗严重疾病,哺乳期妇女使用该药也是可以接受的。但是如果仅仅是用来增加泌乳量,同样的药物则是不能接受的。不良反应与药物剂量有关,母亲哺乳期间应用大剂量可能对新生儿造成不良反应的风险更高。此外,婴儿药物暴露时间和持续时间也是导致不良反应的重要决定因素[18]。

哺乳期用药的原则:①最好不用药,特别是哺乳期禁忌和慎用的药物。如需要用药,必须确定乳母用药指征,并选择疗效好的药物。②选择进入乳汁量少对新生儿影响小的药物。高蛋白结合率的药物在乳汁中的水平较低;水溶性药物在乳汁中的清除高峰较血浆延迟,因此,水溶性药物在乳汁中停留的时间较长。非离子态形式的药物乳汁中的浓度更高。③选择半衰期短的药物,用药途径口服或局部最好。口服吸收较差、容易被胃酸破坏及被肝代谢降解的药物不易进入婴儿体内。④掌握服药与哺乳间隔时间,可在哺乳后立即服药,或尽可能推迟到4小时后再哺乳,以减少乳汁中药物的浓度[19]。

(二)哺乳期母亲用药分级

2002年WHO推荐哺乳期药物分类如下:①可用于哺乳期:对母亲和婴儿不存在已知的和理论上的用药禁忌并能继续哺乳的药物;②可用于哺乳期:需监测对新生儿的不良反应:只在理论上存在可能引起新生儿不良反应,但没有观察到或仅偶尔有轻微不良反应的药物;③尽量不用:若应需监测新生儿不良反应:已有明确报道能引起新生儿不良反应;④尽量不用:可能造成乳汁分泌减少的药物;⑤禁用:对婴儿有危险的不良反应。虽然WHO给出了哺乳期药物分类,但并未像对妊娠期药物分类一样对各个药物进行具体分级。

Hale博士在《药物与母乳喂养》[Medications and Mother Milk(2012)]一书中将哺乳期药物危险等级分为5级。①最安全(L1):大量哺乳期母亲用药研究后没有发现对婴儿有副作用,可能对婴儿的危害甚微。②安全(L2):对有限数量的哺乳期母亲用药研究中,没有证据显示有副作用或极少的证据表明对婴儿有害。③中等安全(L3):没有哺乳妇女的用药对照数据,但是婴儿出现不良反应的危害性可能存在或者对照研究仅显示有很轻微的副作用,需要权衡对患儿的利弊后决定是否使用。④可能危险(L4):有明确证据显示对婴儿有副作用,但是哺乳期母亲用药后利大于弊。⑤禁忌(L5):有证据证实对婴儿有明显的危害,或者对母婴产生危害的风险较高。

(三)哺乳期常用药物对婴儿的影响

除个别外,多数药物在母乳中的浓度极低,哺乳期应用是安全的,不需要终止母乳喂养。另外,每一类药物中至少也有几个药物在哺乳期是安全可选择的。

1. 抗感染药物 多数抗感染药物与母乳喂养是相容的。但即使被认为最安全的抗生素,偶可引起婴儿的胃肠道反应和皮疹、腹泻、新生儿菌群定植异常等。因此对哺乳期抗生素的选择同样慎重。

(1) L2类:青霉素类和头孢类抗生素是目前使用最广泛的抗生素,也是哺乳期内可以安全使用的药物。少数母乳喂养儿出现腹泻。需要注意过敏反应。

(2) L3类:包括大环内酯类、氨基糖苷类、喹诺酮类和磺胺类药物。这类药物在权衡利弊后依然有必要使用时,需要密切关注婴儿的临床指标和症状。

1) 大环内酯类:红霉素在母乳中浓度高于血浆,当静脉给药时,乳汁中的浓度更高。有乳儿经乳汁摄入红霉素引起幽门狭窄的个例报道,然而美国儿科学会(AAP)认为哺乳期应用红霉素是安全的。阿奇霉素半衰期长,可在乳汁中堆积,尚无母乳喂养儿不良反应报道。因此,当哺乳期需要应用大环内酯类抗生素时,首选红霉素,如果有红霉素禁忌证而选用其他药物时,不需要中断母乳喂养[20]。

2) 氨基糖苷类:新生儿不用,具有一定的耳毒性、肾毒性,亦可通过乳汁影响婴幼儿,妇女孕期、哺乳期应慎用此类药物。

3) 氟喹诺酮类:此类药物通常不用于儿科患者。环丙沙星在乳汁中的量相当低,但有哺乳期应用环丙沙星的母乳喂养儿暴露于紫外光后光毒性、牙齿变色(绿牙)和假膜性结肠炎的个例报道。AAP认为哺乳期可以应用环丙沙星,但是应当作为抗菌药物的最后选择并告知患者其婴儿可能存在的风险。在氟喹诺酮类中,氧氟沙星、诺氟沙星或左氧氟沙星可能是哺乳期母亲的优先选择,因为其乳汁浓度低。总之,氟喹诺酮类不应当作为哺乳期妇女的第一线治疗,然而如果氟喹诺酮类是唯一的选择的话,不需要中断母乳喂养。

4) 磺胺类药物:乳汁中浓度与母体血药浓度相当,进入婴儿体内与胆红素竞争结合蛋白,造成婴儿血中胆红素升高,不能用于有G-6-PD缺乏或高胆红素血症婴儿的哺乳期母亲。如果必须应用磺胺类药物,磺胺异噁唑是分泌到乳汁中最低的磺胺类药物。

(3) L4:包括氯霉素和四环素类。氯霉素能造成婴儿葡萄糖醛基转移酶失活,导致"灰婴综合征"。四环素类药物可沉积于婴儿全身骨骼中,造成骨骼发育迟缓。所以哺乳期母亲尽量选用其他安全等级高的药物,以确保婴儿安全。如若必须使用时,应缩短使用时间,并密切关注婴儿临床表现。

(4) 抗病毒类:抗病毒类药物均能在乳汁中检测到,但目前没有明确证据表明对婴儿造成不良影响。有研究证实哺乳期母亲服用阿昔洛韦对婴儿无明显影响,为L2级,AAP也将阿昔洛韦用于治疗新生儿疱疹。拉米夫定和齐多夫定可用于治疗孕期艾滋病患者,它们与更昔洛韦被认为是L3级。三氮唑核苷干扰DNA的转录过程,在动物实验中有严重致畸作用,所以为哺乳期母亲禁用,是L5级。其他的抗病毒药物缺乏相关哺乳期资料,应慎用。

(5) 抗真菌药物:可以通过胎盘,但在人类使用中未发现致畸的报道。抗真菌药物也可分泌到乳汁中。目前在哺乳期使用制霉菌素、克霉唑和酮康唑被认为是L2级。其他抗真菌药物多为L3级。

(6) 其他抗生素:甲硝唑在啮齿类动物中有致癌的危险,但在人类中没有被证实。美国FDA尚未批准此药在婴儿中应用,然而在实践中它常常被用来治疗贾第虫病及危重厌氧菌感染。AAP认为母乳喂养期间应当尽可能避免应用甲硝唑,但其不是哺乳期的绝对禁忌证。如果母亲必须应用甲硝唑,尽可能应用单剂(2g)同时泵出并丢弃24小时内乳汁。万古霉素是一种大分子物质,易溶解于水中,约55%与血浆蛋白结合,不易进入乳汁,哺乳期母亲可安全应用。

2. **镇痛药** 大多数镇痛药对哺乳期的母亲或婴儿极少或几乎没有危险。

(1) 甾体类抗炎药:对乙酰氨基酚(扑热息痛)极少分泌到乳汁中,常规剂量时对乳儿没有危险。医师可能会担心新生儿肝功能不成熟而容易中毒,然而新生儿可通过氢硫化物旁路结合代谢大多数的对乙酰氨基酚,因此,可以放心地给哺乳期妇女应用此药。阿司匹林很少分泌到乳汁,母亲短期服药对婴儿几乎没有不利的影响,不会引起血小板聚集和出血。但是当母亲长期应用大剂量阿司匹林治疗时,水杨酸在小婴儿中有累积倾向引起代谢性酸中毒的可能。因此最好还是选择半衰期较短的对乙酰氨基酚和非甾体类抗炎药作为哺乳期母亲的止痛剂。

(2) 非甾体类抗炎药:此类药物包括布洛芬、萘普生、双氯芬酸(扶他林)、吲哚美辛(消炎痛)、酮酪酸(痛力克)、吡罗昔康(炎痛喜康)等。此类药物在乳汁中的水平极低,也没有对母乳喂养儿不利影响的报道。对于此类药物,AAP认为哺乳期母亲短期应用是安全的;至于长期应用首选布洛芬。

(3) 阿片类制剂:阿片类镇痛剂已被广泛和成功地用于分娩,对于哺乳期母亲应优先选用对母亲镇痛作用好而对婴儿影响又最小的药物。如吗啡和芬太尼。

3. **心血管药物**

(1) 钙离子拮抗剂:乳汁中硝苯地平浓度很低,婴儿吸收极少,不会产生不良反应;维拉帕米在一系列研究中未发现副作用,被WHO及AAP列入适用于哺乳期母亲的使用药物;这两种药物列为L2级。地尔硫䓬可以少量通过母乳分泌,WHO及AAP尚未确定其安全性。服用氨氯地平、非洛地平后少数婴儿产生不良反应,这两种药物列为L3级,所以建议用其他安全等级较高的药物替代[21]。

(2) 血管紧张素转化酶抑制剂(ACEI)(L2):母乳中可以检测到少量普利类药物,药物浓度很低,并且普利类药物口服很难被吸收,所以能够进入婴儿体内的药物剂量很低,是哺乳期母亲可以使用的降压药[21]。

(3) 血管紧张素受体拮抗剂(L3):该类药物脂溶性好,乳汁中浓度较高,存在一定风险,建议其他药物替换。也有人将这一类药物分级为L4级。

(4) 利尿药(L2):一般不会进入乳汁中,但是母体血容量的降低会影响到泌乳量,需要服药者注意。

(5) β受体阻滞药:该类药物与血浆蛋白的结合率差异较大,不同药物在乳汁中的浓度差异很大,分级多为L2和L3。L2:蛋白结合率较高的药物,如普萘洛尔(蛋白结合率87%),在乳汁中浓度很低,可以安全使用。L3:蛋白结合率较低的药物,如美托洛尔(蛋白结合率10%),在乳汁中浓度较高。

(6) 胺碘酮:胺碘酮可以分泌到乳汁中,由于该药半衰期长,理论上可以导致婴儿暴露于乳汁中高浓度的胺碘酮。因此,在胺碘酮治疗期间应该停止母乳喂养。如果母亲希望继续母乳喂养，必须监测婴儿血浆药物浓度、心血管功能和甲状腺功能，胺碘酮按重量计算含有 37% 的碘，有诱导甲状腺功能减退的可能。

（7）其他：作用于中枢的降压药甲基多巴，被 AAP 列为适于哺乳期母亲使用的药物，分级为 L2 级。多数 α 受体阻滞药可在乳汁富集，多为 L4 级。

4. 抗癫痫药物

（1）传统抗癫痫药：如丙戊酸钠、卡马西平、苯妥英钠等传统的抗癫痫药（antiepileptic drugs，AEDs）在乳汁中药物浓度/母体血药浓度比值比较低，而且在婴儿体内半衰期不长，虽然以前有报道称暴露于传统 AEDs 母乳中的婴儿出现肝功能损伤（丙戊酸钠）、血小板减少（卡马西平）、贫血、高血红蛋白血症等不良反应，但是后来的回顾性研究中均未发现传统 AEDs 通过母乳对婴儿近期和远期产生不良影响，在哺乳期药物分级中为 L3 级。传统 AEDs 中氯硝西泮、苯二氮䓬类药物在乳汁中浓度较高，可造成婴儿体内药物积累，长期使用可能会对婴儿产生不良影响，在哺乳期药物分级中为 L4。但在 2012 年的一项关于苯二氮䓬类药物前瞻性药物研究中，没有发现该类药物对婴儿神经系统造成损伤。目前国际医学组织仍建议哺乳期母亲换用安全等级较高的其他 AEDs。

（2）新型 AEDs：多数新型 AEDs 在哺乳期药物分级中为 L3 级。这些药物分子质量低、蛋白结合率低、亲脂性高，所以乳汁通过率较高。目前新型 AEDs 对婴儿造成不良反应的报道很少，仅有个案报道母亲服用新型 AEDs 过程中婴儿出现呼吸暂停和一过性肝功能损伤，但是否与 AEDs 的使用相关仍不确定。Meador 等在母亲哺乳期服用 AEDs 的婴儿进行了 3 年的随访，并未发现两组婴幼儿 3 岁时在认知功能方面存在明显差异。但母亲在服药过程中仍需密切关注婴儿的临床情况[22]。

5. 抗精神失常药物

（1）抗焦虑抑郁药物：L2，三环类药物中氯丙咪嗪可以在哺乳期使用，并且是 AAP 认定母亲在哺育期间唯一可以服用的抗抑郁药。L3，在服用阿米替林哺乳期女性的乳汁中可以检测到微量的阿米替林，但是在婴儿体内未检测到阿米替林。关于去甲替林和去甲丙咪嗪的研究中也未在婴儿血清中检测到这两种药物，更未发现对婴儿产生不良影响。氟西汀可能会存在一些副作用，如易激惹、易啼哭等，仍有待于进一步研究。关于母亲服用舍曲林母乳喂养进行的研究，未发现对婴儿有不良影响。关于三环类抗抑郁药和选择性 5- 羟色胺再吸收抑制剂（SSRIs）临床治疗的研究较多，显示这两种药物是比较安全的。L4，乳汁中氯硝西泮的浓度较高，并且氯硝西泮可以对婴儿产生中枢抑制。乳汁中地西泮进入婴儿体内后有抑制中枢的作用，而且地西泮及其代谢产物会与胆红素竞争，造成婴儿胆红素升高。所以这一类药物需要在充分权衡利弊后使用。

（2）抗精神病药物：哺乳期药物分级中为 L4 级。吩噻

嗪类（如氯丙嗪）药物易产生锥体外系不良反应，而且女性长期使用会导致乳腺增生、泌乳异常，哺乳期女性应尽量不使用。硫杂蒽类（如氟哌噻吨）抗精神病作用、与氯丙嗪相似，建议哺乳期母亲慎用。

（3）抗狂躁症药物：哺乳期药物分级中为 L4 级。通过母乳接受锂盐的婴儿会出现偶发肌张力减退、昏睡、发绀的可能，服锂盐的母亲如进行母乳喂养，需对婴儿水代谢状况加以监测[23]。

6. 治疗糖尿病的药物

（1）胰岛素：属大分子降糖药物，母乳中的胰岛素进入婴儿消化道内被消化、破坏，不会对婴儿产生不良影响，所以胰岛素是糖尿病患者哺乳期的优先选择，在哺乳期药物分级中为 L2。

（2）口服降糖药：多数口服降糖药哺乳期危险分级为 L3 或 L4。L3：口服降糖药中第二代磺酰脲类，进入乳汁的剂量很低，且未发现婴儿出现不良反应，可以对婴儿进行母乳喂养。与该类药物相同安全级别的还有二甲双胍。但是尚不排除存在一定的远期风险，所以在使用二甲双胍前需要告知母亲可能存在风险，定期检测婴儿血糖。L4：口服降糖药中第一代磺脲类药物可通过母乳进入婴儿体内，造成婴儿胰岛 β 细胞分泌增加，使婴儿发生低血糖；还有一些降糖药（如苯乙双胍）可能会导致新生儿黄疸。

7. 抗肿瘤药物

抗肿瘤药物多为细胞毒性药物，而且多数会通过乳汁分泌。婴儿消化道暴露于抗肿瘤药物环境，可能会造成肠上皮损伤，所以抗肿瘤药物多为哺乳期禁用，在哺乳期药物分级中属于 L5。

8. 哺乳期绝对禁忌的药物

极少种类的药物会对乳儿造成危险而需要暂时或完全停止母乳喂养。主要包括细胞毒性药物、放射性核素和母亲滥用的药物[24]。

母亲药物滥用如可卡因、海洛因、大麻等已在母乳中被发现。致幻药苯异丙胺（安非他明）可以明显的量分泌到乳汁中。临床医师应当劝告继续滥用这些药物的母亲在其成功的戒断之前不要母乳喂养他们的婴儿。

应用放射性核素检查时，母乳喂养必须被暂停一段时间。核医学医师也应考虑应用在母乳中排泄时间最短的药物，检查之后患者应当泵出并丢弃乳汁直至它不再含有放射活性。

9. 其他

（1）麦角生物碱类：哺乳期妇女应当避免应用麦角生物碱类诸如麦角胺和溴隐亭（溴麦角环肽），因为麦角胺可引起母乳喂养儿惊厥、呕吐和腹泻。当哺乳期需要治疗偏头痛时，可用替代药物普萘洛尔（心得安）和舒马曲坦（5-羟色胺受体激动药）。溴隐亭虽可抑制催乳素的分泌而抑制泌乳，然而由于许多母亲惊厥、脑卒中和死亡的报道，该药已不再批准用来抑制乳汁分泌。

（2）氯马斯汀：氯马斯汀是一种长效抗组胺药，有母亲摄入此药的婴儿嗜睡、激惹、拒乳、哭声高尖和颈强直的报

道。比较安全的替代药是西替利嗪和氯雷他定。

（3）柳氮磺吡啶：柳氮磺吡啶是一种用来治疗溃疡性结肠炎的抗炎药物，其代谢产物是磺胺吡啶和5-氨基水杨酸。已有一例母乳喂养儿血性腹泻的报道。当母亲摄入柳氮磺吡啶时，应当监测婴儿的胃肠道症状和脱水。

（4）甲氧氯普胺（灭吐灵、胃复安）：甲氧氯普胺有多重功能，包括治疗胃食管反流和恶心。甲氧氯普胺母乳中浓度较高。担心的原因是该药是一种多巴胺能的阻滞药。甲氧氯普胺也可用来增加乳汁的分泌，当甲氧氯普胺用来增加乳量时，推荐逐渐减量，因为快速停药可以明显降低乳汁的分泌。

总之，哺乳期母亲服用药物不仅要考虑到患者本身的病情，还要考虑到哺乳过程中药物通过乳汁可能对婴儿产生的影响。哺乳期母亲可以通过服用半衰期短的药物、维持最低服药剂量、服药前哺育的方式，将乳汁中药物浓度降到最低，最大程度地降低药物对婴儿的影响。但是目前缺乏乳汁中药物对婴儿短期、长期作用的相关临床研究证据。希望更多的研究者参与进来，为哺乳期母亲用药提供更多可靠的资料，为哺乳期女性提供健康的、可行的、对母婴双方均最有利的方案。

（程国强）

四、新生儿药物代谢特点

药物治疗是新生儿临床管理的重要一部分，对降低新生儿死亡率和发病率起非常重要的作用，因此，新生儿医师必须对药物的基础药理知识有所了解，才能有助于临床制定新生儿人群的合理用药策略，提高疗效，降低不良反应。

（一）药物体内处置过程

药物对机体的作用依赖于药物的体内浓度，而药物的浓度又取决于药物在体内的吸收、分布、代谢和排泄。临床药理学就是根据药代动力学（药物的吸收、分布、代谢和清除）和药效动力学（药物的量/效关系）来预测药物的效果和副作用。由于新生儿在胎龄、体重和疾病状况方面存在巨大差异，且器官功能仍处在动态发育中，因此，新生儿药物治疗比成人和儿童更具挑战性。药物体内处置的主要步骤见图3-4-1。

1. 吸收 新生儿给药途径主要是静脉，越过了药物的吸收过程。但对于血管外用药（口服、肌内注射、直肠给药或经皮），吸收是重要过程。药物吸收的特征与给药途径相关。口服给药是血管外用药最常见的途径。

药物的胃肠道吸收依赖于药物性质（分子量、脂溶性、电离度、药物释放特性和药物导致的胃肠道动力学改变）和病人个体因素（可吸收药物的表面积、胃和十二指肠 pH、胃排空能力、胃肠道菌群、胃肠道血流以及肠道酶活性），新生儿药物吸收与儿童和成人差异较大[25]。

新生儿期胃酸分泌变化特别大。在出生的最初阶段，

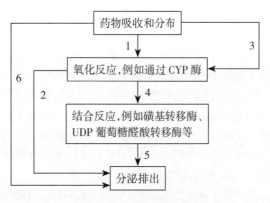

图 3-4-1　药物处置过程

注：1. 通过增加功能基团（氧、硫或碳），疏水成分转化为更加亲水的成分，细胞色素 P450 是这类酶中最大的一组。2. 直接分泌，通过胆汁或尿液。3 和 4. 增加一些基团增加亲水性，排出增加。5. 结合后成分的排泄和分泌。6. 一些药物以原形从尿液或胆汁中排出

胃酸的 pH 可能是中性的。随着新生儿成熟和出生后年龄的增长，胃酸 pH 下降。其他因素例如喂养也会影响新生儿期胃酸 pH 的恒定。那些对酸不稳定的药物如口服青霉素，在胃酸减少时吸收会增加。酸性药物如苯巴比妥，由于在中性环境中电离度增加，吸收就会减少。有些药物口服吸收很好，如咖啡因治疗早产儿呼吸暂停通常口服给药，可以迅速达到有效治疗浓度。

其他影响药物吸收的因素有胃肠道微生物菌群的定植。生后肠道菌群定植受母体菌群、喂养方式和抗生素应用的影响。菌群代谢能力可以影响药物吸收，但其作用和临床意义仍不明确[26]。

病人特征对血管外给药时药物的吸收影响也较大。临床上病人特征差异很大，从成人研究来推断新生儿药物的生物利用度不合理。另外，其他一些问题，如口服时呕吐，可能比药物的吸收对疗效影响更大。在危重情况下，口服给药并不能保证药物输送的有效性。

2. 药物分布 药物分布容积，通常指药物的表观分布容积（apparent volume of distribution，Vd），虽然不是实际生理容量，但与体内血浓度中的药物量相关。药物分布依赖于：①体内水和脂肪部分的多少；②蛋白结合能力；③血流动力学因素，例如心排出量和局部血流[25]。

（1）体内水和脂肪量：超早产儿，体内总水分占体重的 92% 左右，而体内脂肪小于 1%。足月儿体内总水分占体重 75%，总脂肪量增加到 15% 左右。细胞外液量占体重的百分比在早产儿为 25%，足月时增至 33%。出生后体内水分迅速变化，因此药物剂量选择必须根据胎龄和生后日龄计算。对于高水溶性的药物，如氨基糖苷类抗生素在新生儿中的表观分布容积显著增高（0.4~0.7L/kg），而成人中仅为 <0.2L/kg），因此，血液中峰浓度将降低，因为药物更多分布在细胞外间隙中。细胞外液量比较大，就需要更高的药物剂量才能达到有效血药浓度。然而，对于高脂溶性的药

157

物,早产儿的 Vd 可能降低,可能需要降低药物剂量。如苯二氮䓬类药物是脂溶性的,蛋白结合能力很高。早产儿咪达唑仑的平均 Vd 为 1.1L/g,这与儿童或成人值相似。推荐的每公斤体重负荷剂量对于新生儿和儿童相同[27]。

(2) 蛋白结合力:药物的药理作用与血液中非结合性药物相关。药物的血浆蛋白结合力是决定药物分布的主要因素。年龄相关的血浆蛋白数量变化可影响药物的临床疗效。酸性和中性药物大部分与白蛋白结合,而碱性药物可与白蛋白、a- 酸糖蛋白和脂蛋白结合。

胎龄越小血浆蛋白总量和血浆白蛋白越低,与药物结合能力越低,导致非结合性药物浓度增高。蛋白结合同样受到内源性因素影响,最常见的是胆红素。胆红素浓度增加与药物竞争性与白蛋白的结合,从而使非结合的药物浓度升高。与此相反,某些药物可以取代胆红素和白蛋白结合,增加了胆红素的毒性。事实上,只有当药物血浆蛋白结合能力非常高(90% 或更高),才会取代白蛋白和胆红素的结合。胆红素与白蛋白亲和力超过了大部分药物和蛋白的亲和力,实际临床的危险性是非常小的[27]。表 3-4-2 给出了常用药物与蛋白结合的百分比。新生儿有着完全不同的身体组成成分和蛋白结合能力。每个个体内环境的迅速改变可以导致 Vd 和蛋白结合能力变化,因此,从成人获得的标准药动力学数据对于新生儿几乎没有任何帮助。

表 3-4-2　药物与蛋白的结合比及可能影响

药物	与蛋白结合百分比(%)	是否会导致问题
阿司匹林	95	是
咖啡因	25	否
地西泮	75~90	可能
地高辛	16~30	否
呋塞米	95	是
吲哚美辛	95	是
青霉素	65	否
苯巴比妥	20~35	否
苯妥英	90	是
茶碱	35~55	否

3. 生物转化　大多数药物必须经过体内生物转化成为水溶性及离子化的代谢产物排出体外。涉及体内药物代谢主要是Ⅰ相和Ⅱ相代谢,其中Ⅰ相代谢包括氧化(oxidation)、还原(reduction),涉及的酶主要为细胞色素 P450(CYP450),CYP450 酶主要分布在肝中,少量分布在其他组织(肠、肺、肾和大脑)。对于 CYP 的命名是基于基因三级分类:族(至少有 40% 的异构体,例如 CYP3)、亚族(高度相关基因,例如 CYP3A)和单个基因(例如 CYP3A4)。3A 亚族的异构体(CYP3A4、CYP3AS、CYP3A7)为大部分药物代谢的酶。它们参与 50% 药物的代谢。其他涉及药物代谢

的酶见表 3-4-3。大部分酶的活性在新生儿期显著降低,新生儿通过利用其他的代谢途径来补偿肝酶活性不足。在出生后肝酶活性增加很快(CYPZD 和 CYPZEI),在婴儿期增长变慢(CYPIA2)。Ⅱ相代谢包括水解(hydrolysis)和结合(conjugation),Ⅱ相药物代谢酶主要包括尿苷二磷酸葡萄糖醛酸基转移酶(UGT)、磺基转移酶(SULT)、甲基转移酶、谷胱甘肽 -S- 转移酶(GST)、乙酰化转移酶(NAT),在许多药物及其他外源物和内源物的生物转化中扮演者重要的角色。

表 3-4-3　参与药物代谢的主要细胞色素

CYP	新生儿期活性	酶的药物底物	酶的药物抑制剂
1A2	低	咖啡因、茶碱	胺碘酮、西咪替丁
2C9	低	布洛芬、苯妥因	胺碘酮、氟康唑
2C19	低	地西泮	西咪替丁、吲哚美辛
2D6	低?	可待因、甲氧氯普安	胺碘酮、西咪替丁、雷尼替丁
2E1	低	对乙酰氨基酚	
3A4/7	3A4,低	西沙比利、红霉素、芬太尼	胺碘酮、西咪替丁
	3A7,高	利多卡因、咪唑二氮䓬	环丙沙星、红霉素

Ⅰ相和Ⅱ相代谢酶在新生儿人群中的表达相较于年长儿童和成人呈明显的低表达,从而减缓药物在体内的代谢。总体而言,出生时,肝代谢药物的能力较低,各种药物代谢途径的发育速度差异很大,并且受到婴儿在母体中和出生后接触药物的影响。

肝 CYP3A 酶活性参与咪达唑仑生物转化,药代动力学研究显示血浆清除率在足月儿 / 早产儿中为 1.8ml/(kg·min),婴儿为 3ml/(kg·min),儿童为 9.2ml/(kg·min),成人为 10ml/(kg·min)。CYP2C9 主要参与了苯妥英的生物转化。活性 CYP2C9 的延迟出现可以解释早产儿延长的药物半衰期(75 小时),足月儿迅速下降至 20 小时,出生后最初数周内持续下降至 8 小时[28]。茶碱依赖 CYPIA2 的代谢。清除率在出生后数天内是非常低的。CYP1A2 活性在 6 个月内增加。在生后 55 周内,清除率和代谢方式接近成人数值,且主要与出生后日龄相关。

新生儿成熟情况不同,药物清除途径显著不同。对于胎儿和新生儿早期,硫酸化途径比葡萄糖醛酸化途径要成熟。早产儿,葡萄糖醛酸化 / 硫酸化之比很低(0.1~0.2),该数值在足月新生儿、儿童、青少年和成人中分别为 0.3、0.75、1.6 和 1.8。由于新生儿期对外源性化合物的葡萄糖醛酸化能力明显受限,若不调整剂量,容易发生药物蓄积中毒,最典型的例子发生在 20 世纪 60 年代初期,当时许多新生儿接受了儿科标准剂量的氯霉素而发生了致死性的循环

衰竭(灰婴综合征)。

4. **排泄**　大部分药物原形或其代谢产物完全通过肾清除出身体。肾的排泄作用依赖于肾小球滤过率、肾小管重吸收和肾小管分泌。该系统的动力学随着出生时成熟度和出生后年龄的增长而变化。

药物的半衰期($t_{1/2}$)反映了药物从血液中清除的情况,指血药浓度降低至一半所需要的时间。半衰期决定了给药间隔时间。许多药物经过初次的动力学代谢,通过肾清除,清除量与肾小球滤过率(GFR)呈正比。了解了药物的 $t_{1/2}$ 可以在肾功能不全时帮助调整药物剂量。

药物从肾小球滤过的量取决于肾功能和肾血流量,与药物的蛋白结合力也有关系,滤过的药物量与蛋白结合程度呈反比。对于胎儿,GFR 非常低,随胎龄增加,与胎儿体重相关。出生时,早产儿 GFR 为 0.6~0.8ml/min,足月儿为 2~4ml/min。在新生儿出生后最初阶段,尤其早产儿,许多药物的 $t_{1/2}$ 较长,要延长给药间隔。出生一周后有些药物 $t_{1/2}$ 缩短,需要缩短给药间隔。出生 48 小时后血清肌酐的变化可以粗略地估计新生儿 GFR。

肾小管重吸收和分泌功能在新生儿期不成熟,对于一些经肾清除的药物也可以影响半衰期。另外,同时合用的药物如果可以影响肾功能或肾成熟,例如消炎痛,也可以显著影响药物分泌。

万古霉素从肾小球滤过,胎龄和出生后年龄可以影响该药的药代动力学。新生儿的该药 $t_{1/2}$ 范围在 3.5~10 小时,与血清肌酐呈正比。在临床应用中,参照体重和血清肌酐清除率对剂量的选择非常有价值。产前接受糖皮质激素治疗,可以减轻胎龄对抗生素从肾分泌代谢的影响。头孢他啶也主要通过肾小球滤过,随着胎龄和 GFR 增加,该药的清除率增加以及 $t_{1/2}$ 降低,推荐剂量应该参照胎龄和 GFR[29]。

(二)药物处方和用药

新生儿安全和合理用药面临复杂的挑战。虽然在临床实践中的应用常识可减少用药的危险性,但根据体重或胎龄给药是相对安全的,另外,有时候因为剂型问题从药物的配方中计算给药剂量会增加用药错误的发生,如 1ml 注射器抽液精确到 0.05ml 是非常困难的。对于口服和静脉给药同样面临这样的问题。药物处方应该由医师、药剂师和护士共同参与制定,适当调整剂量到合适的整数或小数。

1. **口服和鼻胃管给药**　对能够耐受肠道喂养的新生儿可以口服给药。由于胃排空时间变化或胃酸分泌不够,药物的吸收不可靠且无法预测。脂肪成分的药物适用于口服或鼻胃管给药,不能与牛奶或其他喂养物混合,因为会和食物起反应,致使药物不能起效。此外,药物在牛奶中口味不好,这会导致新生儿喂养受到挫折。某些脂溶性药物包含有辅料,被添加以改善口味和增加药物接受程度,或者增加了药物的溶解度或者稳定了代谢最终产物。这些可能并不适用于新生儿。

口服液体药物需要注射器来定量,以保证剂量的准确,但很容易将口服药物作为静脉内给药。静脉误用口服制霉菌素混悬剂、口服地高辛液体、口服造影剂、口服对乙酰氨基酚混悬剂和氯化钾口服液均有报道,可能会导致严重的后果。医院必须用口服注射器精确测定药物量,且保证不与静脉注射器混淆。许多液体药物必要时可以通过鼻胃管给药,需要仔细护理以防止管道堵塞。每次给药后都要用无菌用水冲洗管道[30]。

2. **外用药**　由于皮肤高度水化,体表面积和体重比相对较大,新生儿尤其是早产儿对于外用物质容易经皮吸收,特别是生后一周内。因此,作为新生儿给药途径之一,如茶碱和咖啡因贴片用于预防和治疗新生儿呼吸暂停。经皮肤给药可以克服口服或静脉给药的困难,但是仍旧需要进一步研究可靠的药物运输方式。由于无法预测药物吸收,也可以导致药物毒性。如外用碘可导致甲状腺功能减退;EMLA 软膏(含有 2.5% 利多卡因和 2.5% 普鲁卡因)皮肤涂抹导致高铁血红蛋白血症(普鲁卡因引起)[30]。

3. **静脉用药**　目前市场上很少有儿童或新生儿专用的静脉制剂,许多药物在给新生儿应用之前需要稀释。另外,部分药物的溶媒可能对新生儿不适用,如注射液含有丙二醇,如果不稀释可以导致高渗透压。注射用药物针剂为干粉剂时,需要液体稀释时应考虑额外的容量增加,在抽取时应准确计算剂量,药物在稀释时浓度可能有大的改变,在计算新生儿剂量时应考虑这个问题。

注射器顶部含有死腔,可能大于 0.1ml。所以在抽取药物稀释时必须考虑到这一问题。如果先抽取药物原液,然后稀释,注射器内仍旧含有 0.1ml 的额外药物原液,可能最终药物浓度会差别较大。所以更安全的做法是先在注射器内稀释,然后用另外一个注射器抽取需要剂量,然后稀释到所需要的最终剂量。对于液体限制的婴儿,额外推注的液体量应该计算进总入量。许多药物含有一定量的钠或钾,例如苄青霉素注射液每 600mg 一瓶含有 1.68mmol 的钠,对于严格控制液体平衡、需要监测电解质或存在不能解释的电解质紊乱的婴儿,就需要考虑到这个问题[30]。

4. **肌内注射**　尽量避免肌内注射给药,因为它可以造成疼痛,尤其对于肌肉组织很少的新生儿。另外,肌内注射处药物吸收非常缓慢并且不稳定。对于有出血问题的新生儿,例如血小板减少或进行抗凝治疗的病人,应该禁忌肌内注射。

5. **直肠给药**　对于无法建立口服和静脉途径的新生儿,直肠给药是某些药物的一种给药途径,即便在新生儿中,吸收可能不完全,且比口服或静脉给药慢。然而,适用于新生儿剂量的栓剂通常不多。通常将栓剂分为一半或四分之一。栓剂内药物分布并不均匀,所以实际应用剂量可能和预期的不同。总之,并不鼓励在新生儿中采用直肠给药的方式。

(三)药物的交互作用

1. **药效学的交互作用**　多发生在同时应用的药物有

相同的或拮抗的药效学机制或不良作用。了解同时用药的药效学机制，可以预测到药物间的交互作用，有时由于竞争同一受体结合部位，或者有时两个药物作用在相同的生理系统。如同时应用具有镇静副作用的药物，可以影响中枢和呼吸功能。机械通气时同时应用吗啡和咪达唑仑进行麻醉和镇静，两种药物间会有反应。它们相同的不良作用导致了镇静作用增强，产生呼吸抑制，因此，需要有足够的监护保证、适当的呼吸支持，且根据病人临床反应调整药物剂量，两个药物也可以同时安全应用。

2. 药代动力学的交互作用 当一种药物应用导致了另一种药物的吸收、分布、代谢或排泄的变化，使药物量增加或减少而产生了一定的作用，这就称之为药代动力学交互作用，可以分为几种类型。

(1) 药物肠道吸收的交互作用：可影响到药物的吸收率，或者最终吸收的药物总量。如果药物间交互作用导致了药物吸收总量减少，就会影响治疗疗效，如同时口服茶碱和红霉素，导致红霉素治疗水平浓度下降，疗效减弱，机制不明。药物吸收延迟不是个严重的临床问题，除非该药物需要非常高的血浆浓度才能快速起效，例如镇静药或麻醉药。

(2) 蛋白结合力的变化：大多数药物与血浆蛋白结合较弱。药物可以相互竞争蛋白结合位点，被竞争替代的药物由于血浆中游离的药物增加，疗效增强或毒性增强。这只有当药物蛋白结合能力很强时才会发生，例如大于90%以上，并且药物不是在全身广泛分布。对于大部分病人，药物竞争机制除了产生短效的作用外，几乎没有影响。然而对于新生儿，由于肾和肝的排泄能力减弱，对小部分药物可能会有影响。

(3) 酶诱导：许多药物在肝中代谢。一种药物诱导肝微粒体酶系统，可以增加另一种药物的代谢率。这会导致第二种药物的血浆浓度降低，药物疗效减弱，如苯巴比妥可以增加皮质激素的代谢，导致血浆中激素浓度下降，从而使临床疗效减弱，可以通过增加激素剂量以达到临床所需的疗效。停用有肝酶诱导作用的第一种药物可以使第二种药物的血清浓度增加，同时毒性反应也增加。所以当停用肝酶诱导剂时，应该加强监测，因为这可能会导致药物剂量变化。重要的肝酶诱导剂有苯巴比妥、苯妥英、卡马西平和利福平[31]。

(4) 酶抑制剂：药物抑制了肝微粒体酶导致了其他药物代谢减少，从而血浆浓度增加，使药物疗效和毒副作用增强。这通常是药物间交互作用中非常危险的类型。常见的酶抑制剂有红霉素、西咪替丁、环丙沙星和氟康唑。同时应用红霉素和咪达唑仑。红霉素抑制了咪达唑仑的代谢，导致血浆咪达唑仑浓度显著增高，产生严重的镇静作用。减少剂量可以避免药物毒性反应，可以给予常规剂量的50%~75%。西咪替丁抑制了苯妥英的代谢，使该抗惊厥药血浆浓度增加，可能导致毒副作用增强。同样对于某些

病人，甲硝唑影响了苯妥英的水平，需要仔细监测苯妥英的浓度，必要时仔细调整剂量。环丙沙星抑制了咖啡因／茶碱的代谢，同样可以使毒副作用增强。

(5) 肾排泄：许多药物通过肾小球滤过和肾小管主动分泌，经肾排出体外。一些药物经主动转运通过肾小管，在主动转运机制中会有药物竞争的发生。这可以导致竞争性药物的排泄延迟。同样，同时应用消炎痛和氨基糖苷类抗生素（如庆大霉素），可以导致药物毒性增加。吲哚美辛减少了肾小球的滤过，这是氨基糖苷类抗生素的主要排泄途径，从而使抗生素潴留，药物浓度增高可能导致肾毒性和耳毒性。

（四）治疗性药物监测

在新生儿中应用的一些药物需要监测血清浓度，以便了解治疗的安全性和有效性。如苯巴比妥治疗新生儿惊厥。有效的药物浓度范围在15~40mg/L。在此范围以下药物可能没有起效，超过此范围更容易产生毒性反应。但临床上更重要的是病人对药物治疗的反应，不仅仅依赖于血药浓度；如果病人药物浓度为8mg/dl，但抽搐控制，就不必要再增加剂量。

推荐的有效药物浓度范围通常是基于成人的药代动力学和药效动力学资料。对于这些推荐的剂量是否适合儿童，我们知道得很少，对于新生儿就更少。医院实验室喜欢引用参考的剂量范围，而不考虑病人的年龄，很容易产生误解，认为所有年龄层的病人有效血药浓度相同，而不考虑药代动力学变化的因素，包括受体数量和敏感性变化、不同年龄达到结合位点的实际药物浓度不同。研究表明新生儿苯巴比妥药物治疗范围要比大儿童和成人的要大。并且，新生儿血浆蛋白水平降低，以及血浆蛋白亲和力减少，与药物结合能力下降。提示那些高血浆蛋白亲和力的药物应用在新生儿中就会有亲和力降低，导致药物游离浓度增加，活性及降解片段增加。通常以血中总浓度来表示药物水平，这样的话，新生儿和成人的相同水平会产生不同的药物疗效和毒副作用。

尽管目前关于新生儿的资料中存在许多困难，我们仍旧推荐万古霉素、地高辛、氨茶碱、苯巴比妥进行药物浓度监测，且密切监测病人的临床反应。

（程国强 丁俊杰）

参考文献

1. Sinclair SM，Miller RK，Chambers C，et al. Medication Safety During Pregnancy：Improving Evidence-Based Practice. J Midwifery Womens Health，2016，61（1）：52-67.

2. U.S. Food and Drug Administration. Content and Format of Labeling for Human Prescription Drug and Biological Products；Requirements for Pregnancy and Lactation Labeling，73Fed. Reg. 30831-68（May 29，2008）.

3. U.S. Food and Drug Administration. Drug development

and approval process: pregnancy and lactation labeling. Available from http://www.fda.gov/ Drugs/ Development Approval Process/ Development Resources/ Labeling. Accessed June 22, 2013.

4. Kuperman AA, Koren O. Antibiotic use during pregnancy: how bad is it? BMC Med, 2016, 14 (1): 91.

5. Pieper PG. Use of medication for cardiovascular disease during pregnancy. Nat Rev Cardiol, 2015, 12 (12): 718-729.

6. Amant F, Han SN, Gziri MM, et al. Chemotherapy during pregnancy. Curr Opin Oncol, 2012, 24 (5): 580-586.

7. Voinescu PE, Pennell PB. . Management of epilepsy during pregnancy. Expert Rev Neurother, 2015, 15 (10): 1171-1187.

8. Roberts D, Dalziel S. Antenatal corticosteroids for accelerating fetal lung maturation for women at risk of preterm birth. Cochrane Database Syst Rev, 2006, CD004454.

9. Brownfoot FC, Gagliardi DI, Bain E, et al. Different corticosteroids and regimens for accelerating fetal lung maturation for women at risk of preterm birth. Cochrane Database Syst Rev, 2013, 29; (8): CD006764.

10. American Congress of Obstetricians and Gynecologists. ACOG Committee Opinion No. 475: antenatal corticosteroid therapy for fetal maturation. Obstet Gynecol, 2011, 117 (2 Pt 1): 422-424.

11. Ridout A, Watson H, Shennan A. Antenatal corticosteroids in perspective: rationalising current practice. BJOG, 2016, 123 (7): 1070.

12. Sotiriadis A, Tsiami A, Papatheodorou S, et al. Neurodevelopmental Outcome After a Single Course of Antenatal Steroids in Children Born Preterm: A Systematic Review and Meta-analysis. Obstet Gynecol, 2015, 125 (6): 1385-1396.

13. Bevilacqua E, Brunelli R, Anceschi MM. Review and meta-analysis: Benefits and risks of multiple courses of antenatalcorticosteroids. J Matern Fetal Neonatal Med, 2010, 23 (4): 244-260.

14. Doyle LW, Ehrenkranz RA, Halliday HL. Late (>7days) postnatal corticosteroids for chronic lung disease in preterm infants. Cochrane Database Syst Rev, 2014, 13; (5): CD001145.

15. Doyle LW, Ehrenkranz RA, Halliday HL. Early (<8days) postnatal corticosteroids for preventing chronic lung disease in preterm infants. Cochrane Database Syst Rev, 2014, 13 (5): CD001146.

16. Ibrahim H, Sinha IP, Subhedar NV. Corticosteroids for treating hypotension in preterm infants. Cochrane Database Syst Rev, 2011, 7 (12): CD003662.

17. Eidelman AI. Drug use by the breastfeeding mother: a medical and societal challenge. Breastfeed Med, 2015; 10 (3): 133-134.

18. Hotham N, Hotham E. Drugs in breastfeeding. Aust Prescr. 2015; 38 (5): 156-159.

19. Varalda A, Coscia A, Di Nicola P, et al. Medication and breastfeeding. J Biol Regul Homeost Agents, 2012, 26 (3 Suppl): 1-4.

20. Goldstein LH, Berlin M, Tsur L, et al. The safety of macrolides during lactation. Breastfeed Med, 2009, 4 (4): 197-200.

21. Spencer B. Medications and Breastfeeding for Mothers With Chronic Illness. J Obstet Gynecol Neonatal Nurs, 2015, 44 (4): 543-552.

22. Meadorn KJ, Baker GA, Browning N Breastfeeding in children of women taking antiepileptic drugs: cognitive outcomes at age 6 years. JAMA Pediatr, 2014, 168 (8): 729-736.

23. Klinger G, Stahl B, Fusar-Poli P, et al. Antipsychotic drugs and breastfeeding. Pediatr Endocrinol Rev, 2013, 10 (3): 308-317.

24. Berens P, Labbok M. Academy of Breastfeeding Medicine. ABM Clinical Protocol #13: Contraception During Breastfeeding, Revised 2015. Breastfeed Med, 2015, 10 (1): 3-12.

25. O'Hara K, Wright IM, Schneider JJ, et al. Pharmacokinetics in neonatal prescribing: evidence base, paradigms and the future. Br J Clin Pharmacol, 2015, 80 (6): 1281-1288.

26. Jourova L, Anzenbacher P, Anzenbacherova E. Human gut microbiota plays a role in the metabolism of drugs. Biomed Pap Med Fac Univ Palacky Olomouc Czech Repub, 2016, 160 (3): 317-326.

27. Pacifici GM. Clinical Pharmacokinetics of Penicillins, Cephalosporins and Aminoglycosides in the Neonate: A Review. Pharmaceuticals (Basel), 2010, 3 (8): 2568-2591.

28. Allegaert K. The clinical pharmacology of short acting analgo-sedatives in neonates. Curr Clin Pharmacol, 2011, 6 (4): 222-226.

29. Allegaert K, van de Velde M, van den Anker J. Neonatal clinical pharmacology. Paediatr Anaesth, 2014, 24 (1): 30-38.

30. Krzyżaniak N, Pawłowska I, Bajorek B. Review of drug utilization patterns in NICUs worldwide. J Clin Pharm The, 2016, 41 (6): 612-620.

31. El-Dib M, Soul JS. The use of phenobarbital and other anti-seizure drugs in newborns. Semin Fetal Neonatal Med, 2017, 22 (5): 321-327.

第5节　新生儿治疗总论

一、新生儿疼痛管理

NICU 中的重症患儿可经历数百次的诊疗操作,侵袭性操作导致的反复急性疼痛、疾病或外科手术引起的疼痛及 NICU 中经历的慢性长期的疼痛刺激引起患儿严重的应激反应,早期的经验可使脑的结构和功能发生重组,导致以后对疼痛的反应发生改变,可能导致远期神经发育不良结局[1]。因此,从伦理学及医学的角度,应该重视新生儿疼痛管理。

(一)胎儿和新生儿对疼痛的生理反应

胎龄 22~29 周时,身体表面已出现感觉神经末梢,胎儿即可感觉疼痛刺激。在发育早期,由于神经末梢的重叠分布,可出现局部的高兴奋性,即使强度较弱的疼痛刺激也可产生过度的疼痛反应。过多的神经支配使其对疼痛刺激产生持续的高敏反应,反复的有害刺激可进一步改变对疼痛刺激的敏感性,使痛阈降低,随后缓慢恢复,可产生远期不良结局。

机体对疼痛和应激的生理反应包括体循环中儿茶酚胺水平升高,心率增快,血压、颅内压升高。胎龄 23 周左右,胎儿开始出现应激反应,胎龄 25 周痛觉神经通路开始激活并发挥功能,可对不良刺激产生全身反应,但与婴儿和儿童相比较,胎儿或早产儿对应激的反应能力低下,因此,在早产儿常见的与疼痛或应激有关的生命体征变化(如心率增快,血压升高)或行为表现(如激惹)均不是对疼痛反应的可靠指标。即使婴儿具有完整的应激反应,数小时或数天的疼痛刺激可使交感神经系统疲劳或失活,从而掩盖疼痛或不适的临床表现。NICU 常见的反复疼痛刺激、母子分离可引起外周神经、脊髓及脊柱上痛觉神经通路、神经内分泌功能及神经发育发生改变,后期表现为疼痛状态或痛阈改变,出现焦虑 / 应激紊乱,注意缺陷。

疼痛可影响新生儿的疾病状况。新生儿对疼痛的反应可引起病理生理改变,如缺氧、高碳酸血症、酸中毒、高血糖、呼吸对抗(辅助通气时)、气胸等。侵袭性操作引起的疼痛刺激可导致迷走反射,使机体发生缺氧和脑血流变化。此外研究显示,曾经历反复疼痛和有害刺激的早产儿在矫正年龄 18 个月时痛阈升高,对疼痛刺激的反应较差。新生儿期的疼痛和应激可影响神经发育及后期对疼痛刺激的感觉和行为反应,因此,预防和控制疼痛对新生儿尤其重要,应引起重视。

(二)新生儿疼痛和应激的评估

出生时新生儿的神经解剖和神经内分泌系统已发育成熟,可传递疼痛信息。目前对新生儿疼痛的严重程度和镇痛的效果可进行评估,包括行为反应和生理反应。

1. **行为反应指标**　包括面部表情、哭、四肢活动等。临床医师需要注意新生儿需要镇痛时通常不容易被安慰,缺乏行为反应并非提示不存在疼痛。

2. **生理指标**　包括心率增快或减慢、血压升高、呼吸增快或呼吸暂停、氧饱和度降低、手掌出汗、迷走兴奋、血浆可的松或儿茶酚胺水平变化等。由于未成熟的胎儿或早产儿反应能力低下,评估时应综合考虑胎龄因素。此外,需要注意经历疼痛刺激的早产儿应激反应发生时的生命体征改变并非持续存在。

NICU 中评估急性疼痛最常用的工具包括:早产儿疼痛量表(Premature Infant Pain Profile,PIPP)、新生儿疼痛不安与镇静量表(Neonatal Pain Agitation and Sedation Scale,N-PASS)、新生儿疼痛量表(Neonatal Infant Pain Scale,NIPS)、哭闹、血氧饱和度、生命体征、表情、失眠评分、新生儿面部编码系统(Neonatal Facial Coding System,NFCS)、新生儿急性疼痛量表(Douleur Aiguë Nouveau-né scale,DAN)。

对 NICU 的早产儿可使用早产儿疼痛评分(PIPP)及修订版本[2];对婴儿室的足月儿或生长中的早产儿,可使用行为疼痛评分(behavioral pain score,BPS),评估活动能力、哭、安慰和睡眠。另外,可选新生儿疼痛量表(NIPS)进行干预前后的疼痛评估。

(三)预防和处理新生儿疼痛的原则

1. **预防**　尽可能减少疼痛性或应激性操作。操作过程中,下列措施可减少疼痛和应激:集中进行护理和操作、有计划地进行需要血液标本的检查以减少采血次数、可采用无创监测方法(如经皮氧饱和度、经皮二氧化碳监测)以避免抽血、对于可能需要频繁采血的患儿可放置外周动脉导管以便多次采血;操作后应减少声光刺激、进行安抚或抚触、母子肌肤接触或抱起婴儿进行安慰、放置"鸟巢"体位等。

2. **处理**　包括非药物镇痛和药物镇痛。

对有疼痛刺激的所有患儿均应使用环境和行为干预以减轻疼痛,这些措施与口服蔗糖、药物治疗结合可取得良好的镇痛效果。按时预防性给予镇痛药可减少总的药物剂量。对患急性疾病的未成熟儿,因其不能有效地产生应激反应以显示其不适和疼痛,应预防性用药,常见于极未成熟儿或经历强烈持续性疼痛刺激时。镇静药和镇痛药可引起呼吸抑制,必须在确保在有处理呼吸抑制、呼吸支持的情况下使用。

(1)非药物镇痛:包括非营养性吮吸、皮肤接触护理(skin-to-skin care,SSC)、母乳喂养、袋鼠式护理,以及操作前轻揉、拍、抚摸肢体等,主要用于一些轻微的疼痛性操作,如足跟采血、静脉穿刺、静脉置管、放置鼻胃管、动脉穿刺、插导尿管、肌内注射或皮下注射、针对 ROP 评估的眼科检查、换敷料或去除胶带等。非营养性吮吸及袋鼠式护理能有效减少早产儿和足月儿的疼痛相关劣性应激反应。此外,研究显示母乳喂养或口服母乳与口服蔗糖的镇痛效果相似[3]。

单独使用皮肤接触护理,或联合使用蔗糖或葡萄糖可减少某些足月儿和早产儿的疼痛[4]。研究显示,非药物镇痛在新生儿具有很好的安全性和效果,是目前在新生儿推荐的重要镇静镇痛方法[5]。

(2) 药物镇痛

1) 口服蔗糖/葡萄糖:用于短时间的轻、中度疼痛性操作。根据胎龄和疾病严重程度,疼痛性操作前2分钟给予24%的蔗糖溶液0.1~1ml(或0.2~0.5ml/kg)口服,镇痛效果可持续4分钟,可有效减少足月儿或早产儿足跟采血、静脉穿刺、肌内注射等操作引起的疼痛[6];此外,研究显示20%~30%的葡萄糖溶液可减轻短时操作的疼痛反应,具有短时的镇痛效果。早产儿ROP检查等时间较长的操作,需要多次给予。此外,联合非药物镇痛方法可达到更好的镇痛效果。需要注意,短时间频繁给予可能引起高血糖等副作用,因此,需要作为药物开具处方。

2) 阿片类药物:吗啡和芬太尼是NICU最常用的镇痛药,用于非紧急气管插管、胸腔穿刺放置引流管、包皮环切手术等。药物副作用包括呼吸抑制、成瘾、低血压、尿潴留、心率减慢等,芬太尼可引起肌肉僵硬。

3) 苯二氮䓬类:咪达唑仑是NICU最常使用的苯唑类镇静药,镇痛作用较弱,也可引起低血压及呼吸抑制,需要注意监护。但因在新生儿中存在安全性问题,不推荐在新生儿应用。

4) 口服或静脉用对乙酰氨基酚也可用于NICU手术后镇痛,研究显示静脉用药可减少手术后吗啡使用[7]。

5) 局部麻醉药:可用于外周动静脉穿刺、PICC、腰穿等操作,包括丁卡因凝胶、2.5%利多卡因和2.5%丙胺卡因组成的共晶混合物局部麻醉药(eutectic mixture of local anesthetics,EMLA)。可能引起高铁血红蛋白血症、局部皮肤刺激,在早产儿可能具有一定毒性,需要引起注意,此外,需要一定时间吸收发挥作用。

(3) 镇静镇痛药对新生儿的影响:有关鸦片类药物在新生儿尤其早产儿的长期应用的不良影响已引起关注。近年来研究显示,长期使用吗啡类药物对早产儿神经发育产生不良影响;也有研究显示,小剂量使用吗啡对早产儿远期神经发育未产生影响。咪达唑仑的神经毒性也引起关注。目前不推荐NICU常规使用上述药物,有关新生儿期使用镇静镇痛药物的远期不良反应(包括远期的智力测试、运动功能和行为)仍需要进一步研究。

3. 美国儿科学会新生儿疼痛的预防和处理指南 美国儿科学会(AAP)于2016年对原有指南进行更新,推荐每个收治新生儿的医疗保健机构都应建立新生儿疼痛管理计划,内容包括常规评估以发现疼痛、减少疼痛性操作的次数、预防/减少床旁侵入性操作所致急性疼痛、在手术后预测到可能出现术后疼痛并对其给予治疗、新生儿重症监护期间应避免慢性疼痛/应激[8]。

(1) 新生儿疼痛和应激评估:①看护者应接受培训,使用多种工具对新生儿进行疼痛评估;②在对新生儿进行操作前后进行疼痛评估;③选用的疼痛评分应可帮助看护者对新生儿进行镇痛处理。

(2) 床旁操作的镇痛:①常规诊疗和护理应遵循尽可能减少疼痛的原则;②常规操作时应选择口服葡萄糖或非药物的方法(非营养性吸吮、袋鼠式护理、摇晃等)进行镇痛;③如时间允许,进行静脉穿刺、腰穿、静脉置管等应进行局部麻醉,但对足跟采血无效,应尽量避免反复局部麻醉;④不推荐对长期使用呼吸机的患儿常规持续输注吗啡、芬太尼、咪唑安定等,因可产生近期不良反应,对远期的影响尚不明确。

(3) 外科镇痛

(4) 其他操作:①放置胸腔引流管,一般的非药物镇痛,局部麻醉(紧急时可不用),起效迅速的全身用药,如芬太尼;②拔除胸腔引流管:一般的非药物镇痛,短效的全身镇痛;③ROP检查:尚无研究,但操作引起疼痛刺激,应采取镇痛措施,如局部用眼药水镇痛或口服葡萄糖。

(四)不同操作时新生儿疼痛的药物治疗

1. 微创操作时的镇痛 局部麻醉药如EMLA用于某些操作(如静脉穿刺、静脉置管、腰穿等)安全有效,但对足跟采血的镇痛无效。使用局部麻醉时需要注意反复使用可使药物经皮肤吸收,体内蓄积产生毒性。在使用对乙酰氨基酚和苯巴比妥等产生高铁血红蛋白的患儿,不能使用EMLA。

2. 侵袭性操作镇痛 镇痛药(吗啡或芬太尼最常用)和镇静药(如咪达唑仑或苯巴比妥)可用于危重新生儿进行有创或非常疼痛的操作时,减轻疼痛是最重要的目的,因此,推荐治疗疼痛,而非在无镇痛下仅使用镇静药物。在疾病急性期的早产儿需要注意给予镇静镇痛,尤其在极早或超早产儿,因发育极不成熟,不能产生相应的疼痛反应。美国儿科学会更新的指南中不推荐在机械通气的早产儿常规使用鸦片类镇痛药。除紧急气管插管外,在进行大多数侵袭性操作前推荐使用镇痛药[9]。

(1) 气管插管:芬太尼1~3μg/kg静脉缓慢注射[<1μg/(kg·min)];在胎龄>35周的患儿,可加用咪唑安定0.1mg/kg以减少不适或患儿活动引起的损伤。使用镇痛药后,可给予短小肌肉松弛药以减少操作时间,避免插管操作时间过长引起氧饱和度下降,使用前需要注意做好各种呼吸支持的准备。

(2) 机械通气:因鸦片类药物的副作用且其远期不良影响尚未明确,不推荐在机械通气的新生儿常规使用。如果需要镇痛,可给予芬太尼0.5~2μg/kg或吗啡0.02~0.1mg/kg,每4小时使用一次。

(3) 胸腔闭式引流:胸腔穿刺可考虑使用非药物镇痛,或快速起效的全身镇痛药如芬太尼。放置引流管可根据疼痛评估选择使用非药物镇痛、对乙酰氨基酚或鸦片类镇痛药。拔除胸腔引流管可使用非药物镇痛,或短效、起效迅速的全身镇痛药。

（4）ROP 检查：非药物镇痛可缓解 ROP 检查的疼痛反应。检查后降低光线或遮挡眼部可减轻检查引起的不适。

（5）手术后镇痛：通过镇痛可降低新生儿对外科手术的内分泌和代谢反应，从而改善预后。手术中进行充分的镇痛麻醉有助于预防手术中疼痛和应激，及术后疼痛控制。术后疼痛管理包括询问术前及术中使用的镇痛镇静药物，手术的侵袭程度、麻醉时间等，评估术后需要镇静的程度。鸦片类用于中等/大手术的术后镇痛，术后即刻使用鸦片类间断或持续输入效果最好，吗啡和芬太尼有相似的镇痛效果，吗啡镇静效果更好，很少引起胸部肌肉强直，较少产生耐受性，但引起低血压的风险高。芬太尼起效迅速，作用时间短，对胃肠道动力和血流动力学的影响小，很少发生尿潴留。

使用抗鸦片类药物时需要注意副作用，停用后需要监测数小时，如发生呼吸抑制，可使用纳洛酮对抗。新生儿复苏时使用纳洛酮剂量较大，为 0.1mg/kg。但对需要镇痛的患儿，理想的目标是减轻疼痛同时避免发生副作用。如患儿的临床情况允许，可从小剂量开始逐渐增加 0.05mg/kg，直到鸦片类药物的副作用消失。

对乙酰氨基酚可用于局部麻醉或术后鸦片类镇痛的辅助药物，有助于减少鸦片类药物用量。但在孕周小于 28 周的早产儿，因缺乏药代动力学资料，不推荐使用。在肝损害的患儿慎重使用。

3. **镇静**　苯二氮䓬类镇静药物常与镇痛药物联合使用，镇静药无镇痛作用，但可减少机械通气等引起的不安。术后与镇痛药物联合使用可减少鸦片类药物用量。镇静药及具有镇静作用的鸦片类（如芬太尼）可引起呼吸抑制，需要在有密切监测并进行呼吸支持的情况下使用。在孕周小于 35 周的早产儿使用苯二氮䓬类镇静药需要慎重，可引起神经毒性，动物实验中发现可引起远期神经行为改变。但在临床研究结果目前不一致，因此，不推荐在早产儿使用。

综上所述，疼痛可引起新生儿产生急性生理反应，并对远期结局有潜在的不良影响。NICU 高危新生儿因诊疗需要，常常经历反复疼痛刺激。因此，新生儿镇痛应引起重视。对需要进行有创操作的患儿应给予适当的镇痛治疗。

（曹云）

二、新生儿氧疗

氧疗是新生儿呼吸治疗的重要组成部分，氧疗法的作用是提供适当浓度的氧，以提高血氧分压和血氧饱和度，从而保证组织的供氧，消除或减少缺氧对机体的不利影响。新生儿呼吸治疗的主要目的是保证生理需要的通气量，改善机体的供氧，纠正呼吸性酸中毒，防止乳酸性酸中毒和休克，减少肺血管阻力增高所致的心脏或动脉导管水平的右向左分流。氧疗的主要内容包括合理的呼吸道护理以保证氧疗的实施；合理的用氧；以机械方式递送给氧，如 CPAP、

机械通气；以及用血液体外氧合方式进行生命支持等。

（一）呼吸道护理

在给新生儿供氧的全过程中必须使呼吸道通畅，以保证有足够的通气。保持呼吸道通畅的具体措施如下。

1. **呼吸道分泌物的清除**　清除鼻腔及口咽部直至下气道的炎性分泌物，以减少气道阻塞所致的通气障碍。对于辅助机械通气的患儿，由于人工气道的放置，呼吸道自行清除能力降低，给以呼吸道护理及辅助吸痰尤为重要。具体措施如下（新生儿经鼻气管插管术及密闭式吸痰护理见视频 1）。

视频 1　新生儿经鼻气管
插管术及密闭式吸痰护理

（1）对吸入气体进行湿化：理想的室内空气相对湿度为 60%~65%。空气过于干燥可引起呼吸道分泌物干稠、黏膜炎症、分泌腺堵塞和气道黏膜纤毛功能受损。湿化不足可引起纤毛上皮变性、肺功能降低、PS 减少、肺顺应性降低、最终导致 PaO_2 降低和 $PaCO_2$ 增高。吸入气体的温度过低常同时伴湿度降低，两者均可增加新生儿热量的丢失，使能量需求增加。室温在 10℃时，空气含水量仅为 37℃时的 1/4，即当机体吸入 10℃的空气时，其呼出气含水量为吸入气的 4 倍，气道水分的丢失大大增加，使痰液变为干稠。新生儿呼吸衰竭在进行氧疗时，常用的湿化方式如下。

1）加温湿化：利用湿化器的电热板，将蒸馏水加热、蒸发。通过调节湿化器温度，使新生儿吸入气温度（如头罩内温度）处于中性环境温度的范围；含有相对湿度 60% 以上，或接近饱和湿度。

2）雾化吸入：除提供呼吸道水分外，尚可作为局部给药的递送方法。有喷射式雾化和超声雾化两种。前者简便易行，可持续使用；后者雾滴细小，能深入小气道，湿化效果好。但超声雾化可提供 2g/（kg·h）的水分，时间过长可致吸入水分过多和水中毒。新生儿呼吸衰竭时常需长时间给氧，尤其在辅助呼吸时，忌用长时间的超声雾化吸入。

（2）胸部物理治疗：包括翻身、拍击胸背、吸痰等措施。

翻身适用于所有接受呼吸治疗的患儿，其目的是预防或清除肺内分泌物的堆积及改善受压部位肺的扩张。其方法是应用击拍器自外周向肺门轮流反复击拍，使胸部产生适当的震动为度，击拍的速度为 100~120 次/min。一般要求每 2 小时一次，对机械通气者尤需严格执行。拍击胸背系通过胸壁的震动，使小气道的分泌物松动易于进入较大的气道，这对有效的吸痰、防止肺不张、促进肺循环、改善肺功能有重要作用。拍击胸背适用于肺炎、肺膨胀不全、气管插管拔除后、人工通气患儿使用呼吸机 48~72 小时后、CLD 及麻醉后恢复阶段的患儿。但对出生体重在 1000g 以下、

心力衰竭、颅内出血等不能耐受者及 RDS 早期未并发炎症和无痰者不宜进行。

湿化、雾化及胸部物理治疗的目的主要在于能有效地吸痰，以保持气道通畅。一般吸痰只能吸出鼻咽及口咽部之分泌物，对下气道的分泌物可在喉镜或气管插管下吸引。新生儿气管插管吸痰常应用 6~6.5Fr 之吸痰管，其外径 <2/3 气管插管内径；吸引压力（负压）为 60~100mmHg 方能吸出气管及支气管内之痰液。如预测患儿吸痰后会产生血氧不稳定，可在气管内吸痰前以复苏器通气，适当提高 FiO$_2$ 或提高 PEEP 1~2cmH$_2$O，或短暂提高呼吸机参数；吸痰前滴入生理盐水 0.5~1ml 后再行抽吸；吸痰后即调回原呼吸支持参数。应当强调，气管插管吸痰时必须严格遵循无菌操作，防止继发感染；若采用闭合式吸痰管，可减少吸痰管污染所致的感染机会。RDS 早期不宜吸痰，因患者早期的肺功能残气量靠呼气末正压（PEEP）维持，如频繁吸痰，脱开呼吸机会使 PEEP 丧失，可能加重肺萎陷。

2. 气管插管　为确保呼吸道通畅，并实施机械通气，常采用气管插管方法（新生儿经鼻气管插管术及密闭式吸痰护理见视频 1）。由于新生儿气管插管内径细小，在气管插管状态下自主呼吸时气道阻力增大，故通常只在复苏时或需应用机械通气时才进行气管插管。新生儿一般使用内径 3.0~3.5mm 的无毒聚氯乙烯管。未成熟儿 <1000g 者，使用 2.5mm 型号管。不同体重儿所需插管的大小见表 3-5-1。

气管插管可经口或经鼻插入。经鼻插入的优点为易于固定，口腔清洁易于保持，插管可留置较长时间；缺点是经鼻插管操作难度较大，易致鼻腔内压迫损伤和鼻咽部的感染及将感染带入下呼吸道。经口插管可在喉镜下直视操作，方法简便，在需紧急通气时便于争取时间；但插管固定后位置易于移动是其缺点。插管的长度视患儿的胎龄及体重而不同。一般应插入至声门下 1~2cm（即声门至气管隆突的中点）。在实际操作时，用手指按胸骨上切迹，当触及管端即示已到达气管中点（表 3-5-1）。

管插好后，常应用皮囊通气观察胸部起伏，检查有无漏气。听诊检查两肺呼吸音是否相等，有否误入食管等。如左胸呼吸音低于右胸，说明管端过深，进入右支气管，此时应将导管徐徐往后拉，直到听诊检查呼吸音两侧相等为止。如位置过高，则导管易于脱出，影响效果。有条件者应床边摄 X 线胸片以观察管端的位置。正确的位置是管端处于第二、三胸椎之间水平。

新生儿气管狭窄而短小，很容易发生堵管、脱管或导管过深造成一侧肺不张等并发症，应经常注意检查。应当指出，对大多数新生儿危重患者，可在气管插管前应用皮囊面罩进行手控通气，以改善氧合，降低 PaCO$_2$ 及减少可能产生的心跳骤停。如气管插管不能在 30 秒内插进，心率 <60 次/min，应暂停插管，并用皮囊、面罩加压通气 2~3 分钟，待心率恢复时再行插管。当病情好转，不需要进行机械通气或 CPAP 治疗时，应按程序及时拔除气管插管（详见本节机械通气部分）。一般不应该在戴有气管插管的状态下进行面罩、头匣或将氧气导管直接插入气管插管吸氧，因为在插管而无机械通气或 CPAP 状态下，患儿声门不能关闭，肺生理性的呼气末正压难以维持，可致肺泡萎陷；同时呼吸道感染的机会也会增加。

（二）氧疗的方法

1. 给氧指征　对严重呼吸困难的患儿需要给氧多无异议，但对中等度呼吸困难的患儿是否给氧，应根据血氧监测而定。通常吸入空气时，PaO$_2$ 低于 50mmHg 应考虑给予吸氧。因为在 PaO$_2$ 低于 50mmHg 时其氧离曲线呈陡峭状，PaO$_2$ 的轻微下降可引起血氧含量的明显减少。

2. 给氧方法

（1）鼻导管法：为低流量给氧法，但实际的 FiO$_2$ 无法精确估计。常用橡胶管或硅胶管置于鼻前庭，氧流量为 0.3~0.6L/min。该方法简便，适用于病情较轻的新生儿。其缺点是可引起鼻翼部疼痛，鼻分泌物可使导管口阻塞，导管扭曲，患儿张口、哭闹，可使氧供应减少；流量过高可引起鼻咽部的刺激，使患儿不适。

（2）鼻旁管法：于鼻导管旁开一长约 1cm 的狭窄小孔，将其固定于鼻孔前，封闭一侧断端，另一侧接气源供氧，流量 0.5~1L/min。适用于恢复期患儿或缺氧不严重者。该方法与鼻导管法相似，FiO$_2$ 也无法精确估计。

（3）面罩给氧：常用氧流量为 1~1.5L/min，可与雾化吸入同时应用。此法无鼻管给氧的缺点，但要注意固定面罩，使其对准患儿口鼻，以免影响效果。同时应经常间断地移去面罩检查皮肤的压迫部位，特别是鼻的脊部，防止皮肤损伤。

（4）头匣给氧：头匣给氧常能提供较稳定的 FiO$_2$。常将 O$_2$ 和压缩空气进行混合，可通过空-氧混合器，或分别通过氧气流量和压缩空气的流量计算出实际最终 FiO$_2$。一般所需的总流量为 5~8L/min，氧浓度可根据需要调节。用

表 3-5-1　气管插管的型号选择及插管的深度

胎龄（周）	体重（g）	插管内径（mm）	插管深度（cm）（唇至管端）	常用吸痰管大小（Fr）
<28	<1000	2.5	7	5~6
~34	~2000	3.0	8	6~8
~38	~3000	3.5	9	8
>38	>3000	3.5~4.0	10	8~10

头匣时应注意:①把输入气体加温并湿化,使头匣内温度在患儿的中性温度范围,否则冷气流吹向婴儿的头面部将导致寒冷反应;②流量要足,流量不足5L/min,可致CO_2在匣内的积聚;③流量过大,如超过12L/min,因气流过快,可导致患儿头部温度降低,最终导致新生儿低体温。

3. **给氧浓度** 给氧浓度视患者的需要而定。一般供氧浓度以能保持患者的PaO_2在50~80mmHg(早产儿50~70mmHg)为度。要达到患儿的氧需要量而不产生诸如脑、眼、肺的有害后果,必须进行FiO_2及PaO_2或动脉血氧饱和度(SaO_2)的监测。如PaO_2高于90~100mmHg,则为血氧过高,对早产儿有导致ROP的危险(详见第23章第2节)。重症RDS早期可能需FiO_2 100%才能维持PaO_2在50mmHg,而当其恢复时,如果FiO_2不进行调整,使其相应下降,则其产生的PaO_2可能会>200mmHg而引起氧中毒。所以根据测定的PaO_2随时调节FiO_2很重要。

4. **吸入氧浓度及动脉血氧水平的监测**

(1) 吸入氧浓度:FiO_2一般用氧浓度分析仪进行监测,且以连续监测为佳,并作记录。如无氧浓度分析仪,可参照空-氧混合器的指示值,或运用不同流量的空-氧混合比例进行调节(表3-5-2),以求达到近似的适宜氧浓度。

(2) 动脉血氧水平监测:动脉血氧水平监测在病情较重的新生儿至少每4小时一次,对极重的患儿测定时间视病情而定。对用辅助呼吸的新生儿,一般于调节呼吸机参数后15~20分钟内测定一次,以判断调整是否适当。病情稳定者,可每6小时或更长些测定一次。PaO_2是动脉血浆中物理溶解氧水平的指标,其测定一般系经动脉采血进行。PaO_2只反映采血时的血氧水平,不能连续观察。所以在氧疗的过程中,如无动脉(脐动脉或桡动脉)插管放置,则必须多次穿刺,使患者受到过多疼痛刺激,也可使失血过多。动脉化毛细血管法血气分析虽方便于临床工作,但其方法难以标准化,所测定的血氧值变异较大,故不能作为调整氧疗法的依据。

经皮氧分压测定($TcPO_2$)是相对无创的血氧监测方法。正常情况下,皮肤代谢所需的氧由皮肤血流自动调节供应,皮肤表面的PO_2为零;$TcPO_2$的原理是放置于皮肤的电极将皮肤加温到42~44℃,使其充血,局部灌流增加,使氧能扩散过皮肤;$TcPO_2$仪电极中含有与血液测氧相同的装置。在皮肤温度42~44℃时,测定的$TcPO_2$值近似于动脉血的PaO_2。在PaO_2 50~100mmHg时,$TcPO_2$与PaO_2相关性良好,故可用于临床动态观察。$TcPO_2$的缺点是:①当皮肤灌流差,如休克、低温时,$TcPO_2$下降,与PaO_2相关性差;②技术操作复杂、费时,要求高;每3~4小时要及时更换测定部位,以防局部烫伤;③需定时测PaO_2,以了解$TcPO_2$的准确性。基于上述缺点及局限性,此法目前已渐被经皮血氧饱和度(transcutaneous oxygen saturation,$TcSO_2$)所代替。

动脉血氧饱和度:能反映血液的氧合状态及氧含量水平,可用经皮脉搏血氧饱和度仪进行测定。根据血红蛋白与氧合血红蛋白对光的吸收特性不同,用可以穿透血液的红光(660nm)和红外光(940nm)分别照射,并以光敏二极管对照射后的光信号(取只有搏动的毛细血管床信号)处理得出SaO_2的数值。将传感器置于肢体末端(指、趾),鼻尖或耳垂皮肤进行测定。当SaO_2在70%~100%范围测定时,所测出每次脉搏的血氧饱和度(SaO_2)与血气分析仪测定出的PaO_2密切相关。但由于氧离曲线呈S形,在曲线平坦部,当PaO_2大幅度增加时SaO_2变化很小;脉搏血氧饱和度仪对高氧血症测定不敏感,当SaO_2>95%时,PaO_2常较难预测,可以超过100mmHg(图3-5-1)。

(3) 早产儿用氧的目标氧饱和度:关于最佳血氧饱和度的维持至今尚无共识。有研究显示将SaO_2维持在85%~89%可增加早产儿死亡率和NEC机会,但ROP发生

表3-5-2 不同流量压缩空气和氧气与混合后氧浓度(%)的关系

氧流量(L/min)	压缩空气流量(L/min)									
	1	2	3	4	5	6	7	8	9	10
1			41	37	34	32	31	30	29	28
2			61	53	47	44	41	38	37	35	34
3	80	68	61	55	51	47	45	43	41	39
4	84	74	66	61	56	52	50	47	45	44
5	86	77	70	65	61	57	54	51	49	47
6	88	80	74	68	64	61	57	55	53	51
7	90	82	76	71	67	64	61	58	56	54
8	91	84	78	74	70	66	63	61	58	56
9	92	86	80	76	72	68	65	63	61	58
10	93	87	82	77	74	70	67	65	63	61

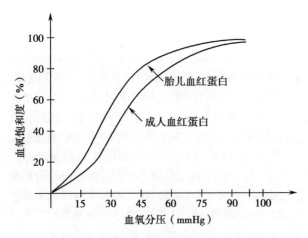

图 3-5-1 血氧饱和度与血氧分压的关系

率减少;也有研究提示将目标 SaO_2 设置 >95% 会延长最终的氧疗时间。早产儿对低氧的耐受性与对高氧损伤的敏感性个体差异较大,也有报道提出下列方案:为防止高氧对视网膜和肺的损害,对于 <29 周或 <1250g 的早产儿,SaO_2 可保持在 88%~92%,报警值设为 85%~93%,直至 36 周龄;对于 >29 周者,SaO_2 可设置在 88%~95%,报警值设为 85%~97%;上述设置情况下,PaO_2 很少会 >100mmHg[10]。

脉搏血氧饱和度仪的优点是无创性、准确,当体内氧合改变时,仪器于数秒内即可显示,且操作简便,不需要校正,易于掌握,能连续监测动脉血氧水平。SaO_2 与 PaO_2 的关系可由氧离曲线查出(图 3-5-1)。当患儿血管床搏动显著减小时,如低体温、血压过低及大剂量血管收缩药应用时会影响脉搏血氧饱和度仪的准确性;强光环境(如强光疗)、碳氧或高铁血红蛋白增高等会干扰测定值。当胎儿血红蛋白 >50% 时,由于其对氧亲和力较大,仪器显示的 SaO_2 值常大于 95%,在新生儿,尤其是早产儿的监测中应注意上述问题。

5. **通气功能的监测** 氧疗过程中,对通气功能的监测指标主要是血二氧化碳($PaCO_2$)水平。由于 CO_2 水平受呼吸影响较大且变化迅速,实时监测较为重要。动脉血气是反映 CO_2 的金标准,但属于创伤性操作。低碳酸血症时可能肺容量已经过大,有潜在肺损伤的可能,同时还可引起脑血流减少和潜在脑损伤,故临床应该尽可能避免。新生儿高碳酸血症尚无统一定义,为减少肺损伤,可允许 $PaCO_2$ 在 50~65mmHg。

经皮二氧化碳分压测定($TcPCO_2$):是相对无创的血二氧化碳监测方法。$TcPCO_2$ 的原理是放置于皮肤的电极将皮肤加温到 42~44℃,使其充血,局部灌流增加,使二氧化碳能扩散至皮肤;测定的 $TcPCO_2$ 值略高于于动脉血的 $PaCO_2$。$TcPCO_2$ 的缺点是:①当皮肤灌流差,如休克、低温时,与 $PaCO_2$ 的相关性差;②技术操作复杂、费时,要求高;每 3~4 小时要及时更换测定部位,以防局部烫伤;③正常 $PaCO_2$ 时,$TcPCO_2$ 约高于血气测定值 4mmHg,但高碳酸血症时差异可很大。

呼气末二氧化碳(carbon dioxide in endexpiratory gas,$EtCO_2$):$EtCO_2$ 用于无创监测机械通气时通气效果,或用于确认气管插管是否处于呼吸道内的监测手段,也可用于麻醉时的监测。常用的呼气末二氧化碳仪采用红外光(波长 4.26μm)的发射和吸收,监测 CO_2 浓度。一般置于机械通气时气管插管接口处串联监测,但有增加死腔的可能。也有通过测流监测,即通过鼻或口导管处的采样,用于非气管插管病人。$EtCO_2$ 的主要影响因素有局部的温度、湿度影响、新生儿呼吸频率较快,呼吸机有持续气流干扰测定的准确性等;动脉 - 肺泡 CO_2 差在肺实质性疾病时增加显著,而 $EtCO_2$ 值可能低于实际 $PaCO_2$ 值。

其他通气功能监测[11]:潮气量监测在专用的新生儿肺功能仪或多数人工呼吸机监测模块中,附有潮气量、流量 - 容量环等监测参数,这些参数对指导呼吸治疗有一定的参考意义。如在 BPD 患儿常见有支气管软化,通过实时监测流量 - 容量环可确定最佳呼气末正压(PEEP)值,以对抗气道塌陷。新生儿呼吸率较快、气管插管常不带密闭气囊,监测时气道漏气率高,上述测定值常不太稳定,限制了上述通气功能监测在临床的普遍应用。

(杜立中 视频:邵肖梅 陆春梅 周文浩)

三、辅助通气技术

(一) 持续呼吸道正压呼吸

持续气道正压呼吸(CPAP)系用鼻塞或气管插管接婴儿呼吸机或专用 CPAP 装置进行辅助呼吸和氧疗方法。在 CPAP 时呼吸由患儿自主进行,吸气时可获得持续的气流,呼气时给以一定的正压或阻力使呼气末气道压力不降到零,整个呼吸周期内气道压力均为正压。CPAP 是新生儿最常采用的无创伤性呼吸治疗方法,适用于有自主呼吸能力,肺泡功能残气量减少,肺顺应性降低的肺部疾病如 RDS、肺水肿、肺出血、早产儿呼吸暂停及呼吸机撤离后的过渡。

1. **CPAP 的应用原理和应用背景** 单纯自主呼吸时的持续呼吸道正压称 CPAP;与机械通气间歇指令通气(intermittent mandatory ventilation,IMV)联合应用时则称呼气末正压(PEEP)。CPAP 经典的治疗对象是早产儿 RDS。自 1968 年发现 RDS 患儿存在呼吸性呻吟的实质是呼气时患儿声门部分关闭以保持功能残气量的一种自我保护机制,1971 年 Gregory 首次进行了 CPAP 治疗早产 RDS 的临床研究[12],从此,RDS 的治疗成功率大为提高;1973 年 Kattwinkel[13] 首次报道早产儿使用双侧鼻塞进行 CPAP。因大多数新生儿以鼻呼吸为主,且鼻塞较气管插管更为无创,目前 CPAP 多以鼻塞形式应用。近 20 年来,新生儿 CPAP 的应用重新受到重视,这与 PS 替代疗法的普遍开展而机械通气的需求减少、新型 CPAP 装置的应用以及对肺萎陷性损伤的充分认识有关。所谓肺萎陷性损伤的发生机制是:一部分肺单位萎陷而需要较高的扩张压力,而另外的肺单位即使采用较高的吸气压力仍不能扩张,其结果是部分肺单位过度扩张,上述过程可致肺实质和肺泡的损伤。肺泡的萎陷和过度扩张的反复出现可引起炎症和细胞因子的释放,后者造成的进一步肺损伤又称为生物性损伤(biotrauma)。

CPAP 应用后,除了增加肺容量外,由于能减少胸腔的扭转及稳定胸廓,使早产的呼吸形式更趋于正常;使气道扩张和横膈伸展,减少阻塞性呼吸暂停的发生;CPAP 应用还可增加 PS 的释放。

2. CPAP 装置 在 20 世纪 70~80 年代出现了具有空氧混合气源、湿化加温和持续气流的新生儿 CPAP 装置,继而是气泡或水封 CPAP。

1973 年发展了双侧鼻塞 CPAP,以后在临床上得到了广泛的应用,避免了气管插管。头罩 CPAP 通过颈部密封而实现,但是由于密封困难而很难临床推广应用;面罩 CPAP 比鼻塞虽更为无创性,但较易引起胃胀气和 CO_2 滞留限制了其使用;鼻罩 CPAP 也是无创通气方法,死腔较小,但是鼻罩的密封仍然不易解决;如单纯用气管插管应用 CPAP,除属于有创性治疗外,气管插管可增加额外的死腔,故一般较少推荐。

因为新生儿主要通过鼻呼吸,目前临床上最常用的 CPAP 是通过鼻或鼻咽插管实现。鼻咽插管最常见的缺点是管腔易被分泌物堵塞和管道的折叠等。

CPAP 可以通过呼吸机、专用的 CPAP 系统、气泡式 CPAP 实现,可变气流 CPAP 装置是其中的代表之一[14];该装置能降低患儿的呼吸做功,如 Infant Flow™ system(或称 infant flow driver,IFD),它通过 Bernoulli 效应,经双喷射将气流直接射入鼻孔以维持恒定的压力;当患儿需要更大吸气流量时,通过 Venturi 原理可提供额外流量;当患儿出现自主的呼吸时,气流会出现射流翻转(fluidic flip)现象,后者又称为 Coanda 效应(指气体或液体在经过弯曲物体表面时有附壁倾向的效应),使气流易通过呼气端呼出。气泡式 CPAP 也广为使用;有研究认为气泡式 CPAP 之水泡可产生振荡作用,其频率为 15~30Hz,能降低呼吸频率和每分通气量而不增加 $PaCO_2$,有利于气体交换[15]。

3. CPAP 的临床应用 CPAP 临床主要用于肺顺应性降低的肺部疾病如 RDS、暂时性呼吸困难(湿肺)、肺水肿、肺出血、早产儿呼吸暂停及呼吸机撤离后的过渡等疾病和状态。患儿的不同胎龄、基础疾病或疾病的不同阶段对 CPAP 的适应证有所差异。

(1) RDS 使用 CPAP 应用指征:①有呼吸窘迫,在头罩吸氧时需要氧浓度 >30%;②头罩吸氧时需要氧浓度 >40%;③在近期拔除气管插管者,出现明显吸气性凹陷或(和)呼吸窘迫;④胎龄 25~28 周,有自主呼吸早产儿在产房应用,以稳定肺功能残气量。

一般来说,RDS 患儿在用 CPAP 时,FiO2>35%~40% 都应气管插管、PS 应用和机械通气,或在 PS 应用后拔管继续 CPAP 应用。

(2) 下列情况禁忌或不宜应用 CPAP:①进行性呼吸衰竭不能维持氧合,$PaCO_2$>60mmHg,pH<7.25;②先天畸形:先天性膈疝、气管 - 食管瘘、后鼻孔梗阻、腭裂等;③心血管系统不稳定(低血压和心功能不全);④呼吸驱动不稳定,如中枢性呼吸暂停或无自主呼吸;⑤肺气肿、气胸、消化道出血、严重腹胀、NEC,局部损伤(包括鼻黏膜、口腔、面部)。

(3) 最佳 CPAP 的确定:理论上最佳 CPAP 指氧合和通气最佳而未出现诸如心血管系统的副作用;当 CPAP 超过最高压力时,心排出量会出现下降。CPAP 的应用压力一般以 4~6cmH2O 开始,很少超过 8~10cmH2O。临床上以血气分析、胸部 X 线摄片等评估 CPAP 的最佳水平;X 线胸片显示的理想肺容量(肺下界)应在第 8~9 后肋水平[16]。当肺容量减少或肺水肿时应增加压力;而当肺过度充气或有气体滞留时应降低压力。当采用人工呼吸机气管插管进行 CPAP 治疗时,可利用呼吸机的压力 - 容量曲线图进行评估分析,以确定最佳的 CPAP 值。

(4) CPAP 的早期应用问题:对已确诊为 RDS 者早期应用 CPAP 可以减少后续使用机械通气的机会。对 25~28 周极低体重儿,相对于生后预防性气管插管机械通气,预防性应用 CPAP 并不能降低死亡或 BPD 的发生率,但生后 28 天需氧的比例减少,用机械通气天数减少,需 PS 应用的比例也显著减少。对于中、重度 RDS,生后气管插管应用 PS,然后即拔管给以 CPAP 应用,能减少气管插管机械通气的机会,该方法又称为 INSURE(intubation-surfactant-extubation-CPAP)技术。

(5) CPAP 临床应用的几种特殊情况

1) 机械通气患儿拔管后:早产儿在机械通气拔管后可出现呼吸衰竭,表现呼吸暂停、CO_2 滞留、呼吸做功增加、需氧增加,常需要再次插管。在上述情况出现时,如首先试用 CPAP 在很大程度上可避免再次插管及机械通气。撤离机械通气后在气管插管状态下进行 CPAP 的过渡时间不宜太长,因为插管的管腔小,呼吸道阻力增加,使患儿呼吸做功增加。

2) CPAP 联合经鼻正压通气:鼻塞 CPAP 时联合经鼻间歇正压通气(NIPPV)在 NICU 的应用近年来较为普遍。该方法相对于气管插管正压通气而言是无创性的,可以稳定处于临界状态的肺功能残气量;对降低 $PaCO_2$ 效果较好,研究显示较常规的 CPAP 更能减少拔管的失败率。NIPPV 可以是非同步的,也可以同步,即 SNIPPV 模式。NIPPV 使用后可出现腹胀、胃穿孔等并发症,故应该常规放置胃管排气。

3) 双水平气道正压:双水平气道正压(Bilevel positive airway pressure,BiPAP)不同于 CPAP 只提供恒定的气道正压,其吸、呼相的气道压力不同。BiPAP 在呼气相提供 CPAP,而在吸气相提供一定的正压支持,通常为

$9~11cmH_2O^{[17]}$,该水平压力与CPAP的差值即为实际压力支持。同步方式可通过流量触发或腹部传感器实现。由于BiPAP可设定额外的压力支持,使潮气量或每分钟通气量增加,因此,通气效果理论上会优于NCPAP。

4)新生儿复苏:带有CPAP功能的复苏器($Neopuff^{TM}$)已被用于产房的新生儿复苏抢救,目的是减少由于无PEEP功能复苏器应用所产生的潜在肺损伤。

5)先天性心脏病或腹部外科术后:应用CPAP以改善肺功能和氧合。

6)鉴别青紫型先天性心脏病与肺部疾病:肺部疾病在应用CPAP后PaO_2可增加10mmHg以上,而青紫型先天性心脏病血氧增加不明显。

7)喉、气管疾病:以CPAP缓解喉软化、支气管软化和气管软化引起的气道塌陷。

(6)CPAP的撤离:尚无统一的CPAP撤离方法;逐渐降低CPAP压力时应观察患儿的SaO_2状态、呼吸暂停和心动过缓的发生频率以及呼吸做功情况[16]。一般在$FiO_2<30\%$(最佳为<25%)、临床稳定、无呼吸暂停和心动过缓、无SaO_2降低才考虑撤离CPAP。对>32周早产儿,当CPAP降至$4~5cmH_2O$,无呼吸暂停和心动过缓、无SaO_2降低、$FiO_2<25\%$,可撤离CPAP。对<32周早产儿,即使FiO_2已为21%,也可能仍需支持,故应该缓慢撤离。撤离不成功的标志是:撤离时呼吸率增加、吸气性凹陷加重、需FiO_2增加等。

(7)CPAP的并发症:尽管CPAP属无创性的治疗方法,临床应用中也可出现并发症,包括鼻塞或导管的位置不正、堵塞、局部刺激和鼻中隔损伤、腹胀、肺过度扩张压迫肺毛细血管使静脉回流受限和通气/血流比值失调、压力过高($>8cmH_2O$)引起心排出量降低、$PaCO_2$潴留、气漏等。NIPPV频率过高还可引起非调定PEEP(inadvertent PEEP)增加,使肺气体潴留。

(二)温湿化高流量鼻导管给氧

新生儿非湿化的普通鼻导管吸氧常用流量为0.5~2L/min,如进一步增加流量可引起气道黏膜干燥或出血。相对于普通流量鼻导管,高流量鼻导管(humidified high-flow nasal cannula,HHFNC)常用流量为2~8L/min,通过无需密封的特制双鼻塞导管直接经鼻输入加温湿化的氧气或空氧混合气体。与NCPAP相比,HHFNC临床应用方便、与患儿接触界面舒适,便于护理且很少导致鼻中隔损伤。

1. HHFNC作用机制　包括以下几个方面:①冲洗鼻咽部无效解剖死腔,有潜在的降低$PaCO_2$功效;②降低上呼吸道阻力以及减少呼吸做功;③加温湿化的气体可以增强肺顺应性,提高气道传导性和防御功能,减少气流阻力,减缓机体热量的耗散[18]。

2. HHFNC应用指征　①早产儿呼吸暂停;②NCPAP/NIPPV撤离后;③有创机械通气拔出气管导管后出现的明显吸气性凹陷和(或)呼吸窘迫时的辅助支持。HHFNC的

禁忌证与NCPAP相似。

3. HHFNC的参数设定及调节　气体流量一般设置为2~8L/min,FiO_2根据维持$TcSO_2$进行调节,范围为25%~50%。撤离时间:当气体流量降低至2L/min,$FiO_2<0.25$时可考虑撤离。

4. HHFNC应用注意事项　①HFNC设备提供的气体应接近或达到正常气管内湿化后效果(温度:37℃,湿度:100%);②鼻导管应与鼻孔大小保持一定的比例,一般导管插入端的外径为鼻孔大小的50%;外径过大、插管与鼻孔间隙过小不利于气体溢出,可增加气胸发生率;③HHFNC不推荐用于极低体重早产儿RDS的初始治疗[19]。

(三)常频机械通气

机械通气的目的在于改善通气、换气功能,纠正低氧和高碳酸血症,改善临床状态,为治疗引起呼吸衰竭的原发病争取时间。在相当长的时期内,时间切换、压力限制、持续气流式间歇指令通气(intermittent mandatory ventilation,IMV)一直为新生儿机械通气的主导模式。近年来,新的新生儿呼吸方式逐渐被开发,如新型的持续气道正压装置(CPAP)、患儿触发型新生儿呼吸机、压力支持、容量保证(volume guarantee,VG)模式或压力调节的容量控制(pressure-regulated volume control,PRVC)模式、比例通气(proportional assist ventilation,PAV)、高频通气、神经调节辅助通气(neurally adjusted ventilator assist,NAVA)、无创通气(noninvasive ventilation)等呼吸机方式的应用,已显示出更利于患儿撤离呼吸机、减少肺损伤的优势。在各种新生儿辅助呼吸模式中,以常频机械通气临床应用最为普遍。

1. 新生儿机械通气的适应证

(1)相对指征:符合下列任何一项者可作为机械通气的相对指征[20]。

1)频繁、间歇性的呼吸暂停,对药物干预无效。

2)血气分析急剧恶化、机械通气估计难于避免时,可考虑早期应用。

3)患儿中、重度呼吸困难,为了减轻患儿的呼吸做功负担。

4)RDS需要用PS治疗时。

(2)绝对指征:符合下列任一项者可作为机械通气的绝对指征[16]。

1)长时间的呼吸暂停。

2)$PaO_2<50mmHg$而FiO_2已>80%(但不适合于青紫型先天性心脏病)。

3)$PaCO_2>60~65mmHg$,伴持续酸中毒(pH<7.20)。

4)全身麻醉患儿。

2. 新生儿常频呼吸机的基本要求

(1)生理特点与呼吸机要求:由于新生儿、婴儿的呼吸系统生理解剖特点与儿童及成人有明显的不同,呼吸机的设计要能满足婴儿呼吸生理需要:①潮气量较小,足月儿18~24ml,早产儿可<10ml;②潮气量因肺顺应性变化而易

波动;③所需的呼吸频率快,最高可达100~150次/min;④呼吸机的流速慢,在2~30L/min范围;⑤机械死腔和可压缩容积要小;⑥新生儿自主呼吸相对弱,呼吸同步触发相对困难,或需要更精密的同步触发装置。

(2)常用的呼吸机特性

1)定压型呼吸机:定压型呼吸机常为时间切换、压力限制模式,并有持续气流;可进行间歇指令通气(IMV)或同步间歇指令通气(synchronized intermittent mandatory ventilation,SIMV)。定压即压力限制或压力控制,在吸气过程中压力达到一定限度即不再上升,并持续吸气,在预定的时限内维持预定的压力水平,并在到达预定的时限后压力下降转为呼气。在定压型呼吸模式下,吸气压力达到预定值后不再上升,如果有严重漏气,达不到预定的压力则吸气继续,直至吸气时间到达。在定压呼吸时,吸气时压力很快达到预调水平,气体在肺泡内均匀分布;在气道阻力较小或肺顺应性较好时,在相同压力下患儿可获得较多的潮气量。例如在PS应用后,肺顺应性迅速改善,在相同的压力下肺潮气量明显增加,此时如不及时降低压力可引起肺的容量损伤。相反,在气道阻力增加或肺顺应性降低时,相同的压力所递送的潮气量可减少,使氧合不能改善。所以,定压型呼吸机缺点为潮气量不恒定,随肺顺应性、气道阻力的变化而波动。定压型呼吸机设计相对简单。

2)定容型呼吸机:为了避免潮气量因肺顺应性的变化而不稳定,防止容量损伤,容量型呼吸模式在新生儿开始得到重视。考虑到新生儿气管插管周围常漏气,预设的容量并不一定能完全进入肺部,故用容量控制(volume controlled)、容量目标(volume targeted)、容量限制(volume limited)等名词代替容量型呼吸模式似乎更为合理。在定容型呼吸机应用下,吸气时呼吸机持续送气,直至容量达到预设值或预设的吸气时间已到达;气道压力随肺顺应性、阻力及呼吸道分泌物的影响而变化。定容型呼吸机优点是患儿所获得的潮气量保持稳定,避免了潮气量不足所致的通气不足或潮气量过大所致的容量损伤;缺点是气道压力不稳定,如有气道分泌物堵塞时可使压力明显增加而达到压力的限制值,最终使递送的潮气量不足。另外,当气管插管意外插入右肺时,仅单肺接受总的潮气量,增加了该侧肺的损伤机会。

(3)新生儿呼吸机的常用触发方式:患儿对抗呼吸机时虽可通过镇静药的应用、过度通气等方法使自主呼吸消失,但为达到此目的的常需增加不必要的潮气量,使压力或容量损伤的机会增加、撤机困难。早年应用的压力触发型同步呼吸模式(PTV),其原理是患儿的自主呼吸努力引起气道压力降低,触发呼吸机产生正压通气;但在新生儿的尝试未取得成功的经验,其原因是该触发模式太不敏感,患儿需做功太多,呼吸机常不能探及新生儿、尤其是早产儿的自主吸气信号。新型的新生儿PTV模式最早报道于1986年,采用的方法是将传感器置于腹部,通过腹部运动信号来探测患儿的呼吸努力;此方法对腹部传感器的固定要求较高,

易受人工信号的干扰,自主呼吸努力出现至呼吸机开始送气的间隔(trigger delay)太长,不能同时获得潮气量信号。此后其他新生儿的PTV模式也逐渐应用于临床,包括胸部阻抗触发系统,其原理是以心电导联探及患儿吸气时因胸廓扩张引起的两电极间的阻抗变化,此信号传输至呼吸机,启动正压通气;此方法较少引起自动触发,但不能同时获得潮气量信号,对胸部导联的放置部位要求较高。

流量触发(flow trigger)是相对比较理想的新生儿PTV模式,目前应用较多,其原理是在呼吸机与气管插管的连接近端连接流量传感器,其种类可以是热线式,即患儿的吸气气流通过金属线后使其温度产生变化,此信号触发呼吸机正压送气;也可是压力差异阀型,其原理是患儿吸气气流引起两测压管之间的压力产生差异,以此信号触发呼吸机。流量触发模式的优点有容易操作、传感器同时能获得潮气量及每分通气量信号、触发敏感性相对较高等,缺点有传感器增加了额外的死腔、相对较高的自动触发率等;热线型触发装置还可因分泌物附着于金属线而引起触发敏感性降低,及金属线网引起的呼气阻力增加、可能的CO_2滞留等。

神经调节的呼吸辅助触发模式:由膈肌收缩的电活动信号触发呼吸机的辅助通气模式是近年来发展的新技术,称为神经调节的呼吸辅助(NAVA)。该触发模式通过将双电极导管附于鼻胃管,插入食管达横膈水平。当中枢呼吸冲动发生后,膈肌收缩的电活动信号增加,呼吸机得到该信号后即给以患者辅助通气。在NAVA模式下,呼吸机的支持强度取决于膈肌收缩电活动信号的强弱,故是相对较理想的同步触发和辅助通气模式。

触发反应时间(response time)或称触发延迟(trigger delay)是指患儿的呼吸努力超过触发阈值后至呼吸机送气的间隔时间,该指标受到触发装置采样率和敏感性、呼吸机特性、湿化器、管道的机械参数等影响。触发延迟不能大于吸气时间的10%,一般不大于100毫秒。触发系统的另一种评价指标是自动触发(autocycling或称autotrigger)的易发率。自动触发是干扰信号所致的呼吸机正压通气,可发生于呼吸机触发敏感性设置过高、呼吸机管道的凝集水流动及气管插管漏过大等。

病人触发通气(PTV)的临床应用:临床研究显示新生儿SIMV应用较非同步呼吸模式更能改善氧合、降低患儿的呼吸做功、减少血压和脑血流的波动,较少引起低碳酸血症,患儿受到的应激较小。由于这些优点,推测PTV应用将降低气漏和早产儿BPD的发生。PTV能减少呼吸机应用的天数,显著缩短呼吸机撤离时间。

3. **新生儿常用的通气方式**　有多种常频通气模式可供新生儿呼吸支持选择;正确理解各种模式的特点、差异和在不同疾病状态下适应证对成功应用或撤离均有较大的意义。为了解和比较各种模式的差异,通过横向比较,可直观显示各模式特点、与自主呼吸的关系、触发机制、呼吸频率设置与实际通气频率关系等特性的理解(图3-5-2)。

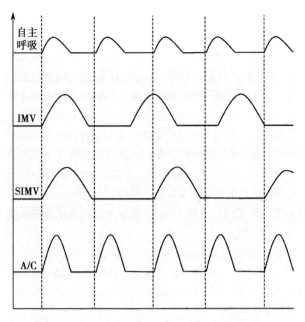

图 3-5-2 IMV、SIMV、A/C 模式与自主呼吸的关系

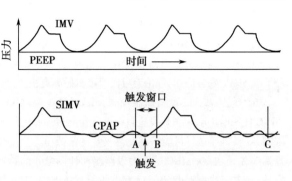

图 3-5-3 SIMV 与 IMV 的比较

（1）间歇指令通气（IMV）：由临床医师设置机械强制的通气次数，患儿在两次机械通气间隙，可借呼吸机的持续气流进行自主呼吸。在 IMV 模式，当呼吸频率减少时，其吸气时间不变，呼气时间延长，在此"呼气"时间，患儿可自主呼吸，故逐步减少 IMV 可激发患儿自主呼吸，使其由机械通气过渡到自主呼吸，最终撤离呼吸机。此模式的缺点是指令通气不与患儿的呼吸同步，可发生在吸气或呼气相，使潮气量不稳定，出现气压伤和颅内出血的危险性增加。该模式的撤离常通过逐渐降低 IMV 的频率实现。

（2）同步间歇指令通气：与 IMV 相似，由临床医师设置机械强制的通气次数，患儿在两次机械通气间隙，可借呼吸机的持续气流进行自主呼吸，用于锻炼自主呼吸。SMIV 与 IMV 区别在于前者的强制通气的发生与患儿的吸气同步，即按 SIMV 频率所设的间隙，给以可触发的窗口，呼吸机根据患儿自主呼吸的发生在此窗口内给以触发，提供所设定的潮气量或压力。所以 SIMV 实际递送的强制通气可以比预设的确切时间稍提前或落后，但仍在允许的窗口期内。在 SIMV 模式，呼吸机必须具有同步触发功能；当患儿出现呼吸暂停时，或自主呼吸的发生已过窗口期（窗口已关闭），呼吸机仍按预设的 SIMV 频率和压力（或潮气量）给以补充通气。SIMV 能减少人机对抗、镇静药的使用及气漏的发生。该模式的撤离也是通过逐渐降低 SIMV 的频率实现（图 3-5-3）。

（3）辅助控制呼吸（assist control，A/C）：该模式的辅助通气根据患儿的自主呼吸的频率，每次均给以触发，即机械通气的频率与自主呼吸的频率相同；所递送的压力或潮气量由临床医师预设。在 A/C 模式，常设置背景频率，作为在呼吸暂停或不能触发时的支持和保障；在存在有效自主呼吸情况下，该背景频率不起作用。A/C 模式的撤离不能以

降低频率实现，而只能逐渐降低吸气峰值压力（PIP），或降低潮气量至 3~4ml/kg（如为容量型呼吸机）而实现。

（4）压力支持：压力支持模式（PSV）是压力限制、流量切换、患儿自主呼吸触发的通气模式。在此模式中，吸气流量是根据患儿吸气强弱而变化的。PSV 的目的是在患儿自主呼吸时给予吸气压力辅助，当吸气流量降至 25% 时，吸气即中止，转为呼气。PSV 的应用克服了由于狭窄管径、高阻力的气管插管、呼吸机管道和呼气活瓣所致的患儿呼吸做功的增加。虽然当患儿呼吸能力足够强时 PSV 可单独使用，在多数情况下 PSV 与 SIMV 联用，即对在 SIMV 间隙的自主呼吸给以一定的正压辅助支持（图 3-5-4）。压力支持的水平由临床医师决定，通过压力支持水平的调节，可部分支持（一般不低于 $10cmH_2O$），也可完全支持（与 IMV 压力相同）。PSV 的主要功能是辅助患儿呼吸肌的活动，降低其做功负荷，有助于呼吸机的撤离。因 PSV 属压力限制型，所递送的潮气量应视患儿的呼吸力学情况而变。

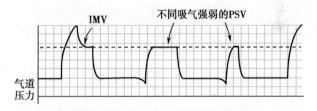

图 3-5-4 压力支持（PSV）的工作模式

（5）容量保证（volume guarantee，VG）：压力限制型呼吸机在递送恒定的压力同时，随患儿肺顺应性的变化实际潮气量变化很大，特别是在肺顺应性变化很大的患儿难免会因容量过多引起潜在的肺损伤。为克服这些缺点，压力限制容量保证模式被用于临床。该模式的基本工作过程是：以时间切换、压力限制模式开始，允许压力在所设置的最大限制内变化；确立目标潮气量，常设置为 4~5ml/kg；呼吸机自动、实时地根据此潮气量要求变动压力，以达到为满足设置目标潮气量的最小压力，避免容量损伤的发生。VG 自动代偿了顺应性、阻力和自主呼吸的变化。当患儿肺顺应性改善时，因测定潮气量增加，呼吸机经 6~8 次呼吸周期逐渐将压力降低，直至呼出气潮气量与目标值相同。VG 模式采

用的是呼出气潮气量及近端流量传感器,较少受管道阻力及气管插管漏气的影响,故是较为理想的模式。VG 对临床上 PS 应用后肺顺应性有急剧变化者尤为适用。VG 可与 PSV 或 SIMV 联合应用,理论上可使呼吸机撤离更快。

(6)压力调节的容量控制模式:PRVC 模式类似 VG。PRVC 使用时由临床医师设置目标潮气量与最高吸气压力限制;呼吸机递送尽可能满足此潮气量的最低压力。工作开始时先递送 10cmH$_2$O 的压力以监测和计算患儿的肺顺应性;接着三次呼吸将递送计算出的所需压力的 75%,然后吸气峰压每次以 3cmH$_2$O 增加,直至达到目标潮气量。当患儿的肺顺应性改善、潮气量增加时,吸气峰压每次以 3cmH$_2$O 降低。有研究显示 PRVC 较 IMV 更能降低气漏、IVH、呼吸机应用时间及低血压的发生率。

(7)比例通气:在比例通气模式(PAV),呼吸机递送的压力在整个自主呼吸周期中都得到了伺服控制,即随着患儿吸气气流(努力)的增加,呼吸机递送的压力随之增加,这样患儿完全控制了呼吸机的频率、肺充气的时间和幅度。比例通气可能使呼吸做功减少,患儿的舒适度增加。

4. 新生儿呼吸机参数的调节

(1)呼吸机的初始调节:关于呼吸机的初始调节,综合相关诊疗常规或专著[20,21],可按表 3-5-3 进行初始设置。

应该说明的是"常规"仅仅是在呼吸机初调时的基本原则,具体调节应根据患儿的情况和疾病的性质而定;例如 RDS 早期因肺时间常数(TC)较短,吸气时间宜短;而 RDS 发展为 BPD 时,呼吸道阻力和时间常数较长,吸气时间应适当延长。一般情况下每次调节 1 或 2 个参数,每次参数变化的幅度不宜过大。在血气结果偏差较大时,也可多参数一起调整。根据血气的变化或血氧饱和度检测结果调整呼吸机参数,各人经验及习惯不同,只要根据机械通气气体交换和各参数的作用综合考虑、适当调节均可取得良好的效果。调节原则是在保证有效通、换气功能的情况下,尽量使用较低的压力和 FiO$_2$,以减少气胸和氧中毒的发生(表 3-5-4、表 3-5-5)[16]。

(2)呼吸机具体参数的意义及调节

1)吸气峰压(PIP):指机械通气 IMV/SIMV 达到的最大吸气压力。压力型呼吸机应预先设置压力。对肺顺应性降低者应适当增加 PIP。

2)呼气末正压(PEEP):其作用与 CPAP 同,呼气末保持一定的正压,以防止肺泡萎陷,使部分因不张而失去功能的肺泡扩张。常与 IMV/SIMV 联用。新生儿 RDS 和肺出血常需要相对较高的 PEEP。

3)呼吸频率:呼吸频率是影响每分肺泡通气量的重要

表 3-5-3 新生儿常见疾病机械通气初调参数

疾病	潮气量(ml/kg)	PIP(cmH$_2$O)	PEEP(cmH$_2$O)	频率(次/min)	吸气时间(秒)
呼吸暂停	4~6	10~15	2~4	10~15	0.4~0.5
RDS	4~6	10~20	4~6	20~40	0.3~0.4
MAS	4~6	15~25	3~5	20~40	0.4~0.5
肺炎	4~6	15~25	2~4	20~40	0.4~0.5
PPHN	5~8	15~25	2~4	50~70	0.3~0.4
肺出血	4~6	20~25	6~8	35~45	<0.5
BPD	5~8	10~20	4~5	20~40	0.4~0.7

表 3-5-4 增加氧合相关的呼吸机调节

调节对象	优点	缺点
↑FiO$_2$	减少气压伤,容易调节	对 V/Q 失调无作用;在 FiO$_2$>60% 时对肺的直接毒性
↑吸气峰压(PIP)	达到肺开放压(critical opening point),改善 V/Q	气压伤:气漏、BPD
↑PEEP	维持功能残气量(functional reserve capacity,FRC)/预防肺萎陷,使气道开放和呼吸规则	使肺顺应性曲线更偏向"僵硬";阻塞静脉回流;增加呼气做功和 PaCO$_2$,增加无效腔
↑吸气时间(TI)	能增加 MAP 而不增加 PIP	必须降低频率;在 PIP/PEEP 相对不变时,每分通气量较低
↑流量	使递送的压力呈"方波",使 MAP 达到最大	较大的剪切力,气压伤的机会增加;在流量较大时阻力增加
↑频率	使用较低的 PIP 的情况下增加 MAP	非调定 PEEP 增加

表 3-5-5　增加通气和降低 $PaCO_2$ 的呼吸机调节

调节对象	优点	缺点
↑频率	容易逐步调节,减少气压伤	维持同样的无效腔 / 潮气量比
↑吸气峰压(PIP)	更好地大气量通气,改善无效腔 / 潮气量比	更多的气压伤;使肺顺应性曲线更偏向"僵硬"
↓PEEP	使压力差更宽,降低无效腔,降低呼气负荷;使顺应性曲线更"陡"	降低 MAP;降低氧合;增加肺泡萎陷;对抗气道阻塞或关闭的功能减弱
↑流量	可允许较短的吸气时间和较长的呼气时间	更多的气压伤
↑呼气时间(TE)	在时间常数延长时可允许较长的时间进行被动呼气	缩短了吸气时间;减低 MAP;不利于氧合

因素之一。在一定范围内,频率的增加可使每分肺泡通气量增加,$PaCO_2$ 下降。此外患儿在机械通气过程中自主呼吸频率的变化也是影响通气的因素。当 $PaCO_2$ 增高时,可通过增大 PIP 与 PEEP 的差值(即提高 PIP 或降低 PEEP)或调快呼吸机频率来使 $PaCO_2$ 降低,反之亦然。当频率过高使吸气时间过短时,可影响潮气量的递送,这种频率过高而出现的潮气量递送障碍有一阈值点,时间常数(time constant,TC)越长,阈值频率越低。

4) 平均气道压力(MAP):MAP 不需要直接调节,一般由呼吸机自动计算得出。该指标与 O_2 的摄取密切相关,动脉氧合主要取决于 MAP 和 FiO_2。MAP 是一个呼吸周期中施于气道和肺的平均压力,它受到压力、频率和吸气时间的影响;MAP 值等于一个呼吸周期中压力曲线下的面积除以该周期所用的时间,其公式为:MAP=K×(PIP×TI+PEEP×TE)/(TI+TE)。K 为常数(正弦波为 0.5,方形波为 1.0);TI 为吸气时间;TE 为呼气时间。

从公式可见:提高 PIP、PEEP 及吸 / 呼比值(inspiration/expiration ratio,I/E)中任意一项均可使 MAP 值增大,使 PaO_2 提高。在考虑增大 MAP 时,应注意下列几个问题:① PIP 的作用大于 PEEP 及 I/E;②常用 PEEP 为 4~6cmH_2O,当 PEEP 超过 8cmH_2O 时,再提高 PEEP,PaO_2 升高则不明显;③过高的 MAP 可导致肺泡过度膨胀,静脉回流受阻,心搏出量减少,氧合降低,并可引起肺气压伤。除增加 MAP 外,提高 FiO_2 也是直接而有效增加 PaO_2 的方法。

5) 吸气时间:吸气时间(inspiration time,TI)常根据患儿的疾病性质、呼吸机频率、氧合情况和肺时间常数等调节。在 IMV 或 SIMV 的模式下,I/E 比显得不太重要,而重点是控制吸气时间。在设定吸气时间时,应考虑肺的时间常数。所谓时间常数(TC)是指吸气时气道开口的压力与肺泡压力达到平衡所需的时间。TC 常决定了吸气时间的设定,TI 一般设在 >时间常数的 3~5 倍。RDS 早期肺 TC 较短,故呼吸机 TI 可设置较短;随着 RDS 发展至 BPD,患儿的 TC 延长,TI 也应相应延长。RDS 患儿用较快的频率和较短的 TI 可使 BPD 和气漏的发生相对减少。

6) 流量:新生儿呼吸机最小的工作流量至少要大于每

分通气量的 3 倍(新生儿的每分通气量为 0.2~1L/min),但临床上常用的流量为 4~10L/min。较短的 Ti 需要相对较大的流量。目前多数新生儿呼吸的流量是自动调节的。流量太低时由于在规定的时间内不能开放气道,可导致无效腔通气。流量太大时由于气体引起湍流(turbulence),尤其是在阻力较高的小管径气管插管应用时可使潮气量降低。

7) 吸入氧浓度:FiO_2 一般根据血氧监测的要求而调整。一般认为呼吸机应用时如 FiO_2 小于 0.6~0.7,其氧毒性对肺损伤的危险性小于呼吸机"容量损伤"的危险。

8) 潮气量问题:对于容量型呼吸机或为了对压力型呼吸机设置目标潮气量时,应考虑具体的潮气量设定。一般主张将潮气量设置为 4~6ml/kg;相对于高潮气量,这种低容量策略能降低肺损伤等并发症。新生儿一般常能耐受 $PaCO_2$ 55~60mmHg。

5. 机械通气的常见并发症

(1) 气道损伤:长期插管所致的气道损伤包括气管 - 支气管软化,气管炎症,声门下狭窄,肉芽肿形成,鼻中隔损伤(鼻插管患儿),坏死性气管 - 支气管炎等。

(2) 气管插管并发症:插管堵塞,插管意外拔出等。

(3) 慢性肺损伤:获得性大叶肺气肿,BPD 等。

(4) 气漏综合征:间质性肺气肿(pulmonary interstitial emphysema,PIE),气胸,纵隔气肿,心包积气,气腹,空气栓塞综合征等。

(5) 心血管系统并发症:心排出量降低,PDA 等。

(6) 其他潜在的并发症:ROP,感染,喂养不耐受,发育迟缓,肺膨胀过度,IVH 等。

6. 新生儿呼吸机的撤离　临床当疾病处于恢复期,感染基本控制,一般情况良好,动脉血气结果正常时应逐渐降低呼吸机参数,锻炼和增强自主呼吸。一般首先降低 FiO_2 和 PIP,然后降低频率,同时应密切观察胸廓运动、SaO_2 和血气分析结果。当 PIP≤10~15cmH_2O,PEEP=2~4cmH_2O,频率≤10 次 /min,FiO_2≤0.4 时,如动脉血气结果正常,可转为 CPAP,维持原 PEEP 值;CPAP 维持治疗 1~4 小时,如复查血气结果正常,即可撤离呼吸机。

低体重儿自主呼吸弱,气管导管细,阻力较大,在气管插管下进行 CPAP 常会使撤离失败,故也可在呼吸机频率 <10 次 /min 时,不经过 CPAP 过渡而直接撤离呼吸机。患 RDS 的早产儿,尤其是 VLBW 儿在拔管后常会出现肺萎陷,撤离呼吸机后给以鼻塞 CPAP 是通常采用的方法,可以减少再插管率和预防肺萎陷。拔管前一般不常规使用激素,但对曾有上气道梗阻所致的拔管失败者,短程激素应用有利于成功拔管;如拔管后因喉水肿出现明显的上气道梗阻,可用肾上腺素雾化吸入。对于 VLBW 儿,应用咖啡因可能有助于撤机。撤离失败的常见原因见表 3-5-6。

表 3-5-6 撤离失败的常见原因

呼吸系统本身	非呼吸系统问题
中枢呼吸驱动力降低	营养问题
呼吸肌疲劳(衰竭)	神经系统问题
气道异常	伴有感染
局部肺萎陷	充血性心力衰竭

(四)高频通气

高频通气(HFV)是治疗新生儿呼吸衰竭的重要手段之一。过去 30 多年来,HFV 经历了从生理学上还不太解释得清楚到临床实际应用于新生儿呼吸衰竭的过程,已取得了不少经验;目前对 HFV 的应用原理、如何应用及应用的适应证等已有了相对一致的认识。HFV 在新生儿呼吸衰竭、尤其是对 VLBW 或 ELBW 儿低氧性呼吸衰竭的应用取得了较好的临床经验,HFV 可能会减少 VLBW 儿 BPD 的发生率,从而受到日益重视[22]。

1. 高频呼吸机的分类

(1)高频正压通气(high-frequency positive-pressure ventilation,HFPPV):常频婴儿呼吸机一般均有该功能。在应用时可通过采用顺应性低的呼吸机输出管道、将呼吸频率增高(最高可达 150 次 /min)和相对减少呼气时间而实现。当频率过高时,尽管每分通气量可能不变,实际肺泡通气量可能受到影响。在 HFPPV 时,尽管潮气量较小,仍然大于呼吸道解剖无效腔。

(2)高频喷射通气:高频喷射通气(high frequency jet ventilation,HFJV)是以高压气源,通过小孔射气管高频提供潮气量而实现。其提供的潮气量可大于或小于无效腔但不影响 CO_2 的排出。在喷射器射出高频气流时,会发生周围气体的带入,但只占总呼出气容量的小部分。HFJV 常与常

频呼吸模式同时(平行)使用,这样还能利用常频人工呼吸机的湿化功能和呼气末正压。HFJV 与常频呼吸机平行使用时需用特殊的气管插管。

(3)高频气流阻断通气:高频气流阻断通气(high-frequency flow interruption ventilation,HFFIV)与 HFJV 类似,它是通过间歇阻断高压气源、高频率提供较小的潮气量而实现。与 HFJV 不同,它没有喷射器,也不会将周围的气体带入。HFFIV 的呼气是被动的,但个别呼吸机将能产生负压气流的 Venturi 装置附加于呼气系统,使呼气成为"主动";因此,在某些文献中,将此型呼吸机也称为高频振荡通气(high-frequency oscillation ventilation,HFOV)。

(4)高频振荡通气:HFOV 是目前新生儿高频通气中临床最多采用的方式。与其他高频呼吸机不同,HFOV 呼气过程是主动的,潮气量的递送通过活塞泵、扬声器、振荡膜或主动负压源抽吸完成,较典型的呼吸机是 Senor Medics 3100A。HFOV 通气时的潮气量一般小于解剖无效腔。不同高频通气呼吸机的工作特性见表 3-5-7。

2. 高频呼吸的气体交换原理 高频通气时的潮气量一般小于解剖无效腔。在 HFV 时如何进行气体交换,尤其是 CO_2 的排出,需用特殊的理论加以解释,许多机制至今仍不清楚。常频呼吸的生理学认为,肺在高频通气时,呼吸频率与 CO_2 的排出的线性关系不再存在;实际上,在 HFV 时吸 / 呼比不变的情况下,CO_2 的排出随呼吸频率的降低反而改善。目前认为主要有下列原理参与 HFV 时的气体交换。

(1)肺泡直接通气:即使潮气量小于解剖无效腔,近端的少量肺泡仍得到像常频呼吸机同样的通气。

(2)气体的带入(entrainment):在高频喷射呼吸模式中,运动中的高频喷射气流将静止的周围气体带入气道。

(3)肺泡间气体交换的不一致性:与常频呼吸机一样,在高频呼吸时气体交换偏向于部分肺段。在高频率、低潮气量时,肺尖较肺底更易通气;相反,在低频率、高潮气量通气时气体偏向于进入肺底。在 HFV,肺中央较肺周边更易通气。

(4)对流与流速的非对称:由于气体流速的变化而引起气体界面变化,使气体转运增加。在高频通气时气流进入气道呈抛物线状,中间流速快于周边,使最终的气流运动方式为中间气体进入气道而周边气体流出气道(图 3-5-5)。在气道分叉或气流速较快的周边气道,由于气流速度的不对称,使流速更快。

表 3-5-7 不同高频通气呼吸机的工作特性

HFV 的分类	潮气量	呼气模式	气道压力波型	常用频率(次 /min)
高频正压通气	>无效腔	被动	可变	60~150
高频喷射通气	>或<无效腔	被动	三角形	240~600
高频气流间断通气	>或<无效腔	被动	三角形	300~900
高频振荡通气	>或<无效腔	主动	正弦波	300~900

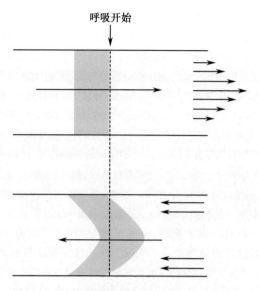

图 3-5-5 高频通气时的气流形态与气体交换

（5）增强的弥散（augmented diffusion）：气体间的弥散是随机的，取决于气体间的浓度梯度、分子量与温度。HFV 时的高速气体使弥散加快，且可能是 HFV 时气体交换的重要方式。

（6）肺泡间的气体交换（pendelluft）：在 HFV 频率超过 5Hz 时，由于肺泡间的顺应性及阻力不同，相邻的肺泡通气的时间常数不同，肺泡的充盈和排空的速率也不同，这种速率的不同可引起肺泡间的气体交换发生（图 3-5-6）。

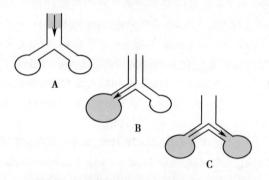

图 3-5-6 高频通气时肺泡间的气体交换

3. 高频通气的临床应用

（1）HFV 的适应证：临床上常将 HFV 用于早产儿 RDS，对其他新生儿呼吸衰竭也可试用高频通气。在常频呼吸机应用失败后再用 HFV 可能有效；支气管胸膜瘘患儿在 HFV 应用后气体从胸腔引流管的溢出量减少，对气管食管瘘也有同样的效果，这可能与 HFV 时较短的吸气时间有关。腹胀影响呼吸时，如 NEC、腹部手术后可使横膈抬高，降低呼吸系统的顺应性，而常频通气时较大的潮气量可进一步影响血流动力学，所以对腹胀患儿采用高频通气可改善气体交换和血流动力学。高频通气也可与吸入 NO 联合应用，可出现协同作用，其机制是 NO 到达有通气的肺泡可使相应的肺血管扩张，缓解肺动脉高压。HFV 可募集或复

张更多的肺泡，使肺通气达最佳状态，便于 NO 的进入、发挥作用。此外，高频通气也可作为呼吸衰竭在应用 ECMO 前的最后尝试。

是否将 HFV 作为首选方式用于治疗 RDS 尚存在争议。有多中心随机临床试验（randomized clinical trial，RCT）资料提示 HFV 用得越早，作为首选方式越能减少 RDS 患儿 BPD 的发生，缩短住院时间、减少 PS 用量及拔管提前，并不增加脑室内出血、PVL 发生率。

下列情况可作为临床应用 HFV 的参考：①各种气漏、支气管胸膜瘘；②肺部均一改变的非 RDS 患儿，如肺炎、PPHN；一般认为常频呼吸机 PIP>20~25cmH₂O，FiO₂>0.4~0.6，应用 HFV 常常有效；③严重的非均一性肺部疾病，如 MAS，但应用时应注意气体的滞留；④肺发育不良，如膈疝所致的肺发育不良；⑤腹胀、严重的胸廓畸形；⑥足月儿严重肺部疾病已达 ECMO 应用标准时；⑦早产 RDS 可作为选择性应用，也可作为首选。

尽管 HFV 可用于上述多种原因所致的新生儿呼吸衰竭，目前认为高频通气应用的目的主要有两个[23]：其一，是在尽可能低的 MAP 条件下提供足够的通气，目的是减少气道压力，如应用于气漏综合征、肺发育不全、MAS、肺炎伴肺萎陷和伴有肺实质疾病的 PPHN 等；其二，是采用高频通气提供最佳的肺容量，如早产儿 RDS 时肺萎陷常较突出，而 HFV 可提供相对较高的 MAP，开放更多的肺泡。

（2）HFV 的具体应用方法

1）高频呼吸机的选择：应用 HFV 时应考虑两个问题，①是否需用 HFV；②用什么形式的高频呼吸机。关于呼吸机的种类，前述的所有三种高频呼吸机都能提供极小的潮气量和达到提供最佳肺容量的目的，但对何种患儿适合哪一种高频呼吸机尚无一致的认识；不同的疾病对选择不同型号的 HFV 及使用者对某种特定型号高频呼吸机的熟练程度与应用效果也有很大的关系[24]。在治疗 PIE 时，常用较短的吸气时间，此时 HFJV 和 HFFIV 的 1∶5 的吸/呼比，较 HFOV 的 1∶2 吸/呼比效果更好；HFJV 对有气漏的患儿可能优于 HFOV。对于早产儿 RDS，目前多用 HFOV。

2）高频通气时的不同气道压力策略：HFV 通气策略随应用对象的改变和对肺生理的深入了解而有较大的变化。早年应用 HFV 主要对象是常频呼吸机失败或为降低气道压力、避免肺过度扩张；而近年来的研究显示，HFV 最大的好处是以相对较高的 MAP 使肺均一扩张，而同时肺组织牵拉所致的剪切伤最小。一般在高频呼吸机应用于 RDS 时强调肺的募集（也称肺复张），使肺的扩张超过闭合压，此时采用相对较高的 MAP 策略；而当应用于气漏等疾病时，采用相对较低的 MAP 策略。具体 MAP 的调节和监测通过血氧监测和胸部 X 线片所示的肺扩张情况而定。

3）高频通气时的呼吸频率：高频通气时频率的增加并不能使 CO₂ 的排出呈比例增加，相反，在频率过高时 CO₂ 的排出会逐渐减少。一般患儿体重越大或肺顺应性越好，

所用的HFV频率越低,这也与不同体重时其身体的共振频率不同有关(图3-5-7)。以应用高频振荡通气(HFOV)为例,常将早产儿<1500g者频率设为15Hz(900次/min);>1500g者频率设为10~12Hz(600~720次/min);将吸气时间设置为33%。

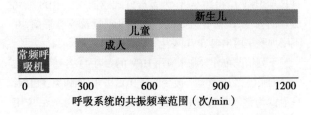

图3-5-7 高频通气时共振频率与患者大小的关系

4)高频通气时的振幅:在应用HFV时,振幅与CO_2的排出有较显著的关系。适当的振幅是以达到胸部振动为宜,应密切监测血气分析以避免低碳酸或高碳酸血症。

(3)临床应用时的初调及调节

1)HFV的初调:HFV的初调值常根据患儿疾病的性质、高频呼吸机的种类(即HFOV、HFJV、HFFIV)和患儿的体重等因素考虑。

① HFOV:吸气时间33%。MAP至少比应用常频呼吸机时的MAP高2~3cmH_2O;但对于有气漏综合征等患儿,MAP的设置与常频通气时相同。频率10~15Hz。振幅(ΔP):根据胸廓运动和$PaCO_2$调节,振幅可初调至MAP数值的两倍;如超过3倍可引起气体滞留[25]。

② HFJV:频率7Hz(或根据呼吸力学监测所得出的肺时间常数而定)。吸气时间0.02秒。PEEP(MAP)6~8cmH_2O(常低于常频通气MAP值20%,或根据氧合而定)。振幅:根据胸廓运动和$PaCO_2$而定。

③ HFJV时常用背景IMV:频率2~5次/min。吸气时间0.4~0.5秒。PIP与常频通气时相同。

2)HFV的调节:为了使氧合改善及FiO_2降低至<35%,可将MAP提高10%~20%,进一步增加MAP需有胸片指导,以免胸腔内压增加而使静脉回流障碍,心排出量降低。HFV应用早期可多次摄胸片检查。当撤离过程中出现肺萎陷时可再次提高MAP,以募集更多的肺泡。

临床上常根据$PaCO_2$对HFV进行调节:在频率不变的情况下,$PaCO_2$主要取决于振幅的变化,一旦患者的频率已确定,只有在患儿病情有较大改变,如呼吸时间常数改变时才调整频率。振幅的调整应根据胸廓运动、经皮二氧化碳分压及血气分析值结果。振幅的调整范围应与$PaCO_2$变化

幅度相适应,一般调整5%~10%。

下列方法可作为调节的参考(表3-5-8):①HFV时血气应保持的范围:经皮血氧饱和度88%~95%。轻度的高碳酸血症是无害的,如无PIE和明显的气漏、无过度充气和胸片弥漫变化,$PaCO_2$可维持40~55mmHg;如有并发症,更高的$PaCO_2$也可能允许。pH至少7.25,尚无证据显示更低的pH无害。②肺充气的范围:HFV时肺容量测量困难,但可通过X线胸片进行估计。常通过评价横膈位置、肺的密度来进行估计。理想的肺充气应使右横膈顶位于第8后肋下缘,不超过第9~10肋之间。如患儿有PIE、支气管胸膜瘘,所判断的肋间隙位置应比无并发症者高一个肋间。

(4)HFV的安全性:在所有HFV相关的并发症中,较引起担忧的是早产儿IVH和PVL。在高频通气时IVH/PVL的发生机制是肺过度扩张和胸腔压力过高引起脑静脉回流受阻;此外,HFV时较易使CO_2排出,导致低碳酸血症在PVL发病中也起重要作用。临床上应用HFV时应尽可能避免低碳酸血症的发生。

(5)HFV的撤离:目前尚无统一的HFV撤离标准。患儿可直接从高频呼吸机拔管撤离,也可过渡到常频呼吸机再撤离。

当患儿血气与肺扩张达到要求时即应考虑开始撤机。应注意在撤离时当压力低于闭合压(critical closing pressure)时可引起肺泡萎陷。撤离时首先降FiO_2,一般当FiO_2降为小于0.4~0.6时才考虑降MAP。HFJV降振幅时MAP同时会降低,为了避免MAP降低过快,可适当提高PEEP。HFOV在撤离时先降FiO_2,然后降MAP,每次降1~2cmH_2O;根据血气分析情况调节振幅;在撤离时呼吸频率一般不需调节。对于稳定的患儿,每6~12小时可适当降MAP或振幅;对于VLBW儿,当MAP<6~8cmH_2O,FiO_2<0.25~0.3,可考虑拔气管插管;对于较大的新生儿,在相对较高的呼吸机参数也可拔管。

(6)无创高频通气:目前临床使用的无创高频模式属无创高频震荡通气(noninvasive high-frequency oscillatory ventilation,NHFOV)。它是在NCPAP基础上叠加了压力振荡功能,与其他无创通气模式相比NHFOV存在以下几个方面的优势:①有利于CO_2排出,减少CO_2潴留;②减少压力伤、容量伤的发生;③不需同步支持技术。其具体气体交换动力学机制目前尚不清楚。主要用于其他无创通气模式失败后的营救性治疗。主要禁忌证:活动性颅内出血;其他禁忌证同NIPPV。

NHFOV作为一种新兴的无创通气模式,已有相关成功

表3-5-8 高频通气时氧合和通气变化时相应的调节措施

氧合降低	氧合过高	通气不足	通气过度
增加 FiO_2	降低 FiO_2	增加振幅	降低振幅
增加 MAP 1~2cmH_2O	降低 MAP 1~2cmH_2O	(如振幅已足够)降低频率1~2Hz	(如振幅已较小)增加频率1~2Hz

的应用经验[25];但目前临床研究资料有限,其安全性和有效性还需进行大量的临床研究观察,尚不能推荐作为常规应用。

(五) 液体通气

当新生儿肺泡萎陷而出现呼吸衰竭时,治疗的目标是将萎陷的肺泡扩张。临床可采用的方法有:①以机械的方法扩张肺泡,如 PEEP 的应用;②提供外源性 PS,降低表面张力,使肺泡扩张;③将能够溶解氧和二氧化碳的媒介液体充入气道,以扩张肺泡,改善气体交换。

液体通气(liquid ventilation,LV)是以一种液体代替气体灌注气管、支气管进行呼吸的特殊通气方式。1966 年报告了以全氟化碳(PFC)液体以替代气体的呼吸,引起了人们对液体通气作为一种呼吸支持模式的广泛兴趣[26]。1990 年 Greenspan 等首次报道了人类早产儿 LV 的资料。研究结果显示早产儿在应用 LV 后肺顺应性及气体交换得到了改善,未出现心血管系统的并发症。

全氟化碳为惰性、稳定、无毒、不代谢的液体;对气体有高亲和力,氧在 PFC 中的溶解度是水中的 20 倍以上,每 100ml PFC 中可溶解氧 56ml;CO_2 的溶解度变化较大,每 100ml PFC 中可溶解约 160ml。PFC 不溶解于水及脂类,密度高、黏稠,其表面张力很低,可以通过蒸发而被清除。少量进入血液循环的 PFC 可再进入肺蒸发。在用 PFC 进行液体通气时因其密度高和黏稠度大,可使呼吸做功增加,故与气体呼吸时相比,液体通气需延长呼气及吸气时间。PFC 的高密度有助于在肺内均匀分布,使不张的肺泡复张,降低肺泡气 - 液交界面的表面张力,改善通气 - 血流比值。由于其高溶解度和能使气体迅速扩散,使肺泡能有效地完成气体交换。

1. 液体通气的两种不同方法

(1) 全液体通气(TLV):用 PFC 替换整个呼吸道及环路中的气体。需特殊的仪器设备,可提供 PFC 的潮气量。

(2) 部分液体通气(PLV):只需用 PFC(一般用 20~30ml/kg)以替代肺功能残气量;使用常规呼吸机,PFC 经气管内注入,气体交换在肺泡毛细血管和肺泡内液间进行。由于气液界面在 PLV 时仍然存在,所以气道压力常需提高。

2. 液体通气的作用机制　目前对液体通气的通气作用机制尚未完全阐明,研究显示其可能机制有:① PFC 对肺内交换的气体(如 O_2、CO_2)均有较高的溶解度,起到促进肺内气体转运作用而改善气体交换;②受 PFC 的重力作用,使原来不易通气的肺下垂部分气体交换改善,最终改善了通气/血流比值;③由于 PFC 的高密度、低表面张力特点,通过降低肺泡表面张力,消除炎症渗出,复张肺泡而恢复功能残气量,起到了类似"液体 PEEP"的作用;通过液体扩张肺泡的压力仅为气体扩张肺泡所需压力的 1/3。④PFC 直接或间接地作用于炎性细胞,有减轻肺部炎症的潜在作用。

3. 液体通气的临床应用　目前临床仅试用于 ARDS、早产儿呼吸衰竭,新生儿 MAS 等。PLV 也与其他呼吸支

持手段联合应用,以改善患儿的氧合。如与常规呼吸机的 PEEP、NO 吸入、PS 替代和俯卧位通气等技术联用。尽管有上述的临床应用报道,至今尚无液体通气在新生儿研究的随机对照临床试验资料;如需开展全氟化碳对机体远期影响的研究,尚需大量的投入;由于上述困难,该领域研究进展缓慢或处于停滞[26]。

4. 液体通气的潜在副作用　由于液体通气尚未在临床普遍开展,应用经验仍然有限。临床研究已发现的潜在副作用有:①气胸的发生率增加;②由于下气道的分泌物或组织碎片进入中心气道而出现的气道堵塞;③由于气道内液体所产生的"功能残气量"是不可压缩性,对心血管系统可能会产生影响;④全氟化碳对机体的长期影响尚需进一步研究。

总之,液体通气对早产儿有潜在的益处,但因技术复杂,临床疗效还需进一步研究。

(杜立中)

四、一氧化氮吸入治疗

自 2000 年以来,吸入一氧化氮(NO)气体作为特殊呼吸治疗技术显著改善了新生儿危重呼吸疾病救治结果。该技术主要适用于肺血管痉挛导致的呼吸衰竭和肺动脉高压性肺血管病变的诊断和治疗。新生儿持续性低氧性呼吸衰竭时,由于肺血管持续痉挛,导致通气 - 灌流失调,一般机械通气和扩张肺血管药物不能有效改善,但吸入 NO 具有迅速改善低氧血症的作用,同时还具有调节和抑制肺组织细胞炎症的作用。新生儿 NICU 主要依靠无创呼吸治疗技术、经气道插管的有创呼吸机通气技术(包括高频振荡通气)、PS 和吸入 NO 治疗,使 >90% 以上的危重呼吸衰竭的足月和早产新生儿可以存活。其中吸入 NO 疗法使严重呼吸衰竭患儿显著减少对体外膜肺(ECMO)的依赖,并改变了对 PPHN 治疗策略。

(一)一氧化氮的生物学和病理生物学特点

NO 是一种气体分子,具有自由基特点,脂溶性,细胞间弥散快,半衰期短,与氧和血红蛋白结合而迅速失活。80 年代发现 NO 是血管内皮衍生的致血管舒张因子(endothelium derived relaxing factor,EDRF),具有调节血管平滑肌张力作用,NO 由体内多种细胞中的一氧化氮合酶(nitric oxide synthase,NOS)合成。NOS 可以分为两大类。一类具钙依赖性,称为"原生型"(cNOS),在体内不断地合成生理需要的 NO;另一类为钙非依赖性,又称为"诱生型"(iNOS),仅在感染时或其他刺激下才生成 NO。

NOS 催化精氨酸解离形成 NO 分子,NO 在细胞间扩散进入血管平滑肌,激活可溶性鸟苷环化酶,使大量三磷酸鸟苷(GTP)转化为环磷酸鸟苷(cGMP)。cGMP 通过磷酸激酶活化及蛋白磷酸化的作用,使胞内钙离子外流,产生血管平滑肌舒张、血管阻力下降及血流增加的结果。

新生儿出生时,通过鼻窦上皮脉络膜层毛细血管生成大量NO,随呼吸吸入肺内,帮助肺血管扩张。此时检测呼出气NO浓度峰值可达到1ppm(百万分之一体积浓度,×10^{-6},=40nM);在一周内逐渐降低到接近成人呼出气水平(10~20ppb,1ppb为ppm的千分之一,×10^{-9})。依赖呼吸机治疗的新生儿呼出气中NO显著降低,因此,如果新生儿在出生后立即气道插管人工机械通气时,可以将经鼻生理性吸入NO的途径阻断。如果肺部有急性或者慢性炎症,可能刺激气道上皮及肺组织细胞的诱生型NOS大量合成释放NO。鼻窦和气道内生NO可以经口鼻部位用化学发光技术测定。经气道插管机械通气的新生儿呼吸衰竭患儿的呼出气中NO浓度(FeNO)较足月正常肺新生儿自主呼吸时口腔中测得FeNO相当或更高(20~40ppb),推测辅助通气技术和(或)肺部炎症可能刺激肺内内源性NO生成增加,以代偿性提高炎症感染周边组织及吸入到肺内的NO水平,使辅助通气肺适应宫外呼吸条件下的通气-灌流,亦可能参与肺非特异性免疫防御。因基因突变导致的肺囊性纤维化和纤毛不动症患者的气道内呼出气NO水平非常低或者无法测定。

(二)一氧化氮药理作用

1. 低氧时的病理生理 在低氧时,心、脑、肾上腺血流增加,肺、肾、消化道、肌肉血流下降;持续缺氧和代谢紊乱致肺血管平滑肌痉挛,导致持续低氧血症性肺动脉高压,可以通过血气、心脏彩超、心导管或临床诊断确定。低氧条件下内源性NO生成低下,可以导致血管张力调节失平衡。处于西藏拉萨(海拔高度3600米)的正常出生新生儿吸入氧分压相比低海拔(海平面)氧分压低35%,相当于海平面吸入氧分数(iO_2)0.135~0.14。研究发现,拉萨足月正常肺新生儿出生后呼出气FeNO水平提高,反映肺气道来源内源性NO生成增强,经自主呼吸吸入肺泡内弥散,可以影响到肺毛细血管血流,对循环血携氧能力的显著提高,间接表明出生早期NO对于维持机体耐受低氧具有特殊作用。

2. 内源性一氧化氮生理作用 NO以自分泌和旁分泌方式产生血管张力调节作用,并作为中枢和外周神经递质,或直接对巨噬细胞-白细胞功能调节,对血小板凝聚功能产生抑制性影响。内源性NO参与局部抗感染免疫,炎症反应中大量生成的NO在组织局部具有抑制核转录因子(NF-κB)介导的促炎症介质合成释放、反馈性调节作用,可以作为组织保护性机制抑制炎症反应。NO可以通过与氧和过氧化物反应,生成过氧化亚硝基产物,抑制多种细菌和病毒在肺部繁殖和复制。

3. 吸入一氧化氮的药理作用及潜在不良反应

(1)选择性扩张肺血管,降低肺动脉压,增加肺血流,改善通气/灌流比例失调,改善换气和氧合。所谓选择性指药物作用于肺部,不会对体循环血压血流产生影响。

(2)抑制肺部血小板凝聚能力;其负面影响是带来血凝障碍。

(3)抑制肺部炎症细胞趋化因子,抑制白细胞核转录因子介导的促炎症介质合成释放。

4. 一氧化氮的供体及阻断药

(1)NO供体药:L-精氨酸,硝酸甘油,硝普钠等,可以从血管进行全身性(体循环)或局部性(肺循环经导管)用药,降低肺血管阻力。但存在半衰期短、依赖连续用药、产生全身性血管扩张和低血压等负性调节作用等局限性。

(2)辅助提高NO作用的药物:西地那非(sildenafil),磷酸二酯酶(phosphodiesterase,PDE)抑制剂,前列环素(PGI₂),潘生丁(dipyridamole)等。

(3)NOS的阻断药:单甲基精氨酸(L-NMMA)和氨基胍(aminoguonidine)专抑制iNOS,而精氨酸甲酯(L-NAME)则抑制cNOS。美蓝(Methyline blue)可以通过抑制鸟苷环化酶而抑制体内NO的生理作用。

(三)吸入一氧化氮的代谢和不良反应

1. 形成二氧化氮(NO₂) $[NO]^2 + [O_2] = [NO_2]$,NO_2的形成与氧浓度成正比,与NO的浓度的平方成正比。由于呼吸机管道内氧气和NO可以迅速形成NO_2,对气道和肺组织细胞刺激导致炎症反应,因此,要对吸入NO累积暴露程度(浓度×时间)限制。一般要求在进行吸入NO治疗时呼吸机管道内NO_2应<3ppm。另一方面,NO和吸入的高浓度氧可以在气道和肺组织内形成过氧化自由基-过氧化亚硝酸根(peroxynitrite),具有细胞毒性,也可能具有肺内杀菌作用。

2. 形成高铁血红蛋白(MetHb) NO+O_2Hb(氧合血红蛋白)= MetHb,MetHb形成占总血红蛋白3%以上时可以出现高铁血红蛋白血症,表现为青紫、呼吸困难等症状。此时可以通过大剂量维生素C来还原[27]。

3. 形成亚硝酸根/硝酸根(NO₂⁻/NO₃⁻) $NO_2+H_2O=NO_2^-/NO_3^-$,循环血中以硝酸根为主,尿液排泄以亚硝酸根为主。治疗剂量下,血中NO_2^-/NO_3^-增加1~2倍。测定血和尿中的NO代谢物,可以判断吸入NO在体内的代谢状况,间接判断是否有吸入NO过量,及代谢清除状况。

4. 对血小板凝聚作用的影响 NO通过cGMP通路可以削弱血小板凝聚力,从而影响到血凝机制。对于有出血倾向的病儿一般不使用吸入NO。在吸入NO的患儿,必须检测出凝血时间,严密观察是否有颅内出血。早产儿由于血管-血凝系统发育上的原因,容易出现脏器出血,因此临床上应用存在争议,一般不推荐吸入NO治疗体重1000g以下早产婴儿。临床研究吸入NO治疗早产儿BPD都是在患儿出生后2~3周、体重随经肠道喂养而增长、循环和血液系统相对稳定后才开展。

(四)吸入NO治疗用气体和设备

1. 医用NO气体浓度[NO] 一般为(1000±50)×10^{-6}(1000±50ppm),相当于0.1%浓度,其中99.9%为高纯度氮气(纯度>99.999%),起平衡作用,而NO_2浓度应<10ppm;容器为铝合金钢瓶+不锈钢减压阀,压力5~10MPa(兆帕,

相当于 50~100 大气压)。

2. **NO 气体输送的流量与浓度控制** 一般可以采用在呼吸机病人管道回路的供气支接近呼吸机和湿化器之间将 NO 气体接入,在供气支接近患儿气道三通接口处连续取样。常用的供气装置为两种:①采用专用氮气质量流量控制装置,其原理系感受气流中氮气(非 NO)质量在单位时间的流量变化对实际流量进行连续可变控制,以达到非常精确的低流速调节和稳定供气,其价格比较高;②普通转子流量计,系通过标定的重物在气流通道悬浮作用间接控制流量。其优点是便宜简便,缺点是对极低流量控制不精确。

3. **NO/NO₂ 浓度监测仪** 一般为二个 NO 和 NO₂ 电化学探头(电池),可以使用 1.5~2 年。常用的 NO 监测浓度范围在 0~100ppm,NO₂ 在 0~10ppm。其特点是响应时间较快,适合连续监测。在临床使用中,接入方式为主气流式(mainstream),直接注入供气管道的中间位置,使在到达患儿气管插管接入端三通接口附近有至少 30cm 的混合段,使气体得到充分混合和稀释后达到治疗浓度,在近三通接口处通过侧端气流(side stream)将含有 NO 的混合气体以小流量(50~100ml/min)引入 NO/NO₂ 浓度监测仪。接入气体应进行除水,防止潮湿对探头寿命的影响。如果患儿通气状态稳定,可以采用间歇时间点测定方法以减少探头对气体水分的暴露时间,延长探头的寿命。有些监测装置带第三个氧电池探头,以实时监测管道内氧浓度变化。用于 NO/NO₂ 浓度监测仪的定标气体[NO]为 20ppm;[NO₂]<1ppm,一般每周校正一次,避免由于监测仪工作状态漂移导致吸入 NO 浓度过高。

吸入 NO 浓度受到 NO/N₂ 供气流量及呼吸机供气管道内气流流量两方面的影响。当后者相对不变时,接入 NO/N₂ 流量与最终治疗浓度成正比。NO/N₂ 供气钢瓶中的 NO 浓度(比例)在治疗过程中保持不变,但是随着治疗进展,钢瓶的压力会逐渐下降。钢瓶的气体消耗主要受呼吸机通气量和模式的影响。例如,在经鼻持续气道正压通气(nCPAP)和经气道插管高频振荡通气模式时,呼吸机主供气流流量可以高达(6~12)L/min,数倍于间歇正压通气(IPPV)下具备减速气流供气的压力控制(PC)和压力调节容量控制通气(PRVC)模式的供气气流(0.5~2L/min),由此吸入 NO 的供气气流流量会显著提高,以达到预设的吸入 NO 浓度,从而大大增加 NO 气体消耗量;而当应用 PC 和 PRVC 模式治疗体重 0.5~1.5kg 的超不成熟新生儿时的气体消耗又会显著低于治疗 3~5kg 足月儿。

(五)吸入 NO 临床应用

1. **适应证** 临床常规适应证为新生儿低氧性呼吸衰竭和持续肺动脉高压征。潜在适应证为儿童复杂先天性心脏病合并肺动脉高压,儿童和成人持续低氧性呼吸衰竭及急性呼吸窘迫综合征(ARDS)时的通气 - 灌流失调。

2. **临床应用指征与方法**

(1)低氧血症性呼吸衰竭,呼吸机间歇正压通气下,

FiO₂>0.6,SpO₂<80%, 或者氧合指数(OI,= 平均气道压[MAP,cmH₂O]×FiO₂×100/PaO₂[mmHg])>15。PPHN 根据多普勒心脏彩超和(或)临床诊断,以出现动脉导管、卵圆孔的右向左分流、三尖瓣反流等为依据;间接证据以右上肢和双下肢经皮氧饱和度差 >20% 表明存在 PDA 来判断。从观察时间段上,如果在连续呼吸机高氧加高 MAP(>10)或者 OI=15~25,治疗 12 小时 OI 没有改善需考虑存在通气 - 灌流失调的可能。常规应用时可以呼吸机治疗 6~12 小时期间,OI<15 即考虑开始早期吸入 NO 治疗。在缺乏床旁彩超诊断技术时,可以采用诊断性纯氧 + 吸入 NO 试验性治疗,先将 FiO₂ 提高到 1.0 保持 15 分钟,确定 SpO₂ 和(或)PaO₂ 水平仍然处于 <85% 和 <50mmHg,吸入 NO 按照 10~20ppm 接入 10~15 分钟,如果 SpO₂ 和(或)PaO₂ 分别提高到 >85% 或 >50mmHg,则认为治疗有反应(降低肺血管阻力和提升肺泡毛细血管血流)。

(2)剂量:治疗浓度一般为 2~20ppm;起始浓度:5~10ppm,如果 0.5~1 小时 SpO₂ 达到 90%,相当于 PaO₂>50mmHg,则认为有效;也可根据治疗后血气中 PaO₂ 上升 20mmHg 作为显著(完全)反应,10~20mmHg 为部分反应,<5mmHg 作为无反应。如果判断是部分反应或者无反应,则可以将 NO 浓度提高到 10~20ppm,继续治疗 0.5~1 小时,直到没有进一步的改善反应,则将 NO 浓度再相应降低或者适当调整。这一初始阶段一般持续 1~4 小时。维持浓度:5~10ppm,6 小时 ~3 天;长期维持:2~5ppm,>7 天。

(3)疗效判断:FiO₂ 下降 >0.3,SpO₂>85%,PaO₂>50mmHg,肺动脉压 / 体循环血压 <0.7,可以过渡到中等呼吸机通气参数(氧合指数 OI<15)为撤离 NO 的时机。对于效果比较慢或不显著者,必须注意不可将 NO 吸入浓度设置在≥20ppm 时间过长(>3 小时),因可能出现 MetHb 水平 >3%,影响携氧能力导致氧合障碍。国外临床多数患儿在吸入 NO 治疗前可能使用 PS 制剂,则此时应用吸入 NO 可能协同发挥出改善肺血管灌流、肺泡扩张及保护作用,可以增效。

10%~30% 的足月和晚期早产患儿对吸入 NO 没有效果。主要原因需考虑开始治疗时间过晚、肺已经存在严重损伤、合并严重感染、低血压、心肌损伤、或严重先天性疾病如肺毛细血管发育不良征、先天性 PS 蛋白缺乏症等。先天性肺毛细血管发育不良征是目前针对早产儿原发性肺动脉高压征的主要病因之一,近年来亦考虑肺毛细血管发育不良是早产新生儿 BPD 发病过程中的一种继发性病理机制,临床可表现为在出生后 2~3 周,早期阶段 BPD 亦合并 PPHN,可能对短时间段(3~7 天)吸入 NO 没有反应。也有研究通过长时间段(2~4 周)吸入 NO 等手段达到改善肺循环血流、促进肺泡隔毛细血管发育的目的。

(4)NO 吸入治疗的撤离方法:临床研究发现,在 OI<10 时,停用前 NO 吸入浓度越高,出现低氧性反跳的程度越高。如停用 NO 吸入后立即出现 PaO₂ 显著下降,OI 重新升

高到 >30,必须迅速提高 FiO_2 才能够扭转。如果在停用前 NO 的吸入浓度仅为 1~2ppm,则相对出现反跳的现象最轻。因此,从安全出发,一般在开始治疗数小时后,即应开始降低 NO 吸入浓度,以避免造成高铁血红蛋白血症,并可以及时根据治疗效果停用 NO。NO 吸入治疗平均疗程在 2~4 天,应掌握以 NO 最低有效浓度治疗的策略,在治疗中逐渐降低 NO 浓度至 1~2ppm。并可以根据病情变化需要,比较长时间应用而不发生不良反应。在停呼吸机气道拔管后,如果出现呼吸困难和呼吸衰竭复发,也可以考虑用 nCPAP 加吸入 NO 治疗。此时的 OI 值可以 <15,亦可将 CPAP 压力值直接代入平均气道压值计算。注意 NO 气体消耗量会因 CPAP 流量增加(压力提高)而显著增加。

3. 治疗禁忌证

(1) 严重左心发育不良,或依赖动脉导管开放的患儿。

(2) 严重出血,如颅内出血、IVH、肺出血等。在出血得到有效控制后,病情变化仍然适用时可以使用。

(3) 严重贫血,在血红蛋白 <8g/dl 时必须输血后方能考虑治疗有适应证。

(4) 高铁血红蛋白还原酶缺乏症,包括先天性或获得性。

4. 美国儿科学会胎儿新生儿委员会对吸入 NO 治疗的推荐意见

(1) 出现低氧性呼吸衰竭的新生儿应该在(或及时转运到)具有多种呼吸支持救治手段的医疗中心治疗。

(2) 给予吸入 NO 必须参考气体说明提供的指征、剂量、给药方式、监测方法等。建议应用多普勒心脏彩超排除先心病。各个医院还应该有相应的常规和标准,以确定不同呼吸治疗的给予方式和时间。

(3) 吸入 NO 应由经过专门训练的、会使用多种呼吸治疗的医师指导下进行,最好具备包括 ECMO 等生命支持手段。

(4) 一般吸入 NO 须在具备 ECMO 的医院进行,或先给予 NO,同时与 ECMO 中心保持联系,一旦吸入 NO 失败,可以迅速转到 ECMO 中心治疗。转运中必须保持吸入 NO 治疗不中断。

(5) 治疗 NO 的医院必须长期随访患儿健康和神经运动发育。

(6) 建立前瞻性资料收集,如治疗时间、不良反应、治疗失败、其他特殊呼吸治疗方式的应用、生存或死亡等。

(7) 如果治疗对象不是批准应用指征范围内的病儿,包括作为姑息治疗在内的其他对象,均视为试验性治疗,一般须得到 FDA 和所在医学中心伦理委员会的批准后,参照试验方案,征得家属同意后,方可进行。

上述指导意见目前未修订,仍然作为北美 NICU 吸入 NO 治疗足月儿和晚期早产儿(出生胎龄≥34 周)常规的依据。上述(1)的特点是包含各种原发呼吸疾病,如 RDS、MAS、大量羊水吸入、肺部炎症合并败血症和原发性 PPHN

等。一过性呼吸急促(TTN)和轻度 RDS 一般不会用 NO 治疗,除非加重到 OI>15。上述(2)和(7)表示在此推荐意见建议指征范围以外的均归纳为超指征(off-label)应用,以及如何应用的原则。(5)~(7)则是我国目前即将或者正在建立的内容。目前对于超指征应用主要多见于治疗早产儿 BPD(见下)。上述(3)和(4)有关治疗机构具备 ECMO 主要指在当时(90 年代末)多数Ⅲ级医院围产中心均具备 ECMO,反映北美 NICU 在当时的发展水平。

(六) 临床研究的结果及常规应用状况

NO 吸入治疗已经成为 NICU 中危重新生儿呼吸管理中的一个主要手段。对于足月和近足月新生儿(>2500g,>35 周)的研究文献中,确定吸入 NO 可以迅速提高血氧,改善低氧血症,显著减少对 ECMO 的依赖和降低死亡率,并可以减少在 NICU 治疗的总费用。

1. 新生儿持续缺氧性呼吸衰竭伴 PPHN 多中心临床对照试验证实,吸入 NO 对于足月和近足月新生儿危重低氧性呼吸衰竭有效,主要效果表现为迅速降低肺动脉压、改善肺血流,减少对 ECMO 治疗的依赖,并弥补了机械通气和 PS 治疗效果不能持久的缺点,也反映出对近足月和足月新生儿低氧性呼吸衰竭采用 PS 应慎重考虑。可以直接用低浓度小剂量 3~5ppm,一般治疗时间为连续 2~4 天。12 项足月新生儿研究的 Meta 分析发现,初始剂量为 20ppm 吸入 NO 治疗改善了最终结果,降低了死亡率和对 ECMO 的需要。长期随访结果表明吸入 NO 不会显著增加神经系统及全身发育的不良反应和长期后遗症。

2. 早产儿 RDS 可以在应用 PS 无效并存在 PPHN 时使用,但必须密切观察是否存在颅内出血症状。对于早产儿 RDS 给予 5ppm 吸入 NO 治疗 1~7 天,可以迅速提高血氧;能显著减少体重 1000g 以上患儿的 BPD 发生率或病死率;吸入 NO 并不加重颅内出血程度,且可以减轻发生 CLD 的可能;长期随访 1~2 年没有发现神经运动发育障碍增加。目前的临床早期应用(出生后最初 3 天)主要针对 RDS 合并 PPHN,也有考虑连续治疗以调节肺炎症反应,促进肺泡生长发育及修复损伤。对于这一方面的生物学和药理学机制尚待深入临床研究。

3. 支气管肺发育不良 对于生后 1~2 周仍持续依赖机械通气和高浓度氧治疗的早产新生儿(多数为出生体重 <1200g,胎龄 <32 周),持续吸入低浓度 NO 有预防 BPD 发生的作用。2010 年,美国儿科和新生儿界专家举行共识评议会(Consensus conference)并发表专家共识(Statement)[27,28],对 14 项 2000~2009 年国际上开展的吸入 NO 治疗早产儿 BPD 的临床 RCT 研究的结果及价值做出评议,并对未来针对 BPD 患儿的吸入 NO 应用提出建议。其主要共识包括:①吸入 NO 不能显著减少 <34 周胎龄早产儿的死亡或者中-重度 BPD 的发病率,但是也没有发现治疗本身带来短期不良反应或者长期肺和神经系统发育的不良影响;②这些研究在治疗方式上(方式、剂量、时机、时程)和治疗对象的分

层上（胎龄或出生体重）的分析，因研究设计和样本量的局限性，尚无法获得可靠证据加以深入判断；③吸入 NO 同时伴随的其他针对早产儿疾病或并发症的治疗方法之间是否存在协同或者拮抗作用目前证据不充分；④不建议再开展针对早产儿 BPD 作为主要指征的应用吸入 NO 早期常规（预防性）、早期或延迟救治性干预试验；⑤新的研究可能更基于对特定疾病风险人群的应用，如特定人群（出生体重 1000~1500g）及特定时间窗的干预性试验，或者如早产儿累患先天性肺毛细血管发育不良、肺发育低下等类似原发性肺动脉高压。

但是，即使该专家共识意见已经大致指明吸入 NO 治疗 BPD 是基本无效的方法，在北美 NICU 临床仍然广泛应用该技术对处于 BPD 发展中患儿治疗[29]，以期达到促进肺泡修复增殖和抑制肺部炎症的作用。迄今为止，吸入 NO 是国际上开展的救治早产儿 BPD 的最大规模的单一疗法的临床研究试验，其他的药物疗法只有咖啡因作为预防性救治早产儿呼吸暂停带来次要结局中，通过缩短有创呼吸机通气时间间接降低了 BPD 发生的风险。今后在 NICU，吸入 NO 可能与肺部糖皮质激素和全身性咖啡因治疗一起，作为降低 BPD 发生风险的治疗措施而延续以往试验。该专家共识还强调在这些干预治疗技术以外的基础治疗，也是针对 BPD 的重要研究领域。

我国的吸入 NO 治疗已经在国内 >50 家医院开展了 5~10 年，目前仍然处于分散的临床研究性应用状态[30,31]，一般通过各个省市的新技术准入门槛有限制地应用。目前的侧重点还是应用的安全性，对少数有应用指征患儿的治疗要做好家属的知情同意、设备管理和使用、治疗过程的科学化等。这些措施可能有利于过渡到普遍应用医用级 NO 气体的常规性应用及对新指征的探索性研究。

综合以上介绍，足月儿和近足月儿吸入 NO 治疗可选择性扩张肺血管，降低肺动脉压，增加肺血流，改善通气/灌流比例失调，改善换气和氧合状态等。目前国外已经常规化应用 >15 年。对于早产儿目前尚未有确定的指征。对于国内而言，在尚无 ECMO 治疗技术支持的 NICU 开展此项治疗技术，可以为降低最危重呼吸衰竭患儿死亡率提供保障，也是衡量 NICU 救治水平和质量的重要标志性技术，但使用必须严格管理和慎重。

（孙波）

五、纤维支气管镜在新生儿中的应用

（一）新生儿支气管镜的选择

新生儿支气管镜主要指软式支气管镜，主要有三种类型[32]。

1. 纤维支气管镜（纤支镜）　主要工作原理为光源通过光导纤维传导到气管内，照亮观察物体。目前根据镜身插入部分的直径有 5.0mm、4.0mm、3.6mm、2.8mm、2.2mm 等几种。5.0mm 和 4.0mm 的有 2.0mm 活检孔道；3.6mm、2.8mm 的有 1.2mm 活检空道；2.2mm 的没有活检孔道，仅用于诊断，但是，如果新生儿体重 <2000g，操作难度大且易痰液堵塞。

2. 电子支气管镜　主要工作原理同上，但镜前端的数码摄像头（CCD）可对观察物摄像后，将信号传入计算机图像处理系统，通过监视器成像。其图像清晰度大大优于纤支镜。由于 CCD 尺寸的限制，直径为 3.8mm 有 1.2mm 的活检孔道可以用于新生儿。

3. 结合型支气管镜　工作原理包含上述两种，其图像清晰度介于纤支镜和电子支气管镜之间。目前有 4.0mm 和 2.8mm 两种，分别有 2.0mm 和 1.2mm 活检孔道，后者适合于新生儿应用。

（二）术前准备、麻醉操作和监护

1. 术前准备

（1）支气管镜术前检查常规：除必需的检查如血常规、凝血功能、肝功能、胸 X 线片或胸部 CT、血气分析、心电图、肺功能以外，为避免操作中的交叉感染，还需进行乙型肝炎和丙型肝炎血清学指标、HIV、梅毒等特殊病原的检测。

（2）签署知情同意书：无论采取局部麻醉或全身麻醉，医生应对所有接受检查的患儿，以医师法和医学伦理学为指导原则，向家长或其监护人说明支气管镜术的目的、操作检查中及麻醉的可能并发症，并签署知情同意书。

（3）支气管镜术术前评估：由于镇静和麻醉药如咪唑安定和利多卡因等在不同程度上对呼吸和心血管系统的抑制作用，以及患儿本身呼吸系统疾病的原因，均可能造成患儿在检查操作过程中出现呼吸抑制和低氧血症，喉、气管、支气管痉挛，血压下降及心律失常等。因此，术前应做好对患儿麻醉方法的选择以及对于麻醉及手术耐受程度的评估。对新生儿及有严重呼吸困难患儿更需做好评估，并做好应急预案。

（4）支气管镜术急救准备：术前常规准备急救药品如肾上腺素、支气管舒张剂、止血药物、地塞米松等；急救及监护设备如氧气、吸引器、复苏气囊、气管插管、脉搏血氧监护仪等。

（5）患儿术前 6 小时禁食固体食物和奶液，术前 3 小时禁水。

2. 麻醉方法

足月儿术前 15 分钟皮下注射 0.01mg/kg 的东莨菪碱，以尽可能减少检查时迷走神经刺激引起的心率减慢和气道分泌物增多。用 2% 利多卡因 1~2ml 给予鼻、咽、喉表面做局部麻醉。纤支镜沿声门下行至总气管，按检查方向在左或右侧支气管开口处，通过活检孔道再次给 1%~2% 利多卡因 1ml，再稍后，继续进入，按检查需要边进边给 0.5%~1% 利多卡因的方法称为"边麻边进"，总量不超过 5mg/kg，必要时给安定或咪唑安定 0.3mg/kg 镇静。术前做好处理可能出现的并发症的准备，术中、术后的全面监测及呼吸管理特别重要。机械通气的患儿采用局部麻醉,在床边进行检查。

3. 操作和术中监护 行支气管镜术时,患儿多采取仰卧位,肩部略垫高,头部摆正。将支气管镜经鼻孔轻柔进入,注意观察鼻腔、咽部有无异常;见及会厌及声门后,观察会厌有无塌陷、声带运动是否良好及对称;进入气管后,观察气管位置、形态,黏膜色泽,软骨环的清晰度,隆突的位置等。然后观察两侧主支气管和自上而下依次检查各叶、段支气管。一般先检查健侧再查患侧,发现病变可留取分泌物、细胞涂片或活检。病灶不明确时先查右侧后查左侧。检查过程中注意观察各叶、段支气管黏膜外观,有无充血、水肿、坏死及溃疡,有无出血及分泌物;管腔及开口是否通畅、有无变形,是否有狭窄与异物、新生物。检查时尽量保持视野位于支气管腔中央,避免碰撞管壁、刺激管壁引起咳嗽及支气管痉挛和损伤黏膜。操作技术应熟练、准确、快捷,尽量缩短操作时间。

对于机械通气患儿,纤维支气管镜下段涂抹石蜡油,自呼吸机管道 Y 型接头吸引孔插入气管插管。直视下顺序而全面的窥视可见范围的鼻、咽、气管、隆突和支气管,重点参照胸部 X 线、胸部 CT 所示肺感染、肺不张的相应部位进行仔细检查。

全过程监测心率和血氧饱和度(SO_2),根据病情及唇色、心率和 SO_2 的变化决定是否需要供氧、供氧方式及是否停止操作。每次操作的时间 20~30 秒,不超过 30~40 秒。

新生儿气道狭小,气管内黏膜十分娇嫩,支气管镜的置入不仅加重气道狭窄,反复多次操作极易引起黏膜水肿;加之镇静或麻醉药物对呼吸的抑制作用,极容易出现缺氧和呼吸困难。因此,在新生儿支气管镜操作时,应该通过鼻导管或面罩(流量 1~2L/min)或经吸引孔(流量 0.5~1L/min)给氧,以保障患儿对氧的需求。检查过程中理想的 SO_2 应达 0.95 以上,如低于 0.85 应暂停操作,调整呼吸,待 SO_2 恢复到 0.95 以上再继续操作。

4. 术后监护 支气管镜操作完成后应继续监测 SO_2 及心电图,并观察有无呼吸困难、咯血、发热等。由于局部麻醉药物的持续作用可以引起患儿误吸,因此,术后 2 小时方可进食、进水。术后监护期间根据患儿情况可以继续吸氧、吸痰保持呼吸道通畅。密切监查发热、咯血和气胸等并发症的征象[33]。

(三)适应证和禁忌证

1. 适应证 直径 2.8mm 的支气管镜可以应用于新生儿甚至早产儿。入住 NICU 的危重新生儿,如果出现气管插管困难、经呼吸机治疗后不能脱机或拔管失败、怀疑存在气道畸形或阻塞者、具有异常的临床表现和放射学改变者,可以通过支气管镜检查明确诊断。严重的肺部感染可以经支气管镜获得标本进行病原学检测,并进行冲洗治疗。具体检查病变如下。

(1)气管,支气管,肺发育不良和畸形:如气管、支气管

软化症,气管环状软骨,气管食管瘘,气管、支气管、肺的先天畸形。

(2)肺不张:X 线发现肺叶或段持续不张或肺炎,应行支气管镜检查和治疗,甚至需多次灌洗治疗。

(3)不能解释的发绀、呼吸窘迫、喘鸣、肺气肿或拔管失败。

(4)气管插管:对于有颈部疾患后仰困难,不能应用直接喉镜插管的患儿,可应用支气管镜引导行气管插管。

近年来支气管镜的治疗应用发展很快。随着很多在成人科应用的先进技术如氩等离子体凝固术(氩气刀)、超声支气管镜、掺钕钇铝石榴石激光器、冷冻治疗、球囊扩张气道成型术、气管、支气管支架置入术和防污染采样毛刷等在儿科探索和应用,支气管镜的适应证会更加扩大。

2. 禁忌证 儿科支气管镜术,除一些急症外,多为条件性手术。其适应证和禁忌证范围的选择,在很大程度上取决于检查者的技术水平和必要的设备。支气管镜术的禁忌证如下。

(1)肺功能严重减退者或呼吸衰竭者。

(2)心功能严重减退,有心力衰竭者。严重心律紊乱有心房、心室颤动及扑动,Ⅲ度房室传导阻滞者。

(3)高热患者。持续高热而又需要行支气管镜术的,可用退热药物控制体温在 38.5℃ 以下再行手术,以防高热惊厥。

(4)活动性大咯血者。严重的出血性疾病,如凝血功能严重障碍、严重的肺动脉高压,活检时可能发生严重的出血。

(5)严重营养不良,身体状况太衰弱者。

(四)诊断和治疗

1. 诊断

(1)形态学诊断:支气管镜柔软而又可弯曲,在气管中可以随意调整它的前进方向。形态学中主要检查黏膜是否正常,管腔是否变形,管壁的运动状态,有无畸形、赘生物、异物、出血点、窦道以及分泌物的情况等。支气管镜镜下形态学分类如下。

1)气管、支气管壁的异常:如支气管黏膜是否充血、肿胀,有无血管扩张或迂曲,或呈现粗糙不平;气管、支气管软骨环是否清晰可见,黏膜部位有无溃疡、结节或肿物生长,肿物形态与周围组织关系,有否瘘管、憩室等。纤支镜检查根据充血、水肿、出血和溃疡病变将黏膜改变分级。

2)气管、支气管腔异常:包括气管、支气管有否阻塞、狭窄、扩张、移位或异常分支及这些管腔异常的形态、程度。阻塞性病变按气道狭窄小于 25%、25%~50%、或大于 50% 分为轻、中、重度。

3)气管、支气管管腔异常物质:注意观察和采集分泌物,了解其性质。

4)动力学改变:观察声带活动度,隆突波动,检查中有否支气管痉挛、软化,其与呼吸和咳嗽的关系。常见的支气

管软化指气管或支气管在呼气相时管壁向管腔内塌陷,直径缩短,类似管腔狭窄;吸气相可恢复原位,实际无管腔狭窄。管腔直径缩窄 1/2 为轻度,1/2~3/4 为中度,3/4 以上管腔缩窄近闭合为重度[34]。支气管软化可见于新生儿,与生长发育有关,随着生长 1 岁后软化逐渐恢复。另可见于原发性支气管软骨发育不良等。

(2) 病原学诊断:应用支气管镜直接插到肺段经活检孔道或插入吸引管吸取分泌物进行培养。当分泌物较少时可进行肺段的支气管肺灌洗,吸取灌洗液进行细菌学检查。其病原学结果可供临床参考。

(3) 活检技术:支气管镜取病理标本有几种方式,毛刷活检、活检钳活检和针吸活检。其中毛刷活检和针吸活检多用于细胞学检查,活检钳活检用于组织学检查。目前新生儿临床应用活检钳进行组织学活检较多。

(4) 支气管肺泡灌洗液检查:支气管肺泡灌洗术为研究肺部疾病开辟了一个新的研究手段和检查方法,有"液体肺活检"之美称[35]。目前较多采用的方法如下:将支气管镜的前端插入一个叶的某一段,嵌顿在段气管的口上。因右中叶和左舌叶易于插入成功,所以存在弥漫性病变者多选用此部位。局灶性病变,在病变处留取灌洗液。所用液体应为 37℃生理盐水,此温度很少引起咳嗽、支气管痉挛和肺功能下降,且灌洗液所获的细胞多。根据小儿年龄每次将 3~5ml 生理盐水(1ml/kg)注入此肺段,并用吸引器以 100mmHg(1mmHg=0.133kPa)的负压立即将液体回抽。肺泡巨噬细胞容易黏附于容器壁上,为防止细胞丢失,应将液体回抽到塑料或硅化的回收容器中。如此,共灌洗 3~4 次。回收液应予冷藏存放。灌洗液的细胞成分正常值(比值):淋巴细胞 <0.15,中性粒细胞 <0.03,嗜酸性粒细胞 <0.005,肺泡巨噬细胞 0.8~0.95。

2. 治疗

(1) 支气管肺局部治疗术:在新生儿支气管镜术患儿中,支气管肺慢性炎症及化脓性感染占到 50% 以上。通过支气管镜对局部进行治疗可以取得很好的疗效。首先应每次用 0.5ml/kg 的生理盐水对肺内化脓性感染部位多次冲洗。液量用量不宜过大,以能够稀释并吸出黏稠分泌物为适度。目的在于防止化脓性细菌产生的毒素被灌洗液稀释后冲入肺泡,造成术后患儿继发感染。初步清洗后,应用活检钳或毛刷清除肉芽和脓苔。可局部注入沐舒坦,剂量每次 0.5~1mg/kg(特别是化脓性、慢性感染及肺不张)。稍后再开始冲洗,冲洗后将管腔内液体尽量吸引干净。对控制支气管肺内化脓性感染、治疗肺不张有明显效果[36]。

(2) 气管 - 食管瘘,气管 - 胆管瘘、支气管 - 胸膜瘘的诊断治疗:经支气管镜活检孔道插入一塑料管到瘘管内,自导管内注入适量 10% 硝酸银或纤维蛋白胶等黏合剂,治疗成人支气管 - 胸膜瘘已取得良好效果[37]。

(3) 通过支气管镜引导气管插管:对于因颈部及胸部疾病而头颈部不能后仰造成手术前或抢救时气管插管困难的患儿,可将气管插管套在支气管镜上,经口腔将支气管镜插入声门后把气管插管沿气管镜推入气管内,调整插入深度后将支气管镜拔出,为手术前麻醉或抢救做准备。

(4) 通过支气管镜放置支架:对严重的气管支气管软化、狭窄或气管 - 食管瘘的患儿,可以通过支气管镜放置支架进行治疗。

(五) 可能发生的并发症

在下列情况下行新生儿纤维支气管镜检查发生并发症的风险显著高于一般人群,应慎重权衡利弊,决定是否进行检查。

1. 出血　为最常见并发症,可表现为鼻出血或痰中带血,一般量少,都能自动止血。出血量大于 50ml 者须高度重视,并积极采取措施。

2. 发热　感染性肺疾患及支气管肺泡灌洗术后的患者发生率高。除了与组织损伤等因素有关外,尚可能有感染因素参与。治疗除适当使用解热镇痛药外,应酌情应用抗生素。

3. 喉头水肿　经过声门强行进入、支气管镜过粗或技术不熟练反复粗暴抽插支气管镜均可造成喉头水肿、喉痉挛。应立即吸氧,给予抗组胺药,或静脉给予糖皮质激素。严重者出现喉痉挛应立即用复苏器经口鼻加压给氧,进行急救。

4. 支气管痉挛　可由麻醉药物、支气管肺泡灌洗术和操作不当等多种因素引发。术前应用阿托品可有效预防。

5. 发绀或缺氧　支气管镜检查能降低动脉血氧分压 10~20mmHg,对静息动脉血氧分压小于 60~70mmHg 者进行支气管镜检查,可能有一定危险,术后应继续给予吸氧并进行监护。

6. 气胸、纵隔气肿　多发生于支气管、肺活检后或肺内病变严重的患儿。对于张力性气胸应及时行胸腔闭式引流术。

7. 气管部分狭窄　估计纤维支气管镜不易通过,且易导致严重的通气受阻。

8. 肾功能衰竭　活检时可能发生严重的出血。

9. 严重的肺动脉高压　活检时可能发生严重的出血。

(六) 消毒管理

包括支气管镜室内空气消毒及物体表面消毒,医护人员的防护,支气管镜清洗消毒和医疗废物处理规定,为避免交叉感染和(或)医源性感染,操作前必须对纤维支气管镜进行严格消毒清洁,由于其包含复杂的管道及阀门系统。消毒过程必须精细以免损伤光学系统。检查到渗漏时,不能将纤维支气管镜放入消毒液浸泡,只能用蒸汽灭菌。具体细节参照儿科支气管镜术指南(2009 年版)[38]执行。

纤维支气管镜在新生儿肺部疾病的诊断及治疗中具备较高的安全性,有着广阔的应用前景。可望为持续肺不张、早产儿 CLD、难治性肺炎及反复喘鸣或撤机困难的新生儿提供新的诊治手段,最终达到缩短病程、缓解临床症状及完全治愈的目的。

(王来栓)

六、体外膜肺生命支持技术

体外膜肺(ECMO)是一种特殊的心肺支持技术,运用生物医学工程方法,通过长时间的体外循环,对一些循环或呼吸衰竭患者进行有效支持,使心肺得以充分地休息,为心功能和肺功能的恢复赢得宝贵的时间。当常规治疗如机械通气、PS替代、高频通气、NO吸入等治疗无效时,ECMO是严重呼吸、循环衰竭的最终治疗手段,也是一些复杂纵隔、胸腔手术后的生命支持技术。国外已应用于新生儿、儿童及成人三十多年。根据国际体外生命支持组织(extracorporeal life support organization,ELSO)1989~2013年的统计,近300个ECMO中心总共治疗56 222例中,新生儿30 909例,儿科病儿14 725例,成人10 588例。1990年时全球年收治2000例,其中3/4是新生儿;到2013年,全球年收治>4000例,其中新生儿1200多例,儿科1000例,成人>2000例。ECMO治疗的新生儿病例在90年代达到高峰,2000年后下降,然后在2005~2013年保持在年救治1000~1200例。其中存活率在呼吸性疾病约70%,心血管疾病约40%,复苏抢救约40%。在ECMO救治容量大(10~30例/年或>30例/年)的中心,新生儿救治存活率可以达到80%~90%[39]。

(一)体外膜肺的治疗原理

ECMO的设计理念是建立在人工心肺机体外循环转流技术的基础上,利用体外肺循环技术长时间维持向体内全身循环供应经再氧合和去二氧化碳后的"动脉"血,而同时又充分利用心脏搏动维持全身血压。所以,ECMO设备的本质是一种改良的人工心肺机,最核心的部分是氧合器和血泵,分别起人工肺和人工心的作用。与体外循环不同的是,ECMO通常需要循环2天以上,最长需持续运转数十天~甚至几个月来提供有效心肺支持,且ECMO的临床应用实际多为非选择性,因此,对于设备技术要求和人员配置均有相应严格要求,以保证治疗的安全。ECMO运转时,血液从静脉引出,在泵的推动下经过氧合器进行气体交换。交换后的血可回到静脉(V-V通路),也可回到动脉(V-A通路),前者主要用于体外呼吸支持,后者既可用于体外呼吸支持,又可用于心脏支持(图3-5-8)[40]。

(二)体外膜肺的主要仪器设备

1. 氧合器(膜肺) 氧合器是依据仿生物膜原理,按照肺泡气体弥散生理功能而设计的,使得血液和气体借膜结构对流及气体随压力梯度弥散发生气体交换,达到类似肺排出二氧化碳、血液吸纳氧气、再供应体循环保证脏器供氧的目的。目前常用的膜肺有硅胶膜肺和中空纤维膜肺。硅胶膜肺生物惰性优良,血液相容性好,适于长时间的灌注,由于气体血液完全隔离,可有效防止气栓形成,但此膜肺氧合性能有限,如果要增加氧合能力,膜面积也应明显增加,

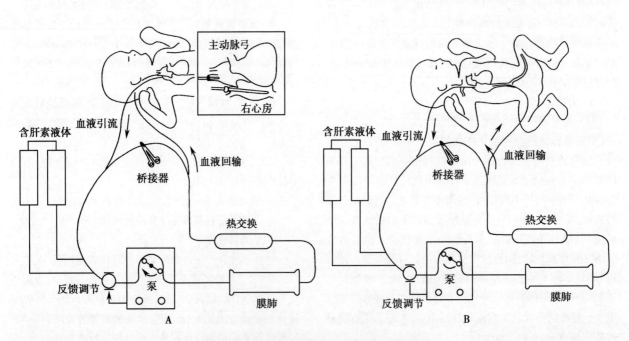

图3-5-8 ECMO V-V和V-A模式转流示意图

A. 静脉-动脉分流示意图,借蠕动泵和重力作用从近右心上下腔静脉将血液通过颈外静脉引流出体外,经持续肝素化,流经膜肺处,与对流氧气产生气体交换,排出二氧化碳,含氧血经热交换器增温后回再经颈总动脉流入主动脉弓。也有采用双腔管置入颈总静脉,分别在上下腔静脉交汇处和右心耳将血液引流出或输入心脏,此为静脉-静脉分流;B. 静脉-静脉分流示意图,借蠕动泵和重力作用从近右心上下腔静脉将血液通过颈外静脉引流出体外,经持续肝素化,流经膜肺处,与对流氧气产生气体交换,排出二氧化碳,含氧血经热交换器增温后再经股静脉流入下腔静脉再回流到右心

继而预充量亦明显增加。中空纤维膜肺预充量少,但在长时间的灌注中由于气相侧水凝集界面消失,液体可能漏出,纤维管壁形成的蛋白膜可逐渐增厚,直接影响气体的弥散,故适合紧急情况下、短期应用。应用肝素化管道 Cameda 或 Trillium 涂层等方式,可通过减少补体激活、抑制白细胞活化、抑制细胞因子释放、提高血小板功能、减少血小板黏附等途径,来提高组织相容性。

2. **血泵** 血泵主要有滚轴泵(滚压泵)和离心泵。滚轴泵通过挤压充满血液的泵管,血液将随泵头的运动向前推动,从而形成持续血液。离心泵依据离心力原理设计,通过离心力产生有效的血液灌注。离心泵具有对血流成分破坏小、压力形成有限、安全性好等优点,但是,当任何原因引起泵前引流减少、泵后阻力增加时,都会导致离心泵流量的减小,而且离心泵在低流量使用时间较长时易出现溶血,因此,新生儿和婴幼儿更推荐使用滚轴泵以进行精确流量控制,并减少溶血。目前针对新生儿 ECMO 使用的多数是滚轴泵技术,但随着离心泵设备和技术的完善,其应用量正在增加。

3. **变温水箱** 保持 ECMO 转流中血温恒定,维持患儿正常的体温。

4. **管道和插管** 常用的 ECMO 管道有直径为 1/4、3/8、1/2 英寸等几种,管路设置主要考虑应最大限度地增加病人的安全性,即在保证引流和灌注要求等基本条件的前提下管径尽可能小、管道尽可能短,以减少预充量和减少血液与异物接触面积。插管主要有两大类,心脏大血管(右房、主动脉、上下腔静脉)插管和深动、静脉(股动、静脉和颈内静脉、颈总动脉)插管。心脏术后的 ECMO 可继续采用主动脉、右房或上下腔静脉插管,其余病人可采用深动、静脉插管,后者既可在明视下切开插管,亦可经皮穿刺插管,新生儿和婴儿可用双腔管。

5. **贮血囊(bladder)与贮血囊停泵控制器(bladder box)** 贮血囊连接于静脉引流与滚轴泵之间,用于调节并监控静脉引流量。贮血囊停泵控制器为贮血囊的控制装置,当各种原因造成引流量不足导致贮血囊瘪陷时,贮血囊停泵控制器将发出警报并通过停泵控制器使泵停止转动,以阻断血流,避免过度吸引致管道内气泡形成。

6. **监控系统**

(1) 超声血液流量计:体外转流期间,血泵显示流量通常与实际流量有差异,可能造成组织灌注不足,需用超声血液流量计监测血液流量。该仪器为体外实时监测,为转流提供了流量保障。

(2) 动静脉血氧饱和度和血细胞比容监测仪:该仪器能实时监测动静脉血氧饱和度和血细胞比容,以观察氧合效率和血液稀释状况。

(3) 活化凝血时间(activated clotting time,ACT)测定仪:体外转流需维持 ACT 180~220 秒,该仪器能床旁测定 ACT,反应迅速,需血量少、操作方便。

(4) 气泡监测:连接于管道系统中,能灵敏监测出管路中是否有气泡存在,必要时能反馈控制血泵,自动阻断血流。

(5) 管路压力监测:监测泵前、泵后、膜后三处管路压力,泵前负压过大提示血流引流不足,泵后、膜后压力过大,提示可能存在管路扭折、氧合器内血液凝固等情况。压力达到危险值时将报警,若进一步升高将反馈控制血泵,阻断血流。

(三)体外膜肺的适应证与禁忌证

1. **适应证**

(1) 严重呼吸衰竭:若有以下情况可使用 ECMO 治疗,①肺泡 - 动脉氧分压差(alveolar-arterial oxygen difference,A-aDO$_2$)>600mmHg,持续6~8小时;②氧合指数(oxygenation index,OI) >40,持续 >4 小时,且未来 24 小时不会好转;③病情急遽恶化;④严重的气压伤;⑤内外科疾病经最强常规治疗无效;⑥重症病毒性肺炎;⑦口腔、鼻腔和上气道障碍,影响正常通气又无法进行人工机械通气;⑧大气道毁损或发育不全及胎儿出生时生命支持。

(2) 心功能不全:若经保守治疗无效,血流动力学不稳定,酸中毒及尿少,可考虑使用 ECMO 治疗。包括:①心脏缺损修补术后不能脱离体外循环;②术后心肺功能不全;③严重心肌病或心肌炎的支持治疗;④肺动脉高压危象;⑤心、肺移植前后心肺功能支持;⑥心跳呼吸骤停的抢救。

在新生儿疾病的应用主要为 MAS、先天性膈疝(CDH)、严重感染、复杂外科手术后等重症疾病,发展为持续性低氧血症合并 PPHN;少数为先心病、足月及晚期早产儿 RDS、肺泡毛细血管发育不良导致的原发性 PPHN、先天性肺发育不良等。主要技术改进包括采用低流量 / 容量膜肺,新生儿用双腔管(V-V 转流模式)作为引流管避免对颈动脉的结扎等。

2. **禁忌证** ①胎龄 <34 周,体重 <2kg;②颅内出血Ⅱ级以上;③出血性疾病;④不可逆性肺部病变;⑤不可逆性中枢神经系统损伤;⑥致死性严重先天畸形;⑦机械通气 >10 天或呼吸机依赖;⑧骨髓移植。

所有待实施 ECMO 救治的患儿应有完整的病史和体检记录,胸腹部 X 线摄片,完整的血常规和分类计数,凝血检查,血清电解质尿素氮和内生肌酐测定,颅脑超声和多普勒彩超检查。

(四)体外膜肺的管理

1. **转流途径**

(1) 静脉 - 静脉转流(V-V):①插管位置可采用右颈内静脉 - 右股静脉或右颈内静脉双腔管。②适合单纯呼吸辅助,无循环辅助功能。

(2) 静脉 - 动脉转流(V-A):①插管位置,静脉可采用颈内静脉、股静脉或右房。动脉可采用颈总动脉、股动脉或升主动脉。②可同时呼吸辅助和循环辅助。

2. **膜肺选择** 估计辅助时间 <5 天可考虑中空纤维膜

肺,>5 天考虑硅胶膜肺。

3. **机械通气**　常规低压低频的呼吸治疗使肺得到休息。对于 V-A 转流模式,呼吸机通气保持 PIP 12~18cmH$_2$O,PEEP 5cmH$_2$O,间歇通气频率 15~20 次/min,FiO$_2$ 0.21;对于 V-V 转流模式,PIP 15~25cmH$_2$O,PEEP 5~10cmH$_2$O,间歇通气频率 20~30 次/min,FiO$_2$ 0.30~0.50。

4. **流量管理**　V-V 模式流量 120~150ml/(kg·min),V-A 模式 100~120ml/(kg·min)。

5. **抗凝管理**　ECMO 过程中需全身肝素化,除初始剂量外,以后每小时给肝素 5~30U/kg,使 ACT 维持在 180~220 秒,以不出血不凝集为原则。

6. **血液稀释**　ECMO 中的血细胞比容(Hct)约为 35%,胶渗压 20~24mmHg。

7. **血压管理**　ECMO 中平均动脉压不宜太高,维持在 50~60mmHg 即可。组织灌注的情况主要根据静脉血气、末稍经皮氧饱和度来估计。

8. **预防感染**　ICU 或手术室定时空气消毒,并常规给抗生素预防感染,注意无菌操作。

9. **主要疗效评价**

(1) VA 模式监测动脉血、混合静脉血氧分压和氧饱和度,VV 模式监测动脉血、混合静脉血氧分压和氧饱和度。若动脉血氧分压增高、混合静脉血和氧合器前血氧分压稳定或增高,氧输送达 5~10ml/(kg·min),能维持 VA 和 VV 模式动脉氧分压分别在 60~150mmHg 和 50~80mmHg,表明氧合改善。

(2) 体外稳定流量一段时间后,能适当下调呼吸机参数,而不影响患者血氧分压和氧饱和度,表明肺功能改善。

(3) 循环支持效率评价:生命体征稳定,尿量增加,酸中毒纠正,能逐步减少血管活性药物剂量。

(五) 体外膜肺的并发症

1. **患者相关并发症**

(1) 出血:ECMO 最常见的患儿相关并发症。主要与 ECMO 治疗时使用肝素有关,可有颅内出血、胃肠道及手术部位等处出血。应合理应用肝素,动态监测活化凝血时间(ACT),细致观察病情,及早发现出血征象,予补充血小板、鱼精蛋白、凝血酶原复合物等对症处理,加强局部止血。若颅内出血程度进一步加重,应及时中止 ECMO,并予相应处理。

(2) 肾功能不全:发生率较高,尤其在 ECMO 转流 24~48 小时之间,由于毛细血管通透性增高,血容量不足,更为多见。通常进行血液滤过来治疗肾功能不全。

(3) 溶血:也是较常见的一种并发症,若由氧合器引起,应及时更换氧合器,必要时行血液滤过。

(4) 感染:ECMO 患儿需预防性使用抗生素治疗。

2. **机械相关并发症**

(1) 管路血凝:为机械相关并发症中最常见的一种,约占 29%。当肝素用量不合理,ACT 值过低,可能导致管路

血凝。应及时更换 ECMO 管道系统。

(2) 插管故障:约 13% 的新生儿存在插管问题,正确的插管位置是右颈内静脉插入右心房,右颈总动脉插入主动脉弓的上方。插管过深、过浅、过粗或过细均会影响血液引流和灌注。应根据患儿体重选择合适管径,插管后应立即在 X 片下观察插管位置是否适当并及时调整深度。

(3) 贮血囊瘪陷:最常引起贮血囊瘪陷的原因有低血容量、胸内压增高、静脉插管引流不畅。ECMO 转流 24~48 小时后有毛细血管通透性增高,使有效血容量减少,此时应适当补液。若考虑有胸内压增高,应积极查找原发病并行病因治疗。若由于插管原因导致引流不畅,应及时调整插管深度,必要时重新插管。

(4) 血泵故障:运转过程中泵突然停止转动,常见原因可能是在泵头内涂抹油、滑石粉使电机短路或电机传送带断裂。亦可能出现血泵突然颤动或蠕动,或出现失控高速运转,多数情况下为高频电流的影响。应尽可能选择性能良好的血泵,并定期检修,运转时勿使用高频电流的仪器,将手摇把放于固定位置,一旦出现机械故障应立即关闭电源,改用手摇泵以维持循环。

(5) 氧合器意外:氧合器性能不良是最常发生的意外,中空纤维氧合器易发生血浆渗漏,影响氧合器性能。当发生严重氧合不良时应迅速更换氧合器。此外,还可能出现氧合器热交换部分渗漏,要求氧合器安装前先连接变温水箱运转 3~5 分钟,以提早发现是否有水渗漏。在使用中发生渗漏,应立即更换氧合器,并应用大量抗生素预防感染。

(6) 变温水箱控制失灵:变温水箱温度自控系统和超温报警系统失灵,高温直接导致严重血液破坏。一旦出现应立即降温并进行血浆置换。

(7) 泵管破裂:泵管使用前应仔细检查,如有磨损应及时更换。发生破裂应立即停机,同时钳夹动静脉管路,并立即更换泵管。

(8) 空气栓塞:当气相压力高于液相,或静脉引流不畅造成过度抽吸时,均可能形成空气栓塞。一旦发生,应立即停转,使病人处于头低足高体位以减少颅内栓塞的可能,并将动脉插管与腔静脉引流管相连接,进行暂时性逆行灌注。

(六) 体外膜肺的临床应用

1. **安全性**　自 20 世纪 70 年代 ECMO 应用于临床以来,历经 40 年的发展,虽然 ECMO 本身是一项高并发症的有创操作,实际上仪器设备、监护手段、技术水平都已成熟。特别是近年来经皮插管技术、管道肝素涂抹技术的应用,以及血泵和氧合器不断改进优化,ECMO 的安全性有了进一步的提高。我国儿科 ECMO 临床应用尚处于起步阶段,目前仅少数大学附属医院的儿科重症监护病房和心血管外科监护病房开展此工作,在新生儿的临床应用也已经开始。不久的未来可能各个省均会建立儿科及新生儿 ECMO 救治中心。

关于 ECMO 患儿的长期预后亦有许多研究。约有

15% 的病人在 28 天时仍需要给氧,约 25% 的患儿在 5 岁时肺炎的发生率为正常儿的 2 倍。5~10 岁有 15%~20% 的病人有明显的神经发育异常(精神、运动、感觉认知、抽搐等)。与其他高危人群如严重 RDS 而不需用 ECMO 或 VLBW 儿相比,这些后遗症发生率与 ECMO 应用儿相似,提示这些远期预后主要与原发病有关。大多数应用 ECMO 的儿童并无神经系统功能障碍,而即使已存在功能障碍的患儿在随访中并未见病情进展,与一般脑损伤患儿的后遗症发生发展特点相似。

治疗转归与结局受到胎龄影响。晚期早产儿(34~36 周)、早期足月儿(37~38 周)、足月儿(39~42 周)的治疗预后差别很大,病死率分别在 26.2%、18% 和 11.2%($P<0.001$),主要并发症 IVH 分别为 12.3%、7.6% 和 3.6%($P<0.0001$)。这些问题可以作为实施 ECMO 支持治疗前的考量。对于出生体重 <2kg,但是胎龄 >34 周的小样儿,则适应证可以适当放宽。

关于对肺部发育和功能的远期影响,对 50 例新生儿 ECMO 治疗存活儿童在 10~12 岁随访肺功能发现存在肺残余气量偏高、气道阻力高、活动后氧饱和度偏低、氧消耗峰值偏低、气道痉挛发作更频繁。这些问题与 ECMO 停用后机械通气时间和压力参数有关,表明 ECMO 治疗可能长期遗留肺慢性损伤,并可以影响功能活动。

2. 有效性 ECMO 作为呼吸和(或)循环衰竭的经其他治疗无效的终末治疗手段,能为患者提供有效的呼吸、循环支持,为挽救生命赢得宝贵的时间。ECMO 治疗新生儿呼吸衰竭取得了良好的疗效,ELSO 报道的 20 258 例新生儿呼吸衰竭患儿中,总生存率为 76%,其中 MAS 生存率达到 94%,新生儿 PPHN 生存率为 78%。儿童和成人呼吸衰竭的生存率不如新生儿满意,生存率分别为 56% 和 52%。近年来,心肺移植技术的开展逐渐普遍,在移植前后应用 ECMO 实现心肺支持,不仅为等待移植供体的患者赢得了时间,且有效提高了移植成功率。

3. 经济效益及社会效益 ECMO 治疗对象几乎均为常规治疗失败的患者,病情危重。尽管 ECMO 费用昂贵,但在危重患者救治方面有其不可替代性,对于这部分患者若不行 ECMO 治疗,意味着失去了最后的生存和(或)康复机会,将对社会和家庭造成不利影响,造成许多社会资源的浪费。2000 年后最初 10 年间,随着肺保护性通气策略、NO 吸入、PS 的应用,临床上需要 ECMO 支持的新生儿严重呼吸衰竭患者呈逐年减少的趋势,而针对严重感染和多脏器衰竭、复杂外科手术后的新生儿患者数量上升,加上新开展 ECMO 的医学中心数量大量增加,全球性的 ECMO 在新生儿的应用总数重新增长。若能开展此技术为中心的重症监护医疗,集中部分医疗资源,救治新生儿及儿童中以肺、心功能衰竭的高死亡风险的危重患者,将与院前急救、产房复苏、院间转运形成一套完整的心肺功能支持体系,有利于提高危重患儿生存率,改善预后。同时,ECMO 技术的开展使我们在危重抢救手段和水平上,接近发达国家,并成为公共卫生突发事件应急抢救系统的重要组成部分。

总之,ECMO 技术目前作为发达国家新生儿重症监护医疗和生命支持的最高水平,是新生儿救治技术整体中的非常重要的技术之一。我国目前医疗水平已经发展到需要建立此技术以提升 NICU 水平并且医疗保险可以负担其代价的阶段,可以通过心血管外科、麻醉科、重症监护室、新生儿科等多学科的专业人员的密切合作在儿童医院建立和开展,有关的经验正在推广中。

(孙波)

七、新生儿连续性血液净化

连续性血液净化(continuousblood purification,CBP),亦称连续肾替代(continuous renal replacement therapy,CRRT),是指利用体外装置,连续将体内过多水分、某些致病物质清除而达到净化血液的方法。目前已广泛应用于危重患者的救治,近些年在儿童重症医学领域有较多临床应用报道。

临床上一般将单次治疗持续时间 <24 小时的肾替代治疗称为间断性肾替代治疗(IRRT);将治疗持续时间 ≥24 小时的 RRT 称为 CRRT。CRRT 的主要原理是弥散、对流、附着及吸附。弥散主要能够清除小分子,如水、电解质、肌酐、尿素氮等,对流可以清除中分子,如细胞因子、炎性介质等。CRRT 不仅是一种连续、缓慢清除溶质和水分,具有良好的血流动力学稳定性的肾替代治疗模式,同时也作为一种对脏器功能起支持作用的体外循环血液净化治疗方式,用于非肾疾病领域,如脓毒症、多脏器功能障碍综合征等。

对于危重症新生儿,CRRT 比间歇性血液透析有明显优越性,能保证血流动力学稳定、彻底清除中小分子有害物质和炎症介质、通过弥散清除溶质[41]。

由于新生儿体重小,血管管径细,对仪器设备要求精确度高,一定程度上限制了该技术在新生儿领域的应用。近些年,随着血液净化技术日臻成熟,仪器设备小型化及相关耗材技术不断改进,血液净化技术在新生儿中应用逐渐增多[42]。

(一)临床应用对象

包括肾脏适应证和非肾脏适应证两大类,非肾脏疾病的领域如全身炎症反应综合征(SIRS)、脓毒症、多器官功能衰竭(multiple organ dysfunction syndrome,MODS)、液体超负荷、急性呼吸窘迫综合征(ARDS)、严重电解质与代谢紊乱、心脏外科术后等,由于这些疾病往往存在肾功能损伤,而 CRRT 可通过降低炎症反应和保护患儿器官功能(尤其是肾脏功能)进行治疗[43,44]。

1. 适应证 新生儿 CRRT 治疗指征:①血钾 >6.5mmol/L;②血肌酐增长速度 >44.2~88.4μmol/(L·d),血尿素氮(BUN)增长速度 >9mmol(L·d);③严重水潴留、肺水肿、脑水肿;④代谢紊乱:难以纠正的代谢性酸中毒、高氨血症等代谢异常;

⑤少尿或无尿；⑥难以纠正的严重低钠或高钠血症；⑦急性肝功能衰竭。

2. **禁忌证** 新生儿CRRT没有绝对禁忌证，相对禁忌证为：①低血压；②严重出血倾向；③颅内出血、体内重要脏器出血。

（二）临床操作

1. **血液管路** 血管通路的建立是进行血液静化首要条件。因新生儿血管细、管壁薄，置管难度较大，在穿刺过程中很容易穿透、形成血肿。因血管细，治疗过程中容易出现吸壁现象。因为血管管径小而不能置入双腔导管时，可选择在颈内静脉和股静脉分别置管单腔导管实施血液净化治疗。

（1）脐静脉置管：适用于生后5天内的低出生体重新生儿，根据患儿体重可选择5~8F双腔管。取仰卧位，常规对脐带根部及其周围区域进行消毒，用线将脐带根部打一活结，剪去过长脐带，留下1.0~1.5cm长度，使断面切齐，暴露脐静脉。用小镊子及小止血钳固定并扩张血管，将导管与水平面成60°向头侧推进，按体重不同调整置管深度，回抽见血液流出，后做荷包缝合固定，固定脐静脉导管位置，无菌敷料固定；术后行胸腹片定位。

（2）颈内静脉置管：多选择右侧颈内静脉，从颈内静脉中路进针，头转向左侧，肩背部垫一薄枕，取头低位10°~15°，常规消毒，铺无菌洞巾，用0.5%~1%利多卡因做穿刺点局部麻醉，穿刺针与皮肤冠状面呈30°~45°，针尖指向同侧乳头，边进针边回抽。有突破感后回抽见暗红色回血，说明针尖已进入静脉内，保持穿刺针固定，由导丝口送入导丝，避免进入过深而诱发心律失常；以皮肤扩张器扩张后置入导管，进针深度体表定位在第2、3肋间水平，连接注射器反复回抽保证血流通畅，无菌敷料固定，胸片定位。颈内静脉置管末端位于右心房中部可以获得相对更为充足的引血。

（3）股静脉置管：股静脉置管因靠近会阴，易被污染，肢体活动时容易造成管路扭曲，应用时应注意。患儿平卧，下肢轻度外展，臀部垫一薄枕，腹股沟韧带中部下方一横指处，股动脉搏动点内侧0.5cm与腹股沟皮折线交点为穿刺点；针尖与皮肤呈30°~45°朝向脐部方向进针，边进针边回抽。有突破感后回抽见暗红色回血，说明针尖已进入静脉内，保持穿刺针固定，由导丝口送入导丝。以皮肤扩张器扩张后置入导管，连接注射器反复回抽保证血流通畅，无菌敷料固定。

2. **抗凝方法**

（1）普通肝素抗凝：最常用的抗凝方法，凝血功能正常患者，可先给予25~50U/kg的首次剂量，后以10~25U/（kg·h）维持，使活化凝血时间（ACT）维持在170~220s，部分凝血活酶时间（activated partial thromboplastin time，APTT）较正常延长20~30s。

（2）无肝素抗凝：针对有严重出血倾向的新生儿患者，

如弥散性血管内凝血（disseminated intravascular coagulation，DIC）、脓毒症、肝功能衰竭等，根据病情可采取无抗凝剂应用血液净化治疗。

（3）局部枸橼酸抗凝：尽管局部枸橼酸抗凝具有一定优势，但存在发生低钙血症、代谢性碱中毒和高钠血症的风险，新生儿较少应用。

3. **设备选择与参数设置**

（1）血液净化设备：新生儿体重小，血容量少，体外循环血容量及血流速度对患儿影响非常大，保持血流动力学稳定至关重要。选用的血液净化设备应能精确控制血流速度为3~20ml/min。现有的主流血液净化设备的血流速度，最小为0~10ml/min，基本上能满足多数新生儿治疗要求。目前供应儿童的滤器以及管路规格较多，一般选择高分子聚砜膜以及通透性高、生物相容性好、对凝血系统影响小的耗材。体外循环的血量一般控制在总血容量的10%以下。可根据患儿年龄、体重选择适宜的滤器。膜面积0.1m^{2}的滤器一般应用于体重3kg以下的新生儿。

（2）治疗模式：常用的模式有连续性静脉-静脉血液滤过（continuous veno-venous hemofiltration，CVVH）、连续性静脉-静脉血液透析滤过（continuous veno-venous hemodiafiltration，CVVHDF）、高容量血液滤过（high volume heofiltrition，HVHF）、缓慢连续性超滤（slow continuous ultrafiltration，SCUF）、连续性高流量透析（continuous high flux hemodialysis，CHFD）等。SCUF用于清除过多水分，主要用于心血管手术后；CVVHD、CVVHDF用于清除体内单纯小分子物质生成过多疾病，如急性肾功能衰竭、代谢性疾病、部分药物和毒物等。治疗过程中，根据置换液输入方式的不同，常分为前稀释模式和后稀释模式；后稀方式尤其前后稀联合方式是儿科正在推荐的方式，部分置换液量前稀，部分液量后稀。预冲先以1000ml 0.9%盐水+12 500U肝素进行预冲，再以全血或血浆预冲。

（3）参数设置：血流速度3~5ml/（kg·min），置换速度20~30ml/min，透析速度15~25ml/min，超滤量应根据患者尿量及需要清除的液体量进行调整。新生儿因血容量少，CRRT治疗时对患儿的血流动力学影响较大，特别是刚刚开始治疗时，血流速度可从3ml/（kg·min）开始，随后根据血压情况逐渐增加至5ml/（kg·min）。设置血流速度需考虑患儿疾病以及血流动力学情况，建议尽量在20~30min内缓慢提高血流量。通常血泵速度与CRRT治疗设备及置管管径有关。

4. **置换液及透析液**

（1）置换液：常采用Ports改良配方（生理盐水2000ml、5%葡萄糖125ml、无菌注射用水500ml、10%氯化钙12ml、25%硫酸镁2ml、10%KCl 10ml）；5%碳酸氢钠167ml（与上述液体分开，单独输注）。

根据患儿血钾情况调整10%KCl的加入量，正常血钾每升置换液中加入10%KCl 3ml/L，而高血钾每升置换液中加入 10% KCl 1~2ml/L,甚至可不加钾,低血钾时加入 10% 氯化钾 4~6ml/L。该置换液配方离子浓度为:Na$^+$ 144mmol/L;K$^+$ 4.7mmol/L;Cl$^-$ 114.7mmol/L;Mg^{2+} 0.72mmol/L;Ca^{2+} 1.45mmol/L;NaHCO$_3^-$ 35.4mmol/L;葡萄糖 12.4mmol/L。

(2) 透析液:透析液采用 Baxter 透析液(葡萄糖浓度分别为 1.5%、2.5%、4.25%),详见表 3-5-9。

表 3-5-9 Baxter 透析液

	PD2-1981	PD4-1989	规格
葡萄糖(g/dl)	1.5,2.5,4.25	1.5,2.5,4.25	
钠(mEq/L)	132	132	
氯化物(mEq/L)	96	95	
钙(mEq/L)	3.5	2.5	
镁(mEq/L)	0.5	0.5	2L
乳酸盐(mEq/L)	40	40	
渗透压(理论值,mOsm/L)	346,396,485	344,395,483	
pH	5.2(4.5~6.5)	5.2(4.5~6.5)	

注:加入 10% 氯化钾的量参照患者血钾水平,血钾 3.5~5.5mmol/L,加入 10%KCl 3ml/1000ml;血钾 <3.5mmol/L,加入 10%KCl 4ml/1000ml;血钾 >5.5mmol/L,加入 10%KCl 2ml/1000ml

(三) 血液净化的并发症及处理

(1) 低血压:因新生儿血容量较少,容易发生低血压,主要原因为体外循环的血容量过大和超滤过多。因此,应正确判断患儿体重,限制体外循环血容量,应低于 8ml/(kg·min),超滤量小于体重 5%。低血压多发生在 CRRT 治疗开始时,有报道考虑血液预冲会导致患者 pH 下降,而 pH 降低会引起缓激肽释放增多而导致血压降低,因此,可以在预冲时通过纠正酸中毒来预防。另外,若患儿应用血管活性药物,连接 CRRT 后这些药物浓度会被稀释,也引起血压降低,因此,在治疗开始时,可以通过增加血管活性药物剂量以提高浓度来预防。如果血压降低明显,可以给予液体输注或加用缩血管药物。

(2) 低体温:新生儿体温调节功能较差,CRRT 治疗过程中,会有较多血液引出体内,若体外循环加热或保暖不当很容易出现低体温。因此,在治疗时要注意监测体温、保暖。

(3) 出血:新生儿凝血功能较成人差,加之原发病对凝血功能的影响及肝素抗凝治疗,CRRT 治疗中容易发生出血。可表现为血管置管部位或穿刺部位渗血、消化道出血等,颅内出血是严重并发症。因此,应观察患儿有无出血倾向,注意神经系统症状体征,监测 ACT 及凝血功能,依据临床情况及时调整肝素剂量。

(4) 血栓形成:因新生儿血流速度较慢,血管置管管径细,容易形成血栓,特别在滤器、管路内形成血栓。依据患儿情况,尽量选取较粗置管,及时调整抗凝方案对减少血栓

形成有帮助。

(5) 失血:因治疗过程中的压力较低,导致的失血发生机会极少。贫血发生时,可暂时输注红细胞悬液支持;引血端不要负压太大;若程度较重,可更换滤器。

(6) 酸碱平衡和电解质紊乱:治疗前应结合患儿的血电解质检查结果,配制合适的置换液和透析液,治疗过程中应定期监测血清电解质和血气,依据检查结果及时处理。

(7) 血流感染:血管置管和连接设备一定要严格无菌操作,定期进行导管护理;尽量缩短导管留置时间,一旦考虑导管相关血流感染,应及时拔除导管,并行病原学检查。

(8) 药物浓度影响:CRRT 治疗时,体外药物清除率增加,影响药物代谢,并且不同的治疗模式和滤过膜对不同药物的影响相差甚远。对于危重新生儿,特别是脓毒症和多脏器功能衰竭的新生儿患者,接受 CRRT 治疗时,维持合理的药物浓度(尤其是抗生素药物浓度)对原发病治疗非常重要。事实上,治疗期间如何维持正常的血药浓度相当复杂,应考虑患者疾病、药物代谢动力学及 CRRT 治疗等诸多方面因素对药物影响;最为重要的是定时监测血药浓度和及时调整药物剂量以保证有效的治疗。

(四) 注意事项

(1) 严格无菌操作。

(2) 依据原发病选择合适的治疗模式。

(3) 实时监测生命体征及血流动力学指标。

(4) CRRT 治疗一般不超过 72 小时。

(5) 注意监测重要药物血药浓度,及时调整剂量以达到有效剂量。

(6) 治疗结束后或治疗间期注意随访血生化、血气、血常规等指标,防止并发症。

CRRT 在新生儿 ARF 治疗暂无多中心大样本的临床资料,CRRT 在危重症新生儿应用中的有效性和安全性可能是临床新生儿科医师关注的重点。新生儿临床医生对其治疗剂量、起始和终止时间,液体的管理、抗凝方式、药物剂量等持有不同观点,限制 CRRT 技术在 NICU 普遍应用的主要原因是缺少 CRRT 治疗标准和质控指标[45,46]。鉴于新生儿自身的特点,如全身各系统发育未完善,调节能力低下,CRRT 在新生儿救治成败要取决于:①新生儿深部动静脉置管困难,这往往是阻碍普遍开展 CRRT 治疗的重要原因之一,如出生前及出生时有严重疾病,应预留脐静脉以备用;由于新生儿血管纤细,解剖标志不够突出,不易定位,穿刺时间长,易导致穿刺失败,从而出现气胸、血胸、血肿、神经损伤、胸导管损伤等并发症,对技术和护理管理要求很高。②新生儿尤其早产儿自身血容量少,CRRT 治疗体外循环血量占新生儿循环总量 10%~15% 以上,要选择合适滤器和管道;体外循环回路预充容量占有效循环量较大比例,如果血流速度太大,新生儿的循环功能就不能承受。③ CRRT 治疗时需要密切监测流速、压力及液体出入平衡情况,密切监测血气、血糖、血电解质、凝血功能及肝肾功能

等,不仅要保证心肺循环和血容量的稳定,还要防止体内物质的丢失。④ CRRT 治疗过程中抗凝非常重要,否则易出现血液凝固阻塞管道,无法完成 CRRT 治疗。CRRT 治疗过程要密切监测并防治感染。

(周文浩)

八、新生儿光照疗法

光照疗法(phototherapy,简称光疗)是一种降低血清未结合胆红素的简单易行的方法。1958 年 Cremer 等首次报道日光或可视光线可降低血清胆红素水平,并发现黄疸的早产儿在日光或蓝色荧光灯下能有效降低其胆红素水平。对这一发现当时并未引起重视,直到 1968 年 Lucey 对早产儿进行了临床对照试验,证实了它的疗效且无严重副作用,以后开始普遍使用。

光疗用于治疗新生儿高胆红素血症 40 多年来,大大减少了严重高胆红素血症的换血病例。光疗的设备和治疗方法都已经有了很大的发展,并已成为预防和治疗高胆红素血症最常用和最有效的干预措施。光疗不仅可以降低血清胆红素,也可使接近或达到换血标准的新生儿减少换血。对几乎所有新生儿高胆红素血症,无论种族或高胆红素血症的病因,均可通过光疗降低胆红素水平或减缓胆红素水平的上升。

(一)光疗原理

光疗通过转变胆红素产生异构体,使胆红素从脂溶性转变为水溶性,不经过肝脏的结合,经胆汁或尿排出体外。光疗作用的确切过程尚不清楚,但可能不是作用在皮肤细胞,而在浅层毛细血管或间隙中作用于胆红素白蛋白联结物。

胆红素有 4 种同分子异构体,同分子异构体是指分子的组成和分子量完全相同而分子的结构不同、物理性质和化学性质不相同的物质。在光的作用下,稳定的胆红素 4Z,15Z 结构主要转变为 4Z,15E 异构体(占总胆红素浓度的 20%)和少量的光红素(占总胆红素浓度的 2%~6%)。当光疗时,迅速发生光异构作用,但产生的 4Z,15E 异构体的清除非常缓慢,且在胆汁中很易逆转为 4Z,15Z 结构;而光红素结构稳定,并能够经胆汁(不需要肝脏结合)和尿排泄(较经胆汁排泄缓慢得多)。因此,光疗时光红素浓度较 4Z,15E 异构体低,但从血清中清除迅速,是降低血清胆红素主要途径。另外,将含有胆红素的血清标本暴露于日光下,胆红素逐渐消失。此现象是由于胆红素在光氧化作用下产生了水溶性、无色的产物,可从尿中排出。但此过程缓慢,可能对排除胆红素起次要作用。由于光照后形成的胆红素 4Z,15E 异构体比胆红素 4Z,15Z 结构的脂溶性更小,所以 4Z,15E 异构体很少透过血脑屏障。光疗开始后有 20%~30% 血循环的胆红素被转化成非脂溶性的胆红素,从而在胆红素被排出前减少了异构体的毒性作用。

(二)光源选择

胆红素能吸收光线,以波长 450~460nm 的光线作用最强,由于蓝光的波长主峰在 425~475nm,故认为是人工照射的最好光源。绿光波长主峰在 510~530nm,由于皮肤的光学特性,波长较长的光易于穿透皮肤,绿光较蓝光更易穿透皮肤。有研究报道光疗最有效的光源是波长较长的蓝 - 绿光(490~510nm),能对胆红素转变成光红素起到联合效应。

1. **荧光灯管**　应用最广泛的荧光灯光源有日光或冷白光、蓝光。其蓝光光谱为 300~700nm,输出能量小。适用于控制早产儿或足月儿缓慢升高的血清胆红素。特殊蓝光灯(special blue tubes)是近年来最有效的光源,其发射的窄光谱蓝光的辐射强度显著高于普通蓝光灯,主要发射蓝 - 绿光谱的光,常用于治疗严重的高胆。在此波长下,光对皮肤的穿透性好,最大程度被胆红素所吸收。有别于常用的蓝光灯。特殊蓝光在婴儿皮肤发出淡蓝色彩,可能掩盖发绀。故在 NICU 使用时,需监测脉搏氧饱和度。为减缓对肤色的影响,在光疗设施上安装灯管时,将 4 根特殊蓝光灯管置于中心,两侧各加 1 根普通蓝光灯管。另外,在特殊蓝光周围的护理人员可有头痛、头晕及恶心等不适,可以外罩屏障以保护护理人员免受光的影响。

2. **卤素灯**　高压汞蒸汽卤素灯在蓝光范围能提供良好的效能。这种灯装有移动臂,可以随意移动,因此,增加了光源与婴儿间的距离而降低了辐射作用,但不能距婴儿过近(不能短于厂商要求的距离),易造成烫伤。标准的荧光灯可距离婴儿在 10cm 以内从而增加辐射强度,而不引起温度的增加。另外,多数卤素灯投射的区域相对小,辐射区域内强度不均衡,中心强度高,周边明显降低。

3. **光纤设备**　80 年代末引入的纤维光学光疗仪,也称光纤毯或光疗毯,是由一个钨 - 卤素灯泡发出的光,经过多芯纤维导线输送到一个塑料衬垫内发射出光。一种纤维光束在较宽衬垫内包绕在婴儿身体周围;另一种是婴儿需躺在针织纤维衬垫上,或当抱起时可以卷在衣服下面。前者光纤毯发射波长为 420~480nm,后者提供更均衡的辐射。因投射面积与辐射强度成反比,因此,应减小衬垫的面积来提高辐射强度。故适用于 VLBW 儿。光纤毯比传统光疗优越之处是不需要眼罩,易于护理和抱起。而且体积小,便于家庭光疗。缺点是由于照射面积小使其光谱功率低。

4. **发光二极管**　发光二极管(light emitting diodes,LEDs)是近来提出的产生窄谱(30nm)高强度的一种新方法。使用高强氮化镓的发光二极管在设定光谱(蓝光、蓝 - 绿光等)下以最小的热能产生高辐射强度。此装置重量轻、电压低、功率低及便于携带,是在医院或家中能提供高强光疗的有效方法。

5. **家庭光疗**　家庭光疗可减少母婴分离的焦虑,减少医院治疗的并发症。国外已广泛使用家庭光疗,国内也有部分地区开展。光纤毯治疗安全、便于护理,适于在家庭中使用,减少了母婴分离,又可不中断母乳喂养。但因光纤毯疗效有限,适用于胆红素水平接近光疗标准的患儿。严重高胆红素血症不适合家庭光疗,而且家庭光疗同样需要监测胆红素水平。

(三)光疗指征

新生儿生后血脑屏障的发育和胆红素水平是一个动态发展的过程,胎龄及日龄越小,出生体重越低,血清胆红素超过一定限度对新生儿造成脑损害的危险性越大。所以,不能用一个固定的界值作为新生儿黄疸的干预标准。美国儿科学会(AAP)于 1994 年制定了首个新生儿高胆红素血症(简称高胆)干预指南,2004 年 AAP 对黄疸干预的胆红素标准进行了修订,由日龄胆红素值修订为小时胆红素值。对胎龄≥35 周的晚期早产儿和足月儿当胆红素水平超过相应小时龄的第 95 百分位为高危区域,发生胆红素脑病的危险性高,应给予积极干预[47]。

由中华医学会儿科分会新生儿学组在 2014 年发表的"新生儿高胆红素血症诊断和治疗专家共识"[48],对胎龄≥35 周的早产儿和足月儿,根据 Bhutani 小时胆红素列线图[49](图 3-5-9),TSB 超过第 95 百分位值作为光疗标准,或可参照 AAP 推荐的光疗标准[1](图 3-5-10),或在尚未具备密切监

测胆红素水平的医疗机构可适当放宽光疗标准。出生体重 <2500g 的早产儿的光疗标准亦应放宽(表 3-5-10)。在 VLBW 儿或皮肤存在瘀斑、血肿的新生儿,可以给予预防性光疗,但对于出生体重 <1000g 的早产儿,应注意过度光疗的潜在危害。2014 年专家共识同时提出了详细的停止光疗标准。

(四)光疗方法

1. **单面光疗** 用 20W 或 40W 蓝色或绿色荧光灯 6~8 支,呈弧形排列,灯管间距约 2.5cm,光疗装置置于患儿的上方,灯管距患儿正面皮肤 25~35cm,患儿裸体睡于中央。单面光疗仪有固定于暖箱和移动式两种,多用于不宜双面光疗的患儿,如在开放辐射台或闭式暖箱中的患儿。对于胆红素水平较高又不宜接受双面光疗者,除上方单面光疗外,可在患儿背部同时加用光纤毯,或可在患儿两侧增加单面光疗加强疗效。

2. **双面光疗** 婴儿要位于光疗箱的上、下两排光源当中,距离上排灯为 25~35cm。目前多数采用双面光疗,因被照射面积大,疗效优于单面光疗。现国内普遍采用的是双面光疗箱,箱内上下各设置一组蓝光灯,患儿裸露于中间的

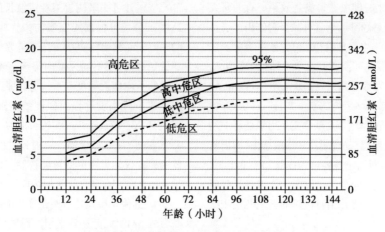

图 3-5-9 新生儿小时胆红素列线图[49]

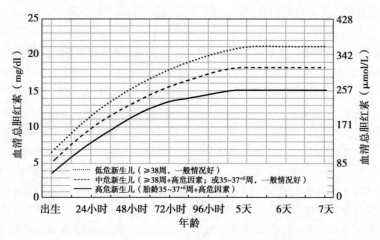

图 3-5-10 胎龄≥35 周早产儿及足月儿光疗参考标准[47]

表 3-5-10 出生体重 <2500g 的早产儿光疗和换血血清总胆红素参考标准[49]

出生体重(g)	<24 小时		<48 小时		<72 小时		<96 小时		<120 小时		≥120 小时	
	光疗	换血	光疗	换血	光疗	换血	光疗	换血	光疗	换血	光疗	换血
<1000g	4	8	5	10	6	12	7	12	8	15	8	15
1000~1249	5	10	6	12	7	15	9	15	10	18	10	18
1250~1999	6	10	7	12	9	15	10	15	12	18	12	18
2000~2299	7	12	8	15	10	18	12	20	13	20	14	20
2300~2499	9	12	12	18	14	20	16	22	17	23	18	23

注:血清总胆红素值单位 mg/dl,1mg/dl=17.1μmol/L

有机玻璃床板上,箱温可根据需要设定,能保证相对恒定的温度,箱温过高或过低可报警。光疗箱有些无湿化装置或湿化程度不足,可致不显性失水增加,故光疗时注意补充生理维持液体。

(五)光疗照射时间和剂量

光疗分连续或间断照射,后者照 6~12 小时后停止 2~4 小时再照,也有照 8~12 小时后停 16 或 12 小时,不论何法,应视病情而定。若为 Rh 溶血病或黄疸较重的 ABO 溶血病则照光时间较长,一般需 48~72 小时。轻中度胆红素血症,大多数只需 24~48 小时即可获得满意效果。有的研究认为,连续或间断照射疗效相同,后者可减少副作用。

停止光疗的时间与出生后日龄和胆红素水平有关。如果日龄在 7 天以上,建议光疗至胆红素水平降至 13~14mg/dl(222~239μmol/L),或光疗至低于启动光疗标准 3mg/dl(50μmol/L)。如果是日龄在 7 天内的新生儿,建议停止光疗的标准更低。光疗是通过作用于皮肤和皮下组织循环中的胆红素,使其发生异构变化更易经胆汁和尿液排出,而内脏中的胆红素在光疗后逐渐经血循环再到皮肤和皮下组织,因此,胆红素水平在短时间内会出现反弹。所以在光疗后 24 小时应监测胆红素,若在光疗当日出院的新生儿应于次日到门诊监测胆红素。

(六)光疗的效果

临床研究显示,影响辐射剂量和光疗功效的主要因素有光谱、辐射强度、光疗设备的设计,患儿皮肤暴露面积、距光源的距离等。

1. 增加皮肤暴露面积可提高疗效 必须尽可能暴露小儿皮肤,使之与光源有较大接触面积。因此光疗时注意:①尽量舒展四肢;②洗澡后不要扑粉;③尿布面积尽可能小,尤其是早产儿。

2. 灯管与小儿的距离 灯管与患儿的距离越近辐射强度越高,但距离太近可影响护理操作,且小儿易发热及脱水。所以上方灯管与玻璃板之间以 35cm 左右为好。但在双光中,下方灯管与玻璃板之距离可以缩短到 20~25cm。在光源上方或下方装有反光设备(如白漆、银白色铅皮、白布等)可以增加光源的强度,裂隙式荧光灯(特制),反光性较强。光疗安装呈一弧度,使光源以垂直或接近垂直方式

照射到患儿皮肤,因垂直光是最短距离。

3. 光照辐射度 特定波长的光照射在物体表面,其单位面积接受到的辐射功率称为辐射度,也即光照强度,采用 μW/(cm²·nm) 表示。光照强度越大,光疗效果越明显。蓝光灯管在使用数小时后辐射强度迅速衰减,但灯管更换的时间尚不确定,国内普遍使用 2000 小时更换灯管。对于重症高胆红素血症新生儿光疗时,为增加辐射强度,可更换新的蓝光灯管,或采用多面光疗的形式,例如在单面或双面光疗基础上,再增加侧面光源来达提高辐度。

辐射计可用来测量某特定波长的光谱带的辐射强度,这些光谱带可根据胆红素的最大吸收光波长来选择,如 425~475nm 或 400~480nm。有研究非溶血病高胆红素血症的足月儿,用不同强度的特殊蓝光光疗,比较光疗头 24 小时的平均辐射强度与血清胆红素下降幅度。结果显示,胆红素下降幅度随辐射强度的增加而增大,但当辐射强度达到 30μW/(cm²·nm) 以上,胆红素下降幅度达最高为 45%~50%,且不再增加。辐射计并非必备仪器,但有助于监测光疗仪辐射强度的可能控制,突然的下降能够警示医护人员可能存在蓝光灯管损坏或脏污。

4. 其他 患儿是否便秘亦影响疗效,因光疗后形成的 4Z、15E 异构体,经胆道排泄入肠腔后,如不及时排出,又可转变成 4Z、15Z,并经肠壁吸收,不利于血清胆红素的下降。在溶血病进展快的阶段,光疗不能阻止溶血,总胆红素可能仍较高,切勿误认为无效。

(七)光疗副作用

目前认为光疗相当安全,虽有副作用,但一般并无危险。

1. 发热 用灯管光疗会产生发热,体温常达 38~39℃,亦有在 39℃以上者,同时可使不显性失水增加。这是由于荧光灯的热能所致。天热更易产生此种现象,故在设计光疗装置时应考虑到光疗装置的通风问题。相反在冬季或有些低出生体重儿,光疗时由于保暖不够,可引起体温偏低。

2. 腹泻 亦常见,大便稀薄呈绿色,每日 4~5 次,最早于光疗 3~4 小时即可出现。但光疗结束后不久即停止,其主要原因是光疗分解产物经肠道排出时,刺激肠壁引起肠蠕动增加。稀便可使体液减少,应注意适量补充水分。

3. 皮疹 由于光疗的光可产生极微量的紫外线,有时

会出现红斑或瘀点,可持续到光疗结束,这在血清胆红素高的情况下经常见到,常分布于面部、下肢、躯干,消退后不留痕迹,可能与光照致血小板减少有关。绿光光疗时皮肤瘀点较蓝光光疗少见。

4. 青铜症 当胆汁淤积性黄疸患儿光疗后可使皮肤、血清及尿呈青铜色。青铜症原因尚不清楚,尽管仅发生于胆汁淤积的患儿(但并非所有胆汁淤积者都发生),可能与血浆中卟啉的积聚有关,通常很少有不良后果,光疗停止后,青铜症可以逐渐消退,但时间较长。高胆存在结合胆红素升高时,光疗并非禁忌证,但因为胆汁淤积,影响光产物经胆汁排泄,从而降低光疗疗效。当胆汁淤积的患儿发生严重高胆,光疗不能迅速降低胆红素水平时,需考虑换血。换血标准仍以总胆红素水平为准。

5. DNA 损伤 试验研究发现,光疗可使体外培养细胞的 DNA 链断裂,且存在胆红素情况下辐射被细胞的DNA 链断裂增加,但人体或动物中未得到证实。因为光能穿透薄的阴囊皮肤,甚至到达卵巢,虽然有限深度引起生殖腺 DNA 损伤的可能性极小,但建议光疗期间用尿布遮盖生殖腺。

6. 眼 对多组经光疗的小儿随访结果表明,对生长发育并无不良影响。由于强光线照射能够损伤视网膜,结膜充血、角膜溃疡等,故光疗时必须用黑布或厚布保护眼睛,只要做好保护,并无影响。

7. 其他 光疗期间还可引起血清核黄素浓度减低;早产儿可发生低钙血症。有报道光疗与 VLBW 儿 PDA 的发生有关联,发生机制尚不清楚,可能与氧化亚氮诱导的血管舒张相关。

(八) 光疗的护理

光疗的护理工作很重要,工作好坏可影响疗效,普通灯管式光疗设备使用时应注意,检查灯管是否全亮,不亮应及时调换,有灰尘时应先擦去。室温低要预热,待灯下温度在 30℃左右时才放患儿入内。照光前,一般先洗澡,可清洁皮肤,减少感染,洗澡后不应扑粉,以免阻碍光线照射皮肤。剪短指甲,防止因哭吵而两手舞动,抓破皮肤。眼罩若

非一次性使用,用后须清洗并进行消毒,以防止结膜炎。保持玻璃床板透明度,如被患儿呕吐物、泪水、出汗、大小便等污染应及时清除,以免影响疗效。每 4 小时测体温一次,一般超过 38℃给予降温处理。喂养可在光疗时进行,由于光疗时小儿易哭闹,易出汗,显性以及在光疗时的不显性失水增加 40%,稀便中水分比正常儿也要损失 2 倍以上,故光疗时水的需要量增加全日总量的 15%~20%。早产儿不显性排泄水分要增加到 3 倍,特别是 1.25kg 以下的早产儿,使水的平衡失调,影响更大,所以可多喂些糖水,脱水者要补液。对于特别好动者,可注射苯巴比妥,既可减轻黄疸,又可减少体力消耗及防止两足摩擦破皮。加强巡视,注意患儿全身情况,有抽搐、呼吸暂停及青紫者应及时采取措施,并做好记录。光疗结束后应再次进行全身沐浴或擦身,并检查全身有无破皮及炎症。

(朴梅花)

九、新生儿换血疗法

换血(exchange transfusion)是治疗高胆最迅速有效的方法。主要用于重症母婴血型不合的溶血病,可及时换出抗体和致敏红细胞、减轻溶血;降低血清胆红素浓度,防止胆红素脑病;同时纠正贫血,防止心力衰竭。换血偶有心脏停搏等危险,并有继发感染可能,所以必须严格掌握指征。除上述特殊情况外,换血还用于 G-6-PD 缺乏或其他原因导致的严重高胆红素血症。

(一) 换血指征

1. 各种原因所致的高胆红素血症达到换血标准时均应进行换血(图 3-5-11 和表 3-5-10)。

2. 产前诊断明确为新生儿溶血病,出生时脐血胆红素 >76μmol/L(4.5mg/dl),血红蛋白低于 110g/L,伴有水肿、肝脾肿大和心力衰竭者。

3. 凡有早期急性胆红素脑病症状者,不论血清胆红素浓度是否达到换血标准,或 TSB 在准备换血期间已明显下降,都应换血。

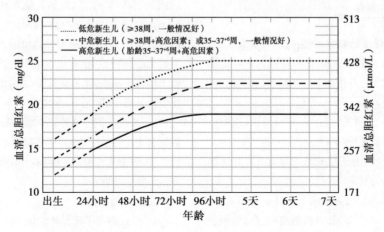

图 3-5-11 胎龄≥35 周早产儿及足月儿换血参考标准[47]

4. 胆红素 / 白蛋白可作为考虑换血的附加依据。如胎龄≥38 周新生儿 B/A 值达 8.0,胎龄≥38 周伴溶血或胎龄 35~37 周新生儿 B/A 值达 7.2,胎龄 35~38 周伴溶血新生儿 B/A 值达 6.8,可作为考虑换血的附加依据。

5. 在准备换血的同时先给予患儿强光疗 4~6 小时,若 TSB 水平未下降甚至持续上升,或对于免疫性溶血患儿在光疗后 TSB 下降幅度未达到 34~50μmol/L(2~3mg/dl)立即给予换血[48-50]。

(二) 血液的选择

1. 新生儿溶血病时换血血源的选择(表 3-5-11):Rh 血型不合时,应该采用和母亲相同的 Rh 血型,而 ABO 血型用与新生儿同型或 O 型血。在 Rh(抗 D)溶血病无 Rh 阴性血时,亦可用无抗 D(IgG)的 Rh 阳性血,用 Rh 阳性血液换血时,由于换入的血液又可被 Rh IgG 破坏而影响效果,但 Rh 阳性血至少能换出相当量的胆红素及抗体,同时因消耗游离的 Rh 抗体能使溶血过程较快结束。

表 3-5-11　新生儿溶血病换血血源的选择

患儿	换血的血源选择
Rh 溶血病有抗 D 者	1. Rh 阴性,ABO 血型同患儿
	2. Rh 阴性,O 型血
	3. 无抗 D IgG 的 Rh 阳性、ABO 血型同患儿
	4. 无抗 D IgG 的 Rh 阳性、O 型血
Rh 溶血病有抗 C、E 者	1. Rh 血型同母亲,ABO 血型同患儿
	2. Rh 血型同母亲,O 型血
	3. 无抗 C、E 等 IgG 的任何 Rh 血型,ABO 血型同患儿
	4. 无抗 C、E 等 IgG 的任何 Rh 血型,O 型血
ABO 溶血病	1. O 型红细胞,AB 型血浆
	2. O 型血
	3. 同型血
不明原因的高胆红素血症	1. 同型血
	2. O 型血

ABO 血型不合时,母亲是 O 型,新生儿是 A 型或 B 型,最好采取 AB 型血浆和 O 型红细胞混合后换血,也可选用抗 A 及抗 B 效价 <1：32 的 O 型血液。否则有时会使受血者发生溶血性输血反应。

胎儿所有抗 Rh、抗 A 或抗 B IgG 都来自母体,故换血用的血液应该与母亲血清无凝集反应。

2. 对有明显贫血和心力衰竭的患儿可用血浆减半的浓缩血来纠正贫血和心力衰竭。

3. 血液应选用新鲜全血,而临床上新鲜血来源紧缺,目前多提倡成分输血。可采取 AB 型血浆和 O 型红细胞悬液混合后换血。因为红细胞悬液中保养液含量较多,红细胞与血浆混合后再次稀释而降低血细胞比容,故红细胞悬液与血浆的配比应根据需要调整。国内文献报道多主张红细胞与血浆之比为 2~3：1。

4. 在新鲜血来源困难不能满足急需时,过去采用深低温保存的冷冻血,解冻后即可使用,但近年来已不再冻存全血。

(三) 血液的抗凝剂

目前换血采用新鲜全血或红细胞悬液与血浆混合的血,已不用肝素作为抗凝剂。全血常用枸橼酸右旋葡萄糖(acid citrate dextrose,ACD)保养液,红细胞悬液常用枸橼酸盐 - 磷酸 - 葡萄糖 - 腺嘌呤(citrate-phosphate-dextrose-adenine,CPDA)保养液。换血过程中,枸橼酸及枸橼酸盐可影响电解质及酸碱平衡。国内研究结果显示,换血后对电解质和代谢的影响常见低钙、低钾及高血糖。血钙常为短时间下降,有时不超过 10 分钟又恢复正常,是由于钙与 ACD 保养液中枸橼酸盐结合有关。传统办法每换血 100ml 后给予 10% 葡萄糖酸钙 1~2mg/kg 稀释后缓慢注入,但此处理存在争议,有人认为这种治疗没有必要,除非有低钙血症的证据。高浓度葡萄糖的 ACD 血可使血糖增高,但也可因刺激胰岛素分泌,使血糖降低,故换血后数小时内须监测血电解质、血糖及血气分析。

(四) 换血前准备

1. 手术应在严格消毒后的房间进行。房间中应具备远红外线辐射床、心肺监护仪、体温表等。

2. 参加换血的人员应为 4~5 名,包括手术者、助手、记录者、巡回护士和手术护士。

3. 药物准备　500ml 生理盐水、1U/ml 肝素生理盐水溶液、10% 葡萄糖酸钙、10ml 生理盐水及急救、复苏药品等。

4. 计算换血量　通常为新生儿血容量的 2 倍。新生儿血容量一般为 80ml/kg 左右,因此,换血量一般为 150~160ml/kg。

5. 血管准备　过去大多采用脐静脉单管交替抽注法,是新生儿生后数天内最容易插入的血管,但因抽注不同步可致血压波动而影响各脏器的平稳供血。故近年来多采用外周动静脉双管同步抽注法。分别选择外周动脉(如桡动脉或颞浅动脉)和静脉(如大隐静脉、腋静脉或股静脉)各一条。也有采用外周静脉 - 静脉同步换血,以股静脉或颈内静脉抽血,另一外周静脉输血的方式换血。随着智能输液泵的临床应用,已有报道采用两部输液泵建立全自动双管末梢血管换血,使换血过程在封闭回路中全自动进行,操作变得更简单、无污染、并发症少、效果好。

6. 器械准备　三通管 4 个、20ml 注射器 4 个、10ml 注射器若干、换血塑料导管或硅胶导管 2 根、22~28 号套管针 2 支、输血器 2 套、盛器 3 个(盛放盐水、废血、肝素盐水等)、无菌胶布等。

(五) 换血步骤

1. 患儿仰卧于远红外线辐射床上,固定好手脚并安置心肺监护。术前停喂奶一次,并抽出胃内容物以防止呕吐。

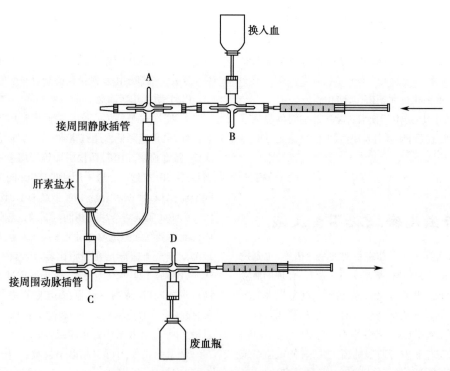

图 3-5-12　新生儿周围血管连续交换输血装置示意图
注:A、B、C、D 为三通管的位置

2. 选取好外周动静脉并常规消毒,用套管针穿刺进入血管后连接上三通管,胶布固定后连接充满肝素生理盐水的注射器抽注润滑。

3. 从动脉端抽出血,从静脉端输入血,抽与注同时进行,同步、等量、等时。一般在外周动脉端连接上 20ml 注射器,向外抽血或经三通管连接到放置废血容器;在外周静脉端三通管上分别连接上 20ml 注射器和储血袋,先关闭三通管的静脉端,用注射器抽取储血袋中的血液,关闭三通管的储血袋端,将血液慢慢注射入静脉血管(图 3-5-12)。

4. 换血速度可根据新生儿体重确定换血每次抽出和输注的血量(表 3-5-12)。一般控制整个换血全程时间在 90~120 分钟内。

表 3-5-12　新生儿换血每次抽出和输注的血量

新生儿体重(kg)	抽出/输注血量(ml)
>3	20
2~3	15
1~2	10
0.85~1	5
<0.85	1~3

5. 在换血前后应该进行以下实验室检查:血红蛋白、血细胞比容、血小板计数、白细胞计数和分类、钙、钠、钾、氯化物、血气分析、血糖、胆红素等。

(六)换血后处理

1. 继续蓝光照射并监测血清胆红素变化。在换血后第 2、4、6 小时及每间隔 6 小时持续监测血清胆红素水平。在换血后 2~4 小时可发生胆红素反弹现象。密切观察患儿有无嗜睡、拒食、烦躁、抽搐、拥抱反射、呼吸、心率等变化。

2. 预防性使用抗生素防止感染,止血药物防止出血。

3. 监测血常规、电解质、血气分析、血糖、血钙等。

4. 换血后需禁食 6~8 小时。以后根据患儿情况开奶喂养。

5. 一次换血后组织内的胆红素可再回入血浆,加上骨髓或脾中致敏红细胞的分解以及换入红细胞的衰老死亡,可使血清胆红素再次升高或超过第一次换血前的浓度。在这种情况下可按换血指征再次换血。

(七)换血的危险性及并发症

换血时要思想集中,操作轻巧,温度调节等细小枝节问题均需审慎思考。换血病例的死亡率与手术者操作熟练程度关系较大。换血期间可发生以下一些并发症。

1. 库血未经逐步复温而立即输入,可引起心血管功能障碍。一般将血袋置于室温下预温,应保持在 27~37℃,如血袋外加温水不能超过 37℃,以免溶血。使用陈旧血时,血清钾含量高,高血钾可引起心室纤维性颤动,心脏停搏。

2. 脐静脉插管操作时,若强力推动导管通过可致脐静脉穿孔,引起出血进入腹腔和肝脏。当导管插入太深时,由于导管顶端与心肌接触或由于快速直接向心脏灌注血液可引起反复的心律不齐。

3. 换血同时如有持续静脉补液者应尽量减慢流速,否则会干扰静脉压控制,以致输液量过多导致心力衰竭。

4. 换血过程中切忌有空气和凝血块注入,静脉导管不可开口放置在空气中;患儿哭闹或深喘气可吸入空气,造成空气栓子。导管插入前应装满盐水,可指示导管内液体的流向。导管插入后先抽血,可避免脐静脉的小血块推入引起血栓。

5. 换血时应严格执行无菌操作,防止感染。

6. NEC 及肠穿孔,是由于换血过程中注射时门静脉系统产生反压,阻滞血流到肠道引起缺血和坏死,甚至肠壁穿孔的后果。

(朴梅花)

十、新生儿输血及不良反应

输血是临床医疗工作中非常重要的治疗措施,也是抢救和治疗新生儿的一种特殊、基本手段。及时、合理的血液输入可延长或挽救一些垂危生命,亦可使一些急慢性失血或出血性疾病得到缓解甚至痊愈。但是,血和其他药物一样,适当、合理应用效果良好;若使用不当可导致不良反应。尤其对于处于特殊生长发育阶段的新生儿来讲,造血系统可因胎龄、出生体重和日龄不同而变化,且易受多种生理、病理因素影响,输血更需谨慎。应该指出输血实践指南虽然在不断更新,但只是提供了一个可借鉴的标准,不应该作为绝对的指征。任何情况下,医生在做输血决定时应该根据患儿的具体情况,权衡其风险-收益比,以书面形式清楚记录每次输血的适应证,并对输血的功效进行评估(例如缓解贫血症状、出血停止等)[50]。

(一)一般原则

1. **供血者** 为了避免感染性疾病的传播,新生儿输注血液的供血者提倡为反复多次献血者。

2. **建议使用去白成分血** 除粒细胞外,建议使用去白成分血(白细胞<1×10^6/单位)(证据Ⅳ级,推荐C级)。优点:①减少非溶血性发热反应;②减少同种异体免疫反应;③减少巨细胞病毒(CMV)传播风险。

3. **预防CMV感染** 胎儿、出生体重≤1500g或者孕周≤30周的新生儿,先天性或获得性免疫缺陷病新生儿,以及干细胞移植者是输血感染CMV的高危人群。对于这部分人群建议输注CMV阴性血或去白血(证据ⅡB级,推荐B级)

4. **预防移植物抗宿主反应(GVHD)** 为了预防GVHD,在以下情况下输注红细胞和血小板(血浆除外)时建议使用辐照血(证据Ⅲ级,推荐B级):①宫内输注红细胞和血小板;②宫内输注之后再次给予红细胞和血小板输注,包括交换输血;③对出生体重≤1500g或孕周≤30周的新生儿输注红细胞和血小板;④血液来源于一级或二级亲属或人类白细胞抗原(human leukocyte antigen,HLA)相似者;⑤患儿为先天性或获得性免疫缺陷患者;⑥接受造血干细胞移植。建议辐照剂量在25~50Gy,宜选择采集5天内的血液做辐照,在辐照后24小时内输入[51]。

5. **输血前检查** ①母体 ABO/Rh 血型鉴定,红细胞不规则抗体筛查及间接抗人球蛋白试验。②新生儿 ABO/Rh 血型鉴定,直接抗球蛋白试验(如阳性,需进行洗脱及抗体类型鉴定),红细胞不规则抗体筛查。

(二)新生儿期输血

1. **交换输血(ET)** 交换输血最常用于严重的高胆红素血症,可迅速降低血胆红素水平。另外,偶尔也用于代谢疾病、脓毒血症、DIC、药物中毒等。用于置换的红细胞应满足:① Rh 血型不合应采用和母亲 Rh 同型且与患儿 ABO 同型血;ABO 血型不合选用 O 型红细胞;其他原因换血者,Rh 及 ABO 血型均与患儿相同。②通过母体或婴儿血浆抗体检测不到红细胞抗原。用于置换的血浆应为 AB 型血浆。最终配制全血应满足血细胞比容(Hct)在 0.5~0.6,使用前辐照,配制后 24 小时内使用,最长不超过 5 天。换血的血液尽可能新鲜,浓缩红细胞在 4℃贮存条件下保存时间越长,血液成分变化越大,即酸性增加,钾离子浓度增高,故大量输血时,要防止酸中毒和高钾血症。

常见的副作用可引起血小板减少、代谢紊乱(如低钙血症、高血糖、低血糖、高钠血症、高钾血症)、血栓形成,甚至 NEC,故在换血过程中需注意监测内环境稳定及补充葡萄糖酸钙。

2. **输注红细胞** 输注红细胞是改善新生儿贫血、纠正血容量不足状态的有效治疗手段。在新生儿期贫血引起的症状常不典型,一般通过监测血红蛋白水平来指导输血。贫血通常定义为血红蛋白浓度低于正常值,但这个概念很难适用于早产儿的临床实践,许多国家都有关于新生儿输血的共识和指南,通常参数包括血红蛋白浓度、胎龄和生后日龄及呼吸支持的需求等。两项最近的试验(PINT 研究和 Iowa 研究),比较两种不同的输血阈值(血红蛋白 10g/dl 和 7g/dl),分别维持较高的血红蛋白和较低的血红蛋白,PINT 研究的长期随访表明,血红蛋白水平升高可能具有神经保护作用。

浓缩红细胞输注特点:①保证 ABO/Rh 血型相容;②交叉配血试验阴性;③Hct 约为 0.7;④去白细胞或者 CMV 检测阴性;⑤必要时辐照;⑥采集后 14 天内进行辐照,辐照后尽快使用。前置胎盘、胎盘早剥、脐带破裂可在出生时引起急性重度贫血(Hb<8g/dl),当失血量超过 20% 时可引起失血性休克,此时可用生理盐水或者成分血以 20ml/kg 扩容纠正休克。随后可以不超过 20ml/kg 输注浓缩红细胞,使 Hct 维持在 0.35 左右,可按照以下公式计算输血量:包装的红细胞(packed red cells,PRC)(ml)= $\dfrac{\text{期望 Hct}-\text{实际 Hct}}{\text{PRC Hct}}$ × 新生儿血容量。

在生后一周内发生的贫血,如果血红蛋白只是相对于参考范围(表 3-5-13)轻中度降低,且病情稳定,可以继续观察,同时监测网织红细胞计数评估造血情况。但如果存在心肺疾病或者即将手术还是需要输血干预以维持

表 3-5-13　足月儿出生 - 生后 6 月龄红细胞参数

年龄	Hb（g/dl）		Hct（%）		RBC（10¹²/L）		MCV（fL）		MCH（pg）		MCHC（g/dl）	
	Mean	−2SD	Mean	−2SD	Mean	−2SD	Mean	−2SD	Mean	−2SD	Mean	−2SD
脐血	16.5	13.5	51	42	4.7	3.9	108	98	34	31	33	30
1~3 天	18.5	14.5	56	45	5.3	4.0	108	95	34	31	33	29
1 周	17.5	13.5	54	42	5.1	3.9	107	88	34	28	33	28
2 周	16.5	12.5	51	39	4.9	3.6	105	86	34	28	33	28
1 个月	14.0	10.0	43	31	4.2	3.0	104	85	34	28	33	29
2 个月	11.5	9.0	35	28	3.8	2.7	96	77	30	26	33	29
3~6 个月	11.5	9.5	35	29	3.8	3.1	91	74	30	25	33	30

Hct>0.35。

出生一周后发生的贫血需要参考上述正常值，同时注意观察有无淡漠、喂养困难、体重不增、心动过速、气促等组织缺氧表现。另外，还需监测网织红细胞，大于 $100×10^3/\mu l$ 提示有效骨髓造血。输注量按照 10~20ml/kg 或者按照公式计算：$PRC(ml) = \dfrac{期望\ Hct- 实际\ Hct}{PRC\ Hct} × 新生儿血容量$，在 3~4 小时内输注完毕。

相对于足月儿，VLBW 儿有更多输血需求，同时，由于其各器官发育尚未成熟，输血风险也相对更高。近年来，输血相关新生儿 NEC、IVH 日益引起重视。因而，对于这类特殊群体，临床上更趋向于限制性输血，综合考虑日龄、呼吸支持情况、血红蛋白水平，制定更为保守的输血指征[52]（表 3-5-14）。另外，由于这部分特殊群体可能需要多次输血，为避免接受多位供血者血液，主张将同一供血者的库存血红细胞分装成数份，专供同一早产儿使用（证据Ⅲ级，推荐 B 级）。

表 3-5-14　根据红细胞水平（g/dL）在 VLBW 儿中使用浓缩红细胞 * [50]

日龄（天）	血样来源	接受呼吸支持 **	无呼吸支持
1~7	外周	≤11.5	≤10.0
	中心	≤10.4	≤9.0
8~14	外周	≤10.0	≤8.5
	中心	≤9.0	≤7.7
≥15	外周	≤8.5	≤7.5
	中心	≤7.7	≤6.8

* 在手术、脓毒症、休克、颅内出血以及贫血症状明显时，可酌情调整。

** 呼吸支持包括机械通气、持续正压通气以及低流量吸氧。

3. 输注新鲜冰冻血浆　随着输血知识的普及，已经认识到用血浆补充血容量、预防颅内出血、治疗感染性疾病的盲目性和不合理性。血浆的适应证主要有以下几点：①伴有明显凝血功能异常的持续性出血；②伴有凝血功能异常，需要接受侵袭性操作；③先天性凝血因子缺乏又无相应浓缩剂。明显凝血异常指凝血酶原时间（PT）、活化部分凝血活酶时间（APTT）超过上限，或者纤维蛋白原（Fib）水平低于下限（表 3-5-15）。

表 3-5-15　新生儿出生时以及生后凝血功能参考范围及推荐干预措施[53]

出生时	Fib	PT	APTT
<28 周	<71mg/dl	>21s	>64s
28~34 周	<87mg/dl	>21s	>57s
30~36 周	<150mg/dl	>16s	>79s
足月	<167mg/dl	>16s	>55s
建议干预措施			
无出血倾向	观察	观察	观察
有出血倾向或者需要接受侵袭性操作	冷沉淀 5~10ml/kg	FFP 15~20ml/kg	FFP 15~20ml/kg
出生后	Fib	PT	APTT
孕周 30~36 周			
D5	<160mg/dl	>15s	>74s
D30	<150mg/dl	>14s	>62s
D90	<150mg/dl	>15s	>51s
足月儿			
D5	<162mg/dl	>15s	>60s
D30	<162mg/dl	>14s	>55s
D90	<150mg/dl	>14s	>50s
建议干预措施			
无出血倾向	观察	观察	观察
有出血倾向或者需要接受侵袭性操作	冷沉淀 5~10ml/kg	FFP 15~20ml/kg	FFP 15~20ml/kg

4. 输注浓缩血小板　血小板减少在新生儿尤其是早产儿中十分常见,是早产儿颅内出血的高危因素。由于缺少相关随机对照试验的有力证据,关于血小板减少的具体定义以及输注指征通常依赖于临床经验。在健康足月儿,当血小板维持在 $(20\sim30)\times10^9/L$ 以上时出血风险较小,早产儿,尤其是在生后早期,颅内出血风险高,或者是伴凝血异常时,血小板最好维持在 $50\times10^9/L$。当发生出血性疾病时,血小板需维持在 $100\times10^9/L$ 以上(证据Ⅳ级,推荐 C 级)。

一个单位的浓缩血小板,体积约 50ml,系从约 450ml 的单次全血通过离心获得,含有约 0.7×10^{11} 个血小板,可以在 22℃下存放 5 天。以下情况建议输注血小板。

(1) 血小板计数 $<30\times10^9/L$。

(2) 血小板计数 $<(30\sim49)\times10^9/L$:①出生体重 $\leq1\,000g$,生后 1 周内;②伴随Ⅲ度以上颅内出血(病初 48~72 小时);③伴随凝血障碍;④危重儿(脓毒症或者血压不稳定);⑤接受侵袭性操作。

(3) 血小板计数 $(50\sim99)\times10^9/L$,伴有出血性疾病。输注量通常在 10~20ml/kg,输注速度在 5~10ml/(kg·h)(证据Ⅲ级,推荐 B 级)。

5. 输注粒细胞　粒细胞输注用于重度粒细胞减少且伴有严重感染。但曾有 Meta 分析提示,在感染新生儿中使用粒细胞与常规治疗,其预后并无明显差异。因而考虑其输注副作用(传播感染性疾病),建议使用重组粒(单)细胞集落刺激因子替代粒细胞输注(证据Ⅳ级,推荐 C 级)。

(三)输血的相关风险和预防

随着早产儿尤其是极低/超低出生体重儿的救治,新生儿科医生和输血医学专家之间密切合作,尽可能获得能够满足新生儿的特殊需要的"专用"血液成分,尽可能避免和预防输血不良事件的发生。由于危重新生儿和 VLBW 儿接受输血的可能性大,由于新生儿各种器官和系统的生理不成熟,存在暴露于输入各种血液成分和添加剂后所引起的代谢改变、感染和移植物抗宿主病(graft versus host disease,GVHD)相关的免疫风险等。主要的副作用包括过敏反应、溶血、感染、移植物抗宿主病、容量超负荷和肺损伤等。

1. 感染　CMV 等病毒会通过输血传播,且传染性强。免疫功能严重低下的患儿有感染 CMV 病毒的风险。使用滤除白细胞、经过冰冻的血液制品,或者使用经过检测 CMV 病毒抗体为阴性的血液制品,能够降低输血引发的 CMV 感染风险。此外,肝炎病毒(甲型肝炎、乙型肝炎和丙型肝炎)和与艾滋病有关的病毒都会通过输血传播。由于血液制品在使用之前均经过了广泛的检验,因而这种风险微乎其微。接受输血治疗的所有患者中,接种乙肝疫苗能够降低感染乙肝的风险。新生儿输血后出现不良反应或感染的风险同普通群体类似。献血者的选择可能有助于降低传染病传播的风险,从重复献血者获得的血液成分相对比较安全。

2. 免疫介导不良反应　系免疫系统对血液制品产生反应或血液制品的免疫细胞对患者产生反应。在新生儿重症监护病房,这些情况很少出现。最常见的输血反应就是输血不久之后的发热。输血之前的血液制品过滤能够在很大程度上降低此类风险。使用去除白细胞的成分血液可以预防非溶血性发热反应、减少同种免疫的发生。为防止移植物抗宿主病,提倡在必要情况下,给予照射红细胞和血小板。

3. 输血差错相关的不良事件　必须采取一切措施,避免输血样本错换、标识错误,防止输注血液差错和接受输血者的错误。

新生儿输血医学与所有其他科学领域一样,是一个不断发展的学科,由于缺乏科学的证据,难以根据循证依据制定高质量的建议,多数的建议仅仅基于有限的研究得出的意见。

(周文浩)

十一、亚低温疗法

20 世纪 90 年代,随着亚低温的神经保护作用在成年动物研究已经有相当多的阐述之后,对新生动物的研究才初步开展。随后的临床研究表明,对围产期发生缺氧缺血的新生儿给予亚低温治疗,可降低神经系统后遗症而不造成不良反应,目前将脑部温度降低 2~5℃的亚低温治疗被认为是临床上可行的改善 HIE 新生儿预后的手段。

(一)亚低温治疗原理

亚低温脑保护机制是多方面的,可能包括以下几方面[54]:①降低脑组织氧耗量,减少脑组织乳酸堆积;②抗细胞死亡;③激活内源性保护机制;④抑制内源性毒性产物对脑细胞的损害;⑤抑制炎症反应;⑥减少钙离子内流,阻断钙对神经元的毒性作用;⑦保护血脑屏障,减轻脑水肿。

(二)亚低温治疗的适应证和禁忌证

1. 亚低温治疗的适应证　根据国际上多中心研究结果和不同医院的临床指南,2011 年由复旦大学附属儿科医院组织编写了亚低温治疗产时窒息所致的足月或近足月的新生儿缺氧缺血性脑病方案,提出了我国开展亚低温治疗新生儿 HIE 的选择标准[55]:胎龄≥36 周和出生体重≥2500g,并且同时存在下列情况:①有胎儿宫内窘迫的证据;②有新生儿窒息的证据;③有新生儿 HIE 或 aEEG 脑功能监测异常的证据。

(1) 胎儿宫内窘迫的证据:至少包括以下 1 项:①急性围产期事件,如胎盘早剥或脐带脱垂或严重胎心异常变异或迟发减速;②脐血 pH<7.0 或 BD>16mmol/L。

(2) 新生儿窒息的证据:满足以下 3 项中的任意 1 项,①5 分钟 Apgar 评分 <5 分;②脐带血或生后 1 小时内动脉血气分析 pH<7.0 或 BD>16mmol/L;③需正压通气至少 10 分钟。

(3) 新生儿 HIE 诊断依据:中华医学会儿科学分会新

生儿学组制定的新生儿 HIE 诊断标准，或振幅整合脑电图（amplitude-integrated EEG，aEEG，又称脑功能监测）监测异常的证据，至少描计 20 分钟且存在以下任意 1 项，①严重异常：上边界电压≤10μV；②中度异常：上边界电压 >10μV 和下边界电压 <5μV；③惊厥。

2. 亚低温治疗的禁忌证　①出生 12 小时以后；②缺乏 HIE 临床症状和体征，且初始 aEEG 监测正常；③存在严重的先天性畸形，特别是复杂青紫型先天性心脏病，复杂神经系统畸形，21、13 或 18- 三体等染色体异常等；④颅脑创伤或中、重度颅内出血；⑤全身性先天性病毒或细菌感染；⑥临床有自发性出血倾向或 PLT<50×10⁹/L [55]。

3. 亚低温治疗的退出标准　出现下列情况之一者不再适合进行低温治疗，应尽快开始复温治疗：①存在持续低氧血症（经过积极呼吸支持治疗后，SaO₂ 仍低于 80% 且超过 2 小时）；②平均动脉压小于 35mmHg，给予血管活性药物和扩容等处理，仍然低于 35mmHg，且持续 4 小时以上；③心率持续小于 80 次 /min 或出现心律失常，及时处理或停止亚低温治疗；④连续 12 小时尿量小于 1ml/(kg·h)；⑤存在明显出血倾向且凝血功能异常，经积极支持治疗仍没有缓解者[55]。

（三）亚低温治疗装置

新生儿低温治疗应该是采用适合新生儿的控制性降温设备达到低温治疗的目的，不推荐被动低温治疗。

1. 简易设备　简易降温方法包括风扇、冷水袋、冷胶袋，低温相变材料等。这些简易降温方法也可以使患儿降低到目标温度，且操作简单，费用低，便于获得，对经济不发达地区不失为一种可以选择的亚低温实施方法。但其安全性、有效性仍然需要设计更合理样本量更大的临床随机对照研究支持，常规情况下不建议使用简易降温设备治疗新生儿 HIE。

2. 高技术降温设备　目前已经发表的多中心临床研究均采用设计合理的高技术降温设备进行低温治疗。目前的降温方式有 2 种即全身降温和选择性头部降温联合全身轻度降温。目前尚无证据表明何种降温方式临床效果更佳。国内外已发表的 7 项临床对照试验中，有 5 项采用全身亚低温，2 项采用选择性头部亚低温。

（四）亚低温治疗的技术操作（新生儿亚低温治疗术见视频2）。

视频2　新生儿亚低温治疗术

在做好支持和对症处理的基础上积极开展亚低温治疗是目前新生儿 HIE 基本治疗方法。亚低温治疗需要医生护士组成一个治疗小组，共同管理病人，才能更好发挥作用。

1. 临床实施前的准备　新生儿放置在远红外辐射式抢救台或暖箱中，关闭远红外辐射式抢救台或暖箱电源。新生儿尽量裸露，除去新生儿身体部位一切可能的加温设施。安放心电、氧饱和度、血压和体温、aEEG 监测电极或设备。建立动、静脉通路。完善治疗前检查：常规 ECG、血常规、CRP、血气分析、乳酸、血电解质（钠、钾、氯、钙）、血糖、肝功能、肾功能、凝血功能、头颅 B 超。

2. 温度探头放置的具体要求　①直肠温度探头：插入直肠 5cm 左右，并固定于大腿一侧。②鼻咽部温度探头：放置长度相当于鼻孔至耳垂的距离，蝶形胶布固定。③食管温度探头：放置长度相当于鼻孔至耳垂，然后向下至剑突的距离再减去 4cm，蝶形胶布固定。放置皮肤温度探头于腹部，监测皮肤温度。温度探头放置后应标记位置，作为操作后无滑脱的检验指示。

3. 选择合适的冰帽或冰毯　冰帽应大小适中，覆盖头部，应不遮盖眼睛；冰毯应大小适中，覆盖躯干和大腿。冰帽或冰毯均不能覆盖新生儿颈部。

4. 亚低温实施

（1）初始治疗（降温阶段）：如果新生儿体温已经在亚低温治疗的可接受温度范围内，直接进入维持治疗状态。如果新生儿体温没有达到可接受的温度范围，开始诱导亚低温治疗，1~2 小时达到亚低温治疗的目标温度（33.5~34℃）。直肠温度降至 33.5℃以下时，应开启暖箱或远红外辐射式抢救台电源给予维持体温。

（2）维持治疗阶段：达到亚低温治疗的目标温度后转为维持治疗 72 小时。连续监测皮肤、鼻咽部或食管温度。每 4 小时检查新生儿皮肤 1 次，每 2 小时变动 1 次体位。冰毯或冰帽应保持干燥。亚低温治疗期间，根据临床需要可继续给予其他对症支持治疗措施。机械通气的新生儿，湿化器温度按照常规设置。亚低温期间新生儿皮肤可能发暗或呈灰色，如果氧饱和度正常，不需特殊处理。如果新生儿存在持续低氧血症（经过积极呼吸支持治疗后，SaO₂ 仍低于 80%）或持续低血压（积极支持治疗和予血管活性药物后，平均动脉压仍低于 35mmHg），应考虑停止亚低温治疗。亚低温治疗期间，心率会降至 90 次 /min 以下，亚低温治疗仪报警设置应调整为低于 80 次 /min。如果心率持续降低或出现心律失常，应及时处理或停止亚低温治疗。开始亚低温治疗后出现不良反应，应终止亚低温治疗，按照复温流程进行复温。

（3）监测指标：亚低温治疗期间的 24、48 和 72 小时复查血常规、动脉血气、乳酸、肝功能、肾功能、电解质、血糖、血钙和凝血功能，必要时随时复查。亚低温治疗期间应行心电监护，脑功能监测，住院期间至少完成一次常规 EEG 检查。亚低温治疗复温后 24 小时进行脑影像学检查。亚低温治疗期间每天进行神经系统症状和体征检查。

（4）需要中断亚低温治疗时的处理：如果新生儿需要离开 NICU 进行影像学检查或其他操作，应暂时中断亚低温治疗,关闭降温设备。新生儿检查时尽可能保留冰帽或冰毯,如果必须去除,尽可能缩短去除时间。

(5)复温方法:自然复温法:关闭亚低温治疗按钮,关闭远红外辐射式抢救台电源或暖箱电源,逐渐开始复温。人工复温法:设定鼻咽部温度或直肠温度为每2小时升高0.5℃。复温期间每小时记录1次鼻咽部温度或直肠温度,直至温度升至36.5℃。

(五)亚低温治疗中的不良反应、监护与管理

低温治疗期间出现的多器官系统功能障碍可能与窒息本身或低温治疗,或者与两者都相关。窦性心动过缓和血小板减少是低温治疗期间最常见并发症,总的来说低温治疗是安全的。

1. 低温治疗期间呼吸系统的监护及管理

(1)在低温治疗期间多数患儿仍需气管插管维持呼吸功能,但对吸入氧浓度及正压需求较低,应避免过度通气导致低碳酸血症及高氧血症。美国NICHD进行的临床研究表明,HIE患儿早期(即生后小于12小时)$PaCO_2$最低值或低碳酸血症($<35mmHg$)累积时间均与增加18~22月龄时死亡或残疾的风险显著相关。如果呼吸机参数设置已非常低仍出现过度通气,此时拔管成功率通常较高。拔管成功的患儿仅有40%存在吸入性肺炎,但不会有任何呼吸系统症状和体征。低温治疗期间,呼吸道分泌物可能较黏稠,故吸痰时需在气管内滴注生理盐水,进行翻身拍背或胸部理疗,吸痰频率需增加。

(2)低温治疗的窒息患儿可能发生PPHN,需要吸入NO治疗。对需要吸入高浓度氧的患儿,需关注PPHN可能。但PPHN不是低温治疗的禁忌。低温治疗期间,如果患儿存在持续肺动脉高压,首选NO吸入,多数并不需要ECMO治疗。即使患儿发生了难治性心肺功能衰竭,需要应用ECMO抢救,低温治疗也不是禁忌。可通过ECMO循环进行热交换,维持核心体温在低温治疗所需范围内。

(3)体温每降1℃,代谢率降低5%~8%,因此,核心体温每下降1℃,pH增加0.015,PCO_2和PO_2分别下降4%和7%。低温治疗期间,PCO_2过低可影响脑血流自主调节功能,导致脑血流灌注减少,发生惊厥的阈值也可能降低。因此,低温治疗期间测定的血气值应根据核心温度进行校正,调整通气参数维持血气分析值在纠正后的正常范围内[57]。

2. 低温治疗期间循环系统监护及管理

(1)低温治疗期间良性生理性窦性心动过缓是常见的。目前尚无证据表明,低温治疗会导致严重心律失常或QT间期延长。有研究表明,即使温度更低也很少发生心律失常。心肺功能监测报警阈值需要根据患儿情况进行相应的调整。

(2)低温治疗期间低血压即平均动脉压$<40mmHg$的发生率没有增加,需使用正性肌力药维持血压的发生率也没有增加。但窒息新生儿低温治疗期间容易发生血流动力学变化,需要持续监测循环功能如血压、心率、尿量等,对需

要给予正性肌力药物治疗的低血压患儿应根据血压变化及心功能变化调整药物剂量。如果患儿在低温治疗期间出现了低血压,首先应给予生理盐水纠正低血容量,但应密切监测尿量、血压和肺部啰音,因为患儿可能继发急性肾小管坏死(ATN)或抗利尿激素分泌失当综合征(SIADH)导致液体负荷过多。在给予扩容或正性肌力药时最好应用超声心动图评估心功能。如果心肌收缩力差,可使用多巴酚丁胺;血容量及心肌收缩力正常,但外周血管扩张,则可以使用多巴胺或肾上腺素。出现PPHN,体循环血压可能需要保持更高水平以减少右向左分流。部分顽固性低血压可能需要正性肌力药物联合氢化可的松治疗[56]。

3. 低温治疗期间血液系统监测及管理 窒息新生儿经常出现凝血功能异常,但低温治疗本身并不会进一步恶化患儿的凝血功能。窒息新生儿低温治疗期间血小板减少的发生率较常温治疗患儿高。因此,在低温治疗过程中监测患儿凝血功能相当重要,同时应注意是否存在皮肤瘀点、足跟或静脉穿刺部位渗血、消化道出血,或血性气管分泌物。低温治疗过程中可能出现末梢循环低灌注及高黏血症,有可能增加微血栓形成的潜在风险,但没有证据表明低温治疗中血栓的风险会增加。低温治疗期间如果患儿肝功能及凝血功能异常或存在出血倾向则需要更密集的监测,一旦出现出血倾向或显著凝血功能异常(通常高于正常值的2倍以上)需要输注血液制品。

4. 低温治疗过程的营养支持、体液及电解质管理及肾功能监护 低温治疗期间应维持机体水电解质平衡和血糖正常。

(1)低温治疗的窒息新生儿与常温治疗比较新生儿NEC发生率并未增加,但考虑到窒息患儿本身肠道血流减少,而低温治疗可能使肠道血液供应更加降低,因此,一般低温治疗期间禁止肠道喂养。也有研究表明,对中到重度的足月和晚期早产的HIE患儿行低温治疗期间,给予微量肠道喂养并未发生显著并发症,延迟肠道喂养也并不会影响全肠道喂养的时间。

(2)由于窒息脑损伤患儿可能发生SIADH和ATN,多数患儿需要持续限制液体入量。对于发生低钠血症的患儿(血清钠小于125mmol/L),则需要进一步限液[40ml/(kg·d)],但需通过中心静脉输注高浓度葡萄糖维持正常血糖和基础能量供应。低温治疗期间,由于禁止肠道喂养,则需要全肠外营养(total parenteral nutrition,TPN)提供机体营养需求和维持氮平衡。

(3)低温治疗的患儿诊断肾损伤或急性肾功能衰竭的发生率与常温组比较并没有统计学意义。急性肾损伤患儿在低温治疗的72小时血清肌酐(serum creatinine,SCr)有持续增高的趋势,但几乎没有出现需要肾脏替代治疗的情况。如果在低温治疗期间患儿体重增加过多,影响了肺功能,给予袢利尿药可能会使患儿从少尿型肾功能衰竭转变到非少尿型肾功能衰竭,对减少液体超负荷有益。

（4）低温治疗期间需密切的监测并及时纠正葡萄糖、钙、镁及其他电解质紊乱。

5. 在低温治疗期间温度过低的风险　温度过低（核心温度 <32℃）对低出生体重儿和需要更强血压支持的患儿不利。因此，对体重较低、病情更重的窒息新生儿在低温治疗期间需更严密地监测体温，以避免体温降至目标范围之外，同时可能需要更强的血压支持治疗。

6. 复温阶段可能出现的问题及其管理

（1）研究表明，复温阶段发生惊厥的风险会增加，多为脑电图监测发现异常放电，而无临床表现（亚临床型）。连续视频脑电图或 aEEG 对监测亚临床惊厥发作和抗惊厥治疗效果特别重要。

（2）复温可能引起外周血管扩张和血管内容积的增加，若血管充盈不佳就可能导致低血压。如果复温期间发现血压有下降趋势，可能需要输注生理盐水和应用血管活性药物维持血压。

（3）关于复温速度，部分研究提示复温期间患儿可发生惊厥、呼吸暂停、低血糖等并发症，故认为缓慢复温更符合脑血流及心血管系统的生理特征，应避免快速复温。但缓慢复温仍有较高的并发症。

7. 低温治疗期间对皮肤并发症的管理　新生儿硬肿症多见于寒冷损伤，也是窒息新生儿常见并发症，硬肿症随病情好转或复温会逐渐好转，大多无需特别处理。低温治疗的患儿可发生皮下脂肪坏死、红斑、手足发绀。低温治疗期间应定期变动体位（至少每隔 6 小时），评估皮肤的完整性。皮下脂肪坏死的患儿存在高钙血症的风险。

8. 低温治疗期间败血症早期发现和管理　患儿生后窒迫可能是早发性脓毒血症临床表现，从而呈现出低 Apgar 评分，且发生类似 HIE 的脑病。低温治疗并没有增加脓毒血症发生的风险，但在低温治疗时，通常都应用广谱抗生素。如果 48 小时血培养结果阴性且患儿临床发展过程不支持脓毒血症，应尽早停用抗生素。

9. 低温治疗期间对镇静和疼痛管理　低温治疗期间应用镇静和镇痛药的价值仍不确定。对低温治疗的患儿给予镇静药非常常见，大多数新生儿专家也认为很有必要，因为过多的活动或兴奋将导致体温上升，且 HIE 患儿惊厥发作的风险较高，但低温治疗期间常规使用止痛药或镇静药仍需要进一步的研究。

10. 低温治疗期间药物代谢及治疗管理　窒息新生儿低温治疗期间常给予抗惊厥药、镇静药、肌松药、抗生素和正性肌力药等。低温治疗、肝肾的缺血缺氧及 HIE，可能会影响这些药物的代谢、排泄。低温治疗对不同药物药代动力学和药效学的影响已有报道。存在低血压的 HIE 患儿常给予正性肌力药用。到目前为止，低温和常温治疗的 HIE 患儿对正性肌力药的反应没有显著差异。已经报道低温治疗可能导致苯巴比妥、吗啡、托吡酯和维库溴铵等药物在肝中代谢减慢，从而导致吗啡浓度的增加，苯巴比妥、托

吡酯和维库溴铵的蓄积。在低温治疗期间，应严密监测抗惊厥药物血药浓度，使用吗啡和麻醉药期间应监测镇静和肌肉松弛的临床水平。

（六）治疗效果

1. 中期疗效　对低温治疗的患儿随访到 24 月龄，发现无论是选择性头部亚低温还是全身亚低温治疗：①均能显著降低 HIE 患儿的病死率；②同时降低严重神经系统发育障碍发生率；③显著降低脑瘫发生率。但全身或者选择性头部亚低温治疗均不能降低失明和听力损伤发生率[57]。

2. 远期疗效　Shankaran 等[58]对接受亚低温治疗的患儿随访至 6~7 岁，表明亚低温治疗组死亡率和严重伤残的发生率明显降低。Coolcap[59]试验随访至 7~8 岁时发现神经功能的发育与其 18 月龄时神经发育评估结果一致。目前 TOBY 试验正在对患儿 6~7 岁的发育情况进行（NCT01092637）评估。从目前已经发表的研究资料看亚低温治疗新生儿 HIE 的远期疗效值得期待。

（七）临床应用

虽然低温治疗对 HIE 患儿均有显著的脑保护作用，已经作为常规治疗方法，但由于目前仍推荐按照既往多中心研究的纳入标准进行筛查可能的受益者，使得不能满足全部条件的患儿被排除在低温治疗之外。另外，即使给予低温治疗，仍有 40%~50% 的中重度 HIE 患儿死亡或发生严重伤残，因此，仍需要进一步探索优化的低温治疗方法，也是低温治疗新生儿 HIE 进一步研究的热点问题。决定低温治疗效果的几个关键因素包括：①治疗时间窗；②目标温度；③低温治疗持续时间；④复温过程。因此，在临床应用过程中应注意把握这几个关键点。

1. 治疗时间窗　目前普遍认为低温在缺氧缺血后 6 小时内开始并持续至迟发性能量衰竭阶段则具有有效而持久的神经保护作用，6 小时以后或抽搐开始后行低温治疗则没有明显的神经保护作用。如何延长低温治疗时间窗使更多的患儿获益是临床医生要考虑的问题。

（1）转运途中亚低温治疗：为了最大限度的发挥亚低温的神经保护作用，在基层医院及转运途中实施亚低温治疗显得尤为重要。可以通过关闭保育箱或移走所有保温设施在转运途中实施被动降温，到达治疗中心时患者的体温已经接近目标温度，但可能导致患儿体温 <32℃。转运途中被动低温治疗虽然入院时基本生命指征和实验室指标与适当降温者相比并没有显著差异，但在转运途中，需要持续监测直肠温度，避免出现过度降温。转运途中采取主动低温治疗能安全有效的控制核心温度达到 33.5℃，到达治疗中心时患者的温度在 33.4~33.8℃。

（2）出生 6 小时后开始亚低温治疗：Li 等将出生 10 小时之内的中重度 HIE 患儿随机分为全身亚低温组和对照组，结果显示，亚低温组能显著降低死亡率或中重度残疾率；进一步亚组分析表明生后 6~10 小时之内实施亚低温治疗，患儿的病死率或 18 月龄时中重度残疾发生率与生后 6

小时之内接受亚低温治疗并无差别,该研究结果提示,延迟的亚低温治疗对 HIE 患儿同样有效,但仍需要进一步的临床研究结果支持。

2. 低温治疗持续时间　由于新生儿脑损伤的时间难以确定,目前有关治疗持续的时间至少在 48~72 小时。6个临床试验持续的时间为 72 个小时。长时间降温具有神经保护作用,但同时也会增加凝血功能障碍和全身性感染等不良反应的发生率。对生后 6 小时之内 HIE 的患儿进行亚低温治疗持续 120 小时,观察对生后 18~22 月龄时死亡率或神经发育异常的影响,结果提示,延长低温治疗时间并没有改善患儿的生存率和降低严重伤残的发生率[60]。因此,目前建议对适合低温治疗的 HIE 患儿低温治疗的持续时间为 72 小时。

3. 目标温度　目前仍以 34℃作为低温疗法的目标温度。一些试验组已经开始探讨深度低温的神经保护效果。回顾性研究发现,轻度低温 32~34℃及深度低温(30~33℃)MRI 异常和神经发育异常没有差别,也未观察到严重的不良反应。但一项大样本的前瞻性发现生后 6 小时之内将患儿降温至 32℃持续 120 小时,并没有提高生后 18~22 月龄时患儿生存率和降低严重伤残的发生率[61]。目前没有临床证据支持将温度进一步降低对患儿有益,因此,临床应用过程中应尽量避免过度降温,治疗过程中维持体温在 33~34℃。

4. 复温方法　复温宜缓慢,避免快速复温引起的低血容量性休克、反跳性高血钾、凝血功能障碍等。对于复温中出现的低血压通过静脉输液纠正。通常复温的时间≥5 小时,体温上升≤0.5℃/h,室温 25~26℃,湿度 55%~60%。复温过程中可能出现反跳性惊厥。因此,复温过程仍须监测肛温,体温恢复正常后每 4 小时测 1 次体温。同时对神经系统症状和体征进行密切监护,如果出现惊厥,应暂停复温,维持原来温度至少 4 小时,然后再开始复温治疗。

(八)研究进展和方向

1. 亚低温联合其他药物治疗　HIE 是一个多环节、多因素综合造成的病理生理过程,任何单一的神经保护措施都不可能完全有效地阻断神经元死亡过程。亚低温治疗可以延迟迟发性能量衰竭的发生,从而延长治疗的时间窗,若在此期间联合其他神经保护措施,有望改善重度 HIE 患儿的最终预后。目前正在进行的研究包括亚低温联合促红细胞生成素(NCT00719407)、Darbepoetin(一种新型重组促红细胞生成素)(NCT0147105)、惰性气体氙(Xenon)(NCT01545271 和 NCT00934700)、托吡酯(NCT01241019)治疗新生儿 HIE 的临床研究[61]。

2. 早产儿缺氧缺血性脑病　NICHD 试验、Coolcap 试验、TOBY 试验及欧洲协作组患儿的纳入标准为胎龄≥36周,ICE 试验和 Eicher 等进行的试验胎龄≥35 周。对 34 周的 HIE 早产儿实施全身亚低温治疗并随访至 18 月龄时未发现异常,提示晚期早产儿脑损伤给予亚低温治疗是安全的[62]。采用选择性头部降温来评估亚低温疗法对 32~35周 HIE 早产儿的安全性和可行性(NCT00620711)正在进行中。现有的资料还不足以支持对早产儿 HIE 进行亚低温治疗,必须进一步评估其安全性和有效性。

3. 其他原因导致的脑损伤　新生儿脑损伤是多因素的,除了 HIE 外,还有颅内出血、脑梗死、中枢感染、心脏呼吸骤停、遗传代谢性疾病等。这些患儿是否能够从低温治疗中获益也是今后关注的重点。目前小样本研究表明,存在明显酸中毒和高氨血症的患儿早期给予低温治疗,血氨下降幅度更快,血氨恢复到正常时间更短,为后续的特异性治疗提供了干预的时间窗,提示低温治疗对存在代谢紊乱的遗传性疾病具有潜在的治疗价值。小样本的临床研究表明,大量颅内出血患儿给予低温治疗并没有改善远期神经发育结局,相反可能加重颅内出血的发生,因此,目前没有证据支持对存在大量颅内出血的患儿进行低温治疗。低温可能增加感染和败血症发生率,对中枢感染的患儿进行低温治疗尽管没有加重病情,但这些患儿远期预后没有改善。

(周文浩　程国强　视频:邵肖梅　陆春梅　周文浩)

参考文献

1. Ranger M, Chau CM, Garg A, et al. Neonatal pain-related stress predicts cortical thickness at age 7 years in children born very preterm. PLoS One, 2013, 8(10): e76702.

2. Gibbins S, Stevens BJ, Yamada J, et al. Validation of the Premature Infant Pain Profile-Revised(PIPP-R). Early Hum Dev, 2014, 90(4): 189-193.

3. Shah PS, Herbozo C, Aliwalas LL, et al. Breastfeeding or breast milk for procedural pain in neonates. Cochrane Database Syst Rev, 2012, 12(12): CD004950.

4. Johnston C, Campbell-Yeo M, Disher T, et al. Skin-to-skin care for procedural pain in neonates. Cochrane Database Syst Rev, 2017, Issue 2. No.: CD008435.

5. Lago P, Garetti E, Bellieni CV, et al. Systematic review of nonpharmacological analgesic interventions for common needle-related procedure in newborn infants and development of evidence-based clinical guidelines. Acta Pædiatrica, 2017, 106: 864-870.

6. Stevens B, Yamada J, Ohlsson A. Sucrose for analgesia in newborn infants undergoing painful procedures. Cochrane Database Syst Rev, 2016, CD001069.

7. Ohlsson A, Shah PS. Paracetamol(acetaminophen) for prevention or treatment of pain in newborns. Cochrane Database Syst Rev, 2016, CD011219.

8. Committee on Fetus and Newborn and Section on Anesthesiology and Pain Medicine. Prevention and Management of Procedural Pain in the Neonate: An Update. Pediatrics, 2016, 137: e20154271.

9. Cloherty JP, Eichenwald EC, Stark AR. Manual of Neonatal Care (8th ed).Lippincott Williams & Wilkins, 2012, P1562-1566.

10. M Rhein LM. Blood gas and pulmonary function monitoring. In: Cloherty and Stark's Manual of Neonatal Care. 8th edition. Wolters Kluwer. Philadelphia, 2017:419-425.

11. Reiterer F, Sivieri E, Abbasi S. Evaluation of bedside pulmonary function in the neonate: from the past to the future. Pediatr Pulmonol, 2015, 50(10):1039-1050.

12. Gregory GA, kitterman JA, Phibbs RH, et al. Treatment of idiopathic respiratory distress syndrome with continuous positive airway pressure. N Engl J Med, 1971, 284:1333-1340.

13. Kattwinkel J, Fleming D, Cha C, et al. Device for administration of continuous positive airway pressure by the nasal route. Pediatrics, 1973, 52131-5134.

14. 刘涛, 童凡, 杜立中. 可变流量鼻罩持续气道正压治疗早产儿呼吸衰竭的临床观察. 中华儿科杂志, 2003, 6: 473-474.

15. Gupta S, Donn SM. Continuous Positive Airway Pressure: To Bubble or Not to Bubble? Clin Perinatol, 2016, 43 (4):647-659.

16. Eichenwald EC. Mechanical Ventilation. In: Cloherty and Stark's Manual of Neonatal Care. 8th edition. Wolters Kluwer. Philadelphia, 2017:401-418.

17. Sweet DG, Carnielli V, Greisen G, et al. European Consensus Guidelines on the Management of Respiratory Distress Syndrome-2016 Update. Neonatolog, 2017, 111:107-125.

18. Wilkinson D, Andersen C, O'Donnell CP, et al. High flow nasal cannula for respiratory support in preterm infants. Cochrane Database Syst Rev, 2016, 2:CD006405.

19. Kirpalani H, Millar D, Lemyre B. A trial comparing noninvasive ventilation strategies in preterm infants. N Engl J Med, 2013, 369(7):611-620.

20.《中华儿科杂志》编辑委员会, 中华医学会儿科分会新生儿学组. 新生儿机械通气常规. 中华儿科杂志, 2015, 53:327-333.

21. Ambalavanan N, Schelonka RL, Carlo WA. Ventilation Strategies. In: Goldsmith JP, Karotkin EH. Assisted ventilation of the neonate. 5th ed. Philadelphia: Saunders, 2011:265-276.

22. Greenough A, Rossor TE, Sundaresan A, et al. Synchronized mechanical ventilation for respiratory support in newborn infants. Cochrane Database of Syst Rev, 2016, 9:CD000456.

23. Lampland AL, Mammel MC. High-Frequency Ventilation.in: Goldsmith JP, Karotkin EH. Assisted ventilation of the neonate. 5th ed. Philadelphia: Saunders, 2011:200-219.

24. Berger TM, Fontana M, Stocker M. TheJourney towards lung protective respiratory support in preterm neonates.

Neonatology, 2013, 104(4):265-274.

25. 王陈红, 施丽萍, 马小路, 等. 无创高频振荡通气模式在极低出生体重儿呼吸支持中的应用. 中华儿科杂志, 2017, 55(3):177-181.

26. Spitzer AR. Special ventilation techniques II//Goldsmith JP. Assisted ventilation of the neonate. 5th ed. Saunders Philadelphia, 2011:235-248.

27. Cole FS, Alleyne C, Barks JDE, et al. NIH Consensus Development Conference Statement: Inhaled nitric-oxide therapy for premature infants. Pediatrics, 2011, 127:363-369.

28. Askie LM, Ballard RA, Cutter GR, et al. Inhaled nitric oxide in preterm infants: An individual-patient data meta-analysis in randomized trials. Pediatrics, 2011, 128:729-739.

29. Stenger MR, Slaughter JL, Kelleher K, et al. Hospital variation in nitric oxide use for premature infants. Pediatrics, 2012, 129(4):945-951.

30. Wang YF, Liu CQ, Gao XR, et al. Effects of inhaled nitric oxide in neonatal hypoxemic respiratory failure in resource limited condition. Chin Med J, 2011, 124:1156-1163.

31. Jiang Q, Gao X, Liu C, et al.Early inhaled nitric oxide in preterm infants <34 weeks with evolving bronchopulmonary dysplasia. J Perinatol, 2016, 36:.883-889.

32. Fríasa JP, Galdó AM, Ruiz EP.Pediatric bronchoscopy guidelines. Arch Bronconeumol, 2011, 47(7), 350-360.

33. Donato LL, Mai Hong, Tran T, et al. Pediatric interventional bronchoscopy. Clin Chest Med, 2013, 34(3):569-582.

34. Jefferson ND, Cohen AP, Rutter MJ.Subglottic stenosis. Semin Pediatr Surg, 2016, 25(3):138-143.

35. Soyer T. The role bronchoscopy in the diagnosis of airway disease in children. J Thorac Dis, 2016, 8(11):3420-3426.

36. 张谦慎, 朱小瑜. 纤维支气管镜在新生儿领域的应用进展. 中华围产医学杂志, 2007, 10(2):136-138.

37. 李凯, 郑珊, 肖现民, 等. 新生儿先天性支气管胆管瘘一例及文献复习. 中华小儿外科杂志, 2013, 34(6):447-449.

38. 中华医学会儿科学分会呼吸学组儿科支气管镜协作组. 儿科支气管镜术指南(2009年版). 中华儿科杂志, 2009, 47(10):740-744.

39. BarbaroRP, Odetola FO, Kidwell KM, et al. Association of hospital-level volume of extracorporeal membrane oxygenation cases and mortality. Analysis of the extracorporeal life support organization registry. Am J Respir Crit Care Med, 2015, 191(8):894-901.

40. Rais-Bahrami K, Van Meurs KP. Venoarterial versus venovenous ECMO for neonatal respiratory failure. Semin Perinatol, 2014, 38:71-77.

41. 王质刚. 血液净化学. 北京:北京科学技术出版社,2010:551-567.

42. 蔡成. 新生儿急性肾衰竭的连续性肾脏替代治疗. 中华实用儿科临床杂志,2017,32(2):84-87.

43. 血液净化急诊临床应用专家共识组. 血液净化急诊临床应用专家共识. 中华急诊医学杂志,2017,26(1):24-36.

44. 陆国平. 儿童急诊与重症医学临床技术. 上海:复旦大学出版社,2016:251-257.

45. Sohn YB,Paik KH,Cho HY,et al. Continuous renal replacement therapy in neonates weighing less than 3kg. Korean J Pediatr,2012,55(8):286-292.

46. Lee ST,Cho H. Fluid overload and outcomes in neonates receiving continuous renal replacement therapy. Pediatr Nephrol,2016,31(11):2145-2152.

47. American Academy of Pediatrics Subcommittee on Hyperbilirubinemia. Management of Hyperbilirubinemia in the Newborn Infant 35 or More Weeks of Gestation. Prdiatrics,2004,114:297-316.

48. 中华医学会儿科学分会新生儿学组,《中华儿科杂志》编辑委员会. 新生儿高胆红素血症诊断和治疗专家共识. 中华儿科杂志,2014,52(10):745-748.

49. Bhutani VK,Johnson L,Sivieri EM. Predictive ability of a predischarge hour-specific serum bilirubin for subsequent significant hyperbilirubinemia in healthy term and near-term newborn. Pediatrics,1999,103:6-14.

50. Girelli G,Antoncecchi S,Casadei A M,et al. Recommendations for transfusion therapy in neonatology. Blood Transfus,2015,13(3):484-497.

51. Treleaven J,Gennery A,Marsh J,et al. Guidelines on the use of irradiated blood components prepared by the British Committee for Standards in Haematology blood transfusion task force. Br J Haematol,2011,152(1):35-51.

52. Chirico G,Beccagutti F,Sorlini A,et al. Red blood cell transfusion in preterm infants:Restrictive versus liberal policy. J Matern Fetal Neonatal Med,2011,24 Suppl 1:20-22.

53. Christensen RD,Baer VL,Lambert DK,et al. Reference intervals for common coagulation tests of preterm infants(CME). Transfusion,2014,54(3):627-632.

54. Chiang MC,Jong YJ,Lin CH. Therapeutic Hypothermia for Neonates with Hypoxic Ischemic Encephalopathy. Pediatr Neonatol,2017,S1875-9572(17):30175.

55. 卫生部新生儿疾病重点实验室,复旦大学附属儿科医院. 亚低温治疗新生儿缺氧缺血性脑病方案(2011). 中国循证儿科杂志,2011,6(5)337-339.

56. 徐素华,程国强. 新生儿低温治疗期间的临床管理. 中华实用儿科临床杂志,2017,32(14):1116-1120.

57. Jacobs SE,Berg M,Hunt R,et al. Cooling for newborns with hypoxic ischaemic encephalopathy. Cochrane Database Syst Rev,2013(1):D3311.

58. Shankaran S,Pappas A,McDonald S A,et al. Childhood outcomes after hypothermia for neonatal encephalopathy. N Engl J Med,2012,366(22):2085-2092.

59. Azzopardi D,Strohm B,Marlow N,et al. Effects of hypothermia for perinatal asphyxia on childhood outcomes. N Engl J Med,2014,371(2):140-149.

60. Shankaran S,Laptook AR,Pappas A,et al.Effect of depth and duration of cooling on deaths in the NICU among neonates with hypoxic ischemic encephalopathy:a randomized clinical trial.JAMA,2014,312(24):2629-2639.

61. 王来栓,程国强,张鹏,等. 亚低温治疗新生儿缺氧缺血性脑病面临的临床问题及研究进展. 中华围产杂志,2013,16(12):731-735.

62. Rao R,Trivedi S,Vesoulis Z,et al.Safety and Short-Term Outcomes of Therapeutic Hypothermia in Preterm Neonates 34-35 Weeks Gestational Age with Hypoxic-Ischemic Encephalopathy. J Pediatr,2017,183:37-42.

第6节　新生儿外科疾病及围术期管理

一、新生儿期常见外科疾病总论

在新生儿期出现的外科疾病大致分为四类,先天性畸形、感染、肿瘤和产伤,其中先天性畸形占80%。

(一)先天性畸形

根据全国出生缺陷监测数据,我国围产期出生缺陷总发生率呈上升趋势,由2000年的109.79/万上升到2011年的153.23/万[1]。估计目前我国出生缺陷发生率在5.6%左右,约有25万肉眼可见先天畸形儿出生,加上出生后数月和数年才能显现出来的缺陷,先天残疾儿童总数高达80万~120万,每年新增出生缺陷数约90万例,占每年出生人口总数的4%~6%。先天性畸形属于出生缺陷的范畴,出生缺陷的内涵随着时间变迁,在不断地丰富和完善。其最初的定义是指胚胎发育紊乱、机体形态结构异常所导致的先天畸形,定义的核心是指机体形态结构的异常。由于防治工作和诊断技术的不断发展,目前出生缺陷的内涵有了较大的变动,根据美国学术机构、政府和世界非政府防治出生缺陷合作组织建议,目前国际上广泛认可的出生缺陷定义是指[2]:环境因素或遗传异常(遗传性或非遗传性)所致的、在出生之前产生、在出生后任何年龄所表现出的人体结构或功能的异常。根据这一定义,出生缺陷涉及的疾病包括精神发育迟缓、功能性异常疾病,如代谢性疾病、儿童期多种癌症、结缔组织疾病、退行性疾病、产前因素所致的机体畸形[3]。所以，机体先天性畸形只是出生缺陷的一种，具体指胎儿整个身体或其一部分的外形或内脏具有解剖学上形态结构的异常，通常不包括显微镜下细微结构的异常；不包括生化代谢性疾病；不包括单纯功能上的异常（如精神缺陷、智力缺陷）；也不包括出生时分娩过程中各种原因造成的缺陷。先天性畸形的产前诊断在国外已经形成系统的管理模式，国内也逐渐形成全国性的出生缺陷监测网。产前诊断是一个综合多学科的、复杂的系统工程，从纵向分析，该工程开始于妊娠前，贯穿整个妊娠期，直到新生儿期才能确诊。

1. **心血管及肺部畸形** 先天性畸形中，以先天性心脏病最为常见，严重威胁儿童的生命健康。根据国内外的调查资料，其发病率为7‰~10‰，即每1000名新出生的婴儿中有7~10人患有先天性心脏病，按照这样的发病率，我国每年有15万~20万先天性心脏病患儿出生，是造成1岁以下婴儿死亡的主要因素之一。其中包括非青紫型先天性心脏病，如动脉导管未闭、房间隔缺损、室间隔缺损、左心发育不良综合征和主动脉缩窄；青紫型先天性心脏病为肺动脉闭锁、肺动脉瓣狭窄、完全型大动脉转位、三尖瓣闭锁、法洛四联症、永存动脉干、完全性肺静脉异位引流。呼吸系统畸形包括先天性肺囊性腺瘤样畸形、肺隔离症、胎儿胸水、先天性喉、气管闭锁/狭窄症。各种先天性心脏畸形特别是大血管转位和各心腔的发育障碍等严重心脏畸形多可在孕早期发现，常见的呼吸系统畸形也大多在产前可以获得诊断。所以，如果怀孕期间暴露于不良因素，或者家族中有多人患先天性心脏病或有其他遗传病史，或者有流产、死胎、死产或曾经生过有先天性心脏病的孩子，应在怀孕期间加强观察，接受一些产前检查，如羊水化验、染色体检测，并对胎儿的心脏进行监测。

2. **神经系统畸形** 神经管畸形占先天性畸形的第2位，严重者可导致新生儿期死亡，或者造成患者的终生残疾，严重影响我国出生人口素质，我国每年因神经管畸形造成的直接经济损失超过2亿元，但亦有研究表明，孕早期口服叶酸，可以明显降低神经系统畸形的发生。孕期后3个月中，MRI可显示80%的无脑儿，73%的多小脑回症，100%的脑裂畸形。在神经系统异常的胎儿中84%伴有脑积水，与超声比较，MRI可以更加精确地显示脑积水原因及判断是否有伴随的大脑畸形。MRI还可以显示脊髓分叉、腰骶部脊髓神经板开放、扩大和囊性损伤等，这可以是单纯的脑脊膜膨出，亦可以是骶部神经损伤。出生后的常见神经系统畸形为脑膜膨出、脊髓脊膜膨出、脑积水和蛛网膜囊肿。

3. **消化系统畸形** 消化系统畸形是出生缺陷的常见畸形。除先天性心脏畸形、神经管缺陷两大类出生缺陷疾病外，消化系统畸形占第3位。消化系统畸形包括从口部一直到肛门部的所有器官的结构和（或）功能异常。具体可指唇裂、腭裂、食管闭锁、食管裂孔疝、幽门狭窄、肠闭锁、肠旋转不良、环状胰腺、胎粪性腹膜炎、巨结肠、无肛和（或）泄殖腔畸形、先天性胆总管囊肿等。就目前而言，消化系统畸形的整体产前诊断率不高，仅在30%~40%。而多数消化道梗阻畸形常常在孕晚期甚至临产前才被发现和诊断。因此，生后因消化道畸形而就诊的新生儿在所有就诊新生儿外科的患儿中占多数，40%~50%，且大多需在新生儿期手术治疗，才能获得生存。早期诊断、早期治疗消化道畸形可明显提高围产期患儿治愈率，降低治疗费用，改善患儿以后的生活质量。

4. **泌尿系统畸形** 小儿泌尿系统先天畸形的发生受胎儿期子宫内外环境与遗传因素的复杂影响。据调查，先天性畸形中，约68%由遗传成分异常引起，另外，胚胎在子宫内迅速分化时，电离辐射、感染、毒物、药物、母体营养缺乏、内分泌紊乱等均可导致泌尿系统先天畸形的发生，其中环境因素可能在目前占主要原因，肖现民对环境内分泌干扰物（来源于杀虫剂、塑料、洗涤剂、燃烧产物及工业产物）的研究证实，这些因素对小儿泌尿、生殖系统发育有明显影响。

小儿泌尿外科疾病以先天畸形最为多见，如隐睾、尿道下裂、先天性肾积水、异位输尿管开口等。肾及尿路畸形常影响小儿正常生长发育及生理功能，严重时甚至危及生命，如后尿道瓣膜，长期的梗阻和反复感染，最终导致肾衰竭，以往预后很差，近年来的早期诊断和早期干预治疗，使其预后大大改观，因此，小儿泌尿系统先天畸形的诊治应该引起家长及医务人员的足够重视。

5. **四肢脊柱畸形** 先天性髋脱位、马蹄内翻足、多指趾、脊柱弯曲、肢体缺如或环状索带压迫等均为常见的四肢脊柱畸形，但其中一些疾病如先天性髋脱位和脊柱弯曲，多在发育过程中发现，故新生儿期往往不能得到诊断；另外，一些肢体畸形，对功能影响不大，亦不属于新生儿期处理的范畴。

6. **其他** 先天性膈疝（CDH）、膈膨升、腹裂、脐膨出、联体儿等也是临床常见的先天性畸形，并大多需在新生儿期进行矫治手术，这些畸形可以通过在产前B超进行诊断，早期手术效果较好。

（二）感染

新生儿期外科感染常见为新生儿软组织感染，如尿布皮炎、脐炎、脐部蜂窝织炎、乳腺炎、新生儿皮下坏疽、坏死性筋膜炎和新生儿破伤风，其中皮下坏疽是一种新生儿期特殊的皮下组织化脓性感染，病原菌大多为金黄色葡萄球菌，主要病理变化是皮下组织广泛坏死、液化，此病发病急骤，扩散十分迅速，病变多见于身体受压部分，如骶尾部、臀部、腰背部，很快可发生败血症、休克，如不及时医治，死亡率很高。近年来，由于经济和卫生状况的改善，新生儿期外科感染，特别是新生儿皮下坏疽的发生率和死亡率明显降低。

NEC是新生儿外科最常见急腹症,大多数(>90%)为早产儿疾病,但亦有足月儿发病。时常发生在生后10天内,但也可发生在生后第1天、几周甚至生后数月。病因和发病机制尚不甚明了,可能为多种因素造成的综合损害,目前一般认为与肠黏膜缺血缺氧、喂养不当、感染、变态反应及肠道营养不良等因素有关,其中细菌感染和病儿机体的变态反应两种因素相结合,被认为是本病的主要可能病因。本病主要的治疗为内科的非手术疗法,包括禁食和支持治疗,但也有一部分患儿需要外科手术,以往死亡率很高,近年来,通过流行病学调查、临床和实验研究已逐渐了解其致病原因和发病机制,对其早期诊断、提高危重新生儿的监护和选择性及时的外科治疗,死亡率显著降低,目前是20%~40%。

(三)肿瘤

新生儿期可以发现各种肿瘤,主要有错构瘤、畸胎瘤、胚胎性肿瘤和肉瘤。就每种肿瘤而言,均为数不多。相当一部分是在新生儿期即可表现出来,而大部可在产前获得诊断,如颈部巨大淋巴管瘤、骶尾部畸胎瘤、卵巢肿瘤和腹部、胸部的肿瘤。骶尾部畸胎瘤常伴随羊水过多,巨大的实质性肿瘤通常血供丰富并伴有胎儿水肿。新生儿肿瘤大部分为良性肿瘤,如血管瘤、淋巴管瘤、畸胎瘤等,但随着诊断技术的发展,神经母细胞瘤等恶性肿瘤的报道增多。据认为新生儿期肿瘤的恶性率与其他年龄段的小儿相近,在25%左右,应引起临床重视。外生性巨大肿块是新生儿期肿瘤最常见的症状,而分娩过程和出生初期发生的肿瘤溃破、出血、感染等并发症是促使早期就医的主要原因。大部分恶性实体肿瘤多因在短时期内迅速长大的无痛性肿块而被注意,但其前期症状多不明显,临床上几乎很少有明显的贫血、消瘦和恶病质。一般通过体格检查和运用现代诊断技术,均能做出诊断。新生儿是处于迅速生长发育和所有脏器组织成熟的时期。因此,在制订肿瘤的治疗方案时,既要争取长期生存,又要保护正常生长和发育的能力,由此导致对于手术时机的选择和化疗及放疗的应用等问题颇多议论。鉴于新生儿恶性肿瘤常有"良性行为",预后较好,多数主张实体肿瘤在新生儿时期及早手术,因其恶性程度低,发生转移少,术后生存率与婴儿期有显著差异。由于新生儿肿瘤均无广泛转移,因此,常规化疗和放疗是不必要的,且新生儿肝、肾、骨髓对化疗和放疗异常敏感,使用时必须慎重,仅对肿瘤残留者给予小剂量化疗或放疗。

(四)产伤

新生儿产伤由于分娩过程中胎儿受到机械压力所致,是小儿外科特有的一种创伤。其原因为母体骨盆狭窄、会阴软组织硬变、婴儿超体重,也包括医务人员在接生时操作不当。产伤涉及各部位,故可将其分为:①产伤骨折,依次为锁骨、肱骨干、股骨干、肱骨上或下端骺分离、股骨上或下端骺分离,如果胎内已发现骨折,提示成骨发育不良;②产伤麻痹包括臂丛神经损伤和面神经损伤;③腹部实质脏器破裂,按顺序为肝、肾上腺、脾及肾破裂等;④颅脑外伤包括头皮血肿、颅骨骨折、硬脑膜下出血和颅内出血。由于产科的规范操作,新生儿产伤近年来发生率明显降低,但产伤麻痹,特别是臂丛神经损伤的发生仍是产科临床纠纷的一个大问题,其中比较多见的原因是营养过剩、婴儿超体重。

综上所述,新生儿期常见外科疾病涵盖机体所有部位,内容广泛,疾病也极具特殊性,在病因、发病机制、诊断和治疗原则上与成人外科均有较大的不同,作为新生儿专科医师,充分了解新生儿期常见外科疾病的诊断和治疗原则,特别是新生儿围术期管理的有关问题,有利于与新生儿外科医师的密切合作,提高新生儿期的存活率。

二、新生儿麻醉

近50年来,新生儿外科取得了巨大的成就,许多疾病可以在新生儿期进行根治手术治疗,但手术创伤对机体是一种伤害性的打击,即使是胎龄很小的VLBW儿也可以感受到疼痛,并对手术创伤等伤害性刺激产生应激反应,且早产儿的应激反应似乎更为迅速和强烈。创伤或疼痛等伤害性刺激引起的应激反应可增加手术并发症的发病率,恶化手术的预后。

阿片制剂和局部麻醉可以有效地抑制由疼痛或其他伤害性刺激引起的应激反应,有助于改善手术的预后。新生儿麻醉的主要任务就是维持足够的麻醉深度,减轻伤害性刺激引起的应激反应,治疗术前已经存在以及手术中出现的新的病理改变。

新生儿期是婴儿从依靠母体转向独立生活的适应时期,发育还不完善,功能储备较少,对麻醉药和伤害性刺激的承受能力较差,在麻醉管理上有一些特别之处。

(一)麻醉前的评估

母亲的病史,或者使用过的药物(如地西泮、阿片制剂、硫酸镁等)可以影响到刚出生的新生儿,并对他们的呼吸、循环和神经系统造成抑制。如果母亲患有胰岛素依赖型糖尿病,不仅胰岛素的残留作用会使新生儿的血糖水平出现大幅度的波动,这些新生儿往往因心肌肥厚造成心室流出道梗阻引起心功能不全,而且通常心肌的收缩力在出生后的最初几天里明显降低。

窒息抢救史不仅提示新生儿可能存在呼吸和循环功能的异常或先天性的缺陷,而且缺氧和复苏本身也往往导致心肺和代谢功能的受限,继发低心排量、酸中毒、低温、高血糖和凝血功能障碍,甚至脑血流的自动调节功能受损,使中枢神经系统更易在手术中受血流动力学波动的伤害。

血常规和血糖是术前必须要做的实验室检查,有时还要根据病情了解血气、电解质、胸片和超声心动等检查结果。体格检查的特点是要留意是否存在先天性的畸形,要考虑到多发畸形的可能,在发现一个畸形后要注意是否还有其他伴发的畸形,特别是心肺等重要脏器的畸形,所以,在临床上对于新生儿严重畸形手术前应常规进行心脏超声检查,了解是否存在心脏畸形和先天性心脏病分类的详细情况,以及心功能状况,如果确诊为先天性心脏畸形,最好要请心外科医师会诊,掌握心脏手术的时机和了解术中可能出现的意外。例如,先天性中、高位肛门直肠闭锁,往往伴发先天性心脏畸形,如果存在法洛四联症,手术中可能出现持续的漏斗部痉挛,加重缺氧。

(二)药代动力学特点及麻醉药对血流动力学的影响

新生儿体内水分占体重的比例较大,同时脂肪和肌肉组织相对较少。这一特点使水溶性药物(如大多数抗生素、肌松药等)的分布容积增大,需要较大的单位初始剂量才能达到足够的血药浓度水平。而芬太尼、吗啡等主要依靠药物向脂肪和肌肉组织转移来使药效消退的药物,则因脂肪和肌肉组织的相对减少,接收转移药物的空间缩小,使药物留滞效应室的时间延长,所以这些药物的作用时间明显延长。

新生儿肝对酶的合成能力及肾小球对物质的滤过功能还不成熟,使肝对药物的代谢及肾对代谢产物的清除能力降低,延长了药物降解并从体内排除的时间。另外,新生儿肝血流分配较少,药物通过血流向肝脏输送的速度减慢,药物的作用时间也会因此而延长。特别是当新生儿罹患腹部急症,腹内压增高使肝血流进一步下降的时候,这种药效的延长现象会变得更加明显。芬太尼的代谢和清除就与腹内压有密切的关系,肠梗阻、肠坏死、膈疝或腹裂等手术后的新生儿往往由于腹压增大,芬太尼的作用延长,而残留较长时间的呼吸抑制,需要在术后继续进行机械辅助通气。

新生儿,尤其是早产儿吸入麻醉药的最低肺泡有效浓度显著降低,且他们的肺泡通气量较高,功能残气量较小,脑部的血流丰富,组织/血分配系数较低,所以肺泡麻醉药分压和脑内分压上升很快。不仅麻醉加深的时间大大缩短,且很容易造成麻醉药的过量吸入。

多数麻醉药(如异丙酚、咪达唑仑)会使新生儿的血压明显下降,特别是吸入麻醉药。绝大多数吸入麻醉药都影响新生儿心肌细胞膜和血浆网上钙通道的正常功能,阻止钙与肌钙、肌球和肌动蛋白复合体的结合,对心肌收缩力有特别明显的抑制作用。本来新生儿心肌细胞的形态和排列方式就不同于年长小儿,已经使心脏的收缩和舒张功能受到限制,所以再吸入挥发性麻醉药后,心脏的泵血功能显著降低,心排出量明显下降。氟烷和异氟醚通常使射血分数和每搏输出量下降38%,即使对心血管功能影响较小的七氟醚也会使血压下降30%左右。因此,新生儿大多不能耐受吸入麻醉药,约50%的新生儿吸入挥发性麻醉药后会发生严重的低血压反应。

阿片类制剂芬太尼对心血管功能的影响较小,多数情况下可以保持新生儿血流动力学指标的稳定。但有时也会导致心动缓慢,需要使用阿托品以适当增加心率,维持心排出量,尤其是在有效循环血容量欠缺过度的时候,也会引起血压的明显下降。

(三)麻醉方式和应激反应

减少应激反应的主要措施是给予足够的全身麻醉药物,如七氟烷。但是新生儿的心血管系统对吸入麻醉药的耐受性较差,麻醉药的"治疗指数"较小,麻醉中容易发生严重的低血压和心动过缓,所以人们在对新生儿进行麻醉时一直非常小心和谨慎,常常采取少用吸入麻醉药的办法,力求避免新生儿的心血管受到抑制。长期以来,"利物浦模式"一直是新生儿的通用麻醉方法。该方法以使用肌松药和氧化亚氮为主,气管插管后控制呼吸,间断辅以少量的吸入麻醉药。由于使用的麻醉药很少,加上积极的呼吸道管理,所以麻醉中基本可以保证呼吸和循环功能的稳定,麻醉期间的安全性较高。

但是,血流动力学稳定并不是新生儿麻醉的唯一目标。深入的研究表明,在进行创伤较大的手术时,虽然以肌松药和氧化亚氮为主的"利物浦模式"麻醉可以使新生儿低血压和心动过缓的风险降低,但应激反应却明显地增强;血糖、儿茶酚胺、皮质激素、生长激素、前列腺素、补体及内啡肽等生物活性物质的血浆浓度大幅度地升高;过度的应激反应与呼吸、循环衰竭,乳酸酸中毒和术后感染有关,增加手术并发症的发病率和病死率,恶化手术的预后。

虽然适当的应激反应是机体遭受创伤后产生的正常的防御反应,应该有利于创伤的修复和患儿的生存。但如果应激反应过于强烈,则会对机体自身的细胞造成损害。现已明确,许多与应激反应有关的生物活性物质对新生儿有不利的影响,如心肌损害(儿茶酚胺)、体肺循环阻力升高(儿茶酚胺,前列腺素)、内皮损伤(补体,前列腺素)及肺血管激惹(血栓素)。而且,应激反应是一种全身性的反应,涉及神经内分泌、免疫应答和凝血纤溶等多个系统,包含着促炎和抗炎两种倾向,一方面炎症细胞合成并释放 TNF、IL-1、IL-6 等促炎介质,并相互作用引起连锁放大的"瀑布效应",使炎症反应扩大。另一方面,为了抑制促炎介质的破坏作用,机体随即出现强烈的抗炎反应,并释放一些拮抗性的抗炎因子,如 IL-4、IL-10 等,下调最初的炎症反应。新生儿对炎症趋化因子的清除能力较低,免疫应答系统发育不完全,容易使促炎和抗炎两种倾向之间失去平衡。于是当促炎反应占优势的时候,机体表现为免疫亢进,对伤害性刺激反应过于强烈而损伤自身细胞,导致内皮细胞损伤,毛细血管通透性增加,水钠潴留和微循环障碍,出现"毛细血管渗漏综合征",出现无氧代谢和乳酸堆积,组织和器官的结构和功能受到损害。如果抗炎反应占优势,则表现为免疫抑制,对外来打击反应低下,甚至继发难以控制的感染。这种因应激反应的失衡或扩大带来的损害,与原有的基础病情相互作用,对病情危重的新生儿而言无异于雪上加霜。

但新生儿手术时的应激反应发展、扩大到何种程度时会对新生儿造成伤害,目前并不清楚。不过许多研究证实,新生儿手术时给予足够的全身麻醉药,可以较好地控制应激反应,且改善手术的预后。

当新生儿不能耐受足够的吸入麻醉药时,可以辅助使用较大剂量的芬太尼来帮助控制应激反应。有研究比较了单纯大剂量芬太尼麻醉和"利物浦模式"麻醉时新生儿在接受心脏手术时的应激反应,结果发现使用大剂量芬太尼麻醉者手术中血浆儿茶酚胺、皮质激素、葡萄糖和乳酸的浓度较低,且手术后新生儿的死亡率以及脓毒血症、NEC等严重并发症的发生率也显著降低。芬太尼对新生儿心血管功能的抑制较少,10mcg/kg可以基本满足新生儿手术的麻醉需求,并且药效可以持续60分钟左右。如果手术时间较长,或者手术创伤较大,且吸入麻醉药几乎不能使用的情况下,可能需要25μg/kg的芬太尼才可以有效地抑制应激反应。

除芬太尼之外,某些局部麻醉也可以很好地抑制手术时的应激反应,特别是骶管阻滞对新生儿非常合适。由于骶管阻滞对新生儿的呼吸和循环几乎没有抑制作用,而且新生儿骶管的解剖特点可以使麻醉平面安全地扩散,1.0ml/kg、1.5ml/kg或1.8ml/kg的局部麻醉药可以分别满足下腹、上腹和胸部的手术需要。许多证据表明,与芬太尼麻醉相比,用布比卡因进行骶管阻滞可以更好地控制血浆儿茶酚胺、皮质激素、葡萄糖和乳酸的浓度水平。对胎羊的实验研究还证明,全脊髓麻醉甚至可以完全抑制对手术刺激的应激反应。另外,芬太尼也可以注入骶管,用较少的剂量达到比静脉注射更好的效果。新生儿全身麻醉时复合使用骶管阻滞,不仅可以更好地抑制应激反应,还可以改善肺功能,稳定血流动力学指标并且降低术后的疼痛评分,最明显的优点是可以减少芬太尼的用量,尽早拔除气管导管,减少术后机械辅助通气的可能性。

(四)新生儿麻醉中的其他特点

虽然新生儿肾对钠的清除能力有限,容易引起水钠潴留,但是由于其相对较大的体表面积,手术中的新生儿也容易发生有效血容量不足的情况。尤其是进行腹裂、肠梗阻或肠坏死等急症腹部手术时更是如此。裸露的肠管和肠道的炎症常常导致水分的大量丢失,有时整个手术过程中即使失血并不严重,也常常需要补充40~50ml/kg的液体才能维持足够的血容量。血压和末梢循环的状态是反映新生儿有效循环血容量的敏感指标,血压下降或者压迫指端后末梢再充盈的时间大于3秒,往往是血容量严重不足的表现。新生儿手术时血容量不足的另一常见症状是代谢性酸中毒,所以新生儿手术时对代谢性酸中毒的首要处理是补充血容量,而不是使用碳酸氢钠。如果没有特殊情况,只有当pH<7.2时,才需要用碳酸氢钠对症治疗。

新生儿由于肝糖原储备不足,手术中可能发生低血糖(<40mg/dl)。但是手术中因应激反应而发生高血糖(足月儿>125mg/dl,早产儿>150mg/dl)的情况也并不少见。所以,

新生儿手术中的血糖水平很难预料,需要密切地监测,以保持在正常的范围之内。一般足月儿3~5mg/(kg·min)或者早产儿5~6mg/(kg·min)的葡萄糖已经足够。如果在手术中输入含糖液,一定要将该液体与补充血容量的液体分开,否则容易使糖分输入过多引起高血糖,结果血浆渗透压升高而增加脑室内出血的机会。

在维持足够血容量的同时,血红蛋白也需要保持在较高的水平。目前并不清楚维持新生儿足够氧供应所需血细胞比容的下限应该是多少,不过贫血和低温是造成新生儿尤其是早产儿术后呼吸暂停的重要危险因素。考虑到胎儿血红蛋白对供氧能力的影响,一般认为手术时新生儿的血细胞比容应该保持在30%以上,对于病情较重或者呼吸功能不全的新生儿,甚至有人认为应该提高到40%左右。输血不仅可以提高新生儿的血细胞比容,而且可以提高成人型血红蛋白的比例,以便更好地与2,3-二磷酸甘油酸结合,发挥更好的供氧作用。

如果手术时大量输血(输血量超过整个预计血容量,足月儿90ml/kg,早产儿100~120ml/kg),应该考虑输入新鲜冰冻血浆以补充凝血因子,不过由于新生儿对枸橼酸的代谢能力很差,致使大量的离子钙与其结合,所以血制品特别是冰冻血浆的输入会使新生儿发生严重的低钙血症,需要及时地补充钙剂,否则可能发生严重的低血压。

总而言之,新生儿由于体形较小,总的血容量很少,所以容量或者其中有效成分的丢失或增加往往会在很短的时间内发生,手术中需要仔细留意出血和输液的速度,严密监测血细胞比容、血糖、电解质和酸碱度的改变,防止出现意外的大幅度变化。

半个世纪以来,技术的进步使新生儿手术后的存活率得到了极大的提高。现在,85%~95%的新生儿在手术后可以存活,术后的长期生存率也已经可以达到77%。《美国外科杂志》发表文章认为,新生儿外科取得这一巨大成就的原因不仅仅是外科技术的进步,麻醉和术后重症监护等围术期处理水平的提高同样发挥了重要的作用。今后,随着对新生儿病理、生理和药理知识的进一步的深入了解,新生儿的麻醉技术也将会更加完善,新生儿手术的质量也将会进一步提高。

三、新生儿围术期管理

新生儿合并有严重的先天畸形时,通常需要外科手术来解决,才能维持生存,最多见的是各部位消化道狭窄与闭锁;其次为消化道因各种原因发生的坏死和穿孔;另外,如CDH和一些特殊的新生儿肿瘤;由于腹部缺损造成的畸形如脐膨出和腹裂等也是新生儿期必须矫治的畸形,这些矫治手术大多属于大手术范畴。同时,新生儿本身的特殊生理、病理特点,如各系统发育尚不完善,机体处于不稳定状态,调节功能和对外界环境的适应能力差等,决定了其术

前、术中和术后处理不同于普通婴儿或儿童;而产前诊断的发展、临床根治手术年龄的提前、一些危重疾病由急诊手术改为亚急诊手术等观念的改变,使新生儿围术期的处理更具其特殊性。因此,新生儿围术期的处理是否正确与及时,可直接影响手术的成败,也与患儿疾病的预后密切相关。

（一）术前处理

新生患儿在术前需要评估其成熟度,所以,关于其孕周、出生体重、胎次、产次和出生时是否有窒息抢救的病史十分重要;另外,为了确认其是否合并其他畸形或染色体异常,大多需要进行相关的系列检查,以便主治医师能制订完善的治疗计划,并告知家长,例如,一例先天性肛门直肠畸形的患儿,往往同时伴有泌尿系统畸形、脊柱畸形和先天性心脏畸形,在术前检查中要包括 B 型超声检查泌尿系统,超声心动图检查心脏和 X 线检查脊柱,在制订手术方案(包括结肠造瘘或一期肛门成形术)时,要充分考虑这些畸形对手术、麻醉的影响,以及今后的治疗程序,并与家长进行沟通,以便患儿获得最好的生存质量。

由于早产儿特殊生理,如呼吸暂停、心动过缓、低体温、败血症、HMD、运用高浓度氧可导致失明和肺损伤、PDA等,加上 SGA 儿的高代谢率、低血糖、体温不稳定、红细胞增多症和高风险胎粪吸入综合征等情况,造成临床上 LBW儿比正常儿有高出 10 倍的死亡率,而围产期死亡患儿中75% 以上是有临床问题的 LBW 儿。

术前处理的主要内容如下。

1. **新生儿保暖**　新生儿由于相对体表面积大、皮肤菲薄和能量储存少,容易导致体温不升。腹裂、脐膨出患儿更容易热量丧失。对体温不稳定患儿可置暖箱;患儿需要频繁操作,可置远红外操作台,既可保暖又便于操作。早产儿或低出生体重儿可使用体温探测头,随时监测和调整体温,以防体温过低或体温过高对患儿造成不良反应。对于送至医院已出现低体温者,由于术前准备的时间限制,应采用迅速复温的方法,如将患儿置于 40℃温水中浸泡,对于腹腔内脏器脱出的患儿,如腹裂,可以将消毒输液袋套在脏器之外,并于输液袋上方不断注入温盐水,一方面保湿防止体液丢失,另一方面也起到保温的作用,这种方法在腹裂患儿的转运过程应用特别有效,大大提高了术后的存活率。

2. **评价呼吸功能**　对每一位需要外科手术的新生儿进行术前呼吸功能评价非常重要,尤其是对 CDH、食管闭锁合并食管气管瘘、气胸、肺纤维囊性变、吸入性肺炎等患儿。术前 X 线胸片检查既方便又安全;拍片前放置胃管,对一些胸部或腹部病变具有鉴别诊断作用。监测新生儿血气,可诊断是否有呼吸衰竭。呼吸衰竭可直接导致新生儿死亡。运用 PS、高频通气、ECMO,可挽救部分患儿。

3. **检查心血管畸形**　先天畸形新生儿常可合并先天性心脏病。有心脏杂音、发绀、呼吸窘迫等症状的患儿术前必须常规给予心动超声检查,排除心内结构异常,必要时请心脏内、外科医师会诊,可否耐受手术。正常新生儿生后吸

入氧和肺扩张,肺动脉压迅速下降,动脉导管在生后数小时至 2~3 周关闭;先天性心脏病、膈疝、肺部疾病、缺氧状态可导致 PPHN,影响患儿组织携氧功能,而一氧化氮(NO)吸入可改善部分患儿肺动脉高压。尤其对于先天性膈疝的患儿,超声心动检查除排除心内结构异常外,需提供肺动脉压的情况,以便对于手术后存在胎儿循环的病例进行处理。

4. **平衡代谢**　包括水、酸碱、血糖、血钙、血镁等电解质。新生儿水分摄入不够可导致脱水、低血压、低灌注后的酸中毒、血管塌陷;水分摄入过多可导致肺水肿、心功能衰竭、PDA、BPD 和 IVH。VLBW 儿每日不显性水分丢失量是正常足月儿 3 倍;<1250g 新生儿不显性失水可高达60~120ml/(kg·d),包括气道丢失水分 5ml/(kg·d),粪便丢失水分 5~20ml/(kg·d)。对于小于 1000g 新生儿,要求补液维持在 160ml/(kg·d);大于 1000g 新生儿,补液 110~130ml/(kg·d)。未成熟儿补液 >170ml/(kg·d),可造成心力衰竭、NEC、PDA。监测血气,调整酸碱平衡。早产儿容易发生低血糖或高血糖,补液过程中需要每隔 4~6 小时监测血糖。术前补液 10% 葡萄糖 75~100ml/(kg·d),维持血糖浓度在 2.5mmol/L。对于低血糖患儿,可静脉给予 10% 葡萄糖 1~2ml/kg,然后维持剂量 10%~15% 葡萄糖 80~100ml/(kg·d)。血钙浓度需要维持在 2.0~2.63mmol/L,低于 1.8mmol/L 为低钙血症。血镁浓度维持在 0.7~1.0mmol/L。

5. **维持循环血容量**　正常足月儿血容量为 80ml/kg,而早产儿为 100ml/kg。当新生儿 Hb<140g/L 时,可诊断为新生儿贫血。术前补充血容量,一般术前 Hb<90g/L 需要输血,按照 10~20ml/kg 给予。

6. **评估凝血功能**　术前对凝血功能异常的患儿,必须给予纠正。补充维生素 K,给予新鲜冰冻血浆、新鲜血或血小板、凝血酶原复合物等,改善凝血功能。

7. **其他实验室检查**　血、尿、粪常规;肝功能;肾功能;定血型和交叉配血;感染患儿的血培养;输血患儿肝炎分型、梅毒筛查、艾滋病毒监测等。注意新生儿黄疸。新生儿急诊手术尽量争取在出现生理性黄疸之前进行,而非急诊手术可等待生理性黄疸消退后进行。溶血、感染、胆系疾病等可引起病理性黄疸。积极处理并控制病理性黄疸,换血、抗感染、蓝光照射等,可减少术后核黄疸的发生。

8. **建立静脉通路**　常规建立外周静脉通路,部分危重患儿需要深静脉穿刺置管或放置中心静脉导管。危重患儿术中需要监测动脉血气和血压者,可桡动脉或股动脉置管。目前有开展新生儿脐静脉和脐动脉置管,对出生前即已诊断的危重患儿在出生断脐时即置管入脐血管,有利于生后迅速开展各项治疗,如换血、快速输液、给予复苏药物等。

9. **监测肾功能和尿量**　新生儿肾功能不完善,生后需经过少尿期到多尿期。新生儿尿液渗透压可稀释到30~50mmol/L,也可浓缩到 550mmol/L,变化范围大。术前保持新生儿尿量每小时 2ml/kg,使尿液渗透压维持在250~290mOsm/kg H₂O。对于感染性休克、循环不稳定患儿,

术前必须充分补液,维持足够尿液量。尿量 >1ml/(kg·h),是循环充足的指标之一,也是影响新生儿手术后恢复的因素之一,因此,对于一个需急症手术的新生儿,往往需要术前置入导尿管,进行尿量监测。

10. 肠道手术前的抗生素准备 肠道手术,如结肠切除、巨结肠根治术等,术前进行抗生素准备对减少吻合口瘘、腹腔脓肿和切口感染是相当有效的方法。择期手术一般在术前 1~2 天开始口服肠道吸收不良的药物,如庆大霉素和甲硝唑合用,可直接杀灭肠腔内细菌,减少术中污染的机会;也有许多学者主张术前注射给药替代口服肠道吸收不良药物,以减少肠道菌群失调,同样达到预防感染的发生;急诊手术一律静脉给药。

11. 其他 新生儿术前皮肤准备不需剃毛,但手术野的湿疹会影响伤口愈合,应尽早治疗。

(二)术中处理

新生儿外科手术,需要新生儿外科专科医师和专业麻醉师的支持。专科、专业医师的参与技术熟练,是取得手术更高成功率的保证。新生儿外科手术过程力求简单,以达到解决主要问题为目的,尽量减少不必要的操作,缩短手术时间,是使得患儿更能耐受手术、术后尽快恢复的因素之一。术中注意保暖,给新生儿使用电热毯或加热水床,可使患儿手术更平稳。保持呼吸道通畅,注意吸痰;呼吸机给氧压力一般不高于 $10cmH_2O$,给氧浓度不超过 40%,手术中对于一些特殊病例的呼吸管理非常重要,例如 CDH 和食管闭锁合并食管气管瘘,在手术中大多情况下是单侧肺通气,特别是食管闭锁合并食管气管瘘的患儿,一部分气体还分流到消化道,术中很容易发生低氧血症,有经验的麻醉科医师会在食管气管瘘结扎之前,将腹部加压包扎,以保持术中的平稳过渡。术中补液可给予林格液和 5% 葡萄糖水 3~4ml/(kg·h)。手术中估计失血量,当失血 <10% 血容量时,可输注血浆或代血浆制品,失血 >15% 血容量时,可适当补充红细胞,当估计失血量 >25% 血容量时,应给予补充全血。对腹部手术患儿,腹胀严重时,可缝置张力缝线,而术后腹部包扎不宜过紧,避免影响新生儿腹式呼吸。

(三)术后管理

随着新生儿产前诊断水平的提高、术前监护技术的进步、小儿外科手术技术的发展、适用于新生儿外科手术器械的改进,均使新生儿甚至 LBW 儿和 VLBW 儿的外科救治率有了极大改观。目前复旦大学儿科医院新生儿外科危重病,包括 CDH、食管闭锁、无肛合并先心病等,存活率高达 95%。

病儿送出手术室一般需由麻醉师和手术组医师陪同,以免途中发生意外,需要呼吸支持者,应配备转运暖箱和转运呼吸机。

1. 术后新生儿仍需继续保暖,放置暖箱,或置于远红外操作台,可便于重症患儿术后监护的各项操作。除补充手术中丢失的水分外,继续给予每日所需量,术后第一天补充量为正常需要量的 60%~80%,以后恢复每日正常需要量。注意胃肠道额外丢失量,如胃肠减压量、肠造瘘口水分丢失量、腹泻量等,给予等量补充。新生儿术后常规给予抗生素 48~72 小时,污染手术或感染手术者可适当延长静脉抗生素时间。术前、术后 3 天常规补充维生素 K_1 1mg/(kg·d);术后每日补充维生素 C。

2. 新生儿,尤其是早产儿其体液量大,可占体重的 78%~80%,肾功能未成熟,体液平衡有特殊性,液体量不足可导致循环血量减少,严重者发生低血容量休克;反之,液体过多可引起水肿,心功能不全,在 VLBW 儿还与 CLD、PDA 等有关。所以,术后液体平衡在低出生体重儿至关重要,尤其生后第一周,机体处于由宫内向宫外转移的适应期,机体的液体量发生明显改变。可通过监测尿量(以每 kg 体重每小时尿量计算)、尿比重,血清电解质、体重改变,肌酐、尿素氮水平,血细胞比容等判断液体平衡。据研究术后前 3 天的液体量可按手术的类型而定,对手术范围较小的患儿,如结肠造瘘、先天性巨结肠、肠闭锁剖腹探查,术后第一天液体量为 (80±25)ml/(kg·d);对手术范围大的患儿,如腹裂、中肠扭转、胎粪性腹膜炎等,术后第一天的液体量需达 (140±5)ml/(kg·d),以后根据监测指标的变化进行调整。对 NEC 穿孔术后的患儿,术后第一天液体需要量可高达 (145±70)ml/(kg·d),而且因患儿腹壁、肠壁水肿,腹膜炎导致腹腔大量渗液,使液体大量进入组织间隙,造成血容量明显减少,因此,在用利尿药的同时,需大量补充液体,术后第二、三天液体量仍需高达 (130±40)ml/(kg·d)。术后 4~8 小时需监测上述指标,对液体平衡进行再评估,尤其是尿量和尿比重,通过此两项指标可判定大多数患儿的液体平衡状态,然后再调节补液量。术后前 3 天理想的尿量为 2~3ml/(kg·h),尿比重为 1.002~1.040。

3. 呼吸管理是新生儿外科围术期重症监护中面临的最常见的问题。围术期呼吸道管理的改进使小儿麻醉后并发症及病死率显著下降,也使一些重症畸形的治疗预后大大改善,如新生儿 CDH、食管闭锁、腹裂和先天性复杂性心脏畸形。对于这些危重患儿,术后给予恰当的呼吸支持,加强呼吸道管理,拍背、吸痰、雾化吸入、积极抗感染,可帮助患儿度过术后危险期,提高存活率。对于特殊的病例,一般的呼吸支持疗法不能改善时,可考虑进行特殊的呼吸支持治疗,如吸入 NO 和 ECMO 疗法等。呼吸机辅助通气患儿每 4~6 小时随访一次血气,依据血气结果调整呼吸机参数,纠正水、电解质平衡。病情平稳患儿可适当延长血气随访间隔。

4. 重视胃肠外、胃肠内营养是提高新生儿术后存活率的重要影响因素。在术后肠功能恢复情况下,应尽早开始肠道内营养,可避免肠道黏膜失用性萎缩、减少肠道黏膜破坏、降低肠道细菌移位发生。而对术后禁食时间大于 5~7 天患儿,应尽早开始肠道外营养。加强或改善术后患儿的营养状况,可提高患儿耐受手术打击能力,促进术后伤口愈合和组织、脏器功能恢复。胃肠外营养技术的使用使术后需要禁食较长时间患儿的营养状态得到显著改善,从而提高了新生儿短肠综合征、胎粪性腹膜炎、NEC、腹裂、肠旋转不良、环状胰腺、空肠高位梗阻和先天性巨结肠等患儿的术后存活率。

5. 早产儿,尤为 VLBW 儿的外科手术仍然具有很大挑战性。LBW 儿在手术后的管理要充分考虑其未成熟的特点,主要是术后呼吸循环支持、液体电解质平衡、感染、营养等方面,尤其是 VLBW 儿,术后需进行各系统综合管理,以提高术后存活率,改善最终的预后。例如机械通气时要监测氧饱和度,使其维持在 88%~95%,以防发生吸入高浓度氧引起早产儿 ROP 等损伤。在进行气道吸引时要注意其可使患儿产生明显应激反应,引起血流动力学改变和 IVH,因此,不主张对 VLBW 儿进行常规气道吸引。术后管理与手术成功率密切相关,但对早产儿尤其是 VLBW 儿出院后需进行定期随访,了解其远期预后,因早产儿神经系统发育未成熟,术后如发生感染,脑血流明显波动等,可产生 IVH 或 PVL,引起神经系统后遗症发生。

(四)术后并发症的处理

1. **创口出血及继发性休克** 新生儿由于循环的储备能力不足,血量少,失血 10% 即可引起血压下降及循环障碍。凝血机制不完善,多种凝血因子较成年人低,手术时容易发生渗血,假如伤口渗血过多、止血不慎及血管结扎线脱落有内出血或术中出血未补足可以发生休克。如患儿面色苍白、烦躁不安、反应差、脉搏加快和血压下降等均为失血性休克的临床表现。除积极输血外,应全面检查。应首先检查伤口,观察是否有肿胀隆起,切口渗血较多,应拆除缝线进行止血;如果伤口无渗血,经输血后情况好转,但不久又恶化,应考虑内出血可能,必须果断采取措施,无菌条件下重新打开伤口,结扎出血点。有时术后出现休克不一定是出血所致,严重感染、酸中毒和缺氧可导致中毒性休克,应针对原发病采取综合治疗措施如吸氧、控制感染和纠正水、电解质紊乱和酸碱平衡紊乱。

2. **腹胀** 是胃肠道手术常见的并发症,引起新生儿腹胀的原因:①新生儿腹肌发育及神经控制能力未成熟,且弹性组织缺乏;②腹腔内手术操作对胃肠道的刺激,胃肠运动受到抑制,而出现肠麻痹;③创口疼痛限制了腹式呼吸运动,使得肠蠕动恢复减慢;④哭闹及麻醉时吞咽大量的空气;⑤肠管内积气(新生儿平时含有较多气体);⑥严重腹膜炎;⑦术后低血钾。临床上主要表现为麻痹性肠梗阻、腹胀和肠蠕动减弱或消失,严重者伴有呕吐和呼吸困难。针对不同的原因,采取相应的措施进行预防和治疗:①麻醉诱导要平稳,尽量减少空气的吞入;②术中操作要轻柔,尽量减少肠管的暴露和刺激;③术后要持续胃肠减压,保持减压管的通畅,留置时间依据病情而定,一般在腹胀解除、肠鸣音恢复和肛门排气后停用;④有水及电解质紊乱者,应及时纠正,以防低血钾;⑤吸入高浓度氧气(含氧 90%~95%),以取

代肠腔内的氮气,使腹胀减轻;⑥肛管或用高渗盐水(5% 氯化钠 50~100ml)灌肠,促进肠蠕动恢复;⑦药物如新斯的明 0.03~0.04mg/kg,每 4~6 小时一次,可连用 3 次,但有腹膜炎、机械性肠梗阻、肠吻合术后和伴有心功能不稳定者禁用。在腹胀的治疗过程中,严密观察疗效,一般肠麻痹的时间为 2~3 天,少数达 4~5 天。若术后腹胀持久不缓解,须随时摄腹部立位正侧位片,怀疑有机械性肠梗阻应剖腹探查。

3. **手术伤口哆裂和感染** 切口裂开内脏脱出是新生儿腹部手术后最常见的并发症,切口裂开后虽经及时处理和积极治疗,但死亡率明显升高。因此,预防切口裂开是新生儿外科医师需要重视的问题。新生儿腹部手术多采用上腹部横切口,上达横膈,下可探查盆腔,较成人的腹直肌切口更易愈合,对于可能出现术后肠功能恢复缓慢的患儿,需常规进行张力缝合,即便如此,新生儿术后腹部切口的哆裂还是较常见的问题,腹部切口裂开大多发生于术后 4~5 天。患儿突然体温升高,切口处渗出淡红色血性液体,将敷料湿透,触诊时切口线上有变软或皮下空虚感,可扪及腹壁缺损。有时肠管已在皮下,在拆线或哭闹时腹压增高,创口全部裂开,肠管脱出。此时应急症处理,局部立即用无菌敷料覆盖,并立即去手术室,将脱出的脏器用温热生理盐水冲洗后,将脱出肠管、内脏还纳入腹腔,再行腹壁缝合,做全层贯穿减张缝合。术后继续应用抗感染药物,加强支持疗法,提高患儿的抵抗力,改善全身营养状况,促进切口愈合。新生儿手术多为急症,没有充分的时间进行肠道准备,故伤口污染的机会较多,但新生儿肠道内细菌含量较少,菌群不多,所以伤口感染率并不高,一旦发生伤口感染,处理原则亦类似于年长儿,以引流和抗感染治疗为主。

4. **肺部并发症** 新生儿肠梗阻,因为呕吐物的误吸,术后极易发生肺部炎症;另外,这些重症新生儿术后往往需要一段时间的呼吸支持疗法,这也是肺部感染的常见原因。由于肺部感染,分泌物增多,加上新生儿支气管细小、咳嗽功能差、腹部手术后腹胀等因素,又容易发生肺不张;另外,新生儿因为输血、输液过量和过快,也容易出现肺水肿、肺出血等。这些并发症的处理可参照新生儿内科肺部疾患的治疗原则,早期发现和及时正确治疗,可大大提高术后重症患儿的存活率。

5. **术后发热和硬肿症** 新生儿体温调节中枢发育不成熟,手术后容易因为术前、术中的保暖措施不完善,或者并发感染等因素,而发生术后发热或硬肿症,对于术后发热的新生儿首先采用物理降温,如调节暖箱温度、湿敷等,其次可进行降温药物滴鼻;对于术后存在硬肿症的患儿,除保持暖箱温度和抗感染治疗,可以给予皮下注射小剂量肝素。

6. **术后新生儿黄疸** 新生儿本身存在生理性黄疸,外科手术的创伤打击,可以明显减缓新生儿高血胆红素的消退,特别是肠梗阻的新生儿,胆红素肝肠循环的改变,更容易发生高胆红素血症。所以,术后对于血胆红素的监测也是非常重要的,必要时应给予治疗。对于长期静脉营养的

新生儿，如肠闭锁，容易产生胆汁淤积，血结合胆红素升高，一般在停止静脉高营养，开始肠道内喂养后，可逐步自行消退。

总之，对于大部分新生儿手术，术后应在 NICU 中进行管理，重视新生儿外科患儿的围术期处理，极大程度上提高新生儿外科手术的成功率和术后存活率，并可有效改善术后生活质量。

四、常见外科疾病手术治疗指征及时机

常见新生儿期外科疾病的治疗近年来有了很大的发展，其治愈率往往代表儿科的医学水平，例如，食管闭锁的手术成功率、先天性膈疝的存活率等。对于各种重症畸形的手术治疗指征及时机，目前亦有了很多的进展。

（一）常见先天性畸形的治疗

1. **先天性心脏病** 目前的医疗水平已经有可能在孩子出生后不久即施行治疗，但何时手术，即手术时机的选择因病种不同而不同，完全要根据每一个患儿的情况来决定。例如，对于大动脉换位这种疾病，一般主张尽早施行手术治疗，以取得最佳的治疗效果。此外，手术治疗前后防治感染和保护心功能也十分重要。先天性心脏病的患儿，无论是手术前还是手术后，都应定期到心脏病专科随访，以尽可能避免发生并发症。目前，大多数先天性心脏病可通过开胸手术或非开胸的心导管介入方法治疗，两者效果均良好，多数经治疗后能够与正常孩子一样生活学习。但并不是所有先天性心脏病都需要手术。某些先天性心脏病如室间隔缺损、房间隔缺损和新生儿 PDA 等有"自然痊愈"的机会，但是否能自然痊愈，每一位患儿是不完全一样的，这些患儿应在心脏专科医师的随访下决定是否需要治疗和何时进行治疗比较合适。

2. **肺部畸形** 有些胸腔肺部的疾病，由于出生后将严重影响新生儿的呼吸功能，必须于产前就进行治疗，如胎儿胸腔积液、胎儿大叶肺气肿等。胎儿胸腔积液可造成胎儿水肿，存活率仅 21%~23%，通过胸腔羊膜囊穿刺引流的存活率可达 75%；胎儿大叶肺气肿也常发生胎儿水肿造成胎儿或新生儿很高的死亡率。目前开放式的胎儿外科手术，切除肿大的肺叶，已有成功的报道，包括一些影响胎儿肺发育的巨大肺内肿瘤切除。

新生儿最常见的胸部畸形——先天性膈疝（CDH），近年来对其手术治疗指征及时机有几个明确的发展过程。特别是产前宫内手术，随着产前影像学诊断水平的提高，许多患病胎儿可以获得早期诊断。虽然产后治疗手段不断改进，诊断较早、肝疝入胸腔及左侧膈疝，仍有很高的死亡率。因此，对于家长希望继续妊娠的胎儿，如果没有多发畸形，及早进行宫内手术或许有一定的帮助。以往采用的宫内手术治疗 CDH 大致经历了三个阶段。第一阶段即 20 世纪 80

年代，Harrison 成功进行了 9 例包括肝疝入的胎儿剖宫膈疝纠正治疗术，然而术中的死亡、术后早产、羊膜腔阴道瘘、胎盘子宫剥离、感染、肺水肿等发生率较高。1998 年回顾总结该治疗方案，发现并未取得预想的良好效果的原因是胎儿胸内的肝突然纳回腹腔，导致脐静脉血流受阻，结果使胎儿心动过缓和死亡。第二阶段，1990 年以后一些研究人员对羊、兔、鼠的膈疝模型进行胚胎动物气管结扎实验，证实结扎气管可以增加肺干重、DNA 及蛋白含量，改善肺泡支气管结构，减少中、小肺动脉的外膜、中膜厚度。随后这一技术被应用于临床。早期仍剖宫进行气管结扎，虽然手术范围缩小，但母子的并发症并未明显减小。之后，研究人员开始致力于手术微创方面的探索。第三阶段，1996 年胎儿镜开始用于临床，常用有气管夹闭和气管球囊封堵两种方式，这使得宫内手术疗效得到提高，并发症明显减少。球囊封堵可以单用一个 5mm 镜鞘，B 超引导下即完成全部操作，创伤小。结合产时"子宫外产时处理"策略，取出金属夹或球囊，患儿早期生存率得到一定的提高。然而，体内、体外实验证明气管结扎或封堵并不能改善 II 型肺泡细胞功能及 PS 缺乏，肺的顺应性改善也有限。2003 年 Harrison 对病例随机对照研究发现气管封堵技术未使患儿长期生存率得到明显改善，因而该临床实验目前暂时终止。但前期实验的思路和临床经验为人们提供了许多有益的资料。目前比较统一的是对 CDH 的"延期手术"概念，"延期手术"是由 20 世纪 80 年代 Bohn 等提出的，即延长术前准备时间，尽可能先改善内环境并保持血流动力学稳定再手术。报道认为，延期手术对提高新生儿 CDH 的生存率有重要意义。至于延期后手术的时机，Haugen 等认为使用心脏超声测量，肺动脉压降低接近正常或有向左分流得到改善，即肺动脉高压缓解，是一个比较可靠的指征。2000 年和 2002 年循证医学协作组对膈疝患儿的延期手术研究显示，其并不能明显改善患儿远期疗效，但适当的术前稳定和多种呼吸辅助手段的应用，毕竟可以给手术提供更宽裕的准备时间。所以，如何把握延期手术最佳手术时机，目前认为，术前可以改善氧合并纠正酸中毒者，可能疝入胸腔组织较少，肺发育较好，这类患者预后较好，状态也容易稳定，PCO_2 可以在短时间内达到低于 40mmHg，pH 接近正常，氧饱和度近 90%，待 24~48 小时的稳定阶段即可手术；可以纠正酸中毒但不能改善氧合者，可能有难以纠正的肺通换气障碍，过多的延长辅助呼吸时间，并不一定能取得相应效果，其等待的期限，部分学者将其硬性规定为 4 天，Haugen 等则认为使用心脏超声测量肺动脉压，待肺动脉压接近正常后才适合手术；对于氧合及酸中毒都无法纠正者，说明患者肺有严重的发育不良，急救手术死亡率极高，研究表明延期手术期间血管和气管内皮细胞均经历一个缓慢的重构过程，延长术前稳定时间可以使得管径增加，同时减少因外界刺激引发的血管收缩痉挛。所以如果配合体外膜肺或高频通气等辅助措施，可以提高生存率，有报道术前准备可长达 360

小时。

先天性膈膨升也是新生儿期的一种影响肺发育的外科疾病，主要由于膈肌发育不全，肌纤维或胶原纤维层有不同程度的缺陷所致，膈异常升高，膨出的膈肌只是纤维膜性结构。往往伴有患侧膈肌的反常运动，即吸气时膈肌上升，呼气时下降膨出。患儿呼吸困难或反复感染，X线发现膈肌位置抬高达第3~4肋间，双侧膈肌有矛盾呼吸运动时需要安排择期手术。

3. 神经系统畸形　神经系统畸形需要外科处理的疾病常指先天性脑积水和先天性神经管闭合不全。对于新生儿中度以上的先天性脑积水，任何年龄段均可以进行脑脊液分流术，以早期恢复神经功能。先天性神经管闭合不全是最常见的先天性神经系统发育畸形，美国报道该病的发病率为1‰~1.3‰，对于其中的脊髓脊膜膨出病儿的治疗，国外学者提出应该从产前开始，因为早期关闭神经管，可避免脊神经暴露于羊水而产生不可逆转的神经损伤，目前已有胎内应用胎儿镜进行修补的成功报道，如果没有条件在产前治疗，则应行选择性剖宫产，以避免产道挤伤，加重神经损害。出生后发现的脊髓脊膜膨出，最好在出生48小时内手术，然而，术后长期随访的效果并不令人满意。对于一般的有完整皮肤的脊膜膨出，大多可以在生后3个月左右进行修补手术，因为这些患儿常常伴有脊髓拴系综合征，由于身体的快速生长发育，导致脊神经被牵拉、变性，产生排尿、排便功能障碍。

4. 消化道闭锁　消化道畸形是需要新生儿期进行外科手术最常见的问题。先天性食管闭锁治愈率一直作为一个衡量小儿外科水平的指标，对于不伴有其他严重畸形的食管闭锁，高水平的医疗机构治愈率已达到98%~100%，其中包括低出生体重儿和VLBW儿，伴有复杂性先天性心脏病的食管闭锁治愈率也可达70%，所以，新生儿期手术治疗食管闭锁在具备小儿外科专科医院，已不是问题。但是，对于长段型食管闭锁的治疗仍然十分棘手，在新生儿期进行各种代食管手术的概念目前并不普及，认为食管生长快于脊柱的最佳期在生后12~16周，在此时进行食管食管端端吻合大多可行，因此，对于长段型食管闭锁的新生儿，只需要进行胃造瘘手术以维持营养。对于各种部位的肠闭锁，只要生命体征平稳，新生儿期手术均可安全进行，但如果同时伴有肠穿孔和胎粪性腹膜炎，临时性的肠造瘘手术可能是必需的。中、高位肛门直肠畸形，目前大部分仍主张新生儿期进行结肠造瘘，3~6个月后经骶肛门成形或经腹骶肛门成形。新生儿期进行先天性巨结肠根治手术，在国内儿科专科医院已成功开展，并获得与年长儿同样效果。对于新生儿期确诊的胆道扩张症完全可以进行根治手术。

先天性肠旋转不良仍然只能在出生后得到诊断，80%的患儿在新生儿期出现症状并进行急症根治手术治疗，其中最为严重的是中肠扭转伴坏死，有的患儿可在短期内出现腹膜炎及休克症状，此时的治疗应在积极纠正休克的同

时，尽早进行剖腹手术，早期解除肠系膜根部扭转，恢复肠系膜上动、静脉的血供，对于挽救肠道活力是极其重要的，对于复位后仍怀疑肠道血供障碍、手术中不能明确判断肠道是否完全坏死的患儿，尽可能保留肠道，暂时关闭腹腔，术后24~48小时后再次进腹，切除完全坏死的肠管，保留有活力的肠道，这对于患儿终生的营养吸收极为重要。

5. 腹裂和脐膨出　腹裂和脐膨出均归于腹壁发育缺损。腹裂胎儿的生产方式以尽量减少羊水刺激为原则，选择剖宫产的因素包括避免生产过程中的肠管损伤，避免外露肠管影响生产过程，使产程过度延长，减少肠管在经阴道分娩时的感染机会。外科手术原则为尽早手术，外露肠管多少与腹腔发育程度是决定一期修补或延期、分期手术的关键，当患儿充分补充晶、胶体溶液，酸中毒纠正，尿量大于1ml/(kg·h)，心率、血压、呼吸平稳状态下可进行修补术。脐膨出常可伴发其他多器官畸形，多为未成熟儿，少数患儿心功能不稳定(左心功能衰竭、主动脉发育不良)、未成熟儿伴HMD、PPHN等难以耐受手术，可采用保守治疗：用硝酸银溶液外涂，一天2次，外加用保鲜膜均匀加压，用有弹性的包裹袋提供外压，逐渐让外露的内脏进入腹腔。保守治疗往往需花上几周才能达到上皮完全覆盖缺损的目的，期间有囊膜破裂、严重感染等并发症，大多数学者将此方法作为不得已而为之的手段。如果患儿无严重心肺功能不良，能够耐受手术治疗，可行手术修补。其手术方法和术式选择与腹裂相同。

6. 泌尿系统畸形　肾盂积水的产前诊断和治疗是近年来备受关注的热点。由于超声的普及，许多无症状的肾盂积水被发现，对手术时间存在着许多争议，大部分胎儿及新生儿肾积水是一个相对良性的过程，但也有重症者。正常胎儿肾集合系统常有轻度分离，尤其是在胎儿膀胱充盈时，诊断胎儿肾积水应慎重，要定期复查，如肾盂持续增宽>1.0cm才有意义。Aviram等对产前诊断为肾盂积水的胎儿随访至产后30个月，结果显示，大多数患儿肾功能保持稳定，并有很多的病例在延长随访期后，显示出病变自发的退化。因此认为，对新生儿无症状原发性输尿管扩张保守处理是安全的。因此，多数泌尿系统畸形均可以选择在新生儿期以后进行随访或手术治疗，唯有梗阻性尿路病变引起严重的双侧肾积水者，必须在产前进行治疗。阻塞性尿路病变宫内干预的指征是：男性胎儿，存在严重尿路梗阻，出现羊水过少，肾功能正常且在孕32周以内。主要方法包括超声引导下膀胱羊膜囊分流、胎儿镜下记忆合金支架置入术和胎儿直视下尿路造口术。分流术后常由于导管阻塞或位置移动而不能保证长期有效的引流。胎儿镜直视下尿路造口术被较多选用。

7. 脊柱、四肢畸形　此类畸形包括联体畸形，均不需要在新生儿期进行手术治疗。

(二) 新生儿期外科感染

感染的治疗主要依靠内科抗生素的应用，在发现局部

波动、脓液生成时尽早进行切开引流，例如新生儿皮下坏疽，常表现为局部的漂浮感，早期多个小切口进行引流，既可以减轻毒素的吸收，改善全身症状，又可以减少皮肤坏死的范围。

对于新生儿 NEC 的外科治疗手术指征，在不同的单位和不同的医师间略有不同。绝对指征是肠穿孔；相对指征是严重的酸中毒或血小板减少、休克、少尿、腹块。手术最佳时机是肠壁全层坏死尚未发生穿孔之前，要求临床上确认这种情况是很困难的。在以下常用的 12 个判断指标：临床恶化、持续腹部压痛、腹壁出现红斑、腹部肿块、大量的消化道出血、气腹、X 线片上持续的扩张肠曲、摄片证明有腹水、严重的血小板减少、腹腔穿刺阳性、严重的肠壁囊样积气和门静脉积气中，其中最佳的指征是气腹、门脉积气、腹穿液体为肠液或血性液体；其次为固定的肠曲、腹壁红斑、腹部肿块。手术时机的选择也很重要，术前尽可能改善全身情况，呼吸管理、治疗休克、广谱抗生素、至少尿排出量在 1ml/(kg·h) 以上等均是保障手术安全的必要条件。要达到与年龄相称的平均动脉压。严重气腹时床旁插入腹腔导管，术前复苏一般不超过 1~2 小时。如果经 3~4 小时术前复苏情况甚差，则进行手术或床旁腹腔引流。因为常有肠道病变广泛、短肠综合征的危险，外科原则切除仅为穿孔或坏死的肠组织，保留回盲部，记录存活肠段的长度和坏死肠段的长度。

（三）肿瘤

产前诊断中发现肿瘤，大多等待新生儿期以后处理，仅有两种情况例外，一为颈部巨大肿瘤，大多为淋巴管瘤，出生后因肿块压迫气道而发生呼吸困难，此时需要尽快建立气道通气，并切除肿瘤，是子宫外产时处理的最好指征，如果判断在出生时不产生气道梗阻，则在新生儿期给予手术治疗；另一种情况为骶尾部畸胎瘤，骶尾部畸胎瘤无论大小，在新生儿期多不产生症状，但由于其恶变的倾向，一经确诊，应尽早施行手术切除。

（四）产伤

新生儿产伤包括产伤骨折、产伤麻痹、腹部实质脏器破裂和颅脑外伤，其治疗原则和治疗的时机各有不同。对于产伤骨折均采取保守疗法，固定的方法为自身固定比较安全，并发症亦少，由于新生儿的骨折易愈合，且塑型能力强，大多不需要解剖复位。产伤麻痹在新生儿也仅仅是观察、消肿、减少压迫及适当应用营养神经类药物即可。对于腹部实质脏器破裂中，最常见的是肝破裂，这是因为新生儿肝相对较大，部分没有肋弓的保护，生产过程容易受损，而出生后由于新生儿凝血功能不全，非常小的裂口也不能自行凝固止血，故新生儿产伤肝破裂往往需要尽早的手术探查，缝合止血，此时的手术时机应选择在补充失血量的同时（输全血 10~20ml/kg），尽快剖腹。相反，另一常见的产伤肾上腺出血，则多采用保守疗法，因为后腹膜出血手术中往往无法探及止血，其自行止血的可能也较大。颅脑外伤则

在新生儿期需要手术的机会极少。

总之，新生儿期常见外科疾病手术治疗指征及时机的掌握涉及妇产科、新生儿内科、新生儿外科和麻醉科的理解和配合，随着对疾病病理生理的进一步了解，一些疾病需要更早期进行手术治疗，另一些则可以延期甚至保守，正确的处理将进一步提高生存率和生存质量。

五、新生儿期常见肿瘤的管理

新生儿肿瘤（neonatal tumor, NNT）或者围产期肿瘤发病率介于（17~121）/ 百万活产儿[1]，英国和美国报道发病率分别为 1/12 500 和活产儿 1/27 500 活产儿。多数肿瘤在出生后 1~4 周内得以确诊，一般为良性或潜在恶性肿瘤，极少数在出生时或出生后不久被诊断为恶性肿瘤。新生儿肿瘤的性别比在不同肿瘤类别和人种上略有差别，如视网膜母细胞瘤男性发病占优，畸胎瘤女性发病占优。

（一）病因及致癌因素

儿童恶性肿瘤的病因是多方面的，包括基因和环境因素。在家族性肿瘤发病中基因起主要作用，而散发病例常是逐渐发展演变而来。新生儿肿瘤为研究家族性和遗传因素与恶性肿瘤的关系提供了绝佳机会，因为出生后基因与环境相互作用时间很短。流行病学中新生儿恶性肿瘤有 3 种重要的基因异常：①增加恶性肿瘤患病风险的基因（如视网膜母细胞瘤）；②与基因异常相关的综合征，增加恶性肿瘤发生的风险；③基因导致对环境因素易感性增加。由于目前基因检测方法有限，无法认识确切的基因作用机制，目前的检测手段亦无法识别特殊的基因改变。

特定染色体（杂合）片段缺失可能导致一些肿瘤发生，来自父母任一方的特定染色体在特殊的情况下会优先缺失。如散发性肾母细胞瘤中来自母系的第 11 号染色体衍生基因缺失，视网膜母细胞瘤和骨肉瘤等肉瘤形成过程中两个 RB 等位基因（视网膜母细胞瘤易感基因）连续性缺失。基因程序除了染色体异常，可能参与一些肿瘤的家族性遗传。与先天畸形也存在明确相关性，报道称 15% 新生儿肿瘤患儿伴发先天性畸形。遗传因素在先天性畸形和肿瘤（如神经母细胞瘤）发生之间的联系作用也越来越明确。最近一项研究报道，72 例新生儿肿瘤患儿中有 15 例伴发先天畸形。

除了基因因素，环境暴露也是主要致癌因素。尽管新生儿对环境毒物的暴露有限，但环境因素对孕母的影响（如暴露于电离辐射、妊娠期服用药物、孕母感染、罹患肿瘤及先天畸形）也可能影响胎儿。因此，妊娠期发生的事件对新生儿肿瘤有重要意义。

（二）诊断和病理

随着产前常规超声筛查普及和胎儿 MRI 的进步，很多新生儿肿瘤在产前即可诊断，特别是骶尾部混合型胚胎细

胞肿瘤和肾脏肿瘤,所以目前国内开展的妇产科、儿科和遗传等多学科产前会诊非常必要。

新生儿肿瘤分类中存在一个重要的问题即恶性组织学特征常与临床表现不一致。所以新生儿肿瘤至少有四种临床分组。

1. 通过常规标准确诊的恶性肿瘤。

2. 局部浸润但无远处转移潜能的肿瘤。

3. 良性肿瘤有以下表现之一:①由于大小或位置影响到病人生存;②有明确恶变潜能。

4. 极罕见的肿瘤如类似成人肿瘤的恶性肉瘤。

(三)肿瘤类型

国际儿科肿瘤学会 1987~1991 年收集来自 12 个国家的 192 例病例研究,报道 33 种发生在新生儿时期的肿瘤。畸胎瘤是最常见的肿瘤,随后是神经母细胞瘤、白血病和软组织肿瘤。一些肿瘤如视网膜母细胞瘤和脑瘤,发生率随医院的转诊模式不同而变化。新生儿期肾和肝肿瘤不常见。其他类型肿瘤更罕见。真正成人类型的癌在儿童中极罕见,仅占 1%~2%。

(四)新生儿肿瘤的临床表现和治疗

1. 畸胎瘤 畸胎瘤(teratoma)是小儿最常见的胚芽细胞肿瘤,是由至少三个胚层中的两个组织发育异常所形成的一种胚胎性肿瘤。畸胎瘤可发生于性腺及性腺外,好发于中线部位。超过 50% 的畸胎瘤在胎儿或新生儿期就能发现,且以性腺外部位为主,其中骶尾部是新生儿期最好发的部位。畸胎瘤可表现为实质性、囊性或混合性肿块,且仅约 20% 的畸胎瘤含有恶性成分。

骶尾部是胎儿及新生儿期畸胎瘤最好发的部位,约占所有畸胎瘤的 70%。肿瘤来源于尾骨尖,大多数是良性病变,约 17% 呈现恶性组织学特征。骶尾部畸胎瘤的发病率在活产儿中为 1/(20 000~40 000),女婴发生率约是男婴的 3 倍。根据骶尾部畸胎瘤的在盆腔内和盆腔外延伸程度的不同,分为 4 种不同的解剖类型:Ⅰ 型最常见(46.7%),为显著外露型,肿瘤绝大部分外露性生长,仅有很小一般部分向骶前延伸,肿瘤极少是恶性的;Ⅱ 型(34.7%),肿瘤仍以外露生长为主,骶前盆腔内也有部分肿瘤,仅 6% 为恶性;Ⅲ 型(8.8%),盆腔及腹腔的肿瘤部分要多于外露部分,腹部体检时能触摸到腹腔内的肿瘤,该型 20% 为恶性;Ⅳ 型(9.8%),肿瘤完全位于骶前,没有外露的表现,有一定的恶性率。新生儿期骶尾部畸胎瘤的恶性率较低,出生时即为恶性 8%,2 个月后恶性变的可能性明显增高。

最常见的临床表现就是产前超声所发现的臀部肿块。目前产前超声一般能在孕 22~34 周发现骶尾部的畸胎瘤,但最早可于孕 13 周检出,胎儿骶尾部含有实质性或囊性成分,有时甚至能发现局灶性钙化点。彩色多普勒超声可发现大部分肿块内有丰富的血供。出生后即可发现骶尾部的巨大的有完整皮肤覆盖的肿瘤,是 Ⅰ、Ⅱ、Ⅲ 型最主要的临床表现,肿瘤表面常常能看到曲张的静脉,有时会出现溃疡。

巨大的盆腔肿块会压迫或推移直肠、尿道,引起排便困难、大便变扁、排尿困难、尿潴留等表现。直肠指检可以发现骶前肿块,并能了解肿块的大小、质地及活动,当臀部肿块快速增长或肿瘤表面反复溃烂时,往往提示肿瘤是恶性或有恶变的可能。骶尾部畸胎瘤的恶变在男婴中较多见,尤其是含有较多实质成分时,它的恶性成分最主要是卵黄囊瘤和胚胎性癌。当怀疑肿瘤为恶性时,需进行相关检查了解有无远处转移病灶。

约 20% 骶尾部畸胎瘤患儿有伴发畸形,常见的畸形有食管气道瘘、无肛、直肠狭窄、脊柱裂、泌尿生殖系统畸形、脊髓脊膜膨出和无脑畸形。当患儿同时出现骶前肿块、骶骨缺损和直肠肛门畸形时,称为 Currarino 三联症。

超声是孕期检查发现和诊断胎儿骶尾部畸胎瘤的方法,目前随着磁共振技术的进步,这项检查已运用于胎儿骶尾部畸胎瘤诊断,对腰骶部脊膜膨出有重要鉴别价值,而且能够明确肿瘤的精确解剖部位,有时甚至能够在胎内确定肿瘤的血供。产后约 60% 的骶尾部畸胎瘤在出生时就能获得诊断,对于 Ⅰ、Ⅱ、Ⅲ 型骶尾部畸胎瘤,生后发现骶尾部肿块是主要诊断依据,而 Ⅳ 型病例往往以排便、排尿困难,大便性状改变为主要症状。直肠指检是重要的体检手段,可以发现骶前肿块并判断肿块的大小、质地及与直肠的关系。对于肿块巨大,向骶前延伸的或仅有骶前肿块的病例,有时腹部可扪及肿块。影像学检查包括盆腔 X 线拍片检查,可发现骶骨缺损或肿瘤的钙化影;B 超了解肿块的大小和范围,肿瘤囊性成分的多少;腹部及盆腔 CT 可更清晰、直观地显示肿瘤的范围,为临床分类提供依据,并可判断有无区域淋巴结肿大,肝转移等;MRI 能够较好显示椎管情况,帮助骶尾部畸胎瘤与脊髓脊膜膨出进行鉴别诊断;对于怀疑肿瘤为恶性需进行胸部 CT 平扫了解有无肺转移灶。血甲胎蛋白(AFP)常作为评估畸胎瘤恶性程度的重要指标,需注意的是新生儿 AFP 一般处在较高的水平。

目前随着诊断技术的提高以及伴随胎儿水肿导致的高死亡率,推动了一些小儿外科单位选择性的开展胎儿外科手术治疗产前诊断的骶尾部畸胎瘤。巨大的骶尾部畸胎瘤合并胎儿心血管症状、早期水肿和孕早期诊断(<30 周)是进行胎儿外科手术的指征。新生儿骶尾部畸胎瘤生后一旦确定诊断,无论肿瘤大小,均应及早手术切除。如果肿瘤是完整的并且患儿情况稳定,可不必急诊手术。但是,患儿需在生后 24 小时内进行手术,由于生后 24 小时内肠道通常还没有菌群定植,因而较早的进行手术切除将减少感染的风险。但如果肿瘤出现溃破或严重出血影响新生儿血流动力学稳定,则需要急诊手术。

新生儿骶尾部畸胎瘤术后的远期疗效较好,但少数病例出现局部复发、恶变甚至远处转移的情况。因而术后随访很重要,一般术后 3 个月内每月进行随访,然后每 3 个月随访 1 次,2 年后间隔可延长至半年 1 次。随访至少维持 5 年时间,如果可能的话,最好是青春期结束后。术后随访的重点是血 AFP 监测及直肠指检,对于 AFP 水平下降不明显或再次升高的,需进一步行 B 超、CT 或 MRI 检查。

颈部畸胎瘤尽管少见,但它却是新生儿颈部肿块的重要原因,围产期常导致呼吸道梗阻甚至死亡。目前,随着产前诊断水平的提高及产时干预技术的开展,新生儿颈部畸胎瘤合并气道压迫患儿的生存率有了较大改观。

2. 神经母细胞瘤 神经母细胞瘤(neuroblastoma,NB)占新生儿期所有肿瘤的 30%,其发生率(2~6)/百万存活新生儿[4],为新生儿期继畸胎瘤之后的第二常见肿瘤和第一常见恶性肿瘤,随着产前诊断水平的提高,数据还有不断上升的趋势。该肿瘤有不治疗自行消退或成熟的现象,但也可以发展迅速,预后极差。肿瘤的生物学特征和行为可能与这种现象有关,患儿的年龄是影响预后非常重要的因素,新生儿期发病的患儿相对预后较好。

新生儿神经母细胞瘤最常见来自于肾上腺的腹部肿块(90%),原发的肿瘤可来自于颈部、纵隔、后腹膜和盆腔。依据解剖部位、肿瘤生理和肿瘤大小的不同,临床表现不一,近 1/2 的肿瘤在诊断之前就有转移,多为肝脏转移。肝大或腹部肿块引起的呼吸困难经常是这些患儿的首发症状,可有皮肤结节和骨髓转移。大多数的在新生儿期诊断的神经母细胞瘤为实质性肿块,偶有囊性病变的报道,这可能为实质性肿块出血或缺血坏死的结果。新生儿神经母细胞瘤少有骨转移。偶然通过常规检查发现的新生儿局灶性神经母细胞瘤不一定有临床表现。

实验室检查方面尿 HVA(Homovanillic Acid;高香草酸)和(或)VMA(vanillymandelic acid;香草扁桃酸)升高,联合骨髓转移可以在临床上诊断神经母细胞瘤,如果在诊断之初是增高的,可以用来监测疾病的状态。其他检查如乳酸脱氢酶(lactate dehydrogenase,LDH)和血清铁蛋白(serum ferritin,SF)都不是特异性的指标,但是可以指导预后。常规胸片检查可以发现纵隔肿块,腹部平片不容易发现后腹膜神经母细胞瘤,偶尔在有钙化的时候引起警觉而进一步检查。大多数新生儿期的后腹膜神经母细胞瘤通过超声检查发现,有时候在常规的产前检查或产后筛查时发现。但是超声的敏感性和准确性较 CT 和 MRI 差。CT 可以发现近 85% 的神经母细胞瘤的钙化,可以看到肿瘤向椎管内的侵犯和浸润。总体来说,增强 CT 的诊断准确性高达 82%。MRI 甚至比 CT 有更高的准确率和敏感度,特异度高达 97%,甚至可以看到骨和骨髓的转移,在了解椎管内侵犯方面更具优越性。MIBG(Metaiodoenzylguanidine;间碘苄胍)在了解肿瘤残留病灶,骨和骨髓的侵犯方面较同位素骨扫描有优越性。

诊断上多数在新生儿期发现的肾上腺或后纵隔的肿块,考虑为神经母细胞瘤,没有必要行活检,往往可以 I 期切除。因为大多数的病变局限而容易切除,且不需要辅助化疗。少数情况下,新生儿期的弥漫性病变,如Ⅳ期或Ⅳs期,只要活检而不必强行 I 期切除。

治疗对于低危组的患儿单纯的手术切除足够,如果肿瘤的生物学特性良好,即使有镜下残留,或肉眼残留,或肉眼残留并伴有同侧淋巴结累及,也无大碍。4s 期的婴儿如果没有临床症状,生物学特性良好,仅给予活检和观察即可。对于中危组患儿,手术的总体目标是尽可能完整切除肿块,尽可能地保留器官和神经的功能。对于一些邻近重要结构和脏器的肿瘤,宁可残留,不主张根治性的切除,给予环磷酰胺、多柔比星、卡铂和依托泊苷,每 3 周一次。总疗程依据患儿所处的亚组而定。目前已不再要求对于Ⅳs 期患儿进行原发灶的切除,而且,由于这些患儿在发现时临床上生命体征不稳定,目前也不强求行原发灶的活检。处理高危组的一般原则包括诱导化疗、大剂量清骨髓的化疗和干细胞移植、放射治疗和对于微小残留灶的免疫治疗。

以下几种新生儿期特殊情况的处理需要关注[5-6]。

(1)神经母细胞瘤的筛查:由于诊断年龄和肿瘤分期是影响神经母细胞瘤预后的两个非常重要的因素,因此,有学者认为可以通过对人群的大规模的筛查,早期发现神经母细胞瘤,可改变肿瘤相关的并发症和死亡率。但是筛查的结果使神经母细胞瘤的发生率提高了,尤其是早期的、预后良好型的、低危组的肿瘤发生率提高,神经母细胞瘤的总体死亡率并没有发生改变,提示筛查只是检出了原本可能会自行退化而无临床症状的肿瘤。因此,目前神经母细胞瘤的筛查已经不再成为常规。

(2)围产期发现的肾上腺肿块的观察:小的、局限的婴儿的神经母细胞瘤,特别是囊性病变可能会自行消退,但是需要密切的生化指标的监测和 B 超的随访。手术往往仅在肿块持续增长时采用。一般建议患儿初诊年龄小于 6 月龄,实质性肿块直径小于 3cm,囊实性肿块直径小于 5cm,且囊性成分 >25%,肿块必须局限于肾上腺部位。

(3)Ⅳs 期的神经母细胞瘤:Ⅳs 期神经母细胞瘤原发灶很小,但往往有远处的转移到肝、皮肤、和骨髓(<10%)。这类肿瘤往往有良好的生物学行为,因此,被归在低危组。大多数的Ⅳs 期神经母细胞瘤无需治疗可自行消退,只要给予充分的支持治疗即可。但部分由于肿瘤的并发症而死亡,因此,对于有临床症状的Ⅳs 期患儿,给予小剂量的化疗,局部的放疗,甚至腹壁造袋缓解由于肿瘤转移引起的肝大诱发的腹腔室隔综合征。极少数的Ⅳs 期神经母细胞瘤,可给予中危组方案的化疗,而 *MYCN*(V-MycAvian Myelocytomatosis Viral Oncogene Neuroblastoma Derived Homolog)基因扩增的Ⅳs 期患儿需给予高危组化疗。

(4)椎管内侵犯的神经母细胞瘤:椎旁的神经母细胞瘤有一部分可以钻入椎管腔内,形成"哑铃状"。如果患儿出现神经症状,需要紧急干预以避免肿瘤压迫神经造成不可逆的损伤。在过去,干预的方法可以有手术、放疗或化疗。美国儿童肿瘤协作组(Children Oncology Group,COG)的研究认为这三种干预方法对于神经功能的恢复效果相当,但是接受手术的患儿更容易出现脊柱侧弯等后遗症。但是随着手术技巧的提高，采用椎板切开术替代椎板切除术，相对并发症少，可用在有快速的进行性加重的神经症状的患儿。对于有椎管内侵犯的肿瘤的最佳的治疗方案目前尚不确定。

(5) 眼阵挛 - 肌阵挛综合征：眼阵挛 - 肌阵挛综合征 (Opsoclonus-myoclonus syndrome，OMS) 包括紧张性的肌痉挛和眼球的随即运动或进行性的小脑共济失调。往往患儿有胸腔部位的原发性神经母细胞瘤。这一综合征的确切病因不详，尽管该类患儿肿瘤本身预后良好，但神经系统的症状却会持续存在，甚至恶化。一些研究认为，可以采用皮质激素或促肾上腺皮质激素治疗，一些研究建议，采用化疗、静脉丙球治疗以改善神经系统预后。

3. 先天性中胚层肾瘤和肾母细胞瘤　先天性中胚层肾瘤 (congenital mesoblastic nephroma，CMN) 在 1921 年由 Kastner 首先报道描述，是新生儿期最常见的肾脏肿瘤，在大龄儿童中却非常少见。CMN 也被称为胎儿肾错构瘤[7-8]、婴儿间充质错构瘤，占儿童所有肾肿瘤的 2.8%，3 月龄以前发现的肾脏肿瘤性病变往往为中胚层肾瘤。中胚层肾瘤多数在胎儿期发生，在生后的 1 周内发现，与肾母细胞瘤有不同的病理表现和生物学特征。尽管产前 B 超能发现肾区占位性病变，但是不能依据 B 超而鉴别出是 CMN 抑或肾母细胞瘤。CMN 男性发病较女性多，男：女约为 2：1，而肾母细胞瘤的发病男女比例几乎相当。

新生儿可表现为巨大的腹部肿块。该类患儿经常可以见到母亲孕期内羊水过多和早产，但原因不详。可以有高血压、血尿等临床表现。仔细的产前 B 超可以发现肾实质性肿块。腹部平片可以看到大的软组织肿块并含有细小的蛋壳样钙化。产后 B 超可以发现肾区的实质性肿块和肾内的混合性回声团块。MRI 可以清晰地看到肿块内和其周围的结构。也需要与肾脏的先天畸形如肾积水，多囊肾鉴别。CMN 一般呈良性过程，但也有少数原位复发及远处转移报道，多为富细胞型，主要转移部位为肺、脑、肝、心、骨等部位极其罕见。

对于新生儿 CMN，目前认为完整手术切除是 CMN 主要治疗手段，没有必要化疗或放疗。即使有术中破溃，也无需额外治疗。复发非常少见，原位复发率约为 5%，常由于切缘残余肿瘤组织引起。偶然发现有远处转移，但也非常少见。完整的全肾切除应为本病首选治疗。鉴于肾母细胞瘤几乎不发生在新生儿期，故本章不再赘述。

4. 肝脏肿瘤　目前随着产前超声的普及，肝脏肿瘤在胎儿期就能及时发现和诊断。新生儿原发性肝脏肿瘤仅占所有新生儿肿瘤的 2%。

(1) 肝血管瘤：肝血管瘤占所有新生儿肿瘤的 4%~5%。由于大部分的肝脏血管瘤是无症状的或偶然发现的，因而确切发病率很难统计。血管瘤是良性病变，以血管内皮细胞增殖形成肿块为特征。婴儿型血管瘤的典型表现是肿瘤在生后短期内出现，生后 1 年内肿瘤处于快速生长阶段 (增生期)，之后的 1~5 年内肿瘤逐渐缩小 (消退期)，最终完全消退并被纤维脂肪组织所替代 (消退后期)。大部分肝血管瘤是无临床症状的，仅由于产前常规检查或产后影像学检查时偶然发现。肝血管瘤最常见的临床表现是上腹部包块、肝肿大和贫血。肝血管瘤巨大时可能有严重的症状，如充血性心力衰竭、下腔静脉压迫、呼吸窘迫，甚至有腹腔室隔综合征和多器官功能衰竭。由于巨大的血管瘤中有较多的动 - 静脉瘘，可造成动、静脉分流，因而在疾病的早期即可出现充血性心力衰竭的表现。部分肝脏血管瘤的患儿会出现三碘甲腺原氨酸脱碘酶活性下降和充血性心力衰竭，因而可引起甲状腺功能减退的症状。甲状腺功能减退最常见于弥漫性肝血管瘤的患儿中，多发局限性或巨大的单一病变也有发生。因而，建议在发现肝血管瘤时需常规进行甲状腺功能检测。在极少见的情况下，血管瘤会出现自发破裂从而引起失血性休克，并伴有弥漫性凝血功能障碍。

肝脏 B 超是确定肝血管瘤的最基本的和有效的检查方法，且有利于肿瘤的随访。增强 CT 及 MRI 是诊断肝血管瘤的主要手段，它们既可以确定肿瘤在肝中的具体部位及血管瘤病变数量，又可以了解肿瘤与周围血管之间的解剖关系。血管内的介入治疗目前运用于怀疑存在高流量动静脉短路的心力衰竭患儿中。

无症状的局灶性病变和多发局灶性病变无需治疗，可以随访超声，直到肿瘤消退。B 超可 1~2 个月随访一次，肿瘤趋于稳定后可每年检查 2~3 次直到肿瘤消退。对于肿瘤内存在内瘘，但无症状的患儿，需制定周密的随访计划。对于巨大肿瘤，出现血管内瘘并引起充血性心力衰竭的患儿，需完成心电图、心超及甲状腺功能的检查。充血性心力衰竭需请心内科会诊后处理。弥漫性肝脏病变是最难治疗的一个亚组。除了以上的措施外，对于经过治疗后疾病进展仍然较快的病例，需提前考虑请移植组的医生会诊。

药物治疗包括：①糖皮质激素，对于存在明显内瘘的血流动力学紊乱或充血性心力衰竭的患儿，给予口服或静脉推注 2~5mg/kg 泼尼松龙。②长春新碱，可抑制微管蛋白微纤维的形成，并抑制有丝分裂，被运用于对激素耐药并会威胁生命的血管瘤的治疗中，每次给予 1~2mg/kg，之后根据治疗效果逐渐延长用药间隔，一般使用 4~6 个月。③普萘洛尔，目前大量的报道表明相对温和剂量的普萘洛尔 (每天 3mg/kg) 可以减小婴儿肝血管瘤的体积。

只有在药物治疗肿瘤、内科治疗心力衰竭、介入栓塞都无法控制症状和缩小肿瘤的情况下，才考虑手术切除肿瘤。小部分病例由于绝大部分肝实质被弥漫性血管瘤浸润，会出现危及生命的并发症，如充血性心力衰竭、消耗性凝血异常、腹腔室隔综合征和多器官功能衰竭等，可考虑进行肝移植。采用血管造影并栓塞动 - 静脉分流虽然不能治愈血管瘤,但可以缓解高流量分流所引起的血流动力学紊乱。介入主要适用于对充血性心力衰竭采用保守治疗、激素、其他化疗药物仍然无效的患儿。

(2) 间叶性错构瘤:间叶性错构瘤是新生儿期仅次于血管瘤的最常见肝良性肿瘤。主要症状是腹胀或上腹部包块。巨大的肿块可导致呼吸窘迫或出现下腔静脉压迫症状,如腹壁静脉曲张或下肢水肿。体检可以发现上腹部巨大的、光滑的、无痛性的肿块。肿瘤也可在产前超声检查中发现,并引起胎儿水肿、羊水过多和胎儿死亡。

在大部分患儿中,MRI、CT 和超声检查是确诊的方法。肝间叶性错构瘤典型的表现是存在较多分隔的囊性肿块并有清晰的边界,这种特点在其他儿童肿瘤中极少见到,因而,可以诊断为肝间叶性错构瘤。当肝间叶性错构瘤主要为实质成分时需要与肝脏各种实质性肿瘤鉴别,包括肝母细胞瘤、肝细胞癌和肝血管瘤。若与肝母细胞瘤鉴别困难时,需要活检明确肝脏肿块性质。

肝间叶性错构瘤最好的治疗方法是病变及所受累肝段的切除。

(3) 肝母细胞瘤:肝母细胞瘤是小儿最常见的肝原发性恶性肿瘤,新生儿肝母细胞瘤的发病率略低于 1 岁内的婴儿,为 11.9/ 百万。在新生儿中,所有癌症中的 5% 以及超过 95% 的肝恶性肿瘤是肝母细胞瘤。低体重和极低体重儿存活是肝母细胞瘤发病相关的因素。小细胞类型具有明显的侵袭性,特别是作为肝母细胞瘤单一细胞类型所占比例超过 75% 以上时。这一组织学类型在新生儿及婴儿中更为常见,预后往往很差。

大部分患儿主要是由家属或医生无意中发现腹部的无痛性肿块。体格检查通常可以发现肝脏上孤立的膨大的肿块。

超过 90% 的肝母细胞瘤患儿,AFP 水平显著升高,因而 AFP 可作为诊断依据并且是监测治疗反应的肿瘤标志物。AFP 的半衰期在 1 个月龄婴儿中是 5~6 天,到 6 个月时半衰期可延长至 42 天左右。在早产儿中(孕期 <37 周),AFP 水平升高得更加明显,且胎龄与 AFP 水平呈负相关。超声检查有助于最初评估门静脉、肝静脉和下腔静脉肿瘤浸润情况。腹部增强 CT 是首选检查,因为可以明确肝脏肿瘤的大小、部位、性质,评估周围组织浸润、局部淋巴结肿大情况,并确定是否存在主要血管浸润。MRI 和磁共振血管成像(MRA)有助于判断肿瘤和肝脏血管及胆道解剖之间的关系。

COG 的方案是当肿瘤可切除时,首先切除肿瘤,然后根据肿瘤组织类型给予辅助化疗,纯胎儿组织类型无需化疗。对于无法切除肿瘤的婴儿,先进行开腹或经皮细针穿刺活检,然后进行化疗,再延期手术。过去 30 年,由于铂类化疗药物的出现和外科手术技巧的进步,肝母细胞瘤的生存率从 30% 提高到了 70%。

5. 软组织肿瘤 软组织肉瘤约占新生儿所有肿瘤的 10%,但仅占儿童时期所有肉瘤的 2%[10]。总体来说可分为 3 组,先天性纤维肉瘤、横纹肌肉瘤,非横纹肌肉瘤软组织肉瘤。

软组织肉瘤的新生儿时期治疗十分重要,需要多学科交叉合作包括组织病理学、肿瘤学、肿瘤外科学、放射治疗学、放射学和护理学。需要制订个体化量体裁衣的治疗方案,兼顾控制肿瘤生长和减少治疗毒副作用。由于放化疗的个体敏感性不同,因此,需要不断调整,避免骨髓抑制、严重感染等并发症。治疗的重点要放在手术切除术上,常规采用手术活检进行组织学诊断,也可以进行穿刺细胞学检查。扩大切除是局部软组织肉瘤最佳治疗选择,但前提是手术切除不会致残或影响生长和功能。如果根治性手术可能致残则考虑减瘤手术,可以通过化疗使肿瘤减小再完整切除肿块。

6. 新生儿卵巢囊肿 随着产前和产后 B 超的开展,对新生儿卵巢囊肿的认识也逐渐增多和积累[9]。新生儿卵巢实质性的肿瘤其实是非常少见的,卵巢来源的囊肿往往是卵巢囊肿。胎儿的生理环境中有丰富的垂体促性腺激素(FSH 和 LH),胎盘的人绒毛膜促性腺激素(HCG)和雌激素,所有这些激素都影响着胎儿的卵泡发育。出生时,HCG 和雌二醇(estradiol,E_2)水平迅速降低,只剩下胎儿垂体促黄体生成素(LH)和促卵泡生成素(FSH)刺激和维持卵巢滤泡。新生儿下丘脑和垂体对负反馈的敏感性仅能维持 4~6 个月,至此,大多数的刺激因素停止,卵巢囊肿也就开始消退。大多数的卵巢单纯性囊肿在生后的 1~6 个月内自发性消退。

胎儿卵巢囊肿巨大时可引起羊水过多、肺发育不良或难产,造成对母体和胎儿的双重影响,必要时需要在孕期就要进行胎儿手术干预,以保证母婴的安全。多数新生儿卵巢囊肿的患儿生后无异常表现。如果囊肿巨大,会有较明显的临床表现,如腹部膨隆,触及软而波动的无症状肿块,一般不伴有肠梗阻。多数患儿无症状,在产前或产后 B 超发现。在产前 B 超发现的,多为孕 28 周左右。

B 超具有快速、安全、经济的特点,可同时检查母亲和胎儿。超声的诊断标准是:①在下腹部和侧腹部的囊性的肿块;②正常的泌尿系统和胃肠道结构。

卵巢囊肿产前和产后的变化从侧面反映了卵巢囊肿的演变过程。44%~70% 的产前诊断为单纯性的卵巢囊肿转变为生后的复杂性囊肿,多数是由于扭转所致。单纯性囊肿 82% 可以自行在产后消退,剩下的单纯性囊肿在观察后由于不消退可采用手术抽液或切除的方法。对于复杂性囊肿,有研究发现 1 年内的消退率为 58%~77%,但大多数最终还是因怀疑坏死或扭转而接受了手术治疗。复杂性囊肿在随访过程中,发现有 16%~25% 的囊肿退化,并检测到有滤泡和活力的卵巢组织。囊肿虽然消退,但卵巢组织已无活力的患儿,高度怀疑卵巢扭转、坏死和最后自发吸收。

新生儿卵巢囊肿的治疗存在争议。对于单纯性的囊肿,如果囊肿直径大于4~5cm,大多数学者主张手术或穿刺抽液(包括经子宫腔穿刺抽液),当然也有一部分学者提倡对于这种囊肿也可以密切B超随访观察。随访过程中囊肿不消失的患儿可考虑手术治疗。所有新生儿的有症状的卵巢囊肿均需外科干预。尽管卵巢扭转常发生在胎儿期,扭转后的卵巢失去活力,在处理新生儿卵巢复杂性囊肿时,手术虽不可能挽救扭转侧卵巢,但可避免出血、破裂致腹膜炎、肠梗阻和游走性肿块等并发症。

总之,新生儿肿瘤的目前现状在于:①随着孕期常规超声检查普及,新生儿肿瘤诊断率显著提高,但肿瘤发病病史和最佳治疗方案仍未知;②随着对肿瘤病理生理学和肿瘤生物行为学的进一步认识,可以减少不必要的治疗损伤;③通过分子遗传学证实引起肿瘤的危险因素,可以为研究其他肿瘤发生机制提供模型;④可能证实环境因素和致畸因素。所有证据都表明新生儿肿瘤自然病史与大龄儿童相同疾病表现不尽相同(前者多少预后良好)。由于缺乏相关流行病学和病因学数据,原因有待研究。另外,遗憾的是,目前仍然缺少新生儿期恶性肿瘤的最佳治疗方案,尚无有关新生儿肿瘤长期预后、治疗方案对远期影响等客观数据,需要长期积累和纳入正规研究。

(郑珊　王炫)

参考文献

1. 郑珊. 实用新生儿外科学. 北京:人民卫生出版社,2013.

2. Puri P.Newborn surgery. 3rd ed. Florida. CRC Press,2011.

3. Grandjean P. Late insights into early origins of disease. Basic Clin Pharmacol Toxicol,2008,102(2):94-99.

4. Messina M,Di Maggio G,Garzi A,et al. Neonatal neuroblastoma and prenatal diagnosis. Minerva Pediatr,2009,61(3):349-354.

5. Kostyrka B,Li J,Soundappan SV,et al,Features and outcomes of neonatal neuroblastoma. Pediatr Surg Int,2011,27(9):937-941.

6. Fisher JP,Tweddle DA. Neonatal neuroblastoma. Semin Fetal Neonatal Med,2012,17(4):207-215.

7. Chaudry G,Perez-Atayde AR,Ngan BY,et al.,Imaging of congenital mesoblastic nephroma with pathological correlation. Pediatr Radiol,2009,39(10):1080-1086.

8. Gruver AM,Hansel DE,Luthringer DL,et al.,Congenital mesoblastic nephroma. J Urol,2010,183(3):1188-1189.

9. Abraham RJ,Squire R. Management of fetal ovarian cysts. J Obstet Gynaecol,2011,31(5):449-450.

10. Scoggins CR,Pisters PW. Diagnosis and management of soft tissue sarcomas. Adv Surg,2008,42:219-228.

第7节　新生儿常用护理技术

一、以家庭为中心的护理模式

(一)以家庭为中心的护理定义

以家庭为中心的护理(family centered care,FCC)理念最早于1972年由Fond及Luciano提出,Yauger(1972)第一次定义其为"认识家庭面对的问题及其需求并给家庭中的每位成员提供适宜的服务"。经过几十年的发展,目前公认的定义是:①重视家庭的影响是贯穿于患儿一生的;②强调家庭与医务人员之间的联系;③认识到并重视不同家庭的不同文化背景;④认识到并重视不同家庭的不同应对方式;⑤满足家庭不同的需求,给予家庭发展上的、健康教育上的、心理及感情上的、环境上的以及财力上的支持;⑥重视家庭与家庭之间的支持及社会支持;⑦注重医院内的、社区的医疗服务支持体系,应考虑灵活性、可行性及综合性;⑧认识到患儿是家庭的一部分,但又是独立的个体[1]。

(二)FCC的内涵

FCC的核心概念包括尊重患儿及家庭,传送健康信息,尊重患儿选择权,强调患儿、家庭及照顾者间的协作,给予力量及支持,有弹性,授权。其中提高能力和授权最为根本[1]。

1. **提高能力**　医护人员为每个家庭成员创造机会,使其在现有能力的基础上为适应患儿的需求学习新的能力,从而提高整个家庭的能力。

2. **授权**　医护人员与家庭间进行互动,家庭通过这种互动保持或获得对其生活的控制感,并在专业人员的帮助下做出积极改变,促进家庭自身力量、能力和行动的发展[2]。

(三)FCC在新生儿科的应用

对于新生儿医护人员来说,主要目标是通过以家庭为中心的护理,使家长能够掌握适当的育儿技巧并呈现一个完整的家庭单元形态[3]。

1. **促进亲子交流**　父母与孩子之间的联系从出生就开始建立,但是对于一些需要入住医院的新生儿来说,亲子关系的建立会被推迟,只有当父母能够开始抚摸和照顾自己的孩子,建立眼神的交流,这种关系才开始正式形成。在孩子病情许可的情况下,让家长抚摸和拥抱自己的孩子能够为亲子关系的建立提供机会。但是当父母看到自己患有疾病或者早产的孩子,外观与正常孩子的不同、行为反应的不完善,以及孩子的各种病理性反应都会使家长感到焦虑。此时,需要医护人员密切观察,了解患儿的表现和表情,并能对家长做出相应的解释,让家长能够理解自己的孩子是由于患有疾病或者早产进行眼神交流,这样家长就不会误解孩子的行为或者感到与孩子的陌生感。有研究发现,通过干预让家长理解新生儿行为并对其有所反应能够促进新生儿和整个家庭的健康。同时,医护人员也应该让家长能够识别孩子的一些危险信号,如打嗝、呼吸暂停、发绀、心动过缓等,这样家长自己也可以根据孩子的行为表现来评估自己的照护效果。

2. 信息的提供　在患儿的整个住院过程中,患儿家长希望能够及时准确地了解自己孩子的病情。医务人员在为患儿家属提供信息时应该遵循相应的原则,目的是为了增加患儿父母的自信,培养患儿父母照顾孩子的独立性。有学者认为,家长的育儿技能的学习需要一个过程,只有让家长及时准确地了解自己孩子目前的状况,才能满足孩子目前的需要,否则即使家长采取行动也不会对孩子的照顾产生积极作用。医护人员提供给患儿家属的信息必须直接、诚实,而且为了避免医护人员之间信息提供的差异性,应该限制为患儿家属提供信息的人数。同时在为患儿家属提供信息时可以用图、表的形式进行解释,让患儿家属更好的理解,鼓励患儿家属提出问题。一般来说,应该同时向患儿的父母双方提供患儿的病情信息,病情解答应简单明了。对于患儿父母来说,此时面临巨大的压力,对于医务人员提供的信息也不熟悉,必要时医务人员可以重复信息以确保患儿的家长能够明白,从而能够对患儿的病情进行讨论。在提供信息时应该尽可能使用简单易懂的语言,当孩子病情不乐观时,医护人员应该学会如何向家长提供关于孩子的不好的消息。

3. 家长参与医疗护理查房及护理操作　在许多NICU,医护人员邀请患儿家属参与医疗护理查房。家庭是医疗护理决策制定时需要考虑的因素,通过家长与医疗团队的相互合作,家长可以决定自己能够并且愿意参与的医疗护理项目。家长参与医疗护理查房也有利于护理人员对患儿进行评估,制定护理计划。根据FCC的基本原则,患儿的家长是患儿主要的照顾者,而不仅仅是"拜访者"。患儿的家长可以根据自己的承受能力选择参与患儿的医疗护理过程。医护人员应该营造宽松支持的环境让患儿的家长主动参与到患儿的医疗护理过程中来。越来越多的NICU在新生儿复苏时让其父母在场,但需要注意的是,此时患儿父母处于巨大压力下,需要来自医疗机构的其他成员能够在此时安慰新生儿父母。就目前来说,大多数新生儿科医护人员不愿意在进行有风险的操作时让新生儿父母在场。

4. 促进护患合作关系的建立　良好的环境有利于护患合作关系的建立。在病房里应该尽量减少外在刺激,降级报警音量,医护人员尽量小声说话。有研究显示,许多家长表示医院内各种各样的医疗设备让他们感到害怕,觉得自己像个"外来者"。因此,该研究建议可以考虑使用远程监控系统、无线手提信息终端等,同时医疗设备的外观设计也应该考虑患儿家长的感受。当患儿家属进入病房后,面对的都是穿着同样工作服的医护人员,容易造成混乱。因此,病房应该采用责任制,在患儿入院时,由责任护士和床位医生向患儿家属介绍自己的姓名和职位,佩戴写有名字的胸牌,让患儿家属意识到自己的孩子在住院期间有专门

的医护人员照顾,减少患儿家长的焦虑情绪,同时也有利于为住院患儿提供持续的优质护理。

5. 其他家庭成员的参与　积极的家庭网络是促进亲子关系建立的重要工具。当新生儿家长面临危机时,需要重新"定义"家庭的概念,从而调动多方面的力量度过困难时期。一般来说,患儿的祖父母是患儿家长的支持来源。但是当祖父母看到自己的孩子经受痛苦而无能为力时,也会产生悲伤情绪,这样反而增加了患儿父母的压力水平,起不到支持的作用。患儿家长的朋友可以作为很好的倾听者缓解悲伤情绪,也可以帮忙照顾独自在家的其他的孩子。患儿的同胞姐姐或者哥哥是患儿日后生活中的重要成员。根据FCC的要求,不仅应该鼓励患儿家长的参与,还应该注重患儿同胞兄弟姐妹的参与。通过参与,新生儿的同胞哥哥或姐姐开始接受这个新生命的诞生,并把其作为这个家庭的一部分。但如果允许患儿同胞的进入,如何保证这些孩子的安全也是今后研究值得探讨的问题。

(四) FCC 在新生儿科应用中的问题

在新生儿科实施以家庭为中心的护理模式意味着医护人员应该认识到家庭在新生儿生活中的作用是重要和长久的;新生儿和家人间相互影响;若家庭参与,患儿将获得更优质的护理;医护人员和父母在照顾孩子的过程中是合作者的关系。FCC注重尊重家长的需求,通过与家长的共同合作、信息共享,更好的促进患儿的健康和家庭单元的稳固。FCC的实施应该从患儿入院开始直至患儿出院,甚至应该贯穿于产前、产中及产后等各个时期。尽管早就肯定以家庭为中心的护理在新生儿科应用的重要性,但由于理论与临床两者间存在着较大差距,产生的诸多问题阻碍了家庭为中心护理工作在新生儿科的开展。

1. 角色压力　如果父母成为照护患儿的主体,意味着他们需要具备更多的经验和技能才能完成这一工作。面对从父母角色到照护者角色的大转变、大挑战,往往会给他们带来一定的角色压力。角色压力会在多方面影响患儿父母的参与性。当他们对自己孩子的病情不了解,需面对环境变化和角色转变时可能使其不愿参与接下去的照护工作[4]。

2. 环境背景　每一个家庭都有其独特的背景环境,他们有自己的态度、信仰、价值观、习惯、语言和行动,这些既可能与卫生保健系统中工作人员的背景不同,也可能与社会中的其他大多数的家庭背景不同。这个背景影响家庭成员所能得到的卫生保健,决定其与护士间的角色关系并构成双方合作的基础。同时,护士自己所处的背景环境,也同样能影响护士对患儿家庭情况的理解力和提供照护的能力。

3. 权力冲突　以家庭为中心护理模式的出现,要求护士在进行患儿的照护工作中做到与患儿及其父母共享与病情有关的医学知识,从而帮助他们实现各自预期的角色功能。然而,在大多数情况下,护士总是在这层照护关系中掌握着最终的决定权。这往往会造成一种权力冲突。护士的

个人观念常常使得他们在父母参与或不参与患儿照护工作的问题上做出错误的判断。

4. 探视制度 国内目前的新生儿大多采取的是封闭式管理,即使部分医院允许患儿家长探视,但是严格限制探视的时间、探视的人员、一次探视的人数等,如此的限制将使得 24 小时里本该属于父母与其孩子相处的时间所剩无几。

（五）新生儿临终护理

在 NICU,医护人员会尽一切可能救治孩子,但在现有的医疗技术水平之下,仍然不能避免死亡的发生。如果医疗护理人员在患儿临终阶段忽视对患儿及其整个家庭的关怀护理,最终的结果可能不仅仅是患儿的死亡,还有可能失去患儿家庭对医院的信任。从伦理学角度来说,为患儿及其家属提供临终关怀是医护人员的责任。因此,面对临终患儿,医护人员要考虑到患儿及其家属双方的需求,对患儿进行临终护理(hospice care),对患儿家长进行安慰,有效减轻他们失去孩子的痛苦。优质的医疗护理服务不仅体现在疾病的救治过程中,也体现在医护人员如何进行高质量的临终关怀。

1. 提供舒适的环境 首先,应该为患儿及其家属提供舒适、隐私的物理环境,让家长有机会和自己的孩子独处,有条件的话,NICU 应该为临终患儿提供家庭套房。但是需要指出的是,并不是所有的家长都愿意和自己刚刚死亡的孩子单独待在一起,因此,需要评估家长的需要,根据其不同的需求给予护理。

2. 给予安慰和支持 护理人员应该为患儿家属提供安慰和支持护理。帮助家属接受孩子的死亡这一既定事实,确定并适时的宣泄自己的情绪。为患儿家属提供宣泄悲伤的时间,根据患儿家属的不同表现制定个体化的措施。同时护理人员应该认识到自身能力的有限性,适当的时候需要专业心理医生的参与。

3. 家长参与死亡患儿的护理 由于个人信念、信仰的不同,所生活的环境不同,患儿父母及其整个家庭是否愿意参与死亡患儿的护理的态度也各不相同。有研究显示,有些家长不愿去参与死亡患儿的临终护理,但又担心自己会被医护人员认为是"不好"的父母。护理人员应该充分尊重患儿家属的意愿,最好不要使用"父母应该……"这样的陈述方式,否则患儿家属会认为这是他们的责任而不是有所选择。如果患儿家属愿意参与死亡患儿的护理,护理人员应该为其提供支持,让孩子有尊严的有价值的离去。父母可以抱着自己的孩子,可以为孩子洗澡穿衣,为父母提供一些可供纪念的东西,如足印、头发、照片等。现在许多NICU 在患儿入院时都会进行拍照留念或者留下手印、足印、头发等,但是推荐医院在进行这些项目时应该充分告知家长。家属有改变自己选择的权利,如可能刚开始不愿意抱着自己死去的孩子,但之后又改变主意。同时护理人员应该提醒家长死去的孩子会出现的变化,以免造成恐慌。

尸体会逐渐变冷,如果此时父母还希望继续抱着孩子,可以尽量靠近远红外床。

4. 葬礼的举办 在西方国家,当孩子死亡之后,家长会选择举办葬礼来纪念自己的孩子。通过葬礼的举办,能够让其他的家人或者朋友意识到这个死去孩子曾经的存在并逐渐接受孩子的死亡,如果医护人员能够表达同情、参加葬礼也会让家属很感动。因此,在很大程度上葬礼的举办能够起到安慰家长的作用。但是在国内,由于宗教信仰的差异,很少会有家庭举办葬礼来纪念刚出生就死去的孩子,可能会把思念寄托在孩子的照片、头发、足印等其他东西上。

5. 纪念 国外许多 NICU 会为死去患儿的整个家庭提供纪念日服务,可以在患儿的诞生日给家庭寄一张卡片等。

在为临终患儿进行以家庭为中心的护理时,还需要注意如果死去的患儿是双胎或多胎患儿时,家长此时不仅要面对一个孩子的死亡,还要照顾另一个相对健康的孩子。家长可能会推迟悲伤的感受,而且有些家长感到和存活的孩子交流很困难,因为这会使他们想起自己死去的孩子。因此,应该让家长意识到他们失去的是一个单独的孩子,而不是所有。如果家长愿意的话,可以把死去孩子的照片放在存活孩子的身边,让家长感觉到他们的完整性。患儿的临终护理是 NICU 护理工作中重要的一部分。护理人员应该具有同情心、同理心,同时还要掌握临终护理的技巧,通过理论的学习和实践的经验给予患儿最好的护理,让其尊严而体面地离开,安慰患儿家长的悲伤情绪,真正做到以家庭为中心的护理。

总之,以家庭为中心的护理模式是从传统的、以照护人员为中心的、完成照护任务为直接目的的护理向整体化的、个性化的、建立医患合作关系为基础的新型护理模式的转变。以家庭为中心的护理模式在新生儿临床的实践应用中遇到了许多挑战,对于绝大多数医疗机构来说,接受并实施以家庭为中心的护理意味着一种医院文化的变更,而这种转变涉及观念、教育和运作等各个方面。同时以家庭为中心的护理要求更多的人力物力,国内护士的短缺现状也限制了以家庭为中心的护理的开展,再者,护士本身观念和教育的缺乏也使其很难胜任 FCC 护理模式中的护士角色。但是以家庭为中心的护理模式是新生儿科护理发展的趋势,因此要更好地推行以家庭为中心的护理,真正做到以家庭为中心,必须转变护士的服务理念并进行专业化的培训,优化护理人力资源配备和人员结构,让医院管理者、患儿家属了解以家庭为中心的护理并参与进来,通过多方面的协作为患儿及其家庭提供全面有效的综合服务[5-6]。

二、新生儿护理质量指标体系

一直以来护理质量就是护理管理的核心内容,而护理质量指标是监测护理质量的重要方法。早在 20 世纪 80 年代美国就发起了有关护理指标体系的研究,到目前为止,制定护理质量标准和评价体系的理论框架已有很多种,其中对世界各国护理质量标准与评价影响较大的是美国学者 Donabedian 提出的"结构 - 过程 - 结果(structure-process-outcome)"模式。基于此模式,国外专科护理质量指标体系的构建已成熟和系统化专科,国内专科质量指标也陆续建立,涵盖 ICU、产科、社区及其他专科性较强的科室如眼科、临终关怀、造口、儿科、精神科、老年护理等领域。新生儿科护理的对象均为生理、心理、语言、行为发育不够完善的患儿,病情发展和变化的速度快,且难以预测,从而导致护理工作难度高、强度大;近年来,随着围产医学的进步及各种生命支持技术的临床应用,危重新生儿尤其是早产儿的存活率明显提高,提高早产儿生存质量逐渐成为当今研究的一个热点;医疗模式从"以疾病为中心"转变为"以病人为中心"后,儿科护理服务范畴进一步拓展。以上各种因素均对新生儿护理质量提出了更高的要求。

(一)国外新生儿护理质量指标

美国医疗健康研究与质量管理机构(Agency For Healthcare Research and Quality,AHRQ)推荐的医院级别的 3 项新生儿指标为新生儿医源性气胸发生率、新生儿死亡率、新生儿血流感染发生率。在 2015 年报告中各项指标的发生率分别为 0.18‰、2.25‰、25.18‰。美国国家质量论坛(National Quality Forum,NQF)24 项核心指标中包括新生儿低体质量(<2500g)新生儿出生率;除此之外,专家推荐可优先加入的核心指标中已被 NQF 推荐的新生儿指标有:在不合理照护下分娩的体质量 <1500g 婴儿比例及婴儿 3 个月内听力筛查率。国外学者通过文献检索,总结出新生儿结构 - 过程 - 结果三维度护理敏感性质量指标,内容包括护理人员结构、手卫生、团队合作及沟通、母乳喂养等。同时,还有专门针对 VLBW 儿的综合护理质量评价指标,包括产前类固醇的使用、视网膜病变的及时测评、迟发性败血症、低体温、气胸、生长速率、孕 36 周氧含量、出院后母乳喂养、住院死亡率等共 9 项。这些明确量化的质量指标均可以记录在新生儿重症记录单上,也可以用于医院内部的质量改进和医院间的护理质量比较。

(二)国内新生儿护理质量指标

2012 年,原上海市卫生局发布了《关于启动申报 2012 年本市医院等级评审工作的通知》,随后颁布了《新生儿病房工作质量考核评分标准》,包括护士管理、环境管理、物品管理、专科护理、导管护理、掌握病情、安全管理、急救物品、消毒隔离等。为进一步加强护理质量管理,提高新生儿专科护理质量,规范临床护理行为,促进护理服务的标准化、规范化、同质化,2015 年 6 月,中华护理学会儿科专委会组织全国多家 NICU 的护理专家制定了 NICU 护理质量的评价指标。形成的质量体系包括 20 个指标,其中六个要素质量指标:床护比、本科及以上和年资构成比、NRP 证书持有率、病人危重度、NICU 环境声音、光线;七个过程要素质量

指标:护理人员手卫生合格率、床旁隔离符合率、疼痛评估、血管通路的护理规范率、气道护理规范率、发育支持护理执行水平、住院新生儿母乳喂养率;七个结果质量指标:ROP 发生率、护士在岗率、医源性皮肤损害发生率、非计划性拔管发生率、中心静脉导管相关性血流感染发生率、呼吸机相关肺炎发生率、NEC 发生率。该指标体系为新生儿危重症护理质量的比较提供标准,同时为新生儿护理质量的持续改进提供参考。

三、院感防控

感染是造成新生儿致残或者致死的重要原因。由于产前抗生素的使用以及对胎膜早破的有效管理,早期新生儿败血症的发生率已经有所下降。但是随着 VLBW 儿的存活率逐年增高,其自身免疫力的缺乏、长期的住院以及一些中心静脉导管的使用都增加了晚发的院内感染的发生率。因此,积极进行院内感染的监控与管理,能够有效提高医疗质量,保障患儿的安全。

(一)新生儿病房医院感染的途径

1. **空气传播**　肺炎的发病率占院内感染的首位。空气是新生儿感染的最重要的传播途径之一。新生儿病房的空气流通、温度、湿度都与院内感染有一定关系。空气不流通,温度过高,湿度过大都有利于微生物的生长繁殖。人员过多带动的气流,有许多致病微生物附着在尘埃或飞沫小滴上。随空气流动而飞扬,造成空气污染。新生儿抵抗力差,空气污染是造成新生儿院内感染的首要原因。

2. **接触传播**　医务人员是接触患者最多的人,医务人员的手是造成新生儿病房医院感染的直接途径。医务人员的手被细菌污染问题突出,洗手制度不严格,感染的发生率就增大。另外,接触患儿的护理用品及治疗器械的消毒灭菌不严格,混用也是造成院内感染的原因之一。

3. **血行传播**　新生儿皮肤屏障功能发育不完善,防御功能差,抵抗力低下,皮肤柔嫩,易受损伤,皮下血管丰富,易成为细菌侵入的门户。另一方面,由于新生儿皮肤的屏障功能脆弱,且皮肤中含水量较多,pH 较高,利于病原菌的生长。

(二)新生儿医院感染的危险因素

1. **患儿自身因素**　新生儿各脏器的功能发育不完善,不能提供有效屏障抵御病原微生物,而早产儿抵抗力更低,胎龄越小,出生体重越低,越容易发生医院感染,低出生体重儿与胎龄≤32 周被认为是医院感染的一个重要因素。

2. **医源性因素**　主要是医护人员的手及医疗器械引起的。大量的研究调查显示,医务人员手上携带的细菌已经成为医院感染的主要致病原,直接或间接经手传播细菌而导致的医院感染达 30% 以上。另外,忽视了对心电监护仪、输液泵、呼吸机等医疗器械的消毒管理。此外,新生儿病房空间拥挤、医护人员紧缺、新生儿病人多等均是危险

因素。

3. **环境因素**　新生儿病房内温度高、湿度大，有利于微生物的生长繁殖，室内医护人员过多，带动空气中的微生物飞扬，造成环境污染；新生儿病房内大多数患儿都是在暖箱中接受治疗的，暖箱的水槽是最容易滋生细菌的部位，而且暖箱壁上如果有血渍、奶渍等污染，细菌也极易生长。

4. **侵入性操作**　随着新生儿病房抢救技术的进步与发展，各项侵入性操作例如气管插管、吸痰、中心静脉置管、留置胃管被广泛应用于临床。然而，这些操作损伤了患儿的皮肤、黏膜，从而增加了医院感染的机会。有研究显示，不进行或仅有 1 次有创性操作的患者感染率为 36.7%，而>2 次有创性操作的感染率为 93.4%。侵入性操作破坏了患儿的正常防御机制，使得菌血症的发生率增高，侵入性操作也是医院感染的危险因素之一。

5. **长期或不合理应用广谱抗生素**　目前，抗菌药物在使用上普遍存在不同程度的不合理现象，如不合理的预防用药，联合用药或使用昂贵的抗菌药物，这样不仅不利于控制感染，而且会增加医院感染的发生，甚至导致多种耐药菌的产生。有研究表明，新生儿病房超广谱抗菌药物的使用，也是导致真菌血症的原因。

6. **病原体**　目前引起医院感染的病原体种类越来越多，耐药菌不断增加，优势菌的不断变迁，真菌感染日趋严重。大多数 ELBW 儿、VLBW 儿都需要长期静脉高营养来维持生命。然而，静脉高营养中的脂肪乳剂可使中性粒细胞功能受抑制，细菌与霉菌又容易在脂肪乳剂中生长。这是这些危重新生儿所要面临的医院感染危险因素之一。

（三）新生儿病房院内感染的预防措施

新生儿网络多中心研究显示，各新生儿病房医院感染发生率存在明显差异，提示各新生儿病房临床实践有明显差异，因此，可通过改进临床实践来降低医院感染的发生率。

1. **改善手卫生行为**　手卫生（hand hygiene）与医院感染之间的关系非常密切，是预防、控制和降低医院感染最有效、最经济、最简便、最容易执行的方法，是降低医院感染最重要的措施。加强医务人员的手卫生是预防医院感染的主要措施。正确的洗手可降低通过手传播疾病的可能性，最终达到降低医院感染发生率的目的。国外的调查结果显示，医护人员的洗手依从性为 5%~81%，平均约为 40%，而国内的调查研究显示，医护人员的洗手依从性更低，有近 50% 的医护人员是在不洗手的情况下从事医疗活动，即使洗手，合格率也仅有 35.6%~73.63%。对新生儿病房医护人员定期培训有关手卫生知识及医院感染相关知识，改善洗手设备，选择对皮肤刺激性小的洗手产品可明显提高医护人员洗手依从性，从而有效降低新生儿病房患儿医院感染的发生率。新生儿病房应该尽量使用感应式水龙头、对皮肤刺激性小的洗手液、一次性擦手纸等洗手设备，病房内应到处可见"七步洗手法"宣传画，以便新生儿病房的医务人员无

时无刻按照"七步洗手法"规范洗手，并在病房内安装监控探头可随时观察医护人员洗手依从性，这些措施都可以提高医护人员的洗手依从性。

2. **定期培训新生儿病房医务人员**　定期对新生儿病房内所有医护人员进行消毒隔离、医院感染、手卫生等相关知识的培训，同时加强对新生儿病房的新进人员培训与考核，提高医护人员对预防医院感染重要性的认识，加大对消毒工作监督的力度，及时发现薄弱环节，采取相应的措施，降低新生儿医院感染的发生，确保新生儿的安全。并采用循证研究的结果改进临床护理实践，从而降低医院感染的发生率。

3. **改善新生儿病房环境**　新生儿病房应设在环境清洁、相对独立的区域，便于清扫和消毒。有条件的话，新生儿病房应尽量采用层流系统以达到空气消毒净化的目的。通过空气过滤、层流，以及维持室内正压状态来维持无菌环境，程度应达十万级以上。保持病房环境舒适，病室安静、整洁、空气清新，温湿度适宜。并要求有关部门能够定期上门维护，每周一次清洁初级滤网，及时更换中、高级滤网。病房定期做好空气培养以及回风口清洁后的表面培养，从而监测层流的效果。新生儿病房所有工作人员必须穿短袖，如需外出必须穿外出衣，更换外出鞋。家属及外来人员进入病房必须洗手、穿隔离衣和鞋套。具有传染性的感染性患儿应单间隔离放置，多重耐药菌感染的患儿给予接触隔离，有条件者可放置单间病房，以免引起交叉感染。

4. **暖箱消毒**　暖箱内的温度和湿度高，因此暖箱水槽、暖箱内壁等部位容易滋生细菌。暖箱的消毒不容忽视。暖箱水槽：备用中的暖箱水槽不加水；使用中的暖箱每日更换水槽内的水，更换之前先放水，待全部放干净后，用酒精棉球擦拭暖箱水槽观察口，然后不注水 5 分钟后再注入无菌注射用水至刻度，水槽口必须加盖。每月随机抽查水槽细菌培养及暖箱内壁细菌培养，培养结果 <5cfu/cm^2 为合格。如暖箱水槽及暖箱内壁检出有致病菌，立即停止使用该暖箱，重新消毒，再采样进行细菌培养，培养结果为阴性后方可使用。

5. **新生儿病房仪器设备消毒**　新生儿病房内的各类监护仪、输液泵、呼吸机等仪器表面每日由专人用含氯消毒液（500mg/L）擦拭一次，并将所有的电缆线擦拭一次，各类仪器专人专用。每月由院感专员对各类仪器表面进行细菌培养，培养结果 <5cfu/cm^2 为合格。如表面检出有致病菌的仪器予以重新消毒，再次进行细菌培养，阴性后方可再次使用。

6. **预防中心静脉导管相关感染**　应建立由专人组成的 PICC 小组并对导管进行严格管理。PICC 专职护士小组集中管理可以使导管相关性血流感染的发生率下降。管理措施包括更换输液管时应建立最大化无菌区域，严格消毒，严格按照无菌操作规程进行操作，避免从 PICC 导管中采血；每天对 PICC 置管部位及敷料进行检查，评估 PICC 置

管穿刺点有无红、肿、热、痛、渗血、渗液等表现,评估敷料有无卷边、污染,如有异常及时予以更换敷料。另外,每天评估患儿是否需要继续使用中心静脉导管,根据患儿的临床表现应尽可能减少中心静脉导管留置时间。

7. 呼吸机相关性肺炎的防治 呼吸机在新生儿病房的广泛应用,显著提高了危重新生儿的抢救成功率,同时机械通气的使用导致呼吸机相关性肺炎医院感染的发生,延长了住院时间,增加了住院费用。新生儿病房应该按照降低呼吸机相关性肺炎的集束化管理措施进行管理。集束化管理措施包括:①呼吸机,采用一次性无菌管道、一次性无菌湿化罐,每7天更换1次,更换下来的呼吸机管道以及湿化罐全部丢弃,不重复使用。②对痰培养阳性的患儿使用过的呼吸机须在通风场所放置1周后才能再次使用,对于该呼吸机的呼吸机盒需要高压灭菌处理。③对气管插管患儿全部采用密闭式吸痰管吸痰,密闭式吸痰管最好每天更换。按需吸痰,根据气管插管深度预测吸痰深度,吸痰管不可插入过深,以免损伤气道黏膜。采用 Fisher&packel MR850 型湿化器进行气道湿化,并及时倾倒呼吸机管路中的冷凝水,保证呼吸机回路的位置低于气管插管水平,防止冷凝水倒流发生误吸。④体位,气管插管患儿尽可能将床头抬高30°。⑤口腔护理,对患儿每4小时进行1次口腔护理。采用1%碳酸氢钠漱口水用棉签擦拭口腔内颊部、上腭、牙龈、舌上下等。

8. 合理使用抗生素 有调查显示,近2年新生儿病房医院感染中,真菌感染占第1位。主要是与现在广谱抗生素的广泛应用有关,所以应加强患儿家属的合理用药知识宣教,以减少患儿家属要求滥用抗菌药物的压力;加强医务人员合理使用抗生素的培训,强调应该根据药敏试验和本科室现阶段的细菌流行趋势及敏感性,合理选用抗菌药物。这是控制耐药性、防止滥用抗生素及保证医院感染疗效最有效的措施。

9. 做好高危患儿筛查隔离工作 医护人员应主动地、客观地、前瞻性地观察每位患儿的疾病情况及其临床表现,及时筛查出高危患儿,及早采取隔离措施,做到早发现、早隔离,以免引起交叉感染。

随着科学技术的进步,各项高端技术广泛应用于高危新生儿,新生儿的救治成功率提高了。但由于早产、基础疾病重、呼吸机的使用、置入中心静脉导管、外周动脉留置等各项侵入性操作增加了医院感染的风险。我们应针对引起医院感染的各项危险因素,采取全面正确的医疗护理措施,这样才能有效控制和预防新生儿病房医院感染的发生。

四、血管通路的管理

危重症新生儿的抢救与治疗都需选择有效又安全的血管通路,而血管的选择和建立多种多样,选择的种类取决于患儿的日龄、体重、病情轻重和所需治疗的长短等。近年

来,新生儿脐动脉置管(umbilical artery catheter,UAC)、脐静脉置管(umbilical venous catheter,UVC,见视频3)、经外周置入中心静脉导管(PICC,见视频4)等相继广泛应用于临床护理工作中,并取得了较好的疗效。护理人员应该严格执行无菌操作,最好血管通路的维护与管理。

视频3 新生儿脐动静脉置管术

视频4 新生儿经外周置入中心静脉导管术(PICC)

(一)新生儿脐动、静脉置管的管理

新生儿生后早期脐带未干,脐血管清晰可见,脐血管插管的操作简便,可迅速建立动静脉通道,避免反复穿刺,在危重早产儿住院初期的抢救治疗中推荐使用。同时脐静脉置管能用于输注血制品和采集血标本,可作为新生儿生后早期救治的首选的血管通路,尤其适用于 VLBW 和 ELBW 儿的肠道外营养治疗以及生后 2~3 天重症新生儿的抢救和换血治疗。目前国内外脐动、静脉置管由医生进行,护士做好配合,置管后护士要做好血管通路的管理。

1. 记录 需要记录导管插管过程,如患儿是否耐受、术中失血量、有无并发症等。详细记录导管留置日期、型号、长度、内置长度,X线定位导管末端位置。导管拔除后需要双人核对导管是否完整,测量总长度并详细记录拔管日期、拔管原因等。

2. 妥善固定 在脐血管插管上内置刻度位置做标识,每班至少一次评估确认插管刻度位置没有移动,记录脐血管插管外露长度,从而确保插管内置距离没有变化。如插管外露长度增加,X线检查导管尖端不在允许范围内时需重新插管。体位变换和移动患儿时,需要妥善固定脐血管插管,将与输液管和脐插管相连的三通连接处妥善放置于患儿身体侧面,防止受压,双上肢适当约束,避免牵拉和手拽输液管路。在更换三通、输液管道时注意评估各连接接头是否紧密,每班认真检查脐带创面有无渗血、渗液,评估"搭桥"胶布有无松动,发现松动时及时更换或者加强固定措施。

3. 病情观察 观察腹部体征,如有无腹胀、腹壁静脉充盈、脐周红肿、有无腹部皮肤颜色改变等,早期识别 NEC 临床症状,若发现上述异常情况需要及时拔管。NEC 的发生与脐血管插管在抽血过程中回抽血速度相关,如短暂的血压降低、肠系膜动脉血流减少等,对于换血术患儿和极(超)低出生体重儿需要严格控制单次抽血速度。

4. 并发症的早期发现及处理

(1) 导管穿破脐动、静脉:多因操作粗暴或导管太硬所致。选用末端开口的柔软硅胶管,插管动作轻柔,遇到阻力不可强行插入。脐血管走行有较多的血管分支,使导管插入时前行的方向难以控制,插管遇到阻力时可以通过调整患儿体位、助手按压肝区、调整送管方向或者稍作停顿再送管等方法应对后再插入。

(2) 脐出血:插管与拔管时脐带结扎不紧、脱管未及时发现均能致脐出血。拔管后出血多因拔管时用力及用物准备不足引起。插管成功后,正确把握缝扎的部位,打结的力度要适宜,力量要均匀、适度。缝扎脐带时在不影响脐导管通畅的情况下尽量打结扎紧,因过松易发生脐出血、脱管,过紧易发生输液不畅、阻塞。在缝扎的过程中可采用 5ml 注射器进行抽吸来确定有无阻力和畅通,从而把握线扎的力度。插管成功后固定导管时保留脐带结扎绳,发现脐带有出血时可以通过收紧结扎绳来止血。拔管时应备好结扎脐部的无菌物品,用血管钳固定脐部残端,缓慢拔出导管,必要时缝扎止血侧。脐血管导管拔除后患儿禁忌采用俯卧位,因为俯卧位时脐部出血不容易发现。

(3) 空气栓塞:由于输液管内空气未排净或输液装置不严密,脐静脉导管三通接头与大气相通,致使空气输入静脉。护士操作时应严格遵守输液操作规程,保持脐静脉输液管路关闭状态。尤其是更换液体或者输液接头时,必须将三通开关处于关闭状态。输液过程中密切观察患儿有无呼吸困难、面色发绀,一旦出现症状立即给予氧气吸入,置患儿左侧卧位并头低足高,以便气体能浮向右心室尖部,避开肺动脉入口,随着心脏舒缩,将空气混成泡沫,分次小量进入肺动脉内,逐渐被吸收。

(4) 动、静脉血栓:脐血管插管时损伤了脐静脉血管内膜使血小板黏附,患儿哭闹时腹压增高,造成血液返流至硅胶管内,血流滞缓,致静脉血栓形成,堵塞导管。所以在插管前、插管时以及维护过程中都需要高度警惕有无血栓形成可能性。提高脐血管插管技术,插管时动作轻柔,避免反复穿刺。坚持不间断输液,输液速度不低于 2ml/h。静脉推注药物时,先将药物稀释后慢慢注入,减少对血管内膜的刺激;输注脂肪乳剂时,每 8 小时用肝素化生理盐水冲管 1 次,同时转动导管外露部分,防止脂肪乳剂沉积在导管;输注不同药物时用肝素化生理盐水或者生理盐水冲管,防止因药物存在配伍禁忌导致沉淀物生成而堵塞导管。尽量减少在脐静脉插管中取血及输血,若必须从脐静脉导管中取血时,要及时用肝素化生理盐水冲洗导管,并且更换有血液残留的三通接头,以避免出现栓塞堵管或增加感染机会[7]。

脐动脉插管后需要每班评估双侧下肢循环灌注状态,如足背动脉搏动、足底毛细血管再充盈时间、趾端皮肤颜色和皮温变化,及早发现下肢血栓的早期症状。定时监测血压和观察尿量变化,当出现持续高血压、少尿、无尿或者血尿时要高度怀疑肾动脉栓塞可能。

(5) 血行障碍:主要是下肢的血行障碍,与插管型号过粗、插管异位和血管痉挛有关。是脐动脉插管中发生率最高的临床并发症,表现为下肢、足趾、足、臀部皮肤发绀、发白等,多为单侧。血行障碍大多数是暂时性的,但少数患儿继出现血行障碍症状之后合并血栓形成直至下肢坏死、截肢等。脐动脉插管禁忌输注血管活性药物,因为可以造成外周血管强烈收缩血行障碍,有发生肢体缺血坏死可能。插管过程中发生血行障碍概率较低,多为插管后或者动脉插管拔除后 3~4 小时内,所以动脉插管拔除后仍然需要密切观察下肢的血行状况。

观察下肢和臀部皮肤颜色改变,当出现皮肤发花、发白、双侧下肢皮肤颜色不一致,一侧肢体皮肤温度变冷、足背动脉搏动变弱或者消失等,高度怀疑发生血行障碍,马上 X 线摄片定位插管末端位置确认有无发生导管异位。可以使用热水温敷对侧肢体,或者将高位插管外撤至低位位置,若处理无效需要立即拔除插管。

(6) 感染:脐血管插管是侵入性操作,导管与外界相通,且窒息、早产儿免疫功能低下,各种治疗操作较多,极易发生感染。插管前患儿处于仰卧位,适当约束四肢,必要时应用镇静镇痛剂,充分暴露脐部,彻底的脐带消毒和皮肤准备,最大化无菌屏障。会阴部应用接尿袋,防止尿液污染术野。插管时标准化操作流程,严格无菌操作。每日用聚维酮碘消毒脐部三次,保持脐部清洁干燥,脐部勿涂抹抗生素软膏,以避免诱发真菌感染和细菌耐药。对于男婴儿可以使用接尿袋收集尿液或者使用胶带固定阴茎,保证尿线朝下,防止尿液及大便浸湿或污染脐部。每日评估导管是否有继续留置的必要性,一旦不再需要保留即刻拔管。输液装置每 24 小时更换 1 次。严密观察脐周有无红肿、渗液、异味等现象,并监测患儿生命体征,观察患儿面色、肢体循环,检查血常规、CRP 等,一旦发现异常,及时拔管,拔管后剪取导管尖端部分送培养。

5. 导管的拔除
脐动脉插管留置时间一般不超过 10 天,脐静脉插管留置时间不超过 14 天,当达到治疗目的,病情好转,周围血管条件改善,或出现与插管相关的并发症时如插管异位、腹部,以及下肢皮肤颜色改变、下肢动脉搏动变弱等现象即时予以拔管。

(二) 新生儿中心静脉置管的管理
置入上腔静脉、下腔静脉的静脉导管总称为中心静脉置管(central venous catheter,CVC)。常用的静脉置管导管的种类可分为单腔、双腔及多腔。最常用中心静脉导管置管途径包括颈内静脉、颈外静脉、锁骨下静脉、头臂静脉、贵要静脉、股静脉。

1. 股静脉置管
股静脉是下肢的主要静脉干,其上段位于股三角内。股三角内有股神经、股动脉及其分支、股静脉及其分支和腹股沟淋巴结等。股动脉居中,外侧为股神经,内侧为股静脉。由于此处股动脉搏动明显,容易触及,定位标志明确,伴行的股静脉直径较粗,股静脉穿刺置管成功率高。穿刺后护士应该做好股静脉的维护和管理。

(1) 记录:置管后做好相关记录,必须包括导管品牌、类型(单腔或多腔,一般导管或抗感染导管)、型号、总长度、置入长度、外露长度、部位、置管时间、置管是否顺利、穿刺操作者。

(2) 冲管及封管:每天使用前先用肝素化生理盐水回抽后冲管(使用≥10ml 的注射筒),再接输液管道。输注血液、血制品、脂肪乳剂后或输液结束后应及时应用脉冲式冲管,冲管液的最少量为导管和附加装置容量的 2 倍。非连续输液时,每 8~12 小时,肝素化生理盐水正压封管一次。

(3) 敷料更换:密切观察穿刺点及周围皮肤的完整性。如穿刺部位出现渗血、渗液或敷贴出现松动、污染等完整性受损时则需要立即更换敷贴。肝素帽更换:每周更换 2 次;如有污染、损坏后都应及时更换。

(4) 并发症的早期发现及处理

1) 空气栓塞:置管、更换输液接头、输液时,严格排气。

2) 穿刺入动脉:因进针点和角度偏侧外或解剖异位。发生误入动脉,立即拔出,局部加压 5~10 分钟。

3) 导管堵塞:封管手法不正确,药物配伍禁忌,输注脂肪乳剂或黏稠度高的药物。淡肝素生理盐水或尿激酶导管再通。

4) 导管断裂:导管质量差,导管冲管与封管手法不正确,导管外固定方法不正确。血管内断裂,手术取出断端。血管外断裂,拔除导管。

5) 感染:无菌操作不规范,换药不及时等。严格无菌技术,加强换药。

6) 血栓形成:股静脉血栓临床主要表现为“股青肿”,肢体肿胀,双侧不对称、穿刺侧肢体不同程度的皮肤发绀和肢端温度异常、血栓形成侧肢体疼痛,活动减少、静脉导管抽不到回血,输液不畅等。

股静脉置管属高危导管,责任护士每班测量股围一次。为保证测量部位的一致性,首次测量者沿导管双翼绕大腿一周作为穿刺侧股围,并用记号笔做好标记。导管双翼的水平位在对侧肢体上同样标记即对照侧股围。如发现同一肢体前后对照或双侧对照周径相差在 0.5cm 左右,应增加测量频次。建议行 B 超检查,在未确诊血栓的情况下,应抬高穿刺侧下肢,健侧卧位,密切观察大腿肿胀进展情况,如恢复正常,仍可继续使用;如发现同一肢体前后对照或双侧对照周径相差≥1cm,或穿刺侧肢体在目测情况下明显较对侧粗或有颜色改变,应立即行血管 B 超检查,确定有无深静脉血栓。

溶栓治疗首选尿激酶。为提高血栓周围的药物浓度,如果股静脉置管通畅,首剂尿激酶药物(3000~4400U/kg)在同侧股静脉内缓慢泵注给药,时间 30 分钟 ~1 小时。首剂给药后尽早拔除该侧股静脉导管。建立外周静脉进行溶栓治疗。用尿激酶静脉维持,剂量每小时 500~2400U/kg。为

避免溶栓后脱落的小颗粒形成新的血栓,需联合应用肝素钠注射液,剂量每小时 5~20U/kg,生理盐水稀释后静脉泵注维持。溶栓治疗期间,每日常规进行床边彩色多普勒超声检查血栓溶解情况。同时监测患儿凝血功能,密切观察患儿是否有出血现象外,如皮肤出血点、胃肠道出血等。同时还应特别注意患儿意识、瞳孔、前囟张力、肌张力的变化,防止颅内出血[8]。

(5) 导管的拔除:导管可正常使用且没有发生局部或系统的并发症时,没有必要定期更换中心静脉,也不要随意拔除,普通中心静脉导管在无并发症的情况下一般可维持14 天。拔管时双人核对导管完整性与测量导管的长度,并做详细记录包括长度,双人签名。必要时剪 2cm 做导管尖端培养(用无菌剪剪下导管尖端置于有 0.5~1ml 生理盐水的无菌试管内),同时在外周静脉抽取血培养标本。

2. 颈内静脉置管　颈内静脉置管是自颈内静脉穿刺置管入上腔静脉,是临床上测量中心静脉压、进行胃肠外营养、输注各种药物、快速扩容等治疗的有效途径。与其他中心静脉置管相比,并发症发生率低,但新生儿颈部短,颈内静脉置管操作难度较大。

(1) 穿刺时注意事项:患儿呈头低位,头向外旋转暴露出选择的静脉。如果在右侧置管,将患儿的头转向左侧,颈下垫毛巾卷使颈部伸展,可以轻弹患儿足底刺激啼哭,使穿刺静脉充盈至最佳状态。避免颈部过度后仰,否则会造成静脉闭塞。

(2) 妥善固定:新生儿由于脖子短,颈部容易出汗,颈内静脉置管成功后妥善固定尤其重要,否则哭吵后或者呕吐后固定敷贴卷边极易发生导管意外脱管,同时合并医源性急性失血可能。儿科患儿使用的专用 CVC 导管固定贴由于底盘面积过大不适合新生儿使用,建议使用 3M 外科免缝合胶带牵拉导管周围皮肤后外贴无菌敷贴固定,如果使用敷贴固定困难的病例建议采用导管固定夹缝合在皮肤上固定方法。

(3) 并发症及处理:主要并发症有气胸、血胸、肺出血、空气栓塞、导管栓塞、误伤动脉、感染、呼吸心搏骤停等。

1) 气胸、血胸:穿刺过程中患儿突然出现呼吸困难,心律增快等症状,听诊呼吸音明显降低时,应立即停止置管,给予患儿高流量氧气吸入,必要时给予胸腔穿刺或者行胸腔闭式引流等治疗。右侧颈内静脉的解剖位置较为固定,体表标志较明显,进入上腔静脉的路径短且直,不会刺破胸导管导致出现淋巴液外漏的危险。颈内静脉穿刺时首选右侧。穿刺后注射器回抽有气体或颜色鲜红的血液是损伤胸膜、肺或大血管的最早证据。

2) 空气栓塞:空气栓塞是经上腔静脉路径穿刺置管术最严重的并发症。可能与输液装置脱离所致,尤其是病情危重,低血容量的患儿更易发生空气栓塞。当发生空气栓塞时应立即给予患儿左侧卧位和氧气治疗,用注射器抽吸导管内含气血液。

3) 误入动脉:穿刺时如果误入动脉,血液呈鲜红色,压力大,注射器不用抽吸自行回血。应立即拔除穿刺针,局部按压止血,以防血肿形成。

(三)新生儿经外周中心静脉导管的管理

国内于 20 世纪 90 年代开始将 PICC 技术应用于新生儿和极(超)低出生体重儿,输注有刺激性的药物和静脉营养。因其具有安全、可靠、耐高渗、保留时间长、相关感染率低等特点,既减少了对患儿的过度刺激,又保证了静脉营养的供给,为危重症新生儿提供了理想的静脉通道,尤其适合 VLBW 和 ELBW 儿的应用。

1. 置管前　向家属解释置管的目的、过程和可能出现的并发症,家长签订知情同意书。

2. 置管后

(1) 置管术后立即给予胸部 X 线摄片检查,确定导管尖端是否已在准确部位(上、下腔静脉内)。拍片时,患儿取仰卧位,四肢自然伸展。经头部穿刺者采用颈胸部 X 片,经双下肢穿刺者采用胸腹部 X 平片。在未确定导管尖端位置前,禁止使用导管给药。

(2) 做好相关护理记录,包括导管类型、型号、置入长度、外露长度、部位、局部伤口情况、双侧上臂、双股围或置管侧上臂、大腿中段周径。

(3) 术后 2 小时内,密切观察穿刺部位有无出血,必要时可加沙袋压迫止血。

3. 导管冲洗与封管

(1) 脉冲式冲管方式:有节律地推动注射器活塞推注淡肝素生理盐水,轻一下,重一下,使肝素化生理盐水产生湍流,冲洗导管管壁,冲洗干净标准直至导管内面透明、无药物和血液沉积为止。正压封管:在注射最后 0.5ml 肝素生理盐水时,边注射边向后拔针。

(2) 导管使用前,连接抽好肝素化生理盐水(5U/ml)的注射器(≥10ml)先回抽,对回血通畅者,将血回注干净后,再脉冲式冲管,连接输液装置。如回血不畅者,将小的血凝块抽出后弃去,再用脉冲式冲管,通畅后接输液装置。

(3) 1.9Fr 的 PICC 导管禁止输血。使用高黏度大分子药物,如白蛋白、人血丙种球蛋白、血浆、甘露醇、脂肪乳剂等药物后,应及时用肝素化生理盐水冲管。中断输液或输液结束后及时应用脉冲式正压冲管,冲管液的最少量为导管和附加装置容量的 2 倍。

(4) 尽量保持输液的连续性,用输液泵以大于 3ml/h 的速度均匀输注,最好是 24 小时维持补液。每 8 小时用淡肝素盐水正压冲洗导管一次。输液泵位置高于静脉穿刺部位。

(5) 及时更换液体,更换液体时应按压快进键数秒钟,确定液体匀速进入。

4. 敷料更换

(1) 置管后 24 小时内更换敷料 1 次。密切观察穿刺点及周围皮肤的完整性,如穿刺部位出现渗血、渗液,或敷贴出现松动、污染、完整性受损时则需要立即更换敷贴。

(2) 更换敷料时,由四周向中心揭开贴膜,再自下向上拆除敷料,注意勿猛拉,防止脱管或导管异位。检查穿刺处皮肤情况,有无红、肿、热、痛及流脓,必要时取分泌物做细菌培养。用消毒棉签以穿刺点(导管入口处)为中心环形消毒局部皮肤 2~3 次,直径约 10cm。待干后贴好新的贴膜。

(3) 消毒过程要严格无菌操作,勿将胶布直接贴到导管体上。不能用酒精擦拭导管以免硅胶导管老化受损。发生穿刺点感染时可在穿刺处涂少量消炎软膏。

(4) 敷贴固定时必须将导管圆盘固定入内,圆盘下方需要交叉固定,避免重力作用导致导管脱管。

5. 肝素帽更换

(1) 对肝素帽可能发生损坏、肝素帽中有残血或其他原因取下肝素帽后都应及时更换。

(2) 更换肝素帽时,用无菌技术打开肝素帽的包装,用肝素化生理盐水(5U/ml)预冲,把原来的肝素帽去掉,消毒导管末端(碘棉棉棒用力擦拭 6 秒以上),连接新的肝素帽后牢固固定,最后以脉冲方式冲洗管道。

6. 并发症及护理

(1) 局部肿胀:患儿在置管后的前几天,可出现同侧肢体的轻度水肿,如导管位置正确无须拔管。导管异位而出现同侧肢体或肩胛部位肿胀,推药时患儿疼痛哭吵,穿刺部位渗液等并发症,考虑拔除导管。检查穿刺侧的上臂及肩胛处,头皮静脉置管时检查同侧颈部,下肢静脉穿刺时检查肢端的血液循环,以便及时发现肿胀情况。置管后如发现同一肢体前后对照或双侧对照周径相差在 0.5cm 以上,增加测量频次,可暂停输液,外涂肝素钠软膏或者喜疗妥药膏。

(2) 静脉炎:PICC 导管置管后 2~3 天穿刺侧肢体沿着静脉走行方向出现皮肤发红、硬肿,成索状硬条,多为机械性静脉炎。与 PICC 穿刺送管时动作不正确,静脉输入强刺激性、高浓度药物等原因造成损伤静脉内皮细胞有关。因此,PICC 置管时严格无菌操作,穿刺时无菌手套用生理盐水冲洗,不要用戴手套的手直接接触导管,送导管过程中操作动作轻柔,勿强行送管。发生静脉炎时可暂停药物输入,外涂地塞米松软膏或者喜疗妥药膏,待好转后继续使用。若静脉炎症状持续加重,拔除导管。

(3) 误伤动脉:动脉辨认错误、穿刺过深,尤其是经头皮或者腋静脉穿刺 PICC 置管时。表现为血液颜色较鲜艳、血液回流速度快、送管困难等。正确识别动脉。不能确认时导管外接 T 字管察看导管末端有无动脉搏动,或者拍 X 线正、侧位片各一张确认导管末端位置。一旦确定误穿入动脉,立刻拔除、加压止血包扎。

(4) 导管破裂:过长时间的放置、阻塞、针眼处漏、不适当的导管固定,操作不当等导致导管破裂。导管外露部分呈 S 型并与圆盘一起妥善固定,防止导管受到牵拉。日常护理中应正确操作,防止粗暴动作。推注药物有阻力时,应查找原因,切忌强行推注,防止导管断裂。封管用 10ml 以

227

上的注射器,因为小注射器可造成高压,有可能导致导管破裂。拔除导管时仔细检查完整性,与置管时的记录核对,并记录拔出导管的长度。

(5) 导管异位

1) 异位至心脏:①原因,由于体表测量不能十分准确地反映体内静脉的解剖,且新生儿上腔静脉相对短,0.5~1cm 的误差就可以造成导管尖端异位,引起心律失常、血栓形成、心脏穿孔,甚至导致死亡。同时拍摄 X 线片时四肢的屈曲或伸展状态也影响导管尖端位置的判断。②预防与处理,测量体表长度时应尽量准确,0.5~1cm 的差异对新生儿尤其是 VLBW 儿来说,导管尖端的位置有很大的不同。PICC 置管穿刺后需拍摄胸片以确定导管尖端位置。导管尖端位于正确位置导管方可开始使用。

2) 异位至颈内静脉:常因 PICC 置管过程中患儿体位不当导致。①自动复位,由于 PICC 导管在血液中呈漂浮状态,异位的头端有可能随着回心血流、液体输入、重力因素等自动复位到上腔静脉。当发现 PICC 置管异位至颈内静脉时,先不用立即校正导管末端位置,观察 1~2 天后再重新行 X 线摄片定位。②体外手法复位,利用血流动力学和重力的协同作用,通过改变体位,辅以脉冲式冲管、导管内输液,利用各种外力对导管头端施力,使导管头端改变方向,从而到达上腔静脉。③重新送管法,重新建立无菌区,将 PICC 导管拔出异位至颈内静脉的长度,调整穿刺侧手臂与身体成直角或者与颈部角度 <30°,患儿头转向穿刺侧,下颌贴紧肩膀,或压迫同侧锁骨上窝,缓慢匀速送管至预定长度。送管困难时,可边冲肝素化生理盐水边轻微转动导管。

3) 异位至腋静脉:往往是由头静脉或正中静脉穿刺引起,由于头静脉进入腋静脉处形成的角度较大,血管变异多,容易发生导管返折。异位至腋静脉往往较难调整,部分需要重新置管。①自动复位,自动复位少见。观察 1~2 天后若无自动复位发生,可退管将返折部分 PICC 导管拉出后作为中长导管使用。②体外手法复位,患儿取导管头端方向的反向侧卧位,同时根据异位导管在血管的角度选择头低脚高位,一边脉冲式注入生理盐水,一边轻轻叩击导管附近的胸壁,从导管尖端向靶血管方向叩击,通过血管内外对导管施力,并借助导管自重使导管头端随着体位改变而走向上腔静脉。如果导管返折长度较长,可先退管几厘米后再行手法复位。③重新送管法,成功率低。送管时调整穿刺侧上肢角度与躯体成 45°~90°夹角,可以减少导管异位至腋静脉。头静脉送管时,当导管达肩部时(进入 7~8cm)上举上肢,减小头静脉进入腋静脉的角度,另一部分患儿则需要放松上肢,呈上肢下垂自然位,有利于导管送入。

4) 异位至其他静脉:如锁骨下静脉、头臂静脉、奇静脉、肾静脉、椎静脉等,少见。异位时重新送管。误入静脉通路中细小分支的 PICC 置管可将导管拉出静脉的细小分支,并使导管尖端置于血管直径相对较粗、血流量较大位置,若不能复位时,可将 PICC 导管作为中长度导管使用[9]。

(6) 导管相关感染:新生儿 PICC 导管相关感染的发生率在 3%~10%,是导管留置期间的常见并发症,包括导管出口部位感染、导管病原菌定植、导管相关血流感染等,这与机械通气、胎龄小、低体重、长期抗生素应用、脂肪乳剂使用、导管堵塞、留置时间长等有关。

穿刺时严格无菌操作,送导管时边送边剥开塑料保护套;穿刺后局部的血迹用生理盐水洗干净,并用复合碘消毒;穿刺后各种相关操作均严格遵守无菌原则,更换导管各接口时采用摩擦式 15 秒方法消毒,每天 3 次脉冲式正压冲管,将积聚在肝素帽或者接口位置的氨基酸、脂肪乳剂、葡萄糖等冲洗干净,减少药液在接口内残留,因为积聚物质是最好的细菌培养基,从而降低导管相关感染。使用氟康唑预防侵袭性真菌感染有效,且对于早产儿没有明显的肝细胞毒性,亦不会增加胆汁淤积的发生率。结束 TPN 治疗后及时拔管,每天评估是否有保留导管的需要。一旦有临床感染症状或实验室的感染依据,即使明确其他原因引起的血流感染,也应尽早拔管,避免细菌定植于导管上,影响治疗效果。血培养发现为真菌感染,立即予拔除导管,并予氟康唑静脉泵注 2~4 周。预防导管相关性血流感染(catheter related bloodstream infection,CRBSI)的关键措施是控制 PICC 导管穿刺和维护过程中每一细小环节,认真实施集束化干预策略。国内学者将中心静脉置管患者的集束化干预策略护理措施归纳为:保持穿刺时最大无菌屏障、严格执行手卫生、正确消毒皮肤、规范导管的固定及更换、辅料的选择以及合理抗生素的使用等,有效降低了中心静脉导管相关性血流感染的发生率。推荐使用中心静脉导管安全核查表,是通过表格形式展示,以逐项打钩进行核查,有利于护士严格按 CRBSI 预防指南标准进行中心静脉穿刺置管和维护。检查者及时将跟踪核查结果予以反馈,并且对违反者实施教育,从而提高导管管理的质量,进而控制 CRBSI 的发生。

(7) 导管堵塞

1) 常见原因:包括输液环路松开、封管手法不正确、未按时冲管、输注脂肪乳剂和黏稠药物等。有报道称导管置管后下肢静脉血栓发生率比上肢静脉高 3 倍。发生导管堵塞时可表现为液体输入不畅,导管回抽无回血,穿刺部位渗液,严重者肢体局部出现潮红、肿胀,远端可出现血循环障碍。

2) 预防:护士要掌握正确导管冲管与封管方法,推注不同药物之间用肝素化生理盐水或者生理盐水冲管,以防止因药物的配伍禁忌导致沉淀物而堵塞管道。严禁经导管采血化验。一旦导管堵塞千万不能强行推注液体,否则有导致栓塞或导管破裂的危险。

3) 导管再通方法:将浓度为 5~10U/ml 肝素化生理盐水抽于 5ml 的针筒中,用另 1 副 10ml 的针筒通过三通接头进行回抽,经过三通接头的调节,回抽后导管中的负压会将肝素液吸入,反复多次使血凝块溶解。或将每瓶为 5 万单位的尿激酶化成 10ml,根据导管的容积约抽取 0.5ml,采用与上相同的方法使药液进入导管,保留 30 分钟 ~1 小时后回抽,如此反复直至抽到回血。若未能复通,可重复使用,直至复通。导管堵塞后应在 6 小时内处理,此时血栓形成时间尚短,对溶栓药物反应较敏感,复通机会较大。若血栓脱落导致机体其他部位栓塞应进行全身溶栓,如导管堵塞无法复通,则在其他外周静脉建立通道进行全身溶栓;若溶栓不成功,根据病情、病变部位决定是否行手术切开栓子取出术。

(8)胸腔积液

1)原因与症状:胸腔积液常见原因包括胸导管栓塞、导管异位、上腔静脉回流受阻等。临床表现多为心率增快,呼吸困难,频发呼吸暂停,且程度重,喂养不耐受等。穿刺侧出现不同程度颈部、肩、臂、胸廓软组织肿胀。胸片提示胸腔积液,行胸腔穿刺可能抽出乳糜样液体。

2)紧急处理:当患儿出现呼吸窘迫时需要即刻气管插管呼吸机支持。一旦床边 B 超确定胸腔积液,依据胸腔积液量决定是否在 B 超定位下行胸腔穿刺,停止同侧肢体输液,及时拔除 PICC 置管,局部涂抹肝素钠软膏,检查导管是否有破裂、断裂现象,确认拔除导管长度与插管时的长度是否相等,做好记录,送导管培养和胸腔内穿刺液常规检查。

3)预防护理:PICC 置管后致新生儿胸腔积液的主要原因是导管异位使胸膜发生渗漏。导管待胸片确定末端位置正确后方可使用。导管使用过程中定期复查胸片确定导管末端位置,仔细观察穿刺肢体有无肿胀,更换敷贴时严格掌握导管外露长度。成人上腔静脉长度为 7~8cm,也不存在身体长高而致的移位。VLBW 儿上腔静脉长度为 2~3cm,一个月体重增长 0.7~1kg,身长增长 3~4cm,导管末端位于上腔静脉入口处,极易因身体长轴的自然生长导致导管移位。PICC 导管末端飘移至右锁骨下静脉处,此处血管内径较上腔静脉血管内径小,刺激性药物不能在此得到丰富血流的快速稀释,导致血管内膜损伤后血管通透性增加致胸腔积液形成。目前在临床定位导管末端位置主要是 X 线摄片,摄片时患儿上肢的位置与导管末端的位置密切相关,上肢外展内收时,导管走行位置可发生 2cm 以内的移动,所以 VLBW 儿 X 线摄片时要保持上肢内收体位。

4)VLBW 儿 PICC 置管时若外周静脉条件差或者静脉破坏过大,建立其他深静脉置管途径困难,临床实践过程中往往考虑需要长期静脉输液和全静脉营养治疗,经济和成本原因,舍不得拔除异位的 PICC 导管,撤到回血最佳位置后当中等长度导管使用。VLBW 儿中等长度导管使用 3~4天后若出现穿刺侧颈、肩、胸廓软组织肿胀时,已经是合并胸腔积液的高危因素。VLBW 儿不建议长期使用中等长度导管,且 X 线定位导管末端位置时,需要考虑到患儿体重和体位变化。

(9)心包积液:心包积液的发生率为 0.07%~2%,常见原因包括导管异位造成心内膜损伤、高渗液体的输入等。临床表现缺乏特异性,多表现为心率增快,呼吸困难,发绀,频发呼吸暂停,且程度重,代谢性酸中毒、高血糖、乳酸增

高,肢端循环差等。当不明原因患儿出现类似症状、心肺功能不稳定时,应高度怀疑心包积液并发症的发生,给予胸片和 B 超检查。

PICC 置管后胸片确定导管尖端正确后方可使用。导管使用过程中定期复查胸片确定导管刺尖端位置,床边 B 超检查有无心包积液或胸腔积液。每班严格床头交接导管外露长度,更换敷贴时严格掌握导管外露长度。一旦确定心包积液,及时拔除 PICC 置管。必要时呼吸机辅助呼吸支持,纠正酸中毒,改善循环。由于心包能自行吸收积液,如果心包积液量少或没有心包填塞症状的出现,一般不采用心包穿刺术。

7. 拔管

(1)如无局部或全身并发症时,导管不要随意拔除,停止输液治疗后,及时拔管。

(2)拔管前严格消毒针眼周围 5cm 的皮肤,拔出的导管不能再次送入血管。缓慢地顺势将导管拔出,不能用力。拔管时注意预防空气栓塞,指压法压迫穿刺点直至血止。拔管后用无菌敷料覆盖,保留 24 小时。必要时剪 2cm 做导管尖端培养。

(3)双人核对与测量导管的长度,检查导管有无断裂。并做详细记录。

(四)新生儿外周动脉的管理(新生儿外周动脉置管术及有创血压监测见视频5)

视频 5 新生儿外周动脉置管术及有创血压监测

危重症新生儿入院后需要频繁抽血进行化验、检测,为减轻患儿反复穿刺的痛苦和对血管的破坏,外周动脉通路的建立便于血标本的采集,减轻了患儿痛苦,指导并保证临床治疗的顺利进行。同时,危重新生儿常伴有呼吸、循环障碍,尤其是存在血流动力学不稳定的患儿,条件允许情况下,在 NICU 需要采用动脉置管积极进行有创动脉血压监测,其具有不受人工加压、减压、袖带宽度及松紧等外界因素影响的特点,能提供准确、可靠、连续性的动脉血压数据,从而保证血压值的准确性、动态性,为及时发现并处理病情提供了可靠的依据。由于新生儿动脉血管细小、穿刺难度大、对疼痛刺激应激能力差等特点,外周动脉置管是一项创伤性、侵入性操作,要求护士操作技术精、准、快,应用过程中要严密观察及护理,防止肢体缺血、导管堵塞和滑脱、血栓形成、局部血肿出血等并发症发生。

1. 穿刺时注意事项 外周动脉置管血管首选桡动脉,也可选胫后动脉、足背动脉,尽量避免对下肢水肿和末梢循环差的患儿进行足背动脉穿刺。因肱动脉、腋动脉缺乏侧支循环,新生儿通常不推荐选择。桡动脉置管前要必须做

艾伦试验,以了解尺动脉供血是否通畅,预测远端肢体是否会发生缺血。胫后动脉置管时建议采用指压显露法,即穿刺前用大拇指指腹在新生儿内踝与跟骨之间垂直向下按压,按压力度以局部皮肤变苍白,按压时间为 2~3 秒,如此反复 3~5 次,显露时间为 10~15 秒。按压后即刻穿刺动脉最明显处,进针角度以 10~20° 为宜。穿刺过程中如遇无回血或回血不畅时,忌匆忙拔针,可缓慢退针或适当调整针尖斜面方向,直至见到回血。穿刺不成功时还需严密观察穿刺点有无渗血引起血肿发生。置管后做好明显红动脉标记,连接红色三通接头,以免与静脉置管混淆。

2. 并发症及护理

(1) 肢体末端缺血或者发白

1) 原因:多因反复穿刺、操作粗暴、抽血速度过快、输入冰冷液体引起血管痉挛缺血等所导致。

2) 预防与处理:护士在穿刺前要确定被穿刺动脉侧支循环状况良好,发现循环差、动脉病变者严禁穿刺。动脉穿刺时勿同一部位反复穿刺,送管动作轻柔,冲管液体勿冰箱中取出直接使用,常温放置后使用。严禁输注高渗透压液体和高浓度药物,绝对禁止向动脉导管内注入去甲肾上腺素等血管收缩剂,以免引起动脉痉挛。置管过程中应严密观察穿刺肢体远端指、掌部有无温度、颜色的变化,若手指或者足趾温度降低、颜色苍白或指(趾)端青紫,提示肢体远端缺血,严重者应尽快拔除导管,抬高肢体并做好保暖,有皮肤发白、肢端凉时可采用湿热敷。早产儿尤其是 VLBW 儿经动脉置管处抽血时注意控制抽血速度,防止血管塌陷,含有肝素的动脉血回输时也应缓慢输入,不能直接推注,借以保护留置的动脉。

(2) 导管阻塞

1) 原因:未正压封管、抽血后未及时冲洗管道、患儿躁动导致血液回流堵塞导管。

2) 预防与处理:动脉置管留置成功后连接肝素稀释液 1ml/h 持续维持输注,肝素浓度为 1U/1ml,ELBW 儿选择 0.5ml/h 速度,保持管路通畅。执行正确的脉冲式正压封管操作规程,抽血标本后及时彻底有效冲洗干净动脉留置导管。如管道内目测有血凝块堵塞,应及时抽出,严禁用肝素稀释液或 0.9% 生理盐水强行推入。监测动脉血压波形有异常时需要第一时间检查留置动脉导管是否通畅。在导管留置过程中护士密切观察患儿病情变化,保持患儿处于安静舒适状态,适当固定穿刺侧肢体,必要时,遵医嘱给予镇静处理。导管阻塞时及时拔管,并监测肢体末梢血运情况。

(3) 血栓形成

1) 原因:置管时损伤血管内膜、置管时间长、患儿有红细胞增多症或血液高凝状态、未正确封管。

2) 预防与处理:对于四肢循环差、体温不升的新生儿,可将其放在新生儿辐射式保暖台上保暖,或局部热敷 3~5 分钟,使血管充盈扩张,在搏动明显点开始上下触摸,感觉其血管走向,可增加穿刺成功率。穿刺过程中提高动脉置管技术,注意操作动作轻柔,避免反复穿刺,从而减少血管内膜的损伤。每班测量穿刺肢体和对侧肢体周径大小,动态观察记录肢体颜色、局部皮肤温度、肢体运动情况。若有血栓形成,尽快实施全身静脉输注尿激酶溶栓,同时用低分子肝素钙注射液(速碧林)每 12 小时一次皮下注射,动态超声检查血栓消失情况。早产儿由于皮肤透明、皮下脂肪少,动脉搏动明显且表浅,但要避免选择穿刺肱动脉或者腋动脉等大动脉,这些动脉没有侧支,穿刺后容易感染,严重的是一旦有血栓形成,水管效应使得前臂容易发生缺血继而导致坏死。

(4) 感染

1) 原因:动脉置管为介入性操作,操作时未严格执行无菌操作,穿刺后导管与外界相通,针眼周围有渗血,极易发生感染。

2) 预防与处理:三通接头及换能器放置于无菌治疗巾上,肝素稀释液每天更换,每次动脉采血前后操作时严格无菌操作,每次接触患儿前后均要洗手。保持穿刺点周围皮肤清洁、干燥,遇有潮湿、渗血、渗液时及时更换无菌透明敷料。危重新生儿行有创动脉血压监测超过 3 天时,护理人员应加强巡视危重新生儿穿刺点有无渗血,同时观察患儿的血小板计数及凝血酶原时间有无异常,从而避免患儿因穿刺点渗血而导致留置动脉导管感染事件发生。外周动脉置管留置时间不超过 7 天,发现感染现象,及时拔除并留取导管末端送血培养。患儿血流动力学稳定后尽早拔除留置导管,不建议外周动脉留置导管旷置用于采集血标本。

(5) 导管滑脱

1) 原因:多由于患儿烦躁、肢体动作多或固定不牢固所致。

2) 预防与处理:导管滑脱若发现不及时,患儿会发生急性失血性休克、贫血、穿刺位置血肿等并发症,所以正确有效固定导管是首位的,同时适当约束患儿肢体,遵医嘱对患儿实施镇静镇痛治疗,充分暴露穿刺位置便于观察,避免穿刺位置受压、摩擦和牵拉。使用透明敷料正确固定动脉置管,穿刺成功后用无菌透明敷贴以穿刺点为中心无张力粘贴,勿使空气滞留于皮肤与敷帖之间导致敷帖卷边。早产儿尤其 VLBW 儿穿刺点固定面积较小,动脉置管留置针后半部分有时无支撑,可采用低敏胶带自上而下绕至留置针下方无支撑部分后进行交叉或者双面固定,以防导管松脱。更换敷料时,自下而上去除敷料,避免将置管带出体外。换能器和测压管道采用"高举平台法"固定在床单位上避免重力牵拉。导管滑脱后仍然要在穿刺点按压止血至不出血为止,并且书面记录导管滑脱时间、原因和有无不良后果发生。

3. 拔管护理 患儿病情平稳不再需要有创血压监测、血气化验或置管时间 >7 天或出现与置管有关的并发症时及时予以拔管。拔管前消毒针眼处,拔管后用无菌纱布覆盖穿刺点按压止血至不出血,加大按压面积,按压力度适中,切忌在按压处揉动,然后在穿刺部位覆盖无菌敷料。

（五）新生儿外周静脉的管理（新生儿外周静脉留置针置管术见视频9）

新生儿外周静脉置管是新生儿最常见的静脉输液途径，且操作简单，使用方便，套管柔软，对血管刺激性较小，不仅可以减少静脉穿刺次数，减轻患儿因反复静脉穿刺而造成的痛苦及恐惧感，提高了患儿的舒适度，而且使患儿在享受安全医疗的同时保护了护理工作人员的安全。对于长期住院的患儿，应该有效且有计划选择和保护外周静脉实施穿刺，而不是在大量外周静脉破坏后无法实施穿刺后无奈选择深静脉或者 PICC 置管。

1. 置管前 向患儿家长解释置管的目的，对治疗方案、患儿血管情况进行评估，有计划地安排静脉穿刺计划。无陪病房及监护室，更强调选择性保护静脉。

2. 置管后 严格按规定进行置管部位的日常护理评估。

（1）导管的固定：选用无菌透明敷料进行置管部位的覆盖已成为一种最普遍的方法，便于临床直接观察。置管成功后，敷贴开口方向朝置管，以穿刺点为中心先覆盖，后向周围排空气平整固定，无张力粘贴，按压敷贴排除空气，一边按压一边撕除边框。导管需交叉固定，避免因重力作用牵拉脱管。敷贴内出现渗血、渗液、松动、卷边及时更换。

（2）记录：避开穿刺及置管前方部位，粘贴标签，标注穿刺时间、穿刺操作者。交班记录输液部位、有无红肿等异常情况。

（3）封管和冲管：采用"SAS"步骤，即生理盐水→给药→生理盐水。用生理盐水将导管内残留的药液冲入血管，避免因刺激局部血管而造成的化学性静脉炎，减少药物之间的配伍禁忌。应用于两种药物输注之间或封管前。冲洗液的最少量应为导管和附加装置容量的 2 倍。采用正压脉冲式（间歇推注法），有节律地推动注射器推注生理盐水，轻一下，重一下，使导管内的生理盐水产生涡流，直至导管内透明、无药物及血液沉积为止。

（4）导管的更换：定期更换导管是一种被公认推荐的预防静脉炎的方法。虽然外周静脉导管置入时间 >72 小时发生血栓性静脉炎和细菌定植的发生率会增加，但是也有研究证明静脉炎的发生率在置管 72 小时内和置管 96 小时内却没有明显的不同。根据 2014 年原国家卫计委颁布的《静脉治疗护理技术操作规范》外周静脉导管应每 72~96 小时更换。

（5）日常维护：不同穿刺部位，日常注意点也略有区别。部位为头部时，睡觉、喂养时应避免朝针侧，避免患儿抓、拉、拔；肢体部位，注意保暖；腋下静脉较隐蔽，渗出观察不易，注意双侧胸廓、手臂做对照观察。

3. 并发症及处理

（1）血肿：穿刺误入头皮动脉、外周静脉破损时多见。果断拔除静脉导管，在皮肤进针点和血管近心端上方指部垂直按压止血，避免血液漏出血管，形成皮下血肿，禁止按摩、揉捏。

（2）误入动脉：避免误入动脉，掌握动、静脉的区分。

（3）液体渗出和外渗：是新生儿外周静脉输液的最常见的并发症。表现为肢体肿胀、发白，局部皮肤损伤、坏死，渗漏导致皮下组织钙化等。处理措施如下：对所有患儿应立即停止渗出部位输液。评估肢体肿胀程度，单纯肿胀者先拔除留置针，肿胀伴有水泡者，由于敷贴张力较大者去除敷贴易出现大片水泡伴表皮撕脱伤，建议先去除留置针，暂时保留敷贴，等消肿后再去除敷贴，去除敷贴时在敷贴外周涂抹润肤油可以避免敷贴揭除时皮肤撕脱伤。使用透明质酸酶和酚妥拉明等解毒剂。

（4）导管堵管

1）原因：可以是管腔内的因素，也可能是管腔外的因素。管腔内的原因包括导管内有血凝块、沉积的不相容药物、肠外营养的脂类聚集。管腔外的原因有管腔折叠。堵塞的表现是不能注入液体或输入液体不畅。一旦发生堵管，查找原因，不能改善应立即拔出，更换输液部位。

2）预防措施：保持输液的连续性，间断输液时正确封管及冲管，掌握药物配伍禁忌，两种不相容药物之间用生理盐水冲洗；定期观察液体输注；避免导管打折，正确选择穿刺点以及固定护理是基本要素。

（5）静脉炎：静脉炎是与采用外周静脉留置导管相关的最常见的严重并发症。静脉炎主要有机械性、化学性、感染性及血栓性静脉炎。输液诱发静脉炎的因素分可干预性和不可干预性性。可干预因素有液体的 pH、渗透压、张力、液体输入的速度和总量、穿刺的部位、导管的材质、尺寸。不可干预的因素有患儿机体因素和药物本身的刺激因素。

选择柔软材质的组织相容性好的留置导管，穿刺时避开关节部位穿刺，待消毒液干燥后实施穿刺，不断提高穿刺技术，争取首次穿刺成功。穿刺成功后稳定固定导管和输液管，减少移动和重力牵拉。输液过程中严格执行无菌操作，药物充分稀释，遵循药物输液原则和输液速度。高危液体尽量选择中心静脉导管。定期观察穿刺部位情况，勤观察，一旦发现立即予以拔除外周静脉，并遵医嘱将治疗静脉炎的药用药膏如肝素钠或喜疗妥软膏外涂。

（6）感染：是指发现并存在病原微生物的增长。输液穿刺部位感染时，可出现局部红肿、硬结、温度改变和有渗出。增加感染的因素如未严格执行手卫生制度、无菌操作，疾病的严重程度、长时间的静脉留置、不规范的维护管理。在院前和急诊置入的外周静脉留置针感染发生率明显高于院内置入的导管，美国 CDC 建议 48 小时拔除在院前和急诊置入的外周静脉留置针。

NICU 收治的早产儿胎龄和体重越来越小，相反住院期间总输液治疗时间越来越长，单独外周静脉置管或者一种中心静脉输液途径已经远远不能满足临床需求。如刚出生的 VLBW，由于身体内环境不稳定，血管壁薄且通透性高，皮肤娇嫩、角质层发育不成熟，如果实施 PICC 置管，穿刺困难且导管固定不佳会出现移动，导管末端没有到达上腔静脉,极易发生渗液,建议先穿刺脐静脉留置 10~14 天后再放置 PICC 导管;VLBW 儿治疗期间,可能需要使用多根 PICC 导管,外周静脉途径建立困难时,需要选择股静脉或者颈内静脉置管术建立中心静脉。护理人员需要依据新生儿生理发育、治疗需求、疾病状态,以及皮肤、血管条件进行全面评估,从而选择最佳的血管通路。随着临床各种置管技术日臻完善,穿刺病例数增多,并发症问题也日益突出。护理人员在维护和管理各类导管过程中必须遵循规范、标准的流程,做好血管通路的管理与维护工作。

五、皮肤护理

(一) 新生儿常见的皮肤问题及护理

新生儿皮肤柔嫩,角质层薄而富于血管,局部防御能力差,再加之免疫功能不足,皮肤黏膜屏障功能较差,常受到各种因素的影响,易患各种皮肤病。这就要求新生儿护理人员对新生儿的皮肤、黏膜进行细心的观察,对不同的皮肤疾患采取相应的护理对策。

1. 胎脂 出生后,皮肤覆盖一层灰白色胎脂,有保护皮肤的作用。胎脂的多少有个体差异,生后数小时渐被吸收,但皱褶处胎脂宜用温开水轻轻擦去。

护理方法:出生后即用消毒软纱布蘸温开水将头皮、耳后、面部、颈部及其他皮褶处轻轻擦洗干净,尿布区及皮褶可涂无菌植物油或抑菌软膏。胎脂因其有保护作用也可不急于清除,一般不主张生后即给新生儿洗澡,容易造成低体温,可推迟 24 小时以后进行。胎脂若成黄色,提示有黄疸、窒息或过期产存在。

2. 黄疸 生理性黄疸多在生后 2~3 天出现。一般持续一周后消失。表现为皮肤呈淡黄色、眼白也微黄、尿色稍黄但不染尿布,新生儿一般情况很好,如吃奶有力、四肢活动好、哭声响等,生理性黄疸在 7~9 天后开始自行消退。

护理方法:如果出生 3 天后出现但 10 天后尚不消退或是生理黄疸消退后又出现黄疸,以及生理黄疸期间黄疸明显加重如皮肤金黄色遍及全身应及时诊治。对早产儿应密切观察,根据测得胆红素指标决定是否需要光疗。

3. 水肿 生后 3~5 天,在手、足、小腿、耻骨区及眼窝等处易出现水肿,2~3 天后消失,与新生儿水代谢不稳定有关。局限于女婴下肢的局限性水肿提示特纳综合征的可能。

4. 新生儿红斑 常在生后 1~2 天内出现,原因不明。皮疹呈大小不等、边缘不清的斑丘疹,散布于头面部、躯干及四肢。婴儿无不适感。皮疹多在 1~2 天内迅速消退。

5. 毛囊炎 为突起的脓疱,周围有很窄的红晕,以颈根、腋窝、耳后、肘曲分布较多,数日内消退。

6. 粟粒疹 鼻尖、鼻翼或面部上长满黄白色小点,大小约 1mm,是受母体雄激素作用而使新生儿皮脂分泌旺盛所致,有的新生儿甚至乳晕周围及外生殖器部位也可见到皮疹。一般 4~6 月龄时会自行吸收,千万不要去挤,否则会引起局部感染。

7. 汗疱疹 炎热季节,常在前胸、前额等处见针头大小的汗疱疹,又称白痱。因新生儿汗腺功能欠佳所致。

8. 青记 一些新生儿在背部、臀部常有蓝绿色色斑,此为特殊色素沉着所致,俗称青记或胎生青痣。随年龄增长而减退。

9. 橙红斑 为分布于新生儿前额和眼睑上的微血管痣,数月内可消失。

10. 脱皮 多数刚出生的新生儿都存在不同程度的皮肤脱皮问题,这和离开了母体中充满羊水的环境有关,外界环境比起母体来说更加干燥,而脱皮也是新生儿对环境的一个适应过程。新生儿蜕皮不需要特别的护理,这是一个正常的过渡反应,不过,也有些脱皮现象是某些疾病引起的,如鱼鳞病、脂溢性皮炎、湿疹、新生儿红斑狼疮等,此时需要去医院详细检查。

护理方法:新生儿脱皮后家长要注意观察,并注意新生儿的皮肤护理,不要过度清洁皮肤。清洗后若要给新生儿涂抹保湿护肤品,建议尽量避免挑选香味浓郁和有鲜艳颜色的,因为护肤品导致过敏的主要元凶就是其中所添加的色素、香精等。

11. 红斑 新生儿皮肤表面角质层尚未形成,真皮较薄,纤维组织少,但毛细血管网发育良好,常常一些轻微刺激如衣物、药物便会使皮肤充血,表现为大小不等、边缘不清多形红斑、多见头部、面部、躯干及四肢。一般来讲新生儿没有其不适感。

护理方法:红斑属正常生理变化,无需治疗通常 1~2 天内自行消退,千万不要给新生儿随便涂抹药物或其他东西,因皮肤血管丰富吸收和透力过强,处理不当则会引起接触发炎。

12. 皮肤出血点 新生儿猛烈地大哭或者因分娩缺氧窒息以及胎头娩出时受到摩擦均可造成皮肤下出血,是因为血管壁渗透增加及外力压迫毛细血管破裂所致。

护理方法:出血点无需局部涂药,几天后便会消退下去;如果出血点持续不退或继续增多可进一步检查血小板以除外血液及感染疾病。

13. 新生儿脓疱疮 是发生在新生儿中的一种以周围红晕不显著的薄壁水脓疱为特点的金黄色葡萄球菌感染。多发生在室温过高,包裹新生儿过紧,皮肤皱褶处出汗较多和不易散热的环境中,本病开始阶段全身症状不明显,随病情进展,可出现发热、腹泻、肾炎、脑膜炎甚至败血症等,导致患儿死亡。

护理方法:注意新生儿的皮肤清洁卫生,根据情况每天用温水洗澡,并用干净柔软的毛巾擦干全身,特别是皮肤皱褶处,注意力度要适中,不可将皮肤擦破。护理人员接触患儿前后均要"七步洗手法"洗手;患儿的用物洗净后置于阳光下晾晒数小时或者采用高温高压灭菌或臭氧消毒的方法,听诊器一婴一用一消毒。脓疱疮局部皮肤用生理盐水擦拭后,可用碘伏液消毒,局部可涂百多邦软膏,保持皮肤干燥。

14. 皮肤念珠菌病　新生儿皮肤常易受念珠菌侵及而成皮肤念珠菌病,感染主要来自产妇阴道(约 35% 妇女阴道发现有白色念珠菌)、医护人员带菌者以及使用未严格消毒的奶瓶和尿布。可分为口腔念珠菌病及尿布区念珠菌病。前者俗称鹅口疮。后者在臀部、大腿内侧、外生殖器及下腹部可见边缘清楚的暗红色斑片,周围有大小不等的暗红色扁平丘疹,上有圈状灰白色鳞屑、皱褶处常用糜烂、浸渍发白的现象。

护理方法:患儿母亲和婴儿室医护人员应该注意个人卫生。局部涂制霉菌素甘油 5 万 ~10 万 /ml。尿布区念珠菌亦可外涂抗真菌软膏。

15. 先天性皮肤缺损　做好消毒隔离,患儿皮肤缺损后,抵抗力低。其创面是细菌生长繁殖的良好环境,极易造成创面及全身感染。因而要加强消毒隔离。

护理方法:头颈、腋窝、会阴及其他皱褶处的皮肤应注意保持清洁。护士应加强巡视指导,做一切治疗及护理均应轻柔,剪短指甲,防止再度引起患儿皮肤损伤。

(二) 新生儿红臀的护理

新生儿红臀也称尿布皮炎,是新生儿期的一种常见和多发的皮肤损害性疾病。表现为肛周、会阴部和腹股沟皮肤潮红、糜烂、溃疡,伴散有红色斑丘疹,或脓点及分泌物。红臀是由于臀部长期过于潮湿及尿便共同作用引起的。据有关报道,新生儿红臀的发生率为 14.1%,有腹泻的婴儿发生率更高,是新生儿病区最常见的棘手问题之一。如果护理不当、将造成延迟愈合、局部皮肤损害、继发局部和全身感染。

1. 一般护理　保持室内空气新鲜,环境温度保持在 22~24℃,早产儿室温在 24~26℃,湿度保持在 55%~65%,定期进行空气消毒。

2. 做好基础护理　保持患儿皮肤清洁干燥,每日或隔日沐浴一次,每次换尿布用温水洗净臀部或用柔湿巾擦净臀部,避免用肥皂和热水烫洗,避免使用含有乙醇的湿巾,待皮肤干后再换上干净的尿布。若使用非一次性尿布,必须清洗干净,以减少对皮肤的刺激。接触患儿前后洗净双手,防止交叉感染。

3. 勤换尿布　每次大小便后均需更换尿布,选用质地柔软、透气性好、吸水性好的尿布,必须大小合适,包裹时松紧适宜。建议有大便时立即更换,非新生儿每 3~4 小时更换 1 次;国内护理常规是新生儿每 2~3 小时更换 1 次,对于腹泻的患者,加强观察,尿布上有大便即予更换。

4. 观察病情　对腹泻、光疗等患儿要及时观察患儿的病情变化,并记录尿布皮炎的进展和消退情况及大便的次数、形状和颜色。

5. 饮食护理　奶具严格消毒,奶温保持适宜,尽量母乳喂养。腹泻和乳糖不耐受的患儿,可给予去乳糖奶粉,必要时加用肠道收敛药物如蒙脱石散等。

6. 物理治疗护理　红臀可采用局部氧疗的方式,温暖的氧气吹入能促进臀红部位的皮肤干燥,局部血管扩张,促进局部血供,能增加局部组织的供氧,在创面形成一定的高氧环境,氧化分解坏死组织,加快正常组织细胞氧合,提高新陈代谢,有利于创面修复,同时杀灭尿布皮炎部位的厌氧菌,加快红臀的愈合。氧疗时氧气管距离皮肤 0.5~1cm,用未经湿化的纯氧,直吹臀部。

7. 药物治疗

(1) 皮肤保护膜:保护膜是临床上预防和护理红臀较为有效的一种液体敷料。此膜能在皮肤上形成一层无色、防水、防摩擦的保护膜,使皮肤和外界刺激物有效隔离,从而避免了对破损皮肤的化学刺激和物理摩擦,避免了细菌感染,保护了皮肤的完整性,促进受损皮肤的愈合。同时,此膜具有透气性,膜下的水汽和二氧化碳能通过保护膜挥发,改善皮肤潮湿状态,有效控制皮肤炎症的发展。使用前将患儿的臀部清洗干净,用保护膜在距患处 5~10cm 处按压喷嘴,使药液完全覆盖患处,待干 30 秒后包裹尿布。

(2) 加用皮肤护肤粉:护肤粉能在皮肤表面形成一层天然保护屏障,阻隔汗渍、尿液等对皮肤的刺激,并能有效吸收排泄物,保持皮肤的干燥。当有严重红臀时可将护肤粉直接撒在臀部皮肤的创面上,将粉均匀抹开抹平,再用皮肤保护膜喷洒,使皮肤表面形成两层皮肤保护屏障,护肤粉具有良好的收敛能力,使皮肤保持干燥,加上皮肤保护膜的防水保护层,更有效的阻隔了尿便对皮肤的刺激,加速红臀的愈合。

(3) 润肤油:植物性润肤油含有丰富的不饱和脂肪酸,能诱导血管扩张,促进皮肤微循环,在局部皮肤喷洒后,能改善受损皮肤的微循环,并可形成脂质保护膜,防止水分流失,防止尿液、汗液等对皮肤的浸渍,加速表皮细胞更新,增加局部组织的抵抗力,对抗摩擦力,保护风险区域皮肤,并有营养皮肤的作用。同时,植物性润肤油还能增加皮肤厚度,防止皮肤受损伤。使用时洗净臀部,将润肤油直接喷洒在臀部皮肤上。也可与皮肤保护膜联合应用。

(4) 维生素类:脂溶性维生素 AD、E 均能在患儿臀部皮肤上形成一层保护膜,能促进细胞间质中黏多糖合成的功能,从而保持上皮细胞的完整性,维生素 AD 能增加患儿的细胞和体液免疫功能,增强上皮和黏膜的抵抗力,发挥预防感染的作用;维生素 E 是一种非特异性的抗氧化剂,维持酶活性,增加线粒体和生物膜的功能,维持组织正常新陈代谢,增强上皮组织的柔韧性,降低组织受损的可能性。

(5) 抗真菌药物和抗生素药膏:对于真菌感染引起的尿布皮炎可用抗真菌药膏涂臀,每天 2~3 次,臀部有湿疹时可涂含激素类适合新生儿使用的药膏进行涂抹。另外,抗生素和抗真菌药联合使用对治疗感染导致的尿布皮炎效果显著。换尿布时将药膏用棉签轻轻涂于患处,每日 2~3 次。

(6) 其他药膏:根据临床情况可以选择氧化锌、炉甘石洗剂及一些中药进行红臀的治疗。炉甘石洗剂具有消炎、止痒、吸湿、收敛、保护皮肤等作用。也可与碘合用,联合应用时能有效保护局部皮肤,促进创面修复,增强抗炎作用。

(三) 新生儿医源性皮肤损伤的护理

医源性皮肤损伤是指医疗上由于操作不当或仪器故障所造成的与原发病无关的皮肤损伤。主要包括药物外渗所致的皮肤损伤、粘贴所致的皮肤损伤、摩擦伤、烫伤、压疮等。为减少危重新生儿医源性皮肤损伤的发生，医护人员需从思想上重视，加强防范意识，采取各种有效的护理干预措施，提高危重新生儿医疗护理的安全性。

1. 新生儿药物外渗 新生儿皮肤细嫩，血管壁薄，通透性高，过酸或过碱均可导致酸碱平衡失调，引起静脉损伤。新生儿静脉穿刺部位面积小，难以固定，加之不受约束等常易引起静脉输液外渗。护士如果选择静脉穿刺的部位不当，静脉穿刺技术不熟练，固定方法不正确，观察巡视不到位也容易引起新生儿药物外渗。

新生儿常见外渗药物包括外渗性的化学物质、高分子抗生素、高营养性物质和血管收缩剂等。外渗患儿局部皮肤表现为皮肤呈苍白或红晕，静脉血管周边逐渐肿胀。头皮静脉输液外渗局部一般会有肿块鼓起，较易发现；上肢静脉肿胀呈弥散性，较难察觉。在静脉滴注脂肪乳剂外渗时，局部皮肤不红肿，但有白色颗粒状沉积物稍突出表面；苯巴比妥静脉外渗皮肤会出现苍白或微红、青紫、丘疹、水疱、紫黑色甚至溃烂；如使用20%甘露醇、10%葡萄糖酸钙、氯化钙、抗生素、抗病毒类药物、能量合剂和多巴胺等药物外渗所致皮肤损伤时，若为轻度炎症改变则局部组织出现大片红肿、肿痛、沿血管出现条索状的红线；若为重度则局部皮肤苍白继而出现水疱，更严重者皮肤直接由红变为紫黑色，形成溃疡。

(1) 加强输液操作管理：认真评估、选择适合的部位及血管，提高穿刺成功率；对使用血管刺激性强和渗透压高的药物及末梢循环差的患儿，应选择粗大、血流丰富的静脉穿刺，不宜选择手、足小静脉，避免选择靠近神经、韧带、关节的手背、腕和肘窝部静脉。针柄处根据情况用小棉球衬垫，禁止覆盖穿刺点；输液针柄用条形胶布交叉固定于肝素帽上；输注特殊药物时有明确的床头标识，15~30分钟观察1次，做到"一看二摸三对比"，如有渗漏及时报告，根据药物性质采取不同处理方法；沐浴时使用一次性手套保护留置针；需长期输入强刺激性药物的患儿选用PICC。

(2) 透明质酸酶的应用：透明质酸酶是一种多黏糖，它可以提高药物的分布和吸收，减少疼痛和组织受损的程度。如发生静脉外渗，需立即拔针，抬高外渗处的肢体促进静脉的修复，但外渗处的皮肤不能采用湿热敷，因湿热敷可能使组织软化，但随后将会使软化的组织发生坏死。及时发现和治疗静脉外渗至关重要。治疗必须迅速或在发生静脉外渗后1小时内进行。建议以15u/ml的浓度给药，用1ml的注射器向穿刺点和肿胀部位4个象限分别皮下注射0.2ml的溶液。每次注射时需要更换针头，避免交叉感染。

(3) 酚妥拉明的应用：对于静脉使用多巴胺以及肾上腺素而出现局部皮肤发白，应立即予以处理：①甲磺酸酚妥

拉明注射液，配制成1mg/ml皮下注射，再用余液外用湿敷坏死处皮肤。酚妥拉明是短效的非选择性α受体(α1，α2)阻滞药，能拮抗血液循环中肾上腺素的作用，使血管扩张而降低周围血管阻力，改善微循环，其半衰期短，约1.5小时，使用时要严密观察心率与血压，及时发现血压降低、心率增快、休克，低血糖等不良表现。②在外敷药物同时，需轻柔按摩患处，加快血液循环，促使外敷药物充分吸收，有利于坏死皮肤尽快修复。

静脉输液外渗是临床常见的护理问题，致新生儿皮肤坏死也偶有发生，若药物外渗于血管周围组织，轻者引起局部肿胀疼痛，重者引起组织坏死，甚至造成功能障碍增加患儿痛苦，由此而引发医疗纠纷，加重护士的工作压力，给护理工作带来极大不便，因此必须引起高度重视。及时发现外渗是保证皮肤完整的首要条件，护理人员加强巡回次数，巡回时仔细观察新生儿的静脉注射位置，如对比左右肢体粗细程度、皮肤色泽和弹性，发现异常立即采取针对性治疗措施。

2. 新生儿粘贴伤 一般的黏胶中均含有乳胶颗粒，由于新生儿皮肤的特点，更易引起过敏。粘贴敷料时，若将敷料绷紧，先贴于皮肤的一部分，再贴剩余的部分，就会引起敷贴下皮肤张力的改变，正由于新生儿皮肤解剖结构上的特点，在外力的作用下，更易导致张力性损伤。致伤原因主要是一般的纸胶粘贴时间长，特别是辐射床、蓝光箱和保暖箱内的患儿，加热后胶布的粘性增加，胶布撕下时，动作粗暴等引起患儿皮肤损伤。应用呼吸机及鼻塞式持续气道正压通气时，由于患儿病情危重、纸胶粘贴时间长，范围大，易出现皮肤过敏甚至撕脱情况。

可选用低敏性、透气性良好的透明敷贴，降低致敏的可能性。正确使用皮肤消毒剂，待消毒剂完全干燥后再粘贴敷贴。尝试揭去胶布前先润湿胶布。接受心电监护的患儿，更换电极后及时用湿纱布擦净粘贴部位皮肤，再次粘贴时，略移动电极黏附的位置。

3. 新生儿摩擦伤 主要见于躁动患儿，尤其是裸体暴露于蓝光箱及暖箱保暖的患儿。蓝光箱床的底面及四周是硬质的有机玻璃板、暖箱睡垫的周围也是较硬的材质。患儿因哭吵，活动过多碰撞、摩擦引起骨突处皮肤破损，活动过多引起双足外踝皮肤擦伤；因大腿内侧与一次性尿裤粘贴处摩擦引起皮肤发红，甚至破损；给患儿擦澡时用力过猛，也易引起摩擦伤。

将蓝光箱以软布覆盖，固定于箱内准备放置患儿头部的一侧，防止新生儿活动后撞伤头面部。光疗前将患儿的膝盖、手肘部等易发生摩擦的地方贴上透明敷贴进行保护，光疗时协助患儿改变体位。

4. 新生儿烫伤 主要由于抢救台感温探头脱落或未贴紧皮肤，没有及时发现致烫伤；沐浴用水或热水袋、暖箱、蓝光箱、烤灯使用不当引起烫伤。

(1) 安全使用暖箱、光疗箱和远红外辐射台，加强巡

视,2~4 小时监测体温 1 次,并记录箱温,做好交班;经常检查感温探头是否贴紧皮肤,有无被其他物品覆盖。

(2) 沐浴时做好水温监测,热水浴时先放冷水,再冲热水,水温控制在 37~39℃,以手臂内测试水温以热而不烫为宜。

(3) 一旦发生烫伤,立即用冷水冲洗或冷敷创面。创面未污染、水疱表皮完整者,不去除水疱,用灭菌生理盐水冲洗创面后,水疱低位刺孔引流,用无菌纱布轻拭创面,再外用重组人表皮生长因子衍生物喷洒创面,然后用烫伤膏例如磺胺嘧啶银油纱布换药覆盖无菌纱布包扎,隔日换药 1 次。对于水疱表皮已破损者,则去除疱皮,动作要轻柔,以防再损伤,然后用生理盐水冲洗,外喷重组人表皮生长因子衍生物后用烫伤膏油纱布换药包扎。对于小面积烫伤和一些特殊部位的烫伤,如头面部、颈部、会阴部、臀部创面,予灭菌生理盐水冲洗后暴露,外喷重组人表皮生长因子衍生物,轻轻擦拭上烫伤膏冷霜,每日 2 次,并保持创面清洁干燥。后期用具有生肌作用的烧伤湿润膏换药。

5. 新生儿压疮　压疮又称压疮力性溃疡,是身体局部组织长期受压,引起血液循环障碍,局部持续缺血缺氧,组织营养缺乏,致使皮肤失去正常功能而出现软组织溃烂和坏死。压疮不仅会导致患儿病情加重,对于严重压疮者甚至可引发继发感染,如处理不当还可引发医疗纠纷。

头枕部是新生儿发生压疮最常见的部位。因为新生儿头占身体总长的 1/4 比例,年龄越小头部重量占身体比重越大,重力主要集中在头部,因此,头枕部发生压疮的危险性最大。危重新生儿的呼吸支持会使用机械辅助呼吸或持续气道正压给氧(CPAP),长期 CPAP 的鼻塞和气管插管会对患儿的鼻部皮肤产生长时间的压力,易使鼻中隔和鼻部皮肤破损,出现压疮。

静脉留置针尾翼和肝素帽较硬,留置时间可达 72 小时,而新生儿皮肤娇嫩,长时间留置和透明敷料压迫过紧易致局部皮肤产生压疮。另外,患儿因哭闹出汗,敷料又不透气,增加了压疮的危险。危重新生儿留置管路较多,如胃管、气管插管、引流管、输液管等,若放置不妥或固定方法不对,管路压于患儿身下,极易造成局部皮肤压伤。另外,氧饱和度探头缠绕过紧、不及时更换位置也会使缠绕处皮肤形成压伤。NICU 患儿由于自身生理、病理及治疗干预形成了压疮的危险因素,及时评估患儿发生压疮的危险因素,采取针对性的有效预防措施,可以极大限度地降低医院获得性压疮的发生率,提高护理质量。

(1) 水床和水枕的使用:危重新生儿入院后第一时间给予水床或水枕,可采用 3 升输液袋制作水床和水枕。水床是利用了水的浮力原理,减轻了垂直压力,水具有波动性且水床表面光滑,与皮肤间的摩擦力小,输液袋面积大易固定不宜滑动,压力分布均匀,对皮肤有一定的按摩作用,可以促进局部血液循环,且输液袋制作的水床柔软有弹性,能有效缓解受压部位的压力。水床制作时在 3 升袋内加入

750ml 灭菌注射用水,因新生儿头部所占重量较大,故水枕制作时需加入至少 1000ml 灭菌注射用水,使患儿的头部不接触暖箱床垫。注完水后的 3 升袋需放入恒温箱中预热,以免寒冷的水床和水枕对患儿的体温造成影响。

(2) 更换体位:定时翻身更换体位是缓解局部受压的主要预防措施。翻身的频率可根据患儿的病情和舒适度而定,一般 2 小时翻身一次,并做好记录。危重患儿改变体位必须以保证血流动力学和呼吸处于平稳状态为前提。早产儿可辅以鸟巢式体位,使患儿有安全感和边界感,达到抚触和固定体位的效果,可避免因哭吵与周边产生摩擦力。机械通气患儿不提倡使用头部固定架,以避免因头部固定架给患儿头枕部及两侧颞部额外施加压力。

(3) 新型敷料的应用:在高危人群可能受压部位贴新型敷料是临床上预防压疮的重要手段。临床上常用的敷料有美皮康自粘性泡沫敷料、爱普贴水胶敷料、赛肤润液体敷料等。新型敷料的使用可在受压皮肤表面形成一层保护屏障,减少受压部位的剪切力,改善局部供血供氧情况,阻碍水分和各种微生物侵入保持皮肤正常 pH 和适宜温度,有效预防压疮。

1) 头部压疮的敷料使用:对有水肿和进行亚低温治疗的患儿尽早剃净头发,且在头部枕骨、耳后骨隆突处等贴上新型泡沫敷料以保护患儿皮肤。泡沫型敷料美皮康可减轻头部受压部位的压力。

2) 鼻部压疮的敷料使用:对应用 CPAP 鼻塞或气管插管的患儿,在使用前将新型泡沫敷料剪成大小尺寸与患儿鼻部相符的工字型,贴于患儿鼻部,包括鼻中隔、双侧鼻翼和上唇近鼻部,再固定气管插管,CPAP 鼻塞需选择大小合适的,勿固定太紧,减少对局部皮肤的压迫。新型泡沫敷料能有效对抗气管插管和 CPAP 鼻塞对患儿鼻部皮肤的牵拉和机械刺激,减轻因机械刺激引起的疼痛,此外新型泡沫敷料能在鼻部粘贴平紧,粘性好,易于固定。

3) 导管压疮的敷料使用:外科术后各类导管固定不当会对皮肤造成压迫,固定前可以将新型泡沫敷料先贴在皮肤上,再用透明敷贴将导管贴于敷料上,使导管不直接受压于皮肤,而预防压疮的发生。

4) 保护患儿的皮肤:保持患儿皮肤清洁干燥,床单位干燥平整无杂物,各类导管或导线需妥善固定,勿压于患儿身下。

5) 营养支持:营养不良不仅是压疮发生的内因,也是直接影响压疮愈合的因素。危重患儿应积极治疗原发病,消除引起水肿的原因,改善心、肺、肾功能,改善全身营养情况,纠正低蛋白血症,降低压疮风险。

(4) 新生儿压疮伤口的护理

1) 压疮初期的处理:避免局部继续受压,增加翻身次数,新型泡沫敷料覆盖减压保护,促进上皮组织的修复,也可使用喜辽妥按摩受压处皮肤,必要时可予硝酸甘油按摩,促进局部血液循环,阻止压疮进一步进展。按摩时注意动

作轻柔,勿用力过大,防止皮肤二次受伤。使用硝酸甘油要保证剂量准确并严密监测血压,以免低血压的发生。

2) 水疱的处理:未破溃的小水疱应减少局部摩擦,防止破裂,让其自行吸收;大水疱则应在无菌条件下,用注射器穿刺抽吸疱内渗液,消毒皮肤后再覆盖无菌敷料。此期也可配合硝酸甘油按摩,但要注意避开水疱,在水疱周围的皮肤处按摩,以免水疱破裂。

3) 开放性伤口的处理:应每日换药,以清除坏死组织、清洁创面和预防感染为主。保持局部清洁,以外科无菌换药法处理创面,每次清创要彻底,先剪去压疮边缘和底部的坏死组织,直至出现渗血的新鲜创面,以利于健康组织的修复和生成。清创过程中用生理盐水冲洗,直至伤口彻底干净。然后选择新型敷料贴于患处,如德湿银、水胶体或美皮康等。

4) 感染性伤口的处理:根据伤口性质,考虑有感染者给予做分泌物培养和药敏试验,并针对性使用全身抗生素。

(四) 新生儿外科伤口的护理

新生儿经历外科手术后,其本身的皮肤完整性已被破坏。因此,如何保护皮肤完整,促进伤口愈合对新生儿尤其重要。

1. 新生儿伤口评估 每天评估新生儿外科术后伤口情况。评估内容包括术后天数、手术切口部位、伤口及伤口旁皮肤颜色、有无伤口裂开、伤口有无渗血渗液、有无伤口引流管及患儿的营养状况。

2. 消毒冲洗伤口 新生儿外科术后可使用生理盐水(0.9%NaCl)冲洗伤口,避免使用酒精、安尔碘等具有刺激性的消毒剂。生理盐水可适用于清洗所有伤口,去除分泌物,与身体体液的浓度一样,属等张溶液,不刺激组织,不伤害肉芽组织。

3. 使用保护膜保护患儿伤口旁皮肤 新生儿外科术后伤口发生感染时,患儿伤口会产生很多分泌物,分泌物很容易污染伤口旁正常的皮肤黏膜。清洗好患儿的伤口及伤口旁皮肤后,避开伤口处,可在伤口旁皮肤喷保护膜以保护伤口旁皮肤避免被感染性的分泌物浸渍。保护膜被喷洒在皮肤上后被分散成无细胞毒性、无刺激的溶剂,并很快变干。但是保护膜不适用于皮肤有破损处或伤口上。

4. 使用合适的敷料保护伤口 使用合适的敷料的目的是隔离细菌、吸收渗出液、促进伤口愈合,并且要无粘性。可使用亲水性敷料或透明薄膜敷料。透明薄膜敷料是一种透明半通透性的敷料,氧分子及少许水蒸气可自由通透,可有效防止细菌及异物通过防水敷料;因其不透气,故具有保湿作用,可维持伤口湿润,促进愈合。亲水性敷料能软化黄色腐肉,具清创功能;可吸收伤口渗出液;贴在伤口表面形成良好的屏障;保温、保湿、防水;移除时不会粘伤口基部,减少换药次数,适用于轻中度渗出液伤口。当外科术后伤口有发红时可选用抗菌性敷料(银离子敷料)贴于伤口上,再覆盖亲水性敷料;带正电银离子对微生物、真菌及部分病

毒有高度毒性,可抑制其生长,达到抑菌作用,同时银离子敷料在接触渗出液后会释放银离子,达到破坏细菌细胞核与细胞膜的杀菌效果。

5. 保证营养供给 新生儿外科术后,只有保证患儿足够的营养供给,才能维持患儿机体的需要,促进伤口愈合。在可能的情况下应尽早开奶,建立肠内营养,利用胃肠道进行营养是目前营养支持的方向。新生儿术后开奶的时间以及对喂养的耐受力取决于患儿的胎龄、手术方式、剩余消化道的长度和完整性。当患儿在术后恢复排气功能、24小时胃肠减压总量小于20ml/kg,提示患儿的消化功能恢复,可以小剂量开奶,建立肠内营养。在未建立肠内营养或肠内营养不足时,应该使用肠外营养。肠外营养配方包括葡萄糖、脂肪、氨基酸、电解质、维生素、微量元素。当患儿术后发生低蛋白血症时会影响患儿伤口愈合,故应及时静脉输注白蛋白纠正低蛋白血症。

6. 缓解患儿疼痛,保持患儿安静 手术新生儿会经历的疼痛刺激包括各种侵入性操作、手术后伤口疼痛、环境、护理因素等。新生儿经历疼痛后会表现出烦躁不安、哭吵、难以入睡,哭吵会增加患儿的腹压影响患儿伤口愈合,甚至发生伤口裂开。因此,新生儿疼痛管理是新生儿监护的重要部分。缓解患儿疼痛,保持患儿安静是促进伤口愈合的重要前提。绝大部分新生儿手术后需要应用药物才能缓解疼痛。在使用镇痛药物之前,应先采用有效的评估工具对患儿进行有效的评估。

由于新生儿皮肤娇嫩,遵医性差,机体抵抗力弱,通过对新生儿皮肤问题的观察及护理得出:新生儿的皮肤疾患发病率与感染、护理、环境、内分泌有一定的关系,因此,医护人员对新生儿皮肤采取相应的预防护理措施和指导,以减少发病率,使新生儿的皮肤保持健康。

六、NICU 新生儿发育支持护理

随着新生儿重症监护室(NICU)各种生命支持技术的应用,危重新生儿抢救成功率与存活率明显提高,然而各种后遗症发生率也增多。新生儿,尤其是 VLBW 和 ELBW 早产儿,由于组织器官结构和功能发育未成熟,容易发生各种危重症,是 NICU 医护的主要监护对象,而 NICU 不适宜的环境及干预措施,可影响疾病的发生、发展及各器官的发育成熟,其中神经系统最易受累,可导致各种后遗症发生,影响患儿的生存质量,同时也给社会和家庭带来沉重的负担。中国早产儿发生率有上升趋势,每年约有 120 万早产儿出生,据 WHO 2013 年的全球早产报告,中国早产儿绝对数量在全球排第 2 位。2010 全球出生 1300 万早产儿成活,其中 34.5 万(2.7%)发生中重度神经发育损害,56.7 万(4.4%)发生轻度损害。据国外资料 VLBW 儿脑瘫发生率为 5%~10%,10%~25% 发生认知功能缺陷。研究已证实,

早产儿出生后神经发育异常也是导致后期发生各种神经系统不良预后和心理行为问题的重要原因。如何在 NICU 医疗和护理过程中减少这些并发症的发生，同时促进早产儿脑发育，以改善远期预后是目前引起高度关注的问题。因此现代 NICU 医护理念已从单纯救治患儿转向同时关注早期抢救与改善远期预后的新型模式。新生儿发育支持护理（neonatal development supporting care）是指为减少 NICU 新生儿应激、促进疾病康复及生长发育而实施的干预策略。国外研究已表明，其可改善患儿近期预后，如促进生长、有助于喂养、减少住院天数及机械通气时间、减少生理应激、促进亲子关系的建立等。因此，新生儿发育支持护理的干预策略正在引起 NICU 医护人员的极大关注。随着研究的进展，目前认为应更理性的认识其在临床上的应用价值[10]。

（一）新生儿各感官系统的发育及与环境的关系

美国学者 Heidelise Als（1982）提出统合发展理论（synactive theory），理论中描述新生儿各系统的协同发育，包括自主系统、运动系统、意识状态系统、注意力互动系统及自我调节系统。各个系统的发育与新生儿各器官及功能的发育有关，这些内在系统相互影响，同时也受环境影响。是一个独立个体，有其能力及目标，即使是一个非常脆弱的早产儿，也有其可观察到的行为，临床医护人员应根据对新生儿行为表现的观察来调整照护计划，为早产儿提供持续性的、个体化的照护。在观察早产儿的行为之前先应了解早产儿脑及各感官系统的发育，以及环境对其发育的刺激和影响。

1. 早期脑的发育　脑发育是一个极其复杂的过程，其中的所有内容以编程的方式相互影响。任何改变某一过程的内外因素都可干扰整个程序化过程，进而改变脑发育。早产对脑发育的影响与神经细胞发育有关。在孕早期脑发育过程主要是神经细胞的增殖和迁移，至孕中期这些神经细胞进一步分化，分布至大脑各个区域，至孕晚期主要是胶质细胞进一步分化，形成髓鞘，神经元之间的联系和突触的形成更多。在孕 25~37 周这个阶段，均有神经细胞的发育，若早产则会影响宫内正常大脑发育过程。在脑发育的过程中髓鞘化非常重要，这主要在孕期最后的 8~10 周完成，动态 MRI 检查可见极早产儿出生后脑发育表现，26 周早产儿脑表面光滑，大脑外侧裂明显，T_2 加权可见脑室周围生发层基质呈低信号；纠正年龄 34 周，脑灰质、白质明显增加，脑皮层折叠明显增多，生发层基质明显退化，仅在侧脑室前角可见；纠正年龄 43 周时，皮层灰白质分界仍然不清，内囊后肢可见髓鞘化形成，脑沟回明显。虽然上述表现显示早产儿出生后脑发育迅速，但临床研究发现早产儿即使纠正日龄达到足月儿相同年龄，其神经发育和行为表现仍然落后于足月儿。

（1）早产儿神经发育损害：美国 NICHD 新生儿研究网对神经发育损害（neurodevelopmental impairment，NDI）的定义为发生下列任何一项：中重度脑瘫、认知或运动评分低于正常值的 2 个标准差，双侧听觉损害需要助听器或双目

失明。按这一定义，在 20 世纪 90 年代出生的胎龄（GA）为 27~32 周的早产儿 NDI 发生率为 28%~40%，GA22~26 周者 NDI 发生率为 45%~50%，仅有 21% 的 ELBW 早产儿在校正年龄 18 个月无神经发育损害。其他研究也报道了相似的神经发育损害发生率，为 20%~48%。不同研究报道的预后有差异，与不同中心 NICU 内早产儿疾病（如败血症、NEC、重度 IVH、BPD 等）发生率及临床诊疗方式差异有关（如产前使用激素、产后使用激素、使用机械通气等）。NDI 是大多数研究主要关注的严重残疾，与死亡率逐渐降低不同，大多数研究发现这些中重度残疾发生率在过去 20 年未发生显著改变。胎龄或出生体重越小，NDI 发生率越高，对 20 世纪 90 年代出生的患儿进行研究的结果报道：GA24 周的早产儿严重残疾发生率为 22%~45%，GA25 周的早产儿严重残疾发生率为 12%~35%，出生体重小于 800g 的早产儿严重残疾发生率为 9%~37%。最近欧洲大样本队列研究结果也显示，GA22~32 周的极未成熟儿在 5 岁时 5% 发生严重残疾，9% 发生中度残疾，25% 发生轻度残疾，GA24~28 周者残疾发生率为 49%。

除 NICU 救治成活率，VLBW 和 ELBW 早产儿神经发育结局是最重要的衡量 NICU 救治水平和质量的指标。既往已有很多研究报道，这些患儿在校正年龄 18~24 月龄的神经发育结局，随着患儿年龄的增长，这些患儿远期的预后已引起很多关注，远期预后包括认知、运动、视觉、听觉、心理行为、功能状态等多方面的内容，近年来越来越多的证据显示，这些患儿在学龄期和青春期仍然存在较多不良结局。在无脑损伤的早产儿，后期神经行为异常主要与脑发育异常有关。

近年来，国外发达国家研究显示，自 2000 年后，随着围产医学及 NICU 医疗质量的提高，重视早产儿神经发育的支持，ELBW 早产儿预后有改善，神经发育损害发生率有降低趋势。

（2）早产儿发生神经系统后遗症的高危因素：各种生物因素和环境因素可单独或同时引起神经系统损伤或影响神经系统的正常发育从而导致后遗症发生。生物因素包括缺氧缺血、颅内出血、感染、早产、高胆红素血症、严重疾病需长期机械通气、各种原因导致营养缺乏、遗传代谢性疾病等。环境因素包括各种不适宜的刺激，如噪声、强光、过多的触觉刺激、疼痛，长期母子分离等。对无上述生物学危险因素的极早早产儿，不利的环境因素刺激同样可以引起神经发育异常，甚至导致神经发育后遗症。

2. 感觉神经系统的发育　在胎儿期，感觉系统发育的顺序是触觉、前庭觉、嗅觉、味觉、听觉、运动 / 本体感觉，最后是视觉。

（1）触觉：触觉是新生儿与外界交流的最主要的方式，也是最早发育（约孕 7 周）的感觉系统。胎儿在子宫羊水内进行有规律的运动，逐渐形成了对触觉、压力、温度的感觉，其中面部、口周（吸吮反射）和手部（握持反射）发育得尤其好。新生儿能够感受到父母的情绪，如果父母很累或者烦躁，新生儿也可能会表现为烦躁或者哭闹。

新生儿喜欢被抱着、摇晃着，所以当新生儿哭的时候可以采取上述措施得到缓解。父母不用担心这些行为会惯坏新生儿，有研究显示，新生儿早期更多的拥抱能够减少生后 6 周新生儿啼哭次数。当父母抱着新生儿时，新生儿会改变自己的身体姿势来适应照顾者的身体。当新生儿处于很舒适的体位时会表现为舒适放松的蜷缩，紧紧地依偎着照顾者的身体。对于哭闹的新生儿来说，最好的体位应该是将其放在母亲的肩上。同时还有研究显示，女婴比男婴对于触觉的反应性更强。

(2) 听觉：胎儿在宫内 22~24 周时就听到母亲、父亲及兄弟姐妹的声音，胎儿对这些声音非常熟悉，且能够区分家人和陌生人的声音。胎儿娩出后会喜欢在宫内已经听到的妈妈的声音或者语言。有研究证实，胎儿和新生儿都是有记忆的，在宫内听到的故事在出生后重新听时会表现出熟悉，而对于没听过的故事则没有任何表现。胎儿在宫内时听到的声音不超过 85dB，当声音频率和音调都较低时新生儿表现出安静，高频和高调的声音使新生儿表现出警觉、焦虑，影响睡眠。对声音的习惯能力也体现出神经系统的完整性，足月儿相比早产儿对声音能更好更快地适应。

新生儿对听觉的反应主要在于声音的强度。约 4000Hz 会引起新生儿对声音的反应（一般谈话的声音是 500~3000Hz），且新生儿对高音调的声音比较敏感，因此当男性声音和女性声音同时存在时，新生儿往往会转向女性声音。随着对声音的熟悉能够提高新生儿对声音的行为反应。持续 5~15 秒的声音能够引出最好的行为反应。对声音的熟悉也是新生儿中枢神经系统发育成熟的标志。

(3) 视觉：眼睛的发育从孕 22 天开始，从孕 10~26 周胎儿的眼睑都是闭合的，眼睑的睁开代表功能上的成熟，孕周越大，睁开的次数越多。新生儿出生时，感光器已经发育，但是直到生后 6 个月~1 岁才完全发育完善。新生儿目光能够关注、跟随物体的移动，且具有警觉性是神经系统完整性的体现。出生时，新生儿能够看到距自己面部 20cm 左右的物品，生后几秒钟新生儿便能辨认出自己母亲的脸，抱着新生儿在怀里喂奶的距离便是其能辨认母亲的脸的适当距离。

(4) 嗅觉和味觉：嗅觉在出生时已经发育完善，嗅觉能够引导新生儿嗅到母亲乳头的香味。生后 5 天左右，新生儿能够辨别自己母亲乳垫的味道并能与其他陌生的味道区分。当闻到母亲的气味时，足月儿会停止哭闹，开始觅食行为。同时，新生儿开始能够区分不同的味觉，偏好于甜的液体，接触到酸、苦的液体时会将头转向另一边。

当早产儿出生后，在新生儿监护病房中开始接触各种感官刺激，但过度的不良刺激会使早产儿过早启动大脑皮质路径，可抑制日后神经细胞的分化而干扰脑部的发育，尤其是影响与复杂的思维过程、注意力及自我调适有关的额叶。这可能是造成早产儿日后学习障碍、智商低、语言理解及表达障碍的原因。同时，动物实验表明，各感官系统之间的发育是互相影响的。

（二）NICU 发育支持护理措施

新生儿发育支持护理是以患儿和家长为中心，由专业医师、护理人员、营养师、物理治疗师等共同参与的医护行为，旨在通过减少 NICU 医疗环境因素对神经系统发育的不利影响，促进患儿疾病恢复、生长发育、自我协调能力，从而改善患儿的最终预后。这种干预可能是单一措施或多种措施的综合，包括控制 NICU 光线、减少噪声刺激、为患儿提供舒适和正确的体位、减少疼痛刺激、合理安排操作和护理、鼓励父母参与照顾患儿、协助建立亲子关系等。

1. **改变 NICU 环境**　现代 NICU 为危重儿提供各种生命支持技术，使患儿得以存活。正如宫内环境对胎儿的影响，NICU 环境同样可影响新生儿，尤其是早产儿的发育。危重新生儿在复杂的 NICU 环境中需进行监护、反复检查操作，噪声、疼痛、过多搬动等不良刺激及母子分离等增加了对新生儿的不良刺激，使患儿产生应激。

(1) 光线：出生时，胎儿从宫内黑暗的环境突然进入光线强烈的外界环境，考虑到强光刺激可能损伤未成熟的视网膜，因此，很多 NICU 降低了环境光照，并用遮阳布覆盖暖箱。研究结果发现，减少光照对早产儿的刺激并不降低早产儿视网膜病的发生率。但强光刺激可影响视觉发育，导致弱视、斜视发生。因此，新生儿睡眠时给予黑暗幽静的环境，警觉期和(或)新生儿被抱时提供适当的柔和的非直接的光线，根据新生儿的个体发育程序提供精确的调整，使其能够增加其发育，促进健康以及自我调整能力的发育。床单位灯光个体化，根据特殊操作要求调整明暗度，强调光线应为非直接的，确保所有的光线不直接照在新生儿脸上，父母以及工作人员都应该掌握此原则，可以使用窗帘遮光。照护光疗的新生儿时，应使用保护性眼罩，需要对新生儿进行其他照护活动时，确保先关掉治疗灯，轻轻地对新生儿说话并逐渐用手接触新生儿，轻柔地包绕新生儿直至你感觉到新生儿全身肌张力放松，轻轻取掉眼罩，帮助新生儿从强光中恢复过来。接着开始正常的照护互动，互动完毕后，帮助新生儿恢复到休息状态，轻轻地再罩上眼罩，帮助新生儿适应，重新打开治疗灯，和新生儿待在一起直到新生儿完全适应暴露在灯光下。确保新生儿照强光时所需要的能量。在光疗时也可寻找最适合父母抱新生儿的方法。同时注意避免其他床位上的新生儿受到光线的照射。

同时有学者总结了控制环境光线的措施，包括使用可调节光源，支持和促进快动眼睡眠(REM)，促进安静觉醒和安静睡眠，对睡眠 - 觉醒状态的转换进行支持；观察患儿对光刺激发生的行为反应及产生应激的阈值水平；提供白 /昼光线变化等。

(2) 声音：NICU 噪声可损害听觉系统发育，但引起发育中的听觉系统损害的噪声程度及暴露时间目前还未明确。噪声可使机体产生应激反应，出现心率和呼吸加快，氧饱和度下降等。一些柔和的声音，如母亲的声音、摇篮曲等对新生儿是否有益尚不明确。但有研究观察到将摇篮曲、父母的声音与摇摆婴儿相结合可缩短早产儿住院天数。一项研究发现,NICU 噪声强度平均可达 54.89dB,明显高于其他环境。因此,NICU 环境中声音保持低分贝,墙壁和地板的材质能够减轻声音或吸收噪声,垃圾回收以及开关抽屉的声音要非常小。监护仪以及电话铃尽量保持低音,有条件的情况下尽量使用视觉和振动报警。工作人员保持安静。始终采用最低音量说话和走路,为新生儿创造和保持一种安静祥和的环境。

有学者将有关文献进行综述,对如何减少 NICU 环境噪声对患儿的影响提出改进方案,如 NICU 配置测音的设备,应用隔音材料,控制音量在适宜水平等。针对极不成熟的早产儿,有学者提出如下控制环境噪声的措施:在患儿周围使用吸音材料,使环境的背景音量控制在最小;环境声音强度低于 50dB,暂时性增强不应超过 70dB;NICU 设备仪器产生的噪声应低于 40dB;NICU 附件不应有扩音设备;成立多学科的专业人员组成的队伍,共同监测和控制 NICU 的噪声。

2. **早产儿体位**　以往为便于观察病情,早产儿被放置于仰卧位。大多数对新生儿体位的研究是观察体位对呼吸功能的影响,结果表明将患病的早产儿放置于俯卧位可提高氧合,改善通气,降低呼吸频率,增加胸部运动的同步性,减少呼吸暂停发生。随后的研究显示,俯卧位可促进胃排空,减少胃食管反流发生,增加睡眠时间,减少能量消耗。因此,NICU 对 VLBW 早产儿体位放置常采用俯卧位。

尽管俯卧位有上述优势,但长期水平俯卧位可影响早产儿姿势的发育。胎儿在子宫内不受重力的影响,早产儿过早离开母亲子宫内环境,神经肌肉发育不成熟,全身肌张力低下,不能对抗地心引力,自身活动能力差,因此,常保持固定的体位,可引起主动和被动肌张力不平衡从而导致运动功能障碍。在宫内,胎儿的肌张力从尾向头发育,屈肌张力较伸肌张力的发育稍延迟,屈肌张力从孕 30 周才开始发育。因此,早产儿的躯干伸肌张力比较占优势,而下肢屈肌张力发育受限,这可引起脊柱过伸,肩胛后缩,进一步引起颈部过伸,肩部外展。同时由于缺乏骨盆上升的发育过程,可出现髋部外展和外旋。因此,生后第一年早产儿出现上述姿势并非神经系统后遗症表现,而是 NICU 体位放置不当所致。但这些姿势改变可对早产儿运动功能发育产生近期和远期的不良影响。

有学者提出通过提供体位支持来改善上述不良后果,如使用水床、摇床、气囊床垫等。目前仅有少数相关的研究。如为早产儿提供体位支持装置可改善肩胛后缩;另外,"鸟巢"式体位支持可改善姿势发育,但同时也发现其可引起髋部外展从而导致髋关节病理状态。可用婴儿毯固定将新生儿放置于适当体位(仰卧位、俯卧位或侧卧位):肢体屈曲,髋部置于中线位不外旋,肩部向前,头部中线位,双手可自由活动,这可模拟胎儿在宫内的体位,并减少新生儿应激。搬动危重早产儿时应使身体和头部成一直线,并使肢体收拢。此外机械通气的患儿,头处于侧位可阻塞大脑静脉回流,因此,这些患儿应将头部放置于正中位。临床实践中应依据目前研究观察的结果,更合理地放置早产儿体位以促进疾病康复和生理、运动的发育。

3. **镇痛**　以往由于缺乏新生儿疼痛知识,并担心药物不良反应,对新生儿,尤其对危重、需反复检查操作的新生儿未采取适当镇痛措施。调查发现 VLBW 儿在住院的前 2 周期间平均接受 134 次疼痛性操作。研究显示,NICU 反复的疼痛刺激可对早产儿产生远期不良影响,早期的经验可使脑的结构和功能发生重组,导致以后对疼痛的反应发生改变。因此美国儿科学会于 2001 年制订了新生儿镇痛方案。

吗啡和芬太尼是 NICU 最常用的镇痛药,一项研究结果显示,吗啡可减少早产儿死亡、严重 IVH 和 PVL。此外对乙酰氨基酚也可用于 NICU 镇痛。

口服葡萄糖是 NICU 常用的非药物镇痛方法,Meta 分析结果表明,其可减少患儿哭闹、降低疼痛评分、减慢心率,是一种安全有效的镇痛方法。

4. **非营养性吸吮**　不能接受经口喂养的早产儿,在采用胃管喂养时,给其吸吮安慰奶头,即称非营养性吸吮(nonnutritive sucking,NNS)。孕 27 周时胎儿开始出现吸吮动作,为快速吸吮,其不同于营养性吸吮,后者表现为缓慢而持续的吸吮动作。研究发现,NNS 有助于营养性吸吮行为的发育,促进对肠道喂养的耐受性及体重增长,减少操作时患儿应激,缩短住院时间等。最近的 Meta 分析结果显示非营养性吸吮可明显减少住院天数,有助于从管饲到瓶饲的过渡及进入全肠内喂养。此外,可促进患儿行为反应,如可减少胃管喂养时的防御反应,进食后容易进入睡眠状态等。

5. **袋鼠式护理**　将新生儿放于母亲(或父亲)胸前,使母子肌肤直接接触,因类似袋鼠行为而取名为袋鼠式护理(kangaroo care 或 skin-to-skin contact)。通过触觉刺激,可促进新生儿体温调节,减少呼吸暂停发生和对氧的依赖,缩短住院天数,促进神经和认知行为的发育,增进亲子关系。研究已表明其安全性及有效性。对适合条件的早产儿,在发达国家的 NICU 已将袋鼠式护理列入基础护理项目。但目前尚需进一步进行临床随机对照试验,并观察其远期效果,为临床应用提供可靠依据。

6. **抚触**　由于前期的临床观察结果显示,抚触对正常新生儿的有益作用,这种干预方法曾被用于 NICU 新生儿,包括足月儿和早产儿。但进一步的研究表明,早产儿对抚触敏感性高,而早产儿的中枢神经系统正处于迅速生长和发育阶段,很容易受环境因素影响。因此,对其进行抚触时需仔细观察反应性并做相应调整。另外,抚触可使 NICU 患儿出现生理变化和行为紊乱,如心率和呼吸减慢或增快、呼吸暂停、激惹、氧饱和度下降等。因此,据现有的知识对早产儿进行抚触应遵循以下原则,根据患儿的行为反应进行调整,并与患儿睡眠-觉醒周期一致;干预时监测患儿反应;制订个体化方案;避免对所有的早产儿进行抚触,鼓励父母参与,并帮助父母寻找最适宜的方法。最近的 Meta 分析结果显示,尚无充分的证据表明其有效性,因此,不宜在早产儿广泛使用。

（三）新生儿个体发育医护与评估项目

有很多项目将促进婴儿发育的各种干预方法整合,制订出一整套方案,其中最为推崇的是 1986 年 Als 制订的"新生儿个体发育医护与评估项目(neonatal individualized developmental care and assessment programs,NIDCAP)"。1998 年 Als 将方案扩展到 NICU,该项目以神经发育和心理发育为基础,强调对患儿的行为反应进行观察评估,采用个体化干预方案。该方案由经专业培训的人员进行,从 5 个方面评估患儿,生理活动、运动功能、状态、注意力、自我调节能力。包括以下内容:呼吸、皮肤颜色、内脏反应(如恶心、打嗝)、肌张力、姿势、面部表情等。同时观察患儿对外部感觉刺激的行为反应,判断其行为能力和对所处环境的承受能力,结合患儿所处的发育阶段提出个体化的干预方案进行干预,以减少 NICU 环境对患儿的不良影响。很多研究已显示其有效性,包括缩短机械通气时间、减少对氧的依赖、促进体重增长、缩短住院时间。

尽管 NIDCAP 显示了上述干预效果,但有关 NIDCAP 对神经发育的影响,研究结果不一致,很多结果显示对近期发育有促进作用,但远期效果不明显。由于多数的研究均样本量较小,非双盲对照;NIDCAP 方案又是综合了护理干预、改变 NICU 环境、减少刺激等多种干预方法,不能明确哪种干预方法更为有效。因此尚需进行进一步研究。

此外,近年来还提出以家庭为中心的个体化发育护理(individualized family-centered developmental care),此为多学科协作的 NICU 干预模式,包括医院管理人员、NICU 医务人员、社会工作者、发育学专家等,尤其重视婴儿发育学家的参与,同时强调家庭成员的重要性,鼓励父母在早期介入 NICU 护理,以利于建立亲子关系、减少家庭的压力。

（四）有关的作用机制研究

有学者总结文献资料讨论了新生儿疼痛和母子分离对脑发育的影响,认为反复疼痛刺激可过度激活 N- 甲基 -D-天冬氨酸(N-methyl-D-aspartate,NMDA)/ 兴奋性氨基酸(excitatory amino acids,EAA)活性导致发育中的神经元发生兴奋性毒性损伤。另一方面,NMDA 受体在中枢神经系统发育中具有重要作用,NICU 环境中母子分离可引起 NMDA 活性降低,使未成熟脑细胞凋亡增加。上述早期改变与患儿后期易发生焦虑、应激紊乱、活动过多等行为问题有关。

最近的研究显示,早期经验可改变脑的结构和功能。Warfield 等对 30 名胎龄为 28~32 周的早产儿进行随机对照临床试验,观察 NIDCAP 对神经发育的影响,采用神经行为测试、脑电图和弥散加权磁共振技术对脑的结构和功能进行评估,结果表明,出生后 2 周时,干预组神经行为能力好于非干预组,这一作用可持续到生后 9 个月;干预组脑功能和结构均发生改变,与神经行为发育一致。

此外,动物实验结果显示,生后早期母鼠代养仔鼠的行为(舔仔鼠、哺乳等)可影响海马突触的形成和空间学习记忆能力。母鼠代养行为好,其仔鼠的海马 NMDA 受体亚单位、脑源性神经营养因子 mRNA 表达及胆碱能神经支配增加,空间学习记忆能力增强。

（五）展望

目前对新生儿发育支持护理的有关研究结果仍局限于近期效果,尚无大样本远期效果报道,因此,还需进一步进行研究。此外,生长发育是连续的过程,NICU 患儿出院后仍需进行康复干预,如可制订以家庭为中心的发育照顾方案,使其成为 NICU 发育支持护理的延续,以最终改善患儿的预后。家长作为患儿与医护人员之间的重要纽带,也应作为被干预的对象。对 NICU 患儿如何制订科学的发育支持护理方案是今后研究的方向,应结合发育生物学,对作用机制进行深入研究并为临床应用提供理论依据。此外,对相关的医护人员要进行相关知识的教育与培训,使之能合理、科学地对患儿进行干预。NICU 发育支持护理需有专业人员进行,应考虑其成本 / 效益关系,使医疗资源得到合理使用。

(张玉侠　视频:邵肖梅　陆春梅　周文浩)

参考文献

1. Cartagena D,Noorthoek A,Wagner S,et al. Family centered care and nursing research. Newborn Infant Nurs Rev,2012,12(3):118-119.

2. Liu CH,Chao YH,Haung CM,et al. Effectiveness of applying empowerment strategies when establishing a support group for parent of preterm infants. J Clin Nurs,2010,19:1729-1737.

3. 张玉侠 . 实用新生儿护理学 . 北京:人民卫生出版社,2015:23-25.

4. Gray PH,EdwardsDM,O'CallaghanMJ,et al. Parenting stress in mother of preterm infants during early infancy. Early Hum Dev,2012,88(1):45-49.

5. Boykova M,Kenner C. Transition from hospital to home for parents of preterm infants. J Perinat Neonatal Nurs,2012,26(1):81-87.

6. Gooding JS,Cooper LG,Blaine AI,et al. Family support and family-centered care in the neonatal intensive care unit:Origins,advances,impact. Semin Perinatol,2011,35:20-28.

7. Sandoval JA,Sheehan MP,Stonerock CE,et al.Incidence,risk factors,and treatment patterns for deep venous thrombosis in hospitalized children:an increasing population at risk. J Vasc Surg,2008,47(4):837-843.

8. 彭易,程云,芦娴,等 . 肝素稀释液维持新生儿 PICC 导管通畅作用的 meta 分析 . 中华护理杂志,2012,47(11):1023-1027.

9. 金静芬,赵锐祎,申屠英琴 .PICC 异位手法复位的临床实践效果 . 中华护理杂志,2012,47(2):160-161.

10. Goldstein RF. Developmental care for premature infants:a state of mind. Pediatrics,2012,129(5):e1322-e1323.

第4章 新生儿监护

第1节 新生儿重症监护分级与网络

医疗技术准入制度具有保证医疗技术服务标准化、规范化、科学化和法制化的功能，可以规范医疗行为，净化医疗市场；有助于切实保护患者的权益、提高医疗技术水平、保证医疗质量和保护医务人员的合法权益及减少医患纠纷。发达国家的经验认为 NICU 分级准入至少有以下优点：①有利于建立和发展稳定的新生儿监护服务标准和组织；②有利于公众知情，特别是对于那些高危母亲和家庭，可以帮助她们在寻求新生儿医疗服务中掌握主动权；③可以使卫生成果、资源利用及机构间的成本、效益评估有可比性依据。

(一)新生儿医疗服务分级标准

2004 年美国儿科学会针对其 NICU 界定的不规范性，提出了一项政策性建议，包括以下四点：①应建立区域化的围产期医疗服务，使每个新生儿都能在满足其医疗卫生服务的机构内接受适当的治疗，以达到最优化的结果；②为新生儿提供医疗服务的机构应统一按要求进行分级；③应针对各级新生儿医疗服务水平制订统一的国家标准，包括对设备、人员、设施、辅助服务、培训及新生儿转运在内的医疗服务进行管理；④应获得患儿治疗结果的人口统计数据(包括死亡率、具体发病率以及长期疗效等)，为各级新生儿医疗服务规模设置和质量控制提供参考。根据以上建议理解，NICU 应该是包含完备的仪器设备、丰富的临床经验、规范化的操作方案和密切配合的团队的一个整合系统。表4-1-1 给出了美国儿科学会推荐的新生儿医疗护理分级标准[1]。

表 4-1-1　美国儿科学会(AAP)推荐的新生儿医疗护理分级标准

I 级新生儿医疗服务(初级)
具备以下对健康新生儿提供基础医疗护理的能力
• 在每次分娩时进行新生儿复苏的能力
• 健康新生儿的评估及产后医疗护理
• 生理状况平稳的近足月儿(孕 35~37 周)的护理并保持其生理稳态
• 能够稳定 <35 周胎龄或有疾病新生儿的病情，直至将其转运至能提供适当医疗服务的专业新生儿治疗机构
• 人员构成：儿科医生，家庭医生，护士

续表

II 级新生儿医疗服务(专业)
在具备 I 级新生儿医疗服务基础上，还应具备
• 能为孕期大于 32 周及体重大于 1500g 的新生儿提供监护：这些患儿生理发育未成熟或病情适中并有望快速治愈和预计无需紧急转运到更高级别新生儿重症监护机构处理
• 对胎龄小于 32 周或体重小于 1500g 的早产儿在转运至有监护条件的新生儿监护医疗机构前，具备对其进行复苏和稳定病情的能力
• 对因严重疾病在 II 级 NICU 中治疗后处于恢复期的婴儿提供监护
• 能提供短期机械通气(<24 小时)或持续气道正压通气
• 人员构成：新生儿专业医生和护士

III 级新生儿医疗业务(新生儿重症监护, NICU)
在具备 II 级新生儿医疗业务基础上应包括：
• 提供持续的生命支持技术
• 对体重小于 1500g 或胎龄小于 32 周的早产儿及危重新生儿能够提供积极的医疗服务
• 现场迅速全方位提供儿科各亚专科服务包括儿外科、儿科麻醉、小儿眼科等
• 提供全方位的呼吸支持治疗包括常规机械通气、高频机械通气和吸入一氧化氮
• 能够提供提供包括 CT、磁共振、超声心动在内的高级影像学检查及快速读片
• 人员构成：儿科亚专科、麻醉师、儿外科医生、眼科医生

IV 级新生儿业务(区域中心 NICU)
在具备 III 级新生儿业务的基础上，还应具备：
• 能够进行复杂先天性畸形或继发性损伤的矫正或外科处理能力
• 能够全方位提供儿科和儿外科亚专科医疗服务
• 具备转运设备，能够拓展医疗培训和远程会诊能力
• 人员构成：增加儿外科亚专科医生

(摘自：Stark AR, American Academy of Pediatrics Committee On Fetus and Newborn. Levels of neonatal care. Pediatrics, 2004, 114: 1341-1347.)

我国 NICU 建设与管理水平和发达国家相比仍有不小的距离，具体体现在：①管理不善、设施不规范、设备不足、专业人员配备不全;②缺乏统一的 NICU 分级标准,各地 NICU 提供的医疗服务复杂程度水平不一,难以进行比较、质量控制与持续改进。因此,在我国应该尽快建立新生儿专科医师和护师培训制度,加大对新生儿医疗服务机构设施、设备投入,提高 NICU 的管理水平,制订 NICU 的准入和管理标准,建立并完善区域性的新生儿转运网络等一系列工作[2]。根据我国国情,2103 年中国医师协会新生儿分会制定了中国新生儿病房分级建设(表 4-1-2)与管理指南[3]。

表 4-1-2　中国新生儿病房分级建设标准

I 级新生儿病房(新生儿观察病房)

具备下列能力和条件:

- 新生儿复苏
- 健康新生儿评估及出生后护理
- 生命体征平稳的轻度外观畸形或有高危因素的足月新生儿 a 的护理和医学观察
- 需要转运的病理新生儿离院前稳定病情

Ⅱ级新生儿病房(新生儿普通病房)(本级分为 2 等)

Ⅱa 等:具备 I 级新生儿病房的能力和条件以及下列能力和条件:

- 生命体征稳定的出生体质量≥2000g 或胎龄≥35 周的早产儿的医疗护理
- 生命体征稳定的病理新生儿 b 的内科常规医疗护理
- Ⅲ级新生儿病房治疗后恢复期婴儿的医疗护理

Ⅱb 等:具备Ⅱa 新生儿病房的能力和条件以及下列能力和条件:

- 生命体征稳定的出生体质量≥1500g 或胎龄≥32 的早产儿的医疗护理
- 生命体征异常但预计不会发展到脏器功能衰竭的病理新生儿 c 的医疗护理
- 头颅 B 超床边检测
- 不超过 72 小时的连续呼吸道正压通气(CPAP)或不超过 24 小时的机械通气

Ⅲ级新生儿病房(NICU)(本级分为 3 等)

基本要求:具备 I、Ⅱ级新生儿病房的能力和条件以及下列特殊能力和条件:

- 呼吸、心率、血压、凝血、电解质、血气等重要生理功能持续监测
- 长时间辅助通气
- 主要病原学诊断
- 超声心动图检查

Ⅲa 等:具备下列特殊能力和条件:

- 出生体质量≥1000g 或胎龄≥28 周的早产儿的医疗护理
- 严重脓毒症和各种脏器功能衰竭内科医疗护理

续表

- 持久提供常规机械通气
- 计算机 X 线断层扫描术(CT)
- 实施脐动、静脉置管和血液置换术等特殊诊疗护理技术

Ⅲb 等:具备Ⅲ级 a 等新生儿病房的能力和条件以及下列特殊能力和条件:

- 出生体质量 <1000g 或胎龄 <28 周的早产儿的全面医疗护理
- 磁共振成像(MRI)检查
- 高频通气和 NO 吸入治疗
- 儿科各亚专业的诊断治疗,包括脑功能监护、支气管镜、胃镜、连续血液净化、ROP 治疗、亚低温治疗等
- 实施中、大型外科手术 d

Ⅲc 等:具备Ⅲ级 a、b 等新生儿病房的能力和条件以及下列特殊能力和条件:

- 实施有创循环监护
- 实施体外循环支持的严重先天性心脏病修补术
- 实施体外膜氧合(ECMO)治疗

注:a:生命体征平稳的轻度外观畸形的足月新生儿,如多指、耳前赘、睾丸鞘膜积液或疝气等。生命体征平稳的有高危因素的足月新生儿,如 G-6-PD 缺乏症患儿、乙型肝炎患儿或病毒携带者母亲所生新生儿、糖尿病母亲所生新生儿、发热母亲所生新生儿、胎膜早破新生儿、轻度胎粪污染新生儿等;

b:Ⅱa 新生儿病房收治的生命体征稳定的病理新生儿,如①生后 5 分钟 Apgar 评分 4~6 分和(或)需要任何形式复苏的新生儿;②需要静脉滴注于葡萄糖、电解质溶液及抗生素的新生儿;③需要鼻饲喂养的新生儿;④需要隔离护理的新生儿;⑤需要面罩或头罩给氧的新生儿;⑥需要特殊护理的患有先天畸形新生儿;⑦需要接受光疗的新生儿;⑧过期产儿;⑨足月小样儿或巨大儿等;

c:生命体征异常但预计不可能发展到脏器功能衰竭的病理新生儿,如呼吸系统疾病、循环系统疾病或感染性疾病出现呼吸、心率、血压、体温等异常,但预计不会发展到呼吸、心脏、微循环等脏器功能衰竭。这类患儿需要持续脏器功能监测,但预计不需要应用机械通气、连续血液净化、手术治疗等上级 NICU 所具备的能力和条件;

d:中、大型外科手术,如 PDA、腹壁裂、NEC 合并肠穿孔、气管食管瘘、食管闭锁、先天性胃肠道畸形、泌尿道畸形、脊髓脊膜膨出等疾病的手术治疗

　　病房分级定义依据新生儿病情复杂程度、危险程度对诊疗护理水平的需求,以及与之相适应的资源配置、组织管理、诊疗技术等方面的条件和能力水平,新生儿病房可以分为 I 级、Ⅱ级和Ⅲ级。I 级为新生儿观察病房;Ⅱ级为新生儿普通病房,根据其是否具有短时间辅助通气的技术条件和能力分为Ⅱ级 a 等(简称Ⅱa)和Ⅱ级 b 等(简称Ⅱb);Ⅲ级为 NICU,根据其是否具有常规儿童外科等专业支持,以及高级体外生命支持的技术条件和能力分为Ⅲ级 a 等(简称Ⅲa)、Ⅲ级 b 等(简称Ⅲb)和Ⅲ级 c 等(简称Ⅲc)。各级新生儿病房应当严格按照其相应功能任务,提供医疗护理服务,

并开展规范的新生儿转运工作,以保证每个新生儿能够获得适宜的医疗服务。

我国指南有以下特点:①定义了Ⅲ级新生儿病房的基本能力和条件,规定了NICU基本门槛,有利于澄清国内业界普遍存在的一些混淆;②将Ⅱ级新生儿病房收治的早产儿出生体质量做了分解,因为我国胎龄<34周的早产儿存在问题较多,可能需要呼吸支持;③对不同级别区域设置新生儿病房的等级和数量做出了最低要求。

(二)新生儿重症监护网络建设与围产保健区域化

我国幅员辽阔、人口众多,尤其是中西部地区,随着出生人口高峰期的出现、围产保健水平的提升,一大批中等城市的区域性"NICU中心"的建设迫在眉睫。从医疗卫生设施和人力资源的合理配置而言,各级新生儿医疗机构设置应呈金字塔性,Ⅲ级NICU建设不宜全面铺开,应形成区域性的新生儿分级转运系统,同时各级医疗机构收治的新生儿对象应明确界定。

Ⅰ级医疗机构(初级):为低风险婴儿提供基础新生儿医疗护理,应在社区、乡镇配置相应的专业人员。

Ⅱ级专业特殊医疗机构:能对疾病程度中等且能迅速处理的患儿提供医疗服务,并为经Ⅲ级专科新生儿重症监护治疗后处于恢复期的患儿提供服务。在我国县级城市中应建立此类机构,并应配备移动胸部X线机、血气分析仪等必要设备,组建有新生儿专业经验的医疗护理及放射、检验技术员等队伍,能提供短期机械通气并处理突发事件。

Ⅲ级医疗机构:宜聚焦发病率较低、需全面医疗服务的疑难杂症患儿。在我国中等城市,居住人口超过百万人口的区域内,应建立Ⅲ级A水平的NICU。ELBW儿、出生缺陷、严重结构畸形及高危重症患儿需要在Ⅲ级B及以上水平的NICU中进行最专业治疗,以达到最优的治疗效果。此类机构应配备先进的呼吸支持及生命体征监护设备,有检验、放射、营养及药学等多专业的支持,由技术娴熟的新生儿内外科专业医师、护士及呼吸治疗师进行治疗,能提供高频通气、一氧化氮吸入的辅助治疗,能对早产儿常见并发症(如PDA、NEC并肠穿孔、ROP、继发于IVH的脑积水)和先天性畸形患儿如腹壁缺陷、气管食管瘘和(或)食管闭锁、脊髓膜膨出等实施重大手术治疗。

如何有效合理利用有限的医疗资源,提高成本-效益比,仍然是政府和医疗机构所面临的最主要问题。发达国家依据母亲和新生儿医疗服务复杂程度分级,推荐高危患者转诊至有能力处理危重疾病的医疗机构的建设思路值得借鉴。美国实行新生儿病房分级建立,建立明确的准入制度,结合区域新生儿中心建设,进行双向转诊,可以明显降低围产儿死亡率、并发症发生率、优化医疗资源配置,值得进一步推广[4]。我国新生儿分级诊疗制度建立起步较晚,目前的指南是否适合中国新生儿建设需要,仍需要在应用中进一步完善,需要进行前瞻性的审计研究观察其价值。

(周文浩 程国强)

参考文献

1. American Academy of Pediatrics Committee on Fetus And Newborn. Levels of neonatal care. Pediatrics,2012,130(3):587-597.

2. 中国新生儿专业现状发展调查组. 中国109家医院新生儿专业现状调查. 中国新生儿杂志,2012,50(5):326-330.

3. 中国医师协会新生儿专业委员会. 中国新生儿病房分级建设与管理指南(建议案). 中华实用临床儿科杂志,2013,28(3):231-237.

4. Lasswell SM,Barfield WD,Rochat RW,et al.Perinatal regionalization for very low birth weight and very preterm infants:a meta-analysis.JAMA,2010,304(9):992-1000.

第2节 新生儿重症监护病房组成

新生儿重症监护是指针对患有严重疾病、医学上呈现不稳定状态的新生儿所进行的持续护理、手术治疗、辅助呼吸及其他重症医护措施。新生儿重症监护病房(NICU)是为患儿提供上述措施的重要场所,是这些身患重症的新生儿出生后的第一个生活空间。NICU设计需要配合医学技术上的复杂要求,尽一切可能营造有益于患儿治疗并满足医护人员工作需求的环境。

(一)NICU的设计基本原则

NICU必须是配备医疗救护设备、可以控制室内环境和人员出入的独立区域,现代NICU的规划应基于新生儿、家属和医务人员的医疗、发展、教育、情感和社会等需求。

1. NICU选址 应靠近医院的产房,不需要经过公共通道便可在院内转运新生儿。若产房和新生儿病房在不同楼层,应在产房和NICU间安装呼叫装置、配置优先和专控电梯或通道。另外,新生儿病房应设置在方便患儿检查和治疗的区域,接近手术室、医学影像科、化验室和血库等。无法实现横向"接近"时,应当考虑楼上楼下的纵向"接近"。如果建立单独的新生儿病房大楼,最好设置独立的门急诊、药房、检验、医学影像科等部门。病房设计应以保护NICU中婴幼儿、亲属和工作人员的人身安全为基本要素,应使诱拐婴儿的风险降到最低。

2. 新生儿病房的整体布局 新生儿病房的建筑布局应当符合环境卫生学和医院感染预防与控制的原则,做到布局合理、分区明确、人物分流、标志清晰,以最大限度减少各种干扰和交叉感染,同时满足医护人员便于随时接触和观察患儿的要求。一般区分为医疗区域、医疗辅助用房区域、污物处理区域和医务人员生活辅助用房区域等,各区域有相对的独立性,以减少彼此之间的互相干扰并有利于感染的控制。医疗区应包括普通病室、隔离病室和早产儿病室。医疗辅助用房区域应设置接待区、配奶区、新生儿洗澡区、设备存放室、耗材管理区、药房区。NICU家属接待室，应尽量方便家属快捷地与医务人员联系。探视通道不能直视到的区域应设置视频监控系统保证家长可观察到患儿。有条件的单位应设置临终关怀病室。

3. NICU 具体要求 美国的NICU设计推荐标准从设施的设计、医疗和护理实践、以家庭为中心的护理和发育支持性护理等方面，对物理设备(如病房面积、电力和气体接口、擦洗区域)、环境问题(如噪声控制、照明、采光、环境温度和通风)和家庭空间(如家属进入和接待区、家属支持领域和婴儿的安全)等提出具体要求[1]。我国2012年制定的中国新生儿病房分级建设与管理指南也有具体规定[2]。

(1) 床位数和床单元面积：新生儿病房应当按照服务对象和服务区域设置适宜的床位数量。所在医疗机构每年每出生1000个新生儿，Ⅰ级新生儿病房至少配置新生儿床位2~4张，Ⅱ级新生儿病房至少配置床位4~7张，Ⅲ级新生儿病房至少配置床位5~8张。承担区域内高危新生儿转运诊疗服务的，应当以所服务的各医疗机构每年出生新生儿数的总和为基数进行规划。

从医疗安全角度考虑，新生儿病房每个管理单元以≤50张床位为宜；床位使用率若超过110%则表明新生儿病房的床位数不能满足医院的临床需要，应增加新生儿病房单元数。

新生儿病房床位空间应当满足患儿医疗救治的需要，无陪护病室抢救单元每床净使用面积不少于6m²，间距不小于1m；其他床位每床净使用面积不少于3m²，间距不小于0.8m。有条件的医疗机构可以设立单间或家庭式NICU。有陪护病室每床净使用面积不低于12m²。

(2) 病房设施

1) 电力设施：新生儿病房医疗用电和生活照明用电线路分开，应当采用双路供电或备用的不间断电力系统，保证应急情况下的供电。每个床位的电源应是独立的反馈电路供应。有条件的可以配备功能设备吊塔。应配备足够的电源插座，减少拖线板应用。

2) 气体供应：应安装足够的氧气、空气接口，空氧混合装置。应安装真空负压吸引接口。

3) NICU设备：抢救床位应具备的基本设施：暖箱或辐射保暖床、监护仪、呼吸机、负压吸引器、测氧仪、输液泵、复苏用具和生命岛。

NICU应当配备保暖设备(各种暖箱和辐射式抢救台)、监护设备(多参数监护仪、有创血压监测、微量血糖监测、经皮胆红素测定仪、测氧仪等)、吸痰吸氧装置、蓝光治疗仪、输液泵、静脉推注泵、复苏设备(新生儿专用复苏囊与面罩、喉镜、气管导管)、呼吸支持设备(高流量吸氧、无创呼吸支持设备、常频或高频呼吸机)、血气分析仪、输液输血加温设备、心电图机、除颤仪等基本设备。

根据NICU功能定位的标准，有条件的单位可配置床

旁超声、脑功能监护仪、视频脑电图、近红外光谱分析仪、床旁影像学检查设备、磁共振转运暖箱、微量生化分析仪、经皮氧和二氧化碳分压监测设备、持续肾脏替代治疗仪、亚低温治疗仪、带呼吸支持设备的转运暖箱等设施。

4) 环境要求：新生儿病房建筑装饰必须遵循不产尘、不积尘、耐腐蚀、防潮防霉、防静电、易清洁和符合防火要求的原则。应具备良好的通风、采光条件，有条件者应装配气流方向从上到下的空气净化系统，能独立控制室内温度和湿度。每个单间的空气调节系统应独立控制。新生儿病房地面覆盖物、墙壁和天花板应当符合环保要求，有条件的可以采用高吸音建筑材料。除患儿监护仪器的报警声外，电话铃声、打印机等仪器发出的声音等应当降低到最低水平。原则上，白天噪声不超过45db，傍晚不超过40db，夜间不超过20db。火警仅限使用闪灯显示，而不能使用音响信号。NICU中的室温应在22~26℃，相对湿度30%~60%。灯光强度要易于调节以适应护理人员的需求及患儿在一天的不同时刻和不同阶段的生长发育需要。NICU的室内照明应避免灯光直接照射婴儿的眼睛。NICU中地板的材料首先要考虑易于清洁、耐用及声学性质，地面应易于清洁并能使微生物的生长减少至最低。地板材料的反射系数不能大于40%，避免明亮的手术灯或工作区域灯光反射出的眩光伤害新生儿或医护人员。新生儿病房应当配备必要的清洁和消毒设施；新生儿病房的洗手槽设计应保证洗手时不溅水、不积水。洗手槽上应贴有关于洗手说明的指示图。水龙头旁不能有通风设备，与洗手装置相连的墙壁不得疏松，还应设有放置洗手液、纸巾及垃圾回收桶的空间。

(3) 人员配置：各级新生儿病房应当根据其功能任务，配备资历、能力和数量适宜的医护人员，进修生等非固定人员不得超过同类人员总数的40%。有条件的新生儿病房，可以根据需要配备适当数量的呼吸治疗师、心理咨询师、临床药师、临床营养师和辅助诊断技师、设备维修工程师等类人员。

NICU应当根据床位数配备足够数量的医师和护士，NICU医师与床位的比例不低于0.3∶1。主治医师应熟练掌握心肺复苏、各种呼吸机应用、动静脉穿刺、中心静脉插管、脐动静脉插管、胸腔引流、换血等技术。住院医师应熟练掌握新生儿窒息复苏等基本技能，具备独立处置常见新生儿疾病的能力。护士与床位的比例不低于0.6∶1，护士应熟练掌握新生儿常见疾病的护理技能，熟悉新生儿急救操作技术和NICU医院感染控制技术。

4. NICU 管理 近年来，由于我国分娩量的剧增、VLBW儿的生存率提高，新生儿病房建设日益受到关注。随着NICU患者大量增加，加之新生儿床位安置和数目上具有弹性，如何在增加人力、物力投入的同时，保证NICU的医疗质量是不可回避的问题。

规章制度建设：NICU应当建立健全并严格遵守执行的

各项规章制度、岗位职责和包括相关诊疗技术规范、操作流程在内的临床路径,保证医疗服务质量及医疗安全,促进工作质量的持续改进。为此应建立:①科务委员会或区(室)务管理组,组成人员 3~5 名,包括科室正副主任(病区或病室负责人)、护士长(小组长)和医疗护理骨干。负责本科室(病区或病室)业务发展规划的制定、人才配置、培养计划的审议和落实、各项制度落实情况的检查、经济核算和经费管理督导等科室(病区或病室)重要事宜。②成立质量控制小组,由新生儿病房负责人和中级技术职称医疗护理人员组成,负责本科室(病区或病室)全过程质量控制,定期分析医疗护理质量,提出改进意见并落实,保证科室(病区或病室)医疗护理技术质量和服务质量的持续改进。③建立健全各种行政例会、经济管理、卫生和保安制度。各种行政、业务活动以及药物、耗材、设备使用均应有完整记录,并应健全资料库,确保新生儿病房各项工作安全、有序的运行。④必须确保贯彻落实临床工作核心制度,并结合实际情况建立健全与各级新生儿病房工作特征相符合的专业医疗护理规章制度。

新生儿病房应注意技术项目的系统化建设,形成各类新生儿患者救治需要的技术体系。分级定义标准要求的新生儿内科以外的技术项目,如外科诊疗、辅助诊断、辅助治疗和信息化管理等,无论是借助院内相关专科技术条件和能力保障,还是在本新生儿病房开展,都应能胜任新生儿专业的要求。建立不同的专业小组负责相应职责和技术管理改进如血管通路管理小组、神经重症监控小组、设备管理小组、耗材管理小组、母乳喂养促进小组、呼吸管理小组、循环管理小组等。

5. NICU 院内感染预防　NICU 的建筑布局应当遵循医院感染预防与控制的原则,符合功能流程的合理性和清洁 / 污染区域分开的基本原则。NICU 中的空气感染隔离病房是必不可少的,在病房的入口处附近,必须配备感应式龙头、隔离服悬挂处、清洁和污染物品放置处。隔离病房的空调通风系统应设计成负压,并符合新生儿病房的声学标准。隔离病房所有出口均应设置自动控制的关闭装置,并配备应急呼叫系统和患者监护仪。

NICU 应当加强医院感染管理,建立并落实医院感染预防与控制相关规章制度和工作规范,并按照医院感染控制原则设置工作流程,降低医院感染危险。建立 NICU 医院感染监控和报告制度,定期对空气、物体表面、医护人员手、使用中的消毒剂进行细菌学监测。监测结果不合格时,应分析原因并进行整改,如存在严重隐患,应当立即停止收治患儿,并将在院患儿转出。医务人员在实施诊疗过程中,严格执行手卫生规范,严格执行无菌技术操作,实施标准预防。患有感染性疾病工作人员应调离 NICU,防止交叉感染。发现特殊感染(如气性坏疽、朊病毒、多重耐药菌株等)或传染病患者,要按传染病的有关规定实施单间隔离、专人护理,并采取相应消毒措施。

(二) NICU 未来设计理念

1. 目前国内 NICU 设计现状　如何建设既兼顾现状,又满足未来需求的新的 NICU 病房是国内不少单位关注的问题。目前国内的 NICU 通常采用多人病房设计,在开敞大空间内布置多个暖箱,护士站或护士工作台也设在同一空间中,方便护士同时观察多个患儿并减少行走距离。这类设计往往对采光没有特殊要求,且对整个房间统一调控温度。这种单一的设计会带来一系列负面影响。①在此条件下,声音与光照环境不易进行单独调控,很容易在患儿之间产生相互干扰。从声环境而言,一个患儿的哭闹会使其他患儿受到影响,有些可能从睡眠状态转为清醒甚至哭闹。光环境上虽然有针对每个暖箱的射灯,但打开某一射灯时,其邻近位置的患儿仍难免受到干扰,而病房开敞空间的整体照明也可能对患儿产生负面影响。因此,这种开放空间很难保证每个患儿都获得最适合自己的环境。②出于管理安全的考虑,开放式大空间的 NICU 一般不允许家长直接入病房探视,而是另设家属探望区,在家属登记后由护士将暖箱及患儿送到该区域交给家长,探望一段时间后再由护士带回病房。医院通常不提供家属留宿空间,而且这种开放式环境家属也不愿意留宿,因为缺乏私密性和家庭空间。

2. 未来的理念　美国及欧洲最新的 NICU 设计趋势强调满足家庭需求、采用单人病房及合理可调控的声光环境等,且日益强调循证设计理念,通过量化研究来了解具体设计策略对医护成果的影响[4]。

(1) 以家长需求为设计核心:患儿家庭的需求正得到越来越多的重视。现在的 NICU 设计越来越人性化,体现了护理医疗观念的实质改变。医护界正在更多地考虑以家庭、家属为中心的护理模式(family-centered care)。NICU 不再只是被动的治疗场所,而是成为患儿及家属的生活环境。设计者也应相应地尽可能提供满足家庭需求的环境,使家长能够长时间安心陪伴患儿,促进亲子关系的建立。

(2) 采用单人病房布局:单人病房较之双人或多人病房可以有效地减少医源性污染、减少医疗事故;保护病人隐私、提高病人睡眠质量;增加医护人员与病人或病人家属交流,提高工作效率,减轻压力;且提高病人与医护人员的满意度[3]。在美国现代医院成人病房设计中,使用单人病房已经成为普遍趋势。现在设计师和科研人员也在逐渐将目光转向儿童、新生儿病房,探讨采用单人病房是否也具有同样的优势。

(3) 创造有益的声光环境:声环境与光环境是 NICU 设计中最重要的建筑因素之一。噪声污染、过强或过暗的灯光都会对患儿、家属及医护人员产生不利的影响。而恰当地使用音乐疗法、语言则可能营造积极的声环境,自然采光的重要性也逐渐得到认识与推广。

中国 NICU 还普遍停留在传统设计模式,满足治疗要求是设计的首要出发点。在中国现有条件下,多人开敞空间的 NICU 尚不足以满足需求,因此,全面推广单人病房还需要一定时间和更长远的发展。在经济条件、医院定位许可的情况下,新建 NICU 可以考虑采用单人病房以适应未来发展,减少重复投入。

(周文浩 程国强)

参考文献

1. Consensus Committee.Recommended Standards for Newborn ICU Design.The sevent Consensus Conference on Newborn ICU Design.Clearwater Beach,FL,2007.

2. 中国医师协会新生儿专业委员会. 中国新生儿病房分级建设与管理指南(建议案). 中华实用临床儿科杂志;2013,28(3):231-237.

3. Stevens DC,Thompson PA,Helsenth CC,et al. A comparison of outcomes of care in an open-bay and single-family room neonatal intensive care facility.J Neonatal-Perinatal Med,2011,4(3):189-200.

4. 宋祎琳,朱雪梅. 新生儿重症监护室设计浅析—美国设计趋势及对中国的借鉴意义. 城市建筑,2013,6(11):16-19.

第3节 危重新生儿监护内容

NICU 监护技术是 20 世纪 60 年代开始发展起来的一门新兴医学专业,它综合了现代电子学、计算机科学、生物工程学、仿生学等领域成就,应用于新生儿危重病的救治,对危重新生儿循环、呼吸、肾、神经系统等功能状态进行连续监测,尽早对危重新生儿的脏器功能异常和内环境进行动态的"微调",维持机体正常生理状态。

(一) 基本监护

1. **体温监测** 体温监测最好采用电子温度计。最好测量颈部或腋下等皮肤温度,保持在 36.5~37.5℃。在保暖箱或远红外辐射台的体温监护通常采用热敏电阻温度传感器,同时监测皮肤温度和核心温度。肝表面皮肤温度或腋下温度可以反映核心温度。更加精确的测量方法是将探头放置在肩胛骨和床垫之间,不需要粘胶布,因为婴儿睡在探头上固定了探头位置,非常接近核心温度。新生儿核心温度保持 36.8~37.3℃。

2. **血糖监测** 血糖监测目前常用方法为静脉血生化分析、床旁快速纸片血糖检测两类。前者所需血量较多、检测结果较慢,标本处理方法和放置时间会对血糖值产生影响,无法满足 NICU 中动态了解血糖波动情况、快速进行血糖纠正的要求。快速纸片血糖仪检测血糖值与生化分析仪监测血糖值一致性较好,具有便捷、操作简单、采血量少、血糖值读数快、痛感相对较小等优点,但是其测量值稳定性相对较差,需要定期对监测仪器进行校准及维护以保证监测结果的准确性。上述两类血糖监测方法只能反映某个时间

点的血糖情况,不能提供血糖异常发生时间和持续时间。微创或无创,可连续、动态血糖监测逐渐应用于新生儿。动态血糖监测系统通过将葡萄糖感应器植入机体皮下组织,经相应软件处理将电信号转换成相应数据即组织间液葡萄糖数值,每隔 10 秒记录 1 次电信号,每 5 分钟记录一个平均值,每天提供 288 个组织间液葡萄糖浓度数据点,可绘制成曲线,较直观的反映葡萄糖水平变化趋势[1]。

3. **出入量和生化监测**

(1) 记录出入量:可以评估液体平衡。入量应包括给予患儿的所有液体,包括药物和导管冲洗液;尿量可通过尿布称重的方法来评估,但应注意一旦尿湿就应称重,避免蒸发丢失。

(2) 体重:新生儿液体平衡的变化可以从体重变化来反映,但是临床实践中很难找到好的称重方法,即便应用暖箱内称重。

(3) 血液生化监测:生后 72 小时内应每天测定电解质、血糖、肌酐、胆红素和血钙,如果临床需要,则需多次测定。电解质测定可以采用静脉血标本,测定值准确,但需血量大,肝素涂层的注射器或毛细吸管进行血气分析时可同时测定钠离子,测定值也较为准确。

对高危新生儿需每天监测尿量、体重,电解质、记录 24 小时出入量等综合评估决定每日所需液体量。ELBW 儿可每 12 小时总结一次[2]。

(二) 心血管监护

1. **临床观察** 有无发绀、皮肤花纹或发灰、四肢末梢冰凉、意识障碍、水肿、尿量等。注意心率、心律、心音、杂音、肤色、肝大小、股动脉搏动情况、毛细血管再充盈时间、四肢末梢温度、水肿等。

2. **心率和心电图** 监护电极放在患儿胸壁的侧边,可以减少对摄片的影响。监测显示的心电图不能用来诊断,如果怀疑有心律失常,必须做 12 导联的心电图。心率可以直接由心电监护中获得并显示出来。在多参数的监护仪上,心率同样可以从有创血压监护中获得,可以免去将电极粘贴在薄脆的皮肤上。

3. **组织灌注**

(1) 皮肤灌注:皮肤的血流是全身灌注的标志,但可受到环境温度的影响。一般认为毛细血管再充盈时间(capillary refill time,CRT)正常值应 <3 秒。评估 CRT 的最好部位在前额或胸部,而不是四肢末端。

(2) 监测组织灌注的其他方法:①尿量不是评价组织灌注的敏感指标,只有在血压下降后才会有变化。正常新生儿尿量应维持在每小时 2~4ml/kg。②静脉氧分压或氧饱和度:可通过将导管穿过卵圆孔进入左心房采血获得,这是氧输送的更好指标,但并不常用。③近红外光谱分析技术(near infrared spectroscopy,NIRS)尽管已经应用于新生儿监测,但监测结果差别较大,目前仍在进一步研究中;④测定胃黏膜内 pH 尚未在临床上常规应用。⑤超声心动图测

定的上腔静脉血流与普勒测定的脑血流能较好地反映脑血流量[3]。

4. 血压 分为无创和有创血压监测。多普勒测压是目前最常用的无创监测方法，测量值与袖带宽度有关，另外，在血压低值时会过高估计血压，不利于低血压的发现。有创血压可以通过连接动脉测压管的传感器获得，需要校零定标，传感器和心脏位置关系的变化可以改变测定值。如果血压突然变化就应该检查定标和传感器的位置。血压波形对于评价血压可靠性也非常重要，动脉波形幅度减小影响了收缩压和舒张压。平均动脉压可能更可靠一些，但是当动脉波幅减弱时也会不可靠。由于有创血压监测可能导致栓塞、感染等并发症，故仅用于循环衰竭、明显水肿、严重低体温、外科手术后以及无创监测不理想等情况（详细内容见相关章节）。

5. 中心静脉压 中心静脉压（central venous pressure, CVP）可通过脐静脉导管放置在右心房而测定。密切注意传感器与心脏位置关系非常重要，且在监测时经常需要校零。CVP 在新生儿中应用的信息资料不多。

6. 乳酸 通常在血气分析时同时测定乳酸。乳酸的蓄积提示无氧代谢，多发生在缺氧或组织灌注不良时。如果乳酸正常，代谢性酸中毒不太可能由低灌注导致。乳酸 <5mmol/L 多预后良好，而大于 9mmol/L 与中重度脑病有关。如果乳酸持续升高 10~15mmol/L，提示先天性代谢异常[4]。

7. 心功能监测 心排出量监测是危重新生儿尤其血流动力学不稳定患儿抢救管理中非常重要的内容，监测方法有有创测量、无创测量，以及穿戴式或移动式动态测量等。目前临床上实时、连续无创监测新生儿心排出量多采用超声心排出量监测仪技术。通过监测心排出量，可较准确判断心功能及体循环灌注的情况，对评估病情、指导临床用药及判断预后有重要意义[5]。

（三）呼吸系统监护

1. 临床观察 早期以呼吸增快、三凹征、点头状呼吸等表现为主，晚期则出现极度呼吸困难、呻吟、口唇持续发绀、昏迷等症状。体格检查应仔细观察有无气促、呼吸不规则、吸气性凹陷、发绀，呼吸音是否对称、啰音等。

2. 呼吸暂停监测 呼吸暂停、心动过缓和氧饱和度下降之间的关系比较复杂。多数情况下，先是呼吸暂停或通气不足，然后导致氧饱和度下降，触发反射性心动过缓。如果单纯监测呼吸停止，会漏掉梗阻性呼吸暂停和心动过缓。对于有屏气发作或有呼吸系统疾病可能合并呼吸暂停的自主呼吸的新生儿，必须给予呼吸暂停监测，监测指标必须包括心率和氧饱和度。

3. 氧合监测 了解动脉氧分压（PaO_2）是重症监护中非常重要的内容，可通过动脉穿刺或留置导管采集动脉血标本进行血气分析间断测定；也可以使用放置在血管内的传感器连续测定。

（1）动脉穿刺采集血标本：婴儿哭吵会影响 PaO_2。PDA

可以导致右上肢和头面部 / 颈部 PaO_2 高于身体其他部位。

（2）毛细血管采血：如果患儿灌注很差或采血困难，可从动脉化的毛细血管采样，但结果解释要慎重。毛细血管血标本会严重低估 PaO_2，不能用于判断氧合情况，但可用于监测状态稳定的新生儿的 PCO_2 和酸碱平衡情况。

（3）静脉采血：对于评估动脉 PaO_2 价值不大，但是与毛细血管采血一样可以监测 PCO_2 和酸碱平衡趋势。

（4）留置动脉测压管采血：可以在不干扰新生儿的条件下反复多次采样，也可以持续监测动脉血压。

（5）持续血管内血气监测：间歇采样分析很难跟踪病情变化，增加采血次数会导致早产儿严重失血。持续血管内 PaO_2 监测可以提供持续的血气分析数值，已有可以持续监测 PO_2、PCO_2、pH 和温度的血管内导管。

（6）经皮监测：监测电极包含加热器，使皮下的血液动脉化。氧弥散通过膜进入电极产生电流，电流的大小与氧分压有关。校准需要数分钟，大约需要 15 分钟测定值稳定。如果 2~4 小时不更换探头位置，探头的加热器会损伤皮肤。重新放置探头需要重新校准。如果探头放置在灌注不良的皮肤上，测定值偏低。当探头和皮肤未充分接触，电极下有空气，测定值偏高。虽然单个数值可能不准确，但是 TcO_2 趋势变化仍可以提供有价值的信息。

4. 氧饱和度监测 脉搏血氧计是目前氧合监测的主要方法，使用方便，不需要校零，并且即刻给予结果。但脉搏血氧计很容易受人为干扰，导致出现错误的数值。周围强光及光照通过组织可以引起光的分流，这是产生错误数据常见原因。组织灌注不良会影响脉搏血氧计的功能，所以要保证脉搏血氧计工作至少需要平均动脉压 >20mmHg，或收缩压 >30mmHg。胶布或探头包扎过紧会减弱动脉搏动从而影响信号，还会引起手足的瘢痕或变形。患儿活动也可导致错误数值，也是导致错误报警的最常见原因。

5. 二氧化碳分压 二氧化碳分压（PCO_2）对于了解肺泡通气和解释酸碱平衡非常重要。PCO_2 可以受到哭闹的影响。对于慢性肺病且稳定的新生儿，可以测定毛细血管血标本替代动脉血。监测 PCO_2 趋势时也可以采用静脉血标本，但是目前资料有限，所以在解释所获得的数据时应谨慎。新一代的多参数血管内传感器也可进行持续 PCO_2 监测。

（1）经皮二氧化碳分压监测：经皮二氧化碳分压（transcutaneous carbon dioxide tension, $TcPCO_2$）一般和经皮氧分压[transcutaneous (partial) pressure of oxygen, $TcPO_2$]监测使用同一个探头。$TcPCO_2$ 一般比同时测定的动脉 PCO_2 高 27%，可能与局部组织产生 CO_2 有关，也受到血液加热系数的影响。每 4 小时电极需要参照已知的 CO_2 浓度进行校正，约需 10 分钟时间，在此阶段探头不能接触婴儿。

（2）呼气末二氧化碳分压监测：由于新生儿潮气量小、呼吸频率快和肺泡通气 / 血流比值不恒定限制了呼气末二氧化碳分压（partial pressure of carbon dioxide in endexpiratory gas, etPCO$_2$)监测在新生儿领域的应用。

6. 持续呼吸功能联机监护　目前大部分呼吸机都包含这些功能,还有时间为横坐标的流速、容量和气道压力图,以及流速/容量和压力/容量环。持续呼吸功能监护可以降低成人急性呼吸窘迫综合征死亡率。在婴儿中,其可以减少呼吸机使用时间和近期发病率,但到目前为止尚无资料显示其能否改善远期预后。可监测的参数有功能残气量、潮气量(吸入和呼出)、每分钟通气量、顺应性和阻力、频率、气漏、各种波形(压力、流量、通气量)及压力容量环和流速-容量环。

7. 氧合状态评价指标

(1) 肺泡-动脉氧分压差:肺泡-动脉氧分压差(alveolar-arterial PO$_2$ difference, P$_{A-a}$O$_2$)为肺泡腔和动脉血之间的氧分压差值,即呼吸膜两侧的氧分压差值,其结果间接反映肺内氧合功能。正常人该差值为 10~30mmHg,(吸纯氧时不高于 75mmHg)。差值增高提示存在弥散功能障碍。

(2) 氧合指数:OI 为呼吸衰竭机械通气患者评价肺换气障碍严重程度的指标。OI=FiO$_2$ × 100 × MAP(cmH$_2$O)/PaO$_2$(mmHg)。OI 是目前临床最常用指标,判断呼吸机治疗参数设置强度和病儿反应性两方面变化。<5 为正常;5~10 需要辅助通气治疗;10~15 为中~重度呼吸困难;15~20 为重度呼吸困难;20~30 为严重呼吸衰竭,可能伴肺动脉高压,需要 PS、吸入 NO、高频振荡通气联合治疗。当 OI>20,提示存在严重氧合障碍,>40 一般均需接受 ECMO 治疗维持生命。

(3) 动脉/肺泡氧分压比:动脉/肺泡氧分压比为动脉氧分压与肺泡氧分压(alveolar oxygen partial pressure, P$_A$O$_2$)的比值(PaO$_2$/P$_A$O$_2$, a/APO$_2$),P$_A$O$_2$=[FiO$_2$ × (760–47)]–(PaCO$_2$/R),760 为标准大气压,47 为水蒸发压,R 为呼吸商=0.8。a/APO$_2$ 正常值在 0.8~1.0,严重呼吸衰竭时 <0.5,严重低氧血症时一般在 0.2~0.3。此测定值在儿科文献中经常使用,作为判断氧合改善的指标。其局限性为没有考虑呼吸机通气参数的影响,或限于假设呼吸机参数设置没有显著改变时。

(四) 神经功能监测

与呼吸功能和心血管功能监护比较,持续性神经系统监测的方法较少,神经系统的检查总是间断性的,评估也具有主观性。当患儿应用镇静药和神经肌肉阻滞药时,评价更为困难。

1. 临床观察　有无窒息、复苏等病史,哭声,意识状态,反应,有无抽搐等。体格检查应注意患儿的意识、反应、头围、囟门、瞳孔、肌力、肌张力、各种反射。瞳孔对光反射主要反映中脑和脑干功能,对光反射消失(瞳孔固定)多见于严重脑干病变、脑疝及脑死亡,但需注意除外药物作用因素(如阿托品、阿片等)。在神经系统异常评估中核心是肌张力,由于肌张力不同而表现出不同的新生儿姿势、不同的运动形式,从而帮助评价神经发育成熟程度和是否存在异常。

2. 脑电图和脑功能监护　连续视频脑电图(EEG)监测是新生儿惊厥诊断的金标准。背景电活动异常对新生儿脑病严重度及预后评估具有较大价值。对脑损伤高危儿神经功能检测也具有一定价值。aEEG 是近年来发展起来的用于新生儿临床的脑电监护技术,在国外已经成为 NICU 日常监护的一个部分,与常规脑电图相比,aEEG 操作方便、图形直观、容易分析。同时 aEEG 由于电极少,便于长时间记录脑电功能,尤其适用于 NICU 中高危新生儿的床旁脑功能监测,因此,又称为脑功能监测仪(cerebral function monitor, CFM)[6]。但简单化的脑功能监护设备对惊厥诊断价值有待于进一步评估(详细内容参阅相关章节)。

3. 脑超声　超声提供了一种对新生儿脑进行成像的简便方法。多次检查有助于进一步监测,提供关于预后的信息(详细内容参阅相关章节)。

4. 颅内压监测　研究发现通过跨前囟间接测定颅内压是不可靠和不精确的。有创颅内压测定在一些特殊的监护中心应用,但是并不能改善新生儿 HIE 的预后。

5. 红外光谱分析技术　NIRS 能够提供一些信息,使我们了解脑组织氧饱和度、脑血流、脑血容量、脑氧输送、脑静脉血氧饱和度和脑氧获取利用的情况。虽然 NIRS 能够提供对于脑血流动力学的有用信息,但目前这项技术仍旧只是一种研究工具,临床实践中应用价值有待于进一步研究[7]。

(五) 新生儿监护未来发展方向

1. 持续趋势监护　监护仪和实验室检查提供了新生儿某一事件的信息。将这些数据做图表,可以看出整个趋势,希望能够帮助发现异常情况,及早干预。对于新生儿重症监护中趋势监护的应用,一项随机对照试验并未证实它可以改善预后。监护室内监护数据过多,判断哪些数据具有临床意义较为困难。由于不能概括或简化相关的数据,导致医护人员忽视了病情变化,这可能与趋势监护不能改善预后有关。同样,通常发生问题时一系列重要参数都有变化,要找出所有的异常就很困难。计算机可以用于判断复杂的趋势变化。如果所有的持续趋势数据需要进行分析,就需要有电脑化的判读支持系统。多模态监护技术结合人工智能在危重新生儿持续的趋势监护中将发生更大作用,相关的研究刚刚起步[8]。

2. 数据处理　技术的进步增加了监护仪数据的数量和复杂性,但是并非数据量越大越好,很常见的例子如可以从呼吸机测定中获得大量的呼吸功能参数的数据,但是在临床常规工作中应用较少。对一些经验不足的医护人员来说,日常的新生儿监护工作已经负担够重,另外,它们对这些监测方法的基础原理理解较少,越来越复杂的信息他们可能认为价值有限。"数据超负荷"是非常危险的,过多的报警设置,可能只是微小的技术问题,也可能导致监护室报警声不绝。使工作人员很难正确处理报警。新的监护装置在尚未经严格的临床实验证实其有效性之前,不能应用在临床。

监护并不是指从仪器中读取数值,而是将所有获得的数据,包括对新生儿的观察,整理成有用的信息。"经验"和"直觉"实际是认知的方式,虽然其过程可能是潜意识的。有经验的护士是新生儿监护的重要的一部分,她们往往可以意识到许多潜在的问题。然而,即便是最具经验的临床医护人员,也可能忽视一些潜在问题,甚至回顾性调查时发现这些症状已有一段时间。

3. 床旁检查 随着高度精确仪器的发展,床旁检查得以扩展。监护室中血气分析仪是非常重要的仪器。新一代的仪器可以在监护室测定所有数值,而不需要将标本送到实验室。每个监护中心必须做出决定需要哪些床旁检查,这依赖于检查的准确性、临床意义和成本效益比。重要的是坚持制定合适的标准,强调质量控制。

(周文浩 程国强)

参考文献

1. 刘宁,程国强.新生儿血糖监测方法.中华新生儿科杂志,2017,32(2):158-160.

2. 周文浩,程国强.早产儿临床管理实践.北京:人民卫生出版社,2016:76-98.

3. El-Khuffash A,McNamara PJ.Hemodynamic Assessment and Monitoring of Premature Infants.Clin Perinatol,2017,44(2):377-393.

4. Bohn D.Objective assessment of cardiac output in infants after cardiac surgery. Semin Thorac Cardiovasc Surg Pediatr Card Surg Annu,2011,14(1):19-23.

5. 洪文超,龚小慧.新生儿血流动力学监测.国际儿科学杂志,2017,44(4):256-259.

6. 俞秀雅,程国强,周文浩.新生儿神经重症监护单元如何应用振幅整合脑电图.中国循证儿科杂志,2015,12(2):119-125.

7. Sood BG,McLaughlin K,Cortez J. Near-infrared spectroscopy:applications in neonates.Semin Fetal Neonatal Med,2015,20(3):164-172.

8. Mittnacht AJ,Rodriguez-Diaz C.Multimodal neuromonitoring in pediatric cardiac anesthesia. Ann Card Anaesth,2014,17(1):25-32.

第4节 危重新生儿神经监护

一、新生儿神经重症监护单元

2008年4月UCSF Benioff儿童医院建立了全球首家新生儿神经重症监护单元(Neuro-NICU,NNICU)。该模式借鉴了成人神经重症监护病房的部分模式,由新生儿科、神经科、影像学、儿童保健和康复专家等组成多学科团队,目的就是为了改善伴有神经系统损伤或有临床脑病证据(如惊厥)的新生儿的神经预后[1]。这一全新的观点使得NNICU成为一个集研究和治疗新生儿神经损伤于一体的项目,主要目的是预防危重新生儿脑损伤发生,开发和验证治疗婴幼儿神经损伤的新治疗措施。

(一)新生儿神经重症监护单元设置

1. NNICU设置地点 目前新生儿神经重症监护单元(NNICU)一般设置在NICU病房内,条件允许时也可单独建立病房。NNICU病人应该拥有更大的空间,以便于各种神经监护设备的放置。应有更多的专业护士,且可以进行各种神经功能的监护,数据收集和整理。

2. NNICU的人员构成及职责 NNICU需要多学科合作共同管理病人,因此,应该有尽可能多的学科参与进来,包括神经基础研究人员、神经科专家、儿童发育专家、康复治疗师、营养师、神经影像专家、药剂师、眼科医师、耳鼻喉科医师,新生儿专科医师和护士[2-3]。

(1)新生儿专科医师和护士:NNICU主要管理者是新生儿专科医师和护士,主要负责患儿的日常监护、治疗和护理,能够正确诊断脑损伤患儿或潜在脑损伤患儿;掌握各种危重症的救治技术,避免或减轻脑损伤的事件;应熟练掌握NICU常规的监护和治疗措施,同时应该能够熟练操作各种神经功能监护方法,识别异常的临床和神经功能监护事件,并进行简单及时处理;能够进行简单的神经发育评估;同时负责记录和收集临床资料、监护数据。新生儿专科护士应熟练掌握发育支持护理的基本内容和护理方法。

(2)神经影像科医师:主要负责评估患儿需要进行什么样的影像学检查和影像学检查的安全性,准确识别神经影像学变化,并进行分析,提供可能的诊断及需要进一步的检查方法,负责收集神经影像学资料,进行分类整理。掌握神经影像学进展,开展新的神经影像学检查方法。

(3)神经专科医师:识别出导致神经系统并发症的高危因素和并发症类型,惊厥高危患儿的监测、惊厥和癫痫持续状态的诊断和治疗,解释神经影像学和电生理结果,提供预后评估,以及和家庭成员的咨询,需要时可以请神经外科医生会诊。负责治疗脑损伤的新药开发和临床试验研究。

(4)儿童发育和康复科医师:主要负责患儿神经发育评估方法,包括运动功能评估、认知功能评估、精神行为学评估、语言、听力、视力评估方法,能够早期识别异常,并提供相应的干预方法。负责患儿的随访及资料收集和整理、反馈给团队的其他成员。

(5)NICU网络和数据库建设:团队可以包括计算机专业人员进行网络和数据库建设,也可以聘请相关人员进行管理。NNICU可获得大量的临床、影像、电生理等数据,这些数据较为分散,要充分体现NNICU的优势,建立NNICU数据传输网和数据库,对这些数据进行整理分析。团队的每个成员都可以进入到网络,调出自己所需要的数据进行分析。同时,需要专门的或兼职人员对网络进行维护。

3. NNICU团队运行 在一定时间内,各专业医师应相对固定。主要成员如新生儿科医师、神经科医师、神经影像学专家应每天查房至少一次,共同管理存在神经系统急性病变的患儿。每周召开一次团队会议,讨论临床中需要共同解决的问题,总结一周的工作情况,包括临床、科研、数据管理等;制订下一周的工作计划。每月进行一次培训,针对临床和科研工作中遇到的问题进行学习,对年轻的专科医师和护士进行NNICU管理的培训,包括核心课程培训、专科护士能力、素质培训、拓展会诊中心、每月一次的主题讲座,季度病例回顾、争论问题成员内探讨。设立一名联络员,负责团队内和团队外的沟通,协调NNICU的运转,包括与基础科研人员的沟通,联系讲座,临床科研等;需要其他科室紧急参与的治疗如神经外科,其他合并症如心血管问题,消化道问题等,联系相关科室人员进行会诊;负责团队内部的协调。可以根据目前医院的情况组建特别的小组如低温治疗小组、EEG或aEEG监护小组,惊厥治疗小组等。

4. NNICU所需要的医疗设备

(1) NICU设备:NNICU可以设置在NICU内,因此,可以借助NICU的各种监护设备,包括心电、氧饱和度、温度、血压监测、黄疸、血糖、血气,微量生化分析仪等;各种复苏、机械通气、无创通气等设备。如果是单独的NNICU病房,应配备NICU所必需的监护治疗设备。

(2) NNICU所特有的设备:包括视频脑电图、aEEG、头颅B超、近红外光谱分析仪、经颅多普勒超声脑血流测定仪、诱发电位仪(脑干听觉诱发电位、视觉诱发电位、躯体感觉诱发电位)、连续血糖监测、颅内压监测。这些设备均可以进行床旁监测或长时间监护。有条件的单位最好完全配备这些设备,在条件不具备的情况下至少应配置视频脑电图、aEEG或脑功能监护仪、头颅B超、近红外光谱分析仪。

(3) 医院应具有的设备:应能开展MRI、CT、肌电图检查;应具备分子诊断、遗传代谢性疾病筛查、肌肉活检病理学检查或这些项目有固定的外送检查实验室。

(二)新生儿神经重症监护单元收治病人范围

入院时存在神经系统疾病或住院期间发生神经系统疾病的所有患儿均需要收入NNICU。主要包括:①颅内疾病,窒息或HIE、脑梗死、严重颅内出血、中枢神经系统感染、脑积水、胆红素脑病、惊厥、先天性脑发育异常。②颅外疾病,非颅脑先天性发育异常、染色体异常、顽固性低血糖、不明原因的神经症状婴儿如昏迷、嗜睡、肌力低下、肌张力增高。③其他疾病住院的新生儿,一旦被识别出存在神经系统并发症,该患儿应被转移到NNICU。④扩大的NNICU适应证:应包括各种危重的新生儿如严重感染、极早产儿、需要有创通气支持的患儿、严重循环功能异常疾病(先天性心脏病、低血压、休克等),外科术后患儿。这些患儿均存在一种或多种导致脑损伤的高危因素,是脑损伤高危儿,临床上进行相应的监护和护理可以避免或减轻脑损伤。

(三)新生儿神经重症监护单元内神经功能监测

1. 脑电图监测技术 脑电活动监测及惊厥发作的识别,已从纸质追踪发展成为视频数字化记录。数字化视频EEG记录的优势在于可以收集大量的数据,储存动态记录便于复查。视频EEG是识别惊厥发作的金标准;然而,使用视频EEG需要专业的技术员来设置导联和接受过培训的神经内科医师判读EEG。与标准EEG相比,aEEG或脑功能监护仪,操作简便,可以用于床旁连续监测,不需要专业人员阅读,经过简单的培训,NICU医生和护士即可进行操作和初步分析。aEEG脑电活动是常规脑电图监测到的脑电活动,经过放大、整合、压缩获得的波谱带。通过脑电图监测,可以分析脑电背景电活动、睡眠-觉醒周期、惊厥发作和双侧对称性。对于早产儿来说,不同胎龄的新生儿正常脑电活动的背景模式不同,新生儿脑电图结果的解释需要了解新生儿脑发育过程中的变化及新生儿大脑的成熟状态,因此,需要进行专门的培训。通过脑电图监测可以评估脑发育成熟度、脑损伤的严重度、筛选合适的病人进行早期干预、评估远期预后、发现惊厥特别是亚临床惊厥并指导抗惊厥药物的应用[4]。

2. 新生儿神经重症监护影像技术 因具有无创、便于在床旁操作、安全这些特点,颅脑超声是NICU最常见的一种脑影像方式。这一技术最常用于早产儿,用以筛查颅内出血,监测脑白质损伤和脑室扩张的进展。鉴于足月儿与早产儿头颅的差异,HIE损伤区域(如深部灰质核团和位于大脑的凸面部位颅脑神经元,难以评估)的差异,颅脑超声在足月儿中的运用受到了限制。颅脑超声难以识别异常的大脑发育和后颅窝的病变,无法提供有关白质发育或成熟,以及无法描述新生儿某些特定代谢障碍的特征性改变。

CT平扫检查对新生儿来说价值不大,且患儿需接受大剂量的辐射。MRI安全、有效且无辐射,可用于早产儿及足月儿的检查中。与MRI兼容的暖箱、呼吸机和监测仪便于内科将危重新生儿安全的转至MRI室。

早产儿危重疾病状态MRI可提供脑发育的重要信息。先进的MRI技术便于研究有关新生儿脑发育和功能的各个方面,早产儿重要的纤维通讯通路的发育、大脑不同区域代谢的改变、早产及重大疾病对脑发育的影响、大脑某些特定区域的发育,以及这些区域与不同发育结果之间的关联性。对高危新生儿影像表现的研究已经能鉴别出获得性脑损伤的危险因素,并且为有利于大脑超微结构的发育的特殊的治疗及用药提供了依据。

MRI也可以用来评估新生儿大脑不同形式的缺氧缺血性损伤的结构改变。对早产儿脑MRI的研究也同样可以说明脑组织的快速发育以及鉴别脑损伤的形式。另外,越来越多的研究用MRI作为可能的生物标记物或者替代测量手段,识别远期预后的影像学表现。新生儿神经学这一需求正在增加。

3. 近红外光谱分析技术 近红外光谱分析技术(NIRS)

用于新生儿的临床研究始于 1985 年,由于其具有非损伤性的实时床旁监测及不干扰护理和治疗等特点,以及可以监测脑氧合代谢和脑血流动力学,NIRS 是危重新生儿神经监护的理想方法之一。反映脑氧合代谢的指标有脑组织氧合指数(tissue oxygen index,TOI)或局部脑组织氧饱和度(regional oxygen saturation,rSO2)。TOI 和 rSO$_2$ 的区别在于测定的方法不同,均能反应局部氧合血红蛋白浓度的变化。它们测定的是动脉(20%~25%)、毛细血管(5%)和静脉血氧饱和度(70%~80%)的加权平均值,可以作为脑静脉氧饱和度的替代测定法。TOI 与动脉血氧饱和度的差值可代替脑组织氧摄取分数[5]。许多临床事件或临床干预措施可能导致脑血流和氧合变化,这些变化可能导致脑损伤。NIRS 可以非常方便有效的监测临床事件或临床干预对脑血流和氧合代谢的影响,相关的研究也较多(详细内容查阅相关章节)。

(四) 新生儿神经重症监护单元建立的临床价值

1. 深入研究脑损伤的病因及干预措施　新生儿脑损伤为异源性疾病,病因包括产伤、缺氧缺血、感染、炎症反应、遗传等,每一例患儿都应该尽可能寻找到病因,了解其脑损伤的病因与结局的关系;同时根据不同的病因进行针对性治疗。NNICU 一个重要的内容就是评估临床干预措施的疗效和安全性,跟踪基础科学最新的研究成果,设计合理的临床研究方案,寻找脑损伤患儿新的治疗和预防方法。评价一个治疗方法是否适合,不仅关注该治疗方法的疗效,还要关注存活患儿的远期神经预后结局,以及不良反应的发生率。因此,一个好的治疗方法应该是能够增加危重患儿的存活率,且存活患儿的远期神经发育结局良好,同时没有明显的不良反应。NNICU 的建立可以为新生儿神经病学的研究提供强有力的支持,特别是在转化医学研究方面。

(1) 病因研究:将基础研究的进展与临床紧密结合,开展新生儿脑损伤的病因学研究。最好的例子就是利用分子生物学进展如高通量测序技术、全外显子分析技术、基因组学、蛋白质组学等发展为脑损伤的病因研究打开了一扇窗。NNICU 可以利用病人集中的优势建立临床征象数据库,对应每个病人建立遗传数据库,将 2 个样本库进行整合,将显著提高遗传因素或先天性因素导致的脑损伤精准度和特异度,显著缩短寻找病因的时间。

(2) 神经病理研究:通过脑发育的病理生理学及神经干细胞的特征研究,加深了解胎儿和新生儿脑损伤的各种机制,从中发现脑损伤新的预防和治疗策略。可以对死亡或外科手术的患儿留取脑组织样本库,从人体标本研究脑发育过程,研究各种脑损伤的病理变化,确定脑损伤的易感区及易感因素。将病理变化与影像学检查结果进行对比研究,从而提高影像学的阅读水平及临床价值。

(3) 寻找新的脑保护方法:根据随访结果并将随访结果与临床处理比较,优化脑损伤高危儿处理。利用病人集中的优势开展临床多中心的协作研究,了解新生儿脑损伤

的发生率、疾病谱、脑瘫的风险及病因、新生儿惊厥的流行病学特征等;开展新的脑保护方法的临床研究,例如促红细胞生成素治疗 HIE 和预防早产儿脑损伤的研究;亚低温联合药物治疗足月儿 HIE 的疗效研究等。

2. 寻找新生儿脑损伤及其预后评估的早期标志物　脑损伤导致神经元或胶质细胞坏死、炎症反应、酶学改变等,这些在脑损伤后很快就可以释放入脑脊液、血和尿液,特别是尿液检查,可以多次随访且无创,是评价脑损伤及其预后的理想指标。NNICU 在寻找这些敏感的生化指标上具有明显的优势,可以建立血液、脑脊液、尿液、脑组织的样本库,结合 NNICU 大量的临床数据、特别的监护和神经功能评价及其远期的随访资料,有利于发现新生儿脑损伤严重度和预后评估的敏感指标。如何联合利用多个生化指标或生化指标结合其他如脑电生理、影像学的检查手段综合评价新生儿 HIE 的严重度和预后将是 NNICU 研究的重要内容[6]。

3. 评估新生儿脑损伤及其影响预后的高危因素　目前新生儿脑损伤仍没有较好的治疗方法,预防脑损伤的发生是脑损伤高危儿管理的重点。NNICU 通过神经功能监护、临床资料、影像学资料、生化标志物的收集及其远期随访资料的综合分析,可以发现导致新生儿脑损伤的高危因素。危重新生儿多需要较多的临床干预如机械通气、药物治疗、外科手术、环境因素如声光刺激、各种护理措施等,这些临床干预措施可能导致危重新生儿脑血流紊乱,循环功能不稳定等,导致脑损伤。通过神经功能监护可早期发现导致脑血流和循环功能不稳定的因素,减轻或避免脑损伤。通过随访数据,可以反馈给临床医生,哪些干预措施可能改善危重新生儿神经发育结局,哪些可能导致不良的神经发育结局,进而指导临床医生开展相应的随机临床研究,这些研究结果可能促进危重新生儿管理的优化,为新生儿临床干预提供更多的循证医学的资料。

4. 制定脑损伤患儿管理的流程和诊疗方案

(1) 探索最好的多学科协作模式,为其他专业多学科协作提供帮助。NNICU 涉及专业多,包括临床、检查、检验、脑电及康复评估等,良好的运转需要多学科协作。可以探索最佳的多学科模式和方案,既能满足病人、科室管理的需要,又可以最大限度地节约人力、物力和资源成本。

(2) 制定新生儿脑损伤和监护的诊疗常规:依托NNICU 病人资源和人力资源,研究文献资料,从循证医学的角度制定新生儿脑损伤相关的诊疗常规,如新生儿 HIE、新生儿转运、惊厥管理、新生儿脑电图、新生儿磁共振检查等诊疗常规。

(3) 制定 NNICU 管理流程:脑损伤高危儿的管理不仅仅是住院期间的管理,应该从产前会诊、产房复苏、转运前准备、转运、NICU 管理、出院后随访、康复干预、家长培训等进行管理,制定一系列管理流程。

5. 聚焦新的护理模式　在 NICU 内,传统的监护主要

关注的是心血管系统,每一个新生儿床旁都配备有专业的仪器监测血氧饱和度,呼吸和心脏功能。训练有素的新生儿护士能熟练运用这些仪器对存在复杂心肺疾病的患儿进行护理。随着亚低温治疗措施和床旁监测脑电活动技术的出现,将这些新技术运用于床旁神经功能评估,且培训护士分析和解释这些数据显得很重要。

为了理解神经保护和脑功能监护的原理,对护士进行神经解剖学、病理生理学和基础的电生理学的培训。新生儿重症监护的专科护士对患儿神经监护起着非常重要的作用:评估 HIE 的严重程度,监测和处理亚低温治疗期间生理的变化,解释 aEEG 结果,对患儿神经疾病状态的变化做出快速反应并及时通知专家团队。另外,护士为病人提供合适的神经发育看护:病人舒适的体位,最大程度避免病人疼痛,提供神经重症监护的信息,为家庭提供情感支持。

为新生儿提供适合的发展性护理、以家庭为中心的护理这一方法对患儿远期预后的影响目前还难以估计,但却得到了大家的认可。一般包括提供舒适的体位,减少噪声和刺激,集群护理,减少接触的机会及 "kangaroo" 护理(为新生儿提供持续的皮肤接触)。综合的发展性照顾,例如 NIDCAP 对近期和远期预后的益处目前还存在争论。NIDCAP 的一个随机预实验表明,采用 NIDCAP 和改善大脑结构和功能之间存在着正相关性。然而,还需更多的工作来支持发展性照顾这一模式的广泛使用。

6. 教育培训 NNICU 的教育培训人员包括专科医生、住院医生、协作科室医生、家长培训等。培训的内容包括专业知识、文献阅读、家长沟通技巧等。根据接受培训人员不同安排不同的内容。年轻住院医生及下级医院的医生应培训他们如何早期识别出需要进入 NNICU 的病人,如何进行产房处理和转运团队到达前稳定病人,定期进行检查,对做得不足的地方整改,进行持续质量改进。对于负责转运的医生应培训转运前如何稳定病人,转运过程中如何进行神经保护和支持治疗避免第二次打击。对家长培训应包括如何护理、喂养、维持气道通畅、复苏、血氧监测等;培训如何早期发现患儿运动或姿势异常,如何进行视听跟踪训练,对于存在问题的患儿应教导父母如何进行早期干预,如何进行家庭训练包括运动、语言、听力、吸吮等,培养长期随访的依从性。

总之,新生儿神经重症监护是 NICU 一个新兴项目,需要对新生儿护士、学生、住院医师和研究人员进行培训,且要加强新生儿科专家、神经内科专家和神经影像专家之间的合作。新生儿神经重症监护可以借鉴成人神经重症监护的经验:评估神经功能和监测脑电活动。目前这一领域的研究聚焦点是不断开发具有循证医学证据的急性神经系统疾病的诊疗方案和指南,提供脑保护策略,将脑护理合并到对病人的日常监测中。随着脑损伤治疗方案的发展,以及脑监测、惊厥识别和影像技术的进展,NICU 的日常医疗活动需要适应和实施神经重症监护。

(周文浩　程国强)

二、新生儿脑电图

新生儿脑电图(electroencephalogrphy,EEG)可反映大脑半球的基本功能状态和发育成熟水平。在评价各种病因的脑损伤及诊断新生儿惊厥方面,EEG 具有敏感、可靠、无创、可动态随访复查的优点。由于新生儿行为功能尚不健全,临床检查在评价脑损伤程度和神经发育方面的价值相当有限。而 EEG 在反映脑功能方面比某些临床指标更敏感。但新生儿是一个非常特殊的时期,这一阶段的 EEG 表现和评判标准与儿童及成人完全不同。

(一) 新生儿 EEG 的记录方法

新生儿与儿童 EEG 记录方法相似,但应注意其特殊性。常用盘状电极,不推荐使用针电极。新生儿头围小,可适当减少记录电极的数目,推荐使用国际 10-20 系统中的 16 个或 9 个记录电极,但双侧额极电位位置后移 10%,以便更好地记录前额区的电位,并应有 Cz 电极用于记录中央区的正相尖波。新生儿觉醒 - 睡眠状态的判断常需要结合 EEG 以外的其他生理信号进行综合分析,因此,新生儿记录最好包括心电、肌电、眼动、呼吸、血氧饱和度等多种生理参数。最好采用视频脑电图(video-EEG,VEEG)监测。记录时间不应少于 30 分钟,应至少包括一个完整的清醒 - 活动睡眠 - 安静睡眠周期。对 NICU 内的重症患儿,常需要进行持续脑电图(continuous EEG,cEEG)监测,即持续脑功能监测。NICU 内床旁记录时应特别注意识别和排除各种医疗电器对 EEG 记录的干扰。

评价新生儿 EEG 时应准确计算受孕龄(conceptional age,CA),即胎龄(GA)加上 EEG 检查时的日龄。CA 是评价新生儿 EEG 的基本尺度,脑电发育的成熟度主要与 CA 有关,与 GA、出生后日龄、出生体重及其他生长发育指标无绝对关系[7]。

(二) 新生儿 EEG 的主要分析内容

对新生儿 EEG 的分析主要包括睡眠周期、背景活动、不成熟波形和异常阵发性放电。

1. 睡眠周期 CA30 周以下的早产儿无明确的觉醒 - 睡眠周期。早产儿自 32 周开始出现初步的睡眠周期,37 周后可明确区分睡眠周期。新生儿睡眠分为活动睡眠(active sleep,AS)、安静睡眠(quiet sleep,QS)和不确定睡眠(indeterminate sleep,IS)。新生儿期入睡首先进入 AS 期,相当于快速眼动(rapid eye movement,REM)睡眠期;约在 3 个月以后逐渐转变为首先进入非快速眼动睡眠期(NREM)。新生儿觉醒期与 AS 期 EEG 相似,需依靠行为观察鉴别这两种状态。早产儿的 AS 期和 QS 期均为非连续图形,单纯从 EEG 上很难区别,主要依靠临床行为观察和其他生理指标鉴别。但早产儿的睡眠周期与多导图记录的生理参数的一致性较差,直到 CA 36 周以后,睡眠各期 EEG 和多导图的指标才比较一致。足月新生儿的睡眠进程及各期的 EEG 特征见图 4-4-1 和表 4-4-1。

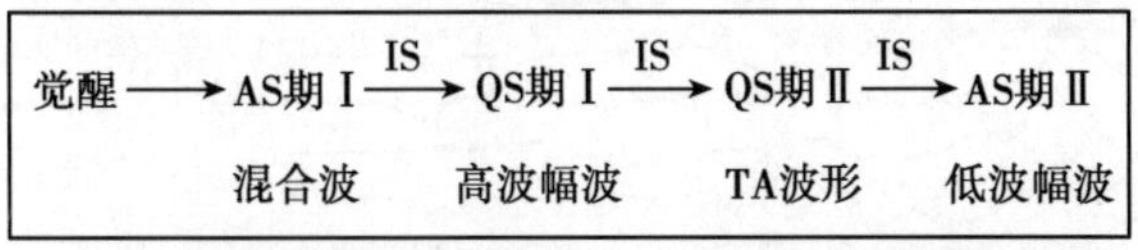

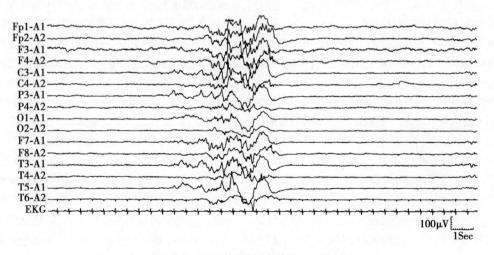

图 4-4-1　足月新生儿的睡眠进程示意图

2. **背景活动**　由于新生儿多数时间处于睡眠状态,且发育性 EEG 特征和异常电活动主要出现在睡眠期,特别是 QS 期,所以一般以 QS 期作为背景 EEG 进行重点分析,这一点与儿童和成人 EEG 有明显不同。

新生儿 EEG 背景活动随发育过程表现为从非连续性逐渐变为交替图形,最终发展为连续性图形。非连续图形(trace discontinuous,TD)是一种非常不成熟的图形,见于 CA28 周以下的极不成熟早产儿,表现为在低于 10~20μV 的低平背景上,间断出现中 - 高波幅的暴发性波群(burst interval,BI),由不规则慢波和(或)棘、尖波构成,持续 1~3 秒不等,左右半球的暴发可同步或不完全同步。两次暴发之间的间隔(暴发间隙,interburst intervals,IBI)持续 10~20 秒(图 4-4-2)。早产儿 IBI 的时间越长,预后越不好。随着 CA 的增长,非连续图形在 CA34 周左右逐渐转变为交替图形

(tráce alternant,TA)。即高波幅和低波幅的脑电活动交替出现,但低波幅段的电压 >10μV。在 CA35 周左右的清醒期和 AS 期及 CA40~44 周的 QS 期,EEG 逐渐发育为连续性图形(continuous)。

3. **新生儿不成熟波形**　新生儿,特别是早产儿的棘、尖波多数与惊厥发作无关,而是脑功能发育不成熟的表现,称为一过性尖波(sharp transients),多为散发且部位不固定的负相尖波,在接近足月儿以额区多见。一过性尖波与异常病理性尖波或棘波的鉴别有时比较困难。一般来说,不论早产儿或足月儿,如棘、尖波持续固定在某一部位反复频繁出现、周期性发放或长时间节律性暴发均应考虑是病理性的。单纯与 CA 周数不相符合的一过性尖波增多主要提示脑电活动的成熟延迟。

另一种新生儿期常见的不成熟波形称为 δ 刷(delta brush),系在 0.3~1Hz 的 δ 波上复合 10~20Hz 的快波节律,中央、枕区和颞区多见,前头部相对少见(图 4-4-3)。最早见于 CA24~26 周,在 CA35~38 周先后从清醒、AS 期及 QS 期消失,但仍可见于足月小样儿。正常 CA44 周后在任何状态下均不应再有 δ 刷,如出现,则提示为不成熟 EEG。

4. **Rolandic 区正相尖波**　Rolandic 区正相尖波(rolandic positive sharp)即中央区正相尖波,是脑实质损伤,特别是深部白质损伤的标志,常与早产儿 IVH 有关,也可见于 PVL、脑梗死、脑积水或 HIE 等情况,但与癫痫发作无关。正相尖波多出现在出生后第 5~8 天,3~4 周后逐渐消失。

表 4-4-1　足月新生儿各期睡眠图形的特征

状态	波形	波幅	频率	连续性
AS- I	混合波	高和低波幅成分混合	混合	持续性
QS- I	高波幅慢波	中 - 高波幅(50~150μV)	0.5~4Hz,有一定节律性	持续性
QS- II	交替图形	高波幅暴发 - 平坦电位或低波幅	暴发 0.5~3Hz,低平混合	暴发 3~8 秒,低平 4~8 秒
AS- II	低波幅不规则	低电压(20~30μV)	5~8Hz 和 1~5Hz	持续性

图 4-4-2　不连续图形(类似暴发 - 抑制)

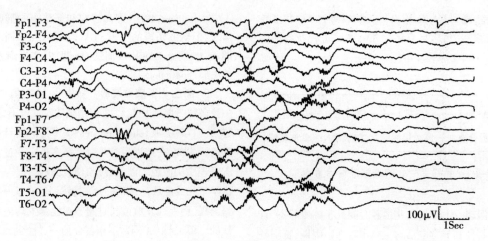

Fp1-F3
Fp2-F4
F3-C3
F4-C4
C3-P3
C4-P4
P3-O1
P4-O2
Fp1-F7
Fp2-F8
F7-T3
F8-T4
T3-T5
T4-T6
T5-O1
T6-O2

100μV
1Sec

图 4-4-3 新生儿 δ 刷

有报道 GA33 周以下早产儿出现频繁 Rolandic 区正相尖波者常遗留运动发育落后。在低于 28 周的早产儿,Rolandic 区正相尖波常出现在重度异常背景活动上,预后不好。

5. **阵发性异常** 新生儿的阵发性放电与惊厥发作有密切关系,但也可仅表现为 EEG 的电发作而无明显临床表现。常见的阵发性异常包括:①恒定在某一部位反复出现且波形刻板的棘、尖波,在排除额区或颞区一过性尖波后,可能属于异常放电,但应结合临床情况全面分析判断。②阵发性的各种特殊波形,常呈节律性连续发放,部位固定或游走,波形和频率随时间过程而有变化。③阵发性单一节律发放,多为局灶性,可为 α、β、θ、δ 节律或尖波节律,在长时间发放过程中频率和波幅可有变化。④周期性放电,为刻板的阵发性尖波或复合波,以相似的间隔重复出现,持续 1 分钟到数分钟,可广泛性、一侧性或局灶性出现,是一种严重的 EEG 异常现象,均伴有严重脑损伤,死亡率高,存活者半数以上有神经发育后遗症。⑤低电压背景上的低频放电,系在持续广泛性低电压的背景上出现波幅很低(50μV 左右)的尖波或慢波,以很慢的频率[1 次 /(0.5~2 秒)]反复出现,见于各种病因的严重脑损伤,患儿常处于昏迷状态,预后不好。

(三) 新生儿 EEG 的成熟化过程

从极不成熟的早产儿到足月儿,EEG 经历了一个逐渐成熟化的过程。最早的 EEG 活动痕迹出现于妊娠期第 8 周,EEG 显示脑电活动完全不连续,短暂的 BI 之间为长时间的电静止或低电压 IBI 状态。随着中枢神经系统的成熟和深层灰质结构对皮质调节功能的增强,BI 的持续时间逐渐增加,而 IBI 的长度则逐渐缩短且电压逐渐增高,最终发展为连续图形。临床一般根据 EEG 的连续性、TD 或 TA 图形中IBI 的长度和振幅、BI 段的同步性、AS 和 QS 期 δ 刷的数量、散发一过性尖波的数量、多导电参数与行为的一致性等多个指标综合判断 EEG 的成熟性(表 4-4-2)。但这些指标都没有严格的定量标准,因而对成熟性的判断具有一定的主观性和经验性。

EEG 特征与实际 CA 比较落后 2 周以上属于成熟化过程延迟。EEG 的成熟化过程受到许多因素的影响,包括中枢神经系统病变和各种全身性疾病,如新生儿窒息、高胆红素血症、中枢神经系统或全身性感染、RDS、代谢紊乱等。在多数情况下,成熟化延迟为非特异性的轻度一过性异常,随着原发病变的恢复和基本状态的好转而恢复正常,一般预后良好。如成熟化过程明显延迟(落后实际 CA4 周以上),或系列 EEG 记录显示持续成熟化延迟,提示有严重或持续存在的脑损伤,预后不良。此时 EEG 除成熟化延迟外,多数合并其他异常表现。

(四) 异常新生儿 EEG 的判断标准

异常新生儿 EEG 分为轻、中、重度。不同程度的异常反映了脑损伤的严重程度,并与远期预后有较好的相关性[7]。

1. **轻度异常** EEG 记录中有下列至少一项表现为轻度异常:①背景活动成熟轻度延迟,即与实际 CA 相比 TA 或 TD 图形的不连续性略显落后;②与实际 CA 相比半球间轻度不同步;③临床和 EEG 的睡眠状态不一致;④与 CA 相适应的波形或节律轻度缺乏;⑤轻度局灶性异常,如局性电压降低,或在正常或轻度异常背景上颞区或中央区少量局灶性放电。

2. **中度异常** 有下列表现之一为中度异常:①与实际 CA 相比,背景活动中度不连续(IBI 在 CA30 周以下早产儿 ≥30 秒以上,或在 CA30 周以上 ≥20 秒,但均不超过 60 秒);②与 CA 相适应的波形或节律缺乏;③半球间持续不对称和(或)不同步,不超过整个记录的 50%;④持续普遍性电压降低,在所有状态下背景活动 <25μV;⑤单一节律发放或其他形式的电发作,不伴重度背景异常。

3. **重度异常** 有下列至少一项表现为重度异常:①与实际 CA 相比,背景活动明显不连续(IBI≥60 秒);②局灶性或一侧性周期性放电;③半球间过度不同步和(或)不对称,占整个记录的 50% 以上;④频繁出现 Rolandic 区或中线区正相尖波,>2 次 /min;⑤严重低电压(在所有状态 <5μV);⑥暴发 - 抑制;⑦等电位。

表 4-4-2　CA24~46 周新生儿 EEG 背景活动的发育

CA	各种状态下的背景 EEG			临床和 EEG 一致性	反应性	连续性	BI 组成	BI 同步性	IBI 持续时间	IBI 波幅
	觉醒	AS	QS							
24~29 周	TD	TD	TD	清醒和睡眠期 EEG 相同	刺激时 EEG 无改变	不能保持连续性	单一节律枕区 δ 波、枕区和颞区节律性 θ 波、δ 刷	接近 100% 同步(过度同步)	6~12 秒	<2μV
30~34 周	TD	TD	TD	清醒和 AS 期 EEG 相同,伴较长期的连续性;QS 期完全不连续(TD)	刺激时 EEG 有某些改变	清醒或 AS 期很少有较长连续性 EEG	单一节律枕区 δ 波、枕区和颞区节律性 θ 暴发,AS 期 δ 刷多于 QS 期	70%~80%	5~8 秒	<25μV
35~36 周	TD	TD	TA	能明确区分清醒和 AS 期(混合活动),QS 期为不连续的 TD	在 QS 期不连续记录时刺激引起电压降低和更持续的图形	在清醒和 AS 期有对称、连续的低 - 中波幅连续频率活动	各种 EEG 频率混合,节律性颞区 θ、δ 刷在 QS 期多于 AS 期	约 85%	4~6 秒	>25μV
37~40 周	CMW	CMW	TA&CSWS	在行为状态转换时 EEG 多数为不确定睡眠;清醒 AS 期为混合活动,QS 期为 TA,各种状态与 EEG 特征之间一致性良好	EEG 背景对内源性和外源性刺激有一致的反应;清醒 AS 期以及 QS 期的 CSWS 部分为连续性	在清醒和 AS 期及 QS 期的 CSWS 分为连续性	混合活动为持续低 - 中波幅混合频率活动。TA 的暴发段 δ 活动更多些 CSWS 期出现某些 CSWS	约 100%	2~4 秒	50~75 μV
40~44 周	CMW	CMW	CSWS	清醒或 AS 期为混合活动,QS 期为 TA 或 CSWS,状态与 EEG 之间一致性良好	在 QS 期以及 QS 与清醒和 AS 之间,刺激可引起 EEG 改变	所有行为状态均为连续性	混合活动和 TA 同上,记录的 TA 部 CSWS 为持续 δ 活动,后 δ 刷主要出现在 QS 期	记录的 TA 部分为 100% 头部发育最好	2~4 秒	75~100μV
44~46 周	CMW	CMW	CSWS & 纺锤	CSWS 逐渐取代不成熟的 TA。清醒期为低 - 中波幅的 EEG,QS 期为高波幅 δ 频率为主的 CSWS。在 CSWS 时顶区出现 12-14Hz 睡眠纺锤	CSWS 时刺激引起明显 EEG 改变,电压降低 δ 活动减少		清醒期和 AS 期为混合活动。δ 刷从 QS 期消失			

注:TD,不连续图形;TA,交替图形;CMW,持续混合波;CSWS,持续慢波睡眠

（五）EEG 对新生儿脑损伤的诊断和预后意义

在新生儿窒息、HIE、严重颅内出血、惊厥发作等情况下，EEG 在评价新生脑损伤程度和预测远期预后方面比某些临床指标，如 Apgar 评分或神经系统检查更敏感。多数学者认为新生儿 EEG 的预后意义大于诊断意义，背景活动比阵发性异常更具有判断预后价值。EEG 评价脑损伤的原则为早期监测、系列观察，以背景活动为主要分析指标。

新生儿背景活动轻度异常一般预后良好；重度异常死亡率高，存活者多数遗留神经发育方面的后遗症；中度异常的预后则不确定。对新生儿重度窒息和（或）HIE 患儿，早期 EEG 是预后的良好指标。对新生儿窒息的连续 EEG 记录显示，出生 12 小时 EEG 的敏感度、特异度、阳性预测值和阴性预测值分别为 100%、94%、83% 和 100%。EEG 重度异常者 90%、中度异常者 64% 预后不好，48 小时内 EEG 的敏感度为 94.7%，特异度为 68.4%。cEEG 监测或系列 EEG 复查非常重要，足月出生伴 HIE 的患儿出生后 8 小时内 EEG 正常者预后良好；如 8 小时内 EEG 为重度异常，间隔 12~24 小时复查恢复正常，预后也较好；但如背景高度抑制或完全无反应超过 24h 则预后非常不好。多数研究结果认为首次 EEG 记录应在出生后 24 小时内进行，并在 3~7 天内进行复查，如未恢复正常，2~4 周后应再次复查。EEG 持续不改善或恶化者预后不好。不论是在病变早期或恢复期，单次 EEG 记录的临床价值有限。新生儿期以后的 EEG 改变与远期预后无关，很多新生儿期重度 EEG 异常以后逐渐恢复，但并不能改善预后[8-13]。

（六）EEG 对新生儿惊厥发作的诊断和预后意义

新生儿惊厥发作多数为各种原因引起的脑损伤合并的一过性症状，严重者以后可转变为慢性复发性癫痫，但仅有少数病例为单纯的新生儿特发性癫痫综合征。新生儿期由于脑发育不成熟，常表现出与儿童及成人完全不同的临床和 EEG 表现，有些发作症状与新生儿的非癫痫性行为很难鉴别。随着视频脑电图（VEEG）的应用，近年来对新生

儿惊厥发作的临床表现、发作性质及其与 EEG 的关系有了很多新的认识，并由此带来某些治疗策略的改变。

新生儿惊厥发作的 EEG 特征与脑成熟化过程有密切关系，但无病因特异性。不成熟脑的放电具有波形宽、频率慢、范围局限、扩散缓慢的特点，反映了由于髓鞘化过程和神经环路发育不完善，局部神经元同步化程度低，募集和传导能力差（图 4-4-4）。足月儿在发作开始时常有尖波、棘波或低波幅的节律性 α-θ 活动，而早产儿或严重脑损伤时则常见尖形 δ 或 θ 波节律性或周期性放电。新生儿常有多灶起源或游走性的发作期放电，但不一定有定位意义（图 4-4-5）；恒定起源于一个部位的发作则提示局部结构性脑损伤。

在 EEG 背景正常或轻度成熟化延迟基础上的发作期放电一般与临床行为改变有较好的相关性，多数预后较好。在低电压或电静息背景上出现的重复而刻板的低频放电临床可无症状，但预后很差，死亡率高，存活者多遗留严重神经后遗症。在应用苯巴比妥、苯二氮䓬类抗癫痫药物后临床发作被抑制，但仍可存在电发作，同时这类药物对 EEG 背景亦有一定抑制作用。VEEG 监测显示多数肢体行进性自动症（游泳样、划船样或踏车样运动）及躯干为主的全身性强直发作不伴有 EEG 的发作期放电，且背景活动多为低电压、暴发抑制等重度异常。提示这类行为多数不具有癫痫性质，而是皮层高度抑制导致的皮层下释放症状。这种电-临床分离现象临床预后非常不好。

EEG 评价新生儿惊厥发作预后的 3 个主要指标是背景活动、阵发性活动和电持续状态。其中背景活动是判断神经发育预后的最好指标，具有重度异常背景活动的存活者以后多数遗留不同程度的神经后遗症。同时，由于背景异常时出现电发作的几率更高，故以后反复癫痫发作的发生率也明显增高。在正常背景上出现的阵发性活动对神经发育影响不大，但有报道节律性的 θ 或 α 暴发及发作间期频发的颞区负相尖波和以后的癫痫发作有较高的相关性。惊厥持续状态或电持续状态即使出现在正常背景上，也可能造成惊厥性脑损伤，但远期预后主要与病因和 EEG 的背

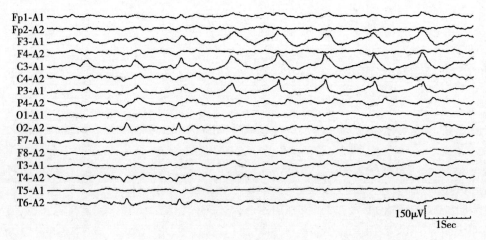

图 4-4-4　新生儿发作期宽大尖波节律，起始于 C3 并逐渐扩散

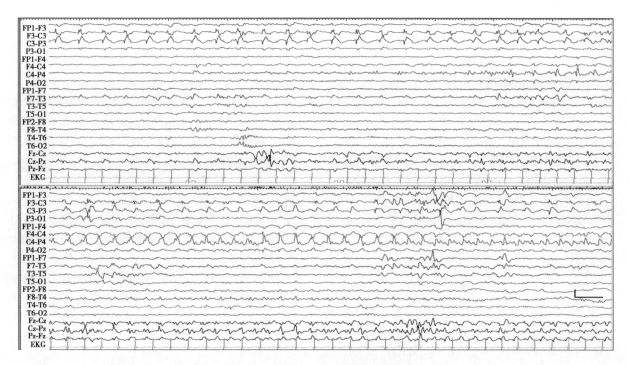

图 4-4-5　新生儿多灶游走性发作
从左侧中央区逐渐游走至右侧中央区(上下图连续记录,标尺:1s,50μV)

景活动有关[14-16]。

（刘晓燕）

三、振幅整合脑电图与脑功能监测

目前对危重新生儿需要脑电监测这一理念已经达成共识。全导联视频脑电图是脑电监护的金标准,但一般至少要安放 16 个电极才能获得满意的新生儿脑电图,且操作复杂,需要专业人员进行阅读,因此,只在大型新生儿中心使用。振幅整合脑电图(aEEG)的出现克服了全导联视频脑电图的限制,使新生儿脑功能长时间连续监测成为可能。aEEG 操作简单、可实时床旁连续监测脑电活动,阅读简单,对脑损伤高危儿监测逐渐显示出临床价值。

（一）aEEG 基础知识

1. aEEG 工作原理　aEEG 的工作原理类似于心电图,记录了头皮电极间的电位差及其随时间的变化趋势。原始 EEG 信号首先通过不对称的带通滤波(频率 2Hz 以下及 15Hz 以上的电活动被明显衰减)对 aEEG 信号进行放大和滤过,使来自出汗、运动、肌肉活动、ECG 和电干扰等的伪差最小化。记录到的原始脑电图每 15 秒压缩一次,以垂直线形式显示,垂直线的最高点为最大振幅,代表最高电压;最低点为最小振幅,代表最低电压,随着记录时间的延长,形成一条波谱带,代表了脑电随时间的活动范围,也称为电压带。该波谱带在经过修正和润滑,以半对数形式(0~10μV 为线性显示,10~50μV 为对数显示)显示,一般 X 轴为时间轴,Y 轴为电压轴。半对数输出增加了检出极低振幅(<5μV)

背景活动变化的敏感性。整合压缩后的脑电信号以慢的速度(6cm/h)打印或存储。aEEG 下边界反映的是脑电活动的连续性,上边界反映的是脑电波形的振幅。目前的 aEEG 屏幕上多分为上下两部分,上半部分显示整合后的脑电图,下半部分显示原始脑电图,可对伪差与真正 EEG 信号进行更可靠的在线鉴别,也可检测出非常短的事件(数秒)如短暂的癫痫样发作。另外,原始 EEG 也能在事后从储存的资料中进行回放,对记录的资料可进行第二次评估,增加了aEEG 的可靠性和敏感性,特别是提高了惊厥诊断的敏感性和特异性。

2. aEEG 的描记　aEEG 的描记至少需要 3 个电极,按照常规 EEG 国际 10/20 系统电极位置放置。单通道aEEG 放置 3 个电极中 2 个放置在双侧顶部(P3 和 P4,或C3 和 C4),参考电极放在前额部,描记的是电极之间的电位差。如为双通道 aEEG,需另放置 2 个电极(电极放置在 P3 和 P4,C3 和 C4),惊厥的检出率会增加。任何常规的 EEG 电极如针状、盘状、或一次性粘贴的胶状电极都可以应用。目前推荐使用一次性胶状粘贴电极,特别适用于出生后第一周的超未成熟儿。电极不能放置于前囟、颅缝、血肿或其他颅骨局部畸形上;电极不与床面直接接触,以减少伪差。

aEEG 描记应注意的问题:①描记时电阻最好小于5kΩ。②每次描记前必须校正,目前仪器可进行自动校正。长时间描记时,必须每 24 小时校正一次;③有病情变化(如惊厥)或用药、各种护理操作等要在 aEEG 上做记录,以便以后分析时明确脑电图变化的原因区分伪迹。要特别注意影响 aEEG 图形的一些因素,如呼吸运动、肌肉活动、电极间距离、头皮水肿、心电干扰及其他设备干扰等(高频通气)。④局部皮肤的擦洗和电极的固定对成功描记非常关键;新生儿尤其是早产儿皮肤很薄,剃头发和擦洗皮肤应非常小心,以防皮肤破损和感染。

(二) aEEG 的判读

aEEG 可以评估背景电活动、惊厥发作和睡眠觉醒周期,对称性和图形质量。

1. 背景电活动 背景电活动是 aEEG 图形上优势电活动,表 4-4-3 和图 4-4-6 对背景电活动的分类进行了描述。足月儿生后第一天即为连续性正常电压图形;早产儿 aEEG 出现不连续背景电活动是正常的,随着胎龄的增加,aEEG 脑电活动的连续性逐渐增加,胎龄 36 周时,aEEG 图形类似于足月儿[17-18]。

表 4-4-3 aEEG 背景活动*的分类

- 连续性正常电压(continuous normal voltage,C):连续性活动,aEEG 下边界(最小振幅)在 7~10μV,上边界(最小振幅)在 10~25μV
- 不连续性(discontinuous normal voltage,DC):不连续性活动,aEEG 下边界可变,但主要低于 5μV,上边界大于 10μV
- 连续性低电压(continuous low voltage,CLV):连续性活动,上边界极低,在 5μV 上下或低于 5μV
- 暴发抑制(burst-suppression,BS):不连续性活动,下边界恒定在 0~1μV,暴发波振幅大于 25μV
- BS+:指 BS 背景活动,暴发波次数多,大于或等于 100 次 /h
- BS-:指 BS 背景活动,暴发波次数少,小于 100 次 /h
- 电静止、平坦波(flat trace,FT):背景活动主要为电静止,小于 5μV

注:* 背景活动类型是指 aEEG 图形上电活动的主要类型

资料来源:Hellström-Westas L,et al. Amplitude integrated EEG:classification and interpretation in preterm and terminfants. Neoriews. 2006,7:e76-78

镇静药、抗癫痫药或阿片类镇痛药可影响 aEEG 的背景电活动,较以往变的更不连续,已经存在的不连续性背景电活动可能变为暴发抑制,暴发抑制可能变为平坦波。因此,应用这些药物后 1~2 小时背景活动的评估不可靠,但长时间的监测有利于识别药物对脑电活动的影响。一般来说,中等剂量的镇静药或镇痛药对 aEEG 背景电活动影响较小,但如果患儿本身脑电活动极不成熟(如早产儿)或已经存在严重脑损伤时就会受到影响。

2. 睡眠 - 觉醒周期 睡眠 - 觉醒周期(sleep-wake cycling,SWC)在 aEEG 上表现为平滑的正弦波样变化,主要是下边界。宽带代表安静睡眠时不连续电活动,窄带代表清醒或活动睡眠期间更连续的电活动。SWC 可分为无、未成熟和成熟三类,见表 4-4-4。足月儿生后第 1 天多出现成熟的睡眠觉醒周期,早产儿 SWC 与胎龄有关,25~26 周早产儿即可观察到睡眠 - 觉醒周期变化,随着胎龄增加,SWC 逐渐成熟,发育良好的 34 周早产儿即可出现成熟的 SWC。

表 4-4-4 睡眠 - 觉醒周期分类

- 无 SWC:aEEG 背景活动无正弦样变化
- 不成熟 SWC:下边界有一些周期性的变化,但发育不完全,与正常年龄相匹配的资料相比,发育不完全
- 成熟 SWC:aEEG 不连续和连续的背景活动之间有明显可识别的正弦样变化,周期时间≥20 分钟

资料来源:Hellström-Westas L,et al. Amplitude integrated EEG:classification and interpretation in preterm and terminfants. Neoriews,2006,7:e76-78

3. 惊厥 在 aEEG 上惊厥发作表现为下边界和上边界突然抬高,常伴发发作后电压降低。在 aEEG 上惊厥分为单次惊厥发作、反复惊厥发作(30 分钟内 >3 次惊厥发作)和癫痫持续状态(惊厥持续发作 >30 分钟,aEEG 表现为锯齿状形式 / 锯齿波)(图 4-4-7)。

(三) aEEG 与新生儿 HIE

aEEG 在新生儿领域的应用始于足月儿 HIE 监测。

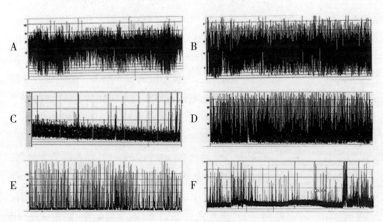

图 4-4-6 不同类型 aEEG 背景活动

A. 连续性活动(C)即连续性正常电压:aEEG 下边界(最小振幅)在 7~10μV,上边界(最小振幅)在 10~25μV;B. 不连续性(DC):不连续性活动,aEEG 下边界可变,但主要低于 5μV,上边界大于 10μV;C. 连续性低电压(CLV):连续性活动,上边界极低,在 5μV 上下或低于 5μV;D. BS+,BS 背景活动,暴发波次数多,大于或等于 100 次 /h;E. BS-,指 BS 背景活动,暴发波次数少,小于 100 次 /h;F. 电静止,平坦波(FT):背景活动主要为电静止,小于 5μV

HIE 新生儿进行 aEEG 监测可以早期评估 HIE 严重度、选择合适的病人进行神经干预、早期判断预后[19]。

1. 早期评估 HIE 的严重度　在窒息后 6 小时甚至 <3 小时，aEEG 即可发现新生儿中、重度 HIE。aEEG 预测中重度 HIE 的敏感度为 100%，特异度为 81.3%，阳性预测值为 85%，阴性预测值为 100%。SWC 的变化也与 HIE 的严重程度有关，HIE 越重，SWC 恢复时间越晚[20]。

2. 筛选合适的新生儿 HIE 进行早期干预　早期应用 aEEG 监测有助于早期发现处于中重度 HIE 新生儿并与家长进行沟通和制订治疗计划，既有利于选择最可能受益于特殊神经保护措施（如亚低温疗法）的 HIE 患儿，又可以避免 HIE 治疗扩大化的倾向[20,21]。但 aEEG 异常并不能作为新生儿 HIE 是否进行干预的唯一标准，原因可能与 HIE 脑损伤的部位有关，aEEG 只能监测到皮层神经元电活动，而新生儿 HIE 存在基底节等深部白质损伤，因此，aEEG 结合神经系统临床评估才能筛选出更多的 HIE 病人进行干预。

3. 早期预测新生儿 HIE 的远期预后　Meta 分析显示，重度异常 aEEG 预测中重度残疾或死亡的敏感度为 91%（95% *CI* 87-95），特异度为 88%（95% *CI* 84-92），提示 aEEG 床旁监测是一种有价值的预测 HIE 足月新生儿神经发育预后的工具[21]。将临床评价与 aEEG 相结合将会大大提高对脑损伤新生儿预后判定的准确性。但亚低温治疗可能降低 aEEG 预后评估价值，对亚低温治疗的患儿延长监测时间，>48 小时异常的 aEEG 背景电活动或无 SWC 仍是神经发育不良较好的预测指标。

（四）aEEG 和新生儿惊厥

aEEG 对惊厥发作高危儿进行监测，也可以用来评价抗惊厥药物的疗效。

1. 影响 aEEG 诊断惊厥准确率的因素　aEEG 是时间压缩后的脑电图形，只有惊厥发作 >2 分钟才能在 aEEG 上表现出来。aEEG 导联较少，只能监测到该通道内发生的惊厥。78% 惊厥源自 C3~C4 导联处，因此，aEEG 电极应放置在 C3~C4，可显著提高惊厥的检出率。一些护理操作、肌肉活动、出汗、心电干扰等在 aEEG 上也可表现类似惊厥的波形，但可通过阅读原始 EEG 或视频进行鉴别。有些低振幅的惊厥发作在 aEEG 上并不表现为下边界或上边界的抬高。EEG 阅读经验可以提高惊厥诊断的正确性。

2. aEEG 诊断惊厥的价值　尽管 aEEG 不能检测到短阵惊厥发作，但持续监测 >30 分钟，更易观察到惊厥的发作，预测惊厥发作的敏感度为 80%，特异度为 100%。同时发现 aEEG 监测可以发现亚临床惊厥[22]。新一代的数字化 aEEG 不仅可提供单通道或双通道的 aEEG 图像，还可以提供未经处理的原始 EEG。双通道 aEEG 并合原始 EEG 可以明显提高 aEEG 诊断惊厥的敏感性。

3. aEEG 评价抗惊厥药物疗效　aEEG 可用来评价抗惊厥药物疗效，指导惊厥的治疗。抗惊厥药物应用后，惊厥的临床表现可能消失，但脑电图上仍然存在异常放电，对这些没有临床表现的电惊厥是否会导致脑损伤仍存在争议。部分患儿给予抗惊厥药物后临床和电惊厥都缓解不明显，可能需要更换药物或联合应用抗惊厥药物。

（五）早产儿与 aEEG

1. 早产儿脑发育研究　胎龄 28 周的早产儿，aEEG 就出现一定的 SWC，但不完整。随着胎龄的增加，SWC 逐渐成熟，约在 37 周大多数早产儿可出现成熟的 SWC。同样，背景电活动也存在类似的发育过程，aEEG 上表现为连续性随胎龄增加而成熟，下边界电压逐渐增高，上边界电压逐渐下降，带宽逐渐变窄。早产儿出生后生活的环境与宫内明显不同，接触到各种刺激如声音、光、触觉、温度改变、疼痛等，也可能发生各种疾病，这些可能都会影响脑发育过程。宫外环境可能加速 aEEG 成熟，同一个胎龄点，纠正胎龄与出生胎龄比较 aEEG 的连续性和 SWC 更成熟，下边界电压较高，带宽变窄。另外，宫外生活对不同胎龄早产儿影响不同，出生胎龄越小，受宫外生活的影响越大，表现为脑发育加速越明显[18,23]。

2. aEEG 评分系统　Burdjalov 等设计了一个评分系统（表 4-4-5）用于早产儿 aEEG 分析。对正常早产儿研究表明，该评分系统能够很好地反映早产儿脑发育过程，其分

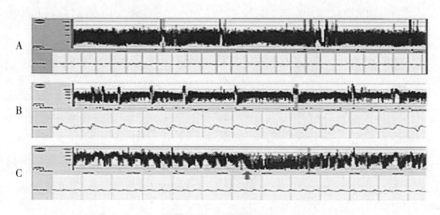

图 4-4-7　惊厥分类
A. 单次惊厥发作；B. 反复惊厥发作；C. 癫痫持续状态

值与胎龄高度相关,分值越高,表明脑发育越成熟[24]。小于胎龄儿与足月儿比较,该分值较低,提示小于胎龄儿脑发育延迟;生后第1天的aEEG总分与危重度评分相关性也较好,该分值较低提示早产儿存在严重颅内出血或可能发生不良预后。

3. 早产儿脑损伤与aEEG 早产儿aEEG与胎龄有关,不同的胎龄aEEG图形存在差异,不能用足月儿评价指标评估早产儿aEEG是否异常,因此,aEEG在早产儿脑损伤评估中的价值不像足月儿那么明确。

暴发间歇和每小时暴发次数是评价早产儿脑损伤较为有用的指标。早产儿脑电是不连续的,脑电活动存在一定时间间歇期,胎龄越小,暴发间隙(IBI)越长,各胎龄IBI见表4-4-6。IBI超过相应胎龄段的时间提示IBI过长,脑电活动受到抑制。胎龄>36周的新生儿一般不应出现IBI。评价早产儿脑损伤的另一指标为每小时暴发次数,包括每小时最大暴发次数和最小暴发次数,其中最大暴发次数价值更大。如最大暴发次数<130次/h多提示存在严重的颅内出血。下边界电压和睡眠觉醒周期也是评价早产儿脑损伤常用的指标。严重颅内出血的患儿下边界电压显著降低,多<2μV;SWC较同胎龄的早产儿不成熟或出现延迟也提示存在严重颅内出血。早产儿PVL也是早产儿常见的脑损伤类型,存在PVL的早产儿上边界电压明显增加,下边界电压显著降低,SWC出现延迟[19]。

4. aEEG与早产儿神经发育结局 预后不良的新生儿aEEG明显抑制,aEEG存在暴发抑制波形、IBI延长(>6秒),提示早期进行aEEG监测可以评估早产儿神经发育结局。

aEEG评分与预后不良发生率显著相关,生后1周内预测预后不良的敏感度为73%,第1周为95%,特异度分别为87%和83%。不同研究结果存在差异,可能与首次监测时间、监测持续时间、研究人群不同和aEEG评价指标不同等有关。联合头颅超声、NIRS和MRI在不同时期对早产儿进行监测,对早产儿远期神经发育的评估可能更有价值[19]。

5. 早产儿临床干预与aEEG 早产儿容易发生各种并发症,常需要各种临床干预措施如呼吸支持、吸痰、低血压、应用PS、茶碱类药物、吲哚美辛或布洛芬等关闭动脉导管,接受各种刺激如疼痛、光线、声音等,也易发生败血症、黄疸和NEC等疾病。这些干预措施或疾病都可能影响脑血流,导致脑损伤。对这些患儿进行脑功能监护,可以寻找到合适的干预方法,早期发现脑电活动的变化,进而避免或减轻早产儿脑损伤,改善早产儿预后。对早产儿出血后脑积水的研究表明,随着脑积水逐渐进展,aEEG电压变低,SWC消失,脑室-腹腔分流术后,抑制的脑电活动逐渐恢复,因而通过aEEG持续监测可早期发现需要手术干预的早产儿出血后脑积水,对选择合适干预时机具有指导意义。

(六)aEEG用于其他脑损伤高危儿的监护

除缺氧缺血外,严重感染、高胆红素血症、低血糖、遗传代谢疾病、脑梗死、脑发育异常等也可导致新生儿脑损伤。aEEG也可用于这些脑损伤高危儿的监护。对败血症和(或)脑膜炎新生儿的研究表明,aEEG异常程度和异常持续时间与预后显著相关。遗传代谢性疾病如存在高氨血症或严重酸中毒或存在脑病表现,aEEG多表现为显

表4-4-5 早产儿aEEG评分系统

分值	连续性(Co)	周期(Cy)	下边界振幅(LB)	带宽(B)
0	无		明显抑制(<3μV)	非常抑制:小跨度(≤15μV)和低电压(5μV)
1	不连续高电压	不明确,有些周期	升高(>5μV)	不成熟:大跨度(>20μV)和高电压(>5μV)
2	连续性	明确周期,但中断		成熟中:中跨度(15~20μV)和高电压(>5μV)
3		明确周期,无中断		成熟:小跨度(<15μV)和高电压(>5μV)
4		规则、成熟周期		
5	连续性	明确周期,但中断		成熟中:中跨度(15~20μV)和高电压(>5μV)

引自:Burdjalov VF,et al.Cerebral function monitoring:a new scoring system for the evaluation of brain maturation in neonates.Pediatrics,2003,112(4):855-861

表4-4-6 早产儿aEEG IBI平均值和最大值

受孕龄	21~22周	23~24周	25~27周	28~30周	31~33周	34~46周	37~40周
平均(s)	26	18	12	10~12	8~10	6~8	
最大值(s)			35~45	30~35	20	10	6

摘自:邵肖梅,刘登礼,程国强.新生儿振幅整合脑电图图谱.上海:上海科技教育出版社,2011:15

著异常,预后通常较差。对高胆红素血症新生儿的监测发现,发生急性胆红素脑病的患儿 aEEG 图形异常,提示脑电活动受到抑制。轻度、持续时间短且无脑损伤临床症状的低血糖新生儿,aEEG 无异常,而严重的反复低血糖可能导致 aEEG 异常。围术期 aEEG 监测出现惊厥图形或恢复延迟提示发生神经预后不良的风险增加。因此,加强围术期 aEEG 监护有助于寻找先天性心脏病患儿发生脑损伤的病因,改善对手术期间的监护和处理,预测神经预后发育不良的风险。

(七) 脑损伤高危儿 aEEG 连续监测

一般常规脑电图监测时间为 15~30 分钟,视频脑电图监测的时间大多为 4 小时,而数字化 aEEG 可进行连续监测,有助于发现阵发性的脑电活动异常,可观察脑电活动的趋势变化,对神经发育预后的评估价值更大。对足月儿 HIE 生后 72 小时连续进行 aEEG 监测,发现异常 aEEG 恢复时间可更好的评估神经发育预后。即使早期严重异常的 aEEG 如 24 小时内恢复,大多预后良好,如 aEEG 异常逐渐严重或 36 小时仍没有恢复正常,预后多不良。对严重败血症和(或)脑膜炎的新生儿进行 72 小时连续监测也得出相似的结论。对脑损伤高危早产儿进行连续监测,可能早期发现脑损伤,明确何时发生脑损伤,并分析导致脑损伤的可能因素,在临床工作中注意改进早产儿管理水平,可以改善早产儿预后[19]。

aEEG 是 NICU 重要的评估工具,随着 aEEG 技术的不断改进和临床研究及应用经验的积累,aEEG 在 NICU 必将发挥更大作用。

(程国强)

四、经颅多普勒脑血流监测

新生儿脑损伤发病机制中脑血流异常占有非常重要的地位,充分了解新生儿脑血流动力学特点及其影响因素和监测方法,及时纠正存在的脑血流动力学紊乱或避免出现脑血流异常会减少新生儿脑损伤的发生。目前有关新生儿脑血流的测定方法不少(表 4-4-7),但不是技术上存在一定困难,就是有创监测,在新生儿的应用受到限制。经颅多普勒(transcranial doppler,TCD)脑血流检测技术具有无创、可连续监测和床旁反复测定的优点,对脑血管疾病的诊断和监测临床价值较大。新生儿由于前囟未闭,甚至后囟也未关闭,通过 TCD 监测新生儿脑血流速率更容易进行,特别是检测大脑前动脉的上升段和大脑后动脉脑血流速率。因此,TCD 在胎儿和新生儿的应用日益增多,特别是高分辨率彩色血流成像技术的出现,可以对胎儿和新生儿脑血流进行更深入细致的研究。

(一) 超声多普勒测定的血流动力学参数及其意义

1. **定量测定** 超声多普勒可定量测定的指标主要有收缩期峰流速率(Vs)、舒张末期血流速度(Vd)和平均血流速率(Vm)。Vs 指收缩期内的最高血流速度,反映了整个心动周期内的最高血流速度;Vm 指一个心动周期的多普勒频谱图像中,最高血流速度及最低血流速度之间的平均值;Vd 指心动周期末心室舒张末期的最高血流速度,在一定程度上反映血管的弹性和血管阻力。但 Vd 和 Vs 受透射角度的影响,每一次测量的值可能不同。图 4-4-8 至图 4-4-11 为 Vs、Vd 变化的意义和可能病因。

表 4-4-7 常用脑血流的监测方法和特点

方法	连续监测	无创	床旁	定量测定	局部脑血流	特点
^{133}Xeon 清除方法	否	否	是	是	否	放射性示踪剂吸入或静脉注射;可测定双侧大脑半球血流量
PET	否	否	否	是	是	可以同时测定糖和氧消耗;需要大动脉穿刺取血标本和注射较大量的放射性示踪剂;可以分辨 3~4mm 局部脑血流
SPECT	否	否	否	否	是	需要放射性示踪剂;可以测定 1cm 左右局部脑血流;较 PET 便宜
MRI	否	是	否	否	是	内源性示踪剂、无创;较低的 CBF 区域敏感性显著降低,结合 fMRI 应用
NIRS	是	是	是	是	否	可测定氧合和脱氧血红蛋白;可以测定混合静脉氧饱和度。较易受到活动干扰
TCD	是	是	是	是	否	需要技术熟练的操作者;不能测定血管直径,受位置影响较大。定量测定 CBFV,不能定量 CBF

注:PET:正电子发射断层扫描;SPECT:单光子发射断层扫描;MRI:核磁共振;NIRS:近红外光谱分析技术;TCD:经颅多普勒;fMRI:功能磁共振;CBF:脑血流;CBFV:脑血流速率

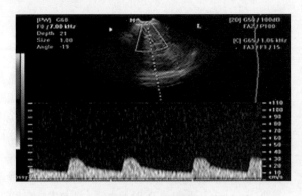

图 4-4-8 Vs 降低

可能存在脑灌注减少、心功能异常、心搏出量减少、低血压等

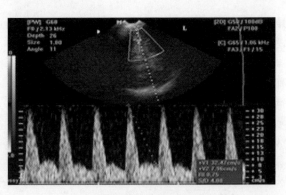

图 4-4-9 Vs 增加

提示脑血管痉挛,代偿性维持颅内压和脑灌注

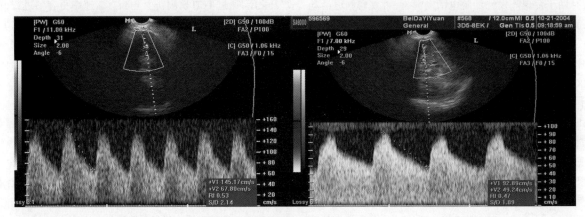

图 4-4-10 Vd 增加

血管舒缩功能受损缺血再灌注

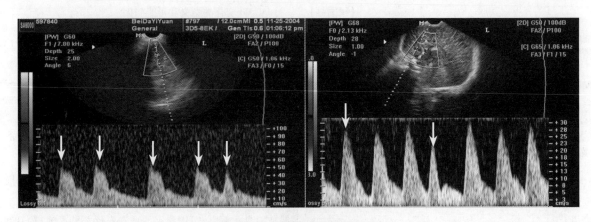

图 4-4-11 脑血流搏动周期异常

(左图箭头间隔不等,右图 Vs 值不同):提示存在心律失常

2. 定性测定 采用血流频谱分析可以进行定性测定,获得血流指数。临床研究中常用的有三个指标,收缩期血流速度与舒张末期血流速度的比值 S/D、搏动指数(PI)和阻力指数(RI)。S/D=Vs/Vd 是评价血管顺应性的指标。PI=(Vs−Vd)/Vm,是反映血管顺应性和血管弹性的指标。RI=(Vs−Vd)/Vs,是反映脑血管的舒缩状况和阻力状况的指标(注意新生儿早期的研究 RI 指的就是 PI)。它们具有不依

赖于透射角度的优点,可以进行婴儿间的比较。

(二)新生儿脑血流速率正常参考值

1. 测定方法 新生儿的前囟为经颅超声提供了最佳的透声窗。常用探头频率为 5mHz。取样容积为 1.5mm^2,一般在旁矢状切面可测定大脑前动脉(anterior cerebral artery,ACA)的血流频谱,在冠状切面上可测定颈内动脉的血流频谱。此外,还可通过颞窗作为声窗,检测颅内的

其他血管,如颈内动脉终末段、大脑中动脉(middle carotid artery,MCA)、ACA、大脑后动脉(posterior cerebral artery,PCA)及后交通支等。既往的超声多普勒不能观察血管,只能根据波形判断。因此,测定值欠准确。彩色超声多普勒在常规脑超声断层基础上检测,可直观血管走形,测得结果会更加精准。

2.**正常新生儿血流动力学参数特点**　大脑前、中、后动脉血流速度不一致,一般 MCA>ACA>PCA;左右两侧没有显著差异;脑血流速度与胎龄和出生体重呈正相关,同日

龄的足月儿 > 早产儿。脑血流速率随胎龄和生后日龄的增加而增加。生后的每一天血流速率的值变化较大,主要的变化发生在生后 12 小时以内,与 RI 的降低有关。对不同婴儿或同一婴儿的重复测定结果比较时,必须考虑这些生理性的变化(表 4-4-8 和表 4-4-9)。新生儿病理情况下 TCD 参数变化见表 4-4-10。

(三)脑血流测定在新生儿临床中的应用

1.**观察临床用药对脑血流的影响**　临床上很多药物可以不同程度的影响脑血流,应用这些药物时监测脑血流

表 4-4-8　不同日龄新生儿脑血流速率参考值

年龄	血管	Vs(cm/min)		Vm(cm/min)		Vd(cm/min)	
		左	右	左	右	左	右
<24 小时(n=5)	MCA	42.0 ± 5.8	42.2 ± 6.1	26.6 ± 4.3	25.9 ± 4.0	18.1 ± 2.5	18.5 ± 2.5
	ACA	30.1 ± 4.4	30.3 ± 4.4	19.8 ± 3.3	28.0 ± 2.6	11.6 ± 2.2	12.0 ± 2.1
	ICA	35.1 ± 5.2		22.3 ± 2.9		14.3 ± 2.2	
1~3 天(n=30)	MCA	48.6 ± 8.9	49.0 ± 9.2	31.7 ± 5.2	32.1 ± 6.0	20.1 ± 2.3	21.0 ± 2.5
	ACA	35.6 ± 5.2	35.2 ± 5.0	24.1 ± 5.0	32.9 ± 5.3	15.9 ± 3.6	14.3 ± 2.8
	ICA	38.3 ± 8.6		25.3 ± 8.7		16.7 ± 7.3	
3~7 天(n=30)	MCA	56.5 ± 13.5	57.2 ± 6.3	35.9 ± 11.4	34.2 ± 11.0	23.0 ± 8.4	24.0 ± 8.8
	ACA	38.1 ± 7.8	39.0 ± 8.0	25.8 ± 7.0	26.6 ± 7.4	17.8 ± 5.4	17.1 ± 4.8
	ICA	48.1 ± 8.9		26.0 ± 7.2		16.7 ± 6.0	
7~14 天(n=30)	MCA	60.1 ± 8.9	60.2 ± 9.1	39.0 ± 7.4	38.1 ± 7.6	25.4 ± 6.0	25.3 ± 6.0
	ACA	41.0 ± 5.4	40.9 ± 5.0	27.1 ± 6.6	26.2 ± 5.9	18.0 ± 5.5	18.8 ± 5.6
	ICA	48.0 ± 12.7		33.1 ± 7.6		18.9 ± 7.4	
14~28 天(n=30)	MCA	78.8 ± 12.3	77.9 ± 11.9	44.3 ± 10.1	44.5 ± 11.1	25.9 ± 8.2	26.3 ± 7.9
	ACA	49.3 ± 10.1	51.1 ± 11.1	31.1 ± 6.9	30.5 ± 6.0	18.2 ± 4.0	19.1 ± 4.8
	ICA	58.3 ± 13.4		34.5 ± 9.3		19.1 ± 4.8	

摘自:李勇.新生脑血流速度正常值检测.新生儿科杂志,1995,10:167-169

表 4-4-9　不同日龄新生儿脑血流速率指数变化

年龄	血管	Vs/Vd	PI	RI
<24 小时(n=5)	MCA	2.30 ± 0.39	0.90 ± 0.32	0.56 ± 0.11
	ACA	2.54 ± 0.43	0.92 ± 0.91	0.60 ± 0.08
	ICA	2.45 ± 0.50	0.93 ± 0.29	0.59 ± 0.09
1~3 天(n=30)	MCA	2.59 ± 0.77	0.97 ± 0.33	0.59 ± 0.10
	ACA	2.32 ± 0.36	0.84 ± 0.19	0.65 ± 0.07
	ICA	2.45 ± 0.51	0.90 ± 0.21	0.57 ± 0.09
3~7 天(n=30)	MCA	2.61 ± 0.64	0.99 ± 0.27	0.59 ± 0.08
	ACA	2.35 ± 0.51	0.85 ± 0.25	0.56 ± 0.08
	ICA	2.61 ± 0.64	1.01 ± 0.24	0.66 ± 0.08

续表

年龄	血管	Vs/Vd	PI	RI
7~14 天(n=30)	MCA	2.33 ± 0.70	1.00 ± 0.26	0.66 ± 0.08
	ACA	2.74 ± 0.68	0.99 ± 0.30	0.62 ± 0.08
	ICA	2.77 ± 0.68	1.10 ± 0.30	0.66 ± 0.09
14~28 天(n=30)	MCA	3.00 ± 0.66	1.27 ± 0.23	0.70 ± 0.06
	ACA	3.03 ± 0.68	1.08 ± 0.22	0.65 ± 0.06
	ICA	3.25 ± 0.58	1.17 ± 0.18	0.68 ± 0.06

摘自:李勇.新生脑血流速度正常值检测.新生儿科杂志,1995,10:167-169

表 4-4-10　新生儿病理状态下 TCD 参数的变化

病理状态	脑血流速率	阻力指数
呼吸暂停	降低	
脑死亡	降低	升高
围产期脑梗死	显著降低,甚至测不出	
惊厥	升高	降低
严重高碳酸血症	升高或无变化	降低
贫血输血后	降低	升高
红细胞增多症	降低	升高
新生儿窒息	早期升高,后期降低	降低
动脉导管未闭	降低	升高
动静脉畸形	升高	降低
脑静脉血栓	显著降低,甚至测不出	
脑积水	降低或无变化	升高

可以避免药物导致的脑血流波动,进而避免脑损伤的发生。可导致脑血流降低的药物有黄嘌呤类、消炎痛、镇痛药、镇静药、肌松剂和 PS 等。婴儿应用氨茶碱 60 分钟后,大脑前动脉血流降低了 21%,但维持量咖啡因并没有导致脑血流速率(cerebral blood flow velocity,CBFV)降低。另一项研究发现,给予负荷剂量咖啡因可导致 CBFV 降低,但应用 4 小时后恢复正常[25]。给予 0.1mg/kg 或 0.2mg/kg 的消炎痛治疗 PDA,平均 CBFV 降低 20%~50%,应用 30~40 分钟后,效应最大,可以持续 120 分钟。缓慢输注与快速注射相同,口服布洛芬对脑血流影响较小[26]。0.1mg/kg 咪达唑仑快速注射可以导致轻微的脑血流降低,与暂时性的血压降低有关。安定也可以导致 CBFV 减少。神经肌肉阻滞剂和较小剂量的吗啡镇静药可以降低早产儿 CBFV 的波动,使得机械通气早产儿发生颅内出血的危险性降低。但给予负荷量苯巴比妥(20mg/kg)治疗,对 CBFV 没有任何显著的影响,显然不能减轻 CBFV 的波动[27]。

2. 脑血流自主调节功能的研究　通过持续监测动脉压和脑血流速率,分析两者变化的相关性来判断脑血流自主调节功能。对 62 例健康足月儿和早产儿通过脐动脉或外周动脉置管监测血压,用 TCD 监测大脑中动脉脑 CBFV,得到 325 个瞬间的平均动脉压和平均脑血流速率,应用自我配对技术(self-clustering technique),通过计算 CBFV 恢复到基线的坡度(CBFV slope),负的坡度提示自主调节功能正常,0 或正的坡度提示自主调节功能受损。用该方法发现自主调节功能与胎龄有显著的相关性,与 $PaCO_2$、日龄无相关性[28]。采用 TCD 监测 CBFV,并同时监测血压,发现自主调节功能正常者 CBFV 随着 MABP 的升高有一个短暂的增加,但很快即下降到基线值,自主调节功能受损者 CBFV 与血压曲线密切相关。这些研究提示,应用 TCD 连续监测并同时监测血压,也能对脑血流自主调节功能状态进行判断,从而对脑损伤进行预测[29]。

3. **早产儿脑损伤** 早产儿脑损伤时脑血流动力学的改变要早于形态学的变化,早产儿发生颅内出血前 CBF 调节功能即发生紊乱。IVH 早产儿生后早期 Vs、Vm 及 Vd 均明显高于无脑损伤组,而 PI 和 RI 明显低于无脑损伤组,脑血流速率 Vs、Vm 和 Vd 与早产儿脑损伤程度呈正相关,而搏动指数 PI 和阻力指数 RI 与脑损伤程度呈负相关,提示可通过监测脑血流参数来预测早产儿脑损伤的发生与否及判断轻重程度:脑血流速率越快,阻力指数和搏动指数越低,脑损伤的发生率越高,脑损伤的程度也越重。平均脑血流速率 Vm 和阻力指数 RI 与脑损伤的相关性更强[30]。

TCD 测定指标对远期预后的判断价值研究报道较少。PVL 患儿生后 72 小时内阻力指数 RI 明显低于无 PVL 者,而 Vm 无显著性差异,低碳酸血症对 Vm 和 RI 无影响,提示 PVL 患儿早期存在血管麻痹(低阻力)现象。CBFV 对 CO_2 的反应性与超声证明的脑损伤也没有关系。因此,在预测预后方面,RI 和 CBFV 的绝对值预测价值目前仍不确定,促使研究者寻找 CBFV 的波动和预后之间的关系。对 50 例早产婴儿的研究发现 CBFV 的波动方式与发生颅内出血的危险性高度相关(likelihoodratio 8;95% CI 2 to 31)。因此,CBFV 测定在预测早产儿脑损伤和后遗症方面的作用有待于进一步研究。

4. **足月儿缺氧缺血性脑损伤** HIE 患儿大脑中动脉的 RI 值异常率显著高于正常对照组。中重度 HIE 时的脑血流可呈动态变化,并非呈现单一的“低灌注”或“高灌注”状态。一般在窒息早期(24 小时内),甚至生后 6 小时以内,大脑中动 RI 即可显著增加,甚至为 1,说明脑血流在舒张期呈明显下降,甚至无血液流动(图 4-4-12A)。此时,脑血流的自动调节尚存,血管呈严重痉挛,脑组织处于低灌注期。此期当 RI>0.90 时,死亡率可明显增加,因此,可用于估计预后。当窒息持续 24~48 小时后,脑血流的自动调节

功能受损,血管持续扩张,脑血流增加,脑组织处于高灌注状态,RI 可下降,并呈持续低值(图 4-4-12B),因此,RI 的降低是脑血流自动调节受损的重要标志。RI 降低越早,其值越低,预后则越差,而轻度和中度 HIE 的 CBFV 与正常儿无差异[31-32]。

TCD 检测对 HIE 患儿远期预后的预测也有报道,对分娩期缺氧缺血的婴儿重复进行多普勒测定,且与随访的神经发育进行比较,发现 18 例 RI 异常的婴儿(<0.55),12 例死亡或有严重的后遗症;RI 异常在生后 24~46 小时最明显;RI 正常的全部婴儿随访均正常。RI<0.55 预测死亡或神经发育障碍的的然率为 5.1(95% 可信区间为 2.5~10.6)。通过多普勒超声技术对 HIE 预后的估计尚有其他方法,如窒息缺氧导致脑血流自动调节受损时,可引起血压波动,从而出现不规则的多普勒频谱图像,常在 HIE 高峰期出现,提示可能为严重 HIE 或并发颅内出血,预后多不良。生后 24 小时,CBFV 增加,对 PCO_2 缺乏反应,也提示预后不良。

5. **脑积水** 新生儿发生脑积水,CBFV 阻力指数增加。对发生脑积水的新生儿进行脑脊液引流后,RI 降低,平均 CBFV 增加。RI 大于 0.9 预测颅内压增高的特异度 100%,敏感度 76%。对行分流术的脑积水儿童研究发现,RI 增高预测分流后再梗阻的敏感度为 56%,特异度为 97%,分流后再梗阻病人的 RI 值与颅内压高度相关[33]。

6. **脑死亡** 对符合脑死亡标准婴儿,监测大脑前动脉血流速率的变化发现了特征性的脑血流速率,主要为舒张期血流消失,且存在反向血流,收缩期峰流明显降低直至消失,脑循环血流监测不到(图 4-4-13)。另外,也可观察到振荡波(reverberating flow),即在一个心动周期内出现收缩期正向和舒张期反向血流信号;脑循环血流监测不到的同时,如果颈总动脉血流仍然存在(推测可能来自于颈外动脉),与脑血管阻力逐渐增加相一致,提示弥漫性脑坏死导致脑灌注显著降低。该研究提示,TCD 在脑死亡的判断上可提

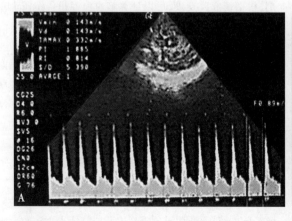
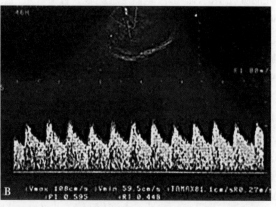

图 4-4-12 HIE 患儿脑血流的动态变化
A. RI 显著增高,脑血流速率增加,舒张期脑血流速率显著降低。脑处于低灌注状态;B. RI 降低,收缩期血流速率降低,脑血管自主调剂功能失调

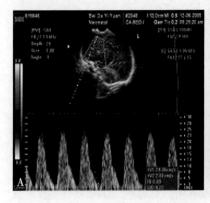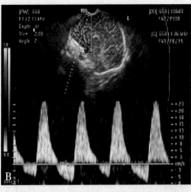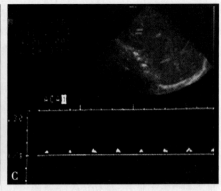

图 4-4-13　脑死亡患儿脑血流频谱

A 和 B 均为重度 HIE 患儿脑血流图,图 A 显示舒张期血流消失;图 B 提示舒张期出现逆向血流;图 C 提示收缩期、舒张期峰流速率极低,频谱几近消失

供强有力的证据,再结合其他无创简单易行的操作特别是临床评估和 EEG,判读脑死亡的可靠性更高[34-35]。但 TCD 对脑死亡的诊断也有一定局限性,首次 TCD 记录示脑动脉血流信号消失,不可以做出脑死亡诊断,需经 2 位以上有经验的医生反复多次检查。

(程国强)

五、近红外光谱监测技术

近红外光谱分析技术(NIRS)可以无创实时床旁监测氧合代谢和血流动力学,不干扰护理和治疗,为胎儿和新生儿脑功能监护的方法之一[36],日益受到新生儿医生的重视。

(一) NIRS 监测的基本原理

处于不同氧化还原状态的还原血红蛋白(Hb)、氧合血红蛋白(HbO_2)和细胞色素 aa_3($cytaa_3$)对近红外光的吸收不同是 NIRS 设备的理论基础。NIRS 设备发射波长 700~1100nm 的近红外光,穿过皮肤、颅骨和脑组织,被组织中的色素基团吸收,不同氧化还原状态的色素基团对近红外光的吸收不同,因此,可以测定组织中氧合血红蛋白(ΔHbO_2)、还原血红蛋白(ΔHb)、细胞色素氧化酶($cytaa_3$)的变化。据此可以评估脑组织氧合代谢、局部脑组织氧饱和度和脑血流动力学。但所有测定的参数并不能代表整个脑组织的氧合代谢情况,仅代表光穿透区域的脑组织氧合代谢情况。

1. 脑组织氧合代谢情况　ΔHbO_2 和 ΔHb 代表氧的供需和利用状态的变化,组织氧供应障碍或利用增加均导致 ΔHbO_2 的降低,反之增加。$cytaa_3$ 为线粒体呼吸链的终端氧化酶,$\Delta cytaa_3$ 的变化可在细胞水平上反映能量代谢的变化。ΔHbO_2、ΔHb 和 $\Delta cytaa_3$ 这三个参数测定的均是相对值,相对于监测起点的这些参数的变化,因此,不同的病人之间很难进行比较,即使同一病人,重新开始监测后与前次监测的数据也不具有可比性。这些参数的临床价值在于可以

快速反映脑氧合代谢的变化,连续监测具有较大的临床价值,或评价临床干预措施对脑氧合代谢的影响也具有较大的价值[36]。

2. 局部脑组织氧饱和度　较新的 NRIS 仪器可以监测局部脑组织氧饱和度(rSO_2)或脑组织氧合指数(TOI)。也可以根据公式计算:$rSO_2 = \dfrac{\Delta HbO_2}{\Delta Hb + \Delta HbO_2} \times 100\%$。$rSO_2$ 或 TOI 为 NIRS 测定的绝对值,反映了组织氧饱和度的变化,临床应用价值较大[36]。相关的临床研究逐渐增多。该指标反映了检测范围内的脑组织内微动脉(15%~20%)、微静脉(60%~80%)和毛细血管(5%)的混合氧饱和度,采用加权平均的计算方式获得,因此,主要反映的是静脉血氧饱和度。该指标的测定值与颈静脉氧饱和度具有很好的相关性,与脉搏血氧计测定的外周毛细血管氧饱和度也具有较好的相关性。目前研究报道的足月新生儿 rSO_2 或 TOI 正常值 60%~80%,且出生后 3 天内相对稳定。早产儿脑发育不成熟,脑血流影响因素较多,目前仍没有早产儿 rSO_2 的正常参考范围,有待于进一步研究[37-38]。

3. 脑血流动力学指标　利用 HbO_2 作为血管内示踪剂,根据傅立叶定理,可以计算脑血流容积(cerebral blood volume,CBV),公式如下:$CBV = \dfrac{k_1(\Delta HbO_2 - \Delta Hb)}{2 \times H \times \Delta SaO_2}$,$k_1$ 为一常数,ΔHbO_2 代表氧合血红蛋白的变化,ΔHb 代脱氧血红蛋白的变化。H 代表动脉血红蛋白浓度,ΔSaO_2 代表动脉氧饱和度的变化。应用 NIRS 也可以测定脑血流(cerebral blood flow,CBF),公式如下:$CBF = \dfrac{k_2(\Delta HbO_2)}{H \times \int(\Delta SaO_2)dt}$,$k_2$ 为常数,由血红蛋白的分子量和组织密度决定。NIRS 测定的 CBF 和 CBV 值与其他定量测定值具有较好的可比性。两个指标的获得需要短暂改变氧饱和度 5% 以上或短暂阻断颈静脉回流,不适用于危重新生儿或临床上无法改变氧饱和度。ΔtHb 代表组织中总血流量的变化,即 ΔCBV(cerebral blood volume),可以间接反映 CBF 的变化。由于受组织氧

饱和度和组织氧利用的影响,病理状态下 ΔtHb 并不能完全反映 CBF 的变化。ΔHbD(ΔHbO_2–ΔHHb)更能反映病理情况下脑灌注情况的改变,即 CBF 的变化。

(二) NIRS 临床应用

1. NIRS 测定的新生儿 CBF、CBV 正常值极其影响因素　NIRS 测定的正常新生儿 CBV 值为 1.9~3.2ml/100g 组织,平均值为 2.2ml/100g。早产儿生后前 3 天 CBV 的值为 1~3ml/100g。NIRS 测定的正常新生儿 CBF 每分钟为(5~33ml)/(100g 脑组织)。ELBW 儿和高危足月新生儿 CBF 显著增加,分别为每分钟 66.1ml/(100g 脑组织)和每分钟 62.1ml/(100g 脑组织)。胎龄 26 周早产儿脑血管对二氧化碳分压变化的反应性为 0.07ml/(100g·kPa),随胎龄增加,足月时为 0.51ml/(100g·kPa)。足月儿日间安静睡眠期 CBV 周期性波动频率为每分钟 3~6 个周期,但心率和氧饱和度没有相应的波动周期。26~29 周的早产儿生后 36 小时也存在 CBV 周期性波动,频率为每分钟 2~4.7 个周期,同时观察到心率和平均动脉压(mean arterial blood pressure, MABP)也有较慢的周期性波动,提示早产儿 CBV 和 MABP 的周期性波动相关[39]。周期性波动可能与新生儿脑自主调节功能不成熟有关。

2. 脑氧合和血流动力学变化监测　许多临床事件或临床干预措施可能导致脑血流和氧合变化,这些变化可能导致脑损伤。NIRS 可以非常方便有效的监测临床事件或临床干预对脑血流和氧合代谢影响。相关的研究也较多:①临床事件包括感染、酸中毒、低氧和高氧血症、低碳酸和高碳酸血症、低血容量、休克、贫血、呼吸暂停、惊厥、低体温等。②临床药物治疗如 PS 治疗、氨茶碱、咖啡因、消炎痛或布洛芬、镇静药、血管活性药物(多巴胺)、扩容等。③临床干预措施如交换输血、部分换血、机械通气、CPAP、抽血速度、吸痰方式、光线、声音、抚触、输血、脑积水引流或穿刺放液、血浆置换或 ECMO、有创操作、哭吵、颈部位置异常等。上述事件或干预措施均可能导致脑血流和氧合代谢的快速变化,通过 NIRS 的监测可以实时显示脑血流和氧合代谢的变化,为我们选择合理的干预措施,或减少不必要的过多干预提供临床证据[40]。

3. 窒息和缺氧缺血性脑病　研究表明,脑 rSO_2 下降与吸入氧浓度的变化几乎同时发生,比 EEG 发生改变早,可以早期监测脑组织是否缺氧。$rSO_2<40\%$ 时即可发生明显脑损伤,当 $rSO_2<30\%~35\%$ 时发生不可逆脑损伤[41]。临床研究表明,无或轻度窒息的患儿脑血容量及氧合状况比较稳定;而重度窒息尤其合并 HIE 者脑血容量及氧合有下降,但也有研究表明,HIE 新生儿 CBV 持续显著增加或降低、或 rSO_2 显著增加,预后较差[42]。因此,NIRS 可以早期监测 HIE 的脑氧合代谢状态和脑血流变化,为严重度和预后评估提供有价值的资料。

4. 脑血流自主调节功能和早产儿脑损伤　若脑血流和 MBAP 相关系数大于 0.5 时,说明脑血流自主调节功能受损;若脑血流和 MBAP 相关系数小于 0.5 时,提示脑血流自主调节功能正常。研究表明,胎龄、体重、窒息、低氧血症及呼吸机辅助通气等均是影响脑血流自主调节功能的重要因素。胎龄越小,出生体重越低,脑血流自主调节功能越差。存在自主调节功能受损者 33.3% 随后发生严重脑损伤,明显高于自主调节功能正常者,提示应用 NIRS 监测脑血流自主调节功能,对早产儿脑损伤的早期预测确有重要价值[43]。同样,应用 NIRS 监测脑 rSO_2 对早产儿脑损伤的早期预测也有一定的价值。不同胎龄早产儿脑组织的氧饱和度不同,随着胎龄的增长,脑组织的氧饱和度有上升的趋势。但 32 周以后与足月儿没有显著差别,说明 32 周以上的早产儿脑血管发育相对成熟,脑损伤相对要小。发生脑损伤的早产儿 rSO_2 明显低于未发生脑损伤者,以重度脑损伤尤为明显,提示早期监测早产儿脑组织氧饱和度有助于早期预测脑损伤的发生与否及判断其轻重程度。

我们的研究也发现,脑血流自主调节功能和 rSO_2 与早产儿神经发育结局之间有显著的相关性,监测脑血流自主调节功能状态和 rSO_2 可预测早产儿脑损伤的神经发育结局,自主调节功能正常者及脑组织氧饱和度高者神经发育结局较好,而自主调节功能受损和脑组织氧饱和度低者神经发育结局相对较差,发生脑性瘫痪、智力缺陷及死亡等不良神经预后的可能性大。

(三) NIRS 在其他领域的应用

1. 在产科的应用　应用特别设计的易弯曲的探头,在胎膜破裂后伸入扩张的子宫颈口,连续监测整个分娩期间脑氧合代谢的变化。宫缩时胎儿 ΔHb,ΔHbO_2 和 ΔtHb 降低,提示脑血流减少。宫缩伴有胎心率减速,ΔHb 增加,ΔHbO_2 和 ΔtHb 降低,胎儿脑 rSO_2 显著降低。如果伴有胎儿心率晚期减速或胎心变异消失上述变化更明显,提示胎儿氧合代谢降低更明显,但是这些结果与临床发现如酸中毒或不良分娩没有相关性。NIRS 胎儿监护和头皮 pH 关系,以及新生儿结局关系的研究较少,NIRS 监测指标与胎儿宫内窘迫可能具有一定的相关性;目前仍没有足够的证据来评价 NIRS 产前和产时监护的临床效果。

新生儿出生后不久,呼吸和循环功能发生较大改变,这一阶段脑血流动力学和氧合代谢也会发生较大的变化,是脑损伤较易发生的时间段。对这一阶段脑血流和氧合代谢的研究有助于改善预防或减轻脑损伤的发生。目前有关这方面的研究逐渐增多,包括正常新生儿出生后脑氧合和血流的变化、胎龄和出生体重、分娩方式、复苏及其复苏方法对脑氧合和血流的影响。最新的系统综述提示 NIRS 可以作为胎儿向新生儿过渡时期及指导复苏较好的监测工具[44]。

2. NIRS 用于围术期监护　NIRS 最早用于心脏手术特别是低温停循环手术期间的监护[45]。基于 NIRS 便携性和非侵入性,可以连续监测脑血流动力学和氧合代谢等特点,NIRS 用于围术期监护逐渐增多,为围术期的神经保护提供必要的帮助。外科手术期间进行 NIRS 监测可以减少认知功能障碍，但仍需要长期的随访研究来评价每一步操作与神经精神发育障碍的关系。

（四）NIRS 成像技术及其应用

NIR 光学成像作为非放射的、非侵入性的床旁成像技术，具有广阔的应用前景。同时 NIRS 能够进行功能检测和连续监测，特别适合于危重的新生儿。应用时间分辨系统，如时间漂移和吸收（time-of-flight and absorbance，TOFA），是 NIR 光学成像方法的进展。因为可以测定时间延迟，计算路径长，而且时间分辨系统可以弥补散射效应的缺限。这项技术成功运用于树脂模型、小动物、病理胎羊和新生儿，获得精确的成像。随后发明了可用于临床的纤维头型光毯，这种头型光毯已经用于 NICU 早产儿和足月儿的诊断性的脑光学成像研究，并与头颅超声、CT 或 MRI 成像进行了比较，发现检测颅内出血的敏感性较高，但是由于光的散射效应清晰程度不如超声、CT 或 MRI。尽管如此，这些研究证明，NIR 光可以穿透新生儿脑 3~5cm，采集到的资料可以重新构建深部出血的影像。由于 TOFA 价格昂贵，耗时较长，不适用于临床实时监测。改进的连续波系统可以快速检测，价格低廉。Chance 等应用连续波成像，首次报道了成人认知脑功能成像，证明了这一技术的可靠性，但是分辨率（2~4cm）相对较低。应用振幅和相消除方法以及相序列成像，分辨率可提高到 1cm，资料获取时间小于 30 秒。据此 Siegel 等发明了便携式的连续波弥散性光断层扫描（diffuse optical tomography，DOT）设备，利用波长 780~830nm 的激光二极管和时间共享序列，由便携式计算机控制。利用 DOT 对早产儿进行研究已有报道。新生儿发育期间正常脑功能成像的变化、与预后相关的病理类型的识别，以及何种信号需要进行干预等，都需要进一步的研究[46]。

目前近红外光谱成像技术已经由最初的二维成像发展为三维成像技术。目前的研究主要集中于各种刺激（如声音刺激、视觉刺激、躯体感觉刺激、嗅觉刺激、自动唤醒等）对脑血流和氧合影响。研究表明，不同的气味导致脑氧合代谢的不同变化；某一肢体主动和被动运动可在脑组织的相应区域监测到 tHb 和 HbO_2 增加，触觉和疼痛刺激也可导致相同的变化，但袋鼠护理后组织氧饱和度下降。今后的研究方向可能包括正常和脑损伤患儿、不同程度、不同类型、不同部位的脑损伤对这些刺激的反应类型和反应程度是否存在差别；新生儿脑发育过程、不同区域发育特征、宫外生活如何影响早产儿脑发育；新生儿特别是早产儿生物节律的发育。

目前 NIRS 成像技术主要缺点是运动造成的伪差，但运动导致的伪差多表现为急剧的变化，相对容易识别，不过并不是所有的运动导致的伪差都能识别出来。另一个问题就是数据分析时没有一个相对统一的时间平均值（如取 5、10 或 15 秒平均值作为一个时间点数据分析），使得不同文献的结果无法进行比较。

（程国强）

六、诱发电位

诱发电位（evoked potentials，EP）是人体器官受到某种刺激后用电极记录到的外周和中枢神经系统在信息传递的过程中产生的微弱电位变化。近年来，由于信号处理算法的研究进展，使诱发电位的提取和分析技术取得了大力发展，为诱发电位的在新生儿领域的临床应用提供了基础。EP 监测易受多种内外因素影响，应根据神经起源的解剖位置及大脑功能对皮质 EP 的影响做出解释。下列几种因素可造成 EP 改变：①病变直接损伤 EP 发生源本身；②病变损伤 EP 传导通路；③对 EP 发生源有调节作用的其他神经结构有病变。各种 EP 可从不同角度评价新生儿脑功能、判断特异性感觉通路的发育成熟水平和损伤程度，并有助于评价脑损伤的预后。多种 EP 联合监测临床价值更大。

新生儿期测定的诱发电位最常见的包括：①听觉诱发电位（auditory evoked potential，AEP）；②视觉诱发电位（visual evoked potential，VEP）；③体感诱发电位（somatosensory evoked potential，SEP）。

（一）听觉诱发电位（AEP）

AEP 与 BAEP（brainstem auditory evoked potential，脑干听觉诱发电位）和 BAER（brain-stem auditory evoked response，脑干听觉诱发反应）多代表同一个定义，在文献阅读中应注意。AEP 是用耳机给出一定频率和强度的声刺激，在颅顶记录到的听觉通路上的一系列波形，能客观敏感地反映中枢神经系统的功能，是脑干受损较为敏感的指标。凡是累及听通道的任何病变或损伤都会影响 AEP。

1. 听觉传导通路及 AEP 的神经发生源 听觉传导通路主要由 3 级神经元组成（图 4-4-14）。第 1 级神经元为双极细胞，其胞体位于耳蜗内的蜗（螺旋）神经节内。周围支至内耳的螺旋器（Corti 器）；而中枢支组成蜗神经，入脑桥终于蜗神经核。第 2 级神经元的细胞体在蜗神经核内。它们发出的纤维一部分形成斜方体越到对侧向上行，另一部分在同侧上行。上行纤维组成外侧丘系，其大部分纤维止于内侧膝状体。第 3 级神经元的细胞体在内侧膝状体内。其轴突组成听辐射，经内囊枕部至颞横回，是听觉神经细胞的密集处。

常规 AEP 采用 1000~4000Hz 的高频短声刺激，刺激强度一般在 10~90dB，最高不超过 120dB。正常 AEP 可记录到 5~7 个波，统一用罗马数字命名为 I~Ⅶ波，一般主要分析前 5 个波（图 4-4-14）。其中 I、Ⅲ、V 波较为明显，Ⅱ、Ⅳ在新生儿常有缺失。波 V 波幅最高，可作为辨认 AEP 各波的标志。I 波是听神经颅外段的动作电位，Ⅱ波起源于耳蜗神经核，Ⅲ波来自脑桥上橄榄复合核的突触后电位，Ⅳ波与 V 波分别代表外侧丘系和中脑下丘核，Ⅵ波与Ⅶ波是丘脑内膝状体和听放射的动作电位波形。因此，I、Ⅱ波实际代表听觉传入通路的周围性波群，其后各波代表中枢段动作电位。

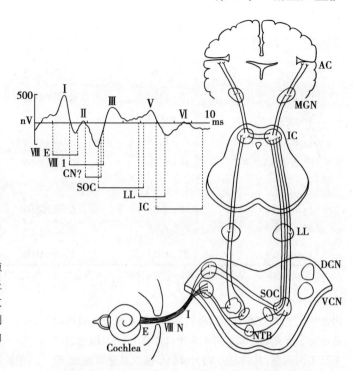

图 4-4-14　脑干听觉诱发电位各波形起源图
Ⅰ波来源于蜗神经近耳蜗端;Ⅱ波源于蜗神经近脑端;Ⅲ波源于蜗神经核;Ⅳ波源于上橄榄核及斜方体;Ⅴ波来源于外侧丘系及下丘;Ⅵ波(和Ⅶ波)可能源于听放射及皮层。图中英文缩写:CN-蜗神经核,NTB-斜方体,SOC-上橄榄核,VCN-侧耳蜗核,DCN-背侧耳蜗核,LL-外侧丘系,IC-下丘,MGN-内侧膝状体,AC-听觉皮层

2. **AEP 分析指标**　主要测定 AEP 主波Ⅰ、Ⅲ、Ⅴ波:①绝对潜伏期(PL):指从刺激到某一波出现的时间;②峰间潜伏期(IPL);③振幅,包括Ⅴ/Ⅰ波幅比及Ⅴ波反应阈值;④波形分化及重复性;⑤上述各项指标在两耳之间的差异性。潜伏期和峰间期主要反映神经纤维的传导速度和神经核团的突触延搁时间,其中Ⅰ波潜伏期主要代表外周神经的传导速度;Ⅰ~Ⅲ和Ⅲ~Ⅴ峰间期分别代表脑干下段和脑干上段的传导情况,正常Ⅰ~Ⅲ峰间期大于Ⅲ~Ⅴ峰间期,用峰间期做分析指标可减少Ⅰ波潜伏期变化对其后各波的影响。AEP 振幅主要为分级突触后电位总和,正常Ⅴ波应大于Ⅰ波,即Ⅴ/Ⅰ比值 >1,在新生儿应大于 0.5。波形主要反映细胞群活动的同步性,新生儿主要分析Ⅰ、Ⅲ、Ⅴ三个主波的潜伏期和峰间期。

3. **新生儿 AEP 特点**　AEP 的潜伏期和峰间期主要受受孕龄的影响,与出生后年龄无直接关系。各波的发育顺序是从外周Ⅰ波至中枢的Ⅴ波。受孕龄(CA)25 周的早产儿即可记录到Ⅰ波,至 CA31 周时,所有正常新生儿 AEP 的几个主波均应出现。Ⅰ波潜伏期在 CA46 周左右达成人水平,Ⅲ、Ⅴ波潜伏期和Ⅰ~Ⅴ波峰间期要到 2 岁才能达成人水平。另外,新生儿听觉阈值较高,随生长发育逐渐下降,3 岁后达成人水平[47]。表 4-4-11 给出不同胎龄新生儿 AEP 各波潜伏期和峰间期供参考。

4. **异常 AEP 及其意义**　①引导不出 AEP:可以考虑为听神经近耳蜗段的严重损伤;波Ⅰ或波Ⅰ、Ⅱ之后各波消失,可考虑听神经颅内段或脑干严重病损。②Ⅰ波潜伏期延长或消失,其后各波尚存在而且 PL 延长,但Ⅰ~Ⅲ和Ⅲ~Ⅴ峰间期正常,提示为同侧听通路外周段传导障碍,多为外周听神经或内耳中耳病变。③Ⅰ波潜伏期正常,其后

各波绝对潜伏期均延长或消失,提示脑干下段及其上听通路受累。④Ⅴ波潜伏期延长或Ⅴ消失,其前各波潜伏期正常,Ⅲ~Ⅴ及Ⅰ~Ⅴ峰间期延长,Ⅰ~Ⅲ/Ⅲ~Ⅴ比值小于 1,提示脑干上段听通路传导障碍。⑤左右耳的 PL 和 IPL 的耳间潜伏期差(ILD),PL 和 IPL 的 ILD 值如果超过 0.4ms 提示该侧听通路相应部位存在传导障碍。⑥Ⅴ/Ⅰ波幅比异常,在听力正常前提下,该比值 <0.5,可考虑为上部脑干受累。当然,如果选择性波Ⅴ缺失,则为上部脑干受累的金标准。

5. **AEP 在新生儿领域的应用**　①早期发现和鉴别听力损伤。②评价脑损伤的程度和预后。③脑死亡判定:脑死亡时 AEP 各波消失或仅存在Ⅰ波,已经列为儿童和成人脑死亡诊断的必备条件,但新生儿脑死亡目前没有统一的检查项目,多借鉴儿童脑死亡的标准[48]。

(二)视觉诱发电位

视觉诱发电位(VEP)系指在视觉刺激时在枕区记录到的由视觉通路所产生的电变化。近十年来用于评价神经系统功能和视觉功能在新生儿领域中正日益受到广泛重视。

1. **VEP 的神经发生源**　视野内的光刺激传至视网膜后,经过视细胞、双极细胞和神经节细胞、视神经,经视神经孔入脑,经视交叉、视束、至外侧膝状体后发出视放射,终止于大脑枕叶皮质。从枕部头皮记录到的 VEP 多为皮质起源的近场电位,主要反映接受中央视野冲动的枕叶后极的电活动。

2. **不同刺激方式的 VEP 特征**　①模式反转 VEP(pattern reversal VEP,PRVEP):用交替出现的、黑白相间的棋盘格或条栅作视觉刺激。但检查时需要对刺激视野保持良好固视,故对新生儿难以实施。②闪光 VEP(flash VEP,

表 4-4-11　不同胎龄新生儿 AEP 各波潜伏期和峰间期(ms)

	30~31⁺⁶ 周	32~33⁺⁶ 周	34~36⁺⁶ 周	37~42 周
I (ms)	1.96 ± 0.16	1.87 ± 0.12	1.76 ± 0.06	1.61 ± 0.07
III (ms)	4.95 ± 0.12	4.89 ± 0.14	4.66 ± 0.11	4.53 ± 0.09
V (ms)	7.32 ± 0.20	7.06 ± 0.13	6.85 ± 0.19	6.56 ± 0.12
I~III (ms)	3.12 ± 0.15	3.04 ± 0.11	2.99 ± 0.14	2.87 ± 0.13
III~V (ms)	2.48 ± 0.18	2.38 ± 0.09	2.29 ± 0.10	2.20 ± 0.06
I~V (ms)	5.78 ± 0.16	5.53 ± 0.11	5.22 ± 0.15	4.99 ± 0.12
I amp(μV)	0.13 ± 0.03	0.27 ± 0.04	0.32 ± 0.02	0.35 ± 0.03
III amp(μV)	0.11 ± 0.02	0.16 ± 0.08	0.19 ± 0.05	0.22 ± 0.06
V amp(μV)	0.27 ± 0.03	0.31 ± 0.05	0.34 ± 0.05	0.36 ± 0.04

资料来源:李丽.早产儿脑干听觉诱发电位的特点及其发育规律研究.中国儿童保健杂志,2009,17(6):646-648.

FVEP):以白炽灯或发光二极管(LED)对双眼分别或同时给予弥散光刺激。瞬态闪光刺激包含有"给光"与"撤光"两种不同刺激,其诱发的 VEP 包括了视觉系统对模式、照度等多种因素的反应,导致 FVEP 波形不稳定,变异性较大,结果解释困难。因此,FVEP 主要用于不能合作注视模式刺激的新生儿和婴幼儿及昏迷、智力低下和视力严重受损的患儿。

3. VEP 的分析指标　新生儿主要进行 FVEP 检查。在新生儿主要观察正向 P 波。正常足月新生儿 P1 的潜伏期在 230ms 左右,以后每月缩短 10ms 左右,至一岁时接近正常儿童(100~110ms),但在实际检测时这一参数变化较大,因此,只要 FVEP 能够被引出,即可认为其视觉通路是完整的。新生儿期各波的潜伏期见表 4-4-12。异常 FVEP 定义为不能用技术原因解释的单眼 VEP 消失及波潜伏期显著延长。

表 4-4-12　早产儿和足月儿 VEP 的参考值

P100	222.59 ± 42.96	208.38 ± 27.16
N75	184.29 ± 42.38	170.95 ± 26.97
N145	170.95 ± 26.97	248.46 ± 28.18

资料来源:夏艳艳.早产儿视觉诱发电位特点与临床应用.临床儿科杂志,2010,28(8):784-787

4. VEP 临床应用　由于视束和视放射行经皮质下和脑室周围,可用于 HIE 和 PVL 的预后评估,同时低血糖主要损伤枕叶,也可观察到 VEP 的变化。主要用于:①确定有无视功能损伤;②定量评价视功能损伤程度;③对有潜在视功能损伤的病儿进行动态监测;④对有围产期窒息、低血糖及急性皮质盲的病儿进行视功能及神经系统功能预后的评价[49-50]。生后持续异常的 VEP 其神经功能预后差。其敏感度为 91%,特异度为 100%,因此,VEP 是评价窒息儿大脑皮层功能和视觉发育的敏感指标[50]。

(三)体感诱发电位

体感诱发电位(SEP)一般是在外周神经干附近皮肤给予脉冲方波电刺激,可根据运动阈值或 1~3 倍感觉阈值确定刺激强度。常用的刺激点为腕部正中神经或踝部胫后神经,可在相应神经的传入通路(神经干、脊髓或皮质)记录到特定的 SEP 波形。

1. SEP 的传导通路和神经发生源　引起 SEP 的电脉冲刺激主要经深感觉传导通路传入,兴奋传入的一级神经元胞体位于脊髓后根神经节,进入脊髓后角后换神经元组成后索,下肢传入纤维在内侧上行到达薄束核,上肢传入纤维在外侧上行到达楔核,再换元后于第四脑室底部交叉,形成内侧丘系,经丘脑腹外侧核投射到大脑半球中央后回的一级体感皮质,该系统分布与躯体表面感受野分布有严格的对应关系。这一传导通路称为后索 - 内侧丘系投射系统。

2. SEP 分析指标　①绝对潜伏期:即从刺激到出现各波峰的时间,为减少身高和肢体长度对绝对潜伏期的影响,应测量身高和肢体长度进行矫正。②起始潜伏期:上肢的锁骨上电位(Erb 点电位)和下肢的马尾电位(L3 电位)又称周围神经监护电位,用这一电位作为起始点测量其后各波的潜伏期,可以减少肢长、肢温及周围神经传导时间的影响,并可对中枢传导时间做粗略估计,而从刺激开始至周围神经监护电位的潜伏期结合肢长可估计周围神经的传导速度。③峰间期:各波之间的传导时间,有助于发现病变水平。④双侧相应波的潜伏期差:通过自身对照,可早期发现一侧病变。⑤振幅和波形:正常变异较大,可作为辅助分析指标。

新生儿期由于神经传导速度较慢,SEP 各波的潜伏期和峰间期都较长,生后最初 6 个月传导速度迅速增快,而后随年龄增长缓慢增加,潜伏期和峰间期逐渐缩短(表 4-4-13 和表 4-4-14)。

3. 体感诱发电位的临床应用　SEP 可用于评估和预

表 4-4-13　各年龄期小儿 SEP 波间传导时间正常值(m/s)

年龄分组	被测人数	刺激正中神经		刺激胫后神经	
		周围段	中枢段	周围段	中枢段
新生儿	40	5.4 ± 1.1	16.0 ± 3.5	25.4 ± 1.1	30.1 ± 3.3
~6 个月	20	3.6 ± 0.8	11.1 ± 1.3	5.3 ± 1.0	25.0 ± 2.5
~1 岁	20	3.1 ± 0.6	9.5 ± 1.4	4.7 ± 0.8	24.6 ± 1.7
~2 岁	20	2.9 ± 0.7	8.6 ± 0.9	4.4 ± 0.8	24.2 ± 2.6

摘自:肖农,蔡方成.新生儿婴儿体感诱发电位及其临床意义.新生儿科杂志,1995,6:271-273

表 4-4-14　各年龄期小儿 SEP 传导速度正常值(m/s)

年龄分组	被测人数	刺激正中神经		刺激胫后神经	
		周围段	中枢段	周围段	中枢段
新生儿	40	25.1 ± 3.3	6.8 ± 1.8	24.4 ± 2.3	9.0 ± 1.2
~6 个月	20	37.0 ± 4.3	12.3 ± 1.6	31.1 ± 3.3	12.7 ± 1.9
~1 岁	20	41.4 ± 4.3	15.9 ± 2.0	38.8 ± 3.0	16.0 ± 1.5
~2 岁	20	42.2 ± 4.2	17.5 ± 2.3	41.8 ± 4.5	16.4 ± 2.6

摘自:肖农,蔡方成.新生儿婴儿体感诱发电位及其临床意义.新生儿科杂志,1995,6:271-273.

测脑损伤高危儿以后出现运动障碍的可能性,其中下肢 SEP 预测发生脑瘫的敏感性明显高于 VEP 和颅脑超声。1 周内 SEP 检测正常多提示预后良好,而 SEP 异常,特别是多次检查持续异常特别提示预后不良。在不同的研究中正中神经 SEP 异常对脑瘫的预测敏感度为 13%~100%,特异度为 87%~100%。胫神经 SEP 对早产儿脑瘫预测可能更为敏感:敏感度 63%~96%,特异度为 50%~99%。另外,上肢 SEP 还可用于判断新生儿臂丛神经损伤程度。但由于很多实验室新生儿 SEP 正常值的建立有一定困难,此项检查的开展尚不够普遍。

各种诱发电位可从不同角度评价新生儿的脑功能、判断特异性感觉通路的发育成熟水平和损伤程度,并有助于判断脑损伤的预后。诱发电位的共同特点是敏感性高而特异性相对较低,常可发现无明显临床症状的神经功能损伤。多种诱发电位联合测试对临床帮助更大。

(程国强)

参考文献

1. Bonifacio SL, Glass HC, Peloquin S, et al. A new neurological focus in neonatal intensive care. Nat Rev Neurol, 2011, 7(9):485-494.

2. Glass HC, Bonifacio SL, Peloquin S, et al. Neurocritical Care for Neonates. Neurocrit Care, 2010, 12(3):421-429.

3. 周文浩,程国强.新生儿神经重症监护单元的建设与应用.中华实用临床儿科杂志,2016,31(2):84-89.

4. 俞秀雅,程国强,周文浩.新生儿神经重症监护单元如何应用振幅整合脑电图.中国循证儿科杂志,2015,10(2)1:119-125.

5. Sood BG, McLaughlin K, Cortez J. Near-infrared spectroscopy:applications in neonates. Semin Fetal Neonatal Med, 2015, 20(3):164-172.

6. Serpero LD, Bellissima V, Colivicchi M, et al. Next generation biomarkers for brain injury. J Matern Fetal Neonatal Med, 2013, 26 Suppl 2:44-49.

7. 刘晓燕.临床脑电图学.第 2 版.北京:人民卫生出版社,2017.

8. Awal MA, Lai MM, Azemi G, et al. EEG background features that predict outcome in term neonates with hypoxic ischaemic encephalopathy:A structured review. Clin Neurophysiol, 2016, 127(1):285-296.

9. Chang T, Tsuchida TN. Conventional(continuous)EEG monitoring in the NICU. Curr Pediatr Rev, 2014, 10(1):2-10.

10. Lamblin MD, de Villepin-Touzery A. EEG in the neonatal unit. Neurophysiol Clin, 2015, 45(1):87-95.

11. Nanavati T, Seemaladinne N, Regier M, et al. Can we predict functional outcome in neonates with hypoxic ischemic encephalopathy by the combination of neuroimaging and electroencephalography? Pediatr Neonatol, 2015, 56(5):307-316.

12. Shellhaas RA. Continuous electroencephalography monitoring in neonates. Curr Neurol Neurosci Rep, 2012, 12(4):429-435.

13. Abend NS,Mani R,Tschuda TN,et al. EEG monitoring during therapeutic hypothermia in neonates, children,and adults. Am J Electroneurodiagnostic Technol, 2011,51(3):141-164.

14. Shellhaas RA. Continuous long-term electroence- phalography:the gold standard for neonatal seizure diagnosis. Semin Fetal Neonatal Med,2015,20(3):149-153.

15. Alix JJ,Ponnusamy A,Hart AR. Brief rhythmic discharges in neonates:a marker for seizures. Epileptic Disord, 2015,17(3):349.

16. Wietstock SO,Bonifacio SL,Sullivan JE,et al. Continuous video electroencephalographic (EEG) monitoring for electrographic seizure diagnosis in neonates:A single-center study. J Child Neurol, 2016,31(3):328-332.

17. 施亿赟,程国强,邵肖梅等.正常足月儿振幅整合脑电图特点的多中心研究.中国循证儿科杂志,2009,4(6): 514-519.

18. 施亿赟,程国强,邵肖梅,等.正常早产儿振幅整合脑电图特点的研究.中华儿科杂志,2011,49:648-654.

19. Shah NA,Wusthoff CJ.How to use:amplitude- integrated EEG (aEEG). Arch Dis Child Educ Pract Ed,2015, 100(2):75-81.

20. van Laerhoven H,de Haan TR,Offringa M,et al. Prognostic tests in term neonates with hypoxic-ischemic encephalopathy:a systematicreview. Pediatrics,2013,131(1): 88-98.

21. 卫生部新生儿疾病重点实验室,复旦大学附属儿科医院.亚低温治疗新生儿缺氧缺血性脑病方案.中国循证儿科杂志,2011,6(5):337-339.

22. Rakshasbhuvankar A,Paul S,Nagarajan L,et al.Amplitude-integrated EEG for detection of neonatal seizures: a systematic review. Seizure,2015,33:90-98.

23. 程国强,胡勇,庄德义,等.振幅整合脑电图监测不同胎龄早产儿宫外环境下脑发育的多中心观察性研究.中国循证儿科杂志,2015,12(2):108-113.

24. 程国强,施亿赟,邵肖梅,等.振幅整合脑电图评分系统评价新生儿脑发育的临床价值.中华围产医学杂志, 2012,15:166-169.

25. Tracy MB,Klimek J,Hinder M,et al.Does caffeine impair cerebral oxygenation and blood flow velocity in preterm infants? World J Clin Pediatr,2016,5(1):75-81.

26. Oncel MY,Erdeve O. Oral medications regarding their safety and efficacy in the management of patent ductus arteriosus. Clin Perinatol,2014,41(1):209-227.

27. McPherson C,Grunau RE. Neonatal pain control and neurologic effects of anesthetics and sedatives in preterm infants. Pediatr Res,2016,79(3):453-459.

28. Vesoulis ZA,Liao SM,Trivedi SB,et al. A novel method for assessing cerebral autoregulation in preterm infants using transfer function analysis. J Perinatol,2014,34(12):926- 931.

29. Rhee CJ,Fraser CD,Kibler K,et al.The ontogeny of cerebrovascular pressure autoregulation in premature infants. Acta Neurochir Suppl,2016,122:151-155.

30. Noori S,McCoy M,Anderson MP,et al. Changes in cardiac function and cerebral blood flow in relation to peri/ intraventricular hemorrhage in extremely preterm infants. J Pediatr,2014,164(2):264-270.

31. Guan B,Dai C,Zhang Y,et al. Early diagnosis and outcome prediction of neonatal hypoxic-ischemic encephalopathy with color Doppler ultrasound. Diagn Interv Imaging,2017,98(6):469-475.

32. Bakker MJ,Hofmann J,Churches OF,et al. Cerebrovascular function and cognition in childhood:a systematic review of transcranial Doppler studies. BMC Neurol, 2014,14:43.

33. Deeg KH. Sonographic and Doppler Sonographic Diagnosis of Posthemorrhagic Hydrocephalus.Ultraschall Med, 2015,36(4):318-333.

34. 国家卫生和计划生育委员会脑损伤质控评价中心.脑死亡判定标准与技术规范(儿童质控版).中华儿科杂志,2014,56:756-759.

35. Mata-Zubillaga D,Oulego-Erroz I. Persistent cerebral blood flow by transcranial Doppler ultrasonography in an asphyxiated newborn meeting brain death diagnosis:case report and review of the literature. J Perinatol,2012,32:473-475.

36. Liao SM,Culver JP.Near infrared optical technologies to illuminate the status of the neonatal brain.CurrPediatr Rev, 2014,10(1):73-86.

37. Sood BG,McLaughlin K,Cortez J.Near-infrared spectroscopy:applications in neonates.Semin Fetal Neonatal Med,2015,20(3):164-172.

38. da Costa CS,Greisen G,Austin T.near-infrared spectroscopy clinically useful in the preterminfant?Arch Dis Child Fetal Neonatal Ed,2015,100(6):F558-561.

39. Kusaka T,Isobe K,Yasuda S,et al. Evaluation of cerebral circulation and oxygen metabolism in infants using near-infrared light. Brain Dev,2014,36(4):277-283.

40. Kenosi M,Naulaers G,Ryan CA,et al.Current research suggests that the future looks brighter for cerebral oxygenation monitoring in preterm infants. Acta Paediatr,2015, 104(3):225-231.

41. Bainbridge A,Tachtsidis I,Faulkner SD,et al.Brainmitochondrial oxidative metabolism during and after

cerebralhypoxia-ischemiastudied by simultaneous phosphorus magnetic-resonance and broadband near-infrared spectroscopy. Neuroimage, 2014, 102 (1) : 173-183.

42. Howlett JA, Northington FJ, Gilmore MM, et al. Cerebrovascular autoregulation and neurologic injury in neonatal hypoxic-ischemic encephalopathy.Pediatr Res, 2013, 74: 525-535.

43. Verhagen EA, Hummel LA, Bos AF, et al. Near-infrared spectroscopy to detect absence of cerebrovascular autoregulation in preterm infants. ClinNeurophysiol, 2014, 125: 47-52.

44. Pichler G, Cheung PY, Aziz K, et al.How to monitor the brain during immediate neonatal transition and resuscitation? A systematic qualitative review of the literature.Neonatology, 2014, 105 (3) : 205-210.

45. Douds MT, Straub EJ, Kent AC, et al.A systematic-reviewof cerebraloxygenation-monitoring devices in cardiac surgery. Perfusion, 2014, 29 (6) : 545-552.

46. Ferrari M, Quaresima V.A briefreviewon the history of human functional near-infrared spectroscopy (fNIRS) development and fields of application.Neuroimage, 2012, 63 (2) : 921-935.

47. Ping LL, Jiang ZD.Changes in brainstem auditory response threshold   in preterm babies from birth to late term. Acta Otolaryngol, 2013, 133 (6) : 607-611.

48. Chayasirisobhon S, Gurbani S, Chai EE, et al. Evaluation of maturation and function ofvisualpathways in neonates : role of flashvisual-evoked potentials revisited.Clin EEG Neurosci, 2012, 43 (1) : 18-22.

49. Carbajal-Valenzuela CC, Santiago-Rodríguez E, Harmony T, et al.Visual Evoked Potentialsin Infants with Diffuse Periventricular Leukomalacia.Clin EEG Neurosci, 2014, 45 (4) : 269-273.

50. van Laerhoven H, de Haan TR, Offringa M, et al.Prognostic tests in term neonates with hypoxic-ischemic encephalopathy : a systematicreview. Pediatrics, 2013, 131 (1) : 88-98.

第 5 节　神经影像学

随着 NICU 的建立和发展,危重新生儿的抢救成功率明显提高,面对存活儿远期形形色色的神经系统后遗症,新生儿神经重症监护(neonatal neurocritical care service, NNCS)这一新概念已跃入新生儿医学领域,不但有效地挽救了患儿的生命,并对可能发生的脑损伤、脑功能实施了全面监护,指导综合治疗,改善预后。

高危儿面临的神经问题是脑损伤和对脑继续发育的

干扰,在目前实施的神经监护手段中,神经影像检查占有重要位置,可以说,临床对新生儿脑损伤和脑发育的认识,伴随着影像新技术的应用而不断深入。从影像模式角度可以分为:基于组织解剖形态的脑结构检查;反映组织生理或代谢状态的脑功能检查。在新生儿医学临床常用的神经影像方法为:颅脑超声、MRI 和 CT[1]。

(一) 颅脑超声

超声波是频率超过 20 000HZ,人感觉器官不能感受到的声波。超声射入体内,在不同的组织器官,可产生不同的声反射与衰减。B 型超声是将接收到的回声,根据强弱用明暗不一的光点依次显示在影屏上,则可显出器官、组织的断面图像,称为声像图,通过回声密度的变化对疾病做出诊断。超声医学将人体肝脏回声强度定为等回声,其他各部位依回声强度分为无回声、低回声或强回声,病变时组织回声强度在原有生理基础上发生变化。无回声表示超声经过的区域没有反射,如脑室内的脑脊液,脑组织损伤后形成的液化灶。低回声见于质地均匀的组织,如含水量较多的不成熟脑组织。强回声则见于致密的颅骨、脉络丛、出血团块或受损伤结构紊乱的脑组织。

1. 颅脑超声的特点　颅脑超声(cerebral ultrasound, CUS)是最早用于新生儿颅内疾病诊断的影像技术,始于 20 世纪 70 年代末。借助于该项技术,人们在活体上直观诊断了新生儿颅内出血,结束了以往只有尸解才能确诊颅内出血的历史,成为新生儿颅内疾病诊断发展的里程碑。

超声检查能够在全世界广泛应用至今,其最大优势是无创、便捷。超声无辐射损害,检查前无需用镇静药和剃除毛发。

颅脑超声首选前囟作为“声窗”,新生儿和前囟未闭的小婴儿具有得天独厚的受检条件,必要时也可经侧囟、后囟、乳突囟扫描。颅脑超声应用 5.5~7.5Hz 高频凸阵小型探头,进行扇形实时扫描,顺序行冠状面、矢状面扫描。

超声对脑中央部位、团块、液化、钙化性病变有很好的诊断效果,因此,对新生儿颅内出血、脑室旁白质损伤具有很高的诊断敏感性和特异性,对缺氧缺血性脑损伤、中枢神经系统炎症性损伤、脑发育评价等也有较好的诊断价值。鉴于其无创、便捷的优势,是对上述疾病首选的筛查手段,并可动态观察。

超声的局限性是经前囟扫描不可避免地存在盲区,对脑周边病变诊断敏感性欠佳,分辨率不及 MRI。

2. 超声对新生儿颅内疾病的诊断

(1) 新生儿颅内出血:出血的基本超声影像特征是强回声。超声可对出血部位、程度、吸收过程做出诊断(图 4-5-1)。

超声对 PVH-IVH 诊断敏感性最高。首先,在尾状核头部区域的生发基质显示强回声,并很快扩展入侧脑室。IVH 时脉络丛增粗,局部突出,尤其在后角处明显。当出血量增加,脑室增宽,并引发脑室周围脑实质病变。超声可及时发现出血的合并症,即出血性脑梗死和梗阻性脑积水。

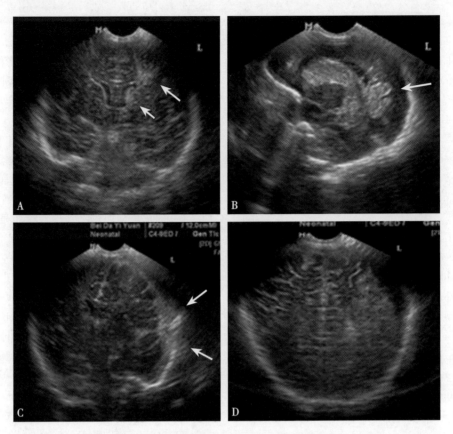

图 4-5-1　颅脑超声诊断的新生儿颅内出血

A. 短箭头所指是生发基质出血,长箭头所指为出血后脑梗死;B. Ⅳ脑室内出血,箭头所指为出血性脑梗死;C. 硬膜下出血早期,患侧脑组织水肿,中线向对侧偏移;D. 出血后期,硬膜下出血灶液化,患侧脑组织萎缩

此类出血是早产儿重要的脑损伤类型,在各类颅内出血中所占比例最大,超声是首选的筛查和检查手段[2]。

超声对较大范围的脑实质出血、硬膜下出血也很易辨认。丘脑、基底核出血位于脑的中央区域,可明确诊断。

小脑的超声影像原本回声较强,出血时表现为双侧小脑半球回声强度不对称,需认真检查才能发现。对于主要分布于脑边缘部位的蛛网膜下腔出血,超声诊断不敏感。

(2) 缺血性脑损伤:在新生儿期与缺血相关的脑损伤包括早产儿脑白质损伤、足月儿 HIE、动脉缺血性脑梗死。不同类型缺血性脑损伤发病机制各异,但细胞缺血损伤的病理过程有类似之处,因此,超声影像也存在规律性的表现。缺血后细胞能量代谢过程受到损害,发生细胞毒性水肿,神经元肿胀、变形,因此,损伤早期病变部位超声检查回声开始增强,水肿持续时间 7~10 天。继之神经元不同步坏死、崩解,脑组织更加不均质,超声的回声进一步不均匀性增强。3~4 周后,随神经元坏死增多,大小不等的液化灶形成,有些部位钙化、萎缩,形成瘢痕脑回。超声对液化灶显示无回声暗区,钙化区以强回声为特点,也可显示萎缩后深陷的脑沟和瘢痕脑回。

1) 早产儿脑室旁白质损伤:≤32 周早产儿经典的脑白质损伤类型,由于血管发育不完善,组成神经纤维髓鞘的少突胶质细胞对缺血损伤的易感性高,在疾病状态下,脑低灌注,脑室旁白质缺血尤为突出,因此,而发生脑白质损伤,神经轴突水肿、断裂。脑白质损伤环绕脑室分布,典型地分布在侧脑室前角附近、后角三角区附近及侧脑室外侧半卵圆中心区域。在白质缺血早期水肿阶段,超声影像表现为脑室周围不均匀性回声增强。损伤后 3~4 周在超声影像上可出现软化灶,以小灶为主,可融合成大灶。1~2 个月后由于小胶质细胞填充和周围脑组织挤压,软化灶在影像上消失,继而脑室周围白质容积减少,超声显示脑室被动性扩大(图 4-5-2)。因此,对于病情危重不易搬动的早产儿,超声是脑室旁白质损伤理想的筛查和检查手段。对弥散性白质损伤,需 MRI 检查。

2) 新生儿 HIE:由缺氧和缺氧后全身、脑内血流动力学改变、缺血而致脑广泛性损伤。超声检查的目的是了解脑损伤的程度及病情演变过程,对早期脑水肿,继之的神经元坏死,直至后期脑组织发生萎缩或液化等做出判断,指导临床诊治并估价预后[3]。

脑水肿阶段,由于细胞肿胀,神经组织结构紊乱,超声影像变化为脑实质回声增强,脑整体结构模糊,清晰度降低,甚至脑的正常结构在影像上消失,脑血管搏动减弱,脑

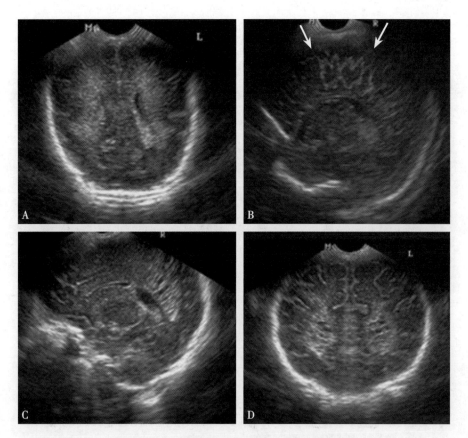

图 4-5-2　颅脑超声诊断的早产儿脑白质损伤

A. 脑白质损伤早期,脑室旁白质回声增强,并向周边弥散;B. 弥散性白质损伤后期,白质容积减少,
脑沟与脑室壁接近,箭头所指是损伤后皱缩的灰质皮层影像;C,D. 分别是旁矢状面和冠状面,显示
枕叶白质密集的小软化灶

室受挤压而变窄,难以辨认。这一影像改变早于临床常观察的前囟、颅缝的变化。7~10 天后脑室重现,如异常回声持续不退,且不均匀,提示存在神经元损伤后不可逆的死亡。3~4 周后显示脑萎缩和液化。脑萎缩的超声影像特点是脑沟加深,与脑室接近,脑裂、脑外间隙变宽。最严重的结局是多灶性液化,分布在双侧脑半球的各部位。

新生儿 HIE 时,除皮层灰质和白质损伤外,特征性的病理改变为深部灰质,如丘脑、基底核受累,另外,容易发生大血管分支交界处的旁矢状区缺血性损伤,超声在这些区域均可发现异常回声(图 4-5-3)。

3)缺血性脑梗死:由于不同类型的血管病或血流、血液异常导致的区域性供血障碍而发病。该病突出的特点是梗死部位与血管分支走形、分布相吻合。超声诊断最敏感的是大脑中动脉供血区梗死,范围大,异常回声起始于中线,向同侧皮层方向弥散性分布。早期水肿,回声增强区无明显的界限,随病程进展边界逐渐清晰,后期病变区域形成液化灶或瘢痕。当血管皮层支梗死,会形成典型的楔形,后期形状显著。超声对其他类型的脑梗死也有同样的诊断效果(图 4-5-4)。

(3)超声对脑发育的评价:不同胎龄的脑影像学特点不同,超声的作用是对多种高危因素所致脑发育迟滞、脑结构异常做出评价(图 4-5-5)。超声对脑成熟度的评价注重的标志如下。

1)脑实质背景回声:胎龄越小,脑组织含水量越多,神经结构越不完善,故早产儿脑实质超声显示回声偏低,均匀、细腻。随胎龄增长,神经元突起、血管等结构增多,脑组织均质性变化,回声强度渐增。

2)脑室形态:胎儿期脑实质发育结果使脑室由大变小,34 周以前的早产儿脑室增宽明显,前角向额叶伸展,后角与枕部接近,至足月时脑室容纳脉络丛,二者间呈缝隙状。

3)脑沟回特征:脑沟回的数量、宽度、深度体现了脑表面积的增长。早产儿脑的特点是脑沟浅,脑回宽。

从产前胎儿超声至生后新生儿颅脑超声,较多诊断的脑发育畸形是神经管畸形、脑无裂畸形、胼胝体缺如、小脑发育异常、先天性脑积水、巨脑回等。

3. **超声技术的进展与应用**　近年超声技术进展的重要内容是高分辨率传感器、信号处理技术,以及在此基础上完成的血流多普勒超声、多维立体超声的不断发展,明显提高了对新生儿脑结构与血管异常的诊断水平。

(1)彩色多普勒超声:是了解新生儿脑血流动力学的简便方法。通过对血流参数和频谱图形的分析,可以对新

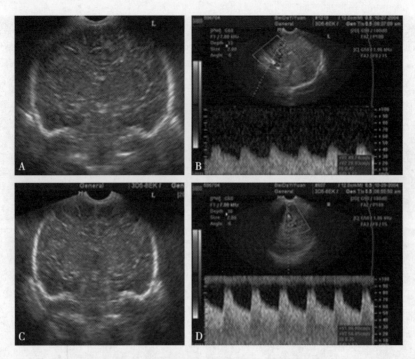

图 4-5-3　超声诊断的新生儿缺氧缺血性脑病
A. 重度 HIE 患儿,生后 2 天,双侧脑半球弥漫性水肿,脑结构模糊,脑室变窄;B. 2 天脑彩色多普勒超声检查,血流频谱图显示,大脑前动脉舒张期血流速度升高;C.生后 4 天,病情无好转趋势,脑清晰度进一步降低,脑室影像消失;D. 4 天脑彩色多普勒超声检查,显示大脑中动脉舒张期血流速度也升高

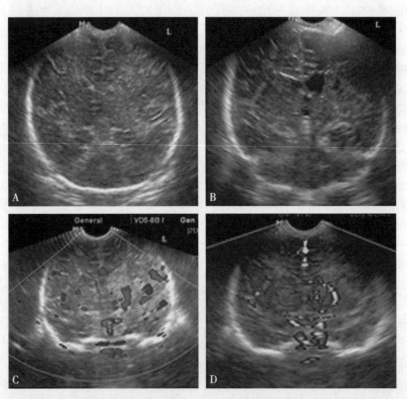

图 4-5-4　超声诊断的大脑中动脉供血区脑梗死
A. 发病早期,以中线为界,左侧大脑中动脉分布区大范围回声增强;B. 3 周后病变区域脑组织开始液化,萎缩,脑室增宽;C,D. 分别为彩色多普勒和能量多普勒血流检查,显示在缺血再灌注期病变区域血流影像增多

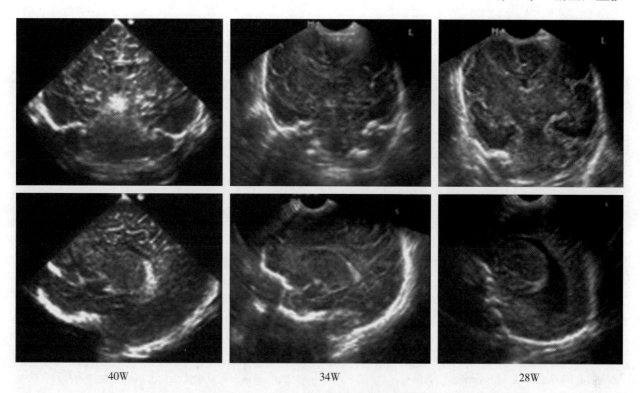

40W	34W	28W

图 4-5-5　超声对新生儿脑成熟度的评价

冠状面和矢状面扫描分别显示了不同胎龄新生儿脑超声背景影像,脑沟回和脑室形态

生儿脑循环状况做出评价,用于各类脑损伤时血流动力学的改变的判断。

最常观察的新生儿颅内大动脉为大脑前动脉和中动脉。大脑前动脉探测声窗为前囟,测量最佳部位选择,是由前动脉分支的胼缘动脉转折上行的平坦段,血管与探测方向夹角最小。在冠状面还可看到大脑中动脉水平段上发出的豆纹动脉走形。大脑中动脉探测声窗为颞囟,恰与大脑中动脉水平段相对。在此可见大脑前、中、后动脉间交通支组成的 Willis 环。通常可测得的脑血流动力学参数为收缩期血流速度(systolic velocity,Vs)、舒张期血流速度(diastolic velocity,Vd)。在此基础上自动计算显示阻力指数(RI)、搏动指数(PI)、收缩期流速及舒张期流速比值(S/D)、平均血流速度(Vm)以及血管搏动周期(C)等。

能量多普勒超声是在彩色多普勒技术上的进展,探头接受血流中红细胞反射的多普勒信号,以能量模式的血流成像,血流信号丰富,血管连续性好,能显示完整的血管网或血管树,对低速血流敏感性好,因此,可观察颅内微小血管和静脉,有益于对动脉供血或静脉回流异常所致脑损伤、脑血管畸形的诊断。

(2) 三维超声的应用:三维超声(three-dimensional ultrasound,3DUS)在传统的二维超声灰阶成像的基础上,进一步拓展了医学诊断范围。其主要的技术性能是在数秒内完成组织多层面高质量扫描,最大范围的容积取样,经计算机存储、数据处理,完成任意层面的重建成像。3D 超声具

有体积测定功能,可对不同脑区进行立体构象,做出体积定量评价,因此,可了解病灶体积,也可对脑发育做深入研究。另外,对抢救中的危重儿检查时,三维超声可缩短人机接触时间,之后利用存储的扫描数据,做任意角度、层面的图像重建,从不同的视角对颅内疾病做出更准确的诊断。

(二) 磁共振成像

磁共振成像(MRI)通过对磁场中的人体发射特定频率和模式的射频脉冲,使组织中广泛存在的氢质子发生磁共振现象。经对 MR 信号的接收、空间编码和图像重建,显示人体器官和组织结构,做出疾病诊断。MRI 自 1973 年用于临床以来,进展迅速,应用广泛,颅脑是诊断效果最佳的器官之一。

MRI 是数字显像,以不同断面的灰度显示组织、器官的解剖结构和病理改变。MRI 对脑作横断、冠状、矢状面断层成像,应用不同的检查序列对脑结构和脑功能改变做出诊断。进展的 MRI 增加了诊断的敏感性、特异性和有效性。

1. 新生儿期最常应用的 MRI 检查

(1) MRI T_1 加权像(T_1WI)与 T_2 加权像(T_2WI):是 MRI 检查的基本扫描成像方法。组织在一定的时间内接受一系列脉冲后,氢原子核将吸收的能释放,并恢复原状。在恢复过程中,根据纵向与横向弛豫时间不同分为 T_1 与 T_2,二者反映了不同组织的物理特性,在正常情况下,同一组织的 T_1 与 T_2 固定不变,但在疾病时,T_1 与 T_2 则会发生信号改变。借助于器官组织每一个层面的 T_1WI 与 T_2WI 的变化,显示

病变过程。

(2) 弥散加权成像(DWI):反映水分子在组织中的弥散状态,脑损伤后细胞内外水分子的跨膜运动减弱,弥散受限。DWI 反应迅速,呈高信号,并可用弥散系数 ADC 值定量评价水分子弥散受限的程度,ADC 值减低,说明弥散受限越重。DWI 也用于脑成熟度的评价。

(3) MR 血管造影(MRA):是非损伤性血管造影,提供血流动力学信息,对血管解剖位置、直径和流速做出评价。有助于发现血管畸形和大血管梗阻,确诊血管性疾病和血流障碍性疾病。磁共振静脉造影(MRV),类似于 MRA,主要显示静脉血管异常。

(4) 其他开始应用的 MRI 技术

1) 弥散张量成像(DTI):是更精细的 DWI 技术,检测水分子弥散过程中各向异性的变化,可直观地以图像显示,也可用数值表示各向异性弥散(FA)。DTI 有条件显示脑微小结构的变化,如白质纤维束走行成像,因此,可用于脑白质损伤后评价白质发育状况的方法。

2) 磁共振波谱分析(MRS):是无创性的脑内生物化学物质的分析方法,可定量分析细胞代谢信息,以波谱形式表示检查结果。常检测的指标是:① N- 甲基 - 天冬氨酸盐(NAA),是轴突和神经元的标记;②乳酸盐(lactate),是脑细胞无氧代谢的产物;③肌酸(creatine),是对高能磷酸产物 ATP、ADP 的测定方法;④胆碱(choline),是细胞膜的标记。

MRS 属功能检查,脑损伤后生化的改变先于形态学变化,因此,可非常敏感用于发现脑损伤,或评价脑发育。

3) 磁敏感加权成像(susceptibility weighted imaging,SWI):是利用不同组织间磁敏感性不同而成像的技术。可以显示与周围组织磁敏感度不同的物质。由于 SWI 对血红蛋白的代谢产物如脱氧血红蛋白、正铁血红蛋白、含铁血黄素等十分敏感,故可发现 B 超和常规 MRI 难以诊断的脑内微量出血和陈旧性出血灶。

2. 新生儿常见颅内疾病时 MRI 的应用

(1) 颅内出血:当血液由血管内溢出,随即出现红细胞生化成分和结构的改变,不同物质结构的顺磁性、质子密度不同,MR 的弛豫时间发生不同阶段的改变,形成了 MRI 信号的变化(图 4-5-6)。出血早期,红细胞中大量含氧血红白不断转化为脱氧血红蛋白,T_2WI 呈低信号,T_1WI 无变化。继之,红细胞内脱氧血红蛋白形成高铁血红蛋白和含铁血

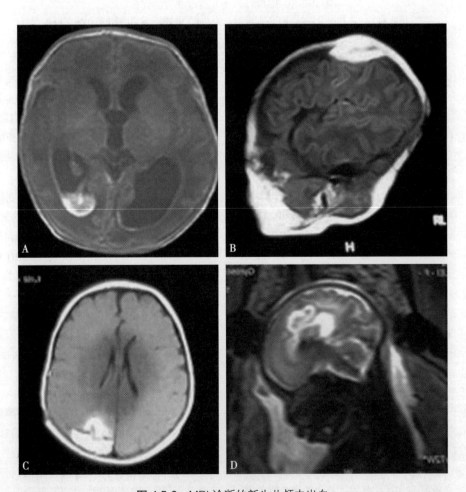

图 4-5-6 MRI 诊断的新生儿颅内出血

A. 右侧 IVH;B. 顶部硬膜下出血;C. 右侧枕叶脑实质出血;D. 胎儿 MRI,IVH,侧脑室背侧部位出血灶已液化

黄素，T₁WI 信号开始增高，T₂WI 维持低信号。当出血团块中的红细胞破裂，大量高铁血红蛋白聚集，T_1WI、T_2WI 信号均增高。此后，出血灶中细胞成分完全崩解、液化，出血灶内成为含低蛋白的液体，MRI 呈液体特有的 T_1WI 低信号和 T_2WI 高信号。

新生儿可发生不同部位的颅内出血，对硬膜下出血、蛛网膜下腔出血、较小的或脑边缘部位的脑实质出血，MRI 较 B 超更有优势。

(2) 缺血性脑损伤：MRI 非常普遍的应用于早产儿脑白质损伤，足月儿 HIE 和脑梗死的诊断。

1) 早产儿脑白质损伤：如前述，早产儿脑白质损伤分为脑室旁白质损伤和弥散性白质损伤。与 B 超相比，MRI 的诊断优势是分辨率高，可以发现更微细的损伤病灶，如脑室旁小点片状白质损伤，深部灰质丘脑、基底核的损伤，边缘部位的皮层和皮层下损伤，这些功能是早期诊断弥散性脑白质损伤的唯一手段。在病变早期，DWI 是显示白质水肿的最敏感方法，利于早期诊断。在病变后期，MRI 显示脑室增宽、脑容积减少，无异于 B 超，然而对弥散性脑白质损伤后期脑皮层萎缩的显示，是其他影像方法所不及的，甚至

可以做脑灰质体积 3D 定量评价[4-7]（图 4-5-7）。

对脑白质损伤的早产儿在后期随访过程中，采用 DTI 评价脑白质的发育、解释临床运动障碍功能，是最佳选择，因为 DTI 可以观察到脑内主要白质纤维束的分布、走行、完整性，FA 值变化可以量化评价白质功能。

2) 缺氧缺血性脑病：MRI 影像学变化规律基于病理变化过程。缺氧后脑损伤早期病理特点是细胞毒性水肿，组织水含量增加，持续约 1 周。DWI 是最敏感的方法，缺血后数分钟至 1 小时内，脑组织内水分子弥散即减少，并进行性加重，DWI 显示双侧脑半球不同分布、不同强度的高信号，弥散系数 ADC 值减少，病程 10 天内可存在弥散受限的特征（图 4-5-8）。T_2WI 与 T_1WI 信号异常迟于 DWI，多在发病后 24 小时左右出现异常，表现为 T_2WI 高信号，T_1WI 低信号，并可显示皮层肿胀，灰白质界限模糊。HIE 病变广泛，利用 MRI 分辨率高的特点，根据异常信号的分布，可以更具体地描绘出脑损伤的部位，包括脑皮层、丘脑、基底核、内囊后支、侧脑室旁半卵圆中心，以及旁矢状区分水岭损伤。

MRS 表现为无氧代谢增加所致的乳酸盐增多。严重脑实质损伤时，NAA 几乎消失。由于细胞破坏，细胞膜成

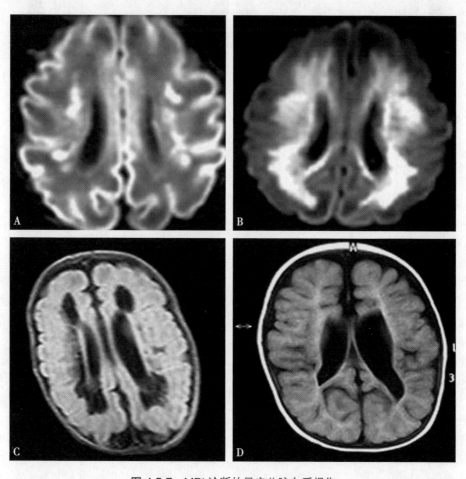

图 4-5-7　MRI 诊断的早产儿脑白质损伤

A. 脑室旁条状白质损伤；B. 弥散性脑白质损伤；C. 多灶性脑室旁白质软化；D. 损伤后期脑白质容积变小，脑室增宽

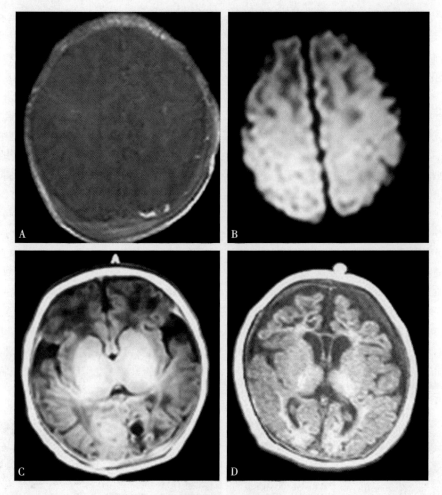

图 4-5-8 MRI 诊断的新生儿缺氧缺血性脑病
A. 发病早期,脑结构模糊,弥漫性脑水肿;B. DWI 显示大范围高信号;C. 双侧基底核损伤,信号
增强;D. 后期额叶多灶液化,萎缩

分增加,胆碱随之升高。

随病程进展,7~10 天后脑水肿消失,取而代之的是胶质细胞增生,神经元坏死后脑组织萎缩、液化,脑皮层皱缩、瘢痕。因此,T_2WI 与 T_1WI 信号异常更为明显。因此,病变后期 1 个月左右检查,MRI 可更明确地显示病变结局,利于对预后的估计。

3) 脑梗死:动脉缺血性脑梗死病灶的病理变化,MRI影像学信号异常特征与上述缺血性损伤基本相同。MRI 检查的特殊之处在于对病变血管的诊断,MRA 是首选,可发现较大血管的畸形、狭窄,提示梗死病因。对静脉性梗死,通过 DWI、T_1WI 和 T_2WI,可显示曲张的血管影像及梗死病灶范围内出血、水肿、坏死过程。MRV 对诊断静脉血管异常和静脉窦血栓是有益的(图 4-5-9)。

(3) 中枢神经系统感染:MRI 对中枢神经系统感染的诊断包括疾病早期炎症反应性变化、脑组织损伤的结局,以及对脑发育的影响(图 4-5-10)。对多种病原所致的先天性宫内感染,在新生儿出生后脑内常见表现是钙化,MRI 对钙化灶多显示低信号,T_1WI 有时呈高信号。MRI 可对感染

后脑发育异常的多种结构异常做出判断,如巨脑回、灰质异位、小脑发育异常等。

MRI 有助于了解脑组织炎症性水肿的范围、程度。在中枢神经系统感染早期,皮层边界不清,T_2WI 可见皮层下局限性高信号。增强 MRI 对脑膜表面和脑沟深部炎性病变的显示是其他影像方法不能比拟的。是由于造影剂改变了局部组织的磁环境,病变组织呈高信号,增强了病变组织与正常组织间的对比。为避免造影剂的副作用,只有在常规平扫不能明确诊断的情况下才选择此法。

MRI 可明确诊断感染的合并症,如出血、脑积水、脑脓肿等。在脑脓肿形成早期,病灶中央部位呈明显长 T_1 和长 T_2 信号,脓肿壁呈 T_1WI 等信号或稍高信号。脓肿晚期,脓肿壁环化增强,由于脓肿壁纤维成分表现为 T_2WI 等信号或稍低信号,脓液中水分子扩散受限,DWI 高信号 ADC 值降低。MRI 对真菌感染后散在多发极小脓肿灶也能清晰显示。

(4) 对脑发育的评价:从胎儿期始脑发育经历了神经管形成,神经元增殖、迁移,灰白质发育,神经网络建立、完善,脑功能复杂化等过程。很多高危因素,如宫内感染等,

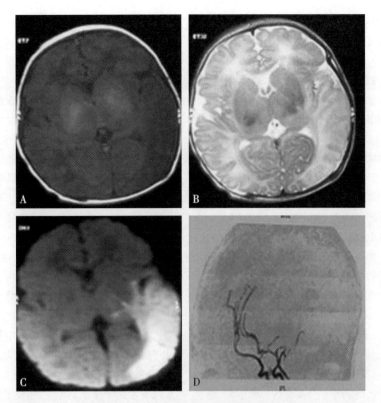

图 4-5-9　MRI 对大脑中动脉脑梗死的诊断
A. T$_1$WI,大脑中动脉供血区病灶呈低信号;B. T$_2$WI,病灶区域呈高信号;C. DWI,
病灶区高信号;D. MRA,显示大脑中动脉血管发育异常

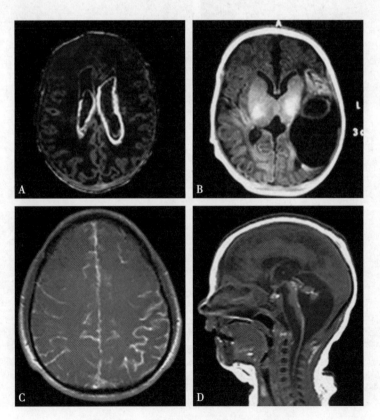

图 4-5-10　MRI 诊断的中枢神经系统感染
A. 细菌性脑膜炎合并脑室炎,双侧脑室边界信号明显增强;B. 脑脓肿;C. 脑膜炎
时脑表面沟回信号增强;D. 先天性 CMV 感染,小脑发育异常

有可能使不同阶段的脑发育发生障碍和功能不完善,对脑回、脑沟、深部神经核团的微细脑结构改变目前能够诊断的只有 MRI。在足月新生儿和早产儿脑组织含水量不同,细胞形态、轴突髓鞘、血管数量等有很大差异,故常规的 T_1WI 和 T_2WI 显像随之变化。因水分子各向异性弥散不同,DWI 信号和 ADC 值也发生相应变化。DTI 可用于显示白质连接的发育进程(图 4-5-11)。

功能核磁成像(fMRI),是灌注成像观察局部脑活动的功能检查方法,多在儿童期应用,观察在特殊刺激下,如躯体感觉、视听、运动、认知时局部脑血流改变[8]。

(三)计算机断层扫描

计算机断层扫描(CT),是利用 X 光管围绕病人做轴向旋转,对身体器官扫描,测量透过身体的剩余辐射,通过计算机对不同角度获得的数据进行处理和复杂的数学演算,后经转换器存储,将数字转换为横断面影像,以不同灰度点组成人体组织器官图像。CT 仅限于轴位和冠状平面扫描。螺旋 CT 技术进展是多角度、多层面的扫描。

在未广泛应用 B 超和 MRI 诊断生儿颅内疾病的年代,CT 在新生儿领域曾普遍应用,对颅内出血、脑细胞毒性水肿、脑组织钙化、颅骨骨折等均有十分敏感的诊断效果,在多种类型脑损伤的临床诊治中起到了积极的作用。但近年 CT 在新生儿的应用明显减少,其重要的原因,一是为避免 CT 的 X 线辐射损伤,二是头颅超声和 MRI 的日益广泛应用,在同等诊断效果时取代了 CT[9]。

1. **CT 检查在新生儿的应用指征**　作为一种成熟的医学影像诊断技术,CT 也有其独到之处,因此,建议新生儿在以下情况仍可选择 CT 检查。

(1)神经急症:CT 检查过程短于 MRI 所需时间,操作仅数秒至数分钟,可在新生儿睡眠时检查,无需用镇静药,故在急性产伤、脑病、急性颅压高、不明原因的惊厥等急症时,病情所需,不能迟疑,又无条件作 B 超或 MRI 检查,当选择 CT。

(2)对可疑蛛网膜下腔出血,硬膜外、硬膜下积血或积液、颅骨骨折等颅脑边缘部位的病变,CT 诊断敏感性高于 B 超。对早期出血、脑组织钙化灶诊断的敏感性 CT 优于 MRI。

2. **新生儿常见颅内疾病的 CT 影像特征**

(1)颅内出血:对于出血性团块,CT 的影像学基本特征是高密度,一般 CT 值在 40Hu 以上。在蛛网膜下腔出血时,CT 高密度影像分布于大脑半球表面沟回,脑裂、脑窦、脑池

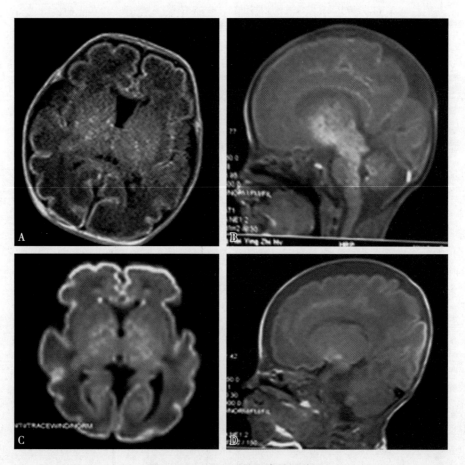

图 4-5-11　MRI 对脑发育的评价

A、B. 27 周早产儿,脑组织含水量多,T_1WI 示白质广泛信号减低,脑回数量少,额部几乎是平滑状态;C,D. 发育至 34 周时,白质信号较前改善,沟回影像开始增多,但脑沟很浅

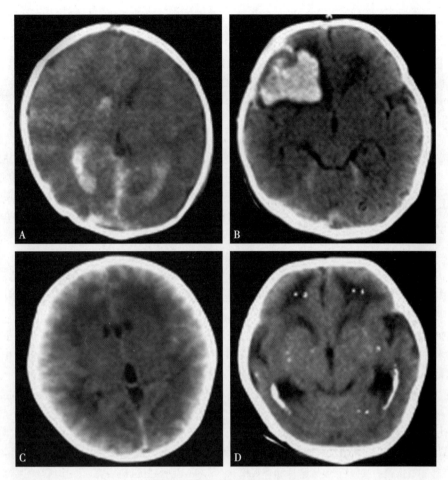

图 4-5-12　CT 诊断的颅内病变
A. 急性脑病,脑结构模糊,伴双侧 IVH;B. 宫内发生的左侧额叶出血;C. 新生儿 HIE,白质广泛低密度;D. 宫内感染,脑室边界和脑实质多发钙化灶

部位。当直窦与窦汇出血,呈现"Y"字形高密度影,小脑幕上蛛网膜下腔出血时,呈"M"形高密度影。

(2) 急性脑病:病变早期脑水肿阶段,CT 以白质低密度为主要的影像特征,可广泛分布于双侧脑半球,脑结构模糊,灰白质界限消失。在新生儿 HIE 时,还能特异性地显示丘脑、基底核损伤和旁矢状区的分水岭损伤。

(3) 颅骨异常:新生儿常见产伤性颅骨骨折,偶见先天骨发育异常。CT 骨窗均可明确诊断(图 4-5-12)。

(周丛乐)

参考文献

1. Devi CN,Chandrasekharan A,Sundararaman VK,et al. Neonatal brain MRI segmentation:Areview. Comput Biol Med, 2015,64:163-178.

2. Brouwer MJ,de Vries LS,Kersbergen KJ,et al.Effects of Posthemorrhagic Ventricular Dilatation in the Preterm Infant on Brain Volumes and White Matter Diffusion Variables at Term-Equivalent Age.J Pediatr,2016,168:41-49.

3. Genedi EAS,Osman NM,El-Deeb MT. Magneticresonance imaging versus transcranial ultrasound in early identification of cerebral injuries in neonatal encephalopathy. Egyptian Journal of Radiology & Nuclear Medicine,2016,47:297-304.

4. Cheng I,Miller SP,Duerdena EG,et al.Stochastic process for white matter injury detection inpreterm neonates. Neuroimage Clin,2015,7:622-630.

5. He L,Parikh NA.Automated detection of white matter signal abnormality using T2relaxometry:Application to brain segmentation on term MRI in very preterm infants.Neuroimage, 2013,64:328-340.

6. EM Abdelsalam,M Gomaa,L Elsorougy.Diffusion tensor imaging of periventricularleukomalacia-Initial experience. Egyptian Journal of Radiology & Nuclear Medicine,2014,45: 1241-1247.

7. Qiu W,Yuan J,Rajchl M,et al. 3D MR ventricle segmentation in pre-term infants withpost-hemorrhagic ventricle

dilatation（PHVD）using multi-phasegeodesic level-sets. Neuroimage,2015,118:13-25.

8. Ling X,TangW,LiuG,et al.Assessment of brain maturation in the preterm infants using diffusiontensor imaging（DTI）and enhanced T2 star weighted angiography（ESWAN）. Eur J Radiol,2013,82:e476-e483.

9. Arthurs OJ,Bjorkum AA. Safety in pediatric imaging: an update. Acta Radiol,2013,54:983-990.

第 6 节 新生儿肺功能监测

新生儿肺功能监测一般指呼吸力学监测,同时也包含对中枢呼吸控制、外周气体交换功能的监测。肺通气呼吸力学主要通过实时监测通气流速、压力、容量的变化,反映呼吸系统 / 肺顺应性、气道助力、呼吸做功等方面的变化,可以帮助判断呼吸系统和肺生理或病理状态。外周气体交换功能主要通过血气、呼出气分析技术,以及借助有创性血流动力学监测技术,辅助判断肺通气 - 灌流协调状况,为疾病病理生理快速做出诊断,也可以迅速判断干预技术应用的效果。

在 NICU,呼吸机治疗是呼吸衰竭患儿的主要生命支持技术。基于压力或容量控制的间歇正压通气(intermittent positive-pressure ventilation,IPPV)和持续气道正压(CPAP)通气,参数设置以往主要依赖血气分析、临床胸片和外观检查,在纯经验式实践中往往带来呼吸机治疗的医源性伤害。随着呼吸机微处理器技术的不断改进,目前多数临床适用

的婴儿型呼吸机均带有呼吸力学分析功能,并被整合到参数设置和呼吸力学监测上。本节针对新生儿呼吸疾病的辅助机械通气技术救治应用,介绍常用呼吸力学监测的基本概念[1]。

（一）呼吸力学参数基本概念和临床意义

常用的监测肺功能的仪器为肺流速仪(pneumotachometer),通过一气流传感仪在患儿气道插管外端串接入呼吸机回路管道三通接口,可以实时监测随通气 / 呼吸时气流进出肺的周期性变化讯号,主要为流速和压力。流速是利用差速压力传感器,将气流变化大小和方向直接记录,然后对流速积分后获得随时间变化的容量值。压力变化则利用高敏感度压力传感器接收并实时显示(图 4-6-1)。

1. 通气节律

(1) 呼吸(通气)频率(respiratory frequency,f):每分钟通气次数,n/min。足月新生儿 30~50 次 /min,平均 40 次 /min;早产新生儿 40~80 次 /min。

(2) 吸气时间(供气时间,inspiration time,Ti):每次通气时气体进入肺需要的时间。足月新生儿 0.4~0.6 秒;早产新生儿 0.2~0.5 秒。

(3) 呼气时间(排气时间,expiration time,Te):每次通气时气体排出肺需要的时间。足月新生儿 0.5~0.8 秒;早产新生儿 0.3~0.6 秒。呼气时间一般长于吸气时间。

(4) 通气时间与呼吸周期(ventilation time,respiratory cycle)及吸呼比(I/E):完成一次通气需要的时间 =Ti+Te,与通气(呼吸)频率呈倒数关系,即通气频率和通气周期的乘积等于 60 秒(1 分钟);频率快,通气周期短,频率慢,通气周

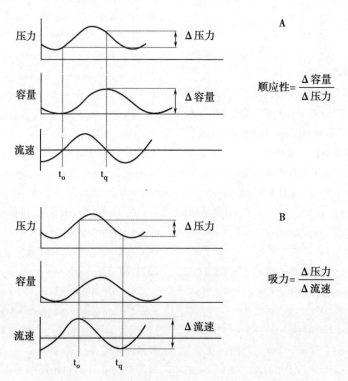

图 4-6-1 呼吸系统顺应性和气道助力测量原理示意

期长。临床意义:在常用通气频率下(20~60 次 /min),呼吸机的 I/E 设置有两种:一种是 Ti 和 Te 设置是随 f 变化而相应改变,以保持 I/E 不变;此种设置在 f 非常慢(<30 次 /min)时,需要缩短 Ti、延长 Te 以改变 I/E,避免 Ti 过长。另一种是传统的 Ti 设置,在 f 设定后,相应的 I/E 也确定,但是随 f 变化 Ti 不会自动变化,而 Te 会因通气(呼吸)周期的缩短或延长而相应变化,由此导致 I/E 也变化。因此需要了解具体呼吸机的工作参数设置的点来调整和监测 I/E,以避免 Te 过长带来肺泡容量性损伤。

2. 通气压力

(1) 气道峰压(PIP):单位 cmH₂O,在一次通气中气道压力相对基线压力(大气压时等于 0cmH₂O,PEEP 时 > 0cmH₂O)的最高水平,包含压力上升时间段(其从基线压力到最高压力的时间),最大压力维持时间段(平台期),供气停顿段(pause pressure,指供气阀门关闭、排气阀门未打开,出现峰压略下降,反映肺泡继续扩张时峰压变化,是容量控制通气模式中的特征性气道压力)。PIP 正常水平在 10~12cmH₂O。临床意义:PIP 是影响潮气水平的最主要参数。在维持通气潮气量在生理水平范围时,其相对于基线压(PEEP)水平小(压力差 PIP-PEEP),则顺应性高。PIP 与基线压差值水平的大小决定潮气量(tidal volume,V_T)。在正常足月新生儿,其水平在 8~12cmH₂O 可以获得足够的 V_T 以满足气体交换的生理呼吸需求。在早产新生儿,随着胎龄缩短,肺相应不成熟,所需要的 PIP 水平在 15~25cmH₂O,以获得所需要的 V_T。当发生 RDS 时,在很高的 PIP 下,也可能达不到所需的 V_T,因此,需要气道滴入 PS 来改善呼吸力学和通气、换气效率。

(2) 呼气末正压(PEEP):单位 cmH₂O,指在呼气阶段气道压力由高向低变化,在呼气末段仍然高于基线压力的水平。临床意义:PEEP 的设置一般在 4~6cmH₂O,极不成熟早产儿不超过 8cmH₂O,晚期早产儿、足月儿及过期产儿可以使用高到 9~12cmH₂O。判断 PEEP 设置的合适度主要通过氧合水平(FiO₂,SpO₂,PaO₂)、胸片反映肺充气程度及心影、心率反映心排出量及外周血压的判断。如果在上调 PEEP 过程中出现心率明显加快(150~170 次 /min),同时有外周血压下降和 SpO₂<85%,则应推断肺泡随 PEEP 上升过度膨胀(FRC 过高)导致心包受压迫,左心回流障碍带来心排出量下降,体循环血流下降,心率代偿性加快。此时应将最近上调的 PEEP 量调回原水平,监测心率、SpO₂、外周血压,如恢复到原先状态,提示 PEEP 水平不适宜再上调。

(3) 平均气道压(MAP):单位 cmH₂O,通气时间或呼吸周期中持续作用在气道和肺泡的平均压力,为 PIP 和 PEEP 时间变化的积分,按以下公式计算:MAP=k [(PIP-PEEP)× Ti/(Ti+Te)]+PEEP,其中 k 为供气上升时间系数(≤1)。根据此公式,Ti 占呼吸周期越长,或 PIP、PEEP 越高,对 MAP 影响越大。k 值为 PIP 上升波形系数,当 k=1 时为方形波,k=0.5 时为锯齿形波,矩形波视 PIP 气流上升时间而不同

(0.5<k<1),一般默认设置在相当于 0.8~0.9。临床意义:压力控制通气模式下,大气道、小气道和肺泡在供气末压力相等。容量控制模式下及高频振荡模式下,大气道、小气道和肺泡在供气末压力不相等,小气道和肺泡压力较大气道压力可以呈衰减 20%~40%。在保证气体通气 - 交换效率稳定状态下,应选用 MAP 尽可能低的通气模式。

(4) 胸腔内压(pleural pressure,Ppl):单位 cmH₂O,一般为负值(最大可以达到 -50~-30)。但在 IPPV 时可以大于大气压(Patm,一般作为 0 水平比较)。测量食管中 ~ 下 1/3 段内压,接近 Ppl。普通呼吸机不能直接测定。以往曾经有应用食管插管在食管中下 1/3 处感知食管内压随自主呼吸运动变化,间接测定到 Ppl。根据此原理,新研究采用神经调节辅助通气(NAVA)装置,通过一条带一组金属电极的导管经口插入食管中下 1/3 处可以感知膈肌收缩电讯号的动态变化,作为带动呼吸机供气的触发机制,较普通呼吸机的压力 / 流量触发更敏感。该技术还有利于监测膈肌电生理状况,用于判断膈肌是否获得中枢神经电讯号脉冲的发放及反应,也可以判断膈肌的疲劳程度。

3. 通气量与通气流量

(1) 潮气量(V_T):每次自主呼吸或强制机械通气进入或排出肺的通气量,平均在 5~7ml/kg 体重,该数值在婴儿、儿童与成人很接近。过高可能导致通气过度,气体容积过大使肺泡和小气道上皮牵张过度而损害,并引起循环二氧化碳分压(PaCO₂)迅速变化;过低则有效肺泡通气量下降。必须注意呼吸机显示的是未经体重修正的数值,呼吸机供气潮气量可能高于理论上的生理潮气量 30%~50%,主要由于管道回路顺应性和气道插管在声门处漏气二大因素。严格地讲每次呼出气体测定的量更接近真实潮气量。临床意义:V_T 和分钟通气量(minute ventilation,MV)在极不成熟、超不成熟早产儿肺的监测应用,在有创通气开始阶段应适当低于正常水平[V_T 3~4ml/kg,MV 150~200ml/(kg·min)],有利于靠近呼吸性细支气管的中央性肺泡渐进式地带动靠近胸膜脏层的外周肺泡的扩张,以避免肺泡过度牵张导致容量性损伤。这一策略也可联合采用容许性高碳酸血症(permissive hypercapnia,PaCO₂ 55~65mmHg)作为出生后早期辅助通气的一种过渡性手段,以避免常规机械通气的不良反应。

(2) 死腔(dead space,V_D):解剖死腔,为声门以下导气段气道容量(非气体交换部分),足月儿 1.5~2ml/kg,早产儿 1.7~3.0ml/kg;生理死腔,解剖死腔加未获得有效血流灌注的通气肺泡容量之和 >2ml/kg。临床意义:早产儿及出现 CLD 或 BPD 患儿可同时存在解剖死腔和生理死腔增大,临床上不易区别。机械通气时的 V_T,FiO₂ 设置应相应调整。V_D 与 V_T 比值(V_D/V_T)间接反映通气 - 灌流协调程度,或与肺内分流程度呈正相关;可以通过测定呼出气二氧化碳分压(partial pressure of carbon dioxide in endexpiratory gas,PetCO₂),根据其相对动脉二氧化碳分压(PaCO₂)的差值的

变化，间接判断死腔水平，$V_D=(PaCO_2-PetCO_2)/PaCO_2 \times V_T$。而 V_D/V_T 与肺内分流（Qs/Qt）成正比，一般应 <25%；如果 >50% 则反映有病理性通气 - 灌流失调，需要使用选择性肺内血管活性药物或通气策略。

（3）分钟通气量（MV）：$MV=V_T \times$ 频率（f），ml/(kg·min)，为单位时间内的肺通气量，适宜于个体间比较；消去体重后（×kg），为呼吸机实际分钟通气流量，适合个体在不同时间点比较。临床意义：与 CO_2 排出效率有关；长时间通气中针对具体情况改变呼吸机参数，如 PIP/PEEP、V_T 或者 f，应维持 MV 相对稳定在 200~250ml/(kg·min)。

（4）分钟肺泡通气量（minute alveolar volume，MV_A）：$MV_A=(V-V_D) \times$ 频率，ml/min，为实际进行气体交换的通气容量。临床意义：肺内分流增加时，生理死腔（V_D）增加，通过增加频率，可以补偿 MV_A；但增加频率过快（>60 次 /min）使通气时间（呼吸周期）缩短，也会降低 MV_A，影响实际通气和换气效率。临床意义：基于对 V_D、通气 - 灌流比和肺内分流的判断，作为长期机械通气效率的相对稳定的通气量水平判断，一般没有呼吸机或流速仪可以直接显示。

（5）功能余气量（functional residual capacity，FRC）：平静（潮式）通气呼气末肺残余气量，FRC=25~35ml/kg，相当于妊娠后期胎儿肺液量，可以维持肺泡 CO_2 水平相对稳定。临床意义：设置 PEEP、CPAP、给予 PS 均直接影响 FRC 水平的变化，以获得比较高的肺动态顺应性，并可以改善肺通气 - 灌流失调。极不成熟早产儿的 FRC 水平只有足月新生儿的 10%~50%。在极不成熟早产儿，应用 PEEP、CPAP 和 PS 只能部分提高 FRC 以改善 Crs 及气血交换效率。

（6）气道插管漏气检查：在目前婴儿型呼吸机或呼吸力学流速监测仪上，可以通过比较每次呼吸 / 通气时进出肺潮气量的差值，判断气道插管经声门处的漏气程度，一般应 $<20\%V_T$。当漏气 >50% 的 V_T 时，应考虑更换气道插管。如果不能更换气道插管，则应根据呼出气 V_T 量，将 PIP 增加（压力控制模式时），或将 V_T 调高（容量控制模式时），以补偿 MV 供气量。此时由于漏气存在，自气道插管远端始气道内压力（PIP）出现衰减，此时的 MV 或 MV_A 尚可接近生理需要。利用呼气阻断技术，可以从容量 - 流速环关系曲线上间接判断 FRC。

4. 呼吸系统顺应性（compliance of respiratory system，Crs）　$Crs=V_T/(PIP-PEEP)$，单位：ml/(cmH_2O·kg)，反映肺在特定压力范围内的容量变化难易程度。正常水平在 0.8~1.2。其测量原理见图 4-6-1A。该测量气道压力（PIP-PEEP）水平，不考虑胸腔负压水平变化，即（P_A-Ppl）+（Ppl-Patm）=P_A-Patm，其中 P_A 为肺泡内压，接近 PIP-PEEP，Patm 为大气压，其差值为跨肺压；Ppl 为胸腔内压，与 Patm 差值为跨胸壁压。这两部分之和为呼吸系统压力。如果测量食管中下段压力（Pes，接近 Ppl，一般为负值）可以得到肺顺应性（lung compliance，C_L），$C_L=V_T/(PIP-Pes)$。新生儿由于胸廓软骨比例大，胸廓本身的顺应性大，对肺容量变化

限制影响小，因此，对于机械通气患儿多可测量 Crs 反映动态呼吸系统和肺顺应性的变化。极不成熟早产儿的 Crs 水平只有足月新生儿的 10%~50%。极不成熟早产儿因 FRC 水平只有足月新生儿的 10%~50%。应用 PEEP、CPAP 和 PS 可以提高 FRC 及改善肺内通气 - 灌流、促进氧和二氧化碳弥散，反映在 Crs 改善及气血交换效率的提高。

（1）PEEP 的设置和 Crs：一般依据在设置的 PEEP 水平上，达到氧合改善为主要目标，兼参考 Crs、心率和胸片下肺充气容量和心影无异常。

（2）当应用 PS 时，氧合会有所改善，此时应保持 PEEP 不变，而对 FiO_2 逐步下调，直到用较低 FiO_2 能够有效维持氧合及气体交换且 Crs 改善后，再考虑下调 PEEP。

（3）从有创通气转无创通气时，应参考同步间歇指令通气（SIMV）模式时 PEEP 水平下自主呼吸强度来设置 CPAP 水平，以保持 Crs 基本稳定。

5. 气道阻力（airway resistance，Raw）　$Raw=P/Q$，P 代表压力差，Q 代表流速，单位 cmH_2O/(L·s)，反映气道通畅程度（图 4-6-1B）。正常水平：新生儿 100~150，婴儿 50~100，小儿 <50，成人 10~20，主要因为小气道截面积随年龄变大。影响因素包括气体黏滞系数（ρ），气道长度（l），气道长度和直径（l/r^4）比例关系等。其中呼吸性细支气管和肺泡导管（15~23 级分支）直径随气道分支度增加而显著减小（≤0.5mm），但总截面积较小支气管和细支气管增加 100~500 倍。临床意义：在细小气道出现吸入物或分泌物阻塞、或小气道内膜因炎症而水肿增厚时，截面积下降，则其半径下降一半时，阻力增加 16 倍。应用气管扩张剂可以改善气道助力。气道清理采用间歇性生理盐水负压吸引，应注意保护气道黏膜的完整性。应用高频振荡通气模式可以达到使小气道持久性开放的目的，此时气道阻力会因大量深部分泌物的排出而下降。当应用常规呼吸机无法克服小气道阻力时要考虑是否存在先天性气道狭窄等发育异常。

6. 流量（flow，Q）

（1）主供气气流：一些呼吸机上作为各种通气模式的主气流源，远远大于 MV，以保证间歇正压通气时的气道压力和容量的恒定。设置水平应保证特定通气模式（如容量控制）下可以达到用 TI 和 V_T 精确设置，或在压力控制通气时用 PIP 气流上升速率（时间）限制下有充分气流量使肺扩张。

（2）偏流（bias flow）：为呼气相给出的供气管道气流，以清除管道 CO_2 残余气，为下次通气管道内预充，并为流量触发提供背景气流。目前婴儿呼吸机的强制通气模式多采用呼吸流速触发同步机制，因此偏流固定或可变，以保证以上功能。

（二）呼吸机治疗时气道压力、容量、流速参数的设置、监测与意义

1. 压力

（1）PIP：作为将气道和肺泡扩张的主要力量，其设置水

平的高低分别取决于 Raw 和 Crs，以获得正常或接近正常生理需要的 V_T、MV、PaO_2、$PaCO_2$ 水平。

PIP 波形意义：从 PIP 随时间变化特点看，包括压力上升段及上升时间、最高水平及维持段、终止点及压力释放模式（对 PEEP 依赖），分别反映着小气道和肺泡打开的时间、肺泡扩张后维持时间、肺泡关闭时间。

临床意义：正常情况下，Raw 和 Crs 良好，只需要 PIP 10~15cmH_2O；呼吸功能不全、肺炎，15~20cmH_2O；重度肺炎、呼吸衰竭，20~25cmH_2O；严重肺实变，>25cmH_2O；极其严重肺实变，>35cmH_2O。如果肺泡不成熟（如早产儿肺极不成熟伴呼吸窘迫），PIP 设置上应由低向高、压力上升时间由慢向快，逐渐调节。在这些病理情况下选择合适的 PIP 对于肺同时达到维持代谢需求和避免损伤的双重目的。比如在早产儿 RDS，患儿气道和肺泡中充满肺液且缺乏 PS，Raw 和肺泡表面张力均高。如果此时 PIP 从一开始设置就很高（>25cmH_2O）且上升时间短（上升速度快），会因终末细小支气管过度扩张，导致上皮细胞脱落，出现不可逆性组织损伤，进一步累及肺泡上皮细胞。如果将 PIP 从 20~25cmH_2O 开始逐渐调高，且上升时间先慢后快，PIP 波形为正弦波或矩形波，可以使终末小气道和一部分肺泡先扩张并趋于稳定，然后再逐渐使多数肺泡扩张，从而避免了因 PIP 设置过高导致的气道上皮损伤。在有 PS 制剂治疗时，可以达到良好的肺保护效果，而在缺乏 PS 时，依靠对肺损伤机制的生理和病理知识，通过这种缓进式增加通气压力参数的调节方式，也可以获得相对安全的保护性通气效果，只是时间上要更长，以换得内源性 PS 的有效生成，间接达到肺保护性通气目的。

（2）PEEP：为维持肺泡及小气道在呼气相适度扩张、不至于完全关闭，一般采用 2~3cmH_2O 为低水平，4~7cmH_2O 为中等水平，8~15cmH_2O 为高水平。多数情况下用中、低水平，特殊情况下用高水平。如果在低浓度氧（<30%）通气足以维持正常血气，可以不用、或仅用低水平 PEEP；新生儿，尤其早产儿一般用中等水平 PEEP；幼儿及儿童出现严重肺实变（白肺伴严重支气管充气征），有严重通气 - 灌流失调，可以作为特殊情况，应用高 PEEP（10~20cmH_2O），或者采用肺开放式通气压力组合调节策略。PEEP 的不良反应主要为可能影响左心静脉回流，减少心排出量；对于早产儿可能影响脑血管血液回流、增加颅内压，对颅内出血者可能加重损害。

与成人及儿童患者不同，因设置和判断的复杂性，新生儿一般不考虑压力 - 容量环的上、下压力拐点（UIP，LIP）作为判断最佳 PEEP 水平的依据。当氧合变差时（FiO_2 增加，SpO_2<85%），通过提高 PEEP 1~2cmH_2O 时，应观察 Vt 是否下降，否则应将 PIP 相应提高以保持 Vt 不变；同时观察心率是否较原水平显著加快（>10%）及外周血压是否下降，作为判断是否存在应肺泡膨胀带来左心回流障碍（前负荷增加）所导致心排出量的下降。当将 PEEP 回调至原来水平

则心率和血压相应回复稳定，提示已经接近 PEEP 的可调上限水平，不宜进一步提高。

（3）MAP：正常情况下机械通气时 MAP 为 <5cmH_2O，或一般应 <10cmH_2O。但肺实变时气道阻力增加，随 PIP 和 PEEP 提高，MAP 可能达到 15~20cmH_2O，或 >25cmH_2O。因此，选择辅助通气模式应尽可能在保证 MV 和通气效率不变条件下，用相对比较低的 MAP 通气。如调压定容（PRVC），同步间歇指令通气（SIMV），压力支持通气（PSV），容量支持通气（volume support ventilation，VSV）等模式下可以比单纯压力控制通气（pressure contro ventilation，PCV）和容量控制通气（volume control ventilation，VCV）模式使 MAP 下降 1~2cmH_2O。

2. 频率 对新生儿可以先从 35~40 次 /min 开始（通气周期 1.5 秒，设置 TI 0.3~0.5 秒）；对婴幼儿可以先从 20~30 次 /min 开始（通气周期 2~3 秒，设置 TI 0.4~0.7 秒）；对大儿童从 15~20 次 /min 开始（通气周期 3~4 秒，设置 TI0.5~1.0 秒）。由于呼吸周期与频率呈反比关系，随频率加快，呼吸周期缩短，相应的 TI 及 TE 也应调节。如果 TI 不变，随频率上调，TE 缩短，吸 / 呼比变大。如欲维持吸 / 呼比不变，则 TI 应调短。由于 V_D 是固定的，V_T 偏低，则 MV_A 下降，为维持气体交换效率，则必须增加频率，以达到满足生理需要量的 MV 和 MV_A。因此，临床上婴幼儿常因气道狭窄、肺泡不张、肺血管痉挛血流减少，出现气体交换障碍，而表现为呼吸急促，以代偿通气 - 灌流失调。

（1）时间切换：一般强制通气模式采用时间切换（time cycled），辅助通气模式（如压力支持模式）采用流量切换（flow cycled）。如前所述，在 VCV 模式，由于达到每次通气量（呼吸机上多用 V_T 表示，但没有对体重修正）的供气为恒速气流，因此，设定目标通气量在气流流速（有些呼吸机直接通过调令 V_T）确定后，主要为 TI 长短，由此确认 VCV 模式为时间切换。

（2）流量切换：时间切换模式时，在供气相，管道流量由低到高再到零（供气末）；而流量切换则在流量由高向低（肺泡已经扩张）时，达到峰流量 5%~25% 时，供气停止，排气开始。这种模式可以保证肺泡扩张并完成通气换气，而 MAP 则比较低。如 PSV 模式时，微处理器感受供气相的最大气流流速（峰流速），待流速下降到峰流速的 5%~15% 时，进行切换，因此通气为流量切换特点。

3. 流量 一些呼吸机设置系统流量控制（main flow，L/min），以满足不同通气模式需要。如果系统流量偏低，在特定模式供气时出现 PIP 和（或）V_T 不能达到预定水平，MV 显著降低。在容量控制模式通气时，流量主要由 TI 和 V_T 控制。

4. 肺压力 - 容量环 图 4-6-2 为一次呼吸（通气）时随气道正压（胸腔负压）变化时，肺容量的变化特性。即随压力增加，肺容量增加，在压力达到一定水平后，肺容量迅速增加；在压力开始下降时，肺容量下降不明显，但当压力下

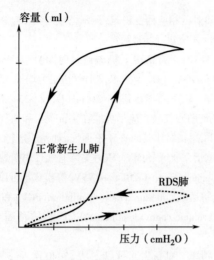

容量（ml）

正常新生儿肺

RDS肺

压力（cmH₂O）

图 4-6-2　肺压力 - 容量环

降到一定程度时,肺容量快速下降。这是比较典型的肺压力 - 容量变化的滞后现象,主要因为肺泡存在 PS,反映肺的成熟程度。在压力最大时的容量为肺顺应性。在不同压力点的容量水平,为即时顺应性变化率。在机械通气时

PIP-PEEP 水平变化一般在 5~15cmH₂O,PIP 和 PEEP 设置是否合适,可以从所获得的压力 - 容量环上反映。理论上应该以获得比较高的 Crs 为 PIP/PEEP 设置较理想。利用吸气相不同压力水平阻断供气,又不释放,可以利用短瞬间(<1 秒)肺泡扩张均匀后的压力 - 容量关系,获得静态肺顺应性(Cstat)。在机械通气(IPPV)时测定的压力 - 容量环,必须在供气时间(TI)比较长(通气周期时间长,频率慢)时所反映的顺应性,可以作为动态顺应性(dynamic compliance,Cdyn);建议使用通气频率在 20~40 次 /min 判断 Crs。当通气频率 >60 次 /min,此时的 Crs 将会因供气时间缩短、潮气量下降而下降,使判断呼吸力学不准确。

5. **肺容量 - 流速环**　图 4-6-3 为一次呼吸(通气)时随进出肺气体流速变化时肺容量变化特性。在吸气相流速一般呈正态变化,在起始和末端流速为零;在呼气相,流速先达到最大,然后逐渐降低。如果气道阻力大,吸气流速下降,吸气相波形面积减少;如果气道阻力在呼气相也高,则呼出气气体流速变化率小。如果在呼气相不同时间点进行阻断,可能得到流速 - 容量变化趋势,将此趋势点连接,在肺容量坐标相交处可以得到 FRC 的经验式估值。

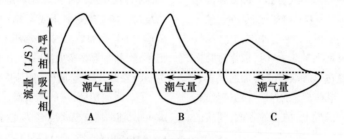

潮气量　潮气量　潮气量
A　　B　　C

a：肺流速-容量环模式
（A.正常；B.受限；C.阻塞）

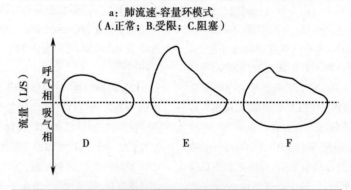

D　　E　　F

b：不同类型气道梗阻时的肺流速-容量环
（D.吸气和呼气时气流均受阻；E.吸气时气流受阻（胸外梗阻）；
F.呼气时气流受阻（胸内梗阻））

图 4-6-3　肺流速 - 容量环
横坐标为肺容量变化,纵坐标为流速变化,其中向下代表吸气相,向上代表呼气相,中间点虚线流速为零,各环形在右端零流速点为一次呼吸的起始和结束点

（孙波）

参考文献

1. Donn SM, Sinha SK. Manual of neonatal respiratory care. 3rd ed., 2012, Springer, New York.

第7节　新生儿循环功能监测

循环的主要作用就是为组织细胞供给氧和营养物质，运走二氧化碳和代谢产物。尤其在危重早产儿和足月新生儿中，当存在心血管障碍和供氧不足以维持细胞耗氧量时，常导致血压下降、器官系统血流量减少、乳酸酸中毒等休克表现。如果能做到早期识别、积极治疗，可以降低循环衰竭带来的死亡率增加和严重的不良预后。

维持正常的循环功能是一个极其复杂的过程，由中枢外周自主神经系统、内分泌旁分泌机制、心血管系统和肾功能共同调控。由于围产期感染或窒息等因素，小孕周早产儿和先天性心脏病、肺实质和肺血管发育不良、心血管功能受损的新生儿在宫内至宫外环境过渡时常常难以维持正常的循环功能，导致循环衰竭。因此，进行循环功能监测可以早期发现功能障碍的迹象，及时依据血流动力学进行治疗。新生儿因为其特殊性，首选无创、准确、持续、便捷、经济的监测方法。

（一）整体心血管功能监测

体循环和肺循环中的功能检测，主要依靠动态的灌注压（即：血压 blood pressure，BP）和血流量（即：心排出量 cardiac output，CO）监测。

1. 血压监测　在新生儿重症监护中血压是最常用的血流动力学参数[1]。根据公式 BP=SVR×CO；血压是外周血管阻力（systemic circulation resistance，SVR）和心排出量的因变量。心排出量增加及 SVR 增加均导致新生儿血压不断增加。分娩时脐带结扎和动脉导管逐渐闭合可引起 SVR 升高；新生儿心肌细胞发育不成熟，心搏量处于 Frank-Starling 曲线平台期；这两种因素均可导致血压不稳定（表4-7-1）。

表4-7-1　正常新生儿血压正常值（mmHg）

年龄	收缩压	舒张压	收缩低血压
出生（12小时，<1000g）	39~59	16~36	<40~50
出生（12小时，3kg）	60~76	31~45	<50
新生儿（96小时）	67~84	35~53	<60
婴儿（1~12月）	72~104	37~56	<70

（1）无创血压监测：1905年 Nikolai Korotkoff 通过听诊器听诊血液流经血管时产生的声音，创立了柯氏音法。该方法广泛用于成人和儿童，但是由于新生儿的循环血量较少，动脉血流冲击管壁的声音可能会低于人的听域而影响测量，因此现在新生儿重症监护时无创血压的测量一般选

用振荡法。采用振荡技术，上臂缚上袖带充气压迫动脉，在缓慢减压的过程中检测起源于血管壁的搏动振荡波，计算出动脉血压。这种方法不受外界噪声的影响，能较准确测出新生儿的收缩压、舒张压及平均动脉压。

需要注意的是，袖套的宽度要恰当，过大可导致血压偏低，过小则可导致血压过高；不恰当的使用、频繁反复测压、测压时间过长均可引起上肢静脉淤血，增加血栓发生的风险；另外，无创血压监测为瞬间的血压变化，不能反映血压连续性的改变，对于严重低血压、休克的新生儿应该用有创血压监测。

（2）有创测压法：有创血压监测是指通过外周动脉置管，将机械能转变为电信号，直接连续的监测血压变化。理论上只要内径够大可触及搏动的浅表动脉均可置管，但临床上，常选择具有吻合支能避免阻塞引起远端缺血坏死的动脉，如桡动脉、肱动脉、足背动脉等。该测量方法不受袖带宽度、压力、噪声等外界因素的影响，被视为血压监测的金标准（新生儿外周动脉置管术及有创血压监测见视频5）。

有创测压适用于各种循环衰竭的危重症新生儿，可持续监测血压，避免多次反复无创测压带来的弊端；且对于机械通气、酸碱电解质失衡的新生儿，亦可直接动脉取血，减少了频繁动脉穿刺带来的疼痛、感染、出血等问题。但动脉置管有创测压亦有相应的风险，主要为血栓形成及感染。随着导管留置时间延长，血栓形成的发生率增多，多次肝素盐水冲管可降低栓塞风险；由于新生儿免疫力低下，动脉置管可成为局部和全身重要的感染源，常见微生物为金黄色葡萄球菌，严格无菌操作、缩短置管时间降低感染机会。

2. 心排出量监测　心排出量是指心脏每分钟将血压泵至周围循环的血量，计算公式为心每搏量（stroke volume，SV）×心率（heart rate，HR）。心排出量是反映心肌收缩力、心脏前后负荷和心率的综合指标。心搏出量的监测对于早期发现循环功能异常，尤其是对于指导临床针对性用药，抢救血流动力学不稳定的患儿以及监测用药疗效，有非常重要的意义。心脏每搏量目前不能直接估计，但是心率是临床常用的监测指标。

（1）新生儿心率：通常为130~160次/min，但其受体温、应激、自主神经系统和镇静剂等多因素引起，导致心率难以作为循环功能监测的良好指标。心率变异度（heart rate variability，HRV）分析是指逐次心跳间期之间的微小变异，可作为心脏自主神经张力测定的一种较敏感的无创性监测方法，自主神经系统调节作用减弱或消失，会引起 HRV 减少甚至变为零，因此，许多学者把检测 HRV 作为评价自主神经系统张力的重要指标。HRV 减少可提示胎儿宫内窘迫，有研究证明 HRV 的减少可作为新生儿败血症休克很好的早期预测指标。

（2）有创心排血量监测：肺动脉漂浮导管（Swan Ganz 导管）所提供的数据可以良好地反映患者的血流动力学状态，有助于在患者发生血流动力学失代偿前发现异常。

Swan Ganz 导管即通过血流引导气囊漂浮导管,进行右心房压、右心室压、肺动脉压、肺毛细血管楔压等测量,并可根据热敏电阻测定温度变化来测定心排出量(CO)。迄今为止,热稀释法仍是公认的测定 CO 的金标准。漂浮导管是一种创伤性操作手段,可能会引起心律失常、气囊破裂、肺栓塞、肺小动脉破裂出血、导管打结、感染等并发症;肺动脉导管本身的型号问题及高要求的导管放置技术等因素,严格限制了其在新生儿的应用。微创甚至无创、准确、简便、便宜的 CO 监测方法成为目前主要的发展方向。

(3) 微创心排血量监测:脉搏指示连续心排血量技术(pulse-induced continuous cardiac output,PiCCO):是在热稀释法基础发展而来的微创监测方法。通过分析动脉压力波型曲线下面积获得连续的心排出量,并可计算胸内血容量(intrathoracic blood volume,ITBV)和血管外肺水(extravascular lung water,EVLW)等参数。ITBV 被认为是可重复性好,敏感度高,且比中心静脉压、肺动脉阻塞压、右心室舒张末期压等更能反映心脏前负荷的指标。研究证明,在心搏出量的测量方面,PiCCO 与热稀释法可以互换。PiCCO 无需放置肺动脉导管,故可避免放置时引起的严重并发症,但仍需要置入特殊的动脉导管,而儿童常选用股动脉置管;其在新生儿中的准确性尚未明确。

(4) 无创心排血量监测:无创心排出量监测仪(noninvasive cardiac output monitoring,NICOM)是通过生物电抗法非侵入连续地监测血流动力学各项指标的 CO 监测仪。它最主要的更新是通过测定输入信号和输出信号之间的相位移改变(即时间差),而以往的机器是测定输入与输出信号之间的电压幅值差,因此,NICOM 在精确性和抗干扰性方面都优于同类仪器,且对于肥胖患者及儿童均适用。与经肺动脉导管测得的心排出量相比,NICOM 的敏感性及特异性较高,该方法在新生儿、尤其是早产儿中的应用尚需进一步的证据[2]。

(5) 心脏超声多普勒和心脏电阻抗测量:是床旁非侵入性监测心排出量的有效手段。心脏超声多普勒是目前广泛应用于临床的方法,普遍公认的是用左心室容量指标和射血分数评估左心室收缩功能,用二尖瓣舒张期血流 E/A 比值(E 波是舒张早期二尖瓣血流速度,A 波是舒张晚期心房收缩时的二尖瓣血流速度)来评估左心舒张功能。但心脏超声多普勒对存在分流的 PDA、PFC(持续性胎儿循环,persistent fetal circulation)新生儿左右心室流出量的连续、精确评估有一定限制。最近研究显示,MRI 较心脏彩超更具有重复性的 CO 评估方法。在有显著血流动力学异常的 PDA、PFC 新生儿中,通过左右心室流出量、上下腔静脉血流评估系统灌注。然而该方法非床旁、连续监测手段,在新生儿病房临床应用中受到限制。

3. 动静脉氧合　除评估全身心血管功能,评估系统供氧量及耗氧量的充分性也十分重要。供氧量为心脏排出血量提供的动脉氧含量,耗氧量为心排出血量动静脉含氧量差值。动静脉氧饱和度、动静脉氧分压及血红蛋白浓度可用来计算耗氧量。静脉氧饱和度代表了组织摄氧后氧气的储备功能,因此,反映了全身氧合的充分性。新生儿可采取右心房和上下腔静脉连接处的中央静脉血氧饱和度来评估新生儿的静脉氧饱和度和耗氧量。但中央静脉氧饱和度是个整体衡量指标,难以确定线粒体功能障碍时个别器官组织缺氧和败血症患儿用氧障碍等情况。实际临床工作中,酸碱平衡和血清乳酸浓度变化可用来床旁间接评估动静脉氧合情况。

(二) 局部血流动力学监测

在生理条件下,器官血流量可满足代谢的需求;而病理条件早期,如休克代偿期,血压的维持靠选择性的收缩"非关键"脏器血管,以保障脑、肾等关键脏器的氧耗。因此,监测局部血流和组织摄氧对于及时发现休克代偿阶段十分重要。多种方法可以用来评估血流动力,主要可以分为两个亚型:即动脉血流测定和实质脏器血流量评估。动脉血流测定主要基于获取动脉血流和横断面流速等信息,如多普勒超声法和位相磁共振等。评估特定脏器的血流常基于菲克定律,即在单位时间内通过垂直于扩散方向的单位截面积的扩散物质流量与该截面处的浓度梯度成正比。该类测定方法包括单光子发射计算机断层成像术(SPECT)、正电子发射断层成像术(PET)、CT、MRI 和近红外光谱(NIRS)等。NIRS 是一种无侵入性的检测方法,通过检测组织对近红外光的吸收,计算出局部的组织氧合参数,该方法可应用于 HIE 新生儿的脑氧监测。

除了监测组织的血流和供氧情况,评估靶器官的功能也是全面血流动力学监测的重要步骤。aEEG 常被用于足月新生儿 HIE 的研究。近期其在早产新生儿的应用也逐渐得到重视[3],可与 NIRS 数据共同诊断和评估预后。因此,有学者提出应该把 aEEG 集合到血流动力学的监测和数据采集系统中。

(三) 微循环监测

在缺乏无创且连续的全身血流监测时,临床医生可通过非特异性的间接血流量和组织灌注指标进行评估,包括尿量、毛细血管再充盈时间(CRT)、外周核心温差和血清乳酸水平等。这些指标在评价过程中有明显的限制,但其简便易操作,广泛的应用于新生儿临床实践中。

1. 毛细血管充盈时间测定　可作为临床判断休克的重要依据。通常新生儿 CRT≤2 秒,当 CRT 延长至 3~4 秒时考虑存在休克早期,随着休克进展,皮肤出现花纹,肢体发绀,CRT 可延长至 4 秒以上。及时发现患儿末梢循环障碍,进行液体复苏治疗,以期维持 CRT≤2 秒,保证正常血液灌注。

2. 微循环　微动脉和微静脉之间的血液循环称为微循环,其既是循环系统最末梢部分,又是脏器的重要组成部分;既是循环的通路,又是物质交换的场所。临床微循环检测主要观察在细动脉、毛细血管、细静脉范畴内的血液循环状态,选择体表合适部位的皮肤或黏膜为观察点,用显微镜及有关仪器进行直接微循环观察。人体体表微循环检测部位,常用的有甲襞、球结膜、舌、唇、齿龈等,甲襞是最常用且能代表全身微循环的部位。但新生儿由于生理特征所限,选用耳廓作为微循环检测的部位。通过耳廓血管形态、血液动态、血管周围状态等监测,及时评估微循环变化,有助于了解病情进展及恢复情况。

3. 间接指标检测

(1) 血乳酸监测:乳酸是葡萄糖无氧代谢的终产物。乳酸的升高可引起体内酸碱失衡导致代谢性酸中毒。引起血乳酸浓度升高的常见原因包括氧供需失衡,如休克、心脏骤停、严重低氧血症等;细胞代谢障碍,如先天性代谢性疾病、先天性糖尿病等。休克是临床常见的危重症,当新生儿受到强烈的致病因素刺激后,有效循环血量锐减,导致机体失去代偿,重要脏器微循环灌流不足,组织缺血缺氧,因无氧代谢导致了乳酸性酸中毒。因此,高乳酸血症的增高被认为是组织缺氧和机体休克的早期重要标志,甚至有研究认为,早期乳酸变化监测比生命体征监测更具意义。血乳酸水平是乳酸生成、转化、利用及清除的一个综合过程,因此,有学者主张应测定动态乳酸水平或乳酸清除率。新生儿中血乳酸水平动态监测的报道较少,尚需进一步研究。

(2) 尿量:是新生儿护理中可常规监测的指标。休克时缺血缺氧性肾损伤可导致尿量减少,长期的少尿可出现充血性心功能衰竭。尿量的多少可作为液体疗法的参考指标。新生儿一日尿量约 50~100ml/kg [2.5~4ml/(kg·h)];尿量 <25ml/d 或 1ml/(kg·h)者为少尿;尿量 <15ml/d 或 0.5ml/(kg·h)为无尿。

总之,低血压和低心排出量是导致组织灌注不足的主要原因,与脑损伤的发生有关。新生儿血压正常值尚无定论,但大多数医生认为应维持平均动脉压大于相应的胎龄周数。在早产儿特别在生后 3 天内,收缩压与心排出量并不呈正相关。组织灌注不足可以通过临床症状,例如心率、毛细血管充盈时间和皮肤颜色来判断,但这些症状并不总是可靠。其他指标,如尿量减少和明显的代谢性酸中毒虽然更为可靠,但晚期才会出现。使用床旁超声心动图和近红外光谱分析仪(NIRS)可判断低心排出量的机制,以及更准确地评估脑组织低氧合情况。

在新生儿循环监测过程中,需要综合多种血流动力学参数共同评估患儿状态。连续同步地进行数据采集,获取患儿瞬时、动态的生理、病理变化;综合详细地进行数据收集,得到完整的信息数据,避免信息丢失;迅速精准地进行数据分析,及时将患儿的循环监测指标反馈给临床,指导相应治疗。完善的新生儿循环监测需要各专业医生、生物医学工程师、计算机学家、统计学家等多学科团队之间紧密协作,早期识别新生儿血流动力学的异常,最终达到降低死亡率、改善远期预后的目的。

全基因组时代的到来,为探究遗传变异和表型的关系

提供了条件,为研究血流动力学和多层心血管病理生理学打开了新的一页。越来越多的全基因组关联研究(GWAS)显示,遗传多态性与某些血流动力学参数,如血压、静息心率、心率变异度和心脏功能等,存在相关性[2]。这些发现为血流动力学参数个体差异的潜在机制提供了新的思路,对诊断和治疗可能产生重要影响。

(周文浩)

参考文献

1. Groves AM, Kuschel CA, Knight DB, et al. Relationship between blood pressure and blood flow in newborn preterm infants. Arch Dis Child Fetal Neonatal Ed, 2008, 93 (1): F29-F32.

2. Azhibekov T, Soleymani S, Lee BH, et al. Hemodynamic monitoring of the critically ill neonate: An eye on the future. Semin Fetal Neonatal Med, 2015, 20 (4): 246-254.

3. Shah D, Paradisis M, Bowen JR. Relationship between systemic blood flow, blood pressure, inotropes, and aEEG in the first 48 h of life in extremely preterm infants. Pediatr Res, 2013, 74 (3): 314-320.

第 8 节 新生儿疾病严重程度评分系统

在 NICU 的临床诊治过程中,基于对群体和个体风险预测的目的,对危重新生儿疾病危重程度进行评估是非常必要的。如在群体风险预测方面,可以通过统一的评分系统对不同单位间新生儿疾病的严重程度、并发症的发生率、危险因素干预前后的差异进行比较,寻找可预防的风险并进行干预;在个体风险预测方面,可以通过疾病严重程度的评估提供个体预后的信息、帮助确定治疗方法,此外,在临床试验中对疾病进行分组可以保证组间风险的相似性等。

早在 1988 年,英国四家三级医院在新生儿病房创建婴儿临床危险指数(clinical risk index for babies, CRIB)评分系统,用以预测胎龄≤32 周早产儿死亡率[1];在德国,通过应用 *Logistic* 回归对 396 名 VLBW 儿预后进行分析,制定了 Berlin 评分。1993 年,Richardson 等通过对所有出生体重的新生儿死亡及残疾不良预后进行分析,创建了新生儿急性生理学评分(score for neonatal acute physiology, SNAP),包含了 34 项生理相关的参数。由于需要评分的项目多且复杂,1998 年 Richardson 等在 SNAP 基础上进行简化、减少至 6 项生理指标,创建了 SNAP-II 评分系统。即在 SNAP-II 基础上,又进一步增加了出生体重、Apgar 评分、小于胎龄儿三项,形成了新生儿急性生理学评分 - 围产期扩展型(score for neonatal acute physiology-perinatal extension II, SNAPPE-II)[2]。此后,其他评分系统如新生儿治疗干预评分系统(neonatal therapeutic intervention scoring system,

NTISS)、新生儿死亡预测指数(neonatal mortality prognosis index,NMPI)、危重新生儿紧急救助评分(acute care of at-risk newborn,ACoRN)、国家儿童健康和人类研究所评分(national institute of child health and human development scores used in predicting neurodisability nursery neurobiologic risk score,NBRS)、生理稳定转运危重指数(transport risk index of physiologic stability score,TRIPS)、简易新生儿急性生理学评分(a simplified assessment of neonatal acute physiology,TOPS)等在临床上陆续有应用报道[3-9]。

(一)临床常用的评分系统

1. 婴儿临床危险指数(CRIB) 该评分系统最初于 1988~1990 年在英国四家三级医院新生儿病房创建,用以预测胎龄≤32 周早产儿的死亡率。其项目包括出生体重,胎龄,生后最初 12 小时的最大碱缺失、最低适合吸入氧浓度、最高适合吸入氧浓度等五项。CRIB 主要优点为资料容易收集,每个患者只需 5 分钟就可计算出分值,而其他一些更复杂的评分如 SNAP、SNAP-PE 和 NTISS 需要 20~30 分钟。另一个优点为 CRIB 在生后 12 小时内评估,受治疗效果的影响较小。CRIB-Ⅱ为 CRIB 改进型,包括体重、胎龄、性别、生后最初 12 小时的最大碱缺失、入院时体温五项,排除了治疗的影响,对较小的早产儿死亡率预测价值提高。但是,入院时体温易受治疗因素影响,此项指标是否合适尚有待证实[1]。

2. 新生儿急性生理学评分(SNAP) SNAP 评分基于出生 24 小时内收集的血压、心率、呼吸次数、体温、氧分压(PaO$_2$)、PaO$_2$/FiO$_2$ 比值、PaCO$_2$、氧合指数(OI)、血细胞比容、白细胞计数、未成熟中性粒细胞 / 中性粒细胞比率、中性粒细胞绝对计数、血小板计数、血尿素氮、血肌酐、尿量、未结合胆红素、结合胆红素、钠、钾、离子钙和总钙、葡萄糖、血浆碳酸氢根、血浆 pH、惊厥、呼吸暂停、大便隐血等 28 个项目,包括每一个系统和部分血液检查结果。根据每一个参数,分别评为 0、1、3 或 5 分,该评分可用于任一在新生儿病房住院的婴儿,但对非常小的早产儿评估的敏感性较低。SNAP-PE 是在 SNAP 评分的基础上增加出生体重、小于胎龄儿和 5 分钟 Apgar 评分 <7 三项。虽然 SNAP 评分评估机体许多系统,能够很好地预测死亡,但其资料收集要比 CRIB 评分复杂得多。

3. 简化版的 SNAP 评分(SNAP-Ⅱ和 SNAPPE-Ⅱ) 因为 SNAP 和 SNAP-PE 资料收集困难,故在此基础上创立了简化版。将资料收集缩短为生活 12 小时,将参数减少至少平均动脉压、最低体温、PaO$_2$/FiO$_2$ 比值、血浆 pH、多发惊厥、尿量等与死亡率相关性最强的 6 个项目,与 SNAP 评分一样,通过增加围产期扩展因素,SNAP-PE 也扩展为 SNAPPE-Ⅱ(表 4-8-1)。SNAP-Ⅱ和 SNAPPE-Ⅱ与 CRIB 一样,资料容易收集,能很好地预测死亡率[2]。

4. 我国新生儿危重病例评分法 鉴于我国新生儿急诊医学正在迅速发展,无论在 NICU 的临床诊治过程中,还是在院前高危新生儿转运时,都急需制定一个国内统一的

表 4-8-1　SNAPPE-Ⅱ评分表

SNAPPE-Ⅱ 评分	测定值	<12 小时 __月__日	病情 1 __月__日	病情 2 __月__日	出院分值 __月__日
平均动脉压 (mmHg)	>30	0	0	0	0
	20~29	9	9	9	9
	<20	19	19	19	19
最低体温	>35.6℃ (>96 华氏度)	0	0	0	0
	35~35.6℃ (95~96 华氏度)	8	8	8	8
	<35℃ (<95 华氏度)	15	15	15	15
PO$_2$/FiO$_2$ 比值	>2.5	0	0	0	0
	1.0~2.49	5	5	5	5
	0.3~0.99	16	16	16	16
	<0.3	28	28	28	28
最低血气 pH	>7.2	0	0	0	0
	7.1~7.2	7	7	7	7
	<7.1	16	16	16	16
反复惊厥	无	0	0	0	0
	有	19	19	19	19

续表

SNAPPE-Ⅱ 评分	测定值	<12 小时 __月__日	病情 1 __月__日	病情 2 __月__日	出院分值 __月__日
尿量[ml/(kg·h)]	>1.0	0	0	0	0
	0.1~0.9	5	5	5	5
	<0.1	18	18	18	18
Apgar 评分	>7	0	0	0	0
	<7	18	18	18	18
出生体重(g)	>1000	0	0	0	0
	750~999	10	10	10	10
	<750	17	17	17	17
小于胎龄儿	< 第 3 百分位	12	12	12	12

摘自:Richardson DK,Corcoran JD,Escobar GJ,et al. SNAP-Ⅱ and SNAPPE-Ⅱ:Simplified newborn illness severity and mortality risk scores.J Pediatr,2001,138(1):92-100.

危重新生儿评估标准,为此,中华医学会急诊学会儿科学组和中华医学会儿科学分会急诊学组、新生儿学组曾于 2001 年制订了《新生儿危重病例评分法(neonatal critical illness score,NCIS)草案》,内容包括两部分:①新生儿危重病例单项指标;②新生儿危重病例评分法(讨论稿)(表 4-8-2)[10]。

新生儿危重病例单项指标:凡符合下列指标一项或以

表 4-8-2　新生儿危重病例评分法(讨论稿)

NCIS(讨论篇)	测定值	入院分值 __月__日	病情 1 __月__日	病情 2 __月__日	出院分值 __月__日
心率(次/min)	<80 或 >180	4	4	4	4
	80~100 或 160~180	6	6	6	6
	其余	10	10	10	10
收缩压(mmHg)	<40 或 >100	4	4	4	4
	40~50 或 90~100	6	6	6	6
	其余	10	10	10	10
呼吸(次/min)	<20 或 >100	4	4	4	4
	20~25 或 60~100	6	6	6	6
	其余	10	10	10	10
PaO_2(mmHg)	<50	4	4	4	4
	50~60	6	6	6	6
	其余	10	10	10	10
pH	<7.25 或 >7.55	4	4	4	4
	7.25~7.30 或 7.50~7.55	6	6	6	6
	其余	10	10	10	10
Na^+(mmol/L)	<120 或 >160	4	4	4	4
	120~130 或 150~160	6	6	6	6
	其余	10	10	10	10

续表

NCIS(讨论篇)	测定值	入院分值 __月__日	病情 1 __月__日	病情 2 __月__日	出院分值 __月__日
K⁺(mmol/L)	>9 或 <2	4	4	4	4
	7.5~9 或 2~2.9	6	6	6	6
	其余	10	10	10	10
Cl(μmol/L)	>132.6	4	4	4	4
	114~132.6 或 <87	6	6	6	6
	其余	10	10	10	10
BUN(mmol/L)	>14.3	4	4	4	4
	7.1~14.3	6	6	6	6
	其余	10	10	10	10
血细胞比容	<0.2	4	4	4	4
	0.2~0.4	6	6	6	6
	其余	10	10	10	10
胃肠表现	腹胀并消化道出血	4	4	4	4
	腹胀或消化道出血	6	6	6	6
	其余	10	10	10	10

注:①分值 >90 分为非危重,70~90 分为危重,<70 分为极危重;②用镇静药、麻醉药及肌松剂后不宜进行 Glasgow 评分;③选 24 小时内最异常检测值进行评分;④首次评分,若缺项(≤2 分),可按上述标准折算评分。如缺 2 项,总分则为 80,分值 >72 为非危重,56~72 为危重,<56 为极危重(但需加注说明病情,何时填写);⑤当某项测定值正常,临床考虑短期内变化可能不大,且取标本不便时,可按测定正常对待,进行评分(但需加注说明病情、时间);⑥不吸氧条件下测 PaO₂;⑦ 7.1mmHg=0.133kPa

(摘自:中华医学会急诊学会分会儿科学组,中华医学会儿科分会急诊学组、新生儿学组.新生儿危重病例评分法(草案).中华儿科杂志,2001,39:42-43.)

上者可确诊为新生儿危重病例:①需行气管插管机械辅助呼吸者或反复呼吸暂停对刺激无反应者;②严重心律失常,如阵发性室上性心动过速合并心力衰竭、心房扑动和心房纤颤、阵发性室性心动过速、心室扑动和纤颤、房室传导阻滞(二度Ⅱ型以上),心室内传导阻滞(双束支以上);③弥散性血管内凝血者;④反复抽搐,经处理抽搐仍持续24 小时以上不能缓解者;⑤昏迷患儿,弹足底 5 次无反应;体温 ≤30℃或 >41℃;⑥硬肿面积 ≥70%;⑦血糖 <1.1mmol/L(20mg/dl);⑧有换血指征的高胆红素血症;⑨出生体重 ≤1000g。

(二)转运相关评分系统在预测转运患儿预后中的应用价值

危重新生儿转运对于缺乏高级生命支持的医院是至关重要的。临床医生如何准确评估患儿的危重程度、及时联系转诊患儿至上级医院;接诊医院转运团队如何准确、快速且有效地判断患儿病情,关乎患儿的存活率。目前,国外转运团队较为广泛运用的转运相关评分系统,除了 SNAP-Ⅱ和 SNAPPE-Ⅱ以外,还包括生理稳定转运危重指数评分(TRIPS)、生理稳定转运危重指数评分-Ⅱ(TRIPS-Ⅱ)、新生儿转运死亡危险指数评分(MINTS)、转运相关死亡指数(transport related mortality score,TREMS)[5-9]。

1. **生理稳定转运危重指数(TRIPS)**　Lee SK 等对 1996~1997 年转运入加拿大 8 家医院 NICU 的 1723 例危重新生儿,在入院后早期即行生理稳定转运危重指数(TRIPS)、SNAP-Ⅱ和 SNAPPE-Ⅱ评分,结果表明,转运后 TRIPS 评分高于转运前,则患儿的 7 日内死亡率、发生颅内出血的比例显著升高。TRIPS 预测价值同 SNAP-Ⅱ和 SNAPPE-Ⅱ相近。TRIPS 评分可在 1 分钟内完成,因此,TRIPS 可作为出诊单位短时间内迅速有效地评估待转运患儿的疾病危重度、进而可以有效地调整转运先后顺序、优先转运更危重的患儿(表 4-8-3)[6]。

2. **生理稳定转运危重指数 -Ⅱ(TRIPS-Ⅱ)**　在 TRIPS 的基础上,加拿大的 Lee SK 等,创建了 TRIPS-Ⅱ评分。通过前瞻性纳入 2006~2008 年收住加拿大 15 个三级 NICU 的 19 165 例病人,在入 NICU 的 15 分钟、12 小时、24 小时完成序贯评分,结果表明,住院后 TRIPS-Ⅱ分值出现增加,则死亡率显著升高,TRIPS-Ⅱ评分可以动态评估疾病变化、预测死亡风险(表 4-8-4)[7]。

表 4-8-3　生理稳定转运危重指数(TRIPS)

TRIPS 评分	测定值	转运前 ＿月＿日	转运后 ＿月＿日
体温	<36.1℃或 >37.6℃	8	8
	36.1~36.5℃或 37.2~37.6℃	1	1
	36.6~37.1℃	0	0
呼吸状态	重度(呼吸暂停、叹气样呼吸、已气管插管)	14	14
	中度[呼吸 >60 次/min 和(或)血氧饱和度 <85%]	5	5
	正常(呼吸 <60 次/min 且血氧饱和度 >85%)	0	0
收缩压(mmHg)	<20	26	26
	20~40	16	16
	>40	0	0
对有害刺激的反应	无反应,惊厥,肌松药	17	17
	反应差,不哭	6	6
	四肢有力回缩,大哭	0	0

摘自:Lee SK,Zupancic JA,Pendray M,et al. Transport risk index of physiologic stability:a practical system for assessing infant transport care.J Pediatr,2001,139(2):220-226.

表 4-8-4　生理稳定转运危重指数 -Ⅱ(TRIPS-Ⅱ)

TRIPS-Ⅱ评分	测定值	入院 15 分钟内	入院后 12 小时	入院后 24 小时
体温	<36.1℃或 >37.6℃	5	5	5
	36.1~37.6℃	0	0	0
呼吸状态	重度	23	23	23
	中度或正常	0	0	0
收缩压(mmHg)	<30	13	13	13
	30~40	8	8	8
	>40	0	0	0
对有害刺激的反应	无反应,惊厥,肌松药	13	13	13
	反应差,不哭	5	5	5
	四肢有力回缩,大哭	0	0	0

摘自:Lee SK,Aziz K,Dunn M,et al. Transport Risk Index of Physiologic Stability,version Ⅱ(TRIPS-Ⅱ):a simple and practical neonatal illness severity score.Am J Perinatol,2013,30(5):395-400.

3. **新生儿转运死亡危险指数评分(MINTS)**　Broughton 对 1992~2001 年、南威尔士地区胎龄 24~43 周、生后 72 小时内转运入 NICU 的 2504 例新生儿的多项生理参数及死亡率进行研究,通过统计分析,得出 MINT 评分的 7 个重要的生理参数:1 分钟 Apgar 评分、出生体重、先天畸形、日龄、血气 pH、动脉血氧分压和转运当时的心率(表 4-8-5)。该研究表明,MINTS 分值总分 40 分,其中 15~19 分时死亡率近 50%,分值 >20 分、死亡率则高达 80%[8]。

4. **转运相关死亡指数**　土耳其的 Sutcuoglu 等对转运到 NICU 的 TREMS、MINTS 和 SNAPPE-Ⅱ评分,分析不同评分系统在预测转运患儿死亡率中的应用价值。其中,TREMS 评分系统包括 5 项指标:低血糖、低氧血症、高碳酸血症、低血压、低体温。通过对转运入 NICU 的 306 例、平均孕周(33.1±5)周、平均出生体重(2031.2±1018)g 危重新生儿的不同评分系统与预后的相关性进行统计分析,结果表明,TREMS 较 MINTS 和 SNAPPE-Ⅱ在预测转运患儿的

表 4-8-5　新生儿转运死亡危险指数评分（MINTS）

MINT 评分	测定值	接到转运电话时的评分 __月__日	MINT 评分	测定值	接到转运电话时的评分 __月__日
pH	<6.9	10		751~1000g	2
	6.9~7.1	4		1001~1500g	1
	>7.1	0		>1500g	0
年龄	0~1 小时	4	PaO₂	≤22.6mmHg	2
	>1 小时	0		>22.6mmHg	0
1 分钟 Apgar 评分	0	8	先天畸形	有	5
	1	5		无	0
	2	2	气管插管	有	6
	3	2		无	0
	>3	0	最大值		40
出生体重	<750g	5			

摘自：Broughton SJ，Berry A，Jacobe S，et al. The mortality index for neonatal transportation score：a new mortality prediction model for retrieved neonates.Pediatrics，2004，114（4）：e424-428

死亡预后方面特异性最高（71%，54%，70%）[9]。

（三）不同评分系统在临床中的应用价值

1. **新生儿 NEC**　Bonnard 等回顾性地纳入了 2000~2006 年出生体重 <1500g、NEC 穿孔行腹腔引流和（或）剖腹手术的早产儿，动态给予 SNAPPE 评分，与死亡率比较，结果表明，NEC 穿孔行腹腔引流术后，SNAPPE 越高、死亡率越高，死亡组和存活组的 SNAPPE 均值分别为 21 和 9。浙江大学医学院附属儿童医院利用 SNAP-II 和 SNAPPE-II，回顾性分析该评分在 62 例 NEC 的发生手术风险及预后中的预测价值，结果显示手术组的 SNAP-II 和 SNAPPE-II（26.5，26.5）显著高于非手术组（13.0，13.0），死亡组的 SNAP-II 和 SNAPPE-II（29，32）显著高于非手术组（8，8），SNAP-II 和 SNAPPE-II 评分预测手术的最佳值分别为 22 和 28，预测死亡风险的最佳值分别为 19 和 22[11]。

2. **早产儿 ROP**　Fortes 等前瞻性地纳入了 2004~2007 年收住 NICU 的 304 例 VLBW 儿。入院后即行 SNAPPE-II 评分，并与早产儿 ROP 筛查结果进行比较，ROP 组较非 ROP 组的 SNAPPE-II 评分均值显著增高（15 分，6 分），严重 ROP 的患儿 SNAPPE-II 评分均值高达 25 分，但并非独立影响因素，ROP 的发生还与孕周、体重、有无其他合并症等相关[12]。

3. **先天性膈疝**　Snoek 等对 171 例先天性膈疝患儿、生后 1 天内行 SNAP-II 评分，该欧洲的前瞻性、多中心研究结果表明，死亡患儿的 SNAP-II 均值显著高于存活者，分别为 42.5 和 16.5。Chiu LW 等对 2001~2009 年收住美国密歇根儿童医院的 52 例 CDH 患儿进行回顾性分析、比较

住院 12 小时内的 SNAPPE-II 评分与预后的关系，结果表明，死亡患儿的 SNAPPE-II 均值显著高于存活者，分别为 41 和 20[13]。

4. **新生儿 PPHN**　泰国的 Nakwan 等前瞻性地纳入了 2008~2010 年收治的 41 例 PPHN 患儿，住院后 12 小时内行 SNAP-II 评分，结果表明，SNAP-II 评分每增加 1 分、死亡风险增加 1.04 倍，SNAP-II 评分≥43，则患儿死亡风险增加 10 倍[14]。

5. **急性肾功能衰竭（ARF）**　Türker 等纳入了 553 例生后第一天的新生儿，进行 SNAPPE-II 评分，根据生后 48 小时后的血肌酐值，确定有无急性肾衰竭，分为无急性肾衰组（N=475）、急性肾衰组（N=78）。急性肾衰竭的定义为：孕 ≥33 周，血肌酐 >1mg/dl，或孕 <33 周，血肌酐 >1.3mg/dl。急性肾衰竭组 SNAPPE-II 分值和死亡率高于对照组，但肾衰的发展受循环、血压影响较大，因此，SNAPPE-II 评分本身并不能有效地更早期发现肾衰竭高危儿[15]。

（周文浩）

参考文献

1. The International Neonatal Network.The CRIB（clinical risk index for babies）score：a tool for assessing initial neonatal risk and comparing performance of neonatal intensive care units.Lancet，1993，342（8865）：193-198.

2. Richardson DK，Corcoran JD，Escobar GJ，et al. SNAP-II and SNAPPE-II：Simplified newborn illness severity and mortality risk scores. J Pediatr，2001，138（1）：92-100.

3. Groenendaal F,de Vos MC,Derks JB,et al. Improved SNAPPE-Ⅱ and CRIB Ⅱ scores over a 15-year period.J Perinatol,2017,37(5):547-551.

4. Dammann O,Naples M,Bednarek F,et al. SNAP-Ⅱ and SNAPPE-Ⅱ and the risk of structural and functional brain disorders in extremely low gestational age newborns:the ELGAN study. Neonatology,2010,97(2):71-82.

5. Lucas da Silva PS,Euzébio de Aguiar V,Reis ME. Assessing outcome in interhospital infant transport:the transport risk index of physiologic stability score at admission. Am J Perinatol,2012,29(7):509-514.

6. Lee SK,Zupancic JA,Pendray M,et al. Transport risk index of physiologic stability:a practical system for assessing infant transport care. J Pediatr,2001,139(2):220-226.

7. Lee SK,Aziz K,Dunn M,et al. Transport Risk Index of Physiologic Stability,version Ⅱ(TRIPS-Ⅱ):a simple and practical neonatal illness severity score.Am J Perinatol,2013,30(5):395-400.

8. Broughton SJ,Berry A,Jacobe S,et al. The mortality index for neonatal transportation score:a new mortality prediction model for retrieved neonates. Pediatrics,2004,114(4):e424-428.

9. Sutcuoglu S,Celik T,Alkan S,et al. Comparison of neonatal transport scoring systems and transport-related mortality score for predicting neonatal mortality risk.Pediatr Emerg Care,2015,31(2):113-116.

10. 中华医学会急诊学会分会儿科学组,中华医学会儿科分会急诊学组、新生儿学组、新生儿危重病例评分法(草案). 中华儿科杂志,2001,39:42-43.

11. Bonnard A,Zamakhshary M,Ein S,et al. The use of the score for neonatal acute physiology-perinatal extension(SNAPPE Ⅱ)in perforated necrotizing enterocolitis:could it guide therapy in newborns less than 1500g? J Pediatr Surg,2008,43(6):1170-1174.

12. Fortes Filho JB,Dill JC,Ishizaki A,et al. Score for Neonatal Acute Physiology and Perinatal Extension Ⅱ as a predictor of retinopathy of prematurity:study in 304 very-low-birth-weight preterm infants. Ophthalmologica,2009,223(3):177-182.

13. Snoek KG,Capolupo I,Morini F,et al.Congenital Diaphragmatic Hernia EURO Consortium.Score for Neonatal Acute Physiology-Ⅱ Predicts Outcome in Congenital Diaphragmatic Hernia Patients. Pediatr Crit Care Med,2016,17(6):540-546.

14. Nakwan N,Wannaro J. Predicting mortality in infants with persistent pulmonary hypertension of the newborn with the Score for Neonatal Acute Physiology-Version Ⅱ(SNAP-Ⅱ)in Thai neonates. J Perinat Med,2011,39(3):311-315.

15. Türker G,Ozsoy G,Günlemez A,et al. Acute renal failure SNAPPE and mortality. Pediatr Int,2011,53(4):483-488.

第9节 围产儿和新生儿死因调查与死亡风险评估

(一)定义

围产期死亡率常被用来评价妊娠结局及围产期保健监测的质量。不同国家和地区对于围产期死亡率的定义有所区别。了解围产儿与新生儿的死亡原因之前还需了解几个相关概念。本文的标准定义参照美国儿科学会、美国妇产科委员会与美国国家卫生统计中心在《生殖健康统计年鉴》中所阐述的概念[1-2]。

1. 活产 新生儿在完全脱离母体后拥有完整的生命体征,包括心跳、脐动脉搏动、呼吸和自主四肢运动,且排除短暂性心肌收缩、呼吸困难或喘息。在美国2002年颁布的活产婴儿保护法案对活产的定义还增加了分娩的方式,即无论是通过顺产、人工助产及剖宫产何种方式出生的具有完整生命体征的新生儿。

2. 胎儿死亡 胎儿死亡必须是在母体娩出以前发生的,将娩出时无生命体征的胎儿定义为胎儿死亡,包括无法触及心跳、脐动脉搏动、呼吸或自主运动。根据美国国家卫生统计中心定义的胎儿死亡指妊娠20周后的胎儿死亡,妊娠20周之前的胎儿死亡称为流产;而国内流产定义的时间为妊娠28周之后。胎儿死亡根据胎龄又可分为早期胎儿死亡(20~27周)与晚期胎儿死亡(≥28周)。因出生体重可以更为客观且精确地预测胎龄,围产期保健与美国妇产科学会指南中建议除胎龄外,还需出生体重≥500g方可称之为胎儿死亡[2]。

根据胎儿宫内死亡的时间又分为死产(Intrapartum stillbirth)和死胎(Antepartum stillbirth)。死产指胎儿死于临产开始之前,可以通过入院时或分娩前是否存在胎儿心音和胎儿娩出时呈完整皮肤的"新鲜"死产外表来判断。死胎指胎儿死亡发生在临产开始之前,可通过胎儿娩出时呈"被浸泡的"外表和入院时不存在胎儿心音来确定。

3. 胎儿死亡率(fetal death rate,FDR) 胎龄≥20周的胎儿在同一年所有分娩胎儿(活产+死产)中发生死亡的人数,以每1000名分娩胎儿中的死亡人数来表示。美国国家卫生统计中心还将胎龄≥28周的胎儿在同一年所有分娩胎儿中发生死亡的人数定义为晚期胎儿死亡率。

4. 新生儿死亡与新生儿死亡率(neonatal death and mortality rate,NMR) 将出生28天内死亡的新生儿定义为新生儿死亡,出生7日内死亡的称为新生儿早期死亡,在第8日~第27日间发生的死亡称为新生儿晚期死亡。新生儿死亡率为新生儿死亡人数除以当年新生儿活产总数,以每1000名活产新生儿中的死亡人数来表示。

5. **围产儿死亡率(Perinatal mortality rate,PMR)**　围产儿死亡对其有三种定义:①孕≥28周的死胎及<7天的死婴;②孕≥20周的死胎及<28天的死婴;③孕≥20周的死胎及<7天的死婴。

我国目前围产儿死亡率定义为:死胎、死产及7天内新生儿死亡数/体重≥1000g或胎龄≥28周的总出生数。美国国家卫生统计中心和WHO采用定义②进行国际间对比,以解释20~27孕周出生和死亡的变异。多数死胎发生于孕28周之前,因此,定义②包括的范围更广,更能准确地监测整个孕期的胎儿死亡。欧洲国家对于胎儿死亡的最小胎龄界定在16~28周,用于计算围产儿死亡率的围产时间也界定在出生后7~28天。

(二) 围产 / 新生儿死亡概况

2010年全球约有1.35亿人口出生,新生儿死亡人数占所有儿童死亡人数的38%,发展中国家有约400万名新生儿死亡[3]。为确保儿童的健康需求,国际组织在2000年就制定8项千禧年发展目标(MDGs),第4项(MDG-4)是要求全球在1990~2015年要降低2/3的5岁以下儿童死亡率。20世纪以来,通过抗感染治疗、抗生素应用、免疫接种与营养支持,美国、加拿大、部分欧洲、发展中国家也相继设立儿童专科医疗机构,各国在防止新生儿死亡上取得了巨大的社会效益。

2010~2030年,全球18岁以下儿童数量将达到约22亿,2014年WHO、联合国国际儿童救援基金会(UNICEF)与60多个国家与国际医疗合作组织共同发起"每一名新生儿"行动计划(www.everynewborn.org),旨在提高早产或患各类疾病的新生儿人群的存活率构建平台,降低围产儿或新生儿死亡率也是联合国2015年后发展与改善儿童健康的关键性目标之一,预计到2030年新生儿死亡率下降到1.2‰。

1. **时间分布**　2009年全球估计死胎数量达到264万,76.2%发生于南亚及撒哈拉以南非洲地区,且以农村为主。2012年数据显示,全球5岁以下儿童死亡率从9%下降到4.8%(发达国家从1.5%下降到6%,发展中国家从9.9%下降到5.3%)[4]。美国围产儿死亡率从1990年的9%下降到2012年的6.64‰,2012年新生儿死亡率下降到3.22‰。新生儿死亡率下降最为显著,这与美国针对LBW儿在重症监护领域上的发展有很大关联[5]。新生儿死亡人数占1岁以下婴儿死亡人数的57%、占5岁以下儿童死亡人数的40%。

2013年,新生儿死亡人数占5岁以下儿童死亡人数的41.3%,而1990年这一数值为37.6%,新生儿死亡率虽然在逐年降低,但在每年死亡率的降低幅度上,早期新生儿与晚期新生儿死亡率的降低速度都要低于5岁以下儿童死亡率,死亡率的降低速度与5岁以下儿童死亡率相比并不理想,尤其是非洲地区。新生儿死亡人数占到所有5岁以下儿童死亡较大比例,且随着5岁以下儿童死亡率的下降,因新生儿死亡率降低速度未及5岁以下儿童死亡率,在构成比上呈现上升趋势。

2. **地区分布**　当前新生儿死亡率最高的是撒哈拉以南的非洲地区,死亡率超过45/1000,而从绝对数量上看,死亡人数最多的是中南亚地区。2013年数据显示,新生儿死亡率最高的国家是马里(4.2%),新加坡NMR最低(1.2‰),此外,新生儿死亡率较低的还有日本、北欧、中欧、西欧、北美、大洋洲等地区,显示出不同地域、收入国家之间新生儿死亡率存在巨大差异,贫穷状况与NMR存在强相关性,且中低收入国家的NMR(3.3%)几乎是高收入国家(<4‰)的10倍以上[6]。1990~2013年全球共有包括中国在内27个国家实现了MDG-4发展目标,即新生儿死亡率从1990~2015年降低2/3。

与发达国家相比,中国新生儿死亡率从1990年的34‰下降到2008年的10.2‰[7]。到2013年,我国早期新生儿死亡率4.9‰,晚期新生儿死亡率为1.4‰,总体上看均低于全球平均水平(14.0‰;4.4‰),但与西欧(1.6‰;0.6‰)、北美(2.9‰;0.7‰),以及中国周边的发达国家(日本0.9‰、0.4‰;新加坡0.8‰、0.4‰;韩国1.3‰、0.5‰)相比,尚有较大差距。

3. **人群分布**　美国儿童健康流行病学参考组估计2010年全球760万5岁以下死亡儿童中有40.3%发生在新生儿期,2013年WHO估计全球有280万新生儿死亡,美国健康指标和评估研究所的调查结果也证实这一数值。早期新生儿死亡人数占到了新生儿期所有死亡新生儿的3/4,胎儿死亡人数与新生儿早期死亡人数相似,是5岁以下儿童死亡数量的1/2。因此,新生儿从出生后的前7天内是预防新生儿死亡的关键窗口期,绝大多数的新生儿死亡可通过更好的医护措施得到预防。

1996~2013年,我国城市、农村地区新生儿死亡人数都出现大量减少,2004年国家卫生部在我国中西部覆盖20个省份开展新生儿复苏培训,同年发布《新生儿复苏指南》,通过这些措施有效减少了因产时并发症死亡的新生儿数量,直接改变了我国新生儿死亡疾病谱。城市新生儿死亡率从1996年的11.0‰下降到2013年4.0‰,农村新生儿死亡率从2.6%下降到8.1‰。

2013年我国城市新生儿死亡率已接近世界发达国家水平(加拿大3.1‰,美国3.6‰,中欧3.4‰)。但中国农村新生儿死亡率依旧是城市地区的2倍,除麻疹、脑膜炎、败血症与破伤风外,农村地区新生儿各病因死亡率都要高于城市地区。我国45%的新生儿死亡发生在出生后7天内,这一数字在农村地区高达78.2%。

1996~2013年减少最多的新生儿死亡病因是分娩相关不良事件、先天畸形、早产并发症与肺炎。但从构成比上看,从1996~2013年,因早产并发症死亡占新生儿死亡人数的比例从26.4%上升到36.3%;先天畸形死亡人数占所有新生儿死亡人数的比例从9.2%上升到16.5%。

综上所述,在有条件的农村地区创建新生儿重症监护单元,加强新生儿的基础与综合护理能力,推广产前筛查,防治出生缺陷,是我国当前减少新生儿死亡人数的关键。

(三)新生儿死因排行

当前全球新生儿主要死因包括早产并发症(35.2%)、产时并发症(23.4%)与先天畸形(10.5%)。2013 年,全球 280 万新生儿死亡人数中,估计有 99 万新生儿死于早产并发症,分别占早期与晚期新生儿死亡人数的 40.8% 与 21.2%;64 万死于产时并发症;43 万死于败血症和其他严重感染,特别是撒哈拉以南的非洲地区的新生儿因感染死亡的问题依旧突出(26%)[8]。在发展中国家有 25% 的新生儿因产时并发症死亡,24% 因早产并发症死亡,因两者死亡人数接近所有新生儿死亡数量的一半(表 4-9-1)。

2008 年柳叶刀报道,中国新生儿的主要死因为产时并发症(29%)、早产并发症(26%)、先天畸形(10%)与感染(败血症、腹泻与肺炎,6%)[10]。

2013 年中国最新数据显示,新生儿主要死因已发生变化(表 4-9-2),前三位死因分别为早产并发症(城市 34.19%,农村 32.99%)、产时并发症(城市 24.40%,农村 24.49%)与先天畸形(城市 19.83%,农村 17.60%)[11]。中国农村的早期新生儿死因与晚期新生儿死因排名不同,农村早期新生儿死因以早产并发症、产时并发症、先天畸形为主,而晚期新生儿死因是以早产并发症、先天畸形、肺炎为主。疾病谱不同意味着中国农村地区在新生儿不同时期的临床医疗方案选择上应加以侧重,掌握我国新生儿死因分布可为后期的干预与防治项目开展提供全面的专业信息。

(四)新生儿主要死因

1. 早产并发症　早产并发症是指出生胎龄 <37 周或在胎龄未知情况下出生于低出生体重。通常胎龄 <34 周或出生体重 <2000g 时,易出现新生儿 PS 的不足、IVH、NEC 等情况,是引起新生儿与婴儿死亡、生长发育迟缓及成年发病的代谢性疾病的最主要危险因素。

据 WHO《早产儿全球报告》,全球早产或低出生体重发生率由 2005 年的 9.60% 上升为 2012 年的 11.10%。2009 年美国婴儿早产发生率相比于 1984 年上升了 36%,35.2% 的婴儿死亡原因与早产有关。中国 20 世纪 90 年代初早产发生率仅为 5%,2005 年上升为 7.8%,2010 年部分地区早产发生率上升为 9.9%,提示中国早产儿发生率的上升显著。全球早产与小于胎龄儿发生率最高的地区分别在南亚与撒哈拉以南非洲地区。

WHO 将每年的 11 月 17 日确定为世界预防早产日来预防早产发生并改善早产儿的健康问题,超过 200 个国家、非政府组织、联合国机构和医疗卫生组织参与到世界预防早产儿日之中。WHO 估计中国每年约有 117 万早产儿,我国因早产死亡新生儿比例分别占早期与晚期新生儿死亡人数的 36% 与 33%,而美国因早产死亡的新生儿人数只占所有新生儿死亡人数的 17%,我国在预防孕妇早产与早产儿干预上需引起更大的重视,新生儿基础护理支持、产前类固醇应用、袋鼠式母亲护理、抗生素抗感染等都是具备成本效益的干预措施,可有效防止早产儿死亡。

2. 产时并发症　主要包括窒息、新生儿脑病、急性产伤或难产。

(1)围产期窒息:窒息可发生在出生前、出生时及出生后的任何时期,一旦有产时不良事件如妊娠高血压或产伤(20%);胎盘早剥、脐带脱垂(56%~80%);羊水或胎粪污染,或严重胎心异常(10%~35%);胎儿严重心肺发育不良(10%)发生时,都可能出现严重的围产期窒息。然而因产前与宫内一些不良事件的指征不容易监测,窒息产生时胎儿的损伤时间较难确定。

(2)新生儿脑病:新生儿脑病的发病率在 2‰ ~9‰,其中缺血缺氧性脑病的发病率在 1.5‰。美国妇产科学会关于新生儿脑病的最新行动纲要中指出与急性缺氧缺血有关的新生儿脑病都与产时并发症相关。掌握围产期与产时的缺氧缺血情况有助于新生儿脑病的治疗与危象的及时排除

表 4-9-1　2013 年全球及中国新生儿死因排名状况[9]

排名	全球 (2013)		中国 (2011~2013)			
			城市		农村	
	死因	构成比(%)	死因	构成比(%)	死因	构成比(%)
1	早产并发症	35.7	早产并发症	34.19	早产并发症	32.99
2	产时并发症	23.4	产时并发症	24.4	产时并发症	24.49
3	先天畸形	10.5	先天畸形	19.83	先天畸形	17.6
4	败血症	15.6	肺炎	8.48	肺炎	10.3
5	肺炎	4.9	败血症	2.46	败血症	1.55
6	破伤风	1.7	化脓性脑膜炎	0.38	腹泻	0.69
7	腹泻	0.6	腹泻	0.33	化脓性脑膜炎	0.12

表 4-9-2　2013 年中国新生儿死因与相应死亡率概况

排名	城市				农村			
	早期新生儿		晚期新生儿		早期新生儿		晚期新生儿	
	死因	NMR	死因	NMR	死因	NMR	死因	NMR
1	早产并发症	109.1	早产并发症	27.1	早产并发症	227.6	早产并发症	40.5
2	产时并发症	86.3	产时并发症	10.8	产时并发症	184.8	先天畸形	39.7
3	先天畸形	56.0	先天畸形	23.0	先天畸形	103.3	肺炎	38.5
4	肺炎	20.0	肺炎	13.9	肺炎	45.1	产时并发症	14.2
5	腹泻	0.2	腹泻	1.1	败血症	5.1	败血症	7.6
6	破伤风	0.2	破伤风	0.2	腹泻	1.2	腹泻	4.5
7	败血症	4.8	败血症	5.0	化脓性脑膜炎	0.4	化脓性脑膜炎	0.6
8	化脓性脑膜炎	0.2	化脓性脑膜炎	1.3	破伤风	0.2	破伤风	0.2

纠正。实际上多数危险因素最终都通过缺氧缺血这一机制对新生儿神经发育造成严重影响。

3. 先天畸形　先天畸形包括先天性临床综合征与染色体变异，胎儿发育期间不同的分子遗传机制导致了畸形发生，缺陷形成过程通常都会经过细胞凋亡、神经细胞衍生、细胞内信号转导和染色质的异常迁移等阶段，因此，这些先天缺陷可以是独立的，也可以结合几种临床特征出现，分为常见与罕见。常见的先天畸形占所有活产新生儿数量的 3%~4%，近 20% 先天畸形发生新生儿死亡。畸形的发生也与胎儿死亡、早产、胎儿宫内生长受限相关。2012 年国家卫计委报道中国出生缺陷总发生率约为 5.6%，临床明显可见的出生缺陷每年约 25 万例。中国出生缺陷发生率与世界中等收入国家的平均水平接近。根据全国出生缺陷监测数据，中国围产期出生缺陷总发生率呈上升趋势，由 2000 年的 109.79/ 万上升到 2011 年的 153.23/ 万。

4. 肺炎　肺炎是新生儿因感染死亡的一个重要病因，尤其在发展中国家占较高比例的伤亡率。WHO 估计每年发展中国家因呼吸系统感染死亡的新生儿接近 80 万，且大部分是肺炎[12]。发展中国家足月儿的肺炎发病率 <1%，而 LBW 儿或患有其他疾病的新生儿肺炎的发病率接近 10%。虽然肺部的炎性病理特征不是都由感染引起，但在尸检中发现新生儿肺炎的发病率在 20%~32%，死胎中的发病率为 15%~38%。因此，感染是 VLBW 儿最常见的死因，也是新生儿长久以来尚未解决的健康议题，特别在非洲情况更为严峻。先天感染中，发生新生儿早期肺炎的因素包括胎膜早破（>18 小时）、母亲绒毛膜羊膜炎、早产分娩、胎儿心动过速及产妇产时发热。机械辅助通气是导致晚期新生儿肺炎发生的主要高危因素，可参考的成人研究中显示插管发生肺炎的风险是不插管的 4 倍。全球所有新生儿期死亡患儿中有 44% 因早期感染死亡，且该比例还在逐年升高。

（五）围产儿 / 新生儿死亡风险因素评估

导致新生儿死亡的环境因素最主要还是以孕期感染为主，低收入、低教育水平、孕期从事高强度工作与缺乏母婴健康知识等都将间接影响胎儿存活。影响高收入国家的新生儿死亡的因素主要有孕妇高龄、辅助生殖技术、无指征剖宫产、妊娠期高血压和孕妇肥胖等。而对于高收入国家来说，因在产前与分娩拥有更好的医疗护理水平与孕期教育，有效减少了梅毒、疟疾感染、糖尿病、高血压及胎盘功能障碍等疾病发生。

目前约有 1/3 胎儿死亡无法确定确切死因。2/3 的胎儿死亡原因主要与胎儿、胎盘、母体相关。在高危新生儿干预上，首先需要对高危新生儿开展综合评估，分析孕前、产时及产后可能影响新生儿生命的危险因素，提倡建设重症监护单元提供先进医疗支持、预防孕产妇与新生儿感染、开展患儿家庭康复干预，通过选择合理喂养方式、给予保暖、预防感染等综合措施来进一步降低新生儿死亡。

1. 胎儿死亡风险评估

（1）母亲生殖因素：包括早产史、死产史、母亲年龄。母亲年龄过小、死产史都可使胎儿死亡风险增加，且早产与母亲年龄存在 U 型的相关关系。

（2）母体疾病因素：肥胖、高血压、糖尿病、自身免疫疾病、感染、贫血、先兆子痫 / 子痫。母亲未婚状态、吸烟都可能使胎儿死亡的风险增加。

（3）母亲生活因素：生活地区、物理运动、吸烟饮酒史、饮食习惯、体重、压力状况、暴露史[13]。

2. 新生儿死亡风险评估　评估的目的是解除可能导致新生儿死亡的高危因素，早期防治疾病，减少疾病伤亡率，改善患儿预后。

（1）产时高危因素：45% 的死胎发生在分娩期，因产时窒息导致胎儿娩出后在新生儿期可继发死亡。分娩期是致胎儿死亡的高危阶段，产妇死亡合并死胎的发生数量占所有死胎的40%,此种情况需迅速抢救干预。与胎儿相关的主要因素:结构畸形、心律失常、综合征和生长发育异常;与胎盘相关的主要因素:绒毛膜羊膜炎、胎盘早剥、巨大的绒毛膜血管瘤、胎盘血管前置、脐带相关、过期妊娠;与母亲相关的主要因素:①胎儿因素,早产、过期产、先天畸形、多胎妊娠、生长受限、胎儿感染、胎儿窘迫。2013年美国的双胎妊娠率与高阶多胎妊娠率分别达到33.7‰与0.1‰,部分原因是由于辅助生殖技术的过度应用。②宫颈、子宫和胎盘因素,子宫颈短、子宫畸形、阴道出血、前置胎盘、胎盘早剥、羊水过多或过少。③产时并发症,横位或臀位、绒毛膜羊膜炎、胎儿心率异常、宫内窒息、产妇4小时内接受过麻醉药品、需要仪器助产(产钳、真空吸引或剖宫产)、羊水恶臭或粪染。

(2) 产后高危因素

1) Agpar评分:2014年一项大型队列研究在《柳叶刀》杂志上报道了Apgar评分可提前识别新生儿或婴幼儿死亡发生。研究纳入了1992年到2010年出生的单胎,样本量超过100万,5分钟Apgar评分显示在0~3分与新生儿死亡存在强关联性;与Apgar评分7~10分人群相比,早期新生儿发生死亡的校正后相对危险度(RR)高达359.4倍(95% CI 277.3-465.9);晚期新生儿死亡的校正相对危险度在30.5倍(95% CI 18.0-51.6);婴幼儿期死亡的相对危险度为50.2倍(95% CI 42.8-59.0)[14]。

2) 危重新生儿救治体系:围产期死亡率与新生儿死亡率存在地区差异。不同的地区由各地的研究机构根据当地的特征开展调查,得到的结果可能受新生儿保健、转运体系、专科医院NICU水平等因素影响。加拿大新生儿协作网曾对胎龄≤32周且进入17家NICU接受治疗的早产儿进行调查,结果显示三级护理中心以外出生的早产儿死亡(调整 OR=1.7)或其他不良结局的风险更高。加利福尼亚的一项研究显示出生体重<2000g的早产儿在无NICU、只有过渡型NICU或只有小型社区型NICU(床位<15张)的医院出生,调整后死亡风险相比地区型具备三级护理的NICU分别高2.38倍、1.92倍与1.42倍。此外,新生儿专家的配备(OR=0.93)、特殊监测服务的提供都可能改善早产儿预后结局。地方上增加新生儿专科治疗中心可潜在地降低围产儿死亡率。

3) 新生儿疾病筛查:根据美国儿科学会《新生儿疾病筛查指南》,对早产、低出生体重、存在产时并发症、怀疑先天畸形的患儿建议出生时即开展新生儿疾病筛查。新生儿住院期间获得血液样本是最为合适的筛查时间,同时配合电生理与超声、MRI等影像手段,判断新生儿先天性代谢异常、内分泌失调、血红蛋白病、免疫缺陷、囊性纤维化和危重先天性心脏病等疾病的发生情况。

4) 高危儿随访:新生儿死亡的主要原因是早产和低出生体重、感染、窒息(出生时缺氧)及产伤。在发展中国家,近半数母亲和新生儿在分娩过程中,以及刚结束后得不到

熟练的护理。如果能在分娩时及生后第一周中提供有效的卫生保健措施,可能避免近三分之二的新生儿死亡。WHO和UNICEF目前建议熟练卫生工作者在婴儿生命第一周内进行家访,以提高新生儿存活率。情况特殊的新生儿(如低出生体重婴儿、母亲为艾滋病毒阳性的婴儿或患病婴儿等),需要在医疗机构得到更好的护理。

在后MDGs时代,中国新生儿健康工作遭遇了早产、低出生体重两大死因在所有新生儿死亡中所占比例的持续上升,且NMR在城乡、区域间仍然存在较大差距的严峻形势。"二孩"政策、高龄产妇增加、生殖技术需求增加等各种社会因素都将对新生儿的健康状况产生影响。面对挑战,我国政府应更加重视儿童保健工作,加强孕产妇、儿童的健康管理,探索可降低早产或低出生体重死亡率的干预措施,控制可前期预防的新生儿死亡,提升儿童保健服务水平与质量,促进儿童健康水平的持续改善。

(周文浩)

参考文献

1. Laura ER, Ann RS.Guidelines for Perinatal Care, 7th Edition: American Academy of Pediatrics. Elk Grove Village, American Academy of Pediatrics, Washington: The American College of Obstetricians and Gynecologists, 2012.

2. Barfield WD, Committee on Fetus Newborn. Standard terminology for fetal, infant, and perinatal deaths. Pediatrics, 2011, 128(1): 177-181.

3. Osterman MJ, Kochanek KD, MacDorman MF, et al. Annual summary of vital statistics: 2012-2013. Pediatrics, 2015, 135(6), 1115-1125.

4. Bhutta ZA, Black RE. Global maternal, newborn and child health-so near and yet so far. NEJM, 2013, 369(23): 2226-2235.

5. Johnson NB, Hayes LD, Brown K, et al.National Health Report: leading causes of morbidity and mortality and associated behavioral risk and protective factors-United States, 2005-2013. MMWR suppl, 2014, 63(4): 3-27.

6. Engmann C, Garces A, Jehan I, et al. Causes of community stillbirths and early neonatal deaths in low-income countries using verbal autopsy: an International, Multicenter Study. J perinatol, 2012, 32(8): 585-592.

7. Lawn JE, Wilczynska-Ketende K, Cousens SN. Estimating the causes of 4 million neonatal deaths in the year 2000. Int j epidemiol, 2006, 35(3): 706-718.

8. Cresswell JA, Campbell OM, De Silva MJ, et al. Effect of maternal obesity on neonatal death in sub-Saharan Africa: multivariable analysis of 27 national datasets. Lancet, 2012, 380(9850): 1325-1330.

9. Oza S, Lawn JE, Hogan DR, et al. Neonatal cause-of-

death estimates for the early and late neonatal periods for 194 countries:2000-2013. Bull World Health Organ,2015,93(1):19-28.

10. Rudan I,Chan KY,Zhang JS,et al. Causes of deaths in children younger than 5 years in China in 2008. Lancet,2010,375(9720):1083-1089.

11. Martin JA,Hamilton BE,Osterman MJ,et al. Births:final data for 2013. Natl vital stat rep,2015,64(1):1-65.

12. Sheridan E,Wright J,Small N,et al. Risk factors for congenital anomaly in a multiethnic birth cohort:an analysis of the Born in Bradford study. Lancet,2013,382(9901):1350-1359.

13. Signorello LB,Mulvihill JJ,Green DM,et al. Stillbirth and neonatal death in relation to radiation exposure before conception:a retrospective cohort study. Lancet,2010,376(9741):624-630.

14. Laptook AR. Neonatal and infant death:the Apgar score reassessed. Lancet,2014,384(9956):1727-1728.

第5章 围产期和新生儿期保健

第1节 围产期保健

近几十年来,围产医学发展极为迅速,从单纯的产科、新生儿科逐步综合了遗传学、胎儿学、影像学、营养学、内外科、麻醉、环境卫生等,成为一个多学科的综合性医学科学,同时也是一个保障妇女孕期安全、减少并发症、保障产后的健康、提高新生儿的存活率、避免伤残的保健医学,在母体医学、胎儿医学、实验室诊断、遗传咨询、伦理学等相关领域,建立了一个母子统一管理的医疗保健体系。

按照 WHO 分类,围产期分类有围产期 I:即指孕 28 周(胎儿体重达 1000g)至新生儿生后 7 天;围产期 II:孕 20 周至出生后 28 天;围产期 III:妊娠满 28 周至新生儿出生后 28 天。我国目前仍采用围产期 I,而国外有些先进国家采用的是围产期 III。围产期 I 中国产儿死亡率(PMR,=死胎、死产及 7 天内新生儿死亡数/体重≥1000g 或胎龄≥28 周的总出生数)、新生儿死亡率和孕产妇死亡率是围产期保健质量的重要衡量指标。为降低孕产妇、围产儿、新生儿的死亡率,作为承担重任的产科医务人员,不但要掌握产科领域的理论和进展,还要具备相关的遗传、内外科、影像学等医学知识,提高对高危孕产妇的早期筛查、诊治,以及临床中遇到的各种问题的处理能力;同样,作为围产医学重要组成部分的新生儿科医务人员,不仅要掌握新生儿出生后一系列的诊断和抢救能力,还要熟悉胎儿学、遗传学方面的知识。产科与新生儿科二者休戚相关,互相密切配合才能提高围产质量。90 年代联合国儿童基金会提出"儿童优先,母亲安全",这不仅要降低孕产妇死亡率,还应降低围产期妊娠并发症及分娩所造成的远期伤残率,降低围产儿死亡率及提高儿童生存质量。

围产保健水平是衡量一个国家医疗卫生水平的重要标志,其深远意义不仅关系母婴健康、人口素质,更与远期几代人的健康息息相关。由于政府的重视和医务人员共同的努力,我国围产儿及新生儿死亡率与世界先进国家比较,差距已经明显缩小,上海市近 3 年来围产儿死亡率已降至 3.2‰左右,美国 2011 年、2012 年、2013 年围产儿死亡率分别为 6.26‰、6.20‰、6.24‰[1]。我国政府制定了一系列保障妇女儿童权益的法律,如延长孕妇的产假时间、丈夫有陪产假、孩子出生后即可享受医疗保险等。我国地大、人口众多,地区的医疗资源存在差异,特别在边远贫困少数民族地区,为降低两个死亡率,在医疗设施、人员培养、资金的配合等方面均做了很大的努力。

(一)孕前保健

对于任何一个有生育能力的育龄妇女,要做好生育前的知识宣传,使其了解受孕前后的各种保健常识。整个社会要关心重视这项科学的普及工作,相关的政府部门及卫生系统工作人员应通过各种宣传渠道进行宣教,必须在计划受孕前 4~6 个月进行孕前保健的指导。

1. **计划受孕与优生咨询** 妊娠前夫妇应做好受孕前的准备,夫妻双方应在适宜的时节、健康的状况下受孕。如果双方在压力大、疲劳、情绪不佳、生活中有意外、筹办婚事辛劳等情况下,都不是理想的受孕时间。受孕妇女的年龄,应在 22~30 岁,此时的生殖系统已发育成熟,卵子质量较好,精力充沛,肌肉和韧带弹性好,能做到顺利的分娩。少女及大龄妇女因卵子质量可能存在问题,会造成胎儿发育不良,尤其是高龄妇女,其染色体的变异风险明显增加。有烟酒嗜好夫妻双方,应该在准备受孕前 3 个月停止或尽量减少烟酒的摄入量。

各种营养素对于维持人类正常胚胎发育有着重要的作用,如缺乏叶酸、锌、B 族维生素等营养物质,容易造成流产、神经系统畸形、唇腭裂等,因此,孕前必须补充。目前,多主张准备怀孕的妇女在孕前 3~6 个月开始注意补充。

孕前开展优生咨询对一个准备生育的夫妻双方均很重要,通过优生咨询可避免受孕后发生不良的后果,特别是有不良孕产史的妇女。通过咨询可以了解夫妻中一方或其亲属中有遗传性疾病者,未来的孩儿是否有潜在危险?为什么隐性与显性遗传性疾病,如视网膜母细胞瘤、视网膜色素变性、先天性白内障、先天性小眼球、先天性全色盲、强直性肌营养不良、软骨发育不全、苯丙酮尿症、肝豆状核变性等均不宜生育?一些不良的环境因素是否会造成流产、早产、新生儿残疾?前胎为先天性畸形者,本胎是否会遗传?应该如何预防?这些内容均属于优生咨询的范畴。

避孕药应尽量在受孕前 3 个月停止服用。孕前或孕期也应尽量避免服用对胎儿有影响的药物,有些疾病治疗的药物会使孕妇病情加重或影响胎儿健康,在妊娠前应向有关的医师咨询。目前发病率较高的甲状腺疾病,孕前筛查,不论甲亢还是甲减,甲状腺药物均应尽可能减量至维持甲状腺水平正常或停药后再受孕。糖尿病患者应在受孕前控制好血糖水平,并使用对胎儿无影响的降糖药物。对于癫病、忧郁症等精神方面疾病的妇女,希望生育但又无法停止药物治疗者,应在专业医务人员配合下做好心理疏导,并在能控制的病情情况下使用最低剂量,服用对胎儿影响相对小的药物,病情稳定后再受孕。梅毒一定在接受正规治疗后才能受孕,对吸毒、艾滋病患者应禁止受孕。

2. 诊治各类病原微生物感染 孕早期感染多造成流产和先天性畸形,孕晚期的感染多导致早产、胎膜早破、新生儿感染等不良后果。孕期感染以病毒感染危害最大,许多病毒感染均可造成胎儿先天性畸形,往往在受孕后无法治疗,所以应在治愈后再受孕。孕前需要做"TORCH"筛查,"TORCH"感染是指一组病原体所引起的宫内感染:T 指弓形虫(toxoplasma);O 指其他病毒(other),包括梅毒;R 指风疹病毒(rubella virus);C 指巨细胞病毒(cytomegalovirus);H 指单纯疱疹病毒(herpes simplex virus)。妊娠期间如果母亲发生了这些病毒的感染,均可引起宫内胎儿严重的感染,不仅造成胎儿先天性畸形,也可造成死胎、死产、流产和生长发育迟缓。因此,应加强对这些疾病的防治,包括孕期不要接触宠物,不生食各种鱼、肉食品,以防弓形虫感染;在传染病流行季节不要去公共场所;有条件者应在孕前 3 个月接种预防病毒感染的疫苗,如风疹、乙肝疫苗等。对于大多数的性病如梅毒,经过正规治疗是可以痊愈的,只要在孕期不再复发或发生新的感染,完全可以拥有一个正常的新生儿。

(二) 孕期保健

1. 普及孕期保健知识 受孕后妇女在明确胚胎发育有血管搏动的情况下,到有接生资质的医院建立孕妇联系卡。在医务人员的监督管理下,进行孕期的相关检查和指导,确保母婴健康。妊娠 12 周以前,正是胎儿器官形成过程,此时感染、营养素缺乏、不良环境、用药不当等均可能影响胎儿发育,甚至致畸。

能引起胎儿结构和功能异常的各种致畸因素约有一千多种。这些致畸的因素往往与它的作用时间、剂量、途径及本身的毒性相关。如重金属、铅、汞、苯、砷、酒精、吸烟、吸毒、电离辐射、高温、噪声、药物特别是 X 级药物(如精神抑制药、链霉素、雌激素、雄性激素等)等对胎儿均有致畸的风险。因此,孕妇在孕期要脱离污染环境,避免有害射线照射,如果必须服用药物,应尽量使用相对影响小的药物,剂量也不要太大(详见第 3 章第 4 节内容)。

2. 营养指导 孕期应注意饮食全面和均衡。营养不良或不合理,会造成胎儿发育障碍,引起胎儿宫内发育迟缓或巨大儿。某些营养素缺乏或者过量甚至可致胎儿畸形。

(1) 孕早期(1~3 月):在孕 3 个月前,妊娠引起较大的生理变化,出现呕吐、厌食、偏食、乳房胀痛、阴道分泌物增多等现象,以至于出现紧张担忧和情绪不稳,需要给予心理疏导及饮食起居等方面指导。

孕早期膳食营养特点:全面营养,合理调配。饮食安排原则:注重优质蛋白质食物,富含无机盐,维生素及易于消化吸收的谷类食物摄入,不喝含酒精饮料,食物宜清淡爽

口,烹调多样化,少食多餐。

孕早期虽然胚胎生长发育速度相对缓慢,但是对于胎盘及胚胎发育早期的营养支持很重要。胎儿能量 40% 来源于母亲,每天要提供 2300kal 的热能、近 200~300 克的碳水化合物、500 克左右的绿色蔬菜。补充叶酸至孕后 3 个月。蛋白质对胚胎早期发育尤为重要,每天需要 250 克左右奶制品及 200 克左右动物食品。营养素不足和营养素过量都会造成对胎儿损害。如 VitA 是胚胎发育的一种调节因子,过量的 VitA 可以导致先天发育异常例如脊柱裂、腭裂、胎儿心脏畸形、胎儿宫内发育迟缓等[2];孕期 VitA 供给不足,主要的后果是出生时及出生后持续的低维生素 A 水平,VitA 缺乏与免疫功能抑制及感染的高发病率及死亡率相关,也和母婴高 HIV-1 传播率有关。因此,补充 VitA 需慎重,要充分考虑每个患者的风险 - 效益比。

(2) 孕中晚期(4 个月 ~ 分娩):此时,大多早孕反应已经减轻,孕妇心情比较稳定,这个时期胎儿迅速生长,尽量从母体获得比较多的营养。科学、均衡、合理的营养指导,使孕妇处于最佳的生理状态,可为胎儿正常生长发育提供良好的环境。例如,应保证足量的主粮摄入,并搭配些杂粮,增加动物类食物或豆类及豆制品的适量摄入。孕中晚期由于对维生素和钙、铁的需求量大,足够的钙质及维生素 D 的摄入除了能够帮助胎儿牙齿和骨骼的生长,防止生后低钙血症及佝偻病的发生之外,还能预防妊娠高血压疾病的发生。由于妊娠期血容量增加、胎儿生长需铁及补偿分娩失血及产后哺乳,需在孕中期开始补充铁质,尤其是最后的 4 个月,这样既可减少孕妇孕期并发症的发生,又可降低新生儿贫血的发生。维生素 B_2 和维生素 C 能帮助人体铁的吸收,可防止并辅助治疗缺铁性贫血。

要避免不合理的饮食造成孕期体重增长超过 12.5kg,过分摄入各种食物,特别是水果、甜食会使孕妇营养过剩,形成巨大胎儿。偏食、挑食、节食等不合理的饮食习惯又可使孕妇营养摄入不足和不全,增加母亲和胎儿的患病率,造成胎儿宫内发育迟缓,影响婴儿将来的智力。

3. 定期产科检查 孕妇应在孕 10~12 周做产科登记,进行有关的体格检查及检验,孕 22~24 周进行超声胎儿畸形筛查,在孕中期后,每 2 周定期去医院做产检。注意孕中后期易有高血压、糖尿病等并发症产生。对于致死性的胎儿畸形,应在孕 28 周前尽早终止妊娠,如无脑儿、复杂的心脏大血管畸形、双侧肾畸形、严重的遗传代谢性疾病如染色体异常、成骨不全等。

近年来由于胎儿医学迅速发展,某些疾病在胎儿期就能进行内外科治疗,如通过母体用药或脐静脉给药治疗胎儿严重的心律失常、通过羊膜腔输血或胎儿脐带输血治疗胎儿溶血病、贫血等。胎儿外科手术在国外发展很快,手术的内容较广泛,如尿道梗阻、肺囊性病变、膈疝、腭裂等均可在宫内进行治疗,我国在这方面才刚刚起步。国外对胎儿已可进行基因治疗,宫内造血干细胞移植等高尖技术也在

实验研究之中,为胎儿医学工程开拓了新的方向。

（三）产前诊断

产前诊断是指直接或间接的对胎儿进行检测,防止严重的遗传病、先天性畸形和智力障碍的胎儿出生,提高人口素质。随着医学分子生物学和细胞生物学的发展,产前诊断技术已经有了很大的发展,许多疾病可以做产前诊断。目前开展的产前诊断方法有创伤性和非创伤性两种。

1. 有创性产前诊断方法

(1) 绒毛活检取样:在妊娠早期(孕10~13周)经腹腔绒毛膜穿刺进行细胞取样是一种分析胚胎外组织的方法,主要适用于排除家族遗传性缺陷,还可检测胎儿性别和X-连锁隐性遗传性疾病。

(2) 羊水穿刺:这是当今世界各国产前遗传学诊断较为常用的手段之一,它为产科医生提供了一个获取胎儿遗传物质有效、可靠的途径。可在孕16~22周进行羊膜腔穿刺取羊水细胞。早期羊水穿刺获取胎儿细胞包括胎儿的红细胞、白细胞和滋养细胞可进行血型及非整倍体染色体病的产前诊断,羊水生化检测包括串联质谱检测酰基肉碱水平、气相色谱质谱检测有机酸水平,可进行有机酸血症的产前诊断,羊水细胞酶活性检测可进行溶酶体疾病的产前诊断。

(3) 脐带血穿刺:孕18周后,在超声引导下经脐静脉胎血取样,不单限制于细胞遗传学检查,还可在产前诊断感染性疾病、血红蛋白病、地中海贫血及越来越多的单基因缺陷性疾病。

(4) 胎儿镜:胎儿镜是另一种有创性诊断方法,最佳的检查时间为妊娠17~20周,胎儿镜不单用于诊断胎儿外表畸形,还可在超声引导下获取胎儿组织进行产前诊断。

羊膜腔穿刺、胎儿血取样、绒毛膜绒毛取样、胎儿镜所致的流产率分别依次为0.5%~1%、<1%、2~3%和5%,对于流产风险较高的产前诊断方法,仅适合于少数有经验的医学中心有选择性地进行。

2. 无创性(非侵入性)产前诊断方法

(1) 超声检查:能够精确地进行孕周判断、预产期估计、监测胎儿的生长、判断胎盘的位置、监测羊水的量和检测多胎妊娠,目前已经成为产前检查的一个重要部分。其主要的优点除了能够精确地评估胎龄外,也可以通过超声早期观测到胎儿的心脏、大脑、肾、消化系统、骨骼等的结构畸形。在妊娠10~15周,进行胎儿颈项透明层厚度测定,如果超过2cm,有>80%胎儿存在唐氏综合征的可能。99%的神经管畸形(NTD)可通过妊娠中期的超声检查获得诊断。然而,胎儿异常的诊断与检查时的胎龄、使用的设备和操作者的经验密切相关,因此,在某些拥有合适专家和设施的三级医疗机构,已经设立由具有丰富经验的超声学、产科学和新生儿学专家组成的围产会诊咨询中心,既能够获得可靠的胎儿超声诊断,又能够在明确诊断后,告知父母畸形的类型和进一步处理的方法。

(2) 母体外周血的血清学分析:在产前诊断中,母亲血清学分析对胎儿异常的诊断起重要作用。近年来,分子细胞遗传学的进展迅速,如免疫荧光原位杂交技术、引物原位DNA合成技术、多聚酶链式反应技术、DNA测序技术等的开展,使染色体核型分析更加准确、快速。

1) 在母亲血清中检测到的甲胎蛋白(AFP)是在卵黄囊和胎儿肝中形成,从妊娠7周起羊水中浓度逐渐升高,至14~15周达到高峰,并通过胎盘屏障进入母亲血液循环。母血中AFP的检测在产前诊断中尤其重要,其升高提示可能存在神经管缺陷,约95%的神经畸形患者无家族史,但90%患者的血清和羊水中AFP水平升高,因此,血清的AFP可作为NTD的筛查指标。影响孕妇血清AFP水平的因素包括孕龄、孕妇体重、种族、糖尿病、死胎、多胎、胎儿畸形、胎盘异常等。

2) 基因检测:采用孕妇12~26周血浆中胎儿来源的游离DNA进行二代测序和生物信息学分析,用于产前胎儿非整倍体风险评估,针对胎儿21、18、13三体综合征,可以达到99%以上的准确率[3]。另外,利用有创及无创技术取得的标本进行基因检测,近几年开展的利用连锁多态位点(单体型)方法,判断胎儿是否带有父源和母源的致病基因位点,对胎儿是否患有相关的遗传代谢病进行判断,也是一种无创伤的易被孕妇接受的产前诊断方法。

总之,如今怀孕的妇女已能选择各种无创和有创性检查方法用于产前诊断。超声诊断、孕母血清学分析等无创性方法,可作为所有妊娠的筛查手段;有创性方法的选择需根据有关的指征,因为所有的有创方法都存在一定程度的风险。70%以上的有创性产前诊断用于排除染色体异常,胎儿核型检查的主要指征为高龄孕母、超声检查异常或已知的家族染色体异常。

（四）高危妊娠的监护和管理

凡此次妊娠对孕妇、胎儿、新生儿有较高的危险性,属于高危妊娠。高危妊娠的孕妇是产科、新生儿科监护的重点对象,应采用多种监护手段进行系统管理,以便及时发现母婴情况的变化,采取相应的措施。近年来,有接生资质的医疗机构均设有高危门诊,通过有一定专业水平的产科医生和先进的监护设备,确保高危孕妇安全地度过孕期,提高胎儿和新生儿的存活率。高危妊娠是指年龄小于18岁或大于35岁、有不良孕产史(如曾有胎儿畸形、新生儿死亡或血型不合病史)、孕期有出血现象、胎盘位置异常、胎位不正、妊娠合并症(高血压、先兆子痫、心脏病、糖尿病、肝肾疾病、内分泌、血液等)及伴有各种病毒,细菌感染的孕妇,其分娩的新生儿具有一定的高危风险,也称之高危新生儿。

1. 高危妊娠监护 需要有经验的专业人员,利用各种先进设施加强孕妇监护及指导孕妇自我监护:如数胎动,数胎心,定期进行产科有关检查,对胎儿生长、羊水量、胎位、脐血流进行检测。产科医生通过胎心监测、催产素激惹实验(OCT)、AFP水平等各项检查,动态掌握胎儿的发育。

（1）胎动计数：这是最简便、唯一能由母亲感知的方法。孕妇在妊娠过程中除去医院定期做检查外，很重要的就是学会在孕中晚期自我监护，及时发现异常情况，及时就诊。常用的数胎动方法是从孕32周起每日3次，每次30~60分钟，计算12小时总的胎动次数，大于30次为正常，小于10次提示有胎儿宫内缺氧的可能。"胎动异常"是胎儿缺氧的最早信号，但是数胎动并不是很可靠的判断指标。

（2）胎心率：正常的胎心率在120~160次/min。胎动时胎心率会增快大于160次/min，若母体发热或因其他异常也可导致胎儿心率加快。持续的胎心率>160次/min或间歇<100次/min，都应警惕胎儿宫内缺氧。

（3）电子胎心监测（即"胎监"）：检查分为无应激试验（NST）和缩宫素激惹试验（OCT或CST）。NST是在没有宫缩或外界刺激的情况下完成的，比较直观地了解胎儿在安静时及胎动时的心率变化。评分≤7分为胎儿缺氧可疑，需复查；≤3则提示有胎儿急性缺氧的可能，需及时和积极处理并复查。妊娠晚期对胎儿每周至少1次的NST检查尤为重要。OCT或CST是在孕妇进入产程后（即有规律的宫缩开始）进行，可了解宫缩时胎儿心率的变化，因为每次宫缩对于胎儿来说都是一次缺氧的考验，所以该试验可以反映胎儿对缺氧的耐受力。

（4）胎儿生物物理监测（即Manning评分法）：利用胎儿电子监护仪与B超检查联合监测胎儿宫内缺氧情况。5项指标包括NST、胎儿呼吸样运动、胎动、胎儿肌张力和羊水量，综合判断胎儿是否有急慢性缺氧甚至酸中毒。

（5）彩色B超监测　用彩色B超检查胎儿脐动脉或大脑中动脉血流阻力比值（即S/D值），分别获取脐动脉收缩期和舒张期的阻力，持续的阻力增大甚至缺失是胎儿急性缺氧的明确标志之一。B超检查羊水量也是评估胎儿宫内安危状态的重要指标，一般最大羊水暗区在30mm以上，羊水指数在90mm以上，若低于此数值，经短时间内复查及治疗无改善，须及时终止妊娠。

（6）胎儿头皮血氧饱和度测定：孕妇进入产程后，将特殊的探头放置于即将出生的胎儿的头皮（或面颊部），测定胎儿头皮血氧饱和度，了解胎儿在分娩过程中是否存在急性缺氧（或酸中毒），该方法简便，对胎儿及母体无损害且能实时反映胎儿宫内情况，有助于产程的处理。

2. 高危妊娠的处理

（1）病因治疗：对不同病因进行积极治疗，如糖尿病应积极控制饮食和胰岛素等药物治疗；对子痫前期的孕妇应做好解痉、降压治疗。

（2）增加营养：良好的营养对胎儿的生长发育极为重要，特别是胎儿的脑细胞更需要良好的营养。故应给予孕妇一定热量、高蛋白饮食，补充足够的维生素、铁、钙、锌、叶酸等营养素。

（3）卧床休息：胎盘功能不全者左侧卧位，可以改善胎儿缺氧状态。

（4）间隙给氧：直接提高血氧分压。

（5）防治早产：做好孕期卫生及劳动保护，积极治疗各种妊娠合并症，尽量避免繁重的体力工作。对于有早产迹象的孕妇要给予药物治疗。胎膜早破是导致早产的主要原因，往往是多因素相互作用的结果，其中生殖道病原微生物上行性感染是引起胎膜早破的主要原因之一。其他如母亲妊娠时维生素C和维生素E不足、铁元素缺乏、胎膜受力不均、宫颈内口松弛等也可以引起胎膜早破而导致早产。

（6）产妇产时出血性休克是造成死亡的首位原因，对产妇病理状态应及时做出诊断，估计预后，抢救措施到位，进行全面管理，做到24小时观察。

3. 高危儿出生后的早期管理　高危孕妇分娩的新生儿属于高危儿，他们从宫内环境到宫外有个适应的过程，特别需要细心的呵护，也需要专职的医护人员管理，严重者需要进入NICU观察、护理和治疗。

（五）产时保健

妊娠和分娩是一个正常生理过程，但每个母亲和新生儿的健康与生命都可能面临危险。产时保健服务的目的就是保护和支持这个生理过程顺利进展，及早发现和处理潜在的危险因素，确保母婴平安。倡议推进爱母分娩行动的提出，已从医生为主体转变为产妇为主体，保护、促进和支持自然分娩。

1. 鼓励自然分娩　以孕产妇为主体，所有的服务均要向孕产妇及家属提供必要的信息。许多医疗单位已开展的陪伴分娩，医护人员提供专人全程服务，极大地减少了难产和剖宫产的发生率。正常产妇其分娩过程是个自然的过程，过多的医疗干预可能会改变自然分娩的生理过程。因此，应尽可能地鼓励自然分娩，提供生理、心理、体力、精神全方位的支持，树立产妇自然分娩的信心，倡导待产和分娩过程中选择自由活动，分娩的过程中允许自由体位，如坐式、俯卧式。要使每个即将进入产程的产妇充分了解分娩的过程，减少心理紧张和恐惧，能够配合助产士顺利完成产程，使胎儿安全娩出。开展家庭式分娩，家属陪伴可在精神上帮助产妇增加分娩的信心，鼓励进食以补充分娩过程中体力的消耗；配有具备良好服务素质的医护人员、固定的助产士、专业的孕期健康教育，专业的医生评估，严密观察产程进展，监测母婴状况，及早发现异常，及早处理。

剖宫产是一个重要的手术助产方法，它是在分娩过程中，由于产妇或胎儿的原因无法使胎儿自然娩出，而由医生采取的一种经腹切开子宫取出胎儿及其附属物的过程。若病例选择得当，手术及时，可改善母婴预后，甚至挽救母子生命。但是，近20年来尤其在一些中等收入国家剖宫产率急剧上升，我国2007~2008年的资料，剖宫产率高达46%，其中产前和产时无指征剖宫产率达25%，这使母亲入住ICU、输血、子宫切除等并发症明显增加[4]，也使新生儿湿肺、呼吸窘迫综合征、儿童I型糖尿病、哮喘、肥胖等发病率明显增加[5-7]。剖宫产已经成为一个全球性的公共卫生与健康问题,必须鼓励自然分娩,降低剖宫产率,以改善儿童的近远期预后[8]。

2. 鼓励母乳喂养　新生儿出生时,提倡尽早给予母乳喂养,尽早与母亲接触,有利于平安地度过新生儿期。母乳的价值对新生儿来说是任何其他食品所无法代替的,尽管科学家与营养学家都在不遗余力地改良乳制品,使其营养价值尽量接近母乳,但始终无法取代母乳的地位。特别是初乳中的多种抗体和免疫细胞是任何代乳品中所没有的。

3. 窒息新生儿的复苏　对于出生窒息的新生儿应该在产科、新生儿科医生和助产士的共同配合下,及时做好窒息儿的复苏处理。新生儿窒息时间延长,特别在出生后 5 分钟 Apgar 评分仍然≤3 分,往往会带来后遗症[9]。凡是参与接生的医护人员均应该接受复苏培训,熟练掌握复苏技术。凡是有产妇分娩的医疗机构,均应配有专职的新生儿科医生,24 小时内随时配合产科做好新生儿的挽救工作。

4. 畸形儿问题

(1) 在宫内或生后不久对新生儿有生命威胁的畸形,应在胎儿期即进行治疗。如先天性膈疝、肺囊性腺瘤样畸形、肺隔离症、胎儿胸腔积液、梗阻性尿路疾病、双胎间输血综合征、严重心脏畸形、胎儿心律不齐、脊髓脊膜膨出或脑积水等。

(2) 对胎儿没有宫内死亡风险的畸形,可在出生后进行适时的外科治疗。如先天性腹壁异常、消化道畸形、胎粪性腹膜炎等。

(3) 对生命没有直接影响,但对出今后生活质量会有长期影响的畸形,则采取在适当的时候进行纠治。如唇裂、腭裂、肢体畸形或生殖系统畸形等。

(4) 一旦有畸形新生儿娩出,应立即告知家属,并摄像,留下资料。

(六)围产三级保健医疗网

贯彻母婴保健法,建立社区、二级及三级医疗保健网络,不仅对孕产妇及新生儿的健康将起到保障作用,还可以为育龄夫妇提供咨询、信息传递、健康教育及医疗保健服务,如新婚的性保健、计划生育或生育调节、孕期的保健指导、产前检查和安全分娩、产后母婴的随访、母乳喂养指导等。

1. 围产质量评审　目前在国内已逐步建立地区性围产质量评审制度,由地区的医疗政府和管辖的妇保所机构组织定期进行质量评审。所属的接产单位、医院、产科、新生儿科负责人、主任及管理部门参与,将一段时期内发生的孕产妇死亡、高危孕妇抢救、死胎、死产和新生儿死亡案例的病史资料进行逐级评审,并有资深专家参与。评审等级可分为Ⅲ类:Ⅰ类指完全可以避免,不应该发生的死亡;Ⅱ类属于创造条件可以避免发生的死亡;Ⅲ类则是指不可避免发生的死亡。通过评审和专家的分析指导,提出在孕产期及产科、新生儿科处理上存在的问题和改进措施,吸取经验教训,对提高地区的围产质量水平起着很大的监督指导

作用。

2. 建立地区性的围产协作组,实行产科分工分级医疗制度　通常情况下,妊娠妇女由指定的基层医疗机构负责产前检查及住院分娩,高危孕妇可集中至二或三级医疗机构进行监护及分娩。在二级以上医疗机构,产儿科病房应分别设立高危妊娠及高危新生儿监护室,尽量配备现代化仪器及复苏装置。建立围产医学实验室,研究解决围产期并发症防止的有效方法,提高新生儿的成活率,减少后遗症的发生。目前,在我国许多有条件的地区已经成立各种形式的围产保健中心,如孕妇学校、产前诊断中心、孕产妇监护中心、新生儿抢救中心、早产儿寄养中心,以便更好为周边地区服务。

3. 建立转运系统　按地域分布划分,建立高危孕妇及高危新生儿的转诊系统。在我国许多城市都已按地域分布,建立了高危孕妇及高危新生儿的转诊系统,这样既能充分发挥各级医疗单位的作用,又能平衡和充分使用医疗资料。每个城市都有一个或数个有一定规模的、具有先进的急救和监护设备、丰富经验的高级医护人员、能接受基层医院转运来的孕产妇及新生儿的"三级围产中心"。该中心与各基层之间应有快速转运、配备紧急抢救设施的交通工具,有义务对下级医疗保健人员进行业务指导培训,发挥三级医院的领头作用。

4. 建立和推行统一的围产保健卡　围产保健卡是围产保健原始资料的累积。保健卡的记录可以从早孕登记检查开始直至产褥期结束,其内容有母婴各种主要病史、体征及处理情况,这样既有利于对孕产妇和新生儿进行系统管理,也能沟通各级医疗保健机构间的信息。

(七)围产保健的发展方向

1. 科学谋划"十三五"妇幼健康事业规划,推动保障全面两孩政策实施　包括加快完善新型妇幼健康服务体系,充分应用妇幼健康优质服务示范工程,加强爱婴医院管理、出生缺陷综合防治、妇幼健康信息、建立医疗信息联网,宣传推广政府有关"三级"保障的相关条例等工作。凡是有接生的医疗机构,必须具备一定的国家规定资质,建立妇幼健康服务监测预警机制,及时、动态了解产科门急诊量、孕产妇保健建册(卡)量、产科床位使用率、活产数、孕产妇死亡率、婴儿死亡率等情况,科学划定预警线,制订有针对性的风险防控措施和应急预案,加强产科、儿科急救设备配备和储备,提高应急保障能力,切实保障母婴安全。发生孕产妇生命危急时必须有逐级上报的绿色通道,涉及管理部门、医院、急救中心和中心血站。

2010 年国家临床重点专科项目评审标准中,明确将胎儿医学划分为产科的三个亚专科之一。作为一门新兴的学科,其涉及范围广,涵盖了遗传学、分子生物学、产科、儿科、外科等多个领域。2000 年以来,随着医疗技术的进步和对胎儿病理生理的进一步了解,胎儿医学从某些遗传病的产前诊断发展到胎儿外科干预,并且取得举世瞩目的突破。

此时,传统的围产医学模式已经难以适应个体化综合治疗。而多学科协作组无疑将为胎儿医学的发展开拓了一个新的方向。

2. 进一步完善高危孕产妇及新生儿转运系统 转运系统的成立,需要大量的资金设备、政府及社会各界的支持。为减少孕产妇及新生儿的死亡率,提高围产质量,及早建立规范的、由政府统筹的区域性转运系统十分必要。一旦基层医疗单位有高危孕产妇或新生儿,立即与中心联络,就可很快转运到抢救中心。区域内各级保健单位还可通过电脑网络,随时了解相互之间医疗信息,如高危病员、床位使用、需要援助等情况,实现技术交流、资料共享、网上会诊。

3. 加强围产薄弱环节的管理 目前国内围产医学面临的问题是,孕产妇和围产儿死亡率仍较高,各地的发展水平相差较大。全国孕产妇死亡率仍持续在 60/10 万,上海处于领先水平 20⁺/10 万。孕产妇死亡主要原因仍是直接的产科原因,包括产科出血、妊娠高血压疾病、产褥期感染。围产儿的主要死因仍是畸形、缺血缺氧性脑病和早产。我们与国际上先进国家相比差距很大,全球性的目标未能达到。特别在边远地区,孕产妇和新生儿死亡率仍很高,很多贫困地区围产儿死亡率还高达 30‰~50‰,因此,加强对贫困地区及城市中流动人口的孕产妇管理尤为重要,政府及有关部门应给予一定的经济支持,采取措施使这部分人能够进行孕期检查、住院分娩,共同做好围产保健工作。

(沈月华)

参考文献

1. MacDorman MF, Gregory EC. Fetal and Perinatal Mortality: United States, 2013.Natl Vital Stat Rep, 2015, 64(8): 1-24.

2. Ackermans MM, Zhou H, Carels CE, et al. Vitamin A and clefting: putative biological mechanisms.Nutr Rev, 2011, 69(10):613-624.

3. 马京梅. 杨春霞. 基于母体外周血胎儿游离核酸的无创产前检查:来自国际两大学术组织的最新指南. 中华围产医学杂志,2015,18(11):834-837.

4. Lumbiganon P, Laopaiboon M, Gülmezoglu AM, et al. Method of delivery and pregnancy outcomes in Asia: the WHO global survey on maternal and perinatal health 2007-08. Lancet, 2010, 375(9713):490-499.

5. Khashan AS, Kenny LC, Lundholm C, et al. Mode of obstetrical deliveryand type 1 diabetes: a sibling design study. Pediatrics, 2014, 134(3):e806-813.

6. Almqvist C, Cnattingius S, Lichtenstein P, et al. The impact of birth mode of delivery on childhood asthma and allergic diseases-a sibling study. Clin Exp Allergy, 2012, 42(9): 1369-1376.

7. Darmasseelane K, Hyde MJ, Santhakumaran S, et al. Mode of delivery and offspring body mass index, overweight and obesity in adult life: a systematic review and meta-analysis. PLoS One, 2014, 9(2):e87896.

8. Blustein J, Liu J.Time to consider the risks of caesarean delivery for long term child health. BMJ, 2015, 350:h2410.

9. Li J, Olsen J, Vestergaard M, et al. Low Apgar scores and risk of childhood attention deficit hyperactivity disorder. J Pediatr, 2011, 158:775-779.

第2节 新生儿保健

当新生儿离开安全、舒适的宫内环境,需要逐步适应外界环境并开始一种新的生命活动方式,在此过程中,本身的组器官功能尚未发育完善,特别是心、肺、肾等组织相对地"负担"较大,从母体得到的免疫物质较少,新生儿免疫系统也未发育成熟,是人群中最脆弱、死亡率最高的一组群体,特别是当存在早产或疾病的影响时。因此,做好新生儿保健工作尤为重要。

(一) 新生儿出生前后院内的医疗保健

1. 新生儿保健必须与产科密切协作 对于产科来说,妊娠的结局应该是娩出一个正常健康的婴儿,因此,凡是有接生的医疗机构均应有一支专职的新生儿医生和护士队伍。产科和新生儿科紧密联系,应该形成一个共同管理的科室,即围产科,共同管理胎儿及新生儿。根据上海国际和平妇幼保健院成立围产科二十余年的经验,产儿科互通情报,新生儿科医生充分了解高危孕产妇的情况,在临产时做好新生儿的抢救准备工作,产科医生也应关心每个娩出的新生儿。此外,相关的检验、影像等科室工作人员也要配合临床医生及时对异常的新生儿做出诊断。目前,各大产科专科医院均已逐步形成围产管理新模式,对提高围产质量起着很大的作用。

2. 必须有一支训练有素的窒息复苏队伍 对出生窒息的新生儿应该在产科医生、新生儿科医生、助产士共同配合下尽快做好复苏抢救工作。窒息时间延长,特别在出生后 5 分钟 Apgar 评分仍然≤3 分往往预后不良。故凡是参与分娩工作的医护人员均应接受复苏培训,熟练掌握复苏技术。对于需要及时手术的畸形儿,在分娩前后要与有关的新生儿外科医生取得联系,尽早进行手术治疗。

3. 产院新生儿的临床分级管理 新生儿出生后应根据具体情况给予相应的护理和处理,可分三种不同水平,即基本护理(basic care)、特别护理(special care)和重症监护(intensive care),因此,产院或综合医院的产科新生儿室均应设有相应的三级护理单位,即母婴同室、高危新生儿观察室和重症监护室(NICU)。

(1) 正常新生儿的管理:正常新生儿是指出生体重≥2500 克,胎龄≥37 周,无任何并发症的新生儿。一般应放在母婴同室。母婴同室的新生儿科医生应每天查房,及时发现异常新生儿,及时转入高危婴儿观察室或 NICU。护士要加强巡视和指导母乳喂养。

1) 母婴同室的优点:母婴同室在全国各个医院已经成为一种制度。其优点如下。①有利于建立和巩固母乳喂养:母乳供应和婴儿需要间的平衡取决于母子关系,亦即母亲的心愿以及婴儿的吸吮;母子间的互动和婴儿的哭声可以激发母亲垂体催乳素的分泌,促使母亲乳房的充盈和泌乳。母婴同室的实践证明,母乳喂养的成功率较高,孩子的生长发育也较满意。②有利于培养母子间的亲子感情:分娩前母子原是一体,直至婴儿诞生。故生后母婴同室可避免人为隔阂,母婴生活在一起显示非常亲切,表现在出神地面对面相视和拥抱,或经轻轻呼唤激起婴儿的合拍动作,这是世界上母子密切关系的伊始,有利于促进婴儿心理和社会适应性的发育。③有利于预防过敏性疾病:早期母乳喂养,特别是生后第一口吃母乳,在很大程度上减少了过敏性疾病的发生。目前广泛地认为免疫程序的启动起始于生命的早期,在很大程度上受到早期食物成分的影响,也就是说,对婴儿喂养进行早期干预,有利于预防过敏性疾病[1-2]。母乳中的免疫因子可促进婴儿肠道及与肠道相关的免疫系统及全身免疫系统的发育,另外,母乳中的某些物质可以作为抗原诱导婴儿免疫口服耐受。

2) 母婴同室的"禁忌证":母婴同室的目的是保障母婴安全健康,然而当有下列情况的新生儿暂时不宜母婴同室:①早产儿、低体重儿,体重在 2300g 以下者,或母亲有糖尿病的巨大儿。②母亲有孕期及产后并发症者如妊娠高血压、发热、产钳助产、产后大出血或并发其他疾病者。③哺乳期母亲服用对新生儿有影响的药物,如化疗、糖尿病、激素类等药物者。④母患有母婴传播性疾病,如乙肝病毒 -DNA 含量高、巨细胞病毒 -IgM 阳性、梅毒未治疗者。

3) 母婴同室的管理:母婴同室由于床位分散,产妇缺乏新生儿护理常识,而且又往往比较疲劳,一旦新生儿出现异常情况不能及时发现,有时会造成不良后果及医疗纠纷。因此,母婴同室的管理十分重要:①人员的配置及基本设施:应该具有一定数量资深有责任感的护士,对新生护理有丰富的临床经验,掌握新生儿的基本理论知识,能发现新生儿异常现象,并能及时处理窒息、呕吐物吸入、体温不正常等情况。母婴同室病房应配有专职的新生儿医生,并备有吸引、供氧、急救等基本设备,以及及时与医生联络的通讯设施,如电话、呼叫等。②病史记录:母婴同室的护理人员在新生儿入室后应有首日的 24 小时记录,每小时记录 1 次,包括肤色、呼吸、心率、哺乳、大小便、体温、体重等情况。以后每日应向母亲询问并记录新生儿哺乳、反应等情况。新生儿出生后的病史记录是非常重要的,具有一定的法律依据,医护人员应当重视相关的记录。医院应设有人乳库,对暂时母婴分离的母亲采集乳汁进行储存,以便随时供其自己婴儿喂养。产科医生每日要掌握产妇的健康、乳汁、心理

情绪等,特别是一些初产妇产后看到新生儿无所适从、紧张、易患忧郁症,最好能配有心理咨询医护人员。③母婴同室的环境:在各休养区,尽量按现有条件改善环境,应温度适宜、通风、阳光充足,床位不要过分拥挤。房间有消毒装置,每月对母婴同室定期进行空气培养,有方便产妇及家属洗手的活动水源,告知任何人接触新生儿时应先洗手。④预防和控制感染:这是管理的重要内容之一,为了进一步规范新生儿感染管理工作,制定相应的规章制度及工作规范,按照感染管理工作要求、质控中心的要求及感染特点制定母婴同室、高危婴儿观察室和 NICU 感染管理规章制度,并组织实施,做好监督管理工作。科室医务人员执行无菌操作技术、消毒隔离制度,加强宣教,常规消毒,手卫生是预防医院感染最简便有效的方法,也是预防交叉感染的重要措施,医务人员和家长做好手卫生等,使母婴同室新生儿医院感染发生率可控[3]。对环境的卫生学监测,对监测发现感染因素采取有效控制措施,以及抗感染药物使用和耐药菌珠的监测,控制感染。⑤建立定期血糖监测制度,防止低血糖的发生:母乳不足时,母婴同室中容易发生低血糖。剖宫产母亲产后催乳素分泌量低于阴道分娩,进食量又少,其新生儿易发生低血糖。糖尿病母亲所分娩的新生儿往往体重较大,如果妊娠期糖尿病未被及时发现的话,也容易发生低血糖。新生儿低血糖往往缺乏特异的临床表现,易被人们忽视。特别是大部分低血糖的新生儿可以表现为无症状型,当发现新生儿有发绀、呻吟、呼吸暂停、惊厥时血糖已经非常低了,以至延误了抢救的机会。因此,应加强对母婴同室新生儿血糖的监测,做好预防工作,对母乳不足者,还是应酌情使用婴儿配方奶粉防止低血糖的发生。

总之,全世界都在积极推广实施母婴同室,所有的医护人员及有关的政府、社会团体都支持提倡母乳喂养,建立母婴同室不单纯是把婴儿放在母亲身边,而是通过母婴同室树立母亲育儿的信心,保障母婴健康。

(2) 高危新生儿的管理:高危新生儿是指有可能发生各种情况而需要严密观察的新生儿和患病需要治疗的新生儿。由于新生儿机体发育不完善,各脏器代偿功能差,患病后病情进展迅速,且可能很快转变到不可逆阶段,故应加强高危新生儿的管理,及时采取有效措施,这对确保医疗安全,改善其预后和降低病死率具有十分重要的意义。所有产院均应该设有专门的高危新生儿观察室及 NICU,以便及时发现异常及时处理。待新生儿正常后才能回到母婴同室。

1) 需要入高危新生儿观察室对象:①胎龄≤36 周或出生体重 <2500g;②气急、发绀(留观后仍不稳定者);③反复发热或体温不升;④怀疑可能存在先天性心脏疾病;⑤高胆红素血症需要光疗者;⑥可能发生 Rh 或 ABO 溶血病者;⑦电解质紊乱:低血糖、低血钙等;⑧发育异常,生命指征有潜在危险;⑨巨大儿或糖尿病母亲的新生儿需要监测血糖者;⑩需静脉应用抗生素治疗者(抗生素应用指征:孕周 <36 周,胎膜早破 >12 小时;母产前发热 >37.5℃超过 1 次,

临产后体温≥38℃以上;母羊水臭,伴母产前发热。

2) 基本设施:高危新生儿观察室内应具备输液泵、经皮血氧饱和度监测仪、持续心肺监护仪、移动式床旁X线机、微量法测血糖、血电解质、胆红素监测仪等。可治疗呼吸窘迫、呼吸暂停、高胆红素血症、低血糖和感染等,并能做到隔离处理。

(3) 危重新生儿的管理:危重新生儿是指需要重症监护的新生儿包括需辅助通气患儿、不稳定的心肺疾病患儿、术后24小时内的患儿、生后48小时内的胎龄<30周的早产儿、胎龄<28周或出生体重<1000g的所有新生儿和重度窒息、惊厥或需要换血的新生儿,此外,还应包括接受全肠外营养、有中心动静脉导管的新生儿。

1) 人员配置及基本设施:重症监护室对专业医护人员和医疗设施有更高的要求,需要对患儿进行连续的、高技术的监护和呼吸管理,因此,不可能在所有的医院建立,目前在我国大多数的产院新生儿室仅有二级护理单位(母婴同室和高危新生儿观察室),但按地区应在有条件的医院建立足够床位的NICU,保证各级医院的危重新生儿都能得到适当的治疗。

2) 入NICU指征:①出生时Apgar评分≤3分,10分钟Apgar评分≤6分,生后1小时生命体征有异常;②需要进行呼吸管理的新生儿,因各种原因引起急、慢性呼吸衰竭,需行氧疗、气管插管及机械通气者;③反复呼吸暂停发作者;④反复惊厥发作者;⑤各种原因所致休克、弥散性血管内凝血者;⑥出生体重≤1500g;⑦有单个或多个脏器功能衰竭者;⑧心力衰竭、严重心律失常者;⑨确诊溶血病需换血者;⑩体温不升、高热或硬肿症;严重水、电解质紊乱、低血糖;或其他各种情况需要监护者。

3) 家庭整合护理的新理念:随着生物医学模式向生物-心理-社会医学模式的转变,提出了家庭为中心的服务理念,突出患者家庭成员的知情权及参与个性化高质量服务。20世纪末,我国大城市也相继开展母婴同室,目前产科健康新生儿母婴同室已较为普遍,但患病婴儿需要入住新生儿病房或NICU,普遍采取母婴分离。在客观条件允许情况下,掌握适应证,做好陪住病房管理,父母至少在8小时内留在NICU,尽可能地为患病新生儿提供护理,如换尿布、喂药、皮肤接触,并提供母乳喂养。减轻母亲产后抑郁状态,不仅利于母亲心理健康,亦利于婴儿的发育,符合当今医疗服务发展方向[4]。

4. 预防接种　在新生儿期需要进行预防接种的疫苗为乙肝疫苗和卡介苗。

(1) 乙肝疫苗:单纯对新生儿使用乙肝疫苗进行主动免疫对阻断母婴传播已经取得较好效果。我国主要使用重组基因乙肝疫苗,对新生儿的接种是3针法(即出生24小时内、1个月、6个月)。新生儿应在出生后24小时内及时接种第1针乙肝疫苗,第2、3针分别在婴儿出生后1个月和6个月时接种。若完成3针乙肝疫苗接种后仍无表面抗体者,应在第三针接种后的1个月和6个月时再各接种一针,进行第2疗程的接种,即第1疗程的第3针,为第2疗程的第1针。对HBsAg阳性母亲的新生儿应采用主动及被动联合免疫,接种要求尽早进行,不迟于出生后12小时,最好在6小时内联合免疫。目前推荐的方案为:新生儿生后12小时内肌内注射乙肝免疫球蛋白(hepatitis B immunoglobulin,HBIG)100IU或200IU,同时在另侧上臂肌内注射乙肝疫苗,此后1个月、6个月再分别接种1次乙肝疫苗。这种方法可使85%以上婴儿得到保护。联合免疫是阻断HBV母婴传播重要的手段,但对预防宫内感染效果并不理想,若孕妇产前检查呈HBV携带者,最好于产前3个月每月注射1针HBIG 200~400U(孕妇单阳性指"小三阳",肌内注射每次200U;而双阳性或HBV DNA也阳性即大三阳,肌内注射每次400IU),可明显减少新生儿的产前HBV感染。

美国儿科学会(AAP)建议早产儿乙肝疫苗推迟到出院前(体重达到2000g以上)接种,而美国免疫接种顾问委员会建议对乙肝表面抗原阳性母亲或感染状况不明的母亲所生婴儿,尽管其早产,仍必须在出生12小时内接种乙肝疫苗,若新生儿体重<2000克,第一针疫苗不应计入免疫程序,在婴儿达到1月龄时重新接种3剂乙肝疫苗(详见本章第7节)。

(2) 卡介苗接种:体重大于2500g的新生儿应该在出生48小时后接种卡介苗,体重<2500g者待其体重达标后接种。卡介苗每支0.5ml,皮内注射接种剂量为0.1ml。注意标签、效期、包装等,接种部位为左上臂三角肌外侧下缘,严格采用皮内注射法,严禁注入皮下。

5. 新生儿筛查　新生儿出生后72小时应做先天性代谢性疾病的筛查。新生儿疾病筛查主要针对有一定发病率、早期无明显临床表现但会对新生儿造成损害的、有一定的实验室阳性指标、在确诊后可以治疗的疾病。现有二十余种疾病可以进行筛查,根据我国目前情况,筛查之疾病仍以苯丙酮尿症和先天性甲状腺功能低下为主,某些地区则据疾病的发病率选择如G6PD缺陷、肾上腺皮质增生症等筛查或开始试用串联质谱技术进行其他氨基酸、有机酸、脂肪酸等少见遗传代谢病的新生儿筛查。

另外,在出院前进行听力筛查,如未能通过者应在42天~3个月再次复查。新生儿期进行听力筛查对早期发现先天性耳聋,及时预防和干预,促进患儿的言语-语言的发育,提高中华民族的人口素质具有非常重要意义。

(二) 新生儿出院后的管理

1. 新生儿随访工作　社区保健中心及所在分娩的医院应做好新生儿随访及并发症的防治工作,社区保健网应针对新生儿期易出现的一些特殊生理表现(如黄疸、溢奶)及疾病,应向父母及抚育者做好宣传和指导工作,并介绍及传授相关的防治知识。有条件的地方也可成立母婴指导中心或学校,这将有利于疾病的防治及新生儿的健康和成长的指导。特别是对于早产儿、低体重儿出院后继续系统性的管理对早期发现问题、及时干预指导、促进早产儿健康至关重要,随访的重点是神经系统发育及生长评估。发达国家已经有非常系统的早产儿随访研究,均提出早产儿出生后前两年必须定期随访[5]。

新生儿出院后应在社区接受妇幼保健工作人员的家庭访视。访视时间为出院后或一个月时进行,家访的内容包括询问新生儿的喂养、哭声、大小便等情况;检查皮肤、口腔黏膜、脐部是否有感染;发现黄疸做初步的鉴别;发现婴儿有不正常的现象应及时给予诊治或转送到上级医疗单位。

现在许多地区、医院均实行 42 天产妇及婴儿回到出生的医疗单位进行随诊,测量婴儿的体重、身长、头围、胸围等体格发育参数,对其生长发育进行评价;对先天性髋关节发育不良的体征进行初步地筛查;检查卡介苗接种后的反应;了解哺乳及体重增长等情况,并对其营养状况和喂养进行指导。

目前全国已有很多医疗单位设立了 0~3 岁的育儿中心,对婴儿今后的健康及智力发育定期地进行保健常识的指导和开展亲子活动。对有可能出现智障的婴儿进行早期干预,能有效地降低后遗症的发生。

2. 建立新生儿协作网的重要性　国外新生儿协作网已经历了几十年的发展,在这些协作网内开展的多中心临床研究,为新生儿医学的发展提供了大量客观的研究数据和信息。我国尚未完全建立起新生儿协作网,关于新生儿期发病情况的资料欠缺,如早产儿发生率、并发症、后遗症的情况缺乏全国性数据,仅有的是一些单个医院或区域性的资料。因此,尽快建立我国的新生儿协作网势在必行。

由相关的政府管理部门从省市级的保健中心到基层保健机构形成一个新生儿健康信息管理网络也十分重要。新生儿出院后从医疗机构到社区要建立信息网络,相互反馈新生儿有关的疾病、健康、后遗症等信息,使新生儿出院后得到相关的指导,促进健康地发育。

新生儿协作网还可通过现代化通讯手段、网络联系,帮助医疗技术较差的地区提高诊治水平,进行远程会诊,并可以对国内外新进展及特殊病案进行交流。新生儿协作网的建立,对今后开展大规模的多中心研究,资源共享具有十分重要的意义。

(沈月华)

参考文献

1. Dieterich CM, Felice JP, O'Sullivan E, et al. Breastfeeding and health outcomes for the mother-infant dyad. Pediatr Clin North Am, 2013, 60(1): 31-48.

2. Langley-Evans SC. Nutrition in early life and the programming of adult disease: A Review. J Hum Nutr Diet, 2015, 28(Suppl1): 1-14.

3. 卜祥芳,张欣. 新生儿重症监护室医院感染预防策略. 中国新生儿杂志, 2014, 29: 430-431.

4. Skene C, Gerrish K, Price F, et al. Developing family-centred care in a neonatal intensive care unit: an action research study protocol. J Adv Nurs, 2016, 72(3): 658-668.

5. Paolo T. The high -risk newborns. J Matern Fetal Neonatal Med, 2012, 25(Suppl 1): 6-7.

第 3 节　新生儿疾病筛查

新生儿疾病筛查是疾病三级预防的有效措施,是指医疗保健机构在新生儿群体中,用快速、简便、敏感的检验方法,对一些危及儿童生命、危害儿童生长发育、导致儿童智能障碍的一些先天性、遗传性疾病进行群体筛检,从而使患儿在临床尚未出现疾病表现,而其体内代谢已有异常变化时就做出早期诊断,早期而有效地对症治疗,避免患儿重要脏器出现不可逆性的损害,保障儿童正常的体格发育和智能发育。

(一) 我国新生儿疾病筛查的发展与现状

1. 新生儿疾病筛查的发展及政策的推动　我国新生儿疾病筛查起始于 1981 年,上海交通大学医学院附属新华医院新生儿筛查中心率先在国内开展高苯丙氨酸血症(hyperphenylalaninemia, HPA)、先天性甲状腺功能减退症(congenital hypothyroidism, CH)的筛查,紧接着北京部分地区摸索性开展,1982~1983 年在国际、国内首次报道了中国新生儿筛查初效,首次报告 31 862 例新生儿疾病筛查结果,PKU(苯丙酮尿症, phenylketonuria)发病率为 1 : 15 930;先天性甲减为 1 : 6309;1986 年研制成功国产低苯丙氨酸奶粉,为大规模开展 PKU 筛查奠定了基础;1988 年在 PKU 患者中鉴别出首例四氢生物蝶呤缺乏症(tetrahydrobiopterin deficiency, BH4D), 常规开展了 BH4D 的鉴别诊断。1992~1999 年通过卫生部与 WHO 合作项目及中国 - 芬兰新生儿筛查合作项目,在全国 11 大城市推广了新生儿筛查。新生儿筛查的初效显示了我国开展新生儿筛查具有较好的社会和经济效益,为此也推动了我国政府出台相关法规及管理机构的诞生:1994 年 10 月颁布的中华人民共和国《母婴保健法》中第二十四条明确提出了在全国逐步推广新生儿筛查;1999 年 9 月我国正式成立了中华医学会出生缺陷预防与控制专业委员会新生儿疾病筛查学组,同年卫生部临床检验中心对全国筛查中心进行实验室能力比对检验;2001 年国务院颁布了《中华人民共和国母婴保健法实施办法》,第二十五条强调医疗保健机构应当按照国家有关规定开展新生儿疾病筛查,再次强调了必须推广新生儿疾病筛查的重要性。2004 年及 2010 年卫生部颁布《新生儿疾病筛查技术规范》。2002 年新华医院又在国内率先开展串联质谱新生儿遗传代谢病筛查;2007 年上海市增添了先天性肾上腺皮质增生症和葡萄糖 -6- 磷酸脱氢酶缺乏症,进一步扩大了筛查病种。2008年上海开始实施免费新生儿筛查,之后部分省市也逐步进行免费筛查。2010年上海出生缺陷办启动了新生儿筛查督促及追访系统,完善了新生儿筛查阳性者的召回、督促随访系统。政府的法律、法规的颁布及一系列政策及规范的出台,促使了全国新生儿筛查率逐步提高,全国新生儿筛查率从1995年2%上升至2004年的20%,至2014年已达90%[1],除西藏外,全国30省市都开展了新生儿筛查。政府也加大了对贫困地区新生儿筛查项目的资助,2014年卫计委投入15 900万元资助费贫困地区新筛开展,受益儿童达132万。

2. 新生儿疾病筛查的管理及职责 新生儿筛查是一个集组织管理、实验技术、临床诊治及宣传教育为一体的系统工程。我国新生儿疾病筛查是有法律约束,非强制性,应遵循自主性(知情选择)、有益性(良好效益)、无害性(避免伤害)及公平性(公正平等)的规则;筛查项目制订需考虑疾病的发病率、筛查技术可行性、推广性及筛查之疾病能否治疗等关键问题。筛查系统的各环节均需要严格遵循筛查原则,明确职责,保证质量。

通过新生儿疾病筛查宣传手册让父母了解新生儿疾病筛查的意义、筛查疾病种类及方法,书面知情同意并签字。但实际上这种知情同意是否达到真正有效性仍有质疑,一些父母仍然不知道新生儿疾病筛查,不清楚自己孩子是否接受过筛查。因此,产前孕妇宣教内容必须加入有关新生儿疾病筛查知识,加强媒体宣传力度,使每一位产妇和每一个家庭都具备新生儿疾病筛查的理念,达到知情同意的真正含义。

血标本采集是筛查至关重要的第一步,血标本采集机构必须取得"医疗机构执业许可证",采集人员应是各妇保院或产院产婴室医务人员、中专以上学历、2年以上临床工作、并接受过新生儿疾病筛查知识和技能培训、持有采血合格证书者。严格掌握采血时间,完善采血机构和实验室专人双重核对血标本的验收制度,保证筛查血标本质量。

新生儿筛查不同于其他临床检验项目。由于患儿在新生儿期无任何临床症状出现,实验室检查结果是疾病诊断的唯一依据。因此,除了实验室内质控外,每个筛查实验室每年必须定期接受卫生部临床检验中心组织的实验室能力比对检验,以保证实验检测质量。目前,妇产医院、筛查实验室和地方保健机构联网尚未健全,筛查结果报告方式不完全统一。因此,建立、健全互联网系统以完善筛查结果(包括阴性结果)的报告是十分必要的。

(二)新生儿筛查的对象、内容及方法

1. 对象 所有出生72小时(哺乳至少6~8次)的活产新生儿。

2. 内容 筛查疾病的种类依种族、国家、地区而别,还与各国的社会、科学技术的发展、经济、教育水平及疾病危害程度有关。根据国际的共识并结合本国国情、社会经济发展水平和流行病学进行筛查疾病的选择,筛查的疾病一

般应符合以下几个标准:①疾病危害严重,可导致残疾或致死,已构成公共卫生问题;②有一定发病率,筛查的疾病在人群是相对常见或流行的疾病;③疾病早期无特殊症状,但有实验室指标能显示阳性;④有可靠的、适合于大规模进行的筛查方法,假阳性和假阴性率均较低,并易为家长所接受;⑤筛查疾病可以治疗,特别是通过早期治疗,能逆转或减慢疾病发展,或者改善其预后[1]。

2006年美国医学遗传学会新生儿筛查专家组对现有84种新生儿先天性疾病的严重程度进行评估,根据筛查技术、诊断、鉴别诊断和治疗等条件,分为第一类29种首要筛查、第二类25种次要筛查疾病。29种首要筛查疾病中包括HPA及CH、先天性肾上腺皮质增生(congenital adrenal hyperplasia,CAH)、酪氨酸血症、瓜氨酸血症等其他3种氨基酸代谢病,9种有机酸代谢病(如丙酸血症、甲基丙二酸血症等),5种脂肪酸代谢病,3种血红蛋白病及其他不同类型病;在2010年美国又增加了2种:严重的先天性心脏病和严重联合免疫缺陷病,推荐的疾病达到31种[1]。我国目前常规筛查的疾病仍以HPA、CH为主,某些地区则根据疾病的发病率选择G6PD缺乏(glucose-6-phosphate dehydrogenase,葡萄糖-6-磷酸脱氢酶)、CAH的筛查;2003年起全国部分省市或地区逐步发展了串联质谱技术(mass spectrometry-mass spectrometry,MS/MS)进行氨基酸、有机酸、脂肪酸等几十种遗传代谢病的新生儿筛查。最新统计全国约有17个省市、60~70多个实验室开展MS/MS技术,约40余家新生儿筛查中心开展MS/MS进行遗传代谢病的筛查。

3. 方法

(1)标本采集:国内新生儿筛查采血时间多定于出生后72小时,哺乳至少6~8次。采血滤纸多采用S&S903。血标本由新生儿信息卡及采血滤纸两部分组成。采血人员应正确填写新生儿姓名、性别、出生日期、出生孕周、体重、采血日期、药物治疗、家庭联系电话等重要信息。采血时用酒精棉球或棉签轻轻涂抹针刺位置,刺入约2.4mm,使血液自行流出,然后轻轻用无菌棉球擦去第一滴血,取3~4滴血置于滤纸片上,避免在同一处重复滴血,并使血滴通透滤纸正反两面。血滤纸片在室温下阴干,在规定时间内送达新生儿筛查中心实验室,或暂时放入纸袋置2~10℃冰箱保存。1999年8月上海建立了新生儿疾病筛查血标本专收专递系统(绿色通道),缩短了自采血到诊断的时间,使筛查阳性患者多在生后2周左右能得到治疗。

(2)筛查方法:随着实验室检测技术的发展,对各种疾病采用的筛查方法也在不断改进和发展。具体方法见以下各种疾病筛查的阐述。

(三)高苯丙氨酸血症的新生儿筛查

1. 概况与发病率 高苯丙氨酸血症(HPA)是最常见的常染色体隐性遗传性氨基酸代谢病。因肝苯丙氨酸羟化酶(phenylalanine hydroxylase,PAH)缺乏或辅酶——四氢生

物蝶呤(tetrahydrobiopterin,BH4)缺乏,苯丙氨酸不能正常代谢,使血苯丙氨酸(phenylalanine,Phe)浓度增高,BH4缺乏症中以BH4合成酶6-丙酮酰四氢蝶呤合成酶(6-pyruvoyl tetrahydropterin synthase,PTPS)缺乏最常见,其次为二氢蝶啶还原酶(dihydropteridine reductase,DHPR)缺乏。苯丙氨酸及BH4代谢途径见图5-3-1。典型者增高的苯丙氨酸经旁路代谢,尿中排出苯丙酮酸、苯乙酸等代谢产物增多。典型PAH缺乏性PKU临床特点为皮肤白、头发黄、全身和尿液有特殊鼠臭味、不同程度智能发育障碍。根据正常蛋白质摄入情况下血Phe浓度,分为经典型PKU(Phe浓度≥1200μmol/L)、轻度PKU(Phe浓度360~1200μmol/L)及轻度HPA(Phe浓度<360μmol/L)[2]。BH4缺乏者不仅使PAH活性下降,导致血Phe酸增高,还可导致神经递质多巴胺及5-羟色胺合成障碍所致严重肌张力低下等神经系统症状,治疗不同于PAH缺乏性PKU。

各国各地区HPA/PKU的发病率不同,美国约为7.1/10万,北爱尔兰约为22.7/10万,德国约为17.3/10万,日本约为1.3/10万。根据我国1985~2011年3500万新生儿筛查资料显示,患病率为1:10 397。上海交通大学医学院附属新华医院新生儿筛查中心统计,对178万余名新生儿筛查,HPA患病率1:10 830。HPA患儿中BH4缺乏症的发病率也有种族差异,白种人报道的1%~3%;我国为10%~15%,并存在显著的地域差异,南部地区BH4缺乏症发病率较高,我国台湾发病率最高[2]。我国2013年报道BH4缺乏症患者中PTPS缺乏占96%,DHPR缺乏症较少见,约2.4%[3]。

2. **方法** 新生儿出生72小时或喂奶6~8次采集血片标本,如果在未足够哺乳情况下,因无蛋白负荷,血中Phe浓度不会上升,易造成筛查的假阴性。Guthrie细菌抑制法

是传统的半定量筛查方法,对轻度HPA的筛查有欠缺,目前我国极大部分筛查中心已采用全定量法,如荧光分析法、高效液相色谱法及串联质谱法等进行HPA筛查,大大提高了检测的灵敏度,使轻度HPA都能被检出。早产儿因肝功能不成熟可导致暂时性HPA,发热、感染、肠道外营养或输血等也可导致血Phe浓度增高,蛋白摄入不足可导致假阴性,有这些情况时判断需谨慎,有必要进行复查。筛查原标本血Phe浓度>120μmol/L,或同时伴有Phe与酪氨酸(tyrosine,Tyr)比值>2.0为阳性,需召回复查,复查仍阳性则需进行病因的鉴别诊断。

3. **诊断与鉴别诊断**

(1)确诊:患儿出生时大多表现正常,未治疗者3~4个月后逐渐表现出智能、运动发育落后,头发由黑变黄,皮肤白,全身和尿液可有特殊鼠臭味,常有湿疹,血Phe浓度增高。BH4缺乏者早期除了血Phe浓度增高外,无任何临床表现,往往在生后3个月后逐渐出现躯干肌张力低下,四肢肌张力增高,由此导致抬头困难、吸吮力低下、吞咽困难、软弱无力、眼睑下垂、嗜睡、反应极差、激惹、口水增多、难以控制的抽搐、严重小头畸形等。

对新生儿筛查血Phe增高者,建议采用定量法(荧光法或串联质谱法)测定其血Phe、Tyr浓度,计算Phe/Tyr,排除其他原因所致的继发性血Phe增高,如酪氨酸血症、希特林蛋白缺乏症等(血Phe>120μmol/L,Phe/Tyr<2.0,伴有疾病相关的其他氨基酸增高)。血Phe浓度>120μmol/L及Phe/Tyr>2.0确诊为HPA[2]。

(2)鉴别诊断:采用尿蝶呤谱分析、二氢蝶啶还原酶活性测定,或BH4负荷试验进行快速病因鉴别诊断。尿蝶呤谱分析是目前国内诊断BH4合成酶如PTPS及鸟苷三磷

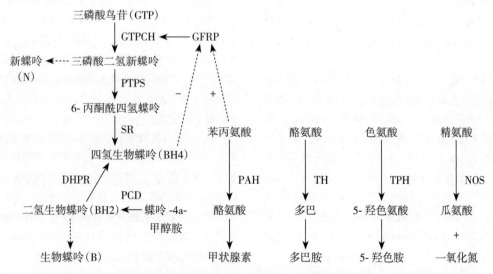

图5-3-1 苯丙氨酸及四氢生物蝶呤代谢图

注:GFRP:GTP环化水解酶Ⅰ反馈调节蛋白;GTPCH:GTP环水解酶;PTPS:6-丙酮酰四氢蝶呤合成酶;SR:墨蝶呤还原酶;PCD:蝶呤-4a-甲醇胺脱水酶;DHPR:二氢蝶啶还原酶;PAH:苯丙氨酸羟化酶;TH:酪氨酸羟化酶;TPH:色氨酸羟化酶;NOS:一氧化氮合成酶

酸环水解酶 (guanosine triphosphate cyclohydrolase GTPCH) 缺乏症的重要方法。收集新鲜尿液后，立即加入晶体抗坏血酸 (每 1ml 尿液加 10~20mg 抗坏血酸)，避光下混匀后置 -20℃保存，或将经抗坏血酸处理后的尿液渗透干滤纸片 (5cm×5cm)，避光自然干燥后密封保存，快递至实验室。采用高效液相色谱分析法，测定新蝶呤 (neopterin，N)、生物蝶呤 (biopterin，B)，计算生物蝶呤比例 B% [(B/(B+N)×100%)]。PAH 缺乏者尿新蝶呤及生物蝶呤均增高；BH4 合成酶 PTPS 缺乏时，尿新蝶呤 (N) 明显增加，生物蝶呤 (B) 明显降低，B%<10%(97% 多 <5%)；对于尿新蝶呤明显增高，尿生物蝶呤正常或略低，B% 介于 5%~10%，诊断需谨慎，可结合 BH4 负荷试验协助诊断。GTPCH 缺乏者，尿新蝶呤、生物蝶呤均极低，B% 正常。红细胞二氢蝶啶还原酶 (DHPR) 活性测定是 DHPR 缺乏症的确诊方法，DHPR 缺乏症患者该酶活性极低。BH4 负荷试验是一种快速而可靠的 BH4 缺乏症辅助诊断试验，也是鉴别 BH4 反应性 PKU/HPA 的有效方法，PTPS 缺乏症者血 Phe 浓度在服用 BH4 后 2~6 小时降至正常；20%~30% 的 PAH 缺乏症者其血 Phe 浓度在服用 BH4 后 24 小时内下降 >30%，诊断为对 BH4 反应性 PAH 缺乏症[1-2]。基因诊断为 PAH 及 BH4 缺乏症的确诊方法，建议常规开展。

4. 治疗及预后 越早治疗越好，提倡终生治疗。根据我国出生缺陷部门统计，2013 年 85% 左右 PKU 患儿在出生 28 天得到治疗。PAH 缺乏症患儿血 phe 浓度持续 2 次 >360μmol/L 者需要治疗，以低苯丙氨酸饮食为主，根据相应年龄段患者每日蛋白质需要量、血 Phe 浓度、Phe 的耐受量、饮食嗜好等调整治疗方法，控制血 Phe 浓度在不同年龄理想治疗范围 120~600μmol/L，避免苯丙氨酸缺乏。轻度 HPA 可暂不治疗，但需定期检测血 Phe 浓度，如血 Phe 浓度持续 2 次 >360μmol/L 应给予治疗。对 BH4 反应性 PKU 患者，尤其是饮食治疗依从性差者，国外报道口服 BH4 5~20mg/(kg·d)，分 2 次，或联合低 Phe 饮食，可提高患者对 Phe 的耐受量。

绝大多数 PTPS 及 DHPR 缺乏导致的 BH4 缺乏症患儿多需要联合神经递质前质多巴及 5- 羟色氨酸 (5-HTP) 治疗。PTPS 缺乏症者在普食下，采用 BH4 2~10mg/(kg·d) 降低血 Phe 浓度至正常；DHPR 缺乏症可疑采用无苯丙氨酸特殊饮食降低血 Phe 浓度；典型 BH4 缺乏症者另需神经递质前质美多芭或息宁、5- 羟色氨酸治疗，剂量宜从 1mg/(kg·d) 开始，每周递增 1mg/(kg·d) 至各年段剂量范围，美多芭 5~15mg/(kg·d)，5- 羟色氨酸 5~9mg/(kg·d)；DHPR 缺乏者另需补充四氢叶酸 10~20mg/d 治疗[2]。出生 1~2 月内治疗者预后良好。

(四) 先天性甲状腺功能减退症的新生儿筛查

1. 概况与发病率 先天性甲减 (CH) 是因甲状腺激素产生不足或其受体缺陷所致的先天性疾病。先天性甲减的分类按病变部位可分为原发性和继发性，前者由于先天性

甲状腺缺如或甲状腺发育不良及异位所致，极少数是由于甲状腺激素合成过程中酶缺陷所致，一些患者是由于地方性缺碘或继发于下丘脑 - 垂体先天性发育不良所致甲状腺功能减退。先天性甲减按疾病转归又分为持续性甲减及暂时性甲减，暂时性甲减指由于母亲或新生儿等各种原因，致使出生时甲状腺激素分泌暂时性缺乏，之后甲状腺功能可恢复正常[4]。

新生儿 CH 筛查指原发性甲状腺功能减退症的筛查。CH 发病率世界各地报道不一，多为 1:4000。随着 CH 筛查方法的改进，多数筛查实验室都采用酶联免疫法或时间分辨免疫荧光法，这些方法比以往放射免疫法灵敏度大大提高，根据 2013 年我国出生缺陷防治部门统计，我国 CH 的患病率约 1:2600。上海交通大学医学院附属新华医院对 142 万余名新生儿筛查，得出 CH 患病率 1:2700。

2. 筛查方法 原发性 CH 其病变在甲状腺本身，因其血液中甲状腺素 (tetraiodothyronine，T4) 减少，负反馈促使垂体分泌的促甲状腺激素 (TSH) 增加。1973 年加拿大的 Dussault 报道了用干滤纸血片测定 T4 作为筛查指标；1975 年日本 Irie 等报道用干滤纸血片做 TSH 测定。通过临床实践证明测定 TSH 较 T4 敏感，但继发性下丘脑 - 垂体先天性发育不良导致的 CH 者及 TSH 延迟升高的患者可被漏诊。因此，同时测定 TSH 及 T4 更理想，但检测成本也增高。目前我国仍采用 TSH 测定进行新生儿 CH 的筛查。

新生儿 TSH 在出生后有生理性增高，一般认为与寒冷刺激有关，2 天后恢复正常。因此，筛查的血标本应在生后 72 小时收集。测定 TSH 的方法有许多进展，如酶免疫法 (EIA)、酶联免疫吸附法 (enzyme linked immunosorbent assay，ELISA) 及分辨荧光免疫分析法 (DELFIA) 等。由于测定 TSH 药盒的种类及方法不同，故全国 TSH 测定的阳性切割值未统一，TSH 阳性切值 8~20mIU/L。对筛查原标本复查后 TSH 仍大于阳性切割值者，应召回新生儿复查，如 TSH 仍增高，需要进一步进行确诊检查。低或极低出生体重儿由于下丘脑 - 垂体 - 甲状腺轴反馈建立延迟，可能出现 TSH 延迟升高，危重新生儿或接受过输血治疗的新生儿可能出现筛查假阴性结果，因此，对这些新生儿需要在出生 2 周再次采血复查[4]。

3. 诊断与鉴别诊断 新生儿出生时无临床表现，约 2 周后可出现水肿、前囟大、后囟可未闭、黄疸消退延迟、反应低下、便秘、腹胀、皮肤花纹等，随着年龄增大，逐渐出现生长障碍、骨龄延迟、智能发育落后，一般无甲状腺肿大 (除外地方性缺碘及甲状腺激素合成障碍)。对新生儿筛查阳性者需要采集静脉血作游离 T3 (free triiodothyronine，FT3)、游离 T4(FT4) 及 TSH 测定。CH 患儿血 FT3、FT4 降低，TSH 增高可诊断为原发性甲状腺功能减退症；如血游离 FT3、FT4 正常、TSH 增高，诊断为高 TSH 血症。CH 患儿其甲状腺显像 (超声、放射性核素扫描) 可显示甲状腺缺如或甲状腺发育不良，而高 TSH 血症患儿甲状腺发育多正常。新

生儿 CH 患儿膝关节正位片股骨远端骨化中心出现延迟，提示可能宫内存在甲减，但一般不主张新生儿期进行骨龄评估。

4. 治疗及预后　CH 一旦确诊应该立即治疗。根据我国出生缺陷部门统计，2013 年 77% 左右 PKU 患儿在出生 28 天得到治疗。CH 治疗药物多采用左旋甲状腺素钠治疗，初始口服较大剂量左甲状腺素，以尽快提高血中 FT4 浓度，降低 TSH 浓度。新生儿每天左甲状腺素钠 $10\mu g/kg$，也有建议 $10\sim15\mu g/(kg\cdot d)$，每日一次服用；婴儿期一般在 $5\sim10\mu g/(kg\cdot d)$，$1\sim5$ 岁：$5\sim6\mu g/(kg\cdot d)$，$5\sim12$ 岁：$4\sim5\mu g/(kg\cdot d)$[4]。首次治疗后 2 周进行复查，如有异常，调整药物剂量后一月复查。1 岁内每 $2\sim3$ 个月复查一次，1 岁以上 $3\sim4$ 个月复查一次，3 岁以上 6 个月复查一次，剂量改变后应在 1 月后复查，维持血 T4 或 FT4 在正常高界，而临床无甲亢症状为宜。对于高 TSH 血症患儿，如 TSH 持续大于 $10mU/L$，也可给予治疗。如经超声或放射性核素检查确定为甲状腺缺如及异位者需终生治疗；如为高 TSH 血症或临床怀疑暂时性 CH 者，在治疗至 $2\sim3$ 年时可考虑停药 1 个月，如停药后 FT4、TSH 正常则可诊断为暂时性甲减，不再需要继续治疗，但仍应定期随访；如停药后 FT4 下降或 TSH 升高，则终生治疗。随访应包括体格、智能发育的评估，1 岁、3 岁、6 岁时进行智能测试。

一般 CH 患者在生后 1 个月内开始正规治疗、且治疗期间甲状腺功能维持正常水平，多数患者智能发育正常。一些 CH 患者虽早期治疗，但智能发育仍落后，其可能的原因：①宫内就存在甲状腺功能减退，通常患儿出生时膝关节骨化中心缺如或血 T4 或 FT4 极低，TSH 异常增高，甲状腺缺如及异位；②替代疗法剂量不足或不规则治疗。

（五）先天性肾上腺皮质增生症的新生儿筛查

1. 概况与发病率　先天性肾上腺皮质增生症（CAH）是一种常见的遗传代谢病，由于类固醇激素合成过程中某种酶（如 21- 羟化酶、11β- 羟化酶、3β- 羟类固醇脱氢酶等）的先天性缺陷，导致肾上腺皮质功能减退，部分患儿伴有电解质紊乱及性腺发育异常。21- 羟化酶缺乏（21-hydroxylase deficiency，21-OHD）为 CAH 最常见的病因，占 90%~95%。21-OHD 可因肾上腺皮质合成皮质醇及醛固酮发生障碍而导致肾上腺皮质功能减退；酶缺乏导致其前体代谢物 17- 羟孕酮（17-hydroxyprogesterone，17-OHP）增多，经旁路代谢导致肾上腺雄激素及睾酮产生增多；皮质醇合成障碍反馈性促使垂体促肾上腺皮质激素（ACTH）分泌增加，刺激肾上腺皮质增生。临床上分为经典型（包括失盐型及单纯男性化型）与非经典型（轻型或迟发型）[5]。

国内外报道发病率 1/10 000~1/20 000。上海交通大学医学院附属新华医院新生儿筛查统计，2008—2014 年共筛查了 84 万名新生儿，得出 CAH（21-OHD）患病率约为 1/17700。我国 CAH 筛查起步于 20 世纪 90 年代初，目前全国约有近百家新生儿筛查中心开展了 CAH 筛查[5]。筛查的目的是为了预防危及生命的肾上腺皮质危象以及由此导致的脑损伤或死亡，预防女性患儿由于外生殖器男性化造成性别判断错误，预防过多雄激素造成的以后身材矮小、心理、生理发育等障碍，使患儿在临床症状出现之前就早得到诊治。

2. 筛查方法　新生儿 CAH 筛查指 21-OHD 筛查，能检出 70% 经典型 21-OHD（主要失盐型和大部分单纯男性化型）患儿。对每位出生 3 天新生儿，足跟采血于特制的滤纸片上，采用时间分辨荧光分析法或酶联免疫法测定干滤纸血片中 17-OHP 浓度。串联质谱（MS/MS）方法具有较高的特异性。出生孕周、出生体重与 17-OHP 浓度存在一定的负相关，前者相关性更好，足月儿 17-OHP 水平约 30nmol/L，早产儿及低体重儿血浓度可有不同程度的增高[5]。目前国内多数筛查实验室参照试剂盒提供的 17-OHP 正常值 30nmol/L 作为阳性切值，导致较高的假阳性率及较低的阳性预测值，尤其是早产儿或低体重儿。各筛查实验室可根据筛查方法制定 17-OHP 筛查的阳性切值。典型 21- 羟化酶缺乏其 17-OHP 高于正常值几倍、几十倍，甚至几百倍。对于召回新生儿其血 17-OHP 浓度较原标本下降、尤其是早产儿或低体重儿、临床无症状及体征者可继续随访，每 2 周~1 个月复查 17-OHP 浓度，以排除假阳性[5-6]；所有筛查阳性患儿均需要做确诊检查。对于新生儿筛查疑似假阴性者（孕母或新生儿糖皮质激素治疗史等），需在出生后 2 周再次复查。

3. 诊断与鉴别诊断　21-OHD 失盐型患者在生后 1~4 周出现失盐症状，如呕吐、腹泻、脱水和严重的代谢性酸中毒，难以纠正的低血钠、高血钾症状，如不及时诊断治疗，则导致血容量降低、血压下降、休克，循环功能衰竭。随着年龄增加，临床上导致女性外生殖器男性化如阴蒂肥大，伴或不伴阴唇融合；男性假性性早熟表现为阴茎增大，睾丸大小多正常，阴囊色素沉着；此外表现为性毛早现、身高增长、骨龄加速等。CAH 的确诊依靠其他指标如 ACTH、皮质醇、睾酮、电解质、骨龄及临床症状综合评价。典型 21-OHD 患儿血 ACTH 多增高，伴皮质醇降低，肾上腺雄烯二酮、硫酸脱氢表雄酮增高，睾酮增高；女性患儿常需染色体检查明确遗传性别。*CYP21A2* 的基因突变是 21-OHD 确诊的金标准，建议常规开展。

21- 羟化酶缺乏需与 11β- 羟化酶等其他酶缺乏鉴别，二者临床症状相似，但后者可有高血压、高血钠、低血钾；男性 CAH 者应与真性性早熟鉴别，后者外生殖器形态类似，但睾丸和阴茎同时增大。

4. 治疗与预后　CAH 的治疗主要通过补充糖、盐皮质激素，反馈性地抑制垂体促肾上腺皮质激素的分泌，从而降低肾上腺皮质雄激素水平，改善患者的生长速度，延迟骨骺的闭合，使患者得到较满意的最终成年身高。经典型患者开始氢化可的松（hydrocortisone，HC）剂量宜偏大，$25\sim50mg/(m^2\cdot d)$，以尽快控制代谢紊乱，之后快速减量至维持量，婴儿期 10~15mg/(m²·d)，儿童期 10~20mg/(m²·d)；应激状态下如发热超过 38.5℃、肠胃炎伴脱水、全身麻醉手术、严重外伤等应激情况下，为预防肾上腺皮质功能危象发生，需要增加 HC 剂量为原剂量的 2~3 倍。经典型患儿，尤其在新生儿期及婴儿早期，需要同时给予盐皮质激素如9α- 氟氢可的松(fluorohydrocortisone, 9α-FHC)0.1~0.2mg/d，分 2 次口服，通常治疗数日后电解质水平趋于正常，维持量为 0.05~0.1mg/d。急性肾上腺皮质功能危象发生时，需尽快纠正脱水及电解质紊乱，补充氢化可的松 50~100mg/(m²·d) 及 9α-FHC。新生儿筛查诊断后治疗初期，随访需密切，每 2 周~1 月随访一次，代谢控制后，≤2 岁：每 3 月一次，>2 岁：每 3~6 月一次。根据 17- 羟孕酮(17-OH-progesterone，17OHP)、雄烯二酮、睾酮、促肾上腺皮质激素、身高速率、骨龄、血浆肾素活性等指标调整糖、盐皮质激素剂量[5]。

经新生儿筛查诊断的 CAH 患者因出生后 3 个月内得到早期治疗，治疗期间较好地控制雄激素水平，且在整个生长发育过程中维持正常的生长速率和骨龄成熟，其最终成年期身高影响较少。如较晚诊断和治疗者，治疗期间雄激素水平、生长速率和骨龄成熟控制不理想者或糖皮质激素剂量过大均可导致成年期身材矮小。

(六)红细胞葡萄糖 -6- 磷酸脱氢酶缺陷病的新生儿筛查

1. 概况与发病率　G6PD 缺乏症是人类最常见的单基因遗传病之一，是一种红细胞酶的缺陷病，属 X 伴性不完全显性遗传性疾病，男性患者多于女性。G6PD 是磷酸戊糖途径中葡萄糖 6- 磷酸(glucose-6-phosphate, G6P)转变为 6- 磷酸葡萄糖酸(6-phosphogluconate, 6PG)反应中必需的脱氢酶，此酶又参与红细胞氧化型谷胱甘肽(oxidized glutathione, GSSG)转变为还原型谷胱甘肽(reduced glutathione, GSH)。GSH 能维持红细胞膜的完整性，稳定血红蛋白，具降解过氧化物作用，以保护红细胞免受氧化变性，维持红细胞寿命。G6PD 缺乏患者在某些诱因(药物或食入蚕豆)下发病，故又称为蚕豆病。

在我国，本病的分布呈"南高北低"趋势，海南、广西、广东、云南、贵州等地人群患病率高，为 4%~20%，其中海南省部分少数民族地区发生率 15%，广西地区发生率约为7.4%，广东地区发生率约为 3.7%[1]。曾对全国 13 省市、自治区 12 个民族进行了 39 759 人的抽样调查，得出 G6PD 缺乏症在男性的发生率 4.48%。不同地区的同一民族或同一地区的不同民族基因频率有显著差异，如居住在高疟区的汉族和瑶族，瑶族该病的基因频率较汉族高出 25 倍，说明 G6PD 缺乏症分布既有地区特点又有种族差异。上海交通大学医学院附属新华医院对 67 万余名新生儿筛查，G6PD 缺乏症患病率 1：922。

2. 筛查方法　生后 3 天新生儿的足跟血，滴于滤纸上测定 G6PD 活性进行筛查。因酶活性易受到温度等环境影响，故标本在递送过程中应避免受热、受潮，实验室收到标

本后最好在 3 天内检测，当天检测更好。目前较常用的筛查方法为荧光斑点法及荧光法，荧光斑点法对男性半合子及女性纯合子的检出率为 100%；而荧光法灵敏度高、操作简便、耗时少等特点，适用于新生儿筛查，也是目前国内新生儿筛查采用的方法。阳性切割值应根据正常人群 G6PD 活性及当地 G6PD 缺乏症的发病率而定。对筛查原标本G6PD 低于切割值，立即召回新生儿复查，复查后 G6PD 仍低于切割值，用 G6PD/6PGD 比值定量法测定 G6PD 活性。红细胞溶解后的溶血液中存在 6- 磷酸葡萄糖酸脱氢酶(6-phosphogluconate dehydrogenase, 6PGD)，可催化 6PG 进一步转化为 5- 磷酸核糖。同步测定 G6PD 和 6PGD 活性来计算 G6PD/6PGD 比值更能反映 G6PD 的活性，比值降低提示 G6PD 活性降低。

3. 诊断与鉴别诊断　本病患者一般无症状，发病时常见临床表现为发作性的溶血，少数患者呈慢性非球形红细胞性溶血性贫血。G6PD 缺乏症是新生儿高胆红素血症、核黄疸最主要的病因之一。新生儿期黄疸高峰出现时间相对较早，通常在出生后 2~3 天出现，黄疸进展快，4~7 天达高峰，多呈现中重度黄疸，贫血，肝脾可肿大，部分早产儿还可出现自发性溶血，极易导致核黄疸；存活患儿在 2 周内上述症状逐渐消退，但遗留有神经系统症状[1]。诊断由 G6PD 缺乏所致的溶血性贫血，要排除其他原因引起的溶血性贫血，包括 ABO 及 Rh 血型不合新生儿溶血病、感染性溶血(细菌、病毒)、传染性肝炎、红细胞其他酶的缺陷、异常血红蛋白病(珠蛋白生成障碍性贫血)等。上述疾病可与 G6PD 缺乏症合并存在。由于 G6PD 酶不稳定，酶活性测定受标本采集、递送时间、检测方法等因素的影响，因此，基因确诊在临床及遗传咨询中能提供重要信息。

4. 治疗与预防　目前对 G6PD 缺乏症尚无特殊治疗，预防为主，去除诱因，停止使用诱发溶血的药物及停食蚕豆(包括乳母)；控制感染；处理贫血及高胆红素血症。在G6PD 缺乏高发区应进行群体普查，知识宣教。对 G6PD 缺乏确诊者，在其病历中应注明，以引起医师用药时注意，并发给 G6PD 缺乏携带卡，卡内应列出禁用和慎用的药物，指导患者避免接触诱因。

(七)其他遗传代谢病的新生儿筛查

1. 概况与发病率　除了上述我国开展的新生儿疾病筛查项目外，其他先天性遗传代谢性疾病种类繁多，包括糖、氨基酸、尿素循环、有机酸、线粒体、核酸等代谢异常。遗传性代谢缺陷病是由于人体内某些酶、膜或受体缺陷，引起细胞或体液内中间毒性产物积聚或必需代谢产物缺乏、细胞内代谢途径紊乱所致的疾病，可累及多个器官和系统。先天性遗传代谢病的临床表现为一组类似的非特异性症状，新生儿期发病多来势凶猛，临床诊断十分困难，是导致新生儿死亡的主要原因；有些疾病临床分型较多，各型鉴别有一定难度；有些疾病在新生儿及幼儿期无症状，而在儿童期仅表现为生长及智能发育落后，易误诊为其他疾病或诊

断不明[7]。

随着医学科学及检测方法的发展和应用,串联质谱技术(MS/MS)已成为先天性遗传代谢疾病筛查和诊断的新技术,在 2 分钟内对一个标本进行 40 多种遗传代谢病检测,达到了一种实验检测多种疾病的目的。国外一些发达国家在 90 年代初发展 MS/MS 进行遗传代谢病新生儿筛查。各国遗传代谢病发病率报道差异大,虽单一病种发病率较低,但其总体发病率甚高,约 1：2000。上海交通大学医学院附属新华医院筛查中心自 2003 年起率先在国内开展该技术进行新生儿筛查,至今约筛查 76 万余名新生儿,总体患病率 1/3483,其中氨基酸代谢病占 56%,有机酸代谢病占 24%,脂肪酸代谢病占 20%。前五位疾病分别为 HPA 44%,甲基丙二酸血症 10.6%,原发性肉碱缺乏症 8.7%,3-甲基巴豆酰辅酶 A 羧化酶缺乏症 7.8%,短链酰基辅酶 A 脱氢酶缺乏症 6.9%。

2. **筛查方法**　串联质谱技术进行遗传代谢病筛查的采血时间及要求同其他常规项目的筛查。3mm 干滤纸血片加入含内标的甲醇、萃取、吹干、再依次加入盐酸正丁醇、80% 乙腈等进行标本处理,高效液相分析仪进样,采用中性丢失扫描及多反应检测进行氨基酸分析,采用母离子扫描进行酰基肉碱检测,应用定量分析软件根据放射性核素内标和各种丁酯化的氨基酸和酰基肉碱的离子峰强度,由已知浓度的内标自动计算出所测样本中氨基酸和酰基肉碱的浓度,进行 20~30 种氨基酸、有机酸、尿素循环、脂肪酸氧化代谢紊乱的新生儿筛查。对新生儿筛查原标本中各参数高于阳性切割值,复查原标本,仍阳性者召回新生儿复查,对高度疑似者进行有关生化、负荷试验、基因检测、酶学等辅助检查以助诊。

3. **诊断与鉴别诊断**

(1) 临床表现:一些遗传代谢病在新生儿或婴儿早期即可有典型表现,且来势凶猛,死亡率高。但约有 1/3 的遗传代谢病患儿有临床无症状期,或迟至青春发育期或成人期才发病(晚发型)。感染、发热、饥饿或摄入大量蛋白质食物等为发病的诱因。对新生儿或婴儿早期出现喂养困难、持续呕吐、呼吸异常、脱水、电解质异常、代谢性酸中毒、高氨血症、高乳酸血症、黄疸、低血糖、难治性皮疹、脱发、肝大、肝功能异常、惊厥、肌张力异常、神经发育退行性改变、脑白质异常,以及尿中有持续性特殊臭味,不能用一般疾病解释的,应疑为遗传代谢病[1]。

(2) 诊断与鉴别诊断:遗传性代谢病的准确诊断必须依赖实验室,常规实验室检查可提供诊断的线索,但确定诊断需要特异性的检测方法,包括特异性的生化检测、酶学测定、基因检测等。对新生儿串联质谱技术筛查阳性者,需要进行生化检查,包括血氨、血乳酸、肝肾功能、血糖、血气、血脂、肌酶,必要时头颅 MRI 等检查。遗传代谢病导致的急性脑病最重要的实验室表现是高氨血症。在新生儿中,血氨正常值一般 <110μmol/L,新生儿期以后 <80μmol/L。任

何不明原因的呕吐、嗜睡或其他脑病表现的婴儿均应测定血氨水平。血氨显著升高,常见于尿素循环缺陷及有机酸血症。在新生儿期需要与一过性高氨血症相鉴别。阴离子间隙增加的代谢性酸中毒在有机酸血症中常见,酸中毒伴有乳酸血症的常见原因有糖原贮积病 I 型、线粒体病等。遗传代谢病导致的新生儿或者婴儿低血糖是遗传代谢病的常见症状,可伴或不伴有酮症,主要因碳水化合物代谢缺陷、有机酸血症、脂肪酸氧化缺陷、氨基酸代谢缺陷等原因引起,有机酸代谢病通常为酮性低血糖,而脂肪酸代谢病为非酮性低血糖;大部分遗传代谢病引起的黄疸为直接胆红素增高,如 Citrin 蛋白缺乏导致的新生儿肝内胆汁淤积症(瓜氨酸血症 II 型)。

对于氨基酸、有机酸、尿素循环、脂肪酸氧化代谢紊乱等遗传代谢病而言,较为特异性的生化代谢物测定技术为串联质谱(MS/MS)、气相色谱质谱(gas chromatography mass spectrometry,GC/MS)。氨基酸代谢病中除了高苯丙氨酸血症外,主要可见枫糖尿病、同型胱氨酸尿症、酪氨酸血症、瓜氨酸血症,这些疾病 MS/MS 检测结果发现相应氨基酸水平增高;有些疾病如枫糖尿病在 MS/MS 中只能显示亮氨酸及缬氨酸增高,不能分辨出具有确诊意义的重要指标异亮氨酸及别异亮氨酸,需要通过氨基酸分析仪检出。因此,有条件单位对于筛查发现某种氨基酸疾病,最好通过氨基酸分析仪进行确诊。有机酸代谢疾病主要是甲基丙二酸血症、丙酸血症、异戊酸血症、戊二酸血症 I 型、3-甲基巴豆酰辅酶 A 羧化酶缺乏症、多种辅酶 A 羧化酶缺乏症(包括全羧化酶合成酶缺乏及生物素酶缺乏症)等。对于有机酸代谢病需要通过尿 GC/MS 检测尿中特异性代谢物进行鉴别,如甲基丙二酸血症、丙酸血症者血丙酰肉碱(C3)、C3/C0(游离肉碱)、C3/C2(乙酰肉碱)均增高,甲基丙二酸血症者尿中排出大量的甲基丙二酸,大部分患儿甲基丙二酸血症合并同型半胱氨酸血症,需要测定血浆中同型半胱氨酸浓度;丙酸血症者尿中排出大量的 3-羟基丙酸、甲基枸橼酸,但无甲基丙二酸排出,与甲基丙二酸鉴别。异戊酸血症血中异戊酰肉碱(C5)、C5/C2 增高;多种辅酶 A 羧化酶缺乏症、3-甲基巴豆酰辅酶 A 羧化酶缺乏症及 3-羟基-3-甲基戊二酰辅酶 A 裂解酶缺乏症患儿血 MS/MS 均见 3-羟基异戊酰肉碱(C5-OH)增高,但尿中代谢物有所不同。脂肪酸代谢紊乱主要可见原发性肉碱缺乏症、中链乙酰辅酶 A 脱氢酶缺乏、极长链乙酰辅酶 A 脱氢酶缺乏等[7]。新生儿筛查部分常见遗传代谢病其血 MS/MS 及尿 GC/MS 的诊断标志物见表 5-3-1。

在遗传代谢病筛查及诊断中,体内生化代谢时刻在变化中,生化标志物的浓度会有波动,会出现一定的假阳性率和假阴性率。遗传物质发生改变是遗传病的分子基础,通过对 DNA 检测,进行 DNA 序列分析或拷贝数变异分析,即为分子诊断或者基因诊断,这在临床诊断中占有重要地位,是一种特异、灵敏、准确的检测手段,基因诊断具有传统生

表 5-3-1　新生儿筛查部分常见遗传代谢病质谱检测标志物

疾病	血串联质谱标志物	尿气相色谱质谱标志物
高苯丙氨酸血症	Phe，Phe/Tyr	苯乙酸、苯乳酸、苯丙酮酸
枫糖尿病	Leu、Val	2-酮-异戊酸、2-酮-异己酸 2-羟基异戊酸
高氨血症	Glu，Cit	乳清酸、尿嘧啶
酪氨酸血症Ⅰ型	Tyr，Met	琥珀酰丙酮
瓜氨酸血症Ⅰ型（NICCD）	Cit，Tyr，Arg	4-羟基苯丙酮酸、4-羟基苯乳酸
同型胱氨酸血症	Met	
甲基丙二酸血症	C3、C3/C0、C3/C2	甲基丙二酸、3-羟基丙酸 甲基枸橼酸
丙酸血症	C3、C3/C0、C3/C2	3-羟基丙酸、甲基枸橼酸
多种辅酶 A 羧化酶缺乏症	C5-OH、或伴 C3、C3/C2	甲基巴豆酰甘氨酸、甲基枸橼酸
戊二酸血症Ⅰ型	C5DC、C5DC/C8	戊二酸
异戊酸血症	C5、C5/C2	异戊酰甘氨酸
β-酮硫解酶缺乏症	C5-OH、C5:1	3-羟基丁酸
3-甲基巴豆酰辅酶 A 羧化酶缺乏症	C5-OH	3-甲基巴豆酰甘氨酸
3-羟基-3-甲基戊二酰辅酶 A 裂解酶缺乏症	C5-OH	3-羟-3-甲基戊二酸
短链酰基辅酶 A 脱氢酶缺乏症	C4	乙基丙二酸
中链酰基辅酶 A 脱氢酶缺乏症	C8、C8/C10	C6-C10 二羧酸尿
极长链酰基辅酶 A 脱氢酶缺乏症	C14:1、C14	C6-C14 二羧酸尿
多种酰基辅酶 A 脱氢酶缺乏症（戊二酸血症Ⅱ型）	C4-C18	戊二酸，C4-C18 二羧酸尿
原发性肉碱缺乏症	C0-C18	

注：Phe：苯丙氨酸；Tyr：酪氨酸；Leu：亮氨酸；Val：缬氨酸；Glu：谷氨酸；Cit：瓜氨酸；Met：蛋氨酸；Arg：精氨酸；NICCD：新生儿肝内胆汁淤积症；C0：游离肉碱；C2：乙酰肉碱；C3：丙酰肉碱；C4：丁酰肉碱；C5DC：戊二酰肉碱；C5-OH：3-羟基异戊酰肉碱；C8：辛酰肉碱；C10：葵酰肉碱；C14：十四碳酰基肉碱；C14:1：十四碳烯酰基肉碱；C18：十八碳酰基肉碱

化诊断无法比拟的优点。随着技术发展和人们对测序技术需求增大，促进了新一代测序技术（next generation sequencing technology，NGS）出现。该技术可以在一次实验中检测全部的基因组，快速完成对个体的全基因组测序，揭示个体 DNA 序列的多态性、缺失、重复和点突变，这是对传统测序技术的革新，其高通量、高灵敏度和低运行成本优势突出，使其具有广阔的临床应用前景，可为复杂的临床表现与基因型的确定提供诊断依据。该技术可以广泛应用于单基因遗传病的分子诊断，也为需要生育第二胎家庭提供产前诊断[1]。

4. 治疗与预后　随着遗传代谢病诊断及早期筛查的发展，治疗技术也在不断发展。越来越多的疾病从不治之症成为可治之症，治疗的效果也越来越好，关键是早诊断、早治疗。对一些氨基酸、有机酸和脂肪酸氧化代谢障碍的遗传代谢病，采取及时、正确的治疗措施，可使大多数患者度过危险期，避免死亡或者减轻残疾的发生，明显改善预后。遗传代谢病总的治疗原则是针对疾病所造成的代谢

异常进行调节，限制相关前体物质的摄入，减少毒性代谢物蓄积，补其所缺、排其所余、禁其所忌。根据不同的病种选择相应的方法。目前主要的治疗方法有饮食治疗、药物治疗。当一个危重婴儿被怀疑患有遗传代谢病，如有机酸血症或尿素循环缺陷时，即使没有确诊，也应开始紧急处理。处理前应先留取血浆/血清、血纸片、尿液等标本做相应生化、MS-MS、GC-MS 等检测。紧急处理首先是清除体内沉积的代谢物，如有机酸中间代谢产物或氨。饮食治疗方法逐步应用于氨基酸、尿素循环障碍、有机酸、脂肪酸、碳水化合物等多种代谢性疾病的治疗，给予大量葡萄糖以提供足够的热量，纠正低血糖；排除脂肪代谢病后可静脉给予脂肪乳剂。例如，苯丙酮尿症采用低苯丙氨酸饮食，枫糖尿症采用低亮氨酸、异亮氨酸、缬氨酸饮食；异戊酸血症采用低亮氨酸饮食；高氨血症采用低蛋白、高热量饮食。当怀疑患有氨基酸、有机酸代谢紊乱者，应立即停止摄入蛋白质，蛋白质不应长期限制，完全限制蛋白质摄入 2~3 天后，应给予一些

氨基酸,总蛋白每日 0.5~1.0g/kg。药物治疗可通过促进有害代谢物的排泄,尽快纠正酸中毒、补充相应的维生素 B_{12}、维生素 B_2、生物素、肉碱等;当疑为尿素循环障碍时,可静脉输入 10% 精氨酸盐酸 6ml/kg(0.6g/kg),口服苯甲酸钠降血氨。一些遗传代谢病,尤其是新生儿期发病,多数病情危重,及时紧急处理或针对病因治疗,仍有一些患儿出现明显神经系统后遗症,预后不乐观[1,7]。

总之,新生儿疾病筛查是一个集组织管理、标本采集、标本登记及验收、实验技术、临床诊治、随访及宣传教育为一体的系统工程,筛查各个环节的质量保证极其重要。我国新生儿疾病筛查经历了 34 年的历程,筛查成效显示新生儿疾病筛查在预防疾病,挽救生命,预防智能发育障碍,延长生命,改善生活质量等方面取得了巨大成绩。遗传性代谢病的防治不仅是经济发展和社会发展的需要,也是公众自身健康的重要保障。对遗传性代谢病的认识,经历了从临床不能识别,到目前繁多的病种被认识;新生儿筛查使许多遗传代谢病在临床未出现症状前得以诊断,使患儿得到早期治疗或预防疾病发生。随着新生儿疾病筛查发展,定期的评估、策略制订、建立与健全新生儿筛查网络、扩大宣传和筛查知识的普及均有利于完善我国的新生儿筛查体系。随着我国经济的迅速发展,在全国普及串联质谱技术进行新生儿筛查成为可能,期待筛查发现的患者能得到政府、社会资助进行免费治疗,使我国新生儿疾病筛查水平逐步与国际接轨,使更多患儿得益,健康成长。

(叶军)

参考文献

1. 顾学范 . 临床遗传代谢病 . 北京:人民卫生出版社,2015:3-7,24-27,339-342.

2. 杨艳玲,叶军 . 高苯丙氨酸血症的诊治共识 . 中华儿科杂志,2014,52(6):420-425.

3. Ye J,Yang Y,Yu W,et al.Demographics,diagnosis and treatment of 256 patients with tetrahydrobiopterin deficiency in mainland China:results of a retrospective,multicentre study.J Inherit Metab Dis,2013,36:893-901.

4. 顾学范 . 先天性甲状腺功能减低症诊疗共识 . 中华儿科杂志,2011,49:421-424.

5. 叶军,顾学范 . 先天性肾上腺皮质增生症的新生儿筛查共识 . 中华儿科杂志,2016,54(6):404-409.

6. Gidlof S,Wedell A,Guthenberg C,et al. Nationwide Neonatal Screening for Congenital Adrenal Hyperplasia in Sweden A 26-Year Longitudinal Prospective Population-Based Study. JAMA Pediatr,2014,168:567-574.

7. Johannes Z,Hoffmann GF. Vademecum Metabolicum:Diagnosis and Treatment of Inborn Errors of Metabolism. 3nd edition. Gemany:Milupa MetabolicsGmbH and Co.KG,2011:54-79.

第 4 节　新生儿听力筛查

国外研究报道,先天性的听力障碍在正常新生儿中的发病率为 0.1%~0.3%。在 NICU 中的发病率为 2%~4%。听力障碍可引起患儿言语 - 语言、智力发育迟缓及缺陷,造成社会适应能力低下。许多医学专家及教育学专家正在呼吁进行新生儿听力筛查,早期发现、早期诊断、早期干预、促进其言语 - 语言的发育。

(一)新生儿听力筛查的定义

所谓新生儿听力筛查,就是用快速而简便精确的方法从某个特定的群体中间鉴别出可能存在听力障碍的个体的过程。新生儿听力筛查的方法必须满足三个条件:①敏感性,即能够鉴别听力障碍的个体,减少假阳性发生;②特异性,即能够剔除听力正常的个体,减少假阴性;③经济性,即能方便、快捷、大规模的筛选,易为公众所接受。

(二)背景及历史

1994 年美国言语与听力协会(american speech and hearing association,ASHA)倡导新生儿及婴儿的听力筛查。同年,美国婴儿听力联合委员会(Joint Committee of Infant Hearing,JCIH)发表声明,强调新生儿听力筛查的目的是尽早发现听力障碍的婴儿,尽早干预。1998 年欧共体国家耳鼻咽喉科学会提出了一套完整的新生儿听力筛查措施,并在其部分国家实施。经新生儿听力筛查发现,美国每年有近 24 000 新生儿患先天性聋,英国有 0.5% 新生儿患听力障碍,这些患儿通过听力筛查被早期发现,及时给予干预,使他们在年幼时的听力与语言功能得到健康发展。

我国初步统计,在出生的新生儿中听力障碍约为 3‰,7 岁以下聋哑儿童 80 万人,每年新增聋哑 3 万。据来自于上海市卫生局和上海市残联的数据,上海地区每年出生新生儿约 8 万人,患先天性听力障碍者每年增加近 250 人左右。这些患儿由于在刚出生时未进行听力筛查而未被及时发现,往往是到了 4~5 岁尚不会说话时才被发现听力有问题,已经过了学语言最佳时间即 1~3 周岁,从而导致他们的言语和语言功能障碍,社会适应能力低下,学习困难,只能到聋哑学校靠打手势来维持他们之间的交流。

执行新生儿听力筛查,早期发现先天性耳聋,及时预防和干预,使得听障患儿回到主流社会,这不但对患儿的家庭非常重要,而且对提高中华民族的人口素质也具有非常重要意义。

(三)正常新生儿和婴儿对声音的反应

1. **出生 ~3 个月**　当突然听到 60dB 以上的声音时,会出现全身抖动,两手握拳,前臂急速曲屈或皱眉头、眨眼、睁眼等。此时期称为听性反射期。

2. **4~6 个月**　对声音有反应。可辨别妈妈的声音。跟他谈话,他会用眼注视着你;听到母亲声音他会停止活动,并将头转向声源。这个时期称为听性反应期。

3. 7~9个月 能主动地向声源方向转脸,也就是有了辨别声音方向的能力。此时期称为定向反应期。

4. 10~11个月 叫他名字能有反应,能学说"妈妈""爸爸",听到悦耳的音乐声,肢体会随音乐做出有节奏的活动。此时期称为语言反应期。

5. 1岁~1岁半 按听到的语言能做出反应。当问道"鼻子、眼睛、嘴在哪儿时",可用小手指出来。这时期称为语言学习期。1岁半以后,能背诵儿歌、讲儿童故事,这时期称为丰富语言期或称语言学习发展期[1]。

(四)听力筛查的目的及内容

1. 听力筛查的目的

(1) 早期发现:采用一种有效的听力筛查方法,尽早发现刚出生的新生儿是否有听力问题。

(2) 早期诊断:经新生儿听力筛查未通过的患儿,及时给予明确的诊断,即听力损失的程度及听力损失的部位。

(3) 早期干预:一旦明确诊断,尽早进行干预治疗,促进其听力和语言的正常发育。干预的最佳时间为出生后6个月。

2. 听力筛查项目 主要由三大部分组成:

(1) 新生儿听力筛查:包括正常新生儿的听力筛查和NICU新生儿听力筛查。

(2) 听力诊断:新生儿听力筛查阳性(未通过)、进行性听力下降以及后天获得性听力异常的患儿需进一步明确诊断,包括听力损失的程度和部位。

(3) 干预与康复:当患儿被确诊为听力有问题时,根据患儿听力损失的程度和类型,采用不同的干预方法。包括手术、物理的声放大、人工耳蜗植入,以及听力矫正之后言语-语言康复训练。

(五)新生儿听力筛查

1. 方法

(1) 行为观察测听法:此方法是观察新生儿声音刺激后的行为反应、惊跳反射以及头部摆动。该法比较粗糙,有较高的假阳性率。

(2) 现代客观听力筛选法[1-2]

1) 耳声发射:耳声发射(otoacoustic emission,OAE)是1978年Kemp首先在人耳记录到的一种产生于耳蜗,经听骨链及鼓膜传导释放至人外耳道的能量。耳声发射仪客观、无创、快捷、灵敏,测量由耳蜗外毛细胞发出的能量,可全面直接反映耳蜗毛细胞的功能。按有无声刺激可将耳声发射分为两大类:自发性耳声发射(spontaneous otoacoustic emission,SOAE)和诱发性耳声发射(evoked otoacoustic emission,EOAE)。诱发性耳声发射根据刺激类型不同又可分为三种:瞬间诱发性耳声发射(transit otoacoustic emission,TEOAE),刺激频率耳声发射(stimulation-frequency otoacoustic emission,SFOAE)和畸变产物耳声发射(distortion-product otoacoustic emission,DPOAE)。在新生儿听力筛查中常用的是TEOAE和DPOAE。

TEOAE是采用一种短声(click)刺激,经外耳道、中耳、达到内耳。此刺激为混频、无频率特性。在欧洲地区通常采用此方法进行新生儿及婴幼儿的听力筛查,对婴幼儿药物中毒性耳聋的早期诊断也有重要的价值。然而此耳声发射仪需在相对宽的频率上获得,背景声中出现复杂宽频声音干扰较大,因此,监测时对周围噪声要求相对较高,但其正常耳声发射出现率要比DPOAE高。

DPOAE的记录稍复杂。它需要两个具有一定频比关系(F1/F2=1.12)的纯音同时刺激耳蜗,因而,组合探头内同时含有刺激器和一个记录耳道声场信号的微音器。当微音器记录的能量输出经放大后输至频率分析仪上显示并记录。所记录到耳声发射,具有一定频率特性。因此,可利用他制出畸变产物耳声发射听力图,输入/输出函数图,掩蔽调谐曲线。此筛查方法,在美国地区应用较为普遍。

2) 自动听性脑干诱发反应(auto auditory brain-stem response,AABR):AABR是在80年代中期德国科学家发明的。自从发明了这一新技术,欧美国家在90年代起开始采用这一新技术对新生儿进行听力筛选。此技术主要采用短声(click),固定强度,进行刺激,诱发出微电信号,经放大记录到诱发电位,然后经计算机软件处理,显示出新生儿听力筛查通过或未通过的结果。AABR能迅速检测新生儿听觉传导神经通路,筛查敏感性较高,且受背景噪声影响较小。在欧洲部分地区荷兰、比利时采用此方法进行筛查。

根据1999年美国儿科研究院发表的指南:"要求新生儿听力筛查假阳性率≤3%,新生儿听力筛查未通过率不能超过4%,假阴性率为零。采用耳声发射进行新生儿听力筛查,初筛未通过率要求5%~20%,复筛未通过率<4%。而采用自动听性脑干诱发电位进行听力筛查未通过率<3%。两者技术相结合进行听力筛查未通过率不能超过4%"。我们在1999~2001年曾对5315例新生儿采用DPOAE听力筛查研究发现:"初筛未通过率20%,复筛未通过率2.81%,最后确诊听力障碍患儿0.279%,假阳性率为2.51%,跟踪随访假阴性率为零"。我们研究的数据和美国发表的数据基本一致。尽管我们采用耳声发射进行新生儿听力筛查跟踪随访假阴性率为零,然而对一些NICU的新生儿应采用两者相结合技术进行听力筛查,可避免假阴性出现(听神经病),而且要跟踪随访2~3年,不能漏诊迟发性听力障碍患儿。

根据我们研究的数据和美国发表的数据,我们提出质量控制标准值:正常新生儿初筛未通过率控制在15%~20%,复筛控制在3%,第一次确诊1.4%,第二次确诊为0.1%~0.3%;NICU高危听力障碍新生儿初筛未通过率20%~25%,复筛6%,第一次确诊3%~8%,第二次确诊2%。

2. 筛查时间 常规在新生儿出生3~5天(72~108小时)进行筛查,根据美国Doyle教授对400例新生儿统计发现,在这期间进行筛查可减少假阳性,因为刚出生第一、二天的新生儿,外耳道油性分泌物及中耳腔的羊水较多,易导致假阳性[1-2]。

（六）听力障碍的诊断

1. 行为主观听力测定

（1）行为条件定向反射测听法：此是一种利用声音定向反射的测听方法。测听中用扬声器给出声音刺激（不同频率、强度），在扬声器顶部放置发光玩具作为强化物。当患儿听到声音并寻找声源时，即用发光玩具予以强化，就可以形成声光条件反射。主要应用在婴幼儿行为听力测定。

（2）游戏测定法：测试者采用电脑控制各种游戏方法给予声刺激，观察儿童的听力情况。此方法也是一种主观的测听。

（3）声场测听：声场测听是在声场中通过扬声器给声的测听方法。气播声波存在的区域叫声场。声波在声场中自由传播，场所的周围界限（四壁、房顶、地面）对声波所起的作用可忽略不计时称自由声场。视觉强化测听（visual reinforcement audiometry, VRA）是常用的小儿声场测听方法。它通过应用视觉刺激来强化对声刺激的反应，建立条件反射用以测得小儿对声刺激产生反应阈值的一种方法，适用于6月龄~3岁的婴幼儿。1~3岁者能成功评估听阈在80%以上，而1岁以下者成功率小于50%[3-6]。

2. 客观测听法

（1）诊断性听性脑干诱发电位（auditory brain-stem response, ABR）：主要诊断患儿听力损失的程度以及听力损失部分，以便于进一步治疗。自20世纪70年代以来，ABR广泛应用于临床。此种测试完全无创、记录方便、且可在受试者睡眠麻醉下进行客观听力测试，适用于学龄前儿童对行为测听不合作者。小儿的ABR结果判断，应考虑到听觉系统的发育过程，不能以成人标准作为依据。一般来讲小儿发育至2周岁，才可达到成人标准。临床应用主要有：

1）客观听阈测听：ABR反应阈作为客观判断指标，通常采用短声刺激（click），此能量集中在2000~4000Hz，不能反映低、中频听觉状况，从而受到频率限制，不能代表真正的听力水平。通常以引出波V的最小短声刺激强度作为听性脑干反应阈。然而，有些新生儿ABR波型，往往波V振幅较低，波Ⅲ振幅常大于V，这与新生儿听觉系统发育有关系。此时，判断ABR阈值应根据引出波Ⅲ最小刺激强度。

2）病变的定位诊断：病变定位诊断是根据波Ⅰ、Ⅲ、V潜伏期，波间潜伏期，以及双耳波和波间潜伏期比较来判断耳蜗性听觉病变还是耳蜗后的听神经病变如听神经瘤、小儿核黄疸听觉中枢异常，ABR表现为V波潜伏期及Ⅰ~V波间潜伏期延长。然而，小孩的Ⅰ、Ⅲ、V波潜伏期不稳定随出生后年龄增长呈线性缩短，在婴幼儿18~24个月潜伏期稳定且接近成年人。

（2）听觉多频稳态反应（auditory steady-state response, ASSR）：ASSR是由多个调幅音作为刺激声，在脑部记录到的一组稳态反应。这一反应波通过FFT转化，呈现出与对应调幅音的调幅频率相一致。调幅音的能量谱较窄，集中

在载频处，此调幅音的载频是一持续性的纯音，刺激强度最高可达标120dBHL，具有一定的频率特性，这些优点是听性脑干反应所欠缺的。因此，ASSR可作为客观判断听力障碍病人的听力损失程度，具有频率特性，特别是应用在年幼患儿对行为测听不合作以及听性脑干反应阈异常。ASSR可提供宽频率范围（200~8000Hz）内多频率的听觉测试，它不受镇静药和睡眠的影响。

（3）40Hz听性相关电位（auditory event-relate potential, AERP）：AERP是使用刺激率为40次/s或接近40次/s所产生的一种具有周期50ms（40Hz）的类似正弦波的反应电位。40Hz AERP可用短纯音或短音诱发，具有频率特性，可用以评估低频（0.5kHz、1kHz）的反应阈。该电位均受年龄、睡眠深度及镇静药的影响。40Hz AERP是国内一些单位用电生理学方法评估低频听力的常用方法，积累了一些经验，但40Hz AERP在中枢听觉系统中的产生部位尚不明确，听觉系统发育过程对其影响有多大，以及其反应阈与行为听阈吻合程度等均有待系统的研究工作加以阐明。

（4）声导抗测试

1）鼓室压图：反映中耳传音功能。大致可分为四型：①A型——峰在0daPa（-100~+50daPa），见于正常耳；②B型——平坦型，无峰，见于中耳积液；③C型——峰在-100daPa以外，见于中耳负压；④D型——切迹型，见于鼓膜松弛。

2）声反射测定：测试结果有：①有声反射；②无声反射；③声反射阈高；④声反射衰减（用声反射阈上10dB的0.5kHz、1kHz纯音持续刺激10s，正常人声反射保持在稳定水平，如在5s内衰减其原有振幅的50%者，为声反射衰减（+）。

声导抗测试临床应用主要了解听力筛查未通过婴儿的中耳功能状态。如鼓室有积液者，鼓室导抗图表现为B或C型，声反射常不能引出。先天性听骨链发育畸形，可导致传导性听力损失小孩，鼓室导抗图可为A型，峰值增高或降低，但声反射多不能引出。另外，先天性极度感音神经性听力损失患儿，鼓室导抗图可为A型，常诱发不出声反射。

通常所用的低频探查音（220~226Hz）不能可靠地鉴别新生儿的中耳有无积液。所以，对4个月以下婴儿及新生儿推荐用≥660Hz的高频探查音来评估中耳功能。

（5）诊断性耳声发射测试：详见上述新生儿和婴儿耳声发射测试技术的概述[3-6]。

3. 基因诊断　现研究认为60%的先天性感音神经性耳聋与遗传因素相关，这些遗传性耳聋中，综合征性耳聋占30%，非综合征型耳聋占70%，主要涉及四种遗传方式：常染色体显性（DFNA，15%~20%）、常染色体隐性（DFNB，80%）、性连锁（DFN X-linked, DFN Y-linked, 1%）和线粒体遗传性耳聋（1%）。自20世纪80年代以来，耳聋的遗传病因学研究取得很大进展，至今已有150多个耳聋基因被

鉴定(http://hereditaryhearingloss.org)。但我国绝大部分遗传性耳聋与少数几个基因相关,包括导致先天性耳聋的 GJB2、与大前庭水管综合征相关的 SLC26A4 以及对氨基糖苷类药物敏感的线粒体基因,所占比例分别约为 21%、15% 和 4.4%。

(1) GJB2 基因:GJB2 基因是导致先天性遗传性耳聋最常见的耳聋基因,定位于 13q11-q12,主要编码含 226 个氨基酸组成的缝隙连接蛋白 Connexin 26,该蛋白主要负责细胞间信号转导,由 GJB2 基因突变导致的 Connexin 26 蛋白表达异常是耳聋的重要发病机制之一。GJB2 基因突变发生情况有明显的异质性,前期大量学者通过对 GJB2 基因突变的研究发现该基因的发生频率和突变类型在不同国家、地区、种族之间有很大差异,在中国人群中,最常见的 GJB2 基因突变主要有 233-235delC、299-300delC、33-35delG 等。

(2) SLC26A4 基因:SLC26A4 基因位于常染色体 7q31,主要编码含 780 个氨基酸的多次跨膜蛋白 Pendrin。SLC26A4 是大前庭水管综合征的主要负责基因,我国 97.9% 该病患者至少携带 1 个 SLC26A4 基因突变,其中 c.919-2A>G 剪切位点突变最常见(约占 57.6%),其次为 p.H7233R(约占 9.0%)。

(3) 线粒体基因(mtDNA):线粒体 DNA 存在于细胞质中,独立于细胞核基因组之外,在核 DNA 调控下,线粒体 DNA 具有自我复制、转录功能。线粒体遗传属于母系遗传,其突变主要与氨基糖苷类药物性耳聋有关。12S rRNA 是线粒体突变导致遗传性耳聋的主要基因,该基因与氨基糖苷类药物性耳聋相关的主要是 A1555G 突变,另有研究发现,一部分 A1555G 突变患者,即使不接触氨基糖苷类药物,同样会产生感音神经性耳聋。由于其遵循母系遗传,因此,需要提醒该家族其他携带者禁止服用氨基糖苷类抗生素,避免发生耳聋[3-6]。

(七) 早期干预

一般小孩先天性都为感觉神经性聋,干预最佳年龄为出生 6 个月。根据患儿听力丧失的程度,我们采取不同的康复干预治疗。轻度听力丧失(26~40dB)的儿童,言语和语言能力能自发的发育,但有部分 3~4 岁儿童讲话口齿不清,需要给一个小功率放大的助听器,使患儿能听清楚,帮助矫正口齿不清;中度和中重度听力丧失(41~70dB)的儿童必须选配助听器,来帮助提高言语的辨别能力,从而改善交流能力;重度听力丧失(71~95dB)的儿童不能正常地听见交流声,影响他们的学习。通过助听器,放大声音再加言语训练,这些儿童可以获得言语和语言的能力。

极重度听力丧失(96dB 以上),甚至完全听不到的儿童即使使用合适的助听器,也不能听清楚声音。对这种患儿,如果是内耳耳蜗损伤,应选择人工耳蜗植入。儿童人工电子耳蜗植入,选择标准如下:①年龄约 18 个月;②双侧极重度感觉神经性听力丧失;③助听器无明显的帮助;④无医学

禁忌证。人工耳蜗植入以后必须参加言语和语言训练计划,促进其交流功能的发育。接受耳蜗植入的儿童,需要有一支医生、听力学家、言语 - 语言治疗师、聋哑人教育和心理学家组成的队伍,这支队伍与患儿建立的长期关系来支持儿童的听力和语言的发育是相当重要的,使聋哑病人能听到声音,并能理解讲话。

(八) 听功能训练和言语 - 语言康复训练

患儿经助听器选配和人工电子耳蜗植入听力矫正之后,需进行听功能训练和言语 - 语言康复训练,具体如下。

1. 听功能训练　具体内容包括:①听觉察觉;②听觉注意;③听觉定位;④听觉识别;⑤听觉记忆;⑥听觉选择;⑦听觉反馈。根据上述内容逐一进行训练,促进患儿的听功能正常发育。

2. 言语 - 语言康复训练　言语训练程序为:音素、音节、单词及短句训练。对于语言康复应遵循以下几点:①有条件最好在康复中心进行系统训练;②激发聋儿的语言兴趣;③循序渐进,从音素到短句,重复攻克;④抓住言语行为环节,安排对话内容。言语 - 语言康复训练评估为言语识别率和语言表达率。

(许政敏)

参考文献

1. Nikolopoulos TP. Neonatal hearing screening:what we have achieved and what needs to be improved. Int J Pediatr Otorhinolaryngol,2015,79:635-637.

2. Olusanya BO. Neonatal hearing screening and intervention in resource-limited settings:an overview. Arch Dis Child,2012,97:654-659.

3. 许政敏. 听性稳态诱发反应在听力异常婴儿的诊断意义. 中华耳鼻咽喉头颈外科杂志,2005,40:648-652.

4. Alzahrani M,Tabet P,Saliba I. Pediatric hearing loss: common causes,diagnosis and therapeutic approach. Minerva Pediatr,2015,67:75-90.

5. Minami SB,Mutai H,Nakano A,et al. GJB2-associated hearing loss undetected by hearing screening of newborns. Gene 2013;532:41-45.

6. 袁永一,戴朴. 耳聋基因诊断——转化医学推动耳科学发展的范例. 中华耳科学杂志,2014,1:1-5.

第 5 节　出生缺陷监测

出生缺陷(birth defects)是指婴儿出生前发生的身体结构、功能或代谢异常。出生缺陷可由染色体畸变、基因突变等遗传因素或环境因素引起,也可由这两种因素交互作用或其他不明原因所致,通常包括先天畸形、染色体异常、遗传代谢性疾病、功能异常如盲、聋和智力障碍等。

出生缺陷监测(birth defects surveillance)是在某一地区(或全国)选择有代表性的医院或人群,对其中发生的出生缺陷进行长期、持续的动态观察,将监测期的出生缺陷发生率与事先设置的标准(基线率)进行比较、评估,及时获得出生缺陷的动态变化信息,分析其消长原因。通过监测可以及时发现致畸因素,提出干预措施,以预防及减少出生缺陷。

(一)目的

出生缺陷是围产儿和婴儿死亡的主要原因,并可导致大量儿童患病和长期残疾,给社会和家庭带来沉重的精神压力和经济负担,因此,成为当今世界各国广为重视的公共卫生问题。随着孕产妇死亡率和儿童死亡率的逐步降低,出生缺陷日益成为我国突出的公共卫生问题和社会问题。《中国出生缺陷防治报告(2012)》中显示,我国出生缺陷发生率在5.6%左右,每年新增出生缺陷数约90万例。出生缺陷不仅影响儿童的生命健康和生活质量,且影响整个国家人口素质和人力资源的健康质量,影响经济社会的健康可持续发展。

建立出生缺陷监测的最初目的是为及时发现某种出生缺陷率的增加,因为出生缺陷发生率的异常增加意味着有新致畸物引入或旧致畸物暴露的增加。随着科技和工业化程度的提高,每年都有成千上万新的、有潜在危害的药物和化学物质问世,对人类的发育造成极大的威胁,使各国对出生缺陷监测重要性的认识与日俱增。出生缺陷监测还旨在建立各种出生缺陷的基线率,及时提供出生缺陷率的变动信息,提供进行出生缺陷生态研究和随访研究的基础,开展病因学研究及经济影响的研究,评价卫生服务或计划的效果。世界各国对出生缺陷进行了广泛地监测、病因学调查和相关的实验研究。在此基础上针对可能导致出生缺陷的各种因素,采用病因预防、产前干预、出生后干预三级预防策略来预防出生缺陷,以有效降低出生缺陷的发生率,从而提高出生人口素质、促进未来人口健康。

(二)组织

世界上最早于1964年在英格兰、威尔士和瑞典建立了出生缺陷监测手段。当时是由于吸取了1958~1959年发生的由于孕妇服用沙利度胺(thalidomide,反应停)而造成短肢畸形在世界范围内流行的教训后,首先在西欧和北欧国家开展兴起的。随后,美国亚特兰大、加拿大、丹麦、以色列、挪威和南美的许多国家和地区也相继于20世纪60年代中、后期建立了出生缺陷监测系统。出生缺陷监测发展的第二阶段是1974~1986年,1974年6月来自建立了出生缺陷监测系统的10个国家的代表及世界卫生组织的代表决定成立"国际出生缺陷监测情报交流所",开始常规交换有关出生缺陷发生的信息。2003年,更名为"国际出生缺陷监测和研究情报交换所(The International Clearinghouse for Birth Defects Surveillance and Research,ICBDSR)"。2004年,欧洲和美国通过研究推出《出生缺陷监测指南》,为出生缺陷监测系统的监测方法统一、监测过程程序化、监测指标标准化等提供了技术支持。截至2016年,"国际出生缺陷监测和研究情报交换所"在全世界范围内已有44位成员[1]。

我国出生缺陷监测最早开始于四川省,进行了以医院为基础的出生缺陷监测。1986年10月卫生部组织了首次覆盖全国29省(市、自治区)945所医院的出生缺陷监测,掌握了我国围产儿出生缺陷的种类、发生率及流行病学分布情况,填补了我国在出生缺陷监测领域的空白,也标志着我国出生缺陷监测的开展。

经过30年的发展,我国目前拥有两类出生缺陷监测系统,一类以医院为基础,监测时间从孕满28周到出生后7天;另一个是以地区开展人群监测为基础的监测系统,开始于孕满20周,直至出生后42天。有研究比较了人群监测与医院监测两种方法,对我国出生缺陷高发地区进行出生缺陷监测分析,结果显示,两种监测方法所获得出生缺陷率明显不同,且按出生缺陷的类型分析,各类出生缺陷发生率也各不相同。出生缺陷发生率在医院监测明显高于人群监测,充分说明医院监测存在选择的偏倚性,且不同区域的医院监测所得出的出生缺陷率明显不同,在医疗资源丰富地区,三级甲等医院分娩的高危儿较多,出生缺陷诊断水平也较高,医院监测的出生缺陷发生率明显高于人群监测的数据,出生缺陷发生率与监测人群的选择密切相关,目前欧美国家多采用人群为基础的出生缺陷监测。

2006年10月,卫生部组织在全国30个省(市、自治区,西藏除外)进行第二次全国性出生缺陷监测,选取64个区县的全部街道、乡镇,作为出生缺陷人群监测试点地区,监测期限为孕28周至生后42天,标志着中国出生缺陷监测模式上的进步,从医院监测逐步过渡到人群监测上。但是由于各地区经济、技术发展不平衡,全国范围内全面开展人群监测有很大难度,缺乏足够的技术支撑和人力支撑,但纵观全球欧美等发达国家,全人群覆盖型的出生缺陷监测是干预的趋势,从国家层面上干预的最佳途径就是形成国家出生缺陷预防行动计划。

许多国家在这方面已有不少成功经验,如一些国家将唐氏综合征、神经管缺陷、先天性风疹综合征、地中海贫血、Rh新生儿溶血症的预防等通过形成国家基本公共卫生项目组织实施,积极将出生缺陷预防的基础性和技术开发研究成果转化为应用,另一方面为出生缺陷干预计划开放一系列研究、技术规范、出生缺陷干预的世界前沿技术引入和推广试验,加强多层次多维度的防治网络构建,提高干预服务的能力和水平。

中国政府历来高度重视出生缺陷防治工作。卫生部先后印发了《孕产期保健管理办法》《产前诊断技术管理办法》《新生儿疾病筛查管理办法》等一系列规章和技术规范,使出生缺陷防治在各个环节基本实现了有法可依。逐步健全包括妇幼保健机构、综合医院、妇女儿童专科医院、基层医疗卫生机构、相关科研院所等在内的出生缺陷综合防治体系。大力推广适宜技术，提高出生缺陷防治服务的公平性和可及性。在加强常规孕产妇保健和儿童保健的基础上，针对性地开展婚前医学检查、产前筛查、产前诊断、新生儿疾病筛查、患儿治疗康复等出生缺陷防治服务。建立了全国出生缺陷监测系统，并推动省级出生缺陷监测系统的建设。为了推广适宜出生缺陷干预措施，提高人群干预效果，2009~2011年，中央财政共投入3.2亿元，为农村孕前和孕早期妇女免费增补叶酸预防神经管缺陷，取得明显成效，围产儿神经管缺陷发生率持续降低，从1996年的13.6/万下降到2011年的4.5/万。2012年新增了西部农村地区新生儿疾病筛查补助项目和地中海贫血防控试点项目。《中国儿童发展纲要(2010-2020年)》提出了"严重多发致残的出生缺陷发生率逐步下降，减少出生缺陷所致残疾"的任务目标。2012年发布《中国出生缺陷防治报告》，旨在向公众和国际社会全面介绍中国出生缺陷防治工作进展，引导全社会更加关注和支持出生缺陷防治工作，改善儿童健康状况，不断提高出生人口素质[2-3]。

（三）对象

监测对象指监测人群的范围及覆盖面，世界各国监测系统之间略有不同。

1. **生前胎龄**　世界各国监测系统的对象为从妊娠16~28周及以上的总产(包括活产、死胎及死产)，少数系统只监测活产或出生体重在1000g以上的婴儿。北京大学及美国亚特兰大监测胎龄为20周及以上的总产，而中国出生缺陷监测中心则为28周及以上胎婴儿。

2. **生后年龄**　监测对象生后年龄也称监测期，一般指对象自娩出至截止检查登记时(监测终点)的间隔时间。在规定的观察期以后不再属于监测对象，所发现的出生缺陷则不再予记录报告。大多数监测系统规定生后7天，但各系统仍各有不同。北京大学规定生后6岁，而美国亚特兰大规定生后5岁。

3. **出生地点**　各监测系统除对前两方面外，还对监测对象的出生地点做了一些规定。有的监测系统规定了一些大医院的分娩婴儿作为其监测对象，如"中国出生缺陷监测中心"，另一些系统则规定了某些地区的所有分娩，无论是在哪个医院分娩，或是家庭分娩，如北京大学的监测系统。前者称为"以医院为基础"，而后者称为"以人群为基础"的出生缺陷监测系统。

（四）资料

出生缺陷监测资料的收集如下。

1. **资料的来源**　确定收集何种资料是出生缺陷监测的一个重要方面。理想的资料应能对所有出生缺陷进行精确的描述。此外，还包括由遗传学家或畸形学家的诊断、人口学数据、孕产史和其他一些与出生有关的数据，实验室数据、病因学方面的信息等。通常监测系统的资料来源包括生命记录(出生和死亡证明)、新生儿或其他出院总结、医院记录及细胞遗传学实验室的记录。北京大学监测系统在上述资料来源基础上对每例出生缺陷病例进行医学体表照相，为进一步的诊断和分类提供了客观依据。

2. **收集的方式**　出生缺陷监测可分为主动监测与被动监测两种。被动监测是根据生命记录或来自医院、诊所或其他机构的调查员上报的报告来确定病例。这些调查员经过了监测系统工作人员的专门培训。主动监测系统确定病例的方法是由经过培训的监测工作人员主动到医院、诊所等机构，通过系统地审阅医疗或其他记录来发现病例。工作人员也可询问了解新近确诊病例的情况。所了解的信息应记录在监测系统设计的标准调查表上。

3. **数据的内容**　各监测系统对所收集的核心数据条目均做了详细地规定。这些内容一般均明确反映在标准调查表的内容上。核心数据条目一般包括：①婴儿方面，一般社会经济情况，胎儿期情况、分娩时情况及出生缺陷诊断及描述；②母亲方面，社会经济情况与孕期情况；③父亲方面，社会经济情况及遗传学信息；④人口学数据，包括总出生数、不同性别出生数，以及不同分娩结局发生数等。

（五）分析

根据出生缺陷监测的目的，对出生缺陷监测资料分析的内容、资料分析的统计学方法及分析结果的利用等都提出了一定要求。资料分析有三个基本内容。

1. **出生缺陷发生率统计**　包括：①监测出生人数统计，各监测点、各地区及全国按月、季和年统计总出生人数、男性及女性出生人数和活产、死产、死胎数；②监测出生缺陷发生率统计，指各监测点和各地区及全国统计监测的各种出生缺陷和全部出生缺陷发生率；③绘制发生率曲线。

2. **出生缺陷发生率的分析**　分析出生缺陷发生率在各个不同监测点、各个不同地区(市、县)和各省的分布特点，分析出生缺陷发生率在一年内和不同年份的变动规律，分析出生缺陷发生率在不同人群中分布的特点，以指出在什么地区、在什么时间和什么人群出生缺陷的发生率较高。

3. **监测出生缺陷发生率的"异常升高"**　在一般情况下，一个监测点、一个地区或一个省内出生缺陷发生率会在一定范围内随机上下波动，如果所监测到的出生缺陷发生率超出了这一波动范围而出现"异常升高"，则提示可能存在某种(些)新的致畸因素在控制出生缺陷的发生。

（六）交流

出生缺陷监测的最终目的是为了控制和预防出生缺陷的发生。因此，监测资料分析结果应及时地交流及"反馈"，以指导出生缺陷的控制和预防工作。各监测点要及时将监测报告的资料进行处理分析，书写报告，绘制图表，印刷成册，然后寄回各监测单位，使得各监测单位的工作人员及时了解自己工作的效果及存在的问题，以便进一步改进和提高。

监测资料要迅速发送上级卫生和计划生育部门,供行政管理人员制订工作方针计划和指导工作时参考。当监测点或地区发现某种出生缺陷发生率"异常升高"时,应立即向当地卫生主管部门报告,同时向上级监测中心报告,以便及时组织调查,迅速找出致畸因素。

加强出生缺陷监测资料的交流和反馈是健全监测系统的重要组成部分,只有这样才能充分发挥监测系统的效益。

各国的出生缺陷监测报告中出生缺陷分类方法不尽相同。许多国家如中国、美国和国际出生缺陷监测情报交换所使用出生缺陷诊断编码表都是在"国际疾病分类"第 9 版(ICD-9-CM)和第 10 版(ICD-10)的基础上修订的。WHO 在出生缺陷的国际统计学分类中根据发生部位进行分类。1977 年出版的第九版《国际疾病分类指南》(ICD-9)中详细编入了绝大多数出生缺陷,并根据畸形发生的器官系统进行分类。1993 年出版的 ICD-10 是目前最新的版本。

监测报告中的出生缺陷种类在不同国家可有不同,同一个国家的几个监测系统间也有差异。北京大学中国妇婴保健中心组织的出生缺陷监测报告中包括 24 种出生缺陷,华西医科大学中国出生缺陷监测报告包括 23 种出生缺陷,美国亚特兰大组织的出生缺陷监测报告包括 31 种出生缺陷。截至 2015 年,世界各国常规监测的出生缺陷病种约为 35 种。包括无脑畸形、脑膨出、小头畸形、先天性脑积水、前脑无裂畸形、腭裂、唇裂合并 / 不合并腭裂、双侧鼻后孔闭锁、无眼 / 小眼畸形、小耳 / 无耳、左心发育不全综合征、主动脉缩窄、大血管错位、法洛四联症、先天性膈疝、食管闭锁或狭窄、小肠闭锁或狭窄、直肠肛门闭锁或狭窄、腹壁缺损、脐膨出、梅干腹综合征、隐睾、尿道下裂、尿道上裂、性别分化不全、肾缺如、囊性肾、膀胱外翻、脊柱裂、肢体短缩、马蹄内翻足、多指(趾)、13 三体综合征、18- 三体综合征、21- 三体综合征[4-5](表 5-5-1)。

出生缺陷监测报告通常每季度、半年或全年进行一次,报告的内容应包括监测的总出生数、各种出生缺陷率、对各出生缺陷率变动特点的分析等。由于监测的方法不完全相同,各出生缺陷监测系统的监测结果也不尽相同。

(七)发展态势

近年来,国外出生缺陷监测研究的进展主要集中在出生缺陷体系标准化的研究上,2004 年欧洲和美国通过研究推出的《出生缺陷监测指南》,为出生缺陷监测系统的监测方法统一、监测过程程序化、监测指标标准化等提供了技术支持。近些年,分子遗传学的高速发展与医学影像学的技术革新不仅仅使人类在出生缺陷早期筛查上成为可能,还

表 5-5-1　围产期出生缺陷发生率顺位(1/ 万)

顺位	1996 年	2000 年	2005 年	2010 年	2011 年
1	总唇裂(14.50)	总唇裂(14.07)	先天性心脏病(23.96)	先天性心脏病(28.82)	先天性心脏病(40.95)
2	神经管缺陷(13.60)	多指(趾)(12.45)	多指(趾)(14.66)	多指(趾)(15.91)	多指(趾)(16.73)
3	多指(趾)(9.20)	神经管缺陷(11.96)	总唇裂(13.73)	总唇裂(13.17)	总唇裂(11.43)
4	脑积水(6.50)	先天性心脏病(11.40)	神经管缺陷(8.84)	神经管缺陷(6.48)	脑积水(5.47)
5	先天性心脏病(6.20)	脑积水(7.10)	脑积水(7.52)	脑积水(6.00)	马蹄内翻(5.17)
6	肢体短缩(5.21)	肢体短缩(5.79)	肢体短缩(5.76)	马蹄内翻(5.08)	尿道下裂(5.03)
7	马蹄内翻(4.69)	马蹄内翻(4.97)	尿道下裂(5.24)	尿道下裂(4.87)	并指(趾)(4.88)
8	尿道下裂(3.08)	尿道下裂(4.07)	马蹄内翻(5.06)	并指(趾)(4.81)	神经管缺陷(4.50)
9	并指(趾)(3.08)	并指(趾)(3.95)	并指(趾)(4.94)	肢体短缩(4.74)	肢体短缩(4.09)
10	小耳(2.86)	直肠肛门闭锁或狭窄(3.43)	小耳(3.60)	小耳(3.09)	小耳(2.79)

(数据来源:全国出生缺陷监测系统)

(引自:中华人民共和国卫生部 . 中国出生缺陷防治报告 . 2012.)

帮助人类不断扩大遗传与发育异常的先天性疾病诊断视野。同时,借助新一代基因组测序技术和三维影像技术,对以往的遗传多态性和发育结构及功能变异的认识上实现了众多更新。这些技术的拓展使得对新生儿出生缺陷或先天性畸形的预测性、孕前、围产期、远期评价的可能性大大提升。

1. 完善与发展出生缺陷监测系统与防治体系 中国正在进一步加强出生缺陷一级、二级及三级预防策略的监测和研究,但在病种的诊断数量、技术水平、筛查和诊断方案的规范性、进一步治疗处理和指导等方面与国际先进国家比还有相当大的差距。因此,在出生缺陷防治技术的开发上我国应并足前行,发展适合中国全局的出生缺陷监测体系,同时又培养一批高精尖的出生缺陷防治机构来实现防治技术上的突破。以人群为基础的前瞻性队列研究已成为整合宏观与微观医学的桥梁,是遗传与环境相互作用研究的理想平台。国内外均非常重视采用前瞻性母婴队列研究开展出生缺陷病因和发病机制研究,从孕前和孕早期开始收集妇女暴露于各种主要环境危险因素的资料,采集生物标本并随访新生儿及婴幼儿以发现重大出生缺陷,整合宏观和微观数据,从环境因素遗传易感表观遗传代谢等方面开展病因和发生机制研究,阐述基因调控和功能改变在重大出生缺陷发生发展中的作用,识别重大出生缺陷的主要环境危险因素遗传易感性表观遗传改变,采取有针对性的预防措施为出生缺陷一级预防提供创新思路。

2. 明确出生缺陷监测范围

(1) 群体选择:当前我国出生缺陷监测方法分为两大类,以医院为基础的出生缺陷监测与以人群为基础的出生缺陷监测。以医院为基础的出生缺陷监测大部分只对选定的医疗机构的目标人群进行监测,而以人群为基础的出生缺陷监测是指对某一地区所有目标人群均进行监测。以人群为基础的监测覆盖人群更广,可得到地区某疾病出生缺陷发病的真实水平,但实施难度较大;以医院为基础的监测方式主要会因医院的医疗水平与等级特征等因素存在人群选择上的偏倚,代表性不如人群监测,但容易组织和实施。通常情况下,在工作地区基础条件薄弱且资金有限的情况下,宜采用以医院为基础的出生缺陷监测方法,而如果是为了深入研究出生缺陷病因,人群范围局限工作地区基础条件较好,则宜采用以人群为基础的出生缺陷监测方法。

(2) 病种选择:理想的出生缺陷监测系统应能够准确地识别人群中所有的出生缺陷,但由于诊断技术和经济条件的限制,目前没有任何一个国家或地区的监测系统可监测到全部出生缺陷病例,只能根据实际情况选择一定类型的出生缺陷进行监测。确定出生缺陷种类时,一般应考虑以下几个方面:①是否为常见的出生缺陷;②是否危害严重,致死致残率高的出生缺陷;③是否是容易识别和诊断的出生缺陷;④是否能够与国际研究机构(如国际出生缺陷监测交换所)接轨,以便国际间资料交换和分析,早期发现后可有效干预的出生缺陷;⑤综合考虑到财力和基层监测单位的基础条件可及性等客观因素。目前中国出生缺陷常规监测的类型主要是较为常见、容易诊断的20余种体表出生缺陷及少数危害严重且常见的内脏畸形或代谢性疾病。

3. 出生缺陷监测数据库建设 利用中国已建立的长达20年的连续监测数据库和完善的大型流行病学调查现场,更准确地掌握全国出生缺陷发生状况和变化规律,了解不同地区的出生缺陷干预措施实施情况,可使医务人员掌握影响干预效果的主要环境与遗传因素。在精准医学、大数据分析方法高速的推动下,对监测数据实现个体化、高效、人工智能和可视化等已变成可能,同时也是未来信息基础设施的核心技术。通过对我国出生缺陷监测数据进行有效组织和建模,可以升级并智能优化全国出生缺陷监测数据知识发现系统,增加各类临床表型、遗传表型等数据的发现,研究出生缺陷在时间、人群、地域、环境等维度组成的空间中分布特征和变化趋势,掌握导致出生缺陷发生的高危因素,探索降低出生缺陷发生的有效措施。

4. 出生缺陷监测知识库 目前大多数出生缺陷的监测系统采用世界卫生组织(WHO)颁布的国际疾病分类ICD-9 和 ICD-10,但使用中各系统尚存在许多差异,2005年中国在 ICD-10 的基础上制订了《中国出生缺陷分类编码和数据采集技术规程》。理想的监测系统需要收集监测地区每例出生的婴儿(包括活产,死产和死胎)从妊娠到出生后每个阶段的生长发育情况,包括与新生儿有关的所有人口学、临床诊疗、出生缺陷诊断、基因组学检测、蛋白组学检测、实验室生化、影像电生理等所有背景信息。

5. 监测系统质量控制与评价 监测系统需要及时、完整、准确地收集到所需要的资料,在运行过程中需具备完善质量管理流程和系统保障机制,来保证监测数据的质量。可以美国疾病控制与预防中心《公共卫生监测评价指南》为参考依据遵循"STUFASD"原则,具体涉及所得数据的简单性(simplicity)、及时性(timeliness)、有用性(usefulness)、灵活性(flexibility)、可接受性(acceptability)、稳定性(stability)和数据质量(data quality)等方面对出生缺陷监测系统的属性和用途等进行综合评价,以便更好地完善和改进监测系统的功能和作用。

新生儿医生也应该或正在逐渐意识到这些遗传学新进展与影像新技术在共同预防或避免相关遗传性或后天获得性出生缺陷发生方面的作用:在新生儿出生前或产后,结合这些技术,启动出生缺陷监测程序,告知子代可能罹患某种缺陷的高风险孕产妇,提出方案,供其进行慎重选择。在有条件和资质的医院或医疗中心,临床实践中引入新的分子遗传诊断和影像分析技术,对减少出生缺陷和先天性遗传疾病的发生将起到积极作用。将多学科的理论和技术应用到出生缺陷监测研究中,从而为出生缺陷的时空分布、疾病的成因分析及疾病干预的医疗资源配置等提供了新的研究方法和手段[6-7]。

(周文浩 李松)

参考文献

1. Christianson A, Howson CP, Modell B. March or Dimes Global Report on Birth Defects. White Plains, New York: March of Dimes Foundation; 2006.

2. Dai L, Zhu J, Liang J, et al. Birth defects surveillance in china. World J Pediatr, 2011, 7(4): 302-310.

3. 中华人民共和国卫生部. 中国妇幼卫生事业发展报告. 2011.

4. 中华人民共和国卫生部. 中国卫生统计年鉴. 2011.

5. 中华人民共和国卫生部. 中国出生缺陷防治报告. 2012.

6. 夏凡, 周文浩, 王慧君. 迎接高通量测序技术诊断儿童遗传性疾病的新时代. 中国循证儿科杂志, 2015, (1): 1-3.

7. Stothard KJ, Tennant PW, Bell R, et al. Maternal overweight and obesity and the risk of congenital anomalies: a systematic review and meta-analysis. JAMA, 2009, 301(6): 636-650.

第 6 节　出院后随访及早期干预

一、神经发育伤残发生率及危险因素

严重的神经发育伤残(neurodevelopmental disability, NDD)是指中-重度精神发育迟滞(mental retardation, MR, intellectual disability)、脑瘫(cerebral palsy, CP)、感音性听力丢失、失明和惊厥性疾病,其总的发生率随出生体重或胎龄的降低而增加(LBW 儿为 6%~8%; VLBW 儿, 14%~17%; ELBW 儿, 20%~25%; 足月儿 5%)。较轻的神经发育不良结局是指学习能力缺失(learning disabilities, LD),包括认知、语言和感觉功能障碍,注意力缺陷,行为问题和特殊的神经心理障碍性疾病,这些功能障碍或认知缺陷尽管程度较轻,但在 VLBW 儿中发生率高达 40%~50%。近年来,长期的随访研究已经证实接受适当的早期干预、营养支持和医学治疗有助于改善高危儿的神经发育远期结局。

(一)足月儿缺氧缺血性脑病的神经发育结局

关于足月新生儿 HIE 的神经发育结局,迄今的报道主要集中于 18~24 个月时的早期结局,研究的重点都是脑瘫或严重的认知缺陷,仅少数研究提供了比较详细的远期评估结果。一般认为,轻度 HIE 新生儿的神经发育结局与正常足月儿相仿,无人有 3 岁以下的不良结局;重度 HIE 的不良结局发生率近乎 100%,包括死亡、脑瘫及严重认知缺陷;中度 HIE 的结局变异度比较大,不良结局发生率约为 33%。因此,美国妇产科学会就 HIE 和脑瘫的关系曾经做过如下声明,"急性产时缺氧事件仅可能引起四肢瘫或运动障碍型脑瘫,不可能引起单独的认知缺陷"。然而,随着亚低温治疗 HIE 的大样本多中心随机对照试验(RCTs)的远期随访陆续完成,这些资料表明,围产期窒息后 HIE 的无脑瘫的存活者,也处于增加的认知、行为和记忆缺陷的风险[1]。

1. **不同严重程度 HIE 的神经发育结局**　根据患儿的临床表现可将 HIE 分为轻、中、重三度,能够反映 HIE 的严重程度和演变过程,对临床治疗和预后判断均有重要的指导意义[2]。

(1)中到重度 HIE:近年来,最严谨的 HIE 随访资料莫过于来自亚低温临床多中心试验随机入选的对照组,随访时间已经超过学龄早期,但主要集中于中到重度的 HIE,重点观察的结局也是"死亡或残疾",包括脑瘫、重度智力低下(IQ<70)、癫痫和严重的视觉或听觉损伤;而在认知或行为方面的远期损害,特别是功能的实际测定仍然较少报道。总的来说,中或重度 HIE 的不良结局发生率在 53%~66%。

1)死亡率:许多中到重度的 HIE 儿可在新生儿期死亡,这已在近来的治疗性低温的 RCTs 得到很好的证实:常温对照组 18 月龄之前的死亡率为 27%~38%,死亡的主要原因为神经发育结局不良而放弃治疗。

2)脑瘫:仅次于新生儿死亡。近来的亚低温 RCTs 报道,HIE 存活者 18 月龄时脑瘫的发生率在 30%~41%,其中中度 HIE 为 28%,重度为 43%。最常见的脑瘫类型是张力失常型(徐动型)或痉挛型四肢瘫,与基底核的损伤相符合。

3)认知损伤:迄今为止,认知的量化仍有难度。亚低温 RCTs 提示,18 月龄时的认知结局不良(Bayley MDI<70)在对照组的发生率约为存活者的 36%。至于哪些婴儿处于认知损伤的风险仍有争议,某些人认为,只有那些期缺氧事件严重到足以引起脑瘫的婴儿才处于认知损伤的危险,然而,越来越多的证据提示并非绝对如此,9% 的无脑瘫儿童 IQ<70,31% 儿童的 IQ 在 70~84,和 28% 的儿童因学习成绩落后而需接受特殊教育。有资料提示,围产期的缺氧事件可对认知的不同区域产生不同的影响,例如比较慢性的部分性缺氧所致分水岭区域的损伤可选择性的影响言语技能,伴有学龄期较低的语文智商;而比较急性的缺氧事件所致的认知损伤可能由于损伤海马而选择性的引起记忆缺陷[3]。

4)视觉和听觉损伤:与运动和认知功能一样,涉及视觉和听觉的神经通路也可能受到围产期缺氧的影响。有报道,中度或重度 HIE 的存活者也有较高的感音性听力丧失(18 月龄时发生率约为 6%)和视觉损伤发生率(13% 左右)。

5)癫痫和其他神经心理学疾病:尽管远期惊厥发生率和严重性还不清楚,18 月龄时惊厥性疾病的发生率约为 15%;3 岁半时难以控制的癫痫发生率约为 7%。除癫痫之外,其他神经心理学疾病在 HIE 存活者中也比较常见,例如,孤独症谱系障碍的发生率在中或重度脑病存活者中约为 4%,而对照组 <1%;注意力和多动的问题在中度 HIE 的儿童中也较常出现,但 HIE 与注意力缺陷多动障碍

(attention deficit hyperactivity disorder,ADHD)之间的关系仍不清楚。一些还没有很好定义的神经精神性疾病和行为问题在 HIE 的存活者中也比较常见,例如 Van Handel 报道在中度脑病存活者中有焦虑/抑郁和社会交往的能力比较差;George 则报道,轻度 HIE 婴儿中 15% 有行为问题而中或重度 HIE 存活者中为 57%。

6) 学校的表现:鉴于中或重度 HIE 存活儿可能存在大量的神经学损伤,认知功能相对较差的儿童在学校不得不需要特殊辅助教育。Robertson 报道了 HIE 存活者在 8 岁时的学校表现,所有的重度 HIE 儿童在阅读、拼写和数学方面都至少比预期落后 1 级;中度 HIE 的存活者尽管影响比较轻,仍有 38% 的儿童需要接受额外的帮助,这在伴有运动残疾的儿童中更值得注意。

(2) 轻度 HIE 或临床无症状的围产期窒息儿的结局:关于这方面的资料极少报道。尽管轻度 HIE 或临床无神经学症状的围产期窒息儿的远期影响可能并不明显,这些婴儿代表了比中或重度 HIE 的比例大得多的一组群体,因此,可能有重要的人群影响。理论上推测,严重的围产期事件可引起死亡或明显的神经学残疾,较轻的事件则可能仅仅是随着儿童长大才能显现的细微的功能缺陷。要证实这个推测需要极长的随访时间,现有的一些小样本的资料认为,轻度 HIE 婴儿的神经发育结局与其同龄健康儿相似,轻度 HIE 或临床无症状的围产期窒息对婴儿的影响可能是极其轻微的。

2. 不同损伤模式 HIE 的神经发育结局 新生儿 HIE 的动物模型、人类神经病理学和神经影像学均证实,HIE 可被归纳为 2 种主要的类型,以基底核/丘脑占优势的损伤类型和以分水岭区域的白质/皮质占优势的损伤类型,不同的损伤类型有不同的神经发育结局。

(1) 以基底核-丘脑为主的损伤模式:主要影响双侧中央灰质核和中央前回的运动皮质,海马和脑干也常被累及。这种模式的损伤最常见于急性缺氧缺血性事件之后,也被归类为"急性近完全性窒息"之后的损伤模式。应用传统的 MRI,基底核/丘脑部位的严重损伤伴内囊后肢(posterior limb of internal capsule,PLIC)缺乏正常的高信号高度预示严重的运动结局不良(脑瘫)。Martinez-Biarge[4]曾对 175 例伴基底核/丘脑损伤的 HIE 新生儿进行随访,28 例基底核/丘脑轻度损伤者无 1 例有 PLIC 信号异常,仅 3 例(11%)发生脑瘫,而 63 例重度基底核/丘脑损伤者 62 例 PLIC 信号异常,全部发生脑瘫;该研究结果提示,基底核/丘脑损伤的严重程度与存活者运动损伤的严重程度强烈相关(spearman rank corrlation 0.77,P<0.001),重度基底核/丘脑损伤对重度运动损伤的预测准确度为 0.89(95% CI 0.83-0.96)。

(2) 以分水岭区域白质/皮质为主的损伤模式:这是另外一种缺氧缺血的损伤模式,也被归类于"长期部分性窒息"后的损伤模式,主要累及大脑前、中和后动脉的血供末

梢带的白质,以及叠压在其上的皮质。这种损伤类型有比运动更为显著的认知缺陷,且认知缺陷可以发生在没有运动缺陷的患儿中。

关于选择性白质/皮质损伤的 HIE 儿的神经发育结局报道不多。2005 年,Miller 首先发现与分水岭区域白质/皮质损伤相关的认知缺陷,这些患儿在 4 岁时随访有较低的语言智商。为了检测单独白质损伤与 HIE 患儿 2 岁结局的相关性,Martinez-Biarge[5]分析了 84 例无基底核/丘脑损伤的单独白质/皮质损伤的 HIE 患儿,随访结果发现,与基底核/丘脑损伤的存活者中 50%~75% 脑瘫的高发生率相反,单独白质/皮质损伤者仅 5 例(6%)发生脑瘫但全部能够独走,不过,伴白质/皮质损伤的儿童在 2 岁时显示了明显的其他神经发育问题,特别是全面的发育延迟、社交和行为问题、视觉损伤和惊厥。

(二)早产儿的神经发育结局

随着早产儿救治水平的提高,小胎龄的早产儿存活率显著增加。早产儿的预后,特别是神经预后关系到早产儿的生存质量,也日益得到学术界的重视。国外大量的随访文献,尤其是长期的随访资料和大样本的多中心的研究结果让我们可以更加深入全面地了解早产儿的神经发育结局。

1. 早产儿的运动发育异常及脑瘫

(1) 脑瘫:脑瘫是早产后重要的神经学后遗症,随着胎龄或出生体重降低而发生率增加。在脑瘫的不同类型中,痉挛性双下肢瘫是与早产相关的经典的伤残模式,普遍认为是损伤到 PLIC 的结果,PLIC 中供应下肢的白质纤维束更加容易发生双侧缺氧缺血,与 PVL 密切相关。偏瘫和更加复杂的痉挛性四肢瘫也可以发生,但是比较少见,常常是包括皮质的比较广泛的损伤的结果。例如,脑室周围出血后梗死可以引起偏瘫,与 IVH 密切相关;最不成熟的极小早产儿则由于损伤到脑的多个区域而可能有更为复杂的运动伤残。

(2) 生后第一年中的肌张力暂时性异常:在没有脑损伤的足月儿中,生后第一年中肌张力异常是罕见的情况,往往伴有增加的神经学后遗症的风险。然而在早产儿,暂时性的肌张力异常却是相当常见,并不意味着有同样的预后重要性。早在 1972 年,Drillien 就描述了早产儿在生后第一年中的"暂时性"肌张力异常,在她的队列中,肌张力异常发生率为 46%(<2000g)~60%(<1500g)。Michael(1986年)的资料则证实早产儿暂时性肌张力异常的发生率更高,胎龄 <34 周和出生体重 <1750g 的早产儿在矫正 3、6、12 和 18 月龄时分别为:下肢张力增高 62%、71%、38% 和 9%;下肢张力降低 3%、3%、6% 和 9%;躯干张力增高 41%、15%、6% 和 0%;躯干张力降低 21%、18%、15% 和 6%。

早产儿在生后第一年中的肌张力异常可能是主动肌力和被动肌张力之间的发育不平衡或在 NICU 中长期体位摆放不当的结果。在宫内,屈肌的发育略晚于伸肌,屈肌张

力的发育在下肢开始于孕 30~32 周,上肢开始于 34~36 周,到 40 周时,屈肌和伸肌张力相等,上肢与下肢均保持于屈曲状态。因此,早产儿即使矫正年龄足月时,屈肌张力仍然比不上足月出生新生儿。另外,在宫内的羊水环境中,重力对胎儿的影响微乎其微,然而在宫外的环境中,VLBW 的早产儿则由于肌肉发育不成熟不能抵抗重力。全身肌张力低下和护理的体位都可限制早产儿的可动性,由于早产儿不能改变他们的静态姿势,肌力之间的不平衡可以因为 NICU 中大量对伸肌有利的环境而发生,从而导致占优势的躯干伸肌活动,表现为颈和躯干的过度伸展、肩胛骨抬高和内收而产生肩胛回缩和躯干下部由于缺乏骨盆的抬高而致的髋部外旋和外展,如果不伴有其他的神经学异常,这种肌张力和姿势的异常的不应当被看做是神经学损伤的早期体征。然而,过高的躯干主动肌力可能对躯干的稳定性、姿势及运动的发育产生不利的影响。

2. **早产儿的认知功能及学习表现**　早产对于认知功能产生不良影响,学龄期的认知障碍成为早产儿最普遍的问题。大多数的研究都证实,早产儿学龄期的 IQ 值低于足月儿。而且,近来的资料还提示,早产儿的认知和行为问题也可发生在没有脑损伤的 VLBW 儿中,这是因为早产扰乱了发育关键期的脑发育程序和充满应激的 NICU 环境对早产儿的不利影响:①早期脑发育的标准程序被扰乱,人脑的发育遵循固定不变的程序,起源于脑室周生发层的神经元需经过增殖、迁移、分化、突触形成和髓鞘化等过程才能最终发育成熟。例如神经细胞的增殖在孕 5 个月时完成;神经元沿着放射状的神经胶质纤维丝向外迁移到大脑皮质的固定目的地在足月出生时完成;而突触发生和髓鞘形成直至出生后 2 岁才完成。对于极小胎龄的早产儿来说,出生时其神经元的迁移过程还没有完成,而出生后的环境与宫内的环境极不相同,不利于脑的继续发育,因此,与足月出生的新生儿相比,可能有较差的认知结局,特别是那些由于疾病因素而需要长期入住 NICU 的 ELBW 儿。②NICU 的经历对脑发育的不利影响:NICU 环境对脑的不利影响已被公认,生活在充满温暖羊水和倍受母亲呵护中的胎儿由于早产而使处于快速成熟关键期中的脑提前移位到 NICU,经历了明显的"环境错配",除了增加的视觉、听觉和疼痛刺激外,还将经历重力、寒冷和营养途径等的重大改变,其中每一方面都可以对婴儿构成一种不利的应激刺激,从而造成感觉输入的超载及压力,影响神经系统的正常发育[6]。

早产本身对脑的发育及远期的功能结局就具有不利的影响,更何况许多婴儿在新生儿期还经历了不同程度的脑损伤。过去认为,早期脑损伤的预后比成年的脑损伤好,因为年轻脑的可塑性及代偿潜能比成年脑强,然而近来发现在生命早期的损伤其远期结局事实上比后期的损伤更差,因为它扰乱了预期的神经系统发育程序。此理论已在不同种系的动物模型中被证实。神经影像学的资料也提示,即使排除 IVH 等影响因素,早产儿在 8 岁时的 MRI 仍然显

示其基底核、杏仁核、海马和胼胝体等区域的脑容量明显低于足月出生的对照组,尤其是胼胝体的后部区域,该区域正是连接颞叶和顶叶皮质的感觉运动区域。早产儿的长期随访资料证实,早产出生的儿童在智力、学习成绩和行为方面与足月出生的儿童之间存在明显的差异,早产出生的儿童有较多的学习障碍、低 IQ 评分、注意力缺陷伴多动症、神经心理缺陷、视觉功能障碍和各种气质及情绪问题。

3. **早产儿的感觉、行为和精神发育**　美国加州的一项研究随访了 107 例 32 周以下早产儿,在 12~18 个月及 4~5 岁或 8 岁时,应用 Sensory Profiles 问卷方法评估感觉发育状况,39% 患儿具有一项或多项感觉(如触觉、听觉、前庭感觉)异常,与足月儿相比有显著性差异;晚期早产儿(34~36 周)感觉异常的发生率也高于足月儿,但低于 32 周以下早产儿。早产所致的脑白质损伤可以影响到感觉皮层,也可以影响到脑干核团、丘脑束及感觉统合区域,由此导致感觉异常。感觉异常可能与早产儿的孤独症高发生率有关。

对于早产儿的行为及精神发育的随访可以使用问卷方式。研究显示,极早产儿的行为问题的发生率 13%~46%,但是对于中晚期早产儿的发病率存在分歧。一项 2001 年发表的多国(美国、德国、加拿大、荷兰)<1001g 早产儿的研究显示,这些早产儿的社会交往、思维及注意力问题较对照组增加 0.5~1.2SD。早产儿有较高的 ADHD、情绪疾病和孤独症发病率。

诊断性研究显示,早产儿在学龄期情绪疾病的发生率增加 4~6 倍。焦虑和抑郁是较为常见的表现。早产儿的情绪疾病往往伴随认知损害。研究结果勾画出一个早产儿行为问题的"典型表现"是,注意力不集中、焦虑、社会交往问题。事实上,虽然很多早产儿行为问题并未达到临床的诊断标准,但是可以影响他们的日常生活。这些早产儿往往不是"过于活跃",而是焦虑或退缩,因而无法引起老师的注意,如果没有系统的早产儿随访,这些问题将会逐步积累,并影响到他们的学校生活。

4. **小胎龄早产儿的远期功能及生活质量**　近年来,由于辅助生殖技术的普遍开展及产科和新生儿医疗护理的进展,小胎龄早产儿的死亡率及生存极限均在不断地降低,然而,存活者的发病率,包括神经发育伤残,同时也在增加。例如,脑瘫的风险已经从胎龄 34 周早产儿的 1% 上升到 ≤26 周超早产儿的 20%。一篇最近的综述复习了 1999~2013 年发表的所有报道超早产儿神经发育结局,得出如下结果,22~25 周的超早产儿总死亡率高达 50% 以上,存活者严重神经发育伤残的发生率高达 17%~59%,无伤残或轻度伤残的发生率仅为存活者的 6%~20%。超早产儿的远期不良结局包括智力残疾(5%~36%)、脑瘫(9%~18%)、失明(0.7%~9%)和耳聋(2%~4%)。而且,涉及认知、行为和学习的轻度伤残也在超早产儿的儿童、青少年和成人中越来越多地被发现,除了肢体残疾带来的不便,学习的困境及较低的智商都会影响他们的生存质量。更令人惊讶的是,

VLBW 的早产儿成年后有较高的吸烟、酗酒、吸毒以至犯罪的比例[7]。

总之,早产已经成为一个全球性的公共卫生问题,对于这个群体的管理除了需要较大的努力来预防早产、早期救治之外,出院后定期的跟踪随访、制定早期干预程序、提供家庭支持和建立特殊教育学校对于改善他们的神经发育结局也十分重要。

(三) 其他神经发育后遗症的高危因素

1. 围产期感染和脑损伤　围产期感染可导致胎儿和新生儿脑血管损伤和脑梗死,例如先天性感染弓形虫、风疹病毒、巨细胞病毒、单纯疱疹病毒,新生儿细菌性脑膜炎等都有损伤胎儿或新生儿脑的可能。即使胎儿或新生儿没有感染,宫内接触炎症已被报道伴有脑瘫的风险增加。资料显示,当母亲存在组织学的绒毛膜羊膜炎时,其子女脑白质损伤和脑瘫发生率较高。母绒毛膜羊膜炎和胎儿脑白质损伤之间的联系可能通过炎症性细胞因子被介导。

2. 低血糖脑损伤　葡萄糖是新生儿脑的主要能量底物,低血糖可以导致与缺氧缺血一样严重的脑损伤。但是,低血糖所致的选择性神经元坏死特别偏爱大脑的后部,尤其是顶枕部而非缺氧缺血时常见的血供边缘带;另外,低血糖脑损伤主要累及邻近脑脊液循环的表层皮质区域而非缺氧缺血性脑损伤中所见的中间层或深层皮质神经原。新生儿脑枕部区域对低血糖特别易感的原因还不清楚,可能与枕叶是新生儿期轴突生长和突触形成最旺盛的部位有关,因此,低血糖脑损伤的远期不良结局除脑瘫、智力低下、癫痫等外,还可引起皮质视觉损伤。

3. 胆红素的神经毒性　近年来,核黄疸的再现正在引起人们的担忧。可能与早出院、高纯母乳喂养率和对胆红素毒性的警惕性放松相关。典型核黄疸的神经病理学基础主要为未结合胆红素在神经细胞核沉积和星形胶质细胞增生。双侧苍白球最易受累,因此,核黄疸是徐动型脑瘫的最常见原因。脑干听觉通路对胆红素的神经毒性也十分敏感,特别是高频性听力丧失,这种感音性听力丧失在 VLBW 儿也可发生在血清胆红素不是很高的情况下,其听力检查的特点为耳声发射正常而脑干诱发电位异常。

4. 脑梗死　脑梗死是痉挛性偏瘫的常见原因,可以发生在出生前、出生时和出生后。妊娠本身就是一种高凝状态,以防围分娩期的出血。这种生理学机制在临产前后特别活跃,因此,出生前后 1~3 天是胎儿和新生儿发生脑梗死高风险的时间窗口。临产时胎儿和胎盘保持联系的时间越长,发生脑梗死的风险也越高,因为子宫强烈的收缩可使胎盘中的血凝块通过尚未关闭的卵圆孔优先栓塞到左侧大脑脉管系统。此外,分娩期间转动胎头和外力牵拉也可导致胎儿颈 - 脑动脉损伤,继而发生梗死。生后早期反复发生的局灶性惊厥是脑梗死的最常见症状,但是约有 40% 的新生儿没有特异症状,仅在脑瘫、癫痫等问题发生后才被识别。

二、高危儿出院后的随访与早期干预

高危新生儿出院后的随访是新生儿医护人员的重要职责[8]。处于远期神经发育问题的高危儿包括重度窒息及 HIE、早产儿 IVH 及 PVL、胆红素脑病和低血糖脑病、中枢神经系统感染、惊厥、呼吸衰竭、多发畸形和 VLBW 的早产儿,对于这些高危人群,随访是 NICU 内容的进一步扩展。通过随访有助于早期发现神经发育偏离正常的儿童,及时进行适当的早期干预,减轻伤残程度。另外,通过随访也可以进行回顾性流行病学调查及前瞻性临床随机对照试验,探索神经发育伤残的发生率、危险因素和发病机制。

(一) 随访的时间

一般来说,6 个月以下的婴儿每月随访 1 次,6~12 每 2 月随访 1 次,12~24 个月每 3 个月 ~ 半年随访 1 次,然后可以 1 年随访 1 次。以下是随访的几个关键时刻。

(1) 出院后 7~10 天:评估新生儿疾病恢复情况和是否适应家庭的环境。

(2) 矫正年龄 4~6 个月:证实有无追赶生长和需要早期干预的神经学异常。

(3) 矫正年龄 12 个月:证实是否存在脑瘫或其他神经学异常的可能性。也是进行智力发育评估的最佳时机。

(4) 矫正 18~24 个月:在此时,大多数的暂时性神经学异常都已消失,大多数可能的追赶生长也都发生,可做出儿童生长发育的最终预测和确诊重大残疾如脑瘫、智力低下的存在。

(5) 3 岁:可更好地进行认知和语言功能评估,进一步确认孩子的认知功能。

早产婴儿的发育结局常常是异质性的,可能部分与生物学的危险因素相关,如胎龄、出生体重、出生前后获得的脑损伤等,然而这些因素仅仅与不良结局部分相关,在某种程度上结局也可受到环境与经验的影响。还有一个影响发育结局的因素就是所谓的“脑的可塑性”。根据脑损伤的发生时间、部位及面积,功能恢复有可能发生,特别是当损伤发生在神经原迁移完成后的阶段期间,在此期间树突过度生长和突触高度活跃,可以预期在矫正 2~3 月龄直至 12~15 月龄的这段时期有相当大的可塑性,因此,高危儿的随访和早期干预至少应当持续至矫正 18 月龄以上,越长越好。

(二) 随访的内容

1. 体格发育与头围的增长　宫内或新生儿生长迟缓发生在 50% 的 VLBW 儿中,随着疾病治愈和最佳的营养供给,在儿童期可发生追赶生长。50% 的 SGA 的 VLBW 儿出生时头围低于正常,20% 的 AGA 的 VLBW 儿在新生儿期有头围产长迟缓。头围的追赶生长可发生在纠正胎龄 6~12 个月期间,然而有 10% 的 AGA 的 VLBW 儿和 25%

的 SGA 的 VLBW 儿在 2~3 岁时仍有低于正常的头围并持续到学龄期。头围是反映脑容量的客观指标,出生时头围异常、新生儿期头围增长缓慢和缺乏后期的追赶生长均可能提示存在脑损伤后遗的神经发育结局不良。

2. 神经发育测试方法

(1) 新生儿行为神经测定(NBNA):这是鲍秀兰教授吸取美国 Brazelton 新生儿行为估价评分和法国 Amiel-Tison 神经运动评估等方法的优点,结合国内的经验建立的新生儿 20 项行为神经测查方法,能较全面反映新生儿的大脑功能状态,有助于发现各种有害因素造成的轻微脑损伤。该法只适用于足月的新生儿,用于早产儿测查时,需在矫正胎龄满 40 周后再做。

(2) 全身运动(general movements,GMs)质量评估:这是奥地利发育神经学家 Prechtl 根据早产儿、足月儿和生后数月内小婴儿的自发运动特点提出的一种提示脑功能完整性的评估方法,通过定期的 GMs 质量评估可帮助临床超早期预测脑瘫或运动发育异常的发生。

(3) Amiel-Tison 神经学评估(Amiel-Tison neurological assessment,ATNA):该法是法国神经学家 Amiel-Tison 根据婴儿第一年中肌张力变化建立的一种在矫正胎龄 40 周及以后进行的简单的神经运动功能检查方法,可定期随访主动肌力、被动肌张力、原始反射和姿势反应的动态变化,有助于早期做出脑瘫的预测。

(4) Alberta 婴儿运动量表(Alberta infant motor scale,AIMS):AIMS 是加拿大 Alberta 大学研制的结合神经成熟理论和动态运动理论的一种有常摸参考的发育中婴儿的运动发育行为观察方法,既能可靠有效的评估足月的或早产出生的矫正年龄 40 周至 18 月龄期间的运动成熟过程,又能尽早地发现其他单靠里程碑的运动测量方法所不能检测到的运动质量的细微改变。

(5) Peabody 运动发育量表(peabody developmental motor scale,PDMS):Peabody 运动发育评估量表是目前在国内外康复界和高危儿早期干预领域中被广泛应用的一个全面的运动功能评估量表,适用于评估矫正 6~72 月龄的所有儿童的运动发育水平,包括粗大运动评估量表和精细运动评估量表两个相对独立的部分。现在国内引进使用的是第 2 版(2000),称为 PDMS-2。

(6) 婴幼儿智能发育测试(CDCC):这是我国从 1984 年开始由中科院心理所和中国儿童发展中心牵头,并得到联合国儿童基金会支持,于 1988 年完成的具有中国特色的 0~3 岁婴幼儿发育量表。检测结果以智力发育指数(mental development index,MDI)和心理运动发育指数(psychomotor developmental index,PDI)表示。国际间常用的适合于小婴儿的智力筛查方法还有贝利婴儿发育量表(Bayley Scale of Infant DevelopmentⅡ)、盖泽尔发育诊断方法(Gesell Development Diagnosis)、丹佛发育筛选检查(DDST)等。

3. 眼科随访　眼科检查应当在所有的高危新生儿中进行。ROP 阈值病变的高峰时间是矫正胎龄 38 周,所以出院后的随访极为重要,直至急性 ROP 完全消退。90% 的急性 ROP 患儿的病变退化开始于矫正胎龄 44 周时。

脑损伤也是导致新生儿皮质视觉损伤重要的危险因素,但是尚未受到应有的关注。皮质视觉损伤(cerebral visual impairment,CVI)又称皮质盲,是因为视放射(如 PVL)、枕叶皮质(如低血糖)和视觉相关区域的损伤导致的视觉通路功能障碍,重者可以致盲,轻者也可表现为相对轻微的视觉功能障碍。视觉缺陷也可影响患儿的运动和认知发育,尽早识别和干预至关重要。

4. 听力随访　正常的听觉过程需要外耳、中耳、内耳(耳蜗)和上行的脑干听觉通路的正常功能,最后将听觉信息传递至颞叶的初级听觉皮层。听觉通路任一意部位的受损均有可能引起听觉功能异常。窒息缺氧、高胆红素血症、感染、药物、噪声等均是胎儿和新生儿听力损害的高危因素,听力筛查应在出院之前就开始,如果没有通过应该定期复查。所有有听力障碍的婴儿都应在 3 个月前被发现,6 个月前予以干预。即使是听力筛查通过的孩子也应在 12~24 个月时复查,因为宫内病毒感染的听力丢失常为进行性的。

综上所述,高危新生儿出院后的随访尽管以新生儿科为主,但是应该有一个多学科的团队,包括新生儿科、神经科、儿保科、康复科、五官科和眼科。

(三)神经发育伤残婴儿的早期识别

早期识别处于神经发育伤残的婴儿对于从事随访工作的医护人员是一个挑战,因为生后第一年中运动的发育迅速而广泛,并受生物学、环境和社会因素的影响。现在已知,早产婴儿与足月出生的婴儿有不同的运动发育轨迹,早产婴儿可能有较少的屈曲和较多的伸展姿势,这可能是因为在 NICU 中的长期住院和在脑发育关键期暴露于宫外环境所致,但是这种变化也有可能引起误导而将早产儿变异的肌张力和姿势错误地标记为"异常",甚至过早地"戴上"脑瘫的帽子并"指导"家长去康复治疗,不仅增加了家庭的压力和浪费了康复的资源,对婴儿的身心还会造成极不利的影响。因此,在随访早产儿时最好应用适合于早产儿年龄特异性的评估工具,并在区分发育轨迹的天然"变异"和真正的"异常"时应当仔细和谨慎,必须结合围产期脑损伤的病因学和影像学的相关知识以及随访时的评估结果进行综合分析。

(1) 病因学的年龄特异性:脑发育的选择性脆弱性存在年龄特异性,即在脑发育的不同时期对损伤易感的细胞类型和脑区域是不同的。①孕早期(妊娠头 3 个月)的不利事件或遗传异常常常影响全脑发育和引起中线结构的异常,包括前脑无裂畸形、胼胝体发育不全、小头和迁移异常如巨脑回和无脑回;②孕中期(妊娠第 2 个 3 个月)末到孕晚期(妊娠最后 3 个月)初的不利事件的主要脆弱区域在皮质和皮质下白质,尤其是发育中的少突胶质细胞;③随着胎儿达到足月,对缺氧缺血的主要脆弱区域从白质移位到大脑皮质、基底节和丘脑的神经元。损伤的部位也取决于事件的性质和类型,例如急性的完全性窒息事件主要引起以壳核为主的基底核和腹外侧丘脑损伤,而部分的长期窒息事件则以矢状旁区皮质梗死、多囊性脑软化和弥漫性脑萎缩为特征。高胆红素血症也可引起与 HIE 相似的新生儿脑病,但是其靶向苍白球而不是 HIE 的壳核和丘脑,因此,核黄疸可导致儿童期的舞蹈型脑瘫,而伴基底节损害的 HIE 则表现为张力障碍/手足徐动型脑瘫,这也是发育中的脑选择性脆弱性的一个例子。

(2)神经影像学的年龄特异性:进入 NICU 的新生儿通常都会通过神经影像学评估脑损伤的部位和严重程度,特别是颅脑超声和 MRI。颅脑超声特别适用于早产的新生儿,容易发现较大的脑室周围白质损伤,如脑室内出血性梗死和囊性 PVL。对于神经发育结局的预测,需要在出生后 4~6 周进行连续的颅脑超声随访,并在矫正 36~40 周时再随访 1 次,因为 PVL 的囊腔形成需要 2~5 周。颅脑超声也可以帮助预测脑瘫的类型和严重性,例如单侧脑梗死是导致对侧痉挛性偏瘫的常见原因;深部灰质损伤则常伴有张力失常型脑瘫或严重的运动障碍。

MRI 是足月或近足月的 HIE 患儿首选的神经影像技术,近年来,也越来越多地应用于早产儿。在后者,最合适的 MRI 检查时间是矫正胎龄相当于足月时(40~42 周),过早进行 MRI 检查有遗漏内囊后肢相关信息的可能。与颅脑超声相比较,MRI 能够发现更加广泛和细微的颅脑损伤(表 5-6-1),如非囊性局灶型和弥漫型的 PVL。特别是近年来一些先进技术的应用,如弥散加权成像(DWI)、弥散张量成像(DTI)和磁共振波谱分析(MRS),大大地促进了 MRI 在新生儿脑损伤早期诊断中的特异性和敏感性。[9]

表 5-6-1 MRI、CT 及 B 超比较

神经病理类型	MRI	CT	B超
选择性神经元坏死	++	+	−
基底节和丘脑	++	+	+
脑干	++	±	−
矢状旁区脑损害	++	+	+
脑室周围白质软化	++	+	++
局灶多灶缺血脑损害	++	++	+

(摘自:Volpe JJ. Neurology of the Newborn. 4ed. Philadelphia:W.B. Ssunders Company,2008:408)

(3)年龄特异性的神经运动评估方法:目前国内在高危新生儿的系统随访中常用的评估方法为 GMs 质量评估、Amiel-Tison 神经学评估(ATNA)和 Albert 婴儿运动量表(AIMS)。

1)GMs 质量评估反映的是运动行为的变异性和脑的连接性:GMs 质量评估是最常应用的从胎儿早期直至足月后 3~4 月龄的运动评估方法,可提供有关脑的完整性的信息,特别是关于脑室周围白质的连接性。越来越多的证据证实,丰富的大脑连接性是人类行为变异性的神经学基础,运动行为变异性及其表达取决于皮质联结的完整性。GMs 显示典型的运动变异性和复杂性与皮质板下层的突触活动同时出现于孕 9~10 周,高峰于 24~32 周和消退于 5~6 月龄,提示 GMs 的基本运动形式是由脊髓和脑干中的中枢模式发生器(CPG)神经网络所引起,其复杂多变的特征是由皮质板下层及其传出的运动纤维所介导的。皮质板下层是脑最早发育成熟的暂时性皮质结构,存在于脑室周白质和发育中的皮质板之间。从脑室层分裂而来的神经元需在皮质板下层中等候来自丘脑、对侧和同侧大脑皮质、基底核、丘脑和脑干核的传入纤维的引导,然后才到达皮质目的地。皮质板下层在开辟经内囊下行的皮质丘脑通路和其他皮质内通路中也起重要作用,因此,皮质板下层中有许多下行的神经纤维,可直接或间接的通过多突触通路传递信息到脑干和脊髓的 CPGs 网络,在 GMs 的复杂性和多变性的产生中起了关键的作用。现在认为,异常的 GMs 是脑室周围白质的板下层及其传出的运动纤维损伤和功能障碍的结果,如早产儿 PVL。因此,GMs 质量评估特别适用于早产儿脑瘫的早期预测[10]。

2)Amiel-Tison 神经学评估反映婴儿的肌张力、原始反射和姿势反应:该检查方法适用于足月儿和纠正年龄足月后的早产儿,包括定期观察运动发育里程碑、主动肌力、被动肌张力、原始反射和姿势反应等 5 个方面的动态变化。其基本理论是根据上运动控制系统和下运动控制系统的个体发育规律。下运动控制系统(脑干和小脑)以上行的模式成熟早,维持抗重力姿势和肢体的屈肌张力;上运动控制系统(大脑半球和基底核)以下行的模式成熟较晚,控制较低的系统、肢体放松、精细运动、直立姿势和步行。胎儿和新生儿的脑损伤最常影响的是上运动控制系统的发育,引起中枢性的瘫痪,即以肌张力增高和反射异常为特征的痉挛性脑瘫。尽管许多新生儿神经学检查也包括肌张力和原始反射的评估,但是极少的量表能够在足月后一年中反复地纵向评估全身的主动肌力和被动肌张力的动态变化,ATNA 神经学评估正是因为具有这样的优点而被广泛推广应用。

3)AIMS 量表反映发育中婴儿的粗大运动能力和运动质量的细微变化:一般的集中于运动发育里程碑的传统诊断量表不能敏感的识别细微的运动变化,AIMS 却是一个对于头 18 月龄期间婴儿粗大运动发育的细微变化特别有用的评估工具,尤其是矫正 4~12 月龄之间的婴儿。AIMS 是一种最小化地摆弄婴儿的观察性量表,能够检查、识别和评估从足月至独走婴儿的自发性的运动表现。该量表整合了神经成熟理论与动态运动理论的现代运动发育的理论原理,与传统的临床神经学评估相反,强调运动的功能性技巧

和质量,能够测知婴儿微小的、不被其他运动测量方法检测到的运动行为的变化,既可以为临床医生和父母提供有关婴儿运动活动能力的信息,又能够对婴儿随成熟或因干预而产生的运动行为改善进行评估[11]。

综上所述,三种方法均具有年龄相关的特异性,并具有不同的测评目的,可以很好的互补。例如,虽然三者都有很好地识别、预测和评估功能,但是 GMs 偏重于预测,ATNA 偏重于识别,AIMS 则更加偏重于评估。因此,在高危新生儿的出院后随访中,最好应用一个以上的评估工具联合评估,矫正 4 月龄前推荐联合应用 GMs 和 ATNA,矫正 4~12 月龄期间推荐联合应用 ATNA 和 AIMS,以确保准确的预测、识别和评估,避免不必要的过度诊断和干预。

(四) 脑损伤新生儿的早期干预

处于神经发育伤残高度危险的婴儿的早期预测提供了在年龄早期进行干预的机会,例如在中枢神经系统具有相当的可塑性的特征性阶段期间。然而,争议的焦点是怎样程度的早期干预可以促进不同能区的发育结局。

1. 脑发育与早期干预的科学依据　大量的脑科学研究成果证明,大脑发育具有关键期。关键期是指出生后早期的一段时间,在该时期中脑功能的发育和成熟是可塑的,强烈地依赖经验或环境的影响。

(1) 脑发育的敏感期和关键期:经验对于脑和行为的发育具有极其重要的影响,当经验对脑的影响在某个有限的发育时期特别强烈时,这个时期称为敏感期;而当经验提供的信息对于正常的发育是必要的,并可以永久性的改变行为时,这个敏感期就称为关键期。因此,关键期是敏感期中的一个特定的时期,可以引起脑功能的不可逆的变化。1937 年奥地利行为生态学家 Lorenz 因发现"印刻现象"而获诺贝尔奖,即将初生的小鹅与鹅妈妈分离,而是由 Lorenz 本人替代鹅妈妈出现在小鹅面前,结果就导致了小鹅追随 Lorenz 游动的亲情关系,说明小鹅有个认亲的关键时期,这个时期就在它刚出生时,一旦错过了这个时期,同样的运动着的物体就根本不可能形成这种关系了。另一个经典的例子是"单眼剥夺"试验,1960 年 Hubel 和 Wiesel 为此也获得了诺贝尔奖,即在出生后的头几周将新生猫的一只眼睛的眼睑缝合,引起该眼的功能性失明,尽管视觉被剥夺的眼睛在打开眼睑后视网膜仍能很好地工作,而该眼的视力却是永远也不能恢复;然而,对于一个成年的猫,同样的视觉剥夺并不影响被剥夺眼的视觉功能。同样,人类也有关键期,"狼孩"的故事就是最好的证明。20 世纪 20 年代在印度发现一个由狼抚养长大的女孩,其生活习性与狼的习性一样,人们想方设法恢复她的智力和人性,包括语言,在进行了长达 4 年的训练之后,她总共只学会 6 个单词,直至 17 岁死时,她的智力仍旧相当于 4 岁儿童的水平。这就是错过了关键期的结果。

关键期的本质实际上就是神经回路发育的一种特性。初生时,由于遗传和经验的影响,有些回路已建立但并不

巩固。关键期的经验可以以基础的方式修改回路的突触联接,使回路加固和高度稳定,而在关键期结束后发生的经验则只能修改关键期中已经建立的框架中的突触联接。例如,起源于左或右眼的视觉信息经丘脑轴突输送到皮质第Ⅳ层的初级视觉皮质代表区,联接丘脑轴突与初级视觉皮质的神经回路在出生后头几个月中受到视觉经验的强烈塑型。在此期间的"单眼剥夺"试验可以引起来自被剥夺眼的神经联接的选择性淘汰和来自开放眼的新的神经联接的形成。结果,初级视觉皮质中的神经回路全部被来自于开放眼的神经回路所占领,实验结束后,尽管剥夺眼的视觉输入重新恢复,但其经典模式的初级视觉皮质代表区的神经回路却不能被恢复。

(2) 脑发育的可塑性:所谓脑的可塑性,即脑可以被环境或经验所修饰,具有在外界环境和经验的作用下不断重塑其结构和功能的能力。切除了一半大脑的人还能够与正常人一样的思维和行动,完成各种各样的复杂的智能活动,其原因就在于大脑的可塑性使另一侧的大脑半球代偿了整个大脑的认知功能。

神经可塑性的探讨必须从突触的层次开始。尽管神经元不能再生,但是它上面的突起可以再生,且特别重要的是,这些突起总在进行着互相连接的活动,正是这种活动,才使神经细胞之间建立起各种联系,使大脑能够完成众多的任务。事实上,脑的功能并不取决于脑细胞的绝对数量,而是取决于脑细胞之间建立的复杂网络,形成这种网络的物质基础就是突触。突触具有强大的可增长性,因此,可塑性指的不是神经细胞的再生,而是指由于突触再生所造就的神经回路的巨大潜力。初生的婴儿与外界还没有接触,大脑皮层的突触数目及突触联结很少,只有成人的 1/10。出生后随着生活中不断接触新的经验,不断地形成新的突触,大脑皮质单位体积内的突触数目(突触密度)迅速增加,3 岁时达到顶峰(为成人的 1.5 倍),并持续直至 12~13 岁。但是,过多的突触连接又会降低大脑处理信息的速度,因此,14 岁开始大脑皮质按"用进废退"的原则裁减突触数目,至青春期突触密度逐渐回落至成人水平,亦即只有在有经验输入的区域,使用过的突触才能存活下来,而没有联系的突触连接则会退化以至死亡。因此,突触的修剪是选择性的,受到早期环境因素和经验的影响,早期良性的经验刺激可帮助孩子调整大脑内的突触联结,并最终帮助他在大脑中形成一张网络,使其的学习效率达到可能的最佳水平[12]。

(3) 出生前和围产期脑损伤后的功能重组:围产期脑梗死是一个探索发育中脑的神经可塑性的理想的人类模型,先进的神经影像学技术提供了探索人类婴儿早期脑损伤后功能重组机制的机会。来自于人类的研究已经肯定,未成熟脑的功能重组与成熟脑有本质上的不同,包括语言、运动和感觉系统[13]。

1) 语言功能的重组机制:语言加工主要涉及人脑的左侧半球。尽管有先天的优势,来自于 fMRI 的证据提示,在

发育早期存在双侧的语言代表区是语言功能重组的基本前提,也就是说,在优势半球(左侧)发生的早期损伤可以通过对侧半球(右侧)的语言网络重组来代偿(图5-6-1)。这种神经可塑的潜能已在不同的新生儿神经病理模型中显示,包括脑室周白质损伤、脑梗死和围产期发生的皮质-皮质下损伤或大脑半球切除术。

2)运动功能的重组机制:在运动系统,皮质脊髓束的单侧损伤可以通过2种机制恢复其与脊髓水平的连接:第一个机制是损伤同侧的运动皮质在初级或是附近的非初级运动区内重组它的功能;第二个机制则是对围产期脑损伤特异性的重组机制,即通过损伤对侧半球暂时存在的同侧皮质脊髓投射的持续存在并"接管"麻痹肢体的运动控制(图5-6-2A/B)。这是因为在出生后的头几周中存在着起源于初级运动区域的双侧投射,绝大多数的同侧投射在发育期间退化消失,但是在单侧脑损伤的情况下它们可以持续存在,引起运动功能的对侧重组。

3)躯体感觉功能的重组机制:上行的丘脑-皮质躯体感觉投射在妊娠最后3个月的初期还没有达到其皮质的最终目的地,在此期间获得脑损伤时能够绕过损伤继续发育形成"轴突旁路",并与损伤半球内的中央后回感觉皮质重新连接(图5-6-2C/D)。因此,即使有脑室周围大面积的损伤,躯体感觉功能也可以被很好地保存。

尽管上述重组机制在出生前和围产期都可得到,但是其重组的效果随着事件发生时间的推迟而降低。

2. 早期干预的方法及效果　"早期干预"是指出生后不久即开始的聚焦于预防性质的干预方案,此时婴儿的脑

是可塑的,干预比较可能得到最大化的效果。早期干预包括从NICU就开始的新生儿个别化发育支持性护理和出院后的干预程序。

(1)NICU中的新生儿个别化发育支持性护理(NIDCAP):早产是一种常见但不幸的事件,可发生各种不同类型的脑损伤和后遗症,即使是没有发生脑损伤的健康早产儿,与足月出生的对照组相比也有较差的认知功能和较高的智力低下发生率。早产儿在矫正胎龄40周时的MRI也证实,与足月出生的对照组相比较,早产儿有较差的灰-白质分化和较少的髓鞘形成,提示即使是健康的早产儿也处于成熟延迟的危险,因此,强调与宫外环境相比较宫内环境对神经发育的重要性。越来越多的研究证实,NICU的环境使婴儿、母亲和医护人员都暴露于一个负面的、可变的、充满刺激和压力的环境。在母亲子宫中的经历和在NICU中的经历之间的巨大差别使得早产婴儿的神经发育面临重要的挑战,甚至改变婴儿的神经结构、神经生理和神经心理行为的发育。

胎儿在子宫内以特有的姿势在羊水中游动,接受最多的刺激为来自羊水的触觉信息,而本体感觉、嗅觉和味觉、听觉及视觉的刺激很少,与胎儿感觉系统的发育进程相一致。然而,早产儿出生以后在NICU环境中接受的刺激则与宫内完全不同,包括不同的体位和姿势、环境噪声和过强的光线,以及各种NICU诊疗操作所致的疼痛刺激。另外,早产儿还必须忍受长期的母子分离和有限的肌肤接触。所有这些不利的环境对于早产儿都有可能构成一种应激,即使在健康的情况下也可能引起远超婴儿适应能力的巨大压

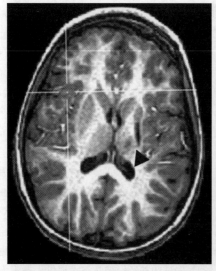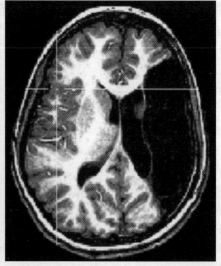

图5-6-1　围产期脑梗死后的语言功能重组

2例围产期脑梗死的青少年fMRI支持右侧半球语言功能重组。左侧病例:损伤限于基底核和丘脑(黑箭头);右侧病例,损伤涉及左侧Broca区域

(摘　自:Fiori S,Guzzetta A. Plasticity following early-life brain injury:Insights frpm quantitative MRI. Semin Perinatol,2015,39:141-146.)

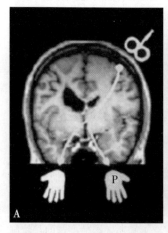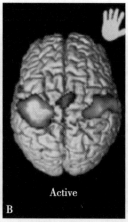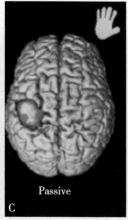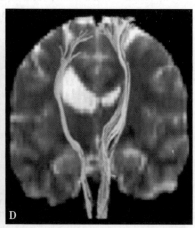

图 5-6-2　1 例单侧围产期脑室周白质损伤病人的运动和躯体感觉投射重组

A. 冠状面 T1-MRI 显示的广泛损害已经破坏了正常交叉的皮质脊髓投射(对受累半球的经颅磁刺激(TMS)没有反应),和诱导来自于损伤对侧半球到麻痹手(P)的同侧皮质脊髓投射的维持(白色 TMS 标记线,白色箭头皮质脊髓投射);B. 当麻痹手主动运动时,fMRI 显示初级运动皮质区域的双侧活动,以及代表辅助运动区域的中线激活;损伤对侧半球的同侧的活动反映麻痹手的初级运动活动的重组;C. 当麻痹手被动运动时,仅在受累半球中的对侧初级运动区域被激活,提示在受累半球中保留了麻痹手的对侧初级躯体感觉代表区。相应的,小灰点代表脑磁图描记术测定的麻痹手的躯体感觉代表区;D. DTI 见绕过损伤到受累半球的初级运动区域的躯体感觉传入纤维的轨迹

(摘自:Staudt M.Reorganization after pre-and perinatal brain lesions. J Anat,2010,217:469-474.)

力。NIDCAP 是从神经发育和心理发育的角度出发建立的个体化发育支持医疗和护理计划,希望通过改善 NICU 的环境和改进新生儿的护理方法来支持早产儿的神经系统发育成熟,因此,这是一种模拟宫内环境的人性化的个体化的护理措施,特别适用于早产的 VLBW 和 ELBW 儿。其主要内容包括:①减少应激,例如减少有害刺激,提倡适宜光照,减少噪声,疼痛性操作时进行镇痛等,帮助早产儿提高适应能力;②以发育为中心的护理项目,包括体位放置,非营养性吸吮,非疼痛性感觉刺激如抚触、袋鼠式护理、适宜的声音和视觉刺激等[14]。

(2) 出院后的干预措施:神经发育是一个连续的过程,出院后应该根据孩子的具体情况制订以家庭为中心的干预措施,并使其成为 NICU 中 NIDCAP 的延续。出院后的干预程序一般都从矫正年龄足月后开始,所用的干预方法变化多端,包括针对所有发育能区的综合干预措施和针对运动发育的某一方面(例如翻身、坐、爬、站立等)的特殊训练方案,以及比较传统的以 NTD(神经发育治疗)或 Vojta 理论为基础的物理治疗方法。

不论应用哪一种干预方法,父母通常都在干预的实施中起了重要的作用。父母是孩子生活的重要"环境因素",一个家庭如果有一个"有问题"的孩子,对家长的身体和精神都是一个巨大的挑战。以父母为合作伙伴的"家庭为中心"的干预程序的研究发现,父母的参与可以大大地降低他们的应激、焦虑和抑郁症状,并增加母亲与其婴儿之间的亲子互动。换句话说,对父母的心理支持应当对儿童的环境有正面的影响,从而改善早产儿童的发育结局。

对于高危儿出院后的干预研究提示,通过以被动运动为主要内容的干预程序对于运动发育没有明显的效果,而通过特殊的运动技能培训和以刺激儿童主动探索的运动行为为目的的干预方法可能对运动的发育有最好的正面影响。而且,干预必须尽可能早地开始,且应当是个体化的、有目标任务的、强化的、反复的和持续较长时间的以家庭为中心的训练[15]。

高危婴儿,作为一个整体,通常被认为比经典发育的婴儿有较低的认知水平,因此,早期干预程序常常不仅针对改善运动结局,而且也应针对促进认知的发育。有研究证实,即使是主要集中于运动发育的干预程序,对认知发育的结局也同样有效,而且不依赖于干预的类型。这是因为早期运动发育的改善允许婴儿有更多的机会与环境相互作用,从而进一步促进了婴儿的认知发育。Spittle 的 Meta 分析(25 项研究,3615 例婴儿参与)结论,对早产儿出院后提供的早期发育性干预程序不仅对婴儿的运动结局有正面的影响,对认知结局也有正面的影响并可持续到学龄前期。

(邵肖梅)

参考文献

1. de Vries LS,Jongmans MJ. Long-term outcome after neonatal hypoxic-ischaemic encephalopathy. Arch Dis Child Fetal Neonatal Ed,2010,95:F220-F224.

2. Edwards AD,Azzopardi DV,Gunn AJ. Neonatal Neural Rescue:A Clinical Guide. Cambridge university press,2013:1-15.

3. Pappas A, Shankaran S, McDonald SA, et al. Cognitive Outcomes After Neonatal Encephalopathy. Pediatrics, 2015, 135: e135-e634.

4. Martinez-Biarge M, Diez-Sebastian J, Kapellou O, et al. Predicting motor outcome and death in term hypoxic-ischemic encephalopathy.Neurology, 2011, 76: 2055-2061.

5. Martinez-Biarge M, Bregant T, Wusthoff CJ, et al.White Matter and Cortical Injury in Hypoxic-Ischemic Encephalopathy: Antecedent Factors and 2-Year Outcome.J Pediatr, 2012, 161: 799-807.

6. Perlman JM. Cognitive and behavioral deficits in premature graduates of intensive care.Clin Perinatol, 2012, 29: 779-797.

7. Jarjour IT.Neurodevelopmental Outcome After Extreme Prematurity: A Review of the Literature. Pediatric Neurology, 2015, 52: 143-152.

8. Walker K, Holland AJ, Halliday R, et al. Which high-risk infants should we follow-up and how should we do it ? J Paediatr Child Health, 2012, 48: 789-793.

9. Towsley K, Shevell MI, Dagenais L, et al. Population-based study of neuroimaging findings in children with cerebral palsy. Eur j paediatr neurol, 2011, 15: 29-35.

10. 邵肖梅. 全身运动质量评估对高危儿神经发育结局的预测价值. 中国儿童保健杂志, 2012, 20: 1059-1060.

11. de Albuquerquel PL, Lemos A, de Farias Guerra1 MQ, et al. Accuracy of the Alberta Infant Motor Scale (AIMS) to detect developmental delay of gross motor skills in preterm infants: A systematic review.Dev Neurorehabil, 2015, 18: 15-21.

12. Fiori S, Guzzetta A. Plasticity following early-life brain injury: Insights from quantitative MRI. Semin Perinatol, 2015, 39: 141-146.

13. Staudt M. Reorganization after pre-and perinatal brain lesions. J Anat, 2010, 217: 469-474.

14. Als H, Sizonenko S, 曹云, 等. 新生儿重症监护病房医护模式与早产儿神经发育结局. 中国循证儿科杂志, 2015, 10: 321-327.

15. Spittle A, Orton J, Anderson PJ, et al. Early developmental intervention programmes provided post hospital discharge to prevent motor and cognitive impairment in preterm infants. Cochrane Database Syst Rev, 2015, No.CD005495.

第7节　计划免疫

计划免疫指根据传染病的流行规律和疫苗的免疫效果，有计划、科学地进行各种预防接种，从而提高人群免疫力，最终达到消灭和控制各种传染病的目的。继 20 世纪 80 年代成功消灭天花后，2000 年 10 月 29 日中国的无脊髓灰质炎状态也得到证实。实践证明，疫苗免疫是预防和控制传染病最经济、简便和有效的手段之一。

研究发现，胎儿晚期已具备对多种疫苗的反应能力，因此，新生儿期即可开始一些疫苗的预防接种。目前国家基本免疫规划确定的疫苗包括卡介苗（bacille calmette-guérin vaccine, BCG）、乙型肝炎疫苗（以下称乙肝疫苗，Hepatitis B vaccine, HepB）、脊髓灰质炎疫苗、无细胞百白破疫苗、白喉破伤风联合疫苗、麻疹减毒活疫苗、麻腮风疫苗、甲肝疫苗、流脑疫苗、乙脑疫苗等，其中乙肝疫苗和卡介苗在新生儿期开始接种。为适应全球范围内 2 型脊髓灰质炎已消灭的新形势，2016 年 5 月 1 日起，实行了脊髓灰质炎疫苗新的免疫程序。表 5-7-1 列入目前的扩大国家免疫规划的疫苗及免疫程序，应注意不同地区接种疫苗的具体制剂会有所不同。由于政府近年加大对疾病预防的投入力度，不断有新的疫苗加入到国家免疫规划，最新的扩大国家免疫规划疫苗免疫程序应随时留意国家卫生和计划生育委员会和中国疾病预防控制中心等权威机构发布的通知和指南。

（一）乙肝疫苗

乙型肝炎是由乙肝病毒感染（HBV）引起的、以肝脏病变为主并可累及多器官的一种传染病。慢性 HBV 感染不仅引起肝炎、肝硬化，与肝细胞癌的发生也有密切的联系，是现阶段我国最为突出的公共卫生问题之一。注射乙肝疫苗是预防和控制乙肝的最有效的措施之一。乙肝疫苗接种不仅显著降低了接种人群的慢性 HBV 感染率，也显著降低肝细胞癌的发生率[1-2]。

我国从 1992 年起将乙肝疫苗纳入新生儿计划免疫管理，但疫苗需要自费。2002 年正式纳入国家免疫规划，疫苗免费，但需交纳注射费。自 2005 年 6 月起新生儿乙肝疫苗接种完全免费，实现了历史性的跨越。自 2009 年启动新医改后的 3 年间，我国为所有 15 岁以下的青少年补种乙肝疫苗。2014 年乙肝血清流行病学调查显示，我国 1~4 岁儿童 HBsAg 携带率已逐年下降至 0.32%，5~14 岁人群 HBsAg 的流行率为 0.94%，15~29 岁人群 HBsAg 携带率 4.38%[1]。

1. 乙肝疫苗介绍　目前国内使用的主要有两种类型：酵母基因工程疫苗和中国仓鼠肾卵巢细胞（chinese hamster ovaries, CHO）基因工程疫苗。重组酵母乙肝疫苗系利用现代基因工程技术，构建含有乙肝病毒表面抗原基因的重组质粒，经此重组质粒转化的酵母能在繁殖过程中产生乙肝病毒表面抗原，经破碎酵母菌体，乙肝病毒表面抗原释放，经纯化、灭活加佐剂氢氧化铝后制成乙肝疫苗。重组酵母乙肝疫苗为 adw 亚型，用于预防所有已知亚型的乙肝病毒的感染。基因重组 CHO 乙肝疫苗系用基因工程技术将乙型肝炎表面抗原基因片段重组到中国仓鼠卵巢细胞（CHO）内，通过对细胞培养增殖，分泌乙肝表面抗原于培养液中，经纯化加佐剂氢氧化铝后制成。两类基因工程疫苗均经高度纯化，免疫原性与血源疫苗相同，但不含人源

表 5-7-1　扩大国家免疫规划疫苗免疫程序

疫苗	出生时	1月龄	2月龄	3月龄	4月龄	5月龄	6月龄	8月龄	18月龄	2岁	3岁	4岁	6岁
乙肝疫苗	第1剂	第2剂					第3剂						
卡介苗	1剂												
灭活脊灰疫苗			1剂										
减毒二价脊灰疫苗				第1剂	第2剂							第3剂	
百白破疫苗				第1剂	第2剂	第3剂			第4剂				
白破疫苗													1剂
麻风疫苗（麻疹疫苗）								1剂					
麻腮风疫苗（麻腮疫苗、麻疹疫苗）									1剂				
乙脑减毒活疫苗								第1剂		第2剂			
A 群流脑疫苗							第1、2剂						
A+C 流脑疫苗											第1剂		第2剂
甲肝减毒活疫苗									1剂				
乙脑灭活疫苗								1、2剂		第3剂			第4剂
甲肝灭活疫苗									第1剂	第2剂			

注：灭活脊灰疫苗和二价减毒脊灰疫苗为顺序接种；A 群流脑疫苗第 1、2 剂次间隔≥3 个月，乙脑灭活疫苗第 1、2 剂间隔 7~10 天；甲肝减毒活疫苗和甲肝灭活疫苗二者选一

性物质，无血液制品之虞。两种疫苗 DNA 残留量和抗原杂蛋白低于 WHO 和欧盟药典标准，并符合传代细胞生产疫苗不具有致变性的安全规定，无外源病毒和其他外源因子。但 CHO 细胞在培养过程中仍含有残余小牛血清，是其缺点。

2. **现行免疫接种策略和效果**　乙肝疫苗的接种对象包括新生儿、在新生儿时期未接种过乙肝疫苗的婴幼儿和其他高危人群。HBV 感染的结局和感染年龄关系密切，年龄越小越容易形成慢性。围产期感染约 90% 发展为慢性；5 岁以下的儿童感染，25%~30% 发展为慢性；青少年和成人感染，仅不足 10% 发展为慢性，因此，新生儿期乙肝疫苗接种无疑仍是重中之重。推荐的使用剂量，重组酵母乙肝疫苗为 10μg/ 次，重组 CHO 乙肝疫苗为 20μg/ 次，以上臂三角肌肌内注射效果最好。新生儿乙肝疫苗接种第 1 剂要求在新生儿出生后 24 小时内尽早接种，第 2 剂在第 1 剂接种后 1 个月接种，第 3 剂在第 1 剂接种后 6 个月（5~8 月龄）接种。第 1 剂和第 2 剂间隔应≥28 天。第 2 剂和第 3 剂的间隔应≥60 天。两种疫苗可以互相替代使用。

对 HBsAg 阴性母亲的正常婴儿全程接种乙肝疫苗

后，95% 以上可获保护滴度的抗 -HBs 抗体（乙型肝炎表面抗体，一般以≥10mU/ml 为有保护作用），几乎没有副作用。滴度在完成全程免疫后 1~3 个月最高，以后有逐渐下降趋势，其峰值和持续时间呈正相关[3]。接种酵母乙肝疫苗的婴儿在 10 岁时约有一半儿童的血清抗体滴度降低至 10mU/ml 以下，但抗体滴度降低或转阴的儿童在加强注射后多可快速产生高滴度的抗体，说明抗 -HBs 应答存在免疫记忆，因此，许多专家认为至少在 10 年内无加强接种的必要[4]。我国由于 HBV 感染者众多，接触感染源的机会明显增加，因此，国内许多专家仍建议在抗 -HBs 转阴后最好及时加强接种。

3. **HBsAg 阳性母亲所生婴儿的免疫预防**　我国绝大多数的慢性 HBV 感染者是母婴传播所致，单用乙肝疫苗接种对 HBsAg 阳性母亲所生婴儿的阻断率为 87.8%。国内外多项研究显示，出生于 HBsAg 阳性的母亲的新生儿联合使用乙肝免疫球蛋白（HBIG）和乙肝疫苗的效果优于单用乙肝疫苗。HBIG 是经乙肝疫苗免疫健康人后采集的高效价血浆或血清经低温乙醇法分离提取，结合低 pH 孵化病毒灭活处理的免疫球蛋白制剂，属被动免疫制剂。我国"慢

性乙型肝炎防治指南"2015 版推荐对 HBsAg 阳性母亲分娩的新生儿使用 HBIG 和乙肝疫苗联合免疫,HBIG 剂量应≥100U,并且要在生后 24 小时内尽早(最好在生后 12 小时内)注射,同时在不同部位接种 10μg 重组酵母乙肝疫苗,在 1 个月、6 个月分别接种第二针和第三针乙肝疫苗,可显著提高阻断母婴传播的效果。新生儿在出生后 12 小时内注射 HBIG 和乙肝疫苗后,可接受 HBsAg 阳性母亲的哺乳[1]。

HBV 母婴传播免疫失败和母 HBV-DNA 高滴度相关。最新的慢性乙型肝炎防治指南提出,在充分知情同意的情况下,可对 HBV-DNA 高水平孕妇进行抗病毒治疗,以提高新生儿的 HBV 母婴传播阻断率[1,5]。

4. 早产儿或低出生体重儿的免疫预防　早产儿或 LBW 儿常接受更多的医疗干预,如输血、血制品和手术等,从而增加 HBV 感染的风险。由于认为在第一次注射时婴儿越成熟,产生保护性抗体的比例越高,因此,美国曾推荐等对 HBsAg 阴性母亲的婴儿可在体重达到 2kg 时或满 2 月龄时才开始乙肝疫苗接种。然而,近年来国内外在 HBsAg 阴性母亲的婴儿研究发现,无论胎龄和出生体重,在早产儿或 LBW 儿临床情况稳定,生后 7~30 天后按程序接种乙肝疫苗,多数能产生保护滴度的抗体,且抗体滴度及持续时间和足月儿相仿。因此,美国最新的推荐如下。

(1) 出生于 HBsAg 阴性母亲的婴儿:临床情况稳定的出生体重 ≥2000g 的早产儿和 LBW 儿应当与足月儿一样,出生后尽快接种第 1 剂乙肝疫苗。出生体重 ≥2kg 的早产儿对乙肝疫苗的免疫反应可和足月儿相媲美。对于临床情况稳定的出生体重 <2000g 的早产儿和 LBW 儿,不论胎龄和体重,都应当在出生后 30 天日龄时接种第 1 剂乙肝疫苗。如果该婴儿在 30 天之前出院,应在出院时进行接种。

(2) 出生于 HBsAg 阳性母亲的婴儿:出生于 HBsAg 阳性母亲的早产儿和 LBW 儿,不论胎龄和体重,必须在出生后 12 小时之内接受乙肝疫苗和 HBIG。体重 <2000g 和母亲 HBsAg 阳性的婴儿出生时第 1 剂乙肝疫苗不应计入乙型肝炎的免疫程序,另外,3 剂乙肝疫苗应在出生后 1 个月时开始给予。所有的 HBsAg 阳性母亲的婴儿都应当在 9~15 个月龄时检测抗 -HBs 和 HBsAg。

(3) 出生于 HBsAg 状态不明母亲的婴儿:所有的出生于分娩时母亲 HBsAg 状态不明的早产儿和 LBW 儿都应当在出生后 12 小时之内接种乙肝疫苗;由于体重 <2000g 的婴儿对出生时接种乙肝疫苗的预期反应较低,如果其母亲的 HBsAg 状态测定结果在生后 12 小时内仍不可得,应当及时给予 HBIG。对于出生体重 ≥2000g 的早产儿和 LBW 儿,可等待母亲的 HBsAg 测试结果。如果母亲的 HBsAg 阳性,应及时注射 HBIG,最迟不超过生后 7 天。

美国推荐乙肝疫苗通常在大腿前外侧(对于小于 3 岁的儿童,尤其是早产儿或 LBW 儿)或三角肌(对于 3 岁及以上的儿童)注射。任何其他部位的注射都不能算作一次有效接种。

5. 抗体监测　HBsAg 阴性母亲的正常新生儿和免疫功能正常的儿童对乙肝疫苗应答良好,因此,接种后不需常规检测抗 -HBs。HBsAg 阳性母亲的婴儿、早产儿、免疫抑制或免疫功能低下的小儿和其他高危新生儿因抗体阳转率相对较低,因此,应在完成三针接种后 1~2 月进行 HBV 标志检测,对抗 -HBs 低于保护性滴度、HBsAg 也阴性者应加强接种以使其产生免疫力,对免疫抑制或免疫功能低下的小儿还应定期随访,使抗 -HBs 滴度保持在保护性水平之上。对以前曾经用过血源疫苗免疫的儿童,再用乙肝基因工程疫苗补充全程或加强免疫,同样可以获得满意效果。

6. 乙肝疫苗的安全性　临床研究和上市后的监测发现乙肝疫苗的总体耐受性良好,一般不良反应发生率低,主要是轻微的注射局部疼痛、不适、头痛、头晕、皮疹、乏力、流感样症状、恶心、关节痛、感觉异常、呕吐、腹痛、腹泻和困倦等,一般不需处理,24 小时内消失。近年引起极大关注的是有作者提出乙肝疫苗接种可能和多发性硬化症或其他神经脱髓鞘疾病、急性淋巴细胞白血病、慢性疲劳综合征、自身免疫性疾病等有关。然而,大多数的流行病学证据不支持乙肝疫苗接种与多发性硬化症或其他神经脱髓鞘疾病及儿童白血病的发生有关,自身免疫性疾病、儿童自闭症、注意力缺陷紊乱等和乙肝疫苗接种的关系也缺乏确凿的证据。

新生儿注射使用硫柳汞作防腐剂的乙肝疫苗可能引起体内汞升高曾引起关注,美国等因此改用了无汞乙肝疫苗。然而此后的研究发现,硫柳汞作为婴儿用疫苗的防腐剂使用已有超过 60 年的历史,未发现对健康有不良的影响。药代动力学显示,硫柳汞半衰期 <1 周,可迅速从人体排泄,短暂的暴露于低剂量不太可能在婴儿或儿童体内蓄积超出安全浓度。有关含汞疫苗,包括含汞乙肝疫苗和自闭症以及注意力缺陷紊乱的联系仅是推测性的,缺乏足够的依据。但是,对早产儿接种含汞疫苗的安全性仍有顾虑。最近我国学者报道,早产儿使用现行的乙肝疫苗不会引起体内汞升高超过危险阈值。

全球免疫预防咨询委员会的专家认为乙肝疫苗迄今使用已超过 10 亿剂,是人类所有曾经使用过的疫苗中最安全的疫苗,接种乙肝疫苗仍然是保护人们免受乙肝病毒及其相关肝病威胁的最安全、最有效的手段。

7. 展望　我国实施新生儿乙肝疫苗接种以来全人群 HBsAg 携带率已经显著下降。虽然在 HBV-DNA 高水平的母亲仍有免疫阻断失败发生,但近年研究发现,对 HBV-DNA 高水平的母亲在孕期进行抗病毒治疗,可大大减少免疫阻断失败率[5]。随着乙肝疫苗覆盖率和及时接种率的显著提高,以及新的乙肝母婴传播阻断措施的进一步研究,控制乙肝,乃至最终消灭乙肝的目标一定能够实现。

(二) 卡介苗

结核病是人类历史中最古老的传染病之一,随着 HIV 感染的增加、世界范围内结核分枝杆菌多重耐药菌株的出现以及人口流动性增加,自20世纪90年代全球结核病疫情呈明显上升趋势,1993年WHO发布《全球结核病紧急状态宣言》。2015年全球报告结核病例960万,其中儿童病例100万(10.4%),因结核死亡的病例有150万,其中儿童14万(9.4%),中国的病例数位居全球第3位(占10%),仅次于印度(23%)和印度尼西亚(10%)[6]。BCG接种是控制结核病的重要手段。

1. **疫苗** BCG是一种减毒的活性牛型结核分枝杆菌疫苗,作为唯一一用于预防结核病的疫苗,卡介菌自1921年第一次使用至今已有80多年的历史。卡介菌在不同实验室条件下传代,产生各种显示表现型和基因型差别的无毒牛型结核分枝杆菌及卡介菌,用其悬液制成减毒活疫苗。为防止偏离原BCG太远,自1956年以来,WHO已保存冻干种子批疫苗株,新疫苗株通过将卡介菌在人工培养基上生长的种子批材料制备,生长6~9天后,收获培养物、过滤、浓缩、均匀和稀释后,将成品冻干成为疫苗,经冷冻干燥制成。现在有很多BCG菌株,有法国巴斯德1173P2株、丹麦1331株、葛兰素1077株、东京172株,我国目前统一使用丹麦823 D2株,未发现不同菌株生产的BCG效果有差异[7]。

2. **作用机制** 结核菌是细胞内寄生菌,人体抗结核的特异性免疫主要是细胞免疫。接种卡介苗后形成初次感染,经过巨噬细胞的加工处理,将其抗原信息传递给免疫活性细胞,使T细胞分化增殖,形成致敏淋巴细胞,当机体再遇到结核菌感染时,巨噬细胞和致敏淋巴细胞迅速被激活,执行免疫功能,引起特异性免疫反应。接种后4~8周产生免疫力,表现为结核菌素试验呈阳性。

3. **接种对象** WHO建议,在结核病流行和高发国家,应在新生儿出生后尽早接种BCG,无论如何,应在出生1年内接种[8]。我国早期曾要求新生儿应在出生24小时内接种BCG,目前认为接种时间对BCG免疫效果影响不大。有研究对5627例健康新生儿和3072例出生后3个月以内的健康婴儿进行接种BCG,两组卡痕率均在99%以上,卡痕直径均≥3mm(4.37~5.20mm),差异无统计学意义,接种BCG后3个月做结核菌素皮试,阳性率93.9%~98.57%,反应均径值8.79~9.86mm。《中华人民共和国药典》(2015年版)卡介苗说明书对接种对象的规定是"出生3个月以内的婴儿或用5IU PPD试验阴性的儿童(PPD试验后48~72小时局部硬结平均直径在5mm以下者)"[9]。目前我国BCG接种通常都在出生24小时内接种,但需要注意的是,出生24小时内无法完全排除BCG接种禁忌证尤其是免疫缺陷和HIV感染者,需要排除后进行BCG接种[9]。

4. **接种禁忌证** 包括:①已知对疫苗中任何成分过敏者;②患急性疾病、严重慢性疾病、慢性疾病的急性发作期和发热者;③免疫缺陷病、免疫功能低下(HIV感染者)、正在使用免疫抑制剂治疗者;④患脑病、未控制的癫痫和其他进行性神经系统疾病患者;⑤患湿疹或者其他皮肤病患者[9]。此外,在我国使用的BCG说明书中,禁忌接种者还

包括肾炎、心脏病患者。

5. **接种方法** 新生儿BCG接种采用上臂外侧三角肌中部皮内注射0.1ml,严禁皮下或肌内注射。与其他疫苗同时使用时应在不同侧注射。皮内接种法比以往的皮上画痕法用量准确,结核菌素试验阳转率高,可达95%以上。

6. **BCG复种** 没有证据证明BCG复种可增加抗结核病的保护效果,因此,对已接种BCG成功者,复种没有必要[7-8]。BCG接种成功的标志通常以BCG接种后形成卡痕或者接种后12周的结核菌素纯蛋白衍生物(PPD)试验阳转作为监测指标。但在现实工作中,会出现无卡痕的情况,文献结果无卡痕比例在0.4%~53.3%[10]。国内大量BCG接种效果监测研究文献显示,接种BCG后,卡痕大者,PPD试验阳转率高,卡痕小者,PPD阳转率低;最近一项3万人BCG接种结果显示,卡痕在0~1mm的PPD阳转率为56.9%,卡痕>1mm的PPD阳转率为97.8%[10]。WHO关于BCG立场文件对于卡介苗接种后卡痕的观点如下:卡痕为既往BCG接种的标记,但并不意味着对结核分枝杆菌具备保护能力,在疾病负担较高的国家,如果儿童没有卡痕存在,则应开展BCG接种[8]。由于国家对卡痕大小无明确规定,多以卡痕直径<3mm判为无卡痕,但也有以卡痕直径<1mm判为无卡痕[11]。2008年国家卫生部卫疾控〔2008〕299号回复函提到,已接种BCG的儿童,即使卡痕未形成,也不再予以补种。但是,考虑目前我国依然是结核流行区,专家建议,对BCG接种12周后PPD试验阴性者,应该采取补种,如果执行有难度,至少应对BCG接种后无卡痕或者卡痕<1mm的个体,在志愿原则下进行PPD试验,阴性者补种BCG[11]。

7. **接种有关的注意事项** ①严禁皮下或肌内注射;②接种BCG的注射器应专用,严禁用作其他注射,以防止发生化脓反应;③开启疫苗瓶和注射时,切勿使消毒剂接触疫苗;④疫苗瓶有裂纹、标签不清或失效者、疫苗复溶后出现浑浊等外观异常者均不得使用;⑤疫苗瓶开启后应立即使用,如需放置,应在2~8℃容器中储存,并于30分钟内用完,使用时应注意避光,剩余均应废弃;盛装过疫苗的容器、注射器及其他物品,丢弃前应消毒处理;⑥使用时应备有肾上腺素等药物,以备偶有发生严重超敏反应时急救用,接种者在接种后应在现场观察至少30min;⑦注射免疫球蛋白者,应至少间隔1个月以上接种本品,以免影响免疫效果;⑧BCG应避光保存,严禁冻结[7,9-10]。

8. **预防效果** 荟萃分析显示,BCG的免疫效果在大型的随机对照和病例对照研究中保护效果为0~80%,对结核性脑膜炎和粟粒性肺结核的保护率为75%~86%。保护效果因人群、地域、研究设计和结核病的类型而异,尤其在一些结核高发的低纬度国家和地区,BCG的保护力有限。大部分研究提示,婴儿期BCG接种对肺结核和肺外结核病的保护效果经10~20年后降为保护力不显著的水平。

9. **接种反应及处理** BCG是一种比较安全的制品。

2011 年全国疑似预防接种异常反应(AEFI)监测系统报告，接种 BCG 后 AEFI 发生率 7.52/10 万，其中一般反应发生率 2.07/10 万，异常反应发生率为 5.11/10 万，严重不良反应发生率 0.36/10 万，非严重不良反应发生率 7.16/10 万[12]。

(1) 一般反应：于接种 BCG 2 周左右出现，在接种部位可出现红肿浸润、化脓，随后形成小溃疡，8~12 周结痂，最终结痂脱落后留下一永久性凹陷瘢痕(俗称"卡巴")，一般不需处理。个别出现淋巴结肿大(<10mm)者，不经治疗可自行消退。如出现脓疱或浅表溃疡可涂干燥剂，使其干燥结痂；如有继发感染可在创面局部涂抹抗菌药物。BCG 局部反应不能热敷[7]。

(2) 异常反应：凡接种局部溃疡直径 >10mm 或≥12 周不愈者，或者腋下淋巴结肿大≥10mm 者，甚至出现化脓、溃破者均为 BCG 接种的局部异常反应。严重罕见的全身异常反应包括 BCG 骨髓炎和播散性 BCG 感染。此外，接种 BCG 后还有发生过敏性皮疹、过敏性紫癜等报道。

10. 新疫苗的研制　由于传统 BCG 的安全性和有效性受到争议，近年来发展新型的结核病疫苗成为研究的热点，包括亚单位疫苗、DNA 疫苗、营养缺陷型疫苗和重组疫苗，但离临床普遍应用尚有距离，BCG 暂时不会退出历史舞台。

（**王建设　曾玫**）

参考文献

1. 中华医学会肝病学分会，中华医学会感染病学分会.慢性乙型肝炎防治指南.中华肝脏病杂志，2015，23(12)：888-905.

2. Nelson NP，Easterbrook PJ，McMahon BJ. Epidemiology of hepatitis B virus infection and impact of vaccination on disease. Clin Liver Dis，2016，20(4)：607-628.

3. Schillie S，Murphy TV，Fenlon N，et al. Update：shortened interval for postvaccination serologic testing of infants born to hepatitis B-infected mothers. MMWR Morb Mortal Wkly Rep，2015，64(39)：1118-1120.

4. Simons BC，Spradling PR，Bruden DJ，et al. A longitudinal hepatitis B vaccine cohort demonstrates long-lasting hepatitis B virus(HBV)cellular immunity despite loss of antibody against HBV surface antigen. J Infect Dis，2016，214(2)：273-280.

5. Pan CQ，Duan Z，Dai E，et al. China Study Group for the Mother-to-Child Transmission of Hepatitis B.Tenofovir to prevent hepatitis B transmission in mothers with high viral load. N Engl J Med，2016，374(24)：2324-2334.

6. WHO. WHO tuberculosis fact sheet 2015. World Health Organization 15 AD Mar 20th.

7. 刁连东，孙晓冬.实用疫苗学.上海：上海科学技术出版社，2015：242-248.

8. World Health Organization.Guidance for national tuberculosis programmes on the management of tuberculosis in Children.(Second edition)，2014.

9. 国家药典委员会.中华人民共和国药典2015版.三部.北京：中国医药科技出版社，2015：117-118.

10. 赵爱华，寇丽杰，徐苗，等.我国皮内注射用卡介苗使用说明书修订意见.中国防痨杂志，2014，36(10)：863-866.

11. 赵爱华，徐苗，寇丽杰，等.对卡介苗接种无卡痕儿童是否应该补种的讨论.中国防痨杂志，2015，37(10)：1074-1075.

12. 武文娣，李克莉，郑景山，等.中国2011年疑似预防接种异常反应监测数据分析.中国疫苗和免疫，2013，19(2)：97-109.

第6章 新生儿营养管理

第1节 新生儿营养概述及监测

营养是新生儿重症监护中的一个重要内容,对提高危重新生儿和早产儿的存活率及生存质量有重要的影响。近来,随着对新生儿的营养生理学和病理生理学的深入理解,新生儿营养已经有了许多概念上的转变。以前,新生儿营养的主要目的就是为了满足营养需要,预防营养缺乏和促进生长,而现在越来越多的证据显示,早期营养对早产儿的神经发育结局及远期的健康均有重要的关联,因此,现代新生儿早期营养的目的除满足营养需要,预防营养缺乏和促进生长之外,还要预防营养过剩,有利于远期的健康。新生儿营养支持已经成为与新生儿生存质量及预后紧密相关的重要技术,对人类的生命进程维持最佳状态具有重要作用。

一、胎儿和新生儿营养学的基本理论

1. 新生儿营养支持的目标及参考标准 足月新生儿的营养目标的参考金标准是纯母乳喂养儿。然而,同样的标准对于早产儿是不可得的,早产儿只能根据流产胎儿身体成分的化学分析及不同胎龄早产儿的出生体重来估计各种营养素在宫内的增加速率和妊娠最后3个月期间胎儿生长速度(表6-1-1及6-1-2)。

胎儿的宫内生长资料也提供了早产儿在出生后达到矫正胎龄40周之前的体重、身长与头围增加速度的理想目标,一般为每天体重增加10~15g/kg(应用超声技术测定的

表6-1-1 24~36周胎儿能量平衡、体重增加、蛋白质及脂肪的堆积速率[单位(/kg·d)]

胎龄(周)	能量平衡(Kcal)	体重增加(g)	蛋白质(g)	脂肪(g)
24~28	24	18	2.0	1.4
28~32	28	16	2.0	1.8
32~36	28	14	1.8	1.9

摘自:McLeoda G,Sherriff J. Preventing postnatal growth failure—The significance of feeding when the preterm infant is clinically stable. Early Hum Dev,2007,83:659-665.

表6-1-2 各种营养素宫内沉积速率

营养素(单位)	单位/(kg·d)	营养素(单位)	单位/(kg·d)
钙(mg)	105	磷(mg)	70
铜(μg)	50	钾(mEq)	0.7
镁(mg)	2.7	钠(mEq)	1.2
氮(mg)	325	锌(μg)	240

摘自:Taeuch HW,Ballard RA,Gleason CA. Avery's Diseases of the Newborn. 8th ed. Philadalphia, :Elsevie Saunders,2005:1044.

健康胎儿体重增加速度为每天18~20g/kg);身长每周增加0.75~1.0cm和头围每周增加0.75cm。这可作为计算早产儿能量和蛋白质需要量时的参考(表6-1-3)。

表6-1-3 胎儿宫内的生长速率[g/(kg·d)]

胎龄(周)	体重增长	胎龄(周)	体重增长
<28	20.0	34~36	13.0
28~31	17.5	37~38	11.0
32~33	15.0	39~41	10.0

摘自:《中华儿科杂志》编辑委员会,中华医学会儿科学分会儿童保健学组,中华医学会儿科学分会新生儿学组.早产、低出生体重儿出院后喂养建议.中华儿科杂志,2016,54(1):6-12.

胎儿身体的成分分析对于我们了解胎儿的营养需要是十分有价值的资料[1],并适用于正在生长的早产儿。例如,在胎龄22周时,胎儿几乎全部是无脂肪体重(lean body mass,LBM),即肌肉组织,蛋白质占体重或LBM的9%;至足月时,LBM占体重的87%,蛋白质占体重的12%或LBM的14%。显然,脂肪的沉积主要发生在出生以后,评估早产儿出生后的生长以评估LBM的增加(线性生长和骨骼生长)比单纯评估体重的增加更为合适,而增加蛋白质的摄入和蛋白质/能量比值将更有利于LBM的增加和限制脂肪的沉积(表6-1-4)。

2. 新生婴儿的营养能力 协调的吸吮和吞咽然后将食物加工并被机体吸收和利用是新生儿出生时所面临的最为复杂的发育技能之一,成功与否依赖于其神经系统、胃肠道动力和消化吸收功能的成熟性[1-2]。

(1)神经系统的成熟性:神经功能完整的足月儿能够

表 6-1-4 早产儿按孕龄和追赶生长的需要对蛋白质摄入量和蛋白质/能量比值

矫正胎龄（周）	无脂肪体重[g/(kg·d)]	VLBW 儿蛋白质参考摄入量（无追赶生长）	蛋白质/能量比值（g/100kcal）	ELBW 儿蛋白质参考摄入量（伴追赶生长）	蛋白质/能量比值（g/100kcal）
26~30	16~18	3.8~4.2	3.3	4.4	3.4
30~36	14~15	3.4~3.6	2.8	3.8~4.2	3.3
36~40	13	2.8~3.2	2.4~2.8	3.0~3.4	2.6~2.8

摘 自：McLeoda G，Sherriff J. Preventing postnatal growth failure-The significance of feeding when the preterm infant is clinically stable.Early Human Development，2007，83，659-665.

在出生后几分钟内协调地吸吮和吞咽。早产儿吸吮反射存在于生存极限（23 孕周）的早产儿中，甚至可能出现更早；然而，吸吮与吞咽的协调以保证食物被推进到胃而不是气道的能力需到 34 周左右才变得成熟。34 周以下的早产儿需管饲喂养。

（2）胃肠道动力发育及微量肠内喂养的启动效应：尽管胎儿胃肠道的结构在胎龄 25 周时就已发育成熟，但胃肠道动力的发育比较缓慢，从而限制了其对肠内喂养的耐受性。

1）食管：协调的食管蠕动存在于孕 32 周时，然而其收缩幅度、传播速度及下食管括约肌的压力均较低，几乎没有抗反流的屏障作用。早产儿胃食管反流（gastroesophageal reflux，GER）的发生率可以高达 80%。

2）胃：早产儿的胃排空比足月儿慢，延迟的胃排空可导致较多的胃残留量和 GER。

3）小肠：胎龄 <31 周的早产儿，小肠呈低幅而无规律的收缩，几乎没有推进性活动；随着胎龄的成熟，蠕动的频率、振幅和时间逐渐增加，并能够向下移行；足月时可出现清晰可辨的移动性运动复合波。早产儿的胃肠道运输时间较慢（8~96 小时），容易出现腹胀、胃潴留等喂养不耐受的体征。

4）结肠：早产儿结肠动力也不成熟，当有呼吸窘迫或感染时，常可出现类似于巨结肠的功能性肠梗阻。

上述因素都可导致早产儿喂养不耐受和限制肠内喂养的开始及进展。但是，乳汁是胃肠道发育的唯一调控因素，肠内营养可刺激许多胃肠道激素的分泌，促进消化道细胞的生长和胃肠道动力的发育、改善对葡萄糖的耐受能力；此外肠内营养也可刺激胆汁流、减少胆汁淤积和代谢性骨病的发生。因此，出生后尽快建立肠内喂养十分必要。

事实上，胎儿在早达妊娠 12 周时就开始吞咽羊水，这对发育中的胃肠道有明显的肠内营养和腔内刺激作用。至妊娠末期，胎儿每天可以吞咽 500ml 左右的羊水，提供多达 3g 的蛋白质，为胎儿出生后过渡到宫外的营养做好了准备[3]。所谓"微量肠内喂养"（minimal enteral feeding，MEF）就是根据这个原理设计，使早产儿能够继续胎儿宫内吞咽羊水的模式，允许肠道动力沿着正常的发育轨迹继续成熟，

同时也预防了胃肠系统出生后的萎缩。MEF 的定义是通过肠内喂养少量的人乳或配方乳（1ml/h 或更少），目的不是利用其营养学的作用，而是利用其生理学作用，即早期通过最低限度的"营养性喂养"（trophic feeding）来促进胃肠道的成熟和适应，即使是婴儿因病而不能耐受全肠内营养时。MEF 生理学的作用是多方面的，包括比较有序的肠道蠕动、比较迅速的肠道运输时间、改善的生长、较少的败血症和较低的对供氧的需要，从而有助于患儿较早地耐受肠内喂养和减少对肠外营养的需要，因此，MEF 又称为"启动喂养"（priming feeding）。

（3）新生儿的消化和吸收能力：幸而新生儿有天然的饮食来源——人乳，否则，新生儿没有能力从复杂的饮食中消化和吸收营养素[1]。

1）蛋白质：新生儿在 1 周左右就能够建立胃的酸性环境（pH<4），因此，胃蛋白酶的作用是完整的。然而，新生儿十二指肠各种蛋白酶（糜蛋白酶、羧基肽酶和弹性蛋白酶）的水平相对较低，只能消化 80%~85% 的饮食中蛋白质。

2）碳水化合物：新生儿消化碳水化合物的能力也是有限的，因其胰淀粉酶水平较低。乳糖酶出现于孕 24 周，直到 36 周才达足月儿水平。早产儿在功能上可有轻度乳糖不耐受，但是可通过结肠细菌发酵途径来补救。因此，早产儿配方乳比足月儿配方乳有较低的乳糖含量，多达 60% 的碳水化合物热量是由葡萄糖聚合物供给，消化葡萄糖聚合物所需要的酶（葡糖淀粉酶）存在于孕 24 周。人乳中的低聚糖具有益生元的作用，可促进母乳喂养儿结肠菌群以双歧杆菌占优势，从而保护婴儿不受肠道致病菌的侵袭。传统的牛乳配方乳不含有低聚糖，一种低聚糖混合物"GosFos"（90% 半乳糖 - 低聚糖和 10% 果糖 - 低聚糖的混合物）已被添加到早产儿配方乳中，有增加肠道有益菌群定值的作用[3]。

3）脂肪：脂肪是新生儿最不容易消化的营养素，成人能够吸收饮食中 95% 的脂肪，足月儿只能吸收 85%~90%，早产儿更低，仅为 50%，并取决于饮食中脂肪的类型。脂肪的消化开始于胃脂酶和口腔中的舌脂酶，新生儿这两种脂酶在酸性 pH 时功能完整，作用于中链三酰甘油（medium chain triglyceride，MCT），不需要胆盐。长链三酰甘油（long chain triglyceride,LCT)的消化有赖于胰脂酶的作用和胆盐乳糜微粒化,早产儿胰脂酶活性低,胆酸和胆盐的水平也较低,因此对脂肪的消化吸收能力有限,但这种吸收不良可通过存在于人乳中的胆盐刺激脂酶[3](bile salt-stimulated lipase,BSSL)来补救。BSSL 具有成人胰脂酶和肠脂酶的作用,可在中性的 pH 环境下作用于 LCT,消化多达 20% 的饮食中脂肪,因此,又称为新生儿的"代偿性脂酶",不过易被巴氏消毒过程破坏。对胎龄 <34 周的早产儿设计的早产儿配方乳比足月儿配方乳含有较高百分比的 MCT 和较高的维生素 A、D 和 E,但不宜超过总脂肪量的 40%[2]。

二、各种营养素的生理学和新生儿需要量

母乳是足月儿营养需要的"金标准",早产儿则只能根据胎儿的宫内生长速度、营养素的沉积速率和各种营养素的生物利用度等方面来计算。新生儿的营养需要量随婴儿的出生体重、胎龄、喂养方法(肠内还是肠外)和疾病及其治疗所致的代谢改变而不同(表 6-1-5)。

1. **能量** 新生儿的能量需要包括能量消耗、储存和丢失。能量消耗包括克服静息能量消耗、活动、体温调节、净组织合成所需的能量和食物的特殊动力。能量储存是指生长所储存的能量。能量丢失是由于营养素的不完全吸收所致,早产儿能量丢失比足月儿或成人多。

能量的需要量也受到输送途径和疾病状态的影响。肠道外营养能量需要较肠内营养低 10%[1],因为没有大便中的能量丢失。增加能量需要的疾病包括先天性心脏病、BPD、急性呼吸道疾病和危及生命的败血症。减少能量需要的疾病包括 HIE 和退行性神经系统疾病。

(1)足月儿:健康的母乳喂养儿在生后头 4 个月摄入 85~100kcal/(kg·d)时即能达到适当的生长。配方乳喂养儿由于脂肪的消化吸收效率较低而有较高的能量需要(100~110kcal/kg)。

(2)早产儿:早产儿有比足月儿高的能量需要,因为较高的静息能量消耗、较快的生长速率和较多的大便中能量丢失。足月儿的静息能量消耗为 45~50kcal/(kg·d),而胎龄 <34W 的早产儿为 50~60kcal/(kg·d)。大便丢失取决于饮食,为摄入量的 10%~40%。例如,碳水化合物为 100% 乳

表 6-1-5 新生儿的营养需要量

需要量	早产儿		足月儿	
	肠内	肠外	肠内	肠外
水[ml/(kg·d)][1]	150~200	120~150	120~150	100~120
能量[kcal/(kg·d)][2]	110~130	90~100	100~120	80~90
蛋白质[g(kg·d)][3]	3~3.8	2.5~3.5	2~2.5	2~2.5
碳水化合物[g/(kg·d)]	8~12	10~15	8~12	10~15
脂肪[g/(kg·d)]	3~4	2~3.5	3~4	2~4
钠[mEq/(kg·d)]	2~4	2~3.5	2~3	2~3
氯[mEq/(kg·d)]	2~4	2~3.5	2~3	2~3
钾[mEq/(kg·d)]	2~3	2~3	2~3	2~3
钙[mg/(kg·d)][4]	210~250	60~90	130	60~80
磷[mg/(kg·d)][4]	112~125	40~70	45	40~45
镁[mg/(kg·d)]	8~15	4~7	7	5~7
铁[mg/(kg·d)][5]	1~2	0.0~0.2	1~2	0.1~0.2
维生素 A(U/d)[6]	700~1500	700~1500	1250	2300
维生素 D(U/d)	400	120~260	300	400
维生素 E(U/d)[7]	6~12	2~4	5~10	7
维生素 K(mg/d)	0.05	0.06~0.1	0.05	0.2
维生素 C(mg/d)	20~60	35~50	30~50	80
维生素 B₁(mg/d)	0.2~0.7	0.3~0.8	0.3	1.2
维生素 B₂(mg/d)	0.3~0.8	0.4~0.9	0.4	1.4

续表

需要量	早产儿		足月儿	
	肠内	肠外	肠内	肠外
维生素 B_6(mg/d)	0.3~0.7	0.3~0.7	0.3	1
维生素 B_{12}(μg/d)	0.3~0.7	0.3~0.7	0.3	1
烟酸(mg/d)	5~12	5~12	5	17
叶酸(μg/d)[8]	50	40~90	25~50	140
维生素 H(生物素)(μg/d)	6~20	6~13	10	20
锌[μg/(kg·d)][9]	800~1000	400	830	250
铜[μg/(kg·d)][9,10]	100~150	20	75	20
锰[μg/(kg·d)][10]	10~20	1	85	1
硒[μg/(kg·d)][11]	1.3~3	1.5~2	1.6	2
铬[μg/(kg·d)]	2~4	0.2	2	0.2
钼[μg/(kg·d)]	2~3	0.25	2	0.25
碘[μg/(kg·d)]	4	1	7	1

注：[1] 出生后尽快开始液体疗法；   [2] 根据体重增加和应激因素调节；

[3] 需要量随早产的程度增加而增加；   [4] 由于沉淀的危险全肠外营养液中量不足；

[5] 开始于 2 周 ~2 月,ROP 者延迟开始；   [6] 补充可能减少 BPD 的发生率；

[7] 补充可能降低 ROP 的严重程度；   [8] 不存在于口服的多种维生素制剂中；

[9] 回肠造口引流或慢性腹泻者需要量增加；   [10] 胆汁淤积性肝病者应从 TPN 中去除；

[11] 不存在于新生儿标准的微量元素溶液中

摘自：Spitzer AR. Intensive care of the fetus and neonate. 2nd Ed. USA；Elsevier，Inc，2005：988.

糖和脂肪以 LCT 为主的饮食将有较多的大便丢失,若用葡萄糖聚合物替代 50% 的乳糖和用 MCT 替代 10%~40% 的 LCT,可使大便中的能量丢失减少到 10% 左右。此外,早产儿还需要额外的能量 50~60kcal/(kg·d) 以维持宫内的生速度 15~18g/(kg·d)。除由于疾病所致的氧耗增加或吸收不良而需要增加能量外,早产儿摄入能量 120kcal/(kg·d) 时可达到与生长曲线平行的体重增加(表 6-1-6)。假设每增加体重 1g 需要能量 2.5kcal,若要上调预期的体重增长速率到每天 20~30g/kg,还需额外热能 10~15kcal/(kg·d)。因此,对于早产儿摄入能量 130~135kcal/(kg·d) 比以前推荐的 120kcal/(kg·d) 是更为合理的目标,特别是鉴于大多数的早产儿在疾病期间生长速率远远低于标准曲线,累积了各种营养素的大量缺失,对于这些出院时有明显的宫外生长迟缓(EUGR)的早产儿,除了补充标准的预期体重增加所需外,还需要补充在前亏欠的营养缺失,部分 ELBW 儿甚至需要每天高达 150kcal/kg 的热卡供应才能达到理想的生长目标[2-4]。不过,在考虑增加热卡摄入改善体格增长和神经发育的同时,也需要考虑增加热卡摄入有可能会增加脂肪沉积和远期代谢性疾病的风险。

2. 蛋白质 蛋白质的需要量取决于蛋白质的质和量、输送的能量和婴儿的蛋白质营养状态。后者又受到在前的

表 6-1-6 估计的早产儿能量需要

组成	kcal/kg·d
能量消耗	
静息代谢率	40~60
活动	0~5
体温调节	0~5
合成/生长的能量成本	15
能量储存	20~30
能量排泄	15
总计能量需要量	90~120

摘自：Gleason CA, Devaskar SU. Avery's Diseases of the Newborn. 9th.2012. Elsevier Inc. Philadelphia，USA.P953

营养不良程度、追赶生长的速率和潜在的炎症过程的影响。

(1) 蛋白质需要量：足月的母乳喂养儿在低达 1.5g/(kg·d) 蛋白质摄入即能适当地生长和维持血浆及躯体正常的蛋白质状态。尽管人乳中蛋白质含量很低(1.1%),人乳的氨基酸谱完全适合于新生儿独特的氨基酸需要。配方乳喂养的足月儿需要较多的蛋白质摄入 2~3g/(kg·d) 来代偿

其蛋白质的不理想。早产儿的蛋白质需要量可以根据公式计算:胎儿蛋白质增加速率为 1.8~2.2g/(kg·d),出生后经皮肤蛋白质丢失为 0.2g/(kg·d),经尿中蛋白质丢失为 1.0g/(kg·d),若按饮食中 85% 的蛋白质被吸收,则计算所得的肠内营养蛋白质需要量为 3.5~4.0g/(kg·d)。早产儿应在出生后立即开始供给蛋白质以预防内源性储备的丢失。由于疾病因素和从肠外营养向肠内喂养的过度,早产儿累积了大量的蛋白质亏空,因此,可能需要更大的量来纠正早期的缺失。ELBW 婴儿的蛋白质需要量的平衡研究证实,平均每天摄入 3.2g/kg 蛋白质能够满足新生儿疾病的负氮平衡和预期的宫内蛋白质增加速率,若能早期建立氨基酸输入并在整个住院期间维持蛋白质摄入 4~5g/(kg·d),可以改善生长和发育结局。因此,近来对于氨基酸输送的推荐是,出生后立即开始于 3g/(kg·d),然后每天增加 0.5~1g/(kg·d)直至 4g/(kg·d)[1]。最近的 1 个包括 5 个研究的 Cochrane 系统综述结论,较高蛋白质摄入[≥3.0g/(kg·d)]但 <4.0g/(kg·d)]加速了体重增加,但对于神经发育结局的远期影响可得的信息仍然有限;就目前的证据还不足以允许对住院期间或出院后早产儿做出提供 >4.0g/(kg·d)的极高蛋白质摄入的推荐[5]。

在生后头几天内开始肠内喂养的早产儿可能处于相对的蛋白质限制状态,因为他们被经典的给予较低的容量和较慢的加奶速度。尽管早产儿母乳初始含有比足月儿母乳高的蛋白质含量,但随着哺乳的进展,其蛋白质含量很快就降低到足月儿母乳的水平[2]。人乳强化剂强化可帮助解决人乳低蛋白质的问题,但仍有可能不够。

(2) 蛋白质 / 能量比值:蛋白质和能量摄入都是体重增加的主要决定因素,但是二者之间存在着相互制约的关系,某一方摄入过多会影响婴儿对另一方的吸收能力。例如能量摄入不足,蛋白质被用作能量来源,氮平衡变成负值,蛋白质的利用无效;增加能量的摄入可节省蛋白质的丢失和改善氮质潴留,但是如果能量摄入过多而又限制蛋白质的摄入,则过剩的能量被作为脂肪沉积。因此,适当的能量摄入对于促进最佳的蛋白质利用十分重要,二者最佳的比值为足月儿 1.8~2.7g/100kcal,早产儿 3.2~4.1g/100kcal[2,4]。Cookede 的研究证实,应用较高蛋白质 / 热卡(3.6g/100kcal)的配方乳比标准的早产儿配方乳(3.0g/100kcal)有更好的蛋白质和体重的增加而没有中毒的证据[6]。

(3) 蛋白质的氨基酸组成:9 种氨基酸在人类营养中是必需的:精氨酸、赖氨酸、白氨酸、异亮氨酸、缬氨酸、甲硫氨酸、苯丙氨酸、苏氨酸和色氨酸。然而,由于某些氨基酸代谢酶在胎儿时期发育较晚,包括从甲硫氨酸合成半胱氨酸、从半胱氨酸合成牛磺酸、从苯丙氨酸合成酪氨酸以及酪氨酸的降解和尿素产生中所涉及的酶,早产儿有对某些氨基酸增加的需求(如半胱氨酸和牛磺酸),并处于某些氨基酸的有害推积的风险(如苯丙氨酸、酪氨酸和甲硫氨酸)。乳清蛋白比酪蛋白有较低的酪氨酸和苯丙氨酸,大多数现

代的婴儿配方乳都已经以乳清蛋白为主,减少了高酪氨酸血症和高苯丙氨酸血症的可能性。乳清蛋白也含有新生儿期的必需氨基酸半胱氨酸和牛磺酸,后者可以解释人乳喂养儿比配方乳喂养者有更好的脂肪吸收。然而,尽管做了改良,现代配方乳的蛋白质组成与人乳仍然有相当大的不同,差异主要与牛乳中较低的 α- 乳白蛋白和较高的 β- 乳球蛋白相关,α- 乳白蛋白含有较高的必需氨基酸,特别是色氨酸和半胱氨酸[3]。

3. **碳水化合物** 碳水化合物的最低需要量为 11.5g/(kg·d)以为了满足脑的能量需要和最低程度的糖原异生。碳水化合物以乳糖、葡萄糖或葡萄糖聚合物的形式提供。推荐的早产儿碳水化合物摄入量为 11.6~13.2g/(kg·d)[2],占总能量的 40%~50%[4]。由于糖原储存和糖原异生能力均较差,早产儿比足月儿更容易发生低血糖。新生儿葡萄糖的利用速率为 4~8mg/(kg·min),此速率也常被用作肠外营养的初始葡萄糖输注速率。尽管较高的葡萄糖输注速率可以达到较快的体重增加(特别是同时应用胰岛素时),代谢速率和呼吸商也较高,从而导致较高的氧耗和较多的 CO_2 产生及增加对辅助通气的需要。另外提高葡萄糖输注速率增加的是脂肪的增加,而不是线性生长和脑的生长。

4. **脂肪** 脂肪是饮食能量的主要来源,构成人乳和配方乳能量的 40%~50%[4]。脂肪的需要量根据婴儿的能量需要、蛋白质和碳水化合物的摄入、输送的方法(肠内还是肠外)和饮食的来源(人乳还是配方乳)而有很大的不同。肠道内喂养的足月儿脂肪需要量为 5~6g/(kg·d),而肠外喂养的婴儿罕见接受 >3.5g/(kg·d)的脂肪输入,主要是因为担心其毒性。接受人乳(特别是早产儿母亲挤出的人乳)的婴儿可能接受多达 7g/(kg·d)的脂肪摄入。

亚油酸(Linoleic acid,ω-6,18:2)和 α- 亚麻酸(α-linolenic acid,ω-3,18:3)是对于脑发育和前列腺素合成所必需的脂肪酸。其衍生物分别为花生四烯酸(20:4ω-6,AA)和二十二碳六烯酸(22:6ω-3,DHA),又称长链多不饱和脂肪酸(long-chain polyunsaturated fatty acids,LCPUFA),是脑、视网膜和红细胞膜中磷脂的组成,与体格生长、视觉和认知功能的发育密切相关。人乳中含有这些脂肪酸而牛乳和植物油中没有,由于早产儿合成 LCPUFA 的能力较低,美国儿科学会(American Academy of Pediatrics,AAP)和欧洲儿科胃肠病、肝病和营养学会(European Society for Paediatric Gastroenterology,Hepatology,and Nutrition,ESPGHAN)均推荐在早产儿配方乳中添加这些脂肪酸,推荐的 DHA 和 AA 的摄入量分别为 11~27mg/100kcal 和 16~39mg/100kcal[2]。

5. **矿物质和微量元素** 新生儿矿物质的需要量受到肾的成熟状态、早产和影响矿物质代谢的药物的影响。一般来说,早产儿矿物质的需要量比足月儿高。某些矿物质(钠、钾、氯)的需要量取决于测定的血浆水平,而另外一些矿物质(钙、磷、镁)则按宫内的沉积速率来估计。

(1) 钠和钾:足月儿钠需要量为 1~3mmol/(kg·d)。早

产儿普遍需要比足月儿多的钠[2~4mmol/(kg·d)],这是由于早产儿的肾脏近曲小管的保钠机制不成熟。肾钠的丢失与胎龄呈负相关。低钠血症也可能发生在人乳喂养的早产儿中,因为早产儿人乳的钠含量在哺乳期间逐渐下降。因此,在早产儿配方乳和人乳强化剂中都添加了较多的钠。

足月儿钾需要量一般为1~2mmol/(kg·d)。由于钾也被近曲小管重吸收,早产儿需要2~4mmol/(kg·d)。一般来说,人乳和配方乳均可提供足够的钾和氯以满足宫内的增加速率[分别为0.9mmol/(kg·d)和0.7mmol/(kg·d)]。

(2)钙和磷:钙和磷是骨骼的主要组成,分别占骨量的99%和85%[2]。早产儿营养的目标是为了达到与胎儿相似的骨骼矿化,避免骨质减少和骨折。在妊娠的最后3个月期间胎儿每天每千克体重的沉积量大约为120mg钙和70mg磷。没有宫内生长迟缓的足月儿若能从饮食中获得40~60mg/(kg·d)钙和20~30mg/(kg·d)磷时能够很好地骨骼矿化。人乳是提供这种钙磷输送速率的最好来源,现代的婴儿配方乳已经调整了牛乳中的钙/磷比值尽可能接近人乳。

IUGR或早产的LBW儿有明显的低钙、磷储备。为了达到宫内的钙、磷沉积速率,早产儿每天肠内钙和磷的需要量分别为120~230mg/kg和60~140mg/kg。早产的人乳仅含有约250mg/L和140mg/L的钙和磷[2],为早产儿设计的强化母乳和早产儿配方乳已经明显增加了钙和磷的含量以提供每天的推荐量,而喂以未强化的早产儿人乳和足月儿配方乳不能提供足够的钙和磷以满足宫内的增长速率。不足的钙磷摄入可引起骨质疏松、骨折和佝偻病。因此,对于人乳喂养的早产儿强调钙和磷二者都需要补充,每天摄入约200mg/kg和100mg/kg钙和磷,可以通过应用特殊的人乳强化剂和早产儿配方乳来达到[2]。

(3)铁:大多数微量元素是在妊娠最后3个月期间增加,因此,足月儿的储备是充足的,人乳和婴儿配方乳也能够保证足够的摄入。但是,早产儿或长期全肠外营养的足月儿如果不提供外源性的来源,可能会迅速发生微量元素缺乏。早产儿配方乳和早产儿人乳能够提供足够量的微量元素给肠内喂养的早产儿。

在诸多的微量元素中,尤以铁的问题备受关注。出生时,铁的储备受胎龄、出生体重和出生时经胎盘输血程度的影响。胎儿的总铁量从24周时的35~40mg增加到足月时的225mg,在妊娠的最后3个月维持恒定的总体含铁量75mg/kg[1],因此,早产儿比足月儿出生时铁储备低,包括晚期早产儿。小于胎龄儿常常出生于低铁储备,推测是因为胎盘对铁的转运降低。表6-1-7概括了不同出生体重和胎龄分类的新生儿铁需要量。

受益于脐带延迟结扎和按标准速率生长的母乳喂养适于胎龄新生儿有足够的总体铁储备维持至出生后6个月;小于胎龄儿有接近2个月的铁储备,如果不够可以通过饮食补充。对于健康足月儿的主要饮食铁来源是人乳或铁强化的婴儿配方乳。尽管人乳的铁含量(0.3mg/L)比铁强化的婴儿配方乳(10~12mg/L)或"低铁"配方乳(4.5mg/L)低,由于诸如乳铁蛋白等蛋白质的作用,铁的生物利用度极高。人乳中>50%的铁被吸收,而配方乳的铁中仅为4%~12%,因此,母乳喂养的足月儿在6个月之前铁缺乏的发生率相对较低。

早产儿常常发生负铁平衡,因为频繁地采血所致的血液丢失和恢复期快速生长伴随的红细胞扩张。没有接受重组人促红细胞生成素(recombinant human erythropoietin, r-HuEPO,)治疗的早产儿每天肠道内铁的需要量为2~4mg/(kg·d),接受r-HuEPO的婴儿则需要至少6mg/(kg·d)铁。关于早产儿开始补铁的时间存在争议。铁为所有组织的正常生长发育所必需,包括脑。早期铁缺乏对神经系统的发育可以产生不利的影响。然而,铁也是一种强有力的氧化应激剂,能够催化氧自由基的产生。早产儿的抗氧化系统不成熟,因此,有学者担心游离铁的存在可能会加重与氧化窘迫相关的许多疾病,如BPD、NEC、ROP和HIE,认为没有必要过早(出生2周内)的肠道内补铁。目前比较普遍的观点是,人乳喂养的早产儿,可在达到全肠内喂养(生后2周)后开始补铁,剂量2mg/(kg·d);接受r-HuEPO治疗的婴儿应与r-HuEPO同时开始补铁[6mg/(kg·d)];铁强化

表6-1-7　根据胎龄、分类和饮食的新生儿铁需要量

胎龄	分类	饮食	每天铁需要量(mg/kg)
足月儿	AGA	母乳	0
足月儿	AGA	配方乳	1
足月儿	SGA	母乳	1~2
早产儿 >30 周	AGA	混合喂养	2
早产儿 <30 周	AGA	混合喂养	4
早产儿用 rhEPO 治疗	AGA	混合喂养	6

摘自:MacDonald MG,Seshia MMK. AVERY'S Neonatology Pathophysiology & Management of the Newborn.7th,2016,Wolters Kluwer, Philadelphia,USA.

的早产儿配方乳对较大的早产儿能够提供足够量的铁,但对于小于 30 周的早产儿可能还需要肠道内补充额外的铁,剂量 4mg/(kg·d)。

6. **维生素**　脂溶性维生素(A、D、E、K)储存在体内,大剂量摄入可引起中毒。水溶性维生素(B_1、B_2、C、烟酸、叶酸、B_{12}、H)不在体内储存,过多的摄入可通过尿或胆道(B_{12})排泄。美国儿科学会声明,足月的母乳喂养儿不需要在头 6 个月期间补充水溶性维生素,除非特殊的情况;早产儿一旦他们摄入足够量的配方乳或强化的人乳,也不需要补充水溶性维生素。脂溶性维生素缺乏对健康的人乳或婴儿配方乳喂养的足月儿也是一个罕见的问题,然而,早产儿常常处于维生素 A、D、E、K 缺乏的危险。

(1) 维生素 A(Vit A):VitA 为合成视网膜色素和上皮细胞发育所必须,其活性类型为视黄醇,以与视黄醇结合蛋白(RBP)相结合的形式在血浆中运输,RBP 的合成通常发生在孕晚期,早产儿血浆中视黄醇和 RBP 的浓度都比足月儿低,因此早产儿 VitA 的储存较低,处于缺乏的危险。VitA 缺乏与组织纤维化(特别是肺和肝)之间的关系已在哺乳类动物中证实,人类早产儿中也注意到伴有脐血低 VitA 水平的 RDS 早产儿容易发生 BPD。一个近来的 Cochrane 综述证实,早产儿常规补充维生素 A 可降低 CLD 的发生率。然而,如果不常规监测血清维生素 A 水平,对所有处于 BPD 危险的婴儿都用维生素 A 治疗是不合理的,合适的方案是仅在低维生素 A 血浓度的婴儿中给予维生素 A 治疗。

(2) 维生素 D(VitD):早产儿比足月儿有更大的 VitD 需要量,因为其出生时的储备较低和较大的骨骼矿化需求。足月儿通常推荐的剂量是 400U/d,早产儿的推荐剂量可多达 800~1000U/d,3 个月后改为 400U/d。但是必须记住,在预防早产儿代谢性骨病中维生素 D 不是钙和磷的替代品,应用 1-25-OHD 而不是维生素 D 看来是合乎逻辑的,因为在极小的早产儿中,胆盐池小和脂肪吸收不良,VitD 的吸收可能受损。

(3) 维生素 E(Vit E):VitE 是一种强有力的抗氧化剂,每天补充 VitE 5mg 有助于预防早产儿溶血性贫血,特别是接受富含多不饱和脂肪酸或铁强化饮食的婴儿。关于在早产儿中应用药理剂量的 VitE 预防或治疗 ROP、BPD 和 IVH 均没有显示有益的作用,相反,补充后的高 VitE 水平可增加败血症和 NEC 的风险。

(4) 维生素 K(VitK):所有的新生儿都在出生时接受 VitK 0.5~1mg 以预防新生儿出血症,VitK 缺乏的发生率已经极低。然而,接受广谱抗生素的婴儿,肠道菌群明显减少,应当额外补充 VitK 至少每周 2 次。母乳喂养儿在 5~6 周时也需重复给药,以预防晚期 VitK 缺乏所致的颅内出血。

三、新生儿营养监测和评估

任何新生儿的营养计划都应当包括营养状态的监测

和评估,这需要营养生化学和新生儿临床医学两方面的知识。对于健康的足月儿,只需定期测量新生儿的体重、身长和头围。对于早产儿和患病的新生儿除体格发育测量指标外,还应包括血液生化指标和骨骼矿化的指标[1]。

1. **体格测量**　定期测量体重、身长和头围的变化并计算它们的增长速度是重要的临床监测指标,有助于我们识别伴有生长不足或生长过度的个体,对其营养摄入和喂养选择进行及时的调整,以避免喂养不足和喂养过渡相关的近期和远期并发症。

生长曲线是监测新生儿出生后生长模式必不可少的工具,每个新生儿均应定期测量并在生长曲线上标绘个体的生长轨迹。生长曲线图包括胎儿宫内生长曲线图和新生儿和(或)早产儿出生后生长曲线图两种。宫内生长曲线图仅代表理想的生长目标,常受限于早产儿不成熟的胃肠道和早产的相关疾病而不可行;出生后的生长曲线代表的是新生儿或早产儿人群出生后的纵向生长情况,反映临床的医疗和营养情况,但不是理想的最终目标。对早产儿的生长监测的现代观点是,至少赶上出生后生长曲线的生长速度,争取达到宫内生长曲线的理想生长速度。但是,在目标锁定达到宫内生长速度的同时,也要谨记积极营养和过度追赶生长的远期潜在的不利影响。

身体成分主要包括无脂肪体重(LBM)、脂肪、水和骨矿密度。评估 LBM 和脂肪的分布在生长和营养监测中的重要性近来已开始受到重视,早产儿的营养目标就是"达到与同胎龄正常胎儿相似的体重增长速度和身体成分",体重增长的质量可以通过检测婴儿的身体成分(脂肪和 LBM 的比例)来评估,早期的生长类型可以预示远期的疾病风险。区域性人体测量学如肱三头肌皮褶厚度、中臂围和这些测量值的比值能够反映婴儿的身体成分,也是躯体蛋白质沉积的间接反映,但其测量的精确性受到许多因素的影响,因此,不推荐常规应用。双能量 X 射线吸收测定技术(dual-energy x-ray absorptiometry,DEXA)已被成功的用于测定体重 >1800g 的早产儿和足月儿的 LBM、脂肪量和骨矿含量。还有一些方法能够可靠有效的评估身体成分,但是需要特殊的仪器和价格昂贵。

2. **实验室监测**　某些特殊的实验室检查有助于在临床症状出现之前发现营养素缺乏或中毒,然而其检测结果受许多与营养无关的因素如标本的储存和加工、实验的方法和类型、测试人员的技术、婴儿的疾病状态和药物治疗等的影响。因此,实验室监测只能作为其他营养评估资料的补充,解释检测结果必须慎重。

(1) 监测时间和频率(表 6-1-8)

1) 肠道外营养(parenteral nutrition,PN):接受 PN 支持的婴儿必须定期评估动脉血气分析、血电介质、钙、镁、磷、葡萄糖、肝酶和三酰甘油的水平,这些监测有助于早期发现 PN 相关的代谢并发症和评估患儿对治疗的反应。在 PN 刚开始或调整剂量之后,应每天监测实验室资料以为了

表 6-1-8　接受肠内或肠外营养支持的 VLBW 儿的实验室监测方案

	肠外营养		肠内营养	
	初始阶段	稳定阶段	初始阶段	稳定阶段
生长				
体重	每天	每天	每天	每天
身长	基础值	每周	每周	每周
头围	基础值	每周	每周	每周
摄入量和排出量	每天	每天	每天	每天
葡萄糖				
血	必要时	必要时	基础值	必要时
尿	1~3 次 / 天	必要时	基础值	必要时
电解质	1~3 次 / 周	每 1~2 周	基础值	每 2~3 周
钙、镁、磷	2~3 次 / 周	每 1~2 周	基础值	每 2~3 周
三酰甘油	剂量增加时每天	每 1~2 周	必要时	必要时
BUN/ 肌酐	2~3 次 / 周	每 1~2 周	基础值	每 2~3 周
血清白蛋白	基础值	每 2~3 周	基础值	每 2~3 周
肝酶	基础值	每 2~3 周	基础值	每 2~3 周
碱性磷酸酶	基础值	每 2~3 周	基础值	每 2~3 周
血细胞计数	基础值	每 2~3 周	基础值	每 2~3 周
维生素、微量元素或其他	必要时	必要时	必要时	必要时

注:初始阶段:指调整肠外营养溶液或肠内喂养到满足个体婴儿的能量和营养素需要量的阶段,肠外营养 <1W,肠内营养 7~10 天;稳定阶段:指代谢处于稳定状态的婴儿。对于接受适当的营养摄入时临床稳定和生长理想的婴儿,实验室监测的间隔时间可以延长超过上述推荐

摘自:Moyer-Mileur LJ. Anthropometric and Laboratory Assessment of Very Low Birth Weight Infants:The Most Helpful Measurements and Why. Semin Perinatol,2007,31:96-103

达到个体婴儿的能量和营养素的需要,一旦情况稳定,每 7~14 天监测 1 次即可。

2) 肠道内营养:接受肠内营养婴儿的实验室监测没有一定的规定。在 VLBW 儿,最好能够定期随访血液学、蛋白质、矿物质、电介质和酸碱状态的变化。然而频繁的采血对于小早产儿来说可引起相当可观的血量丢失,因此,如果婴儿的临床情况稳定,实验室指标正常和能够达到足够的生长,没有必要频繁的实验室检查。而对于伴有慢性疾病或生长不足的婴儿的实验室监测方案见表 6-1-8。

(2) 监测项目及意义

1) 蛋白质营养状态:可以通过测定血清蛋白质或 BUN 和肌酐浓度(在没有肾脏疾病时)来评估。BUN 反映近来的氮质摄入,肌酐是反映肌肉量的指标,而血清蛋白质浓度可以帮助评估婴儿蛋白质和能量摄入是否适当。不同的血清蛋白有不同的半衰期,可以提供不同的时间信息,如前白蛋白的半衰期仅 1.9 天,反映近来的蛋白质摄入和预测以后的体重增加速率,可以每周测定一次。如果血清浓度较前次测定降低 10% 以上提示相对的蛋白质—能量营养不良和需要提高摄入量[1]。然而,与大多数的急相反应蛋白一样,血清前白蛋白水平可因应激、感染和糖皮质激素供给而迅速上升,因此,不能作为一种营养的标志物。白蛋白半衰期为 10~21 天,可作为慢性蛋白质营养状态的标志物,如果必要,可每月评估一次。

2) 血清电介质和矿物质:血糖、矿物质和电介质状态可通过定期检测血清水平来监测。应用 PN 或利尿药的婴儿应随访血清钠和钾水平,应用 PN 的婴儿也应当监测血糖水平,血糖水平超过 110mg/dl 提示不宜增加葡萄糖输注速率;超过 150mg/ml 是降低葡萄糖输注速率的指征[1]。在出生后的头几天,危重新生儿应当评估血钙、镁、磷水平。

3) 骨骼矿化:慢性的骨矿状态不应当单独通过血清钙、磷水平来监测,因为它们通常在正常或偏低范围。血清碱性磷酸酶(alkaline phosphatase,AKP)是骨骼矿化的间接指标,其水平随着骨的重塑而增加,代谢性骨病的婴儿有血清 AKP 水平的增高和较低的血磷水平。X 线证实脱矿是代谢性骨病的晚期表现,提示骨骼脱矿已经至少 33%。尿磷排泄增加也是早产儿骨量减少的表现之一。DXA 是评

估骨骼矿化的有用的方法,但主要用于科学研究。

4)肝功能:PN 的肝脏并发症可通过肝功能来监测。血清直接胆红素、谷草转氨酶、谷丙转氨酶和 AKP 水平在 PN 诱导的肝脏疾病中均可能升高。血清直接胆红素水平已被推荐作为 PN 相关胆汁淤积的敏感指标。AKP 主要在肝和骨骼产生,正常生长、肝脏疾病或代谢性骨病时均可能升高。在 VLBW 儿中,AKP 轻度升高(<800U/L)提示正常生长和成骨细胞活化;在肝脏疾病,AKP 由于该酶的胆道排泄受损而升高;而在代谢性骨病,AKP 升高继发于骨细胞产生和钙在骨骼中的沉积。因此,当血清 AKP 浓度超过 800U/L 时[1],检测骨或肝的 AKP 同功酶有助于区分肝脏和骨骼疾病。如果存在肝病,应当减少或停止 PN;如果存在代谢性骨病,应当提供足够的钙、磷、镁和维生素 D。

血清三酰甘油浓度应当至少每周监测两次,如果婴儿显示脂肪不耐受的体征,监测次数更应增加。ELBW 儿和败血症婴儿特别容易发生高三酰甘油血症,即使是他们以前曾经耐受过静脉脂肪输入。血清三酰甘油水平升高(>2.8mmol/L)应当被考虑为静脉脂肪不耐受的指标,需减少肠外营养脂质用量[7]。

5)贫血:早产儿是处于发生贫血的高度危险,可由于铁、VitB$_{12}$、叶酸、VitE 或铜缺乏所致。但是,早期贫血通常是频繁抽血所致而不是营养缺乏。

6)维生素和微量元素:一般来说,健康的正在生长的早产儿不需要常规监测微量元素和维生素状态,然而,处于缺乏高风险的婴儿应当定期监测,取决于婴儿的疾病状态。

(邵肖梅　金汉珍)

参考文献

1. MacDonald MG, Seshia MMK. AVERY'S Neonatology Pathophysiology & Management of the Newborn.7th,2016, Wolters Kluwer,Philadelphia,USA.1032-1096.

2. Gleason CA, Devaskar SU. Avery's Diseases of the Newborn. 9th.2012. Elsevier Inc. Philadelphia,USA.952-962.

3. Morgan J, Bombell S, McGuireW. Early trophic feeding versus enteral fasting for very preterm or very low birth weight infants (Review). Cochrane Database of Systematic Reviews, 2013,Issue 3.No.CD000504.

4. 中华医学会肠外肠内营养学分会儿科协作组,中华医学会儿科学分会新生儿学组,中华医学会小儿外科学分会新生儿学组.中国新生儿营养支持临床应用指南.临床儿科杂志,2013,31:1177-1182.

5. Fenton TR, Premji SS, Heidi Al-Wassia H,et al. Higher versus lower protein intake in formula-fed low birth weight infants Tanis. Cochrane Database of Systematic Reviews,2014, Issue 4.No.CD003959.

6. Cooke R, Embleton N, Rigo J,et al. High Protein Pre-Term Infant Formula:Effect on Nutrient Balance, Metabolic

Status and Growth. Pediatr Res,2006,59:265-270.

7. 张谦慎,贺红云.早产儿住院期间的营养评估.中国新生儿科杂志,2015,30(6):475-477.

第 2 节　母乳喂养

母乳喂养是为婴儿提供健康生长发育所需营养的理想方式,WHO 建议在婴儿生后 6 个月内用纯母乳喂养,然后及时合理添加辅食的同时继续母乳喂养至 2 岁或更长的时间。母乳的营养成分易被机体消化吸收,母乳喂养对婴儿营养和健康的益处可以延续到成人期,包括改善体格发育,降低儿童期感染性疾病和过敏性疾病的发生,预防营养缺乏,从而降低儿童发病率和死亡率;降低儿童期和成人期发生肥胖和慢性病的风险,促进儿童的认知、行为、气质与运动的发育;此外,母乳喂养还具有经济方便、增加母子感情交流,降低母亲产后抑郁及乳腺癌、卵巢癌的发生等诸多优点。然而,根据联合国的统计,全球实现儿童生后最初 6 个月内完全母乳喂养的比例有所改善但仍不乐观。因此,持续推广和倡导全社会关注和支持母乳喂养,营造促进母乳喂养的环境至关重要。

(一)母乳的主要成分及其变化

母乳是婴儿最理想的天然食品,是配方奶设计的"金标准"。母乳中的各种成分并非一成不变,其含量随着泌乳期发生变化。根据乳汁分泌的时间将母乳分为初乳(分娩 4~5 日以内的乳汁)、过渡乳(5~14 日)和成熟乳(14 日以后)。

1. 蛋白质和氨基酸　母乳中含有丰富的蛋白质,分为乳清蛋白、酪蛋白和黏蛋白。乳清蛋白具有可溶性,包括 α- 乳白蛋白、乳铁蛋白和 sIgA 等;酪蛋白以微粒形式悬浮,在母乳中主要为 β- 酪蛋白和 κ- 酪蛋白;而黏蛋白含量很少,主要分布在乳脂肪球膜中,也被称为乳脂肪球膜蛋白。母乳中大部分蛋白质被消化吸收后转化成平衡氨基酸供婴儿生长发育所需,其中谷氨酸和谷氨酰胺含量最为丰富,其次是亮氨酸、天冬氨酸和脯氨酸,而含硫氨基酸(半胱氨酸和蛋氨酸)的含量很少。此外,一些蛋白质具有特殊的生理功能,包括促进消化吸收、抵御病原微生物、维持正常菌群生长等重要作用。

蛋白质在初乳中含量最高,每 100g 初乳中蛋白质含量为 2.0~4.7g,随泌乳期延长蛋白质含量逐渐下降,至成熟乳达到平衡,在分娩后 3~6 个月时每 100g 成熟乳中蛋白质含量为 0.9~2.0g。乳清蛋白与酪蛋白的比例在各泌乳期发生显著变化,以适应婴儿在不同时期的需求。初乳中乳清蛋白的浓度很高,乳清蛋白与酪蛋白的比值可达 90:10,随着泌乳期延长酪蛋白的比例逐渐升高,在成熟乳中两者比例可达 50:50。

此外,母乳中含有一些游离氨基酸,补偿新生儿对蛋白质消化能力的不足。母乳中游离氨基酸随泌乳期延长其绝对含量下降,而相对含量升高。其中谷氨酸和谷氨酰胺含量随泌乳期延长迅速升高,成为过渡乳和成熟乳中含量最丰富的游离氨基酸。牛磺酸随着泌乳期延长其含量虽逐渐下降,但仍为过渡乳和成熟乳中仅次于谷氨酸和谷氨酰胺的含量丰富的游离氨基酸。

2. 脂质 母乳的脂质成分以三酰甘油为主,在乳汁中形成许多个 1~10μm 的脂肪球,是婴儿重要的能量来源。其余成分包括二酰基甘油酯、单酰基甘油酯、游离脂肪酸、磷脂和胆固醇。母乳中含有超过 200 种脂肪酸,包括必需脂肪酸如亚油酸、α- 亚麻酸及一些长链多不饱和脂肪酸,如花生四烯酸、二十二碳六烯酸(docosahexaenoic acid,DHA)等。这些 LCPUFA 是婴儿神经发育和视力成熟所必需的营养成分。

脂肪含量在各泌乳期和一次泌乳的前后段存在较大差异,同时受产妇膳食的影响,个体间差异也很大。初乳中脂肪和必需脂肪酸含量较低,而 LCPUFA 含量很高。随着泌乳期延长,脂肪和必需脂肪酸含量逐渐增加,LCPUFA 含量明显降低。胆固醇在初乳和过渡乳中含量较高,使母乳脂肪小球的组成也随着泌乳期发生变化。

3. 碳水化合物 母乳中碳水化合物最主要的功能是供给能量,与脂肪相比其供能更快、更及时。母乳中含量最多的碳水化合物是乳糖,占 90%~95%,由乳腺分泌性上皮细胞合成。母乳中的乳糖浓度变化并不大,稳定在 5.5~6.0g/dl 左右,与乳汁的生成量呈正相关,成熟乳中乳糖浓度略高于初乳。此外,母乳中含有较多的低聚糖(human milk oligosaccharide,HMO),由 3~22 个单糖组成。构成 HMO 的单糖有 5 种,L- 岩藻糖、D- 葡萄糖、D- 半乳糖、N- 乙酰葡糖胺和 N- 乙酰神经氨酸。HMO 具有重要的免疫保护作用,在整个哺乳期均可分泌,初乳中含量最丰富。

4. 微量营养素 母乳含有钙、磷、钠、钾、氯、锌、铁、铜等矿物质及多种维生素,其含量与产妇的饮食结构及所处地域有关,个体差异较大。钙、磷是骨骼和牙齿的重要组成部分,钠、钾、氯等各种无机盐对维持神经肌肉兴奋性和细胞膜功能具有重要作用。母乳中水溶性维生素与母亲摄入量有关,大部分含量充足,但是脂溶性维生素中只有维生素 A 能少量通过乳腺,因此,母乳中维生素 D 和维生素 K 的含量很低。

5. 细胞成分 母乳中的细胞成分包括上皮细胞、免疫细胞和人母乳干细胞(human breast milk stem cells,hBSCs)等。hBSCs 不仅能分化为乳腺特定细胞,还能定向分化为三个胚层的细胞,可能在乳腺发育、乳汁分泌和促进新生儿生长发育中起到重要作用,同时为新生儿疾病治疗提供新的方向。

6. 生物活性因子 母乳中含有多种免疫活性分子,如 sIgA、乳铁蛋白、黏蛋白、乳凝集素、溶菌酶、低聚糖、细胞因子等。近年来,母乳中的激素和生长因子逐渐被发现和认识。激素包括甲状腺激素、生长抑素、促红细胞生成素、褪黑激素等,生长因子主要有表皮生长因子、神经生长因子、

类胰岛素生长因子、人类母乳促生长因子等。此外,母乳中还含有一些肽类,包括脂连素、瘦素、脑肠肽等,它们能够透过肠道屏障,调节婴儿的生长发育和新陈代谢。

综上所述,母乳能够提供婴儿生长发育、维持健康所需要的多种营养素,还含有许多有助于婴儿抵抗疾病、抗菌、抗病毒的免疫活性物质。国内已有许多研究对母乳中各种营养成分的含量进行测定,不同检测方法和不同地区的调查结果存在一定差异,汇总统计结果如表 6-2-1 所示[1]。

(二)母乳的益处

母乳是新生婴儿成长过程中最天然、最优越的食物,具有丰富的营养成分和免疫活性物质,能够促进婴幼儿体格生长和智能发育,减少感染性疾病、过敏性疾病的发生,降低超重、肥胖、代谢综合征的风险,同时有利于母亲的产后恢复和远期健康。

1. 母乳的营养价值 新生儿出生后生长环境发生改变,而适应能力尚不完善。生后早期对营养素的需求量高,但消化系统发育不完全,代谢过程不成熟,肝肾负荷有限,在这一阶段给予正确合理的喂养至关重要。已有大量研究表明,母乳中营养素的数量、比例和生物活性形式等方面,均特别适合于婴儿生长发育的需求。

(1)蛋白质:蛋白质是婴幼儿建造机体的重要物质基础,是构成细胞组织的重要结构成分。母乳中的乳清蛋白、酪蛋白等大部分蛋白质成分被消化吸收为平衡氨基酸用于蛋白合成,是婴儿生长所需的氮的主要来源。在蛋白质代谢过程中,各种氨基酸的比例会影响机体对它们的吸收和利用,从而产生不同的营养价值。母乳的蛋白质含量虽低于牛乳,但氨基酸模式与新生婴儿代谢特点相适应,使婴儿对氨基酸的利用率提高,营养价值更大,且以乳清蛋白为主,遇胃酸所产生的凝块较小,更易于消化。

母乳中的一些特殊蛋白质也具有重要的生理作用。例如,乳清蛋白中的 α- 乳白蛋白含量丰富,占总蛋白的 28%,是色氨酸和半胱氨酸的重要来源,对婴儿的生长发育具有重要的营养价值,同时能够促进乳房细胞内乳糖合成和增加乳汁稀释度。乳铁蛋白含量仅次于 α- 乳白蛋白,能够与铁离子可逆性结合,且亲和力很高,富铁型乳铁蛋白能够与小肠刷状缘膜上的受体结合释放铁离子利于吸收。酪蛋白可被消化降解产生磷酸肽,能够直接作用于肠道,促进钙、锌等矿物质的吸收。

母乳中还存在许多种类的酶。母乳中的淀粉酶、脂肪酶等消化酶具有特殊的糖基化分子结构,能够在新生儿消化道内保持稳定,弥补新生儿不成熟的消化功能。母乳中的一些肽类,如脂连素、瘦素、脑肠肽等,则能够透过肠道屏障,调节婴儿的代谢过程和体重增长。

(2)非蛋白氮(nonprotein nitrogen,NPN):母乳非蛋白氮成分占总氮含量的 20%~25%,包括尿素、核苷酸和游离氨基酸等。通过 ^{15}N 同位素示踪的研究发现,母乳中的尿素能够被用于蛋白质合成,可能与蛋白质供给相对不足有关。

表 6-2-1　不同泌乳期母乳中营养素含量变化(均值 ± 标准差)

营养素	初乳	过渡乳	成熟乳
蛋白质(g/100g)	2.19 ± 0.53	1.84 ± 0.46	1.59 ± 0.28
脂肪(g/100g)	2.23 ± 0.69	3.15 ± 0.46	3.39 ± 0.53
乳糖(g/100g)	6.47 ± 0.41	7.02 ± 0.29	6.86 ± 0.50
钙(mg/100g)	27.0 ± 4.5	29.1 ± 2.9	25.1 ± 4.6
铁(mg/100g)	0.13 ± 0.02	0.06 ± 0.01	0.10 ± 0.02
锌(mg/100g)	0.47 ± 0.13	0.36 ± 0.10	0.32 ± 0.09
钾(mg/100g)	44.5 ± 10.6	57.7 ± 7.1	44.6 ± 7.5
钠(mg/100g)	29.9 ± 10.0	24.0 ± 8.3	15.8 ± 5.0
磷(mg/100g)	17.0 ± 4.6	15.8 ± 2.0	18.7 ± 3.9
镁(mg/100g)	2.3 ± 0.4	3.5 ± 0.7	2.7 ± 0.3
铜(μg/100g)	43.7 ± 16.7	46.0 ± 11.9	32.8 ± 9.6
锰(μg/100g)	1.9 ± 1.2	1.7 ± 0.8	2.1 ± 0.6
维生素 A(μg/100g)	7.2 ± 5.1	9.6 ± 6.4	31.7 ± 7.3
维生素 E(μg/100g)	294 ± 118	175 ± 61	239 ± 159
维生素 B_1(μg/100g)	6.4 ± 1.8	6.2 ± 2.3	5.7 ± 2.8
维生素 B_2(μg/100g)	35.8 ± 6.4	40.8 ± 8.6	14.4 ± 5.0
维生素 B_3(μg/100g)	180 ± 92	174 ± 119	115 ± 61
维生素 C(μg/100g)	1.7 ± 1.2	2.2 ± 1.3	1.7 ± 1.2

而核苷酸及其相关代谢产物作为核酸前体、生理性介质、辅酶成分及细胞能源,对于婴儿营养代谢和消化系统也具有一定作用。与牛乳相比,母乳中的核苷酸含量更高。研究表明,母乳中丰富的核苷酸有利于生长发育迟缓婴儿的"追赶性生长",可以促进肠道功能成熟和改善肠道消化吸收功能,可以刺激 α- 脂蛋白合成参与脂肪代谢,还对婴儿睡眠节律的形成具有潜在的促进作用。

游离氨基酸在初乳中含量丰富,有利于维持新生儿的氮平衡,同时通过神经介质等多种氨基酸衍生物的合成,促进新生儿中枢神经系统的发育。谷氨酸和谷氨酰胺是母乳中含量最高的氨基酸,也是新生儿体内最丰富的氨基酸。由于谷氨酰胺的低水溶性和不稳定性,相比牛乳、配方乳和营养液,母乳中谷氨酰胺含量更高,有利于促进蛋白质合成及维持新生儿正常和应激状态下肠道结构。牛磺酸在母乳中含量丰富,是牛乳中牛磺酸含量的 3 倍左右。虽然不能直接用于蛋白合成,但有研究发现,牛磺酸能够促进正氮平衡,加强营养支持,还可促进脂肪和钙质的吸收,同时它是大脑发育和视觉功能完善的重要物质,是婴幼儿生长发育至关重要的营养素。

(3) 脂肪和脂肪酸:脂肪是母乳最大的能量来源,占总能量的 40%~55%,同时也是脂溶性维生素如 A、D、E、K 的携带者,还可刺激胆汁分泌协助脂溶性维生素的吸收。母乳中脂肪含量与牛乳大致相同,但脂肪酸成分与牛乳有较大差别。母乳中不饱和脂肪酸含量较高,饱和脂肪酸相对较少,不易与钙结合形成不溶性物质,且在分子结构上也有差异,母乳脂肪酸更容易被婴儿消化和吸收。母乳中含有的亚油酸和 α- 亚麻酸是人体必需的脂肪酸,在体内不能合成,必须从食物中获得,研究发现,缺乏必需脂肪酸的婴儿可出现体重不增、易感染等表现。除了供给必需脂肪酸,母乳中的 LCPUFA(如花生四烯酸、DHA)能够促进髓鞘形成和中枢神经系统发育,是感光功能完善和视力成熟的必需营养成分,且是前列腺素、白介素等物质合成的重要来源,这些功能对于体内合成能力有限的新生儿尤其是早产儿非常重要。

(4) 乳糖:乳糖是母乳中含量仅次于水的营养成分,不仅对母乳渗透压起到决定性作用,还是能量的主要来源之一。乳糖在小肠刷状缘乳糖酶的作用下分解为葡萄糖和半乳糖,可以通过完全氧化提供能量,半乳糖还能与脂质结合形成半乳糖脂,成为脑苷脂的重要组成成分。乳糖还具有"益生元"的作用,能够作为肠道细菌的底物,增强糖分解反应,并促进双歧杆菌和乳杆菌等益生菌的生长。母乳中丰富的乳糖在婴儿肠道中部分转变为乳酸,可调节肠腔 pH 和渗透压,在一定程度上增加钙、镁、锌等矿物质的溶解度,提高矿物质在肠道内的被动转运吸收。此外有研究发现,乳糖产生的甜度可能与婴儿的味觉发育有关。

(5) 生物活性因子:近年来许多研究证实,母乳中含有多种激素和促生长因子,其中许多生物活性成分对新生儿的作用尚未明确。研究发现,母乳中的促红细胞生成素可能在婴儿红细胞生成和肠道发育等方面有促进作用,褪黑激素可能影响婴儿的昼夜节律,但这些结果仍有待于进一步研究证实。近年来,母乳中胰岛素样生长因子(IGF-1)与成年后肥胖的相关性逐渐引起重视,目前认为 IGF-1 能够调节婴儿饮食习惯和能量平衡,并可促进肠道修复过程。母乳中神经节苷脂的含量较牛乳高,能够帮助新生儿肠道益生菌的建立,同时可能有助于神经系统的发育和认知能力的发展。

(6) 益生菌:母乳喂养是有菌的喂养。已经检测到的母乳益生菌有双歧杆菌、乳酸杆菌、梭状芽胞杆菌、肠球菌、肠杆菌、拟杆菌等,这些益生菌到达并附着在肠黏膜上,促进多种营养素的吸收和利用。

2. 母乳的免疫保护作用 新生儿免疫系统发育尚不成熟,在怀孕期间虽然已暴露于母亲的微生物菌群中,但在出生时,由于环境和菌群的变化,使新生儿较容易受到感染,不能有效抵御病原体且对抗原物质存在过度炎症反应,这对新生儿是一个极大的挑战。母乳喂养具有抵御感染、维持正常微生物定植、促进免疫系统成熟等作用,能够降低感染性疾病发生率,同时对湿疹、过敏性鼻炎、哮喘等过敏性疾病也具有一定保护作用。

(1) 免疫细胞:母乳中含有各种免疫细胞,包括巨噬细胞、淋巴细胞、中性粒细胞等。初乳中白细胞占总细胞量的 13%~70%,而成熟乳中白细胞含量仅为 0~2%,这与新生儿生后早期免疫功能不成熟的特点相适应。母乳中的淋巴细胞和巨噬细胞较血液中的更具活力,具有有效的吞噬作用,同时能够分泌细胞因子和趋化因子,继而通过哺乳的过程进入新生儿胃肠道,直接发挥免疫效应,补偿了新生儿暂时的免疫功能缺失,为易感期的新生儿和小婴儿提供重要的免疫保护作用。

母乳中含有大量巨噬细胞,占白细胞的 40%~50%。母乳中巨噬细胞来源于母亲的外周血单核细胞,具有吞噬、促进树突状细胞分化成熟和刺激 T 淋巴细胞活化等作用。此外,母乳巨噬细胞内含有被吞噬的 sIgA,在与肠道中细菌相接触后可将 sIgA 释放出细胞外并参与免疫反应,抵抗病原微生物的侵犯。母乳中的淋巴细胞主要为活化的 T 细胞,其 CD4/CD8 比例与血清相似,可以弥补新生儿自身 T 淋巴细胞功能的不足,又能够促进新生儿 T 淋巴细胞成熟。母乳中的中性粒细胞能够表达较高的 CD11b 和较低的 L- 选择素,但它们对乳儿的作用尚不明确。此外,母乳中的白细胞或可以作为乳儿疾病的诊断信号,当母亲或婴儿发生感染时,白细胞含量可快速上升至总细胞量的 94%,且在病理特征表现前就可检测到免疫细胞水平的变化[2]。

(2) 免疫活性分子:母乳含有新生儿生长发育所必需

的重要免疫因子,在抵抗病原菌、促进胃肠道发育和屏障功能形成、促进免疫成熟等方面具有不可或缺的重要作用,有利于新生儿远期健康发展。

1) 免疫球蛋白:母乳主要的免疫球蛋白是 sIgA,另含少量 IgM 和 IgG。母乳中 sIgA 由母亲乳腺浆细胞产生,在黏膜免疫中发挥重要作用:一是与含有病原体和毒素颗粒的内含体接触后发生细胞内中和作用,清除病原体及毒素;二是竞争性与黏膜表面病原菌受体结合,封闭和阻止病原体进入机体;三是协同和促进天然抗菌因子发挥作用。新生儿自身的淋巴细胞尚不能活化为可产生 IgA 的浆细胞,其消化道、呼吸道等的黏膜免疫主要依靠母乳中的 sIgA。

2) 乳铁蛋白:乳铁蛋白在母乳中含量丰富,主要由乳腺上皮细胞分泌。它具有抗微生物、调节铁吸收、调节肠道菌群、免疫调节等功能,在初乳中含量高,在早产母乳中含量高于足月母乳。乳铁蛋白对铁有高度亲和力,能够与细菌竞争三价铁,从而抑制肠道细菌的生长;水解后的乳铁蛋白功能肽除了杀菌外,还可以阻碍病毒的渗透和吸收[3]。此外,因乳铁蛋白富含正电荷,可与病原体表面带负电荷的分子相互作用,以 G^+ 菌的脂磷壁酸、G^- 菌的脂多糖、念珠菌的细胞壁成分为靶目标,引起病原微生物的溶解。

3) 乳凝集素:乳凝集素又称乳黏素,是一种乳脂肪球膜表面的镶嵌型外周蛋白。乳凝集素可与轮状病毒黏附,防止新生儿被轮状病毒感染。近年来研究表明,乳凝集素还有促进肠道炎症修复,以及在免疫耐受中发挥作用,对维持新生儿肠道稳态非常重要[4]。

4) 溶菌酶:溶菌酶是一种能水解致病菌中黏多糖的碱性酶,是母乳中具有抗感染活性的主要酶之一,其在母乳中含量为牛奶的 3000 倍。溶菌酶可以破坏细菌细胞壁,也可以与带负电荷的病毒蛋白直接结合,与 DNA、RNA、脱辅基蛋白形成复盐,使病毒失活。

5) 人乳低聚糖:HMO 的结构与肠黏膜表面糖原类似,常常作为病原体的"诱饵"受体与之结合,阻断病原菌黏附。它不仅可清除病原菌,调节细胞免疫,还可以作为"益生元"促进益生菌增殖。最近研究发现,半乳糖寡糖可以下调小肠上皮细胞的 NF-kB 炎症反应信号,对于新生儿不成熟的消化系统有免疫保护作用。

6) 细胞因子:目前在初乳中已发现 13 种生长因子和 68 种细胞因子,如 TGF-β、IL-10、sCD14 等。母乳中生长因子以 TGF-β 占优势,能够调节炎症反应和损伤修复,以及增强肠道免疫耐受,阻止过敏性疾病的发生。母乳中细胞因子能够通过肠道屏障发挥多种生物活性作用,如粒细胞集落刺激因子能够促进小肠绒毛和隐窝发育,促进肠上皮细胞增殖。

7) microRNA:近年来,母乳中检测到多种 microRNA,其中部分与免疫发育和免疫调节有关。miR-181a 能够调节 T 细胞对抗原的敏感性,还可通过改变多种磷酸酶活性,影响 T 细胞和 B 细胞的发育[5]。miR-17、miR-92a、miR-150、

miR-146a、miR-146b 等通过不同靶基因参与特异性免疫和固有免疫的调节。母乳中具有免疫保护作用的 microRNA 的发现，为预防和治疗新生儿感染性疾病提供新的方向。

母乳的免疫保护作用是难以替代的，目前人们对已明确的母乳免疫成分及功能仍然缺乏了解，而对未明确的母乳免疫成分还在不断探索，也有越来越多的优质母乳成分被发现，这些新的母乳成分的发现丰富了婴儿营养医学的内涵。

3. 母乳的心理学价值 母乳喂养有利于婴儿的心理与社会适应性的发育。许多研究证实，母乳喂养不但促进认知和语言能力发展，且可能对注意缺陷多动障碍、孤独症等心理障碍有一定的预防性作用，这可能与母乳中的乳铁蛋白、DHA 等物质的作用以及脑电活动有关。此外，通过哺乳这一过程可以增加母亲与孩子在视、听、触、摸、语言和情感上的沟通，使孩子获得心理上的满足，帮助孩子建立起对母亲的依恋，减少焦虑的情绪。

4. 母乳喂养对母亲健康的影响 母乳喂养与母亲的健康也息息相关，最重要的作用是促进母亲产后恢复，预防产后出血和产褥期感染。母乳喂养还可有效降低产后抑郁的发生率，并促进脂肪利用，减少脂肪堆积，有利于降低 2 型糖尿病、心血管疾病、类风湿性关节炎、乳腺癌、卵巢癌等多种疾病的发病风险。

（三）母乳喂养指南

母乳喂养不仅对婴儿的近期生长和疾病预防具有积极作用，且对促进母婴远期健康也产生深远影响。临床研究结果显示，6 个月内纯母乳喂养对体重和身长的增长无显著影响，而头围增长比混合喂养婴儿更快，消化道和呼吸道感染的发生率也相对降低；纯母乳喂养 6 个月以上与纯母乳喂养 4~6 个月相比，婴儿发生肺炎的危险性可降低 4 倍，同时，母亲的闭经时间显著延长，产后体重恢复速度显著增快。因此，目前指南推荐纯母乳喂养 6 个月，持续母乳喂养至 1 岁以上，但有少数情况下应酌情考虑：①婴儿患有半乳糖血症、苯丙酮尿症等代谢性疾病，需要特殊配方奶喂养；②母亲患有人类免疫缺陷病毒（HIV）或人类嗜 T 细胞病毒（HTLV）感染，不建议母乳喂养；③母亲患有活动性结核、巨细胞病毒感染、单纯疱疹病毒感染、梅毒螺旋体感染等，需要在积极治疗的基础上经消毒后喂养；④母亲感染或携带乙肝病毒（HBV），可在被动和主动免疫的基础上给予母乳喂养；⑤母亲服用可进入乳汁影响婴儿的药物或接受同位素诊疗，待乳汁中药物或放射性物质清除后可恢复母乳喂养。

此外，母乳中部分营养素在乳汁中的含量与母亲膳食摄入密切相关，需要哺乳期产妇保持营养均衡。我国针对哺乳期母亲的膳食指南指出，增加鱼、禽、蛋、瘦肉和海产品摄入，增饮奶类，多喝汤水。

然而，母乳中维生素 D 和维生素 K 仍相对不足。单纯母乳喂养而未补充维生素 D 是婴儿发生营养性佝偻病

的主要危险因素。12 月龄以内的婴儿均需补充维生素 D，新生儿出院后即可开始补充，足月儿推荐剂量为 400U/d。12~36 月龄幼儿则需摄入 400~600U/d 的维生素 D 以满足基本营养需求[6]。目前国内外对于维生素 K 缺乏性出血症的预防尚无统一的方案，2016 年 ESPGHAN 推荐以下 3 种针对维生素 K 缺乏性出血症的预防方式：①出生时肌内注射维生素 K_1 1mg；②出生时、生后 4~6 天和生后 4~6 周分别给予维生素 K_1 2mg 口服，共 3 次；③出生时给予维生素 K_1 2mg 口服，后 3 个月内给予维生素 K_1 1mg 口服，每月 1 次[7]。

（四）早产儿母乳喂养

早产儿和低出生体重儿是生长发育迟缓、感染性疾病和死亡的高风险人群，追赶性生长对营养素的需求增加，同时各器官系统发育不成熟，易受病原微生物侵害，而母乳的营养学、免疫学价值更适合早产儿的特点。研究发现，早产母乳的成分与足月母乳不同。例如，早产母乳蛋白质含量高，以满足快速生长所需；脂肪和乳糖量较低，中链脂肪酸含量较高，其碳链短，水溶性好，不依赖于胆盐的乳化，易于早产儿吸收和利用；花生四烯酸、DHA 含量较高，有利于早产儿脑发育；钠盐较高，以补充早产儿的丢失。早产初乳的成分也与成熟乳不同，早产初乳含有更高的 sIgA、生长因子、乳铁蛋白、抗炎细胞因子、寡糖、可溶性 CD14、抗氧化成分等保护性物质，且孕期越短，保护性成分含量越高。因此，初乳具有重要的保护作用，对极低出生体重儿和超低出生体重儿尤为重要。

由于母乳不可替代的优势，目前国内外均提倡对早产儿和低出生体重儿尽早开始母乳喂养。中国医师协会新生儿科分会营养与消化专业委员会及中国医师协会儿童健康专业委员会母乳库学组的专家组在总结国内外研究成果的基础上，提出 NICU 内早产儿母乳喂养的实践建议。促进 NICU 早产儿母乳喂养的基本原则包括首选亲母的母乳喂养；强化母乳喂养；成立围产期母乳喂养指导小组。具体内容包括：①对早产儿尽早开始肠内营养，新鲜或冰冻保存的亲母母乳为第一选择。如果亲母无法提供母乳喂养时，有条件者可应用经巴氏消毒的捐献母乳。不能获得亲母母乳和捐赠母乳或母乳不足的情况下，可给予早产儿配方奶作为母乳的补充。②对于胎龄 <34 周、体重 <2000g 或有营养不良高危因素的早产儿，建议在母乳喂养的同时加入一定量母乳强化剂（human milk fortifier，HMF）。虽然早产母乳有很多营养、免疫和代谢方面的优点，但仍存在部分营养素含量不足。应用含蛋白质、矿物质和维生素的母乳强化剂，有助于优化蛋白摄入，促进体格增长和骨骼矿化，保证早产儿达到与宫内胎儿相似的生长速率，同时维持正常的体脂含量。③给予 180~200ml/（kg·d）的强化母乳和早产儿配方奶可满足大多数早产儿的能量需求。

早产儿直接哺乳面临的最大挑战是早产儿发育不完善导致的吸吮力弱、吸吮 - 呼吸 - 吞咽协调性差、容易疲劳、

饥饿、饱腹症状不明显等。为此，各医院的产、儿科应共同组建母乳喂养指导小组，要求小组成员掌握母乳喂养知识，熟悉维持泌乳的技巧和方法，对夫妻双方进行健康宣教。医务工作者应在早产儿住院期间指导母亲进行母乳喂养的方法，对早产儿进行喂养监测和评估，在早产儿出院后密切随访，评估和调整哺喂计划。

（五）母乳喂养的现状

在20世纪50~60年代，我国城市和农村的母乳喂养率均超过80%，但从70年代起受多种因素的影响，尤其是代乳品的使用，我国母乳喂养率出现明显下降，在城市更为突出。90年代随着各种保护、促进和支持母乳喂养措施的应用，母乳喂养率开始上升。WHO提出了促进母乳喂养的十项措施包括：①建立母乳喂养指导；②培训所有医务人员执行该指导；③向所有孕妇告知母乳喂养的优点；④产后1小时内帮助产妇开始母乳喂养；⑤告知产妇如何进行母乳喂养和维持乳汁分泌；⑥除非有医疗指征，不给予婴儿除母乳外的其他食物；⑦坚持母婴同室；⑧鼓励按需喂养；⑨母乳喂养的婴儿不给予安抚奶嘴或人工奶头；⑩培养母乳喂养团队，母亲出院后进行随访指导。国内外的实践证明，坚持这十项措施可确实提高母乳喂养的成功率。21世纪以来，随着国民经济稳步增长和生活水平不断提高，婴幼儿营养状况也逐渐改善。《中国儿童发展纲要(2011-2020年)》将0~6个月婴儿纯母乳喂养率达到50%以上作为儿童与健康的一项主要目标。截至2016年10月，国家统计局发布《中国儿童发展纲要(2011-2020年)》中期统计监测报告指出，母乳喂养得到认可，0~6个月婴儿纯母乳喂养率已超过50%。

母乳喂养不仅是母亲与婴儿共同完成的行为，且是一个社会活动，会受到母婴因素和社会支持的影响，需要我们共同努力。医院应建立相关规章制度，提供母乳喂养咨询，医务工作者应做好母乳喂养宣传，让围产期妇女正确认识母乳喂养的重要性及树立自信心。具体措施包括：严格掌握剖宫产的指征，降低剖宫产率；实行产后24小时母婴同室，做到早吸吮、早接触，缩短开奶时间；对于乳头异常的产妇，及时给予指导和纠正；加强心理护理，树立母乳喂养信心，耐心协助产妇采取合适的母乳喂养体位和哺乳方法；加强对围产期妇女的重要家庭成员的宣教，努力营造利于母乳喂养的家庭氛围等。

（六）母乳库的建立与发展

母乳是新生儿最理想的食物，尽管目前商品化的配方粉质量不断改进，但仍无法替代母乳。大量研究显示，捐赠母乳(donor human milk，DHM)喂养可以有效促进早产儿尽早开始肠内营养，并明显降低早产儿NEC、感染性疾病(包括晚发性败血症)及生命远期心血管疾病等的发生。AAP和ESPGHAN明确指出，母乳喂养不仅对足月儿必需的，对早产儿也是必需的，母乳喂养是早产儿第一选择，在无法获得新鲜的亲母母乳时，推荐使用捐赠人乳[8-9]。

母乳库是一项为特别医疗需要而选择、收集、检测、运送、储存和分发母乳的一项重要设施，母乳库母乳在冷冻和巴氏灭菌前后的成分虽有所改变，但相比配方奶仍有很大优势，同时又可以杀灭大部分的病原微生物，是十分理想的母乳替代品。国外母乳库发展已有100余年历史，并相应成立了北美母乳库协会及欧洲母乳库协会，建立了完整的、切实可行的母乳库管理指南，通过一系列质量控制标准减少传播疾病的风险，包括对母乳捐赠者进行体检筛选、对母乳收集和储存设备进行清洗消毒、对捐赠母乳进行食品安全检测等。目前，我国对母乳库的认知及技术研究仍处于起步阶段。2013年3月，中国内地的第一家母乳库在广州市妇女儿童医疗中心正式宣告成立，同年8月第二家母乳库在南京成立。近年来，母乳库的发展受到越来越多的关注，与母乳库建立和运行相关的研究报道也越来越多，包括捐赠母乳的临床应用、消毒与储存、营养成分研究等。特别是为了避免母乳中的免疫活性物质流失，消毒方法的优选成为近年来研究热点，主要有高温短时(high temperature short time，HTST)、超高温短时(ultra high temperature short time，UHST)、超高温巴氏消毒法(ultra-pasteurization)、低温巴氏消毒法(cold pasteurization)等[10]。

母乳库的建立和DHM的使用有助于提高母乳喂养率，不仅有利于早产儿、低出生体重儿、严重感染患儿、免疫功能低下或缺陷患儿、术后喂养不耐受或喂养困难患儿、严重牛奶蛋白过敏患儿等的尽快恢复和健康成长，还可达到减少住院天数、降低住院费用、缓解医患纠纷、提高长期生命质量及避免医疗资源偏移或浪费。母乳库的建立和运行应作为母乳喂养策略的延伸而得到提倡和保护。随着研究认识的深入与更多母乳库的出现，将会有越来越多的早产儿和患病新生儿受益于母乳库母乳喂养。

（何振娟）

参考文献

1. 吴立芳. 母乳重要成分研究及其结果与婴幼儿配方粉对比研究. 中国疾病预防控制中心，2015.

2. Hassiotou F，Geddes DT. Immune Cell-Mediated Protection of the Mammary Gland and the Infant during Breastfeeding. Adv Nutr，2015，6(3)：267-275.

3. Chatterton DEW，Nguyen DN，Bering S B，et al. Anti-inflammatory mechanisms of bioactive milk proteins in the intestine of newborns. Int J Biochem Cell B，2013，45(8)：1730-1747.

4. Kusunoki R，Ishihara S，Aziz M，et al. Roles of Milk Fat Globule-Epidermal Growth Factor 8 in intestinal inflammation. Digestion，2012，85(2)：103-107.

5. Newburg DS，Ko JS，Leone S，et al. Human Milk Oligosaccharides and Synthetic Galactosyloligosaccharides Contain 3′-，4-，and 6′-Galactosyllactose and Attenuate Inflammation in Human T84，NCM-460，and H4 Cells and

Intestinal Tissue Ex Vivo.J Nutr,2016,146(2):358-367.

6.《中华儿科杂志》编辑委员会.0~3 岁婴幼儿喂养建议(基层医师版).中华儿科杂志,2016,54(12):883-890.

7. Mihatsch W,Braegger C,Bronsky J,et al. Prevention of Vitamin K deficiency bleeding in newborn infants:a position paper by the ESPGHAN Committee on Nutrition. J Pediatr Gastroenterol Nutr,2016,63(1):123-129.

8. Eidelman AI,Schanler RJ,Johnston M,et al. Breastfeeding and the use of human milk. Pediatrics,2012,129(3):e827-e841.

9. ESPGHAN Committee on Nutrition,Arslanoglu S,Corpeleijn W,et al. Donor human milk for preterm infants:current evidence and research directions. J Pediatr Gastroenterol Nutr,2013,57(4):535-542.

10. Ewaschuk JB Unger S,Harvey S,et al. Effect of pasteurization on immune components of milk:implications for feeding preterm infants. Appl Physiol Nutr Metab,2011,36(2):175-1823.

第 3 节　肠道内营养

出生后,新生儿从依赖胎盘提供营养转变为依赖胃肠道提供营养。足月儿的营养目标是保证其从胎儿到出生后期的成功的过渡;在早产儿,营养的目标是让其在宫外的环境中继续宫内的生长过程直至矫正胎龄 40 周,然后适当的追赶生长。然而,在早产儿特别是极低和超低体重的早产儿中提供适当的营养支持仍是一个挑战。这些婴儿在 NICU 住院期间几乎都发生了累积的营养亏空和明显的生长迟缓。尽管肠外营养几乎已经常规地应用于这些新生儿的初始营养支持,肠内喂养仍然是营养婴儿的优先选择,因为乳汁是胃肠道发育的唯一调控因素,不成熟的胃肠道能够在喂养刺激的反应中经历成熟。近年来,关于肠内营养的喂养实践已经有了很大的进展,包括乳品的种类、喂养的方法及早期的营养方案,临床医生在设计最佳的喂养计划时,应该针对每个孩子的不同特点进行个别化的调整,在满足他们增加的营养需要的同时,也应权衡过度喂养的远期不利影响。

一、足月儿的肠道内营养

1. **母乳喂养**　母乳是足月新生儿的理想食品。就其本身而言,它代表了人类新生儿饮食的最好选择。动物基础的配方乳,尽管已被高度精练,由于几个原因永远也不能与人乳匹敌。人乳能够新鲜输送,没有“储存期限”。而且,人乳总是温度适宜和不需要灭菌。这些简单的特性允许细胞存活,生长因子、酶和免疫因子的结构和活性仍然完整(详见本章第 2 节)。

2. **人工喂养**　人工喂养的目的是在婴儿不能母乳喂养的情况下提供一种满意的婴儿食品。“理想的”人工饮食应当:①满足健康婴儿的营养需要;②能够很好地耐受而不引起代谢窘迫或生化紊乱;③不引起近期或远期疾病的发生。现代的婴儿配方乳已经越来越接近这些标准。

(1) 牛乳基础的婴儿配方乳:未改良的牛乳不应当用于 1 岁以内的婴儿。应用牛乳或未改良的配方乳喂养可能遇到的问题包括与高溶质负荷相关的高渗性脱水、与磷负荷过多相关的低钙血症、与酪蛋白乳凝块相关的胃肠道梗阻、与维生素缺乏相关的佝偻病、坏血病和缺铁性贫血等。这些问题在应用现代婴儿配方乳喂养的婴儿中已经罕见,现代的婴儿配方乳已经对其蛋白质、脂肪、电介质、微量营养素的组成进行了广泛地改良,并继续朝向“人乳化”努力。当母乳不可得时,牛乳基础的婴儿配方乳是足月新生儿的优先选择。

(2) 豆基配方乳:早期豆基配方乳的问题大多已经解决,现在的配方乳补充了甲硫氨酸、牛磺酸和肉碱,并含有足够的矿物质以允许由于与植酸盐结合所致的丢失,当单独作为饮食时,能够支持婴儿的正常生长和骨骼矿化。然而,某些问题仍然没有解决。例如,大豆的高铝以及高植物雌激素(phytoestrogen)的含量。因此,豆基配方乳不适宜作为新生儿营养的常规选择。

(3) 水解蛋白配方乳:这些特殊的配方乳的主要适应证是治疗和预防过敏性疾病,因为 90% 的蛋白质碎片分子量低于 1250 Dalton,其抗原性比牛乳蛋白低。但是,新生儿真正的牛乳蛋白过敏的发生率低于 3%。尽管,所有的水解蛋白配方乳都能够促进足月儿足够的生长和营养素储存,它们的渗透压比标准的牛乳配方乳或豆基配方乳高[1],因此,对肠道上皮具有潜在的危险,特别是早产儿。

二、早产儿/低体重儿的肠道内营养

(一)目前对 VLBW 早产儿全肠内喂养的营养素摄入量推荐值

表 6-3-1 是目前针对全肠内喂养的 VLBW 儿营养素摄入量的推荐值,并与美国生命科学研究院(LSRO,仅针对用配方乳喂养的早产儿)、2005 年 Tsang 等和 2010 年 ESPGHAN 提出的推荐值比较。中华医学会儿科学分会新生儿学组和儿童保健学组也于 2009 年提出了对早产/低出生体重的喂养建议[2]。

(二)乳类的选择

早产儿可以选择的饮食包括:①早产儿母乳;②早产配方乳;③婴儿配方乳(即足月儿配方乳)。各种乳类的主要营养成分见表 6-3-2,临床医生在选择时必须熟悉各种乳类的营养素组成特点及其在早产儿应用的安全性和有效性。

表 6-3-1 目前对 VLBW 早产儿全肠内喂养的营养素摄入量推荐值

营养素	目前的推荐量 (/kg·d)	目前的推荐量 (/100kcal)	LSRO,2002(仅使用配方乳喂养儿,/kg·d)	Tsang 等,2005 (/kg·d)	ESPGHAN,2010 (/kg·d)
液量(ml)	135~200	—	NS	150~200	135~200
能量(kcal)	110~130(85~95 静脉营养)	—	100~141	110~120	110~135
蛋白质(g)	3.5~4.5	3.2~4.1	3.0~4.3	3.0~3.6	4.0~4.5(<1kg) 3.5~4.0(1~1.8kg)
脂肪(g)	4.8~6.6	4.4~6	5.3~6.8		4.8~6.6(<40%MCT)
亚油酸(mg)	385~1540	350~1400	420~1700	(4~15 E%)	385~1540
α 亚麻酸(mg)	>55	>50	90~270	(1~4 E%)	>55
DHA(mg)	(18—)55~60	(16.4—)50~55	NS	NS	12~13
EPA(mg)	<20	<18	NS	NS	(小于 DHA 的 30%)
氨基酸(mg)	(18—)35~45	(16.4—)32~41	NS	NS	18~42
碳水化合物(g)	11.6~13.2	10.5~12	11.5~15.0 乳糖:4.8~15.0	乳糖:3.8~11.8 寡聚体:0~8.4	11.6~13.2
钠(mg)	69~115	63~105	46.8~75.6	0~23	69~115
钾(mg)	78~195	71~177	72~192	0~39	66~32
氯(mg)	105~177	95~161	72~192	0~35	105~177
钙(mg)	120~200	109~182	148~222	120~230	120~140
磷(mg)	60~140	55~127	98~131	60~140	60~90
镁(mg)	8~15	7.3~13,6	8.2~20.4	7.9~15	8~15
铁(mg)	2~3	1.8~2.7	2~3.6	0~2	2~3
锌(mg)	1.4~2.5	1.3~2.3	1,32~1.8	0.5~0.8	1.1~2.0
铜(μg)	100~230	90~210	120~300	120	100~132
硒(μg)	5~10	4.5~9	2.2~6.0	1.3	5~10
锰(μg)	1~15	0.9~13.6	7.6~30	0.75	<27.5
氟(μg)	1.5~60	1.4~55	NS	NS	1.5~60
碘(μg)	10~55	9~50	7.2~42	11~27	11~55
铬(ng)	30~2250	27~2045	NS	50	30~1230
钼(μg)	0.3~5	0.27~4.5	NS	0.3	0.3~5
硫胺素(μg)	140~300	127~273	36~300	180~240	140~300
核黄素(μg)	200~400	181~364	96~744	250~360	200~400
烟酸(mg)	1~5.5	0.9~5	660~6000	3.6~4.8	0.38~5.5
泛酸(mg)	0.5~2.1	0.45~1.9	360~2280	1.2~1.7	0.33~2.1
吡哆素(μg)	50~300	45~273	36~300	150~210	45~300
钴胺素(μg)	0.1~0.8	0.09~0.73	0.096~0.84	0.3	0.1~0.77
叶酸(μg)	35~100	32~91	36~54	25~50	35~100
L-抗坏血酸(mg)	20~55	18~50	10~45	18~24	11~46

续表

营养素	目前的推荐量 (/kg·d)	目前的推荐量 (/100kcal)	LSRO,2002(仅 使用配方乳喂 养儿,/kg·d)	Tsang 等,2005 (/kg·d)	ESPGHAN,2010 (/kg·d)
生物素(mg)	1.7~16.5	1.5~15	1.2~44.4	3.6~6	1.7~16.5
维生素 A(μg RE)	400~1100	365~1000	245~456	700	400~1000
维生素 D(IU)	400~1000IU,从 乳汁+补充	100~350,仅从 乳汁中	90~324	150~400	800~1000IU/d, (100~350IU/100kcal, 仅从乳汁中)
维生素 E(mg)α-TE	2.2~11	2~10	2.4~9.6	6~12	2.2~11
维生素 K₁(μg)	4.4~28	4~25	4.8~30	300 快速注射	4.4~28
核苷酸·(mg)	NS	NS	NS	NS	<5
胆碱(mg)	8~55	7.3~50	8.4~27.6	14.4~28	8~55
肌醇(mg)	4.4~53	4~48	48~52.8	32~81	4.4~53

注:RE= 视黄醇当量;α-TE=α-TE 生育酚当量。

摘自:Koletzko B,Poindexter B,Uauy R. Recommended Nutrient Intake Levels for Stable,Fully Enterally Fed Very Low Birth Weight Infants. World Rev Nutr Diet. Basel,Karger,2014,110:297-299.

表 6-3-2　不同乳类主要营养素成分表(100ml 的含量)

营养素	早产儿母乳	强化后人乳	早产儿配方乳	早产儿出院后 配方乳	婴儿配方乳
能量(kcal)	67.0	80.0~85.0	80.0~82.0	73.0~74.0	67.0~68.0
蛋白质(g)	1.6	2.5~2.8	2.8~3.5	2.6~2.8	1.4~1.6
脂肪(g)	3.5	4.1~4.3	4.1~4.3	3.4~4.1	3.5~3.6
碳水化合物(g)	7.3	7.9~9.6	9.7~11.0	9.9~10.5	7.3~7.6
钙(mg)	25	112~138	135~180	100~120	51~53
磷(mg)	14.5	60.0~78.0	75.0~100.0	58.0~66.0	28.0~36.0
铁(mg)	0.09	9.46~1.36	1.80~1.902	1.60~1.80	1.00~1.20
维生素 A(U)	48	983~1210	750~1500	350~460	200~204
维生素 D(U)	8.0	120.0~304.0	150.0~240.0	70.0~91.0	40.5~41.0
维生素 E(U)	0.39	4.20~6.00	4.00~6.50	3.10~4.40	1.35~1.36
维生素 K(μg)	2.0	7.7~11.0	7.5~12.0	8.0~11.0	5.4~5.5

注:1kcal=4.18kJ

摘自:《中华儿科杂志》编辑委员会,中华医学会儿科学分会儿童保健学组,中华医学会儿科学分会新生儿学组.早产、低出生体重儿出院后喂养建议.中华儿科杂志,2016,54(1):6-12.

1. **早产儿母乳**　母乳也是喂养早产儿的金标准,这是新生儿医学近 20 年来的一个重要进展。长期以来,人乳都被认为对于早产儿是不适宜的,因为其蛋白质、能量、钠、钙、磷和铁的含量较低。然而,通过强化,人乳已经成为早产儿的首选食品,因为其的免疫保护和脑成熟效应[1]。

早产儿亲母乳乳(preterm milk,PTM)的组成与足月儿母乳有很大的不同,比足月儿母乳有较高的蛋白质含量、能量密度、和较高的钙与钠的含量。在某种程度上,这种较高的浓度能够匹配早产儿对这些营养素增加的需要。早产儿初乳也比足月儿初乳有更大的潜力,因为其较高的 IgA、溶菌酶、乳铁蛋白和活性细胞[3]。因此,对于喂养早产儿来说,早产儿亲母的母乳比人乳库的捐赠乳更为合适。但是,PTM 的组成在产后 1~2 周之后就会有较大的变化,例如蛋白质的含量从产后 7 天时的 1.9g/dl 下降至 30 天时的 1.2g/

dl,到产后的第 2 个月时,PTM 的组成已经逐渐变得与足月儿母乳组成接近(表 6-3-3)。因此,尽管母乳是足月儿最理想的食物,对于 VLBW 的早产儿,它提供的几种营养素仍然不足,特别是蛋白质、维生素 D、钙、磷和钠。给早产儿特别是 VLBW 儿喂以未强化的人乳有缓慢的生长速率,较高的低钠血症和代谢性骨病发生率。

随着早产儿亲母母乳成为喂养早产儿的首选,自然会出现有关捐赠人乳在早产儿营养中的作用问题。理论上,来自于人乳库的已被筛查和巴氏消毒的捐赠乳也含有许多亲母母乳的营养组成,包括蛋白质和脂肪,前者可以避免早产儿暴露于牛乳蛋白,后者可能含有某些 LCPUFA。然而,其他组成如活性细胞和乳糖酶等在加工处理的过程中会被丢失。因此,捐赠乳在组成上可能更像足月儿母乳和缺乏某些特异性的抗体。Meta 分析显示,保护早产儿不发生 NEC 的效果尽管也存在于捐赠乳,但是伴有较慢的生长。因此,人乳库人乳不经强化不宜长期喂养早产儿。人乳库的建立存在许多重要的问题,如乳汁的消毒、储存、冷藏、解冻、光暴露、输注等,这些问题的处理过程都可能引起人乳质量的改变。人乳捐赠者也必须对人免疫缺陷病毒、人类嗜 T 细胞病毒(HTLV),乙型和丙型肝炎病毒、巨细胞病毒、梅毒等感染病原体进行严格的筛查[1]。

2. 强化的母乳　研究证据表明,早产儿母乳的近期益处包括降低院内感染、NEC 和 ROP 患病率,远期益处包括促进早产儿神经运动的发育和减少代谢综合征的发生。为了克服母乳对早产儿营养的不足,现在有一种含蛋白质、能量、常量矿物质、微量元素和多种维生素的制剂,称之为母乳强化剂(HMF),纯母乳喂养的 VLBW 儿添加不同量的 HMF 可以确保其快速生长的营养需求。添加时间是当早产儿能够耐受 100ml/(kg·d) 的母乳喂养之后,一般可先加 HMF 到母乳至半量强化(能量密度 73~74kcal/100ml),喂养 1~2 天,如果耐受,母乳可逐渐被全量强化(80~85kcal/100ml)(表 6-3-2)。如果需要限制喂养的液体量[~130ml/(kg·d)],例如患 CLD 时,可增加奶的能量密度至 90~100kcal/100ml,HMF 则应在达到 100ml/(kg·d) 前开始使用,以提供足够的蛋白质和能量[2]。HMF 在国外有多种商品化产品,有粉剂和浓缩液态奶。强化的方法也有多种,如单一营养素的单成分强化或多种营养素的多成分强化;以及定向强化(targeted fortification)或可调节强化(adjustable fortification)等个体化的强化概念已经出现[4]。

3. 早产儿配方乳　如果人乳不可得,应选用专为早产儿设计的早产儿配方乳。早产儿配方乳保留了母乳的许多优点,使蛋白质、糖、脂肪等营养素易于消化和吸收,同时适当提高了热量,强化了多种维生素和矿物质,补充母乳对早产儿营养需要的不足。早产儿配方乳是专门根据胎龄小于 34 周早产儿的生理学特点和营养需要所设计的特殊配方乳。≥34 周和体重≥2000g 的早产儿可以先喂足月儿配方乳,如果不耐受,也可以应用早产儿配方乳。

早产儿配方乳的特点如下:①含有较高的蛋白质、能量以及蛋白质/能量比值(P:E),当喂养容量达到 150ml/(kg·d) 时可获得多达 120kcal/kg 的能量和 3.6g/(kg·d) 蛋白

表 6-3-3　早产母乳与足月母乳的主要成分(单位 /L)

成分	早产过渡母乳 (产后 6~10 天)	早产成熟母乳 (产后 22~30 天)	足月成熟母乳 (产后≥30 天)
蛋白质(g)	19 ± 0.5	15 ± 1	12 ± 1.5
脂肪(g)	34 ± 6	36 ± 7	34 ± 4
碳水化合物(g)	63 ± 5	67 ± 4	67 ± 5
能量(kcal)	660 ± 60	690 ± 50	640 ± 80
钙(mmol)	8.0 ± 1.8	7.2 ± 1.3	6.5 ± 1.5
磷(mmol)	4.9 ± 1.4	3.0 ± 0.8	4.8 ± 0.8
镁(mmol)	1.1 ± 0.2	1.0 ± 0.3	1.3 ± 0.3
锌(μmol)	58 ± 13	33 ± 14	15~46
铜(μmol)	9.2 ± 2.1	8.0 ± 3.1	3.2~6.3
锰(μg)	6 ± 8.9	7.3 ± 6.6	3~6
钠(mmol)	11.6 ± 6.0	8.8 ± 2.0	9.0 ± 4.1
钾(mmol)	13.5 ± 2.2	12.5 ± 3.2	13.9 ± 2.0
氯(mmol)	21.3 ± 3.5	14.8 ± 2.1	12.8 ± 1.5

摘自:Tsang RC,Uauy R,Koletzko B,et a1.Nutrition of the preterm infant,scientific basis and practical guidelines.2nd Ed.Cincinnati:Digtal Educatinal.2005:311-382.

质,相当于宫内的氮质增加速率;②由于早产儿肠道中相对较低的乳糖酶浓度,早产儿配方乳的乳糖含量比足月儿配方乳低,碳水化合物添加了容易消化和低渗的葡萄糖聚合物。③鉴于早产儿对 LCT 的消化吸收能力差,早产儿配方乳中 10%~40% 的脂肪含量为 MCT。④早产儿配方乳钠和钾的含量比足月儿配方乳高,可以补偿肾小管的不成熟。⑤微量元素和维生素的水平也较高,早产儿配方乳含有比任何配方乳都高的钙和磷,当喂养容量达到 150ml/(kg·d) 时,可提供 225mg/(kg·d) 钙和 110mg/(kg·d) 磷,超过了宫内的增加速率,从而允许长期肠外营养的早产儿追赶生长和骨骼矿化(表 6-3-2)。

(三) NICU 中早产儿肠内营养的实施方法

围产期是人类发育的关键时期,在此期间营养不足可能对其一生都会产生不利的影响,特别是发育中的脑。生后早期的营养不足、宫外的生长限制,和以后不利的发育结局之间的相关性在早产儿中已被广泛证实。肠内营养对于胃肠道的成熟、生长和功能发育具有重要的促进作用,但是,在低出生体重和早产儿的喂养实践中,喂养不耐受和 NEC 的发病风险是临床医生的最大恐惧,过度的担心导致了肠内喂养的延迟开始和加奶缓慢、医源性的营养供给不足、胃肠道黏膜萎缩、和肠外营养相关的并发症。近 10 年来,营养领域的许多研究已经导致新生儿尤其是早产儿喂养策略的巨大改变。2016 年,一个由新生儿医学、儿科学和营养学专家聚集讨论做出的国际上最新以证据为基础的低出生体重早产儿的最佳营养推荐如下[4]:①鉴于肠外营养相关的并发症,肠内喂养是安全的和可以优先于肠外营养;然而,在某些危重病例中肠外营养仍然是肠内喂养有用的辅助手段。②早、快或持续的肠内喂养分别比晚、慢或间断的喂养产生更好的结局。③常规应用鼻胃管是不恰当的。④早产儿在应用呼吸机或 CPAP 时可以被喂养。⑤应当撤销常规地评估胃残留和腹围。⑥挤出的母乳(expressed breast milk,EBM)是喂养早产儿的首选,因为它对心血管、神经、骨骼健康和生长结局的有益影响;第二选择是巴氏消毒的捐赠乳。⑦EBM 或捐赠乳可用人乳强化剂强化,不增加乳汁的渗透压,可以满足早产儿的高蛋白质需要量。⑧标准的强化是有效和安全的,但不能完全达到高蛋白质的需要。⑨在可能的情况下,应用定向的和可调节的强化,有助于提供最佳的营养。⑩早产儿最佳的体重增加可预防远期的心血管并发症。⑪早产儿出院前必须检查最佳的体重和吸吮/吞咽能力。⑫出院后适当的咨询和定期随访及监测有助于达到更好的远期健康结局。

1. 开始喂养的时间和微量肠内喂养

(1) 开始喂养的时间:中华医学会儿科学分会新生儿学组和儿童保健学组制定的"早产/低出生体重儿喂养建议"指出,无先天性消化道畸形及严重疾病、能耐受胃肠道喂养者尽早开始喂养。出生体重 >1000g、病情相对稳定者可于出生后 12 小时内开始喂养。有严重围产窒息、脐动脉插管或 ELBW 儿可适当延迟开始喂养时间至 24~48 小时[2]。

已有证据,早产儿出生后早期较好的营养引起远期较高的言语智商评分和认知功能。ELBW 儿出生后第一周内较高的蛋白质和能量摄入伴有 18 月龄时较高的 MDI 评分和较低的生长迟缓的风险。早产儿早期较高的蛋白质和能量摄入也伴有较快的头围生长和改善的认知结局。因此,早期积极地肠内和肠外营养支持可能有助于改善 LBW 早产儿的生长和神经发育结局。

(2) 微量喂养:出生时,早产儿的胃肠道的形态和功能都是不成熟和高度可渗透性的,胃肠道的动力和肠道菌群微生态也不成熟。胃肠道不成熟的最重要表现就是对 NEC 的易感性。许多研究已经证实,肠内喂养对正常的胃肠道发育起到了关键的作用,不成熟的胃肠道能够在对喂养刺激的反应中经历成熟。因此,早期喂养的唯一目的是为了刺激不成熟的胃肠道经历成熟。早期喂养常常指的就是微量肠内喂养(MEF)[5]。在成熟发生之前,不成熟的肠道是不能消化和吸收营养素的,因此,普遍需要肠道外营养。

在过去,因为担心喂养引起 NEC,肠内喂养的开始是延迟的,加奶速度也非常缓慢,当存在较大量的胃残留时常常采取中断或停止肠内喂养。今天,所有这一切与 NEC 的因果关系已被平反,喂养的重点已经从谨慎开奶和加奶的喂养方案转变到尽早启动肠道的成熟。MEF 可在出生后的第一天或二天开始,小量[≤10~20ml/(kg·d)],母乳首选,持续 5~7 天,其目的是刺激肠道成熟而不是营养。至于 MEF 期间的喂养容量是否应该保持固定没有一致的意见,但是保持低的容量[<10ml/(kg·d)]直至胃残留明显减少可能是明智的。

(3) 非营养性吸吮:所有婴儿在从医院出院前都应该达到完全经口喂养。但是对于健康的早产儿可能有些问题。一般来说,32 周之前的早产儿很少表现出对口喂的兴趣,34 周之前的早产儿则很少有成熟和安全的喂养模式。吸吮、吞咽和呼吸的协调是最大的困难,其主要的原因不是因为不适当的吞咽和呼吸的相互干扰,而是不协调的吸吮和吞咽的相互影响。因此,主张早产儿在管饲喂养期间采用非营养性吸吮(NNS),有助于吸吮动作的发育、刺激舌脂酶的分泌、促进胃肠动力和功能的成熟、和缩短管饲到经口喂养的时间。最近(2016)的一个包括 12 项 RCT 746 例早产儿的 Meta 分析结果证实[6],NNS 对缩短从管饲过渡到完全经口喂养、从开始口喂过渡到完全口喂和住院时间明显有效。

2. 喂养方法的选择　当婴儿一切都准备就绪时,应当提供经口喂养。但是,胎龄 <34 周的婴儿由于吸吮、吞咽和呼吸的协调能力较差和往往同时伴有呼吸窘迫的问题,口喂有增加吸入的危险,通常采用管饲喂养。胃管喂养是最常用的管饲方法,可以通过经鼻或经口插管,然而,已经发现早产儿鼻胃管的放置可以增加气道阻力 30%~50%,增加

了周期性呼吸和中枢性呼吸暂停的发生率。因此,在早产儿中最好常规选择经口插入胃管。经十二指肠、空肠置管又称经幽门(transpyloric,TP)喂养,应保留给不能耐受胃管喂养的婴儿和因严重 GER 而有增加吸入危险的婴儿,因其较多的机械或营养学的缺点,不推荐作为早产儿初始的喂养方法。例如,TP 喂养绕过了胃,而胃是脂肪消化的重要部位;TP 喂养伴有钾的吸收减少、上消化道细菌定殖和肠穿孔;而且经幽门喂养需要放射学证实喂养管的放置位置,因此,限制了留置喂养管的常规更换次数。

在 LBW 的早产儿中持续管饲和间断管饲喂养是长期以来争议的话题。理论上,间断管饲喂养方法模拟正常的喂养模式和允许肠道激素的周期性释放,比持续喂养更为生理。但是,也有少数研究支持持续喂养技术有明显较快的生长速率和达到全肠内喂养时间。一个包括 7 个 RCT 511 例 VLBW 早产儿喂养方法的 Meta 分析(2011)没有发现这两种喂养方法在达到全肠内喂养时间、体重增加和

NEC 发生率等方面的差异[7]。然而,近来的研究已经注意到在间断的管饲时有明显的肺阻力增加和呼吸不稳定,以及脑灌注的降低。因此,持续喂养看来在仍然存在吸吮 - 吞咽不协调的早产儿中是合理的[4]。

3. **喂养容量的增加速率**　2017 年的 Meta 分析[8] (10 项 RCT 和 3753 例早产儿)比较了缓慢加奶[15~20ml/ (kg·d)]和快速加奶[30~40ml/(kg·d)]的临床结局,没有发现两组间 NEC 发生率和死亡率的差异。但是,缓慢进展的喂养方案延迟了全肠内喂养建立的时间 1~5 天,侵袭性感染的发生率也有增加。根据这些可得的证据,有推荐对 VLBW 儿的加奶速度为 20~30ml/(kg·d),对 ELBW 儿为 15~25ml/(kg·d)[9]。国内的"早产儿 / 低出生体重儿喂养建议"以不超过 20ml/(kg·d)为宜(《中华儿科杂志》,2009)。关于最佳的加奶速率,特别是在 ELBW 儿中,还需要进一步的研究。

4. **1000g 以下 ELBW 早产儿的肠内喂养实例**(表 6-3-4~ 表 6-3-8)

表 6-3-4　出生体重 <750g 早产儿肠内喂养方案[10]

1. 对 <750g 婴儿的微量喂养	
喂养开始	喂养于生后 48 小时时开始,持续 48~72 小时
喂养方法	放置鼻胃管
喂养乳类	自己亲母挤出乳,捐赠人乳或早产儿配方乳
喂养量	1ml,每 4 小时一次[≈500g 婴儿 12ml/(kg·d)]
喂养进展	不增加奶量
2. 对 <750g 婴儿的营养性喂养	
喂养开始	于生后第 5~6 天微量喂养后开始
喂养方法	放置鼻胃管
喂养乳类	自己亲母挤出乳,捐赠人乳或早产儿配方乳
喂养量	1ml,每 2 小时一次[≈500g 婴儿从微量喂养 12ml/(kg·d) 增加]
喂养进展(增加奶量)	1ml/ 次,每 24 小时一次,至 80ml/(kg·d) 或 100ml/(kg·d) 时添加母乳强化剂;直至全量喂养 150~160ml/(kg·d)[≈500g 婴儿每天加奶 24ml/(kg·d)]

表 6-3-5　出生体重 <750g 早产儿肠内喂养实例[10]

喂养天数	每次量(ml)[a]	每天喂养次数(每 4 小时一次)[b]	每日总量(ml/d)
1	1	6	6
2	1	6	6
3	1	6	6
营养性喂养(每 2 小时一次)			
4	1	12	12
5	2	12	24
6	3	12	36
7	4	12	48
8	5	12	60[c]

喂养天数	每次量（ml）[a]	每天喂养次数（每 4 小时一次）[b]	每日总量（ml/d）
9	6	12	72[c]
10	7	12	84
11	8	12	96
12	9	12	108
13	10	12	120
14	11	12	132
15	12	12	144
16	13	12	156
或营养性喂养（每 3 小时一次）			
4	1.5	8	12
5	3.0	8	24
6	4.5	8	36
7	6.0	8	48
8	7.5	8	60[c]
9	9.0	8	72[c]
10	10.5	8	84
11	12.0	8	96
12	13.5	8	108
13	15.0	8	120
14	16.5	8	132
15	18.0	8	144
16	19.5	8	156

注：[a]：实际增加的喂养量，不根据体重；[b]：微量喂养阶段；[c]：奶量增加至每天 80ml/kg 或 100ml/kg 时添加母乳强化剂

表 6-3-6　出生体重≥750g 和 <1000g 早产儿肠内喂养方案[10]

1. 对 750~1000g 婴儿的微量喂养	
喂养开始	于生后 48 小时时开始和持续 48~72 小时
喂养方法	放置鼻胃管
喂养乳类	自己亲母挤出乳，捐赠人乳或早产儿配方乳
喂养量和频率	1ml，q2h〔≈750g 婴儿 16ml/（kg·d）〕
喂养进展	不增加奶量
2. 对 750g~1000g 婴儿营养性喂养	
喂养开始	生后第 5~6 天微量喂养后开始
喂养方法	放置鼻胃管
喂养乳类	自己亲母挤出乳，捐赠人乳或早产儿配方乳
喂养量	2ml，每 2 小时一次〔≈750g 婴儿从 16ml/（kg·d）增加〕
喂养进展（增加奶量）	1ml/ 次，每 24 小时一次，至 80ml/（kg·d）或 100ml/（kg·d）时添加母乳强化剂；直至全量喂养 150~160ml/（kg·d）〔≈750g 婴儿每天加奶 16ml/（kg·d）〕

表 6-3-7　出生体重≥750g 和 <1000g 早产儿肠内喂养实例[10]

喂养天数	每次量(ml)[a]	每天喂养次数(每 4 小时一次)[b]	每日总量(ml/d)
1	1	12	12
2	1	12	12
3	1	12	12
营养性喂养(每 2 小时一次)			
4	2	12	24
5	3	12	36
6	4	12	48
7	5	12	60[c]
8	6	12	72[c]
9	7	12	84
10	8	12	96
11	9	12	108
12	10	12	120
13	11	12	132
14	12	12	144
15	13	12	156

注:[a]:实际增加的喂养量,不根据体重;[b]:微量喂养阶段;[c]:奶量增加至每天 80ml/kg 或 100ml/kg 时添加母乳强化剂

表 6-3-8　ELBW 和 VLBW 儿最佳肠内喂养实践的合理策略

	ELBW 儿	VLBW 儿
首选乳类	自己亲母母乳或捐赠乳;如无人乳也可选用适当的早产儿配方乳	自己亲母母乳或捐赠乳;如无人乳也可选用适当的早产儿配方乳
首次喂养时间	生后 6~48 小时	生后 6~48 小时
初始喂养(MEF)	0.5ml/(kg·h)或 1ml/kg,每 2 小时一次	1ml/(kg.h)或 2ml/kg,每 2 小时一次
MEF 的持续时间	1~4d	1~4d
喂养的进展(加奶速度)	15~25ml/(kg·d)	20~30ml/(kg·d)
如果持续喂养	+0.5ml/(kg·h),每 12 小时一次	+1ml/kg,每 8 小时一次
如果 q2h 间断喂养	+1ml/kg,每 12 小时一次	+1ml/kg,每 8 小时一次
添加人乳强化剂	100ml/(kg·d)之前	100ml/(kg·d)之前
能量摄入目标	110~130kcal/(kg·d)	110~130kcal/(kg·d)
蛋白质摄入目标	4~4.5g/(kg·d)	3.5~4.0g/(kg·d)

摘自:Senterre T. Practice of Enteral Nutrition in Very Low Birth Weight and Extremely Low Birth Weight Infants. World Rev Nutr Diet.Basel, Karger,2014,110:201-214.

(四) 对早产儿喂养实践中常规评估胃潴留的客观评价

大多数 NICU 中早产儿传统的喂养实践是在每次间断肠内喂养之前常规地评估胃内的残留物(gastric residuals, GRs),根据 GRs 的容量和颜色,决定下一步的喂养方案。然而,仅有极少的证据支持常规应用这种技术,且由于缺乏统一的管理标准,例如,什么是不正常的 GR 容量和颜色? 什么样的 GR 可以输回和继续喂养? 而什么样 GR 则应该丢弃和暂停喂养? 这些问题的处理都仅凭护士的经验、单位的传统或医生的意见,没有科学的依据。

GRs 是评估胃排空的一个有用的指标,也是喂养不耐受或 NEC 的早期体征。与足月儿比较,早产儿有较慢的胃排空,因为胃肠道的不成熟,包括吸吮 - 吞咽不协调、不成熟的下食管张力和功能、低比例的胃蠕动波和较慢的肠道运输。这些生理学的特征都是造成早产儿胃排空延迟和胃潴留增加的内在因素。许多外源性因素如疾病、药物、营养的管理等都可能通过影响胃肠道的成熟或功能而影响胃的排空。因此,关于是否可以对没有喂养不耐受或 NEC 的其他临床体征或症状(腹胀和压痛、呕吐、可见的肠袢、腹围增加)的早产儿进行肠内喂养时可以不常规评估胃潴留的问题已经成为早产儿营养管理中的最大争议。理论上,通过负压吸引胃内潴留物可使胃管的尖端与胃黏膜紧密接触从而造成胃黏膜的损伤;另外,对胃潴留的处理标准不统一也关系到对病人下一步喂养的决策,往往促使肠内喂养的终止或延迟,从而引起不必要的静脉营养时间延长,增加晚发型败血症和 EUGR 的风险。在一个小样本的 NICU 护士的问卷调查中,仅 4% 的护士在吸出胃潴留后习惯地输回胃潴留液。胃潴留物包括营养素、胃酸、可能有助于促进肠道动力和成熟的酶,如果丢弃,对消化系统的成熟和胃排空可能有负面的影响。

关于胃潴留与喂养不耐受或 NEC 之间的关系,迄今仍缺乏支持两者之间相关的证据。在没有其他临床体征时,Mihatsch 及其同事没有发现淡绿色胃潴留与早产儿 NEC 或喂养不耐受之间的相关,提出淡绿色胃潴留不应当延迟肠内喂养的进展。Torrazza 及其同事在 61 例 VLBW 儿的 RCT 中发现,经历过常规吸引和评估的婴儿达到全肠内喂养(150ml/kg·d)延迟 6 天。其他侵袭性较小的喂养不耐受和 NEC 的监测体征如呕吐、可见的肠袢、腹围增加、腹胀和压痛等可能对临床决策提供重要的信息,并可被用来指导是否必须吸引和评估胃潴留的决策[11]。Li 及其同事在他们的早产儿喂养方案(图 6-3-1)中提出,放弃常规的评估胃潴留和代之以仅仅在存在其他喂养不耐受或 NEC 的胃肠道症状时才进行评估可能是合理的。另外,他们推荐,如果胃潴留 > 前次喂养量的 50% 考虑进一步的评估和治疗[12]。

三、疾病对新生儿营养需要量的影响

(一) 疾病对新生儿营养需要量的影响

大多数新生儿营养需要量的研究都是针对健康的正在生长的足月儿或早产儿的需要。患病的新生儿可发生明显的代谢变化,其营养需要根据疾病的类型和程度而与正常的新生儿有明显的不同[1]。

1. 急性呼吸道疾病 不论何种呼吸道疾病,例如 HMD,以与呼吸道疾病严重程度成正比的氧耗增加仍然是有争议的。然而,与成人不同,新生儿的氮平衡不受急性呼吸疾病的影响。在呼吸疾病期间为了维持中性氮平衡的蛋白质需要量平均为 1.5~2.0g/(kg·d),因此,没有必要增加蛋白质的输送。

2. 慢性肺病 与急性呼吸系统疾病相反,CLD 增加静息能量消耗多达 30%,BPD 的患儿需要较大的能量摄入以为了足够的生长。BPD 患儿的蛋白质需要量还没有被广泛研究,但是应用类固醇治疗的婴儿有增加的肌肉分解、负氮平衡和降低的线性生长速率。因此,可能需要增加能量摄入多达 150kcal/(kg·d)才能达到适当的生长。

3. 先天性心脏病 CHF 对静息能量消耗有明显的影响。根据增加的代谢速率和因肠道水肿所致的吸收不良,CHF 患儿可能需要能量多达 150kcal/(kg·d)。CHF 患儿的蛋白质需要量还未被研究,然而许多患儿都有生长衰竭,可能部分系液体限制影响了蛋白质的摄入和外科手术及其并发症诱导的全身炎症反应期间蛋白质分解增加。因此,在增加能量输送的同时,应相应地增加蛋白质输送,维持能量:蛋白质比值 25~30kcal : 1g 蛋白质。

4. 败血症 小样本的研究证实,败血症患儿有伴随负氮平衡的 TNF 和 IL-6 水平增加,但是它们的水平远非成人败血症中所见的那么高。败血症增加氧耗尽管可能是对疾病的非特异性反应,还没有研究评估是否营养干预(例如较多的蛋白质和能量输送)能够改变这种情况。

(二) 根据早产儿疾病阶段的 3 阶段营养方案[1]

3 阶段(过渡阶段、院内生长阶段和出院后阶段)营养方案最早是 1995 年由加拿大儿科学会提出的,主要为早产儿设计但也适用于足月儿。此方案认为早产儿的营养需要应根据其疾病的不同阶段而定。

1. 过渡阶段 开始的"过渡"阶段以新生儿疾病和生理学不稳定为特征,定义为出生后的头 10 天,但可随新生儿疾病的持续时间而变化。此阶段的危重的早产儿可能有相对的胰岛素抵抗、循环中可的松和高血糖等激素水平的增加,而且,多巴胺、多巴酚丁胺或肾上腺素等升压药的应用也可产生与内源性激素同样的影响。这些因素与疾病期间细胞因子的释放一起,使患儿处于分解代谢状态,生长

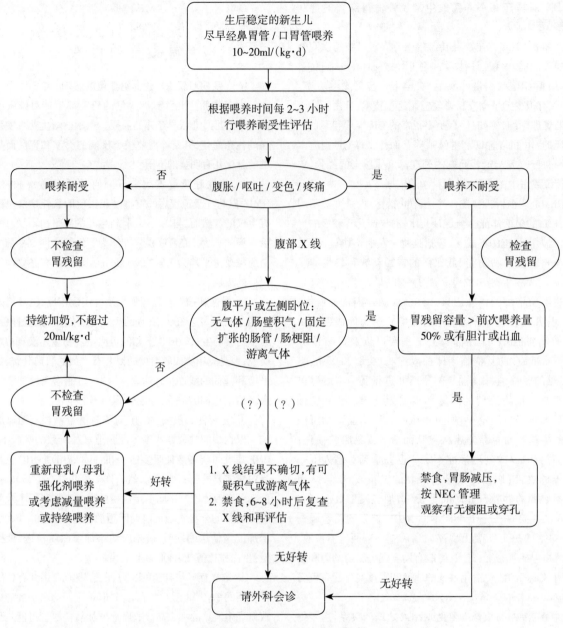

图 6-3-1　早产儿喂养流程图[12]

因子下调,早产儿典型的表现为体重丢失和头围不增。因此,此阶段的营养策略是维持营养和代谢的平衡,营养通常由肠道外营养和微量肠内喂养提供,能量输送应至少满足静息能量消耗[(约为 60kcal/(kg·d)]以预防糖原、肌肉和脂肪的进一步分解。与稳定生长阶段不同,在伴有生长因子下调和胰岛素抵抗的危重患儿中,过多的能量供给只会增加细胞的代谢速率,产生更多的二氧化碳,而不引起生长。蛋白质的供给对减轻负氮平衡的程度有利,近来的资料证实在生后第一天给予蛋白质 3g/(kg·d)是安全和有效的。

2. **院内生长阶段**　初始的疾病恢复之后,婴儿进入院内生长期,其特征为生理学稳定和处于合成代谢状态。此期的营养目标是为了达到宫内的生长速率和矿物质增加,

以及补充在疾病期间营养限制和分解代谢所致的丢失。对于胎龄小于 34 周的早产儿,营养供给应考虑到婴儿消化和吸收功能不成熟,优先选择强化的自己亲母母乳,强化的捐赠乳和早产儿配方乳也能满足上述需要。

3. **出院后阶段**　出院后的早产儿也处于合成代谢和生长之中。与院内生长阶段相比较,其生理学特征为与足月儿相似的成熟的吸收和消化系统。然而,与足月儿不同的是,这些婴儿有累积的大量能量、蛋白质和矿物质的亏空,他们的生长指数常常低于其矫正年龄的第 5~10 百分位。此期的营养目标是应用营养丰富的强化母乳或出院后配方乳喂养,帮助其完成追赶生长(见本章第 5 节)。

(邵肖梅)

参考文献

1. MacDonald MG, Seshia MMK. Avery's Neonatology Pathophysiology & Management of the Newborn.7th, Wolters Kluwer, Philadelphia, USA, 2016, 1032-1096.

2.《中华儿科杂志》编辑委员会,中华医学会儿科学分会儿童保健学组,中华医学会儿科学分会新生儿学组.早产、低出生体重儿出院后喂养建议.中华儿科杂志,2016,54(1):6-12.

3. Rennie JM.Rennie & Roberton's Textbook of Neonatology 5th ed.Philadalphia:Elsevier Churchill Livingstone,2012,309-320.

4. Kumar RK, Singha A, Vaidya U, et al. Optimizing Nutrition in Preterm Low Birth weight infants-Consensus Summary. Front Nutr, 2017, 4:20 doi:10.3389.

5. Ziegler EE. Meeting the Nutritional Needs of the Low-Birth-Weight Infant. Ann Nutr Metab, 2011, 58(suppl 1):8-18.

6. Foster JP, Psaila J, Patterson T. Non-nutritive sucking for increasing physiologic stability and nutrition in preterm infants. Cochrane Database Syst Rev, 2016, Issue 10.No.: CD001071.

7. Premji SS, Chessell L.Continuous nasogastricmilk feeding versus intermittent bolus milk feeding for premature infants less than 1500 grams.Cochrane Database Syst Rev, 2011, Issue 11.No.: CD001819.

8. Oddie SJ, Young L, McGuire W.Slow advancement of enteral feed volumes to prevent necrotising enterocolitis in very low birth weight infants.Cochrane Database Syst Rev, 2017, Issue 8.No.: CD001241.

9. Martin RJ, Fanaroff AA, Walsh MC. Fanaroff and Martin's neonatal-perinatal medicine:diseases of the fetus and infant.10th ed. Philadelphia:Elsevier Saunders, 2015, 592-612.

10. Adamkin DH. Nutritional Strategies for the Very Low Birthweight Infant. Cambridge University Press, 2009, 89-100.

11. Parker L, Torrazza RM, Li Y, et al. Aspiration and Evaluation of Gastric Residuals in the NICU:State of the Science. J Perinat Neonatal Nurs, 2015, 29(1):51-59.

12. Li YF, Lin HC, Torrazza RM, et al. Gastric Residual Evaluation in Preterm Neonates:A Useful Monitoring Technique or a Hindrance? Pediatr Neonatol, 2014, 55:335-340.

第 4 节　肠道外营养

肠道外营养(PN)是指当小儿不能耐受经肠道营养时,由静脉输入各种人体所需的营养素来满足机体代谢及生长发育的需要。越来越多的证据提示,早产儿特别是 ELBW 儿的早期营养支持如果不能达到,这些婴儿在出生后头 2 周中可以累积明显的营养缺失,99%ELBW 儿在 NICU 住院 10 周后体重低于同胎龄胎儿体重的第 10 百分位;而早期积极的 PN 联合早期肠内喂养可使蛋白质的丢失降至最低和改善生长结局。近来的推荐是,在出生后的第一天,就可以开始应用自己亲母母乳 MEF,同时,不论疾病的严重程度,立刻联合静脉输送含有蛋白质的 PN 营养溶液。这就意味着在出生后的 24 小时之内就要开始 PN,并持续直至肠内营养提供至少蛋白质和能量需要量的 75%。另外,任何预计不能经肠内喂养 3 天以上的患儿,也都是 PN 的适应证,如先天性消化道畸形和获得性的消化道疾患等。不论何种情况,PN 都是仅仅在利大于弊的情况下才被应用,由于该技术的安全性取决于可得的资源和专门的技能,没有 NICU 设施和微量生化监测的单位最好将需要肠外营养的婴儿转运至有适当设施的医疗中心。

(一)肠外营养液的组成

肠外营养液应该包括如下组成:①蛋白质,以晶体氨基酸的形式;②脂肪,以脂肪乳剂的形式;③碳水化合物,以葡萄糖液的形式;④电介质溶液,钠、钾、氯、钙、镁;⑤微量元素:锌、铜、锰、铬、硒;⑥维生素,A、C、D、E、K、B 族维生素、胆碱和叶酸等。

1. 能量　早期 PN 应提供至少与能量消耗速率相匹配的能量以保存体内的能量储存。足月新生儿静息能量消耗为 40~60kcal/(kg·d),肠外供给 50~60kcal/(kg·d)就足以以补充正常的能量消耗。体重 >1000g 的早产儿能量消耗速率的测定范围为 45~70kcal/(kg·d),因此,摄入 70~80kcak/(kg·d)可使这些婴儿达到中性的或略为正性的能量平衡。ELBW 儿能量消耗的评估资料不多,估计接近 80kcal/(kg·d),但因 ELBW 儿对葡萄糖和脂肪不耐受,可能要到出生后多天才能达到此能量摄入目标。

上述热卡摄入尽管足以匹配正在进行的能量消耗,但不能满足额外的生长所需。为了支持正常的生长速率,必须额外增加能量 20~25kcal/(kg·d)。因此,对于足月儿肠道外能量摄入 70~90kcal/(kg·d)已经足够,而对于 VLBW 的早产儿则需要 80~100kcal/(kg·d)和 ELBW 儿 105~115kcal/(kg·d)[1]。伴有 BPD 的长期机械通气患儿能量需要还需增加 25%~30%[2]。

2. 蛋白质　PN 的初始目的是尽可能减少丢失和保存身体的储存,这对于蛋白质来说尤其重要,因为如果没有外源性的蛋白质输入,新生儿体内的蛋白质可以迅速分解以满足代谢的需求,尤其是极不成熟的早产儿。例如,孕 26 周的早产儿每天可丢失 1.5g/kg 的体内蛋白质,而足月儿的丢失速度仅为其的一半(0.7g/kg·d)。因此,对于一个原本应该以每天 2% 的速率增加体内蛋白质的 ELBW 儿,如果不供给氨基酸,只需 3 天就可以发生 10% 的累计蛋白质缺失。

(1)需要量:供给氨基酸的最终目标是达到胎儿宫内的蛋白质增加速率。对于出生体重 1000g 以下的 ELBW 儿肠道外提供 3.5~4.0g/(kg·d) 氨基酸是合理的估计,ELBW 儿也能够很好的耐受多达 4.0g/(kg·d) 的氨基酸输入。对于出生体重 1000g 以上的早产儿,肠外蛋白质需要量为 3.0~3.5g/(kg·d);足月儿为 2.5~3g/(kg·d)。大多数权威机构建议,每克氨基酸(蛋白质当量)需要 20~25 千卡的非蛋白质能量,以促进无脂肪体重的增加[1]。

(2) 氨基酸组成:早产儿不仅需要比足月儿更多的氨基酸,且也需要质量不同的氨基酸。20 世纪 80 年代后,发达国家已经相继根据母乳模式或正常足月新生儿血浆氨基酸谱设计了小儿甚至早产儿专用的氨基酸配方,国内也研发了小儿专用的氨基酸。小儿专用氨基酸的特点是氨基酸种类多(18~20 种)、必需氨基酸含量高和支链氨基酸含量丰富,特别是添加了一定量的早产儿必须氨基酸如半胱氨酸、酪氨酸和牛磺酸,减少了有潜在毒性的氨基酸如苯丙氨酸和甘氨酸。近来的研究显示,应用这些小儿专用的氨基酸伴有比较正常的血浆氨基酸谱、较高的氮质潴留和体重增加[2]。

(3) 用法:氨基酸溶液应当在生后 24 小时之内就开始应用,几乎没有早期蛋白质输注的禁忌证。近年来对于氨基酸应用的普遍推荐是,出生后立即开始于 3g/(kg·d),然后以 0.5~1g/(kg·d) 的速率增加,最大 4g/(kg·d) [2-3]。这样可以保证他们在 24~48 小时之内得到足量的蛋白质输送。极不稳定的早产儿和正在应用吲哚美辛治疗的 PDA 患儿、外科手术和休克所致的肾功能不全的新生儿,可能需要比较缓慢的增加速率。血清 BUN 的增高是婴儿不能清除含氮废物的指标,监测 BUN 可以帮助临床医生调节氨基酸的输送速率[3]。然而,在出生后的早期,BUN 的水平主要与液体的摄入状态相关,BUN 水平升高不一定是氨基酸摄入过多的指征。

3. 葡萄糖　葡萄糖是对早产儿提供的第一个肠道外营养液,可开始于出生后几分钟之内,以维持葡萄糖的体内平衡和保存内源性的碳水化合物储存。尽管低血糖和高血糖的精确定义仍有争议,维持血糖水平在 50~150mg/dl (2.8~8.33mmol/L) 之间是合理的临床目标。葡萄糖也是提供非蛋白质能量的重要来源,可以节省氮的消耗。葡萄糖输注速率 4~7mg/(kg·min) (10%GS 70~100ml/kg·d) 是大多数婴儿适当的开始点,此输注速率接近或略为超过足月和出生体重 >1000g 早产儿肝脏的内源性葡萄糖释放速率,因此,有助于保存这些婴儿有限的碳水化合物储存。

出生后 2~7 天,可按 1~2mg/(kg·min) 速度逐渐增加葡萄糖的摄入,最大量不超过 11~14mg/(kg·min)。注意监测血糖,不推荐早期使用胰岛素预防高血糖发生,如有高血糖 (8.33~10mmol/L) 发生,葡萄糖输注速度按 1~2mg/(kg·min) 逐渐递减,如低达 4mg/(kg·min) 仍不能控制高血糖,可用胰岛素[1]。葡萄糖与氨基酸联合输注时,氨基酸可增加内源性胰岛素的分泌,也可提高早产儿对葡萄糖输注的耐受能力[4]。ESPGHAN 推荐[2],早产儿最大的葡萄糖输注速率为 8.3mg/(kg·min),足月儿可以耐受多达 13mg/(kg·min) 即 18g/(kg·d) 的葡萄糖输注。更高的输注速率可能超过葡萄糖的氧化能力,从而促进脂肪的合成,增加氧耗和 CO_2 产生。

某些 ELBW 儿即使在适度的葡萄糖输注速率时也难以耐受而发生高血糖,因为其胰岛素的活性相对较低和外周葡萄糖利用率差。此问题只能够通过暂时降低葡萄糖输注速率来克服。关于胰岛素的应用仍有争议。随机对照的临床研究证实,接受胰岛素输注的婴儿有较高的体重增加,但是头围和身长的增加与对照组没有差异,提示胰岛素诱导的是脂肪的增加而不是肌肉组织。也有研究发现,胰岛素输注不能改善蛋白质的平衡,却非预期的引起明显的乳酸酸中毒。因此,目前不推荐临床常规应用外源性胰岛素。然而,当 ELBW 儿在葡萄糖输注速率极低[<4mg/(kg·min)] 的情况下仍然发生高血糖时,短期应用外源性胰岛素(开始于 0.05U/kg·h) 可以促使血糖维持正常。

4. 脂肪　脂质是一种好的能量来源。有证据证明,在生后第 1 天开始供给 2g/(kg·d) 天是安全的。最佳的脂肪乳剂需要提供必需脂肪酸,维持长链多不饱和脂肪酸 (polyunsaturated fatty acid,PUFA) 水平和免疫功能,并减少脂质过氧化。脂质有与碳水化合物相似的节省氮的作用,提供低容量热卡、使细胞代谢产生较少的 CO_2 和改善婴儿的呼吸负荷。

(1) 制剂:目前市场上主要有长链脂肪乳剂(intralipid,10%：1g=11kcal;20%:1g=10kcal) 和中 / 长链脂肪乳剂 (lipofundin,利保肪宁,含等量的 LCT 和 MCT,1g=8.3kcal) 两大类。一般情况下,两者均适用,但特殊情况下,如早产儿、肝功能不全、严重感染时,宜选用含中长链混合型的脂肪乳剂。由于 MCT 的代谢无需肉毒碱转运而可直接通过线粒体膜进行 β- 氧化,理论上 MCT 具有比较快速氧化和较快的血中清除率等优点。

目前大多数商业可得的静脉脂肪溶液是以富含 ω-6 PUFA(亚油酸)的大豆油为基础的,代谢产物脂质过氧化物,可能会引起毒性作用和促炎症细胞因子的升高;其所诱导异常脂肪酸谱和长期应用所致的胆汁淤积已经引起临床的担心,近年来不以大豆油作为脂肪酸唯一来源的新型脂肪乳剂已在国外开始研究。例如,利用大豆油(soybean oil)、橄榄油(olive oil)、MCT(椰子油富含中链三酰甘油)和鱼油(fish oil)等的不同联合的脂肪乳剂(SMOF)已经显示了在脂肪酸谱正常化和降低严重胆汁淤积方面的希望。同时,另一个以富含长链 ω-3 PUFA 的纯鱼油为基础的脂肪乳剂也已经在临床与其他脂肪乳联合应用,ω-3 PUFA 是抗炎介质的前体,近期的益处包括减少脂质过氧化和改善脂肪酸谱,在治疗严重的 TPN 相关胆汁淤积的短肠综合征患儿中,已经显示了逆转 PN 相关肝功能衰竭的鼓舞人心的结果[3-4]。

(2) 剂量:关于早期应用脂肪曾有许多担心,然而 RCTs 已经建立了在出生第一天就开始肠外输注脂肪乳剂的有效性和安全性。早期的担心主要有关脂肪输注对呼吸功能的影响。然而已经证实,在伴有严重 RDS 的婴儿中,氧合和肺血流动力学在肠外脂肪输注剂量 $1\sim4g/(kg\cdot d)$ 时不受影响[2]。因此,脂肪乳剂在生后 24 小时内即可应用,推荐剂量从 $1.0g/(kg\cdot d)$ 开始,然后按 $0.5\sim1.0g/(kg\cdot d)$ 的速度增加,直至 $3.0\sim3.5g/(kg\cdot d)$,最大 $4g/(kg\cdot d)$ [2,4]。由于脂肪整合到细胞内依赖于胰岛素,VLBW 儿的脂肪不耐受可以表现为高三酰甘油血症和高血糖,从而需要比较缓慢的增加速率($0.5g/(kg\cdot d)$)或暂停脂肪输注(详见本章第 1 节)。体重 <1250g 和胎龄 <30 周的婴儿处于高胆红素血症的最大风险,可能需要维持脂肪输注剂量在 $1g/(kg\cdot d)$ 直至高胆红素血症开始消退。

(3)用法:在早产儿和小于胎龄儿中,脂质的利用能力有限,这是由于细胞摄取和利用游离脂肪酸不足,而不是因为脂蛋白脂酶的活性低。对脂肪输注的耐受性可以通过 24 小时连续输注和应用 20% 脂肪制剂来改善。RCTs 的研究显示,连续输注比间隙输注有较少的血清水平波动和较低的代谢并发症的发生。10% 和 20% 的脂肪乳剂分别含三酰甘油 10g/dl 及 20g/dl,而磷脂及甘油量相同,因此与 10% 的制剂相比较,20% 的制剂有较低的磷脂 / 三酰甘油比值和脂质体含量。磷脂可以与胆固醇联结形成脂蛋白 X,干扰三酰甘油的清除。RCTs 的研究显示,20% 的脂肪乳剂有较快的脂肪清除和较低的血浆三酰甘油、胆固醇和磷脂浓度。

传统的 PN 输注以多个玻璃瓶为容器,经一条或数条输液管同时或相继输入。为简化 PN 的实施,现在都主张将所有的营养素混合后一起输注,称为"全合一"营养液输注方式。此种 PN 输注方式有以下优点:①因其一次性在无菌条件下完成配制,减少营养液污染机会;②提高营养支持的效果,因为氨基酸与非蛋白热源同时输入,可提高氮的利用,有利于蛋白质合成;③减少并发症的发生如高血糖、肝损害等;④简化操作,便于护理。配好的营养液总渗透压与 13% 的葡萄糖溶液的渗透压相似,可直接从周围静脉输入。

5. 其他营养素

(1)电解质:PN 时电解质需每天供给,应根据生理需要量和患儿的临床情况综合考虑(表 6-4-1)。钙和磷是 PN 时最难维持体内平衡的矿物质,因其需要量大而在 PN 溶液中溶解度有限。钙、磷的摄入不足可引起骨骼矿化不足,因此,应该严密监测。钙可用 10% 葡萄糖酸钙,磷可用甘油磷酸钠,镁可用 25% 硫酸镁补充。

(2)维生素:根据我国营养学会及美国医学会营养指导小组推荐,PN 时需补充 13 种维生素,包括 4 种脂溶性维生素(A、D、E、K)和 9 种水溶性维生素(B₁、B₂、B₆、B₁₂、C、烟酸、叶酸、泛酸和生物素)(表 6-4-2)。目前国内尚无小儿专用维生素制剂,临床上一般应用成人维生素混合制剂。水乐维他(soluvit N)及九维他均含有上述 9 种水溶性维生素;

表 6-4-1　肠外营养期间新生儿每日所需电解质
推荐量[mmol/(kg·d)][1]

电解质	早产儿	足月儿
钠	2.0~3.0	2.0~3.0
钾 *	1.0~2.0	1.0~2.0
钙	0.6~0.8	0.5~0.6
磷	1.0~1.2	1.2~1.3
镁	0.3~0.4	0.4~0.5

注:* 生后 3 天内除有低钾证据外,原则上不予补钾

表 6-4-2　肠外营养期间新生儿每日所需维生素
推荐量(ml/kg·d)[1]

维生素	剂量
水溶性	
维生素 C(mg)	15~25
维生素 B₁(mg)	0.35~0.5
维生素 B₂(mg)	0.15~0.2
烟酸(mg)	4.0~6.8
维生素 B₆(mg)	0.15~0.2
叶酸(μg)	56
维生素 ₁₂(μg)	0.3
泛酸(mg)	1.0~2.0
生物素(μg)	5.0~8.0
脂溶性	
维生素 A(μg)①	150~300
维生素 D(μg)②	0.8
维生素 K(μg)	10.0
维生素 E(mg)③	2.8~3.5

注:①1μg 视黄醇当量(RE)=1μg 全反式视黄醇 =3.3IU 维生素 A;②10μg 维生素 D=400IU;③2.8mg α- 生育酚 =2.8IU 维生素 E

维他利匹特(vitalipid N)则含有上述 4 种脂溶性维生素。

(3)微量元素:PN 的前两周,除锌和硒之外不需额外补充其他微量元素,然而长期 PN 易发生微量元素缺乏,尤其是铜和锌(表 6-4-3)。当有肠道丢失时锌的需要量亦应增加。铜的需要量在大量胆汁丢失时(如空肠造瘘)时应增加,而在胆汁淤积时应减少。胆汁淤积时锰的排泄明显减少,因此,锰的应用应当避免。铬的需要可能与胰岛素受体的活性有关,铬缺乏可引起对葡萄糖的耐受能力降低。因目前国内尚无小儿专用的微量元素制剂,临床上一般应用成人制剂(派达益儿)。硒对早产儿尤为重要,它是谷胱甘肽过氧化物酶的组成部分,近年来主张对于肠外营养的 VLBW 早产儿,应尽早补充微量元素硒和锌,但必须是新生儿专用制剂。

(二)肠外营养液的输送途径

主要取决于新生儿的营养需求量以及预期的持续时间,还应考虑新生儿的个体状况(血管条件、凝血功能等)[1]。

表6-4-3 肠外营养期间新生儿每日所需微量元素推荐量[μg/(kg·d)] [1]

微量元素	早产儿	足月儿
锌	400~450	<3个月 250;>3个月 100
铜	20	20
硒	2.0~3.0	2.0~3.0
铬	0	0
锰	1.0	1.0
钼	1.0	0.25
碘	1.0	1.0
铁	200	50~100

1. 周围静脉 适用于短期(<2周)或开始应用PN的患儿,且液体渗透压不超过900mOsm/L和葡萄糖浓度不能超过12.5%,并发症为静脉炎。应注意:①无菌操作;②尽可能选择最小规格的输液管。

2. 中心静脉 适用于液体渗透压高或使用时间长的情况。包括:①外周静脉导入中心静脉(PICC)置管;②中心静脉导管(CVC);③静脉导管(仅适用于初生婴儿)。并发症包括血栓、栓塞、感染、异位、渗漏、心脏堵塞等。脐静脉置管还可能引起门静脉高压、肝脓肿、肝撕裂、肠管缺血坏死等风险。应注意:①接受过专业培训的医务人员严格按照标准操作进行置管和护理;②中心静脉与周围静脉相比,可减少穿刺次数和导管使用数量。预计较长时间接受肠外营养的患儿,推荐使用中心静脉(详见本书第3章第7节相关内容)。

(三)肠外营养液的输注方式

1. 全合一(all-in-one) 脂肪乳剂、氨基酸、葡萄糖、维生素、电解质和微量元素等各种营养素在无菌条件下混合于一个容器中经静脉途径输注。对符合适应证的新生儿,全合一营养液可作为安全、有效、低风险的静脉营养液。优点是易管理,减少相关并发症,有利于各种营养素的利用,并节省费用。缺点是混合后不能临时改变配方。配制时需注意肠外营养支持所用营养液根据当日医嘱在层流室或配置室超净台内,严格按无菌操作技术进行配制。操作步骤为:①电解质溶液、水溶性维生素、微量元素制剂先后加入葡萄糖或氨基酸溶液;②将脂溶性维生素注入脂肪乳剂;③充分混合葡萄糖和氨基酸溶液后,再与经步骤②配制的脂肪乳剂混合;④轻轻摇动混合液,排气后封闭;⑤贴上PN输液标签(病区、床号、姓名、PN的处方组分)。营养液应避光保存于2~8℃下。无脂肪乳剂的混合营养液尤应注意避光。建议现配现用。特别提醒:①全合一溶液配制完毕后,应常规留样,保存至患儿输注该混合液完毕后24小时;②电解质不宜直接加入脂肪乳剂中,且要注意:全合一溶液中一阶阳离子电解质浓度不高于150mmol/L,二阶阳离子电解

质浓度不高于5mmol/L;③避免在肠外营养液中加入液体或其他药物;④建议全合一溶液理化性质的稳定性需由药剂师审核[1]。

2. 多瓶输液 氨基酸、葡萄糖电解质溶液和脂肪乳剂,采用输液瓶串联或并联的方式输注。适用于不具备无菌配制条件的单位。优点是灵活,对病情变化快的患儿(如NICU患儿)易于调整配方。缺点是工作量相对大,易出现血糖、电解质紊乱,且不利于营养素充分利用。需注意的是脂肪乳剂输注时间应>20小时。

(四)肠外营养的并发症及防治

早期报道的与PN相关的许多并发症通过应用现代的PN溶液现在已经罕见,本处重点介绍几种与导管相关(机械损伤、感染)和与营养素相关(肠外营养相关肝病)的并发症[4],其他诸如电介质和葡萄糖失平衡等并发症容易通过改变营养液的输注组成来预防或纠正(详见本书相关章节)。

1. 机械损伤 主要发生在放置中心静脉导管时,包括气胸、血管损伤、导管移位和断裂。血块栓塞也是导管相关的重要并发症,特别是当血凝块发生在上/下腔静脉或胸导管时,可以引起上/下腔静脉阻塞综合征或乳糜胸。预防措施主要是进行中心静脉置管时应具有技术熟练的专人操作,另外,导管的材料选择也非常重要。

2. 感染 导管相关的感染仍是PN的一个重要问题;主要发生在应用中心静脉PN时,发生率约为15%。最常见的病原体是凝固酶阴性葡萄球菌、金葡菌和白色念珠菌。导管相关的感染一旦发生,应及时拔管和加用广谱抗生素,拔管时常规做血培养和导管末端培养,以便指导抗生素的合理应用。仔细关注导管护理的无菌技术和早期开始肠内营养可以减少导管感染的发生率(详见本书第3章第7节)。

3. 肠外营养相关肝病 肠外营养相关肝病(parenteral nutrition-associated liver disease,PNALD)发生在10%~40%的PN的婴儿中。主要表现为胆汁瘀积及肝功能损害,是PN的严重并发症之一。初始的组织学改变为肝细胞内和肝小管内胆汁淤积,几周后发生肝门炎症和胆管增殖,继续长期PN,最终可发生门脉纤维化和肝硬化。临床表现为黄疸和高直接胆红素血症,早期敏感的非特异性实验室指标为γ-谷氨酰转移酶(γ-GT)升高,以后肝转氨酶(SGOT和SGPT)也可以升高。停止PN和开始肠内营养后胆汁淤积常可缓解,不可逆的肝功能衰竭仅仅发生在PN应用几个月之后。

(1)PNALD的病因:确切病因尚不清楚,大多学者认为由多因素引起。除了早产儿肝胆系统发育不成熟;长期禁食所致的胆汁分泌和胆盐形成受损;同时存在的败血症、缺氧或需要手术的胃肠道疾病等因素[2]之外,目前认为PNALD的发生与主要与肠外提供的以大豆油为基础的脂肪乳剂(soybean oil lipid emulsions(SOLEs)的组成所致的代谢紊乱有关[5]。

1) SOLEs 缺乏胆固醇:脂肪在肝中的代谢取决于供给的途径。肠内供给的脂肪被肠细胞以胶粒形式吸收,并被包装成乳糜微粒被肝代谢。尽管肠外供给的豆基脂肪乳(SOLEs)的颗粒模拟乳糜微粒的大小和结构,但它们主要含有 ω-6 PUFAs 和三酰甘油,缺乏胆固醇或蛋白质。由于胆固醇的降低,脂肪分解有限,脂肪颗粒容易积聚在肝内。肠内脂肪补充对肝脏脂肪变性有一定的保护作用,而肠外脂肪补充则观察到持续的和严重的脂肪变性。

2) SOLEs 富含植物甾醇:大豆油中含有丰富的植物甾醇(Phytosterols),这是一种结构上与胆固醇类似的植物衍生的类固醇(plant derived steroid)。当植物产品在肠内被耗尽(consumed)时,植物甾醇的吸收被限制于 5%~10%,也限制了其转化为胆汁酸排泄的能力。然而,当植物产物通过肠外途径获得时,植物甾醇完全可被生物利用,排泄方面仍有同样的限制,以致血清中浓度非生理性升高。Clayton等研究表明,严重 PNALD 患儿血浆中植物甾醇的浓度可与遗传性植物甾醇血症的浓度相当,达到≥未稀释的 20% Intralipid 含量。随着脂肪摄入量的减少,患者血浆中植物甾醇浓度降低,肝功能检测也随之改善。Ellegård 等证明,接受 PN 的肠衰竭患者体内植物甾醇的浓度是未接受 PN患者的 5 倍以上,表明在 PN 依赖的儿童中高浓度的血清植物甾醇与 PNALD 及胆汁淤积的严重程度相关。长期肠外使用大豆油的脂肪乳可导致细胞膜和血浆脂蛋白中植物甾醇的积累,后者通过抑制胆汁酸合成,促进胆汁淤积的发生发展[5]。同样,在接受以橄榄油(ω-9 PUFA,油酸)为基础的脂肪乳的婴儿中也观察到血浆植物甾醇浓度增高。

3) SOLEs 的脂肪酸组成以 ω-6 PUFAs 为主:多年来在SOLEs 被普遍应用的同时,对于早产儿,ω-3 和 ω-6 PUFA的平衡并不理想。ω-6 PUFAs 和 ω-3 PUFAs 分别是促炎和抗炎类二十烷及前列腺素的前体,两者之间的失衡可能对婴儿的免疫反应有不利的影响。亚油酸(ω-6 PUFA)是在豆基脂肪乳中占优势的脂肪酸,增加或过量摄入会致促炎症因子及介质如核转录因子(NF-κB)、IL-6、肿瘤坏死因子 -α(TNF-α)的水平升高。花生四烯酸是亚油酸(ω-6 PUFA)的主要下游代谢产物之一,是环氧化酶途径合成 2系前列腺素和血栓素以及脂氧化酶途径合成 4 系白三烯的关键底物,通过分泌 IL-6 促进炎症,IL-6 参与白细胞的趋化和血管扩张[5]。

4) SOLEs 缺乏 α- 生育酚:α- 生育酚(α-tocopherol,维生素 E)是一种有效的抗氧化剂,SOLEs 也相对缺乏。当细胞副产物的活性氧和过氧化氢没有在细胞内被利用或中和时,氧化应激发生。α- 生育酚可与抗氧化酶(如超氧化物歧化酶、过氧化氢酶和谷胱甘肽过氧化物酶)、抗氧化剂(如谷胱甘肽、生育酚和抗坏血酸)一起清除前氧化物(prooxidant species),并中和成稳定产物。氧化应激被认为是脂肪肝的"第二次打击",导致继发于脂肪异常积累的肝细胞损伤和凋亡。

(2) 肠外氨基酸输入与 PNALD 相关性的近代观点:早期的 PN 研究显示,氨基酸的输入量和组成与肝功能障碍之间可能相关。胆汁酸在体内主要与牛磺酸及甘氨酸结合生成牛磺胆酸和甘氨胆酸,前者有利于胆汁酸从胆道排泄,当牛磺酸摄入减少时,甘氨酸与胆汁酸结合增多,甘氨胆酸对肝有毒性作用,从而引起胆汁淤积。因此,认为缺乏胱氨酸(可合成牛磺酸)和牛磺酸,可能是发生胆汁淤积的潜在因素。但近来的通过历史对照的研究提示,应用新型的氨基酸溶液已经很少引起胆汁淤积,以前有关肠外氨基酸是胆汁淤积的原因的担心看来已经解决。

(3) PNALD 的预防和治疗:对 PNALD 的管理取决于对其病因学的理解。最常识别的危险因素是 PN 的持续时间、不成熟的程度(胎龄)和延迟的肠内喂养。因此,PNALD的防治原则是:①尽早开始肠内微量喂养,小量的 MEF 可以通过胆囊收缩素的分泌刺激胆汁流,降低胆汁淤积的发生[3];②积极预防和治疗肠道感染;③选择适用于新生儿或早产儿的小儿专用氨基酸溶液;④限制豆基(ω-6)脂肪乳剂的摄入,置换和(或)联合鱼油(ω-3)基础的脂肪乳输入,减少代谢紊乱[6]。但是,这些新型的氨基酸和脂肪乳剂目前国内尚不可得。

伴有胆汁淤积的婴儿可能仍然需要继续肠外营养,对于这些患儿,应用小容量的肠内喂养联合肠外营养可以稳定或改善肝功能。苯巴比妥(5mg/kg·d)和熊去氧胆酸(ursodeoxycholic acid,uDCA,10~30mg/kg·d)口服在某些研究中已经显示对较大儿童或成人有益,但是对早产儿的近来研究显示,牛熊去氧胆酸(tauroursodeoxycholic acid)不能预防 PNALD 的发生,对已经发生的胆汁淤积也治疗无效。因此,目前不推荐在 PNALD 患儿中常规应用熊去氧胆酸或苯巴比妥[7]。

(五) NICU 中 VLBW 早产儿的最佳营养

尽管新生儿的营养管理近年来已经有了相当大的变化,极大多数的 VLBW 早产儿在 NICU 住院期间仍然经历了较多的蛋白质和能量缺失。为了预防 EUGR 的发生,一种被称为"早期积极的营养"的管理策略已经成为 NICU 中的优先选择,包括肠内和肠外(表 6-4-4),指的是在出生后几小时内就开始氨基酸输注[3g/(kg·d)];出生后 24~30小时内开始脂肪输注[0.5~1.0g/(kg·d)];和在生后 5 天内开始微量肠内喂养[10~20ml/(kg·d)];然后逐渐进展。早期积极营养的目的是为了在出生后尽快地将氨基酸摄入最大化,使早期急性阶段累计的热卡和蛋白质缺失降至最低[8]。

根据 Ehrenkranz 的研究,绝大多数极早产儿的生长衰竭发生在出生后的最初几周,这与出生后头几周中发生的营养缺失(deficit)的时间正相关吻合。"deficit"指的是实际提供的能量与蛋白质和模拟胎儿宫内生长速率所需的能量和蛋白质之间的"短缺"。根据后者,推荐热卡摄入量应为 110~135kcal/(kg·d)(肠外 110~120kcal/kg·d),蛋白质摄

表 6-4-4　对 LBW 儿的早期营养实践的证据基础：推荐和证据质量

实践	推荐的强度[1]	证据质量[2]
出生后立即提供能量：	推荐	B
开始葡萄糖输注提供约 6mg/(kg·min)		
7 天时增加到 10mg/(kg·d)		
维持血糖 50~120mg/dl		
及时提供肠外氨基酸：	推荐	B
在出生后几小时内开始 3.0g/(kg·d)		
以 0.5~1.0g/(kg·d) 速度增加到 4.0g/(kg·d)		
出生后 24~30h 内开始脂肪乳：	推荐	B
开始剂量 0.5~1.0g/(kg·d)		
以 0.5~1.0g/(kg·d) 的速度增加至 3.0~3.5g/(kg·d)		
出生后 5 天内开始微量肠内喂养：	推荐	B
提供约 10ml/(kg·d)(尽可能人乳)：		
在以后几天内以 10~20ml/(kg·d) 的速度逐渐增加到 ~150ml/(kg·d)		

注：1. 推荐的强度：强烈推荐、推荐、选择、不推荐；

2. 证据质量等级：A= 在合适的人群中进行的很好设计的 RCTs；B= 较少限制的 RCT，来自于观察性研究的极为一致的证据；C= 观察性研究(病例对照和队列设计)；D= 专家意见(病例报告、从首要原则的推论)

摘自：Ehrenkranz RA.Early aggressive nutritional management for very-low-birthweight infants：what is the evidence?　Semin Perinatol，2007，31(2)：48-55.

入量应为 3~4.5g/(kg·d)(肠外 2.5~4g/kg·d)。尽管有国际指南，然而直至最近，绝大多数的 NICU 仍然由于担心极小早产儿或危重新生儿对代谢的"不耐受"和 PN 的潜在"毒性"，PN 的实施方案仍然是生后 24~48 小时之间开始氨基酸输注 0.5g/(kg·d)，3 天后开始输注脂肪乳 0.5g/(kg·d)；然后，二者都以 0.5g/(kg·d)的速率增加，直至 3.0~3.5g/(kg·d)。应用这样的 PN 方案，出生后营养不良不可避免。

人类大脑最快的生长发生在妊娠的最后 3 个月和出生后的头 3 个月，越来越多的证据表明，在这个中枢神经系统发育的关键时期，营养不良导致了不可逆转的远期神经学缺陷。根据极早产儿出生后的生长曲线，体重和头围生长的最低点是在出生后的第 4 周，因此，将"积极 PN"的营养策略放在出生后早期是合理的，特别是生后几小时内就开始应用氨基酸，以至于将出生时突然被剥夺的蛋白质供给所致的饥饿反应降至最低，阻止了蛋白质的分解代谢[8]。评估新生儿肠外供给氨基酸配方的近来证据表明，氨基酸可以在出生后迅速引入而不发生代谢并发症，即使在危重的早产儿中也不会引起酸中毒。更重要的是，如果胎儿期的蛋白质增加速率能被满足，在出生后第一周常规遇到的巨额蛋白质亏空可以避免[9]。

(邵肖梅)

参考文献

1. 中华医学会肠外肠内营养学分会儿科协作组，中华医学会儿科学分会新生儿学组，中华医学会小儿外科学分会新生儿学组．中国新生儿营养支持临床应用指南．临床儿科杂志，2013，31：1177-1182.

2. Rennie JM.Rennie & Roberton，s Textbox of Neonatology 5th ed.Philadalphia：Elsevier Churchill Livingstone，2012，321-329.

3. MacDonald MG，Seshia MMK. AVERY'S Neonatology Pathophysiology & Management of the Newborn.7th，2016，Wolters Kluwer，Philadelphia，USA.1032-1096.

4. Embleton ND，Simmer K. Practice of Parenteral Nutrition in VLBW and ELBW Infants. World Rev Nutr Diet. Basel，Karger，2014，110：177-189.

5. Nandivada P，Carlson SJ，Chang MI，et al. Treatment of Parenteral Nutrition-Associated Liver Disease：The Role of Lipid Emulsions. Adv Nutr，2013，4(6)：711-717.

6. Nandivada P，Fell GL，Gura KM，et al. Lipid emulsions in the treatment and prevention of parenteral nutrition-associated liver disease in infants and children. Am J Clin Nutr，2016，103 (Suppl)：629S-34S.

7. Gleason CA，Devaskar SU. Avery's Diseases of the Newborn. 9th. Elsevier Inc. Philadelphia，USA，2012，963-971.

8. Su BH. Optimizing Nutrition in Preterm Infants. Pediatr Neonatol，2014，55：5-13.

9. Morgan C. Early amino acid administration in very preterm infants：Too little，too late or too much，too soon? Semin Fetal Neonatal Med，2013，18：160-165.

第5节 早产儿出院后的营养

尽管住院 VLBW 儿的营养状况已经通过应用营养丰富的早产儿配方乳和人乳强化剂而有了相当大的改善,这些婴儿出院后的营养管理仅仅是在近年来才被关注。出生后的第 1 年是人类体格生长或脑生长的关键时期,提供了弥补早期营养缺失的重要机会。因此,从生物学的角度来看,VLBW 儿在出院后的早期可能有特殊的营养需求,这一时期对后续的健康或发育也可能至关重要。可得的资料显示,早产儿在出院时往往处于欠佳的营养状态,并累积了显著的营养缺失,因此,填补亏空、维持正常生长和促进追赶应该是早产儿出院后营养支持的基本原则。

(一)早产儿出院时的生长现状

绝大多数的 VLBW 儿在出院时都存在严重的 EUGR,常常低于同胎龄胎儿宫内生长曲线的第 10 百分位或 <2SD。几个因素贡献于 EUGR 的发生,在小的危重婴儿中,建立足够的摄入需要时间;一旦建立,肠内喂养又常因临床问题而被中断,重新建立全量摄入也需要时间;临床医生对早期提供积极营养信心不足,担心并发症的发生,以至没有提供足够的接近宫内生长速率所需的营养。因此,婴儿在住院期间累积了大量的营养缺失。Embleton 等的研究显示,VLBW 特别是 ELBW 儿从医院出院时的累计蛋白缺失值从 15~25g/kg,需要额外增加蛋白质摄入量 0.5~1.0g/(kg·d) 来补缺。然而,目前所推荐的摄入量仅是基于维持正常生长的需要,无法补偿日益积累的院内营养短缺,进一步加剧了这一问题[1]。

宫外生长迟缓(EUGR)是 VlBW 和 EIBW 早产儿的一种常见现象,与远期神经发育结局密切相关。美国 NICHD 的资料证实,胎龄 29 周以下的早产儿,到 32 周孕龄时,几乎所有婴儿的生长曲线都低于其同龄胎儿宫内生长的第 10 百分位。Clark 等对 124 个 NICU 的 24 371 例胎龄 23~34 周的早产儿评估资料显示,体重、身长、头围的 EUGR 发生率分别为 28%、34% 和 16%;胎龄越小,出生体重越低,发生率越高。上海五家医院的回顾分析也证实,VLBW 儿的 EUGR 发生率以体重计算为 78.9%,以头围计算为 50.0%。对于这些婴儿出院后的喂养选择,既要考虑早期追赶生长的需要,还需考虑过度的营养摄入对远期的潜在不利影响(详见第 1 章第 14 节)。

一系列的证据显示,早产儿特别是 VLBW 和 ELBW 儿在出院时不仅存在体格生长的降低,同时也有生长质量的改变,表现为体重过轻和身长过短,但有总体脂肪和腹部脂肪的平行增加,提示明显的线性生长不足、无脂肪体重(LEM)减少,和总体及中心脂肪量的增加,表明这些婴儿的饮食中蛋白质的相应缺乏。因此,出院后应对饮食中蛋白质的摄入量以及蛋白质/能量的比值予以密切关注,如果继续喂以相对较低的蛋白质/能量比值的饮食,则可能会进一步降低胰岛素的敏感性,导致日后向心性肥胖和代谢综合征的发生。

(二)早产儿出院后喂养的目前实践

极早产儿在出院的时候,医护人员面临的营养难题是要决定出院后使用何种类型的乳类以及是否需要继续强化。关于强化营养的母乳及配方乳的出院后喂养实践随不同国家、不同 NICU、甚至不同的新生儿专科医生而不同。早产儿在出院时,可能单独母乳喂养,也可能部分或全量强化的母乳喂养,还可能用营养强化的配方乳或传统的足月儿配方乳喂养。婴儿在出院时的奶量在个体间也大不相同,取决于喂养的方式和乳类的能量密度[2]。

关于出院后如何喂养 VLBW 早产儿,迄今尚缺乏证据提出一个能对所有 VLBW 早产儿都适用的出院后喂养指南。理想的是,出院前、后对 VLBW 儿的营养支持应当是连贯性的,但事实通常并非如此。VLBW 儿仍然在较小的胎龄和较低的体重时出院,并由未参与其住院治疗的医护人员随访;高危儿随访通常传统地更加关注婴儿的神经发育而不是营养状况,以致这些婴儿出院后的营养监测常常不足,建立出院后的喂养指南十分必要[2]。

(三)早产儿出院后喂养的近来指南

WHO、AAP、加拿大儿科学会、ESPGHAN 及全球其他许多专业机构都推荐用自己亲母母乳喂养早产儿至生后 6 个月或更长。尽管在出院后母乳喂养的许多优点,但由于各种原因,如母亲疾病、压力、缺乏支持及与早产相关的其他因素,早产儿的母乳喂养率显著低于足月儿。最近 ESPGHAN 营养委员会指出,早产儿出院时如果就其孕周而言体重属于正常,则其远期生长不良的风险不会增加,可按 SGA 的足月儿进行喂养;相反,体重低于其孕龄的婴儿处于远期生长不良的风险,提倡强化的母乳喂养,如果应用配方奶喂养,则应选择早产儿配方乳或早产儿出院后配方乳喂养,直至该早产儿达到矫正胎龄 40 周或 52 周[2]。

早产儿出院后配方乳(postdischarge formula,PDF)是早产儿配方乳与足月儿配方乳之间的中间产物,是近年来专门为无法母乳喂养或母乳不足的早产儿出院后设计的配方乳。在其引入之前,早产儿通常在出院前转换到足月儿配方乳,这是从消化的角度来考虑,因为大多数的早产儿在矫正胎龄 34 周以后出院,其胃肠道的消化吸收能力已与足月儿相仿。尽管这种喂养实践并没有增加这些婴儿蛋白质、脂肪和骨矿的更进一步缺乏,也不能引起早产儿生后第一年中的追赶生长。当然,早产儿出院后也可以继续喂养早产儿配方乳,然而早产儿配方乳是专按胎龄 34 周以下和体重 1500g 以下的早产儿的生理特点设计的治疗用的配方乳,长期应用存在两个问题:市场上不可得和矫正胎龄 34 周后婴儿脂肪消化能力改善可引起过多的能量摄入与维生素 A 的吸收。出于这种考虑,与希望促进早产儿出院后尽快补足院内发生的营养亏空以及进一步追赶生长一起,导致了特殊的"出院后"配方乳的产生。PDF 的所有营养素都在标准的足月儿配方乳的范围之内,但是许多营养素的含量都是处于该范围的上限。与足月儿配方乳相比较,PDF 有较高的蛋白质含量以促进追赶生长;有适度的能量密度以允许额外的蛋白质利用;有增加的钙、磷以允许足够的骨骼矿化;有较高的微量元素和维生素含量以支持生长速率的快速增加。另一方面,其碳水化合物是乳糖和葡萄糖聚合物的掺入物,脂肪则含有较高的 MCT,这些与早产儿配方乳相似,但比早产儿配方乳减少了维生素 A 和钠的含量[3](表 6-3-2)。

2016 年,中华儿科杂志编辑委员会、中华医学会儿科学分会儿童保健学组和新生儿学组共同撰写了我国的"早产、低出生体重儿出院后喂养建议"[4],旨在促进早产、低出生体重儿的系统化管理,规范个体化喂养指导,进一步提高早产、低出生体重儿的生存质量。该建议强调在早产儿出院时进行营养风险程度的分类(表 6-5-1),然后根据分类制订个体化的出院后喂养方案(表 6-5-2)。

早产儿出院前应进行喂养和生长的评估,根据胎龄、出生体重、喂养状况、生长评估以及并发症将营养风险的程度分为高危、中危和低危三类,这是出院后个体化营养指导的基础。早产儿营养风险程度的分类是相对的,如中危或低危分类中具备高危分类标准(表 6-5-1 中第 3~8 条之一)者应升为高危或中危级别进行管理。出院后需通过定期随访监测(详见本章第 1 节)进行连续评估来调整喂养方案。早产儿出院后强化营养(包括人乳强化剂的添加或早产儿出院后配方乳的应用)的持续时间应根据个体的体格生长各项指标在校正同月龄的百分位数来决定,最好用至达到 P_{25}~P_{50},再参考个体增长速率的情况(表 6-1-3、表 6-5-3),注意避免体重 / 身长 >P_{90}。达到追赶目标后,则可逐渐终止强化喂养[4]。

(四)早产儿出院后强化喂养的最新循证评价

早产儿是一个异质性的群体,许多孩子在出院前后都累积了大量的营养缺失,尽管这与不利的神经发育结局密切相关,但是,出院后使用强化的营养似乎对生长和神经发育的影响甚微,许多 Meta 分析均没有得到支持早产儿出院后使用强化母乳或 PDF 的证据。然而,在最近的一个系统综述中,Teller 及其同事通过应用该领域的综合证

表 6-5-1 早产儿出院时营养风险程度的分类[4]

早产儿分级	①胎龄(周)	②出生体重(g)	③宫内生长迟缓	④经口喂养	⑤奶量 ml/(kg·d)	⑥体重增长(g/d)	⑦宫外生长迟缓	⑧并发症*
高危	<32	<1500	有	欠协调	<150	<25	有	有
中危	32~34	1500~2000	无	顺利	>150	>25	无	无
低危	>34	>2000	无	顺利	>150	>25	无	无

注:* 并发症包括 BPD、NEC、消化道结构或功能异常、代谢性骨病、严重神经系统损伤等

表 6-5-2 早产儿出院后个体化喂养方案[4]

早产儿分级	母乳喂养	部分母乳喂养	配方喂养
高危	足量强化母乳喂养(80~85kcal/100ml)至 38~40 周后,母乳强化调整为半量强化(73kcal/100ml);鼓励部分直接哺乳、部分母乳 + 人乳强化剂的方式,为将来停止强化、直接哺乳做准备	①母乳量 >50%,则足量强化母乳 + 早产儿配方至胎龄 38~40 周,之后转换为半量强化母乳 + 早产儿出院后配方*;②母乳量 <50%,或缺乏人乳强化剂时,鼓励直接哺乳 + 早产儿配方(补授法)至胎龄 38~40 周,之后转换为直接哺乳 + 早产儿出院后配方(补授法)	应用早产儿配方至胎龄 38~40 周后转换为早产儿出院后配方
	根据早产儿生长和血生化情况,一般需应用至校正 6 月龄左右,在医生指导下补充维生素 A、D 和铁剂		
中危	足量强化母乳喂养(80~85kcal/100ml)至 38~40 周后母乳强化调整为半量强化(73kcal/100ml);鼓励部分直接哺乳、部分母乳 + 人乳强化剂的方式,为将来停止强化、直接哺乳做准备	①母乳量 >50%,则足量强化母乳 + 早产儿配方至胎龄 38~40 周后转换为半量强化母乳 + 早产儿出院后配方;②母乳量 <50%,或缺乏人乳强化剂时,鼓励直接哺乳 + 早产儿配方(补授法)至胎龄 38~40 周,之后转换为直接哺乳 + 早产儿出院后配方(补授法)	早产儿配方至胎龄 38~40 周后转换为早产儿出院后配方

续表

早产儿分级	母乳喂养	部分母乳喂养	配方喂养
	根据早产儿生长和血生化情况,一般需应用至校正 3 月龄左右。在医生指导下补充维生素 A、D 和铁剂		
低危	直接哺乳,给予母亲饮食指导和泌乳支持;按需哺乳,最初喂养间隔 <3h,包括夜间;特别注意补充维生素 A、D 和铁剂	直接哺乳 + 普通婴儿配方(补授法),促进泌乳量	采用普通婴儿配方
	如生长缓慢(<25g/d)或血碱性磷酸酶升高、血磷降低,可适当应用人乳强化剂,直至生长满意及血生化正常	如生长缓慢(<25g/d)或奶量摄入<150ml/(kg·d),可适当采用部分早产儿出院后配方,直至生长满意	

表 6-5-3　早产儿矫正 0~6 个月的生长速率[4]

矫正月龄	体重增长(g/周)	身长增长(cm/周)	头围增长(cm/周)
足月至矫正 <3 个月	170~227	1.0	0.5
矫正 3~6 月龄	113	0.5	0.2

据绘制方法将参与者(participants)、干预(intervention)、比较(comparator)和结局(outcome)的信息(PICO)从 31 个已经发表的研究报告中绘制出来,结果证实了这些研究设计在纳入标准、干预措施、配方乳的组成、乃至对生长质量和神经发育结局的评价等方面均存在显著性异质性,可能导致了 Meta 分析对不同的干预对某些子群在某些方面的重要影响的忽略。尽管在研究设计中存在显著的异质性,但 Teller 及其同事发现,PDF 的应用对婴儿并无负面的影响,而且在研究过程的某些时点常有频繁的生长参数的改善,尤其是男孩。数据表明,当能量需求被满足时,增加蛋白质的摄入可促进生长和 LEM 的增加,特别是当提供较高的蛋白/能量比(≥2.5~3.0)的饮食直至矫正 6 个月对生长和生长质量的益处是值得注意的。线性增长似乎对增加的蛋白质/能量比值最为敏感,因为从矫正 3 月龄后有明显较高的身长的增长,体重和头围的增长则在 12 月龄时才变得明显。尽管对神经发育结局的影响仍未发现,但在营养强化组中观察到较少的内脏脂肪增加,增加的 LEM 和脂肪沉积在四肢而非躯干和内脏,却是一个可喜的发现,代表了有利的身体成分的分布变化[5]。

(邵肖梅)

参考文献

1. Richard Cooke R. Nutrition of Preterm Infants after Discharge. Ann Nutr Metab,2011,58(suppl 1):32-36.

2. Lapillonne A. Feeding the Preterm Infant after Discharge. World Rev Nutr Diet. Basel,Karger,2014,110:264-277.

3. MacDonald MG,Seshia MMK. AVERY'S Neonatology Pathophysiology & Management of the Newborn.7th,Wolters Kluwer,Philadelphia,USA,2016,1032-1096.

4.《中华儿科杂志》编辑委员会,中华医学会儿科学分会儿童保健学组,中华医学会儿科学分会新生儿学组.早产、低出生体重儿出院后喂养建议.中华儿科杂志,2016,54(1):6-12.

5. Teller IC,Embleton ND,Ian J. Griffin IJ,et al. Post-discharge formula feeding in preterm infants:A systematic review mapping evidence about the role of macronutrient enrichment. Clin Nutr,2016,35:791-801.

第 6 节　钙、磷、镁代谢

一、正常新生儿钙、磷、镁代谢及调节

(一)正常胎儿及新生儿钙、磷、镁代谢

1. **钙**　妊娠后孕妇血清总钙浓度逐渐下降,孕中期达最低值,至妊娠末 1~2 个月轻度回升。胎盘能主动向胎儿转运钙和磷,孕期后 3 个月更明显,即使母亲有营养不良、胎盘功能不全或胎儿宫内营养不良,胎儿每天仍可从母亲得到钙 100~150mg/kg,使胎儿血清钙由孕中期的 1.38mmol/L 增至足月儿的 2.75mmol/L,80% 的矿物质也在此期积累。分娩时,脐血总钙和离子钙平均浓度为 2.6~2.8mmol/L(10.4~11mg/dl),比母亲高 0.25mmol/L(1mg/dl)左右。由于经胎盘提供钙的突然终止,出生 24~48 小时内,健康足月新生儿血清总钙和离子钙浓度由脐血的 2.75mmol/L 和 1.5mmol/L(11mg/dl 和 6mg/dl)迅速降至 2.3mmol/L 和 1.1mmol/L(9.0mg/dl 和 4.4mg/dl),早产儿血钙常可降至

1.8mmol/L(7.0mg/dl)。然后逐渐上升,新生儿血钙水平于生后2周达到年长儿及成人水平。

2. **磷** 生后第一周尿钙分泌低以代偿血钙降低,数日后尿钙分泌增加并与胎龄成反比。在孕中期和孕足月时,脐血磷水平分别为母亲血含量的2倍和4倍,尽管分娩后数小时血清钙、磷下降,血磷仍保持比母亲高的水平。血清无机磷的浓度因年龄、性别和喂养方式而不同,生后1周母乳喂养者平均血磷为(2.1 ± 0.3)mmol/L$[(6.5 \pm 1.0)$mg/dl$]$,新生儿及婴儿较年长儿及成人高,配方奶喂养者高于母乳喂养者。早产儿生后第一周尿磷分泌明显高于足月儿,随着肾成熟逐渐接近足月儿。有报道非强化母乳喂养的早产儿磷缺乏,尿磷分泌减少,骨矿化降低,结果尿钙分泌相对增加[1]。

3. **镁** 镁是细胞内含量第二的阳离子,胎盘能主动转运镁至胎儿,胎儿及分娩时脐血镁高于母亲,生后开始下降。血清镁随心脏节律变化,夜间高,生后1周内血清钙、镁浓度的变化成正比,血清磷与血清钙镁浓度成反比[1]。

钙、磷、镁在体内的代谢既互相联系又互相影响,共同在肠道内吸收,又共同从肾排出,三者之间存在着互相竞争的作用。孕期后3个月,胎儿钙、磷及镁增加量分别为100~120mg/(kg·d)、50~65mg/(kg·d)和3~5mg/(kg·d),一半以上在骨骼内,三分之一在肌肉和软组织,细胞内镁浓度约为细胞外液的10倍。当钙摄入增加时,镁的吸收减少;过多的磷又可减少钙、镁的吸收。配方奶含磷较高,人工喂养易导致新生儿低血钙和低血镁。

(二)早产儿钙、磷、镁的代谢特点

早产儿由于矿物质储存不足,生后肠内营养建立延迟,肠外营养不能提供宫内由胎盘所提供的相应数量的矿物质,治疗用药如利尿药和糖皮质激素的应用、重症病人活动减少以及维生素D缺乏等因素,容易出现矿物质不足而发生骨质疏松症[2]。母乳喂养虽然在改善生存、降低NEC发生率方面是早产儿的理想食物,但是母乳喂养也会使生长速率降低、钙磷摄入不足,同时又由于药物的可溶性差限制了在肠外营养液中钙磷的加入,早产儿容易发生低磷高钙性佝偻病。早产儿钙和镁在肠道吸收无竞争性,但配方奶中的磷通过形成不溶性复合物可降低肠道吸收镁。健康早产儿平均钙吸收量接近母乳喂养的足月儿,为摄入量的50%~60%,磷吸收量为摄入量的80%~90%,镁吸收量约为摄入量的40%。近年的研究认为,早产儿每日钙需要量为120~200mg/kg,磷需要量为60~140mg/kg,镁需要量为8~15mg/kg[1-3]。

(三)正常新生儿钙、磷、镁代谢的调节

钙、磷、镁在体内代谢受甲状旁腺激素(parathyroid hormone,PTH)、降钙素(calcitonin)和维生素D$[1,25\text{-}(OH)_2D_3]$的调节。

1. **PTH** PTH增加肾脏排出磷、减少钙和镁的排出,还可促进$1,25\text{-}(OH)_2D_3$的合成,间接增加胃肠道吸收钙。

胎龄10周以后胎儿的甲状旁腺已有产生和分泌PTH的能力,由于胎盘对钙的主动转运,胎儿处于高血钙状态,从而抑制了胎儿PTH的释放,胎儿和脐血以及生后最初几天新生儿血PTH水平较低,靶器官对PTH的反应也低。随着新生儿开始适应宫外矿物质平衡和摄取食物,PTH及$1,25\text{-}(OH)_2D_3$相应升高以维持血清钙稳定。PTH可以通过增加骨骼中镁的溶解、肠道和肾吸收使血镁升高,但对血镁的作用比对血钙的作用要小得多。

2. **降钙素** 胎龄14周时,胎儿已开始产生具有免疫反应的降钙素,主要作用是通过抑制骨骼重吸收钙、增加尿钙、磷排出而降低血清钙。新生儿降钙素水平较高,出生窒息和高血糖素的刺激可使其进一步升高。降钙素可使钙、镁同时向骨转移,还能促进尿排泄镁,使血镁下降。

3. **$1,25\text{-}(OH)_2D_3$** $1,25\text{-}(OH)_2D_3$主要作用是增加钙、磷在肠道的吸收及在骨中的沉积并促进肾吸收磷以维持正常的血钙、磷水平,还可增加镁的吸收,当PTH增高或血磷降低时,$1,25\text{-}(OH)_2D_3$产生增加。

PTH、降钙素和$1,25\text{-}(OH)_2D_3$对血清钙、磷和镁的调节是相互配合的,以维持它们的动态平衡。当血钙降低时,PTH分泌增加,促进肾吸收钙和排出磷,并加速$25\text{-}(OH)D_3$转变成$1,25\text{-}(OH)_2D_3$,增加胃肠钙的吸收使血钙升高;当血磷升高时,PTH分泌增加,$1,25\text{-}(OH)_2D_3$生成减少而降低肠道吸收钙,使血磷下降;当血磷降低时,又可促进$1,25\text{-}(OH)_2D_3$的生成增加,使血磷升高;当血清镁降低时PTH分泌增加,血清镁升高会抑制PTH的分泌。PTH、降钙素和$1,25\text{-}(OH)_2D_3$对钙磷的调节见表6-6-1。

(魏克伦 李娟)

二、低钙血症与高钙血症

(一)低钙血症

低钙血症(hypocalcemia)是新生儿期常见的临床及实验室异常,离子钙在凝血、神经肌肉兴奋性、细胞膜完整性及多种细胞酶活性中发挥重要作用。健康足月新生儿生后24~48小时血清钙生理性降低,糖尿病母亲婴儿、早产儿及围产期窒息的新生儿易发生低钙血症[3]。新生儿低钙血症定义为血清钙低于1.8mmol/L(7.0mg/dl)或离子钙低于1.0mmol/L(4.0mg/dl)。早产儿低钙血症定义不很明确,离子钙可能更有意义,VLBW儿离子钙0.8~1.0mmol/L时常无临床症状。胎龄>32周的新生儿,离子钙<1.0mmol/L即可出现症状[4-5]。

1. **病因**

(1)早发性新生儿低钙血症:多在生后2日内出现,常伴有血清镁降低。由于妊娠后期经胎盘输入胎儿的钙增加,抑制新生儿甲状旁腺功能,血PTH降低使血钙降低。PTH对骨骼和肠道的有效作用需维生素D参与,而血中$25\text{-}(OH)D_3$水平与胎龄有关。早产儿$25\text{-}(OH)D_3$向$1,25\text{-}(OH)_2D_3$

表 6-6-1　PTH、降钙素和 1,25-(OH)$_2$D$_3$ 对钙磷的调节作用

调节因素	促进肠中钙吸收	骨溶解	骨生成	肾排钙	肾排磷	血清钙	血清磷
PTH	↑通过促进 1,25-(OH)$_2$D$_3$ 合成的间接作用↑↑	↓	↓	↑	↑	↓	
降钙素	小量钙吸收↓ 大量钙吸收↑	↓↓	↑	↑	↑	↓	↓
1,25-(OH)$_2$D$_3$	↑同时增加磷的吸收	↑	↑	↓	↓	↑	↑

的转化能力低下、尿磷排出低及靶器官对 PTH 的反应低下,这些均使早产儿易发生早期低钙血症。各种严重疾病如新生儿窒息、颅内出血、MAS、RDS 等因组织缺氧,磷释放增加同时钙摄入减少,使血磷增高、血钙降低。糖尿病母亲婴儿从母体经胎盘转运的钙增加,抑制 PTH 释放;新生儿生后早期血中降钙素水平较高、维生素 D 代谢异常及高血磷等均与早期低钙血症有关。

(2) 晚发性新生儿低钙血症:出生 2 天后发生的低钙血症。饮食中磷增加、肾小管排磷功能不成熟导致的高磷血症是晚发性低钙血症的主要原因。其他原因包括母亲摄入 VitD 不足、维生素 D 产生或作用异常;药物如脂肪乳、呋塞米、碳酸氢钠及用枸橼酸钠作抗凝剂换血;肾功衰竭、休克或败血症、光疗、碱中毒、骨骼疾病及低白蛋白血症等;也见于用含磷较高的牛奶喂养的新生儿,由于配方奶中钙磷比例的改进,但这种情况已很少见[6]。

(3) 新生儿甲状旁腺功能减退所致低钙血症:主要原因为:①新生儿暂时性假性甲状旁腺功能低下(母亲甲状旁腺功能亢进、血钙增高,引起胎儿高血钙和胎儿甲状旁腺功能抑制)、原发性低镁血症。②先天性甲状旁腺功能减退:见于甲状旁腺发育不全、DiGeorge 综合征(迪格奥尔格综合征)及家族孤立性甲状旁腺功能减退症(familial isolated hypoparathyroidism)。新生儿先天性甲状旁腺功能减退较少见,为持续性甲状旁腺功能减退、高磷血症和低镁血症。迪格奥尔格综合征由甲状旁腺缺失所引起,多是散发性的,为 X 连锁隐性遗传,除血钙降低外,常合并胸腺缺如、细胞免疫缺陷、小颌畸形和主动脉弓异常。

2. 临床表现　新生儿低钙血症无特异性症状及体征,临床表现与钙离子降低程度不相关,体格检查多无明显异常。主要是神经肌肉兴奋性增高,表现为震颤、易惊、尖叫、惊厥、伸肌张力增高或喉喘鸣;因胃肠平滑肌痉挛引起严重呕吐、便血或肠梗阻;喉痉挛、呼吸暂停和心功能及心电图异常是最严重的表现,可导致发绀和缺氧,支气管痉挛可出现喘息。由于早产儿血浆蛋白低及酸中毒,血钙降低出现较早,其降低程度一般与胎龄成反比,多缺乏症状和体征,也可有呼吸暂停、惊厥或心功能异常。晚发性低钙血症多见于全牛奶或羊奶喂养者,活动异常、嗜睡常先于惊厥出现,需与其他疾病鉴别。

3. 诊断　了解喂养史及与低钙血症有关的危险因素。出生 24~48 小时后血清钙可降至 1.9~2.1mmol/L,随后升至年长儿及成人水平,极少数严重维生素 D 缺乏者可致血钙降低。当新生儿有不明原因的惊厥、尖叫、喉喘鸣或呼吸暂停,应进行实验室检查。离子钙是生物学活性钙,是评价早期钙状态的有益指标。常用实验室指标为离子钙、血清钙、磷、镁和 PTH。也可见心电图 QT 间期延长(足月儿 >0.19 秒,早产儿 >0.20 秒)。疑似迪格奥尔格综合征应行胸部影像学检查、心脏超声及基因检查。

4. 治疗　低钙血症的治疗取决于低血钙的程度及是否有临床症状和体征,无症状早产儿或无其他疾病者不需治疗。早发性低钙血症至少需要钙剂治疗 72 小时,晚发性低钙血症需长期治疗。患严重疾病(RDS、出生窒息、感染性休克及 PPHN)需强心药或血管活性药治疗的新生儿,应监测离子钙防止发生低钙血症。

治疗药物是 10% 葡萄糖酸钙(1ml 含元素钙 9.4mg),每日 45~75mg/kg,静脉缓慢滴注。伴惊厥、手足搐搦或呼吸暂停的严重低钙血症,10% 葡萄糖酸钙每次 1~2ml/kg,以 5% 葡萄糖稀释一倍缓慢静注(1ml/min),必要时可间隔 6~8 小时再次给药。在注射钙剂过程中,维持心率在 80 次/min 以上,由于钙剂可致心律失常及皮肤或组织坏死,不宜快速静脉推注或经脐血管输入并避免药液外渗。急性症状控制后,持续输入钙剂维持血清钙 >1.75mmol/L,早产儿不能经口喂养者,可持续输入 10% 葡萄糖酸钙 5~8ml/(kg·d);如喂养耐受,可将 10% 葡萄糖酸钙静脉输液剂量分 4~6 次口服,直至血钙稳定。对长期或晚期低钙血症者,需口服钙盐 2~4 周以减少肠道吸收磷并逐渐停药,维持血清钙在 2~2.3mmol/L(8.0~9.0mg/dl);提倡母乳喂养或用钙磷比例适当的配方奶。每周测定 1~2 次血清钙和磷[4-5,7]。

甲状旁腺功能低下时,应长期口服钙剂,同时应用 VitD 类似剂二氢速固醇(dihydrotachysterol)0.05~0.1mg/d。低钙血症同时伴低镁血症者,单纯补钙不易控制惊厥,甚至使血镁更降低,应用镁盐治疗,不仅可使血镁升高,还可使血钙恢复正常[4-5]。

5. 预后　低钙血症出现喉痉挛及呼吸暂停可威胁婴儿生命,应紧急治疗。低血钙很少导致中枢神经系统器质性损害,伴有其他疾病的低钙血症,预后取决于原发疾病。

(二) 高钙血症

血清钙大于 2.75mmol/L(11.0mg/dl) 或离子钙大于 1.45mmol/L(6mg/dl) 为高钙血症(hypercalcemia);血清钙 >4mmol/L(16mg/dl) 或离子钙 >1.8mmol/L 为严重高钙血症。离子钙常与血清钙同时升高,血中蛋白结合钙增加可使血清钙水平升高,不伴离子钙的升高。1g 血清白蛋白的变化,能引起约 0.2mmol/L 血清钙的相应改变。

1. 病因

(1) 磷酸盐摄入相对不足:主要由于肠外营养中磷不足,多见于 VLBW 儿。磷缺乏时钙不易向骨沉着,血清钙增高,部分肠外营养的超早产儿离子钙 >2.2mmol/L,与钙利用能力低有关。

(2) 甲状旁腺功能亢进(hyperparathroidism,HPT):HPT 可促进肠道和肾再吸收钙。原发性 HPT 为甲状旁腺主细胞增生或腺瘤[垂体或胰腺腺瘤或 Zollinger-Ellison(佐林格 - 埃利森)综合征]所致,可为散发性或遗传性,血清钙明显增高,可达 3.75~7.5mmol/L(15~30mg/dl)。新生儿暂时性 HPT 是由于母亲甲状旁腺功能低下致胎儿低钙血症或肾小管酸中毒继发新生儿甲状旁腺增生,为自限性疾病。

(3) 维生素 D 相关性高钙血症:过量维生素 D 促进肠道、肾再吸收钙,见于母亲或新生儿维生素 D 摄入过多或维生素 D 敏感性增加如克汀病、婴儿特发性高钙血症。部分出生窒息的新生儿皮下脂肪坏死,血钙增高,是由于病变处肉芽肿性炎症产生过多的 1,25(OH)$_2$D$_3$,血清磷及碱性磷酸酶正常[8]。

(4) 其他原因:母亲羊水过多、早产、前列腺素 E$_2$ 分泌增多、维生素 A 过多、肾排除钙减少及甲状旁腺功能亢进均与血钙增高有关。也见于急性肾衰竭的多尿期或恢复期、长期 ECOM 治疗、肾脏肿瘤、Williams 综合征、家族性低尿钙性高钙血症(familial hypocalciurichypercalcemia)、蓝色尿布综合征(blue diaper syndrome,色氨酸吸收障碍)。

2. 临床表现　新生儿高钙血症较少见,可在早期或延至数周或数月发病,多无症状仅在常规检查中发现。严重高钙血症可发生高血钙危象而致死,需立即治疗。

临床表现包括拒乳、嗜睡、恶心、呕吐、便秘、多尿、脱水、体重不增,刺激无反应、高血压、心率增快、呼吸暂停、肌张力降低。高血钙可作用于肾小管引起肾小管功能损害,严重者伴有肾实质钙化、血尿,甚至发展为不可逆性肾功能衰竭。也可出现多部位如皮肤、肌肉、角膜、血管、心肌、动脉、肺、胃肠黏膜、大脑镰等钙化。

高血钙危象患者呈木僵、惊厥、重度脱水貌、昏睡或昏迷、心律失常甚至心力衰竭、高血压,若不及时抢救,病死率甚高,可遗留神经系统后遗症。

3. 诊断　凡存在可能引起高血钙的病因,均应及早检测血钙。

(1) 病史:家族或母亲有与钙磷代谢异常有关的疾病史,甲状旁腺功能异常,难产史,母亲或新生儿长期、过量服用维生素 A 或 D(如长期以早产儿配方奶或母乳添加剂喂养的早产儿)或母亲长期应用某些药物(如噻嗪类利尿药等),长期肠外营养。

(2) 临床表现:喂养困难、呕吐、便秘、脱水、抽搐、生长缓慢,贫血、组织钙化、肝脾增大、高血压、角膜病变等;多系统损害的特征:特殊面容、先天性心脏病、表情呆滞、皮下脂肪坏死等。

(3) 实验室及其他辅助检查

1) 血清总钙、离子钙、镁、磷、碱性磷酸酶,血清蛋白、PTH、25-(OH)$_2$D$_3$ 水平。严重高钙血症提示原发性甲状旁腺功能亢进、VLBW 儿磷消耗或不能利用钙形成骨。血磷降低提示磷消耗、甲状旁腺功能亢进或家族性低尿钙性高钙血症。

2) 尿钙、磷

3) 骨骼 X 线:PTH 介导的高钙血症 X 线呈特征性骨病变,主要改变为普遍脱钙、骨膜下骨质吸收及囊性变,颅骨板溶骨呈点状阴影。维生素 D 中毒或过量时长骨干骺端临时钙化带致密增宽,骨干皮质及骨膜增厚,扁平骨及圆形骨周缘增厚呈致密环状影。

4) 超声、CT 或同位素检查甲状旁腺或肾。

5) 心电图:QT 间期改变。

6) 肾功能:血、尿肌酐、BUN、肾小球滤过率等。

7) 母亲血钙、磷测定,必要时进行相关疾病的家族筛查。

4. 治疗　轻度高钙血症的治疗为限制钙和维生素 D 摄入、清除维生素 D 及减少日照。用低钙、低维生素 D 配方奶喂养(含钙量低于 10mg/100kCal 或不含维生素 D)。治疗皮下脂肪坏死及 Williams 综合征。与低血磷相关的严重高钙血症,补充磷元素 0.5~1.0mmol/(kg·d)(30~50mg/(kg·d)),促进钙重新分布,口服更安全。糖皮质激素可抑制骨和肠道吸收钙,增加肾分泌钙,用于维生素 A 和 D 过量及皮下脂肪坏死的病人,常用剂量为强的松每日 1~2mg/kg 或氢化可的松 1mg/(kg·d),疗程至少 2~3 周,甲状旁腺功能亢进者无效。降钙素有暂时抗高钙效应,与糖皮质激素合用其作用可延长。

重度高钙血症或出现高血钙危象者除病因治疗外,应采取降低血钙的措施。主要原则是通过增加肾小球滤过率及尿钠排出以促进尿钙分泌,常用生理盐水 10~20ml/kg,15~20 分钟以上静脉输入,纠正脱水后给予呋塞米 1mg/kg,每 6~8 小时测定血清钙、镁、钠、钾、渗透压及出入水量,防止体液和电解质紊乱。严重甲状旁腺功能亢进者可行甲状旁腺切除术[5,8]。

(魏克伦　李娟)

三、低磷血症与高磷血症

机体中 80%~85% 的磷以羟磷灰石形式沉积于骨骼,其余以无机磷离子或结合形式分布于细胞内外液,细胞内和软组织中磷脂可调节细胞代谢和基因表达,产生和转运细胞能量(如三磷酸腺苷,ATP)。约 10% 的血清磷与血浆蛋白以非共价形式结合,其余 90% 以离子或与钠、钙或镁结合。血磷浓度随年龄不同而变化。在整个婴儿期维持较高水平(4.5~9.3mg/dl),然后随年龄增加逐渐降低至成人水平(3.0~4.5mg/dl),反映了婴儿肾小管较强的磷重吸收率[9]。

(一)低磷血症

早在 1943 年 Benajnin 等发现早产儿单纯用母乳喂养可出现磷缺乏症状,随着早产儿救治成功率的不断提高,人们开始认识到新生儿低磷血症的危害。正常血清磷约 2mmol/L,如血清磷低于 1.6mmol/L 可诊断为低磷血症,根据血清磷下降的程度,依次诊断为轻度低磷血症为 1.0~1.6mmol/L,中度低磷血症 <1.0mmol/L,重度低磷血症 <0.6mmol/L,极重度为 <0.4mmol/L。

1. **病因**　新生儿低磷血症主要由以下因素造成(表6-6-2)。

(1)肾小管发育不成熟:临床研究证明,早产儿在生后第 1 周时肾对磷的排泄及重吸收均高于足月儿,之后随着日龄增加而逐渐减少。足月儿肾小管对磷的回吸收与饮食中磷的摄入量呈负相关,与血磷浓度呈正相关。人工喂养的新生儿(包括早产儿)尿磷排泄增多,母乳喂养儿尿磷较少。

(2)储备不足:正常胎儿 75% 的骨盐在妊娠最后 3 个月储备,提前出生造成早产儿钙、磷储备不足。

(3)磷摄入不足:早期研究已经发现,母乳中磷、钙含量远远不能满足 VLBW 儿的需要,影响骨骼发育,可发生典型佝偻病。早产儿应用肠外营养 7~10 天后,均有不同程度的低磷血症,常被认为是医源性因素所致,由于常规肠外营养液配方中的磷含量远远低于宫内胎儿生长所需。低磷还与葡萄糖代谢有关,在长时间输入葡萄糖后,使胰岛素释放,促使葡萄糖与磷进入细胞内参与葡萄糖的代谢,可发生

低磷血症。

(4)生后生长发育迅速也是易患低磷血症的因素之一。

此外,新生儿使用糖皮质激素、呋塞米、重碳酸钠、抗惊厥药物、两性霉素 B 也可增加尿中钙、磷排泄,肾小管重吸收磷减少,发生低磷血症。

2. **发病机制**　磷是维持正常细胞结构和功能的关键成分,细胞膜的磷脂生物层对于其结构的完整性非常重要。磷又是细胞内酶的重要调节因子,因此,在发生低血磷时,体内各个器官都会受到影响。严重低血磷时,由于细胞内磷缺少,妨碍 ATP、磷酸肌酐等高能磷酸键的形成;影响了红细胞将氧输送到组织中的功能。因细胞缺氧,能量产生障碍,影响细胞功能及其完整性,造成器官功能的损害。低血磷时可引起多系统病变。血液系统可发生红细胞溶解、损害白细胞骨架,使血小板寿命缩短;影响心肌的收缩力;平滑肌收缩无力而发生肠麻痹,可发生代谢性碱中毒。低磷还可引起中枢神经缺氧和肌无力;增加危重病例发生严重院内感染的风险。动物实验和成人研究显示,低磷血症与胰岛素抵抗相关,但新生儿相关研究尚不清楚。

快速生长的早产儿使用未强化母乳喂养后,可发生磷缺乏和骨病,进而刺激 $1,25(OH)_2D_3$ 的分泌,促进钙从肠道吸收,但因磷不足,钙不能沉积到骨骼中,从而造成高钙血症和高钙尿症,反馈抑制甲状旁腺素(PTH)分泌。

国外研究发现,ELBW 儿即使从生后 7 天开始每日给予维生素 D 2000U,仍有 50% 的病例发生磷缺乏所致的佝偻病,补充维生素 D 治疗无效,甚至由于促进肠道对钙的吸收,加重了高钙血症和高钙尿症。可见低磷血症与早产儿代谢性骨病密切相关。动物实验和尸解发现,骨小梁减少是低磷血症骨病的主要病理学改变。

3. **临床表现**　低磷血症以早产儿多见,尤其是 VLBW 儿。轻度低磷血症在临床上不易诊断,容易被其他基础疾病的临床表现所掩盖。当血磷低于 0.6mmol/L 时,临床上可出现肌无力、反射低下、惊厥或昏迷、呼吸衰竭,常与多脏器功能障碍有关,提示低磷血症与危重病例死亡有关。慢性低磷血症以代谢性骨病的表现为主,详见本章第 7 节。

4. **治疗**　对于无症状的低磷血症,主要治疗其原发疾

表 6-6-2　新生儿低磷血症病因[10]

病理机制	病因
磷摄入不足	营养性磷缺乏
肾脏磷吸收障碍	营养性维生素 D 缺乏 后天性肾小管损害(如氨基糖苷类药物中毒) 先天性 Fanconi 综合征 低磷性佝偻病(X 性联抗 D 低磷性佝偻病、常染色体隐性遗传维生素 D 依赖性低磷佝偻病、家族性低磷高钙尿症)
血磷分布异常	呼吸性碱中毒、高胰岛素血症、胰岛素输入、营养不良

病。禁用与磷结合的口服药物。长期胃肠道外补充营养时，应注意补磷，以防止发生低磷血症。严重低磷血症者，可口服磷酸钾盐或静脉滴注磷酸钠或磷酸钾盐，如甘油磷酸钠注射液0.5~1ml/(kg·d)，用5%或10%葡萄糖注射液稀释后输注。对危重病例应特别重视有无低磷血症存在，加强对血磷浓度的监测，以提高危重病例的抢救成功率。

目前预防低磷血症的措施为使用钙、磷强化母乳喂养或早产儿配方奶(钙、磷含量高)。适合早产儿骨骼发育的钙:磷比例应接近其在宫内的钙:磷比例1.7:1。

过去认为低磷血症的治疗是补磷为主，但临床实践发现，补磷后促进骨矿化过程，导致血钙下降，形成骨饥饿综合征(hungry bones's syndrome)，尤其是VLBW儿往往同时缺乏磷和钙，补磷后造成低血钙和继发甲状旁腺功能亢进，单独补磷不能被充分利用而被排泄。因此，目前多数专家建议钙[30mg/(kg·d)]和磷[20~25mg/(kg·d)]同补，以防止低血钙并充分利用补磷的效果，改善骨病症状。补钙、磷的时间可从生后1~2周开始，因早产儿在第1周内尿磷排泄较多，血钙也低于足月儿。同时补钙、磷时，为防止结晶盐形成，需采取交替补给的方法。还需注意避免过量，防止血钙、血磷过高，继发甲状旁腺功能亢进，造成高尿钙和高尿磷。高磷血症可影响镁与锌的代谢，高钙血症可促发肾结石或加重肾损害。

(二)高磷血症

高磷血症为血磷≥2.45mmol/L。引起高磷血症的原因包括内源性和外源性两个方面，肠道是唯一将磷转送到体内的器官，肾则是唯一将其排出体外的器官。肾功能损伤时肾小球滤过的能力下降，尿排磷减少，使血磷浓度增高。

1. 病因与发病机制 出生0~3个月的婴儿血磷含量往往高于年长儿，波动于4.8~7.4mg/dl，随年龄增加而逐渐下降。新生儿发生高磷血症的原因主要是内源性磷的转移和肾对磷的重吸收增加。常见于严重感染后，细菌内、外毒素损害细胞膜功能，主要是损害ATP酶的活性与细胞膜的完整性，细胞构成成分卵磷脂被分解，细胞内磷释放到细胞外液，使血磷浓度突然升高；出血、溶血或横纹肌溶解时，红细胞被破坏，红细胞内磷释放到细胞外液引起高磷血症。HIE患儿也可因钙离子细胞内流导致血钙降低，血磷升高；先天性巨结肠等消化道畸形、母乳性黄疸患儿的血磷升高可能与肠道吸收增多有关。代谢性酸中毒时可造成细胞内磷离子转移至细胞外。

医源性高磷血症见于肠外营养液中补充过量的磷酸钠或磷酸钾，还可见于应用磷酸钠导泻剂[11]。维生素D中毒也可造成高磷血症和高钙血症。停止肠外营养治疗后5天内可发生一过性高磷血症，可能由于肠外营养液中钙的补充造成一过性甲状旁腺功能被抑制以及磷的吸收增加所致；高能量密度的强化母乳喂养也可导致高磷血症，临床可出现体重不增，血清肌酐升高；因此，晚发性高磷血症需注意监测肾功能，除外肾功能受损。

磷增高时可减少钙镁的吸收，易导致低血钙和低血镁，从而出现相应临床表现。高磷血症与钙磷乘积升高密切相关。血钙磷乘积高于正常可导致软组织转移性钙化、组织缺氧缺血、肾钙化、肾间质炎症、肾小管萎缩甚至肾衰竭。高磷血症及其所致的钙磷乘积升高与血管钙化显著正相关，血磷与钙结合沉积于骨和软组织，从而降低血钙的释放；高磷血症减少骨中钙的释放，继而抑制1,25(OH)₂D₃生成，进一步减少肠道钙的吸收和骨钙转运，降低血离子钙。磷通过影响血钙、1,25(OH)₂D₃和独立作用在继发性甲状旁腺亢进的发病中起主要作用。

2. 临床表现 一过性高磷血症往往无特异性变现，一般也不易被发现。急性高血磷常伴低血钙可出现惊厥和搐搦，严重时可发生喉痉挛及呼吸暂停造成猝死。血磷突然升高≥3.2mmol/L为高磷血症危象，继发甲状旁腺功能亢进造成血清PTH明显增高，不仅影响骨质代谢，而且对心血管系统、免疫系统、肾和内分泌组织、神经系统和造血系统均产生危害，由此产生一系列应激生化反应，临床可出现嗜睡、晕厥、僵硬、呼吸心跳加快和严重脱水表现，最终导致低血钙发生及各系统功能损害，心动图显示QT时间延长，甚至危及生命。高PTH血症对患儿各系统的损害尚待进一步探讨及研究。

3. 治疗 由于新生儿高磷血症的原因系原发病所致，故积极治疗原发病至关重要，同时注意限制高磷饮食。重症者需对症选用降血磷药物。需及时输入10%葡萄糖，同时加胰岛素及排钠利尿药。注意禁用1,6二磷酸果糖静滴，以免加重高磷血症。一般在原发病治愈后1~2周血磷恢复正常，PTH的分泌继而恢复正常。

(童笑梅)

四、低镁血症和高镁血症

(一)低镁血症

新生儿血清镁正常值0.6~1.1mmol/L(1.6~2.8mg/dl)，血清镁低于0.6mmol/L(1.6mg/dl)为低镁血症(hypomagnesemia)。低镁血症通过抑制PTH分泌及降低对PTH的反应常与晚发性低钙血症同时存在，约80%的低钙血症合并低镁血症[12]。

1. 分类

(1)原发性低镁血症：一种少见常染色体隐性遗传病，由位于肠上皮及肾小管的基因突变使肠道不能吸收镁或肾脏漏出镁，肾排镁和钙增加并继发排钾，肾钙化。低镁血症通过干扰甲状旁腺细胞释放PTH及减弱终末器官对PTH反应使血清钙降低。一般见于男孩，血清镁慢性降低，有时伴继发性低钙血症。

(2)新生儿暂时性低镁血症：常与晚发性低钙血症同时存在，血清镁轻度降低(0.3~0.6mmol/L，0.8~1.4mg/dl)，随钙剂治疗血清镁会自行升高，某些病人钙剂治疗无效，提供镁盐后血清钙和镁均升高。低钙血症与低镁血症同时存在的原因为：①低镁血症引起甲状旁腺功能低下，导致低钙血症，给予镁盐后，甲状旁腺功能恢复，可动员骨钙入血，血钙上升；②低镁血症使肾和骨等靶器官对 PTH 的反应低下，因而不能动员骨钙入血，不能减少肾小管重吸收磷。补充镁盐纠正低镁血症后，靶器官对 PTH 的反应恢复正常，血钙上升。有些低镁并发低钙血症患儿对 PTH 的反应正常，说明可能有其他因素起作用。

2. 病因

（1）贮备不足：宫内生长受限、多胎、母亲低镁血症以及自胎盘向胎儿转运镁不足均可导致胎儿镁贮备不足。糖尿病母亲婴儿的低钙血症偶尔伴低镁血症，可能与继发于母亲镁丢失致甲状旁腺功能低下有关。

（2）摄入减少：新生儿患肝病、肠道疾患或各种肠切除术后吸收不良。

（3）丢失增加：腹泻、肠瘘、用枸橼酸换血后及肾衰竭多尿期时体内排出镁增多。由肾丢失镁导致的继发性低镁血症多由药物（袢利尿药、氨基糖苷类、两性霉素 B）或尿道梗阻所致，也见于急性肾衰竭的多尿期，伴尿镁增加的血清镁降低提示肾丢失镁。应与继发性钾丢失性疾病如 Bartter 综合征导致的血清镁降低鉴别，此时仅补充钾无效，需同时提供镁盐[13]。

（4）内分泌及代谢紊乱：甲状旁腺功能低下时血磷增高的同时血清钙及镁均降低。母乳中磷镁比例为 1.9：1，牛乳高达 7.5：1，牛乳喂养儿血钙和血镁均较母乳喂养儿低。

（5）遗传性低镁血症：原发性肾性低镁血症多由基因突变导致家族性低镁血症，血清镁常 <0.3mmol/L(0.8mg/dl)，伴高尿钙、肾钙化。

3. 临床表现　血清镁降低时，神经系统兴奋性增加，神经肌肉传导性增强，新生儿表现为眼角及面肌抽动、凝视或四肢强直。当血清镁降至 0.5mmol/L(1.2mg/dl) 以下时，可出现惊厥、呼吸暂停。心律失常是严重低镁血症危及生命的表现，ECG 主要表现为 T 波平坦、倒置及 ST 段下降，QT 间期正常，可与低钙血症鉴别。原发性低镁血症生后第一周出现，表现为持续低血钙、手足搐搦、惊厥、多尿、低渗尿、尿 pH 增高、代谢性酸中毒。

4. 诊断　新生儿低钙血症经补充钙剂后抽搐不缓解，应测定血清镁、钾及尿常规，血镁低于 0.6mmol/L(1.6mg/dl) 可诊断低镁血症，24 小时尿镁比血镁更能反映实际情况。基因学检测有助于原发性低镁血症的病因学诊断。

5. 治疗　伴有低钙血症的低镁血症，用钙剂及 VitD 治疗会使血镁更低，此时应用镁盐治疗。治疗低镁血症的首选药物是硫酸镁，出现抽搐时肌内注射 25% 或 50% 硫酸镁 0.4ml/kg 或 0.2ml/kg，肌内注射过浅可致局部坏死，不适用于早产儿。严重低镁血症静脉注射 2.5% 硫酸镁 2~4ml/kg(50~100mg/kg)，速度 <1ml/min，每 8~12 小时重复 1 次，一般注射 1~4 次能控制惊厥，随后可口服 10% 硫酸镁，每次 1~2ml/kg，每日 2~3 次，多数病例治疗 7~10 天。肠吸收不良时，口服剂量须加大，10% 硫酸镁 5ml/(kg·d)，口服高浓度硫酸镁易致腹泻。静脉治疗中监测心率，每次用药前测定血清镁，如出现肌张力低下，腱反射消失或呼吸抑制等血镁过高的表现，立即静脉注射 10% 葡萄糖酸钙 2ml/kg[12,14]。

原发性低镁血症抗惊厥或钙剂治疗无效，PTH 降低，补充镁盐后血 PTH、钙及镁升高，肾磷酸盐排出增加，须长期治疗。

（二）高镁血症

血清镁大于 1.1mmol/L(3mg/dl) 称为高镁血症(hypermagnesemia)。通常血清镁 >1.9mmol/L(5mg/dl) 出现症状[12]。

1. 病因　新生儿高镁血症多为医源性，常发生于以下情况。

（1）母亲用硫酸镁治疗：连续用硫酸镁治疗妊娠高血压、子痫的孕妇，镁盐容易通过胎盘引起胎儿血镁增高和新生儿早期高镁血症。

（2）肠道摄入过多：口服含氢氧化镁的抗酸药如氢氧化镁乳剂或用硫酸镁导泻时，镁盐经肠吸收。

（3）肠外营养提供超负荷镁盐、静脉输注大量硫酸镁治疗低镁血症，超过机体清除能力可引起血清镁增高。

（4）肾排泄镁盐减少：围产期窒息、早产儿及生后早期新生儿的肾廓清能力低，如镁负荷过多可致高镁血症。

2. 临床表现　血镁升高可引起中枢神经系统抑制、神经肌肉阻滞、肌张力低下及呼吸、循环衰竭，对神经肌肉接头处的抑制尤为明显。临床表现与血镁升高程度相关，当血清镁增至 1.2~1.6mmol/L(3~4mg/dl) 时，可有肌张力减弱、胃肠蠕动缓慢、胎粪排出延迟或肠梗阻，需与围产期窒息区别；血清镁 1.6~2.4mmol/L(4~6mg/dl) 时，可使血压下降、尿潴留；血清镁 2.4~3.2mmol/L(6~8mg/dl) 时，可出现中枢抑制、嗜睡、呼吸减弱；血清镁 4.8mmol/L(12mg/dl) 时出现呼吸肌麻痹、呼吸停止、昏迷，严重病例可发生心脏骤停。心电图异常包括心率变化（早期心率增快，晚期缓慢）、传导阻滞、T 波高尖及室性期前收缩。由于新生儿自身可排除过多的镁，上述症状常为暂时性。早产儿肾排镁能力低，高镁血症持续时间可超过 48 小时且早期可抑制 PTH 分泌出现相应症状。

3. 治疗　治疗目的是清除过多外源性镁。静脉注射 10% 葡萄糖酸钙 2ml/kg，严重呼吸抑制病人需呼吸支持，保证足够液体，适当应用利尿药，肠功能正常可胃肠喂养。治疗过程中严密心电监护，不建议换血、腹膜透析及血液透析。

4. 预后　高镁血症经及时治疗不遗留后遗症。

（魏克伦　李娟）

参考文献

1. Mimouni FB, Mandel D, Lubetzky R, et al. Calcium, Phosphorus, Magnesium and Vitamin D requirements of the

preterm infant. World Rev Nutr Diet,2014,110:140-151.

2. Abrams SA. Calcium and vitamin D requirements of enterally fed preterm infants. Pediatrics,2013,131(5):e1676-83.

3. Thomas TC,Smith JM,White PC,et al. Transient Neonatal Hypocalcemia:Presentation and Outcomes. Pediatrics,2012,129(6):e1461-1467.

4. Cloherty JP,Eichenwald EC,Hansen AR,et al. Manual of neonatal care. 7th ed. Philadelphia:Lippincott Williams & Wilkins,2012:297.

5. Gleason CA,Devaskar SU. Avery's diseases of the newborn. 9th ed. Philadelphia:Saunders,2012:1259.

6. Tuchman S. Disorders of mineral metabolism in thenewborn.CurrPediatr Rev,2014,10(2):133-141.

7. Jain A,Agarwal R,Sankar MJ,etal.Hypocalcemia in the newborn. Indian Pediatr,2010,77(10):1123-1128.

8. Shumer DE,Thaker V,Taylor GA,et al. Severehypercalcaemiadue to subcutaneous fat necrosis:presentation,management and complications. Arch Dis Child Fetal Neonatal Ed,2014,99(5):F419-421.

9. Gleason CA,Devaskar SU. Avery's Diseases of the Newborn. 9th ed. Philadalphia,:Elsevie Saunders,2012,246,1212.

10. Tuchman S. Disorders of Mineral Metabolism in the Newborn.CurrPediatr Rev,2014,10(2):133-141.

11. Ladenhauf HN,Stundner O,Spreitzhofer F,et al.Severe hyperphosphatemia after administration of sodiumphosphatecontaining laxatives in children:case series andsystematic review of literature.PediatrSurgInt,2012,28(8):805-814.

12. Cloherty JP,Eichenwald EC,Hansen AR,et al. Manual of neonatal care. 7th ed. Philadelphia:Lippincott Williams & Wilkins,2012:303.

13. Tuchman S. Disorders of mineral metabolism in thenewborn.CurrPediatr Rev,2014,10(2):133-141.

14. Gleason CA,Devaskar SU. Avery's diseases of the newborn. 9th ed. Philadelphia:Saunders,2012:1269.

第 7 节　早产儿代谢性骨病

代谢性骨病(metabolic bone disease,MBD)是机体钙磷代谢紊乱导致骨矿物质含量减少的一种疾病。早在 30 多年前,人们就发现早产儿尤其是 VLBW 儿易出现生长发育迟滞、骨骼矿化不足。随着早产儿尤其是 ELBW 儿救治成功率的不断提高,早产儿代谢性骨病受到人们的关注,其发病率及严重程度与胎龄和出生体重呈反比,尤其多见于病情危重、营养支持延迟的病例。55% 的 ELBW 儿和 40% 的 VLBW 儿可出现骨骼矿化不足的征象,严重时出现典型佝偻病影像学表现甚至骨折。但 MBD 不只局限于早产儿,足月儿也可发生[1]。

(一)病因和发病机制

人类骨骼由类骨样组织和矿物质构成,体内 99% 的钙、85% 的磷和 65% 的镁存在于骨骼,多以羟磷灰石的状态存在。骨骼组织有很多生理功能,包括维持电解质和酸碱代谢的平衡、解毒、造血和能量储备等。骨骼发育经过软骨内成骨和膜骨化两个过程,最初的骨化发生在妊娠末 3 个月,主要发生在躯干和四肢骨骼。胎儿体内总钙量从妊娠 6 个月末的 5g 增加到足月的 30~35g。此阶段钙积聚峰值为 120~160mg/(kg·d),磷 60~75mg/(kg·d),镁 2.5~3.4mg/(kg·d)。胎儿血清中钙和磷的水平甚至高于母血清水平,称为生理性胎儿高钙状态。矿物质积聚与胎儿体重增长呈线性相关。宫内胎儿骨骼生长需要有足够的蛋白质、能量和矿物质,维生素 D 以 25 羟 D 的形式通过胎盘转运。影响胎盘生长发育的诸多因素均会影响上述营养物质通过胎盘的转运,见图 6-7-1。

新生儿生后早期,早产儿肾对磷的排泄明显多于足月儿,继而随着日龄增加而减少,故早产儿常出现磷相对不足,造成骨化减少,尿钙增加。

导致代谢性骨病的原因很多,主要有以下因素:①胎儿期骨矿物质的储备 80% 来源于孕期最后 3 个月,尤其是胎龄 32~36 周,钙、镁、磷和维生素 D 等物质经胎盘输送给胎儿。早产儿提前出生未能完成在宫内矿物质的储备,胎龄越小骨矿物质储备越少。②胎龄 <32 周的早产儿,在出生早期由于胃肠道功能不成熟,多需要经历肠外营养阶段,很难提供充足的骨矿物质。③新生儿出生早期是一生中生长速率最快的时期,骨骼大量破坏和重建需要更多的骨矿物质补充,存在供需失衡。④早产儿骨负荷过低。研究发现,对骨与关节的机械牵拉使骨负荷增加,成骨细胞活动增强,促进骨的形成;早产儿生后被长期安置于辐射台或暖箱中,或新生儿因病情危重、机械通气等原因使肢体的被动及主动运动受限,骨骼一直处于低负荷水平,不利于骨骼生长[1],见表 6-7-1。

其他因素还包括孕母接受镁制剂治疗可增加 MBD 的发病率;罹患某些慢性疾病如 BPD、NEC 也是引起代谢性骨病的高危因素;使用皮质激素可抑制成骨细胞生长,加速细胞凋亡和破骨细胞生成,导致骨溶解吸收现象。铜缺乏是早产儿 MBD 的罕见病因。

母乳喂养对新生儿骨代谢病的保护作用仍存在争议。研究发现,无论早产儿还是足月儿,单纯母乳喂养者骨矿化程度均低于人工喂养儿,纯母乳喂养儿比配方奶喂养者发病率高(40% 和 16%)。捐献母乳相对于直接母乳喂养含磷量低,长期使用储存母乳可导致血清磷含量降低,磷酸盐合成骨基质减少。

铝元素可抑制消化道对磷的吸收,使血清磷水平降

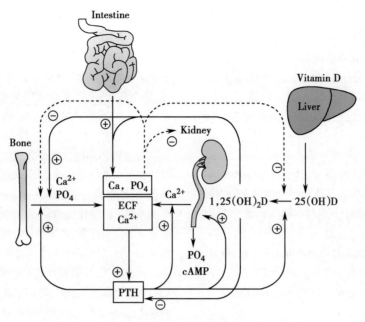

图 6-7-1　机体调节钙磷代谢的激素及相互影响模型

血钙降低刺激 PTH 和 1,25(OH)₂D 分泌,促进肾、胃肠道吸收和骨骼释放以增加血钙;血钙升高抑制 PTH 分泌,产生负反馈调节,以降低血钙。

注:Ca²⁺,离子钙;cAMP,环磷酸腺苷;ECF,细胞外液;25(OH)D,25- 羟 -D;1,25(OH)₂D,1,25- 二羟 -D;PO4,磷酸根;PTH,甲状旁腺素

摘自:Brown EM,MacLeod RJ.Extracellular calcium sensing and extracellular calcium signaling. Physiol Rev,2001,81:239-297.

表 6-7-1　代谢性骨病的危险因素[1]

一般情况	早产,男婴,低胎龄和低出生体重
喂养方式	延迟开奶,喂养受限,肠外营养时间长,应用非强化母乳
药物	类固醇激素、利尿药、镇静药和肌松剂、甲基黄嘌呤类
缺乏机械刺激	体位固定不变或患骨关节发育异常等疾病
维生素 D 缺乏	孕母维生素 D 缺乏、患肾性骨病,使用增加维生素 D 代谢的药物如苯妥英钠和苯巴比妥,先天性维生素 D 依赖性佝偻病,维生素 D 和钙吸收不良如胆汁淤积和短肠综合征

低,引起骨质疏松。国外研究发现,应用肠外营养支持超过 3 周的早产儿与对照组比较,骨骼铝含量高出 10 倍,虽然 2008 年美国 FDA 要求使用的肠外营养制剂中铝含量必须 <5mcg/(kg·d),但多数制剂未能达标[1]。

骨代谢病变包括以下几个概念:①骨量减少 (osteopenia),影像学显示骨质密度减少,可见于佝偻病、骨软化和骨质疏松症。②佝偻病(rickets):因骨基质形成障碍或类骨质矿化不全造成骨软骨过度生长,累及新骨小梁和皮质骨形成。婴儿期增长迅速的骨骼包括头骨、上肢和肋骨。因此,佝偻病早期表现常可见颅骨软化("乒乓球"标志)、颅缝增宽、前额突出、手腕肿胀、肋缘外翻和 Harrison 沟(吸气时胸骨和膈肌内陷)。胸廓骨化不全导致发生肺炎的风险增加。肌肉无力可导致扩张型心肌病和心室功能不

全,应用维生素 D 治疗可改善心功能。X 线可显示佝偻病造成软骨过度生长,干骺端距离增加,临时钙化带不规则,边缘磨损和骨量减少。③软骨病(osteomalacia):是指缺乏骨骼线性生长的佝偻病,为成年人典型的骨病类型,但也发生在营养不良的早产儿,影像学常缺乏佝偻病的特征性改变。④骨质疏松症(osteoporosis):常为成年人骨量减少的状态,指单位体积的骨基质与矿物质比例减少。与佝偻病和软骨病不同,以骨矿化不足为主,可有骨基质形成减少或同时伴有矿物质吸收现象。目前尚无儿童骨质疏松症的定义。

(二)临床表现

早产儿 MBD 通常出现在生后 6~12 周。多数患儿无明显症状,直到出现明显佝偻病表现或发生骨折才被发现。

常见症状包括体重增长不满意、呼吸增快和呼吸困难，甚至出现肺不张或肺炎，机械通气者由于胸壁顺应性差而撤机困难。后期可出现典型佝偻病表现如生长迟缓、前额隆起、颅骨软化、肋骨连接处隆起（串珠肋），如影响到骨骼生长端还会造成骨垢增宽。临床上出现持续哭闹可能是骨折的表现。长期预后不良的表现包括出牙延迟、身高矮和成年后骨质疏松[2]。

（三）诊断

由于多数患儿缺乏典型的临床症状和体征，MBD 的早期发现和诊断较困难。诊断应基于病史、临床表现、生化标志物、影像学检查、骨容量测量、骨骼结构与矿物质构成分析等方面。血清钙和碱性磷酸酶（ALP）曾被认作是代谢性骨病的标志物，但研究发现其与骨质减少并非一致；测量骨密度是检测代谢性骨病亚临床状态比较准确的方法，目前不推荐使用双能量 X 线检查作为 MBD 的筛查手段[2]。

1. 实验室检查

（1）血钙：由于骨钙大量动员，MBD 的血钙浓度可正常或偏高。血钙升高还可见于低磷血症。早产儿 MBD 可出现血钙和血磷同时降低，单纯低钙血症少见。所以血清钙不能作为 MBD 筛查或诊断的指标。

（2）血磷：血清无机磷浓度和骨骼矿物质密度相关。MBD 时，血清无机磷浓度降低（<1.6mmol/L，正常 2mmol/L），其诊断的敏感性较低，但特异性较高，提示存在骨质减少的发病危险。

（3）血碱性磷酸酶：ALP 是一种糖蛋白酶，具有骨骼、肝和小肠三种亚型，婴幼儿的骨骼亚型占 90% 左右，血清 ALP 浓度升高和骨骼矿化速度呈正相关，可作为骨骼矿化的标志物。新生儿生后 2~3 周 ALP 浓度升高，如矿物质供应不足，则会持续升高，对早产儿提供适当的矿物质可减少其升高的程度。ALP 升高还可见于骨骼正常生长、佝偻病恢复期、骨折、急性病期、肝病、一过性高磷酸血症或铜缺乏；ALP 降低可见于锌缺乏、营养不良、先天性低磷酸血症。双能 X 线吸收测定研究显示，ALP 浓度和骨矿物质含量无明确关联。由于随访、操作简便，目前把 ALP 浓度测定作为 MBD 的筛查诊断的手段之一。

血磷浓度测定和 ALP 浓度测定可提高 MBD 筛查的敏感性和特异性。无机磷浓度（<1.6mmol/L 即 5mg/dl）伴随 ALP 浓度升高达 900U/L 对于诊断骨矿化不足的敏感度为 100%，特异度 70%。

（4）甲状旁腺激素：研究发现，在筛查早产儿 MBD 时，PTH 比 ALP 灵敏度更高，在生后 3 周时，PTH 水平 >180mg/dl 或血磷水平 <1.6mmol/L 时，发生严重代谢性骨病的敏感度为 100%，特异度为 94%。

（5）尿钙和尿磷：尿钙和尿磷作为骨骼矿化的标志物有助于评估骨骼代谢。尿钙和尿磷同时增高（分别 >1.2mmol/L 和 >0.4mmol/L）提示骨矿物质累积充足。但胎龄低于 32 周的早产儿尿磷阈值较低，血磷正常或降低的情

况下也会排磷增加。和钙离子不同，磷以非结合形式存在血浆中，肾小管对磷的重吸收率可反映磷的供给是否充分。肾小管重吸收率升高（>95%）提示摄入量不足，但须结合血浆钙离子浓度考虑。钙离子摄入不足导致甲状旁腺功能亢进，尿中磷排出可增加；磷摄入不足时，骨骼开始分解，释放钙离子入血，导致高钙血症和尿钙增高，增加了肾钙沉积的风险。

由于尿钙和磷浓度受到尿量影响，而尿钙、尿磷与肌酐的比值更能相对准确地反映骨骼矿化状态。尿钙 / 肌酐比值第 95 百分位数为 3.8mmol/mmol，随着胎龄增加而降低。尿磷 / 肌酐比值第 95 百分位数为 26.7mmol/mmol，不随胎龄增加而改变。呋塞米和茶碱类可增加尿钙肌酐比值，但对磷的排泄无影响，地塞米松的使用对磷排泄也无影响。

研究表明，尿磷和尿钙的浓度与喂养方式相关。配方奶粉喂养的新生儿，尿钙浓度很低而尿磷浓度高；母乳喂养的新生儿，由于母乳中含磷量相对不足，早产儿会增加尿磷的重吸收来保持体内磷含量。

（6）血清 25- 羟基维生素 D：血清维生素 D 经肝羟化后形成 25OHD，再经过肾脏羟化形成 $1,25(OH)_2D_3$，血清中 25OHD 的浓度为 10~50ng/ml，$1,25(OH)_2D_3$ 的浓度为 30~75pg/ml，约为前者的 1/1000。血清维生素 D 和 1,25OH$_2$D 的半衰期分别为 24 小时和数小时，稳定性差；25OHD 半衰期约 10~20 天，所以目前将 25OHD 浓度作为营养性佝偻病的确诊指标。全球营养性佝偻病防治专家委员会定义，25OHD 水平 >50nmol/L（1nmol/L=0.4ng/ml）为充足，30~50nmol/L 为不足，<30nmol/L 为缺乏。早产儿代谢性骨病主要病因是机体钙、磷储备和摄入不足所致，维生素 D 不一定缺乏，甚至可升高，因此不作为常规筛查指标。

2. 影像学

（1）骨 X 线片：一般取代谢活跃的部位如腕、膝关节 X 线片，观察骨病发生与演变情况。当骨骼矿化减少 20%~40% 时，才出现特征性佝偻病的影像学改变如骨皮质变薄、干骺端毛刷样改变、骨膜下新骨形成或骨折等，见图 6-7-2 和图 6-7-3，但主观性较强。每 3~4 周 1 次的动态影像学检查对随访评价具有重要价值。

（2）双能量 X 射线吸收测定术（DEXA）：DEXA 是目前较公认的有效检测技术，作为骨容量测量的金标准，具有很高的精确度，可对被测量骨骼面积、容量、密度进行评价，并可进行骨折发生的风险预测。当早产儿出院时骨密度 >0.068g/cm^2，发生 MBD 的机会降低。但考虑到要重复照射，而早产儿可耐受的放射线总量较低（3mRem），其临床使用受到一定限制。

单光子吸收光度法可快速准确地测量骨骼矿物质含量，常选用桡骨远端进行定量测定，但由于选用某一部分骨骼，精确性和可重复性相对较差，临床应用受到一定限制。

（3）超声波定量检查（quantitative ultrasonography，QUS）：1984 年开始使用宽频超声波技术，测量声音在胫骨

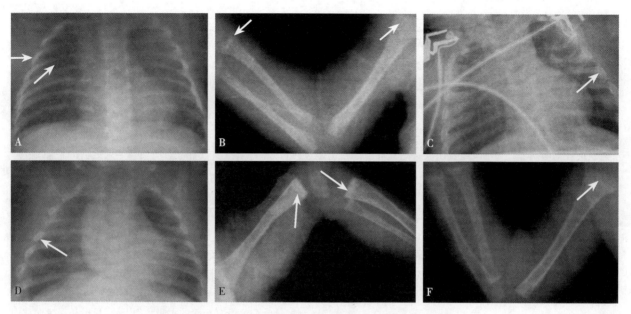

图 6-7-2　早产儿代谢性骨病患儿 X 线检查所见[3]

注:A.两侧肋骨细小,前端膨大;B.右侧尺、桡骨远端及肱骨近端临时钙化带毛糙、增宽;C.肱骨前端膨大;D.肋骨前端膨大、后端细小、骨质减少、长骨改变不明显;E.股骨远侧及胫骨两侧干骺端毛刷样改变;F.肱骨近侧干骺端毛刷样改变

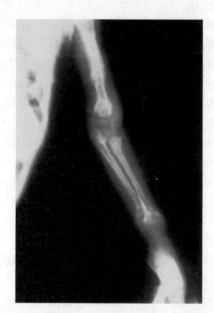

图 6-7-3　早产儿代谢性骨病合并肱骨骨折

图中可见肱骨骨折正愈合,骨质疏松和尺、桡骨两端临时钙化带模糊改变

的传播速度衰减或传播时间来评估骨骼密度。超声波测量具有很多优点,可同时对骨骼数量、质量及性质进行测量,例如骨骼矿化程度和骨皮质厚度、弹性及微结构。床旁超声波定量检测简便、无创且花费相对低廉;但缺点是结果变异范围较小,一般超早产儿的 QUS 为 2800m/s,足月儿的 QUS 为 3100m/s;新生儿生后第 1 周的 QUS 均在正常参考范围内,提示新生儿在出生前骨骼生长发育充分。随着出生胎龄减低,声音传播速度开始递减,尤其是胎龄 26 周以

下的早产儿,提示骨骼密度减少。即使给予充分的营养保持体重增加,仍可观察到声音传播速度减低。早产儿出生时骨骼传播速度和血清 ALP 浓度呈负相关。目前超声骨密度联合血生化检查已成为 MBD 的临床常用诊断手段。QUS 和 DEXA 的诊断相关性尚须进一步研究。

(4) 定量 CT 扫描:定量 CT 扫描能确切反映骨骼矿物质含量及骨密度,但因所暴露的放射线剂量相对较高,一般很少用于新生儿。

(四) 鉴别诊断

1. 先天性佝偻病　新生儿生后头 4 周内出现佝偻病的血清学和影像学异常改变,其母同时有维生素 D 和钙摄入不足的病史以及骨质疏松和维生素 D 缺乏(<30nmol/L)的诊断依据,可诊断该病。由于胎盘功能不良影响维生素 D 和骨矿物质的输送,IUGR 的新生儿发生佝偻病的风险增加,新生儿佝偻病与产前子痫也有相关性。还有少数病例源于母亲伴发甲状旁腺功能降低、肾衰竭、长期应用含磷导泻药或医源性高镁血症,造成持续低钙血症所致。

2. 其他类型的代谢性骨病　见表 6-7-2。

(五) 预防和治疗

代谢性骨病的重点在于预防[4]。应尽早发现和预防导致 MBD 的危险因素,尽量降低 NICU 中药物的影响,避免不必要的长期药物治疗。

1. 监测与评估　对存在以下 MBD 高风险的早产儿,应进行监测:①胎龄 <28 周,出生体重 <1500g;②肠外营养时间 >4 周;③曾使用过利尿药或激素。监测内容包括每周进行血钙、磷及 ALP 测定。

当血磷浓度 <1.8mmol/L,伴 ALP 浓度 >500U/L,检测

表 6-7-2 新生儿骨代谢病的主要类型[1]

维生素 D 缺乏	母体维生素 D 缺乏(先天性佝偻病),维生素 D 摄入不足,日光照不足
维生素 D 吸收障碍	肝病(脂肪泻),短肠综合征,胰腺功能不全
维生素 D 代谢缺陷	肝性佝偻病(维生素 D 羟化不足),维生素 D 依赖性佝偻病(1-羟化障碍),肾性骨病,应用抗惊厥药(25 羟 D 代谢增加)
维生素 D 受体缺陷	维生素 D 抵抗性佝偻病
磷缺乏性佝偻病	早产儿骨代谢病,S 性联低磷性佝偻病,Fanconi 综合征,抗酸剂诱发骨病(氢氧化铝),肿瘤(血管瘤)相关佝偻病
钙缺乏性佝偻病	早产儿骨代谢病,钙摄入不足,全肠外营养未补钙

肾小管磷重吸收率 >95%,应开始补充磷。如果磷浓度未升高而 ALP 浓度持续升高,考虑使用阿尔法骨化醇。注意加强每日被动锻炼,重新审视用药情况,及早停用利尿药及激素。

当早产儿诊断 MBD 后需每 2~3 周评估检查 1 次。即使婴儿已出院,仍需定期进行实验室检查以评估治疗效果。当钙和磷的水平正常后,血清检查可每月 1 次,直到纠正月龄 6 个月后减为每 3 个月检查 1 次。治疗目标是保持正常的血钙及血磷平衡,并避免高钙尿。对于发育稳定的早产儿,理想的身长、体重及矿物质补充的方法等方面可供参考的数据不多,临床医生需根据患儿自身特点采用个体化的治疗方案。

2. **肠内外营养支持** 预防早产儿 MBD,必须有充分的钙磷支持,钙磷比例最好是 1.7:1。早产儿母乳中钙、磷含量平均为 31mg/100kcal 和 20mg/100kcal。即使 VLBW 儿每天给予 180~200ml/kg,如吸收率为 70%~80%,所得到的钙、磷量也仅为宫内储的 1/3 量。早产儿配方奶中钙和磷分别为 150mg/100kcal 和 90mg/100kcal,是母乳的 4~6 倍。配方奶虽比母乳有更多的钙磷含量,但吸收率只有母乳的 35%~60%[5]。

通过 DEXA 技术研究发现,母亲孕期或哺乳期摄入钙与新生儿骨矿化含量无相关性;母亲补钙不会增加母乳中钙的含量。采用强化母乳、早产儿配方奶、早产儿出院后配方奶可加快骨矿化过程,并预防低血磷和高血钙。

在母乳中添加磷可将钙的储存能力提升至 35mg/(kg·d);同时补充钙和磷时,钙储存可达到 60mg/(kg·d),这只是胎儿骨矿化沉积峰值的一半左右;母乳强化剂使用高度可溶的甘油磷酸钙,可使钙储存能力达到 90mg/(kg·d)。当早产儿可耐受肠内营养量达 80ml/(kg·d)时,推荐使用母乳添加剂以补充钙磷等微量元素。结合生物利用度的效果,2013 年美国儿科学会推荐肠道内钙供给量为 150~220mg/(kg·d),磷供给量为 75~140mg/(kg·d)。

人体钙储备如一个"蓄水池",摄入量低时吸收率高,摄入量高时吸收率低,当钙摄入量达到一定水平时可出现"平台期",即钙的吸收量不再增加。口服钙浓度过高会导

致高钙粪便、胃肠转运时间延长及脂肪吸收减少,从而增加早产儿 NEC 的危险性;过快的钙、磷吸收可导致肾钙质沉着症、代谢性酸中毒、高钙尿症、高磷血症等。应监测血清磷、钙、ALP 及肾小管的重吸收率,治疗目标是保持血清中钙磷稳态,维持适当的骨矿物化速度,避免适得其反的临床效果。

3. **补充维生素 D** 维生素 D 缺乏可导致短期或长期的骨矿化减低,全球营养性佝偻病防治专家组推荐无论是孕妇或哺乳期妇女,每日至少摄入维生素 D 600U/d 可预防婴儿维生素 D 缺乏。维生素 D 的每日需求量随地域不同而不同,新生儿可通过母乳强化剂、配方乳及维生素 AD 滴剂来补充。2008 年美国儿科学会建议所有母乳喂养、混合喂养和人工喂养婴儿应补充维生素 D 至少 400U/d,如果存在 MBD 风险者应补充维生素 D 600U/d,以维持体内 25-OHD 水平在 20ng/ml 以上;2011 年美国儿科内分泌委员会推荐婴儿需要摄入维生素 D400-1000U/d,维持体内 25-OHD 水平在 30ng/ml 以上,对机体骨骼及其他系统健康有益。

对于维生素 D 缺乏者,无论年龄或体重大小,每日需补充维生素 D 2000U,持续 3 个月;同时口服钙量 500mg/d。目前推荐口服维生素 D,每日服用 D₂ 和 D₃ 制剂的有效性一致,对于单一大剂量者,D₃ 比 D₂ 的半衰期长,效果更佳。佝偻病患儿应用维生素 D 的治疗剂量见表 6-7-3。

表 6-7-3 维生素 D 治疗剂量[5]

年龄	每日剂量(90dU)	单剂量(U)	维持量(U)
<3 月	2000	N/A	400
3~12 月	2000	50 000	400

4. **被动运动和机械刺激** 通过运动对骨关节进行刺激可促进骨矿物质的沉积和骨骼生长。研究发现,对存在 MBD 风险的早产儿进行常规被动锻炼,活动四肢对抗阻力,每日 5~10 分钟,与对照组比较,其骨矿物质含量、骨骼长度和骨骼面积均可增加。在评价骨骼生长及治疗效果方

面,除在骨矿物质沉积或骨量增多指标外,骨骼强度及稳定性同样重要。

早产儿 MBD 除胎龄本身的因素外,还受营养支持、激素调节、机械刺激等多因素的影响,需要更充足的矿物质供给以满足骨骼矿化的需求。随着日益完善的 MBD 的预防和治疗措施,通过积极肠外、肠内营养支持措施,肠外营养液的技术改进,早产儿配方奶粉和母乳强化剂的广泛使用,对高危早产儿进行筛查,对预防和减少代谢性骨病的发生具有重要意义。

(童笑梅)

参考文献

1. Moreira A,Jacob R,Lavender L,et al.Metabolic Bone Disease of Prematurity .NeoReviews,2015,16(1):e631-e641.

2. Namgung R,Lee SM,Ehun HS.Metabolic bone disease of Prematurity.Neonatal Med,2013,20(3):276-282.

3. 马晓路,罗芳,施丽萍,等.早产儿代谢性骨病4例.中国循证儿科杂志,2009,4(2):156-158.

4. Sarah D,Carlson SJ,Fallon EM,et al.A.S.P.E.N. Clinical Guidelines:Nutrition Support of Neonatal Patients at Risk for Metabolic Bone Disease. J Parenter Enteral Nutr,2013,37(5):570-598.

5. Munns CF,Shaw N,Kiely M,et al.Global Consensus Recommendations on Prevention and Management of Nutritional Rickets. EndocrinolMetab,2015,100(1):1-22.

第 8 节　维生素和微量元素

一、维生素 A 缺乏症

维生素 A(vitamin A,VA)缺乏在中低收入国家,尤其是非洲和东南亚地区,是一个严重的公共健康问题,特别是影响婴幼儿和孕期妇女健康[1]。婴儿和儿童 VA 需求增加,用于快速生长发育,对抗感染。一般来说,婴儿出生时,VA储存水平低,最重要来源是母乳。在中低收入国家,由于母亲营养状况差,婴儿不能从母乳获得充足的 VA。VA 缺乏可造成夜盲症、眼干燥症、角膜软化、角膜溃疡、免疫功能低下,感染风险增加,易患呼吸系统疾病,还可能增加传染病如麻疹患病风险,并增加因感染性疾病死亡的风险[1]。

(一)病因及发病机制

VA 是指含有视黄醇结构,具有其生物活性的一大类物质,是一种脂溶性维生素。它包括 VA 和 VA 原及其代谢产物,包括视黄酯、视黄醇、视黄醛、视黄酸和一些类胡萝卜素等。动物性食物中的 VA 一般不是以游离形式存在,而是以与脂肪酸结合成视黄酯的形式存在,视黄酯和类胡萝卜素又常与蛋白质结合成复合物。食源性视黄酯在肠内

先水解成视黄醇,视黄醇是主要的循环血液中 VA 的形式。视黄醇以 1:1 的比例与肝脏释放的载体蛋白视黄醇结合蛋白相结合,之后在肠腔内同胆汁酸组成复合物。自肠上皮细胞转运到淋巴系统,以乳糜微粒的形式转到肝脏后,视黄醇或者以视黄酯的形式储存,或者被释放利用,在血浆中以视黄醇 - 视黄醇结合蛋白复合物的形式,与转甲状腺素蛋白以 1:1 结合运输。靶细胞表面的视黄醇结合蛋白膜受体,调节细胞摄取视黄醇,视黄醇不可逆的氧化反应产生了视黄酸。视黄酸的同分异构体包括全反式和顺式脂肪酸,能够激活两类核受体(视黄酸核受体和类视黄醇核受体),导致构象发生改变和调节多种靶基因,因此,VA 具有系统多样性的功能[2]。

人体储存的 VA,50%~85% 储存在肝,另外储存较多的部位是肺和视网膜,少量储存于脂肪组织中。VA 具有多重生理功能,包括维持暗光下的视功能,保持细胞膜的稳定性,使皮肤和黏膜等上皮组织维持正常,促进细胞的增生、分化,骨骼代谢和机体的生长发育,维持和促进人体的免疫功能等。VA 是上皮细胞的正常生长和发育所必需的营养物质,在孕早期心血管系统发育中起重要作用,对视网膜、呼吸系统、消化系统等的正常生长和发育具有非常重要的作用[5]。

新生儿 VA 缺乏的主要原因来自于母亲 VA 缺乏。胎儿在孕后期储存 VA,但是 VA 如何运输及参与胎盘循环尚未清楚。母亲 VA 缺乏对胎儿的影响很小,因为即使是营养良好的母亲,通过脐带血流给予胎儿的 VA 也很少,所有的新生儿,在出生时都处于生理性的"耗竭"状态,肝储备很少的 VA。营养状况良好的母亲,将通过母乳,将 71 500μg 的 VA 传递给婴儿(整个哺乳期约 130L 母乳,VA 含量为 55μg/dl)。发展中国家的母亲,母乳 VA 含量仅有约 30μg/dl。因此,婴儿的母亲如果营养状况良好,婴儿在哺乳期获得充足的储备,而母亲的营养状况不佳时,母乳喂养的婴儿 VA 更加"耗竭",使得婴儿感染性疾病风险增加,更进一步加重 VA 缺乏。VA 缺乏可能继发于摄入减少、吸收受损和代谢变化或者需求增加。膳食脂肪摄入少、肠道感染影响 VA 的吸收[1]。

外源补充 VA 经肠道途径吸收效率较低。有研究比较相同剂量的 VA(2000U/kg)隔日肌内注射或口服,一周后,肌内注射组血浆 VA 浓度较高;另一研究报道,隔日口服 5000U VA 与肌内注射 2000U VA,在 32 天日龄时,血浆 VA 水平接近[3]。

(二)临床表现

维生素 A 是一组脂溶性化合物,机体用于调节和促进许多细胞的生长和分化,包括眼睛视网膜中的细胞和在肺部的气道细胞。VA 通过促进肺的肺泡化、血管化从而帮助肺进一步发育成熟,VA 缺乏的晚期早产儿更容易发生 RDS;VA 缺乏除了与肺发育不良相关,还伴随着对氧的依赖延长。VA 缺乏影响肠上皮屏障的完整性,降低肠道黏

膜免疫能力,影响肠道正常菌群的平衡,使致病性抗原趁机而入,使得 NEC 发生几率增加[1]。早产儿出生时,VA 水平低,因此,发生 CLD 的风险增加,而氧需求增高。给早产儿预防性应用 VA,会减少早产儿的并发症,包括 ROP、IVH、NEC 以及减少呼吸道感染[2]。VA 提高机体的非特异性免疫功能,同时参与调节机体的特异性免疫,因此,与新生儿感染性疾病的患病率和死亡率相关。VA 能够加速动脉导管氧气敏感机制的成熟,因此,与动脉导管的关闭相关。而对于新生儿常见的高胆红素血症,由于 VA 等脂溶性维生素缺乏,红细胞膜容易受氧化损伤,易于出现高胆红素血症。

(三) 诊断

VA 缺乏,即血清视黄醇浓度低于 <0.7μmol/L。浓度 0.35μmol/L 时,被认为是严重缺乏,肝储备耗竭[3]。

VA 各活性成分之间的关系,归纳如下:血浆视黄醇 1μmol/L=28.6μg/dl,1μg/dl=10μg/L=0.035μmol/L;1μg 视黄醇当量 =0.00349μmol 视黄醇 =3.3U VA;1U VA=0.3μg 视黄醇 =0.00105μmol 视黄醇[4]。

(四) VA 补充

近年,发表于 Lancet 的三个相似的研究,分别在印度、加纳和坦桑尼亚进行,约包括 100 000 例新生儿。研究均为双盲安慰剂对照随机试验,在新生儿出生后头 3 天,给予 VA 50 000U 单剂量,作为治疗组,以死亡率作为主要结果,但是三个研究结果不一致。印度研究结果提示,VA 组 6 个月死亡率显著降低;而两项非洲研究结果均为阴性:加纳研究发现 VA 组死亡增加不显著;坦桑尼亚研究结果相似,且 VA 组有潜在毒性的一些征象,前囟隆起发生率增加[5-7]。

因此,WHO 指出,由于证据尚不充分,现阶段暂不推荐将新生儿期补充维生素 A 作为一个降低婴儿的发病率和死亡率的公共健康干预措施[1]。但是,也应当认识到,在某些研究中,新生儿 VA 补充的确会降低前 6 个月的死亡率[1]。因此,2010 年 ESPGHAN 推荐给早产儿 VA 用量是每日 400~1000μg/kg,每日 1330~3300U/kg。

国外研究中,应用肌内注射 VA,被称为"标准"的肌内注射法补充 VA 是每周 3 次,每次 5000U,连续用 4 周;也有用更高的剂量每次 10 000U,每周 3 次,连续用 4 周或者每周 1 次,每次 15 000U。国内临床上使用的口服维生素 AD 滴剂含有 500U 维生素 D_3 和 1500U VA[1]。

VA 过量主要表现为嗜睡或过度兴奋,头痛、呕吐等高颅压症状,囟门未闭者可出现前囟隆起。在儿童和成人的慢性 VA 中毒包括骨关节疼痛、皮肤黏膜病变、肝功能障碍[1]。目前并没有关于早产儿 VA 中毒的报道[2]。

(韩彤妍)

二、维生素 E 缺乏症

维生素 E 缺乏症(Vitamin E deficiency)多见于早产或长期脂肪吸收障碍的新生儿,如胆道闭锁和胰腺纤维囊性

变等。当维生素 E 缺乏时,红细胞膜易于受损而发生溶血性贫血。

维生素 E 是一种强有力抗氧化剂,又称生育酚,为脂溶性维生素。天然的生育酚共有 8 种,以 α- 生育酚活性最强(1.49U/mg),是其他 7 种异构体的 2~4 倍,生物学活性占总体的 50%[8]。广泛存在于各种食物中,如植物油、豆类、硬壳果、蛋黄、奶类及绿叶蔬菜等,其中以植物油的含量最高,尤其是麦胚油、豆油和玉米油。人工合成的 α- 生育酚是完全外消旋的,其生物学活性为天然右旋 α- 生育酚的 75%(1.0U/mg),国际标准是 1.0 IU 相当于 1mg 消旋 α- 生育酚乙酸酯的活性(1.0U/mg)[9]。

(一) 病因及发病机制

维生素 E 具有保护生物膜的作用,其缺乏多与下列因素有关。

1. **早产儿**　新生儿出生时维生素 E 即处于相对不足,足月儿为 2.32~8.12μmol/L(0.1~0.35mg/d1),早产儿为 1.16~8.12μmol/L(0.05~0.35mg/d1),而正常成人则为 11.6~46.4μmol/L(0.5~2mg/dl)。胎龄越小,出生体重越低,血清维生素 E 越低[10]。足月儿生后经肠道吸收维生素 E,约在 2 周达成人水平。早产儿胃肠道消化吸收功能尚不成熟,加之出生时维生素 E 水平较低,如不补充维生素 E,其水平会逐渐下降。生后 2~3 个月时,消化功能接近足月儿时,血清维生素 E 才回升。所以维生素 E 缺乏几乎都见于早产儿。

2. **人工喂养**　牛乳含维生素 E 0.4mg/L,低于人乳(2mg/L),而且煮沸时易受损失。人乳中多价不饱和脂肪酸(PUFA)含量较低,维生素 E/PUFA 比值较高(>0.6),更适合于新生儿。红细胞膜磷脂中含有较多的 PUFA,其脂类构成受食物中脂类构成的影响,食物中 PUFA 增高,红细胞膜的 PUFA 含量也增高[11]。如果细胞内产生的 H_2O_2 不能被过氧化物酶催化分解,可使 PUFA 的不饱和键过氧化产生自由基和过氧化脂质,引起红细胞膜损伤而发生溶血,因此维生素 E 的需要量随食物中 PUFA 的增加而增多(维生素 E 1U/g 亚油酸)[12]。近年来,配方奶粉中维生素 E/PUFA 比值提高,特别是早产儿专用配方奶其比值高于足月儿专用配方奶,以满足早产儿维生素 E 的需求。

3. **其他**　由于铁可催化 PUFA 的过氧化反应,故补充铁剂的早产儿维生素 E 需要量增加;维生素 E 在小肠上部吸收最强,胰脂酶和胆汁对其消化吸收起重要作用,故患有消化系统及肝胆疾病的患儿,若不及时补充,易发生维生素 E 缺乏[13]。

(二) 临床表现

多见于早产儿,常在生后 1~3 个月出现明显症状。主要表现为溶血性贫血,如贫血貌,可有黄疸,常有皮下水肿,多发生在眼睑、小腿和外阴部,可能由于血管内皮细胞受到氧化损伤所致。

(三) 诊断

早产儿生后 2 月内发生贫血者应考虑本病,尤其是过

早补充铁剂和喂含 PUFA 较高的乳方的人工喂养儿。血常规呈轻度溶血性贫血所见。血红蛋白及血细胞比容降低,网织红细胞轻度增高,血小板常增加。末梢血涂片可见棘状红细胞和红细胞碎片等。血清维生素 E 低于 11.6μmol/L(相当于 0.5mg/dl)。给予维生素 E 治疗后溶血性贫血症状及血化验改变迅速好转,常在 2~3 周内恢复正常。

(四)治疗

给予维生素 E 50~100U/d 肌注或口服,1 周后改为维持剂量 5U/d,口服水溶性制剂较油剂更易于吸收。有学者建议,早产儿每天补充 5mg(相当于 3.5U)维生素 E,有助于预防溶血性贫血,特别是接受富含多不饱和脂肪酸或铁强化饮食的婴儿。

(五)预防

鼓励母乳喂养,以降低红细胞膜 PUFA 含量。由于初乳和早产儿母乳中 α- 生育酚的含量较成熟乳高 2~3 倍,且易于吸收,故对于母乳喂养的健康早产儿是否需要常规补充维生素 E,目前尚有争论。有关早产儿中应用维生素 E 预防或治疗 ROP、BPD 和 IVH,目前报道无有益的作用,相反,补充后的高维生素 E 水平可增加败血症和 NEC 的风险,故也有学者认为母乳喂养的早产儿无需常规补充维生素 E。

(薛辛东　张家骧)

三、锌缺乏症

锌是人体所必需的微量元素,为 300 多个金属酶的辅助因子,对于细胞生长、分化和蛋白质、碳水化合物、脂类的代谢均起到重要作用。当锌缺乏时,核酸合成减少,蛋白质合成缓慢,使组织和器官的发育不同步,导致胎儿畸形,甚至出现流产、早产、过期妊娠和宫内死胎等[14]。锌的主要来源为肉、肝、鱼、蛋、谷类、硬壳果和乳制品。母乳和牛乳的锌含量均为 4mg/L,初乳为 6mg/L。婴儿每日需要量为 1~3mg,儿童为 6~10mg[15]。

对新生儿而言,胎龄越小,锌需求量越高,如胎龄 24~28 周(出生体重 <1000 克),需求量为 600μg/(kg·d);胎龄 29~30 周(出生体重 1000~1500g),需求量为 500μg/(kg·d);胎龄 30~32 周;(出生体重 1500~2000g),需求量为 400μg/(kg·d),胎龄 35~40 周(出生体重 2500~3500g),需求量为 200~300μg/~,从而满足新组织的形成及生长追赶需求[16]。

此外,进食不足或不能进食,完全静脉营养补锌不足,肠道吸收不良如腹泻、肠管部分切除(短肠)均可发生锌缺乏症(zinc deficiency)。

(一)临床表现

精神萎靡,食欲缺乏,生长发育迟缓,体重不增。皮肤及黏膜损害,如四肢皮肤,尤以肢端指趾甲周围更为明显。口及肛门周围、会阴部、睑缘等处出现红斑、疱疹、糜烂、结痂、脱屑。可有口腔炎、腹泻。常见脱发,创口愈合延迟。锌缺乏可使维生素 A 利用障碍,出现角膜混浊等维生素 A

缺乏症状。淋巴细胞转化需要锌,缺乏时可使胸腺萎缩,免疫力低下,易于感染[17]。

(二)实验室检查

新生儿生后 7 天内血清锌为 23μmol/L(150μg/dl),以后逐降,2 个月后为 (17±2)μmol/L[(112±12)μg/dl]。发锌为 (3±0.3)μmol/L[(193±18)μg/dl]。若血清锌 <10μmol/L(65μg/dl)或发锌 <1.1μmol/g(70μg/g)即可诊断。碱性磷酸酶(为含锌的金属酶)可降低[18]。补锌后症状迅速好转,有助于诊断。

(三)治疗

调整饮食,增加膳食锌摄入。积极查找导致锌缺乏的高危因素和基础疾病,并采取有效干预措施。

目前常用葡萄糖酸锌口服,每日 1~2mg/kg(元素锌 0.6~1.0mg/kg),疗程 1~2 个月。如导致锌缺乏的高危因素长期存在,则建议小剂量长期口服,元素锌 5~10mg/d。

(四)预防

有学者发现胎儿早产可能与孕妇缺锌有关,故建议孕期特别是孕晚期要注意补锌。

(薛辛东　张家骧)

四、铜缺乏症

铜是人和动物所必需的营养素之一,是许多神经代谢酶(如氧化酶、羟化酶、超氧化物歧化酶等)的组成部分,许多疾病都可导致铜缺乏并出现相应的临床表现。体内最丰富的含铜酶为超氧铜化物歧化酶,可以发挥自由基清除的作用从而防止细胞膜氧化损伤,其次含铜酶为血浆铜蓝蛋白,是血浆中铜的主要转运体,也是铁从肝中释放和与转铁蛋白结合的必需元素。

足月新生儿体内铜总量约 20mg,约 1/2 是在妊娠后 3 个月从母体获得的,其中 50~60% 贮存于肝(成人仅占 5%),可供生后 6 个月的需要。婴幼儿每日铜需要量约 80μg/kg,年长儿 40μg/kg,成人 2~5mg。含铜丰富的食物为肝、肾、甲壳类、谷类、黄豆、硬壳果等。正常饮食的成人及儿童不易缺铜。但乳类含铜较少,人乳为 400μg/L(初乳 600μg/L),牛乳 300μg/L,单纯以乳类喂养的婴儿,尤其是早产儿(每日最低铜需要量约 100μg/kg),易于发生铜缺乏症(copper deficiency)。

(一)病因

1. 营养性铜缺乏症

(1)先天贮存不足:多见于早产儿,特别是 VLBW 儿,由于铜储存不足和生后进食的奶量较少,而且人乳和一般配方奶的铜含量较低,使铜的摄入量很少。

(2)摄入不足:长期单纯乳类喂养;长期全胃肠外静脉营养,未补充铜剂。

(3)吸收障碍:长期腹泻、吸收不良综合征、小肠大段切除(短肠综合征)。

(4) 其他：严重营养不良或肾病综合征时肝产生铜蓝蛋白减少或经肾排出增多。

2. 遗传代谢病 Menkes 综合征，为性联隐性遗传。

（二）病理生理

体内的铜参与 30 余种酶的构成，在许多代谢途径中具有重要作用，缺铜时可发生广泛的代谢、功能障碍和病理改变。

1. 血浆铜蓝蛋白 ①血浆铜的 90%~95% 与铜蓝蛋白结合，运送给红细胞、骨髓和需铜组织。铜缺乏时血浆铜蓝蛋白减少，使铜供应不足；②铜蓝蛋白具有亚铁氧化酶的作用，可将从肠吸收和从贮存部位释放的 Fe^{2+} 氧化为 Fe^{3+}，然后铁才能与运铁蛋白结合而转运。铜缺乏时铁的吸收和转运障碍，可产生小细胞低色素性贫血。③具有多酚氧化酶的作用，可氧化某些二胺及多酚如去甲肾上腺素、肾上腺素和 5- 羟色胺等，对调节神经递质和神经系统的功能有重要影响。

2. δ- 氨基 -γ- 酮戊酸（ALA）脱水酶 是将 ALA 催化为胆素原所需的酶，再经过其他酶的连续催化，生成原卟啉；在亚铁螯合酶作用下，与 Fe^{2+} 结合成血红素；最后与珠蛋白构成血红蛋白。缺铜时原卟啉、血红素及血红蛋白生成减少。而血红素又是构成肌红蛋白、细胞色素、过氧化物酶、过氧化氢酶和尿黑酸氧化酶的必要成分。

3. 细胞色素氧化酶 能源物质在体内氧化过程中，通过细胞内线粒体的电子传递系统（呼吸链），在多种酶和辅酶的连锁反应下，将代谢物脱下的氢逐步传递，产生能量，最后与氧化合成水。所产生大量能量的 40%~50% 以上用于将 ADP 磷酸化生成 ATP 贮存，小部分用于线粒体内离子转移和代谢更新，其余以热的形式发散。细胞色素氧化酶是呼吸链最后阶段所需的酶，缺乏时将发生能量代谢障碍，影响细胞功能，造成神经系统等的损害。

4. 超氧化物歧化酶 在氧化应激反应时，形成超氧阴离子 O_2^-，可使组织损伤。正常情况下被超氧化物歧化酶催化，$O_2^- + O_2^- + 2H^+ \rightarrow O_2 + H_2O_2$，生成的 H_2O_2 进一步分解。缺铜时可发生神经脱髓鞘，认为与此酶缺乏有关。

5. 多巴胺 -β- 羟化酶 可将多巴胺催化为去甲肾上腺素，进而转化为肾上腺素。是缺铜时发生神经系功能障碍的原因之一。

6. 赖氨酰氧化酶 是胶原和弹性蛋白分子内和分子间形成共价键而紧密交联所需的酶。缺乏时共价键形成障碍，血管壁的胶原纤维与弹性纤维的张力和弹性减低甚至断裂，可导致血管扩张或破裂。骨有机基质损害，可发生类似婴儿维生素 C 缺乏的骨骼病变。

7. 酪氨酸酶 可将二羟苯丙氨酸（DOPA）转化为黑色素。缺乏时皮肤及头发黑色素形成障碍。

（三）临床表现

主要表现为贫血，中性粒细胞减少症和骨骼的发育异常。

贫血是铜缺乏的最常见表现，多为小细胞低色素性，用铁剂治疗无效，亦可为大细胞性，可能与 DNA 合成减少有关。中性粒细胞及白细胞数减少，与骨髓中粒细胞成熟障碍和白细胞寿命缩短有关，易发生感染。骨骼可呈现类似维生素 C 缺乏的改变，骨质疏松，长骨皮质变薄；可有骨膜下新骨形成，肋骨及肋软骨交界及长骨干骺端增大，杯口状模糊变形、张开，或有骨刺形成。损害严重者可发生干骺分离，肋骨及长骨自发性骨折。此外，精神萎靡，对周围环境反应低下，嗜睡，生长停滞，精神运动发育迟缓，视觉迟钝，肌张力低下，体温可降低。浅表静脉扩张，皮肤及头发色素减少，可有皮脂溢出性皮炎和肝脾肿大。少数可见皮肤色素缺失[18]。

Menkes 扭结发（或钢发）综合征（Menkes kinky hair syndrome）为性连锁隐性遗传疾病，是由于小肠黏膜铜转运障碍所致。早则生后数日即出现症状，但多数在 2~3 个月，神经系统受累较重，呈进行性退变，精神运动发育明显障碍，嗜睡，自主运动很少，肌张力减低或增高，可有惊厥。头发约在 3 个月后出现明显改变，稀疏易断，短硬竖立。骨骼及血管损害更为严重，血管破裂可致皮下和内脏出血，但常无贫血。本病常死于 1 岁内。

（四）实验室检查

1. 血常规检查 红细胞，血红蛋白，网织红细胞，白细胞及中性粒细胞均降低，血小板正常。多为小细胞低色素性贫血。

2. 骨髓检查 红细胞和粒细胞系增生减低，成熟障碍，红细胞及粒细胞细胞质中有空泡形成，铁粒幼红细胞增加。

3. 生化检查

(1) 血清铜：正常成人为 10.9~21.08μmol/L(69.4~134.3μg/dl)，足月儿为 3.14~10.99μmol/L(20~70μg/dl)。早产儿更低，胎龄 35~36 周为 (6.15±2.17)μmol/L [39.2±13.8(μg/dl)]，25~28 周仅为 (4.49±2.68)μmol/L [28.6±17.1(μg/dl)]。足月儿于生后 1 个月增至成人水平，早产儿迟至 4 个月才达到此水平，可能与肝产生铜蓝蛋白的功能不成熟有关。成人低于 10.9μmol/L(70μg/dl)、新生儿低于 5.4μmol/L(35μg/dl) 提示缺铜[19]。

(2) 血浆铜蓝蛋白：正常成人为 0.93~2.65μmol/L(14~40mg/dl)，新生儿为 0.06~1.99μmol/L(1~30mg/dl)；生后与血清铜并行增高达成人水平。当低于 1μmol/L(15mg/dl) 通常见于铜降低。

此外，有学者认为检测血清 IL-2 水平等可作为了解多种动物体内铜状态的标志物，但其在人体内的意义有待于进一步研究。

（五）治疗

除治疗原发病外，给予 0.5% 硫酸铜 0.2~0.6ml(1~3mg)，分次口服。Menkes 综合征患儿由于小肠吸收的铜转运障碍，需胃肠道外给药，一般将硫酸铜 1~2mg 溶于 50~100ml

生理盐水,静脉滴注,每 3~4 天 1 次,需在生后早期治疗,否则神经系统等的受累难以恢复。为预防缺铜,建议给小早产儿补充元素铜数月,按 100~500μg/d,对完全静脉营养的患儿,在营养液中加元素铜 20~30μg/(kg·d)。硫酸铜中元素铜含量为 39.82%,即 1mg 含有 400μg 元素铜。

(薛辛东　张家骧)

参考文献

1. Haider BA,Sharma R,Bhutta ZA. Neonatal vitamin A supplementation for the prevention of mortality and morbidity in term neonates in low and middle income countries. Cochrane Database Syst Rev,2017,24;2:CD006980.

2. Darlow BA,GrahamPJ,Rojas-Reyes MX. Vitamin A supplementation to prevent mortality and short- and long-termmorbidity in very low birth weight infants. Cochrane Database Syst Rev,2016,No:CD000501.

3. Soofi S,Ariff S,Sadiq K,et al. Evaluation of the uptake and impact of neonatal vitamin A supplementation delivered through the Lady Health Worker programme on neonatal and infant morbidity and mortality in rural Pakistan:an effectiveness trial. Arch Dis Child,2017,102(3):216-223.

4. Quadro L.A Gold Standard to Accurately Assess Vitamin A Status:Are We There Yet? J Nutr,2016,146(10):1929-1930.

5. Mazumder S,Taneja S,Bhatia K,et al. Efficacy of early neonatal supplementation with vitamin A to reduce mortality in infancy in Haryana,India(Neovita):A randomised,double-blind,placebo-controlled trial. Lancet,2015,385(9975):1333-42.

6. Masanja H,Smith ER,Muhihi A,et al. Effect of neonatal vitamin A supplementation on mortality in infants in Tanzania(Neovita):A randomised,doubleblind,placebo-controlled trial. Lancet,2015,385(9975):1324-1332.

7. Edmond KM,Newton S,Shannon C,et al. Effect of early neonatal vitamin A supplementation on mortality during infancy in Ghana(Neovita):A randomised,double-blind,placebocontrolled trial. Lancet,2014,385(9975):1315-1323.

8. 吴圣楣,蔡威.新生儿营养学.北京:人民卫生出版社,2016:165.

9. 中华医学会小儿外科学分会新生儿学组.中国新生儿营养支持临床应用指南.临床儿科杂志,2013,12(31):1117-1182.

10. Woestenenk JW,Broos N,Stellato RK,et al.Vitamin E intake,α-tocopherol levels and pulmonary function in children and adolescents with cystic fibrosis. Br J Nutr,2015,113(7):1096-1101.

11. Kositamongkol S,Suthutvoravut U,Chongviriyaphan N,et al. Vitamin A and E status in very low birth weight infants. Perinatol,2011,31(7):471-476.

12. Fares S,Feki M,Khouaja-Mokrani C,et al.Nutritional practice effectiveness to achieve adequate plasma vitamin A,E and D during the early postnatal life in Tunisian very low birth weight infants. J Matern Fetal Neonatal Med,2014,10:1-5.

13. Bell EF,Hansen NI,Brion LP,et al.Serum tocopherol levels in very preterm infants after a single dose of vitamin E at birth.Pediatrics,2013,132(6):e1626-1633.

14. Abe SK,Balogun OO,Ota E,et al.Supplementation with multiple micronutrients for breastfeeding women for improving outcomes for the mother and baby.Cochrane Database Syst Rev,2016,2:CD010647.

15. Yuan X,Qian SY,Li Z,et al.Effect of zinc supplementation on infants with severe pneumonia.World J Pediatr,2016,12(2):166-169.

16. Jans G,Matthys C,Bogaerts A,et al.Maternal micronutrient deficiencies and related adverse neonatal outcomes after bariatric surgery:a systematic review.Adv Nutr,2015,6(4):420-429.

17. Kambe T,Fukue K,Ishida R,et al. Overview of Inherited Zinc Deficiencyin Infants and Children. J Nutr Sci Vitaminol(Tokyo),2015,61:S44-6.

18. Vanek VW.Review of Trace Mineral Requirements for Preterm Infants:What are the Current Recommendations for Clinical Practice? Nutr Clin Pract,2015,30(5):720-721.

19. PuchkovaLV.The nutrition role of milk ceruloplasmin. Vopr Pitan,2015,84(4):4-17.

第7章　新生儿复苏

第1节　新生儿窒息

新生儿窒息(asphyxia)是指由于产前、产时或产后的各种病因使新生儿出生后不能建立正常呼吸,引起缺氧并导致全身多脏器损害,是围产期新生儿死亡和致残的主要原因之一。正确的复苏是降低新生儿窒息死亡率和伤残率的主要手段,用最新的技术培训参与分娩的医务人员,提高新生儿复苏的水平,是围产工作者的重要任务。

(一)概述

新生儿窒息是导致全世界新生儿死亡、脑瘫和智力障碍的主要原因之一,据世界卫生组织2005年的统计数字表明,每年400万的新生儿死亡中约有100万死于新生儿窒息,亦即新生儿窒息导致的死亡已经占到了新生儿死亡的1/4。

根据我国妇幼卫生监测显示,2005年新生儿死亡率为19.0‰。前三位的死因为早产和低体重、窒息、肺炎。窒息占第二位。2005年我国5岁以下儿童因窒息死亡的比例占20.5%,为第二大致死原因。根据中国残联等有关部门2003年底的一项抽样调查结果显示:每年新增0~6岁残疾儿童为19.9万,在五类残疾儿童中,智力残疾占54.2%。智力致残原因依次为产时窒息、早产、宫内窘迫等。产时窒息为致残的首位原因。

新生儿复苏项目(neonatal resuscitation program,NRP)是美国儿科学会(AAP)和美国心脏协会(american heart association,AHA)建立的,自1987年在美国首次提出后,迅速传至全世界,仅仅16年的时间就有140万人受到过一次或再次培训,发行了超过75万份课本,并被译为22种语言,目前,它已发展为国际知名的教育项目,扩展到72个国家,不仅在发达国家,而且在发展中国家开展,明显降低了新生儿窒息的病死率和伤残率。

我国自20世纪90年代开始引进新生儿复苏项目。为了推进我国的新生儿复苏工作,中国卫生部妇幼保健与社区卫生司、中华医学会围产医学分会、中华护理学会妇产科专业组、与强生儿科研究院、美国儿科学会合作,于2004年7月在中国建立了新生儿窒息复苏项目,做了如下工作。

1. 制定中国新生儿复苏指南　将美国儿科学会和美国心脏协会编写"新生儿复苏指南"和"新生儿复苏教材"(第4~6版)翻译成中文作为培训教材,结合中国国情,于2004年制定了我国的新生儿复苏指南,并于2011年、2016年两次修订,在中华围产医学杂志、中国新生儿科杂志等杂志发表[1]。

2. 开展新生儿复苏培训工作　在全国范围内开展了以20个降消项目省为主的新生儿复苏培训工作。自2004年7月开始,先后举办了项目的国家级和各级师资培训班,培训工作已普及到县级。至2015年,共培训产科和新生儿科医生及助产士25万余人次。

3. 建立各级师资队伍　为了建立新生儿复苏培训的骨干队伍,通过考核选拔了国家级师资20名,省级师资785名,逐步建立地市级、区县级师资队伍,以确保逐级培训的质量。

4. 建立新生儿复苏医院内工作组　在每个医院建立新生儿复苏工作组,以利于工作的长效持续开展。工作组由医院管理人员、新生儿科、产科、助产人员组成。工作组职责是开展新生儿复苏培训和复训,指导和协调新生儿复苏临床抢救,窒息病例评审与讨论,复苏设备药品检查等。

5. 国际交流　根据项目的要求,美国儿科学会定期派专家来我国交流及指导工作,项目组派遣专家参加国际复苏联络委员会(International Liaison Committee on Resuscitation,ILCOR)的文献回顾、教材更新、项目合作等方面的工作,并多次派专家参加国际会议,受到了国内外的好评。

6. 降低了我国新生儿窒息的发生率和死亡率　以上各项工作提高了我国的新生儿复苏水平,10年的不懈努力明显降低了我国新生儿窒息的发生率和死亡率,从全国范围看,通过对全国妇幼卫生监测数据进行分析,2003~2014年全国婴儿出生窒息死亡率由531.8/10万下降为132.6/10万;新生儿因出生窒息24小时内死亡率由432.4/10万下降为79.0/10万;因出生窒息7天内死亡率由540.9/10万下降为125.1/10万,下降幅度分别达到75.1%、81.3%和76.9%。

今后我国新生儿复苏工作的任务是:继续开展新生儿复苏培训和复训,培训工作将由省市向地、县乡扩展;继续加强各级师资队伍的建设;逐步开展建立医院内新生儿复苏工作组的工作,建立新生儿复苏的长效机制;继续参加ILCOR的工作,与国际接轨。由于我国是一个13亿人口的大国,有广大的农村和边缘地区,要做到每个分娩现场至少有1名受过复苏培训、掌握新生儿复苏技术的卫生工作人员在场,不断降低新生儿窒息的病死率和伤残率,任务仍很艰巨,还要继续努力[1-3]。

(二)病因

新生儿窒息是由于产前、产时或产后的各种病因引起气体交换障碍,使新生儿出生后不能建立正常的自主呼吸。因此,凡使胎儿、新生儿血氧浓度降低的任何因素都可引起窒息,它可出现于妊娠期,但绝大多数出现在产程开始后,如果缺氧严重且发生较早,胎儿可死于宫内;如果缺氧发生在产程中或产后,则为产时窒息或娩出后的新生儿窒息。表 7-1-1 为可以造成胎儿缺氧与新生儿窒息的产前和产程中的高危因素,有报道凡有高危因素的分娩,新生儿窒息的发生率可达 70%,应高度重视,做好复苏的准备[4]。

(三)病理生理

1. 呼吸暂停的概念　动物实验证实,无论胎儿或新生儿发生窒息,都要经历如下演变过程(图 7-1-1)。

(1)原发性呼吸暂停:胎儿或新生儿缺氧时,先有呼吸运动加快,若缺氧继续,则呼吸运动停止,心率减慢,此为原发性呼吸暂停。此时若及时给氧及必要的刺激,多能诱发自主呼吸。

(2)继发性呼吸暂停:如窒息持续存在,婴儿出现深度喘息样呼吸,心率继续下降,同时血压开始下降,呼吸越来越弱,最后在一次深呼吸后进入继发性呼吸暂停。在此阶段,心率、血压及血氧饱和度均持续下降,新生儿对外界刺激无反应,此时必须给予正压人工呼吸。

出生时不易鉴别原发性呼吸暂停和继发性呼吸暂停,应按继发性呼吸暂停处理,以免延误治疗。

2. 出生前后肺和肺循环的改变　胎儿期由于氧供来自胎盘,胎儿只有很少部分的血液流经胎肺。胎肺不含气,肺泡内为液体充填,肺小动脉关闭,血液由肺动脉经动脉导管流至主动脉,动脉导管开放。

出生时空气进入肺泡,呼吸建立,肺泡张开。1/3 肺液出生时经产道挤压,由口腔、鼻腔排出,余者由肺泡进入肺周围的淋巴管。肺液的排出取决于最初几次呼吸的强度,第一次呼吸所需压力为正常呼吸的 2~3 倍。肺小动脉开放,流经肺的血液量明显增加,原先经动脉导管流至主动脉的血,现流到肺内,动脉导管关闭。

3. 窒息时缺氧及肺灌注减少　窒息的新生儿出生未建立正常的呼吸,肺泡不扩张,肺液排不出,不能进行气体交换,造成缺氧。窒息时血氧饱和度下降、酸中毒,使新生

表 7-1-1　产前和产时的高危因素

产前高危因素		产时高危因素	
产妇糖尿病	过期妊娠	急诊剖宫产	持续胎儿心动过缓
妊娠高血压	多胎妊娠	产钳或胎吸助产	
慢性高血压	胎儿大小与孕期不符	臀先露或其他异常先露	产妇使用全身麻醉药、镇痛药、催产药
胎儿贫血或同种免疫疾病	孕期用药,如	早产	子宫强直性收缩
既往死胎或新生儿死亡史	镁剂	急产	产前 4 小时内用过麻醉药
妊娠中、后期出血	肾上腺素能阻滞药	羊膜炎	羊水胎粪污染
孕妇感染	孕妇吸毒	脐带脱垂	脐带绕颈
孕妇心、肺、肾、甲状腺或神经系统疾病	胎儿畸形或异常	滞产(超过 24 小时)	胎盘早剥
	胎动减弱	第二产程延长(超过 2 小时)	前置胎盘
羊水过多	无产前检查	巨大儿	明显的产时出血
羊水过少	年龄 <16 岁或 >35 岁		
胎膜早破			
胎儿水肿			

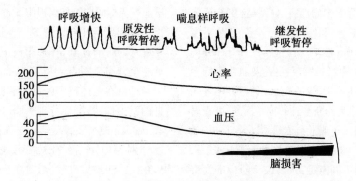

图 7-1-1　原发性呼吸暂停和继发性呼吸暂停

儿肺内小动脉仍保持收缩状态,动脉导管继续开放,血液不经肺而进入主动脉,即使肺泡开放,氧气也不能进入血液,更使缺氧加重。

窒息造成的低氧血症引起多脏器损害,尤其是呼吸中枢供氧不足加重呼吸抑制。故正压人工呼吸改善全身缺氧,尤其是改善呼吸中枢缺氧是窒息复苏的关键措施[4]。

(四) 诊断

1. 关于新生儿窒息诊断的变迁

(1) Apgar评分的应用:Apgar评分是由美国学者Virginin Apgar在1953年提出来的用于快速评估新生儿生后一般状况的方法。Apgar评分由5项体征组成,5项体征中的每一项授予分值0、1或2,然后将5项分值相加,即为Apgar评分的分值。在新生儿生后1分钟和5分钟做出Apgar评分。当5分钟Apgar评分<7时,应每隔5分钟评分一次,直到20分钟。一般将1分钟Apgar评分0~3分诊断为重度窒息,4~7分为轻度窒息。Apgar评分作为评估新生儿出生时生命状况和复苏效果是一种简捷实用的初筛指标[4]。

但是,近20余年人们对Apgar评分的诊断价值不断提出质疑:①Apgar评分虽可识别新生儿有无抑制,但不能区别抑制的病因;②低Apgar评分并不等同于窒息,低评分的原因可能不是宫内缺氧;③早产儿由于肌张力弱和对刺激反应差,其Apgar评分可低于正常;④没有突出呼吸抑制,把相同的分值赋予了重要性并不相等的5个成分;⑤1分钟Apgar评分与患儿远期预后无明显相关性,5分钟低评分与预后相关性更强;⑥主要不足之处在于敏感性高而特异性低,常导致窒息诊断扩大化。而且,国内部分医疗单位及个人不能正确执行评分,个体主观影响较大,降低了评分的可靠性[5]。

(2) 对脐动脉血气的评价:近10年来,有研究认为应增加脐动脉血气作为新生儿窒息的诊断标准。脐动脉血气代表新生儿在产程中血气变化的结局,能揭示有无缺氧、酸中毒及其严重程度,反映窒息的病理生理本质,被认为比Apgar评分更客观、更具有特征性。近年来国内外均提出,Apgar评分对诊断新生儿窒息的敏感性高,特异性较低,而脐动脉血气(pH和碱剩余)指标特异性高,敏感性较低,两者结合可增加其准确性[5-6]。

(3) 国外及国内对新生儿窒息诊断标准的探讨[5,7]:1996年美国儿科学会联合美国妇产科医师学会更改了新生儿窒息的诊断标准,即必须同时具备以下4条:①生后严重代谢性酸中毒(脐动脉血pH<7);②Apgar评分0~3分持续>5分钟;③有神经系统症状如惊厥、昏迷及肌张力低下等;④有多器官损害。并明确指出:低Apgar评分并不等同于窒息,如将Apgar评分作为诊断窒息的唯一标准,则是对Apgar评分的误解和滥用。经典儿科专著Nelson Textbook of Pediatrics(17版)也收入作为新生儿窒息的诊断标准。

国外学者Korst提出不同意见,认为该诊断标准太苛刻,作者研究292例HIE中47例符合上述标准,但符合全部4个标准的只有10例(21%),诊断HIE的漏诊率竟高达79%,国内也有人同意Korst意见,并认为此定义不仅可明确有脑损害,且已具有后遗症。结合我国国情考虑,以上诊断标准太过严格,不适合在我国推广。

2. 关于我国新生儿窒息诊断的专家共识 为与国际接轨,提出一个符合我国国情且确实可行的新生儿窒息的诊断标准,2015年中华医学会围产医学分会新生儿复苏学组组织相关专家讨论,提出了"关于我国新生儿窒息诊断的几点专家共识"[5]。

(1) 关于Apgar评分的应用:Apgar评分在国际上已用了半个世纪,目前我国也还在应用,尽管有不少问题和缺陷,但仍不失为新生儿出生时最简捷实用的初筛评估方法,但是要注意如下问题:①由于Apgar评分的缺陷,单纯用Apgar评分诊断新生儿窒息,有一定局限性,不能将Apgar评分作为诊断窒息的唯一标准;②Apgar评分可作为评价窒息严重程度和复苏效果的部分手段,但不能完全指导复苏,因为它不能决定何时应开始复苏,也不能对复苏过程提供决策。复苏程序要按照新生儿复苏指南流程图的要求进行。因为复苏措施是改变Apgar评分的要素,因此,在评分时应用的复苏措施也应同时记录。建议在产房内复苏后填写Apgar评分的辅助表格(表7-1-2)[4]。

(2) 关于脐动脉血气分析:如上所述,Apgar评分敏感性较高而特异性较低,脐动脉血气(pH和碱剩余)特异性较高而敏感性较低,两者结合可增加准确性。因此建议,在二级及以上或有条件的医院,对出生后怀疑有窒息的新生儿,应常规做脐动脉血pH检查,Apgar评分要结合脐动脉血pH的结果做出窒息的诊断。单纯Apgar评分低但pH正常,不诊断新生儿窒息,可诊断"低Apgar评分"。在无条件做脐动脉血气分析的医院,仅Apgar评分异常,也可称之为"低Apgar评分"。但考虑到目前国际、国内的疾病诊断编码的现状,对于"低Apgar评分",目前仍可列入新生儿窒息的诊断。

关于脐动脉血气诊断窒息的标准值,国内外都做了不少研究,国外将脐动脉血pH<7.0作为新生儿窒息不良预后最高危因素。窒息缺氧新生儿需心肺复苏者若脐血pH<7.0,83.3%预后不良;若脐血pH>7.0,10.8%预后不良,诊断新生儿窒息的敏感度为86%,特异度为92%,阳性预测值为89%。2008年3月~2009年9月,我国新生儿脐动脉血气指标研究协作组组织5省6家医院进行脐动脉血气指标诊断新生儿窒息的多中心临床研究,结论认为,新生儿窒息的脐动脉血pH临床校正值分布范围为7.00~7.20,碱剩余分布范围为-18~-10mmol/L,诊断新生儿窒息的血气指标可在上述范围内灵活掌握;pH<7.15诊断新生儿窒息的敏感性、特异性分别为96.1%及69.9%,而pH<7.0为49.1%及99.9%。碱剩余<-12mmol/L诊断的敏感度、特异度分别为91.4%及74.8%,而碱剩余<-16mmol/L分别为54.0%及89.6%,显然pH<7.0及碱剩余<-16mmol/L的特异性为好[7-8]。

表 7-1-2 Apgar 评分 孕龄____周

体征	0	1	2	1 分钟	5 分钟	10 分钟	15 分钟	20 分钟
肤色	青紫或苍白	四肢青紫	全身红润					
心率	无	<100 次 /min	>100 次 /min					
呼吸	无	微弱,不规则	良好,哭					
肌张力	松软	有些弯曲	动作灵活					
对刺激反应	无反应	反应及哭声弱	哭声响,反应灵敏					
总分								

备注:	复苏						
	分钟	1 分钟	5 分钟	10 分钟	15 分钟	20 分钟
	给氧					
	PPV/NCPAP					
	气管插管					
	胸外按压					
	肾上腺素					

注:PPV:正压通气(positive pressure ventilation)

NCPAP:鼻塞持续气道正压(nasal continuous positive airway pressure)

(3) 关于国际新生儿窒息的诊断标准:关于国际上应用的必须同时具备前述 4 条的诊断标准,对于目前我国情况来说太过苛刻,全部符合此 4 项标准者,实际已是 HIE(应属于重度窒息)。如严格按此 4 条诊断,会造成部分漏诊,故结合目前国情在我国尚不能推广。

3. **我国新生儿窒息的诊断方案** 中华医学会围产医学分会新生儿复苏学组组织相关专家讨论,提出关于结合 Apgar 评分及脐动脉血气 pH 诊断新生儿窒息的具体方案如下[5,9-10]。

(1) 新生儿生后仍做 Apgar 评分,在二级及以上或有条件的医院生后应即刻做脐动脉血气分析,Apgar 评分要结合血气结果做出窒息的诊断。

1) 轻度窒息:Apgar 评分 1 分钟或 5 分钟≤7 分,伴脐动脉血 pH<7.2。

2) 重度窒息:Apgar 评分 1 分钟≤3 分或 5 分钟≤5 分,伴脐动脉血 pH<7.0。

(2) 未取得脐动脉血气分析结果的,Apgar 评分异常,可称之为"低 Apgar 评分"。考虑到目前国际、国内的疾病诊断编码的现状,对于"低 Apgar 评分"的病例,Apgar 评分 <3 分列入严重(severe,ICD-9 code 768.5/ICD10 code21.0);Apgar 评分 <7 分列入轻或中度(mild or moderate ICD-9 code 768.6/ICD10 code21.1)新生儿窒息的诊断。

需要说明的,本共识推荐的新生儿窒息诊断方案为双轨制,"低 Apgar 评分"并未取得相关的国内外编码。因此,建议在具体实行过程中,具体病例的诊断包括病历封面仍应该采用轻或重度窒息,以避免病例诊断和统计的困难。

"低 Apgar 评分"在做临床流行病学和比较研究时可以应用,以方便国际交流和科研论文发表。

(3) 应重视围产期缺氧病史,尤其强调宫内窒迫及胎心率异常,在有条件的医院常规定时做胎心监护,呈现不同程度胎心减慢,可变减速、晚期减速、胎心变异消失等,可作为新生儿窒息的辅助诊断标准,尤其是对于没有条件做脐动脉血气的单位,可作为诊断的辅助条件。

(叶鸿瑁)

参考文献

1. 中国新生儿复苏项目专家组 . 中国新生儿复苏指南(2016 年北京修订). 中华围产医学杂志,2016,19(7):481-486.

2. 叶鸿瑁 . 再接再厉,继续深入开展我国的新生儿复苏工作 . 中华围产医学杂志,2016,19(1):12-14.

3. 叶鸿瑁 . 新生儿复苏国际指南和教材的进展及国内实施策略 . 中华围产医学杂志,2013,16(12):705-708.

4. Kattwinkel J. 新生儿复苏教程.叶鸿瑁,虞人杰,译.6 版 . 北京:人民卫生出版社,2012.

5. 中华医学会围产医学分会新生儿复苏学组 . 新生儿窒息诊断的专家共识 . 中华围产医学杂志,2016,19(1):3-6.

6. White CRH,Doherty DA,Newnhan JP,et al.The inpact of introducing universal umbilical Cord blood gas analysis and lactate measurement at delivery. Australaim and New Zealand J Obstet Gynaecol,2014,54:71-78.

7. Kliegman RM,Stanton BF,Geme JS,et al. Nelson

Textbook of Pediatrics. 19th ed.Philadelphia,Pa:Saunders Elsevier,2011:569.

8. 新生儿脐动脉血气指标研究协作组 . 脐动脉血气指标诊断新生儿窒息的多中心临床研究 . 中华儿科杂志,2010,48:668-673.

9. 朱小瑜,张谦慎 . 重新认识新生儿窒息的诊断问题 . 中国新生儿科杂志,2011,26:217-219.

10. 杨洁,朱建幸 . Apgar 评分对新生儿窒息诊断价值的再评价 . 中华围产医学杂志,2014,17:721-723.

第 2 节　胎儿窘迫

胎儿窘迫(fetal distress)又称胎儿宫内窘迫,是指孕妇、胎儿或胎盘的各种高危因素引起胎儿在子宫内缺氧和酸中毒,表现胎心率及一系列代谢和反应的改变,以及危及其生命和健康的综合表现。新生儿出生窒息常与胎儿窘迫有关,胎儿窘迫和出生窒息都是新生儿死亡和致残的重要原因。

(一)病因

凡影响胎儿和母体间气体交换引起胎儿低氧血症的因素都可引起胎儿窘迫,常见原因如下。

1. 孕妇缺氧性疾病　如妊娠合并心脏病、肺部疾病、贫血、感染性疾病等引起低氧血症,减少对胎儿的氧供给,导致胎儿窘迫。

2. 胎盘异常　胎盘位置异常如前置胎盘,胎盘形态异常如帆状胎盘、轮状胎盘等,胎盘病理改变如胎盘血管硬化、变性、坏死等,皆可引起母胎之间气体交换不充分,导致胎儿窘迫。

3. 胎儿脐带异常　脐带发育异常或病变如脐带过长、过短,脐带缠绕,脐带打结及扭曲,脐带血肿及阻塞,脐带脱垂等皆可使脐动、静脉血流不畅及阻断,造成胎儿胎盘循环障碍,引起胎儿窘迫。

4. 胎儿疾病　如胎儿先天性心脏畸形使胎儿心脏向绒毛内毛细血管搏出量减少、胎儿血液系统疾病如先天性血红蛋白病、母儿血型不合等降低胎儿血红蛋白的携氧能力,降低组织供氧,导致胎儿窘迫。

5. 产程异常　产程中的许多因素,如产程延长尤其是第二产程延长、宫缩异常、母亲感染、饥饿、脱水等可造成胎儿急性缺氧。各种原因引起的孕妇休克,孕妇血管病变,因子宫收缩过强、过频等引起绒毛间隙压力过高等,皆可造成母体胎盘循环障碍,影响母儿间的气体交换,使胎儿缺氧,引起胎儿窘迫。

(二)病理生理

胎儿窘迫时血液中 CO_2 积聚,表现为血 HCO_2 浓度升高和 pH 下降,发生呼吸性酸中毒。随缺氧的加剧,无氧代谢加强,血中乳酸增加,致胎儿代谢性酸中毒。因此,胎儿窘迫的病理生理过程是缺氧、呼吸性酸中毒和代谢性酸中毒同时存在,共同作用引起胎儿脑、心脏、肺脏、肾、肾上腺等重要脏器的损伤。

胎儿轻度缺氧时,CO_2 蓄积及呼吸性酸中毒使交感神经兴奋,肾上腺素分泌增多,代偿性血压升高及心率加快。重度缺氧时,迷走神经兴奋,心功能失代偿,心率由快转慢。缺氧使肠蠕动亢进,肛门括约肌松弛,胎粪排出,污染羊水。妊娠期慢性缺氧可使胎儿生长受限,分娩期急性缺氧可致出生窒息、缺氧和多脏器损伤,可引起死亡及神经系统后遗症。

与新生儿窒息相似,胎儿窘迫也经历原发性呼吸暂停、继发性呼吸暂停等阶段,只是在子宫内不易观察到,出生窒息常为胎儿窘迫的延续[1]。

(三)诊断

随着现代科技的发展,胎儿宫内监护的方法越来越多,合理的运用各种胎儿监护手段可对胎儿窘迫这一危害胎儿及新生儿生命健康的综合征做到及早发现及正确诊断,因而对改善胎儿窘迫的预后有重要意义。

胎儿窘迫按发生的时间可分为孕期胎儿窘迫和分娩期胎儿窘迫。本节主要讨论分娩期胎儿窘迫。分娩期胎儿监护是诊断分娩期胎儿窘迫的必要手段,是采用生物物理和生物化学的手段对胎儿宫内安危状态进行评价的方法。

1. 胎儿心率监护　电子胎心监护(electronic fetal monitoring,EFM)作为一种评估胎儿宫内状态的手段,其目的在于及时发现胎儿宫内缺氧,以便及时采取进一步措施,或考虑阴道助产或剖宫产终止妊娠[1-7]。

(1)胎心监护异常的判断

1)基线:胎心率基线是指无胎动无宫缩影响时 10 分钟以上的胎心率平均值。不包括周期性变化和一过性变化。正常胎心率基线维持在 120~160 次 /min。

胎心率基线异常分为:①胎儿心动过速:指胎心率基线 >160 次 /min,持续≥10 分钟。为交感神经兴奋所致,引起胎儿心动过速的原因有:胎儿疾病,如胎儿缺氧、胎龄过小、迷走神经不成熟、胎儿贫血、胎儿感染等;母亲疾病,如感染导致发热、母亲甲状腺功能亢进或使用了兴奋交感神经的药物等。②胎儿心动过缓:指胎心率基线 <110 次 /min,持续≥10 分钟。轻度胎心动过缓无危险,多为枕后位或枕横位导致胎头受压所致;重度胎心动过缓见于严重的胎儿窘迫,如发现胎心率基线由正常范围进行性减慢至 100 次 /min 以下,要高度怀疑胎儿已发生低氧血症,易发生新生儿窒息,需紧急处理。胎儿心动过缓也可见于胎儿先天性心脏传导阻滞。

2)基线变异:指每分钟胎心率自波峰到波谷的振幅改变,分为短变异和长变异。短变异是指每一次胎心跳动至下一次心跳瞬时的胎心率改变,在胎心监护仪描记下显示曲线崎岖、粗糙。长变异指 1 分钟内胎心率基线肉眼可见的上下摆动的波形。此波形由振幅和周期组成。振幅是波形上下摆动的高度,以次 /min 表示。周期是 1 分钟内肉眼可见的波动的频数,以周期 /min 表示。正常波形的频率为

3~5 周期 /min。胎心率基线变异又表现为:①正常变异:变异幅度在 5~25 次 /min;②变异增加:变异幅度 >25 次 /min;③变异减少:胎心率基线变异 <5 次 /min;④无变异:变异幅度 <2 次 /min 或基本看不到变化。

正常胎心基线变异反映经大脑皮质、中脑、迷走神经及心脏传导系统的神经通路活动良好,胎儿储备功能良好,是胎儿健康的表现。在胎心监护中基线变异是判断胎儿安危的重要依据之一。变异加大多见于胎动频繁和急性早期缺氧,而变异减少是胎儿慢性缺氧及酸中毒的表现。基线变异减少或消失也常受一些因素干扰,如胎儿睡眠、胎儿不成熟、缺氧、镇静药的应用及胎儿严重中枢神经系统畸形等。基线变异减少或消失,常提示胎儿宫内缺氧,生后可能有窒息,需引起警惕。

3) 加速:①正常加速,≥32 周,胎动后胎心率增加 ≥15 次 /min,持续时间 ≥15 秒;<32 周,胎动后加速 ≥10 次 /min,持续时间 ≥10 秒为正常。胎心监护曲线出现胎动后的正常加速称为有反应,提示胎儿氧供正常。②无加速(无反应):胎动后胎心率无增加或增加幅度不够,主要原因为胎儿安静睡眠时;孕妇使用镇静药;胎儿缺氧。

4) 减速:①早期减速,减速与宫缩同步发生,宫缩结束,减速的胎心率基线也回到原基线水平。宫缩顶峰与胎心率下降最低点之间时差 <15 秒,平均 3.5 秒,常出现在宫口开大 5~7cm 时胎头下降的过程中。改变母体体位或吸氧,图形不变。注射阿托品可使减速消失,胎心率下降振幅多小于 30 次 /min。通常认为早期减速是由于宫缩时胎头受压所致,当胎头受到产道压迫时,脑血流量减少,产生暂时性局部缺血,副交感神经活动增强,使胎心率下降。如果不伴有基线变异异常或心动过速,则不提示低氧血症、酸中毒。可以尝试通过改变母亲体位缓解胎头受压,并密切监护。②晚期减速:减速常开始于宫缩顶峰之后,宫缩结束,减速的胎心率延迟回到基线水平,减速持续时间较长,宫缩顶峰和胎心率下降最低点之时间差一般大于 30 秒,平均 40 秒,可发生在产程的任何阶段,胎心率基线多偏高,变异减少,注射阿托品不能使减速消失,吸氧、改变体位可能使减速消失。晚期减速是由于胎盘储备功能不足,宫缩后子宫血流量减少及氧含量减少引起。主动脉弓的化学感受器受到低氧刺激导致胎儿血压升高,兴奋副交感传导通路,导致胎心率下降。由于血液循环从胎盘到达主动脉弓需要一段时间,因而减速迟发。如果胎心率基线和变异正常,提示大脑氧气供给尚正常。如果胎心率变异减少或消失,提示胎儿大脑已经受到缺氧的损害。因此,晚期减速的出现提示胎盘功能不全,常见于合并严重血管病变或妊娠特发疾病的母亲,如糖尿病、子痫前期、慢性高血压、肾脏疾病等,胎盘绒毛血管交换能力减弱,宫缩血流减少后出现低氧血症。也可见于由于胎盘早剥、母亲低血压、宫缩过频过强等引起的胎盘血流减少。胎儿的异常,如胎儿生长受限、未成熟儿、Rh 溶血、双胎输血、胎儿宫内感染等也可以引起晚期

减速。③变异减速:胎心率减速与宫缩无特定关系,下降迅速,下降到最低点的时间一般 <30 秒,胎心率下降的幅度和持续的时间也不一致,下降的幅度 >15 次 /min,持续时间 >15 秒,但是 <2 分钟。严重的变异减速胎心率可低于 70 次 /min,基线变异或减速峰谷消失。变异减速主要由脐带受压引起,由于脐带的缠绕受压、牵拉、扭转、打结,可致母婴间气体交换受阻,胎儿血液循环障碍,使胎儿氧供减少及血压升高,反射性引起迷走神经兴奋。短时间的轻度变异减速不会对胎儿造成明显影响,但如果连续发生重度变异减速,便可能因脐带血流被阻断,造成胎儿严重缺氧和代谢性酸中毒。

5) 正弦图形:在无胎动反应的基础上,基线率在正常范围内规律平滑摆动,短变异消失,振幅幅度为 5~15 次 /min,周期为 3~5 次 /min,持续时间 ≥20 分钟。类似于数学中的正弦曲线。严重缺氧、贫血可引起正弦曲线,可见于 Rh 血型不合、胎胎输血、胎母输血等。如果短暂出现,持续时间不超过 20 分钟,之后就恢复到正常变异,不提示缺氧[1-7]。

(2) 胎心监护曲线的分类及其临床意义:胎心监护曲线可分为 3 种类型。

1) 正常或反应型:胎心率基线 120~160 次 /min,在 20 分钟内有 2 次加速,加速 >15 次 /min,持续时间 >15 秒;可以没有加速,但必须有正常的基线率和基线的变异,变异范围在 10~25 次 /min 之间;正常基线率伴有早期减速,但必须伴有加速。

2) 可疑胎儿窘迫图形:在 20 分钟内没有加速,但基线率正常,基线变异在 5~10 次 /min 之间;胎心率基线 >160 次 /min 或 <120 次 /min,变异幅度 >25 次 /min 或 <5 次 /min;轻度变异减速(胎心率下降,但不低于 80 次 /min,30 秒内可恢复)。

3) 胎儿窘迫图形:在正常宫缩的情况下,晚期减速连续出现达 15 分钟以上者;胎心率曲线变异消失(短变异减少或消失持续 60 分钟以上者);重度心动过缓(胎心率基线由正常范围进行性减慢达 100 次 /min 以下,持续 10 分钟);重度变异减速(胎心率降至 60~70 次 /min,持续 60 秒以上,反复出现持续 30 分钟以上);晚期减速或变异减速合并短变异减少 / 消失者[1-7]。

2. 羊水性状监测　羊水是胎儿的外围保护,使其不致受到挤压,防止胎体畸形和胎肢粘连,羊水的性状可以在一定程度上反映胎儿的状况。如血性羊水提示有无胎盘早剥、血管破裂等出血情况;羊水异味应注意有无宫内感染;金黄色羊水应注意溶血性疾病。对于羊水胎粪污染的临床意义有争议,一些学者认为是胃肠道成熟的反映,羊水胎粪污染的发生率随胎龄的增长而增加,是一种生理过程;但另一些学者认为,羊水胎粪污染与胎儿缺氧引起迷走神经兴奋、肠蠕动亢进和肛门括约肌松弛有关。如前羊水少,羊水Ⅲ度污染,表示缺氧严重,时间至少已过 6 小时;羊水Ⅱ度污染

常表示急性缺氧;I度污染多表示慢性缺氧的代偿期[1-2]。

3. 胎儿头皮血气分析　血样由胎儿先露部获得(通常是头皮,有时可为臀部),此操作仅能在破膜后进行,禁忌证为胎儿有血液系统疾病或孕妇患单纯疱疹、HIV 等感染性疾病。根据血气 pH、BE、PO_2 值等判断胎儿有无缺氧、酸中毒。有人提出 pH<7.20 为异常,pH<7.15 为危险,pH 7.25~7.30 为正常[1]。

4. 胎儿脉搏血氧饱和度测定　在胎儿心率监护不能明确诊断时,胎儿脉搏血氧饱和度测定是一种有力的辅助措施。正常胎儿脉搏血氧饱和度为 30%~70%,胎儿脉搏血氧饱和度 >30% 与胎儿血 pH>7.20 有良好的相关性[1]。

(四) 胎儿窘迫的处理

产程中胎儿监护的目的主要是发现胎儿宫内缺氧,当出现异常时要及时寻找原因并采取措施,缓解胎儿缺氧。常用的保守性措施有吸氧、改变体位、静脉输液、停用缩宫素、纠正仰卧综合征、宫缩过强者使用宫缩抑制剂、阴道检查以排除脐带脱垂等。吸氧可以增加氧气的供给,改变体位可以解除脐带受压导致的减速,静脉输液可以增加血容量从而增加子宫和胎盘血流量。停用缩宫素可以减少宫缩过频的发生。

胎儿窘迫如果无法去除病因,保守性措施治疗无效,应在短时间内结束分娩,若短时间内经阴道分娩困难,可考虑剖宫产,让胎儿脱离宫内缺氧环境,出生后再给予治疗。无论是剖宫产还是阴道助产,术前均应做好新生儿窒息的抢救准备工作。

围产期窒息包括胎儿窘迫和出生窒息,新生儿出生窒息常与胎儿窘迫有关,胎儿窘迫的防治对降低出生窒息的发生及降低新生儿死亡率和致残率有重要意义[2]。

(叶鸿瑁)

参考文献

1. 张为远,黄醒华.中华围产医学.北京:人民卫生出版社,2012:608-612.

2. 曹泽毅.中华妇产科学.第 3 版.北京:人民卫生出版社,2014:370-377.

3. 刘兴会,漆洪波.难产.北京:人民卫生出版社,2015:76-83.

4. 贺晶,张珂.产程中胎儿安全监测.中华实用妇科与产科杂志,2012,28(2):87-89.

5. Cunningham FG,Leveno KJ,Bloom ST,et al.Williams Obstetrics.23th ed. McGraw-Hill,2010:334-347.

6. Mill DA.Intrapartum Fetal Heart Rate Monitoring:A Standardized Approach to Management.Clin Obstet Gynecol,2011,54:22-27.

7. Miller DA.Miller LA.Electronic fetal heart rate monitoring:applying principles of patient safety.Am J Obstet Gynecol,2012,206:278-283.

第 3 节　新生儿复苏技术

新生儿窒息是新生儿死亡、伤残的重要原因,正确规范的复苏对降低窒息的死亡率、伤残率非常重要。1987 年美国儿科学会和美国心脏协会建立新生儿复苏项目以后,制定了新生儿复苏指南,并在循证医学的基础上每 5 年修改一次[1]。结合中国国情,中国新生儿复苏项目专家组于 2005 年制定了中国新生儿复苏指南,并于 2011 年和 2016 年进行了两次修改[1,3]。本节参照国内外最新指南,介绍目前最新的复苏理论和技术。

(一) 复苏的准备

1. 医务人员的配备

(1) 每次分娩时有 1 名熟练掌握新生儿复苏技术的医护人员在场,其职责是照料新生儿。

(2) 复苏 1 名严重窒息儿需要组成 3~4 人的复苏团队,复苏团队每个成员需有明确的分工,均应具备熟练的复苏技能。

(3) 多胎分娩的每名新生儿都应由专人负责。

2. 器械和用品的准备　产房内应备有整个复苏过程所必需的、功能良好的全部器械。预计新生儿高危时,应将器械打开备用。

常用的器械和用品如下。

(1) 吸引器械:吸引球囊、吸引器和管道、吸管(5F 或 6F、8F、10F、12F)、胃管(8F),胎粪吸引管。

(2) 正压人工通气器械:新生儿复苏气囊(气流充气式或自动充气式气囊,常用自动充气式气囊)或 T- 组合复苏器,不同型号的面罩(最好边缘有软垫)、配有气流表和导管的氧源,有条件者准备脉搏血氧饱和度仪、空氧混合仪。

(3) 气管内插管器械:带直镜片的喉镜(0 号,早产儿用;1 号,足月儿用)、喉镜的备用灯泡和电池、不同型号的气管导管、金属芯、剪刀、气管导管的胶带或固定装置、酒精棉球。有条件者准备喉罩气道、二氧化碳监测器。

(4) 其他:辐射保暖台或其他保暖设备、温暖的毛巾、肩垫、氧气导管、无菌手套、时钟、听诊器(最好新生儿专用)、胶布等。

3. 药品和给药的准备　肾上腺素(浓度 1∶1000,用前配成 1∶10 000)。等渗晶体液(生理盐水或乳酸林格液),注射用水。纳洛酮 0.4mg/ml(每安瓿 1ml)或 1.0mg/ml(每安瓿 2ml)。脐静脉插管用品:消毒手套、解剖刀或剪刀、碘酒溶液、脐带胶布、脐静脉导管(3.5F、5F)、三通管。注射器(1、3、5、10、20、50ml)、针头[1-2]。

(二) 复苏方案

新生儿窒息目前采用的复苏方案为 ABCD 方案。

- A(airway)　建立通畅的气道
- B(breathing)　建立呼吸,进行正压人工通气
- C(circulation)　进行胸外心脏按压,维持循环

• D（drug）　药物治疗

约 90% 的新生儿可以毫无困难地完成宫内到宫外环境的过度。他们需要少许帮助或根本无须帮助就能开始自主且规则的呼吸；约有 10% 的新生儿在出生时需要一些帮助才能开始呼吸；约有 1% 需要使用各种复苏措施才能存活。

以下复苏步骤的倒三角图形显示了复苏步骤和需要复苏的新生儿之间的关系。顶端的是所有新生儿都需要的步骤，而底部的是少数新生儿需要的步骤（图 7-3-1）。

此评估 - 决策 - 措施的程序在整个复苏中不断重复（图 7-3-2）。

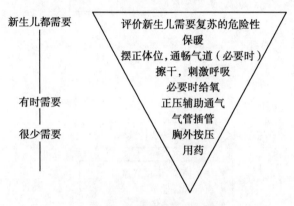

图 7-3-1　复苏步骤的倒三角

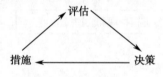

图 7-3-2　复苏的实施

评估主要基于以下 3 个体征，呼吸、心率、血氧饱和度。通过评估这 3 个体征中的每一项来确定每一步骤是否有效。其中心率对于决定进入下一步骤是最重要的。

2016 年 4 月中国新生儿复苏项目专家组制定的"中国新生儿复苏流程图（2016）"见图 7-3-3[1-3]。

（三）复苏的实施

1. **快速评估**　出生后立即用几秒钟的时间快速评估以下 4 项指标。

（1）是否足月儿：早产儿常常由于肺发育不成熟、肌肉无力而不能进行有效的呼吸，而且生后不能很好地保持体温，因此，应当将早产儿放在辐射保暖台上进行评估和初步复苏。

（2）羊水是否清亮：羊水正常是清亮的，如羊水有胎粪污染则不清亮，常是宫内缺氧的结果。

（3）是否有哭声或呼吸：是判断新生儿有无窒息的最重要指标，观察新生儿胸部就可以看出是否有呼吸，有力的哭声也说明有呼吸。喘息是在缺氧或缺血时发生的一系列单次或多次深吸气，说明有严重的呼吸抑制。

（4）肌张力是否好：也是判断新生儿有无窒息的重要指标，健康足月新生儿应四肢屈曲且活动很好。

如以上任何一项为否，则需要进行以下初步复苏。

2. **初步复苏**

（1）保暖：将新生儿放在辐射保暖台上或因地制宜采取保温措施，如用预热的毯子裹住婴儿以减少热量散失、将床垫预热、提高环境温度等。

早产儿尤其是 VLBW 儿，即使用传统的措施减少热丢失，仍会发生低温。因此推荐塑料膜保温措施（见"早产儿复苏"）。

（2）建立通畅的呼吸道

1）摆正体位：新生儿应仰卧，颈部轻度仰伸到"鼻吸气"位置，使咽后壁、喉和气管成直线，可以让空气自由出入。应注意勿使颈部伸展过度或不足，这两种情况都会阻碍气体进入。

2）吸引：胎儿娩出后，如口咽部有分泌物，用吸球或吸管（8F 或 10F）先口咽后鼻清理分泌物。过度用力吸引可能导致喉痉挛和迷走神经性的心动过缓和延迟自主呼吸的开始。应限制吸管的深度和吸引时间（<10 秒），吸引器的负压不超过 13.3kPa（100mmHg）[1,2,5-9]。

3）羊水胎粪污染时的处理：对羊水胎粪污染的新生儿是否气管插管吸胎粪，一直是个有争议问题。2015 年美国新生儿复苏指南不再推荐羊水胎粪污染时常规气管内吸引胎粪（无论有无活力）。根据我国国情和实践经验，中国新生儿复苏项目专家组做如下推荐：当羊水胎粪污染时，首先评估新生儿有无活力：新生儿有活力时，继续初步复苏；新生儿无活力时，应在 20 秒内完成气管插管及用胎粪吸引管吸引胎粪（图 7-3-4）。如果不具备气管插管条件，而新生儿无活力时，应快速清理口鼻后立即开始正压通气[1,4]。

4）气管插管吸引胎粪的方法：将气管导管插入气管（操作步骤见"气管插管"），连接胎粪吸引管和吸引器，用右手示指将气管导管固定在新生儿的上腭，左手示指按压胎粪吸引管的手控口使其产生负压，边退气管导管边吸引，3~5 秒将气管导管撤出气管外并随手快速吸引一次口腔内分泌物。全部操作 20 秒内完成（图 7-3-5）。

（3）擦干：快速擦干全身。

（4）刺激：用手拍打或手指弹患儿的足底或摩擦背部 2 次以诱发自主呼吸，如无效，表明新生儿处于继发性呼吸暂停，应按以下步骤继续进行复苏。

初步复苏需时 30 秒[1,2,5-9]。

3. **评价新生儿及继续复苏步骤**　初步复苏后评估新生儿的 2 项指标，呼吸、心率。评估呼吸可观察新生儿有无正常的胸廓起伏及听诊双肺呼吸音。评估心率可触摸新生儿的脐动脉搏动或用听诊器听诊新生儿的心跳，数新生儿 6 秒的心跳次数，乘以 10 即得出每分钟心率的快速估计值。近年来脉搏氧饱和度仪用于新生儿复苏，可以测量心率和氧饱和度。为了更准确地评估心率，2015 年国际指南推荐

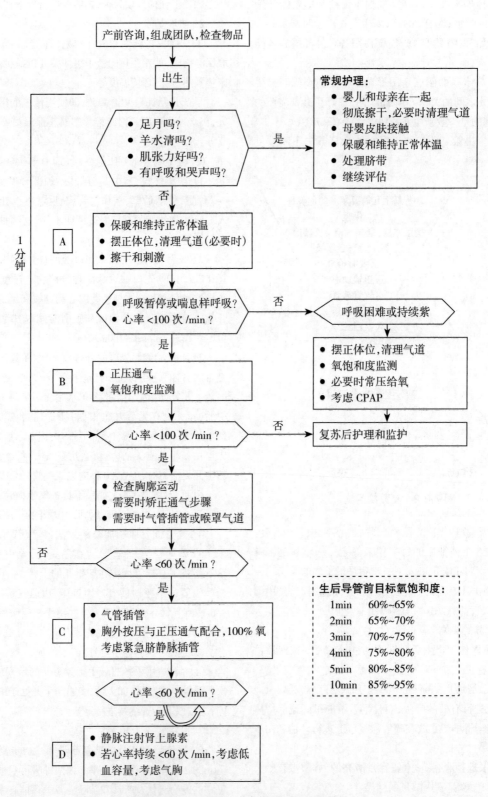

图 7-3-3　中国新生儿复苏流程图(2016)

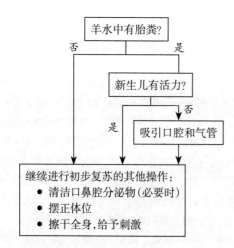

图 7-3-4　羊水胎粪污染的处理

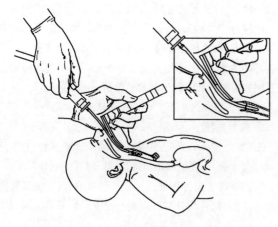

图 7-3-5　用气管导管和胎粪吸引管吸引胎粪

应用 3 导心电图测量心率，考虑到我国国情，我们建议有条件的单位可以试用，并总结经验[1,4]。

4. 正压通气

（1）正压通气的指征：呼吸暂停或喘息样呼吸和（或）心率 <100 次 /min，给正压通气。正压通气是复苏流程中最重要的部分。

对有以上指征者，要求在黄金一分钟内实施有效的正压通气。

如果新生儿有呼吸，心率 >100 次 /min，但有呼吸困难或持续发绀，给清理气道、脉搏血氧饱和度监测，可常压给氧或持续气道正压通气（CPAP），特别是早产儿。

（2）有关正压通气用氧的推荐：建议县以上医疗单位创造条件在产房添置空气 - 氧混合仪以及脉搏血氧饱和度仪。无论足月儿或早产儿，正压通气均要在血氧饱和度仪的监测指导下进行。足月儿开始用空气进行复苏，早产儿开始给 21%~40% 的氧，用空气 - 氧混合仪根据血氧饱和度调整给氧浓度，使氧饱和度达到目标值（见图 7-3-3）。在我国，有一些医院没有配备脉搏血氧饱和度仪或空气 - 氧混合仪或两者皆无。我们建议，如果没有以上两种仪器，利用

自动充气式气囊复苏时，有 3 种氧浓度可用：自动充气式气囊不连接氧源，氧浓度 21%（空气）。连接氧源，不加储氧器，可得到约 40% 浓度的氧。连接氧源，加储氧器得 100%（袋状）、90%（管状）氧[1,2,4]。

脉搏氧饱和度仪的传感器应放在导管前位置（即右上肢，通常是手腕或手掌的中间表面）。在传感器与仪器连接前，先将传感器与婴儿连接有助于最迅速地获得信号[2]。

（3）正压人工通气的频率和压力：正压人工通气的呼吸频率为 40~60 次 /min。使足月新生儿肺开始膨胀所需要的吸气峰压是 30~40cmH$_2$O，以后维持 20~25cmH$_2$O（1cmH$_2$O=0.098kPa）。有效的正压通气应显示心率迅速增快，胸廓起伏及两侧呼吸音良好。高的肺容量和气道压力可引起肺损伤，如果婴儿表现很深的呼吸，则肺过度膨胀，说明操作者用的压力过高，有产生气胸的危险。最好应有压力监测。

研究证明，较大的吸气峰压容易引起早产儿肺损伤，因此，提出早产儿可用的吸气峰压为 20cmH$_2$O 或更低，应有压力监护。早产儿应用正压通气时保持呼气末正压（PEEP）能增加功能残气量，改善肺顺应性和气体交换，对抗肺损伤。对复苏后有自主呼吸的早产儿保持持续的 PEEP 也有益。因此，早产儿复苏最好应用 T 组合复苏器。

（4）矫正通气步骤：如达不到有效通气（胸廓无起伏），需做矫正通气步骤，包括，检查面罩和面部之间是否密闭，再次通畅气道（可调整头位为鼻吸气位，清除分泌物，使新生儿的口张开）及增加气道压力。矫正通气后，如心率 <100 次 /min，可进行气管插管或使用喉罩气道。

（5）评估及处理：经 30s 有效正压通气后，如有自主呼吸且心率 ≥100 次 /min，可逐步减少并停止正压通气，根据脉搏血氧饱和度值决定是否常压给氧；如心率 <60 次 /min，气管插管正压通气并开始胸外按压。

（6）插胃管：持续气囊面罩正压通气（>2 分钟）可产生胃充盈，应常规经口插入 8F 胃管，用注射器抽气并保持胃管远端处于开放状态[1,2,5-9]。

（7）正压人工呼吸复苏装置的应用

1）自动充气式气囊（图 7-3-6）：是目前最常用的复苏装置，如名称所指，在无压缩气源的情况下，可自动充气，如不挤压，一直处于膨胀状态。它的吸气峰压（PIP）取决于挤压气囊的力量，它不能提供 PEEP。结构上有如下特点：①氧与空气混合气体的出口为单向，有单向阀门，加压、吸气时打开，呼气时关闭。不能做常压给氧用。②储氧器功用：不用储氧器，供 40% 氧。用密闭式储氧器，供 100% 氧。管状储氧器，供 90% 氧。③安全装置：减压阀，当压力 >3.43kPa（35cmH$_2$O）时，阀门被顶开，防止过高的压力进入肺脏。

2）气流充气式气囊（图 7-3-7）：又称麻醉气囊，靠压缩气源来的气流充盈，不用时处于塌陷状态，当气源将气体压入气囊，且面罩紧贴面部时气囊才能充盈。PIP 由进入气

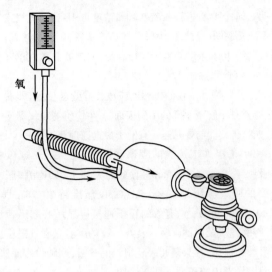

图 7-3-6　自动充气式气囊

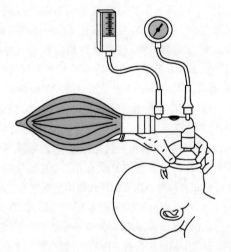

图 7-3-7　气流充气式气囊

体的流速,气流控制阀的调节和挤压气囊的力量决定。可提供 PEEP,PEEP 由一个可调节的气流控制阀控制。可做常压给氧。

3) T-组合复苏器(T-Piece)(图 7-3-8):是近年来国际上应用比较多的一种正压通气装置,由一个调节压力的装置和一个手控的 T 形管道构成。与气流充气式气囊一样,也需要压缩气源。是单手操作,操作者用拇指或其他手指堵塞或打开 T 形管的开口,使气体交替进出新生儿体内,给予间断的 PIP。主要优点是可提供 PEEP,预设 PIP 和 PEEP,并使 PIP 和 PEEP 保持恒定,更适于早产儿应用。

4) 面罩的特点和有效应用:面罩有不同的形状、大小,可以用不同的材料制成。新生儿面罩的选择取决于是否适合新生儿的面部。应使面罩与新生儿的面部形成密封。面罩的周围可有或无缓冲垫。缓冲垫可使面罩与婴儿面部的形状一致,更容易形成密封,并减少对新生儿面部的损伤。

面罩分为 2 种形状,圆形和解剖形。解剖形面罩适合面部的轮廓,当放在面部时,它的尖端部分恰罩在鼻上。面罩有不同的大小,适于足月儿或早产儿。面罩边缘应能覆盖下颌的尖端、口和鼻,但勿覆盖眼睛。面罩过大可损伤眼睛,且密封不好。过小不能覆盖口和鼻,且可堵塞鼻孔[2]。

5. 胸外按压

(1) 胸外按压的指征:30 秒有效的正压通气后,心率持续 <60 次 /min,应在继续正压通气的同时开始胸外按压。

在胸外按压前为保证正压通气有效地进行,应气管插管正压通气,配合胸外按压。胸外按压时给氧浓度要提高到 100%。

(2) 胸外按压的手法:胸外按压有两种手法:①拇指法,双手拇指端压胸骨,根据新生儿体型不同,双拇指重叠或并列,双手环抱胸廓支撑背部;②双指法,右手食、中两个手指尖放在胸骨上进行按压,左手支撑背部。

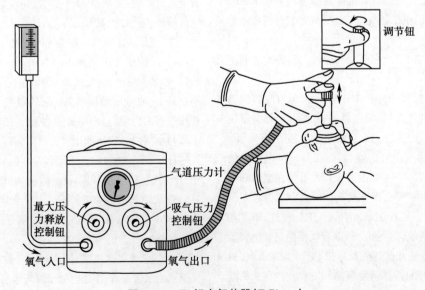

图 7-3-8　T-组合复苏器(T-Piece)

因为拇指法能产生更高的血压和冠状动脉灌注压,操作者不易疲劳,加之采用气管插管正压通气后,拇指法可以在床头做,不影响在脐部做脐静脉插管,拇指法成为大家喜欢应用的方法[1,2,4]。

(3)胸外按压的位置和深度:给新生儿施行胸外按压时,对胸骨下 1/3 用力,位置在剑突和乳头连线下方。注意避免直接对剑突用力。摆好手与手指的位置后,要用足够的压力使胸骨下陷约前后胸直径 1/3 的深度,然后放松令心脏充盈。1 次按压包括 1 次下压与 1 次放松的动作。实际下压的距离取决于新生儿的体型大小。

(4)胸外按压的操作:胸外按压的下压时间应稍短于放松时间,使心脏输出量达到最大。胸外按压时拇指或其他手指的指尖(根据使用按压方法的不同)在按压和放松的过程中,应始终不离开胸骨的压迫区。两次压迫之间,拇指或其他手指不得离开胸部。

(5)胸外按压与呼吸的配合:胸外按压要两人合作完成,一人进行正压通气,一人做胸外按压。胸外按压要与呼吸很好的配合,在按压放松的时候要保证胸廓能很好地扩张,但按压者的拇指不能离开胸壁。按压与呼吸的比例为 3∶1,即每分钟按压 90 次,人工呼吸 30 次,共 120 次,每 1 循环(按压 3 次通气 1 次)需时 2 秒。每次人工呼吸后第 1 次按压时呼气。按压 45~60 秒后评估心率,如心率 >60 次 /min,停止胸外按压继续人工通气,如心率仍 <60 次 /min,加用药物肾上腺素[1,2,5-9]。

6. 气管插管

(1)气管插管的指征:①新生儿羊水胎粪污染且无活力时需气管插管吸引胎粪;②如正压人工呼吸不能充分改善临床症状,无良好的胸廓起伏,或需要正压人工呼吸持续超过数分钟时,可考虑气管插管,以改善正压通气的效果;③如需胸外按压,气管插管可有利于正压通气和胸外按压更好的配合,并使每次正压通气取得最大效率;④如需要用肾上腺素刺激心脏,在建立静脉途径前常用的途径是直接注入气管,需要气管插管;⑤疑有膈疝,不用面罩而用气管插管,可防止空气进入胃肠道,妨碍肺扩张。

(2)气管插管的实施

1)选择喉镜:足月儿使用的型号喉镜镜片为 1 号,早产儿为 0 号。

2)根据体重选择合适内径的气管导管(表 7-3-1)。

表 7-3-1 气管导管内径

导管内径(mm)	新生儿体重(g)	妊娠周数(w)
2.5	<1000	<28
3.0	1000~2000	28~34
3.5	2000~3000	34~38
3.5~4.0	>3000	>38

3)确定气管插管深度:按体重计算管端至口唇的长度(cm),可按出生体重(kg)加 5~6 计算(表 7-3-2)。

表 7-3-2 气管导管的插入深度

新生儿体重(kg)	管端至口唇的长度(cm)
1	6~7
2	7~8
3	8~9
4	9~10

4)气管插管的步骤:①操作者左手持握喉镜。②保持新生儿的头部呈"鼻吸气"位置。整个过程中,应常压给氧。③喉镜应沿着舌面右侧滑入,将舌推至口腔左侧,推进镜片直至尖端到达会厌软骨谷。④轻轻提起镜片,提升整个镜片而非镜片尖端。⑤寻找解剖标记,声带看起来像反向的字母"V"(图 7-3-9)。必要时,吸引分泌物改善视野。⑥如声门关闭,等待其开放。插入气管导管端直到声带线达到声门水平。⑦撤出喉镜时,将导管紧贴患儿上腭。如有金属芯,握住导管,将金属芯从管中撤出。以上步骤需要在 30s 内快速完成。如无法暴露声门并在 30 秒内插入导管,则撤出喉镜,用气囊面罩给新生儿做正压人工呼吸使新生儿稳定,然后重试。

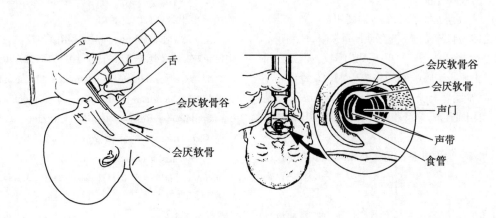

图 7-3-9 识别声门的解剖标记

5）气管插管位置的判断：如导管已在正确位置，应观察到①心率增加，心率迅速增加是插管位置正确和正压通气有效的重要指征。②每次呼吸时胸廓对称扩张，有双肺呼吸音，但胃区无声音。③呼气时，管内壁有雾气凝结。④CO_2检测器可确定呼出 CO_2 的存在。⑤胸片显示导管管端在锁骨或稍下水平[1,2,5-9]。

6）气管插管的替代装置 - 喉罩气道（laryngeal mask airway，LMA）：当面罩 - 气囊正压人工通气失败以及气管插管不可能或不成功的情况下，可用喉罩气道。喉罩气道是一个用于正压人工通气的气道装置（图 7-3-10），为一个带有边圈可扩张的软椭圆形喉罩与弯曲的气道导管连接而成的装置。操作者用示指将此装置插入新生儿的口腔并沿其硬腭直到顶端接近食管。当喉罩完全插入，打气使边圈扩张，扩张的喉罩覆盖喉口并使边圈与咽下区的轮廓一致，用低压封堵住食管。该气道导管有一个 15mm 的连接管，可连接复苏囊或呼吸器。施行正压人工通气时，压力通过气道导管传送到喉罩，进入到新生儿的气管。

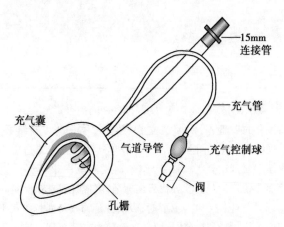

图 7-3-10　喉罩气道

喉罩气道是气管插管的替代装置，随机对照研究发现当气囊面罩人工通气不成功时应用喉罩气道和气管内插管的应用无明显的区别。但有以下情况，如需吸引胎粪污染的羊水、胸外按压、VLBW 儿或需要气管内给药时应用气管内插管而不应用喉罩气道[1,2]。

7.**药物**　在新生儿复苏时，很少需要用药。新生儿心动过缓通常是因为肺部充盈不充分或严重缺氧，而纠正心动过缓的最重要步骤是充分的正压人工呼吸。但是在足够的 100% 氧正压人工呼吸和胸外按压 45~60 秒后心率仍 <60 次 /min，应给肾上腺素或扩容或二者皆给。少数情况下，复苏后可用碱性液、麻醉药对抗剂或血管加压剂。

（1）肾上腺素

1）给药指征：在 30 秒正压通气和 45~60 秒胸外按压配合正压通气后，心率仍 <60 次 /min，需要使用心脏兴奋剂肾上腺素。

2）剂量和给药途径：过去推荐首剂量肾上腺素通过气管内导管给予，因为建立静脉给药途径需要时间，气管内给

药迅速。但近年来研究显示，气管内给药如发挥作用所需剂量远大于通常的推荐剂量，因此，推荐一旦脐静脉途径建立，应尽可能脐静脉给药。推荐剂量是每次 0.01~0.03mg/kg（即 1：10 000 溶液 0.1~0.3ml/kg），不推荐大剂量静脉给药，因为动物和人的研究发现，如大剂量静脉给药可引起高血压、心肌和神经功能的损害。在脐静脉通道未建立或正在建立时可先气管内给药，剂量大于静脉剂量，为 0.05~0.1mg/kg（即 1：10 000 溶液 0.5~1.0ml/kg），最大量不得超过 0.1mg/kg，因其安全性尚未得出最后的结论。不论何种途径给药，肾上腺素的浓度应为 1：10 000（0.1mg/ml）。

（2）扩容剂

1）扩容剂的应用指征：有低血容量的新生儿、已怀疑失血或新生儿休克（苍白、脉搏微弱、毛细血管再充盈时间 >3 秒）且对其他复苏措施无反应时考虑扩充血容量。

2）扩容剂的选择：可选择等渗晶体溶液，推荐生理盐水或乳酸林格液，不选择胶体液如白蛋白。大量失血则需要输入与患儿交叉配血阴性的同型血或 O 型红细胞悬液。

3）使用方法：生理盐水首次剂量为 10ml/kg，经脐静脉缓慢推入（>5~10 分钟）。在进一步的临床评估和观察反应后可重复注入。给窒息新生儿和早产儿不恰当的扩容会导致血容量超负荷或发生并发症，如颅内出血。

（3）纳洛酮：新生儿复苏应用纳洛酮应有严格的适应证，具备如下条件可使用纳洛酮：①正压通气使心率和肤色恢复正常后出现严重呼吸抑制；②母亲在分娩前 4 小时以内有应用麻醉、镇痛药历史。应用时要注意：①必须先完成建立通畅的气道和正压通气；②母亲吸毒者或使用美沙酮者不能使用纳洛酮，否则导致新生儿惊厥。纳洛酮剂量为 0.1mg/kg，静脉或肌内注射。

（4）新生儿复苏时不推荐使用碳酸氢钠[1,2,5-9]。

（叶鸿瑁）

参考文献

1. 中国新生儿复苏项目专家组 . 中国新生儿复苏指南（2016 年北京修订）. 中华围产医学杂志，2016，19（7）：481-486.

2. 叶鸿瑁，虞人杰 . 新生儿复苏教程 . 第 6 版 . 北京：人民卫生出版社，2012：1-137.

3. 叶鸿瑁 . 新生儿复苏国际指南和教材的进展及国内实施策略 . 中华围产医学杂志，2013，16（12）：705-708.

4. American Heart Association.Part 13：neonatal resuscitation：2015 American Heart Association Guidelines Update for Cardiopulmonary Resuscitation and Emergency Cardiovascular Care. Circulation，2015，132（suppl 2）：S543-S560.

5. Neonatal resuscitation instructor manual.5th ed. American Academy of Pediatrics and American Heart Association，2011：1-96.

6. Christine AG，Sherin UD. Avery's Disease of the Newborn.9th ed. USA：Elsevier Saunders，2012：328-340.

7. Richard JM，Avroy AF，Michele C W. Fanaroff and Martin's Neonatal-Perinatal Medicine：diseases of the fetus and infant.9th ed. USA. Elsevier Mosby，2011：449-457.

8. Gomella TL，Cunningham MD，Eyal FG，et al. Neonatology：Management，Procedures，On-Call Problems，Diseases，and Drugs.7th ed. New York：McGraw-Hill Companies，2013：15-24.

9. Gardner SL，Carter BS，Hines ME.Merenstein and Gardner's Handbook of Neonatal Intensive Care. 8th ed. USA. Elsevier Mosby，2016：47-70.

第4节　复苏后管理及特殊情况的处理

（一）复苏后的监护和管理

接受重大复苏的新生儿受到严重应激，可能有多器官损害的危险，这些损害也许不会立即表现出来。不要假设已成功复苏的新生儿就是健康的，可以像普通新生儿一样对待他们。有些复苏后的新生儿会自主呼吸，而另一些还需要辅助通气。发生复苏后并发症的可能性与复苏的时间和程度成正比。脐血或复苏后立即从新生儿采血检查 pH 及剩余碱值有助于估计窒息的程度。复苏后的新生儿可能有多器官损害的危险并仍有再恶化的可能，一旦足够的通气和循环建立，应给予密切监护和护理。接受过重大复苏的新生儿应在可提供继续监护的环境中照料，继续监护包括温度管理，生命体征的密切监视和并发症早期发现。应继续监测氧饱和度，呼吸、心率和血压。实验室检查如血细胞比容和血糖、血电解质，还需做血气分析。

复苏后的新生儿要给予最佳的护理，做好保暖，体温维持在 36.5℃ 的中性温度，保持呼吸道通畅，适当限制入量和控制脑水肿。围产期窒息期间无氧代谢消耗的葡萄糖比有氧情况下消耗的多得多。虽然最初儿茶酚胺分泌会导致血糖升高，但储存的葡萄糖（肝糖原）在围产期窒息期间很快耗尽，产生低血糖症。低血糖可以加重新生儿窒息引起的脑损伤，因此要维持血糖在正常水平，防止低血糖。低血糖的干预标准：不论胎龄，低于 2.6mmol/L（47mg/dl）为临床需要补糖处理的界限值。

要及时对脑、心、肺、肾及胃肠等器官功能进行监测，早期发现异常并适当干预。新生儿窒息可以引起多脏器损害，如脑损伤（HIE）、心肌损害、肺损害、肾损害、胃肠道损害、肝脏损害等，要早期发现，及时治疗，以减少窒息的死亡率和伤残率[1-4]。

（二）特殊情况的处理

如按复苏流程规范复苏，患儿情况无改善，无良好的胸廓运动，未听及呼吸音可能存在以下问题。

1. 气道机械性阻塞　①咽部或气管内有胎粪或黏液阻塞：清除气道内胎粪或黏液阻塞的有效方法是插入气管导管进行吸引。②先天性后鼻孔闭锁：新生儿只能张口呼吸，否则出现呼吸窘迫，吸引管不能通过后鼻孔，需经口腔插入气管导管或放一塑料口腔气道缓解症状。③咽部气道畸形：如 Pierre-Robin 综合征，新生儿出生时下颌短小，导致咽部气道严重狭窄，后置的舌进入咽并在喉上将其堵塞，引起呼吸困难。处理是使新生儿俯卧，使舌向下，打开气道，或经鼻腔插入气管导管。其他气道畸形如喉蹼、水囊状淋巴管瘤、先天性甲状腺畸形等。

2. 肺功能损伤　任何聚集于胸腔内的物质可影响肺随胸廓扩张，导致新生儿呼吸窘迫、发绀和心动过缓。①张力性气胸：多见于 MAS，肺部胎粪阻塞致局限性肺气肿肺泡破裂所致，气胸引起呼吸窘迫、青紫和心动过缓，患侧呼吸音减低，X 线胸片可确诊。处理是在患侧腋前线第 4 肋间隙沿肋骨上沿穿刺引流。②先天性膈疝：因横膈构造不全，一些腹腔器官进入胸腔，压迫该侧肺，引起持续呼吸窘迫，舟状腹，疝侧呼吸音减低，X 线胸片可确诊。这类病儿不能用面罩做正压人工呼吸，否则部分气体进入位于胸腔内的胃肠，影响肺充盈，加重呼吸窘迫。应气管插管通气，同时插胃管排气，最终需手术治疗。③其他：先天性肺发育不全、宫内感染性肺炎等。

3. 先天性心脏病　尽管正压人工呼吸有效，新生儿胸廓运动良好，两侧呼吸音清晰对称，但新生儿持续发绀或心动过缓，可能为先天性心脏病或先天性房室传导阻滞。必要时做胸片、心电图或超声心动图检查。有先天性心脏病的患儿很少在生后立即发病，所以无法成功复苏的原因多为通气问题[1-2]。

（三）早产儿复苏

近年来早产儿复苏越来越受到人们的关注，对早产儿的复苏和复苏后的处理提出了更高的要求。

1. 早产儿的病理生理特点　①皮肤薄、体表面积大（与体重比）、脂肪少，容易丢失热量。体温中枢不成熟，体温控制能力差。②呼吸中枢发育不完善，呼吸肌力弱，造成自主呼吸困难。③肺发育不成熟，PS 缺乏，使通气困难，肺部容易受到正压通气的伤害。④组织发育不成熟，易受过度吸氧的损害。⑤发育中的脑组织毛细血管脆弱，容易破裂致颅内出血。⑥血容量小，对失血引起的低血容量敏感。⑦免疫系统发育不成熟，容易感染。

2. 早产儿低体温的处理　早产儿低体温是导致新生儿死亡的危险因素。有研究显示，入院时体温 <35.0℃ 与 ELBW 早产儿死亡率升高密切相关。

早产儿的保温方法：①升高产房的室温，对孕周 <28 周的新生儿，产房的温度应保持至少 26℃。②用辐射保暖台，分娩前提前打开辐射保暖台的电源。③提前加热辐射保暖台的垫子，或放置便携式加热垫，擦干，预热毛巾。④对于体重 <1500g 的早产儿，采取塑料膜包裹可降低发生体温过低的风险，方法是：早产儿出生后不擦干，即刻从脚趾到肩部放入一个塑料袋中，头在外，置于辐射加热装置上，此保

温措施不应当影响复苏的措施如气管插管,胸外按压,开放静脉等进行。随时监测体温,避免过冷或过热,保持腋下温度 36.5℃左右[1-2,5]。

3. 早产儿复苏用氧　早产儿更容易受到高氧损伤,不宜用 100% 氧复苏。早产儿肺发育不成熟,缺乏 PS,空气也不能用于早产儿复苏。因此,2016 年中国新生儿复苏指南建议小于 35 周的早产儿开始复苏用 21%~40% 的氧。

复苏时用空气 - 氧混合仪和脉搏血氧饱和度仪,上调或下调给氧浓度,使血氧饱和度逐渐增加至出生后导管前血氧饱和度标准值。当血氧饱和超过到 95% 时,停止用氧。

4. 预防 RDS　对有可能发生早产的孕妇于分娩前 24 小时~7 天静脉或肌内注射地塞米松,促进肺成熟,减少 RDS 发生或减轻症状。对极不成熟早产儿,出生后有可能需要气管内注入 PS 预防或治疗 RDS。对复苏后需要 PS 的早产儿可采取"INSURE"技术,即"气管插管 -PS- 拔管后鼻塞 CPAP",部分患儿可避免机械通气,此技术已得到临床应用。

5. 减少颅脑损伤　胎龄不足 32 周的早产儿脑组织生发层基质内的毛细血管网极易破裂,导致 IVH、脑积水和终生残疾。血流和氧供不足还可引起脑白质损伤并导致脑性瘫痪。

为减少早产儿脑损伤可采取如下措施:①对待早产儿的动作要轻柔。迫于复苏的紧急,复苏小组成员都希望动作能够做到快速有效,往往会忽略这一点。②避免将早产儿摆成头低位(垂头仰卧位),复苏台必须是平的。③避免过高的吸气峰压(PPV)或呼气末正压(PEEP)。复苏时应给予足够的正压从而使心率上升,并保证足够的通气,但过高的 PPV 或 PEEP 会限制头部的静脉回流或造成气胸,增加 IVH 的危险。④逐渐改变氧饱和度和 CO_2 水平。应用血氧饱和度仪和血气分析逐渐恰当的调节正压通气的氧浓度和 CO_2 水平。迅速的氧饱和度、CO_2 水平的改变会导致脑血流量的相应变化,增加颅内出血的危险。复苏时应连续监护血氧饱和度,复苏后要尽早做血气分析以保证 CO_2 水平不会太高或太低。⑤输液速度不要太快。如需要扩容,避免输液速度过快。高渗静脉溶液,如碳酸氢钠或高张葡萄糖应避免应用或以很慢的速度输注。

6. 防治低血糖　早产儿肝发育不成熟,糖原储存低于足月儿,复苏后很可能迅速地耗尽而发生低血糖症。窒息后的低血糖加重脑损伤,因此,一定要监测血糖,维持血糖在正常水平。

7. 预防 NEC　经复苏的早产儿可有消化道出血,并有早期喂养不耐受及以后的 NEC。开始数天予肠外营养,并可谨慎地给予母乳喂养,逐渐增加奶量。

8. 警惕感染　绒毛膜羊膜炎常与早产的发生有关,胎儿感染可以引起围产期窒息。如果早产儿有感染的迹象,则需采集血培养及进行抗生素治疗。

9. 氧损伤的预防　早产儿对高动脉氧分压非常敏感,

易造成氧损害(ROP、BPD)。因此,需要规范化用氧,根据经皮血氧饱和度的监测调整用氧浓度,避免长时间、高浓度用氧。凡用氧者经皮血氧饱和度不得 >95%[1-2,4]。

(叶鸿瑁)

参考文献

1. 中国新生儿复苏项目专家组 . 中国新生儿复苏指南(2016 年北京修订). 中华围产医学杂志,2016,19(7):481-486.

2. 叶鸿瑁,虞人杰 . 新生儿复苏教程 . 第 6 版 . 北京:人民卫生出版社,2012:138-160.

3. 全国新生儿窒息多器官损害临床诊断多中心研究协作组 . 新生儿窒息多器官损害的临床诊断标准 . 中华围产医学杂志,2016,19:241-242.

4. American Heart Association.Part 13:neonatal resuscitation:2015 American Heart Association Guidelines Update for Cardiopulmonary Resuscitation and Emergency Cardiovascular Care. Circulation,2015,132(suppl 2):S543-S560.

5. Vohra S,Roberts RS,Zhang B,et al. Heat Loss Prevention(HeLP) in the delivery room:a randomized controlled trial of polyethylene occlusive skin wrapping in very preterm infants.J Pediatr,2004,145:750-753.

第 5 节　窒息多器官损害

自 1989 年 Perlmans 首次报道新生儿窒息多器官损害后引起各国学者的关注,随着对窒息多器官损害认识的提高和重视,窒息多器官损害的研究已成为窒息领域中的一个重要课题。1997 年后首先由国内虞人杰等在新生儿窒息多器官损害的临床研究中结合国情提出诊断依据并强调复苏后管理[1],2012 年又在清华大学科研基金及原卫生部新生儿复苏项目专家组的支持下由笔者医院组成新生儿窒息多器官损害临床诊断多中心研究协作组。经过近 3 年的努力制定出较具循证依据、尚符合国情的诊断标准[2-3]。

(一)新生儿窒息多器官损害发生率和病因

1. 新生儿窒息多器官损害发生率　表 7-5-1 显示部分国内外报道的新生儿窒息多器官损害发生率,各家报道不一,与各医院诊断标准、监护条件、监测指标等不同有关。全国多中心研究[4]对重症窒息的诊断采用 Apgar 评分 1 分钟 <3 分,5 分钟 <5 分,结合生后脐动脉血 pH<7 或 BE<-14~-16mmol/L[5]。

2. 病因　窒息缺氧(宫内窘迫及生后窒息)是多器官损害的根本原因。窒息缺氧早期通过海豹潜水反射(减少非重要器官血流而保证重要器官心脑的血流灌注)而发生非重要器官如肺、肾、胃肠等的受累。Hankins(2003 年)报道在急性产时窒息新生儿中多器官损害的比例:中枢神经系统 100% 发生脑病,其中 49% 脑电图异常、40% 影像诊

表 7-5-1　各器官损害发生率(%)[1,4]

组	例	脑	肺	肾	心	胃肠	肝损害
虞人杰 1990~1996	147	65.5	37.4	42.9	33.3	5.4	…
朴梅花 1999~2003	183	63.9	60.7	19.7	27.3	24.0	…
Perlman 1989	35	57	23	40	36	…	…
Martin 1990~1992	72	72	26	42	29	29	…
Hankins 2003	46	100	…	72	78	…	80
我国多中心研究 2016							
轻度窒息	371	45.8	24.0	26.7	21.6	12.4	5.4
重度窒息	116	92.9	52.6	36.2	61.2	22.4	15.5

断急性损害;肝损害 80%;心脏损害 78%;肾损害 72% 等。Shah 报道产时窒息合并 HIE 130 例全部有多器官损害,80 例(62%)有严重不良预后。

(二)病理生理基础

1. **窒息缺氧**　窒息的本质是缺氧,窒息早期由于海豹潜水反射的存在机体会发生体内血液重新分布,目的是保证心脑重要脏器供血。虽然,此时可出现呼吸暂停,但心血管系统是完整的,尚可维持心率、血压正常,有足够的心输出量,心脑血流灌注得以维持,一般不会产生严重的心及脑损害。随着窒息发展为重症窒息,缺氧、酸中毒加重(pH≤7),心肌缺氧,导致心功能障碍,心肌收缩力减弱,心排出量下降,出现心率减慢血压下降,心脑血流灌注减低,就会引起心脑器官严重损害,并出现肺动脉高压,持续胎儿循环。由于体内血流重新分布,非重要脏器如肾、肺、肠胃等在窒息早期就存在血流减少易发生器官损害。可见窒息缺氧是各器官损害的病理生理基础。Solevag[6]明确指出由于窒息酸中毒引起新生儿主动脉舒张压下降(正常为 20mmHg),促使冠状动脉收缩使心脏灌注及全身灌注不足,不仅心脏缺血缺氧加重,还进一步累及各器官的灌注压而发生损害[7-8]。Piazza 报告胎儿血流对缺氧和酸中毒的心血管反应,正常对照组的心室输出量为(497±26)ml/(kg·min),而缺氧、酸中毒时仅为(381±17)ml/(kg·min)。脑、心主要脏器血流量增加而其他脏器血流量降低[4](表 7-5-2)。

表 7-5-2　对缺氧、酸中毒的器官流量变化(ml/kg·100g)

器官血流量	对照	低血氧	对照	低血氧酸中毒
心	179±21	499±98	185±27	482±10
脑	96±11	168±18	120±18	185±16
肠	67±10	53±10	96±13	41±5
肾	175±8	136±12	162±19	81±15
肺	60±21	27±11	57±7	32±9

引自:Piazza AJ. Postasphyxial management of the newborn. Clin Perinatology,1999,26:749-765.

2. **新生儿窒息时血流动力学改变**　刘敬用彩色超声诊断仪对新生儿窒息全身性多脏器血流动力学变化进行前瞻性研究结果发现:①窒息新生儿脑、肾上腺、肾、肝、胃肠道等各脏器血液灌注量均减少;②心脏功能障碍是缺氧缺血性心肌损伤的结果,急性窒息性心功能障碍表现为舒张功能首先受累,而收缩功能障碍则右心室重于左心室,可能与肺循环阻力增高有关;③肺动脉压力和阻力增高,通过肺动脉瓣超声心动图测得的右心室射血前期/右心室射血时间比值(RPEP/RVET)可较准确地反映受检者的肺动脉舒张压(PADP)和肺动脉阻力(pulmonary arteriolar resistance,PAR),正常新生儿比值 0.26±0.04(<0.3),窒息新生儿为 0.44±0.07(P <0.01);④低氧血症是新生儿窒息各脏器损伤的病理基础,且低氧血症的程度与各脏器血流减慢的程度呈高度正相关(r =0.93~0.98,P 均 <0.01)。因此,血流动力学紊乱是新生儿窒息各脏器损伤的主要原因。

Perlman(2006 年)描述了产程窒息缺氧胎盘血流阻断可发生多器官功能受累(图 7-5-1),要重视窒息缺氧后多器官损害的临床监测和干预。

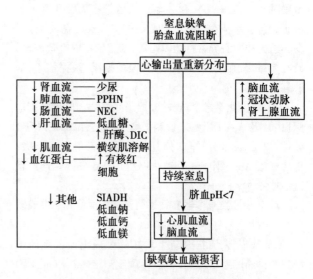

图 7-5-1　窒息多器官损害与缺氧缺血脑损害

摘自:Perlman JM. Intrapartum asphyxia and cerebral palsy:is there a link? Clin Perinatol,2006,33:344.

（三）病理解剖变化

1. **脑**　足月儿为选择性神经元坏死,皮质及皮质下白质坏死,脑梗死、基底核大理石样改变及以蛛网膜下腔出血(SAH)和脑实质出血为主的颅内出血;早产儿以脑室周围白质软(PVL)及室管膜下 - 脑室内出血(SEH-IVH)为主。有胎龄及孕周的特点。

(1) <34 周早产儿:①侧脑室旁室管膜下(在生发层部位)出血发展为 SEH-IVH;②PVL 发展为孔洞脑。

(2) >34 周及足月儿:①皮质及皮质下白质坏死、液化发展为多囊、层状孔洞脑;②边缘区(分水岭)脑梗死,多在大脑前、中动脉及大脑中、后动脉交界末梢部位;③基底核改变,病理上呈现大理石样纹状体,为过度髓鞘化脱髓鞘变化。可发展为锥体外系脑瘫;④合并颅内出血,以蛛网膜下腔出血多见。

2. **心**　轻度表现为心肌充血,伴心肌细胞内空泡形成和横纹消失及心包淤血,重度心肌细胞坏死,尤是心内膜下及乳头肌心肌细胞坏死、心内膜下出血及坏死,心脏肥大,显著心包积液及心肌出血。

3. **肾**　轻度为充血、间质或小灶出血,重度急性肾小管坏死,大量实质出血及髓质坏死。

4. **肺**　轻度小灶出血,胸膜瘀点,重度大量胎粪吸入,肺炎,显著肺实质出血,血性胸腔液 >10ml,肺动脉异常。

（四）新生儿窒息多器官损害诊断标准

2012~2015 年全国新生儿窒息多器官损害临床诊断多中心研究协作组,经过科研协作、三次论坛研讨总结制定了本标准[2]。

1. **明确的围产期窒息及缺氧病史**

(1) 围产期孕母存在窒息高危因素。

(2) 明确的围产期缺氧和宫内窘迫史:①了解产时是否有滞产、母亲使用麻醉剂、羊水胎粪污染、脐带绕颈、脐带脱垂和胎盘早剥等;②了解胎心监护有无胎儿窘迫的证据,胎心率 >160 次 /min 或 <100 次 /min、晚期减速、变异消失和胎心异常持续时间等;③重度宫内窘迫表现:胎心率减慢、胎心变异消失和反复晚期减速,提示心、脑缺氧。

(3) 新生儿窒息:呈现呼吸抑制并需结合出生时脐动脉血 pH 及 Apgar 评分来诊断[5]:轻度窒息:Apgar 评分 1 分钟≤7 分,或 5 分钟≤7 分,且出生时脐动脉血 pH<7.2;重度窒息:Apgar 评分 1 分钟≤3 分和(或)5 分钟≤5 分,且出生时脐动脉血 pH≤7.0。

2. **新生儿窒息多器官损害的诊断标准**　凡 2 个或以上器官损害为窒息多器官损害。

(1) 脑损害:需符合新生儿 HIE、颅内出血或颅内压增高的诊断[建议降颅压前进行颅压测定,需 >90mmH$_2$O(1mmH$_2$O=0.098kPa)或头颅 B 超观察有脑水肿]。

HIE 诊断主要依据临床表现,但需影像学检查(头颅 B 超、CT 或 MRI)证实并需要动态观察。需符合中华医学会儿科学分会新生儿学组修订的 HIE 诊断标准及分度。

影像学诊断应与临床特征及 HIE 的神经病理类型相结合,以免诊断扩大化。如无临床表现,仅头颅 CT 有局灶性低密度灶,不能轻易诊断脑损害。

推荐:有条件的医院应使用新生儿振幅整合脑电图(aEEG)在生后早期 2~6 小时进行连续监测,结合临床表现可辅助诊断 HIE 并进行临床分度,已证实其对诊断评估有较好的特异度和阳性预测值,且可成为 HIE 亚低温治疗的适应证。

(2) 肺损害:①呼吸衰竭 I 型及 II 型(临床表现及血气结果符合);②需要呼吸支持,如无创和有创正压通气;③PPHN;④肺出血;⑤新生儿窒息合并急性肺损伤及急性呼吸窘迫综合征。具备以上 1 条就可诊断,且需胸片、血气及超声证实。凡无呼吸衰竭的肺炎、MAS 及 RDS 等肺疾病不能列为肺损害。

(3) 心脏损害

1) 临床特征:①心率减慢(<100 次 /min)、心音低钝;②烦躁哭闹、青紫、呈现心力衰竭表现;③循环不良如面色苍白、指端发绀、毛细血管再充盈时间(前胸)>3 秒;④严重心律紊乱和(或)心跳骤停。

2) 心电图 II 或 V$_5$ 导联有 ST-T 改变且持续 >2~3 天。

3) 血清肌酸激酶同工酶≥40U/L 或心脏肌钙蛋白 T≥0.1ng/ml。

4) 超声心动图(推荐):显示新生儿右心扩大,三尖瓣反流并有左心室壁运动异常,心脏射血分数常减少、心包积液、心肌收缩力降低、心排出量减少与肺动脉压力增高;或采用多普勒组织成像(推荐)显示窒息后 24 小时内二尖瓣收缩期峰值速度、舒张晚期峰值速度和室间隔峰值速度均降低。

满足第 1 条中至少一项,加上第 2~4 条之一可诊断心脏损害。无临床表现而仅有一项心肌酶(肌酸激酶同工酶)增高,不可诊断。

(4) 肾损害:①临床有少尿、无尿,尿量 <1ml/(kg·h)持续 24~48 小时;②血尿素氮 >7.14mmol/L,肌酐 >100μmol/L;③血 β$_2$ 微球蛋白和尿 β$_2$ 微球蛋白是公认的能早期反映肾功能改变的灵敏指标。测定 β$_2$ 微球蛋白能敏感地检出肾小球率过滤下降(血 β$_2$ 微球蛋白升高)及肾小管重吸收功能障碍(尿 β$_2$ 微球蛋白升高);④推荐使用多普勒超声肾血流检测在新生儿生后第 1 天观察左右肾动脉主干收缩期峰值血流情况,窒息缺氧主要表现为血流灌注阻力增大,血流速度减慢,从而使血流灌注量减少。

凡符合①、②、③或④均可诊断肾损害。因尿 N- 乙酰 -β-D- 氨基葡萄糖苷酶、β- 半乳糖苷酶及视黄醇结合蛋白敏感度高,本诊断标准未采用,需结合尿少才能诊断肾损害,以免过度诊断。

(5) 胃肠道损害:①喂养不耐受和胃滞留;②腹胀、呕吐咖啡样物、便血,肠鸣音减弱或完全消失;③X 射线呈现肠胀气、僵硬肠段、间隙增厚、肠壁积气、肠梗阻或穿孔等。

只满足第①条不可诊断胃肠道损害,满足第②、③条中任意一条可诊断。

(6) 肝损害:生后 1 周内血清丙氨酸转氨酶 >80U/L。

3. 应用范围

(1) 三级医院及二级以上有条件的医院:推荐联合使用下列检测或监护技术,提高诊断质量和诊断评估的敏感度及特异度:①Apgar 评分与脐动脉血 pH 结合诊断新生儿窒息;②脑损害推荐新生儿 aEEG 生后早期 2~6 小时连续监测;③心脏损害推荐超声心动多普勒组织成像及心脏肌钙蛋白 T 检测;④肾损害推荐使用多普勒超声肾血流及血、尿 β_2 微球蛋白检测。

(2) 二级及二级以下的医疗单位:可暂时按照诊断标准中除推荐外的项目进行诊断;但要努力创造条件、主动接受培训。Apgar 评分要避免主观因素。

(五)提高对心、脑及其他器官损害早期识别的进一步认识

1. 窒息心脏损害　Ranjit(2000 年)将心脏损害分为两型:①缺氧性心肌损害(hypoxic myocardial injury,HMI);②短暂心肌缺血(transient myocardial ischemia,TMI):心电图对诊断 TMI 有重要价值,表现有 T 波倒置和异常 Q 波。实际上 TMI 是缺氧性心肌损害(HMI)的重型即心肌梗死。窒息后心肌缺血包括:①短暂的三尖瓣反流;②二尖瓣反流;③TMI。先期已有学者报道部分窒息缺氧心肌损害死亡患儿,心脏病理组织学为类似心肌梗死改变。2004 年虞人杰等曾报道 1 例新生儿窒息缺氧后心肌严重损害的特殊表现——心肌梗死,值得同道重视。该患儿有严重围产缺氧史,其母亲完全性前置胎盘,胎心 60 次 /min,急性大出血;Apgar 评分 1 分钟 1 分,5 分钟 5 分,患儿面色苍白、心音低钝、低血压及昏迷、肌张力松弛,生后 2.5 小时心电图表现 I 和 avL 导联 ST 段弓背抬高,而其对应的 II、III、avF 均相应低压,出现镜像关系(图 7-5-2),生后 17 小时 I、avL 导联出现 Q 波(图 7-5-3);Tn-T 明显增高达 8.29ng/L(正常 0.01ng/L);生

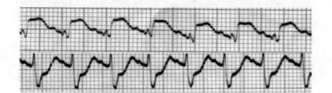

图 7-5-2　生后 2.5 小时 I(上)、II(下)导联呈镜像关系

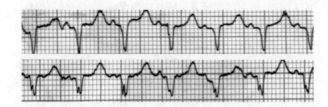

图 7-5-3　生后 17 小时 I(上)、avL(下)导联出现 Q 波

后 10 小时超声心动图示右心扩大,三尖瓣反流、心包积液;2 个月时恢复正常。根据该患儿典型的临床特征诊断新生儿心肌梗死(高侧壁),与严重窒息缺氧导致冠状动脉痉挛有关。此例表明要重视心电图等的动态监测。

虞人杰等(2005)提出新生儿窒息心肌损害诊断标准要重视临床表现,以防仅凭心肌酶的增高来扩大诊断[1,3]。

(1) 有明显窒息及围产缺氧病史。

(2) 临床表现:①心音低钝、心动过缓;②循环不良表现如面色肤色苍白、指端发绀、毛细血管再充盈时间 >3 秒;③心力衰竭;④严重心律失常、心脏骤停。

(3) 心电图有 ST-T 改变且持续 2~3 天以上。

(4) 血清 CK-MB 或肌钙蛋白(Tn-T)升高。

诊断需具备缺氧病史、临床表现的①、②中各 1 项加心电图及 / 或酶学异常。并需要鉴别诊断,以免扩大化。

2. 窒息脑损害　诊断 HIE 需要严格的指征,2005 年国内第 3 次修订 HIE 诊断常规的发表表明已接近正规标准,提出临床表现是诊断 HIE 的主要依据,需同时具备 4 条可确诊:①有明确的可导致胎儿宫内窒息的异常产科病史,以及严重的胎儿宫内窘迫表现[胎心 <100 次 /min,持续 5 分钟以上;和(或)羊水 III 度污染];②出生时有重度窒息,指 Apgar 评分 1 分钟≤3 分,并延续至 5 分钟时仍≤5 分;和(或)者出生时脐动脉血气 pH≤7.00;③出生后不久出现神经系统症状并持续至 24 小时以上,如意识改变、肌张力改变、原始反射异常,病重时可有惊厥、脑干症状等;④排除电解质紊乱、颅内出血和产伤等原因引起的抽搐,以及宫内感染、遗传代谢性疾病和其他先天性疾病所引起的脑损伤。国外更明确,当 HIE 符合:①出生时脐动脉 pH<7;②Apgar 评分 0~3 分持续大于 5 分钟;③有神经系统症状如惊厥、昏迷、低肌张力;④1 个或多个脏器功能障碍等 4 条时才足以引起神经系统后遗症。无论是国内还是国外都指出诊断 HIE 需要严格的指征,并须鉴别诊断。作者曾多次提出在诊断 HIE 需避免误区及注意几个问题,尤其是不论足月儿或是早产儿如无围产缺氧病史(尤其需严重宫内窘迫)或生后窒息史,生后 1~ 数天内无临床神经系统症状,影像扫描在 3~4 周复查时也无特殊神经病理类型的改变,光凭早期 CT 低密度改变不要轻易诊断 HIE,更不能是脑瘫的依据。

此次标准推荐有条件的医院使用振幅整合脑电图。aEEG 为一种无创脑功能监测技术,具有操作方便、图形直观、容易分析及能床旁连续监测,可作为中、重度 HIE 的早期辅助诊断及不良预后评估的手段。本课题协作组[2-3]在发病 2~24 小时内监测 aEEG 对窒息多器官损害诊断的敏感度为 35.7%、特异度为 93.8%、阳性预测值为 83.3%,很有评估预后价值。上海复旦大学附属儿科医院[9]探讨早期 aEEG 监测判断 HIE 预后的 Meta 分析将连续性低电压、暴发抑制、癫痫持续状态及平台电位作为判断严重异常 aEEG 的标准,睡眠觉醒周期异常也为 aEEG 异常的标准,评估

新生儿 HIE 预后不良的敏感度范围为 72%~100%,特异度 73%~100%。生后 3 小时时分别为 90% 及 72%,6 小时为 90% 及 78%。

本课题协作组采用受试者工作特性(receiver operating characteristic,ROC)曲线评估[3]:①pH 与窒息心脏损害的关系,发现 ROC 曲线下面积为 0.695(ROC 曲线下面积在 0.5~0.7 之间说明有一定的诊断价值),当脐血 pH=7.061 时敏感度为 0.789,特异度为 0.684;②检验窒息脑损害时 ROC 曲线下面积为 0.708(ROC 曲线下面积 0.7~0.9 之间认为诊断价值较高),当脐血 pH=7.005 时敏感度为 0.767,特异度为 0.75。提示 pH<7 时对心、脑损害的诊断、预后的评估价值均高。

3. 新生儿窒息肾损害　窒息引起肾功能损害的轻重程度不一,绝大多数肾损害是可逆的。诊断上仍要强调记录尿量来评估肾损害的程度,临床上常以氮质血症及血肌酐升高作为指标,但敏感性不够高。近年来,普遍公认测定 β_2 微球蛋白能敏感地检出肾小球滤过率下降及肾小管重吸收功能障碍。利用多普勒超声在新生儿生后第 1 天观察肾动脉血流速度是预测急性肾功能衰竭的重要指标,其敏感度为 100%,特异度为 63.6%,值得推荐[3]。

4. 肺损害及胃肠损害　诊断变化不大,此次不加讨论。

5. 肝损害　本课题协作组研究发现,24 小时 ALT>80U/L 预测肝损害的敏感度、特异度及阳性预测值分别为 82.4%、99.5% 及 96.55%;7 天为 44.8%、99.4% 及 92.9%。无论 24 小时还是 7 天其特异度及阳性预测值均高,有实用价值。因此,将血清 ALT>80U/L 作为窒息肝损害的标准是合适的[3]。

(六)多器官损害的监测

窒息多器官损害发生率、病死率是高的,且与永久性神经系统后遗症有关,对重症宫内窘迫及重症窒息需要严密的监护。首先要了解临床特点、明确诊断及确定轻度或重度,后者及早干预,对稳定病情改善预后是非常重要的。

1. 维持中性温度,维持内环境稳定及水盐代谢平衡。

2. 心率、呼吸、血压、颅内压、氧饱和度、血气、血糖、尿量、心电图及胸腹片等监测。临床观察:皮肤颜色、脉搏强弱、周围循环、毛细血管再充盈时间、呼吸节律、意识、肌张力、原始反射、前囟张力、瞳孔反应、惊厥等。

3. 结合围产缺氧病史、临床特征及相应器官损害的实验室检查和影像资料做诊断。

目前 CPAP 在早产儿较广泛应用。在国际新指南(2015)[10] 和中国新生儿复苏指南(2016)[11] 流程图中已明确:当出生 30 秒已经快速评估、初步复苏处理后心率 >100 次/min、已无呼吸暂停或喘息样呼吸,但有呼吸困难或持续发绀时,在清理气道、氧饱和度监测后要考虑使用鼻塞 CPAP。

(七)多器官损害的治疗原则

基础治疗:维持中性温度、合理给氧,维持机体各器官正常血流灌注,保持内环境稳定,纠正酸中毒和水电解质紊乱。血压下降伴心率减慢者首选多巴胺 10μg/(kg·min)静脉滴注,增加心肌收缩力和改善肾血流。血压持续降低者,可逐渐增加多巴胺至 <20μg/(kg·min)或可加用多巴酚丁胺 10~15μg/(kg·min),与多巴胺合用,静脉输注[1]。

各脏器损害的治疗均见本书有关章节。

(八)新生儿窒息复苏后管理的热点

1. 亚低温治疗　亚低温治疗已在重症窒息并脑损害应用研究中取得疗效。邵肖梅等多中心随机对照研究(RCT)18 个月随访的新生儿 HIE 患儿 194 例(亚低温组 100 例,对照组 94 例),两组病死和严重伤残的联合发生率分别为 31% 和 49%($RR=0.47$,95% CI 0.26-0.84,$P=0.01$)。其中病死率分别为 20% 和 29%($RR=0.62$,95% CI 0.32-1.20,$P=0.16$)。严重伤残率分别为 14% 和 28%($RR=0.40$,95% CI 0.17-0.92,$P=0.01$)。Gluckman 等报告 234 例中、重度 HIE 伴 aEEG 异常的足月新生儿,治疗组 110 例,对照组 118 例。比较结果指出,亚低温对伴有 aEEG 极严重改变的 HIE 患儿(46 例)是无效的,而对伴有 aEEG 不太严重改变的患儿(172 例)是有效的。Jacobs(2007 年)在荟萃分析中评论 8 个 RCT 包括 638 例产时窒息并中重度 HIE 予治疗性亚低温。结果病死率及 18 个月时主要的神经发育障碍合并后的预后差异有统计学意义并在临床上有明显的降低($RR=0.76$,95% CI 0.65-0.89)。国际新 6 版新生儿复苏指南(2011 年)已将亚低温作为复苏后疑诊中、重度 HIE 生后 6 小时的常规治疗[12]。

2. 低血糖性脑损害　因母血糖由于交感神经兴奋性通常是升高的,在新生儿生后高血糖随着缺氧加重而继之出现低血糖。因此,经复苏后的新生儿应定时监测并治疗维持血糖在 60~80mg/dl,预防低血糖脑病的发生。早产儿如出生时重度窒息时,会因更加关注缺氧缺血造成的脑损害而忽略了低血糖性的脑损伤。Alkalay 检索 Medline 统计 1963~2005 年的新生儿低血糖脑损害 89 例,表现为惊厥、智力运动发育落后、视力障碍、小头畸形及影像学异常,其中 95% 的新生儿血糖低于 25mg/dl(1.4mmol/L)。Per 等对 60 例新生儿低血糖的研究中,发现血糖低于 2.2mmol/L 时脑损伤的发生率显著增高,影像学表现脑室旁白质软化、顶枕叶皮层萎缩及多囊脑软化等;脑电图呈现顶枕、颞枕或颞叶起源的痫样放电、高峰失律及慢棘综合波等表现。毛健等报告 16 例低血糖脑损害的新生儿血糖均低于 1.7mmol/L,所有新生儿均出现惊厥,88% 肌张力降低,63% 是嗜睡,19% 激惹,69% 呼吸异常。MRI 多为局部(顶枕叶)皮层信号变化,脑电图异常明显者 MRI 表现为广泛区域的信号异常。Burno 等报告与新生儿症状性低血糖相关的脑损伤模式表现,较先前所描述的更为多样,不仅局限于脑顶枕部。35 例低血糖 94% 发生脑白质异常;43% 为重度,29% 主要位于枕叶;51% 脑皮质异常,30% 脑白质出血,40% 丘脑基底核病变;尚有 3 例大脑中动脉梗死。早期 MRI 的发现对于预测神经发育预后更有意义。

3. 新生儿窒息与脑瘫的关系　西方国家近 40 年来脑瘫的发生率:基本保持在 1.5‰~3‰未变,国内尚缺乏相关的流调资料。据 Remie 等的研究脑瘫各种表现中以痉挛性四肢瘫和运动障碍型脑瘫与缺氧缺血之间的因果关联最强,可有认知障碍。Graham(2008 年)[13]等的一篇大样本文献荟萃统计,脑瘫的发生率为 2.5‰,其中与 HIE 有关者占 14.5%,仅重度和中度 HIE 中的一部分可引起脑瘫。可见围产期窒息虽是脑瘫的重要原因之一,但绝大部分脑瘫并非围产期窒息所引起。因此,临床上必须做鉴别诊断,以免扩大诊断,引起不必要的医疗纠纷。以下两个标准可供我们重要参考。

(1) Perlman 认为与产时窒息相联系的脑瘫应具备以下几点:①有产程缺氧病史,严重宫内窘迫如胎心率减慢伴有持续晚期或可变减速、心动过缓、子宫破裂、胎盘早剥或大量的胎母失血等;②分娩时新生儿抑制和酸中毒,脐血或新生儿生后 pH<7;③Apgar 评分 10 分钟或更长时间 <3 分;④进展为中 - 重度 HIE,是产时缺氧缺血损害发展为脑瘫的必定要经过的途径;⑤早期有多器官损害的证据;⑥与急性脑损害一致的急性神经影像异常。

(2) 美国妇产科学会(ACOG)、美国儿科学会(AAP)于 2003 年制订的与脑瘫相关的急性产时缺氧的标准,必须标准(所有 4 条都必须满足):①脐动脉血 pH<7.0 及 BE≥−12mmol/L;②出生≥34 周新生儿早期呈现的重或中度 HIE;③痉挛性四肢瘫或运动障碍型脑瘫;④排除其他病因如产伤、凝血病、感染及遗传病。辅助标准:①有发生在临产前或临产期间的缺氧病史;②突然出现的持续胎心动过缓;或存在持续、晚期或可变减速时突然缺乏胎儿心率变异,通常发生在原胎心正常的缺氧之后;③Apgar 评分 0~3 超过 5 分钟;④出生后 72 小时内开始的多器官损害;⑤早期影像学检查显示急性非局灶性脑异常的证据。

4. 早产儿通气策略在复苏及复苏后为了保护早产儿应特殊考虑的措施

(1) 早产儿抗氧化防御能力弱,需适宜氧疗。

(2) 目前研究证据显示,产房早产儿复苏过程及复苏后,FiO_2 能够靠心率或氧饱和度来调整。恒定的 21% 氧或 100% 氧对早产儿复苏不是好的选择,介于 21%~30% 之间的氧浓度[10]是适当的。

(3) 早产儿预防气压伤[10-11]

1) 早产儿通气时应有呼气末正压(PEEP)或在复苏后予持续气道正压给氧(CPAP)。

2) 应用 PEEP 可保护对抗肺损伤并改善肺的顺应性和气体交换,PEEP 常用 5cmH₂O。

3) 绝大多数呼吸暂停早产儿最初的正压通气可用最大吸气压(PIP)20~25cmH₂O。如早产儿需迅速改善心率或未见胸廓起伏,则须更高的压力。国际新生儿复苏指南还推荐适合于新生儿尤为早产儿复苏的 T- 组合复苏器,是一

种由气流控制和压力限制的机械装置,由于提供恒定一致的 PEEP 及 PIP,维持功能残气量,更适合早产儿复苏时的正压人工呼吸的需要。

4) 极或超低出生体重儿或有高危因素的早产儿的肺表面活性物质(PS)防治[13-14]:①"欧洲新生儿 RDS 防治指南"(2007)提出对于复苏后需要 PS 的极或超低出生体重儿,可通过 "IN SURE" 技术:"气管插管 -PS 气管内注入 -拔管后鼻塞 CPAP" 可避免部分机械通气;②欧洲新生儿 RDS 防治指南"(2010)[14]推荐所有胎龄 <26 周早产儿,应在生后 15 分钟内预防性使用 PS,对需要气管插管的所有早产儿 RDS,也应使用 PS 预防。但 2014 年美国儿科学会(AAP)胎儿和早产儿委员会[15]更新了早产儿出生时的呼吸支持指南,建议:对于发生 RDS 的早产儿应在出生后即刻予以 CPAP 和随后选择性予以 PS 可作为常规气管插管和预防性或早期 PS 给药的替代治疗。

(虞人杰)

参考文献

1. 虞人杰,刘霞 . 新生儿窒息复苏后管理 . 中华围产医学杂志,2011,14:137.

2. 全国新生儿窒息多器官损害临床诊断多中心研究协作组 . 新生儿窒息多器官损害的临床诊断标准 . 中华围产医学杂志,2016,19:241-242.

3. 全国新生儿窒息多器官损害临床诊断多中心研究协作组 . 新生儿窒息多器官损害的临床诊标准解读 . 中华围产医学杂志,2016,19:243-246.

4. 全国新生儿窒息多器官损害临床诊断多中心研究协作组 . 新生儿窒息多器官损害发生率、高危因素和转归的多中心研究 . 中华围产医学杂志,2016,19:27-32.

5. 中华医学会围产医学分会新生儿复苏学组 . 新生儿窒息诊断的专家共识 . 中华围产医学杂志,2016,19:3-6.

6. Solevag AL,Cheung PY,Schmolzer GM,et al.Chest compressions and ventilation in delivery room resuscitation. Neoreviews,2014,15:e396.

7. Kapadia V,Wyckoff MH.Chest compressions for bradycardia or asystole in neonates. Clin Perinatol,2012,39:833-842.

8. 岳丽琴,虞人杰 . 产房复苏时的胸外按压和正压通气 . 中国新生儿科杂志,2015,30:316.

9. 程国强,陈丽霞,邵肖梅,等 . 振幅整合脑电图预测足月儿缺氧缺血性脑病预后的 meta 分析 . 中华围产医学杂志,2011,14:653-659.

10. Wyckoff MH,Aziz K,Escobedo MB,et al. 2015 American Heart Association Guidelines Update for Cardiopulmonary Resuscitation and Emergency Cardiovascular Care. Circulation,2015,132(suppl 2):S543-S560.

11. 中国新生儿复苏项目专家组 . 中国新生儿复苏指

南(2016 年北京修订).中华围产医学杂志,2016,19:481-486.

12. 韩玉昆,杨于嘉,邵肖梅.新生儿缺氧缺血性脑病.第 2 版.北京:人民卫生出版社,2010:360-361.

13. Dani C,Corsini I,Bertini G,et al.The INSURE method in preterm infants of less than 30 weeks'gestation. J Matern Fetal Neonatal Med,2010,23:1024-1029.

14. Sweet DG,Carnielli V,Greisen G,et al. European Consensus Guidelines on the Management of NRDS in Preterm Infants-2010 Update. Neonatology,2010,97:402-417.

15. AAP. Respiratory support in preterm infants at birth. Pediatrics,2014,133:171-174.

第8章 常见症状和鉴别诊断

第1节 发热与低体温

一、发热

发热是新生儿的常见症状,目前尚没有可普遍接受的发热的定义,一般认为新生儿的正常核心温度(肛温)为36.5~37.5℃,体表温度为36.0~37℃,人们通常将新生儿的核心温度高于37.5℃定义为发热。

(一)新生儿的体温代谢特点

新生儿刚出生时,由于从温度恒定的母体到了温度较低的外界,加之新生儿自身特点为体表面积相对大,皮肤脂肪层薄,血管丰富、外周血流量增多,使其散热多且快,出生1小时内体温可降低2.5℃,在适中温度下逐渐回升,一般12~24小时内稳定在36~37℃。新生儿期体温中枢发育不成熟,无论产热和散热功能都不完善,调节功能差,体温容易波动,易发生低体温,也容易发热。新生儿对发热耐受性差,体温过高可引起心动过速、呼吸急促、呼吸暂停,严重者引起惊厥、脑损伤甚至死亡[1-2]。

(二)新生儿发热的机制

新生儿发热的机制还不完全清楚,它们是由产热和散热之间的复杂关系的紊乱造成的。体温由位于下丘脑的体温中枢控制,外源性的致热原刺激中性粒细胞和巨噬细胞产生内源性致热原白细胞介素-1。内源性致热原激活磷酸脂酶A2,后者导致前列腺素产生。前列腺素产物之一前列腺素 E_2(prostaglandin E_2,PGE_2)通过提高下丘脑体温中枢的体温控制点水平引起新生儿发热[1-2]。

(三)体温测量

测量体温是新生儿护理工作最基本,也是最常用的技能之一。体温的观察是了解新生儿全身情况,协助疾病诊断的重要手段,为新生儿的预防、治疗和护理提供重要依据。新生儿体温测量的方法和常用部位如下[3]。

1. **肛温** 直肠温度最接近新生儿的核心温度,其结果能准确反映体温的实际变化,为了准确地了解新生儿的核心温度,常采用直肠测量法。测直肠温度时,新生儿取屈膝仰卧位,充分暴露臀部,用鞣酸软膏润滑后将肛表水银端轻轻插入肛门2~3cm,3分钟后取出,用纱布擦净后检测读数并记录。还可以用直肠热敏电阻温度计,它是一个薄的柔

软的探头,插入5cm可获得准确的读数。测肛温的缺点是新生儿直肠较短,由肛门口至乙状结肠有一个约3cm的直角转弯,插入的深度不易掌握,加上新生儿的直肠壁较薄,如不小心可造成直肠穿孔,操作要谨慎轻柔。

2. **腋温** 腋温测量简单易行,对新生儿干扰小,临床最常应用,其应用的主要原理是腋窝有丰富的血管,测得的温度接近新生儿的核心温度,但比肛温略低(约低0.5℃)。测量腋温时,将体温计水银端放于腋窝深处,屈肘过胸,尽量紧贴皮肤,同时护士在旁扶持测量侧上肢以夹紧体温计,测量时间5分钟。

3. **颌下温** 取平卧头侧位或侧卧位,将体温计水银端放于颌下与颈部皮肤之间夹紧,5分钟后取出。颌下测量体温的优点是测量部位暴露于体表,不论任何季节都方便测量,简便、安全、快捷。缺点是不易固定,易造成体温表脱落,影响结果,应有护士在旁协助。

4. **腹股沟温度** 将体温计水银端放于腹股沟中1/3与内1/3交界处(即股动脉搏动处),体温计方向与腹股沟平行并紧贴皮肤,同时使该侧大腿内收,紧靠腹壁,如腹股沟处有尿、汗液时,应先擦干,5分钟后取出。腹股沟温度与腋温接近,避免测腋温解衣的繁琐,简便易行。

5. **耳温** 应用特制的红外线耳式体温计,通过测量鼓膜及周围组织的红外线辐射来了解体温。将被测新生儿的耳廓轻轻向后上方拉,外耳道暴露,将红外线耳式体温计的探头轻轻插入耳道并向下压,按下测量开关,1秒后取出,检视读数,记录耳温值。红外线耳式体温计测温无创伤、操作方便,可在1秒内读到准确数据。由于鼓膜及周围组织靠近下丘脑体温调节中枢,且鼓膜下部和下丘脑同由颈内动脉供血,红外线耳温计外耳道测温法所得体温可较好地代表新生儿的核心温度,因此,红外线耳温计是一种较适合新生儿体温测量的便捷方式。测量时要使用一次性保护胶套以减少交叉感染的机会。

6. **皮温监测** 新生儿仰卧位,用热敏电阻为探头的电子体温计连续监测新生儿的腹部皮肤温度是一个非入侵的方法,在早产儿和VLBW儿中,它与直肠温度有很好的相关性。将热传感器电极轻贴在皮肤上记录皮肤温度,对新生儿干扰小,随时可以监护新生儿的体温,缺点是探头不易固定,易受环境温度影响。

(四)常见原因和鉴别诊断

新生儿的体温由位于下丘脑的体温中枢控制,体温中

411

枢控制身体的正常温度水平,当体温下降低于正常水平时,体温中枢启动产热机制,如外周血管收缩和一些非寒战的产热作用。当体温升高超过正常水平时,则启动散热机制,主要为外周血管扩张和有限程度的出汗。新生儿体温中枢尚未发育成熟,对产热和散热的调节功能差,加以新生儿皮下脂肪薄,体表面积相对较大,体温易受周围环境温度影响。因此,许多因素都可以引起新生儿发热[4-7]。

1. 环境因素引起新生儿发热　当新生儿周围的环境温度过高,如新生儿室或母婴同室室温过高、新生儿包裹过严过多、暖箱温度控制不当、光疗时温度过高、放置新生儿的辐射抢救台皮肤温度电极过松或脱落时,可引起新生儿的核心温度迅速升高。原因是新生儿体温中枢调节功能低下,不能迅速启动散热机制,扩张外周血管,通过增加外周循环散热降低体温;新生儿的汗腺组织发育不完善,足月儿环境超过 30℃或腋温大于 37.2℃时才开始散热,早产儿的汗腺发育更差,因此,也不能通过出汗促进身体散热。

2. 新生儿脱水热　多发生在生后 3~4 天正常母乳喂养的新生儿,体温突然升高至 39~40℃,患儿烦躁不安、啼哭、面色潮红、呼吸增快,严重者口唇干燥、尿量减少或无尿。应与新生儿感染引起的发热鉴别,前者体检无脐部及其他感染灶,心肺听诊正常,无感染中毒症状,血常规正常,抗生素治疗无效。发病原因为摄入水分不足。因新生儿出生后经呼吸、皮肤蒸发以及排出大、小便等丢失相当量的水分,而生后 3~4 天内母乳量较少,如未及时补充液体可造成体内水分不足,致新生儿血液浓缩而发热。早产儿体温调节能力差,汗腺发育不完善,哺乳少,更易发生本病。待补充水分及降低环境温度后即可缓解。

3. 新生儿感染引起发热　感染是引起新生儿发热的常见原因,包括各种病原体如细菌、病毒、原虫等引起的局部和全身性感染,如败血症、肺炎、上呼吸道感染、泌尿道感染、脑膜炎、肠炎、虫媒传染病、肠道病毒感染、先天性疟疾等。感染引起新生儿发热的机制是,新生儿感染的细菌和病毒毒素,如细菌细胞膜的内毒素,是外源性致热原,它能启动一系列免疫学的作用而引起发热。新生儿感染时除发热外,还表现全身状态较差、可找到感染病灶、末梢循环不良、外周皮肤血管收缩、肢端发凉、核心温度与外周温度差增大等,可通过检查白细胞、中性粒细胞计数、C 反应蛋白、白细胞介素 -6 等辅助诊断。

但是要注意,发热不是新生儿感染的可靠标志,有人统计发热的新生儿血培养阳性者在 10% 以下。有些严重感染的新生儿不是表现发热而是表现低体温。

4. 其他　新生儿体温升高也可由新生儿代谢率升高引起,如骨骼肌强直或癫痫持续状态。先天性外胚叶发育不良的患儿,因汗腺缺乏,散热障碍,可引起发热。新生儿下丘脑和中枢神经系统畸形和肿物、新生儿颅内出血可引起中枢性发热。母亲分娩时接受硬膜外麻醉也可引起母亲和新生儿发热。近年来有新生儿川崎病发热的报道,临床

表现类似婴儿川崎病,也可引起冠状动脉损害。

(五)处理

首先应当明确发热的原因,如因环境因素引起发热,应去除原因,如降低室温,打开新生儿的包裹,调节暖箱、光疗箱温度,检查辐射保暖台皮肤温度电极是否松动等;如发热因脱水引起,应评估脱水、体重减低情况,尽快补充水分;如发热为感染引起,应做血培养,查明感染源,积极控制感染。

新生儿发热的处理应以物理降温为主,常用凉水袋置新生儿枕部,如体温过高可洗温水澡或温水擦浴,水温33~36℃为宜。擦浴部位为前额、枕部、颈部、四肢、腋下、腹股沟等。忌用酒精擦浴。慎用退热药,以防药物在新生儿期的毒副作用及体温骤降,必要时可用对乙酰氨基酚(每次5~10mg/kg,口服或灌肠,发热时每 4 小时一次)[4]。

二、低体温

新生儿体温的平衡是通过调节产热与散热来维持的。当胎儿从子宫内娩出后,由于室温低于宫内温度,导致新生儿散热增加。新生儿体表面积相对较大,皮下脂肪薄,血管多,易于散热,保温能力差;能源物质储备不足,肌肉不发达,活动力小,产热能力差,致产热减少,加上中枢神经系统发育不完善,调节功能差,出生后体温明显降低。世界卫生组织(WHO)将低体温分为:①轻度 36.0~36.4℃;②中度32.0~35.9℃;③重度 32.0℃以下。有研究显示,平均室温20℃,正常新生儿出生 2 小时低体温的发生率为 85%。低体温可致新生儿细胞代谢增加,耗氧量增加,出现低血糖、酸中毒,硬肿症以及心、脑、肝、肾和肺等重要脏器损伤,甚至死亡。有报道当体温 <32℃时,病死率可达 20%~50%。因此,在临床工作中,恢复和保持新生儿体温正常非常重要[1-2]。

(一)病因

1. 寒冷的影响　寒冷是低体温的重要因素。寒冷使末梢血管收缩,去甲肾上腺素分泌增多,致棕色脂肪分解,增加产热以维持体温。若寒冷时间长,则储备的去甲肾上腺素耗尽,棕色脂肪耗竭,化学产热能力剧降,导致新生儿寒冷损伤。因此,冬春寒冷季节环境温度低,低体温发生率高。

2. 早产、低出生体重　新生儿产热主要依赖于棕色脂肪,棕色脂肪产热过程需要葡萄糖参与。早产儿、低体重儿棕色脂肪生成不足,能源物质储备少;出生后吸吮吞咽能力差,摄食少,致能源物质补充不足;在寒冷应激状态下容易消耗能源物质,丧失产热能力;早产儿体温调节能力低下,缺乏寒战的物理产热机制及产热代谢的内分泌调节功能(如儿茶酚胺、甲状腺素水平低下等);早产儿体表散热面积大,容易热散失;故早产儿、低体重儿易发生低体温。早产儿胎龄越小、体重越轻,低体温发生率越高,并发硬肿症及多脏器功能受损更严重。

3. 疾病的影响　新生儿体温调节中枢尚未发育完善，容易受窒息、肺炎及其他感染等疾病的影响而致功能障碍。受疾病影响，新生儿热量摄入不足，消耗增加。缺氧、酸中毒、休克等抑制神经反射调节及棕色脂肪产热，以上皆可使新生儿发生低体温，甚至硬肿症。

4. 热量摄入不足　除疾病可使热量摄入不足外，母乳不足或其他原因不能进行母乳喂养而又未积极进食糖水和其他代乳品者也可造成热量摄入不足，新生儿糖原贮备少，产热来源受限，热量摄入不足可引起低体温甚至硬肿症[1,8]。

（二）病理生理

1. 新生儿热量散失的途径　新生儿通过以下4个途径向周围散失热量：①辐射。热量由新生儿（温热的物体）散失到周围较凉的物体，辐射热丢失与皮肤和周围环境的温度梯度有关。②传导。传导热丢失是新生儿的皮肤传导热量至所接触的物体表面。③对流。热量由新生儿散失到周围的空气中，当环境温度低于婴儿皮肤温度时发生对流散热。④蒸发。热量通过新生儿皮肤水分的蒸发而散失，经皮肤的水分丢失随体重和孕周的减少而成倍增加[2]。

2. 新生儿低体温的危害　通过以上4个途径新生儿向周围散失热量，如热量散失过多，加以产热不足，新生儿发生低体温。此时，新生儿发生一系列病理生理变化。首先，新生儿对低体温做出反应，去甲肾上腺素分泌增加，引发如下重要病理改变：①去甲肾上腺素释放，增加了机体的新陈代谢，使组织耗氧增加，造成组织缺氧，组织无氧代谢增加，产生过多的酸性代谢产物，引起酸中毒。②去甲肾上腺素释放，机体的新陈代谢增加，棕色脂肪利用增加，游离脂肪酸释放增加，引起酸中毒。③去甲肾上腺素释放，使外周血管收缩，外周血管向组织供氧减少，组织缺氧，无氧代谢增加，酸性代谢产物增加，引起酸中毒。④去甲肾上腺素释放，使肺血管收缩，肺循环向体循环的右向左分流增加，造成体循环低氧血症，无氧代谢增加，酸性代谢产物增加，引起酸中毒。以上4项病理改变的最终结果都是缺氧、酸中毒，引起多脏器损害，甚至死亡[1-2,8]。

（三）临床表现

新生儿低体温时，皮肤温度常因末梢血管的收缩而首先下降，患儿全身凉，体温常低于35℃。新生儿的一般情况与低温的严重程度及潜在的疾病或并发症有关，患儿常嗜睡、拒乳、少哭、少动，部分患儿可见皮肤硬肿，始于四肢、大腿、臀部，严重时遍及全身。严重者可有多脏器损伤[1-2,8]。

1. 呼吸系统　体温低至29~27℃时呼吸频率、每分通气量和潮气量可比正常减少50%；体温<25℃时肺血管紧张度下降，肺血容量增多，肺血管床扩张而出现肺水肿和肺出血；体温达20~16℃时常出现呼吸暂停。

2. 心血管系统　体温降至32℃时冠状动脉血流量减少50%，可见心动过速，心电图T波低平或倒置，Q-T间期延长；降至30~29℃时血压下降；降至28~26℃时，窦房结抑制，心脏传导障碍，可发生心室颤动甚至死亡。

3. 神经系统　体温低于35℃时反应迟钝；低于33℃时处于半昏迷状态，瞳孔开始扩大；低于30℃时对外界反应消失，呼吸心跳减慢；低于26℃时接近死亡。

4. 肾功能　体温每下降1℃肾小球滤过率减少5.3%，肾血流量减少8.2%。降至30℃时肾小管上皮细胞肿胀变性，尿液生成减少甚至无尿；降到27℃时肾小球滤过率减少30%，肾血流量减少54%，常有肾衰竭。有研究表明，近80%的患儿存在氮质血症，近1/4并发急性肾衰竭。

5. 血液系统　随着体温下降，血流缓慢，血液浓缩，血液黏滞度增加。当体温降至26℃时血容量减少30%，血流更缓慢，易于凝聚，由此而引起凝血因子大量消耗及血小板减少，出现严重的微循环障碍，甚至DIC。低体温早期凝血时间缩短，血小板聚集率增高，血液呈高凝状态，晚期则凝血时间延长，血小板聚集率减低，血小板减少，血液呈低凝状态。

6. 电解质代谢与酸碱平衡　本病2/3的患儿伴有酸碱平衡紊乱，以酸中毒（代谢性、呼吸性和混合性酸中毒）为主，危重硬肿及病死儿多存在明显酸血症。可有高血钾、高血磷、低钠血症和低钙血症。

7. 免疫功能　低体温使免疫功能降低，新生儿低体温24小时后大多合并感染如败血症、化脓性脑膜炎和肺炎等。

（四）诊断

1. 病史　环境温度过低是新生儿低体温的最常见原因，因此，首先要询问有无环境温度过低及保温不当史，发病时是否处于寒冷季节。其次，要了解患儿的疾病情况，如有无新生儿窒息、感染性疾病，是否早产，有无热量摄入不足等。

2. 体格检查　新生儿的正常核心温度（肛温）为36.5~37.5℃，正常体表温度为36~37℃。低体温时，体温常低于35℃，严重者低于33℃。患儿反应差，可有硬肿及多脏器损害的表现，呼吸、心率减慢，微循环障碍，严重时休克、心力衰竭、肺出血、肾衰竭、DIC等。

3. 辅助检查　血气分析可有低氧血症及代谢性酸中毒，部分患者血小板减少、凝血酶原时间延长、凝血酶及凝血活酶时间延长、纤维蛋白原降低。血糖可降低，血尿素氮、肌酐增高，并有高血钾、低血钠、低血钙等。患者可有血黏滞度增加，心电图改变为P-R期间延长、Q-T间期延长、T波低平、ST段下降。X线胸片可有肺淤血、肺水肿、肺出血等改变[4]。

（五）处理原则

新生儿低体温的主要处理包括复温、控制感染、供给热量、矫正酸中毒和水电解质紊乱、纠正器官功能障碍等。

复温是治疗新生儿低体温的主要措施，过去都主张逐渐复温，认为体温愈低，复温愈谨慎。近年来有人提出应快速复温，目前观点尚未统一，但不论采取任何复温方法，体温过低的新生儿在复温的过程中都应给予密切的监护。常用新生儿暖箱复温，将患儿放入预热的暖箱中，复温的速度一般为每小时提高暖箱温度1℃，于12~24小时内恢复正常体温。若新生儿体重小于1200g，胎龄小于28周或体温低于32℃，复温的速度应减慢（速度不超过每小时0.6℃）。在复温过程中，体表温度与肛门温度的差不应超过1℃。对低体温有合并症需抢救的新生儿，可将其置于远红外线抢救台上进行复温，床面温度从30℃开始，复温速度可每15~30分钟提高1℃。如无暖箱或抢救台，可因地制宜采用热水袋、电热毯、热炕等复温。复温应与控制感染、供给热量、矫正酸中毒和水电解质紊乱、纠正器官功能障碍等措施同步进行。

（六）预防

近年来，国际上提出并推广，"袋鼠妈妈护理"，使妈妈与新生儿之间早期、持续的皮肤接触，以减少新生儿低体温的发生。方法是生后立即开始，新生儿经清理呼吸道及断脐后，立即俯卧放在母亲裸露的胸前进行皮肤接触。台下护士用棉质方巾覆盖新生儿全身，并包裹头发部分，母亲双手扶住婴儿，可以与婴儿轻声说话，低声呼唤婴儿，触摸婴儿的皮肤或抚摸婴儿头部、亲吻婴儿等，可以进行母乳喂养，此方法可持续24小时或更长。此法除帮助新生儿维持正常体温外，还可促进母乳喂养，利于体重增长，减少严重感染。此方法在我国已开始推广，取得了很好的效果[1,9]。

对于孕周小于28周或体重小于1500g的早产儿还可以用塑料膜保温。方法是早产儿出生后未擦干前即刻将其颈以下全身用聚乙烯塑料膜包裹（可用包装食品的塑料膜、食品级的塑料袋或商业用的聚乙烯塑料膜），然后放于远红外线抢救台上治疗原发病（如新生儿复苏），也可放于转运车上进行新生儿转运，此方法可以有效地减少VLBW早产儿低体温的发生[1,3-4,8]。

（叶鸿瑁）

参考文献

1. Christine AG，Sherin UD. Avery's Disease of the Newborn.9th ed. USA：Elsevier Saunders，2012：357-366.

2. Richard JM，Avroy AF，Michele CW. Fanaroff and Martin's Neonatal-Perinatal Medicine：diseases of the fetus and infant.9thed. USA. Elsevier Mosby，2011：555-568.

3. Gardner SL，Carter BS，Hines ME.Merenstein and Gardner's Handbook of Neonatal Intensive Care. 8th ed. USA. Elsevier Mosby，2016：105-125.

4. Gomella TL，Cunningham MD，Eyal FG，et al. Neonatology：Management，Procedures，On-Call Problems，Diseases，and Drugs.7th ed.New York：McGraw-Hill Companies，2013：65-70.

5. 陶春燕. 新生儿发热非常见病因浅析. 儿科药学杂志，2016，22（1）：49-51.

6. Zarkesh M，Sedaghat F，Heidarzadeh A，et al. Diagnostic Value of IL-6，CRP，WBC，and Absolute Neutrophil Count to Predict Serious Bacterial Infection in Febrile Infants. Acta Med Iran，2015，53：408-411.

7. Hangai M，Kubota Y，Kagawa J，et al. Neonatal Kawasaki disease：case report and data from nationwide survey in Japan. Eur J Pediatr，2014，173（11）：1533-1536.

8. Miller SS，Lee HC，Gould JB. Hypothermia in very low birth weight infants：distribution，risk factors and outcomes. J Perinatol，2011，S1：S49-56.

9. 史晓红. 母婴皮肤早期接触对新生儿体温的影响. 护士进修杂志，2014，29（9）：1596-1598.

第2节 呼吸困难

呼吸困难（respiratory distress）是新生儿的常见症状之一，是指新生儿的呼吸频率、节律、强弱、深浅度改变，吸气与呼气比例失调，出现呼吸急促、费力、点头、张口呼吸以及由呼吸肌动作引起的三凹征（胸骨上窝、剑突下窝和肋间隙的吸气性凹陷）、鼻翼扇动等。呼吸困难是新生儿的危重症，它可由多种原因引起，临床表现为程度不同的低氧血症、代谢性和（或）呼吸性酸中毒，如不及时处理，可危及生命。

（一）病因

新生儿呼吸困难的常见原因有呼吸系统疾病、循环系统疾病、中枢神经系统疾病等，以呼吸系统疾病所致的呼吸困难最常见[1-3]。

1. 呼吸系统疾病

（1）呼吸道阻塞性疾病：由于呼吸道阻力增加致通气障碍，引起呼吸困难。上呼吸道阻塞多表现吸气性呼吸困难、吸气性凹陷，见于后鼻孔闭锁、喉蹼、巨舌畸形、小颌畸形、声门下狭窄、气管狭窄、声带麻痹、先天性腺样体肥大、咽部囊肿、水囊瘤、血管瘤、喉痉挛、喉软化等。下呼吸道阻塞多表现呼气性呼吸困难，见于支气管狭窄、羊水或胎粪吸入等。

（2）肺部疾病：肺部本身疾病引起呼吸困难，是新生儿呼吸困难的最常见原因。包括：①后天性肺部疾病，HMD、湿肺、肺炎、肺出血、肺不张、BPD、气漏（纵隔气肿、气胸、间质性肺气肿）等。②先天性肺部疾病，先天性肺囊肿、先天性肺发育不全、膈疝、膈膨升、乳糜胸、肺气肿等。

2. 循环系统疾病 新生儿严重复杂的先天和后天性心脏病、持续肺动脉高压（PPHN）等，常伴有心力衰竭，呼吸困难是心力衰竭的重要症状之一。心力衰竭时肺淤血，肺顺应性降低，换气功能障碍是出现呼吸困难的主要原因。新生儿红细胞增多症和贫血皆可因缺氧引起呼吸困难。

3. 中枢神经系统疾病 新生儿窒息、HIE、颅内出血、颅内感染时，脑血管的自动调节功能降低，血管通透性增高致脑水肿、颅压增高，重者出现脑疝，抑制呼吸中枢；缺氧、感染也可直接损伤大脑，影响呼吸中枢功能，引起中枢性呼吸困难。此外,代谢性酸中毒、低血糖、中枢神经抑制剂如吗啡、苯巴比妥等都可影响呼吸中枢,引起中枢性呼吸困难。

(二)病理生理

正常呼吸的维持需经一系列复杂的生理过程,包括呼吸中枢的控制,神经、化学感受气的反射调节,胸廓的正常结构及运动,呼吸道畅通有足够通气,血循环正常,吸入肺泡的气体能与血液气体进行有效的交换等。呼吸困难的发生受多种因素影响:呼吸负荷增加时导致肌梭内外肌纤维的排列紊乱,从而刺激肋间肌肌梭或腱梭中的呼吸困难相关感受器,并通过肋间神经和脊髓传入大脑,使患者产生呼吸费力的感觉;缺氧、高碳酸血症和酸中毒可以刺激中枢和外周的化学感受器,引起通气量的增加,刺激肋间肌肌梭或腱梭中的感受器,使患者出现呼吸困难;间质性肺疾病、肺血管病和肺水肿时可因肺毛细血管的张力和肺间质内液体的变化兴奋呼吸中枢,刺激呼吸肌增加呼吸强度也可发生呼吸困难。

以上各种环节发生障碍引起的呼吸困难,机体可通过辅助呼吸肌参与呼吸运动及呼吸频率、深度等的改变进行代偿,有时仍可维持血气正常,当代偿不全时,导致 PO_2 降低及 PCO_2 升高[1]。

(三)诊断

新生儿呼吸困难原因很多,首先要明确诊断,才能及时正确的治疗。询问病史、体格检查、化验检查、X 线和各种辅助检查是明确诊断的主要手段[1]。

1. 详细询问病史 包括母孕期健康状况、胎龄、分娩方式、胎盘情况及是否有窒息、宫内窘迫、羊水胎粪污染等。注意了解呼吸困难开始的时间、变化及伴随症状。生后即出现严重的呼吸困难和青紫,提示有严重心肺畸形;早产儿生后不久出现进行性加重的呼吸困难伴呻吟,要考虑 HMD;有宫内窘迫或出生窒息伴羊水胎粪污染,出生后有呼吸困难,应考虑 MAS 可能;剖宫产儿生后出现呼吸困难,应注意湿肺;母亲产前有发热或胎膜早破 >24 小时,生后有呼吸困难应注意感染性肺炎可能。治疗过程中呼吸困难突然加重,应注意有无气胸发生。生后严重青紫伴呼吸困难,应注意有无先天性心脏病及心源性呼吸困难。有严重出生窒息,生后有 HIE 及呼吸节律改变或喘息样呼吸,应考虑中枢性呼吸困难。

2. 体格检查 注意观察呼吸的频率、节律和深度,健康足月儿的呼吸频率为 35~45 次 /min,哭闹时呼吸增快,可达 60~80 次 /min,一般将呼吸频率持续 >60 次 /min 称为新生儿呼吸增快。新生儿安静时呼吸增快多由呼吸系统疾病引起,也可能与非呼吸系统疾病有关,如先天性心脏病、心力衰竭、休克、神经系统疾病等。新生儿呼吸 <30 次 /min,称为呼吸减慢,往往是由呼吸中枢受抑制所致,是病情危重的表现之一。注意呼吸是否通畅,鼻部通气不畅伴吸气时三凹征,应注意有无后鼻孔闭锁。观察是否有点头呼吸、鼻

翼扇动及三凹征、呻吟。点头呼吸、鼻翼扇动及三凹征说明有呼吸窘迫,多由呼吸系统疾病引起。呼吸不规则、浅表,提示有中枢性呼吸衰竭。注意有无青紫、青紫的程度及分布、吸氧是否能够缓解,由呼吸系统疾病引起的青紫,吸氧多能缓解;如吸氧不能缓解,且青紫与呼吸困难不一致,应注意有无先天性心脏病。注意胸廓的形态,一侧胸廓饱满伴呼吸音改变提示有气胸。胸部听诊是诊断新生儿呼吸系统疾病如新生儿肺炎、湿肺、HMD、MAS、肺出血等的重要依据,要注意两肺呼吸音的强弱及是否对称,啰音的多少、性质及分布等。

除与呼吸系统疾病相关的检查外,还要检查引起新生儿呼吸困难的其他方面的原因,如循环系统要检查青紫情况,心脏有无扩大,心尖冲动的位置,心音及心脏杂音等。要检查新生儿的皮肤的颜色,注意有无贫血和红细胞增多征,有无皮肤胎粪黄染。要进行新生儿神经系统的检查,有无意识改变,有无惊厥,前囟是否紧张饱满,神经反射是否正常,有无呼吸节律的改变及中枢性呼吸衰竭的表现。

3. 辅助检查 在新生儿呼吸困难的诊断中,合理选择并适当评估相应的辅助检查对于诊断有十分重要的意义。新生儿呼吸困难大部分是由呼吸系统疾病引起的,而胸部 X 线检查对其诊断有很大价值,对许多引起新生儿呼吸困难的疾病,如 HMD、湿肺、MAS、肺炎、气漏、胸腔积液、肺发育不良等,胸部 X 线检查均有特征性表现,胸部 X 线检查对新生儿心脏疾病的诊断也有帮助。如胸部 X 线不能明确诊断,CT 是进一步的检查手段。血气分析是呼吸困难的重要检测项目,对鉴别诊断、指导治疗和估计预后都有重要价值。新生儿纤维支气管镜检查可直接观察气管内黏膜病变及行组织病理学检查、细胞学检查、病原体鉴定等,对明确呼吸困难原因有重要意义。如患儿发绀明显,吸氧不能缓解,怀疑有先天性心脏病及心源性呼吸困难,应做心脏超声检查。伴有神经系统症状及体征的患儿,应在病情稳定后或在保证适当通气和氧合的情况下进行头颅 MRI 或超声检查以明确中枢性呼吸困难的病因。

(四)鉴别诊断

介绍几种引起新生儿呼吸困难的常见疾病的诊断要点[1-6]。

1. 肺透明膜病 主要见于早产儿,也可见于糖尿病母亲和剖宫产的足月新生儿,主要病因为早产儿肺发育不成熟,PS 缺乏。发病率与胎龄呈负相关。大多数患儿在生后 6~12 小时内出现呼吸困难并进行性加重,伴呻吟、青紫和吸气性三凹征,听诊呼吸音减低,可有细湿啰音。根据胸片确诊,表现细网状颗粒状影,肺透亮度减低,支气管充气征,严重者心脏和纵隔轮廓不清,极重者呈"白肺"。本病呈自限过程,病程 2~3 天达高峰,轻症病例或经 PS 及给氧治疗者呼吸困难逐渐减轻,重症病例如不及时给 PS 及机械通气治疗,多在生后 1~2 天内死亡。近年来由于出生前母亲类固醇类药物的应用,HMD 的发病率和严重程度都有所

降低。

2. **吸入综合征**　分为羊水吸入和胎粪吸入，多有出生时窒息或宫内窘迫史。单纯羊水吸入，生后可有气促、吐沫、轻度三凹征，肺部可闻湿啰音，胸部X线可见斑片状影，临床恢复较快。如吸入污染胎粪的羊水则可发生MAS，MAS多见于足月儿和过期产儿有胎儿宫内窘迫者，出生时可见羊水胎粪污染，出生后或复苏后很快出现呼吸困难，表现呻吟、青紫和三凹征。胸部X线表现肺气肿、不张和斑片状阴影，严重者可并发气胸、纵隔积气、PPHN和呼吸衰竭，需机械通气治疗，病死率较高。

3. **湿肺**　也称为新生儿一过性呼吸增快，是一种常见的轻度自限性疾病，多见于足月剖宫产儿，也可见于早产儿，病因与肺液吸收迟缓有关。临床特点：生后不久出现气促，可有三凹征和鼻翼扇动，间断性呼气性呻吟，肺部有时可听到湿啰音。胸部X线常见肺纹理增强，可见肺野斑片状、云雾状阴影和叶间积液（右肺常见）。本病为自限性疾病，症状多在24小时内消失，重症患者可持续72小时。偶有呼吸窘迫严重需辅助通气者。

4. **肺出血**　指肺出血面积累及2个肺叶以上，是新生儿死亡的重要原因。目前多认为与窒息缺氧、酸中毒、败血症、心力衰竭、重症硬肿症及凝血因子缺乏等因素有关。近年来，有报道早产儿HMD伴PDA，给PS及呼吸支持后HMD好转，肺动脉压力下降，通过动脉导管的左向右分流突然增加，致肺水肿及肺出血，常在原HMD病情好转后，再次加重，要提高警惕，并及时关闭动脉导管。肺出血的临床表现在原发病的基础上，呼吸困难突然发生或突然加重，两肺湿啰音增多，面色青紫，继而口鼻腔涌出血性泡沫状液体或吸引时发现血性液体。胸部X线为非特异性改变，可有两侧肺广泛斑片状影，肺透亮度减低，两肺门血管影增多，心影增大，大量出血时两肺透亮度明显减低呈"白肺"样改变。

5. **气漏**　本病包括气胸、纵隔气肿、心包积气、间质性肺气肿、气腹等一组疾病，常发生于新生儿窒息、胎粪吸入、HMD或肺炎等疾病使用呼吸机治疗中的患儿，也可为自发性。肺内气体漏至胸腔，称为气胸，气胸多起病突然，表现呼吸困难、呻吟、吸气性三凹、青紫等。胸廓可不对称，患侧呼吸音减弱，心脏可向对侧移位。可用胸部透光试验检查，胸部X线可确定诊断。如气胸进行性加重，应考虑张力性气胸，需紧急引流治疗。气体漏至纵隔成为纵隔气肿，漏至心包成为心包积气，常伴皮下气肿，轻者可自行吸收，严重者需抽气治疗。

6. **感染性肺炎**　肺炎也是引起新生儿呼吸困难的原因之一，感染性肺炎可分为宫内感染性肺炎和生后感染性肺炎，宫内感染性肺炎发病早，常在出生3天之内发病，可有胎膜早破、产道未消毒、反复产道检查等病史，表现呼吸急促、呻吟和呼吸困难，与HMD的表现相似。生后感染性肺炎发病较晚，常先有上呼吸道感染或其他部位的感染，继

而出现呼吸困难、发热（也有不发热者）及其他肺部感染的症状。肺部感染的病原可以是细菌、病毒、支原体、真菌等，胸部X线表现与病原有关，如细菌性肺炎多呈广泛点片状或弥漫性浸润影，偶见大片实变或伴脓胸或肺大疱，病毒性肺炎则多表现肺内间质条索影和浸润影。

7. **先天性膈疝**　膈疝患儿的主要表现是呼吸困难，常误诊为肺炎等呼吸系统疾病，但如果认真做体格检查，不难发现患侧胸廓饱满，呼吸音减弱或消失，可听到肠鸣音，心脏可有移位，腹部平坦或凹陷，X线的特异性改变可以确诊。膈膨升的表现与膈疝类似，也可表现呼吸困难，确诊靠X线检查。膈疝和膈膨升皆应手术治疗。

8. **后鼻孔闭锁**　新生儿后鼻孔闭锁是指先天性后鼻孔阻塞，其中90%由骨质隔膜、10%由软组织隔膜所致。双侧完全性后鼻孔闭锁是生后即可发生呼吸困难的原因之一，新生儿只能张口呼吸，否则发生窒息和青紫。以鼻导管不能通过鼻腔进入鼻咽部确定诊断。需经口插入气管导管或塑料口腔气道缓解症状，根治方法为手术治疗。

9. **食管闭锁及食管气管瘘**　食管离鼻10~12cm处为盲端。85%的病儿食管远端与气管汇合形成气管食管瘘。主要并发症为肺部疾病，完全性食管闭锁者患儿不能吞咽自己的分泌物，表现为"唾液过多"，由于气管食管瘘使反流的胃液直接进入呼吸道，引起化学性肺炎，继发细菌性肺炎。患儿生后不久即表现呼吸困难，同时口鼻溢出大量黏液及泡沫，每次喂食时迅速出现呕吐、咳嗽、窒息和青紫。根据插鼻胃管在离鼻腔10~12cm处受阻建立诊断，胸部X线确定诊断，可显示鼻胃管在胸腔入口处的终末端或呈卷曲影。应手术治疗。

（五）处理原则

1. 首先应查明引起呼吸困难的原因，进行病因治疗，如手术治疗先天畸形，保持呼吸道通畅；治疗各种肺部疾病，改善呼吸功能；治疗引起心源性呼吸困难的先天性心脏病及心力衰竭；治疗引起中枢性呼吸困难的中枢神经系统疾病等。

2. 密切监护病儿的心率、呼吸、血压、体温、血气的变化，保持正常通气、换气功能，必要时给人工通气治疗，机械通气者要密切观察气管插管的位置及呼吸机参数的变化，根据临床情况、血气等及时调整呼吸机参数。配合进行全身治疗，纠正各种代谢紊乱[2-3]。

（叶鸿瑁）

参考文献

1. 赵祥文．儿科急诊医学．第4版．北京：人民卫生出版社，2015：70-75.

2. 潘乐武．新生儿呼吸困难140例临床研究．中国现代药物应用，2014，8（5）：86-87.

3. 姜赤秋，高源，洪艳，等．早期新生儿呼吸困难196例临床分析．中国妇幼保健，2012，27（9）：1334-1335.

4. Christine AG, Sherin UD. Avery's Disease of the Newborn.9th ed. USA: Elsevier Saunders, 2012: 633-657.

5. Gomella TL, Cunningham MD, Eyal FG, et al. Neonatology: Management, Procedures, On-Call Problems, Diseases, and Drugs.7th ed.New York: McGraw-Hill Companies, 2013: 71-88.

6. Gardner SL, Carter BS, Hines ME.Merenstein and Gardner's Handbook of Neonatal Intensive Care. 8th ed. USA. Elsevier Mosby, 2016: 614-636.

第3节　青紫

青紫(cyanosis)是新生儿期的常见症状之一,可由多种原因引起,可以发生在肺部疾病、心脏疾病、血液系统和中枢神经系统疾病,也可以发生在少数正常新生儿。引起青紫的原发病可以很轻微,也可能严重至威胁生命。应及时做出诊断,给以相应的处理。

(一)病理生理

新生儿青紫是新生儿毛细血管血液中还原血红蛋白增多超过一定水平所致。一般认为新生儿动脉血还原型血红蛋白含量大于 50g/L 时,肉眼即能察觉到青紫。口腔及舌黏膜青紫出现早,当还原型血红蛋白含量在 30g/L 左右,即可观察到青紫。

新生儿青紫还有其独有的特点[1,6]:①新生儿血液中胎儿血红蛋白较多,与氧的亲和力高,故新生儿要在比年长儿及成人更低的动脉氧分压的情况下才出现青紫。②青紫的出现取决于动脉血还原血红蛋白浓度,当血红蛋白的含量较高,如红细胞增多症时,在血氧饱和度处于较高水平时,即可出现青紫。相反,在贫血情况下,血氧饱和度降至较低水平时,临床上才可出现青紫。

(二)病因

1. 生理性青紫　新生儿出生,由子宫内到子宫外的改变是一个逐渐的过程,健康足月新生儿出生后 10 分钟才能达到导管前动脉(右侧桡动脉为代表)血氧饱和度 >95%。而需经 1 小时达到导管后动脉(脐动脉或下肢动脉为代表)血氧饱和度 >95%。正常新生儿生后由于肺尚未完全扩张,肺换气功能不完善,以及周围皮肤血流灌注不良可引起青紫。出生后动脉导管与卵圆孔尚未关闭,哭闹时肺动脉压力增高可引起动脉导管和(或)卵圆孔水平的右向左分流而致一过性青紫。以上青紫都属生理性。

2. 病理性青紫

(1) 外周性青紫:新生儿期外周性青紫较成人常见,可见于环境过冷,血红蛋白含量过高及局部静脉阻塞等情况。是因为血流通过周围毛细血管时速度缓慢、淤滞、组织耗氧增加,局部缺氧所致,患儿动脉血的氧分压和氧饱和度正常。可见于:①全身性疾病,心力衰竭、休克时心搏出量减少,外周血液循环不良,局部缺血缺氧致青紫。②局部血流障碍,新生儿分娩时局部受压迫,或因寒冷等致局部血液循

环不良,局部缺氧致青紫[1-3]。

(2) 中心性青紫:因全身性疾病引起动脉血氧饱和度和氧分压降低致青紫。可见于:①各种呼吸系统疾病:新生儿窒息、呼吸道先天畸形、HMD、肺炎、气胸、PPHN 等。②心血管疾病:各种青紫型先天性心脏病,如大动脉转位、永存动脉干、左心发育不良综合征、三尖瓣闭锁、肺静脉异位引流等导致肺循环向体循环的右向左分流,体循环氧分压和氧饱和度降低发生青紫[1-3]。

(3) 其他原因引起的青紫:高铁血红蛋白血症患儿,当高铁血红蛋白水平超过血红蛋白总量的 10% 时,可出现皮肤青紫,血液呈棕色。应用某些药物如亚硝酸盐类可引起新生儿高铁血红蛋白血症。应用一氧化氮吸入者,也可出现高铁血红蛋白血症。此外,新生儿红细胞增多症,因红细胞增多,血流淤滞,还原血红蛋白增加而出现青紫,中枢神经系统疾病引起的中枢性呼吸衰竭也可引起青紫[1-3]。

(三)诊断

近年来用脉搏氧饱和度仪测量经皮氧饱和度被推荐用于新生儿青紫的过筛检查,尤其用于筛查青紫性先天性心脏病,这是一种无创的检查方法,有专门用于新生儿的传感器,可在 1~2 分钟内显示新生儿的经皮氧饱和度。美国儿科学会建议用生后 24 小时下肢经皮氧饱和度 <95% 作为进一步检查评估的指征[6]。

新生儿青紫的诊断首要先确定青紫的类型,生理性或病理性;外周性或中枢性。生理性青紫为暂时性,随时间推移青紫消失,新生儿无任何器质性病变的表现。若青紫仅限于四肢末端、耳轮、鼻尖等体温较低的部位,经保暖及改善微循环后青紫消失为外周性青紫。如全身皮肤、眼结膜、口腔黏膜和舌广泛青紫,经保暖及改善局部循环后不消退则考虑中心性青紫。中心性青紫氧饱和度降低,外周性青紫氧饱和度正常。

如临床确认为中心性青紫,则需进一步寻找引起中心性青紫的病因。

1. 呼吸系统疾病　注意患儿的呼吸频率、深度和节律,有无呼吸频率加快,鼻翼扇动和三凹症等呼吸困难的症状。肺部疾病引起的青紫,常因肺泡通气不足、弥散障碍等引起,吸入 100% 氧后青紫有所缓解,此时应考虑呼吸系统疾病,进一步检查肺部体征,如听诊肺部呼吸音及有无啰音,进行胸部 X 线检查,确定青紫是否由呼吸系统疾病引起。

2. 新生儿 PPHN　是新生儿青紫的原因之一,如PPHN 未合并肺部疾病,多无明显呼吸困难,吸常压氧青紫不缓解,应进一步检查。

(1) 高氧试验:头罩或面罩吸入 100% 氧 5~10 分钟,如缺氧无改善,提示存在 PPHN 或青紫型先心病所致的右向左分流。

(2) 动脉导管开口前(常为右桡动脉)及动脉导管开口后(常为左桡动脉、脐动脉或下肢动脉)的动脉血氧分压差:

当两者差值大于 2~2.67kPa(15~20mmHg) 或两处的经皮血氧饱和度差 >10%，提示患儿有 PPHN 或先心病。

3. PPHN 与青紫型先天性心脏病的鉴别 二者皆有青紫，高氧试验均不能使青紫缓解，鉴别方法如下。

(1) 高氧 - 高通气试验：用 100% 氧，手控加压通气 60~80 次 /min，共 10 分钟，使 $PaCO_2$ 下降，动脉血 pH 上升，此法可使 PPHN 患者 PaO_2 增加，而青紫型先天性心脏病则无反应。

(2) 超声心动图检查：是鉴别 PPHN 与先天性心脏病的主要手段，超声心动图可以检查新生儿的心内结构，确定有无先天性心脏畸形，并可间接测量新生儿的肺动脉压力。PPHN 患儿可见肺动脉压力增高及经卵圆孔或动脉导管的右向左分流。先天性心脏病患儿可见心脏畸形和与其相关的心脏血流动力学改变[3-4,6]。

4. 新生儿先天性心脏病的诊断 新生儿先天性心脏病是引起新生儿青紫的重要原因，近年来人们把青紫型先天性心脏病分为：①依赖动脉导管供应肺循环的青紫型先天性心脏病，如肺动脉闭锁、严重肺动脉狭窄、三尖瓣闭锁、三尖瓣下移畸形等。②依赖动脉导管灌注体循环的青紫型先天性心脏病，如左心发育不良综合征、主动脉弓离断、危重型主动脉瓣狭窄等。③其他，如完全性大动脉转位、完全性肺静脉异位引流等。这些患儿出生后存活情况及青紫轻重依赖于动脉导管及其他分流途径的存在。某些青紫型先心病在新生儿期可不表现青紫，如法洛四联症在新生儿期因动脉导管开放，进入肺循环内血液无明显减少，青紫可不出现。永存动脉干因新生儿期肺内小动脉尚未硬化，肺循环压力较低，可有大量血液进入肺内，青紫很轻或无明显青紫。相反某些非青紫型心脏病在新生儿期有时可出现青紫，如室间隔缺损当某些因素使肺动脉压增高超过主动脉压时，右心室压力大于左心室压力，经过缺损口的右至左分流引起青紫[4-5]。

青紫型先心病多数伴有心脏杂音，是重要的诊断依据，但某些严重的青紫型先心病在新生儿期并不出现杂音，例如完全性大动脉转位和肺动脉瓣闭锁如不合并其他心脏畸形，均听不到杂音或无响亮的杂音。因此，当新生儿有中心性青紫，尤其当青紫伴有心界扩大或心力衰竭时，不论有无心脏杂音，都要做心脏超声检查，确定有无先天性心脏病。

5. 其他引起新生儿青紫的疾病

(1) 高铁血红蛋白血症：见于先天性高铁血红蛋白血症患儿或由于后天原因引起血液中高铁血红蛋白增多。由于各种化学物质或药物中毒引起血红蛋白分子中二价铁被三价铁所取代，失去结合氧的能力。当血中高铁血红蛋白量超过 30g/L 时可出现皮肤青紫，出现呼吸困难和激惹症状，此时，患儿有青紫而血氧分压正常。常见于某些药物如亚硝酸盐、苯胺、磺胺类、非那西汀等中毒，饮用含硝酸盐或亚硝酸盐的水等也可引起中毒，患儿青紫出现急剧，抽出的静脉血呈深棕色，虽给予氧疗，但青紫不能改善。当怀疑有

高铁血红蛋白血症时，可取患者及正常对照者末梢血各 1 滴于滤纸上，在空气中暴露 30 秒，对照者血呈红色，患者血呈棕色。高铁血红蛋白含量还可通过分光光度法测定。新生儿应用一氧化氮吸入治疗者，也可出现高铁血红蛋白血症，对于应用一氧化氮吸入治疗的新生儿，应监测血中高铁血红蛋白。

(2) 红细胞增多症：常见于小于胎龄儿、胎 - 胎输血综合征、过量胎盘输血、宫内慢性缺氧等。除出现青紫外，患儿皮色较红，有激惹、嗜睡、呼吸暂停等症状，患儿血氧饱和度降低而氧分压可能正常。

(3) 中枢神经系统疾病：如颅内出血、HIE 等因中枢性呼吸抑制引起青紫，患儿常表现中枢性呼吸衰竭，反复发作呼吸暂停、惊厥等。

总之，青紫是新生儿期的常见症状，可由多种疾病引起，应通过系统的病史、临床表现及有关辅助检查和实验室检查做出诊断[1-6]。

(四) 治疗原则

生理性青紫不需治疗。外周性青紫应加强局部保温护理，心力衰竭或休克引起者应改善心功能，纠正休克和微循环障碍。中心性青紫应寻找原因，进行病因治疗，如青紫由肺部疾患引起，应及时治疗肺部疾病；如青紫由 PPHN 引起，可用高频通气或 NO 吸入治疗，也可应用血管扩张剂。如青紫由先天性心脏病引起，则选择时机，进行手术治疗。在手术前，如需维持脉导管开放，可静脉点滴前列腺素 E。要正确掌握吸氧指征，对于青紫型先天性心脏病依赖动脉导管开放存活者，不可给氧，以保持动脉导管持续开放，同时进行氧分压或氧饱和度监测。如青紫由高铁血红蛋白血症引起，可给予 1% 亚甲蓝溶液 1~2mg/kg，加入 10% 葡萄糖 10ml 静脉推注，也可给 10% 葡萄糖 20ml 加维生素 C 0.5g 静脉推注[1-6]。

(叶鸿瑁)

参考文献

1. 赵祥文 . 儿科急诊医学 . 第 4 版 . 北京：人民卫生出版社,2015:69-75.

2. 刘琳美 . 新生儿青紫 80 例病因及临床特征分析 . 航空航天医学杂志,2014,25(4):464-465.

3. 姜赤秋,吴兆芳,吴晓丰 . 新生儿青紫 129 例病因及临床特征分析 . 医学理论与实践,2010,23(3):268-171.

4. Christine AG, Sherin UD. Avery's Disease of the Newborn.9th ed. USA: Elsevier Saunders, 2012:772-788.

5. Richard JM, Avroy AF, Michele CW. Fanaroff and Martin's Neonatal-Perinatal Medicine: diseases of the fetus and infant.9th ed. USA. Elsevier Mosby, 2011:1243-1244.

6. Gurumurthy H, Deepak K. Diagnostic Considerations in Infants and Children with Cyanosis. Pediatr Ann,2015,44(2):76-80.

第 4 节　喉喘鸣

新生儿喉喘鸣（laryngeal stridor）指出生时或出生后数周内出现的喉部高音调的喘鸣声，提示在喉、气管或支气管等部位存在梗阻，可为气道内或气道外的先天性或后天性慢性病变，亦可为气道炎症或异物吸入导致的急性梗阻。喘鸣是儿科医生经常遇到的体征，然而，当存在于新生儿期时，常会引起父母和医护人员的担忧，因其伴随的上呼吸道梗阻和呼吸窘迫，需要尽快地确定诊断和治疗，这就需要一个多学科的技术团队，包括新生儿科、耳鼻喉科、小儿外科、辅助治疗、和儿童及家庭的心理支持，以确保取得满意的结局。

（一）喘鸣的解剖学

喉鸣是由于在吸气或呼气时气流通过气道的狭窄段发生湍流所致。新生儿由于气道管径较小而易发生狭窄，而支持气道的软骨又发育不良使其容易发生扭曲和萎陷，因此，新生儿气道比其他年龄组小儿更易发生生理性的狭窄。

在解剖学上气道可分为三个部分（图 8-4-1）：①声门上段，包括鼻、鼻咽腔、口咽腔和下咽部；②喉段（声门段），包括声带、声门下区、颈部气管段；③胸内段，包括胸腔内的气管和支气管。声门上段是新生儿最薄弱的部分，此部位的梗阻性疾病常可引起吸气性喉鸣，如小颌或巨舌畸形所致的舌后坠、声门上炎症等。喉部是新生儿气道解剖学上最狭窄的部分，此处的疾病如先天性喉软化症、声带麻痹、喉蹼、喉囊肿、声门下狭窄和声门下血管瘤等均可引起喉部梗阻，气流在吸气和呼气时均同样受到影响，因此，表现为典型的双相性喉鸣。胸腔内气管和支气管的先天性异常相对比较少见，如气管软化、气管狭窄、先天性大血管异常压迫气道、或反复发作的胃食管反流（GER）引起的气道炎均可造成此段的气道梗阻，表现为呼气性喉鸣。

（二）喘鸣的评估

喘鸣仅是一个体征，需要基础的生理学方法来评估、诊断和鉴别诊断，包括喘鸣的特征、喘鸣伴随的症状及呼吸窘迫的严重程度。在新生儿中引起喘鸣的病因通常是先天性的，包括喉、气管支气管软化性疾病、声门狭窄和囊肿、声带麻痹、喉裂、蹼、血管瘤等。在许多情况下需要诊断性喉镜和支气管镜检查。

1. 病史及体格检查　病史应该包括产前和围产期的事件，呼吸困难、喂养和生长发育情况，以及在前的气管插管史。体格检查除了描述喘鸣的特征外，还需要关注呼吸急促、呻吟、胸壁内凹、鼻翼煽动和发绀等体征[1]。

（1）喘鸣特征：对气道梗阻准确诊断的基本前提是导致喘鸣的病变可能在气道的管腔内、管壁、管腔外或这些部位的组合，因此，喘鸣的时相至关重要。单纯的吸气性喘鸣意味着是一种胸外的病变，而单纯的呼气性喘鸣提示是一种胸内的病变，其临床的分界点是锁骨或胸廓入口。双相喘鸣则本质上意指固定的病灶，胸内或胸外或是两者都有。

起病的年龄、喘鸣的周期性和声音的质量都为诊断提供了有意义的线索，例如，生后第一天的连续喘鸣提示声带麻痹性疾病，而渐进式的或晚发的、间歇性的、钝齿轮样的喘鸣提示喉软化。体位的变化，例如从仰卧位到俯卧位时喘鸣消失也是喉软化症的一个重要的特征。

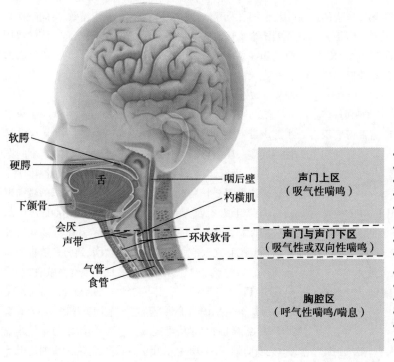

软腭
硬腭
舌
咽后壁
杓横肌
下颌骨
会厌
声带
环状软骨
气管
食管

声门上区 （吸气性喘鸣）
• 先天性喉软化 • 先天性鼻部、鼻咽部或口咽部畸形 • 先天性口腔或咽部肿瘤 • 过敏反应 • 感染（会厌炎、咽后/周围脓肿）

声门与声门下区 （吸气性或双向性喘鸣）
• 先天性喉气管软化　　• 先天性蹼、裂或肿物 • 先天性声门下狭窄　　• 过敏反应、呼吸道异物 • 先天性声带麻痹　　　• 感染（喉炎、气管炎）

胸腔区 （呼气性喘鸣/喘息）
• 先天性气管软化、狭窄 • 先天性气管支气管树畸形 • 先天性气管血管吊索或血管环 • 先天性肿瘤的内在或外在压迫 • 呼吸道或食管内异物过敏反应 • 感染（气管炎、支气管炎）

图 8-4-1　新生儿喉鸣常见病因的解剖学定位

(2) 伴随的特征:喘鸣的评估应该包括重要的相关特征,例如声音的存在与否?声音或哭声的质量和响度?它们提示是否存在声襞活动受限或功能障碍。吞咽和喂养困难,以及神经学体征也很重要,因为它们意味着神经控制性疾病的可能性。咳嗽可能反映气道或胃肠道内容物的刺激或渗入喉部,提示存在气道清除的障碍;咳嗽的质量也可提示病灶的特定部位,如声门下炎症伴有哮吼性的咳嗽,而金属样咳嗽则反映气管的病变。皮肤体征诸如在口面部的血管瘤提示气道也可能存在血管瘤。体重不增和发育迟缓则可能表明疾病的慢性和严重性。

(3) 呼吸窘迫:呼吸窘迫的表现如呼吸频率增加、吸气性或呼气性凹陷、呼吸暂停、呼吸的呼气相延长、睡眠不安、低氧、高碳酸血症、呼吸衰竭等,都是确定有关疾病的严重程度和急慢性质,以及制定决策的重要因素。

长期以来,这些特征的不同组合已用于喘鸣的诊断与鉴别诊断之中,但迄今还没有已发表的提供新生喘鸣的诊断、鉴别诊断和管理流程的科学路径。

2. 纤维喉镜和气管支气管镜检查 纤维喉镜已被广泛应用于新生儿喘鸣的评估。应在临床稳定的情况下进行。它能很好地观察到声门上区域和声带,允许对一个清醒的孩子进行动态的气道评估。然而,纤维喉镜不能触诊,也不能显示声门下和气管。因此,除了单纯的轻度喉软化外,大多数有喘鸣的婴儿仍然需要喉气管支气管镜检查[2]。

3. 影像学检查

(1) X线检查:颈部前后位及侧位X线摄片有助于发现声门下狭窄、喉部软组织肿瘤或先天性甲状舌管囊肿。吞钡食管造影可以证实吞咽反射异常、GER和由血管环或吊索所致的压迫。

(2) CT检查:颈部CT扫描+三维重建可明确病变的部位、性质和程度,发现内镜不能完全阐明的异常或喉部肿瘤。螺旋CT血管造影(CTA)对先天性血管环有确诊价值。

(3) MRI检查:MRI有助于观察纵隔的血管畸形和广泛的气管狭窄。

4. 多导睡眠描记术 在评估新生儿呼吸道梗阻时,多导睡眠描记术可能是研究这些新生儿和决定是否需要手术治疗的有用工具。许多有气道梗阻的婴儿会因睡眠期间上呼吸道肌肉松弛而发生睡眠性呼吸暂停。可通过多导睡眠描记术计算呼吸窘迫指数(respiratory distress index,RDI)、缺氧和CO_2储留的严重程度。如果RDI>20/h,频繁的pO_2<90%,或pCO_2>50mmHg,提示该患儿可能会出现呼吸衰竭而需要紧急处理。

(三) 新生儿喘鸣常见病因的临床特点及处理

根据解剖学定位,新生儿喘鸣的常见病因可以分类为声门上、声门、声门下和气管水平的气道梗阻性病变[3-4]。

1. 声门上气道梗阻

(1) 喉软化症(laryngomalacia):喉软化又称"松软喉"(floppy larynx),是新生儿喘鸣的最常见原因。它的典型特

征是吸气性的喘鸣。喉鸣可以随着进食、激惹和仰卧体位而恶化。喉部直接视诊典型地显示声门上的塌陷,紧的杓状会厌襞,长而向后弯曲的Ω形会厌,和杓状软骨上组织的脱垂。这一情况被认为是喉部的神经肌肉发育不成熟的结果。许多患儿同时伴有胃食管反流(GER),这是胸腔内极度负压所造成,反流本身也可以导致气道的损伤。

对大多数儿童来说,喉软化症是轻微和自限性的,诊断可通过纤维喉镜检查确诊。然而,在严重的或非典型表现的婴儿中,需要气管和支气管内镜检查确诊和外科手术缓解症状,绝大多数情况下预后良好。

(2) 会厌谷黏液性囊肿(mucus retention cyst in the vallecula):在新生儿的临床实践中,另一个常见的声门上梗阻的原因是在会厌谷的黏液潴留性囊肿。黏液性囊肿的存在迫使会厌后置从而引起喘鸣和明显的危及生命事件的发作,需要通过囊性病灶袋形缝合来纠正。

2. 声门水平的气道梗阻

(1) 声带运动损伤(vocal cord motion impairment,VCMI):是新生儿喉鸣的第二常见原因,可以为单侧性或双侧性,先天性或获得性。先天性原因包括Arnold-Chiari畸形和其他神经系统疾病;获得性原因可能是由于产伤、颈部或心脏手术所致。单侧声带麻痹以左侧较为常见,这是因为左侧喉返神经较长和较为扭曲,出生时易受牵拉和损伤,可同时伴有同侧的其他周围神经损伤,如面神经、臂丛神经和膈神经麻痹等。若无明显产伤史或周围神经损伤时,单侧声带麻痹应注意除外心血管、肺或食管的病变,因为左侧喉返神经环绕主动脉弓动脉导管开口远端,易受扩张的大血管牵拉。单侧声带麻痹的喉鸣为双相性,常伴声嘶或失音,无发绀及喂养困难,多能自行缓解而不需治疗。双侧声带麻痹多属中枢性,系由于产前或产时缺氧损伤脑干所致,可同时伴有吞咽困难及其他脑神经损伤,常有哭声低弱、高音调的双相喉鸣和呼吸窘迫,有时需要气管插管或气管切开。然而,即使是先天性的病例,部分患儿也可随着年龄增长而自行缓慢恢复,故手术干预应当尽可能延迟。

(2) 声门后狭窄(posterior glottic stenosis):声门后狭窄引起声带麻痹和固定是需要与VCMI鉴别的一个后天获得性的问题。随着NICU中极早产儿的不断增加,这个问题的发生率已经日渐增多。这些婴儿通常因为各种原因所致呼吸窘迫而需要长期气管插管,引起明显的声门刺激和声门后肉芽组织形成。胎龄24~26周和体重<1000g出生的伴有慢性肺病(CLD)的早产儿中,似乎有小部分婴儿对气管内插管的存在反应强烈,并进一步发展到杓状软骨间黏连和声门后的狭窄。患儿典型的表现为拔管失败、拔管后出现喘鸣和声音嘶哑。采用下列措施可以减轻插管对声门后的损伤:①应用较小的气管插管,避免应用带套管的气管插管;②经鼻插管;③尽可能减少患儿活动,以防意外的脱管(必要时镇静);④积极治疗全身感染;⑤在理想的情况下拔管。拔管困难者,可在拔管前后应用大剂量糖皮质激素

全身治疗 24~48 小时;拔管后立即应用肾上腺素喷喉或普米克令舒雾化,减轻气道水肿。小的肉芽肿经普米克雾化可消退,大的肉芽肿可能需要内镜下摘除。

(3) 喉裂(laryngeal cleft)[5]:是引起声门梗阻的不常见原因,这在常规的纤维鼻内窥镜检查甚至在麻醉下的喉镜检查时易被漏诊。金标准是显微喉镜检查时应用双眼视觉,推开喉后结构检查勺状软骨间组织的深度。当此区域有过度的或高度增生的组织时应警惕喉裂的可能性。除了误吸之外,当这些组织比正常内收和吸气导致声襞轻微凹陷时,可以存在喘鸣和噪音。已有提示,喉裂的发病率正在增加,可能反映了临床医生警惕性的提高。小裂口可以在内镜下修复,但较长的在喉 / 气管和食管之间明显的裂隙则需要外部手术。

(4) 喉蹼(webs):先天性喉蹼系在胚胎 10 周时喉的入口未能再通所致,可分为声门上型、声门型和声门下型三种。先天性的声门蹼可以表现为失声或高音调的猫叫样哭声和喘鸣,可能伴随基因的变异,如软腭 - 心 - 面综合征(velocardiofacial syndrome)。薄的和仅仅局限在喉部的蹼比较罕见,这种蹼容易在气管插管期间被打穿。比较常见的蹼是厚的和伴有声门下的延伸,在侧位 X 片上就像一张帆,这种蹼不能通过简单的切除来治疗,可能需要气管切开,开放修复,龙骨放置(或使用软骨膜以预防蹼的重新形成),并需治疗伴随的声门下狭窄。

(5) 复发性呼吸系统乳头状瘤病(papillomatosis):是新生儿喘鸣的罕见原因。出生时呼吸可以正常,然后在婴儿期出现进行性的双相性喘鸣和失声。希望人类乳头状瘤病毒疫苗(6 型和 11 型)的应用能够减少这种情况的发生。目前只能应用吸切器、冷凝或二氧化碳激光反复切除斑块。

3. 声门下气道梗阻

(1) 声门下狭窄(Subglottic stenosis,SGS):声门下狭窄是新生儿喘鸣的第三大原因。95% 以上的 SGS 为获得性的,多见于长期气管插管之后,特点为拔管后出现的喉鸣。SGS 也可以是先天性的,如先天性声门下弹性圆锥组织肥厚或环状软骨畸形皆可引起声门下腔狭窄、梗阻,严重者出生时即有喉鸣,但发音和哭声正常。纤维喉镜或纤维支气管镜可明确诊断,先天性声门下狭窄的特征为前部扁平形外观,或环状软骨凸起,侧壁隆起形成椭圆形,或纵裂状外观。所有类型的狭窄都可通过气管导管或量规来确定缩窄的严重程度。SGS 的处理取决于症状的严重程度和出现症状的年龄,先天性 SGS 症状一般不及气管插管后的获得性狭窄严重。获得性 SGS 轻者可以保守治疗,随着年龄增长情况逐渐改善;水肿严重者可能需要环状软骨切开以免气管切开;更严重的年长患儿可以采用喉气管重建术治疗。

(2) 声门下血管瘤(subglottic hemangioma):声门下血管瘤也是新生儿喘鸣的另一个原因,患儿呈现双相喘鸣,在 50% 的病例中也可能有皮肤的血管瘤。纤维支气管镜检查可在声门下腔有典型的黏膜隆起或肿块;然而,在生命早期

或新生儿期也可能表现为难以描述的斑疹。目前首选心得安口服。小的血管瘤可在内镜监测下等其自然消退。如气道受压明显,而心得安治疗无效,可选气管切开术,或试用糖皮质激素控制血管瘤的增殖,但不宜长期应用。某些血管瘤采用 CO_2 激光治疗也可能有效。

(3) 喉囊肿(cysts):囊肿可在口、舌、喉、食管及胸腔区域的腔内、腔外及腔壁的任何地方被发现。所有这些都是罕见的,但它们可能会造成严重的伴或不伴喘鸣的气道阻塞、喂养及吞咽困难和死亡。已有各种各样的分类系统,例如根据解剖部位、组织类型和胚胎起源等因素,以帮助治疗方法的选择。喉囊肿可分类为 I 型和 II 型:I 型为喉内型,内胚层起源,可通过内镜摘除;而 II 型延伸至喉部以外,包含内胚层或内胚层 + 中胚层,需要外部手术[6]。

4. 气管水平的梗阻

(1) 气管软化(tracheomalacia):气管软化是由气管壁的薄弱引起的,原因是软骨与肌肉的比例失调,或由于气管肌张力减退引起的前脱垂所致。它可以是原发性的或继发于其他疾病如气管食管瘘或血管畸形。在新生儿中,伴随气管食管瘘的气管软化通常由小儿普外科医生处理即可,然而伴有其他相关的中线裂畸形的患儿,如 VATER 综合征则需要更严密的检查。气管软化症的外科手术治疗视部位而异,高位的气管软化比较容易进形,包括胸骨的气管固定术,而较低位的气管软化症则涉及大血管的附着,可能需要一期吻合的滑动气管造瘘术。

(2) 气管狭窄(tracheal stenosis):可由气管本身病变(气管软骨环缺如、气管环软化、气管蹼、气管囊肿等)或气管外病变(颈部肿瘤、纵隔肿瘤或先天性的血管吊索等)压迫所致,患儿多于出生时或出生后不久即有持续性喉鸣,以呼气时更为明显,哭声和发音正常。严重者可有呼吸困难。纤维支气管镜可明确诊断,颈部 CT、气道三维重建或 CTA 可明确病因、狭窄的部位、程度和长度。一般可予 CPAP 或正压通气治疗,直至患儿自发改善;严重狭窄时可能需外科手术、放置支架或气管切开。

(3) 血管环(vascular rings):该病是胚胎发育早期,主动脉弓和大血管形成过程中出现的一类先天性发育异常,变异的血管围绕气管和食管形成紧缩的血管环,压迫气管或食管。双主动脉弓形成的血管环最紧,多在出生时或出生后不久即出现持续性喉鸣,以呼气更为明显,严重者有呼吸困难和发绀,进食可使喉鸣加重。由于双主动脉弓形成的血管环不能随患儿生长而相应增大,故其压迫症状随着患儿的生长而越来越重,需要及早进行外科矫形。其他一些由迷路的大血管(如右位主动脉弓、迷路的锁骨下动脉、无名动脉、肺动脉等)和动脉韧带或动脉导管形成的血管环多为开放性的,且可随患儿生长而相应增大,因此,很少在新生儿期出现症状。

总之,在新生儿中,喘鸣意味着一种非常严重的气道梗阻,需要紧急的处理。喘鸣的鉴别诊断范围很广,可从自

限性的良性疾病到伴有潜在生命危险的严重后果。管理包括从轻度病例的观察、父母宣教，到在严重的有潜在生命危险的病例中减轻缺氧、消除梗阻和通过手术根治病因，这需要由熟悉这些可能发育仍然极不成熟的早产儿的复杂病理生理特点的新生儿科医护人员来完成。但重要的是，这是一种包括多学科的情况，各个专业之间的良好沟通和协作可能会为这些脆弱的生命带来远期的成功结局。

（邵肖梅　庄德义　刘登礼）

参考文献

1. Masters IB. Stridor in the Neonate. Current Pediatric Reviews, 2011, 7:20-32.

2. 李先红，刘光辉，杨泽玉，等. 纤维支气管镜检查在新生儿喉喘鸣病因诊断中的价值. 中国当代儿科杂志, 2015, 17(8):877-879.

3. Daniel M, Cheng A. Neonatal Stridor. Int J Pediatr, 2012, 859104.

4. Parkes WJ, Propst EJ. Advances in the diagnosis, management, and treatment of neonates with laryngeal disorders. Semin Fetal Neonatal Med, 2016, 21(4):270-276.

5. Javia L, Harris MA, Fuller S. Rings, slings, and other tracheal disorders in the neonate. Semin Fetal Neonatal Med, 2016, 21(4):277-284.

6. Marseglia L, Angelo GD, Impellizzeri P, et al. Neonatal stridor and laryngeal cyst: Which comes first? Pediatr Int, 2017, 59(1):115-117.

第5节　呕吐

呕吐（vomiting）是新生儿期常见症状之一。据报道，发生呕吐者占同期住院新生儿的 10% 左右。以新生儿急症就诊的患儿中，呕吐占 36%。

（一）发病机制与病理生理

呕吐是由平滑肌、骨骼肌、中枢神经系统反射、小肠、胃、食管和横膈共同运动将胃肠内容物强有力地排出口外的过程。是消化道及其他有关的器官借系列复杂的神经反射来完成的。在此反射弧上任何一个环节的兴奋冲动增加或增强时，就会产生呕吐。引起新生儿呕吐的原因取决于胚胎期各脏器尤其是前、中、后原肠分化和发育的状况，也取决于新生儿胃肠道的解剖、生理特点及其出生前后内、外环境的急剧变化。主要与新生儿胃容量小、胃呈水平位、贲门括约肌发育较差、食管下段括约肌较短、压力较低、胃肠道动力差及胃酸和胃蛋白酶分泌少等生理特点有关。大脑皮质和第四脑室下的呕吐中枢受全身炎症或代谢障碍产生的毒素刺激或颅内压升高，也可引起呕吐。新生儿特别是早产儿呕吐物易呛入气道引起窒息和（或）吸入性肺炎，也易引起水、电解质紊乱和酸碱失衡，较长时间呕吐可导致营养不良。

（二）病因及临床特点

引起新生儿呕吐的原因复杂，一般可分为内科性和外科性呕吐两大类型。

1. 内科性呕吐　占 80%~90%。

（1）病因

1）消化系统疾病：①胃黏膜受刺激，如咽下羊水、出血、应激性溃疡、服用药物等；②喂养不当，乳头内陷、奶嘴孔过大、大量吞入空气、喂奶过多过频、配方奶浓度和量不合适等；③胃肠道动力障碍，如 GER、幽门痉挛、小左结肠综合征、胎粪性及新生儿便秘等；④肠道内感染、NEC；⑤过敏性胃肠道疾病；⑥假性肠梗阻。

2）全身疾病：①肠道外感染；②HIE 及颅内压增高等；③代谢紊乱，低糖血症、低钙血症、高钾血症等；④先天性遗传代谢性疾病，肾上腺皮质增生症、半乳糖血症、苯丙酮尿症、丙酸血症、线粒体病等。

（2）临床特点：大多数以呕吐奶汁及咖啡样物为主，呕吐物不含胆汁或粪便成分，无肠梗阻（假性肠梗阻除外）表现；常伴有消化道以外的症状和体征如青紫、呼吸困难、心动过速等；X 线腹部立位平片无异常征象，常需结合病史来综合判断，可有围产期窒息史、难产史、产前感染、喂养不当、过敏史或家族过敏史、服药史等[1-2]。

2. 外科性呕吐　主要病因是消化道畸形[3-5]。

（1）病因

1）与前原肠发育障碍有关的疾病：病变在十二指肠壶腹总胆管开口以上，临床特点为呕吐物往往不含胆汁。包括：①食管闭锁和食管气管瘘；②先天性肥厚性幽门狭窄、胃扭转；③胃流出道梗阻、穿孔、膈疝及食管裂孔疝等。

2）与中肠发育障碍有关的疾病：病变上端起始于胆总管开口以下，止于横结肠右 2/3 处，共同表现为完全或不完全性肠梗阻，有严重呕吐、腹胀、便秘、肠型、蠕动波、肠鸣音亢进和气过水声。高位者，生后不久即吐，呕吐物有胆汁，肠型腹胀不明显，可排少量胎便。低位者以便秘和腹胀为主要表现，呕吐出现较晚，常在生后 3~7 天出现，呕吐物有胆汁和粪便。疾病包括：①肠狭窄、肠闭锁、肠重复畸形、肠旋转不良及环形胰腺等；②胎粪性肠梗阻、胎粪性腹膜炎。

3）与后肠发育障碍有关的疾病：①先天性巨结肠；②肛门及直肠闭锁或狭窄。

4）其他外科情况：肠套叠、阑尾炎、嵌顿疝等。

（2）临床特点：呕吐物多数情况下含有胆汁或粪便成分，多为喷射状，呕吐量大，有明显肠梗阻表现，可有羊水过多史，反复、严重呕吐常导致脱水和电解质紊乱。X 线腹部立位平片、胃肠道造影检查、腹部 B 超、胃镜等可发现各种消化道病变的特征。

（三）诊断与鉴别诊断

通过详细询问病史，可初步判断呕吐是生理性还是病理性。着重询问母亲妊娠史、分娩史、喂养史、有无遗传和畸形病史,尤其是有无孕早期患病史;询问每次呕吐发生的时间、性状、成分、呕吐量和动作以及伴随症状,进行全面查体,尤其是肠鸣音、肠型和胃肠蠕动波等体征对呕吐的鉴别诊断有重要意义。还应注意观察患儿进食情况及其与呕吐的关系。

在诊断思路方面首先要区别呕吐的类型,根据呕吐的发病时间、伴随症状、相应体征及特点鉴别是内科性或外科性呕吐,是否存在感染,是全身疾病还是消化道本身疾病,是否伴有机械性或麻痹性肠梗阻等,从而能够尽早明确诊断。患儿阵发性哭闹,吐后哭闹缓解,腹胀肠型明显,肠鸣音亢进考虑机械性肠梗阻可能性大,患儿呻吟,腹胀但肠型不明显,肠鸣音减弱或消失提示麻痹性肠梗阻。

1. 呕吐类型

(1) 溢乳:新生儿胃呈水平状,胃部肌肉发育不完善,贲门松弛,哺乳后即从口角溢出奶汁,不影响生长发育,常于生后6个月左右消失,不是真正的呕吐。

(2) 一般呕吐:常伴恶心,每次呕吐不重,多为胃内容物;多见于喂养不当,过敏,胃肠道感染或全身感染的伴随症状,常见内科性疾病。

(3) 反复呕吐:无规律性,呕吐一般不含胆汁,主要见于GER及遗传代谢性疾病。

(4) 喷射性呕吐:突然发生,呕吐量较大,随日龄增加呕吐物可为奶样、乳酪样具酸腐味,可含胆汁。主要见于胃扭转、幽门梗阻、颅内压增高等。

2. 呕吐发生时间 生后7天内发病的早期新生儿呕吐应重点考虑食管闭锁、咽下综合征、GER、胎粪性便秘、胃扭转等;生后7天后发病的中晚期新生儿呕吐应考虑肥厚性幽门狭窄、肠梗阻、NEC等。

3. 呕吐伴随症状

(1) 呕吐物颜色:①清淡或半透明色黏液,可能是食管内容物;②伴有酸味、有奶汁或凝块,多来自胃内;③乳凝块多、伴酸腐味,有持久的规律性,多为幽门及十二指肠Vater壶腹部梗阻;④吐物为绿色,可能为较高位肠梗阻,首先要除外先天畸形,如呈均匀绿色,应考虑是否有肠旋转不良,也可能由于败血症所致;⑤吐物为粪性有臭味,多为低位梗阻,结合腹部情况考虑是否为麻痹性肠梗阻或是胎粪性腹膜炎;⑥吐物带血,首先考虑消化道黏膜出血,如出血量多、色鲜红,多为新鲜活动性出血,呈紫褐色、咖啡色为陈旧性出血。

(2) 呕吐与腹型:①上腹膨隆下腹塌陷,表明梗阻位置较高,如看到胃蠕动波可能为幽门性梗阻,伴有肠型、蠕动波为空肠梗阻;②腹部异常膨隆呈球形,皮肤紧张发亮、静脉曲张,则为低位梗阻。肠鸣音亢进或减弱、气过水音、梗阻多在回肠末端、结肠部位。肠鸣音消失,则是麻痹性肠梗阻的表现。

(3) 呕吐与排便:①呕吐同时伴有稀便、水样便、蛋花便等排出,为肠功能紊乱、消化不良、肠炎、乳糖不耐受、过

敏等引起,在临床最为常见。②伴便血,内科首先要考虑肠道感染、NEC、出血性疾病、应激性溃疡、过敏性肠炎、炎症性肠病等;外科则要注意有无肛裂、肠道畸形、肠套叠等。③伴排便逐渐减少到停止,膨隆不减轻,则可能为完全性肠梗阻,伴排便为不完全性梗阻。肛诊时有气体溢出,则为麻痹性肠梗阻。

(四) 辅助检查

1. 腹平片 对呕吐新生儿怀疑有外科病变时,可行腹部立位平片检查。胃或小肠扩张积气,有液平提示上消化道梗阻;结肠扩张呈袢状提示肛门、直肠部位梗阻;膈下游离气体提示穿孔;特征性肠壁积气征象提示NEC。注意左侧卧位片很重要,因为立位片易漏诊肠穿孔。

2. 胃肠造影检查 采用吸吮法和插胃管抽液后再注入对比剂,可显示胃腔、幽门出口、十二指肠至Treitz韧带处。可选用稀钡或泛影葡胺,剂量一般30ml左右。先摄取立位平片,再进行造影检查,一般患儿采用稀钡奶瓶吸吮法造影即可。对于体弱潴留液较多,插入胃管抽净胃液后再注入泛影葡胺。先天性肥厚性幽门狭窄,采取右侧卧位或右后斜位显示较佳,检查时间可延长到4~6小时。新生儿GER,立位吸吮稀钡30~35ml较为适宜,仰卧位或轻微头低位,必要时腹部轻度加压,可疑患儿应多轴位观察,对于胃充盈不良者可插胃管清洗食管及胃后再注入适量对比剂进行观察,安静状态下观察5分钟,反流3次以上即可确诊。可增加卧位、右前斜位及多轴位立位等摄片,充分显示各种异常影像。

3. 24小时胃食管pH加阻抗动态监测 目前被认为是诊断呕吐是否为病理性GER的金标准。检查前停用促胃动力药2~3天,禁用降低胃酸药物。

4. 腹部B超检查 有报道应用低回声水作为对比剂,行B超检查,可显示胃排空、胃内容物反流至食管下段以及肥厚性幽门狭窄、幽门痉挛和各种十二指肠畸形等。B超检查无时间限制,无放射性暴露,但技术要求高,空腔气体也限制了B超显影效果。

5. 胃镜检查 胃镜检查可发现胃和十二指肠黏膜病变如溃疡、出血等,并可指导食管气管瘘的手术方式[6]。

(五) 处理

1. 病因治疗 首先除外外科性呕吐,以免延误手术时机,再针对病因治疗,如合理喂养、控制感染、降颅压等。

2. 对症治疗 病情轻者一般不需特殊处理,如新生儿不能正常进食,能量和液体供应不足,易并发脱水、血液浓缩、高胆红素血症、低糖血症等,另外,由于新生儿吞咽动作协调差,容易发生误吸,导致吸入性肺炎。因此,应及时检查处理,缩短病程,减少并发症的发生。

(1) 禁食:呕吐轻者不需禁食,呕吐严重者在确诊前应禁食,给予肠道外营养,保证能量和入量。

(2) 体位:GER患儿可采取左侧卧位,床头抬高30°。

(3) 洗胃:咽下综合征可用温生理盐水或1%碳酸氢钠

100ml 洗胃。

（4）解痉止吐：幽门痉挛可在每次奶前 15~20 分钟滴入 1∶（1000~2000）的阿托品，从 1 滴开始，逐步增加剂量直到用药后面部潮红表示药量已足。

（5）胃肠减压：呕吐频繁伴严重腹胀者，可持续胃肠减压。

（6）纠正脱水、酸中毒：一般给 3∶1 液（10% 葡萄糖∶生理盐水）按比例加钾补充丢失，用 5∶1 液维持。注意纠正酸中毒及电解质紊乱。

（7）营养治疗：GER 患儿可选用抗反流奶粉，牛奶蛋白过敏患儿可选用深度水解蛋白和氨基酸奶粉。

（8）药物治疗：红霉素的治疗效果未予得到肯定，抑酸药物和促胃肠动力药物在新生儿的应用尚存在争论[7]。

（李在玲 童笑梅）

参考文献

1. 罗洁,姜敏,邵芳,等. 265 例新生儿内科性呕吐病因分析. 山东医药,2015,55(45):83-84.

2. Morita Y,Iwakura H,Ohtsuka H,et al.Milk allergy in the neonatal intensive care unit:comparison between premature and fullterm neonates.Asia Pac Allergy,2013,3(1):35-41.

3. Burge DM. The management of bilious vomiting in the neonate. Early Hum Dev,2016,102:41-45.

4. Rattan KN,Singh J,Dalal P. Neonatal Duodenal Obstruction:A 15-Year Experience. J Neonatal Surg,2016,5(2):13.

5. Horsch S,Albayrak B,Tröbs RB,et al. Volvulus in term and preterm infants - clinical presentation and outcome. Acta Paediatr,2016,105(6):623-627.

6. Gleason CA,Devaskar SU. Avery's Diseases of the Newborn. 9th ed.Philadelphia:Elsevier Saunders,2012,973-1045.

7. MacDonald M,Seshia MM. Avery's Neonatology:Pathophysiology & Management of the Newborn. 7th ed. Philadelphia:Wolters Kluwer,2016:362-540.

第6节 腹胀与腹水

（一）腹胀

腹胀（abdominal distention）为新生儿期常见症状之一，在危重患儿常常提示病情恶化。表现为腹部局限性或全腹膨隆，严重者可伴有腹壁皮肤紧张、发亮、发红、发紫。严重腹胀还可使膈肌活动受限，肺活量减少，胸、腹腔内血液循环障碍，而使疾病的病理生理过程加重。

1. 病因及临床特点 腹部局部膨隆常见于腹部肿瘤：肝、肾肿瘤。另外，十二指肠附近的梗阻如环形胰腺、十二指肠狭窄或闭锁及先天性肥厚性幽门狭窄等均可在上腹部见到隆起的胃泡及胃蠕动波。膀胱潴留、子宫积水可在耻骨上区见到膨隆。

全腹腹胀一般分为生理性和病理性腹胀两种类型。

（1）生理性腹胀：正常新生儿特别是早产儿在喂奶后常有轻度腹胀，但无其他症状和体征，亦不影响生长发育。新生儿以腹式呼吸为主，消化道产气较多，肠管平滑肌及腹壁横纹肌肌张力低下也会造成腹胀。哭闹或哺乳时吞下气体或肠腔细菌发酵产生大量气体也是腹胀的一个原因。

（2）病理性腹胀：新生儿病理性腹胀的原因以感染性疾病居首位，其发病机制主要为：①致病微生物导致肠腔内正常菌群紊乱，肠道黏膜屏障破坏，肠道内致病微生物发生易位；②重症感染引起全身炎症反应综合征，大量细胞因子、内毒素、炎症介质的释放，造成肠道微循环障碍；③细菌产生的毒素抑制了神经系统，造成中毒性肠麻痹；④腹胀使肠管壁受压，造成胃肠血液循环及消化功能障碍，加重了腹胀。新生儿 HIE 时，患儿机体在应激状态下血流重新分布，胃肠道血管收缩，血流量减少达 50% 以上，随着缺血、缺氧时间延长，肠黏膜上皮细胞缺氧、坏死、脱落及肠壁水肿使肠蠕动减低，肠内容物淤滞，细菌繁殖及通透性改变等，也可导致腹胀。

病理性腹胀按照发病机制又分为以下 3 种情况，肠梗阻、腹水和气腹。

1）肠梗阻：又分为机械性和麻痹性肠梗阻。

①机械性肠梗阻：有较规律的阵发性哭叫，伴呕吐，吐后哭叫暂缓解。呕吐物常含胆汁、血液或粪汁，无或仅有少量粪便、气体排出，腹部可见肠型，肠鸣音增强或有气过水声，病变局部有明显压痛或（和）包块。腹部 X 线立位平片可见 2 个以上肠腔内液平面以及各种疾病所特有的改变，晚期可合并麻痹性肠梗阻。机械性肠梗阻又分为不全性和完全性肠梗阻两种类型：不全性肠梗阻症状轻，有少量排气、排便；常见于胎粪黏稠性肠梗阻、先天性巨结肠、肠旋转不良、肠重复畸形、腹腔内肿物压迫、糖尿病母亲所生左半小结肠综合征患儿[1-2]。完全性肠梗阻：多见于胎粪性腹膜炎、十二指肠束带、环状胰腺、各肠段的先天性狭窄或闭锁、肠扭转及肛门闭锁等。

②麻痹性肠梗阻：腹部弥漫性膨隆，肠型轮廓不清或有粗大而松弛的管形，腹壁有轻度水肿，晚期可呈紫蓝色。肠鸣音明显减弱或消失。常为各种疾病的晚期合并症，常见病因有重症肺炎、败血症、化脓性脑膜炎、NEC 及急腹症晚期等严重感染；颅内出血、RDS、窒息及各种原因所致的呼吸循环衰竭；水、电解质紊乱，如低血钾、低血镁等；肝、肾衰竭；先天性遗传代谢病引起的代谢紊乱；乳母、临产孕妇及新生儿应用阿托品、鸦片、氯丙嗪、茶碱类药物等[3]。

2）腹水：各种原因造成的腹水也可引起新生儿腹胀，详见本节"腹水"。

3）气腹：因消化道穿孔（如先天性胃壁肌层发育不良所致胃穿孔、肠穿孔）气体大量进入腹腔所致。可有面色苍白或发绀、呼吸窘迫、心动过速或过缓等病情迅速恶化表现。少数也可继发于呼吸系统疾病或医源性疾病,气体经纵隔进入腹腔所致。X 线透视或腹部立位平片见到腹腔及膈下游离气体[4]。

2. **诊断**　详尽询问病史,了解症状出现的先后,仔细地进行全面体格检查,特别注意腹部查体。需要判断是否有肠梗阻,是机械性还是麻痹性肠梗阻,如果是机械性肠梗阻,进一步判断是完全性还是不完全性梗阻。还要注意内科外科疾病的交叉和逆转,如 NEC I 期可以内科保守治疗,Ⅱb 期时则需要外科手术治疗。合理适时的辅助检查对诊断和治疗意义重大,除血、尿、粪常规＋潜血、电解质检查外,腹部 X 线立位平片对胃肠穿孔、气腹、梗阻及胎粪性腹膜炎有较大诊断价值。消化道钡剂、泛影葡胺、碘剂造影对诊断消化道畸形有意义。腹部 B 超检查可协助诊断腹水、肿瘤、囊肿、腹腔脏器肿大等。

3. **处理**

(1) 内科性疾病

1) 治疗原发病:感染性疾病控制感染,低氧血症者应保证供氧,改善通气,纠正水、电解质紊乱,保证能量及入量。必要时给予支持疗法,输血浆,静脉输注丙种球蛋白等。

2) 对症治疗:在治疗原发病的同时,注意保持肠道菌群平衡,改善肠道微循环,胃管减压、清洁灌肠、肛管排气、抽放腹水、排除腹腔内游离气体等,辅以肛管排气等综合处理。

(2) 外科性疾病:主要是针对病因的手术治疗。

(二) 腹水

腹水(ascites)一般引起全腹弥漫性膨隆,但腹水不是过度积气所致,而是腹腔内游离液体的积聚。腹水多时,腹部呈蛙腹状。

1. **病因及临床特点**　按照腹水的性质可分为渗出液和漏出液两类。

(1) 渗出性腹水:各种原因引起的腹膜炎(peritonitis)造成,可分为感染性和化学性两种。

1) 化学性腹膜炎:多见于肠道和胆道系统破裂后,胎粪和胆汁外溢,引发化学性刺激所致。胎粪性腹膜炎可由于宫内或生后不久肠穿孔引起,多数病例继发于肠梗阻,国外报道胎粪性肠梗阻多继发胰腺纤维囊性变,而国内胎粪性腹膜炎主要是继发于先天性消化道畸形所致的肠梗阻。产前难以诊断,多为尸解或经手术证实。其他少见病因包括肠套叠、肠扭转、嵌顿疝、肛门闭锁和胎粪栓塞。

2) 感染性腹膜炎:可为原发性或继发性。原发性腹膜炎罕见,为感染通过血源或淋巴管播散造成;继发性腹膜炎为继发于危重症腹部疾病如 NEC、阑尾炎、胆道疾病、内脏脓肿破裂、穿孔或埋置异物感染。新生儿细菌性腹膜炎多为继发性,病原可为需氧菌或厌氧菌,常见有大肠埃希菌、肺炎克雷白杆菌、假单胞菌、葡萄球菌、链球菌等。临床表现凶险,可出现呕吐、腹胀、腹壁水肿,可伴有脐炎,形成局限性脓肿。还可出现呼吸窘迫、血流动力学改变,X 线发现腹腔内有游离气体,提示胃肠穿孔。念珠菌性腹膜炎约占肠穿孔病例的 10%,常见于需要长期应用脐动脉插管、抗生素和气管插管的早产儿。腹膜炎病死率为 10%~50%。

(2) 漏出性腹水:根据腹水的性质又可分为乳糜性、尿液性、胆汁性、胰液性或血液性腹水。

1) 乳糜性腹水:较常见,常发生于男婴,通常由于淋巴管堵塞引起。起病初期可为清亮腹水,开奶后腹水变为乳汁样,含有大量甘油三酯成分,腹水中白细胞计数可升高,蛋白定量可多可少。可伴有肠旋转不良和不全肠梗阻;还可伴有乳糜胸、肢体或全身性淋巴水肿。治疗包括反复腹腔穿刺缓解腹胀造成的呼吸困难、应用含中链脂肪酸的配方奶减少乳糜形成。如应用特殊配方奶后仍有大量乳糜形成,需要禁食和应用肠道外营养。多数患儿腹水可自行缓解,预后良好。合并先天畸形者需外科手术矫正[5]。

2) 尿液性腹水:占新生儿腹水的 25%,通常继发于梗阻性尿路病变。后尿道瓣膜是最常见病因,其他包括输尿管囊肿、尿道闭锁、膀胱颈部阻塞、神经性膀胱和膀胱血肿等。行腹部 B 超、静脉肾盂造影,可发现尿道和集合系统异常。急诊外科手术行尿道减压术或矫正病因手术。手术的短期预后良好,长期预后不良,多数患儿在 10 岁前发展为终末期肾病[6]。

3) 胆汁性腹水:由胆道系统自发性穿孔引起,68% 发生于胆总管部位。临床分为 2 种形式:急性型患儿出现腹胀、呕吐,肠鸣音消失,可无明显黄疸表现;慢性型多见,约占 80%,黄疸出现早,逐渐出现腹胀。腹腔穿刺腹水中胆红素含量 >4g/dl。肝闪烁扫描法或超声波检查法可帮助确诊。剖腹探查和胆汁引流术对于提高存活率很重要。术后存活率为 80%。

4) 胰液性腹水:罕见,常继发于胰导管畸形。临床除腹胀外,可无症状,也可表现为胰腺炎。腹水中淀粉酶、脂肪和蛋白含量升高,血和尿淀粉酶水平正常。多数病例需要外科引流手术。

5) 血性腹水:见于产伤或先天性凝血机制障碍引起的实质脏器出血如肝、脾破裂、肾上腺出血等;国外曾报道一例新生儿卵巢囊肿破裂,临床表现为血性腹水。

2. **诊断**　除病史和体征外,腹部 X 线、B 超、CT 检查对诊断腹水有帮助。腹腔穿刺检查对明确腹水性质和来源有诊断价值,腹水常规检查包括比重、红细胞计数、白细胞计数和分类、蛋白、甘油三酯、淀粉酶和胆红素定量、细菌培养等。同时做血培养和血生化检查。苏丹Ⅲ染色有助于乳糜性腹水的诊断。

3. **处理**　由于腹水可造成呼吸困难,腹腔穿刺既可作为诊断手段,也可为治疗措施。治疗首先应针对病因处理,包括外科引流和应用广谱抗生素或抗真菌药物。积极补液,纠正水、电解质紊乱对于改善预后很重要。

(李在玲　童笑梅)

参考文献

1. Boczar M,Sawicka E,Zybert K. Meconium ileus in newborns with cystic fibrosis - results of treatment in the group of patients operated on in the years 2000-2014.Dev Period Med,2015,19(1):32-40.

2. 王琴,张大,杨合英,等.新生儿左半小结肠综合征的病因及诊疗研究进展.临床医学,2017,37(2):123-125.

3. Bedri B,Goodwin JE. Abdominaldistention and renal failure in a neonate. BMJ Case Rep,2013;bcr2012007955.

4. 夏仁鹏,李碧香,周崇高,等.新生儿胃肠穿孔206例病因分析及临床转归.中华新生儿科杂志,2017,32(1):31-34.

5. Shibasaki J,Hara H,Mihara M,et al. Evaluation of lymphatic dysplasia in patients with congenital pleural effusion and ascites using indocyanine green lymphography. J Pediatr,2014,164(5):1116-1120.

6. Solarin A,Gajjar P,Nourse P.Neonatal urinary ascites：a report of three cases. Case Rep Nephrol,2015,9(4):2501.

第7节　肝脾大

肝大(hepatomegaly)在新生儿并不少见,除肝脏疾病本身外,非肝脏疾病也可引起肝增大。新生儿期扪及肝并不表示肝大,正常肝位于右锁骨中线肋缘下约2cm,剑突下更易扪及。如肝脏触诊肋缘下2cm以上,提示肝大。每个有肝增大的婴儿都必须测量。新生儿正常肝脏长度有个体差异,胎龄34周左右,肝的上、下界在锁骨中线上至少6cm。肝上缘通常由叩诊确定。新生儿腹壁很薄,正常肝边缘薄,质地较软,表面光滑。触诊新生儿肝时用力要轻。除了确定肝的大小外,还应检查肝的硬度,表面是否光滑,边缘是否锐利。肝大的程度可分轻、中、重三度。另外,当肺过度膨胀、胸廓变形和气胸时肝位置可以下降,应与肝大区别(表8-7-1)。正常新生儿约四分之一可触及脾的下缘,其特点为质地软,位置表浅,不被结肠遮盖,脾的上部在肋弓后面,不能触及。脾大(splenomegaly)最常见的原因是感染和溶血。

(一)病因

肝脾大常为全身疾病的一种临床表现,常见肝脾大的原因如下。

1. **感染性疾病**　无论是宫内、产时或产后,新生儿细菌、病毒、原虫感染都可引起肝脾大,如细菌感染引起的新生儿败血症,肝炎病毒、CMV感染等引起的新生儿肝炎,原虫感染引起的弓形虫病等。

2. **心脏病**　常由充血性心力衰竭引起,可见于各种先天性心脏病及各种原因引起的心肌疾病,如窒息缺氧性心肌损害、心肌炎、心肌病等,也可见于非心脏原因如HMD、肺炎等引起的心力衰竭[1]。

3. **血液病**　新生儿贫血、新生儿溶血病如Rh、ABO血型不合溶血病、G6PD缺乏、遗传性球形红细胞增多症等都可引起肝脾大。新生儿血液系统恶性疾病如新生儿白血病也可引起肝脾大。

4. **遗传代谢性疾病**　肝脾肿大是许多遗传代谢性疾病的共同征象,患儿常同时有智力落后、肌张力异常、惊厥等,少数患儿有特殊面容、毛发异常和骨关节改变等,如糖原累积病Ⅰ型和Ⅲ型、半乳糖血症、高脂血症、酪氨酸血症和类脂质沉积症等。

5. **胆道疾病**　见于先天性胆道畸形、胆道闭锁、胆总管囊肿、胆汁淤积症等致肝大。

6. **肝脾占位性病变**　肝母细胞瘤、淋巴网状细胞肉瘤、肝脏囊肿、血管瘤等。

7. **其他**　新生儿药物超敏反应,朗格汉斯组织细胞增生症等[2]。

新生儿肝脾大的伴随症状在肝脾大的鉴别诊断中有重要价值。肝脾大伴感染中毒症状如发热或体温不升、不吃奶、反应差,多考虑感染性疾病。肝大伴黄疸应当考虑新生儿肝炎、新生儿溶血病、败血症、肝外胆道闭锁、胆总管囊肿、遗传代谢性疾病等。肝大伴神经系统症状应注意新生儿胆红素脑病。肝质地的触诊在鉴别诊断上也有一定价值,如肝边缘圆钝、质硬,提示淤血、髓外造血增加或慢性感染;糖原累积症的肝像干土样硬;肝脏肿瘤表面常有结节。脾大常与肝大同时存在,脾大多见于某些感染性疾病和溶血性疾病[3]。

(二)诊断

详细询问病史和仔细的体格检查对诊断有帮助,但有

表 8-7-1　肝大鉴别方法与程度

		肝大	肝下移
检查方法 (以右锁骨中线为准)	叩诊肝上缘位置	第5肋间	低于第5肋间
	触诊肝下缘位置	肋弓下2cm以上	肋弓下可触及
肝大程度 (以右锁骨中线为准)	轻度	肝下缘在肋缘点与脐连线的中点水平线以上	
	中度	肝下缘在该连线中点以下到脐水平之间	
	重度	肝下缘在脐水平以下	

摘自：Taeusch HW,Ballard RA,Gleason CA.Avery's Disease of Newborn.8th ed.Elsevier Saunders,2005,219t,570t

时临床症状并不明显,化验检查已显肝功能异常,因此,实验室检查对确定肝脾大原因和判定肝功能非常重要,对评估肝损害程度及其预后也是必不可少的指标。

1. 肝功能 谷丙转氨酶和谷草转氨酶在心脏和肌肉组织中含量也较多,窒息缺氧后此类酶可大量释放至血液。乳酸脱氢酶在肝炎时增高,阻塞性黄疸时不增高;提示胆汁郁积症的酶有碱性磷酸酶、亮氨酸氨基转肽酶和 γ- 谷氨酸转肽酶等,血清 5′- 核苷酸酶在胆道闭锁时也明显增高。

测定血清胆红素浓度是新生儿肝大最常做的化验,直接胆红素升高常常提示胆管功能异常,溶血病是新生儿黄疸最常见原因之一,很多肝大伴有黄疸的病都需要与其鉴别,尤其在生后第一周内。若血清胆红素持续增高至生后 2 周以上,并且以结合胆红素增高为主,便应考虑为肝脏疾病或胆汁淤积症。

另外,前白蛋白和凝血系列检查反映了肝合成功能,肝增大,也需要进行这两项指标检查。

2. B 型超声 应用超声扫描可观察肝脏位置、形态、大小,检查横膈运动,显示肝与相邻器官的关系。B 型超声对肝囊肿、肝脓肿和肝肿瘤等肝内肿物的鉴别极有用,肝硬化、脂肪肝和淤血肝也能在超声图像下区别。超声检查可以观察脾脏的位置、形态和大小,新生儿合作程度、腹肌紧张和腹水等因素对其影响较小。利用超声检查判断脾大较触诊更敏感和正确,并可显示内部结构,可区别淤血性脾肿大、淋巴肉芽肿、脾的原发性肿瘤和脾被膜下血肿等。

3. 放射性核素检查 也可用于肝脾大的诊断,胶体 ^{99}锝注入静脉,可显示肝影像,用于了解肝的位置、形态、大小和探测肝内有无占位病变。脾可与肝同时显影,脾功能正常时,脾影较肝右叶淡,脾功能亢进时,脾影可浓于肝影,有助于脾内占位病变和浸润病变的诊断。

4. 其他实验室检查 为确诊血型不合溶血病须做抗人球蛋白直接试验、游离抗体测定和抗体释放试验。疑有糖代谢异常者应测定血糖及糖耐量试验。考虑有血液病或恶性细胞增生时应做骨髓穿刺。对诊断不明的肝脾大或疑为肿瘤者可考虑肝脾穿刺取活体组织检查。

(三)处理

1. 一般治疗 注意营养,加强护理,预防感染。

2. 保肝治疗 常用葡醛内酯、双环醇、谷胱甘肽、辅酶 A、维生素 C、三磷酸腺苷等。

3. 利胆治疗 如果肝脏增大合并有胆汁淤积时需要利胆治疗,如熊去氧胆酸、茵栀黄等。

4. 病因治疗 针对病因给予特异性治疗,如抗感染、纠正心力衰竭、治疗溶血或贫血等。遗传代谢疾病往往需要特殊营养治疗。

(李在玲 童笑梅)

参考文献

1. Lew T,Chauhan A,Vasquez R,et al. Massive Hepato-megaly With Respiratory Distress in a Newborn. Clin Pediatr,2015,54(9):907-909.

2. 古锐,周伟,陈晓文,等 . 新生儿多系统朗格汉斯细胞组织细胞增生症一例并文献复习 . 中华围产医学杂志,2015,18(6):450-454.

3. Gleason CA,Devaskar SU. Avery's Diseases of the Newborn. 9th ed.Philadelphia:Elsevier Saunders,2012,1030-1045.

第 8 节 呕血和便血

消化道出血按部位分为上消化道、中消化道和下消化道出血。前者指 Treitz 韧带以上的消化道出血(食管、胃、十二指肠、胰腺、胆道),多为呕血(hemotomesis)或排柏油样便。便血(melena)指 Treitz 韧带远端的消化道出血,多表现为鲜红、暗红、或果酱样便,出血量多时可反流到胃引起呕血。消化道出血主要临床表现为呕血、便血或两者并存[1]。

(一)病因

1. 假性呕血和(或)便血 常见于因插管或外伤所致鼻咽部或气管出血,被吞咽至消化道而引起;新生儿咽下综合征;生后 1~2 天的胎便、移行便、久置后可呈黑色;口服铁剂、铋剂、碳末、酚酞等引起者极少见;阴道出血污染粪便。

2. 全身性出凝血性疾病 某些重症疾病如感染、硬肿症、新生儿肺透明膜病等所致 DIC 引起者多见;常见的还有新生儿出血症,迟发性 VitK 缺乏症,血小板减少性紫癜或各种先天性凝血因子缺乏症引起者较少见[2]。

3. 消化道疾病

(1)反流性食管炎:GER 致食管炎伴发溃疡时可出现呕血、黑便。并有顽固性呕吐、营养不良和生长发育迟缓。

(2)急性胃黏膜病变:指各种应激因素引起的胃黏膜急性糜烂、溃疡和出血。如颅内出血、颅压增高、缺氧、败血症、低血糖、剧烈呕吐、非甾体类抗炎药、皮质类固醇等。多于生后 1~2 天内起病。

(3)急性胃肠炎:可见发热、呕吐、腹泻、严重者有便血和(或)呕血。

(4)肠梗阻:可有呕吐、腹胀、呕血和便血。可因肠旋转不良、肠重复畸形引起。

(5)食物蛋白诱导的小肠结肠炎、先天性巨结肠、NEC 也可有呕血和(或)便血[3]。

(6)乙状结肠、直肠及肛门疾病:多表现为便血,可因息肉、肛门 - 直肠裂等引起。

(7)血管畸形(血管瘤、动静脉瘘):据其不同部位可引起便血或呕血。

(8)早发性炎症性肠病:克罗恩病、溃疡性结肠炎等。

(二)诊断

1. 详细询问病史 首先要排除假性呕血和便血,排除全身性出、凝血障碍疾病，对生后48小时内发病的患儿的第一次上消化道出血血样进行碱变性（Apt）试验，可帮助鉴别血液是否来自母亲咽血，以除外咽下综合征。新生儿3天内排胎便期间，如出现血便则外观易与胎便混淆，此时可将胎便刮取少量摊开在白色尿布或白纸上即能清楚观察到胎便的颜色，如为墨绿色或棕褐色则为胎便，红色则为血便，并进一步做潜血及镜检。然后根据便血的颜色及呕血是否含胆汁等对出血初步定位。如呕血与黑便同时存在者可能是上消化道出血；呕血带胆汁时可能是下消化道上段出血；洗胃后胃抽取液带有鲜血时为幽门以上出血，应排除操作损伤；黑便、果酱样便、咖啡色便不伴呕血提示小肠或右半结肠出血；鲜红色便或暗红色便提示左半结肠或直肠出血；血与成形便不相混或便后滴血提示病变在直肠或肛门，大便混有黏液和脓血多为肠道炎症。再者判断失血量的多少（<20ml为小量，>200ml为大量）和速度，失血的原因及其基础疾病常对呕血和便血的轻重有所提示。出血量的多少应根据以下来判断：①呕血、便血情况，呕出咖啡样物，一般出血量不大。呕红色或暗红色血，出血量较大。呕血同时有暗红色血便，出血量大。②生命体征：心率增快，血压下降出现休克表现说明出血量大。③实验室检查：Hb值出血后1小时开始下降，血液充分被稀释需要24~36小时，故要连续观察Hb以估计出血量。另外，除外肾衰竭后，BUN升高，也提示出血量较大。此外，应注意询问有无其他伴随症状，如反应差、吃奶差、发热、体温不升、排便不畅等。

2. 体格检查　除全身各系统检查外，特别要注意腹部、皮肤黏膜检查及生命体征的稳定情况。腹部是否膨隆？有无胃肠型？腹肌是否紧张？肝脾是否大？有无包块？腹部叩诊是否鼓音？移动性浊音是否阳性？肠鸣音是否正常？皮肤是否有出血点？是否有瘀斑？是否有黄染、苍白等？口腔黏膜及巩膜是否苍白？四肢末梢情况，毛细血管再充盈时间等。呼吸、心率、血压、氧饱和度的监测。

3. 实验室检查　血常规、便常规+潜血、呕吐物潜血、凝血功能、肝功能、血型、BUN等。

4. 辅助检查

（1）内镜检查：电子胃镜、小肠及结肠镜检查能确定出血部位及情况，能在直视下活检和止血并发现浅表及微小病变。

（2）X线检查：腹部立位平片可排除肠梗阻和肠穿孔，对小肠扭转、NEC及胎粪性腹膜炎尤为重要。钡剂造影宜在非出血期进行，钡灌肠对下消化道疾病及肠套叠有诊断价值。

（3）同位素扫描及血管造影术：可用⁹⁹锝-硫胶或其他锝酸盐标记的红细胞扫描，对亚急性或间歇性出血最有价值。血管造影术为损伤性检查，新生儿很少用。

5. 外科手术探查　出血经内镜保守治疗效果不佳；经

内科输血、扩容治疗循环不能改善或好转后又恶化；在补液或排尿量足够的情况下，血尿素氮仍持续上升提示出血可能持续，需要外科手术探查。

（三）处理

1. 禁食，保持安静及呼吸道通畅，监测生命体征。潜血阴性后可恢复饮食。

2. 对症治疗　新生儿出血症可给予VitK₁治疗。纠正休克（扩容、输血）、抗感染，并给予立止血、止血敏等。可输新鲜同型血10~20ml/kg，必要时可增加。输血前应迅速正确地判断出血量。

3. 保证静脉通畅，保证热卡及入量，纠正酸碱平衡。

4. 置胃管局部止血

（1）充分减压：有效的胃减压可减少胃的含血量，有利于血凝集，防止溃疡加重，有利于损害的修复。

（2）冰盐水洗胃：尚有争议。持续冲洗对创面的刺激和对纤维块的破坏，本身可使出血时间延长。

（3）去甲肾上腺素灌注：其止血率达85%，100ml冷盐水+8mg去甲肾上腺素，10~20ml/次，保留30分钟，再吸出。可重复。

（4）通过胃管注入药物止血，保护黏膜：凝血酶（1/3支）稀释1倍、云南白药（1/3支）等注入止血。蒙脱石散（1/3支）、磷酸铝凝胶（1/3支）等注入保护黏膜。

5. 全身静脉滴注抑酸剂及止血药物　奥美拉唑（洛赛克）0.7~1mg/（kg·d），每天一次或每天两次，用生理盐水20ml，15~30分钟滴注。止血敏10~15mg/（kg·次），每日2~3次口服、肌内注射或静脉注射。安络血1.25~2.5mg/次，肌内注射。止血芳酸100mg/次，静脉注射。立止血0.33U/次静滴或肌内注射。

6. 内镜下止血治疗。

7. 手术治疗　保守治疗无效且需每日大量输血，疑有胃肠道坏死或穿孔时，手术治疗。

8. 病因治疗　对于牛奶蛋白过敏患儿母乳喂养者，母亲回避常见容易引起过敏的饮食，继续母乳喂养。人工喂养者，给予氨基酸配方或深度水解蛋白配方[3]。炎症性肠病患儿给予肠内营养治疗，应用激素、免疫抑制剂及水杨酸治疗。

（李在玲　童笑梅）

参考文献

1. 翟倩,曹云,翟晓文,等.遗传性凝血因子Ⅶ缺乏症2例报告并文献复习.临床儿科杂志,2014,32(5):430-433.

2. Oulmaati A,Hays S,Ben S M,et al. Risk factors of mild rectal bleeding in very low birth weight infants:a case control study. BMC Pediatr,2013,27(11):13-196.

3. 刘玲,李在玲.新生儿食物过敏10例.中华实用儿科临床杂志,2016,31(2):112-114.

第 9 节　血尿

血尿在健康新生儿并不常见，发病率 0.21‰[1]。不论是镜下血尿或者肉眼血尿，足月儿少见，多见于早产儿，尤其在 NICU 中的早产儿[1]。肉眼血尿是指可见到尿液变色呈洗肉血色或鲜红血色；新鲜离心的尿沉渣若红细胞≥5 个／高倍视野时，则称为镜下血尿[1-2]。

血尿的筛查是通过试纸条评估的，阳性结果提示红细胞、血红蛋白或者肌红蛋白尿。尿试纸条极其敏感，可以检测低至 150mg/L 的游离血红蛋白[1]。因此，有红色尿和（或）尿潜血试纸阳性时，都要进行尿显微镜检查。显微镜无红细胞，提示可能为游离血红蛋白尿或肌红蛋白尿。尿红细胞的显微镜检查可以提供血尿起源的线索，由于红细胞通过肾小球过滤时，会因为剪切应力变形，因此，维持正常形态的红细胞提示下尿道起源，而红细胞管型高度提示肾小球肾炎[2]。

（一）病因及临床特点

1. 假性血尿

（1）尿酸盐尿：新生儿常见尿酸盐结晶，使得新生儿尿液呈粉红色。尤其常见于有脱水婴儿，母乳喂养未补充水分的婴儿多见。相对少见的原因，如新生儿尿中出现粉红色、红色或棕色，可能是由于卟啉化合物或药物（利福平、氯喹、呋喃妥因）所致[1]。尿潜血试验阴性。

（2）血红蛋白尿（hemoglobinuria）或肌红蛋白尿（myoglobinuria）：前者见于新生儿 ABO 溶血病，后者见于难产挤压或窒息儿，提示肾功能不全。两者镜下都无红细胞。潜血试验阳性，但新生儿这两种情况均不多见[3]。

（3）先天性紫质症（congenital porphyria）：罕见。新生儿期发病者为先天性红细胞生成性卟啉病型，为常染色体隐性遗传，是由于胆色素原合成尿卟啉Ⅲ的过程发生障碍，大量的尿卟啉原Ⅰ和粪卟啉原Ⅰ在幼红细胞核中蓄积，渗透至血液循环中，沉着于各组织。大多数患儿有溶血性贫血。新生儿期即可排红色或葡萄酒色尿。尿中及粪中的大量卟啉原Ⅰ呈特殊的红色荧光[1-2]。

（4）新生儿假月经：女性婴儿在生后 3~4 天由于母体雌性激素的撤离而引起阴道出血，此血液混入尿标本而造成检验上的混淆[1]。

（5）其他：如尿布皮炎的皮肤破裂、直肠出血或包皮环切术中出血可引起尿布中出现红色，均可引起混淆，应加以鉴别。

2. 全身性疾病所致的血尿

（1）出、凝血疾病：常见于新生儿出血症、DIC、先天性血小板减少性紫癜（同种免疫性或被动免疫性）及各种先天性凝血因子缺乏症。常有家族病史，全身性出血及血小板和（或）凝血酶原时间、部分凝血活酶时间等异常。

（2）全身感染性疾病：非泌尿系统感染引起的发热，易引起热性蛋白尿及轻度血尿，尤其是败血症或细菌性心内膜炎时，还可引起肾血管栓塞或血栓形成，亦可引起肾上腺皮质及髓质坏死，均可引起严重血尿。

泌尿系统邻近的组织器官炎症，如急性胃肠炎或腹膜炎时，可波及输尿管或膀胱，引起血尿，此时尿中的白细胞或脓细胞更见增多，亦可有菌尿。

（3）结缔组织病：先天性系统性红斑狼疮亦可引起血尿，但应伴有全身其他系统症状及体征。

3. 泌尿系统疾病所致的血尿

（1）肾损伤：直接的肾外伤是由于分娩挤压所致，并不多见；耻骨上膀胱穿刺可引起损伤性出血。间接的肾损伤是由于分娩时或生后窒息、缺氧所致。据统计 Apgar 评分在 7 分以下者，2/3 以上有镜下甚至肉眼血尿。

（2）脓尿症：下行性或上行性感染可引起肾盂肾炎、膀胱炎、局灶性肾炎甚至肾脓肿。除有血尿外，更突出表现为脓尿，尿中有大量白细胞或脓细胞，尿培养亦常为阳性。若为病毒引起的泌尿系感染，则尿培养为阴性，尿沉渣可见到细胞核内包涵体。脓尿症患者除需注意泌尿系统以外的感染外，尚需注意泌尿系统畸形，此时感染常久治不愈或反复发作。

（3）泌尿道畸形：上自肾脏下至尿道口均可发生畸形。畸形包括多囊肾、马蹄肾、肾发育不全、海绵肾、尿路梗阻畸形、膀胱外翻及尿道下裂等疾病，常需做超声检查或肾盂造影，有时亦需做染色体等遗传学检查[4]。

（4）肾血管病变：败血症性休克、脓毒败血症、心内膜炎或全身血容量不足均可引起肾动脉栓塞或肾静脉血栓形成。患儿病情突然恶化，发生血尿及脓尿，可发现肾脏肿大或高血压，预后极差。

（5）药物性损伤：环磷酰胺、乌洛托品可引起出血性膀胱炎；妥拉唑啉、苯醌和喹宁，头孢菌素类如第一代头孢中头孢噻吩、头孢哌酮可引起血尿；长期大量应用新霉素、庆大霉素、妥布霉素、卡那霉素、奈替米星、美沙西林或杆菌肽等抗菌药物均可引起药物性肾炎，但及时发现并停用此类药物即可恢复；甘露醇、高张糖或尿路造影剂等高渗性药物可造成肾乳头坏死而引起血尿[5]。

（6）先天性肾脏疾病：包括先天性肾病、肾小球肾炎、溶血尿毒综合征、肺出血-肾炎综合征（goodpasture syndrome）等均罕见，都有各自固有的特征，预后较差。

（7）肾肿瘤及肾结石：新生儿期均可见到，尤以肾胚瘤（Wilms 瘤）较多见，其他有成神经细胞瘤及肾血管瘤，先天性白血病亦可见到[6]。

（二）诊断要点

1. **判定患儿是否真的血尿**　确定为血尿后，再根据病因进行相应的检查。表 8-9-1 所列为血尿可能的原因[1]。

2. **病史要点**　新生儿血尿的病史，需要包括母亲病史、家族史、出生史和生后用药等，见表 8-9-2[2]。

表 8-9-1　新生儿血尿的原因分析

创伤

膀胱导尿或耻骨上膀胱穿刺

皮质坏死 / 急性肾小管坏死

结构异常

遗传疾病

- 常染色体隐性遗传性多囊肾(autosomal recessive polycystic kidney disease, ARPKD)
- 常染色体显性遗传性多囊肾病(autosomal dominant polycystic kidney disease, ADPKD)
- 髓质海绵肾

尿路梗阻

- 后尿道瓣膜
- 肾盂输尿管连接部狭窄

肿瘤

- 肾母细胞瘤
- 中胚层肾瘤

血管畸形

肾小球肾炎

肾结石

血栓性事件

- 肾静脉血栓形成
- 肾动脉血栓形成

出血性疾病

- 维生素 K 缺乏性出血 / 新生儿出血性疾病
- 血小板减少症

感染

药物

表 8-9-2　血尿的病史询问

产前史

产前超声检查

- 肾功能异常
- 腹部肿块
- 羊水量

母亲的病史

- 药物(血管紧张素转换酶抑制剂、华法林、利福平、抗癫痫药)
- 肾脏疾病(肾小球肾炎,自身免疫性疾病)
- 糖尿病
- 既往孕产史

家族史

- 遗传性肾脏疾病(ARPKD, ADPKD)
- 肾结石
- 出血性疾病

出生史

- 早产儿或小于胎龄儿
- 创伤、难产或在家分娩
- Apgar 评分
- 维生素 K 使用

出生后的情况

- 喂养史
- 尿量 / 尿流
- 体重增加或损失

3. **体格检查要点**　体格检查应明确可能的出血来源,包括会阴、直肠、阴道和包皮环切术。体温升高提示泌尿道感染。血压升高提示肾受累,尤其可能是由于血栓形成、皮质坏死,都需要紧急处理。婴儿常染色体隐性遗传性多囊肾(ARPKD)特别容易高血压。低血压可能表明感染或心功能不全。肾小球肾炎患儿出现水肿和血尿。心脏杂音提示继发于心内膜炎的肾小球肾炎。腰部肿块或扩张可继发于尿路梗阻性疾病、ARPKD、肾动脉或静脉血栓导致的肾增大。有出血性疾病的患儿可能有瘀点、瘀斑、或从脐带残端出血。

4. **辅助检查要点**

(1) 尿液检查:包括显微镜检查,表明患儿是否血尿,还是其他潜在的原因,红色或棕色尿等。白细胞在尿中出现,提示尿路感染。蛋白尿和红细胞管型支持肾小球肾炎的诊断。大多数患儿应该做尿培养,因为尿路感染是一种比较常见的血尿的原因和需要紧急治疗。完整的血细胞计数中白细胞计数增加提示泌尿系感染,贫血、红细胞增多症或血小板减少症时,由于肾静脉血栓或皮质坏死,也可引起血尿。其他有用的辅助检查还有肌酐,尿钙 / 肌酐比值、凝血酶原时间、部分凝血活酶时间等。

(2) 影像检查:从泌尿系超声(肾、输尿管、膀胱)开始。CT 对于评价膀胱出口梗阻或者肿瘤有效,CT 比 B 超判断血栓或者钙化都更灵敏[7]。

(三) 鉴别诊断

1. 生后 48 小时内短暂的镜下血尿,如无出血性因素和肾脏损害的证据,则是无意义的。

2. 对肉眼血尿的患者首先要除外出血性疾患、肿瘤和膀胱炎,应进行出凝血试验、血小板计数和出血时间的检查,同时还应进行肾脏和膀胱的超声检查。

3. 伴有紫癜、静脉穿刺后过度出血或血小板减少时,提示血尿是由出血性疾患引起。但要注意血小板减少和血尿可发生于肾脏疾病,如伴有败血症的肾血栓和泌尿道感染。肉眼血尿也可发生在耻骨上膀胱穿刺或膀胱置管术后。如果血尿很快消失,超声检查正常,尿量和血尿素氮和血浆肌酐也正常,则不需要做其他观察。已除外出血性疾病的大量血尿患者,除了病因是肾的,应做膀胱镜检查。

4. 肾小球肾炎很少发生在新生儿[4]。如患儿有水肿伴有大量蛋白尿或形态异常的红细胞,则应考虑先天性梅毒、弓形虫病、CMV 感染、肾病综合征等各种致病原因、家族性肾炎和免疫性肾小球肾炎。

(四) 处理原则

一般情况下,血尿时的对症处理并不重要。虽然在诊断和鉴别诊断时亦需遵循疾病定位和定性的原则,但在新生儿期,定性对血尿的诊断更起着决定性的作用。

(韩彤妍　李松)

参考文献

1. Jernigan SM.Hematuria in the newborn. Clin Perinatol,

2014,41(3):591-603.

2. Gleason CA,Devaskar SU. Avery's Diseases of the Newborn,9th ed,2012,1176-1181.

3. Buonocore G,Bracci R,Weindling M. Neonatology:A Practical Approach to Neonatal Diseases,2012:347-349.

4. Besbas N,Gulhan B,Karpman D,et al. Neonatal onset atypical hemolytic uremic syndrome successfully treated with eculizumab. Pediatr Nephrol,2013,28:155-158.

5. Akcay A,Akar M,Oncel MY,et al. Hypercalcemia due to subcutaneous fat necrosis in a newborn after total body cooling. Pediatr Dermatol,2013,30:120-123.

6. Lee SH,Choi YH,Kim WS,et al. Ossifying renal tumor of infancy:findings at ultrasound,CT and MRI. Pediatr Radiol,2014,44(5):625-628.

7. Brandao LR,Simpson EA,Lau KK. Neonatal renal vein thrombosis. Semin Fetal Neonatal Med,2011,16:323-328.

第 10 节　水肿

水肿(edema)是新生儿期常见的症状之一,出生时已有全身性水肿称胎儿水肿(hydrops fetalis),并常伴浆膜腔积液。生后各种原因所致的新生儿水肿多见于四肢、腰背、颜面和会阴部[1]。

(一)胎儿水肿的病因和发病机制

胎儿水肿是胎儿胎液的过多积聚。水肿传统上分为免疫和非免疫胎儿水肿(NIHF)。胎儿水肿是指胎儿在至少两浆膜腔(腹部、胸膜、心包)或身体组织(皮下水肿)过度积液。水肿通常是在妊娠初期或者中期超声检查发现。胎动减少、羊水过多及孕产妇子痫前期都可能怀疑有胎儿水肿。检测胎盘厚度大于5mm可能是线索,特别是呈磨玻璃样外观[2]。

在过去,免疫性胎儿水肿多数是由 Rh 溶血病引起的。但是,20 世纪 70 年代以来,有效的 Rh 溶血病免疫预防显著降低了免疫性水肿的发生率。目前,胎儿水肿病例中90% 为 NIHF。NIHF 被认为是一种非特异性的,各种疾病的终末期状态,提示胎儿病变严重,与围产儿死亡率及新生儿发病率增高相关[2]。

1. 非免疫胎儿水肿的病因

(1)心血管疾病:宫内感染所致的心肌炎、严重心律失常、心内膜弹力纤维增生症、各种严重的先天性心脏病所致的心力衰竭;或由于腔静脉畸形、胸部内肿瘤压迫腔静脉,使静脉回流受阻,压力增高而发生水肿。

(2)严重贫血:在我国广东、广西、四川可因 G6PD 缺乏、地中海贫血引起胎儿非免疫性水肿。胎 - 母或胎 - 胎输血严重者也可引起。

(3)血浆蛋白低下:先天性肾病胎儿尿蛋白排出过多,先天性肝炎或肝硬化蛋白质合成减少均可使血浆蛋白低下。

引起胎儿水肿。

(4)其他:肺发育不良、肺淋巴血管扩张症、胃肠道梗阻、先天性卵巢发育不全(特纳综合征)、翼状颈综合征(Noonan 综合征)、21- 三体综合征、胎盘异常和孕妇患糖尿病及妊娠期高血压疾病等均可使胎儿发生水肿。少数查不出原因,如心律失常未能及时发现。

2. 胎儿水肿的发生机制　胎儿水肿的病理生理机制是血管和组织间隙液体平衡失调,包括在毛细血管和血管外组织之间的体液运输紊乱,以及充血性心力衰竭、血浆渗透压降低、毛细血管通透性增加、淋巴回流受阻等。NIHF是间质液分泌增加或淋巴回流阻塞的结果。由于毛细血管通透性增加、高度兼容的组织间隙、易于受静脉压力影响的淋巴回流等因素,胎儿间质液蓄积的风险增加。因此,许多疾病都可能导致胎儿水肿,胎儿水肿应该被看做是一种症状。

胎儿水肿发生的机制见图 8-10-1 和图 8-10-2[2-3]。

(二)新生儿水肿的原因和临床特点

新生儿水肿常见于早产儿,多为一过性,生后数天缓解。有一些持续水肿病例,多数为肾外起源。

1. 生理性　正常新生儿的体液占体重的80%,高于其他年龄组,增加的部分主要在细胞外液,因此正常新生儿表现一定程度的水肿,早产儿尤为明显,甚至可出现指压痕,以手背、足背及眼睑等处明显。近年来认为与新生儿尤其早产儿血循环中的心钠素水平较低有关,影响肾排钠的作用和水分的排出。随着生理性体重下降,多余的液体排出后水肿自然消失。

2. 贫血性　各种原因引起的严重贫血也可在新生儿出生后出现水肿,且水肿和贫血程度不一定完全平行。新生儿尤其体重 <1500g 的早产儿维生素 E 贮存少,生后生长发育快,需要量大,缺乏时在新生儿后期出现水肿,以下腹部、外阴及大腿较明显,至生后 6~8 周贫血方更明显,此时网织红细胞增高,血小板增加或出现固缩红细胞。用维生素 E 治疗后水肿很快消失。

3. 心源性　各种严重心律失常、心肌炎、先天性心脏病和心内膜下弹力纤维增生症均可在新生儿期发生心功能不全,而出现水肿。

4. 肾源性　新生儿尤其早产儿肾功能发育不成熟,肾小球滤过低,如钠摄入量或静脉输液量过多易发生水肿。其他如先天性肾病、泌尿系统各种畸形及肾静脉血栓形成也可引起水肿。

5. 低蛋白血症　当血浆蛋白低于 40g/L 或白蛋白低于20g/L 时可引起水肿。见于肝、肾等疾病。

6. 内分泌　先天性甲状腺功能低下患儿有黏液水肿,皮肤粗厚,为非可凹性水肿,常伴反应低下、生理性黄疸延长及便秘等症状。肾上腺皮质功能亢进、神经垂体抗利尿激素或肾上腺皮质醛固酮代谢障碍均可发生新生儿水肿。肾脏疾病时体内一些激素也是造成新生儿水肿的病理原

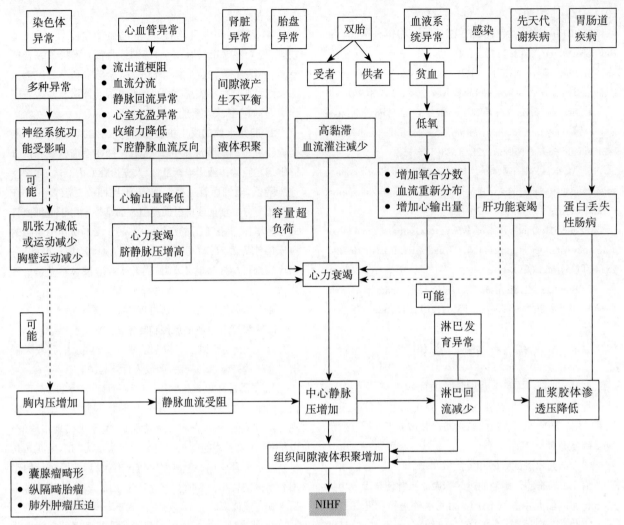

图 8-10-1　各种病因导致 NIHF 的发生机制

因,如肾素 - 血管紧张素 - 醛固酮系统的活性增加,缓激肽和前列腺素的增加;新生儿血浆泌乳素水平高,而且心钠素对肾的作用减弱。

7. 低钙血症　可导致新生儿全身性或仅两下肢水肿,发病机制尚未完全阐明,可能与钙离子参与调节肾小管上皮细胞膜的渗透性有关,如钙离子减少,渗透性增高。钙离子与血管的通透性也密切相关,也可致毛细血管通透性增加,液体进入皮下组织间隙。补充钙剂后水肿可迅速消失。

8. 新生儿硬肿症　在寒冷季节多见,与冻伤、感染、低氧血症等因素有关,可因毛细血管渗透性增加,间质液增多,呈可凹性水肿。又可因皮下组织饱和脂肪酸凝固,呈非可凹性水肿。

9. 局部原因　新生儿期先天的局部水肿可见于生殖道畸形和原发的淋巴水肿(milroy disease)。局部水肿也可发生在一些因主要静脉如上、下腔静脉和股、腋静脉插管引起的血栓,造成静脉回流或淋巴排流受阻的患病的新生儿。因治疗引起的肢体局部水肿,多是为保护静脉穿刺点而限制肢体活动用的绑带所致。

10. 卵巢过度刺激综合征　1985 年 Sedin 等最早报

道。女性胎儿和婴幼儿腹部肿块最常见的原因是卵巢囊肿(30%~40%),其发生也可伴有生殖器水肿或乳腺腺体组织过度生长,被称之为卵巢过度刺激综合征(ovarian hyperstimulation syndrome,OHSS)。其主要临床特征包括早产、外阴和大腿有不同程度的肿胀、雌二醇水平和促性腺激素水平升高、卵巢囊肿。由于早产儿的下丘脑垂体性腺 - 负反馈机制(hypothalamic-pituitary-gonadal,HPG)尚不成熟,因此,胎盘激素的撤退引起的黄体生成素(LH)和卵泡刺激素(FSH)水平升高,导致女性早产儿卵巢囊肿和外阴水肿。该病为自限性疾病,无需治疗可自发缓解。但是,在随访期间要注意监测患儿促性腺激素和雌二醇水平。一般外阴水肿 5~6 周开始消退,14 周左右完全缓解,卵巢囊肿也逐渐消失[5]。

11. 毛细血管渗漏综合征(capillary leak syndrome,CLS)　是一种由于各种原因引起毛细血管内皮细胞损伤、血管通透性增加,致大量血浆蛋白渗漏到组织间隙引起的以低蛋白血症、低血压、急性肾缺血和全身高度水肿为主要临床表现的综合征,延误诊治常发展致多脏器衰竭和严重内环境紊乱,近年来,已成为导致新生儿死亡和预后不良的重要原因之一[6]。

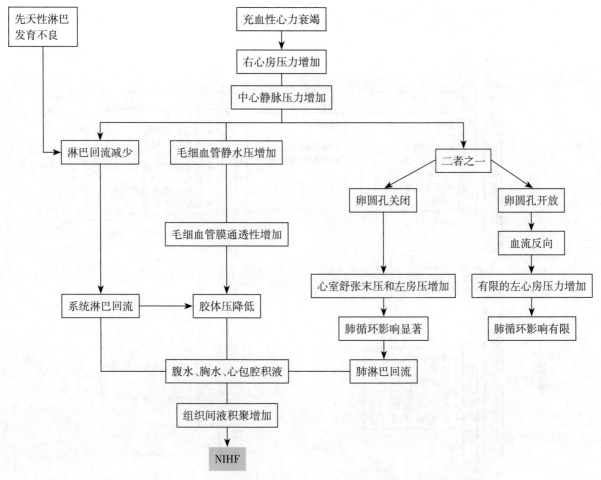

图 8-10-2　先天性淋巴发育异常和充血性心力衰竭导致胎儿水肿的病理生理[4]

12. 其他　在新生儿早期,糖尿病母亲生的健康的早产儿和足月儿可能有全身性水肿。治疗处理不当也是造成新生儿水肿的多见原因,包括液体过量,补钠过于积极。

(三)诊断要点

胎儿水肿应在产前即作出诊断,可从 B 超测出胎儿皮肤厚度,如≥5mm 或有胎盘增大、浆膜腔积液可得出初步诊断。也可通过 B 超发现心脏畸形,或通过羊水检查胎儿血型、血型免疫物质、胆红素、染色体核型或 DNA 及血红蛋白电泳等,有助于病因诊断和治疗。诊断流程见图 8-10-3[2-3]。

根据病史、症状、体征及血尿化验等可对新生儿水肿的病因做出诊断。对某些罕见的病因则需进一步行特殊的免疫、内分泌、染色体等检查。

(四)处理要点

胎儿水肿的处理包括寻找病因和处理合并症,出生后需要成功复苏(包括气管插管、使用肺表面活性物质、脐静脉置管),如果有大量腹腔积液和胸水,需要立即胸腔(腹腔)穿刺抽液。由于肺水肿,胎儿水肿患儿易于出现肺出血,因此需要较高的呼气末正压。

1. 呼吸管理　由于胸腔或腹腔积液,肺发育不良、PS 缺乏、水肿、皮肤水肿导致胸壁顺应性减低等原因,有时还伴有 PPHN,患有胎儿水肿的新生儿出生后需要呼吸支持。

持续的胸腔积液可能需要放置持续引流。胸水也可能压迫横膈和影响肺膨胀。呼吸音、胸廓运动、血气和胸片需要监测,呼吸机支持可以根据肺顺应性和积液清除程度,逐渐下调。呼吸支持可引起气胸和肺间质气肿,长时间呼吸支持后,尤其早产儿,易于发生 BPD。

2. 液体和电解质治疗　目的是为了缓解水肿。液体入量需要限制,当有血容量不足的体征时,才给予扩容。水肿的新生儿常有细胞外水钠过多,复苏时可能又增加了水和钠的摄入,因此,应在进入 NICU 病房后尽快去除。最初的维持液,应尽可能减少钠的含量,监测每日血清和尿钠水平、尿量和体重,以保证液体和电解质平衡。尿钠有助于鉴别血液稀释和尿液丢失引起的低钠血症。

3. 心血管系统管理　休克是水肿患儿突出的表现。水肿的患儿,有毛细血管渗漏引起的低血容量、血管张力减低和由于窒息或感染导致的心肌收缩力下降。需要改善毛细血管通透性,维持血管间隙容量,纠正静脉回流受损的原因,维持正常血压和中心静脉压[6]。注意监测外周灌注、心率、血压和酸碱平衡。

(五)临床经过和结局

尽管诊断和治疗在不断改善,但是非免疫性胎儿水肿患儿的死亡率仍较高。宫内已诊断病例存活率

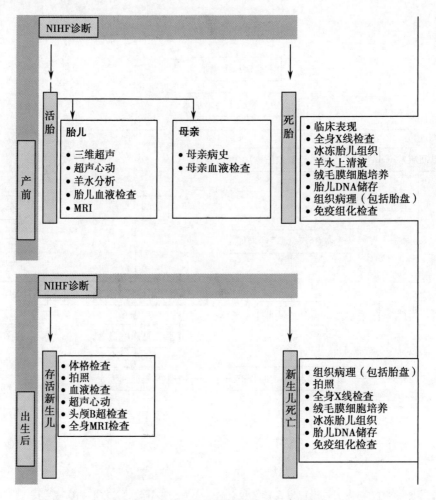

图 8-10-3　NIHF 的不同时期诊断流程图

在 12%~24%。活产的水肿患儿,存活率较高,能达到 40%~50%。超声技术可能在怀孕最初 3 个月发现胎儿水肿,此时发现的胎儿水肿,多数有染色体异常。孕周与存活率密切相关。病毒感染、乳糜胸的患儿存活率较高,染色体异常患儿存活率较低。近期研究表明,非免疫性胎儿水肿患儿死亡的风险因素是小孕周、5 分钟 Apgar 评分低和需要呼吸支持。一般说,在生后 2~3 天开始尿量增多,持续 2~4 天,一旦水肿消退,白蛋白水平将恢复正常。

(韩彤妍　朴梅花)

参考文献

1. Hartge DR, Weichert J, Gembicki M, et al. Confirmation of etiology in fetal hydrops by sonographic evaluation of fluid allocation patterns. Eur J Obstet Gynecol Reprod Biol, 2015, 195:128-32.

2. Bellini C, Hennekam RCM. Non-immune hydrops fetalis: A short review of etiology and pathophysiology. Am J Med Genet A, 2012, 158A:597-605.

3. Bellini C, Donarini G, Paladini D, et al. Etiology of non-immune hydrops fetalis: An update. Am J Med Genet A, 2015, 167A(5):1082-1088.

4. Desilets V, Audibert F, Society of Obstetrician and Gynaecologists of Canada. Investigation and management of non-immune fetal hydrops. J Obstet Gynaecol Can, 2013, 35:923-938.

5. Esen I, Demirel F. Images in clinical medicine. Preterm ovarian hyperstimulation. N Engl J Med, 2015, 372(24):2336.

6. 刘敬. 新生儿毛细血管渗漏综合征. 中华临床医师杂志, 2013, 7(13):5725-5727.

第 11 节　松软儿

新生儿肌张力低下(hypotonia in newborn),又被称为松软儿(floppy baby)是一种可能提示良性或者不良情况的临床体征。针对新生儿肌张力低下的鉴别诊断广泛,需要方法学定位于中枢神经系统的特定区域。明确诊断有助于制定治疗计划和告知家长预后[1]。

(一)病史

新生儿肌张力低下的鉴别诊断很多[2],良好的病史采集,会利于尽快诊断[3]。

1. **家族史**　家族神经肌肉病史、染色体疾病、先天性疾病史、生长发育延迟(先天性肌病)和是否家族有早期死亡病例,是否因为代谢性疾病或者肌肉病的原因。

2. **母亲健康状况**　重要的是评价母亲是否有肌无力和肌强直。

3. **母亲高危因素**　包括父母年龄、血缘关系、药物或致畸物接触史,母亲疾病史(糖尿病、癫痫),既往自然流产史、胎儿生长受限;既往死胎死产史;胎动减少、羊水过多、臀位;先天性感染(弓形虫病、风疹、巨细胞病毒、单纯疱疹病毒)等。

4. **围产期病史**　分娩并发症、围产期产伤、低 Apgar 评分,详细记录肌无力发病时间、肌张力减低的程度和病情的发展。任何产前或产后增加中枢神经系统功能障碍的原因,可能都是肌张力低下的根本原因。

(二)体格检查

重要的是确定婴儿是否有肌张力低下或肌无力。肌张力是指肌肉对抗伸展的阻力,因此,肌张力低下时,被动伸展的阻力降低。另一方面,肌无力是肌肉力量减低。在新生儿,缺乏自主运动意味着肌无力。肌无力可以通过哭、面部表情、吸吮反射和拥抱反射、对抗重力的运动和呼吸力度评价。

大多数肌张力低下新生儿特征姿势是:青蛙腿样姿势,充分的外展,腿外旋,手臂软弱无力的伸展。

体格检查应包括神经系统评估和外观畸形特征评估。某一系统和器官的畸形及外观的畸形提示某一综合征的诊断。例如 21- 三体综合征,肌张力低下合并有身材矮小,有特征面容和心脏异常;Prader-Willi 综合征,有肌张力低下和特征性的面容,深腱反射减低,喂养困难和性腺功能减退。

父母身体检查也可以为先天性肌营养不良的婴儿提供有用的线索,例如母亲检查提示可能有严重的肌无力和肌强直的特征。

(三)病因和鉴别诊断

对松软儿的主要任务是确定病理起源,中枢性或者外周性,肌无力的类型或者受累的肌群,有利于确定受累的中枢神经系统[3]。在不同原因的新生儿肌张力低下中,鉴别原因和评价进展。

1. **中枢性肌无力**　新生儿可能表现有意识异常、惊厥发作和呼吸暂停、异常的姿势和喂养困难。肌肉力量存在但是轴向运动无力是一个重要的临床特征。当俯卧向下,托起新生儿腹部时,新生儿手紧紧握拳,不能自如的打开、拇指内收在其他手指或掌面内、大腿内收、两腿交叉,提示处于痉挛强直状态。腱反射活跃表明中枢神经系统功能障碍,腱反射减弱或消失,提示下运动神经元病变。在中枢性肌无力的新生儿,尽管缺乏自主运动,姿势反射通常还存在,例如急性脑病,拥抱反射反而增强。

2. **外周性肌无力**　患有前角细胞疾病的新生儿,有神经肌肉接头异常,因此,表现为上睑下垂、眼外肌无力。这些婴儿与中枢神经系统受累的新生儿相比,显得更易激惹。四肢肌无力、反射减弱或消失。他们有先天性骨或关节畸形。常有肌束震颤,尤其可在舌观察到,往往很难区别于正常的舌运动。姿势反射消失或减弱,四肢缺乏自主运动。

临床表现和鉴别诊断见表 8-11-1[3]。

表 8-11-1　松软儿临床表现与鉴别诊断

受累部位	临床表现	鉴别诊断
中枢	中枢性肌张力低下	大脑畸形
	腱反射正常或活跃	围产期窒息
	新生儿反射存在	染色体异常
	脑功能异常	遗传代谢性疾病
前角细胞	广泛肌无力	脊髓性肌萎缩
	深腱反射消失	
神经	远端肌无力和肌肉消瘦	外周神经病
	腱反射减弱	
神经肌肉接头	面肌受累或不受累	重症肌无力
	广泛肌无力	肉毒杆菌中毒
肌肉	肌无力	先天性肌营养不良
	腱反射减弱	先天性代谢性肌肉病
	肌束震颤关节挛缩	

(四)辅助检查与诊断流程图

1. **神经影像**　头颅和脊椎 CT 或 MRI 检查能区别是否有结构异常、神经元受损、脑干和小脑异常,可以识别线粒体异常和代谢性疾病的特征。

2. **基因检查**　染色体核型会揭示遗传缺陷,如染色体的重复、缺失、三体(如 21- 三体)、Prader-Willi 综合征等。分子遗传学检测也可帮助诊断脊髓性肌萎缩(spinal muscular atrophy,SMA)(SMN 基因缺失)和强直性肌营养不良(三核苷酸重复)[4]。

3. **血液检查**　排除全身性疾病(败血症和电解质紊乱)引起的肌张力低下,需要进行全血细胞计数、电解质和炎症标志物。肌酶(肌酸激酶,creatine kinase,CK)有助于诊断肌肉疾病如先天性肌营养不良、代谢性疾病和某些形式的先天性肌病。在进行肌电图或肌肉活检之前,应先取血作肌酸激酶的测定,因为这些检查可能会引起 CK 水平假性升高。正常阴道分娩新生儿,肌酸激酶和同工酶水平可能会增加 10 倍以上,长达 1 周,可能是由于分娩过程的肌肉挤压伤。在酸中毒情况下,CK 可能更高,如重度窒息新生儿。其他生化检查,例如血清乳酸和肉碱水平,可能在特定的情况下需要检查。

4. **X 线**　胸片心脏扩大或者肋骨纤细可能提示心肌病。胎儿呼吸运动减少可能是神经肌肉疾病产前线索。胸片心脏扩大提示心肌糖原沉积病(Pompe 病)。

5. **腰穿**　脑脊液的检查用于除外中枢神经系统感染。脑脊液中蛋白升高可能提示周围神经病或特殊的退行性变。

6. **遗传代谢病**(inborn errors of metabolism,IEM)检查。

7. **电生理检查**　神经传导、肌电图检查在评价下运动神经元受累中非常有用。肌电图对于神经肌肉接头紊乱(肉毒杆菌中毒或者先天性重症肌无力)和脊髓性肌萎缩的诊断非常有帮助。妊娠 32 周之后进行神经传导检查结果是可靠的。神经传导速度可能会减慢,或先天性周围神经病

变中无法检测出。神经传导及肌电图用于诊断遗传性运动感觉神经病变和鉴别轴突脱髓鞘疾病。外周神经受累时,神经传导速度减慢或者有传导阻滞。

8. **肌肉、神经活检**　即便电生理检查正常,可能也需要肌肉、神经活检。尽管是有创检查,肌肉活检后,进行免疫荧光染色和电镜检查是鉴别肌肉病变和肌营养不良症的首选方法。如果活检显示某些异常,可以作为新生儿诊断评估的重要组成部分,以指导随后的 DNA 分子检查。

松软儿诊断流程图见图 8-11-1[3]。

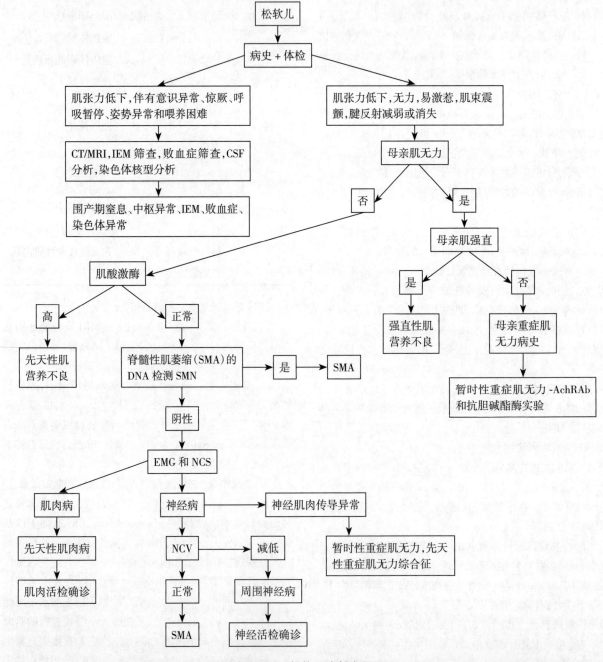

图 8-11-1　松软儿诊断流程图

注:CT:计算机断层摄影;MRI:磁共振成像;IEM:先天性代谢紊乱;CSF:脑脊液;NCV:神经传导速度;EMG:肌电图;SMA:脊髓性肌萎缩;NCS:神经传导研究

(韩彤妍)

参考文献

1. Gleason CA, Devaskar SU. Avery's Diseases of the Newborn, 9th ed, 2012, 272-274.

2. Buonocore G, Bracci R, Weindling M. Neonatology: A Practical Approach to Neonatal Diseases 2012th Edition, 1111-1112.

3. Ahmed MI, Iqbal M, Hussain N. A structured approach to the assessment of a floppy neonate. J Pediatr Neurosci, 2016, 11(1):2-6.

4. Fahey M. Floppy baby. J Paediatr Child Health, 2015, 51(4):355-356.

第12节 惊厥

新生儿惊厥(neonatal seisure)是中枢神经系统功能失调的重要表现,是指生后28天内(足月儿)或纠正胎龄44周内(早产儿)出现一种刻板的、阵发性发作的、引起神经功能[行为、运动和(或)自主神经功能]改变,伴或不伴异常同步大脑皮质放电的表现[1-3]。新生儿期的惊厥发生率远高于其后任何时期,并且80%的新生儿惊厥发生在生后1周内。国外报道,新生儿惊厥的发生率足月儿为1.8‰~3.5‰,1500~2500g之间早产儿4.4‰,<1500g早产儿55‰~130‰,<1000g为64‰,早产儿发生率显著高于足月儿[1]。新生儿惊厥的EEG与临床表现相分离已被广泛认可。虽然连续性视频EEG监测是诊断新生儿惊厥的金标准,但大多数研究通过临床表现诊断惊厥,而EEG表现并未广泛被采用。所以,目前新生儿惊厥的发生率远远被低估。

(一)病因

新生儿惊厥病因很多,有时几种因素可同时存在,例如窒息后HIE,常同时有低血糖、低血钙;败血症既可以合并化脓性脑膜炎,又常同时有低血糖。新生儿惊厥的病因诊断很重要,是进行特殊治疗和估计预后的关键,主要的病因如下。

1. 缺氧缺血性脑病 由围产期严重窒息引起,是足月儿惊厥最常见的原因。临床特点为意识障碍、肌张力异常、惊厥及颅内压增高。惊厥多在生后1~2天出现,多为微小型和限局型发作。重症常伴有颅内出血,加重颅内压增高,可出现强直性或多灶阵挛性惊厥。严重者多在1周内死亡,死于中枢性呼吸循环衰竭。

2. 颅内出血 病因分为缺氧性和产伤性。足月儿多见缺氧性和产伤性引起蛛网膜下腔出血、脑实质出血或硬膜下出血;早产儿因缺氧、酸中毒等原因易发生脑室周围-脑室内出血(PVH-IVH)。产伤性颅内出血多发生在体重较大的足月儿,常因胎位异常或头盆不称导致娩出困难,颅骨直接受压或受不适当的牵引而致脑膜撕裂和血管破裂,可

发生于硬膜外、硬膜下和蛛网膜下腔。PVH-IVH是早产儿惊厥最常见的原因,主要由于室管膜下胚胎生发基质尚未退化,具有丰富毛细血管,对缺氧、酸中毒极为敏感,易出血。根据出血类型和出血程度临床表现有所不同,轻者可无症状,或轻度意识障碍、肌张力低下、原始反射减弱等;严重者临床症状突然恶化,神经系统症状在数分钟至数小时内迅速进展,表现意识障碍、肌张力低下和呼吸节律不整、前囟膨隆或紧张,很快出现强直性或多灶性阵挛性惊厥,出血量多者常在1~2天内死亡。

3. 感染 新生儿期以化脓性脑膜炎最常见。出生1周内发病者为产前或产时感染所致,常有母亲临产前感染、胎膜早破或产程延长等病史;出生1周以后发病者为生后感染,可经皮肤、消化道和呼吸道途径感染。近年来,由有创治疗如呼吸机、动静脉置管等所致的医源性感染增多。临床表现为反应差、面色欠佳、体温异常等,神经系统异常表现为意识障碍、肌张力异常、前囟张力高及惊厥。惊厥在开始时为微小型,以后变为强直性或多灶阵挛性。母亲孕期感染风疹、弓形虫和CMV导致胎儿宫内感染脑炎,则生后即可出现惊厥。此类感染常引起多器官系统损害,常见宫内生长迟缓、黄疸、肝脾大等。

4. 代谢异常

(1) 低血糖:常见于小于胎龄儿、早产儿、窒息新生儿及糖尿病母亲的婴儿。低血糖多发生在生后3天内,主要表现反应差、阵发性青紫、呼吸暂停和惊厥等,根据病史及辅助检查易诊断。

(2) 低钙血症和低镁血症:生后3天内起病的低血钙与低出生体重、窒息、母亲糖尿病等有关。因妊娠后期钙经胎盘输入胎儿的量增加,胎儿血钙增高,抑制了甲状旁腺功能。生后3天至3周发病的低血钙,多见于足月儿,尤其人工喂养儿。牛奶中磷含量高,且钙/磷比例低,不利于钙的吸收。还与母亲维生素D不足、新生儿肾和甲状旁腺功能不完善有关。症状轻重不同,主要为神经肌肉的兴奋性增高,表现惊跳、手足搐搦、震颤、惊厥等。伴有脑损伤的低血钙惊厥为非局灶型,发作间期脑电图持续异常,钙剂治疗效果不好。生后3周发生的低血钙通常不伴有脑损伤,发作间期脑电图正常,用钙剂治疗效果好。

低镁血症常伴有低钙血症。症状无特异性,常与低钙血症临床上难以区分,因此低钙血症经钙剂治疗无效时应考虑低镁血症,需同时用镁剂治疗。

(3) 高钠和低钠血症:高钠血症常因钠的过度负荷或脱水引起,低钠血症通常由于窒息、颅内出血或脑膜炎引起抗利尿激素分泌多所致。根据病因不同临床表现有所差别,神经系统表现可有嗜睡、烦躁、昏迷和惊厥等。

5. 新生儿破伤风 是由于用未消毒的剪刀、线绳来断脐、结扎脐带,使破伤风杆菌由脐部侵入引起的急性严重感染。常在生后7天左右发病,全身骨骼肌强制性痉挛,牙关紧闭、"苦笑"面容。声、光、轻触、饮水等刺激常诱发痉挛

发作。用压舌板检查咽部时,越用力下压,压舌板反被咬得越紧。呼吸肌与喉肌痉挛引起呼吸困难、青紫和窒息,可因缺氧窒息或继发感染死亡。

6. 先天代谢性疾病　是遗传性生化代谢缺陷造成的疾病,急性起病的先天代谢异常主要表现拒食、呕吐、呼吸困难、顽固性惊厥、昏迷等。主要发生在新生儿和婴儿期。种类繁多,常见有甲基丙二酸血症、苯丙酮尿症、枫糖尿病、尿素循环障碍和高氨血症等。当临床上惊厥原因不明,同时伴有较顽固性低血糖、酸中毒、高氨血症等,需考虑先天代谢性疾病。

7. 维生素 B_6 依赖症　主要为遗传性犬尿氨酸酶(kynureninase)缺乏,由于酶结构及功能的缺陷,引起维生素 B_6 依赖性黄酸尿症,其维生素 B_6 活性仅为正常的 1%,需要量为正常婴儿的 5~10 倍。惊厥在生后数小时或两周内开始,脑电图改变为肌阵挛高振幅型。用镇静药治疗无效,用维生素 B_6 100mg 静注,症状在几分钟内消失,如不及时治疗,可留下严重后遗症,甚至死亡。

8. 撤药综合征　若母亲长期吸毒或使用镇静、麻醉、巴比妥类或阿片类药物,药物可通过胎盘到胎儿体内,致胎儿对该药产生一定程度的依赖。新生儿出生后药物中断而出现一系列的神经、呼吸和消化系统症状和体征,可发生惊厥,常伴有激惹、抖动,打哈欠、喷嚏和流涎,呕吐和腹泻。诊断根据母亲用药史或吸毒史,惊厥通常在生后 24~48 小时开始,用苯巴比妥或美沙酮可控制惊厥。

9. 胆红素脑病　早期新生儿重症高胆红素血症,尤其伴早产、低蛋白血症、缺氧、感染及酸中毒等高危因素时,大量游离胆红素透过血脑屏障沉积于脑组织,影响脑细胞的能量代谢而出现神经症状,以脑基底核受累最为严重,大脑皮质也可受累。临床上严重黄疸同时出现反应差、拒食、惊厥、角弓反张等症状应考虑胆红素脑病。

新生儿惊厥的病因见表 8-12-1。

表 8-12-1　新生儿惊厥的病因

急性代谢性
- 低血糖症
- 低钙血症
- 低镁血症
- 低钠血症或高钠血症
- 撤药综合征(与母亲毒品应用相关)
- 与局麻药应用相关的医源性因素
- 罕见的先天性代谢缺陷(包括吡哆醇反应)

脑血管性
- 脑血管动脉和静脉的缺血性脑卒中
- 脑出血
- 脑室出血
- 硬膜下出血
- 蛛网膜下腔出血

续表

中枢神经系统感染
- 细菌性脑膜炎
- 病毒性脑膜脑炎
- 宫内 TORCH 感染

发育异常
- 多种形式的脑发育不全

缺氧缺血性脑病(HIE)

罕见的遗传综合征
- 良性家族性新生儿惊厥(钠、钾离子通道基因突变)
- 早期肌阵挛性脑病

(二)临床表现

新生儿惊厥的临床表现可分为四种类型,微小型、阵挛型、强直型和肌阵挛型[1],见表 8-12-2。按其发生频率叙述如下。

表 8-12-2　新生儿惊厥分型

分型	亚型	发生率(%)		EEG 异常
		足月	早产	
微小型	最为常见	54	48	不一定
阵挛型		23	32	
	局灶性			异常
	多灶性			不一定
肌阵挛型		18	13	
	局灶性、多灶性			无异常
	全身性			异常
强直型		5	7	
	局灶性			异常
	全身性			无异常

1. 微小型(subtle)　新生儿惊厥最常见的表现形式,多为一些过度的自主运动,可表现为眼部运动(眼皮微颤、阵发性斜视、眼球震颤、突然凝视、反复眨眼等)、口-颊-舌运动(面肌抽动、咀嚼、吸吮和咂嘴,常伴流涎增多、吐舌等)、连续的肢体动作(踏步样、踏车样、拳击样、划船样或游泳样运动)或复杂的无目的性运动,交感神经功能异常(呼吸暂停、屏气,心率增快、血压升高、阵发性面红或苍白)。某些患儿刺激后可诱发或加重微小型惊厥的发作。绝大部分微小型惊厥的临床发作不伴皮质异常放电,但脑电图常见背景波异常,表现为波幅低平和暴发抑制。

微小型发作有时难与足月新生儿的正常活动区别,需仔细观察,如某一动作反复出现,应考虑为微小型惊厥,正常新生儿虽可有不规则、粗大震颤样动作,一般不多次重复。此外,当呼吸暂停发作对气囊面罩通气复苏效果不良时,尤其是伴有脑损害的早产儿,应考虑可能是惊厥发作。

2. **阵挛型**（clonic）　是指重复有节律的四肢、面部或躯干肌肉的快速收缩和缓慢放松运动，惊厥表现时节律更慢。可以为局灶性或多灶性表现，但一般无意识丧失。局灶性阵挛型常见原因是新生儿脑卒中，其他原因有颅内局灶性病灶、感染、蛛网膜下腔出血、局部外伤或代谢异常，EEG 表现为局灶性的节律尖慢波。多灶性阵挛型发作时多个肌群阵发性频繁地节律性抽搐，具有迁移性特点，常表现为身体同侧或双侧多个肢体或多个部位同时或先后交替，或快速从一侧发展至另一侧，无一定的顺序。全身性阵挛型在新生儿发作极为罕见，可能是由于未成熟脑不能将高同步放电同时传播至全脑。

3. **肌阵挛型**（myoclonic）　是无节律且单一的四肢、面部或躯干肌肉的快速收缩，可无重复发作，可以是局灶性、多灶性或全身性。表现为多个肌肉群的阵发性节律性抽动，常见多个肢体或多个部位同时或先后交替抽动，常为游走性。局灶性和多灶性肌阵挛型惊厥常伴随 EEG 高尖波。全身性肌阵挛型惊厥 EEG 可表现为暴发抑制。典型肌阵挛惊厥常伴有弥漫性中枢神经系统病理改变，多提示严重脑功能损伤，常见原因有围产期窒息、先天性代谢异常、大脑发育不全或严重脑创伤，提示远期预后不良。

4. **强直型**（tonic）　有局灶性或全身性发作，全身性发作表现为四肢伸展、内旋，并握拳，一般神志不清。局灶性强直发作表现为某一肢体的固定体位（少见）。临床表现可不伴 EEG 改变。EEG 背景多为多灶或广泛电压抑制，在某些病例可有明显异常的暴发抑制。

（三）诊断及鉴别诊断

新生儿惊厥的鉴别诊断需根据病史、体格检查、神经系统检查、实验室检查及影像诊断[1,4]。

1. **病史**　见表 8-12-3。

2. **体格检查**　检查新生儿有无惊厥，必须把包被全部打开，仔细观察自然姿势和自发动作。正常足月儿四肢肌肉有一定张力，屈肌张力高于伸肌张力，故四肢保持在屈曲状态，两手紧握拳，大拇指内收。肢体自发动作为徐缓的、无规则的徐动，有时可见踝部、膝部和下颏的抖动。突然出现的肌张力改变、持续性的伸肌强直，反复迅速的肢体某一部位抽搐，以及阵发性痉挛是具有病理意义的。

所有可疑惊厥的新生儿均应进行详细的体格检查。神经系统检查应包括意识、肌张力、凝视、身体姿势的评估、肌腱反射、脑神经和新生儿反射。体格检查着重于寻找惊厥的潜在病因。检查皮肤是否出血和淤青、出生胎记（例如在脸上，表示斑痣性错构瘤病）。心脏检查包括心脏杂音听诊，同时要听诊前囟有无杂音，因为颅内动静脉畸形可以通过这种方式诊断。腹部体检重点是腹腔内肿瘤（肝、脾、肾）。

3. **实验室检查**　新生儿惊厥的病因诊断应常规检查血糖、电解质、血气分析，怀疑感染时查血常规、C-反应蛋白，并进行脑脊液检查[4]，见表 8-12-4。

表 8-12-3　新生儿惊厥相关病史

项目		内容
母亲病史	惊厥遗传史	新生儿惊厥家族史
	母亲疾病史	子痫前期
		血栓性疾病
		感染（慢性，急性）
	母亲用药史	抗抑郁药，特别是选择性 5- 羟色胺再摄取抑制剂（selective serotonin reuptake inhibitors，SSRIs）
	毒品	酒精
		阿片类药物
		可卡因
		苯二氮䓬类
	胎动异常	是否第一次发现？
		频率
	胎儿生长	IUGR
出生	胎心监测	宫内窒迫征象
	脐血血气	
	Apgar 评分	
临床表现	惊厥	是否第一次发现？
		频率
		惊厥分型（微小型、阵挛型、强直型、肌阵挛型）
		相关自主神经症状（呼吸暂停、心动过速/过缓、多汗）
		意识变化
	伴随临床系统性疾病的征兆	败血症
		黄疸
		循环衰竭

4. **神经电生理检查和监测**　神经电生理检查对诊断和预后评估很重要。随着实验室检查进行，应开始神经电生理检查和监测。在过去的十年里，振幅整合脑电图（aEEG）在全世界的 NICU 中已被用于诊断和评价惊厥治疗效果。不论 EEG 和 aEEG，增加视频和呼吸监测，提高识别率，能将惊厥发作与假象区分出来。

5. **神经影像检查**　颅脑超声为现代 NICU 提供了快速诊断颅内病变的可能。头颅超声是新生儿惊厥的常规检查。应该在首次发作后尽快进行，能够确定惊厥发作的原因，如 IVH、并有助于早期诊断许多潜在原因包括 IVH、动脉卒中、畸形和感染。MRI 是新生儿大脑检查的"金标准"，将揭示大多数脑病理。与弥散成像相结合，是很好的脑卒中和脑水肿的诊断工具。CT 仅适用于紧急情况下，当 MRI 不可用或者颅内出血（尤其是后颅窝）病变时。原因在于 CT 的放射线暴露问题，且影像处理劣于 MRI。MRI 能区分

表 8-12-4　新生儿惊厥的实验室检查

原因	样本	项目
代谢性	血	血糖
		钠、钾、钙、镁
		血气;pH、PCO_2、BE、乳酸
		AST/ALT,尿素氮
		血氨(特别是 PCO_2 降低和乳酸酸中毒)
	尿	尿氨基酸分析
		病史和(或)惊厥与肠道喂养开始时间吻合
感染	血	全血计数
		CRP［和(或)其他炎性指标］
		血培养
		PCT 或选定的病毒
	尿	硝酸盐
		培养
	CSF	细胞数
		培养
		糖、蛋白、乳酸
		病毒 PCR:CMV、HSV、肠道、柯萨奇 B、埃可

潜在的病理改变,如缺氧缺血性损伤、动静脉卒中、脑膜炎/脑炎、一些遗传代谢病(肾上腺脑白质营养不良)、先天畸形(无脑回或巨脑回)。

(四)治疗原则

新生儿惊厥应迅速进行病因诊断,尽可能针对病因给予特异治疗,这种病因治疗比抗痉治疗更重要。如改善通气、换气功能,维持体液平衡,纠正低血糖、电解质紊乱及酸中毒,控制感染等。

抗惊厥治疗首选苯巴比妥(表 8-12-5),对窒息和局部缺血引起的脑损伤有保护作用,主要有降低脑代谢、能量消耗和减轻脑水肿作用[4]。

表 8-12-5　新生儿惊厥的治疗

药物	负荷量	维持量
苯巴比妥	20~40mg/kg,20min,iv	5mg/(kg·d)(目标浓度 40~60μg/ml)
咪达唑仑	0.05mg/kg,10min,iv	0.15mg/(kg·h)［剂量 max.:0.5mg/(kg·h)］
劳拉西泮	0.05~0.1mg/kg,10min,iv	
氯硝西泮	0.01mg/kg	0.1~0.5mg/(kg·24h)
苯妥英/苯妥英钠	20mg/kg,30min,iv	5mg/(kg·d)(目标浓度 10~20μg/ml)

新生儿惊厥诊治流程见图 8-12-1[6],惊厥时药物选择见图 8-12-2[7]。

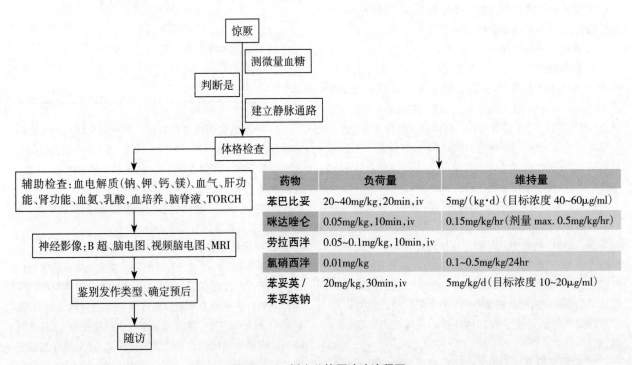

图 8-12-1　新生儿惊厥诊治流程图

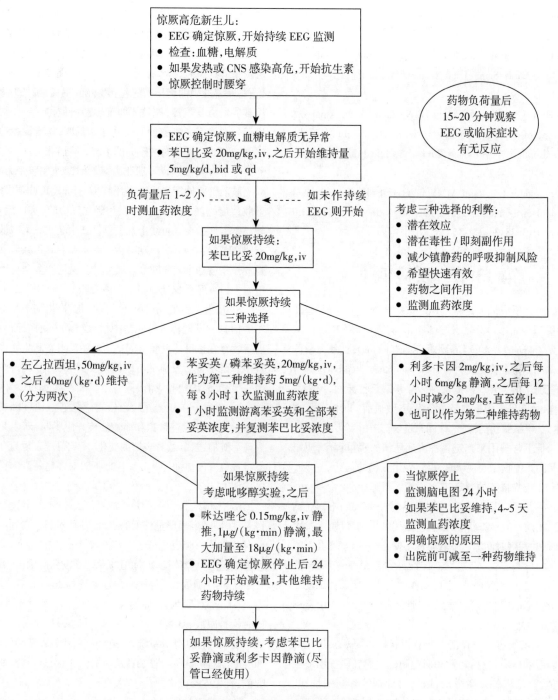

图 8-12-2　新生儿惊厥药物选择

（五）预后

新生儿惊厥的病因错综复杂导致了早期病死率高，远期存活儿常存在运动、认知和行为障碍，甚至癫痫等严重神经系统后遗症。临床和脑电图表现惊厥发作是足月儿和早产儿的预后不良的重要危险因素，远期预后取决于潜在病因和因此而构成的癫痫的风险。新生儿惊厥中，应尽一切努力控制惊厥发作，以尽量减少进一步的损害。10%~20%惊厥患儿将在儿童期有进一步的癫痫发作[5]。

（韩彤妍　朴梅花）

参考文献

1. Hallberg B, Blennow M. Investigations for neonatal seizures. Semin Fetal Neonatal Med, 2013, 18 (4) : 196-201.

2. 马思敏, 杨琳, 周文浩. 新生儿惊厥诊断和治疗进展. 中国循证儿科杂志, 2015, 10 (2) : 126-135.

3. 熊晖, 吴希如. 新生儿惊厥诊治进展. 中华围产医学杂志, 2014, 17 (5) : 298-301.

4. van Rooij LG, Hellström-Westas L, de Vries LS. Treatment

of neonatal seizures. Semin Fetal Neonatal Med,2013,18(4):209-215.

5. Uria-Avellanal C,Marlow N,Rennie JM. Outcome following neonatal seizures. Semin Fetal Neonatal Med,2013,18(4):224-232.

6. Hart AR,Pilling EL,Alix JJ. Neonatal seizures-part 2:Aetiology of acute symptomatic seizures,treatments and the neonatal epilepsy syndromes. Arch Dis Child Educ Pract Ed,2015,100(5):226-232.

7. Slaughter LA,Patel AD,Slaughter JL. Pharmacological treatment of neonatal seizures:a systematic review. J Child Neurol,2013,28(3):351-364.

第13节 反应低下

新生儿反应低下是新生儿严重疾病的一种表现,患儿可有昏睡(stupor)、萎靡不振(lethargy)、哭声弱(weak cry)、吸吮无力(poor suck)、喂养困难(poor feeding)、肌张力减低(hypotonia),肢体活动减少(absent spontaneous activity)等一系列表现。新生儿反应低下临床症状缺乏特异性,病因复杂多样,最常见于中枢神经系统疾病、败血症、低体温、低血糖、休克、甲状腺功能低下、代谢紊乱、母亲用药等[1]。临床上反应低下常被用来判定各种疾病病情的轻重程度,应结合患儿的其他临床表现认真分析,做出正确的判断。

(一)反应低下的判定

新生儿反应是否正常,可能因为检查时间的不同而结果大不相同。当检查新生儿时,一定要考虑到环境、上一次喂养时间、睡眠时间等。随着孕周不同,这些因素都会影响新生儿的检查结果。觉醒状态即指身体活动,如头部转动,四肢自主徐动,眼睛睁开,面部动作或哭叫。所谓大脑皮质觉醒应包括面部表情和(或)全身性运动,最能反映中枢神经系统的功能状态。

1. 意识状态 检查新生儿意识状态主要观察患儿对外界刺激的反应,包括触觉和痛觉刺激。如轻轻摇动或触摸身体、弹足底等刺激方法,以及对针刺等疼痛的反应。Fenichel 将新生儿意识障碍分为四种状态:①嗜睡,很容易唤醒,但不易保持觉醒状态,弹足底 3 次,哭 1~2 声又睡。②迟钝,用非痛性刺激可以唤醒,但醒来很迟,且不完全清醒,不能保持觉醒状态。弹足底 5 次,才稍有弱哭声。③浅昏迷(昏睡),弹足底 10 次不哭,只有疼痛刺激才能唤醒。④昏迷,疼痛刺激也不能唤醒。

通常胎龄 28 周以下早产儿大部分时间都处于睡眠状态。28 周后,可能比较易于唤醒,轻微摇动可使之从睡中醒来,四肢肌张力较低;但是,直到 32 周后,睡眠与觉醒才比较明显;足月新生儿有较长的觉醒时间,哭得更为频繁,对外界刺激有反应。

2. 运动 孕周 38 至 42 周的新生儿正常呈四肢屈曲的姿势,在屈曲和伸展时头部控制良好。肢体动作流畅,只是偶尔交替伸展和(或)震颤,大多数将能够有短暂的追视。

运动检查取决于新生儿的觉醒程度。当新生儿处于觉醒及平静状态时,被动运动患儿四肢,可能需要不止一次的检查,获得准确的结果。随着新生儿的发育,肌张力遵循从尾到头的方式发展,四肢屈曲度逐渐增加,至足月时,四肢均呈屈曲姿势。观察四肢运动非常重要,需要描述动作的幅度、对称性,评价对抗重力的情况[2]。肌张力评估包括安静时姿势和被动运动。肌张力减低时四肢屈肌张力减低,双上肢前臂弹回缓慢或消失,围巾征肘部超过胸部中线;双下肢过度外展,腘角 >90°;做头竖立反应时,头往后垂,不能与躯干保持在一直线上几秒钟。新生儿肌张力减低常伴有哭声减弱,吃奶差,活动减少。新生儿肌张力减低既可以是神经系统或肌肉病变的一个症状,也是许多全身疾病严重时中枢神经系统受抑制的一种表现。

3. 反射 新生儿反射随孕周变化,提供脑干和皮层功能的信息。反射异常可能是中枢神经系统受损,而某一反射持续存在也可能反映有问题。原始反射在新生儿神经检查中非常重要。反应低下时原始反射如拥抱反射、握持反射、吸吮反射均减弱或消失。

4. 感觉 在新生儿阶段检查感觉通常比较困难。但是新生儿可以检查触觉和痛觉。检查触觉时,新生儿可能表现为皱眉、觉醒或者表情的变化,痛觉可能表现为开始哭或者被检查肢体缩回[3]。反应低下时对疼痛刺激的反应减弱或消失。

5. 体格检查 新生儿反应低下并非某一疾病的特异性表现,而是疾病严重程度的表现,各种疾病进展到一定程度时几乎均出现反应低下。存在反应低下的新生儿,体格检查应包括生命体征,如体温、心率、呼吸和血压;还需注意各系统的伴随表现,尤其是神经系统检查如头围、囟门张力、有无惊厥、肌张力、原始反射、瞳孔大小及对光反应,必要时检查眼底,观察有无视神经乳头水肿及眼底出血。其他系统表现包括呼吸系统如呼吸困难、缺氧青紫,循环系统如心率、心音强度、心脏杂音及末梢循环状态。其他如皮肤颜色、有无皮疹或水肿、肝脾大小等。

(二)常见的原因和鉴别诊断

新生儿反应低下最常见原因有以下几种疾病:中枢神经系统疾病如缺氧缺血性脑病、颅内出血、中枢神经系统感染、败血症、低体温、低血糖、甲状腺功能低下、代谢紊乱、先天异常等。

1. 中枢神经系统疾病 反应低下在任何原因的中枢神经系统疾病中是最常见的表现之一,常见疾病如 HIE、颅内出血、中枢神经系统感染等。

(1)缺氧缺血性脑病:是新生儿早期表现反应低下最常见的原因。多为足月儿,有宫内窘迫和重度窒息史,生后不久出现神经系统异常,表现意识障碍,如生后第 1 天可为过度兴奋、肌张力增高,随后转为抑制、反应低下(病情严重者生后即表现抑制),如嗜睡或昏迷,肌张力减低,原始反射减弱或消失。常伴有惊厥和颅内压增高。脑电图常有电活动延迟、异常放电、缺乏变异及背景活动异常等改变。重症者病死率高,存活者数周后反应逐渐好转,多有后遗症。

(2) 颅内出血:病因分为缺氧性和产伤性,缺氧性出血多为蛛网膜下腔出血、脑实质出血和脑室周围 - 脑室内出血,也可为小脑、丘脑基底节出血;产伤性出血多见硬膜下出血和脑实质出血。根据出血类型和出血程度临床表现有所不同,轻者可无症状,或轻度意识障碍、反应和肌张力低下、原始反射减弱等。严重时颅压增高明显,表现昏迷、反复惊厥、呼吸节律异常、前囟紧张、肌张力和原始反射消失,很快因中枢性呼吸衰竭而死亡。

(3) 中枢神经系统感染:新生儿期以化脓性脑膜炎最常见。临床表现为反应低下、面色欠佳、体温异常等,神经系统异常有易激惹、嗜睡、哭声尖直、双眼凝视及惊厥等,前囟张力高、肌张力低下或增高、瞳孔对光反射迟钝或大小不等。足月儿在化脓性脑膜炎早期常表现激惹,对刺激过敏,病变进展至一定程度,可出现反应低下,提示病情加重。早产儿化脓性脑膜炎可无激惹,仅表现反应低下,常有惊厥,前囟紧张和其他感染症状,行脑脊液检查可确诊。

2. 败血症 宫内或产时感染者,可早期发病;生后感染者发病多在一周以后。新生儿败血症无特异表现,常以反应低下、面色欠佳、反复呼吸暂停、拒乳作为首发症状,有时黄疸为唯一表现。体温可升高或正常,严重时体温不升,早产儿更为常见。常伴有皮疹、腹胀及肝脾增大等症状,若出现肤色苍白、肢端凉、皮肤毛细血管再充盈时间延长及心音低钝等,则应考虑合并休克。外周血白细胞增多或减少,杆状核增高,常有血小板数减少,C- 反应蛋白明显增加,有助于诊断,血培养阳性可确诊。

3. 低体温 一般认为体温低于35℃以下时,反应便迟钝,至33℃以下呈半昏迷状态。低体温可直接由寒冷刺激所致,也可因摄食和产热减少或严重疾病如重症感染等引起。单纯体温低者,复温后可随着体温上升反应转佳。若低体温伴有反应低下、面色发灰、皮肤发花、呼吸困难甚或有硬肿症等,常提示存在其他严重合并症,需积极寻找感染等原发病。

4. 低血糖 新生儿尤其是小于胎龄儿及早产儿发生低血糖时,常以反应低下、呼吸暂停或阵发性青紫为首发症状,有时反应低下为唯一症状。如患儿为早产儿或小于胎龄儿、糖尿病母亲的婴儿、有新生儿窒息史、生后头几天内进食不足,临床有反应低下表现时,应考虑是否有低血糖。

5. 甲状腺功能低下 若患儿为过期产,出生后少动、反应低下,不笑,少哭,喂养困难,基础体温偏低,同时有便秘、腹胀、皮肤粗糙、脐疝、黄疸消退迟等应考虑有甲状腺功能低下可能,进行甲状腺功能测定以明确诊断。

6. 药物 母亲分娩前用过降压药或麻醉药,婴儿生后可表现反应低下,肌张力减低和呼吸浅弱。

7. 其他 新生儿脱水、酸中毒、休克、心力衰竭、呼吸衰竭等严重情况时,患儿都可表现反应低下,应全面了解病史、伴随症状和体征,以便及时做出正确的诊断和处理。

(韩彤妍 朴梅花)

参考文献

1. Wusthoff CJ. How to use:the neonatal neurological examination. Arch Dis Child Educ Pract Ed,2013,98(4):148-153.

2. Sparks SE. Neonatal hypotonia. Clin Perinatol,2015,42(2):363-371.

3. Khan OA,Garcia-Sosa R,Hageman JR,et al. Core Concepts:Neonatal Neurological Examination. NeoReviews,2014,15:e316.

第 14 节 啼哭

(一)关于新生儿啼哭

新生儿啼哭(crying)被认为是表达感觉和要求的一种方式,是正常神经行为发育的一部分。在生后第 1 周,啼哭主要集中在傍晚时分,在 2 周左右开始明显,到生后 6~8 周达高峰,每天平均啼哭时间 110~118 分钟,到 12 周之后,降低到每天 1 小时,大多数在 3~4 个月消失[1]。早产儿,啼哭的峰值在校正 6 周时,对父母而言,啼哭峰值的延迟正值新生儿出院之后,常引起父母焦虑和丧失信心。由于啼哭与生后日龄相关的特点,也有学者认为与昼夜节律的形成相关。

各种原因都可能引起啼哭,例如疲劳、饥饿或者神经系统成熟延迟而不能自我安慰。由于啼哭并不一定与危及生命健康的疾病相关,因此,没有过度啼哭的定义。过度啼哭,常被定义为 Wessel 的"三定律":健康新生儿,在生后 2 周到 4 个月之间,每天啼哭 3 小时,每周超过 3 天,持续 3 周,不影响生长发育。2006 年,儿科胃肠病专家定义婴儿肠绞痛(infant colic)如下:从出生到 4 月龄间,一阵阵烦躁、不安或哭泣,开始和停止无明显原因;每天啼哭 3 小时,每周至少 3 天,持续至少 1 周,没有影响生长发育。研究提示,婴儿肠绞痛与多种围产期因素相关,如母亲教育程度、吸烟习惯、敌意评分、家庭暴力等。

有学者提出环境因素的作用,例如心理社会因素、家庭暴力、父母 - 婴儿互动不足或者父母焦虑。在一项前瞻性研究中,婴儿过度啼哭与孕期母亲或者父亲的抑郁症状相关。研究发现孕期吸烟、父母的关系是否良好都与过度啼哭有关联[1]。记录婴儿的啼哭持续时间和看护者行为都将有利于客观评价啼哭的病因和有效治疗。

(二)新生儿啼哭的病因

95% 的新生儿啼哭,没有躯体或者健康的问题。常见的病理性啼哭原因如下。

1. 不同原因啼哭的分析 饥饿、过冷和过热、尿湿等生理性啼哭,一般声调不高,程度不剧烈,解除原因后易停止啼哭;高声、长时间、有时身体还摇动的剧烈啼哭可能与疼痛刺激有关;哭声为尖声、高调常提示中枢神经系统疾病;哭声低调、嘶哑见于甲状腺功能减退、声带损伤或喉返神经麻痹;哭声微弱提示重症败血症或神经肌肉疾病;气道梗阻所致的吸气性喉鸣只有在婴儿啼哭时听得到;完全失声通常提示双侧喉返神经损伤。近年来利用高速计算机技术可对某些围产期高危情况下哭声特征的变化进行分析,例如血清胆红素中度升高即可干扰神经传导,改变邻近通路的神经功能,造成声带张力和发音改变。

2. **感冒时鼻腔堵塞**　新生儿一般用鼻呼吸,鼻塞时只能用口呼吸,因不习惯,出现不安,待哺乳时需要闭口更无法吸气,只能放弃奶头大声啼哭。治疗可在喂奶前1~2分钟用生理盐水滴鼻,冲洗出分泌物后再喂。如无效可用0.5%麻黄碱滴鼻,但不宜多用和常用。

3. **尿布皮炎**　皮肤的皱褶处发生褶烂或大小便浸湿的尿布未及时更换引起尿布皮炎,常是新生儿啼哭的原因。因此,平日要注意保持婴儿皱褶处的干燥,每次大便后应及时用温水清洗臀部,再涂以护肤剂(如鞣酸软膏)。用一次性纸尿裤时需要经常更换。

4. **喂养不当**　由于喂奶过多或过早添加淀粉类食品,或新生儿咽入空气过多,食物不能完全消化又有较多空气,引起胃部膨胀和呃逆,有时呕吐,而致哭闹。

5. **乳糖不耐受症**　乳糖需要小肠绒毛膜顶端分泌的乳糖酶分解和消化,亚洲人群中(包括中国)乳糖酶低下的发生率相当高,可发生于新生儿。表现大便次数多,黄绿色稀便,夹有奶块,泡沫多。腹胀,排气多,肠鸣音增加,排气时常带出少量大便,用抗生素或止泻药无效。由于肠黏膜发育不成熟以及乳糖酶活性暂时低下,过多的未水解的乳糖到结肠后,在菌群的作用下发酵成乳酸、氢气、甲烷和二氧化碳,乳酸刺激肠壁增加蠕动而引起腹泻。新生儿因腹部不适,常剧烈哭闹。治疗应减少母乳喂养次数,或代之以无乳糖的配方乳,可取得良好效果。

6. **牛乳蛋白过敏**　指机体对牛奶蛋白的高反应性,是新生儿最常见的食物过敏之一。牛奶中含有多种蛋白质,其中,α-乳清蛋白、β-乳球蛋白是引起牛奶过敏的主要过敏原。表现为过敏性皮疹(荨麻疹、湿疹等)、呕吐、腹泻、肠胀气、肠痉挛等。治疗推荐单纯母乳喂养(母亲避免牛奶及可能过敏的食物),不能母乳喂养的婴儿可选择适当的低敏配方奶粉,如深度水解配方奶粉甚至氨基酸成分奶粉。

7. **肠道菌群失调**　近年来,有观点认为,婴儿肠道菌群影响肠道功能和产气,导致腹部疼痛和过度啼哭。例如,有过度啼哭的婴儿,肠道微生态与正常健康对照组不同,表现为大便中革兰阴性杆菌计数较高,乳酸杆菌较低。近期研究表明,过度啼哭的婴儿大便中,14天和28天的肠道菌群的多样性减低,变形杆菌较多,对照组的婴儿双歧杆菌和乳酸杆菌较多。

8. **其他原因的肠绞痛**

(1) 肠套叠:是由于一部分肠套入相邻的肠中,分原发性和继发性,新生儿多为原发性,也可能因喂养不当、吞咽空气过多引起肠蠕动紊乱造成。肠套叠的症状为阵发性剧烈啼哭,常伴呕吐,休克时面色苍白,起病4~12小时后排出果酱样便或血便。但也有仅表现面色苍白,精神萎靡,不久即进入休克状态,此时反而啼哭不明显。早期腹部不胀,触诊右下腹有空虚感,以后在右上腹或中上腹或左腹扪到长条形肠块,质软可活动。治疗早期可从肛门通入空气复位,晚期则需手术治疗。

(2) 嵌顿疝:腹股沟疝、脐疝和腹内疝一般都能复位,偶尔可发生嵌顿和肠梗阻,此时,新生儿除剧烈啼哭外还有呕吐、腹胀等症状。临床医师易疏漏外阴部体征,因此,当原因不明的剧烈哭闹,尤其伴有精神反应减低,面色异常等时,要注意检查腹股沟部、外阴部和脐部的情况。

9. **其他**　泌尿系感染是最常见的问题,尤其是小婴儿。因此,在生后最初几个月,啼哭的孩子需要进行尿常规检测。神经系统异常的孩子可能有异常的哭声,例如猫叫综合征中的高调平直的哭声,早产儿和SGA儿过度啼哭相对多,过度啼哭的婴儿可能有中枢神经系统发育的不平衡[2]。

(三)治疗

对原因不明的新生儿剧烈哭闹时应询问病史和喂养史,然后做全身体格检查,寻找原因,并进行病因治疗[3]。对啼哭本身采取如下措施。

1. **对父母支持**

(1) 对父母的支持和心理安慰;除外疾病因素。

(2) 教给父母正常啼哭的形式、自我调节和如何预防婴儿摇晃综合征,避免头部受伤;父母、孩子和看护人之间的关系很重要,需要时间形成和培养。

(3) 促进看护人和父母之间的合作,使已经丧失信心的父母获得力量。

(4) 不主张改变喂养方式,不主张更换奶粉;不应当停止母乳。

(5) 为父母提供咨询。如果过度啼哭的婴儿,任何可能的问题都被排除了,应当向父母充分解释婴儿啼哭的正常模式。95%啼哭的病例,没有躯体或者健康的问题。但是,可能会因此导致生长发育迟缓。大多数的孩子在傍晚时啼哭,尤其18~20点之间,啼哭越多的孩子,越需要更多的安抚,不然将会因为孩子安抚不足,过度啼哭,父母因此而焦虑,导致孩子更加过度啼哭,陷入恶性循环。父母需要接受多种形式的建议,医生可以帮助父母制订计划并坚持。

2. **治疗**　①实施有规律的每日护理:包括睡眠和喂养的环境不能更改,孩子能自己睡眠、能自己玩。应当强调,这并不意味着日程固定不变,而是采用相对固定方式。②抚触:小于6个月的婴儿进行抚触都很有效。改善母子关系、改善睡眠和啼哭的问题。尤其对于3~6个月的婴儿啼哭有效。③体位:俯卧位能更好地改善啼哭的问题,但是为了避免猝死,并不鼓励。④当孩子过度啼哭时间较长时,抱起啼哭的孩子并予以安抚是父母正常行为方式,研究显示"抱抱"并不能减少啼哭,但也没有负面的影响,不会出现家长担心养成坏习惯等问题。⑤益生菌可能会有益处。

（韩彤妍）

参考文献

1. Akhnikh S,Engelberts AC,van Sleuwen BE,et al. The excessively crying infant:etiology and treatment. Pediatr Ann, 2014,43(4):e69-75.

2. Blom MA,van Sleuwen BE,de Vries H,Engelberts AC,L'hoir MP. Health care interventions for excessive crying in infants:regularity with and without swaddling. J Child Health Care,2009,13(2):161-176.

3. Halpern R,Coelho R. Excessive crying in infants. J Pediatr(Rio J),2016,92(3 Suppl 1):S40.

第9章 新生儿黄疸

新生儿黄疸是新生儿时期常见症状之一,尤其是早期新生儿,它可以是新生儿正常发育过程中出现的症状,也可以是某些疾病的表现,严重者可致脑损伤。因此,需要新生儿出生后监测胆红素水平,出院前评估发生重症高胆红素血症的风险,并在出院后定期随访,给予适时的干预,是预防重症高胆红素血症及胆红素脑病的关键。

第1节 新生儿胆红素 代谢及特点

成人血胆红素 >34μmol/L(2mg/dl)时,巩膜和皮肤可见黄染。新生儿早期由于胆红素代谢特点所致,血胆红素可高于成人。新生儿毛细血管丰富,血胆红素 >85μmol/L(5mg/dl)时,才能觉察皮肤黄染。正常情况下足月儿约有 50%,早产儿中约 80% 肉眼可观察到黄疸。新生儿出现黄疸,应辨别是正常情况下的生理性黄疸还是因存在某些病理因素所致的病理性黄疸,这对新生儿黄疸的诊断和处理十分重要。因此,正确识别新生儿黄疸必须掌握新生儿胆红素代谢的特点。

(一)新生儿胆红素代谢

人体内胆红素代谢是在一系列的酶作用下进行的,受诸多因素影响。如果胆红素代谢发生障碍,临床可出现黄疸,在新生儿时期尤为常见。

1. 胆红素的形成 胆红素是血红素降解的最终产物,其来源有三个方面。

(1)衰老红细胞的血红蛋白:衰老红细胞可被肝、脾和骨髓的单核、吞噬细胞系统(网状内皮细胞)所吞噬和破坏,将血红蛋白分解成血红素、铁和珠蛋白。血红素(heme)又名亚铁原卟啉IX(iron protoporphysin IX),在网状内皮细胞微粒体血红素加氧酶(heme oxygenase,HO)催化下,同时有还原型辅酶II(reduced form of nicotinamide-adenine dinucleotide phosphate,NADPH)、细胞色素 P450 还原酶的参与,释放出游离铁和一氧化碳(carbon monoxide,CO),形成胆绿素(biliverdin),胆绿素又很快在胆绿素还原酶和 NADPH 作用下转变为胆红素(图 9-1-1)。1g 血红蛋白可递解为 34mg 胆红素。由此部分来源的胆红素,约占体内总胆红素来源的 80%。根据血红素转变为胆绿素的过程中产生内源性 CO,可通过检测呼出 CO 的产量来评估胆红素的产生速率。

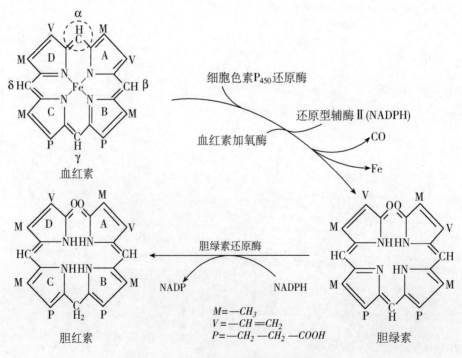

$M = —CH_3$
$V = —CH = CH_2$
$P = —CH_2—CH_2—COOH$

图 9-1-1 血红素分解代谢成胆红素的途径

（2）旁路胆红素：是骨髓内一部分网织红细胞和幼红细胞尚未发育到成熟阶段，即被分解，其血红蛋白的血红素再转变为胆红素。在正常情况下，这部分来源的胆红素很少，约占总胆红素的 3% 以下。

（3）其他：肝和其他组织内含血红素的血色蛋白，如肌红蛋白、过氧化物酶、细胞色素等。由这部分来源的胆红素，约占总胆红素的 20%。

根据血红素加氧酶（HO）在胆红素代谢中作用机制所进行的研究取得一些进展。哺乳动物体内存在有两种不同基因来源的 HO，HO-1 和 HO-2。其中 HO-1 主要生物学功能是调节体内血胆红素代谢的平衡及催化胆绿素生成。某些外源性刺激如 X 线辐射、应激、发热、饥饿等均能诱导 HO-1 活性，促进血红素转化为胆红素，HO-2 则不受上述外源性刺激的诱导。体外研究发现，HO 同工酶组织分布有差异，脾 HO-1 为主，睾丸 HO-2 为主，肝 HO-1 与 HO-2 呈 1∶2 结合，脑组织只有 HO-2。目前认为在脑组织中 HO-2 催化血胆红素分解代谢产生的 CO 是类似一氧化氮（NO）的神经递质，对其确切的作用机制在进一步研究中。而金属原卟啉化合物作为 HO 抑制剂，可竞争结合 HO 而阻断血红素降解作用，使血红素转变成胆绿素的过程被抑制，从而减少胆红素的形成。

2. 胆红素的化学结构　胆红素的化学结构有 4 个吡咯环（图 9-1-2），但在人体血浆中并不呈线形排列，而呈内旋形式，分子内 B、C 吡咯环上的丙酸基有氢键分别与其他 A、D 吡咯环相连，呈嵴瓦样（ridge-tile）结构，称 Z 型胆红素（图 9-1-3），由于亲水的氢键基团被包裹在分子内部，而疏水

的碳氢基团暴露在分子表面，使 Z 型胆红素成为有亲脂、疏水性，从而具有易透过生物膜、血脑屏障及肝细胞膜的生物特性，造成对组织细胞的毒性作用，对富含磷脂的神经系统尤为严重。Z 型胆红素在适宜波长的光照下发生光化学反应可形成两种异构体。

（1）E 型胆红素：是在 Z 型胆红素双键碳原子的位置上向外旋转 180°，造成氢键与烃键（COOH）失去联结，发生结构改变。这种胆红素易溶于水，在未与白蛋白结合的情况下，极不稳定，它可较快的逆转为 Z 型胆红素。

（2）光红素（lumirubin）：是在 Z 型胆红素的化学结构中，原子内部发生重组，即第 3 个碳原子上的乙烯基与第 7 个碳原子形成一个新键。光红素比 E 型胆红素更易溶于水，它不再回逆为 Z 型胆红素。

3. 胆红素在血清中存在的形式及其生理特性　通过高压液相（HPLC）分析血胆红素共有 4 种不同形式（图 9-1-4）。

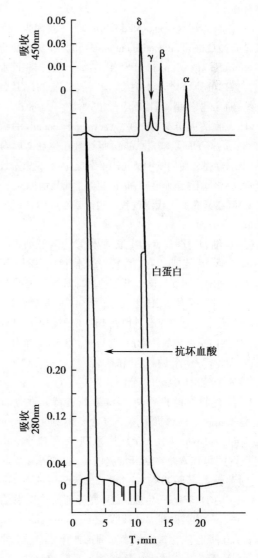

图 9-1-4　高压液相分析胆红素的成分

α：未结合胆红素；β：胆红素单葡萄糖苷酸酯；γ：胆红素双葡萄糖苷酸酯；δ：delta 胆红素

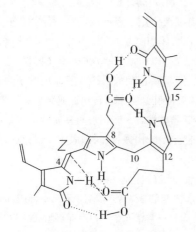

图 9-1-2　胆红素的化学结构

图 9-1-3　Z 型胆红素

(1) 未结合胆红素(unconjugated bilirubin):从网状内皮细胞释放的胆红素进入血液循环后,大部分与血清白蛋白呈可逆性的联结(reversible bound),是血清中的主要部分,在血液中运输,每分子白蛋白可联结 15mg 胆红素,在正常白蛋白浓度时,联结胆红素浓度约为 350~425μmol/L (20~25mg/dl)。这些结合部位也可被血中的有机阴离子所占据,而影响与白蛋白的联结,致使胆红素呈游离状态,从而增加了血清中游离胆红素的浓度。

(2) 游离胆红素(free bilirubin):极少部分未与血清白蛋白联结的胆红素,称未联结胆红素(unbounding bilirubin),即游离胆红素,有毒性。在多种病理因素下,游离胆红素产生增加,可通过血脑屏障,引起脑损伤。已有研究显示,当以不同抗氧化剂加入脂质过氧化的体系中,胆红素显示出最强的抗氧化作用,且与加入的胆红素剂量成正比。结果提示,胆红素是生理性的抗氧化剂,生后适度的黄疸可能对机体有利。

(3) 结合胆红素(conjugated bilirubin):主要为胆红素单葡萄糖苷酸(bilirubin monoglucuronide)和胆红素双葡萄糖苷酸(bilirubin diglucuronide),为亲水性,可经肾与胆道系统排出,与重氮还原剂产生"直接反应",故又称直接胆红素;而未结合胆红素则呈"间接反应",亦称间接胆红素。

(4) 与血清白蛋白共价联结(covalently bound)的结合胆红素:又称 delta 胆红素。delta 胆红素在生后 2 周内不容易测出,新生儿后期或年长儿达正常量,因肝疾患所致的迁延性高结合胆红素血症时,delta 胆红素明显增加。

4. 胆红素在肝内代谢过程　胆红素在肝内代谢过程包括以下三方面。

(1) 肝细胞对胆红素的摄取:胆红素进入肝细胞的速度很迅速,认为肝细胞内有一种特殊载体,可能有利于胆红素进入肝细胞。胆红素进入肝细胞后即被胞浆内的 Y 蛋白和 Z 蛋白两种受体蛋白所结合。Y 蛋白是一种碱性蛋白,在肝内含量较多,也能结合其他有机阴离子,但不能结合胆汁酸。Z 蛋白是一种酸性蛋白,它与胆红素的亲和力次于 Y 蛋白,而是优先结合游离脂肪酸。

(2) 肝细胞对胆红素的转化

1) 结合胆红素的形成:胆红素通过特异性分布于肝细胞基底膜上的有机阴离子转运多肽 2(organic anion transporting polypeptide,OATP2)摄取进入肝细胞,肝细胞将摄取的胆红素转移到肝细胞内质网,首先在尿苷二磷酸葡萄糖醛酸转移酶(uridine diphosphate glucuronosyl transferase,UGT)催化下,生成胆红素单葡萄糖苷酸,然后又在葡萄糖苷酸葡萄糖醛酸转移酶(glucuronide glucuronosyl transferase)催化下,生成胆红素双葡萄糖苷酸。经上述生物转化结合反应生成的胆红素葡萄糖苷酸为结合胆红素,溶于水,易随胆汁排出至肠道,但不能通过胞膜,故不能在肠黏膜被吸收,也不能透过血脑屏障。OATP2 和(或)UGT 的缺陷,均可影响胆红素的代谢。

2) UGT 和 OATP2 的基因背景与胆红素代谢:随着分子生物学技术的发展,已知 UGT 是动物体内重要的生物代谢酶,是多种同工酶组成的酶家族。根据其 cDNA 序列同源性分为 UGT1 与 UGT2 两个亚族,参与胆红素代谢的 UGT1 亦名 B-UGT(bilirubin UGT)。UGT1 的基因编码位于第 2 号染色体 2q37 位点上,其基因复合物有可变外显子 1(variable exon 1)分 13 个编码为 A1~A13 和 4 个共同外显子(common exons)编码第 2、3、4、5。现已明确 13 个可变外显子中的 A1(UGT1A1)和 4 个共同外显子的基因突变可使 UGT 的活性降低或缺如,从而影响胆红素的代谢。UGT1A1 酶活性降低可引起先天性非溶血性高未结合胆红素血症。此酶主要分布在肝等组织中,外周血中不能直接测定酶活性。酶活性降低的本质是 UGT1A1 基因突变,且基因突变在人群中有种族和地域差异。中国、日本及韩国等亚洲国家新生儿高胆红素血症的发生多与 G71R 突变有关,其中以(TA)7 插入突变最常见;而欧美、非洲国家则与 TATA 盒插入突变有关。因此,我们可结合种族及地区特点,通过检测 UGT1A1 基因突变类型来推测其与高胆红素血症的相关性,从而得出可能的病因。

OATP2 基因位于染色体 12p12,由 2073 个核苷酸和 14 个外显子构成。已发现该基因 388、463、521 和 1463 位核苷酸分别在白种人、日本人和我国台湾人存在突变。Huang 等研究显示,台湾新生儿黄疸与该基因 388 位核苷酸突变相关,即 OATP2 基因外显子 388 位核苷酸 Gly 被 Arg 替代,致使 OATP2 130 位氨基酸 Asn 被 Asp 取代,从而影响胆红素的代谢,其具体的机制有待进一步研究。

国内多个地区的临床研究提出 UGT1A1 基因 Gly71Arg 和 OATP2 基因 Gly388Arg 突变可能参与了汉族新生儿母乳喂养性黄疸的发病,携带这些突变基因型的新生儿发生高未结合胆红素血症的危险性明显增大[1-3]。

(3) 胆红素的排泄与肠肝循环:结合胆红素经胆道排泄到肠内,通过小肠到达回肠末端和结肠后,被肠道内 β-葡萄糖醛酸苷酶(β-glucuronidase)解除其葡萄糖醛酸基形成未结合胆红素,由肠黏膜吸收,重新回到肝。部分结合胆红素在肠道细菌作用下还原成胆红素原类(bilinogens)包括粪胆红素原、尿胆红素原等。其中绝大部分(约 80%)随粪便排出;小部分(10%~20%)在结肠被吸收,经门静脉回到肝,与上述经 β-葡萄糖醛酸苷酶作用形成的未结合胆红素共同在肝由肝细胞重新转化形成结合胆红素,再经胆道排泄,此即肠肝循环。未被肝重新转化的少量胆红素原经血液循环运到肾,由尿排出,即尿胆原,每日尿内含量不超过 4mg。

(二)胎儿胆红素代谢特点

1. 羊水内胆红素　胎儿早期已开始合成和分解血红蛋白,孕 12 周时正常羊水中可以有胆红素,36~37 周时消失。羊水胆红素增高可见于严重溶血病或肠道闭锁(Vater 壶腹部),胆红素进入羊水的机制尚不清楚,有几种解释:①气管和支气管分泌液的排出;②上消化道黏膜分泌液或胎儿尿液、胎粪的排出;③通过脐带、胎儿皮肤直接渗透;④从母循环转运经胎盘入羊水。羊水中胆红素可用光密度技术对胎儿羊水进行测定,随着胆红素增加,光密度出现膨出部分。

2. 胎儿胆红素代谢 孕晚期胎儿已具有分解红细胞产生胆红素的能力,胆红素的生成,按每千克体重计算约为成人的150%。提示胎儿时期已有血红素加氧酶和胆绿素还原酶的存在,血红素通过酶的催化,降解为胆红素,已十分活跃。胎儿胆红素主要经胎盘进入母体循环,靠母亲肝和胎儿本身肝进行代谢。胎儿脐动脉血中胆红素平均$(86.6\pm31.2)\mu mol/L$ $[(5.1\pm1.8)mg/dl]$,脐静脉为(45.6 ± 12.6) $\mu mol/L$ $[(2.7\pm0.7)mg/dl]$,母血循环中胆红素为(8.6 ± 2.8) $\mu mol/L$ $[(0.5\pm0.16)mg/dl]$,与胎儿血胆红素存在梯度差,使胎儿血胆红素进入母循环,经母肝进行代谢。胎儿脐动脉中胆红素浓度是脐静脉的2倍,说明经胎盘能有效清除胆红素。胎儿血浆蛋白浓度比母亲约低1g/dl,而胎儿血循环内含有较多甲胎蛋白,它与胆红素有较高亲和力,因此,它作为胆红素的载体,参与胆红素运输。胎儿虽能代谢胆红素,但由于胎儿肝内Y、Z蛋白含量少,葡萄糖醛酸转移酶活力极低(妊娠30周前约为成人的0.1%,足月时达1%),肝胆红素的结合能力差。胎儿期存在着静脉导管,使来自静脉的血液直接进入下腔静脉,不经过肝,减少胆红素在肝代谢的机会。胎儿时期肠黏膜已能分泌β-葡萄糖醛酸苷酶,能将结合胆红素水解形成未结合胆红素,通过肠壁重吸收进入循环。胎儿肠道无菌,不能将结合胆红素分解为胆红素原。

母亲体循环血内未结合胆红素可以转运到胎儿,孕妇有明显未结合胆红素增高的情况少见,对胎儿的影响报道极少。Waffarn(1982)报道1例孕37周终末期患肝病,在分娩前一天TBS值为$500\mu mol/L(29mg/dl)$其中未结合胆红素$220\mu mol/L(13mg/dl)$,胎儿娩出时脐血未结合胆红素$185\mu mol/L(11mg/dl)$,生后第1天有明显的神经系统症状,经换血治疗后症状消失,随访至2岁,神经系统发育正常。母循环血中结合胆红素不能转运到胎儿,当孕母有肝炎或妊娠胆汁淤积时,胎儿血结合胆红素不会增高。因此,如果新生儿出生后就有结合胆红素升高,提示新生儿宫内有肝病存在。

(三) 新生儿胆红素代谢特点

新生儿胆红素代谢与成人不同,其特点如下。

1. 胆红素生成增多 成人每天每千克产生胆红素为$(64.6\pm10)\mu mol/L$ $[(3.8\pm0.6)mg/dl]$,而新生儿为(144.5 ± 39) $\mu mol/L$ $[(8.5\pm2.3)mg/dl]$。新生儿胆红素生成增多的原因:

(1) 红细胞寿命短:新生儿为70~90天,成人为120天。有人认为红细胞寿命短,并不与新生儿早期出现高胆红素的时期一致,故并不是新生儿生理性黄疸的主要原因。

(2) 旁路和其他组织来源的胆红素增多:新生儿生后短期内停止胎儿造血,使此部分胆红素来源增多。有

报道,足月新生儿旁路系统来源的胆红素占总胆红素的20%~25%,早产儿为30%,而成人仅为15%。

(3) 红细胞数量过多:胎儿在宫内处于低氧环境,刺激促红细胞生成素的产生,红细胞生成相对较多;出生后新生儿建立呼吸,血氧浓度提高,故过多的红细胞被破坏。

2. 肝细胞摄取胆红素能力低 新生儿出生时肝细胞的Y蛋白含量极微,仅为成人的5%~20%,不能充分摄取胆红素。生后5~10天,Y蛋白达到正常水平。

3. 肝细胞结合胆红素的能力不足 新生儿初生时肝酶系统发育不成熟,尿苷二磷酸葡萄糖醛酸转移酶含量不足,只有成人的1%~2%,使胆红素结合过程受限,以后逐渐成熟,6~12周后接近正常水平。

4. 肝细胞排泄胆红素的功能不成熟 新生儿肝细胞排泄胆红素的能力不足,若胆红素生成过多或其他阴离子增加都会引起胆红素排泄发生障碍,早产儿尤为突出,可出现暂时性肝内胆汁淤积。

5. 肠肝循环的特殊性 在肝内形成的结合胆红素,无论是胆红素单葡萄糖醛酸酯或胆红素双葡萄糖醛酸酯均为不稳定性,随胆汁排出后,在十二指肠或空肠pH偏碱情况下,通过非酶性的水解过程;或经肠腔内较高浓度的β葡萄糖醛酸苷酶的作用,使部分结合胆红素分解为未结合胆红素,迅速被肠黏膜吸收回到肝进入血液循环,增加了肠肝循环。也有部分从粪便排出,新生儿肠腔内的胎粪约含胆红素80~100mg/dl,如胎粪排出延迟,也可加重胆红素的回吸收,使肠肝循环的负荷增加。出生新生儿肠道内无细菌,不能将结合胆红素还原成尿胆素原类化合物随粪便或经肾脏排出,也增加了胆红素的回吸收。

总之,由于新生儿胆红素生成增多,肝脏功能不成熟,肠肝循环的特点,都容易导致血胆红素浓度增高,临床易出现黄疸。

(四) 生理性黄疸与病理性黄疸

1. 生理性黄疸 新生儿生理性黄疸(physiologic jaundice)是新生儿早期,由于胆红素代谢的特点,血清未结合胆红素增高到一定范围内的新生儿黄疸,是新生儿正常发育过程中发生的一过性胆红素血症(transient bilirubinemia)。新生儿由于毛细血管丰富,血清总胆红素(total serum bilirubin,TSB)>85μmol/L(5mg/dl)时方在皮肤上察觉黄染。肉眼观察,足月儿中约有50%,早产儿约有80%可见黄疸。由于新生儿生理性黄疸的程度与许多因素有关,且有些病理因素难以确定,致使生理性黄疸的正常TSB值很难有统一的标准。

生理性黄疸的临床特点为:足月儿生理性黄疸多于生后2~3天出现,4~5天达高峰,黄疸程度轻重不一,轻者仅限于面颈部,重者可延及躯干、四肢和巩膜,粪便色黄,尿色不黄,一般无症状,如TSB超过136.8μmol/L(8mg/dl),也可有轻度嗜睡或纳差。黄疸持续7~10天消退。早产儿由于肝功能更不成熟,黄疸程度较重。早产儿黄疸多于生后

3~5天出现，5~7天达高峰，可延迟到2~4周才消退。血清胆红素主要是未结合胆红素增高，其增高的生理范围随日龄而异，血清总胆红素值尚未达到相应小时龄的光疗干预标准（见第3章第5节新生儿光照疗法），或尚未超出小时胆红素列线图（Bhutani曲线[4]见图3-5-9）的第95百分位[5]。红细胞、血红蛋白、网织细胞都在正常范围。尿中无胆红素或过多的尿胆原。肝功能正常。

2. 病理性黄疸 新生儿病理性黄疸（pathological jaundice）或称为非生理性高胆红素血症（non-physiological hyperbilirubinemia）。相对生理性黄疸而言，病理性黄疸是指血清胆红素水平增高或胆红素增高性质的改变，某些增高属于生理性黄疸的延续或加深，而更重要的是要积极寻找引起其增高的病因。目前国际上已不再强调确定新生儿黄疸是生理性还是病理性，更重视确定黄疸的干预值。新生儿黄疸出现下列情况时需引起注意：①生后24小时内出现黄疸，TSB>102μmol/L（6mg/dl）；②足月儿TSB>220.6μmol/L（12.9mg/dl）早产儿>255μmol/L（15mg/dl）；③血清直接胆红素>26μmol/L（1.5mg/dl）；④TSB每天上升>85μmol/L（5mg/dl）；⑤黄疸持续时间较长，超过2~4周，或进行性加重。

3. 生理性黄疸与病理性黄疸的现代观点 新生儿红细胞寿命比成人短，红细胞数量也比成人多，而红细胞破坏所产生的胆红素其代谢和排泄又较成人慢。因此，新生儿期胆红素水平也高于成人。这种正常生理机制导致的高胆红素血症在新生儿中很常见，通常是无害的。"生理性黄疸"一词应适用于TSB水平在一定范围内的新生儿。但生理性黄疸的TSB范围很难界定，也很难判断哪些新生儿有发生非生理性高胆红素血症的危险。以往以新生儿血清胆红素水平是否超过足月儿220.6μmol/L（12.9mg/dl）、早产儿256.5μmol/L（15mg/dl）作为判断生理性和病理性黄疸的重要依据。但是，新生儿出生后的胆红素水平是一个动态变化过程，胆红素增高的生理范围也应随日龄而异。新生儿生理性黄疸还受许多因素的影响，不仅有个体差异，也与种族、地区、遗传、喂养方式等有关。Maisels等[6]（2006年）在一篇报道中对3984例（2002~2004年资料）胎龄≥35周正常新生儿，主要为白种人（73.1%），母乳喂养儿（67.1%），在生后6~96小时内，间隔6小时监测经皮胆红素（transcutaneous bilirubin, TCB）水平的动态研究，结论：在TCB曲线图上显示96小时第95百分位的TCB水平接近以前沿用的220.6μmol/L（12.9mg/dl）。认为白种人可用此值作为生理性黄疸TSB最高限值。Bhutani等（1999年）[4]报道2840例（1993~1997年资料）平均胎龄39周的正常新生儿，白种人（43.4%）和非洲裔美国人（41.2%），母乳喂养儿（49.5%），生后132小时内TSB监测，发现在TSB曲线图上显示96小时时第95百分位的TSB为299.3μmol/L（17.5mg/dl）。Newman等（1999年）和Maisels等（1999年）报道正常足月儿生后96小时第95百分位TSB值分别为299.3μmol/L（17.5mg/dl）和265.1μmol/L（15.5mg/dl）。我国（2000年）多中心研究报道876例母乳喂养儿生后2周内TSB值动态观察的结果，第95百分位的TSB值为302.7μmol/L（17.7mg/dl）。由于各家报道研究对象人群中的种族、喂养方法及胆红素的测定方法不同，结论有一定差异。因此，不能仅凭胆红素指标，尤其是只依据胆红素某一个限值来界定生理性或病理性黄疸，必须结合胎龄、日龄（或小时龄）以及是否存在引起高胆红素血症的高危因素等综合判断。简单将新生儿黄疸进行生理性或病理性的分类，易导致一些医生忽略患儿出生时间及胎龄等因素的影响，缺乏个体化的分析和监测。最实用的解决办法是确定黄疸的干预值，而不是确定黄疸为生理性还是病理性。由Bhutani[4]（见图3-5-9）等制作的小时胆红素列线图为我们提供了一个非常有用的工具，可良好识别存在发展为重症高胆红素血症危险的新生儿。目前较为接受的高胆红素血症的风险评估方法是采用日龄或小时龄胆红素值，生理性黄疸的血清胆红素上限值为尚未达到相应日龄（或小时龄）的光疗干预标准，或尚未超过小时胆红素列线图的第95百分位。因新生儿黄疸存在种族、基因及环境等差异，且新生儿高胆红素血症的发生率不同，故Bhutani的小时胆红素列线图并不一定适合各国人群。近年来，我国各地区已积极开展单中心或部分多中心研究来制备适合我国新生儿的小时胆红素列线图。

对早产儿生理性黄疸的TSB值诊断标准的研究报道较少。由于早产儿生后早期存在多种高危因素，因此，早产儿TSB虽然在正常生理范围内，完全有可能已存在潜在的病理情况，必须先给予干预。近年来，NICU中已广泛应用不同出生胎龄、体重的早产儿黄疸的不同出生小时龄TSB干预指标，有非常重要的临床实用价值，在NICU的高危早产儿生理性黄疸TSB诊断标准已失去其临床应用价值，今后临床也将很难监测到完全自然发展过程的早产儿生理性黄疸的TSB值。因此，在分析各种高危因素的前提下确定不同TSB的干预指标有更重要的临床实用价值。

在我国尚未取得大样本的流行病学调查研究资料制订新生儿生理性黄疸TSB诊断标准前，暂时还只能沿用多年来国外教科书大样本的诊断标准。界定是生理性还是病理性黄疸的目的是为了预防病理性黄疸和胆红素脑病的发生，是决定是否需要采取干预和治疗措施的关键。因此，应加强我国新生儿黄疸流行病学调查和研究，通过多中心、大样本的临床资料，绘制出符合我国新生儿群体特点的干预曲线图，修订出更为完善和切实可行的干预标准。

（朴梅花 罗凤珍）

参考文献

1. 杨琳，丁俊杰，周文浩. UGT_1A_1基因多态性与新生儿黄疸遗传关联性的Meta分析. 中国循证儿科杂志，2010，5(5)：335-348.

2. 高宗艳，钟丹妮，刘义，等. 胆红素-尿苷二磷酸葡萄糖醛酸基转移酶G71R基因型对广西地区新生儿黄疸程度的影响.中华儿科杂志,2010,48(9):646-649.

3. 陈红,钟丹妮,高宗艳,等.胆红素尿苷二磷酸葡萄糖醛酸转移酶1A1基因突变与新生儿黄疸易感性的关系.山东医药,2017,57(1):22-25.

4. Bhutani VK, Johnson L, Sivieri EM. Predictive ability of a predischarge hour-specific serum bilirubin for subsequent significant hyperbilirubinemia in healthy term and near-term newborn. Pediatrics,1999,103:6-14.

5. American Academy of Pediatrics Subcommittee on Hyperbilirubinemia. Management of Hyperbilirubinemia in the Newborn Infant 35 or More Weeks of Gestation.Pediatrics, 2004,114:297-316.

6. Maisels MJ, Kring E.Transcutaneous bilirubin levels in the first 96 hours in a normal newborn population of 35 weeks and more than 35 weeks gestation.Pediatrics,2006,117:1169-1173.

第2节 高未结合胆红素血症

新生儿高未结合胆红素血症(unconjugated hyperbilirubinemia of newborn)多发生在新生儿早期。是由于胆红素生成过多、肝对胆红素摄取和结合能力低下、肠肝循环增加所致,为多种病因引起的高胆红素血症。临床表现皮肤、巩膜黄染,粪便色黄,尿色正常,血清未结合胆红素升高为特点,亦称高间接胆红素血症。由溶血因素引起者见本书血液病相关章节。

(一)新生儿高胆红素血症的分类

新生儿非生理性或病理性高胆红素血症的分类与儿童及成人相同。按其发病机制可分为红细胞破坏增多(溶血性、肝前性)、肝胆红素代谢功能低下(肝细胞性)和胆汁排出障碍(梗阻性、肝后性)三大类。按实验室测定血清总胆红素(TSB)和结合胆红素浓度的增高分为高未结合胆红素血症(高间接胆红素血症)和高结合胆红素血症(高直接胆红素血症),如两者同时存在则称混合性高胆红素血症。新生儿期主要以高未结合胆红素血症为主。

(二)新生儿高胆红素血症的病因

新生儿高胆红素血症的病因较多,并常有多种病因同时存在。

1. 胆红素生成过多 由于红细胞破坏增多,胆红素生成过多,引起未结合胆红素增高。

(1)同族免疫性溶血:如Rh血型不合、ABO血型不合、其他血型不合。

(2)红细胞酶缺陷:如葡萄糖-6-磷酸脱氢酶(G6PD)缺陷、丙酮酸激酶缺陷、己糖激酶缺陷。由于红细胞酶的缺陷影响红细胞的正常代谢,使红细胞膜僵硬,变形能力减弱,易于在网状内皮系统滞留破坏。

(3)红细胞形态异常:如遗传性球形红细胞增多症、遗传性椭圆形红细胞增多症、遗传性口形红细胞增多症、婴儿固缩红细胞增多症,由于细胞膜结构异常使红细胞过早被脾破坏。

(4)血红蛋白病:如地中海贫血、血红蛋白F-Poole和血红蛋白Hasharon,均可在新生儿期出现溶血和贫血。

(5)红细胞增多症:如母-胎或胎-胎输血、宫内发育迟缓(慢性缺氧)及糖尿病母亲的新生儿等,可致红细胞增多,破坏也增多。

(6)体内出血:如头颅血肿、皮下血肿、颅内出血、肺出血或其他部位出血(肝脾破裂),引起血管外溶血,使胆红素产生过多。

(7)感染:细菌、病毒、螺旋体、衣原体、支原体和原虫等引起的重症感染皆可致溶血。常见的宫内感染如CMV(部分病例可表现为溶血性黄疸)、EB病毒、人细小病毒B19等均可引起溶血。细菌感染如金黄色葡萄球菌,大肠埃希菌等引起的败血症、肺炎、脑膜炎等重症感染。

(8)维生素E缺乏和微量元素缺乏:早产儿维生素E水平较低,可影响红细胞膜的功能,易引起溶血,使黄疸加重。新生儿低锌可使红细胞膜结构有缺陷而致溶血。镁缺乏可影响肝葡萄糖醛酸转移酶的生成。

(9)药物:可诱发红细胞膜的缺陷而发生溶血性贫血,如磺胺、呋喃妥因、呋喃唑酮、水杨酸盐、维生素K₃、樟脑、黄连等,可使有G6PD缺乏的新生儿诱发溶血,使血胆红素升高。药物或其毒素也可致免疫性溶血,药物作为抗原与红细胞膜上的蛋白质结合成免疫复合物与新生儿体内由药物产生的抗体或通过胎盘由母体产生的抗体相结合,发生溶血,亦可使血胆红素升高。孕母分娩前静脉滴注催产素(超过5U)和(或)不含电解质的葡萄糖溶液可使胎儿处于低渗状态,导致红细胞通透性及脆性增加而致溶血。

2. 肝细胞摄取和结合胆红素能力低下

(1)感染:感染因素除可致溶血外,同时又可抑制肝酶活力,致使肝细胞结合胆红素能力下降,而致高未结合胆红素血症。

(2)窒息、缺氧:孕母有妊娠期高血压疾病、慢性心肾病、贫血等;或有胎位、胎盘、脐带异常;或为非自然分娩(胎吸、产钳助产),产前用过镇静药等,均可导致宫内窒迫或生后窒息,易并发羊水或胎粪吸入,加重缺氧和酸中毒。缺氧使肝酶活力受抑制。基础研究显示:当以不同的抗氧化剂加入脂质过氧化的体系中,胆红素显示出最强的抗氧化作用,且与加入的胆红素剂量成正比。所以,有学者提出胆红素为氧自由基清除剂,缺氧时氧自由基增加,可消耗胆红素而使黄疸减轻或不引起高胆红素血症。

(3)低体温、低血糖、低蛋白血症:为早产儿或VLBW儿常易发生的并发症,体温不升、低血糖可影响肝酶活性,低蛋白血症可影响与胆红素的结合,而使黄疸加重。

(4)药物:某些药物如磺胺、水杨酸盐、维生素K₃、吲哚美辛、毛花苷丙等,与胆红素竞争和Y、Z蛋白的结合位点,噻唑类利尿药可使胆红素与白蛋白分离,均可使血胆红素增加。酚类清洁剂(phenolic detergents)能抑制葡萄糖醛酸转移酶的活性,有报告婴儿室用此类清洁剂消毒后使高胆红素血症发生率增加。

(5) 先天性非溶血性高胆红素血症:如先天性葡萄糖醛酸转移酶缺乏即 Criger-Najjar 综合征 I 型、II 型和 Gilbert 综合征(日尔贝综合征)。

(6) 家族性暂时性新生儿高胆红素血症:即 Lucey-Driscoll 综合征。

(7) 其他:甲状腺功能减退、脑垂体功能低下、先天愚型、幽门狭窄、肠梗阻常伴有血胆红素升高或黄疸延迟消退。肥厚性幽门狭窄伴有高胆红素血症者约占 10%~25%,肝细胞 UGT 活性明显受抑;而无黄疸者则 UGT 未见影响,机制尚不清楚。约 10% 甲状腺功能减退的新生儿有迁延性高未结合胆红素血症,由于甲状腺素缺乏,可能影响肝细胞 UGT 的发育,从而影响 UGT 的活性下降,使黄疸加重或迁延不退,可达数周或数月。十二指肠和空肠有狭窄或闭锁、巨结肠均可伴有高未结合性胆红素血症,手术后 2~3 天,TSB 值很快下降到正常,推测系肠梗阻时未结合胆红素在肠道内再吸收增加。脑垂体功能低下时主要表现为迁延性高结合胆红素血症,但也可同时有未结合胆红素升高,发病机制不清楚。

3. 胆红素排泄异常　肝细胞排泄功能障碍或胆管受阻,可发生胆汁淤积性黄疸,结合胆红素增高。如同时有肝细胞功能障碍,也可伴有未结合胆红素增高,而致混合性高胆红素血症。

(1) 肝细胞对胆红素排泄功能障碍

1) 新生儿肝炎:多数由病毒感染引起,常见有乙型肝炎病毒、巨细胞病毒、风疹病毒、单纯疱疹病毒、肠道病毒、EB 病毒等,多为宫内感染。细菌感染如 B 组溶血性链球菌、金黄色葡萄球菌、大肠埃希菌等引起的肝炎称中毒性肝炎。其他,如李斯特菌、梅毒螺旋体、钩端螺旋体、弓形虫等也可引起肝炎。

2) 先天性代谢缺陷病:如 α_1- 抗胰蛋白酶缺乏症、半乳糖血症、果糖不耐受症、酪氨酸血症、糖原累积病IV型、脂质累积病(尼曼匹克病、戈谢病)等可有肝细胞损害。

3) 先天性遗传性疾病:如脑肝肾综合征(Zellweger syndrome),家族性进行性肝内胆汁淤积症(Byler disease)、先天性非溶血性黄疸(结合胆红素增高型)即 Dubin-Johnson 综合征、先天性纤维囊肿病等。

(2) 胆管排泄胆红素障碍

1) 先天性胆管闭锁:可发生在肝外(胆总管、肝胆管)或肝内胆管。

2) 先天性胆总管囊肿。

3) 胆汁黏稠综合征:可由于新生儿溶血病、新生儿肝炎、肝内小胆管发育不全和药物等原因引起,胆汁淤积在小胆管中。

4) 其他:肝和胆道肿瘤、胆道周围淋巴结病等。

4. 肠肝循环增加

1) 如先天性肠道闭锁、幽门肥大、巨结肠、胎粪性肠梗阻、饥饿、喂养延迟、药物所致肠麻痹等均可使胎粪排出延迟,增加胆红素的回吸收。

2) 母乳性黄疸:根据发病时间分为早发型和晚发型,早发型与母乳喂养相关,故称为母乳喂养性黄疸(breastfed jaundice)。指母乳喂养的新生儿在生后一周内,由于生后早期乳汁摄入不足、胎便延迟排尽,使胆红素的肠肝循环增加。晚发型称为母乳性黄疸,指生后一周后至 3 个月内仍有黄疸。可能由于肠道内 β- 葡萄糖苷酸酶(β-glucuronidase)含量及活性增高,促使胆红素肠肝循环增加。

(三) 新生儿高胆红素血症的诊断标准

新生儿期高胆红素血症以高未结合胆红素血症(以下称高胆红素血症)为主。传统的教科书常将新生儿期血清总胆红素水平超过 12mg/dl 或 12.9mg/dl 作为判断病理性黄疸的重要依据,但是这种基于单个血清胆红素值而确定的所谓"生理性或病理性黄疸"的观点已受到了挑战,这一概念已不被建议使用。最合理的新生儿高胆红素血症的标准应当来自对健康新生儿血清总胆红素值的流行病学调查[1]。为此,我国参照美国儿科学会(AAP)2004 年发表的"胎龄≥35 周新生儿高胆红素血症处理指南"[2],在 AAP 指南基础上,结合我国实际情况,发表了"新生儿高胆红素血症诊断和治疗专家共识"[3]。新生儿出生后的胆红素水平是一个动态变化的过程,因此,在诊断高胆红素血症时需考虑其胎龄、日龄和是否存在高危因素。对于胎龄≥35 周的新生儿,目前各国多采用美国 Bhutani 制作的新生儿小时胆红素列线图[4](图 3-5-9)或 AAP 推荐的光疗和换血参考曲线作为诊断或干预标准。当总胆红素值大于相应小时龄的第 95 百分位值(或称为小时胆红素值),定义为高胆红素血症[2,5]。根据不同胆红素水平升高程度,将胎龄≥35 周的新生儿高胆红素血症分为:重度高胆红素血症,TSB 峰值超过 20mg/dl(342μmol/L);极重度高胆红素血症,TSB 峰值超过 25mg/dl(427μmol/L);危险性高胆红素血症,TSB 峰值超过 30mg/dl(510μmol/L)。

(四) 新生儿高未结合胆红素血症的常见疾病

1. 先天性非溶血性高未结合胆红素血症　胆红素 - 尿苷二磷酸葡萄糖醛酸转移酶(bilirubin-uridine diphosphate glucuronosyl-transferase,B-UGT)是存在于肝细胞内的一种催化酶,被肝摄取的未结合胆红素在此酶作用下形成结合胆红素,是胆红素代谢中重要环节。先天性的 B-UGT 缺陷或活性低下均可影响结合胆红素的形成,导致未结合胆红素的升高,称之为先天性非溶血性高未结合胆红素血症。人类有三种先天性非溶血性高未结合胆红素血症,发病的遗传基础为位于染色体 2q37 位点上 UGT 发生突变,根据此酶缺乏程度和基因分析的不同,可分为 Gilbert 综合征和 Crigler-Najjar 综合征 I 型和 II 型。

(1) Gilbert 综合征:Gilbert 综合征(Gilbert syndrome)于1901 年首先由 Gilbert 描述,为常染色体显性遗传或隐性遗传。人群中发生率 6%~9%。主要是 UGT 活性减低或有胆红素摄取功能障碍,UGT 活性可减少为正常的 30%~50%。患者一般情况良好,在没有肝病和溶血情况下,本病特点为慢性、间歇性、轻度高未结合胆红素血症。黄疸轻者被认为可能主要为单纯 Y 蛋白缺乏,肝细胞对胆红素摄取及将其转运到内质网的过程障碍,而 UGT 活性正常。如果 UGT 活性低下或同时有摄取功能的双重障碍时,则黄疸表现稍重。本病新生儿期不易明确病因,诊断年龄多在年长儿或青春期,追问病史均有新生儿期不明原因黄疸病史。

UGT_1A_1 基因突变导致酶活性减少是引起 Gilbert 综合征的分子遗传基础。主要包括以下三种类型:①启动子突变:TATA 盒中 TA 的数目与 UGT_1A_1 的转录活性呈负相关,其插入突变降低了 TATA 连接蛋白对 TATA 盒的亲和力,从而降低 UGT_1A_1 的转录活性,影响胆红素的结合能力。血清结合胆红素水平可反映肝的胆红素结合能力,TATA 盒三种基因型的血清结合胆红素水平,野生型(TA)6 最高,(TA)7 纯合子最低,杂合子(TA)6/(TA)7 介于两者之间。启动子除 TATA 盒外,还有其他突变类型与 Gilbert 综合征发病有关,如 -85、-83 核苷酸区域 CAT 插入,与其使启动子的 DNA 折叠发生改变,UGT_1A_1 基因的转录活性明显下降有关。②编码区突变:编码区突变与亚洲人 Gilbert 综合征的发病有关。曾报道多种基因突变类型,多见报道 211G>A 是存在于日本、韩国及中国的 Gilbert 综合征患者最常见的基因突变类型,其引起的症状和体征均较轻。③苯巴比妥反应增强原件(PBREM):该区域位于 UGT_1A_1 基因启动子 TATA 盒上游,有 gtNR$_1$、NR$_3$ 和 NR$_4$ 这 3 个细胞核受体结合部位,亦参与调节 UGT_1A_1 基因的转录活性。该区域存在突变亦可降低 UGT_1A_1 基因的转录活性。

Gilbert 综合征为良性疾病,临床表现除黄疸外,多无其他明显症状,饥饿、饮酒、劳累和感染等诱因可加重黄疸。血清胆红素明显升高时可服用苯巴比妥降低胆红素水平,平时无需服药治疗,可长期健康存活。Gilbert 综合征伴有其他情况如母乳喂养、G6PD 缺乏、ABO 溶血病和肥厚性幽门狭窄等同时存在时,均可加重黄疸或黄疸消退时间延长。

(2) Crigler-Najjar 综合征 I 型:1952 年由 Crigler 和 Najjar 首次报道,属常染色体隐性遗传。为 UGT_1A_1 活性完全缺乏,患者表现为严重的、非溶血性的高未结合胆红素血症。

发生率极少,约为百万分之一。临床表现:出生后 2~3 天出现明显黄疸,TSB 可高达 340~770μmol/L(20~45mg/dl),90% 为未结合胆红素,黄疸不能被光疗所控制,需要换血和光疗综合治疗,使 TSB 值控制在 340μmol/L(20mg/dl)以下,否则早期发生胆红素脑病,多在一周内死亡。肝酶诱导剂如苯巴比妥治疗无效,肝移植术已在动物实验取得成功。已有患者通过肝移植使 UGT 活性明显提高。基因治疗包

括肝细胞移植、病毒介导的基因输入,为今后开展治疗提供了新的途径。

本病的基因诊断主要为 UGT_1A_1 基因共同外显子(common exon)2、3、4、5 的任一个发生突变,影响全部 UGT 同工酶(UGT_1 和 UGT_2)的变化。如果为 UGT_1A_1 基因突变仅影响部分 UGT_1 或 UGT_2,或影响其中一种 UGT(UGT_1 或 UGT_2)完全灭活,则导致 Crigler-Najjar 综合征 II 型。

(3) Crigler-Najjar 综合征 II 型:1962 年由 Arias 首先发现一组与 Crigler-Najjar 综合征 I 型表现相似但病情较其轻的患儿,因肝 UGT_1A_1 酶活性降低,出现较重的高未结合胆红素血症,为常染色体显性遗传,命名为 Crigler-Najjar 综合征 II 型。Crigler-Najjar 综合征 II 型的 UGT_1A_1 酶活性约为正常的 10%,病情较 I 型轻,TSB 在 137~340μmol/L(8~20mg/dl),苯巴比妥治疗有效,服苯巴比妥 5mg/kg,每晚 1 次,2~4 周后血胆红素可下降。在新生儿期经过治疗很少发生胆红素脑病。

Crigler-Najjar 综合征 II 型的基因突变可累及 UGT_1A_1 所有外显子,以纯合错义突变或复合杂合突变为主。

不同类型先天性非溶血性高未结合胆红素血症的鉴别见表 9-2-1。

表 9-2-1 不同类型先天性非溶血性高未结合胆红素血症的鉴别

	Crigler-Najjar I 型	Crigler-Najjar II 型	Gilbert 综合征
UGT 活性	缺乏	<10%	<50%
TSB 值 μmol/L (mg/dl)	>340(20)	85~255(5~15)	<85(5)
发病率	极少	少	稍普遍
胆红素脑病	几乎都有	极少	无
遗传类型	常染色体隐性	常染色体显性	常染色体显性或隐性
苯巴比妥疗效	无	有	有

2. 家族性暂时性高胆红素血症 家族性暂时性高胆红素血症(即 Lucey-Driscoll 综合征)有明显家族史。发病原因是由于母亲孕中期和后期血清中存在一种尚未被证实的 UGT 抑制素,能通过胎盘到达胎儿体内,有抑制 UGT 的作用。新生儿于生后 48 小时内可发生严重黄疸,TSB 可达 340.2μmol/L(20mg/dl)或更高。如不及时换血治疗,可发生胆红素脑病,本病新生儿血清中 UGT 抑制素的含量比正常孕妇分娩的新生儿高 4~10 倍,一般在生后 2 周内逐渐消失,黄疸也随之消退。本病亦可发生在多个同胞中。

3. 围产因素与高胆红素血症 近年来报道围产因素已逐渐成为高胆红素血症的重要发病因素,应引起重视。

(1) 围产因素:包括母亲和新生儿两方面的各种因素(表 9-2-2)。

表 9-2-2　影响新生儿血胆红素的围产因素

围产因素	血胆红素增高	血胆红素下降
母亲	高龄产妇、初产妇、母孕史中前胎中有黄疸者、糖尿病、高血压、血锌低、孕早期阴道出血	吸烟、酒精、海洛因
母亲用药	催产素、地西泮、异丙嗪、丁哌卡因(硬膜外麻醉药)、避孕药(卵受精期)	苯巴比妥、利血平、阿司匹林、水化氯醛、安替比林、苯妥英钠、麦哌里啶(meperidine)
分娩方式	羊膜早破、产钳助产、胎头吸引、臀位助产	
新生儿	低出生体重儿、早产儿、男性、脐带结扎过晚、胎粪排出延迟、头颅血肿、皮下血肿、母乳喂养儿、热卡摄入不足、低血锌、低血镁	过期产儿、足月小于胎龄儿
新生儿用药	水合氯醛、吲哚美辛、泮库溴铵(pancuronium,Br)	
其他	生后住院时间短 海拔位置高	

1) 母亲方面:①疾病因素,母亲有妊娠期高血压疾病、慢性心脏病、肾病、贫血等,新生儿可因缺氧而影响肝酶活力而致高胆红素血症。母亲有糖尿病的新生儿黄疸加重,除与红细胞增多有关外,糖尿病母亲的母乳中 β- 葡萄糖醛酸苷酶浓度高于正常母亲,因此母乳喂养时,更易发生高胆红素血症。②药物,催产素引产是当前引起高胆红素血症较常见的原因,有报道用催产素引产分娩的新生儿发生高胆红素血症的机会较对照组增加 30%。发病机制尚未完全清楚,有报道认为催产素有抗利尿作用,加入无电解质的葡萄糖液中静脉输注,可发生低钠血症,胎儿也处于低渗状态,促使红细胞肿胀,脆性增加,失去可变形性而溶血,如用量达 5U 以上就有增加高胆红素血症发生的危险性。母亲用麻醉药物可通过胎盘到血液循环中,硬膜外麻醉用丁哌卡因(bupivacaine),可致红细胞通透性改变,存活期缩短致黄疸,而利多卡因则无影响。有报道母用盐酸异丙嗪、地西泮均可使黄疸加重。另一方面用尼古丁、苯巴比妥类、阿司匹林、水合氯醛、利血平、苯妥英钠及安替比林可降低新生儿血胆红素水平。母亲吸烟或有海洛因瘾所生新生儿血胆红素明显减低。有观察分娩前不输液和输葡萄糖两组孕妇的新生儿比较,输液组的血胆红素明显高于不输液组,输液组中新生儿 60% 有低钠血症。其发病机制与应用催产素同。产前应用倍他米松并不增加新生儿血胆红素,而地塞米松可以使新生儿血胆红素升高。卵受精期间口服避孕药新生儿血胆红素可增高。③年龄,新生儿高胆红素血症的发生率随孕母年龄的增长而增高,青少年母亲所生新生儿最低,而高龄产妇则高。

2) 分娩方式:产道分娩比剖宫产所分娩的新生儿 TSB 高。产钳助产、胎头吸引、臀位助产均可增加新生儿高胆红素血症的危险性。

3) 胎儿、新生儿方面:①胎盘、脐带异常、胎儿生长受限、早产儿、LBW 儿、第一胎、男性均为高胆红素血症发生率高的因素。另一方面,几乎全部过期产新生儿及约半

数的足月小于胎龄儿可以不发生生理性黄疸,TSB 高峰值 $<42.8\mu mol/L(2.5mg/dl)$,是否与肝功能成熟有关,尚不明确。②近年来,有学者提出胆红素可作为氧自由基清除剂,胎儿宫内或新生儿生后窒息缺氧时,大量胆红素被消耗,故认为胎儿窘迫和新生儿低 Apgar 评分不会影响 TSB 的升高。③药物,水合氯醛可致未结合胆红素升高,发病机制为水合氯醛在体内代谢生成三氯醋酸和有毒性的二氯乙醇,其半衰期达 37 小时(成人 14 小时),可影响肝酶活力而使未结合胆红素升高,为此新生儿应慎用水合氯醛,尤其是 LBW 儿。其他如维生素 K_3、水杨酸盐、吲哚美辛、噻嗪类利尿药等均可使血胆红素升高。④微量元素:新生儿低锌可使红细胞膜结构有缺陷而致溶血,镁缺乏可影响肝酶的生成,使胆红素生成增多。

(2) 临床表现:主要为高未结合胆红素血症的症状,精神食欲稍差,皮肤黄染呈杏黄色,粪、尿色正常。黄疸特点为出现时间较早,有报道 482 例高胆红素血症中围产因素占 170 例,黄疸出现时间 (2.9 ± 1.1) 天,TSB 峰值时间 (5.05 ± 1.5) 天,TSB 峰值 $(289.7\pm49.4)\mu mol/L$ [$(16.9\pm2.9)mg/dl$],黄疸程度以中度占多数 (64.2%),黄疸病程平均 (8.9 ± 3.4) 天。

实验室检查 TSB 增高,红细胞、网织红细胞及肝功能则因不同发病因素或有异常或为正常。

(3) 诊断:应详细询问有关病史,有高危分娩的高危儿,临床排除新生儿溶血及感染因素后应考虑有围产因素可能。结合病史、查体及治疗经过用药等因素仔细分析,做出诊断。由于围产因素所致高胆红素血症,除黄疸出现略早外,TSB 峰值及峰值时间,程度均与生理性黄疸近似,要注意鉴别,如围产因素不确切,可能属于生理性黄疸,血胆红素偏高。

(4) 治疗:由于黄疸程度以轻度、中度占多数,主要采用光疗。重度黄疸者也可同时静脉输注白蛋白、血浆治疗,预防发生胆红素脑病。

(5) 预防:围产因素所致高胆红素血症,绝大多数是可

以预防的,加强围产保健、高危妊娠管理、降低早产儿发生率、改进分娩措施、合理应用药物、对高危儿娩出后进行血胆红素监测,可及早诊断和防治高胆红素血症的发生。

4. 母乳喂养与新生儿黄疸　1963 年 Newman 等首先报道了 11 例母乳喂养儿发生迁延性黄疸,1964 年 Arias 等又报道 2 例。此后 40 多年来,人们对母乳性黄疸(breast milk jaundice)的流行病学及临床表现进行了大量的研究,对其发病情况、临床表现的特点及干预方法有了比较清楚的认识。然而对其发病机制的研究,通过不同的学说,经历了从建立到推翻的过程,至今尚无突破性的进展,目前对母乳喂养正常新生儿的黄疸问题,尚未完全明确。

20 世纪 60 年代早期人们对母乳性黄疸刚开始认识,文献报道母乳性黄疸的发生率约为 1%~2%。随着对母乳性黄疸认识的提高,从 80 年代起文献报道的发生率有逐年上升的趋势。1982 年 DeAngelis 报道在一组母乳喂养儿中 TSB>205.2μmol/L(12mg/dl)占 20%。1986 年 Lascar 报道一组 2241 例新生儿高胆红素血症中,母乳喂养儿占 82.2%。我国 2000 年报道足月母乳喂养健康儿 874 例中 TSB>220.6μmol/L(12.9mg/dl)占 34.4%,>256.5μmol/L(15mg/dl)占 14.3%。

(1) 母乳性黄疸的定义与分型:母乳性黄疸是指发生在健康足月的纯母乳喂养的新生儿中,以未结合胆红素升高为主的高胆红素血症。分为早发型和迟发型。健康足月母乳喂养儿生后 3~4 天发生的高胆红素血症,排除了溶血因素及其他疾病,称为早发型母乳性黄疸,与生理性黄疸比较,黄疸出现时间和高峰时间均相似,但母乳性黄疸的胆红素峰值及黄疸持续时间均超过生理性黄疸。迟发型黄疸出现较晚,常紧接着生理性黄疸发生,亦可在生理性黄疸减轻后黄疸又加重,即胆红素峰值常在生后 7~10 天出现,黄疸持续 2~3 周甚至 2~3 个月才消退。婴儿除黄疸外完全健康,吃奶好,尿便正常,体重增长满意。停母乳 24~72 小时,胆红素迅速下降约 50%。重新哺乳,胆红素可再度上升,但不会达到原来的程度[1]。

(2) 病因与发病机制:通过 40 多年来的研究,尚未完全明确。对其发病学说曾经历了从建立到推翻的反复认识过程,至今尚无突破性进展。根据新生儿黄疸的发生机制,推测母乳性黄疸与母乳本身的成分及母乳喂养新生儿自身存在的原因有关。起初的激素学说和脂肪酸学说已被否定,目前认为主要是新生儿胆红素的肠肝循环增加和尿苷二磷酸葡萄糖醛酸转移酶(UGT)活性异常等学说。

1) 新生儿肠肝循环增加学说:

①喂养方式:哺乳频率低或开奶延迟而导致奶量摄入不足,使肠蠕动减少,胎便排泄延迟,使肠道胆红素被重吸收入血,引起肠肝循环增加。同时也有动物和成人实验研究证实饥饿或能量摄入减少可影响肝酶活力导致血胆红素增加。Yamauchi(1990 年)比较了两组不同喂养频率(0~6 次 /d 与 7~11 次 /d)的新生儿,生后第 6 天检测 TCB,两组差异有显著性。提出增加哺乳频率可以减轻或减少黄疸的发生。但是,Maisels(1994 年)同样通过增加喂养频率(平均 9 次 /d)并在 48~80 小时检测 TSB,与对照组(平均 6.5 次 /d)无显著性差异,因此认为哺乳频率与黄疸并非肯定有关,并提出黄疸是否与初乳中 β- 葡萄糖醛酸苷酶(β-glucuronidase,β-GD)含量较高,促进肠肝循环增加有关。总之,对早发型母乳性黄疸确切的发病机制尚有争论。②母乳成分:新生儿肠道内 β-GD 极为丰富,为成人的 10 倍。β-GD 在肠道内通过水解结合胆红素成为脂溶性非极性的未结合胆红素,使胆红素的回吸收增加,导致血清胆红素增加。肠道内 β-GD 来源:a. 母乳中含量高,通过哺乳给新生儿;b. 新生儿自身产生,妊娠 6~8 周的胎儿就能产生 β-GD;c. 新生儿正常肠道菌群建立后即能产生细菌性 β-GD。新生儿肠道 β-GD 主要来自母乳。国内周晓光等报道检测母乳和新生儿粪便及血清的 β-GD 活性,结果提示新生儿肠道内 β-GD 含量高,差异有显著性。新生儿血胆红素与母乳和粪便内 β-GD 呈正相关,与血 β-GD 不相关。结论:母乳中 β-GD 活性在晚发型母乳性黄疸中起重要作用。朴梅花等报道母乳性黄疸 18 例与生理性黄疸 12 例对照,分别检测 4 周内(每周 1 次)母乳和粪便内 β-GD 活性变化及其与血清中胆红素浓度的关系,结果两组差异无显著性。认为 β-GD 活性在母乳性黄疸的发病机制中不是唯一的或主要的原因。说明 β-GD 活性在母乳性黄疸发病机制中尚缺乏重复性实验研究的证明,是否母乳成分中还存在另外不明的因子,探索母乳成分与母乳性黄疸间的关系仍应继续。③肠道菌群:婴儿正常肠道内菌群能转化结合胆红素成粪胆原,大部分随粪便排出,小部分在结肠黏膜内重吸收,即胆红素肠肝循环。新生儿肠道菌群定植受诸多因素的影响,如分娩方式、喂养方式等。研究证明,人工喂养儿与母乳喂养儿肠道菌群组成差异显著,母乳喂养儿缺乏转化结合胆红素的菌群,且新生儿肠道 β-GD 多且活性高,使肠肝循环的负担增加,导致黄疸加重。

2) 遗传因素:有临床调查资料介绍,在 60 例母乳喂养性黄疸中有家族史者占 13.9%。说明有遗传因素的影响。近年来通过分子生物学技术的研究进展,发现胆红素代谢与 UGT_1 基因突变有关,此遗传因素可以发生于母乳喂养儿,使母乳性黄疸加重或迁延时间延长。

(3) 临床表现:临床主要表现为母乳喂养的新生儿出现黄疸,足月儿多见,黄疸出现在生理性黄疸发生的时间范围内,峰值可高于生理性黄疸,消退时间可晚于生理性黄疸。一般情况良好,吃奶好,粪便色黄,尿色不黄,不影响生长发育,肝脏不大,肝功正常,无肝病及溶血的表现。

1) 早发型母乳性黄疸:发生在母乳喂养儿生后一周以内,亦称母乳喂养性黄疸(breast feeding jaundice)或母乳喂养相关性黄疸(breastfeeding-associated jaundice)。黄疸出现时间(生后 2~3 天)和高峰时间(生后 4~5 天)均与生理性黄疸相似,唯血清胆红素峰值高于生理性黄疸,且黄疸消退时间晚于生理性黄疸。造成母乳喂养失败的原因,如母亲缺乏喂哺技术的知识、乳房肿胀、乳头皲裂等;新生儿无效吸吮,影响哺乳的尝试;或因生后24~48小时母乳量有限等因素,影响母乳喂养成功率,从而使乳汁分泌减少,新生儿处于饥饿、脱水和营养缺乏状态,使胎粪排出延迟,肠肝循环增加,造成高胆红素血症。国内报道母乳喂养健康足月儿TSB平均(204±53.69)μmol/L[(11.93±3.14)mg/dl],峰值>220.6μmol/L(12.9mg/dl)占34.4%,黄疸持续时间延长到生后2周和3周分别为21.1%和7.89%,均大于生理性黄疸的统计数字。

2)迟发型母乳性黄疸:临床出现时间稍晚,发生常在出生1周以后(7~14天),可紧接着生理性黄疸发生,亦可在生理性黄疸减轻后又加重,TSB超过生理性范围,其峰值可在生后2~3周,持续4~6周或可延长到2~3个月。黄疸程度以轻到中度为主,一般TSB在205.2~342μmol/L(12~20mg/dl),重者可达427.5μmol/L(25mg/dl)以上。

不论早发型或晚发型母乳性黄疸,一旦停喂母乳或改喂配方乳48~72小时后,黄疸即可明显减轻,若再开始喂哺母乳,黄疸可重新出现,但不会达到原来的程度。如母乳喂养儿同时伴有遗传基因UGT$_1$缺陷,可加重黄疸程度和(或)延长黄疸持续时间。有部分母乳性黄疸儿停母乳改用人工喂养后黄疸消退不明显,有可能同时存在UGT$_1$基因缺陷(Gilbert综合征)的问题。

(4)诊断:由于母乳性黄疸发病机制尚不完全明确,目前缺乏实验室检测手段确诊母乳性黄疸。根据其临床特点,诊断标准包括:①足月儿多见,纯母乳喂养或以母乳喂养为主的新生儿;②黄疸出现在生理性黄疸期,TSB超过相应小时龄的第95百分位值;或黄疸迁延不退,超过生理性黄疸期仍有黄疸,TSB>34.2μmol/L(2mg/dl);③详细采集病史、查体和各种必要的辅助检查,认真将各种可能引起病理性黄疸的病因逐一排除;④一般状况好,生长发育正常;⑤停母乳1~3天后黄疸明显消退,血胆红素迅速下降30%~50%。

(5)治疗

1)母乳喂养性黄疸:应尽早开奶,鼓励少量多次喂哺母乳,每天10~12次,保证足够乳量及能量的摄入,减少生理性体重下降幅度。注意避免错误地喂糖水,使哺乳次数减少,不利于乳汁的分泌。如血胆红素升高达光疗标准,应予以干预,可继续母乳喂哺,同时进行光疗。

2)母乳性黄疸:迟发型母乳性黄疸的高峰时间一般在生后2~4周,此时新生儿血脑屏障功能已较完善,一般不会引起胆红素脑病。确诊母乳性黄疸后,必要时暂停母乳,达干预标准时需要光疗。我国2014年发表的新生儿高胆红素血症诊断和治疗专家共识中对母乳性黄疸治疗建议,当TSB<257μmol/L(15mg/dl)时不需要停母乳,TSB>257mg/dl(15mg/dl)时可暂停母乳3天,改为配方奶喂养。TSB>342mg/dl(20mg/dl)时则加用光疗。光疗期间,为保证新生儿营养及减轻母亲心理负担,仍可继续喂哺母乳,

同样能取得治疗效果。母乳性黄疸的婴儿若一般情况良好,无其他并发症,则不影响常规预防接种。

(朴梅花 罗凤诊)

参考文献

1. 杜立中.新生儿高胆红素血症.北京:人民卫生出版社,2015:6-9.

2. American Academy of Pediatrics Subcommittee on Hyperbilirubinemia. Management of hyperbilirubinemia in the newborn infant 35 or more weeks of gestation. Pediatrics,2004,114:297-316.

3. 中华医学会儿科学分会新生儿学组,《中华儿科杂志》编辑委员会.新生儿高胆红素血症诊断和治疗专家共识.中华儿科杂志,2014,52(10):745-748.

4. Bhutani VK,Johnson L,Sivieri EM. Predictive ability of a predischarge hour-specific serum bilirubin for subsequent significant hyperbilirubinemia in healthy term and near-term newborn. Pediatrics,1999,103:6-14.

5. Bhutani VK,Maisels MJ,Stark AR,et al. Management of jaundice and prevention of severe neonatal hyperbilirubinemia in infants>or=35weeks gestation. Neonatology,2008,94:63-67.

第3节 新生儿胆红素脑病

早在1847年Hervieux首次描述了重度黄疸的新生儿尸检时发现脑基底核黄染,1875年Orth观察到临床上的脑病与胆红素的升高和病理上中枢神经系统特殊区域黄染有关。1904年,Schmorl将这种脑基底核和不同脑干核的黄染命名为核黄疸(kernicterus),并描述脑部黄染有两种形式:一种是在脑膜、脑脊液及脑室周围弥散性黄染;另一种是黄染完全局限在脑核区域。

胆红素脑病(bilirubin encephalopathy)是描述胆红素毒性所致的基底核和不同脑干核损伤的中枢神经系统表现,以往习惯将胆红素脑病与核黄疸名词互换应用。2004年AAP修订新生儿高胆红素血症临床诊疗指南[1],为避免在文献中混淆及取得一致性,AAP建议"急性胆红素脑病"用于描述出生一周内的新生儿由于胆红素毒性所致的急性临床表现,"核黄疸"用于描述胆红素毒性的慢性和永久性表现。

除了典型的胆红素脑病,胆红素还可以引起其他形式的轻型神经系统损伤,可以表现为一个或多个系统功能障碍,称为胆红素诱导的神经功能障碍(bilirubin-induced neurologic dysfunction,BIND)。BIND可以表现为认知、学习、运动障碍或者仅表现为耳聋或听觉障碍如听神经病,高胆红素血症所致的认知障碍可能与其听觉障碍相关。

尽管换血疗法显著减少了核黄疸的发生率,但仍有发生。Johnson等回顾美国近30年有41例发生核黄疸其

中 31 例发生在 1990 年后,且近期报道的病例很多是健康的、母乳喂养的足月儿,并指出此与住院时间缩短有一定关系。英国一个前瞻性研究调查严重高胆红素血(界定 TSB>510μmol/L)的新生儿,胆红素脑病的发病率是 0~1 例/100 000 个活产儿[2]。若不治疗,估测每 10 万活产中有 1~3 人有患核黄疸的风险,而 5%~10% 存活的严重高胆红素血症的婴儿引起永久性后遗症[3]。在我国,由于尚未普遍建立新生儿出生后胆红素的规范监测和随访制度,新生儿胆红素脑病及核黄疸发生率并非少见。我国胆红素脑病发生率和病因因地区不同而异,基层及边远地区发生率仍很高。我国一项多中心流行病学调查结果 2009 年 1~12 月 28 家医院共报告 348 例新生儿胆红素脑病或核黄疸病例[4],约占收治患儿总数的 4.8%。与以往相比,近年发生胆红素脑病的新生儿很多无溶血性疾病的证据,多为足月儿及晚期早产儿,普遍认为此与新生儿出生后随母亲出院时间的提早及出院后随访不及时有关。

(一)病理生理

胆红素脑病死亡的足月儿尸检证实胆红素在脑的沉积有特定的分布,最常受累的区域是基底节,尤其是苍白球和丘脑下核、海马沟、红核、动眼神经核、膝状体,还可累及一些脑干核,包括下丘、前庭、耳蜗及下橄榄体核、小脑尤其是齿状核和蚓部核。其他如脊髓前角、延髓、大脑半球的白质、灰质均可受累。黄疸婴儿尸检还显示主动脉、胸水、腹水甚至整个内脏黄染。除非发现细胞学变化,否则黄染通常不被认为是组织损害的征象。胆红素可与成熟神经元的神经节苷脂和磷脂相结合,损害神经元。神经元坏死是出生 7~10 天后组织病理学主要特征,绝大多数坏死分布与胆红素沉积分布一致。神经元损伤严重的区域包括基底核、脑干动眼神经核、听神经核,这些区域的受累可解释胆红素脑病的某些临床后遗症。病变部位的选择性可能与神经细胞的酶系统成熟度有关。未结合胆红素(unconjugated bilirubin,UCB)对脑细胞有毒性作用,特别是生理上最活跃的神经细胞,因此,种细胞的能量代谢较大。新生儿期在生理及生化代谢方面以基底核神经细胞最为活跃,耗氧量及能量需要均最大,故基底核最易受损。

1. 胆红素进入脑内　未结合胆红素进入脑内造成脑损伤的机制尚不清楚。目前认为有多种机制:①胆红素的产生超过血液与组织间的正常缓冲能力;②胆红素联结白蛋白或其他蛋白的能力发生改变;③血脑屏障(BBB)的完整性被破坏增加了其对胆红素的通透性;④其他因素。

(1) 游离胆红素与白蛋白联结:未结合胆红素是无极性和脂溶性的,在血浆中的溶解性极低,与血清白蛋白紧密但可逆地联结和运输,未联结或松散联结的部分即游离胆红素(free bilirubin,Bf)更容易穿过 BBB,与脑细胞联结,聚集并通过生物膜,引起细胞损伤,因而理论上 Bf 水平是胆红素毒性最直接且最敏感指标。然而,检测未与白蛋白联结的血浆 Bf 几乎是不可能的。尽管,过氧化物酶氧化法

理论上可用来检测 Bf,但其检测结果准确性和临床应用可靠性仍有待进一步验证。血浆白蛋白与胆红素联结能降低胆红素对神经细胞的毒性,因而胆红素与白蛋白的比值(bilirubin/albumin,B/A)已成为评估胆红素毒性的危险性高低的指标。一个白蛋白分子有一个高亲和力和两个低亲和力胆红素联结位点;当 B/A<1,胆红素白蛋白联结牢固;B/A>1,部分胆红素与白蛋白联结疏松;B/A>3,部分胆红素游离成 Bf,B/A=1 代表每克白蛋白约联结 8.5mg 胆红素。因此,正常情况下足月儿无内源性或外源性竞争物质竞争白蛋白同一位点,当血清白蛋白浓度 3~3.5g/dl 时应能联结胆红素 25~28mg/dl。然而在体内,由于内源性竞争性联结物的存在,血清中实际每克白蛋白所能联结胆红素的量少于理论值,尤其是早产儿和低出生体重儿白蛋白联结能力较足月儿显著降低,且其血清白蛋白水平常较低,因此,极少能够有效联结胆红素。任何增加 Bf、降低白蛋白浓度或其联结能力的因素均可增加脑组织内 Bf 水平,Bf 进入脑并与细胞膜结合产生胆红素毒性,而增加白蛋白可减轻胆红素的毒性。降低胆红素与白蛋白联结的药物(如磺胺异噁唑、水杨酸等)可增加胆红素脑病的危险性。

(2) 胆红素与白蛋白联结的影响因素:未结合胆红素在血浆中主要以与白蛋白联结胆红素形式(AB^{2-})存在,仅有很少部分以 Bf 形式存在。Bf 包括二价阴离子(B^{2-})、单价阴离子(BH^-)及胆红素酸(BH_2)。在体内 AB^{2-}、BH^-、BH_2 之间维持着动态平衡,这种动态平衡的移动方向与白蛋白水平、未结合胆红素水平、白蛋白红素联结力及 H^+ 水平相关。当白蛋白与胆红素联结力降低(如 LBW 儿、低氧血症、低血容量、高渗血症、高热、高碳酸血症等病理状态下)时,或当白蛋白胆红素联结量减少(如游离脂肪酸、水杨酸盐、磺胺类、吲哚美辛、苯甲醇及某些头孢类等竞争性联结物在体内增多)时,均可影响白蛋白胆红素联结力,导致体内 Bf 水平增高。国外有学者认为 Bf>20.0μmol/L(1.17mg/dl)是发生胆红素脑病的危险临界值。还有学者在进行体外细胞培养时发现白蛋白可以保护脑细胞免受胆红素的毒性作用。患病的足月儿和早产儿的胆红素与白蛋白的联结能力降低,且这些患儿的血清白蛋白浓度常较低,因此,与健康足月儿相比,患病的足月儿和早产儿即使胆红素水平较低,其发生胆红素脑病的危险性也较高。组织摄取胆红素的速率依赖于胆红素与白蛋白的联结力和 pH,已知酸性增加时胆红素的溶解性降低,组织摄取和沉淀增加。但当 pH<7.4 时,胆红素与白蛋白的联结能力是否降低仍有争议。

(3) 血脑屏障通透性:BBB 是存在于脑毛细血管内皮和脑实质间的屏障;它限制了某些物质进入中枢神经系统。脉络丛是血液与脑脊液之间的屏障。BBB 由紧密联结的内皮细胞连续排列组成,限制细胞间弥散。正常 BBB 阻止大量水溶性物质、蛋白质和大分子的渗透,但可渗透低分子量的、未与白蛋白紧密联结的脂溶性物质。大分子如白蛋白

不能透过 BBB，但当输注高渗溶液时 BBB 可以渗透。在未成熟儿、足月儿缺氧、脱水、高热、高渗血症、高碳酸血症和脑膜炎、败血症等病理状态下，BBB 开放，此时不仅 Bf 可以通过 BBB，白蛋白联结胆红素复合物也可通过 BBB。

（4）细胞保护作用：近来研究提示 P-糖蛋白（P-glycoprotein，P-gp）是脑毛细血管内皮细胞和 BBB 的星形细胞上的 ATP 依赖的血浆膜转运蛋白，广泛作用于各种底物穿过生物膜。未结合胆红素是 P-gp 的一个作用底物，P-gp 能限制亲脂性物质的通过，可在限制胆红素进入中枢神经系统中起保护作用。

2. 胆红素在细胞水平的毒性 胆红素如何产生细胞水平的毒性作用也存在争议。有几种假说：①经细胞膜的脂质穿过到亚细胞器（如线粒体）的脂质，干扰能量代谢；②与特异的膜、细胞器或细胞质蛋白结合，抑制其功能；③损伤和直接干扰 DNA 功能。

胆红素对神经细胞有毒性作用，早已证实线粒体功能障碍在胆红素脑病发病机制中起重要作用。有研究假定胆红素酸沉积在磷脂膜上，解离线粒体氧化磷酸化作用，引起显著的急性能量代谢紊乱，能量负荷下降，葡萄糖、糖原下降，乳酸升高，乳酸/丙酮酸比值升高，表明糖的有氧氧化受抑制，无氧酵解增强。国外有学者在体外实验中发现，胆红素能抑制神经细胞膜生物功能，降低细胞内核酸与核蛋白合成，并影响线粒体氧化活力及能量代谢。也有学者发现胆红素抑制酶的磷酸化，这对神经递质的释放起关键作用。胆红素使神经末梢突触膜去极化反应减弱，对多巴胺合成与释放和对酪氨酸摄取减少，细胞膜 Na^+-K^+-ATP 酶、Ca^{2+}-Mg^{2+}-ATP 酶、蛋白辅酶 A 和 C 活性受抑制，细胞核酸与蛋白质合成受阻。这些毒性作用与神经细胞暴露于一定浓度胆红素下的时间相关。暴露时间短，这些抑制作用能被等摩尔白蛋白纠正，但暴露时间较长，则其抑制作用难以逆转。国外有的学者在体内检测中揭示了胆红素能抑制脑细胞能量代谢水平，并降低机体脑内电活动（包括脑电幅度低平，传导时间延长），降低脑内磷酸肌酸及 ATP 含量、腺苷酸能量负荷，且脑细胞能量代谢及脑电活动变化，程度与脑内胆红素浓度一致。胆红素能阻滞脑细胞膜电位传导，影响脑细胞功能状态，降低脑细胞能量代谢水平，因而，检测高胆红素血症新生儿脑电变化，脑神经核相关感觉与行为变化，脑能量代谢水平，可以直接反映胆红素对脑的损伤程度。

胆红素脑病是多因素作用的过程，Bf 极度升高，通过 BBB 进入脑内，产生神经细胞损害。高胆红素血症的严重性和持续时间，所累及的中枢神经系统结构的成熟度，白蛋白联结能力，生理环境，细胞膜的组成和代谢情况均可促进神经功能障碍的发展。仅依据血清总胆红素或未结合胆红素水平来判断神经毒性过于简单，还需考虑其他因素。增加胆红素神经毒性和高胆红素血症的危险因素包括酸中毒、窒息、溶血、低体温、低白蛋白血症或减少白蛋白与胆红素的有效联结、颅内出血、低出生体重、脑膜炎、早产儿及败血症。

（二）临床表现

胆红素脑病患儿黄疸多较严重，全身皮肤黏膜呈重度黄染，血清胆红素常在 342.2μmol/L（20mg/dl）以上，早产儿可发生在较低的胆红素水平时，尤其是有高危因素者。

胆红素神经毒性的临床表现与胆红素对特定区域损伤有关，如特殊脑干核（听觉、前庭和动眼神经）、小脑普肯耶细胞及基底核（即苍白球和丘脑下部）、海马对胆红素神经毒尤为易感。

胆红素脑病多见于出生后 1 周内，最早可于出生后 1~2 天内出现神经系统症状。溶血性黄疸出现较早，多发生于出生后 3~5 天。未成熟儿或其他原因所致者大多见于出生后 6~10 天。先天性葡萄糖醛酰转移酶缺乏症所致的胆红素脑病多发生于出生后 2~5 周。发生胆红素脑病的血清胆红素阈值依日龄而异，足月儿多在 342.2~427.5μmol/L（20~25mg/dl）以上。当早产、窒息、呼吸困难或缺氧、严重感染、低白蛋白血症、低血糖、低体温、酸中毒或体重低于 1500g 时，血清胆红素低于临界值亦可发生胆红素脑病。一般可于重度黄疸高峰后 12~48 小时出现症状。

胆红素脑病的典型症状，以往将胆红素脑病分为 4 期，警告期、痉挛期、恢复期和后遗症期，现多将前三期称为急性胆红素脑病，第四期称为慢性胆红素脑病。

1. 急性胆红素脑病 典型的急性胆红素脑病经历 3 个临床阶段。第一阶段在生后前几天，反应略低下，嗜睡、轻度肌张力减低，活动减少，吸吮差，轻微高调哭声。此阶段胆红素水平若能迅速降低，上述表现是可逆的。第二阶段表现易激惹，哭声高调，拒乳，呼吸暂停，呼吸不规则、呼吸困难，嗜睡和肌张力增高。肌张力增高累及伸肌群，可呈角弓反张，可伴有惊厥，或有发热，系由于间脑受累所致。重症者可深度昏迷，甚至中枢性呼吸衰竭而死亡。此阶段出现肌张力增高者可发展为慢性胆红素脑病，如紧急换血可能逆转中枢神经系统改变。第三阶段通常在 1 周后，肌张力增高消失，转为肌张力减低。随即吸吮力和对外界反应渐渐恢复，继而呼吸好转，1~2 周后急性期症状可全部消失。

2. 慢性胆红素脑病 急性胆红素脑病到慢性胆红素脑病即核黄疸的后遗症期有一个演变过程。慢性胆红素脑病的典型表现通常在 1 岁前，婴儿喂养困难，进而高调哭声和肌张力减低，但深腱反射增强，持续颈强直，运动发育迟缓。一般在 6~7 岁之前安静时肌张力低下，直到学龄期，转为肌张力增高。

典型的核黄疸后遗症由四联症组成：①锥体外系运动障碍，表现相对持久或持续终身，主要表现为手足徐动，可早在生后 18 个月出现，也可晚至 8~9 岁。严重时手足徐动可妨碍四肢功能的发育。严重受累的儿童可有发音困难、表情怪异、流涎以及咀嚼和吞咽困难。②听力异常：听力损害是胆红素神经毒性的一个突出表现,脑干听觉通路对胆红素的毒性作用尤其敏感。通过病理研究及脑干听性反应(ABR)发现脑干损伤,特别是耳蜗核损伤,是听力丧失的主要原因。通常高频听力丧失最严重,在 VLBW 儿可引起感觉神经性听力丧失。听神经病(auditory neuropathy,AN)是指第Ⅷ脑神经受损引起的特殊感觉神经性耳聋,客观检查的特点为耳声发射(OAE)正常而 ABR 异常,是 BIND 的一个重要临床表现。说明内耳或耳蜗正常,但神经或脑干的上行听觉通路异常。③眼球运动障碍,表现为眼球转动困难,特别是向上凝视受限,常呈"娃娃眼",提示神经损害发生在动眼神经核的上一水平。④牙釉质发育异常,有绿色牙或棕褐色牙,门齿有弯月形缺陷,由于釉质发育不全所致。

胆红素毒性的这些后遗症也可发生在新生儿期从未出现过急性胆红素脑病的婴儿。

3. 胆红素诱发的神经功能障碍　早期流行病学研究提示,有些新生儿可有亚临床型胆红素脑病的后遗症,如仅表现轻度运动功能障碍和(或)认知功能异常,被称为"胆红素诱导的神经功能障碍"(BIND)或"胆红素相关的神经功能障碍"(BAND)[5]。累及的听神经功能障碍可导致感觉神经性听力损失或耳聋,也可发生听神经病(AN)或听同步不良(auditory dys-synchrony,AD)。AN/AD 可通过内耳的神经生理学测试确定,表现为耳蜗微音电位反应和耳声发射正常,而听性脑干反应异常或缺失。AN/AD 临床表现为声音定位和语言辨别障碍。

4. 早产儿胆红素脑病的特点　尸检已证实,低胆红素水平的早产儿也可有核黄疸的病理改变,但在随访中少有典型的核黄疸表现。在新生儿期也无胆红素脑病的特异表现。以往研究证实,听觉损害是胆红素神经毒性最敏感的指标,是低胆红素的早产儿胆红素脑病的主要表现。与足月儿不同,锥体外系异常少见。一方面原因是早产儿很轻的高胆红素血症即得到了积极的治疗;另外,可能与早产儿中枢神经系统发育不成熟有关。与足月儿相比,早产儿对胆红素的通透性和代谢存在差异,早产儿的脑可通过重塑或修复来代偿。

(三)诊断

目前新生儿胆红素脑病的诊断一般基于临床诊断,即根据出生后 1 周内的新生儿,有重度高胆红素血症,尤其存在早产、溶血病、缺氧、酸中毒、感染等高危因素,在黄疸高峰期出现神经系统异常表现时,考虑胆红素脑病。了解相关病史非常重要,如胎龄、高胆红素血症史、高胆红素血症持续时间、危险因素、急性期神经系统异常表现,以及是否接受过治疗是诊断的关键资料。结合辅助检查进一步确诊,包括 TSB、Bf、B/A、ABR 及 MRI。

鉴于临床上尚不能常规进行游离胆红素浓度的测定,B/A 可作为替代参数来代表 Bf 浓度。需要注意的是血浆中可能存在胆红素置换剂,即干扰胆红素与白蛋白结合的

药物,Bf 可能比 B/A 计算值更高。此外,还应考虑胆红素与白蛋白亲和力的个体差异。

神经听觉通路对胆红素毒性很敏感,导致神经性听力丧失或听神经病变也称作听同步不良。ABR 是常用的一种无创检测方法,对确定胆红素的神经毒性非常敏感。ABR 由一系列的正波(波Ⅰ~Ⅴ)组成,代表从内耳到脑干的听觉通路,波Ⅰ和Ⅱ表示周围的听觉神经通路,波Ⅲ~Ⅴ代表听觉中枢在脑干水平通路的活动(耳蜗核和外侧丘系)。胆红素诱导的 ABR 变化主要涉及波Ⅲ和Ⅴ,损害程度轻则可逆性波间期延长,进展可至振幅的消失。ABR 的变化可为暂时性的,也可发展成永久的变化。现有简便的床旁检测方法即自动听性脑干反应(AABR)。AABR 测量是简化 ABR 测量,能够识别婴儿每只耳的耳蜗或听觉功能异常。一项对胎龄 24~42 周、出生体重在 406~4727g 的新生儿 191 例研究结果显示,双耳或单耳参考结果与 Bf 浓度和 Bf/TSB 比率的增加相关,但与 TSB 浓度无关[6]。

另一个确定急性和慢性胆红素神经毒性的辅助检查是磁共振成像(MRI)。MRI 的变化包括在早期阶段(出生前 3 周)在 T_1- 加权扫描(T_1WI)上的双侧苍白球高信号,弥散加权成像(DWI)等信号或稍高信号。慢性胆红素脑病即核黄疸期显示好发部位 T_2WI 高信号,而 T_1WI 无明显信号异常。双侧苍白球 T_2WI 对称性高信号是核黄疸的特征性改变。需注意,新生儿期苍白球 T_1WI 高信号并非与胆红素脑病的临床表现相平行,例如患儿具有典型的胆红素脑病表现,但 MRI 缺乏苍白球的特征性改变;或患儿缺乏临床表现,而 MRI 显示苍白球高信号。有学者发现,新生儿期苍白球 T_1WI 高信号仅为一种瞬态改变,1~3 周后消失,可能与髓鞘化有关,是一发育过程,与疾病的远期预后无必然联系。另有研究认为,如仅出现急性期 T_1 高信号,而相应部位在慢性期并未出现 T_2 高信号,则提示预后良好[7]。因此,若新生儿期苍白球 T_1WI 高信号消失预后良好,但在相同部位经数周或数月后若转变成 T_2WI 高信号(即慢性胆红素脑病)则提示预后不良。

(四)预防和治疗

早期预防和早期干预治疗是防止重症新生儿高胆红素血症的发生和预防胆红素脑病的要点。光照疗法、换血疗法和药物疗法均能降低血清胆红素。输注白蛋白或血浆可减少 Bf。及时治疗窒息、低血糖、酸中毒和感染可减少未结合胆红素发展成胆红素脑病的危险性。对生后 72 小时内出院的新生儿及时随访(出院 48 小时或黄疸高峰日龄)是预防重症高胆红素血症的关键环节。宫内诊断和治疗新生儿溶血病是防止胆红素脑病发生方法之一。

1. 产前预防　做好产前检查和宣教工作,尽量预防早产和难产。预防孕妇感染、治疗孕妇疾病,对疑有溶血病史者,可监测孕妇血清抗体滴定度、置换血浆、服用苯巴比妥、做好换血应有准备。临产前不可滥用维生素 K 及磺胺类等药物。

2. 产后预防

（1）新生儿尤其是早产儿不宜使用维生素 K_3、磺胺类、水杨酸盐、吲哚美辛等药物。因此，当早产儿需应用吲哚美辛关闭动脉导管时，应确保胆红素在安全水平下使用。预防新生儿感染不宜用磺胺异唑或某些头孢类等药物。

（2）若黄疸发生早，进展快者密切监测血清胆红素水平，达光疗标准应及早给予治疗，必要时给予血浆或白蛋白以减少 Bf 通过 BBB 的危险性。

（3）合并症的诊治：当存在低氧血症、低血糖、酸中毒时，可增加 BBB 的通透性，需及时纠正，避免或减少因高胆红素血症发展成胆红素脑病。

（4）药物疗法：酶诱导剂（如苯巴比妥、尼可刹米等）能激活葡萄糖醛酰转移酶，使未结合胆红素转化成结合胆红素，并能改善毛细胆管的通透性，有利胆作用，但作用较慢，自普遍应用光疗后，已经较少应用。

（5）换血疗法：在严密监测新生儿高胆红素血症发展的同时，做好换血的一切准备，如配血、换血前应用白蛋白等措施。对严重的高胆红素血症要进行换血治疗，以挽救患儿生命。

（6）对 BBB 功能尚未完善的早产儿、LBW 儿或 BBB 开放的黄疸患儿，凡出现嗜睡、反应迟钝、张力低下、凝视时，即使血清胆红素不甚高，也要引起足够重视，进行严密监测及干预。有报道对 VLBW 早产儿，出现皮肤黄染即给予预防性光疗，可减少高胆红素血症和低胆红素水平的胆红素脑病的发生率。

3. 治疗 已发生胆红素脑病者，根据各期表现给予对症治疗。后遗症期可指导早期干预智能和运动发育。

（朴梅花）

参考文献

1. American Academy of Pediatrics Subcommittee on Hyperbilirubinemia. Management of hyperbilirubinemia in the newborn infant 35 or more weeks of gestation. Pediatrics, 2004, 114:297-316.

2. Manning D, Todd P, Maxwell M, et al. Prospective surveillance study of severe hyperbilirubinemia in the newborn in the UK and Ireland. Arch Dis Child Fetal Neonatal Ed. 2007,92:F342-346.

3. Wennberg R, Ahlfors C, Bhutani V, et al. Toward understanding kernicterus: a challenge to improve the management of jaundiced newborns. Pediatrics, 2006, 117:474-485.

4. 中华医学会儿科学分会新生儿学组，中国新生儿胆素脑病研究协作组. 中国新生儿胆红素脑病的多中心流行病学调查研究. 中华儿科杂志,2012,50:331-335.

5. Volpe JJ. Neurology of the Newborn. 5th ed. Philadelphia:Saunders Elsevier,2009.

6. Ahlfors CE, Amin SB, Parker AE. Unbound bilirubin predicts abnormal automated auditory brainstem response in a diverse newborn population. J Perinatal, 2009, 29:305-309.

7. Coskun A, Yikilmaz A, Kumandas S, et al. Hyperintense globus pallidus on T1-weighted MR imaging in acute kernicterus:is it common or rare? Eur Radiol,2005,15:1263-1267.

第4节 黄疸的诊断和鉴别诊断

新生儿黄疸是新生儿时期常见症状之一，它可以是新生儿正常发育过程中出现的症状，但也可为某些疾病的表现，严重者可致脑损伤。因此，需要给予高度重视。由于其产生原因及机制是多方面的，做好诊断和鉴别诊断包括如下方面。

（一）病史

要仔细询问与黄疸发生发展相关的病史，询问母亲妊娠史（胎次、有无流产、死胎和输血史，妊娠期并发症，产前有无感染和羊膜早破史）；同胞兄妹有无黄疸史或家族史；是否为早产儿、低出生体重儿或糖尿病母亲的婴儿；父母血型；分娩过程（分娩方式，有无难产史，是否用过催产素、镇静药或麻醉药、输注葡萄糖等）；用药史（母婴双方有无用过特殊药物）。注意询问喂养方式（母乳或配方奶喂养），新生儿食欲、呕吐、粪便排出情况、尿和粪便颜色、出生早期体重下降幅度。对黄疸出现时间应详细询问，极为重要，生后 24 小时即有明显黄疸，应考虑新生儿 Rh 或 ABO 血型不合溶血病；生后 2~3 天出现黄疸，超过生理性黄疸范围，多由各种围产因素所致；生后出现或 4~5 天后明显加重，多考虑有感染或胎粪排出延迟。无以上原因如为母乳喂养者应考虑母乳喂养性黄疸。生理性黄疸期已过，若黄疸持续不退或加深，应考虑晚发性母乳性黄疸、感染性疾病、球形红细胞增多症、甲状腺功能低下等。如尿黄、粪便发白应考虑新生儿肝炎、遗传代谢性肝病、胆道闭锁或狭窄、胆汁黏稠综合征等。

（二）体格检查

评估黄疸必须在光线明亮的环境下进行，可用手指压一下新生儿皮肤使之变白，更易于辨认皮肤和皮下组织黄染的深浅。首先观察黄疸的色泽，如色泽鲜艳并有光泽，橘黄或金黄色，或偶可稍显苍白，应考虑为高未结合胆红素血症所致的黄疸。若黄疸色泽呈灰黄色或黄绿色则为高结合胆红素血症的特点。其次观察黄疸分布情况，可助粗略估计血胆红素水平（表9-4-1），在无条件即测胆红素时可助参考。但也有认为肉眼观察评估黄疸不可靠，易误导，尤其是对皮肤较黑的新生儿，尤为困难。应同时检查小儿一般情况，有无病态；是否有皮肤苍白、出血点或脓疱疹；有无呼吸困难、肺部啰音；肝脾是否肿大、脐周有无红肿、脐部有无分泌物；对重度黄疸患儿应特别注意有无神经系统症状，如精

表 9-4-1　皮肤黄疸部位估计血清胆红素值 μmol/L（mg/dl）

黄疸部位	$\bar{X}\pm SD$	范围
头颈部	100±5.1（5.9±0.3）	73.5~135.1（4.3~7.9）
躯干上半部	152.2±29.1（8.9±1.7）	92.3~208.6（5.4~12.2）
躯干下半部及大腿	201.8±30.8（11.8±1.8）	138.5~282.2（8.1~16.5）
上肢及膝盖以下	256.5±29.1（15±1.7）	189.8~312.9（11.1~18.3）
手足心	>256.6（15）	

神萎靡或激惹、前囟是否紧张、有无凝视、肌张力有无减低或增高、新生儿各种生理反射是否减弱或消失等。

（三）辅助检查

1. **胆红素检测**　是新生儿黄疸诊断的重要指标。目前临床上常用检测胆红素的方法有静脉血（或动脉血）自动生化分析仪测定、微量血胆红素仪测定和经皮胆红素测定。精确测定胆红素还可用高效液相方法，但不常用于临床。几种测定胆红素的方法所得的结果有一定的相关性，又各有其特点。①静脉血（或动脉血）自动生化分析仪测定法：该方法一直是诊断新生儿高胆红素血症的金标准，具有准确、干扰因素少的优点。常为偶氮法检测血清总胆红素值（TSB），且同时检测血清间接胆红素、直接胆红素及转氨酶水平，有助于黄疸性质的判断和病因分析。由于新生儿静脉采血较困难，不易做到反复取血，随时监测，影响及时诊断和临床监测。②微量血胆红素仪测定法：该方法所测得的胆红素值与静脉血（或动脉血）自动生化分析仪测定法所测得数值相关性高。现国际已公认，微量血胆红素值可以代替静脉血胆红素值，作为诊断指标。因为其直接反映血胆红素的浓度，不受皮肤表面因素的干扰，避免了经皮胆红素仪的误差，可用于光疗过程中的监测，且可以快速获得检测结果。采血时应注意避光（日光、蓝光），光疗患儿应在光疗后 8 小时采血，血标本宜立即检测。③经皮胆红素仪测定法：常用的是日本产 JM 系列经皮胆红素仪以及国产经皮胆红素测定仪。经皮胆红素仪测定时常同时取两个测定部位，即前额眉心正中和胸骨正中，取其平均值。不同的仪器显示的单位值不同，一般为 μmol/L 或 mg/dl，两者之间换算为 1mg/dl=17.1μmol/L。经皮胆红素仪测定法对新生儿无损伤，快捷简便，可适时动态监测胆红素水平，尤其是可进行大规模筛查。研究发现在一定胆红素水平时，经皮胆红素水平（TCB）与 TSB 有很好的相关性。不同的经皮胆红素仪之间也有较好的相关性[1]。经皮胆红素仪是一种筛查方法，所得的结果与血中的胆红素不完全一致，可能低于 TSB 水平，尤其在光疗后，由于蓝光作用在皮肤的浅层组织，光疗后皮肤黄疸的测量数值并不反映血清胆红素水平实际的下降程度。因此，为防止遗漏高 TSB 情况，当 TCB 超过 Bhutani 列线图的第 75 百分位时，应进行 TSB 测定。或对接受光疗的新生儿进行经皮胆红素测定时，检测部位应选在遮盖避光的部位，或在检测部位贴上 BiliChek 附带

的 BilEclipse 贴片，保护皮肤不受光线的影响。④高效液相色谱法（high performance liquid chromatography，HPLC）：该测定胆红素的方法相对于其他方法其精确性更高[2]，所以应用于实验研究。HPLC 可定量分离血清胆红素的四种组分，也可分析光疗后胆红素各异构体的成分。但由于其仪器昂贵，操作复杂，一般不用于临床常规检测。

直接胆红素和结合胆红素临床常作为同义词而通用。但实际上直接胆红素是指胆红素与重氮化对氨基苯磺酸（diazotized sulfarilic acid）起直接反应而得出的胆红素值。而结合胆红素是指未结合胆红素在肝脏内与葡萄糖醛酸结合的水溶性结合胆红素。两者值在临床评估时意义略有不同。如 TSB≥85.5μmol/L（5mg/dl），直接胆红素 >20%TSB，属不正常；如 TSB<85.5μmol/L（5mg/dl），直接胆红素 >17.1μmol/L（1mg/dl），属不正常。如用结合胆红素评估，则无论 TSB 是多少，只要结合胆红素 >17.1μmol/L（1mg/dl）即属不正常。国内临床多采用传统测直接胆红素的方法。国外有用 Kodak Ektachem 700 方法（即 Vitros method）可测得结合胆红素值。

近年来国外已开发应用葡萄糖氧化酶（glucose oxidase，GOD），过氧化酶（peroxidase，POD）方法测定血清游离胆红素，有助于胆红素脑病的监测和诊断。但游离胆红素的临床或实验室测定均不普遍。

2. **其他辅助检查**

（1）血常规及网织红细胞：红细胞、血红蛋白、网织红细胞、有核红细胞，在新生儿黄疸时必须常规检测，有助于新生儿溶血病的筛查。有溶血病时红细胞和血红蛋白减低，网织红细胞增多，可达 40%~50%，特别是 Rh 溶血病时；有核红细胞可超过 10 个 / 每 100 个白细胞。必要时可做血涂片观察红细胞形态。

（2）血型：包括父母及新生儿的血型（ABO 和 Rh 系统），特别是可疑新生儿溶血病时，非常重要。必要时进一步做血清特异性抗体检测以助确诊（见有关章节）

（3）红细胞脆性试验：怀疑黄疸由于溶血引起，但又排除了 Rh、ABO 溶血病，可做本试验。若脆性增高，考虑遗传性球形红细胞增多症、自身免疫性溶血症等。若脆性降低，可见于地中海贫血等血红蛋白病。

（4）尿常规：正常尿不含胆红素，若尿胆红素阳性提示血清结合胆红素增高。

(5) 高铁血红蛋白还原试验:通过测定高铁血红蛋白还原速度间接反映 G-6PD 的活性。一般认为正常还原率>75%,中间型为 31%~74%(杂合子型),显著缺乏者 <30%(纯合子型)。此方法有假阴性,对女性杂合子的检出率低,须进一步检测 G-6PD 活性,以明确诊断。

(6) 感染相关检查:疑为感染所致黄疸,应做血、尿、脑脊液培养,血清特异性抗体,C- 反应蛋白和降钙素原(明显增高)及血沉(增快)检查。血常规白细胞增高或降低,有中毒颗粒及核左移。

(7) 肝功能检查:测血总胆红素和直接胆红素,丙氨酸氨基转移酶是反映肝细胞损害较为敏感的方法,碱性磷酸酶在肝内胆道梗阻或有炎症时均可升高,如同时有 5′ 核苷酸酶、γ- 谷氨酸转移肽酶的增高,则更有助于诊断。甲胎蛋白升高提示肝功能受损。重症肝功能异常时血浆白蛋白降低,凝血酶原时间延长。

(8) UGT 基因检测:基因检测用聚合酶链反应(polymerase chain reaction,PCR)、等位基因特异性寡核苷酸探针杂交法(oligonucleotide probe hybridization,ASO)、限制性片段长度多态性法(restriction fragment length polymorphism,RELP)等检测基因的方法,了解与胆红素代谢有关的 UGT 基因突变情况,有助于新生儿黄疸的基因诊断。

(9) 呼气末一氧化碳测定(end tidal carbon monoxide,ETCO):根据血红素降解为胆红素过程中,在血红素加氧酶等作用下释放出 CO 的原理,通过测定气道中释放的 CO(即 ETCO)可以早期预测血胆红素生成的速度,因此,测定 ETCO 可作为溶血的标志[3]。可用非分散型紫外线分析法或 CO 气体微量法测定。若没有条件测定 ETCO,检测血液中碳氧血红蛋白(carboxyhemoglobin,COHb)水平也可作为胆红素生成情况的参考。

3. 新生儿黄疸辅助检查及诊断步骤(图 9-4-1)

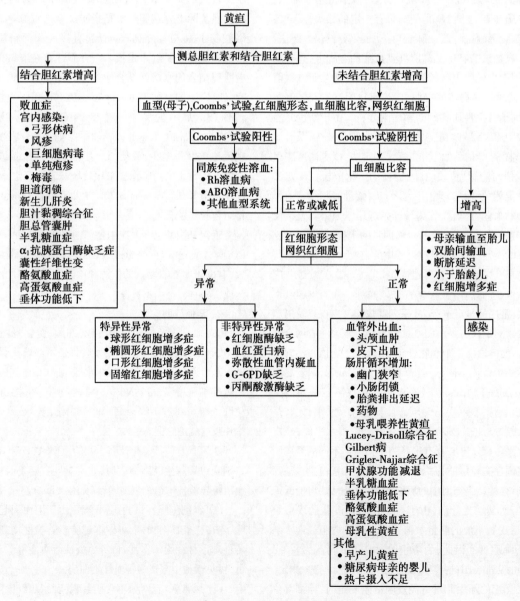

图 9-4-1 新生儿黄疸的诊断步骤

（四）影像学检查

1. 超声　腹部 B 超为无损伤性诊断技术，是持续性黄疸鉴别诊断的首选无创检测方法。胆道系统疾病时，如胆管囊肿、胆管扩张、胆结石、胆道闭锁以及胆囊缺如等都可显示病变情况。

2. 放射性核素肝扫描　用 9^mTc 标记的氢亚胺乙酸（hydrogen imidoacetic，IDA）化合物扫描，具有半衰期短（6 小时）、肝所受辐射剂量小等优点。用 γ 照相机观察肝胆系统的功能状态，肝炎时在 1.5~3 小时内可见胆囊内出现放射性物质，胆道闭锁时 24 小时内不出现，但严重肝实质病变时可有类似表现，提示胆汁淤积可能。

3. 计算机断层摄影（CT）　对胆道系统疾病显示的图像优于腹部 B 超，脂肪肝和肝内糖原累积病 CT 可鉴别，脂肪肝显示密度低，糖原累积病密度高。

（五）其他

1. 肝活检　通过肝穿刺取活体进行肝组织电镜检查。肝炎时可见肝小叶结构紊乱，有多核巨细胞，胆管增生不明显，可见胆汁淤积。胆管闭锁时肝小叶结构正常，胆管增生和胆汁淤积明显，也可见多核细胞。也可通过肝组织的组织化学、超微结构、免疫病理及病毒学检查，必要时可做特异性酶等的检查，对肝脏疾病的诊断和鉴别诊断有较大帮助，但新生儿期一般很少做此项检查。

2. 听、视功能电生理检查　包括脑干听觉诱发电位（BAEP）和闪光视觉诱发电位（flash visual evoked potential，FVEP）可用于评价听觉、视觉传导神经通道功能状态，早期预测胆红素毒性所致脑损伤，有助于暂时性或亚临床胆红素神经性中毒症的诊断。

（朴梅花　罗凤珍）

参考文献

1. Qualter YM, Allen NM, Corcoran JD, et al. Transcutaneous bilirubin-comparing the accuracy of BiliChek® and JM 103® in a regional postnatal unit. J Matern Fetal Neonatal Med, 2011, 24(2):267-270.

2. Zelenka J, Leníček M, Muchová L, et al. Highly sensitive method for quantitative determination of bilirubin in biological fluids and tissues. J Chromatogr B Analyt Technol Biomed Life Sci, 2008, 867(1):37-42.

3. Tidmarsh GF, Wong RJ, Stevenson DK. End-tidal carbon monoxide and hemolysis. Perinatol, 2014, 34:577-581.

第 5 节　新生儿黄疸的治疗

初生时胆红素产生量大于胆红素排泄量，几乎我国所有足月新生儿都会出现暂时性总胆红素增高。当游离胆红素增加过高过快会造成急性胆红素脑病。多数足月健康新生儿黄疸无需干预，但应密切观察。出生后 6~7 天，胆红素峰值会逐渐下降。治疗目的是防止胆红素进一步升高，减少胆红素脑病的危险性。尤其对早期新生儿，发病早、进展快的高胆红素血症应采取积极的防治措施。

光疗是最常用的有效又安全的方法。换血疗法可以换出血液中的胆红素、抗体及致敏红细胞，一般用于光疗失败、溶血症或已出现早期胆红脑病临床表现者。另外，还有一些药物可以起到辅助治疗作用。鉴于血清游离胆红素在胆红素的神经毒性中起决定作用，且国内尚无条件普及血清游离胆红素的定量检测，因此，当新生儿存在游离胆红素增高的因素，如低血清白蛋白、应用与胆红素竞争白蛋白结合位点的药物或感染时，建议适当放宽干预指征。TSB 与白蛋白（Alb）比值（B/A）可作为高胆红素血症干预决策的参考。

（一）干预治疗的指征

胆红素浓度达到什么水平就需干预尚无统一标准。确定干预标准需进行高质量随机对照研究，仅依据血清胆红素水平单一指标预测远期行为发育后果欠可靠。新生儿生后血脑屏障的发育和胆红素水平是一个动态发展的过程，胎龄及日龄越小，出生体重越低，血清胆红素超过一定限度对新生儿造成脑损害的危险性越大。所以，不能用一个固定的界值作为新生儿黄疸的干预标准。AAP 于 1994 年制定了首个新生儿高胆红素血症（简称高胆）干预指南。根据发达国家 90 年代后防治急性胆红素脑病的经验，2004 年 AAP 修订了新生儿高胆诊治指南[1]。其中特别强调以病人安全为原则，促进和支持成功的母乳喂养，出院前评估重症高胆的危险性，对高危儿提供早期和严密随访，适时治疗以预防发生严重高胆和胆红素脑病。另外，对黄疸干预的胆红素标准进行了修订，由日龄胆红素值修订为小时胆红素值。根据 2840 例胎龄≥36 周、出生体重≥2000g 或≥35 周、出生体重≥2500g 的健康新生儿的小时胆红素曲线[2]，提出当胆红素水平在第 95 百分位以上为高危区域，发生胆红素脑病的危险性高，应给予积极干预。

新生儿生理性黄疸的水平受种族、地区、遗传、喂养方式等许多因素的影响，AAP 指南不完全适用于我国。中华医学会儿科学分会新生儿学组在 2001 年曾经起草制定"新生儿黄疸干预推荐方案"，2009 年又在此基础上进行修订，提出了"新生儿黄疸诊疗原则的专家共识"[3]。针对近年来新生儿在产科住院时间的普遍缩短及常规胆红素随访监测普及不够，新生儿胆红素脑病及核黄疸仍时有发生等情况，于 2014 年对 2009 年"专家共识"进行了补充和修订[4]。此次修订，既参考美国儿科学会（AAP）2004 年发表的"胎龄≥35 周新生儿高胆红素血症处理指南"，又更适合我国实际情况。根据 2014 年"新生儿高胆红素血症诊断和治疗专家共识"，对胎龄≥35 周的早产儿和足月儿，根据 Bhutani 小时胆红素列线图（图 3-5-9），TSB 超过第 95 百分位值作为光疗标准，或可参照 AAP 推荐的光疗标准（图 3-5-10）和换血标准（图 3-5-11），或在尚未具备密切监测胆红素水平的医疗机构可适当放宽光疗标准。出生体重 <2500g 的早产儿的光疗和换血标准亦应放宽(表 3-5-10)[5]。在极低出生体重儿或皮肤存在瘀斑、血肿的新生儿,可以给予预防性光疗,但对于出生体重 <1000g 的早产儿,应注意过度光疗的潜在危害。光疗和换血标准除参照不同小时龄的 TSB 之外,还需考虑是否存在胆红素脑病的高危因素,包括同族免疫性溶血、葡萄糖 -6- 磷酸脱氢酶缺乏、窒息、显著的嗜睡、体温不稳定、败血症、代谢性酸中毒、低白蛋白血症等。因此,光疗和换血标准曲线的应用需考虑 TSB 水平以及胎龄、出生小时龄、是否存在高危因素等多方面因素来决定。

(二)光照疗法

光照疗法(phototherapy,简称光疗)通过转变胆红素产生异构体,使胆红素从脂溶性转变为水溶性,不经过肝的结合,经胆汁或尿排出体外。光疗作用的确切过程尚不清楚,但可能不是作用在皮肤细胞,而在浅层毛细血管或间隙中作用于胆红素白蛋白联结物。

胆红素能吸收光线,以波长 450~460nm 的光线作用最强,由于蓝光的波长主峰在 425~475nm,故认为是人工照射的最好光源。绿光波长主峰在 510~530nm,由于皮肤的光学特性,波长较长的光易于穿透皮肤,绿光较蓝光更易穿透皮肤。有研究报道,光疗最有效的光源是波长较长的蓝 - 绿光(490~510nm),能对胆红素转变成光红素起到联合效应。

1. 光疗指征 光疗标准很难用单一的数值来界定,不同胎龄、不同日龄的新生儿都应该有不同的光疗标准,另外,还需考虑是否存在发生胆红素脑病的高危因素。根据 2014 年"新生儿高胆红素血症诊断和治疗专家共识",对出生胎龄 35 周以上的晚期早产儿和足月儿可参照 2004 年美国儿科学会推荐的光疗参考标准(图 3-5-10),或将 TSB 超过 Bhutani 曲线(图 3-5-9)95 百分位数作为光疗标准。在尚未具备密切监测胆红素水平的医疗机构可适当放宽光疗标准。出生体重 <2500g 的早产儿光疗标准亦应放宽,可以参考表 3-5-10。

2. 停止光疗指征 2014 年"新生儿高胆红素血症诊断和治疗专家共识"中明确了停止光疗标准:对于 >35 周新生儿,一般当 TSB<222~239μmol/L(13~14mg/dl)可停光疗。具体方法可参照:①应用标准光疗时,当 TSB 降至低于光疗阈值胆红素 50μmol/L(3mg/dl)以下时,停止光疗;②应用强光疗时,当 TSB 降至低于换血阈值胆红素 50μmol/L(3mg/dl)以下时,改标准光疗,然后在 TSB 降至低于光疗阈值胆红素 50μmol/L(3mg/dl)以下时,停止光疗;③应用强光疗时,当 TSB 降至低于光疗阈值胆红素 50μmol/L(3mg/dl)以下时,停止光疗。

3. 光疗设备与方法 光源可选择蓝光(波长 425~475nm)、绿光(波长 510~530nm)或白光(波长 550~600nm)。光疗设备可采用光疗箱、荧光灯、LED 灯和光纤毯。光疗方法有单面光疗和双面光疗。光疗的效果与暴露的面积、光

照的强度及持续时间有关。光照强度以光照对象表面所受到的辐照度计算,标准光疗光照强度为 8~10μW/(cm²·nm),强光疗为 30μW/(cm²·nm)。胆红素水平接近换血标准时建议采用持续强光疗。

近年来,普遍存在新生儿出院时间提早的情况,在出生后 72 小时之内出院。使新生儿黄疸的高峰时段在医院外渡过,家长大多缺乏新生儿黄疸的知识以及对黄疸轻重的识别,因此存在发生严重高胆的潜在风险。现国外已广泛使用家庭光疗,国内也有部分地区开展。光纤毯治疗安全、便于护理,适于在家庭中使用,减少了母婴分离,又可不中断母乳喂养。但因光纤毯疗效有限,家庭光疗适用于高胆的预防而不是治疗。

4. 光疗中应注意的问题 光疗时采用的光波波长易对视网膜黄斑造成伤害,且长时间强光疗可能增加男婴外生殖器鳞癌的风险。因此,光疗时应用遮光眼罩遮住双眼,对于男婴,用尿布遮盖会阴部,尽量暴露其他部位的皮肤。光疗过程中不显性失水增加,应注意补充液体,保证足够的尿量排出。监测患儿体温,避免体温过高。光疗时可出现腹泻、皮疹等不良反应,依据其程度决定是否暂停光疗。轻者暂停光疗后可自行缓解。光疗过程中应加强巡视,注意患儿全身情况,有抽搐、呼吸暂停及青紫者及时采取措施;并密切监测胆红素水平的变化,一般 6~12 小时监测一次。对于溶血症或 TSB 接近换血水平的患儿需在光疗开始后 4~6 小时内监测。当光疗结束后 12~18 小时应监测 TSB 水平,以防反跳。

(三)换血疗法

换血是治疗高胆最迅速的方法。主要用于重症母婴血型不合的溶血病,可及时换出抗体和致敏红细胞、减轻溶血;降低血清胆红素浓度,防止胆红素脑病;同时纠正贫血,防止心力衰竭。换血偶有心脏停搏等危险,并有继发感染可能,所以必须严格掌握指征。除上述特殊情况外,换血还用于 G-6-PD 缺乏或其他原因导致的严重高胆。

1. 换血指征

(1)各种原因所致的高胆红素血症达到换血标准时均应进行换血。足月儿和早产儿换血标准见图 3-5-11 和表 3-5-10。

(2)产前诊断明确为新生儿溶血病,出生时脐血胆红素 >76μmol/L(4.5mg/dl),血红蛋白低于 110g/L,伴有水肿、肝脾大和心力衰竭者。

(3)凡有早期急性胆红素脑病症状者,不论血清胆红素浓度是否达到换血标准,或 TSB 在准备换血期间已明显下降,都应换血。

(4)胆红素 / 白蛋白可作为考虑换血的附加依据。如胎龄≥38 周新生儿 B/A 值达 8.0,胎龄≥38 周伴溶血或胎龄 35~37 周新生儿 B/A 值达 7.2,胎龄 35~38 周伴溶血新生儿 B/A 值达 6.8,可作为考虑换血的附加依据。

(5)在准备换血的同时先给予患儿强光疗 4~6 小时,

若 TSB 水平未下降甚至持续上升,或对于免疫性溶血患儿在光疗后 TSB 下降幅度未达到 34~50μmol/L(2~3mg/dl)立即给予换血。

2. 换血方法

(1) 血源的选择:Rh 血型不合时,选择 Rh 血型同母亲,ABO 血型同患儿,紧急情况下也可选择 O 型血。ABO 血型不合时,母亲 O 型血、子为 A 型或 B 型时,首选 O 型红细胞和 AB 型血浆的混合血。紧急情况下也可选择 O 型血或同型血。建议红细胞与血浆比例为(2~3):1。

(2) 换血量:为新生儿血容量的 2 倍(150~160ml/kg)。

(3) 换血途径:可选用脐静脉或其他较粗的外周静脉,也可选用外周动脉和外周静脉同步换血。

3. 换血中应注意的问题

(1) 换血过程中应注意监测生命体征(体温、心率、血压和氧饱和度),并做好记录。注意严格无菌操作。

(2) 注意监测血气、血糖、电解质、血钙、血常规。

(3) 换血时需等容量匀速地抽出和输入血液。一般控制全程在 90~120 分钟内。

(4) 换血后可发生 TSB 反弹,应继续光疗,并每 4 小时监测 TSB。如果监测 TSB 超过换血前水平应再次换血。

换血具体方法详见第 3 章第 5 节。

(四)药物治疗

1. 减低胆红素产生

(1) 静脉注射免疫球蛋白(intravenous gamma globulin,IVIG):有报道用大剂量 IVIG 治疗新生儿溶血病。血型不合引起的新生儿同族免疫溶血性高胆主要是由于网状内皮系统吞噬细胞破坏致敏红细胞所致。IVIG 可通过阻断网状内皮系统 Fc 受体发挥作用,阻断溶血过程,减少胆红素的形成。用法:多采用一次大剂量疗法,1g/kg,于 6~8 小时内持续静脉滴注。一次大剂量注射法疗效优于每天 400mg/kg 连续注射 3 天的疗法。

(2) 金属卟啉:血红素加氧酶(HO)将血红素转化为胆绿素,胆绿素还原酶再将胆绿素转化为胆红素。金属卟啉是血红素加氧酶的强力竞争性抑制剂,使血红素转变成胆绿素的过程被抑制,从而减少胆红素的形成。已报道锡-中卟啉(Sn-mesoporphyrin,SnMP)应用治疗高胆,包括 G-6-PD 缺乏、血型不合溶血病等,对降低胆红素水平、减少光疗及换血取得很好的效果[6]。锡-原卟啉的血浆半衰期为 3.7 小时,抑制血红素加氧酶的活性可维持 7 天。该药从胆汁排泄,是体内排泄的主要途径,毒理学试验毒性很低。金属卟啉的应用前景良好,已获得美国 FDA 的批准。有纳入 3 项小样本研究的 Meta 分析结果表明,SnMP 可降低新生儿胆红素水平,减少光疗需要及缩短住院时间。临床副作用小,可引起皮肤对光过敏,停止光疗后一般可自然消退。由于缺乏足够的证据来证明这些药物的长期安全性,金属卟啉尚未被推荐用于高胆红素血症的常规治疗。

2. 诱导肝酶增加胆红素的结合和排泄

(1) 氯贝丁酯:是降脂药物,可提高 UGT$_1$A$_1$ 活性,从而增加胆红素的结合和排泄[6]。有临床研究结果显示,氯贝丁酯减轻了新生儿高未结合胆红素血症,并减少了光疗的需要。然而,长期使用氯贝丁酯与非心血管原因的死亡率增加有关。虽然短期的氯贝特治疗未出现严重的副作用,但在其临床应用前须考虑安全性,尚无充分的证据支持氯贝丁酯联合光疗治疗新生儿高胆红素血症[7]。

(2) 苯巴比妥:是抗癫痫药物,能提高 UGT$_1$A$_1$ 的活性。自 20 世纪 60 年代以来,苯巴比妥在新生儿黄疸的治疗中得到了广泛的应用,剂量 5~10mg/(kg·d),分 2~3 次服,连服 4~5 天,或肌内注射 10mg/kg,每天 1 次,使用天数根据黄疸情况决定。副作用:有时嗜睡,反应略差,影响观察病情。许多临床试验表明,给孕妇或新生儿服用苯巴比妥可减轻新生儿高胆红素血症,并减少输血次数。苯巴比妥目前并未作为治疗新生儿黄疸的常规用药,主要是因为酶诱导剂需用药 2~3 天开始生效,而且在用药后的数天内,相比较镇静等不良反应而言,其治疗效果并不明显[6]。在 Crigler-Najjar 综合征Ⅱ型患者中,UDPGT 活性降低了 95%,苯巴比妥能增加残余酶活性,有效地阻止严重的高未结合胆红素血症。苯巴比妥治疗 Crigler-Najjar 综合征Ⅰ型无效,因为这些病人缺乏残余的可诱导的 UDPGT 酶的活性。对 Crigler-Najjar 综合征最有效的治疗方法是修复或替换肝中有缺陷的 UGT$_1$A$_1$,这需要通过肝移植或肝细胞移植及未来的基因治疗来实现。

3. 降低肠肝循环的治疗 胆红素重吸收可通过与肠腔内色素结合的药物来预防。消胆胺是一种已知的胆汁黏结剂,琼脂是一种凝胶状物质,动物实验证实可降低高胆红素血症大鼠的血清胆红素水平,但在新生儿中效果不明显。使用活性炭能有效地降低血清胆红素水平,但可能获取必需的营养,故限制其临床适用性[6]。口服非晶态磷酸钙可降低血清胆红素水平,但仅用于 Crigler-Najjar 综合征Ⅰ型患者。锌盐也是一种未结合胆红素结合剂,可降低 Gilbert 综合征患者体内的血浆胆红素水平,但锌盐可能致血浆锌的含量增加,使其临床使用受限。

4. 减少游离的未结合胆红素 游离的未结合胆红素升高可能发生胆红素脑病,1g 白蛋白可与 16mg 胆红素联结,因此,用白蛋白增加与未结合胆红素的联结,预防胆红素脑病的发生,但不能减轻黄疸。白蛋白主要适用于早期新生儿,尤其早产儿或重度黄疸儿,剂量 1g/kg 加 5% 葡萄糖 10~20ml 滴注,心力衰竭者禁用。如无白蛋白可用血浆,每次 10ml/kg 静脉滴注。白蛋白或血浆一般每日用 1 次,可根据胆红素高低,用 1~2 次。

(五)新生儿重度高胆红素血症的预防

新生儿高胆防治宗旨是减少重症高胆和防止胆红素脑病。而严重高胆红素血症和胆红素脑病绝大多数是可预防的。新生儿黄疸的监测和管理需要产科、新生儿科和地段保健医师及家长共同参与。具体预防措施可分为三个方面：出生后胆红素水平的监测、出院前高胆的风险评估以及出院后随访，在任何阶段胆红素水平达干预标准给予及时干预。

1. 生后监测胆红素　在生后 24 小时内开始，每天监测 TSB 或 TCB，注意动态变化趋势。肉眼评估黄疸程度可存在视觉误差，尤其对肤色较暗的新生儿，因此，不推荐目测。对尚缺乏 TSB 或 TCB 监测条件的医疗机构，在新生儿随其母出院前至少测定一次血或经皮胆红素浓度。当 TSB 达到光疗标准及时给予干预，未达干预标准者出院后适时随访。

2. 促进母乳喂养　生后早期母乳喂养不足，可通过增加胆红素的肠肝循环而使黄疸加重。因此，积极促进充足的母乳喂养，鼓励频繁的喂养，在出生头几天每天喂养 8~10 次以上。因糖水无益于降低胆红素浓度，避免喂糖水。

3. 出院前评估　对出院前的新生儿需进行出院后高胆红素血症的风险评估，尤其对生后 72 小时内出院者，因黄疸的高峰期在家中，存在遗漏重症高胆红素血症的风险。出院前评估包括两方面[1,4]：高胆红素血症的危险因素和胆红素水平的评估。

（1）高危因素评估的内容：出生后 24 小时内出现黄疸，合并有同族免疫性溶血病或其他溶血病（如 G-6-PG 缺陷），胎龄 37 周以下的早产儿，头颅血肿或皮肤明显瘀斑，单纯母乳喂养且因母乳喂养不当导致体重丢失过多等。

（2）胆红素水平评估：每例新生儿出院前都应测定 TSB 或 TCB，若胆红素水平处于 Bhutani 小时胆红素列线图的第 75 百分位以上，建议延长住院时间，继续留院监测胆红素水平的动态变化。出院前胆红素水平处于第 75 百分位以下者可以出院，但需根据住院日龄或出院前胆红素制订出院后随访计划。

4. 出院后随访　根据 AAP 指南，我国 2014 年的专家共识[4]中明确提出了出院后随访方案。根据我国目前大部分产科阴道分娩出生的新生儿于出生后 48~72 小时出院，剖宫产儿在 96~120 小时出院，详细的出院后随访计划参考表 9-5-1。对存在高危因素者，出院后随访时间可考虑提前。

表 9-5-1　新生儿出院后的随访计划

出院时龄 （小时）	出院时胆红素水平 （百分位）	随访计划 （天）
48~72	<40	出院后 2~3
	40~75	出院后 1~2
72~96	<40	出院后 3~5
	40~75	出院后 2~3
96~120	<40	出院后 3~5
	40~75	出院后 2~3

5. 出院前对家长宣教　出院前应对新生儿的家长进行口头和书面宣教。内容包括黄疸知识的介绍、出院后如何监测黄疸、何时到医院随诊。

6. 重视家庭访视　保健机构对出院后新生儿的家庭访视，应由有资质并具备专业知识的人员承担，访视时了解新生儿是否存在高胆红素血症的高危因素，观察和评估黄疸程度（TCB 或目测），根据胆红素水平或黄疸程度及时嘱咐家长到医院就医。

（朴梅花）

参考文献

1. Subcommittee on Hyperbilirubinemia. Management of Hyperbilirubinemia in the Newborn Infant 35 or More Weeks of Gestation.Pediatrics,2004,114:297-316.

2. Bhutani VK,Johnson L,Sivieri EM. Predictive ability of a predischarge hour-specific serum bilirubin for subsequent significant hyperbilirubinemia in healthy term and near-term newborn. Pediatrics,1999,103:6-14.

3. 中华医学会中华儿科杂志编辑委员会,中华医学会儿科分会新生儿学组.新生儿黄疸诊疗原则的专家共识.中华儿科杂志,2010,48:685-686.

4. 中华医学会儿科分会新生儿学组.《中华儿科杂志》编辑委员会.新生儿高胆红素血症诊断和治疗专家共识.中华儿科杂志,2014,52:745-748.

5. Okumura A,Kidokoro H,Shoji H,et al. Kernicterus in preterm infants. Pediatrics,2009,123(6):e1052-1058.

6. Cuperus FJ,Hafkamp AM,Hulzebos CV,et al. Pharmacologicaltherapies for unconjugated hyperbilirubinemia. CurrPharm Des,2009,15:2927-2938.

7. Gholitabar M,McGuire H,Renni et al. Clofibrate in combination with phototherapy for unconjugated neonatal hyperbilirubinemia. Cochrane Database Syst Rev,2012,12:CD009017.

第 6 节　高结合胆红素血症

（一）概述

新生儿高结合胆红素血症（conjugated hyperbilirubinemia of newborn）是新生儿胆汁淤积症的突出临床特点，是指肝细胞和（或）胆道对正常胆汁的合成、分泌和（或）排泄功能障碍或缺损，伴有结合胆红素增高而引起的临床上以阻塞性黄疸为主要表现的综合征，即皮肤、巩膜黄染、大便色泽变淡或呈陶土色、尿色深黄、肝脾大及肝功能损害等，可引起胆酸及胆固醇在血液及肝外组织蓄积。病因复杂，病程往往可以延续至婴儿期，预后与病因密切相关。从病因可分四大类：肝、胆道阻塞；遗传代谢紊乱；先天性持续性淤胆和获得性肝内淤胆。从解剖结构可分为肝细胞性（肝细胞排泄障碍及摄取、结合、排泄均障碍)和肝后性(胆道排泄障碍)[1]。

1. 新生儿结合胆红素增高病因

(1) 肝细胞排泄障碍(肝细胞性)

1) Dubin-Johnson 综合征。

2) Roter 综合征。

(2) 肝细胞摄取、结合、排泄均障碍(肝细胞性)

1) 新生儿肝炎(各种病原体感染如各型肝炎病毒、CMV、EB 病毒、单纯疱疹病毒、风疹病毒、梅毒螺旋体、弓形虫等)。

2) 新生儿败血症。

3) 药物及中毒:红霉素、氯丙嗪、甲睾酮、避孕药、硫氧嘧啶、地巴唑、利福平、异烟肼、对氨基水杨酸、硫唑嘌呤、重金属等。

4) 遗传性代谢紊乱:①碳水化合物代谢紊乱:包括半乳糖血症、糖原累积病Ⅳ型、果糖不耐受症等;②脂肪代谢紊乱及溶酶体贮积症:尼曼 - 匹克病、Gaucher 病、Wolman 病、胆固醇脂累积症等;③氨基酸代谢紊乱:酪氨酸血症、高蛋氨酸血症等;④其他:α1- 抗胰蛋白酶缺乏症、新生儿垂体功能低下、囊性纤维性变、脑肝肾综合征、家族性肝脂肪变性、肝豆状核变性等。

5) 染色体病:如 17、18、21- 三体综合征、希特林蛋白缺乏导致的新生儿胆汁淤积症(neonatal intrahepatic cholestasis caused by citrin deficiency,NICCD)、Alagille 综合征等。

6) 其他:严重营养不良、慢性充血性心力衰竭、朗格汉斯细胞组织细胞增生症、噬血细胞综合征、自身免疫性肝病(含少见的新生儿红斑狼疮)等。

(3) 胆道排泄障碍(肝后性)

1) 肝内梗阻:病毒性肝炎及其他感染(梅毒、弓形虫病、钩端螺旋体病)、结核、败血症、药源性淤胆、胆栓综合征、肝内胆管缺如或发育不良、Caroli 病、肝动脉发育不良、进行性家族性肝内胆汁淤积症(progressive familial intrahepatic cholestasis,PFIC)、良性复发性肝内胆汁淤积(benign recurrent intrahepatic cholestasis,BRIC)、新生儿硬化性胆管炎(neonatal sclerosing cholangitis,NSC)、先天性胆汁酸合成障碍(congenital bile acid synthesis defect,CBAS)、全肠道外营养合并的淤胆、伴淋巴水肿的遗传性淤胆等。

2) 肝外梗阻:先天性胆管闭锁、先天性胆总管囊肿、胆总管结石、自发性胆总管穿孔、外源性胆管受压(十二指肠、胰腺肿瘤及胆道周围淋巴结病、梗阻肠袢等)、胆汁黏稠综合征、胆管手术后等。

2. 各种结合胆红素增高症的简要介绍　新生儿结合胆红素增高最常见原因是新生儿肝炎和先天性胆管闭锁。本节对除这两病之外的其他疾病做简单介绍。

(1) 先天性胆总管囊肿:又称先天性胆总管扩张症,亚洲发病率高于欧美。女婴发病明显高于男婴[(4~5):1]。

在生后数日内发病,表现间歇性黄疸,腹部肿块,因腹部疼痛有哭闹症状,50% 患儿伴呕吐,35% 患儿粪便呈灰白色,20% 患儿可并发胰腺炎。腹部超声或 CT 检查可以确诊,需要尽早手术治疗,以免并发胆道感染或发展成胆汁淤积性肝硬化。

(2) 胆汁黏稠综合征:在严重的新生儿溶血病时,胆总管被黏稠或浓缩的胆汁所阻塞,造成结合胆红素增高,临床上与胆管闭锁难以区别,往往在手术时发现胆囊,作胆道造影可以鉴别,部分病例不治自愈,部分病例需做胆总管灌洗。

(3) 胆总管结石:新生儿甚少见,全部病例均在尸检时发现,唯一的体征为黄疸。新生儿发生淤胆,出现明显的结合胆红素增高,或可触到胆囊,应考虑胆管结石,超声可确诊。本病需要手术治疗。

(4) 胆总管穿孔:见于胆总管狭窄或有腔内阻塞者,发生在新生儿出生后 1~8 周,出现间歇性、轻度的结合胆红素增高,临床除黄疸外,还有进行性腹胀、腹壁由胆汁所黄染,腹腔穿刺可发现腹水黄染,静脉注射放射性核素标记的肝胆造影剂,可以发现腹水中放射性核素值高于血清值,治疗需做外科引流。

(5) 外源性胆管受压:由于腹腔淋巴结、肿瘤或梗阻的肠袢等压迫胆总管,造成结合胆红素增高,B 超或 CT 可协助诊断,一般均经手术确诊。另外,由于肿瘤或梗阻等疾病时,若经口喂养,量极少,肠肝循环增加,亦可导致淤胆而加重黄疸。

(6) 半乳糖血症:为常染色体隐性遗传,发病率约为 1:12 000,包括:①经典型,1- 磷酸 - 半乳糖尿苷转移酶基因突变导致的酶缺陷;②半乳糖激酶缺乏;③尿苷二磷酸半乳糖 -4- 差向酶缺陷导致的三种疾病。经典型由于 1- 磷酸 - 半乳糖尿苷转移酶缺陷,半乳糖不能转化为葡萄糖,而导致血中半乳糖蓄积。临床表现:新生儿进食乳类后,出现黄疸、呕吐、肝增大、体重不增、白内障、低血糖和氨基酸尿等,不能及时诊断而继续喂予乳类,将导致病情进一步恶化,在 2~5 周内发生腹水、肝功能衰竭、出血等终末期症状。未经正确治疗的患儿大都在婴儿期死亡,平均寿命约为 6 周,存活者有智能发育障碍等后遗症。诊断依据为尿中出现非葡萄糖的还原物质,可测尿还原糖试验,如还原糖试验强阳性,但测葡萄糖为阴性,支持半乳糖血症的诊断。确诊需测定红细胞 1- 磷酸半乳糖尿苷转移酶活性,若酶活性降低,1- 磷酸半乳糖增高可确诊,还可做基因分析。新生儿筛查可用 Beuner 试验或 Paigen 试验。通过培养羊水细胞的酶分析显示 1- 磷酸尿苷酰转移酶活性减低,可做出产前诊断。治疗:对症处理,纠正低血糖,给予无乳糖配方奶粉或饮食。

(7) 糖原累积症Ⅳ型:亦称 Anderson 病或支链淀粉病。淀粉 -(1,4→1,6)- 转葡糖苷酶缺陷,糖原不能分解成葡萄糖而累积于组织中,导致进行性快速肝硬化,出现门脉高压、腹水、进行性肝衰竭而死亡。肝穿刺可确诊,肝细胞质内异常结构糖原累积,细胞核被推向一侧,并有严重的肝硬化现象;碘染色呈紫红色,PAS染色强阳性。测肝细胞、白细胞或成纤维细胞的分支酶可确诊。目前尚无有效的治疗方法。

(8)遗传性果糖不耐受症:先天缺乏果糖代谢的酶,属于常染色体隐性遗传病,发病率低,欧洲发病率约为1:26 100。果糖-1-磷酸醛缩酶缺乏,肝细胞内1-磷酸果糖堆积,一方面有肝毒性,另一方面抑制果糖-1,6-二磷酸醛缩酶的作用和磷酸化酶作用,使糖原转变成葡萄糖和糖原异生作用受阻,临床出现低血糖。吃母乳或不含蔗糖奶粉时无症状,摄入含蔗糖食物即可出现出汗、恶心、呕吐、意识障碍、惊厥等症状,如继续摄入此类食物,可出现慢性症状:黄疸、肝脾大、体重不增、呕吐、氨基酸尿等症状。果糖糖耐量试验阳性及活检肝肠黏膜中酶的测定显示酶活性显著减低等均有助于此病的诊断。肝组织学检查有严重脂肪浸润,肝细胞坏死,胆管增生,治疗为终生不能食用含果糖的食物。合适的治疗可使所有症状在2~3天内消失,血生化改变在2周内恢复正常,生长落后情况则需2~3年始见好转。无果糖饮食可使患儿获得完全正常的生活,但部分患儿仍有轻度肝大和脂肪变性。

(9)Niemann-Pick病:常染色体隐性遗传病由于缺乏神经鞘磷脂酶,脂肪代谢紊乱,组织累积大量鞘磷脂和胆固醇,临床症状类似新生儿肝炎、肝大、喂养困难、体重不增和进行性神经退化性变,由于溶酶体内累积鞘磷脂和胆固醇,形成典型的泡沫细胞,在肝、脾、骨髓、淋巴结和其他组织中均可存在,确诊即依靠找到泡沫细胞,治疗对症处理。

(10)Gaucher病:由于缺乏葡萄糖脑苷脂酶,导致葡萄糖神经酰胺累积于细胞,造成典型的Gaucher细胞,可在肝、脾、骨髓、淋巴结等处找到,Gaucher细胞压迫肝正常结构,致肝纤维化,轻度的肝功能变化,可有黄疸,肝脾大,精神不好,食欲差。治疗对症处理。

(11)溶酶体酸性脂肪酶缺乏症(lysosomal acid lipase,LAL):又名沃尔曼病(Wolman disease),因溶酶体酸性脂肪缺乏,甘油三酯和胆固醇酯累积于肝、脾、肾上腺等处,临床表现有黄疸、肝脾大、脂肪泻、肾上腺钙化等。

(12)胆固醇脂贮积症(cholesteryl ester storage disease,CESD):与Wolman病相似,组织学检查亦相似,许多不同组织中,溶酶体内胆固醇脂累积,在肝中累积而产生黄疸,肝脾大,吸收不良是首先出现的症状。CESD病情相对较轻,患者的预期寿命取决于该病严重程度及相关的并发症。美国FDA于2015年批准Kanuma(sebelipase alfa)用于治疗LAL和CESD。

(13)酪氨酸血症:常染色体隐性遗传病,由于延胡索酰-2-乙酰乙酸水解酶缺陷,使酪氨酸代谢障碍,在血及尿中酪氨酸及其代谢产物明显升高,肝有脂肪浸润,肝细胞坏死,进行性肝硬化,结节性再生。临床表现:易激惹、呕吐、腹泻、发热、低血糖、肝大、黄疸,出血倾向等。有臭黄油味。

可分为急性和慢性两型,急性患儿病情进展迅速,在新生儿期症状较急骤,可表现为持续不退或退而复现的胆汁淤积性黄疸,常在3~9个月内死于肝衰竭;慢性型患儿常在1岁以后发病,以生长发育迟缓、进行性肝硬化和肾小管功能受损等为主要表现,患儿大多在10岁以内死亡。其病理改变主要在肝肾明显,肝细胞呈现脂肪变性,肝门脉区有淋巴细胞和浆细胞浸润及广泛纤维化。通过检测皮肤成纤维细胞、淋巴细胞、红细胞,甚至肝活检组织中乙酰乙酸水解酶的活性诊断本病。治疗主要是低蛋白饮食或低酪氨酸及低苯丙氨酸奶粉喂养,以减少酪氨酸、苯丙氨酸、蛋氨酸等摄入,可延迟肝硬化的进程。

(14)Caroli综合征:为常染色隐性遗传,包括两大特征:①肝内胆管呈节段性囊状或柱状扩张,即Caroli病,1958年首先由法国医生Caroli系统描述并报道,又称为先天性肝内胆管囊性扩张症;②先天性肝组织纤维化。国外报道发病率约为1/20 000,为少见的先天性肝内胆道发育异常。临床表现在新生儿期出现,也可在成年后才出现,甚至终身无明显症状,包括反复发作的胆汁淤积、胆管炎、结石病和门脉高压等,可引起胆管癌。实验室检查有转氨酶轻度增高,并发门脉高压和脾功能亢进引起的血小板和白细胞减少,胆管炎时白细胞计数增高。腹部超声、CT、MRI、ERCP等影像学检查对诊断有帮助。本病肝内胆管上的囊状突起与胆管之间是连通的,而其他疾病如多发性囊性肝病等也可见在胆管上有囊状突起,但这些囊状突起与胆管内部不连通。本病胆管上囊性扩张是不规则的,突起的形状多种多样,如纺锤形、圆形等,两边基本对称,这可与梗阻性胆管扩张鉴别,后者胆管囊性扩张突起多集中在阻塞部位周围。肝移植目前被认为是治疗本病的唯一方法。

(15)新生儿垂体功能低下:垂体先天性发育不全或不发育者,常伴有结合胆红素增高,转氨酶升高,低血糖,并有甲状腺功能表现低下,但肾上腺皮质激素和生长激素并不缺乏,故无该方面症状,还有凝视、睑下垂等出现,可用替代疗法,注意预防低血糖。

(16)囊性纤维变(cystic fibrosis,CF):常染色体隐性遗传性疾病,是由囊性纤维变性跨膜传导控制器基因突变而致,可累及多脏器的外分泌腺,其中以肺部及消化道为主,表现为黏液分泌异常和电解质异常,分泌物黏稠,以致肝、胆管堵塞,肺部也可因分泌物堵塞而导致呼吸道反复感染。主要发生于白种人,亚洲人极少见。新生儿并发高胆红素血症者不多,由于肝内胆管的浓缩黏液阻滞,故临床表现胎粪性肠梗阻,黄疸延长,约25%病例发展为门脉高压、脾大、食管静脉曲张。治疗无特效手段,要靠胆道冲洗,解除浓缩黏液(亦有自愈者),有门脉高压则需做转流手术。研究表明,经过肝移植的患儿的1年及5年生存率分别为91.6%和75%。目前新生儿筛查可用于早期诊断和治疗,以减少CF的发生率。

(17)Dubin-Johnson(DJS)综合征:又称先天性非溶血

性高结合胆红素血症Ⅰ型或家族性高结合胆红素血症,常染色体隐性遗传。肝细胞先天性排泄结合胆红素和多种有机阴离子缺陷。同时对摄取与结合胆红素也可能有不同程度的障碍。本病发病多在青少年时期,很少见于新生儿期。临床表现:间歇性黄疸、乏力、厌食、恶心、呕吐,上腹痛等消化道症状。预后良好,无需特殊治疗。苯巴比妥有助于降低血胆红素。

(18) Rotor 综合征:又称先天性非溶血性高结合胆红素血症Ⅱ型。常染色体隐性遗传。肝细胞对摄取游离胆红素和排泄结合胆红素存在先天性缺陷。可初发于新生儿期,但多发于青少年期,主要临床表现为黄疸,长期存在,慢性波动,终身不退,无肝脾大。发病情况和临床症状与 DJS 很相似,预后良好,也一样无需治疗。但在实验室检查方面与 DJS 显然不同:①BSP 潴留试验 45 分钟显著升高,常达20%~40%,90~120 分钟无再次上升曲线;②肝外观不呈现黑褐色,肝细胞内无特异色素颗粒沉着;③24 小时尿中粪卟啉总排泄明显增加,但粪卟啉异构体的分布如常人;④口服胆囊造影显影良好。

(19) 肝内胆管缺如:有家族性或非家族性,临床表现黄疸、大便灰白、尿色深、肝大,半年后出现瘙痒,检测结合胆红素、转氨酶、碱性磷酸酶、胆固醇增高,手术胆道造影可发现肝外胆管开放,肝内胆管发育不全或未发育,有人认为肝细胞分泌功能不良,胆汁缺乏或新生儿胆胆炎症等原因,导致进行性肝内胆管损伤,肝活检可以看到叶间胆管少或缺如,门脉周围纤维化及炎症,多于婴儿期夭折,亦可活到成人。

(20) Alagille 综合征:亦称肝动脉发育不良,或小叶间胆管缺乏(paucity of interlobular bile ducts,PILBD)。是一种累及多系统的常染色体显性遗传疾病。临床有 5 大特点:特殊面容、慢性胆汁淤积、角膜后胚胎环、蝶型椎骨、外周或主干动脉发育不全或狭窄。特殊面容包括前额突出,小下颌,轻度两眼距离远,鞍型鼻,耳部突出等,50% 智能落后,当有病毒感染时黄疸加深,瘙痒加重。其临床表现多变,可外观正常,也可出现肝功能衰竭及复杂心脏畸形。当出现包括胆汁淤积症在内的其中 3 个特征或肝活检提示肝内小叶间胆管减少,即可确诊。对临床表现不典型患者诊断较困难,还需与其他胆汁淤积性疾病如肝外胆管闭锁等鉴别。其病因是 JAGI 基因缺失,该基因编码是对细胞分化起重要作用的 Notch 信号通道的配体。本病为常染色体显性遗传。如父母一方患病,其后代有 50% 的发病率。故可通过绒毛活检鉴定致病的基因突变,对妊娠做出快速的产前诊断。但由于基因型不能预测表型,产前诊断不能预测临床表现及胎儿的并发症,最终只能由父母决定是否行产前诊断。轻症者其生活质量及寿命均不受影响,重症患者常伴严重并发症。1987 年 Alagille 报道 1960~1985 年的 80 例结果,21 例死亡,占 26%。治疗主要为给予中链甘油三酯、脂溶性维生素、苯巴比妥等。有研究指出,经活体亲属供肝

肝移植术术后的患儿,5 年生存率为 80.4%。此病大多为良性过程,其预后与肝病的严重程度及血管畸形相关,死亡率在 20%~30%[2]。

(21) Citrin 缺陷导致的新生儿胆汁淤积症(NICCD):常染色体隐性遗传,其致病基因是 SLC25A13,该基因编码线粒体内钙结合天冬氨酸/谷氨酸的载体蛋白即 Citrin,SLC25A13 基因突变所导致 Citrin 缺乏症在新生儿期表现为肝内胆汁淤积症和黄疸,称为 NICCD。成人期表现为高氨血症、突发的意识障碍、精神错乱等神经系统症状,称为瓜氨酸血症Ⅱ型(CTLN2)。NICCD 多在 0~1 岁发病,男女发病率相近,临床表现有肝内胆汁淤积性黄疸、发育迟缓、低出生体重等。实验室检查有血氨增高、高氨基酸血症(瓜氨酸、苏氨酸、蛋氨酸、精氨酸和酪氨酸等增高)、低蛋白血症、溶血性贫血、肝功能受损、半乳糖血症等。肝脏组织病理学检查可见弥漫性脂肪肝、肝实质细胞浸润和纤维化。结合临床表现及血生化异常结果,进行血浆氨基酸谱分析和基因检测明确诊断。治疗给予无乳糖和强化中链脂肪酸的配方粉,并补充脂溶性维生素,症状可改善,但亦有部分 NICCD 患者病情严重需要进行肝脏移植[3]。

(22) 新生儿硬化性胆管炎(NSC):是一种少见的常染色体隐性遗传性疾病,特点为在新生儿期即可出现肝内胆汁淤积,临床表现与胆道闭锁类似,鉴别先天性胆道闭锁和新生儿硬化性胆管炎的方法是胆道造影检查,本病肝病理的改变是围绕着小叶间小胆管的同心性水肿和纤维化(洋葱皮样变化)。该疾病治疗主要为内科治疗,外科手术效果不理想,目前认为熊去氧胆酸能够减轻临床症状,但是不能减轻肝组织病理改变,阻止其进展至肝功能衰竭,当疾病发展为肝硬化时,需行肝脏移植治疗[4]。

(23) 良性复发性肝内淤胆(BRIC):是一种胆盐分泌调节缺陷病,与家族性进行性肝内胆汁淤积症同为 ATP8B1 基因突变导致的,BRIC 的突变发生在 FIcl 基因相对非保守区段,仅可导致 FIcl 部分失活,因此临床表现与 PFIC(进行性家族性肝内胆汁淤积症)不同,为持续数周至数月的反复发作性、自限性严重瘙痒、黄疸、脂肪泻及体重下降。粪便灰白色、尿色深,胆红素可达 342μmol/L(20mg/dl),转氨酶轻度升高,常持续 3~4 个月,然后黄疸消失,肝功能正常,以后又复发。组织学特点是中心小叶胆淤积。

(24) 药物导致淤胆:药物可因毒性或特异反应导致肝损害。已报道引起淤胆的药物有利福平、C-17 合成固醇、硫唑嘌呤、红霉素、呋喃妥因、苯唑西林、酚噻嗪、噻嗪等。

(25) 家族性肝脂肪变性:新生儿少见,病理显示肝脂肪浸润,肝细胞核被推向一侧,可有核黄疸,或严重出血倾向,发病原因尚未明确,婴儿早期夭折。

(26) 先天性胆汁酸合成障碍(CBAS):是一种罕见的常染色体隐性遗传病,占儿童胆汁淤积性疾病的 1%~2%。最常见的临床表现为婴儿期进行性肝内胆汁淤积,出生时即

为严重肝脏疾病、新生儿肝炎及儿童晚发型肝病。与胆汁酸合成障碍有关的几个酶缺陷：①3β-羟基-27-类固醇脱氢酶/异构酶缺陷；②6-4-3-氧固醇-5β-还原酶缺陷；③氧固醇7α-羟化酶缺陷；④α-甲酰基辅酶A消旋酶缺陷；⑤固醇27羟化酶缺陷；⑥胆固醇25羟化酶缺陷；⑦胆汁酸结合作用中的酶缺陷等。由于这类疾病临床及生化表现相似，需在血和尿胆汁酸分析基础上结合基因检测明确酶缺陷。多数CBAS经口服初级未结合胆汁酸，熊去氧胆酸（UDCA）等治疗后，其临床症状和生化指标可得到明显改善。对氧固醇7α-羟化酶缺陷和酰化作用缺陷的患儿，口服初级胆汁酸治疗无效，目前主要的治疗方法是肝移植。

（二）新生儿感染性肝炎

1. 病因 部分感染性肝炎起病于新生儿期，感染可能发生于宫内，多数由病毒引起。包括嗜肝病毒及非嗜肝病毒。

（1）嗜肝病毒：以乙型肝炎病毒（HBV）常见，其次为丙型肝炎病毒（hepatitis C virus，HCV），二者常因母婴传播感染。甲型、丁型、戊型、庚型肝炎病毒等也可引起新生儿感染。

（2）非嗜肝病毒：最常见为巨细胞病毒，其次为EB病毒、风疹病毒、单纯疱疹病毒、肠道病毒包括肠道病毒1型、肠腺病毒、人类免疫缺陷病毒等。

（3）其他感染因素：包括细菌（如葡萄球菌、大肠埃希菌、肺炎球菌、伤寒杆菌、结核杆菌、李斯特菌等）和弓形虫、梅毒螺旋体等。

我国HBsAg阳性者占总人口数的10%左右，HBV成为十分重要的病原。国内外文献报道，新生儿HBV宫内感染率为9.1%~36.7%。乙肝表面抗原（HBsAg）、e抗原（HBeAg）和核心抗体（HBcAb）阳性（俗称大三阳）的孕妇体内高HBV DNA值是新生儿宫内感染的高危因素。人巨细胞病毒（CMV）是另一重要病原。关于CMV在新生儿肝炎中的构成比，目前各家报道不一（10%~69.2%）。丙型肝炎病毒存在母婴垂直传播，发生率约为5%，但目前尚无有效的方法阻断HCV的母婴垂直传播。

其他病原如丁型肝炎病毒、戊型肝炎病毒、疱疹病毒、EB病毒、风疹病毒等均可造成宫内感染导致死胎、早产和新生儿死亡。而甲型肝炎病毒尚无有关母婴垂直传播的报道。腺病毒、柯萨奇病毒、埃可病毒等对胎儿肝的侵袭早已肯定。此外，弓形虫、梅毒螺旋体等亦可引起胎儿及新生儿肝炎。B组溶血性链球菌、李斯特菌属、金葡菌、大肠埃希菌等细菌感染也可造成新生儿肝脏病变。

2. 病理 各种病原所致新生儿肝炎，病理改变基本相似，轻者小叶结构正常，有点状坏死，少量肝细胞呈巨细胞变，轻度胆汁淤积，无小管增生，Kupffer细胞增生稍活跃，间质和门脉区有炎症细胞浸润。重症者肝小叶结构紊乱，巨细胞变严重，呈局灶性或片状坏死，可看到肝细胞的再生现象，淤胆明显，小胆管增生不多，肝间质细胞增生活跃，淋巴细胞和浆细胞浸润较多，汇管区尤甚，病程长者门脉周围纤维化，胶原组织沉着并延伸到叶间隙。CMV感染肝管上皮细胞及Kupffer细胞内均可见猫头鹰眼状巨细胞包涵体。弓形虫感染可见局灶性坏死和肉芽肿变。

新生儿肝细胞的巨细胞变是非特异性的，是新生儿肝对外来不同刺激呈现的反应，不仅在肝炎时出现，亦可在胆管闭锁和新生儿溶血后胆汁黏稠综合征时见到，主要表现为肝细胞形态变大，比正常大数倍到数十倍，形态不规则，细胞核可有数个到数十个之多，并被推向一侧，这种病变可能因数个或数十个肝细胞膜的界限消失而形成。也可能是新生儿肝的一种再生反应，确切机制尚未明确。

3. 临床表现 新生儿肝炎起病常缓慢而隐匿，黄疸可出现在新生儿早期，生理性黄疸持续不退或加剧，或新生儿后期，生理性黄疸消退后又再度出现黄疸，伴轻度呕吐、厌食、体重不增等，出生后可有正常颜色大便，以后渐转为淡黄色、灰白色或陶土色，尿色深黄，肝增大，触诊光滑，边缘稍钝，脾增大不显著。虽然发病在新生儿期，但确诊往往已超过新生儿期。轻症患儿经对症处理和病因治疗后，可逐步好转，大便首先变黄，皮肤及巩膜黄疸逐渐消退，肝缩小到正常范围，生长及发育良好，整个病程较长，一般在6~8周。

部分病儿可因疾病发展缓慢，又无发热、厌食、呕吐等症状，黄疸及粪便色变淡未引起家长注意，发现时间晚，以后逐渐发展为重型。也有一开始就表现严重症状者。重症者可有发热、黄疸日趋严重，大便呈陶土色，肝增大（可达肋下5~7cm）质偏硬，脾亦增大（可达肋下6~7cm），腹壁静脉怒张，腹水征，会阴及下肢水肿，可发展到肝性脑病或病程迁延并发肝硬化、食管静脉曲张、消化道出血、颅内出血、脓毒败血症等并发症而死亡。

4. 辅助检查

（1）肝功能检查：丙氨酸转氨酶（alanine aminotransferase，ALT）和（或）天冬氨酸转氨酶（aspartate aminotransferase，AST）升高程度不一，低者可仅略高出正常值，高者可>200U，多数临床症状好转后，转氨酶下降明显。

（2）胆汁淤积的有关检查

1）胆红素升高：结合和未结合胆红素均升高，以结合胆红素升高为主。

2）血清胆汁酸：是诊断胆汁淤积的敏感指标。新生儿肝炎时往往升高。

3）其他：γ-谷氨酰转肽酶（γ-glutamyl transpeptidase，γ-GT）、碱性磷酸酶、5'-核苷酸酶等往往呈数十倍增高。

4）甲胎蛋白（AFP）测定：正常新生儿AFP阳性，约至生后1个月时转阴，但定量法则仍在正常值以上。新生儿肝炎患婴至满月时AFP仍阳性（可能为新生肝细胞的作用），且可持续达5~6个月之久，如用定量法动态观察，则可见其随着病情的好转而下降，若AFP下降，临床症状不缓解，提示可能为肝严重损害到肝细胞不能再生的程度，提示

（3）病原学检测：包括细菌学培养（血、尿培养），血清特异性抗原、抗体测定，必要时进行病毒分离及粪便、脑脊液和骨髓培养。

（4）影像学检查：怀疑胆道畸形者，可选择行超声波、放射性核素肝胆显像、胆道造影（包括经皮胆道造影、内镜逆行胰胆造影、磁共振造影等）、CT、MRI、十二指肠液引流等检查。

（5）其他

1）全血细胞计数，凝血酶原时间，空腹血糖，半乳糖，血氨，皮质醇，促甲状腺激素（TSH），游离 T3、T4 测定等。

2）疑似遗传、代谢异常者，可做相应血液或尿液生化、特异性酶学和染色体及基因检测等。

3）肝穿刺活组织病理检查：明确病变性质及程度，为明确诊断提供重要信息。

4）患儿父母亲均应常规检查肝功能、嗜肝病毒血清学标志物和相应病原学及基因检查。

5）必要时行头颅、长骨及脊柱摄片，眼科检查等。

5. **诊断**　明确病因对诊断、治疗和预后判断非常重要。对新生儿黄疸迁延不退，持续时间长，结合胆红素升高，要首先明确有无肝外胆管闭锁。在有感染时排除其他合并病因。6 个月以内（尤其 3 个月以内）起病者，主要考虑宫内感染或产时感染；6 个月以后起病者，需考虑生后感染。

（1）病史和流行病学史：应详细询问，特别是新生儿期病史、家族肝病史和遗传疾病史、母亲孕期情况、分娩史和近亲婚配史等。

（2）症状和体征：有无黄疸及粪便呈灰白色、陶土样（若持续陶土样便常为梗阻性），尿呈红茶色。体检注意腹部膨隆，肝、脾增大程度及质地。有无与本症有关的原发疾病临床表现，如发热、消瘦、全身中毒症状、消化及神经系统症状和体征，以及先天性畸形和生长发育障碍等。

（3）结合临床进行必要的辅助检查。

6. **预防和治疗**

（1）预防：目前我国已对新生儿常规进行 HBV 疫苗的预防接种。对孕妇及 HBV 高危新生儿的乙肝免疫阻断措施、方案、随访、HBV 高危婴儿母乳喂养等问题拟定了以下建议。

1）足月新生儿的 HBV 预防：孕妇 HBsAg 阴性时，无论 HBV 相关抗体如何，新生儿按 0、1、6 个月方案接种疫苗，不必使用 HBIG。孕妇 HBsAg 阳性时，无论 HBeAg 是阳性还是阴性，新生儿必须及时注射 HBIG 和全程接种乙型肝炎疫苗。HBIG 需要在生后 12 小时内使用，注射 HBIG 100U 或 200U，不需要注射第二针。同时在另一侧臀部接种一针 10μg 重组酵母乙型肝炎疫苗，间隔 1 个月和 6 个月分别接种第 2 针和第 3 针乙型肝炎疫苗。

2）早产新生儿的 HBV 预防儿：孕妇 HBsAg 阴性时，无论 HBV 相关抗体如何，早产儿生命体征平稳，出生体重

≥2000g 时，按 0、1、6 个月方案接种疫苗，最好在 1~2 岁再加强 1 针；如果生命体征不平稳，先处理相关疾病，待稳定后再按上述方案接种。如果体重 <2000g，待体重达到 2000g 后接种第 1 针（如出院前未达 2000g，在出院前接种第一针。），1~2 个月后再重新按 0、1、6 个月方案接种疫苗。孕妇 HBsAg 阳性时，早产儿无论状况如何，在生后 12 小时内使用必须肌内注射 HBIG 100U 或 200U，间隔 3~4 周后需再注射 1 次。如生命体征平稳，无需考虑体重，尽快接种第 1 针疫苗，如生命体征不平稳，待平稳后，尽早接种第 1 针。1~2 个月后或者体重达到 2000g 后，再重新按 0、1、6 个月方案接种疫苗。

3）HBV 感染孕妇的新生儿母乳喂养：正规预防后，不管孕妇 HBeAg 是阳性还是阴性，新生儿都可以喂养，无需检测乳汁中有无 HBV-DNA。

4）HBsAg 阳性孕妇的新生儿随访：7~12 个月检测乙肝血清学标志物，如 HBsAg 阴性、抗 -HBs 阳性，且 >100mU/ml，预防成功，应答反应良好，无需特别处理；如 HBsAg 阴性，抗 -HBs 阳性，且 <100mU/ml，预防成功；但应答反应较弱，可在 2~3 岁加强接种 1 针；HBsAg 阴性，抗 -HBs 阴性，对疫苗无应答，需再次全程接种三针疫苗，然后复查；HBsAg 阳性，抗 -HBs 阴性，高度提示预防失败，6 个月后复查，HBsAg 阳性仍阳性，确定预防失败，成为慢性感染者[5]。

（2）治疗

1）病因治疗：针对不同感染原进行治疗。如对 CMV 感染患儿可选用更昔洛韦（ganciclovir），每次 5~10mg/kg，每天 2 次，诱导 2 周；以后 5~10mg/kg，每天 1 次或隔天 1 次进行维持治疗，维持治疗时间根据病情各家报道不同，最长为 1 年和 10 个月，也有报道为 6 个月、8~12 周、2 周等。对病原为弓形虫者可试用乙酰螺旋霉素。若病原为细菌则可视菌种给予敏感抗生素。

对未完全明确诊断的病儿，应定期随访观察，避免不应做的手术，如将新生儿肝炎误诊为胆管闭锁，则手术可促使肝硬化的提早发生。

2）营养：过量与不足都对肝不利。正常情况下肝通过四个主要途径维持糖类代谢的平衡：①糖原储存；②糖原异生；③糖原分解为葡萄糖；④糖类转化为脂肪。在急性病毒性肝炎时，糖原合成、分解和异生都有明显异常，即使是轻度病变，病婴亦可有临床症状不明显的禁食性低血糖，因此，每天要有一定量的糖类供应，但由于肝脏疾病亦影响耐糖能力，故不宜糖分过多，静脉葡萄糖输注可按 8~12mg/(kg·min) 给予。肝脏从门脉血摄取氨基酸以合成蛋白，当肝有疾病时宜供应一般量的蛋白。补充适量维生素 A、D、K、E，都应肌内注射。

3）对症治疗

①保肝治疗：葡醛内酯 <5 岁每次 50mg/kg，>5 岁每次 50~100mg/kg。谷胱甘肽每次 1~2mg/kg，肌内注射或静脉滴注，每日 1~2 次。在肝功能障碍时，可有苏氨酸、色氨酸、

甲硫氨酸和胱氨酸的升高,加上新生儿本来对芳香族氨基酸代谢功能不全,故苯丙氨酸和酪氨酸亦可增高,因此,在重症肝炎或胆管闭锁时,应给予支链氨基酸(缬氨酸、亮氨酸、异亮氨酸),该类氨基酸可在肝外组织进行代谢,促进蛋白合成,如用静脉滴入,可不经门脉而在体循环内发挥作用。对脂肪供应则宜减少,肠内胆盐的减少不仅影响对食物中脂肪的分解和吸收,而且有促使小肠合成胆固醇增多的弊端。但对于长期肝功能障碍,脂肪供应少,加上吸收障碍,其后果是必需脂肪酸的缺乏,可造成皮肤病变,易感染,创伤愈合延迟,生长迟缓等,故应酌情补充必需脂肪酸。②肾上腺皮质激素:泼尼松 2mg/(kg·d) 对部分病例有一定疗效,在症状明显好转后逐步减量,其作用可能为消除肝细胞肿胀、减轻黄疸、并延迟肝组织的纤维化等。疗程按临床情况而定,一般共 4~8 周,需注意预防其他感染。目前对激素的临床应用价值尚有争论。③利胆药:熊去氧胆酸每日 10~30mg/kg,每日 2~3 次。④对铜代谢的观察:已知 28~36 周的胎儿,每天经胎盘从母体聚集 80~90μg 的铜,怀孕 40 周的胎儿体内已聚集 20mg 的铜,约 50% 存在于肝内,单位重量含铜量比成人高 5~10 倍,胆汁是铜的主要排泄途径,10% 由小肠壁排出,4% 由肾脏排出,Danks 观察到有些肝炎病儿的肝铜含量可达到很高水平,建议试用青霉胺治疗,国内尚未见报道。

7. 预后 不同病原新生儿肝炎的预后亦不相同。感染 HBV 的新生儿大多为无临床症状的慢性携带者,其中部分日后最终可能演变为肝硬化,甚或进而发展成肝癌。而新疆疫区报道 18 例戊型肝炎宫内感染均早产,其中 5 例为死胎,余者亦于 24~48 小时内死亡。

(三)胆管闭锁

胆管闭锁(biliary atresia,BA)可见于肝内、外胆管系统全部或部分的缺失,使胆汁流出完全受阻,如不治疗,可导致肝硬化、肝功能衰竭和死亡。亚洲地区的发病率(1/1000)较白种人国家(1/20 000)为高,男女之比约为 1：2。其在成活新生儿中的发病率在 1/(5000~12 000)。根据其近端胆道梗阻的位置,病理上分为三型:Ⅰ型约占 2%,为胆总管下端闭锁,通常有近端扩张的囊性结构或扩张胆管;Ⅱ型约占 2%,闭锁发生在肝总管水平;绝大多数患儿属Ⅲ型(占 90% 以上),肝门部绝大多数肝外胆道均实变,然而这其中多数患儿仍残留有或多或少的毛细胆管与肝内胆道沟通。

1. 发病机制与病因 发病机制目前尚不清楚,1913 年 Yippo 等提出胆管闭锁是再空化障碍的学说,认为是一种先天性胆管发育异常,在胚胎第 4~10 周时,胆管发育紊乱或停顿,导致胆道空化不全的结果。支持的依据是本病常合并其他先天畸形,但由于无影像学方面的证据,一直受到质疑。Tan 等认为在人胚第 8 周,在肝门部位及肝内围绕邻近门静脉支形成圆柱状细胞层,即肝内胆道的最原始层,称为胆管板,从 13 周开始胆管板结构开始有序排列,形成肝内胆管结构,称胆管板重塑。此过程随着胎儿发育从肝门部向末梢推进。出生时大部分肝末梢胆管并不与门脉伴行,胆管板重塑仍在进行。如残留胆管板不能充分重塑,则称为胆管板异常。这些疾病分为两类:一类是以过度纤维化和(或)胆管囊性扩张为特征,是重塑停止或异常胆管板残留的结果,如先天性肝纤维症、Caroli 病和婴儿多囊性症;另一类是新生儿胆汁淤积综合征,是由于某些因素使胎儿期胆管板重塑异常和胆管受到进行性破坏,出现肝内胆管减少或闭锁。目前为止,胆管板重塑的过程尚未清楚,仅用胆管板异常还很难解释所有的病例,尤其是出生后有短暂黄便的病例。

由于在大量的流产儿、早产儿或死胎儿胆道解剖中,从未发现过胆管闭锁,而且 BA 的临床症状(黄疸、粪色发白)往往在生后一至数周始有表现,还有一些临床报道的病例,其生后粪色一直呈正常黄色,直到满月后才逐渐发白,因此,也有学者认为 BA 为生后形成,而非先天性疾病。胆管闭锁、新生儿肝炎均系病毒感染引起,两者可能是同一疾病的不同进程,肝及胆道被感染以后,肝呈巨细胞变,胆管上皮损伤,导致胆道管腔阻塞,形成 BA。

BA 病因主要与以下有关:①宫内外病毒感染,包括 CMV、轮状病毒、呼肠病毒及肝炎病毒等;②免疫系统异常,使胆管上皮细胞凋亡或坏死,胆管受损、炎症和纤维化;③肝外胆管形态发育缺陷(胚胎型),与 *Kartagener* 基因和 X 染色体某基因突变有关,常伴内脏反位、多脾症等畸形;④妊娠妇女接触有毒物质;⑤胎儿肝胆系统发育过程中血管发育异常。大多数研究表明,BA 不是单因素性疾病,很有可能是不同病因而有共同临床表现的疾病。

2. 病理 胆管闭锁肝的病理变化同一般的胆汁性肝硬化,但肝纤维化进程并不随手术治疗后胆汁排出而停止,往往还会持续数年,呈慢性过程,这也是 BA 术后疗效不高的原因。肝内被激活的肝星形细胞合成肝细胞外基质,其过多沉积在肝内引起肝纤维化,进一步发展引起肝硬化。最近研究发现,BA 肝纤维化启动的直接信号是胆管上皮的损伤,损伤后肝内淋巴细胞聚集和 CD14 阳性巨噬细胞急剧增多,Kupffer 细胞和迁移入肝内的巨噬细胞增生,且肝外胆管梗阻更有利于这一过程的发生。

在病理上,肉眼可见肝外胆管壁部分呈炎性增厚,管腔阻塞不通,部分可消失仅残留一纤维样胆管痕迹。5% 的病例可出现囊性结构,内衬黏膜,可含胆汁,但囊壁薄,与未扩张的肝内胆管连接不通畅。根据肝外胆管管腔的阻塞程度,临床病理上分为 3 型:Ⅰ型(约 5%),阻塞发生在胆总管,胆囊内含胆汁;Ⅱ型(约 3%),阻塞部位在肝总管,胆囊不含胆汁但近端胆管腔内含胆汁;Ⅲ型(90% 以上),肝门部胆管阻塞,近端胆管腔内无胆汁。肝呈胆汁性肝硬化,肝内胆小管增生,管内严重胆栓,有时小胆管胀破,胆汁泛滥成片,肝细胞及毛细胆管内亦严重淤胆,肝细胞可有巨细胞变,门脉区纤维化。

3. 临床表现 黄疸出现在生后不久或 1 个月内,并呈进行性加重,极期呈黄绿色或灰绿色,同时巩膜发黄,泪液变黄,皮肤瘙痒而烦躁;粪色变浅、呈淡黄色,甚至持续性白陶土色粪便,尿色深黄,如红茶样;新生儿期发病,但未经治疗,病程可达婴儿期,病程超过 3 个月的患儿,黄疸呈深黄色,巩膜可表现深黄绿色,白陶土色粪便又转为淡黄色,或粪便表面黄、内部白,这是由于血液中胆红素水平过高,通过肠壁渗入肠腔而使粪便着色,尿却呈浓豆油色。到 5~6 个月时,患儿全身状态迅速恶化,因胆道完全梗阻、胆汁性肝硬化、脂肪吸收障碍,出现脂溶性维生素缺乏及出血倾向,易感染,低血浆蛋白性水肿。

体检:早期 BA 患儿腹部无明显膨隆,肝大仅在右季肋下触及,表面光滑,界限清楚,边缘较钝。随病情进展,肝体积渐增大,可平脐甚至超越中线,触之表面不平整,边缘钝,病例几乎均有不同程度脾大,腹壁静脉显露。晚期表现腹部膨隆,腹壁静脉曲张,亦可出现腹水。未经治疗的婴儿,1 岁前,可因食管静脉曲张大出血、肝性脑病或脓毒血症死亡。

4. 实验室检查　①闭锁早期肝功能检查改变较轻,血清胆红素升高,先为结合胆红素增高,待肝功能受损,则出现未结合胆红素增高。②肝功能测定:开始肝功能正常,逐渐转氨酶、碱性磷酸酶增高,总胆酸增高,γ-GT、5′-核苷酸酶升高,血清总蛋白、白蛋白降低,前白蛋白降低。③1/3 的患儿有血红蛋白降低。④其他特殊化验:胆管闭锁患儿血清脂蛋白 -X(lipoprotein-X,LP-X)阳性率为 100%。

5. 影像学检查　①B 超检查简单易行且无创伤,为所有怀疑有胆管闭锁患儿的首选检查方法。②内镜逆行性胰胆管造影(ERCP)不仅可显示胆管的形态、走行,且能对胆管闭锁(胆管不显影)、肝内胆管发育不良和胆总管囊肿做出诊断,还可显示胰管和胰胆管合流异常。但对婴儿经验不足。③磁共振成像(MRI)胰胆管造影可清楚显示肝内外胆管系统,显示肝外胆管系统较清晰。如果肝外胆管系统清晰可见,则可排除胆管闭锁。

6. 鉴别诊断与诊断　主要与新生儿肝炎鉴别。

7. 治疗

(1) 手术治疗时机:手术日龄的掌握是治疗成功的关键之一,凡淤胆超过 12~13 周,胆汁性肝硬化严重,不能耐受手术的损伤,预后差。Ryoji 总结了 214 例胆管闭锁手术的经验,发现不同日龄术后胆汁排出、黄疸消退的百分比有显著差异,手术时日龄不足 60 天者,疗效较好,故早期诊断和早期手术极为重要。

(2) 手术方法

1) 肝门肠吻合术:日本学者葛西(Kasai)于 20 世纪 50 年代后期创立了肝门肠吻合术,用于治疗不可矫治型胆管闭锁,该研究成果于 1959 年在日本发表,并很快在世界范围内被广泛接受和采用。开创了不可矫治型胆管闭锁治疗的新纪元。此后,该术式不断改进和完善,肝门空肠 Roux-Y 吻合已成为胆管闭锁外科治疗的黄金术式。手术

方法包括三部分:①肝门纤维块的剥离;②空肠回路重建;③肝空肠吻合。葛西手术的基本思路在于即使肝外胆管已经闭锁,在肝门附近仍可能有残存的微小胆管。如果能将肝门纤维块适度切除,则胆汁有可能顺利排出,患者得以存活。

2) 肝移植术:在胆管闭锁的治疗中,肝门肠吻合术仍具有重要的、不可替代的作用,目前仍是胆管闭锁首选的手术方法。如果肝门肠吻合手术失败或预后不良,可再择期行肝移植手术。肝移植是胆管闭锁发展至终末期唯一有效的治疗手段。在小儿(年龄 <18 岁)肝移植中,胆管闭锁所占比例接近一半,其中 1 岁以内中,所占比例约为 90%。葛西手术后约 67% 的儿童在成人之前仍需要肝移植救治。自肝移植手术应用于胆管闭锁患儿的治疗以后,手术治疗胆管闭锁总的 10 年生存率达到 93%。儿童终末期肝病评分(pediatric end-stage liver disease,PELD)对 11 岁以下胆道闭锁患儿有一定参考价值,当得分大于 10 分,需积极考虑肝移植。手术方式有尸体肝移植或活体肝移植 2 种,其中由于胆道闭锁术后肝脏移植患儿年龄多数较小,从供体来源,肝大小及免疫排斥等方面综合考虑,亲体肝移植更为合适。目前文献报道肝移植术后 5~10 年存活率均在 80% 以上,部分机构可达 90%。

(3) 手术后治疗:治疗原则是促进胆汁分泌,预防术后胆管炎。静滴头孢菌素等抗生素,如无胆管炎则改口服抗生素;术后利胆可用去氢胆酸(dehydrocholic acid)与泼尼松龙治疗。也有应用前列腺素 E_2 和高血糖素的报告。胆管闭锁患儿术前可有十六碳烯酸增加,亚油酸降低,全部必需脂肪酸的缺乏,脂溶性维生素吸收障碍,以及某些氨基酸的代谢异常,术后生存者,大多数氨基酸较高,如缬氨酸 + 亮氨酸 + 异亮氨酸;而苯丙氨酸 + 酪氨酸较低,年龄越小、肝功能越差者,越明显,而以上变化需在术后 1 年半左右才恢复正常。所以要保证能量、必需脂肪酸、必需氨基酸(支链氨基酸)的摄入。供给能量 501.6kJ/(kg·d)、蛋白质 3g/(kg·d),除非腹水严重,否则不限制水分摄入。对手术前或肝门空肠吻合术后,胆汁未能充分引流者,要给予中链甘油三酯,可用鼻胃管滴饲,用微量泵控制,持续滴入。给予脂溶性维生素包括维生素 A、D、E、K 等,及水溶性维生素 B_1、B_6、C。适当补充铁剂。由于患儿吸收减少、白蛋白减低,可适当补锌。因脂肪吸收障碍,与钙结合成钙皂排出,故在给维生素 D 时应同时补充钙。

(4) 术后并发症及处理

1) 术后黄疸不退,或退而复现,给予药物治疗无效,此时应考虑再次进行葛西手术。再次手术后,如果第一次手术有良好胆汁分泌,以后不好者,约 60% 的黄疸消退。第一次手术胆汁分泌就不佳者,仅有 24% 有可能使黄疸消退。手术应在 2 个月内完成。1985 年上冈克彦则推荐经皮肝内胆管引流,长期留置导管,以治疗术后逆行性的胆管炎引起的胆汁排泄不畅,效果良好。此术在超声探头引导

下,经皮穿刺肝内胆管扩张处,既引流出胆汁,减少肝内胆管压力,又可进行胆道冲洗,检测病菌,注入抗生素等。认为减轻肝内胆管压力,改善肝功能,可作为肝移植前的一种处理。

2) 逆行性胆管炎:应尽早手术,抗生素、类固醇和利胆药的应用可能减少或缓解该并发症。

3) 术后无胆汁或胆汁分泌不足而仍有黄疸:是最常见也是最严重的并发症。患儿常因肝硬化进行性加重致肝功能衰竭而死亡。过去发生率超过50%,现降至10%以下,此时唯有进行肝移植。

4) 门脉高压的治疗:如手术前已有门脉高压,术后胆管炎可加重,故术后定期内镜检查,有无食管静脉曲张,对诊断与治疗门脉高压十分重要,可在内镜下对曲张的静脉注射硬化剂,亦可行脾肾静脉分流术等。

5) 吻合部位纤维组织再沉淀,可造成胆流中断。

6) 晚期并发症是肝内纤维化继续发展,最终造成肝硬化,进而出现门脉高压、脾功能亢进及食管胃底静脉曲张和出血。

(5) 随访:胆道闭锁患儿随访非常重要,术后1个月、3个月、6个月、1年、2年、5年和10年应作为常规随访节点,包括谷丙转氨酶、谷氨酰转肽酶、胆汁酸、胆红素、白蛋白水平等肝功能指标对预后判断及是否需要移植具有重要作用;B型超声了解肝脾大小、腹水程度;血小板水平可协助判断有无门静脉高压;CT及MRI可协助判断肝硬化程度、肝内胆管囊肿及门静脉高压侧支血管情况,胃镜及钡餐可判断有无门静脉高压大出血可能。胆道闭锁患儿在使用激素过程中及停药3个月以内不宜接种活疫苗;计划接受肝移植的病例需要在移植前1个月完成基本免疫注射;暂无肝移植计划的胆道闭锁患儿,无发热等严重感染情况,肝功能指标异常并不妨碍免疫接种的按程序进行。

8. **预后** 肝门肠吻合术后患儿预后取决于以下关键因素。

(1) 手术时患儿年龄:大多数学者认为60天左右行肝门肠吻合术可获得最佳手术效果,因此时肝脏纤维化程度较轻;而120天以后再行肝门肠吻合手术预后较差。

(2) 肝门部纤维块残留胆管开放程度、肝纤维化程度。

(3) 肝的病理改变:通过光镜和电镜观察,如肝内毛细胆管发育不良、肝纤维化严重、胆管增生明显常提示预后不良。

(4) 术者的操作技巧。

(5) 术后处理:20世纪70年代中期以后,随早期诊断、手术技巧及术后处理的改进和提高,预后明显改善,长期生存的病例增加。5年生存率为40%左右;10年生存率为13%~20%。如生后60天以内手术,其10年生存率可达70%以上[6]。

(四) 新生儿肝炎与胆管闭锁的鉴别

新生儿肝炎与胆管闭锁的鉴别是比较困难的,两者在发病原因上存在着不同的观点,一元论者认为胆管闭锁与新生儿肝炎属同一病原,可能是肝炎的不同过程,闭锁是炎症的结果。二元论者则认为肝炎主要是各种病毒感染、药物、遗传代谢所致,闭锁是发育障碍。由于以往报道在死胎的病理解剖上从未发现胆管闭锁的情况,且胆管闭锁的病婴确实有过黄色大便,然后再变白色,所以胆管闭锁又有生后形成的说法。先天性胆管闭锁与新生儿肝炎临床表现极为相似,早期诊断十分困难,往往在鉴别诊断的过程中,使先天性胆管闭锁患儿丧失手术良机。故早期鉴别诊断很重要。绝大多数的新生儿肝炎患儿临床表现主要以肝功能损害为主,血清未结合胆红素和结合胆红素均升高,但以前者为主。手术会增加肝的损害,术后黄疸会加重,增加治疗难度,所以此类患儿不宜手术治疗。但有小部分患儿,临床上以阻塞性黄疸为主,大便呈陶土色或淡黄色,皮肤、巩膜呈暗绿色,血清未结合胆红素和结合胆红素均升高,且后者升高程度高于前者。患儿经过较长时间的保守治疗,仍然效果不佳,仍难与先天性胆管闭锁鉴别者,则考虑外科治疗。目前对两者鉴别诊断的方法有多种,但尚无一种方法是特异敏感的,必须结合临床综合考虑,予以鉴别诊断。

1. **临床表现**

(1) 黄疸:生理性黄疸持续不退并加深,闭锁可能性较大;生理黄疸消退后黄疸又复发,肝炎可能性较大。

(2) 大便色泽:生后即发白,出生以来从未见过黄色大便,应想到闭锁或宫内肝炎,明确有过黄色大便者以肝炎可能性大。但胆管闭锁,有时也可在出生第一个月大便呈黄色,以后变成灰白色。

(3) 其他:宫内肝炎者出生体重偏低呈小样儿表现,生后食欲较差,胆管闭锁者宫内生长正常,生后第一阶段的食欲较好。

2. **实验室检查**

(1) 胆红素变化:病程早期结合胆红素增高,动态观察持续升高,病程迁延一段时期后出现双相,此种规律表示闭锁可能。病程早期双相或患儿日龄较小,但胆红素很高,动态观察波动较大,多考虑肝炎。

(2) 谷丙转氨酶升高:病程早期ALT即较高者,提示肝炎,病程长而ALT升高者,仅提示肝细胞有破坏,无鉴别价值。

(3) 甲胎蛋白(AFP)升高:新生儿满月之内常呈阳性。从理论而言,肝炎患者有肝细胞再生,故AFP常可呈阳性,闭锁主要为胆管增生,故AFP阴性。有报道在病婴1~4个月时AFP>35μg/ml提示肝炎,胆管闭锁则在10μg/ml以下,但部分病例有交叉现象,故实际价值不大。

(4) 其他血清学检查:1967年Switzen等用免疫学方法证实,在伴有胆道梗阻的黄疸患者血清中,有正常人所见不到的低密度脂蛋白-X(LP-X),并将此称做梗阻性脂蛋白。1969年Seidel报道在梗阻性黄疸患者中,血浆脂蛋白的变化以高密度脂蛋白浓度低及低密度脂蛋白的浓度增加为特征,并从这种低密度脂蛋白中分离出三种不同的脂蛋白,即脂蛋白 A、脂蛋白 B 及一种特殊的后来命名为脂蛋白 X 的物质(据说 LP-X 的蛋白脂肪成分是独特的,它含 6% 的蛋白质,66% 的磷脂、22% 的非酯化胆固醇及 3% 的甘油三酯。其蛋白部分 40% 为白蛋白,60% 为去脂脂蛋白 C)。LP-X 对鉴别新生儿肝炎和先天性胆管闭锁有一定帮助,胆管闭锁患儿 LP-X 阳性率很高,可达 100%,且日龄很小时已可呈阳性。当血清浓度 >400mg/dl 时有利于胆管闭锁的诊断,新生儿肝炎综合征患儿 LP-X 亦有一定阳性率,但出现日龄较大,血浓度较低。如一旦与胆管闭锁血浓度数值发生重叠时,常不能据此鉴别,这种情况下可给患儿用考来烯胺(cholestyramine)治疗,4g/d,共 2 周,比较用药前后血清 LP-X 浓度变化,若下降则支持肝炎的诊断,若无变化者则支持胆管闭锁的诊断。

3. 影像学检查

(1) B 超检查:对肝外部分闭锁的胆管闭锁有帮助。但对胆道完全闭锁(不可吻合型)与新生儿肝炎的鉴别诊断较困难,特别是对年龄较小者更难。胆管闭锁的 B 超检查,多数"未见胆囊"或"胆囊空瘪"较有意义,结合临床可提示胆管闭锁。也可观察进食前后胆囊的收缩率。郑毓珊等报道进食后胆囊缩小 50%,可排除胆管闭锁。进食前后胆囊的收缩率计算方法为:分别在进食前、中、后 0.5 小时,测胆囊长径和前后径,以最大长径和前后径乘积作为胆囊面积,测算胆囊收缩率。胆囊收缩率 =(最大胆囊面积 – 最小胆囊面积)/ 最大胆囊面积 ×100%。肝门部门静脉分左右支进入肝,其上方为左右肝管,新生儿肝炎患儿此处有正常的管腔结构;胆管闭锁患儿此处为一纤维结缔组织块,略呈三角形,内有许多微细胆管。因胆管和纤维块是两种不同的组织结构,故反映出来的声像图亦有明显差别,胆管呈管状结构,低回声,而纤维块为条索状高回声。胆管闭锁患儿多在肝门部见纤维块。检查方法是将 7.5MHz B 超探头,放在右肋缘下,并朝着肝门方向,在左右门静脉分叉部前面可见一条索状高回声区。回声区两端尖细中间膨大,回声均匀,无管腔,边界清后方无声影,此区即为肝门纤维块。

B 超检查的优点为无创伤性、可重复进行,缺点是对于 1 个月以内患儿,很难发现纤维块,故诊断不易。

(2) MRI 检查:因新生儿很难控制呼吸,一般只能行不控制呼吸的磁共振胰胆管造影(MRCP),MRCP 能清楚显示胆道解剖、胰胆管合流异常。肝炎患儿的 MRCP 检查,可见胆囊、胆囊管、胆总管、肝总管、左右肝管及肝内二级肝管的胆道,而胆管闭锁患儿仅能显示胆囊,同时胆管闭锁患儿可见门静脉周围纤维性增厚,据此可做出诊断。据报道 MRCP 诊断胆管闭锁其准确率达 98%,灵敏度 100%,特异度 96%,是一种可靠、无创性的诊断方法。

(3) 放射性核素肝胆显像:利用肝细胞具有排泄功能,静脉注射 ^{99m}Tc 标志乙酰替苯胺亚氨二醋酸(IDA)类化合物,与肝细胞膜上的阴离子结合膜载体结合,进入肝细胞

内,再与细胞内的受体蛋白结合,分泌入毛细胆管,最后经胆道系统进入肠道。正常情况下注射化合物 10 分钟后,肝外胆管和肠道相继显影。出现胆道阻塞时,可经肾途径排出。胆管闭锁患儿则 24 小时也不见肠道显影。放射性核素肝胆显像诊断胆管闭锁特异性较高,但有时会将新生儿肝炎误诊为胆管闭锁,其主要原因为胆红素水平过高、胆汁黏稠、肝细胞受损、水肿及胆道的炎症与水肿,使胆道阻塞,也会表现为肠道 24 小时仍不显影,此时可误诊为胆管闭锁。为减少新生儿肝炎误诊,应于进行检查前口服苯巴比妥钠 5mg/(kg·d),用药 5 天以上。若静脉滴注肾上腺皮质激素,增加胆汁排出和减轻胆道水肿效果更好。本检查方法宜应用于肝炎患儿,年龄在 30 天前(新生儿期)作为早期鉴别诊断,效果理想。当肝炎患儿粪色出现持续陶土色或灰白色时,多提示此时胆道已出现阻塞,此时放射性核素肝胆显像检查结果多误诊为胆管闭锁。IDA 显像剂具有迅速通过肝、胆汁中浓度高的优点,对早期阻塞性黄疸的患儿有较高的诊断率。缺点是 IDA 显像剂与胆红素均经阴离子转运机制进入肝细胞内,因此,血清胆红素对 IDA 被肝细胞摄取有竞争抑制作用,使肝炎患儿肝外胆道和肠道无放射性物质出现,特别是婴儿肝外胆道口径小,肝炎累及肝外胆道可出现炎症、水肿和胆汁黏稠,使胆道阻塞,出现误诊。

(4) 十二指肠引流:根据胆管闭锁患儿胆汁不能流入消化道,十二指肠液中无胆红素,可对十二指肠液进行测定。方法是用带有金属头的引流管,经鼻或口插入十二指肠中,并在 X 线下观察,必要时注入少量造影剂,证实引流管进入十二指肠后,抽液进行检查。黄志华等报道收集十二指肠液进行总胆红素值和 γ-GT 活性测定,对胆管闭锁和新生儿肝炎进行鉴别诊断。胆管闭锁患儿的十二指肠液胆红素 <8.5μmol/L,γ-GT 活性缺如或微量(<5U/L);新生儿肝炎的十二指肠液胆红素 ≥8.5μmol/L,γ-GT 活性 ≥20U/L。笔者认为十二指肠液胆红素值和 γ-GT 活性联合检测能早期鉴别诊断新生儿肝炎与胆管闭锁。也可对十二指肠液进行胆酸测定,新生儿肝炎者为阳性,阴性者多为胆管闭锁。十二指肠引流具有无创伤、可重复进行、诊断率较高的优点。但不易收集患儿的十二指肠液。

(5) 内镜逆行胰胆管造影(ERCP)检查:是在十二指肠镜直视下通过十二指肠乳头将导管插入胆管和(或)胰管内进行造影。ERCP 对阻塞性黄疸的鉴别诊断,既可收集十二指肠液进行检查,也可通过造影显示胆道系统和胰腺导管的解剖和病变。ERCP 检查中新生儿肝炎胆总管直径大于胰管;胆管不显影或仅部分显影则考虑为胆管闭锁,必要时行进一步检查,如剖腹探查术。但 ERCP 可诱发急性胰腺炎和胆管炎,操作有难度,特别是对年龄较小患儿进行 ERCP 检查,需适合小儿的特殊十二指肠镜且需对患儿进行麻醉,临床经验少。

4. 腹腔镜检查　近年来采用腹腔镜进行鉴别诊断,采用两孔或三孔方法进行。分别在脐下和剑突下钻孔,必要

时在右锁骨中线肋缘下加一孔。步骤包括用腹腔镜观察肝及肝外胆道、行肝活检、穿刺胆囊和肝外胆道冲洗。胆管闭锁患儿肝门区空虚,胆囊塌陷,胆管及左右肝管均显示不清,只看到蓝色门静脉,若沿萎缩的胆囊向肝门区解剖,经胆囊底穿刺无胆汁抽出。新生儿肝炎患儿胆囊相对较充盈,从胆囊底部穿刺可抽出黄色胆汁,注入盐水可见肝门处肝外胆道扩张。若注入稀释的亚甲蓝,可见肝外胆道充满蓝色液体。如穿刺未抽到黄色的液体,也可在注入盐水后,回抽到黄色液体。腹腔镜属微创手术,手术创伤小,能直接观察到肝外胆管和胆囊的情况。但因患儿年龄较小,需用适合小儿的腹腔镜,且需麻醉下进行,临床经验少。

5. 肝穿刺肝活检 对鉴别可以有一定的帮助。但1980年Psacharopoulas等从肝外胆管闭锁的组织学检查所见,47例中33例有轻、中和重度的巨细胞变,有31例轻到中度的肝坏死,因而也不能凭单一的肝活检资料做确切的鉴别诊断。日龄越小,越易误诊,故新生儿期一般不做肝穿刺。

6. 诊断性治疗 激素治疗用泼尼松 2mg/(kg·d)观察3~6周,绝大部分肝炎患儿在3周可见粪色转黄,黄疸消减,少数肝炎需用药6周有效。如6周无效,可考虑剖腹探查,但往往因超过3个月已有胆汁性肝硬化而不能进行手术。

7. 剖腹探查 对出生淤胆7~8周龄尚不能确诊者,应果断探查。术中发现胆囊缩小,肝外胆管存在但纤细;汇管区或胆总管旁有淋巴结肿大者,可行胆管冲洗扩容术,并

摘除淋巴结,术后采用消炎及利胆药物,可获满意的胆汁引流。

新生儿胆道闭锁诊断的基本流程见图 9-6-1。

(五)α1- 抗胰蛋白酶缺乏症

α1- 抗胰蛋白酶(α1-antitrypsin deficiency,α1-AT)缺乏症,最早于1963年见于成人慢性阻塞性肺疾病。Sharp(1969年)报道了来自6个不同亲缘家庭内的10例小儿肝硬化,经实验室检查证明均伴α1-AT缺乏,从此α1-AT缺乏与小儿肝病的关系引起注意,病例报道陆续增多。

1. 病因与发病机制 α1-AT是一种低分子糖蛋白,主要在肝细胞内合成,但也有可能由其他细胞如单核细胞、粒细胞、Kupffer细胞产生。α1-AT含量占血浆总蛋白的4%,成人每日平均约生成α1-AT 38mg/kg,血浆中正常含量为2.5~3g/L,分子量为54 000,在正常人体内半衰期为3~6天。人的血浆与组织中含有多种蛋白分解酶(或称蛋白酶),这些酶又受到另一些酶的对抗,称蛋白酶抑制系统(protease inhibitor system)即Pi系统,α1-AT属Pi系统,是血液循环中主要的抗蛋白酶,一种急相蛋白,它能抑制胰蛋白酶、纤维蛋白酶、凝血酶、糜蛋白酶、中性粒细胞弹性蛋白酶及细菌死亡后释放的蛋白溶解酶等,有保护组织的作用,在细菌感染、手术或激素治疗时,血中含量可较正常增加2~4倍。α1-AT缺乏时此种抗蛋白酶的作用减弱,以致蛋白酶破坏自体组织而致病。

但上述机制不能解释为何部分α1-AT低下患者仅表现肝受损。有人提出α1-AT缺乏症,并非都是α1-AT在

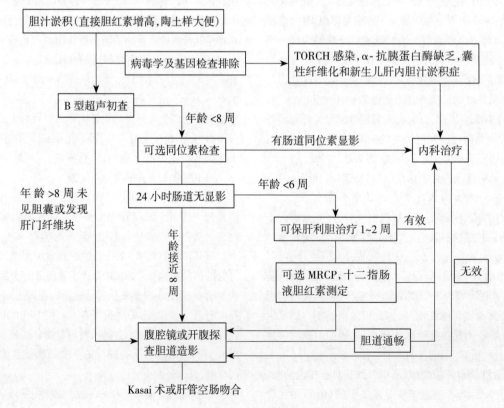

图 9-6-1 胆道闭锁诊断的基本流程

肝细胞合成减少，而是由于产生了与正常结构不同的不溶性无唾液酸的 α1-AT，不能通过肝细胞膜而分泌入血，使肝细胞内大量 α1-AT 前质(称 α1-AT 样小体)沉着，血液循环中 α1-AT 减少。若患者有肠道屏障作用缺陷，肠毒素迁移肝细胞内时，肝细胞内起保护作用的蛋白分解酶(可破坏肠毒素)被过多的 α1-AT 所抑制，肠毒素就损伤肝细胞而致病。但也有人认为不一定与 α1-AT 肝细胞内沉积有关，因为在肺部损害的患儿中，肝也同样可见到有 α1-AT 沉积。总之，确切的发病机制尚有待进一步研究。

2. **遗传方式、基因表达及发病情况**　先天性 α1-AT 缺乏症为常染色体隐性遗传，有多种不同的等位基因型，形成不同的表现型。采用酸性淀粉凝胶电泳及抗原抗体交叉免疫电泳技术，可观察到不同的表现型。根据电泳移动速度不同分为 PiF(较快)、PiM(中等)、PiS(较慢)、PiZ(最慢)。到 1982 年已发现 Pi 系统有 40 多种不同的 α1-AT 变异体。α1-AT 的 Pi 编码基因长 12.2kb，定位在 14 号染色体长臂上(14q31-32.3)，编码基因包括 5 个外显子和 4 个内含子。两个相同的等位基因组合称纯合子，用 PiMM 或 PiM、PiZZ 或 PiZ 表示；两个不同的等位基因组合称杂合子，用 PiMZ 或 PiSZ 表示。Pi 各种表现型在不同人群中的分布基本相似：PiMM 87%，PiMS 8%，PiMZ 2%，其他 <1%。PiMM 又分 4 个亚型 PiM1，PiM2，PiM3，PiM4，其中等位基因分布最常见是 M1M1(52%)、M1M2(14%)、M1M3(24%)。不同基因型的个体血清中 α1-AT 含量缺乏程度不同。绝大多数正常人是 PiMM，这种人血清中 α1-AT 含量及功能均正常。具有 PiSS、PiSZ 及 PiMZ 的个体血清中 α1-AT 含量中度缺乏，约为正常人的 60%，这种人也有患肺气肿和肝硬化的倾向。具有 PiZZ 的个体血清中 α1-AT 含量严重缺乏，只有正常人的 1/10 左右，这种人可以有新生儿肝炎的表现，常发生阻塞性肺病和幼年型肝硬化。PiZZ 发生率各地区不同，发生率较低，美国西北部地区约为 1∶5000，瑞典为 1∶1700，以色列和日本纯合子的 α1-AT 缺乏症少见。

斯堪的那维亚人和北欧后裔中本病的发病率较高，占新生活产儿的 1/2000~1/1600，在北美白种人中占新生活产儿的 1/6700。国外有报道，从新生儿肝炎综合征中 α1-AT 缺乏症的发生率，文献所载各不相同，Gottnall 等报告 100 例中，占 13 例；Danks 报告 105 例中有 8 例。Pittschieler(2001)报告通过 14 年，在 71 675 例新生儿血样中筛查出 α1-AT 缺乏的表现型：PiZZ 72 例，PiSZ 45 例，PiSS 18 例，PiMF 11 例及其他少见的不同类型的表现型共 188 例。我国报道极少，上海新华医院曾报道一例重型 α1-AT 缺乏症，该例为第二胎，生后 9 天开始出现黄疸、肝大、进行性加重，肝硬化、消化道出血，于出生 43 天死亡。生前血清胰蛋白酶抑制量(trypsin inhibition capacity，TIC)测定为 0.5mg/ml(正常值为 1~2mg/ml)，其父为 1.2mg/ml，其母为 0.9mg/ml，第一胎有同样病史，55 天死亡。患儿尸解其肝在电镜和光镜下有典型 α1-AT 缺乏症的病理所见。2000 年汕头大学医学院

一院报道 1 例小儿 α1-AT 缺乏性肝硬化(PiZZ 基因型)，为 10 岁男孩，肝肋下 6cm、质硬，肝组织活检呈肝硬化病变，免疫组织示 α1-AT 阳性，肝细胞质中见特征性的球形小体，直径 1~40μm。取外周血 DNA 经寡核苷酸探针杂交后确定患儿为 PiZZ 基因型，父母均为 PiMZ 基因型。

3. **病理改变**　α1-AT 缺乏症的病理特点，不论临床有无肝病征象，肝细胞内可见到很多小球体，为特征性改变。取肝组织经淀粉酶消化处理掉所含的糖原后，再用过碘酸(即 PAS 法)染色在光镜下可见肝细胞内有直径 2~20μm 的小球体。数目 1~20 个不等，这种小球体经多方面证实为与 α1-AT 相似的糖蛋白，在化学组成上缺乏唾液酸，电镜检查发现这些小球体位于肝细胞的粗面内质网和光面内质网，内质网的腔扩张，腔内有不定型电子密度较大的物质堆集，用特殊荧光标记染色时可见明亮的荧光。其他如肝细胞坏死，门脉区炎性浸润，局灶性脂肪浸润，含铁血黄素沉着，胆汁淤积，胆小管和结缔组织增生等均为非特异性改变。巨细胞变很少见到。肺部病变以广泛性肺气肿为特点。

4. **临床表现**　主要为肝损害，严重程度不等，有肝大、黄疸、胆汁淤积、伴一过性抗人球蛋白试验(Coombs' 试验)阳性的溶血性贫血，类似新生儿肝炎或先天性胆管闭锁。发病年龄不一，最早可在出生第一天就出现黄疸，胆汁淤积，很难与先天性胆管闭锁区别；新生儿表现有阻塞性黄疸和出血倾向(胃肠道出血，脐带残端出血或瘀斑)时，易误诊为败血症或新生儿肝炎。血胆红素可达 340μmol/L，直接胆红素高，肝功异常，黄疸可在数周内减轻，8 个月前消失；有的在病程早期即进行性发展为肝硬化，在婴儿期夭折。也有在早期表现为无黄疸型肝炎到学龄期出现腹水、食管静脉曲张。也有到青春期才出现肝硬化。如果血清 α1-AT 的浓度 <40% 则发展为肝炎的危险性较大。少数患者血清中测不出 α1-AT，这是由于其同源染色体上并无 α1-AT 基因，称 α1-AT 缺如型(Pi--；PiNull；PiQO)，但此类患儿同样伴有肝损害。国外报道，婴儿和儿童纯合子(PiZ)发展为肝炎的占 10%~30%，最高达 78%。PiZ 表现型所致的新生儿和婴儿肝炎分别约占 34% 和 29%。其他基因型可见到的表现型为 PiSZ，Sveger(1976 年)报道 200 000 例婴儿中有 48 例为 PiSZ，随访 8 年无一例发生肝炎。但 Rosenthal(1976)提出儿童 PiSZ 可见一过性胆汁淤积伴肝纤维化或肝硬化。由于此类型发病少，长期预后尚不清楚。PiMZ 极少见，Cutz(1979 年)报道 3 例，有慢性活动性肝炎的表现，其中 1 例发展为肝硬化。有的病例可伴有肺气肿的表现，最早可出现在儿童期，一般在 30 岁左右发病，个别病例在新生儿期表现为迁延性肺炎。

5. **诊断**

(1) 产前诊断：曾有人试图检测羊水 α1-AT 作为本病产前诊断，未获成功。Jepson(1981 年)采用宫内取胎儿血测 α1-AT 和基因定型，取得成功。但宫内取血有一定的危险性，不能普遍应用。Kidd(1983 年)取羊水做细胞培养，

用核酸杂交探针方法直接分析 DNA 做出诊断,已获得成功,可用于临床。

(2)生后诊断:新生儿有胆汁淤积性黄疸、肝脾大、肝硬化,肝病不伴胆管闭锁,而 γ-GT 明显升高,应疑及本病,需进一步做实验室检查,以助诊断。

1)蛋白电泳法:因 α-球蛋白中 90% 为 α1-AT,故用血清醋酸纤维薄膜电泳法可作为 α1-AT 缺乏症的常规筛检法。α-球蛋白定量 <2g/L,可作为 α1-AT 缺乏症的初步诊断。

2)以抑制胰蛋白酶分解的活力来间接测定 α1-AT:正常情况下 1.1mg 的胰蛋白酶被 1ml 正常人血清所抑制,即 TIC 值,正常为 1~2mg/ml,小于此值可助诊断。

3)用抗胰蛋白酶的抗血清与被检查者的血清做免疫荧光法试验,测定 α1-AT 含量。

4)取外周血提取 DNA,采用 PCR 等位基因特异性寡核苷酸(ASO)探针杂交方法以及通过等点聚焦或酸性 pH 条件下的琼脂糖电泳作出 Pi 基因定型。

5)肝组织活检:必要时肝穿刺取活体组织进行光镜及电镜检查,可确诊。

6. **治疗** 无特殊治疗方法。主要为支持和对症疗法,包括合适的营养,脂溶性维生素的补充,门静脉高压的治疗等。皮质激素类及免疫抑制剂不能控制 α1-AT 缺乏症所致的肝损害。外源性 α1-AT 治疗,因其半衰期仅 6 天,影响临床使用价值。有报道针对 α1-AT 缺乏症肺气肿病例,用静脉输注或气溶吸入纯化的重组 α1-AT 替代疗法可以提高血清中 α1-AT 的浓度,对 α1-AT 缺乏症肺气肿患者有一定疗效,而对肝病患者效果不佳。α1-AT 缺乏症肺气肿患者也可接受肺移植治疗,使肺功能及运动耐力有显著改善,5 年存活率约占 50%。有报道 α1-AT 缺乏症肝病患者(肝功能不全及肝衰竭者)可行肝移植治疗,接受者血中出现供肝者的 Pi 表现型,支持肝可能是血液循环中 α1-AT 的来源;1 年存活率可达 90%,5 年存活率为 80%。

7. **预后** 本病预后取决于有无肝功能不全和胆汁淤积的程度。新生儿有胆汁淤积发展为肝硬化的危险性 21%~56%,一般在 2~4 岁时发生。小儿 PiZ 中约 1/3 有迁延性肝功能不全,Sveger 的研究证明,婴儿 67 例中只有 22% 无明显肝病,随访 7 个月 ~17 岁有 28% 死亡,多死于肝功能衰竭。总之,新生儿有胆汁淤积,到婴儿时仍有胆汁淤积,结合胆红素和 ALT 持续升高,肝持续增大且质硬,肝组织有纤维化病变、肝硬化者,提示预后不良[7]。

(六)进行性家族性肝内胆汁淤积症

进行性家族性肝内胆汁淤积症(PFIC)是一种严重的胆汁淤积性肝病,为常染色体隐性遗传性疾病。此类疾病主要是基因突变而造成肝细胞和胆管上皮细胞上各功能蛋白的生成、修饰,调控缺陷导致肝细胞性胆汁淤积。发病率为 1/(50 000~100 000),这种疾病通常发生在新生儿期或 1 岁内,在儿童期或青春期可因肝衰竭致死。据血中谷氨

酰转肽酶(GGT)的高低,PFIC 可分为低 GGT 型和高 GGT 型,根据特异性基因缺陷低 GGT 型 PFIC 被分为 2 个亚型:PFIC-1 型(即原来的 Byler 病)和 PFIC-2 型。

1. **病因和发病机制** 近年来,通过研究胆汁形成、分泌的分子机制发现三型 PFIC 的突变基因定位及发病机制是不同的,PFIC-1 型源于 *ATP8B1* 的缺陷,该基因编码的是一种氨基磷脂 P 类型 ATP 酶——FICl,该酶能促进细胞膜蛋白的流动,对维持细胞膜的结构有一定的作用;PFIC-2 型源于编码胆盐排泄泵(BSEP)的 *ABCB11* 基因突变,该基因编码人类主要的胆汁酸转运蛋白,该蛋白在将胆汁酸由肝细胞运输到胆小管的过程中起着至关重要的作用;PFIC-3 型源于编码多耐药糖蛋白 3(MDR3)的 *ABCB4* 基因的突变,MDR3 糖蛋白是胆汁磷脂分泌过程中小管的磷脂转运器,该基因的突变导致小管磷脂输出泵(MDR3)的缺乏和胆汁中磷脂水平实际的减少。

2. **病理改变** 肝组织学检查,PFIC-1 显示毛细胆管胆汁淤积和门脉周围肝细胞化生,但无胆管增生。PFIC-2 显示肝组织结构紊乱,炎性细胞浸润,并出现肝小叶及门脉纤维化,可见肝细胞坏死和巨细胞形成。PFIC-3 显示门脉纤维化和胆管增生,炎症浸润,晚期病例,广泛门脉纤维化,出现典型胆汁性肝硬化特征。多数门脉系统可见小叶内胆管,无胆管周围纤维化及胆道上皮损伤。电镜检查显示,PFIC-1 患者见毛细胆管膜粗糙,颗粒状胆汁沉积,PFIC-2 则见毛细胆管膜非晶形胆汁沉积。

3. **临床症状** PFIC-1 型最初典型临床表现为反复出现的黄疸,黄疸可持续不退,AFP 水平正常,转氨酶无显著升高;PFIC-2 型患者黄疸表现和进展更为严重,出生最初几个月即有持续性黄疸,1 年内就可能进展至肝衰竭,转氨酶和 AFP 水平明显升高。有部分 PFIC-1 患儿有肝外表现:身材矮小、神经性耳聋、水样腹泻、胰腺炎、汗液氯化物浓度高等。PFIC-3 型患者有一部分通常在 1 年内即有严重的胆汁淤积,并在婴幼儿期很快发展成肝衰竭。有一部分可直到学龄期或青春期甚至成人期才发病。PFIC 患儿尽管没有胆管闭锁,但仍不能将胆汁从肝内引流。

4. **实验室检查** PFIC-1 和 PFIC-2 实验室检查血清 γ-GT 活性和胆固醇均正常,而胆汁酸明显升高。PFIC-2 的转氨酶和 AFP 水平较 PFIC-1 患儿更高。PFIC-3γ-GT 活性高,胆固醇正常,初级胆盐浓度中度升高。

5. **诊断** 新生儿有胆汁淤积、肝脾大、黄疸、肝硬化疑及本病者,诊断需在综合家族史、临床表现、体征、实验室生化测定、影像学检查和肝活检组织学检查的基础上,并进行基因分析确定。

6. **治疗** 无特殊治疗,熊去氧胆酸、考来烯胺、苯巴比妥对症治疗,但不能控制本病的发展。加强营养管理,补充脂溶性维生素,治疗代谢性骨病。肝移植是唯一的根治方法[8]。

(七)脑肝肾综合征(cerebro-hepato-renal syndrome)

1964 年首先由 Bowen、Lee 和 Zellweger 报道,故又称

Bowen-Lee-Zellweger 综合征,为常染色体隐性遗传,属过氧物酶体病,是过氧物酶体功能缺陷和多种先天畸形、胆汁淤积同时组成的综合征。

1. **病因和发病机制** 本病主要由于过氧物酶体功能缺陷,其确切的遗传因素和发病机制尚不清楚。过氧物酶体含有 40 余种与过氧化作用有关的酶类。机体内多种酸(如植烷酸、乙烃酸等)的 β 氧化过程中产生的过氧化氢的清除,极长链脂肪酸的 β 氧化过程,胆汁酸的合成,六氢吡啶羟酸的代谢均依赖过氧物酶体。当此类酶体缺乏或功能缺陷时,引起体内有关的生化代谢紊乱而发病。如过氧物酶体中的过氧化氢酶缺陷,可致缩醛磷脂合成障碍,从而引起生物膜结构和功能异常,神经髓鞘形成障碍;极长链脂肪酸 β 氧化受阻,导致胆固醇脂在多种组织,主要是脑、肝、肾上腺中沉积,均可出现相应的临床症状。

2. **病理** 肝可见肝小叶排列紊乱,肝细胞肿大,但巨细胞变少见。可见局灶性肝细胞坏死,门脉区和胆管数量减少,胆管发育不良,肝小叶和(或)门脉区纤维化,最终发展为肝硬化。肝超微结构可见细胞内缺乏过氧物酶体,有不同程度的线粒体异常。肾较小,可见皮质下微小囊肿(直径 1mm 至数毫米)或可见马蹄肾。大脑皮质、胼胝体和侧脑室发育不良,胶质细胞增生,髓鞘形成障碍,神经元细胞变性和糖原沉积等。

3. **临床表现** 主要为颅面畸形、中枢神经系统发育不良、肝硬化和肾微小囊肿。典型颅面畸形包括头外形小而前囟、侧囟和骨缝均宽、额宽前突、眼距增宽、鼻根塌陷、耳位低、三角嘴、高腭弓、小下颌。常合并有角膜混浊、青光眼、白内障或眼球震颤、色素性视网膜炎和视神经发育不良,视力严重受损。听力障碍。部分可见肢体畸形,皮纹异常和猿状皱褶等。阴蒂肥大、隐睾和先天性心脏病。所有患者均肝大,质硬,半数有黄疸,胎儿生长受损。出生后有嗜睡、少动、反应低下、吸吮和吞咽困难、肌张力低下等神经系统症状,随年龄增长出现明显的运动和精神发育迟缓或可有惊厥,甚至出现发育停滞或倒退。

4. **辅助检查**

(1) 实验室检查:①血清总胆红素和结合胆红素升高,肝功能异常,AST 和 ALT 均可增高,凝血酶原降低;②血清胆汁酸、胆酸和鹅脱氧胆酸减少而 2 或 3 羟粪甾烷酸增多;③血、尿、脑脊液中六氢吡啶羧酸增多;④血清和培养的成纤维细胞内极长链脂肪酸(C23,C24)增高;⑤各组织中缩醛磷脂缺乏或降低。

(2) 脑电生理及影像学检查:脑电图、脑干诱发电位、视觉诱发电位、头颅 CT 和 MRI 检查均可见异常。肾 B 超可发现囊肿。X 线检查 50%~75% 的患儿髌骨和其他部位骨骺点状钙化。肝脏活检可见细胞内缺乏过氧化物酶。

5. **诊断** 主要依据在新生儿期出现的典型的临床表现,以颅面畸形为主的多发畸形,肝大和黄疸,婴儿期明显的精神运动发育迟缓。结合实验室、B 超和 CT 检查可助诊断。肝、肾活检可以确诊。

6. **治疗** 本病无特效治疗,主要为对症和支持疗法。曾有学者试用饮食疗法,限制极长链脂肪酸、植烷酸等摄入,收效甚微,血浆置换和骨髓移植均无满意疗效。

7. **预防** 做好遗传咨询和产前诊断是预防本病的重要手段。通过检测羊膜或绒毛膜成纤维细胞内的极长链脂肪酸、缩醛磷脂的含量及过氧化物酶内过氧化氢酶活性的测定,可准确地作出产前诊断,进行人工流产。

8. **预后** 预后差,70% 死于 6 个月内,92% 死于 1 岁内,一般不能存活到 2 岁,极少数存活时间较长者常合并严重精神运动障碍。

(李在玲 罗凤诊)

参考文献

1. Jain M, Adkar S, Waghmare C, et al. Neonatal Cholestasis-Single Centre Experience in Central India. Indian J Community Med, 2016, 41(4): 299-301.

2. Vajro P, Ferrante L, Paolella G. Alagille syndrome: an overview. Clin Res Hepatol Gastroenterol, 2012, 36(3): 275-277.

3. Song YZ, Li BX, Chen FP, et al. Neonatal intrahepatic cholestasis caused by citrin deficiency: clinical and laboratory investigation of 13 subjects in mainland of China. Dig Liver Dis, 2009, 41(9): 683-689.

4. Shetty NS, Shah I. Neonatal cholestasis due to primary sclerosing cholangitis. J Family Med Prim Care, 2016, 5(4): 863-864.

5. 中华医学会妇产科学分会产科学组. 乙型肝炎病毒母婴传播预防临床指南. 中华妇产科杂志, 2013, 48(2): 151-154.

6. 中华医学会小儿外科学分会. 中国大陆胆道闭锁诊断与治疗专家共识. 中华小儿外科杂志, 2013, 34(9): 700-705.

7. Khan Z, Venkat VL, Soltys KA, et al. A Challenging Case of Severe Infantile Cholestasis in Alpha-1 Antitrypsin Deficiency. Pediatr Dev Pathol, 2017, 20(2): 176-181.

8. Srivastava A. Progressive familial intrahepatic cholestasis. J Clin Exp Hepatol, 2014, 4(1): 25-36.

第10章　感染性疾病

第1节　病毒性感染

一、概述

虽然细菌是引起新生儿感染最常见的病原微生物,病毒也可引起严重新生儿感染,其中包括宫内、出生时及出生后病毒感染。长期以来,对新生儿感染病原微生物的检测主要关注细菌感染,同时因检测条件受限,新生儿病毒感染未引起足够重视。近年来,随着病毒检测方法的进展,对新生儿病毒感染的认识逐渐加深,尤其是对出生后急性病毒感染,及时诊治可改善患儿预后,同时可减少不必要的抗生素使用,从而减少耐药菌产生及过度使用抗生素对新生儿带来的不良影响。

新生儿发生病毒感染的途径有其特殊性,部分病毒感染发生于出生前,可经母婴垂直传播发生宫内感染,包括巨细胞病毒(CMV)、乙型肝炎病毒(HBV)、人类免疫缺陷病毒(HIV)、微小病毒 B19(HPV-B$_{19}$)、单纯疱疹病毒(HSV)、水痘带状疱疹病毒(VZV)等,其中 CMV 是最常见的宫内感染病毒。有的患儿发生宫内病毒感染出生时即有临床表现,预后取决于感染发生时间及病原,通常在孕早中期发生的感染,病毒可通过胎盘和胎儿血脑屏障,使发育中的中枢神经系统受到损伤,遗留神经系统后遗症,预后不佳[1]。也有很多发生宫内病毒感染的新生儿在出生时无临床表现,但后期可出现症状,或遗留后遗症。因此,如何预防宫内母婴传播、进行早期识别及诊治以改善预后是目前关注的重要问题。有的病毒可在新生儿出生时感染新生儿,包括 HSV、VZB、肠道病毒、副肠孤病毒等。出生后病毒感染包括 CMV、HSV,肠道病毒、副肠孤病毒,呼吸道合胞病毒、流感病毒等各种呼吸道病毒,轮状病毒等各种胃肠道病毒。HSV、肠道病毒感染可引起新生儿脓毒症,轮状病毒感染可引起 NEC。此外,病毒可引起新生儿病房患儿发生交叉感染,甚至导致病房医院内感染暴发,应引起重视。

呼吸道病毒主要引起新生儿出生后感染,但有研究显示,呼吸道病毒可通过垂直传播或吸入感染的分泌物引起产前和出生时感染[2]。新生儿呼吸道病毒感染途径可能与母婴垂直传播或出生后水平传播有关,虽然感染后临床表现较轻,但也可引起严重感染,且可引起住院患儿发生医院

内感染流行暴发。呼吸道病毒引起 NICU 住院早产儿感染可导致感染相关并发症,延长住院时间,应引起关注[3]。且新生儿期呼吸道病毒感染可引起后期发生呼吸系统其他问题,如喘息发作、日后发生哮喘,肺功能异常等[4]。引起 NICU 感染暴发的常见呼吸道病毒为 RSV、肠道病毒和腺病毒。此外,新生儿呼吸道常定植鼻病毒,也可引起 NICU 感染暴发。NICU 可检测到所有常见的呼吸道病毒,但其中鼻病毒(36%)、副流感病毒(28%)和 RSV(20%)占 80%。尚有研究显示,住院早产儿呼吸道病毒感染与发生 BPD 有关[5]。流感病毒可感染孕妇导致围产期不良结局[6],虽然目前没有证据显示,流感病毒可经母婴垂直传播,但孕妇感染与早产有关,孕妇接种季节性流感病毒疫苗可预防流感季节发生早产等不良妊娠结局[7]。最近有研究显示,在流感病毒感染流行季节出生的 VLBN 和 ELBW 早产儿发生脓毒症及 PVL 的风险增加,提示可能与感染有关,需要注意监测和预防孕妇感染[8]。流感病毒极少引起 NICU 医院感染暴发。

不同病原引起的新生儿感染的临床表现非特异性,因此,进行病原学检查有助于明确诊断,避免新生儿病毒感染时过度使用抗生素治疗。当然,细菌和病毒感染可以同时发生,因此,需要进行细菌培养。NICU 早产儿发生病毒感染的临床表现常常与细菌或真菌感染相似,最常见的全身临床表现包括呼吸暂停、心率增快、气促、体温不稳定、反应差、喂养不耐受等,也可表现为对呼吸支持的需求增加。此外,有的病毒感染可引起脑膜脑炎、心肌炎、肝炎、凝血功能紊乱、皮肤损害、胃肠炎等。因此,NICU 早产儿发生晚发型感染时,除进行细菌、真菌培养外,应注意进行病毒检测。

新生儿医院感染暴发的病原学研究结果显示,在全球新生儿医院内病毒感染暴发的上报登记系统中,68.75% 发生于 NICU,且上报次数逐年增加,最常见的 5 种病毒为轮状病毒(23.43%)、呼吸道合胞病毒(17.19%)、肠道病毒(15.63%)、甲肝病毒(10.94%)、腺病毒(9.38%),主要累及胃肠道(肝炎占 %54.69)、下呼吸道(50.01%),死亡率为 7.17%,与细菌感染相似,因此,需要高度重视病毒感染预防[9]。除 CMV、HSV、流感病毒等感染可以使用有效抗病毒药物治疗外,常见呼吸道病毒及肠道病毒感染无特异性抗病毒药物治疗,因此,监测及采取医院感染预防措施在防止 NICU 病毒感染暴发流行中具有重要作用。此外,使用疫苗可预防病毒感染发生,目前临床应用的疫苗包括流感病毒疫苗,可

预防孕妇发生感染后导致不良妊娠结局;国外为预防 NICU 季节性流感病毒感染住院新生儿,推荐在 NICU 医护人员接种流感病毒疫苗。研究已证实,单克隆 RSV 疫苗在预防早产儿 RSV 感染中的作用,已在有的发达国家应用于预防早产儿 RSV 感染[10]。

(曹云)

二、巨细胞病毒感染

巨细胞病毒(cytomegalovirus,CMV)是最常见的先天性感染病原,也是引起神经系统后遗症最重要的先天性感染病原。CMV 感染可发生于宫内、分娩时和出生后。先天性 CMV 感染新生儿出生时 10%~15% 为症状性,临床表现包括血小板减少、肝炎、脉络膜炎、IUGR,后期发生感音性耳聋(SNHL)和精神运动发育落后等神经发育损害;无症状的感染者后期约 5%~15% 在出生后发生 SNHL。因大多数 CMV 感染来自母亲病毒再次激活,母亲的免疫状态与新生儿先天性 CMV 感染和围产期 CMV 感染及严重程度有关。

(一)感染类型及流行病学

根据感染时间分为先天性 CMV 感染、围产期感染和出生后感染。

1. 先天性感染 指出生后 3 周内从新生儿尿液标本分离到 CMV 者。宫内传播是最重要的传播途径,母亲原发感染、再次感染不同病毒株及潜伏感染病毒激活等均可引起宫内感染,为经胎盘垂直传播感染,发生率为 0.5%~2% 活产儿,但不同种族之间存在明显差异。我国不同地区研究结果显示,发生率为 0.23%~0.7%[11-12]。研究还显示,大多数先天性 CMV 感染发生于母亲非初次感染的新生儿[13]。10%~15% 先天性 CMV 感染者出生时有临床表现,这些患儿中 50% 发生远期后遗症,包括感音性儿聋、精神发育迟缓、小头。出生时无临床表现的感染者中 10% 发生感音性耳聋,约 5% 发生认知障碍。

2. 围产期感染 母亲经生殖道和母乳排 CMV 与围产期感染密切相关。其中经母乳引起围产期感染发生率为 63%,妊娠晚期经生殖道传播引起围产期新生儿感染发生率为 26%~57%。全球范围内围产期 CMV 传播存在明显差异,与母亲年龄和 CMV 感染状况有关。血清学感染的年轻母亲产后母乳喂养可增加新生儿感染的风险,尤其在社会经济水平较低的人群。

3. 出生后感染 出生后感染主要通过母乳,常见于早产儿,尤其是极低和超低出生体重早产儿,少数经输血后发生感染。美国多中心队列研究[14]显示,CMV 感染率为 5.4%(29/539),其中接受 CMV 血清学阴性和(或)去白细胞血制品的 310 例 VLBW 儿中未见输血相关 CMV 感染。提示在采取合理的输血策略下,母乳喂养为早产儿生后获得性 CMV 感染的主要途径。CMV 血清学阳性的孕妇分娩后母乳 CMV 病毒载量增加,分娩后 2 周~2 个月是母

乳排 CMV 病毒的高峰期,经常规病毒分离方法检测阳性率为 40%,PCR 方法检测阳性率达到 70%~90%。育龄期妇女 CMV 血清学感染发生率高达 80%~100%,因此,CMV 血清血阳性母亲的母乳是 CMV 传播给婴儿的重要途径。国外系统综述结果显示早产儿经母乳获得性 CMV 感染发生率为 5.7%~58.6%,其中 0%~34.5%(中位数 3.7%)出现临床症状,0%~13.8%(中位数 0.7%)出现严重败血症样综合征。不同研究结果显示,感染发生率差异较大,可能原因包括纳入早产儿出生体重、出生胎龄、母乳喂养方式、CMV 感染监测时间截点、诊断标准等不同。两项研究结果均提示,经母乳感染 CMV 的早产儿中,重症感染者极少见。我们近期的研究结果也显示,出生体重≤1500g 的早产儿经母乳获得性 CMV 感染发生率为 31.7%,但未见严重感染病例[15]。

(二)病理

1. 中枢神经系统感染 是最重要的类型,可导致后遗症。近年的研究显示,炎症反应及免疫病理是导致损伤的重要机制。急性期病理表现为脑炎,随后演变为胶质化和钙化。研究发现 CNS 病理损伤严重程度与胎盘损伤程度有关。此外,可引起听觉系统损害,视觉系统损害包括视网膜炎、脉络膜炎。

2. 肝脏 是先天性 CMV 感染常见累及的器官,病理表现为胆管炎、肝内胆汁淤积、肝外胆汁淤积。

3. 血液系统 血小板减少、贫血、髓外造血。

4. 肾脏 大体标本结构无异常。显微镜下肾小管上皮细胞可见巨细胞包涵体,细胞脱落到管腔中,尿液可检测到 CMV 病毒。

此外,肺部、肠道主要为炎症损伤表现。

(三)临床表现

1. 先天性 CMV 感染 包括症状性和无症状感染。90% 以上的先天性 CMV 感染在出生时无症状。

(1)症状性感染:10%~15% 的感染患儿出生时有临床表现,大多数见于母亲为原发性感染时,在妊娠早期和中期(27 周前)的母亲原发性感染对胎儿的影响最大。临床表现轻重不等,严重者可有多器官损伤表现,包括宫内生长受限、黄疸、血小板减少、肝脾大、小头、早产、视网膜脉络膜炎、感音性耳聋等。

(2)无症状感染:85%~90% 的先天性 CMV 感染者出生时无临床表现,出生后 5~7 年,10%~15% 发生感音神经性耳聋(sensorineural hearing loss,SNHL)、学习和行为问题。

由于先天性感染者仅 10%~15% 出现临床表现,且有的临床表现很轻微、非特异性,可能在新生儿期漏诊,另一方面,先天性 CMV 感染患儿可发生神经系统及听觉损害等后遗症,有研究显示,在部分有轻微临床表现的新生儿进行筛查明确诊断后积极治疗可改善预后[16]。

2. 围产期 CMV 感染 急性期感染可有多器官系统受累表现,中枢神经系统 CMV 感染的临床表现主要有惊厥(约 10%),在严重感染的病例可发生颅内软化灶、钙化(常

见于脑室周围组织),见于 50%~60% 的患儿。脑脊液检查可见脑炎改变、白细胞和蛋白质升高。

3. 出生后 CMV 感染　主要发生于早产儿,病变主要累及肝、血液系统、眼底、呼吸系统、消化系统等,表现为肝酶升高、黄疸、肝脾大、呼吸暂停、腹胀、血小板减少、中性粒细胞减少、贫血、脉络膜视网膜炎、肺炎、肠炎、脓毒症样综合征,患儿也可表现呼吸系统疾病加重,严重者发生器官功能衰竭。

(四)诊断

1. 临床表现

2. 病毒检查　早期治疗可以改善先天性 CMV 病毒感染患儿的预后,因此,出生后常规进行先天性 CMV 病毒检查引起关注。

(1) 病毒分离:尿液中较易分离到病毒。目前从尿液分离病毒仍然是诊断先天性 CMV 感染最敏感和特异性的方法。

(2) PCR 检测 CMV-DNA:感染患儿经尿液或唾液排病毒量高,PCR 为早期发现 CMV 感染的敏感而有效的方法,可进行早期诊断,此外还可用 PCR 检测血液和脑脊液中 CMV-DNA。

由于绝大多数先天性 CMV 感染患儿出生时无临床表现,但其为引起非遗传性耳聋的最重要的原因,因此,早期诊断对指导后期随访具有重要意义。金标准为在出生后 3 周内从新生儿尿液或唾液标本分离到 CMV,在新生儿使用唾液标本采用 PCR 方法检测 CMV 感染被认为是可靠和更方便的检测途径。有研究显示,使用唾液干湿纸片较使用干血纸片在诊断先天性 CMV 感染的敏感性更高,因此,有望将来用于先天性 CMV 感染筛查[17]。

(3) 血清学检查:经胎盘来自母体的 IgG 抗体半衰期为 23 天,如新生儿体内 CMV IgG 抗体持续升高提示新生儿感染。检测 CMV 特异性 IgM 可有助于诊断。

3. 脑脊液　呈脑膜脑炎改变,白细胞升高,以淋巴细胞为主,蛋白质升高。

4. 影像学　钙化为最常见,头颅 CT 可见脑室周围钙化、穿通脑、多囊性脑软化、脑积水、脑裂等畸形。头颅 B 超常见脑室周围囊肿,多见于室管膜下生发层基质,脑室扩大,脑室周围强回声,脑室周围钙化等,在基底节和丘脑可见分枝状强回声,多普勒显示为感染引起的血管病变。MRI 对诊断神经发育异常有重要价值,可发现神经细胞移行障碍、髓鞘化障碍、小脑发育不良等,并可发现脑白质异常,但 MRI 对钙化的诊断不及 CT 敏感。

5. 脑干听觉诱发电位　CMV 感染有临床表现的患儿约有 16% 发生感音性听觉障碍,而无症状的感染者仅 3% 发生听觉障碍。但所有感染者听觉损害可进行性加重,6 岁时听觉障碍总发生率为 15%。因此,对 CMV 感染的婴儿应密切进行听觉随访检查。

6. 眼科检测　诊断先天性 CMV 感染的新生儿均应进

行,症状性感染患儿可表现视网膜瘢痕、斜视和皮质盲。

(五)治疗

目前仅推荐治疗症状性中枢神经系统疾病或严重的局部器官损害疾病。

1. 药物治疗　新生儿 CMV 症状性感染治疗药物包括更昔洛韦及其前体口服制剂缬更昔洛韦(Valganciclovir, VGCV)。更昔洛韦剂量为每次 6mg/kg,每 12 小时一次,静脉缓慢输注 1 小时,治疗 6 周。副作用包括白细胞减少,转氨酶升高,直接胆红素升高。此外,长期静脉输注需要留置中心静脉,增加感染风险。后续研究显示,口服缬更昔洛韦 16mg/(kg·次),q12h 可达到静脉用药的血药浓度,因此,有学者推荐使用静脉更昔洛韦治疗 2~3 周,然后改为缬更昔洛韦口服完成 6 周的疗程。由于治疗 6 周停药后有复发,随后的研究显示,在有神经系统受累的患儿,延长口服治疗达 6 月与治疗 6 周比较,前者神经系统后遗症发生率降低,两种疗程副作用相似[18]。因此,有专家推荐在症状性先天性 CMV 感染患儿,使用口服缬更昔洛韦每天 16mg/kg,分 2 次使用,治疗 6 个月。但是,有关先天性 CMV 症状性感染患儿的治疗,目前仍然主张根据患儿感染表现进行评估,充分考虑和权衡长期治疗的利弊,制订个体化治疗方案。

目前尚无临床对照试验研究结果用来评估抗病毒治疗或抗 CMV 免疫球蛋白治疗生后症状性 CMV 感染早产儿的疗效及安全性,也无权威治疗指南指导早产儿经母乳获得性 CMV 感染的治疗。

2. 随访　尽管目前仅推荐治疗有症状的 CMV 感染,非症状性感染者不需要治疗,但定期随访十分重要,因可早期进行听力和智力发育评估,发现异常尽早干预,随访中如发现任何发育落后,应进行早期物理治疗干预,改善预后。先天性 CMV 感染患儿需要每 6 月进行听力检查,直到 3 岁,随后每年检查一次,至少持续 1~2 年[19]。最近研究显示,在症状性 CMV 感染发生 SNHL 的患儿,约 2% 为严重听力损害需要使用电子耳窝移植治疗;无症状性先天性 CMV 感染引起的 SNHL 可持续到青春期,但 5 岁以后发生 SNHL 的风险与非感染患儿无差异,因此,建议随访听力到 5 岁[20]。

由于出生时无临床表现的先天性 CMV 感染者中有 10%~15% 在 2 岁前可发生 CMV 感染引起的耳聋,这些无临床表现者是否可经过治疗改善预后尚不明确。还需要进行深入研究,探讨可早期预测无症状性感染者发生神经性耳聋等不良结局的指标,以指导临床进行防治。此外,抗病毒治疗在早产儿出生后经母乳感染 CMV 时是否有益尚不明确。

(六)预后

出生时即有症状的患儿预后差,30%~50% 发生神经系统后遗症,包括小头、智力发育障碍、发育迟缓、学习和行为问题、惊厥、脑瘫等,听力和视觉障碍常见。出生时无症状的 CMV 感染新生儿最常见的后遗症是感音性耳聋,发生率为 7%~15%,在所有发生非遗传性感音性耳聋的儿童中,约三分之一是 CMV 感染引起,症状性 CMV 感染患儿 50% 发生 SNHL。CMV 感染引起的感音性耳聋可在新生儿听力筛查时正常,在后期发生 SNHL,部分可发生前庭功能紊乱[21]。最近有研究显示,治疗过程中患儿病毒载量持续维持较低水平与近期和远期听觉预后改善相关[18]。目前已有学者提出将新生儿先天性 CMV 感染与听力筛查结合,早期发现感染患儿以指导早期干预。

头颅 CT 或 MRI 对预测预后有价值,有症状的先天性 CMV 感染患儿中,70% CT 异常;CT 正常的患儿无明显智力障碍发生。

随访经母乳获得性 CMV 感染的早产儿至 11~17 岁发现[22]:感染组认知能力低于非感染组。但也有研究不支持该观点,认为经母乳感染 CMV 的早产儿远期患有轻度神经和认知不良预后的风险很低,造成这些不同结果的原因可能是早产儿纳入标准、评判指标及随访时间不同所致,也可能是研究样本量有限,存在一定偏倚。目前早产儿经母乳感染 CMV 后的远期听力与神经系统预后尚不明确,仍需要大样本、长时间的前瞻性研究证据。

（七）预防

为减轻新生儿 CMV 感染的疾病负担,需要结合预防、筛查及治疗等措施。首先是进行一级预防,包括避免孕妇及新生儿接触 CMV 病毒,加强手卫生措施。

二级预防措施包括预防母婴垂直传播、新生儿筛查早期发现感染。产前预防措施包括在发生原发性感染的孕妇使用抗病毒药物及 CMV 高价免疫球蛋白,但目前研究尚未明确其疗效,目前正在开展使用高价免疫球蛋白预防母亲原发感染导致母婴垂直传播效果的大样本临床随机对照研究。不推荐孕妇产前用更昔洛韦或伐昔洛韦等抗病毒或 CMV 免疫球蛋白治疗。此外,母亲使用 CMV 疫苗预防感染是另一研究领域。

研究显示,通过 PCR 技术早期筛查可早期发现感染并指导临床进行防治,改善临床预后[23]。使用尿液或唾液进行 PCR 检测进行筛查的阳性率高,但是研究显示,使用干血纸片筛查的敏感性和特异性均较差,不能有效发现先天性 CMV 感染[24]。

有关早产儿经母乳喂养感染 CMV 预防问题,国际上对母乳库捐赠母乳进行巴氏消毒已达成共识,而母亲 CMV 血清学阳性早产儿(出生体重 <1500g)的亲母母乳是否进行消毒灭菌,采用何种消毒方式,尚存争议,目前也尚无强有力的研究证据可循。

（曹云）

三、风疹病毒感染

风疹(rubella,german measles)是由风疹病毒(rubella virus,RV)引起的一种急性呼吸道传染病,表现为轻度上呼吸道感染症状,低热、斑丘疹和耳后、枕部淋巴结肿大。母亲在妊娠早期感染风疹,风疹病毒可通过胎盘感染胎儿,引起胎儿严重的全身感染,出生的新生儿可为早产儿或发生先天畸形和脏器功能损害,如小头畸形、白内障、先天性心血管疾病等,称为先天性风疹综合征(CRS);母孕期感染风疹病毒也可不引起新生儿任何症状和畸形,但有证实感染的实验室证据,称为先天性风疹感染(CRI)。

（一）病原学

风疹病毒是一种包膜病毒,属披膜病毒科风疹病毒属,为单链 RNA 病毒,仅有一种血清型,与其他的包膜病毒无交叉反应,人类是已知的唯一宿主。风疹病毒对紫外线、低 pH 和脂溶剂敏感。风疹病毒不耐热,56℃ 30 分钟,37℃ 1.5 小时可将其杀灭,对寒冷和干燥环境有一定耐受力。

（二）流行病学

人类是风疹病毒的唯一宿主,未发现有动物传染源。风疹传染源主要有风疹患者、先天性风疹患儿、亚临床感染及无症状感染的儿童。人对风疹病毒普遍易感。RV 存在于上述人群的鼻咽部分泌物、血液、尿液及大便中,主要通过空气飞沫及微滴在人与人之间传播,日常密切接触亦能传播本病。风疹还可以在母亲胎儿之间垂直传播,即通过胎盘感染胎儿。感染风疹或接种疫苗后可获得较牢固的免疫力,甚至提供终生保护,免疫力低下者可再次感染。风疹仅有中度传染性,皮疹刚出现时传染性最强,在出疹前 7 天至出疹后 5~7 天或更久有传染性,患 CRS 的婴儿排出 RV 的时间可达 1 年以上[25]。

风疹遍布世界各地,每 5~9 年流行一次,季节特征是每年 7 月感染率最低,冬春季传播力最强,这种季节特性不受地理环境的差异及社会经济学指标影响[26-27]。

CRS 的发生率取决于当地风疹流行情况、疫苗接种率、育龄妇女的易感性及暴露风险。在引进风疹疫苗前,发达和发展中国家 CRS 的发病率在非流行期为 0.1/1000~0.2/1000 活产儿,流行期为 0.8~4/1000 活产儿。通过实施风疹疫苗接种策略,许多国家风疹发病率已大幅下降。至 2009 年起,WHO 美洲区本地风疹病毒传播已被阻断。我国可靠的 CRS 统计资料甚少,许青等采用回顾性调查方法,估算山东省部分地区 CRS 发病率为 26.16/10 万[28]。风疹感染的孕妇传播给胎儿的感染率随孕周而降低,妊娠头 10 周内胎儿感染超过 50%,CRS 发病率最高可达 90% 或以上,11~16 周发病率降至 33%~24%[29]。如果妊娠 20 周后感染 RV,CRS 的发生罕见,约为 4%[30]。

（三）发病机制

胎盘垂直传播是妊娠期风疹病毒感染最主要的传播方式。孕妇感染风疹,在出疹前一周已有病毒血症,RV 经血流感染胎盘,再感染胎儿。胎盘绒毛膜感染 RV,出现较持久的小血管和毛细血管壁广泛受累,影响胎盘功能。RV 感染胎儿后可在体内长期存在,随着胎儿细胞分裂,RV 又侵入下一代细胞,不断增殖传代,形成多器官持续感染,使胚胎细胞有丝分裂受抑制,胚胎细胞有序迁移受阻,染色体断裂,DNA 复制受影响,细胞基因选择性表达失误而阻碍组织器官的分化发育,导致多器官的畸形。孕早期是器官发生决定期,胎儿感染后 3 个胚层都受到病毒侵袭,细胞分化受抑制,以外胚层、中胚层尤为显著,导致心、眼、耳及其他器官异常。导致严重先天损害的另一重要原因是 RV 对血管内皮细胞的侵害。这种损害可引起血管炎,造成肾动脉、肺动脉、视网膜动脉和心冠状动脉等血管管壁增厚、硬化等,若侵犯毛细血管和小血管,则可导致这些血管损伤,组织供氧减少,组织细胞代谢及相应的组织和脏器发育不良,从而引起死产、流产和 CRS。

（四）病理改变

母亲妊娠早期感染,几乎都可引起胎儿广泛持续多器官的感染及病理改变。

1. 胎盘及绒毛膜　可见胎盘小、蜕膜炎,绒毛膜毛细血管内皮、绒毛上皮及内皮坏死。

2. 心血管系统　显微镜下见动脉内膜纤维增生及酸性黏多糖的沉积,多见于主动脉和肺循环血管,心肌可有灶性坏死。

3. 中枢神经系统　主要表现为小头畸形及脑膜慢性炎症浸润的局限性脑膜脑炎、慢性进行性脑炎和脑回萎缩。显微镜下可见脑实质弥散性小灶性坏死,神经元丧失,脱髓鞘改变,星形细胞增生,血管周围有淋巴细胞聚集,血管壁有形态不规则的黑色素沉积。慢性进行性风疹全脑炎(progressive rubella panencephalitis,PRP)脑膜增厚,小脑、脑桥和延髓严重萎缩,伴脑实质钙化。

4. 眼　白内障、视网膜病变及小眼球。晶状体纤维化、变性区域可见致密点状的中心坏死,虹膜睫状体炎、睫状体坏死。视网膜炎、视网膜色素斑为其特征性改变。

5. 耳　听骨无解剖缺陷,但内耳可有局限性损害。由于细胞炎症和出血致耳蜗上皮坏死。

6. 肝　肝大,伴有胆汁淤积和炎性细胞浸润的肝细胞坏死,常可见融合的巨细胞。

7. 巨噬细胞系统　脾脏缩小较脾大多见,胸腺小。淋巴结的生发中心发育良好,浆细胞分化较早。骨髓正常,仅巨核细胞减少。

8. 肺　主要为间质性肺炎,有慢性间质性及单核细胞和淋巴细胞浸润。

（五）临床表现

CRS 的临床表现可概括为:①新生儿期一过性表现,主要表现为出生时低体重、肝脾大、黄疸、贫血、脑膜脑炎、血小板减少性紫癜、间质性肺炎等。②器官畸形和组织永久性损伤,包括先天性心脏病、白内障、耳聋、小头畸形等。③慢性疾病或晚发疾病。如慢性进行性风疹全脑炎、糖尿病、自闭症等。

常见的由风疹病毒感染所致的 CRS 临床表现如下。

1. 先天性心脏畸形　以动脉导管未闭最多,约占先天性心脏畸形的 30%。此外,有肺动脉及其分支狭窄、房间隔缺损、室间隔缺损、法洛四联症及其他复杂畸形。

2. 眼的表现　较常见,眼部表现各异,包括角膜、晶状体和葡萄膜异常。白内障为特征性眼部改变,发生率可高达 54.5%~66%,约 70% 为双侧,常同时并发小眼球畸形。出生时白内障可能很小或不能发现,必须用检眼镜仔细检查。CRS 亦可致青光眼,并能发展为白内障甚至出现视网膜剥离。视网膜黑色素斑在先天性风疹常见,也可能是眼损害的唯一表现形式,有助于 CRS 的诊断。

3. 耳聋　常见,并常与其他畸形同时存在。如感染发生在妊娠 17 周以后,则较少见。为感觉神经性耳聋或中枢性耳聋,多为双侧,少数为单侧,可导致继发性语言障碍。发生率随检测年龄的增加,检出率增高。耳聋的程度可轻可重。引起耳聋的原因多为风疹病毒损害柯替(Corti)器、耳蜗,亦可损害中耳或脑的听觉中枢。

4. 中枢神经系统　约 20% 病例生后数周出现脑膜脑炎。表现为前囟饱满、易激惹、昏睡、肌张力异常或阵发性痉挛。脑脊液中淋巴细胞和蛋白增高。有报道轻型慢性脑炎中 50% 的脑脊液或其他部位可分离出风疹病毒,重者病毒分离阳性率高达 70% 以上,约 36% 出现脑电图异常,多在 1 岁左右消失。脑 CT 早期可出现钙化影像。少数患者若干年后发生慢性进行性全脑炎,常发生于 11~30 岁,表现为运动失常、共济失调、痉挛和抽搐,以及智力衰退等。其他有小头畸形、智力、语言、精神发育迟滞,运动障碍及脑性瘫痪。

5. 骨骼生长障碍　10%~20% X 线可见股骨远端及胫骨近端的骨骺端密度减低,类似先天性梅毒改变。

6. 其他表现　50% 以上有肝脾大、黄疸,持续时间较短。间质性肺炎发生于约 5% 的病例,可呈急性、亚急性或慢性过程。新生儿血小板减少性紫癜发生率 5%~10%,多在生后 1 个月消失,常伴其他严重畸形。一些自身免疫性疾病也与 CRS 有关,如糖尿病和甲状腺炎等。美洲和欧洲的研究显示,CRS 患者中约有 12%~20% 出现糖尿病。先天性风疹儿童更容易发生自闭症。

（六）实验室检查

1. 病毒分离

（1）孕期风疹病毒血症的快速诊断可采用流式细胞分离技术,快速分离细胞群体,结合单克隆抗体检测细胞表面表达 RV 抗原,3~4 小时即可诊断风疹病毒血症。用荧光标记的抗鼠抗体及 RV 单克隆抗体可检测发病 1~13 天或免疫后 5~12 天白细胞表达的 RV 抗原。

（2）胎儿宫内感染的诊断可早期采集羊水或绒毛膜作病毒分离。或采用免疫印迹法检测绒毛膜中的病毒抗原,或应用核酸杂交法及 PCR 技术检测胎盘绒毛、羊水或胎儿血中的病毒 RNA,两种方法灵敏度分别为 1~2pg 及 0.1~1pg,特异性强。

（3）对疑有 CRS 患儿,可取其咽分泌物、尿、脑脊液,或其他病理组织做 RV 分离。严重全身感染死亡婴儿的脏器也可分离出 RV。大多数严重感染者病毒分离阳性率较高。病毒分离阳性率随出生后月龄增长而降低,鼻咽分泌物病毒检出率 1 月龄为 85%,3 月龄为 50%~60%,9~12 月龄检出率约为 10%。一般 1 岁以后病毒分离阳性率明显下降。也可将感染细胞制成超薄片,电镜下观察细胞胞质内特征性空泡区域和直径 50~70nm 的含双层外膜的 RV 颗粒。

2. 血清学检测　采用化学发光免疫分析法、免疫荧光试验、血凝抑制试验、酶联免疫、补体结合试验及中和试验等检测特异性抗体。

（1）RV-IgM 抗体测定:孕妇接触风疹后或可疑患风疹的孕妇均应检查血清中 RV 抗体,RV-IgM 抗体阳性或 RV-IgG 抗体双份血清有 4 倍升高表示有近期感染。如在孕早期,可考虑人工流产。妊娠 20 周后可通过胎儿镜抽取胎儿脐血测定风疹特异性 IgM 抗体。因 RV 不是通过尿液常规排毒,故羊水检测敏感性不高。IgM 抗体不能通过胎盘,若新生儿血清存在 RV-IgM 抗体,可诊断为先天性风疹病毒感染。多数 CRS 婴儿特异性 IgM 抗体持续 6 周后逐渐下降,约 50% 婴儿持续 6~12 个月;仅 5%~10% 的婴儿抗体维持 1~2 年。

（2）RV-IgG 测定:孕妇风疹特异性 IgG 抗体可经胎盘传给胎儿,生后 2~3 个月滴度逐渐下降至消失。胎儿感染风疹,生后 1 个月自体可产生 RV-IgG 抗体,抗体滴度逐渐升高,1 岁时达高峰。如生后 5~6 个月婴儿风疹 IgG 抗体仍阳性,且滴度高,可诊断为先天性风疹病毒感染。

（七）诊断

WHO 关于先天性风疹综合征（CRS）的定义如下。

1. 疑似病例　发生在婴儿期,由宫内风疹病毒感染引起并有以下症状和体征:①白内障和先天性青光眼,先天性心脏病（最常见的是动脉导管未闭和周围肺动脉狭窄）,听力损害,色素性视网膜病变;②紫癜,肝脾大,黄疸,小头畸形,发育迟缓,脑膜脑炎,放射学骨病。

2. 临床诊断病例　尚未经实验室确证,具有两种疑似病例①中的症状和体征,或具有一种疑似病例①和一种疑似病例②的症状和体征的病例。

3. 确诊病例　临床症状和体征相符合,且有实验室证据的病例:①分离到风疹病毒;②风疹特异性 IgM 阳性;③婴儿抗体水平持续保持在较高水平,超过母传抗体消减的预期时间（例如抗体滴度的下降未达到每月下降一半的速度）;④RT-PCR 检测到风疹病毒核酸。

4. 仅感染（CRI）病例　有实验室证据证实感染,但无任何临床症状和体征。

（八）鉴别诊断

CRS 需要与其他可能造成新生儿多系统受累的宫内感染相鉴别,如巨细胞病毒感染、单纯疱疹病毒、弓形虫感染等。它们共同的特点为胎儿常有小头畸形、小眼畸形和视

网膜病变,出生时多为低体重儿。由于病变广泛,新生儿期常有肝脾肿大和黄疸,晚期以耳聋、智力低下、中枢神经系统的器质性改变等多见,鉴别主要依赖实验室检查。

（九）预防及治疗

先天性风疹感染目前尚无特殊治疗方法,主要是对症处理。故疾病的预防至关重要。预防的关键在于防止妊娠期内,尤其在妊娠早期发生风疹病毒感染。

1. 避免受染　妊娠期妇女,尽量避免和风疹患者接触,以防发生风疹病毒感染。妊娠早期妇女未患过风疹,血清抗体阴性,近期有风疹接触史者,可考虑人工流产。如不能进行人工流产,则静脉滴注正常人免疫球蛋白或高滴度风疹免疫球蛋白,有可能防止胎儿发生先天性风疹。

2. 风疹疫苗接种　主要目标是为了预防先天性风疹感染,包括 CRS 的发生。WHO 建议风疹疫苗接种采取 2 种方式:①儿童普遍接种;②在青少年和（或）未免疫的育龄期妇女进行免疫接种。根据国外尤其是美国多年的风疹疫苗使用经验,上述 2 种方案的结合被认为是目前较为理想的方法,既可达到降低风疹发病率的目的,又保护了育龄期妇女,使 CRS 发病率明显下降。

我国控制风疹和 CRS 的免疫策略是常规接种婴儿和儿童,但未提出对重点人群如育龄期妇女常规接种的建议。目前国产 BRDII 株风疹减毒活疫苗免疫效果至少维持 11 年。鉴于风疹的发病率和危害性,应提倡孕前进行风疹免疫力检测,对于缺乏免疫力者进行疫苗接种。虽然目前尚未发现妊娠期注射疫苗对胎儿发育的影响,但鉴于风疹疫苗是减毒活疫苗,应在怀孕前至少 3 个月接种[30]。

3. 治疗　无特殊治疗方法,主要对症处理。CRS 新生儿和婴儿应予隔离,防治并发症。抗病毒药物和 α- 干扰素收效甚微。低丙种球蛋白血症者可考虑使用静脉注射免疫球蛋白。观察生长发育情况,矫治心、眼等畸形,配戴助听器。接受良好的护理和教养、康复训练及特殊学校学习等。

（姚裕家　唐军）

四、单纯疱疹病毒感染

新生儿单纯疱疹病毒（HSV）感染主要由II型单纯疱疹病毒引起（75%~80%）,但I型单纯疱疹病毒也可感染新生儿。I型单纯疱疹病毒和II型疱疹病毒感染引起的临床表现相似,但后者感染的预后较差。

（一）流行病学

新生儿感染主要发生在围产期,经母亲生殖系统发生感染。新生儿 HSV 感染发生率为 1/3000~20 000 活产儿。70% 以上的新生儿单纯疱疹患儿母亲可无 HSV 感染表现,且无生殖器 HSV 感染病史。据美国的流行病学研究,在性传播疾病门诊就诊的病例中,II型 HSV 阳性率为 47%,但仅 22% 有临床表现,在生殖道分离到 HSV 的病例中仅三

分之二有典型的生殖器溃疡,其余可无表现或不典型。

HSV 可经 4 种途径感染新生儿:经感染的生殖道分娩、羊膜破膜后上行感染、宫内感染、出生后接触感染者。根据感染发生时间分为产前感染、分娩时感染及出生后感染。

分娩时感染最常见,占新生儿 HSV 的 85%,新生儿感染与母亲的排毒情况及母亲的抗体水平有关,母亲初次感染对新生儿的影响最大,母亲体内抗体水平高可保护新生儿免受感染,胎膜早破可增加感染的发生,尤其是早破大于 4 小时。产前感染少见,发生率为 1/100 000~300 000 活产儿,约占新生儿 HSV 的 5%,主要为 II 型 HSV 上行感染或经胎盘感染。出生后感染约占 10%,可经父母口腔疱疹感染新生儿,或经咬破的乳头感染。

母亲感染状态与新生儿感染有关,如母亲在临近分娩时发生初次生殖道感染,新生儿感染发生率为 25%~60%,如母亲为病毒再次激活发生再发感染,新生儿感染发生率约为 2%。

(二) 临床表现

1. 宫内 HSV 感染　主要累及皮肤、神经系统和眼部。皮肤损害包括皮肤发育不良、色素沉着、色素减退、或其他皮损;神经系统感染表现为小头畸形、颅内钙化、积水性无脑畸形;眼部表现为脉络膜炎、小眼畸形、视神经萎缩等,也可引起胎儿水肿。

2. 分娩时及出生后感染　临床表现分三种类型。

(1) 皮肤、眼、口腔感染(skin,eye and mouth,SEM):占 40%~50%,常在出生后 5~11 天起病,80% 有皮肤损害表现,20% 表现为眼或口腔感染。未进行抗病毒治疗者 30%~40% 可发生神经系统损害。关键是早期诊断和治疗,如未进行仔细体格检查可漏诊;如不及时治疗,75% 可进展为全身型或神经系统感染,10% 后期出现神经系统损害,还可发生角膜结膜炎导致白内障、脉络膜视网膜炎、视网膜病。反之,如及时给予阿昔洛韦治疗,90% 以上患儿可无后遗症。SEM 在 6 个月内如反复发生则提示有神经损害的危险性。在三种临床类型中,SEM 预后最好。

(2) 中枢神经系统感染:新生儿 HSV 感染约 35% 表现为单纯脑炎,其中 40%~60% 可无皮肤黏膜疱疹。常在生后 10~14 天出现临床表现,表现嗜睡、激惹、惊厥、体温不稳、少吃、前囟饱满、肌张力低等,其中约 50% 的患儿出现惊厥。中枢神经系统感染最常累及单侧颞叶,其次为双侧颞叶,随着病情进展,最后发展为全脑炎。

(3) 全身播散型:是最严重的新生儿 HSV 感染临床类型,在新生儿 HSV 感染中占 25%,主要累及肺和(或)肝,也可累及心脏和肾上腺等,约三分之二合并脑炎。临床表现为发热、呼吸窘迫、肺炎,大多数患儿肝酶升高,CRP 升高,严重者出现脓毒症样表现,部分发生 DIC。

(三) 诊断

1. 病史和临床表现　由于新生儿 HSV 感染临床表现无特异性,且母亲的感染史不可靠,当新生儿有皮肤黏膜疱

疹、或败血症表现但血培养阴性、或出现肝炎、DIC、惊厥、严重肺炎等,应取皮肤黏膜损害部位组织、咽拭子、结膜拭子、肛周拭子、尿液等标本进行病毒培养,取脑脊液标本进行 PCR 检测 HSV DNA。如为全身播散型应进行 X 线、肝功能等检查。

2. 实验室检查　直接免疫荧光,PCR 和病毒培养等方法可确诊。

(1) 病毒培养:是诊断的金标准,取肛周、口腔、结膜、鼻咽部、血液、脑脊液或皮肤损害部位标本进行培养,敏感性高,但新生儿 HSV 感染常无皮肤损害,在脑脊液分离到 HSV 病毒的中枢神经系统感染的患儿仅有约 20% 的患儿有皮肤损害。

(2) PCR 检测 HSV DNA:可进行快速诊断,尤其对中枢神经系统感染的患儿,脑脊液 PCR 检测 HSV DNA 较病毒培养敏感性高(71%~100%)。需对实验室进行严格的质量控制,标明检测的敏感性和特异性。有研究显示,HSV 病毒血症较常见,因此,可用 PCR 检测血浆和外周血单核细胞对 HSV 感染进行早期诊断。

(3) 血清学检查:在新生儿意义不大。

3. 脑脊液　病初脑脊液可正常,但随后出现脑脊液细胞数增多(50~100/mm³),以淋巴细胞为主[31]、蛋白质升高、糖正常或轻度降低。系列随访脑脊液检查可发现进行性异常改变,如蛋白质明显升高,可达 1g/dl,并见炎症细胞增加。有少数患儿脑脊液正常。用 PCR 检查脑脊液 HSV 对诊断 HSV 脑炎有价值,敏感度为 75%~100%,特异度为 70%~100%。但 PCR 检测 HSV-DNA 阴性不能排除新生儿中枢神经系统 HSV 感染。25%~40% 的患儿脑脊液 HSV 培养阳性。

4. 影像学　头颅 CT 可正常或为弥漫性低密度改变,早期 MRI 可发现轻微异常,多个部位受累,后期为全脑炎表现[32](图 10-1-1A-B)。MRI 异常表现与神经发育预后有关。

5. 脑电图　EEG 表现弥漫性异常。

(四) 处理

1. 治疗　静脉用阿昔洛韦[20mg/(kg·次),每 8 小时一次]治疗新生儿 HSV 感染,SEM 疗程 14 天,中枢神经系统或全身感染为 21 天;如不能进行脑脊液检查,则推荐用较长的疗程。治疗过程中需要根据体重调整剂量,通常在剂量变化超过 5%~10% 时,根据体重进行调整。中枢神经系统感染者在临近疗程结束时复查脑脊液,PCR 检测 HSV-DNA,如果仍然阳性,应继续治疗一周,疗程结束前再次复查脑脊液 HSV-DNA,直到转阴性。在全身感染或中枢神经系统感染的患儿,完成静脉阿昔洛韦治疗后,继续使用口服阿昔洛韦每次 300mg/m²,每日 3 次,疗程 6 个月[33]。

早产儿因肾功能发育未成熟,剂量可参考表 10-1-1[34]。此外,在进行联系血液净化(CRRT)和(或)体外膜氧合(ECMO)治疗的患儿,剂量为每次 30mg/kg,每 8 小时一次[35]。

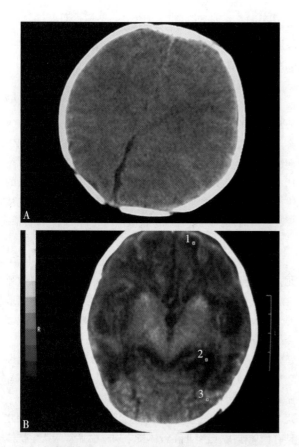

图 10-1-1　新生儿单纯疱疹病毒感染
A. 生后第十天出现发热,惊厥,头颅 CT 平扫可见大脑半球广泛低密度,广泛脑水肿,脑室受压;B. 同一患儿生后 5 周 CT 平扫双侧大脑半球可见多发性脑软化

表 10-1-1　早产儿静脉用阿昔洛韦推荐剂量

胎龄	剂量
<30 周	20mg/(kg·次),每 12 小时一次
30~35 周	20mg/(kg·次),每 8 小时一次
36~41 周	20mg/(kg·次),每 6 小时一次

关于经验性治疗:延迟开始治疗与不良预后有关[36],尤其在生后 14 天内的新生儿,因此,如果母亲怀疑生殖道 HSV 感染,新生儿出生时无症状,应在出生后 24 小时内进行实验室检查;但如果为早产儿或母亲胎膜早破时间超过 4~6 小时,出生后即可进行实验室检查并给予静脉药物治疗[37]。早期治疗对降低死亡率和减少神经系统后遗症发生至关重要,对临床高度怀疑诊断的患儿,采取上述标本进行检查后应即刻治疗,为达到最佳疗效,治疗应在 HSV 播散到全身或在中枢神经系统进行大量复制前开始。

母亲如为初次感染,或非初次感染 HSV 此次为Ⅱ型 HSV 初次感染,经阴道分娩,或破膜后剖宫产,则新生儿出生后需要接受经验性治疗。加拿大指南指出,母亲如为初次感染,或非初次感染 HSV 此次为Ⅱ型 HSV 初次感染,如母亲在破膜前经剖宫产娩出的新生儿,或母亲为再发感

染,在新生儿不需要经验性治疗[38]。

2. **感染时无症状新生儿的管理**　如果母亲为活动性感染,无论经何种方式分娩,对无症状新生儿的处理取决于母亲妊娠前是否有生殖道 HSV 感染史。

(1) 如有既往感染史,则需要在出生后 24 小时内进行上述 HSV 病毒培养或 PCR HSV-DNA 检测。如病毒检测阴性,不需要治疗。出院时需要对看护者进行如何识别新生儿 HSV 感染表现的宣教。如病毒检测阳性,则进行脑脊液检测,并开始阿昔洛韦治疗。如新生儿没有临床表现,首先考虑疗程 10 天,其间任何时间新生儿出现临床表现,根据临床类型,给予阿昔洛韦治疗 14~21 天[39]。

(2) 如果母亲为活动性感染,且既往无 HSV 感染史,则新生儿出生后即给予经验性治疗,同时在生后 24 小时内进行上述病毒培养及 PCR 检测,此外,需要进行肝功能检查,行腰穿进行脑脊液常规、生化和 HSV-DNA 检测。另外,需要对母亲感染状态进行评估,如明确是初次感染,则按上述治疗方案(无症状者 10 天,有症状者根据临床类型治疗 14~21 天)进行。如母亲为再次感染,且新生儿病毒检测阴性,则停用阿昔洛韦。如果病毒检测阳性,则按上述方案进行治疗。

新生儿使用阿昔洛韦最常见的副作用为粒细胞减少,因此,治疗中应密切监测患儿的白细胞,开始治疗时每周检测 2 次,治疗后 2 周、4 周监测白细胞,随后每月一次。如中性粒细胞绝对计数 <500/mm³,则应减少阿昔洛韦剂量或使用粒细胞集落刺激因子。此外,需监测肾功能及电解质。研究显示,使用目前推荐的剂量治疗新生儿 HSV 感染,虽然上述不良反应常见,但均无严重副作用发生[40]。

所有 HSV 感染的新生儿均要随访到儿童期,监测神经发育、视觉和听觉发育。

(五) 预后

各种临床类型的新生儿 HSV 感染患儿在随访中发现均可引起神经系统后遗症。虽然研究显示,目前的治疗方案使存活率提高,但有中枢神经系统感染或全身感染引起的后遗症发生率未降低,现认为主要因从临床症状出现到开始治疗的时间(常大于 1 周)仍然未缩短。

全身型感染未治疗者死亡率约为 90%,其中肺炎的死亡率最高。按目前推荐的方案进行抗病毒治疗,存活率可提高(约 70%),但约 15% 可有神经系统后遗症。中枢神经系统 HSV 感染死亡率为 15%,死亡的危险因素有:治疗开始时已出现昏迷、早产、惊厥。未治疗的患儿死亡率高(约 50%),与脑干损伤有关;治疗后死亡率为 15%,但多数存活者(约三分之二)有神经系统后遗症,远期后遗症包括小头、积水性无脑畸形、脑穿通畸形、痉挛、失明、脉络膜视网膜炎、学习困难。Ⅰ型 HSV 引起的中枢神经系统感染较Ⅱ型感染预后好。

与 SEM 相比,全身播散型感染和中枢神经系统感染后遗症发生率高,全身播散型感染在治疗开始已出现昏迷者

后遗症发生率高;中枢神经系统感染者惊厥发生与后遗症有关,Ⅱ型 HSV 脑炎患儿中 50% 发生小头,64% 发生眼部损害,64% 发生脑瘫痪,57% 出现智力低下。SEM 患儿可反复发生感染,感染次数与神经后遗症有关,在生后 6 个月内,如 HSV 引起 SEM 反复发生≥3 次者,神经损害的危险性增加 21 倍。

Ⅰ型 HSV 较Ⅱ型 HSV 感染预后好,新生儿Ⅰ型 HSV 感染经静脉用阿昔洛韦治疗后预后较好。

(曹云)

五、水痘 - 带状疱疹病毒感染

水痘 - 带状疱疹病毒(VZV)是一种传染性极强的脱氧核糖核酸(DNA)病毒,属疱疹病毒家族。水痘和带状疱疹是由同一种病毒,即 VZV 感染所致的两种传染性疾病。水痘是儿童常见的一种急性、高传染性的呼吸道传染病,VZV 的第一次感染通常表现为水痘,疱疹往往呈全身性分布;带状疱疹是患水痘后潜伏病毒的再激活,多见于成人,损害仅限于局部,常有显著的疼痛。母亲妊娠期间感染 VZV 可危及胎儿及新生儿。

(一)病原学

VZV 属疱疹病毒 α 亚科,又称人类疱疹病毒 3 型(human herpes virus type 3,HHV-3),是导致水痘和带状疱疹的病原体。其形态为同心圆状结构,直径为 150~200nm,核衣壳呈三维对称,表面由 162 个壳微粒组成的对称 20 面体,其内为双链 DNA,外有一层或多层包膜,由病毒产生的糖蛋白与来自细胞的脂膜组成。VZV 不含血凝素或溶血素,仅有一种血清型,人是唯一的自然宿主。但不同 VZV 病毒株之间基因序列仍有一定的差异,利用病毒株之间基因序列差异可进行基因分型。VZV 基因组为线性双链 DNA 分子,长约 124 884bp,由共价连接的长片段(L)和短片段(S)组成。长片段(UL)长约 10 300bp,两端有小片段反向重复序列(TRL 和 IRL),短片段(US)长约 5232bp,两端有大片段反向重复序列(TRS 和 IRS)。因此,VZV 基因组的结构模式为 TRL-UL-IRL-IRS-US-TRS。VZV 基因组由 71 个开放读码框(open reading frame,ORF)组成,编码 69 种蛋白,其中 ORF42 和 ORF45 结合转录、翻译成一种蛋白产物。另外,ORF62、ORF63、ORF64 在 TRS 和 IRS 区分别重复一次即形成 ORF71、ORF70、ORF69。因此,VZV 基因组实际包含 69 个独特基因。VZV 基因组还包含 5 个富含鸟嘌呤和胞嘧啶的串联重复序列(R1-R5)。不同分离株 R 区串联重复单位拷贝数存在差异,所以 R 区亦称 R 可变区。虽然 VZV 基因组具有较好的遗传稳定性,但不同毒株间基因组仍存在变异,VZV 毒株间基因变异可达 500 个碱基,且多位于 R1-R5 级病毒复制起点 Oris。不同毒株间基因变异主要表现为单核苷酸多态性单核苷酸多态性(SNP)。通过选择不同的 SNP 位点及其组合进行分析,可将不同国家或地区的 VZV

分离株分为不同的基因型[41]。VZV 对体外环境的抵抗力较弱,在干燥的疱疹痂壳内很快失去活性;但在疱疹液中,65℃下可长期存活。

(二)流行病学

水痘和带状疱疹是同一种病毒感染所致的两种不同的临床病症,水痘和带状疱疹患者都是传染源,人类对 VZV 普遍易感。在荷兰未接种 VZV 疫苗的人群中,发生 VZV 初次感染的风险为 97%,且大多数在 5 岁前感染水痘[42]。从水痘发病前 1~2 天至疱疹结痂为止,7~8 天都有很强的传染性。VZV 主要通过患者口鼻飞沫及气溶胶经空气从呼吸道传播;也可通过接触患者疱疹内的疱浆而直接传播;处于潜伏期的供血者,也可通过输血传播。

妊娠妇女感染 VZV 后,可通过胎盘传播给胎儿和新生儿,不仅会增加孕妇和新生儿合并症的发生,甚至可导致死亡。由于 VZV 具有致畸性,孕早期感染还可导致先天畸形的发生。妊娠期水痘对胎儿的影响可分为先天性水痘综合征(congenital varicella syndrome,CVS)或新生儿水痘[43]。妊娠早期 VZV 感染可导致自然流产、胎死宫内及先天性畸形(包括视网膜炎、脑皮质萎缩、肾积水、皮肤和腿部骨骼缺陷等)。孕早期母体感染水痘可能发生 CVS[44]。新生儿 VZV 感染均为垂直传播造成,母源性抗体通常对于胎儿具有保护作用,当婴儿在母体发生病毒血症却未产生抗体时出生,患新生儿水痘的风险很高甚至危及生命。在妊娠的最后 3 周期间母亲感染水痘,约 1/4 的新生儿发生感染。决定新生儿疾病严重性的最重要因素是从母亲开始患水痘到分娩之间的时间。若母体在分娩前 5 天内或分娩后 2 天内发生水痘,则易引起新生儿水痘。有报道先天性水痘在其母患水痘后 4~5 天内分娩的足月新生儿中发生率为 10%~20%,死亡率为 20%~30%。而在其母发作水痘后 5 天或以上才分娩的新生儿中仅发生轻度水痘或根本无感染表现。母亲发生 VZV 原发感染后,病毒可能会继续潜伏在感觉神经根神经节,重新激活后可在皮节分布区引起水泡、红斑、皮疹,即带状疱疹。由于妊娠期带状疱疹与病毒血症不相关,不引起胎儿后遗症。

(三)发病机制

VZV 感染的发病机制可分为以下三个重要阶段:即以细胞相关的病毒血症为特点的初次感染期;病毒在神经节中持续存在的潜伏期;病毒再活动的初期。当 VZV 进入易感者上呼吸道黏膜表面引起初次感染时,它通过有效的免疫逃避使病毒从最初感染处转移到进行增殖的细胞位点,再转移到皮肤。在接触病毒后的 10~21 天内,病毒可以不被宿主免疫系统发现,而进入局部淋巴组织,引起初次细胞相关的病毒血症,并可能转移到肝网状内皮细胞内进行早期的病毒复制。第二次病毒血症使 VZV 转移到皮肤,且在皮损出现的前后几天内都能检测到病毒的存在。在初次感染控制后,VZV 到达脊神经根并潜伏下来。当宿主接触病毒时针对 VZV 的特异性免疫力可以提供足够的免疫监视来预防感染,但却不能从体内根除病毒。VZV潜伏的细胞包括神经细胞和卫星细胞。当宿主的免疫功能低下时,病毒可在体内再度活化并在皮肤内大量复制,引起带状疱疹。带状疱疹以集中于1个或几个感觉神经根的分布区域的疼痛为特征,大多数的病例皮疹为单侧性,皮疹除呈局限性分布外可与水痘有同样的演变过程。

(四)临床表现

水痘是具有高传染性的世界流行性疾病。96%呈显性感染,有明显的临床症状,隐性感染仅4%。感染后可获终生免疫,一般很少发生第二次水痘感染。水痘潜伏期为12~21天,平均14天;发病急,前驱期很短,可有轻度或中度发热、全身不适、食欲缺乏等,24小时即出疹,经历红色斑疹、丘疹、水疱、结痂,然后脱落,呈向心性分布。皮疹分期分批出现,也可以同时出现,这是水痘皮疹的特点。发热一般随着出疹的停止而逐渐降至正常。典型疱疹呈卵圆形,壁薄易破,周围绕以红晕,疱疹之间有正常皮肤。疱疹液最初透明后渐转混浊,若继发感染可形成典型的脓疱。

根据孕产妇VZV感染的时间不同,新生儿VZV感染有以下三种形式,孕早期感染、临产前5天至生后2天内感染和生后感染。

1. 胎儿早期感染 孕妇在妊娠前20周感染水痘后胚胎和胎儿感染率为1%~2%。胎儿可出现多个器官系统的缺陷,即CVS,表现为肢腿发育不良或萎缩,肌肉萎缩性麻痹,指趾发育不良或缺失;神经系统缺陷包括小头畸形、脑皮质萎缩、脑发育不全、运动和感觉缺陷、惊厥及智力障碍等;眼部畸形可有小眼球畸形、白内障、视神经萎缩、脉络膜视网膜炎、霍纳综合征、失明等;亦可有皮肤瘢痕损害、大疱性皮肤损害、耳聋等[45]。

2. 临产前5天至生后2天内感染 孕产妇在临产前5天内至产后48小时内感染VZV,可经胎盘传染给胎儿,其新生儿常在生后5~10天出现症状。病情轻微者主要表现为皮肤小疱疹,病情严重者可导致新生儿严重的全身性水痘,出现DIC、肺炎和肝炎,新生儿病死率高达30%。这主要是因为胎儿在宫内感染VZV时,无母传抗体的保护;加之胎儿的细胞免疫应答尚未完善的缘故。严重病例均可见肺部病变,通常在出疹后2~4天发生,表现出发热、青紫、肺部啰音和咯血等,胸部X线片显示弥漫性结节状或颗粒状阴影,以肺门周围更明显。如孕妇在分娩前5天以前感染水痘,其新生儿出生后水痘发生率和死亡率明显减低,因为母亲感染后5天体内已有抗体形成,可通过胎盘进入胎儿体内,起到保护作用。带状疱疹常与母亲体内病毒再激活有关,孕妇体内有一定水平抗体,故带状疱疹对胎儿和新生儿影响较小。

3. 生后感染 新生儿生后10~28天发生的VZV感染主要经呼吸道飞沫传播,不包括母亲经胎盘传播所致的感染。由于有来自母体抗体的保护,患儿病情通常较轻微,症状以皮疹为主,皮疹从躯干开始,逐渐延及头面部和四肢,

可经历红色斑疹、丘疹、水疱、结痂,然后脱落,各阶段的皮疹可以同时存在。此型水痘并发症少见,但亦可发生继发性细菌感染或水痘性肺炎。

(五)诊断

1. 临床诊断 水痘的皮疹有典型的特征,一般诊断不难。新生儿围产期感染水痘的诊断依据主要有以下几点。

(1)母亲孕期曾有VZV感染。

(2)新生儿皮肤病损符合水痘皮疹区域分布。

(3)血清学检查阳性。

(4)出生后数月内出现带状疱疹而无水痘病史。

2. 实验室诊断 对于非典型的水痘疑似患者,可通过以下实验室检查辅助诊断[46]。

(1)疱疹刮片光镜检查:VZV感染宿主细胞后可形成多核巨细胞和核内包涵体。因此,刮取患者疱疹基底组织细胞涂片,经吉姆萨或瑞氏染色后,显微镜下可见多核巨细胞及核内包涵体。

(2)电子显微镜检查:电镜下病毒感染细胞的核内可见大量直径约100nm圆形无囊膜病毒颗粒,病毒密集增殖时可呈晶格状,细胞质内也可见大量直径约160nm以上的带囊膜病毒颗粒。采用免疫电镜方法,即在待检标本中加入抗病毒抗体使病毒颗粒聚集成块后再负染观察,可在亚细胞和超微结构水平上对病毒抗原物质进行定位分析。

(3)病毒分离培养:利用组织或细胞培养技术分离致病病毒是病毒检测的传统方法,可从水痘及带状疱疹患者水疱液或刮取水泡底细胞接种到易感细胞中进行传代,易感细胞受病毒感染后可出现特征性细胞病变。但病毒分离培养既繁琐又费时,且阳性率低。实际上已很少用于临床检验。

(4)免疫学方法:可用直接免疫荧光法检查疱疹基底刮片或疱疹液中病毒抗原;也可检测患者血清中的VZV-IgG抗体,若病程中抗体滴度升高4倍以上,具有诊断意义。

(5)分子生物学检查:应用PCR检测VZV-DNA,具有高敏感和特异性。

(六)治疗

目前,对水痘感染尚无特效药物治疗,无合并症的水痘患者不需特殊处理,仅需对症治疗,预防皮疹继发细菌感染。应隔离患者,加强护理。对重症水痘或水痘肺炎的新生儿,可给予抗病毒药物、水痘免疫球蛋白或静脉丙种球蛋白、维生素B4等治疗。首选抗病毒药物为阿昔洛韦(acyclovir),是一种无环核苷类似物,主要通过在VZV感染的细胞内被磷酸化生成三磷酸化合物,终止DNA链的延长,从而发挥抗病毒活性。每次剂量10mg/kg,静脉注射,给药间隔8~12小时,疗程7天。亦可应用泛昔洛韦,其作用方式与阿昔洛韦相似。新生儿出生后应用水痘免疫球蛋白可有效降低水痘发病率和死亡率,剂量为400mg/kg,单次静脉滴注。应用静脉丙种球蛋白可使患儿在短时间内达到暂时免疫保护状态,具有直接杀灭、中和病毒的作用。维

生素 B4 主要成分为核酸,可参与遗传物质的合成,促使白细胞增生,增加白细胞数量。若继发细菌感染,可选用敏感抗生素治疗。

(七) 预后

尚无有关先天性 VZV 感染儿远期结局的前瞻性研究。Sanerbrei 曾复习 96 例先天性 VZV 感染的婴儿,14 例(15%)在婴儿早期有带状疱疹,某些学者认为,早期带状疱疹可作为宫内 VZV 感染的诊断标准之一。CVS 的死亡率估计为 30%,通常发生于生后的头几个月,继发于严重的肺部疾病。在应用水痘带状疱疹免疫球蛋白(varicella zoster immune globulin,VZIG)和阿昔洛韦之前,新生儿水痘的死亡率也约为 30%。

(八) 预防

由于水痘和带状疱疹的主要传染源是水痘患者,因此,隔离水痘患者是预防 VZV 传播的关键。对水痘患者的隔离包括呼吸道隔离和接触隔离,患者的隔离期应从出疹开始到出疹后 6 天,或隔离至全部水痘疱疹干燥结痂为止。

易感人群的保护也是预防 VZV 感染的重要一环。对于未感染过 VZV 的孕妇,可根据不同情况采取适当的免疫保护措施,避免发生胎儿畸形、新生儿水痘或重症水痘感染等。对未患过水痘而近期有水痘接触史的孕妇,在接触后 72 小时内注射 VZIG 可减轻病情、保护胎儿和避免患严重水痘。对分娩前 5 天到产后 2 天内感染 VZV 的母亲所分娩的新生儿应常规注射 VZIG。另外,所有 28 周之前出生的接触水痘的早产儿,不论母亲以前是否患过水痘,都应注射 VZIG,因为在孕早期经胎盘转运的抗体较少。尽管 VZIG 不能完全预防新生儿水痘的发生,但可减轻水痘的严重性。对足月妊娠孕妇感染 VZV 者,最好推迟分娩至出疹(水痘)5~7 天以后,这样可使保护性抗体 IgG 能够从母亲传到胎儿。但若无法推迟分娩,即使孕妇在分娩前已接受 VZIG,也需于新生儿生后使其尽早接受 VZIG 被动免疫[47]。如无特异的 VZIG 制剂,IVIG 也可应用。由于应用 VZIG 后可能延长水痘的潜伏期,新生儿应呼吸道隔离 28 天或直至出院。

近年来,在水痘高危易感者试用 VZV 灭活疫苗或减毒活疫苗有一定的预防效果。有研究报道,水痘疫苗接种后抗水痘免疫力至少可持续 10~20 年,但应避免对孕妇接种 VZV 活疫苗。

(周晓光)

六、人免疫缺陷病毒感染

人免疫缺陷病毒(HIV)可经母婴传播等途径感染新生儿。资料表明,全球每年有 240 万 HIV 感染孕妇,造成每年约 80 万(每天 2000)例新生儿感染 HIV;5 岁以下 HIV 感染小儿中,90% 以上为母婴传播;在非母乳喂养婴儿中,25% 左右的母婴传播发生在分娩前(宫内感染),70% 左右

发生在分娩期。流行病学调查发现,HIV 感染孕产妇逐年增高,在没有任何预防措施的情况下,HIV 感染母婴传播率在发达国家为 15%~25%,发展中国家为 25%~45%,作为 HIV 感染重灾区的非洲国家已高达 50%;中国疾病预防控制中心调查统计发现,中国 HIV 感染部分高流行地区(云南、河南和新疆等)孕妇 HIV 抗体阳性率达 0.5% 以上,母婴传播率为 35%~38%,与亚非发展中国家情况类似,但明显高于西方发达国家。由于新生儿 HIV 感染率增长快、潜伏期短、病情进展快、预后差和死亡率高,已成为围产医学所面临的严峻挑战和紧迫任务[48]。

(一) 病原学及免疫学

HIV 为单链 RNA 病毒,属反转录病毒科中慢病毒属,可分为 HIV-1 和 HIV-2 两型。HIV 呈立体对称的 20 面体球形颗粒,直径为 100~200nm,表面有棘突样结构(糖蛋白)。HIV 可分为包膜和核心两部分:病毒包膜中含糖蛋白(glycoprotein,GP)120 和 41;GP120 位于细胞表面(表面抗原),可与细胞受体结合产生抗体;GP41 镶嵌在病毒脂质双层膜中,具有介导病毒包膜与宿主细胞膜融合的作用。病毒核心为锥形,被衣壳(P24 蛋白)包裹,内含病毒基因组。HIV-1 基因高度变异,根据膜蛋白基因变化分为 11 亚型(A~O);HIV-2 与 HIV-1 基因有 60% 的同源性。人类是 HIV 唯一储存宿主,推测由灵长类动物传播到人类。HIV-1 是人类感染的主要毒株,一旦感染终身携带,病死率几乎 100%;HIV-2 潜伏期长,致病性较弱。HIV 对环境中理化因子抵抗力不强,离开人体不易生存;HIV 耐寒不耐热,75℃ 冰冻状态下可生存 3 个月,但在 56℃ 加热 30 分钟后即可失去活力;0.2% 次氯酸钠及含氯石灰(漂白粉)、浓度 25% 以上的乙醇、2.5% 碘酊、0.5% 过氧乙酸、2% 戊二醛和 3% 过氧化氢等消毒剂均可杀灭 HIV;HIV 对紫外线有较强的抵抗力[48]。

在 HIV 感染早期,机体可产生中和抗体、细胞毒性 T 细胞(cytolytic T lymphocyte,CTL)并激活 NK 细胞。中和抗体可清除血液中 HIV,CTL 能杀伤被 HIV 感染的宿主细胞,NK 细胞可产生抗体依赖细胞介导的细胞毒性作用(antibody dependent cell mediated cytotoxicity,ADCC),阻止病毒扩散,但均不能清除潜伏 HIV。因此,HIV 感染的最终结局就是导致机体细胞和体液免疫缺陷,表现为淋巴细胞数降低、T 细胞增生反应低下、CD4+/CD8+ T 细胞比例倒置、迟发型超敏反应减弱或消失及抗体免疫应答降低等。

(二) 感染途径

母婴传播是新生儿 HIV 感染主要途径,通过产前、产时和产后三种方式感染[48]。

1. 产前(宫内)感染　一般认为,母亲病毒载量越高和(或)免疫水平越低,新生儿发生 HIV 感染的危险性越大。母血中 HIV 可直接感染绒毛膜细胞或经胎膜破损缺口进入胎儿循环;研究表明,胎盘间质中的霍夫鲍尔细胞

(hofbauer cell)是一种抗原呈递细胞,在 HIV 母婴垂直传播中具有重要作用,可以捕获来自母体的 HIV,然后迁徙到胎儿体内并将 HIV 传递给 CD4$^+$ 细胞,导致胎儿宫内 HIV 感染。宫内传播约占母婴传播的 25% 左右。

2. **产时(分娩过程中)感染**　胎儿可通过接触含有 HIV 母血及宫颈阴道分泌物而被感染,其感染 HIV 几率与分娩产程的长短、分娩方式(如阴道分娩)、有无胎膜早破和侵袭性操作有关。具体途径包括:①宫缩时因胎头直接接触母体子宫和阴道分泌物而感染;②会阴切开术、应用胎儿头皮电极或阴道助产时致胎儿皮肤或黏膜破损,则伤口直接被母体血液和产道分泌物污染;③若分娩时存在窒息,可使新生儿吞入污染羊水;④母体存在细菌性感染时,母体被 HIV 感染的 T 细胞进入羊水中并通过胎儿的皮肤、黏膜、肠道和肺进入胎儿体内。产时新生儿感染 HIV 的危险性最大,占母婴传播的 65%。

3. **产后(喂养)感染**　主要通过母乳或混合喂养而感染,乳汁内的 HIV 可通过新生儿口腔或胃肠道感染新生儿。通过母乳喂养而感染 HIV 的新生儿占 12%。母乳喂养的危险性与母体因素及喂养时间相关:未接受临床治疗的母亲分娩的婴儿在母乳喂养 1 年后,感染几率 10%~20%。母乳喂养的危险性在新生儿出生后第 1 个月最严重;若继续母乳喂养,危险性持续存在;母乳喂养持续到 1 岁,50% 的婴儿可发生母乳喂养相关性 HIV 感染。混合喂养易引起婴儿胃肠道损伤和炎症反应,使 HIV 感染的危险性增加。

(三)发病机制

HIV 感染后选择性破坏表达 CD4$^+$ 分子的 T 细胞(主要是辅助性 T 细胞),造成以 CD4$^+$T 细胞缺损、功能障碍为中心的严重免疫缺陷。HIV 破坏 T 细胞的机制包括:①产生大量未整合的病毒 DNA,阻碍细胞生物合成;②表达的病毒蛋白插入细胞膜以及病毒突破 T 细胞表面的出芽释放,使细胞膜通透性增加;③受染细胞与正常 CD4 细胞吸附和融合,成多核巨细胞;④受染细胞膜上的病毒抗原与细胞膜上主要组织相容性抗原复合物(major histocompability complex,MHC)-Ⅱ分子有共同抗原,可产生自身免疫;⑤受染细胞膜上的病毒抗原激活 CTL 的直接杀伤作用,或(和)与特异性抗体结合诱导 ADCC 发生;⑥HIV 感染诱导 CD4 细胞凋亡[48]。

(四)临床表现

典型 HIV 感染临床经过包括急性感染期(窗口期)、潜伏期(无症状期)和晚期(艾滋病,AIDS)。多数 HIV 感染新生儿出生时临床和免疫学显示正常,少数可有肝脾大和淋巴结病;也可有低体重和各种先天畸形(小头畸形、鼻梁塌陷、短鼻、眼距增宽、眼裂缩小或前额方形)等。从暴露于 HIV 到临床发作为 10 个月 ~1 年,其中 80% 以上在 3 岁前出现症状。美国疾病预防控制中心制定的小儿 AIDS 相关综合征临床诊断标准包括 3 项主要和 4 项次要标准(表 10-1-2)。当满足全部(3 项)主要标准和 2 项次

要标准即可做出小儿 AIDS 相关综合征的临床诊断。有早期症状的婴幼儿病程进展极为迅速,卡氏肺孢子虫肺炎(pneumocystis carini pneumonia,PCP)是 3~6 个月 HIV 感染婴幼儿最常见的严重并发症,为死亡主要原因[49]。

表 10-1-2　小儿 AIDS 相关综合征临床诊断标准

主要指标
① 持续发热 1 月以上,且多次反复发生严重细菌或原虫感染
② 卡氏肺孢子虫肺炎或淋巴细胞间质性肺炎
③ 持续口咽念珠菌病或进展性脑病至少 2 个月

次要指标
① 持续全身性淋巴结及肝脾大
② 慢性或反复发作性腹泻
③ 早产、生长发育迟缓或腮腺大
④ 母亲已确诊为 HIV 感染

(五)诊断

新生儿 HIV 感染确诊主要根据母亲及其新生儿流行病学史和实验室检查(HIV 抗体及 P24 抗原检测等)进行综合分析,临床表现仅有参考价值[49]。

1. **流行病学资料**　新生儿是否存在 HIV 暴露危险可通过孕妇产前 HIV 抗体检测来决定。产前未进行 HIV 抗体检测的孕妇在产时或产后应立即进行补测,也可通过新生儿 HIV 抗体检测来确定围产期暴露状况。孕妇 HIV 感染可通过产前(胎盘)、产时(含 HIV 母血及宫颈阴道分泌物污染)和产后(含 HIV 母乳单独或混合喂养)途径传播给新生儿。HIV 感染新生儿中,90% 源自母婴途径传播。

2. **实验室检查**　临床上主要应用 HIV 抗体及抗原检测对新生儿进行 HIV 感染的诊断,而免疫学参数(CD4$^+$T 细胞数及 CD4$^+$/CD8$^+$ 比值)及病毒学指标(HIV RNA 定量)主要用于已确诊 HIV 感染新生儿的动态监测。HIV 分离需要特殊的实验室条件,不适合于临床推广应用。

HIV 感染母亲所生新生儿,应进行 HIV 血清学检测,根据新生儿不同时间的检测结果,证实或排除 HIV 感染。由于母体 HIV-IgG 抗体可以通过胎盘屏障到达胎儿体内,至 9~12 个月(甚至长达 18 个月)才消失,而新生儿感染 HIV 后自身产生 HIV 抗体多在出生 1 年以后,故对于 18 个月以内的新生儿,不能单凭新生儿 HIV 抗体阳性诊断 HIV 感染,而根据 HIV P24 抗原检测结果可以弥补这一不足。P24 抗原是 HIV gag 基因表达产物,分子量为 24kD,为 HIV 主要结构蛋白,在病毒包装和成熟过程中起重要作用。已证实,HIV 感染后,P24 抗原在感染者血液中最早出现,然后才是 HIV 抗体;以后随 HIV 抗体滴度升高,P24 抗原含量逐渐下降直至测不出。在病情发展后期,病毒大量复制,机体免疫力下降,所产生的抗体不足以中和病毒抗原时,P24 抗原在血中又可测出。

国际 AIDS 临床小组儿科病毒学委员会对新生儿 HIV

感染诊断做出如下定义：①HIV 感染母亲所分娩的新生儿在非母乳喂养情况下，若生后 48 小时 HIV RNA 和（或）P24 抗原阳性，可以诊断为宫内感染；新生儿生后 7 天内 HIV RNA 和（或）P24 抗原阴性而 7~90 天阳性则为产时感染；②HIV 感染母亲所分娩的新生儿在母乳喂养或混合喂养的情况下，生后 90 天内 HIV RNA 和（或）P24 抗原阴性，90~180 天转阳者则为产后（母乳喂养）感染；③若 18 个月以上婴儿 HIV 抗体阴性，可以完全排除 HIV 感染。

（六）治疗

主要包括抗病毒治疗、控制机会性感染和增强机体免疫功能等综合措施[50-52]。

1. **抗病毒治疗**　目前抗反转录病毒药物有 3 类，即核苷类反转录酶抑制剂（nucleoside analogue reverse transcriptase inhibitor，NRTI）、非核苷类反转录酶抑制剂（non nuocleoside analogue reverse transcriptase inhibitor，NNRTI）和蛋白酶抑制剂（protease inhibitor，PI）。

（1）NRTI：如齐多夫定（zidovudine，ZDV）、拉米夫定（lamivudine，3TC）和双脱氧肌苷（didanosine，ddI）等，主要通过竞争性抑制 HIV RNA 的反转录，阻止病毒双链 DNA 合成而达到抑制病毒复制的目的。

（2）NNRTI：如耐韦拉平（nevirapine，NVP）、阿替韦定（atevirdine）和地拉夫定（delavirdine）等，主要通过直接结合反转录酶活性位点，使酶蛋白构象改变而导致酶失活。

（3）PI：如利托那韦（ritonavir，RTV）和奈非那韦（nelfinavir，NFV）等，主要通过氢键与蛋白酶的氨基酸残基（Asp25、Gly27、Asp29）结合，抑制蛋白酶活性，导致病毒不能正常装配，阻止 HIV 复制。

上述抗反转录病毒药物均具有剂量依赖性毒副作用，包括骨髓毒性、外周神经疾病、胰腺炎、肌病、肝损害和超敏反应等，故进行抗反转录病毒治疗时，必须权衡抗病毒药物对孕妇、胎儿和新生儿的影响。

HIV 感染母亲所生新生儿经产时、产后处理后，仍需继续应用 ZDV、NVP 等进行抗反转录病毒治疗，其剂量及用法见表 10-1-3。应用抗反转录病毒治疗能减少患儿体内病毒载量、改善免疫状态和降低机会性感染发生率。联合用药比单一用药更能迅速有效地控制 HIV 复制，防止耐药株

产生，减少剂量及毒副作用。高效抗反转录病毒治疗（high active anti-retroviral therapy，HAART）（鸡尾酒疗法）就是包括 PI 在内的 2 种或多种药物的联合应用。对于新生儿 HIV 感染首选方案为 2 种 NRTI+1 种 PI，或 2 种 NRTI+1 种 NNRTI（其中 2 种 NRTI 组合为 ZDV+3TC 或 ZDV+ddI）。

当 HIV 感染者对药物无反应或停止反应时，通常是病毒对药物产生耐药。耐药大多数发生在药物作用的靶位。HIV 蛋白酶和反转录酶变异，使这些酶的功能不再受药物抑制，从而使病毒能自由复制。研究表明，即使抗病毒治疗十分成功，能把病毒载量降低到很低水平，但耐药病毒株出现仍不可避免；HIV 中的大部分耐药变异在中断抗反转录病毒药物治疗后能迅速消失。

2. **控制机会性感染**　若 HIV 感染新生儿病情进展，可发生卡氏肺孢子虫肺炎（PCP）、细菌性呼吸道及肠道感染、念珠菌病及隐球菌病、巨细胞病毒（CMV）病等机会性感染（opportunistic infection，OI），是导致患儿死亡的重要原因之一，应积极防治。

（1）PCP：甲氧苄啶 - 磺胺甲噁唑（TMP-SMZ）是首选预防药物，HIV 感染母亲所生新生儿应于 4~6 周时接受 TMP-SMZ 治疗；以后若证实新生儿未感染 HIV，则停用。细菌性呼吸道和（或）肠道感染可考虑使用抗生素，但应警惕耐药菌株形成。一般选用 β- 内酰胺类（如氨苄西林、头孢菌素）等。

（2）念珠菌病及隐球菌病：严重 HIV 感染者接受氟康唑治疗可减少念珠菌及隐球菌感染的危险。重度复发性皮肤、黏膜、口咽、食管及阴道黏膜念珠菌感染新生儿应采用吡咯类药（氟康唑或伊曲康唑等）进行抑制治疗。

（3）CMV 病：所有感染或暴露于 HIV 婴儿，在出生时或出生后早期即应进行尿 CMV 培养，以确认有无先天性 CMV 感染。血清 CMV 抗体阳性和 CD4+ 细胞计数 <50/μl 的 HIV 感染新生儿，可口服更昔洛韦 5~10mg/（kg·d），并做眼底检查。HIV 感染母亲所生新生儿在非紧急情况下输血时，只能输 CMV 抗体阴性或去白细胞（CMV 主要在白细胞内复制）的血制品。

3. **增强机体免疫功能**　存在低丙种球蛋白血症（IgG<400mg/dl）的 HIV 感染新生儿，应静脉注射人血免疫球蛋白（IVIG），以防发生严重细菌感染；对反复发生严重感染的 HIV

表 10-1-3　主要抗反转录病毒药物的新生儿剂量及用法

药物		剂量
NRTI	ZDV	1.5mg/kg，po，q12h（早产儿），2mg/kg，po，q8h（足月儿），至生后 2 周；此后 2.0mg/kg，po，q8h（或 240mg/m²，iv，q12h）
	3TC	2mg/kg，po q12h
	ddI	50mg/m²，po q12h
NNRTI	NVP	5mg/kg，po qd，至生后 2 周；之后 120mg/m²，iv q12h，连用 4 周；此后改为 200mg/m²，q12h
PI	RTV	50mg/（m²·d），po q12h
	NFV	50mg/（m²·d），po q8h

感染新生儿,在接受抗生素治疗的同时,也应考虑给予 IVIG。由于 HIV 感染者的胸腺功能严重受损,提高胸腺功能即为免疫重建的新策略之一。有学者认为,HAART 治疗后 HIV/AIDS 患者的免疫力恢复并能对抗机会性感染(免疫重建);研究还发现,IL-7 可迅速增加 $CD4^+$、$CD8^+$ 细胞的分化成熟,其应用很可能成为体内提高 T 细胞免疫重建的新方案。

(七)预防

迄今为止,HIV 疫苗效果仍不肯定,故阻断母婴传播是预防新生儿 HIV 感染的关键措施。根据 2005 年我国卫生部、国家中医药局文件推荐的《艾滋病诊疗指南》中对感染的母婴垂直传播阻断方案,阻断 HIV 母婴垂直传播的有效措施为:产科干预 + 药物干预 + 人工喂养。HIV 感染或 AIDS 孕妇应用该综合措施,可使母婴垂直传播率降至 1%~ 2%[53-54]。

1. 产科干预 对于已确诊感染的孕妇要给予相关知识的指导,使其认识到感染的危害,强调妊娠、分娩和哺乳有将 HIV 传染给胎儿及婴儿的危险,建议其应终止妊娠。对于同意终止妊娠者,应及早实施人工流产,以减少并发症的发生;对于要求继续妊娠的孕妇,应给产前咨询,并采取相应的其他阻断措施。择期剖宫产可明显降低 HIV 母婴传播率,一般在妊娠 38 周末临产前进行;如等待出现宫缩进入临产后再行剖宫产对预防 HIV 母婴传播无明显作用,因为临产后胎儿已暴露在感染状态下。除非有必要的产科指征,否则应尽量避免阴道分娩及其会阴侧切术、产钳或吸引器助产等。如果出现胎膜早破或临产早期出现胎膜破裂,应积极处理,缩短产程。

2. 药物干预 对于 HIV 感染新生儿,早期即可发生严重免疫抑制,需及早进行抗反转录病毒药物干预,以最大程度抑制病毒复制、减少耐药产生及保护免疫功能。HIV 感染或 AIDS 孕妇及其分娩的新生儿应口服抗反转录病毒药物,以降低 HIV 感染母婴传播,常用干预方案见表 10-1-4。

表 10-1-4 常用阻断 HIV 母婴垂直传播的
抗反转录病毒药物干预方案

方案	用法
ZDV+NVP	**孕 妇**:自妊娠 28 周开始口服 ZDV 300mg,bid,直至分娩开始;分娩过程中口服 ZDV 300mg,q3h,至分娩结束。孕产妇临产后服用 NVP 200mg;若孕妇服药 24 小时后仍未分娩,则于临产后重复给予 NVP 200mg;若选择性剖宫产,应在手术前 2 小时服用 NVP 200mg **新生儿**:出生后 72 小时内一次性服用 NVP 2mg/kg,最大量不超过 6mg
ZDV+3TC	**孕妇**:从妊娠 36 周开始口服 ZDV 300mg+3TC 150mg bid,直至分娩开始;分娩过程中 ZDV 300mg q3h+3TC 150mg bid,至分娩结束;产后服用 ZDV 300mg bid+3TC 150mg bid,疗程 1 周 **新生儿**:ZDV 4mg/kg bid +3TC 2mg/kg bid,疗程 1 周

续表

方案	用法
NVP	**孕妇**:临产后服用 NVP 200mg;孕妇服药 24 小时后仍未分娩,则于临产后重复给予 NVP 200mg;选择性剖宫产,应在手术前 2 小时服用 200mg **新生儿**:出生后 72 小时内一次性服用 2mg/kg,最大量不超过 6mg;若服用 1 小时内呕吐,则应重复服用 NAP 1 次

3. 人工喂养 HIV 感染或 AIDS 孕妇生产的新生儿应进行人工喂养,人工喂养可以完全杜绝通过母乳传播给新生儿的可能,是最安全的喂养方式。由于经济或其他方面的原因无法提供人工喂养时,可采用单纯母乳喂养,但一定要将母乳挤出并加热消毒处理。混合喂养不应采用,原因在于:混合喂养时,新生儿胃肠道易发生细菌和其他病毒感染性损伤,增加 HIV 感染机会。尽管单纯母乳喂养相对混合喂养更安全,但建议纯母乳喂养最好不超过 3 个月,3 个月以后应开始人工喂养,并逐渐添加辅食。这样既可以减轻经济负担,在一定程度上满足小儿生长发育的需要,又最大限度地减少了产后 HIV 母婴传播的风险。

(八)监测

HIV-1 感染新生儿生后第 1 年的 AIDS 的发生率最高,10%~25% 的患儿在 2 年内发生严重的免疫缺陷,导致严重机会性感染发生,4 年内死亡率几乎为 100%。因此,对 HIV 感染母亲分娩的新生儿应进行定期监测、评估和处理,内容包括新生儿 HIV 感染的确认、反逆转录病毒的应用、免疫学及病毒学指标监测等见表 10-1-5。免疫学指标主要是 $CD4^+$ T 细胞数及分类百分比,正常新生儿 $CD4^+$ 细胞计数明显高于成人,并于 6 岁逐渐降低至成人水平;由于 $CD4^+$ T 细胞绝对数随患儿年龄而变化,但细胞分类百分比不变,故 $CD4^+$ T 细胞百分比是确定患儿免疫抑制程度及疾病进展的较好指标:$CD4^+$ T 细胞 ≥1500/μl(≥25%)无抑制;750~1499/μl(15%~24%) 为中度抑制;<750/μl(<15%) 为重度抑制。随着 HIV 感染的进展,$CD4^+$ T 细胞数及其分类百分比进行性降低,提示预后不良指标。外周血 HIV RNA 量是反映体内 HIV 负荷的病毒学指标,HIV 感染新生儿出生时 HIV RNA 一般处于低水平(<1 万拷贝 /ml),然后逐渐升高,2 个月时 >10 万拷贝 /ml,生后第 1 年平均为 18.5 万拷贝 /ml,以后逐渐降低到 2~3 log10 水平(稳态),表明病毒复制与免疫清除达到平衡。稳态时 RNA 拷贝数越高,病程进展越快[49,53-54]。

此外,还需对所有患儿进行生长发育评价、喂养指导、听力及视力筛查等,并告之家属予以患儿定期免疫接种。美国儿科学会认为,HIV 感染患儿可接种包括乙型肝炎病毒、白百破、脊髓灰质炎、流感嗜血杆菌、腮腺炎、麻疹、风疹

表 10-1-5　HIV 感染母亲所生新生儿的监测与处理程序

年龄	监测	处理
出生	HIV-RNA、P24 抗原血常规、CD4+ T 细胞	开始使用 NRTI
2 周	HIV-RNA、P24 抗原	继续使用 NRTI
4~6 周	HIV-RNA、P24 抗原、血常规、CD4+ T 细胞	开始 PCP 预防、开始免疫接种
4 个月	HIV-RNA、CD4+ T 细胞、血常规	继续 PCP 预防、继续免疫接种
6 个月	HIV-RNA、P24 抗原	持续阴性者，可停止 PCP 预防
10~12 个月	HIV 抗体、HIV-RNA、CD4+ T 细胞	观察

和肺炎球菌疫苗。一般使用灭活疫苗而不宜使用减毒活疫苗，不推荐使用水痘及轮状病毒疫苗。

（肖昕）

七、肠道病毒感染

新生儿肠道病毒感染可发生于产前、产时和产后。新生儿脊髓灰质炎病毒感染极少见，但其他病毒均可引起新生儿感染。新生儿感染常见的病毒血清型有：柯萨奇病毒 B_{1-5} 型，埃可病毒 6、9、11、15 型。据国外监测结果，2007 年开始柯萨奇病毒 B_1 引起新生儿严重感染病例数上升，随后成为最常见的引起新生儿感染的肠道病毒。新生儿感染死亡率也较其他年龄组患儿高，尤其是产前发生的感染，其中新生儿柯萨奇病毒 B_4 型感染死亡率最高。大多数肠道病毒感染引起的新生儿中枢神经系统感染预后佳，但也可引起严重脑炎，导致后遗症发生。

（一）流行病学

1. 产前感染　妊娠后期临近分娩时母亲肠道病毒感染可经胎盘或上行感染新生儿，出生时即有临床表现，主要是柯萨奇病毒感染。有证据表明，孕早期母亲感染可影响胎儿，研究发现新生小鼠颅内注射柯萨奇 B 病毒可引起脑积水和脑穿通畸形，临床也有报道孕中期柯萨奇 B 病毒感染引起胎儿心肌炎、肝及脑损伤。有报道先天性脑积水患儿脑室液中检测到柯萨奇 B 病毒抗体。

2. 产时感染　约 4% 的孕妇在临近分娩时大便排肠道病毒。埃可病毒感染潜伏期为 2~12 天，围产期新生儿埃可病毒感染患儿在生后 3~5 天出现临床表现，因此母亲经消化道或阴道排病毒可引起新生儿产时感染。

3. 出生后感染　较常见，但多无明显临床表现。主要是通过人与人之间的接触传播，已有很多报道柯萨奇 B 病毒引起新生儿室的暴发流行，最常见感染途径为母亲 - 新生儿传播，其次为新生儿与新生儿、医务人员之间传播。引起爆发流行的病毒多为柯萨奇 B 病毒，上海金汉珍（1987）等报道了 41 例新生儿柯萨奇 B_5 病毒性脑膜炎，可引起流行；埃可病毒也可引起新生儿出生后感染。有报道从乳腺炎母亲的乳汁中分离到埃可病毒 18、柯萨奇病毒 B_3，且引

起新生儿严重感染，提示肠道病毒可能经母乳感染新生儿。

（二）病理

病理表现因病毒血清型而不同。柯萨奇 B 病毒是最常见的引起严重新生儿感染的肠道病毒，最常见的病理表现为心肌炎或脑膜脑炎，或两者均有[55]，此外，可累及肾上腺、胰腺、肝和肺。埃可病毒主要累及肝。

1. 心脏　心脏增大，显微镜下可见心包内炎症细胞，心内膜增厚，水肿，炎症细胞浸润，心肌充血。心肌病变常为片状或局灶性，偶尔为弥漫性。常见心肌坏死，但无广泛细胞浸润。

2. 神经系统　可见脑膜炎和脑膜脑炎，由病毒侵犯脑膜引起，出现软脑膜、蛛网膜炎症反应，炎症细胞浸润以单核细胞为主，是新生儿肠道病毒感染最常见的神经病理表现，柯萨奇病毒 A、B 和埃可病毒感染均可引起。围产期颅内肠道病毒感染最常见的病理类型为无菌性脑膜炎，较少见的为原发性病毒脑炎，主要见于柯萨奇 B 病毒感染，有以下特征：脑膜炎症细胞浸润，以单核细胞为主，血管周围可见炎症细胞，多灶性损害，脑实质和神经元坏死，随后见小胶质细胞、巨噬细胞和星形胶质细胞聚集。最常见的严重损伤部位为脊髓、延髓、桥脑和小脑，几乎所有病例侵犯下橄榄核，这一特征有助于与脊髓灰质炎鉴别。大脑半球受累的程度则不一。

3. 肝脏　埃可病毒感染引起广泛肝坏死，暴发性肝炎。

此外，埃可病毒可引起肾上腺出血性坏死、坏死性心肌炎、急性肾小管坏死。

（三）临床表现

新生儿肠道病毒感染临床表现多样[56]，轻者可表现发热，严重感染可引起脓毒症，发生多器官功能损害，甚至死亡。起病年龄越小，症状越重。

1. 无症状感染　很多肠道病毒血清型引起新生儿无症状感染，包括柯萨奇病毒 A_9、B_1、B_4 和 B_5，埃可病毒 3、5、9、11、13、14、20、30、31 等。

2. 轻微非特异性发热表现　柯萨奇病毒 B_5，埃可病毒 5、11、33 感染最常见。临床表现因血清型而不同，可表现为无菌性脑膜炎，或仅有发热。常见于足月儿，孕期及分娩

史均无异常,可在出生后 1 个月内起病。如在出生 7 天后起病,应仔细询问家庭成员有无感染史。患儿表现发热,体温 38~39℃,轻微不适,吃奶少,可见呕吐、腹泻,病程 2~4 天。脑脊液检查可见白细胞和蛋白质升高,呈无菌性脑膜炎表现。可从血、尿、脑脊液检测到肠道病毒。

3. **脓毒症样表现**　常见,在肠道病毒感染患儿中约 20% 发生,主要表现为发热、吃奶少、腹胀、激惹、皮疹、嗜睡、肌张力减低等,其他表现包括呕吐、腹泻、休克、惊厥、DIC、血小板减少、肝脾大、黄疸、呼吸暂停。一般以吃奶少、激惹、发热等起病,随后 24 小时内出现其他表现。约 50% 出现高热,发热持续 1~8 天,大多数持续 3~4 天。此外,有报道新生儿肠道病毒感染引起噬血综合征表现,患儿出现发热、肝脾大、凝血功能异常、血小板减少、贫血等表现。血常规检查对诊断无意义,病史中常见母亲有发热史。常见病毒血清型为:柯萨奇病毒 B_2-B_5,埃可病毒 5,11,16。在导致严重感染时,发生肝坏死、DIC 的死亡病例中,埃可病毒 11 感染最常见。

4. **呼吸系统累及表现**　柯萨奇病毒可引起疱疹性咽峡炎、鼻炎、间质性肺炎,临床表现气促、吸气凹陷、呻吟、鼻翼煽动、呼吸暂停。新生儿肠道病毒感染引起肺炎少见,但某些病毒血清型可引起新生儿病房感染暴发,出现肺炎表现,肺部 X 线异常表现可持续较长时间。

5. **消化系统累及表现**　约 50% 的病例病程中出现肝炎或黄疸表现,严重者发生急性肝功能衰竭。严重肝炎主要见于埃可病毒感染,其中埃可病毒 11 最常见。柯萨奇病毒感染也可引起肝炎表现。少数患儿出现呕吐、腹泻。此外,新生儿肠道病毒感染可引起胰腺炎、坏死性小肠结肠炎。

6. **循环系统累及表现**　与儿童肠道病毒感染常见的心包炎不同,新生儿肠道病毒感染主要累及心肌,引起心肌炎,常见于柯萨奇病毒 B 感染,也可引起病房感染暴发。大多数突然起病,表现为反应差、吃奶少、发热,进展迅速,起病后 2 天内出现循环功能衰竭,成活者需要很长时间逐渐恢复。大多数患儿出现心率增快、心脏增大、心电图出现心律失常和缺血改变、心脏收缩期杂音,很多患儿出现呼吸窘迫、青紫,三分之一的患儿有神经系统表现,死亡率高。

7. **神经系统累及表现**　在新生儿,肠道病毒引起的脑膜炎及脑膜脑炎很难鉴别,脑膜脑炎常见于脓毒症样表现的感染患儿。有研究报道[57],新生儿肠道病毒感染患儿中,50% 发生脑膜炎或脑膜脑炎。最初临床表现与非特异性发热或脓毒症样表现的患儿相似,最常见的临床表现为发热,其次有激惹、吃奶少、反应差、嗜睡、惊厥、意识障碍等。常出现黄疸、呕吐,少见的表现包括呼吸暂停、肌张力增高等。脑脊液检查常规生化显示细胞数、蛋白质和糖的变化均有很大差异,新生儿中枢神经系统肠道病毒感染脑脊液变化常常与细菌感染相似,脑脊液糖降低见于 10% 的脑膜炎患儿。有研究报道,脑脊液糖明显降低(12mg/dl),脑脊液平均白细胞数为 1069/mm²,最高可达 4526/mm²,以中性粒

细胞为主,占 85%。但也有报道,柯萨奇病毒 B_5 感染脑脊液白细胞数平均 500/mm²,糖降低不明显,蛋白质无明显升高或正常。此外,有报道新生儿肠道病毒感染可引起面神经瘫痪。

8. **新生儿猝死**　在发生猝死的新生儿中,有研究报道从患儿体液、粪便及组织中检测到肠道病毒。

9. **不同血清型病毒感染特点**

(1)柯萨奇 B 病毒感染:新生儿期柯萨奇 B 病毒感染可引起严重的神经系统疾病,主要临床表现为脑膜炎和心肌炎,可伴脑炎,但心肌炎较脑炎常见。心肌炎的最初的临床表现有喂养困难和发热,常见心率增快,心电图异常,也可见呼吸窘迫和青紫。以心肌炎为主要表现者约四分之一合并神经系统损害。

(2)柯萨奇 A 病毒感染:新生儿少见,而且尚未见柯萨奇 A 病毒引起新生儿神经系统损伤的报道。

(3)埃可病毒感染:新生儿期常见,临床表现多样,并可为无症状性感染,可表现发热、胃肠炎、肺炎、肝损害和脑膜炎,肝炎可为主要表现,也可表现为脑膜脑炎,多由埃可病毒 11 型引起。有研究报道围产期埃可病毒感染可引起新生儿原发性脑炎。

(四)诊断

1. **临床表现**　常发生于夏秋季,临床表现如上所述,新生儿肠道病毒感染最常见的临床表现为发热和腹泻,同时有心肌炎和脑炎表现时要考虑柯萨奇 B 病毒感染,仔细询问母亲感染史有助于诊断。研究显示,在发热的新生儿中,肠道病毒是重要的感染病原,因此,建议常规进行肠道病毒检测以明确诊断。

2. **实验室检查**

(1)病毒检测:是重要的检查方法,新生儿常为全身感染,因此,需要从多部位留取标本进行病毒分离,尤其是咽喉、大便和脑脊液等标本,血液和尿液中检测阳性率低,采用 RT-PCR 检测脑脊液中肠道病毒 RNA 对诊断肠道病毒脑炎有重要价值。有研究显示,在怀疑脓毒症进行相关病原学检查的患儿中,25% 的患儿血和脑脊液 PCR 检测肠道病毒阳性,因此,建议在临床考虑脓毒症的新生儿,应进行血液和脑脊液肠道病毒检测。

(2)血清学检查:新生儿肠道病毒感染常发生于临近分娩或分娩后早期,抗体需 2~4 周产生,因此,对早期诊断意义不大。

(3)脑脊液:常规和生化检查 70% 有异常表现,大多数表现为白细胞轻中度升高,但极少数患儿白细胞可 >1000/mm³,以淋巴细胞为主,研究报道有三分之一的患儿可表现以多核细胞为主,此外,少数白细胞可以正常。脑脊液蛋白升高,糖正常或降低。因此,仅根据脑脊液检查很难区分病毒感染和细菌感染,应注意进行病原学检查。

(4)神经影像学:肠道病毒脑炎患儿头颅 MRI 可见脑室周围白质损伤[58],其严重程度与预后有关。

（五）预后

通常新生儿柯萨奇病毒和埃可病毒感染预后较好，但少数患儿出现心肌炎、肝炎和脑炎表现预后差。发生严重感染的危险因素包括早产、母亲分娩时病毒血症表现、出生后第一周起病。此外，疾病严重程度与病毒株有关，如柯萨奇 B_1-B_4、埃可病毒 E_{11} 感染死亡率高。脓毒症样表现、心肌炎、肝炎和脑炎患儿死亡率高。体温可在 3~5 天恢复正常，神经系统表现在 4~7 天好转。死亡率 0~42%，成活者心肌炎患儿可遗留心功能不全、心律失常，需要药物治疗。在发生中枢神经系统感染的患儿，大多数预后好，头颅 MRI 有助于诊断脑白质损伤并预测预后，严重感染病例部分可发生神经系统后遗症[59]。

（六）处理

1. 预防　肠道病毒可引起新生儿病房感染暴发。家庭成员或新生儿室出现感染病例应严格进行消毒隔离。

2. 支持疗法　针对不同的临床情况进行治疗，如感染性休克、心肌炎、肝炎（或肝功能衰竭）、脑膜脑炎等。必要时需要使用血液净化或 ECMO 治疗。有研究报道，通过肝移植成功治疗新生儿肠道病毒感染导致的严重肝功能衰竭。

3. 抗病毒治疗　目前没有特殊抗病毒药物用于治疗新生儿肠道病毒感染。起病时如果不能排除单纯疱疹病毒感染，可经验性静脉使用阿昔洛韦，待检查排除单纯疱疹病毒感染后停用。

（曹云）

八、EB 病毒感染

EB 病毒（epstein-barr virus，EBV）为 DNA 病毒，属于人类疱疹病毒 γ 亚科，有 4 种抗原：EBV 核抗原（nuclear antigen，NA）、膜抗原（membrane antigen，MA）、早期抗原（EA）和衣壳抗原（virus capsid antigen，VCA）。人类感染后可终生潜伏，在机体免疫功能低下或某些因素刺激后再激活，引起病毒复制，再次感染。EBV 在成人和儿童研究较多，主要与传染性单核细胞增多症、鼻咽癌等疾病有关，但新生儿 EBV 感染多为病例报道。新生儿期 EBV 感染可无症状，临床表现非常不典型，且无特异性。先天性 EBV 感染可导致先天性畸形、宫内生长受限等。

（一）流行病学

人群中 EBV 感染常见，婴幼儿感染常见，以后随年龄增长抗体阳性率逐渐增高，青少年中抗体阳性率以每年 10%~25% 增高。在发展中国家感染较发达国家更为普遍。我国广东、北京调查 3~5 岁抗体阳性率已超过 80%，8 岁后抗体阳性率超过 90%[60]。90% 以上的成年人 EBV 血清学阳性，妊娠期妇女 EVB 血清学阳性率高达 90%~100%。孕妇初次发生 EBV 感染极少见，多为孕期细胞免疫受抑制，病毒激活引起再发感染。尚未见在新生儿人群的 EB 感染流行病学研究报道。

（二）感染途径

EBV 感染主要传播途径为经口唾液传播。目前多认为 EBV 可经宫内感染传播或经产道使胎儿发生先天性感染及新生儿期感染。在孕妇中有报道母亲孕前或孕期感染 EBV 感染可通过母婴垂直传播，造成新生儿先天感染，并引起胎膜早破、早产等妊娠不良结局。陆华等对北京地区 333 例儿童 EB 病毒感染状况的调查发现，脐带血 EBV-CA IgG 抗体的阳性率为 100%。一般认为母乳不是新生儿早期 EBV 感染的传播途径，但研究显示，在亚临床型乳腺炎，乳汁中 EBV-DNA 水平明显升高，其对母乳喂养及婴儿的影响有待进一步研究[61]。

（三）临床表现

EB 病毒感染可发生在妊娠各期，对妊娠的不良影响严重，异常妊娠发生率高达 61.5%（8/13），发生机制不清，分析原因可能为 EB 病毒可以感染宫颈的上皮细胞，继而上行影响滋养细胞，对胚胎产生不利作用或影响胎盘功能导致流产、早产、胎死宫内等并发症[61]。

大多数感染病例无临床表现。新生儿 EBV 感染临床表现无特异性，可有发热、反应差、体重不增、发绀、气促、黄疸、呕吐、腹胀及暂时的肝大、单核细胞增多症等。新生儿 EBV 感染无典型的发热、咽峡炎及淋巴结肿大等表现。

宫内 EBV 感染的胎儿可有早期流产、死产和器官发生缺陷，导致新生儿一种或多发先天性畸形。可表现为宫内生长受限，也有报道可导致线条畸形，但多为轻度畸形，少数引起先天性心脏病、白内障、小头畸形、脑发育异常等。有病例报道可发生多发畸形。另外，有报道，妊娠中晚期感染可能导致胎儿水肿[62]。

（四）诊断

母亲 EBV 感染病史有助于诊断。胎儿及新生儿 EBV 感染临床可无表现或表现不典型，需要进行实验室检查明确诊断。

1. 血常规　主要是白细胞总数升高，常在（10~20）× 10^9/L，分类以淋巴细胞为主，淋巴及单核细胞比例 >60%，其中异形异淋巴细胞 >10%。

2. 病毒学检测　病毒分离虽为"金标准"，但费时耗力，临床极少应用。PCR 为快速检测方法，敏感性高，特异性强，在 EBV 感染相关疾病的临床诊断中具有重要作用。

（1）病毒分离：常用脐血淋巴细胞作为培养细胞，可从唾液、血及淋巴组织中分离出 EBV。

（2）EBV-DNA 检测：采用荧光定量 PCR 方法检测血清及组织中 EBV-DNA 可更准确地反映 EB 病毒感染和病毒复制情况。PCR 法检测 DNA 阳性率较高，但要求操作严密，否则易出现假阳性。

3. 血清学检测　血清学检测也是目前临床最常用的方法之一，早期血清抗 EBV-VCA-IgM 阳性是确诊 EBV 感染的可靠指标之一。

(1) 嗜异性抗体:该抗体又称嗜异性凝集素,属 IgM 抗体,EBV 感染后,1~2 周出现在患儿血清中,2~4 周达高峰,在血清中持续存在 3~6 个月,故 EBV 感染儿该抗体检测为阳性。通过豚鼠肾细胞吸附试验可与正常血清中的嗜异性抗体及血清病的嗜异性抗体鉴别。豚鼠肾细胞吸附后抗体滴度大于 1:28 或 1:40 为阳性。

(2) EBV 抗体测定:EBV 感染后可产生 4 中抗体,即抗 VCA IgM 及 IgG 抗体、抗 EA IgG 抗体和抗 NA IgG 抗体,可用于判断是否为急性感染或证实既往感染过 EBV。

1) NA 抗体:在 EBV 感染中出现最晚,一般在感染 3 个月后出现,且一直维持在较低水平,由于新生儿免疫功能发育尚未成熟,在新生儿 EBV 感染时阳性率低。

2) EA 抗体:大多病例感染早期即可出现抗 EA 抗体,但滴度常较低。

3) VCA 抗体:应用 ELISA 方法可检测抗 EBV-VCA 抗体。在 EBV 急性感染时抗 VCA-IgM 及 VCA-IgG 均迅速升高,随后抗 VCA-IgM 抗体水平逐渐下降,感染 4 周后消失;但抗 VCA-IgG 抗体在急性期的晚期可达高峰,持续时间长,可终生阳性,且 IgG 抗体可以通过胎盘进入胎儿体内,故新生儿血清中检出抗 VCA-IgG 不能肯定由新生儿发生感染。VCA-IgM 阳性是诊断 EBV 急性感染的特异性血清学指标验,血清抗 VCA-IgM 阳性,可诊断 EBV 感染。

(五) 治疗及预防

目前新生儿 EBV 感染无特异有效的治疗方法,有临床表现者,可选用阿昔洛韦治疗,并给予对症支持治疗。此外,需要重视预防感染,育龄期妇女注意产前保健及监测。目前尚无 EBV 疫苗可应用于临床。

(曹云)

九、细小病毒 B19 感染

人细小病毒 B19(human parvovirus B19,HPV-B19) 是细小病毒属中唯一与人类疾病密切相关的一种小 DNA 病毒,可引起急性再生障碍性贫血(再障)、慢性贫血、传染性红斑、关节炎、紫癜等多种疾病。儿童有较高的感染率和发病率,同时也是 HPV-B19 感染的主要传播者。1984 年 Brown 等首先报道 HPV-B19 可通过胎盘垂直传播,是胎儿和新生儿感染的病原之一。妇女妊娠期感染 HPV-B19 后,在宫内可通过胎盘垂直传播,引起流产、胎儿贫血、水肿和死亡等,且还与新生儿畸形、贫血、病理性黄疸、肝炎综合征、先天性心脏病及早产等有关。

(一) 病原学

细小病毒是目前已知最小的 DNA 病毒,直径为 20~25nm,分子量为 50~80kD,基因组全长 5596bp。1975 年英国学者 Cossart 等在使用对流免疫电泳法筛查献血者血液中乙肝病毒时,于 B 行第 19 份标本中发现该病毒,由此命名为 B19 病毒。HPV-B19 是动物病毒中体积最小,结构

最简单的一种单链、线状、无包膜的小 DNA 病毒。在发现新型细小病毒 PARV4(Parvovirus 4)和人博卡病毒(human bocavirus,HBoV)之前,HPV-B19 曾被认为是细小病毒家族中唯一对人类有致病性的病原体。HPV-B19 衣壳的结构蛋白 VP1、VP2 及非结构蛋白 NS1 构成 HPV-B19 的抗原性,可应用于 HPV-B19 感染的诊断。VP2 是衣壳蛋白的主要成分,占全部衣壳蛋白的 95%,VP2 形成的病毒样颗粒(VLV2)具有抗原性和免疫性。VP1 仅占 4%,但由于两者的编码基因相互重叠,VP1 基因位于 VP2 基因外侧,除 5' 端 681 个碱基外,其余部分与 VP2 基因完全相同,所以 VP1 决定 VP2 抗原表位。两者均能刺激机体产生 IgM、IgG,但 VP1 的大部分片段延伸到衣壳外部,更易与抗体结合,故 VP1 是病毒体主要的抗原。非结构蛋白 NS1,其编码基因位于病毒基因组的一端,具有细胞毒性,可引起细胞凋亡,最后导致细胞裂解和 NS1 抗原的释放,引起宿主的免疫反应。NS1 与 HPV-B19 的毒力有关,具有以下功能:①调控病毒转录复制作用;②诱导细胞凋亡;③诱导 p21/WAFl 表达导致 G_1 期停止;④是炎症因子白介素 -6 的转录启动子,引起心肌炎和肝炎等。目前 HPV-B19 分为 3 种基因型:1 型、2 型(Lali 株、A6 株)、3 型(3a 亚型:V 9 株、3b 亚型:D91.1 株),各基因型的分布存在明显的地理差异。HPV-B19 病毒 1 型在全球范围占主导地位,2 型仅在丹麦、芬兰和欧洲西北部等国家被发现,3 型在法国、美国、巴西、加纳、欧洲等地均有报道。对于 HPV-B19 病毒各基因型在我国的流行情况,现有的少量报道只检测到 1a 亚型、1b 亚型和 3 型毒株的存在。该病毒对热稳定,60℃时可存活 12 小时,对甲醛敏感。HPV-B19 不能在常规培养系和动物模型中生长,但在体外可在来自人骨髓、脐带、外周血或胎肝的红细胞前体细胞中复制。人骨髓的红系祖细胞和后期幼稚 RBC 是其侵袭的主要靶细胞,病毒在细胞核中复制,并使细胞溶解,阻碍红细胞生成。

(二) 流行病学

HPV-B19 感染在世界各地均有流行,全年均可发病,但在冬春季节发病较多,一年四季均有散发病例,5~10 年可有一次较大流行。传染源为患者和病毒携带者,感染率因地区、季节、年龄、职业及机体的免疫状态不同而有差异,孕妇和学龄儿童为主要易感人群。孕妇易感因素包括:①血清抗体阴性,尤其处于免疫抑制及免疫妥协状态;②在家中或工作中频繁接触学龄期及学龄前期儿童;③营养状态差、精神压力大、生活不规律致免疫力降低。HPV-B19 主要经呼吸道传播,密切接触能增加传染的危险性,空气、尘埃、患者的分泌物均可传播病毒;输入含有 HPV-B19 的血液或血液制品也可传染。妇女妊娠晚期发生 HPV-B19 急性感染,可以通过胎盘传给胎儿,导致胎儿流产、非免疫性胎儿水肿、死胎,甚至致畸。在 HPV-B19 感染的流行期,其中 3%~8% 的孕妇存在急性感染,胎盘垂直传播率为 33%~51%,有 5%~16% 的感染孕妇可出现严重胎儿发病和

死亡。HPV-B19感染高峰期为妊娠早、中期,此期间感染HPV-B19对胎儿影响最大。病毒血症期出现在孕妇感染1周后,通常持续5天。垂直传播发生在孕妇感染后1~3周即孕妇病毒血症期,在病毒血症后期即感染第10~12天可检测到HPV-B19特异性IgM抗体,持续2~5个月,IgG于感染后2周出现,可持续多年,对机体有保护作用。

(三)发病机制

HPV-B19有嗜祖红细胞的特性,可在人类新鲜骨髓细胞、外周血细胞、胎儿肝细胞、红白血病细胞、脐血细胞内生长。它主要侵犯骨髓造血系统的红细胞系,原始阶段的成红细胞可能为主要的靶细胞。红细胞上的糖苷脂(globoside),即红细胞P抗原,为HPV-B19的受体,不仅存在于红细胞,也存在于其他组织细胞,如血小板、单核巨噬细胞、成巨核细胞、粒细胞、心、肺、肝、滑膜、肾及胎盘内皮细胞等多种细胞和组织中。P抗原的表达始于胚胎时期,妊娠前3个月呈高表达,4~6个月开始下降,约第8个月时几乎检测不到。约十万分之一的人缺乏红细胞P抗原而不被感染。病毒受体对病毒有高度的亲和力,结合后在宿主的细胞核内进行复制。HPVB-19致病机制与P抗原、NSl蛋白密切相关。HPV-B19对宿主细胞直接的细胞毒作用可引起前红细胞超微结构的改变,包括特征性的染色体偏移、伪足形成、空泡等。壳蛋白颗粒存在于已凋亡的细胞核质空隙中,从而影响红细胞的生成并缩短红细胞寿命,导致流产、死胎、水肿、贫血、畸形及婴儿肝炎综合征等。HPV-B19对骨髓造血功能的抑制作用可持续1周,对造血功能正常者有轻度影响,但对红细胞寿命缩短的溶血性贫血患者可引起再障危象的可能。胎儿经胎盘从母体感染HPV-B19后,病毒主要通过进入原红细胞内复制,使红细胞破坏增加,从而导致溶血和再生障碍性贫血。此外,胎盘水肿亦影响对胎儿的氧供应,从而累及其生长发育。除此之外,病毒也可侵犯全身各种脏器和组织。

(四)病理改变

HPV-B19感染胎儿的组织病理学特点有:①水肿及红细胞系祖细胞核中的病毒包涵体,水肿是HPV-B19感染胎儿尸检的典型特征,其表现有胎儿浸渍、水肿、腹水、心包积液或脑积水、心肌肥大。应用标记有HPV-B19-DNA探针的斑点杂交技术在感染胎儿的多种组织中检测到病毒DNA,此时电镜可直接观察到血清中的病毒颗粒;②胎盘炎症是胎儿HPV-B19感染的普遍特征,可能是因通过胎盘屏障的母血IgG抗体与病毒复合物沉积,以及感染胎盘中存在细胞介导的免疫反应所致;③病毒性心肌炎,心肌层中心内膜下纤维弹性组织增生、炎症细胞浸润、缺氧或局部缺血均可导致心脏发生病理改变,常见的是心肌炎导致的心肌肥大;④肝损害:可出现肝酶异常增高及其他肝受损改变。

(五)临床表现

1. 胎儿感染 孕妇感染HPV-B19后,病毒通过胎盘导致胎儿发生先天性感染。据研究报道,胎儿感染率为25%~33%,胎儿病死率为2.5%~9.0%。大多数围产儿结局良好,胎儿感染后多呈自限性经过,临床表现为超声动态监测下胎儿水肿完全消失,分娩时新生儿外观及内脏器官正常,血红蛋白浓度在正常范围。但也有相当一部分结局不良,出现非免疫性胎儿水肿、贫血、流产、早产,甚至死胎或畸形[63]。目前超声监测尚不能明确孕妇感染后发生胎儿水肿的时间以及胎儿水肿与死亡的间隔时间。通常胎儿死亡发生于孕妇感染HPV-B19后4~6周,但也有长至12周者。近年来,国内外研究报道HPV-B19感染可引起的胎儿畸形包括眼部畸形、先天性心脏病、小头畸形、脊柱裂、脑积水、先天性唇腭裂等。

2. 新生儿感染 新生儿HPV-B19感染来自母婴垂直传播和新生儿出生后感染,可表现为新生儿肝炎综合征、贫血、血小板减少、先天性心脏病、胸腔积液等。

(1)肝炎综合征:感染HPV-B19后,新生儿可出现不同程度的肝损害、血清肝酶增高或高胆红素血症,其发生机制可能与病毒感染所导致的自身免疫因素有关,由于成熟红细胞过多的破坏而致新生儿血液中未结合胆红素水平过度升高,发生高未结合胆红素血症。

(2)贫血:部分病例可表现为急性再生障碍性贫血或再障危象。通常发生于镰状细胞病患儿,也可见于其他溶血性贫血。典型的临床表现为发热、周身不适,随后出现苍白、倦怠和嗜睡。外周血红蛋白可降至40g/L以下,网织红细胞计数为零,白细胞和血小板计数正常或减少,血促红细胞生成素增高。骨髓示红细胞成熟受阻于原红阶段,并出现巨大原红细胞,其他细胞系列正常或减少。再障危象呈自限性过程,预后良好。患者常在1周内Hb恢复到基础水平,7~10天网织红细胞重现,骨髓2~3周内完全恢复。再障危象快速恢复的原因,可能是恢复期特异性中和抗体产生,使HPV-B19失去活性的结果。但对于有溶血性贫血或免疫功能缺陷的患儿,可致顽固性贫血,并有突发性脾大。

(3)血小板减少症:部分HPV-B19感染患儿可出现血小板减少症,血小板计数可减少为$(3~6) \times 10^9$/L。导致血小板减少的机制尚未阐明,可能与HPV-B19抑制骨髓巨核细胞集落的形成有关。也有研究认为,HPV-B19非结构蛋白介导的对巨核细胞的毒性效应是引起血小板减少的原因。

此外,亦有报道HPV-B19感染与先天性心脏病有关。部分病例可合并CMV或EB病毒感染。

(六)诊断

对围产儿HPV-B19感染的诊断,尤其是其宫内感染的诊断,必须先有孕妇HPV-B19感染的证据,其次依靠对羊水、胎血和胎儿其他组织标本(如胎盘、羊膜)的阳性检测结果才能作出。对新生儿HPV-B19感染的诊断主要根据围产期病史、发病情况、临床特点及实验室检查,确诊必须进行病原学检查及免疫学检查。

1. 血清学检测 采用放射免疫法、免疫荧光法、酶免疫法及免疫印迹法等方法可检测血液中 HPV-B19 抗体和抗原。其中,抗体检测是目前临床诊断及流行病学调查确定 HPV-B19 感染的主要方法。

(1) HPV-B19-IgM 抗体检测:在免疫功能正常的人群,HPV-B19 特异性 IgM 升高,表明存在近期感染或急性感染。HPV-B19-IgM 抗体在患者出现临床症状后 3 天出现,2~3 周达高峰,发病后 30~60 天抗体阳性率和滴度开始下降。特异性 IgM 抗体适用于急性 HPV-B19 感染且没有并发症的患者的检测。

(2) HPV-B19-IgG 抗体检测:恢复期抗 HPV-B19-IgG 升高,IgG 抗体对诊断急性期感染无意义,其存在仅表明曾感染过 HPV-B19。通常在发病后 7 天出现,持续数年,IgG 抗体阳性率随年龄的增长而增加,IgG 抗体的出现表明既往感染并且具有一定的免疫保护作用,但是在重复感染中也有低浓度的 IgG 抗体出现。IgG 检测尚可用于流行病学调查和易感人群的分析。

2. **基因诊断**　基因诊断技术,即核酸分子杂交和聚合酶链反应(PCR)技术可用于 HPV-B19DNA 的检测[64]。

(1) 核酸分子杂交:目前用于 HPV-B19 核酸分子杂交的技术主要有斑点印迹杂交、原位杂交及微孔杂交。该技术特异性强,敏感性可达 0.1pg,且可对病变进行组织细胞定位,可应用于血清、细胞、呼吸道分泌物、尿和组织标本中的 HPV-B19-DNA 检测,被认为是目前诊断 HPV-B19 感染的敏感和特异的方法。

(2) PCR 技术:可用于检测低浓度的病毒血症和血液筛查,定量 PCR 可以用来监控 HPV-B19 的清除率,确定持续或复发感染中病毒的数量以及评价免疫球蛋白的治疗效果。

3. **病毒检测**　由于 HPV-B19 体外仅可在人骨髓中繁殖,尚无培养的细胞系可利用,故目前尚不能用常规的病毒分离法来检测 HPV-B19。但在急性期,一般可用电镜检测血清中 10^6/ml 以上的 HPV-B19 颗粒,从超微结构水平直接观察病毒,提供病毒状态的信息。免疫电镜技术可进一步显示核内包涵体上的阳性抗原标记,其特异性较高。

4. **骨髓检查**　骨髓 HPV-B19-DNA 阳性或涂片出现特征性的巨原红细胞,即"灯笼样巨原红细胞"可视为诊断 HPV-B19 感染的依据。

(七)治疗

目前尚无有效的抗 HPV-B19 的特异性治疗方法,对于孕妇感染、胎儿宫内感染、新生儿感染也无统一的治疗方法。因此,应针对具体情况给予相应的处理。

1. **对症与支持治疗**　对于免疫功能正常的 HPV-B19 感染个体无需特殊治疗,可采取一般支持疗法,患者多在短期内自行恢复;仅贫血严重的患者,需输血治疗。

2. **宫内输血疗法**　主要用于孕期感染 HPV-B19 后继发的严重胎儿水肿[65]。其方法是穿刺脐静脉进行宫内输血,经输血治疗后胎儿水肿消失,并足月分娩健康胎儿,说明治疗有效。然而,宫内输血有一定的并发症,同时对该种方法的安全性和价值还缺乏深入的研究,因而有学者认为宫内输血不宜作为常规治疗方法。

3. **免疫球蛋白疗法**　基于免疫球蛋白可用于成人 HPV-B19 感染的治疗,有学者认为可将免疫球蛋白用于预防孕妇 HPV-B19 感染及胎儿感染后的治疗。向孕妇静脉输注 IVIG 并通过胎盘传给胎儿可达到治疗及预防作用。对于免疫缺陷或免疫功能异常者,可发生慢性感染,静脉输注大量 IVIG 能控制或治愈此感染,剂量为 200~400mg/(kg·d),连用 5 天。因 HPV-B19 感染所致获得性纯红细胞再生障碍性贫血患儿,给予 IVIG 治疗可获得有效的缓解[66]。

4. **期待疗法**　同其他病毒性疾病一样,宫内感染 HPV-B19 引起的胎儿水肿具有一定的自限性,有些病例未经治疗水肿自然消退,并正常分娩,无任何后遗症,这为 HPV-B19 感染胎儿的期待疗法提供了依据。但对于哪些病例可采取期待疗法尚存在争议。

5. **动态监测**　对确诊为既往感染的孕妇,不需进一步检测及处理。确诊为近期感染或急性感染的孕妇,需对胎儿进行动态超声检查,若胎儿有水肿现象则进行胎儿血检测,贫血者进行宫内输血;若胎儿无水肿现象,则应连续进行超声监测 6~8 周。

(八)预防

切断传播途径是预防 HPV-B19 感染的有效方法。在冬春流行季节和易感区域妇女、儿童 HPV-B19 感染相当常见,因此,避免同病毒感染者接触是重要的预防方法之一。在 HPV-B19 流行期可注射免疫球蛋白制剂,有一定的预防作用。有关 HPV-B19 的疫苗研究,国外尚在研究和开发中,尚未应用于临床。

(周晓光)

十、呼吸道合胞病毒感染

呼吸道合胞病毒(respiratory syncytial virus,RSV)是婴幼儿呼吸道感染最常见的一种病原体,2~6 个月小婴儿 RSV 感染后常发生严重毛细支气管炎和肺炎。RSV 也是新生儿下呼吸道病毒感染的主要病原。

(一)病原学

1956 年在患感冒的黑猩猩鼻咽分泌物中分离出黑猩猩感冒病毒(CCA),随后从肺炎患儿的咽拭子中分离到一株与 CCA 相同的能引起细胞融合病变的病毒,根据其病变特点命名为 RSV。RSV 为中等大小、有胞膜的非节段性单股负链 RNA 病毒,属副黏病毒科肺病毒属。RSV 有圆形和丝状两种形态,120~200nm 大小,其基因组全长为 15 225 个核苷酸,编码 11 种蛋白,其中 3 个为跨膜表面蛋白,即 F、G 和 SH 蛋白,G 蛋白介导病毒的吸附,并诱导体液免疫,F 蛋白介导病毒的穿入和胞膜融合,诱导体液免疫和细胞免疫,是两个主要的病毒保护性抗原[67]。RSV 对外界抵抗力弱,4℃存活 4~6 天,室温下 2 天内滴度下降 100 倍,采集培养标本后应置湿冰上转送实验室。

(二)流行病学

RSV 感染的传染源主要是患儿和病毒携带者,病毒通过空气飞沫或直接进入易感者呼吸道而传播。也可通过间接接触患儿呼吸道分泌物污染的物品而传播。婴幼儿是 RSV 感染的易感人群,但新生儿感染 RSV 也较常见,国外文献报道 44.4% 的新生儿支气管炎和肺炎是由 RSV 所致,国内文献报道在新生儿肺炎中 RSV 检出率为 25.7%[68]。早产儿发生 RSV 感染往往症状很重。由于不同亚型 RSV 的 G 蛋白中和抗体不能提供有效的亚型间交叉保护作用,RSV 感染不能产生完全免疫,故可反复多次感染。母子配对的脐血 RSV 抗体滴度研究结果表明,脐血 RSV 抗体对新生儿感染 RSV 具有重要的保护作用,脐血 RSV 抗体滴度高可降低新生儿 RSV 感染的风险。RSV 感染具有全球性特点,但各地的流行季节并不相同。我国 RSV 流行的高峰季节,在南方地区主要为夏秋季,北方地区以冬春季为主。在 RSV 流行季节,RSV 可在新生儿病房引起暴发流行。

(三)发病机制

RSV 传播的方式主要是通过飞沫传播,污染的手也是引起感染的重要传播途径。RSV 首先感染呼吸道上皮细胞,病毒在呼吸道上皮细胞内复制和扩散并直接引起受感染细胞损伤,造成局部病变或产生全身病毒血症症状。损伤的上皮细胞和抗病毒反应引起呼吸道水肿、黏液高分泌和血管通透性增高,从而导致小呼吸道狭窄和通气功能障碍及喘息。RSV 感染呼吸道上皮细胞是通过 Toll 样受体 4 (TLR-4)信号通路传递,并产生大量的氧化应激作用。研究表明,F 蛋白是融合性糖蛋白,可使病毒脂膜与宿主细胞脂膜相互融合,从而使病毒 RNA 插入宿主细胞内。G 蛋白是病毒吸附于宿主细胞表面的病毒蛋白。宿主细胞识别 RSV F 蛋白,通过单核细胞、巨噬细胞、树突状细胞等免疫细胞增强抗病毒反应,释放大量细胞因子,如 IL-21、IL-28、TNF-2α 及黏附分子。中性粒细胞聚集是引起呼吸道阻塞的主要因素,此外,单核细胞、嗜酸性粒细胞也参与呼吸道炎症反应,淋巴细胞在感染早期的聚集与限制感染的扩散和清除被病毒感染的细胞有关。

(四)病理改变

病理改变主要为鼻、咽、喉黏膜充血、水肿、渗出及单核细胞浸润,部分细胞可发生变性、坏死、脱落。病变累及支气管,可发生支气管黏膜坏死、剥脱,细支气管壁有广泛的单核细胞浸润,黏稠的呼吸道分泌物可堵塞管腔而致肺不张或肺气肿。累及肺实质时,可见肺泡上皮细胞变性、肺泡实质性坏死、萎陷,肺泡壁可见坏死和增厚,肺间质水肿和单核细胞、淋巴细胞浸润。

(五)临床表现

虽然 80% 的新生儿出生时血清中有母传的 RSV 抗体,

由于 RSV 抗体的半衰期只有 21~26 天,其保护作用非常有限,因此,出生 21 天以上新生儿 RSV 感染率明显高于出生 21 天以内新生儿[69]。RSV 是新生儿呼吸道病毒感染最常见的病原体。在 RSV 流行季节,RSV 可在新生儿病房引起暴发流行。新生儿 RSV 感染的临床表现差异很大,无特异性,大多数表现为上呼吸道感染症状,常见症状为咳嗽、流涕、打喷嚏等;严重感染常以嗜睡、烦躁、发热或体温不稳定为特征,而不是呼吸道表现;部分患儿表现为发热、黄疸、喂养不耐受、呕吐或腹泻等。也可表现为呼吸暂停,尤以早产儿或有呼吸暂停发作史者多见。肺部病变较严重者多表现为咳嗽、多痰、喘息、呼吸困难,肺部可出现中、小水泡音或哮鸣音。与其他病毒比较,RSV 下呼吸道感染更易引起呼吸困难和肺炎,出现咳嗽和阳性肺部体征者较非 RSV 感染引起者更为多见。早产、先天性心脏病、BPD 等是发生严重 RSV 感染的高危因素,可引起严重后果。RSV 感染严重程度与母体中和抗体水平呈负相关,早产儿由于母传 RSV 中和抗体水平低下,易导致严重感染;而先天性心脏病患儿多为左向右分流型,肺循环血量增多,影响了气体交换从而加重病情。新生儿 RSV 感染可合并其他部位感染,如泌尿道、消化道、中枢神经系统、眼结膜及脐部感染等,这在婴幼儿中较少见。国外文献报道新生儿 RSV 感染合并细菌感染率为 43.6%,国内报道 RSV 肺炎合并细菌感染率为 29.3%~42.0%,最常见细菌均为金黄色葡萄球菌。

(六)诊断

严重的新生儿 RSV 感染具有一定的临床特点,但轻症新生儿 RSV 感染缺乏特异性表现,仅靠临床症状难以诊断。因此,RSV 感染的诊断主要根据临床表现、X 线胸片改变、周围血常规及流行病学资料,但确诊有赖于 RSV 的病毒分离、抗原抗体及病毒核酸的检测。

1. 常规检查　周围血白细胞计数可正常或稍减低,淋巴细胞相对增高,红细胞沉降率正常或增高。

2. 病原学检查

(1)病毒分离:病毒分离培养是检测 RSV 的金标准。应于发病 3~5 天内取呼吸道分泌物做病毒分离培养,但病毒分离一般需要 1~2 周,因而只能做回顾性诊断,阳性率低,检出率为 50%~60%,且成本高,不能分型。因此,不适合临床早期诊断和疫情应急诊断的需要。

(2)间接免疫荧光法:已被 WHO 推荐为快速诊断 RSV 的首选方法,可快速检测临床标本中的病毒抗原及其 IgM 抗体,具有简单、稳定、敏感、特异性强的特点,采集标本后一般 2~3 小时内可出结果。

(3)多重实时荧光定量 PCR 法:使用酶量少,可在一管中进行多种病原体检测,检测价格低廉、快速准确。同时由于其闭管检测的特点,不仅能够避免交叉污染,且因荧光探针法灵敏度高,大大提高病原体的检出率。

(4)随机扩增多态 DNA 指纹技术:采用随机选择的引物,通过 DNA 扩增,产生基因组指纹图谱。国内有学者利用该技术成功地检测了 RSV,该法所需标本量极少,且适合各种标本,其原理决定了它敏感性高,特异性强,且快速,在几小时内出结果[70]。

3. 血清病毒抗体检查　采用 ELISA 法、补体结合试验、中和试验、血凝抑制试验和放射免疫法等可检测患者急性期血清 RSV-IgM 抗体,达到早期诊断 RSV 感染的目的;恢复期抗体效价较急性期升高 4 倍以上有诊断价值。

（七）治疗

迄今为止对 RSV 感染尚无特异有效的治疗方法。利巴韦林是目前唯一用于临床治疗 RSV 感染的药物。临床给药途径主要为雾化吸入,10mg/kg,每日 2 次,每次雾化 10 分钟,疗程 3~7 天,可改善症状。

应用 IVIG 对易感儿和患儿,均有一定的保护作用。由于 IVIG 中的 RSV 中和抗体滴度变化较大,最好用静脉注射经纯化的特异性 RSV 免疫球蛋白。对 RSV 所致的呼吸道感染患儿和伴先天性心脏病、BPD、免疫缺陷、新生儿、早产儿或伴其他严重疾病的高危儿,应用 RSV 免疫球蛋白具有很好的耐受性和保护作用。多中心、双盲、对照试验结果表明,目前用于治疗 RSV 感染的药物利巴韦林和 RSV 高价免疫球蛋白的疗效并不确切,均不能降低患儿的死亡率或缩短病程,故只主张用于预防和治疗高危患儿、病情严重患儿的 RSV 感染。

干扰素（IFN）为一多肽分子,是一种广谱抗病毒药,还具有调控宿主免疫应答的作用。临床上可在病毒未经培养或血清学鉴定之前即开始使用,能阻止病情进展。干扰素给药方法包括肌肉、皮下注射、雾化吸入和滴鼻。我国目前应用的剂型有人白细胞 IFN 和基因重组 rIFN 两种。

超声雾化、拍背吸痰为简单易行的呼吸治疗手段。采用医用雾化器,雾化液为 20ml 生理盐水。每次雾化吸入 20 分钟,每天 2 次。雾化吸入停止后 25 分钟左右拍背吸痰,可改善通气。

（八）预防

目前尚无安全有效的 RSV 疫苗接种,也无特殊有效的预防方法。主要预防措施是加强医院、家庭、托幼机构内的消毒隔离制度,在 RSV 流行季节预防新生儿病房的医院获得性 RSV 感染。RSV 预防以勤洗手和接触隔离为主,因为 RSV 主要通过大的气溶胶颗粒和分泌物接触传播,洗手被认为是预防医院内 RSV 感染最有效的方法和中心环节。在 RSV 流行季节和 RSV 流行期,应用 IVIG 对易感儿有一定的预防作用。目前,国外已批准单克隆抗体 Palivizumab 为用于预防 RSV 感染的药物,尤其对于胎龄 <35 周的早产儿以及合并慢性肺部疾病和先天性心脏病的患儿[71-72]。Palivizumab 一般肌内注射（15mg/kg）,每月 1 次,从每年的 11 月份开始连续应用,最多不超过 5 次,能有效降低 RSV 感染患儿的住院率,但对病死率影响不大。

（周晓光）

十一、乙型肝炎病毒感染

乙型肝炎（hepatitis B）是由乙型肝炎病毒（HBV）感染所致。乙型病毒性肝炎是全球存在的健康问题。据世界卫生组织的资料,全世界约有 20 亿人曾有 HBV 感染,其中 2.4 亿为慢性感染者[73-74]。据我国 2015 年公布的《慢性乙型肝炎防治指南》资料显示,2006 年我国乙型肝炎血清流行病学调查表明,我国 1~59 岁一般人群 HBsAg 携带率为 7.18%,据此推算,我国现有慢性 HBV 感染者约 9300 万人,其中慢性乙型肝炎患者约 2000 万例[73]。新生儿 HBV 感染主要来源于母婴传播,儿童期 HBV 感染其中 1/3 以上由母婴传播所致。如未进行及时阻断,90% 可能成为携带者或由于 HBV 持续存在发展成慢性肝炎,这与今后肝硬化及肝癌（HCC）的发生有紧密相关性[73-74],我国肝硬化和 HCC 患者中,由 HBV 感染引起的比例分别为 60% 和 80%。

（一）病原学

HBV 相关抗原包括 HBsAg、HBcAg 和 HBeAg。HBV 属嗜肝 DNA 病毒科。基因组长约 3.2kb,为部分双链环状 DNA,其基因组编码 HBsAg、HBcAg 和 HBeAg、病毒多聚酶和 HBx 蛋白。HBV 的形态结构是直径为 42nm 的大球形颗粒,称为 Dane 颗粒,具双层外壳。外膜由三种蛋白组成:主蛋白,即 HBsAg;中蛋白,包括 HBsAg 和前 S2 抗原（pre-S2）;大蛋白,含 HBsAg、pre-S2 和前 S1 抗原（pre-S1）组成。外膜包裹着一个内核,含核心抗原、HBV-DNA、病毒编码的 DNA 聚合酶和反转录酶等。Dane 颗粒在血清中浓度以急性肝炎潜伏期后期为最高,疾病起始后则迅速下降。此外,患者血清中还发现两种病毒相关颗粒,一种称为小球形颗粒,平均直径 20nm,另一种为管状颗粒,该两种颗粒均由病毒外壳 HBsAg 组成,不含病毒 DNA。HBV 至少有 9 个基因型（A-J）,我国以 B 型和 C 型为主,不同的基因型与疾病的发展、对干扰素（IFNα）治疗的应答反应有关。HBV 具有较强的抵抗外环境的能力,在 30~32℃ 可存活至少 6 个月。20℃ 可存活 15 年。高压灭菌 20 分钟,100℃ 直接煮沸 2 分钟及 2% 过氧乙酸、3% 漂白粉溶液、5% 次氯酸钠及环氧乙酸消毒处理可灭活 HBV。

（二）传播途径和发病机制

传染源是 HBV 携带者,通过乙肝患者的血液、阴道分泌物、唾液及乳汁等传播。新生儿 HBV 感染主要通过 HBsAg 阳性的母亲经过母婴宫内传播及围产期传播而获得。育龄妇女 HBsAg 的携带率不同国家和不同地区有所差异,我国育龄妇女 HBsAg 携带率各地调查略有不同,为 7%~9.7%,高流行区甚至更高[75]。母婴传播的发生在中国为 40%~73%。其主要传播途径有三种可能。

1. 宫内传播　宫内传播的高危因素见于孕妇 HBsAg 高滴度、HBeAg 阳性和 HBV-DNA 高载量。母亲急性或持续性病毒血症时,病毒可经过胎盘感染胎儿,其发生率在妊娠头 6 个月约为 5%,后 3 个月及近分娩时为 25%~76%。HBV 宫内感染的具体机制复杂。可能存在血源性和细胞源性感染机制。研究发现,孕晚期胎盘各层均检测出乙肝标志物,胎盘滋养层及绒毛毛细血管内皮变形等,都提示 HBV 血源性感染可能由于胎盘的感染,母血经胎盘渗漏入胎儿体内引起 HBV 感染。另外的研究提示,HBV 从母亲胎盘蜕膜细胞至绒毛毛细血管内皮细胞可通过细胞间传递引起胎儿感染,认为细胞间传递是由 F-cγ 受体(Ⅲ)介导。宫内感染者疫苗阻断的效果较差。

2. 分娩时传播 90% 的病例是在分娩时母血渗入胎儿血中而传播,或胎儿吞咽病毒污染的羊水而受染。可用乙肝高效价免疫球蛋白(HBIG)和疫苗阻断。

3. 出生后感染 出生后与 HBV 携带者母亲生活上的密切接触而感染,如通过乳汁、唾液、粪便等传播,尤其母亲乳头破裂出血,婴儿口腔黏膜破损等情况时,使带有 HBsAg 的母血或其他分泌物进入婴儿体内而受染;也可通过密切接触其他 HBV 携带者而感染。此感染途径可采用 HBIG 和疫苗预防。研究表明,HBsAg 携带者的家庭聚集现象较其他任何型别的病毒性肝炎严重。

新生儿感染的高危因素与母体孕期及分娩时 HBV 的传染力有关,如孕母在乙肝的急性期分娩,其胎儿及生后 2 个月内婴儿 60%~70% 受染;如母为 HBsAg 和 HBeAg 双阳性则 80%~90% 的婴儿受感染。如 HBsAg 阳性,而 HBeAg 阴性,HBV-DNA 阴性则婴儿感染率低于 10%~30%。研究发现,HBV 的传染性主要与母血中 HBV-DNA 的载量有关,HBV-DNA 浓度过高其传染性和母婴传播的危险性则较大,且疫苗的阻断效果较差[73]。

HBV 感染肝细胞的机制尚未完全阐明。肝细胞表面有 HBV 受体,HBV 可通过与受体结合,侵入肝细胞。其结合位点在 pre-S$_1$ 蛋白第 21~47 位氨基酸肽段。HBV 感染后不直接引起肝细胞病理损害,而是激发 T 细胞免疫反应,造成免疫病理损害,或通过改变肝细胞膜表面抗原,形成自身免疫致肝损害。HBV 感染后的肝细胞损害与感染的 HBV 量和机体的免疫反应强度有关。母婴传播的 HBV 感染,多发展成慢性携带状态或慢性肝炎,可能与新生儿机体免疫功能不全,不能识别 HBV 抗原,形成免疫耐受有关。同时与不同基因型感染有关,B 基因型感染者较 C 基因型感染者较少进展为慢性肝炎、肝硬化和 HCC,对 IFN-α 治疗的应答率 B 基因型感染者高于 C 基因型感染者,A 基因型感染者高于 D 基因型感染者。

(三)病理

病理改变与其他病毒性肝炎所引起者相同,其变化包括:①大量多核巨肝细胞形成,这是新生儿时期肝脏对各种病原刺激的非特异性反应,肝细胞变大,核增多,有时可多达 40 多个核。胞质可有胆汁淤积或坏变。小叶周围可见坏死肝细胞的碎片,肝索重组,叶间纤维组织增生。②胆小管增生,内有淤胆及胆栓形成。③汇管区纤维化,大量单核细胞、组织细胞及浆细胞浸润。④肝窦、汇管区造血灶延期存在。

(四)临床表现

一旦受感染可有数周到 6 个月的潜伏期,大多数被感染的婴儿表现为亚临床过程。新生儿出生时多无症状,常在 1~6 个月间有慢性抗原血症及转氨酶的持续性轻度增高。有时仅在 6~12 个月时检出 HBsAg 的抗体。部分病例出现临床症状如黄疸、发热、肝大、粪色变浅、食欲减退。实验室检查出现轻度肝功异常或仅有转氨酶升高,血清胆红素增高,以结合胆红素增高明显,而后恢复,或呈慢性肝炎的经过。极少数病例呈临床暴发型,黄疸出现后迅速加重,短期内发展到肝性脑病、出血等肝功能衰竭症状,死亡发生快,预后差。如能存活还可望肝组织恢复正常。很多感染的婴儿成为慢性携带者,是日后发生肝癌或肝硬化的潜在危险[76]。随着新生儿和儿童乙肝疫苗的普遍接种,我国儿童无症状 HBV 携带率已明显下降。2014 年中国疾病控制中心(CDC)公布我国 1~29 岁人群乙型肝炎血清流行病学调查显示,1~4 岁、5~14 岁和 15~29 岁人群 HBsAg 携带者分别为 0.32%、0.94% 和 4.38%,可见 1~15 岁儿童 HBV 携带率已明显下降。

(五)诊断

1. 病史及临床表现 在乙肝的高发地区,孕母为 HBsAg 和(或)HBeAg 阳性者的婴儿和(或)出生后有食欲欠佳、发热、黄疸、肝大等表现时应考虑到此症。

2. 实验室辅助诊断 为诊断本病确诊的依据。患儿血清转氨酶 ALT 和 AST 及结合胆红素和未结合胆红素水平可有不同程度的增高,需进行 HBV 感染标志物的检测,通常血清 HBsAg 阳性比肝受损指标更早出现。血清 HBsAg 阳性示 HBV 现正在感染,HBeAg 阳性见于 HBV 复制活跃时。抗 HBc-IgG 出现较迟,可保持多年甚至终身,阳性示原已感染,由母亲传递至婴儿,抗 HBc-IgM 是 HBV 感染后较早出现的抗体,绝大多数出现在发病的第一周,多数在 6 个月内消失,抗 HBc-IgM 阳性提示急性期活跃感染。HBV-DNA 主要存在于 Dane 颗粒内,检测前必须裂解病毒,HBV-DNA 阳性是病毒复制和传染性的直接标志,定量检测 HBV-DNA 对判断病毒复制程度、传染性大小和抗病毒药物疗效等有重要意义。

(六)鉴别诊断

出现黄疸时应与新生儿病理性黄疸的疾病相鉴别。乙肝是肝性黄疸,血清胆红素包括未结合和结合胆红素均可升高,且常有 ALT 和 AST 的升高,但在新生儿早期由于肝细胞排泄功能先受阻,而表现为阻塞性黄疸,结合胆红素增高较明显,粪色变浅,须与胆道闭锁相鉴别(见第 9 章第 5 节)。

(七)治疗

新生儿乙型肝炎无特效治疗方法,主要是对症支持疗法。加强营养,补充维生素,降低黄疸,改善肝功能及其他对症治疗,重症病例必要时使用激素。可试用 IFN-α、干扰素诱导剂、转移因子、特异性免疫核糖核酸等激活免疫功能的药物,部分病例有效。

(八) 预防

感染 HBV 母亲所生婴儿的免疫预防,阻断母婴传播是减少及最终消灭 HBsAg 慢性携带的关键措施,对 HBsAg 阳性合并 HBeAg 阳性或 HBV-DNA 阳性的母亲所生的新生儿推荐主动免疫和被动免疫联合进行[77]。

1. **阻断母婴传播**　宣传教育非常重要,应向 HBV 阳性的育龄妇女宣传有关防止病毒传染给婴儿的知识。孕期应常规检查夫妇双方 HBV 感染情况,尤其对 HBV 阳性的孕妇 HBV-DNA 水平应进行定量检测和动态观察。对 HBV 感染的孕妇,设专床分娩,器械及用具需严格消毒。胎儿分娩后应首先清洗身上的母血和羊水,有条件时隔离新生儿至少 4 周。近年来,有关宫内阻断的临床观察报道,对 HBV 感染的孕妇,于妊娠中晚期采取肌内注射 HBIG 的方法以降低胎儿宫内 HBV 感染率,但对于有效性方面的报道结果差异较大,更多的资料显示用 HBIG 组和未用 HBIG 组之间无统计学差异,且亦缺乏安全性的相关观察,循证医学的证据不充分,因而未得到公认。近期国内外的研究显示,由于母亲血清 HBV-DNA 水平是影响母婴传播的主要因素,HBV-DNA 水平 $\geqslant 2 \times 10^6$U/ml 时,更容易发生母婴传播,这部分母亲在妊娠中晚期可以进行抗病毒治疗,以使血清 HBV-DNA 水平降低,提高对母婴传播的阻断率。《2015 年慢性乙型肝炎防治指南》中提出,在与患者充分沟通、权衡利弊并知情同意的情况下,可以使用抗病毒药物治疗,从妊娠第 24~28 周开始服用,建议产后 1~3 个月停药。国内外近年来已有较多 HBV 感染的孕妇应用抗病毒药物替比夫定(telbivudine,TBV)的临床报道,并对其有效性和安全性进行观察和荟萃分析,认为对 HBV-DNA 高载量孕妇于妊娠中、晚期口服 TBV 600mg/d 直至产后,新生儿出生后按正常接种乙肝疫苗和 HBIG,结果显示婴儿在生后 7 个月时血清 HBsAg 阳性率和 HBV-DNA 水平均有明显下降,且新生儿出生缺陷发生率与未使用 TBV 孕妇组和普通妊娠人群比较无差异,也未见器官损害的报道,其他如自然流产的发生率与普通妊娠人群相比并未增加[77-80]。提示 TBV 应用可以加强乙肝疫苗和 HBIG 联合免疫对慢性 HBV 感染孕妇母婴垂直传播的阻断作用,有效预防婴儿 HBV 感染。TBV 是美国 FDA 药物妊娠安全性分类的 B 级药物,在动物试验中无致畸性[79,81-82]。该方面的应用尚需更多的循证医学的证据。

此外,HBsAg 阳性的母亲如有乳头病损,尤其是 HBeAg 也是阳性者不宜哺乳,对所生婴儿应及时进行免疫预防。新生儿在出生 12 小时内注射 HBIG 和乙型肝炎疫苗后,可接受 HBsAg 阳性母亲的哺乳。

2. **被动免疫**　采用 HBIG。HBIG 是从乙肝疫苗免疫的人群血浆或血清中获得的特异性高效价免疫球蛋白,可

中和体内的病毒,保护作用迅速,但维持时间不长,仅 2~4 周。HBsAg 阳性或 HBsAg/HBeAg 双阳性孕妇所生的婴儿,应注射 HBIG,可使婴儿乙肝病毒携带率大幅度下降。其方法为出生后 12 小时内(越早越好)肌内注射一次,剂量 ≥100IU,对母亲 HBV-DNA 高水平的婴儿可考虑出生 1 个月时再肌内注射一次,剂量同前。

3. **主动免疫**　HBsAg 阳性合并 HBeAg 阳性或 HBV-DNA 阳性的母亲所生的新生儿,如不采取特殊预防措施,80%~90% 的小儿在生后 3~6 个月可成为 HBsAg 阳性。我国于 1992 年已将乙肝疫苗接种列入国家计划免疫的内容之一,采用的方法是:①HBsAg 阴性母亲的婴儿于生后 24 小时内、1 个月和 6 个月各注射一次 5μg 重组酵母乙肝疫苗;②对 HBsAg 阳性或 HBsAg 和 HBeAg 双阳性的母亲所生的婴儿应于生后尽早使用乙肝疫苗,最好在 12 小时内,及 1 个月和 6 个月各注射一次重组酵母乙肝疫苗 10μg。可显著提高阻断母婴传播的效果。新生儿为大腿前部外侧肌肉内注射。如单用乙型肝炎疫苗注射其保护率约为 87.8%[73]。

对 HBsAg 阳性或 HBsAg 和 HBeAg 双阳性的母亲所生的婴儿乙肝疫苗与 HBIG 联合应用推荐使用的方法如下:①HBIG 生后 12 小时内肌内注射(越早越好),剂量 ≥100IU,对母亲 HBV-DNA 高水平的婴儿可考虑出生 1 个月时再肌内注射一次,剂量同前。②重组酵母乙肝疫苗 10μg,与 HBIG 同时或生后 12 小时内另侧肌内注射,此后 1 个月和 6 个月时再各注射一次重组酵母乙肝疫苗 10μg。这种方法可使 95%~97% HBsAg 和 HBeAg 双阳性母亲的婴儿得到保护[73,80]。

免疫完成后的 1~3 个月应检查血清 HBsAg 和抗 -HBs 抗体。接种乙型肝炎疫苗后有抗体应答者的保护效果一般至少可持续 12 年,因此,一般人群不需要进行定期的抗 -HBs 抗体监测或加强免疫。但对高危人群可进行抗 -HBs 抗体监测,如抗 -HBs 抗体 <10mIU/ml,可给予加强免疫。免疫后 6 个月血 HBsAg 阳性示免疫失败,如 15 个月仍阳性示婴儿为一慢性携带者。如 15 个月时 HBsAg 阴性,抗 -HBs 抗体阳性示婴儿得到保护。

(姚裕家)

参考文献

1. McMichael G, MacLennan A, Gibson C, et al. Cytomegalovirus and Epstein-Barr virus may be associated with some cases of cerebral palsy. The Journal of Maternal-Fetal and Neonatal Medicine, 2012, 25(10):2078-2081.

2. Simonsen KA, Anderson-Berry AL, Delair SF, et al. Early-onset neonatal sepsis. Clin Microbiol Rev, 2014, 27: 21-47.

3. Bennett NJ, Tabarani CM, Bartholoma NM, et al. Unrecognized viral respiratory tract infections in premature

infants during their birth hospitalization: a prospective surveillance study in two neonatal intensive care units. J Pediatr, 2012, 161: 814-818.

4. Jackson DJ. Early-life viral infections and the development of asthma: a target for asthma prevention. Curr Opin Allergy Clin Immunol, 2014, 14: 131-136.

5. Bennett NJ, Tabarani CM, Bartholoma NM, et al. Unrecognized viral respiratory tract infections in premature infants during their birth hospitalization: a prospective surveillance study in two neonatal intensive care units. J Pediatr, 2012, 161: 814-818.

6. Richards JL, Hansen C, Bredfeldt C, et al. Neonatal outcomes after antenatal influenza immunization during the 2009 H1N1 influenza pandemic: impact on preterm birth, birth weight, and small for gestational age birth. Clin Infect Dis, 2013, 56: 1216-1222.

7. Madhi SA, Cutland CL, Kuwanda L, et al. Influenza vaccination of pregnant women and protection of their infants. N Engl J Med, 2014, 371: 918-931.

8. Härtel C, Humberg A, Viemann D, et al. Preterm Birth during influenza season is associated with adverse Outcome in Very low Birth Weight infants. Front Pediatrics, 2016, 4: 130.

9. Civardi E, Tzialla C, Baldanti F, et al. Vival outbreaks in neonatal intensive care unit: what we do not know? Am J Infect Control, 2013, 41: 854-856.

10. Blanken MO, Rovers MM, Molenaar JM, et al. Respiratory syncytial virus and recurrent wheeze in healthy preterm infants. N Engl J Med, 2013, 368: 1791-1791.

11. Wang SW, Wang TZ, Zhang WQ, et al. Cohort study on maternal cytomegalovirus seroprevalence and prevalence and clinical manifestations of congenital infection in China. Medicine, 2017, 96: 5 (e6007).

12. 北京地区母婴巨细胞病毒感染课题组. 北京地区新生儿先天巨细胞病毒感染状况研究. 中国新生儿科杂志, 2012, 27 (1): 5-9.

13. de Vires JJ, van Zwet EW, Dekker FW, et al. The apparent paradox of maternal seropositivity as a risk factor for congenital cytomegalovirus infection: a population-based prediction model. Rev Med Virol, 2013, 23: 241-249.

14. Josephson CD, Caliendo AM, Easley KA, et al. Blood Transfusion and Breast Milk Transmission of Cytomegalovirus in Very Low-Birth-Weight Infants. JAMA Pediatrics, 2014, 168 (11): 1054-1062.

15. 孟佳, 曹云, 俞蕙, 等. 出生体重≤1500g 的早产儿经母乳获得性巨细胞病毒感染的临床研究. 中华围产杂志, 2017, 20 (6): 414-419.

16. Dreher AM, Arora N, Fowler KB, et al. Spectrum of disease and outcome in children with symptomatic congenital cytomegalovirus infection. J Pediatr, 2014, 164: 855-859.

17. Boppana SB, Ross SA, Shimamura M, et al. Saliva polymerase-reaction assay forcytomegalovirus screening in newborns. New Eng J Med, 2011, 362 (22): 2111-2118.

18. Kimberlin DW, Jester PM, Sanchez PJ, et al. Valganciclovir for symptomatic congenital cytomegalovirus disease. N Engl J Med, 2015, 372 (10): 933-943.

19. James SH, Kimberlin DW. Advances in the prevention and treatment of congenital cytomegalovirus infection. Curr Opin Pediatr, 2016, 28 (1): 81-85.

20. Lanzieri TM, Chung W, Flores M, et al. Hearing loss in children with asymptomatic congenital cytomegalovirus infection. Pediatrics, 2017, 139 (3): e20162610.

21. Bernard S, Wiener-Vacher S, Van Den Abbeele T, et al. Disorders in children with congenital cytomegalovirus infection. Pediatrics, 2015, 136 (4): e887-895.

22. Brecht KF, Goelz R, Bevot A, et al. Postnatal human cytomegalovirus infection in preterm infants has long-term neuropsychological sequelae. J Pediatrics, 2015, 166 (4): 834-839.

23. Ross SA, Ahmed A, Palmer AL, et al. Detection of congenital cytomegalovirus infection by real-time polymerase chain reaction analysis of saliva or urine specimens. J Infect Dis, 2014, 210 (9): 1415-1418.

24. Ross SA, Ahmed A, Palmer AL, et al. Newborn dried blood spot polymerase chain reaction to identify infants with congenital cytomegalovirus-associated sensorineural hearing loss. J Pediatr, 2017, 184: 57-61.

25. 吴承刚. 风疹与先天性风疹综合征的免疫预防. 华南预防医学, 2011, 5: 77-79.

26. Metcalf CJE, Bjornstad ON, Ferrari MJ, et al. The epidemiology of rubella in Mexico: seasonality, stochasticity and regional variation. J. Epidemiol Infect, 2011, 139: 1029-1038.

27. 崔长弘, 董燕. 先天性风疹综合征的流行病学研究进展. 疾病监测, 2012, 11: 918-922.

28. 许青, 徐爱, 强宋立, 等. 山东省监测地区先天性风疹综合征流行病学回顾性调查. 中华流行病学杂志, 2010, 31 (7): 828-829.

29. Toda K, Reef S, Tsuruoka M, et al. Congenital rubella syndrome (CRS) in Vietnam 2011-2012-CRS epidemic after rubella epidemic in 2010-2011. J Vaccine, 2015, 31: 3673-3677.

30. 林建华, 蒋萌. 风疹病毒感染对妊娠结局的影响. 中国实用妇科与产科杂志, 2011, 8: 567-569.

31. Curfman AL, Glissmeyer EW, Ahmad FH, et al. Initial presentation of neonatal herpes simplex virus infection. J

Pediatr,2016,172:121-126.

32. Bajaj M,Mody S,Natarajan G. Clinical and neoroimaging findings in neonatal herpes simplex virus infection. J Pediatr, 2014,165:404-407.

33. Kimberlin DW,Whitley RJ,Wan W,et al. Oral acyclovir suppression and neurodevelopment after neonatal herpes. N Eng J Med,2011,365(14):1284-1292.

34. Sampson MR,Bloom BT,Lenfestey RW,et al. Population pharmacokinetics of intravenous acyclovir in preterm and term infants. Pediatr Infect Dis J,2014,33(1):42-49.

35. Cies JJ,Moore WS,Miller K,et al. Therapeutic drug monitoring of continuous-infusion acyclovir for disseminated herpes simplex virus infection in a neonate receiving concurrent extracorporeal life support and continuous renal replacement therapy. Pharmacotherapy,2015,35(2):229-233.

36. Shah SS,Aronson PL,Mohamad Z,et al. Delayed acyclovir therapy and death among neonates with herpes simplex virus infection. Pediatrics,2011,128(6):1153-1160.

37. Herpes simplex. In:Kimberlin DW,Brady MT, eds. RedBook:2015 Report of the Committee on Infectious Diseases. 30th ed. Elk Grove Village,IL:American Academy of Pediatrics,2015:432-445.

38. Allen UD,Robinson JL,Canadian Paediatric Society. Infectious Diseases and Immunization Committee. Prevention and management of neonatal herpes simplex virus infections. Paediatr Child Health,2014,19(4):201-206.

39. Bache M,Andrei G,Bindl L,et al. Antiviral drug-resistance typing reveals compartmentalization and dynamics of acyclovir-resistant herpes simplex virus type-2(HSV-2) in a case of neonatal herpes. J Pediatr Infect Dis Soc,2014,3(2): e24-e27.

40. Ericson JE,Gostelow M,Autmizguine J,et al. Safety of High-dose acyclovir in infants with suspected and confirmed neonatal herpes simplex virus infections. Pediatr Infect Dis J, 2017,36:369-373.

41. 屈园园,普雄明. 水痘 - 带状疱疹病毒基因亚型的研究进展. 医学综述,2014,20(4):601-604.

42. Pierik JG,Gumbs PD,Fortanier SA,et al. Epidemiological characteristics and societal burden of varicella zoster virus in the Netherlands. BMC Infect Dis,2012,12:110.

43. Ahn KH,Park YJ,Hong SC,et al. Congenital varicella syndrome:A systematic review.J Obstet Gynaecol,2016,36(5): 563-566.

44. Mandelbrot L. Fetal varicella-diagnosis,management, and outcome. Prenat Diagn,2012,32:511-518.

45. Villota VA,Delgado J,Pachajoa H. Congenital varicella syndrome in a monochorionic diamniotic twin pregnancy. J Res

Med Sci. 2014,19(5):474-476.

46. De Paschale M,Clerici P.Microbiology laboratory and the management of mother-child varicella-zoster virus infection. World J Virol,2016,5(3):97-124.

47. Sauerbrei A. Preventing congenital varicella syndrome with immunization. CMAJ. 2011,183(3):E169-E170.

48. 姚裕家. 人类免疫缺陷病毒感染的母婴传播及防治. 中华妇幼临床医学杂志(电子版),2011,7(2):97-99.

49. 中华医学会儿科分会感染学组和免疫学组. 小儿 HIV 感染和艾滋病诊断及处理建议. 中华儿科杂志,2003, 41:611-612.

50. 周敏,陈竹,曾义岚,等. HIV 感染孕妇母婴传播的阻断效果及时机的临床研究. 中华实验和临床感染病杂志(电子版),2015,9(4):485-489.

51. Chasela CS,Jamieson DJ,Hosseinipour MC,et al. Maternal or infant antiretroviral drugs to reduce HIV-1 transmission. N Engl J Med,2010,362:2271-2281.

52. Haeri S,Shauer M,Dale M,et al. Obstetric and newborn infant outcomes in human immunodeficiency virus-infected women who receive highly active abtiretroviral therapy. Am J Obstet Gynecol,2009,201:315.e1-5.

53. Cotton MF,Holgate S,Nelson A,et al.The last and first frontier - emerging challenges for HIV treatment and prevention in the first week of life with emphasis on premature and low birth weight infants.JIAS,2015,18(suppl 6):20271-20275.

54. Jamieson DJ.What is new in prevention of perinatal human immunodeficiency virus transmission? Obstet Gynecol, 2015,126(6):1303-1304.

55. Bissel SJ,Winkler CC,DeiTondo J,et al. Coxsackievirus B4 myocarditis and meningoencephalitis in newborn twins. Neuropathology,2014,34(5):429-437.

56. Wilson Cb,Nizet V,Maldonado YA,et al. Infectious disease of the fetus and newborn infant. 8th ed. ELSEVIER SAUNDERS 2016;798-803.

57. March B,Eastwood K,Wright IM,et al. Epidemiology of enteroviral meningoencephalitis in neonates and young infants. J Paediatr Child Health,2014,50:216-220.

58. Wu T,Fan XP,Wang WY,et al. Enterovirus infections are associated with white matter damage in neonates. J Paediatr Child Health,2014,50:817-822.

59. Balasubramanian H,Wagh D,Rao S,et al. Developmental outcomes in cerebrospinal fluid proven enteroviral meningitis in neonatal >32 weeks of gestation. J Pediatr Child Health,2016, 52:327-332.

60. Xiong G,Zhang B,Huang MY,et al. Epstein-Barr Virus(EBV) infection in Chinese children:A retrospective

study of age-specific prevalence. PLoS One,2014,9(6):e99857.

61. Sanosyan A,Rutagwera DG,Moles JP,et al. Increased Epstein-Barr virus in breast milk occurs with subclinical mastitis and HIV shedding. Medicine,2016,95(27):e4005.

62. 钟敏,姚若进,田焱. 妊娠中晚期急性 EB 病毒感染的临床研究. 中国医师杂志,2011,13(5):615-617.

63. Dijkmans AC,de Jong EP,Dijkmans BA,et al. Parvovirus B19 in pregnancy:prenatal diagnosis and management of fetal complications. Curr Opin Obstet Gynecol,2012,24:95-101.

64. Lamont RF,Sobel JD,Vaisbuch E,et al. Parvovirus B19 infection in human pregnancy. BJOG,2011,118:175-186.

65. Welcker S,Heckmann M. Non-immune Hydrops fetalis due to Parvovirus B19 Infection in 2 Extremely Preterm Infants:Perinatal Management and Long-term Neurodevelopmental Outcome. Z Geburtshilfe Neonatol,2015,219(3):144-147.

66. Crabol Y,Terrier B,Rozenberg F,et al. Intravenous immunoglobulin therapy for pure red cell aplasia related to human parvovirus B19 infection:a retrospective study of 10 patients and review of the literature. Clin Infect Dis,2013,56:968-977.

67. Borchers AT,Chang C,Gershwin ME,et al. Respiratory syncytial virus-a comprehensive review. Clin Rev Allergy Immunol,2013,45:331-379.

68. 祝垚,华子瑜. 新生儿呼吸道合胞病毒肺炎 182 例临床及流行病学特点. 实用儿科临床杂志,2011,26(22):1719-1721.

69. 胡晓静,袁琳,张玉侠,等. 降低呼吸道合胞病毒医院感染的对策及效果评价. 中华医院感染学杂志,2011,21(4):682-684.

70. 王玉月,史伟峰,季云. 多重实时荧光定量 PCR 对 9 种常见呼吸道病原体检测. 标记免疫分析与临床,2015,22(11):1160-1164.

71. Silvestri M,Marando F,Costanzo AM,et al.Respiratory Syncytial Virus-associated hospitalization in premature infants who did not receive palivizumab prophylaxis in Italy:a retrospective analysis from the Osservatorio Study.Ital J Pediatr,2016,42:40.

72. Vendetti N,Gerber JS,Sammons JS.Administration of Palivizumab in the NICU.Hosp Pediatr,2016,6(6):354-358.

73. 中华医学会肝病学分会和感染病学分会. 慢性乙型肝炎防治指南. 中国肝脏病杂志,2015,3:1-18.

74. Ott JJ,Stevens GA,Groeger J. Global epidemiology of hepetitis B virus infection:new estimates of age-specific HBsAg seroprevalence and endemicity.Vaccine,2012,30:2212-2219.

75. 胡培,邵晓萍,方苓,等. 广东省 2013 年乙型病毒性肝炎高流行区农村育龄妇女血清流行病学调查. 中国疫苗和免疫,2015,4:378-382.

76. Buonocore G,Weindling M,Bracci R. Fetal infections:Rubella,HIV,HCV,HBV& Human Parvovirus B19 in Neonatology:A Practical Approach to Neonatal Diseases. Milano Italy,Springer-Verlag Italia,2012,880-892.

77. 王富珍,崔富强. 乙肝病毒母婴阻断免疫预防策略综述. 中国疫苗和免疫,2014,4:355-359.

78. Sarkar M,Terrault NA. Ending vertical transmission of hepatitis B:the third trimester intervention. Hepatology,2014,60:448-451.

79. Piratvisuth T,Han GR,Pol S,et al. Comprehensive review of telbivudine in pregnant women with chronic hepatitis B. World J hepatol,2016,8:452-460.

80. 徐陈瑜,陈洁,温坚,等. 乙型肝炎疫苗和乙肝免疫球蛋白阻断乙肝病毒母婴传播的效果. 现代妇产科进展,2013,1:1-5.

81. 吴华峰,刘琦,万志军,等. 孕晚期口服替比夫定对孕妇慢性乙型肝炎母婴阻断的疗效观察. 中国妇幼保健,2015,16:2508-2510.

82. 徐鹤翔,王莉娟,余亚新,等. 替比夫定阻断乙型肝炎病毒母婴传播效果及安全性的荟萃分析. 中华肝脏病杂志,2012,10:755-760.

第 2 节 细菌感染

一、概述

感染、早产和出生窒息一直是全球新生儿死亡的三大主要原因。《柳叶刀》(2015)报道,全世界从 2000~2010 年 5 岁以下儿童死亡中 64% 死于感染,其中的 40.3% 死于新生儿期,到 2013 年为止死于感染的百分率降到 51.8%,但死于新生儿期的感染增加到 44%。感染的病原体以细菌占绝大多数[1-2]。

(一) 感染途径与致病菌

1. **产前感染** 经胎盘血行感染的致病菌有李斯特菌、结核分枝杆菌、胎儿弯曲菌、梅毒螺旋体等。虽然临产孕妇可有多种细菌(如肺炎链球菌、大肠埃希菌及葡萄球菌等)的菌血症,但由于胎盘屏障可保护胎儿,部分不能直接穿过胎盘屏障的如 B 组溶血性链球菌(GBS)可由化脓性病灶破入羊水,胎儿吸入或吞入被污染的羊水而感染。宫内输血不动杆菌污染血液、羊水穿刺消毒不严均可造成胎儿感染。

2. **产时感染** 胎膜早破越久,污染羊水的机会越多;产程过长胎膜通透性增高易于细菌侵入宫内。胎儿在宫内或产道吸入污染的羊水或阴道分泌物而感染,以肠道杆菌如大肠埃希菌、GBS 以及李斯特菌等为常见,西方 GBS 在孕妇定植率约 20%(4%~40%),我国也并不少见;也可因急产或助产时消毒不严,细菌从受损皮肤或黏膜侵入血循环,产时胎儿头皮取血处、放置电极处及产钳损伤处均可造成感染。新生儿衣原体及淋病奈瑟菌结膜炎均系通过产道时直接感染。

3. 生后感染　为院内感染和社区感染,因出生后才感染细菌,有一定潜伏期,一般都在出生 72 小时后发病。胎儿娩出后,金葡菌迅速定植脐部、鼻腔等,重庆资料表明院内出生 4 日起定植率达 100%,常引起浅表化脓性感染;菌株主要来自医护人员鼻腔并通过其手在婴儿室传播。病原菌亦可由消化道、呼吸道侵入。国内社区感染与卫生条件、家长的卫生知识和习惯有关,甚至一些陋习如针挑口腔里上皮珠(俗称"马牙")、挤压本属于生理学肿大的乳房、挤压疖痈、不洁处理脐带、烧灯火等,病原菌从皮肤黏膜入侵。医源性感染病原菌常来自污染的各种导管、雾化器、水槽、暖箱内水箱等,其皮肤、黏膜的完整性破坏后,有利于凝固酶阴性葡萄球菌(coagulase negative staphylococcus, CoNS)、铜绿假单胞菌等机会菌入侵,如动静脉置管并发 CoNS 感染、经气管插管引起呼吸机相关性肺炎(ventilator associated pneumonia, VAP)。20 世纪 80 年代出现耐甲氧西林金葡菌株(methicillin-resistant Staphylococcus aureus, MRSA)院内感染并引起暴发流行,常出现在 NICU 晚发败血症(late-onset sepsis, LOS)中,也有社区获得的 MRSA 感染。金葡菌感染的显著特点是易于频繁而迅速地形成脓肿、肺炎及脓胸。随着 VLBW 和 ELBW 儿救治水平的改进使其成活率提高,因免疫不成熟,许多赖以生存的置管和医疗操作破坏或绕过了皮肤黏膜天然免疫屏障、静脉脂肪乳的应用以及肠道外营养等使 CoNS 致 LOS 越来越多。尽管从年长儿及成人的血液中培养出 CoNS 常认为是污染菌,但对不成熟儿或静脉置管的新生儿,仍考虑为致病菌。医院内感染的 G⁻ 菌如克雷伯菌和肠杆菌可先定植于住院婴儿的胃肠道,伺机引起感染,肠杆菌属尤其是阪崎肠杆菌与新生儿 NEC 发病有关且病死率高达 50%。克雷伯菌在 LOS 中占 20%~30%,病死率近 30%。某些医疗单位常规广谱头孢菌素应用导致多重耐药的肠杆菌和克雷伯菌的筛出,枸橼酸杆菌和沙雷菌偶尔也寄居在住院新生儿的胃肠道,可引起散发或小规模的 LOS 和脑膜炎的流行。阪崎肠杆菌、克氏枸橼酸杆菌和黏质沙雷菌可引起 NEC 和脑脓肿,枸橼酸杆菌或沙雷菌脑膜炎的病死率估计 30%,幸存者会留下神经系统后遗症。多重耐药性黏质沙雷菌感染可院内爆发,铜绿假单胞菌也是 LOS 致病菌,可源于环境(外源性)和体内先定植后异位(内源性),病死率约 50%。非伤寒沙门菌也可引起新生儿败血症和脑膜炎,可并发硬膜下积脓、交通性脑积水和死亡。偶有脑膜炎奈瑟菌引起的败血症,可定植在母亲生殖道或母亲的败血症而在分娩时感染新生儿,该菌可引起早发败血症(early-onset sepsis, EOS)和 LOS。厌氧菌(主要包括拟杆菌和梭菌)感染,估计占 <5%,病死率 26% 左右[3-4]。

据 2012 年欧洲检测网数据,引起 EOS 的主要致病菌为表皮葡萄球菌(24.7%)、大肠埃希菌(17.6%)、粪链球菌(8.2%)、GBS(8.2%)和铜绿假单胞菌(7.1%),预后最差的李斯特菌占 1.2%;而引起 LOS 的则为表皮葡萄球菌(50.5%),其他致病菌占比均不超过 7%。重庆医科大学报道,EOS 病原菌 G⁻ 杆菌 57 例(占 39.58%),CoNS 47 例(32.64%);LOS 以 G⁺ 球菌 122 例(占 58.65%),其中 CoNS 90 例(43.27%),其次大肠埃希菌 37 例(17.79%)[5]。

(二)细菌学的检查路径

标本收集与储存:标本收集与储存是诊断正确与否的关键,因收集标本带来的错误结果是没有办法纠正的。通常问题是量不够、污染、标本传送条件不恰当、未及时送检等[4]。

(1) 血培养标本:从静脉穿刺部位直接取血最好,从静脉置管内抽血污染机会较多,要求血与培养基体积比 >1∶5,血量不够是假阴性最主要原因,新生儿至少 1ml。对置管者需两份血标本,一份从静脉置管,另一份从外周穿刺。血标本放在专用瓶中可在室温下放置 24 小时。培养孵化一般 48 小时,但 CoNS 的污染也 48 小时出结果,而真正感染 CoNS 则 15 小时就能检测到。有研究 18 小时内出结果,感染的可能性是污染的 13 倍。污染菌出阳性培养结果的平均时间 31.1 小时,>5 天才有结果通常不是真正阳性。

(2) 脑脊液(CSF):标本必须立即送检,不能放冰箱,因为 CSF 是低张力液,细胞易于溶解。在室温下放置 1 小时,细胞计数(主要中性粒细胞)可减少 32%,放置 2 小时减少 50%。取前段脑脊液送培养可减少污染,量以 10~15ml 较为合适。

(3) 尿:以耻骨上膀胱穿刺抽吸(super pubic aspiration, SPA)的标本最为恰当,有任何细菌生长均考虑泌尿道感染,可作为 LOS 的致病菌。如为导尿标本,则需定量培养 ≥10²/ml 才提示泌尿道感染。如尿标本在室温下放置 >2 小时后再送培养其假阳性可能性很大。如条件所限,可放 2~8℃冰箱 24 小时内送培养。

(4) 咽拭子和痰标本:取咽拭子应避免碰到舌和唾液。新生儿深部鼻咽 / 气道分泌物收集困难,如 >10 鳞状上皮 / 低倍视野强烈提示口咽污染,该标本不能用。如 >25 个白细胞 / 低倍视野则是合适的标本。气管插管取痰较理想,但操作较为困难,支气管镜和支气管灌洗液是极好的标本。

(三)抗菌药物

抗生素作用通常针对细菌的四个途径(表 10-2-1)。

表 10-2-1　根据抗菌药物作用途径分类

抑制细胞壁合成	青霉素、万古霉素、头孢菌素、氨曲南、碳青霉烯类
抑制核酸合成	利福平、喹诺酮类、甲硝唑
抑制蛋白合成	氨基糖苷类、四环素、氯霉素、大环内酯类、克林霉素、利奈唑胺
抑制叶酸合成	磺胺类、甲氧苄氨嘧啶

抗菌药物分为杀菌药和抑菌药,前者直接灭杀细菌,用于免疫功能不成熟的新生儿尤其是早产儿或用于免疫监视功能较低的感染部位(如脑脊液),包括青霉素、头孢菌素、万古霉素和氨基糖苷类;而抑菌剂抑制细菌的复制但需要宿主机体的免疫因子才能清除细菌,所以抑菌剂对免疫功能不成熟的新生儿尤其是早产儿或免疫监视功能较低的感染部位(如脑脊液)就无能为力了,包括氯霉素和红霉素。某些抗菌药物如磺胺和四环素,既是杀菌药也是抑菌药,决定于药物的浓度、环境因素以及针对的菌种等。

1. 使用原则

(1) 准确鉴别需用抗菌药的患儿:对于 EOS 经验性选用广谱抗生素组合,需对 GBS、大肠埃希菌及李斯特菌敏感。对于 LOS 先经验性用抗生素,再尽量根据血培养及药敏结果进行调整。

(2) 根据当地流行病学资料选抗菌剂:如果当地的多重耐药杆菌比例不高,禁止经验性使用美洛培南。

(3) 联合用药:在致病菌不明时通常两种抗菌药物联用,直到致病菌明确后再换成一种针对性抗菌药物。如果证明是多种耐药菌或是由细菌生物膜致病也需要联合用药。联合用药常常针对某些特殊耐药又危险很大的细菌感染如铜绿假单胞菌、结核分枝杆菌及李斯特菌等,以期达到单种抗生素达不到的抑制和杀菌作用,但缺点是增加二重感染(即真菌感染)、毒副作用和费用。但应避免重叠抗菌效果的制剂组合,例如甲硝唑和美洛培南,都对厌氧菌敏感,应避免同时应用,因重叠抗菌效果的制剂联用,不能增加抗菌效果,而只能增加其毒副作用。

(4) 得到培养结果应调整抗菌药:仔细解读检查结果后调整抗生素,将广谱变为窄谱。如调整后效果不佳,则以临床效果为准。

2. 药敏试验　体外试验耐药则高度预测治疗无效,但临床用药也不尽然,不但要受感染部位、药物的亲和性、蛋白结合、给药途径、机体免疫状态、需要引流才能去除病灶的脓肿等的影响,且要考虑细菌生物膜形成对抗生素的群体耐药,一旦细菌生物膜形成,其内部细菌的耐药性是游离细菌的 1000 倍。尚有多种难培养的细菌感染无法依靠药敏来指导用药。

3. 针对致病菌　西方对 EOS 经验性抗生素首选氨苄西林 + 庆大霉素,针对 GBS 和其他链球菌、肠球菌、李斯特菌、大肠埃希菌和其他 G⁻ 杆菌。但根据我国国情,建议用三代头孢代替庆大霉素。但三代头孢不但对李斯特菌和肠球菌无效,还与继发多重耐药菌败血症有关,且有更高的死亡率。

4. 新生儿使用抗菌药物的特别注意　抗生素过度使用甚至滥用已经成为很严重的卫生问题,美国医院内 30%~65% 的抗生素处方是不合理的。但与抗生素毒副作用的危险相比,不用抗生素治疗感染造成的危害更大。使用者 5% 会出现毒副作用,非指征用抗生素可增加患儿体内及环境菌丛的耐药菌株,并降低菌丛的多样性。由于细菌培养需时几天且新生儿血培养阳性率不高,常需经验性用抗生素,需估计可能的致病菌、当地以往的药敏谱以及特殊患儿身体状况等来选择抗生素,如有几种抗生素可选,则优先选毒副作用小、方便价廉的。给药途径取决于许多因素:感染程度、有效血药浓度等,对较重患儿一般用静脉途径以快速达到血药浓度。早产 VLBW 儿由于肌肉层较薄,不能容纳足够体积的抗生素溶液,造成储库效应,不但达不到血药峰浓度,且产生毒副作用的高谷浓度持续很长时间,所以不宜肌内注射。静脉途径使病情稳定后可改为口服途径以完成抗生素疗程(序贯疗法),常用在骨髓炎、化脓性关节炎及化脓性脑膜炎等患儿,可减少血栓性外周静脉炎和导管相关性感染的发生率,并缩短住院时间。抗生素使用疗程不能只根据指南或教科书,应根据临床治疗反应来决定,恰当抗生素应用后炎症体征和体温需几天才有改善。实验室检查应包括重复的细菌培养、监测外周血 WBC 和急相蛋白(如 CRP 或 PCT),如没有改善提示应更换抗生素[4]。

5. 新生儿常用抗菌药物

(1) 青霉素类

1) 青霉素:为 β 内酰胺类抗生素(分子结构中有 β 内酰胺环),为杀菌药。细菌一旦产生 β 内酰胺酶,会破坏该环而失去杀菌作用。青霉素 G 及其衍生物抗生素一般对链球菌和奈瑟菌敏感。

2) 对 β 内酰胺酶敏感的广谱青霉素类:氨苄西林和阿莫西林,对 G⁺ 菌与青霉素相当敏感,对肠球菌、李斯特菌和非产 β 内酰胺酶流感嗜血杆菌敏感,也对某些大肠埃希菌、志贺菌、沙门菌及变形杆菌敏感。阿莫西林口服达到的血药浓度是口服氨苄西林的 2 倍。合成的更广谱青霉素类有羧基青霉素(羧苄西林、替卡西林)、脲基青霉素(哌拉西林、阿洛西林和美洛西林),通常针对氨苄西林耐药的肠道 G⁻ 菌感染。

3) 对 β 内酰胺酶不受影响的青霉素类:包括萘夫西林、新青Ⅱ(苯甲异噁唑青霉素)、甲氧西林、邻氯西林、双氯西林、氟氯西林等,主要针对产 β 内酰胺酶的葡萄球菌,对 G⁻ 肠道菌没有作用。邻氯西林或甲氧西林均可口服,双氯西林与氟氯西林一起口服可加强肠道内吸收,等量双氯西林和氟氯西林口服其血药浓度 2 倍于这两种抗生素单独口服。

青霉素类的毒副作用类似,口味均不好不易被婴儿接受,均有引起神经、肾脏和血液毒性的可能。过敏反应相对较普遍(发生率 0.01%~0.02%):皮疹,免疫复合物性血清病、肾炎和药物热等,荨麻疹样皮肤反应(即刻反应)通常发生在用药后 20~30 分钟内,一旦发生非常危险,该类患儿以后绝对禁忌用青霉素类。斑丘疹常发生在用药后 3~4 天。惊厥和其他形式的中枢神经系统表现可以发生在大剂量用青霉素,尤其是肾功能受损时,这种反应也更多地发生在化脓性脑膜炎,脑脊液高药浓度时。

(2) 头孢菌素类:分四代,抗菌活性一代比一代因逐渐降低对 β 内酰胺酶敏感性而增加。一代:对葡萄球菌、肺炎球菌及所有链球菌敏感,但对肠球菌不敏感,对 G⁻ 需氧菌及厌氧菌作用较小,可在体内广泛分布但进入脑脊液较少,肾功能损害者需调整剂量。通常用于对青霉素不耐受者,不作为首选,皮试对青霉素过敏者只有 4% 左右对其也过敏,但对有 IgE 介导的对青霉素高度过敏史者,则不能用。二代:较一代有更广谱的抗菌活性,如头孢呋辛和头孢克洛,在最小抑菌浓度(minimal inhibitory concentration, MIC)<2mg/L 时不仅对 G⁺ 菌有作用,也对产或不产 β 内酰胺酶的流感嗜血杆菌有灭菌作用。半衰期与一代头孢菌素相当,体内分布很广,排出均在肾,但进入脑脊液不足,也很少作为一线抗生素。头孢呋辛对 G⁺ 菌和流感嗜血杆菌敏感,已经被用于治疗患儿多种感染:如蜂窝织炎、骨髓炎、化脓性关节炎和肺炎等,但不推荐治疗化脓性脑膜炎。三代:对葡萄球菌较前两代杀菌活性少 5~10 倍,最显著效果是对许多 G⁻ 菌。头孢他啶对多数铜绿假单胞菌分离株有效。其半衰期 1 小时,只有头孢曲松例外为 6~8 小时。较一、二代许多组织有更好的弥散性,尤其是头孢他啶和头孢曲松更易进入脑脊液,也都通过肾排泄。可用于:细菌性脑膜炎的经验性治疗、院内获得性的多重耐药 G⁻ 需氧菌感染治疗、某些免疫受损如中性粒细胞减少等感染者,以及对青霉素有耐药性的奈瑟菌感染者。虽对抗肠道菌作用广泛,但也产生耐药性,质粒介导的超广谱 β 内酰胺酶(extended-spectrum beta-lactamases, ESBL)是产生耐药性的原因,且广泛传播,尤其在大肠埃希菌和肺炎克雷伯菌中传播。四代:至今仅有头孢吡肟可用,对葡萄球菌、多重耐药 G⁻ 菌包括铜绿假单胞菌及 β 内酰胺酶细菌均有很好疗效。用于多重耐药菌感染以及免疫功能受损或者抑制患者中假单胞菌感染者。

头孢菌素的副作用:严重的较少见,可发生广泛的超敏反应,包括皮疹、发热、嗜碱性细胞过多、血清病及过敏性休克等,发生率约 5%,给药部位局部刺激,肌内注射部位的疼痛,静脉用药的脉管炎,口服用药轻微的胃肠道反应等。三代头孢菌素可引起一过性肝功可指标的升高,头孢曲松可引起胆汁淤积。广谱的头孢菌素也可引起胃肠道产维生素 K 缺乏及菌群多样性降低。

(3) β 内酰胺酶抑制剂:目前常有克拉维酸与阿莫西林或替卡西林、舒巴坦与氨苄西林、哌拉西林与他唑巴坦等的组合制剂。阿莫西林 - 克拉维酸对中耳炎、鼻窦炎、下呼吸道感染,皮肤和软组织感染有效且廉价。口服使用时,副作用主要为胃肠道紊乱,可以在服药时给点食物并随后喝点液体得到改善。

(4) 万古霉素:作用于 G⁺ 菌如许多金葡菌和 CoNS 分离株的细胞壁,但有金葡菌耐药的报道,耐万古霉素肠球菌(vancomycin resistant enterococcus, VRE)分离率也有增加,尤其是院感患者,G⁺ 杆菌如羧属对万古霉素非常敏感,但对 G⁻ 菌则耐药。不能从胃肠道吸收,静脉用药在体内分布相当广泛,当有脑膜炎症时,维持脑脊液药浓度为血清浓度的 10%~20%。在肾功能正常时,半衰期为 4~6 小时,以原型从肾排出,故肾功能受损时需减量。毒副作用包括耳毒性和肾毒性,主要由于制剂中的杂质造成,现在制药工艺改进,清除了更多的杂质,这些副作用很少,但与氨基糖苷类合用仍有肾毒性。最常见的副作用之一为"红人综合征",表现为发热、寒战、红斑和感觉异常,多数为快速输注后的表现,也发生于缓慢输注后。

(5) 氨曲南(aztroonam):属单菌霉素类,虽然为 β 内酰胺类抗生素,但结构与其他 β 内酰胺类不同,可用于对青霉素或头孢类过敏患儿,能耐受 β 内酰胺酶,对许多 G⁻ 菌敏感但对 G⁺ 菌活性有限,较少肾毒性和耳毒性,但婴儿用药经验有限。

(6) 碳青霉烯类:属 β 内酰胺抗生素家族,亚胺培南可被肾上皮刷状缘酶迅速地代谢,故常与能抑制这种代谢的制剂西司他丁组合使用,美洛西林可单独使用。对 G⁺ 和 G⁻ 需氧菌和厌氧菌均敏感。体内分布广泛,能很好渗透入脑脊液,高剂量亚胺培南有致惊作用,故新生儿脑膜炎慎用,而美洛培南则较少神经毒性。通常用于超广谱 β 内酰胺酶产生且对所有头孢菌素耐药的 G⁻ 菌感染。

(7) 利福平:对 G⁺ 和 G⁻ 菌有广泛抗菌活性,对大多数结核分枝杆菌有杀菌作用,口服吸收好,可分布于肺、肝、胸腹腔液、骨骼、眼泪、唾液及脑脊液。多数在肝内代谢从胆汁排泄,少数从肾排出。用该药的患儿均可在尿、唾液、汗液及泪液等出现橘红色样改变。因易产生耐药性一般不单独应用,不但作为抗结核的一线药,也被用于清除上呼吸道携带的金葡菌和 A 组溶血性链球菌。

(8) 喹诺酮类:原型为萘啶酸,其化学结构修饰而产生氟化喹诺酮衍生物系列,包括环丙沙星、氧氟沙星、左氧氟沙星、加替沙星和莫西沙星等,抗菌谱广,包括许多 G⁺ 菌、某些 MRSA、许多假单胞菌和 G⁻ 肠道菌。口服吸收好,现在成人应用广泛,但是动物实验中发现引起幼小动物软骨损害,而在儿童的使用尚存争议,属于限制性用药。

(9) 甲硝唑:对厌氧菌尤其对 G⁻ 厌氧菌如拟杆菌和梭菌属有杀菌活性,但对 G⁺ 厌氧球菌作用不定。可静脉、口服给药,等剂量口服可达同样的血药浓度,广泛分布于机体(脑脊液、胆汁、骨骼以及脓肿里),半衰期 8 小时,60%~80% 从肾、6%~15% 从大便排出,肝肾功能不全会延长半衰期。新生儿最常用药指征为 NEC 及脑脓肿,但重庆医科大学报道对近足月或足月儿 NEC 不能阻止病情的恶化[6]。

(10) 利奈唑胺:人工合成的一代噁唑烷酮类抗菌药物,作用于细菌 50S 核糖体亚单位,抑制 mRNA 与核糖体连接,使翻译系统的起始阶段受阻从而抑制蛋白质合成,且不易与其他抑制蛋白合成的抗菌药发生交叉耐药,在体外也不易诱导细菌耐药性的产生。2000 年获得美国 FDA 批准,用于治疗 G⁺ 球菌包括 MRSA,以及耐万古霉素肠球菌(VRE)

感染。口服的生物利用度高达 100%,体内分布非常广泛。

(11) 红霉素与阿奇霉素:对肺炎支原体、脲支原体和衣原体有抑制作用,可以从胃肠道吸收,广泛分布于体液中,但在脑脊液中浓度较低,即使在脑膜炎时。可用于治疗链球菌包括肺炎球菌感染,是青霉素有效的替代品,但也有耐药肺炎链球菌的发现,也可用于白喉棒状杆菌、军团杆菌、淋病及梅毒等感染。阿奇霉素结构与红霉素相似,但阿奇霉素口服有很高生物利用度,血及组织里半衰期长(均超过 48 小时),对红霉素敏感的许多微生物也敏感,对沙眼衣原体特别有效,适于治疗新生儿衣原体感染,单次口服剂量相当于红霉素或强力霉素 7 天疗效。

(余加林)

二、败血症

新生儿败血症的发生率 3.1/1000 活产儿[7]。国外在过去 20 年里,由于加强了母亲和婴儿感染危险因素的认识及早期治疗,病死率由 30%~40% 降到 2%~15%,根据发病时间,新生儿败血症又被分为早发败血症(EOS)及晚发败血症(LOS)。对于绝大多数病原菌,EOS 均是指生后 72 小时以内发病,然而对于 GBS 致 EOS,其起病时间可以在生后 6 天内(对于 VLBW 儿,仍然要求起病在 3 天内),晚于这些时间发病的均属于 LOS,EOS 与 LOS 在高危因素、病原乃至治疗方式上都有很大的差别。EOS 在足月儿发生率 1‰~10‰,病死率约 20%,而在早产儿发生率 15%,病死率近 50%。EOS 一般有一个或者多个与妊娠和分娩有关的危险因素:胎膜早破(premature rupture of membranes, PROM)包括早产胎膜早破(pPROM)、早产、低出生体重、绒毛膜羊膜炎、围产期母亲发热、感染性和损伤性分娩、缺乏产前监护、母亲泌尿生殖道 GBS 定植或感染等。EOS 的临床表现以非特异性表现和呼吸窘迫为多见,其病原体是通过母亲产道定植和(或)血行感染穿过胎盘入侵而来,不同地区病原菌分布不同,西方发达国家或地区,EOS 最常见是无乳链球菌(即 GBS)及大肠埃希菌,而国内则以肠杆菌属为主(如肺炎克雷伯菌和大肠埃希菌),GBS 有增多的趋势,李斯特菌虽然检出率不高,但其致死率极高,极可能留下后遗症。LOS 一般发生在 NICU 住院者≥3 天或者居住社区 >6 天的新生儿,国外以凝固酶阴性葡萄球菌(CoNS,主要是表皮葡萄球菌)为最多,主要见于早产儿人群,尤其是长期动静脉置管者(属于院内感染)。国内 LOS 除 CoNS 外,金黄色葡萄球菌也占有相当的比例,主要经皮肤化脓性感染而来(院内感染或社区感染);气管插管机械通气患儿以 G⁻ 菌如铜绿假单胞菌、肺炎克雷伯菌、沙雷菌等多见(属于院内感染)。据 2011 年欧洲新生儿检测网报告,EOS 病死率 26.3%,几乎是 LOS 的一倍(13.3%)。

(一)定义

Sepsis 以前翻译为脓毒症,是指各种病原体(包括细菌、病毒、原虫等)感染所引起的全身炎症反应综合征(SIRS);致病菌(包括细菌和真菌)侵入新生儿血液循环,并在其中生长繁殖和产生毒素,从而引起的 SIRS 称败血症(septicemia)。维基百科(wikipedia)已经找不到 septicemia 这个词,文献都用 bacterial sepsis 表示败血症。

(二)危险因素

1. 早发败血症(EOS)

(1) 早产 /VLBW 儿:是 EOS 最重要的危险因素。研究表明,在超过 2500g 体重的新生儿中,EOS 罹患率为 0.57%。而 1500~2500g 的新生儿,EOS 罹患率上升到 1.38%,<1500g 的 VLBW 儿其罹患率高到 10.96%[8]。可能与早产儿围产期并发症较多以及免疫系统发育不完善有关。

(2) 胎膜早破≥18 小时:胎膜早破(PROM)常常伴随着早产,79% 的 EOS 的母亲有 PROM≥18 小时的病史。胎膜早破可能是孕母绒毛膜羊膜炎的表现,或为病原菌的入侵提供了机会,PROM 羊膜腔微生物检出率比胎膜完整的高 2.3 倍。如果羊膜腔内检出 GBS,发生早发败血症的概率为 20%,如果伴发有胎膜早破而又没有预防性使用抗生素,EOS 概率将上升到 33%~50%。

(3) 羊膜腔内感染:羊膜腔内感染包括羊水,胎盘,绒毛膜感染,在临床上主要是指绒毛膜羊膜炎,其患 EOS 的概率是对照组的 4.5 倍。最主要的临床表现是母亲发热,临床诊断通常以母亲体温 >38℃ 为基本诊断条件,外加以下两项阳性(母亲白细胞计数 >15 000/mm³,母体心率 >100 次 /min,胎儿心动过速 >160 次 /min,子宫触痛,羊水浑浊或是发臭)即可诊断[9]。

上述三项危险因素常常共存,如 PROM 常常伴有早产或绒毛膜羊膜炎,若患儿同时具有三项上述高危因素,则高度提示 EOS 的可能。其他危险因素还包括频繁的宫内检查、GBS 定植以及孕母的全身感染(如败血症、肺炎)等。

2. 晚发败血症(LOS)

早发败血症与母体病原菌垂直传播关系较大,而 LOS 在西方发达国家主要是由于院内感染所引起,国内则社区获得性感染也较多,危险因素如下:

(1) 早产 / 低体重儿:与 EOS 相似,早产及 LBW 儿是 LOS 最首要的危险因素。小于 28 周的早产儿其 LOS 的概率超过 1/3,在 ELBW 儿中 LOS 的发病率为 30%~40%,胎龄越小,体重越低,其发病率越高。通常,胎龄越小、体重越轻的新生儿其住院时间越长,发生院内感染的可能性就越大。

(2) 院内感染:机械通气、中心静脉置管(包括 PICC)、脐动脉 / 静脉置管以及静脉营养等都是 LOS 的危险因素,这些有创操作不可避免的增加了细菌进入新生儿血液的可能性。导尿管、气管插管,以及其他异物,可造成 CoNS 院内感染

(3) 不良的卫生习惯或者无知:在中国部分欠发达地区,仍有家长对新生儿有不良行为如不洁处理脐带、挑"马牙"、挤乳房、挤痈疖等,这也是重要的高危因素。

此外,免疫缺陷如原发性免疫缺陷病或 HIV 感染和置管等异物存在会影响其发生率及其病原学。NEC 患儿可内源性地从肠黏膜入侵到血液形成血流感染,常见致病菌有肠杆菌、肠球菌、链球菌及真菌等。

(三) 临床表现

1. 临床特征　新生儿败血症在临床表现(表 10-2-2)上可以是微妙的和非特异性的,不同致病菌引起的临床表现也无法鉴别。在 VLBW 人群表现更没有特异性,更加微妙且不易被发现。此外,败血症还应该注意有无发展成为感染性休克、弥散性血管内凝血(DIC)及多器官功能衰竭等的迹象。

表 10-2-2　新生儿败血症的常见临床表现[10]

系统	表现
全身	发热,体温不稳,反应差,喂养差,水肿,高乳酸血症和低 Apgar 评分
呼吸系统	呼吸困难以及呼吸暂停,发绀等,1/3~1/2 有该系统表现
消化系统	黄疸、腹胀、呕吐或积乳,腹泻及肝脾肿大
循环系统	面色苍白,四肢冷,心跳过速、过缓,皮肤大理石样花纹低血压或毛细血管充盈时间 >3 秒
泌尿系统	少尿及肾功能衰竭
中枢神经系统	嗜睡,少吃、少哭、少动,激惹,惊厥,原始反射减弱,肌张力下降,尖叫,前囟饱满
血液系统	出血,紫癜

其中的全身表现包括:体温改变(可有发热或低体温,或每天体温波动≥1℃)、发热和低体温可以是唯一的表现,尽管近一半的病例没有该表现,然而,持续 1 个小时以上的发热一般提示感染;少吃、少哭、少动、面色欠佳、四肢凉、体重不增或增长缓慢等是病程稍晚的表现。在生后 24 小时内出现黄疸而排除新生儿溶血症者,应怀疑新生儿败血症,有时黄疸是败血症的唯一表现,严重时可发展为胆红素脑病。

2. 各系统表现

(1) 皮肤、黏膜:硬肿症,皮下坏疽,脓疱疮,脐周或其他部位蜂窝织炎,甲床感染,皮肤烧灼伤,瘀斑、瘀点,口腔黏膜有挑割损伤。

(2) 消化系统:厌食、腹胀、呕吐、腹泻,严重时可出现中毒性肠麻痹或 NEC(一般都并发新生儿败血症),后期可出现肝脾大。

(3) 中枢神经系统:易合并化脓性脑膜炎,表现为嗜睡、激惹、惊厥、前囟张力及四肢肌张力增高等。

(4) 呼吸系统:气促、发绀、呼吸不规则或呼吸暂停。

(5) 血液系统:可合并血小板减少、出血倾向。

(6) 泌尿系统感染:晚发败血症常常可以通过耻骨上膀胱穿刺(SPA)抽出尿液细菌培养阳性。

(7) 其他:骨关节化脓性炎症及深部脓肿等。

从出生到 8 周,最可靠的败血症体征包括外周微循环灌注和呼吸状况的改变。而吃奶、意识、活动及肌张力等改变尽管常见,但特异性不够。此外还应注意,EOS 早期可能缺乏临床表现(尤其早产儿),部分患儿刚出生没有表现,但很快出现休克、DIC 及死亡,此时临床诊断将更多依靠产前高危因素及实验室检查。LOS 出现呼吸暂停和心动过缓概率为 55%,增加氧的需求(48%),喂养不耐受、腹胀或大便隐血阳性(46%),嗜睡和肌张力低下(37%)、体温不稳(10%)。不能用其他疾病解释的代谢性酸中毒、低血糖及代谢紊乱也要考虑该病,但还需要与下列疾病鉴别:RDS、IVH、先天性心脏病,代谢性疾病及出生窒息。LOS 更多地表现为局部感染,全身仔细检查原发性或继发性感染灶如脑膜炎、肺炎、尿道感染、腹膜炎、中耳炎、结膜炎、感染性关节炎、骨髓炎或软组织炎。

(四) 实验室检查

1. 病原学检查

(1) 血培养:尽量在应用抗生素前严格消毒下采血做血培养,有实验条件者,疑为肠源性感染可作厌氧菌培养,有较长时间用青霉素类和头孢类抗生素者可做 L 型细菌培养。传统认为血培养是诊断败血症的金标准。然而,血培养在临床应用中有如下问题:①出结果时间长,一般至少需要 48 小时;②敏感性低,对于生长速度慢、培养条件苛刻的细菌阳性率低,且就目前研究的局限性,多数菌种不能培养出来。出生 <7 天血培养阳性率仅 2%。对于新生儿,由于取血量的限制,将进一步降低血培养的敏感性。目前推荐抽血量每次至少 1ml,有条件的单位也可分为两管,分别做需氧菌和厌氧菌培养[11]。区域级的新生儿中心应该共享自己的耐药谱。

(2) 尿培养:对于 EOS 意义不大,因为生后 72 小时内新生儿血源性引起泌尿系统感染的可能性极小。而 LOS 中,尿培养有诊断价值,可以认为是败血症致病菌,其灵敏度为 100%,特异度为 14%~84%,需要注意的是尿袋中细菌假阳性率较高,特异度较低,这是由于污染所致。需要采用耻骨上膀胱穿刺(SPA)抽取尿液才能符合尿培养标本要求,不能做 SPA 的单位可用清洁导尿代替。

(3) 核酸和抗原检测:随着分子生物学的发展,越来越多的研究者开始探讨基于 PCR 的病原检测用于新生儿败血症中的诊断作用。常用的检测策略见图 10-2-1。

目前,临床上开展研究较多的主要集中在核酸分析法上,包括病原特异性检测法(如 FISH,病原特异性 PCR)或者基于细菌 16S rDNA 的广谱病原检测法,具体如下。

1) 病原特异性检测:根据不同菌种特异性 DNA 设计不同引物或者探针,通过电泳或者荧光显色以证实特定病原的存在。这种方法不会受抗生素的影响,而且灵敏度较传统培养技术高(79%~100%),然而,其最大缺陷是检测病原菌谱很窄,只能针对怀疑有特殊病原体感染的患儿进行

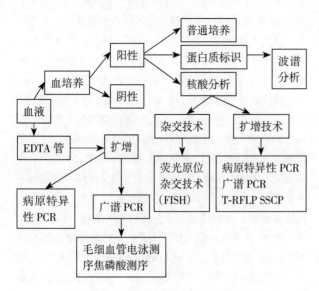

图 10-2-1 血源性感染病原学分析策略

检测,对于病原体不明的败血症患儿,其价值大大受限。

2) 广谱病原检测法:每种细菌都含有 16S rDNA 序列,该序列含保守序列和可变序列,根据保守序列设计引物,扩增样本中菌群的 DNA,再用变形梯度凝胶电泳或者高通量测序法获得不同细菌 DNA 序列从而鉴定出菌群中的细菌种属组合。目前该项技术的结果分歧较大,部分有很好效果,灵敏度和特异度 87%~100%,然而,另外报道该项技术特异性较差,其缺陷在于,已经被吞噬而死去甚至被降解掉的细菌 DNA(临床上可以见到的没有致病的一过性的菌血症)也会被检测出来,造成假阳性,此外标本污染同样导致假阳性。

上述两种方法都无法提供病原菌的耐药信息,目前尚不能代替血培养这个金标准。

3) 抗原检测:由于阳性率低,且不同病原菌抗原之间存在交叉反应,在新生儿败血症中,应用并不广泛。目前,抗原检测更多的用于母体体液检测(包括阴道分泌物、尿液等)。应用相对较广的是母体 GBS 抗原检测,其阳性常作为母体预防性使用抗生素的依据,以有效避免 EOS 的发生(循证 I 类证据)。有条件地区和单位应当对所有孕母 35~37 周开展 GBS 抗原检测。用抗原检测法检测 GBS 比培养法具有更高的灵敏度。该方法还用于新生儿脑膜炎的诊断,常用大肠埃希菌 K1 抗原检测、脑膜炎链球菌抗原检测及 GBS 抗原检测。

2. 血液非特异性检查(新生儿败血症筛查试验)

(1) 白细胞总数:白细胞(WBC)总数在 EOS 中诊断价值不大,中性粒细胞显著减少比显著增高更有价值。一般情况下,出生 12 小时以后采血结果较为可靠。WBC 减少($< 5 \times 10^9/L$),或 WBC 增多(≤ 3 天者 WBC $\geq 30 \times 10^9/L$;> 3 天者 WBC $\geq 20 \times 10^9/L$)均表示异常,提示可能感染。

(2) 不成熟中性粒细胞(包括早、中、晚幼粒细胞和杆状核细胞)/总中性粒细胞(I/T)比值:I/T 比值在诊断 EOS 的价值极大,刚出生时 I/T 比值正常上限是 0.16,待 6~12 小时后下降到 0.12;超过 7 天的新生儿,一般用 0.12 作为诊断界值。I/T 可能在 25~50% 无感染患儿中升高,所以需要配合其他指标的改变才能判断,I/T 阴性预测值高达 99%,是重要排除败血症依据。

(3) 血小板数量:血小板计数在诊断新生儿败血症中特异度及灵敏度均不高,价值并不大,但在判断预后上有价值,血小板低提示预后不良,以 $\leq 100 \times 10^9/L$ 为异常。

(4) C 反应蛋白(CRP):目前临床上最常用的急相蛋白包括 CRP 及降钙素原(procalcitonin,PCT)。CRP 在感染后 6~8 小时升高,24 小时达到顶峰,当发生炎症时,首先,募集 IL-6,随后刺激释放 CRP,因此,EOS 患儿刚出生时 CRP 值可能不高(除非出生前已经感染 6~8 小时以上),更多作为排除感染的依据。如果 CRP 持续正常,新生儿败血症可能性小,可以停用抗生素,目前推荐采用 CRP>8mg/L 作为判断界值(生后 6 小时内 3mg/L,生后 6~12 小时为 5mg/L),在生后或者怀疑感染后 8~24 小时以及再延 24 小时后进行连续测定,如果两次 CRP 均正常,新生儿 EOS 的阴性预测值达到 99.7%,可以作为停用抗生素的指征。

(5) PCT:也是新生儿败血症诊断常用的标志。感染后 4 小时开始升高,12 小时左右达到峰值,比 CRP 反应更快。生后头几天会发生生理性升高,其参考范围应该考虑生后日龄[12](图 10-2-2),PCT 在 EOS 和 LOS 的价值不完全一样,在 EOS 中,PCT 更多作为抗生素停药的指征,一般连续两次 PCT 正常即可停用抗生素;而在 LOS 中 PCT 在诊断以及停药方面都有一定价值。

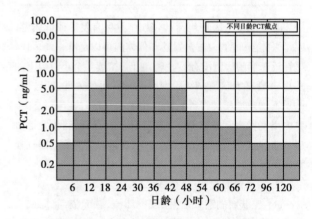

图 10-2-2 新生儿早期 PCT 参考上限范围

图 10-2-3 和图 10-2-4 是 PCT 在 LOS 中指导使用抗生素的建议。

(6) 血液非特异性检查的组合:单项非特异性检查在 EOS 中阳性预测值不高,在 LOS 中的诊断以及指导停药方面仍有一定价值,所以常采取组合来筛查败血症:CRP+PCT+WBC 总数或中性粒细胞绝对值 + I/T 比值 + 血小板总数。间隔 24 小时的 2 次 5 项组合筛查中,只要 ≥ 2 项阳性就有诊断价值。需要注意的是,就算是联用非特异性指标,其对新生儿败血症的阳性预测值仍然不高。

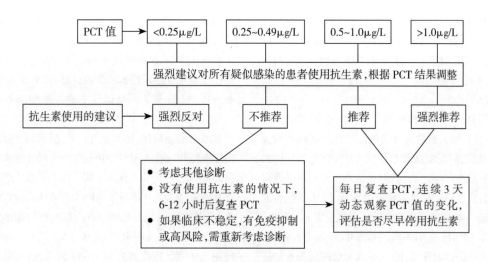

图 10-2-3　PCT 在开始启用抗生素时的建议

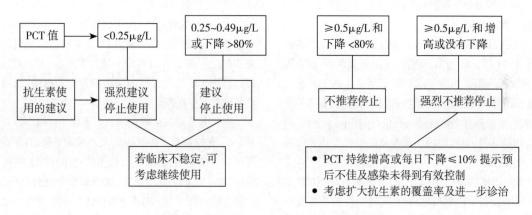

图 10-2-4　PCT 在停用抗生素中的建议

（7）脑脊液检查：23% 的新生儿败血症患儿可能并发化脓性脑膜炎，因此，腰穿检查在新生儿败血症的诊疗中极为重要，常常作为常规检查；由于新生儿脑膜炎中高达 38% 的患儿血培养阴性，所以血培养阴性不能视为排除新生儿脑膜炎和败血症的指标。腰穿应该在血培养阳性，或临床感染指标严重，或抗感染效果不佳的患儿中及时进行，所有化验需要在取标本后 2 小时内完成，否则糖浓度和 WBC 会下降。通常情况下，对于绝大多数足月正常儿，WBC<20 个 /mm³，当脑膜炎发生时，中位数可以增加到 110 个 /mm³（胎龄 <34W）或 477 个 /mm³（胎龄≥34W）。脑脊液蛋白及糖含量则与年长儿类似。目前，国际上认为新生儿脑脊液参考界值为 WBC>20 个 /mm³，糖 <2.2mmol/L（<40mg/dl）（或 < 当时血糖的 40%），蛋白 >1.7g/L[13]。

（五）诊断

新生儿败血症的诊断不能只靠临床表现，EOS 有的刚出生时没有表现，常需要有危险因素的病史，以后进展成为 EOS。必须引起高度重视的是，高达 20% 没有妊娠期和分娩时感染表现。足月儿中 LOS 早期常常也只有非特异性的感染表现。血培养分离出致病菌是新生儿败血症诊断的"金标准"。新生儿脑膜炎常并发于败血症，然而新生儿脑膜炎中 15%~38% 的血培养为阴性，故新生儿脑膜炎患儿不能因为血培养阴性而否定败血症的诊断。皮肤黏膜表面（如脐炎时）分泌物培养与败血症致病菌关系不大。对于有 EOS 表现或有危险因素的病例，胃吸出物和胎盘培养可提供暴露的微生物信息，可为经验性选抗生素提供参考。然而出生时胃吸出物 WBC 计数升高只能代表母亲的炎症反应，与新生儿败血症无直接关系，革兰染色找细菌的诊断价值也是有限的，故不作为常规推荐的检查项目[9]。

1. **新生儿败血症（疑似诊断）**　只针对 EOS，出生 72 小时内，不一定需要临床异常表现。有下列任何一项：①母亲有绒毛膜羊膜炎，或者全身性感染，或者泌尿系统感染；②异常临表现；③早产 PROM≥18 小时。如生后 72 小时内血培养阴性，间隔 24 小时的连续两次血液非特异性检查 <2 项阳性，则排除败血症。

2. **新生儿败血症（临床诊断）**　在临床异常表现的前提下，满足下列条件中任何一项：①血液非特异性检查≥2 项阳性；②脑脊液检查异常；③血中检出特种细菌的 DNA 或抗原。

3. **新生儿败血症（确诊）**　在临床异常表现的前提下，血培养或脑脊液（或其他无菌腔液）培养阳性。

4. 感染性休克　在诊断新生儿败血症前提下,合并心动过速及低灌注体征,如意识状态改变、周围脉搏比中心脉搏慢、皮肤花纹或肢端发冷、毛细血管再充盈时间 >3s 及尿量减少等。

(六)治疗

1. 治疗原则　无论是 EOS 还是 LOS,一旦怀疑即开始使用抗生素,然后根据血培养及药敏结果以及其他非特异性检查结果,决定继续用、或者换用或者停用抗生素。因为需要给足抗生素发挥作用的时间(至少 6 小时),许多败血症患儿在抗生素达到有效杀菌浓度之前死亡,不是抗生素无效,如等到筛查和培养结果出来后才用抗生素,会错过治疗时机。所以,使用抗生素的指征:EOS 依据围产期的高危因素及早产(不成熟)的程度,而 LOS 既考虑高危因素如插管等,也考虑临床表现和实验室检查依据。

2. EOS 处理原则流程图(图 10-2-5)。

3. 抗生素的选择

(1) EOS:在血培养和其他非特异性检查(筛查试验)结果出来前,针对 G^+、G^- 细菌,经验性使用氨苄西林(或青霉素)+ 第三代头孢菌素作为一线抗生素组合。西方国家最常使用氨苄西林+氨基糖苷类抗生素(主要是庆大霉素)[8],对 GBS、大肠埃希菌和李斯特菌均有很好的协同杀菌作用,但鉴于药物的耳肾毒性,国内不推荐氨基糖苷类药物常规应用于新生儿临床。

(2) LOS:在得到血培养结果前,考虑到收住 NICU 的患儿中,CoNS 及金黄色葡萄球菌较多,经验性选用苯唑西林、萘夫西林(针对表皮葡萄球菌)或者万古霉素代替氨苄西林联合第三代头孢。如果怀疑有铜绿假单胞菌感染可用头孢他啶。对于 VLBW 儿或者 <27 周早产儿有专家认为

应当预防性使用氟康唑抗真菌,这一观点尚有争论。

(3) 血培养结果为细菌或真菌:原则上应根据药敏结果做抗生素调整,能单用不联合使用抗生素,如果经验性用的抗生素不在药敏所选范围内,临床效果好则继续用,或正在使用的抗生素为药敏试验中敏感的抗生素种类,也应继续使用,再观察效果。GBS 对青霉素敏感,但目前 GBS 对青霉素有耐药菌株,如果患儿已经进行经验性治疗,可以考虑逐渐停用三代头孢仅使用氨苄西林或青霉素即可。对李斯特菌一般选氨苄西林 + 三代头孢。对于厌氧菌应当使用克林霉素或者是甲硝唑。MRSA 及 CoNS,建议使用万古霉素,可考虑联用萘夫西林。万古霉素应当谨慎使用以防止耐药,在选药时注意窄谱,合理疗程,如果考虑定植菌不必使用抗生素。抗生素疗程 10~14 天或者好转后 5~7 天,血培养在用药 2~3 天后应该转阴,持续阳性需要考虑换抗生素或者拔管(有置管者)。

(4) 并发脑膜炎:一般头孢噻肟 + 氨苄西林,如果脑脊液培养出金黄色葡萄球菌,用万古霉素。GBS 引发的脑膜炎通常疗程需要 14~21 天。G^- 则需要 21 天或者脑脊液正常后再用 14 天,铜绿假单胞菌推荐用头孢他啶,脆弱类拟杆菌推荐用甲硝唑。

新生儿常用抗生素使用剂量见表 10-2-3。

4. 支持治疗　纠正电解质及酸碱平衡,对于粒细胞下降可以采用集落刺激因子,极重的新生儿败血症可以采用 500~750mg/kg 的 IVIG。然而目前循证医学证据并不支持上述两种药物的使用[14]。对于感染性休克患儿,则应在用抗生素的同时,积极抗休克治疗。在 60 分钟内用生理盐水或胶体液,一次性快速扩容达到目标有效血容量是纠正休克的关键(处理流程[15]见图 10-2-6),必要时用血管活性剂和糖皮质激素。

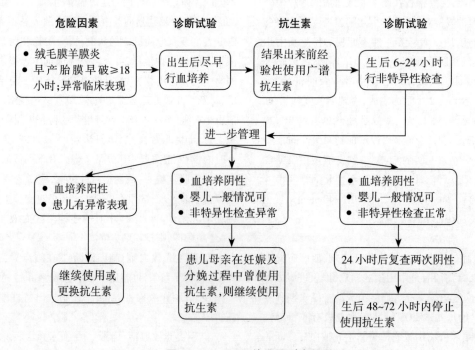

图 10-2-5　EOS 处理原则流程图

表 10-2-3　新生儿败血症常用抗生素用法（mg/kg）及间隔时间

抗生素	<1200g	1200~2000g		>2000g	
	0~4 周	0~7 天	>7 天	0~7 天	>7 天
青霉素（万 U）	2.5~5 q12h	2.5~5 q12h	5~7.5 q8h	2.5~5 q8h	2.5~5 q6 h
苯唑西林	25 q12h	25 q12h	25~50 q8h	25~50 q8h	25~50 q6 h
氯唑西林	25 q12h	25 q12h	25~50 q8h	25~50 q8h	25~50 q6h
氨苄西林	25 q12h	25 q12h	25~50 q8h	25~50 q8h	25~50 q6h
哌拉西林	50 q12h	50 q12h	100 q12h	50 q12h	75 q8h
头孢唑啉	20~25 q12h	20~25 q12h	20~25 q12h	20~25 q12h	20~25 q8h
头孢呋辛	25~50 q12h	25~50 q12h	25~50 q8h	25~50 q8h	25~50 q8h
头孢噻肟	50 q12h	50 q12h	50 q8h	50 q12h	50 q8h
头孢哌酮	50 q12h	50 q12h	50 q8h	50 q12h	50 q8h
头孢他啶	50 q12h	50 q12h	50 q8h	50 q8h	50 q8h
头孢曲松	50 qd	50 qd	50 qd	50 qd	75 qd
头孢吡肟	50 q8h	50 q8h	65 q8h	50 q8h	65 q8h
万古霉素	15 qd	10 q12h	15 q12h	15 q12h	15 q8h
氨曲南	30 q12h	30 q12h	30 q8h	30 q8h	30 q6h
亚胺培南＋西司他丁	10 q12h	10 q12h	10 q12h	10 q12h	15 q12h
克倍宁	10 q12h	10 q12h	15 q12h	15 q12h	20 q12h
甲硝唑	7.5 q48h	7.5 q12h	7.5 q12h	7.5 q12h	15 q12h

注：q12h 为每 12 小时一次；q8h 为每 8 小时一次

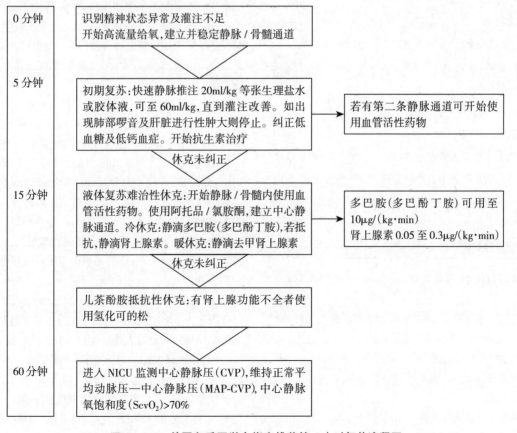

图 10-2-6　美国危重医学会指南推荐第一小时复苏流程图

（七）预防

1. EOS　现在被证实唯一能够有效预防的只有针对GBS 的 EOS,在分娩前给孕母静脉注射抗生素(头孢唑林,氨苄西林,青霉素等)。使用指征如下。

(1) 在 35~37 周时有培养或者分子生物学的 GBS 感染证据。

(2) 胎龄 <37 周且 PROM≥18 小时或者产前母亲体温超过 38℃。

(3) 母亲孕期尿检 GBS 感染。

(4) 前次生产有明确 GBS 感染者。

2. LOS　多由于院内感染引起,因此,控制院感是控制 LOS 的关键(表 10-2-4)。

表 10-2-4　新生儿院内感染控制措施及证据强度

项目	证据循证强度
手卫生	1a
加强中心导管护理	2a
减少皮肤穿刺	5
对于血培养阴性的怀疑有脓毒血症患儿经验性抗生素使用 <48h	3b
在血培养抽取之前先采用清洁物处理皮肤	1b
血培养抽血至少 1ml	3b
经皮置管时间 <21 天	2b
使用润肤剂维护皮肤的完整	1b
在进行中心静脉置管前尽量做好感染控制措施	1b
减少静脉使用脂肪的时间	3a
注意避免药瓶的污染	5
在层流室中进行肠外营养以及脂肪的支持治疗	3a
尽早开始使用母乳	1a
让专职的采血小组人员抽血	3b
有专门的团队来处理中心静脉置管相关事宜	4
限制产后使用激素	3b
避免使用不必要的质子泵抑制剂	3a
在深静脉置管前做好感染预防措施	3b

在预防 LOS 中,静脉置管的护理是重中之重,其基本原则包括以下三点:

(1) 置管:尽量建立专职的团队,掌握置管的指征及时机,选取合适的置管地点并尽量减少置管的深度,在专门的隔离间内穿好无菌外衣、帽子、口罩及手套置管。

(2) 置管后护理:穿刺点周围酒精消毒,每日观察穿刺周围皮肤情况。

(3) 拔管:尽量减少置管时间(尽量不要超过 21 天),不需要后立即拔管,血培养阳性立即拔管。

（八）特殊细菌败血症

1. **B 组溶血性链球菌(GBS)败血症及 GBS- 早发疾病(EOD)**　GBS 也称无乳链球菌(S.agalactiae),属兼性革兰阳性球菌,侵袭性 GBS 感染可发生在新生儿、孕妇、产妇及有基础疾病的成年人,孕妇泌尿生殖道定植的 GBS,可上行性传播导致新生儿定植和感染。根据荚膜多糖组成成分分为 9 型:Ⅰa、Ⅰb、Ⅱ、Ⅲ、Ⅳ、Ⅴ、Ⅵ、Ⅶ、Ⅷ。EOS 几乎均由Ⅰa、Ⅰb、Ⅱ、Ⅲ和Ⅴ型引起,Ⅲ型在 LOS 中占绝对优势,尤其是合并脑膜炎者。

在健康成人女性和男性的下生殖道和下消化道以及新生儿的上呼吸道和下消化道等部位经常有 GBS 的存在(定植或感染),也可在下列部位分离到 GBS:体液(血液、胸或腹腔液、脑脊液)、粪便、尿液、子宫颈、阴道、咽部、皮肤、骨关节及伤口等。GBS 感染以新生儿发病率最高,可引起新生儿严重的全身性及局灶性感染。自 20 世纪 70 年代,在西方发达国家 GBS 引起的新生儿败血症和脑膜炎显著增加,成为新生儿早期侵袭性细菌感染最常见的病原菌。GBS 所致的新生儿 EOS 常常以严重的呼吸窘迫为首发表现,生后头 1~2 天内发病,生后 48 小时内几乎无法与 RDS鉴别,病死率在 20 世纪 70 年代高达 70%,现在估计为 3%。GBS 所致的 LOS 更常并发脑膜炎,较 EOS 有更明显的临床表现,也可表现为肺炎、脓肿、面部蜂窝织炎、筛窦炎、眼窝蜂窝织炎、结膜炎、坏死性筋膜炎、骨髓炎、化脓性关节炎及脓疱疮等。1990 年在欧美等发达国家开始在分娩过程中广泛实行静脉抗生素预防策略,并认识到预防新生儿 GBS感染相关的疾病最关键因素是识别母亲妊娠期 GBS 定植情况。妊娠期 GBS 普遍筛查和产时抗生素预防(intrapartum antibiotic prophylaxis,IAP)可显著降低新生儿早发型 GBS感染性疾病的负担。

(1) 分型:新生儿 GBS 感染性疾病根据发病日龄分为早发型和晚发型,早发型(GBS-EOD)通常是指生后 1 周内(0~6 天)由于 GBS 感染出现临床症状,其中约 90% 发生在生后 24 小时内,占所有 GBS 感染的 75%。母亲泌尿生殖道定植的 GBS 主要在产程发动或胎膜破裂后上行性传播引起羊水感染,GBS 也可通过完整的胎膜进入羊水。胎儿吸入 GBS 污染的羊水而感染,也可在分娩时经产道直接定植于新生儿,然后感染。经产道感染的新生儿,通常表现为皮肤黏膜的 GBS 定植,多数不感染胃肠道或呼吸道。而产程发动前行剖宫产娩出的新生儿 GBS 定植很少见。Joyce等认为,应根据胎龄调整早发型定义,即在 VLBW 儿 EOD可以限定为生后 72 小时内,因为生后 3 天后的致病菌多为院内感染所致。也有人将早发型再分为两种亚型,即早期早发型(very early onset)和晚期早发型(late early onset),前者指生后 12 小时内起病,后者指 12 小时 ~7 天内起病,因为研究中发现:①早发型病例中 76% 生后 12 小时内最先出现临床表现,这与 RDS 的发病时间完全重叠;②破膜时间延长这一高危因素在早期早发型中比例更高;③分娩期发热这一高危因素仅出现在早期早发型中;④早期早发型患儿的母亲多为初产妇(64% 比 46%),而初产妇分娩时间多延长。

(2) 高危因素及流行病学:母亲围产期泌尿生殖道 GBS 定植是 GBS-EOD 最主要高危因素。孕母生殖道 GBS 主要来源于胃肠道,带菌妇女通常无临床症状,即使有尿路 GBS 感染,也仅有少数有尿路刺激症状。美国报道孕妇 15%~45% 有 GBS 定植,20% 分娩期阴道拭子培养 GBS 阳性,尚有许多 GBS 定植孕妇而培养是阴性,GBS 的定植可以是持续性、短暂性或间断性。北京协和医院分析 1990~2009 年女性生殖道细菌的分布情况,其中 GBS 的分离率为 10%,1996~2000 年 GBS 排列第五,而在 2001~2009 年 GBS 排列第二,仅次于大肠埃希菌,提示 GBS 带菌率有增加。20 世纪 80 年代流行病学研究表明,母亲生殖道 GBS 培养阳性所生的新生儿发生 GBS-EOD 风险较阴性者高 25 倍。若母体 GBS 培养阳性,则有 50%~65% 新生儿出现皮肤黏膜的定植(包括外耳道、咽喉部、脐断端及肛门直肠处),其中约 98% 生后临床表现良好,1%~2% 发展为侵袭性感染。重度 GBS 定植,是指使用普通培养皿即为阳性,而无需选择性肉汤培养基,是 GBS-EOD 更高危的因素。妊娠期任意时间取清洁中段尿培养 GBS 阳性也提示重度定植。

除了母体 GBS 定植外,其他母体因素还包括胎膜早破、羊膜内感染、孕妇年龄小、黑种人、母体 GBS 特异性荚膜抗体浓度低、上一胎有侵袭性 GBS 感染等。有报道 GBS-EOD 与某些产科操作有关,如宫内胎儿监测、产程发动或胎膜破裂后阴道指检超过 5 次。孕妇年龄 <20 岁、吸烟也可能是高危因素,但目前尚未证实其关联。低社会经济状况、妊娠晚期尿路感染也可能增加感染风险。新生儿因素包括:早产,低出生体重,先天性畸形,器械助产及低 Apgar 评分(生后 5 分钟≤6 分)[16]。

在西方发达国家,若无主动预防措施,推算 GBS-EOD 发病率为 1.5‰,平均每年有 7500 例。IAP 实行后,早发型发病率显著降低,由 20 世纪 90 年代初期的 1.7‰ 降至最近的 0.34‰~0.37‰,下降接近 80%,但是 GBS 仍然是导致新生儿感染和死亡的主要病原菌。最近一份美国人群调查发现新生儿败血症中 38%~43% 病原菌为 GBS,统计 GBS 败血症发病率为 0.29‰~0.41‰,其中 73% 为足月儿[8]。英国报道 3 月内小婴儿侵袭性 GBS 感染发病率为 0.72‰,其中早发型为 0.47‰,晚发型为 0.25‰。我国台湾报道,GBS 超过了大肠埃希菌,成为 EOS 的主要致病菌。北京儿童医院通过对新生儿肺炎死亡病例进行 GBS 回顾性检测,发现 GBS 是新生儿重症肺炎中的重要病原(26% 的患儿用 PCR 法检出 GBS,65% 用 Southern 法检出 GBS)。总体与欧美国家相比,国内对 GBS 感染研究晚,报道少,且报道的感染率明显低于美国等西方国家,这可能与临床重视程度及实验室检测水平有很大关系。

(3) 临床表现及早期诊断:GBS-EOD 根据临床症状及发病时间可有两种类型。一部分新生儿由于吸入 GBS 感染的羊水导致肺毛细血管内皮细胞破坏,肺间质水肿,生后即出现呼吸困难或窒息,与 RDS 从临床表现到胸部 X 线片表现几乎都不能区分,但 GBS-EOD 更多因肺出血、休克、PPHN 而出现严重的心血管并发症、DIC 等,导致病情加重或死亡,但这种类型发生脑膜炎风险相对小。此时,应强调生后 24 小时内严密监测心血管异常表现,如心动过速、低血压等,尽可能及时发现潜在并发症,降低病情严重性和避免死亡。另一部分母亲阴道 GBS 定植且未予以抗生素预防或预防措施不正确,于分娩过程中通过产道时感染,新生儿出生时临床表现可为良好,但 24~48 小时病情逐渐进展,出现败血症表现,如嗜睡、窒息、面色苍白、拒奶、体温过高或过低等,且这种类型易出现脑膜炎,从而继发严重的神经系统损害后遗症。GBS 感染性疾病所占比例:败血症为 25%~40%,肺炎为 35%~55%,脑膜炎 5%~10%。

早期识别病情,除了密切关注临床表现,也需积极做相关检查。新生儿败血症相关实验室检查包括白细胞计数、血培养、尿培养、腰穿检查,生后即行气管导管分泌物培养及革兰染色有利于 GBS-EOD 的诊断,必须将急相蛋白如 CRP 及 PCT 联合血液其他非特异性检查,出现呼吸道症状时需胸片检查。

(4) 预后:由于新生儿医疗管理水平的提高,美国报道的新生儿早发型 GBS 感染的病死率由 1970 年的 50% 降至最近的 4%~6%,其中足月儿病死率 2%~3%,早产儿高达 20%,胎龄≤33 周者高达 30%。另有报道,早产儿 GBS 败血症早发与晚发病死率分别为 23% 和 9%。早产儿死亡率高可能与细胞免疫功能未成熟和从母体获得特异性抗体水平不足有关。GBS 感染后幸存的新生儿可能有严重的后遗症,如精神运动发育迟滞、听力受损、视力受损等。

(5) 实验室检查:血培养是诊断 GBS 感染的金标准,但血培养阳性率不高,GBS 的早发败血症阳性率不超过 1%,取鼻咽拭子做 GBS 特异性 PCR 可提高检查率。GBS 抗原检测试剂盒在国内外广泛应用。

(6) 新生儿 GBS-EOD 的二级预防:20 世纪 70 年代,GBS 是美国新生儿发病及死亡主要的致病菌,最初报道的死亡率高达 50%。1986 年随机队列研究发现,对母亲 GBS 定植阳性及有高危因素者(如胎膜早破 >18 小时、胎龄 <37 周)者,予以静脉滴注氨苄西林,可以预防新生儿 GBS 感染。其他预防措施如产时肌内注射抗生素、产前口服或肌内注射抗生素、洗必泰擦拭或清洗阴道等,均未经临床随机试验证实其有效性。1996 年美国疾病预防控制中心(Center for Disease Control and Prevention,CDC)联合美国妇产科医师协会(American Congress of Obstetricians and Gynecologists,ACOG)及 AAP 会首先发表围产期 GBS 感染预防的共识指南,针对 IAP 实施对象提出两种方案,即高危因素评估方案和普遍筛查方案。前者是指有任何 1 项(早产、产时发热

≥38℃、PROM≥18 小时),后者指所有妊娠 35~37 周孕妇行阴道和直肠 GBS 筛查阳性者,于产程发动前胎膜破裂时或产程发动时行 IAP。此外,若母孕期有尿路 GBS 感染,前一胎有早发型 GBS 感染均为 IAP 指针(表 10-2-5)。预防措施广泛实行后,GBS-EOD 发病率显著下降,提示其有效性。随后由 CDC 发起的大规模人群调查表明,普遍筛查方案与高危因素评估方案比较其有效率 >50%,故 2002 年修订预防指南,推荐采用普遍筛查方案来判定是否有 IAP 指征,在GBS 定植情况未知时,可根据高危因素方案判定。同时也指出,虽普遍筛查措施对于降低疾病负担更有利,但是仍然需要监测由 IAP 带来的潜在副作用,如耐药菌株的出现、非GBS 菌株导致的严重新生儿感染增加,IAP 也仍然是 GBS疫苗审批通过前的过度阶段措施。2010 年 CDC 重新修订指南,提出虽然普遍筛查措施及 IAP 实施显著降低早发型发病率及负担,但是母亲 GBS 定植率无明显改变,即若不行 IAP 处理,其早发型风险仍较高,故仍然需要坚持并改进预防措施,在 GBS 疫苗上市之前,普遍筛查方案及 IAP 仍然是预防 GBS-EOD 的基石。

表 10-2-5　预防 GBS-EOD 予以 IAP 指征

前一胎有 GBS 感染
妊娠期间母亲有泌尿道 GBS 感染
妊娠 35-37 周母亲直肠 / 阴道 GBS 筛查阳性
GBS 带菌状态不明确(未行筛查,结果未回),且有 ≥1 个高危因素
(1) 早产(胎龄 <37 周)
(2) 胎膜破裂 ≥18 小时
(3) 产时发热 ≥38.0℃
(4) 分娩期 NAAT 示 GBS 阳性

　　注:NAAT(nucleic acid amplification tests):核酸扩增试验

　　(7) 美国儿科协会新生儿 GBS 感染管理法则:2010 年制定综合临床表现、围产期高危因素(表 10-2-6)及 IAP 处理的流程图(图 10-2-7),与 2002 年相比改变如下[17]:①新法则适用于所有新生儿;②IAP 定义为分娩前 ≥4 小时静脉滴注青霉素、氨苄西林或头孢唑林;③母亲有 IAP 指征但未予处理或处理不正确,新生儿生后临床表现良好者,可观察 ≥48 小时,若为早产儿或 PROM≥18 小时者,则需行有限诊断性评估(见流程图注 4)并观察 ≥48 小时;④胎龄35~36 周,母亲接受正确 IAP 处理且生后临床表现良好者,不需常规行诊断性评估。

表 10-2-6　GBS-EOD 的高危因素

上一胎有 GBS 感染
此次妊娠母亲有泌尿道 GBS 感染
胎膜破裂时间 >18 小时
早产
产时发热 ≥38.0℃

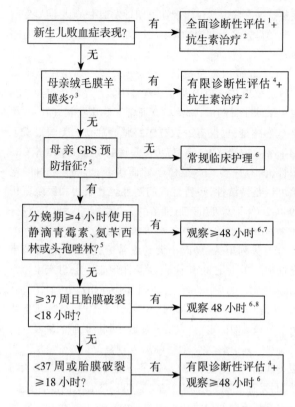

图 10-2-7　新生儿 GBS-EOD 二级预防法则流程图[17]

注:1. 全面诊断性评估包括:血培养、全血细胞计数(包括白细胞分类计数、血小板计数)、胸片(如有呼吸道症状)、腰穿(怀疑败血症,且能耐受操作)。

2. 抗生素治疗需针对新生儿败血症最常见的病原菌,如 GBS(氨苄西林)及其他病原菌(包括大肠埃希菌及其他革兰阴性细菌),并且需结合当地抗生素耐药情况。

3. 若临床怀疑绒毛膜羊膜炎,则可考虑咨询产科医师;绒毛膜羊膜临床表现通常为非特异性,主要为临床诊断。

4. 有限诊断性评估包括出生后血培养及全血细胞计数[包括白细胞分类计数、血小板计数,生后和(或)生后 6~12 小时]。

5. IAP 实施对象见表 10-2-2-4。

6. 若进一步出现败血症症状,则行全面诊断性评估并予以抗生素治疗。

7. 若为足月儿,其他的出院指征已达到,医疗护理条件可行,且家庭观察能按医嘱执行,可观察 24 小时考虑出院;上诉任一条件未满足,则至少在医院内观察 48 小时,直到达到出院指征。

8. 部分专家建议生后 6~12 小时行全血细胞计数,包括白细胞分类计数及血小板计数

【法则中的关键点】

　　1) 新生儿有败血症表现:一般为全身各系统综合表现,如呼吸系统(窒息、呻吟、呼吸急促、面色苍白)、心血管系统(毛细血管再充盈延长、低血压、休克)、中枢神经系统(嗜睡、体温降低、发热、惊厥发作、呼吸暂停、易激惹、前囟膨隆)、胃肠道紊乱(进食差、腹胀)。在任何时候有任何临床表现,无论是否已经 IAP 处理、母体 GBS 定植状态及有无其他围产期高危因素,均需进行全面诊断性评估,并及时予以经验性抗生素治疗。全面诊断性评估包括全血细胞计

数(包括白细胞分类及血小板计数)、血培养、腰穿(怀疑败血症,且能耐受操作)、胸片(有任何呼吸系统症状)。但实际上 GBS-EOD 临床症状通常无特异性,与其他非感染性疾病如湿肺、RDS 等不易鉴别。经验性抗生素通常选用同时针对 GBS 及其他可能导致新生儿败血症的病原菌,如大肠埃希菌和李斯特菌。临床高度怀疑 GBS 感染的患儿应及时行腰穿检查,尤其是有脑膜炎临床症状、常规抗生素治疗后病情仍加重及血培养阳性者。生后数小时即出现呼吸困难表现的患儿发生脑膜炎风险较低,可根据具体情况评估是否行诊断性腰穿检查。若病情重,暂时不能耐受腰穿检查,则应予以抗生素治疗,推迟 48 小时病情稍平稳后再行腰穿检查。最敏感指标为脑脊液蛋白定量升高,最特异性指标为脑脊液葡萄糖定量降低。由于抗生素使用后,脑脊液培养可能为无菌,出现假阴性,可根据脑脊液白细胞计数助诊。若生后临床表现良好,而 24~48 小时后逐渐出现败血症症状患儿,其发生脑膜炎风险相对较高,因而腰穿检查很有必要。脑脊液检查正常与否的临床处理不同,若脑膜炎诊断成立,则青霉素剂量应加倍,且抗生素治疗疗程应延长至 3~4 周。

2) 母亲怀疑有绒毛膜羊膜炎,新生儿生后临床表现良好:母体 GBS 定植阳性,且有绒毛膜羊膜炎临床症状,是 GBS-EOD 的重要的高危因素。但确诊绒毛膜羊膜炎有难度,主要根据临床症状及体征包括分娩期发热(>38.0℃)、白细胞增多(>15×10⁹/L)、子宫软且触痛、羊水异味或脓性、胎儿心动过速、母亲心动过速等,临床上通常以产时发热为主要指标。为了尽可能减少新生儿感染,若仅有发热亦可作为临床诊断绒毛膜羊膜炎,尤其是合并产程延长、胎膜破裂延长等高危因素者。尽管分娩期因硬膜外镇痛可能并发发热,但多数也是由绒毛膜羊膜炎引起。临床诊断绒毛膜羊膜炎,产科予以 IAP 处理,可预防新生儿 GBS 感染,所生新生儿需完善诊断性评估,包括血培养、血常规(包括白细胞计数及其分类、血小板计数),暂不需行胸片及腰穿检查,并及时予以经验性抗生素治疗。一旦临床症状及实验室检查除外败血症,则可停止抗生素使用。

3) 母亲无绒毛膜羊膜炎,且无 IAP 指征(表 10-2-5):此时可按常规临床护理进行。但仍然要注意:①母亲有接受正确的 IAP 处理,生后临床表现良好,可观察≥48 小时,不需常规行诊断性评估。若其他出院指征已达标,医疗护理条件可行,且家庭观察能按医嘱执行,最少也应观察 24 小时再考虑出院;②母亲有 IAP 指针,但未行处理或处理不正确(如抗生素应用少于 4 小时,或选用了青霉素、氨苄西林或头孢唑林以外的其他抗生素)者,若胎龄≥37 周,且胎膜破裂 <18 小时,生后临床表现良好,可观察≥48 小时,不需常规行诊断性评估。若胎龄 <37 周,或胎膜破裂≥18 小时,生后临床表现良好,可观察≥48 小时,并行有限诊断性评估。48 小时内做有限诊断性评估敏感性低,有数据表明

超过 98% 的此类患儿在住院期间 GBS-EOD 症状逐渐表现出来,所以需要评估与表现相结合。有报道预测 GBS 败血症中,血白细胞计数异常敏感性波动在 41%~68%,而出现临床症状敏感性高达 92%,抗生素使用后,血培养敏感性降低。

(8) GBS-EOD 预防的未来策略:Jennifer 等认为即使在目前所有预防措施均实行情况下,GBS-EOD 负担仍有进一步降低空间,可通过改进围产期普遍筛查和 IAP 处理及疫苗来实现。GBS 疫苗可减少母体定植和预防新生儿垂直传播,但目前尚无批准上市疫苗。有报道,母体足量 GBS 荚膜多糖特异性血清 IgG 能有效预防晚期早产儿(34 周≤胎龄 <37 周)和足月儿侵袭性 GBS 感染。单价 GBS 相关血清型的荚膜 - 蛋白结合疫苗在健康非妊娠成人的Ⅰ期和Ⅰ期临床试验现已证实良好的耐受及免疫原性。双盲随机试验表明,GBSⅢ型血清型结合疫苗应用在育龄期非妊娠妇女明显延迟该血清型的获得性定植。为保证有效性,疫苗至少应包括 5 种常见血清型(Ⅰa,Ⅰb,Ⅱ,Ⅲ和Ⅴ型)。在安全有效的 GBS 疫苗审批上市前,普遍筛查方案和 IAP 仍然是预防 GBS-EOD 的最佳方案,需要继续保持和提升预防措施的有效性,同时需要监测 IAP 潜在副作用,如耐青霉素的 GBS 菌株出现,非 GBS 病原菌感染导致的发病率和严重性增加。未来可重点研究快速分子生物学检查来鉴定母体 GBS 定植情况及新生儿发生侵袭性感染的高风险。

2. 单核细胞增多性李斯特菌败血症 单核细胞增多性李斯特菌(*Listeria monocytogens*)是无处不在的动物源性细菌,为小的兼性厌氧的 G⁺ 能运动的杆菌,在血平板上可产生窄小的 β 溶血圈,许多致病菌有三个血清型:1a、1b 和 4b。4b 可以引起李斯特菌病爆发流行。李斯特菌病绝大多数为食物源性致病,可发现于动物性农产品中,如未经巴氏消毒的奶汁、软奶酪、热狗、熟肉、动物头、未煮熟的家禽,以及未清洗的水果和蔬菜。据美国 CDC 调查,冰箱中该菌的检出率 11%,冰箱温度 ~10℃可促其生长,住院病人粪便中带菌率 15%,住在家中的只有 5%。许多人带菌但不发病,孕妇感染该菌常于妊娠后期,受感染的孕母可以无任何表现,或因仅有流感样表现未去医院,因而未能检查出,有表现者多出现发热等流感样表现,头痛、全身不适、肌痛、2/3 有胃肠道症状,围产期孕妇感染中 22% 发生胎死宫内和新生儿死亡,胎死宫内胎儿尸解发现肝和肺广泛分布肉芽肿感染,包括脑脊膜、脑脓肿。通过上行与血型感染,受染孕母中半数将在 2 天 ~2 周内发动分娩。约 70% 李斯特菌感染孕妇将在孕 35 周前分娩。所生新生儿可发展成早发或晚发败血症和脑膜炎。1981 年首次报道加拿大食物源性暴发,病死率 27%。目前虽然没有疫苗可用,但美国农业部有预防措施,包括检测、防止污染肉出售,仅 1996 年和 2006 年期间,李斯特菌感染率下降 36%,然而 2002 年污染的火鸡造成 9 个州范围 54 例感染,8 例死亡,3 例胎

儿死亡。

新生儿李斯特菌败血症可以是 EOS,也可以是 LOS。对于早发李斯特菌病的新生儿,常表现为早产、肺炎、败血症、绒毛膜羊膜炎和羊水胎粪污染(早产而羊水胎粪污染是早发李斯特菌病的特点)等。如果为毒性强李斯特菌株感染可致 DIC 和多器官受累,病死率高达 50%~100%,尤其是早产儿的早发败血症。李斯特菌病的晚发较早发少见,可发生于足月儿的围产期内、可致脑膜炎,通常没有妊娠期异常病史,临床上不易与其他致病菌引起的败血症和脑膜炎鉴别。

病理改变为全身尤其是肝脾以及脑等组织形成弥散分布的微脓肿,也可以呈弥散分布的红斑性结节状皮疹,活检可见肉芽肿,可发生在严重感染的新生儿。损害常发生在肝和胎盘,但也可见发生在大脑、肺、肾上腺、肾、脾及胃肠道。培养需要选择性培养基,以食物和大便为标本,核酸扩增方法未普遍开展。暴发流行时可用血清学检查。

妊娠期治疗可防止胎儿李斯特菌感染。治疗通常选氨苄西林或青霉素类抗生素,注意:三代头孢菌素对李斯特菌无效。

(余加林)

三、化脓性脑膜炎

新生儿化脓性脑膜炎(neonatal purulent meningitis)系指新生儿期细菌引起的脑膜炎症,一般新生儿败血症中 1/4 会并发该病。在西方国家其发生率占活产儿的 0.22%~0.25%,早产儿可高达 3%。其临床表现特异性差,早期诊断困难,常并发脑室膜炎,其致病菌 GBS、大肠埃希菌为主的 G⁻杆菌尤其难以肃清。多年来病死率下降远不如其他年龄组那样显著,在发展中国家高达 40%~58%,而发达国家只有 10%,但幸存者中 20%~58% 可留神经系统后遗症等[18]。

(一)危险因素

新生儿脑膜炎的危险因素有:低出生体重和早产、未足月胎膜早破(PROM)、延长的胎膜破裂(≥18 小时)、孕母 GBS 定植或感染、孕母患绒毛膜羊膜炎及家庭低社会经济状况等。脑膜炎预后不好的危险因素有:LBW、早产以及 G⁻细菌感染的脑膜炎。

(二)病原菌

在许多发达国家,从新生儿脑脊液分离出的致病菌主要为 GBS、大肠埃希菌、李斯特菌、G⁻肠道菌及肺炎链球菌。生后 5~7 天内(早发感染,比败血症定义的时间稍晚)的化脓性脑膜炎致病菌通常是 GBS、大肠埃希菌和李斯特菌,由母婴垂直传播而来;晚发化脓性脑膜炎(出生 7 天后发病)致病菌通常是从院内感染和社区感染而来,如 G⁻菌、葡萄球菌以及 GBS[18]。引起脑膜炎的 GBS 常常为血清Ⅲ型,

病死率 20%~40%,通常在生后 48 小时内发病并伴有呼吸窘迫或 / 和休克。我国河北省 2013~2014 年新生儿化脓性脑膜炎多中心流行病学报告,新生儿脑膜炎 301 例,脑脊液培养阳性率 13.6%(36/264),大肠埃希菌 10 株(占 28%)、表皮葡萄球菌 5 株(占 14%)、肺炎克雷伯菌 4 株(占 11%)、无乳链球菌(GBS)、金黄色葡萄球菌及中间葡萄球菌各 2 株(分别占 6%)[19];重庆市和陕西省 2010~2015 年多中心回顾性调查研究,共培养出细菌 113 株,前五位菌分别为大肠埃希菌 34 株,肺炎克雷伯菌 21 株,李斯特菌 7 株,溶血葡萄球菌和表皮葡萄球菌各 6 株。

一般认为化脓性脑膜炎的病原菌与败血症一致,但并非完全如此。尽管新生儿败血症最主要致病菌是 CoNS,但几乎不会引起中枢神经系统感染,除非存在脑室腹腔引流[20]。在美国引起脑膜炎的大肠埃希菌 70%~85% 具有 K1 抗原,具有 K1 抗原最常见的是大肠埃希菌 O18、O7 和 H6、H7 型。K1 抗原对吞噬作用有抵抗力。脑脊液中 K1 抗原的存在,其量及持续时间与疾病的轻重、预后、病死率和后遗症均直接相关。

(三)感染途径

1. **出生前感染** 孕母患李斯特菌感染伴有菌血症时,该菌可通过胎盘传播导致化脓性脑膜炎,并成为胎儿全身性感染的一部分。

2. **出生时感染** 患儿多有胎膜早破、产程延长、难产等生产史。大肠埃希菌、GBS 可由母亲的直肠或阴道上行污染羊水或通过产道时胎儿吸入或吞入,多为早发败血症表现,约 30% 发生化脓性脑膜炎,GBS 的 10 种血清型(Ⅰa、Ⅰb、Ⅰa/c、Ⅱ、Ⅲ~Ⅷ)均可见。李斯特菌脑膜炎有时也可因产时吸入或吞入污染的羊水引起。

3. **出生后感染** 与院内感染和社区感染有关,病原菌可由呼吸道、脐部、受损皮肤与黏膜、消化道、结合膜等侵入血液循环再到达脑膜。晚发型 GBS 败血症 90% 为Ⅲ型所致,Ⅲ型 GBS 并发脑膜炎达 75%~85%,Ⅲ型荚膜含有 30% 黏液酸,可能这种成分与脑膜上尚未发现的受体有特殊亲和力。有中耳炎、感染性头颅血肿、颅骨裂、脊柱裂、脑脊膜膨出、皮肤窦道(少数与蛛网膜下腔相通)的新生儿,病原菌多由此直接侵入脑膜引起脑膜炎。CSF 的脑室腹腔分流术后也可继发细菌性脑膜炎。

(四)病理

脓性渗出物覆盖脑膜及脑室内室管膜,所有死亡患儿几乎均有脑室膜炎,尤其是大肠埃希菌引起者(约 90%)。约 50% 死亡患儿有脑积水,常由于第四脑室的正中孔被脓性渗出物堵塞(堵塞性脑积水),亦可由于吸收脑脊液的蛛网膜颗粒受损造成交通性脑积水。硬脑膜下积液高达 21.4%~24.8%。所有患儿均有不同程度的静脉炎及动脉炎,室管膜下可有血栓性静脉炎而造成梗阻,细菌侵入此坏死组织而形成脓肿,但不易形成包膜。大脑皮质坏死和海马凋亡造成神经功能紊乱[21]。

（五）临床表现

临床表现非常不典型、没有特异性，较大孩子出现的脑膜炎临床特征在新生儿出现较晚，且出现这些表现常常提示预后不良。

1. 一般表现　反应低下、哭声微弱、神萎、面色欠佳，吮乳减少，有 62% 的患儿有体温异常、48% 有厌食或呕吐、41% 有呼吸窘迫，这些表现常与败血症相重叠。

2. 特殊表现　由于前囟、后囟及骨缝未闭，颅骨较其他年龄组易于分离，因此呕吐、前囟隆起或饱满等颅内压增高表现出现较晚或不明显；新生儿颈肌发育很差，故颈强直甚少见。

（1）神志异常：52% 的患儿有嗜睡和烦躁，尚可有易激惹、惊跳、可突然尖叫，只有 16% 患儿出现颈项强直。

（2）眼部异常：两眼无神，双目发呆，凝视远方，眼球可上翻或向下呈落日状，可有眼球震颤或斜视，瞳孔对光反应迟钝或大小不等。

（3）颅内压增高征：前囟紧张、饱满或隆起（占 28%）已是晚期表现，脱水时前囟平也提示颅内压增高。骨缝可进行性增宽以及头围逐渐增大。

（4）惊厥：30%~50% 的患儿出现惊厥，可仅眼睑抽动或面肌小抽动如吸吮状，亦可阵发性面色改变、呼吸暂停。惊厥亦可因低血糖、低血钙、低血钠引起，应注意鉴别。

（5）败血症的较特殊表现：如黄疸、肝大、瘀点、腹胀、休克等可同时出现。李斯特菌脑膜炎患儿的皮肤可出现典型的红色粟粒样小丘疹，主要分布在躯干，皮疹内可发现李斯特菌。

（六）并发症

1. 脑室膜炎　诊断标准：①脑室液细菌培养或涂片获阳性结果，与腰椎穿刺液一致；②脑室液白细胞≥50×10⁶/L，以多核细胞为主；③脑室液糖 <1.66mmol/L（30mg/dl）或蛋白质 >0.4g/L；④腰穿脑脊液已接近正常，但脑室液仍有炎性改变。确诊只需满足第一条，或第二条加上③和④之一。年龄越小，延误诊治时间越长，脑室膜炎的并发率越高，多为 G⁻ 菌感染。

2. 硬脑膜下积液　诊断标准：硬脑膜下腔的液体如超过 2ml，蛋白定量 >0.6g/L，红细胞 <100×10⁶/L。并发率 10%~60%，如果常规硬膜下穿刺可达 80%。常由脑膜炎链球菌、流感杆菌所致。产生机制由于硬脑膜血管通透性增加，也可由硬脑膜及脑血管浅表静脉尤其是穿过硬膜下腔的桥静脉炎性栓塞导致静脉内压增加，局部渗透压增加以及局部渗出增加所致。腰穿时抽出脑脊液过多，在脑血管通透性增加的情况下颅内压突然降低，也可促进硬脑膜下积液的形成。

（七）诊断

对于新生儿，其化脓性脑膜炎的诊断较为困难，临床表现常常是不明显的，不易与未并发脑膜炎的败血症的表现相鉴别。诊断主要靠对该病的警惕，对早产儿、胎膜早破、

产程延长、脑脊膜膨出、腰骶部皮肤窦道的新生儿，要特别警惕脑膜炎的发生。一旦出现难以解释的体温不稳定，精神、哭声、吮乳、面色不好时，应仔细检查有无激惹、易惊、尖叫、嗜睡、凝视、前囟紧张、饱满、骨缝增宽等提示颅内感染的表现。惊厥、颈强直、前囟隆起等不一定出现。还必须要及时做下列辅助检查。

1. 脑脊液检查　所有怀疑败血症的新生儿均应及时做腰椎穿刺留取脑脊液送检，除非有腰穿的禁忌证。具体的腰穿指征：①血培养阳性；②临床或实验室检查均强烈提示败血症；③在接受抗生素治疗中病情加重的新生儿。

（1）常规：①压力：常 >2.94~7.84kPa（3~8cmH₂O）；②外观：不清或混浊，早期偶可清晰透明，但培养甚至涂片可能发现细菌；③潘迪试验：常 ++~+++；④白细胞数（WBC）：≥20 个 / mm³；⑤白细胞分类：多核白细胞可 >57%~61%，但李斯特菌脑膜炎的单核细胞可达 20%~60%。新生儿腰穿较易损伤，血性脑脊液也应作细胞计数并校正 WBC，如其 WBC 与红细胞（RBC）之比明显高于当日患儿血常规 WBC 与 RBC 之比，则表明脑脊液中白细胞增高，这种校正方法虽会降低诊断的敏感性，但不降低诊断特异性[22]。

（2）生化：①蛋白：足月儿 >1.7g/L。若 >6.0g/L 脑积水发生率高，预后差；②葡萄糖：常 <2.2mmol/L（40mg/dl）或低于当时血糖的 40%[22]；③其他：乳酸脱氢酶常 >1000U/L，乳酸增高，但脑缺血缺氧、糖无氧酵解均可增高乳酸的含量。

（3）涂片及培养：CSF 培养阳性是诊断的金标准，CSF 涂片革兰染色找细菌也是有用的，尤其是还没有获得 CSF 培养结果时。一般大肠埃希菌、GBS 菌数约 10⁴~10⁸/ml，镜检易找到细菌，GBS 涂片检出率可达 85%，G⁻ 杆菌可达 78%，但李斯特菌数常仅 10³/ml，故镜检常阴性。

做腰穿前接受抗生素治疗会对 CFS 化验结果造成影响。国外报道 12 小时前用过抗生素组与未用抗生素（包括 4 小时内用抗生素）组比较，CSF 中糖的中位数明显回升，蛋白中位数明显降下来，不过 CFS 中 WBC 或中性粒细胞绝对计数不受影响[23]。头孢菌素治疗 10 小时后会减低 CSF 细菌培养阳性率[24]。另外，延迟化验 >2 小时也会影响 CSF 的检查结果：葡萄糖的浓度明显下降；因 CSF 是低张力液，细胞易于裂解，在室温下放置 1 小时，细胞计数（尤其中性粒细胞）可减约 32%，放置 2 小时可减少 50%[25]，可能造成假阴性。

（4）用已知抗体检测脑脊液中的相应抗原：①乳胶凝集（latex agglutination，LA）试验：将特异性抗体吸附在乳胶颗粒上与所测脑脊液作用，如其中有相应的细菌抗原则发生凝集反应。国外市场上已有大肠埃希菌 K1、GBS、流感杆菌 b 型、脑膜炎奈瑟菌、肺炎链球菌的抗体包被的乳胶颗粒供应；②对流免疫电泳（countercurrent immunoelectrophoresis，CIE）：用已知的特异免疫抗血清（含特异抗体）在电泳池内与脑脊液中相应的细菌抗原相遇出现沉淀线来确定病原菌。本法不如 LA 敏感，如 GBS 的 CIE 脑脊液阳性率为

88%,浓缩尿为 80%,但 LA 阳性率分别为 92%、100%,治疗后仍 84% 阳性。③免疫荧光技术的应用:用已知的特异免疫荧光抗体去检测脑脊液,如其中有相应的细菌抗原则抗体抗原结合发出荧光而确诊。如用此法可检测出大肠埃希菌 K1 抗原。然而,检查细菌抗原的试验较革兰染色找菌的敏感性更低。

(5) 分子生物学技术:Wu 等报道,用以革兰染色特异性探针为基础的实时定量 PCR 检测新生儿败血症病原学,为 CSF 病原学快速和更灵敏地检出带来希望。最近美国 FDA 批准多重 PCR 检测方法,可同时测出脑膜炎常见 14 种病原菌包括大肠埃希菌 K1、GBS、李斯特菌和流感嗜血杆菌[26]。

2. 血培养与尿培养　血培养阳性率可达 40%~60%。亦可做耻骨上膀胱穿刺的尿培养,阳性可作为晚发败血症并发化脓性脑膜炎的病原菌。

3. 脑影像学检查　对确定有无脑沟积脓、脑室管膜炎、硬脑膜下积液、脑脓肿、脑囊肿、脑积水等判断有帮助,也可随访疗效[27]。B 超不能肯定时再做 CT。MRI 对多房性及多发性小脓肿诊断价值较大。

(八) 治疗

1. 抗菌治疗　尽早选用大剂量及易进入脑脊液的杀菌药,首次剂量加倍,从静脉推入或快速滴入。静脉注射氨苄西林 50mg/kg 于脑膜炎患儿,其脑脊液中最高浓度可达 2~10μg/ml,大于 GBS 及李斯特菌最小抑菌浓度(MIC)的 20~100 倍,但仅相当于或几倍于对之敏感的大肠埃希菌 MIC,故治疗 G⁻ 杆菌脑膜炎的疗程至少 3 周,而 G⁺ 菌需 2 周。头孢曲松半衰期长达 5~8 小时,血液杀菌浓度持续 24 小时(氨苄西林半衰期仅 0.6~1 小时),在美国头孢曲松每日 2 次所需费用低于每日给药 6 次的氨苄西林,且耐氨苄西林的流感杆菌菌株已达 20%~30%,故头孢曲松已取代氨苄西林,成为治疗婴儿化脓性脑膜炎的首选抗生素。

(1) 病原不明的脑膜炎:经验性抗生素治疗必须针对常见病原菌(GBS、大肠埃希菌和李斯特菌),达到杀菌作用且在脑脊液中无毒性作用。对 <60 天龄婴儿,国外推荐青霉素或氨苄西林或阿莫西林,加氨基糖苷类(庆大霉素)或加三代头孢菌素(如头孢曲松或头孢噻肟)[19,28],但国内不推荐庆大霉素用于新生儿。

(2) 病原明确的脑膜炎:可参考药敏结合临床用药。李斯特菌、肠球菌对氨苄西林敏感,而这两种细菌对所有头孢菌素均不敏感;氨苄西林对奇异变形杆菌、50% 的大肠埃希菌、敏感的葡萄球菌、GBS、肺炎链球菌等均有效,但对克雷伯菌、铜绿假单胞菌、产青霉素酶的葡萄球菌等均耐药。耐氨苄西林的 G⁻ 杆菌首选头孢噻肟。铜绿假单胞菌首选头孢他啶,次选头孢哌酮。GBS 首选氨苄西林或青霉素。葡萄球菌大多对青霉素不敏感,可用耐酶青霉素或万古霉素或头孢呋辛(西力欣)。脆弱类杆菌首选甲硝唑。李斯特菌首选氨苄西林或阿莫西林,美国和英国的循证指南都推荐

加庆大霉素[28]但国内不推荐。对于产超广谱 β 内酰胺酶的革兰阴性杆菌和高产 β 内酰胺酶的细菌(如肠杆菌属、枸橼酸杆菌属或沙雷菌属)引起的脑膜炎,最好使用包括美洛培南的联合方案,而不选同为碳青霉烯类药物的亚胺培南,因惊厥副作用发生率为 33%。

(3) 脑室膜炎:脑膜炎如按指南用药但疗效不佳或脑脊液培养阴性但仍有发热时,常并发脑室膜炎,其发生率可达 65%~90%。新生动物实验表明,病菌可从脉络丛进入侧脑室再扩散至蛛网膜下腔。由于脑脊液循环由上至下单向流动,鞘内注射药物不易到达脑室,故现多不再用鞘内给药,放保留导管于侧脑室注入抗生素效果也不肯定。2009 年 Cochrane 系统评价指出,由于静脉给药结合脑室内注射抗生素治疗新生儿细菌化脓性脑膜炎合并脑室炎,其病死率比单独静脉用抗生素高 3 倍(RR=3.43,95% CI 1.09-10.74),所以应该避免脑室内注射抗生素。另外,也有脑室内用药导致脑穿通性囊肿的报道。

(4) CSF 分流术(如 VP shunt)后继发细菌性脑膜炎:CSF 分流术后感染的抗菌治疗原则与治疗急性细菌性脑膜炎相同,然而,对分流术后感染难于彻底清除或不宜拔管的患者,有必要通过脑室穿刺或分流器储液池直接将抗菌药注入脑室。如分流术后感染源来自分流管道而非血性传播,最佳治疗应拔管,同时给予适当的抗菌治疗。其引起的脑室炎者,需另置外引流管以供 CSF 引流和注射抗生素,继续治疗脑积水以及清除感染病灶。引流管不拔除则治愈率很低,因为致病菌黏附在其表面形成生物膜极难清除。分流管再植入的时间取决于致病菌的种类、置外引流管后 CSF 细菌培养结果并据此确定的感染严重程度,有时也取决于 CSF 生化结果。如致病菌为 CoNS,CSF 常规正常,另置一外引流管后 CSF 培养阴性,可以肯定拔管后治愈,3 天后可重置内分流管;如 CSF 生化不正常,那么需坚持治疗到 CSF 培养阴性,且蛋白低于 200mg/dl,再进行 7 天抗菌治疗后可重置内分流;如 CSF 培养阳性,应继续抗菌治疗,直到连续 10 天培养均为阴性,再重置管分流。对于金葡菌感染,连续 10 天细菌培养均为阴性可重置分流;对于 G⁻ 杆菌,需用抗菌治疗 14~21 天。有时根据病情变化延长疗程,一些专家建议重分流术前应先停药 3 天并观察是否彻底清除了感染。

2. 其他治疗　支持疗法不可忽视,可多次输新鲜血浆或血,以及 IVIG 等,尤其对 VLBW 或铜绿假单胞菌脑膜炎患儿。英国循证指南推荐出现休克、脱水等症状时可考虑补液,除非出现颅内压增高或抗利尿激素分泌增加[28],这种情况下应严格限制输液量(一般可用 70% 的维持量)。对于非低血糖、低血钙、低血钠所致惊厥,可用苯巴比妥钠 20~30mg/kg 静脉注射或肌内注射,维持剂量 5mg/(kg·d)。颅内压增高明显时可用甘露醇静脉注射。硬脑膜下积液可反复穿刺放液,2 周后量仍多应手术引流。

关于糖皮质激素的应用,应考虑糖皮质激素应用的潜

在不良反应,包括细胞免疫功能减弱导致对其他病原体的易感性增加,使抗生素进入脑脊液减少等。迄今为止,国外的研究学者都认为,新生儿发生化脓性脑膜炎时,不推荐使用糖皮质激素辅助治疗[28]。

Peltola 等探讨了甘油在儿童化脓性脑膜炎的辅助治疗作用,口服可增加血渗透压,减轻脑水肿,减少 CSF 的分泌,改善脑血流,有预防严重神经系统后遗症的作用,但对新生儿脑膜炎的效果尚需进一步研究。

(九)预防

1. 产时抗生素预防早发 GBS 疾病　在许多国家对于孕母有 GBS 定植或感染,以及有其危险因素者,产前预防性使用抗生素(IAP),减少了新生儿早发 GBS 疾病的发生。然而不能预防晚发 GBS 感染(≥7 天龄)且并发的化脓性脑膜炎。

2. 控制感染　对于社区感染,教育家长注意良好卫生习惯,护理婴儿前注意洗手,摒弃不科学的陋习。对院内感染,应注意手卫生和对医务人员的健康教育。

3. 疫苗　目前正在研究 GBS 疫苗以预防早发和晚发败血症并发脑膜炎,将是经济有效的方法。GBS 多糖蛋白复合疫苗为最佳的候选疫苗,但尚未用于临床。

(余加林)

四、脐炎

(一)病因

脐炎(omphalitis)系因断脐时或出生后处理不当,脐残端被细菌入侵、繁殖所引起的急性炎症,亦可由于脐血管置或换血时被细菌污染而导致发炎。可由任何化脓菌引起。脐带创口未愈合时,爽身粉等异物刺激可引起脐部慢性炎症而形成肉芽肿。由于普遍对脐部的消毒、护理的重视,脐炎在城市中已较少见,但在边远山区仍不少。

(二)临床表现

轻者脐轮与脐周皮肤轻度红肿,可伴少量分泌物,重者脐部及脐周明显红肿、脓性分泌物,常有臭味。可向其周围皮肤扩散成腹壁蜂窝织炎、皮下坏疽,或向邻近腹膜蔓延而导致腹膜炎;也可沿尚未闭合的脐动脉管腔蔓延引起败血症或顺动脉近端蔓延发展为阴囊或大腿深部脓肿;如动脉壁的结缔组织广泛受累可导致腹膜炎。若沿脐静脉蔓延,可引起脐静脉炎,局部皮肤及皮下组织可发红、发硬;可造成多发性肝脓肿、化脓性血栓性门静脉炎。

慢性脐炎常形成脐肉芽肿,表现为一小的樱红色肿物,表面可有脓性溢液,经久不愈。

(三)诊断及鉴别诊断

胎儿出生后,脐残端很快就有细菌定植,重庆的资料表明,在医院出生的婴儿,生后 12 小时内 17.9% 的婴儿的脐部即有金葡菌定植,第 4 日起高达 100%。在正常新生儿脐部,除金葡菌外,还可培养出大肠埃希菌、表葡菌、溶血性

链球菌、铜绿假单胞菌等多种细菌。因此,绝不可只凭培养出致病菌而诊断为脐炎,必须具有脐部的炎症表现。脐炎久治不愈应与下列疾病鉴别。

1. 卵黄管未闭(脐肠瘘)　卵黄管是在胚胎发育时连接原肠与卵黄囊底的管状组织,5~17 周应渐缩窄、闭塞,如果未闭则形成脐肠瘘。口服活性炭后,若出现于脐孔即可确诊。也可由脐孔注入造影剂,做 X 线检查可见其进入回肠。治疗应从回肠壁离断瘘管后将向脐的瘘管全部切除。

2. 脐窦　乃上述卵黄管的回肠端已闭合,但脐端未闭所致。脐部常有较小的圆形红色黏膜突出,用探针可发现有窦道,也可注入造影剂后做 X 线检查,可见其盲端。如无窦道形成,仅有球状黏膜块,则称为脐茸或脐息肉。因常有黏液分泌且易感染,应手术切除。须与慢性脐炎所致的肉芽肿相区别,后者经硝酸银烧灼后可以消退,但脐茸则经久不愈。窦道较长的需较广泛的手术切除。

3. 脐尿管瘘　因脐尿管未正常闭合退化成一纤维索引起,其临床表现为脐部漏尿,脐部瘘口可为皮肤或黏膜所覆盖。注入造影剂后做侧位 X 线检查,可见其进入膀胱,也可静脉注射亚甲蓝,若见蓝色尿液从脐部排出即可确诊。应尽早做瘘管切除,以免继发尿路感染。

4. 脐带炎　为脐带血管的炎症,表现为与绒毛膜羊膜炎相伴随的脐带急性渗出或亚急性坏死,常常由革兰阴性菌感染所致,如大肠埃希菌、克雷伯菌、假单胞菌等,革兰阳性菌有链球菌和葡萄球菌,念珠菌也偶见。

5. 白细胞黏附缺陷症(Omenn 综合征)　为一种罕见的威胁生命的常染色体隐性遗传病,由细胞黏附分子缺陷引起,表现为慢性脐炎或脐脱落延迟,常常在生后 4~6 周才脱落。病理特征为感染部位缺乏中性粒细胞,通过流式细胞仪检查可诊断。

(四)预防

断脐应严格无菌,生后勤换尿布,经常保持脐部清洁、干燥,护理脐残端应注意无菌操作,尤其做脐血管插管时,必须严格无菌。

(五)治疗

轻者脐周无扩散者局部用 2% 碘酒及 75% 酒精清洗,每日 2~3 次。有明显脓液、脐周有扩散或有败血症者,除局部消毒处理外,可先根据涂片结果经验性地选用适当抗生素治疗,以后结合临床疗效及药敏试验再决定如何用药。慢性肉芽肿可用硝酸银棒或 10% 硝酸银溶液涂擦,大肉芽肿可用电灼、激光治疗或手术切除。

(余加林)

五、骨髓炎

骨髓炎是由感染性微生物引起的骨和骨髓的炎症,在新生儿期并不常见,但近年有增加的趋势,特别是发生在院内感染的患儿中。新生儿免疫系统发育不成熟,易感染,较

年长儿更易患骨髓炎;而频繁抽血、无创监护和操作以及静脉用药,使得早产儿成为患骨髓炎的高危人群。由于临床表现不典型,新生儿骨髓炎的早期诊断比较困难,容易漏诊误诊,而延误诊断和治疗使后遗畸形的发生率及病死率大大增加,因此,早期诊断与及时的抗生素治疗对改善预后有决定性意义。

(一)流行病学

研究报道估计住院新生儿骨髓炎的发病率 1%~7%,男女发病率比为 1.6∶1,早产儿发病明显比足月儿高。新生儿急性骨髓炎常发生在危重症如败血症患儿,早产/低出生体重、皮肤或脐部感染、脐动静脉插管、泌尿道畸形、分娩合并症(窒息、剖宫产、胎膜早破等)及全身感染如肺炎、脑膜炎等是急性骨髓炎的易患因素。早产儿发生骨髓炎和感染性关节炎的危险因素大多为医源性,包括有创操作、静动脉内置管、肠外营养、机械通气和院内感染菌导致的菌血症[29]。

(二)病原学

儿童引起骨髓炎最常见的病原菌为金黄色葡萄球菌,而 B 族溶血性链球菌(GBS,无乳链球菌)和革兰阴性菌(大肠埃希菌、肺炎克雷伯杆菌)是新生儿期重要的致病菌;近年社区获得性耐甲氧西林金黄色葡萄球菌(MRSA)也成为引起新生儿严重感染的病原菌。国内病例报道新生儿或婴幼儿骨髓炎的主要病原菌为金黄色葡萄球菌和G⁻杆菌[30]。

(三)发病机制

小儿长管状骨的干骺端和骨骺间的血运不直接相通,干骺端营养动脉的分支近端折回呈小袢状,再注入窦内较大静脉,该处血流速度减慢,成为致病菌滞留繁殖的理想条件,是小儿骨髓炎较成人多见的病理生理方面的原因。细菌可通过静脉血窦至毛细血管的间隙再至组织,导致脓肿形成,并可破裂至关节。由于骨骺端这种独特的血管解剖结构,在新生儿急性血源性骨髓炎和化脓性关节炎并存高达76%,而骨髓腔很少累及。

骨髓炎的发生有三种可能的途径:血源播散感染、骨骼附近软组织感染扩散和外伤或手术后直接感染,其中血源感染在新生儿最常见。常见的骨髓炎部位为长骨干骺端脓肿,但骨盆、肩胛骨、肋骨或颅面骨也可累及,并容易通过皮质播散形成骨膜下和软组织脓肿,通过生长板至邻近的关节腔。由于血供丰富,皮质的坏死骨片常可以完全吸收,这种新生儿骨的特征使其不易发生慢性骨髓炎;另外,骨膜的内层血管丰富保证早期新骨形成,关节完全破坏罕见,但可出现严重的生长紊乱[29]。

(四)临床表现

1. 起病方式　新生儿骨髓炎通常有两种起病过程。

(1) 良性过程:除了局部肿胀外,少有或没有明显的感染证据;非特异性表现如激惹或喂养困难;感染部位局部红肿可能是唯一有价值的临床体征。

(2) 严重过程:主要表现为败血症样,并有多部位骨受累的表现,新生儿几乎一半病例累及两个或多个骨部位[29]。

2. 病变部位　文献报道 485 例新生儿骨髓炎受累骨的分布为:管状骨最多占76%(其中股骨39%、肱骨18%、尺骨14%、桡骨5%),上颌骨占4%。上颌骨感染是新生儿期特有的,存在易患因素如母乳腺脓肿时易发生,肋骨骨髓炎罕见。近年有新生儿败血症后发生颈椎骨髓炎的报道。国内病例报道中也以长骨、扁骨及上下颌骨为主[29]。

3. 症状和体征　新生儿骨髓炎早期表现往往是非特异性和轻微的,包括体温不稳定、喂养不耐受或活动减少、常怀疑继发败血症。随疾病发展出现特异性表现,包括局部红肿或弥漫性肿胀、肢体活动受限(假瘫痪),被动活动时哭吵,长骨局部触痛或压痛,部分病人有发热。有时皮下脓肿形成应注意骨髓炎诊断,最常累及髋、膝和肩关节,同时可合并化脓性关节炎。部分病例发病早期即有肢体的弥漫性肿胀,皮肤可不红,在病变部位(干骺端)有十分明显的触痛[29]。

(五)实验室检查

1. 非特异性检查　外周血白细胞计数和分类异常或可正常,红细胞沉降率(ESR)开始正常或轻微升高,然后缓慢上升,3~5 天高峰,治疗后 3~6 周降至正常;但白细胞和ESR 正常不能排除诊断。C-反应蛋白(CRP)升高对骨骼感染不特异;降钙素原(PCT)可作为儿童骨髓炎诊断的标记物,但在新生儿还需临床研究证实。CRP 和红细胞沉降率的升高可用于监测治疗反应和鉴别有无合并症。外科治疗干预本身也可使炎症标志物升高,因此,如果骨髓炎需要行外科引流术时,应在手术后重复检测 ESR 和 CRP 的基线水平,以监测疾病的进展情况。

2. 细菌培养　关节液、血液细菌培养及骨穿刺液或引流液培养对新生儿骨髓炎病原学诊断尤其重要,但阳性率可能不高,特别是患儿在采样前已应用抗生素时。最常见病原菌是金黄色葡萄球菌,约占 50% 以上,其次是 GBS;其他病原菌依次为大肠埃希菌(约占 1/5 病例)、克雷伯杆菌、变形杆菌属、肠杆菌,少见为白色念珠菌,主要发生在极低出生体重的早产儿。

(六)影像学检查

X 线片、CT、MRI、超声检查及骨闪烁扫描均是诊断骨髓炎的有效手段,但选择何种检查方法时,必须考虑起病的时间、X 射线的暴露、患儿镇静的需要及需将患儿转运至其他单元等因素。

1. X 线片　怀疑骨髓炎时,X 线是首选的诊断方法。最常见的改变为邻近软组织肿胀、骨膜反应、骨坏死溶解区域周围皮质增厚。早期 X 线平片可能无明显异常。感染发生的数天内 X 线平片仅见软组织肿胀、肌肉间隙消失,皮下脂肪与肌肉间分界线(筋膜线)粗糙、模糊不清,观察软组织改变时,注意与对侧肢体比对。一般在骨感染病程 5~7 天才出现明显改变,早期改变为骨膜下增厚、溶骨改变、骨质疏松、骨小梁结构的消失,而新骨形成、关节水肿及破骨改变出现在病程的 7~14 天[31](图 10-2-8)。

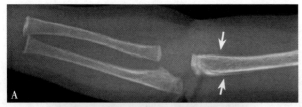
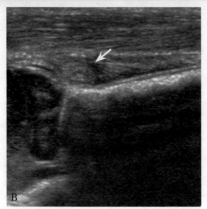

图 10-2-8　右肱骨急性骨髓炎[29]

A. X 线平片示:骨膜增厚和软组织肿胀(箭头所示);B. 超声示:关节积液和滑膜增厚(箭头所示)

2. **CT 检查**　对早期诊断骨髓炎比较敏感,尤其是在检测骨坏死方面;CT 在显示骨皮质破坏、骨坏死和骨内气体较 MRI 更具优势。

3. **MRI 检查**　对急性骨髓炎诊断特异性和敏感性均很高(分别为 94% 和 97%),可在疾病的早期即感染的 3~5 天发现变化。它在早期检测关节积液高度敏感,在检测软组织结构轮廓方面较 CT 更可靠。增强 MRI 目前是早期诊断骨髓炎、合并脓肿和骨外软组织相关感染的金标准[32]。但 MRI 检查在新生儿可能受到一些限制:需要镇静并需要转运至 MRI 室进行检查。

4. **B 超检查**　超声检查是早期诊断新生儿或儿童骨髓炎非常实用的手段和方法。B 超可在早期(感染 48 小时后)检测到明显改变,主要表现为骨骼附近液体聚集、骨膜增厚(>2mm)和周围软组织不均匀的低或高回声。B 超具有无创、便捷、费用低、避免离子辐射、可床旁操作、最大减少患儿不适和搬动以及无需镇静的优点;它的主要价值还在于可判断病变骨附近软组织肿胀、明确邻近软组织的受累(骨膜下积液或脓肿)、骨膜增厚、关节水肿和骨皮质不规则和中断;还可在 B 超引导下穿刺抽取骨膜下积液行细菌培养或骨膜下脓肿的引流(图 10-2-8B)。但 B 超检查正常不能排除骨髓炎诊断。

5. **99mTc 骨闪烁扫描**　早期敏感性高,但仅能显示骨有异常区域,而不能区分异常区域是由于感染、肿瘤或损伤所致。如体格检查能发现感染部位时,无需行骨扫描检查,感染部位不确定或怀疑多部位受累时,可考虑行该项检查。

(七) 诊断

诊断通常基于临床症状、体征、实验室检查、影像学及微生物学检查。有典型临床表现如肢体关节疼痛伴有发热、红细胞沉降率加快、外周血常规升高、X 线检查患肢深部软组织肿胀及骨穿刺抽得脓液等,新生儿骨髓炎即可确诊。早期最具诊断意义的是患肢的假性(保护性)瘫痪和弥漫性肿胀。在诊断困难时可结合 B 超、99mTc 骨扫描、MRI、CT 等检查。CT 显示干骺端溶骨性破坏与新生骨并存为诊断急性化脓性骨髓炎的特异性征象。

早期由于缺乏临床症状和体征,诊断较困难,但当存在迟发败血症或长期住院患儿发生败血症时,必须考虑骨髓炎可能,因为其预后取决于诊断和治疗的早晚。

(八) 鉴别诊断

在诊断过程中,应与梅毒性骨髓炎、败血症、骨结核、骨皮质增生症等疾病相鉴别,明确有无合并病理性骨折及邻近关节的脱位或半脱位。同时注意排除免疫缺陷疾病及肿瘤。

(九) 治疗

1. **抗生素治疗**　新生儿骨髓炎治疗的成功取决于早期诊断和针对病原菌足量、足疗程的抗生素治疗。在使用抗生素之前应尽早完善病原菌的培养和药敏试验,同时根据经验选择覆盖 G⁺ 球菌(如金葡菌、GBS)和肠道 G⁻ 杆菌的广谱抗生素。β 内酰胺类(青霉素类和Ⅱ、Ⅲ代头孢菌素类)骨组织浓度相对较高,是早期治疗骨髓炎常用的药物,后期再根据药敏试验或临床治疗效果选用针对病原菌的敏感抗生素。初始的治疗方案可选择抗球菌 + 三代头孢菌素。如为院内感染(MRSA 或凝固酶阴性金黄色葡萄球菌),必须选用万古霉素或克林霉素[33]。骨髓炎的治疗疗程一般 4~6 周,但近年有用克林霉素在早产儿采取静脉 - 口服序贯疗法治疗甲氧西林敏感的金葡菌(MSSA)骨髓炎成功的报道,静脉应用抗生素 2~3 周,然后改口服,总疗程共 4~6 周。可缩短静脉用药的时间,减少相应的并发症,成本效益高[33]。用于治疗儿童骨髓炎的抗生素及剂量,见表 10-2-7。

2. **外科治疗**　外科治疗包括受累肢体制动、清创引流术及去除坏死组织或骨片。骨髓炎是否需要外科治疗取决于病变的程度和过程或某些特异性病原菌。如处在蜂窝组织炎期,一般单用抗生素治疗足够;但如诊断性穿刺有脓液、B 超或 MRI 发现有骨膜下或骨髓内脓肿、X 线平片骨损害明显,必须行外科干预治疗。保守治疗或抗生素治疗效果不佳时,也需评估是否外科处理。外科引流清创,可快速清除炎症产物,使抗生素更易进入到骨组织,并防止进一步的骨坏死。

X 线平片上有溶骨损害时,需考虑行骨活检,除送细菌培养外,还需排除如肿瘤或不常见病原体如真菌感染。

(十) 预后

如得到早期及时治疗,一般骨髓炎病人预后良好,定期 X 线随访至少至 1 岁。骨髓炎常可引起关节永久功能障碍,由于软骨生长板的损害导致关节炎、骨生长紊乱、肢

表 10-2-7　用于治疗儿童骨髓炎的抗生素的剂量[34-35]

病原菌及菌株的耐药性	抗生素	剂量		骨浓度 / 血浓度(%)
社区 MSSA 菌株 >90%	一代头孢菌素	150mg/(kg·d)	qid	6~7
	氟氯西林、新青Ⅱ	200mg/(kg·d)	qid	15~17
	克林霉素	40mg/(kg·d)	qid	65~78
社区 MRSA 菌株 >10%+ 克林霉素耐药 <10%	克林霉素	40mg/(kg·d)	qid	
社区 MRSA 菌株 >10% + 克林霉素耐药 >10%	万古霉素	40mg/(kg·d)	qid	5~67
耐万古霉素金葡菌	利奈唑胺	30mg/(kg·d)	tid	40~51
A 族或 B 族链球菌	新青Ⅱ或	200mg/(kg·d)	qid	
	氯唑西林	125mg/(kg·d)	po	
革兰阴性菌	头孢噻肟	150mg/(kg·d)	iv	
	头孢曲松	50-75mg/(kg·d)	iv	
	头孢他啶	150mg/(kg·d)	iv	

*MSSA:甲氧西林敏感的金黄色葡萄球菌,MRSA:耐甲氧西林的金黄色葡萄球菌一代头孢:包括头孢唑啉、头孢氨苄、头孢羟氨苄、头孢拉定及头孢呋辛等

体长度差异、活动范围减少、跛行、关节挛缩畸形和病理性骨折。据报道留有永久后遗症的发生率为 6%~50%。

(李晓瑜)

六、破伤风

新生儿破伤风(neonatal tetanus)系由破伤风杆菌由脐部侵入引起的一种急性严重感染性疾病,常在生后 7 天左右发病;临床上以全身骨骼肌强直性痉挛、牙关紧闭为特征,故有"脐风"、"七日风"、"锁口风"、"扁担风"之称。随着我国住院分娩率的提高和推广新法接生,WHO 于 2012 年宣布我国已基本消除新生儿破伤风,即我国所有地市的新生儿破伤风发病率均低于 1‰活产儿[36],但在偏远农村、山区及由私人接生者仍不罕见。

(一)病因

1. 病原菌　破伤风梭状杆菌(clostridium tetani)为革兰染色阳性、梭形、专性厌氧菌,细菌有繁殖体和芽孢两种形态,其繁殖体无荚膜、有周身鞭毛,能运动,极易死亡。其芽孢圆形、位于菌体的一端,形似鼓槌状,抵抗力极强,在无阳光照射的土壤中可存活几十年仍具毒力,能耐煮沸 60 分钟、干热 150℃ 1 小时,5% 石炭酸 10~15 小时,需高压消毒,用碘酒等含碘的消毒剂或其他消毒剂环氧乙烷才能将其杀灭。芽孢主要在人类和动物的粪便、土壤和肥料中存在,且世界各地均能分离获得破伤风杆菌。破伤风杆菌主要通过产生破伤风毒素致病,该毒素在已知毒素中排位第二。人感染破伤风后无持久免疫力,故可再次感染[36-37]。

2. 感染方式　接生时用未消毒或消毒不彻底的剪刀、线绳来断脐结扎脐带;接生者的手或包盖脐残端的棉花纱布未严格消毒使破伤风梭状杆菌侵入脐部。新生儿破伤风偶可发生于预防接种消毒不严之后。

(二)发病机制

坏死的脐残端及其上覆盖物使该处氧化还原潜能降低,有利于厌氧的破伤风杆菌芽孢发芽生长,并产生破伤风痉挛毒素。此毒素毒性强,130μg 可使成人致命,顽固需 65℃ 5 分钟才能灭活,经淋巴液和血循环而达中枢神经系统,少部分弥散到周围的肌肉组织。毒素与灰质中突触小体膜的神经节苷脂结合后,使它不能释放抑制性神经介质(甘氨酸、氨基丁酸),从而导致脊髓神经元和脑干的广泛去抑制,受支配的肌肉强烈持续收缩,临床出现肌痉挛和强直现象。下巴、脸和头部的肌肉通常最先受累,因为他们的轴突路径短。躯干和四肢其次,手和脚的肌肉相对受累较晚。此毒素亦可兴奋交感神经,导致心动过速、高血压、多汗等。此毒素一旦与中枢神经组织中的神经节苷脂结合,抗毒素不能中和。恢复需要生长新的神经终端,这解释了破伤风的恢复需要较长时间。

(三)临床表现

破伤风的临床症状和体征源于运动神经元放电的去抑制化,导致骨骼肌的张力过高和痉挛。在严重的病例中,可出现其他自主神经功能障碍。破伤风的疾病进展有明显的阶段,与毒素的摄入和作用相关。

潜伏期多为 4~8 天(2~14 天)。此期即从出现症状到首次抽搐的时间越短,预后越差。一般以哭吵不安起病,患儿想进食,但口张不大,吸吮困难。随后牙关紧闭,眉举额皱,口角上牵,出现"苦笑"面容,双拳紧握,上肢过度屈曲,下肢伸直,呈角弓反张状。强直性痉挛阵阵发作,轻微刺激(声、光、轻触、饮水、轻刺等)常诱发痉挛发作,最终会自发抽搐。呼吸肌与喉肌痉挛引起呼吸困难、面色青紫、窒息;咽肌痉挛使唾液充满口腔,口溢白沫,常因吞咽和吸气不协调造成吸入性肺炎,表现为肺部大量而广泛的湿啰音,使感染难以控制;膀胱及直肠括约肌痉挛可导致尿潴留和便秘。

患儿神志清醒,早期多不发热,随后体温升高可因全身肌肉反复强直痉挛引起,亦可因肺炎等继发感染所致。经及时处理度过痉挛期者(一般需要 3 周左右),其发作逐渐减少、减轻、痊愈。否则越发越频,因缺氧窒息或继发感染死亡。病程中常并发肺炎和败血症,预后凶险,病死率较高。

新生儿破伤风预后差与低出生体重、发病日龄小、发热、全身僵硬和苦笑面容等因素有关。1974~2011 年报道 4535 例新生儿破伤风的 Meta 分析,低出生体重和发病日龄是最重要的预后因素(低出生体重:$OR=2.09$,95% CI 1.29-3.37);低出生体重和发病日龄 <6 天两因素共同存在时预后最差($OR=6.8$,95% CI 2.42-19.11)[36]。

(四)诊断

根据旧法接生或断脐消毒不严病史、脐部感染病灶或病史、出生后 7 天左右(2~14 天)发病、出现典型临床表现(牙关紧闭、吞咽困难、刺激后肌肉强直性痉挛发作、"苦笑面容"、角弓反张等)即可明确诊断。早期无明显抽搐时,可用"压舌板试验",即用压舌板检查患儿的咽部,若用力下压,压舌板被患儿咬的很紧,无法看到咽部,则为"压舌板试验"阳性,可确诊。

(五)预防

1. 破伤风是完全可以预防的疾病,大力推广无菌接生法是预防新生儿破伤风的重要措施。如遇紧急情况可用 2% 碘酒涂擦剪刀,待干后断脐,结扎脐带的线绳也应用 2% 碘酒消毒。

2. 接生消毒不严者,争取在 24 小时内剪去残留脐带的远端再重新结扎,近端用 3% 过氧化氢或 1:4000 高锰酸钾液清洗后涂以碘酒,同时肌内注射破伤风抗毒素 1500~3000U 或人体免疫球蛋白 75~250U。对断脐消毒不严者可重新处理,同时肌内注射破伤风抗毒素(TAT)3000U,口服或静脉滴注甲硝唑。

3. 母亲进行破伤风类毒素免疫接种可以预防新生儿破伤风。对不能保证有无菌接生条件的孕妇,于妊娠晚期可注射破伤风类毒素 0.5ml 2 次,相隔 1 个月,第二次至少在产前 2 周(最好 1 个月时)肌内注射。

4. 有研究表明,于新生儿出生后 24~48 小时内进行二次断脐可以有效预防新生儿脐炎的发生,缩短脐部愈合时间[37]。

(六)治疗

控制痉挛、预防感染、保证营养是治疗的三大要点,疾病初期控制痉挛尤为重要。

1. 控制痉挛　是治疗本病成败的关键。

(1)地西泮:首选,因其松弛肌肉及抗惊厥作用均强而迅速,副作用少,安全范围大,每次可按 0.1~0.3mg/kg 缓慢(不少于 3 分钟)静脉注射,5 分钟内即可达有效浓度,但其半衰期有时仅为 30 分钟,不适合做维持治疗。痉挛短暂停止后立即置胃管,改用口服制剂由胃管注入,每次 0.5~1mg/kg,

必要时还可加大剂量,口服地西泮的半衰期长达 10 小时 ~3 天。一般每 4~6 小时 1 次,重症时用药间隔可缩短至 3 小时,好转后再逐渐延长间隔时间。肌内注射途径最好不用,因其溶剂易扩散,地西泮沉淀于肌内注射部位不易吸收,疗效不如口服或直肠给药。重庆医科大学儿童医院经验:每日地西泮量 >6mg/kg 疗效明显优于 <6mg/kg 的患儿,需要住院后头几天通过临床效果摸清个体化的地西泮化用量,许多需要每日 10~20mg/kg,个别甚至达 30mg/kg,但因地西泮应用可能抑制呼吸,必须有呼吸机支持的条件。

(2)苯巴比妥:是治疗新生儿其他惊厥的首选药,因其止惊效果好,维持时间长,副作用较少。苯巴比妥的半衰期长达 20~200 小时,负荷量为 10~20mg/kg,而维持量不应大于 5mg/(kg·d),以免蓄积中毒。但以此维持量用于本病,常不能很好地控制痉挛;用大剂量次数过多时,如无血浓度监测又易出现蓄积中毒,因此,控制本病采用地西泮效果更好。有研究表明负荷量苯巴比妥及持续静脉滴注地西泮治疗效果好,优于传统方式[38]。

(3)咪达唑仑:为强镇静药。以 0.05~0.1mg/(kg·h)的速度微泵注入,惊厥变为只有小抽动且次数不多时逐渐减量直至停药。

(4)水合氯醛:止惊作用快,不易引起蓄积中毒,比较安全,价廉易得。常用 10% 溶液每次 0.5ml/kg,临时灌肠或由胃管注入。

(5)副醛:止惊效果快而安全,但主要由肺排出而刺激呼吸道黏膜,有肺炎时不宜采用。多为临时使用一次,每次可 0.1~0.2ml/kg(稀释成 5% 溶液)静脉注射或 0.2~0.3ml/kg 肌内注射或灌肠。

(6)硫喷妥钠:用以上药物后仍痉挛不止时可选用。每次 10~20mg/kg(配成 2.5% 溶液)肌内注射或缓慢静脉注射,边推边观察,惊止即停止再推。静脉注射时不要搬动患儿头部,以免引起喉痉挛。一旦发生,立即静脉注射或肌内注射阿托品 0.1mg。

(7)泮库溴铵(pancuronium):系神经肌肉阻滞剂。对使用人工呼吸机的情况下采用。Adams 等报道 5 例新生儿破伤风应用间歇正压通气(IPPV)及泮库溴铵每次 0.05~0.1mg/kg,每 2~3 小时 1 次,结果全部治愈。国内也有报道重型破伤风新生儿于机械通气下应用肌松剂治疗,有助于改善患儿并发症的产生,降低重型新生儿破伤风的死亡率。

2. 破伤风抗毒素　只能中和尚未与神经节苷脂结合的毒素,需尽早使用,用前需做皮肤过敏试验,必要时需行脱敏治疗;用人体破伤风免疫球蛋白不必做过敏试验。

(1)马血清破伤风抗毒素(tetanus antitoxin,TAT):1 万 ~2 万 IU 肌内注射,现精制的 TAT 可静脉注射。Meta 分析显示鞘内给药对成人破伤风有好处,而对新生儿破伤风无效。

(2)人破伤风免疫球蛋白(tetanus immune globin,TIG):作用迅速持久,半衰期长达 30 天,故更理想,但昂贵不易获得,新生儿肌内注射 500IU 即可。

3. 抗菌药　①青霉素:能杀灭破伤风杆菌,可用 10 万 ~20 万 U/kg,每日 2 次,共用 10 天。②甲硝唑:首剂量 15mg/kg,以后 7.5mg/kg,每 12 小时 1 次,有报告其疗效优于青霉素。静脉注射青霉素和甲硝唑是孕产妇和新生儿破伤风的一线药物。

4. 脐部处理　用氧化消毒剂(3% 过氧化氢或 1∶4000 高锰酸钾溶液)清洗脐部,再涂以碘伏以消灭残余破伤风杆菌,同时脐部周围注射破伤风抗毒素予以免疫保护。接触脐部的敷料应焚烧,脐部有脓肿时需切开引流。

5. 护理　保持室内安静,禁止一切不必要的刺激,必需的操作如测体温、翻身等应尽量在镇静药发挥最大作用时集中进行,动作轻柔敏捷。及时清除痰液,保持呼吸道通畅及口腔、皮肤清洁,病初应暂时禁食,从静脉供给营养及药物(包括葡萄糖酸钙)。有缺氧及青紫时给氧,链接呼吸机用气管插管较气管切开更安全。有脑水肿应用甘露醇等脱水剂。患儿的痉挛表现得以有效的缓解后可进行鼻饲营养,在插鼻导管之前给患儿应用镇静药,在喂奶的过程中应遵循少喂多次的原则。每次喂奶要先抽尽残余奶,残余奶过多可暂停一次量,喂后取侧卧位防窒息。采取隔离和消毒措施,防止交叉感染。

(余加林)

七、先天性结核

先天性结核(congenital tuberculosis)在新生儿并不罕见,预后很差,由于临床表现很不典型,常在生前误诊,尸检时才发现。

(一)病因与发病机制

先天性结核的发生必须母亲先有结核分枝杆菌菌血症感染了胎盘,进而通过血循环进入胎儿体内;或者母亲患有结核性子宫内膜炎,胎儿通过产道时,吸入或吞入了结核分枝杆菌。胎盘有一定屏障作用,有时胎盘胎儿一侧可无结核病变,故胎盘结核并非一定导致先天性结核。先天性结核的发生,有以下两种途径[39]。

1. 血行性　结核分枝杆菌通过胎盘经脐静脉到达肝,先由肝内原发灶及肿大的肝门淋巴结形成原发综合征,再血行播散至全身;也可由脐静脉经静脉导管直接进入下腔静脉引起全身血行播散。出生后肺内氧气较肝内丰富,更有利于结核杆菌生长繁殖,故其病变程度可超过肝。

2. 非血行性　胎盘的干酪样坏死灶可破入羊水,母亲有子宫内膜结核的产道可有结核分枝杆菌。胎儿在宫内或通过产道时吸入或吞入了这些结核分枝杆菌,可分别在肺部、肠道形成原发性结核,再由此播散至全身。

(二)病理

通过胎盘血行性感染者的主要病变为肝门淋巴结肿大及肝内原发灶的干酪样坏死,此原发灶可有多个;肺、脾、肾等其他脏器也常有粟粒至黄豆大的灰白色结节,浆膜、脑膜及脑也可同样受累。胸腺多萎缩,皮质、髓质分界不清,淋巴细胞减少,可有干酪样坏死,故造成继发性细胞免疫缺陷。各处结核病变多以干酪样坏死为主(图 10-2-9),充满大量抗酸杆菌,而增生反应微弱,淋巴细胞、上皮样细胞、朗罕巨细胞均少见或缺如。

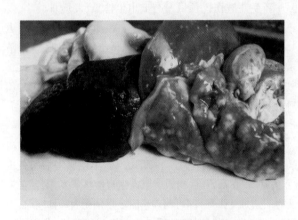

图 10-2-9　先天性结核尸解
见肺和肝多个大小不等的干酪样结节

非血行感染者,肺门、纵隔淋巴结或肠系膜淋巴结肿大及干酪样坏死明显。

(三)临床表现

可出生时即有症状,但也可几天至几周(最常于生后 2~3 周)[39]才出现。先天性结核实质上是全身性血行播散性结核病,其病情凶险,发展迅猛,多有发热,但常缺乏特殊表现。由于原发病变大多在肝,故多有肝大,可有黄疸和肝功能损害。出生后肺部含氧丰富对结核杆菌生长繁殖更加有利,所以呼吸道表现常更明显。吸入感染者常引起鼓膜穿孔流脓,约占先天性结核的 20%。重庆医科大学附属儿童医院回顾性分析了 1984~2003 年收治的 9 例先天性结核病患者及国内报道的先天性结核病 54 例患儿,临床表现多样,主要为发热 100%、肺部湿啰音 100%、咳嗽 96.5%、气促 92.3%、腹胀 92.3%、发绀 78%、黄疸 77.2%、拒奶 60%、抽搐 60%、呕吐 50%、淋巴结肿大 38.5%。还有耳流脓、皮损等[39]。

(四)诊断

Beitzke(1935 年)认为诊断先天性结核病应具备以下条件:①母亲必须有结核病,但是 75% 以上的孕妇在分娩前无临床表现,发生早产者多;②新生儿组织内有结核分枝杆菌生长;③肝内有原发综合征,表明结核分枝杆菌来自脐静脉或出生时、生后几天内发现有结核性损害[40]。目前本病存活率增高,发现肝内有原发综合征很难,培养结核分枝杆菌生长需时太久,不能作出早期诊断。由于先天性结核病的临床表现常无特异性,早期诊断困难,因此,对母亲有粟粒性结核或子宫内膜结核者均应设法除外其新生儿先天性结核。可采用下列步骤:

1. 详细询问及产前检查母亲有无结核病。

2. 仔细检查胎盘有无异常,必要时送检。如发现有结核病变,应立即将新生儿气管及胃的吸取液做涂片抗酸染色后查找抗酸杆菌,该法只能作为初筛试验,不能除外其他非结核抗酸杆菌,须培养才能确诊。

3. 疗效不佳的肺炎,原因不明的肝脾大,中耳脓液而普通细菌培养无生长者,对常用抗生素治疗无效的全身感染,均应想到是否有先天性结核。

4. 胸部影像学检查:Hageman 报道的 26 例先天性结核,22 例拍了胸片,其中 16 例异常(粟粒性结核 9 例,3 例非特异性改变,4 例先无特异性,以后胸片才出现异常)。故胸部 X 线检查不是确诊先天性结核的检查。胸部 CT 扫描可见大量团块状阴影(图 10-2-10)。

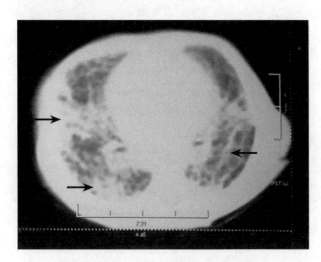

图 10-2-10　先天性结核胸部 CT 扫描图
箭头指向双肺大量团块状阴影

5. 多次抽胃液找抗酸杆菌是最好最快的诊断方法(图 10-2-11),应做结核分枝杆菌培养,但需时太久,做 PCR 扩增结核分枝杆菌的 DNA 有利早期诊断。

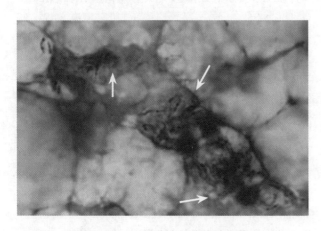

图 10-2-11　胃液涂片找抗酸杆菌

6. 结核菌素试验一般在感染 3~5 周后才显阳性。

7. 结核分枝杆菌还可从脑脊液、病灶溢液(如中耳流出的脓液)、支气管灌洗液、粪便中发现。有因诊断不明行剖腹探查才发现结核结节满布肝脾等而确诊的报道;也有从淋巴结、皮疹、肺、肝活检发现结核病变或找到抗酸杆菌的报道。

8. 尸检:据国内文献报道,39.7% 的先天性结核病是死后尸检确诊的。

9. 诊断为先天性结核病必须同时查人类免疫缺陷病毒(HIV)感染,因 HIV 感染会增加结核感染的机会[39]。

（五）治疗

先天性结核预后不良,必须积极治疗。除加强营养和支持外,病初最好静脉使用抗结核药。可用异烟肼 + 利福平,均 10~20mg/(kg·d),前者用 1 年以上,后者 9 个月至 1 年,这两种药联用应注意肝损害。重症可加乙胺丁醇 15~25mg/(kg·d)一日 1 次顿服,或吡嗪酰胺 20~30mg/(kg·d)一日 1 次顿服,此二药用于新生儿的经验尚不多。Hageman 报道的 2 例先天性结核,1 例有结核性脑膜炎,只用异烟肼加利福平,疗效甚佳。但有人认为如有结核性脑膜炎,上述两药均用 20mg/(kg·d),且应加链霉素 20mg/(kg·d),但需警惕耳毒性。Escobar 等报告抗结核药用后 48 小时,应加用泼尼松 1mg/(kg·d)。必须高度关注的是,世界卫生组织 2007 年报告,由于出现多重耐药结核株(MDR-TB),造成治疗失败和病死率的增高,世界上约 2/3 的 MDR-TB 在中国、印度和俄罗斯,甚至还有极度耐药结核株(XDR-TB),除对一线抗结核药物中异烟肼和利福平耐药以外,同时对氟喹诺酮类和一种或多种注射用抗 TB 药耐药,包括阿米卡星、卡那霉素和卷曲霉素。

母亲有开放性结核者应予隔离,如母亲无传染性仍应鼓励母乳喂养,但必须接受抗结核治疗,所有抗结核药物可从乳汁排出,但小于其所用剂量的 1%,对婴儿影响不大。

（余加林）

参考文献

1. Liu L,Johnson HL,Cousens S,et al. Global,regional,and national causes of child mortality:an updated systematic analysis for 2010 with time trends since 2000. Lancet,2012,379:2151-2161.

2. Liu L,Oza S,Hogan D,et al. Global,regional,and national causes of child mortality in 2000-13,with projections to inform post-2015 priorities:an updated systematic analysis. Lancet,2015,385:430-440.

3. Gleason GA,Devaskar SU. Avery's disease of the newborn. 9th ed. Philadelphia:Elsevier saunders,2012:552-560.

4. Rudolph CD,Rudolph AM,Lister GE,et al. Rudolph's Pediatrics. 22nd ed. New York:McGraw-Hill,2011:877-912,996-1010.

5. 楚燕芳,余加林,杜立中. 区分早发型与晚发型新

生儿败血症的临床意义. 中国实用儿科临床杂志,2015,30
(10):743-746.

6. Luo LJ,Li X,Yang KD,et al. Broad-spectrum antibiotic plus metronidazole may not prevent the deterioration of necrotizing enterocolitis from stage Ⅱ to Ⅲ in full-term and near-term infants. Medicine(Baltimore),2015,94(42):e1862.

7. Liu L,Oza S,Hogan D,et al. Global,regional,and national causes of child mortality in 2000-13,with projections to inform post-2015 priorities:an updated systematic analysis. The Lancet,2015,385(9966):430-440.

8. Stoll BJ,Hansen NI,Sanchez PJ,et al. Early onset neonatal sepsis:the burden of group B Streptococcal and E. coli disease continues. Pediatrics,2011,127(5):817-826.

9. Polin RA,Committee on F,Newborn. Management of neonates with suspected or proven early-onset bacterial sepsis. Pediatrics,2012,129(5):1006-1015.

10. Lutsar I,Chazallon C,Carducci FI,et al. Current management of late onset neonatal bacterial sepsis in five European countries. Eur J Pediatr,2014,173(8):997-1004.

11. Yaacobi N,Bar-Meir M,Shchors I,et al. A prospective controlled trial of the optimal volume for neonatal blood cultures. Pediatr Infect Dis J,2015,34(4):351-354.

12. Stocker M,Fontana M,El HS,et al. Use of Procalcitonin-Guided Decision-Making to Shorten Antibiotic Therapy in Suspected Neonatal Early-Onset Sepsis:Prospective Randomized Intervention Trial. Neonatology 2010;97(2):165-174.

13. Chadwick SL,Wilson JW,Levin JE,et al. Cerebrospinal fluid characteristics of infants who present to the emergency department with fever:establishing normal values by week of age. Pediatr Infect Dis J,2011,30(4):e63-67.

14. Oba Y,Iwata K. Treatment of neonatal sepsis with immune globulin. N Engl J Med,2012,366(1):91;author reply 91.

15. Kissoon N1,Orr RA,Carcillo JA. Updated American College of Critical Care Medicine-Pediatric Advanced Life Support Guidelines for Management of Pediatric and Neonatal Septic Shock:Relevance to the Emergency Care Clinician. Pediatr Emerg Care,2010,26:867-869.

16. Shane AL,Stoll BJ. Neonatal sepsis:progress towards improved outcomes. J Infect,2014,68 Suppl 1:S24-32.

17. Committee on Infectious Diseases;Committee on Fetus and Newborn,Baker CJ,et al.Policy statement—Recommendations for the prevention of perinatal group B streptococcal(GBS) disease.Pediatrics,2011,128(3):611-661.

18. Furyk JS,Swann O,Molyneux E. Systematic review: neonatal meningitis in the developing world. Trop Med Int Health,2011,16(6):672-679.

19. 河北省新生儿脑膜炎研究协作组. 河北省新生儿

化脓性脑膜炎多中心流行病学研究. 中国当代儿科杂志, 2015,17(5):419-424.

20. Li YM,Blaskiewicz DJ,Hall WA. Shunt-related intracranial abscess caused by Staphylococcus lugdunensis in a hydranencephalic patient. World Neurosurg,2013,80(6):e387-389.

21. Gordon SM,Srinivasan1 L,Harriset MC. Neonatal meningitis:overcoming challenges in diagnosis,prognosis,and treatment with omics. Front pediatr,2017,5:139.

22. Chadwick SL,Wilson JW,Levin JE,et al. Cerebrospinal fluid characteristics of infants who present to the emergency department with fever:establishing normal values by week of age. Pediatr Infect Dis J,2011,30(4):e63-7.

23. Nigrovic LE,Malley R,Macias CG,et al. Effect of antibiotic pretreatment on cerebrospinal fluid profiles of children with bacterial meningitis. Pediatrics,2008,122:726-730.

24. Prasad K,Kumar A,Singhal T,et al. Third generation cephalosporins versus conventional antibiotics for treating acute bacterial meningitis. Cochrane Database Syst Rev 2007(Issue 4):CD001832.

25. Rajesh NT. Effect of delay in analysis on neonatal cerebrospinal fluid parameters. Arch Dis Child Fetal Neonatal Ed,2010,95(1):F25-F29.

26. Graf EH,Farquharson MV,Cardenas AM. Comparative evaluation of the FilmArray meningitis/encephalitis molecular panel in a pediatric population. Diagn Microbiol Infect Dis, 2017,87:92-94.

27. Gupta N,Grover H,Bansal I,et al. Neonatal cranial sonography:ultrasound findings in neonatal meningitis - a pictorial review. Quant Imaging Med Surg,2017,7(1):123-131.

28. 胡志强,张伶俐,李幼平,等. 新生儿细菌性脑膜炎药物治疗循证指南的系统评价. 中国循证医学杂志,2015, 15(1):28-35.

29. Overturf GD. Bacterial infections of the bones and joints. In:Remington JS,Klein JO,Wilson CB,et al. Infectious Diseases of the Fetus and Newborn. 7th ed. Philadelphia:WB Saunders;2010:296-310.

30. 赵奇思,韦红,华子瑜,等. 新生儿骨髓炎 13 例临床分析. 中国实用儿科杂志,2014,29(8):600-603.

31. Pineda C,Espinosa R,Pena A. Radiographic imaging in osteomyelitis:The role of plain radiography,computed tomography,ultrasonography,magnetic resonance imaging,and scintigraphy. Semin Plast Surg,2009,23:80-89.

32. Pendleton A,Kocher MS. Methicillin-resistant Staphylococcus aureus bone and joint infections in children. J Am Acad Orthop Surg,2015;23:29-37.

33. Ecury-Goosssen GM,Huysman MA,Verhallen-Dantuma

JC, et al. Sequential intravenous-oral antibiotic therapy for neonatal osteomyelitis. Pediatr Infect Dis J, 2009, 28(1):72-73.

34. Peltola H, Pääkkönen M. Acute osteomyelitis in children. N Engl J Med, 2014, 23, 370(4):352-360.

35. Dessì A, Crisafulli M, Accossu S, et al. Osteo-articular infections in newborns: diagnosis and treatment. J Chemother, 2008, 20(5):542-550.

36. Thwaites CL, Beeching NJ, Newton CR. Maternal and neonatal tetanus. Lancet, 2015, 385(9965):362-370.

37. 唐学敏. 二次断脐护理在新生儿脐炎护理中应用的效果. 临床医药实践, 2012, 21(12):940-942.

38. 赵楚生, 林少锐, 吴令杰, 等. 负荷量苯巴比妥联合持续静脉滴注地西泮治疗新生儿破伤风的临床研究. 热带医学杂志, 2014, 14(2):57-59.

39. Rudolph CD, Rudolph AM, Lister GE, et al. Rudolph's Pediatrics. 22nd ed. New York: McGraw-Hill, 2011:1049-1057.

40. Gleason GA, Devaskar SU, Avery's disease of the newborn. 9th ed. Philadelphia: Elsevier saunders, 2012:538-550.

第3节 真菌感染

一、新生儿念珠菌感染与侵袭性念珠菌病

新生儿可因早产、免疫功能发育不成熟、各种疾病引起继发性免疫功能低下等多种危险因素引起真菌感染，包括皮肤黏膜浅表部位感染及深部真菌感染。当存在全身感染表现，正常无菌体腔液（包括尿液、脑脊液、腹水）真菌培养阳性，则为侵袭性真菌感染（invasive fungal infection, IFI）或深部真菌感染。新生儿侵袭性真菌感染大多数由念珠菌感染所致，又称侵袭性念珠菌感染（invasive cxandida infection, ICI）。

（一）流行病学

真菌是 NICU 新生儿感染的重要病原菌，NICU 医院内感染病原中真菌占 10%~15%。美国 CDC 国家医院内感染监测系统（national nosocomial infection surveillance, NNIS）报道，在 1995~2004 年 132 个 NICU 出生体重 <1000g 的早产儿中，50% 的 NICU 真菌性血流感染率≥7.5%，25% 的 NICU 真菌性血流感染率≥13.5%。近 10 年来，发达国家采取多种预防措施，使早产儿真菌感染发生率明显降低[1]。近年来国内 NICU 早产儿真菌感染也引起关注，上海新华医院夏红萍等报道不同 NICU 中极低出生体重早产儿 CIC 发生率为 0.47%~23.23%[2]。

（二）病原学

新生儿真菌感染病原菌中以念珠菌属最常见，念珠菌感染占新生儿侵袭性真菌感染的 90%~95%，念珠菌属包括白念珠菌和非白念珠菌，后者包括近平滑念珠菌（C. parapsilosis）、季也蒙假丝酵母菌（Candida guilliermondii）、热带念珠菌、光滑念珠菌（Candida glabrata）、克柔念珠菌（C. krusei）等。其中白念珠菌及近平滑念珠菌在新生儿侵袭性念珠菌病种占 80%~90%。其次为曲霉菌属，而非念珠菌属如马拉色氏菌、隐球菌、非曲霉菌属、接合菌等仅占极少数。近年来，新生儿侵袭性真菌感染中近平滑假丝酵母菌逐渐增加，其毒力较白念珠菌低，但在 NICU 极低和超低出生体重（ELBW/VLBW）早产儿仍然可引起严重感染。我国研究资料也显示，念珠菌属仍是真菌感染的主要病原菌；韩俊彦等报道显示新生儿侵袭性念珠菌感染中，非白色念珠菌比例近年来上升明显[3]。

（三）危险因素

中心静脉导管真菌定植是 NICU 患儿发生侵袭性真菌感染最重要的危险因素；使用广谱抗生素或长时间使用抗生素也是新生儿真菌感染的重要危险因素；其他危险因素包括低出生体重、使用 H_2 受体拮抗剂、肠外营养、静脉脂肪乳剂、气管插管、呼吸道和胃肠道念珠菌定植、细菌性血流感染及胃肠道疾病（如先天畸形和 NEC）。NICU 患儿发生侵袭性念珠菌感染前常有念珠菌定植，与 NICU 住院时间长有关。皮肤和胃肠道是最主要的念珠菌定植部位，定植率与胎龄成反比。VLBW 早产儿中侵袭性念珠菌病发生率为 1%~5%，ELBW 早产儿为 10%，较 NICU 足月儿发生率高 25~30 倍。

（四）诊断

1. **临床表现** 新生儿真菌感染临床表现非特异性，如果存在真菌感染高危因素，出现感染临床表现，需要进一步检查明确诊断。念珠菌感染可侵犯全身组织器官，新生儿侵袭性念珠菌感染易累及中枢神经系统，常表现为脑膜脑炎；此外，可累及其他重要器官如肾、肺、肝脾、骨关节、心脏、视网膜等。

2. **真菌培养** 念珠菌感染时，血液或其他无菌体腔液真菌培养阳性有诊断意义，真菌培养可进一步确定念珠菌感染种类并进行体外药敏试验。而非无菌部位标本（如痰、粪便等）培养阳性不代表感染。念珠菌感染血培养阳性率为 40%~60%，仍然是新生儿感染的主要诊断方法。念珠菌培养比细菌培养耗时长，至少需要 36 小时以上，一般需要 3~5 天，且其引起深部器官感染时血培养可能为阴性。培养后可使用全自动微生物鉴定系统或者各种手工鉴定试剂条进行菌种鉴定。此外，新生儿血培养采血量较少，也是引起假阴性的原因。需要注意的是，新生儿念珠菌引起的中枢神经系统感染时，近 50% 的病例脑脊液培养阴性。真菌尿在 ELBW 早产儿可增加死亡及神经发育不良结局的风险[4]。目前国内对念珠菌体外药敏试验研究的结果显示，白念菌属对氟康唑的敏感率为 97.1%，目前对抗真菌药耐药的白念珠菌少见。

3. 血清学检查　1,3-β-D- 葡聚糖为真菌细胞壁成分，可在念珠菌属、曲霉菌属、毛孢子属、酵母属等所致的侵袭性真菌感染患儿血清中存在，G 试验可用于深部真菌感染和真菌血症的诊断，除结核菌和隐球菌外，多种侵袭性真菌感染均可阳性，可用于血液、脑脊液的检测，敏感度为 67%~100%，特异度为 90%，阴性预测值为 100%。但多种因素可引起假阳性，体液中的蛋白酶可干扰检测结果，输注白蛋白或球蛋白后可出现假阳性，新生儿使用血制品可使 1,3-β-D- 葡聚糖升高，在评价结果时应注意。另一方面，由于感染程度不同及试剂最低检测限的限制，也可出现假阴性。因此，对疑诊患儿应进行多次检测，并结合临床和其他实验室指标进行判断。

4. 分子生物学检测　应用分子生物学方法检测标本中真菌 DNA 或 RNA 可用于早期快速诊断真菌感染，并可用于生长缓慢或难于培养的真菌检测，但目前尚未解决检测方法的标准化问题，需深入研究。

5. 其他评估　由于新生儿侵袭性真菌感染可播散到其他部位，因此，需要明确是否有器官脓肿形成。血流感染发生后，应进行心脏超声、肾超声、头颅超声及眼底检查。如患儿发生消化道疾病如 NEC、局部肠穿孔等，应进行腹部 B 超以明确是否有肝、脾、腹腔感染。如有关节肿胀、活动受限等感染性关节炎或骨髓炎的临床表现，需要进行关节腔穿刺、X 线、MRI 等检查以明确诊断。如念珠菌血症持续存在，发生上述器官感染的可能性增加，应反复进行上述各器官检查，包括腹部 B 超或 CT、头颅 CT 或 MRI 等，以除外真菌脓肿形成。

（五）治疗

1. 抗真菌治疗　目前用于治疗念珠菌病的抗真菌药物有 4 类：多烯类（两性霉素 B 及其含脂复方制剂）、三唑类、棘白菌素类和氟胞嘧啶。由于新生儿念珠菌病可累及多个重要器官系统，在选择抗真菌药物时首先需要明确是否存在中枢神经系统和泌尿系统感染。

（1）两性霉素 B：包括两性霉素 B 去氧胆酸盐（AmB-D）及 3 种含脂复合制剂（LFAmB），即两性霉素 B 脂质体（L-AmB）、两性霉素 B 脂质复合体（ABLC）和两性霉素 B 胶质分散体（ABCD）。AmB-D 是广谱的抗真菌药物，对念珠菌具有高度快速杀菌作用，目前仍是侵袭性念珠菌病等真菌感染的主要选用药物，可用于新生儿侵袭性念珠菌病治疗，剂量每日 1mg/kg，在新生儿其肾毒性和输注相关不良反应较少。如泌尿系统未累及，可选用两性霉素 B 脂质体（LFAmB），剂量每日 3~5mg/kg。两性霉素 B 含脂复合制剂（LFAmB）的抗菌谱、抗菌活性和临床疗效与 AmB-D 相仿，但肾组织浓度低，可用于 AmB-D 治疗无效或不能耐受 AmB-D 治疗，且无尿路感染的侵袭性念珠菌病患儿。两性霉素 B 在中枢神经系统感染具有高的抗菌活性，其中脂质体在脑脊液浓度更高，但其肾组织浓度低，两性霉素 B 在肾组织浓度高，因此在选择药物时应权衡利弊。最近更新的

美国感染病学会（infectious disease society of america，IDSA）指南中，推荐首选两性霉素 B 去氧胆酸盐治疗新生儿侵袭性念珠菌病[5]。

（2）三唑类（azoles）：包括氟康唑（fluconazole）、伊曲康唑（itraconazole）、伏立康唑（voriconazole）等。三唑类抗真菌药对念珠菌具有高度的抗菌活性，但对光滑念珠菌抗菌活性较低，克柔念珠菌对氟康唑多耐药，对伏立康唑多敏感。由于氟康唑在肾毒性等安全性方面的优势，目前在新生儿应用较多，其在新生儿真菌感染防治中的研究报道也最多。氟康唑在脑脊液中浓度高，可用于治疗中枢神经系统感染，该药主要经肾排泄，尿液浓度高，可用于念珠菌尿路感染。其在新生儿体内分布容积较大，且体内清除较缓慢，出生时半衰期为 88.6 小时，2 月后为 55 小时，因此，新生儿用于治疗的剂量较高，使用频率较少，出生后两周内使用的间隔时间为 72 小时，两周后为 48 小时，以后为 24 小时。IDSA 指南推荐在未使用氟康唑预防的患儿可使用氟康唑治疗，剂量每日 12mg/kg[5]。其他三唑类药物在新生儿的研究很少，伏立康唑对非白念珠菌的抗菌活性较氟康唑强，但缺乏婴儿使用的剂量。

（3）棘白菌素类（echinocandins）：包括卡泊芬净、米卡芬净等。可有效治疗侵袭性念珠菌病，对非白念珠菌抗菌效果好，但近平滑念珠菌有少数菌株耐药。本类药物在脑脊液和泌尿系统浓度低，不能进入玻璃体，但可进入脑组织。选用时需要进行眼底检查排除眼部感染。卡泊芬净是第一个用于儿科的棘白菌素类药物，尽管对大多数念珠菌属有效，但对季也蒙假丝酵母菌和近平滑念珠菌等感染需要达到的最低抑菌浓度较高，副作用包括血栓性静脉炎、低钾血症、肝酶升高。目前在小婴儿及新生儿的应用资料很少。米卡芬净具有广泛的抗念珠菌活性，抗菌作用强，副作用较少，最近在新生儿的研究显示了其安全性和有效性，目前推荐剂量为 10mg/(kg·d)[6]。新生儿感染时，棘白菌素类药物应在出现对上述药物耐药或上述药物治疗出现不良反应而无法使用 AmB-d 或氟康唑时考虑使用。棘白菌素类在新生儿的理想剂量仍然需要进一步研究。IDSA 指南推荐棘白菌素用于新生儿真菌感染挽救性治疗，或因耐药或毒性反应而不能使用两性霉素 B 脱氧胆酸盐及氟康唑时[5]。

（4）氟胞嘧啶：由于其副作用明显，在新生儿念珠菌病不推荐使用。

新生儿念珠菌病抗真菌治疗疗程：在血流感染未累及各官系统时，抗真菌疗程为间隔 24 小时 2 次血培养阴性且临床表现消失后持续治疗 2 周。累及器官系统时需达治愈标准，治愈标准包括：无临床及实验室感染表现，心脏和腹部超声、眼底、头颅影像等检查显示病灶消失。

2. 血流感染时需要拔出中心静脉或深静脉置管　诊断明确后即刻拔出导管可降低病死率、缩短感染时间和减少器官受累。延迟拔管或在血流感染清除前重新更换导管与死亡和神经发育损害有关。需要特别注意的是要拔出导

管,而非即刻重新更换导管。真菌很快能在导管形成菌膜,使抗真菌药不能发挥作用。因此推荐拔出导管直到血流中真菌被清除。但在外周静脉通路难以建立时,关于如何重新置管,尚需要进一步研究是否可在不同部位重新置管。

3. 辅助治疗　发生感染与真菌载量、毒力、宿主因素有关,中性粒细胞功能与杀灭真菌和清除真菌有关。在感染活动期,应纠正中性粒细胞减少,可应用集落刺激因子进行辅助治疗。

（六）预防

由于新生儿真菌感染存在多种危险因素,首先应针对危险因素采取预防措施,包括[6]:①避免使用广谱抗生素;②避免不必要的长时间使用抗生素;③尽量减少使用血管置管(中心静脉及动脉);④严格执行手卫生制度。

在采用上述预防措施后,侵袭性念珠菌感染仍然较高时考虑使用抗真菌药物预防:①氟康唑:预防性使用氟康唑可降低早产儿侵袭性念珠菌感染发生率。IDSA推荐对侵袭性真菌感染发生率 >10% 的中心,在出生体重 <1000g 患儿中,口服或静脉应用氟康唑预防念珠菌感染,3~6mg/（kg·次）,一周 2 次,持续应用 6 周。②制霉菌素:是最早用于预防研究的药物之一。有研究比较出生后 48 小时内开始预防用药与发现真菌定植后开始用药的效果,结果显示,后者效果较早期使用差,对 ELBW 和 VLBW 早产儿预防干预均可显著降低感染发生率,但在出生体重 >1500g 的早产儿预防干预未显示效果。另外,生后数天内开始预防较发现真菌定植后再开始预防的发生率降低(3.6%:13.9%)。制霉菌素预防的局限性为仅能在开始肠道喂养时使用,其主要用于预防胃肠道内真菌定植和播散。但念珠菌定植和播散可发生在多个部位,包括皮肤、中枢神经系统、胃肠道、呼吸道等,ELBW 早产儿早期常不能使用,尤其在发生肠梗阻、胃肠道疾病、喂养不耐受时,患儿不能经肠道喂养。

由于真菌感染主要发生于早产儿,针对危险因素采取综合措施预防是关键,包括:预防性使用氟康唑、减少使用广谱抗生素、加强对中心静脉置管管理等措施[1]。

（七）预后

NICU 高危新生儿,尤其是早产儿真菌感染病死率较高,且神经系统后遗症发生率较高,ELBW 早产儿发生侵袭性念珠菌感染病死率为 23%~66%,病死率与胎龄和出生体重成反比,出生体重 <1500g 的早产儿念珠菌血症病死率为 10%~32%,出生体重 <1000g 和胎龄 <26 周的早产儿可高达 50%[7]。研究显示,出生体重 <1000g 的早产儿,与其他病原菌感染相比,住院期间发生侵袭性念珠菌血流感染的患儿神经发育损害的发生率最高,达 57%,而发生其他细菌感染或未感染者神经发育损害的发生率为 36%,而且即使在发生真菌感染后即刻进行治疗,也不能减少神经发育损害的发生率[7]。

（曹云）

二、其他真菌感染所致疾病

新生儿时期其他真菌如隐球菌病、毛霉菌病、曲霉菌病等虽然临床报道较少,但病死率极高。免疫缺陷、机械通气、广谱抗生素应用、静脉置管等均是其发病的高危因素。早期诊断,及时治疗对挽救患儿生命具有重要意义。

（一）隐球菌病

隐球菌病(cryptococcosis)由新型隐球菌(cryptococcus neoformans)所致。新生儿新型隐球菌感染国内外报道较少,多为个案报道。该病主要侵犯肺部,也可侵犯中枢神经系统、皮肤等其他器官。临床表现无特异性,易与其他病原体所致肺炎、脑膜炎等相混淆而延误诊断,侵袭性感染病死率高,幸存者常有严重神经系统后遗症。

1. 病因和病理　新型隐球菌属酵母菌,在组织中呈圆形或卵圆形,直径 5~12μm,菌体外被宽厚的荚膜所包裹,带荚膜的隐球菌具有致病力。该菌广泛存在于土壤、鸽粪、污染的牛奶中及正常人的皮肤和大便中,也可寄生于女性阴道内。传播途径尚未完全肯定,新生儿多因分娩时经过带有此菌的产道而受染。有报道新生儿出生时即出现症状,国外文献曾报道母亲为 HIV 合并新型隐球菌感染,其胎盘组织学发现母体绒毛膜间隙含大量隐球菌,并局灶性侵入绒毛膜绒毛,新生儿生后发生新型隐球菌感染,提示感染经胎盘传播的可能性[8]。

该菌感染主要引起亚急性或慢性组织损害,基本病理变化早期为弥漫浸润渗出性病变,晚期为局限性肉芽肿形成。可见脑膜炎症,脑组织软化灶和多个小囊肿,内含大量隐球菌。

2. 临床表现　症状多起于生后不久或出生时,也可发生于新生儿后期,近年国外报道一例 2 天新生儿临床表现为脑膜炎,脑脊液显示新型隐球菌抗原及墨汁涂片均为阳性,该例可能是迄今为止报道的发病年龄最小的病例[9]。本病起病多较缓慢,也有急性起病者,临床征象常不典型,病初表现为吃奶差,哭声异常或嗜睡,逐渐出现肢体痉挛或惊厥,严重时出现角弓反张。常伴黄疸和肝脾极度肿大,有的新生儿则以黄疸持续不退而就诊。体温可正常或有轻至中度发热。可有血小板减少及出血倾向。曾有报道发生白内障者。上述症状易疑为 CMV 或弓形虫感染。神经系统体征如颅内压增高明显时可有前囟紧张或突起,有些出现踝阵挛、肌张力改变及病理反射阳性。头颅放射学检查可见脑实质内斑点状钙化影,胸片显示间质性肺炎及局灶性肺不张。脑脊液检查示细胞数增多,以淋巴细胞为主,蛋白增加,糖及氯化物含量下降,但以糖定量下降更明显。

新型隐球菌较其他病原微生物容易被发现,脑脊液墨汁涂片和真菌培养找到新型隐球菌可确诊。血液、痰液或支气管肺泡灌洗液直接镜检或培养发现新型隐球菌,结合临床证据有确诊意义。免疫学试验如放免法,双夹心

ELISA 法等均用以检测脑脊液中新型隐球菌荚膜多糖抗原,具有灵敏、特异、快速等优点,阳性结果具有诊断价值。

3. 治疗 确诊后应使用抗真菌药物,配合对症,支持疗法。首选两性霉素 B(amphotericine B)[9,13]和 5-氟胞嘧啶(5-flurocytosine)联合应用可提高疗效。

两性霉素 B 开始剂量较小,首次为试验剂量,0.1mg/kg,静脉点滴,于半小时内滴完。如无不良反应,逐渐增加剂量至 0.75mg~1mg/(kg·d),疗程一个月左右,使总剂量达 30mg/kg。对病情进展快或复发者配合鞘内注射两性霉素 B。用药期间应注意观察药物的毒性和副作用,并作相应处理。

氟康唑(fluconazol)静脉滴注或口服后吸收好,在脑脊液中的浓度高,副作用较小,是治疗新型隐球菌脑膜炎较理想的药物。剂量和疗程参见本节第一部分念珠菌感染。伏立康唑和伊曲康唑对新型隐球菌感染也有疗效。

(二)毛霉菌病

新生儿毛霉菌病(mucormycosis)由毛霉菌感染所致,常侵袭多个脏器,临床上无特异性症状,难于同其他疾病鉴别,病死率高,被认为是致死性机会性真菌感染。诊断主要通过病理切片或病理解剖检查证实,有些病例通过坏死肠道切除术后病理学证实,近年来也有早期诊断和治疗获得好转的报道[13]。

1. 病因 毛霉菌广泛分布于自然界中,其孢子经呼吸道吸入可引起鼻、脑和肺部感染,随食物摄入可引起胃肠道感染。也可致皮肤感染或随血循环而播散至全身各脏器。毛霉菌是一条件致病真菌,存在于正常人口腔、鼻咽、喉部及粪便中,当机体免疫功能下降时可致病。如营养不良,长期使用抗生素和皮质激素,白血病和恶性肿瘤患者等易合并毛霉菌感染。国内报道的新生儿毛霉菌病均未发现确切诱因,多为原发性毛霉菌病。死亡病例解剖发现多有胸腺重度萎缩,故可能因其自身免疫功能发育不健全,经宫内或产道而获得毛霉菌感染。近年文献报道了窒息、早产、肠切除术的新生儿发生胃肠道毛霉菌病,提示这些因素可能是感染此病的高危因素[10-11]。另有报道,鼻胃管喂养的新生儿发生胃、小肠和结肠毛霉菌病,认为鼻胃管可能是引起本病的一个重要因素。

2. 病理 毛霉菌主要侵犯中、小动脉而致血栓形成和动脉炎,从而造成脑、肺等脏器的梗死,迅速发生组织缺血性坏死,并有中性粒细胞浸润。毛霉菌引起的组织病理反应为化脓性炎症伴脓肿形成或化脓性坏死伴肉芽肿样病理改变。

3. 临床表现 毛霉菌可侵犯多个脏器如脑、肺、胃肠、肝、鼻、眼等,临床表现与病原菌侵犯的部位有关。新生儿毛霉菌感染以肺、脑受累为主。临床起病较其他真菌病发生急,进展快。起病多发生在生后不久,也可于一周后起病。肺毛霉菌病表现与新生儿肺炎相似,呼吸急促,呻吟,发绀,肺部听诊呼吸音粗糙或有湿啰音,胸部 X 线表现为片、团块状阴影。中枢神经系统毛霉菌病表现为脑膜脑炎或脑脓肿,生后不久出现频繁抽搐,眼凝视,前囟隆起,吸吮及拥抱反射消失,与新生儿颅内出血、产伤等难于鉴别。还可发生鼻、颌骨毛霉菌感染,出现鼻和腭部溃疡、炎症及局部坏死。或发生胃肠道毛霉病,表现为腹泻、腹胀、便血,酷似新生儿 NEC[10]。也可有肝大,肝坏死,偶发生肝脓肿。

本病诊断常较困难,临床可疑此病时,可多部位或多次取标本如呼吸道分泌物、脑脊液、粪便、溃疡部位的分泌物及血液等接种于沙氏培养基行毛霉菌培养,如获阳性可确诊。

4. 治疗 使用两性霉素 B,加强对症、支持疗法,避免长期使用广谱抗生素和激素,尽早拔除插管。本病如累及重要脏器病死率极高,早期认识,及时治疗,或可挽救生命,若为浅表器官如皮肤或仅胃肠道受累者国内外有使用两性霉素 B 脂质体、克霉唑治疗后病情缓解、存活的报道[10-11]。

(三)曲霉菌病

曲霉菌病(aspergillosis)由曲霉属真菌引起。曲霉广泛分布于自然界,是条件致病菌。新生儿、早产儿、长期使用抗生素、激素及动静脉插管、气管插管和长期呼吸机治疗,皮肤黏膜破损等,均可能是曲霉感染的途径和高危因素。国外文献曾报道某医院 NICU 的 3 例新生儿均发生皮肤曲霉菌感染,其中 1 例合并多器官功能衰竭死亡,2 例经有效抗真菌治疗后存活,在患婴住过的暖箱湿化器内采集的标本中均检测出曲霉菌,提示其感染来源可能来自于被曲霉菌污染的暖箱湿化器[12]。曲霉主要经呼吸道吸入,侵入血循环,临床常累及多个器官,以支气管、肺、外耳道、皮肤黏膜、鼻窦、眼眶、骨、脑膜及肝等的慢性炎症为特点。近来国内外已有新生儿曲霉菌病的多例报道,多为死后病理解剖诊断,现已有生前确定诊断的报道。新生儿曲霉菌病临床报告以肺曲霉菌病为主,可能在原发肺部感染基础上继发了曲霉菌感染,也可发生原发性肺曲霉菌病。临床表现与原发肺部感染症状极易混淆,可有发热或无热,咳嗽、气促,痰液呈黄绿色或胶冻样,胸部 X 线片或 CT 显示多处片状浸润,肺部阴影呈游走性,或密度增高的结节实变影或楔状实变影,团块影。国外报道的数例曲霉菌感染多见于早产儿,以全身性播散性曲霉菌感染为多,伴有皮肤疱状损害、溃疡,从皮肤活检、分泌物涂片或尸检检测到曲霉菌,由于早期诊断、及时治疗使部分患儿病情控制而得以存活。故对有发生该病高危因素的婴儿,应警惕曲霉菌病的发生,尽早做痰和皮肤、病灶等的分泌物涂片,显微镜见 45° 分支的菌丝或分生孢子头可助诊断,或接种血、痰等于沙氏琼脂培养基培养,多次培养出同一曲霉菌,结合临床具有诊断价值。血清 G 试验阳性主要反映念珠菌和曲霉菌感染,而半乳甘露聚糖(glactomannan,GM)抗原试验是针对侵袭性曲霉菌感染的一种早期诊断的检测手段,它的特异性为 84%~92%。已成为该病的诊断标准之一。GM 是广泛存在于曲霉和青霉细胞壁的一种多糖,当侵入组织后,菌细胞壁表面菌丝生长时,GM 从薄弱的菌丝顶端释放,它是最早释放的抗原,可以通过血清、血浆、脑脊液等标本进行 Elisa 检测。GM 试验常可在患儿临床症状出现前 5~8 天获得阳性结果,结合临床表现、微生物培养、曲霉 DNA 检查及胸部 CT 检查等资料的结果可为临床抢先治疗提供依据,也可为评价曲霉菌感染的治疗效果和结果等提供较好的参考价值[13-14]。诊断曲霉菌在肺部是定植或是侵袭性生长,关键看是否合成 GM。如果痰液或肺泡灌洗液标本培养出曲霉菌,而且 GM 试验阳性,即可诊断曲霉菌侵袭性感染。由于 GM 试验具有假阳性和假阴性,应注意排除影响结果的因素,可反复多次检查,连续两次阳性,结合临床可作为曲霉菌感染的诊断标准。两性霉素 B(或两性霉素 B 脂质体)、5-氟胞嘧啶、伏立康唑及伊曲康唑对曲霉菌有效[13-15]。国内曾报道一例新生儿肺曲霉菌病通过血清 GM 试验阳性结合肺部 CT 影像学改变而诊断,经伏立康唑静脉和口服序贯治疗 3 个月后好转[15]。

(姚裕家)

参考文献

1. Aliaga S,Clark RH,Laughon M,et al. Changes in the incidence of canadidiasis in neonatal intensive care units. Pediatrics,2014,133(2):236-242.

2. Xia HP,Wu H,Xia SW,et al. Invasive Canadidiasis in preterm neonates in China. Pediatr Infect Dis J,2014,33(1):106-109.

3. 韩俊彦,曹云,蒋思远,等.76 例新生儿侵袭性真菌感染回顾性分析:2004 年至 2014 年,中华围产医学杂志,2016,19(8):586-591.

4. Wynn JL,Tan S,Gantz MG,et al. Outcomes following candiduria in extremely low birth weight infants. Clin Infect Dis,2012,54:331-339.

5. Pappas PG,Kauffman CA,Andes DR,et al. Clinical practice guideline for the management of Canadidiasis:2016 update by the Infectious Disease Society of America. Clin Infect Dis,2016,62(15):e1-e50.

6. Greenberg RG,Benjamin DK Jr. Neonatal candidiasis: diagnosis,prevention,and treatment. J Infect,2014,69(1):S19-S22.

7. Benjamin DK Jr,Stoll BJ,Fanaroff AA,et al;National Institute of Child Health and Human Development Neonatal Research Network. Neonatal candidiasis among extremely low birth weight infants:risk factors,mortality,and neurodevelopmental outcomes at 18-22 months. Pediatrics,2006,117(1):84-92.

8. Darko AD,Dim DC,Taylor G. Placental cryptococcus neoformans infection without neonatal disease,case report and review of literature. Pediatr Dev Pathol,2009,3:249-252.

9. O'Reilly DA. A rare case of neonatal cryptococcus menigitis in an HIV unexposed 2-day-old infant:the youngest to date. Pediatr int child health,2016,2:154-156.

10. Oztürk MA,Akin MA,Deniz K. Neonatal gastrointestinal mucormycosis in an asphyxiated premature newborn.Turk J Pediatr,2011,6:705-708.

11. Gupta R,Parelkar SV,Oak S. Neonatal lingual and gastrointestinal mucormycosis. J Pediatr Surg,2011,4:745-748.

12. Etienne KA,Subudhi CP,Ckadwick PR. Investigation of a cluster of cutaneous aspergillosis in a neonatal NICU. J Hosp infect,2011,4:344-348.

13. 中华医学会儿科分会.儿童侵袭性肺部真菌感染诊治指南.中华儿科杂志,2009,2:96-98.

14. 史利宁,邵海枫,李芳秋,等.侵袭性真菌感染的血清学诊断.临床检验杂志,2010,2:94-96.

15. 周孟玲,石武娟,孙超,等.新生儿肺曲霉菌病1例.中华实用儿科临床杂志,2015,6:470-471.

第 4 节　其他感染性疾病

一、先天性梅毒

先天性梅毒(congenital syphilis)又称胎传梅毒,是梅毒螺旋体由母亲经胎盘进入胎儿血液循环,引起胎儿的全身性感染。发病可出现于胎儿期、新生儿期、婴儿期和儿童期。2 岁以内者为早期先天性梅毒,2 岁以上者为晚期先天性梅毒。早期先天性梅毒未经正规治疗者,常发展为晚期先天性梅毒。

(一)病原

病原为梅毒螺旋体,亦称苍白螺旋体,形似螺旋状纤维,两端尖直,6~20μm 长,0.25~0.3μm 宽,有 8~12 个排列均匀的螺旋,在暗视野中可见其运动似波浪形。梅毒螺旋体有生活发育周期,平均 30 小时增殖一代。梅素螺旋体对温度、干燥均特别敏感,离体干燥 1~2 小时死亡,41℃中 1 小时死亡,100℃立即死亡;对化学消毒剂敏感,1%~2% 石炭酸中数分钟死亡,但对潮湿和寒冷耐受性很强。

(二)传播途径和发病机制

既往认为,妊娠 16 周前,胎盘绒毛细胞滋养层具有屏障作用,因此,妊娠早期胎儿不易受感染,妊娠 16 周后,胎盘滋养层细胞退化,胎盘失去屏障作用后,梅毒螺旋体经胎盘血液循环进入胎儿体内,导致胎儿感染。近年来,电镜检查发现,即使在妊娠早期,梅毒螺旋体也可穿越胎盘导致胎儿感染[1]。妊娠任何时期都可以发生母婴传播。梅毒螺旋体首先感染蜕膜组织,然后侵袭相邻的绒毛组织,最后使胎儿受到感染,其中绒毛间质内的 Hofbauer 细胞(HC)起到重要作用。梅毒螺旋体可通过感染胎盘播散到胎儿所有器官,引起死胎、死产或早产及新生儿先天性梅毒。胎盘发生小动脉内膜炎、局灶性坏死、绒毛炎症水肿,导致胎盘功能

535

严重障碍,引起其他妊娠不良结局如宫内发育迟缓、低出生体重儿、流产等。父亲的梅毒螺旋体不能随精子或精液直接传给胎儿。

胎儿的感染与母亲梅毒的病程、抗体滴度及妊娠期是否治疗以及治疗的时机有关:非螺旋体抗体滴度高、母亲患早期梅毒特别是Ⅱ期梅毒、首次治疗开始至分娩间隔短、治疗时孕龄大等与发生先天性梅毒及不良妊娠结局呈正相关[2]。Gomez 等分析了符合标准的 6 篇病例对照研究,结果发现,未经治疗的梅毒孕妇的死胎率较非梅毒孕妇高21%,新生儿死亡率高 9.3%,早产或低出生体重儿的发生率高 5.8%;这些孕妇分娩的婴儿中,15% 存在先天性梅毒。有研究表明,对妊娠合并梅毒的规范筛查和治疗可阻断约99.1% 的母婴传播[1]。

(三) 病理

主要病理改变为血管炎、组织坏死和纤维化。先天性梅毒常影响多个脏器、胎盘变大、变硬、色苍白、纤维结缔组织增生、小动脉壁变厚。肝体积变大、肝细胞水肿、明显纤维化及髓外造血。肺组织弥漫性纤维化、淋巴细胞和巨噬细胞灶性浸润,称为白色肺炎(pneumonia alba)。相似的病变也可以出现在脾、胰和心脏。这些脏器的镀银染色切片中可找到梅毒螺旋体。其他的有心脏、皮肤受损、骨软骨骨膜炎、骨组织树胶样肿、间质性角膜炎、脉络膜视网膜炎及慢性脑膜炎等。

(四) 临床表现

多数出生时症状和体征不明显,约 2/3 的病例在生后3~8 周至 3 个月出现症状。如未在早期作出诊断进行治疗,常发展为晚期先天性梅毒。

1. 早期先天性梅毒

(1) 全身症状:患儿多为早产儿,低出生体重儿或小于胎龄儿,营养障碍、消瘦。可有发热、贫血、易激惹,肝脾大较常见,伴有黄疸和肝功能异常。约 20% 的患儿有全身淋巴结肿大,滑车上淋巴结肿大有诊断价值。

(2) 皮肤黏膜损害:占 30%~60%。可于出生时即发现,多出现在生后 2~3 周。皮疹为散发或多发性,呈多种形状如圆形、卵圆形或彩虹状,紫红或铜红色浸润性斑块,外围有丘疹,带有鳞屑。分布比外观更具特征性,多见于口周、臀部、手掌、足跖,重者全身分布。掌跖部损害多表现为大疱或大片脱屑,称为梅毒性天疱疮。口腔黏膜如唇、腭、舌、肛门、鼻前庭黏膜均可出现红斑。口周病损呈放射状裂纹,具有特征性,持续多年,愈合后遗留放射状瘢痕,有一定诊断价值。

(3) 骨损害:20%~95% 的病例有骨损害。X 线检查发现的异常更多。主要为长骨多发性、对称性损害,表现为骨干骺炎、骨膜炎、骨髓炎,肢体剧烈疼痛可致假性瘫痪。放射学观察发现,胎儿感染梅毒 5 周即可有长骨干骺端完整性受破坏,出现骨软骨炎的表现;骨膜炎的发生可早至胎儿感染后的 16 周。

(4) 鼻炎:常见梅毒性鼻炎,表现为鼻塞、张口呼吸,或有脓血样分泌物。鼻前庭皮肤湿疹样溃疡。如损及鼻软骨及鼻骨,致日后鼻根下陷成马鞍鼻。侵犯喉部发生喉炎。

(5) 中枢神经系统梅毒:症状很少出现在新生儿期,多在 3 个月后出现,但无症状型神经梅毒约占 60%。急性梅毒性脑膜炎可表现为发热、呕吐、前囟突起或紧张、颈强直、惊厥等,Kernig 征阳性。慢性、未治疗的梅毒性脑膜炎常有进展性交通性脑积水,脑神经瘫痪,视神经萎缩以及血管梗死导致的偏瘫、癫痫等症状。脑脊液淋巴细胞增高,多在 200×10^6 以下,蛋白呈中度增高,糖正常。

(6) 其他:存活患儿中约 1/6 有非免疫性水肿,可由低蛋白血症、先天性肾病或梅毒性肾炎引起。还可有肺炎、脉络膜视网膜炎、青光眼、心肌炎、紫癜、出血倾向、血小板减少、腹泻和吸收不良综合征、指甲炎或甲沟炎等。

2. 晚期先天性梅毒　出现在 2 岁以后,可发生结节性梅毒疹和梅毒瘤,楔状齿(郝钦森齿),马鞍鼻,骨膜增厚,胫骨呈马刀状,膝关节肿痛、积液。单侧或双侧间质性角膜炎,视乳头萎缩,神经性耳聋以及慢性脑膜炎所致的智力低下、惊厥、瘫痪等。

3. 隐性先天性梅毒　指临床无症状和体征,仅血清学反应呈阳性(需排除生物性假阳性)者。

(五) 实验室检查

1. 梅毒螺旋体检查　可取胎盘、脐带或皮肤黏膜损害处渗出物涂片,在暗视野显微镜下查找螺旋体,但阳性率低;或以上标本做免疫荧光染色,如发现病原体,或螺旋体 DNA 阳性有诊断价值。

2. 血清学试验

(1) 非特异性试验:即非梅毒螺旋体抗原血清试验,是检测抗类脂质抗体即反应素。反应素是机体对损伤细胞和梅毒螺旋体表面所释放的脂类物质的免疫反应所产生的非特异性抗体。该抗体经正规治疗后减少转成阴性。未经治疗可长期存在,部分病人到晚期也可能减少或消失。目前一般作为观察疗效、复发及再感染的指标。常用快速血浆反应素试验(rapid plasma reagin,RPR)、性病研究实验室试验(venereal disease research laboratory,VDRL)、甲苯胺红不加热血清试验(toluidine red unheated serum test,TRUST)。原理是用心磷脂作为抗原,与病儿血清中抗心磷脂抗体即反应素结合后发生凝集,生成絮状物为阳性反应。RPR 试验需同时做定性和定量试验。该方法简便、快速,敏感性极高,梅毒感染 4 周内即可出现阳性反应,早期梅毒阳性率达90%。也有假阳性,如风疹、水痘等病毒性感染,类风湿性关节炎、系统性红斑狼疮等自身免疫病,疟疾,吸毒者、妊娠等也可出现生物性假阳性。这类假阳性一般滴度较低(1:8 以下)。因此,阳性结果需用特异性试验进一步证实。

(2) 特异性试验:即梅毒螺旋体抗原试验,是用梅毒螺旋体或其成分作抗原,检测血清抗梅毒螺旋体特异性抗体的试验方法,特异性强,敏感性高,可避免生物性假阳性,常用于确诊。该类抗体在患者经过足够治疗后仍能长期存在，甚至终生不消失，血清反应持续阳性，因此，它是诊断梅毒螺旋体感染或既往感染的依据，但不能用于观察疗效。包括螺旋体荧光抗体吸收试验(fluorescein treponema antibody-antibody absorption test，FTA-ABS)、梅毒螺旋体血细胞凝集试验(treponema pallidum haemagglutination assay，TPHA)、梅毒螺旋体乳胶凝集试验(T. pallidum particle agglutination test，TPPA)、梅毒螺旋体酶联免疫吸附试验(TP-ELISA)。此类试验可初步筛选出正在感染或既往感染梅毒的病人，但不能判断梅毒疾病活动与否，所以不能作为疗效监测手段。检测结果呈阴性的样本，不能绝对保证样本中没有低浓度抗体的存在，不能完全排除梅毒螺旋体感染的可能[3]。

(3) TP-IgM 抗体检测：TP-IgM 抗体检测是近年来发展起来的梅毒诊断新方法。TP-IgM 抗体检测阳性的新生儿可诊断为先天性梅毒。目前已有 ELISA 间接法和免疫印迹法检测试剂。可用于早期梅毒、先天性梅毒、梅毒螺旋体再次感染的检测，特异性好、操作简便、判断结果准确[3]。

3. 脑脊液检查　对梅毒婴儿应常规进行腰穿。脑脊液如有异常，如淋巴细胞增加、蛋白增高、VDRL 阳性，无论临床有无症状，均可诊断为神经梅毒。

4. X 线检查　胸片显示肺部炎性浸润影。先天性梅毒新生儿骨骼 X 线检查阳性率不高，但随着日龄增加，骨损程度会加重，到婴儿期骨骼受损的 X 线检查阳性率可高达 100%。主要表现为先期钙化带增厚致密、不规整；先期钙化带下方横行透亮带即"夹心饼"征；对称性干骺端骨质虫蚀样或囊样破坏及增生，少数在单侧。胫骨对称性干骺端内侧骨皮质破坏缺损即 Winberger 征，具有特征性。

(六) 诊断

主要根据母亲病史、临床表现、实验室检查和 X 线检查进行诊断。强调早期、及时，防止发展成晚期。

1. 病史　应详细询问父母亲，尤其母亲有无性病史，梅毒检验情况及治疗史。如有怀疑，母亲应做梅毒血清学试验。

2. 临床表现　新生儿期症状常不明显，故早期诊断较困难。胎盘大、苍白提示宫内梅毒感染。母亲梅毒血清反应阳性，新生儿生后外观正常也应怀疑。出生新生儿有肝脾大、黄疸、典型皮肤损害、瘀斑和血小板减少等是考虑该病的重要症状和体征。

3. 实验室检查　从病变部位、胎盘或脐带处找到梅毒螺旋体；体液梅毒螺旋体IgM抗体阳性或螺旋体DNA阳性；婴儿血非螺旋体试验抗体滴度较母亲增高 4 倍以上有确诊意义。

4. 其他辅助检查　对诊断或高度怀疑先天性梅毒患儿的检查项目包括脑脊液检查、血常规检查；根据临床需要做其他检查，如长骨 X 线检查、胸片、肝功能、颅脑超声、眼底检查和脑干听觉反应等。

(七) 鉴别诊断

应与先天性弓形虫、巨细胞病毒、风疹病毒、疱疹病毒等感染，大疱性表皮松解症、新生儿天疱疮、败血症等进行鉴别。

(八) 预防

围产保健中，对所有孕妇首次产前检查时均应进行梅毒血清学筛查，最好在妊娠 3 个月内进行首次检查。对梅毒高发地区的孕妇或梅毒高危孕妇，在妊娠 28~32 周及临产前需再次筛查。

治疗妊娠梅毒是预防先天性梅毒的重要措施。应早期、规范进行治疗。青霉素是治疗本病的首选药物，敏感，一般无耐药性，且能通过胎盘到达胎儿体内。在分娩前 30 天完成规范治疗可以预防 94%~99% 的先天性梅毒[4]。妊娠梅毒治疗方案如下[5-6]。

1. 一期、二期梅毒和病程不到 1 年的潜伏梅毒　应用苄星青霉素 240 万 U 肌内注射，1 次/周，连用 2 周；或普鲁卡因青霉素 80 万 U 肌内注射，1 次/d，连用 10~14 天。

2. 病程超过 1 年或病程不清楚的潜伏梅毒、梅毒瘤树胶肿及心血管梅毒　用苄星青霉素 240 万 U 肌内注射，1 次/周，连用 3 周(共 720 万 U)；或普鲁卡因青霉素 80 万 U 肌内注射，1 次/d，连用 10~14 天。

3. 青霉素过敏者　可选用头孢曲松 500mg，肌内注射，1 次/d，共 10 天；或红霉素 500mg，4 次/d，口服，连用 14 日。但非青霉素治疗不能确保药物通过胎盘预防先天性梅毒的效果。

(九) 治疗

1. 一般措施　梅毒婴儿应严格隔离，避免感染其他疾病及他人被感染。

2. 诊断或高度怀疑先天性梅毒患儿的治疗　脑脊液异常者选用水剂青霉素 G，出生 7 日内，每次 5 万 U/kg，每 12 小时 1 次；出生 7 日后，每次 5 万 U/kg，每 8 小时 1 次，静脉滴注，连续 10~14 天；或普鲁卡因青霉素 G，每次 5 万 U/kg，每天 1 次，肌内注射，连续 10~14 天。脑脊液正常者，主要选用苄星青霉素 G，5 万 U/kg，1 次分两臀肌内注射；或酌情选用普鲁卡因青霉素 G 或水剂青霉素 G。如无条件检查脑脊液，按脑脊液异常治疗。药物治疗应系统进行，治疗期间中断 1 天以上，则梅毒螺旋体可以增殖，整个疗程需重新开始。

3. 先天性梅毒患儿的随访　疗程完后须在 3、6、9、12、18 个月追踪观察血清学试验，如治疗较晚者应追踪更久，直至非螺旋体抗体滴度持续下降最终阴性。治疗 6 个月内血清滴度未出现 4 倍下降，或滴度保持稳定或增高，应视为治疗失败或再感染，应重复治疗。神经梅毒应每 6 个月复查脑脊液 1 次，直至脑脊液细胞计数正常为止。如果 2 年后细胞计数仍不正常，或每次复查无下降趋势者，该婴儿应予重复治疗，亦应 6 个月复查脑脊液 1 次，若脑脊液非螺旋体试验阳性，应予重复治疗。

(姚裕家　唐军)

二、先天性疟疾

先天性疟疾(congenital malaria)是指母体感染疟疾,疟原虫经母体直接传播给胎儿而导致的感染,而不是由按蚊直接传播或输血等所致的感染。先天性疟疾的发生率不高,但对胎儿和新生儿的危害较大。母亲孕期患急性疟疾,其新生儿先天性疟疾发生率为1%~4%。严重的妊娠期疟疾可致母体严重贫血甚至母体死亡;胎儿先天感染疟疾可造成死胎、死产及出生低体重,出生后可出现疟疾症状,临床病情常较严重,不典型,病死率较高。如能早期诊断,及时治疗可提高治愈率。孕妇疟疾及先天性疟疾在热带和亚热带地区的发病率较高。国内的病例大多为个案报道[7-9]。

(一)病因和感染途径

疟疾的4种病原体包括间日疟原虫、三日疟原虫、恶性疟原虫及卵形疟原虫均可致先天性感染,但我国以间日疟原虫和恶性疟原虫感染为多见。正常胎盘是个良好的屏障,能阻止疟原虫侵入胎儿体内,因而在疫区胎盘剥脱面血液中查到疟原虫的百分率虽然很高,但婴儿先天性疟疾并不多见[10]。一般认为感染途径主要如下。

1. **宫内感染** 疟原虫可在胎盘中滋生形成病灶,破坏胎盘绒毛组织,使母体血渗入胎儿血液循环致胎儿感染。

2. **产时感染** 分娩中胎盘损伤或胎儿经过产道时皮肤黏膜损伤,使母体血与胎儿血混合或母体血污染胎儿伤口而致胎儿感染。

(二)病理

疟原虫侵入胎盘后在静脉窦内堆集,繁殖滋生,形成病灶,胎盘通常有水肿、淤血和色素沉着。感染疟原虫的红细胞黏附在胎盘血管和微血管内皮细胞上,致胎盘血管发生不同程度的梗死,滋养层细胞缺氧坏死,可致死胎、流产和早产。胎盘绒毛间质内有许多巨噬细胞和淋巴细胞,含有大量各阶段发育原虫的母体红细胞。恶性疟疾红细胞内期裂体增殖多在内脏微血管内进行,易致胎儿各个内脏损害。脾和肝脏充血、肿胀、大量疟色素沉着。脑组织水肿、充血显著,有弥漫出血点。有报告在胎儿脑微血管腔内发现恶性疟原虫。先天性疟疾类似输血疟疾,疟原虫侵入胎儿血液循环后仅有红细胞内期,无红细胞外期[10-11]。

(三)临床表现

新生儿疟疾病情发作常不典型,表现多样化。多有发热,热型及热度多不规则,可呈间歇性或持续性,或隔日发热,也可从低热至高热,文献报道新生儿贫血、肝脾肿大较明显,消化道症状常较突出,有呕吐、腹泻、拒奶,还有黄疸、低血糖等。严重病例出现惊厥、昏迷、休克,或肾功能受损。先天性疟疾的起病和临床表现与感染途径有关。宫内感染者,可致死胎、死产或早产,或有宫内发育迟缓,症状多在生后5~7天内起始,也有出生时即见显著肝脾肿大者。产时感染者潜伏期一般较长,为7~30日,婴儿出生时可无症状、

体征,疟疾发作时症状表现如上述。

(四)实验室检查

1. **胎盘组织学检查** 胎盘病变或发现疟原虫提示本病感染,尚不能确诊。

2. **外周血常规** 患儿常有红细胞和血红蛋白浓度下降,严重类型疟疾和恶性疟白细胞明显增高,中性粒细胞计数增加,可有血小板降低。

3. **血和骨髓涂片查疟原虫** 新生儿血内查见疟原虫是确诊的可靠依据。涂片法被认为仍是诊断疟疾的金标准。外周血有薄片法和厚片法,后者较前者检出率高2~3倍,但鉴定虫种及发育阶段则需薄血涂片。取新生儿脐血或外周血,用吉姆萨染色或瑞特染色,于油镜下查找红细胞内疟原虫,查见疟原虫诊断明确,并可见疟色素。骨髓涂片查找疟原虫的阳性率高于血涂片。涂片法在理论上可检测出5个疟原虫/µl。该方法简便价廉,但受到血中疟原虫密度低、用药治疗后、原虫变形及技术人员经验等因素的影响,可多次涂片查找以提高阳性率。正常红细胞不含DNA和RNA,而疟原虫含有核酸,荧光素吖啶橙染色利用此原理也可简便快速做出诊断[12]。

4. **免疫学检查** 间接免疫荧光试验、血凝抑制试验、酶联免疫吸附试验等用以检测血清中抗体,发病1~2周左右出现阳性,高峰期为3~6周,可持续3~6个月,具有疟疾辅助诊断价值。使用放射免疫试验、酶联免疫吸附试验及快速诊断技术检测疟原虫血中的循环抗原,无需光学显微镜,敏感性和特异性较高,适合临床和现场流调及诊断。

5. **分子生物学技术** 应用套式PCR、RT-PCR方法、核酸探针、基因组DNA探针、DNA芯片技术检测红细胞内恶性疟原虫及间日疟原虫DNA,其检出率与镜检符合率高。该技术具有高度敏感性和特异性及快速等特点,特别有助于对低原虫血症及可疑病例的检出,避免漏诊。已用于临床诊断、虫种鉴别和现场调查[12]。

(五)诊断

先天性疟疾易出现漏诊和误诊,临床症状常不典型,易与败血症、溶血性贫血等混淆。详细搜集母亲和婴儿的病史很重要,对来自疟疾疫区的新生儿,或其母亲妊娠期居住过或在有蚊季节旅居过疫区或患过疟疾,出生后不久新生儿有原因不明的发热、或肝脾大、贫血等,应考虑本病。取婴儿外周血或骨髓涂片查找,查见疟原虫可确诊,必要时采用免疫学方法或分子生物学方法进行检测。最好同时采集母亲血进行检测,如婴儿和母亲疟原虫为同型确诊意义更大。

(六)治疗

强调早期诊断,及时抗疟及对症支持治疗,可提高治愈率。

1. **抗疟治疗** 使用杀灭血内裂殖体的药物,以杀灭红内期的原虫,达到迅速退热。选用磷酸氯喹,该药能杀灭红细胞内期疟原虫裂殖体。用法如下:重症,氯喹开始5mg/kg静

脉注射,然后在第 2、3 日重复用药。轻症,开始氯喹 10mg/(kg·d)口服,连用 2 日,然后 5mg/(kg·d),服 3 日。疗程共 5 日。耐氯喹者,可用奎宁,开始量 10mg/kg,静脉滴注(半小时以上),每 24 小时重复 1 次,直到可口服时,然后 20~30mg/(kg·d),分 3 次口服,疗程 7~10 日。青蒿素:对脑型疟疾、凶险型疟疾或抗氯喹疟疾的治疗选用青蒿素,青蒿素及其衍生物可治疗间日疟和耐多药的恶性疟及其并发症,原虫转阴较氯喹快,症状消失迅速,毒副作用低,且与氯喹无交叉耐药性。其衍生物有青蒿琥酯、蒿甲醚等。蒿甲醚小儿常用量:肌内注射,首剂按体重 3.2mg/kg;第 2~5 日每次 1.6mg/kg,每日一次。青蒿琥酯:1.2mg/(kg·d),首剂加倍,每日 1 次,静脉滴注,连用 5 日[13]。

2. 对症支持治疗　严密监护生命体征和血气、血电解质、血糖等的变化,维持水、电解质平衡,保证能量供给,贫血者输注红细胞,并应注意纠正低血糖症和脑水肿,其他治疗包括抗休克、抗惊厥及保护肝、肾功能等处理。

(姚裕家)

三、先天性弓形虫病

弓形虫病(toxoplasmosis)是由一种细胞内寄生的原生动物 - 刚地弓形虫(toxoplasma gondii)引起的一种人畜共患传染病。人体多为隐性感染,发病者临床表现复杂,其症状和体征缺乏特异性,主要侵犯眼、脑、心、肝、淋巴结等。弓形虫病可分为先天性和获得性两类。获得性感染多发生于免疫缺陷及免疫受损者,以内脏器官累及全身症状为主。先天性感染远较获得性感染严重,常为全身性损害,受感染的胎儿及新生儿可从无症状到致死性病变,是引起小儿中枢神经系统先天畸形、视觉损害、听力损害及精神发育障碍的重要病因之一。

(一)病原学

弓形虫原虫发育过程需中间宿主和终宿主。中间宿主极其广泛,包括鱼类、鸟类、爬行类、哺乳类动物及人。终宿主仅有猫及猫科动物。弓形虫生活史中有五种不同形态即滋养体、包囊(在中间宿主)、裂殖体、配子体和卵囊(在终宿主)。有性繁殖仅见于终宿主肠黏膜上皮细胞内,肠上皮细胞破裂后,卵囊随粪便排出体外,经短期发育成熟后即具感染性。无性繁殖发生在中间宿主及终宿主的各种有核细胞内。急性期,宿主尚无免疫力,弓形虫在细胞内迅速繁殖形成假囊。慢性期,弓形虫在组织内形成包囊,可在宿主体内长期存在。不同发育时期弓形虫的抵抗力不同。滋养体的抵抗力最弱,在外界迅速死亡。包囊的抵抗力较强,常温下感染力可维持 1 年以上,但 56℃ 10~15 分钟,80℃ 1 分钟可使其杀灭,对酸碱及常用消毒剂抵抗力较强。卵囊不耐热,80℃ 1 分钟可杀灭。

(二)流行病学

弓形虫病是一种人畜共患传染病,人群感染普遍。弓形虫病人群中血清特异性抗体阳性率平均为 25%~50%,孕妇

弓形虫感染率高达 6.25%~32.9%,且有逐年上升趋势。本病呈全球分布,不同的国家不同的地区因饮食烹调习惯,和猫及其他动物接触程度不同感染率有所不同,从 0.09%~94%,特别是法国、欧洲一些国家感染率较高[14-15]。我国 27 个省市人群调查结果感染率为 0.1%~41.3%,家畜感染率达 10%~50%,儿童先天性弓形虫病感染率为 1.5%~6.0%。人群感染弓形虫的主要危险因素包括职业暴露,接触家畜,特别是接触生肉的职业明显高于其他职业人群,从事肉类加工者感染率最高;宠物饲养史,以养猫同时养狗户的弓形虫感染率最高;不良的饮食习惯,吃半生的肉类食物,未经消毒煮沸含有活包囊的乳类、蛋类食物或未洗净的生菜等;不良的生活习惯,包括饭前便后不洗手、触摸宠物及干农活后不洗手、切菜生熟不分开等[15-16]。

(三)传播途径和发病机制

人感染弓形虫的方式包括经口摄入弓形虫卵、包囊,垂直传播及器官移植和血液传播。先天性弓形虫病通过母体经胎盘传播。一般认为此系母亲孕期原发感染的结果,母孕期感染弓形虫后,形成原虫血症,并可接种于多个器官,包括胎盘。多数母亲无临床表现,少数有原发感染的症状。孕期妇女感染弓形虫后,约 50% 孕妇可通过胎盘传给胎儿,引起胎儿宫内感染,导致流产、早产和胎儿畸形。孕期弓形虫感染率是非孕期妇女的 2 倍。不同时期感染弓形虫对母儿的危害有所不同,孕早期感染弓形虫者,弓形虫不易通过胎盘,胎儿感染率较低(17%),但一旦感染,对胎儿损害较严重,可引起流产、早产、死胎或胎儿畸形等;随着胎龄增加,胎儿感染儿率增加,孕晚期胎儿感染率上升至 65%,但损害相对较小。

研究发现,孕期弓形虫感染对胎儿的损伤机制包括:下调胎盘滋养层细胞对人类白细胞抗原(human leukocyte antigen,HLA)-G 的表达,可引起母体免疫效应细胞对胎儿发生免疫排斥反应,并导致胎盘灌注不良,影响胎盘功能;巨噬细胞向 M1 型细胞极化,破坏免疫耐受,从而引起流产、死胎、畸胎的发生;大量活化的 T 细胞破坏胎儿中枢神经系统,引起中枢神经系统免疫性损伤,小胶质细胞活化产生大量炎症因子,直接或间接损伤神经元。炎症发生于导水管周围可导致胎儿出现脑积水。

弓形虫经血行扩散可侵犯多个器官和组织,在宿主细胞内寄生和繁殖,使细胞破坏,子孢子逸出后又侵犯邻近细胞,如此反复破坏,产生坏死灶,引起组织强烈炎性反应。当宿主产生免疫力,虫体繁殖受抑制形成不活动的组织包囊,而成为慢性感染,一旦宿主免疫力降低,即可从包囊内逸出,而致复发。弓形虫亦可作为抗原,引起过敏反应。此外,尚可引起严重的继发性病变如脑梗死、钙化和发育障碍。现已证明,弓形虫脑炎是造成获得性免疫缺陷综合征患者死亡的重要原因之一。

(四)病理

中枢神经系统是先天性弓形虫感染最常受损的部位,

脑组织大片坏死,皮质变薄,脑内大小不等的囊腔,囊腔周围钙盐沉着。脑室阻塞出现脑积水,脑室扩大。脑内大小不等肉芽肿病变,以大脑皮质为主,亦可侵犯小脑、脑干和脊髓。眼球受累发生小眼球、白内障和青光眼及脉络膜视网膜炎。肺部可有间质性炎症,心肌为增生性病变。肝、脾、肾上腺可有局灶性坏死。

(五)临床表现

先天性弓形虫病临床主要表现为全身性症状和系统性症状,急性型和慢性型表现。先天性感染病情轻重与感染时的孕期有关,妊娠头 3 个月内感染症状较重,常引起流产、早产或死胎。妊娠中期和晚期感染,新生儿可为隐性感染,也可在出生时或生后数周出现先天感染的症状。

1. **全身性症状**　主要表现为感染中毒症状和神经系统及眼等多器官病变。急性型常有发热、呕吐、斑丘疹或出血性皮疹如紫癜、贫血、黄疸、肝脾大、肺炎等,持续数日和数月。中枢神经系统受损最多见,表现为脑膜脑炎。其他有宫内发育迟缓、心包炎、淋巴结肿大、水肿、肾炎等。出生缺陷常为宫内早期感染的结果,常有小眼球、小头畸形、无脑畸形及其他头面部、肢体、消化器官等发育畸形。

2. **内脏或系统性症状**　多见于慢性型。

(1)神经系统弓形虫病:脑膜脑炎可于出生时即出现症状,此多为重型。也可出生时症状轻或无症状,于生后数月或 1 年发病,表现为前囟突起、呕吐、抽搐、昏迷、角弓反张,严重者可死亡。脑脊液常有异常,外观黄色、细胞数增加,淋巴细胞增多为主,蛋白质增高或正常。脑脊液循环受阻时,可产生阻塞性脑积水。脑皮质钙化较多见,脑性瘫痪、多发性神经炎、下丘脑综合征亦可见。儿童期可有精神运动发育低下及听力损害。

(2)眼弓形虫病:在弓形虫感染中较多见,感染愈早损害愈重。常见小眼球、无眼球畸形。脉络膜视网膜炎是眼部损害最普遍的病变,出生后易忽略,经数月或数年缓慢发展。葡萄膜炎、视神经萎缩、玻璃体混浊等病变,对视力有明显损害[17]。

(3)肝弓形虫病:先天性弓形虫病约半数出现黄疸和肝脾大,病程长短不一,黄疸轻重不等,可类似病毒性肝炎或慢性肝炎表现。

(4)其他系统弓形虫病:可有肺炎、心肌炎、肾炎、肾病综合征等。

(六)诊断

弓形虫病临床症状复杂,诊断较困难。产前超声检查可无任何异常,亦可提示出现脑积水、脑或肝钙化、脾大、心包炎和腹水。先天性感染的诊断首先应了解孕母感染史、阳性体征及实验室结果,以明确孕母有无感染存在,同时须确定新生儿有否先天感染。确诊必须依靠病原或抗原及血清学证据。

1. **病原检查**　取急性感染的血液、胸腹水、脑脊液及痰等涂片,或淋巴结活检,用瑞特或吉姆萨染色,查见滋养

体和包囊有诊断意义,但因虫体形态不规则,检出率低;或做动物接种或组织细胞培养,如获阳性即可确诊,但方法操作复杂,耗时长,临床少用。对胎儿羊水及脐带血涂片或经体外培养检测到弓形虫虫体即可确诊胎儿已感染弓形虫[18]。

2. **抗原检测**　弓形虫循环抗原(toxoplasma circulating antigen,TCAg)是弓形虫速殖子的代谢产物,感染后数日即可在循环中出现。血清或体液中 TCAg 的检出具有早期急性期感染的诊断价值。常用双抗体 ELISA 法、生物素-亲合素 ELISA 法、葡萄球菌 A 蛋白斑点结合法等,这些方法敏感、特异、快速,可用于弓形虫急性感染的检测[18]。

3. **抗体检测**　特异性抗体的检出对诊断有帮助。先天性弓形虫感染的新生儿近期标本中检出特异性 IgA 抗体和 IgM 抗体是急性弓形虫病感染的有力证据。若 IgG 抗体逐渐降低或保持恒定而伴随 IgM 的存在,则提示亚急性感染。特异性弓形虫 IgG 抗体水平逐渐升高,并在临床症状出现后 2~5 个月达高峰,故 IgG 抗体的存在提示慢性感染,有助于鉴别出已感染的患者。常用的检测方法有染色实验(DT)、间接荧光抗体实验(IFA)、间接血凝实验(IHA)、酶联免疫吸附试验(ELISA)、免疫胶体金技术(ICG)、放射免疫实验(RIA)及化学发光免疫分析法(CLIA)等。其中,CLIA 是目前临床最新的抗体检测技术,灵敏度及特异性均高于其他检测方法。抗体检测因操作简单、检测时间短,是目前实验室弓形虫检测的首选方法,但在免疫缺陷患者的诊断中可能存在漏诊[18]。

4. **弓形虫 DNA 检测**　近年来,弓形虫特异性 DNA 探针技术及 PCR 技术已用于弓形虫感染的诊断。PCR 可检出 1pg 水平的弓形虫 DNA 或 1 个弓形虫虫体,检测可用的标本包括血液、脑脊液、支气管灌洗液、羊水及胸腹水等,具有高度特异性和敏感性,尤其在感染早期和免疫缺陷病人的诊断中具有一定优势,但在操作的标准化及质控方面存在一定难度,易出现假阳性[18]。

(七)预后

先天性弓形虫病预后不良,病死率为 3%~12%,存活者多有严重神经系统后遗症,如智力障碍、惊厥、严重视力缺陷、听力障碍、脑性瘫痪、脑积水及精神发育障碍等。

(八)预防

预防先天性弓形虫病的最佳方法不多,一级预防主要是通过卫生措施预防,做好人、畜的粪便管理,防止食物被弓形虫囊合子污染。避免与猫、狗等密切接触,不吃未煮熟的肉类和蛋、乳类等食物,饭前便后洗手等。一级预防可使孕期血清阳转率减少约 63%。二级预防是应用血清学筛查,结合产前诊断,采用相应措施,妊娠初期感染本病者应终止妊娠,中、后期感染者应予治疗,孕妇可口服螺旋霉素和克林霉素进行治疗。二级预防可减少约 40% 先天性弓形虫病的发生率。

(九)治疗

1. **妊娠期治疗**　孕妇一旦被确诊弓形虫病,应及时治

疗,在妊娠 16 周前确定的感染,先用螺旋霉素,0.5~1g/ 次,4 次 / 天,治疗至妊娠 16 周,然后加用乙胺嘧啶和磺胺嘧啶,至少 4 周,同时口服四氢叶酸减少副作用。螺旋霉素几乎不通过胎盘,仅对孕妇有效,对胎儿无效;乙胺嘧啶和磺胺嘧啶能通过胎盘。但妊娠 16 周前对胎儿可能存在致畸等不良影响,因此,常在妊娠 16 周后使用;磺胺类过敏时,可改为克林霉素[19]。

2. 先天性弓形虫病(包括无症状感染者)治疗　出生后第一年进行治疗,主要采用磺胺嘧啶和乙胺嘧啶加叶酸或四氢叶酸联合用药。其他有螺旋霉素和克林霉素。

(1)磺胺嘧啶和乙胺嘧啶合用:是治疗本病最常用的方法,可抑制弓形虫滋养体的繁殖,在急性期治疗颇见疗效。磺胺嘧啶 100mg/(kg·d),分 4 次口服,疗程 4~6 周。乙胺嘧啶 1mg/(kg·d),每 12 小时 1 次,2~4 日后减半。疗程 4~6 周。用 3~4 个疗程,每疗程间隔 1 个月。

美国国内治疗方案为:有症状的先天性弓形虫病用磺胺嘧啶和乙胺嘧啶和甲酰四氢叶酸治疗 6 个月,在生后 7~12 个月可改为隔日服用,或改用螺旋霉素 100mg/(kg·d),服用 1 个月,磺胺嘧啶和乙胺嘧啶及甲酰四氢叶酸 1 个月,二者交替。总疗程 1 年。无症状的先天性弓形虫病亦应治疗,先用磺胺嘧啶和乙胺嘧啶及甲酰四氢叶酸 6 周,继用螺旋霉素 6 周,磺胺嘧啶和乙胺嘧啶及甲酰四氢叶酸 4 周。总疗程约 4 个月[19]。

乙胺嘧啶为二氢叶酸还原酶抑制剂,可引起叶酸缺乏及骨髓抑制,用药期间应定期观察血常规,并服用叶酸 5mg,每日 3 次,或甲酰四氢叶酸 10mg,每周肌内注射 3 次,可使骨髓功能改善。磺胺嘧啶也可致骨髓抑制和血液学改变,还可出现皮疹、尿结晶、肾结石等不良反应,长期治疗期间应定期检查尿及血常规,每周 1~2 次,如毒性反应严重,应停药,改用其他药物。

乙酰螺旋霉素用于先天性弓形虫病,儿童 100mg/(kg·d),分 2~4 次口服。

近年来相继有研究报道,弓形虫感染的小鼠及成人、儿童及婴儿使用阿奇霉素联合免疫细胞因子如干扰素治疗,取得满意疗效。发现阿奇霉素能进入纤维细胞和吞噬细胞,可达到所有组织。能进入弓形虫包囊,同时杀死滋养体和包囊。阿奇霉素剂量 10mg/(kg·d),连服 6 天为一疗程,间隔 8 天,平均用药 5 疗程,未见明显药物毒副作用[19]。

(2)皮质激素:适用于脉络膜视网膜炎及脑脊液蛋白明显升高(≥1g/dl)者,以减轻炎症反应。需同时应用抗弓形虫病药物。

(姚裕家　唐军)

四、衣原体感染

衣原体(chlamydia)是派生于希腊字 chlamys,由于其包涵体像斗篷一样位于所寄生细胞的胞核周围[20]。新生儿衣原体感染(chlamydia infection)主要由沙眼衣原体(chlamydia trachomatis,CT)所致,CT 是目前全世界最主要的性传播疾病(sexually transmitted disease,STD)病原体,在新生儿可引起包涵体结膜炎及 CT 肺炎,在我国发病率并不低。

(一)病原学

衣原体能通过细菌滤器,必须细胞培养才能生长繁殖,过去曾将其误认为是病毒,以后发现它与 G⁻ 细菌有很多相似之处,1959 年才将其归属独立微生物群。衣原体科包括衣原体和嗜性衣原体 2 个属,其中衣原体属含 3 个种:沙眼衣原体、猪衣原体和鼠衣原体;嗜性衣原体属含 6 个种:鹦鹉热衣原体、肺炎衣原体(C. pneumonia,CPn)、反刍动物衣原体、流产衣原体、猫衣原体和豚鼠衣原体。与人类疾病相关的主要为 CPn 和 CT[21]。

(二)流行病学

CT 是发达国家最常见的性病病原体,25%~60% 的非淋菌性尿道炎为 CT 所致;20%~70% 的盆腔炎与 CT 有关;孕妇宫颈 CT 培养阳性率 2%~47%。受感染的孕妇所生婴儿中 50%~70% 可被 CT 感染,感染部位包括眼球结膜、鼻咽部、阴道及结肠,围产期获得性感染最多的部位是鼻咽部(占 70%),通常无症状,可持续 3 年以上,其中 30% 可发展成肺炎[20]。重庆市报道有宫颈炎、盆腔炎的患者 CT 培养阳性率高达 52%;孕妇普查宫颈 CT 培养阳性率 10.8%,用 PCR 检测 14%CT 阳性,所生婴儿 55% 被 CT 感染,27.3% 发生结膜炎,18.2% 发生肺炎。CPn 在新生儿感染少见,是 5 岁以上小儿及成人呼吸道感染常见的病原菌。

母婴间 CT 传播可通过宫内感染、产道感染、产褥期感染等方式,其中以分娩过程中经产道感染最多。剖宫产若合并胎膜早破可有 CT 感染的发生,提示上行感染,否则一般很少见。胎膜未破的剖宫产也可感染 CT,如 Pao 等 1991 年 PCR 检测孕妇宫颈细胞 9 例 CT 阳性,其中 2 例无胎膜早破而羊水中检出 CT DNA。

(三)临床表现

1. 新生儿沙眼衣原体结膜炎　又称包涵体结膜炎,由 D~K、Da、Ia 等 20 个血清型所致;地方性沙眼由 A、B、Ba、C 4 种血清型引起。国外报道 10%~74% 的新生儿结膜炎为 CT 所致。重庆医科大学儿童医院 125 例新生儿结膜炎中 51.2% 为 CT 引起,可见已成为重庆新生儿结膜炎最常见的病原菌[22]。CT 必须在活细胞内生长繁殖,故潜伏期较长,一般生后 5~12 天发病,胎膜早破患儿可更早出现。50% 的沙眼衣原体结膜炎患儿同时发现鼻咽部也有衣原体感染。一般眼部先出现浆液性渗出物,很快变为脓性,眼睑水肿明显,结膜充血显著并有增厚,以下睑结膜更重。新生儿缺乏淋巴样组织,故无沙眼典型的滤泡增生,但有时可有假膜形成,造成片状瘢痕(沙眼为线状瘢痕)。CT 一般不侵犯角膜,如不治疗,充血逐渐减轻,分泌物渐渐减少,持续数周而愈。

偶可转为慢性,病程可超过 1 年,1~2 个月后有滤泡也可有角膜血管翳,但罕见失明。而该病并不总是一个良性病变,CT 再感染可促使眼睑内翻和倒睫,两者均损害视力。疾病的严重性除与 CT 致病性、其他细菌浅表感染有关外,还与灰尘、阳光等有关。

CT 结膜炎需与淋球菌结膜炎、金葡菌结膜炎以及硝酸银预防用药后的化学性结膜炎相鉴别。淋球菌结膜炎通常发生在生后头 2~5 天,而 CT 结膜炎发生更晚[20]。

2. 衣原体肺炎 常见于 <4 个月婴儿。其感染途径一般认为患儿出生时 CT 直接感染鼻咽部,以后下行至肺引起,也可由感染结膜的 CT 经鼻泪管下行到鼻咽部,再到下呼吸道。国外大样本资料,<6 个月下呼吸道疾病住院婴儿的 25% 和无热肺炎的 75% 由 CT 引起[23]。重庆医科大学新生儿科住院及门诊 <6 个月肺炎 393 例中 49 例为 CT 肺炎(12.5%)。14~28 天新生儿 CT 肺炎罹患率 11.9%(10/84 例)[23]。通常于出生 2~4 周缓慢起病,多不发热或仅有低热,一般情况较好,开始可有鼻阻塞等上呼吸道症状,鼻分泌物少,主要表现为呼吸增快或不连贯的单声咳嗽,且随时间而加重。阵咳可引起发绀和呕吐,影响患儿进食与睡眠,肺部听诊有中细湿啰音,但无哮鸣音[20],X 线胸片显示双肺散在浸润阴影和过度充气。一般病情不重,但咳嗽反复不愈,仅少数需要用氧,重症早产儿有时需用呼吸机,甚至死亡,随访患儿可发生慢性呼吸功能不全。

(四)诊断

1. 新生儿衣原体结膜炎 取下穹隆与下睑结膜刮片标本,因 CT 寄居于细胞内,故刮下的结膜上皮细胞越多,阳性率越高,绝不能用无菌拭子只取脓性渗出物做检查。

(1)直接涂片镜检:用吉姆萨染色后做显微镜检查,23%~90% 可见胞质内包涵体及大量多核白细胞,混合感染时可见其他细菌,如葡萄球菌。也可将刮片标本用甲醇固定,碘液染色后作显微镜检查。因 CT 包涵体含糖原,遇碘呈棕褐色即阳性。

(2)直接荧光抗体(direct fluorescence antibody,DFA)试验:用荧光标记的 CT 单克隆抗体染色涂片,如与 CT 抗原结合则有荧光发出为阳性,其敏感度为 95%~100%,但需用荧光显微镜检查。

(3)酶免疫试验(enzyme immunoassay,EIA):用酶标记的抗体检测标本中有无 CT 抗原,抗体抗原结合酶起反应后可形成有色产物为阳性,不需特殊仪器,其敏感度为 95%~98%。

(4)细胞培养:为"金标准",通常用 McCoy 细胞或 Hela229 细胞。将标本置入 2SP 转运培养液中,放入冰壶内立即送实验室,不能在 8 小时内接种者应置于 –70℃冰箱中保存。培养 48~72 小时后用碘液或吉姆萨染色,特异度 100%,敏感度 95%。

(5)聚合酶链反应法(PCR):在诊断 CT 性结膜炎上较细胞培养法及直接免疫荧光法更具特异性及敏感性。

2. 衣原体肺炎

(1)胸片双侧广泛间质和(或)肺泡浸润,常见过度充气,偶见大叶实变,胸腔积液罕见。

(2)血白细胞计数一般正常,国外报道 70%~75% 患儿嗜酸性粒细胞计数 >300 × 10^6/L。

(3)可用 DFA 或 EIA 检测鼻咽部 CT 抗原。

(4)细胞培养:可用气管或鼻咽吸取物、鼻咽拭子采集标本做细胞培养。

(5)血清学检查:特异性 IgM 抗体效价需≥1:16。常用微量免疫荧光法(CT 原体作为抗原)或间接免疫荧光法(CT 网状体或感染的单层细胞培养物作抗原)。母亲传给胎儿的特异性 IgG 抗体可持续数周,故第 2 次复查时,IgG 抗体滴度增高 4 倍才有诊断价值。

(6)分子生物学技术诊断:重庆医科大学儿童医院先后报道了下列方法。①PCR:可将标本作 PCR 扩增 CT-DNA,将扩增产物经限制性核酸内切酶消化后作凝胶电泳。如出现预计的 DNA 片段时即可确诊;②套式 PCR:先用外引物扩增较大的 DNA 片段,再用内引物在扩增产物中再扩增小的 DNA 片段,这样两次扩增可提高其敏感性。③连接酶链反应(ligase chain reaction,LCR):诊断 CT 感染的敏感度为 77.3%~100%,特异度 >99%;④缺口 - 连接酶链反应(gap-LCR):诊断 CT 感染比 PCR 高 10 倍;⑤缺口 - 连接酶链反应 - 酶联免疫吸附测定(gap-LCR-ELISA):可检出 CT 10fg[23]。

重庆医科大学儿童医院总结新生儿 CT 肺炎的特点,与国外报道有三点不同:①患儿 44% 入院后测温有时可达 37.4~38℃,真正不发热者 56%,故国外称无热肺炎欠妥;②国外报道 71%~75% 患儿嗜酸性粒细胞 >300 × 10^6/L,但本组资料嗜酸性粒细胞平均 118.8 × 10^6/L(66 × 10^6/L~198 × 10^6/L),无 1 例 >300 × 10^6/L;③自身配对同时取鼻咽拭子与鼻咽抽吸物培养,前者 18.2% 阳性,略高于后者的 15.8%,取标本用无菌竹棉签拭子套上无菌塑料管插入鼻腔,至鼻咽部后伸出拭子,用力旋转多次(获得足够柱状上皮细胞)后立即退入塑料管,随管一起取出,以避免鼻腔细菌污染。标本贮存温度非常重要,4℃贮存 1 日阳性率 95%,3 日则降为 56.4%。故标本必须置放于 –70℃冰箱中保存[22-23]。

凡是新生儿、小婴儿肺炎,其病程在 1 周以上,用青霉素族、氨基糖苷类或头孢菌素类等无效,尤其体温一直 <38℃,中毒表现不太明显时,应考虑到 CT 肺炎。

(五)治疗

1. 阿奇霉素(azithromycin) 口服吸收好,由于特殊的药代动力学,被吞噬细胞吞噬后随血液循环逐渐释放到组织中,所以半衰期特别长,停止给药后组织中药物仍可维持数日。10mg/(kg·d)每日 1 次共服 3 日。重庆医科大学儿童医院治疗鼻咽拭子培养 CT 阳性的新生儿肺炎 15 例,治愈 11 例,好转出院 4 例,无 1 例出现呕吐或腹泻。

2. **红霉素** 30~50mg/(kg·d)分4次口服或静脉给药，疗程14天。全身用药不但可肃清鼻咽部CT，眼泪中红霉素亦可达有效浓度。单纯外用不能清除鼻咽部的CT，不能降低结膜炎复发的危险性。对红霉素第一疗程无反应的病人可用同样的剂量进行再次治疗。衣原体肺炎的患儿偶可有严重的氧分压降低和明显的呼吸窘迫，给氧和辅助机械性换气是非常重要的措施。

3. **CT结膜炎局部用药** 可用0.1%利福平或0.3%氟哌酸或10%磺胺醋酰钠眼药水滴眼，每日4次，也可用0.5%红霉素眼膏共2周。

（六）预防

CT感染的婴儿大多数都是在分娩中由母亲生殖道垂直传播的，孕期衣原体筛查和干预可降低母婴并发症，特别是妊娠后3个月的治疗对阻止婴儿感染是一个有效的方法。目前有相关研究表明，对筛查出衣原体感染愿意接受治疗者进行阿奇霉素或红霉素治疗，明显降低了母婴并发症的发生率[24]。

（余加林）

五、支原体感染

支原体是一种不同于细菌和真菌的微小病原体，目前已确定对人类有致病性的有肺炎支原体、解脲脲原体、生殖器支原体和人型支原体[24]。新生儿支原体感染以解脲脲原体（ureaplasma urealyticum, UU）感染多见。现已证明UU是新生儿肺炎、败血症、脑膜炎的病原微生物，也是早产儿脑白质损伤和支气管肺发育不良（BPD）的主要致病因素之一[25]。

（一）病原学

1954年Shepard从非淋球菌性尿道炎（nongonococcal urethritis, NGU）男性患者的尿道首次分离到UU。UU是一种致病性微生物，属人支原体科，脲原体属，缺乏细胞壁，是最小、最简单、能独立生活的原核微生物，主要定植于呼吸道和泌尿生殖道，UU具有一定的黏附力，可以黏附于宿主的红细胞、白细胞、精子和尿道上皮细胞[26]。UU属于柔膜体纲，有14个血清型，分为UU生物1群和2群，其中生物1群（parvum biovar）包括1、3、6、14血清型；生物2群（urealyticum biovar）包括2、4、5、7、8、9、10、11、12、13血清型。Chang-tai等[27]报道两大生物群致病性及耐药性均有差异。UU具有脲酶，可分解尿素，产生氨和CO_2，使含酚红的培养基由黄变红。

UU的致病性由致病因子或致病岛、生物群、血清型、浓度及宿主自身的免疫力等多种因素决定。目前，UU的致病机制尚不明确，许多研究者从UU基因组信息分析UU可能存在的致病因子或致病岛，包括磷脂酶（A1、A2、C、D）、IgA蛋白酶、核酸酶、脲酶、假定O-唾液酸糖蛋白酶、MBA（multiple Bbanded antigen）超级家族、巨噬细胞感染突变蛋

白、UU146-UU170基因片段等[26]。

（二）流行病学

UU为育龄期妇女常见的下生殖道病原菌，感染率高达40%~80%，母亲感染UU后，明显增加了羊膜炎、绒毛膜羊膜炎、胎膜早破及早产的发生频率。早发败血症与羊水或下生殖道UU感染关系不大，而与UU与引起炎性反应、进而发生绒毛膜羊膜炎密切相关[25]。

母婴垂直传递率高，新生儿感染主要来自宫内感染，感染率早产儿高于足月儿，女婴高于男婴。母婴UU垂直传播发生率在早产儿为33%，足月儿为17%，<1000g ELBW儿为60%，1000~1500g VLBW儿为50%，≥1500g为15.3%，胎龄、体重越小，感染率越高[25]。

（三）传播途径

新生儿UU感染主要通过母婴传播，也可发生水平传播或医源性传播。感染由孕妇传给胎儿或新生儿至少有三条途径：①上行性感染：UU从宫颈或阴道上行到羊膜囊并繁殖，然后进入胎肺造成宫内感染，可在孕早期发生，甚至在胎膜完整的情况下，感染可持续数周；②血源性感染：UU经母体血液通过胎盘和脐血管感染胎儿，在分娩时可从母血和脐带血中直接分离出UU，宫内UU感染可以导致绒毛膜羊膜炎、胎儿多器官感染和先天性肺炎；③产道感染：由于女性下生殖道为UU的主要寄居部位，新生儿通过已感染孕母产道时UU在皮肤、黏膜和呼吸道定植而后感染。

（四）病理改变

UU感染最易受累的脏器为胎盘组织、绒毛膜羊膜、胎儿和新生儿的肺组织及中枢神经系统。基本病变为急慢性炎症渗出，可见中性粒细胞或单核细胞浸润。主要表现：①胎盘绒毛膜炎，绒毛膜羊膜炎，巩膜炎，脐带炎；②急慢性肺炎，肺间质炎性渗出纤维增生或并发胸膜渗出，出血和胸水形成；③慢性肺病（CLD），在间质、细支气管、肺泡炎症的基础上，肺泡Ⅱ型细胞、肺间质细胞和巨噬细胞凋亡，支气管肺发育不良和纤维化；④脑膜炎，可并发脑室内出血，脑室扩大、脑积水和脑白质损伤；⑤其他：心包渗出，出血，肾上腺皮质出血，胸腺缩小等。其致病机制见图10-4-1。

（五）临床特点

UU感染和早产儿常见疾病如肺炎、CLD、BPD、RDS、脑膜炎、IVH、PVL、败血症、白细胞增多、胸腔积液等有关，也和一些少见疾病如股骨骨髓炎及胎儿水肿有关[25]。

1. **先天性或新生儿肺炎** 目前有大量证据表明UU是先天性肺炎的病因之一：在羊水纯培养中分离出病原体；新生儿的肺部感染通常发生在生后14小时内；新生儿中特异性的IgM反应；培养阳性的婴儿有呼吸窘迫的临床表现；培养阳性的婴儿影像学改变提示肺炎；通过免疫荧光在肺组织中找到病原体；电子显微镜下找到病原体；动物与人类相似肺炎模型的建立等。

新生儿支原体肺炎可表现为急性、迁延性及慢性过程，症状轻重不一，多数为亚临床型或轻型。无临床症状或

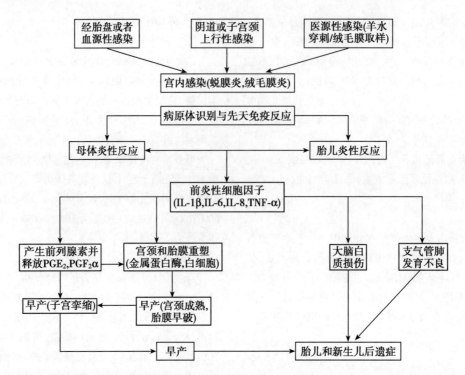

图 10-4-1　UU 宫内感染致病机制

仅表现为轻度呼吸困难,肺内无啰音或少量水泡音。X线胸片有小片状阴影或纹理增粗。少数重型可发生严重呼吸困难,呼吸衰竭,需长时间机械通气,甚至死亡。显微镜下以单核、中性粒细胞渗出为主,伴大量巨噬细胞浸润以及纤维蛋白沉积。

2. **早产儿慢性肺疾病**　CLD 被定义为出生 28 天或矫正胎龄 36 周时仍需氧疗或机械通气者,并伴有典型的肺 X 线改变。经典 BPD 的概念,特指患有 RDS 的机械通气早产儿其后所发生的慢性肺疾病,而 CLD 不仅包括经典概念的 BPD 早产儿,而且也包括无 RDS 和机械通气的早产儿。CLD 早期表现为白细胞升高和肺泡巨噬细胞增加,其后出现肺泡上皮细胞损伤,肺泡的正常发育中断,形成肺大泡及肺气肿,最终导致 CLD 的发生。持续 UU 定植阳性的早产儿,尤其是 VLBW 儿,在其 28 天或校正胎龄 36 周时有发生 CLD 的高度风险[25]。

UU 感染早产儿的肺泡内以巨噬细胞占优势,其他细菌感染性肺炎的肺泡内则以中性粒细胞为主。UU 感染导致肺部最明显的病理改变是肺间质纤维化,TNF-α 水平升高,并破坏宿主的免疫系统。UU 致肺损伤的病理机制(图 10-4-2)考虑为:UU 通过促使炎症因子的表达,改变宿主对病原体感染或高氧刺激后的炎症反应,影响炎症前细胞因子和炎症因子的表达平衡,并通过阻断 IL-6 和 IL-10 的表达,加重炎性反应,使早产儿产生长期炎症、导致肺部损伤,并干扰继发炎性反应的清除[25];UU 代谢过程中尿素酶分解尿素产生氨和二氧化碳,氨能引起细胞间质坏死和纤毛损伤导致肺损伤;结合辅助通气所致容量伤、氧毒性一起引起肺组织异常分隔和间质纤维化;UU 还可侵入宿主细胞,在细胞内定植,逃避宿主免疫使感染慢性化。

3. **RDS**　很多研究表明 UU 感染与早产儿 RDS 相关,但 UU 感染在 RDS 中的具体作用尚不明确。约 50%RDS 早产儿的母亲患有绒毛膜羊膜炎。研究显示,UU 感染可诱导肺泡白细胞和巨噬细胞内核因子 -κB(NF-κB)的激活,后者可促使支气管分泌物 TNF-α 等炎性细胞因子水平增加,从而延长机械通气疗程[25]。

4. **新生儿脑膜炎及脑瘫**　自 20 世纪 80 年代开始就有一些病例报告和前瞻性研究证实,UU 能引起早产儿和足月儿脑膜炎。Cassell 认为中枢神经系统的 UU 感染是由呼吸道直接播散而并非由血流播散,因为大量相关报道中婴儿血液培养阴性而呼吸道培养阳性。临床表现轻重不一,轻者无症状或仅有轻、中度发热,吃奶、反应稍差,易激惹等症状。脑脊液 UU 培养阳性,而常规正常或轻度异常。病程可呈自限性,完全恢复,无任何后遗症。少数重症者多见于早产儿或 VLBW 儿,临床表现有惊厥或严重抑制,脑脊液 UU 培养持续阳性,常规细胞数增多,中性或淋巴细胞比例增高。严重者可合并 IVH、脑积水及脑室扩大,预后差。脑脊液 UU 感染与早产儿脑积水和 IVH 之间的联系需要进一步的研究证实。Berger 表明,羊膜腔感染 UU 孕妇分娩的早产儿在矫正年龄 1~2 岁时的精神运动发育指数和神经系统以及脑瘫的发生风险均较未感染的儿童要高[28]。

5. **败血症**　Cassell 发现气管内吸取物 UU 培养阳性的早产儿中有 26% 血培养阳性。UU 败血症常常伴随严重的新生儿肺炎。临床表现不典型,仅表现为拒奶、少哭、反应差等非特异性症状,与其他常见的新生儿病原体如 GBS 所致败血症相似,不易诊断,确诊需靠血培养。新生儿期以

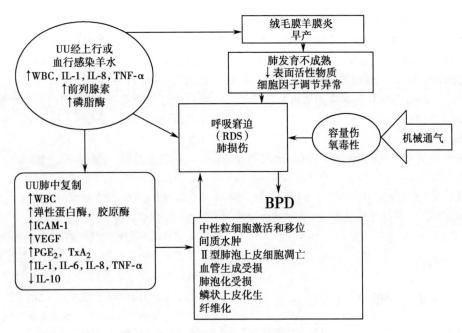

图 10-4-2　UU 引起 BPD 的可能机制

外的其他婴儿中支原体并不是血液感染的重要病原,然而在特殊的情况下应当将其纳入考虑范围。

(六) 诊断

1. **实验室检查**　新生儿 UU 感染缺乏典型临床表现,多数为亚临床型或轻型,临床诊断困难,确诊需依靠实验室检查。若患儿有呼吸窘迫、肺炎、脑膜炎或整体稳态失衡的临床或影像学证据,特别是实验室检查没有发现其他常见病原体,也没有其他明显病因存在时,应考虑 UU 感染的可能,尤其是早产儿或 VLBW 儿,进一步做有关检查以确诊。

(1) UU 培养:在无菌条件下采集标本,如各种分泌物、羊水、血或脑脊液等接种于特殊培养基(pH 6.0±0.5,含有酚红和尿素等)中,37℃孵育,观察 2~7 天,培养基由黄变红为阳性,再传代并接种于固体培养基中,孵育后用低倍镜观察,可见特征性黑褐色细小菌落,做生化反应,只分解尿素,不分解葡萄糖和精氨酸为 UU 阳性。可同时检测体外药物敏感性,为临床合理用药提供依据。

(2) 血清免疫学实验

1) 代谢抑制实验:将 UU 抗原标本接种在一个含有特异性抗体和酚红的培养基中,若抗体与 UU 反应,则 UU 生长和代谢受到抑制,酚红不变色。有早期诊断意义。

2) 生长抑制实验:操作步骤与药敏试验纸片法相似。将沾有特异性抗体血清的纸片贴于划有 UU 的琼脂平板表面,若两者相反应则纸片周围产生的菌落受到抑制。

3) ELISA 和间接血凝试验:可测定 UU IgG 和 IgM,敏感,特异性强,新生儿测定 IgM 意义较大。孕妇可测定 IgG 和 IgM。

(3) 分子生物学实验

1) PCR:目前 PCR 对 UU 的检测时间已由 2~5 天缩短为 24 小时,特异性、敏感性好,试验周期快,且能准确的定量,对早期诊断及疗效的检测有一定临床价值[25]。

2) DNA 探针技术:敏感、特异性强,但操作复杂,尚不易推广。

2. **诊断要点**　①孕妇有生殖道 UU 寄居,有绒毛膜羊膜炎、胎膜早破、或曾有死胎、死产、流产或不易受孕史等;②胎盘、羊水、新生儿各种黏膜表面如咽、眼结膜、外耳道、阴道、脐部、胃液等培养 UU 阳性;③气管分泌物、脑脊液、血培养 UU 阳性;④血清特异性抗体(IgM)升高;⑤PCR 检测阳性。

结合临床表现,①、②提示可疑有 UU 感染,③、④、⑤中具备任何一项提示有 UU 感染。死亡病例肺组织、血液、脑脊液、胸水培养 UU 阳性也可确诊。

(七) 治疗

新生儿的 UU 感染多为亚临床型或轻型,有一定自限性,或仅为寄居状态。仅在各黏膜部位检出 UU 而无临床症状者,不一定需要药物治疗,但需密切观察。

国内报道 UU 对各种抗生素的耐药情况由高到低依次为环丙沙星、氧氟沙星、红霉素、克拉霉素、阿奇霉素、四环素、强力霉素、原始霉素、交沙霉素。新生儿 UU 感染治疗应选用大环内酯类抗生素,首选红霉素,多数 UU 对红霉素敏感。剂量为 25~40mg/(kg·d)分 3~4 次口服或静脉给药,呼吸道感染疗程 7~14 天。红霉素不易透过血脑屏障,对 CNS 感染效果较差,但多数报道认为有效,必须静脉用药,疗程至少 10~14 天,需根据临床和脑脊液检查调整用药时间。副作用有血栓性静脉炎、可能的心肝毒性、肥厚性幽门狭窄等,但发生几率很小。还应注意与氨茶碱或咖啡因同时用药时,可能增加两者的副作用。对红霉素耐药者可改用罗红霉素、阿奇霉素治疗。

阿奇霉素可抑制早产儿支气管分泌细胞的炎性介质

NF-κB 活性,减少 IL-6、IL-8 的合成,从而改变激素活性,减轻肺部炎症,预防早产儿 BPD 发生,但还需要更多的研究证实。高剂量的肺泡表面活性物质可能对 UU 介导 TNF-α 的表达有抑制作用。激素可下调炎症前细胞因子的产生、缓解 CLD 的发生,对高危 CLD 人群应用激素和重组 IL-10,有可能减缓 CLD 的发生[25]。

(八) 预防

有研究资料显示,早产儿出生后预防性使用红霉素并不能减少疾病的发生及减轻其严重度,也不能有效减少和清除 UU 在呼吸道内的定植。生殖道 UU 寄居的孕妇,用红霉素治疗可能减少不良妊娠结局和新生儿感染的发生率,但妊娠使用抗生素并不能消除宫内羊水感染[25]。

(余加林)

六、百 日 咳

百日咳(whooping cough,pertussis)为百日咳鲍特菌引起的严重威胁儿童健康的急性呼吸道传染病。近年来全球百日咳发病率有上升趋势,美国 2014 年报道 6 个月以下婴儿百日咳的发病率为 151/10 万,7 例死亡病例均发生在 3 个月以下婴儿。近 30 年来,由于疫苗接种,我国百日咳的发病率和病死率已大大减少,但根据中国疾病预防控制中心(CDC)传染病报表统计 2013 年上报百日咳 1712 例,2014 年上升到 3408 例,有上升趋势。百日咳的传播模式也由过去的儿童 - 儿童传播模式转变为成人 / 青少年 - 新生儿 / 儿童为主模式。新生儿百日咳临床表现常不典型,发病早期难以识别,容易误诊和漏诊,导致严重的并发症甚至死亡,应引起重视。

(一) 病原学

百日咳杆菌为革兰染色阴性的球杆菌,无芽孢,无鞭毛,长 1.0~1.5μm,宽 0.3~0.5μm,有夹膜有嗜血性。依其菌落形态、毒力、侵袭力的不同分为 Ⅰ、Ⅱ、Ⅲ、Ⅳ 四相。具有感染力的百日咳杆菌是有夹膜的 Ⅰ 相菌。百日咳鲍特氏菌的主要抗原有凝集素、血凝素和毒素。百日咳杆菌有严格寄生性,对外界抵抗力差,不能耐受干燥,56℃ 30 分钟日光照射 1 小时,或加热 60℃ 15 分钟,或干燥 3~5 小时可致死。对紫外线和常用化学消毒剂也均敏感[29]。

(二) 流行病学

1. **传染原**　百日咳患者是唯一的传染源,从发病前 1~2 天到病程 6 周内均有传染性。国外研究显示,百日咳的传染源,76%~83% 来源于患儿的家庭成员,其中 55% 来源于父母,母亲为传染源占 32%,未被诊断的父母慢性咳嗽患者为新生儿百日咳的重要传染源[30]。

2. **传播途径**　空气飞沫传播,易感者吸入带菌的飞沫后而被感染。

3. **易感人群**　人群对百日咳普遍易感。若无针对百日咳的保护性抗体与前驱期患者密切接触者感染率可高达

90%。新生儿的百日咳保护性抗体主要来自于母体,研究显示,75% 的婴儿出生时体内百日咳抗体水平低于保护性抗体水平[31]。目前国外百日咳疫苗接种为出生后 6 周,国内为出生后 3 月龄,由于婴儿抗体丢失的时间早于主动免疫接种前,这就造成 3 个月以内小婴儿包括新生儿发病率增加,成为百日咳的最易感人群,尤其是早产和低出生体重的婴儿。

4. **发病情况**　无明显季节性,多见于冬春及夏秋之交。潜伏期 2~21 天,一般为 7~10 天。已有新生儿病房发生住院患儿百日咳交叉传播的报道。

(三) 发病机制

百日咳杆菌侵入患儿呼吸道后先附着在喉、气管、细支气管等呼吸道黏膜上皮细胞的纤毛上繁殖并释放毒素,导致纤毛柱状上皮细胞变性,增殖的细菌及产生的毒素使上皮细胞纤毛麻痹。上皮细胞的蛋白合成降低,使呼吸道产生的分泌物排除障碍,分泌物刺激呼吸道末梢神经通过咳嗽中枢引起痉挛性咳嗽。分泌物排除不净可导致不同程度的呼吸道梗阻,引起肺不张、肺气肿、感染等。连续痉咳还可引起眼结膜出血甚至颅内出血,也可使脑部缺氧、充血、水肿并发百日咳脑病和惊厥。

(四) 临床表现

典型的儿童期百日咳病程一般分为前驱期、痉咳期和恢复期,自然病程一般持续 6~10 周。儿童患者起病至痉咳出现一般为 7~10 天,而新生儿患者前驱期一般较短,后两期较长,临床症状分期不明显,特别是早期症状往往不典型,特别容易漏诊。新生儿百日咳常见的临床表现为恶心、喘憋、阵发性青紫、心动过缓、呼吸暂停和咳嗽后呕吐,典型的阵发性痉挛性咳嗽在新生儿并不多见。听诊肺部可有干湿啰音或无异常,部分患儿表现为成长发育迟缓[32-33]。

新生儿特别是早产儿容易出现并发症,常见并发症为:①肺炎:最常见,继发感染引起,会增加新生儿百日咳的死亡危险度;②惊厥或百日咳脑病:出现惊厥、昏迷、呼吸衰竭,可短期内发生死亡。还可出现硬膜下出血和严重的肺动脉高压[34]。

(五) 实验室检查及其他辅助检查

1. **血常规检查**　发病第一周末白细胞总数和淋巴细胞分类开始增高,至痉挛期达高峰,白细胞总数常达 (20~40)×10⁹/L,淋巴细胞为主,一般 >60%,多为成熟的小淋巴细胞,继发感染者中性粒细胞可增高。白细胞总数和淋巴细胞数的升高与疾病的严重程度呈正相关,类白血病反应在百日咳中也常见,白细胞总数可达 50×10⁹/L,通过外周血涂片中幼稚细胞检查可初步与白血病相鉴别。

2. **病原学检查**

(1) 细菌培养:患儿痰或鼻咽喉部分泌物百日咳杆菌培养阳性仍然是诊断的金标准。发病第一周阳性率可达 90% 左右,培养最佳采标本时间是咳嗽开始后的 2~4 周内,以后培养阳性率逐渐下降。由于细菌培养的敏感性较低、

（2）直接荧光抗体检测：用鼻咽拭子分泌物涂片或鼻腔黏膜压片，以荧光抗体染色检测特异抗原，可早期诊断但容易出现假阳性。

（3）血清学检查：对于新生儿而言，百日咳血清学检测阳性率低，结果易受母亲胎传抗体的影响，故不作为新生儿百日咳早期诊断的方法。疾病后期 DNA 载量下降，PCR 的阳性率下降，血清学检测则成为明确诊断的重要方法。可留取急性期和恢复期双份血清，检测特异性 IgG 抗体，若恢复期较急性期呈 4 倍或以上增高，有助于发病晚期的诊断。

（4）分子生物学检测：目前常用 PCR 检测呼吸道分泌物中百日咳杆菌 DNA，具有快速、敏感、特异性高的诊断价值，已逐步取代细菌培养和直接荧光抗体检测，成为临床最常用的早期诊断方法。PCR 检测标本采集时间为咳嗽开始后 4 周内，4 周后因 DNA 检测的敏感性下降，可出现假阴性结果。标本污染可能是 PCR 检测假阳性的常见原因，因此应用标准的鼻咽拭子取样有助于提高特异性。国外研究认为应用 Real-time PCR 技术可提高检查的敏感性[34]。

几种检验方法比较见表 10-4-1。

3. **影像学检查**　胸部 X 线检查可见肺部病变包括实变、渗出、肺气肿、肺不张等，无特殊临床鉴别意义。头颅超声和必要时 MRI 检查可协助诊断硬膜下出血及脑病，心脏超声检查协助诊断肺动脉高压，并排除先天性心脏病。

（六）诊断与鉴别诊断

1. **诊断**

（1）流行病学资料：当地有百日咳流行，有本病接触史，特别是家庭成员中密切接触者近期有慢性咳嗽史，必要时对其有症状接触者进行病原检测。

（2）临床特点：新生儿临床表现可不典型，新生儿后期出现的阵发性青紫、呼吸暂停、慢性咳嗽等常规治疗效果不佳，应考虑本病可能。

（3）实验室检查：患儿白细胞总数和淋巴细胞分类增高有助于诊断，痰或咽喉部分泌物百日咳杆菌培养阳性；从呼吸道分泌物中行百日咳杆菌基因组序列 PCR 检测阳性；恢复期血清特异性抗体较急性期呈 4 倍或以上增高，均可确诊。

2. **鉴别诊断**　主要与腺病毒、呼吸道合胞病毒、沙眼衣原体等特殊病原引起的支气管炎、肺炎相鉴别，依据病原学或血清学检查进行鉴别。

（七）治疗

1. **一般治疗**　应按呼吸道传染病隔离，避免引起院内交叉感染，保持室内安静、温度适宜、空气新鲜，避免易引起发作的刺激因素，呛奶严重难以经口喂养的新生儿，给予肠道外静脉营养。阵咳重者可适当给以镇静药，如苯巴比妥每次 5mg/kg。痰液黏稠者可雾化吸入。抽搐可用苯巴比妥钠及安定对症治疗，考虑脑水肿时应及时脱水治疗。

2. **抗生素治疗**　卡他期应用抗生素能减轻甚至不发生痉咳，痉挛期应用不能缩短疾病临床过程，但能减轻疾病程度及并发症的发生。另外，抗生素治疗还能清除患儿体内百日咳杆菌，预防疾病传播。国内红霉素为首选，30~50mg/(kg·d)，新生儿一般静脉滴注，连用 14 天为一疗程。由于红霉素比阿奇霉素引起婴儿肥厚性幽门狭窄的几率高等原因，美国 CDC 和 AAP 推荐新生儿百日咳首选阿奇霉素，10mg/(kg·d)，一天 1 次，口服或静脉注射，5 天为一疗程；但所有接受治疗的新生儿在治疗完成后一个月内应随访，观察是否发生肥厚性幽门狭窄。

3. **并发症治疗**　合并下呼吸道感染时给予相应抗生素治疗，百日咳免疫球蛋白可用于脑病患儿，也可使痉咳减轻，剂量：每次 15ml/kg，静脉注射，72 小时内见效。国外有研究认为对于血白细胞计数 >30×10⁹/L，心率 >170 次/min，呼吸 >70 次/min 的严重百日咳患儿可进行换血治疗，以减少血液中极度升高的白细胞并防止血栓形成。

（八）预防

由于新生儿免疫系统不成熟，感染百日咳后较儿童和成人更易引起严重的并发症甚至发生死亡，因此针对新生儿的预防应更加积极。

1. **隔离**　对确诊或疑似新生儿患者应进行呼吸道隔离，避免在新生儿病房发生交叉感染。确诊患儿隔离期自发病起 30 天或痉咳开始 21 天。疑似患儿进行抗生素规范治疗后若排除诊断方可解除隔离。

2. **密切接触人群的疫苗接种**　在婴儿期接种疫苗后一般能获数年免疫力，但无论全程免疫还是自然免疫，均不能提供终生免疫。因此对医护人员和新生儿家庭成员及密切接触者进行百日咳疫苗强化接种日益引起医学界关注，因为这些人群最可能是新生儿发生疾病的重要或唯一传染源，目前国外多数观点认为对此类人群强化接种百日咳疫苗是目前预防新生儿百日咳发生的最有效手段之一。美国 CDC 推荐既往未接种疫苗或疫苗已过保护期的医护人员

表 10-4-1　百日咳实验室诊断方法比较[35]

	敏感度（%）	特异度（%）	样本	最优取样时间
细菌培养	7~84	63~100	鼻咽拭子或分泌物	起病后 2 周内
PCR	21~94	85~98	鼻咽拭子或分泌物	起病后 4 周内
血清学	65~92	89~99	血清	起病后 2~8 周内
直接荧光法	30~52	30~98	鼻咽拭子或分泌物	临床应用很少

应该接种 1 剂百日咳疫苗，WHO 也建议对于从事母婴相关工作的医护人员若既往未接种百日咳疫苗应当补种。有研究也发现，对 NICU 医护人员进行百日咳疫苗加强接种可明显减少该 NICU 入住的新生儿的百日咳发生率。尽管对此类人群强化疫苗的剂量、间隔时间等问题各国还未达成共识，但应该引起我国疫苗部门的重视，尽快制定适合我们国情的相关预防措施。目前针对新生儿出生后即进行百日咳疫苗接种的相关研究还在进行中。

3. 母亲孕期的预防　父母是新生儿百日咳病例的主要传染源，特别是母亲若患百日咳后新生儿感染的机会更高。2011 美国免疫实施咨询委员会建议，无百日咳免疫史的孕妇最好在怀孕≥20 周时接种 1 剂破伤风类毒素、降低抗原含量的白喉类毒素和无细胞百日咳联合疫苗（Tetanus Toxoid, Reduced Diphtheria Toxoid and Acellular Pertussis Combined Vaccine, Tdap）。孕妇单纯接种百日咳疫苗的最佳时机是孕 30~32 周，经胎盘传给胎儿的百日咳抗体一般在新生儿出生后 6 周下降 50%，2~6 个月后基本检测不到抗体。孕妇在妊娠期间接种 Tdap 可提高其体内抗体水平，抗体通过胎盘或母乳进入胎儿和新生儿体内，为婴儿在达到接种疫苗的月龄前提供针对百日咳的保护，也在分娩期间预防母亲发病，间接降低母亲感染百日咳并传染给婴幼儿的风险。2012 年美国疫苗接种专家咨询委员会建议孕妇每次妊娠都应接种 Tdap。如对未接种疫苗的孕妇（产前或产后），以及新生儿的密切接触者（包括其他家庭成员、卫生保健人员等）接种百日咳疫苗，可有效预防新生儿百日咳[36]。同时，成人和青少年也应接受百日咳加强免疫，能有效阻断百日咳从成人青少年向婴幼儿的传播。

（张雪峰）

参考文献

1. Gomez GB, Kamb ML, Newman LM, et al. Untreated maternal syphilis and adverse outcomes of pregnancy: a systematic review and meta-analysis. Bull World Health Organ, 2013, 3: 217-226.

2. 樊尚荣, 张甜甜. 妊娠合并梅毒的处理. 中华围产医学杂志, 2015, 11: 808-811.

3. Lin LR, Tong ML, Fu ZG, et al. Evaluation of a colloidal gold immunochromatography assay in the detection of Treponema pallidum specific IgM antibody in syphilis serofast reaction patients: a serologic marker for the relapse and infection of syphilis. Diagn Microbiol Infect Dis, 2011, 1: 10-16.

4. De Santis M, De Luca C, Mappa I, et al. Syphilis infection during pregnancy: fetal risks and clinical management. J Infect Dis Obstet Gynecol, 2012, 5: 585-589.

5. 樊尚荣. 中华医学会妇产科学分会感染性疾病协助组. 妊娠合并梅毒的诊断处理专家共识. 中华妇产科杂志, 2012, 39(6): 430-431.

6. Workowski KA, Berman S. Centers for Disease Control and Prevention (CDC). Sexually transmitted diseases treatment guidelines, 2010. MMWR Recomm Rep, 2010, 59 (RR-12): 1-110.

7. 林康明, 余海飘, 卢贵基, 等. 新生儿先天性疟疾合并严重血小板减少 1 例. 中国血吸虫病防治杂志, 2015, 4: 444-445.

8. 林康明, 余海飘, 黄亚铭, 等. 广西壮族自治区输入性先天性疟疾 1 例. 中华传染病杂志, 2015, 5: 306-307.

9. Kumar R, Kumar K. Congenital malaria with atypical presentation in a preterm neonate. J Clin Neonatol, 2013, 3: 138-139.

10. 陶莉, 夏惠. 妊娠期胎盘疟疾的研究进展. 热带病与寄生虫学, 2015, 2: 116-119.

11. Singh J, Soni D, Mishra D, et al. Placental and neonatal outcome in maternal malaria. Indian Pediatr, 2014, 4: 285-288.

12. 徐军, 孙新. 疟疾实验室诊断方法的新进展. 热带病与寄生虫学, 2010, 1: 50-53.

13. 傅宏义, 贾立华, 张梅, 等. 2012 年版国家基本药物手册. 北京: 中国医药科技出版社, 2014: 39-42.

14. Flegr J, Prandota J, Sovickova M, et al. Toxoplasmosis-a global threat, Correlation of latent toxoplasmosis with specific diaease burden in a set of 88 countries. Plos One, 2014, 3: e90203.

15. 汤泓, 马杏宝. 育龄妇女弓形虫感染危险因素及其干预措施的探讨. 中国热带医学, 2010, 1: 43-44.

16. 刘俊, 杨柳, 何杨, 等. 重庆地区妊娠妇女 TORCH 感染的调查研究. 中华医院感染学杂志, 2015, 22: 5250-5252.

17. 李倩, 张莉, 李海龙. 非人灵长类弓形虫病研究进展. 中国人兽共患病学报, 2014, 5: 516-520.

18. 张斗星, 沈继龙. 弓形虫病实验诊断方法应用进展. 热带病与寄生虫学, 2010, 1: 119-123.

19. 周乙华, 胡娅莉. 重视围产感染的合理诊治和预防. 中华围产医学杂志, 2015, 11: 801-804.

20. Rudolph CD, Rudolph AM, Lister GE, et al. Rudolph's Pediatrics. 22nd ed. New York: McGraw-Hill, 2011: 928-929, 1033-1034.

21. 张建华. 衣原体肺炎流行病学特征. 实用儿科临床杂志, 2009, 16: 1217-1219.

22. 赵乐然, 陈丽. 婴幼儿的沙眼衣原体感染. 中国医学文摘·皮肤科学, 2016, 3: 305-315.

23. 邓春, 李晓文, 余加林, 等. 缺口连接酶联反应对小婴儿沙眼衣原体肺炎的诊断价值. 实用儿科临床杂志, 2009, 4: 253-256.

24. 杨俊娟, 郭华峰. 孕期沙眼衣原体感染筛查与干预对母婴结局影响的临床分析. 医药论坛杂志, 2016, 2: 15-17.

25. 贺月秋,陈惠金. 解脲支原体感染与围产期疾病的关系研究进展. 实用儿科临床杂志,2010,10:773-776.

26. Berger A,WittA,Haiden N,et al.Intrauterine infection with ureaplasm aspecies is associated with adverse neummotor outcome at 1 and 2 years adjusted age in preterm infants.J Perinat Med,2009,37(1):72 -78.

27. Chang-tai Z,Zhong-yi H,Chun-lei D,et al. Investigation of Ureaplasma urealyticum biovars and their relationship with antimicrobial resistance.Indian J Med Microbiol,2011,29(3):288-292.

28. 黄珺,张钧,宋铁军,等. 解脲支原体的致病性研究进展. 浙江大学学报(医学版),2013,4:464-471.

29. 江载芳,申昆玲,沈颖. 诸福棠实用儿科学. 第 8 版. 北京:人民卫生出版社,2015:1015-1017.

30. Elumogo TN,Booth D,Enoch DA,et al. Bordetella pertussisin a neonatal intensive care unit:identification of the mother as the likely source. J Hosp Infect,2012,82(2):133-135.

31. Shakib JH,Ralston S,Raissy HH,et al. Pertussis antibodies inpostpartum women and their newborns. J Perinatol,2010,30(2):93-97.

32. 罗洁,王慧欣,袁林,等. 新生儿百日咳临床特点和致病菌耐药性分析. 中国当代儿科杂志,2014,16(10):975-978.

33. 许美,邓继岿. 新生儿百日咳 17 例临床分析. 临床儿科杂志,2016,34(9):667-669.

34. Berti E,Venturini E,Galli L,et al. Management and prevention of pertussis infection in neonates. Expert Rev Anti Infect Ther,2014,12(12):1-17.

35. Salim AM,Liang Y,Kilgore PE. Protecting Newborns Against Pertussis:Treatment and Prevention Strategies。Pediatr Drugs,2015,17:425-441.

36. Centers for Disease Control and Prevention. Updated recommendations for use of tetanus toxoid,reduced diphtheria toxoid,and acellular pertussis vaccine (Tdap) in pregnant women—Advisory Committee on Immunization Practices (ACIP),2012. MMWR Morb Mortal Wkly Rep,2013,62(7):131-135.

第 5 节　母婴同室及新生儿病室消毒隔离

胎儿在母体内生活在恒温的无菌环境中,得到母体的保护。出生后生活环境骤然发生变化,新生儿从无菌环境进入外界环境,无论空气中或周围物体上都存在大量微生物,包括致病的和非致病的。近年来,随着新生儿救治水平的提高,早产儿、LBW 儿存活率也在不断提高,加上有创呼吸机的使用及各种有创操作的增多,医院内感染发生率也有所增加。由于新生儿许多器官的功能尚未完全成熟,加之免疫力低抵抗力差,如消毒隔离不严,势必增加感染的机会,甚至造成新生儿病房院内感染爆发流行。因此,特别需要健全的消毒隔离制度,其主要内容应该针对工作人员、母婴同室、新生儿科病房、新生儿和医疗器械等几个方面。

(一) 工作人员

工作人员是防止交叉感染各个相互依赖因素中最重要的一环。所有在新生儿室及病室工作的人员必须无可传染的感染性疾病。医院应建立健康检查、限制接触、保存工作人员的健康检查记录和疾病报告制度。

工作人员至少每年健康检查 1 次,凡有呼吸道、胃肠道、皮肤黏膜、肝脏或其他可传染的感染性疾病者,均不能在母婴同室、新生儿病室、产房工作。工作人员患传染病应主动向科室领导报告,暂时调离,待康复后再返回科室。当怀疑有感染时,应根据情况作鼻咽拭子培养、粪便培养或有关检查,如发现患者或病原体携带者,应暂时调离新生儿区,直至连续 2 次培养阴性为止。

禁止在 NICU 戴假指甲、涂指甲、戴戒指、手表和手镯。提倡上班前洗澡,常剪指甲。入室前应穿工作服,最好穿短袖洗手衣,戴工作帽,换专用鞋。手的消毒是消毒隔离措施中的关键措施,严格手卫生是控制 NICU 中感染最有效的办法[1]。所有人员在进入母婴同室及病室之前,均需采用“六步洗手法”洗手(图 10-5-1),再用一次性消毒手巾纸擦干或用电动烤手器烤干。然后更衣(最好是高压消毒的短袖洗手衣)入室。

洗手与手卫生消毒遵循一接触一洗手原则,手部有血液或其他体液等肉眼可见的污染时,应用皂液和流动水洗手;手部没有可见污染时,可使用速干手消毒剂消毒双手代替洗手[2]。当接触患儿前、后,清洁操作前、接触体液后、接触病人物品后、同一患者由污染到清洁、穿脱隔离衣前后、脱手套后、处理药物或配餐前等均要进行洗手[3],接触血液、体液、分泌物、排泄物等操作时,应当戴手套,操作结束后立即脱掉手套并洗手。紧急情况下可采用免洗手消毒液(氯己定乙醇)消毒双手。

洗手消毒剂的选择,应具备以下特点:能杀灭致病微生物,无颜色污染,对皮肤无刺激,不致敏,并有持久的局部作用。常用手消毒剂:①含醇类或醋酸氯己定复配的手部抗菌消毒液;②有效碘含量为 5000mg/L 的碘伏溶液;③75%乙醇溶液或 70% 异丙醇溶液;④卫生行政部门批准用于手消毒的其他消毒剂[3]。国内常用氯己定乙醇溶液。手消毒的要求标准以细菌总数≤5cfu/cm²,不得检出沙门菌、大肠埃希菌、溶血性链球菌、金黄色葡萄球菌为消毒合格[3]。

为保证洗手制度的落实,一是要配置完善的洗手设施,如感应式水龙头、感应式洗手液、擦手毛巾或擦手纸、速干手消毒剂,每个床单位 6 米内应有一个非手动的洗手池,每个洗手池离最近的床单位应大于 0.9 米[4];二是要培训和使用洗手指南,让每一位工作人员都掌握洗手指征和洗

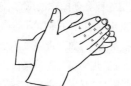 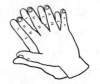

1. 掌心对掌心搓擦　　2. 手指交错掌心对手背搓擦　　3. 手指交错掌心对掌心搓擦

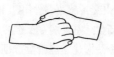 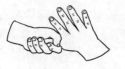 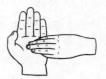

4. 两手互握互搓指背　　5. 拇指在掌中转动搓擦　　6. 指尖在掌心中摩擦

图 10-5-1 "六步洗手法"洗手

手方法;三是要定期监督和检查洗手情况,把洗手结果作为医疗护理质量考核的重要内容之一,提高手卫生的依从性。过去均采用直接观察法监测手卫生的实施,近年来,电子检测手段也逐渐被应用[5]。

治疗操作时须戴消毒口罩,并覆盖住整个口鼻。如作有创操作(腰椎穿刺、脐血管插管、PICC 穿刺置管等),还应戴手术帽,穿手术衣。

工作人员离开新生儿病房到院内其他地方(如实验室、放射科、药房等),应加穿长袖白大衣,换下专用鞋,回室时在洗手间脱下白大衣,换专用鞋,重新洗刷消毒双手再入室。

工作人员应自觉遵守消毒隔离制度,牢记"交叉感染像链条,每个环节都重要,一个环节不注意,整个链条成废料"的座右铭,经常检查,互相督促。

(二)母婴同室和新生儿病室

新生儿病室在建筑布局方面,要求设相应的隔离区域,包括限制区、半限制区和非限制区或污染区。新生儿重症监护室、隔离室、配奶室、沐浴室、治疗室等,相对独立,便于管理。

室内应尽量保持安静,光线不宜太强,尤其是早产儿病房。主要洁净与消毒措施有自然通风、局部净化和层流洁净技术[6]。①自然通风:凡能够开窗通风的环境要在保暖的前提下,保持良好的通风,每日定时开窗通风,每日通风不少于 2 次,每次 15~30 分钟,保持室内空气清新,室温保持相对恒定,足月儿室 22~24℃,早产儿室 24~26℃;②局部净化技术:1 个 20~30m² 的房间用一台大型消毒器消毒 30 分钟后可达国家卫生标准。亦可用循环风紫外线空气消毒器,开机 30 分钟后可达要求,以后每隔 15 分钟开机 1 次,消毒 15 分钟,反复多次直到预定时间。无论何种消毒器其循环风量(m³/h)必须是房间体积的 8 倍以上。以上两种消毒器均可用于有人在房间内时的空气消毒,对人无毒无害。有人房间不推荐使用臭氧消毒器和化学喷雾消毒。③层流洁净技术:有条件的医院,可采用层流装置对入室空气进行加温、湿化、过滤,保持恒温恒湿,并维持室内正压状态。

病区每日的清洁工作应按以下次序进行:母婴同室、病室 - 附属区 - 附近门厅、走廊。科室内应划分清洁区(治疗室、办公室、洗手更衣室、值班室、洗澡间、哺乳间、配奶间)和污染区(污物间、厕所、走廊等),清洁区与污染区的清洁用具要分开。进出清洁区必须更衣换鞋。

地面清洁最好用湿吸尘器,或用清水洗净的拖把擦洗,避免地下灰尘飞扬到空气中。然后用 0.5% 三氯异氰尿酸(trichloroisocyanuric acid)溶液拖洗,每日 2 次。门、门把手、窗、窗台、墙壁、桌椅、台面先用清水抹布擦净,再用 0.5% 三氯异氰尿酸溶液擦抹。病区每周大扫除 1 次,大扫除前后各作空气培养 1 次,以检查效果,以无致病菌和非致病菌总数≤200cfu/m³ 为合格。

病房中的床间距应大于 1m,母婴同室中新生儿的床可置于母亲床侧。新生儿病房尽量减少物品摆放,物品的摆放按照无菌、清洁、污染有序分开。为防止交叉感染,有些医院改用一次性消毒巾擦拭。如新生儿床、暖箱内睡有新生儿,擦抹外壳即可,但至少每周应换 1 次清洁消毒过的床、箱。遇有污渍(糖水、奶液、尿液),应随时擦净。蓝光箱和暖箱应当每日清洁并更换湿化液。同一患儿长期连续使用暖箱和蓝光箱时,每周消毒一次,用后终末消毒。用过的暖箱清洁消毒时,应卸下一切可卸部件,用 500mg/L 含氯消毒液仔细擦拭,10 分钟后用灭菌注射用水擦拭干净。光疗箱的风扇应取下擦净,浸入杀菌液中消毒。空气过滤器不必每次卸下,但应按照暖箱设计要求按时更换,收治感染性疾病患儿后,予消毒灭菌后使用。垫子可用高温或气体消毒,如垫套破损,应及时更换,以免影响消毒效果。暖箱的侧壁圆窗及窗袖布是污染最多之处,窗口袖布应每天更换或用清洁消毒液擦净。暖箱中的水箱应采用蒸馏水或冷开水,并每天更换一次,以避免水生菌的繁殖和感染。如室内湿度足够,水槽也可不充水。备用的暖箱水槽不加水,保持干燥,待使用时再充水。各种物体表面的消毒效果以细菌总数≤5cfu/cm²,并未检出致病菌为合格。

新生儿衣物,应严格清洁消毒。新生儿用的衣服、包被、小毛巾应柔软清洁,一人一套,不得共用或挪用。床单、衬衣、小毛巾、包被每日晨浴后更换。洗澡室更衣台和磅秤的垫单每日更换 1 次。清洁衣物如误坠地即作污染论。换下的被服打包送至洗衣房清洗消毒;经洗衣房处理后送回的布类物品放置清洁衣物消毒柜内进行消毒处理一小时后再使用。隔离患儿使用后的布类物品,经预处理后再打包送至洗衣房进行清洗消毒。尿布目前均使用一次性纸尿裤,在晨浴后和每次排便后均应更换。污物、棉签、棉球、纱布块等医疗废物入黄色塑料袋中,封口贴标,由专职人员及时收集运至暂存点。收集脏污的衣物、床单和尿布的桶、袋,应加盖、封口,每12 小时送洗衣房 1 次。医疗废物桶也应每 12 小时运走 1 次。

洗衣房的清洁消毒工作如洗涤、蒸煮、打包、运送等,应由医务科、医师、护士、洗衣工人共同商讨制订出合理的切实可行的制度。新生儿的衣被床单应与医院其他科室物品分开洗涤消毒,母婴同室和新生儿病室的物品也应分开。病室用品应高压消毒。母婴同室中正常新生儿的衣、被、床单清洁消毒后,如多次培养阴性,不一定需高压消毒。洗衣房每次输送的清洁用品应够 24 小时之用,用清洁消毒过的闭式装运箱或塑料袋运送到母婴同室及病室,分别储于母婴同室及病室清洁区的消毒柜内备用。衣物消毒以未检出致病菌为合格。

新生儿的食具如使用后的奶瓶、奶嘴一用一洗一消毒;盛放奶瓶、奶嘴的容器、保存奶制品的冰箱每日清洁与消毒[7],可采用煮沸消毒、蒸气消毒、远红外线消毒箱或自动冲洗消毒洗碗机、电消毒柜等方法消毒。奶瓶、奶头也可用一次性,复用性食具也可送消毒供应中心高压灭菌后使用。消毒效果以细菌总数≤5cfu/cm^2、未检出大肠埃希菌和致病菌以及 HBsAg 阴性为合格。

母婴同室可以保证母乳喂养,提高婴儿免疫力,主要供早产儿出院前的过渡。室内应尽量减少陪床人员,严格隔离各种感染病人。室内禁止吸烟,不能带任何有污染可能的物品入室。母亲应注意室内及个人清洁卫生,常剪指甲,最好能每日洗澡,必须每日更衣,每次哺乳或吸乳前应洗手和清洁乳房,保持母乳收集过程的清洁卫生。有条件的医院可开展家庭式护理,鼓励母亲进入 NICU 进行亲哺母乳。被套、床单、枕套每周更换 1 次,脏污后应随时更换。医护人员应向婴儿父母做好卫生宣教。

(三)新生儿清洁

新生儿皮肤黏膜薄嫩,易于破损,增加感染的机会。皮肤的分泌物以及日龄较大新生儿皮肤上的正常菌群,均有抵抗致病菌入侵的作用。出生时由于缺乏皮肤正常菌群,加之脐部创面潮湿,残留血渍,是细菌良好的培养基,容易遭受致病菌的入侵,故正确的皮肤护理十分重要。由于早产儿、足月儿其皮肤成熟度不一样,新生儿的皮肤护理应个性化[8]。初生的新生儿尤其是早产儿为避免低体温,应延迟洗澡时间至患儿情况稳定[9]。

新生儿沐浴台和沐浴池需使用有效氯 500mg/L(active chlorine)溶液擦净。每日晨间在自来水管下用流动的温水

洗澡,除皱褶处的胎脂外,其他部位的胎脂不必完全清除,有证据表明胎脂具有保护作用,也有人认为无保护作用,但无任何证据表明它有害,胎脂使皮肤表面早期酸化,可促进正常菌群的定植[10]。

新生儿娩出断脐后,最好用脐带夹,残端用 5%~10% 碘酒烧灼。晨间护理用碘酊和 75% 乙醇处理,也可用 5000mg/L 有效碘的碘伏处理[3],由根部向外擦洗,保持干燥。若有经脐血管插管的患儿,则每 4 小时用含有酒精的碘消毒液由插管处向周围和脐根部进行表面擦洗。新生儿口腔黏膜柔嫩,口腔如有胎粪、母血,可用棉签或用镊子夹消毒棉球蘸生理盐水轻轻擦净,勿用纱布擦。

晨浴时用消毒棉球擦净眼部分泌物和水滴,用消毒棉签擦净耳、鼻分泌物和水滴。每日用 0.25% 氯霉素眼药水滴眼 2 次,如眼分泌物多,可每日滴 4 次,并加用红霉素或四环素眼膏。口腔如有鹅口疮,可涂以制霉菌素。

晨浴时或每次排便后均应作臀部清洁,擦洗应由前向后,以免肛周污物污染尿道口。清洗完后可自然晾干或使用毛巾、棉球擦干,并换上一次性的纸尿裤。

晨浴和换纸尿裤时,应注意观察颈周、耳后、腋下、腹股沟等皮肤皱褶处和臀部有无破损、脓点、红疹、脐部有无红肿、脓液,并及时处理。

最好的新生儿皮肤护理方法,是尽量减少操作,故推荐"干性皮肤护理"。其理由如下:①可减少新生儿热量的损失;②减少皮肤损伤;③避免清洁消毒剂的已知或未知的副作用;④不影响有保护作用的胎脂和皮肤正常菌群;⑤省时。其方法如下:新生儿出生直到体温稳定后才开始作皮肤清洁,用消毒棉花以无菌温水浸湿,擦净头面部血渍,再擦净肛周的胎粪。也可用低碱不含药物的婴儿浴液和无菌温水洗净局部。全身其他部位的皮肤除非明显脏污,不予擦洗。以后每天仅在换纸尿裤时作臀部清洁。

新生儿在院内转运(送母亲处喂奶,外出检查等)应尽可能避免与院内其他病区或院外人员接触,不使用公共电梯。如母亲到新生儿病室喂奶,应先洗手,穿隔离衣,换鞋入室,喂奶前先清洁乳房。

在新生儿病室,应将感染患儿和非感染性疾病患儿分房或分区放置。应有带专用洗手池(盆)的隔离室,将有可能造成传染流行的感染患儿按病原体的种类或感染系统(如呼吸道、消化道等)分类隔离。

如果新生儿发生经空气传播的病毒性疾病,可以:①将其他患儿放入暖箱(反隔离);②母婴同室,让患儿与其母同住一间单人房;③将患儿转到新生儿区以外的隔离室。

检查或给感染患儿作诊疗护理操作时,应穿隔离衣,处理完毕后脱下,如用一次性纸隔离衣,用后弃去更为理想。如作专人护理,操作完后隔离衣可以不脱,但应每8~12 小时更换 1 次。

对于非无菌条件下分娩的新生儿,母亲破膜 18 小时以上,或怀疑母亲有宫内感染的新生儿,均应放在新生儿区的

观察室;如母早破膜 18 小时以上,并有明确的宫内感染证据或新生儿有感染表现者,应采集新生儿血标本(必要时加采脑脊液标本)作培养,并作咽喉部、外耳道、脐带、腋下、直肠拭子和尿液培养,以及胃抽出液涂片染色找菌。高度怀疑感染的新生儿,可预防性应用抗生素 48~72 小时,如无症状出现且感染指标阴性,可以停用。

新生儿病室内应尽量不留陪护家属,并减少探视,少数特殊情况而其父母又无感染性疾病者,可让其父母更衣换鞋入室探视。

(四) 医疗器械的清洁消毒

接触患儿皮肤、黏膜的器械、器具及物品如雾化吸入器、氧气管、体温表、浴巾、浴垫、复苏囊、面罩、气管插管、吸痰管、输氧面罩、鼻罩、喉镜叶片等,应当一人一用一消毒[7],每用 1 次,即行更换。用后应彻底洗净,再高压消毒或气体消毒(环氧乙烷气体消毒柜),亦可浸入消毒液中(2% 碱性戊二醛、含有效碘 250mg/L 的碘伏消毒液)30 分钟,然后用蒸馏水冲洗 3 次,晾干备用。

人工呼吸机、持续呼吸道正压装置和吸痰器等的管道、湿化瓶、水瓶,每用于 1 个患儿更换 1 次,如同一患儿人工呼吸机、持续呼吸道正压装置的管道需长期使用,应每周更换 1 次。用后彻底洗净,消毒方法同上。湿化瓶中应加入蒸馏水,管道中的凝结水珠应排去,不要倒回湿化瓶中。

应加强湿化水的管理,可设立呼吸机湿化水专用收集桶,到指定的污洗池倾倒湿化液,在桶内盛上 1∶100 的消佳净 100ml,注明更换时间,加盖管理。倾倒湿化液操作全程带手套,以加强自身防护及交叉感染。机身外壳,每日用清水擦净再用消毒液擦 1 次。

吸痰器每次用毕,倒净负压瓶内脏水,彻底清洁消毒后再倒入 2% 来苏液或其他消毒剂备用,也可使用一次性装置。每天用 1000mg/L 含氯消毒液擦拭两次吸引架及开关,专人专用,每天更换吸引瓶及引流管,操作时注意遵守无菌操作规范。

超声雾化器每次用后应将盛水器内剩余的水倒净,连同雾化管、漏斗彻底洗净后高压消毒或气体消毒,也可浸入消毒液中消毒。如用于同一婴儿,最好每 8 小时换 1 次。雾化装置专人专用,每次用后浸入 1000mg/L 含氯消毒液中 30 分钟,清水冲洗,晾干备用。

监护仪和输液泵,每天用 500mg/L 含氯消毒液擦拭消毒两次。电缆线专人专用,电缆线进入暖箱前用 75% 酒精反复擦拭 3 分钟,每班用 75% 酒精擦拭一次。袖带专人专用,使用前后用 75% 酒精反复擦拭 3 分钟。

听诊器和其他诊断用具,每次用前应用 75% 酒精擦拭 3 分钟。

母婴同室和新生儿病室常用消毒药物见表 10-5-1。

表 10-5-1 常用消毒药物及使用方法

消毒药物	使用浓度(有效成分)	作用时间	使用方法	适用范围	注意事项
含氯消毒剂	400~700mg/L	>10 分钟	擦拭、拖地、浸泡	细菌繁殖体、结核杆菌、真菌、亲脂类病毒	对人体有刺激作用;对金属有腐蚀作用;对织物、皮草类有漂白作用;有机物污染对其杀菌效果影响很大
	2000~5000mg/L	>30 分钟	擦拭、拖地	所有细菌(含芽孢)、真菌、病毒	
二氧化氯	100~250mg/L	30 分钟	擦拭、拖地	细菌繁殖体、结核杆菌、真菌、亲脂类病毒	对金属有腐蚀作用;有机物污染对其杀菌效果影响很大
	500~1000mg/L	30 分钟	擦拭、拖地	所有细菌(含芽孢)、真菌、病毒	
过氧乙酸	1000~2000mg/L	30 分钟	擦拭	所有细菌(含芽孢)、真菌、病毒	对人体有刺激作用;对金属有腐蚀作用;对织物、皮草类有漂白作用
过氧化氢	3%	30 分钟	擦拭	所有细菌(含芽孢)、真菌、病毒	对人体有刺激作用;对金属有腐蚀作用;对织物、皮草类有漂白作用
碘伏	0.2%~0.5%	5 分钟	擦拭	除芽孢外的细菌、真菌、病毒	主要用于皮肤、黏膜、采样瓶和部分医疗器械表面消毒;对二价金属制品有腐蚀性;不能用于硅胶导尿管的消毒
醇类	70%~80%	3 分钟	擦拭、浸泡	细菌繁殖体、结核杆菌、真菌、亲脂类病毒	易燃易挥发,不宜大面积使用
季铵盐类	1000~2000mg/L	15~30 分钟	擦拭、拖地	细菌繁殖体、真菌、亲脂类病毒	不易与阴离子表面活性剂一起使用,比如:肥皂、洗衣粉
酸性氧化电位水	50~70mg/L	3~5 分钟	擦拭、拖地、浸泡、洗手	细菌繁殖体、结核杆菌、真菌、亲脂类病毒	有机物污染影响其杀菌效果;对金属有腐蚀性
消毒湿纸巾	按产品说明使用	按产品说明使用	擦拭	按病原微生物的特点选择消毒剂;按产品说明使用	日常消毒;湿巾遇污染或擦拭时无水迹应丢弃

（五）新生儿病房院内感染暴发流行的处理

新生儿作为易感人群，病原菌极易在新生儿病房传播，院内感染暴发流行复杂、高危、难预料、难控制，医院各级部门应重视这项工作，加强对新生儿感染病例的主动监测，将医院感染爆发控制在萌芽中。医院应制订新生儿病房感染在暴发流行时的处理方案和流程，以备急需。一旦发生医院感染的暴发，即 3 例以上医院感染的暴发或 5 例以上疑似医院感染暴发，医院应组织与协调有关部门开展调查，采取相应控制措施；并按照《医院感染管理办法》和《医院感染暴发报告及处置管理规范》的要求进行报告。必要时通知疾病预防控制中心，请求协助处理：

1. 立即隔离并积极救治患儿　对于已发生感染的患儿行单间隔离（有条件可置负压病房），安排专班人员进行治疗和护理，所有物品避免交叉感染；暂停收治新住院患儿直到院内感染完全控制，住院患儿能出院者尽早办理出院。对于发生院内感染的患儿应积极治疗，根据微生物监测的药敏试验选择相应的抗生素治疗。

2. 寻找并控制传染源　积极寻找传染源，从固定设施受污染和流动传染源两方面寻找，包括病房环境、层流病房的气流入出风通道、医疗设备、空气、氧气气源、暖箱、水槽、洗手池、配奶间、湿化器、电脑、鼠标等；流动传染源包括：患儿、医务人员、保洁员、外来检察人员等；进行拉网式细菌采样，根据结果寻找传染源，采取有效措施控制院内感染的暴发。

3. 切断传播途径　良好的手卫生是切断传播途径的有效措施，严格执行洗手指征，接触隔离患儿前戴一次性帽子、手套、口罩、穿隔离衣；隔离患儿所用的医疗设备进行终末消毒，并进行细菌学监测，结果阴性后方可再次使用。彻底大消毒病房所有用物和环境。

下面是几种常见病原体引起感染暴发流行时的处理要点。

1. 大肠埃希菌

（1）水平感染较多，传染途径多为工作人员的手[11]。确定引起感染流行的大肠埃希菌菌株。如从大量有症状的患儿分离出单一的大肠埃希菌菌株且提示与暴发流行有关（根据菌落特点、对抗生素敏感的类型、没有其他明显的病原体），应进一步采用随机扩增多态 DNA（RAPD）PCR 法和脉冲电场凝胶电泳（pulsed-field gel electrophoresis，PFGE）法进行菌株定型。如无条件，可请求疾病预防控制中心给予协助。

（2）由于无症状带菌者与流行持续不断有关，应取所有新生儿和所有工作人员的粪便或肛拭子作培养。应用荧光抗体技术，可迅速确定带菌者。

（3）立即停止收纳新入院者和减少婴儿室及新生儿病室的人数。

（4）所有排泄流行的大肠埃希菌菌株的新生儿均须服用抗生素，可选用阿莫西林 - 克拉维酸钾口服，共用 5 日。

如需继续住院，应用至大便培养阴性为止。流行期可考虑给所有住院新生儿预防性服药。

（5）工作人员如大便培养阳性，应暂时调离新生儿区，直到培养转阴为止。

（6）室内器械装备如疑有污染，应取标本作培养。

（7）调查新近出院的新生儿，凡有症状者应作检查、取标本培养和治疗。

（8）严格遵守抗菌和无菌技术，特别强调洗手。接触感染患儿和污染物品时，戴一次性手套。

（9）所有新生儿出院后，彻底打扫消毒房间及室内装备。

（10）新生儿室重新开放后，仍应继续定期采集新生儿、工作人员、室内装备的标本作培养，直到肯定流行已经结束。

2. 鼠伤寒杆菌

（1）可参照大肠埃希菌感染暴发流行的处理。

（2）防治用药可选用阿莫西林 - 克拉维酸钾口服，如细菌不敏感，可试用头孢克肟。

3. 肺炎克雷伯杆菌

（1）迅速采取隔离措施，患儿隔离治疗。

（2）指定专门的医护人员进行专门护理治疗，使用一次性隔离衣和手套。

（3）奶瓶为重要传染源，应强调奶瓶的消毒，安排暖箱定期紫外线消毒[12]。

（4）医务人员在接触患儿前后注意洗手消毒。

（5）患儿皮肤上携带的细菌很容易经医护人员的手传递给别的婴儿，因此婴儿的皮肤应该进行定期清洁。

4. 金黄色葡萄球菌

（1）记录已确诊或怀疑为本菌感染的患儿人数，及其在室内的位置、起病的时间和病原菌的特征（吞噬型和对抗生素的敏感特征），应采用 PFGE 法进行基因组 DNA 定型或用限制性核酸内切酶法进行质粒 DNA 分析定型，以确定流行的情况。如无条件，可请求疾病预防控制中心给予协助。

（2）对感染波及区内的新生儿，取脐部和鼻拭子标本作培养，确定无症状的细菌繁殖的范围。

（3）至少应通过电话调查新近出院的新生儿，以确定疾病的范围。发现患儿，给予治疗。

（4）如发病率低且病情轻微，强调抗菌无菌技术。严格洗手极为重要，接触 MRS 菌株定植或感染的患儿及其用物要戴一次性手套。

（5）鼻部和脐部可局部应用抗生素，如为 MRS 菌株，局部可涂莫匹罗星（mupirocin）软膏。如遇严重暴发流行，或前述措施无效，可对所有新生儿全身应用抗生素，可选用氯唑西林（cloxacillin）或萘夫西林（nafcillin），如为 MRS 菌株可选用万古霉素、替考拉宁（teicoplanin）或利奈唑胺（linezolid）。

(6) 如流行未能迅速控制,应取所有工作人员鼻拭子标本培养,发现流行菌株带菌者及时应用抗生素或暂时调离新生儿区。任何患有金葡菌感染的工作人员亦应暂时调离,直至感染痊愈。但金葡菌非流行菌株带菌者不必调离。

(7) 流行结束后,仍继续监测数周,包括监测新生儿室内和已出院的新生儿的金葡菌感染发病情况,和每周取新生儿鼻腔和脐部拭子作培养,以及工作人员鼻拭子培养,以防反复流行。

5. B组溶血性链球菌

(1) 本菌感染可通过母亲垂直传播,也可在院内交叉传播。对明确有 GBS 定植的母亲,或胎龄 <37W,母早破膜 >18h,母亲发热或有绒毛膜羊膜炎者,产前预防性使用青霉素、氨苄西林或头孢唑林,可显著降低 GBS 感染引起的早发型败血症(early onset sepsis,EOS)[13]。

(2) 患儿隔离治疗。如消毒条件好,亦可在监护病室治疗。

(3) 鉴于本菌在人群中带菌率高,检查、隔离、治疗带菌者难以实行。如严重流行,可另辟新区接纳新入院者。

(4) 避免拥挤。

(5) 强调抗菌和无菌技术,严格洗手。

6. 肠道或呼吸道病毒

(1) 一旦确定为某病毒感染流行,首先应控制传染源,隔离治疗患儿,按消化道和呼吸道传染病隔离,隔离期 2 周。

(2) 对接触者进行检疫,PCR 法为检测各种病毒的首选方法。

(3) 病毒性腹泻在新生儿室呈集体暴发时,应普查粪便,可疑者立即隔离。医护人员如有腹泻应暂时调离并进行治疗。

(4) 接触者注射高价免疫球蛋白。

(5) 加强饮食管理。停止探视。彻底做好环境消毒,病毒对 75% 酒精和 0.5% 甲酚(来苏尔)均不敏感,应用强氧化剂进行消毒。

(6) 患儿粪便、排泄物需加漂白粉消毒 2 小时。

(7) 必要时关闭病室,暂时停收产妇及婴儿。

(夏世文　陈自励)

参考文献

1. Mukerji A,Narciso J,Moore C,et al.An observational study of the hand hygiene initiative:a comparison of preintervention and postintervention outcomes.BMJ Open,2013,3(5):127-130.

2. 熊薇,赖晓全,徐敏.医院感染预防与控制指南.北京:科学出版社,2014:302-307.

3. 中华人民共和国国家卫生和计划生育委员会.中华人民共和国卫生行业标准.医疗机构消毒技术规范.2012,1-40.

4. White RD,Smith JA,Shepley MM. Recommended standards for newborn ICU design,eighth edition.J Perinatol,2013,33 Suppl 1:S2-16.

5. Helder OK,van Goudoever JB,Hop WCJ,et al. Hand disinfection in a neonatal intensive care unit:continuous electronic monitoring over a one-year period. BMC infect dis,2012,12(1):248.

6. 何蕾.新生儿病房感染管理与隔离消毒技术.中国消毒学杂志,2014(5):498-503.

7. 中国医师协会新生儿专业委员会.中国新生儿病室分级建设与管理指南(建议案).中华实用儿科临床杂志,2013,28(3):231-237.

8. Oranges T,Dini V,Romanelli M.Skin Physiology of the Neonate and Infant:Clinical Implications.Adv Wound Care,2015,4(10):587-595.

9. Sobel HL,Silvestre MA,Mantaring JB,et al. Immediate newborn care practices delay thermoregulation and breastfeeding initiation. Acta Paediatr,2011,100(8):1127-33.

10. 张玉侠.实用新生儿护理学.北京:人民卫生出版社,2015:36-38,84-94.

11. Carrillo-Casas EM,Suástegui-Urquijo Z,Arroyo-Escalante S,et al. E. coli outbreak in a neonate intensive care unit in a general hospital in Mexico City. Folia Microbiol(Praha),2013,58(3):229-234.

12. 朱任媛,王辉,孙宏莉,等.新生儿重症监护室肺炎克雷伯菌爆发小流行的流行病学调查及感染控制.内科急危重症杂志,2010,16(6):333-337.

13. Verani JR,McGee L,Schrag SJ.Division of Bacterial Diseases,National Center for Immunization and Respiratory Diseases,Centers for Disease Control and Prevention. Prevention of perinatal group B streptococcal disease:revised guidelines from CDC. MMWR Recomm Rep,2010,59(RR-10):1-36.

第11章 呼吸系统疾病

第1节 呼吸系统的胚胎发育

新生儿在出生的瞬间肺功能发生巨大的变化。出生时的肺不是成人肺的微型版,生后它将继续发育、成熟,但它必须能满足新生儿呼吸需求。若在胚胎期间肺发育受阻,可导致肺发育不良等不良后果。

(一) 肺的发育与成熟

根据肺组织学特点,经典的肺发育分为4个阶段,包括胚胎期、假腺体形成阶段、小管形成阶段和肺泡阶段。肺泡阶段分为终末囊泡阶段和晚期肺泡阶段,此阶段持续至出生以后。由于个体的差异,分期之间有相互重叠的现象,在每个阶段有其特殊的结构发育,见表11-1-1。

表 11-1-1　肺发育主要阶段及特点

发育阶段	孕龄(周)	主要变化
胚胎期	0~7	肺芽形成,血管与心脏相连
假腺体形成阶段	7~17	前腺泡、气道与血管发育
小管形成阶段	17~25	呼吸性(腺泡)气道发育,外周上皮与间质变薄,I型和II型细胞出现
囊泡和肺泡阶段	25周~足月	囊泡及随后肺泡发育
生后发育阶段	至生后2~8岁	肺泡和小血管成倍增加,所有结构体积增大

1. 胚胎期(0~7周)　在胚胎发育第26天,咽近食管处的底壁内胚层向腹侧突出一长形囊,在咽腔内形成一纵沟称喉气管沟,此为喉、气管和肺的始基 - 肺芽。该沟不久开始从尾端向头端逐步闭合成管,且和食管分离,但管的头端仍开口于咽,将成为喉部。肺芽和食管之间的皮沟加深,肺芽延伸入周围间质并分化形成主干气道(图11-1-1)。至第33天,末端分成两支,即为引导气管。气道分支需要有内胚层管道(由上皮细胞排列形成)和周围间质同时存在,如果没有间质,气道只会延长不会分支。

内胚层细胞转化成上皮细胞需要许多转移因子的表达与参与,如甲状腺转录因子 -1、肝细胞核因子 -3β 和 GATA-6 转录因子等。成纤维细胞生长因子 -7 和成纤维细

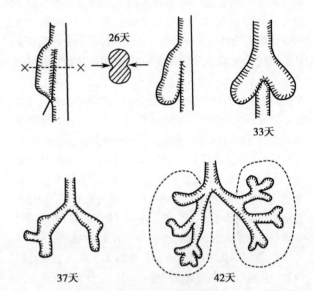

图 11-1-1　胚胎期肺发育

胞生长因子 -10 的短暂表达,对肺早期形态形成和以后的发育都至关重要。视黄酸信号也参与肺的正常发育过程。这些转录因子和生长因子基因缺损将导致肺发育异常,如气管食管瘘、肺发育不良等。

约在第37天肺叶气道形成,右侧三支,左侧两支,表明未来右肺分三叶,左肺分两叶。至胚胎第42天,肺段支气管形成,第48天时亚肺段支气管也已形成。由于肺芽的反复分支,形成支气管树。同时,约在第37天肺动脉出现,随之出现静脉结构。肺血管从第六主动脉弓分出,在肺芽间质中形成血管丛。血管发育可能与上皮细胞分泌的血管内皮生长因子、细胞外基质和血小板衍生生长因子等有关。

2. 假腺体形成阶段(7~17周)　这期的特点是:15~20级的支气管不断分支形成胎肺,并进一步分化至未来的肺泡阶段。气道由许多含有大量糖原的单一高柱状细胞排列组成。至9~10周,随着神经上皮小体和软骨的出现,一些上皮细胞也将分化。第13周,近端气道出现纤毛细胞、杯状细胞和基底细胞。上皮细胞分化呈离心性,即远端气道由未分化细胞组成,越是近端,其细胞分化程度越高。在假腺体阶段早期,气道周围充满疏松的间质组织,毛细血管可在其中自由延伸生长。至14周时,肺主要动脉形成,肺动脉与气道一起生长。肺静脉发育几乎与其同步进行,但肺段和次肺段的发育模式不同。在假腺体阶段晚期,气道、动脉和静脉发育程度在大体结构上已与成人相似。

3. **管道形成阶段(17~25 周)** 在管道形成阶段,支气管树分支完成,呼吸性细支气管形成,最后形成原始气体交换单位,已基本具备了呼吸的可能性。该阶段三个重要变化是:①腺泡出现;②血气屏障发育;③气道上皮细胞出现分化,肺泡Ⅱ型上皮细胞内开始产生肺表面活性物质。

腺泡是一簇起源于终末细支气管的气道和肺泡,成葡萄状,包括 2~4 个呼吸性细支气管和终末 6~7 级分支芽。毛细血管和肺泡上皮基底膜逐渐融合,形成了一种类似于成人的血气屏障。如果双层的毛细血管网没有融合,出生后婴儿将因为肺毛细血管发育不良而引起严重的低氧血症。在间质变薄、血管化发生同时,气道的柱状上皮细胞分化为扁平上皮细胞,使气道延长、管径变粗。因此,血气交换面积呈指数增长,屏障厚度变薄,气体交换能力显著增强。在此阶段出现许多中间细胞,它们既不是成熟的Ⅰ型上皮细胞,也不是Ⅱ型上皮细胞。这些细胞会逐渐退化,并具有成熟Ⅱ型细胞的一些特征(如板层小体),因此,认为肺泡Ⅰ型上皮细胞是由Ⅱ型细胞或中间细胞转化而来。至胚胎 20 周,富含糖原的柱状细胞的细胞质内聚集细小的呈多泡结构的板层小体的前体,并逐渐形成板层小体,含有板层小体的肺泡Ⅱ型上皮细胞开始产生肺表面活性物质。

4. **囊泡和肺泡阶段(25 周 ~ 生后 2~8 岁)** 在囊泡阶段原始肺泡形成,远端的支气管不断延长、分支、扩张,最终形成终末囊泡。肺泡化(肺泡发育)即从出现终末囊泡开始,微血管、弹力纤维、胶原纤维形成,次级隔出现,肺泡数目增多。胚胎 32 周至足月出生后一个月是肺泡数目增加速度最快阶段。从胚胎 25 周至出生,原始未成熟肺泡的容积和表面积的增加,肺泡间隔变薄,为生后气体交换提供了解剖学基础。出生后,未成熟肺泡数目继续增加,体积也增大,并形成更多的原始肺泡,发育成为成熟的肺泡。新生儿肺泡数量 0.5 亿 ~1.5 亿个,肺泡数目的增长至 2~8 岁停止,成年人约有 5 亿个肺泡。宫内及出生后营养不良会影响出生前及出生后肺的发育,阻碍肺泡化进程,尤其是在肺泡快速发育时期影响最显著。这提示人类最关键的肺发育时期是胎儿晚期到生后 2 岁。维生素 A 对正常肺发育也起着重要的作用,维生素 A 缺乏会导致肺泡次级隔形成减少。弹性蛋白酶可诱导小鼠形成肺气肿,补充维生素 A 可以使肺重新发育;同样给幼鼠补充维生素 A,也可以使地塞米松诱导的异常发育肺形成新的次级隔。

在肺发育期间,即使以合适的潮气量和低浓度氧对早产的羊和灵长类动物进行长期机械通气,也会影响其肺泡化和肺泡血管发育过程。死于长期机械通气或支气管肺发育不良的早产儿,他们的肺泡及微血管数目也有减少。机体高氧血症、低氧血症都会阻碍肺泡化进程。转基因小鼠肺泡上皮细胞内肿瘤坏死因子 -α、转化生长因子 -α、IL-11 或 IL-6 等促炎细胞因子的过分表达对肺泡的发育也有影响。母羊产前胎膜感染伴胎肺炎症会抑制胎羊肺泡和肺微血管的发育。

糖皮质激素是正常胚胎发育所必需的,研究发现,促肾上腺皮质释放激素基因敲除后的小鼠,血浆糖皮质激素水平很低,远端肺实质解剖上成熟障碍,但给予很低浓度的糖皮质激素(相当生理状态下由母体提供的量)就可维持正常的肺成熟,因此,认为生理剂量的糖皮质激素能诱导肺结构成熟,肺间质变薄和表面活性物质系统的成熟。而产前、产后使用过量的糖皮质激素也可能阻碍肺泡化过程[1]。肺在宫内生长还受许多生物、物理因素的影响。邻苯二甲酸酯类物质作为增塑剂广泛应用于聚氯乙烯制品、儿童玩具、建筑材料、医疗器材等塑料产品中,过度的环境暴露会影响胎儿宫内发育、包括胎肺的发育[2-4]。胸腔内的有效空间、肺液、羊膜囊、胸腔的压力及胎儿的呼吸运动,这些因素相互作用都能影响肺的发育过程。

(二)胎儿肺发育不良

肺发育不良是较常见的一种肺发育异常,临床表现与解剖结构密切相关[5]。原发性肺发育异常很少见,与肺早期发育转录因子和生长因子,如甲状腺转录因子 -1 和成纤维细胞生长因子族异常调节有关。继发性肺发育不良与肺生长受限,或是胎儿窒息有关。胸腔异物,积液或受压都会使胸腔体积减小而影响肺的发育。肺发育不良分为轻症和重症。严重肺发育不良合并肾发育不全和慢性羊水过少时,会出现肺容积缩小、肺泡细胞数减少、呼吸道狭窄、上皮分化延迟和肺表面活性物质缺乏等等。在妊娠第 16~28 周,胎膜早破导致的较短时间羊水过少,也会引起肺发育不良。肺发育不良的程度与羊水过少的程度以及羊膜早破发生时间的长短有关。另外,先天性膈疝患儿的两侧肺都可出现发育不良,患侧比对侧更严重。这类新生儿肺泡少且小,上皮成熟延迟,肺泡表面活性物质缺乏。在膈疝动物模型的妊娠晚期,人工闭合胎儿气管,可以很大程度上逆转膈疝引起的肺发育不良,但同时也将导致肺泡Ⅱ型细胞减少和表面活性物质的缺乏。

(三)肺液的产生及作用

在肺发育过程中,本身会产生液体,充满囊泡及肺泡腔,且随孕周而增加,这是由肺组织分泌所产生的,并不是羊水吸入所致。近足月时,肺液量约为 40ml/kg,稍大于自主呼吸建立后肺功能残气量。肺液的电解质成分是通过跨上皮细胞氯离子分泌和重碳酸盐的重吸收来维持。蛋白质很难透过胎儿肺上皮细胞,所以在胎儿肺液中含量很少。氯离子从肺泡间质主动转运到肺泡腔中,肺液以 4~5ml/(kg·h)的速率进行交换更新。正常的胎肺发育需要保持足够的肺液量。肺液的存在有利于呼吸的建立,充盈后使肺泡半径增大,降低肺膨胀所需的压力,使肺易于扩张,防止生后气道阻塞和肺不张。肺液还有利于生后功能残气量的形成和呼吸的维持。

由于肺需要在出生后瞬间即能有效地进行气体交换,肺液必须迅速得到清除。胎儿肺液生成及其容量一直维持到分娩开始。出生后肺内液体的吸收延迟与新生儿湿肺的发生密切相关。以往认为分娩时产道的挤压是肺内液体清除的重要途径，实际上肺内液体清除开始于产前[6]，分娩发动时，儿茶酚胺分泌剧增，促进肺内液体吸收。大量的液体是通过肺泡上皮细胞 Na^+ 通道重吸收机制而实现的，产道挤压仅起有限的作用，肺上皮细胞 Na^+ 通道的峰值表达时间是胎龄足月，目前大量的动物及人类的实验数据表明，肺上皮细胞 Na^+ 通道（ENaC）的表达受糖皮质激素的调控。产前应用糖皮质激素可促进 Na^+ 通道表达，加速肺液的吸收预防剖宫产儿综合征的发生。故孕周越小的选择性剖宫产，其新生儿湿肺发生率越高，越容易出现重症新生儿湿肺。未经临产过程即行剖宫产的婴儿，更易出现新生儿呼吸窘迫综合征，原因是子宫的收缩和挤压，可促使肺泡Ⅱ型细胞的肺表面活性物质合成。

（四）胎儿呼吸生理

胎儿呼吸是促进肺发育的重要因素，是出生后顺利呼吸的基础。在胚胎第 10 周已可检测到呼吸运动。在 24~28 周，胎儿有呼吸时间占 10%~20%，至 30 周以后达 30%~40%。每天持续呼吸时间随孕周增加而延长。孕母服用一些药物会影响胎儿呼吸运动，如中枢神经兴奋剂咖啡因、苯丙胺、异丙肾上腺素引起胎儿呼吸增加；而抑制剂如麻醉药、乙醇等抑制胎儿呼吸运动。孕母吸烟时主要是因为相对低氧血症而导致胎儿呼吸运动减少。动物研究已证实，胎儿呼吸长时间停止将损害胎肺发育，而短时间中断是否有影响尚不清楚。此外，还有很多因素影响胎儿的呼吸，如 P 物质、血清素、高碳酸血症、母进食后、注射葡萄糖时使呼吸频率增加；前列腺素、内啡肽、腺苷、低氧血症、母禁食、低血糖、感染等可使呼吸减慢或消失。

胎儿轻度低氧血症时，通过中脑抑制感受器显著抑制胎儿呼吸；但严重缺氧将直接刺激延脑呼吸中枢而诱发初始喘气样呼吸。颈动脉体外周化学感受器在胎儿期活跃，对低氧血症敏感，有持续刺激呼吸中枢神经元兴奋呼吸作用。但这种刺激作用很容易被中脑抑制感受器或在某些情况下高水平的内源性抑制剂如前列腺素、内啡肽、腺苷所抑制。腺苷拮抗剂咖啡因能降低缺氧时腺苷对呼吸的抑制作用。另外，缺氧时对呼吸的抑制可被多巴胺拮抗剂所阻断，提示多巴胺能通路可能是连接中脑抑制感受器和延脑呼吸中枢的途径。

二氧化碳可以快速渗入脑脊液进入化学感受器周围。高碳酸血症时延脑中枢表面化学感受器氢离子浓度迅速升高，对胎儿呼吸有快速刺激作用，但代谢性酸中毒有机酸需较长的时间才能缓慢进入脑脊液。在延脑腹内侧分布着许多对 pH 敏感的延脑细胞，基底动脉下方有分支穿行其间。pH 敏感延脑细胞分两类，其中较大的细胞有刺激呼吸作用，而较小的细胞有抑制呼吸作用，它们能敏锐感知局部动脉血在一定范围内 pH 微的变化，将信息投射到呼吸中枢运动神经元，就像加速器和闸门一样共同调

节着呼吸。这些细胞含有的神经递质如血清素有刺激呼吸的作用。

（林振浪）

参考文献

1. 陈尚勤，郑亚兵，李昌崇，等 . 产前不同剂量地塞米松暴露对新生鼠肺泡成熟的影响 . 中国病理生理杂志，2011，27（2）：343-349.

2. 胡小娅，应燕芬，梁忠杰，等 . 邻苯二甲酸酯暴露对产妇 11β- 羟基类固醇脱氢酶活性的影响 . 中华预防医学杂志，2014，48（9）：800-804.

3. 胡小娅，应燕芬，梁忠杰，等 . 邻苯二甲酸二乙基己酯暴露对新生大鼠肺形态结构的影响 . 中华围产医学杂志，2015，18（1）：24-29.

4. 高原，陈金妮，陈尚勤，等 . 邻苯二甲酸二乙基己酯对胎鼠肺发育的抑制作用 . 中国药理学与毒理学杂志，2011，25（4）386-390.

5. Richard JM，Avroy AF，Michele CW.Fanaroff and Martin's neonatal-perinatal medicine-diseases of the fetus and infant.8th ed. Philadelphia：Mosby，Inc，2006，1069-1097.

6. Jain L，Eaton DC.Physiology of fetal lung fluid clearance and the effect of labor.Semin Perinatol，2006，30（1）：34-43.

第 2 节　呼吸系统解剖生理特点

随着出生后呼吸器官从胎盘变为肺，呼吸系统需经历适应性变化。这一复杂多变的生理特征，加以器官在结构和功能上的未成熟，导致此阶段发病率和死亡率明显高于其他年龄段儿童。为此，了解呼吸系统的解剖生理特点，对加深疾病的认识和加强防治工作具有重要意义。

（一）解剖特点

1. **鼻腔**　在胚胎 4 周时开始出现原始鼻腔，直到新生儿期仍未发育完善。新生儿的鼻道狭窄，几乎没有下鼻道。鼻腔黏膜有丰富的血管和淋巴管，轻微的炎症充血，就可致窄小的鼻腔更为狭窄，甚至闭塞，使以鼻呼吸为主的新生儿出现呼吸困难，严重的可致死亡。新生儿鼻腔黏膜缺乏海绵组织，很少发生鼻出血。

2. **鼻窦**　新生儿面骨发育不完全，出生时额窦还未出现。上额窦很小，仅是一条窄缝。蝶窦尽管已经存在，但要到 3~5 岁后才有临床意义。筛窦的发育也不完全，因此新生儿很少发生鼻窦炎。

3. **鼻咽部和咽部**　鼻咽部和咽部之间由软腭分隔。在新生儿期，鼻咽腔相对狭小，方向垂直，左右两侧扁桃体藏在腭弓内，尚未发育，一般到周岁才可见到扁桃体。

4. **舌**　位于咽的前部，与咽部生理功能有密切关系。

新生儿舌体相对大，充满整个口腔。舌的前端较宽而无舌尖，舌系带短，故不易伸出口腔。且由于新生儿取卧位，舌根靠后，加以喉部较高，容易造成呼吸道阻塞。

5. **喉** 喉由相关连接的关节软骨、声带、喉部肌肉及韧带组成。新生儿的喉部，形如漏斗，软骨较软易变形，喉门狭小，喉下界较高，位于第4颈椎水平，声带与喉黏膜较薄弱，有丰富的血管及淋巴组织，当有轻微炎症时，即可导致喉梗阻。

6. **气管、支气管** 足月新生儿气管长4cm，约为成人的1/3。气管分叉位于第3~4胸椎水平。右侧主支气管较直，为气管的连续部，左侧成钝角向气管方突出，这一特点使异物更易进入右侧支气管。由于新生儿的气管与支气管相对狭窄，产生的气道阻力较大，软骨柔软、弹力纤维及肌肉发育不完善，管壁容易变形，黏膜柔嫩纤细、血管丰富、纤毛运动差，不仅易受感染，且易阻塞而出现呼吸困难。

7. **肺** 足月新生儿初生时肺重50g左右，约为成人的1/20。新生儿肺内气道和肺泡均较成人少，新生儿肺泡数量0.5~1.5亿个，成年人约有5亿个肺泡。而且，新生儿肺泡表面面积和体表面积比相对较小，但代谢率明显高于成人。因此，新生儿"肺储备功能"明显不足，较易发生呼吸衰竭。由于新生儿肺的血管丰富，弹力组织发育差，肺内含气量少而含血量多，故易发生感染，且可致间质性肺炎、肺不张等。另外，肺泡间隔较厚，不利于气体交换。这些都是新生儿较易发生呼吸衰竭的原因之一。

8. **呼吸肌** 膈肌是最重要的呼吸肌，成年人在平静呼吸，处于坐位或立位时，2/3的潮气量由膈肌的活动产生，而在仰卧位时，75%的潮气量由其产生，其他呼吸肌的活动也参与维持呼吸运动。在新生儿，膈肌的作用更为重要，两侧膈神经麻痹就会引起呼吸窘迫。新生儿膈肌中仅有25%的肌纤维耐疲劳，而成人高达50%~55%，故新生儿呼吸肌易于疲劳。肋间肌分为肋间内肌和肋间外肌。在呼吸运动增强时，肋间外肌有助于吸气，而肋间内肌在呼气中起主要作用。肋骨运动除有助于呼吸外，肋间肌收缩可以增大肋间隙的张力，防止在胸内压变化时发生肋间隙凹陷或膨出。新生儿的肋间肌较弱，起作用不完全，故易发生胸廓凹陷，限制肺的扩张。腹肌也是重要的呼吸肌，在平静呼吸时，所起的作用不大，当呼吸活动增强时，其作用才进行性增大。一般认为新生儿腹肌在呼吸中的作用与成人基本一致。

（二）生理特点

1. **首次呼吸前的准备** 正常情况下，至分娩时胎儿呼吸系统已具备建立呼吸和维持呼吸活动的一切条件。肺液使肺囊泡及肺泡腔保持扩张状态，并随胎儿的发育而增大，有利于生后功能残气量的形成和呼吸的维持。肺表面活性物质在孕34~35周后急剧增多，它能减少肺泡表面张力，减少呼吸的工作量，降低气道和肺泡在开放时的压力，维持肺泡大小和形态，使肺泡处于稳定状态。从胎龄10周开始至孕36周渐趋规则的宫内胎儿呼吸，虽不能进行气体交换，但它是肺发育成熟的条件之一，它能促使胎肺的正常发育，为生后呼吸活动做准备。

2. **生后呼吸的建立和维持**

（1）首次呼吸的触发因素：触发首次呼吸的因素很多，一般认为是由多种因素的相互作用而产生。动物研究提示，分娩能触发胎儿解除中脑的呼吸抑制信号。皮肤冷刺激在没有核心温度下降时有持续兴奋呼吸作用。新生儿复苏时触觉、光照、疼痛等外周感受器的刺激及来自肺实质、肌肉、肌腱和关节等本体感受器的刺激信号传至延髓呼吸中枢，致呼吸中枢产生神经冲动，使吸气肌发生收缩，产生首次呼吸。此外，断脐后中断了来自胎盘的抑制物质，也可以触发生后首次呼吸。动物实验发现，钳夹脐带可刺激胎羊出现呼吸，而放开脐带夹很快呼吸抑制；注射胎盘提取物也会抑制胎儿呼吸。有证据认为，胎盘中腺苷是最重要的呼吸抑制因子。

（2）首次呼吸的建立：胎儿自骨产道娩出时，胸廓受到9.2kPa（70mmHg）以上的压力，致1/3以上的肺液被迫通过气道挤出。生后胸廓的弹性回缩，吸入8~42ml的空气，以代替被挤出的肺液。一般认为第一次吸气产生的负压为$-3.4kPa$（$-25mmHg$），有的可达$-7.8kPa$（$-58.5mmHg$）。这样大的负压，约有80%用以克服终末肺单位壁上的表面张力，其余用于克服气道阻力和肺的弹性阻力，使肺泡充气。正常婴儿在生后数秒钟内建立自主呼吸，3秒钟X线胸片示肺已充气，到生后1分钟呼吸应稳定。第一次吸气可吸入20~80ml的空气，随后的呼气不能使等量的气体排出，残留的气体就建立了新生儿肺的功能残气量。有研究表明，功能残气量是在首次呼吸后逐步建立的，生后3小时达到新生儿的最大值。

（3）生后呼吸的维持和肺液的清除：小儿生后的存活，不仅需要建立呼吸，而且要维持有效的呼吸。出生前，只要钳夹脐带造成胎儿轻度窒息，导致低氧血症和高碳酸血症，在没有冷刺激和本体感觉刺激下就可诱导胎儿持续呼吸，因为轻度缺氧通过中脑抑制感受器有抑制呼吸作用，所以推断轻度窒息时触发呼吸的因素不是低氧血症，而是高碳酸血症。出生后动脉血氧分压在数分中内从30mmHg上升到70mmHg，二氧化碳分压从胎儿时的45mmHg下降到35mmHg。在羊和人类生后数日内外周化学感受器尚处于抑制状态，低氧血症尚无刺激呼吸作用，呼吸的维持是通过生后呼吸中枢化学感受器立刻恢复对二氧化碳敏感性、下调阈值来实现，其具体调节机制尚不清楚。

肺表面活性物质的存在，对呼吸的维持不可缺少。根据Laplace公式$P=2T/r$，肺的膨胀压与表面张力成正比，而与肺泡的半径成反比。如果没有表面活性物质，则膨胀压随肺泡半径的缩小而增大，致肺泡和小气道闭陷，产生呼吸窘迫。而表面活性物质的存在，使肺泡气液面的表面张力降低，肺的膨胀压不随肺泡的半径缩小而增大，从而维持了呼吸的稳定性。

肺液的清除对有效呼吸的维持也极为重要。在分娩发动时,儿茶酚胺分泌剧增,抑制了氯离子泵的活性,使肺液的分泌停止,为生后肺液的快速清除创造了条件。阴道产儿在通过骨产道时,又挤压出部分液体,生后残留的肺液由肺淋巴管和肺毛细血管吸收。随着呼吸的建立,肺泡壁的微孔暂时扩张 3~6 倍,加上肺液与组织间液存在 2.7kPa (20mmHg) 左右的胶体渗透压梯度,使肺液被吸收到间质、淋巴管和肺毛细血管。当肺液被完全吸收后,肺泡壁的微孔恢复到比胎儿期略大的状态,以维持肺泡的相对干燥状态。

早产儿由于缺乏表面活性物质,维持呼吸所需的跨肺压增大,肺泡逐渐萎陷,出现进行性的肺不张,发生缺氧和酸中毒,导致肺毛细血管通透性增高,使大量的血浆纤维蛋白进入肺泡,形成呼吸窘迫综合征的特征性病理变化,即肺透明膜形成。同时由于肺泡壁的表面张力较高,以及肺液内蛋白含量的增多,使早产儿肺的淋巴管回流也较足月儿为低。

剖宫产儿由于未经产道挤压,肺液排出较少。尤其是选择性剖宫产儿缺乏儿茶酚胺应激分泌反应,糖尿病母亲所生的新生儿儿茶酚胺分泌反应受损,这些新生儿较易发生肺液残留过多(湿肺症)和新生儿呼吸窘迫综合征。多中心大样本研究显示,孕 39 周之前行选择性剖宫产会明显增加新生儿呼吸系统疾病发生风险[1],而选择性剖宫孕妇产前使用倍他米松或地塞米松可有效减少足月儿呼吸窘迫综合征发生率及死亡率[2-3]。

3. 新生儿呼吸的调节

(1) 反射调节:新生儿的呼吸节律是通过迷走神经反射来控制,此与成人不同。新生儿存在典型的赫 - 伯氏反射(Hering-Breuer reflex),即深吸气时触发气道平滑肌上肺牵张感受器,通过兴奋迷走神经,抑制脑桥深吸气中枢的吸气神经元,切换为呼气相,有预防肺过度扩张作用。此反射随孕周增加作用增强直至足月达到高峰,出生后反射作用逐渐减弱,足月儿可持续至生后 100 小时,但早产儿可存在数月。其作用是:①当其他呼吸调节系统尚未发育成熟时,可简单地维持呼吸节律;②限制潮气量,增加呼吸频率,使呼气时间缩短,从而增大呼气末的肺容量,对维持生后肺的膨胀有重要意义;③通过肺内牵张感受器,反射性地使肋间肌的作用增强,稳定潮气量,并增强新生儿胸廓稳定性,这在首次呼吸过程中及其他呼吸负荷增加时,起着重要作用。

(2) 中枢调节:新生儿呼吸的中枢调节是通过脑干网状结构中的呼吸神经元发出冲动,经中枢神经整合、协调而实现的。调节机制与年长儿及成人相似,但新生儿的中枢神经系统尚不稳定,处于不断的发育之中,因而其呼吸常不规则,甚至出现呼吸暂停,且易受睡眠的影响,这些特点在早产儿尤为突出。

(3) 化学调节:在成人,轻度缺氧和高碳酸血症有兴奋呼吸作用。足月儿对高碳酸血症的反应与成人相似,但对缺氧的反应较复杂。当突然缺氧时,新生儿的肺通气可迅速增大,约在一分钟后即开始下降,并稳定于原有或比原先略低的水平,这表明新生儿对缺氧的呼吸反应为双向性。这种双向反应在足月儿生后可持续数天。另一方面,若在生后 2~6 小时,供给足月儿 100% 氧气,足月儿又缺乏像成人那样的暂时性的通气抑制现象,这说明足月儿外周化学感受器仍处于抑制状态,尚未从胎儿期较低的阈值水平上调和重建其对氧分压的敏感性,但在生后第 2 天即已恢复达到成人水平。因此在生后第 1 天健康足月儿发现轻度呼吸暂停并不是罕见现象。

早产儿呼吸中枢化学感受器对 CO_2 的敏感性较低,但随日龄增大而进行性增高,至足月时可达成人水平。此外,早产儿对 CO_2 的呼吸反应还受氧分压(PO_2)调节,即 PO_2 高时对 CO_2 的敏感性也高,而 PO_2 低时对 CO_2 的敏感性降低。

早产儿对缺氧缺乏足月儿那样的双向呼吸反应,即没有初始的深快呼吸反应,而是在缺氧后呼吸活动进行性下降。这说明早产儿外周化学感受器功能发育更差。供给早产儿 100% 氧气,早产儿外周化学感受器也缺乏初始反应,随日龄增大而逐步改善,至生后 2 周才达正常足月儿水平。因此,早产儿的主要问题是外周化学感受器功能发育不完善,尤其是在生后最初几日。

(三) 肺功能的特点

新生儿肺功能测定是一重要的临床检查手段,肺功能检测有助于了解婴幼儿肺功能及肺生理的情况,但因婴幼儿不能主动配合,使传统的用力呼气肺功能检测无法进行。婴幼儿体积描记法(baby body plethysmography)是目前婴幼儿肺功能测量的主要仪器,能同时测定婴儿静态肺容量和气道阻力。其优点是无创性、安全、重复性好、简单、快速;同时可测量肺容量和气道阻力;而且在整个潮气呼吸可连续测量气道阻力,动态反映气道阻力[4]。

潮气呼吸流速容量曲线是近年来发展起来的反映婴幼儿肺功能的新技术,潮气呼吸肺功能具有检测安全、无创,不需要受试者理解、配合及特殊的呼吸动作等特点,并且能敏感、较准确地反映患儿肺容量和通气功能的变化。其原理是通过面罩上的流速传感器,分析平静呼吸时的容量、气体流速和胸腹腔运动,目前已逐渐成为婴幼儿肺功能测定的重要方法。

1. 肺功能测定基本原理 肺顺应性、气道阻力及呼吸功是肺功能测定的主要指标,通过测定潮气量及跨肺压即可计算这 3 个指标。许多无创性新生儿流速仪可用于测量呼吸流速,呼吸描记仪(pneumotachometer)是定量测定流速的黄金标准。食管气囊与肺功能仪联机可以测定肺内压。通过积分器将流速积分计算出潮气量;跨肺压为胸腔内压与气道内压之差,胸腔内压可用食管内压代表,而气道内压基本与口腔内压或气管插管内压相等,应用两个压力传感器或一个差压传感器同时测定食管内压及口腔或气管插管内压。将潮气量及跨肺压的信息通过转换装置输入计算机，通过特制软件程序的处理及计算便可得到流速、潮气量及压力曲线，压力 - 容量曲线图，流速 - 容量曲线图及肺顺应性、气道阻力及呼吸功等值。

2. 肺功能测定和意义

(1) 顺应性：包括静态顺应性和动态顺应性。静态顺应性(csta)是气流阻断时单位吸气末压力变化($\triangle P$)引起的吸气末容量(V)改变，关系式为$Csta=V/\triangle P$，而动态顺应性(cdyn)则是在连续呼吸过程中，吸气末或呼气末单位压力变化($\triangle P$)所引起相应点潮气量的变化($\triangle V$)，关系式为$Cdyn=\triangle V/\triangle P$。单位气道压力变化($\triangle Paw$)所引起的潮气量变化($\triangle V$)为呼吸系统总的顺应性(Ctot)，其公式为：$Ctot=\triangle V/\triangle Paw$，呼吸系统总顺应性包括肺顺应性和胸壁顺应性。因为新生儿胸壁薄、弹性好，其顺应性比肺顺应性高5~10倍，所以呼吸系统总顺应性的80%~90%为肺顺应性。患呼吸系统疾病的新生儿其肺顺应性更低，因此，呼吸系统总顺应性主要为肺顺应性。肺顺应性(CL)应为气道压的变化($\triangle Paw$)与食管压变化($\triangle Peso$)之差所引起的潮气量变化($\triangle V$)，即 $CL=\triangle V/\triangle Paw-\triangle Peso$。在肺被动扩张时(机械通气)，食管压力为正压，它代表了胸壁扩张的压力，因此，单位食管压力变化($\triangle Peso$)引起的潮气量变化($\triangle V$)为胸腔顺应性(Cw)，其公式为：$Cw=\triangle V/\triangle Peso$。呼吸窘迫综合征、肺水肿及肺炎等疾病其肺顺应性降低。

(2) 气道阻力：是气体通过呼吸道时的摩擦力，气体在进入或排出时必须经过呼吸道，从而产生气道阻力，其阻力的大小取决于呼吸道的半径及长度。气道阻力(R)是吸气或呼气时单位气体流速变化($\triangle F$)时所需的跨肺压变化($\triangle Ptp$)，其公式为：$R=\triangle Ptp/\triangle F$。气道总阻力(Rtot)应为 $Rtot=(\triangle Pi+\triangle Pe)/(\triangle Fi+\triangle Fe)$。式中$\triangle Pi$ 和$\triangle Pe$ 分别为吸气和呼气时的跨肺压变化，而$\triangle Fi$ 和$\triangle Fe$ 为吸气和呼气的流速变化。吸气气道阻力(Ri)则为 $Ri=\triangle Pi/\triangle Fi$，而呼气阻力(Re)则为 $Re=\triangle Pe/\triangle Fe$。胎粪吸入综合征、气道内分泌物阻塞、喉部水肿及支气管肺发育不良者气道阻力明显增加。

(3) 时间常数：时间常数表示气道近端压力与肺泡内压力达到平衡所需的时间单位。因而时间常数是在一定压力差下送入肺内一定潮气量所需的时间。顺应性与气道阻力乘积为时间常数，它可指导确定呼吸机适宜的吸、呼气时间，以保证足够气体进入和排出，避免非调定呼气末正压产生。呼吸窘迫综合征患儿的顺应性明显降低，时间常数缩短，机械通气时吸、呼气时间可相应缩短。而胎粪吸入等阻塞性肺部疾病由于气道阻力显著增加致时间常数延长，需较长的吸、呼气时间。

(4) 呼吸功：总呼吸功包括克服弹性阻力和呼吸阻力所做的功。弹性阻力代表平静吸气(潮气量)时克服肺和胸廓扩张所需的阻力，而呼吸阻力指克服肺组织运动和气流通过呼吸道所引起的摩擦力。气道阻力越大，潮气量越

大，呼吸做功也越大。它是呼吸周期中每一点压力与潮气量变化乘积的总和，可通过积分器将不同点压力与潮气量变化的乘积积分得出，也可通过计算一个呼吸周期的坐标上的压力 - 容量曲线环下覆盖的面积得出。新生儿呼吸相比成人需消耗更多的能量。呼吸窘迫时能量消耗更多，呼吸功可增加至平常呼吸时的 6 倍。

(5) 肺活量：肺活量是指进行最大吸气后，用力从肺内呼出气体的最大量，包括深吸气量和补呼气量。新生儿由于不合作，带来常规检测方法的困难，有人用啼哭方法检测啼哭肺活量，即啼哭过程中，一次所能呼出的最大气体量与肺活量相近。

(6) 潮气量：为每次平静呼吸时吸入或呼出的气量，呼吸频率决定每分钟潮气量，潮气量越小，要求较高呼吸频率，才能保证足够的通气量。由于其解剖特点，新生儿潮气量较成人为小。为适应代谢的需要，只有采取增加呼吸频率来得到满足。有报道俯卧位可改善早产儿的潮气量和动态肺顺应性，降低气道阻力。

(7) 功能残气量：为平静呼气后肺脏内存留的气量，包括残气和补呼气量两个部分。新生儿功能残气量接近残气量。它有稳定肺泡气体分压的缓冲作用，可减少通气间歇对肺泡内气体交换的影响。新生儿特别是早产儿 RDS，肺泡萎陷，功能残气量减小，易发生呼吸衰竭。因此，持续气道正压通气(CPAP)能使患儿在呼气末保持肺正压，增加功能残气量，防止肺泡发生萎陷，改善通气和换气功能，纠正低氧血症。而阻塞性疾病如胎粪吸入综合征等功能残气量增加，在机械通气时应该用较低的呼气末正压以防气漏发生。

(8) 死腔气量和肺泡通气量：新生儿与成人一样，口鼻至终末支气管内的气体不参与气体交换，这部分气体量称解剖死腔。另进出肺泡但未进行气体交换的气体量称为肺泡死腔。解剖死腔和肺泡死腔总称为生理死腔。由于每分通气量包括死腔呼吸量在内，故有效通气量是肺泡通气量即每分通气量减去死腔呼吸量后的呼吸量。呼吸愈浅速，有效肺泡通气量愈少。因此，机械通气时若要解决二氧化碳潴留问题，不能无限制的提高呼吸机呼吸频率，要考虑每分钟有效肺泡通气量。从综合资料表明，新生儿的解剖死腔量为 1.5~2.5ml/kg，肺泡死腔为 0~0.5ml/kg，肺泡通气量为 110~160ml/(kg·min)。由于生理死腔的实际值常随潮气量的变化而有很大的改变，故有用生理死腔 / 潮气量百分比值这一指标来表示呼吸效率。该比值在正常人约为 30% 以下，新生儿出生时由于部分肺不张的影响，通气 / 血流比例不一致，该比值可能较高，但生后 24 小时，即接近成人的正常值。

(9) 通气 / 血流比值：有效的气体交换，不仅需要有足够的肺通气，且还要有充分的肺血流。流经肺的血流量中，一部分没有参与气体交换，称为分流量。参与气体交换的肺毛细血管血流量称有效血流量。在正常情况下，成人肺

的通气与血流之间维持于一恒定的比例,一般为0.8。当某一肺泡的通气在比例上大于血流量,则部分气体不能参与气体交换,使死腔增大,反之当血流在比例上超过通气量时,就会产生动静脉分流。新生儿的有效肺血流量为160~230ml/(kg·min),而通气/血流比值在初生时约为1.0,24小时后为0.7~0.8,与成人的比值几乎相等。

有关新生儿期足月儿肺功能正常值见表11-2-1。

3. 肺功能监测在临床实践中的应用价值　通过对新生儿肺功能的监测,可以最大限度地降低因过度通气引起肺损伤或因通气不足引起或加重肺不张的可能,有助于指导临床合理使用呼吸机。

(1) 气道压力:气道内压力由潮气量(V_T)、呼吸道阻力(受气道导管内径大小影响)和吸入气流速决定。一般用压力表显示,也可用记录仪描记气道压力的变化图形。机械通气时,吸气时压力为正压,成人1.2~1.5kPa(12~15cmH_2O),儿童1~1.2kPa(10~12cmH_2O),呼气时压力迅速下降至0。平均气道压过高时影响循环功能。增大潮气量,加快呼吸频率和吸入气流速,以及使用PEEP时均使平均气道压升高。为防止气道压力突然上升过高,现代呼吸器都具有限压装置。监测气道压力变化可以及时了解V_T和呼吸道阻力的变化。V_T和吸入气流速维持稳定不变,气道压力直接反映呼吸道阻力和胸肺顺应性。如气道压力升高,则说明有呼吸道梗阻、顺应性下降以及肌张力增加等。如气道压力降低,则说明病情改善或管道漏气。另一方面,如气道阻力和顺应性无变化,则气道压力下降说明潮气量减少。

(2) 气道阻力:对机械通气患儿,阻力由两部分构成,即源于气管插管内的阻力和患儿气道的阻力。当气体流

速快、管腔狭小、气道痉挛或分泌物堆积时,可引起气道阻力增加。临床上气道阻力增加多见于分泌物增多,是需要吸痰的指征之一。监测气道阻力的意义:①了解在各种病理情况下,特别是阻塞性肺疾病时,气道功能的变化。②估计人工气道、加热湿化器和细菌滤网等对气道阻力的影响。③观察支气管扩张药的疗效。④帮助选择机械通气方式:如气道阻力增加明显,使气道压力上升过高时,大于2.5~3.0kPa(25~30cmH_2O),应选用压力控制(PCV)、压力支持(PSV)或双相压力通气(BIPAP)的通气方式,以降低气道压及改善肺内气体分布。⑤判断病人是否可以停用呼吸机。

(3) 潮气量(V_T)和通气量:调节吸气峰压(PIP)以维持V_T在4~6ml/kg,PaCO_2 40~50mmHg,每分钟通气量200~300ml/(kg·min)。若潮气量突然减少,提示呼吸机及其管道系统和接头等处有漏气,或氧气压力、压缩空气压力下降。若患儿肺顺应性差,升高吸入压力不一定能升高潮气量。

(4) 压力-容量曲线的监测:以不同的潮气量为纵坐标,顺应性(压力)为横坐标,就可以得到压力-容量曲线(图11-2-1)。在高肺容量段,肺单位可能处于过度扩张的状态,压力所能产生的容量变化很有限;而在低肺容量段,一些肺单位处于萎陷状态,需要一定的压力才能使之开放,此时即使达到临界开放压,增加压力也只能引起很小的容量变化。提示在临床应用上,应把PEEP水平设置在曲线下段弯曲点(下拐点)以上,这样可以开放所有能通气的肺单位,使之更能同步地吸气和呼气,预防在肺呼气时因小气道关闭而引起肺不张,从而预防呼吸机相关性肺损伤;吸气峰压应设置在曲线上段弯曲点(上拐点)以下,可有助于预防肺过度充气。

表 11-2-1　新生儿期足月儿肺功能正常值

项目	研究例数	平均值	标准差	范围
潮气量(ml/kg)	266	4.8	1.0	2.9~7.9
呼吸频率(bpm)	266	50.9	13.1	25~104
每分钟通气量[ml/(kg·min)]	266	232	61.4	—
动态顺应性[ml/(cmH_2O·kg)]	266	1.72	0.5	0.9~3.7
总肺阻力(cmH_2O/l/s)	266	42.5	1.6	3.1~171
呼吸功(G.cm)	266	11.9	7.4	1.1~52.6
呼气时间(s)	291	0.57	0.17	0.27~1.28
吸气时间(s)	291	0.51	0.10	0.28~0.87
最大呼气流速时间/总呼气时间	291	0.51	0.12	0.18~0.83
静态顺应性[ml/(cmH_2O/kg)]	289	1.25	0.41	0.43~2.07
气道阻力(cmH_2O/l/s)	299	63.4	16.6	34.9~153.3
时间常数(s)	299	0.24	0.10	0.08~1.1
功能残气量(ml/kg)	271	29.8	6.2	14.5~15.6

资料来源:Milner,et al.Archives of Disease in Childhood,1999,80:8-14.

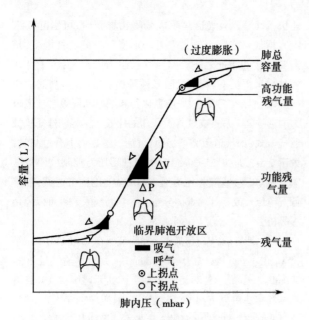

图 11-2-1 正常呼吸系统的压力 - 容量曲线

(5) 压力 - 容量环的监测:有助于了解肺功能状态,对呼吸机参数的选择有较大的指导意义。

1) 测定第一、二拐点,可以设置最佳 PEEP 和通气参数,B 点(即第一拐点)似呈平坦状,即压力增加但潮气量增加甚少或基本未增加,此为内源性 PEEP(PEEPi),在 B 点处压力再加上 2~4cmH_2O 为最佳 PEEP 值;A 点(即第二拐点),在此点压力再增加但潮气量增加甚少,各通气参数应选择低于 A 点时的气道压力和潮气量等参数(图 11-2-2)。

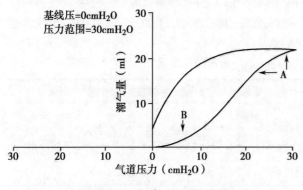

图 11-2-2 压力 - 容量环示意图

2) 反映胸廓的顺应性:$Cst=\triangle V/\triangle P$,环的斜率反映了呼吸系统的顺应性。斜率向纵轴偏移(箭头向左上方),说明顺应性增加,向横轴偏移(箭头向右下方),则说明顺应性减小(图 11-2-3)。

3) 反映肺过度膨胀:当容量控制设置潮气量过大时,在吸气的末端可以看到一鸟嘴状平坦曲线,说明压力升高,但是容量增加很少,故肺过度膨胀(图 11-2-4)。

4) 反映气道阻力:吸气支呈弓形向横轴偏移(箭头),说明气道阻力升高(图 11-2-5)。

随着机械通气治疗技术的发展,各种新型的呼吸机具

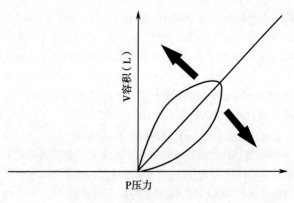

图 11-2-3 压力 - 容量环与顺应性

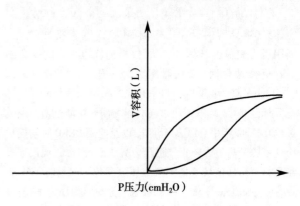

图 11-2-4 压力 - 容量环与肺过度膨胀

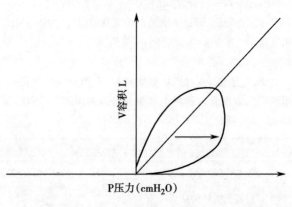

图 11-2-5 压力 - 容量环与气道阻力变化

有呼吸力学监测功能,掌握呼吸力学和压力 - 容量环等基础知识对于判断机械通气的治疗效果、进行呼吸机参数的合理调节和预防并发症的发生具有重要的意义。但最简单和最有价值的监测仍是经验丰富的临床医生对病人情况做细致、敏锐的连续观察。

(林振浪)

参考文献

1. Tita AT,Lai Y,London MB,et al. Timing of elective repeat cesarean delivery at term and maternal perioperative outcomes.Obstet Gynecol,2011,117:280-286.

2. Stutehtleld PR,Whitaker R,GIiddon AE,et al.

Behavioural. educational and respiratory outcomes of antenatal betamethasone for term caesarean section（ASTECS trial）.Arch Dis Child Fetal Neonatal Ed,2013,98：F195-200.

3. 郑戈,蔡珠华,涂芳芳,等.产前地塞米松预防选择性剖宫产新生儿呼吸系统并发症的随机对照研究.中国新生儿科杂志,2016,31（1）：14-18.

4. 张皓,邬宇芬,黄剑峰,等.儿童肺功能检测及评估专家共识.临床儿科杂志,2014,2：104-114.

第3节　肺表面活性物质

1929 年德国生理学家 von Neergard 首次提出设想,肺泡表面可能存在一层表面膜,使肺泡表面张力降低,保持肺泡张开[1]。1946 年和 1954 年 Macklin 发现肺泡表面确实存在一层薄的黏液膜,使医学界对此产生兴趣[1]。1955 年 Pattle 首次从动物肺分离到一种能降低表面张力的疏水性肺表面活性物质(PS),并提出早产儿肺不张可能是缺乏这种物质所致。1959 年 Avery 和 Mead 证实新生儿呼吸窘迫综合征(RDS)为肺表面活性物质缺乏所致,首次阐述 PS 与疾病的关系[1]。

Avery 和 Mead 的这一发现使 PS 研究取得重大进展,人们开始探索用外源性 PS 替代治疗 RDS。1964 年 Robillard 等首次进行尝试,将 PS 主要成分二棕榈酰磷脂酰胆碱(dipalmitoyl phosphatidylcholine,DPPC)制成气雾剂,给11 例新生儿 RDS 吸入,但未获得成功。1967 年 Chu 等使用 DPPC 治疗 18 例新生儿 RDS,能改善肺顺应性,但未能改善血气和临床表现。1972 年 Robertson 和 Enhorning 从兔肺制备 PS,治疗早产兔 RDS,能明显改善肺顺应性和肺病理变化,首次证明外源性 PS 治疗动物 RDS 模型取得效果。1980 年 Fujiwara 等[2]从牛肺制备 PS,治疗 10 例新生儿 RDS,能明显改善血气和临床表现,结果 8 例存活,使 PS 替代治疗首次取得临床疗效。这一结果使 PS 药物进入临床研究时代,许多国家竞相研制 PS 药物,迄今已研制出 10 多种 PS 药物,进行了大量的多中心临床随机对照试验,结果显示外源性 PS 药物治疗新生儿 RDS 疗效显著,1980 年代后期,PS 药物正式进入临床应用。

(一)肺表面活性物质的基础知识

1. 肺表面活性物质生化成分　PS 是由多种成分组成的复合物(表 11-3-1),磷脂占 85%~90%,蛋白质占 5%~ 10%,其他有中性脂肪、糖。磷脂成分包括磷脂酰胆碱(PC)、磷脂酰甘油(PG)、磷脂酰肌醇(PI)、磷脂酰丝氨酸(PS)、磷脂酰乙醇胺(PE)等。PS 蛋白质(surfactant associated protein,SP)有 4 种,包括 SP-A、SP-B、SP-C 和 SP-D。

(1)肺表面活性物质磷脂

1)磷脂酰胆碱(phosphatidylcholine,PC):是 PS 的主要功能成分,PC 以单分子层形式分布于肺泡表面,发挥降低肺泡表面张力的作用。肺泡表面 PC 在脂肪酸结构上有其

表 11-3-1　肺表面活性物质的主要成分

成分	百分比
磷脂	86%
磷脂酰胆碱(PC)	20%
饱和磷脂酰胆碱(DPPC)	50%
磷脂酰甘油(PG)	8%
磷脂酰肌醇(PI)	2%
磷脂酰丝氨酸(PS)	2%
磷脂酰乙醇胺(PE)	2.5%
鞘磷脂(SM)	1%
磷脂酸(PA)	0.5%
中性脂类	5%
蛋白质	5%~10%

独特性,其 1 位和 2 位碳上连接高度饱和的脂肪酸,通常为棕榈酸,构成双饱和二棕榈酸卵磷脂(DPPC),这种脂肪酸的高度饱和性对降低表面张力起主要作用。

2)磷脂酰甘油(PG):PG 也是 PS 的重要成分,PG 能促进 PC 的吸附,稳定板层小体和 PS 复合物的结构。

3)其他磷脂:PS 是一种复合物,各种物质都可能发挥各自的作用,但目前对其他磷脂在 PS 中的功能了解较少。

(2)肺表面活性物质相关蛋白:1972 年 King 等首次分离到 PS 蛋白,称为糖蛋白(glycoprotein)、脱辅基蛋白(apoprotein)、脂蛋白(apolipoprotein)等。1985 年以后对 PS 蛋白质的结构、生物特性、功能进行大量研究,显示 PS 蛋白对 PS 的活性、功能起着关键作用,不含蛋白质的人工型 PS 药物,临床疗效较含蛋白质的天然型 PS 差。1988 年将 PS 蛋白正式命名为肺表面活性物质相关蛋白(surfactant-associated protein,SP),已发现 4 种 SP,分别称为 SP-A、SP-B、SP-C 和 SP-D。

1)SP-A:是第一个被分离出来的 PS 蛋白,在 4 种 SP 中含量最多,占 50%,SP-A 为肺特异性。SP-A 为酸性糖蛋白,可溶于水。SP-A 单体分子量一般在 26~40kDa,人 SP-A 由 228 个氨基酸组成。SP-A 分子结构与胶原及胶原样蛋白结构非常相似,提示 SP-A 是胶原样蛋白家族中的一员。天然 SP-A 以多聚体活性形式存在,一般为二聚体,由 6 条 SP-A 单体组装聚合而成,6 个单体通过氨基端胶原样结构聚集在一起,形成一根总干,羧基端的球形头呈花瓣样扇形散开,形成特征性结构,与补体 C1q 非常相似。

SP-A 主要功能:调节 PS 分泌,加速磷脂吸附,参与管鞘体形成,抗血浆蛋白渗出,参与呼吸道免疫防御功能,具有非常重要的气道抗感染作用,在呼吸道免疫防御系统中起着非常重要的作用。

2)SP-B:SP-B 为脂溶性,疏水性强,纯化非常困难,成熟 SP-B 分子量为 7~9kDa。SP-B 活性形式含 79 个氨基酸,

疏水性和碱性氨基酸较多,疏水面富含亮氨酸、异亮氨酸、缬氨酸,疏水面与磷脂结合。SP-B 含 7 个半胱氨酸,其中 6 个半胱氨酸形成 3 对二硫键。链内二硫键使 SP-B 形成一个环,在大环内形成较小的二硫环。SP-B 单体折叠得很紧,在肺泡内,SP-B 二条肽链依靠链间二硫键形成二聚体,呈高度 α- 螺旋结构。

SP-B 主要功能:SP-B 能加速磷脂吸附和扩展,使磷脂单分子膜排列更加有序,使单分子膜更加稳定。促进不饱和卵磷脂从单分子膜中析出,起到纯化作用。促进管鞘形成,管鞘是 PS 发挥作用的一种重要形式。促使脂质小泡融合,刺激 2 型上皮细胞摄取磷脂。抵抗血浆蛋白对 PS 的抑制作用。

3) SP-C:SP-C 也是一个疏水性低分子蛋白,溶于有机溶剂,即使去掉棕榈酸基团,仍仅溶于有机溶剂,极性强。成熟 SP-C 分子量 4.2kDa,在 4 种 SP 中,SP-C 含量最少,SP-C 在肺泡 2 型上皮细胞合成。SP-C 与 SP-B 虽同为疏水性蛋白,但两者结构完全不同。成熟 SP-C 含 35 个氨基酸,整个分子为疏水性,但存在不对称性,在氨基端 12 个氨基酸含有一些亲水残基,包括一个赖氨酸 - 精氨酸对,羧基端 23 个氨基酸残基有独特的非极性。SP-C 46%~90% 的结构为 α- 螺旋结构。SP-C 主要是以单体形式存在,也可以通过二硫键形成二聚体。SP-C 主要功能与 SP-B 相似,两者有协同作用。

4) SP-D:SP-D 由肺 2 型上皮细胞合成分泌,Clara 细胞、胃黏膜细胞也能表达 SP-D,人羊水中也含有 SP-D。SP-D 与 SP-A 有很多相似之处,也为糖蛋白,为水溶性,分子量 39kDa,糖基化后分子量为 43kDa。SP-D 是 C 型凝集素超家族中一员。成熟 SP-D 多肽链有 355 个氨基酸,其中有 177 个氨基酸组成胶原样结构区,有 59 个连续排列的 Gly-X-Y 结构。3 条 SP-D 肽链组成一个 SP-D 单体,单体分子量为 150kDa,SP-D 活性形式由 4 个单体组成四聚体,共 12 条多肽链,靠氨基端的 2 个二硫键相连接。由于 SP-D 4 个单体都是直的,结果形成十字形(Cruciform)结构。SP-D 主要参与气道防御作用。

(3) 中性脂类:PS 中的中性脂类主要有胆固醇、甘油三酯、自由脂肪酸等,其功能还不清楚。

(4) 糖类:PS 中的糖类主要与 PS 蛋白质相结合,与 SP-A 结合的糖主要是与免疫有关的糖类,如甘露糖和海藻糖等。SP-A 羧基端与糖结合后,结构上类似 C 型凝集素,在 SP-A 的免疫功能中起重要作用。

2. 肺表面活性物质合成与代谢

(1) 合成分泌:合成 PS 磷脂的原料主要是甘油、脂肪酸、胆碱、肌醇等,磷脂酰胆碱(PC)的合成分三个步骤:①合成磷脂酸。②合成 CDP- 胆碱。③合成 PC:磷脂酸在磷脂酸磷脂酶的作用下水解脱去磷酸根,形成二脂酰甘油,然后在磷酸胆碱脂酶的作用下与 CDP- 胆碱形成 PC。PC 先在肺泡 2 型上皮细胞内质网合成,通过高尔基体输送到板层小体储存,然后排放到肺泡内。

(2) 分解代谢:PS 分泌到肺泡后,可通过以下途径被分解清除或再利用:①气道清除:PS 从肺泡往上转移排出,或在上移过程中被分解。②被肺泡巨噬细胞吞噬降解。③在肺泡内被酶降解。④通过肺泡上皮细胞转移,被淋巴系统或循环系统清除。⑤被肺泡 2 型细胞重吸收在细胞内降解,重新利用,合成 PS,这一途径可能是 PS 清除的主要途径。

(3) 代谢调节:许多激素和细胞因子能促进 PS 的合成和分泌,如糖皮质激素、促肾上腺皮质激素、甲状腺素、表皮生长因子、肺成纤维细胞因子等。此外,出生前和出生时的应激反应也通过增加激素动员,促进 PS 合成和分泌。

3. 肺表面活性物质主要功能

(1) 降低肺泡表面张力,防止肺泡萎陷:按 Laplace 定律(压力 = 2× 张力 / 半径),肺泡内压力与表面张力成正比,与肺泡半径成反比,吸气时肺泡扩张,PS 分子分散,回缩力增高,以防止肺泡过度扩张。呼气时肺泡收缩,PS 密集,作用增强,肺泡腔内表面张力降低,回缩力减弱,使肺泡在呼气时仍保持一定程度的扩张,不至于发生肺泡萎陷。

(2) 调节肺泡表面张力,稳定不同大小的肺泡内压力:正常人各个肺泡大小会有不同,若各个肺泡表面张力相等,则小肺泡内的压力比大肺泡大,小肺泡内的气体将流向大肺泡,这会导致小肺泡趋于萎陷,而大肺泡趋于膨胀。但由于 PS 的作用,能调节大小肺泡内的表面张力,使大小不同肺泡内的压力得以稳定,使小肺泡不至于萎陷,大肺泡不至于过度膨胀。

(3) 维持肺顺应性:正常肺组织的弹性有赖于弹力纤维和 PS 的作用,其中 PS 的作用占 65%~75%,尤其是在低肺容量时,肺顺应性更取决于 PS。如果肺泡内缺乏 PS,肺泡表面张力增高,肺顺应性下降。

(4) 维持肺泡 - 毛细血管间液体平衡,防止肺水肿:如肺泡表面张力增高,肺泡萎陷,则毛细血管液体容易进入肺泡,发生肺水肿。

(5) 参与呼吸道免疫调节及防御机制:研究显示,PS 蛋白 SP-A 和 SP-D 在呼吸道起着非常重要的防御作用,参与气道免疫调节机制。

(6) 其他:PS 还能促进肺液清除,保护肺泡上皮细胞等作用。

(二) 肺表面活性物质药物

自 1980 年代以来,国际上已研制出 10 多种 PS 药物,现在常用于临床的有 7~8 种(表 11-3-2)[2]。根据来源不同,通常将 PS 药物分为以下 4 类。

1. 天然型 PS　从猪肺、小牛肺灌洗液或肺匀浆中提取。

(1) Infasurf[R]:从小牛肺灌洗液中提取,由美国罗彻斯特大学研制,美国布法罗 ONY 公司生产。该药又名 CLSE(Calf Lung Surfactant Extract)。

(2) BLES[R]:即 Bovine Lung Extraction Surfactant,从牛肺灌

洗液中提取,由加拿大安大略大学研制,加拿大 Biochemicals 公司生产。目前加拿大都使用 BLES[R]。

(3) Alveofact[R]:从牛肺灌洗液中提取,由德国研制,1987 年开始试用于临床,1990 年批准上市,主要在德国使用。

(4) Curosurf[R]:从猪肺匀浆中提取,由瑞典卡罗琳斯卡医院研制,意大利凯西(Chiesi)制药公司生产。1985 年试用于临床,1990 年批准上市。

2. 改进的天然型 PS 在天然 PS 中补充适当比例的 PS 主要成分,如 DPPC 和 PG,使天然 PS 更加有效。

(1) Surfactant TA[R]:为世界上第一个 PS 药品。从小牛肺匀浆中提取,补充适当比例的合成二棕榈酸卵磷脂(DPPC)、三棕榈精及棕榈酸。由日本岩手医科大学藤原哲郎(Fujiwara)等研制,日本东京田边制药公司生产,1987 年上市。目前日本都使用 Surfactant TA[R]。

(2) Survanta[R]:由美国雅培(Abbott)制药公司引进日本 Surfactant TA 技术生产,成分与 Surfactant TA 相同,但该药为混悬剂,1987 年美国 FDA 批准临床试用,1991 年上市。

3. 合成 PS 为人工型 PS,由数种人工合成的 PS 主要磷脂成分或其他代用品按一定比例配制而成,主要特点是不含 PS 蛋白。

(1) Pulmactant[R]:又名 ALEC(Artificial Lung Expanding Compound),为 DPPC+PG 按 7∶3 比例配制,由英国剑桥大学研制,英国 Britannia 制药公司生产,为混悬剂和粉剂两种剂型,已批准上市。但由于疗效不好,没有推广使用。

(2) Exosurf[R]:又名 Exosurf Neonatal,为人工合成的 DPPC+16 烷醇、14 丁酚醛按 13.5∶1.5∶1(w/w)比例配制而成,十六烷醇是天然酒精,能促进 DPPC 的扩展。该药由美国旧金山加州大学研制,葛兰素维康公司生产,1989 年美国 FDA 批准临床试用,已上市,但因导致呼吸暂停不良反应,现已很少使用。

4. 重组 PS 又称合成的"天然"型 PS,上述三类 PS 药物称为第一代 PS 药品,而合成的"天然"型为第二代药

品。该类产品已试用于临床。

Surfaxin(KL4-Surfactant):简称 KL$_4$,由美国加州 Scripps 研究所研制。根据 SP-B 分子结构,合成类似 SP-B 的多肽,主要由赖氨酸 Lysin(K)和亮氨酸 Leucine(L)构成,共 21 个氨基酸残基,再与磷脂 DPPC、PG 和棕榈酸混合而成,剂量每次 133~200mg/kg,KL$_4$ 对 RDS 动物模型有较好疗效,并已用于临床。

根据国际上许多临床应用及比较结果,天然型和改进的天然型 PS 疗效肯定,起效快,对新生儿 RDS 的疗效尤为明显,两种人工合成的 PS 疗效比较差,目前推荐使用天然型或改进的天然型[3-4]。

(三)肺表面活性物质药物适应证

1. 新生儿呼吸窘迫综合征 RDS 主要发生在胎龄 <35 周早产儿,因肺发育未成熟,肺泡 2 上皮细胞合成和分泌 PS 缺乏或不足。大量临床研究显示,PS 药物对 RDS 疗效显著,能显著降低 RDS 病死率,RDS 是 PS 药物的主要适应证[5-6]。

2. 遗传性 PS 蛋白缺陷症 研究发现一些患儿因 SP-B 或 SP-C 基因缺陷或突变,导致 SP-B 或 SP-C 不能表达或表达明显不够,而发生 RDS,可发生在早产儿或足月儿,病情非常严重。PS 药物治疗有一定疗效,但维持时间较短。

3. 胎粪吸入综合征 MAS 患儿内源性 PS 受到严重损害,可以给外源性 PS 药物治疗。根据初步临床研究,以两肺渗出为主的中重度 MAS 使用 PS 药物治疗有一定疗效。

4. 急性呼吸窘迫综合征 急性呼吸窘迫综合征(acute respiratory distress syndrome,ARDS)为继发性 PS 缺乏,使用外源性 PS 药物治疗有一定疗效,可以推荐使用。

(四)肺表面活性物质药物使用方法

1. 给药时机 PS 给药时机分为产房预防、早期治疗和抢救性治疗。

(1) 产房预防(prophylactic therapy):是指对胎龄和出生体重非常小的早产儿在产房复苏后立即使用 PS,一般为生

表 11-3-2 主要 PS 药物及推荐剂量

商品名	来源	推荐剂量[mg/(kg·次)]	剂型	产地
Curosurf(固尔苏)	猪肺	100~200	混悬剂	意大利
Surfactant TA	牛肺	120	冻干粉	日本
Survanta	牛肺	100	混悬剂	美国
Exosurf	合成	80	冻干粉	美国
Infasurf	牛肺	100	冻干粉	美国
BLES	牛肺	100	混悬剂	加拿大
Alveofact	牛肺	50~100	混悬剂	德国
珂粒苏	牛肺	50~100	冻干粉	中国
Surfaxin	重组	110	混悬剂	美国

后 15~30 分钟,给 1 次。由于胎龄和体重非常小的早产儿 RDS 发生率比较高,在出生后立即给 PS 预防,可使 RDS 发生率减少和严重程度减轻。

但 PS 预防指征一直存在不同意见,关键问题在于不同胎龄早产儿 RDS 发生率与 PS 预防的价值,胎龄越小,RDS 发生率越高,PS 预防越有价值,而胎龄较大的早产儿,RDS 发生率较低,PS 预防价值越低。但低于哪个胎龄值得 PS 预防尚有争议。

由于 PS 预防是对符合指征的所有早产儿都给 PS,使得其中相当一部分早产儿即使没有发生 RDS 也使用了 PS,造成浪费。近年欧美国家越来越严格限制 PS 的预防,甚至提出不需要预防。AAP 指南建议[7-8]:早产儿出生后先严密观察呼吸变化,如发生呼吸困难、呻吟,先使用鼻塞 CPAP,然后根据病情选择性给 PS 治疗。欧洲新生儿 RDS 指南 2016 版也建议[9]:不主张预防性使用 PS。

(2) 早期治疗(early therapy):一般是指生后 2 小时内给药治疗。出生后密切观察呼吸变化,如出现呼吸困难、呻吟,应先使用无创通气,同时立即摄胸片,如显示两肺透亮度下降,颗粒网状影,提示 RDS 早期,即给 PS 治疗。2016 年欧洲新生儿 RDS 防治指南推荐方案:对胎龄 <26 周患儿 FiO_2 需求 >0.30,>26 周患儿 FiO_2 需求 >0.40 时应给 PS 治疗。给 PS 治疗后如病情减轻或没有加重,可以继续使用无创通气,对大多数早期 RDS,无创通气 +PS 是最佳治疗方法[10]。少数患者,病情加重,则改为机械通气。

早期给药的特征是患儿已出现症状,针对性强,但病情尚为早期,相对比较轻,疗效显著,又不会造成 PS 药物浪费,是最理想的给药时机,效价比高,应该提倡早期治疗。

(3) 抢救性治疗(rescure therapy):是指病情非常严重,X 线显示两肺出现典型 RDS 改变才给药,这是因为各种原因错过了早期给药时机,或病情进展非常快。抢救性治疗是不得已补救性治疗,效果不如早期治疗,应尽可能避免。

2. **用药方法**　PS 有 2 种剂型,须冷冻保存,干粉剂用前加生理盐水轻轻摇匀,混悬剂用前解冻摇匀,使用前将药瓶置于 37℃预热数分钟,使 PS 磷脂更好地分散。用 PS 前先给患儿吸痰,清理呼吸道,然后将 PS 经气管插管注入肺内,仰卧位给药,不需要多个体位。

近年也有开展微创给药方法(LISA 或 MIST)[11-13],通过胃管或者 16G 的静脉置管插入声门下进入气道给药,可以避免传统的气管插管。微创给药方法目的是尽可能减少气管插管所致的损伤,并非为了提高 PS 治疗效果。

3. **用药剂量**　PS 剂量范围比较宽,每种 PS 药品各自都有推荐剂量,且各不相同,多数为每次 100~200mg/kg,也有用 50~70mg/kg。一般认为,重症病例(如两肺白肺或心影膈缘分界不清)需用较大剂量,剂量较大效果好,可以使用推荐剂量上限,而轻症病例使用推荐剂量的下限。

4. **用药次数**　根据病情严重程度和需要,确定给药次数,对轻症病例一般给 1 次即可,对重症病例(两肺呈白肺)需要多次给药,如给第 1 次后病情改善不明显或缓解后又加重,需重复给药。一般认为如呼吸机参数吸入氧浓度(FiO_2)>0.4 或平均气道压(MAP)>8cmH_2O,需重复给药,一般最多给 4 次,间隔时间根据需要而定,一般为 6~12 小时。

剖宫产、胎粪吸入和重症感染所致的 RDS,两肺渗出非常严重,通常需要多次给药。遗传性 PS 蛋白缺陷症给 PS 治疗 4~6 小时,病情改善,但 6~12 小时后病情又加重,需要多次给 PS 治疗,呈 PS 依赖,但最终疗效很差。

(五)肺表面活性物质治疗后可能出现的合并症

在没有 PS 治疗时代,使用机械通气治疗时,新生儿 RDS 恢复需要 3~4 天的自然过程,肺部病变逐渐吸收。使用 PS 治疗后,肺部病变快速吸收,在短时间内,肺通气换气功能和血流动力学发生快速和显著的变化,一般在 PS 治疗后 4~6 小时变化最为显著。如果不注意观察和采取相关措施,可能会发生严重合并症。

1. **过度通气和高氧血症**　给 PS 治疗后数小时,肺部病变快速改善,肺通气和换气显著改善,如不及时下调 FiO_2 和呼吸机参数,容易发生过度通气和高氧血症。

2. **气漏**　给 PS 治疗后肺部病变快速吸收,肺顺应性快速改善,如不及时下调呼吸机压力,气漏发生率比较高,一旦发生气漏,病死率明显增加。

给 PS 后应密切观察病情变化,如病情改善、经皮血氧饱和度($TcSO_2$)上升,并稳定在 90%~95%,应及时下调 FiO_2 和呼吸机参数。

3. **肺出血**　PS 治疗后,肺部病变改善,肺血管阻力快速下降,PDA 转为左向右分流、肺血流量增加,可能会发生肺水肿和肺出血。

4. **动脉导管开放**　由于早产动脉导管肌肉发育不完善,严重缺氧致肺动脉痉挛、肺动脉高压,常发生严重右向左分流的 PDA。在 PS 治疗后肺病变及全身状况改善,肺动脉压力下降,PDA 由原先的右向左分流转为左向右分流,这是 RDS 恢复过程中的暂时现象。但少数病例可能影响心肺功能。

5. **对脑血流动力学的影响**　曾有少数报道 PS 治疗后 IVH 发生率增加。采用 Doppler 超声或近红外线测定 PS 治疗前后患儿脑血流动力学变化,结果显示,PS 治疗后短时间内,脑血流动力学会有变化,一般在给 PS 后 10 分钟内脑血流速度增快或血流量增加,在 30 分钟后恢复正常,可能为快速给药操作反射性所致。Leviton 等总结 16 个临床治疗试验,Gunkel 等总结 9 个临床治疗试验,结果显示 PS 预防组 IVH 发生率 33.8%,对照组 34.5%,PS 治疗组 IVH 发生率为 44.9%,对照组 47.9%,没有显著差异。

上述合并症不属于 PS 药物本身的不良反应,是由于 PS 治疗后短时间内,发生呼吸力学和血流动力学快速变化所致。

(六)肺表面活性物质用药后的监护与注意事项

1. **加强监护**　给 PS 治疗后应密切监护病情变化。①临床症状和体征:观察患儿缺氧状况、皮肤颜色、四肢肌张力、两肺呼吸音等变化。②观察 TcSO₂、PaO₂、PaCO₂、pH、BE 等变化。③观察呼吸力学变化:如肺顺应性、压力-容量环、气道阻力等变化。

2. 及时下调呼吸机参数　给 PS 后数小时病情快速改善,应及时下调吸气峰压(PIP)、吸入氧浓度、呼吸机频率等。

3. 查找影响 PS 疗效的因素　仍有少数 RDS 患儿对 PS 疗效不理想,需考虑存在多方面原因:①剖宫产、胎粪吸入和重症感染所致 RDS,肺泡内血浆蛋白渗出比较严重,抑制 PS 活性,影响 PS 疗效。应加大 PS 剂量,使用推荐剂量上限,并需要重复多次给药;②存在其他合并症,如 PPHN;③可能存在先天性 PS 蛋白缺陷等。

4. 强调综合治疗　虽然 PS 治疗 RDS 疗效非常显著,但仍要强调综合治疗,尤其对出生体重较小的早产儿,需要多方面的综合治疗,PS 治疗仅仅是其中之一。

(七)肺表面活性物质治疗可能的不良反应和远期随访

肺表面活性物质属于生化药物,不良反应一般比较少。但作为药物要关注可能发生的近期和远期不良反应。

1. 免疫反应　天然型 PS 从牛、猪制备,含有 1%~2% 的异种蛋白,进入体内后会刺激机体产生相应抗体,可能会产生免疫反应。Bartmann 等测定牛肺 PS(Alveofact)治疗后 2、4、6 周测血清抗体,结果没有发现免疫反应。Octomo 等测定猪肺 PS(Curosurf)治疗后 3 周和 3 个月血清抗体,结果 49 例中仅 4 例呈阳性,对照组均阴性,认为 PS 治疗后抗体阳性率 <10%,并随访两年,这 4 例患儿未出现免疫损伤的临床表现。Whitsett 等测定牛肺 PS(Survanta)治疗后 1、4 周、6 个月血清抗体,共测定 1428 例,结果均未测得抗 SP-B 和 SP-C 抗体。虽然 PS 治疗后机体会产生抗 PS 抗体及循环免疫复合物,但迄今还没有发现新生儿 PS 治疗后肺组织发生明显的免疫损伤。Fujiwara 等将牛肺 PS 滴入小鼠肺内,连续 7 天,然后测定气道吸出物及肺病理检查未见炎症反应。

2. 感染　天然型 PS 属生化药物,从动物肺中提取,存在感染机会,但经过严格消毒处理,目前还没有发现 PS 药物所致的感染。

3. 呼吸暂停　曾有报道合成型 PS 药物 Exosurf 治疗后,呼吸暂停发生率增加,原因不清楚,Exosurf 目前退出临床使用。

4. 远期随访结果　为了解 PS 治疗后是否有远期不良反应,必须进行追踪随访,在迄今报道中随访期多为 1~2 年,少数随访 5 年,以合成型 PS Exosurf 随访资料较为完整,其他如 Curosurf、Survanta、人羊水 PS、CLSE、ALEC 等也有随访资料。Courtney 等总结 1540 例患儿随访结果,没有发现 PS 长期不良反应。

(1)生长发育:各随访报告对 PS 治疗病例定期测量身

高、体重、头围、胸围,定期测定 Beyley 智能发育指数(MDI)和运动发育指数(PDI)等,并与对照组比较,结果差别无显著意义。

(2)神经系统:多数随访报告显示 PS 治疗组与对照组病例轻中重度脑瘫、耳聋、失明发生率,差别无显著意义。少数眼科医师认为由于 PS 广泛应用,超早产儿存活率明显提高,ROP 发病率明显升高,但经过许多眼科医师的严密追踪随访,PS 治疗组与对照组之间,ROP 总发生率及重度 ROP 发生率,差别无显著意义。

(3)支气管肺发育不良及肺功能:许多随访报告统计 PS 治疗组与对照组在 2 年内,反复呼吸道感染发生率、BPD 发生率及转归情况、再次住院率等,两组差别无显著意义,并定期检查肺功能,如潮气量、肺应性、呼吸功、功能残气量、肺阻抗等,多数指标两组差别无显著意义,部分指标 PS 治疗组明显好于对照组。

(4)过敏性疾病:各随访报告严密观察两组病例哮喘、皮肤过敏、食物过敏等过敏性疾病发生率,一些天然 PS 治疗随访报告还定期做皮肤过敏实验,测血清抗 PS 免疫复合物、抗 PS 抗体、特异性免疫球蛋白、IgE、补体等指标,随访 6~24 个月不等,结果显示两组差异无显著意义。

(陈超)

参考文献

1. Obladen M. History of Surfactant up to 1980. Biol Neonate,2005,87:308-316.

2. Halliday HL. History of Surfactant from 1980. Biol Neonate,2005,87:317-322.

3. Curstedt T,Halliday HL,Speer CP. A unique story in neonatal research:the development of a porcine surfactant. Neonatology,2015,107:321-329.

4. Ardell S,Pfister RH,Soll R. Animal derived surfactant extract versus protein free synthetic surfactant for the prevention and treatment of respiratory distress syndrome. Cochrane Database Syst Rev,2015,8:CD000144.

5. Singh N,Hawley KL,Viswanathan K. Efficacy of porcine versus bovine surfactants for preterm newborns with respiratory distress syndrome:systematic review and meta-analysis. Pediatrics,2011,128(6):e1588-e1595.

6. Polin RA,Carlo WA. Committee on fetus and newborn. Surfactant replacement therapy for preterm and term neonates with respiratory distress. Pediatrics,2014,133(1):156-163.

7. American Academy of Pediatrics Committee on Fetus and Newborn. Policy statement:Respiratory support in preterm infants at birth. Pediatrics,2014,133(1):171-174.

8. 陈超,袁琳. 早产儿出生时和生后早期呼吸支持指南解读. 中国实用儿科杂志,2015,30(2):108-111.

9. Sweet D,Carnielli V,Greisen G,et al. European

consensus guidelines on the management of respiratory distress syndrome--2016 Update. Neonatology,2016,111:107-125.

10. Gogel W,Kribs A,Ziegler A,et al. Avoidance of mechanical ventilation by surfactant treatment of spontaneously breathing preterm infants(AMV):an open-label,randomised, controlled trial. Lancet,2011,378:1627-1633.

11. More K,Sakhuja P,Shah PS. Minimally invasive surfactant administration in preterm infants:a meta-narrative review. JAMA Pediatr,2014,168:901-908.

12. Aldana-Aguirre JC,Pinto M,Featherstone RM,et al. Less invasive surfactant administration versus intubation for surfactant delivery in preterm infants with respiratory distress syndrome:a systematic review and meta-analysis. Arch Dis Child Fetal Neonatal Ed,2017,102(1):F17-F23.

13. Isayama T,Iwami H,McDonald S,et al. Association of Noninvasive Ventilation Strategies With Mortality and Bronchopulmonary Dysplasia Among Preterm Infants:A Systematic Review and Meta-analysis. JAMA,2016,316(6): 611-624.

第 4 节　呼吸系统先天畸形

（一）先天性喉喘鸣

先天性喉喘鸣（congenital laryngeal stridor）为喉部组织松弛,吸气时喉腔变小引起喘鸣声,出生后即可出现症状,至 2 岁左右随着喉腔变大,喉部组织发育健全,喉鸣逐渐消失。

1. **病因**　由于喉软骨软化、喉部组织松弛,吸气时会厌软骨卷曲,负压使喉组织塌陷、喉入口呈一狭长之裂缝,杓会厌皱襞互相接近发生颤动而出现喘鸣声,亦可因会厌大而软或杓状软骨脱垂,吸气时阻塞喉部入口,引起呼吸困难。

2. **临床表现**　主要症状为吸气性喉喘鸣声伴胸骨上窝、肋间及剑突下部凹陷,可于生后或出生后数周发病,多数患儿症状呈间歇性,哭吵、活动时喘鸣声明显,安静或睡眠时无症状,重症者症状为持续性,哭吵及入睡后症状更为明显,并有三凹征,有些患儿症状与体位有关,仰卧时明显,侧卧或俯卧时喘鸣声减轻。患儿哭声与咳嗽声正常,无嘶哑现象,常在发生呼吸道感染时症状加剧,因呼吸道分泌物增多,可使呼吸困难加重,有痰鸣声或出现发绀。

重症患儿由于症状持续影响喂养,常有营养不良,且易出现反复呼吸道感染。长期的吸入性呼吸困难,影响患儿的生长发育。

以直接喉镜检查,吸气时可见会厌和杓会厌皱襞向喉内卷曲使喉入口呈裂隙状,若挑起会厌,喉鸣声可消失。

3. **诊断和鉴别诊断**　根据病史,了解喘鸣开始时间、性质与体位关系,结合直接喉镜检查的结果,可做出诊断,需与下列疾病鉴别。

（1）先天性发育异常:先天性喉部发育异常如喉蹼、喉隔、喉囊肿,可通过直接喉镜或纤维喉镜检查加以鉴别。先天性气管发育异常如气管蹼、气管软骨软化、气管狭窄、气管憩室等,经胸片、支气管碘油造影及纤维支气管镜检查有助于诊断。先天性小下颌畸形临床表现相似,亦有吸气性呼吸困难,但侧卧或俯卧位,托起下颌,呼吸困难可缓解,X线摄片观察颌骨形态亦有助于诊断。

（2）后天性喉部疾病:如喉部异物、肿物等需仔细询问病史加以鉴别。

4. **治疗**　如呼吸不困难、饮食不受影响,不须特殊治疗,但应注意喂养,给予足量的钙和维生素 D 并预防呼吸道感染。重症者伴有感染时,因呼吸困难应给予抗感染和良好的呼吸道护理,一般很少需要作气管切开,随年龄增大,症状可缓解。

（二）Pierre-Robin 综合征（皮 - 罗综合征）

Pierre-Robin 综合征是指以下颌骨小、舌后坠为主要表现,出现呼吸困难,长期低氧血症的常染色体显性遗传疾病。1923 年由 Pierre 首次报道。50%~70% 伴有腭裂,可有吞咽困难。又称小颌腭裂综合征、先天性下颌短小畸形、舌下垂综合征、第一腮弓综合征。

1. **病因**　Pierre-Robin 综合征是胚胎发育障碍性的常染色体显性遗传疾病,发生机制不清楚,可能与感染、缺氧、营养供应不足、放射线、药物等多种因素相关。在胚胎 9 周前下颌升支和下颌体发育低下,舌处于向后的位置,从而影响舌上部的腭突在中线的愈合。下颌后缩为原发畸形,舌后坠导致呼吸道阻塞。

2. **临床表现**　主要依据临床表现如下:

（1）下颌短小:典型的呈"鸟状面容"。

（2）舌后坠导致呼吸困难:舌后坠是本病的主要特征之一,患儿出生后不久即可有吸气性呼吸困难,伴喉喘鸣,睡眠时可有类似成人的鼾声,但其特点是将患儿舌体拉出口外或采用俯卧位时患儿的呼吸困难可有不同程度的缓解。由此可见,若患儿生后不久即出现吸气性呼吸困难,且伴有小下颌、舌后坠及腭裂者,除外其他原因所致的上呼吸道梗阻且染色体检查正常即可确诊为该病。

（3）多数伴有腭裂:常发生哺乳困难、窒息、青紫。

（4）伴有其他畸形:如先天性心脏病、眼异常、肢体畸形、脑发育异常。

3. **诊断**　主要依据临床表现。基因检查有助于确定诊断。

4. **治疗**　目前尚无特殊治疗方法,建议如下。

（1）加强喂养:可保持患儿直立位,喂奶时垫一小枕头,以防止舌后滑;若喂养困难明显,可行鼻饲喂养、经胃或者肠道造口术喂养。

（2）通畅呼吸道:如舌根下沉时阻塞气管,宜用毛巾将舌牵出,严重呼吸困难时先行气管插管,紧急时可将气管切开。

(3)手术:包括腭裂修补术、下颌骨正颌手术等。然后行外科舌悬吊术和下颌骨修复术。

（三）先天性喉囊肿

先天性喉囊肿(congenital laryngocele,CLC)主要症状为阻塞气道发生呼吸困难。1881 年 Abercrombie 首先描述,新生儿发病率约 1.82/10 万,50% 是在窒息死亡病例的尸检中发现,40% 于出生后数小时内有表现,95% 发生于半岁以内。1970 年 De Santo 将喉囊肿分为由喉室入口狭窄所致的球样囊肿即喉室囊肿和由黏液腺管阻塞、位于会厌溪的导管囊肿二类。

1. **临床表现** 最常见症状是喘鸣(占 90%),可为吸入性或呼出性,哭声弱、尖而嘶哑;55% 有呼吸困难、呼吸暂停、发绀;其他可有食物反流、发音困难。

2. **诊断** 最好采用纤维喉镜检查,直接看到喉部。做颈部 CT 检查。

3. **治疗** 迄今尚无统一的治疗方法,曾用气管切开术、内窥镜下切除囊肿穹顶、钳剪小囊肿、喉裂开切除、激光显微手术等,但或者不彻底而易复发,或则损伤太大,均不理想。俄罗斯于 1996~1998 年用自制的二叶镜片的可张式直达喉镜,在鼻气管插管全身麻醉下放入喉镜,使囊肿位于前、后二镜叶间,张开镜叶使囊肿完全暴露,在手术显微镜下行囊肿顶部黏膜横切口,钝分离囊肿至基底,改将镜叶放入黏膜与囊肿间,用丝线套将囊肿基底行双重结扎,于二结扎线间用显微喉剪切下囊肿,此时喉位恢复正常,声门可明视,气道阻塞及受压均消除,黏膜切口可不予缝合。术毕气管插管保留 1 天,鼻饲 3~4 天。本法优点为损伤小,无需气管切开或喉裂开;切除彻底,无复发病例。

（四）气管支气管软化症

1963 年 Dunbar 首次提出气管软化的概念,是指气管壁因气管软骨环异常或部分气管壁纵行弹性纤维萎缩减少,使肌弹性张力减退或气道软骨完整性破坏导致气管坍塌狭窄的疾病[1-2]。生后不久即出现喘鸣、反复咳嗽,呼吸困难。根据软化部位不同,如软化部位发生在气管,称气管软化(tracheomalacia,TM),气管、主支气管均累及,称为气管支气管软化(tracheobronchomalacia,TBM),若仅累及主支气管,气管未发生病变,称支气管软化(bronchomalacia)。先天性气管软化在人群中发病率至少为 1/2100,支气管软化较气管支气管软化少见。

1. **病因和发病机制** 先天性气管软化由软骨发育不成熟或软骨缺乏造成,可以在健康人群中作为孤立性发现,但更多见于早产儿。与造成气管软骨基质形成异常的疾病相关,这些疾病包括多发软骨炎、软骨软化症,造成胶原纤维成熟障碍及气管支气管结缔组织软弱。继发性 TBM 多与长期插管、气管切开术、严重的气管支气管炎、管外压迫相关。

目前发现与先天性气管软化联系最为密切的为气管食管瘘和食管闭锁,在气管食管瘘及食管闭锁婴儿尸检标本中发现 75% 患儿气管软骨周长减少及气管膜部扩大。Blair 等在气管食管瘘及食管闭锁患儿气管膜部发现食管肌肉。基于这两项研究,推测先天性气管软化可能是在前肠分化为气管和食管过程中出现异常。

气管由前部的软骨环和后部的膜性结构组成,两者正常比率约为 4.5:1,而 TBM 患儿可降至(2~3):1,其比率下降代表气管硬度下降,TBM 患儿呼气相气道塌陷更为明显[2]。吸气相产生气流涡流,在有气道分泌物时产生痰喘鸣,无气道分泌物时产生低调、单音性喘鸣。呼气相气道壁易于接触,气道本身刺激或震颤导致咳嗽。

2. **临床表现** 临床多表现为顽固性咳嗽、持续或反复喘息,及肺炎、肺不张等,症状随活动增多而明显,或因伴发感染而加重。以往认为 TBM 临床表现在生后数周出现,近期研究表明,原发性 TBM 约 95% 患儿首发呼吸道症状在出生时即出现。婴儿期多有喘息,随着年龄增长表现为慢性咳嗽,呼气性喘鸣和犬吠样咳嗽是最常见的症状。轻中度软化以咳嗽和喘息为主,重度软化以反复感染、肺不张、呼吸困难为主要表现。反射性呼吸暂停是 TBM 最严重的临床症状,是由于气管受分泌物或食管内食团刺激时所发生的反射,呼吸停止进而导致心脏停搏。

3. **诊断** 纤维支气管镜检查是诊断 TBM 的金标准,可直接观察气道动力性塌陷。国内纤维支气管镜诊断 TBM 的分度标准如下:呼气相气管直径内陷 ≥1/3 为轻度,至 ≥1/2 为中度;至 ≥4/5 接近闭合,看不到圆形管腔为重度。国外以气道直径内陷 ≥1/2 作为诊断标准[3]。

近年逐渐开始应用 CT、MRI 等无创性影像检查方法来评估气管支气管软化。

TBM 易被误诊为支气管哮喘、反复呼吸道感染、支气管异物等疾病,需慎重鉴别。

4. **治疗** 绝大多数原发性 TBM 不需特殊治疗,随着年龄增长,气管软骨逐渐发育变得坚固,多数患儿在 2 岁左右症状逐渐消失,合并肺部感染时,以保守治疗为主,控制感染、吸氧、促进排痰等治疗。对继发性 TBM 应针对病因治疗,解除气管支气管受压因素或炎症及时控制,软化程度得以改善。

经常规保守治疗无效者,可选择持以下方法治疗。

(1)持续气道正压通气:CPAP 是治疗中重度气管软化的有效手段,通过建立气流支架保持气道通畅。

(2)气道内支架植入:可支撑软骨薄弱处保持气道开放,可迅速有效缓解气道狭窄导致的呼吸困难等症状,延长生存期,提高生活质量。气道内支架植入最大优点在于创伤小、术后恢复时间短。

(3)外科治疗:对危及生命的重度气管软化,需手术治疗。手术适应证:反复肺部感染、间断呼吸道梗阻、拔管困难、反射性呼吸暂停、其他治疗手段无效。手术方式有气管切开、气管切除术、气管成形术、主动脉固定术等。

(五) 先天性气管狭窄

先天性气管狭窄(congenital tracheal stenosis,CTS)是指气管先天性存在完全性的气管软骨环,缺少正常结构的膜性气管导致的气管管腔狭窄和气道阻塞[4·5]。1941年Wolman 首次报道,非常少见,发病率占所有喉支气管狭窄0.3%~1% 之间。

1. 病因和病理变化　正常气管由硬度较高的气管软骨环和膜性结构形成,有一定弹性。先天性气管狭窄的病理变化是气管由完全性的气管软骨环形成,而缺少膜性结构,导致管腔狭窄。同时气管黏膜下层腺体和结缔组织增生,使管腔进一步狭窄阻塞。气管受血管环和其他因素压迫,也可导致气管狭窄。气管狭窄的长度和严重程度各不相同。

2. 临床表现　主要临床表现为气促、气喘、咳嗽,以阵发性或持续性呼吸困难为主,主要呈吸气性呼吸困难、发绀及明显的三凹征。安静时减轻,哭闹或者感染时加重,临床表现取决于狭窄的程度。

先天性气管狭窄极少单独存在,仅占 10%~25%,常合并其他先天性畸形,最常见的是心脑血管异常,其发生率高达 50%,包括肺动脉吊带、动脉导管未闭、室间隔缺损、双主动脉弓、锁骨下动脉异常、肺动脉缺如或发育不全等。

3. 诊断　纤维支气管镜检是诊断先天性气管狭窄的金标准,镜下见到完整性的软骨环有标志性的意义,支气管镜检能准确测量狭窄的长度及最小内径。但如果气管狭窄处口径小于支气管镜管径,支气管镜无法通过狭窄段探查下级气道。CT 检查及三维重建可提供气管周围复杂的血管及邻近脏器的解剖结构,有取代支气管镜检查的趋势[5]。

4. 治疗　轻度狭窄者症状较轻,一般无需治疗,严重狭窄者有呼吸困难、青紫、喘鸣,需手术治疗。近年手术方法和技术发展很快,手术方式可分三类:①自体气管组织重建(气管切除端端吻合术、滑动气管成形术、游离气管移植);②非气管组织气管成形术(肋软骨或心包补片);③气管移植。组织工程技术和3D 打印技术为气管狭窄的治疗提供了新的思路。

(六) 气管食管瘘

气管食管瘘(tracheoesophageal fistula,TEF)是指气管与食管间分隔不全形成气管食管瘘道,常与食管闭锁同时存在,也有表现为支气管食管瘘[6]。发病率为 1/(3000~4000)。生后即出现口吐泡沫,呛咳,呼吸困难。参见消化疾病章节。

1. 病因　先天性气管食管瘘系内胚层前肠贯通不全的发育畸形,在胚胎发育第3~6 周之间发生。先天性气管食管瘘按 Gross 分型法,可分为 5 型:1 型为食管上下段均闭锁,无气管食管瘘,两盲端距离较远;2 型食管上段与气管有瘘管相通,食管下端呈盲袋,两盲端距离较远;3 型为食管上段闭锁,下端食管与气管有瘘管相通;4 型食管上、

下段均有瘘管与气管相通;5 型无食管闭锁与气管有瘘管相通。5 型呈 H 状,气管瘘口稍高于食管。

2. 临床表现　先天性气管食管瘘生后即出现口吐泡沫,呛咳,呼吸困难、窒息为主要表现,尤其是进食后症状明显,可有反复呼吸道感染症状。先天性气管食管瘘可伴有气管狭窄,表现为呼吸困难。

3. 诊断　纤维支气管镜、CT 三维重建和食管碘液造影有助于诊断,明确部位、大小和分型,并排外其他病因。在疑似食管气管瘘患者,应避免吞钡检查,以防钡剂吸入难以处理。

4. 治疗　以手术治疗为主。

(七) 先天性大叶性肺气肿

先天性大叶性肺气肿(congenital lobar emphysem,CLE)是指一叶肺的肺泡过度扩张,发生肺气肿,是一种并不少见的先天性肺畸形。多在新生儿期发病,患儿出现呼吸困难、窘迫、喘鸣、咳嗽等症状。

1. 病因和发病机制　主要原因有支气管软骨不发育或发育不良,支气管缺乏软骨或弹力纤维,支气管内膜下垂形成活瓣,导致呼气时不能将全部气体排出,肺泡因积气而逐渐扩张,过度充气,并产生一定的张力,使肺泡壁变薄或断裂,肺泡壁失去弹性,影响气体交换。严重者肺泡壁破裂而形成局限性肺气肿。

左上肺和右中叶肺易发病。肺大叶气肿压迫邻近肺,出现肺不张、纵隔移位和纵隔疝。

2. 临床表现　临床表现与出现症状的时间有关。50%患儿在新生儿期发生症状。出现呼吸困难、喘息或喘鸣,进而出现呼吸窘迫,青紫或持续性发绀,甚至危及生命。稍迟发病者,除上述表现外,更易出现进食及喂养困难,呼吸、心率增快。气管及心脏向健侧移位。仅 5% 的患儿在 6 个月以后发病。主要表现为肺部感染的症状。

可见胸廓不对称,病侧胸廓稍隆起,有三凹征,气管移位,叩诊呈鼓音,呼吸音降低,可有哮鸣音及啰音,心尖冲动移位。

3. 诊断　根据临床表现及 X 线检查结果可以诊断。但复杂病例需做 CT 检查,与其他疾病鉴别:张力性气胸、肺囊性腺瘤样畸形、血管及肿物外部压迫支气管、支气管异物等。

4. 治疗　以手术治疗为主,切除气肿的肺叶,如气肿压力过大,病情非常严重,须紧急作肺切除术。也可胸腔镜下病肺切除。

(八) 先天性肺发育不良

先天性肺发育不良(Congenital pulmonary hypoplasia)是胚胎发育障碍所致的先天性肺、支气管、肺血管畸形[6,7]。轻型症状出现较迟,预后较好,重型于生后数小时出现症状,预后差。

1. 病因　病因未完全清楚,可能与父母遗传因素、宫内病毒感染(特别是风疹病毒)、母亲维生素 A 缺乏、羊水过

少、胸腔占位病变等有关。

2. **分类**　可发生在全肺、一侧肺或一叶肺。分为三类。

(1) 肺未发生(pulmonary agenesis)：支气管及肺完全缺如。

(2) 肺未发育(pulmonary aplasia)：支气管已发生,但未发育,只有退化的支气管,而无肺组织和血管。

(3) 肺发育不良(pulmonary hypoplasia)：支气管已发育,但较正常小,肺组织和血管也发育不良。

3. **临床表现**　两肺发育不良不可能生存,部分肺发育不良临床表现差别很大。轻者新生儿期不出现症状,但易发生反复上呼吸道感染,病程迁延。重者生后不久出现呼吸困难、青紫、呼吸衰竭,患侧呼吸运动减弱,呼吸音减弱,心音移向患侧。X 线表现为患侧肺体积小,肺纹理稀少,横膈升高,纵隔向患侧移位。

右侧肺发育不良时常伴有心血管畸形,如动脉导管未闭,右位心,伴室间隔缺损,主动脉狭窄及血管环,也可伴有胃肠道、肾、脑、骨骼畸形,如双肺发育不良,可同时伴有多囊肾、尿道梗阻、无脑畸形、软骨发育不良。

4. **治疗**　主要是对症治疗,吸氧,机械通气。

(九) 先天性肺囊肿

先天性肺囊肿(congenital pulmonary cysts)是较常见的肺部发育异常,多在婴幼儿出现症状,也可于新生儿期发病[8-9]。囊肿可为单个或多个,男性多于女性。约 5% 患儿同时伴有其他先天性畸形,如多囊肾或多囊肝。

1. **病因和分类**　在胚胎发育第 4~6 周支气管开始萌芽,本病是由于支气管萌芽发育异常,造成支气管的一段或多段完全或不完全闭锁,与肺芽分离,支气管远端逐渐扩张形成盲囊,囊内细胞分泌的黏液积聚形成囊肿。

囊肿发生在支气管称为支气管源性,多位于纵隔内或靠近纵隔。囊肿发生于近肺泡的细支气管则称为肺泡源性囊肿,多位于肺实质内。如囊肿与正常支气管不相通,囊内仅有黏液,称黏液囊肿。如与正常支气管相通,空气进入囊内,称为气囊肿。如相通部位形成活瓣,空气易进不易出,则成为张力性气囊肿,囊内压力增高压迫肺组织,形成纵隔疝。新生儿期的先天性肺囊肿多为单个气囊肿。

2. **病理变化**　支气管源性囊肿的内层由支气管壁的柱状上皮细胞和纤毛上皮细胞组成,外层为弹力纤维、肌纤维、黏液腺和软骨。肺泡源性囊肿的外层无肌纤维。囊肿部位 70% 在肺内,30% 在纵隔,2/3 在下叶,右肺略多于左肺。

3. **临床表现**　临床表现的轻重程度与囊肿的大小、部位、有无并发症有关。如囊肿小、压力不高、离支气管较远,可无症状或在年长时出现症状,如囊肿较大、离支气管较近、压力较高,则症状重,出现早。

(1) 反复呼吸道感染：囊肿与支气管相通易并发呼吸道感染,出现发热、咳嗽、呼吸困难、青紫、湿啰音等,感染常反复发生或迁延不愈。

(2) 压迫症状：如囊肿较大可发生压迫症状,出现呼吸困难、青紫、喘鸣音,患侧呼吸音减弱,叩诊呈浊音。如发生张力性气囊肿,出现类似气胸的症状,呼吸困难严重,患侧叩诊呈鼓音,呼吸音减弱,纵隔移位,可危及生命。

(3) X 线表现：单个黏液性囊肿 X 线显示圆形或椭圆形致密影,边界清楚；气囊肿显示薄壁透亮影,可见液平；张力性气囊肿显示大透亮区,囊壁压迫肺组织,可见肺不张影,纵隔移位；多发性囊肿显示蜂窝状影,分布在同一肺叶内,囊壁薄,可见小液平。

4. **诊断及鉴别诊断**　对出生后反复发生或迁延不愈、治疗困难的呼吸道感染,应及时行 X 线检查,若在同一部位持续存在囊状或蜂窝状阴影,应考虑先天性肺囊肿,伴有感染者,在抗感染治疗后复查 X 线胸片。对怀疑先天性肺囊肿者,应进一步做 CT 检查,CT 检查可清楚显示囊肿的大小、数量、范围、囊壁厚度、与周边组织的关系,能准确定位。

鉴别诊断：先天性肺囊肿易被误诊,误诊率可达 47%,应与下列病症鉴别：金黄色葡萄球菌肺炎,肺大泡,肺脓肿,气胸,先天性膈疝,肺隔离症。

5. **治疗**　诊断确立后应择期手术治疗,并发感染者先给抗感染治疗,对张力性气囊肿可急诊手术。

(十) 肺隔离症

肺隔离症(pulmonary sequestration)是由于胚胎肺发育过程中部分肺组织与正常肺分离所造成的先天性肺发育异常,又称支气管肺组织分离症,隔离肺一般不与正常肺的气管和支气管相通,接受体循环供血,静脉回流入肺静脉[10,11]。多发生在左肺。在先天性肺发育异常中占 0.2%~6.4%,北京儿童医院 30 年(1964~1994)中,在 172 例小儿先天性肺发育异常肺切除中,肺隔离症有 15 例,占 8.7%,截止到 1996 年,国内文献报道 177 例。本症 30% 伴有其他先天性畸形。

1. **分类**　根据隔离肺组织有无独立的脏层胸膜将肺隔离症分为 2 型(表 11-4-1)。

表 11-4-1　肺隔离症叶内型与叶外型的鉴别

特征	叶内型	叶外型
发生率	多见	少数
性别	男女比例相近	男：女约 4：1
受累肺脏	60% 在左侧	90% 在左侧
部位	下叶后基底段	近膈肌
胸膜覆盖	在同一脏层胸膜内	有独立的脏层胸膜
动脉供应	来自体循环	来自体循环或肺循环
异常动脉直径	较粗	较细
静脉回流	至肺静脉	至奇、半奇或门静脉
与支气管病理交通	常存在	不常存在
与食管、胃交通	罕见	较常见
合并其他畸形	不常见(14%)	常见(50%)

(1) 肺叶内型:隔离肺组织与正常肺组织由同一脏层胸膜包裹,此型最常发生在肺下叶后基底段,约2/3发生在左肺,1/3发生在右肺。此型较少伴发其他脏器畸形。

(2) 肺叶外型:隔离肺为副叶或副肺段,有独立的脏层胸膜包裹,此型多发生在后肋膈角,约半数患儿伴有其他脏器先天性畸形,如膈疝、先天性心脏病、巨结肠等。

2. 临床表现 肺叶内型与支气管相通,症状出现较早,但缺乏特异性,可有咳嗽、呼吸困难、反复呼吸道感染,约15%患者无症状。肺叶外型症状出现较晚,也可无任何症状,但常合并其他先天性畸形如膈疝、漏斗胸、食管支气管瘘等,常因其他疾病摄胸片时发现。

3. 诊断 主要依靠影像学检查,胸部X线平片可显示肺下叶后基底段呈圆形多囊状或块状影,边缘清楚、密度均匀,如继发感染,边缘模糊,呈浸润状。胸部CT检查能显示隔离肺实质改变,与周围组织的关系,血供情况。胸部MRI检查能显示供血动脉和回流静脉,对确定诊断很有帮助,为手术提供解剖证据,可取代血管造影。

4. 治疗 隔离肺是无功能的胚胎肺组织,原则上以手术治疗为主。

(十一) 先天性膈疝

先天性膈疝(CDH)为膈肌缺陷,腹部脏器进入胸腔所致,压迫肺和心脏,发生不同程度的肺发育不良和畸形,肺泡总量减少,出生后即出现呼吸困难,青紫,呼吸衰竭,病死率较高,需及时手术治疗[12-13]。是新生儿期的严重疾病,出生后即可发病,为新生儿常见急诊之一。发生率为1/(2500~4000)活产儿,若不紧急处理抢救,死亡率可达70%以上。

1. 产前诊断 CDH患儿出生时即可发生窒息、青紫、呼吸衰竭,如不及时抢救或抢救方法不正确,常在数小时内死亡,部分甚至死产。在复苏时通常气囊加压给氧,使气体进入胃肠道,因为CDH患儿胃或肠道疝入胸腔,如胃肠道内气体越多,对肺的压迫越严重,尤其在复苏效果不理想时越会增加气囊加压给氧,结果导致恶性循环,患儿很快死亡。如能做到产前诊断,在出生时就做好相应的准备,采取正确的抢救方法,可明显提高存活率。

CDH产前诊断主要依靠超声检查,如胎儿腹腔脏器疝入胸腔则可确定诊断,一般在胎龄15周即可检测到。产前超声检查发现羊水过多、纵隔偏移、腹腔内缺少胃泡等征象应予进一步详细检查是否有腹腔脏器疝入胸腔。产前鉴别诊断包括先天性腺瘤样囊肿畸形、肺隔离征、气管或支气管闭塞等。40%~60%的CDH患儿合并其他先天畸形,产前诊断还可及时发现其他先天畸形,Bollmann等通过对33例经产前诊断为CDH的患儿与同期11例未能产前诊断的CDH患儿的比较,发现24例经产前诊断的CDH患儿同时合并一种或一种以上畸形,包括心血管、运动、泌尿生殖及神经系统畸形。6例产前诊断的CDH患儿合并染色体异常,特别是18-三体综合征。而11例产后诊断为CDH患儿中

仅有4例合并其他先天畸形,染色体检查全部正常。因而,指出经产前超声诊断的CDH患儿合并其他畸形及染色体异常的可能性大。

2. 临床表现 目前仍有相当部分患儿不能做到产前B超检查,或因为超声检查技术问题即使做了B超检查,而未能做出产前诊断。对出生后即出现青紫、呼吸困难、胸部呼吸运动弱、胸壁饱满、叩诊浊音、听诊呼吸音消失、可听到肠鸣音、心尖冲动及气管向健侧移位、腹部平坦空虚等表现者,应高度怀疑CDH,立即摄胸片,如X线胸片显示胸腔内有胃泡或肠曲影,肺组织受压,心脏和纵隔移位,可明确诊断。

3. 治疗

(1) 出生时的急救处理:对产前明确诊断为CDH的患儿应及时做围产期处理,出生时先插胃管,然后气囊加压给氧,如复苏效果不理想,应尽快气管插管,机械通气。

(2) 机械通气:呼吸困难较明显,并有青紫者,一般需机械通气。在手术前,机械通气的主要目的是改善缺氧,尽可能使病情稳定,使PaO_2、$PaCO_2$、pH、BE尽可能正常,创造手术条件。手术后的机械通气要根据术中肺发育状况而定,如肺压迫解除后,肺发育较好,机械通气比较容易,应尽可能短时间、低参数机械通气,过渡数天即可。如术中发现肺发育非常差,机械通气很棘手,参数较高常发生气漏,参数不高难以达到有效通气,很难维持正常血气。应同时采取其他综合治疗措施。

(3) 高频机械通气:对严重病例,常频机械通气效果不理想者,可改为高频机械通气,部分病例使用高频机械通气后可获得较好效果。

(4) 吸入一氧化氮(NO):由于CDH患儿肺血管发育不良,肺血管阻力很高,常导致严重而顽固性的PPHN,发生持续性低氧血症,是导致死亡的主要原因之一。及时降低肺动脉高压是治疗CDH的关键环节,近年吸入一氧化氮应用的明显增加,从以往的30%增加到80%。由于CDH患儿PPHN压力高,持续时间较长,使用NO的剂量要相应增加,时间适当延长,避免反跳。

(5) 体外膜肺:ECMO是抢救危重呼吸衰竭的最后手段,对一些危重CDH患儿通常需要ECMO挽救生命。但近年来由于高频机械通气和吸入一氧化氮的使用,严重CDH患儿使用ECMO几率在减少(75%对52%)。

(6) 手术治疗:长期以来都认为急症CDH患儿手术修补是抢救和治愈本病的唯一有效手段。现在认为在术前经呼吸支持等各种措施使新生儿状况稳定4到16小时,纠正缺氧和低灌注可提高CDH患儿生存和减少潜在的PPHN形成。1987年Bohn等回顾性研究了66例CDH高危患儿(出生6小时内出现呼吸窘迫症状),认为手术修补时间并不影响肺发育不全的程度,因而认为注意力应放在术前改善肺功能及降低血管阻力的非手术治疗上。1987年Sakai等报道9例患儿中7例术后出现了呼吸系统情况恶化,认为手

术可降低呼吸系统顺应性,从而使气体交换功能更差,增加其病死率,并提出延长术前对心血管呼吸系统的稳定措施可改善术后呼吸系统症状从而改善预后。

4. 预后 重症 CDH 患儿病死率仍然很高,为 50%~60%,预后主要取决于肺压缩及肺发育情况,如肺压缩严重、肺发育很差,病死率较高。Bronshitein 等观察 15 例产前诊断为 CDH 的患儿,指出产前诊断时间与预后相关,产前诊断时间越早,预后越差。发现诊断时间大于 25 周的预后良好。

(陈超)

参考文献

1. 潘炜,彭东红. 儿童气管支气管软化症研究现状. 中国现代医生,2014,52(9):154-156.

2. 殷勇,Tommy Schonfeld,陈同辛. 儿童气管、支气管软化的病因和气道管理初步研究. 中华儿科杂志,2009,47(2):87-90.

3. 夏宇,黄英,李渠北,等. 纤维支气管镜诊治小儿气管支气管软化症 53 例分析. 中华儿科杂志,2007,45(2):96-99.

4. 杜舟,刘金龙,刘锦纷. 先天性气管狭窄的诊治进展. 中国胸心血管外科临床杂志,2016,23(2):178-182.

5. 姚凤芝,安永. 先天性气管狭窄的诊治. 心肺血管病杂志,2014,33(1):127-129.

6. 梁琴,周启昌. 胎儿肺发育不良的研究现状与进展. 中华妇产科杂志,2006,41(12):858-860.

7. 刘彩霞,张德重,杨志刚,等. 59 例胎儿肺发育不良的诊断治疗与随访. 中国药物与临床,2016,16(9):1327-1330.

8. 陆爱珍,王立波. 先天性肺囊性疾病. 临床儿科杂志,2010,28(3):292-294.

9. 裴林惠,丁建国. 先天性支气管囊肿的影像诊断及病理学分析. 中国 CT 和 MRI 杂志,2010,8(1):25-27.

10. 屈佳稚,陈娟,母得志. 先天性肺隔离症. 中国新生儿科杂志,2009,24(5):315-317.

11. 张维溪,张海邻,李昌崇,等. 肺隔离症 12 例诊断和治疗分析. 中国实用儿科杂志,2007,22:295-296.

12. 牛惠惠,曾万江. 先天性膈疝和先天性肺发育不全的遗传学进展. 中国优生与遗传杂志,2012,20(10):132-134.

13. 吉毅,刘文英. 先天性膈疝肺发育不良的研究进展. 中国当代儿科杂志,2010,12(4):316-320.

第 5 节 湿肺

新生儿湿肺(wet lung of newborn)又称暂时性呼吸增快症(TTN),是一种由肺内液体吸收障碍引起的自限性疾病,一般在 24~72 小时内自行缓解[1]。国外报道其发病率占活产足月儿的 3.6‰~5.7‰,早产儿约 10‰[2];国内相关报道甚少,吴莉等报道为 13.2‰,其中足月儿为 7.3‰,早产儿为 6.38‰,占晚期早产儿呼吸系统疾病的首位,是早期新生儿呼吸窘迫常见原因之一。

(一)病因及发病机制

胎儿出生前肺泡内有一定量液体(20~30ml/kg),胎肺液由肺毛细血管和肺泡上皮细胞通过氯离子泵主动分泌产生,并从气道断续流出至羊水,胎肺液随胎龄增加而增加,至胎龄 34~35 周达最大量,以后逐渐减少。胎肺液生理作用有:①提供一定的呼气末压力,约 2.5cmH₂O,防止肺泡粘着,促进胎肺发育和生长[1];②参与调节胎儿酸碱平衡,肺泡细胞将氢离子、氯离子主动分泌到肺泡液,而将碳酸氢离子主动转运回血浆;③由于胎肺液保持肺泡呈扩张状态,有利于出生后充气扩张。

肺液的清除早在胎儿出生前数日已经开始,由于血中儿茶酚胺及其他激素水平升高,肺液分泌受到抑制。Gross 和 Greenough 等证实湿肺者无论是足月儿或早产儿其血中儿茶酚胺含量尤其去甲肾上腺素浓度降低。产妇阵痛发作时能使血中儿茶酚胺含量特别是去甲肾上腺素浓度增加,血管加压素上升,血浆蛋白增加。儿茶酚胺可抑制肺泡细胞氯离子泵的活性,使肺液分泌停止并促使其吸收。胎儿通过产道时胸部受到 9.3kPa(95cmH₂O)的压力,约有 1/3 肺泡液经气道由口、鼻排出。剩余的液体移至肺间质,再由肺内淋巴管及静脉转运。出生后随着肺循环扩张,阻力和压力骤降,使肺毛细血管和淋巴管的驱动压增高、静水压下降,而肺泡及间质液由于肺扩张充气而静水压增高,同时由于肺泡和肺间质液中的 Na⁺ 主动转运入毛细血管,且肺液中蛋白质的含量又低于血浆,其晶体和胶体渗透压均低于血浆,故肺泡和肺间质内的液体很快被吸收入淋巴管、血管而被清除。一般出生后 6 小时左右肺内液体可清除完毕。目前大量证据显示,出生前后肺泡上皮细胞钠离子通道激活在钠离子主动转运及水分子的被动转运中发挥主要作用[1-2]。

肺液吸收清除延迟引起湿肺症。其发生与产科因素、孕母状态尤其分娩方式密切相关[3]。主要影响因素有:①妨碍出生后肺扩张的因素,如围产期窒息、吸入羊水、孕妇在产程中使用大量麻醉镇静剂等,由于影响肺扩张和肺血管的扩张,使肺毛细血管内静水压持续处于高水平,从而影响肺液的吸收和清除。②孕妇产程中或新生儿出生后输液过量,因中心静脉压升高,妨碍胸导管引流,以致肺液清除延迟。③结扎脐带过迟,胎儿接受胎盘输血而血容量增多,其后果类似输液过量。④动脉导管未闭,由于左向右分流,肺血流量增加,使肺毛细血管内静水压上升,影响肺液吸收清除。⑤低蛋白血症,由于血管内胶体渗透压下降,影响肺液吸收清除。⑥剖宫产儿,尤其选择性剖宫产儿,既缺乏产道的挤压,又缺乏应激反应,儿茶酚胺浓度低下,使肺液蓄积

573

过多而易发生湿肺症。⑦早产儿，血中去甲肾上腺素水平降低，β肾上腺素能受体的敏感性差，肺不成熟，肺表面活性物质缺乏，易造成肺泡壁的损伤，血浆蛋白含量低等引起肺液吸收障碍。早产儿胸廓小、呼吸肌薄弱、肺的顺应性低、气体交换面积减少更易于延迟肺液吸收。

（二）临床表现

病史中具有上述高危因素，患儿主要表现呼吸窘迫，如出生时有窒息，复苏后即出现呼吸急促，发绀，呻吟，吐沫，反应差，不吃，不哭，轻症反应正常，哭声响，体温正常。肺部呼吸音减低或出现粗湿啰音。湿肺可分临床型和无症状型，后者仅X线胸片有湿肺症。

血气分析pH、PCO_2和BE，轻症在正常范围，重症可出现呼吸性酸中毒、代谢性酸中毒、低氧血症和高碳酸血症。本症预后良好，病程短者5~6小时或1天内呼吸正常，长者4~5天恢复[4]。

（三）X线表现

X线征象有：①肺泡积液征：肺野呈斑片状、面纱或云雾状密度增深，或呈小结节影，直径2~4mm，或呈面纱毛玻璃样片絮状阴影如白肺；②间质积液：X线呈网状条纹影；③叶间胸膜（多在右肺上、中叶间）和胸膜腔积液，量少；④其他征象：肺门血管淤血扩张，呈肺纹理影增粗，且边缘清楚。自肺门呈放射状向外周伸展；⑤肺气肿征，透光度增加。X线表现24小时吸收占71%，72小时吸收占97.8%，偶有延长至4天后吸收。肺泡和肺间质积液为最为常见的X线征象，其特征为颗粒状、小片状广泛融合的片状影及网状、短线状致密影；肺淤血和肺气肿表现亦是常见X线征象。胸膜增厚及少量胸腔积液占26.19%。部分病例伴有心影增大及纵隔增宽占35.71%（图11-5-1）。

（四）肺部B超

近年来肺部超声检查开始进入新生儿临床，具有无创、便捷、实时跟踪等优点。正常肺脏呈低回声（黑色）；胸膜线呈高回声，且光滑、清晰、规则、宽度不超过0.5mm；A-线呈高回声清晰显示，与胸膜线等间距平行排列；B线<3天者可无或仅有少数几条，>3天者可见少数几条或彗星尾征；无肺泡-间质综合征和胸腔积液（详见本书第3章第1节）。湿肺时的主要超声特征是肺水肿，可出现双肺点、胸膜线异常、彗星尾征、B-线密集、肺泡-间质综合征、弥漫性白肺和胸膜积液，并可与RDS鉴别[5]。

（五）鉴别诊断

新生儿早期出现呼吸窘迫的病因不少，需与湿肺鉴别。

1. 轻型肺透明膜病及先天性肺炎　三者的鉴别见表11-5-1。

2. 羊水吸入综合征　常有窒息史或胎儿宫内窒迫，呼吸急促都在复苏后，而湿肺亦可发生窒息，呼吸窘迫发生较晚。羊水的化学组成pH、HCO_2^-及蛋白浓度均较肺液高。X线征象及动态观察有助于诊断。

3. 脑性过度换气　常见于足月儿伴窒息，由脑水肿引起，肺部无病变但呼吸急促，因此常伴呼吸性碱中毒，预后与窒息程度及病因有关。

（六）治疗

主要加强监护和对症治疗。当呼吸急促和青紫时给予氧疗并作血气分析，若Ⅰ型呼吸衰竭给予鼻塞CPAP，Ⅱ型呼吸衰竭给予IPPV+PEEP，复查血气分析及胸片，动态观察病情变化。早期静滴10%葡萄糖液60~80ml/(kg·d)；有代谢性酸中毒时加用5%碳酸氢钠一次，2~3ml/kg，稀释后静注或缓慢静注，必要时可重复。烦躁、呻吟者用苯巴比妥每次3~5mg/kg。两肺湿啰音多时，可用呋塞米1ml/kg，并注意纠正心力衰竭。

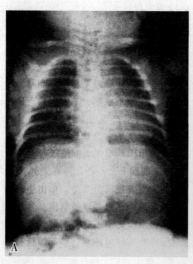
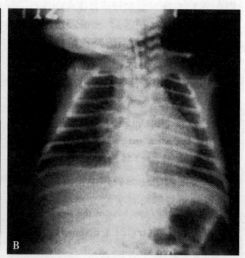

图11-5-1　湿肺

表 11-5-1　湿肺与肺透明膜病、先天性肺炎的鉴别

项目	湿肺	肺透明膜病	先天性肺炎
胎龄	足月儿多见	早产儿多见	早产、足月均可见
母妊娠、分娩史	剖宫产,羊水吸入,母用镇静剂过多	多有围产期窒息史等促发因素	母有感染,胎膜早破,羊水腥臭,产道脓性分泌物等
肺泡表面活性物质测定	成熟水平	未达成熟水平	依胎龄而异
临床表现	呼吸窘迫,呼气性呻吟少见	呼吸窘迫,呼气性呻吟,低血容量,低血压常见	呼吸窘迫,感染征象,持续低血压常见
血气分析	PaO$_2$↓,其他变化不明显	pH↓、BE↓、PaO$_2$↓、PaCO$_2$↓	pH↓、BE↓、PaO$_2$↓
X 线表现	肺泡、间质、叶间积液,过度充气,肺纹理增强	网状细颗粒影,支气管充气征,后呈毛玻璃状,甚至"白肺"	粗糙点片状阴影或一叶、一节段受累
血常规、C 反应蛋白	无特殊	无特殊	感染血常规、C 反应蛋白↑
氧疗和辅助通气	仅需短时给氧	常需氧疗+辅助通气	一般仅需氧疗,偶需辅助通气
病程	绝大部分 < 24 小时	3~7 天	一般 10~14 天
预后	良好	死亡率较高	诊疗及时,预后良好

(周晓玉)

参考文献

1. Taeuch HW, Ballard RA, Gleason CA. Avery's diseases of the newborn. 9th ed. Philadelphia: Elsevier Saunders, 2012: 577-578, 651-653.

2. Guglani L, Lakshminrusimha S, Ryan RM. Transient Tachypnea of the Newborn. Pediatr. Rev, 2008, 29: e59-e65.

3. 求伟玲, 杜立中.177 例新生儿湿肺危险因素分析. 浙江医学, 2011, 33(7): 1040-1043.

4. 刘少君, 童笑梅. 早产儿呼吸窘迫综合征和湿肺的临床对照研究. 中华儿科杂志, 2015, 53: 104-108.

5. Jing Liu. Lung ultrasonography for the diagnosis of neonatal lung disease. J Matern Fetal Neonatal Med, 2014, 27(8): 856-861.

第6节　新生儿呼吸窘迫综合征

新生儿呼吸窘迫综合征(RDS)为肺表面活性物质(PS)缺乏所致的两肺广泛肺泡萎陷损伤渗出的急性呼吸衰竭,多见于早产儿和剖宫产新生儿,生后数小时出现进行性呼吸困难、青紫和呼吸衰竭。病理上出现肺透明膜,又称肺透明膜病(HMD)。早产儿 RDS 发病率约 5%~10%,胎龄越小发病率越高,择期剖宫产新生儿 RDS 发生率 0.9%~3.7%。

(一)病因及发病机制

1. 肺表面活性物质缺乏　1959 年 Avery 和 Mead 发现 RDS 为 PS 缺乏所致。PS 由肺泡 2 型上皮细胞合成分泌,分布于肺泡表面形成单分子层,能降低肺泡表面张力,防止肺泡萎陷和肺水肿。PS 主要成分为磷脂,约占 90%;其次为肺表面活性物质蛋白(SP),占 5%~10%;其余为中性脂肪和糖。磷脂有 6 种,主要为双饱和二棕榈酸卵磷脂(DPPC),其他有磷脂酰甘油(PG)、磷脂酰乙醇胺(PE)、磷脂酰肌醇(PI)、磷脂酰丝氨酸(PS)、鞘磷脂(SM)等。SP 有 4 种,即 SP-A、SP-B、SP-C 和 SP-D,其中 SP-B 和 SP-C 为疏水性小分子蛋白,磷脂必须与 SP-B、SP-C 相结合才能发挥最佳作用,SP-A 和 SP-D 主要参与呼吸防御功能。

2. 导致肺表面活性物质缺乏的因素　主要有以下几类。

(1)早产儿:RDS 主要发生在早产儿,是由于早产儿肺发育未成熟,肺泡 2 型上皮细胞 PS 合成分泌不足所致。胎龄 15 周时,可在细支气管测得肺表面活性物质蛋白 B(SP-B)和 C(SP-C)的 mRNA,胎龄 24~25 周开始合成磷脂和活性 SP-B,以后 PS 合成量逐渐增多,但直到胎龄 35 周左右 PS 量才迅速增多。因此,胎龄小于 35 周的早产儿易发生 RDS,并且,胎龄越小发生率越高。

(2)剖宫产新生儿:正常分娩对产妇和胎儿都是一个强烈的应激反应过程,分泌和释放大量儿茶酚胺和糖皮质激素等,这些激素能促使胎儿肺泡 2 型上皮细胞分泌和释放肺表面活性物质。剖宫产(尤其是择期剖宫产)没有经过正常分娩的宫缩和应激反应,儿茶酚胺和糖皮质激素没有大量释放,PS 分泌和释放不足。同时,剖宫产新生儿肺液转运障碍,影响 PS 功能。因此,剖宫产新生儿 RDS 发生率较高[1-2]。

(3)糖尿病母亲新生儿:母亲患糖尿病时,胎儿血糖增高,胰岛素分泌相应增加,胰岛素可抑制糖皮质激素,而糖皮

质激素能刺激 PS 的合成分泌,因此,糖尿病母亲新生儿 PS 合成分泌受影响,即使为足月儿或巨大儿,仍可发生 RDS。

(4) 围产期窒息:缺氧、酸中毒、低灌注可导致急性肺损伤,抑制肺泡 2 型上皮细胞产生 PS。

(5) PS 蛋白功能缺陷:PS 蛋白对 PS 功能至关重要,许多研究显示,PS 蛋白中的 SP-A、SP-B、SP-C 的基因突变或某些缺陷,不能表达蛋白,导致 PS 功能缺陷,PS 不能发挥作用,发生 RDS。

(6) 重度 Rh 溶血病:Rh 溶血病患儿胰岛细胞代偿性增生,胰岛素分泌过多抑制 PS 分泌。

3. **发病机制**　PS 的主要功能是降低肺泡表面张力,保持肺泡扩张。PS 缺乏使肺泡表面张力增高,肺泡逐渐萎陷,发生进行性肺不张,影响通气换气功能,导致缺氧和酸中毒等。缺氧和酸中毒导致肺小动脉痉挛,肺动脉高压,动脉导管和卵圆孔开放,右向左分流。结果使缺氧加重,肺毛细血管通透性增高,血浆纤维蛋白渗出,形成肺透明膜,覆盖肺泡表面,使缺氧酸中毒更加严重,造成恶性循环。

(二) 病理变化

肺呈暗红色,质韧,在水中下沉。光镜下见广泛的肺泡萎陷,肺泡壁附一层嗜伊红的透明膜(图 11-6-1),气道上皮水肿、坏死、脱落和断裂。电镜下肺 2 型细胞中的板层小体成为空泡。肺及肺外脏器组织广泛微血栓形成。

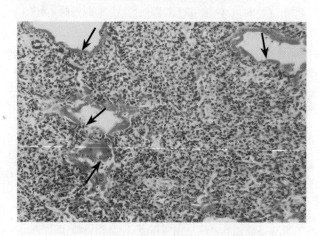

图 11-6-1　新生儿呼吸窘迫综合征肺病理变化
大部分肺实变,肺不张,许多肺泡有伊红色肺透明膜形成(箭头)

(三) 临床表现

由于病因不同,发生 RDS 新生儿的胎龄和出生体重不同,不同类型 RDS 的临床特点有所不同,以下是常见新生儿 RDS 的临床表现。

1. **早产儿 RDS**　RDS 的典型临床表现主要见于早产儿,生后 1~2 小时即可出现呼吸急促,60 次 /min 以上,继而出现呼吸困难,呻吟,吸气时三凹征,青紫,病情呈进行性加重,至生后 6 小时症状已非常明显。然后出现呼吸不规则、呼吸暂停、呼吸衰竭。体检两肺呼吸音减弱。血气分析 $PaCO_2$ 升高,PaO_2 下降,BE 负值增加。生后 24~48 小时病

情最为严重,病死率较高。轻型病例可仅有呼吸困难、呻吟、青紫,经无创通气治疗后可恢复。近年由于 PS 的早期使用,RDS 的典型临床表现已比较少见。

2. **剖宫产新生儿 RDS**　主要见于晚期早产儿和足月儿,与剖宫产的胎龄密切相关,胎龄 <39 周剖宫产发生率较高[1-2]。研究显示,胎龄 37 周择期剖宫产者 RDS 发生率 3.7%,38 周为 1.9%,39 周以后明显减少,为 0.9%。剖宫产新生儿 RDS 起病时间差别较大,有些患儿生后 1~2 小时即发生严重呼吸困难,而有些患儿生后第 1 天呼吸困难并不严重,胸片为湿肺表现,但生后第 2 天或第 3 天呼吸困难突然加重,胸片两肺呈白肺,发生严重呼吸衰竭。剖宫产新生儿 RDS 常合并重症 PPHN,表现为严重低氧性呼吸衰竭。

3. **PS 蛋白缺陷 RDS**　生后数小时即发生严重呼吸困难,进行性加重,表现为重症呼吸衰竭,给 PS 治疗后短时间内(2~3 小时)临床表现改善,但 5~6 小时后临床表现又非常严重,依赖 PS 的治疗,最终预后较差,多于数天内死亡。

(四) X 线检查

本病肺 X 线检查有特征性表现,多次床旁摄片可观察动态变化。早产儿 RDS 按病情程度可将胸片改变分为 4 级:1 级:两肺野透亮度普遍性降低、毛玻璃样(充气减少),可见均匀散在的细小颗粒(肺泡萎陷)和网状阴影(细支气管过度充气);2 级:两肺透亮度进一步降低,可见支气管充气征(支气管过度充气),延伸至肺野中外带;3 级:病变加重,肺野透亮度更加降低,心缘、膈缘模糊;4 级:整个肺野呈白肺,支气管充气征更加明显,似秃叶树枝。胸廓扩张良好,横膈位置正常。

剖宫产新生儿 RDS 部分病例生后第 1 天胸片常表现为湿肺,甚至重症湿肺,肺水肿、肺野模糊,第 2、3 天出现严重 RDS,甚至白肺,支气管充气征常不典型(图 11-6-2)。

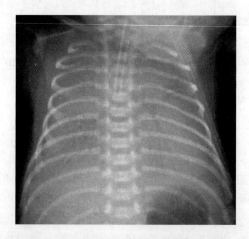

图 11-6-2　新生儿 RDS 肺部 X 线变化
整个肺野充气不良,肺不张,呈白肺,可见支气管充气征,肺与膈缘、心脏边缘界线不清

(五) 合并症

1. **动脉导管开放**　早产儿动脉导管组织发育未成熟,

常发生动脉导管开放。在 RDS 早期由于肺血管阻力较高，易出现右向左分流，在恢复期肺血管阻力下降，出现左向右分流。早产儿 RDS 患儿 PDA 发生率可达 30%~50%，常发生在恢复期，发生 PDA 时，因肺动脉血流增加导致肺水肿，出现心力衰竭、呼吸困难，病情加重。在心前区胸骨左缘第 2~3 肋间可闻及收缩期杂音，很少呈连续性杂音。

2. **持续肺动脉高压**　由于缺氧和酸中毒，RDS 患儿易并发 PPHN，发生右向左分流，使病情加重，血氧饱和度下降。早产儿 RDS 合并 PPHN 较少，病情较轻，胎龄越大发生率越多，病情越重，尤其是择期剖宫产新生儿 RDS 常合并重症 PPHN。

3. **肺出血**　严重 RDS 病例常发生肺出血，主要与早产、缺氧等因素有关。

4. **支气管肺发育不良**　胎龄较小的早产儿 RDS 因长时间吸入高浓度氧和机械通气，造成肺损伤，肺纤维化，导致 BPD。

（六）诊断及鉴别诊断

1. **主要诊断依据**

（1）病史：早产儿 RDS 主要见于胎龄较小的早产儿，胎龄越小发生率越高；剖宫产新生儿 RDS 主要见于胎龄 <39 周足月儿或晚期早产儿；继发性 RDS 有严重缺氧或感染等病史，常见于足月儿，早产儿也可发病。

（2）临床表现：生后出现进行性呼吸困难，严重低氧性呼吸衰竭。继发性 RDS 于严重缺氧或感染时发生严重呼吸衰竭。

（3）肺 X 线变化：早产儿 RDS 两肺病变比较均匀分布，早期两肺野透亮度降低、毛玻璃样，严重者整个肺野呈白肺，可见支气管充气征。其他类型 RDS 胸片严重渗出，病变广泛。

2. **鉴别诊断**　RDS 需与下列疾病鉴别。

（1）B 族溶血性链球菌感染：产前感染发生的 B 族链球菌（GBS）肺炎或败血症，临床表现和肺部早期 X 线表现极似 RDS，有时不容易鉴别。但该病常有孕妇羊膜早破史或感染表现，肺部 X 线改变有不同程度的融合趋势，病程经过与 RDS 不同，抗生素治疗有效。

（2）湿肺：重症湿肺与 RDS 较难鉴别，湿肺生后数小时出现呼吸困难，但病程短，病情相对较轻，X 线表现以肺泡、间质、叶间胸膜积液为主。

（3）感染性肺炎：表现为呼吸困难、呻吟，但不呈进行性发展，X 线表现两肺渗出，分布不均匀。

（七）治疗

早产儿出生后应密切观察呼吸变化，一旦出现呼吸增快、呻吟，应先使用无创通气，并根据胸片和临床表现，考虑 RDS，即可早期使用 PS 治疗，如病情严重，应立即气管插管，使用机械通气。

1. **无创通气**　近年提倡使用无创通气治疗新生儿 RDS[3]，包括经鼻持 CPAP（图 11-6-3）、双水平气道正压通

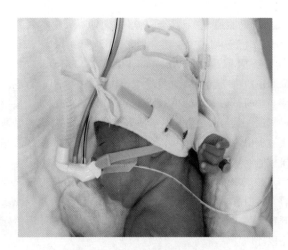

图 11-6-3　新生儿鼻塞 CPAP

气（BiPAP 和 SiPAP）、经鼻间隙正压通气（NIPPV）和无创高频通气（nHFV）等[4-5]。无创通气能使肺泡在呼气末保持正压，防止肺泡萎陷，并有助于萎陷的肺泡重新张开。及时使用无创呼吸支持可减少机械通气的使用，降低 BPD 发生率。NIPPV 的治疗效力比 CPAP 好。如使用无创呼吸支持后出现反复呼吸暂停、$PaCO_2$ 升高、PaO_2 下降，应改用机械通气。

2. **肺表面活性物质药物治疗**　目前 PS 药物已成为 RDS 的常规治疗，国际上已有 10 多种 PS 药品，国内有两种 PS 药品可供选用。使用 PS 治疗 RDS 需注意以下问题。

（1）药品选择：PS 药品分为天然型和合成型，天然型 PS 从牛或猪肺提取，合成型 PS 为人工合成。天然型 PS 疗效明显优于合成型 PS，合成型 PS 多用于预防或轻症病例。

（2）给药时机：近年提倡早期 PS 治疗。AAP 指南[6-7]和欧洲新生儿 RDS 防治指南[3]建议：新生儿出生后应密切观察呼吸情况，如出现呻吟、呼吸困难，先使用无创通气，如存在 RDS 证据，给 PS 治疗。

（3）给药剂量：PS 剂量范围比较宽，迄今为止国际报道最大剂量范围为每次 50~200mg/kg。但每种 PS 药品各自有推荐剂量，且各不相同。给药剂量应根据病情严重程度而定，两肺白肺、广泛渗出等重症病例需使用较大剂量，使用推荐剂量上限，轻症病例和预防使用推荐剂量下限。

（4）给药次数：对轻症病例一般给 1 次即可，对重症病例需要多次给药，现主张按需给药，如呼吸机参数吸入氧浓度（FiO_2）>0.4 或平均气道压（MAP）>8cmH2O，应重复给药。根据国内外经验总结，严重病例需给 2~3 次，但一般最多给 4 次，间隔时间根据需要而定，一般为 6~12 小时。

（5）给药方法：PS 有 2 种剂型，须冷冻保存，干粉剂用前加生理盐水摇匀，混悬剂用前解冻摇匀，使用前将药瓶置于 37℃ 预热数分钟，使 PS 磷脂更好地分散。用 PS 前先清理呼吸道，然后将 PS 经气管插管注入肺内，仰卧位给药。

3. **机械通气**　对严重 RDS 或无创呼吸支持效果不理想者，应采用机械通气，一般先使用常频机械通气，初调参数呼吸频率 40~50 次 /min，PIP 15~20cmH₂O，PEEP 5~6cmH₂O。如常频机械通气参数比较高，效果不理想，应改用高频机械通气，减少常频正压通气所致的肺损伤。使用机械通气病情改善者应尽早撤离机械通气，在撤离机械通气过程中使用咖啡因，可以加速撤机，减少再次气管插管和机械通气。撤机后再改用无创通气。

4. **体外膜肺**　对少数严重病例，上述治疗方法无效时，可使用 ECMO 技术治疗，近年北京、上海、杭州等地已开展新生儿 ECMO 技术，作为严重呼吸衰竭的最后治疗手段。

5. **支持治疗**　RDS 因缺氧、高碳酸血症导致酸碱、水电解质、循环功能失衡，应予及时纠正，使患儿度过疾病严重期。液体量不宜过多，以免造成肺水肿，生后第 1、2 天控制在 60~80ml/kg，第 3~5 天 80~100ml/kg；代谢性酸中毒可给 5%NaHCO₃，所需量（ml）=BE×kg 体重 ×0.5，先给半量，稀释 2~3 倍，静脉滴注；改善循环功能可用多巴胺 3~10μg/(kg·min)。

6. **并发症治疗**　并发 PDA 出现症状使用药物关闭。布洛芬：首剂 10mg/kg，第 2、3 剂 5mg/kg，间隔时间 24 小时，口服或静脉滴注，日龄小于 7 天者疗效较好。也可使用吲哚美辛（消炎痛）：首剂 0.2mg/kg，第 2、3 剂：日龄 <7 天且出生体重 <1250 克者 0.1mg/(kg·次)，日龄 >7 天或出生体重 >1250 克者 0.2mg/(kg·次)，每剂间隔 24 小时，口服或静脉滴注。吲哚美辛不良反应有肾功能损害、尿量减少、出血倾向、血钠降低、血钾升高，停药后可恢复。若药物不能关闭动脉导管，并严重影响心肺功能时，应行手术结扎。并发持续肺动脉高压时，使用吸入 NO 治疗（详见 PPHN 章节），剖宫产新生儿 RDS、重症感染所致的 RDS 常合并严重 PPHN，吸入 NO 治疗非常重要。

7. **原发病治疗**　对继发于重症感染者，应积极抗感染治疗。

（八）预防

1. **早产儿 RDS 产前预防**　RDS 预防应从出生前开始，目前推荐对胎龄 <35 周，可能发生早产的产妇静脉或肌内注射倍他米松或地塞米松，预防早产儿发生 RDS。倍他米松：每次 12mg，间隔 24 小时，一个疗程 2 次，肌内注射；或地塞米松：每次 6mg，间隔 12 小时，一个疗程 4 次。一般使用 1 个疗程即可，必要时可使用第 2 个疗程。产前激素治疗的最佳时间是分娩前 24 小时 ~7 天给药。

产前使用激素预防早产儿 RDS 效果肯定，研究显示，未用激素预防的对照组，早产儿 RDS 发生率为 31%，而预防组为 17%，即使发生 RDS，病情也明显较轻，病死率下降 38%。多中心临床对照研究显示，对可能发生早产的产妇产前使用激素可降低新生儿 RDS、IVH 及 NEC 的发生率，降低新生儿病死率（*RR*=0.55，95% *CI* 0.43-0.72）。发

达国家胎龄 <35 周先兆早产的产妇产前激素使用率达到 80%~90%，而我国使用率还比较低，一般报道为 30%~50%。以往认为产前使用激素倍他米松疗效优于地塞米松，近年研究显示，倍他米松与地塞米松疗效基本相似。

2. **剖宫产新生儿 RDS 的预防**　尽可能避免胎龄 <39 周择期剖宫产，研究显示，对胎龄 35~38 周必须择期剖宫产者，产前给产妇 1 个疗程激素治疗，可以降低新生儿 RDS 发生率。

（陈超）

参考文献

1. Tita ATN, Landon MB, Spong CY, et al. Timing of Elective Repeat Cesarean Delivery at Term and Neonatal Outcomes. N Engl J Med, 2009, 360, 2:111-120.

2. 陈超，沙小丹. 择期剖宫产与新生儿呼吸窘迫综合征. 中华围产医学杂志, 2011, 14(1):8-11.

3. Sweet D, Carnielli V, Greisen G, et al. European consensus guidelines on the management of respiratory distress syndrome—2016 Update. Neonatology, 2016, 111:107-125.

4. Sandri F, Plavka R, Ancora G, et al. CURPAP Study group:prophylacticor early selective surfactant combined with ncpap in very preterm infants. pediatrics, 2010, 125:e1402-e1409.

5. Finer NN, Carlo WA, Walsh MC, et al. SUPPORT Study Group of the Eunice Kennedy Shriver NICHD Neonatal Research Network. Early CPAP versus surfactant in extremely preterm infants. N Engl J Med, 2010, 362(21):1970-1979.

6. American Academy of Pediatrics Committee on Fetus and Newborn. Policy statement:Respiratory support in preterm infants at birth. Pediatrics, 2014, 133(1):171-174.

7. 陈超，袁琳. 早产儿出生时和生后早期呼吸支持指南解读. 中国实用儿科杂志, 2015, 30(2):108-111.

第 7 节　吸入综合征

吸入综合征是指新生儿吸入胎粪、大量羊水、血液或吸入奶液等引起的呼吸系统病理改变。根据吸入发生的时间可分为产前、产时或产后吸入。临床上，产前或产时最为常见的吸入性肺炎为胎粪吸入综合征（MAS）；较少见的有血液的吸入，后者临床常不需治疗。大量羊水吸入可见于胎儿严重窒息，由于羊水内的脱落上皮细胞阻塞末端气道而引起呼吸困难，一般只需支持疗法，临床预后相对良好。

（一）胎粪吸入综合征

MAS 或称为胎粪吸入性肺炎，是产前或产时发生的最常见的吸入性肺炎。由于胎儿在宫内排出胎粪污染羊水，宫内或产时吸入被胎粪污染的羊水而出现新生儿呼吸困难。MAS 多见于足月儿或过期产儿。

1. 病因与发病机制

（1）胎粪的排出：胎粪的排出使羊水中含有胎粪（meconium staining of amniotic fluid，MSAF），这在所有活产儿中约占 12%，其发生率随胎龄而增加。在 >42 周胎龄分娩者，MSAF 发生率超过 30%；而 <37 周者发生率 <2%；在 <34 周者极少有胎粪排入羊水。MSAF 发生率与胎龄明显相关的可能机制是：①在神经系统成熟的胎儿，脐带的挤压可引起短暂的副交感刺激引起胎粪排出；②胎粪排出是胃肠道成熟一种自然现象。

MSAF 与胎儿宫内窘迫相关，但临床较多胎儿有 MSAF 而并无宫内窘迫表现，可能机制是仅仅短暂宫内缺氧导致胎粪排出而尚未引起明显的窒息（如脐血 pH 降低等）。引起宫内胎粪排出的机制仍不十分清楚。MSAF 曾被作为胎儿宫窘迫的同义词，但其与 Apgar 评分、胎心异常、脐血 pH 等不十分相关；一般认为羊水被黏稠胎粪污染与慢性宫内缺氧、胎儿酸中毒和不良预后相关；目前多数观点认为 MSAF 伴胎心异常是胎儿窘迫和围产期出现并发症的标志。

通过观察羊水被胎粪污染的颜色可以推测宫内胎粪排出或窘迫发生的大致时间。黄色提示为较陈旧胎粪，而绿色常为新近排出的胎粪。

（2）胎粪的吸入：在一般情况下，胎儿肺液的分泌量较大，使气道的液体自气道流出至羊膜腔。如不存在明显的宫内窘迫，即使羊水被胎粪污染，正常的宫内呼吸活动不会导致胎粪的吸入；一旦有吸入，也大多位于上气道或主气管；而在明显的宫内缺氧所引起的胎儿窘迫、出现喘气时，可使胎粪进入小气道或肺泡。在生后的呼吸开始后，尤其是在伴有喘气时，可使胎粪吸入至远端气道。临床有严重的羊水胎粪污染（如羊水Ⅲ度混浊）、胎心过快、脐动脉 pH 低等都提示有胎粪吸入的可能而需积极干预。

（3）胎粪吸入后的病理生理（图 11-7-1）：如宫内已有胎粪吸入或有 MSAF 而生后大气道胎粪未被及时清除，随着呼吸的建立胎粪可进入远端气道引起梗阻。首先，胎粪引起小气道机械性梗阻，当完全梗阻时可出现肺不张；当胎粪部分阻塞呼吸道时，可产生活瓣样效应。由于吸气为主动过程，即由于胸腔负压作用而产生的气道压差较大，气体易于吸入；而呼气为被动过程，压差较小而不易呼出，最终使肺内气体滞留而出现肺气肿，进一步可发展为纵隔气肿或气胸等气漏。在胎粪吸入后 12~24 小时，由于吸入的胎粪对小气道的刺激，可引起化学性炎症和肺间质水肿；化学性炎症时肺气肿可持续存在而肺萎陷更为明显；可见肺泡间隔中性粒细胞浸润、肺泡和气道上皮细胞坏死、肺泡内蛋白样碎片积聚等表现；由于末端气道的阻塞而使肺动态顺应性降低。胎粪使 PS 灭活，降低 SP-A 和 SP-B 的产生。胎粪中引起 PS 灭活的成分有溶蛋白酶、游离脂肪酸、磷脂、胆盐、血液、胎毛、脱落细胞、胆红素、多种蛋白质、胆固醇及三酰甘油等；胎粪抑制 PS 蛋白的程度与吸入胎粪量相关；MAS 时 PS 功能降低，肺顺应性降低，萎陷加重而进一步影响肺气体交换。

在窒息、低氧的基础上，胎粪吸入所致的肺不张、肺萎陷、化学性炎症损伤、PS 的继发性灭活可进一步加重肺萎陷、通气不足和低氧。上述因素使患儿肺血管压力不能适应生后的环境而下降，即适应不良（mal-adaptation），出现持续增高，即新生儿 PPHN。在 MAS 患儿约 1/3 可并发不同程度的 PPHN。除 MAS 因素所致的 PPHN 外，宫内窘迫所致的肺动脉发育异常，表现为血管平滑肌延伸至正常无肌化的肺泡细小动脉（intra-acinar arterioles），导致其管腔减小、肺血管阻力增加也是其病理基础。总之，MAS 导致 PPHN 的确切机制仍不完全清楚，产前的肺细小动脉改变和生后的肺血管适应不良可能都参与其病理过程。

2. 临床表现　MAS 多见于过期产儿。患儿生后见指甲、皮肤、脐带严重黄染，出生初期常表现为低氧所致的神经系统抑制；早期呼吸系统表现常是肺液吸收延迟伴肺血管阻力增高而非胎粪吸入本身所致。呼吸困难可表现为发绀、呻吟、鼻翼扇动、吸气性凹陷和明显的气急，呼吸浅而快。胸部体征有过度充气的表现，胸廓前后径增大如桶状胸；听诊可闻及啰音。上述症状和体征于生后 12~24 小时随胎粪进一步吸入远端气道而更为明显。由于胎粪最终需通过吞噬细胞清除，患儿呼吸困难表现常持续至生后数天至数周。如果症状在 24~48 小时后即缓解，则常为胎儿肺液吸收延迟所致。

3. 辅助检查　胸部 X 线片表现为肺斑片影伴肺气肿，由于过度充气而使横膈平坦；重症者可出现大片肺不张、继发性肺损伤或继发性 PS 缺乏所致的肺萎陷表现；可并发纵隔气肿、气胸等气漏。由于围产期的缺氧，心影可以增大。上述 X 线片表现在生后 12~24 小时常更为明显。

动脉血气分析显示有低氧血症、高碳酸血症和代谢性或混合性酸中毒。如低氧血症很明显，与肺部的病变或呼

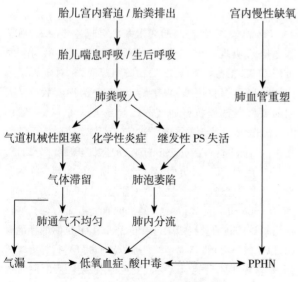

胎儿宫内窘迫 / 胎粪排出　　　　　　宫内慢性缺氧

胎儿喘息呼吸 / 生后呼吸

肺粪吸入　　　　　　　　　　　　肺血管重塑

气道机械性阻塞　化学性炎症　继发性 PS 失活

气体滞留　　　　肺泡萎陷

肺通气不均匀　　肺内分流

气漏　　　低氧血症、酸中毒　　　　PPHN

图 11-7-1　MAS 的病理生理

吸困难的程度不成比例时,可通过心脏超声检查发现有心脏卵圆孔或(和)动脉导管水平的右向左分流。

4. 诊断　根据足月儿或过期产儿有羊水胎粪污染的证据,初生儿的指甲、趾甲、脐带和皮肤被胎粪污染而发黄,生后早期出现的呼吸困难,气管内吸出胎粪及有典型的胸部 X 线片表现时可做出诊断。如患儿胎龄小于 34 周,或羊水清澈时,胎粪吸入则不太可能。

5. 鉴别诊断

(1) 大量羊水吸入:大量羊水吸入可见于胎儿严重缺氧,因宫内胎儿的喘气,吸入大量羊水;因羊水内的脱落上皮细胞阻塞末端气道而引起呼吸困难。患儿生后多表现为窒息后肺水肿及相关的症状,临床预后相对良好。在胎儿期,正常情况下肺内充满清澈的羊水,在分娩时羊水仍为清澈的情况下,临床上很难界定是羊水吸入还是窒息后肺水肿所致呼吸困难。总之,对在羊水清澈情况下是否会发生"大量羊水吸入"仍有争议。

(2) 血液吸入:其血源多来自母亲。由于在胎儿期气道充满了液体,血液较难进入呼吸道而引起严重的呼吸困难,故该病临床少见;当血性羊水伴有感染时,患儿可因吸入污染羊水而发生感染性肺炎。

(3) 新生儿感染性肺炎:MAS 在生后即出现临床症状,应与早发性感染性肺炎相鉴别。原发性的感染性肺炎如在生后早期(一般指 <3 天)发病,常为先天或经产道感染所致。肺部感染经胎盘血行获得时,母亲常有相应的感染病史和临床表现,常见病原体有梅毒、李斯特菌、病毒等。如肺部感染经产道获得,称为上行性感染,母亲可有羊膜炎病史,有发热,羊水浑浊并有臭味;病原体常为衣原体、GBS、大肠埃希菌等,也可由病毒引起。新生儿早发性感染性肺炎可有感染的临床表现及相关的实验室检查证据;在胸部 X 线摄片检查时,经胎盘血行获得的感染性肺炎呈弥漫均匀的肺密度增加,而经产道获得的上行性感染时表现似支气管肺炎,可有胸膜渗出。

MAS 发生继发性感染时应与原发的感染性肺炎做出鉴别。患儿有 MAS 的典型病史和临床表现,在并发感染时原有的症状加重,胸部 X 线片可见斑片影或渗出等表现;在机械通气应用状态下可见氧的需要量增加、呼吸道分泌物增多等。通过痰液培养可明确感染的病原以指导治疗。

(4) 足月儿 RDS:足月儿 RDS 多见于母亲宫缩尚未发动而进行的选择性剖宫产儿,也可见于糖尿病母亲所生新生儿。近年来由于选择性剖宫产的增加而该病发病率增加。患儿常无胎粪污染羊水的证据,临床表现与早产儿 PS 缺乏的 RDS 相同;X 线片有典型的 RDS 表现,但临床症状可能更重,并发 PPHN 的机会也更多。对于选择性剖宫产的足月儿,生后早期发生呼吸困难时应重视该病的可能。

6. 治疗

(1) 产科处理和 MAS 的预防:对母亲有胎盘功能不全、先兆子痫、高血压、慢性心肺疾病和过期产等,应密切进行

产程的监护,必要时进行胎儿头皮血 pH 的监护。产妇分娩时并发羊水过少和羊水含黏稠胎粪时可采用经子宫颈生理盐水羊膜腔注射(amnioinfusion),以减少胎儿窒迫和胎粪吸入。由于经生理盐水羊膜腔注射后黏稠胎粪被稀释,此时即使有深大呼吸发生,胎粪吸入的机会也将大大减少。该方法在 20 世纪 80~90 年代开始应用,目的是预防羊水有胎粪污染者 MAS 的发生;然而近年来在围产医疗设施已较为完善的医疗机构的临床观察并未发现该方法对 MAS 有预防效果[1];生理盐水羊膜腔注射还可引起胎儿心律失常及新生儿感染的机会增加。

在分娩中见胎粪污染羊水时,应在胎肩和胸尚未娩出前以洗耳球或 De Lee 管清理鼻和口咽部胎粪,在气道胎粪清除前不应进行正压通气。通过评估,如新生儿有活力(包括心率 >100 次/min、有自主呼吸和肌张力正常)可进行观察而不需气管插管吸引,如"无活力",应采用气管插管进行吸引清除胎粪;当不能确定是否有"活力"时,一般应进行气管插管吸引。

虽然既往推荐对胎粪污染羊水的"无活力"新生儿应采用气管插管吸引,其临床有效性仍缺乏足够的证据,故目前已不推荐了。根据美国 2015 年新生儿复苏指南,强调对需呼吸支持者给以适当的通气和氧合,其中包括对有气道堵塞者进行气管插管和吸引[2]。2016 年中国新生儿复苏项目专家组提出的实施意见是:当羊水胎粪污染时,对于无活力的新生儿,应在 20 秒内完成气管插管及吸引胎粪;如果不具备这个条件,则应在快速清理口鼻后尽快开始正压通气(见本书第 6 章第 3 节)。

(2) 一般监护及呼吸治疗:对有胎粪吸入者应密切监护,观察呼吸窒迫症状和体征,减少不必要的刺激,监测血糖、血钙等;对低血压或心功能不全者使用正性肌力药物;为避免脑水肿和肺水肿,应限制液体。常规摄胸部 X 线片检查,应注意有许多患儿无临床表现而 X 线胸片可见异常。胸部物理治疗和用头罩或面罩给以温湿化用氧将有助于将气道胎粪排出。

(3) 机械通气治疗:胎粪阻塞可引起患儿缺氧,由于肺萎陷可出现右向左分流,使低氧加重;当 $FiO_2>0.4$ 时可用 CPAP 治疗。在 MAS 的初始治疗时,相对于头罩或面罩给以温湿化用氧,直接给予 CPAP 治疗者后续 7 天内需要气管插管机械通气的机会显著减少[3]。一般用 4~5cmH$_2$O 压力能使部分萎陷的气道开放、使通气血流灌注比值(ventilation/perfusion ratio,V/Q)失调得到部分纠正;但某些情况下 CPAP 可引起肺内气体滞留,尤其在临床及 X 线胸片示肺过度充气时应特别注意。当 $PaO_2<50mmHg$,$PaCO_2>60mmHg$ 时常是 MAS 的机械通气指征。对于 MAS 常用相对较高的吸气峰压,如 30~35cmH$_2$O,足够的呼气时间,以免气体滞留。MAS 呼吸机治疗时最好进行肺力学监测,常常由于胎粪的阻塞引起气道梗阻,使呼吸时间常数(time constant)延长,此时需要较长的呼气时间。当肺顺应

性正常时,机械通气以慢频率、中等的压力为主,开始常用吸气时间为 0.4~0.5 秒,频率为 20~25 次/min。当肺炎明显时,可用相对快的呼吸频率。适当的镇静剂使用可减少患儿的呼吸机对抗,减少气压伤的发生。

对于常频呼吸机应用无效或有气漏,如气胸、间质性肺气肿者,用高频喷射或高频振荡通气,可能有较好的效果。一般在 MAS 治疗中,高频呼吸的频率为 8~10Hz。

(4) 肺表面活性物质的应用:自 20 世纪 90 年代初,人们就尝试用 PS 治疗 MAS。研究发现,多数患儿在应用第 2 及第 3 剂 PS 后临床才出现显著改善。以后多采用较大的剂量,相对较长的给药时间(20 分钟),显示了较好的临床效果。PS 应用后患儿气胸的发生及需 ECMO 应用的机会减少[4]。国内 16 家儿童医院进行的 PS 治疗 MAS 多中心随机对照临床试验结果表明应用 200mg/kg PS 后有较多的病例 6 小时及 24 小时血氧合状态显著提高[5]。MAS 时也可将 PS 结合高频通气、吸入 NO 等联合应用,可获取更好的疗效。

(5) 抗生素的应用:仅凭临床表现和 X 线片鉴别 MAS 和细菌感染性肺炎比较困难。常需要选择广谱抗生素进行治疗,同时积极寻找细菌感染的证据以确定抗生素治疗的疗程。

(6) 对胎粪引起的肺炎症损伤的治疗:在暴露胎粪数小时后胎即可出现严重的炎症反应,在肺泡、大气道和肺实质可见大量的中性粒细胞和吞噬细胞。研究显示,胎粪可通过抑制中性粒细胞的氧化暴发(oxidative brust)和吞噬作用而影响其功能。也有研究显示,胎粪可通过激活肺泡巨噬细胞,使超氧阴离子增加,导致肺损伤。由于炎症性细胞因子在胎粪性损伤后产生增加,他们可直接对肺实质造成损伤,使血管出现渗漏,其表现形式类似 ARDS。细胞因子还参与肺动脉高压的病理生理过程。对于肺炎症的治疗,激素(地塞米松或甲基泼尼松龙)的治疗效果仍有争议,一般不推荐应用;小剂量 NO 吸入(如 5ppm)对肺中性粒细胞趋化有抑制作用,除能降低肺血管阻力外,能减轻肺病理损伤,显示出潜在的抗感染作用。其他抗氧化治疗,如重组人超氧化物歧化酶(rhSOD)对肺损伤的治疗已显示出一定的效果,今后是否可用于临床治疗新生儿 MAS 尚需做进一步的评估。

(7) 并发症的治疗:MAS 并发症如“气漏”和“PPHN”的治疗分别详见本章第 12 节和 15 节。

(二) 其他吸入综合征

在众多的生后吸入性肺炎中,胃内容(奶液)的吸入最为常见。可引起窒息、呼吸困难等表现,继发感染时与细菌性肺炎相似。

1. 病因和发病机制　极度早产或患 BPD 者最易发生胃内容的反流吸入;在吞咽障碍、食管闭锁或气管食管瘘、严重腭裂或兔唇者、小早产儿每次喂奶量过多等也易发生乳汁吸入。吸入前由于局部刺激,引起会厌的保护性关闭,

患儿出现呼吸暂停,临床表现为呼吸道梗阻症状;吸入后出现呼吸窘迫临床表现和相应的 X 线片肺部浸润灶,临床表现与感染性肺炎常难以鉴别。吞咽功能障碍可致吸入性肺炎的发生,其常见原因为围产期的脑缺氧、缺血,患儿表现为吞咽不协调、喂养困难、喂养时发绀、流涎增多、吸奶能力差等。典型的食管闭锁所引起的吸入肺炎常在右上或右下肺叶,也可位于左肺门周。新生儿在长期使用机械通气或配方奶喂养时易发生吸入性肺炎。在乳汁吸入性肺炎,气管吸出物可见乳汁或见带脂质的巨噬细胞。

正常新生儿咽部富含各种机械和化学感受器。当咽部受异常液体刺激时,首先出现会厌关闭及长时间呼吸暂停,这种反射机制在新生儿,尤其是早产儿很强烈,随着咳嗽反射的建立,该反射机制逐渐消失。在咽部出现胃反流液时,多数新生儿会出现呼吸暂停和会厌关闭,以免胃内容吸入气管;因此,在对出现呼吸暂停的新生儿进行复苏时,常可从咽部吸出胃内容物,而胸部 X 线片较少提示有肺炎。

2. 临床表现　患儿有突然青紫、窒息或呛咳史,在复苏过程中有呼吸道吸出胃内容物的证据;有呼吸困难的临床表现,患儿突然出现气急、吸气性凹陷、肺部啰音增多;有引起吸入性肺炎的原发疾病表现,如极度早产、反应差、喂养困难如发绀、流涎增多、吸奶能力差、机械通气应用等。

3. X 线表现　胸部 X 线片表现为广泛的肺气肿和支气管炎性改变,肺门阴影增宽,肺纹理增粗或炎性斑片影。反复吸入或病程较长者可出现间质性病变。

4. 治疗　在怀疑有食管闭锁等畸形而尚未证实前进行喂养有发生吸入的危险,故首次喂养常推荐用水或葡萄糖水。喂养后仰卧或侧卧可显著减少吸入的危险。在奶汁吸入后应立即气管插管吸引,保持呼吸道通畅;停止喂奶或鼻饲,待病情稳定后再恢复喂养;选用有效的抗生素治疗继发感染;治疗引起吸入的原发疾病。

(杜立中)

参考文献

1. Hofmeyr GJ, Xu H, Eke AC. Amnioinfusion for meconium-stained liquor in labour. Cochrane Database Syst Rev, 2014, 1: CD000014.

2. Plosa EJ. Meconium Aspiration. In: Cloherty and Stark's Manual of Neonatal Care. 8th ed. Wolters Kluwer. Philadelphia, 2017: 461-466.

3. Pandita A, Murki S, Oleti TP, et al. Effect of Nasal Continuous Positive Airway Pressure on Infants With Meconium Aspiration Syndrome: A Randomized Clinical Trial. JAMA Pediatr, 2017.

4. El Shahed AI, Dargaville PA, Ohlsson A, et al. Surfactant for meconium aspiration syndrome in term and late preterm infants. Cochrane Database Syst Rev, 2014, 12: CD002054.

5. 新生儿呼吸疾病研究协作组. 猪肺表面活性物质

治疗胎粪吸入综合征的多中心随机对照研究 . 中华儿科杂志,2005,43:354-359.

第 8 节　感染性肺炎

感染性肺炎(infectious pneumonia)为新生儿常见病,多发病,是引起新生儿死亡的重要原因,可发生于宫内、分娩过程中或出生后,细菌、病毒或原虫,支原体等均可引起。发生在宫内、分娩过程中占活产新生儿的 0.5%,占新生儿尸解的 5%~35%。2005 年中国住院新生儿中肺炎占46.2%[1]。

(一) 宫内感染性肺炎

宫内感染性肺炎(先天性肺炎)系通过羊水或血行传播而引起的严重感染性疾病,常为全身感染的一部分。其病理变化广泛,临床表现与出生后肺炎不同,常与产科因素密切相关。

1. 病因

(1) 吸入污染羊水:母孕期受细菌、病毒、原虫等感染,胎膜早破 24 小时以上或绒毛膜羊膜炎污染羊水,感染发生率高达 50%~80% 以上。孕母阴道内的细菌(如大肠埃希菌、克雷伯杆菌、李斯特菌、B 族链球菌、金黄色葡萄球菌)和真菌、病毒、支原体、衣原体等上行感染羊膜,胎儿吸入污染的羊水而产生肺炎。诱因为早产、滞产、阴道指诊过多等。

(2) 血行传播至肺:孕母在孕后期受到病毒、原虫、支原体及梅毒螺旋体等感染,其本人可无症状(亚临床或隐性感染),但病原体可通过胎盘屏障,经血行传播给胎儿,使胎儿发生脑、肝、脾及肺等全身性多脏器感染。

2. 病理　由羊水及血行传播,引起广泛性肺泡炎,渗液中含多核细胞、单核细胞和少量红细胞。镜检下可见到羊水沉渣,如角化上皮细胞及胎儿皮脂及病原体等。

3. 临床表现　婴儿出生时常有窒息史,复苏后呼吸快,常伴呻吟、憋气,呼吸暂停,体温不稳,黄疸等,无咳嗽。体征:反应差,约半数可有啰音,呼吸音粗糙或减低。严重病例出现发绀、呼吸衰竭。时有抽搐,昏迷,但不一定有颅内病变;少数病例因宫内病毒感染可有小头畸形,颅内钙化灶。合并心力衰竭者心脏扩大,心音低钝,心率快,肝增大。常并发 DIC、休克、PPHN、肺出血、全身炎症反应综合征等。

4. X 线表现　出生后第一天肺部 X 线检查可无改变,随访中出现病灶:①以间质性肺炎为主;②双肺满布小片状或线状模糊影,从肺门向周围呈扇形扩展;③支气管壁增厚;④有时呈颗粒影伴支气管充气影及肺气肿,肋间肺膨出。

5. 实验室检查　周围血常规白细胞大多正常或减低或增高,多形核粒细胞不高,血 IgM 和 IgA 升高(早产儿可不增高)。血培养阳性率不高,出生后一小时内检查胃液涂片可发现白细胞和与孕母阴道相同的病原体。生后 8 小时内气管内分泌物涂片及培养可提示肺炎致病菌。

采用血、尿、气管分泌物培养及涂片,对流免疫电泳、ELISA 等检查相关病原菌的特异性 IgG、IgM,聚合酶链反应(PCR)及 16S rRNA 基因 PCR 加反相杂交检测细菌的DNA,可快速诊断相关的病原细菌。血气分析判断有无呼吸衰竭;血液生化检查了解有无肝肾功能损伤、心肌酶谱异常及电解质紊乱。

6. 防治　对胎膜早破、绒毛膜羊膜炎孕妇在分娩前可用抗生素预防胎儿感染,婴儿娩出后产妇仍继续用药 2~3天;新生儿在 NICU 监护,一旦出现呼吸增快等症状,可先选用阿莫西林和(或)头孢噻肟、甲硝唑等治疗。然后根据病原学结果调整抗生素。衣原体、支原体等感染用红霉素、阿奇霉素等治疗;病毒感染者根据病原体采用 α- 干扰素、阿昔洛韦、更昔洛韦等治疗。常规进行心电监护、血压监测、24 小时尿量及血糖监测,保持内环境稳定。置于中性温度,加强营养,不能经口喂养者予肠外营养,保持液体和电解质平衡,纠正酸碱平衡紊乱。呼吸困难者给予机械通气,合并PPHN 者予 NO 吸入治疗。有低血压及心功能不全者予多巴胺或(及)多巴酚丁胺等血管活性药物治疗。

(二) 分娩过程中感染性肺炎

胎儿在分娩过程中吸入孕母阴道内被病原体污染的分泌物而发生肺炎,或因断脐不洁发生血行感染。

1. 病因　致病的微生物与宫内吸入污染羊水所致肺炎相仿,细菌感染以革兰阴性杆菌较多见,此外有 GBS、沙眼衣原体、解脲脲原体及 CMV、HSV 等病毒。

2. 临床表现　分娩时的感染须经过一定潜伏期才发病。如Ⅱ型疱疹病毒感染在分娩后 5~10 天出现症状,开始为皮肤疱疹,后出现脑、肝、脾、肺等脏器受累症状与体征。肺炎的症状有呼吸暂停、肺部啰音等,严重者出现呼吸衰竭。衣原体肺炎常在生后 3~12 周发病。细菌感染发病多在生后 3~5 天内,可伴有败血症。

3. 治疗　同宫内感染性肺炎的治疗。

(三) 出生后感染性肺炎

1. 病因

(1) 传播途径:出生后感染性肺炎发生率最高,其传播途径如下。

1) 接触传播:新生儿接触呼吸道感染患者后极易被感染,而发生肺炎。

2) 血行传播:脐炎、皮肤感染和败血症时,病原体经血行传播至肺而致肺炎。肺炎的病原体也可进入血液,引起败血症,但较前者少见。

3) 医源性传播:医用器械及用品(如暖箱、吸引器、雾化吸入器、供氧用面罩、气管插管、呼吸机管道、湿化器,监护设备表面,电脑屏幕及键盘等)消毒不严格,医护人员无菌观念不强、洗手不勤,输入含有 CMV、HIV 等病毒的血制品等,均可致病。医源性感染的高危因素:①出生体重<1500g;②长期住院;③病房过于拥挤、消毒制度不严;④护士过少;⑤医护人员院内感染防控意识差,手卫生制度执行

不力;⑥滥用抗生素;⑦使用呼吸机交叉感染;⑧多种侵入性操作,气管插管 72 小时以上或多次插管。

（2）病原体

1）细菌:出生后感染病原菌以金黄色葡萄球菌、大肠埃希菌为多见。许多机会致病菌如克雷伯杆菌、铜绿假单胞菌、枸橼酸杆菌、表皮葡萄球菌、不动杆菌在新生儿也可致病,大多为院内感染或广谱抗生素应用后。王海娟等报道金黄色葡萄球菌、大肠埃希菌、肺炎克雷伯菌和阴沟肠杆菌是新生儿肺炎最常见的 4 种致病菌[2],近年来在肺炎和败血症新生儿中表皮葡萄球菌的阳性率不断增加。另外,厌氧菌、多重耐药菌、深部真菌感染呈上升趋势,亦应引起重视。

2）病毒:以呼吸道合胞病毒、腺病毒感染多见,见于晚期新生儿。易发生流行,同时可继发细菌感染。出生后亦可发生 CMV 感染,病情比宫内感染轻。

3）其他:如卡氏肺孢子虫、解脲脲原体、衣原体都可致肺炎。

2. **病理生理**　肺炎时,由于气体交换面积减少和病原体的作用,可发生不同程度的缺氧和感染中毒症状,如低体温,反应差,昏迷,抽搐以及呼吸、循环衰竭。可由毒素、炎症细胞因子、缺氧及代谢紊乱、免疫功能失调引起。缺氧的发生机制为:

（1）外呼吸功能障碍:可由于下列因素引起:①小气道因炎症、水肿而增厚,管腔变小甚至堵塞。由于新生儿出生后肺尚未发育成熟,毛细支气管管径小,气道阻力增高,若出生时有窒息,肺膨胀不全,更易堵塞。同时,由于呼气阻力高于吸气阻力,气流排出受阻,可引起肺气肿。如小支气管完全堵塞,则可引起肺不张。②病原菌侵入肺泡后损伤肺泡,促发炎症介质与抗炎因子的产生,两者平衡失调常产生抗蛋白溶解酶,结果加重组织破坏,使促纤维因子增加,使肺纤维化。③早产儿原发性 PS 生成少,炎症使 PS 生成减少,灭活增加,可致微型肺不张,使肺泡通气下降。上述因素引起通气性呼吸功能不全。④肺透明膜形成、肺泡壁炎症、细胞浸润及水肿,致肺泡膜增厚,引起换气性呼吸功能不全。

由于以上变化,可使肺泡通气量下降,通气/血流比例失调及弥散功能障碍,结果导致低氧血症,二氧化碳潴留。

（2）内呼吸功能障碍:当细胞缺氧时,组织对氧的摄取和利用不全,加上新生儿胎儿血红蛋白高,2,3-DPG 低,易造成组织缺氧,以及酸碱平衡失调,胞质内酶系统受到损害,不能维持正常功能,可引起多脏器炎性反应及功能障碍,导致多器官功能衰竭。

3. **病理**　以支气管肺炎和间质性肺炎为主,可影响一叶或数叶。有时小病灶融合成大片病变,肺不张和肺气肿较易发生。镜检各病灶存在不同阶段的炎症反应,由于病原不同,病变也不同。

4. **X 线表现**　细菌性和病毒性肺炎在 X 线胸片上不易区别,常见表现为:①两肺广泛点状浸润影;②片状、大小不一、不对称的浸润影,常伴肺气肿、肺不张,偶见大叶实变伴脓胸、脓气胸、肺脓肿、肺大疱(图 11-8-1);③两肺弥漫性模糊影,阴影密度深浅不一,以细菌性感染较多见;④两肺门旁及内带肺野间质索条影,可伴散在的肺部浸润及明显肺气肿以及纵隔疝,以病毒性肺炎较多见(图 11-8-2)。

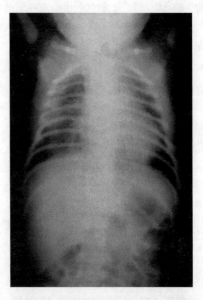

图 11-8-1　细菌性肺胸部 X 线表现

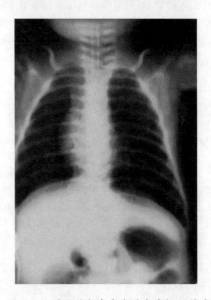

图 11-8-2　呼吸道合胞病毒肺炎胸部 X 线表现

5. **预防**

（1）育龄妇女在婚前应注射风疹疫苗及 GBS 荚膜多糖疫苗等。

（2）有条件的地区应在孕 35~37 周开展 GBS 筛查,对阴道、直肠种植阳性或存在 GBS 菌尿且经阴道分娩者应在分娩前 4 小时予以青霉素 500 万 u 或氨苄青霉素 2g 静脉注射预防新生儿 GBS 早发感染,对于青霉素过敏的孕妇可选用头孢唑林 2g 静脉注射[3]。

（3）分娩过程中避免过多阴道指诊。胎膜早破应严密监测,尽早结束分娩。有绒毛膜羊膜炎或胎盘炎症者应取脐血、羊膜、胎盘作相关检查,以明确病原。所有有败血症症状的新生儿应常规进行包括血培养,腰穿脑脊液等诊断性检查并给予经验性抗生素治疗。母亲有绒毛膜羊膜炎分娩的所有无症状新生儿应进行除腰穿外的诊断性检查,并给予经验性抗生素治疗[4]。胎儿娩出后应在无菌操作下吸净胎粪及污染羊水。

（4）母婴同室、婴儿室、新生儿病房及 NICU,应严格执行消毒隔离制度,护理新生儿前必须严格洗手,能引起疾病流行的病儿应予隔离,病房不应过度拥挤,患有呼吸道感染者严禁探视,有感染性疾病的医护人员应暂调离新生儿病房,给予相应治疗。

6. 治疗

（1）加强护理及重症监护:保暖,保持适中环境温度,生命体征监护及支持治疗。

（2）氧疗及加强呼吸管理:保持呼吸道通畅,必要时给予雾化吸入。根据病情选择适宜的氧疗,供氧宜使用空氧混合氧气,使血 PaO_2 维持在 6.65~10.7kPa(50~80mmHg),不高于 13.33kPa(100mmHg),经皮氧饱和度维持在 89%~95%,超早产儿及 ELBW 儿应维持在 90%~95%,不宜 >95%,以防氧中毒。氧需先加温至 31~33℃、湿化后供给。可用头罩供氧,氧流量需≥5L/min 以防止 CO_2 潴留,也可用高流量温湿化吸氧。当肺炎伴Ⅰ型呼吸衰竭时用持续 CPAP 给氧,病情严重者Ⅱ呼吸衰竭作气管插管和机械通气,注意呼吸机并发症,适时撤机。

（3）胸部物理治疗:包括体位引流,胸部叩击 / 震动。

1）体位引流:根据重力作用的原理,通过改变体位的方法,促使肺部分泌物从小支气管向大的支气管方向引流。肺部不同部位病变采用不同的姿势(表 11-8-1)。体位引流适用于呼吸道分泌物多及肺不张的患儿,每 2 小时更换体位一次,俯卧位有利于肺扩张及分泌物引流,改善氧合。

2）叩击 / 震动:胸部叩击是应用无创性的叩击器或以医护人员的手指手掌紧贴患儿胸壁(手指方向与肋间平行)。在婴儿呼气时,通过上肢和肩部肌肉有节奏的紧缩,引起手掌的震动,促使分泌物排出,创伤比叩击小,效果相似。叩击应在喂养或吸痰前 30~45 分钟时改变体位后进行,操作时可适当提高 FiO_2 10%~15%,持续时间不超过 10 分钟。叩击器边缘均要接触胸壁,以免漏气。叩击速度为 100~120 次 /min,每次提起叩击器 2.5~5cm,叩击 1~2 分钟,每部位反复 6~7 次。当叩击 / 震动治疗出现呼吸困难、发绀、呼吸暂停、心动过缓时应停止叩击,予吸痰、吸氧,待症状消失后再予叩击。但下列情况下不宜进行:①机械通气的前 48~72 小时内及 ELBW10。②应用呼吸机高氧、高通气时,此操作会影响通气效果。③胃管喂养后 30 分钟内。

（4）抗病原体治疗:细菌性肺炎以早用抗生素为宜,静脉给药疗效较佳。原则上选用敏感药物,由于肺炎病原菌一时不易确定,可经验性选用广谱抗生素,一旦确定病原菌后根据药物敏感试验改换敏感且窄谱抗生素。多先采用青霉素类和头孢菌素,根据病情选用其他药物,如红霉素、氯唑西林钠等。病毒性肺炎可采用 α_1 干扰素,轻症 20 万 U/d,重症 100 万 U/d,肌内注射,疗程 5~7 天。HSV、CMV 等病毒感染性肺炎的抗病毒治疗详见本书相关章节。

（5）供给足够的营养及液体:喂奶以少量多次为宜。供应热量不足,可予静脉营养。输液勿过多过快,以防心力衰竭、肺水肿。

（6）对症治疗:脓气胸时立即抽气排脓或行胸腔闭式引流,其他合并症及并发症治疗参阅本书相关章节。

（四）呼吸机相关性肺炎

随着机械通气在新生儿临床的广泛应用,呼吸机相

表 11-8-1　胸部理疗的部位

病变部位	体位引流	叩击 / 震动区域
上叶尖段	垂直位(扶坐位)	适于大于 1 个月的婴儿
上叶前段	仰卧位,床头抬高 30°	锁骨与乳头之间
右肺尖段	左侧卧位,右侧抬高 30°	右锁骨与肩胛骨之间
左肺尖后段	右侧卧位,左侧抬高 30°	左锁骨与肩胛骨之间
右上叶后段	俯卧位,右侧抬高 45°,床头抬高 30°	右侧肩胛骨上方
左上叶后段	俯卧位,左侧抬高 45°,床头抬高 30°	左侧肩胛骨上方
右肺中叶	侧仰卧位,右侧抬高 45°,床头放低 45°	右侧乳头上方
左上叶舌段	侧仰卧位,左侧抬高 45°,床头抬高 15°	左侧乳头上方
下叶上段	俯卧位	左侧或左侧肩胛骨下缘
下叶前基底段	仰卧,床头放低 30°	最低的肋骨上方
下叶基底段	侧卧,床头放低 30°	腋窝下方
下叶后基底段	俯卧,床头放低 30°	肩胛骨下缘

关性肺炎(VAP)已是 NICU 主要获得性感染[3-4]。国外文献报道新生儿 VAP 的发生率为 28.3%~50%,每用机械通气 1 天,VAP 的发生率增加 1%~3%。美国国家医疗安全网络(NHSN)2010 年统计Ⅲ级 NICU 的 VAP 发生率为 0.4~1.3/1000(机械通气日),低于Ⅱ/Ⅲ级 NICU 病房的(0.3~2.1)/1000(机械通气日);全球 VAP 发生率平均为 9.0/1000(机械通气日),发展中国家 12/1000(机械通气日),亚洲国家在 3.5~46/1000(机械通气日)。李淑娟等报道国内 25 家Ⅲ级 NICU 总的 VAP 发生率为 7.0/1000(机械通气日),分别为 0~34.4/1000(机械通气日)[5]。

1. 病因　NICU 收治的患者病情严重,免疫功能低下,侵入性操作多;气管插管损害患者气道的防御功能,口咽部寄植菌被吸入并繁殖;胃内容物反流;病室环境过度拥挤,消毒隔离不严,尤其是医务人员未按操作规程洗手;呼吸机及治疗器械污染,机械通气时间延长等都是造成 VAP 的原因。

病原菌:文献报道 VAP 的病原菌以革兰阴性杆菌为主,如大肠埃希菌、肺炎克雷伯菌、不动杆菌、铜绿假单胞菌等,对多种抗生素均耐药;革兰阳性球菌以葡萄球菌、肠球菌为主,对青霉素、头孢菌素也常耐药。李淑娟等报道国内 25 家Ⅲ级 NICU VAP 的病原菌以 G⁻ 菌为主占 91.57%,其中以鲍曼不动杆菌,肺炎克雷伯菌及铜绿假单胞[5]为最多。因此,临床医师必须熟悉并了解当地当前有关的细菌感染的流行病学和药敏资料,并根据自己医院的情况,建立本医院或本病房的抗生素应用指南。近年来,白色念珠菌在 VAP 中也有上升趋势,对氟康唑尚敏感。

2. 诊断　目前尚无新生儿 VAP 的诊断标准,美国 CDC 将 VAP 定义为:作为一种院内感染,VAP 患者经机械通气至少 48 小时,同时需结合放射,临床及实验室标准做出诊断。<1 岁婴儿 VAP 诊断标准详见表 11-8-2[6]。

表 11-8-2　CDC<1 岁婴儿 VAP 诊断标准

影像学指标
- 新出现或进展性渗出性病变且持续存在
- 融合性病变
- 透亮度增加
- 肺囊肿

临床指标
- 气体交换越来越差(如氧饱和度,用氧需求增加,呼吸机参数上调)

并具有下列 6 条中的 3 条
- 体温不稳
- 新出现脓痰或痰的性状改变,或呼吸道分泌物增加或吸痰次数增加
- 呼吸暂停,呼吸急促,鼻翼煽动伴胸壁凹陷,或鼻翼煽动伴呻吟
- 喘鸣音、湿啰音、干啰音
- 咳嗽
- 心动过缓(<100 次/min)或心动过速(>170 次/min)

3. 治疗　除加强全身支持治疗,选用敏感抗生素外,积极防治其他合并症及脏器功能衰竭,尽早结束机械通气。

减少 VAP 死亡率的措施有:①尽可能应用无创通气模式,最大限度减少机械通气所造成的肺损伤,包括降低吸气峰压、平均气道压和吸入氧浓度,给予低潮气量 5~8ml/kg,并尽早撤机;②给予规范化抗感染治疗,每 3 天复查气道分泌物细菌培养;③合理的营养支持,除静脉营养外,尽早开始肠内微量喂养;④规范化无菌操作,轻柔地拍背吸痰;⑤监测重要感染指标,包括血常规、CRP、PCT、胸片、体温、脉搏、呼吸、血压、血氧饱和度等。

4. 预防　预防 VAP 的发生是关键。预防措施有:①严格执行消毒隔离制度及手卫生制度,阻断交叉感染及感染暴发流行;②加强呼吸道管理,缩短气管插管时间;③定时监测院内及社区感染及真菌感染情况,防止滥用抗生素;④改善患儿全身情况,及时供应肠内外营养;⑤呼吸机管道应定期更换消毒;⑥建立与健全一整套完善的院内感染监测体系,是预防 NICU 中 VAP 发生的关键。

(五)不同病原体所致的新生儿感染性肺炎

1. 金黄色葡萄球菌肺炎　在新生儿室中常有发生,并可引起流行。金黄色葡萄球菌致病性强,能产生多种毒素和酶,并具有多种中毒表现,病理示有散在的浸润病灶和脓肿,易发生脓胸或脓气胸,有时气体沿血管至纵隔引起纵隔气肿。临床中毒症状重、体温不稳、神萎、面色苍灰,气促,呼吸困难,不规则,呼吸暂停,拒乳,反应差,半数患儿肺部可及啰音,有时呼吸音减低或管样呼吸音,黄疸,肝 >2cm,硬肿等。有时尚有呻吟、肌张力低下、脱水及心动过速等,常并发休克、化脓性脑膜炎、脓胸、肺脓肿、肺大疱、骨髓炎等。X 线表现与支气管肺炎相似。肺脓肿时两侧肺野可有大小不等之播散病灶和云絮影。血常规白细胞可增多、减少或正常。血、脓液、气管吸取液、脑脊液、气管分泌物、肺穿刺液培养阳性有助于确诊。近年来用对流免疫电泳、质粒分析、限制性核酸内切酶及核酸分子杂交等对流行病学提供可靠方法。

治疗选用头孢呋辛、头孢硫脒和耐酶青霉素如苯唑西林、氯唑西林。万古霉素作为二线抗生素,主要针对耐甲氧西林葡萄球菌感染。新一代糖肽类抗生素替考拉宁(teicoplanin)疗效与万古霉素相同,而毒副作用小,新生儿第 1 天剂量 16mg/kg,第 2 天开始 8mg/kg,每日一次静脉滴注,且时间不少于 30 分钟,由于其脑脊液浓度低,故不用于化脓性脑膜炎的治疗。

2. B 组溶血性链球菌肺炎　多发生于发达国家,近年来国内报道增多。GBS 根据菌壁 S 抗原特异性又分为 8 个血清型,以Ⅲ型毒力最强,为发达国家 GBS 感染的主要血清型,发展中国家则以 Iᵦ、I꜀ 及Ⅱ型感染为主。GBS 早发感染的首要危险因素是母体 GBS 的定植,尤其是重度定植,GBS 菌尿症是重度定植的一个重要标志。在发达国家孕妇 GBS 定植率为 20%~30%,台湾地区为 20%[7]。最近 Lu 等

报道北京地区孕妇 GBS 携带率为 7.1%[8]。其他危险因素包括早产,低体重,胎膜早破,产时发热,绒毛膜羊膜炎等[9]。有 1/4 孕妇阴道携带 GBS,从而在产前污染羊水或产时感染新生儿引起败血症,肺炎,脑膜炎。VLBW 儿具有更高的感染及死亡风险,感染率 >3%,而死亡率(即使生后立即抗生素治疗)>30%。GBS 早发感染通常败血症占 69%,肺炎占 26%,呼吸窘迫占 13%,脑膜炎较少见占 11%[9]。出生前感染者临床表现为出生时常有窒息,早产儿、低出生体重儿多见呼吸困难、青紫、吸气性三凹征等,两肺呼吸音减低,有时可有啰音,由于缺氧、高碳酸血症和酸中毒,脑和心肌受累,反应差,四肢松弛,体温不升。X 线表现与肺透明膜病不易区别,后期呈大片毛玻璃影。在分娩过程中或生后感染者与细菌性肺炎相似。血、脑脊液、气管分泌物培养及对流免疫电泳、乳胶凝集试验可助快速诊断。治疗选用青霉素 G 20 万 U/(kg·d)静脉注射,氨苄西林 150~200mg/(kg·d),疗程 10 天;合并脑膜炎者青霉素 G 50 万 U/(kg·d),氨苄西林 300~400mg/(kg·d),疗程 14 天;亦可用头孢菌素。

3. 大肠埃希菌肺炎　大肠埃希菌感染在国内仅次于葡萄球菌,它具有多糖荚膜 KI 抗原,可由母亲垂直传播给婴儿,也可由医护人员水平传播。临床表现中毒症状重,神志萎靡,不吃、不哭、低体温、呼吸窘迫、黄疸与贫血。脓胸之脓液黏稠,有臭味,可有肺大疱及肺脓肿。治疗:近年来对氨苄西林耐药,虽对阿米卡星、环丙沙星敏感,但前者有耳、肾毒性,后者动物实验可影响软骨发育故不宜应用,可选用第三代头孢菌素或碳青霉烯类抗生素治疗[10]。

4. 机会致病菌肺炎

(1) 表皮葡萄球菌肺炎:近年来国内报道的病例增多,表皮葡萄球菌占院内感染的 10%,NICU 中占 31%,近年来有增多趋势。表皮葡萄球菌有类 δ 毒素,可引起溶血,能产生黏液、介质或增加黏附力,能减弱抗生素渗透,干预宿主的防御作用,从而增加毒力。病情比金黄色葡萄球菌肺炎轻,常有发热或低体温、咳嗽等,病程迁延。但常是医院内感染的一个重要病原菌,且常耐药。治疗用头孢硫脒或万古霉素,耐药者可与利福平合用。

(2) 克雷伯菌肺炎:肺炎克雷伯杆菌为肺炎杆菌科细菌,革兰染色阴性,根据荚膜抗原成分的不同,肺炎克雷伯杆菌可分 78 型,引起呼吸道感染以 1~6 型为多。近年来发病率增加,占院内感染 69%。新生儿特别是早产儿使用污染的呼吸器、雾化器等可导致感染发病,急性者似支气管肺炎,慢性者病程长,肺组织坏死,形成脓肿和空洞,易发生脓胸、心包炎、BPD 及肺纤维化。X 线表现呈大叶实变、小叶浸润和脓肿及空洞形成,治疗根据药敏选用头孢曲松,耐药株对亚胺培南、环丙沙星等敏感,但后者具有毒副作用,不作首选。

(3) 铜绿假单胞菌肺炎:铜绿假单胞菌为假单胞菌属中对人类致病的主要病原菌,它具有许多种细胞外毒力,如黏附素、黏液外多糖、外毒素、溶血素,是院内感染的一种

严重肺炎,近年来有上升趋势,病死率高。由于长期应用抗生素、激素、免疫抑制剂,应用雾化器、暖箱等消毒不严,早产儿免疫功能低下易于感染。尤其是气管插管病儿,其分泌物为绿色,皮肤溃疡坏死为本病特征。病理改变示肺泡壁坏死形成微脓肿及局部出血,小动脉壁坏死与动脉血栓形成。临床表现和一般细菌性肺炎相似。有败血症时常有口腔溃疡,眼睑溃疡,皮肤有坏死灶。病原诊断依靠鼻咽部拭子、气管分泌物培养。铜绿假单胞菌由于细胞壁的构造改变,使多种抗生素耐药。治疗用羧苄西林、头孢他啶或碳青霉烯类抗生素。

(4) 呼吸道合胞病毒肺炎:由呼吸道合胞病毒(RSV)引起肺间质和毛细支气管炎,易发生在病房拥挤、早产儿、LBW 儿。院内继发 RSV 感染高达 30%~50%。病理变化主要为肺泡间隔增宽及单核细胞浸润为主的间质渗出,肺泡腔水肿可见透明膜形成,亦可见肺实质坏死区水肿导致肺泡阻塞实变和萎缩。病情常较严重,常有呼吸暂停,且可发生 BPD。患儿常有喘憋、咳嗽,无热,肺部听诊有哮鸣音,有时有湿啰音。X 线表现为散在小斑片影和两肺过度膨胀和条索影、肺气肿。气管分泌物及鼻咽部洗液可分离到合胞病毒,酶联免疫吸附试验、血清查特异性 IgM 抗体,可以作为敏感,特异,快速诊断。RSV 可引起新生儿室流行,必须隔离患者。治疗可选用利巴韦林雾化吸入或用干扰素 100 万 U/d,肌内注射 5~7 天。

(5) 巨细胞病毒肺炎:CMV 常侵犯多脏器,孕母 CMV 感染后经胎盘或污染羊水感染胎儿,出生后亦可由母乳、输血感染,约 1/3 发生肺炎。病理改变镜下可见双侧或单侧肺泡细胞变大,部分肺泡细胞有核内包涵体,间隔壁上有局限性或弥散性单核细胞或浆细胞浸润,呈间质性肺炎。患儿除肺炎症状外,常有黄疸、皮疹、肝脾大、发育落后、小头畸形及神经行为异常等。尿沉渣涂片、鼻咽分泌物或肺吸取液作病毒分离,可找到核内或胞质内含有包涵体的巨大细胞。荧光抗体间接染色法、酶联免疫吸附试验和放射免疫法可测得 CMV 特异性 IgM 抗体,检测血 CMV 特异 PP65 抗原、DNA 杂交检测及聚合酶链定量法可快速、敏感检测 CMV DNA 等作病原诊断。治疗可用更昔洛韦(详见本书相关章节)。

(6) 腺病毒肺炎:本病占新生儿病毒性肺炎的 10%~35%,近年来新生儿腺病毒性肺炎并不少见,这可能与新生儿白细胞产生干扰素少有关。新生儿腺病毒肺炎多在出生后获得,亦可发生于宫内或产程中经胎盘或产道上行感染所致。我国流行以血清 3 型(3Ⅰ、3Ⅱ、3Ⅲ)、7 型(7b、7d)及 11 型多见。其中 7b 常发生重型肺炎,且中毒症状重,病程长,病死率高。而 7d、3Ⅰ型引起的肺炎较轻,临床表现为低热、轻咳、咽结合膜炎、口唇发绀。新生儿重症常有喘憋,中毒症状重,体温不稳,常合并多脏器功能衰竭,病死率高。病理特征为小支气管、毛细支气管及肺泡内见严重的坏死性炎症,在坏死病灶内可找到大量核内包涵体为特征。鼻

咽部洗液及气管分泌物可分离到腺病毒,酶联免疫吸附试验和血清查特异性 IgM 抗体有助于早期诊断,治疗除对症和支持疗法外,可用利巴韦林或 α 干扰素雾化吸入。

(7) 卡氏肺孢子虫肺炎:卡氏肺孢子虫肺炎(PCP)是由卡氏肺孢子虫所引起的肺炎。由于近年来获得性免疫缺陷病(艾滋病,AIDS)增多,PCP 的发病率随之上升,在未感染 HIV 但免疫力低的人群中亦显著上升,可高达 80%。主要见于:①早产儿和新生儿;②先天性免疫缺损或继发性免疫力低下患儿;③恶性肿瘤患儿;④器官移植接受免疫抑制治疗的患儿;⑤艾滋病患儿。传播方式为人与人之间的传播。病理示肺肿大、质硬;镜检:肺气肿明显,肺间质纤维增生,细胞浸润以浆细胞为主,故又称为浆细胞肺炎。临床上多在生后 3~5 周发病,起病慢,气促或呼吸困难,发绀,咳嗽,体温正常或低热。偶有湿啰音,可并发气胸。X 线表现示广泛肺间质浸润,呈间质性肺炎,有时肺野有弥漫性颗粒状浸润影,结节,空洞。病因诊断可从气管吸取物或肺活检组织切片染色发现原虫,用乌洛托品硝酸银染色可见 6~8μm 的黑褐色圆形或椭圆形囊体可确诊。或用交叉免疫电泳法测特异性抗体。治疗可用复方磺胺甲噁唑(SMZ Co)100mg/(kg·d),疗程 2 周,减半量再用 2 周,后用 1/4 量连用 2 个月,有效率 75%。

(8) 解脲脲原体肺炎:解脲脲原体(UU)是泌尿生殖道中常见的支原体之一。在性成熟无症状的妇女宫颈或阴道定植率为 40%~80%。国内报道非孕期妇女下生殖道的定植率为 52.3%,孕期妇女可达 72.6%,孕母胎盘分离到 UU 为 26%~71%。由孕母垂直传播发生的足月儿为 45%~66%,早产儿为 58%。Cassell 等报告在生后 12~24 小时内气管内分泌物分离到 UU 为 14%。孕妇可发生绒毛膜羊膜炎,导致流产、早产、死产、羊膜早破、低出生体重和肺、脑部感染;早产儿病死率高于足月儿的 40 倍,发病占出生婴儿的 8%~10%。UU 阳性孕妇新生儿出生时口腔分泌物 UU 阳性率为 14.3%,肺炎发生率为 48%。先天性肺炎常由 UU 绒毛膜羊膜炎所致。UU 在体内产生特异抗体形成免疫复合物激发免疫效应。患儿生后常有严重窒息,复苏后呼吸窘迫,呼吸暂停,发绀,反应差,体温低下,肺部呼吸音减低,偶有啰音,常合并 PPHN,早产儿可发生 BPD,鲍毓等报道感染 UU 的早产儿 BPD 发生率 42.9%,中重度 BPD 发生率 58.3%,明显高于非 UU 感染者[6]。X 线表现似间质性肺炎。检测特异 IgM 抗体;PCR 法检测 UU DNA;分泌物、羊水、胎盘、羊膜培养阳性或免疫荧光、电镜检测到 UU 可确诊。治疗首选红霉素,其用药剂量因体重与日龄不同而有差别。体重 <1.2kg,日龄 0~4 周:20mg/(kg·d)分成 2 次,q.12h.;体重≥1.2kg,日龄 0~7 天:20mg/(kg·d)分成 2 次,q.12h.;日龄 >7 天:30mg/(kg·d),分成 3 次,q.8h.,共 14 天。红霉素耐药者可用阿奇霉素,10mg/(kg·d),静脉注射,3~5 天。预防:对 UU 定植于下生殖道孕妇进行口服大环内酯类抗生素,对清除下生殖道定植有一定的作用。

(9) 衣原体肺炎:据调查孕妇宫颈沙眼衣原体(CT)定植率为 2%~47%。宫颈衣原体感染阴道产儿经阴道分娩时,约 70% 可能传染给新生儿,其中 18%~50% 的新生儿发生包涵体性结膜炎,15%~20% 发展为鼻咽部感染,10%~18% 发生衣原体性肺炎。孕妇感染后未治疗者常早期破水,在低出生体重儿中有较高的发生率。病婴生后 5~14 天少数可发生衣原体结合膜炎,多数在生后 3~12 周发病,起病缓慢,先有上呼吸道感染症状,气促,呼吸窘迫,喘憋,断续的咳嗽,无热或低热;肺部有哮鸣音及湿啰音,病程可达数周至 1 个月以上。X 线表现两肺呈过度充气与弥漫性网织颗粒影为主要表现[10];有时有肺膨胀不全及网状影。嗜伊红细胞增多,血清 IgM 及 IgG 增高。诊断可取鼻咽部或气管吸取物标本作 mecoy 细胞培养;直接荧光抗体法检测 CT 特异性抗体;酶联免疫试验检测 CT 抗原等。血清特异性 IgM 常 >1:64;IgG 特异性抗体对诊断价值不大。治疗首选红霉素,剂量同上。红霉素耐药者可用阿奇霉素 10mg/(kg·d),共 3 天。预防:对有衣原体宫颈炎孕妇口服红霉素 0.25g,每日 4 次,连服 14 天。

(10) 真菌性肺炎:近年来由于新生儿 NICU 的发展,广谱抗生素的广泛应用,中心静脉置管、机械通气等有创治疗技术的应用,加之新生儿处于免疫发育未成熟阶段,侵袭性真菌感染已成为 VLBW 儿院内感染的主要原因[5]。真菌的来源大部分来自医务人员及各种诊疗用具,部分由于内源性感染,由血行或消化道侵入肺。引起侵袭性真菌肺炎的病原菌较多,其中主要致病菌有念珠菌属、曲霉菌属、隐球菌属等。白色念珠菌则是新生儿肺炎最主要的致病菌。念珠菌入侵组织后即转为菌丝型,并大量繁殖,且有芽生孢子形成。菌丝型念珠菌对抗吞噬作用的能力较一般念珠菌强,毒力大,可引起以多核白细胞浸润为主的急性炎症反应,在急性播散性病变中产生凝固性坏死和多发性小脓肿,慢性感染可出现纤维组织增生,肉芽肿形成而发生 BPD。新生儿真菌性肺炎临床表现呈非特异性,可表现为发热或低体温,反应差,呼吸增快或呼吸暂停增多,腹胀或胃肠不耐受,X 线胸片出现病变或肺炎加重,且更换抗生素治疗无效。怀疑真菌感染时应做痰、血、脑脊液、中心静脉或周围静脉插管尖端培养。确诊应根据临床表现、镜检、培养或组织病理检查阳性。必要时可作肺、脑、肝、肾等部位 CT 扫描以确定肺部感染或肺外脏器的感染。抗原检测如乳胶颗粒凝集试验和 ELISA 检测可用于早期诊断。巢式聚合酶链反应(巢式 PCR)具有良好的灵敏度和特异性可做早期诊断,但应注意污染,以防假阳性[12]。

在治疗新生儿真菌性肺炎时应强调综合治疗,包括全身支持治疗,如 IVIG、血浆的应用。在治疗原发病的同时,注意防治合并症和多脏器功能衰竭,此外,应治疗合并的细菌及病毒感染。关于抗真菌治疗可选用:①氟康唑(fluconazole):是一种新型的三唑类抗真菌药,适用于全身性念珠菌病、隐球菌病。剂量 3~6mg/(kg·d)口服或静脉注射。脑脊液中浓度为血浓度的 60%,可治疗脑膜炎,需监测肝功能。是治疗新生儿、早产儿、VLBW 儿真菌感染的首选的安全有效药物。②两性霉素 B 脂质体,能安全有效的治疗新生儿及 VLBW 儿侵袭性真菌感染。国内使用的是两性霉素 B,适用于包括念珠菌、曲霉菌、毛霉菌、隐球菌和球孢子菌等所致的感染。不良反应有高热,畏寒恶心,呕吐,丙氨酸转氨酶(ALT)升高和低钾血症,但均为一过性[13]。治疗剂量:第 1 天 0.5mg/(kg·d),第 2 天 1.0mg/(kg·d),第 3 天 2.0mg/(kg·d),第 4 天 2.0~4.0mg/(kg·d),5 天以上 2.0~4.0mg/(kg·d),每天滴注 6~8 小时,需监测肾功能。该药价格昂贵。

(11)厌氧菌肺炎:近年来有增高趋势,为社区或隐性感染的常见病原菌。革兰阴性厌氧菌以脆弱类和产黑素类杆菌为常见,革兰阳性厌氧球菌以消化球菌属和消化链球菌属为主,革兰阴性厌氧球菌主要为产碱韦荣球菌;革兰阳性厌氧杆菌中包括产芽孢的艰难梭菌、产气荚膜杆菌、不产气的放线菌属、真杆菌属。这些细菌入侵后可引起肺间质炎症,轻中度单核细胞反应并发化脓性坏死,呈脓肿,脓胸,痰液有恶臭。送培养时避免接触空气。重症选用甲硝唑,治疗剂量每次 7.5mg/kg;<1200g 者每 48 小时一次;<2000g 者 0~7 天每 24 小时一次,>7 天每 12 小时一次;≥2000g 者每 8 小时一次或用碳青霉烯类抗生素,治疗 2~4 周。

(周晓玉)

参考文献

1. 中华医学会儿科学分会新生儿学组.中国住院新生儿流行病学调查.中国当代儿科杂志,2009,11(1):15-20.

2. 王海娟,石华,周伟,等.新生儿肺炎常见病原体及临床特征分析.中国当代儿科杂志,2012,14(12):898-902.

3. Tan B,Xian-Yang X,Zhang X,et al. Epidemiology of pathogens and drug resistance of ventilator-associated pneumonia in Chinese neonatal intensive care units:A meta-analysis.Am J Infect Control,2014,42(8):902-910.

4. Zhou Q,Lee SK,Jiang SY,et al.Efficacy of an infection control program in reducing ventilator-associated pneumonia in a Chinese neonatal intensive care unit. Am J Infect Control,2013,41(11):1059-1064.

5. Xia H,Wu H,Xia S,et al. Invasive Candidiasis in Preterm Neonates in China a Retrospective Study from 11 NICUs During 2009-2011. Pediatr Infect Diss J,2014,33(1):106-109.

6. 鲍毓,赵正言,施丽萍,等.解脲脲原体感染在早产儿支气管肺发育不良中的临床意义.华儿科杂志,2012,50(10):767-770.

7. 曹永丽,彭芸,孙国强.新生儿衣原体肺炎的临床及影像表现特点分析.中华放射学杂志,2012,46(6):512-515.

8. Lu B,Li D,Cui Y,et al. Epidemiology of Group B streptococcus isolated from pregnant women in Beijing,China.

Clin Microbiol Infect,2014,20(6):370-373.

9. Heath PT,Jardine LA. Neonatal infections:group B streptococcus. BMJ Clin Evid,2014,2:323.

10. 仝净净,姚开虎,杨永弘.新生儿 B 族链球菌感染预防策略的研究进展.中国当代儿科杂志,2014,16(10):1075-1080.

11. Committee on infectious Diseases,Committee on Fetus and Newborn,Baker CJ,et al. Policy Statement—Recommendations for the Prevention of Perinatal Group B Streptococcal(GBS)Disease. Pediatrics,2011,128(3):611-616.

12. 李淑娟,蒋思远,张羿,等.中国新生儿重症监护室早产儿呼吸机相关肺炎的多中心流行病学调查.中华儿科杂志,2017,55(3):205-209.

13. Garland JS. Ventilator-Associated Pneumonia in Neonates:An Update. NeoReviews,2014,15(6):225-235.

第 9 节　新生儿肺出血

新生儿肺出血(pulmonary heamorrhage)是指肺的大量出血,至少累及 2 个肺叶,常发生在一些严重疾病的晚期。近年随着监护救治技术的发展,肺出血发生率有所下降,但肺出血病因和发病机制比较复杂,早期诊断和治疗比较困难,肺出血的病死率仍较高,尤其是超早产儿,肺出血发生率和病死率都比较高。

(一)病因

新生儿肺出血病因仍未完全阐明,主要与以下因素有关[1-3]。

1. 缺氧因素　主要为重度窒息、重症 RDS、MAS 等,发生严重缺氧者,肺出血多发生在生后第 1~3 天,其中 30% 发生在第 1 天,75% 发生在生后第 4 天内。

2. 感染因素　原发病主要为重症败血症、感染性肺炎、NEC 等,严重病毒感染也可导致肺出血。感染所致肺出血多发生在生后 1 周左右,其中 88% 发生在出生 5 天后。

3. 寒冷损伤　主要发生在寒冷损伤综合征、硬肿症、高黏滞综合征,常同时合并缺氧或感染,多见于早产儿。

4. 早产儿　早产儿肺发育未成熟,发生缺氧、感染、低体温时更易发生肺出血,胎龄越小肺出血发生率越高,超早产儿常发生肺出血。

此外,弥漫性血管内出血、凝血功能障碍、机械通气压力过高、心力衰竭、输液过快过量等也可引起肺出血,但这些病因一般都与缺氧、感染病因同时存在。

(二)病理变化

肺外观呈深红色,肿胀。镜检可见肺泡和间质出血,但以肺泡出血为主,肺泡结构破坏,毛细血管扩张充血。

新生儿肺出血的病理类型一般分为三类,点状肺出血、局灶性肺出血和弥漫性肺出血。陈克正等报道 788 例尸检发现新生儿肺出血中,点状肺出血占 3.5%,局灶性肺出血占 63.2%,弥漫性肺出血占 33.3%。

(三)临床表现

患儿常有缺氧、感染、寒冷损伤、早产儿等基础病史,且原发病较为严重。发生肺出血时常出现以下临床表现。

1. **全身症状** 突然发生面色苍白、青紫,反应差,四肢冷,呈休克状态。

2. **呼吸困难** 突然发生严重呼吸困难,出现三凹征、呻吟、呼吸暂停,呼吸暂停恢复后呼吸仍不规则,经皮氧饱和度突然下降。

3. **肺部体征** 肺部可闻中粗湿啰音,或湿啰音比原来增多。

4. **出血表现** 约半数病例从口鼻腔流出血性液体,或气管插管内流出泡沫样血性液。常发生多部位出血,皮肤出血点或瘀斑、注射部位出血等。

(四)辅助检查

1. **摄胸片** 一旦怀疑肺出血,应立即摄 X 线胸片,新生儿肺出血典型的肺部 X 线表现为:①两肺透亮度突发性降低,出现广泛性、斑片状、均匀无结构的密度增高影,这是肺出血演变过程中极为重要的 X 线征象;②肺血管瘀血影:两肺门血管影增多,呈较粗网状影;③心影轻中度增大,以左心室增大为主,严重者心胸比例 >0.6;④大量肺出血时两肺透亮度严重降低,呈"白肺"。

2. **超声检查** 发生肺出血病情非常紧急,床旁超声检查可以快速观察肺出血状况,做出初步诊断[4]。

3. **实验室检查** 白细胞一般明显增高,尤其是感染病因所致者,但也可以正常或下降。血气分析显示酸中毒,$PaCO_2$ 升高,PaO_2 下降,BE 负值增大。

(五)诊断与鉴别诊断

1. **诊断依据** 肺出血的诊断一般根据原发病非常严重,临床表现明显加重,突然发生呼吸困难和呼吸不规则,口鼻腔或气管插管内出血[5]。肺部 X 线表现两肺门密度显著增高。

但肺出血早期诊断较为困难,临床上看到口鼻腔流血为时已晚。迄今尚无早期诊断的明确指标,有赖于医师的警惕性,对有严重缺氧、感染、寒冷损伤的新生儿,如出现反应差、呼吸困难、呼吸暂停、面色疮灰、酸中毒等情况,应随时警惕发生肺出血。

肺出血易发生漏诊和误诊,临床上仅半数病例发生口鼻腔或气管插管内流出血性液体,而另外半数病例被漏诊。陈克正等报道 788 例尸检发现新生儿肺出血中,生前临床诊断肺出血者仅 26.8%,而 73.2% 临床没有诊断肺出血,因此,新生儿肺出血漏诊率比较高。此外,有 5% 临床诊断肺出血者,实为消化道出血,而有 7% 肺出血病例被误诊为消化道出血。

2. **鉴别诊断** 有时肺出血与呼吸窘迫综合征和感染性肺炎较难鉴别。呼吸窘迫综合征的 X 线表现常为两肺毛玻璃样,广泛颗粒影,两肺透亮度逐渐降低,心影模糊,肋间隙变窄。而肺出血肺透亮度突然降低,心影增大,肋间隙增宽。肺炎 X 线表现为肺纹理增多增粗,两肺淡斑片状,两下肺为主,心影不增大。而肺出血两肺呈大片高密度影,以肺门为主,涉及各叶。如不能鉴别应动态观察肺部 X 线表现。

(六)预防与治疗

肺出血病死率较高,应强调预防,要加强对新生儿缺氧和感染的防治,以免发展至严重阶段。如病情加重须密切观察,早期治疗肺出血。

1. **一般治疗** 注意保暖,对低体温者应逐渐复温,使体温保持在正常范围;及时纠正酸中毒,改善循环功能,适当控制液体量。

2. **机械通气** 正压通气和呼气末正压是治疗肺出血的关键措施,一旦发生肺出血,应立即气管插管正压机械通气,吸气峰压 20~25cmH_2O,呼气末正压(PEEP)6~8cmH_2O,呼吸频率 40~50 次 /min,然后根据病情调节呼吸机参数。如果病情非常严重,常频机械通气效果不明显,改用高频机械通气,或直接进行高频机械通气,高频机械通气效果比常频通气好[6]。对严重广泛肺出血,病情好转后呼吸机参数调整不能操之过急。

对已经发生肺出血给予机械通气治疗为时较晚,因此,对缺氧或感染非常严重的病例,须密切观察临床表现,如发生呼吸困难或呼吸暂停,同时一般状况较差,应在发生肺出血之前早期进行机械通气。

3. **肺表面活性物质治疗** 对严重肺出血两肺呈白肺者,给 PS 治疗能缓解病情,改善血氧饱和度。

4. **原发病治疗** 积极抗感染治疗,感染是肺出血的主要原因,一般病情非常严重,应加强抗生素治疗,同时辅以免疫治疗,输注丙种球蛋白,中性粒细胞,粒细胞集落刺激因子等。

5. **对症治疗**

(1)改善微循环:可用多巴胺 3~7μg/(kg·min)和多巴酚丁胺 5~10μg/(kg·min),持续静脉滴注,有早期休克表现者给 0.9%NaCl 扩容。

(2)纠正凝血功能障碍:肺出血患儿常伴有全身凝血功能障碍,对高危患儿可给小剂量肝素,每次 20~30U/kg,间隔 6~8 小时 1 次,皮下注射。

(3)保持正常心功能:可用多巴酚丁胺 5~10ug/(kg·min),持续静脉滴注,如发生心力衰竭用地高辛。

(4)补充血容量:对肺出血致贫血者可输新鲜血,每次 10ml/kg,保持红细胞压积在 0.45 以上。

(5)应用止血药:可使用立止血 0.2U 加生理盐水 1ml 气管插管内滴入,同时用立止血 0.5U 加生理盐水 2ml 静脉滴注,但止血药效果常不理想。

(陈超)

参考文献

1. 陈克正，张洁. 新生儿肺出血的病因分析. 中国新生儿科杂志，2008，23：3-7.

2. 曹立杰，李松. 早产儿肺出血危险因素的研究. 中国新生儿科杂志，2010，25（4）：208-211.

3. Orbach R，Mandel D，Lubetzky R，et al. Pulmonary hemorrhage due to Coxsackievirus B infection-A call to raise suspicion of this important complication as an end-stage of enterovirus sepsis in preterm twin neonates. J Clinical Virology，2016，82：41-45.

4. Ren XL，Fu W，Liu J，et al. Lung ultrasonography to diagnose pulmonary hemorrhage of the newborn. J Matern Fetal Neonatal Med，2016.

5. 史源. 新生儿肺出血的诊断和治疗. 实用儿科临床杂志，2009，24：81-83.

6. 黄静，林新祝，郑直. 高频振荡通气联合肺表面活性物质治疗新生儿重型胎粪吸入综合征并发肺出血的临床研究. 中国当代儿科杂志，2016，18（11）：1075-1079.

第 10 节　脓胸和脓气胸

脓胸（empyema）是胸膜急性感染，合并胸腔积脓，若合并气体蓄积则为脓气胸（pyopneumothorax）。

（一）病因

因肺炎、肺脓肿或败血症等病原菌（以葡萄球菌及大肠埃希菌多见，医源性脓胸厌氧菌，多重耐药菌多见）经血液或淋巴管侵及胸膜所致。亦可由邻近脏器或组织感染如纵隔炎、膈下脓肿、肝脓肿等蔓延，或因产时胸部创伤、外科手术并发症、气胸穿刺等操作污染所致。

肺部疾病（感染、出血、萎陷等）使肺泡及小支气管破裂形成气胸。如果肺脓肿或由金葡菌感染所伴发肺囊腔破裂，可以形成脓气胸。若脓胸破入肺组织或与支气管通连，便产生支气管、肺-胸膜瘘；若脓胸向胸壁溃穿，称自溃性脓胸；形成包裹称包裹性脓胸。

（二）病理

胸膜感染后，大量脓性渗液聚集在一侧或两侧，或局限在部分胸膜腔。病程长者，壁层与脏层胸膜增厚，其表面渗出物机化成纤维板，使肺叶扩张及膈肌活动均受限。胸壁塌陷，脊柱凸向对侧形成畸形。

（三）临床表现

呼吸急促、呼吸困难、青紫等。病变侧胸廓饱满，叩诊浊音，脓气胸时胸上部too鼓音，听诊呼吸音减低。张力性脓气胸时突然呼吸困难、发绀、休克等，部分患儿可伴有皮下气肿。

（四）诊断

1. X线检查　胸部呈大片均匀阴影，大量积脓时纵隔向对侧移位。脓气胸时见气液平面。边缘清楚的片状阴影，可能为包裹性脓胸。

2. 超声检查　明确有无积液，包裹性脓胸在床边用B超定位穿刺，可以明确诊断。

3. 胸腔穿刺　穿刺有脓液可确诊，脓液培养可明确病原菌，做药物敏感试验供治疗参考。

应与肺脓肿、纵隔积脓、肺大疱及心包积液等鉴别。

（五）治疗

1. 排除脓液　有两种方式。

（1）胸腔穿刺：每次穿刺前进行B超定位（在液性暗区中心进针），以稍粗针尖紧贴肋骨上缘刺入胸腔，抽得脓液将针头转向与肺叶表面平行方向，尽量将脓液抽尽。抽脓后立即及次日B超复查。观察脓液增长情况，每日一次将脓液抽尽。若脓液稠厚或减少不多，中毒症状重者，应改变排脓方式。

（2）胸腔闭式引流：穿刺前需B超定位。先穿刺，证实脓液很易被抽出时，再作引流，引流管应保持通畅，使脓液与气体顺利流出，尤适用于张力性脓气胸。脓液流尽，肺叶全部扩张后（5~7日）拔管。

2. 手术治疗　较大的支气管胸膜瘘，引流3周以上仍有大量气体，全身情况尚好时，可行胸膜脏层纤维板剥除术，并将有瘘的支气管结扎或行部分肺叶切除术。可视胸腔镜手术治疗与传统手术相比具有创伤小、利于恢复、缩短住院时间的特点，可作为手术方式的选择。

3. 控制感染　选用对病原菌敏感的抗生素全身和局部用药，葡萄球菌、大肠埃希菌感染病程长，给药应持续3~4周。

4. 支持疗法　必要时给肠道外营养。

（六）预后

葡萄球菌、大肠埃希菌脓胸或早产儿感染预后较差。重症脓气胸应及早引流以改善预后。

（周晓玉）

第 11 节　乳糜胸和乳糜腹

新生儿乳糜胸（neonatal chylothorax）是由于淋巴液（呈乳糜样）漏入胸腔引起，又称淋巴胸（lymphothorax），是造成新生儿呼吸困难的罕见疾病，却是新生儿期胸腔积液最常见的原因之一，患病率约为出生婴儿中的1/100 000，病死率可高达20%~50%。近年来，由于新生儿心胸外科手术与肠道外营养的开展，本病的发病率有增高趋势，为0.1%~0.5%，男婴发病为女婴的2倍，多见于右侧[1]。乳糜腹（chyloperitoneum）是由于乳糜从腹腔内的淋巴系统中溢出所致。

（一）病因

1. 乳糜胸　任何原因（包括疾病和损伤）引起胸导管或胸腔内大淋巴管阻塞破裂时，都可造成乳糜胸，如产伤、臀位产、复苏过程压力过大致颈部外伤,闭合性或开放性胸部损伤,颈、腰部脊柱过度伸展,手术损伤胸导管及先天性淋巴管异常等。多数乳糜胸常无明确病因,为自发性乳糜胸,占 50%。新生儿乳糜胸按其病因分下述 5 类。

(1) 先天性乳糜胸:系淋巴系统先天性发育结构异常,多于出生后发现有单发或多发乳糜漏。胸导管缺如或胚胎期胸导管的连接部分未能很好完成,致胸导管狭窄梗阻,淋巴管广泛扩张和破裂,乳糜液从淋巴管溢出而致乳糜胸。常合并染色体异常及其他先天性畸形。

(2) 创伤性乳糜胸:主要由于产伤如臀位过度牵引或复苏操作等造成中心静脉压过高,导致胸导管过度扩张、破裂;另外颈腰脊柱过度伸展也可引起胸导管撕裂。某些医源性因素也可导致创伤性乳糜胸,常继发于开胸手术之后或行外周静脉中心置管(PICC)。通常(约 50%)胸导管发源于第二腰椎水平中线处的乳糜池,经过主动脉裂进入胸腔后转至中线右侧,在第四或第五胸椎水平横过胸椎转至左侧,最终在左颈内静脉与锁骨下静脉连接处进入静脉。

(3) 手术后乳糜胸:在胸导管附近的手术操作可能损伤胸导管主干及分支,最易损伤部位在上胸部,近年来不少胸部及心脏手术已能在新生儿期进行,手术后乳糜胸的发病率有所增加,占胸部手术的 0.18%~0.5%,心脏手术的 0.37%~1.1%,常在术后 3~14 日发生。先天性心脏病手术后乳糜胸的原因:①伤及胸腺表面的淋巴干:目前先天性心脏病手术年龄越来越小,而小儿胸腺较大,胸腺周围或前纵隔的淋巴管在胸腺浅表面汇合成前纵隔淋巴干,为胸导管的主要分支。体外循环心脏直视手术时多采用正中手术切口,需分离或悬吊甚至部分切除胸腺,故易伤及此处的淋巴干,造成术后的乳糜胸;②胸导管直接损伤:动脉导管未闭行胸膜外分离结扎手术时可伤及胸导管;③继发于右心功能不全并腔静脉压升高所致的淋巴管破裂或影响胸导管的回流而形成乳糜胸。

(4) 栓塞性乳糜胸:中心静脉肠外营养易导致导管栓塞或静脉血栓形成;手术结扎上腔静脉,使淋巴回流障碍,导致胸导管破裂,多发生在 VLBW 儿。

(5) 自发性乳糜胸:指原因不明者,本型占新生儿乳糜胸的大多数。

2. 乳糜腹　正常情况下,乳糜多在回肠上部吸收,通过肠系膜淋巴流汇入肠干淋巴管,再入乳糜池,经胸导管进入无名静脉,当胸导管或肠干淋巴管因先天畸形、淋巴管囊肿破裂时,乳糜从淋巴管溢出到腹腔而成乳糜腹。各种原因引起腹腔淋巴管及其分支受压或外伤也可导致乳糜流入腹腔致乳糜腹。病因分损伤性、阻塞性、炎症性、先天性、特发性新生儿乳糜腹。

(二) 病理生理

胸导管是血管外蛋白质返回循环和运输的途径。乳糜液为碱性液,内含白蛋白、球蛋白、游离脂肪酸、磷脂、纤维蛋白原、凝血酶原等。还含有大量淋巴细胞,其中 90%

为 T 细胞,因此,长期大量漏出乳糜液损伤免疫功能。大量乳糜胸使肺受压,肺活量减低,纵隔移位,产生一系列呼吸、循环和代谢功能紊乱。乳糜液的一般特性及其成分[3]见表 11-11-1。

表 11-11-1　乳糜液的一般特性及其成分

特性	
外观	乳白色
pH	7.4~7.8
比重	1.012~1.025
细菌	无
苏丹Ⅲ染色	脂肪球着色
淋巴细胞	$(0.4~6.8)×10^9/L$
红细胞	$(5.0~60.0)×10^6/L$
成分	
蛋白总量	21~59g/L
白蛋白	12~41.6g/L
球蛋白	11~30.8g/L
纤维蛋白原	160~240mg/L
脂肪总量	4~60g/L
甘油三酯	> 血浆含量
胆固醇	≤ 血浆含量
糖	2.7~11.1mmol/L
尿素	1.4~3.0mmol/L
电解质	同血浆含量
胰腺外分泌酶	有
脂蛋白电泳	出现乳糜微粒带
胆固醇 / 甘油三酯	<1

(三) 临床表现

自发性乳糜胸常见于足月儿。出生早期有窒息与呼吸窘迫史,也可能在出生后 1 周内逐渐出现呼吸困难、浅快、发绀、患侧胸部叩诊浊音,听诊呼吸音减低,心脏和纵隔向健侧推移,双侧积液者无移位,但呼吸困难更明显。乳糜胸患儿易并发营养不良及免疫功能低下,易继发感染。

乳糜腹患儿出生后腹部逐渐膨隆,严重时可引起呼吸困难,食量减少,有时呕吐,开始营养尚正常,久之出现消瘦,体检腹壁静脉怒张,叩诊有移动性浊音,触诊有液体冲击感,听诊早期肠鸣音增加,以后减低。下肢、阴囊或阴唇水肿。腹腔穿刺可以明确诊断,如抽出乳白色混浊液,镜检有大量脂肪球,加苏丹Ⅲ,腹水呈红色。如有腹股沟斜疝或交通性鞘膜积液,行鞘膜腔穿刺,可获与腹腔穿刺所得同样的液体。

(四) 辅助检查

1. 超声检查　宫内胎儿超声检查可示单侧或双侧胸腔积液或腹腔积液。出生后超声检查也有助于胸腔、腹腔穿刺术前定位。

2. X 线表现　乳糜胸患侧胸腔密度增深,肋膈角消失,心与纵隔向对侧移位。乳糜腹在立位片时可见腹腔积液征。

3. 胸/腹水检查 胸腔或腹腔穿刺的乳糜液可确诊本病。乳糜液呈淡黄色牛乳状,但若穿刺时患儿尚未开奶,胸腔积液或腹水也可呈淡黄色澄清液与血清相似。乳糜液加苏丹Ⅲ乙醇溶液则呈红色。Buttiker 提出乳糜液的诊断标准:积液中甘油三酯含量>1.1mmol/L,细胞数>1.0×10⁹/L,其中淋巴细胞占 80%。

真假乳糜液的鉴别:胸腔积液中加乙醚后振荡,乳糜能溶于乙醚,下层胸腔积液变清,而假性乳糜则改变不明显。让患儿口服脂溶性染料(苏丹Ⅲ)再抽胸腔积液,乳糜液呈红色,而假性乳糜则不变色。

(五)治疗

1. 反复胸/腹腔穿刺 不仅是诊断措施,也是有效的治疗手段,多数能自愈,预后较好。闭式胸腔引流适用于经多次胸腔穿刺放液但乳糜仍增长迅速者。

2. 营养支持疗法 多数学者主张乳糜胸/腹患儿应该禁食,输血浆、白蛋白或应用肠道外营养等。也可喂以中链甘油三酯(MCT)或脱脂奶,若乳糜胸/腹水反而增多时,仍应禁食,一般约 2 周。

3. 药物治疗 目前国内外有关资料应用生长抑素(somatostatin)或奥曲肽(octreotide,为人工合成生长抑素)持续静脉滴注治疗乳糜胸或乳糜腹[2,6]。其作用机制尚未完全明了,可能系生长抑素能通过减少胃液、小肠液和胰液的分泌,或通过降低门脉压力、减少内脏血流而减少淋巴循环。生长抑素开始剂量为 3.5μg/(kg·h),可逐渐增加剂量至最大剂量 12μg/(kg·h)。奥曲肽剂量为 0.3μg/(kg·h)。Helin 在其综述中指出,应用奥曲肽治疗先天性乳糜胸安全有效,可减少乳糜胸所致水电解质紊乱,且能较早的拔除引流管。然而,Das A 和 Shah PS 的系统评价[5]提出由于缺乏随机对照研究数据,目前尚难推荐临床常规应用生长抑素治疗本病。生长抑素应用可能发生的副作用以低血糖,高血糖最多见,其次为血小板减少,此外有胆石症、肝脏损害(包括胆汁淤积)、肾损害、甲状腺功能降低和 NEC[5-6],因此,仅适用于对其他内科治疗无效者。在国内曾有报道应用红霉素胸腔注射有一定疗效,但疼痛剧烈,可致休克,且由于胸膜反应患儿常伴发热,故不推荐临床应用。

4. 手术治疗 若保守疗法无效,应在病儿营养状况尚好时行手术修补瘘管。迁延性和严重的乳糜胸,保守治疗2~4 周后可考虑外科干预。可供选择的方式有:胸导管结扎(胸廓切开或胸腔镜)、胸膜固定术、胸膜腹膜分流术、胸膜部分切除(pleurectomy)和胸膜擦伤(pleural abrasion)。

(六)预后

新生儿乳糜胸预后常较好,半数以上能自愈[4]。栓塞性乳糜胸因多发生在 VLBW 儿,常伴其他严重疾病如BPD,病死率较高。近年来,随着治疗方法的不断改进其预后有所改善,大多数患儿用内科保守疗法已能治愈,仅少数

病例需手术治疗。

(周晓玉)

参考文献

1. 杨祖钦,曹小敏,黄玉梅,等.新生儿乳糜胸 7 例临床诊治分析.中国新生儿科杂志,2014,29(6):405-407.

2. 平鹗,王崇伟,阚清,等.全肠外营养联合生长抑素治疗新生儿先天性乳糜胸.肠外与肠内营养,2009,16(6):366-367.

3. Maldonado F,Hawkins FJ,Daniels CE,et al. Pleural fluid characteristics of chylothorax.Mayo Clin Proc. 2009,84:129-133.

4. Downie L,Sasi A,Malhotra A. Congenital chylothorax:Associations and neonatal outcomes. J Paediatr Child Health. 2014,50:234-238.

5. Das A,Shah PS. Octreotide for the treatment of chylothorax in neonates Cochrane Database Syst Rev,2010,CD006388.

6. Daniela Testoni,Christoph P. Hornik,Megan L. Neely,et al. Safety of octreotide in hospitalized infants. Early Human Dev,2015,91(7):387-392.

第 12 节 新生儿气漏综合征

新生儿气漏综合征(air leak syndrome)包括间质性肺气肿(PIE)、纵隔气肿、心包积气、皮下气肿、气腹、血管内积气和气胸,所有上述气漏的发生均起源于 PIE。

气漏发生率占活产儿的 1%~2%。临床上无原发疾病而出现有症状的气胸比较少见,该类气胸往往症状不明显,且难以被发现。气胸的高危因素包括生后窒息的复苏操作、早产儿 RDS,足月儿的胎粪、血液、羊水吸入,肺炎和先天畸形等。机械通气的应用使气漏的发生率明显增加,但近年来随着 PS 的应用和广泛采用肺保护通气策略,其发生率有明显的降低。国内有资料显示,早产儿 RDS 气漏的发生率已由采用肺保护通气策略前的 22% 降低至 8%。

一、气胸和纵隔气肿

气胸和纵隔气肿常由于出生时的经肺压过高伴有肺通气不均匀所致肺泡过度扩张而破裂所致。有肺原发性疾病,如 RDS 或 MAS 时气胸和纵隔气肿的发病率显著增加;而机械通气的应用更显著地增加了气胸和纵隔气肿的危险性。张力性气胸可使患侧肺受压萎陷,导致低氧、高碳酸血症;当纵隔受压时可引起静脉回流障碍和循环衰竭。纵隔气肿常来源于 PIE,偶见于气道或后咽部损伤使气体直接进入。纵隔气肿较少造成足够的张力而引起循环系统的改变,但气体可沿软组织进入颈部引起皮下

气肿。在健康足月儿,自发性气胸发生率为 0.07%,其中 1/10 临床没有症状[1]。

(一)病因和发病机制

1. 病因

(1)肺实质性疾病:如 RDS 和胎粪吸入综合征等引起的不均匀的肺泡通气以及如血液、羊水或胎粪吸入引起的气道部分阻塞是气胸的基本病因。在上述肺原发疾病的存在下,正压通气增加了气胸和纵隔气肿的危险性。

(2)多种原因所致的经肺压(transpulmonary pressure)异常增高:如第一次呼吸时的胸腔负压可达到 $100cmH_2O$;肺萎陷时的不均一通气、PS 缺乏、肺出血和胎儿期的肺液体残留等造成的肺泡过度扩张破裂;在肺顺应性降低的情况下,为获得正常的氧合和通气使用较高的气道压力;RDS 患儿在应用 PS 后肺顺应性增加而未及时降低呼吸机参数;机械通气时由于自主呼吸与人工呼吸机不同步,患儿在呼气时对抗呼吸机,使气道压力明显增高;常频正压通气时吸气峰压过高、吸气时间过长等。

(3)直接的机械损伤:如喉镜、气管插管、吸引管、胃管放置不当等损伤气道表层等均可导致气胸和纵隔气肿。由于外伤等壁层胸膜的破裂,气体因胸膜腔负压作用,也可进入胸膜腔引起气胸。

2. 发病机制　气漏综合征的病理生理特点是肺泡通气不均匀和气体滞留。RDS 时的肺泡萎陷和 MAS 的小气道阻塞都可引起不均匀的肺泡通气,相对顺应性好的肺单位接受较多的通气,易产生非常高的经肺压使肺泡破裂的机会增加。在气道部分阻塞如血液、羊水或胎粪吸入时,由于吸气为主动过程,气道负压(胸腔负压产生的压差)相对较大,气体容易进入气道;而呼气为被动过程,压力差较小,加上部分阻塞造成的活瓣作用,肺内气体积聚,易使肺泡破裂。在新生儿期,由于肺泡间缺少侧孔使通气与非通气肺泡间的气体难以均匀分布,更进一步增加了气胸的机会。

气体从破裂的肺泡漏出,进入间质,引起 PIE。PIE 发生后,在经肺压持续增高下使气体沿细支气管旁或血管鞘进入纵隔,引起纵隔气肿,从纵隔进一步破入胸膜腔引起张力性气胸。PIE 和纵隔气肿可进入心包腔引起心包积气。纵隔气肿也可进入颈部引起皮下气肿,或进入后腹膜引起后腹膜积气,后者又可破入腹腔,引起气腹,再进入阴囊成为阴囊气肿。在较少的情况下,气体进入肺静脉可引起空气栓塞。

(二)临床表现

气胸发生时,新生儿原有的呼吸系统疾病常突然恶化,如突然呼吸加快伴呻吟、面色苍白或发绀。单侧气胸时心尖向对侧移动,听诊患侧呼吸音降低,部分患儿患侧胸廓隆起或因横膈降低而使腹部饱满。由于大静脉的受压而出现心排出量的降低,患儿可出现休克。由于肺泡通气量的降低,萎陷侧的肺血流未经氧合,出现肺内右向左分流,使低氧进一步加重。在早产儿 RDS,生后数天疾病的严重程度已降低、肺顺应性已开始增加,如不及时调整呼吸机参数

常容易发生气胸,此时可见氧合已好转的患儿突然出现低氧等临床恶化的表现。此外,当心电监护仪监测到患儿心率突然加快、有创动脉压监测的波形幅度突然变小或胸阻抗测定的数值突然变化时,也应考虑有气胸的发生。

由于纵隔气胸临床表现较隐匿,当不伴有气胸时常不易被发现,但在 X 线胸片检查则较易识别。

(三)诊断

1. 根据气胸和纵隔气胸临床特点　如新生儿在自主呼吸、尤其是在机械通气的状态下,突然临床情况恶化;患侧胸廓抬高而使两侧胸廓不对称、呼吸暂停和心动过缓的发作增加、心尖冲动移位、患侧呼吸音降低;大量积气所致的血压降低、心率下降等均应考虑气胸和纵隔气胸可能。

2. 辅助检查

(1)血气分析:虽然血气分析对气胸的诊断是非特异性的,但气胸时常出现血氧分压突然下降、二氧化碳分压增高和严重酸中毒。

(2)胸部透光试验(transillumination):常采用光线强度较大的光纤冷光源直接接触胸壁进行探查,也可利用光线较强的细小手电筒替代。这是很实用的方法,可在进行胸部 X 线摄片检查前做出气胸的诊断并进行治疗。在检查时应保持室内光线较暗,当存在大量气胸时,整个患侧胸腔透亮,而对侧由于受压而透光范围很小;透光试验在超低体重儿胸壁太薄或足月儿胸壁太厚时均不太敏感。当气胸可疑时或需进一步确定是否存在心包积气和纵隔积气时,可行 X 线摄片检查。

(3)X 线摄片检查:仰卧状态下后前位和水平侧位 X 线检查对诊断有决定性意义,必要时加水平侧卧位片。较大的张力性气胸时在 X 线片较易辨认,可表现为患侧肺有脏层与壁层胸膜分离的透亮区,横膈平坦和纵隔向对侧移位,同侧肺叶萎陷(图 11-12-1)。在早产儿严重的 RDS,由于肺本身已有实变,张力性气胸时肺萎陷可表现不明显,而只有轻微的纵隔移位。当纵隔侧胸膜因气胸超过中线、凸入对侧时,可见心影上明显的曲线阴影。

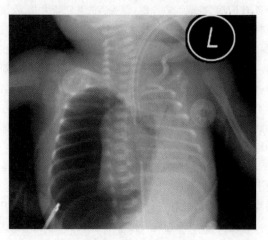

图 11-12-1　气胸

由于位于前胸壁后部较小的积气可通过水平侧位 X 线检查而发现。也可将疑有气胸侧胸部向上而进行水平侧卧位摄片检查,使较小的气胸与皮肤折叠、先天性大叶性肺气肿、囊性腺样畸形、表皮水疱等常易混淆的情况鉴别。

纵隔气肿最好以侧位片检查。孤立性的纵隔气肿在后前位 X 线片表现为心脏和胸腺周有高透亮的边缘;积气常位于中央,将胸腺包围或抬高,形成大三角帆(spinnaker sail)影像(图 11-12-2)。

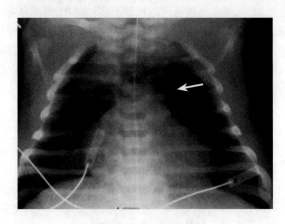

图 11-12-2　纵隔气胸

(4) 穿刺诊断:当张力性气胸引起临床急剧变化时,可胸腔穿刺进行诊断,同时也作为治疗(具体方法见下)。

(四) 治疗

1. **保守治疗**　无症状气胸和自主呼吸状态下轻度有症状气胸可临床密切观察而不需要特殊治疗。如无明显的呼吸窘迫和进一步的气体漏出,漏出气体常在 24~48 小时吸收。以往推荐高浓度氧(如 100%)吸入,可创造肺泡与漏出气体间的氮梯度而有利于氮气排出,从而促进气肿吸收,但临床证据仍然不足;不必要的高氧暴露可引起自由基损伤;在早产儿由于有氧中毒和 ROP 的危险,更不宜应用[2]。

2. **胸腔穿刺抽气**　在患儿临床急剧恶化或血流动力学受影响时,胸腔穿刺抽气常能挽救其生命。对于自主呼吸者该方法可能起治愈作用,而在机械通气新生儿,仅仅起暂时作用。常用的方法是将 23~25 号静脉注射用蝴蝶针或 22~24 号静脉注射套管针通过三通接头连接 10~20ml 注射器,在锁骨中线 2~3 肋间(第三肋的上缘)进针;在穿刺同时进行抽吸,当进入胸膜腔后即有气体迅速进入注射器,此时不应继续进针,以免肺组织损伤。如有持续的气体吸出,静脉套管针的外套可以留置、连接"T"接头和静脉延伸管进行持续低负压吸引。

3. **胸腔引流管的放置**　在新生儿应用正压通气治疗时出现的气胸,因气体持续漏出引起血流动力学不稳定,常需胸腔引流管的放置进行持续的引流。大多数患儿需将 10~12Fr 的胸腔引流管放入胸腔,最好将管位于腋前线,然后连接 10~20cmH$_2$O 的低负压吸引装置。成功的引流管

放置将可见持续的气体排出,临床氧合和循环状态迅速好转。在上述操作后应用 X 线胸部摄片确认。持续负压引流至引流管气泡波动或引流的气泡消失,然后将引流管夹住,如无进一步胸腔积气,在 24 小时内将引流管拔除。

4. **呼吸机治疗的调整**　在机械通气时如发生气胸应尽可能用较小的气道压力,对 RDS 应用 PS 治疗有助于降低气胸的危险性。

5. **纵隔气肿的治疗**　一般纵隔气肿的临床意义较小,没有必要进行引流治疗;极少见在纵隔积气不能通过进入胸腔、后腹膜、颈部软组织等途径进行减压而引起张力压迫时,需要纵隔引流。

6. **难治性气胸的治疗**　当机械通气患儿气胸持续、经常规治疗无效时,可试用高频通气呼吸模式以降低潮气量和减少气漏;可适当增加吸氧浓度以降低平均气道压力。如存在难以引流的积气,可用超声引导进行置管引流。

(五) 并发症

张力性气胸如未经有效的处理,可引起严重的呼吸、循环衰竭,甚至死亡;气胸时出现的脑血管压力显著波动、静脉回流受阻、低氧、高碳酸血症和酸中毒等,可导致脑室内出血发生率增加;气胸引起抗利尿激素不适当分泌增加。

(六) 预防

在机械通气时尽可能用较低的呼吸机压力,应用肺保护性通气策略,即低潮气量通气和允许性高碳酸血症及 PS 的应用,可减少气胸的发生。气胸多由间质性肺气肿发展而来,在 PIE 发展为气胸前进行积极的治疗,如降低呼吸机的平均气道压力、对单侧 PIE 者将体位置于气肿侧使其休息、减少不必要的气管内吸引和手工皮囊加压通气、酌情使用高频通气等对预防气胸有一定的意义。

二、间质性肺气肿

PIE 常发生在有肺实质性疾病并在机械通气状态下的早产儿或足月儿,由于肺泡的通气不均一,气体较易进入顺应性较好的肺单位,使其过度扩张而破裂;是 RDS 患儿在疾病早期经机械通气治疗后出现的常见并发症之一。

(一) 病因与发病机制

1. **病因**　常见病因是极低或超低体重 RDS 患儿在机械通气应用后,肺泡或小气道破裂后气体进入了肺血管周围组织。由于呼气时间不足引起的气体滞留也是 PIE 的原因之一。

2. **发病机制**　PIE 主要见于早产儿应用机械通气者,是气压损伤的信号。PIE 可导致气肿邻近肺组织的压缩性萎陷,使肺顺应性降低;气道由于受压而阻力增加;气体压迫可使肺淋巴循环障碍,导致肺泡间质液体滞留;由上述机制导致的低氧和高碳酸血症使呼吸机使用的压力提高,更多的气体进入间质,如此造成恶性循环。由于无效腔通气增加、肺泡通气量降低和通气/血流比值失调,临床出现

PaCO$_2$增高和PaO$_2$降低。在间质,气体可进一步扩展至纵隔和胸膜腔。但PIE气体较少进入颈部。病理学检查可见多发、不规则充气型囊肿,直径0.1~1cm,局限于叶间隔(interlobular septa),从肺门放射状扩展。

(二)临床表现

PIE是机械通气的严重并发症,临床症状取决于未受累的肺组织的范围和功能。常发生在生后48小时内,可伴有低血压、心动过缓、低氧、高碳酸血症和酸中毒。在生后0~1天发生的PIE者死亡率或发生CLD的机会显著增加。临床上有两种典型的PIE,即弥漫性和局限性PIE,但两者的病因无明显差异。弥漫性PIE常与呼吸机应用时间过长和发生BPD相关;PIE与发生死亡或BPD相关最大的因素是极低出生体重或极小胎龄儿,这些患儿的PIE常在生后24小时内已出现。

(三)诊断

PIE常发生于机械通气的早产RDS患儿,临床症状缺乏特异性,主要依赖放射学诊断。胸部X线表现:局限性的PIE在X线片表现为单叶或多叶散在的囊样变化,常伴有纵隔向对侧移位(图11-12-3)。

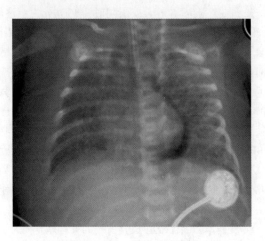

图11-12-3　间质性肺气肿

(四)治疗

上述两种PIE都会随时间而自然消退。局限性PIE的开始治疗为保守观察,应尽可能降低呼吸机参数,避免不必要的手动皮囊加压通气。对单侧PIE,可将体位置于气肿侧使其休息,依赖于健侧呼吸,有利于PIE在48小时内临床和放射影像学的改善。局限性的PIE也可通过选择性支气管插管至健侧,使症状在较短时间内(<24小时)缓解。如果PIE为双侧性,由于PIE肺单位与正常肺的时间常数有差异,利用此特性,可以将呼吸机的吸气时间缩短(如0.1秒),潮气量和吸气峰压均降至较低,这样对于病变肺单位由于其时间常数较长,不会获得较多的通气而得到休息,过度充气现象会逐渐消退。使用高频通气时由于采用了较低的气道压力,对PIE的治疗效果常优于采用高频率的常频通气模式。对于局限性PIE内科治疗无效或不能自行缓解

时,可以外科行肺叶切除。

(五)预防

为了避免PIE的发生,应该用尽可能低的呼吸机压力;高频通气的应用显著降低了PIE的发生,甚至能避免其发生。

三、心包积气

在所有新生儿气漏中,心包积气最为少见。心包积气常由间质肺气肿沿大血管进入心包腔而形成。由于气体在心包腔内造成的压力,可影响心房、心室充盈而使每搏输出量降低,最终使心排出量和血压降低。心包积气大多数发生在早产儿RDS,在机械通气出现PIE和纵隔气肿后发生,其死亡率高达70%~80%。

(一)诊断

患儿可出现发绀、心率增快、血压降低、脉压减少和心音低钝。胸部X线片具有诊断价值,表现为心脏被气体环绕,其中心脏底部有气体存在具有确诊意义(图11-12-4)。其他如采用透光试验可见光线随心跳而闪动;心电图检查可见低电压等表现。

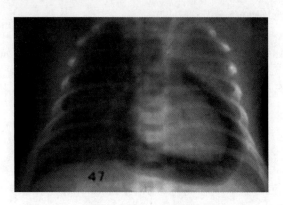

图11-12-4　心包积气

(二)治疗

对于未接受机械通气治疗的无症状心包积气,临床可以进行观察并密切注意生命体征和脉压。对于有症状的心包积气,最严重的后果是心脏压塞。穿刺排气常能缓解急性期的症状。可用20~22G的静脉套管针连接延伸管和注射器在剑突下以30~45°角、方向朝左肩进针穿刺。由于心包积气常会复发,可进行引流管放置持续引流,连接5~10cmH$_2$O的负压吸引装置。

对于应用机械通气者,心包积气在经穿刺排气后,约80%可复发;部分病例可在缓解后数天再次复发[1]。

四、气腹

纵隔气肿沿主动脉和腔静脉进入腹膜后,再破入腹腔内形成气腹。患儿常突然出现腹胀和相应的腹部X线表现。

气腹一般较少引起严重的临床问题。当气腹较大时可抬高横膈引起呼吸困难而需要引流治疗。当气腹与胃肠穿孔所致的腹腔积气难以鉴别时,可进行腹腔穿刺。

五、皮下气肿

皮下气肿可以在颈部、面部和锁骨下等处触及。在早产儿,颈部较大的气肿可压迫气管而引起呼吸道梗阻症状。

六、血管内积气(空气栓塞)

血管内积气少见,常由于气道压力很高,气体进入肺静脉系统而导致循环系统的急性衰竭。通过在脐动脉插管处抽出带有气泡的血液可做出诊断。血管内积气常是致命的。将患儿置头低位左侧卧位可能有利于脑部气栓的排出。

(杜立中)

参考文献

1. Markham M. Pulmonary Air Leak. In:Cloherty and Stark's Manual of Neonatal Care. 8th edition. Wolters Kluwer. Philadelphia,2017:482-490.

2. Clark SD,Saker F,Schneeberger MT,et al. Administration of 100% oxygen does not hasten resolution of symptomatic spontaneous pneumothorax in neonatates. J Perinatol,2014,34:527-531.

第13节 支气管肺发育不良

支气管肺发育不良(BPD)又称新生儿慢性肺疾病(CLD),是早产儿、尤其 VLBW 或 ELBW 儿呼吸系统常见疾病,具有独特的临床、影像学及组织学特征。近半个世纪以来,随着围产医学的发展及 NICU 的建立,VLBW 儿和 ELBW 儿存活率明显增加,BPD 发病率有逐年上升的趋势。目前 BPD 已成为 NICU 最为棘手的问题之一,以及婴幼儿期慢性呼吸系统疾病的主要病因。因此,一直是国内外新生儿科医生面临的最具挑战性的热门课题之一。

(一)概述

1. **定义** 1967 年 Northway 等首次报道一组疾病并命名为 BPD。其主要特点为:①均为早产儿,但胎龄和出生体重相对较大(平均胎龄 34 周、出生体重 2.2kg);②原发疾病为严重 RDS;③出生后即出现严重低氧性呼吸衰竭,需 80%~100% 浓度氧、高气道压(20~40cmH_2O)的机械通气,且持续用氧时间超过 28 天;死亡率高达 67%。④胸片特征性改变。Northway 报道的 BPD 又称"经典"或"旧"BPD。近年来,随着产前糖皮质激素和出生后外源性 PS 的应用以及保护性通气策略的实施,BPD 的病理特征和临床表现已发生了显著的改变,更为常见的是一种轻型 BPD(又称为

"新"BPD[1])。其特点为:①患儿通常是出生体重 <1000g,胎龄 <26 周的极不成熟早产儿;②出生时大多数病例仅有轻度或无肺部疾病,因此,不需给氧或仅需低浓度氧,而在住院期间逐渐出现氧依赖;③持续用氧时间超过矫正胎龄(即经后龄,postmenstrual age,PMA)36 周。这种"新"BPD 也包括 Wilson-Mikity 综合征和早产儿慢性肺功能不全。

自从 1967 首次提出 BPD 以来,BPD 的命名曾经历过变更。20 世纪 80~90 年代,多数学者把生后 28 天仍需持续用氧或机械通气、同时胸片异常或 PMA 36 周仍需持续用氧的"新"、"旧"形式的 BPD 统称为 CLD,BPD 仅指经典型 BPD 中的第 4 期。2000 年 6 月由美国 NICHD、国家心脏、肺和血液研究院及少见疾病委员会共同举办的 BPD 研讨会上,一致通过仍用 BPD 这一命名替代 CLD,以在流行病学、发病机制和预后等方面与发生在婴儿期的其他慢性肺疾病区别;同时制定了 BPD 新定义,并根据病情的严重性进行分度。根据最新定义,BPD 是指任何氧依赖(FiO_2>21%)超过 28 天的新生儿。如胎龄 <32 周,根据矫正胎龄 36 周或出院时需 FiO_2 分为:①轻度:未用氧;②中度:FiO_2<30%;③重度:FiO_2≥30% 或需机械通气;如胎龄≥32 周,根据生后 56 天或出院时需 FiO_2 分为上述轻、中、重度。肺部 X 表现不应作为疾病严重性的评估依据。2004 年 Walsh 等提出 BPD 生理学定义,即矫正胎龄 36±1 周时患儿如仍需正压呼吸支持或 FiO_2>30% 才能维持血 SaO_2 在 90%~96% 则诊断为 BPD;如 FiO_2<30% 或有效氧疗 >30% 时能维持血 SaO_2>96%,在持续监测血 SaO_2 下进行停氧试验:停氧、呼吸空气 30 分钟,如仍 SaO_2>90% 者则排除 BPD;如停氧后血 SaO_2<90% 者诊断 BPD。该作者认为,BPD 是涉及多脏器、多系统的疾病,如矫正胎龄 36±1 周时患儿仍不能撤氧,更能预示疾病的不良预后,因此,可作为临床上诊断 BPD 的标准。

2. **发病率** 国外报道 BPD 发病的资料差异很大。可能与下列因素有关:①群体不同:如胎龄愈小、出生体重愈低,发病率愈高;②定义不同:以 PMA36 周仍需吸氧为定义,其发生率远较以生后 28 天仍需吸氧为定义的低;③治疗方式:如给氧方式是否正确、补液是否过量等。据美国国立卫生研究院(National Institutes of Health,NIH)统计,美国每年约有 10 000~15 000 例新增 BPD 病例。

国内以华中科技大学附属同济医院为首的 10 家医院进行了为期 3 年(2006 年 1 月~2008 年 12 月)的关于 BPD 发病率及高危因素调查[2]。该研究以出生后持续用氧≥28 天为诊断标准,搜集了胎龄 <37 周、存活≥28 天的住院早产儿共 12 351 例,其中符合 BPD 诊断的病例共 156 例,BPD 总发病率为 1.26%,其中胎龄 <28 周、28≤胎龄 <30 周、30 周≤胎龄 <32 周、32 周≤胎龄 <34 周、34 周≤胎龄 <37 周的早产儿 BPD 发病率分别为 19.3%、13.11%、5.62%、0.95% 和 0.09%,提示,我国 BPD 主要见于胎龄 <32 周、尤其是 <30 周的早产儿。

（二）病理和病理生理

1. **病理改变**　"旧"BPD 与"新"BPD 病理改变显著不同。"旧"BPD 的主要病理特征为肺实质严重炎症、肺泡纤维化和囊性改变，气道平滑肌肥厚、鳞状上皮化生；如病变累及心血管系统，可见心内膜增厚、右心室和肌层过度增生。Northway 曾把 BPD 分 4 期。第 1 期（生后 1~3 天）：肺泡和间质明显水肿，肺透明膜形成，肺不张，支气管黏膜坏死。第 2 期（生后 4~10 天）：广泛肺不张，周围代偿性肺气肿，支气管黏膜广泛坏死和修复，气道充满细胞碎片。第 3 期（11~30 天）：肺不张、代偿性肺气肿病变加重，广泛支气管和细支气管结构变形及增生，间质水肿，基底膜增厚。第 4 期（>30 天）：以纤维化为主，表现为肺泡和气道破坏，局灶性肺间质增生、支气管平滑肌肥厚及气道黏膜变形、肺实质纤维化及局限性肺气肿。"新"BPD，上述病理改变仅见于少数病情严重、需长期高浓度氧、高气道压机械通气的患儿。大部分"新"BPD 病理改变以肺泡和肺微血管发育受阻或停滞为主要特征，表现为肺泡均匀膨胀、数目减少、体积增大、结构简单化，肺间隔和肺微血管发育显著异常，而肺泡和气道损伤较轻，肺气肿和纤维化较轻。"新"、"旧"BPD 病理特征见表 11-13-1。

表 11-13-1　"新"、"旧"BPD 病理特征

类型	特征
"新型"BPD	● 较少平滑肌增生 ● 纤维化较轻 ● 严重鳞状上皮化生少见 ● 肺泡数目减少、体积增大、结构简单化 ● 肺微血管发育不良 ● 弹力组织增加
"经典型"BPD	● 呼吸道上皮鳞状化生 ● 平滑肌增生 ● 纤维化明显 ● 大血管变形

2. **病理生理改变**　主要为肺顺应性降低，潮气量和功能残气量减少，无效腔增加；气道阻力和呼吸功增加；通气/血流（V/Q）比失调，气体交换面积减少，导致低氧血症、二氧化碳潴留；肺血管床减少，肺血管重建，最终导致肺动脉高压甚至肺心病。

（三）病因和发病机制

BPD 由多种因素引起，其本质是在遗传易感性的基础上，氧中毒、气压伤或容量伤以及感染或炎症等各种不利因素对发育不成熟的肺导致的损伤，以及损伤后肺组织异常修复。其中肺发育不成熟、急、慢性肺损伤、损伤后异常修复是引起 BPD 的 3 个关键环节。

1. **个体和基因易感性**　临床上已发现，种族和基因不同，BPD 发病率和严重程度不同；家族中有哮喘或气道反应性疾病史者，BPD 发病率增加。研究表明，人类白细胞抗原-A2（HLA-A2）基因多态性与中度 BPD 密切相关。其通过影响：①肺成熟度，尤其是出生时 PS 的功能、含量以及肺泡的数目；②炎症反应的强度和纤维化倾向；③保护肺免受自由基损伤的抗氧化酶能力；④新生肺和血管组织成熟、形成肺泡的能力等途径涉及 BPD 的发生过程。此外也有研究表明，基因编码的表面活性物质蛋白（SPs）、转化生长因子 β1（TGF-β1）、Toll 样受体 10（Toll-like receptor-10, TLR-10）及血管表皮生长因子（VEGF）等基因多态性也可能与 BPD 发病有关。

2. **肺发育不成熟**　据美国一项统计，出生体重 <1500g 早产儿总 BPD 发生率为 20%；出生体重 750~1000g 早产儿 BPD 升至 30%，而出生体重 <750g 者 BPD 高达 50%，提示肺发育不成熟是 BPD 发病机制中最重要因素之一。

人和其他哺乳动物胎肺的形态发生包括管道的分支及管腔上皮的分化大致经历 5 期，即胚胎期（孕第 4~6 周）、腺体期（第 7~16 周）、小管期（第 17~27 周）、囊泡期（第 28~35 周）和肺泡期（第 36 周至出生后 3 岁）。胎龄小于 28 周的早产儿出生时肺发育仍处于小管期，因此出生后比足月儿更多暴露于机械通气、高浓度氧、感染及炎症损伤等不利环境中，进一步阻碍了肺发育。

3. **氧中毒**　高浓度氧在体内产生大量高活性的超氧、过氧化氢及自由基等毒性产物。活性氧代谢产物是 BPD 发病过程中关键性的炎性介质，可干扰细胞代谢，抑制蛋白酶和 DNA 合成，造成广泛细胞和组织损伤，导致肺水肿、炎症、纤维蛋白沉积以及 PS 活性降低等非特异性改变。早产儿抗氧化酶、维生素 C、E 等抗氧化剂水平和活性均低，自由基清除能力差；同时体内游离铁含量高，且对氧化应激易感，因此，即使吸入低浓度氧或轻柔通气也可引起氧化应激反应导致肺损伤。

4. **机械通气性肺损伤**　主要是气压伤、容量伤和生物伤。早产儿本身肺间质和肺泡结构不成熟，肺的弹力纤维和结缔组织发育不全，肺顺应性高，气道压或潮气量过高可引起肺泡过度扩张，毛细血管内皮、肺泡上皮细胞及基底膜破裂，导致肺泡破裂，肺间质气肿。同时大量液体渗漏至肺泡腔，触发炎症反应和促炎因子释放，气管支气管树结构破坏以及 PS 灭活，致使肺细支气管上皮损伤及大部分终末肺泡萎陷。呼气末压力过低可引起肺塌陷，反复吸气、呼气易导致肺撕裂伤。

5. **感染和炎性反应**　临床和动物研究均提示，宫内感染是导致早产儿 BPD、PVL 等近、远期不良结局的重要因素[3]。母亲合并绒毛膜炎、CMV、UU 等感染，胎儿出生后 BPD 发生率明显增加，提示宫内感染和炎症反应在 BPD 发病中起重要作用。宫内感染时引起促炎细胞因子释放，诱导炎性细胞在胎肺聚集，活化的中性粒细胞和巨噬细胞释放大量氧自由基；同时引起肺细胞凋亡增加和增殖降低，血管内皮生长因子（VEGF）及其他血管生长因子表达降低，

597

最终导致肺损伤及胎肺发育受阻,并触发早产。因此,有学者提出,"新"BPD 是炎症介导的肺损伤的结果,是基因易感性婴儿处于易感窗期受到宫内或出生后感染改变了肺发育的结果。

此外,出生后症状性动脉导管未闭,引起肺循环盗血、肺血流增多;输液不当致肺间质水肿;维生素 A、E 缺乏,败血症及胃食管反流等因素均增加了 BPD 易感性。

(四)临床表现

1. 母亲常有绒毛膜炎、胎盘早剥、用吲哚美辛史,胎儿常合并宫内感染、宫内生长受限、产前未用糖皮质激素、男婴、低 Apgar 评分、严重 RDS 等。

2. 主要见于胎龄 <28 周、出生体重 <1 000g 的早产儿,胎龄愈小、体重愈轻,发病率愈高。临床症状和体征随疾病的严重性而明显不同。"新"BPD 早期常仅有轻度或无呼吸系统症状,仅需低浓度氧或无需用氧,而在出生后数天或数周后逐渐出现进行性呼吸困难、三凹征、肺部干湿啰音等呼吸功能不全的症状和体征,需提高氧浓度甚至辅助通气支持,并持续时间超过 28 天或 PMA 36 周。

3. RDS 或早期机械通气的早产儿,如 1 周以上仍不能撤机,且需氧量增加,可能已进入 BPD 早期。

4. 少数见于 MAS、PPHN、先天性心肺疾病、败血症、膈疝等严重疾病在出生数周内需正压通气、高浓度氧的足月儿。

5. 病程与疾病严重程度有关。大部分病例经过不同时期后可逐渐撤机或停氧,病程中常因反复性呼吸道感染、症状性 PDA、PPHN 致心力衰竭使病情加重或死亡。严重者可遗留不同程度慢性呼吸和心血管系统后遗症甚至终生。由于慢性缺氧、能量消耗增加,进食困难,患儿常合并 EUGR、脑瘫和神经发育迟缓。

(五)辅助检查

1. **动脉血气**　低氧血症、高碳酸血症,严重者 pH 常低于正常。

2. **肺功能试验**　呼吸道阻力(respiratory system resistance, Rrs)增加和顺应性(Crs)减低是其主要特征。生后第 1 年,婴儿肺功能试验仍表现为用力呼气流速减低,功能残气量和残气量(residual volume, RV)增加,RV/ 总肺容量比值和支气管扩张反应性增加,提示轻、中度气流阻塞、气体滞留及气道反应性增加等特点。

3. **胸部 X 线**　经典 BPD 的 X 线主要表现为肺充气过度、肺不张、囊泡形成及间质气肿影,严重病例伴肺动脉高压患者可显示肺动脉干影。Northway 根据 BPD 的病理过程将胸部 X 线分 4 期,即 I 期(1~3 天):双肺野呈磨玻璃状改变,与 RDS 的 X 线改变相同;II 期(4~10 天):双肺完全不透明;III 期(11~30 天):进入慢性期,双肺野透亮区扩大呈囊泡状,伴通气过度和肺不张;(图 11-13-1);IV 期(1 个月后):双肺野蜂窝状透亮区,伴通气过度(图 11-13-2)。

"新"BPD 肺部 X 线改变不像上述典型,特征性不强。某

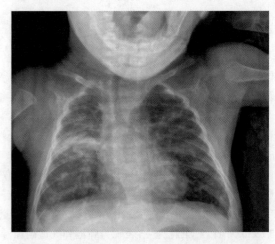

图 11-13-1　双肺野透亮区扩大呈囊泡状,伴通气过度和肺不张

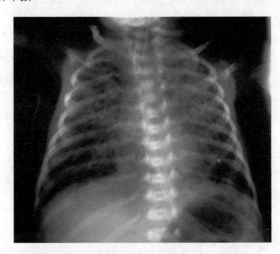

图 11-13-2　双肺野蜂窝状透亮区,伴通气过度

些患儿胸片仅表现为肺过度充气和肺纹理轮廓模糊,偶见小泡状影;轻型病变 X 线常无明显改变,或仅见磨玻璃状改变。

4. **肺部 CT**　分辨率高,90% 以上 BPD 患儿 CT 显示异常。扫描时采用 <3mm 薄层扫描,可提高图像分辨率,发现早期或各种间质性病变,评估疾病严重程度,预示 BPD 预后,但应考虑 CT 的射线风险。

(六)诊断标准和病情分度

1. **诊断标准**　出生后持续用氧≥28 天。

2. **病情分度**

(1)如胎龄 <32 周,PMA36 周未用氧为轻度;FiO_2<30% 为中度;FiO_2≥30%,或需 CPAP、机械通气为重度。

(2)如胎龄≥32 周,生后 56 天未用氧为轻度;FiO_2<30% 为中度;FiO_2≥30% 或需 CPAP、机械通气为重度。

肺部 X 改变不作为疾病严重程度的评估依据。

(七)治疗

目前尚无有效的治疗措施,需采取综合性治疗,包括营养支持、限制液体、呼吸支持、抗炎治疗等。

1. **营养支持**

(1)能量及蛋白质:由于慢性缺氧、呼吸功增加、消耗

增多及摄入减少,故应提供充足的能量和蛋白质,以利于增加机体抗感染、抗氧化应激损伤能力及促进正常肺组织生长、成熟和修复。能量为 140~160kcal/(kg·d),进食不足者加用肠外营养。

(2) Vit A:可调节和促进机体多种细胞的生长和分化,促进肺泡上皮细胞增殖,调节肺胶原含量,促进胎肺成熟,维持呼吸道上皮的完整性以及逆转高氧等病理因素对肺发育进程的干扰。VLBW 儿出生时血浆和组织中 VitA 水平低,是易感 BPD 因素之一。出生后预防性给予 ELBW 儿 VitA 5000U,肌内注射,3 次 / 周,连续 4 周,可轻度降低 BPD 发病风险。

(3) BPD 患儿常合并贫血,可输血和应用重组人促红细胞生成素,以维持相对正常的血红蛋白水平。

2. 限制液体　液体补充过量可增加 PDA、NEC 和 BPD 的风险。同时 BPD 患儿肺液体平衡异常,对液体耐受性差,即使摄入正常量的液体也可导致肺间质和肺泡水肿,肺功能恶化,因此应控制液体量和钠摄入。然而,过分限制液体量又可引起营养不良,影响肺泡化进程。当出现下列情况可短期使用利尿药:①生后 1 周出现呼吸机依赖、有早期 BPD 表现;②病程中因输入液量过多致病情突然恶化;③治疗无改善;④需增加热量、加大输液量时。首选呋塞米(速尿),可迅速减轻肺水肿、改善肺顺应性、降低气道阻力,改善肺功能。剂量 0.5~1mg/kg,每天 1~2 次,或隔天 1 次。用药过程中须注意该药的副作用,如低氯、低钾血症性代谢性碱中毒、骨质疏松、肾钙化等,不主张长期应用。也可氢氯噻嗪(双氢克尿噻)和螺内酯(安体舒通)联合应用,以减少药物副作用,剂量分别为 2~5mg/(kg·d) 和 2~4mg/(kg·d)。症状性 PDA 应给予相应治疗。

3. 呼吸支持

(1) 维持最佳目标 SpO_2 范围:高浓度氧或机械通气是 BPD 的单一高危因素,然而低氧血症也可导致多脏器受损、甚至死亡。因此,合理用氧、获得充分的组织氧合又避免氧化应激损伤是早产儿最佳氧疗策略,也是防治 BPD 主要策略之一。

早产儿出生后不同时期最佳目标 SpO_2 范围不同。刚出生初始数分钟内目标 SpO_2 为 85%~92%;此后直至 PMA36 周时 91%~95%;康复期 93%~95%。因此,早产儿出生后不同时期氧疗时目标 SpO_2 应参考上述值。由于较高水平 SpO_2 生存率提高,故早产儿早期目标 SpO_2 水平不应 <90%,低于该阈值则死亡率将增加。在各个时期均应避免低氧血症导致的慢性组织、器官缺氧损伤甚至死亡,但同时也应避免高氧血症导致的氧化应激损伤。无论哪种用氧方式,一定要具备空氧混合装置,并在血气监测下进行调整,避免 PaO_2 或 PCO_2 过低或过高。

(2) 无创通气:气管插管、机械通气作为最重要的致 BPD 危险因素之一,因此,应尽可能应用无创通气,包括 nCPAP(压力至少 6cm H_2O)、nIPPV、HFNC、nIMV、nHFOV 等,以减少机械通气性肺损伤。SUPPORT 一项随机、多中心、前瞻性研究结果表明,极早产儿出生后立即应用 CPAP 可显著降低插管率、机械通气时间、BPD 发生率和存活至 7 天而无需机械通气人数。美国 2014 年儿科学会[4]关于早产儿出生后呼吸支持策略指南建议:早产儿出生后早期立即 CPAP 治疗,可缩短机械通气持续时间,减少以后糖皮质激素的应用(证据水平 1),并强烈推荐:早产儿出生后立即应用 CPAP,以后选择性应用 PS 可作为常规插管+预防性 PS 或早期 PS 策略的另一种选择(证据水平 1)。

(3) 最近系列研究发现,容量 - 触发通气模式所致的死亡及 BPD 发生率均较压力限制通气模式低。采用目标潮气量通气模式应设置较小潮气量(4~6ml/kg)、低肺泡通气、允许 $PaCO_2$ 在 6.0~7.33kPa(45 mmHg~55mmHg),但 <60mmHg、PH>7.20~7.25(即允许性高碳酸血症),以避免大潮气量和肺过度牵张导致的肺损伤及其炎性反应。应避免低碳酸血症,因后者增加 BPD 及 PVL 的风险。

(4) 当患儿 SaO_2 维持 90~95%,PaO_2 50~70mmHg,$PaCO_2$ 在上述可耐受范围,PIP15~18cmH_2O,FiO_2<0.4,可考虑拔管。准备撤机时应使用枸橼酸咖啡因;撤机后改用无创通气。

(5) 出院后氧疗:重度 BPD 氧疗可能需要数月甚至数年之久,因此,出院后应继续进行家庭氧疗。SpO_2 应维持在 92%~94%,以避免低氧导致的肺血管收缩及呼吸功增加。停氧应逐渐进行,先从白天开始,然后再夜晚。严重肺动脉高压者 SpO_2 应维持在 94% 以上。

4. 抗炎治疗

(1) 肾上腺糖皮质激素:由于炎性损伤是 BPD 发生的关键环节,肾上腺糖皮质激素具有抑制炎症反应,减轻支气管痉挛及肺水肿和肺纤维化,促进肺抗氧化酶及 PS 的生成,迅速改善肺功能,有助于撤离呼吸机,减少 BPD 发生率,因此,已广泛用于早期预防和治疗 BPD。但近年来大量临床观察发现,糖皮质激素增加死亡率,抑制头围生长、神经系统发育以及肺组织成熟,尤其是早期(生后 96 小时内)或中期(生后 7~14 天)应用或大剂量应用时,可引起婴儿神经系统发育迟缓和脑瘫。该药还可引起高血糖、高血压、感染、消化道溃疡、生长抑制和心肌肥大等不良影响。因此,对于 VLBW 儿生后使用地塞米松应采取谨慎态度,不应常规作为预防或治疗 BPD 药物。2002 年美国、加拿大和欧洲儿科协会一致推荐出生后糖皮质激素应用原则:①仅作为神经系统发育随机对照研究一部分;②仅在病情严重等特殊的临床情况下应用:即吸入 FiO_2>0.5,MAP>12~14cmH_2O;机械通气持续已超过 7 天以上;反复肺水肿、利尿药无效;出现支气管高反应症状,如喘鸣等;③出生 1 周后应用;④应用前应正式告知家长可能出现的近期或远期副作用;⑤用药时间尽可能短:剂量按 0.15~0.25mg/kg·d,每 12 小时 1 次,递减,连续用 3~5 天,静脉或口服给药。然而,在 AAP 策略后的 10 年期间,糖皮质激素应用虽明显下降但各胎龄组 BPD 的发病率和严重性却明显上升，提示糖皮质激素在 BPD 防治中有重要作用，但给药的时间、剂型、剂量和副作用存在争议。研究表明，氢化可的松和地塞米松都可以改善 BPD 患儿的氧依赖，但随访资料显示，地塞米松组中神经系统异常及接受特殊教育者的比例与对照组比有统计学意义；而氢化可的松组与对照组比无统计学意义，提示地塞米松治疗可能更容易导致神经系统不良预后。早期氢化可的松治疗可能对部分特定患儿有益，但尚缺乏足够证据支持推荐对所有 BPD 高危儿应用氢化可的松，尤其是大剂量应用。

2010 年 9 月，AAP 再次提出关于糖皮质激素防治 BPD 的推荐意见：不推荐大剂量[0.5mg/(kg·d)]地塞米松治疗方案；小剂量地塞米松[<0.2mg/(kg·d)]作为推荐治疗方案的证据尚不充分；早期氢化可的松治疗可能对部分患儿有益，但推荐所有 BPD 高危儿使用该药证据不足；不推荐大剂量氢化可的松[3~6mg/(kg·d)]治疗。总之，VLBW 儿生后使用地塞米松仍应采取谨慎态度。

2016 年的欧洲 RDS 防治指南[5]建议：当机械通气持续 1~2 周后，可考虑短期使用渐减式、低/极低剂量的地塞米松，以利于拔管。一项来自 PubMed 数据库、截止于 2014 年底所有关于地塞米松治疗 BPD 的 Meta 分析和 RCT 资料结果表明[6]，机械通气的极早产儿如早期发生 BPD 的风险低于 33%，应用糖皮质激素将显著增加死亡或脑瘫风险；如≥60%，糖皮质激素将降低死亡或脑瘫风险。因此，作者建议，用地塞米松前应权衡该药的益处和可能的副作用，除存在发生 BPD 的风险外，不应对所有早产儿早期常规预防性应用地塞米松（证据水平：高）。目前尚无关于地塞米松最适累积剂量的充足的证据。

（2）吸入型糖皮质激素：吸入型糖皮质激素具有局部抗炎作用而全身性反应甚微，因此可考虑应用。常用药物有布地奈德、倍氯米松等。已有报道对于胎龄 23~27[+6] 周的早产儿出生后 24 小时内开始吸入布地奈德，或布地奈德（0.25mg/kg）联合 PS（100mg/kg）作为载体雾化吸入治疗，直到患儿脱离氧气或纠正胎龄 32 周，可显著改善拔管成功率和降低 BPD 发生率。然而，仍需大规模临床研究以证实吸入型糖皮质激素治疗 BPD 的有效性和安全性。

（3）控制感染：病程中继发细菌、病毒或真菌感染是诱发病情加重而危及生命的常见原因。NICU 中应加强消毒隔离制度，避免医源性感染，必要时行血、痰培养，机械通气患儿可行支气管肺泡灌洗液培养，以确定病原菌，选择有效的抗生素治疗。呼吸道合胞病毒（RSV）是 BPD 患儿出院后反复呼吸道感染的主要病因。AAP 推荐：对于因肺部疾病需治疗的 2 岁以下 BPD 患儿，在预计 RSV 感染高峰前的 6 个月内应考虑给予 Palivizumab（帕利佐单抗）或 RSV 免疫球蛋白预防。

（4）阿奇霉素：大环内酯类抗生素既有抗炎又有抗菌作用，已成功治疗年长儿和成人囊性纤维化和慢性阻塞性肺疾病等慢性炎性肺疾病。阿奇霉素属于大环内酯类更新一代的抗生素，其副作用小，抗炎作用更强。由于解脲脲原体是早产儿宫内感染的重要病原菌或 BPD 的病因之一，因此，已有在具有 BPD 风险的早产儿中预防性应用大环内酯类抗生素的报道，但尚无高质量的关于该药的剂量和安全性研究资料。鉴于广泛应用可能会导致耐药性的产生，在大的 RCTs 研究结果出来前，尚不推荐在极早产儿中预防性应用阿奇霉素。

5. **枸橼酸咖啡因**　枸橼酸咖啡因用于预防和治疗早产儿呼吸暂停已有 30 余年史，是目前美国 NICU 中仅次于抗生素的最常应用的药物。一项大的、多中心 RCT 研究证明枸橼酸咖啡因可降低出生体重 500~1250 克早产儿 BPD 发生率，尤其当出生后 3 天内开始应用时；也是目前唯一具有高质量证据支持作为预防极早早产儿 BPD 的药物。可作为出生体重≤1250g 的早产儿常规治疗的一部分，尤其当出现呼吸暂停、或正在进行无创通气以及 MV 准备撤机时。首次负荷量为 20mg/(kg·d)，以后 5~10mg/(kg·d)维持，可酌情持续使用至 PMA 34 周。最近一项 RCT 研究结果提示[7]，枸橼酸咖啡因负荷量 40mg/(kg·d)、维持量 20mg/(kg·d)，较负荷量 20mg/(kg·d)，维持量 10mg/(kg·d)撤机失败率显著降低，呼吸暂停次数及持续时间均显著减少，除可能出现心动过速增加外，无其他不利影响。

6. **吸入性支气管扩张剂**　严重 BPD 常伴有呼吸道平滑肌肥大和气道高反应性。β-肾上腺素受体激动剂可改善肺的顺应性、降低气道阻力。常用的药物有沙丁胺醇、异丙肾上腺素、特布他林、间羟异丙肾上腺素等。首选沙丁胺醇，短期应用可引起 BPD 患儿支气管扩张，改善肺功能。心动过速是其主要的副作用。因此，仅用于急性发作时；仅应雾化吸入而不应口服给药。

7. **外源性 PS**　PS 的应用已革命性地改善了 RDS 预后和早产儿的生存率，减少机械通气的应用，改变了 BPD 的性质和严重性。然而，各种不同方案的 PS 替代疗法 Meta 分析结果表明，PS 并未降低 PMA 36 周 BPD 的发病率。

8. **抗氧化应激损伤**　包括抗氧化剂（如人重组抗氧化酶-超氧化物歧化酶（rhCuZnSOD））、自由基清除剂（如 N-乙酰半胱氨酸、别嘌呤醇）、黄嘌呤氧化酶的抑制剂等。研究表明，对于有可能发生 BPD 的早产儿出生时预防性气管内滴入 rhCuZnSOD，可增加抗氧化防御能力，预防氧化应激反应导致的长期肺损伤。一项多中心 RCT 研究表明，出生后每 48 小时给机械通气 ELBW 儿吸入一次 rhCuZnSOD，持续 1 个月，治疗组 PMA 36 周时死亡率和氧依赖与对照组无明显差异；但治疗组婴儿再住院率低，急诊次数和哮喘用药次数减少。尽管早期疗效不显著，CuZnSOD 仍存在潜在的肺益处。但将该药物列为 BPD 预防用药前，尚需进一步研究。

9. **一氧化氮吸入**　临床多中心研究表明，吸入 NO 治疗不能降低早产儿死亡率或 BPD 发生率，并且对于该药的益处、安全性及长期影响并未确定,因此,美国国家卫生机构不支持吸入 NO 作为预防或治疗 BPD 应用于临床。

其他的降低肺血管阻力的口服药物,如西地那非、前列环素等药物虽已批准用于确诊 BPD 的婴儿,但上述药物对于 BPD 的疗效尚未经随机、对照研究。

10. 干细胞治疗 "新 BPD"主要发生在肺发育小管期(胎龄 17~28 周)的早产儿。据加拿大的一项资料显示,目前胎龄 22~23 周的早产儿出生后几乎都发展为 BPD,并且,将来可能会有更不成熟的早产儿出生。因此,如何改善极不成熟早产儿 BPD 的预后,是目前新生儿领域面临的巨大挑战。

目前正在开展的以细胞为基础的研究为 BPD 治疗提供了新的思路。研究表明,干细胞是一组具有分化潜能的细胞,在合适的环境或给予正确的信号,可以自我更新、分化成具有特定形态及功能的成熟细胞的潜能,继而起到促进器官发生、组织重建,维护和修复损伤肺组织作用。其中人类脐血来源的间充质干细胞(the mesenchymal stromal cell,MSC)由于其来源丰富、抗原性弱、增殖及分泌能力强等优势,在 BPD 治疗中最受关注。体内或体外试验均证明,通过静脉、腹腔内或气管内注入 MSCs,能保护肺上皮细胞免受高氧导致的凋亡,加速受伤组织和细胞愈合,促进肺血管内皮细胞网在基底膜基质形成,增加远端先祖细胞数目,改变气道分泌物中炎症因子含量,减轻肺的炎症和纤维化,降低 BPD 的严重程度,且未发现不良反应,提示 MSCs 的免疫豁免性以及治疗 BPD 的安全性和有效性。目前干细胞治疗已进入一期临床研究。

(八)预后

尽管近半个世纪以来,对于 BPD 的定义、发病机制等基础研究已取得了很大的进展,同时治疗措施和预后也得到明显改善,然而,BPD 发病率仍未下降,死亡率和预后仍不容乐观。资料显示,重度 BPD 死亡率为 25%,其中第一年占 10%。引起死亡的主要原因为反复下呼吸道感染、持续肺动脉高压、肺心病及猝死。存活者第一年再住院率高达 50%,反复下呼吸道感染是再入院的主要原因。神经系统发育障碍高出正常儿的 2~3 倍,且儿童早期死亡率也高。长期并发症有高反应性气道疾病、反复下呼吸道感染、喂养困难、生长发育迟缓等,其中 50% VLBW 儿有反复喘憋发作,33% 症状持续至学龄前期。双胎、家族中有特异性反应性疾病史、暴露于烟草环境者发作危险性增加。反复下呼吸道感染是再入院的主要原因,病毒是其主要致病原。

(九)预防

由于目前尚缺乏特效的治疗药物和手段。因此,预防 BPD 的发生远比治疗更重要,应针对 BPD 发病的每个环节预防肺损伤的发生、发展。

1. 预防早产 早产是 BPD 发生的最危险因素,且胎龄越小,发病率越高。因此,预防 BPD 应从预防早产开始,并且也是降低 BPD 发生的重要措施。

(1) 孕酮:据报道,作为子宫收缩抑制剂,孕酮可使早产的风险轻度降低,却对新生儿预后无明显影响;并且推荐应用孕酮的最佳剂量、给产途径及给药时间仍缺少足够的证据。但为确保完成一个疗程的糖皮质激素治疗和(或)将孕妇转运至围产医疗中心,可考虑短期使用抗分娩药物[5]。

(2) 抗生素:应给予早产、胎膜早破、尿道感染或有细菌种植史的孕妇产前应用抗生素治疗,以降低早产的风险。

(3) 产前应用糖皮质激素:产前 1~7 天应用糖皮质激素(GC)可降低 RDS 的风险,降低新生儿呼吸支持和死亡率。应给可能存活至满 34 周的高危孕妇单疗程产前糖皮质激素(A1);如第 1 疗程 GC 治疗已超过 2~3 周,而胎龄 32~34 周,又 1 次产程启动开始,应进行第 2 个疗程的产前 GC 治疗(A2);39 周前产程未发动、需剖宫产的孕妇也可考虑 GC(B2),早期剖宫产应有明确的医学理由,孕 39 周前不应选择性剖宫产;无绒毛膜羊膜炎的晚期早产儿也可考虑产前用 GC 激素(C2)[5]。然而目前尚无确切的证据提示其能降低 BPD 的发生率,甚至有研究显示,多疗程糖皮质激素可引起肺泡发育简单化,显著增加 BPD 发生率,或仅能轻度降低 BPD 发生率。

2. 产房处理 早产儿出生后第 1 个小时(即黄金小时)处理对预防 BPD 尤为重要,因此早产儿从刚出生呼吸开始即应采取肺保护策略。

(1) 早产儿出生后 SpO_2 逐渐上升,生后 1、5 和 10 分钟 SpO_2 的中位数值分别为 62%(47%~62%)、86%(86%~92%)和 94%(91%~97%);故在产房用氧选用目标 SpO_2 应参考上述值。

(2) 有自主呼吸的早产儿可通过面罩或鼻塞 CPAP(至少 6cmH_2O)维持稳定,用氧时应使用空、氧混合气体,氧浓度从 21%~30% 开始,并在脉搏测氧仪监测下,维持 SpO_2 在推荐的目标范围,避免氧化应激损伤。

(3) 窒息复苏时应使用 T- 组合装置;<32 周的早产儿,$FiO_2$30% 更适合用于初次复苏,并在脉搏测氧仪监测下调整 FiO_2 至导管前(右手或腕)分钟年龄目标 SpO_2 水平。

(4) 出生后立即应用 CPAP,以后选择性应用 PS;如需机械通气,应尽早 PS →迅速拔管,优于延长机械通气(证据水平 1,强烈推荐)[4]。

(5) 其他:预防医源性感染、限制液体、关闭有症状性 PDA、补充维生素 A 等。上述综合处理对于预防 BPD 均有一定的效果

(常立文)

参考文献

1. Merritt TA,Deming DD,Boynton BR. The'new' bronchopulmonary dysplasia:challenges and commentary. Semin Fetal Neonatal Med,2009,14(6):345-357.

2. 容志惠,常立文.早产儿支气管发育不良调查协作组.早产儿支气管肺发育不良发生率及高危因素的多中心

回顾调查分析 . 中华儿科杂志,2011,49:655-622.

3. 常立文,李文斌 . 宫内感染与早产儿疾病 . 中华实用儿科临床杂志,2013,28(14):1041-1043.

4. Polin RA,Carlo WA. Committee on Fetus and Newborn;American Academy of Pediatrics. Surfactant replacement therapy for preterm and term neonates with respiratory distress. Pediatrics,2014,133:171-174.

5. Sweet DG,Carnielli V,Greisen G,et al.European Consensus Guidelines on the Management of Respiratory Distress Syndrome-2016 Update.Neonatology,2017,111:107-125.

6. de Oliveira Peixoto FA,Costa PS. Reviewing the use of corticosteroids in bronchopulmonary dysplasia.J Pediatr,2016,92(2):122-128.

7. Mohammed S,Nour I,Shabaan AE,et al. High versus low-dose caffeine for apnea of prematurity:a randomized controlled trial. Eur J Pediatr,2015,174(7):949-956.

第14节 呼吸衰竭

呼吸衰竭(respiratory failure)指由各种原因导致的中枢或(和)外周性的呼吸生理功能障碍,使动脉血氧分压(PaO_2)降低,和(或)动脉二氧化碳分压($PaCO_2$)增加,是临床重要的危重病。呼吸衰竭时患儿可有呼吸困难(窘迫)的表现,如呼吸音降低或消失、严重的吸气性凹陷或吸气时有辅助呼吸肌参与,可有意识状态的改变;新生儿期以急性呼吸衰竭多见。有关新生儿呼吸衰竭的临床或生理学确切定义,目前尚无共识,如按患儿需要辅助通气作为诊断标准,有报道称呼吸衰竭约占活产新生儿的 1.8%,死亡率为 11.1%[1]。

(一)病因与病理生理

1. 病因

(1) 气道梗阻:包括鼻后孔闭锁,Pierre Robin 综合征,声带麻痹,鼻咽肿块或囊肿,喉蹼,会厌下狭窄,气管软化症、窒息缺氧或代谢性疾病所致的吞咽障碍。

(2) 肺部疾病:常见有早产儿由于 PS 缺乏而导致的 RDS、新生儿湿肺(TTN)、吸入综合征、细菌或病毒感染性肺炎、气漏综合征、肺不张、肺出血、CLD 等。

(3) 肺扩张受限:如张力性气胸、先天性膈疝、乳糜胸和胸内肿瘤引起的肺受压或扩张受限,明显的腹部膨胀所致的横膈上抬等。

(4) 心脏病:先天性心脏病、心肌炎、心内膜弹力纤维增生症、PDA 等伴心力衰竭和肺水肿所致的呼吸功能不全。

(5) 神经系统及肌肉疾病:围产期窒息所致的呼吸系统抑制、早产儿频发呼吸暂停、颅内出血、脑膜炎、惊厥、中枢神经系统畸形、破伤风、膈神经麻痹、脊髓损伤、重症肌无力、药物中毒等。

新生儿呼吸衰竭的原因见表 11-14-1。

表 11-14-1 新生儿呼吸衰竭的原因

原因分类	主要疾病
中枢呼吸驱动减弱	极度未成熟,药物等引起的中枢抑制,代谢性疾病,早产儿呼吸暂停,抽搐,生后窒息,颅内出血、HIE,中枢性睡眠呼吸暂停综合征(ondine's curse)
呼吸肌异常	膈神经麻痹,脊柱损伤,重症肌无力,脊髓型肌萎缩,破伤风,营养不良
肺部疾病	PS 缺乏性 RDS,新生儿湿肺,PPHN,肺水肿,MAS,肺炎,肺出血,肺泡毛细血管发育不良(ACD),BPD,气胸,肿瘤、先天性膈疝,乳糜胸,先天性大叶肺气肿,Potter 综合征
气道异常	各种原因所致的气道梗阻,喉软化,后鼻孔梗阻,小颌畸形(pierre robin),鼻咽囊肿,肿瘤,声门下狭窄
胸廓容量过小	肠梗阻,脐膨出或腹裂畸形术后,腹水,先天性膈疝

2. 病理生理 呼吸衰竭的主要病理生理改变是呼吸系统不能有效地在空气 - 血液间进行 O_2 和 CO_2 的气体交换,导致机体 O_2 的供应和 CO_2 的排出不能满足代谢的需求。肺泡内的 O_2、CO_2 与血液间的梯度决定了肺气体交换的效率。常用肺泡气体方程式来表示 FiO_2、$PaCO_2$ 与肺泡氧分压(P_AO_2)的关系:$P_AO_2=[FiO_2(760-47)]-PaCO_2/R$。R 为呼吸商(常为 0.8)。根据 P_AO_2 与 PaO_2 的差值来分析呼吸衰竭程度。

(1) 弥散障碍:血流经肺泡毛细血管膜进行气体交换的过程是物理性的弥散过程,与单位时间内弥散量的大小、肺泡膜两侧的气体分压差,肺泡膜面积与气体弥散常数及血液与肺泡的气体接触时间相关;气体分压差或溶解度越大弥散量也越大。在肺实质病变,如 RDS 时,肺泡膜增厚,弥散距离增大,弥散量则减小;血液与肺泡气体接触时间过短也可影响氧的弥散。一般临床上的弥散功能障碍指氧的弥散障碍,而 CO_2 的弥散能力很强,所以肺泡二氧化碳分压(alveolar partial pressure of carbon dioxide,P_ACO_2)几乎与血 P_aCO_2 相同。

(2) 通气功能障碍:肺泡通气量决定了 CO_2 的排出速率。通气功能障碍使肺泡通气量减少、PaO_2 降低,同时由于排出 CO_2 量减少,$PaCO_2$ 增加。新生儿气道直径小,毛细支气管的平滑肌薄而少,呼吸道梗阻主要是黏膜肿胀和分泌物堵塞;气管和支气管壁软弱,易于塌陷,使气道阻力增加。这些生理上的不足,加上气道黏膜的轻微炎症和水肿,将大大增加呼吸道阻力,在肺部疾病时易于发生阻塞性通气功能障碍。

在中枢病变或药物使呼吸中枢抑制或受损,神经肌肉疾病累及呼吸肌,这些均使呼吸肌收缩力减弱,致吸气时肺泡不能正常扩张而发生通气不足;胸腔积液、气胸、膈疝等均限制肺泡的扩张;RDS、肺炎等使肺僵硬而不易于扩张,使肺泡通气功能受到限制。

通气功能障碍致 $PaCO_2$ 增加,机体的代偿能力有限,常需用辅助通气治疗。在肺泡气体方程可见:随着 $PaCO_2$ 增加,P_AO_2 即出现下降,但如给以吸氧,提高 FiO_2 则很易使 P_AO_2 增加而纠正低氧血症。

(3) 通气血流比值失调:换气是肺泡氧与肺毛细血管网之血流中 CO_2 气体交换的过程。当肺泡萎陷时,血流经过肺血管而未进行气体交换,称为肺内分流;当肺泡通气正常而肺血流障碍,如肺血管栓塞或肺灌注不良时,称为无效腔通气。正常通气(V)与血流(Q)比例相适应,当出现部分肺内分流或无效腔通气时,即为通气与血流比值(V/Q)失调。当出现肺内分流时,由于 CO_2 的排出易通过正常肺泡通气的增加或缓冲系统所代偿,$PaCO_2$ 的增加常不明显;而由于未经肺氧合的分流血液的掺入,使 PaO_2 明显降低,需要吸入较高浓度的氧才能纠正低氧血症。

(4) 肺外分流:除呼吸系统本身病变所致的通气和弥散障碍所出现低氧和高碳酸血症外,由于新生儿早期动脉导管和卵圆孔尚未解剖性关闭,在严重肺部疾病和低氧时可并发 PPHN,出现动脉导管和(或)卵圆孔水平的右向左分流,严重低氧血症与肺部病变不成比例,一般吸氧难以纠正低氧血症(详见本章第 15 节)。

(二) 临床表现

新生儿呼吸衰竭的临床差异很大。可表现为明显的呼吸窘迫,伴或不伴动脉血气指标显著异常;也可有动脉血气指标明显异常而患儿呼吸困难表现相对较轻。

1. 引起呼吸衰竭的原发疾病表现　如后鼻孔狭窄者在闭嘴后不能有效呼吸;早产儿 RDS 在生后早期出现气急、呻吟、发绀;胎粪吸入性肺炎患儿有羊水胎粪污染和出生时窒息表现;膈疝患儿出现舟状腹体征等。

2. 呼吸衰竭的早期表现　新生儿呼吸系统本身的代偿能力有限,在严重肺部疾病致呼吸衰竭将要发生前,患儿常有明显的呼吸窘迫表现,如呼吸频率增加、过度使用辅助呼吸肌参与呼吸、鼻翼扇动、发绀;由于新生儿的胸廓顺应性好,吸气性凹陷出现特别明显,此体征常提示肺容量明显减少。由于早产儿存在呼气时将会厌关闭以增加呼气末正压的保护机制,可在呼气时出现呻吟。

由于中枢性呼吸衰竭早期无明显的呼吸窘迫表现,在临床上相对不易发现。例如,严重缺氧所致的呼吸抑制,核黄疸患儿出现的呼吸减慢等可引起肺泡通气不足,而此时的吸气性凹陷并不明显,只有从呼吸浅表或呼吸率异常减慢等线索中发现。

3. 重要脏器的功能异常　新生儿呼吸衰竭除原发疾病和肺部功能异常的临床表现外,低氧、高碳酸血症、酸中毒等足以导致重要脏器的功能异常。中等程度的低氧和高碳酸血症可引起心率和心排出量的增加,而严重低氧可致心排出量降低;低氧和高碳酸血症可引起肺血管阻力增加。因低氧和高碳酸血症,可出现反应低下、嗜睡、激惹、肌张力低下等。呼吸衰竭可导致钠、水排出减少。慢性呼吸衰竭,如 CLD 等,由于 $PaCO_2$ 增加,氧离曲线右移,使红细胞携带的氧在外周更易释放。

(三) 血气分析

呼吸衰竭时必有血气的变化,常以动脉血气测定值作为诊断的参考。可出现 $PaCO_2$ 增高或和 PaO_2 降低,或伴代谢性或(和)呼吸性酸中毒。

(四) 呼吸衰竭的诊断和评估

1. 呼吸衰竭的诊断　新生儿呼吸衰竭的诊断标准至今尚无统一的认识[1]。临床和实验室多项指标在呼吸衰竭中相互关联;且呼吸衰竭的处理也不是单凭某一方面的指标异常而实施的。临床诊断指标包括吸气性凹陷、呻吟、中心性发绀、难治性的呼吸暂停、活动减少和呼吸率 >60 次/min。实验室指标包括:① $PaCO_2$>60mmHg;②在 FiO_2 为 100% 时 PaO_2<50mmHg 或氧饱和度 <80%;③动脉血 pH<7.20。在正确掌握新生儿机械通气指征的前提下,也有作者将新生儿需要接受机械通气(不包括 CPAP)者定义为呼吸衰竭。

单凭血气分析的血氧分压降低和(或)二氧化碳分压增加来定义新生儿呼吸衰竭是不够全面的。低氧可由呼吸衰竭引起,但也可以是心力衰竭所致,所以单纯以低氧血症并不能判断患儿是否需要呼吸支持;而高碳酸血症是相对较可靠的呼吸衰竭指标;当 $PaCO_2$ 进行性增高(>60mmHg)同时伴动脉血 pH 下降(<7.20)时,常是需要进行气管插管辅助机械通气的指征。

2. 呼吸衰竭的评估

(1) 临床评估:尽管对新生儿急性呼吸衰竭常用血气分析指标作为诊断和评估的方法,根据临床症状和体征做出诊断和病情判断十分重要。新生儿的呼吸系统代偿能力有限,故早期认识呼吸衰竭很重要;应尽可能预测呼吸衰竭,避免气体交换障碍的发生。

当怀疑有呼吸衰竭时,应快速评估患儿的通气状态,包括呼吸运动是否存在及强弱程度、呼吸频率、呼吸运动幅度、是否存在发绀及是否存在上呼吸道梗阻。此外,在低氧及高碳酸血症时,患儿常有意识状态的改变,如少哭少动、嗜睡与激惹等。

当患儿出现明显的呼吸困难且影响到重要脏器的功能,尤其是出现呼吸暂停时,往往提示为严重的呼吸衰竭。在处理已出现的呼吸衰竭伴低氧时,不必等待患儿只吸空气(21% 氧)状态下的血气分析值,应立即纠正低氧血症,再针对引起呼吸衰竭的原发病进行诊断和治疗。

(2) 对肺气体交换障碍程度的评估:血液气体分析在呼吸衰竭的评估中有重要地位。PaO_2 降低和急性期 $PaCO_2$

的增高伴 pH 的降低是呼吸衰竭诊断的重要指标,可反映通气和氧合状态。但 PaO_2 也受心脏右向左分流的影响,$PaCO_2$ 在慢性碱中毒时可代偿性增加,而这些情况本身并非呼吸系统问题,因此,单凭血气分析指标的异常不能诊断为呼吸衰竭。对于呼吸衰竭患儿在用氧情况下,单凭 PaO_2 不能反映低氧程度和肺部病变的进展或好转,此时应采用包涵 FiO_2 因素的评估指标,如肺泡 - 动脉氧分压差($A\text{-}aDO_2$)。当评估氧合状态时应同时考虑血氧分压与给氧的浓度,此时采用 $A\text{-}aDO_2$ 能对呼吸衰竭的严重程度及变化做定量的判断。$A\text{-}aDO_2 = (713mmHg \times FiO_2) - [(PaCO_2/0.8) + PaO_2]$,该指标的基本原理是:正常肺弥散功能正常时肺泡氧分压(通过肺泡气体方程式计算:$P_AO_2 = 713mmHg \times FiO_2 - PaCO_2/0.8$)与 PaO_2 的差值很小($<10mmHg$),当肺部疾病严重而影响气体弥散或存在肺内或肺外(心脏水平)分流时,P_AO_2 与 PaO_2 差值增大,差值越大提示疾病程度越重。该指标可作为动态评估。在临床上也常用 PaO_2/P_AO_2 或 PaO_2/FiO_2 作为呼吸衰竭严重程度的评估指标,其意义与 $A\text{-}aDO_2$ 类似,PaO_2/P_AO_2 或 PaO_2/FiO_2 比值越小,提示肺部疾病越重。在患儿接受机械通气时,氧合情况除了与 FiO_2、PaO_2 相关,还与机械通气的气道正压相关,故可采用氧合指数(OI),即:OI= 平均气道压力($cm H_2O$)× 吸入氧浓度 ÷ 动脉氧分压($mmHg$);氧合指数可作为呼吸衰竭程度估计及治疗效果的动态评估指标。

动脉血 $PaCO_2$ 水平直接反映了肺泡通气量的变化,它一般不受 FiO_2 的影响,$PaCO_2$ 的显著增高往往是需要机械辅助通气的指征。血 pH 往往结合 $PaCO_2$ 水平分析,判断是代谢性还是呼吸性酸碱平衡紊乱,这在呼吸衰竭的临床评估中也十分重要。

(五)治疗

呼吸衰竭治疗目标是恢复正常的气体交换,同时使并发症减低到最小程度。

1. 一般治疗　对于新生儿呼吸衰竭,一般治疗包括应将患儿置于舒适的体位,对于重症呼吸衰竭需呼吸支持者,采用俯卧位可能对通气及患儿预后更为有利。胸部物理治疗,如给以翻身、拍背、吸痰等,使气道保持通畅,减少呼吸道阻力和呼吸做功,是呼吸衰竭治疗的辅助措施。对重症呼吸衰竭的营养支持、合理液体平衡对原发病恢复、气道分泌物排出和保证呼吸肌的正常做功有重要意义。

2. 原发疾病的治疗　针对原发疾病的治疗,如对于 RDS 采用 PS 替代等措施;对先天性心脏病心力衰竭伴肺水肿所致呼吸功能不全应采用正性肌力药和利尿药;对于肺部感染选用合理的抗感染治疗;有后鼻孔梗阻者给以口腔人工气道的放置等。

3. 氧疗与呼吸支持

(1) 吸氧:低氧血症较高碳酸血症的危害更大,故在呼吸衰竭早期应给以吸氧。常用鼻导管或面罩;头罩吸氧能获得较高浓度和较均匀的氧吸入,同时也便于精确估计

FiO_2。对于早产儿应注意控制 FiO_2 和监测血氧,以免发生 ROP。应注意吸入氧的加温和湿化,以利呼吸道分泌物的稀释和排出。

(2) 辅助机械通气:尽管吸氧可能纠正低氧,严重的呼吸衰竭常常需要气管插管和机械通气给以支持。机械通气已成为呼吸衰竭治疗的主要手段(详见本书第 3 章第 5 节)。

4. 特殊的呼吸支持　对重症呼吸衰竭在常规呼吸支持无效的情况下,可给以较特殊的呼吸或生命体征支持。

(1) 高频通气:高频通气越来越多被用于急性呼吸衰竭,在应用高频通气时将呼吸频率设置高于生理水平,而平均气道压(MAP)可提高至较常频呼吸机更高,这种使用方法可提高氧合,同时,心排出量并未受到影响,也不增加气漏的发生率。

(2) 一氧化氮(NO)吸入治疗:呼吸衰竭的病理生理机制包括肺血管收缩,导致 V/Q 比值失调和低氧。通过吸入 NO 的方法可选择性扩张肺血管,当有通气的肺泡所支配的血管舒张时,氧合改善。

(3) 液体通气:以全氟化碳(perfluorocarbon)液体引入气道,作为载体进行气体交换或部分液体通气(全氟化碳液体仅补充功能残气量,潮气量以常规呼吸机提供)能增加肺顺应性、改善氧合、降低二氧化碳分压及增加 pH。全氟化碳液体由于其理化特性与众不同,对 O_2 和 CO_2 高度溶解,对气流的阻力很低,能显著降低表面张力。

(4) 体外膜氧合(ECMO):该技术作为体外生命支持手段能降低呼吸衰竭的死亡率,其适应证包括常规呼吸支持手段不能缓解的呼吸衰竭,同时肺原发疾病为可逆性。ECMO 原理是将非氧合血引出体外,通过膜氧合器进行氧合,再进入患者循环,起到人工肺的作用。该治疗所需复杂设备、投入较多的人力及费用;但随经济发展,我国已有若干中心开展了该项治疗技术,并取得了经验。

(杜立中)

参考文献

1. Spitzer AR. Positive-pressure ventilation//Goldsmith JP. Assisted ventilation of the neonate. 5th ed. Saunders Philadelphia,2011:163-185.

第 15 节　新生儿持续肺动脉高压

新生儿持续肺动脉高压(PPHN)是指生后肺血管阻力持续性增高,使由胎儿型循环过渡至正常“成人”型循环发生障碍,而引起的心房和(或)动脉导管水平血液的右向左分流(图 11-15-1),临床出现严重低氧血症等症状。PPHN 约占活产新生儿的 0.2%,但在所有呼吸衰竭新生儿患儿中伴有不同程度的肺动脉高压的比例可高达 10%[1],并有相对较高的死亡率。经典的 PPHN 多见于足月儿或过期

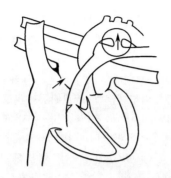

图 11-15-1 PPHN 的心房和动脉导管水平右向左分流

产儿,但近年来由于 VLBW 或 ELBW 儿存活率增加,BPD 并发的肺动脉高压开始受到重视;这种慢性肺动脉高压可出现在新生儿后期,甚至在 NICU 出院后在儿科病房被诊断。2013 年法国 Nice 第 5 次世界肺高压论坛对新生儿肺动脉高压分类强调新生儿期不同肺疾病在肺动脉高压发生发展中的作用[2],分为:① 根据新生儿期特殊解剖和生理特性所形成的肺动脉高压,患儿在生后血管阻力不能有效的下降,即新生儿 PPHN;② 肺动脉高压基于肺部疾病和(或)低氧,属于发育性肺疾病范畴,如产前、产后影响肺发育的肺泡、肺血管和结缔组织损伤,常见于 BPD 并发的肺动脉高压。2017 年中华医学会儿科学分会新生儿学组制定了"新生儿肺动脉高压诊疗专家共识"[3],规范了该病的诊治。

(一)新生儿持续肺动脉高压(PPHN)

生后循环转换在 PPHN 的发病中起重要作用。循环转换指生后数分钟至数小时的循环调整,也是生后生理变化最明显的时期。当肺血管阻力(pulmonary vascular resistance,PVR)由胎儿时期的高水平降至生后的低水平时,肺血流可增加 8~10 倍,以利于肺气体交换。生后的肺充气扩张是肺血流动力学变化的主要因素。相关促进生后肺阻力降低的事件包括:①肺的通气扩张;②生后血氧分压的增加可进一步降低肺血管阻力;脐带结扎使新生儿脱离了低血管阻力的胎盘,使体循环阻力增加。PPHN 的发生与不能顺利进行生后循环转变关系密切。

1. 病因

(1)围产期窒息或肺实质性疾病:PPHN 继发于肺实质性疾病,较为典型的原发疾病是伴或不伴有窒息的胎粪吸入综合征(MAS),胎粪吸入导致肺实质炎症及低氧,使肺血管收缩、肺动脉压力增加。也可见于 RDS、肺炎或败血症等。上述因素导致新生儿肺血管不能适应生后的环境而舒张,肺动脉压力不下降,又称为肺血管适应不良。

(2)肺血管发育不良:宫内慢性低氧等因素所致的肺血管重塑及肺血管排列异常,而肺实质正常,为肺血管发育不良,又称为特发性肺动脉高压。因胸部 X 线片检查无实质性疾病表现,肺透亮度并不降低,也称"黑色肺"PPHN;患儿肺动脉异常肌化,严重低氧和肺血管收缩,预后相对较差;由于羊水过少、先天性膈疝、肺动脉阻塞(红细胞增多、

高黏血症等)所致的肺发育不全。

(3)严重的新生儿湿肺:湿肺一般引起暂时性低氧和呼吸困难,但严重湿肺可因低氧而致肺血管收缩、肺动脉高压,又称为恶性湿肺。因选择性剖宫产而致严重的新生儿湿肺,当给予无正压的高氧(如头罩或鼻导管)后出现的吸收性肺不张,使氧需求增加,重者出现 PPHN 的临床表现。

(4)先天性膈疝并发肺动脉高压:先天性膈疝常并发肺发育不全、左心功能不全和 PPHN;尽管其他病因的 PPHN 生存率已大有改善,膈疝并发 PPHN 的病死率和需要 ECMO 治疗的机会仍然较高。

(5)肺泡毛细血管发育不良(alveolar capillary dysplasia,ACD):据报道 10% 有家族史,40% 有 FOXF1 转录因子基因缺失或突变,使肺小动脉重塑、肺静脉充血和排列异常。该病常伴有肺静脉分布和排列异常,表现为严重的呼吸衰竭和 PPHN,病死率极高,需肺活检或尸解才能确诊。

(6)心功能不全伴肺动脉高压:宫内动脉导管关闭引起血流动力学改变,生后出现肺动脉高压和右心衰竭;左心功能不全引起肺静脉高压,可继发肺动脉高压,而治疗主要是需针对改善心肌功能,而不是降低肺血管阻力。

(7)围产期药物应用与 PPHN:母亲产前应用非甾体类抗炎药而致胎儿宫内动脉导管关闭、孕后期应用选择性五羟色胺再摄取抑制剂(selective serotonin-reuptake inhibitors SSRI)等,与新生儿 PPHN 发病有关联,其中在孕 20 周之后仍使用该药显著增加 PPHN 的发生,而在孕 20 周前应用该药或在孕期任何时间应用非 SSRI 类抗抑郁药并不增加 PPHN 的发生。早产儿产后应用布洛芬预防动脉导管开放,也可导致 PPHN[4-5]。

(8)其他:遗传性肺表面活性物质蛋白 B 基因缺乏、ATP 连接盒(ABC)转运子 A3(ABCA3)基因突变等也可引起严重低氧血症和 PPHN。

2. 临床表现 患儿多为足月儿、过期产儿或近足月儿;可有围产期窒息、羊水被胎粪污染、胎粪吸入等病史。生后除短期内有窘迫外,在 24 小时内可发现有发绀,如有肺部原发性疾病,患儿可出现呼吸窘迫的症状和体征,如气促、吸气性凹陷或呻吟;动脉血气分析显示严重低氧,二氧化碳分压相对正常。应强调在适当通气情况下,任何新生儿早期表现为严重的低氧血症与肺实质疾病的严重程度或胸部 X 线表现不成比例,并除外气胸及先天性心脏病时均应考虑 PPHN 的可能。

PPHN 患儿常表现为明显发绀,吸氧后一般不能缓解;通过心脏听诊可在左或右下胸骨缘闻及三尖瓣反流所致的收缩期杂音。因肺动脉压力增高而出现第二心音增强。当新生儿在应用机械通气时,呼吸机参数未变而血氧分压或氧饱和度不稳定,应考虑有 PPHN 可能。因肺实质性疾病存在通气/血流失调时,也可出现血氧分压的不稳定,故该表现并非 PPHN 所特有。

3. 诊断

(1) 临床诊断:通过病史和体检,同时结合动脉导管开口前(右上肢)与动脉导管开口后(下肢)动脉血氧分压差10~20mmHg,或经皮血氧饱和度两处差值在 5%~10% 或以上(下肢测定值低于右上肢),提示 PPHN 存在动脉导管水平的右向左分流;当患儿仅有心房卵圆孔水平右向左分流时,不出现上述氧分压或氧饱和度差,此时也不能排除 PPHN。传统的高氧(100%)和高通气试验,因有高氧肺损伤和过度通气影响脑血流等不良作用以及常规超声检查评估肺动脉压技术的普及,近来较少应用[6]。对于有明显低氧血症且与 X 线片所示的肺部疾病程度不成比例时,应考虑存在 PPHN;但应该与发绀型先天性心脏病鉴别。此外,典型的 PPHN 起病很少超过生后 1 周,或经 2 周常规治疗或经 ECMO 应用无效时,应考虑 ACD、肺表面活性物质蛋白缺乏、*ABCA3* 基因缺陷等所并发的 PPHN;可进行肺部 CT 检查、肺组织活检和相关基因如 FOX 转录因子基因检测等辅助诊断。

(2) 超声心动图检查:在 PPHN 诊断中,评估肺动脉压力十分重要;超声多普勒方法几乎成为确诊肺动脉高压、监测不同干预方法治疗效果的"金标准"。超声检查可排除发绀型先天性心脏病和评估心脏功能;有多种超声心动图指标可直接或间接评估肺动脉压力(pulmonary arterial pressure,PAP);而对于肺血管阻力(PVR),目前尚无可靠的无创评估方法。推荐新生儿有持续低氧血症时,请有经验的儿科超声医生评估肺动脉压力[6]。

1) 三尖瓣反流(tricuspid regurgitation,TR):这是评估肺动脉压的最准确的方法,通过超声多普勒探及经过 TR 血流的峰值流速(重复数个血流频谱的包络线),该血流速度与右心室压(right ventricular pressure,RVSP)直接相关,而在肺动脉瓣正常时,右心室收缩压与肺动脉收缩压(sPAP)相等;三尖瓣反流血流的速度与右心室 - 右心房压力差的关系可通过流体力学公式(简化 Bernoulli 方程)计算:右心室收缩压 = 右心房压(常假定为 5mmHg)+ $(4 \times TR$ 速度$^2)$。超声诊断新生儿肺动脉高压的标准可根据:①sPAP>35mmHg 或 >2/3 体循环收缩压;或②存在心房或动脉导管水平的右向左分流。

2) 动脉导管血流速度和方向:通过动脉导管水平的血流方向和血流速度可对肺动脉压力进行判断:单纯的右向左血流提示在整个心动周期肺动脉压力均超过体循环压;双向的血流提示肺动脉压与体循环压大致相等,仅在收缩期出现右向左分流而舒张期出现左向右分流(在健康新生儿生后 12 小时内,双向分流较为常见,但当主动脉压力超过肺动脉后成为单纯的左向右分流)。

3) 心房水平的分流:PPHN 患儿可在卵圆孔水平出现不同程度的右向左分流,而完全的右向左分流比较少见,如出现完全右向左分流应与完全性肺静脉异位引流(total abnormal pulmonary venous drainage,TAPVD)鉴别。

4) 心脏功能和心排出量:肺动脉压力增加常伴有肺血流量降低和肺血管阻力增加;肺高压时右心房、右心室、肺动脉扩大并不少见;因右心室压力增高而出现室间隔比较平坦或凸向左心室,提示右心室压超过左心室压;PPHN 时左心排出量常降低,严重时心排出量可由正常的 150~300ml/(kg·min)降为 <100ml/(kg·min);正确的心排出量评估对临床是否需要应用正性肌力药物、吸入一氧化氮(inhaled nitric oxide,iNO)和其他对心排出量有影响的药物有较大的指导价值;当左心房、左心室充盈不足时,应注意是否有 TAPVD;当有心房水平的左向右分流时,基本可排除 TAPVD;监测左心功能可指导肺血管扩张药物的应用和选择;当存在左心功能不全时,出现肺静脉高压,后者在肺血管扩张药应用后氧合可进一步恶化。

(3) 其他:脑钠肽或氨基末端脑钠肽前体(NT-proBNP)由心室分泌,在心室充盈压力增高时分泌增加;PPHN 急性期血浆脑钠肽水平显著增高,而非 PPHN 的呼吸系统疾病或正常新生儿脑钠肽一般不增高,但该指标属于非特异性检测;新生儿脑钠肽测定值一般 <100ng/L,但肺动脉高压时可以上升至数百、甚至 >1000ng/L。脑钠肽且与氧合指数(OI=FiO$_2$× 平均气道压 ×100/PaO$_2$)有较好的相关性,可作为 PPHN 的鉴别诊断、判断是否需要 iNO 治疗以及疗效评价的快速监测指标[7-8]。

4. 治疗　PPHN 的程度从轻度低氧伴轻度呼吸窘迫到严重低氧血症伴心肺功能不稳定。PPHN 的治疗目的是降低肺血管阻力、维持体循环血压、纠正右向左分流和改善氧合。除治疗原发疾病外,应给予支持治疗。

(1) 治疗原则

1) 一般支持:给予最佳环境温度和营养支持、避免应激刺激,必要时镇静和止痛,如吗啡、芬太尼、咪唑安定等。肌松剂可能会增加病死率,应尽可能避免使用。

2) 对确诊 PPHN 的治疗原则:①保持最佳肺容量、用温和的通气。因人工呼吸机高通气使动脉血二氧化碳分压(PaCO$_2$)降低而减少脑灌注,应该避免。②维持正常心功能。③纠正严重酸中毒,使 PPHN 急性期血 pH>7.25,7.30~7.40 最佳,但应避免过度碱化血液。④肺血管扩张剂的应用。⑤ECMO 的应用。

(2) 具体治疗措施

1) 呼吸支持和维持最佳肺容量:被确诊 PPHN 的患儿,一般均需要机械通气呼吸支持。①保持最佳肺容量:因肺过度充气或萎陷均可导致肺血管阻力增加,应选择合适的呼气末正压(PEEP)和平均气道压(MAP),使胸部 X 线片显示吸气相的肺下界在 8、9 后肋间;为避免气压伤和容量损伤,可选择相对低的气道峰压(PIP)和潮气量,目标 PaCO$_2$ 一般保持在 40~50mmHg[9]。呼吸机初调值:吸入氧浓度(FiO$_2$)>0.80~1.00,呼吸频率 50~70 次/min,PIP 15~25cmH$_2$O(1cmH$_2$O=0.098kPa),呼气末正压 3~4cmH$_2$O,吸气时间 0.3~0.4s[10]。②应用高频通气:高频通气的目的是募集和复张更多的肺泡和减少肺损伤,而不是单纯为了降低 PaCO$_2$。对于有肺实质性疾病的 PPHN,如 RDS、MAS 等,可采用高频通气模式;在常频通气模式下,如 PIP>25cmH$_2$O、潮气量 >6ml/kg 才能维持 PaCO$_2$ <60mmHg,也可改为高频通气。当患儿经 12~48 小时趋于稳定后,可将导管后血氧饱和度维持在 >0.90;为尽量减少肺气压伤,此时可允许 PaCO$_2$ 稍升高。对于有肺实质性疾病,如 RDS、肺炎等,高频通气和 iNO 联合应用有协同作用,但对于特发性 PPHN 或合并先天性膈疝,上述联合应用一般无效。③应用 PS:对于有肺实质性疾病,如 RDS、MAS、肺炎等存在原发或继发性 PS 失活,其并发的 PPHN 在使用 PS 后可募集和复张更多的肺泡、改善氧合。对相对轻症的 PPHN (OI=15~25) 效果较好;非肺实质性疾病者,PS 一般无效。

2) 目标氧合的保持:氧是有效的肺血管扩张剂,但过高浓度氧可致肺损伤;吸入 100% 氧甚至可导致肺血管收缩、对 iNO 的反应性降低、氧化应激损伤等。因 PPHN 存在肺外分流,超过正常的血氧分压并不能进一步降低肺血管阻力,相反使肺的氧损伤增加。推荐将动脉导管开口前的 PaO$_2$ 维持在 55~80mmHg,血氧饱和度 (SaO$_2$)0.90~0.98。对于严重的病例、尤其是先天性膈疝并发 PPHN,尽管已使用了较高参数的辅助通气支持,氧合可能仍不理想,此时如血乳酸水平正常 (<3mmmol/L) 和尿量 ≥1ml/(kg·h),动脉导管开口后的 SaO$_2$ 在 0.80 左右是可以接受的,否则,过高参数的辅助呼吸支持会加重肺损伤[6]。

3) 维持正常体循环压力:维持体循环压血压可减少 PPHN 时的右向左分流,推荐体循环收缩压 50~70mmHg,平均压 45~55mmHg[9]。当有血容量丢失或因血管扩张剂应用后血压降低时,可用白蛋白、血浆、输血、生理盐水等补充容量;使用正性肌力药物以纠正左心和右心功能的降低,增加氧的递送。将血压提升至超过正常值范围以对抗动脉导管水平的右向左分流虽可短期改善氧合,但并不能降低 PVR,故应避免使用。

4) 血管扩张剂降低肺动脉压力:在采取了充分的肺泡募集和复张措施,包括常频、高频辅助通气,PS 应用后,要依据氧合状态、体循环血压、超声测定的心脏功能等,选择进一步的扩血管治疗方案。血管扩张剂主要作用于肺血管内皮细胞和平滑肌的 NO、前列环素、和内皮素受体等三个靶点 (图 11-15-2)。下列扩血管药物可以单用或联合应用;但应注意在左心功能不全时,多数降低肺血管阻力的药物会增加肺血流、导致肺静脉和左心房压力增高,使病情恶化。在多数情况下,OI>25 是血管扩张剂的适应证[5]。

①iNO:NO 是选择性肺血管扩张剂,应用后不显著影响体循环血压;iNO 分布于有通气的肺泡,故能改善 V/Q 比值;临床研究已证明 iNO 能改善 PPHN 的氧合,减少 ECMO 的使用,故已属于足月或近足月儿 PPHN 的标准治疗手段[6]。PPHN 时需接受 iNO 治疗的常用初始剂量是 20ppm;如氧合稳定,可在 12~24 小时后逐渐降为 5~6ppm 维持;一般 1~5d 不等。iNO 应用后氧合改善,PaO$_2$/FiO$_2$ 较基础值增加 >20mmHg 提示有效。iNO 的撤离:当氧合改善,PaO$_2$ 维持在 ≥60mmHg(SaO$_2$≥0.90) 并持续超过 60 分钟,可首先将 FiO$_2$ 降为 <0.60。iNO 应逐渐撤离,可通过每 4 小时降低 5ppm;在已达 5ppm 时,每 2~4 小时降低 1ppm;为减少 iNO 停用后的反跳,可降至 1ppm 再撤离。应持续监测吸入的 NO 和 NO$_2$ 浓度。间歇测定血高铁血红蛋白浓度;可在应用后 2 和 8 小时分别测定 1 次,然后每天 1 次;如开始数天的高铁血红蛋白浓度均 <2%,且 iNO<20ppm,可停止检测。对于早产儿,应用 iNO 后应密切观察,注意出血倾向。

②西地那非:属目前应用经验最多的磷酸二酯酶 -5(PDE-5) 抑制剂,通过抑制 PDE-5 的降解,增加血管平滑肌 cGMP,使 NO 通路的血管扩张效果持续。常用口服每次 0.5~1.0mg/kg,每 6 小时 1 次,可显著降低 PAP。静脉制剂对重症、口服有困难者或肠道生物利用度不确定者更有优势,但国内尚无相关的静脉制剂。西地那非急性期主要副作用是体循环低血压。

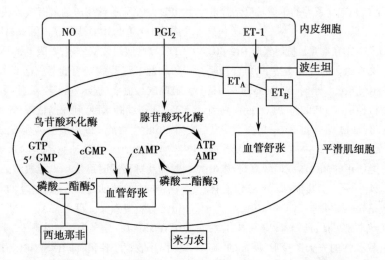

图 11-15-2　肺血管张力调节机制及扩血管靶向治疗示意图
(NO:一氧化氮,PGI$_2$:前列腺素,ET-1:内皮素 -1,ET$_A$、ET$_B$:内皮素受体 A、B)

③ 内皮素受体拮抗剂:内皮素为强力的血管收缩多肽,PPHN 患儿存在血浆内皮素水平增高,通过抑制内皮素受体可扩张肺血管。常用内皮素受体拮抗剂为波生坦,口服应用剂量为每次 1~2mg/kg,每天 2 次。但尚无足够的证据支持内皮素拮抗剂单独或辅助 iNO 治疗 PPHN[11]。内皮素受体拮抗剂的急性期主要不良反应是肝功能损害。

④ 吸入用前列环素:静脉应用前列腺素类药物因其选择性扩张肺血管效果差,影响 V/Q 匹配而限制了其临床价值,吸入治疗有其一定的肺血管选择性。常用伊诺前列素雾化吸入,1~2μg/kg,每 2~4 小时 1 次,吸入时间 10~15 分钟,儿童期吸入偶有支气管痉挛风险。

⑤ 米力农:为磷酸二酯酶 -3(PDE-3)抑制剂,通过抑制 PDE-3 活性,增加平滑肌 cAMP,使前列腺素途径的血管扩张作用持续;同时有正性肌力作用。对于 PPHN 伴左心功能不全时,表现为左心房压力增高,心房水平的左向右分流而在动脉导管水平的右向左分流,此时 iNO 可以加重肺水肿使呼吸状态恶化,属于禁忌证,可选用米力农。使用剂量为:负荷量 50~75μg/kg 静脉滴注 30~60min,即给以 0.50~0.75μg/(kg·min)维持;有体循环低血压时不用负荷量。对于 <30 周的早产儿,负荷量 135μg/kg 静脉滴注 3 小时,即给以 0.2μg/(kg·min)维持。因是非选择性血管扩张剂,有体循环低血压可能;在负荷量前通过给以容量,如生理盐水 10ml/kg 可减少低血压不良反应[12]。

5) ECMO 的应用:对于严重低氧性呼吸衰竭和肺动脉高压,伴或不伴心力衰竭时,ECMO 疗效是肯定的。对于新生儿预期生存率只有 20% 者目前 ECMO 的总的存活率达 80%。随着 iNO 和高频通气的广泛使用,需要接受 ECMO 仅作为呼吸支持的病例相对减少,但是患儿在接受 ECMO 前由于已接受了最大的常规呼吸支持,再通过增加呼吸支持来改善氧合的潜力已几乎没有;因此,对严重的 PPHN,如:PaO$_2$ <50mmHg,FiO$_2$=1.0,PIP >35cmH$_2$O,常频通气 OI>30,高频通气 OI>40,高频通气后 2~12 小时病情仍不改善,可提前告知有转移至有 ECMO 条件的单位接受治疗的可能性。

ECMO 应用具体指征[4]:①在常频机械通气时 OI≥40,在高频通气时 OI≥50。②在最大的呼吸支持下,氧合和通气仍不改善:PaO$_2$ <40mmHg 超过 2 小时,或 PaO$_2$<50mmHg 超过 2~12 小时;在常频机械通气 PIP>28cmH$_2$O,或在高频通气下 MAP>15cmH$_2$O,但动脉导管前 SaO$_2$<85%。③代谢性酸中毒,pH<7.15,血乳酸增高≥5mmol/L,液体复苏或正性肌力药物应用仍不能纠正的低血压或循环衰竭,尿量 <0.5ml/(kg·h)持续 12~24 小时。④其他:胎龄 >34 周,体重 >2kg。⑤酸中毒和休克。

ECMO 的禁忌证:①绝对禁忌证:Ⅲ~Ⅳ度脑室内出血;严重、不可逆的脑损伤;致死性的先天性畸形;明显的、不可治疗的先天性心脏病;严重的、不可逆的肺、肝或肾脏疾病。②相对禁忌证:胎龄 <34 周;出生体重 <2kg;机械通气

时间 >14 天;Ⅰ~Ⅱ度脑室内出血;疾病状态提示有非常大的预后不良可能性;先天性膈疝伴肺发育不良,且动脉导管开口前的 PaO$_2$ 始终没有超过 70mmHg 或 PaCO$_2$ 始终没有 <80~100 mmHg。

ECMO 使用状态的呼吸机调整:常用呼吸及参数:FiO$_2$ 0.21~0.30,PIP 15~22cmH$_2$O,呼吸频率(RR)12~20,PEEP 5~8cmH$_2$O,吸气时间(Ti)0.5s。

(二)早产儿 BPD 并发肺动脉高压

VLBW 儿在生后早期发生 PPHN 的比例可高达 2%[13]。而近年来 VLBW 或 ELBW 儿因 BPD 并发肺动脉高压逐年增加,成为 BPD 的重要并发症。BPD 致肺小动脉的减少、肺泡 - 毛细血管面积减少、低氧、感染、肺血管重塑等,最后导致肺动脉高压;此外,左心室舒张功能降低也可以引起 BPD 并发肺动脉高压。因属于慢性进行性肺动脉高压,病死率可高达 40% 以上。BPD 肺动脉高压一般发生在生后数周的早产儿,较多在新生儿病房出院后随访中、或在儿科病房被诊断;根据发病时间,也可将早发型 BPD 并发肺动脉高压定义为生后 10~14 天发病,迟发型定义为校正胎龄 36 周后发病[14]。

1. 临床表现和诊断

(1)临床表现:患儿常为极低或超低体重儿,长期呼吸机或氧依赖、呼吸支持要求进行性增高、氧需求与肺本身疾病不成比例、反复发绀发作、明显高碳酸血症、持续肺水肿、利尿药依赖、血脑钠肽和 NT-proBNP 增高;虽为中度早产(胎龄 32~33 周),但伴有宫内生长迟缓或有胎膜早破、宫内羊水减少的 BPD 患者,均属危险因素,易发生肺动脉高压。应注意与伴发疾病的鉴别,包括 GER、气道异常、气管支气管软化等。

(2)超声心动图检查

1)推荐用超声心动图筛查:通过 TR 血流速度评估肺动脉压力最为可行,但敏感性和特异性不如足月儿;BPD 时的肺过度充气、胸廓扩张、心脏位置变化等均会影响 TR 血流速度的正确测量;尽管有上述缺点,超声检查仍是筛查 BPD 并发肺动脉高压的最有效方法。应对有校正胎龄 36 周的中 - 重度 BPD 进行超声筛查;具体筛查指征包括[5,15]:①长期呼吸机或氧依赖,呼吸支持要求进行性增高,氧需求与胸部 X 线片病变程度不成比例;②反复发绀发作;③明显高碳酸血症(提示气道阻塞、肺顺应性不良、肺实质疾病等);④持续肺水肿、利尿药依赖;⑤生长受限、IUGR、羊水少;⑥出生胎龄 <26 周出生;⑦脑钠肽和 proBNP 增高。

2)BPD 并发肺动脉高压的超声心动图评价:BPD 并发肺动脉高压时可能不出现典型的动脉导管或卵圆孔水平右向左分流的超声影像,通过 TR 血流速度评估肺动脉压力有重要意义。可将 sPAP 超过 50% 体循环收缩压,即 sPAP/sBP>0.5 定义为肺动脉高压。也可将右心室收缩压与体循环收缩压比值,即 RVSP/sBP<1/3 称正常肺动脉压;当 RVSP/sBP 在 1/3~1/2 称轻度肺动脉高压、1/2~2/3 称中度肺动脉高压、≥2/3 称重度肺动脉高压[14]。当不能探及 TR 而

无法评估肺动脉压时,可通过观察心室间隔位置估计,即因右心室压力增高而出现室间隔比较平坦或凸向左心室,提示右心室压力超过左心室压。

(3)心导管检查:以心导管评估肺动脉压力为金标准,但属于创伤性检查,在国内目前尚不能普遍开展;心导管检查的指征为:①持续严重的心肺疾病且病情与气道病变无关;②肺疾病和并发症处理后肺动脉高压无改善;③需要长期进行药物治疗肺动脉高压及不能解释的反复肺水肿者;④为明确程度、排除严重的心脏结构畸形、明确是否有体-肺侧支循环、肺静脉阻塞或左心舒张功能不全等[5]。

2. 治疗

(1)积极治疗原发病,包括慢性胃-食管反流(GER)和吸入、气道结构异常如声门下狭窄、气管软化、气道反应性增加、肺水肿和肺功能不全。必要时行气管镜、食管 pH 测定等检查。

(2)氧疗:用氧能降低肺血管阻力,是对 BPD 并发肺动脉高压的常用治疗手段;对怀疑肺动脉高压者将 SaO_2 保持 >0.93,对确诊肺高压者,SaO_2>0.95[4];为避免高氧潜在的损害,也可将 SaO_2 维持在 0.92~0.94[5]。

(3)利尿:当 BPD 有容量负荷过多时,应用利尿药(氢氯噻嗪和安体舒通);安体舒通有盐皮质激素样阻滞药作用,能改善 BPD 肺功能。

(4)针对血管收缩机制的靶向治疗:目前多数针对肺动脉高压的药物在新生儿、尤其是早产儿属于超说明书应用的,多数扩血管药物疗效有限,仅限于在严格的诊断评估和积极治疗原发病基础上单用或联合应用 iNO、西地那非、内皮素受体拮抗剂等。主要扩血管药物有:①iNO:可选择性扩张肺血管,改善 BPD 的氧合,但对 BPD 长期使用 iNO 并无有效的证据。iNO 开始剂量为 10~20ppm,大多数患儿可以在 2~10ppm 维持;更低的剂量对 V/Q 比值和氧合更有利。②西地那非:在 BPD 并发肺动脉高压的药物治疗中,目前应用经验最多的是西地那非[4]。常用口服 0.5~1.0mg/次,每 6 小时 1 次,可显著降低 PAP;但对呼吸和氧合改善不明显,对长期疗效尚不确定。BPD 肺高压常需要较长期用药,而长期使用(>2 年)西地那非有增加死亡率风险的报道[16]。③内皮素受体拮抗剂:同"PPHN"的治疗。

3. 随访　系列超声心动图随访,进行肺动脉压力和心功能评估对指导治疗有较大意义。当超声心动图评估正常或接近正常时,可以考虑撤离上述血管扩张药物。对早产儿肺动脉高压接受治疗者或拟撤离药物者的超声心动图随访策略如下[5]:①住院期间每周 2 次超声检查 + 脑钠肽测定;②出院后患儿每 3 个月超声检查;③对婴幼儿期生长迟缓、极低体重儿每 3~6 个月超声检查。

(杜立中)

参考文献

1. Steinhorn RH. Neonatal pulmonary hypertension. Pediatr Crit Care Med, 2010, 11 (2 Suppl):S79-S84.

2. Ivy DD, Abman SH, Barst RJ, et al. Pediatric pulmonary hypertension. J Am Coll Cardiol, 2013, 62 (25 Suppl):D1117-1126.

3. 中华医学会儿科学分会新生儿学组,中华儿科杂志编委会. 新生儿肺动脉高压诊疗专家共识. 中华儿科杂志, 2017, 55 (3):163-168.

4. Hilgendorff A, Apitz C, Bonnet D, et al. Pulmonary hypertension associated with acute or chronic lung diseases in the preterm and term neonate and infant. The European Paediatric Pulmonary Vascular Disease Network, endorsed by ISHLT and DGPK. Heart, 2016, 102 Suppl 2:ii49-56.

5. Abman SH, Hansmann G, Archer SL, et al. Pediatric Pulmonary Hypertension Guidelines From the American Heart Association and American Thoracic Society. Circulation, 2015, 132 (21):2037-2099.

6. Lakshminrusimha S, Keszler M. Persistent pulmonary hypertension of the newborn. Neoreviews, 2015, 16 (12):e680-e692.

7. Shah N, Natarajan G, Aggarwal S. B-type natriuretic peptide:biomarker of persistent pulmonary hypertension of the newborn? Am J Perinatol, 2015, 32 (11):1045-1049.

8. Vijlbrief DC, Benders MJ, Kemperman H, et al. B-type natriuretic peptide and rebound during treatment for persistent pulmonary hypertension. J Pediatr, 2012, 160 (1):111-115.

9. Marter LJ. Peristent pulmonary hypertension of newborn//Cloherty JP, Eichenwald EC, Hansen AR, et al. Manual of neonatal care.7 ed. Philadelphia:Lippincott Williams & Wilkins, 2012:435-442.

10. Ambalavanan N, Schelonka RL, Carlo WA. Ventilation strategies//Goldsmith JP, Karotkin EH, Siede BL. Assisted ventilation of the neonate.5 ed, St.Louis:Elservier Saunders, 2011:269.

11. More K, Athalye-Jape GK, Rao SC, et al. Endothelin receptor antagonists for persistent pulmonary hypertension in term and preterm infants. Cochrane Database Syst Rev, 2016(8):CD010531.

12. Lakshminrusimha S, Steinhorn RH. Inodilators in nitric oxide resistant persistent pulmonary hypertension of the newborn. Pediatr Crit Care Med, 2013, 14 (1):107-109.

13. Aikio O, Metsola J, Vuolteenaho R, et al. Transient defect in nitric oxide generation after rupture of fetal membranes and responsiveness to inhaled nitric oxide in very preterm infants with hypoxic respiratory failure. J Pediatr, 2012, 161 (3):397-403.

14. Krishnan U, Feinstein JA, Adatia I, et al. Evaluation and Management of Pulmonary Hypertension in Children with

Bronchopulmonary Dysplasia. J Pediatr,2017,188:24-34.

15. Kim DH,Kim HS,Choi CW,et al. Risk factors for pulmonary artery hypertension in preterm infants with moderate or severe bronchopulmonary dysplasia. Neonatology,2012,101 (1):40-46.

16. Abman SH,Kinsella JP,Rosenzweig EB,et al. Implications of the U.S.Food and Drug Administration warning against the use of sildenafil for the treatment of pediatric pulmonary hypertension. Am J Respir Crit Care Med,2013,187 (6):572-575.

第16节 新生儿呼吸暂停

呼吸暂停(apnea)是指在一段时间内无呼吸运动。如呼吸暂停5~15秒以后又出现呼吸,称为周期性呼吸;如呼吸停止时间>20秒,伴有心率减慢<100次/min或出现青紫、血氧饱和度降低,称为呼吸暂停。呼吸暂停是新生儿尤其是早产儿的常见症状,如不及时发现和处理,可致脑缺氧损伤,甚至猝死,应密切监护,及时处理。

(一)病因和分类

新生儿呼吸暂停分为原发性呼吸暂停和继发性呼吸暂停。

1. 原发性呼吸暂停 多见于早产儿,呼吸暂停是早产儿的共同特点,多无引起呼吸暂停发作的相关疾病。早产儿原发性呼吸暂停常见于胎龄<34周、体重<1800g的早产儿,多发生在生后3~5天,与早产儿脑干呼吸控制中枢发育不成熟有关。胎龄越小,呼吸中枢发育越不成熟,呼吸暂停发生率越高。有报道胎龄34~35周呼吸暂停的发生率为7%,32~33周为15%,30~31周为54%[1-2]。

2. 继发性呼吸暂停 多见于足月儿,也可见于早产儿。多种原因可引起继发性呼吸暂停[1-7]。

(1)神经系统疾病及功能紊乱:HIE、脑积水致颅内压增高、惊厥、先天性中枢性低通气综合征、扁颅底综合征(Arnold-Chiari syndrome,阿-希综合征)。

(2)神经肌肉疾病:吸吮与吞咽缺乏或不协调、吸吮与呼吸不协调、先天性肌病或神经病。

(3)呼吸系统疾病:气道阻塞(后鼻孔阻塞、Pierre-Robin综合征、气管蹼或狭窄、气管异物或分泌物阻塞)、HMD、膈或声带麻痹、气胸。

(4)消化系统疾病:GER、喂养不耐受、NEC、腹膜炎。其中,GER被认为是新生儿呼吸暂停的常见原因。早产儿呼吸暂停常与GER共存,但是尚未发现二者相关的直接证据。尽管动物实验显示胃内容物反流至喉诱发呼吸暂停,但尚无明显的证据证明反流的治疗影响呼吸暂停发生的频率[1,5]。

(5)心血管系统:心力衰竭、PDA、严重先天性心脏病、心力衰竭、低血压、血容量不足。

(6)血液系统:贫血、红细胞增多症。

(7)感染:肺炎、败血症、脑膜炎等。

(8)创伤:颅内出血、横贯性脊髓损伤、膈神经麻痹。

(9)母亲用镇静剂:麻醉药、硫酸镁、吗啡类。

(10)产时窒息:低氧血症、酸中毒、脑干抑制。

(11)迷走神经反射:继发于插入鼻饲管、喂养及吸痰、颈部过度屈曲及伸展、迷走神经张力增高。

(12)代谢和电解质紊乱:低血糖、低钠、高钠、高钾、低钙血症。

(13)体温不稳定:高温、低温、体温波动。

(二)病理生理

胎儿动物实验证明,早产儿呼吸暂停的临床过程与其对心脏和呼吸控制的成熟程度是一致的,早产儿呼吸暂停是脑干呼吸中枢不成熟的直接结果。随胎龄的降低,呼吸暂停的发生率和严重程度增加。早产儿脑干发育不成熟不仅表现在呼吸中枢,其他方面也不成熟,可以通过听觉诱发反应的脑干传导时间的连续测量定性脑干听觉中枢的成熟程度。随胎龄的增加,脑干听觉传导时间缩短,脑干突触性能改善及髓鞘形成。脑干听觉核心的位置与心肺中枢非常接近,听觉诱发反应的脑干传导时间的长短与早产儿呼吸暂停的发作有密切的关系,传导时间越长,越容易发生呼吸暂停。此外,早产儿并不都发生呼吸暂停,同一胎龄的早产儿发生呼吸暂停的严重程度也不同,因此,还应当考虑可能有其他引起呼吸暂停的遗传或环境因素。

已发现多种抑制性神经递质的活性异常增强在早产儿呼吸暂停的发生中起重要作用,包括γ-氨基丁酸(GABA)、腺苷等。GABA在胎儿期和出生后早期呈高表达。在动物实验中已证实抑制GABA可防止低氧时的通气抑制和增加高碳酸血症时的呼吸频率,并能显著削弱喉刺激引起的呼吸抑制。腺苷是脑内神经元三磷酸腺苷代谢产物,不仅具有抑制呼吸的作用,还与GABA在调节呼吸中存在交互作用,阻断GABAa受体能解除腺苷激动剂CGS-1680诱导的膈肌收缩力降低后引发的呼吸暂停。许多GABA能神经元上有腺苷受体表达。腺苷与其受体结合后诱导GABA释放并抑制呼吸导致呼吸暂停的发生[1]。

最近研究发现,同性别双胞胎早产儿呼吸暂停的遗传率达87%,说明遗传趋向性在呼吸暂停的发生中也起非常重要的作用。有人发现父母近亲结婚早产儿的呼吸暂停发生率较其他早产儿高[1]。

新生儿呼吸暂停传统上按照存在或缺乏上气道梗阻分为三类,中枢性、梗阻性和混合性。中枢性呼吸暂停患儿没有自主呼吸或呼吸动作,但无呼吸道阻塞;阻塞性呼吸暂停有呼吸动作,但是缺乏上部气道开放的神经肌肉控制,尽管患儿持续进行呼吸动作,气流仍无法进入肺内;混合性呼吸暂停是中枢性、阻塞性两种呼吸暂停的联合,可以中枢性或阻塞性呼吸暂停任一种形式开始,以后可以两种交替或同时存在。三种呼吸暂停的发生率以混合性最多,占 53%~71%,阻塞性和中枢性分别为 12%~20% 及 10%~25%[1-3]。

(三) 诊断

1. 周期性呼吸和呼吸暂停　新生儿可以有 5~10 秒短暂的呼吸停顿,以后又出现呼吸,心率和血氧饱和度都无变化,对新生儿的全身情况也无明显的影响,称为周期性呼吸。但是,当呼吸暂停超过 20 秒,或出现心率减慢(<100 次 /min)、青紫、血氧饱和度降低,则为呼吸暂停。周期性呼吸是一良性过程,而呼吸暂停是一种可导致脑损害的病理过程。周期性呼吸和呼吸暂停之间的分界线尚有争议,迄今为止,尚无法确定周期性呼吸和呼吸暂停之间的关系,有人认为,可能有共同的病理生理来源,呼吸暂停可能是周期性呼吸的进一步发展。

2. 新生儿呼吸暂停的监测　目前常用的监测方法是肺阻抗图技术,阻抗式的呼吸暂停监测仪通过高频振荡器送出一个微小电流到胸壁的电极来监测呼吸,呼吸时的容量变化产生可被测量的微小电阻变化,然后放大并描记下来。但这种监测仪不能区分气道阻塞期间的呼吸动作和正常的呼吸,因此,对阻塞性呼吸暂停直到呼吸运动完全停止后才能探测到。所以,必须结合心肺监护仪监测心率和呼吸及脉搏血氧饱和度仪监测血氧饱和度,尽早发现呼吸暂停。

3. 新生儿呼吸暂停的诊断　足月儿呼吸暂停以继发性多见,通过认真询问病史、体格检查、实验室检查、各种辅助检查如心电图、胸及腹部 X 线检查、CT、脑电图、颅脑超声等找出引起呼吸暂停的可能病因,在排除引起继发性呼吸暂停的多种病因后,才能诊断早产儿原发性呼吸暂停。

此外,呼吸暂停还可能是新生儿惊厥的一种表现形式,称为脑性呼吸暂停。脑性呼吸暂停通常见于中枢神经系统疾病如颅内出血、HIE 早期,常同时伴有其他轻微发作型惊厥的表现,或伴有肢体强直性惊厥。脑性呼吸暂停发作时做脑电图监护,可见有节律性 δ 波,与新生儿惊厥时所见相同,应注意鉴别[4,6]。

(四) 治疗

首先应确定是原发性呼吸暂停还是继发性呼吸暂停,继发性呼吸暂停应治疗原发病,如控制感染、纠正低血糖及电解质紊乱、纠正贫血、治疗 GER 等。呼吸暂停的治疗如下。

1. 一般处理　密切观察患儿,监护患儿的呼吸、心率、经皮氧饱和度,及时发现呼吸暂停发作。避免可能促发呼吸暂停的诱因,如减少咽部吸引及插管,减少经口喂养,避免颈部的过度屈曲或伸展等。必要时吸氧。有研究发现,俯卧位能降低呼吸暂停的发生率,俯卧位能增强胸腹呼吸运动时的协调性并能稳定胸壁而不影响呼吸方式和氧饱

和度。

2. 物理刺激　呼吸暂停发作时可先给予物理刺激,促使呼吸恢复,如托背、摇床、弹足底等,或用气囊面罩加压呼吸。许多研究发现感觉刺激,包括触觉、嗅觉刺激对呼吸暂停治疗有效。作为最常用的干预措施,触觉刺激可能通过对脑干产生非特异性的兴奋性来引发呼吸。

3. 药物治疗

(1) 黄嘌呤类药物[1-3,5-8]:如呼吸暂停反复发作,应给予兴奋呼吸中枢的药物。目前甲基黄嘌呤类药物仍是治疗新生儿呼吸暂停的主要药物,包括茶碱、咖啡因和氨茶碱。甲基黄嘌呤类是非选择性腺苷受体拮抗药,能增加化学感受器对 CO_2 的敏感性,增加每分通气量,还能增加膈肌收缩力,减轻膈肌疲劳,并改善呼吸肌收缩力,增加心脏排出及改善氧合作用。研究显示,茶碱和咖啡因在开始治疗的 2~7 天内能有效减轻呼吸暂停的发生。咖啡因的血浆半衰期为 100 小时,相较于茶碱的 30 小时,咖啡因有更安全的治疗范围。最近,对甲基黄嘌呤类药物治疗新生儿呼吸暂停安全性的研究显示,它不仅可以治疗呼吸暂停,而且可以减少新生儿对氧和气管插管的需要,减少 BPD 的发生率,减少需要治疗(特别是手术治疗)的 PDA 的发生率,并能显著降低脑瘫和认知发育延迟的发生,提示咖啡因可能在神经发育中起重要作用。

甲基黄嘌呤类药物常见的不良反应有心动过速、心律不齐、易激惹、消化道症状(如腹胀、喂养不耐受、呕吐等)。所有甲基黄嘌呤类药物都有温和的利尿作用,有报道甲基黄嘌呤类药物会引起代谢率和氧耗增加约 20%,提示在给予此类药物治疗时需适量增加患儿热量的摄入。

1) 氨茶碱:首次负荷量 5mg/kg,20 分钟内静脉滴注,12 小时后给维持量,2mg/kg,每隔 12 小时 1 次,静滴或口服。应监测有效血浓度,为 5~15μg/L,疗程 5~7 天。

2) 枸橼酸咖啡因:副作用比氨茶碱小,治疗量与中毒量之间距离大,不改变脑部血流,比氨茶碱半衰期长,应为首选(如果无咖啡因静脉制剂,茶碱仍为有效药物)。首次负荷量 20mg/kg,20 分钟内静脉滴注,24 小时后给维持量,每次 5mg/kg,每天 1 次,静滴或口服,有效血浓度为 5~25μg/L,疗程 5~7 天。

(2) 多沙普仑(doxapram):多沙普仑[1]作用类似于甲基黄嘌呤类药,与甲基黄嘌呤类药有协同作用,低剂量主要是外周作用,较大剂量作用于中枢,能增加呼吸频率和每分通气量。由于不确定的不良反应,目前对多沙普仑的应用仍存在争议。剂量 1~2.5mg/(kg·h)持续点滴,如有效,可减量至 0.5~0.8mg/(kg·h),因该药含有防腐剂苯甲乙醇,可以引起代谢性酸中毒及 Q-T 间期延长,新生儿应慎用,仅应用于对甲基黄嘌呤治疗抵抗的患儿,作为治疗新生儿呼吸暂停的二线药物。

(3) 针对 GER 的治疗:因为尚未确定 GER 和呼吸暂停

的准确关联,针对反流的药物治疗如减少胃酸或增加胃肠运动的药物不做第一线药物,应当留作有呕吐或有食物反流时应用,不管是否存在呼吸暂停。对于这样的婴儿的治疗应当先给于非药物方法,如使食物变稠。抑酸治疗可以增加婴儿下呼吸道感染的危险。

4. 正压通气

(1) 鼻塞持续呼吸末正压通气(NCPAP):对频繁发作的呼吸暂停,可采用鼻塞 CPAP。CPAP 用其正压支撑上部气道,减少咽和喉部梗阻的危险,CPAP 也可借助于增加功能残气量改善氧合情况治疗呼吸暂停,使患儿气道持续保持呼气末正压和功能残气量,以保持气道通畅,兴奋肺泡牵张感受器,减少呼吸暂停的发作。主要对阻塞性及混合性呼吸暂停效果好。压力为 0.294~0.392kPa(3~4cmH$_2$O)。高流量鼻导管治疗也被建议用于治疗呼吸暂停。

(2) 无创通气:治疗新生儿呼吸暂停也可以应用无创通气模式(经鼻间歇正压通气,NIPPV),用鼻面罩给间歇正压通气,可以看成是 NCPAP 的增强。研究显示,NIPPV 能有效治疗呼吸暂停,减少气管插管和机械通气引起的肺损伤[1-3,5-8]。

(3) 机械通气:如果药物治疗、鼻塞 CPAP 和无创通气不能控制呼吸暂停发作,应气管插管使用人工呼吸机进行机械通气。如果患儿肺部无器质性病变,肺顺应性好,用较低的呼吸机参数,初调参数如下:PIP 0.98~1.47kPa(10~15cmH$_2$O)、PEEP 0.196~0.392kPa(2~4cmH$_2$O)、FiO$_2$ 0.21~0.4、呼吸频率 10~20 次 /min、吸 / 呼比 1∶3。

(叶鸿瑁)

参考文献

1. 赵婧,母得志. 早产儿呼吸暂停诊治进展. 临床儿科杂志,2012,30(3):291-294.

2. 姚丽,富建华. 新生儿呼吸暂停诊断及治疗策略. 中国中西医结合儿科学,2015,7(1):1-2.

3. 黎念,谭毅. 早产儿呼吸暂停治疗研究进展. 中国临床新医学,2014,7(6):558-562.

4. 赵祥文. 儿科急诊医学. 第 4 版. 北京:人民卫生出版社,2015:220-223.

5. Christine AG,Sherin UD. Avery's Disease of the Newborn.9th ed. USA:Elsevier Saunders,2012:594-597.

6. Richard JM,Avroy AF,Michele CW. Fanaroff and Martin's Neonatal-Perinatal Medicine:diseases of the fetus and infant.9thed. USA. Elsevier Mosby,2011:1144-1150.

7. Gomella TL,Cunningham MD,Eyal FG,et al.Neonatology:Management,Procedures,On-Call Problems,Diseases,and Drugs.7th ed.New York:McGraw-Hill Companies,2013:565-570.

8. Gardner SL,Carter BS,Hines ME.Merenstein and Gardner's Handbook of Neonatal Intensive Care. 8th ed. USA. Elsevier Mosby,2016:637-643.

第12章 消化系统疾病

第1节 消化系统解剖学发育

对人类胃肠道发育过程的理解,不论是从解剖结构还是细胞水平,有着长达一个世纪的历史。从形态学和细胞分化变化过程,在胚胎发育期,形成了胃肠道的结构。消化功能持续发育至出生后[1]。

从整体角度,妊娠4周,胚胎折叠、内陷形成胃肠道。最终,口咽和泄殖腔膜破裂,使得胎儿胃肠道和子宫直接相通。一系列的折叠、伸展、肠腔扩张形成了前肠(食管、胃、十二指肠、肝和胰腺);中肠(空肠、回肠、升结肠、横结肠);后肠(降结肠、乙状结肠和直肠)。在妊娠初期的延伸和生长,肠道发育形成脐带。在妊娠20周左右,其又反折回胎儿腹腔,以肠系膜上动脉为轴逆时针旋转。因此,在孕中期,胎儿胃肠道基本形态是完备的。在宫内和生后的功能成熟是必需的。例如,胃肠道运动,在24周之前是无规律的,虽然在宫内环境中,无规律运动是正常胎儿发育的"里程碑",在VLBW儿,不协调的蠕动与生后的问题显著相关[2]。

消化管和消化腺是由卵黄囊顶部卷折成的原始肠管演化而来的。胚胎发育到第20天时,由于胚胎头尾向和侧向折叠的结果,扁平的胚胎盘卷成圆筒形,内胚层卷入筒状的胚体内,成一盲管,形成原始的消化管(图12-1-1)。头侧为前肠,演化成咽、食管、胃、十二指肠的前2/3。中间与卵黄囊相通连部分称中肠,演化为十二指肠的后1/3、空肠、回肠、盲肠、阑尾、升结肠和横结肠的前2/3。尾端为后肠,演化为横结肠的后1/3、降结肠、乙状结肠、直肠和肛管的齿状线以上部分。

(一)前肠

1. 食管 前肠的正常形态发育,可以分为5个连续的阶段。第一阶段,在胚胎22~23天,原始前肠分化为腹侧和背侧的结构,分别称为肺区和食管区。食管区由一层细胞构成10个体节。第二阶段,肺芽的发展从尾肺区接近肝。第三阶段,纵向脊出现在发育期的前肠腔内,结果区分出了食管背侧区。第四阶段,纵向脊增生,食管气管分隔。随后,隔膜中央部分的细胞凋亡,使得背侧和腹侧腔初步分离。第五阶段在妊娠的第6~7周之间,形成了呼吸道和食管的结构。

2. 胃 胚胎第6周时,胎儿胃已经形成。到第9周时,黏膜层(内层环形和外层纵向)已经可见;到12周,胃黏膜已经分化成了多种的上皮细胞:酶原、内分泌、黏液和壁细胞。第16周时胃腺已很发达,已能分泌胃酸、胃蛋白酶、胃泌激素、黏液和内因子。

3. 肝和胰腺 肝和胰腺来自于胚胎前肠两种不同的内胚层上皮解剖结构。肝起源于前肠的前体细胞以及一个小团体来自于腹中线的内胚层细胞。在前肠闭合时,内侧和外侧的部分合拢。胰腺是外侧内胚层诱导形成,毗邻尾侧肝区,在细胞上接近前肠背中线的细胞。

在最初的分化后,几种转录因子将发育中的肝前体细胞转化为肝细胞和胆管细胞;在一个更复杂的过程中,胰腺细胞诱导成为特定的内分泌腺、腺泡或导管细胞。从器官发生方面来说,在妊娠7周,背侧和腹侧胰芽旋转和融合。到14周时,可检测到免疫反应性胰岛素,胰腺酶原颗粒出现在腺泡细胞。到16周,淀粉酶出现。到31周,胰蛋白酶、脂肪酶、淀粉酶分泌到十二指肠。如前所述,肝脏起源于前肠的外芽。芽的头部就发育成肝实质,尾部形成胆囊内部分。在6周时,可以检测到肝小叶和胆小管。到12周,胆汁酸出现于肝脏中,到妊娠22周,可以活跃的分泌到小肠中。

(二)中肠和后肠

胚胎早期,肠是一个简单的直管。第5周时,由于肠管增长迅速,肠的中段弯向腹侧,形成一袢,使整个肠管形成位于矢状平面的"C"形的肠袢,"C"形袢的顶点连接于卵黄囊蒂,使肠袢分为两支,即头端支和尾端支。第5周末,在肠袢尾端支上发生一囊状膨大,称盲肠突,此为盲肠和阑

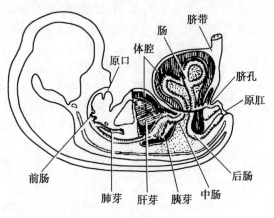

图 12-1-1 原始消化管

图中标注: 脐带、肠、脐孔、原肛、后肠、中肠、胰芽、肝芽、肺芽、前肠、原口、体腔

尾的原基,同时又是大、小肠分界的标志。此后,由于十二指肠固定在右侧,肠袢以肠系膜上动脉为轴做逆时针方向旋转,肠袢头端支从头侧转向右下,尾端支从尾侧转向右上。第 6 周时,由于肠的迅速增长和肝、肾的迅速发育,肠袢突入脐带中的脐腔。至第 10 周时,腹腔增大,肠退回腹腔,其次序为小肠在先,大肠随后。小肠退回后,盘曲在腹腔中部,原居腹腔中的结肠被推向腹腔左侧,成为降结肠。盲肠退入腹腔后,从右上方降至右髂窝处,逐步发育为升结肠和横结肠。降结肠尾端向中线移动,形成乙状结肠。盲肠突的远端发育慢,演化为细小的蚓状的阑尾。近端发育快,形成较膨大的盲肠,与结肠粗细相仿。小肠的一部分来自于前肠和中肠,结肠的一部分来自于中肠和后肠。

后肠末端有一个膨大部分,称泄殖腔。胚胎第 7 周时,其中形成尿直肠隔,将泄殖腔分隔为背侧的直肠和腹侧的尿生殖窦,泄殖腔也被分为肛膜与尿生殖窦膜。肛膜外周形成节状隆起,中央凹陷,称原肛。直肠末端部分为肛管,肛管来源于两部分,上部分由直肠末端形成,下部由原肛形成。直肠上皮来源于内胚层,原肛上皮来源于外胚层。第 8 周时肛膜破裂,形成肛门,肠管与外界相通。

小肠的最终消化功能需要肠上皮分泌消化酶,并提供足够的表面积来吸收营养物质。分化后的肠绒毛和隐窝发育是受多种生长因子的分泌控制的,包括自分泌、旁分泌、内分泌和外分泌途径。胰高血糖素样肽 1 和 2 是分别由肠神经元和 L 细胞分泌的,并与小肠的长度增加相关。小肠肠腔上皮细胞的分化一过性堵塞肠腔,但是到 12 周时,肠腔就很明显了,这一逐渐发育的过程,要到 34 周时才能完成,因此,早产儿会出现肠内营养的问题。

在妊娠 4 周时,胎儿盲肠扩张形成后肠。12 周后,这种原始结构呈现结肠大体解剖特征。与此同时,中肠旋转完成,导致盲肠位于右下腹部的空间。结肠功能的标志是协调的运动,特别是直肠的发育。到 8 周,直肠形成,完整的肌肉层和神经嵴细胞的神经迁移的形成到 24 周完成。22 周时,早产儿结肠保持小肠的一些功能,包括绒毛和双糖酶的功能。随着发育成熟,结肠隐窝结构占黏膜表面的主导地位,小肠特征消失。

(韩彤妍　朴梅花)

参考文献

1. Gleason CA, Devaskar SU. Avery's Diseases of the Newborn, 9th ed, 2012:994-1006.

2. Buonocore G, Bracci R, Weindling M. Neonatology: A Practical Approach to Neonatal Diseases, 2012:263-289.

第 2 节　消化系统功能发育

消化系统功能包括 3 方面:①运动功能,胃肠道平滑肌收缩产生的运动可对摄入的食物进行机械消化和转运; ②消化和吸收功能,可将摄入的高分子营养物质分解为小分子物质,经胃肠黏膜上皮细胞吸收进入血液循环;③免疫保护功能,胃肠黏膜直接与食物和各种抗原物质接触,进行有效的免疫应答[1-2]。

消化道结构和功能的发育和成熟,是受遗传因素、发育生物钟、激素等内源性因素和羊水等外源性因素的影响与调节。这四个因素的作用反映在各种分子水平的转录和细胞内的调节。在宫内,胎儿消化道一直浸泡在羊水中,羊水中除含有营养素外,还含有能刺激其发育成熟的激素和生长因子。消化道功能的发育成熟是从口开始逐步向下,与此同时血管和神经也向同样的方向延伸以支持和调节肠道的功能。

(一) 口咽部

胎儿从 12 周开始能主动吞咽羊水,由每日 5ml 逐渐增加,至 5 个月时可达 350ml,经羊水吞入的毳毛、胎脂、胆道分泌物、胃肠脱落的上皮细胞形成胎便。第 20 周起出现非营养性吸吮动作,可提高胃排空速度。34 周已有完善的吸吮和吞咽反射,开始出现营养性吸吮动作,每秒有 2 次吸吮,每次吸吮后有 1~4 次吞咽动作。

(二) 食管

主要功能是在吞咽过程中将羊水由口腔送入胃内,由食管肌有序的舒缩蠕动及上下食管括约肌协调运动共同完成。食管的运动分 3 级:初级蠕动是随吞咽发生的;次级蠕动是由食管膨胀引起;3 级蠕动只在反向收缩时出现,属病理性。食管蠕动受脑、黏膜下及肌间神经丛的迷走和交感神经控制。上食管括约肌由环咽肌和下咽缩肌组成,孕 32 周时已形成,下食管括约肌为食管肌的延续。括约肌压力随胎龄而增加,闭合有力是平滑肌的特性。胃泌素是主要调节因子,胆碱能激动剂可增加压力,抗胆碱剂、血管活性肠肽、抑胃肽、缩胆囊素可降低压力。

(三) 胃

主要功能是运动(机械消化)和分泌(化学消化)。第 9 周环肌和纵肌相继出现,第 14 周幽门形成。第 10 周时壁细胞和内分泌细胞出现。第 12 周颈黏液细胞出现。第 3 个月末,主细胞可产生胃蛋白酶原,壁细胞产生盐酸和内因子,内分泌细胞分泌胃泌素。第 16 周颈黏液细胞分泌黏液。胃的发育受神经内分泌的调节和控制,如胃泌素、血管活性肠肽、甲状腺素、皮质醇、表皮生长因子等。胃的运动和排空受神经、肌肉和激素间相互作用的调节。迷走神经兴奋可使平滑肌收缩,胃运动增强;胃泌素可使收缩频率增加;促胰液素和抑胃肽可抑制胃运动。胃底和胃体前部的功能是暂时储存食物,胃体后部和胃窦是胃内机械和化学消化的主要部位。胃酸、胃酶、溶菌酶、补体、铁蛋白对进入胃内的细菌具有抑菌或杀菌作用。

(四) 小肠

主要功能有:①小肠运动形成的机械消化,包括蠕动将食糜推向前、摆动使食糜混合、分节运动使食糜与消化液充分搅拌,促进化学消化。肠运动与肌肉、神经发育有关,6~8 周环肌、纵肌形成,8~12 周肌间神经丛和黏膜下神经丛相继建立,开始有短暂的肠蠕动,30 周前空肠收缩仍比较紊乱,34 周由于移动性肌电复合波出现,十二指肠和空肠的收缩得到协调,才出现有规律向前推进的蠕动波,将食糜送到小肠末端。②小肠内化学消化由胰液、胆汁和小肠液共同完成。第 12 周小肠的内分泌细胞已形成,12~18 周含有胃泌激素、分泌素、血清复合胺、生长激素抑制剂和 P 物质等的颗粒已存在。刷状缘的结构也已能很好被分辨,但刷状缘膜的功能还不成熟。于妊娠 6 个月末 α 葡萄糖苷酶、二肽酶和蔗糖酶已有功能,在 13~20 周已发现结肠中有乳糖分解酶的存在,但要到 32~34 周才有功能。蔗糖酶和麦芽糖酶于第 9 周就存在,4~6 个月末其活性达足月儿的 75%。葡萄糖淀粉酶也于妊娠 2 个月末出现,其活性大约是足月时的一半。刷状缘所有的肽酶和羧肽酶也于 4~6 个月出现。免疫保护功能,由于肠黏膜固有层含有丰富的淋巴组织,除含有大量淋巴细胞外,十二指肠和空肠还有许多孤立的淋巴小结,回肠内更有集合淋巴小结。第 8 周肠黏膜即可见淋巴细胞,12 周时出现增殖反应,16~18 周时出现集合淋巴小结表面的 M 细胞形成,M 细胞可摄取肠腔内大分子抗原,传给下方的 B 细胞,分化为浆细胞,分泌 IgA,IgA 通过黏膜上皮时,与细胞表面的糖蛋白载体形成分泌性 IgA(SIgA),被盖于小肠上皮表面,可阻止细菌及抗原附着,保护肠黏膜,并可抑制病毒的复制,中和毒素和致敏原[3]。

(五)大肠

主要功能是储存食物残渣,进一步吸收水分形成粪便。大肠黏膜上皮细胞和肠腺杯状细胞分泌液和碳酸氢钠,使大肠液 pH 为 8.3~8.4,可保护肠黏膜,又可滑润粪便,有利于大肠内细菌繁殖,细菌的酶可使糖和脂肪酵解,使蛋白质腐败分解,能合成维生素 B 和维生素 K。大肠运动少而慢,有利于粪便形成和贮存。机械性反射有随意控制作用。

(六)肝

是人体最大的消化腺。主要外分泌功能是分泌胆汁,肝细胞分泌胆盐,小胆管分泌水和无机盐,经胆道排入十二指肠,以利脂肪的消化和吸收。第 14 周胎儿肝已具有胆固醇合成胆汁酸的功能,随胎龄增加。胆汁的分泌和排出受神经、体液因素调节。

(七)胰腺

分外分泌部和内分泌部。外分泌部包括各级导管和腺泡,腺泡可分泌胰蛋白酶、胰脂肪酶和胰淀粉酶。分泌的胰液经胰管进入十二指肠,对肠内容物进行消化作用。内分泌部称胰岛,含有 α、β、δ 细胞,可分泌多种激素。第 12 周胰泡开始出现,并含有胰蛋白酶、磷脂酶、糜蛋白酶、磷脂酶 A 和脂肪酶,但活性较低。第 16 周淀粉酶出现,第 20 周胰泡发育成熟。

(八)黏膜免疫系统发育

胃肠道是人体内最大的免疫器官。作为与胃肠道发育的一部分,黏膜免疫系统经历胎儿期和生后的变化。在生后接触食物和细菌来源的分子之后,发生了巨大的变化,成为黏膜免疫修饰的主要决定因素[4]。

黏膜免疫是由先天性免疫和获得性免疫构成的。先天免疫系统包括化学 / 非细胞成分(如胃酸、肠黏液层、上皮屏障功能和防御因子),以及细胞腔(如中性粒细胞、巨噬细胞和抗原呈递细胞)。获得性免疫系统由 T 细胞淋巴细胞和 B 细胞介导体液免疫组成的。

虽然胃酸、胆汁盐和胰腺分泌物主要是参与消化功能,但是也有潜在抑制病原菌生长的功能。临床研究已经证明,早产儿延迟喂养将导致胃酸分泌减少,可能是营养性喂养预防 NEC 的机制。此外,在早产儿使用 H2 受体拮抗剂增加败血症概率。

黏蛋白、糖蛋白、免疫球蛋白、糖脂、三叶因子和白蛋白是构成管腔黏液层的成分。以前,人们认为黏液功能是非特异性的方式,防止细菌黏附和排斥潜在的病原。现在很清楚地了解到,黏液层的某些成分促进黏膜愈合。具体来说,三叶因子家族具有促血管生成和抗凋亡特性,调节细胞与细胞之间的连接,增强表皮生长因子。

上皮屏障功能由细胞内锚定于细胞的蛋白质完成的,还能防止大分子穿透。最近研究表明,这些蛋白质不只是"锚定",实际上在本质上是动态的,对生理和病理性刺激做出反应。此外,树枝状细胞,一种抗原呈递细胞,通过紧密连接发送"潜望镜",能够预先接触肠腔内微生物,也提示上皮 - 免疫细胞相互作用。

防御素是一种抗菌蛋白,由特殊的肠上皮细胞——潘氏细胞分泌的。在妊娠 14 周,防御素在胃肠道内出现,到 17 周时,就局限于小肠中。潘氏细胞的数量和防御素的表达,在 24 周的超未成熟儿显著低于足月儿,因此,与早产儿败血症和 NEC 的几率增加相关。

先天免疫中细胞成分包括巨噬细胞和粒细胞。早在妊娠第 11 周,巨噬细胞就存在于胎儿肠道中。最近的一项研究表明,趋化素是一种有效的肠巨噬细胞召集者,其产生峰值在妊娠 20~24 周。

(韩彤妍　朴梅花)

参考文献

1. Gleason CA, Devaskar SU. Avery's Diseases of the Newborn, 9th ed, 2012, 994-1006.

2. Buonocore G, Bracci R, Weindling M. Neonatology: A Practical Approach to Neonatal Diseases, 2012: 263-289.

3. Morais MB. Signs and symptoms associated with digestive tract development. J Pediatr (Rio J), 2016, 92 (3 Suppl 1): S46-56.

4. Gensollen T, Iyer SS, Kasper DL, et al. How colonization

by microbiota in early life shapes the immune system. Science, 2016, 352 (6285) : 539-544.

第 3 节　新生儿消化系统解剖生理特点

（一）各器官的解剖生理特点

1. 口腔　新生儿口腔容积较小,舌短宽而厚,出生时已具有舌乳头,硬腭穹隆不发达,牙床宽大,唇肌、咀嚼肌发育良好,两颊有坚厚的脂肪垫,故生后即已具备充分地吸吮和吞咽能力。吸吮反射虽是生后即存在的非条件反射,但也受各种因素影响,如喂奶前将小儿置于准备体位,母亲用手协助将奶头送入口内,乳汁气味、奶瓶外形等均能作为条件使之强化。早产儿、患呼吸道感染或口腔炎、颅内有病变时均可受到抑制。口腔黏膜细嫩,血管丰富,唾液腺发育不足,分泌唾液较少,黏膜较干燥,易受损伤,故清理口腔时,忌用布类擦洗,以免黏膜破损造成感染。90% 的新生儿于硬腭正中线两侧可见散在的黄白色小点,称上皮珠,系上皮细胞堆积所致。有时在牙龈切缘上也可见散在的淡黄色微隆起的米粒大小颗粒或白色斑块,俗称"马牙",系上皮细胞堆积和黏液腺潴留肿胀所致。一般在 2~3 周内都可自然消退,勿擦拭或用针挑,以防感染,不需治疗。舌质淡红,舌苔微白或薄白,有时舌体局部微有颤动,均为正常现象。

2. 食管　始于第 3~4 颈椎,比成人高 1~3 个颈椎,终于 10~11 颈椎,食管长度为 10~11cm,管腔内径 5~8mm,呈漏斗状。全长相当于从咽喉部到剑突下的距离,从鼻根至剑突的距离可作为胃插管的长度。食管黏膜柔软,缺乏腺体,弹力纤维和肌层发育不良,管壁柔软,易受邻近器官的影响而变位。食管上部括约肌不随食物下咽而紧闭,下部括约肌也不关闭,因而容易溢乳。食管为一肌肉管,上端入口处为横纹肌所构成,下端为平滑肌所组成,中部混合组成。上端有上食管括约肌,下端有下食管括约肌,位于膈的食管裂孔内,新生儿腹腔内食管段不存在。上、下食管括约肌形成高压区,各为 (28.9 ± 0.89) kPa $(21.3 \pm 7.4$ mmHg$)$ 和 $0.53{\sim}0.8$ kPa$(4{\sim}6$ mmHg$)$,两周以内新生儿下食管括约肌压力低,6 周才能建立有效的抗反流屏障[1,2]。

3. 胃　胃位于左季肋部,胃底发育差,呈水平位,贲门平第 10 胸椎左侧,幽门在第 12 胸椎的中线附近。胃肌层发育较差,空胃缩小,摄入液体或乳汁后易使胃扩张。吸吮时常吸入空气,称生理性吞气症。贲门较宽,且括约肌不够发达,在哭闹或吸气时贲门呈开放状态,而幽门括约肌又较发达,使新生儿易溢乳或呕吐。足月新生儿的胃容量生后 10 天为 30~60ml。胃黏膜血管丰富,其中腺体及杯状细胞均少于成人,分泌的盐酸及各种酶均少。足月新生儿的胃能分泌盐酸、蛋白酶、内因子及黏液,但氢离子和蛋白酶含量均较低。在妊娠最后 3 个月,孕母促胃液素分泌亢进,能通过胎盘进入胎儿体内,足月儿生后 10 天内胃液分泌亢

进,是受母体的影响。新生儿胃液内还含有脂酶、凝乳酶等。胃排空时间,水为 1~1.5 小时,牛乳为 3~4 小时。乳液通过肠道时间,生后第 1 天需 24 小时,一周后缩短至 7 小时,人乳较牛乳排出快。乳汁的温度接近体温时易进入肠道,食欲旺盛时较食欲减退时快,患病时胃蠕动减弱,可延长经胃的时间。

4. 肠　新生儿的肠管较长,约为身长的 8 倍(婴幼儿为 6 倍,成人仅 4.5 倍),大肠与小肠长度的比例为 1 : 6(婴幼儿为 1 : 5,成人为 1 : 4),小肠相对较长,分泌面及吸收面大,故可适应较大量的流质食品。肠黏膜细嫩,富于血管、细胞及发育良好的绒毛。黏膜下组织脆弱,弹力纤维不发达,肌层较薄,尤以纵肌更薄。黏膜与浆膜肌层厚度比为 1 : 1(成人为 1 : 2)。小肠吸收力好,通透性高,有利于母乳中免疫球蛋白的吸收,但也易对其他蛋白分子(牛乳、大豆蛋白)产生过敏反应。肠壁屏障功能较弱,肠腔内毒素及消化不全的产物较易通过肠壁而进入血流,引起中毒症状。胎儿娩出后咽入的空气可达回肠,3~6 小时达结肠,并均匀地散布于整个大小肠,因此,肠管平时含有大量气体,经常呈膨胀状态,若不充气常为病态。乳液通过肠道的时间,个体有较大的差异,从 12~36 小时不等,人工喂养者可延长到 48 小时。腹壁较薄,腹肌无力,受肠管胀气影响,正常情况下多表现腹部饱满,可看到肠型。结肠壁薄,无明显结肠带与脂肪垂。升结肠及直肠与腹后壁固定较差,易发生肠套叠。直肠相对较长,黏膜与黏膜下层固定较弱,肌层发育不良,易发生肛门黏膜脱垂。

5. 肝　出生时肝重 120~130g,平均为体重的 4%(成人为 2%)。肝下缘在右肋下约 2cm,剑突下更易触及,也在 2cm 以内。肝脏血管丰富,易因淤血而增大。肝具备许多重要功能,如制造胆汁,进入十二指肠参加消化过程;对蛋白质、脂肪、碳水化合物、维生素及水的代谢也起重要的作用;肝脏是糖原、脂肪、蛋白质的贮存所;肝还具备屏障及解毒作用,能使有害物质经肝细胞转化为无害物质。

6. 胰腺　长条状腺体,在胃的后方,横贴于腹膜后壁,分头、颈、体和尾 4 部分。出生时胰腺重 2~3.5g,长 4~5cm,厚 1.2cm。胰腺缺少实质细胞而富于血管,结缔组织发育良好。胰腺对新生儿代谢起重要作用,胰液经胰管排入十二指肠,发挥多种消化酶的消化作用,分解蛋白质、碳水化合物和脂肪,但缺乏胰淀粉酶。胰腺在胚胎 2 个月末已出现胰岛细胞,其生长较胰腺的外分泌腺体组织快。胰岛中分泌胰高血糖素的 α 细胞及分泌胰岛素的 β 细胞之比出生时为 1 : 1.5(成人为 1 : 3.5)。

（二）消化道内细菌特点

胎儿消化道内无细菌,出生后细菌很快从口、鼻、肛门上下两端侵入,其种类与数量迅速增加,至第 3 天已近高峰。早年间已有研究明确了足月儿肠道菌群。婴儿期肠道菌群不很复杂,特点是兼性菌的比例高于成人。当肠道的氧含量达到一定水平,兼性菌开始定植,抑制厌氧菌的

生长。因此,兼性的大肠埃希菌和肠球菌繁殖后,肠道氧气被消耗,从而使得厌氧的双歧杆菌、类杆菌、梭菌属得以繁殖[1-2]。

肠腔内菌群在一定程度上受食物成分的影响,单纯用母乳喂养者,双歧杆菌占优势,因人乳中的乙型乳糖能促进双歧杆菌的生长,而抑制大肠埃希菌的生长。有少量肠球菌、大肠埃希菌、变形杆菌等。人工喂养者,大肠埃希菌占优势,因牛乳中含有甲型乳糖,能促进大肠埃希菌的生长。肠内细菌含有各种酶,它能水解蛋白、分解碳水化合物、使脂肪皂化、溶解纤维素、合成维生素 K 和 B 族维生素。正常情况下胃及十二指肠内几乎无菌,细菌多集中在大肠及直肠内。患消化道疾病时,细菌大量繁殖的结果是细菌进入小肠,甚至胃内,使食物过度分解,其产物与细菌上行时所产生的物质均对机体不利,引起一系列中毒症状。

(三)消化吸收生理

营养的消化包括分解碳水化合物、蛋白质和脂肪,成为小分子成分(单糖、寡肽和氨基酸、游离脂肪酸和单脂肪酸甘油酯),被运输到具有吸收功能的小肠上皮细胞和门静脉系统[1-2]。

1. 碳水化合物的消化 在足月儿,碳水化合物供应约 40% 热量。膳食中碳水化合物包括糖和淀粉。母乳和大多数牛乳基质的婴儿配方奶粉中主要的糖分是乳糖。在吸收葡萄糖和半乳糖等单糖之前,乳糖双糖必须通过肠道乳糖酶水解。乳糖酶是一种膜结合蛋白,在肠吸收细胞—肠上皮细胞的顶面。胎儿的生命早期,乳糖酶基因表达于结肠和小肠。但是,达足月时,乳糖酶基因表达的空间梯度建立,峰值表达于近端小肠。随着胎儿成熟,乳糖酶活性增加,最大约 4 倍的增幅,发生在孕晚期。在没有足够的乳糖酶水解时,未消化的乳糖会导致渗透性腹泻。虽然早产儿有相对低水平的乳糖酶活性,母乳喂养或者含乳糖配方奶粉喂养时,他们能够维持无腹泻的正常生长。一些配方奶粉,含有葡萄糖聚合物形式的复合碳水化合物。葡萄糖聚合物要求淀粉酶水解,这一复合碳水化合物的消化,是从胃肠道管腔开始的,通过唾液腺和胰腺分泌的 α- 淀粉酶的作用。新生儿对碳水化合物的消化及吸收功能已较成熟,对单糖及双糖均能迅速利用,对多糖的消化能力较低,加之唾液中淀粉酶含量少,故不宜喂淀粉类食品。

2. 蛋白质的消化和吸收 在足月儿,蛋白质提供 <10% 的热卡。体内产生的大多数的氨基酸用于蛋白质合成。必需氨基酸必须通过食物提供。蛋白质的消化主要在肠内进行,肠腔内蛋白酶消化蛋白质。蛋白质的最初消化是在小肠腔内,由胃内的胃蛋白酶和胰腺分泌的胰蛋白酶、胰凝乳蛋白酶、羧肽酶、弹性蛋白酶等蛋白分解酶。肠腔消化的最终产物是氨基酸和 2- 到 6- 个氨基酸残基的寡肽链。氨基酸通过多种氨基酸转运载体进入细胞内。在早产儿,大部分的刷状缘和胞内肽酶的活性也是发育成熟的。有证据表明,配方奶粉中的一些牛奶蛋白可以被完整地吸收到

血循环中,因而有利于初乳中免疫球蛋白的吸收。一般母乳喂养者血中 IgG、IgA、IgM 浓度较牛乳喂养者高,说明蛋白分子可完整地通过肠壁。

3. 脂肪的消化 在足月儿,脂肪提供 40%~50% 的热卡。通过酶的作用,舌、胃和胰腺分泌的脂肪酶水解脂肪成为游离脂肪酸和甘油单酯。胰脂肪酶在出生时浓度相对低。舌脂肪酶和胃脂肪酶,到妊娠 26 周开始出现,因此,是新生儿脂肪的消化的主要成分。此外,母乳中的胆汁盐依赖脂肪酶能水解脂肪。肝和胆囊分泌的胆盐有利于脂肪吸收并使脂肪在肠腔乳化。出生后,在喂养后,胆汁迅速流动到肠道。在肠腔脂肪水解后,脂肪酸和甘油单酯混合颗粒通过肠黏膜细胞膜直接扩散。新生儿尤其是早产儿对脂肪的消化吸收功能稍差,因胆酸分泌较少,不能将脂肪乳化。人乳脂肪 85%~98% 能被吸收,牛乳脂肪吸收率只有 80%~85%,故在粪便中常可见到少量的脂肪酸或中性脂肪球。

(四)粪便特点

新生儿最初 2~3 天内排出的大便,呈深绿色,较黏稠,称为胎便。由脱落的肠上皮细胞、咽下的羊水及消化液所形成,故含有上皮细胞、毳毛、胎脂、黏液、胆汁及消化酶等。当胎儿有宫内窒息时,由于缺氧,使肠蠕动增强,肛门括约肌弛,胎粪可排入羊膜腔内,使羊水污染。正常新生儿多数于 12 小时内开始排便,胎便总量 100~200g,如 24 小时不见胎便排出,应注意检查有无消化道畸形。如乳汁供应充分,2~4 天后即转变为正常新生儿大便,由深绿色转为黄色。人乳喂养儿的粪便为金黄色,糊状,呈酸性反应,每日排便 1~4 次。牛乳喂养儿的粪便为淡黄色,呈均匀硬膏样,呈中性或碱性反应,每日排便 1~2 次,易便秘。

(韩彤妍 朴梅花)

参考文献

1. Gleason CA, Devaskar SU. Avery's Diseases of the Newborn, 9th ed, 2012, 994-1006.

2. Buonocore G, Bracci R, Weindling M. Neonatology: A Practical Approach to Neonatal Diseases, 2012: 263-289.

第 4 节 口炎

口炎(stomatitis)是指口腔黏膜的炎症。如病变限于口腔内某一局部,如舌、齿龈、口角,可称为舌炎、牙龈炎、口角炎。新生儿口腔黏膜具有以下特点:黏膜娇嫩、血管丰富,唾液分泌量少,黏膜较干燥,有利于微生物的繁殖,如用力擦拭口腔,或乳汁过热,使口腔黏膜受损而易导致感染。奶瓶奶头消毒不严、使用广谱抗生素或肾上腺糖皮质激素、人免疫缺陷病毒(HIV)感染的新生儿均易引起口腔黏膜感染。

(一)鹅口疮

鹅口疮(oral candidiasis, thrush)是由白色念珠菌感染

所致的口腔黏膜炎症,又称口腔念珠菌病。是新生儿期常见病。白色念珠菌在健康人皮肤表面、肠道、阴道寄生,正常情况下并不致病,当机体抵抗力低下或免疫受抑制时则可致病,如广泛使用抗生素、糖皮质激素及免疫抑制剂、先天性或获得性免疫缺陷、长期腹泻等。新生儿因分娩时接触产道念珠菌或乳具消毒不严、乳母奶头不洁或喂奶者手指污染而受染。还有研究发现,两组在母亲年龄、体重、产次、分娩方式方面无差异的新生儿,抗生素暴露组(母亲产时应用抗生素)的新生儿较对照组更易感染鹅口疮。有人认为尽管影响新生儿鹅口疮的发病因素较多,如胎龄、出生体重、住院时间等,但抗生素的不合理使用却是不容忽视的因素。鹅口疮可在新生儿室中引起流行。

在口腔黏膜上出现白色乳凝块样物,常见于颊黏膜、上下唇内侧、舌、齿龈、上腭等处,病变容易识别,可无症状或有中度疼痛,红色基底上的白色斑块。此白膜不易拭去,强行剥落后,局部黏膜潮红、粗糙。一般无全身症状,偶可表现拒乳。大多数新生儿鹅口疮发病高峰在生后 4 周左右。白色念珠菌定植在口腔和胃肠道。

初步诊断通常是通过体检和病史,发现口腔内特征性的病变即可确诊,有条件的情况下,可以将病变刮片在 10% 氢氧化钾溶液中,见到酵母菌和假菌丝形成,可以确诊。也可进行真菌培养、鉴定。

治疗可用新配制的制霉菌素溶液(10 万 ~20 万 U,溶于 5~10ml 水中)涂口腔,每日 3~4 次,持续用药 14~21 天,但实际上涂抹后很快见效,如果病因未去除,又会反复出现。用药同时,可给予益生菌口服,调节新生儿自身免疫力及肠道菌群。

(二)疱疹性口炎

疱疹性口炎(herpetic stomatitis)是单纯疱疹病毒(HSV)感染所致。HSV-1 和 HSV-2 病毒是高度相关的病毒。虽然经典的 HSV-1 病毒已被确定为口腔感染(龈口炎、咽炎),HSV-2 被认为是生殖器疱疹最相关的病毒,但是近年来这些区别变得模糊。新生儿 HSV 感染可能发生在宫内、产时或产后。这三个感染传播途径中,前两个最常见感染源是母亲,发病率从 1/(3500~20 000)。尽管 85%~95% 的病例,来自于产前感染,多数是由于母亲的原发性 HSV 感染导

致,垂直传播率接近 50%,宫内和生后感染是公认的公共健康问题,并且与预后相关[1-2]。

口咽部的感染,在口腔、舌局部发生感染,与儿童的原发性 HSV-1 感染引起典型的疱疹性龈口炎不同,新生儿不发生典型的感染。总体来说,约有 10% 的患儿口咽病毒培养呈 HSV 感染阳性。大多数围产期或生后感染的新生儿在出生时是正常的。通常生后 3 天,病情发展,发生皮损、口腔溃疡和其他症状和体征。早产儿被感染风险更大,被感染的新生儿中,40%~50% 是 36 周以下的早产儿。

根据临床表现并作相应的实验室检查有助诊断。如病毒分离、HSV-DNA 检测、HSV 抗原检测、疱疹液涂片染色、血清中 HSV 抗体检测等。

本病为自限性疾病,病情轻者不需用抗病毒治疗。一般治疗以加强口腔护理为主,保持损害部位清洁,防止继发细菌感染,伴有细菌感染时,应采用抗生素治疗。保证水、电解质平衡。相应的对症治疗。抗病毒治疗用于重症患儿。阿昔洛韦(acyclovir)具有选择性抗病毒作用,对局限性 HSV 感染有良好疗效,剂量为每次 20mg/kg,每天 3 次静脉点滴,疗程 14~21 天。该药毒性较少,使用较方便。较新的抗疱疹的药物:伐昔洛韦和泛昔洛韦,不推荐用于新生儿 HSV 感染。

新生儿 HSV 感染预防是较为困难的,但以下措施可减少其发生:①孕妇临产前均应进行生殖器疱疹的检测。如确定有生殖道 HSV 感染宜采用剖宫产,避免经阴道分娩感染新生儿,剖宫产应在胎膜未破时进行,胎膜破裂 4~6 小时后,新生儿有被上行感染的可能性。②新生儿出生后应避免和有活动性 HSV 感染的医护人员、亲属及新生儿接触。有 HSV 感染的新生儿应与其他新生儿隔离。丙种球蛋白被动预防新生儿感染 HSV 效果尚不肯定。

(三)Bednar 口疮

新生儿可发生 Bednar 口疮(翼状溃疡),是发生在新生儿软腭边缘的小溃疡,见图 12-4-1[3]。

第一次系统地形容这一疾病是 1850 年,维也纳儿科医生 AloisBednar[3]。他观察了从 2 日龄到 6 周的婴儿的溃疡。发现于硬腭后部,软腭开始的黏膜病变。通常是对称的,位于内侧的黏膜皱襞连接上颌骨和下颌骨的部位。溃疡不是

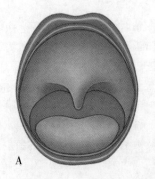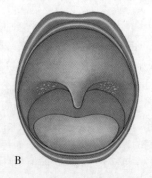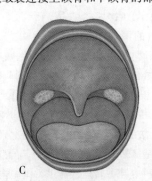

图 12-4-1　Bednar 口疮常见部位
A. 黏膜充血;B. 小的 Bednar 口疮;C. 融合的 Bednar 口疮

很深，中央渗出、周边充血发炎，有的几天愈合，也有的达到 30 天。Bednar 口疮不会造成许多问题，也不需要任何具体的治疗，但是新生儿吸吮时可能会有疼痛[4]。因此，在 20 世纪初，常被认为是新生儿败血症的原因之一。

溃疡的病因至今不清，大多数的研究者认为是由于新生儿出生后清理口腔引起的，近期假设认为是与使用的奶嘴和喂养的位置有关，也有人认为是免疫反应导致 Bednar 口疮。喂配方奶粉的婴儿往往比母乳喂养发生溃疡几率高。Bednar 口疮位置接近扁桃体，而此区域被称为口腔扁桃体，此处分布着黏膜淋巴组织。支持这一理论的一个事实是 Bednar 口疮常见于自然分娩的婴儿，分析这现象的原因是这些新生儿接触到阴道菌群而剖宫产的新生儿没有与母体细菌接触[5]。此外，Bednar 口疮很少发生在早产儿。近期研究认为，奶瓶奶嘴和水平方向的喂养被认为是 Bednar 口疮的原因，但是不能解释为什么 Bednar 口疮多见于足月儿和过期产儿。

（韩彤妍　朴梅花）

参考文献

1. Looker KJ, Magaret AS, May MT, et al. First estimates of the global and regional incidence of neonatal herpes infection. Lancet Glob Health, 2017, 5(3): e300-e309.

2. Hollier LM, Wendel GD. Third trimester antiviral prophylaxis for preventing maternal genital herpes simplex virus (HSV) recurrences and neonatal infection. Cochrane Database Syst Rev, 2008, 1: CD004946.

3. NebgenS, KasperHU, SchäferD, et al. Bednar's Aphthae in Neonates: Incidence and Associated Factors. Neonatology, 2010, 98: 208-211.

4. Nam SW, Ahn SH, Shin SM, et al. Clinical features of Bednar's aphthae in infants. Korean J Pediatr, 2016, 59(1): 30-34.

5. Tricarico A, Molteni G, Mattioli F, et al. Nipple trauma in infants? Bednar aphthae. Am J Otolaryngol, 2012, 33: 756-757.

第 5 节　胃食管反流

胃食管反流（GER）是指胃内容物，包括从十二指肠流入胃的胆盐和胰酶等反流入食管的一种常见临床症状，分为生理性和病理性两种。前者是由于哭闹、咽下、吸吮、胃胀气等引起食管下括约肌（lower esophageal sphincter, LES）反射性松弛，而使食物进入食管内或胃内过多气体通过食管排出体外，往往发生在喂奶时或喂奶后。易发生于新生儿期，尤其是早产儿更多见，可高达 80%~85%，发作可能会比较频繁，5% 的患儿每天出现反流≥6 次，受影响的患儿 1 岁前 90% 可以缓解。通常不需要进一步检查或治疗。后者是由于 LES 的功能障碍和（或）与其功能有关的组织结构异常，以至 LES 压力低下而出现的反流，可引起一系列临床症状，长期反流导致反流性食管炎，中耳炎、咽炎、支气管肺部并发症，营养不良等称为胃食管反流病（gastroesophageal reflux diseases, GERD）。某些非 IgE 介导的牛奶蛋白过敏症状与 GER 症状类似，需要仔细鉴别[1]。

1934 年 Hamperl 和 1935 年 Winkelstein 分别描述反流性食管炎的病理和临床表现，1947 年，Neuhaser 和 Berenberg 报道了 GER，由于胃食管连接部松弛，而引起进食后呕吐，当时称为松弛症（chalasia）。1959 年 Carre 强调此类患儿常伴有解剖学异常，称为胸胃或食管裂孔疝。以后许多学者又发现大多数松弛症患儿经体位治疗即可治愈，并无裂孔疝存在。也有学者称为先天性短食管，实际上大多数短食管患者为严重反流后食管缩窄、纤维化及挛缩的结果。1974 年 Randolph 强调 LES 的作用，因此，近年来认为将此组患儿命名为 GER，以反映食管功能性病变最为适宜。

（一）发病机制

1. LES 抗反流屏障功能低下

（1）食管下括约肌压力（lower esophageal sphincter pressure, LESP）低下：LES 位于食管下段横膈食管裂孔处，该处环行肌略厚，其肌束分别与食管及胃的相应肌层延续，呈斜行螺旋状走向，收缩期使食管变窄及胃食管角变锐，起着括约肌样作用，在食管穿越膈肌处形成长 1~4cm 的高压区，在静息状态下，保持一定压力，并使下段食管关闭。当有吞咽动作时 LES 反射性松弛，压力下降，通过正常的食管蠕动推动食物进入胃内，然后压力又恢复到正常水平，并出现一个反应性的压力增高以防止食物反流；当胃内压和腹内压升高时，LES 会发生反应性主动收缩使其压力超过增高的胃内压，起到抗反流作用。LES 正常压力调节主要由壁内平滑肌、神经支配、神经递质及肽类激素以及某些药物、食物调节。因某种因素使上述正常功能发生紊乱时即可引起胃内容物反流入食管。如 LES 肌肉数量减少或肌细胞有缺陷，使 LESP 降低，且不随胃内压改变而变化，可致 GER。胃泌素、胃动素、胆囊收缩素、P 物质、胰多肽、血管紧张素、脑啡肽等可使 LESP 增高。而血管活性肠肽、促胰液素、β 肾上腺素能激动剂、α 肾上腺素能拮抗剂、抗胆碱能制剂、多巴胺受体兴奋剂、钙通道拮抗剂、茶碱、一氧化氮、抑胃肽、前列腺素等及巧克力、烟碱、咖啡、高脂食物、酒精等可使 LESP 降低，引起 GER。

（2）LES 周围组织作用减弱：LES 近端位于胸腔，中部位于横膈食管裂孔，远端位于腹腔内。缺少腹腔段食管，腹压增高时不能传导腹压至 LES，使其收缩达到抗反流作用，如食管裂孔疝常出现 GER。腹腔内的正压作用于 LES，可部分抵消胃内容物反流入食管的压力，而在食管裂孔疝时，其 LES 在胸腔内，周围是负压，易出现反流。但 Curci 报道 41 例 GER，有食管裂孔疝者仅 5 例。又如食管闭锁患儿，术后 50%~60% 可发生 GER。新生儿胃食管角(由食管和胃贲门形成的夹角,又称 His 角)较大(正常为 30°~50°);横膈肌脚钳夹作用减弱;膈食管韧带和食管下段黏膜瓣解剖结构发生器质性或功能性病变等均可破坏 LES 正常的抗反流功能。

(3) LES 短暂性松弛(transient lower esophageal sphincter relaxation,TLESR):是指与吞咽过程无关的短时间 LES 松弛。有人认为是造成生理性和病理性反流的重要因素。而胃扩张是造成 TLESR 的最关键原因。

2. **食管廓清能力降低**　正常食管蠕动分为原发性和继发性两类,前者由咽下动作引起,始于咽食管连接处,蠕动波可产生一定压力,推动食团向下移动,上段食管蠕动快于下段。后者始于食管上括约肌(upper esophageal sphincter,UES)以下部分,可排除食管内原发性蠕动波未排尽的食物。正常情况下,食管的蠕动、唾液的冲洗及对酸的中和作用、食物的重力和食管黏膜下分泌的碳酸氢盐等构成了食管廓清能力,对反流物进行清除,以缩短反流物和食管黏膜的接触时间。当食管蠕动振幅减弱、消失或出现病理性蠕动时,食管通过蠕动清除反流物的能力下降,延长了反流的有害物质在食管内的停留时间,增加了对黏膜的损伤,很少发生继发性蠕动,食管廓清能力降低,胃内容物可由逆蠕动波继续向上反流溢出,促进 GER 的发生。

3. **食管黏膜的屏障功能破坏**　屏障作用由黏液层、细胞内的缓冲液、细胞代谢及血液供应构成。反流物中的某些成分(主要是胃酸、胃蛋白酶;其次为十二指肠反流入胃的胆盐和胰酶)使食管黏膜屏障功能受损,黏膜抵抗力减弱,引起食管黏膜炎症。

4. **胃、十二指肠功能失常**

(1) 胃排空功能低下,使胃内容物和压力增加,当胃内压增高超过 LES 压力时可诱发 LES 开放;胃容量增加又导致胃扩张,致使贲门食管段缩短,使抗反流屏障功能降低。

(2) 胃内高分泌状态,例如 Zollinger-Ellison 综合征,胃内分泌量增加,酸度也增高,引起食管黏膜损伤重,疗效差。

(3) 十二指肠病变时,幽门括约肌关闭不全导致 GER。

由于酸性胃液反流,食管长期处于酸性环境中,食管黏膜是鳞状上皮组织,对胃酸和胃消化酶缺乏抵抗力,可发生食管炎、食管溃疡、食管狭窄;反流物吸入气管甚至肺内,可引起反复发作的支气管炎、肺炎、肺不张;也可引起窒息,甚至猝死综合征。2 周以内的新生儿 LES 压力较低,<0.3kPa(2.5mmHg),高压区长度也短,0.8~1.0cm,至少到生后 6 周才达成人水平 0.75kPa(5.6mmHg),长度 3~4cm,早产儿需 2~3 个月胃食管功能才能较成熟,建立起有效的抗反流屏障。此外,LES 到咽部的距离相对短,卧位时间也较长,哭闹时腹压往往升高,使 GER 更多见于新生儿期。

(二)临床表现

生理性反流只出现于喂乳后短时间内,如频发或持续时间长,且伴有一系列严重症状需要医学治疗或者有相关并发症时,应考虑胃食管反流病。

1. **呕吐及易激惹**　呕吐是最常见的症状,可见于 90% 以上的患儿。生后第一周即可出现,表现为溢乳、轻度呕吐或喷射性呕吐,呕吐较顽固。易激惹可能是因为疼痛而导致的。

2. **生长迟缓**　80% 的患儿出现喂养困难、体重不增,营养不良,体重常在第 10 百分位以下。

3. **贫血**　频繁的胃酸反流可致食管炎,患儿表现不安,易激惹或拒食,如发生糜烂或溃疡,可出现呕血及便血,导致缺铁性贫血,发生率约为 28%。

4. **合并症**　呕吐物被吸入,可致肺部合并症,发生率 16%~75% 不等,表现为窒息、呼吸暂停、发绀,可突然死亡。或引起呛咳、夜间痉咳,导致反复发作性气管炎、吸入性肺炎、肺不张等。有的患儿呕吐并不严重,夜咳等肺部症状为仅有表现。GER 治愈后,肺部症状随之消失。

5. **Sandifer 综合征**　病理性 GER 患儿呈现类似斜颈仰头体后弓的一种特殊"公鸡头样"的姿势,为一种保护性机制,以期保持气道通畅或减轻酸反流所致的疼痛,可同时伴有杵状指,蛋白丢失性肠病及贫血等。

6. **伴发其他先天性疾病**　如先天性食管闭锁、食管裂孔疝、食管蹼、气管食管瘘、先天性膈疝、先天性肥厚性幽门狭窄、先天性小胃、肠旋转不良、唇腭裂、心脏畸形等。在手术治疗这些疾病时,也应注意术后易出现 GER。神经系统有缺陷的患儿,如精神运动发育迟缓、脑瘫、智力低下、脊柱畸形等,可因体位、肌张力偏高、躯体痉挛、神经调节紊乱等因素,易发生 GER。一些少见病,如先天性中枢性低通气综合征(Ondine 综合征)、囊性纤维性变等,临床表现 GER 较为突出。其原因与长期仰卧位、吞咽功能不协调或缺失、食管运动功能受损、胃窦和幽门十二指肠动力异常、吞气症引起腹压增高、惊厥以及一些药物作用有关。

(三)诊断和辅助检查

GER 临床表现复杂且缺乏特异性,仅凭临床症状难以区分生理性或病理性 GER。目前,依靠任何一项辅助检查均很难确诊,必须采用综合诊断技术。凡临床发现不明原因反复呕吐、咽下困难、反复发作的呼吸道感染、生长发育迟缓、营养不良、贫血、反复出现窒息、呼吸暂停等症状时应考虑到 GER 存在的可能性,必须针对不同情况,选择必要的辅助检查,以明确诊断。

1. **食管钡剂造影**　方法简便易行,可以观察食管形态、食管动力改变和胃食管区解剖形态以及判断有无合并症存在。并对食管裂孔疝、食管蹼、食管狭窄、肠旋转不良等疾病做出明确诊断。虽然受哭闹等因素影响,且需放射性曝光显示,诊断阳性率在 75% 左右,目前临床上仍广泛采用。新生儿可用泛影葡胺 5~10ml 稀释后喂入,检查时头低位,腹部加压可提高检出阳性率。应观察 5 分钟,有 3 次以上反流才能肯定诊断。反流到食管下端即有诊断意义,如达食管中段或上段则意义更大。Mecagey 将 GER 造影检查分为 5 级：Ⅰ级反流至食管下端；Ⅱ级反流至气管隆突平面以上，颈部食管以下；Ⅲ级反流至颈部食管；Ⅳ级贲门完全松弛，反流至颈部食管；Ⅴ级反流合并气管或肺吸入。检出阳性率为 25%~80% 不等。假阴性占 14%，假阳性占 31%，故可作为初筛。

2. 食管 24 小时 pH 监测加阻抗检测　24 小时连续监测食管下端 pH，可反映 GER 的发生频率、时间、反流物在食管内停留的状况和反流与临床症状、体位、进食之间的关系，有助于区分生理性和病理性反流，其敏感性和特异性为各种检查方法之首。是目前最可靠的诊断方法。检查时将 pH 电极经鼻准确置于 LES 上缘以上 5cm 处。LES 位置确定的方法有：①测压法；②pH 梯度法；③透视法；④身高计算法，即 LES 中点距门齿距离为 0.226× 身高（cm）+6.7cm，而 LES 中点距鼻孔距离为 0.252× 身高（cm）+5cm。正常情况下，胃分泌酸故 pH 1.5~2.0，食管腔内 pH 6.0~7.0。发生 GER 时，远端食管内 pH 明显下降。新生儿采用 Boix-Ochoa 评分，主要有以下观察指标：①酸反流指数：pH<4 时间百分比（时间 / 总监测时间）；②24 小时内反流超过 5 分钟的次数及总次数；③最长反流时间；④反流与进食、体位、睡眠、活动及症状的关系；⑤症状指数：pH<4 症状次数 / 总症状次数。并给予 Boix-Ochoa 综合评分，目前较公认的标准是 Boix-Ochoa 评分 >11.99 为病理性反流。根据物质传导性不同，阻抗也不同的原理，多通道腔内阻抗（multichannelintraluminalimpedance，MⅡ）技术得以发展，其可测定反流物中气体、液体的组成。食管腔内阻抗与 pH 同步监测能区分反流成分及酸或非酸反流，也可用于监测食管的蠕动情况。特别对经抑酸治疗后仍有症状的患儿，可评价是否仍存在反流，为进一步确诊或调整治疗方案提供依据。

3. 胃食管同位素闪烁扫描　用胶体硫酸锝（99mTC）与牛乳混合喂入后做扫描检查，计算机采集图像和数据，可测出食管反流情况，并可观察食管廓清能力和胃排空功能，确定有无肺吸入。一次或一次以上食管下端有异常放射性核素浓聚，即为 GER 显像阳性，检出阳性率为 59%~90%。30 分钟内反流 1~2 次为 1 级，3~4 次为 2 级，5 次以上为 3 级。若 90 分钟时胃内还检出示踪物 50%~70% 或以上，说明有胃排空延迟，是幽门成形术的一个重要指征。食管下端有放射性核素浓聚，同时如肺内也有类似发现，证实呼吸道症状与 GER 有关。

4. B 超检查　1984 年 Naik 首先报道，为无损伤性检查，较实用，可见食管下端充盈，胃与食管间有液体来回流动。可检测食管腹腔段的长度、黏膜纹理状况、食管黏膜的抗反流作用，同时可探查有无食管裂孔疝，敏感度达 95%，特异度 58%。观察指标：下括约肌的开放、胃内容物向食管远端移动、消除反流物情况、食管下括约肌的关闭、腹内食管的长度、反流持续时间及胃管夹角。20 分钟内未见发作或一次 <2 分钟为阴性。

5. 食管胆汁反流 24 小时监测（Bilitec 2000）　食管胆红素光吸收值（Abs）≥0.14 提示有胆汁反流，是诊断十二指肠胃食管反流的客观证据。

6. 其他　食管内镜检查、食管压力测定不适用于新生儿；无线 pH 胶囊遥测尚未用于新生儿。

（四）鉴别诊断

对于反复呕吐的患儿，要排除其他疾病：如先天性肥厚性幽门狭窄、幽门前瓣膜、小肠梗阻等外科疾病以及幽门痉挛、贲门失弛缓、感染、牛奶过敏、遗传代谢性疾病、颅内压增高，尿路感染等内科情况。

（五）治疗[2-3]

1. 体位治疗　轻症患儿进食后 1 小时保持直立位。重症患儿需 24 小时持续体位治疗，可采用以下装置，将患儿放于 30° 倾斜的木板上，取俯卧位或左侧卧位，以背带固定。俯卧位可防止反流物的吸入，促进胃的排空。但要注意不要在沉睡的婴儿中使用体位疗法治疗 GER，对于新生儿应采取仰卧位。

2. 饮食疗法　母乳喂养儿出现频繁反流且易激惹，建议转至胃肠专科对母乳喂养进行评估，如果在母乳喂养评估和建议后易激惹仍持续，可以考虑试用海藻盐治疗 1~2 周。如果这种治疗效果良好继续使用。也可停药观察患儿恢复情况。配方奶粉喂养儿出现频繁反流且易激惹，使用以下治疗：首先，检查喂养史；然后如果患儿体重过高，减少进食总量；每餐少食，增加喂奶次数，喂以稠厚乳汁可改善症状，可给抗反流配方奶粉（含大米淀粉、玉米淀粉、刺槐豆胶，或角豆胶）。如果不成功，可以考虑试用海藻盐治疗 1~2 周。重症采用鼻十二指肠管鼻饲或胃肠道外营养。

3. 药物治疗　用于病理性反流患儿。

（1）**胃肠道动力药**：能提高 LES 的张力，增加食管和胃的蠕动，提高食管的廓清能力和促进胃的排空，从而减少反流和反流物在食管内滞留。

1）**多潘立酮**（吗丁啉，motilium）：为外周多巴胺受体阻滞剂，直接作用于胃壁，增加 LES 张力，防止反流；增加胃蠕动，促进胃排空；不通过血脑屏障，对脑内多巴胺受体无抑制作用，无锥体外系副作用。每次 0.3mg/kg，日服 2~3 次。奶前 30 分钟服，连续 7~10 天。但目前在新生儿中应用尚存在争论。

2）**红霉素及其衍生物**：为非肽类胃动素受体兴奋剂，能增加 LES 张力，胃底胃窦强烈收缩，增加小肠收缩，促进胃的排空及肠蠕动，一般用小剂量 5mg/(kg·d)，分 3 次服。

（2）**抗酸药**：抑制酸分泌和中和酸。

1）抑制酸分泌，有以下情况应用：不明原因的吞咽困难（拒绝进食、作呕或者窒息），易激惹行为，生长迟缓。抑制壁细胞分泌盐酸，可用组织胺 H2 受体阻滞剂。如西咪替丁（cimitidine）每次 3~5mg/kg，日服 2~4 次。雷尼替丁（甲硝咪胍，ranitidine）每次 3~4mg/kg，日服 2 次。法莫替丁（famotidine），每次 1~2mg/kg，日服 2 次。质子泵抑制剂通过阻断胃酸分泌的最后途径 H^+/K^+ATP 酶通道而最大限度地抑制甚至完全阻断胃酸的分泌。常用药有奥美拉唑(omeprazole,洛赛克),0.6~0.8mg/(kg·d),艾司美拉唑(esomeprazole),推荐剂量 0.5~1.0mg/(kg·d),每天一次服用。疗程 4 周。在 4 周后,症状不缓解,停止治疗后症状复发应转至胃肠专科或者内镜检查。

2) 中和胃酸:铝碳酸镁,很少用于新生儿。

(3) 黏膜保护剂:蒙脱石散,每次 1/3 袋,日服 3 次。硫糖铝,10~15mg/(kg·d),分 3~4 次服用。

4. 外科疗法　保守治疗 6 周无效,有严重并发症(消化道出血、营养不良、生长迟缓)、严重食管炎或缩窄形成,有反复呼吸道并发症等为手术指征,有 5%~10% 患儿进行手术治疗。现多采用 Nissen 胃底折叠术,加强 LES 功能。95% 患儿症状消失,体重增加,肺部症状改善,病死率为0.6%。有食管狭窄者先扩张再行胃底折叠术,手术合并症为 5%(复发、胃管连接部狭窄、胀气综合征等)。随着腹腔镜的广泛应用,腹腔镜胃底折叠术逐渐替代了腹腔开放性胃底折叠术。手术的方法由原来的食管下端 360° 全包裹改为 180° 半包裹,对胃排空延迟者,同时在腹腔镜下行幽门成形术。术前准确地评估和手术技巧是抗反流手术成功的关键。

(李在玲)

参考文献

1. American Academy of Pediatrics. Gastroesophageal Reflux:Management Guidance for the Pediatrician. Pediatrics,2013,131(5):e1684-1695.

2. Papachrisanthou MM,Davis RL Clinical Practice Guidelines for the Management of Gastroesophageal Reflux and Gastroesophageal Reflux Disease:1 Year to 18 Years of Age. J Pediatr Health Care,2016,30(3):289-294.

3. Davies I,Burman-Roy S,Murphy MS,et al. Guideline Development Group. Gastro-oesophageal reflux disease in children:NICE guidance. BMJ,2015,350:g7703.

第 6 节　感染性腹泻

(一) 感染性腹泻

感染性腹泻(infectious diarrhea)又称肠炎(enteritis),可由多种细菌、病毒、真菌及寄生虫引起。感染源可由孕母阴道或经被污染的乳品、水、乳头、食具等直接进入消化道,或由带菌者传染,病原微生物也可由全身性感染或其他脏器感染性疾病时经血行、淋巴或邻近组织直接蔓延进入肠道。某些病毒还可通过呼吸道感染患儿。由于新生儿胃酸和消化液分泌不完善,细胞免疫和体液免疫还不成熟,肠道缺乏分泌型 IgA,防御感染的功能低下;新生儿由胎儿几乎无菌环境到出生后立即暴露在各种病原存在的环境中,故易患感染性腹泻。

1. 病因　已知能引起新生儿腹泻的临床常见病原体如下[1-3]。

(1) 细菌:以大肠埃希杆菌最多见,共分五个类型:致病性大肠埃希菌(enteropathogenic E.coli,EPEC)、产毒性大肠埃希菌(enterotoxigenic E.coli,ETEC)、侵袭性大肠埃希菌(enteroinvasive E.coli,EIEC)、肠出血性大肠埃希菌(enterohemorrhagic E.Coli,EHEC)和肠凝聚黏附性大肠埃希菌(enteroaggregative E Coli,EAEC)。新生儿以 EPEC 最常见。EPEC 中常见的血清型有 O_{111}:B_4、O_{55}:B_5、O_{128}:B_{12}、O_{86}:B_7、O_{26}:B_6、O_{119}:B_{14} 和 O_{125}:B_{15} 等。ETEC 的 O 抗原血清型中以 O_6、O_8、O_9、O_{78} 最为常见。EIEC 也称志贺菌样大肠埃希菌,常见的血清型有 O_{28}、O_{124}、O_{136}、O_{144}、O_{152} 等。EHEC 血清型为 O_{157}:H_7 和可能的 O_{26}:H_{11}。

暴发流行性腹泻由鼠伤寒沙门菌(salmonella typhimurium)引起的报道较多,伤寒及副伤寒杆菌感染以腹泻为主要表现者不多。非伤寒沙门菌感染有报道由新港沙门菌(S.Newport)、阿哥纳沙门菌(S.Agona)及斯坦利沙门菌(S.Stanley)引起者。

空肠弯曲杆菌(campylobacter jejuni)是革兰阴性弧菌,是引起小儿感染性腹泻的主要病原之一。空肠弯曲菌肠炎好发于两岁以下的婴幼儿,新生儿亦有发病。围产期感染和胎儿弯曲杆菌相关而极少和空肠弯曲杆菌相关。围产期感染的临床表现有三个方面,流产和死产、早产、新生儿败血症和脑膜炎。

此外,耶尔森菌(yersinia),金黄色葡萄球菌、铜绿假单胞、变形杆菌、产气单胞菌、志贺菌、嗜盐菌等都可导致新生儿肠炎。

(2) 病毒:轮状病毒(rotavirus)是新生儿病毒性肠炎最常见的病原,发达国家和发展中国家都有发病。诺如病毒(norovirus,NV)、柯萨奇(coxsackie)A、B 型病毒、埃可(ECHO)病毒,肠腺病毒(enteric adenovirus)、星形病毒(astrovirus)、冠状病毒(coronavirus)和嵌杯样病毒(calicivirus)也可引起新生儿肠炎。

(3) 真菌:以白色念珠菌引起者最多,多在使用抗生素后继发。

(4) 寄生虫:隐形孢子虫(cryptosporidium)、蓝氏贾第鞭毛虫(giardia lamblia stiles)都可引起新生儿腹泻。

2. 发病机制　病原体通过下列机制,造成腹泻:①侵犯肠黏膜,在黏膜细胞内复制;②产生细菌毒素,影响细胞功能;③产生多肽类肠毒素,破坏细胞形态,致细胞水盐失衡;④黏附于细胞表面,使微绒毛破坏,致细胞丧失功能。

EPEC 进入肠道后吸附在小肠黏膜上(也可累及全肠道)并不侵入,在肠黏膜上定居繁殖,减少肠壁的吸收面积并造成小肠上皮细胞微绒毛损伤,产生水样泻。ETEC 黏附于肠黏膜上,产生肠毒素,肠毒素分不耐热(heat labile toxin,LT)和耐热(heat stable toxin,ST)两种。有的菌株可同时产生 LT 和 ST 毒素。LT 是一种蛋白质,可激活肠壁上皮细胞膜的腺苷酸环化酶。使细胞内的三磷酸腺苷(ATP)转化成环磷腺苷(cAMP),抑制肠壁细胞对水、Na^+、Cl^- 的吸收,形成水样便。ST 是一种多肽,可激活细胞膜的鸟苷酸环化酶,使细胞内环磷酸鸟苷(cGMP)增加,促进肠腺分泌大量肠液而产生腹泻。EIEC 主要累及结肠,黏附并侵入结肠黏膜,由其质粒编码合成的多肽致肠上皮细胞产生炎症反应和坏死,发生细菌性痢疾样病变和临床症状。EHEC主要黏附于结肠,释放两种与痢疾志贺菌的志贺毒素有关的毒素:志贺样毒素 -Ⅰ(SLT-Ⅰ),志贺样毒素 -Ⅱ(SLT-Ⅱ)。这些毒素具有针对血管内皮细胞的活性,可引起出血,除累及结肠外,还可引起溶血尿毒综合征。EAEC 累及结肠,以积聚式黏附于肠黏膜上皮细胞,其产生毒素的致病机制尚不明。

鼠伤寒杆菌主要侵犯回肠及结肠,进入肠道后侵入小肠上皮细胞产生毒素,与 ETEC 产生的 LT 和霍乱肠毒素相仿可产生水样便,还可使肠壁发生炎症反应形成微小溃疡,因而大便中有红细胞和脓细胞。还可引起败血症及化脓性脑膜炎。

轮状病毒多侵犯近端小肠上皮细胞微绒毛致细胞变性、脱落,绒毛变平、减少,表面不规则,排列不齐,Na^+-K^+ATP 酶减少,引起 Na^+ 吸收运转障碍,造成大量水、钠在肠腔内积聚;同时刷状缘表面的双糖酶活性减低,双糖不能水解为单糖。未消化的乳糖和由肠道内细菌将乳糖分解的有机酸小分子聚积在肠腔内,加上木糖、脂肪吸收障碍,使肠腔内渗透压明显增加,导致水和电解质从肠壁反流入肠腔,而造成吸收障碍性腹泻。

3. 临床表现　由于引起肠炎的病原不同,病情表现和严重程度不一。轻型病例主要表现为一般消化道症状,腹泻一日数次至 10 次左右。可伴有低热、吃奶差、呕吐、精神稍萎靡、轻度腹胀、不安等。可出现轻度脱水。重型病例或为急性起病即甚严重,或由轻型发展而成,腹泻一日 10 次以上,全身症状较重,可有明显发热或体温不升、拒食、呕吐、腹胀、尿少、嗜睡或不安、四肢发凉、皮肤发花等。可于短时间内即出现脱水、酸中毒及电解质紊乱。新生儿(尤为早产儿)发生酸中毒时较少出现典型的呼吸深长、口唇樱红。常表现为精神极度萎靡,反应差,口鼻周围发绀,面色苍白或发灰,皮肤花斑,四肢发凉等,应引起重视。有并发症时,症状可更严重[1-3]。

病程长或迁延不愈者,可有明显喂养困难和营养不良等。

几种常见病原所致肠炎的特点如下。

(1) 致病性大肠埃希菌性肠炎:仍为目前新生儿感染性腹泻中之最多见者,起病多较缓慢,开始轻,逐渐发展加重,发热者较少。大便多为黄色蛋花汤样或有较多黏液,有时可见血丝,有腥臭味。临床症状以 O_{111} 引起者较重,且易迁延。

(2) 产毒性大肠埃希菌性肠炎:无突出的临床特点,但大便以稀便及稀水样便为主。临床症状的轻重程度与由 LT/ST 菌株引起或单独感染 LT 或 ST 者无明显差别。

(3) 侵袭性大肠埃希杆菌肠炎:大便可呈痢疾样,有黏液,有时可见肉眼脓血。每次量不多,有腥臭味。

(4) 肠出血性大肠埃希杆菌肠炎:以血便为主,还可出现肝大、黄疸、血小板减少性紫癜,还可发生溶血尿毒综合征。

(5) 肠凝聚黏附性大肠埃希杆菌肠炎:表现为自限性的水泻而且潜伏期短(6~48 小时),可出现恶心、腹部痉挛和低热,亦可出现迁延性腹泻(病程超过 14 天)。

(6) 鼠伤寒沙门菌肠炎:早产儿发病较足月儿多,常为暴发感染,潜伏期为 2~4 天,起病时偶有发热。如并发败血症或化脓性脑膜炎时,全身症状严重。大便性状的多变性为其特点,一日之间大便可呈黑绿色黏稠便;浅灰色、白色便;胶冻样便或稀水样便等多种变化,有明显的腥臭味。脱水、酸中毒、腹胀等较多见,可伴有黄疸、脱肛等表现。

(7) 空肠弯曲菌肠炎:空肠弯曲菌性肠炎表现以胃肠道症状为主。粪便外观多呈稀水样便,粪便检测多见白细胞或脓球,也可表现以红细胞为主,甚至血便。部分患儿伴有发热、腹胀等症状。

(8) 轮状病毒性肠炎:有较明显的季节性,多集中于 10~12 月份发病。潜伏期约为 48 小时,起病较急,早期合并呕吐,上呼吸道感染症状,发热较明显,体温常在 38℃ 以上,起病后 1 天左右即排水样便,大便色淡,稀薄或呈米汤样,每次量多,少有黏液,腥臭味不明显。患儿多有烦躁哭闹,经适当治疗体温于 3~4 天后下降,腹泻多在 5~7 天内自愈,偶尔也有延至 10 余日者。轮状病毒可能引起暂时性血清肝酶的升高(ALT 是正常的 1~2 倍)。这种暂时性肝功能异常能够使轮状病毒感染期间常见的厌食、呕吐和嗜睡症状加重。轮状病毒性肠炎重症可并发脱水、电解质失衡和酸中毒。

(9) 诺如病毒性肠炎:大便通常为水样或软便不带血和黏液。主要临床表现除腹泻外,还包括发热、厌食和呕吐。约 1/3 患儿可能出现呼吸道症状。感染后 12 小时到 4 天开始发病并持续 3~7 天。如果疾病的流行有一共同的感染源,与水或食物污染有关,就应怀疑本病。

(10) 金黄色葡萄球菌肠炎:多继发于应用大量广谱抗生素后的菌群失调、二重感染。症状表现与原发病有关。大便多由黄绿色便渐转成暗绿色的水样便(海水样便),有腥臭味,严重者有时可排出灰白色片状或条状伪膜。全身症状和水电解质紊乱现象常较严重。

(11) 真菌性肠炎:多继发于久治不愈的其他细菌感染性腹泻或长期应用大量抗生素后,大便呈黄色或绿色稀水便,有时呈豆腐渣样,有较多泡沫和黏液,大便镜检可见真菌孢子及菌丝。

4. 并发症 新生儿感染性腹泻常与其他感染并存,或迁延不愈导致营养障碍及其他继发感染。常见的并发症有尿布皮炎、鹅口疮、泌尿道感染、中耳炎、营养不良、吸收不良、低钾血症、低钙低镁血症、多种维生素缺乏、贫血等。

5. 实验室检查

(1) 大便培养加药敏,轮状病毒检测。

(2) 及时检测血气,血生化。

(3) 乳糖或其他双糖不耐受症,可测新鲜大便中还原物质和大便 pH。

6. 治疗 腹泻病的治疗原则是:预防脱水,治疗脱水,合理用药,继续饮食。

(1) 饮食及营养维持:轻症患儿仅减少喂奶次数及奶量即可,如果有明显腹胀、呕吐的患儿可禁食 4~6 小时,禁食时间不宜太长,以免影响营养。禁食的目的在于使胃肠道有适当的休息以利于恢复消化功能,然后开始喂奶。最好能喂母乳,如得不到母乳可用新生儿配方奶,稀释成 1:1 或 2:1(奶:水),奶量从少量开始逐步增加浓度和奶量。对腹泻较重,消化道耐受力低者切不可操之过急,禁食及入量不足期间由肠道外补充液体及营养,也可通过持续肠内营养,用深度水解蛋白或氨基酸配方粉,减轻肠道负荷,待大便恢复正常后,逐渐过渡到普通配方奶粉,此外还应注意补充维生素 B 和 C。

(2) 纠正水和电解质紊乱:液体补充的总量包括三方面,累积损失量、生理需要量和继续损失量。①累积损失量按脱水程度而定。轻度脱水丢失体重的 5% 以下,中度脱水 5%~9%,重度脱水 10% 以上。补充累积损失液的钠、水比例随脱水性质而定。等渗性脱水给 1/2 张含钠液,低渗性和高渗性脱水分别给 2/3 张和 1/3 张含钠液。若判定脱水性质有困难,可先按等渗性脱水处理。再根据治疗后的反应,随时进行调整。②新生儿生理需要量水约 100~120ml/(kg·d),Na⁺ 足月儿 2~3mmol/(kg·d),早产儿 3~4mmol/(kg·d)。一般用 1/5 或 1/6 张含钠液补充。③继续损失量按每天实际从粪、尿和呕吐物排出的量计算,用组成成分相似的液体补充,一般用 1/2 或 1/3 张含钠液补充。

1) 静脉补液

第一天补液:①液体总量,包括上述三项需要。新生儿体表面积大,生理需水量相对较多。新生儿间质液较多,早产儿皮下脂肪少,按体征判定脱水程度不甚准确。观察前后体重变化更为准确(表 12-6-1)。②溶液种类,一般可

表 12-6-1 第一天补液总量

脱水程度	24 小时补液总量(ml/kg)
轻度	120~150
中度	150~200
重度	200~250

注:体重 <2500g 者补液总量增加 50ml/kg,光疗或辐射式保暖床者,补液总量可增加 15~30ml/kg

用 3:2:1 溶液(5% 或 10% 葡萄糖:0.9% 氯化钠:1.4% 碳酸氢钠),为 1/2 张溶液。随经口摄入的水量增加相应减少静脉补液总量。③输液速度主要决定于脱水程度和大便量。扩容阶段:对中、重度脱水用 2:1 等张液(0.9% 氯化钠:1.4% 碳酸氢钠)20ml/kg,于 30~60 分钟内静脉快速滴注。以迅速增加血容量,改善循环和肾功能。有条件者可输血浆 10ml/kg。扩容液量从补液量中扣除。补充累积损失为主的阶段:对不需要扩容者,可直接从本阶段开始,本阶段滴速宜稍快,于 8 小时输入总液量的 1/2,一般为 8~10ml/(kg·h)。维持补液阶段:到本阶段,脱水已基本纠正,只需补充生理的和异常的继续损失量,将输液速度稍放慢,把余量在 16 小时滴完。一般约 5ml/(kg·h)。若吐泻缓解,可酌情减少液量,或改为口服补液。④纠正酸中毒:重者表现为面色暗,唇周发绀,可有鼻翼扇动和(或)唇色樱红(新生儿少见),呼吸深快。轻度酸中毒不需另加碱性药物。中、重度酸中毒可酌情以 1.4% 碳酸氢钠液代替 2:1 等渗液 20ml/kg 进行扩容,兼有扩容和加快纠正酸中毒的作用。可采用下式计算。所需补充的碳酸氢钠量(mmol)=(22− 测得 HCO₃⁻)×0.5× 体重(kg),每千克体重给予 5% 碳酸氢钠(0.6mmol/ml)1ml,或 1.4% 碳酸氢钠(0.17mmol/ml)3ml,均可提高 HCO₃⁻ 约 1mmol/L。5% 碳酸氢钠 1ml 加水 2.5ml 稀释等于 1.4% 碳酸氢钠等张液 3.5ml。一般先给计算量的 1/2,用 1.4% 碳酸氢钠快速静脉滴注。将其输入量从总液量中扣除。以后根据临床及血气分析酌定是否继续补充及剂量。⑤钾的补充:有尿后补钾。按 0.15% 氯化钾加入输注液内(每 100ml 液体中加 10% 氯化钾 1.5~2.0ml)。停止输液后给予口服补钾 3~4mmol/(kg·d),连续 4~5 天。有明显缺钾表现者应按低血钾处理。钾系细胞内电解质,滴入开始后约需 15 小时才与细胞内液平衡,因此,静滴时间不应少于 6~8 小时,切不可直接从静脉推入,可致心脏骤停死亡。治疗期间需监测血钾和心电图,随时调整剂量。⑥重度脱水酸中毒纠正后,可给 10% 葡萄糖酸钙 2ml/kg 加等量 5% 或 10% 葡萄糖液静脉滴注(不少于 10 分钟),每日一次,连续 2 天。

第二天以后的补液:脱水已基本纠正,只需要补充继续损失量(宜用 1/2 张含钠液)及生理维持量(宜用 1/5 张含钠液。)可混合配成 1/3~1/4 张含钠液(所含的 1/3~1/4 张含钠液中 0.9% 氯化钠占 2/3,1.4% NaHCO₃ 占 1/3),一般按 100~120ml/(kg·d)(包括口服入量)补给。氯化钾为 0.15%~0.2%。

2) 口服补液:WHO 口服低渗补液盐(ORSⅢ)为 1/2 张液。适用于预防脱水、轻中度脱水患儿,每千克 50~75ml,4 小时内少量频服。根据大便量适当增减。凡腹胀、频繁呕吐或出现重度脱水症状者均应静脉补液。

3) 监护:液体疗法的计算都是估算性质的,受许多因素的影响,难以完全符合实际情况。新生儿病情变化快,进水量多少不等,尤其是大便量难以准确估算和预测,后者是

影响输液量的一个重要因素(最好用一次性尿袋,每次便后称量)。因此,经过估算和制定的初始方案应看做是试验性的。在液体疗法过程中要密切观察病情变化和治疗后的反应。监测体重、血细胞比容、血清电解质、血气、大便量、尿量、尿渗透压(比重)等指标,随时调整液体疗法方案,如液体的成分、量和滴速等,以适应患儿的实际需要取得良好的治疗效果。

(3) 控制感染:70% 左右水样便腹泻多为病毒引起,不需要用抗生素。需要抗菌药物治疗的腹泻包括:①细菌性痢疾;②沙门菌肠炎;③其他侵袭性细菌所致腹泻;④非侵袭性细菌所致重症腹泻。

新生儿细菌感染性腹泻选用抗生素的原则如下:首先应做粪便细菌培养及药敏试验,根据药敏试验,选择敏感抗菌药物治疗。在没有获得细菌培养及药敏试验前,可选用氨苄西林、阿莫西林等口服。但目前对上述药物耐药菌株较多,也可选用头孢哌酮、头孢曲松、头孢克肟等第三代头孢类药物静脉滴注或口服。避免长期用药,以免发生肠道菌群失调或二重感染。

真菌性肠炎应停用抗生素,给予制霉菌素,每次 12.5 万 U~25 万 U,每日 2~3 次口服,或克霉唑 20~30mg/(kg·d),分 3 次口服。疑有全身性真菌感染时,可选用酮康唑 3~5mg/(kg·d),分 3 次口服,或咪康唑 10~30mg/(kg·d),分 3 次口服或静脉注射。也可选用氟康唑静脉注射。应注意抗真菌药物对新生儿的毒副作用,谨慎应用。

(4) 微生态调节制剂:目的在于补充肠道正常益生菌群,恢复微生态平衡,重建肠道天然生物屏障保护作用。这些制剂一定要保持有足够数量的活菌,欧洲胃肠、肝病及营养学会推荐鼠李糖乳杆菌和布拉氏酵母菌作为急性腹泻的治疗。

(5) 肠黏膜保护剂的应用:作用为吸附病原体和毒素,维持肠细胞的吸收与分泌功能,与肠道黏液糖蛋白相互作用,增强其屏障作用,以阻止病原微生物的侵入。常用药物如蒙脱石,为双八面体蒙脱石粉,适用于急性水样便腹泻(病毒性或产毒细菌性)及迁延性腹泻。服用蒙脱石散剂时应将本品 1 袋倒入 50ml 温水中,摇匀后口服。剂量为每日 1 袋,分 3 次服用。

(6) 加强护理:①做好胃肠道隔离,防止感染播散;②保持口腔卫生及皮肤清洁,尤其臀部护理,防止尿布疹及感染;③保暖;④做好出入量记录,观察尿量、大便性质、量及病情,并做好记录;⑤注意输液速度。

(二) 新生儿流行性腹泻

产科新生儿室及医院新生儿病室,发生暴发性流行性腹泻曾屡有报道,有时成为医院内难控制的交叉感染问题。

1. **病因和传播方式**　大肠埃希杆菌中 EPEC 和 ETEC 是常见的病因,EHEC 引起者也有报道。常是由于孕妇于分娩前后有腹泻史,或宫颈存在该菌,使新生儿在分娩过程中或出生以后由母亲处感染,发病后迅速传播蔓延给其他

新生儿引起流行。也可由于新生儿已处于被感染的潜伏期,离开产院回家后不久发病,住入医院的新生儿病室而引起流行。另外,也可由于工作人员带菌引起。

鼠伤寒沙门菌是仅次于大肠埃希杆菌的病因,该菌分布广泛,细菌来源多。常由孕妇或工作人员带菌者传播而引起流行。

轮状病毒也可引起流行性腹泻。可由孕妇或工作人员带病毒者或者通过工作人员接触轮状病毒感染患播而引起流行。部分可通过飞沫在空气中传播。

2. **临床表现**　与该病原所致的散发性感染性腹泻相同。不同次别的流行由于病因不一定相同,故症状表现也不尽一样。

3. **治疗**　药物及液体治疗参见感染性腹泻,最好能测定药敏和耐药性以选用合理有效药物。

4. **预防**

(1) 切断感染源,一旦发现腹泻的新生儿应立即隔离患儿及其父母。工作人员严格执行消毒隔离技术,防止由工作人员传播感染。

(2) 将直接或间接接触过的婴儿集中隔离,每天做大便培养,严密观察腹泻的发生。大便培养阳性者,再另外集中隔离。

(3) 积极治疗患儿。

(4) 停止收新婴儿或新患者,将已康复的新生儿集中在一起,大便培养转阴三次后出院。

(5) 工作人员严格注意接触患儿后手的刷洗。定时做手、鼻咽拭子培养及大便培养。室内定时作空气、地面、墙壁、门把手、水龙头、家具等拭子培养。每天进行室内消毒。

(6) 患儿用过污染的尿布、床单、衣被等应集中一起,消毒后再送出病室。

(三) 抗生素相关性腹泻

抗生素相关性腹泻(antibiotic associated diarrhea,AAD)指应用抗生素后导致肠道菌群失调而引起的最常见的医源性腹泻,5%~30% 的患者在抗生素治疗期间或治疗结束后会发生 AAD。几乎所有的抗生素都可引起腹泻,但以广谱青霉素、第二三代头孢菌素类抗生素和克林霉素等引起的腹泻发生率最高。AAD 的发生频率及其严重性 除与使用的抗生素的种类有关外,还与肠道感染的病原体和宿主的免疫抵抗力有关。

1. **病因与发病机制**

(1) 应用抗生素后肠道正常菌群(如乳酸杆菌、双歧杆菌等)受抑制或减少,对艰难梭菌、金黄色葡萄球菌、产气荚膜梭菌等的拮抗作用减弱,使这些细菌在结肠定植、繁殖而导致结肠炎症和腹泻。其中最主要是艰难梭菌,该菌产生的 A 毒素(肠毒素)和 B 毒素(细胞毒素)是主要致病因素。由其所导致的腹泻,又称艰难梭菌相关性腹泻,或称艰难梭菌性结肠炎。

(2) 应用抗生素后肠道正常菌群功能紊乱,导致肠道

理化环境改变而引起腹泻。

（3）抗生素可直接引起肠黏膜损害、肠上皮纤毛萎缩、细胞内酶的活性降低，或直接促进肠蠕动而导致腹泻。

2. 临床表现　由于发病机制的多样性和复杂性，AAD 的临床表现差异也很大。目前临床上将 AAD 分为 5 种类型：即单纯腹泻型、结肠炎型、伪膜性肠炎型、出血性结肠炎型和暴发性结肠炎型。其中以单纯腹泻型最多见，主要表现为大便次数增多及性状改变，多为稀便、水样便，此型无脓血便。而后三种类型比较少见，病情较重。可有黏液便、黏液脓血便或见斑块条索状伪膜，并可能有发热、腹痛等临床表现。

3. 诊断　目前尚无权威性 AAD 诊断标准。临床上主要依据临床表现及有关辅助检查。按照我国卫生部 2001 年 1 月 2 日颁布的《医院感染诊断标准》，目前临床上 AAD 的诊断标准为：近期曾应用或正在应用抗生素者，出现腹泻，大便性状改变，如水样便、糊样便、血便、黏液脓血便或见斑块条索状伪膜。可合并下列情况之一：①发热体温≥38℃；②腹痛；③周围血白细胞计数升高。

病原学诊断标准为：在临床诊断基础上，符合下述三项之一项者，即可以诊断：①大便涂片有菌群失调或培养发现有意义的优势菌群；②如情况许可时做结肠镜检查，见肠壁充血、水肿、出血或见到 2~20mm 灰（白）色斑块伪膜；③细菌毒素检测：美国在 1997 年发布的 AAD 诊断指南中，认为确诊主要靠艰难梭菌培养和艰难梭菌毒素检测。

4. 治疗　早期识别与诊断 AAD，是治疗的关键。近期或正在接受抗生素治疗者，一旦发生腹泻，连续 2 天以上，均应考虑发生 AAD 的可能。临床医师应结合临床表现，分析患儿危险因素，采取必要的检测方法，以做到及时治疗。易发生 AAD 的危险因素为：①小胎龄、小日龄新生儿；②危重患儿及免疫功能抑制者；③开奶延迟，摄入不足甚至禁食；④应用抗生素疗程长，尤其是应用广谱抗生素。

关于 AAD 的治疗，主要包括：①停用抗生素，这是治疗 AAD 的基础。病情不允许的，也要换用抗生素；②选用对艰难梭菌敏感的药物，如甲硝唑、万古霉素；③应用微生态制剂，如鼠李糖乳杆菌，布拉氏酵母菌等，重建肠道微生态系统，是治疗 AAD 的重要措施。

5. 预防　主要措施有：①合理应用抗生素，尽量先用窄谱或 AAD 发生率低的抗生素；②新生儿尽量减少广谱抗生素的联合用药、长程用药和预防用药；③应用抗生素者，加服微生态制剂，有可能降低 AAD 发生率；④加强对艰难梭菌性肠炎患儿的消毒隔离；⑤医务人员应进行严格洗手措施；⑥尽量减少同时应用多项医疗干预措施，如气管切开、气管插管、呼吸机使用等。

（李在玲　徐琦新）

参考文献

1. 中华医学会儿科学分会消化学组，中华医学会儿科学分会感染学组，《中华儿科杂志》编辑委员会．儿童腹泻病诊断治疗原则的专家共识．中华儿科杂志，2009，47（8）：634-636.

2. 中华医学会儿科学分会消化学组，《中华儿科杂志》编辑委员会．中国儿童急性感染性腹泻病临床实践指南．中华儿科杂志，2016，54（7）：483-488.

3. Guarino A，Ashkenazi S，Gendrel D，et al. European Society for Pediatric Gastroenterology，Hepatology，and Nutrition/European Society for Pediatric Infectious Diseases evidence-based guidelines for the management of acute gastroenteritis in children in Europe：update 2014.J Pediatr Gastroenterol Nutr，2014，59（1）：132-152.

第 7 节　非感染性腹泻

在新生儿非感染性腹泻中，除因喂养不当引起的消化不良性腹泻外，由于原发性某种消化酶缺乏；或继发于肠道感染后，小肠壁黏膜上皮细胞受损伤，致消化酶暂时缺乏，导致肠壁上皮细胞运转功能障碍；过敏或免疫缺陷；先天性失氯性腹泻；内分泌肿瘤；先天性肠黏膜病变导致的严重吸收不良病，如微绒毛包涵体病（microvillus inclusion）、绒毛状肠病（tufting enteropathy）等原因，均可致新生儿期出现临床以腹泻为主的表现，且可能表现为迁延或反复发作，甚至影响患儿营养状况。

（一）碳水化合物不耐受

1. 乳糖不耐受症　乳糖不耐受症（lactose intolerance，LI）是指由于小肠黏膜乳糖酶缺乏（lactase deficiency，LD），导致乳糖消化吸收障碍，从而引起以腹胀、腹痛、腹泻为主的一系列临床症状。根据发生原因，可分为先天性 LD、成人型（原发性）LD、继发性 LD 和发育型 LD。先天性 LD 是由于乳糖先天性缺乏或乳糖酶活性不足引起，属于常染色体隐性遗传，这一类型少见。患儿的主要症状为腹泻，大便黄色或青绿色，稀糊状，夹有奶块，泡沫多，少数婴儿有溢乳或呕吐，可伴肠胀气和肠绞痛。成人型（原发性）LD 是由于乳糖酶活性随年龄增长逐渐降低引起的，是最常见的一种。患者多表现为肠鸣活跃、排气增多、腹痛，其次为头晕、稀便、腹胀和腹泻。继发性 LD 继发于小肠黏膜疾病或某些全身性疾病，如感染性腹泻、肠道手术、lg 缺乏症、急性胃肠炎、局限性回肠炎、乳糜泻、短肠综合征、克罗恩病、广泛肠切除，或因服用新霉素或对氨基水杨酸等药物所致。小肠黏膜病变可导致暂时性乳糖酶低下，而此类变化可逆，随着原发病的治愈，乳糖酶活性恢复正常。新生儿乳糖不耐受症是由于乳糖酶分泌少（发育性 LD），不能完全消化分解母乳或牛乳中的乳糖，引起非感染性腹泻[1]。

（1）发病机制：母乳和牛乳中的糖类主要是乳糖，小肠（尤其空肠）黏膜表面绒毛的顶端乳糖酶的分泌量减少或活性不高就不能完全消化和分解乳汁中乳糖，部分留在结肠内的乳糖被结肠菌群酵解成乳酸、氢气、甲烷和 CO_2。乳酸刺激肠壁,增加肠蠕动而出现腹泻。CO_2 在肠道内产生胀气和增强肠蠕动,粪中由于乳酸的增加使 pH 降低。如乳糖在结肠停留较久,大部分已发酵,则排出的乳糖量少,而pH 降低明显;反之如乳糖排出较多而在肠道内发酵的量较少,则粪中还原糖多,而 pH 下降较少。因此粪中还原糖和pH 需同时检查,才能做出合理判断。结肠内增加的氢气被肠黏膜吸收后输送至肺排除,成为氢呼气试验的基础。

继发性乳糖不耐受症多发生在患肠炎后,肠绒毛顶端在肠炎时受损伤而出现酶的缺乏,而于肠炎后出现乳糖不耐受性腹泻,需待绒毛下端向上生长至顶端,能分泌足量乳糖酶后腹泻方止,一般约需 0.5~2 个月。不少新生儿和早产儿在新生儿期由于肠黏膜发育不够成熟以及乳糖酶活性暂时低下,对乳糖暂时性不耐受,排大便次数多,待活性正常后次数即减少。

(2) 临床表现:由于乳糖发酵过程产酸,增加肠内的渗透压,会出现肠鸣、腹痛、排气增多和渗透性腹泻等临床表现。

(3) 实验室检查:初步诊断后可选做下列实验检查。

1) 大便常规化验和还原糖测定:大便涂片显微镜下常规检查阴性。还原糖测定采用醋酸铅氢氧化铝法,此法操作简便,但需注意留大便必须直接排入不吸收水分的盛器内。化验结果还原糖(+++)为阳性,(++)为可疑,(+)为阴性,同时检查粪 pH,应 <5.5。如还原糖阴性但 pH 低,结合病史仍提示乳糖不耐受症的可能。层析法可测定粪便中糖的性质。

2) 空肠黏膜活检和乳糖酶测定:本方法最直接也最可靠,但可行性差,不易在新生儿中进行。如乳糖酶/蔗糖酶的比值≤0.3 或乳糖酶的绝对值每克蛋白 <5IU 或每克组织湿重 <1.5IU,可诊断为低乳糖酶症。组织学的方法还可判定是否存在炎症反应,原发性乳糖酶低下的患儿无炎症反应。继发性常伴有炎症反应。

3) 氢气呼出实验:是儿童和成人常用的诊断方法,新生儿不能合作,不易成功。先给患儿乳糖负荷量(2g/kg),每隔 15~30 分钟取呼气末气体样本,3 小时内共取 6 份,最大值 >20 万 U 或基线 >20ppm 提示乳糖不耐受。此实验在新生儿应用价值很小,一般不用。

(4) 诊断和鉴别诊断

1) 诊断要点:①起病在新生儿期,症状以腹泻为主,可伴不安宁,偶发肠绞痛;②大便常规化验阴性,还原糖和 pH测定提示乳糖不耐受症;③对无乳糖配方乳治疗效果好,换用普通配方乳或母乳喂养后又出现腹泻。

2) 鉴别诊断:①肠炎:由轮状病毒或细菌感染引起的肠炎起病急,症状重,常伴发热,大便有黏液,可能带脓血,大便镜下检查有脓细胞和红细胞;而乳糖不耐受症引起的腹泻起病缓慢、不发热、大便糊状,镜检阴性,而还原糖阳性。但在乳糖不耐受症的基础上发生上呼吸道感染可加重

腹泻症状,似肠炎,而大便镜检仍阴性,如从整个病程上考虑不难鉴别。②牛乳蛋白过敏:特别是轻型牛乳蛋白过敏,临床上单凭症状难以鉴别,大便还原糖试验及 pH 可帮助鉴别,或者尝试无乳糖的整蛋白配方乳,如果好转,则提示乳糖不耐受症,症状不好转,则提示牛奶蛋白过敏或其他疾病。③肠绞痛:婴儿肠绞痛综合征发生在 3 个月以下婴儿,原因不明,绞痛时间长,在 3 个月内反复发作。大便还原糖试验阴性可帮助鉴别。

(5) 治疗:乳糖不耐受症如便次不多且不影响生长发育,不需特殊治疗。若腹泻次数多,体重增加缓慢则需饮食调整。可先用无乳糖配方乳(包括以牛乳为基础或以大豆为基础的无乳糖配方乳),待腹泻停止后 2 周,再根据患儿的耐受情况,逐渐增加母乳哺喂次数,改用母乳和无乳糖配方乳混合喂养。与牛乳蛋白过敏不同,乳糖不耐受症的症状与摄入的乳糖量成正比,因此,很少需要从饮食中完全去除,而牛乳蛋白过敏是不依赖剂量的,即使是微量的抗原也可引起典型的症状。还可在乳类中加入乳糖酶(以 lactrase分解乳糖作用最佳),将乳汁中的乳糖分解后再喂患儿。

不论以何种食品替代,总的原则是不降低新生儿、婴儿的营养需要,待婴儿可以增加辅食,减少母乳或牛乳后腹泻会逐渐停止,预后良好。

2. 葡萄糖 - 半乳糖不耐受症

(1) 发病机制

1) 原发性:又称先天性葡萄糖 - 半乳糖吸收不良(congenital glucose-galactose malabsorption,CGGM),是一种罕见的常染色体隐性遗传性疾病。葡萄糖是一种极性分子,只能以主动转运和易化扩散的方式通过细胞膜。其跨膜转运由钠依赖性葡萄糖转运体(sodium dependent glucose transporter,SGLTs)和易化扩散葡萄糖转运体(facilitated glucose transporter,GLUTs)两大家族来完成。CGGM 是由于 SGLT-1 转运体功能障碍造成。食物中的糖在小肠双糖酶的作用下生成的葡萄糖和半乳糖首先由刷状缘上皮细胞膜上的 SGLT-1 吸收进入肠上皮细胞,然后通过小肠上皮细胞基底膜上的 GLUT-2 转运至细胞外组织间隙,最后进入血液。Na^+ 则由小肠上皮细胞基底膜上的 Na^+-K^+ATP 酶泵出,从而维持细胞外 Na^+ 浓度梯度,并间接为葡萄糖和半乳糖转运提供能量。如果肠黏膜上的 SGLT-1 缺乏或丧失了转运葡萄糖和半乳糖的能力,则不能正常吸收肠腔内的葡萄糖和半乳糖,二者经肠腔内细菌酵解产生大量的乳酸和氢气,引起酸性水样便而发病。

2) 继发性:继发于肠黏膜严重受损之后,在慢性腹泻持续数周后,每喂以葡萄糖水即加重病情。

(2) 临床表现:新生儿即起病者多为先天性葡萄糖 - 半乳糖吸收不良,患儿自哺乳后早期即出现严重的水样腹泻,大便呈酸性的和含有大量的糖。尽管多数患儿常有腹胀和呕吐,厌食并不常见。许多患儿反复发生高张性脱水,血钠大多增高。一旦葡萄糖和半乳糖从饮食中移出,腹泻立即

627

缓解。

（3）诊断

1）氢气呼出试验：口服葡萄糖、半乳糖或乳糖，然后收集 3 小时内呼气中的氢气，用气相质谱仪测定其浓度，高于基础水平 20ppm 为异常。

2）患儿血糖曲线平坦，大便中含糖量增加。

3）空肠黏膜活检，绒毛结构正常。

4）临床上排除引起慢性腹泻的其他疾病。

（4）治疗：受累患儿水解乳糖、蔗糖和麦芽糖正常，果糖的吸收也正常或接近正常。因此，可用果糖或木糖代替食物中的葡萄糖和半乳糖。如果给予合适的营养支持，CGGM 患儿可有正常的体格发育和神经发育。

3. 继发性双糖不耐受症　各种病因所致感染性腹泻后，肠黏膜上皮细胞受损伤，双糖酶受抑制，临床表现为顽固性腹泻。

（1）诊断

1）临床表现为顽固性腹泻，或于感染性腹泻后迁延不愈，或有小肠切除术病史。

2）停喂含乳糖（各种乳类）或葡萄糖饮食，症状明显好转。恢复原来的饮食，症状又复发。

3）实验室检查：是确诊本病的可靠依据。包括①粪便 pH<5.5；②粪便还原糖试验性阳性（还原糖含量 >0.5%）；③层析法测定粪便中糖的性质；④小肠黏膜活检及小肠黏膜酶活性测定；⑤乳糖 - 氢气呼出试验；⑥口服乳糖负荷试验。

上述检查中以前 3 项较简单易行，其他各项或因新生儿实施困难，或需要一定的技术条件，一般不易做到。

（2）治疗

1）停喂母乳或普通配方乳，改喂不含乳糖的豆基或牛乳基础的配方乳。适当提早增加谷类辅食如米糊、米汁、麦片等，相应减少乳类食品，轻症病例可以好转。对葡萄糖、双糖不耐受者，还应限制葡萄糖、蔗糖饮食。

2）乳糖酶治疗：在乳类中加入乳糖酶，将乳汁中的乳糖分解后再喂患儿。母乳喂养患儿于每次喂母乳后立即喂服乳糖酶，剂量则依缺乏程度决定。

3）病情严重，尤为继发性者，应先用胃肠道外营养，待肠道充分休息或恢复功能后，再给以上述配方奶或谷类膳食，同时应注意维生素及微量元素的供给。

（二）牛乳蛋白过敏或蛋白质吸收障碍

1. 牛乳蛋白过敏（cow's milk allergy，CMA）　本病是由于牛奶中的某些蛋白质分子在肠道中未经充分消化裂解，进入肠黏膜组织引起的免疫反应。牛奶中含有的 5 种蛋白质中以 β- 乳球蛋白抗原最强，应用免疫生化法对本病患儿血清中各种抗牛奶蛋白沉淀素（属于 IgG、IgA 或 IgE）的检测，以 β- 乳球蛋白抗体的检出率最高，可达 82%，其他依次为酪蛋白抗体、α- 乳清蛋白抗体、牛血清球蛋白抗体和牛血清白蛋白抗体。多可检出两种或多种抗体同时存在。

本病引起的免疫病理机制包括 I 型、III 型及 IV 型变态反应。

选择性 IgA 缺乏的患儿，大部分血清中可测出牛乳蛋白沉淀素，可能系由于缺乏分泌型 IgA 抗体，导致肠道黏膜屏障作用减弱而引起。

（1）发病机制：牛乳蛋白过敏可影响多个器官系统而出现肠道、皮肤或呼吸道的症状，根据反应开始的时间可分成即刻超敏反应（皮疹、瘙痒、呕吐、腹泻、喘鸣和喷嚏等）和迟发性过敏反应（湿疹样皮肤损害或胃肠道症状如慢性腹泻和吸收不良）。牛乳过敏已被认为是过敏性疾病重要的初始环节，其发生可能是由于不成熟的免疫系统和不成熟的肠道防御机制。与成人相比，胎儿 T 细胞分泌各种细胞因子的能力尚不成熟，特别是 Th1 细胞因子低下使胎儿出现"类 Th2 状态"，这种状态一直持续到胎儿娩出以后，因此，婴儿早期机体具有发展成 Th2 应答优势的倾向，特别是有变态反应性疾病家族史的婴儿。近年来的研究证实，Th2 细胞对过敏原产生的反应在过敏反应的发生中起着关键的触发作用。

（2）临床表现及辅助检查：与牛奶蛋白过敏有关，可能在新生儿期引起腹泻的疾病主要有以下三种[2-4]。

1）食物蛋白诱导的直肠结肠炎（food protein-induced proctocolitis，FIP）：是非 IgE 诱导的食物过敏相关胃肠道疾病的一种，与 FIP 相关的食物过敏原有豆类、鱼、鸡蛋、小麦。

①临床表现：

● 消化系统表现：腹泻，粪便性状变化较多，有时为正常便，有时为黏液便、血便（从便中带有少量血丝到以较多血为主的大便）。腹部触诊无阳性发现。

● 全身表现：患儿一般状态不受影响，体重无减轻，可伴或不伴皮肤湿疹。需除外其他疾病如感染，NEC，肛裂、肠套叠、息肉、及早发炎症性肠病等。

②辅助检查：

● 实验室检查：个别患儿有贫血，低蛋白血症或者外周血嗜酸细胞增多。SPT 和 SIgE 检测多呈阴性结果。

● 影像学检查：腹部超声能够检测到肠道黏膜增厚。

● 食物激发试验：如果患儿在回避可疑食物后症状明显改善，则不推荐结肠镜检查。否则，建议给予结肠镜检查。

● 结肠镜检查：表现为黏膜水肿，红斑，糜烂，溃疡，出血和淋巴滤泡增生。主要表现在降结肠和乙状结肠。厚层黏膜活检时，组织学检查黏膜和固有层嗜酸细胞增生，很少形成隐窝脓肿。

2）食物蛋白诱导的小肠结肠炎综合征（food protein-induced enterocolitis syndrome，FPIES）：FPIES 是非 IgE 介导的食物过敏相关胃肠道疾病中的一种，引起 FPIES 最常见过敏原是牛奶，除牛奶以外，常见过敏原还有鸡蛋、大豆、南瓜、豆类蔬菜、燕麦、米、大麦、马铃薯、鱼、鸡、火鸡等。有些患儿可能对 1 种以上食物过敏。

①临床表现：腹泻（粪便呈水样或稀便，如病变累及

结肠可出现血便)、呕吐。急性发作患儿,腹泻可出现在摄入食物后 2~6 小时内,严重病例可出现脱水、低血压、嗜睡(15%~20%)甚至休克。慢性发作患儿可表现为慢性腹泻、呕吐、易激惹、腹胀、吸收障碍、生长发育迟缓、低蛋白血症等。小婴儿临床表现与食物蛋白诱导的肠病类似,但是因为 FPIES 病变涉及结肠和小肠两个部位,所以临床表现更严重。

②辅助检查

● 实验室检查:血常规显示嗜酸细胞增加。血生化显示电解质紊乱、低钠血症、酸中毒等。血清特异性 IgE 多为阴性。

● 内镜检查和小肠活检:无特异性改变,结肠可见隐窝脓肿和浆细胞广泛浸润。小肠壁可见水肿、急性炎症和轻度绒毛萎缩。回避可疑食物,症状改善则不需要行内镜检查。

● 斑贴试验(atopy patch test,APT):虽然敏感性强,但特异性差,不建议用于诊断。

● 食物激发试验:即回避可疑过敏食物 2~4 周,再从少到多引入该种食物,观察是否出现相同症状。食物激发试验阳性有助于本病的诊断。

3) 食物蛋白诱导的肠病(food protein-induced enteropathy,FPIE):发病部位主要在小肠,是非 IgE 介导的过敏反应。多数 FPIE 的过敏原是牛奶蛋白,还有大豆、鸡蛋、鱼、鸡和米等。

①临床表现:呕吐、慢性腹泻。患儿还常出现吸收不良综合征表现,影响体重和身高,其中对前者影响更大。有些患儿伴脂肪泻和乳糖不耐受。回避过敏原后,症状可以明显改善。有些患儿出现蛋白丢失性肠病表现,如低蛋白血症、水肿等。

②辅助检查

● 实验室检查:小肠吸收不良相关检查阳性,血红蛋白下降,白蛋白降低,维生素 K 降低。血常规可见轻度嗜酸细胞浸润。皮肤点刺试验和 SIgE 呈阴性结果。

● 内镜检查:为明确诊断必须行内镜检查,小肠活检对诊断及随访有帮助。组织学显示隐窝增生、绒毛萎缩、上皮内淋巴细胞增多,被激活的固有层 $CD4^+$ 细胞和上皮间 $CD8^+$ 细胞增多,回避过敏原后,这些细胞恢复到正常水平。

食物激发试验:有利于诊断。

(3) 诊断

1) 食物激发试验:包括双盲安慰剂对照食物激发试验(A double-blind,placebo-controlled food challenge,DBPCFC)(诊断的金标准)、单盲食物激发试验(single-blinded food challenge)、开放性食物激发试验(open food challenge)等,是食物过敏相关消化道疾病诊断的主要方法。通过回避可疑食物 2~4 周,症状缓解后,逐步添加可疑食物激发症状出现的方法,观察食物与临床症状之间的相关性。目前临床多采用开放性食物激发试验。

2) 皮肤点刺试验:可用来筛选 IgE 介导的食物过敏,方法简单、快速,阳性结果提示患儿的症状可能与该试验的食物有关。

3) 食物抗体特异性 IgE 体外测定:原理与皮肤点刺试验相同,也用来筛查确认 IgE 介导的过敏反应,但敏感性不如皮肤试验,且费用高,出结果慢。

(4) 治疗

1) 避免致敏原,回避饮食,饮食中清除致病的抗原可减轻症状,保存肠道的完整性,预防抗原吸收与逆转体液和细胞免疫介导的异常反应。牛奶蛋白过敏者用深度水解蛋白配方粉(eHF)、氨基酸配方粉(AAF)等营养替代。不推荐其他哺乳动物乳,新生儿不推荐大豆基质配方。对症处理,给予补充水电解质。母乳喂养的患儿,母亲需要回避可疑食物。对于可疑食物的再次引入,建议在有抢救设备的医院进行,以便出现临床症状时及时救治。

2) 对症治疗:黏膜保护剂。

3) 益生菌治疗:目前疗效并不肯定。

(5) 预后:对牛奶蛋白过敏的患儿在 1 岁左右可以缓解,但对其他食物如鱼,鸡或米过敏,将持续至幼儿期。3 岁以前 90% 患儿可以痊愈。

2. 肠激酶缺乏症　肠激酶是激活胰腺分泌蛋白必需的一种酶,位于肠壁黏膜吸收细胞微绒毛中。缺乏时出现腹泻、低蛋白性水肿。胰腺功能检查蛋白水解酶减低,用含胰蛋白酶食物治疗有效。

(三) 其他少见原因引起的腹泻

1. 先天性失氯性腹泻(congenital chloride diarrhea,CLD)　也称 Darrow Gamble 综合征,为一种少见的家族性常染色体隐性遗传性疾病。芬兰较多见。

(1) 病因与发病机制:先天性失氯性腹泻因回肠和结肠上皮刷状缘顶端选择性缺乏 Cl^-/HCO_3^- 交换机制所致。正常情况下,进入小肠中的水分,从 2 个途径被吸收入体内。一是从小肠黏膜上皮细胞间的紧密连接处,进入细胞间隙,再至血液。另一是随着钠的吸收而吸收。此外,也可随着 Cl^- 从隐窝处排泌至肠腔内而排出体外。Cl^- 可以在回肠内与 HCO_3^- 交换而进入肠细胞。疾病情况下,Cl^- 与 HCO_3^- 不能进行正常交换,使大量 Cl^- 与水停留于肠腔内造成腹泻。又由于 HCO_3^- 的缺乏使肠内容物变为酸性和 HCO_3^- 蓄积出现代谢性碱中毒。肠道内酸化进一步抑制 Na^+ 通过 Na^+/H^+ 交换的吸收,导致肠腔内电解质浓度增高和严重的渗透性腹泻。Na^+ 和水的丢失引起继发性醛固酮增高,导致 K^+ 的进一步丢失,从而出现低钠血症和低钾血症。

(2) 临床表现:先天性失氯性腹泻在宫内就可以起病,胎儿表现为水样腹泻,从而导致羊水过多和早产;产前超声检查可见到胎儿扩张的肠袢。新生儿出生后第一天即有腹胀和排黄色水样便,无墨绿色胎粪,很快发生低氯、低钾、低钠血症、失水及代谢性碱中毒。患儿有时在出生后第一天即可丢失出生体重的 10% 以上。由于患儿长期 Cl⁻ 的缺乏、慢性血管内容量受损、处于发生终末性肾脏疾病的高度危险。

(3) 诊断:该病早期诊断十分必要,持续的低钠血症可以损害患儿的智力和神经发育。

1) 产前诊断:羊水过多及 B 超有扩张而蠕动的充满液体的肠襻应当引起产科医师警惕本病的存在。羊水穿刺测定羊水中的 Cl⁻ 的含量有助于诊断。

2) 新生儿诊断:生后立即出现的持续的危及生命的水样腹泻,伴低氯、低钠、低钾血症和代谢性碱中毒,粪便中 Cl⁻ 明显增高(>90mmol/L)。粪便中高 Cl⁻ 含量对于 CLD 具有特征性的诊断价值,因此,对顽固性的腹泻患儿应当及时进行粪便中的电解质检测。

3) 鉴别诊断:本病应与伴有羊水过多的胎儿肠梗阻、先天性巨结肠、食物过敏、吸收不良综合征、感染性腹泻和其他分泌性腹泻的遗传性疾病相鉴别。由于水样腹泻容易与尿混淆,很易误诊和延误治疗,甚至导致严重后果,因此,粪便中 Cl⁻ 浓度的筛查应当在所有的慢性腹泻患儿中进行。

(4) 治疗:随着对该病的遗传基础以及临床特征的认识,CLD 已经从过去大部分致死的疾病变成现在可以治疗的疾病。

1) 电解质替代疗法:终生补充氯化钠和氯化钾替代电解质和水的丢失仍然是 CLD 的唯一有效的治疗方法。电解质替代疗法应当在新生儿期就开始,其目的是为了维持正常的酸碱及电解质平衡和最佳的生长发育,但是补充电解质不能减轻 CLD 患儿的腹泻。开始可通过静脉补液,待患儿病情稳定后可改为口服补液。补充 Cl⁻ 的最佳剂量在新生儿期为 6~8mmol/(kg·d);氯化物的补充形式最好为 2:1 的 NaCl:KCl,Hihnala 比较了芬兰的 36 例 CLD 患儿的远期预后,结果发现单独补充 KCl 不能满足患儿的需要和常常存在生长迟缓;而联合应用 NaCl 和 KCl,依从性好的患儿都有正常的生长和发育。

2) 控制腹泻:迄今为止,对于 CLD 患儿腹泻本身的治疗并不理想。试用的药物有以下几种:①考来烯胺(cholestyramine,消胆胺):该药能在短期内减少大便的容量,这可能与考来烯胺能够与结肠中的胆酸结合有关,而胆酸可以增加回肠渗出和刺激 Cl⁻ 的分泌。但是,考来烯胺减轻腹泻的作用不能持久,仅适合于偶尔短期应用。②奥美拉唑(omeprazole):该药能够抑制胃黏膜 Cl⁻ 的分泌。因此在伴有严重腹泻的 CLD 患儿中,应用奥美拉唑治疗可降低大便中 Cl⁻ 的丢失量和大便容量。但奥美拉唑对 CLD 的疗效尚不肯定,且其价格昂贵也不适于终生治疗。

(5) 远期预后:CLD 的远期预后取决于疾病的诊断时间、最佳的电解质替代疗法、依从性和患儿的代偿机制。早期诊断和积极的电解质替代治疗一般都伴有正常的生长和发育,但是如果在婴儿早期没有诊断而又存活的患儿,该病的慢性过程可以伴有持续的低血容量和低电解质血症,从

而导致生长迟缓。长期的慢性的血管内容量收缩使患儿倾向于发生高肾素血症、高醛固酮血症、高尿酸血症,从而并发肾脏损害和痛风等并发症[5]。

2. 先天性失钠性腹泻

(1) 病因及发病机制:先天性失钠性腹泻(congenital sodium diarrhea,CSD) 也是一种比 CLD 更为罕见的常染色体隐性遗传的分泌性腹泻病,1985 年首先由芬兰的 Holmberg 和英国的 Booth 报道。CSD 主要由于小肠上皮细胞刷状缘的 Na⁺/H⁺ 交换器的遗传性缺陷所致,肠道中 Na⁺ 吸收减少和大便中 Na⁺ 排泄增加,患儿特征性表现为大量碱性和含高浓度 Na⁺ 的水样大便、低钠血症、脱水和阴离子间隙正常的代谢性酸中毒。在人类,Na⁺/H⁺ 交换器家族(NHEs)至少包括 6 个亚型,其中 NHE3 是存在于肠道的主要的 Na⁺/H⁺ 交换器,调节细胞外 Na⁺ 和细胞内 H⁺ 的交换,因此,空肠上皮细胞刷状缘膜 NHE3 基因突变可能是先天性失钠性腹泻主要原因。在鼠中已经证实破坏 NHE3 基因可引起腹泻和酸中毒,然而在人类 CSD 中 NHE3 的作用尚未被完全证实。

(2) 临床表现:CSD 的临床表现与 CLD 极为相似。CSD 也可在宫内起病,由于胎儿水样腹泻而导致羊水过多和早产,产前超声检查也可见到胎儿扩张的肠襻;新生儿出生后第一天即有严重腹胀和排出大量的水样大便,患儿很快发生低钠血症、失水和体重减轻。但是与 CLD 不同的是,患儿粪便中大量丢失的是 Na⁺ 而不是 Cl⁻,患儿表现为酸中毒而不是碱中毒。适当的补充液体和电解质患儿可以生长发育正常,但是顽固性腹泻仍然持续存在。

(3) 诊断与鉴别诊断

1) 诊断:羊水过多、产前 B 超有扩张而蠕动的肠襻、生后立即出现明显腹胀和大量的水样腹泻伴脱水和持续的低钠血症及代谢性酸中毒,即应引起产科或新生儿医师高度警惕本病的存在,粪便 pH 呈碱性、粪便中 Na⁺ 的含量明显增高(超过 Cl⁻ 的含量)、低钠血症、阴离子间隙正常的代谢性酸中毒和低至正常的尿 Na⁺ 浓度有助于诊断。

2) 鉴别诊断:本病应与其他原因所致的分泌性腹泻相鉴别。缺乏代谢性碱中毒和低钾血症可与先天性失氯性腹泻鉴别。腹泻不因禁食而停止和粪便的渗透压主要由电解质决定,可与氨基酸、乳糖或脂肪酸的吸收不良所致的顽固性腹泻相鉴别。由于本病十分罕见,已有将大量的水样腹泻误认为尿液导致诊断延迟和严重的失水及肾衰竭以及由于出生后"没有胎粪排出"的假象和腹部 X 线平片肠襻扩张误诊为肠梗阻而遭受不必要的外科手术的病例报道。

(4) 治疗:早期诊断、预防脱水、补充 Na⁺ 盐和纠正代谢性酸中毒是治疗 CSD 的主要目标。CSD 的诊断一旦建立,治疗十分简单,主要包括积极的静脉补充液体和碳酸氢钠以纠正水电解质紊乱和代谢性酸中毒。临床症状稳定后可改口服柠檬酸钠、钾溶液,并定期随访血、大便电解质和血气分析。另外,盐酸洛哌丁胺(loperamide hydrochloride,易

蒙停)已被用来增加肠道 Na^+ 的吸收并在少数患儿中取得了成功。

(5)预后：与 CLD 一样，若能早期诊断和维持血电解质和酸碱平衡正常，CSD 患儿生长发育可以正常。但是如果在疾病的早期没有及时识别和治疗，长期的严重水电解质失平衡可以导致肾衰竭及神经系统损害[6]。

3. 免疫缺陷病　继发性或称获得性。该类腹泻粪便多样化，缺乏特征性。但伴有免疫缺陷的体质衰弱、其他系统疾病、细胞和体液免疫功能检测异常等特征。故对临床迁延不愈腹泻应及时检测免疫功能。对该类患儿还应注意特殊病原感染，如隐孢子虫等。以下几种免疫缺陷病往往伴随有慢性腹泻。

(1)性联无丙种球蛋白血症：首先由 Bruton 报道，故又称 Bruton 病。多数患儿于生后 6~9 个月出现症状，以反复化脓性感染(中耳炎、鼻窦炎、肺炎和支气管炎)和严重的持续性腹泻为特征，腹泻病原常见有贾第鞭毛虫、空肠弯曲菌、隐球菌、沙门菌、轮状病毒等。

(2)性联免疫缺陷伴 IgM 增多综合征：又称 IgM 增高综合征，此病男性较女性多见。主要特征包括：①血清 IgM 值常超出 11g/L，但也可正常。②血清 IgG、IgA 和 IgE 值正常。③原发性和继发性 IgM 抗体反应完善，但不能转变产生其他类型抗体。④通常伴中性粒细胞减少。IgM 增高综合征男孩在出生后 1 个月至 10 岁常出现反复感染，以中耳炎、肺炎、脑膜炎和败血症常见，近 50% 的患儿有慢性腹泻，常伴生长落后，患儿可伴全身淋巴结肿大，肠道结节性淋巴结肿大多见，常伴有肠吸收不良和失蛋白肠病。

(3)重症联合型免疫缺陷：婴儿出生后不久即发生反复感染，当感染轮状病毒或细菌感染时则发生迁延不愈的慢性腹泻、原虫卡氏肺孢菌性肺炎、顽固性鹅口疮、生长发育迟缓及皮肤损害症状等。

(4)婴儿红皮、体重不增、腹泻综合征(syndrome of erythroderma,failure to thrive,and diarrhea in infancy)：1908年 Leiner 观察 35 例患儿在生后最初几周内出现腹泻，体重不增和皮肤广泛的红斑，最终大约 1/3 患儿死亡，目前认为，此综合征是一种免疫缺陷的表现，其临床特征为：①新生儿、婴儿期发病；②皮肤损害：全身皮肤广泛的红斑和糖麸样脱皮；③顽固迁延不愈腹泻；④体重不增；⑤T 淋巴细胞免疫功能缺陷，中性粒细胞移动异常，血浆中 IgE 浓度明显升高，IgG、IgA、IgM 浓度正常；⑥部分病例合并有肺孢子虫感染；⑦空肠活检有严重绒毛萎缩。早期诊断和治疗可降低其病死率。

此外，IgA 缺陷，婴儿暂时性低丙球蛋白血症，Omenn 综合征都可在新生儿期出现顽固腹泻。

4. 极早发型炎症性肠病　炎症性肠病包括克罗恩病、溃疡性结肠炎、未分型三种。为遗传易感宿主对共生或致病微生物免疫反应失调所致，表现为胃肠道慢性炎症，可见于任何年龄儿童。其中极早发型炎症性肠病发生于 6 岁以内的患儿，新生儿也有发病，患儿临床表现与成人不同，发病时症状重，以炎症反应为主，多表现为广泛性结肠病变。对激素、免疫抑制剂等治疗反应不佳。极早发型患儿发病年龄早、环境暴露时间有限，具有较强家族史，提示宿主遗传占十分重要的作用。已有证据显示，其多由单基因缺陷所致。患儿常见临床症状为腹痛、腹泻、黏液血便。此外，肛周病变也比较常见，以瘘管形成、肛周脓肿为主。常见全身表现为生长发育迟滞和营养不良。内镜表现，所有患儿中均可见严重结肠炎症，表现为浅表及深部溃疡，累及范围为直肠至右半结肠，病变具跳跃性、铺路石样改变。患儿肠镜病理组织学表现以上皮内肉芽肿、黏膜层单核细胞浸润及隐窝脓肿为特点。诊断主要根据临床症状，内镜检查和基因检测。治疗主要有营养治疗、药物治疗(抗感染、沙利度胺、美沙拉秦、生物制剂能否应用于小年龄儿童仍有争论)、手术治疗、移植治疗[7]。

5. 先天性微绒毛包涵体病　微绒毛包涵体病是一种引起新生儿早期顽固性腹泻的先天性疾病。1978 年 Davidson 首先报道了 5 个在生后早期出现严重顽固性腹泻的婴儿，伴有绒毛发育不全和萎缩，电子显微镜下可见微绒毛包涵体。Cutz 提出用"微绒毛包涵体病"的名称来与其他未知的肠病相区别。微绒毛包涵体病被认为是一种肠道刷状缘结构及细胞分化的缺陷，可能继发于有缺陷的减数分裂。家族史提示该病为常染色体隐性遗传。

微绒毛包涵体病患儿通常在出生时或生后不久出现严重水样腹泻及大量的电解质丢失。禁食及药物治疗无效，微绒毛萎缩和在细胞质内存在微绒毛包涵体可帮助诊断。患儿存活的唯一希望是肠外营养，但患儿通常在生后头几年中死亡，死亡原因与肠外营养相关，包括败血症和肝功能衰竭。小肠移植若能成功，可使患儿不依赖肠外营养而存活。

(李在玲　邵肖梅)

参考文献

1. Pawlowska K,Umlawska W,Iwańczak B. Prevalence of Lactose Malabsorption and Lactose Intolerance in Pediatric Patients with Selected Gastrointestinal Diseases. Adv Clin Exp Med,2015,24(5):863-871.

2. Sicherer SH,Sampson HA. Food allergy:Epidemiology,pathogenesis,diagnosis,and treatment. J Allergy Clin Immunol,2014,133(2):291-307.

3. Caubet JC,Szajewska H,Shamir R,et al. Non-IgE-mediated gastrointestinal food allergies in children. Pediatr Allergy Immunol,2017,28(1):6-17.

4. Meyer R,Fleming C,Dominguez-Ortega G,et al. Manifestations of food protein induced gastrointestinal allergies presenting to a single tertiary paediatric gastroenterology unit. World Allergy Organ J,2013,6(1):13.

5. Gils C, Eckhardt MC, Nielsen PE, et al. Congenital Chloride Diarrhea: Diagnosis by Easy-Accessible Chloride Measurement in Feces. Case Rep Pediatr, 2016: 2519498.

6. Janecke AR, Heinz-Erian P, Müller T. Congenital Sodium Diarrhea: A Form of Intractable Diarrhea, With a Link to Inflammatory Bowel Disease. J Pediatr Gastroenterol Nutr, 2016, 63(2): 170-176.

7. Bequet E, Sarter H, Fumery M, et al. Incidence and Phenotype at Diagnosis of Very-early-onset Compared with Later-onset Paediatric Inflammatory Bowel Disease: A Population-based Study [1988-2011]. J Crohns Colitis, 2017, 11(5): 519-526.

第 8 节　坏死性小肠结肠炎

坏死性小肠结肠炎(NEC)是一种严重威胁新生儿生命的疾病，也是 NICU 最常见的胃肠道急症。临床上以腹胀、呕吐、腹泻、便血，严重者发生休克及多系统器官功能衰竭为主要临床表现，腹部 X 线检查以肠壁囊样积气为特征。近年来随着 VLBW 儿在围产期病死率的持续降低，NEC 的发病率逐渐增多。据美国 NICHD 统计，活产儿 NEC 发病率为 0.5‰~5‰，占 NICU 患儿的 2%~5%；90% 以上为早产儿，其中 VLBW 儿患病率 7%~10%；病死率占发病人数的 23%~30%。NEC 的发病率和病死率随胎龄和体重增加而减少。临床流行病学资料显示，在一些早产儿出生率低的国家，NEC 发病率很低，如日本仅为 0.27%。据不完全统计，目前国内本病的病死率为 10%~30%。

(一)病因学和病理生理学

1964 年 Person 首次报道 NEC，至今对其病因及发病机制仍未完全明了。目前一般认为是由多因素综合作用所致[1]。其中涉及多个"I"，包括早产(immaturity)、感染(infection)、进食(ingestion)、缺血(ischemia)、氧合不足(insufficient oxygenation)、损伤(injury)、血管内置管(intravascular catheter)和免疫因素(immunological factor)等。上述因素通过影响肠黏膜血液供应，导致黏膜局部缺血，使肠道蠕动减弱，食物在肠腔内积聚，影响肠道功能并加速细菌繁殖，从而引发肠壁缺血缺氧、炎症损伤，进而导致肠黏膜出血、糜烂和坏死。

1. 早产　由于早产儿的肠道功能不成熟，血供调节能力差、胃酸生成不足，肠蠕动弱，食物易滞留及发酵，致病菌易繁殖；肠道黏膜屏障(细胞联接度和黏液分泌)不完善，对各种异种大分子和细菌的通透性高；肠道内 SIgA 含量低下，也利于细菌侵入肠壁繁殖。多数国内外学者认为 NEC 的主要病因是早产及早产儿的一系列并发症如窒息、HMD、呼吸衰竭以及 PDA 等；超过 20% 的 NEC 病例中，早产为其单一的致病因素。应用体外培养技术和免疫组化技术研究发现，未成熟的人类肠道细胞与成熟的人类肠道细胞相比，在细菌脂多糖、IL-1 的刺激下，前者可产生比足月儿更多的肠道细胞 IL-8，IL-8 的 mRNA 表达，说明未成熟的人类肠道在炎症因子刺激下更易产生炎症反应。早产儿一氧化氮(NO)生成减少，也是易发生 NEC 的原因。

2. 感染及其炎症反应　很多研究认为感染和肠壁炎症是 NEC 的最主要病因，在 NEC 发病前，肠道菌群已发生质量改变，表现为菌落多样性降低和菌群紊乱，益生菌减少，肠道致病菌如克雷伯杆菌、大肠埃希菌、假单胞菌、艰难梭菌和表皮葡萄球菌等占相对优势。细菌移位是指细菌侵入胃肠道后，其毒素或抗原损害肠上皮细胞，继之进入血循环，导致全身炎症反应。国外有 NICU 流行 NEC 的报道，常伴有致病菌肠道感染的流行，同时伴有病房拥挤的情况。但也有研究发现，NEC 死亡病例血培养阳性率仅为 9.8%。现一般认为以感染为诱因的 NEC 多发病较晚。

Toll 样受体(TLRs)分布在机体肠上皮细胞表面，对微生物感染具有识别及感知功能，可参与免疫防御和炎症反应。新生儿可存在共菌定植现象，肠道病原菌和共生菌均可产生内毒素 - 细菌脂多糖(LPS)与脂磷壁酸(LTA)，属于 TLRs 的配体，从而激活 TLRs，致使肠黏膜进一步损伤。

致病菌不但通过自身生成的 LPS 对肠道产生直接损伤作用，还通过提高机体 RhoA(即为信号肽分子)的活性，产生多种细胞炎症因子如细胞核因子 KB(NF-KB)、TNF-α、白细胞介素(IL)及血小板活化因子(platelet activating factor, PAF)、前列腺素、白三烯等，引起炎症介质的级联反应，对肠壁产生持续性损害，参与了 NEC 的发病过程，同时导致体循环低血压、毛细血管液外漏、血管内溶血等。

3. 缺氧缺血　出生时窒息缺氧、脐血管置管、红细胞增多症患儿 NEC 发病率增加，说明肠壁缺氧缺血和再灌注损伤可能是 NEC 发病的高危因素。新生儿窒息缺氧时引起机体的保护性反射(潜水反射)，体内血液重新分布，为保证脑、心等重要器官的血供，胃肠道血供急剧下降，肠系膜动脉及腹主动脉血流速度明显减慢；缺氧还导致氧自由基释放(收缩因子)和局部组织 NO 合成(舒张因子)平衡破坏，早产儿由于血流动力学调节能力差，使其易在缺氧后再灌注阶段引发次黄嘌呤酶连锁反应，产生和释放大量氧自由基，引起器官损伤。PDA 和左向右分流的先天性心脏病可导致肠黏膜血流减少，一项随机对照研究显示，手术结扎 PDA 的 ELBW 儿比对照组发生 NEC 的比例大大降低(8% 和 30%)；但由于吲哚美辛治疗 PDA，影响肠道血循环，反而增加 NEC 的风险。

4. 喂养不当　90%NEC 患儿于肠道喂养后发病，应用配方奶者明显多于母乳喂养者。不合理喂养如奶方渗透浓度高(>400mmol/L)、增量快(>20ml/kg·d)，可使新生儿肠黏膜受损，被认为是 NEC 发生的重要原因。由于新生儿各种消化酶活性较低，喂养量增加过多、过快，可导致蛋白和乳糖消化吸收不全，食物及其不完全消化产物积滞于肠道内，有利于细菌生长。

5. 输血制品相关性 NEC 早在 1987 年,McGrady 等研究发现输血与 NEC 的发生存在关联性。具有较高输血频率的 VLBW 儿在住院期间发生 NEC 的风险比未发生 NEC 的 VLBW 儿增加 1.22 倍。近年来,又有许多学者相继提出了输血相关性 NEC(transfusion-associated necrotising enterocolitis,TANEC)的概念,多是指胎龄≤28 周的超未成熟儿在生后 3~4 周由于严重贫血输注浓缩红细胞后 48 小时内发生 NEC 疾病。有关 TANEC 的发病机制目前尚不明确,相关研究发现可能与以下 3 种机制有关[2-3]:①输注浓缩红细胞后改变了肠道血流动力学、血管渗透压、血液黏度等,使肠道血供不均匀,发生局部缺血反应导致肠道损伤;输血后导致红细胞变形,氧化应激等产生一个过度剪切力,使未成熟的血管损伤,从而导致急性肠道损伤发生;②输血引起 HLA 抗体介导的组织兼容性抗原相关免疫反应,使血管内皮细胞活化、增生、凋亡,导致肠道损伤;③输注陈旧存储血液,红细胞 NO 活性显著减少,使血管扩张能力较差,在输血后肠道喂养过程中可能导致肠系膜毛细血管灌注不足,从而导致肠黏膜缺血、缺氧及坏死。近年来还有使用大剂量丙种球蛋白(IVIG)治疗后发生 NEC 的报道。IVIG 应用可加重新生儿生理性高凝反应,使肠黏膜血液瘀滞造成血栓;但也有学者认为是原发病如新生儿溶血病等造成红细胞破裂,生成大量磷脂类凝血活酶物质、红细胞素及血小板活化第三因子,造成血小板及内源性凝血的黏附,NEC 的发生可能与患儿血小板黏附程度及内源性凝血具有一定相关性。

6. 药物与其他 H_2 受体拮抗剂 可提高胃内 pH,降低蛋白水解酶活性,使早产儿消化道负荷加重,同时不利于病原菌灭活和抗原结构水解,增加 NEC 易感性;吲哚美辛能降低新生儿肠系膜血流,增加 NEC 患病率;其他药物还包括口服茶碱类、小苏打、钙剂、维生素 E 和非甾体类抗炎药如吲哚美辛、布洛芬等,均可增加肠道的渗透负荷;孕母用抗抑郁药文拉法辛、抗逆转录酶齐多夫定,新生儿使用阳离子交换树脂灌肠等也有引发 NEC 的报道。

足月儿发生 NEC 少见,仅占 NEC 病例的 5%~10%,高危因素包括先天性心脏病(大血管转位、左心发育不良、PDA)、出生窒息、红细胞增多症、换血治疗和宫内生长受限等。

综上所述,目前认为 NEC 的发病机制为在肠黏膜的屏障功能被破坏和肠腔内存在食物残渣情况下,细菌在肠腔和肠壁繁殖并产生大量炎症介质,最终引起肠壁损伤甚至坏死、穿孔和全身性炎症反应(SIRS),病变常累及回肠末端、盲肠和近端结肠,但胃肠道的任何部位甚至整个肠道都可受累,严重者可发生肠壁全层坏死和穿孔,最后发生休克、多器官衰竭。

(二)临床表现

绝大多数的 NEC 发生在出生胎龄 <34 周的早产儿,

一般在出生 7 天后发病,多发生在经胃肠喂养后,生后 2~3 周较常见,约 25% 的病例在生后 1 个月发病。发病日龄与出生体重和胎龄相关,胎龄越小,起病越晚。据统计,胎龄 <30 周的早产儿诊断 NEC 的日龄为 20 天,31~33 周的早产儿为 11 天,>34 周的早产儿为 5~6 天,而足月儿为 3~4 天。

NEC 的临床表现轻重差异很大,既可表现为全身非特异性败血症症状,也可表现为典型胃肠道症状如腹胀、呕吐、腹泻或便血三联症。①腹胀一般最早出现且持续存在,一般先出现胃潴留增加,很快发展为全腹膨胀,肠鸣音减弱;但也有少数患儿不出现腹胀;尤其是有些早产儿 NEC 早期腹胀表现不明显,以呼吸暂停、反应差等全身感染中毒症状为主。②呕吐先为奶液、逐渐可出现胆汁样或咖啡样物。③腹泻或血便出现较晚,便血可为黑便或鲜血。其他可有呼吸暂停、心动过缓、嗜睡、休克等感染中毒症状。

足月儿 NEC 发病稍早,主要表现为腹胀、呕吐、血便,病程进展快,全身症状少,出现肠穿孔、肠壁坏死和典型 X 线征象的比率少,病死率也低于早产儿(分别为 5% 和 12%)。早产儿 NEC 早期表现为非特异性,如喂养不耐受、胃潴留、反应差、精神萎靡、呼吸暂停等,呕吐和血便不明显。一旦腹胀明显,常提示病情严重或发生肠穿孔,早产儿 NEC 肠穿孔发生率高达 30%。不同出生体重的早产儿发生 NEC 的临床表现和预后见表 12-8-1。

表 12-8-1 不同体重早产儿 NEC 的临床表现和预后[4]

特征	≤1500g	1501~2499g	P
病例数	95	46	—
出生体重(g)	988 ± 29	1911 ± 46	—
生后开奶时间(d)	13 ± 1	3 ± 1	0.0001
NEC 诊断日龄(d)	27 ± 2	9 ± 1	0.001
临床表现			
喂养不耐受	77(81%)	23(50%)	0.001
腹部异常发现	82(86%)	23(50%)	0.001
血培养阳性	62(65%)	10(21%)	0.001
血便	26(27%)	32(70%)	0.001
死亡构成比	26(27%)	3(7%)	0.05

(三)诊断

NEC 诊断的金标准为病理检查,但在实际工作中没有可操作性,目前常规结合临床表现和 X 线表现,使用 Bell 分级法进行诊断和评价病情的严重程度。

1. NEC 诊断与分期 见表 12-8-2。

Bell 分级诊断有助于 NEC 的早期诊断及对病情程度的判断。I 期为疑似病例,临床表现为非特异性,以胃潴留增加为主要表现,也可能为喂养不耐受或其他良性胃肠道疾病表现,其中 1/3 的病例经内科治疗后可缓解,病情不再

表 12-8-2 新生儿坏死性小肠结肠炎修正 Bell 分期标准

分期			全身症状	胃肠道症状	影像学检查	治疗
I：疑诊期	A	疑似 NEC	体温不稳定、呼吸暂停、心动过缓	胃潴留，轻度腹胀，便潜血阳性	正常或轻度肠管扩张	绝对禁食，胃肠减压，抗生素治疗 3 天
	B	疑似 NEC	同 IA	肉眼血便	同 IA	同 IA
II：确诊期	A	确诊 NEC（轻度）	同 IA	同 IA 和 IB，肠鸣音消失，腹部触痛	肠管扩张、梗阻、肠壁积气征	同 IA，绝对禁食，应用抗生素 7~10 天
	B	确诊 NEC（中度）	同 IIA，轻度代谢性酸中毒，轻度血小板减少	同 IIA，肠鸣音消失，腹部触痛明显 ± 腹壁蜂窝织炎或右下腹部包块	同 IIA，门静脉积气，± 腹水	同 IIA，绝对禁食，补充血容量，治疗酸中毒，应用抗生素 14 天
III：进展期	A	NEC 进展（重度，肠壁完整）	同 IIB，低血压，心动过缓，严重呼吸暂停，混合性酸中毒，DIC，中性粒细胞减少，无尿	同 IIB，弥漫性腹膜炎、腹膨隆和触痛明显，腹壁红肿	同 IIB，腹水	同 IIB，液体复苏，应用血管活性药物，机械通气，腹腔穿刺
	B	NEC 进展（重度，肠穿孔）	同 IIIA，病情突然恶化	同 IIIA，腹胀突然加重	同 IIB，气腹	同 IIIA，手术

摘自：Walsh MC, Kliegman RM. Fanaroff AA. Necrotizing enterocolitis：a practitioner's perpective. Pediatr Rev, 1988, 9:225.

进展，一般持续 72 小时。II 期 NEC 可确诊。III 期 NEC 病情危重，病死率极高。表现为生命体征不稳定（SIRS、低血压、心动过速或过缓、呼吸暂停、低体温），代谢性酸中毒、DIC、中性粒细胞减少、毛细血管渗出和多器官功能不全（MODS）。病情突然恶化往往提示胃肠道穿孔，通过腹部 X 线检查若发现气腹征可确诊。若出现高度腹胀、腹壁红肿或极度腹壁压痛，常提示腹膜炎。

2. 辅助检查

（1）血液常规检查：白细胞异常升高或降低，粒细胞总数、淋巴细胞和血小板减少，而幼稚粒细胞及幼稚粒细胞／粒细胞总数比例升高；C 反应蛋白虽对早期诊断的敏感性较差，但持续升高反映病情严重；如伴有难以纠正的酸中毒和严重的电解质紊乱，提示存在败血症和肠坏死。血培养阳性者仅占 1/3。

（2）炎症标记物：近年来国内外开展了有关 NEC 炎症标记物的研究，试图通过检测外周血或粪便中的炎症标记物，达到早期发现和诊断 NEC 的目的。①非特异性指标包括血清淀粉样蛋白 A（serum amyloid A，SAA）、补体 C5a、PAF、降钙素原、TNF-α、IL-6、8、10 等在 NEC 发病中均有重要作用，但其对 NEC 诊断和病情程度预测等应用价值仍需进一步考证；②特异性指标包括血清 β 葡萄糖苷酶、肠脂酸结合蛋白（intestinal fattyacidbinding protein，I-FABP）、肝脂酸结合蛋白（liver fattyacidbinding protein，L-FABP）和肠三叶因子及炎症因子综合评分系统以及粪钙卫蛋白（fecal

calprotectin）可作为 NEC 发生及其严重程度的早期判断指标。由于 NEC 由多因素综合作用所致，单一的炎症标记物不能全面反映患儿机体的复杂病情变化，利用新兴生物学技术（如蛋白组学、代谢组学）筛选更为敏感、特异的生物学指标或联合诊断指标，都需要通过临床与基础研究进一步鉴定和验证。

（3）X 线检查：在发病开始 48~72 小时期间每隔 6~8 小时复查 1 次。非特异性表现包括肠管扩张、肠壁增厚和腹腔积液。具有确诊意义的表现包括：①肠壁间积气：仅见于 85% 的患儿。典型表现为肠壁间有条索样积气，呈离散状位于小肠浆膜下部分或沿整个小肠和结肠分布；②黏膜下"气泡征"：类似于胎粪潴留于结肠的征象，其特异性不如肠壁间积气的意义；③门静脉积气：为疾病严重的征象，病死率达 70%。表现为自肝门向肝内呈树枝样延伸，特异性改变多于 4 小时内消失。④气腹征：提示肠坏死穿孔。采取左侧卧位摄片，易于发现，在前腹壁与肠曲间出现小三角形透光区。由于 NEC 是炎性肠穿孔，穿孔部位往往被假膜覆盖或者由于肠管粘连等原因未被发现，所以，没有气腹不能否定消化道穿孔。有时卧位平片没有常见的膈下游离气体，但可见镰状韧带等气腹的其他征象（图 12-8-1）。

2008 年 Coursey 等[5] 提出 Duke 腹部 X 线评分量表（DAAS），将腹部 X 线表现分为 0~10 分，在一定程度上量化了腹部影像学表现（表 12-8-3）。

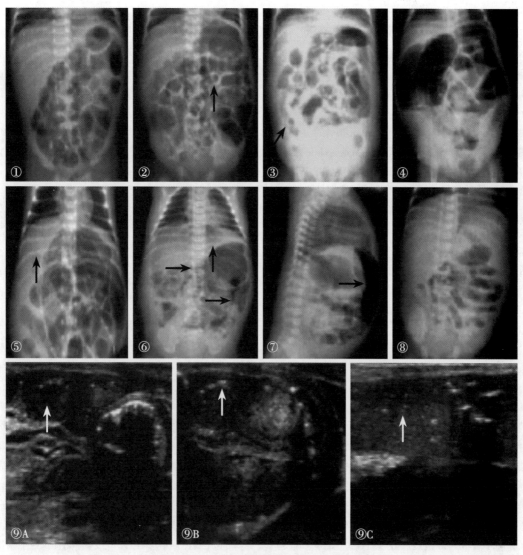

图 12-8-1　NEC 的腹部 X 线和 B 超表现

①肠道扩张性改变(大小肠曲普遍性充气、扩张,肠间隔未见明显增宽,未见明显肠壁积气及门脉积气征象,膈下未见明显游离气体);②部分肠间隙增宽;③部分肠曲僵硬;④不全性肠梗阻(立位可见数个长短不一液气平);⑤肠壁积气及门脉积气(肝区可见分支样低密度影,边界较清,部分肠壁可见积气征象);⑥气腹及肠壁积气(膈下肝影前方见游离气体影,肠壁间见透亮影,可见镰状韧带);⑦气腹;⑧腹腔积液(充气肠曲距侧腹壁的距离增宽)。⑨坏死性小肠结肠炎腹部 B 超;⑨A 示肠壁水肿(肠壁增厚,管腔狭窄),⑨B 示肠壁积气(肠壁见点状强回声),⑨C 示门静脉积气(肝脏门静脉内点状强回声)

引自:王家蓉,余家林,李广红,等. 新生儿坏死性小肠结肠炎影像学与临床相关性回顾性分析. 中华儿科杂志,2013,51(5):331-335.

表 12-8-3　NEC 诊断的腹部 X 线量表

分值	X 线腹部影像学表现	临床意义
0	肠腔正常充气	基本正常,警惕 NEC
1	肠腔轻度扩张	
2	肠腔中度扩张或正常充气伴粪便样球状透明影	轻度异常,结合临床考虑 Bell I 期
3	局部肠袢中度扩张	
4	局部肠间隙稍增宽或肠袢分离	
5	多发肠间隙增厚	中度异常,结合临床考虑 Bell II 期
6	肠壁积气可能,伴其他异常表现	
7	肠壁僵直或持续扩张	评分≥7 分,提示可能发生肠坏死;评分越高病
8	肠壁积气(高度怀疑或者肯定)	情越重,结合临床考虑 Bell III 期,需请外科会诊,
9	门静脉积气	必要时手术治疗。
10	气腹	

X 线检查诊断 NEC 有较高的特异性,但敏感性低,阴性预测值低,还存在以下局限性:①静止图像;②诊断敏感度仅 40%,尤其是有些明显的肠穿孔可无异常征象。国内余加林等报道,在 343 例疑诊 NEC 病例中,仅 12.8% 出现具有确诊意义的 X 线征象(肠壁积气、肠穿孔和肝门积气);③不便于随时复查;④射线暴露。

(4) B 超检查:近年来随着超声探头分辨率的显著提高,腹部超声在小儿胃肠道疾病诊断中的优势逐渐突显,其主要优势是能够提供无创安全、实时动态的图像,重复性强,减少放射线的暴露;与 X 线平片相比的主要优点在于可描绘腹腔积液、肠壁厚度和肠壁灌注。鉴于疾病发展过程,可每 6~24 小时通过动态评估随访。一般采用彩色多普勒超声诊断仪,线阵探头频率 10~13MHz。置患儿于仰卧位,经腹多切面扫查腹腔,动态观察肠管形态、肠壁回声,重点观察肠壁是否增厚(正常小婴儿小肠壁厚度 <3mm),肠壁黏膜下或浆膜下是否有气体回声,门静脉是否积气等征象:①肠壁增厚:增厚部位以小肠为主,小肠壁厚度 >3.0mm。②肠壁积气:Kim 等最早在 2005 年描述肠壁积气的 B 超下表现为肠壁黏膜下散在点状气体回声或颗粒状气体回声,浆膜下线状或短条状高回声。积气较多时可见点状或颗粒状高回声环绕肠壁,呈半圆形或圆形。③门静脉积气:比 X 线更有优势(B 超阳性率 20%,X 线阳性率 9%)。超声可见门静脉主干或分支内呈现气泡样或串珠样高回声光点,和(或)肝实质门静脉分支内高回声光斑或条片状高回声区。由于超声波对气体的高度敏感性和特异性,决定了腹部超声有助于 NEC 早期诊断。文献报道[6-7],超声可探测到小于 1mm 的气泡,但由于反射作用,对于大量气体反而无法探测。双脉冲多普勒超声检查腹腔干(coeliac axis,CA)和肠系膜上动脉(superior mesenteric artery,SMA)血流速度及其比值可作为 NEC 的预测指标。在 NEC 高危组,SMA 血流速度降低,CA/SMA 的流速比值升高。腹部动态实时超声已成为 NEC 诊断的常用技术。

(四)鉴别诊断

1. **肠壁积气** 偶可见于各种急性或慢性腹泻病,这在营养不良婴儿中尤其常见。心导管或胃肠道手术后、先天性巨结肠、中性粒细胞减少症、肠系膜静脉血栓、先天性恶性肿瘤患儿也可能出现肠壁积气征。

2. **肠扭转** 常见于足月儿,且多发生于生后较晚期,可伴各种畸形,剧烈呕吐胆汁,X 线检查可发现近端十二指肠梗阻征象,中段肠扭转很少有肠壁积气征(1%~2%),以上特点可与 NEC 鉴别。若怀疑肠扭转,可用水溶性造影剂上消化道造影或 X 线检查以除外十二指肠位置异常。腹部超声对诊断肠扭转也有一定帮助。

3. **气腹症** NEC 是造成早产儿气腹症的最常见病因,但须与间质性肺气肿、气胸、纵隔积气造成的胸腔向腹腔漏气鉴别,后者常见于接受机械通气治疗的患儿。若无法鉴别,应做穿刺或上消化道造影除外肠穿孔。

4. **自发性肠穿孔**(spontanous intestinal perforation,SIP) 自发性肠穿孔与 NEC 肠穿孔是两种截然不同的临床疾病,有着不同的疾病特点。自发性肠穿孔好发于回盲部、脾曲、乙状结肠直肠交界区,在解剖结构上为肠管的 3 个特殊部位,血运供应相对不足,甚至可有发育不全或缺如,成为穿孔的好发部位,但穿孔部位局限,很少有类似 NEC 的严重临床表现,及时行腹腔引流和穿孔修补术,预后良好(表 12-8-4)。另外,继发性肠穿孔偶可见于应用地塞米松、吲哚美辛治疗的患儿。

表 12-8-4 NEC 和自发性肠穿孔的临床特点[1]

特点	NEC	SIP
VLBW 儿发病率	7%~10%	2%~3%
发病日龄	2~6 周	0~14 天
肠壁积气	有	无
胃肠道喂养史	有	无
肠黏膜坏死病理改变	有	无
病死率	10%~30%	5%~15%

(五)预防

1. **病因预防** 如预防早产、防治围产期窒息、预防感染和限制抗生素的应用、规范输血方案与流程等。NEC 的发生与早产儿消化系统解剖结构和功能发育不成熟密切相关,预防早产可明显降低 NEC 患病率。不同部位、不同病原的感染都与 NEC 发生密切相关,积极防治感染,对 NEC 的预防非常重要。研究发现,生后 4 天内应用抗生素可降低新生儿肠道菌群多样性,改变菌群结构,益生菌生长受抑制,致病菌过度生长,因此,尽可能限制抗生素的使用,尤其是减少生后早期预防性使用抗生素,对预防 NEC 有重要意义。近年来国外研究显示,NEC 发生有一定的遗传易感性,与 Toll 样受体(TLR)途径基因变异、岩藻糖转移酶 2(FUT2)相关基因表达有关,寻找比较明确的易感靶点,可为 NEC 防治提供新思路。

2. **推广母乳喂养,制订标准化喂养方案** 近 90% 的 NEC 发生在开始肠道喂养后。目前国内外学者均推荐,VLBW 儿采用自己母亲的母乳喂养,以降低 NEC 的发病率。研究显示,纯母乳喂养每 10 例婴儿能避免 1 例发生 NEC,纯母乳喂养每 8 例婴儿能避免 1 例发生死亡或需手术的 NEC,母乳喂养的保护作用具有剂量相关性。禁食或延迟开奶可损伤肠道功能,美国儿科学会一项基于 9 个临床试验(样本量 754 例)的 Meta 分析显示,早期微量喂养并未增加喂养不耐受甚或 NEC 的发病率。微量喂养是指出生 4 天内开始肠道喂养,对于有合并 NEC 危险因素的 VLBW 儿在生后最初 10 天内保持奶量 20ml/(kg·d)以下,可刺激胃肠激素分泌,营养肠黏膜,改善胃肠对喂养的耐受性,促进胃肠道动力的成熟,有利于预防 NEC。如果评估婴儿能够加奶,建议奶量增长速度为 15~20ml/(kg·d),对 NEC 的发病率无影响。

3. 避免或正确使用易发 NEC 的药物　很多临床研究显示,大剂量丙种球蛋白(500mg/kg,2~4 小时输入)、H₂ 受体拮抗剂、吲哚美辛等与 NEC 发生相关。早产儿用药应严格掌握用药指证和剂量范围,尽可能避免使用容易发生 NEC 的药物。输注浓缩红细胞可增加早产儿 NEC 的发生风险,必须严格掌握早产儿输血指证,输血 48 小时内须密切观察病情变化,慎重或暂缓加奶。

4. 药物预防　动物实验证实,重组人类促红细胞生成素(rhEpo)可减少肠道丙二醛及 IL-8 的产生,抑制 NO 大量生成,减轻肠上皮细胞的脂质过氧化。在小鼠 NEC 模型中,口服 EPO 可使 NEC 的发生率从 45% 降至 23%,表明 EPO 对新生儿 NEC 防治具有一定临床应用价值,但其有效性及安全性还需进一步的临床评价得出结论。谷氨酰胺是胃肠道黏膜细胞增殖的必需物质,且能提高肠黏膜细胞对生长因子刺激的敏感性,可预防 NEC 的发生。长链多不饱和脂肪酸(PULCFA)可减少 PAF 合成酶生成,弱化 PAF 受体在肠道上的表达,降低血中内毒素水平,调节肠道的炎症反应,降低 NEC 发病率和死亡率。其他可直接促进胃肠道成熟的生长因子和激素如表皮生长因子、IGF-1 及甲状腺素,均为未来 NEC 防治研究提供了广阔的思路。

5. 益生菌　围绕益生菌预防早产儿 NEC 的临床研究是近年来的热点问题[8-9]。肠道益生菌的主要生物学作用包括以下几方面:①增强黏膜屏障的完整性。②促进肠道正常菌群定植。③激活和调节肠道免疫防御机制。2013 年 1 项在澳大利亚和新西兰开展的纳入 1099 例极早产儿的临床研究结果显示,使用益生菌可减少接近一半的 NEC 的发生;2014 年 Cochrane 系统评价纳入了 24 个随机对照

试验,包含 5000 多例早产儿,结果发现使用益生菌能显著降低 II 级以上严重 NEC 的发病率和综合因素所致死亡率。经系统评价研究显示,相较于使用糖皮质激素、母乳喂养、标准化喂养等可能预防 NEC 的措施,益生菌的预防效果似乎更显著。多数研究者认为应在病原菌定植和抗生素破坏肠道正常菌群前尽早给予益生菌制剂;持续摄入对保证足够益生菌的肠道定植很有必要。目前国际上推荐给 VLBW 早产儿在生后第 1 周开始服用乳杆菌和(或)双歧杆菌,常用剂量(1~2)×10⁹CFU/d,每天 1 次给药,疗程 3~6 周或持续到矫正胎龄 35 周为止。对于已发生脓毒症、NEC 或者有围产期窒息者等危重症或肠道完整性被破坏的情况下应停用益生菌制剂,以防肠道细菌负荷过度导致不良反应发生。乳杆菌属和双歧菌属是目前在早产儿中使用较为普遍的益生菌菌种。2014 年 Cochrane 系统评价结果显示,无论单用乳杆菌属菌株还是混合双歧菌菌株对降低严重 NEC 的发病率和综合因素所致死亡率均有显著效果。总之,益生菌在早产儿应用的时机、疗程、剂量等问题,仍需大量临床和基础研究进一步深入细致的探索。

(六)治疗

NEC 基本治疗措施包括禁食、胃肠减压、抗生素使用、对症治疗、拔除脐血管置管、监测(生命体征、腹围、出入液量、胃肠道出血等)、实验室检查(生化、脓毒症指标等)、影像学检查、手术治疗等。

治疗原则是使胃肠道休息,避免进一步损伤,纠正水、电解质和酸碱紊乱和减少全身炎症反应,绝大多数患儿的病情可以得到控制。病程如果从 I 期进展为 II 期,治疗手段、疗程、治疗方案的复杂程度也将相应增加(表 12-8-5)。

(七)治疗

疑似 NEC 的患儿应在三级 NICU 单位进行治疗,并能

表 12-8-5　NEC 的治疗方法和目标

异常	干预措施	干预目标或评价指标
怀疑感染	广谱抗生素	清除感染、减轻肠道产气
腹膜炎/肠穿孔	抗生素和外科治疗(腹腔穿刺和引流)	清除感染灶、切除坏死肠管、消除腹水
肠管扩张/肠梗阻	绝对禁食、胃肠引流	减少产气、胃肠减压、改善通气
低血压	扩容、缩血管药	恢复适龄正常血压
低灌注/低氧合	扩容、血管活性药、机械通气、供氧、输浓缩红细胞	血红蛋白 12~14g/dl;氧饱和度 >95%;血乳酸正常;心脏指数正常
器官功能不全	扩容、血管活性药、机械通气、供氧、输浓缩红细胞、血小板、新鲜冻干血浆、利尿剂	纠正器官功能异常: 肾脏:尿量、BUN、Cr 肝脏:胆红素、凝血功能、白蛋白 肺脏:A-aDO₂、高碳酸血症 心脏:血压、心脏指数 中枢神经系统:意识水平 血液系统:贫血、DIC(若有活动性出血)
营养摄入不足	胃肠外营养(经中心静脉或外周静脉)	减少分解作用,促进氮平衡和病变愈合,防止发生低血糖

及时转诊至有小儿外科救治条件的三级 NICU 单位进一步救治。NEC 患儿一旦接受内科保守治疗无效，需要实施外科干预，包括剖腹手术或经皮腹腔引流术。

1. 内科治疗

(1) 常规治疗

1) 禁食与持续胃肠减压：停止胃肠道喂养，并给予胃肠减压，禁食持续时间依病情的不同而有差异，一般认为可疑病例 2~3 天，确诊病例 10~14 天，目前主张禁食时间不宜太长。待腹胀消失、肠鸣音恢复、大便潜血转阴、一般症状好转后开始逐渐恢复饮食，推荐予以单纯母乳恢复开奶，注意恢复期肠内喂养量要严格控制，缓慢加奶，最大加奶量不宜 >20ml/(kg·d)。

2) 抗生素治疗。抗生素治疗原则包括：①尽早开始静脉应用抗生素联合治疗，重度脓毒症和脓毒性休克强调 1 小时内使用；②初始经验性治疗应覆盖所有可能病原菌，并对感染部位有良好的组织穿透力；③每日进行抗感染方案评价，以保证疗效、防止耐药、减少毒性、节约费用；④经验性联合治疗不超过 3~5 天，应尽快按药敏选择单药治疗；⑤抗感染疗程 7~10 天，对临床反应差、无法引流的局部感染、免疫力低下者，适当延长疗程。

针对耐药细菌的抗生素用药策略：①产 ESBL 菌可应用碳青霉烯类、β- 内酰胺酶抑制剂、头霉素类、氨基糖苷类等。②产 AmpC 菌可应用碳青霉烯类、四代头孢、喹诺酮 / 氨基糖苷类 (辅助 / 联合用药) 等。但鉴于药物的毒副作用，国内不推荐氨基糖苷类和喹诺酮类药物常规应用于新生儿临床。若病程进展至Ⅲ期，推荐加用克林霉素或甲硝唑，以覆盖厌氧菌。

3) 监护与随访：Ⅰ期和Ⅱ期 NEC 患儿经上述治疗后，若生命体征稳定，胃肠道临床表现迅速改善，相应治疗 (禁食、胃肠减压、抗生素治疗) 可持续 7~10 天；若生命体征不稳定，有酸中毒或腹膜炎体征至少需治疗 14 天。

Ⅲ期 NEC 患儿病情危重，具有很高的病死率，极易发生小肠结肠坏死和胃肠道穿孔。全层肠坏死是 NEC 最具致死性的一种类型，表现为从十二指肠到直肠的不可逆性肠坏死。应连续进行腹部 X 线检查 (左侧或右侧腹部卧位片，每 6~8 小时 1 次)，观察有无气腹征以及时发现肠穿孔。此外还应连续监测血气、凝血功能、血电解质、尿素氮、肌酐，及时发现病情变化。

(2) 治疗多器官功能不全：伴 SIRS 的 NEC，关键在于纠正 MODS。这需要密切监测心、肺和血流功能，以避免重要脏器供血不足，保证肠道供血，阻止小肠、结肠坏死。通过液体复苏和血管活性药的使用改善脏器灌注。复苏液体包括晶体液 (生理盐水) 或胶体液 (白蛋白)。已证实发生 DIC 且出血明显，新鲜冷冻干血浆和血小板能在改善血容量的同时治疗凝血障碍。所有发生 NEC 和 SIRS 的患儿都可有外周水肿，必须密切监测患儿血容量，尤其要注意心率、血压、尿量和皮肤灌注情况，及一些可能发生的并发症如肺

部啰音、高碳酸血症和低氧血症。后两项血气指标异常提示可能发生 ARDS，属于非毛细血管漏出性肺水肿。

(3) 机械通气：所有心血管功能状态极不稳定及出现呼吸暂停、高碳酸血症 (PaCO_2>50mmHg) 或低氧血症的患儿，都需气管插管和机械通气。CPAP 通气有益于纠正上述原因引起的低氧血症。若经积极补液后，患儿的严重低血压、低灌注状态仍然持续，必须应用血管活性药以解除由 SIRS 引起的心功能不全。超声心动图检查示心脏射血分数明显降低，左室舒张末容积增加。可单独使用或合用多巴胺或多巴酚丁胺，以 5μg/(kg·min) 的速度开始，如有必要，最大可用至 20μg/(kg·min)。如不能取得明显疗效，选用肾上腺素有可能改善心脏功能。禁用肾上腺皮质激素。

2. 外科治疗

(1) 外科会诊指征：包括以下情况：①腹壁蜂窝织炎；②X 线提示固定扩张的肠管；③腹腔硬性包块；④内科保守治疗效果不佳，包括顽固代谢性酸中毒、持续性血小板减少、CRP 升高、呼吸支持设置提高、第三间隙水分丢失增加、低血容量、少尿、高钾血症。

(2) 手术适应证：20%~40% 病例需要外科治疗。肠穿孔导致气腹症是外科治疗的绝对适应证。因合并严重腹膜炎、休克，手术耐受力较差，围术期病死率较高，因此，提出相对适应证，包括：①诊断 NEC 的 Bell 分期中Ⅲa 期经保守治疗 48 小时无效或Ⅲb 期，伴少尿、低血压、难以纠正的代谢性酸中毒。②腹部 X 线检查发现肠袢僵直固定、门静脉积气。③高度怀疑肠穿孔，但腹部 X 线检查未发现气腹者，若腹腔引流物为黄褐色浑浊液体，也是外科手术探查指征。可用 18 或 20 号远端带侧孔的导管针行腹腔穿刺诊断，导管置于左下腹前腋中线或脐下中部。④若不能确诊 NEC，但肠扭转不能除外，也是肠道探查指征。由于相对指征在临床上难以确定，不同单位和医师的把握度有较大差异，最佳手术时机难以确定。

某些肠道坏死较严重的 NEC 病例，经内科保守治疗病情恢复后，常发生肠狭窄，出现肠梗阻表现，可通过钡餐或钡剂灌肠造影检查，评估狭窄部位和严重程度，严重病例需外科手术治疗。

(3) 外科治疗方法：手术方式选择主要根据术中肠管坏死程度及范围决定。如病变肠管为局限性或单纯穿孔，腹腔污染不严重，可行肠穿孔修补术或坏死肠管切除肠吻合、腹腔冲洗及造瘘术；如病变严重无法行肠切除或修补，或患者一般情况差，无法耐受手术，可先行腹腔冲洗置管引流术；如肠管难以判断坏死，可行利多卡因肠系膜根部封闭，在内科治疗基础上寻求二次手术机会，进一步行肠切除以及造瘘术。急性剖腹探查大多采用上腹部横切口，应尽量只切除完全坏死的肠管，避免过多切除周围组织，至少保留小肠 25~40cm，否则将导致短肠综合征 (手术病例发生率 10%~15%)。若外科医生无法区分完全坏死的肠管和尚有微弱血供的肠管，或出现全层肠坏死表现 (手术病例发生

率 10%~15%),于 24~48 小时内行 2 次手术观察,有助于判断真正的坏死范围。多数术者会选择切除坏死肠管后行肠造瘘术,联合式 Mikulicz 造瘘术或双腔造瘘术有利于观察肠道功能状况,并为早期(体重 2500g 时)行再次吻合术创造条件。若患儿病变局限,未累及远端肠管,或仅出现透壁性肠穿孔,不伴 SIRS 表现,可于初次手术时进行肠吻合。对于重症 NEC 患儿(NECⅢ期),NEC 手术介入的时间一般在 NEC 诊治后 1 周内。但少数 NECⅡ期患儿,如早期经内科保守治疗后仍有反复喂养困难,X 线片提示肠粘连梗阻等表现,可考虑在发病 4~6 周后行肠粘连松解及根据肠道病变行肠切除吻合或造瘘术。NEC 术后造瘘关闭的时间可因个体差异而不同,应仔细评估并发症的风险,一般在 6 个月左右。

(4)腹腔引流术:近年来,腹腔引流术应用较广泛[10],通常应用指证有以下三种情况:①作为明确目标处理;②对 VLBW 儿 NEC 合并穿孔、不能耐受手术者,可作为剖腹手术前的初步处理;③作为明确剖腹手术前的计划性过渡。如果患儿病情在 24~72 小时未改善,再行剖腹探查。在局部麻醉下行腹腔穿刺和引流(灌洗或不灌洗均可),引流管通常置于右下腹,进行腹腔减压。美国一项对 1375 例接受外科手术治疗的 NEC 患儿的调查显示,经腹腔引流术后行剖腹手术能降低病死率,但费用成本显著增加。

(5)营养支持:关于恢复喂养时间,各家经验不一。临床上除穿孔病例外,大部分病例不需禁食 3 周,根据临床胃肠功能恢复情况及结合吸收试验,个体化地确定恢复胃肠道喂养时间。为改善氮平衡,促进生长,在患儿生理状况稳定后即开始胃肠外营养。尤其肠切除术后患儿,往往需要长期的全胃肠外营养支持(TPN)。长期 TPN 支持对短肠综合征患儿的生长至关重要,此类患儿可间断采用 TPN 治疗。适当的 TPN 可促进病变愈合和组织修复,但应避免发生 TPN 相关并发症,如败血症、胆汁淤积和肝功损害等。经肠道少量摄入营养素可促进黏膜生长和肠道正常菌群建立,刺激胃肠道激素分泌,促进肠道生长并改善其适应能力,增加胆汁排泌。

(八)预后

NECⅠ期和Ⅱ期患儿的长期预后良好。经内科保守治疗即治愈者存活率达 80%,经手术治疗者存活率约 50%,其中 25% 有胃肠道的长期后遗症。术中探查发现多处肠穿孔(≥3 处)及循环衰竭是预后不良的重要因素。

1. 胃酸分泌过多 接受大范围肠切除的患儿可刺激胃泌素分泌,高胃泌素血症和由其引起的胃酸分泌过多,诱发消化性溃疡。H₂ 受体阻滞剂或质子泵抑制剂能减少胃酸分泌,可用于治疗胃酸分泌过多。

2. 短肠综合征(short bowel syndrome,SBS) 正常足月儿小肠 200~300cm。新生儿发生 SBS 的最常见病因是 NEC(96%)、肠扭转、小肠闭锁和腹裂手术后。ELBW、男婴和 SGA 为高危因素。由于手术缩短了肠管,回盲瓣被破坏,造成营养不良和水、电解质吸收障碍。

SBS 治疗为综合措施,包括肠内外营养支持、处理合并症如胆汁淤积,补充脂溶性维生素 A、D、E、K、B₁₂ 和微量元素如锌、镁等,阴离子交换树脂-消胆胺缓解脂肪泻;肠外营养中加入鱼油可显著改善患儿预后,尤其是对于肝衰竭者。

由于回盲瓣被切除,使结肠内细菌反流进入远端回肠并定植,容易引发败血症。应用甲硝唑或万古霉素治疗可改善患儿的临床状况,近年来推荐应用益生菌治疗。其他治疗包括谷胱甘肽、EGF 和 IGF-1 还在临床试验阶段。

目前认为,足月儿回盲瓣完整时保留肠管 25cm、回盲瓣切除后需保留肠管 42cm;早产儿分别为 22cm 和 30cm,能够维持正常存活质量,患儿最终能耐受肠道喂养,一般需要 6~18 个月的肠外营养治疗。

3. 肠狭窄 无论是否手术,存活者发生肠狭窄的几率为 10%~35%,一般好发于左侧结肠部位。通常在病后 2~3 周再次出现肠梗阻表现,持续或反复发生直肠出血、肠穿孔,或反复发生败血症。无症状的部分性肠狭窄往往可自愈。对引起完全性肠梗阻的肠道狭窄,可行肠切除及吻合;而对仅造成部分梗阻的肠道狭窄,可行狭窄段成形术治疗。

4. 其他 5% 的患儿可发生 NEC 复发,常出现在初次发病后 1 个月左右。原因不明,绝大多数病例经保守治疗即可痊愈。

早产儿 NEC 存活者可伴有 IVH、低氧血症、休克和败血症。经随访发现,与无 NEC 者相比,Ⅱ期以上 NEC 患儿长期神经发育损伤的风险明显增高达 57%;严重者可出现神经发育障碍,需定期随访智力筛查。

(童笑梅)

参考文献

1. Gleason CA,Devaskar SU. Avery's Diseases of the Newborn. 9th ed. Philadalphia,:Elsevie Saunders,2012:1022-1029.

2. Gamma EF. La,Feldman A,Mintzer J. Red Blood Cell Storage in Transfusion-Related Acute Gut Injury.NeoReviews,2015,16(7):e420-430.

3. Stritzke AI,John S,Anne S,et al. Transfusion-associated necrotising enterocolitis in neonates. Arch Dis Child Fetal Neonatal Ed,2013,98(1):F10-14.

4. Martin RJ,Fanaroff AA,Walsh MC. Fanaroff and Martin's Neonatal-perinata Medicine.Disease of the fetus and infant.8th ed,Philadelphia:Elsevier Mosby,2006:1407.

5. Coursey CA,Hollingsworth CL,Gaca AM,et al. Radiologists agreement when using a 10-point scale to report abdominal radiographic findings of necrotizing enterocolitis in neonates and infants.AJR,2008,191:190.

6. 张悦,高红霞,易彬,等. 腹部 B 超在新生儿坏死性小肠结肠炎诊断中的价值. 中国新生儿科杂志,2014,29(6):398-401.

7. 杨磊,徐巍,李永伟,等.腹部超声在新生儿坏死性小肠结肠炎诊断及病情评估中的价值.中国当代儿科杂志,2016,182(2):108-112.

8. Szajewska H. Probiotics and prebiotics in preterm infants:Where are we? Where are we going? Early Hum Dev,2010,86(suppl 1):81-86.

9. Ofek SN,Deshpande G,Rao S,et al. Probiotics for preterm neonates:what will it take to change clinical practice?. Neonatology,2014,105(1):64-70.

10. 林慧佳,马晓路,施丽萍,等.新生儿坏死性小肠结肠炎手术介入治疗的临床分析.中国当代儿科杂志,2012,14(12):906-909.

第9节　唇裂和腭裂

唇裂(cleft lip)与腭裂(cleft palate)是口腔颌面部最常见的先天性畸形,发生率约为1.7‰。该病的流行病学特征具有种族倾向,以美洲印第安人发病率最高,亚洲人为第2位;该病在华人中的发病率仅次于先天性心脏病和多指、多趾畸形,位居各种先天性畸形的第3位。由于唇腭裂患儿口鼻腔相通,口腔不能形成完整的密闭结构而无法产生有效吸吮所需的负压,从而导致吸吮、吞咽和喂养困难,易发生上呼吸道感染、听力受损和心理等功能障碍。常见于染色体异常者,可伴有其他先天畸形如神经系统、循环系统、骨骼肌肉系统、消化系统、泌尿生殖系统畸形[1]。

(一)胚胎学

唇腭裂畸形的病因并不十分清楚,目前认为主要是在胚胎发育的前3个月,由环境因素与遗传因素综合作用导致。其中遗传因素似乎比环境因素更重要。近年来国外报道唇腭裂遗传率为20%,且为多基因遗传,相关致病基因型如 Van der Woude 基因(IRF6)等正在不断被发现和阐述,但对于无家族史的发病预测方面,仍缺乏常规推荐基因检测包。对有一个唇腭裂患儿的家庭来说,下一个孩子疾病再发风险为2%~5%;如果家族中有2例患者,疾病再发风险为10%~15%。母亲孕早期用药(如β受体阻滞剂)或接触毒物对胚胎的发育有很大影响,特别是在胚胎发育的第3~8周,正是器官高度分化发育、形成阶段,对有害物质的致畸作用敏感性最强,极易导致先天性唇腭裂的发生[2]。

胚胎在第4周时,出现原始口腔,口腔周围有5个突起,即额鼻突、双侧上颌突和双侧下颌突。胚胎第5周时,下颌突在中线处完全融合,形成下唇和下颌骨。额鼻突发育成中鼻突和两个侧鼻突,中鼻突向下伸展,下端又分成两个球状突。到第7周时,上颌突在上方与侧鼻突融合,形成侧鼻部和面颊,在下方与球状突融合,形成鼻孔的底和上唇。第8周以后面部已发育完成。在发育过程中如上颌突与球状突未能融合,则形成唇裂。在胚胎第6周时,两侧上颌突各有一个侧腭突,自两侧向原始口腔伸展,向下并向水平方向生长。同时额鼻突伸出一个中鼻突。胚胎第7周时,两个侧腭突开始在中央与中鼻突融合,由颌骨前向后方融合。至第9周时腭发育完成。如未完全融合,则形成腭裂。

(二)分型

唇腭裂畸形分为单纯唇裂、唇腭裂和单纯腭裂,单侧裂多于双侧裂,男女之比为1.6:1。唇裂以男性多见,腭裂则以女性较多。据统计,50%为联合唇腭裂,30%为单纯腭裂,20%为单纯唇裂,10%为牙槽突裂(图12-9-1)。

唇裂通常为上唇裂,由于门齿孔前方融合不全所致,分为单侧、双侧和正中裂三型。正中裂罕见,常伴有面部长轴缩短、小眼球,易早夭,某些正中裂提示前颌骨发育不全,可伴有前脑无裂畸形。根据唇裂的程度分为三度:Ⅰ度唇裂仅限于唇红部;Ⅱ度唇裂超过唇红,但未进入鼻孔;Ⅲ度唇裂较多见,表现为整个上唇裂开,并通向鼻腔,有时还伴额外牙或缺牙、唇鼻翼软骨裂、切牙骨前突、牙槽突裂及腭裂。

腭裂为门齿孔后方融合不全所致,分单侧和双侧两型。按腭裂程度也分为三度:Ⅰ度腭裂为软腭及悬雍垂裂;Ⅱ度为软腭和部分硬腭开裂;Ⅲ度自软腭、悬雍垂至牙槽突整个裂开,常同时伴有唇裂。软腭裂多于硬腭裂。咽气管食管裂是气道和食管的纵向贯通,造成口腔内容物吸入气管,症状同食管气管瘘。

不同类型的唇腭裂合并其他器官畸形的发生率亦不同,腭裂患儿合并其他畸形的几率是唇裂患儿的4倍,是唇腭裂患儿的1.5倍。

(三)临床表现

主要表现为面部畸形。单纯唇裂以左侧多见,除造成

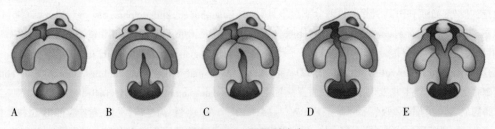

图 12-9-1　唇腭裂分类
A. 唇与牙床裂;B. 腭裂;C. 单侧不完全唇与腭裂;D. 单侧完全性唇与腭裂;E. 双侧完全性唇与腭裂

面部畸形外,对吸吮和发音功能影响较小。Ⅲ度唇裂者上唇自鼻孔的基底至唇红缘整个裂开,鼻及唇的中轴线常偏向健侧,鼻中隔及牙槽突露于裂隙之间,患侧鼻翼外展、扁平、鼻孔增大。由于上颌发育不全,鼻翼根部常下陷。

腭裂时由于鼻腔和口腔相通,吸吮时不能在口腔内形成负压,致使患儿吸吮困难、易疲劳,吞咽乳汁时易从鼻腔溢出,需用小匙喂养。因长期进乳量不足可致营养不良。由于鼻腔开放,冷空气不能经鼻腔加温,直接进入咽部,鼻咽黏膜经常受寒冷刺激,咽鼓管功能受损,易引起上呼吸道感染和慢性、反复性中耳炎和渗出。Ⅲ度腭裂影响吸吮、吞咽、呼吸及语言功能。裂度越大,所造成的畸形和功能障碍越重,双侧较单侧重。

正常语音构成需要依靠口腔腭部与鼻腔的完整分隔,包括软腭的长度适宜、柔软和肌肉张力。腭裂患者发音不清,以鼻音为主,如不治疗,成年后发音呈所谓腭裂音,造成显著的人际交流障碍。

(四) 诊断

新生儿唇腭裂畸形在生后根据典型面部缺陷易于诊断。但其产前诊断仍属于一个难点。国外相关研究指出,目前约有 21.6% 的唇腭裂为生后检出。早在 2007 年美国已将唇腭裂的产前检查列入产前检查的评估项目之一。产前超声检查胎儿唇腭裂的最佳时间为胎龄 18~28 周,此时胎儿口唇发育较完善,羊水相对多,图像最清晰,可检出 85% 以上的胎儿唇腭裂畸形,也是行胎儿全身畸形筛查的最佳时间。

正常胎儿闭嘴时,二维超声图像可完整、清晰地显示颜面部上下唇轮廓的冠状面图像,两唇之间呈线形强回声,而张嘴时则显示更加清晰的"O"形;在三维超声检查中,能够完整显示胎儿鼻、唇部的完整结构,且唇部显示为新月形等回声。当胎儿患有唇裂畸形时,二维超声则表现为上唇弧形光带的终端可见无回声裂隙,表现为"兔唇"样;三维超声则显示为"V"形裂口,且边缘不整齐,上唇两端及鼻下唇间可见明显无回声间隙,可更加直观地显示其唇裂结构。二维超声简便易操作,三维超声可通过图像的旋转等从不同角度对病变进行空间观察,从而显示二维超声难以显示的病变全貌,更加直观。两种方法联合应用可提高诊断的准确性和可靠性[3]。虽然二维、三维超声均可较明确地对胎儿唇腭裂作出诊断,但并非所有患儿均可早期做出准确的诊断。

(五) 治疗

欧美自 20 世纪 70 年代推广唇腭裂序列治疗的模式,提倡对唇腭裂患者的治疗模式由早期的单一外科治疗为主向多学科综合治疗发展,临床上称之"序列治疗"。这一治疗模式已逐渐被国内唇腭裂研究学界所接受,并得到推广普及。目前国内一些唇腭裂专科治疗中心已在喂养、手术、正畸、语音、护理、心理等多方面展开个体化治疗。

1. 手术治疗　唇裂和腭裂均需手术治疗。但对于手术的最佳时机问题,目前还存在争议。常规唇裂修复手术安排在患儿出生后 3~6 个月,新生儿期多不需立即行手术修补。需迅速解决的问题是喂养,塑料填塞器适用于出生不久的小婴儿,帮助进食,提供吸吮的保护平面,有助牙弓稳定。牙弓生长迅速,需每数周更换一次填塞器。近年来国内正在探讨新生儿唇腭裂Ⅰ期修复术(生后 48 小时)的安全性、可行性,得到较好效果。接受唇腭裂修复手术的患儿还处于不断的生长发育过程,无论采取哪种手术方法,大部分唇裂的修复不能一次完成,还需要二次修复。对唇裂修复效果的评价,不仅要看外观是否正常、瘢痕是否明显,也要观察在以后的发育中,继发畸形是否严重等。

唇裂的手术目的是连接肌肉,平衡唇形,修复容貌。腭裂的手术目的是恢复饮食和辅助改善语言功能。如唇裂和腭裂同时存在,应分期手术,先修复唇裂,再修复腭裂。唇裂手术时间,单侧在 2~3 个月时为宜,此时生活能力已增强,唇部组织结构较清晰,并已具有良好的弹性,上颌骨和牙槽突还较柔软,唇裂修补后,骨骼畸形多需要行二次手术修复。双侧唇裂,修补操作较复杂,创伤也较大,可延迟到 6 个月时手术。如患儿全身情况差,待营养改善后再手术,最好勿超过 1 岁。鼻畸形常常是难以矫正的问题,是否需要同期矫正,则根据医生的临床经验决定。

腭裂手术时间,目前认为提前至婴儿期,能明显改善发音效果,国外多选择生后 9~12 个月作为理想的一次缝合手术时间。腭裂修补后,就可及早建立正常发音习惯,85% 患儿可正常发音。

唇腭裂手术效果的好坏,主要受下列因素的影响:①唇腭裂的裂型;②手术方法;③手术修复的年龄;④手术医师的技能或经验。

2. 监护与筛查　绝大多数唇腭裂婴儿不需要重症监护治疗,一旦出现严重呼吸窘迫或电解质代谢紊乱常预示可能存在其他疾病,常需要进行遗传学检查。正中裂患儿常伴随中枢神经系统畸形,导致下丘脑和垂体功能异常,正常内分泌代谢异常,临床可出现腺体代谢异常表现如惊厥、肌张力低下、痉挛、自主神经系统异常和生长迟缓等。

3. 喂养与护理　对多数唇腭裂患儿仍鼓励母亲坚持母乳喂养。喂奶时母亲采取半卧位怀抱婴儿,使其吸吮前将大部分或全部乳晕含在口中,塞住唇裂处,做到有效吸吮;即便是唇腭裂患儿术后也可直接进行母乳喂养,能满足其进食习惯及营养需要,减少并发症和住院天数,降低医疗费用,提高患儿家长满意度。

人工喂养者,可根据唇腭裂的类型和程度适当选择不同类型的奶嘴。Ⅰ~Ⅱ度唇裂可用十字形奶嘴,Ⅰ度腭裂和Ⅱ~Ⅲ度唇腭裂建议分别选择 M 型和 P 型的特质奶嘴。无论是单纯唇裂或腭裂还是唇裂并存者,尽可能选择可挤压奶瓶;还可为 0~6 个月唇腭裂婴儿配戴合适的腭护板,通过隔开腭部裂隙,减少牛奶从腭部流入鼻腔的机会,以避免呛咳和奶汁反流,从而缩短喂养时间,减轻婴儿疲劳感,利于奶量吸入，促进其生长发育；腭裂者可同时为其戴腭裂矫治器。汤匙喂养适用于母乳或奶瓶喂养困难较大及不能进行有效吸吮、畸形程度严重的唇腭裂患儿。一般选用平底匙而不宜采用深底匙，盛取少量食物置于患儿唇部，鼓励患儿用唇部去移动汤匙中的食物，术后喂养时汤匙不应超过牙龈，以避免接触新修补的创面，并尽早喂水，避免患儿因口渴、饥饿而哭闹，减少高热、裂口等并发症的发生。与奶嘴奶瓶喂养相比较，汤匙喂养法可显著减少唇腭裂修补术后继发出血和穿孔等并发症[4]。

4. 语音治疗 语音矫治是一项无创伤性治疗。腭裂术后语音功能的恢复与术者的操作技能、患者接受手术时的年龄、畸形的程度等因素有着密切的关系。语音训练方法包括：①腭咽功能训练；②唇舌运动功能训练；③节制呼气功能训练；④构音训练。由语音治疗师与患儿一对一地进行辅导训练。在治疗前后分别用语音清晰度测试表及儿童生存质量测定量进行语音清晰度及生存质量的评价。

5. 治疗康复流程 目前多数学者认为，唇腭裂患儿可按照以下程序进行治疗与康复：①生后 2~4 周初诊，开始术前牙床矫正；②3 个月左右接受唇裂修复术；③2 岁左右接受腭裂修复术；④2.5 岁左右开始语言治疗；⑤3 岁左右接受心理治疗；⑥5 岁左右接受腭咽闭合不全的治疗；⑦6 岁左右接受腭裂二期修复；⑧15 岁以后接受颌面外科治疗。

（六）预后

与正常儿童比较，先天性唇腭裂患儿发生反复呼吸道感染的风险明显增加，尤以 5 个月~1.5 岁最多，每年 6~19 次不等，且更易导致死亡。原因可能与唇腭裂患儿自身畸形及呼吸道解剖结构特点及免疫功能异常有较大关系。唇腭裂和单纯唇裂患儿的贫血患病率较高，可能与家长喂养经验缺乏有关。唇腭裂患儿还容易出现口腔运动功能不全，患口腔疾患如龋齿的几率较高，语音功能障碍和语言发育滞后，牙牙合系统畸形和容貌受损等，导致学习能力和人际沟通受到影响。

随着唇腭裂综合序列治疗概念的提出，唇腭裂修复已成为现代医学中一项极具挑战性的临床工作，需要建立一个多学科联合的基本概念，在整形外科、口腔颌面外科、语音治疗师、耳鼻喉科、儿童口腔正畸医生、遗传病学家、儿科医生和社会工作者的共同参与治疗下，追踪随访至青春期。这些既需要各科间良好的合作，也需要医患之间在治疗过程中建立良好的互动模式。

（童笑梅）

参考文献

1. Gleason CA, Devaskar SU. Avery's Diseases of the Newborn. 9th ed. Philadalphia, :Elsevie Saunders,2012:1333-1350.
2. 文佳冰,张文广.唇腭裂发病机制的研究进展.医学综述,2013,19(12):2183-2186.
3. 胡卯秀,喻林.二维及三维超声在胎儿唇腭裂产前诊断中的应用价值分析.中国妇幼保健,2015,30(9):1432-1434.
4. Reilly S,Reid J,Skeat J,et al. ABM Clinical Protocol: Guidelines for Breastfeeding Infants with Cleft Lip,Cleft Palate, or Cleft Lip and Palate,BreastfeedMed,2013,8(4):349-353.

第10节 食管闭锁和食管气管瘘

先天性食管闭锁（esophageal atresia,EA）是胚胎期食管发育过程中空泡期原肠发育异常所致畸形，可以单独形式存在，合并食管气管瘘（TEF）较多见，约占食管和气管畸形的85%，是新生儿严重的先天性畸形之一。该病在新生儿的发病率为 1/(2500~4000)，在双胞胎中发病率略高。男孩发病率略高于女孩，LBW 儿发病率高，约占 1/3。绝大多数病例为散发性，约 7% 的患儿有遗传性疾病如 13、18、21 三体畸形、Pierre-Robin、DiGeorge、Fanconi 和多脾综合征等。EA/TEF 伴随其他畸形目前被称为 VACTERL 综合征，包括脊柱（vertebral）、直肠和肛门（anorectal）、心脏（cardiac）、气管（tracheal）、食管（esophageal）、肾脏、生殖泌尿系统（renal/genitourinary）和肢体（limb）畸形等。手术治疗是此病唯一的治疗选择。其治愈率也是反映新生儿外科技术水平的标志[1]。

（一）病因学

食管闭锁的病因可能与遗传因素、炎症或血管发育不良等有关。部分临床资料提示，食管闭锁患儿中 6.6% 有染色体异常；双胎发生率约为 6%（普通人群双胎发生率约 1%）。许多研究发现，食管闭锁的横向和纵向家族发生史。环境致畸因子可能与其发生也有关，可在长期服用避孕药或在孕期服用雌激素或雄激素、反应停（沙利度胺）的母亲的患儿中发生。从分子水平上说，shh 基因可影响脊椎动物器官的纵向发育，对原肠的发育和分化起着必不可少的作用。在孕期第 4 周间叶组织分化气管、食管阶段，如 shh 基因发生突变或敲除 shh 基因的小鼠可表现出气管食管瘘-食管闭锁的症状。同时，由于与 shh 信号通路相关的 Gli2、Gli3 锌转录蛋白的突变，还导致 VACTERL 综合征的发生。

（二）胚胎学

畸形发生可能与食管与气管的共同起源有关。胚胎初期食管与气管均由原始前肠发生。胚胎 3 周时，原始前肠由其两侧壁各出现一条纵沟，管腔面相应出现两条纵嵴。至胚胎 5~6 周时，纵沟加深，纵嵴越来越靠近，最后融合成隔，将前肠分为两个管道，腹侧形成气管，背侧形成食管。食管经过一个实质变阶段，由管内上皮细胞繁殖增生，使食管闭塞，以后管内空泡出现，互相融合，将食管再行贯通，形成空心管。在胚胎前 8 周内，若分隔或空化不全，可引起不同类型畸形。有人认为与血管异常有关,前肠血流供应减少,可致闭锁。

(三) 病理

食管闭锁常与食管气管瘘同时存在,约占 90%,仅少数无瘘管。病理分型方法很多,目前临床多采用 Gross 五型分类法(图 12-10-1)。

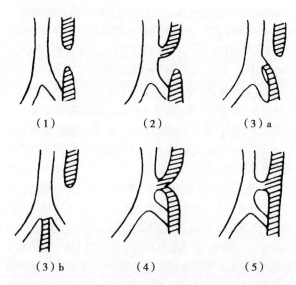

（1）　　　　　（2）　　　　　（3）a

（3）b　　　　　（4）　　　　　（5）

图 12-10-1　食管闭锁与食管气管瘘 Gross 五型分类法

第 1 型　食管上下两段不连接,各成盲端,两段间距离长短不等,可发生于食管的任何部位。一般上段常位于 $T_3~T_4$ 水平,下段多在膈上,无食管气管瘘。此型较少见,占 4%~8%。

第 2 型　食管上段与气管相通,下段呈盲端,两段距离较远。此型较少见,占 0.5~1%。

第 3 型　食管上段为盲管,下段与气管相通,相通点一般在气管分叉处或其稍上处,两段间距离超过 2cm 者称 a 型,不到 2cm 称 b 型。此型最多见,占 85%~90%。

第 4 型　食管上下段分别与气管相通,也是少见类型,占 1%。

第 5 型　无食管闭锁,但有瘘与气管相通,又称 H 型,为纯食管气管瘘,占 2%~5%。瘘管一般位于食管和气管上端,高于第二胸椎水平。患儿发病常晚于新生儿期,以喂奶后呼吸困难和反复发生肺炎为特点;瘘管较大时可沿气管长径交通,称为喉气管食管裂。

由于以上各种病理情况,小儿口腔分泌液或乳液集聚在食管上段盲端内,均可回流至咽部,被吸入呼吸道;食管与气管有瘘者可直接流入气管;食管下段与气管相通,胃液可反流入气管,最终都可引起吸入性肺炎。

食管闭锁常同时合并其他畸形,25%~30% 的患儿合并两种或两种以上畸形(VACTERL 综合征),其中最常见为心血管系统畸形约占 23%(常见 PDA,房、室间隔缺损);四肢及骨骼畸形 18%(常见桡骨畸形);肛门直肠及消化道畸形 16%(常为肛门闭锁);泌尿系统畸形 15%,头颈部畸形 10%,纵隔部位畸形 8%,染色体畸形 5.5%。

(四) 临床表现

患儿生后即出现唾液增多,不断从口腔外溢,频吐白沫。由于咽部充满黏稠分泌物,呼吸时喉部呼噜作响,呼吸不畅,易在吸气时使分泌物被误吸入气管。第一次喂奶或喂水时,咽下几口即开始呕吐。因食管与胃大多不连接,故非喷射性呕吐。因乳汁吸入后充满盲袋,经喉反流入气管,引起呼吸道梗阻,出现剧烈呛咳及青紫,甚至发生窒息。经咳嗽或迅速清除咽喉部分泌物后症状即消失。每次喂奶后反复出现上述症状。无气管瘘者腹部呈舟状凹陷。有气管瘘者,因大量空气自瘘管进入胃内,腹胀较明显。最初几天有胎便排出,以后仅有肠分泌液排出。很快发生脱水和消瘦,易继发吸入性肺炎,可出现发热、气促、呼吸困难等症状,易出现肺不张。如得不到早期诊断和治疗,多数病例在 3~5 天内死亡。第 3 型患儿因食管近端闭锁,上段盲袋容量小,导致不能吞咽的唾液反流入气管,造成肺炎或肺不张;同时食管下段与气管之间有瘘道,高酸度的胃分泌物反流入气管,使肺实质发生严重的化学反应性肺炎;5 型患儿由于食管无闭锁,故在新生儿期常无明显症状,多在婴儿期因哺乳时出现呼吸困难,青紫或反复肺炎而发现。

(五) 诊断

1. 产前诊断　食管闭锁的产前诊断依然比较困难,仅有少部分患儿可在产前获得诊断。孕期 16~20 周超声检查羊水过多,同时伴有胃泡过小或缺如应怀疑食管闭锁,但诊断的敏感性和特异性较低,此征象对于 I 型食管闭锁阳性率可以达到 75%~90%。孕期 32 周 B 超检查发现食管上段盲袋征是产前诊断食管闭锁较为可靠的征象。羊水量与先天性食管闭锁及食管气管瘘的类型有关。如 EA/TEF-1 型病例的羊水过多占 90%,EA/TEF-4 型仅为 35%。40%~60% 的 EA/TEF 病例可出现羊水过多和胃泡小或不显影两项特征。

先天性食管闭锁患儿在 MRI 的 T_2 加权成像上,可看到近端食管扩张,而远端食管消失的现象,敏感性较高,但单独使用 MRI 诊断食管闭锁假阳性率较高。国内专家推荐[2],产前 B 超发现盲袋征、胃泡不显示、羊水过多等征象,建议行胎儿 MRI 筛查,进一步除外该病。

2. 出生后诊断　患儿出生后表现为唾液过多,喂奶出现呛咳、青紫,使用 5 或 8F 的软胃管插入 8~10cm 时,常因受阻而屡次从口腔折返。确诊依靠 X 线检查,经导管注入非离子型造影剂 0.5~1ml,胸部正侧位片即可发现食管近段盲端。造影显示近侧食管盲端位置较高可行 CT 食管三维重建,以明确远端食管气管瘘位置。CT 检查对于判断瘘管的位置及盲端距离有一定帮助,主要用于食管远近端距离较远或伴有多发畸形的食管闭锁。国外多数儿童医院把术前支气管镜作为常规检查,能发现和判断瘘管位置以及发现特殊类型的瘘管。

一般常见的Ⅲ型和Ⅰ型食管闭锁,胸腹平片及常规食管造影即能确诊。对于术前造影显示近侧食管盲端位置较高时可行 CT 食管三维重建。少见的食管闭锁类型如Ⅱ型、Ⅳ型、Ⅴ型食管闭锁，需要结合食管镜和气管支气管镜来明确瘘管及位置，以指导手术。

诊断先天性食管闭锁时，应尽量争取早期诊断，在尚未继发肺炎时即能明确诊断。还应注意以下几点：①全面体检明确是否合并四肢、骨骼、头颈部及直肠肛门畸形，必要时行染色体检查；②有无食管气管瘘，H 型食管气管瘘绝大部分位于颈部；③术前常规行心脏超声及泌尿系统超声明确心脏畸形及泌尿系统畸形，尤其是复杂性心脏畸形；④全身营养情况。必须对上述各项情况予以充分分析，以便确定治疗方案。

（六）鉴别诊断

1. **先天性食管狭窄**　可单发或多段狭窄，严重狭窄者生后不久即可有吞咽困难，咽下后呕吐及呛咳，轻症可无症状。试验性置入胃管，有阻力或置入困难。经胃管注入少量碘油行食管造影，可显示狭窄段，其上方食管轻度扩张。食管镜检查可见狭窄段。轻症可行食管环形扩张术，重者需将狭窄段切除，行食管成型术。

2. **食管蹼**　极罕见，由于食管形成时，空化不全，形成中间有孔道的、沿食管内壁的横隔膜。表现为吞咽缓慢，反复发生呕吐及呛咳。X 线食管造影可见隔膜凸入食管腔内，蹼上方食管略扩张，呈漏斗形。食管镜检查可见蹼如隔状，中间有环形狭窄孔。治疗可行狭窄孔扩张术。

3. **短食管和胸胃**　食管随着胸腔的发育不断增长，胃也逐渐下移，如发育障碍，贲门及部分胃可被以后形成的横膈固定于胸部，使食管长度缩短。食管也可发生进行性纤维性变，逐渐缩窄变细，多于新生儿期发病。表现为吞咽困难，食后呕吐。食管钡餐造影显示贲门位于膈肌以上，位置不变，食管不能达到膈肌，食管和胃交接处在第 7、8 胸椎处。食管镜可见上端轻度扩张，也可有食管炎表现，胃黏膜皱壁在膈肌上方出现。可采用体位（半坐位）疗法，有狭窄者行扩张疗法，无效者须行狭窄段切除。

4. **贲门失弛缓症**　由于食管下段及贲门的肌间神经节细胞缺如或退变，导致弛张功能不全，引起反复呕吐。在新生儿期并非罕见。近年来，有报道可伴发巨结肠，提示发病原因相似。也有报道在新生儿期感染了克氏锥虫病后破坏了神经节细胞而发病。生后数月内出现呕吐，逐渐加重，但一般状况好，严重者可引起肺炎及营养不良。食管造影可见食管下段及贲门明显狭窄，上段极度扩张，呈漏斗状。可采用体位治疗（半坐位），严重者行食管扩张手术治疗。

（七）治疗

早期诊断是治疗成功的关键。争取在肺炎、脱水、酸中毒发生前进行手术。应做 12~24 小时术前准备，加强支持治疗包括保暖、给氧、禁食、咽部及食管上段盲端持续或间断负压吸引；保持患儿侧卧位或半卧位，头部抬高 30~40°，及时清除口腔分泌液以防窒息；静脉输液矫正脱水及酸中毒；应用抗生素控制肺部感染；静脉营养，补充维生素 K、C 等。反复测血气，监视肺功能。肺炎不应视为手术的绝对禁忌证。否则，术前准备时间太长，护理困难，肺部感染迁延难愈，可使病情进行性加重。

1. **术前评估**　术前对患儿进行危险度分级有利于临床制定合理的治疗方案及判断预后[2]：①Montreal 分级认为是否依靠机械通气和合并畸形是判断预后的重要因子。Ⅰ级：合并孤立的中度畸形或需要机械通气但伴或不伴有轻度的畸形；Ⅱ级：合并严重的先天畸形，或依靠机械通气并合并中度畸形。②Spitz 分级侧重于合并先天性心脏病的影响，Ⅰ级：体重 >1500g，不伴有显著心脏畸形，成活率达 96%；Ⅱ级：体重 <1500g 或合并有显著心脏畸形，成活率在 60% 左右；Ⅲ级：体重 <1500g 并伴有显著心脏畸形，成活率仅 18%。Montreal 分级和 Spitz 分级有利于术前评估，也能更好地预测患儿的预后。

2. **手术**　一般在出生后 24~72 小时行手术治疗。手术方式分为开放式手术和胸腔镜手术。根据患儿一般状况，制定个体化手术方案，分为即刻修复、延期手术和分期修复不同的手术方法。但多数外科医生仍倾向于进行一次修复手术。手术原则应根据病理类型、病儿全身情况、肺炎的程度以及伴发畸形等选择术式。对第 1 型的食管闭锁应首选一期吻合术，但两盲端的距离是手术成功的关键。如盲端距离在 2cm 以内（3b 型）即可行Ⅰ期食管吻合术，即切断缝合气管食管瘘，食管端端吻合术。如盲端距离在 2cm 以上（3a 型）可以作 Livaditis 近端食管肌层环形切开延伸术，以减少吻合口张力及防止术后吻合口瘘的发生，日后行食管重建手术。盲端距离过长，大于 3~4cm 以上者，应采用 Puri 提出的延期术即先行胃造瘘及食管近端颈部造瘘，8 周后延期做食管重建术。延期食管重建术，目前除采用胃、空肠、结肠等自体其他组织代食管外，国内有报道[2]在体外构建一个有生物活性的种植体植入体内修复组织缺损，以重建组织或器官功能。对先天性食管闭锁伴有严重的多发畸形，特别心脏畸形、出现呼吸窘迫，或伴有先天性肛门直肠畸形者，应在局部麻醉下急诊行胃造瘘术，病情缓解后再行食管重建术。

手术切口选择在右侧第 4 肋间后外侧，手术途径分经胸膜和经胸膜外两种，经胸膜手术操作简单，但因其手术过程改变患儿胸腔负压环境，加重术后患儿呼吸功能恢复的难度，术后一旦出现吻合口瘘，即可引起胸腔及肺部感染；经胸膜外入路虽操作难度稍大，但不改变胸腔负压环境，术后出现吻合口瘘对肺部影响小，近年来已逐步取代经胸膜入路。术后保留胃管有助于术后早期胃肠喂养，放置胸腔引流管负压或胸膜外引流。

近年来应用胸腔镜手术修复新生儿 EA/TEF，胸壁损伤轻，术后恢复快，微创效果明显，术中能否获得满意暴露食管两端的距离是影响手术的重要因素[3]。

3. **围术期管理**　先天性食管闭锁的治疗中，围术期管理最为关键,可提高患儿存活率[4]。

食管闭锁术前治疗原则除一般的新生儿手术术前管理(包括保温、补液、抗炎和全身状况维持等)外,关键是防止吸入性和反流性肺炎:①术前应持续吸痰,避免口腔分泌物不能下咽引起呛咳;②半卧位从而减少胃食管反流。应酌情营养支持,注意输液量和速度,因为患儿常合并肺炎及先天性心脏病。预防感染。静脉应用广谱抗生素。

术后立即进 NICU 病房,由专人管理,维持环境温度和湿度稳定,暖箱保暖;持续监测生命体征,维持血气及水电解质平衡。常规使用呼吸机 24~48 小时,自主呼吸平稳后方可撤呼吸机。应用广谱抗生素预防和治疗肺炎。给予全肠外营养支持治疗。术后 3~5 天可经鼻胃管饲微量婴儿奶,有胃造瘘的患儿,术后 48 小时可经造瘘管喂养。术后 1 周可行上消化道造影了解吻合口愈合情况。

国内报道在无监护前死亡率高达 73.4%,采用监护措施后病死率下降为 10%。以呼吸道管理为重点的围术期监护是食管闭锁患儿治疗效果的保证。

4. 手术并发症　可有肺炎、食管吻合口瘘(10%~15%)或严重狭窄(5%~10%)、食管气管瘘复发(<10%)、胃食管反流(50%)、气管软化(25%)导致气管阻塞等。

(1) 吻合口漏:术后吻合口漏的发生与吻合口张力大、食管分离过多导致血运障碍、胃食管反流以及吻合技术等原因有关。出现吻合口漏应持续胸腔负压引流,同时加强营养治疗,怀疑胃食管反流可暂停管饲或将胃管下至十二指肠以下管饲。单纯的吻合口漏可经保守治疗 2~4 周愈合。复发的气管食管瘘常需要再次手术。

(2) 吻合口狭窄:几乎所有术后患儿都会发生一定程度的吻合口狭窄,与吻合口张力、吻合口漏、缝线种类及胃食管反流等因素有关。轻度狭窄,通过吞咽活动可逐渐改善,可随访观察。严重狭窄出现吞咽困难、食管异物及反复肺炎等症状,应行食管造影检查或胃镜检查明确食管狭窄的程度和长度。对于简单局限的狭窄,球囊扩张比探条扩张更安全和有效。两次扩张治疗间隔以 2 周至 1 个月为宜。术后食管狭窄扩张治疗可进行 1~15 次,症状大多在扩张治疗 6 个月内改善,成功率为 58%~96%。对于狭窄段超过 2cm、食管扭曲的复杂性狭窄,扩张治疗多次仍然有进食困难、发育迟缓者,可考虑行手术切除治疗。

(3) 胃食管反流:胃食管反流常见于长段型食管闭锁。患儿可出现反复呕吐、拒食、易激惹、咳嗽、反复发作的肺炎以及低体质量等症状。首选的诊断方法是上消化道造影。

(4) 远期并发症:吞咽困难是食管闭锁术后较常见的症状,食管测压显示约 70% 的患儿有食管运动障碍,但其中约 1/3 的患儿无任何临床症状。部分患儿出现生长发育迟缓。呼吸系统的疾病如支气管炎、慢性咳嗽、肺炎及哮喘等的发生率在食管闭锁手术后的患儿中也较高,在青少年期呼吸系统疾病的发生率也可达到 40%。

(八) 预后

食管闭锁的治疗在过去 20 年有很大进步,总体生存率达 90% 以上。但食管闭锁的治疗仍面临许多问题,低体重、合并复杂畸形及长段型食管闭锁仍是影响预后的重要因素。

(童笑梅)

参考文献

1. Gleason CA, Devaskar SU. Avery's Diseases of the Newborn. 9th ed. Philadalphia, : Elsevie Saunders, 2012: 355-356.

2. 中华医学会小儿外科分会新生儿外科学组. 先天性食管闭锁诊断及治疗(专家共识). 中华小儿外科杂志, 2014, 35(8): 623-626.

3. 王靖燕, 何秀云. 胸腔镜治疗新生儿食道闭锁的围术期护理. 实用临床医药杂志 2014, 18(22): 203-206.

4. 赵艳梅, 张玮. Ⅲ型先天性食道闭锁及气管食管瘘的诊治流程. 中国现代药物应用, 2013, 7(14): 58-59.

第 11 节　食管裂孔疝

食管裂孔疝(esophagal hiatal hernia)为一种先天性膈肌发育缺陷,环绕食管的膈肌脚发育异常,部分腹内脏器经扩大的食管裂孔疝入胸腔。男女发病之比为 3:1,新生儿多在出生后即出现反复呕吐,临床根据食管裂孔疝大小程度及食管、胃疝入胸腔的多少,分食管裂孔滑动疝、食管旁疝和混合疝三种(图 12-11-1,图 12-11-2)[1]。

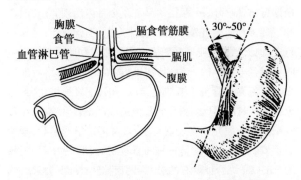

图 12-11-1　食管裂孔处正常腹膜筋膜及脂肪垫

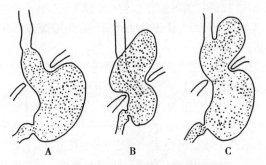

图 12-11-2　食管裂孔疝类型

A. 滑动疝:食管、胃上移;B. 食管旁疝:胃底与胃体移位至膈上,但食管与胃连接部仍在原位,容易发生绞窄;C. 混合疝:食管与胃均移位至膈上

（一）食管裂孔滑动疝

食管裂孔是膈肌平第10胸椎高度的一椭圆形裂孔,大部分是由右侧膈肌脚形成,其间走行食管和迷走神经、胃左血管的食管支,直接感受到胸腹两个腔隙的压力,而且,食管不能紧填满裂孔,它需要扩张来容纳食物,因此,食管和膈肌周围的连接结构对于保持裂孔的紧张以防止食管裂孔疝的形成起着至关重要的作用。正常情况下,食管下端从负压的胸腔通过食管裂孔进入正压的腹腔,为保持上消化道对食物的正常运行功能,食管下端和食管裂孔周围组织结构有其特殊的生理功能组合,如发生缺陷就会影响其功能。

食管裂孔滑动疝较多见,约占食管裂孔疝的90%。主要病理改变为食管裂孔扩大,膈食管膜变薄,因环绕食管的右膈肌脚位于食管后方,其肌纤维向两侧分离,如有一侧缺损,其间有膈食管韧带,为较松的组织,胃贲门就可能由此进入胸腔后纵隔之内。平卧或腹压高时疝入,直立位时自行还纳。可为真疝或假疝,但以真疝为主。新生儿期位于胸腔的食管下端括约肌本身发育尚未完善,功能较弱,又失去在腹腔时所受腹内正压对食管壁的压迫支持,防止胃液反流的功能较差,较易出现胃食管反流(GER)。如裂孔疝较小,不易发生。如裂孔疝较大,也有足够对膈食管膜的压力,反流也可消失,因此实际发生GER症状者仅占8%。

1. **临床表现**　先天性食管裂孔疝可导致严重GER,主要症状为呕吐和体重不增。85%的患儿于生后第1周内即可出现呕吐,另约15%是在1个月内出现,立位时不吐,平卧时吐,呕吐物一般以乳汁为主,不含胆汁,可含棕色或咖啡色血液;呕吐频繁者可引起脱水和体重下降。呕吐可持续至12~18个月,待患儿开始站立或走路后即消失。反流性食管炎逐渐加重,导致食管下段纤维化,部分患儿就诊时已因反复胃食管反流造成严重食管狭窄,出现吞咽困难。婴儿期多表现易激惹,背部常呈弯曲状,喂奶后不安,头和颈部常呈一种特殊姿势,呈扭转痉挛样,称为Sandifer综合征。有的患儿可引起继发性幽门痉挛,临床表现极似幽门肥厚性狭窄,以致进行了手术探查,术中未见幽门肥厚。有的经手术治疗,症状未见好转。重症可逐渐引起蛋白丢失性肠病、杵状指、喘息、反复发作性肺炎等。

2. **诊断**　凡是频繁呕吐,影响小儿生长发育时,应考虑本病可能。影像学是诊断食管裂孔疝的主要手段。

（1）胸部X线:胸部平片发现胃泡影,具有诊断意义。小婴儿哭闹或胃内充满空气时可行钡餐检查,出现横膈上疝囊形成、膈上出现胃黏膜、食管下括约肌上提及食管-胃环等4种征象中任何一项为阳性,即可确诊。如发现少量反流属正常现象。

（2）胃镜:内镜诊断食管裂孔疝在国外已成为常规,国内正在逐步开展此项技术。内镜下可清晰地看到食管裂孔疝的典型征象:①齿状线上移。②食管裂孔压迹至齿状线的距离增加。在正常情况下,卧位齿状线与食管裂孔压迹重合或位于其下;裂孔疝存在时,齿状线位置上移,与食管裂孔压迹之间形成疝囊,长度一般>2cm,是内镜诊断食管裂孔疝的可靠依据。③His角变钝或拉直,胃底变浅或消失。④翻转内镜可见贲门口扩大或松弛。⑤食管腔轴向与胃体腔轴向趋于重合,胃体腔轴向由进镜时位于视野左上侧转为居中。⑥食管腔内有胃黏膜的逆行疝入,是诊断裂孔疝的确凿依据。

（3）食管下段括约肌功能和食管pH测定:食管裂孔滑动疝者食管下段括约肌(LES)功能明显低于单纯GER者,而胃内压力高于后者,出现双峰压是滑动疝的主要改变,酸反流次数及反流时间以及总$pH<4$时间百分比均高于单纯GER者。LES长度变短是各类型食管裂孔疝的明显特点。LES长度尤其是腹内食管段长度不足是食管裂孔疝发生反流的主要原因。

（4）B超:可协助诊断食管裂孔疝。检查时需注意以下几点:①进食前观察食管贲门交界处鹰嘴样结构是否上移至膈上,超声声像图表现为食管腹内段闭合状态下呈三线样,中央细线样强回声为食管黏膜,贲门部肌层表现为较厚弱回声,中央较粗强回声为贲门黏膜,食管贲门交界处形成鹰嘴样结构;②进食前膈上有无与胃腔相通之囊柱样膨大;③餐中及餐后动态观察食管贲门交界处是否位于膈上,膈上是否出现囊柱样膨大等改变。

3. **治疗**　因新生儿食管裂孔滑动疝在生长过程中可自行消失,1岁以内患儿均应以非手术治疗为主[2]。主要进行体位治疗。喂奶和奶后保持患儿于60度半卧位或90度坐位或直立位,同时喂以稠厚乳汁。呕吐频繁者可用特制坐椅或坐袋,长期保持躯干于竖直体位,至少保持60度角,直至呕吐消失。一般于2年后X线复查,食管裂孔滑动疝多数可消失。有GER症状者,可给予抗酸剂。内科治疗2~3个月无效者,或有少数病例因继发反流性食管炎或食管狭窄、严重贫血、生长障碍,则需手术治疗。如胸腔内胃泡较大,特别是疝入纵隔右侧,胃静脉在食管裂孔处受压而充血或出血者,更应早期手术。手术方法为经腹予以复位,再行胃底折叠术。

疝修补手术要点:①将疝内容还纳入腹腔,切除多余的疝囊,如为滑动疝将疝囊顶膈食管韧带拉下固定于食管裂孔膈肌上。使膈下有2~3cm长腹段食管;②缝缩松弛的食管裂孔部膈肌脚;③施行抗胃食管反流手术,折叠或包绕的胃底均应缝合在膈下食管;④胃底膈顶固定;⑤经腹部切口手术者,将胃前壁与前腹壁腹直肌后鞘固定。

随着外科微创技术的发展,腔镜手术的范围不断扩大,由于腹腔镜手术具有疗效可靠、创伤小、恢复快的特点,目前已广泛用于先天性食管裂孔疝的修补术[3-4]。

4. **预后**　内科治疗治愈率可达75%,10%~15%需较长期内科治疗,10%~15%需手术治疗。虽然85%~90%

患儿对内科治疗有效,以后随访发现 1/3~1/2 的患儿在 X 线复查时仍有裂孔疝存在,但已无症状。手术治疗者随访大多数裂孔疝已被修复,但食管下端括约肌压力多无变化。

(二) 食管旁疝

食管旁疝又称滚动疝,此型较少见,占食管裂孔疝的 3.5%。主要是食管裂孔旁有膈肌缺损,使胃底沿食管壁疝入后纵隔。有腹膜形成的疝囊,多发生于右侧,可引起胃扭转及绞窄,造成胃坏死或穿孔。此型因胃食管连接处有坚强的后膈食管韧带使之固定在腹腔内正常位置,不能进入后纵隔,所以很少发生 GER。

1. **临床表现**　一般不出现症状。疝入胸腔之胃压迫食管下端形成梗阻时,可出现呕吐。在胸腔之胃因排空不良,可发生溃疡。胃如全部进入纵隔称胃翻转,此时胃大弯在上,胃小弯在下,可形成梗阻,同时出现呼吸困难。胃内吞咽的空气排出受阻,胃膨胀,压力增高,使胃底脱垂又回入腹腔。使幽门窦部钳闭在纵隔、在贲门食管接合处和胃中部外周形成一葫芦形紧缩环,导致狭窄,如不手术解除,可发生胃坏死。临床出现呕吐、呕血、剧烈腹痛,严重者出现休克,病死率较高。

2. **诊断**　胸部 X 线片在纵隔部位可见有较大液面的胃泡影,正位在心膈角处,侧位在心影后方。由于胃体部分或大部疝入胸腔,故上腹胃泡影常缩小,甚至不见。钡餐造影显示胃大部自食管下段一侧(右侧较多)突入胸腔内,但贲门仍在膈下或贲门进入后纵隔,随体位上下移动,并可观察有无反流、食管炎、食管狭窄及短食管等,常合并胃扭转。

3. **治疗**　因有发生绞窄疝之可能,确诊后应进行手术治疗。可经腹手术复位,再修补裂孔,并行胃底折叠术防止复发。如已发生嵌顿,应立即胃管减压,紧急开腹复位。

(童笑梅)

参考文献

1. Gleason CA, Devaskar SU. Avery's Diseases of the Newborn. 9th ed. Philadelphia, : Elsevie Saunders, 2012:356.
2. 赵晓军, 王昕, 李爱琴. 儿童先天性食管裂孔疝伴食管狭窄的综合治疗策略探讨. 胃肠病学和肝病学杂志, 2014, 23(6):699-700.
3. 赖洲惠, 黄艳, 王睿. 腹腔镜下小儿先天性食管裂孔疝修补术围手术期的护理. 护士进修杂志, 2013, 28(14):1275-1276.
4. 赖洲惠, 林成敏, 李雨侠. 婴幼儿腹腔镜下先天性食管裂孔疝修补术围手术期护理. 华西医学, 2013, 28(6):919-921.

第 12 节　肥厚性幽门狭窄

肥厚性幽门狭窄(hypertrophic pyloric stenosis, CHPS)是由于新生儿幽门环形肌增生、肥厚,导致幽门管腔狭窄而引起的上消化道不全梗阻,表现为新生儿出生后 2~3 周开始出现喷射性呕吐,并进行性加重,常合并严重脱水、电解质酸碱平衡紊乱、生长发育迟缓、营养不良、贫血、肺炎、败血症等,未及时诊治常致患儿死亡,病死率达 10%。本病病程越长,幽门处增生肥大愈严重,常形成橄榄样肿块;严重狭窄时,幽门管只能通过细探针。此病为新生儿期常见的出生缺陷之一,占消化道畸形的第 3 位,仅次于肛门直肠畸形和先天性巨结肠。

(一) 发病率

CHPS 发病率为 1‰~3‰,亚洲地区发病率低于欧美洲。据世界人口统计报告,全球每年新生儿有 1.35 亿,按最低发病率推算,CHPS 患儿数不少于 20 万/年,其中中国每年出生人口约 1900 万,CHPS 患儿约 5 万。男性发病率多于女性,约为 4:1,原因不明,常有家族史,多见于第 1 胎,早产儿少见。

(二) 病因

对本病的病因至今尚无统一意见,曾有很多学说,归纳有以下几种假说。

1. **幽门肌层先天性发育异常**　在胚胎第 4~5 周幽门部发育过程中肌肉过度增生,尤其是环状肌,致幽门肥厚,管腔狭窄。此发育异常出生时即已存在,但生后并不出现症状,因生后入量少,乳汁尚能通过。随着奶量增加,胃蠕动加强,刺激幽门部黏膜而发生水肿,使幽门管更加细小,并继发幽门痉挛,逐渐出现梗阻症状。

2. **神经发育异常**　多数人认为是幽门肌间神经丛减少和神经节细胞发育不成熟,与巨结肠相同,使幽门功能紊乱,幽门肌长时间处于痉挛状态,日久引起幽门肌肉肥厚和管腔狭窄。也有人认为幽门肌肥厚为原发而神经节细胞的改变为继发。还有报道电镜观察患儿神经节细胞未见异常。

3. **内分泌因素**　有人认为本病与内分泌有关,用五肽胃泌素(penta-gastrin)成功地做出了肥厚性幽门狭窄模型。本病患儿血清胃泌素较正常对照组明显增高,故认为五肽胃泌素对本病的发病有一定作用。生长抑素是强有力胃泌素释放抑制剂,其含量降低。患儿血清和胃液中前列腺素 E_2 增高,可影响肌肉收缩,逐渐形成肥厚。

4. **遗传因素**　少数患儿有家族史。有一例报道父亲和 4 个孩子均患本病。有人认为本病为多基因遗传病,其遗传度较高,父母患病,子女发病率为 7%。母患本病,子、女的发病率分别为 20% 和 7%;父患本病,子、女的发病率各为 5% 和 2.5%。发生于同胞兄弟的机会是 3%~6%,一卵双胎为 22%。

（三）病理

主要病理改变是幽门部全层肌肉肥厚增生，以环形肌更为显著。由于幽门肌肥厚，使整个幽门形成纺锤形肿块，比正常幽门明显增大（图 12-12-1）。颜色苍白而光滑，坚如软骨，从橄榄到枣子大小，一般长 2~3cm，直径 1.5~2cm，肌层厚 0.4~0.6cm。肿块随小儿年龄增大而增大。肥厚的肌层将黏膜向内推压，并形成皱褶，致使管腔狭小，造成不同程度的机械性梗阻，使食物滞留造成黏膜充血、水肿，甚至形成表浅糜烂，更加重了梗阻程度，有的病例只能通过细探针。胃腔有不同程度扩大，胃壁因拮抗梗阻而增厚。肥厚的肌层逐渐向正常胃壁移行。但在十二指肠侧，因胃壁肌层与十二指肠壁肌层不相连接，所以狭窄的幽门管末端突然终止于十二指肠的起端，肿块常突入十二指肠肠腔内，但分界明显。在手术切开幽门肿块时，必须注意这个病理特点，否则易切破十二指肠黏膜。

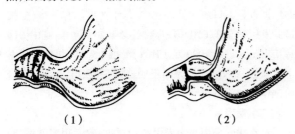

图 12-12-1　幽门解剖
(1)正常幽门;(2)先天性肥厚性幽门狭窄(肥厚的肌肉组织逐渐向正常胃壁移行，在十二指肠侧，肥厚部突然终止于十二指肠起端)

组织学检查除可见幽门壁各层组织均肥厚增生，以环状肌最为显著，有时可见肌间神经丛缺如或显著减少。幽门黏膜有不同程度的水肿及充血。

（四）临床表现

主要表现为上消化道梗阻症状，如呕吐、上腹部可见胃蠕动波和触到肥大的幽门肿块。

1. 呕吐　为本病的首发症状。典型病例为足月男婴，生后吃奶及大、小便均正常，多于生后 3~6 周出现呕吐，少数病例生后即吐，也偶有迟至 7~8 周才吐。早产儿多发病延迟。呈规律性进行性加重。起病隐匿，开始为食后溢乳，呕吐次数逐渐增多，终至每次奶后必吐。呕吐多在奶后数分钟即出现，由一般性呕吐变为喷射性，剧烈时可喷至数尺以外，常由口腔及鼻孔喷出。呕吐内容物为乳汁及胃液，或乳凝块，不含胆汁，呕吐严重时可呈咖啡色(占 3%~5%)。以后由于胃逐渐扩张和弛缓，乳汁在胃内较长时间潴留，呕吐次数较前略减少，有时奶后 1~2 次不吐，但下次奶后吐出量常较进入量多，将两次量一并吐出，含有较多的乳凝块，并带酸味。虽然呕吐频繁，但吐后仍有很强饥饿感，如再喂奶，能照常吸完。呕吐较重者，粪便减少，数日排便一次，大便干燥、坚硬。尿量也减少。

2. 胃蠕动波　腹部检查可见上腹部膨隆，下腹部平坦柔软。约95%的患儿于上腹部可见胃蠕动波，起自左肋下，向右上腹移动，然后消失，有时可看到两个波相继出现，尤其是在喂奶后易看到。有时用手轻拍腹壁也可引起胃蠕动波的出现。早产儿在正常情况下也可见到，不能作为诊断依据。

3. 腹部肿物　80%~90% 患儿在右上腹部肋缘下与右侧腹直肌外处可触到 2cm×1cm×1cm 大小橄榄样肿块，表面光滑，硬度如软骨，稍能移动，此即肥厚的幽门，检查须在患儿呕吐后、空腹、熟睡时，腹壁较柔软松弛，易于触到。要细致耐心反复多次检查，用中指指端轻轻向深部触摸。有时肿块位置较深，被肝覆盖，不易触及，可将左手放于患儿背后稍将腹部托起，右手中指将肝缘向上推移后，再向深部触摸。早产儿因腹部肌肉发育差，腹壁薄，较易触到。

4. 脱水和营养不良　由于呕吐进行性加重，入量不足，常有脱水。初期体重不增，以后迅速下降，日见消瘦，以致小于出生体重，呈营养不良貌。皮下脂肪减少，皮肤松弛、干燥、有皱纹、弹性消失，前囟及眼窝凹陷，颊部脂肪消失，呈老人面容。

5. 碱中毒　由于长期呕吐，丢失大量胃酸和钾离子，可致低氯、低钾性碱中毒。临床表现为呼吸浅慢。可出现低糖血症，因血中游离钙离子降低，可引起低钙痉挛，表现为手足搐搦、喉痉挛、强直性抽搐等。血浆二氧化碳结合力增高，常在 31mmol/L(70% 容积)以上。但如患儿脱水严重，肾功能低下，酸性代谢产物潴留体内，部分碱性物质被中和，故有明显碱中毒者并不多见。少数晚期病例甚至以代谢性酸中毒为主，表现为精神萎靡、拒食、面色灰白。

6. 黄疸　2%~3% 患儿出现黄疸，主要为未结合胆红素增高，手术后黄疸逐渐消失。黄疸原因与热量不足、脱水、酸中毒影响肝细胞的葡萄糖醛酰转移酶活力，以及大便排出延迟增加肠肝循环有关。有时出现结合胆红素增高，与肥厚的幽门压迫胆总管产生机械性梗阻;自主神经平衡失调，引起胆总管痉挛;脱水致胆汁浓缩及淤积等有关。

（五）诊断

根据典型呕吐病史、胃蠕动波及右上腹肿物，诊断无困难。如未触及肿块，不能肯定诊断时，可拍摄腹部 X 线平片。立位时可见胃扩张，胃下界达第 2 腰椎水平以下，肠道内气体减少。卧位时可在充气的胃壁上见到胃蠕动波的凹痕。

胃肠造影是新生儿消化道疾病诊断的有效方法。一般采用吸吮法和插胃管抽液后再注入对比剂，可显示胃腔、幽门出口、十二指肠至 Treitz 韧带处。可选用 60%~80%（W/V）稀钡或 30% 泛影葡胺，剂量一般 30ml 左右。先摄取立位平片，再进行造影检查，一般患儿采用稀钡奶瓶吸吮法造影即可。对于体弱潴留液较多，插入胃管抽净胃液后再注入 30% 的泛影葡胺。采取俯卧位，右侧卧位或右后斜位显示较佳，检查时间可延长到 4~6 小时;先天性肥厚性幽门狭窄的特征表现为:①线样征:幽门肌肥厚、幽门管细长所致，见图 12-12-2;②肩征:幽门肌性肿块压迫胃窦远端，胃窦近

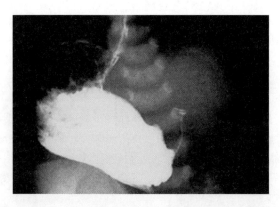

图 12-12-2　X 线造影显示幽门管呈细长狭窄的"线样征"

端小弯侧向上跷起成角,常伴有 GER;③蕈征:十二指肠球基底部受压成蕈状;④鸟嘴征:梗阻严重者,当钡剂进入狭窄的幽门管形成锥形的"鸟嘴"影像;⑤胃排空时间延迟,6 小时后尚有 90% 的钡剂滞留在胃内。注意在诊断后应及时吸出钡剂,以防呕吐时误吸入肺内。

超声检查诊断 CHPS 的标准[1]为幽门管长度≥16mm、幽门肌厚度≥4mm、幽门管直径≥14mm、幽门管腔内径≤2mm,胃窦及胃腔扩大,蠕动增强,胃排空延迟。超声检查在幽门区可见椭圆形低回声区,为增厚的幽门肌层,其中央可见强回声的黏膜层呈管状结构,短轴呈"靶环征",长轴呈"宫颈征"。超声的敏感性接近 90%,可替代钡餐检查[2],见图 12-12-3。CHPS 患儿随着年龄和体重增长,幽门肌层厚度也会增加。所以,对一些可疑 CHPS 的新生儿,尤其是对于呕吐频繁的婴儿,不能拘泥于超声诊断"数据",应通过复查超声动态观察幽门的活动状态,结合其他征象和检查,有助于提高诊断的准确性。

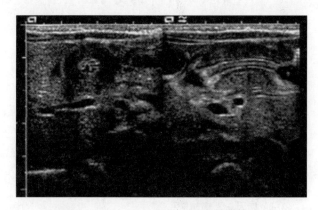

图 12-12-3　幽门管纵、横切面超声图像
图左:幽门管横切面呈"靶环征";图右:幽门管纵切面呈"宫颈征"
[引自:巴双等. 超声与 X 线造影诊断婴儿肥厚性幽门狭窄的对比分析. 临床超声医学杂志,2013,15(7):491-493.]

(六)鉴别诊断

因呕吐物不含胆汁,首先可除外各种原因所致的高位不完全性肠梗阻,如肠狭窄、肠旋转不良等。在右上腹不能触及肿块时应与以下疾病鉴别。

1. **幽门痉挛**　发病早,多于生后最初几天即出现呕吐,为间歇性不规则的呕吐,呕吐次数不定,无进行性加重。呕吐量不多,非喷射性,因此,不影响小儿的营养状态,也无大便减少、脱水等症状。少数病儿可见到胃蠕动波,但触不到肿物。X 线检查仅有轻度幽门梗阻的改变,但无典型幽门狭窄的影像。用镇静剂或阿托品效果良好,可使呕吐消失。一般 3~5 天后可自行缓解,但可复发。

2. **幽门前隔膜**　为较少见的先天发育异常,隔膜多位于幽门前 1.5~3cm 处,或接近幽门处,将胃和十二指肠分隔开。隔膜中央多有孔,孔的直径 3~10mm,隔膜厚 2~3mm,由黏膜、黏膜下组织和黏膜肌层组成,两侧均覆有黏膜,间隙中充满疏松结缔组织。无孔隔膜生后即出现完全梗阻症状。隔膜孔较大可无症状。隔膜孔较小在新生儿期即发病,主要症状为呕吐,食后即吐,常呈喷射状,呕吐物为奶汁,无胆汁。可见胃蠕动波,但触不到肿物。钡餐检查胃大小正常,可在幽门前 1~2cm 处见到狭窄缺陷,钡剂可通过隔膜孔,无幽门管延长、弯曲及十二指肠球压迹等肥厚性幽门狭窄特点。本病对解痉剂治疗无效,必须手术切除隔膜。对幽门梗阻病例,在手术中如未发现幽门肌肥厚,应切开胃壁,探查幽门前有无隔膜。

3. **胃扭转**　发病可早或晚,生后或数周内出现呕吐,多在喂奶后,尤其是移动体位后发生。以喷射性大口吐奶为主,呕吐物为奶汁,不含胆汁。腹部无阳性体征。钡餐造影可明确诊断,可见双胃泡、双液平面、胃大弯位于胃小弯之上,幽门窦高于十二指肠球等典型征象。采用体位治疗,症状即可减轻。

4. **贲门松弛和食管裂孔疝**　生后几天内出现呕吐,呕吐为非喷射性,吐量不多,但呕吐与体位关系较明显,喂奶后将患儿平放易吐,保持竖立位即可防止。腹部无阳性体征。钡餐造影可见钡剂从胃向食管反流,食管与胃连接部移向胸腔。

5. **喂养不当**　也常引起呕吐,无阳性体征,经调整喂养方法,呕吐很快好转,即可排除。

(七)治疗

1. **内科疗法**　对诊断未确定、症状轻微或发病较晚的病例,无外科手术条件或因并发其他疾病暂不能手术以及家长拒绝手术治疗时,可采用内科治疗。有人认为环状肌在生后 4~9 周逐渐变软变小,或认为梗阻为非完全性,部分乳液尚能通过,梗阻原因有痉挛因素存在,主张先试用内科疗法[3]。

(1)抗痉治疗:阿托品作为 M 胆碱受体阻断剂,能够解除幽门痉挛。用 1:1000 或 1:2000 新配制的阿托品溶液,在喂奶前 30 分钟口服,剂量自 1 滴递加至 2~6 滴,直至皮肤发红为止。但因口服耐受差,且 CHPS 为消化道梗阻性疾病,影响阿托品在肠道的吸收和利用,不能维持有效血药浓度,降低了阿托品口服治疗的疗效。近年来,采用静脉注射阿托品治疗 CHPS 取得了较好疗效,药物治疗 CHPS 又得到重新评估[4]。可采用序贯治疗策略,喂奶前 5 分钟静脉滴入阿托品 0.01mg/kg,每天 6 次,疗程至呕吐 <2 次 / 天,耐受奶量 150ml/(kg·d),显效静脉剂量为 0.06~0.14mg/(kg·d);然后改阿托品口服,剂量为静脉量的 2 倍,维持 3~4 周,总疗程 4~5 周。复查 B 超可显示幽门肌肉肥厚减轻,除一过性心率加快和面色潮红外,无其他严重并发症。

(2) 适当减少奶量,使用稠厚乳液,可在奶中加 1%~3% 米粉,少量多次喂养。

(3) 因体内缺氯,纠正脱水、酸中毒用生理盐水,不用碱性液,同时注意补钾。

(4) 其他:国外有人报道采用十二指肠管喂养,保守治疗共 50 例,治愈率 90%,平均住院日为 39.7 天。还有应用内镜气囊扩张术治愈的报道。

2. 外科疗法 肯定诊断者应手术治疗,由于麻醉技术的提高,手术方法的改进,手术死亡率 <1%,远期效果也较好。

(1) 术前准备:术前应先纠正脱水及电解质紊乱。改善全身情况,必要时少量输血,纠正贫血及营养情况。一般需 2~3 天。

(2) 手术治疗:Fredect(1907 年) 和 Ramstedt(1912 年) 相继创建了幽门环状肌切开术,成为小儿外科发展史上的一个里程碑,并一直沿用至今。术前一天或手术当日进行胃肠减压,吸出胃内容物。手术可在基础麻醉下加局部麻醉进行。取右上腹斜切口,切开浆膜,切断肥厚幽门环状肌直至黏膜下层,使幽门环状肌完全松解,特别注意勿切破黏膜或使十二指肠黏膜损伤。如有受损须立即缝合,术后即可拔除胃管。

1991 年 Alain 等首次报道经腹腔镜下幽门肌切开术治疗 CHPS。1999 年国内开始应用腹腔镜治疗 CHPS。经过 20 多年的发展,腹腔镜治疗 CHPS 得到广泛认可和推广,具有切口创伤小、粘连和并发症少、皮肤美观、手术时间短、术后恢复快、并发症少等优势,有逐步取代开腹手术,成为治疗 CHPS 的典型手术的趋势[5]。

1996 年 Ogawa 等报道在胃镜下经球囊扩张术治疗 CHPS 获得成功。2005 年开始经胃镜下幽门肌切开术治疗 CHPS,术式相对简单,并发症少,但部分病例出现疗效不稳定和易复发的情况,可能与该术式不能准确判断手术切开深度以及破坏幽门黏膜的完整性,继发幽门黏膜增生肥厚、幽门肌切开不全、术后感染、瘢痕和溃疡等并发症有关。

目前治疗 CHPS 最常用的术式仍为开腹或腹腔镜下幽门肌切开术,经胃镜或经口内镜黏膜下幽门肌切开术作为新的术式,因研究资料有限,其安全性和远期疗效均有待于深入探索。

(3) 术后处理:术后 6 小时开始少量喂糖水,次日开始喂奶。最初 2 小时一次,渐改为每 3 小时一次,每次 30ml,以后每日每次加 15m1,一般 3~4 天后即可恢复正常喂养。

手术当日入量不足,可静脉输液补充。术后多数病例很少再出现呕吐。个别病例手术切开不完全,需再次手术。

(4) 手术并发症:可出现伤口感染或裂开、切口疝、十二指肠穿孔和出血、腹部瘢痕粘连等。

(八) 预后

早期诊断,及时治疗则预后良好。营养不良状态很快得到改善,体重迅速增加。诊断治疗不及时多由于并发肺炎及重度营养不良致死。极少数病例会复发。

(童笑梅)

参考文献

1. 田晖,剧红娟,刘振通,等.超声测量小儿肥厚性幽门狭窄的相关性研究.临床儿科杂志,2014,32(8):754-756.

2. 巴双,韩建明,于明,等.超声与 X 线造影诊断婴儿肥厚性幽门狭窄的对比分析.临床超声医学杂志,2013,15(7):491-493.

3. 樊剑锋,王达丰,浦晓,等.序贯疗法治疗肥厚性幽门狭窄的临床研究.中国新生儿科杂志,2015,30(2):130-131.

4. Takeuchi M,Yasunaga H,Horiguchi H,et al. Pyloromyotomy versus iv atropine therapy for the treatment of infantile pyloric stenosis:nationwide hospital discharge database analysis. PediatrInt,2013,55:488-491.

5. 浦晓,樊剑锋,石英佐,等.腹腔镜治疗肥厚性幽门狭窄 25 例分析.中华普外科手术学杂志(电子版),2015,9(5):77-79.

第 13 节 胃穿孔

新生儿胃穿孔(gastric perforation)在临床较少见,据国内文献报道,占新生儿外科急诊的 2%~3%,多发生于生后头几天的早产儿,男婴发病多于女婴(6∶1),多由于先天性发育缺陷导致胃壁肌层薄弱或缺损,也可继发于其他原发病或围产期因素如消化性溃疡、插胃管造成机械性损伤、窒息所致胃肠道黏膜缺血缺氧继发感染而发生溃疡穿孔、败血症、营养不良、十二指肠闭锁、肠旋转不良、用大量肾上腺皮质激素后均可引起继发性胃穿孔。本节重点介绍胃壁肌层缺损引起的胃穿孔。

(一) 病因与发病机制

目前认为先天性发育缺陷是胃穿孔的主要发病机制[1]。国外研究发现,新生儿自发性胃穿孔患儿的胃壁 Cajal 细胞缺如或异常减少,也有宫内发生胃穿孔的报道,充分说明本病与胚胎发育障碍有关。在胚胎发育过程中,胃壁环形肌发育较早,起始于食管下端,渐次向胃底、胃大弯发展。至胚胎第 9 周时,始出现斜形肌,随后出现纵行肌。在此发育过程中发生障碍,发育停顿,即可形成胃壁肌层缺损。胃穿孔还可继发于其他消化道畸形,尤其是上消化道梗阻的畸形,国内外已有合并肠旋转不良、十二指肠闭锁的病例报道;多数患儿为生后数日内出现症状,故考虑在发育缺陷的基础上,由于缺氧缺血、感染、不当喂养、机械损伤和面罩正压通气等导致胃壁血运障碍,使黏膜肌层受损,胃扩张以及胃酸过度增高,继发胃内压升高导致胃穿孔破裂。

(二)病理

主要病理变化是胃壁肌层的缺损,缺损的范围大小不一。最常见于大弯部临近食管 - 胃接合部,其次为前壁、贲门、底部、小弯、后壁、幽门。肌层缺损处可仅有黏膜、黏膜下层及浆膜层,有的甚至浆膜也缺如。胃壁菲薄如纸,生后由于吞入气体及进奶,胃内压力骤然增加,使病变部位向外膨出,形成龛室样物。穿孔附近黏膜都较薄,胃腺发育不良,肌层无肌纤维。穿孔病灶大小不一,小的仅 1cm 左右,最大者自贲门直达胃窦部,胃前壁大块缺损。黏膜与黏膜下组织中的大小血管都系单层管壁,血管分布稠密,并有充血扩张,有时可见弥漫性出血,多为线性裂口。而溃疡穿孔多为圆形、直径较小,并伴炎症反应,部位以胃小弯,近幽门处前壁居多,可鉴别。也有报道多发性胃壁肌层缺损者,因此,在手术时应检查全部胃壁,防止遗漏。

(三)临床表现

患儿生后一般情况好,无明显前驱症状,常在生后 2~5 天发病,也有早至第 2 天或晚至第 8 天者。起病急,突然出现急腹症现象。最初表现为拒奶、呕吐、哭声低弱、精神萎靡,随之出现进行性腹胀、呼吸困难、发绀。呕吐加重,呕吐物带血或咖啡样物,也可便血。腹部、腰部、阴囊皮肤水肿。由于大量气体及胃内容物流入腹腔,腹胀加剧,导致横膈升高,腹部呈球形膨隆,腹壁静脉怒张,叩诊肝浊音界消失继而出现弥漫性腹膜炎征象,腹壁紧张,皮肤发红发亮,压痛明显,有移动性浊音。再晚则出现肠麻痹,肠鸣音消失,伴脱水、电解质紊乱和休克,为致死主要原因[2]。

(四)诊断与鉴别诊断

新生儿尤其是早产儿,生后 3~5 天突然出现持续性进行性腹胀,伴呕吐、呼吸困难和发绀,肝浊音界和肠鸣音消失,应高度考虑本病,X 线检查可确诊[3]。液气腹是本病最有意义的征象。直立位可见膈肌升高,膈下有气体,腹腔内有大量游离气体,可占全腹 2/3,大量液体沉积于下腹部,显示一横贯全腹的液平面,两侧肝脾阴影移位到中腹部脊柱两旁,见不到胃泡影,肠充气少。超声检查也可提示气腹。插胃管减压时,可抽出大量气体,但腹胀无改善。腹腔穿刺有重要的实用价值。可放出大量高张气体,能减轻腹胀,改善呼吸,减少毒素吸收。可按 30ml/kg 缓慢抽吸,以防腹腔内压力迅速下降,加重休克,可留置导管持续吸引。

鉴别诊断应除外穿孔性胎粪性腹膜炎。胎粪性腹膜炎多并发肠道穿孔,腹腔内游离气体较少,肠管常粘连成一团,肠管内积气甚少,分布于腹中部,与肝脏或膈肌也常有广泛粘连。腹部 X 线平片气腹较轻,显示包裹性液气腹,见不到明显的膈下游离气体,胃泡影显示正常。若见到钙

化灶影,则可确诊为胎粪性腹膜炎。

(五)治疗

一经诊断有胃穿孔时,应在短时间内做好术前准备。禁食、插胃管排气减压、纠正脱水、控制休克。在术前心功能允许的情况下积极补液,一般采用 2:1 液 20ml/kg 及低分子右旋糖酐静脉滴注,并监测血气,及时调整液体成分,留置导尿管计录尿量。胃肠减压解除腹胀,改善呼吸,如果效果不理想,紧急情况下可在患儿剑突与脐连线中点左侧旁腹直肌处穿刺排气排液,30ml/kg 缓慢抽吸。应避免术前高压吸氧以免加重患儿腹胀。应用广谱抗生素控制感染。术前准备时间最长不超过 4 小时。

手术应尽量简捷,在全身麻醉下进行,选择上腹正中或左侧经腹直肌切口。手术方法主要是迅速修补穿孔,在切开腹膜后有大量气体逸出,应用大量温盐水(200~300ml/kg)先进行腹腔冲洗,清除腹腔内积液,再探查穿孔部位,一般多在胃大弯、贲门及胃底部。强调要完全切除胃壁坏死区,切除穿孔周围坏死组织,然后胃壁行全层及浆肌层间断缝合两层,并建立通畅的胃肠引流,迅速检查有无其他胃肠畸形如肠旋转不良等。并将大网膜覆盖于修补处,以利穿孔愈合。同时注意远端有无肠梗阻,以防再发生穿孔。

术后应加强监护,禁食,持续胃肠减压 72 小时,积极防治腹膜炎及中毒性肝炎,给予血浆、水解蛋白或白蛋白等支持疗法。积极抗休克,加强抗感染,确保胃管引流通畅,必要时行胃造瘘。病情平稳后可加用肠道外营养以保证患儿热卡。

(六)预后

本病虽少见,但病死率高达 50%~80%。病死率较高的原因主要为:①胃穿孔大量气体进入腹腔,使横膈抬高,严重影响了新生儿以腹式呼吸为主的呼吸运动,使肺膨胀不全,极易导致肺部感染。②大量胃内容物刺激膜部引起大量液体渗出,导致严重水电解质平衡紊乱和低血容量性休克。③细菌感染及内毒素的吸收引起脓毒败血症。④血液黏滞度升高,处于高凝状态,血压下降及液体渗出使微循环血流缓慢,极易引起 DIC。⑤新生儿尤其是早产儿全身各系统功能尚未发育完善,自身调节功能及适应能力均较差,难以承受严重疾病及手术打击。患儿胎龄、体重、就诊时间、体温变化、水电解质紊乱及并发症对预后影响重大。若能在 6 小时内做出诊断,可挽救生命。12 小时内诊断者存活率为 50%。超过 12 小时仅为 25%。近年成活率已达 70%以上。远期并发症可出现生长发育迟缓、缺铁性贫血、脂肪泻等[4]。

(童笑梅)

参考文献

1. 裴洪岗,毛建雄,张翅,等.新生儿胃穿孔发病原因分析.中国优生与遗传杂志,2013,21(6):87.

2. 裴洪岗,毛建雄,张翅,等.新生儿胃穿孔合伴肠

旋转不良临床特征分析.中华小儿外科杂志,2013,34(4):259-261.

3. 刘云峰,李在玲,童笑梅,等.早产儿消化道穿孔早期临床诊断的初步探讨.中国儿童保健,2012,20(3):211-217.

4. Gleason CA,Devaskar SU. Avery's Diseases of the Newborn. 9th ed. Philadalphia,:Elsevie Saunders,2012.,985.

第14节 胃扭转

胃扭转(gastric volvulus)是指胃的部分或全部大小弯位置的变换,大弯在上小弯在下或大弯在右小弯在左。本病虽较少见,但大多数病例于新生儿期发病,多表现溢乳、呕吐,易与咽下综合征、幽门痉挛、幽门肥厚性狭窄等消化道常见疾病混淆,致误漏诊。男性多见,男与女之比为3~4∶1[1]。

(一)病因

正常胃的位置由 5 个韧带固定,包括胃膈、胃脾、胃肝、胃结肠和十二指肠腹膜后韧带。如支持韧带过长、松弛、缺如或撕裂均可发生胃扭转。新生儿多由于韧带松弛无力所致。如有食管裂孔疝、膈膨升、膈疝时可伴发胃扭转。胃内肿瘤、过度胀气、葫芦胃、瀑布胃等也可引起胃扭转。与腹压高、胸压低也有关。胃扭转常与肠旋转不良、无脾症、幽门肥厚性狭窄等合并存在。

(二)分型

分为两型:器官轴型和网膜轴型(图 12-14-1)。

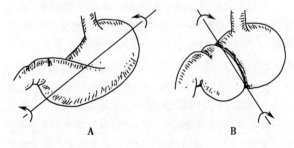

图 12-14-1 胃扭转模型
A.器官轴型:胃大弯沿器官长轴向前、向上扭转;B.网膜轴型:胃幽门沿网膜轴向前、向左扭转

1. **器官轴型扭转** 较常见,约占 85%。即以贲门与幽门为两个固定点,连成纵轴,胃体沿此轴转动,活动过甚时,发生扭转。常由右转到左方,结肠、胰腺、脾脏等脏器也可移位。

2. **网膜轴型扭转** 少见,约占 15%。以网膜为横轴(贲门、幽门线垂直),自右向左旋转,幽门沿横轴转向左上方到贲门前,胃底下移于幽门位置。有时右侧结肠被拉起而转到左侧。

扭转可为急性或慢性,前者多见,发作急剧,症状严重。后者表现为持续性或复发性。扭转的程度由 90~360°。器官轴型常呈 180° 扭转,网膜轴型多为 90° 扭转。

(三)临床表现

主要症状为奶后反复呕吐,轻重不等。多于生后既有溢乳或吐奶史,也可在生后数周才开始呕吐。吐奶以非喷射性为主,也有呈喷射性者。大多在喂奶后数分钟即吐,移动患儿时更为明显。如将患儿置于右前倾位呕吐可减轻,左侧卧或平卧位则加重。吐奶前一般无异常表现,少数出现恶心、面红及不适感。呕吐物为奶汁或乳凝块,不含胆汁,吐后食欲好。呕吐严重者排便少,15% 病例可影响营养情况。一般腹部无阳性体征,有的上腹胀,可见胃型。胃扭转常合并不同程度的 GER,反复呕吐伴有突然反复发作的青紫、呼吸暂停、恶心和肺炎,需考虑两种情况合并存在。

(四)诊断

根据上述临床表现,试插胃管,在胃内盘转不易通过,进一步钡餐造影即可确定诊断[2]。用5%稀钡30ml鼻饲,有时由于胃扭转,钡剂不易进入胃内,透视下需适当变换体位,钡剂即可顺利通过。

器官轴型有以下 X 线特征:①食管黏膜与胃黏膜有交叉现象;②胃大弯位于胃小弯之上,胃外型呈大虾状;③幽门窦部的位置高于十二指肠球部,垂直向下,使十二指肠球部呈倒挂状;④双胃泡双液面;⑤食管腹段延长,且开口于胃下方。

网膜轴型的 X 线特征:①胃黏膜呈十字交叉;②胃体呈环状;③胃影也可见两个液面;④食管腹段不延长,有时在胃内有一定量气体和液体的条件下,透视或腹部 X 线平片中,也可见两个气液面,胃大弯向上反转,可不经钡剂造影即能确诊。

(五)鉴别诊断

本病应与幽门痉挛、幽门肥厚性狭窄、贲门松弛、食管裂孔疝以及喂养不当吞入气体过多等鉴别。从病史、体检和用镇静解痉剂无效可加以鉴别,最后用 X 线检查可确诊。

(六)治疗

本病有自愈可能,扭转 <180° 者,绝大多数不需手术。应首先采用体位疗法,使乳汁流入胃体及幽门窦部,气体留在胃底易于排出,可避免或减轻呕吐。在喂奶前尽量防止患儿哭闹,人工喂养者,须注意奶头注满奶液,以免吞入空气。将患儿上半身抬高 45° 呈半卧位,并向右侧卧。或放在右侧位并稍向前倾呈俯位。喂奶后仍保持原位,约经半小时到 1 小时才可平卧。一般在 3~4 个月时症状自然减轻或消失。采用体位疗法效果如不明显,可将米粉加入牛奶中,配制成稠厚奶汁,与体位疗法同时应用,提高疗效。个别症状严重的患儿,影响生长发育时需行手术治疗,给予复位和胃固定术,将胃壁固定于前腹壁。坏死穿孔者需紧急手术,切除坏死组织部分;如合并其他畸形如肠旋转不良、膈疝等予以矫正。目前可采用腹腔镜手术治疗。此病罕见复发。

(童笑梅)

参考文献

1. Gleason CA, Devaskar SU. Avery's Diseases of the Newborn. 9th ed. Philadalphia,:Elsevie Saunders,2012:984.

2. 郭晓利,陶可伟,李杰,等.上消化道造影分度在新生儿胃扭转诊疗中的价值.影像学诊断与介入放射学,2015,24(3):260-261.

第 15 节　肠闭锁和肠狭窄

(一)肠闭锁

肠闭锁(intestinal atresia)在消化道畸形中不少见,是新生儿肠梗阻中最常见的原因之一,约占新生儿肠梗阻的1/3。发病率为每2500~4000个新生儿中有1例,闭锁多于狭窄,男性略多于女性,其中LBW儿约占1/3。近年来,由于诊治水平的提高,消化道畸形的手术成活率也在不断提高,其存活率有明显改善。

1. **病因**　确切病因不清楚。有以下学说:①胚胎发育阶段实心期中肠空化不全而产生肠闭锁或狭窄。②目前多认为是妊娠后期胎儿多发肠扭转、肠套叠、索带粘连以及脐环收缩过速等情况,而影响某段小肠血运障碍,使肠管发生坏死或萎缩,形成肠闭锁与狭窄,有人观察到肠闭锁继发于肠系膜血管阻塞、缺如或血管畸形。还有人认为,胎儿期炎症如胎粪性腹膜炎、NEC等致肠坏死、穿孔为闭锁的原因。

2. **病理**　闭锁可发生于肠管的任何部位,以回肠最多,占50%,十二指肠次之,占30%,空肠较少,结肠少见。1889年Bland Sutton将小常闭锁分为3个病理类型,后来又将Ⅲ型分为2个亚型(a、b),并增加第Ⅳ型[1-2]。①Ⅰ型(膜状)(图12-15-1A):占85%~90%。肠管内有一隔膜将肠腔阻断形成闭锁,肠管外观仍保持连续性,多见于十二指肠及空肠。少数十二指肠膜式闭锁,当隔膜受近端肠腔内高压作用,隔膜向远端肠腔脱垂形如"风袋"样。隔膜由黏膜及纤维变的黏膜下组织构成。闭锁近端肠管扩张肥厚,远端萎瘪细小,肠腔内无气体。②Ⅱ型(两断端为纤维索带连接)(图12-15-1B):占10%~15%,多见于回肠,偶见于结肠。闭锁两端呈盲袋,外观失去连续性,肠段间仅为一索状纤维带相连,肠系膜通常完整,小肠长度基本正常。近端肠管盲端异常扩张粗,达数厘米,犹如球状、蠕动性差。远端肠管盲端狭窄,有时伴有胎儿肠套叠。③Ⅲa型(两断端分离)(图12-15-1C):大体形态和Ⅱ型相仿,但两盲袋完全分离,无纤维索带相连,因此相邻的肠系膜有深"V"形缺损,小肠长度通常缩短。Ⅲb型(形如苹果皮)(图12-15-1D):与Ⅲa型肠闭锁相似,Ⅲb型肠闭锁的肠管连续性中断,肠系膜大段缺损。有时缺损广泛,致使远端小肠呈苹果皮样。小肠全长明显缩短。此型肠闭锁还可合并肠旋转不良等畸形,有可能进展为短肠综合征,增加患儿死亡率和致残率。④Ⅳ型:肠闭锁为多发,占15%~25%。多发肠闭锁即上述各种类型

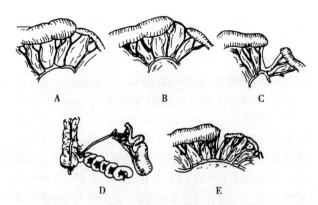

图 12-15-1　肠闭锁病理分型

A. Ⅰ型膜状闭锁;B. Ⅱ型盲端闭锁,两盲端之间有系带相连;C. Ⅲa型盲端闭锁肠系膜分离;D. Ⅲb型"苹果皮"(Apple-peel)样闭锁;E. Ⅳ型多发闭锁

肠闭锁可同时存在,闭锁段有索带相连,外形宛若一串香肠(图12-15-1E)。小肠长度通常会缩短。有报道[3]回顾性分析40年间先天性肠闭锁302例,闭锁部位依次为回肠152例(50.3%),空肠115例(38.1%),十二指肠19例(6.3%)和结肠16例(5.3%),病理分型依次为Ⅰ型45例(14.9%),Ⅱ型4例(1.3%),Ⅲa型188例(62.3%),Ⅲb型8例(2.6%)和Ⅳ型57例(18.9%)。

闭锁近端肠管因长期梗阻而扩张、肥厚,直径可达3~4cm,肠壁局部血运不良,蠕动功能很差,有时极度扩张的肠管可发生坏死和穿孔。有时伴发胎粪性腹膜炎,可见广泛性肠粘连和散在的胎粪钙化灶。闭锁远端肠管异常细小,直径不到0.4~0.6cm,肠腔内无气,仅有少量黏液及脱落的细胞。若肠闭锁发生在胎粪形成以后,闭锁远端可有少量黑绿色胎粪。10%与其他畸形并存,如食管或肛门闭锁、肠旋转不良、环状胰腺、胆道闭锁、21-三体综合征、先天性心脏病等。说明与胚胎初期最初数周内全身发育缺陷有关。

3. **临床表现**　因为是完全性肠梗阻,以呕吐、腹胀、无胎粪排出为主要症状。

(1)呕吐:闭锁部位愈高,呕吐出现时间愈早且频繁。高位肠闭锁(十二指肠闭锁)生后第一次喂奶即发生呕吐,呕吐物为胃及十二指肠分泌液,含有胆汁。开始喂奶后反复小量呕吐,以后每次喂奶后吐量增多。逐渐加重和频繁,呈持续性反复呕吐,少数病例梗阻在壶腹部近端,呕吐物可不含胆汁。低位肠闭锁(空肠、回肠和结肠闭锁)常在第1天末或第2天才呕吐,呕吐量多,呕吐物呈粪便样,带臭味。呕吐的次数及程度呈进行性加重。

(2)腹部情况:高位肠闭锁腹胀限于上腹部,下腹部较凹陷,并可见由左向右的胃蠕动波,无肿物可触及,呕吐后腹胀减轻。低位肠闭锁生后全腹均发胀,呕吐后腹胀也不减轻,可见肠型,肠鸣音亢进,叩诊为鼓音,肝浊音界上升。如伴发肠穿孔时腹胀加重,可见腹壁静脉怒张。

(3)排便情况:生后多无正常胎粪排出,仅排出少量灰白或青灰色胶冻样便,为肠黏膜的分泌物和脱落细胞混合

组成。有少数患儿，在妊娠后期胎粪已形成，因血运障碍而造成的肠闭锁，可排出少量绿色胎粪，以后无移行便排出。Ⅲb 型肠闭锁合并肠缺血，可表现为便血。

（4）一般情况：早期一般症状良好，晚期由于呕吐频繁，很快出现消瘦、脱水和电解质紊乱，常继发吸入性肺炎。

4. 诊断　生后即有持续性呕吐，24~36 小时内尚无正常胎粪排出，并有进行性腹胀，即应考虑本病。如母亲有羊水过多史，或同时并发其他畸形，则可能性更大。可先做肛门指诊，或用温盐水或 1% 过氧化氢液灌肠，仍无正常胎粪排出，可排除胎粪性便秘及巨结肠。过去用 Farber 试验检查胎粪中无绒毛及角化上皮诊断肠闭锁，对 3 个月以内胎儿形成肠闭锁者有诊断价值，但对中、晚期胎儿由于机械性或血管性所致的肠闭锁则无诊断意义。

腹部 X 线平片在诊断上有很大价值。高位肠闭锁立位 X 线片上腹可见 2~3 个扩大的液平面，称双泡或三泡征（双泡为胃和十二指肠第一段内的液平面所形成，如梗阻在十二指肠远端，出现 3 个液平面），其他肠段全不充气；低位肠闭锁则可见多个扩大肠段与液平面，其余肠段及结肠不充气。可疑病例可做稀钡灌肠，见细小结肠，直径仅 0.5cm，结肠袋纹皱襞不明显，结肠较直而短，并可除外肠旋转不良或巨结肠等常见畸形。伴有肠穿孔者膈下有游离气体存在。

对羊水过多的孕妇应做 B 超断层扫描对胎儿肠闭锁诊断很有价值。胎儿肠梗阻多在孕 24 周以后出现异常超声征象，可见胎儿腹腔内多个充满液体的肠管回声，而十二指肠闭锁的胎儿可见扩张的胃和十二指肠在上腹部呈"双液泡征"。肠管梗阻部位越高，羊水过多表现就越明显，肠管扩张程度随孕周增加而加重。由于超声诊断先天性肠闭锁是通过肠管扩张情况及羊水多少而间接判断，产前诊断并非完全准确。一般小肠闭锁产前诊断的符合率低于十二指肠梗阻。近年来 MRI 技术已逐渐应用于胎儿先天性肠闭锁的诊断，产前诊断准确率有所提高。

5. 鉴别诊断

（1）肠旋转不良：偶有在新生儿期突然发生肠扭转，与肠闭锁不易鉴别。由于起病时先为不完全梗阻，症状较轻，呕吐发生较迟，症状逐步加重，钡剂灌肠即可鉴别。

（2）胎粪性肠梗阻：在国外为新生儿肠梗阻常见原因之一，但在国内罕见。由于体内黏液腺分泌不正常。黏液稠厚，肠腔内容物积聚在远端回肠，阻塞肠腔，多表现低位肠梗阻症状。生后即可呕吐，呕吐物暗绿色，腹胀明显，仍可有少量胎粪排出，胎粪中能看到角化上皮，X 线腹部平片能看到颗粒状影。

（3）肥厚性幽门狭窄：少数病例闭锁位于十二指肠壶腹上段，呕吐物不含胆汁，需与幽门狭窄鉴别，后者发病晚，X 线检查无双泡征可除外。

6. 治疗

（1）手术治疗：手术是唯一有效治疗方法。手术治疗的早晚、术前准备及术后护理直接影响其预后。诊断一经确定，即应胃肠减压，高位闭锁腹胀即可消失，并可防止吸入性肺炎；同时进行补液、纠正水及电解质失衡和纠正酸中毒，补充维生素 K 和 C；预防性应用抗生素；配血，必要时输全血和血浆。用留置静脉导管针保持输液通畅。

根据闭锁的不同类型可选择以下手术方式：①肠切除吻合术：闭锁肠管近端切除 10~20cm，远端切除 2cm，行端端吻合；②端侧吻合并造瘘：有时近端肠管过度肥厚扩张，远端肠管细小，可行端侧吻合和远端造瘘术（Bishop-Koop 法），或行端侧吻合和近端造瘘术（Santulli 法）；③低位肠闭锁、全身情况差，不能一期肠切除吻合者，可将远近端肠管造瘘，并扩张远端肠管，择期再行肠吻合。

隔膜型闭锁应尽量切除隔膜与扩张肠管再行端端吻合或端侧吻合术。空回肠闭锁由于部分扩张肠段切除后近侧端仍较粗大，远端肠段特别细小，术后吻合肠段功能恢复也相应延迟，因此，做肠造瘘术非常重要，既可以使近侧端肠管充分减压，又能使吻合口在无张力的情况下易愈合。造瘘常用方法有近端肠管与远端肠管行端侧吻合与造瘘（Bishop-Koop 法）；近侧端肠管与远侧端肠管做侧端吻合术（Santulli 法）；还可做闭锁肠管双腔造瘘术。但新生儿多不能耐受肠液的丢失及水电解质紊乱，尽量争取一期吻合而不做肠瘘。新生儿小肠较短，应保留小肠不能少于 75cm，避免产生短肠综合征。

近年来，腹腔镜在先天性肠闭锁和肠狭窄应用的报告逐渐增多。腹腔镜检查不仅可明确肠闭锁的部位和类型，还可在腹腔镜辅助下进行肠闭锁和纠治术。与传统的开腹手术相比，腹腔镜手术具有切口小、创伤轻、恢复快，但亦有一定的局限性，需选择合适的手术适应证[4]。

（2）术后处理：保持充分胃肠减压，一般减压 3~4 天，必要时可适当延长。补充适量液体、输血或血浆、维持水及电解质平衡和能量需要。一般放入 NICU，监护呼吸及心电监测，待稳定后转入普通病房。术后不能进食者应行静脉营养。术后 3~4 天肛门排气后，可进流食，可给予配置肠内营养液如安素、能全素等。

7. 预后　闭锁位置愈高，预后愈好。早诊断早治疗，才能提高治愈率，否则多数在一周内死亡，死于继发性穿孔、腹膜炎、肠坏死、吸入性肺炎。病死率约 40%，因常为 LBW 儿，并伴有其他较严重畸形。近年来由于加强呼吸管理，开展肠道外营养，国内有报道[3]病死率降低至 27.5%，国外报道已降至 10%。有报道总结了 10 年间先天性肠闭锁 113 例[5]，全部予手术治疗，治愈 103 例（91.2%），死亡 10 例（8.8%）。死亡率与术后肠梗阻的发生有关，术后肠梗阻的发生率与闭锁部位、闭锁类型相关。

（二）肠狭窄

肠狭窄（intestinal stenosis）的发病率远较肠闭锁为低，为肠闭锁的 1/19~1/20，一般多位于十二指肠，约占 50%；次为回肠，约占 25%；再次为空肠；结肠罕见。

1. 病因　与肠闭锁相同，只是程度略轻。

2. 病理　膜式狭窄较多见,狭窄程度颇不一致,轻者仅略有狭窄环,严重者隔膜中央或侧方有一小孔,直径0.2~0.3cm,仅能通过探针。狭窄近端肠管可有不同程度的扩张,一般不引起缺血、坏死或穿孔,远端肠管较细。切片可见狭窄带由黏膜及纤维性变黏膜下组织构成。

3. 临床表现　因狭窄部位及程度而不同,一般狭窄愈明显,症状就愈严重。多数在生后即有不全性肠梗阻表现,如反复呕吐,狭窄在胆总管开口以下者占70%,呕吐物多含胆汁,生后有胎粪排出,量较正常少,以后排便量也少。高位肠狭窄上腹部膨胀,并可见胃蠕动波。低位肠狭窄则全腹胀,可见肠型和肠蠕动波,肠鸣音亢进。轻型症状发生晚,于生后4~10天才出现呕吐,每天吐1~2次,大便可正常。常有慢性脱水和消瘦。

4. 诊断　腹部 X 线立位平片可见狭窄上端扩大的肠段,下端仅有少量气体充盈。钡餐检查可明确狭窄部位。

5. 鉴别诊断　十二指肠狭窄较多见,需与环状胰腺、肠重复畸形、肠旋转不良、腹膜带、异位肠系膜上动脉等肠外压迫所致的肠狭窄鉴别,主要根据钡餐造影或钡灌肠、超声等检查来确诊。但鉴别上述原因常较困难,经手术才能证实。

6. 治疗及预后　确诊后积极改善患儿一般状况,输液输血,然后进行手术。可采用肠切除吻合术、空肠十二指肠吻合术、单纯隔膜切除术等。预后良好。

（朴梅花）

参考文献

1. 张金哲,杨啟政,刘贵麟.中华小儿外科学.郑州:郑州大学出版社,2006:498-500.
2. 郑珊.实用新生儿外科学.北京:人民卫生出版社,2013:415-421.
3. 郭卫红,陈永卫,侯大为,等.先天性肠闭锁病死率40年回顾性分析.中华小儿外科杂志,2011,32:434-437.
4. 李炳,陈卫兵,王寿青,等.腹腔镜在小儿先天性小肠闭锁和狭窄诊治中的应用.中华胃肠外科杂志,2014,17:816-819.
5. 吴典明,崔旭,林宁,等.先天性肠闭锁113例预后分析.临床小儿外科杂志,2014,13:492-495.

第 16 节　肠旋转不良

肠旋转不良(malrotation of intestine)也为较常见的消化道畸形。国外多见,国内占消化道畸形的第4位。发病率约1∶6000活产儿,30%发生于LBW儿。男∶女发病约为2∶1。本病多发生于新生儿期(占74%),是造成新生儿肠梗阻的常见原因之一。

1. 病因　与胚胎期中肠的发育有关。系胚胎期肠管发育过程中,因某些因素影响,使中肠以肠系膜上动脉为轴

心的正常逆时针方向旋转运动和系膜附着固定发生障碍,造成肠管解剖位置的异常或肠系膜不固定,导致十二指肠受压,中肠扭转等肠梗阻表现。

中肠发育大致分为三个时期,第一期:发生在胚胎的第4~10周,消化管的生长速度比腹腔快,中肠不能容纳在腹腔内,而经脐环突出形成生理性脐疝;第二期:第10~12周,腹腔的生长速度加快,容积增大,中肠以一定的顺序迁移、回纳入腹腔内,先是小肠,最后是盲肠结肠袢。十二指肠以肠系膜上动脉为轴心发生270°的逆时针方向旋转,使十二指肠空肠曲从右到左在肠系膜上动脉的后方转至左侧,形成十二指肠悬韧带。回盲部在腹腔外时位于左侧,在回纳入腹腔时也发生270°旋转,使回肠结肠连接部从左向右在肠系膜上动脉的前方转至右上腹。以后再逐渐降至右髂窝;第三期:正常旋转完成后,横结肠位于肠系膜上动脉的前方,升结肠和降结肠由结肠系膜附着于腹后壁,小肠系膜从左上腹斜向右下腹,并附着于腹后壁[1-2]。

在中肠旋转时如中止于任何阶段均可造成肠旋转不良,导致盲肠不在右髂窝,而停留于右上腹、中腹或左腹部,同时结肠和小肠系膜不附着于后腹壁上(图 12-16-1)。可发生十二指肠受压、肠扭转、空肠上段索带粘连屈曲等一系列病理畸形。

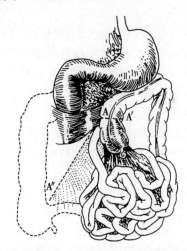

图 12-16-1　肠旋转不良示意图
A-A′:正常肠系膜根部从屈氏韧带起斜行向下到盲肠止,附着于后腹壁;A-A″:肠旋转不良时,小肠肠系膜仅在肠系膜上动脉附近有一发育不全的原始附着

2. 病理　当中肠有肠旋转不良时,腹腔内小肠和结肠位置不正常,在新生儿期可发生以下情况。

(1) 腹膜索带压迫十二指肠:是最常见的畸形。当中肠旋转不全时,盲肠及升结肠位于右上腹或中上腹(幽门部或胃下方),从盲肠和升结肠出发的片状腹膜粘连带或索带(Ladd 带)将跨越十二指肠第二段的前面,并附着于右侧后腹壁,或盲肠位于十二指肠前,压迫十二指肠引起梗阻。由于压迫程度不同,可产生部分或完全性肠梗阻。

(2) 中肠扭转:在中肠旋转不全时,如小肠系膜未能附

着于后腹壁,从空肠起始部到右半结肠仅靠肠系膜上动脉根部有狭窄的系膜与后腹壁固定,小肠全部游离,随时能以肠系膜上动脉为轴心而发生全部小肠扭转,多呈顺时针方向扭转,手术时需逆时针方向复位。若扭转程度较重,而不能自动复位者即引起完全性肠梗阻,如扭转时间较久或扭转特别紧窄时,可造成肠系膜上动脉闭塞,使整个中肠发生坏死。扭转度数 <360°,肠管可自行复位,但不久又再度扭转,可造成间歇性不全肠梗阻。

(3) 游动盲肠:盲肠虽下降至右下腹,但肠系膜未完全与后腹壁融合,构成游动盲肠,也易发生结肠扭转,而引起不完全性肠梗阻。

(4) 空肠梗阻:盲肠、升结肠系膜不附着而游动、肠不旋转、肠反向旋转等,使十二指肠袢不经过肠系膜上动脉的下方、后方,相反位于前方,成为腹膜后器官。空肠第一段被腹膜索和许多膜状组织所纠缠,空肠受压屈曲造成肠梗阻。

(5) 肠反向旋转:中肠返回腹腔时,不是空肠而是盲肠领先,则逆时针方向变为顺时针方向旋转,形成十二指肠位于肠系膜上动脉前方,而盲肠、升结肠则经肠系膜上动脉下后方转到右下腹部,因此,横结肠位于肠系膜上动脉后方,小肠系膜附着于横结肠前方,横结肠可发生梗阻,此种情况较少见。

3. **临床表现**　由于病理改变比较复杂和多样化,临床表现有很大差异。有不少患儿无任何症状,可因其他疾病做钡餐检查、手术时或死后尸检时被发现。由于肠旋转不良的病理改变是复杂多样的,所以其临床症状可有很大差别,同时其临床表现也与年龄有关,60%~70% 病例在新生儿期出现症状,部分在婴幼儿或儿童期发病。

主要表现为急性高位肠梗阻,典型症状是出生后有正常胎粪排出,生后 3~5 天开始呕吐,每次喂奶后不久即吐出,每日 3~6 次不等,呕吐物含有胆汁,排便量减少或不排便。腹胀不严重,多限于上腹部,有时可见胃蠕动波,呕吐严重时可有脱水和消瘦。

50%~70% 肠旋转不良病例发生肠扭转,主要为呕吐,肠扭转可复位时,呕吐可减轻或消失,以后有反复发作。也有一直无症状,突然发生急性完全性肠梗阻症状,呕吐频繁,腹胀明显。如有胃肠道出血,常提示肠坏死。肠系膜上动脉栓塞导致肠坏死和穿孔时,则出现腹膜炎、高热、脱水、酸中毒,甚至中毒性休克,死亡率极高。新生儿肠旋转不良并发黄疸是由于胃及十二指肠扩张压迫胆总管引起阻塞性黄疸。

4. **诊断**　凡新生儿期有高位肠梗阻症状,呕吐物含大量胆汁,曾有正常胎便排出,应怀疑有本病的可能。如症状为间歇性,更应考虑本病。如同时出现胃肠道出血者,应想到中肠扭转。腹部 X 线、CT、B 超检查对诊断有很大帮助。

典型病例腹部直立位平片显示胃和十二指肠扩大,且有液平面呈双泡征,小肠内仅有少量气体甚至完全无气体。X 线平片见下腹部只有少量气体或显示一片空白。钡灌肠是诊断肠旋转不良的重要依据,如能显示盲肠位置异常,对本病的诊断具有决定性意义。盲肠位于中上腹或右上腹,大部分结肠位于左腹部,或盲肠及升结肠位置游动,即可确诊。对病程长、间歇性发作的婴儿则考虑钡餐检查,可见胃及十二指肠扩大,钡剂通过缓慢或潴留,十二指肠位置异常或十二指肠空肠袢于右侧腹部垂直下行时即可诊断。对于新生儿,由于存在吸入性肺炎的风险,尽量不做钡餐检查。有学者提出新生儿病例只要明确有十二指肠梗阻的存在,即应手术探查。

近年来,彩超和螺旋 CT 广泛用于肠旋转不良的诊断[3-5],与 X 线平片和消化道造影相比,有较高的符合率。超声主要判断肠系膜上动脉(SMA)和肠系膜上静脉(SMV)的位置关系。正常情况下 SMV 位于 SMA 右侧,肠旋转不良时 SMV 位于 SMA 左侧。发生中肠扭转时,SMV 和肠系膜包绕 SMA,在彩色多普勒中呈漩涡样改变。但超声诊断肠旋转不良有接近 20% 的不可靠性。近年的增强 CT 也起到同样的作用,连续摄片可以明确显示 SMA 和 SMV 的扭转过程及肠系膜根部形成的团块。CT 征象包括胃腔及十二指肠梗阻扩张、腹水、肠系膜充血及其他旋转不良征象,若出现肠缺血或者坏死常是预后不良的征象。另外,CT 检查还可以帮助判断肠绞窄坏死的程度,以及有无穿孔等并发症,对于制订治疗方案很有帮助。

5. **鉴别诊断**　主要应与十二指肠闭锁或狭窄、环状胰腺等高位肠梗阻鉴别。这些畸形的临床症状极为相似,呕吐均带胆汁,主要靠 X 线检查鉴别。腹部 X 线立位平片有典型双泡征,下腹部无气者,肠闭锁可能大,下腹部有少量气体者则肠狭窄、环状胰腺、肠旋转不良均有可能。钡灌肠可确诊本病。

6. **治疗**　新生儿期发生肠扭转机会多,绝大多数均需手术治疗,Ladd 手术是治疗肠旋转不良的经典术式、治愈率可达 94%。根据不同情况进行粘连索带游离松解术、肠扭转复位术或坏死肠切除吻合术。腹腔镜下 Ladd 术与开腹手术相比具有手术视野广泛、术中对胃肠道干扰小、腹壁伤口小等优点[6-7],但怀疑同时合并肠扭转时不宜采用腹腔镜手术。术后应充分胃肠减压,纠正脱水,加强营养,给以支持疗法。

7. **预后**　除广泛肠坏死病例外,一般预后良好。如合并其他畸形、LBW 儿或肠扭转者,死亡率达 10%~15%。目前国外残余超短肠在 20cm 以上者,经肠道外营养及要素饮食治疗,有不少成活病例报道。

(朴梅花)

参考文献

1. 张金哲,杨启政,刘贵麟. 中华小儿外科学. 郑州:郑州大学出版社,2006:500-505.

2. 郑珊. 实用新生儿外科学. 北京:人民卫生出版社,

2013:415-421.

3. 王丹,胡勇军,杨红,等.高频超声诊断小儿先天性肠旋转不良合并中肠扭转的价值.中华超声影像学杂志,2013,22:360-361.

4. 康利民,李莉,米荣,等.92 例先天性肠旋转不良不同影像学检查方法的特点.中华围产医学杂志,2016,19:385-389.

5. 陈吴兴,纪建松,张恒,等.螺旋 CT 对小儿先天性肠旋转不良的诊断价值.中华医学杂志,2010,90:1054-1056.

6. 闫学强,郑楠楠,卞红强,等.腹腔镜 Ladd 手术治疗婴幼儿先天性肠旋转不良.中华消化外科杂志,2015,14:848-851.

7. 周崇高,李碧香,王海阳,等.新生儿肠旋转不良并中肠扭转的微创手术治疗.临床小儿外科杂志,2016,15:167-169.

第17节　消化道重复畸形

消化道重复畸形(duplications of the alimentary tract)是指附着于消化道一侧的,具有和消化道某一部分壁层相同并共用血管供应的特征,呈囊肿状或管状空腔结构的先天性畸形。1937 年,Ladd 提出,将以往对这类疾病的描述名称,如肠或肠源性囊肿、巨大憩室以及回肠、空肠、或结肠重复、非典型性梅克尔憩室等,统一命名为"消化道重复畸形"。尽管如此,也有学者仍然认为大部分的重复畸形还应被称作"肠源性囊肿",因为病变中很少的一部分真正存在消化道"重复"。这种畸形比较少见,发病率为0.025%~1.0%,可以发生在消化道任何部位,从舌根到肛门都可发生,以回肠和回盲部最多见,约占40%;其次为胸腔内重复畸形,约占23%;再次为空肠、胃、结肠、直肠和十二指肠,最少见的是舌(图 12-17-1)。新生儿期即发病者也较少见,主要在婴幼儿期发病。

(一)病因

至今尚不能满意解释各种畸形的发生原因,亦无突破性进展。有多种学说解释其病因,主要有脊索与原肠分离障碍学说。1943 年 Saunder S 发现许多胸部的重复畸形常常合并有颈椎和胸椎畸形。这些重复畸形可以附着于椎体上,而且与椎骨相通。此发现使 Bentley 和 Smith 提出了"脊索分裂理论"。胚胎发育早期有两个胚层,即外胚层和内胚层。胚胎第 3 周内、外胚层间出现暂时性的开放性通道即脊索形成,正常情况下,脊索会慢慢向背侧迁移,而且随着两侧中胚层细胞的长入,脊索最后会与中胚层隔离开来。若此时脊索出现迁移障碍,依然与内胚层相连,椎管就不可能在腹侧闭合,且会出现一个类似憩室的管腔与原始肠管相连。这个管腔可以在腹侧面开放,使肠腔和椎管之间出现一个瘘管。管腔也可是闭合的,只残留纤维性条索。大

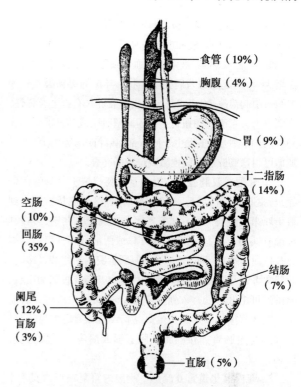

图 12-17-1　消化道重复畸形好发部位

多数情况下,瘘管最终都消失,不能消失的则形成消化道重复畸形。由于粘连总是发生在原肠的背侧,所以重复畸形位于肠系膜侧缘。同时,粘连的索条也可影响椎体的发育,因此,消化道重复畸形常伴有椎体发育畸形,如半椎体、蝴蝶椎等。该理论可以解释胸部和尾部的重复畸形与脊柱畸形有关,但其不能解释那些没有合并脊柱畸形的消化道重复畸形的情况。其他学说还有:原肠腔化再沟通障碍学说、憩室样外袋残留学说、原肠缺血坏死学说和胚胎尾端孪生畸形等,但没有一种学说能满意解释各种畸形发生的原因,不同部位、不同形态的畸形可能由不同病因引起。

(二)病理

多数重复畸形与主肠管关系密切,贴附在其系膜侧,有共同的血运供应,很难将两者分离。重复畸形与主肠管有相同的组织结构,有相同的浆膜、平滑肌及黏膜。其黏膜内往往混有迷生的胃肠黏膜和胰腺组织。一个病人可出现多个重复畸形病灶。此外,约有 31% 的消化道重复畸形合并其他系统的畸形,且所并发的畸形有一定的规律性:如胸腔内重复畸形常合并颈、胸椎畸形,如半椎体、椎体融合、脊柱前裂等,胸腔重复畸形还可并发肺发育不全、心脏畸形及食管闭锁;小肠重复畸形常并发肠闭锁、肠狭窄、肠旋转不良和麦克尔憩室;结肠、直肠重复畸形可伴有泌尿生殖系畸形、直肠肛门闭锁;肛管重复畸形常合并腰骶骨发育不全等。

重复畸形可分以下几种类型:

1. 囊肿型　囊肿型比管型多见,外观呈球形或椭圆形,位于小肠系膜侧,囊肿大小不等,囊腔多与肠腔不相通,

少数可有交通孔。囊肿位于肠壁肌层外者,称肠外囊肿型,最多见,约占 80%。囊腔内充满黏膜分泌液,多为无色或黄色,如有出血或感染,液体可变血性或脓性,此时囊肿可突然增大,可引起腹痛或肠梗阻症状。异位的胃黏膜或胰腺组织可引起溃疡、出血、穿孔。使整个囊肿具有张力及弹性。常因重力关系引起肠扭转。位于肠壁肌层或黏膜下层的囊肿称肠内囊肿型,多发生于回盲部,囊肿向肠腔内突出,早期即可阻塞肠腔引起肠梗阻或诱发肠套叠。

2. 管型或双肠腔型　管型重复肠管位于主肠管的侧缘,与主肠管平行走行,外观呈平行管状,长度从数厘米到数十厘米或更长。管状重复畸形与主肠管有共壁,多在其远端有共同开口,少数为近端开口或两端都有开口。近端有开口而远端盲闭者,其远端重复肠管腔内潴留液过多时,腹部常可触及明显的包块,当囊内压力升高或腹部加压后,潴留液可由开口处排入到正常肠腔内,腹部包块可显著缩小。管状型重复畸形的迷生胃黏膜较囊肿型更多见,容易在畸形与主肠管连接的肠黏膜上形成溃疡,引起消化道出血。

3. 胸内消化道重复畸形　胸腔内重复畸形常见有 2 种来源:一为食管重复畸形,圆形或卵圆形,附着于食管或气管、支气管,表现为胸腔或后纵隔内孤立囊肿,可以完全切除;另一来源为小肠,多由十二指肠或空肠发出,于腹膜后通过膈肌异常孔隙或食管裂孔进入后纵隔,向上可达胸膜顶并附着于上位颈椎或上位胸椎,少数向下可波及全部小肠或全结肠,又称胸腹腔重复畸形。可伴有椎体裂或脊髓畸形。

(三) 临床表现

消化道重复畸形可因发生的部位、类型、大小、和肠道相通与否、有无并发畸形等因素影响,表现出不同的临床症状。虽然任何年龄都可发病,但大多数在婴幼儿期出现症状。也有极少病例终身无症状,仅因其他疾病剖腹才被发现。可有以下表现[1-3]:

1. 口腔内重复畸形　多为圆形或囊肿状,好发于舌腹面或舌根,常被误诊为囊肿。体积小者不影响呼吸及吃奶,大者可引起上呼吸道梗阻。手术可完整切除。

2. 食管重复畸形　是前肠重复畸形的相对好发部位(19%)。病变大多为壁内、非交通性囊肿,附着于食管壁的一侧,与消化道某一部分相同的组织形态,呈球形或管状空腔结构。症状一般与重复畸形的大小和位置有关,较大者胸腔与呼吸道压迫、阻塞症状,如咳嗽、气喘、发绀、呼吸困难和反复呼吸道感染。发生在胸腔入口或气管交叉水平的重复畸形表现更为严重,可因窒息而死亡。食管受压或梗阻时可发生进食后反流、吞咽困难,甚至呕吐。如为胃源性,可致溃疡,出现呕血。若重复畸形位于右后纵隔,穿孔后导致纵隔炎症或脓胸引起发热。婴幼儿如果在 X 线检查中发现后纵隔含气或液体的囊肿,压迫食管、气管,应注意此畸形。常伴有胸椎半椎体或前裂畸形。

3. 胃重复畸形　是重复畸形中最罕见的发病部位之一,占全消化道重复畸形的 9%。重复畸形可发生于胃的任何部位,最常见是沿胃大弯分布,其次在胃后壁及胃小弯,幽门区最少见。病变呈闭合的囊肿或管状结构。3% 的胃重复畸形合并其他畸形,最常见的合并其他部位的囊肿,尤以合并食管囊肿最常见。胃出口梗阻是重复畸形较常见的症状,新生儿期症状与先天性幽门肥厚性狭窄相似,呕吐于吃奶后立即发生,呕吐物为胃内容物和不消化食物,不含胆汁,吐后求食欲强。查体左上腹肋缘下可扪及包块,囊性,表面光滑,活动度大。当囊肿壁或囊肿与正常胃之间相通时可发生溃疡,可出现呕血或便血,以便潜血阳性为主。邻近膈肌的囊肿穿孔后与膈肌形成瘘管,可出现肺炎和胸腔积液。

4. 十二指肠重复畸形　有报道占消化道重复畸形的 4%。常位于十二指肠背部且不与肠管相通,呈椭圆形的囊性或管状肿物。体积较小时,可无任何症状;体积较大时,突向肠腔致十二指肠梗阻,出现胆汁性呕吐,上腹部常可触及囊性包块。如压迫胆管或胰管,可出现梗阻性黄疸及胰腺炎症状。

5. 小肠重复畸形　在消化道重复畸形中最常见,有报道占 45%。好发于小肠系膜侧,60%~70% 的病例在婴幼儿期就有症状[4]。小肠重复畸形无特征性的临床表现,依畸形所在的部位、大小、类型及是否有异位的胃黏膜、胰腺组织等而表现出不同的临床症状和体征。据报道 86.7% 因出现各种急腹症而就诊。①下消化道出血:管状型和憩室型重复畸形常有迷生的胃黏膜及胰腺组织腐蚀肠管形成溃疡而出血。婴幼儿多表现为急性下消化道出血。②肠套叠:位于回肠远端及回盲部的肠内囊肿型重复畸形易诱发肠套叠。重复畸形所致肠套叠行气压或水压灌肠多不能使套叠头部复位。偶尔经灌肠成功后,腹部仍有包块,在 B 超下仍可见囊性肿物。③肠梗阻:肠内囊肿型或肠外囊肿型重复畸形容积增大,压迫肠管易早期出现低位不全肠梗阻。表现反复呕吐、腹胀、便秘,症状多为间歇性,时轻时重。肠梗阻可因囊肿压迫肠腔、诱发肠扭转及肠套叠,腹部检查有时触及肿物。有时下腹部可扪及囊性包块。④肠扭转:由于重复肠管的重力作用及被拉长的肠系膜扭转,可出现急性、完全性、绞窄性肠梗阻症状和体征。多发生于新生儿及婴幼儿。发病急,症状重。腹部常可触及囊性包块。⑤腹膜炎:由于迷生的胃黏膜及胰腺组织对肠壁的腐蚀作用导致肠穿孔而致。新生儿期急性腹膜炎的体征可能不明显,不易与急性阑尾炎穿孔区别。需耐心、仔细对比检查。

6. 结肠重复畸形　较罕见,占消化道重复畸形的 16%~30%,多于新生儿及婴幼儿期发病。以肠梗阻为最常见,表现为慢性低位不全性肠梗阻。其次为便血,出血量少者仅长期大便潜血阳性,少数发生反复大量出血。慢性失血可致贫血。囊肿穿孔可引起腹膜炎表现。部分结肠重复畸形在结肠行走部位可触及囊性包块,或行直肠指诊触及柔软的或囊性肿物。

7. **直肠重复畸形**　更罕见,占消化道重复畸形的 5%。无典型临床表现,多因出现并发症而就诊。直肠重复畸形在新生儿期常出现肛周瘘管,或弥漫性肛周及会阴肿胀。多数患儿从生后数周或数月开始出现排便异常、便秘[5],反复出现急性或慢性不全肠梗阻症状。重复肠管可发生溃疡、出血或穿孔而致便血、腹膜炎表现。管状并行直肠重复畸形有时从肛门内脱出,为圆形或椭圆形囊肿,表面为黏膜覆盖,用力排便或哭闹时更明显,排便后或安静时肿物变小或消失。有会阴瘘者,排便时有大便从瘘口溢出。直肠指检可触及界限清楚的囊性肿物。

(四)诊断

由于本病较少见,临床症状变异大,因此,手术前完全确诊的病例不多[6],文献报道仅 20%~30%。新生儿期出现反复肠梗阻,并在腹部扪及囊性肿物,或反复出现咳嗽、气喘、青紫、吞咽困难、呕吐等,应考虑本病之可能。超声检查对囊性重复畸形较为敏感,既可显示重复畸形的部位、大小和形态,又能够明确其与周围脏器的关系。CT 扫描不仅能够较好地显示不同组织成分的密度差异,而且能够更好地显示与周围组织的关系。放射性核素显像对肠重复畸形诊断阳性率最高,可作为首选的检查手段。由于多数重复肠管内有异位的黏膜,静脉注射 ^{99m}Tc 后大多数重复肠管内都可显示出放射性浓集区。

X 线腹部平片主要可诊断梗阻情况,也可发现肿物阴影。钡餐或钡灌肠造影能见到肠腔内钡剂充盈缺损或肠壁压迹阴影,有时可发现肠管双管并行形态。少数和肠腔相通的管状畸形,偶可见到钡剂流入畸形管腔。胸片如在后纵隔有卵圆形边缘光滑阴影,心脏和纵隔往往向对侧移位,尤其是合并胸椎畸形者更有助诊断,最后确诊须依据术后病理检查。

(五)治疗

本病可发生严重的并发症,如出血、穿孔、腹膜炎及肠梗阻、肠坏死,一旦发生,需及时手术探查。手术方法依畸形的解剖部位、类型不同而异,重复肠管常与消化道有共同的肌层及同一来源的血液供应,不易分离,原则上能切除者尽可能将重复肠管切除,并将所附肠管一起切除再作吻合;不能切除者须作开窗术、黏膜剥离术或与腹壁作袋形缝合术。肠系膜囊肿与消化道不相连,可做单纯囊肿切除术。

近年来,腹腔镜在消化道重复畸形的诊治方面的应用逐渐增多,腹腔镜既可明确诊断,减少开腹探查的盲目性及创伤性,同时也是治疗胃肠重复畸形的行之有效的方法,有很好的应用前景[7]。

(六)预后

在各种并发症出现前手术者预后好,出现后才手术者预后差,有一定危险性。

(朴梅花)

参考文献

1. 张金哲,杨啟政,刘贵麟. 中华小儿外科学. 郑州:郑州大学出版社,2006:557-562.

2. 郑珊. 实用新生儿外科学. 北京:人民卫生出版社,2013:429-435.

3. 江载芳,申昆玲,沈颖. 诸福棠实用儿科学. 第8版. 北京:人民卫生出版社,2015:1426-1428.

4. 鲍建华,陈君贤,文刚. 婴幼儿小肠重复畸形 20 例. 中华小儿外科杂志,2010,31:472-473.

5. 覃宇冰,刘明学,杨振宇. 直肠乙状结肠交界处肠重复畸形经肛切除 1 例. 临床小儿外科杂志,2011,10:400.

6. 曹振杰,吴学军,黄华,等. 小儿回肠重复畸形 27 例误诊分析. 实用医学杂志,2013,29:1030.

7. 任红霞,吴晓霞,孙小兵,等. 腹腔镜诊治新生儿胃重复畸形,2016,37:144-146.

第 18 节　环状胰腺

环状胰腺(annular pancreas)为胰腺组织在十二指肠呈环状或钳状压迫的先天性畸形。发病率为 1/6000,是先天性十二指肠梗阻的原因之一,占十二指肠梗阻性疾病的 10%~30%。环状胰腺出现临床症状年龄不一,40%~60% 在新生儿期出现症状,目前统计发病率约0.1%,男性多于女性。近年来由于对本病认识的提高,国内并不十分罕见。

(一)病因

胚胎第 4 周时前肠分出腹侧和背侧 2 个胰腺始基,背侧始基在十二指肠后面迅速生长,第 6 周随十二指肠旋转至左侧,发育成胰体、胰尾和胰头的一部分。腹侧始基于十二指肠前面分出左右两叶,左叶逐渐萎缩消失,右叶继续发育连同管道(胰腺主管 Wirsung 管)与背侧始基和它的管道(胰腺副管)发生融合而构成胰头[1]。环状胰腺形成原因至今尚未明了,病因学学说有[2]:①炎症引起胚胎期背侧始基头部和腹侧始基的胰腺组织增生肥大,并从十二指肠的两侧围绕肠壁融合成环形;②腹侧始基右叶尖端固定于十二指肠壁,在十二指肠向右旋转时,始基右叶被牵拽绕过十二指肠右侧面,与背侧始基融合而成环状;③腹侧始基左叶存留,两叶始基环绕十二指肠的前面和后面而形成环状;④潜在胰芽融合停滞,而在稍晚时期在同一平面的腺体再环形融合而形成环状胰腺(图12-18-1)。

(二)病理

环状胰腺环绕十二指肠降部为正常胰腺组织,含有胰岛和腺泡组织,胰腺导管可单独开口于十二指肠。多数病例胰腺组织生长侵入十二指肠壁,与肠壁各层交织达黏膜下层,构成对十二指肠腔外压性梗阻及腔内梗阻。环状

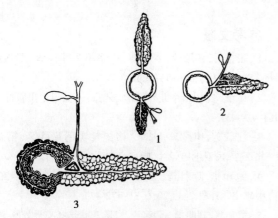

图 12-18-1　胰腺发育示意图
1、2 示发育正常;3 示环状胰腺

胰腺依病理形态分为环状、钳状和分节状。环状胰腺压迫十二指肠形成完全性或不完全性肠梗阻。梗阻以上的十二指肠球部或降部扩张,继之幽门和胃扩张。环状胰腺约 70% 合并其他畸形,以十二指肠闭锁及肠旋转不良最为多见。也可见于 21- 三体综合征、先天性心脏病、食管闭锁、直肠肛门畸形等。

(三)临床表现

症状的出现取决于环状胰腺对十二指肠的压迫程度以及是否合并十二指肠闭锁或狭窄,轻者可无临床症状,或成年后才有表现。重者因造成的十二指肠梗阻是完全性或近于完全性的,多在新生儿期出现症状,初次喂乳后即呕吐,为持续性,呕吐物常含胆汁,也可吐咖啡样物,一般均有正常胎便。患儿喂养困难,很快出现脱水、消瘦、电解质紊乱和体重下降。查体可见上腹胀及胃型蠕动波,呕吐后腹胀可消失。新生儿多数有黄疸,与胆总管受压有关。

(四)诊断

胎儿期即可发现羊水过多,肠腔出现不同程度的扩张。临床上有典型的十二指肠梗阻症状,立位腹部 X 线平片可见十二指肠梗阻典型征象"双泡征"或"单泡征",进一步确诊可做钡餐检查,可见幽门和十二指肠扩张,造影剂通过降部困难,肠壁内陷,肠腔内钡剂呈线形狭窄或节段性缩窄。钡灌肠显示正常结肠影,可除外肠旋转不良和肠闭锁。超声对新生儿环状胰腺具有重要的诊断价值,国内报道其诊断正确率在 76.5%~89.5%[3-4]。由于常合并其他先天性消化道畸形,检查时需将新生儿梗阻的所有原因考虑在内,从而提高超声诊断的准确性。

(五)鉴别诊断

主要应与肠闭锁、肠狭窄、肠旋转不良、胎粪性腹膜炎等鉴别。临床症状类似,常于术后才能明确诊断。

(六)治疗

确诊后即行手术,不宜行环状胰腺切除术,以免发生出血和胰液漏出。多采用改道手术,常用手术方法为十二指肠 - 十二指肠菱形吻合术,也可做十二指肠空肠 Roux-Y 吻合、十二指肠空肠侧侧吻合术。手术时间以出现症状早

晚及严重性为决定条件。术后十二指肠梗阻可全部解除。

(朴梅花)

参考文献

1. 张金哲,杨啟政,刘贵麟.中华小儿外科学.郑州:郑州大学出版社,2006:482-484.

2. 孙宁,郑珊.小儿外科学.北京:人民卫生出版社,2015:202-205.

3. 谷晓杰,陈俊,朱善良,等.新生儿环状胰腺的超声诊断价值及漏误诊分析.中华超声影像学杂志,2015,24:789-792.

4. 张文花,丁红宇,王慧,等.高频超声诊断新生儿环状胰腺的价值.中华超声影像学杂志,2014,23:423-426.

第 19 节　巨结肠

先天性巨结肠(congenital megacolon)又称无神经节细胞症(aganglionosis)。1886 年,Hirschsprung 将其详细描述,所以又称之为赫什朋病(Hirschsprung's disease,HD)。特点为远段肠管的神经节细胞缺如,导致病变肠管持续痉挛,粪便淤滞在近端结肠,使该肠管肥厚、扩张,逐渐形成巨结肠改变,所以巨结肠不是因而是果。先天性巨结肠在人群中发病率报道不一,目前多数文献报道为 1∶5000,男女之比与病变累及肠管的长短明显相关,病变肠段越长,女婴发病率逐渐增高,男女比例短段型为 4.7∶1,长段型 1.5∶1,而全结肠型 1∶1.3,女性多于男性。有遗传倾向,国外报道家族性巨结肠约占 6%,国内为 7.8%。首次就诊多在新生儿期,占新生儿肠梗阻的 20%~25%。先天性巨结肠合并其他畸形者约占 5%~19%。主要畸形有脑积水、先天愚型、甲状腺功能低下、肠旋转不良、内疝、先天性肛门直肠畸形、隐睾、唇裂、腭裂、先天性心脏病、肺动脉狭窄、马蹄足、多指(趾)、肾盂积水等。在诸多畸形中,中枢神经畸形发生率最高,其次是心血管系统、泌尿系统和胃肠道系统。尤其先天愚型占 2%~3.4%。

(一)病因及胚胎学

肠壁神经节细胞减少或缺如是引起巨结肠的原因,是一种先天性发育停顿。目前对其病因已进行了多方面的研究,认识到巨结肠是遗传与环境因素的联合致病作用,为多基因或多因素遗传病[1-3]。

1. 家族性和遗传基因的突变　有关巨结肠的家族发生研究逐渐增多,在全部巨结肠病例中有家族史者占 1.4%~7.8%。目前公认长段型患者有家族遗传倾向,全结肠型的家族发生率为 15%~20%。且后患者多数比先患者病情严重。分子遗传学用于巨结肠的病因学研究后,发现有多种基因的突变或与基因相连的修饰因子的突变与巨结肠发病有关,如 RET 原癌基因(proto-oncogene RET)被认为是主要致病基因,可能与 HD 发病相关的其他基因有胶

质细胞源性神经营养因子(GDNF)基因、内皮素 3(EDN3)基因、内皮素受体 B(ENDRB)基因和性别相关转录因子(SOX10)基因、内皮素转换酶 1(ECE1)等。

2. 神经嵴细胞移行障碍　消化道的神经丛是由中枢神经嵴衍生而来。神经嵴中的神经母细胞沿消化道从头端到尾端的方向,逐步移行到肠壁内,形成 Auerbach 肌间神经丛中的神经节细胞,再由肌间的神经母细胞移行到黏膜下层的 Meissner 神经丛,形成黏膜下层的神经节细胞。神经母细胞于第 5~6 周在食管和胃壁内,第 7 周达中肠远端,第 8 周达横结肠中段,于第 12 周布满全消化道管壁至直肠。在后期,这些神经母细胞作为神经元,逐渐发育成为神经节细胞。在胚胎 12 周若因各种原因导致神经嵴细胞迁移失败,将使远端肠管的神经节细胞缺乏。因此迁移障碍发生越早,无神经节细胞的肠段越长。由于直肠、乙状结肠是消化道的最远端,所以受累的机会最多(约占 85%)。

3. 肠神经系统发育的内在环境因素　胚胎肠道神经发育的环境缺陷可能有如下因素作用。①胚胎早期阶段细胞外基质的改变可引起神经嵴获得细胞向目标移行受阻,因而导致巨结肠或造成肠神经节的异常发育,产生巨结肠类病;②神经黏附分子在胚胎发育中对神经细胞移行和神经细胞定居具有重要影响,对巨结肠患儿的检测发现其神经黏附分子减少,并导致细胞粘附性的丧失;③临床与动物实验均证实,神经系统对缺血、缺氧最为敏感,一旦破坏就很难再生;④脑细胞约 3~5 分钟缺氧将发生不可逆性改变,肠壁神经约 1~4 小时将被破坏;⑤毒素、炎症因素:母亲在妊娠头 3 个月如发生病毒、细菌感染,或受外伤、精神、药物等刺激,均可引起肠管痉挛,局部肠壁水肿、供血不良,从而造成神经节细胞的萎缩变性进而消失。

(二)病理及病理生理

1. 病理　本病受累肠管可见典型改变,共分三部分(见图 12-19-1):①痉挛段,约 80% 在直肠近端或乙状结肠远端部位以下。新生儿期痉挛段不明显,甚至有一舒张时期,临床为症状缓解期;随着年龄增长,肠腔变细、蠕动消

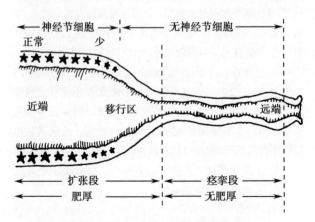

图 12-19-1　先天性巨结肠病理示意图
[摘自:江载芳,申昆玲,沈颖.诸福棠实用儿科学.第 8 版.北京:人民卫生出版社,2015:1450]

失;手术中见肠管变细,呈持续性痉挛状态,肠壁暗红、僵硬,有些轻度水肿和肥厚改变。痉挛段的组织学改变是巨结肠的特征:肌间神经丛(Auerbach 丛)和黏膜下神经丛(Meissner 丛)内神经节细胞缺如,其远端很难找到神经丛。神经丛中神经纤维增生、粗大,交织成束。②扩张段,即巨结肠部分,结肠扩张、肥厚、坚韧、颜色灰白,外观似胃壁。巨结肠远端的组织学改变较复杂,神经节细胞可能缺如、减少,也可能变性;肌肉组织可有肥大、变性;肠黏膜常有炎症及糜烂或溃疡改变。巨结肠近端的神经节细胞可呈巨结肠同源病的组织学改变。一般认为经组织学检查证实,距痉挛段 15cm 以上的扩张肠管,神经节细胞已正常。③移行段,是上述两段的过渡形态,呈漏斗状,长约 3~8cm。年龄较大患儿的移行段组织学改变,并非无神经节细胞向有正常神经节细胞的移行过渡,常为痉挛段(无神经节细胞)的病理改变,说明移行段为痉挛段的被动性扩张部分(图 12-19-2)。

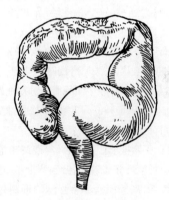

图 12-19-2　先天性巨结肠
图示直肠较狭窄(无神经节细胞段),乙状结肠扩大并延伸至降结肠上部(巨结肠段)
[摘自:江载芳,申昆玲,沈颖.诸福棠实用儿科学.第 8 版.北京:人民卫生出版社,2015:1450.]

依据痉挛段的长短可将巨结肠分为[1-3]:①普遍型(常见型),最多见,病变自肛门向上达乙状结肠远端,占 75% 左右;②短段型,病变仅局限于直肠近、中段交界处以下,相当于第 2 骶椎以下,距肛门不超过 6.5cm。占 20% 左右;③长段型,病变肠段延伸至乙状结肠或降结肠,占 3%~5% 左右;④全结肠型,病变包括全部结肠及回肠末段,距离回盲瓣 30cm 以内。占 5% 左右;⑤超短段型,亦称内括约肌失弛缓症,病变局限于直肠远端。⑥全肠型,较少见。病变累及全结肠及回肠,距回盲瓣 30cm 以上,甚至累及至十二指肠。上述分型方法有利于治疗方法的选择,并对预测手术效果和判断预后均有帮助。

新生儿期可因病变段肠管痉挛而出现全部结肠甚至小肠极度扩张,肠壁变薄,偶可并发肠穿孔,多发生在盲肠或乙状结肠,即痉挛狭窄肠段的近端。

2. 病理生理　正常结肠的神经支配有来自骶部的副交感神经元,其节后纤维末梢释放乙酰胆碱,对肠壁运动起兴奋作用,使平滑肌收缩;来自胸腰部的交感神经,其末梢

释放去甲肾上腺素,对肠壁运动起抑制作用。由于病变肠段内副交感活性的增强和交感活性的减弱,异常增生的胆碱能神经释放大量的胆碱能受体,引起肠平滑肌强烈收缩,是造成巨结肠远端肠管痉挛收缩的主要原因。

肠壁内神经支配有胆碱能神经和肾上腺素能神经及非胆碱能非肾上腺素能神经系统(non-cholinergic non-adrenergic nerves,NANC)。

(1)胆碱能神经系统异常:国内外研究发现,病变肠壁副交感神经节前纤维从骶丛发出并增生增粗,但由于肠壁内缺乏神经节细胞,使外源性神经找不到靶细胞,故而增生延长,此现象称为向神经性(neurotropism)。肠壁内乙酰胆碱异常升高,乙酰胆碱酯酶活性也相应增强,以致大量胆碱能神经递质作用肠平滑肌的胆碱能神经受体,引起病变肠管持续性强烈收缩,这是造成无神经节细胞病变肠管痉挛收缩的主要原因。

(2)肾上腺素能神经(交感神经)异常:研究发现黏膜下层及肌间交感神经荧光强度及分布方式,在病变肠段与"正常"肠段有明显差别。交感神经纤维(节后纤维)减少、增粗、蜿蜒屈曲波浪状,失去原有的网状结构。由于神经节细胞缺如,增生的交感神经中断原有的抑制通路,不能由β抑制受体去抑制胆碱能神经,产生肠壁松弛,而是直接到达平滑肌的α兴奋受体产生痉挛。

(3)非肾上腺素能非胆碱能神经异常:20世纪60年代实验研究表明肠壁内除胆碱能神经、肾上腺素能神经外还存在第3种神经,对肠肌有非常强烈的抑制和舒张作用。这类神经末梢释放肽类物质,如脑钠肽、血管性肠肽、脑啡肽和神经肽等。在巨结肠肠段中脑钠肽、血管性肠肽、脑啡肽减少,而神经肽增多。现已证实NO是非肾上腺素能非胆碱能神经的主要递质,胃肠道的松弛性反应均由NO介导。也有研究提出,肠道肽类递质发挥作用需通过NO中介,或至少部分通过NO作为信使而发挥调节肠道功能的作用。因此,可认为狭窄段肠管痉挛与无神经节细胞肠段缺乏产生NO神经有关。肠壁内非肾上腺素能非胆碱能神经系统抑制神经元也缺乏,因而失去有效的松弛功能。

(4)Cajal细胞异常:Cajal间质细胞是胃肠慢波活动的起搏细胞。有研究发现,在巨结肠的狭窄段,Cajal间质细胞数目减少,但同时也有学者认为无明显差异[2]。

关于巨结肠的病理生理尚有争论。病变段由于神经节细胞的缺如和减少使其失去推进式正常蠕动,处于持续痉挛状态。痉挛段的近端由于长期粪便淤积逐渐扩张、肥厚而形成巨结肠。除此之外排便障碍与正常排便反射丧失也有关。巨结肠患儿的粪便不能从结肠进入直肠,壶腹部常较空虚,所以不能激起排便反射,只有当结肠内压力超过痉挛段和内括约肌压力时,粪便偶可排出。扩张、肥厚、梗阻的程度和时间成正比,随年龄的增长,扩张越来越严重。

(三)临床表现

巨结肠的临床表现轻重程度可有很大差异,可在新生儿期即出现肠梗阻的表现,也可能仅有轻度便秘而达到成年期。

1. **不排胎便或胎便排出延迟**　正常新生儿几乎全部在生后24小时内排出第一次胎粪,2~3天内排尽。患儿由于胎粪不能通过狭窄肠段,首先出现症状为胎粪性便秘,胎粪开始排出及排空时间均推迟,约90%病例出生后24小时内无胎粪排出。一般在2~6天内即出现部分性甚至完全性低位肠梗阻症状,表现为胎粪性便秘、呕吐及全腹胀,呕吐物含胆汁或粪便样液体。常需洗肠或其他处理后方可排便。数日后反复。胎便排出延迟是新生儿巨结肠的主要症状。

2. **腹胀**　新生儿巨结肠有不同程度的腹胀,腹胀严重程度与病变的程度以及有无进行有效处理有关。腹胀严重时可压迫膈肌出现呼吸困难。

3. **呕吐**　新生儿巨结肠呕吐者不多,但长段型及全结肠型巨结肠由于肠梗阻较重,可在早期出现呕吐,呕吐物为奶汁、胆汁,甚至低位肠梗阻时呕吐物为粪渣。

4. **体征**　腹部膨隆明显,腹壁皮下脂肪薄,可显现腹壁静脉曲张。稍有刺激可出现粗大的肠型及肠蠕动波。肠鸣音亢进。肛门指诊对诊断新生儿巨结肠很重要。肛门指诊可觉出直肠内括约肌痉挛和直肠壶腹部的空虚感。新生儿直肠平均长度为5.2cm,因此示指常可达移行区,并能感到有一缩窄环。痉挛段不长者,经直肠指检或温盐水灌肠后常有大量胎粪及气体呈"爆炸式"排出而症状缓解。缓解数日后症状又复发,帮助排便的效果愈来愈差

(四)并发症

新生儿期较易出现并发症。

1. **小肠结肠炎**　是最常见和最严重的并发症,尤其是新生儿期,占30%~50%。因大量粪便长期滞留于结肠内,致使肠壁循环障碍,在此基础上一些患儿机体免疫功能异常或变态反应体质而产生了小肠结肠炎。也有认为是细菌或病毒感染引起。结肠为主要受累部位,肠黏膜水肿、溃疡、局限性坏死,炎症侵犯肌层后可表现浆膜充血、水肿、增厚,腹腔内可有渗出,形成渗出性腹膜炎。患儿全身情况突然恶化,顽固性腹胀,拒奶或呕吐胆汁,继之出现腹泻,排出大便稀薄,并有奇臭,经常便秘与腹泻交替出现。同时可有高热及明显的水、电解质紊乱。重症肠炎可在短期内死于中毒性休克。反复迁延,可日趋消瘦,伴有低蛋白性水肿,炎症往往顽固难治。

2. **肠穿孔**　由于新生儿肠壁肌层菲薄,扩大的肠腔内压力较高,代偿性肥厚的肠壁尚未形成,肠壁承受压力最大的部分,可发生穿孔。有的新生儿巨结肠以肠穿孔为首发症状。当并发小肠结肠炎时,穿孔机会更大。乙状结肠和盲肠穿孔最多见,继而引起腹膜炎。

3. **全身并发症**　多伴有营养不良、贫血,由于全身抵抗力低下,易继发各种感染。

(五)诊断

1. **临床表现**　生后胎粪排出延迟,90%以上患儿生后24小时内无胎粪,继而出现顽固性便秘和腹胀。经肛门指诊感到直肠痉挛,至壶腹部空虚不能触及大便,灌肠后有大

量胎粪及气体呈爆炸式排出,症状即可缓解,以后又反复出现,应考虑本病,常伴营养不良及食欲减退。

2. X 线检查　新生儿腹部立位平片多显示低位结肠梗阻,肠腔普遍扩张胀气,有多数液平面及呈弧形扩张的肠袢,可看到扩张的降结肠,直肠不充气,表现为盆腔空白。钡灌肠为主要的诊断方法,对于生后腹平片发现远端肠管扩张的新生儿,应首先行钡灌肠。正常钡灌肠可见直肠较乙状结肠粗,而巨结肠患儿远端直肠痉挛可见直肠、乙状结肠远端细窄,结肠壁的结肠袋形消失,变平直,无蠕动,有时呈不规则锯齿状。乙状结肠近端及降结肠明显扩张,肠腔扩大,袋形消失,蠕动减弱。移行段多呈猪尾状,蠕动到此消失。24 小时后再观察,结肠内仍有较多的钡剂存留。钡灌肠目的是显示痉挛段及其上方的扩张段,因此,确认扩张段即可,不要过多灌入钡剂继续向上检查,以免加重患儿腹胀及其危险。新生儿期由于近端结肠尚未扩张,不易与无神经节细胞的肠段作对比,因此约有 20% 病例不能确诊。

3. 直肠活体检查　①直肠肌层活检:需在全身麻醉下取直肠壁肌层活检,是诊断巨结肠的"金标准"。取材高度新生儿在齿状线上方至少 2cm,证实肌间神经节细胞缺如即可诊断巨结肠,准确率为 98%。虽可靠但新生儿因肛门狭小、直肠壁薄、操作不便;节细胞有时为未成熟型,不易辨别;手术易发生穿孔、感染等并发症。②直肠黏膜活检:仅吸取一小块黏膜。该法简单、安全可靠。与直肠全肌层活检相比,吸引活检并不影响以后经直肠肌鞘内结肠拖出的根治术,故已广泛应用。检查方法有组织学、组织化学及免疫组织化学。组织学检查主要用 HE 染色判断神经丛中神经节细胞的有或无,该法不准确;用乙酰胆碱酯酶染色组织化学法,可见到大量增粗的乙酰胆碱酯酶神经纤维(正常呈阴性反应)。用此法诊断安全,正确率达 96%。新生儿期因乙酰胆碱酯酶活性较低,易出现假阴性结果;免疫组织化学方法准确性高,但试剂昂贵,目前尚不是常规诊断方法。有报道采用神经元特异性烯醇化酶(NSE)免疫组织化学法,无一例误诊。

4. 直肠内测压检查　正常情况下,直肠内压力为 1.17kPa(12cmH$_2$O)左右,当直肠壁受到直肠内容物膨胀刺激时,产生肛内括约肌反射性松弛,肛管内压力随之下降。巨结肠患儿当直肠扩张时不出现直肠肛管松弛反射,内括约肌痉挛持续存在,直肠肛管内压力增高。采用双腔管,顶端为直肠气球,间隔 2cm 处为内括约肌气球,连接测压装置。先清洁灌肠,使直肠空虚,将双腔管放入肛门,充气入气囊。正常小儿可看到肛门管的收缩波,2~3 秒后内括约肌压力下降。患儿不出现此现象,反而升高。生后 12 天以内直肠内括约肌尚未完全建立,故只适用于 12 天以后的新生儿,尤其适用于短段型者。确诊率超过 90%。

（六）鉴别诊断

1. 胎粪便秘、胎粪栓塞(meconium plug)　胎粪稠厚聚集在直肠内,新生儿肠蠕动较弱,不能将其排出,生后数日可无胎粪排出。胎粪栓塞多发生于早产儿。与巨结肠症状相似,但直肠指诊多能发动排便反射,用盐水或 1% 过氧化氢溶液灌肠能清除胎粪,症状完全缓解,无反复便秘现象。

2. 肠闭锁　回肠末端或结肠闭锁表现为低位性肠梗阻,直肠指诊仅见少量青绿色分泌物,用盐水灌肠也不能排出胎粪。腹部 X 线立位平片可见到多个大的液平面,整个下腹部空白无气。钡灌肠可见胎儿型结肠,即可确诊。

3. 腹膜炎　新生儿败血症、脐部感染等均可发生腹膜炎,表现腹胀、呕吐、便秘或腹泻,与巨结肠并发小肠结肠炎症状相似,但无生后胎粪排出延迟病史。

4. NEC　与巨结肠并发小肠结肠炎很难鉴别,但本病多见于早产儿和窒息儿,便血明显,X 线腹部平片肠壁有囊样积气特征性改变,可确诊。

5. 左半小结肠综合征　以左侧结肠细小、扭曲为特征,可在生后出现腹胀、便秘,与长段型巨结肠十分类似。这两种情况的鉴别都要通过泛影葡胺灌肠造影[2]。

另外,先天愚型、大脑发育不全、小脑畸形和腰骶部脊髓病变者常可合并排便障碍、便秘或失禁;一些早产儿和 VLBW 儿也会出现较长时间便秘、腹胀的情况,必要时可作黏膜活检、组化检查及直肠肛管测压和脊椎拍片,确诊后对症治疗。此外新生儿败血症、肾上腺功能不全、甲状腺功能低下、颅脑损伤等均可有类似低位肠梗阻的表现,鉴别困难时可在适当治疗下严密观察并作钡灌肠,多能明确诊断。

（七）治疗

1. 保守疗法　适用于轻症、诊断未完全肯定、并发感染或全身情况较差者。主要是维持营养及水电解质平衡,使能正常发育。可用口服泻药或润滑剂,保持每日排便;用开塞露或甘油栓诱导排便;可采用特别的扩张器,每日扩张痉挛狭窄肠段一次,待小儿 3 个月~1 岁再作根治手术。

2. 结肠灌洗　适用于诊断尚未明确者,或用于确诊病例的术前准备。导管的插入深度需超过痉挛段,用温生理盐水反复灌肠,每次 100ml 左右,同时按摩腹部,使积粪排尽,每日 1~2 次。新生儿巨结肠灌肠术见视频 6。

视频 6　新生儿巨结肠灌肠术

3. 结肠造瘘术　肠造瘘是在非手术治疗无效、又不能实施根治性手术时的过渡性治疗措施。此种手术不易被家长接受,且常因新生儿期肠管的病变形态不典型,难以选择肠造瘘的部位。因此,肠造瘘术仅适应于:①灌肠法不能缓解症状;②经系统性治疗后小肠结肠炎继续加重;③特殊需要,如肠穿孔、特殊类型巨结肠等。

4. 根治手术　诊断明确,全身状况良好者,应尽早行根治术。近年来,国内外普遍采用经肛门直肠内结肠拖出术,手术适用于短段型、常见型和部分长段型,对于长段型经肛门拖出困难者,加用腹腔镜进行腹腔内结肠游离,辅助完成手术[4]。由于手术方法和技巧逐步改进和熟练,手术年龄已提前到新生儿期[5]。术后应训练患儿排便习惯。术后2周始每日扩肛,共3~6个月,以提高远期疗效。

（八）预后

巨结肠的治疗,近年来有较大改进,国外已普遍用腹腔镜行根治术,损伤小,手术治疗后很少死亡。但新生儿期并发肠炎时,病情可急剧恶化,有时常难挽救生命。术后并发症如大便失禁或便秘、感染、吻合口狭窄偶可发生。

（朴梅花　视频：邵肖梅　陆春梅　周文浩）

参考文献

1. 张金哲,杨啟政,刘贵麟.中华小儿外科学.郑州:郑州大学出版社,2006:621-650.

2. 郑珊.实用新生儿外科学.北京:人民卫生出版社,2013:448-457.

3. 江载芳,申昆玲,沈颖.诸福棠实用儿科学.第8版.北京:人民卫生出版社,2015:1449-1452.

4. 阳历,汤绍涛,曹国庆,等.腹腔镜辅助下经肛门短肌鞘吻合术治疗先天性巨结肠症十年经验总结.中华小儿外科杂志,2012,33:277-280.

5. 禚保彪,张宏伟,李圆,等.腹腔镜辅助Soave根治术治疗新生儿及2月内小婴儿长段型巨结肠疗效观察.中华胃肠外科杂志,2016,19:93.

第20节　肛门和直肠畸形

肛门直肠畸形(anorectal malformation,ARM)非常多见,占消化道畸形的首位。世界范围内的总发病率为1/5000,某些地区发病率略高,男孩稍多见。肛门直肠畸形种类繁多,病理改变复杂,不仅肛门直肠本身发育缺陷,肛门周围、盆底肌肉及神经也均有不同程度的改变。此外,该畸形常合并其他器官畸形。

（一）胚胎学

在胚胎第3周末,后肠末端膨大,与前面的尿囊相交通,形成泄殖腔。泄殖腔的尾端被外胚层的一层上皮细胞膜所封闭,称为泄殖腔膜,与体外相隔。第4周位于泄殖腔与后肠间的中胚层皱襞形成并向尾侧生长,同时间充质于泄殖腔两侧壁的内方增生形成皱襞向腔内生长,这些构成尿直肠隔,将泄殖腔分为前后两部分,前者形成泌尿生殖系统,后者发育为直肠。中间的空隙逐渐缩小,称泄殖腔管。于第7周末出现原始会阴,使泄殖腔膜的前部发育为尿生殖窦膜,后部发育为肛膜。在原肛处,隆起左右肛门结节,向腹部方向生长,围绕后肠末端,结节中央出现凹陷,以后演化成肛门。胚胎第8周肛管与后肠相通。肛门直肠畸形大多在胚胎第7~8周时,尾部发育异常或受阻而形成。若肛膜及原肛未贯通,形成肛门闭锁。泄殖腔与原始会阴发育不全,形成各式

泌尿生殖系与直肠间的瘘管。尾部发育缺陷除合并瘘管外,也可并发尿道狭窄、骶椎和骶神经缺损等[1-2]。

（二）病因

是正常胚胎发育期发生障碍的结果,胚胎发育障碍发生的时间越早,所致畸形的位置越高、越复杂。引起发育障碍的原因尚不十分清楚,与遗传因素也有关,有家族史者占1%以下。肛门直肠畸形也和其他畸形一样,可能与妊娠期尤其是妊娠早期(4~12周)受病毒感染、化学物质、环境及营养等因素的作用有关。

（三）病理分类

ARM的分类方法很多,以往普遍采用的是1984年提出的Wingspread国际分类,该分类根据直肠盲端的位置,将ARM分为高位、中位和低位,应用较广泛。于1995年Pena依据瘘的类型提出自己的分类。2005年在德国Krickenbeck举行了ARM治疗标准的国际会议,重新提出新的分类即Krickenbeck分类(见表12-20-1)[2],得到国际小儿外科界普遍认同。Krichenbeck分型是Wingspread分类逻辑上的延续,前者以临床诊疗为导向,后者以胚胎解剖学为基础。欧洲肛门直肠畸形网络联盟(ARM-Net)[3]于2013年11月在芬兰专题讨论ARM的诊断与治疗,一致同意ARM分类采用Krichenbeck分类。

表12-20-1　肛门直肠畸形国际分类的诊断标准
(Krichenbeck,2005)

主要临床分组	少见或地区性类别
会阴(皮肤)瘘	袋状结肠
直肠尿道瘘	直肠闭锁或狭窄
前列腺部瘘	直肠阴道瘘
球部瘘	H形瘘
直肠膀胱瘘	其他
前庭瘘	
泄殖腔畸形	
无瘘	
肛门闭锁	

大部分肛门直肠畸形会伴有其他系统的一个或多个畸形,越高位肛门直肠畸形合并的畸形也越多,最常见合并泌尿生殖系统畸形(20%~60%,如膀胱输尿管反流、肾发育不全);其次是脊柱,特别是骶椎畸形;再次是消化道(气管食管畸形、巨结肠、十二指肠梗阻)和心血管系统以及其他各种畸形。肛门直肠畸形可伴发几种畸形,如肛门闭锁合并骶椎畸形、骶前肿物称Currarino综合征。这些伴发畸形增加了治疗上的困难,并可影响预后。因此,对肛门直肠畸形患儿应进行全面的检查。

（四）临床表现

因类型较多,临床表现不一,出现症状时间也不同。完

全闭锁而无瘘管的病例生后很快会出现急性肠梗阻,有较大会阴瘘的肛门闭锁患儿出生后数月才能出现排便困难,甚至少数病例长期无明显症状。

大多数患儿无肛门,仔细检查会阴部,即可发现。主要表现为低位肠梗阻的症状。多数病例于出生后逐渐出现症状。肛门直肠闭锁者,出生后无胎粪排出,腹部逐渐膨胀,进食后呕吐,吐出物为奶,含胆汁和粪样物,症状进行性加重,并出现脱水、电解质紊乱,可引起肠穿孔等合并症,一周内可死亡。

1. **高位畸形**　正常肛穴处无肛门,仅有皮肤凹陷,色泽深,哭闹或用力时凹陷不向外膨出。女孩往往伴有阴道瘘,该类患儿粪便从瘘口流出,易致生殖道感染。泌尿系瘘几乎都见于男孩,女孩罕见。瘘管多较细,肠梗阻症状多较明显,从尿道口排气是最常见的症状,在尿道口、尿布上沾染极少量胎粪。

2. **中间位畸形**　肛门部位外观与高位畸形相似。有瘘者开口于尿道球部、阴道下端或前庭。女孩直肠前庭瘘较阴道瘘多见,瘘管开口于阴道前庭舟状窝部,如瘘孔较粗大,则可通过瘘管排便,肠梗阻症状多不明显,常在数月后因添加辅食,大便变稠厚,才出现肠梗阻症状。若瘘孔较小则较早出现排便困难。

3. **低位畸形**　有的肛门正常位置凹陷,肛管被肛膜闭塞,指诊可触及直肠盲端的膨胀感。有的肛膜虽破,但位置靠前,无临床症状。男性低位肛门闭锁患儿在肛门闭锁的同时常伴有肛门皮肤瘘管,瘘管内充满胎粪。一些女孩中靠近阴唇后联合处的外阴部有一开口,称前庭肛门或外阴肛门。

(五) 诊断

根据肛门外形,合并瘘管,初步诊断不困难。但为了决定手术方式及评估预后,必须综合分析直肠盲端位置、直肠盲端与邻近泌尿生殖器官是否存在异常瘘管及位置、其他伴随器官畸形及严重程度等因素。故诊断的要点在于判断其病理改变类型。

1. **临床检查**　生后会阴部无肛门或仅有一痕迹,无胎粪排出,诊断即可确定。低位肛门闭锁在肛门隐窝处或沿阴囊后会阴部有膜状隔,患儿哭闹或腹压增加时,可见肛门处向外膨出,有时并可透过皮肤看到贮积的胎粪。如直肠盲端与皮肤间有一定距离,可将指尖放在肛门痕迹部位,当小儿哭闹时,若手指有冲击感,说明距离较近,否则多为高位闭锁。会阴和前庭瘘体检时可看到,并可测定瘘口的大小。如胎粪自处女膜内排出,则为阴道瘘。直肠膀胱瘘和直肠尿道瘘,尿内有气体、粪便即可确诊。

2. **X 线检查**　准确测定直肠闭锁的高度,有无泌尿系瘘,X 线检查是不可缺少的。目前广泛采用倒置侧位 X 线平片。方法是生后 12 小时以上的新生儿先将患儿置于头低 5~10 分钟,用手轻揉腹部,使存留于结肠内的气体进入直肠。在会阴部相当于正常肛穴位置的皮肤上贴一金属标

记,再提起患儿双腿倒置 1~2 分钟,X 线中心与胶片垂直,X 线管球与患儿间距 2m,双髋并拢屈曲位(70°~90°),射入点为耻骨联合,在患儿吸气时曝光,做侧位和前后位摄片。盆腔气体影与金属标记间的距离即代表直肠末端的高度。在侧位片上,从耻骨中点向骶尾骨交界处连一直线,为耻尾线(PC 线),再于坐骨嵴与耻尾线划平行线为 I 线。盆腔气体影高于 PC 线者为高位畸形,恰位于 PC 线与 I 线之间者为中间位畸形,低于 I 线者为低位畸形。但倒立位 X 线片有时有误差,应注意:①检查过早(生后 24 小时以内),患儿吞咽的气体尚未达到直肠;②倒置时间过短,气体尚未充分达到直肠;③ X 线射入角度不合适或在患儿呼气时曝光;④有瘘患儿直肠盲端不能充盈等均可造成假象。

合并瘘管但诊断困难者,可采用瘘管造影,用碘油作侧卧位摄片,可以确定瘘管的方向、长度和直肠末端的水平。尿道膀胱造影可见造影剂充满瘘管或进入直肠,可确定诊断。对新生儿此法不易成功,阳性可肯定诊断,阴性不能除外。

3. **超声波检查**　不受时间限制,检查前可不做特殊准备,安全简便,测量数据可靠,较 X 线误差小,可重复,患儿痛苦小。超声检查是通过正常盆底软组织和胎粪之间回声的差异来判断直肠盲端至肛门隐窝的距离。如合并会阴瘘,有学者建议经瘘管外口注入生理盐水 20~40ml,最好取头高足低 30° 使直肠盲端充水,常可清楚显示直肠盲端与皮肤的距离及瘘管的长度。直肠膀胱瘘者膀胱内可见移动的强回声光点,按压下腹部时光点增多并移动加强。

4. **CT 检查**　了解直肠盲端及肛提肌的关系对治疗至关重要。

5. **磁共振显像**　在肛门直肠畸形中可以观察到肛门周围肌群的改变,同时可以判断畸形类型和骶尾椎有无畸形。

在基层不具备 CT 和 MRI 的条件下,临床上除根据体检及 X 线、B 超等方法外,有人应用经肛穴穿刺盲端注入造影剂以确定高度,有瘘的病例可以探针探查,观察探针走行方向,可以估计属于哪一类畸形,以便于确定手术方式。

(六) 治疗

肛门直肠畸形的治疗方法根据其类型及末端的高度而不同。

低位畸形无排便功能障碍无狭窄如会阴前肛门,不需治疗;肛门或直肠下段轻度狭窄,一般采用扩张术多能恢复正常功能,扩肛持续约需 6 个月;肛门重度狭窄,影响排便时应行手术治疗。

低位肛门直肠畸形有瘘、无瘘以及女婴伴直肠前庭瘘应行会阴部肛门成形术。无瘘或有瘘但瘘口太小不能排便者一般可在生后 1~2 天内完成手术;瘘口较大,生后排便通畅者,可延迟至婴儿期手术。

高中位畸形因直肠盲端位于括约肌复合体之上方,可先行结肠造瘘术,二期行直肠肛门成形术或一期行会阴肛

门成形术。中位无肛如直肠尿道瘘、直肠阴道瘘等可行骶会阴成形术；高位无肛合并直肠膀胱瘘、高位阴道瘘等需腹 - 骶会阴肛门成形术。

为防止肛门成形术后瘢痕狭窄，术后必须坚持扩肛1~1.5 年。

（七）术后并发症

1. **肛门狭窄**　是最常见的并发症，术后防止切口感染和直肠回缩，需坚持扩肛 1~1.5 年，严重狭窄应考虑再次手术。

2. **直肠黏膜外翻**　多在术后 3 个月内发生，因肛门口径过大，或因瘢痕挛缩致使肛门不能完全关闭，均可导致直肠黏膜外翻，通过温盐水坐浴，可促使瘢痕软化，肛门括约肌功能不良轻者可恢复，严重者需再次手术切除。

3. **便失禁**　高位肛门直肠畸形术后多见，较难恢复，应早期进行术后排便训练。

4. **便秘**　早期可因手术创伤疼痛引起，晚期多因肛门狭窄或直肠回缩形成管状狭窄引起，少数患儿系合并直肠乙状结肠无神经节细胞症，以上情况经保守治疗如扩肛、洗肠无效者，需根据具体情况进行不同的手术治疗。

（八）预后

取决于畸形类型及有无其他合并畸形。低位肛门闭锁及瘘一般术后排便控制功能较好，高位畸形效果仍不理想。如患儿术后每天排便 1~3 次，无污粪为效果良好，排便控制能力随年龄增长及规律地排便训练会得到改善，但某些生殖泌尿系的后遗问题，仍需较长期的随访观察。

（朴梅花　视频：邵肖梅　陆春梅　周文浩）

参考文献

1. 郑珊 . 实用新生儿外科学 . 北京：人民卫生出版社，2013：448-457.

2. 江载芳，申昆玲，沈颖 . 诸福棠实用儿科学 . 第 8 版 . 北京：人民卫生出版社，2015：1449-1452.

3. van der Steeg HJ，Schmiedeke E，Bagolan P，et al. European consensus meeting of ARM-Net members concerning diagnosis and early management of newborns with anorectal malformations. Tech Coloproctol，2015，19：181-185.

第 21 节　膈疝和膈膨升

横膈在胚胎第 8~10 周时形成，由 4 部分组成：①膈中央腹侧中心腱，由原始横膈形成；②膈中央背侧部分，由食管系膜发育形成；③膈左、右背侧部分，由胸、腹腔膜发育而来；④膈左、右外侧部分，由胸、腹腔膜皱褶所形成。胚胎第 3 个月时，中胚层在第 3、4 对颈部肌节生长的肌纤维伸入其内形成膈肌。横膈为一圆顶状扁阔肌，膈顶穹隆位于胸廓下口，分隔胸腔与腹腔。膈肌在结构上有外周肌部及中央腱部之分，肌部由横纹肌肌束组成，中央腱由纤维

束交织而成的坚韧性腱膜组成。胚胎第 9 周时，横膈外侧及后部的膜样结构逐渐肌肉化，一般左侧闭合稍晚于右侧。如膈肌出现闭合不全，部分腹腔脏器可通过缺损处进入胸腔，即膈疝（diaphragmatic hernia）。如横膈发育已闭合完整，但肌纤维发育不良，或出生过程膈神经受损，使膈肌失去应有的张力，在腹压作用下，使膈的位置上移，即膈膨升（diaphragmatic eventration）。

胚胎发生膈疝的时间在 10 周左右，而肺的发育始于胚胎第 3~4 周，肺芽分支形成支气管树，至 16 周才完成，随后肺泡数量迅速增加，从 24 周持续至 8 岁。孕 10 周时支气管尚未完成分支发育，肺泡发育尚未开始。如已发生膈疝，由于胸腔空间为疝入的脏器所占，肺的生长受阻，造成肺发育不良。肺动脉的分支与气道的发育同时进行，因此，也要受到损害。肺发育不良的程度与膈肌缺损的大小，膈疝发生的时间，疝入脏器的体积等因素有关。

（一）膈疝

1. **发生率**　最新流行病学调查显示：产后活婴中该病发生率介于 1/2600~1/3700[1]，85%~90% 膈疝发生于左侧，10%~15% 于右侧，仅 2% 双侧发生。患儿多数为散发，但约 15% 膈疝患儿有染色体异常[2]。偶有家族性病例报告。尽管近年膈疝的诊断、监护及治疗有了长足进步，但极重症膈疝患儿死亡率仍高达 75%。致死主要原因是肺发育不良和肺动脉高压。

2. **病因及病理**　胚胎发育中，膈肌部分缺损为本病的发病基础。胚胎第 10 周时原始中肠伸入脐索，后形成消化道的各部分，同时完成肠旋转过程，固定于腹腔内，如膈肌闭合不全，胎儿及新生儿的胸、腹腔压力不平衡，腹腔脏器易进入胸腔，形成膈疝。

膈肌周边附着部位分三部分，即胸骨部、肋骨部（左、右两侧）及脊柱部。膈肌先天性薄弱区即膈疝的好发部位有三处（图 12-21-1）：①双侧肋骨后缘与腰部肋弓外缘之间各有一个三角形小间隙，称胸腹裂孔或 Bochdalek 孔，此处可形成后外侧疝，即胸膜裂孔疝或称 Bochdalek 疝；②胸骨外侧缘与双侧肋骨内侧缘之间各形成三角形小间隙，称 Morgagni 孔，正常有结缔组织充填，此孔发生的膈疝，称胸骨后疝或 Morgagni 疝；③食管裂孔呈梭形、矢状位，周缘与

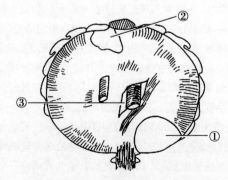

图 12-21-1　膈疝的三个好发部位
①Bochdalek 孔；②Morgagni 孔；③食管裂孔

食管壁之间有较坚韧的结缔组织连接,其前后壁连接紧密而两侧较薄弱,如有缺损,称食管裂孔疝。

肺发育不良、肺血管异常、持续性肺动脉高压和胎儿循环、表面活性物质缺乏以及伴发畸形等因素,导致机体不同程度缺氧、高碳酸血症和酸中毒的恶性循是膈疝病理生理的核心[1]。

肺发育不良表现为支气管分支、肺泡、肺血管均有量与质的发育障碍,病变不仅存在于患侧,同时也发生于对侧,不仅患侧绝对地小于正常,而且对侧肺亦小于正常,支气管的分支分级减少,肺泡总数量显著减少。单个肺泡的直径亦小,在肺泡管壁尚存在未成熟的立方上皮细胞,正常情况下这种上皮应在胎龄 30 周后消退。同时 PS 含量极少。肺血管数量减少,肺动脉直径小且肌层增厚,以致肺血管的管腔狭小,血管床亦减少,心脏亦可能小于正常。若膈疝发生在胚胎早期则肺的发育极差,如在后期则肺发育不良较轻或仅有肺的压缩。

膈疝婴儿出生后,因肺功能不足和肺血流动力学的改变,可立即影响生命。由于腹腔脏器的压迫和肺发育不良以致引起患侧肺萎缩,同时心脏向对侧移位,压迫对侧肺或伴有对侧肺的发育不良,因此产生明显的气体交换不足。临床表现发绀和呼吸窘迫,在生理指标和血气分析上显示呼吸性酸中毒,二氧化碳分压升高,动脉血氧分压降低。低氧血症和酸中毒造成肺小动脉收缩,动脉导管关闭延迟,由于肺小血管阻力增高,出现右向左的导管分流,如导管已闭而存在肺动脉高压,则可发生经卵圆孔的右向左分流,造成大量不饱和氧的血进入体循环引起组织严重缺氧。另外,由于纵隔心脏的移位,静脉回心血量减少,又加重了组织缺氧和代谢性酸中毒,形成恶性循环,可加速新生儿的死亡。

有疝囊的病例因突入胸腔的脏器较少,病理生理紊乱较轻。右侧膈疝因有肝胆相阻,中肠进入胸腔较少,肺发育较好,病情也就较轻。

3. 临床表现与分型

(1) 临床表现:主要为腹腔脏器疝入胸腔后压迫心、肺,引起不同程度的呼吸窘迫、缺氧、呕吐、纵隔移位等。

1) 轻症:出生时一般情况尚好,出生后出现阵发性呼吸急促及发绀,哭闹或喂哺时加重。胸廓外观可发现患侧扩大,呼吸运动减弱。叩诊呈鼓音或浊音。听诊呼吸音减弱或消失,能听到肠鸣音。向健侧卧位时症状加重。心脏向对侧移位,上腹凹陷呈舟状,并可见到反常呼吸,即吸气时腹部内陷,呼气时腹部隆起。

2) 重症:出生前已有腹腔脏器疝入胸腔内压迫心肺,出生时吞咽空气更增加胸腔内压力,导致肺不张、纵隔推向对侧、静脉回流受阻、肺静脉压增高、心搏出量减少、严重缺氧及循环衰竭,迅速出现呼吸窘迫、心搏快弱、发绀极重,甚至呼吸停止。常伴有肺发育不良,因此呼吸障碍极严重,病死率甚高。如伴有肠旋转不良可出现肠梗阻症状。进入胸腔的肠曲如发生嵌闭,表现剧烈呕吐,全身状况恶化,但不

表现明显腹胀。合并感染时,极易引起肺炎或败血症。

(2) 临床分型:依其疝孔部位不同分为三型。

1) 后外侧膈疝(Bochdalek 疝):为最多见(70%~90%)而严重的一型,又称胸腹裂孔疝。多见于左侧,常伴有肠旋转不良(20%~30%)、先天性心脏病(20%)及肺发育不良(80%~90%)。本型大多无疝囊,疝内容物可为全部小肠、部分结肠、脾和肝左叶等。发病时间多在生后 6 小时以内,临床表现为生后即出现呼吸急促,呼吸困难,甚至发绀、呕吐等。

2) 胸骨后疝(Morgagni 疝):即前膈疝,较少见。常见于右侧(85%~95%)或双侧。大都有疝囊,内容物为大网膜、横结肠、肝、胃等,因有疝囊,疝入胸腔的范围较小,症状较轻。如疝囊内肠曲扭转或嵌闭,亦可引起肠梗阻症状。X线检查于前纵隔下部右侧心膈角处可见到边界清晰的圆形阴影,密度不匀,可见肠曲积气影。

3) 食管裂孔疝见本章第 12 节。

4. 诊断与鉴别诊断

(1) 诊断:胎儿期孕妇羊水过多,羊水检测可发现卵磷脂和鞘磷脂低于正常。产前诊断主要依靠超声诊断,如能证实腹腔脏器位于胸腔内则可确定诊断。产前超声检查时如发现羊水过多、纵隔偏移、腹腔缺少胃泡等征象应予进一步详细检查是否有腹腔脏器疝入胸腔。羊膜腔穿刺造影见造影剂于胎儿胸腔内,即可做出产前诊断。产前诊断时间与预后相关,时间越早预后越差,诊断时间大于 25 周者预后良好。近来认为胎儿右肺 - 头超声面积比(lung-to-head ratio,LHR)是决定患儿预后的关键因素,孕 24~26 周时 LHR 大于 1.4 预后较好,LHR 小于 1.0 时则预后差[1]。

早期诊断是提高先天性膈疝新生儿生存率的关键。患儿有以下表现时应考虑先天性膈疝并进一步检查证实:①生后呼吸困难、发绀,吸吮、哭闹时加重;②出现与体位改变有关的呼吸困难和发绀;③患儿反复出现不明原因的呕吐咖啡色液体、黑便,合并贫血;④有肺部感染征象,同时伴有进食后呕吐;⑤体格检查发现胸部饱满,吸气三凹征,患侧呼吸音减弱或消失,右位心,心音位置异常,舟状腹等;⑥胸部闻及肠鸣音或气过水声;⑦影像学检查提示膈下胃泡影消失;⑧影像学检查显示心脏和纵隔移位;⑨影像学检查显示胸腔内有充气的肠曲、结肠袋或胃泡影。患儿出现以上症状或体征时,应立即进行 X 线平片、透视、B 超、CT 或钡餐检查,若能够发现新生儿胸腔内出现胃肠道充气影、腹部实质性脏器、肺压缩、心脏纵隔移位、膈肌升高等征象即可确诊。

(2) 鉴别诊断

1) 先天性肺囊肿:X 线检查可见肺部有圆形阴影,短期内复查无明显变化,与膈疝的易变特点可区别。同时症状出现较迟、肺部听诊无肠鸣音。

2) 食管闭锁:先有口吐泡沫、呕吐,后有呛咳及青紫,插胃管受阻,透视下注入少许碘油即可确诊。

3) 先天性心脏畸形：哭闹时青紫加重，心脏有杂音，X线检查有心影改变，无纵隔移位。

4) 膈膨升：症状相似，X线检查可见光滑的弧形横膈、充气的胃肠在完整的膈下。

5. 治疗

（1）宫内治疗：胎儿诊断先天性膈疝者，应由产科超声专家及胎儿超声心动图专家检查有无其他畸形和心脏异常，是否合并染色体异常，须经围产医学专家讨论，决定是否终止妊娠、胎儿手术或待出生后再手术。原则上：①肝在膈肌以下，于妊娠早期，可行胎儿手术，做宫内膈肌修补术；如妊娠后期，则在严密监护下待出生后再治疗。②肝在膈肌以上，可在宫内作暂时性胎儿镜腔内气管阻塞术（fetoscopic endoluminal tracheal occlusion，FETO）以促进发育不良的肺继续发育，目前认为 FETO 的指征是单胎妊娠，孕 26~28 周，胎儿肝疝入胸腔且 LHR<1.0。但 FETO 目前并非先天性膈疝的标准干预手段，因其在改善膈疝患儿存活率的同时，也可导致早产、胎膜早破等并发症的发生，另有学者认为行 FETO 治疗的患儿，其远期存活率并未得到明显提高[3]。

（2）手术治疗：后外侧膈疝应急症手术治疗。术前准备包括保温、适当斜坡位、及时胃肠减压、吸氧、纠正酸中毒、维持热量及体液平衡、预防感染，必要时给予呼吸机辅助呼吸、超声心动图监测肺动脉高压等，其中吸氧需尽可能避免面罩吸氧以防胃肠道压力升高增加胸腔压力。近年多数学者主张对膈疝延期手术，等待患儿肺循环相对稳定、血气分析等基本正常再行手术。手术目的是迅速还纳疝内容物、修补疝孔及促使患侧肺膨胀。术后严格的监护及呼吸管理是关键。合并肺发育不良或先天性心脏畸形时，则需依靠机械呼吸、必要的心脏矫形手术。高频振荡通气（HFOV）、体外膜肺（ECMO）及 NO 吸入等措施可以帮助先天性膈疝患儿肺循环维持在相对稳定状态，以维持正常血氧饱和度。HFOV 通气模式可以保证机体在低通气压下足够的氧合，排除过多 CO_2，同时降低医源性肺气压伤发生率。ECMO 在 20 世纪 80~90 年代初被较广泛用于救治严重先天性膈疝患儿，并取得良好疗效。ECMO 治疗先天性膈疝患儿的存活率为 53%[4]，但近年回顾性研究结果显示[5]ECMO 无益于改善先天性膈疝患儿存活率，甚至可能产生远期负面影响，如神经发育受损、生长发育受限、呼吸道疾病易感性等，故已较少采用。NO 联合机械通气被认为可以改善新生儿持续肺动脉高压所致呼吸衰竭的氧饱和度，然而 NO 能否提高先天性膈疝患儿存活率，以及其治疗膈疝的确切疗效，仍未被证实。胸骨后疝则视病情择期做疝囊修补术，如无严重伴发畸形，手术效果好。

6. 预后　各家报道本病死亡率差异极大[5]，膈疝患儿总体生存率仅 55%~70%，专业中心生存率可达 80% 以上。新生儿膈疝死亡主要原因是肺发育不良和 PPHN。1984 年 Berdon 提出预后不同的三种类型：Ⅰ类无显著肺发育不全者，术后存活率可达 75%~90%；Ⅱ类伴严重双侧肺发育不

全，多于生后数小时内死亡；Ⅲ类有单侧肺发育不全者，存活后患侧易出现肺气肿。膈疝患儿病情严重程度的判断对家长术前做决定有重要影响，在告知家属时，首先要将染色体畸形排除。单独的膈疝，肝脏疝入胸腔是预后不良的标志。此外，B 超动态测量 LHR 及 MRI 对于肺容积的计算也能对肺发育情况做出初步判断。严重肺发育不良患儿死亡率极高，不宜置于 ECMO 治疗中，以防严重的人力、物力资源浪费。近年来由于超声诊断技术的快速发展，已能在产前诊断先天性膈疝的胎儿，可望得到及时处理而改善预后。

（二）膈膨升

由于胚胎时期胸腹膜肌化不全或不肌化致膈肌发育不良或膈神经受损造成膈肌麻痹所致横膈异常升高，称膈膨升，多属先天性发育畸形。先天性膈膨升发生率约为 4%[1]，然而由于膈肌膨升的程度不同，其临床症状出现的早晚也不同，有些患儿甚至没有临床症状。一般左侧膈膨升比右侧多见（8：1），也有双侧膨升的报道，男多于女[（2~3）：1]。

1. 病因及病理　膈膨升病因有两方面：①先天性膈肌在胚胎发育中部分肌纤维及粗大胶原纤维发育不良，致张力薄弱、松弛，出现程度不等的膈膨升；②后天性产伤累及第 3、4、5 颈脊神经根，引起膈神经麻痹，出现膈膨升。

病理上根据膈肌的肌化程度分为三种类型：①完全性膈膨升：整个膈肌无肌纤维存在，横膈抬高明显，患侧肺被压缩，少数伴有肺发育不良，但很少有肺动脉高压和持续性胎儿循环存在，患侧纵隔可发生移位；②部分性膈膨升：其外侧尚有部分膈肌，形成局部膈肌膨升，按解剖分前壁型、后外侧型和内侧型；③双侧型膈膨升：膈神经正常但肌层大部分缺如，膈为透明菲薄的腱膜，刺激时仍有收缩性，但活动受限。

2. 临床表现　一般无明显症状，新生儿期可表现呼吸急促，哭闹及哺喂时加重并伴发绀。胸部呼吸运动减弱，可有纵隔移位，患侧叩诊浊音，听诊呼吸音减弱或消失，偶可听到肠鸣音，个别有呕吐。继发性膈膨升常有产伤史，并可兼有其他部位产伤，如臂丛神经损伤、锁骨骨折、胸锁乳突肌血肿等。X线检查于直立位见患侧膈肌明显升高，呈弓形膨隆，膈肌完整，呈圆弧形顶。在膈下可见充气的胃、肠及肝脏，纵隔向对侧移位。X线检查所示膈膨升程度并不一定代表临床症状的严重度。

3. 治疗　小型膈膨升不需治疗，但是，对于巨大的膈膨升，即使没有临床症状，也应及时经腹或胸切口做膈肌折叠修补术，因为在这些病例中压迫的肺不可能生长良好。膈肌折叠术也可通过腹腔镜或胸腔镜技术来完成。手术目的是：消除矛盾呼吸运动，稳定纵隔摆动，恢复膈肌正常位置，从而增加肺潮气量。

4. 预后　一般不严重，但如出现严重的呼吸功能紊乱亦可危及生命。后天性膈膨升在出生 4~6 个月间可随膈神经的逐渐修复而痊愈。

（阴怀清）

参考文献

1. 郑珊. 实用新生儿外科学. 北京:人民卫生出版社, 2013:314-321.

2. MacDonald MG, Seshia MMK. Avery's neonatology-pathophysiology and management of the newborn. 7th ed. Philadelphia:Wolters Kluwer, 2016:152.

3. Hedrick HL. Management of prenatally diagnosed congenital diaphragmatic hernia. Sem in Pediatr Surg, 2013, 22 (1):37-43.

4. Fallon SC, Cass DL, Olutoye OO, et al. Repair of congenital diaphragmatic hernias on Extracorporeal Membrane Oxygenation (ECMO):does early repair improve patient survival? J Pediatr Surg, 2013, 48 (6):1172-1176.

5. Spoel M, van den Hout L, Gischler SJ, et al. Prospective longitudinal evaluation of lung function during the first year of life after repair of congenital diaphragmatic hernia. Pediatr Crit Care Med, 2012, 13 (3):e133-e139.

第 22 节　胎粪性便秘和胎粪性腹膜炎

胎儿自孕 15 周起,消化道功能已较充分发育,能吞咽少量羊水,在小肠吸收水分后,所余物质移向下段肠管,并与肠内容物混合,形成胎粪。胎粪的成分:①胃肠分泌液、胆汁、胰腺分泌液、各种消化酶;②胃肠黏膜表面脱落的上皮细胞;③吞咽的羊水中不被吸收的毳毛、胎脂、角化上皮细胞等;④肠内物质形成的钙皂晶体、无机盐类,以及脂肪、胆盐酸、胆红素等衍生物。胎粪呈墨绿色、黏稠、不成形、无臭味。随着胎龄增加,胎粪量增多并向下移动,足月儿出生前胎粪总量 100~200g,大多聚集在乙状结肠和直肠内,由于肛门括约肌的收缩,一般不排出体外。正常新生儿多在出生 12 小时内初次排出胎粪,或可延至 12~24 小时,极少数在 24~48 小时才开始排便。如超过 48 小时尚未排便,应检查有无肛门闭锁、胎粪性便秘或胎粪栓塞、胎粪性肠梗阻、胎粪性腹膜炎、先天性巨结肠、肠无张力症及小左结肠综合征等。

(一)胎粪性便秘

新生儿因胎粪稠厚、积聚在乙状结肠及直肠内,出生 48 小时后尚未开始排便,出现一过性低位肠梗阻症状,称胎粪性便秘(meconium constipation)或胎粪栓塞(meconium plug)。

1. 病因　多为非器质性病变,由于稠厚的胎粪秘结而形成粪塞,难以排出。

2. 临床表现　胎粪排出时间延迟,逐渐表现不安、腹胀、拒奶,继之呕吐,吐出物带有胆汁。腹部 X 线平片可见小肠及结肠充气,或有胎粪颗粒阴影。肛门指检可触到秘结的胎粪,并可能随指检带出粪塞而使症状缓解。

3. 治疗　如胎粪不能顺利排出,可灌肠促其排便,一般用等渗温盐水 15~30ml/次灌肠多即奏效,一旦大量胎粪排出,症状即刻缓解,不再复发。

(二)胎粪性腹膜炎

胎儿期肠穿孔导致胎粪流入腹腔引起的腹膜无菌性、化学性炎症,称胎粪性腹膜炎(meconium peritonitis)。患儿在生后短时期内出现腹膜炎和(或)肠梗阻症状,为新生儿期严重急腹症之一,病情重、进展快,多发生于早产儿,其发生率约为 1/30 000,无明显性别差异,近年来随着产前诊断及外科治疗水平的提高,该病预后已有明显改善,存活率可达 80% 以上[1]。

1. 病因及发病机制　导致胎儿肠穿孔的原因有三大类:①胎儿肠梗阻,有肠管本身先天畸形,较常见,占 50%,如肠闭锁、肠狭窄、肠套叠、肠旋转不良、肠扭转等,或因肠粘连、索带、内疝等致胎儿肠梗阻,引起相应肠段的扩张、穿孔。②胎儿肠壁病变,如肠肌层缺损、NEC、肠系膜血管栓塞等肠壁局部血运障碍所致肠壁穿孔。③继发性肠穿孔,如胎儿阑尾炎、憩室炎、肠重复畸形、溃疡穿孔及宫内病毒感染等。

胎粪自肠穿孔处溢入腹膜腔,因异物作用及化学性刺激,引起腹膜反应而大量渗出,以纤维素性渗出和成纤维细胞增生为主,导致腹腔内粘连,且早期即形成钙化,粘连广泛时可见膜状组织包裹部分肠袢形成假性囊肿。渗出所丢失的水分和电解质可由胎儿循环所代偿而不致严重代谢紊乱,胎儿仍可存活并发育,但羊水吸收障碍可致羊水过多、肠管发育不良。如肠穿孔发生在孕末期,到出生时仍为开放性穿孔,则含胎粪的腹水可迅速染菌,形成细菌性腹膜炎或气腹。

2. 临床表现及分型　症状轻重不等,临床表现可因其肠穿孔发生的早晚而不同。如出生前肠穿孔已愈合,出生时一般情况尚好,但以后可能反复出现粘连性肠梗阻。有纤维粘连性腹膜炎或肠粘连者可在出生后很快即有严重腹胀、呕吐、呼吸急促、循环不良。穿孔未愈合者出现气腹,腹壁可见红肿伴静脉瘀张,腹腔内有积液或积脓,液体还可沿腹膜鞘突向下引流入阴囊内。出生后可能先有 1~2 次少量胎粪排出,或呈黏液血便,随后表现顽固性便秘。腹部 X 线平片见到多个钙化斑块阴影为本病特征。

依据临床症状及 X 线片所见,可将本病分为三型。

(1)肠梗阻型:因有肠粘连、狭窄或闭锁,出生后即出现肠梗阻症状,如呕吐、拒奶、腹胀、便秘,有时腹部可触到粘连的肠段,腹部 X 线立位片有肠曲充气及扩大,伴多个液平面,呈阶梯状,并明显见到散在不规则钙化斑块阴影。

(2)腹膜炎型:其临床表现的严重程度与肠穿孔的部位及大小、穿孔是否被包裹及腹腔感染程度有关。主要表现为发热、高度腹胀、严重呕吐,可能有少量胎粪或没有胎粪排出。呕吐多为生后不久或开奶后出现,呕吐物含胆汁样或粪样物。往往有腹腔积液,出生后继发气腹及感染化脓。其气腹可分两种:①游离气腹:肠穿孔为开放性,生后迅速发现膈下积气,伴腹腔积液,或引流入阴囊内,腹胀显著,腹壁发亮、发红、静脉怒张,阴囊水肿。腹部叩诊呈鼓音和移动性浊音。听诊肠鸣音减少或消失。一般情况差,可伴有呼吸困难和发绀。腹部 X 线片示横膈抬高及膈下游离气体,全腹部不透明,仅见少量肠曲及气体,可见横贯全腹大液平面,穿孔发生时间晚者可无散在钙化斑块,有时阴囊亦出现钙化点。②局限性气腹:肠穿孔被纤维素粘连包被,形成假性囊肿,囊内含积液及气体。钙化斑块可见于假性囊肿壁上或其他任何部位。此型可发展为局限性腹腔脓肿或弥漫性腹膜炎。

(3) 潜伏性肠梗阻型:出生时肠穿孔已闭合,未发生肠梗阻症状,一般情况良好,但腹部 X 线平片有钙化斑块阴影,因有肠粘连而存在着肠梗阻反复发作的机会。可能生后数月内发生肠梗阻症状,并有复发的倾向。

3. 诊断 产前如孕妇作超声检查,发现胎儿腹腔内有典型的钙化斑块,可作为产前诊断的依据。生后有腹膜炎或肠梗阻症状,X 线腹部平片显示特征性钙化阴影可确定诊断。如无钙化影,也不能否定诊断[2]。腹部 CT 可清晰显示腹腔内液体,判定有无肠梗阻及梗阻部位,而 MRI 可明确肠管扩张的部位,区分正常肠管、扩张肠管及梗阻远端肠管。临床表现为腹膜炎,高度腹胀时应腹腔穿刺,有液体或气体即可诊断。

4. 治疗 胎粪性腹膜炎治疗方案根据不同临床表现而定。不全性肠梗阻以禁食、胃肠减压、维持内环境稳定、肠道外营养等内科保守治疗为主。如已有气腹、完全性肠梗阻或有腹膜炎症状者应尽早进行外科手术治疗,手术原则为清除腹腔内感染物质和积液,切除坏死肠管,解决肠穿孔及肠梗阻。如腹膜炎有高度腹胀时,应立即腹腔穿刺,常可抽出多量稠厚的绿色液体和气体,以解除腹胀和改善呼吸窘迫,同时进行充分的术前准备。目前不主张单纯修补术,因修补后可能再瘘。手术切除穿孔部分肠段,松解粘连肠管,解除梗阻,使肠道功能得到恢复。重症胎粪性腹膜炎不少死于术后感染、脏器衰竭等,故术后监护及治疗甚为关键。术后密切监测生命体征,维持水电解质、酸碱平衡,合理应用抗生素,静脉营养支持等措施都是提高生存率的保证。

(阴怀清)

参考文献

1. 郑珊. 实用新生儿外科学. 北京:人民卫生出版社,2013:441.
2. 张家骧,魏克伦,薛辛东. 新生儿急救学. 北京:人民卫生出版社,2006:451.

第 23 节 胎粪性肠梗阻

胎粪性肠梗阻(meconium ileus)这一名词最早由 Landsteiner 在 1905 年提出,本病系由于极度黏稠的胎粪阻塞肠腔而引起的肠梗阻,其梗阻部位在回肠。早期发现该病与常染色体隐性遗传性疾病胰腺囊性纤维化相关,在胰腺囊性纤维化病例中约有 10%~33% 继发胎粪性肠梗阻[1]。在我国新生儿期肠梗阻中较少见,白种人发病率高,有学者统计新生儿发病约 1/2000。

(一) 病因及病理

本病是因回肠远端积聚较多极为黏稠及干燥的胎粪所致,目前认为其发病机制有两种[2]:①约 10% 左右的胎粪性肠梗阻合并胰腺囊性纤维化病(cystic fibrosis,CF),CF 时胰腺腺泡萎缩、分泌减少,同时胃肠黏膜分泌腺亦有囊性纤维变,肠黏液及肠激酶缺乏,胎粪因缺少正常的消化过程而过分稠厚,聚集在回肠末端,似胶状物紧粘于肠壁,不易分离,出生后发生回肠段肠梗阻。②该病时胎粪中异常蛋白增高,可能由于小肠分解蛋白酶活性降低或羊水含有异常蛋白所致。

病理:胎粪极其黏稠,呈黑棕色,油灰样堆积在回肠中远端,使该处肠管扩张,肠壁增厚,有的胎粪较干燥呈颗粒状,结肠内无胎便呈幼稚状态,外观与全结肠型无神经节细胞症相似,可有移行段。由于胎粪累积形成巨大肠襻,可引起肠扭转、肠穿孔、肠坏死和腹膜炎。肠壁病理检查见肠黏膜腺体细胞呈杯状,肌间神经节细胞正常。合并有囊性纤维化病者可有胰腺囊性变,胰腺腺管扩张,上皮细胞变平。

(二) 临床表现

1. 单纯型 占大多数(约 80%),常见生后 2~4 天发病,生后无胎粪排出,腹胀、胆汁性呕吐,可进行性加重,腹部可呈一致性腹胀,一些病例在右下腹可触及较坚实的粪块样物。肛诊无胎便引出。

2. 复杂型 占少数(约 20%),除胎粪性肠梗阻外,可合并有肠扭转、肠闭锁、胎粪性腹膜炎、假性囊肿或肠穿孔。该类型发病较早,生后即可出现呕吐,呕吐物为大量暗绿色混浊液,可因肠穿孔出现高度腹胀,腹壁红肿、发亮、腹壁静脉曲张,可见肠型,部分病例出生后即出现呼吸困难。X 线片见小肠充气而结肠细小(幼稚型结肠),右下腹可见到胎粪结块的阴影、间以不规则气泡影,状如海绵或肥皂泡样,并可有钙化斑点。此外,本病可伴有呼吸道及消化道囊性纤维变,患儿可表现肺不张、反复呼吸道感染、消化吸收功能不良、维生素 K 缺乏,以及易出汗、汗液中钠及氯含量高,导致电解质及水分丢失症状等。

(三) 诊断

严密观察临床症状,详细询问家族中同类疾病史。试用四溴酚蓝试验(tetrabromophenol blue test)测胎粪中所含蛋白质量,正常约为 3mg/g,其中不含白蛋白,本病患儿胎粪含蛋白质可超过 100mg/g 且含有白蛋白,有助于诊断。本病在临床表现上与肠闭锁及全结肠型无神经节细胞症相似,术前明确诊断率较低。X 线检查对本病诊断意义较大,此外盆腔 MRI、肛门直肠测压及直肠活检均有助于诊断。

(四) 治疗

经胃管注入胰酶以促使胎粪软化;或可慎用 1% 过氧

化氢液灌肠(应注意产生空气栓塞的可能性);如梗阻不能解除,可在 X 线透视下经肛门灌注泛影葡胺(gastrografin)15~20ml/ 次(其中含 76% Sod Methylglucamine),可促使胎粪易于排出,但因其具高渗性,有可能使血容量减少,故同时必须注意补液以维持体液平衡。有学者研究表明泛影葡胺和表面活性剂灌肠效果最佳,且对肠黏膜无损伤,此外亦可用胰腺素、N- 乙酰 -L- 半胱氨酸(N-acetyl-L-cysteine)加水灌肠,以利于胎粪脱离肠壁而排出。近年来应用 B 型超声探查腹部,可观察肠梗阻状况,以减少 X 线反复透视的损害。保守疗法不能使症状完全缓解时,需外科手术,行回肠末端造瘘,注入胰腺素以溶解胎粪,术中需行肠壁活检以排除无神经节细胞症及其同源病。同时,手术患儿一定注意能量的供给,尤其是必需脂肪酸的供给,以防发生营养不良。本病无囊性纤维变者,远期预后好,而伴有肺部病变者预后不佳。

(阴怀清)

参考文献

1. MacDonald MG, Seshia MMK. Avery's neonatology-pathophysiology and management of the newborn. 7th ed. Philadelphia: Wolters Kluwer, 2016: 854.

2. 郑珊. 实用新生儿外科学. 北京:人民卫生出版社, 2013: 445.

第 24 节　细菌性腹膜炎

新生儿期可因感染而致细菌性腹膜炎(bacterial peritonitis)。分原发性与继发性两类,前者指在出现腹膜炎症状之前并无腹腔内原发感染灶,常为败血症的局部表现之一;后者指由腹腔脏器破损、感染灶蔓延而引起的腹膜炎。新生儿期因免疫功能尚不完善,感染灶不易局限,容易扩散而导致弥漫性腹膜炎。胃肠道穿孔后常同时发生感染性休克和 DIC,后期多发生多器官功能衰竭(MOF),病死率极高,可超过 40%。

(一) 病因及病理

1. 原发性腹膜炎(primary peritonitis) 病原菌经血液循环或淋巴系统引流入腹腔,引起腹膜充血、水肿及渗出,腹水中含大量白细胞、坏死组织、细菌及纤维蛋白,呈混浊的稀脓汁。原发病灶常见于脐部(脐炎、脐周围脓肿)、皮肤(脓疱、皮下坏疽、肛周脓肿)或呼吸道感染(肺炎),细菌经血液或淋巴系统侵入腹腔,引起腹膜炎症。病原菌以大肠埃希菌、金黄色葡萄球菌、链球菌多见,副大肠埃希菌、肺炎链球菌、变形杆菌亦不少。厌氧菌在新生儿感染中具有重要地位,腹膜炎有半数以上为厌氧菌与需氧菌混合感染,其中多为革兰阴性杆菌,尤以类杆菌中的多形模仿菌较多见。未得到及早治疗的患儿,腹膜腔内脓汁可广泛分布,并伴有浆膜坏死组织及纤维蛋白析出粘连,最终可遗留广泛

的肠粘连,导致反复发生粘连性肠梗阻[1]。

2. 继发性腹膜炎(secondary peritonitis) 较多见,可继发于各种消化道疾病所致的胃、肠穿孔,如胃肠肌层发育不良、肠壁损伤、NEC、肠闭锁、肠扭转、肠重复畸形、巨结肠、附近组织的化脓病灶及少见于新生儿期的阑尾炎等,偶见于穿刺或手术的污染。原发感染灶的细菌可直接蔓延而继发腹膜炎,同样引起腹膜充血、水肿及渗出,出现脓性腹水。胃肠穿孔的发生部位,以胃穿孔最多(50%~70%),其次为小肠(20%)和结肠(5%~20%),20%~30% 为未成熟儿。因原发感染灶的部位、感染严重程度、治疗措施的不同,可有轻重不等的后果。如治疗及时,病灶不再扩散,只形成局限性腹膜炎,很快治愈,否则可迅速发展为弥漫性腹膜炎甚至引起脓毒血症,出现多处迁徙性脓肿。病原菌大多为大肠埃希菌,其次为金黄色葡萄球菌、链球菌。也常为需氧和厌氧菌的混合感染[2]。

(二) 临床表现

症状特点是起病急骤、变化迅速、病情危重。表现胆汁性呕吐、拒奶、腹胀、呼吸急促、便秘、全身发绀,很快出现精神萎靡、嗜睡、生理反射减弱或消失、肠麻痹,引起全腹部胀气及频繁呕吐,腹壁出现水肿及静脉淤胀,并可延及外阴部和阴囊水肿。仔细检查见腹部以脐部为中心,呈均匀膨胀,无肠型,肠鸣音消失,脐周皮肤呈绛红或紫色。叩诊肝浊音界消失,有移动性浊音。须注意到新生儿感染性疾病时缺少特异性典型症状,重症腹膜炎可无腹痛及腹膜刺激征,发热亦非多见,部分患儿体温可低于正常,很快陷入严重的全身中毒症状、感染性休克、直至昏迷、中枢衰竭而死亡。

外周血常规白细胞可明显增高,可达 30×10^9/L 以上,但亦可低到 5×10^9/L 以下,中性粒细胞增多。如杆状粒细胞超过 20%、白细胞有异染颗粒或空泡,均提示有严重感染存在。感染时新生儿外周白细胞核左移有临床诊断意义,然而在严重感染时由于骨髓功能耗竭,外周血白细胞计数及中性粒细胞均可降低、杆状核粒细胞绝对值亦不高,但查杆状核粒细胞(band form nuclear granulocyte)与中性粒细胞(neutrophilic granulocyte)比值(B/N)或杆状核粒细胞加晚幼粒细胞(metamyelocyte)之和与中性粒细胞的比值[(B+M)/N]均上升,尤以后者最敏感,腹膜炎时可有此表现。此外,血 CRP 及 PCT 水平往往明显升高。

(三) 诊断

新生儿除全身感染中毒症状外,伴有呕吐、腹胀及肠鸣音减弱或消失,是腹膜炎的重要临床诊断依据,应仔细观察腹壁水肿及腹胀的特点。诊断性腹腔穿刺,如抽出混浊腹水或脓汁,或含有胃肠液的炎性渗出液,即可确诊。送检腹水可见含蛋白量多、大量白细胞或脓球,应作细菌学检验以明确病原菌。肠坏死时,可抽出血性腹水。X 线透视及摄片:直立位看到结肠与小肠均明显充气,可有多数散在的低张力液平面,腹壁脂肪线消失,有时可见到腹水征。如见膈下游离气体提示胃肠道穿孔。血 CRP 及 PCT 值在新生

儿腹膜炎时亦升高,但最终确定诊断仍靠腹腔穿刺。

(四)治疗

治疗新生儿细菌性腹膜炎应采取综合措施[2],包括:①呼吸管理,给氧,必要时行气管插管,人工呼吸。②纠正休克,改善循环状况,可输血浆、白蛋白或输血,供给营养与液体,维持机体水、电解质及酸碱平衡。③及时选用适当的抗菌药物,早期宜选用三联抗生素(抗 G^+、G^- 菌及厌氧菌),待病原菌明确后,再针对性用药,避免连续应用大量广谱抗生素。④采取保暖措施,必要时放入暖箱。⑤胃肠减压及其他对症处理。⑥如有胃肠穿孔、肠扭转、肠梗阻等急腹症情况,应及时进行外科手术治疗,但应加强手术前后的管理(呼吸、循环、尿量、代谢、体温、DIC 等),提高疗效。

(阴怀清)

参考文献

1. 江载芳,申昆玲,沈颖.诸福棠实用儿科学.第 8 版.北京:人民卫生出版社,2015:1462.

2. 张家骧,魏克伦,薛辛东.新生儿急救学.北京:人民卫生出版社,2006:451-452.

第 25 节 脐肠瘘、脐窦、脐茸、麦克尔憩室、卵黄管囊肿

本节描述一组主要由胚胎期卵黄管异常(anomalies of the vitelline duct)所致的疾病,在新生儿脐部表现不同的症状。

(一)病因及病理

胚胎发育早期,中肠与卵黄囊之间有卵黄管相通,胚胎第 5~6 周时,卵黄管逐渐闭锁、萎缩,形成纤维化的索带,后渐退化而消失,中肠与脐分离。如卵黄管未闭合,或未完全闭合及退化,形成各种不同形式的畸形,并可出现并发症。常见的卵黄管发育障碍可有以下几种(图 12-25-1):

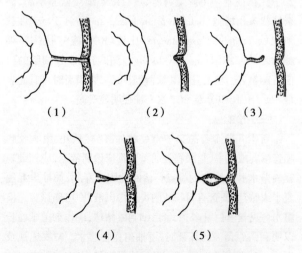

图 12-25-1 卵黄管发育异常 5 种类型
(1)脐肠瘘;(2)脐窦;(3)Meckel 憩室(盲端游离);(4)Meckel 憩室(盲端有残索连脐);(5)卵黄管囊肿

①脐肠瘘;②脐窦;③脐茸;④麦克尔(Meckel)憩室;⑤卵黄管囊肿。

1. 脐肠瘘(umbilical fistula) 发育中卵黄管存留、管腔开放,远端管口由脐根部向体外开放,近端向肠腔开口。男女发病率约为 2000:1,男多于女[1]。新生儿脐带脱落后脐孔创面不愈合,呈鲜红色凸起的黏膜面,经常有气体及分泌物由此溢出,因管腔瘘管与小肠相通,故分泌物中含有肠内容物,带有臭味,分泌物刺激脐孔部皮肤发生糜烂。以探针由瘘孔探入瘘管,可深达腹腔,注入碘化钠在透视下可发现通入小肠,口服活性炭或亚甲蓝后 6~8 小时脐部分泌物有颜色改变均可确诊。

2. 脐窦(umbilical sinus) 卵黄管的肠端闭合而脐端未闭所形成的窦道。卵黄管远端残存并向脐孔处开口,局部可见鲜红色凸起的黏膜面,创面不能愈合,经常有少量的分泌物,但不含肠内容物。以探针可插入窦口内,但不能深入腹腔,透视下造影剂显示窦道盲端。如新生儿护理不当,继发感染,可形成化脓性炎症,则有脓汁溢出。

3. 脐茸(umbilical polyp) 黄管闭合后,脐孔处有少许残存的肠黏膜组织,局部可见一鲜红色黏膜面,似小息肉状外观,又称脐黏膜息肉,可有少量分泌物,但无瘘孔或窦道。如黏膜受摩擦或损伤时,可有血性分泌物。

脐茸需与脐肉芽肿(umbilical granuloma)相鉴别。脐肉芽肿与卵黄管无关,主要因断脐后脐孔创面受异物刺激(如爽身粉、血痂)或感染,在局部形成小的肉芽组织增生,并非肠黏膜组织,直径 0.2~0.5cm,表面湿润,少量黏液性或带脓血性分泌物,经数次硝酸银烧灼后可治愈。若肉芽肿较大或护理不当继发脐周化脓性炎症不易治愈者,可手术切除。

4. 麦克尔憩室(Meckel diverticulum) 卵黄管退化不完全在回肠远端形成一盲囊,因 1809 年麦克尔描述本病而命名。人体约 2% 有此畸形,男女之比为(2~5):1,大多终生无症状,如婴幼儿发生并发症则症状严重,15%~20% 在发生并发症时需外科治疗[1]。较常见并发症为小肠梗阻,其次为憩室炎,第三为出血,而合并肠穿孔罕见。憩室一般发生在距回盲瓣 100cm 以内的回肠系膜的对侧,长 2~5cm,个别可达 10~20cm[2]。顶端常游离于腹腔内,或可有残索与脐相连,如压挤或与肠袢环绕可引起肠梗阻;如憩室内翻可发生肠套叠;憩室内如有异位组织(胃黏膜、十二指肠、胰腺等),其分泌物可导致溃疡、出血或坏死;此外,憩室扭转、炎症、异物梗阻等,均可表现为严重的腹部急症,临床诊断须与阑尾炎及其他原因所致的肠梗阻、消化道出血等鉴别,常需剖腹探查才能明确诊断。或用核素 ^{99m}TC 描有助诊断。如延迟诊断及手术,病死率可高达 10% 左右。

5. 卵黄管囊肿(vitellointestinal cyst) 较少见,卵黄管两端已闭合,中段残存管腔,腔内黏膜面的分泌物不能排出,逐渐淤积使管腔扩大形成囊肿。本病在新生儿期可无明显症状,脐部创面正常愈合,仔细检查时可在中、下腹部

触得囊性肿物,偶有因囊肿粘连或压迫肠曲而形成肠梗阻症状,常在手术中才能明确诊断。临床上较难诊断,近年来试用超声诊断或可查明。

(二) 治疗

新生儿出生后对脐部应细致护理,防止感染。正常新生儿脐孔可有少许黏液分泌物,不需特殊治疗,保持清洁干燥即可。分泌物较多时,应及时清理,可用 3% 过氧化氢及等渗盐水棉棒擦拭,75% 乙醇涂布。小的脐茸可用 10% 硝酸银烧灼或电灼破坏黏膜,无效时切除残留的黏膜;如果脐茸较大,但有细蒂与脐相连,可以在黏膜与皮肤交界处用丝线结扎,使脐茸脱落干枯而治愈。脐茸大蒂粗者须手术切除。脐肠瘘、卵黄管囊肿必须外科手术治疗,如无肠梗阻等急腹症指征,可在生后数周内择期手术。脐窦可在出生半年后手术切除。麦克尔憩室一旦出现并发症均应手术切除。如在其他腹部手术中发现麦克尔憩室,条件许可时尽可能切除憩室以除后患。

(阴怀清)

参考文献

1. 郑珊. 实用新生儿外科学. 北京:人民卫生出版社,2013:530-531.

2. 黄瑛,王玉环,吕志葆,等. 双气囊小肠镜在儿童梅克尔憩室诊断中的应用. 中华消化内镜杂志,2011,28:275-277.

第 26 节　脐疝

脐疝(umbilical hernia)是小儿肠管自脐部凸出至皮下,形成球形软囊,易压回。为新生儿常见的一种预后良好的先天性发育缺陷,尤以早产儿、LBW 儿好发,约 20% 足月儿存在脐疝,而早产儿的发病率高达 70%~80%。女:男为 (2~3):1,大多数有自愈的倾向[1]。

(一) 病因及病理

脐疝的发生与脐部的解剖特点有关。新生儿断脐时,脐带中的脐静脉、脐动脉切断扎闭,以后纤维化并与脐带脱落后的瘢痕性皮肤组织相愈合,在腹部中央形成一个薄弱区,同时因双侧腹直肌前后鞘在脐部尚未合拢,脐孔附近组织张力较松软,当腹压增高时,腹腔脏器即由此部位向外突起,形成一个腹壁憩室,疝囊为腹膜及其外层的皮下组织与皮肤,囊内多为大网膜及小肠肠曲,与囊壁一般无粘连,疝囊直径多在 1cm 左右,偶有较大者可超过 3~4cm。沿腹壁白线向上扩展的大型脐疝称白线疝,极少见。

(二) 临床表现

腹部中央以脐为中心突出一疝囊,囊外正常皮肤覆盖,呈圆形或卵圆形软囊,哭闹或直立位时因腹压增高而突起较大,安静或卧位时则还纳入腹腔,软囊消失,皮肤正常,以指端压迫疝囊容易使其还纳,并可听到气过水声。当小儿哭闹时,在疝囊表面可感到冲击感及张力感。安静下用指端探入脐孔内,能清晰触及光滑的疝环边缘,并可估计其直径。脐疝突起或还纳时,小儿均无痛苦,亦不易发生嵌顿。出生后一年内腹肌逐渐发达,多数可发现疝环逐渐狭窄缩小终于闭合,脐疝自愈,预后良好。脐疝在唐氏综合征、18-三体、13- 三体和黏多糖病患儿中较常见[2]。

(三) 治疗

脐疝绝大多数多能自愈,随着年龄增长,腹直肌发育完整,疝孔常逐渐狭窄而闭合。一般认为 1~2 岁甚至到 3~4 岁仍可期望其自愈。自愈的可能性与脐环的大小有关:脐环直径 1cm 左右,不做任何处理均能自行闭合;脐环 >2cm,特别是有增大趋势者,自愈的可能性较小。

脐疝的治疗常规:2 岁以下暂不处理;2 岁以上如不闭合,可考虑施行手术治疗;脐环直径大于 2cm,则建议早期施行修补术。

(阴怀清)

参考文献

1. 江载芳,申昆玲,沈颖. 诸福棠实用儿科学. 第 8 版. 北京:人民卫生出版社,2015:1469-1470.

2. 郑珊. 实用新生儿外科学. 北京:人民卫生出版社,2013:509.

第 27 节　脐膨出和腹裂

(一) 脐膨出

脐膨出(omphalocele)为一种较少见的先天性畸形,系先天性腹壁发育不全、脐周围皮肤组织缺损,腹腔脏器在腹膜的包被下向体外膨出。一般 5000~7000 新生儿中发生 1 例。男婴发病率高于女婴,比率约为 3:2[1]。

1. 病因及病理　脐膨出是一系列的腹壁发育畸形之一,为胚胎期体腔关闭过程停顿所致。胚胎第 6 周时,腹壁尚未完整形成而腹腔内脏器发育迅速,中肠位于脐带基底部形成暂时性的脐疝。胚胎第 10 周时,腹壁迅速由外周向内发育,分别由 4 个襞(头襞、两个侧襞及尾襞)向中央缩紧,其汇合处或顶尖部形成后来的脐环,最终在腹前壁合拢,形成闭合的腹腔,中肠退入腹腔,脐带基底部的空隙亦很快闭合。以上发育过程如受干扰,脐部组织发育不全形成缺损,腹腔脏器未能完全复位,而有部分位于脐带基底部,引起先天性脐膨出。腹壁缺损大小不一,可自 1~8cm 以上,脐膨出有巨大型及小型之分。巨大型又称胚胎型,多在胚胎第 10 周以前发育受阻,腹壁缺损较大,其直径大于 5cm,仍有部分中肠在腹腔外继续发育,出生时因脐带上方的缺损比下方大,故肝、脾、胃、胰腺及肠曲均可突出于腹壁外,表面覆盖的囊膜是由羊膜及相当于壁层腹膜的内膜融合组成,二者之间尚有胶冻样结缔组织(Warthon 胶冻),囊膜外观透明、略呈白色、厚约 3~5mm,脐带根部多位于脐膨出囊的下部。小型又称胎儿型,腹壁缺损小于 5cm,腹壁发育受阻的发生较迟,胚胎第 10 周以后腹壁大部形成,体腔已具相当容积,中肠可纳入腹腔内,内脏位于脐带基底部下方,脐带根部位于膨出囊膜的中央,故又称脐带疝,囊膜下一般仅见肠曲,无肝、脾等内脏。

发生脐膨出的原因尚不清。由于脐膨出合并染色体异常的发生率高,且在几种基因敲除鼠模型中脐膨出发生率高,提示脐膨出可能存在遗传因素[1]。

2. 临床表现

(1) 小型脐膨出:新生儿可见正常脐带,出生时即可见到位于脐带根部的囊性膨出物,无皮肤及肌肉覆盖,透过半透明的囊膜隐约可见膨出的小肠肠管。小型脐膨出囊内主要为肠曲,脐带附着点位于囊顶部。

(2) 巨型脐膨出:在腹部中央可见拳头大小或更大的膨出物,脐带附着于囊下部较低处。脐膨出囊膜出生数小时内表面湿润、光滑、透明而有光泽,24 小时后,表面渐干燥,失去光泽而呈粗糙、不透明黄色膜面。有时囊膜破裂、内脏脱出,可引起腹膜炎、休克而死亡。偶有在出生前囊膜已破裂,出生时即见内脏暴露于腹壁外,广泛水肿,色暗红,表面有纤维素附着。出生过程中囊膜破裂者,出生后内脏色尚鲜红,并无纤维素覆盖。

脐膨出患儿约 40% 兼有其他先天性畸形,如有异位心脏、胸骨与心包缺损、膈疝及肺发育不全者,称 Cantrell 五联征。早些年有学者报道 287 例脐膨出中 155 例兼有其他畸形,其中 41 例(14%)较严重,可归入脐膨出综合征,称之为上中线综合征(upper midline syndrome)、下中线综合征(lower midline syndrome)或 Beckwith-Wiedemann 综合征等。近年有报道还易合并染色体异常的三体综合征等[2],可表现相应症状。患儿可能有畸形基因,也有同时发生脐膨出的双胞胎的报道,基因遗传方式尚不明确。

3. 治疗 本病的治疗有多种方法,应视腹壁缺损大小、治疗时间、是否合并严重畸形、囊膜破裂及感染与否、出生体重等选择最佳方法。目前仍主要采取外科手术治疗。

(1) 术前准备:出生即见到脐膨出者,立即敷盖无菌纱布或等渗盐水纱布,并尽早手术,因生后短时间内肠肠道尚未大量充气、染菌机会尚少,有利于手术成功。术前插胃管以防呕吐及腹胀,加用抗生素及肠道外营养疗法,对改善预后起重要作用。

(2) 手术方法选择

1) 小型脐膨出、囊膜完整者,尽早手术修补。如囊膜已破,应急症手术以免严重感染危及生命。一般腹壁缺损 <5cm,均行一期修补术,预后较好。治愈率可达 90% 以上。

2) 大型脐膨出,腹壁缺损在 6~10cm 可考虑二期修补术。先行游离两侧腹壁皮肤以覆盖膨出的囊膜,待 6~12 个月后,小儿腹腔发育较充分、膨出的脏器基本能还纳时,再行腹壁缝合修复手术。如缺损直径 <6cm,腹腔容量较大、缝合腹壁张力较小者,亦可采取一期修复术。

3) 脐膨出呈巨大型、修补困难者,可选择分期整复修补术。先采用硅化物纤维膜覆盖缝合,再反复多次逐渐加压使内脏还纳,约经 10 天左右可全部纳入腹腔时,再拆除硅化物纤维膜,修复腹壁。

4) 腹壁缺损过大、囊膜尚完整者,可试行保守疗法。近年来应用 2% 伊红水行保守治疗,效果较好[3]。具体方法为应用 2% 伊红水涂于脐膨出囊的表面,一天两次,促其形成厚痂及肉芽,周边皮肤上皮细胞逐渐向囊表面爬行生长,约经 2~3 个月,皮肤可覆盖脐膨出囊的表面,同时腹腔容量亦扩大,内脏渐渐还纳,再择期手术修复腹壁。脐膨出囊表面有感染时,建议用次氯酸钠浓溶液彻底消毒,消毒后仍外用 2% 伊红水涂于脐膨出囊的表面,一天两次。

上述各种手术的术后监护均极重要,防治呼吸衰竭、循环衰竭及感染等并发症,以降低术后病死率。1989 年 Yaster 提出以测定膀胱内压力的方法间接掌握腹腔内压力,是一种较为实用的、有助于防治呼吸循环衰竭的方法。负压伤口治疗是一种安全有效巨型脐膨出治疗,治疗期间允许喂养且并发症的发生率较低,并在 2 个月内可以完成[4]。

保守治疗适用于巨大型囊膜完整、就诊较晚、全身情况较差(早产、低体重、合并严重畸形及硬肿症者)或有感染不宜手术者。

4. 预后 脐膨出的存活率为 70%~95%。预后与缺损程度、是否伴发畸形、治疗时机及效果有关。死亡病例多因兼有严重畸形、缺损大、合并感染或硬肿症等。北京儿童医院报道 68 例中 53 例手术治疗,死亡 16 例(30%)。近年已有用超声探查在产前诊断脐膨出,并试行胎儿期手术治疗者。

(二) 腹裂

由于脐带周围腹壁全层缺损而致内脏脱出称为腹裂(gastroschisis),为较少见的畸形,发生率为脐膨出的 1/10。

1. 病因及病理 本病发生的确切机制仍然不清,有人认为由胚胎发育中脐静脉循环障碍引起,或与胚胎期缺氧、叶酸缺乏或某些药物损害等有关,近年有学者提出卵黄囊和相关的卵黄结构并入脐带颈失败导致作为肠管出口处的腹壁穿孔,也有学者描述了基因多态性并发腹裂的危险性增加。胚胎早期腹壁侧襞发育不全,在腹中线旁出现缺损,裂口纵向 2~3cm 长,而脐孔及脐带正常。原肠包括胃、小肠、结肠由裂口处脱出体外,无羊膜囊及腹膜包被,暴露在腹腔外羊水中,肠管常较肥大而短缩,如为正常肠管的可伴有中肠旋转不良、小肠结肠共同系膜等畸形,除胃肠外无其他脏器脱出。很少伴有其他系统畸形。

2. 临床表现 出生时即出现部分肠管由裂口处突出在腹壁外,80% 在右侧,肠管水肿并增厚,肠袢相互粘连,伴有胶冻样物质披盖或胎粪色纤维假膜,肠管呈暗紫色,浆膜下可有血肿,有时有肠坏死或伴腹膜炎。腹裂患儿多数为早产儿或小于胎龄儿,且多见于年幼的母亲。

3. 治疗 出生后立即用无菌盐水纱布将脱出腹外的

肠管覆盖,做好术前准备,施行急症手术。由于腹腔容积较小,手术时胃肠复位困难,多采用二期或分期整复修补。近年来已有部分无其他肠道畸形的腹裂患儿,采用麻醉下非缝合法 I 期回纳治疗获得成功。由于手术技术的改进,术后使用有效的监护手段,国外存活率已达 90%,国内病死率仍 >50%,尤其是早产儿 >70%。

(阴怀清)

参考文献

1. 郑珊 . 实用新生儿外科学 . 北京:人民卫生出版社, 2013:520-521.

2. Chen CP,Wang LK,Chern SR,et al. First-trimester diagnosis of recurrent omphalocele associated with fetal trisomy 18 but without parental mosaicism. Taiwan J Obstet Gynecol, 2015,54(2):194-195.

3. Kouame BD,Odehouri Koudou TH,Yaokreh JB,et al. Outcomes of conservative treatment of giant omphaloceles with dissodic 2% aqueous eosin:15 years' experience. Afr J Paediatr Surg,2014,11(2):170-173.

4. Aldridge B,Ladd AP,Kepple J,et al. Negative pressure wound therapy for initial management of giant omphalocele. Am J Surg,2016,211(3):605-609.

第 28 节　梅干腹综合征

梅干腹综合征(prune belly syndrome,PBS)又称先天性腹壁肌肉发育不良综合征即梨状腹综合征、Obrinsy 综合征、Triad 综合征、Engle-Barret 综合征等,是腹壁肌层缺损、隐睾和尿路畸形三联症。在活产新生儿中发病率 $1/(29\ 000{\sim}50\ 000)$[1],多为散发,表现为腹壁肌肉纤维完全缺如,或由一层薄的、没有功能的纤维组织代替。单块肌肉缺如比整组肌肉缺如多见;一侧肌肉缺如比两侧多见。腹壁肌肉缺如发生率的高低依次为腹横肌、脐下腹直肌、腹内斜肌、腹外斜肌、脐上腹直肌。约 95% 发生于男性。

(一)病因及病理

自 1839 年 Frolich 首次报道 PBS 以来,本病的诊断和治疗有了很大的进展,但对其病因和发病机制的认识仍不很清楚。目前,PBS 发病机制有三种假说:①尿道梗阻假说,认为腹壁肌肉发育不良的根本原因就是膀胱流出道梗阻;②胚源性假说,认为在胚胎发生过程中,由于肌节未降至体干腹侧,或未能于腹侧中心融合,造成腹壁肌肉的原发性缺损;③染色体畸变假说,PBS 的发病率男性远大于女性,双胎患病比率大,从而提示该病的发生可能和遗传有关。

(二)临床表现

部分病例可表现有典型腹壁肌肉发育不良、巨大膀胱等泌尿系畸形和隐睾症"三联症"。患儿腹壁松弛,有许多皱褶,腹壁菲薄,可见肠型,脐移向上腹部,下腹部隆起为巨大膀胱,因腹肌收缩无力,坐立困难,咳嗽无力,呈矛盾式呼吸,易患呼吸道感染,伴有双侧隐睾。腹部触诊如软袋,可见肠蠕动波。此外尚可伴肢体畸形、肛门闭锁、双角子宫和肺透明膜病等多种疾患。本病有遗传因素,但染色体核型正常。孕母产前 B 超检查若发现胎儿腹部巨大囊性包块,应考虑到本病可能。

(三)治疗及预后

对 PBS 的治疗仍存在很多争议,但对治疗的主要目的已达成共识,即维持肾功能,防止尿路感染。多数人主张非手术疗法治疗腹肌缺如,用弹力绷带或腹带包扎腹部,可防止腹内脏器损伤,并便于小儿爬行。有人发现局部腹壁缺损在发育过程中可自行闭合。如疑有泌尿道梗阻应手术探查,去除梗阻原因。有人用人造材料或自身组织修补腹肌缺损,获得成功。近年来有研究认为[2],根据个体的病情不同,应在一次外科手术治疗中,纠正腹部缺损,重建尿道,行睾丸固定术及包皮环切术等。但由于手术的并发症和疾病进展的原因,相当多的患儿需要再次手术。据统计,20%PBS 患儿在新生儿期死亡,生后前 10 天多死于肺发育不良,以后多死于肾功能不良;多于 2 岁以内死亡,少数可活至成年。本病合并严重泌尿系统畸形者预后差。

(阴怀清)

参考文献

1. 郑珊 . 实用新生儿外科学 . 北京:人民卫生出版社, 2013:546-548.

2. Lopes RI,Tavares A,Srougi M,et al. 27 years of experience with the comprehensive surgical treatment of prune belly syndrome. J Pediatr Urol,2015,11(5):276.e1-7.

第13章 心血管系统疾病

第1节 心脏的胚胎发育

先天性心血管畸形是由于胚胎期心脏血管发育异常所形成,因此,熟悉心血管胚胎发育过程对理解先天性心血管畸形的病理形态变化和临床诊断十分重要。心血管系统来源于中胚层,其形成过程十分复杂,而目前心血管胚胎发育的资料大多来源于不同动物胚胎发育阶段的观察和研究结果,迄今尚难以对人类胚胎发育过程进行系统观察[1]。原始心血管系统在胚胎第3周已初步建立,心脏即开始搏动,并在此基础上进行生长、发育和改建等过程。至胚胎第5周末,已基本完成外形演变和复杂的内部分隔,是胚胎发生和行使功能最早的重要器官。

(一)原始心脏的形成

人胚第18天,口咽膜头侧的生心区中胚层内出现围心腔,围心腔腹侧的中胚层(即脏层)细胞密集,形成前后纵行、左右并列的一对细胞索,即生心索。接着,生心索中央腔隙,逐渐形成一对平行的心管。随着胚胎头褶的形成,胚体头端向腹侧卷曲,原来位于口咽膜头侧的心管和围心腔便转到咽的腹侧,原来在围心腔腹侧的心管则转至它的背侧。当胚体发生侧褶时,左、右心管从胚体的两侧向中线靠拢,并从头端至尾端逐渐融合,约在第22天,融合成一条心管。心管的头尾两端未融合,各与成对的动、静脉相接。与此同时,围心腔的背侧渐渐陷入,于是在心管的背侧出现了心背系膜,将心管悬连于心包腔的背侧壁。心背系膜的中部很快退化消失,形成一个左右交通的孔道,即心包横窦。当心管融合和陷入心包腔时,其周围的间充质逐渐密集,形成一层厚的心肌外套层,将来分化成为心肌膜和心外膜。内皮和心肌外套层之间的组织为较疏松的胶样结缔组织,称心胶质,将来参与组成心内膜[2]。

(二)心脏外形的建立

心管的头端与动脉连接,尾端与静脉相连,两端连接固定在心包上。心管各段因生长速度不同,首先出现三个膨大,由头端向尾端依次称心球、心室和心房。以后在心房的尾端又出现一个膨大,称静脉窦。心房和静脉窦早期位于原始横膈内。静脉窦分为左、右两角。左、右总主静脉、脐静脉和卵黄静脉分别通入两角。心球的远侧较细长,称动脉干。动脉干前端连接动脉囊,动脉囊为弓动脉的起始部。在心管发生过程中,由于其两端固定在心包上,而游离

部(即心球和心室部)的生长速度又远较心包腔扩展的速度快,因而心球和心室形成“U”形弯曲,称球室襻,凸面向右、前和尾侧。不久,心房渐渐离开原始横膈,位置逐渐移至心室头端背侧,并稍偏左。相继静脉窦也从原始横膈内游离出来,位于心房的背面尾侧,以窦房孔与心房通连。此时的心脏外形呈“S”形弯曲,而心房受前面的心球和后面的食管限制,故向左、右方向扩展,结果便膨出于动脉干的两侧(图13-1-1)。心房扩大,房室沟加深,房室之间遂形成狭窄的房室管。心球则可分为三段:远侧段细长,为动脉干;中段较膨大,为心动脉球;近侧段被心室吸收,成为原始右心室。原来的心室成为原始左心室,左、右心室之间的表面出现室间沟。至此,心脏已初具成体心脏的外形,但内部仍未完全分隔[2]。

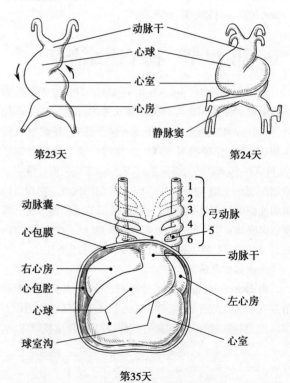

图13-1-1 心脏外形的演变

(引自:桂永浩,韩玲.胎儿及新生儿心脏病学.北京:北京科学技术出版社,2014:16)

(三)原始心脏内部的分隔

原始心脏内部的分隔始于胚胎第4周,包括房室管、心房、心室、心球和动脉干以及静脉窦的分隔,至第8周末基

本完成。在此过程中，其内部结构还应包括心脏瓣膜和心脏传导系统的形成。

1. **房室管的分隔** 房室管为心房与心室交界处的狭窄通道，在心脏外表面的相应部位则有一缩窄环。人胚第4周时，房室管背侧和腹侧壁的心内膜下组织增生，突入房室管，形成一对隆起，分别称为背、腹心内膜垫。第5周末，两个心内膜垫彼此对向生长，互相融合，便将房室管分隔成左、右心房室孔(图13-1-2)。围绕房室孔的间充质局部增生并向腔内隆起，逐渐形成房室瓣，右侧为三尖瓣，左侧为二尖瓣。

2. **原始心房的分隔** 人胚第4周末，在原始心房顶部背侧壁的正中线处，呈矢状位长出一新月形隔膜，称原发隔或第Ⅰ房间隔。此隔渐向心内膜垫方向延伸，将原始心房分隔为左、右心房。分隔完成前，在其游离缘与心内膜垫之间暂时留有一孔，称原发孔或第Ⅰ房间孔。随着原发隔继续向下生长并最终与心内膜垫融合，原发孔由大变小，直至闭合。在原发孔闭合前，原发隔上部的中央区域被吸收变薄，出现一些小的穿孔，小孔融合成一个大孔，称继发孔或第Ⅱ房间孔。第5周末，紧邻第Ⅰ房间隔的右侧，在心房头端腹侧壁，又生长出一个较厚的新月形肌性隔，称第Ⅱ房间隔或继发隔，不断朝心内膜垫方向生长，其下缘呈弧形，当其前后缘与心内膜垫融合后，下方留有一卵圆形的孔，称卵圆孔。卵圆孔与继发隔交错重叠，覆盖于卵圆孔左侧的原发隔较薄，成为卵圆孔瓣(图13-1-2)。胎儿时期，由于肺循环尚未开放，因此右心房的压力大于左心房，使右心房的血液由卵圆孔推开卵圆孔瓣，经第Ⅱ房间孔进入左心房，左心房的血液因卵圆孔瓣的覆盖而不能流入右心房。胎儿出生后，由于肺循环开始，左心房压力增大，致使两个隔紧贴并逐渐愈合形成一个完整的隔，卵圆孔关闭成为卵圆窝，左、右心房完全分隔[2-3]。

3. **原始心室的分隔** 人胚第4周末，原始心室底部组织增生，形成一个较厚的半月形肌性隔膜，伸入心室腔，为室间隔肌部(图13-1-2)。该隔膜持续地向心内膜垫延伸，其上缘凹陷，与心内膜垫之间留有一孔称室间孔，使左、右心室相通。至胚胎第7周，室间孔被左、右球嵴向心室延伸和心内膜垫增生共同形成的结缔组织膜，即室间隔膜部封闭。至此，肺动脉干与右心室相通，主动脉与左心室相通。

4. **动脉干和心动脉球的分隔** 人胚第5周，动脉干和心球内膜局部增厚，形成两个相对生长的螺旋状纵嵴，称左、右球嵴。两嵴逐渐向中线靠拢并向心室延伸，约在第8周，融合成一个螺旋形的隔膜，称主动脉肺动脉隔(图13-1-3)。它将动脉干和心球分隔成升主动脉和肺动脉干。因为主动脉肺动脉隔为螺旋状，故肺动脉干呈扭曲状围绕升主动脉，其根部在升主动脉的右侧，中段绕过升主动脉的腹面，上段到达升主动脉的左侧。主动脉的血液流入第1、2、3、4对弓动脉，肺动脉干的血液进入第6对弓动脉。随着心球远端逐渐并入心室壁，以及主动脉肺动脉隔呈螺旋状走行，并入的心球远端分别成为成体右心室的动脉圆锥又称漏斗，以及左心室的主动脉前庭，它们分别与肺动脉干和主动脉相连接。动脉圆锥和主动脉前庭腔面光滑，而心室其余部分的腔面因有肌小梁形成而显得凹凸不平。球嵴尾端的结缔组织向心室推进，参与室间隔膜部的形成[2,4]。

(四)主动脉弓和肺动脉的发育

弓动脉先后共发生6对，都从动脉囊发出，分别走行各对鳃弓内，绕过前肠的外侧，通连于同侧的背主动脉(图13-1-4)。6对弓动脉并不同时存在，常常在后一对出现时，前一对已退化消失或发生演变，各对弓动脉的演变结果如下：第1对弓动脉：在第3对弓动脉形成时便退化消失。第2对弓动脉：继第4对弓动脉形成和增大之后退化。但与第2对弓动脉相连的头侧背主动脉和腹主动脉均不消失，头侧的腹主动脉成为即左、右颈外动脉。第3对弓动脉：与其相延续的背主动脉形成颈内动脉。第4对弓动脉：形成主动脉弓。第5对弓动脉：发育不完全，很快消失。第6对弓动脉：左、右第6弓动脉各发出一分支到肺芽；两侧的分支分别与同侧第6弓动脉的近侧段共同形成左、右肺动脉；远侧段保留，连接于左肺动脉与主动脉弓之间，即动脉导管；随着动脉干的分隔，肺动脉与肺动脉干通连。第7节间动脉：自背主动脉背侧发出并向头移位。这样形成了一个原始的双主动脉弓(Edward's双弓假设)，包含主动脉弓和双侧的动脉导管，降主动脉位于中央。每一个主动脉弓发出独立的颈总动脉分支和锁骨下动脉分支；锁骨下动脉为第7节间动脉向头侧移位至动脉导管和颈总动脉之间的位置。

根据Edward双弓假设学说，原始的双主动脉弓形成后，如果胚胎右弓的背段在右锁骨下动脉和降主动脉之间中断，右侧动脉导管退化，就形成左位主动脉弓，中央的背

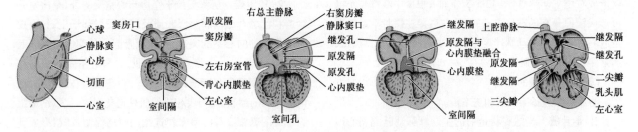

图 13-1-2　房室管、心房及心室的分隔
(引自:桂永浩,韩玲. 胎儿及新生儿心脏病学. 北京:北京科学技术出版社,2014:17)

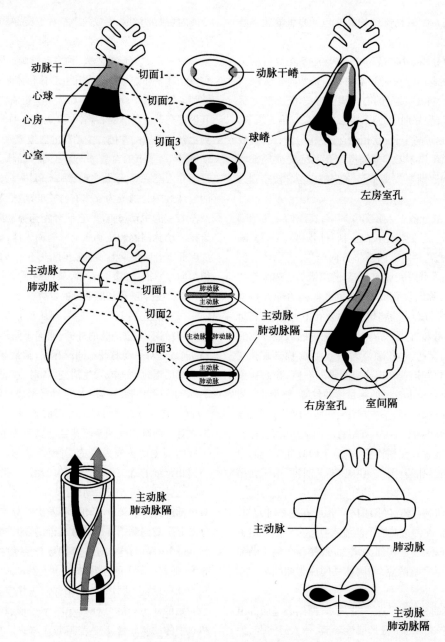

图 13-1-3　动脉干和心球的分隔
(改编自:桂永浩,韩玲.胎儿及新生儿心脏病学.北京:北京科学技术出版社,2014:20)

主动脉向脊柱左侧移位形成降主动脉(图 13-1-5,上排)。左位主动脉弓是最常见主动脉弓类型,通常称为正常位左位主动脉弓。如果原始的双主动脉弓中断发生在胚胎左弓,就形成右位主动脉弓(图 13-1-5,下排);根据中断部位不同可形成镜像分支的右位主动脉弓、右弓伴左锁骨下动脉迷走或右弓伴左无名动脉迷走。右位主动脉弓为少见类型,通常伴有先天性心脏病。

（五）心脏瓣膜的形成

心脏瓣膜包括半月瓣和房室瓣。

1. 半月瓣　当螺旋状走行的主动脉肺动脉隔将心球和动脉干分隔为升主动脉和肺动脉干时,在两条动脉下端开口处,亦即心球与动脉干交界处,内皮下的心胶质和间充

质局部增生,连同表面的内皮各自形成三个瓣膜隆起。这三个瓣膜隆起朝向动脉开口面的根部凹陷变空如袋状,逐渐形成三个半月形的薄膜状瓣膜,称半月瓣。

2. 房室瓣　房室瓣位于心房与心室交界处,是房室管管壁和已融合心内膜垫心胶质及间充质局部增生,和内皮一起形成朝向心室的突起,称瓣膜隆起。早期的瓣膜隆起外形粗钝,心室面一度有大量心肌,并与心室壁的肌柱相连。以后瓣膜隆起变薄,基部变宽,心室面的心肌消失,逐渐变成薄的瓣膜,与瓣尖相连的肌柱退化消失,代以结缔组织形成的腱索。与心室壁相连续的肌柱保留,增粗形成乳头肌。腱索与乳头肌相连,乳头肌的收缩可拉紧腱索,从而可对抗心室收缩时血液对瓣膜的压力,不致使瓣膜向心房

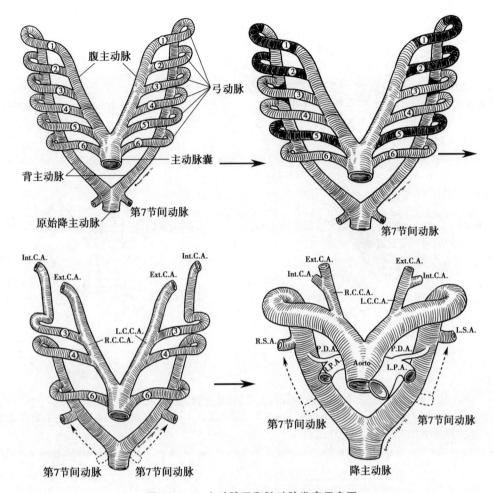

图 13-1-4 主动脉弓和肺动脉发育示意图

黑色部分代表将退化的弓动脉。Int.C.A：颈内动脉；Ext.C.A：颈外动脉；L.C.C.A：左颈总动脉；R.C.C.A：右颈总动脉

（改编自：Shuford WH，Sybers RG. The Aortic Arch and its Malformations. Charles C Thomas，Springfield，Illinois，1974）

弯曲，并防止血液由心室倒流入心房。位于左、右心房室管的瓣膜隆起分别发育形成二尖瓣和三尖瓣。

（六）心传导系统的形成

心传导系统位于心壁内，由特殊分化的心肌细胞组成。包括窦房结、房室结、房室束及左、右束支[2]。

1. 窦房结的发生 窦房结来源于静脉窦的右壁，当静脉窦并入右心房时，窦房结位于上腔静脉（右总主静脉）进入右心房的入口处。约在人胚第6周时，在上腔静脉和右心房交界处，近静脉窦瓣头端部位的细胞增生出现一个致密区，称窦房区，它由小细胞和裂隙状的小血管组成。8周时，裂隙状小血管连接形成1条窦房结动脉，动脉管壁薄并与周围组织分界不清。第10~12周，窦房区细胞大量增生并围绕窦房结动脉，此时，窦房区改称为窦房结。随着窦房结的进一步发育分化，结内有大量胶原纤维构成网架，网眼中有三种大小不等的细胞，即起搏细胞、移行细胞和心肌细胞。约在胚胎第3个月初，窦房区已出现胆碱酯酶阳性的神经纤维。4个月时，窦房结内可见椭圆形的结内神经节

和较粗大的神经纤维。5个月时出现结外神经节，并逐龄增多。7个月时，在窦房结外侧的心外膜内，结外神经节已可分出深、浅两组，以后进一步发育，至出生前已与成人相近。窦房结整体呈扁梭形，长3.5~4.0mm，宽2.0~2.5mm，厚0.8~1.0mm，窦房结与心外膜之间隔以少量结缔组织，与心内膜之间有心房肌相隔。

一般认为，起搏细胞的形态与胚期的原始心肌细胞相似，在功能上是心脏搏动的起始细胞，在生后的相当时期内，仍可进一步分化发育，中心粒的存在也说明它们具有潜在的分裂增生能力；移行细胞为起搏细胞和心肌细胞之间的过渡型细胞，因此，形态变异较大，它们具有起搏和传递冲动的双重功能。

2. 房室结的发生 房室结起源于静脉窦左侧壁和房室管的肌纤维。由于静脉窦左角并入右心房，其左壁的细胞移至房间隔基部、冠状窦开口的前上方，与房室管处的肌纤维一起分化成房室结。房室结的结构与发生和窦房结基本相似，也由三种细胞和结缔组织以及血管、神经所组成。

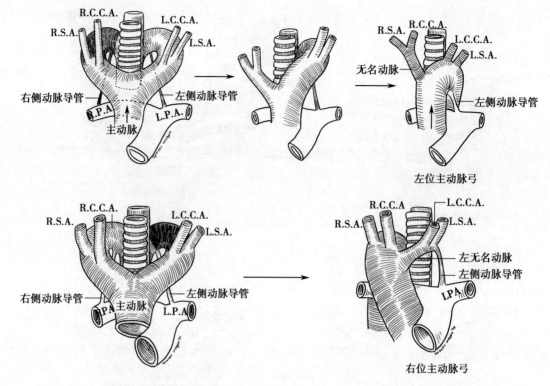

图 13-1-5 正常左位主动脉弓（上排）以及变异的右位主动脉弓（下排）

黑色部分代表中断部位。L.S.A：左锁骨下动脉；R.S.A：右锁骨下动脉；L.C.C.A：左颈总动脉；R.C.C.A：右颈总动脉；LPA：左肺动脉；RPA：右肺动脉

（改编自：Shuford WH，Sybers RG. The Aortic Arch and its Malformations. Charles C Thomas，Springfield，Illinois，1974）

3. 房室束及左、右束支及普肯耶纤维的形成 起初，心房与心室之间的肌束是连续的，随着心脏的分隔，房室管周围的心外膜内出现纤维性结缔组织把心房肌和心室肌隔开。但房室管处还留下一束肌细胞，由此分化形成房室束。房室束的左、右束支则相当于心室与心球交界处的肌纤维特化而成。左、右束支再分出许多细小分支，形成普肯耶纤维网。房室束、左、右束支及普肯耶纤维网均由普肯耶纤维构成。

（刘芳 桂永浩）

参考文献

1. Marcela SG，Cristina RM，Angel PG，et al. Chronological and morphological study of heart development in the rat. Anat Rec，2012，295：1267-1290.

2. 桂永浩，韩玲 . 胎儿及新生儿心脏病学 . 北京：北京科学技术出版社，2014.

3. Van den Berg G，Moorman AF. Concepts of cardiac development in retrospect. Pediatr Cardiol，2009，30：580-587.

4. Schleich JM，Dillenseger JL，Houyel L，et al. A new dynamic 3D virtual methodology for teaching the mechanics of atrial septation as seen in the human heart. Anat Sci Educ，2009，2：69-77.

第2节 胎儿和新生儿循环特点

（一）胎儿循环特点

胎儿循环（fetal circulation）包括两条通路[1]。第一条通路：由胎盘来的氧合血经脐静脉进入胎儿体内，约50%的血流进入肝与门静脉血流汇合，另一部分经静脉导管流入下腔静脉，与来自下半身的静脉血混合流入右心房；由于下腔静脉瓣的阻隔作用，这部分血流约1/3经卵圆孔流入左心房、左心室，然后经升主动脉流入冠状动脉、头臂动脉和降主动脉。该通路血液氧合程度较高，胎儿的肝、脑、心脏和上肢得到优先供应。

第二条通路：来自上半身的静脉血经上腔静脉流入右心房，大部分直接注入右心室，与从下腔静脉回流的部分血流一起进入肺动脉。由于胎儿肺脏处于压缩状态，肺血管阻力高，只有少量血流入肺，通过肺静脉流入左心房、左心室，而约80%的血经动脉导管流向降主动脉，与来自升主动脉的部分血流汇合，供应腹腔内脏器官及下肢，最后由脐动脉回流到胎盘。

可见，胎儿通过胎盘与母体连接，完成营养物质和氧气的交换。胎儿循环的两条通路构成了"并联循环"，其特

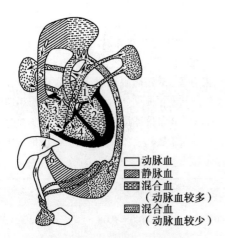

动脉血
静脉血
混合血
（动脉血较多）
混合血
（动脉血较少）

图 13-2-1　正常胎儿循环

点(图 13-2-1)使胎儿肝供血的含氧量最高,心、脑、上肢次之,而下半身供血的含氧量最低,从而优先保证了肝、脑、心脏和上肢等器官的发育。胎儿时期肺处于压缩状态,没有呼吸功能,右心室承担着较左心室更大的容量负荷和压力负荷。静脉导管、卵圆孔及动脉导管成为胎儿血液循环中的特殊通道。

(二) 新生儿循环特点

出生后随着新生儿的呼吸建立,肺泡扩张,肺小动脉扩张,肺血管阻力快速下降,出生后 24 小时,平均肺动脉压力降为体循环血压的一半,此后虽缓慢降低。肺循环压力和阻力下降,使肺循环血量明显增多,肺静脉回流入左心房的血量也明显增加,左心房压力增高,左心房压力超过右心房,使卵圆孔发生功能性关闭,右心房血流不再通过卵圆孔进入左心房;出生后 1 年以内卵圆孔发生解剖性闭合,形成卵圆窝。新生儿时期卵圆孔关闭往往并不完全,可以检测到少量的左向右分流。20%~25% 的正常人卵圆孔没有完全解剖性闭合,但一般不产生血流动力学异常。

出生后脐带结扎,低阻力的胎盘循环终止,体循环阻力增高,因此,从肺动脉经动脉导管流向主动脉的血流逐渐减少,最后逆转为血流从主动脉反向流入肺动脉。氧合血对动脉导管的刺激,加之内源性物质如前列腺素、缓激肽等的作用,使动脉导管壁平滑肌收缩,动脉导管发生功能性关闭,出生后 6~8 周内动脉导管闭锁,形成动脉韧带。足月儿约 80% 在出生后 10~15 小时动脉导管形成功能性关闭;约 80% 婴儿在生后 3 个月内、95% 婴儿在生后 1 年内形成解剖上关闭。随着动脉导管关闭,主动脉血液全部注入降主动脉,胎儿时期在左锁骨下动脉开口处与动脉导管入口之间的主动脉峡部逐渐扩大,一般在出生后 3~4 个月内峡部消失。若持续不消失则形成主动脉缩窄。

脐带结扎后,脐动、静脉退化,6~8 周后完全闭锁,逐渐形成韧带。静脉导管逐渐闭锁,形成静脉导管索。

综上所述,出生时通过一系列复杂的过程,新生儿肺循环和体循环逐渐分隔并形成“串联循环”。这种变化使血液气体交换部位由胎盘转至肺部。但在新生儿早期往往经历了一个过渡阶段。出生后 5 天内,体、肺循环很不稳定[1],可以出现下列情况:①肺血管阻力下降不完全,心内和大血管水平仍可存在右向左分流或双向分流。②在某些因素的影响下,如感染、酸中毒等原因,可以导致已经关闭的动脉导管再开放。这种情况尤其多见于早产儿。③容易受先天性心脏病影响。如合并左向右分流型先天性心脏病者肺动脉压力的生理性下降缓慢;如伴有右心梗阻性先天性心脏病者,由于持续低氧血症和右心压力增高,可使动脉导管持续开放,卵圆孔延迟不关。

(黄国英)

参考文献

1. 杨思源,陈树宝. 小儿心脏病学. 第 4 版. 北京:人民卫生出版社,2012:18-22.

第 3 节　新生儿心电图特点

新生儿心电图受到从胎儿向新生儿的转折期血流动力学的影响,呈动态变化。尤其是生后 24 小时内变化更明显。胎儿时期,由于肺血管阻力较高,胎儿的右心室压力接近左心室,右心室与左心室之比 >1,因此,右心室优势是胎儿和新生儿心电图的特征。出生后呈现以下变化:随年龄增长,心率逐渐减慢,P 波时限、P-R 间期和 QRS 时限延长,QRS 电压逐渐增高;生后数天内,右心室收缩压开始下降,胸前导联 QRS 轴由右向左转移。由于受生长发育的影响,早产儿心率较足月儿快,且 QRS 电压较低,右心优势不明显。此外,围产期窒息、缺氧缺血、血 pH 和电解质等水平的变化,都会给准确判断新生儿心电图变化带来困难,故必须结合临床进行全面分析[1-2]。

虽然新生儿心电图有很大的差异,但仍然是一个很有价值的简单的非侵入性诊断方法。所以对疑有心血管疾病的新生儿,仍不失为常用的检查方法。

(一) 新生儿心电图正常值

1. 心律和心率　新生儿正常节律为窦性心律,即具有正常 P-QRS-T 的关系。在安静状态下,新生儿的心率范围是 90~180 次/min。与相同日龄的足月儿比较,早产儿心率较快。

2. 心电图时限

(1) P-R 间期:为激动自窦房结发出后经过整个心房,在房室结稍做逗留后传至希氏束及左、右束支,最后到达普肯耶(purkinje)纤维,是心房激动至心室开始除极为止的全部时间,正常范围为 0.07~0.12 秒。

(2) QRS 时限:代表心室除极时间,在娩出时平均 0.065 秒,第 1 周末下降至大约 0.06 秒。

(3) Q-T 间期:包括心室除极及复极两个过程的时间总和。新生儿期,尤其是早产儿,Q-T 间期相对较长。因受年龄和心率的影响,通常用 Q-Tc 表示。对相同年龄不同心率的 Q-T 间期用 Bazett 公式纠正,其纠正值称为 Q-Tc

（或 K 值）：

$$Q\text{-}Tc = Q\text{-}T 间期（秒）/ \sqrt{R\text{-}R 间期（秒）}$$

新生儿期 Q-Tc 平均值约 0.40 秒。Q-T 间期相对较长的原因可能与分娩时以及产后新生儿循环途径的调整或心肌劳损、低体温有关。

3. 心电图波形（表 13-3-1、表 13-3-2 和图 13-3-1）

（1）P 波：新生儿期 P 波振幅较高，甚至可高达 0.3mV，但一般为 0.21~0.25mV。其原因与该时期右心房相对较大、出生早期肺动脉压较高有关，其次可能与新生儿胸腔小、肺扩张不全在一定程度上影响心脏外形和位置，以及胸壁较薄等因素有关。P 波时限较短，最长为 0.07 秒，P_{V_2} 电压 $>P_{\text{II}}$，这两者均与新生儿期 P 向量环的最大向量指向前方有关。1 个月以后 P 向量环指向左下方。P 波在额面的电轴位于 0~+90°，平均为 +60°。正常情况下在 I、II、aVF 导联 P

表 13-3-1 新生儿心电图正常值

年龄	心率（次/min）	心电轴（°）	P-R 间期（秒）	QRS 时限（秒）	Q-T 间期（秒）
出生~1 天	88~158	+94~+224	0.08~0.14	0.05~0.08	0.20~0.39
~7 天	85~162	+96~+207	0.08~0.14	0.05~0.07	0.21~0.34
~28 天	115~172	+60~+212	0.09~0.13	0.05~0.07	0.23~0.31

表 13-3-2 新生儿 II 导联 P 波和心前导联 R 波和 S 波电压正常值

年龄	P_{II}	R_{V3R}	R_{V1}	R_{V5}	R_{V6}	S_{V3R}	S_{V1}	S_{V5}	S_{V6}
出生~1 天	0.2~2.0	3.0~19.0	4.5~21.0	1.2~13.5	0.2~11.5	0~15.0	0~34.0	2.5~20.0	0.3~14.0
~7 天	0.5~1.5	6.0~25.0	8.0~30.5	2.5~16.5	1.5~13.0	0~11.0	0~22.0	0~17.0	0~11.5
~28 天	0.5~2.6	3.0~24.0	7.0~29.0	3.0~20.0	1.0~13.0	0~10.0	0.5~16.0	3.2~17.0	0~12.0

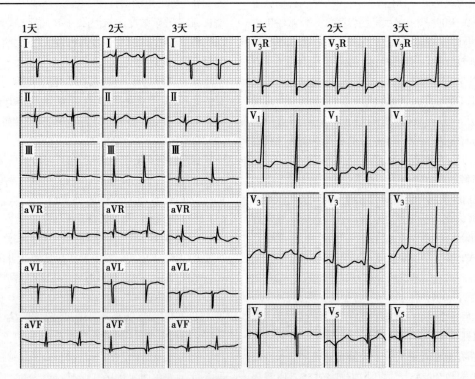

图 13-3-1 出生后连续 3 天记录，足月儿心电图特征

1~3 天男孩足月顺产，体重 2970g，Apgar 评分 10 分。此图为生后 3 天连续记录（第 1 天为出生 7 小时记录），心电图特征：右心室占优势，窦性心律，心率为 111 次/min 左右，P-R 间期 0.12 秒，QRS 时限 0.05~0.06 秒，Q-T 时限 0.30 秒左右，电轴 +140°~+150°，V_{3R}、V_1 均有高的 R 波，V_5 R/s >1 呈均势序列。第 1 天肢体导联 T 波较低平，T_{V3R}、V_1 呈直立为主的双相波，T_{V5} 双相；2 天以后，各导联 T 波电压较第 1 天高，T_{V3R}、V_1 由双相转为倒置，T_{V5} 由双相转为直立。II、III、aVF 可见 Q 波，I 无 Q 波

波为直立,Ⅲ、aVL 呈直立、双相、倒置,aVR 倒置。水平面 P 电轴为 0~+60°,V_1、V_2 呈双相,V_3~V_6 常直立。

(2) QRS 波:由于新生儿具有右心室占优势的特征,可使心脏呈顺钟向旋转,QRS 波起始向量有时可以指向左前方偏上,因此,在一部分新生儿中,左胸导联无 Q 波,个别新生儿右胸导联可呈 qR 型。Ⅱ、Ⅲ、aVF 导联可见深 Q 波,这并不具病理意义。随着年龄的增长,起始向量逐渐延伸向右侧,左胸导联 Q 波加深。

由于右心室占优势,心室除极时所产生的电位显著向右前突出,而向左后的电势常较小,因而造成右胸导联一高而宽的 R 波和一浅的 s 波。V_1 的 R 波可高达 2.0~2.5mV。左胸导联有一小 r 波和深的 S 波,24 小时内 S 波可深达 2.0mV,1 天至 1 个月可达 1.5mV。肢体导联 $R_Ⅲ$ 较高,$R_{I-Ⅱ}$ 较低。aVR 导联往往以 R 波占优势,可高达 0.7mV,少数表现为单向 R 波。

QRS 波群在胸导联(V_1~V_6)约为 50% 呈完全逆转型序列,即 V_1 呈 Rs 型,R/s>1。V_5 呈 rS 型,r/S<1。50% 呈均势序列,即从 V_1-V_6 均呈 Rs 型,R/s>1。1 个月以后完全逆转型序列消失,为均势序列代替。

(3) T 波:T 向量在新生儿期变化较大。生后 5 分钟内 T 向量指向左前方稍偏下。因而娩出后立即记录心电图,V_1 导联的 T 波通常是倒置的,1~6 小时为过渡阶段,T 向量显著向右前旋转,使右胸导联 T 波直立,左胸导联 T 波平坦或倒置,在生后 3~7 天 T 向量又向左回转,最后指向左后方,使右胸导联 T_{V1-V4} 倒置,左胸导联 V_5、V_6 直立。T 波变化如此之大与新生儿出生后血流动力学迅速改变有关。有人认为出生后 2 天以内,右胸导联 T 波直立是由于肺动脉高压所致,而左胸导联 V_5、V_6 及肢体 I 导联 T 波低平或倒置与肺动脉高压及动脉导管未闭伴左向右分流致左心室负荷过重有关。

4. **心电轴**　正常新生儿 QRS 额面电轴大约 +35°~+180°。统计资料显示,97% 以上的足月儿额面电轴≥90°。水平面 QRS 电轴的平均值生后第 1 天为 +130°,1 周末逐渐减少至 +110°,一直维持此水平到 1 个月。因而在新生儿中,除偶然情况外,右胸导联主波方向是向上的。正常额面 P 电轴位于 0~90°。T 波电轴在额面上较 P 与 QRS 电轴易变。分娩后 1~5 分钟 T 电轴为 +7°,2~4 小时转变为 +115°,4 小时以后直到 2~7 天又逐渐恢复到大约 +10° 水平。从第 1 周到第 3 个月开始,T 波的额面电轴逐渐增加,最大值可达 +60°。因而在生后 24 小时内 T 波在 I 导联可以是双向或偶尔倒置,24 小时以后在 I 导联直立。T 波的振幅在第 1 周内常常较低平。

(二) 早产儿心电图特点

早产儿由于右心室与左心室,以及肺小动脉发育均较足月儿差,故早产儿右心室优势轻且更快地向左心室优势转变。过期产儿右心室优势较足月儿明显,向左心室优势过渡缓慢。

早产儿心率一般比足月儿快。出生时多数在每分钟 140 次左右,3 天后增快至 150 次 /min,1 周时平均达 160 次 /min。早产儿的 P 波时限 <0.07 秒,振幅较低,如果 >3mm,必有右心房扩大存在。P-R 间期多 <0.12 秒,且很少受心率快慢的影响。QRS 波宽度多 <0.04 秒;与足月儿相比,早产儿的 QRS 波显示其右心优势不如前者明显。早产儿的 Q-T 间期比足月儿长(图 13-3-2)。

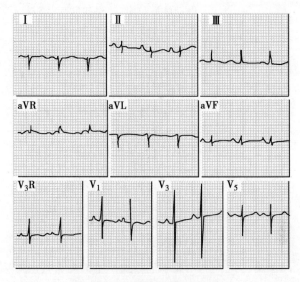

图 13-3-2　早产儿心电图特征
男孩 11 小时,早产儿,出生体重 1870g。心电图特征:窦性心律,心率 130 次 /min,P-R 间期 0.14 秒,QRS 时限 0.05 秒,Q-T 间期 0.28 秒,电轴 +137°,V_1 呈 RS 型,R/S=1,V_5 呈 rS 型,r/S<1,右心室优势不如正常足月儿显著

(桂永浩　田宏)

参考文献

1. Kliegman RM,Behrman RE,Jenson HB,et al.Nelson textbook of pediatrics.18th ed.Philadelphia:Saunders Elsevier,2007:1865-1869.

2. 江载芳,申昆玲,沈颖 . 诸福棠实用儿科学 . 第 8 版 . 北京:人民卫生出版社,2015:1519-1523.

第 4 节　新生儿先天性心脏病的筛查

先天性心脏病的发生率约为 1%,其中,重症先天性心脏病(表 13-4-1)约占 1/4,是导致婴儿和新生儿死亡的主要原因。目前,先天性心脏病的诊断和治疗已经取得长足的进步,重症先天性心脏病如果得到及时诊断和有效治疗,大部分患儿的生存率和预后都是令人鼓舞的。但是若这些患儿不能及时被发现,则可因严重缺氧、肺炎、心力衰竭等并发症而威胁生命;并且,延误诊断有导致患儿循环衰竭的危险,休克和酸中毒将影响患儿生命体征的稳定,增加外科手

表 13-4-1　Ewer 先天性心脏病严重程度分级[1]

先天性心脏病	定义
危重 * （critical）	出生后 28 天内需要介入手术治疗否则将导致死亡或严重影响预后者,包括:左心发育不良综合征,完全性大动脉换位和主动脉离断,以及部分主动脉缩窄、主动脉瓣狭窄、肺动脉瓣狭窄、法洛四联症、肺动脉闭锁伴室间隔缺损、完全性肺静脉异位引流等。
严重 * （serious）	不属于危重情况,但是生后 1 月到 1 岁需要介入或手术治疗,否则会死亡或严重影响预后的先天性心脏病。包括不属于危重类型的主动脉缩窄、主动脉瓣狭窄、肺动脉瓣狭窄、法洛四联症、肺动脉闭锁伴室间隔缺损、完全性肺静脉异位引流等以及其他严重类型的先天性心脏病如分流量大的室间隔缺损、动脉导管未闭等。
有意义 （significant）	不属于危重或严重的先天性心脏病,但需要密切随访者,包括:小的动脉导管未闭、小的房间隔缺损、小型室间隔缺损;轻度肺动脉分支血流异常等。
无意义 （non-significant）	出生时存在以下心脏问题,但存在小于 6 个月,包括:小型动脉导管未闭,小型心房间的交通(卵圆孔未闭 / 房间隔缺损);小型肌部室间隔缺损,轻度肺动脉分支血流异常等。

* 危重和严重先天性心脏病统称为重症先天性心脏病(major congenital heart disease)[2]

术的死亡率,即重症先天性心脏病延误或漏诊与病死率、病残率有着显著的联系。因此,早期发现、早期诊断,有助于及时给予合理有效的治疗,从而改善预后。

(一)国内外新生儿先天性心脏病筛查的发展情况

1. **先天性心脏病的筛查方法简介**　新生儿先天性心脏病的主要筛查方法传统上包括体格检查、产前超声检查,以及经皮血氧饱和度测量。

(1)常规的新生儿体格检查:包括观察肤色、毛细血管充盈度、呼吸模式和频率,听诊心脏和肺,触诊股动脉搏动。虽然技能熟练的临床医生对儿童进行体格检查的灵敏度和特异度较高,这有助于发现先天性心脏病,但使用体格检查的方法仍可能使 50% 产前超声未发现的先天性心脏病发生遗漏。

(2)产前超声:对于先天性心脏病尤其是危重先天性

心脏病的诊断是非常有意义的,但是各家报道的检出率不同,主要是受到技术水平的限制。美国最近的研究评估了产前超声检查对先天性心脏病的检出率情况,这些研究纳入了美国 4 个大型的三级医疗中心,回顾性地研究了产前超声检查对先天性心脏病的检出率,他们强调了先天性心脏病检出率非常低,只有 28%~33%,并认为这反映了医疗卫生系统缺乏统一的筛查标准。另一方面,产前超声需要较长时间的专业培训,完成一次检查耗时较长,费用相对昂贵,因此,作为普通筛查方法有一定局限性。

(3)经皮脉搏血氧饱和度测定:危重先天性心脏病的共同特点是低氧血症,严重的低氧血症可能表现出明显的发绀。然而,通常来说,还原血红蛋白达到 4~5g/dl 时才能够产生肉眼可见的发绀,而与血红蛋白的浓度无关。对于一个血红蛋白浓度 20g/dl 的新生儿,仅仅当经皮血氧饱和度 <80% 时才能够发现肉眼发绀;如果婴儿血红蛋白浓度 10g/dl,经皮血氧饱和度必须 <60% 才能发现明显发绀。而对于轻度低氧血症者,经皮血氧饱和度维持在 80%~95%,是看不出发绀的。所以临床使用经皮血氧饱和度监测更为准确。新生儿期绝大部分的危重先天性心脏病存在不同程度的低氧血症,所以有研究者提出将经皮血氧饱和度监测作为筛查先天性心脏病的方法之一。例如,与右上肢比较,下肢的经皮血氧饱和度偏低,提示可能存在与肺动脉高压以及主动脉缩窄有关的动脉导管水平的右向左分流。2010 年,美国新生儿和儿童遗传性疾病咨询委员会建议应该对新生儿先天性心脏病进行普查。但是,单纯采用经皮血氧饱和度筛查先天性心脏病的灵敏度不高。

2. **国外先天性心脏病筛查现状**　国外开展经皮血氧饱和度筛查危重先天性心脏病的研究较多,为新生儿危重先天性心脏病筛查提供了许多有用的科学资料(表 13-4-2)。Shakila 等检索了 Medline(1951~2011 年)、Embase(1974~2011 年)、Cochrane Library(2011 年)和 Sciearch(1974~2011 年),评估经皮血氧饱和度作为筛查方法以早期发现临床无症状的危重先天性心脏病的价值,筛选出 552 篇文献,最终纳入 13 篇符合要求的研究论文,共计 229 421 名新生儿,发现经皮血氧饱和度筛查重症先天性心脏病的灵敏度为 76.5%(95% CI 67.7-83.5)、特异度为 99.9%(95% CI 99.7-99.9)、假阳性率为 0.14%(95% CI 0.06-0.33),并且发现在出生 24 小时后经皮血氧饱和度筛查危重先天性心脏病的假阳性率远远低于在出生后 24 小时之内进行筛查(0.05% [0.02-0.12] 比 0.50 [0.29-0.86];P=0.0017),因此,经皮血氧饱和度筛查危重先天性心脏病具有高度的特异度和中等灵敏度,符合作为疾病普查方法的标准[4-5]。目前,美国大多数州和北欧国家已经普遍推广应用经皮血氧饱和度检测筛查新生儿危重先天性心脏病[3]。

3. **我国先天性心脏病筛查现状**　我国长期以来缺乏

表 13-4-2　经皮血氧饱和度筛查危重先天性心脏病的临床研究

作者和发表年份	研究设计	筛查地点	筛查年份	国别	样本量(n)	筛查对象	仪器型号	筛查时机	测量部位	阈值	敏感度(%)	特异度(%)	阳性预测值(%)	阴性预测值(%)
Ewer et al, 2011	前瞻性队列	医院	2008.02-2009.01	英国	20 055	新生儿(包括早产儿)	Radical-7 Masimo Corporation	出院前	右手和任何一脚	<95% 或两个部位的差值 >2%	75.00 (53.29-90.23)	99.12 (98.98-99.24)	9.23 (5.56-14.20)	99.97 (99.93-99.99)
Riede et al, 2010	前瞻性队列	医院	2006.07-2008.06	德国	41 442	新生儿(除外产儿)	Various	生后 24~72 小时	任何一脚	≤95%	77.78	99.90	25.93	99.99
Meberg et al, 2009	前瞻性队列	社区	2005-2006	挪威	50 008	新生儿(包括早产儿)	Radical-5 (Masimo Corporation)	生后 0~24 小时	任何一脚	<95%	—	—	—	—
de-Wahl Granelli et al, 2009	前瞻性队列	医院	2004.07-2007.03	瑞典	39 821	新生儿(包括早产儿)	Radical-4 (Masimo Corporation)	出院前	右手和任何一脚	<95% 或两个部位的差值 >2%	62.07 (42.3-79.31)	62.07 (42.3-79.31)	20.69 (12.75-30.71)	99.97 (99.95-99.99)
Reich et al, 2008	回顾性研究	医院	2003.12-2005.12	美国	1450	新生儿(除外产儿)	Oximax N-595(Nellcor Puritan Bennett)	—	任何一脚	≤94%	—	—	—	—
Arlettaz et al, 2006	前瞻性队列	医院	2003.05-2004.05	瑞士	3262	新生儿(包括早产儿, >35 孕周)	Oximax N-40 (Nellcor, Puritan Bennett)	生后 6~12 小时	任何一脚	<95%	100	99.7	63	100
Rosati et al, 2005	前瞻性队列	医院	2000.05-2004.11	意大利	5292	新生儿(除外产儿)	-	出院前,中位数 72 小时	任何一脚	≤95%	66.7 (11.6-94.5)	100 (99.9-100.0)	50	100
Bakr et al, 2005	前瞻性队列	医院	2004.01-2004.06	埃及	5211	新生儿(包括早产儿)	Digioxi PO 920 (Digicare Biomedical Technology)	出院前,中位数 31.7 小时	右手和任何一脚	<94%	30.8	99.9	80	-
Koppel et al, 2003	前瞻性队列	医院	1998.05-1999.11	美国	11 281	新生儿(包括早产儿)	—	出生 24 小时后或出院时	任何一脚	≤95%	60	99.95	75	99.98
Richmond et al, 2002	前瞻性队列	医院	1999.04-2001.03	英国	5626	新生儿(包括早产儿)	—	出院前,出生 2 小时后	任何一脚	<95%	—	—	—	—
Hoke et al, 2002	前瞻性队列	医院	1993.08-1995.02	美国	2876	新生儿(包括早产儿, >34 孕周)	Oximax N-50 (Nellcor, Puritan Bennett)	生后 6 小时之内、生后 24 小时和(或)出院时	右手和任何一脚	脚 <92% 或脚比手低 7%	—	—	—	—

统一、简便、准确的先天性心脏病筛查方案,对于在新生儿早期发现重症先天性心脏病、从而给予有效诊治、改善预后所起的作用十分有限。

(1) 体格检查结合心脏超声检查:筛查样本量普遍较小,大部分以单家妇幼保健院为单位,缺少网络平台,大部分为回顾性分析。苏桂兰等对承德市妇幼保健院出生的2200例新生儿进行每日体格检查和心脏听诊,发现心脏杂音或青紫者行心脏超声检查以明确诊断,结果发现心脏杂音19例、青紫1例,心脏超声检查确诊先天性心脏病19例。王天成等对北京市上地医院出生的新生儿,住院期间每日体格检查和心脏听诊,出生第2天心电图检查,对有病理性心脏杂音、青紫、气促等,以及心电图提示先天性心脏病者,进一步行心脏超声检查,筛查5581例,发现心脏杂音51例,其中超声确诊为先天性心脏病41例。韩英俊随机选取在北京市大兴妇幼保健院定期检查的孕妇2164例,采用心脏超声、常规宫内及生后3天检查,胎儿超声发现复杂先天性心脏病19例,生后超声发现先天性心脏病82例。

(2) 经皮脉搏血氧饱和度结合体格检查:筛查样本量普遍较小,以单家妇幼保健院为单位,缺少网络平台。樊启红等采用经皮血氧饱和度筛查新生儿先天性心脏病,对经皮血氧饱和度<90%的108例新生儿予以心脏超声检查,发现87例先天性心脏病。吴淑燕等采用经皮血氧饱和度对广东省人民医院分娩或转诊的331例新生儿进行先天性心脏病的筛查,同时进行心脏超声或CT检查明确诊断,发现单纯性先天性心脏病组与正常新生儿组的经皮血氧饱和度差异无显著性,复杂性先天性心脏病组与正常新生儿组的经皮血氧饱和度差异有显著性。

(3) 经皮脉搏血氧饱和度+心脏杂音听诊:近年来,复旦大学附属儿科医院先后领衔开展了两项前瞻性、大样本的新生儿先天性心脏病筛查的多中心研究。第一项研究[1]有全国11个省市的20家助产医院参加,评价了出生后6~72小时采用经皮血氧饱和度结合临床评估在筛查新生儿重症先天性心脏病中的有效性,分别计算对于筛查危重先天性心脏病和重症先天性心脏病的准确性。该项研究共筛查了连续出生的122 738名新生儿(其中,120 707名无症状、2031名有症状),心脏超声诊断为先天性心脏病1071例(包括重症先天性心脏病329例,其中危重先天性心脏病157例)。在无症状新生儿中,筛查危重先天性心脏病和重症先天性心脏病的灵敏度分别为93%和90%。漏诊危重先天性心脏病10例,其中,左心系统梗阻型先天性心脏病6例、青紫型先天性心脏病4例。单独临床评估和单独经皮血氧饱和度筛查危重先天性心脏病的假阳性率分别为2.7%和0.3%。在该研究中同时发现经皮血氧饱和度结合心脏杂音听诊可以取得与经皮血氧饱和度结合临床评估在筛查无症状重症先天性心脏病和危重先天性心脏病方面具备相同的敏感度,而假阳性率显著降低(重症先天性心脏病:2.39%

比2.74%,P<0.001;危重先天性心脏病:2.51%比2.86%,P<0.001)。上述结果在随后的第二项由上海市15家助产医院参加的更大样本(n=168 575)的研究[6]中进一步得到验证,即二项指标的组合(经皮血氧饱和度结合心脏杂音听诊)在新生儿早期筛查重症先天性心脏病具有很高的敏感度(92.1%)和特异度(98.9%)。

上述研究的部分主要成果于2014年发表于国际顶级医学杂志《柳叶刀》(The Lancet),该杂志同期发表评论文章,认为这是迄今为止全球最大样本的新生儿先天性心脏病筛查的研究,在发展中国家首次采用多中心研究证明,新生儿先天性心脏病筛查的可行性,为政府推动新生儿先天性心脏病筛查提供了足够的科学依据。这些研究也表明在经皮血氧饱和度检测的基础上,加上心脏杂音听诊作为新生儿先天性心脏病的筛查方法,可以显著提高对重症先天性心脏病(包括危重先天性心脏病)的检出率。上海市卫生计生委先后组织专家对《新生儿先天性心脏病筛查优化方案》和《新生儿先天性心脏病筛查可行性方案》进行了充分论证,在此基础上于2016年在上海市全面推广"二项指标"方案筛查新生儿重症先天性心脏病。该方法目前已经在全国多个地方推广应用。

(二) 新生儿先天性心脏病筛查的实施

1. 筛查工具

(1) 经皮血氧饱和度测量仪:用于筛查的经皮血氧饱和度测量仪必须符合安全有效的要求。经皮血氧饱和度测量仪应具备不受运动干扰的功能,即便在机体周围组织低灌注状态下也能较准确的获取经皮血氧饱和度数值。测量时必须使用新生儿专用的探头(传感器)。探头(传感器)可以是一次性的或者是可重复使用的,对于可重复使用的探头每次使用后必须进行适当的清洁,以降低交叉感染的风险。缠绕带式探头(传感器)可与皮肤更紧密地接触,因此,更适用于新生儿经皮血氧饱和度的测量。不同厂商生产的探头(传感器)通常只适合于同一厂商生产的经皮血氧饱和度测量仪。

(2) 听诊器:建议采用婴儿专用双面听诊器。听诊器包括膜式胸件和钟式胸件,两者转换仅需旋转180°即可。膜式胸件适合听取高频率(200~400Hz)杂音、S_1、S_2、收缩期喀喇音和瓣膜反流的杂音;钟式胸件适合听取低频(20-150Hz)杂音、低调的S_3、S_4和二、三尖瓣狭窄的舒张期杂音。为了使心音的音量不在听诊器内走失,胸件应紧贴胸壁,橡皮管应短而硬,管腔应细。

2. 筛查规范

(1) 经皮脉搏血氧饱和度测量

1) 操作人员:接受过新生儿先天性心脏病筛查培训、并取得新生儿先天性心脏病筛查资格证书的医护人员。

2) 筛查对象:助产医疗机构出生的所有新生儿,在出生后6~72小时(未吸氧或离氧状态至少12小时)接受经皮血氧饱和度测量。保持测量部位(右手和任何一只脚)

的皮肤清洁干燥。测量时新生儿需保持安静状态。

3) 筛查环境:避免强光和电磁场干扰。

4) 探头(传感器)放置:将新生儿专用探头(传感器)绕右手掌或任何一只脚掌一圈,探头(传感器)的光源接收器和发射器处于相对的位置。若经皮血氧饱和度仪只连接一个探头(传感器),则右手和脚可以先后放置测量,无顺序要求;若经皮血氧饱和度仪连接两个探头(传感器),建议右手和脚同时放置测量。

5) 结果读取:当经皮血氧饱和度仪显示的心率与新生儿的实际心率相符,且血氧饱和度数值和仪器的信号波形稳定至少 10 秒以上,可记录数据。

6) 结果评价:由于大多数危重先天性心脏病都存在不同程度的低氧血症,因此,采用经皮血氧饱和度测量可以筛查潜在的无症状危重先天性心脏病。筛查阳性的定义如下:①右手或任一脚的经皮血氧饱和度 <90%;②右手或任一脚的经皮血氧饱和度连续 2 次测量(每次间隔 2~4 小时)均在 90% 和 94% 之间;③右手和任一脚的经皮血氧饱和度差值连续 2 次测量(每次间隔 2~4 小时)均 >3%。以上 3 条满足任何一条即为筛查阳性。

(2) 心脏杂音听诊

1) 操作人员:接受过新生儿先天性心脏病筛查培训、并取得新生儿先天性心脏病筛查资格证书的医护人员。

2) 筛查对象:助产医疗机构出生的所有新生儿,在出生后 6~72 小时接受心脏听诊。保持胸部心脏听诊区皮肤清洁干燥。听诊时新生儿需保持安静状态。

3) 筛查环境:避免噪音干扰。

4) 听诊器胸件放置:将听诊器胸件放置于心脏瓣膜听诊区,包括:二尖瓣区:位于心尖冲动最强点,又称心尖区;肺动脉瓣区:位于胸骨左缘第 2 肋间;主动脉瓣区:位于胸骨右缘第 2 肋间;主动脉瓣第二听诊区:位于胸骨左缘第 3 肋间;三尖瓣区:位于胸骨下端左缘,即胸骨左缘第 4、5 肋间;其他听诊区:胸骨左缘第一至第五肋间。应注意的是,听诊区位置与心脏瓣膜的实际解剖位置并不一致。必须强调的是,许多重症先天性心脏病并不是心脏瓣膜畸形,而往往是心血管间隔或血管等畸形,如房间隔缺损、室间隔缺损、动脉导管未闭等,这时其心脏杂音的部位大多数位于心前区,通常沿着胸骨左缘第一至第五肋间,因此听诊时必须同时检查这个部位。

5) 听诊顺序依次为:二尖瓣区→肺动脉瓣区→主动脉瓣区→主动脉瓣第二听诊区→三尖瓣区→左缘第一至第五肋间。

6) 听诊内容:包括心率、心律、心音、心脏杂音等。在新生儿先天性心脏病筛查体系中,强调心脏杂音的听诊。

7) 心脏杂音的判断:心脏杂音强度一般采用 Levine 6

级分级法(表 13-4-3),主要指收缩期杂音,对舒张期杂音的分级有人也用此标准,但亦有人对舒张期杂音只分为轻、中、重三级。杂音级别为分子,6 为分母;如响度为 2 级的杂音则记为 2/6 级杂音。定义 2/6 级或以上的杂音为筛查阳性。根据在心动周期中的时相,心脏杂音可分为收缩期、舒张期和连续性杂音,每一时相还可进一步细分为特殊阶段的杂音,例如收缩早期杂音、收缩晚期杂音、舒张早期杂音、舒张晚期杂音等,但在新生儿、小婴儿或伴心动过速的病例中很难进一步细分。分辨杂音最响的部位对分析杂音产生的原因很有帮助,但对于伴有大动脉位置异常的先天性心脏病不能以瓣膜听诊区描述。

表 13-4-3　心脏杂音强度分级

级别	听诊特点
1	很弱,在安静环境下仔细听诊才能听到,易被忽略
2	较易听到,不太响亮
3	明显的杂音,较响亮
4	杂音响亮
5	杂音很强,且向四周甚至背部传导,但听诊器离开胸壁即听不到
6	杂音震耳,即使听诊器离胸壁一定距离也能听到

3. 新生儿先天性心脏病筛查及后续处理技术流程　助产医疗机构医护人员对出生后 6~72 小时的新生儿,采用 2 项指标(心脏杂音听诊 + 经皮血氧饱和度测定)进行筛查,任一指标阳性即为筛查阳性。筛查阳性的新生儿需要采用超声心动图仪检查,明确先天性心脏病的有无、类型及其严重程度。确诊为先天性心脏病的患儿,需进一步评估先天性心脏病类型及严重程度,并制定相应的治疗方案。此外,对先天性心脏病患儿的监护人进行健康教育,如预防肺炎、病情观察和护理等。

新生儿先天性心脏病筛查和后续处理流程见图 13-4-1。

4. 筛查培训与质量控制　筛查培训与质量控制是新生儿先天性心脏病筛查体系中非常重要的环节。建立新生儿先天性心脏病筛查培训基地和质控指导中心,组建新生儿先天性心脏病筛查培训讲师团,采用统一的培训教材和标准,对具体筛查实施人员(助产医疗机构医护人员)进行系统培训。培训内容包括新生儿先天性心脏病筛查的工作管理流程、技术流程、筛查的方法和注意事项等。定期对各助产医疗机构的筛查人员进行筛查技术的督导检查,严格做好新生儿先天性心脏病筛查的质量控制,对达不到新生儿先天性心脏病筛查技能要求的筛查人员进行再培训,以保证筛查结果的准确性和可靠性。

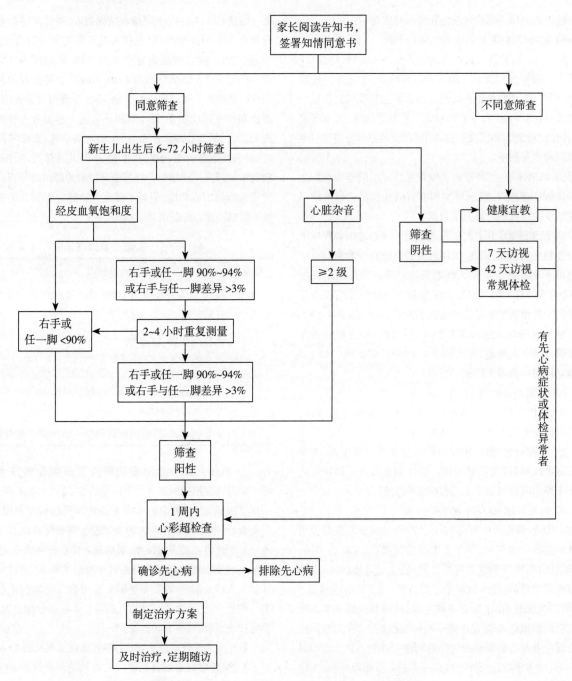

图 13-4-1 新生儿先天性心脏病筛查和后续处理流程

（黄国英 马晓静）

参考文献

1. Ewer AK, Middleton LJ, Furmston AT, et al. Pulse oximetry screening for congenital heart defects in newborn infants (PulseOx): a test accuracy study. Lancet, 2011, 378: 785-794.

2. Zhao QM, Ma XJ, Ge XL, et al. Pulse oximetry with clinical assessment to screen for congenital heart disease in neonates in China: a prospective study. Lancet, 2014, 384 (9945): 747-754.

3. Ma XJ, Huang GY. Neonatal pulse oximetry screening

improves detecting of critical congenital heart disease. Chin Med J (Engl), 2013, 126 (14): 2736-2740.

4. de-Wahl Granelli A, Wennergren M, Sandberg K, et al. Impact of pulse oximetry screening on the detection of duct dependent congenital heart disease: a Swedish prospective screening study in 39 821 newborns. BMJ, 2009, 338: a3037.

5. Kemper AR, Mahle WT, Martin GR, et al. Strategies for implementing screening for critical congenital heart disease. Pediatrics, 2011, 128: e1259-e1267.

6. Hu XJ, Ma XJ, Zhao QM, et al. Pulse Oximetry

and Auscultation for Congenital Heart Disease Detection. Pediatrics,2017,140.

第 5 节　新生儿先天性心脏病的超声诊断

先天性心脏病(简称先心病)是最常见的先天畸形,占活产新生儿的 6‰~10‰。严重复杂性先天性心脏病如不经治疗,30% 在生后 1 个月夭折,60% 在 1 岁以内死亡。目前,国内外对先天性心脏病的治疗已取得了很大的进展,许多复杂性先天性心脏病患儿在出生后不久即可根治,手术存活率已明显改观,因此,早期诊断对指导治疗、减少围产期和新生儿死亡率具有重要价值。超声心动图是一种应用超声波回波原理和多普勒效应,显示心脏大血管结构并评估心脏功能和血流动力学的无创伤性检查技术,是目前早期发现和诊断新生儿时期先天性心脏病最有价值的方法。与 X 线检查、心血管造影、CT、MRI 等其他心脏显像技术比较,超声心动图检查有许多优点[1]:①无损伤,无离子辐射或放射性危害;②操作方便,可在床旁进行,且能反复探测;③能实时动态观察心脏和大血管的解剖结构、心脏功能和血流动力学情况;④新生儿胸壁薄,有利于声束穿透,可获得较清晰的图像;⑤价格相对低廉。

(一)超声心动图检查的基础、基本原则和指征

超声波具有声波的物理特性,在传播中经过不同声阻的介质界面时会发生反射,即产生回波。两种组织的声阻差异越大,反射越强,而在一种相同性的介质中传播不产生回波。检查时超声探头发射超声波的同时,可以接收超声波在通过各层组织时产生的回波,通过对回波信号的分析处理,显示人体内部各层组织的解剖结构。心脏大部分被肺组织和胸骨遮挡,空气和骨骼与人体软组织间的声阻抗差异较大,反射强烈,超声束不能到达心脏内部,而低衰减的软组织和液体可使后方回声增强,通过这些组织可有较多的超声束到达心脏内部。习惯上将能够让超声束到达心脏表面的部位称为透声窗(acoustic window),主要有胸骨旁、心尖部、剑突下和胸骨上窝等,检查时要充分利用各个透声窗从不同角度全面观察心脏大血管的结构和血流动力学特征。

医学超声所用频率在 2~10MHz,声波在介质中的传播速度等于声波频率与波长的乘积,而声波在人体软组织中的传播速度可视为一常量,大致都在 1540m/s 左右,所以使用的频率越低,超声波在组织中传播的波长就越长,穿透力就越强;频率越高,超声波在组织中传播的波长就越短,分辨率就越高(波的纵向分辨率的极限是半波长)。在新生儿大多无需考虑超声波的穿透力问题,较多考虑的是对小器官细微组织的分辨率问题,所以在新生儿多使用频率为 5MHz 或更高的探头进行检查。

新生儿体温调节能力差,长时间暴露于耦合剂和空气中可能导致低体温,剑突下和胸骨上窝探测可能导致患儿尤其危重患儿的不耐受甚至病情的不稳定,所以检查过程中需要注意保暖,对危重儿要监测心率、血压和呼吸的变化,并尽量减少不必要的超声心动图随访,而要求在初次进行超声心动图检查时对心血管的解剖和血流动力学进行全面系统和标准的探测。在新生儿期需要进行超声心动图检查的指征包括:①临床上怀疑有先天性心脏病;②评估动脉导管,包括确定动脉导管未闭及合并畸形的有无、位置,评估动脉导管未闭对患儿心脏功能和血流动力学的影响、药物治疗动脉导管未闭的随访等;③评估肺动脉压力;④合并心外畸形者。

(二)新生儿常用的超声心动图技术

超声心动图按其显示形式分为 M 型、二维(切面)显像、三维显像、多普勒、彩色血流显像和声学造影等。按探测途径分为经胸、经食管及腔内超声心动图。

正确的超声心动图诊断是建立在对正常和各种异常心血管解剖和血流动力学理解之上的,所以一套完整的超声心动图检查至少要结合应用三种超声心动图诊断技术:①二维超声心动图;②M 型超声心动图;③多普勒(包括彩色血流显像)超声心动图。二维超声心动图是目前显示心内结构的最佳影像技术,M 型超声心动图是目前临床上最常用的评估左心室收缩功能的超声心动图技术,多普勒对血流动力学的探测非常重要,脉冲多普勒用于对血流动力学改变的定位检查,连续波多普勒多用于高速血流最大流速的探测,而彩色血流显像可以敏感地检出异常血流[2-3]。

1. **M 型超声心动图**　M 型超声心动图为单声束探测,显示靶目标的时间活动曲线图,早在 1953 年开始应用于临床诊断心脏病,它的取样率和分辨率均较高,能够清楚显示心脏大血管的各层结构和运动规律,特别是瓣膜活动,主要用于测定心腔血管内径、室壁厚度和计算评估左心收缩功能的指标,是目前临床上测定左心室短轴缩短率(shortening fraction,SF)和射血分数(ejection fraction,EF)最常用的超声心动图技术。但由于 M 型超声心动图是一维图像,不能显示心脏结构的空间关系,故目前多与其他超声心动图显像技术结合应用。

2. **二维超声心动图**　20 世纪 70 年代发展起来的二维超声心动图,应用多声束探测,以平面的形式实时地显示心脏及大血管的形态结构及其活动情况,从而提高心脏超声诊断的准确性,扩大了超声心动图的应用范围。与 M 型超声心动图比较,二维超声心动图能在同一时间较大范围内显示心脏血管实时的活动图像,一般需从不同角度和部位对心脏血管进行一系列的扫描,采集若干个二维平面,然后对心脏是否存在病变以及病变的程度进行全面地评价。这种方法就像电视实况转播一样,能将心脏的活动情况实时地显示出来,是目前各种超声心动图检查的基础。

二维多普勒超声心动图非常适合于新生儿复杂性先天性心脏病的诊断。强调采用至少包括以下十二个切面观的顺序节段分析法:第 10 胸椎水平大血管短轴观、剑突下上下腔静脉切面观、剑突下四腔观、心尖四腔观、心尖两腔观、心尖五腔观、心尖左心室流入流出道观、胸骨旁左心长轴观、胸骨旁右心室流入道观、胸骨旁主动脉根部短轴观、胸骨旁左心室短轴观(包括二尖瓣水平和乳头肌水平)和胸骨上主动脉长轴观。

顺序节段分析法于 1964 年由心脏病理学家 Van Praagh 提出,要点如下[4]:

(1) 心脏位置:一般情况下,剑突下四腔观可显示心脏的位置,心尖指向胸廓中线的左侧为左位心,心尖指向胸廓中线的右侧为右位心,心尖指向胸廓中线的中央则为中位心。

(2) 心房位置:在剑突下第 10 胸椎水平大血管短轴观显示腹主动脉与下腔静脉的关系,借此可判断左、右心房的位置关系。腹主动脉由收缩性搏动来识别,下腔静脉直径随呼吸发生变化。心房位置类型如下。

1) 正常位:右心房在右侧,左心房在左侧,肝在右侧,脾在左侧。腹主动脉位于脊柱左侧,下腔静脉位于脊椎右侧。

2) 反位:右心房在左侧,左心房在右侧,肝在左侧,脾在右侧。腹主动脉位于脊椎右侧,下腔静脉位于脊椎左侧,但仍在腹主动脉之前。

3) 不定位:常表现为心脾综合征。分为二型,①对称右心房结构,又称无脾综合征,即双侧皆为解剖右心房,腹主动脉与下腔静脉位于脊椎同一侧,下腔静脉仍在腹主动脉之前;②对称左心房结构,又称多脾综合征,即双侧心房皆为解剖左心房,腹主动脉位于脊柱前方(多为正前方),下腔静脉中断,与奇静脉或半奇静脉异常连接,肝静脉直接汇入一侧心房(或共同心房)。

(3) 肺静脉与心房连接关系:①正常连接:4 支肺静脉均回流入左心房;②部分性肺静脉异位回流:1~3 支肺静脉回流入右心房,通常是右上或(和)右下肺静脉;③完全性肺静脉异位回流:4 支肺静脉不回流入左心房,而是回流到上/下腔静脉、右心房、门静脉/肝静脉系统。

(4) 心室的方位和特征:鉴别解剖左心室和解剖右心室的位置和大小。解剖左心室与二尖瓣并存,解剖右心室与三尖瓣并存,根据不同的解剖特征可区别左、右心室(表 13-5-1)。

(5) 心房与心室的连接关系:有六种情况:①一致性关系:解剖右心房与解剖右心室相连接,解剖左心房与解剖左心室相连接;②不一致性关系:解剖右心房与解剖右心室相

连接,解剖左心房与解剖右心室相连接;③分歧性关系:若为对称右心房或对称左心房则不论心室的位置如何均称为分歧性房室连接;④心室双流入道:两个心房连接于同一个心室;⑤缺少一个房室连接;⑥其他不同形式的房室连接,如共同房室瓣、跨坐式房室瓣等。

(6) 大动脉的方位与特征:正常人主动脉和肺动脉在离开左、右心室时呈交叉裹绕的排列关系。确定主动脉和肺动脉主要是跟踪其行径和分支,主动脉出自左心室,起始段较直,向上延伸,至主动脉弓处分出无名动脉、左颈总动脉和左锁骨下动脉,其根部尚有冠状动脉分支。肺动脉出自右心室后很快向后弯行,分支为左、右肺动脉。

(7) 心室与大动脉的连接关系:在确定何者为主动脉,何者为肺动脉后,要观察其各自和心室的连接关系。二维超声心动图一般可以清楚显示心室与大动脉的连接关系,然而当伴有大动脉骑跨于室间隔、动脉狭窄或残留心室腔时也会遇到一些困难,往往需要综合多个部位的超声显像资料才能做出正确判断。一般可分为四种类型的连接关系:①一致性关系:主动脉与解剖左心室相连接,肺动脉与解剖右心室连接。②不一致性关系:主动脉与解剖右心室相连接,肺动脉与解剖左心室连接。③心室双流出道:即右心室双出口、左心室双出口或单心室双出口。有学者认为,若动脉瓣环口径 50% 以上与某一心室连接,就可视此动脉出自该心室。④心脏单流出道:有两种情况,一为永存动脉干,即单一的动脉干与心室连接,然后再分出肺动脉及冠状动脉;另一种情况为肺动脉闭锁或主动脉闭锁,而另一与心脏连接的大动脉为主动脉或肺动脉。

(8) 心内分流情况:复杂性先天性心脏病常伴有心内分流,需要明确分流部位及方向。常见的心内分流有房间隔缺损、室间隔缺损和房室隔缺损等。

(9) 流出道梗阻情况:确定右心室流出道梗阻主要观察肺动脉瓣、瓣下漏斗部及肺动脉干的情况。确定左心室流出道梗阻主要观察主动脉瓣、漏斗形瓣下区及圆管型主动脉。

3. 多普勒超声心动图　20 世纪 70 年代后期,多普勒技术成功地与二维超声心动图联合应用,测定心脏和大血管的血流速度和方向,判断心内分流、瓣膜反流和瓣膜狭窄等病变,以及检测心动周期收缩和舒张的各个时限,用于评估心功能状态。多普勒超声心动图包括脉冲式多普勒和连续波式多普勒两种技术。脉冲式多普勒技术是以脉冲方式间断地发放信号,从而检测心脏血管内某一特定部位血流的速度和方向,但其所测得的最大流速受到限制。连续波

表 13-5-1　左、右心室的解剖特征

心室	房室瓣	房室瓣附着点	房室瓣口	乳头肌数目	腱索	肌小梁
右心室	三尖瓣	近心尖	不规则形	三组	肌性调节束	粗肌小梁
左心室	二尖瓣	远心尖	鱼口形	二组	假腱索	细肌小梁

式多普勒技术以连续不断的方式发放信号,所检测到的血流速度代表某一方向血流的最大流速(V),并根据下列简化的伯努利(Bernoulli)方程计算缺损、狭窄或反流病变两侧的压力差(ΔP),这对判断某些畸形的程度和估测肺动脉压力有很大价值。

$$\Delta P = 4V^2$$

1983 年,彩色血流显像(又称彩色多普勒超声心动图)应用于临床,可在二维和 M 型超声心动图基础上直观地显示血流状况,实时显示血流的方向和相对速度,提供心腔和大血管内血流的时间和空间信息,被誉为"无创伤性心血管造影术",是心血管疾病的无创伤性诊断的一个里程碑。彩色多普勒显示的方式是采用脉冲多普勒原理,结合彩色编码,将血流速度叠加在二维或 M 型超声显像上,一般以红色信号显示指向探头的正性频移血流,蓝色信号显示背离探头的负性频移血流,速度愈快,色泽越亮,当速度超过所能显示的极限频率时,即呈频率混叠(aliasing)。在湍流情况下,由于红细胞流速不一,呈现多色镶嵌(mosaic pattern)。我国在 1985 年引进此项技术,目前已广泛地应用于先天性心脏病的诊断。30 多年来的实践证明彩色多普勒超声心动图)可对大多数先天性心脏病进行确诊。

4. 实时三维超声心动图　1998 年,基于容积显像(volume rendering display)的实时三维超声技术问世,并于 2002 年投入临床研究及应用。该技术可以快速实时显示心脏大血管的立体空间关系,在显示房室间隔缺损、瓣膜形态方面弥补了其他超声心动图技术的局限性,是一种能够较准确地测定心腔容积和评估心室收缩功能的超声心动图技术[5]。

5. 经食管超声心动图　经食管超声心动图是经胸超声心动图的必要补充,检查时直接将专门的探头插入患者的食管,可以克服气体、肥胖和胸廓畸形等因素的干扰,获得更清晰的图像,尤其在显示后纵隔结构如肺静脉上具有较大的优势,更重要的可以在心脏手术中同步进行探测。随着探头技术的发展和微型化,近几年出现的小型经食管超声心动图可安全用于体重仅 2.1~3.0kg 的新生儿。

应当指出,超声心动图虽然是诊断新生儿先天性心脏病最理想的手段,但必须与患儿的临床表现及其他检查紧密结合,才能充分有效地发挥作用。

(黄国英　梁雪村)

参考文献

1. 黄国英,马晓静.先天性心脏病的无创性影像学诊断进展.中华妇幼临床医学杂志,2014,10(6):704-707.

2. 黄国英.小儿超声心动图学.上海:上海科学技术出版社,2015.

3. Harabor A, Soraisham AS. Utility of Targeted Neonatal Echocardiography in the Management of Neonatal Illness. J Ultrasound Med, 2015, 34(7):1259-1263.

4. 黄国英.复杂性先天性心脏病的超声诊断.临床儿科杂志,2009,27:404-405.

5. Chen GZ, Huang GY, Tao ZY, et al. Value of real-time three-dimensional echocardiography sectional diagnosis in complex congenital heart disease evaluated by roc analysis.J Am Soc Echocardiogr, 2008, 21:458-463.

第 6 节　新生儿先天性心脏病的内外科治疗

大部分先天性心脏病(congenital heart disease, CHD)不需要在新生儿期处理,但危重先天性心脏病(critical congenital heart disease, CCHD)需要在新生儿期或婴儿早期接受手术或介入治疗,约占所有 CHD 的 1/4。近几年,随着内科介入技术、外科根治及姑息手术的进步,CCHD 患儿的手术存活率及远期预后都得到了极大的改善。虽然部分 CCHD 患儿在住院期间会表现严重症状而引起临床医生注意,但仍有许多 CCHD 患儿因为生后数天内症状不明显或很轻微而被漏诊,在许多西方发达国家开展常规脉搏血氧饱和仪筛查新生儿 CCHD 前,产院住院期间的 CCHD 漏诊率可达 50%[1]。动脉导管依赖型 CHD 是 CCHD 的主要组成部分,包括肺循环动脉导管依赖型(肺动脉闭锁、重度肺动脉瓣狭窄、重度法洛四联症、重度三尖瓣下移畸形、室间隔完整的大动脉转位)和体循环动脉导管依赖型(左心发育不良综合征、重度主动脉瓣狭窄、重度主动脉缩窄和主动脉弓离断),该类 CHD 患儿的动脉导管在生后数天内一旦自然闭合,体循环或肺循环会发生灌注不足而导致休克。其他需要在婴儿早期治疗的 CCHD 包括永存动脉干、肺静脉异位引流、单心室、合并室间隔缺损的大动脉转位,该类 CHD 若不及时纠正,会因长期缺氧、酸中毒而发生终末器官损害,影响手术疗效和预后。

(一)一般治疗

1. 保温和喂养　应将重症新生儿先天性心脏病患儿置于远红外保暖床或新生儿暖箱中,使患儿体温保持稳定,同时方便观察病情和监护治疗。少量多次喂养比大容量喂养在新生儿更易耐受,如果经口喂养不能很好耐受,可考虑间断或持续鼻饲。患儿所需热量主要由饮食供给。

2. 监护　尽早开始心电血氧监护,对危重患儿应检测有创动脉血压和中心静脉压。

3. 建立血管通路　需要液体复苏、血流动力学检测、长时间血管活性药物应用的新生儿可经外周静脉穿刺置入中心静脉导管。出生 2 周内的新生儿也可通过脐静脉置管给药。若需要机械通气,动静脉通路都需建立。

4. 供氧　一般采用鼻导管或面罩给氧,有明显 PaO_2 降低及 $PaCO_2$ 升高时可用机械通气。高浓度氧气吸入有助于改善血液低氧,解除肺血管收缩,改善心肌缺血缺氧状况。但对于新生儿尤其是早产儿供氧有促进动脉导管收缩闭合的作用,因此,对于动脉导管依赖型 CHD 氧疗需谨慎。对于体循环动脉导管依赖型 CHD,需避免氧合过高导致肺充血和体循环灌注不足,动脉血氧饱和度应维持在 75% 和 85% 之间,若 >85% 则需降低吸入氧浓度;若患儿需要呼吸机辅助通气,应调节参数使动脉 pH 处于正常低限,若有肺血过多而体循环灌注不足表现(血氧饱和度 >85%、动脉平均压降低、心动过速、肢端凉),需进一步镇静、肌松和控制性低通气以降低动脉 pH。对于肺循环动脉导管依赖型 CHD,一旦出现动脉血氧饱和度 <75% 或呼吸暂停(即便已经应用前列腺素 E),应行呼吸机辅助通气;若出现呼吸暂停,但动脉血氧饱和度 ≥75%,应先降低前列腺素 E 剂量[不能低于 5ng/(kg·min)][2]。

5. 纠正代谢及水电解质紊乱　低血糖、低血钙、酸中毒均可诱发或加重心力衰竭,应予纠正。控制每日入液量(包括口服量)在 80~100ml/(kg·d),有水肿存在时酌减,并适当补充电解质。当存在严重红细胞增多症时(血细胞比容 >70%),可用生理盐水部分换血。

(二) 药物治疗

1. 心力衰竭的药物治疗　参见本章第 14 节心力衰竭的药物治疗部分。

2. 药物控制动脉导管的闭合与开放

(1) 促动脉导管闭合:动脉导管未闭(PDA)是新生儿尤其是早产儿最常见的心脏问题。出生体重低于 1750g 和低于 1200g 的早产儿中,分别约有 40% 和 80% 出现 PDA,而且分别有 15% 和 40%~50% 的患儿合并心力衰竭。因此,为减少手术结扎的可能性,早产儿 PDA 一旦诊断明确,应尽早应用药物治疗。目前随机临床试验已明确环氧化酶抑制剂如布洛芬(iburofen)和吲哚美辛(indomethacin,消炎痛)是促进早产儿 PDA 闭合的有效药物。

1) 布洛芬:随机临床试验的系统回顾表明,布洛芬和吲哚美辛效果相同,且发生坏死性小肠结肠炎和一过性肾功能不全的风险小,机械通气时间短,并且对脑血流的不良影响较少,所以更常使用。布洛芬首剂 10mg/kg,然后 5mg/kg×2 次,中间间隔 24 小时。欧美国家布洛芬多为静脉剂型,我国目前仍为口服剂型,回顾性研究发现口服与静脉给药效果相同[3]。

2) 吲哚美辛:研究表明,吲哚美辛在给药 24 小时内能增加 PDA 闭合率。吲哚美辛为静脉给药,目前推荐的药物剂量及用法:48 小时内患儿,首次 0.2mg/kg,随后 0.1mg/kg×2 次;2~7 天患儿,0.2mg/kg×3 次;>7 天患儿,首次 0.2mg/kg,随后 0.25mg/kg×2 次。若前 1 剂用药后患儿尿量 >1ml/kg·h,可以间隔 12 小时给药;尿量为 0.6~1ml/kg·h 时,建议间隔 24 给药;少尿(<0.6ml/kg·h)或无尿时暂停用药。吲哚美辛的副作用有一过性少尿、暂时性肾功能不全,少数患儿因吲哚美辛降低血小板凝聚可能有胃肠道出血。应用吲哚美辛的禁忌证是 NEC、出血倾向(包括颅内出血)、高胆红素血症、氮质血症(血清尿素氮 >25mg/dl)及肌酐血症(血

清肌酐 >1.2mg/dl)、血小板减少(<80×10⁹/L)。疗效与下列因素有关:孕龄低于 30 周、出生体重低于 1000g 者疗效差。偶有应用第二疗程吲哚美辛以彻底关闭 PDA。若药物治疗失败或使用吲哚美辛有禁忌时,需要及时手术结扎导管。

(2) 维持动脉导管开放:前列腺素 E₁(prostaglandin E₁,PGE₁)具有扩张动脉导管和肺小动脉的作用,用于治疗依赖 PDA 方能维持生命的新生儿 CCHD。PGE₁ 用于维持动脉导管开放,在生后 2 周内使用效果最佳,若导管已经关闭,PGE₁ 应用无效。适应证:①右心室流出道梗阻型 CHD 伴有低氧血症:包括肺动脉闭锁、极重度肺动脉瓣狭窄、重症法洛四联症以及其他心脏复合畸形伴肺动脉闭锁或狭窄等,这些是我国最常见的新生儿心脏急诊,PGE1 应用效果最好。②左心梗阻型先天性心脏病:包括左心发育不良综合征、严重的主动脉瓣狭窄、主动脉弓离断以及婴儿型主动脉缩窄等,需要依赖动脉导管未闭供应降主动脉血流。此类患儿治疗效果不及前一类患儿。③完全性大动脉转位:PGE₁ 扩张动脉导管和肺小动脉,使肺血流量增加,从而增加血回流量,促使心房水平左向右分流,改善低氧血症;左心室血流量增加有助于维持良好的左心室构型及一定的压力,使得左心室压力在一定时间内至少达到右心室 60% 以上,以满足大动脉转位手术对左右心室压力之比的要求。④对于一些房间交通很小或肺静脉回流梗阻并发肺动脉高压的完全性肺静脉异位引流的患儿,PGE₁ 能通过保持动脉导管未闭增加体循环血流量。

方法与用量:PGE₁ 由静脉泵输注,起始剂量为每分钟 0.05~0.1μg/(kg·min),由外周静脉恒速输入,用药后 10~30 分钟开始发挥作用,有效后减量,维持剂量通常为原来剂量的 1/2~1/10,停药后不久即无作用。一般选择短期使用,以缓解低氧血症和心功能不全,为心导管及外科手术做准备,亦有因婴儿体重太轻,手术困难,经 PGE₁ 应用数月后再行手术获成功的报道。长期持续应用 PGE₁,动脉导管仍能保持对 PGE₁ 的良好反应。若超声心动图明确动脉导管粗大,PGE₁ 起始剂量可选择 0.01μg/(kg·min)。副作用:一般患儿耐受良好,可有一过性血压下降、发热、面部泛红、血小板抑制等,停药后即可恢复。呼吸暂停伴有心动过缓是最严重的并发症,如不及时处理,可致死亡。因此使用 PGE₁ 的患儿应予监护,如出现呼吸暂停,应立即停用 PGE₁,并对症处理,通常可恢复。必要时可机械通气。

3. 法洛四联症伴缺氧发作　流出道狭窄较重患儿可在新生儿期出现缺氧发作。治疗原则:碳酸氢钠治疗酸中毒 1mEq/kg,IV,减轻酸中毒对呼吸中枢的刺激作用;心得安 0.01~0.25mg/kg(平均 0.05mg/kg)静脉慢推,可以减慢心率逆转缺氧发作;或氯胺酮 1~3mg/kg(平均 2mg/kg),缓慢静推,效果很好(增加体循环阻力,并使患儿镇静)。纠正后口服心得安 2~4mg/(kg·d)以预防缺氧发作。注意血压和心率。

(三) 非药物治疗

1. 心导管介入治疗　科技的发展使应用特殊导管和

输送装置的各种介入治疗术也随之发展,一些危重新生儿因此而得救,一些先天性心脏病患儿可能免于手术治疗或延缓手术治疗时间。这些介入治疗可以使一些本来关闭的结构开放、本来狭小的变宽、本来开放的关闭。具体地讲,血管和心脏瓣膜发育过小可通过球囊扩张或置入装置如支架或同时采用这两种方法进行治疗;房间交通过小可通过球囊导管扩大,产生较大交通以获得左向右或右向左分流;异常血管如动脉导管未闭或侧支血管可通过弹簧圈或血管塞进行堵闭;心内异常交通如房间隔缺损和室间隔缺损可通过新型堵闭器进行封堵。下面简述在新生儿期可能需要进行的介入治疗。

(1) 球囊房隔造口术及房隔切开术:球囊房隔造口术(Rashkind 术)适用于房间隔完整或近乎完整的复杂先心患儿,充分混合体肺静脉血可以提升血氧饱和度或(和)心排出量,如室间隔完整的大动脉转位、肺动脉闭锁、三尖瓣闭锁、二尖瓣闭锁、完全性肺静脉异位引流合并限制性房间交通患儿。房隔撕裂使心房间血液混合增加,明显改善动脉低氧血症,为外科手术提供良好的术前条件。将头端带有扩张球囊的导管从右心房经未闭的卵圆孔或小的房间隔缺损放置于左心房,用稀释造影剂充盈球囊,然后快速将导管自左心房经过房间交通拉回至右心房,从而在房间隔上产生一个大的开口。此手术可在监护室床旁经超声心动图引导完成。

(2) 球囊瓣膜成形术:球囊瓣膜成形术是新生儿极重度肺动脉瓣狭窄和主动脉瓣狭窄治疗的首选。新生儿在进行球囊肺动脉瓣扩张的术前、术中及术后可静滴 PGE₁,扩张动脉导管,有助于改善低氧血症。室间隔完整的肺动脉瓣闭锁多为膜性闭锁,可通过肺动脉瓣射频或导丝打孔技术穿过闭锁的肺动脉瓣,继而进行球囊扩张对右心室进行减压,但手术前要先除外右心室依赖的冠脉循环。

球囊瓣膜成形术使用的球囊是由特殊的塑料聚合物制作而成,可保持其预定的内径。先将长的导引钢丝送至待扩张瓣膜的远端,通过钢丝将香肠状球囊的中央放置于瓣膜位置,然后用稀释的造影剂充盈球囊,解除瓣膜的狭窄。

(3) 球囊血管成形术:与球囊瓣膜成形术一样,球囊导管亦可以解除血管狭窄,先将适当的导引钢丝放置于狭窄远端,通过导引钢丝将球囊导管的球囊中央放置于狭窄部位,然后用稀释造影剂充盈球囊解除血管狭窄。适用于单纯重度主动脉缩窄(CoA)或重度 CoA 合并其他心血管畸形新生儿。

球囊血管成形术亦适用于分支肺动脉狭窄(原发性或术后)治疗,但很少需要在新生儿期进行。

(4) 动脉导管支架植入术:虽然体肺分流术是肺循环导管依赖型 CHD 姑息治疗的主要手段,但动脉导管支架植入术也是可选方法,在有经验的医学中心有效率达 80%~90%[4]。

(5) 动脉导管堵闭术:新生儿尤其是早产儿动脉导管未闭药物治疗未能关闭且有明显心功能不全患儿,除了常规外科手术结扎外,还可进行经导管堵闭术。近年来新的堵闭装置和输送系统发展使得在新生儿期开展堵闭治疗成为可能。用来堵闭早产儿动脉导管的堵闭器主要为血管塞二代(AVP Ⅱ)及以上,仅需要 4F 输送鞘,而且堵闭器的特殊形状可以不影响主动脉和肺动脉血流。

2. 外科手术治疗

(1) 姑息手术:新生儿先天性心脏病的姑息手术主要包括两大类,一是体肺分流手术,适用于肺血减少和发绀的患儿;一是肺动脉环缩术,适用于肺血过多和充血性心力衰竭的患儿。

目前体肺分流手术中最常用的是改良 Blalock-Taussig 分流术,即以聚四氟乙烯(polytetrafiuoroethylene,PTFE)人造血管连接右锁骨下动脉(或无名动脉)与右肺动脉。管道内径足月儿(3~4kg)选用 4mm;未成熟儿(<3kg)选用 3.5mm。适应于复杂先心伴有肺血明显减少且不能行根治术患儿,包括肺动脉闭锁、重症法洛四联症、三尖瓣闭锁等。术后患儿血氧饱和度即刻上升 10%~15%,同时可在分流管道及肺动脉远端触及震颤。

肺动脉环缩术(PA Banding)即以无弹性的涤纶编织带或粗线将肺动脉干缩小至合适口径,主要应用病种包括:①"瑞士奶酪"样肌部室间隔缺损或多发性室间隔缺损无条件行根治术;②肺血流增多的功能性单心室准备最终行 Fontan 术者;③右心室双出口伴有严重肺动脉高压,新生儿期无法根治者。环缩后,主动脉压上升 10~20mmHg。若患儿最终需进行双心室修补,远端肺总动脉的压力应降到所测主动脉压力的 50% 以下;对最终进行 Fontan 手术的患儿,在可接受的血氧饱和度水平内,应尽可能达到远端肺动脉压力最低。

对于左心发育不良综合征患儿,Norwood 术式是选择分期外科姑息手术在新生儿阶段所接受的最为常见的首期减症手术;也有报道综合应用外科手术和导管介入的镶嵌治疗技术完成双侧肺动脉环缩、建立房间隔缺损以及动脉导管内支架,这些方法作为左心发育不良综合征减症治疗被应用于临床[5]。

(2) 根治手术:近年来,随着新生儿体外循环及手术技术的不断提高,许多危重先天性心脏病已能在新生儿期得到完全救治。NO 吸入、腹膜透析等新技术的应用,大大降低了新生儿体外循环手术的死亡率。①动脉导管未闭:对足月儿及吲哚美辛治疗无效的早产儿,伴有心脏扩大、心功能不全时应予以急诊手术结扎动脉导管;②大型室间隔缺损:新生儿大型室间隔缺损尤其是合并有房间隔缺损及(或)PDA 者,肺充血、肺动脉高压严重,心功能衰竭药物不能控制,可考虑在新生儿期手术根治。③完全性大动脉转位:对不合并有室间隔缺损的患儿,即使通过 PGE₁ 的使用或 Rashkind 手术后,缺氧得到改善,由于其左心功能将在 4 周内逐渐退化而不能满足大动脉转位手术对左心室压力的要求,故应在新生儿期施行大动脉转位手术。④完全性肺静脉异位引流:合并肺静脉回流梗阻或限制性房间隔缺损的患儿,由于体循环低灌注,必须在诊断明确后立即手术。⑤主动脉弓离断及导管前型主动脉缩窄:此类患儿下半身供血随时可能因为动脉导管关闭而中断,故即使在使用PGE₁的前提下,也应急诊手术,深低温停循环技术的应用使得合并心内畸形同期得到纠正和治疗。⑥肺动脉闭锁合并室间隔完整:如果患儿右心室发育情况良好且无冠状窦隙开放的话,可在新生儿期施行右心室流出道疏通手术完成根治,部分患儿由于右心室发育偏小,顺应性差,不能将足够的右心房血泵入肺动脉,因此术后肺血不足。往往需要同时加做改良Blalock-Taussig分流术改善肺血情况,待右心室功能改善后再阻断分流管道。

（刘芳　赵趣鸣）

参考文献

1. 杨思源,陈树宝.小儿心脏病学.第4版.北京:人民卫生出版社,2012:192-199.

2. Park MK. Park's Pediatric Cardiology for Practitioners. 6th ed. Copyright by Saunders, an imprint of Elsevier Inc, 2014.124-12.

3. Glidewell J, Olney RS, Hinton C, et al. State Legislation, Regulations, and Hospital Guidelines for Newborn Screening for Critical Congenital Heart Defects-United States, 2011-2014. MMWR Morb Mortal Wkly Rep, 2015, 64:625-630.

4. Schranz D, Michel-Behnke I. Advances in interventional and hybrid therapy in neonatal congenital heart disease. Semin Fetal Neonatal Med, 2013, 18:311-321.

5. Ohye RG, Schranz D, D'Udekem Y. Current Therapy for Hypoplastic Left Heart Syndrome and Related Single Ventricle Lesions. Circulation, 2016, 134:1265-1279.

第7节　先天性心脏病——非青紫型

先天性心脏病的解剖类型复杂,依据血流动力学变化及临床表现有无发绀,可分为非青紫型(包括潜在青紫型)和青紫型。非青紫型先天性心脏病最多见,占75%~80%。本节阐述几种常见的非青紫型先天性心脏病[1-2]。

一、动脉导管未闭

动脉导管未闭(PDA)是常见的先天性心脏病之一,占所有先天性心脏病的5%~10%(不包括早产儿动脉导管未闭)。高原地区发病率明显高于平原地区。

（一）病理特点

动脉导管连接于主动脉弓降部和肺动脉分叉近左肺

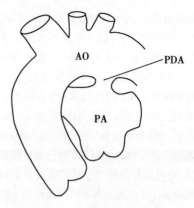

图13-7-1　动脉导管的解剖位置

动脉之间,是胎儿循环的重要通道(图13-7-1)。其管壁中膜主要由内呈螺旋排列外呈环形排列的平滑肌组成,内膜凸凹不平,存在增厚的垫块,管壁中还有黏质,这些结构保证动脉导管出生后能够及时关闭。胚胎4~5个月时,动脉导管管壁平滑肌开始发育,内膜和中层之间弹力纤维断裂,局部结缔组织修复增生,形成特殊的内膜垫块,向管腔突出。出生后管壁平滑肌收缩,内膜垫将管腔堵塞,最后导管逐渐机化成动脉韧带。

出生后促进动脉导管收缩的因素有:呼吸建立、肺动脉压力和阻力迅速下降、流经动脉导管的动脉血氧含量急剧上升和前列腺素E分泌减少。动脉导管大多在生后10~15小时内发生功能上的关闭。约80%婴儿于生后3个月,95%于生后1年内完成解剖上的闭合。当存在某些因素如导管壁发育不良、前列腺素分泌异常等的情况下,动脉导管可延迟关闭或不关闭。若动脉导管持续开放,即为动脉导管未闭,按形态可分为管型、漏斗型和窗型等。

（二）病理生理

经过动脉导管的分流量大小与导管粗细和主、肺动脉压有关,一般情况下由于主动脉的收缩压和舒张压总是高于肺动脉,所以不论在收缩期或舒张期,血液均自主动脉通过动脉导管向肺动脉分流,肺动脉接受来自右心室和主动脉两处的血液,使肺循环血流量增加,回流到左心房和左心室的血流量也增多,使左心室舒张期负荷加重,导致左心房、左心室增大。而在收缩期从左心室射入主动脉的血流增多,所以主动脉收缩压不低甚至偏高,而舒张期主动脉瓣关闭,血流继续由主动脉分流入肺动脉使周围动脉舒张压下降,脉压增宽。当存在肺动脉高压或肺循环阻力超过体循环时,可发生肺动脉血液通过动脉导管向主动脉反向分流,产生双向或右向左分流,引起青紫。因分流部位在降主动脉左锁骨下动脉之远侧,因此青紫一般仅见于下半身,称为差异性青紫。

（三）临床表现

分流量小的患者通常无症状,分流量大者出现气急、呛咳、多汗,体重不增,甚至心力衰竭。典型病例于胸骨左缘第2肋间有响亮粗糙的连续性机器样杂音,但新生儿期由于肺动脉压力较高,主、肺动脉压力差在舒张期不明显,故常常仅听到收缩期杂音或无杂音,而肺动脉第二心音亢进。左向右分流量大者脉压增宽明显,有水冲脉。并发肺动脉高压产生右向左分流者,可见差异性青紫。

（四）辅助检查

1. **心电图**　分流量大者出现左心室舒张期负荷过重图形,即左胸前导联见高的R波和深的Q波,T波高耸直立,ST段可有抬高。若合并肺动脉高压则出现左、右心室合并肥大。

2. **X线胸片**　分流量大者心脏增大,以左心室增大为主,也可有左心房增大,主动脉结扩大,肺门血管阴影增大、搏动强烈,有"肺门舞蹈",肺野充血。当并发肺动脉高压时右心室也增大,肺动脉段可突出。

3. **超声心动图**　左心房、左心室、主动脉内径增宽,肺动脉扩张。二维超声心动图可直接显示肺动脉分叉近左侧分支处有动脉导管与降主动脉相沟通,仔细检测可观察动脉导管的形态、粗细及长短。脉冲式多普勒可在动脉导管和肺动脉主干内探及连续性高速湍流。连续波式多普勒超声心动图可测定通过动脉导管血流的收缩期和舒张期的最大流速,以及跨动脉导管收缩期和舒张期压力阶差,然后结合血压可估算肺动脉压力。彩色血流显像显示连续性血流讯号从降主动脉通过动脉导管注入肺动脉,并沿肺动脉外侧壁向肺动脉根部方向流动。

4. **心导管检查和造影**　单纯动脉导管未闭一般不需要做心导管检查。怀疑合并其他心血管畸形者如主动脉缩窄或主动脉弓离断等,而超声心动图未能明确诊断者,才需考虑做心导管检查。

（五）治疗

和早产儿不同,足月新生儿和儿童的动脉导管未闭通常不会自然关闭。目前认为吲哚美辛（消炎痛）对于足月儿的动脉导管未闭大多无效。在充血性心力衰竭发生时可给予抗心力衰竭治疗,给予地高辛和利尿药治疗。在任何年龄,有明显血流动力学变化的动脉导管未闭患儿都需手术结扎或介入封堵治疗。当婴儿发生充血性心力衰竭、肺动脉高压或反复肺炎时,可急症外科手术关闭动脉导管。

二、室间隔缺损

室间隔缺损（ventricular septal defect,VSD）是最常见的先天性心脏病,发病率在活产新生儿为1/128,它可以单独存在,也常常是复杂性先天性心脏病的重要组成部分,如法洛四联症、动脉单干和主动脉弓离断等。

（一）病理特点

室间隔由纤维性、膜性和肌性间隔构成。肌性间隔包括三部分:流入道、小梁部和流出道。VSD可发生在室间隔的任何部位,依据右心室面室间隔上的解剖标志,可分为以下类型。

1. **室上嵴上型**　又称干下型、流出道型或漏斗部型。位于室上嵴前上方,肺动脉瓣环正下方,远离心脏传导系统。

2. **室上嵴下型**　又称膜周型,为常见的类型。位于漏斗部间隔下方,希氏束邻近于缺损的后下方,右束支近端邻近于缺损下缘。

3. **隔瓣后型**　位于三尖瓣后方,三尖瓣隔瓣常覆盖缺损。

4. **肌部型**　可为单发或多发。

（二）病理生理

VSD引起的血流动力学改变取决于缺损的大小和肺血管床状况,与缺损部位无明显关系。由于左心室压力超过右心室,通过缺损发生左向右分流,一般无青紫。经过缺损的分流血液增加了肺循环、左心房和左心室的容量负担。缺损越大分流量越大,肺循环血流量增加越显著。随着病情进展,由于肺循环血流量持续增加,并以相当高的压力冲向肺循环,致使肺小动脉发生痉挛,肺动脉压力增高,称为动力性肺动脉高压。之后肺小动脉中层和内膜增厚,使肺动脉阻力增高,左向右分流量减少,形成梗阻性肺动脉高压,最后导致双向或反向分流,患儿出现青紫。

（三）临床表现

取决于缺损大小、分流量多少和肺血管阻力的高低。对于中等大小和大型VSD,随着肺循环阻力的下降和肺血流量的增加,通过缺损的左向右分流逐渐增加,这种血流动力学改变在生后4~6周最明显。患儿出现体重不增、气促、多汗、易患呼吸道感染。新生儿期肺循环阻力偏高,对左向右分流的程度一般能够耐受,所以患单纯性VSD的新生儿,一般很少出现心力衰竭的症状;如果新生儿出现心力衰竭,临床上应进一步检查排除其他合并畸形的可能,例如左心室流出道梗阻、主动脉缩窄或PDA等。与足月儿相比,早产儿的肺循环阻力较低,故一般出现心力衰竭较早,并且需要机械通气治疗的时间也更长。

体检心界扩大,心尖冲动弥散。听诊在胸骨左缘2~4肋间常可闻及响亮粗糙的全收缩期杂音,向心前区广泛传导,有时颈部、背部亦可听到。在杂音最响处可触及震颤。但新生儿出生后1~2周,往往由于肺动脉压力较高限制了左向右分流,因此,杂音可不明显。分流量大时可在心尖部听到舒张中期隆隆样杂音,为过多血流通过二尖瓣引起相对性狭窄所致。而如果发生显著肺动脉高压时,患儿出现发绀,肺动脉瓣区第二心音增强或亢进,伴轻度分裂,此时由于左向右分流量减少,原来的杂音可减轻或消失。

（四）辅助检查

1. **心电图**　小型VSD心电图正常,大型VSD心电图表现为左心室肥大,之后表现为左、右心室合并肥大,通常可见V3、V4导联QRS波上下振幅均增大,正负波相加超过60mv。伴严重肺动脉高压者以右心室肥厚为主。

2. **X线胸片**　心影增大,示左心室增大或左、右心室合并增大,肺动脉段突出,肺野充血,主动脉结缩小。出现肺动脉高压时心腔增大以右心室为主。

3. 超声心动图　显示左心房、左心室内径增大,伴肺动脉高压时右心室、右心室流出道和肺动脉也有增宽。二维超声显像可直接看到室间隔回声中断,叠加彩色血流显像后显示红色(左向右分流)或蓝色(右向左分流)血流讯号穿过缺损处。可以明确缺损的数目、大小、位置。

4. 心导管检查和造影　单纯性 VSD 一般不需要心导管检查。只有当怀疑合并其他心脏畸形而超声心动图又不能明确诊断时才考虑进行心导管检查。

(五) 治疗

内科治疗主要是控制心力衰竭和防治呼吸道感染。如果心力衰竭不能控制、生长延迟不能改善,应该在生后 3~6 个月内手术治疗室缺。小型室缺、Qp/Qs<1.5∶1 通常不需要手术治疗。外科治疗主要是施行心内直视修补术。

三、房间隔缺损

房间隔缺损(atrial septal defect,ASD)是先天性心脏病中常见的类型之一,发病率为活产儿的 1/1000,常为许多复杂性先天性心脏病的合并畸形。单纯性 ASD 小儿时期症状多较轻,不少患儿到成人时才被发现,女性较多见。

(一) 病理特点　ASD 根据缺损部位可分为继发孔型、静脉窦型(上、下腔型)、冠状静脉窦型和原发孔型。

1. 继发孔型　又称中央型,是最常见的类型,缺损位于房间隔中部的卵圆窝,为卵圆窝的帘膜发育不全所致,缺损可单个或为多孔。

2. 静脉窦型　上腔型位置较高,靠近上腔静脉入口处,常伴右肺静脉异位回流到右心房。下腔型位置较低,下缘缺如,与下腔静脉入口无明显分界。

3. 冠状静脉窦型　是冠状静脉窦与左心房之间无壁,左心房血可由冠状静脉窦与右心房相通,常合并左上肺静脉异位引流。此型较少见。

4. 原发孔型　系由于第一房间隔过早停止生长,不与心内膜垫融合而遗留的裂孔,可分为单纯性、部分性房室隔缺损及单心房。单纯型缺损的下缘为完整的房室瓣和瓣环,二尖瓣和三尖瓣叶发育正常。部分性房室隔缺损在原发孔未闭中最常见,除房间隔下部缺损外,伴二尖瓣裂缺,导致二尖瓣关闭不全。单心房由于第一和第二房间隔均不发育,形成单个心房腔,但由于血液呈层流,左心房和右心房的血液主要分别流入左心室和右心室,故青紫可不明显。

(二) 病理生理

通过房间隔缺损产生的分流主要取决于左、右心室的顺应性、缺损大小以及肺/体循环的相对阻力。出生时及新生儿早期由于肺循环阻力尚未明显下降和相对较厚的右心室壁使右心室顺应性较差,右心房压可略高于左心房,分流自右向左,患儿可出现暂时性青紫,尤其在哭吵或伴肺部

疾患时更为明显。之后随着肺循环阻力下降和体循环阻力增加,左心室壁增厚,右心室顺应性改善,分流转为自左向右,主要发生在心室收缩晚期和舒张早期。大量的左向右分流导致右心室舒张期负荷过重,右心房和右心室增大,肺循环血流量增多,而左心室、主动脉和整个体循环血流量减少。如果缺损较大,产生大量左向右分流,肺动脉压力可增高;如果进一步发展,则肺小动脉壁增厚,管腔变窄,阻力增高,形成梗阻型肺动脉高压,当肺动脉压高于主动脉时出现反向分流,引起青紫。

婴幼儿期右心室壁较厚,左、右心室的顺应性差异不如年长儿,左向右分流量较少,故一般无明显肺动脉高压和心功能不全。如果出现心力衰竭症状和(或)心房水平出现大量的左向右分流,应考虑是否合并有左半心畸形,如二尖瓣发育狭窄或左心发育不良等。

对于复杂性先天性心脏病患儿,房间隔缺损有时是必不可少的,例如完全性肺静脉异位引流和三尖瓣闭锁时房间隔缺损是维持循环的必由之路;如完全性大动脉转位时房间隔缺损可增加左、右心之间动静脉血的交换而延长生命。

(三) 临床表现

分流量大者体重不增、气急、多汗。体检心尖冲动弥散,心浊音界扩大。在胸骨左缘 2、3 肋间可听到Ⅱ~Ⅲ级收缩期杂音,性质柔和,传导不广,多不伴震颤,系右心室排血量增多引起肺动脉瓣相对狭窄所致。分流量大时可在胸骨左缘下方听到舒张中期隆隆样杂音,为过多血流通过三尖瓣引起相对性狭窄所致。肺动脉瓣区第二心音增强并有固定分裂(分裂不受呼吸影响),系因 ASD 患者在吸气时体静脉回流入右心房的血流增多,而呼气时由于胸腔内压增高,肺静脉回流入左心房血流增多,左心房分流入右心房血量增多,因此,不论吸气或呼气时,右心室血量均增多,排空时间延长,肺动脉瓣关闭延迟,产生固定的第二心音分裂。

(四) 辅助检查

1. 心电图　电轴右偏和不完全性或完全性右束支传导阻滞,可出现右心室肥大、右胸前导联 R 波增高。有时可有 P 波高尖,提示右心房增大。

2. X 线胸片　右心房、右心室增大,肺动脉段突出,主动脉结缩小,肺野充血,透视下可见“肺门舞蹈”征。

3. 超声心动图　右心房、右心室增大,肺动脉增宽。M 型超声的特征性表现为左心室后壁与室间隔呈“矛盾运动”(即同向运动)。二维超声可显示 ASD 的部位、大小和数目,叠加彩色血流显像有血流讯号通过缺损处,可观察其分流方向和分流量。

4. 心导管检查和造影　超声心动图检查可准确判断 ASD 的部位、数目和大小,因此,新生儿单纯性 ASD 一般不需要心导管检查。只有当怀疑合并其他心脏畸形而超声心动图又不能明确诊断时才考虑进行心导管检查。

（五）治疗

继发孔型 ASD 在生后可发生自然闭合，大多发生于 1 岁之内，并且很少有症状，通常在 2~4 岁之前不需要手术修补。静脉窦型（常合并右上肺静脉异位引流）和原发孔型 ASD 不会发生自然闭合，通常在出生后的前几年进行择期手术。ASD 患儿如果等到成人后再手术者，其减少的左心室容积和降低的心搏出量往往不能恢复正常，而遗留永久性心功能损害。新生儿大型 ASD 较少并发顽固性心力衰竭、肺动脉高压或肺炎，但如果出现亦应尽早考虑手术治疗。

四、房室间隔缺损

房室隔缺损（atrioventricular sptal defect，AVSD）又称为房室共道、心内膜垫缺损和共同房室孔，包括一组以房室瓣异常和房室瓣周围的间隔组织缺损为特征的先天性心脏病，占所有先天性心脏病的 3%~5%。是由于胚胎期心内膜垫参与形成的房室瓣及间隔发育缺陷所致。常见于多种综合征，例如 21- 三体综合征、内脏异位、迪格奥尔格综合征和 Ellis Van Grevela 综合征等[3]。

（一）病理特点

在胚胎发育第 4 周时，房室管的心内膜下间充质组织增厚形成 6 组心内膜垫，分别为左右腹侧（上）心内膜垫、左右背侧（下）心内膜垫及左右心内膜垫，此后，背、腹心内膜垫在中线相互融合，参与形成二尖瓣前瓣和三尖瓣隔瓣的主体部分，背侧还与左侧心内膜垫共同参与形成二尖瓣的后瓣，右侧心内膜垫主要形成三尖瓣后瓣，三尖瓣前瓣则大部分由圆锥垫形成，在第 6 周末完成房室管的分隔。心内膜垫发育异常可导致不同程度的房室瓣、室间隔或房间隔联合畸形即不同类型的房室隔缺损。

房室间隔缺损的病理特征是均存在房室瓣异常及房室瓣周围的间隔类缺损，及由上述病变所导致的左心室流出道延长。根据房室瓣异常的程度及房室间隔缺损的范围，房室隔缺损可分为以下 4 种类型。

1. 完全性 AVSD　存在共同房室瓣和明显的原发孔型房间隔缺损和流入道部室间隔缺损。与正常二、三尖瓣完全不同，完全型 AVSD 的房室瓣称为共同房室瓣，通常由 2 个桥瓣（跨越室间隔的前桥瓣、后桥瓣）和 3 个侧瓣（附着于心室游离壁的左侧瓣、右侧瓣和右前外侧瓣）共 5 个瓣叶组成。前桥瓣和后桥瓣均跨越于室间隔之上，相互不连接而形成共同房室孔。左心室两组乳头肌的位置较正常靠近，左侧叶较正常二尖瓣后瓣小，占瓣环 <1/3，而正常为 2/3。还可有瓣叶增厚、发育不良、脱垂及瓣叶组织的缺失，缺失多见于左侧前、后桥瓣联合处和左侧瓣与后桥瓣联合处，反流多见于瓣叶缺失部位。

1966 年 Rastelli 根据前桥瓣的形态和腱索附着点的不同将其分为三个亚型（图 13-7-2）：

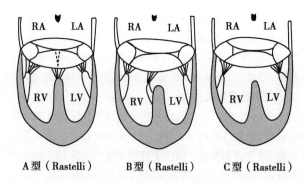

图 13-7-2　房室隔缺损的分类

A 型：最常见，前桥瓣的左右部分在中间融合，融合部位的腱索大多直接附着于勺状凹陷的室间隔上或附着于正对其下的隔（圆锥）乳头肌，左、右侧部的腱索分别附着于左、右心室，隔乳头肌位置正常。此型多见于 21- 三体综合征。

B 型：前桥瓣较 A 型大，右前外侧瓣较小，前桥瓣左右融合部位偏向右侧，融合部位的腱索及部分左侧腱索越过室间隔缺损附着于右心室的隔乳头肌。隔乳头肌位置异常，下移至隔束甚至调节束部位，近右心室前乳头肌。

C 型：前桥瓣左右融合部位极度偏右，右前外侧瓣非常小，隔乳头肌不明显或黏附于右心室前乳头肌，腱索大部分附着于前乳头肌，无腱索附着于室间隔，呈悬浮状常被称为自由漂浮瓣叶。此型多合并复杂畸形如心脾综合征。

2. 中间型 AVSD　是最少见的类型，与完全型相似存在共同房室瓣环，但前后桥瓣在中线相互融合形成 2 个房室瓣口，存在原发孔型房间隔缺损和流入道部室间隔缺损。

3. 过渡型 AVSD　房室瓣各自独立，存在原发孔型房间隔缺损和流入道部室间隔缺损。

4. 部分型 AVSD　房室瓣各自独立，存在房室瓣上方的大小不一的原发孔型房间隔缺损（可为单心房）、不同程度的二尖瓣前瓣裂缺和不同程度的二尖瓣反流，无流入道部室间隔缺损，但连接房室瓣与室间隔的组织在心室收缩时凸向右心室呈囊状，也称为三尖瓣囊。

也有学者把后三种类型统归为不完全型 AVSD。

（二）病理生理

AVSD 的血流动力学改变主要为心内分流和房室瓣反流，心内分流量取决于缺损的大小、房室瓣与间隔组织的关系以及体、肺循环的压力和阻力关系，房室瓣反流程度与瓣膜装置的畸形程度有关。心内分流除了包括心房水平分流和心室水平分流，还包括心房和心室间交叉分流，如收缩期左心室血液向右心房的分流。心内分流通常为左向右分流，当合并右心室流出道梗阻或肺动脉高压时可出现右向左分流。二尖瓣反流程度不重的部分型 AVSD 的血流动力学改变与继发孔型房间隔缺损相同，心房水平的左向右分流导致右心房、右心室增大和肺动脉增宽，左侧房室瓣反流显著则同时表现左心房和左心室增大。完全型 AVSD 同时存在心房、心室水平分流及不同程度房室瓣反流,两侧心室负荷均增加,全心增大,肺血流量及肺动脉压力增加,分流量大、反流程度重的患者早期即可出现充血性心力衰竭和肺动脉高压,尤其 21-三体综合征患者更易发生严重肺动脉高压。

(三)临床表现

在新生儿期,由于心内存在大的交通和肺循环阻力相对较高,患儿可表现为轻度发绀。如果在新生儿期未发现本病,通常会在婴儿早期由于肺循环阻力下降和大的左向右分流增加而出现心力衰竭,如果患儿同时存在房室瓣反流,则心力衰竭出现更早。但如果分流和反流量不大,婴儿期和儿童期可无症状。心力衰竭和肺动脉高压是主要的并发症,并且往往是致死原因。

除继发孔型 ASD 的体征外,由于二尖瓣关闭不全,在心尖可听到响亮的全收缩期杂音;由于增加的血流通过共同房室瓣,在胸骨左缘下方或心尖区听到舒张期杂音。完全性 AVSD 由于大量的血液从左心室流入右心房和右心室,可在胸骨左缘 3、4 肋间听到响亮、粗糙的收缩期杂音。

(四)辅助检查

1. **心电图**　除不完全性右束支传导阻滞和右心室增大以外,常伴 I 度房室传导阻滞和电轴左偏,系因房室隔缺损导致房室结传导延迟和左前半支传导阻滞。二尖瓣反流严重者出现左心室肥大。

2. **X 线检查**　不完全性 AVSD 心脏轻到中度扩大,右心房、右心室增大,左心室也可大。完全性 AVSD 的心脏显著扩大,通常呈球形,肺动脉扩张,肺野充血显著。

3. **超声心动图**　二维超声的特征性表现是房室隔缺如,十字交叉消失,二、三尖瓣于同一水平附着于室间隔上,二尖瓣前瓣裂缺表现为二尖瓣前叶分为两部分,向左右开放,在舒张期呈“马蹄形”,收缩期两部分在中间相遇,形成一个回声结,而下缘正常。可见原发孔型 ASD,并可见室间隔上段缺损和共同房室瓣的形态。叠加彩色多普勒后可进一步判断分流方向、大小及房室瓣反流的严重程度。此外,还可见右心房、右心室和左心室扩大,以及室间隔和左心室后壁呈矛盾运动。近年来,三维超声心动图已应用于 AVSD 的诊断,更能直观地显示房室隔缺如,十字交叉消失,二、三尖瓣的附着、形态、活动,更有利于判别 AVSD 的类型,为手术选择提供较为详尽的资料。

4. **心导管检查和造影**　右心导管检查显示中到大量的左向右分流,肺动脉压力和阻力有不同程度的升高。完全性 AVSD 由于心内分流和严重的房室瓣反流,动脉血氧饱和度下降。导管很易从右心房插入左心房和左心室。

左心室造影显示特征性左心室流出道呈“鹅颈”样形态。完全性 AVSD 在四腔位造影可显示共同房室孔和瓣叶的形态。

(五)治疗

完全性 AVSD 预后差,未经治疗大多在 15 岁以前死亡。不完全性 AVSD 的患儿部分可存活到成人,但后期常并发

严重的心律失常如心房颤动、阵发性室上性心动过速、完全性房室传导阻滞等。大部分患儿需要用地高辛和利尿药来治疗心力衰竭,但延长药物治疗对有生长落后和心力衰竭症状的患儿疗效并不可靠。完全性 AVSD 一般择期在出生后 3~6 个月进行手术,有严重症状的患儿可提早手术。完全性 AVSD 的手术死亡率小于 5%,但存在明显房室瓣反流或存在合并畸形的患儿的死亡率较高。术后并发症包括心律失常(窦房结障碍、异位性交界性心动过速、三度房室传导阻滞),发生率约为 1%。其他并发症包括房室瓣反流和主动脉瓣下梗阻。5%~10% 存在明显房室瓣反流的患儿需要进行再次手术如瓣膜成形术或瓣膜置换术。

五、主动脉缩窄

主动脉缩窄(coarctation of the aorta)发病率约占婴儿的 1/2500。98% 以上的缩窄位于主动脉峡部及周围,仅 0.5%~2% 发生于胸主动脉远端和腹主动脉,发生在这些部位的又称为“中主动脉综合征”(middle aortic syndrome)。本病常合并其他心脏畸形,如二叶式主动脉瓣(80%)和室间隔缺损(40%)。约 30% 特纳综合征的患者伴有主动脉缩窄。

(一)病理特点

根据缩窄段占据主动脉和降主动脉之间的部位分为导管前型、导管后型和正对导管型。导管前型狭窄位于主动脉峡部,在左锁骨下动脉和动脉导管之间,多呈广泛狭窄,常合并其他心脏畸形。导管后型狭窄范围较局限,动脉导管多已关闭,有广泛侧支循环,常能活到成年。

(二)病理生理

缩窄程度不同和合并心内畸形情况不同,造成的病理生理改变也不同。主动脉缩窄引起左心室射血阻力增加,左心室壁代偿性肥厚。狭窄段近端动脉压力增高,血管扩张,上肢及头颈部血供增多;远端降主动脉血压减低,下肢血供减少(图 13-7-3)。导管前型伴动脉导管未闭或室间隔缺损者由于右心室承担着身体下部的体循环阻力,右心室

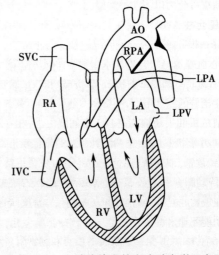

图 13-7-3　主动脉缩窄的血流动力学示意图

也发生肥厚,并可因经动脉导管的右向左分流使身体下部血氧含量降低,但由于肺血流量多,血液氧交换较充分,常不易察觉到发绀。导管后型如伴动脉导管未闭或室间隔缺损者由于缩窄段近端的主动脉压显著高于肺动脉,产生大量左向右分流,易致心功能不全和肺动脉高压。

(三)临床表现

导管前型患儿常在生后 6 周内出现症状,新生儿常有心功能不全和(或)低心排血量状态,造成病情的急剧恶化。单纯导管后型年幼时很少有症状,常因体检时发现上肢高血压而考虑本病。病情严重者可因颈部和上肢血压升高出现头痛、头晕、耳鸣、失眠、鼻出血等;因下肢血供不足出现下肢无力、发凉、酸痛、麻木等。

单纯导管后型患者身体下部发育较差。心脏向左下扩大。胸骨左缘 2、3 肋间可听到收缩期杂音,传导广泛,尤其在背部也易听到。主动脉缩窄的特征是上、下肢血压的异常,患者桡动脉搏动强,容易扪到,股动脉搏动弱、延迟,甚至摸不到。少数患儿股动脉搏动正常,表明合并大型 VSD 或 PDA,缩窄段以下的血供来自右心室,此时可观察到下肢青紫。上、下肢收缩压差达 2.67kPa(20mmHg)可作为主动脉缩窄的证据。由于缩窄部位不同,左、右上肢血压也可有差别:若双上肢血压均升高表明缩窄段位于左锁骨下动脉开口之后;仅有右上肢血压升高提示缩窄段起自锁骨下动脉之前或累及其开口处。因此分别测量四个肢体的血压有助于判断缩窄部位。

(四)辅助检查

1. **心电图**　导管前型伴 PDA 或 VSD 者早期表现为右心室肥厚,待动脉导管关闭后逐渐发展为双室肥厚。导管后型有左心室肥大表现。

2. **X 线检查**　心脏中至重度增大,搏动减弱,肺野充血。年长儿及成人吞钡检查可显示食管近主动脉弓处呈"弓"字型的主动脉压迹,依次由缩窄段上部的扩张、缩窄段的凹陷及缩窄段下部的继发性扩张组成。

3. **超声心动图**　二维超声胸骨上凹切面可清楚显示主动脉缩窄段的部位、范围及形态,有助于诊断和手术。

4. **磁共振成像**　血管造影和三维重建可清晰显示缩窄的部位、形态、范围等。

5. **心血管造影**　逆行主动脉造影能清楚显示缩窄段的部位、程度、范围及它与锁骨下动脉及动脉导管的关系。

(五)治疗

病情危重的主动脉缩窄的内科治疗包括纠正休克,维持血流动力学状态的稳定,气道管理和机械通气,适当供氧,应用镇静药、肌松剂、正性肌力药物和静脉注射前列腺素 E_1 维持动脉导管开放而使供应降主动脉和肾脏的血流增加。在短暂的复苏后需要进行急诊手术治疗。尚未出现严重心功能不全和尚未出现终末器官损害的患儿,在进行手术治疗前,亦需要持续应用低剂量的正性肌力药物和输注前列腺素治疗。

有症状的主动脉缩窄患儿,内科治疗使病情稳定后即应进行外科手术治疗[4]。对无严重症状,有上肢高血压的主动脉缩窄患者或收缩期上、下肢压差大于等于 20mmHg 可择期在 2~4 岁进行介入或手术纠治。手术年龄过大可因压力感受器调节血压的能力降低和术前血压增高对主动脉壁引起永久性损害,导致术后血压持续增高。单纯主动脉缩窄患儿的手术死亡率不超过 5%。术后 10%~15% 的患儿会发生再缩窄,尤其易见于在新生儿早期进行手术者(很可能与在新生儿早期手术者的缩窄程度重有关),球囊扩张术是治疗再缩窄十分有效的方法。

(黄国英　梁雪村)

参考文献

1. Zhao QM, Ma XJ, Ge XL, et al. Pulse oximetry with clinical assessment to screen for congenital heart disease in neonates in China:a prospective study. Lancet,2014,384(9945):747-754.

2. Hussain S, Sabir MU, Afzal M, et al. Incidence of congenital heart disease among neonates in a neonatal unit of a tertiary care hospital. J Pak Med Assoc,2014,64(2):175-178.

3. 张璟,黄国英,倪祖德,等.4046 例染色体检查结果与先天性心脏病关系的回顾性分析.中国循证儿科杂志,2009,4:128-134.

4. 陶麒麟,陈张根,贾兵,等.婴儿主动脉缩窄合并心内畸形的一期矫治.中国胸心血管外科临床杂志,2007,14:165-168.

第 8 节　先天性心脏病——青紫型

在新生儿期即出现发绀症状的先天性心脏病一般都是危重型先天性心脏病,如完全性大动脉转位、极重型法洛四联症、完全性肺静脉异位引流、三尖瓣闭锁、肺动脉闭锁、Ebstein 畸形、永存动脉干、危重型主动脉瓣和肺动脉瓣狭窄、主动脉弓离断和左心发育不良综合征等[1]。本文按照血循环是否依赖动脉导管进行分类阐述。

一、依赖动脉导管供应肺循环的青紫型先天性心脏病

(一)肺动脉闭锁伴室间隔完整

肺动脉闭锁伴室间隔完整(pulmonary atresia with intact ventricular septum,PA/IVS)是危重型先天性心脏病,约占先天性心脏病的 1.3%。如未经治疗常在新生儿期死亡[2]。

1. **病理特点**　PA/IVS 的发生乃是胚胎时期心球远端发育异常所致,也可能与病毒感染引起心内膜炎有关。肺动脉口完全梗阻而室间隔完整(图 13-8-1)。80% 患者的肺

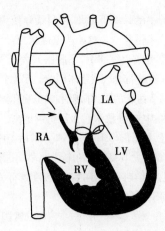

图 13-8-1 肺动脉闭锁伴室间隔完整示意图
LA= 左心房；RA= 右心房；LV= 左心室；RV= 右心室；箭头所指处为卵圆孔未闭

动脉瓣为隔膜样闭锁，20% 患者为圆锥部闭锁，瓣环和主肺动脉发育不良，极少数合并肺动脉主干或其分叉闭锁。常存在不同程度的右心室及三尖瓣发育不良，从发育接近正常到严重的发育不良甚至闭锁或室腔肌性闭塞，右心室发育程度和三尖瓣瓣环大小显著相关。1982 年，Bull 等根据右心室三部分即流入道、肌小梁部和漏斗部是否存在将本病分为三型：①三部分型：三部分都存在，右心室发育基本正常；②两部分型：流入道和漏斗部存在，但小梁部缺损；③一部分型：只有流入道存在，右心室体积缩小。

由于右心室收缩期血流不能射入肺动脉，故右心室壁心肌窦状隙常与冠状动脉保留胚胎时期的交通状态（45%~66.6%）。在严重的病例中，冠状动脉的血流不能由主动脉根部顺序灌注，而是由高压的室壁僵硬的右心室逆向灌注供应，甚至一些区域的冠状动脉完全中断，右心室壁心肌窦状隙与冠状动脉异常连接成为冠状动脉灌注心肌的主要来源，称"右心室依赖的冠脉循环"，对这部分患儿实行右心室流出道疏通将导致右心室压的下降，继而将会发生冠状动脉灌注不足导致心肌缺血或梗死。

2. 病理生理 右心室到肺动脉的前向血流完全梗阻，PDA（或者侧支血管）是肺血流的主要来源，室间隔完整，在心脏收缩期右心室的血流只能通过三尖瓣反流入右心房，心房水平交通成为右心的唯一出口，因此，PDA（或侧支血管）和房内交通结构（即房间隔缺损和卵圆孔未闭）是患者存活的必需通道。患儿的体静脉和肺静脉血在左心房混合，进入左心室，引起发绀。肺循环血流大多数由动脉导管供应，肺内动脉分布大多正常，少数由来自主动脉的侧支血管供应。

3. 临床表现 发绀是主要症状，出生后不久即有此症状，可以出现缺氧发作和心力衰竭，如未及时治疗，大多于出生后 6 个月内死亡。病情轻重与动脉导管是否开放及侧支循环的多少有直接关系，如果动脉导管关闭较早，而侧支循环较少，则症状较重，存活时间较短。体格检查除了发现

明显发绀外，可见颈静脉充盈、剑突处心尖冲动强烈。由于仅有单组半月瓣关闭，肺动脉瓣听诊区第二心音单一；心前区可闻及三尖瓣关闭不全所致收缩期杂音，以胸骨左缘下部最明显；胸骨左缘上部可闻及 PDA 的杂音，但有时候不典型。如心房内交通不足则伴肝脏增大。

4. 辅助检查

（1）心电图检查：心电图显示电轴正常，常在 30°~100°，心前区导联上不呈现新生儿右心占优势的图形，而是常见左心室肥厚的表现。可存在右心室高电压。

（2）X 线胸片：肺野清晰、血管影减少，肺动脉段凹陷，心影无明显增大，少数病例右心室不小。

（3）超声心动图检查：超声心动图显示肺动脉瓣回声呈一条致密的反光增强的光带，收缩期无启闭活动。在肺动脉分叉处可显示动脉导管与降主动脉沟通。少数病例主肺动脉缺如。左、右肺动脉可正常或偏小。左、右心室大小明显不对称，左心房、左心室流出道内径增宽，右心室缩小，主动脉内径增宽，主动脉前壁与室间隔相延续，室间隔回声完整。此外，还可见三尖瓣发育异常、活动幅度小以及房间隔回声中断。需要仔细测量三尖瓣瓣环大小，因为该项测量指标和右心室发育相关性良好，严重的三尖瓣狭窄（三尖瓣环 Z 值小于 –2.5）和右心室发育不良常提示存在右心室依赖的冠脉循环。

（4）心导管检查和造影：对于大部分肺动脉闭锁的患者均须进行心导管和血管造影以确定适当的治疗方法。心导管检查时导管不能从右心室插入肺动脉，选择性右心室造影后无肺动脉顺序显影，只见造影剂滞留在右心室腔，而逐渐经三尖瓣反流入右心房，并可显示肺动脉闭锁部位、右心室的大小、组成部分以及是否存在冠状动脉窦隙及"右心室依赖的冠脉循环"。升主动脉造影可发现冠状动脉狭窄或中断。右心室动脉血氧饱和度甚低，大多在 60% 以下。

5. 治疗 未能及时治疗者常早期死亡，预后非常差。如果治疗不当则 50% 患儿在出生后一个月以内死亡；约 80% 在 6 月龄之前死亡。死亡的直接原因通常是动脉导管关闭所致的进行性低氧血症和心力衰竭。因此，应尽早治疗。外科手术是根本的治疗方法。对于体重较小的早产儿，术前均须持续使用 PGE$_1$ 静脉输注治疗，以维持动脉导管的开放，保证肺循环血流供应。前列腺素的起始使用剂量为 0.05~0.1µg/(kg·min)，达到有效剂量后，可将剂量渐减至 0.01µg/(kg·min)。代谢性酸中毒及严重低氧血症的新生儿可静脉滴注碳酸氢钠、吸氧（FiO$_2$ 40%）或机械通气。

手术方法的选择与有无冠脉异常和右心室发育情况有关。对于存在右心室依赖的冠状动脉循环或一部分型右心室的患儿，新生儿期通常进行体 - 肺分流术，选择 Blalock-Taussig 分流术，之后进行 Fontan 术或进行心脏移植。对于不存在明显冠状动脉异常的患儿，右心室发育尚可者（三尖瓣瓣环 Z 值大于 –2）的手术目标是进行双心室

修补,可通过导管介入的方法行肺动脉瓣穿孔术 + 球囊扩张瓣膜成形术,或通过外科手术的方法切除闭锁的肺动脉瓣或行右心室流出道扩大成形术。心房间交通受限者可行房间隔球囊造口术。当右心室发育被认为不足以行双心室修补但可保留部分右心室功能者可行一室半修补术,即右心室流出道疏通及双向腔肺分流术,将上腔静脉的血液直接导入肺动脉,下腔静脉的血液通过右心室正常通道进入肺部,前提是右心室体积足以处理体循环一半的静脉回流量。

手术死亡的危险性与是否有冠状动脉异常高度相关,存在右心室窦状隙与冠状动脉异常连接者的远期预后不良。如果患儿的三尖瓣和右心室足够大,在行有效的右心室流出道疏通术后 2~3 个月,右心室的肥厚程度退化、顺应性得到改善,继而右心室可增加其对肺循环的供应,此时可通过介入或手术的方式拆除体 - 肺分流管道及关闭保留的房间交通,使患儿的循环通路成为正常的"序灌"循环。

(二) 伴室间隔缺损的肺动脉闭锁

肺动脉闭锁伴室间隔缺损(pulmonary atresia with ventricular septal defect,PA/VSD)也称为伴肺动脉闭锁的法洛四联症(TOF/PA),约占先天性心脏病 2%,如未及时治疗,大多于婴儿期死亡[3]。

1. 病理特点　胚胎发育过程中,第六对动脉弓的分支逐渐演化成左、右肺动脉和动脉导管,左、右肺动脉又逐渐与心球和动脉干分化成的肺动脉主干相连接,之后,背主动脉的分支将逐渐演化成支气管动脉。如果血管连接过程发生障碍便构成肺动脉闭锁,并使得体 - 肺循环之间的侧支血管保持开放,同时因右心室血流未能进入肺动脉,胚胎时期的室间孔无法关闭而导致室间隔缺损。其病理特点为肺动脉口完全梗阻,但有 VSD。肺动脉口病变以肺动脉瓣及主干完全闭锁为多见,少数病例肺动脉主干及其分支均闭锁。约 2/3 病例的左、右肺动脉与肺动脉分叉部连接并互相沟通(即左、右肺动脉之间存在共汇)。绝大多数病例存在侧支循环,这些侧支血管主要发自降主动脉,直径 1~20mm,其中 40% 与较大的肺血管交通,60% 与较小的肺血管交通。VSD 多为膜周部或漏斗部,主动脉增宽、骑跨,50% 为右位主动脉弓。50% 合并 ASD。

2. 病理生理　由于右心室到肺动脉的前向血流完全梗阻,PDA 和(或)体肺侧支循环是患儿存活的生命通道,而 VSD 存在,故体循环回流的静脉血自右心房进入右心室后通过室间隔缺损或(和)骑跨的主动脉进入左心系统,引起发绀。在肺血来源方面,PA/VSD 患儿存在异常的多源血供,70% 来自动脉导管,30% 来自多发的体肺侧支动脉(MAPCAs),最常见侧支动脉来自于降主动脉(2/3 患者),其次来自于锁骨下动脉,较少见来自腹主动脉或其分支。肺动脉常存在发育不良、不汇合或分布异常。大多数患者主肺动脉与肺动脉分支发育不良。85% 患者的肺动脉有共汇,合并 PDA 患者通常有共汇(70%);左右肺动

无共汇者可分别由双侧的动脉导管供血,或由多处主 - 肺侧支(MAPCAs)供应双侧肺内肺动脉。少数情况下合并 MAPCAs 肺血过多的患儿会出现心力衰竭。

3. 临床表现　类似严重的法洛四联症,于出生后数天即有发绀。心脏听诊发现心底部第二心音常响亮单一,收缩期杂音不明显,连续性杂音一般不典型,侧支动脉可能产生微弱的持续性杂音。

4. 辅助检查

(1) 心电图检查:显示右心室肥大,可有右心房增大。

(2) X 线胸片:表现为二侧肺野肺血管细少,肺动脉段凹陷,心外形轻度增大,右心房、右心室增大。

(3) 超声心动图检查:对本病有确诊价值。可显示右心房、右心室内径增大,室壁肥厚,右心室流出道呈一盲端、肺动脉瓣缺如,主肺动脉内径甚细,发育不良,左、右肺动脉常可探及,半数以上通过分叉部相交通,在肺动脉分叉处可显示动脉导管与降主动脉沟通。主动脉位置前移紧贴胸壁,内径显著增宽且骑跨在室间隔之上。室间隔多呈大段回声失落。此外,还可观察发自降主动脉的侧支血管的位置、数目和粗细,但是,必须通过造影确定所有侧支。

(4) 心导管检查和造影:心导管检查时导管不能从右心室插入肺动脉,选择性右心室造影显示右心室流出道呈一盲端,但见造影剂由右心室通过室间隔缺损注入主动脉和左心室。主动脉造影可显示动脉导管未闭和侧支血管。

5. 治疗　如果新生儿期没有立即建立足够的肺血流量,大多数在生后 2 年内死亡,存在有广泛侧支的婴儿可能存活较长时间。所以一旦诊断或者怀疑诊断,应立即使用 PGE₁ 来维持动脉导管开放,为心导管及外科手术做好准备。前列腺素的起始使用剂量为 0.05~0.1μg/(kg·min),达到有效剂量后,可将剂量渐减至 0.01μg/(kg·min)。通常需要进行紧急心导管检查以明确肺动脉发育与体动脉侧支的情况。手术处理与肺血来源及远端肺内肺动脉的发育情况和分布模式有关。对于肺动脉发育正常由动脉导管供血的患儿,可选择分期手术,即在新生儿期进行体 - 肺动脉分流术,以后进行根治拆除分流管道、修补 VSD 并建立右心室与肺动脉的管道连接,有时可考虑行 Rastelli 术。如果条件许可也可在新生儿期进行一期完全纠治术,这通常有赖于患儿存在发育良好的肺动脉和发育足够大的右心室漏斗部以能进行跨瓣右心室流出道扩大补片。对于肺动脉发育欠佳和 MAPCAs 的患儿,可考虑将多支纵隔血管汇合为一根共汇,取代右心室 - 肺动脉的管道连接。对于肺动脉发育不良而不能承受所有的心排出量,但不伴有肺动脉高压的患儿,可保留 VSD 直至肺动脉能够进行成形术来增加整体的截面积。

患儿的远期预后与出生时肺血管的结构分布有关。如果肺动脉发育良好,则其远期预后与 TOF 根治术的预后高度相似。如果患儿肺动脉发育欠佳或肺血由 MAPCAs 供应,则预后较差。

（三）危重型肺动脉瓣狭窄

危重型肺动脉瓣狭窄（critical pulmonary stenosis）是指患儿必须依赖动脉导管供应肺血才能维持足够氧合的情况，常于新生儿时期即出现严重心力衰竭，病情发展迅速，属新生儿急症。

1. 病理特点　肺动脉瓣狭窄的可能发生机制为胚胎时期原始心球远端发育异常或胎儿时期发生心内膜炎导致肺动脉瓣粘连融合。其病理特点为肺动脉瓣瓣叶增厚融合，中间或偏侧留有一小孔，致瓣口狭窄，呈圆顶状突向肺动脉腔（图13-8-2）。肺动脉瓣多数为三叶式，少数呈二叶或四叶式畸形。肺动脉瓣环发育正常者，肺动脉主干多有狭窄后扩张，左肺动脉作为肺动脉主干的延伸也常有扩张，而右肺动脉因与主干方向存在一定角度而通常无扩张现象。少数病例（10%~15%）为肺动脉瓣发育不良，瓣叶因严重纤维化和黏液变性而异常增厚，导致肺动脉瓣口狭窄，这一类型极少有瓣叶融合现象，通常也没有狭窄后肺动脉扩张。

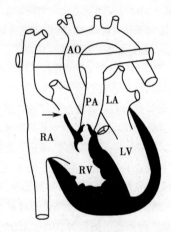

图13-8-2　肺动脉瓣狭窄示意图
LA=左心房；RA=右心房；LV=左心室；RV=右心室；AO=主动脉；PA=肺动脉；箭头所指处为卵圆孔未闭

2. 病理生理　严重肺动脉瓣狭窄，右心室收缩期负荷显著加重，在胎儿期右心室即逐渐发生肥厚，室壁僵硬，顺应性下降，右心室舒张压增高，腔静脉血回流右心房后，大多通过卵圆孔进入左心房，可导致右心室发育不良。出生后，右心房的血不能充分进入右心室而在心房水平出现大量右向左分流，临床上表现持续性中央青紫，呈严重低氧血症，血流动力学改变类似室间隔完整的肺动脉闭锁。另一方面，由于右心室射血明显受阻，故心力衰竭发生较早，病情发展迅速，当右心室功能失代偿后，右心室腔可显著扩大，三尖瓣环也相应扩张，逐渐发生三尖瓣相对性关闭不全和三尖瓣反流，右心房压力进一步增高，加重心房水平右向左分流，通过肺动脉口的血流显著减少，临床呈现明显发绀。肺循环血流依赖动脉导管供应，这一点有别于中、重度狭窄，后者也可导致右心室压的明显增高，并可存在心房水平的右向左分流及缺氧，但其肺血不完全依赖于动脉导管。

3. 临床表现　危重型肺动脉狭窄的新生儿有喂养困难、心动过速和发绀等表现。心脏听诊第二心音分裂宽，肺动脉瓣区第二音显著降低，胸骨左缘上方闻及喷射性收缩期杂音（2~5/6级），杂音向背部传导，杂音越强、持续时间越长，提示狭窄越重。伴有心力衰竭者有肝脏肿大、外周血管收缩征象。

4. 辅助检查

（1）心电图检查：表现为电轴右偏；右心室肥大，QRS在 V_1 导联上呈 qR 型，R 波高耸，T 波深倒，且可延伸到 V_5、V_6 导联；部分患儿有右心房肥大。危重肺动脉狭窄的新生儿可由于右心室发育不良和左心室相对较大而呈现左心室肥厚。

（2）X线检查：表现为肺血减少和不同程度的心脏扩大，重度狭窄不伴心力衰竭时，心影仅轻度增大，有心力衰竭时心影可呈中-重度扩大，主要为右心房、右心室扩大。新生儿期肺动脉狭窄后扩张不如年长儿明显，因为严重肺动脉狭窄者较早出现心力衰竭症状，此时肺动脉尚未由于高速湍流的冲击而发生扩张。

（3）超声心动图检查：可准确诊断严重肺动脉瓣狭窄及伴随畸形，对指导手术治疗有重要价值。二维切面显示肺动脉瓣瓣叶增厚，反光增强，开放明显受限，瓣叶开放间距甚小，收缩期呈圆隆状膨出，部分病例表现为肺动脉瓣环较小，瓣叶严重增厚畸形，是为肺动脉瓣发育不良，并可显示肺动脉主干、分支的发育情况及心腔和三尖瓣的形态和功能。多普勒超声心动图可探及肺动脉瓣口收缩期频谱展宽的高速湍流；连续波式多普勒技术可测量流经肺动脉瓣口的最大流速，并根据 Bernoulli 方程推测跨瓣压差，对估测肺动脉瓣狭窄程度提供了定量依据。正常安静时，收缩期肺动脉跨瓣压差为 1.33~2.66kPa；而严重肺动脉瓣狭窄时，跨瓣压差往往大于 13.3kPa。结合彩色血流显像，则可直观地显示肺动脉瓣口处五彩缤纷、色泽相嵌的湍流讯号。多普勒超声心动图有时可在瓣口探测到流速快慢交替的现象，具体原因不明，考虑可能与右心室功能不全有关，提示需要紧急处理。因为新生儿期肺动脉压力较高，故肺动脉狭窄程度有时会被低估。

（4）心导管检查和造影：心导管检查可测量右心室压力。由于狭窄严重，导管很难通过肺动脉瓣口进入肺动脉，必须注意的是，导管检查时，切忌将导管长时间堵在肺动脉瓣口，以免阻断肺循环，造成猝死。选择性右心室造影可明确诊断肺动脉狭窄。但一般情况下，如果临床表现、心电图和X线检查均符合本病，多普勒超声心动图在诊断方面又无其他疑问，则可不进行侵入性检查。

5. 治疗　如不能得到适当的治疗，大多数危重肺动脉狭窄的新生儿会死亡。新生儿期危重型肺动脉狭窄需要给予前列腺素开放动脉导管及其他措施缓解缺氧，一旦发生心力衰竭，病情进展迅速，需要及时进行具有良好中短期疗效的球囊扩张肺动脉瓣成形术，在球囊扩张不成功或无条件做球囊扩张时，应急诊手术。新生儿经皮肺动脉瓣球扩张术及外科手术术后并发症比年长儿多见,死亡率分别可达 3% 和 10%。危重型肺动脉瓣狭窄的患儿即使在解除了肺动脉瓣的梗阻之后,仍然会在一段时间存在心房水平的右向左分流及缺氧。术后 3~6 个月,右心室的肥厚程度逐渐退化后,心房水平的右向左分流将会随时间推移逐渐减少。

(四) 三尖瓣闭锁

三尖瓣闭锁(tricuspid atresia,TA)是指三尖瓣没有发育分化,缺乏右心房和右心室的交通,约占先天性心脏病的 1%~3%,仅次于大动脉转位和法洛四联症,在青紫型先天性心脏病中占第三位。

1. 病理特点 右心房和右心室被闭锁的三尖瓣完全隔开,多为肌性闭锁,少数为纤维型,右心室常发育不良,其主要由流出道组成,还包括发育幼稚的肌小梁成分(图 13-8-3)。心房间的交通是小儿存活必不可少的条件,通常属于非限制型,可以是卵圆孔未闭或 ASD 等。本病若室间隔完整,右心室发育极其不良甚至缺如,可伴肺动脉瓣闭锁,生存依赖动脉导管。若存在大的 VSD,则右心室可发育良好。70% 的患儿表现为正常型大动脉,30% 合并有大动脉转位,其中 3% 的患儿为 L-TGA。大动脉位置关系正常者,常合并小的室间隔缺损、肺动脉发育不良。有大动脉转位者常合并主动脉弓畸形。

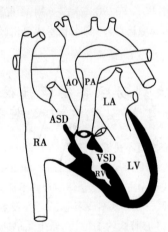

图 13-8-3 三尖瓣闭锁示意图
LA= 左心房;RA= 右心房;LV= 左心室;RV= 右心室;AO= 主动脉;PA= 肺动脉;ASD= 房间隔缺损;VSD= 室间隔缺损

2. 病理生理 由于右心房与右心室间无直接交通,患儿存活有赖于卵圆孔未闭(patent foramen oval,PFO)或 ASD,联合畸形如动脉导管和或室间隔缺损亦为生存所必须。右心房血经心房间交通进入左心房、左心室,若房间隔缺损太小,血流受阻,可出现体循环淤血和右心力衰竭表现。由于左心室接收左右心房动静脉混合血,故外周动脉血氧饱和度降低,临床出现发绀。发绀的程度与肺血流量的多少有关,而肺血流量又取决于 VSD 大小和有无肺动脉狭窄。偶尔伴大型 VSD 而无肺动脉狭窄,肺血流增多,发绀可不明显,如果肺血流量明显增多,还可能出现左心衰竭。反之若 VSD 较小且合并肺动脉狭窄、闭锁,肺血流量减少,发绀明显。不伴 VSD 者罕见,此时血液到达肺部的唯一通道是通过动脉导管或支气管动脉。右心室多发育不良,但室间隔缺损较大,右心室窦部发育可相对较好,右心室腔不小。

3. 临床表现 多从出生时就有严重发绀,发绀开始出现的时间与预后直接有关。新生儿期即有青紫者自然病程 80% 于 6 个月内死亡。气急、喂养困难、体重不增和缺氧发作也是常见症状。心力衰竭在右型完全性大动脉转位和肺血增多的患儿中较常见。听诊第一心音单一;若肺动脉狭窄、肺动脉瓣闭锁或伴大动脉转位,则第二心音单一或减弱;通常可在胸骨左缘闻及由 VSD 或肺动脉狭窄产生的收缩期杂音,伴 PDA 者可听到连续性杂音。肝大可能提示心房内血流交通不足或充血性心力衰竭。

4. 辅助检查

(1) 心电图检查:大部分电轴左偏,左心室肥厚、劳损,右心房显著肥大,少数示双房肥大,右心室电势减小或消失。如有大型 VSD,右心室发育较好,右心室电压可变得明显,V_2 导联 R 波明显增高往往提示右心室发育较好。当肺血流量多时,左心室容量负荷增加,左胸导联示 ST 段压低,T 波改变,并可见 V_6 深 Q 波、R 波高尖;反之,肺血较少时,V6 可见小 r 和浅 q 波。

(2) X 线检查:心胸比值正常或轻度增大,右心房缘凸出明显。肺血流减少者心脏大小正常,肺血流增多者心脏增大,且呈进行性。三尖瓣闭锁的特征性表现是正位胸片见心脏右缘平直,常不超过脊柱影,由于肺动脉发育不良和左心室增大其左缘形态略呈正方形。侧位见心影前缘平直,不突出于主动脉影之前,后缘与脊柱重叠。

(3) 超声心动图检查:二维超声显示三尖瓣呈反光增强的条索样结构,缺乏启闭活动,可以确诊。剑突下及心尖四腔观可清楚显示三尖瓣闭锁和右心室发育不良的特征性表现,估测心房间交通的大小,显示室间隔缺损的大小、心室 - 大动脉连接和肺动脉流出道梗阻的情况。

(4) 心导管检查及造影:右心导管不能从右心房直接插入右心室,但可通过心房内交通进入左心房、左心室。由于血液在左心房内混合,使左心房、左心室及主动脉、肺动脉血氧饱和度均相类似。右心房压等于或大于左心房压。右心房造影时右心室不即刻显影,致使正位片上在右心室部位形成一尖端向上的三角形透亮区,称右心室"窗洞",此为本病造影的特征性表现。

5. 治疗 有严重低氧血症的新生儿,因其肺动脉血主要来源于未闭的动脉导管,故应静脉滴注前列腺素 E_1 以维持动脉导管的开放,肺血流增加,体循环氧饱和度提高。静注 $NaHCO_3$ 纠正代谢性酸中毒。外科手术是根本的治疗方法,肺血流减少者可采用体 - 肺循环分流术增加肺血流;心房间交通较小者可采用球囊房隔造口术增加心房间血流交通;肺血过多致心力衰竭者可行肺动脉环束术,防止肺动脉高压、肺血管病变的发展,控制心力衰竭症状。肺动脉压力和阻力降低后可考虑施行双向腔-肺分流术,将腔静脉血流引入肺动脉,达到纠正血流动力学紊乱的目的,一般在6个月后施行。Fontan类手术则主要用于早期姑息性手术后仍存在低氧血症、出现活动量明显减少的患儿,其手术适应证为:年龄 >2 岁,平均肺动脉压力等于或小于 15mmHg,肺血管阻力低(<2Wood 单位 /m²),肺动脉粗无狭窄,左心室收缩舒张功能良好,没有明显二尖瓣反流。手术的目的是将体静脉回流血流直接引入肺脏,使静脉血不再汇入动脉血中,从而解决了体循环低氧血症的问题。

(五)Ebstein 畸形

Ebstein 畸形即三尖瓣下移畸形,是一种少见的畸形,发病率约为活产儿的 1/25 000,一旦在新生儿期有症状,则提示解剖病变严重。

1. 病理特点 胚胎早期,三尖瓣发生于心内膜垫和右心室表面,通过剥脱形成瓣叶。Ebstein 畸形是由于胚胎发育过程中三尖瓣瓣叶未能正常剥脱游离至房室瓣环所致。其病理改变包括:①三尖瓣隔瓣和(或)后瓣离开瓣环附着于右心室壁心内膜上;②三尖瓣前瓣宽大冗长,大多附着于正常位置,少数下移,瓣叶常与右心室壁粘连并常合并腱索短和乳头肌小,造成不同程度的关闭不全;③下移的三尖瓣组织把右心室腔分为功能右心室和房化右心室两部分。右心室功能减退程度取决于瓣叶的下移程度和右心室流入道的房化范围。

2. 病理生理 病理生理改变与瓣膜畸形程度有关。轻者瓣膜功能基本正常;重者三尖瓣瓣环缩小,功能右心室腔狭小,右心室泵血如肺动脉的血流量减少,同时由于瓣叶粘连、腱索缩短和乳头肌发育异常可产生三尖瓣关闭不全和反流,使右心房压进一步增大,房化右心室和右心房明显扩大,心房水平出现右向左分流,临床出现发绀。另一方面,房化右心室的壁很薄,收缩力很差,在心动周期中呈现异常运动,心房收缩时,房化右心室呈瘤样扩张,不但无助于右心向肺动脉的泵血,还影响右心室充盈,使肺动脉血流量进一步减少、右心房压进一步升高;极重者可造成右心室收缩期无血流射入肺动脉,导致"功能性肺动脉闭锁"现象,这时肺循环完全依赖动脉导管或侧支血管供应。房化右心室壁中可存在希氏束的异常分支,可产生心律失常甚至猝死。

3. 临床表现 临床表现因畸形严重程度、有无房间交通以及是否合并其他畸形而不同,重症者生后不久夭折,轻者甚至可无任何症状。约半数在新生儿期即可出现发绀和充血性心力衰竭,之后伴随肺循环阻力降低而症状有一定程度的改善,但年长后随三尖瓣和功能右心室功能的逐渐下降,发绀不可避免地重现。

4. 辅助检查

(1)心电图检查:典型特征为右束支传导阻滞、P-R间期延长、P波高尖(有"喜马拉雅"P波之称)而无右心室肥厚表现。约 1/3 有阵发性房性快速性心律失常(房性心

动过速、心房扑动或心房颤动),5%~20% 合并 B 型预激综合征。

(2)X 线胸片:大多表现为心胸比例明显增大,两根大动脉均细小,上纵隔影变窄,呈倒置漏斗形,肺血管纹理正常或减少。部分新生儿期可见的最大的心影即源于该类病例。

(3)超声心动图检查:超声心动图对本病具有可确诊价值,可显示三尖瓣的解剖形态、下移程度、功能右心室的发育程度、三尖瓣反流程度和明确右心室流出道梗阻及其他心内合并畸形有无。正常成人三尖瓣隔瓣附着点比二尖瓣附着点低 0.5~1.0cm,不超过 1.0cm,而本病儿童超过 1.5cm 或超过 0.8cm/m²,成人超过 2.0cm。

(4)心导管检查及造影:由于超声心动图检查已可确诊,目前已较少进行该项检查。右心室造影可显示三尖瓣的位置、右心室、右心室流出道和肺动脉的大小,显示前瓣呈位于房化右心室与功能右心室之间凸向右心室腔的弧形细线状帆样透亮影,称"帆样征",是本病的特征性表现。

5. 治疗 新生儿表现严重青紫者应输注 PGE₁ 维持动脉导管开放,同时应采取其他降低肺循环阻力和增加前向肺血流的措施,例如供给高浓度氧和维持适度的呼吸性碱中毒。近年来,一氧化氮吸入(iNO)的应用取得了较好的疗效。内科治疗一段时间后,应考虑实验性停用 PGE₁ 或iNO,完全停用 PGE₁ 或 iNO 需要 2~3 周,不能脱离 PGE₁ 或iNO 治疗的患儿应进行体-肺分流术或更积极的三尖瓣重建术。

二、依赖动脉导管灌注体循环的青紫型先天性心脏病

(一)左心发育不良综合征

左心发育不良综合征(hypoplastic left heart syndrome,HLHS)是指左心-主动脉复合体的发育不良,包括主动脉瓣狭窄或闭锁、二尖瓣狭窄或闭锁、左心室及主动脉发育不良,约占先天性心脏病的 1.5%,是新生儿早期死亡的原因之一[4]。12%~37% 的病例合并有心外畸形。

1. 病理特点 左心室、主动脉升部和弓部、二尖瓣、主动脉瓣均不同程度发育不良,右心系统代偿性增大(图13-8-4)。根据主动脉和二尖瓣的形态,可将左心发育不良综合征分为以下四型:Ⅰ型:主动脉狭窄、二尖瓣狭窄;Ⅱ型:主动脉狭窄、二尖瓣闭锁;Ⅲ型:主动脉闭锁、二尖瓣狭窄;Ⅳ型:主动脉闭锁、二尖瓣闭锁。通常存在粗大的动脉导管,心房水平亦有交通。合并畸形有 VSD、完全性肺静脉异位引流等。另外有 29% 的患者存在中枢神经系统畸形。

2. 病理生理 主要的血流动力学紊乱为体循环供血不足,患儿四肢的脉搏微弱或触摸不到,肾、肝、冠状动脉和中枢神经系统的灌注均受限,可能导致急性肾小管坏死、NEC、脑梗死或脑出血。升主动脉的血流的不足影响冠状

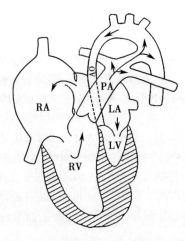

图 13-8-4　左心发育不良综合征示意图
LA= 左心房；RA= 右心房；LV= 左心室；RV= 右心室；AO= 主动脉；
PA= 肺动脉

动脉的灌注。因心房水平的交通血流量不同可出现肺静脉高压（限制型卵圆孔）或肺血流过多（中、大型 ASD）。

如果合并二尖瓣闭锁，严重的限制性心房间交通使肺静脉流出受限，从而导致明显的左心房出口梗阻、肺静脉高压，所有此型 HLHS 患儿的肺血管床均异常，每单位面积肺组织所含的动脉数目增加并且每个动脉所含的肌肉量也明显增加，中型动脉管壁增厚，更小的血管和外周动脉的肌肉含量也比正常的多。肺血管床的病理组织发现与心房水平交通受限的程度有关，伴严重限制性房间隔缺损或房间隔完整的患儿的动脉屈曲并且动脉病变达到 Heath-Edwards 分级的Ⅲ级，房间隔完整患儿的肺静脉管壁增厚并含有更多的弹力纤维层即所谓的肺静脉动脉化。肺血管床病变是患儿在出生时获得足够大的房间交通后病情仍会继续恶化及病死率仍较高的主要原因。即使患儿在进行第一期手术后得到存活（房间隔完整的 HLHS 患儿一期手术后的死亡率高于 50%），肺血管的基础病变仍可能使患儿不适于进行以后的 Fontan 术。

3. **临床表现**　患儿出生后数小时即出现症状。由于体循环缺氧和心搏输出量很低，患儿面色苍白、气促，并迅速发展为呼吸困难、青紫和进行性心力衰竭。发绀进行性加重，并可出现肺水肿。脉搏微弱或触摸不到脉搏，心界扩大，心前区隆起，右心室抬举感。心率快有奔马律，胸骨左缘可听到收缩期杂音或来自动脉导管未闭的连续性杂音，第二心音单一较低。出生后数小时至数星期，动脉导管逐渐关闭，导致循环性休克、持续恶化的低氧血症和酸中毒致多器官功能衰竭而死亡。

4. **辅助检查**

（1）动脉血气分析：显示 PO_2 降低，PCO_2 正常。严重的代谢性酸中毒和 PCO_2 不成比例是该疾病的特征性表现。

（2）心电图检查：电轴右偏，右心房、右心室增大，左心室低电压或无心电表现。常有缺血性 T 波改变。

（3）X 线胸片：心影中重度扩大，右半心增大，明显肺淤血或肺水肿。

（4）超声心动图检查：可确定 HLHS 的类型，明确主动脉升部和弓部形态、降部有无缩窄，明确房间隔缺损大小及有无分流受限。二维超声心动图显示左心室腔极小，左心室壁增厚但收缩功能减弱，左心房亦小。与左心相比，右心室腔扩张，右心室壁增厚且搏动增强。二尖瓣发育不正常，近 40% 为二尖瓣闭锁，其余存在不同程度的狭窄或发育不良。主动脉瓣发育亦不正常，多呈闭锁状，即使未完全闭锁也存在狭窄或发育不良。主动脉根部内径减小，通常 <5mm，主动脉升部和弓部发育不良。大多数患儿存在不同程度的动脉导管未闭。彩色多普勒超声心动图显示从动脉导管流向主动脉弓和升主动脉的逆向血流。

5. **治疗**　HLHS 在产前就能够通过胎儿超声心动图检查明确诊断，因此，有可能在出生时就给予合理有效的处理。内科治疗的原则是维持体肺循环的平衡，治疗低心排和休克。一般主张给予保暖以降低体循环阻力，通常应用米力农、必要时应用硝普钠以进一步降低体循环阻力。前列腺素 E 在出生后 3~4 小时开始应用，以保持动脉导管处于开放状态。可酌情应用洋地黄和利尿药，但尽可能避免使用正性肌力药物，以免增加体循环阻力；多巴胺以 $3~5\mu g/(kg \cdot min)$ 的剂量静脉维持有助于提高整体的心排出量。需要镇静、止痛和气管插管来进行通气管理和使体循环的耗氧量最小化。介入方法扩大房间隔对改善循环有一定帮助。另外强调监测动脉血氧饱和度（SaO_2），SaO_2 是反映患儿血流动力学状态和体循环组织氧供是否足够最佳的监测指标，较低的 SaO_2（75%~80%）而 pH 和 PCO_2 正常提示体 - 肺循环血流量基本平衡，可以提供足够的外周组织氧供；较高的 SaO_2（高于 90%）而伴酸中毒提示肺血流量过量和体循环灌注不足，患儿可出现心肌功能不全和其他器官的继发性损害。手术矫正包括重建手术和心脏移植。重建手术的经典术式为 Norwood 手术，分为三期，分别在新生儿期、3~6 个月和 18~24 个月施行，完成系列手术后 3 年生存率约为 70%。此外，近年来有学者将球囊房间隔造口术、动脉导管内支架植入术等与外科手术结合进行，由于这种外科 - 介入镶嵌策略（hybrid procedure）可减少手术创伤，正在 HLHS 的治疗中显示其优越性。

（二）主动脉弓离断

主动脉弓离断（interrupted aortic arch，IAA）是指主动脉弓与降主动脉之间不连接、无血流通过的一种少见的先天性主动脉弓畸形，发病率约为活产儿的 1/30 000，占先天性心脏病的 1.5%。

1. **病理特点**　主动脉弓离断不单单是独立存在的大血管畸形，而是一组复杂的锥干畸形，其发生大多与后漏斗隔和肌性室间隔对位不良有关。后漏斗隔对位不良可导致左心室流出道的狭窄，有时甚至近乎闭锁，胎内的这种严重的梗阻性病变造成主动脉弓远端的生长延缓、发育不良，最终导致主动脉弓的离断。因此，除室间隔缺损和主动

705

脉瓣下狭窄外,还存在主动脉弓的一部分闭锁。依据离断发生的部位,主动脉弓离断可分为三型:A 型:离断发生在左锁骨下动脉的远端;B 型:离断发生在左锁骨下动脉和左颈总动脉之间;C 型:离断发生在无名动脉和左颈总动脉之间。约 50% 的 B 型患者合并有右锁骨下动脉迷走至降主动脉动脉导管开口的远端。动脉导管多未关闭,为离断后主动脉灌注的主要来源。

主动脉弓离断常与动脉导管未闭和室间隔缺损联合存在,三者同时存在时又称为"Steidele 复合症",并常伴主动脉瓣二瓣或单瓣畸形(有报道为 77%),亦可伴发各种类型的大动脉转位、三尖瓣闭锁、右心室双出口或房室隔缺损等。并常伴有心外畸形如中枢神经异常、肾脏畸形、骨骼畸形、胸腺不发育或发育不全(DiGeorge 综合征,B 型主动脉弓离断约 50% 合并此症)等。

2. 病理生理　主动脉弓离断的降主动脉血流是由右心室通过未闭的动脉导管供给的,出生后随着动脉导管的关闭,下半身血供减少,出现下肢发绀、肾功能下降和代谢性酸中毒,右心室血大部分进入肺循环,导致心力衰竭。右心室血由于合并心内左向右分流为动静脉混合血,所以起初上下肢的差异发绀可不明显。

3. 临床表现　患儿出生时 Apgar 评分正常,生后数天即出现严重的肺动脉高压和心功能不全症状,随动脉导管的关闭,股动脉和足背动脉搏动减弱,下肢青紫,不经治疗多于 1 个月内死亡。少数可活到周岁,偶有活至童年或成年者。B 型主动脉弓离断常有血钙过低,为合并 DiGeorge 综合征之故。

4. 辅助检查

(1) 心电图检查:单纯 IAA 患儿心电图表现为右心室肥厚和 P 波高尖,偶见双室肥厚。

(2) X 线胸片:胸部 X 线平片表现为心影增大,肺血管影明显,肺静脉充血或肺水肿。约半数主动脉结影缺如。如胸腺缺如,上纵隔影可变窄,DiGeorge 综合征常见此征象。

(3) 超声心动图检查:超声心动图可显示升主动脉和降主动脉的连续中断,正常主动脉弓的正常弧度消失,几乎直接垂直向上延伸,主动脉弓上行发出 1~3 个分支后成为盲端,降主动脉通过未闭动脉导管与高度扩张的肺动脉相连;彩色多普勒血流显像在主动脉弓离断部位无血流信号显示;将频谱多普勒超声心动图取样容积置于盲端部位取样,无血流频谱显示。

(4) 心导管检查及造影:心导管检查时导管不能从降主动脉插入主动脉弓和升主动脉,左心室造影可显示离断的类型、分流的部位和动脉导管的粗细,同时做升主动脉和降主动脉造影,可显示离断两端的距离,是目前确定诊断的主要影像技术。

(5) 多层螺旋 CT 和磁共振:可直观、真实、准确显示主动脉弓离断类型和升主动脉及降主动脉的形态间距,在一

定程度上能够取代传统心血管造影。

5. 治疗　主动脉弓离断的紧急处理类似主动脉缩窄,应输注前列腺素维持动脉导管的开放,如果下半身不能恢复血流灌注,则其他的复苏措施都是无用的。吸入高浓度的氧可降低肺循环阻力,导致大量左向右分流,舒张期下半身的血大量进入肺循环,因此,应该限制吸入氧浓度,以使上半身 SaO_2 达到正常(95%)为目的。故 SaO_2 测定应选择能反映中枢神经系统和冠状动脉 SaO_2 的上半身进行,下半身的 SaO_2 反映的是肺动脉的 SaO_2 一般低于前者。但对于存在迷走的右锁骨下动脉的患儿,四肢的 SaO_2 均较低,这时只有在耳朵检测的 SaO_2 可以反映中枢神经系统(CNS)的血氧情况。

一旦患儿血流动力学稳定、酸中毒纠正及终末器官的功能得到改善,即应进行外科手术纠治。手术一般选择经胸骨正中切口进行主动脉弓成形术,并同时修补室间隔缺损。主动脉弓成形的具体方式与离断两端主动脉间的距离有关,距离近可直接进行端端吻合术,距离远可用同种移植物做补片扩大成形。一般不选择进行分期手术,但对于伴有多发性室间隔缺损的患儿,可先选择通过侧胸壁切口进行主动脉弓成形和肺动脉环缩术。手术死亡率不超过 10%,伴有多种畸形、严重左心室流出道梗阻、低出生体重、多发性室间隔缺损和终末器官功能障碍的患儿的手术死亡率高。在儿童期约 25% 的患儿需要再次手术纠正进行性加重的主动脉瓣下梗阻,10%~15% 的婴儿因为再狭窄需要进行球囊扩张成形术。

(三)危重型主动脉瓣狭窄

主动脉瓣狭窄的患儿不管主动脉瓣两端的跨瓣压差为多少,只要体循环的灌注依赖动脉导管的开放,即为危重型主动脉瓣狭窄(critical aortic stenosis)。

1. 病理特点　危重型主动脉瓣狭窄可为二叶式或为单瓣畸形,瓣膜显著变形或发育不良,开放明显受限,有时伴瓣环发育不良。

2. 病理生理　基本血流动力学改变是左心室射血受阻,病理生理改变程度取决于狭窄程度。中度以上的主动脉瓣狭窄患儿,或患儿的主动脉瓣瓣口面积小于 $0.65cm^2$,或瓣口面积减少到原来的 1/4,就可出现明显的血流动力学改变。其主要改变是左心室后负荷增加,左心室腔内压力升高,继发左心室肥厚,并导致心内膜下供血不足,心内膜呈弹力纤维增生,心肌发生纤维化改变,导致左心室顺应性降低,重者左心室收缩功能亦降低。严重的主动脉瓣狭窄左心室排血量减少,左心室腔压力增加使冠状动脉灌注压升高,左心室后负荷增加心肌代谢和耗氧量增加,这些因素均可导致冠状动脉供血不足,可导致猝死。

在左心室功能正常的情况下,收缩期主动脉瓣的跨瓣压差的峰值超过 60mmHg 为重度主动脉瓣狭窄,跨瓣压差在 30~60mmHg 之间为中度主动脉瓣狭窄,不超过 30mmHg 为轻度主动脉瓣狭窄。但存在严重的左心室功能不全时,

在低血流动力学状态下,多普勒测量的跨瓣压差会比较低,甚至仅 10~30mmHg,即严重低估主动脉瓣解剖梗阻的严重程度。

3. 临床表现　新生儿期即表现为心力衰竭,随着动脉导管的关闭,心肌功能不全、充血性心力衰竭及休克会越来越明显。个别患儿在剧烈运动后猝死,可能主要是心肌急性缺血导致室性心律失常所致。

4. 辅助检查

(1) 心电图检查:明显狭窄可表现为左心室肥厚,V_1导联 S 波加深,V_5 导联 R 波振幅增高,其程度不一定反映狭窄的程度,而左胸前导联的 T 波低平或倒置和 ST 段的压低提示狭窄严重。

(2) X 线检查:轻度狭窄心脏大小正常,中度和重度狭窄左心室增大,严重狭窄左心房亦增大,伴左心衰竭时右心室亦增大。

(3) 超声心动图检查:超声心动图可很好的显示主动脉瓣的瓣叶数目、瓣膜形态、活动情况和估测狭窄程度,具有确诊价值。并可明确了解左心室大小、二尖瓣及主动脉弓解剖情况。

(4) 心导管检查及造影:目前已很少经心导管和造影检查来确定主动脉瓣狭窄的诊断和狭窄的程度。

5. 治疗　内科治疗包括纠正休克、维持血流动力学的稳定、气道管理及机械通气,应用镇静药、肌松剂、正性肌力药物及前列腺素治疗。危重性主动脉瓣狭窄的患儿,只有存在有卵圆孔未闭使"有效体循环"(肺静脉回流血)能够通过房间隔然后最终通过动脉导管到达体循环血管床时,静脉应用前列腺素才能使患儿受益。如果房间交通明显受限或房间隔完整,肺静脉回流血就无法到达体循环组织从而导致代谢性酸中毒的发生,即使应用前列腺素保证动脉导管的开放也不足以维持患儿的稳定。这种情况下,需要进行急诊主动脉瓣球囊扩张术和适当的房间隔球囊撕裂术。除非存在严重的低氧血症,FiO_2 应限制在 50%~60%。

本病在超声心动图检查明确了左心室大小、二尖瓣及主动脉弓的解剖情况后,应尽快进行导管或手术以完成主动脉瓣切开术。不管选择哪种治疗途径,预后都由以下情况决定:①梗阻解除的程度;②主动脉瓣反流的程度;③合并畸形(尤其是左心室的大小);④继发于原发病的其他器官功能障碍的严重程度(如 NEC、肾衰)。危重性主动脉瓣狭窄球囊扩张术最初的效果变异较大,主要是与合并的解剖和生理变异有关,而不是与技术方面的因素有关。最近一些学者倡议对危重性主动脉瓣狭窄的新生儿进行更积极的手术治疗,即在新生儿期进行 Ross 手术。对适合进行这种手术的患儿,近期效果良好,但以肺动脉瓣代替承担体循环功能的主动脉瓣的远期效果目前尚是未知数,而且日后不可避免的是,患儿必须进行再次手术更换与年龄增长相应大小的右侧同种异体的瓣膜。

危重型主动脉瓣狭窄是个终生疾病,需要终生进行随访和预防心内膜炎的发生。主动脉瓣再狭窄和逐渐加重的主动脉瓣反流是常见的,患儿通常在儿童期需要进行多次手术。

三、其他常见青紫型先天性心脏病

(一) 完全性大动脉转位

完全性大动脉转位(complete transposition of the great arteries,TGA)是新生儿期最常见的青紫型先天性心脏病,约占所有先天性心脏病的 5%~7%,据我国 15 省市 2659 例先天性心脏病尸解资料统计,TGA 占总数的 6.68%。男性多于女性,约为 2:1。本病若不及时治疗,90% 于 1 岁以内死亡。近年来由于超声心动图诊断、外科手术和围术期处理技术的发展,本病的预后大为改观。

1. 病理特点　大动脉转位最明显的特征是主、肺动脉相对位置异常,常见于主动脉在肺动脉的右前方,也可见主动脉在肺动脉正前方、左前方,极少数位于肺动脉的右后方,与解剖右心室相连;肺动脉则与解剖左心室相连,从而形成两个截然分开的并行循环系统(图 13-8-5)。根据是否合并畸形以及合并畸形的部位本病又可分为四型:Ⅰ型:室间隔完整,最多见;Ⅱ型:室间隔完整伴左心室流出道狭窄;Ⅲ型:伴大型室间隔缺损或单心室,或动脉导管未闭;Ⅳ型:伴大型室间隔缺损和左心室流出道狭窄。约半数患儿除了卵圆孔未闭或者小型动脉导管外,不合并存在其他畸形,又称单纯 TGA。左心室流出道梗阻在不伴室间隔缺损的 TGA 患儿中发生率为 4%;在伴室间隔缺损的 TGA 患儿中约为 30%。冠状动脉的起源及分布与主、肺动脉之间相互空间位置的变化有关,两条冠状动脉可开口于一或两个面对肺动脉干的主动脉窦,但可以存在多种冠状动脉起源及分布异常。患儿右心室壁厚度生后迅速增加超过左心室,而左心室壁的厚度及构型则与是否伴有动脉导管未闭、肺

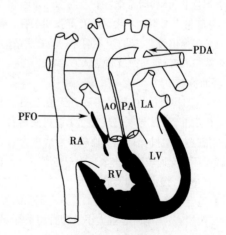

图 13-8-5　大动脉转位示意图
LA= 左心房;RA= 右心房;LV= 左心室;RV= 右心室;AO= 主动脉;PA= 肺动脉;PFO= 卵圆孔未闭;PDA= 动脉导管未闭

动脉狭窄、室间隔缺损有关,这些指标在决定外科手术方案时具有重要意义。

2. 病理生理 TGA的血液循环特点为:体循环为右心房→右心室→主动脉→全身→体静脉→右心房;肺循环为左心房→左心室→肺动脉→肺→肺静脉→左心房,两大循环为并行循环。因此,出生后必须伴有两个大循环间的分流交通,才能维持生命。交通的部位可在心房、心室或大动脉,即合并卵圆孔未闭、房间隔缺损、室间隔缺损、动脉导管未闭等;经过肺循环(左心房、左心室、肺动脉)到达体循环(右心房、右心室、主动脉)的血量代表解剖左向右分流和有效体循环(即氧合的肺静脉回流血灌注体循环毛细血管床);经过体循环到达肺循环的血量代表解剖右向左分流和有效肺循环(即体循环静脉回流血灌注肺毛细血管床)。有效体循环和有效肺循环相等,均等于两循环间进行交换混合的血量,这是大动脉转位患儿维持生存的依托。有效循环血流量越大,体循环 SaO₂ 越高,患儿青紫可较轻,但过多的分流可加重心脏和肺循环的负担,导致严重心力衰竭或早期出现肺动脉高压。当合并肺动脉狭窄时肺循环血流量得到适当限制,减轻了心脏负担,防止了肺动脉高压的产生,因此,只有那些伴较大的体、肺循环交通和适度肺动脉狭窄的患儿才能活得较久。但当合并存在的肺动脉狭窄较明显时,即使两并行循环之间存在充分交通,由于肺循环血流量减少,动脉氧饱和度并不会升高很大,此类患儿存在严重的缺氧和酸中毒,可在生后早期死亡。

3. 临床表现 大多数在出生后即出现中重度发绀,吸氧后不能改善,充血性心力衰竭逐渐加重。体、肺循环混合较少者有严重青紫、缺氧、呼吸困难。若下肢青紫比颜面及上肢为轻,提示合并大型动脉导管未闭、主动脉缩窄或主动脉弓离断。S2单一、响亮。伴完整室间隔者可无心脏杂音。当存在大的分流时,则表现为以充血性心力衰竭症状为主,伴有轻度发绀。伴有粗大的动脉导管未闭者常在生后1周内出现症状,伴有大型室间隔缺损者常在生后2~4周出现心力衰竭症状,体检时常能在胸骨左缘闻及收缩期杂音Ⅱ~Ⅲ级,分流量大者可在心尖区闻及舒张期杂音。新生儿早期肺血管阻力仍较高,杂音可不明显。随着病情的发展,逐渐出现第三心音、奔马律及肺动脉第二心音亢进。

4. 辅助检查

(1) 心电图检查:出生后的最初几天心电图常无特异性改变。生后3天,V₁导联出现直立T波可能是右心室肥大的唯一依据。体、肺循环间交通较少者表现为右心室肥厚;体、肺循环间交通较好者多表现为双室肥厚。若左心室电压进行性增高,提示有肺动脉高压或进行性肺血管病变可能,右心室电压降低则需考虑右心室发育不良的可能。

(2) X线检查:出生时心脏大小及肺野均正常,纵隔影狭窄。随着肺血流的增多及心力衰竭的发展,心脏扩大、肺血管影逐渐明显,心脏外形似斜置的鸡蛋,蛋尖形成心尖部。伴明显肺动脉狭窄者心脏无明显增大,肺野缺血。

(3) 超声心动图检查:超声心动图具有确诊价值,还可对体、肺循环间的分流进行评估,显示伴发畸形,明确冠状动脉的解剖形态,从而指导采取何种手术方案。大动脉短轴切面观显示主动脉根部位于肺动脉的右前方(右型转位)、正前位或左前方(左型转位);长轴切面观可见主动脉和肺动脉平行排列,右前方的主动脉行程远,向上延续为主动脉弓,左后位的肺动脉干行程短,分为左、右肺动脉。主动脉起源于右心室,肺动脉起源于左心室。剑突下探测可充分观察心房间的交通情况,胸骨上窝或高位胸骨旁长轴切面可清楚显示动脉导管未闭,如并发室间隔缺损、左心室流出道梗阻及主动脉弓畸形等超声心动图也均能显示,多普勒超声技术可显示流出道梗阻的严重程度。

(4) 心导管检查及造影:该项检查仅应用于TGA伴严重左心室流出道梗阻、多发性室间隔缺损、主动脉弓畸形及怀疑有肺动脉病变的患儿。心导管检查可发现右心房 SaO₂ 低,右心室收缩压达体循环水平。心血管造影的典型表现为造影剂注入右心室后主动脉迅速显影,主动脉与右心室间有漏斗部相隔,升主动脉位于肺动脉的右前方,少数可能在其正前方或左前方。

5. 治疗 一旦诊断明确,应当争取早期实施根治术[5]。对于有严重缺氧的新生儿,可静脉滴注前列腺素 E₁ 以保持动脉导管未闭,伴代谢性酸中毒者可静脉注射碳酸氢钠。既往通常在外科前,对心房间交通小的患者予以实施房间隔球囊造口术(rashkind procedure),使病情稳定后再进行根治手术;造口术后氧饱和度提高10%以上,心房之间产生轻度压力差被认为疗效满意。目前由于心内直视手术和围术期处理的进步,房间隔球囊造口术的应用趋于减少。TGA伴室间隔完整者主张在生后1个月内行大动脉转换术(arterial switch),最佳手术时间是在生后1~2周。伴有室间隔缺损但无左心室流出道梗阻的患儿,应在出生后1个月内进行大动脉转换加室间隔缺损修补术。伴室间隔缺损、肺动脉口梗阻并有严重低氧血症的新生儿,可先行体-肺动脉分流术,然后在1~2岁后再行Rastelli手术、Nikaidoh手术。伴大型室间隔缺损、早期发生难治性心力衰竭者可作肺动脉环束术。

(二) 极重型法洛四联症

法洛四联症(tetralogy of fallot,TOF)占先天性心脏病的11%~13%,是儿童最常见的青紫型先天性心脏病(约占70%),新生儿期就出现症状者往往提示极重型法洛四联症。本病男女比例相仿。

1. 病理解剖 病变包括肺动脉口狭窄、室间隔缺损、主动脉骑跨和右心室肥厚(图13-8-6),与胚胎期圆锥动脉干、圆锥隔发育异常有关。肺动脉口狭窄以漏斗部狭窄最多见,可为局限性环状隆起,与肺动脉瓣口之间可形成第三心室;也可为管状,直达肺动脉瓣。极重型法洛四联症肺动脉口狭窄严重,甚至近乎闭锁。室间隔缺损多属膜周部可一直延伸至肺动脉瓣下,大小与主动脉内径相仿。主动脉

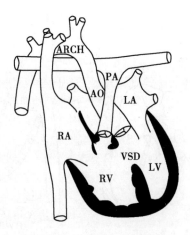

图 13-8-6　法洛四联症示意图

LA=左心房；RA=右心房；LV=左心室；RV=右心室；AO=主动脉；
PA=肺动脉；ARCH=主动脉弓；VSD=室间隔缺损

部分起源于右心室，肺动脉口狭窄越重，室间隔缺损越大，主动脉骑跨越严重。20%~30% 患者主动脉弓右位。右心室肥厚继发于肺动脉口狭窄。此外，尚可有肺动脉瓣、总干或分支狭窄。5%~10% 的病例伴冠状动脉畸形，最常见的畸形是前降支从右侧冠状动脉发出并经过右心室流出道，使得无法在此部位做手术切口。2% 的法洛四联症患者合并完全性房室隔缺损，唐氏综合征的病人更常见，由于存在房室通道，室间隔缺损从流入道部一直延伸至流出道部。

2. 病理生理　由于肺动脉口狭窄，血液进入肺循环受阻，引起右心室代偿性肥厚，右心室压力增高，肺动脉狭窄严重者右心室压力与左心室相仿，血流经过室间隔缺损发生双向分流，右心室血液大部分进入主动脉。若肺动脉瓣闭锁，则右心室全部血液均进入主动脉，肺的血供依靠动脉导管。由于主动脉骑跨于左、右心室之上，同时接受左、右心室血液，导致青紫。同时因肺动脉狭窄，在肺循环进行气体交换的血流减少，更加重了青紫。但新生儿由于动脉导管尚未关闭，增加了肺循环血流量，青紫可不明显或较轻。随着动脉导管的关闭和漏斗部狭窄的逐渐加重，青紫日益明显，红细胞及血红蛋白代偿性增多。

3. 临床表现　大多数病例于生后 3~6 个月出现青紫，但重症者出生后即出现青紫。发绀程度与 SaO_2 及循环血中氧合血红蛋白含量有关。在剧烈哭闹时可有缺氧发作，表现为突然呼吸困难、青紫加重，严重者可致抽搐、昏厥。其原因可能是右心室流出道痉挛使右心室流向肺动脉的血流突然减少或中止。心脏听诊可在胸骨左缘 2、3 肋间有 Ⅱ~Ⅲ级收缩期喷射性杂音。杂音响度与肺动脉口狭窄程度有关，狭窄越严重杂音越轻，肺动脉瓣闭锁者可听不到收缩期杂音，但常可听到合并动脉导管未闭的连续性杂音。肺动脉第二心音减弱、分裂或消失。部分病例肺动脉瓣区第二心音亢进、单一，此为主动脉瓣关闭音传导而来。

4. 辅助检查

（1）心电图检查：通常表现为电轴右偏、右心室肥厚；

少数病例尚有右心房肥大。

（2）X 线胸片：心影正常或稍大，右心室肥厚使心尖圆钝上翘，肺动脉段凹陷，主动脉增宽，肺野清晰，约 1/4 病例显示右位主动脉弓。

（3）超声心动图检查：胸骨旁左心长轴切面观显示主动脉内径增宽，主动脉骑跨于室间隔之上，可判断主动脉骑跨的程度，主动脉前壁与室间隔连续性中断；大动脉短轴观可见到右心室流出道及肺动脉狭窄。此外，超声还显示右心室肥厚、左心室内径缩小。彩色多普勒血流显像显示右心室血流直接注入骑跨的主动脉内，室间隔缺损处有双向分流讯号。通常可观察到冠状动脉分布异常情况。

（4）心导管检查和造影：右心室压力增高，右心室与肺动脉之间有明显压力阶差，导管可由右心室直接插入主动脉或左心室，表明有主动脉骑跨和室间隔缺损。右心室造影可见肺动脉和主动脉同时显影，主动脉增宽，骑跨于室间隔上，与此同时造影剂从右心室通过缺损进入左心室，使左心室显影。造影也可显示肺动脉狭窄的解剖类型、肺动脉及其分支发育情况以及合并体肺侧支情况。必要时尚需进行左心室或主动脉根部造影，以了解左心室发育情况以及有无冠状动脉畸形或动脉导管未闭，为手术治疗提供资料。

5. 治疗　若发生缺氧发作应立即予以吸氧、镇静、取屈膝位，并给予 5% 碳酸氢钠 3~5ml/kg 和普萘洛尔（propranolol，心得安）0.1~0.2mg/kg，静脉推注。必要时也可皮下注射吗啡每次 0.1~0.2mg/kg。经常有缺氧发作者可用普萘洛尔每日 1~2mg/kg，分 3 次口服，以解除右心室流出道痉挛，预防缺氧发作。外科手术是根本的治疗方法，可先行体 - 肺动脉分流术以增加肺血流量，改善缺氧，并促进肺血管发育、扩张，然后在 3~6 个月进行根治手术。术后建议每 6~12 月进行随访检查，可能需要不同程度的限制活动，并需要终身预防感染性心内膜炎的发生。

（三）完全性肺静脉异位引流

完全性肺静脉异位引流（total abnormal pulmonary venous drainage，TAPVD）是指四支肺静脉均不回流入左心房，而是直接或间接地通过异常连接回流入右心房。发病率占先天性心脏病总数的 1%~1.3%。

1. 病理特点　四支肺静脉常汇合成一根共同肺静脉（common vein）后进入右心房或体静脉，根据异常连接的解剖位置可分为四型（图 13-8-7）。①心上型：肺静脉通过垂直静脉向上与左上腔静脉、左无名静脉或右上腔静脉相连。此型最多见，其中以回流到左无名静脉多见。②心内型：共同肺静脉直接回流入右心房或开口于右心房内的冠状静脉窦。③心下型：共同肺静脉通过垂直静脉向下回流到门静脉、静脉导管、肝静脉或直接与下腔静脉相连。此型最少见，男性占多数。④混合型：肺静脉有两个或多个连接点与上述部位相连，如分别进入上腔静脉和右心房等。

2. 病理生理　由于从肺静脉回流的所有含氧血均直接或间接进入右心房，患者必然合并有房间隔缺损、卵圆孔

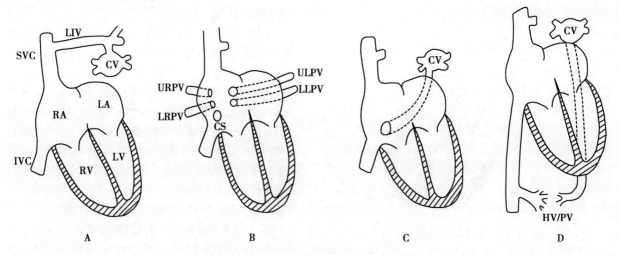

图 13-8-7 完全性肺静脉异位引流示意图

A.心上型;B、C.心内型;D.心下型;LA=左心房;RA=右心房;LV=左心室;RV=右心室;SVC=上腔静脉;IVC=下腔静脉;LIV=左无名静脉;CV=共同静脉;ULPV=左上肺静脉;LLPV=左下肺静脉;URPV=右上肺静脉;LRPV=右下肺静脉;CS=冠状静脉窦;HV=肝静脉;PV=门静脉

未闭或动脉导管未闭,使混合血能通过这些通道进入左心房和主动脉,并同时经三尖瓣进入右心室和肺动脉,导致心腔各部位和体动脉的血氧含量相似。右心房、右心室、肺动脉扩张,负荷加重,可导致右心衰竭。但若心房间交通较小,进入左心房血流受限,右心房压增高,限制了肺静脉血回流,可导致肺水肿。另外,心下型由于异常连接静脉的入口常较小或在行程中某些部位发生狭窄或受压,导致肺静脉回流梗阻,引起肺静脉和肺毛细血管压力增高,出现肺水肿、肺动脉高压。因此本病可分为两类:一类是非梗阻型,即肺静脉回流无梗阻;另一类是梗阻型,即肺静脉回流入体静脉的通路或汇入体静脉的连接口存在解剖梗阻,在新生儿期即出现明显发绀、呼吸窘迫。

3. **临床表现** 非梗阻型的患儿出生时常无症状,大多直到婴儿晚期才逐渐出现气急、喂养困难、反复呼吸道感染。梗阻型的患儿出生时即有明显气急和青紫,并迅速发展为呼吸困难和肺水肿。患者常有青紫,发绀程度视肺循环血流量而定。心脏体征类似大型 ASD:胸骨左缘第 2 肋间有Ⅱ~Ⅲ级收缩期杂音,约 50% 病例在三尖瓣区可听到舒张期杂音,部分病例可因三尖瓣相对性关闭不全在胸骨左缘下方听到收缩期杂音。肺动脉第二心音增强和有固定分裂。

4. **辅助检查**

(1) 心电图检查:电轴右偏,右心房、右心室肥大。伴肺静脉梗阻者常无右心房肥大。偶尔也可见到右束支传导阻滞或预激综合征。

(2) X 线检查:非梗阻型者心脏呈中至重度增大,右心房和右心室增大,肺动脉段膨隆,肺野充血或同时有淤血性改变。心上型由于共同肺静脉经垂直静脉回流到右上腔静脉,常与其下方的心腔共同构成"8 字型"或"雪人型"心影,但在年龄小于 4 月的患儿很少见。梗阻型者显示严重肺水

肿,心脏大小可正常。

(3) 超声心动图检查:主要特征包括缺乏肺静脉与左心房的连接;左心房后侧有一共同静脉腔,通过异常连接回流入右心房,根据异常连接情况可以明确病理类型。右心房、右心室扩大,室间隔呈矛盾运动;彩色多普勒显示心房水平有右向左分流。超声诊断混合型病例较难,除非能证实所有四条肺静脉均连接到汇合处,否则不能排除混合型 TAPVD 的可能性。

(4) 心导管检查及造影:右心导管检查显示右心房血氧含量显著高于腔静脉,心腔各部、肺动脉和主动脉血氧含量近于相等。心腔测压显示右心房、右心室压力增高。有时导管可从上腔静脉或右心房直接插入肺静脉。右心室或肺动脉造影显示造影剂由肺动脉经肺汇集到共同肺静脉,再回流入右心腔,从而可了解肺静脉异常回流途径、连接部位及有无梗阻等情况。

5. **治疗** 对于不伴有肺静脉梗阻的患儿应进行积极的抗心力衰竭治疗,包括使用洋地黄类药物和利尿药等。如果出现代谢性酸中度,应及时纠正。梗阻型伴严重肺水肿的患儿病情危重,在接受心导管和外科手术之前,必要时应进行气管插管,给予呼吸机辅助吸氧和呼气末正压通气,需在新生儿期诊断后即行手术治疗。如果房间隔缺损较小,没有立即手术的指征时,可考虑通过球囊房间隔造口术增加房间交通血流量。根治手术的方法是在体外循环下行共同肺静脉与左心房吻合,同时修补房缺。左、右心室功能良好者手术效果满意。近年来也有报道先进行球囊房隔造口术,以缓解症状,然后可在 6~12 个月时再施行根治术。

(四) 永存动脉干

永存动脉干(persistent truncus arteriosus,PTA)又称动脉单干,是指单一的动脉干起自心脏,并分出主动脉、肺动脉和冠状动脉。本病占先天性心脏病总数的 0.5%~1%。

未治疗的 PTA 的平均死亡年龄为生后 2.5 个月,80% 的患儿在生后 1 岁以内死亡。33% 的 PTA 合并有 DiGeorge 综合征。

1. **病理特点**　本病是由于原始的动脉干间隔发育障碍,未能分隔发育成主动脉和肺动脉,而代之以一个连接于心室之上的总动脉干。在胚胎时期动脉干内的间隔也参与膜部室间隔的形成,因此 PTA 绝大多数合并室间隔缺损,约 1/4 病例为单心室。根据肺血供来源的解剖位置,PTA 可分为三型(图 13-8-8):Ⅰ型:总动脉干部分分隔,从其起始部左侧发出肺动脉总干,然后分成左、右肺动脉;Ⅱ型:无肺动脉总干,左、右肺动脉分别由总动脉干的背面发出;Ⅲ型:无肺动脉总干,左、右肺动脉分别由总动脉干的两侧发出。

总动脉干的半月瓣可由 2~4 个瓣叶组成,65%~70% 为三瓣,9%~24% 为四瓣畸形,6%~23% 为二瓣畸形,也有单瓣畸形的报道。总动脉干瓣膜常异常增厚,30% 有瓣膜狭窄,50% 有瓣膜反流。30%~35% 病例合并右位主动脉弓或主动脉弓离断等畸形。可伴冠状动脉畸形,最常见的畸形是左冠状动脉起源位置较正常高且靠后,13%~18% 为单支冠状动脉畸形。

2. **病理生理**　血流动力学改变取决于肺血流量及动脉干瓣膜有无关闭不全。有较多血液由总动脉干分流入肺动脉时,临床上不出现发绀或仅有轻度发绀。但大量肺静脉血回流入左心房、左心室,使其容量负荷加重;右心室压力也必须高达体循环压力,才能将体静脉回流血射入总动脉干,致使右心室收缩期负荷加重。永存动脉干的瓣膜常有不同程度的关闭不全,造成舒张期血液反流入心室。这些因素均使心室负荷加重,导致心力衰竭。

3. **临床表现**　大多数患者症状出现早,一般生后即出现发绀,生后数天至数周出现充血性心力衰竭表现。伴肺血流增多者青紫不明显,但早期较易出现心力衰竭;伴肺血流减少者青紫严重,因缺氧而出现气急、心动过速等症状。患儿大多有不同程度发绀,由于脉压增宽,脉搏增强、有力,甚至呈"跳跃式"。胸骨左缘下方可闻及响亮粗糙的收缩期杂音;如果从总动脉干分出的肺动脉有狭窄时可听到连续性杂音;由于半月瓣关闭不全可听到舒张早期泼水样杂音;如果肺血流量较多,在二尖瓣区可听到舒张期杂音。第二心音响亮、单一。

4. **辅助检查**

(1) 心电图检查:在生后数天心电图可正常,之后多见左、右心室肥大,肺血显著增多的病例左心室占优势;当肺血管阻力增加时则变为右心室肥厚。

(2) X 线胸片:生后 1~2 天后即有心影扩大表现,随着肺阻力下降,肺血流量逐渐增加,心脏逐渐增大,多呈中度以上增大,肺血多少不定,也可见左、右肺血管影不对称,取决于总动脉干发出的肺血管的粗细及位置。肺血流增多者左、右心室均增大;肺血流减少或有肺血管阻力增高时以右心室增大为主。升主动脉明显增宽,透视下搏动强烈,右位主动脉弓伴有肺充血即高度提示永存动脉干的存在。

(3) 超声心动图检查:主要表现为动脉干异常宽大,无右心室流出道;动脉干与室间隔连续中断,并骑跨于室间隔上;测不到肺动脉瓣;仔细探测可显示肺动脉从总动脉干发出的位置和局部血流情况。超声心动图诊断Ⅰ型通常没有困难,但对于Ⅱ、Ⅲ型的诊断有时较难明确,需要多个部位仔细探测。

(4) 心导管检查和造影:左、右心室压力相等,心导管从右心室能直接插入总动脉干。确诊需靠右或左心室造影,显示单一的动脉干居两心室之上,并见膜部室间隔缺损,肺动脉和冠状动脉均由总动脉干发出。心血管造影不但可明确显示肺动脉及其起源,而且可显示冠状动脉。左心室长轴斜位或右前斜位造影可清晰显示室间隔缺损。前后位或侧位动脉干造影在舒张期可显示肺动脉起源类型、动脉干瓣膜、冠状动脉及主动脉弓。

5. **治疗**　不干预者大多数病例在 1 岁内死亡,1 岁以上的存活率仅 15%~30%。多数患儿在诊断后即可进行手术治疗,通常在生后数天至数周进行。在手术治疗之前应该进行强效抗心力衰竭治疗,如洋地黄类药物和利尿药等。由于较常合并 DiGeorge 综合征,需要检查血钙和血镁水平,依指征补充钙和镁,急诊手术中只能使用辐照血制品,并避

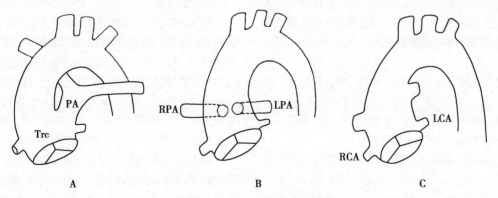

图 13-8-8　永存动脉干示意图

A. Ⅰ型;B. Ⅱ型;C. Ⅲ型;Trc= 总动脉干;PA= 肺动脉;LPA= 左肺动脉;RPA= 右肺动脉;LCA= 左冠状动脉;
RCA= 右冠状动脉

免接种活性疫苗。外科包括姑息手术和根治术,对肺血流量显著增多和严重心力衰竭者可施行肺动脉环束术,以减少肺血流量;近年来开展根治术,采用 Rastelli 术的多种改良式式,通过同种异体带瓣管道连接重建肺循环,取得一定疗效。

(黄国英　梁雪村)

参考文献

1. Zhao QM, Ma XJ, Ge XL, et al. Pulse oximetry with clinical assessment to screen for congenital heart disease in neonates in China:a prospective study. Lancet,2014,384 (9945):747-754.

2. Foker JE, Setty SP, Berry J, et al. Treatment of right ventricle to coronary artery connections in infants with pulmonary atresia and intact ventricular septum. J Thorac Cardiovasc Surg,2008,136:749-756.

3. Lofland GK. An overview of pulmonary atresia,ventricular septal defect,and multiple aorta pulmonary collateral arteries. Progr Pediatr Cardiol,2009,26:65-70.

4. Alsoufi B, Bennetts J, Verma S.New developments in the treatment of hypoplastic left heart syndrome.Pediatrics, 2007,119:109-117.

5. Park CS, Seo DM, Park JJ, et al. The significance of pulmonary annulus size in the surgical management of transposition of the great arteries with ventricular septal defect and pulmonary stenosis.J thorac cardiolvasc Surg,2010,139:135-138.

第9节　心脏位置异常

心脏位置异常(malposition of the heart)是先天性心脏病中一个复杂的问题,包括右位心、中位心、孤立性左位心、十字交叉心、胸外心等。大部分伴有心脏畸形,少数仅有位置异常却不伴心脏结构的畸形。部分患儿同时伴有其他内脏的位置异常和畸形。由于心脏的位置异常,传导系统的走向常会发生变化,手术治疗中需要注意避免损伤传导系统,否则可能造成严重的传导阻滞。

(一)右位心

右位心(dextro-cardia)是最常见的心脏位置异常。指心脏的大部分或全部在胸腔的右侧。除了原发的右位心,肺发育不良、肺不张、胸腔积液、张力性气胸、食管裂孔疝等疾病可将心脏推向右侧而继发造成右位心[1]。

右位心通常根据内脏位置、心房的位置进行诊断和分类。

1. 内脏位置正常　肝、脾、肠等位置正常,仅有心脏位于胸腔右侧,称为"孤立性右位心"(isolated dextro-cardia)。如心房-心室、心室-大动脉的位置和连接关系也正常,只

是心尖指向右侧,称为"右旋心"。如左右心房位置正常,心房-心室连接异常,心室-大动脉连接异常,相当于左右心室调换,解剖上为纠正性大动脉转位,此型最多见。其他可伴有大动脉转位、右心室双出口等畸形。

2. 内脏反位　肝、脾、肺、肠等内脏的位置都与正常相反,位置关系像正常情况下的镜像,故称为镜像右位心。心脏、大动脉的结构、连接关系可正常,也可伴有室间隔缺损、大动脉转位、右心室双出口等畸形。

3. 内脏心房不定位　通常肝横置,处在水平位,位于中间,又称为水平肝。多数患者伴有脾异常,无脾脏或有多个脾,形成无脾综合征、多脾综合征。可伴有房室隔缺损、肺静脉异位引流、大动脉转位、肺动脉狭窄等畸形。无脾的患儿常常有双右心房结构,左右肺均是三叶的右肺结构。而多脾的患儿,常常心房和肺均为左侧的结构,即双侧左心房和左右肺均是二叶结构。

(二)中位心

中位心(meso-cardia)罕见,心脏位于胸腔的正中,可以伴有大动脉转位等畸形,也可心脏大动脉的解剖结构、连接关系均正常。

(三)孤立性左位心

如果内脏位置反位或不定位,仅心脏位于胸腔的左侧,称为"孤立性左位心"(isolated levocardia)。此类型中,约85%的患儿内脏不定位,其余为内脏反位。内脏不定位者,常伴无脾综合征或多脾综合征。

(四)十字交叉心

十字交叉心(criss-cross heart)又称作上下心室,左右心室的位置呈上下关系,右心室在上,左心室在下,室间隔横置分隔左右心室。心房位置可以正常,心脏多在胸腔左侧,但右心室连接主动脉,左心室连接肺动脉,形成完全性大动脉转位。常伴有右心室发育不良、室间隔缺损、肺动脉狭窄等畸形,需要心血管造影明确诊断和解剖位置。少数患者虽然心室呈上下关系,但仅有流出道与大动脉的反位,房室连接、心室-大动脉连接关系正常,称为孤立性的流出道-大动脉反位[2-3]。

(五)胸外心

胸外心罕见,指心脏突在胸腔之外,分成颈型、胸型、胸腹型和腹型。胸型病变包括胸骨缺如、心包膜壁层的缺如,胸腔小,可有脐膨出或腹直肌分离;胸腹型伴有胸骨下段的裂开和缺损,膈肌前部有缺损,心包的膈面缺如,心脏从膈肌缺损处突向上腹部。有脐膨出和腹直肌分离。心脏方面多有畸形,如室间隔缺损、房间隔缺损、法洛四联症、三尖瓣闭锁、下移等。以胸型和胸腹型多见。

总之,心脏位置的异常是一种少见的畸形,但是畸形比较复杂,常伴有其他的心脏、大血管畸形,通过心电图、X线摄片、超声心动图检查,一般都能明确诊断,部分需要通过心血管造影、磁共振检查才能明确诊断。

单存的心脏位置异常,如果没有心血管畸形,不需要

治疗。如果合并心血管畸形,治疗取决于心脏的畸形情况;由于心脏的位置异常,传导系统的走向常会发生变化,手术中需要注意避免损伤传导系统,否则可能造成严重的传导阻滞。

对于胸腔外心脏,可手术将心脏放回胸腔内,手术后的效果取决于胸腔的大小,是否能容纳心脏。一般情况下,患者的胸腔都较小,通常没有足够的空间容纳搏动的心脏,因此预后很差。

(盛锋)

参考文献

1. Piryani RM,Shukla A,Prasad DN,et al. Situs inversus with dextrocardia with multiple cardiac lesions in adult. Kathmandu Univ Med J(KUMJ),2007,5:247-249.

2. Ngeh N,Api O,Iasci A,et al.Criss-cross heart:report of three cases with double-inlet ventricles diagnosed in utero. Ultrasound Obstet Gynecol,2008,31:461-465.

3. Martínez Quintana E,Rodríguez González F, Agredo Muñoz J. Criss cross heart in a congenitally corrected transposition of the great arteries. Int J Cardiol,2008,130:e81-82.

第 10 节　心律失常

一、概述

(一) 新生儿心脏传导系统的解剖生理学特点

多年来,在胚胎学、解剖学及生理学方面的研究证明,新生儿出生时心脏的传导系统尚未发育成熟,生后继续发育并逐步完善其生理功能。在新生儿期以及以后的婴儿期,此传导功能的变化及它的成熟过程,是导致新生儿心律失常发生的解剖生理学基础[1]。

1. 窦房结　由起搏细胞和过渡细胞构成,起搏细胞产生电激动,过渡细胞对起搏细胞发出的激动有过滤和调节作用。新生儿窦房结过渡细胞少,滤过作用差,可将不规则或先后传来的起搏细胞的激动不加控制的传达到传导系统的其他部分及心房、心室,导致窦房结的起搏频率不稳定,变化大,变化突然。此外,位于窦房结中心的窦房结动脉也有调节窦房结冲动的作用,但新生儿窦房结动脉小,其周围的结缔组织发育不良,窦房结动脉搏动弱,对窦房结激动的调节作用差,更加重了新生儿窦房结发放激动的不稳定性。随年龄的增加,窦房结功能逐渐成熟,发放激动的功能逐渐趋于稳定。

2. 房室结及房室束　新生儿期房室结及房室束粗大,镜下观察其左侧有许多小的组织囊及襟突出,在生后的发育过程中,由于左心室压力和容量负荷的增加,房室结和房

室束左侧表面发生了局灶性变性和重吸收,使其体积逐渐缩小。变性的组织可释放影响心动速度和传导速度的物质,使房室结区自律性增加。房室结、房室束左侧表面的变性和重吸收使其两侧结构不对称,致房室结区产生不对称传导,引起激动的折返。房室结区自律性的增加及激动的折返是新生儿期易发生过期前收缩动及室上性心动过速的原因。

胎儿时期,胚胎发育过程中房室结和房室束起源不同,发育过程中两者联合起来,形成完整的传导系统,如果因某些原因致两者不相连接,则形成先天性完全性房室传导阻滞。

3. 特殊纤维　在胎儿发育及初生时,房室结及房室束常借并行的特殊纤维(Ma-halm 纤维)与房间隔顶相连,生后随年龄增加,这种联系逐步退化。特殊纤维的存在导致新生儿及小婴儿心电图多见心室预激以及由其引起的室上性阵发性心动过速。

(二) 新生儿心律失常的发生率

新生儿心律失常在临床上并不少见,国内外都有不少报道。国外 Southal 等观察 3000 例在医院出生的健康新生儿,出院前做常规 10 导联心电图,心律失常的发生率占 1%。Jones 等报道 1028 例早期新生儿常规心电图检查,心律失常的发生率为 4.28%。国内张凤薇等做 3892 例新生儿心电图检查,心律失常的发生率为 0.46%。以上心电图异常的统计皆未将窦性心动过速和窦性心律不齐计算在内,因为两者在多数情况下无重要临床意义。近年来由于心电监护和 24 小时动态心电图(Holter)的应用,新生儿心律失常的发生率有增加的趋势,文献报道该病在新生儿中的发生率可高达 8.5%。

新生儿期任何心律失常都可发生,但各种心律失常的发生率与年长儿及成人不同。新生儿室上性心律失常较室性心律失常多见,年长儿及成人则以室性心律失常占多数。健康足月儿 24 小时动态心电图资料显示,房性期前收缩的发生率约占 51%,室性期前收缩约为 18%。新生儿心律失常多为功能性及暂时性,预后较年长儿及成人好,但也有少数严重心律失常,如阵发性室上性心动过速,发作时心率可达 230~300 次/min,超过 12~24 小时可引起急性心力衰竭,如不及时救治,可致死亡。阵发性室性心动过速、窦性停搏、窦房阻滞及严重房室传导阻滞可见于严重器质性心脏病或严重全身疾病的终末期,也可见于严重缺氧、酸中毒、电解质紊乱或药物(如洋地黄)中毒等。

(三) 新生儿心律失常的病因

新生儿心律失常可发生于宫内或生后,宫内发生时称为"胎儿心律失常",出生后发生心律失常的病因是多方面的,常见病因如下。

(1) 各种器质心脏病:如先天性心脏病、病毒性心肌炎、心肌病等。

(2) 遗传性心脏离子通道病:如长 QT 综合征、短 QT 综

713

合征等。

（3）各种新生儿感染性疾病：如新生儿肺炎、败血症、上呼吸道感染、肠道感染等。

（4）新生儿窒息缺氧：是引起心律失常的常见原因。其他围产期因素如孕母产前及产程中用药、胎儿脐带绕颈、头盆不称、宫内窘迫等皆可引起心律失常。

（5）水电解质平衡紊乱：如低血钾、高血钾、低血钙、酸中毒等及某些药物如洋地黄等。

（6）新生儿心导管检查及心外科手术。

（7）健康新生儿可以发生心律失常，其原因可能与其传导系统发育不成熟有关。

（四）新生儿心律失常的类型和发病特点[2]

1. 新生儿心律失常的分类

（1）窦性心律失常：窦性心动过速、窦性心动过缓、窦性心律不齐、窦性停搏、病态窦房结综合征（窦房结功能不良）。

（2）异位搏动及异位心律：过早搏动（房性、房室连接性、室性）、室上性心动过速、心房颤动及扑动、室性心动过速、心室扑动及颤动。

（3）传导异常：窦房传导阻滞、房室传导阻滞（一度、二度、三度）、束支阻滞、心室预激。

2. 新生儿心律失常的发病特点

（1）功能性及暂时性心律失常多见。

（2）预后较年长儿及成年人好。

（3）心律失常的预后取决于引起心律失常的原发病。

二、窦性心律失常

由于新生儿窦房结发育不成熟，过渡细胞少，对起搏细胞的滤过和调节作用差，致使窦房结发出的激动不能受到有效的调节和控制，因此，新生儿窦房结的起搏频率不稳定，变化大。

1. 窦性心动过速 新生儿窦房结发放激动速度快，频率超过正常范围上限称为窦性心动过速。

（1）诊断

1）心率：超过新生儿正常值上限。一般认为足月儿窦性心率上限为 179~190 次 /min，早产儿上限为 195 次 /min。新生儿窦性心动过速时心率可达 200~220 次 /min，如大于此值，心电图又符合窦性心律的特点，即可诊断为窦性心动过速。

2）心电图：应具备窦性心律的特点：①P 波按规律发生，即在 I、Ⅱ、aVF 导联直立，aVR 导联倒置，同一导联 P 波形状相同，为窦性 P 波；②P-R 间期不短于 0.08 秒（新生儿正常 P-R 间期最低限）；③同一导联 P-R 间期差 <0.12 秒。

（2）临床意义：新生儿窦性心动过速多为交感神经兴奋性增高，体内肾上腺素活性增强的结果。

1）常见于健康新生儿如哭叫、活动、喂奶后。

2）新生儿发热、贫血、各种感染、休克、心力衰竭及某

些药物如阿托品、肾上腺素等应用后。

3）某些器质性心脏病如病毒性心肌炎、先天性心脏病等。

（3）治疗：新生儿窦性心动过速多见于健康儿，一般不需治疗，如为某些疾病引起者应治疗原发病。

2. 窦性心动过缓 新生儿窦房结发放激动过缓，频率低于正常范围下限称为窦性心动过缓。

（1）诊断

1）心率：低于新生儿正常值下限。一般认为足月儿窦性心率下限为 90 次 /min。足月儿入睡时心率可慢至 70 次 /min。早产儿略低于足月儿。

2）心电图：具备窦性心律的特点。

（2）临床意义：新生儿窦性心动过缓多为副交感神经兴奋性增高所致，也可由窦房结功能异常引起，见于以下情况：

1）正常新生儿的某些生理活动，如打嗝、呵欠、排便等可引起窦性心动过缓；早产儿鼻饲时也可有明显的窦性心动过缓。刺激副交感神经如压迫前胸、眼球、刺激鼻咽部、颈动脉窦及夹住脐带等都可引起窦性心动过缓，心率可慢至 80 次 /min 左右，但对这些新生儿应做监护或 24 小时动态心电图记录，以排除其他严重心律失常。24 小时心电图检测窦性心动过缓时清醒时心率 <80 次 /min，入睡时 <60 次 /min。

2）新生儿呼吸暂停发生时或发生后、胎儿宫内窘迫、新生儿窒息、低体温、严重高胆红素血症、颅内压升高（见于颅内出血、颅内感染等）以及某些药物如洋地黄、利多卡因、奎尼丁等皆可引起窦性心动过缓。

3）某些器质性心脏病如病毒性心肌炎、先天性心脏病等病变，或新生儿窒息缺氧影响到窦房结，以及心内直视手术损伤窦房结时都可引起窦性心动过缓。窦性心动过缓是窦房结功能不良的临床表现之一。

（3）治疗：主要应针对原发病。严重者（心率 <70 次 /min）可给阿托品、异丙肾上腺素等提高心率，用法见房室传导阻滞。

3. 窦性心律不齐 新生儿窦房结发放激动不匀齐称为窦性心律不齐。

（1）诊断

1）心电图同一导联 P-P 间期不等，P-R 间期差大于 0.12 秒。

2）心电图应具备窦性心律的特点。

（2）临床意义：新生儿窦性心律不齐多发生于心率缓慢时，随心率增快而减少。窦性心律不齐的发生多与呼吸有关，但也有与呼吸无关者。窦性心律不齐主要由于副交感神经张力增高所致。

（3）治疗：不需要治疗。

4. 窦性停搏和窦房阻滞

（1）诊断

1）窦性停搏：窦房结的起搏点暂时停止放冲动，在

一段时间内心房无除极,心室无搏动,称为窦性停搏。心电图表现为在一个较长的间歇内无 P 波,或 P 波与 QRS 波均不出现,而长的 PP 间期与基本的窦性 PP 间期之间无公倍数关系。长间歇后可出现房室连接处或室性逸搏及逸搏心律,患儿可出现昏厥和抽搐,甚至死亡。窦性停搏应与二度Ⅱ型窦房传导阻滞鉴别。

2) 窦房阻滞:窦房结产生的激动发生短暂阻滞,部分或全部不能到达心房,引起心房和心室停搏称为窦房阻滞。窦房阻滞分为三度:一度窦房阻滞在心电图上无法发现。二度为部分不能下传,类似房室传导阻滞,也分Ⅰ型和Ⅱ型。其中Ⅱ型应与窦性停搏鉴别,两者在心电图上皆表现一个长间歇(无波形),但窦房阻滞者长 P-P 间期与短 P-P 间期有倍数关系,而窦性停搏没有此关系。三度窦房阻滞为窦房结的激动完全不能下传,心搏停止。如患儿房室连接处有逸搏代偿功能,则以逸搏心律代偿,否则患儿因心搏停止而死亡。

(2) 临床意义:窦性停搏和窦房阻滞皆为新生儿严重心律失常,常为新生儿窦房结功能不良的表现之一,也可见于药物如洋地黄、奎尼丁等中毒及电解质紊乱如高血钾等。有报道应用连续心电监护发现少数健康早产儿有窦性停搏伴房室连接处逸搏现象,可能与迷走神经张力过度增强有关。窦性停搏和窦房阻滞如无房室连接处逸搏代偿可致心源性脑缺血综合征,甚至死亡,应予重视。

(3) 治疗:见本节新生儿窦房结功能不良。

5. 新生儿窦房结功能不良　新生儿窦房结功能不良(sinus node dysfunction,SND)系指窦房结因某些病理的原因或由于自主神经功能紊乱不能正常发出冲动或冲动传出受阻而发生的一系列临床表现如窦性心动过缓、窦性停搏、窦房阻滞、心动过缓 - 过速综合征、昏厥、呼吸暂停、心搏骤停等[3]。

(1) 病因:新生儿窦房结功能不良分为两类:一类为症状性 SND,一类为非症状性 SND。症状性 SND 系由于新生儿,尤其是早产儿、LBW 儿窦房结发育暂不完善,某些疾病如窒息缺氧、呼吸暂停、肺透明膜病、肺炎、血液黏滞易使其缺血、缺氧而出现一系列症状。非症状性 SND 系指由于窦房结先天性发育异常(如窦房结先天缺如),先天性心脏畸形致窦房结结构异常、病毒性心肌炎等病变致窦房结变性、坏死,以及心外科手术损伤窦房结等引起的一系列临床表现。

(2) 临床表现:新生儿 SND 的临床症状易被原发病掩盖,如不注意观察容易漏诊。主要的症状为发绀、呼吸急促、心律改变,以心率缓慢为主。可有漏搏,也可有慢 - 快心率交替,严重者有惊厥、昏迷、心搏骤停等。国内顾海琴等报道 19 例新生儿 SND,均于生后 1 小时 ~7 天内由妇产科婴儿室以青紫、心律不齐、呼吸急促、呕吐等原因转入儿科。临床均表现为轻 ~ 中度青紫,以口唇周围、鼻沟处明显,2 例指趾端也有轻度发绀,6 例有呼吸急促,但无鼻翼扇动、

三凹征及烦躁不安;19 例患儿均有心律改变,心律缓慢者14 例,心律慢 - 快者 1 例,心律不齐者 3 例;全部患儿均伴有心音低钝及第一心音不纯,3 例于胸骨左缘 2~3 肋间可闻及Ⅱ级收缩期杂音。黄维本等报道 14 例 SND,有 2 例无任何症状,因心电监护中多次出现心动过缓而引起注意。

(3) 诊断:除临床表现外,主要结合 12 导联心电图检查及 24 小时动态心电图监测评价其窦房结功能。新生儿SND 的心电图主要表现为反复出现窦性心动过缓、P 波形态异常、窦性停搏、窦房阻滞、慢 - 快综合征(即在过缓心律的基础上间断出现室上性的快速异位心律,如室上性心动过速、心房扑动、颤动等)等。窦房结功能还可通过阿托品试验和经食管心房调搏技术判断,但在新生儿鲜有开展。

1) 阿托品试验:试验前描记仰卧位心电图,然后静脉注射阿托品 0.02mg/kg,注射后即刻、1、3、5、7、10、15、30 分钟记录Ⅱ导联心电图,如注射后心率不增加或增加不超过原有心率的 25%,或出现新的心律失常如原为窦性心动过缓,试验后出现窦房阻滞、窦性停搏、房室连接处逸搏等支持本病的诊断。

2) 食管心房调搏检测窦房结功能:北京大学第三医院儿科及上海交通大学儿童医院都曾对正常足月新生儿做食管心房调搏电生理检查测新生儿窦房结恢复时间(SNRT)、校正窦房结恢复时间(CSNRT)、窦房结恢复时间指数(SNRTI)、窦房传导时间(SACT)、房室结有效不应期(AVNERP)及心房有效不应期(AERP)等。检查方法为:检查在喂奶前进行,先给 10% 水合氯醛 0.5ml/kg 灌肠使新生儿安静,经鼻腔插入 5F 双极电极导管,定位于食管心电图最大正副双相 P 波处,导管插入深度为 15~20cm,平均为16.5cm,调搏前描记 12 导联心电图。用 Straum 程序前刺激法测 SACT,如患儿测值超过正常高限(均值加 2 个标准差)应考虑有窦房结功能不良可能。

(4) 治疗及预后:症状性 SND 预后较好,在引起 SND的病因去除后多能完全恢复。非症状性 SND 如窦房结发生不可逆的损伤,临床疗效及预后均不理想。治疗方面应积极治疗原发病,同时给予氧疗、心肌营养药物如维生素C、1,6- 二磷酸果糖、辅酶 Q10、三磷酸腺苷等,对过缓的心率、窦房阻滞、窦性停搏等可给阿托品、异丙肾上腺素等提高心率(用法见房室传导阻滞)。严重者应考虑给予起搏器治疗。

三、期前收缩

期前收缩又称早搏,是新生儿心律失常中最常见的一种,在健康足月新生儿中发生率为 2%~23%,在早产儿中的发生率更高为 21%~31%。在新生儿各种心律失常中,期前收缩占的比例也最大。房性最多见,其次为房室连接处及室性。

1. 病因　新生儿期前收缩可发生于健康儿,24 小时动

态心电图显示其中足月儿房性期前收缩发生率约为 51%，室性期前收缩发生率约 18%，早产儿更多见。健康新生儿发生期前收缩的原因主要是心脏的传导系统发育不成熟，多在 1 个月内消失。期前收缩也可发生在以下情况：①新生儿窒息、感染性疾病（上呼吸道感染、肺炎、败血症等）、电解质紊乱、药物如洋地黄中毒；②器质性心脏病：如病毒性心肌炎、先天性心脏病等；③心导管检查和心外科手术。部分新生儿期前收缩可在宫内发生，其原因为宫内窘迫、宫内感染等。

2. 心电图诊断 新生儿期前收缩根据其起源于心房、房室连接处和心室而分为房性、房室连接处及室性，其心电图特点分别如下。

(1) 房性期前收缩：①P' 波提前，形态与窦性 P 波不同；②P-R 间期 >0.10 秒；③提前出现的 P' 波后可继以正常的 QRS 波或不继以 QRS 波（未下传）或继以轻度畸形的 QRS 波（室内差异传导）；④不完全性代偿间歇。

(2) 房室连接处期前收缩：①QRS 提前出现，形态与正常相同；②QRS 前后无 P 波或有逆传 P' 波（P'-R 间期小于 0.10 秒，R-P' 间期小于 0.20 秒）；③完全性代偿间歇。

(3) 室性期前收缩：①提前出现的 QRS 波，其前后无相关 P 波；②QRS 波宽大畸形，时限 >0.10 秒，T 波与主波方向相反；③完全性代偿间歇。

3. 治疗和预后 新生儿期前收缩无原发病者，一般预后较好，常在 1 个月内消失。有原发病者，应治疗原发病。期前收缩本身多无症状，一般不需要治疗。但如发作频繁，有成对或多源性、多形性者，应给抗心律失常药物治疗，常用者为普罗帕酮（propafenone，心律平）每次 3~5mg/kg，每日 3~4 次口服。

四、阵发性室上性心动过速

阵发性室上性心动过速（paroxysmal supraventricular tachycardia，PSVT）是新生儿常见的心律失常，是新生儿期的临床急症之一。

1. 病因 多见于无器质性心脏病的新生儿，系由于心脏传导系统发育不成熟所致，待发育成熟，心动过速即不再发作，约半数合并心室预激。也可见于器质性心脏病如病毒性心肌炎、合并心房肥大的先天性心脏病如三尖瓣闭锁、下移畸形、房间隔缺损等。感染性疾病如上呼吸道感染、肺炎、腹泻等多为发病的诱因，合并感染性疾病者约占 30%。此外，药物中毒（如洋地黄），心导管检查及心外科手术也可引起。

2. 临床表现 可发生在宫内和出生后。宫内发生者，因其过速的心率常被误诊为宫内窘迫。出生后发生者多突然起病，患儿表现呼吸急促、口周发绀、面色苍白、烦躁不安、拒奶、肝大等，其临床表现缺乏特异性，有时被误诊为败血症。听诊心率快而匀齐，一般 230~320 次 /min。心动过速发作时间超过 12 小时 ~24 小时易发生心力衰竭。

3. 心电图诊断 三个或三个以上连续而快速的室上性（房性或房室连接处）期前收缩，R-R 间期规则，房性者有 P' 波，房室连接处者无 P' 波或有逆传的 P' 波，但因心率过速，P' 波常不易辨认，故称为阵发性室上性心动过速。QRS 形态多数正常，但可因心室内差异传导使 QRS 波畸形，心动过速发作时可造成心肌供血不足，致 ST 段降低，T 波低平或倒置。新生儿以房室折返性心动过速（AVRT）多见。

4. 鉴别诊断 应与窦性心动过速及室性心动过速鉴别。

(1) 窦性心动过速

1) 阵发性室上性心动过速心律规整匀齐，每分钟心率的变异 <1~2 次；而窦性心动过速心律多不匀齐。

2) 室上性心动过速心率更快，一般在 230~320 次 /min；而窦性心动过速一般在 220 次 /min 以下。

3) 室上性心动过速为异位节律，具有突然发作、突然终止的特点；而窦性心动过速心率变化是逐渐的。

4) 室上性心动过速发作时刺激迷走神经的方法可突然终止发作，或无效；而对窦性心动过速只能使心率稍减慢。

(2) 室性心动过速

1) 室上性心动过速伴心室内差异传导时，QRS 波时限增宽，易误诊为室性心动过速，但心电图多表现右束支传导阻滞的图形，即在 V_1 导联多为 "M" 形，V_5 导联有深宽 S 波。

2) 室上性心动过速 QRS 波前后可有与其相关的 P' 波，也可无 P' 波；而室性心动过速 QRS 前后无与其相关的 P' 波，有时可见与其无关的窦性 P 波及窦性 P 波夺获心室的融合波。

3) 室上性心动过速节律规整匀齐，室率快，230~320 次 /min；而室性心动过速室率稍慢，一般为 150~180 次 /min，有轻度不规则。

4) 室上性心动过速发作间隙，可见房性或房室连接处期前收缩；而室性心动过速可见室性期前收缩。

5. 治疗和预后 半数以上不伴器质性心脏病，因此，多数预后较好，但对室上性心动过速发作时间长，心室率过快等如不及时治疗可发生心力衰竭而危及生命，有人称之为"需紧急治疗的良性心律失常"。治疗方法如下[4]。

(1) 刺激迷走神经：新生儿常用潜水反射法，即用冰水浸湿的毛巾或冰水袋（用薄的橡皮囊做成）敷盖于患儿整个面部 10~15 秒，给以突然的寒冷刺激，通过迷走神经反射而终止发作，一次无效间隔 3~5 分钟可再试一次，转率为窦性者 30%~60%。在新生儿禁用颈动脉窦按摩或眼眶按压方法。

(2) 药物治疗

1) 腺苷：是首选的药物，可阻断房室结的传导，有效地终止折返环路。经静脉 1~2 秒快速注射腺苷（100μg/kg），如果无效，可以再继以 200μg/kg，然后 400μg/kg 静脉快速注射。通常 7~8 秒起效,对 80%~95% 的房室折返性 SVT 有效。静脉注射速度过缓或剂量不合适,可能导致腺苷不起作用。它的副作用有面色潮红、胸部不适、支气管痉挛,偶有心房纤颤、心室颤动发生,因此,在腺苷使用过程中需持续 ECG 监测。

2) 地高辛(digoxin):如果窦性心律时心电图不存在心室预激波,可以是常用的药物使用,对合并心力衰竭者也有效。用快速饱和法,足月儿饱和剂量 0.03mg/kg,早产儿 0.02mg/kg,静脉给药。首次剂量为 1/2 饱和量,余量分 2 次,8 小时内进入。

3) 普罗帕酮(心律平):是广谱高效抗心律失常药,可静脉给药治疗阵发性室上性心动过速,用量每次 1mg/kg,加入 5%~10% 葡萄糖液 10~20ml 中缓慢注射;如无效 20 分钟后可再重复一次。

4) 普萘洛尔(propranolol,心得安):β- 肾上腺素受体阻滞剂,更适用于反复室上性心动过速或伴有心室预激波或 QRS 波增宽者。用量每次 0.1mg/kg 加于 10% 葡萄糖 20ml 中缓慢静脉注射。

5) 其他药物:包括普鲁卡因胺、胺碘酮、氟卡因和索他洛尔等,对有先天性心脏病且室上性心动过速反复者有效

以上药物静脉注射时必须同时做心脏监护,如无监护条件时也应边推注边做心脏听诊,一旦心率突然下降转为窦性心律,则应即刻停止推药,以防发生心搏骤停。刺激迷走神经可以与药物,尤其是洋地黄配合进行,有时刺激迷走神经无效,给予注射腺苷或洋地黄后,再进行刺激能转律成功。对有严重传导阻滞的患儿,以上药物要慎用。

(3) 超速抑制:药物治疗无效者,可给患儿放置食管电极进行食管心房调搏。起搏频率超过室上性心动过速的速率,从而抑制了异位兴奋点,窦房结恢复激动并下传,转为窦性心律。

(4) 电击复律:对于血流动力学不稳定、药物治疗无效、或经食道心脏超速起搏无效的危重患者,也可采取电击复律,即用体外同步直流电击术,剂量 0.5~1.0J/kg,最大至 2J/kg,在心电监护下进行。

用以上方法转律后为防复发,可用地高辛维持治疗 6 个月 ~1 年。

五、心房扑动和颤动

1. **心房扑动(房扑)**　房扑的发生机制是由于心房内异位兴奋灶起搏,并在心房形成"环形运动"所致。新生儿时期心房扑动的发生相对年长儿多见。Karen 分析了 50 例新生儿发现房扑 72% 在生后 2 天出现,绝大多数无症状,仅仅是在体检时发现,但部分新生儿因心室率过快心排出量降低出现心力衰竭,血栓形成会导致栓塞等。

(1) 病因:有房扑的胎儿和新生儿其心脏结构大多数是正常的,对单纯性房扑患儿进行长期随访的结果发现,通

常可以自行转律,预后大多良好。此外,房扑也可见于心脏结构异常伴有心房扩大者(如三尖瓣下移畸形、肺动脉闭锁、主动脉缩窄等)、急性感染性疾病、地高辛中毒和甲状腺功能亢进者。

(2) 心电图诊断:P 波等电位线消失,在 Ⅱ、Ⅲ、AVF 及 V_1 导联可见"锯齿形"F 波,新生儿心房率快,约 300 次/min(范围 240 次/min~580 次/min),相应有不同程度的心室阻滞(如 2:1,3:1,4:1),QRS 波形态正常。如果房扑源于瘢痕心房肌内(如 Fontan 术)的折返机制,心房率通常在 250 次/min 或者小于 250 次/min,并且 P 波形态多变,没有常见的锯齿样 F 波,P 波常难以辨认。表现为 2:1 或 1:1 的房室传导。

(3) 治疗及预后:多数房扑新生心内结构正常,多无临床症状,可自行转律。个别反复发作,合并有器质性心脏病或心房肥大者,可以考虑使用地高辛。发生严重心力衰竭时,对短时间发作的房扑可选用经食道临时起搏治疗或者快速同步直流电复律治疗,两种方法是安全有效的。

2. **心房颤动(房颤)**　新生儿心房颤动较心房扑动发生更为少见,其发生机制可能是多种机制参与的共同结果。

(1) 病因:心房颤动通常提示有显著心脏病变,如先天性心脏病 Fontain 术后,房间隔缺损及瓣膜病变等致心房扩大、心房纤维化病变等。也可见于心脏结构正常的新生儿,也有家族性孤立性心房颤动的报道。

(2) 心电图特征:P 波消失,代之以大小不等,形状不同,间隔不均齐的心房颤动波(f 波),在 Ⅱ、Ⅲ、aVF 及 V_1 导联较明显。f 波频率非常快,(在 350 次/min~600 次/min)同时伴有形态正常的 QRS 波,心室率无规律、不规则。伴完全性房室传导阻滞时 QRS 波间隔可缓慢匀齐。

(3) 治疗及预后:心房颤动的处理与房扑相似。心房颤动发作超过 48 小时,如果心脏复律可以延迟,应用华法令抗凝治疗 2~4 周,被认为可以预防心房内血栓形成体循环栓塞。转复为窦性心律后抗凝药继续应用 3~4 周。如果心脏复律不能被延迟,先静脉应用肝素,当活化部分凝血酶原时间 APTT 控制在正常对照的 1.5~2.5 倍(5~10 天内)时可转律,随后再口服华法令抗凝。如果食管超声排除心房内血栓可以不需抗凝。在一些病例,ⅠA 和ⅠB 类及Ⅲ类抗心律失常药物对预防复发是有效的。为预防手术后出现心房颤动,可口服 β 受体阻滞剂乙胺碘呋酮和索他洛尔。

慢性心房颤动者,抗凝药物华法令被认为有减少血栓发生率的作用;与复律相比,控制心室率正更多地被使用。

六、阵发性室性心动过速

阵发性室性心动过速在新生儿少见,多为特发性,预后良好。通常为常规检查偶然发现,有时与室上性心动过速伴有房扑或者伴有束支阻滞不易区分。

1. **病因**　多见于严重的器质性心脏病如病毒性心肌

炎、先天性心脏病、心肌病等，也可见于某些严重全身性疾病的终末期，或某些药物如洋地黄等中毒、严重电解质紊乱以及心导管检查、心外科手术等。

2. 临床表现　有原发病的临床表现，病情多严重。由于室性心动过速，致心排出量降低，可有心源性休克及心力衰竭的表现，患儿面色苍白，心音低钝，血压下降，末梢循环不良。也可出现心源性脑缺血，致惊厥、昏迷等。心室率一般在 200 次 /min 以下。心率超出平均窦性心率20% 的室性心动过速为加速性心室自主节律（AIVR）。没有相关结构性心脏疾病的室性心动过速为特发性室性心动过速。对多型性的室性心动过速者，需要仔细观察 Q-T 间期，详细了解家族史，特别是晕厥、耳聋、癫痫发作、溺水或猝死等病史，明确有无长 QT 综合征。

3. 心电图特征　3 个以上连续的室性期前收缩，QRS波宽大畸形，T 波与主波方向相反。可见与 QRS 波无关的窦性 P 波，心室率 150~200 次 /min。加速性室性自主心律（AIVR）频率不超过正常窦性心律 10~20 次 /min。

4. 治疗　首先为病因治疗。加速性室性自主心律在生后一周内有自然消退的趋势，预后良好，无需药物治疗。加速性室性自主心律合并先天性完全房室传导阻滞或合并心肌缺血则预后不良。特发性室性心动过速预后良好，于生后一年内可自行缓解，左束支型室性心动过速（假定为右心室来源）较右束支型室性心动过速者自愈率高，多无需要抗心律失常药物治疗。

抗心律失常药物可用利多卡因（lidocaine），每次 1mg/kg，加入 5%~10% 葡萄糖 20ml 中静脉缓慢推注，必要时5~10 分钟可再重复 1 次。转律后静脉点滴维持，按每分钟0.02~0.05mg/kg，也可用苯妥英钠（phenytoin sodium），尤其对洋地黄中毒引起者，每次 2~4mg/kg，溶于生理盐水 20ml中缓慢推注，如无效，5~10 分钟后可重复 1 次。还可用普罗帕酮或普萘洛尔静脉注射（用法见"室上性心动过速"），但腺苷和地高辛禁用。如药物治疗无效，也可用直流电转复。

七、房室传导阻滞

1. 病因　一度及二度Ⅰ型房室传导阻滞在新生儿最常见的原因是洋地黄作用。二度Ⅱ型在新生儿偶见。正常新生儿也可由迷走神经张力增高出现不完全性房室传导阻滞。三度房室传导阻滞（完全性房室传导阻滞）先天性者为多，在 15 000~22 000 个活婴中即有 1 例。是传导系统先天发育缺陷造成，常见于母亲患有结缔组织疾病，如系统性红斑狼疮、类风湿关节炎、皮肌炎等，由于母体产生的抗体使胎儿时期的传导系统受到损害。约 30% 的患儿伴有 L-型大动脉转位、内脏异位综合征，或房室间隔缺损，长 Q-T等心脏病。获得性者多由器质性心脏病如病毒性心肌炎、心肌病，心脏手术后造成的心肌和传导系统的损伤以及感

染、缺氧、电解质紊乱、药物如洋地黄中毒等所致。

2. 心电图表现

（1）一度房室传导阻滞：心电图上主要表现为 P-R 间期延长，新生儿期 >0.12 秒，P 波可以下传心室，房室比例仍保持 1：1。

（2）二度房室传导阻滞：系窦房结的冲动不能全部传达至心室，因而造成不同程度的漏搏。心电图改变有两种类型：Ⅰ型（莫氏Ⅰ型），又称文氏型，P-R 间期逐步延长，至 P波后 QRS 波脱落；在 P-R 延长的同时，R-R 间期逐步缩短，而且 QRS 波脱漏之前、后两个 P 波的距离小于最短的 R-R间期的两倍。Ⅱ型（莫氏Ⅱ型）：P-R 间期固定不变，心室搏动呈现规律性地脱漏。

（3）三度房室传导阻滞：又称完全性房室传导阻滞，所有的心房冲动都不能传导至心室，心房与心室各自独立活动，即 P 波与 QRS 波无关，心室率慢而规则，40~60 次 /min，心房率 70~200 次 /min，偶见心房扑动，心房率大于心室率，可有室性期前收缩，Q-T 时限可延长。QRS 波的形态与次级节律点的位置有关，阻滞位置越低，则心室率越慢，QRS 波越宽。动态心电图记录发现患婴熟睡时常因房室交界传出阻滞而致心室率明显缓慢。

3. 临床表现　一度及二度房室传导阻滞可无症状，或为原发病的表现。三度房室传导阻滞，心室率在 50~80次 /min。患儿可无症状，仅在体检时发现。先天性完全性房室传导阻滞，如无其他心脏合并畸形，心脏听诊时常发现胸骨左缘Ⅱ~Ⅲ级收缩期杂音和心尖区舒张期第三心音，这是由于每次心排出量较高所引起。心脏第二心音正常，无震颤和喀喇音。心率在 30~45 次 /min 时，多出现呼吸困难、气急、周围性青紫及充血性心力衰竭。心脏杂音则视有无先天性心脏病而异。早产儿出生时心率正常，随访逐渐减慢，伴呼吸困难，应考虑高血钾的可能。

4. 治疗　取决于心室率及原发病因。一度或二度Ⅰ型房室传导阻滞多由迷走神经张力增高所致，可针对病因予以治疗。二度Ⅱ型房室传导阻滞，多为病理因素所致，并有可能演变为三度房室传导阻滞，除针对病因治疗，需密切随访。对于无症状的先天性三度房室传导阻滞的新生儿无需治疗，但当心室率低于 50~55 次 /min，或心室率低于70 次 /min 但合并先天性心脏病者需要安装永久性起搏器。除外心室率的因素，三度房室传导阻滞合并有宽的逸搏节律、长 Q-T 间期、心室肥大、右心房扩大、心功能失代偿及心室异位节律等高危因素，要尽快尽早装置起搏器。由心脏手术引起不可逆的传导阻滞也需安装永久起搏器。心肌炎引起的三度房室传导阻滞，经激素、异丙肾上腺素等对症处理，或同时安装临时起搏器等多能完全恢复。应用起搏器的指征：①充血性心力衰竭伴 QRS 时限延长；②伴有先天性心脏病需手术治疗，至少在手术过程中需安放临时起搏器；③新生儿心室率 <50 次 /min，尤其是出现心源性脑缺氧综合征者，一般可先试给经静脉的起搏导管 7~10 天，以

改善心功能,然后改用心肌电极和埋藏电池。即使早产儿安放起搏导管也是安全的。完全性传导阻滞一旦出现心力衰竭,应立即给予地高辛和利尿药等抗心力衰竭治疗。如患婴伴有心肌疾病,地高辛常用剂量亦可引起中毒,宜谨慎使用。

5. 预后 主要针对原发病治疗。先天性三度房室传导阻滞者,患婴在出生后 72 小时,如一般情况良好,则新生儿期多无困难。QRS 时限正常而又无先天性心脏病者,多数以后也不会发生严重问题。伴有先天性心脏病者,长期生存率只有 20% 左右。安放永久性起搏器者,可能死于感染、NEC 或心肌病。后天性者,经积极治疗,多能治愈。

(桂永浩 田宏)

参考文献

1. O'Connor M,McDaniel N,Brady WJ. The pediatric electrocardiogram Part I:Age-related interpretation. Am J Emerg Med,2008,26:506-512.

2. Edgar J,Annika Ö. Fetal and Neonatal Arrhythmias. Clin Perinatol,2016,43:99-112.

3. Roginska N,Bieganowska K. Sick sinus syndrome:a family study. Cardiol Young,2014,24:136-139.

4. Patricia YC,Kevin DH,Reese HC,et al.Treatment of supraventricular tachycardia in infants:Analysis of a large multicenter database. Early Hum Dev,2015,91:345-350.

八、胎儿心律失常及治疗

(一)概述

正常胎儿的心律规整、胎心率为 120~160 次/min。胎儿心律失常是指无宫缩时胎儿心脏节律不规则或胎儿心率在正常范围外。常规的产检中发现有 0.2%~2% 胎儿存在心律失常,其中 90% 左右为孤立性的房性或室性期前收缩,预后良好,仅 10% 左右的胎儿由于显著的心动过缓或心动过速等恶性心律失常事件,发生胎儿水肿或宫内死亡。持续或反复出现的心律失常多为病理性,发生率为 1%~2%,可造成胎儿神经系统损害、心力衰竭、水肿甚至死亡[1-4]。

胎儿心律失常临床表现无特异性,部分为孕妇察觉到胎动明显增加或减少而就诊,相当比例的胎儿心律失常是在妊娠期常规产前检查时,通过胎心率听诊、胎心监护或超声检查而被发现。胎儿心律失常最早诊断时间为孕 16 周左右,尤其是孕 16~20 周,除仔细听诊胎儿心率,同时还应进行胎儿心脏结构及功能的综合评价,根据心律失常类型和严重程度予以及时处理,以降低围产儿患病率和死亡率。

胎儿超声心动图(fetal ultrasonic cardiography,FUCG)是目前诊断胎儿心律失常最重要的方法,可实时观察胎儿的心率和节律、心脏结构有无异常,同时利用 M 型超声心

动图观察胎儿心房和心室壁的运动顺序及瓣膜的启闭活动。也可采用多普勒同时获取左心室流入道和流出道血流频谱,观察房室激动顺序、分析各波形的关系以确定心律失常的类型[1-2]。胎儿心电图(fetal electrocardiogram,FECG),可对胎儿心动过速、心动过缓、心脏期前收缩等较为常见的胎儿心律失常做出诊断,但由于通过母体腹壁间接检测获得的胎儿心电信号较弱,且易受外界因素干扰,因此,FECG 难以诊断复杂类型的胎儿心律失常;直接经母亲产道获得的 FECG 仅用于产时,有发生感染的可能,因此,在临床应用受限。胎儿心磁图(fetal magnetocardiography,FMCG),是无创性心脏电生理检测技术,通过描记胎儿心脏电活动产生的 P-QRS-T 波群的信号,分析心律失常,探测胎儿心脏磁场的变化对心律失常胎儿在进行药物治疗的同时监测孕妇和胎儿心脏节律,也可在有条件的单位开展。

(二)胎儿心动过速

心动过速是引起孕晚期胎儿死亡的重要原因。室上性心动过速(supraventricular tachycardia,SVT)和心房扑动(atrial flutter,AF)是最常见的类型,其次有窦性心动过速、室性心动过速(ventricular tachycardia,VT)和心房颤动(atrial fibrillation,Af)。合并先天性心脏病心律失常胎儿(包括三尖瓣下移畸形、主动脉弓狭窄、心脏肿瘤等)在所有病例中占 1~5%[3]。

1. 窦性心动过速 当胎儿出现缺氧、酸中毒、感染、不良应激、心肌炎,或母亲甲状腺功能亢进,以及母体使用激素及儿茶酚胺类药物等状况时,胎儿心率可明显增快,大于 180 次/min 为窦性心动过速。胎儿超声心动图表现为心房运动与心室运动快速而均齐,房室壁运动顺序出现,房室传导比为 1:1。窦性心动过速去除病因后,往往预后良好。

2. 室上性心动过速 SVT 是胎儿心律失常中最常见的类型。在孕 30~32 周的胎儿中多见,胎儿心率常在 240~300 次/min,90% 为房室旁道折返引起。胎儿超声心动图可表现为快速而均齐的心壁运动,房室壁运动顺序出现,心房率与心室率一致。当合并胎儿水肿,心功能不全时预后较差。SVT 的胎儿中 40%~50% 有不同程度的胎儿水肿,死亡率为 13%~35%。无水肿的胎儿死亡率在 0~4%。

SVT 的治疗方案主要依据胎龄、心律失常发生的频率以及有无胎儿水肿几个方面制定。包括:①临床观察;②提前终止妊娠;③母体给药;④胎儿治疗。临床观察适用于足月或接近足月的胎儿,或非持续性室上性心动过速的胎儿。对于已足月的胎儿,应考虑终止妊娠,这样可避免因使用抗心律失常药物对胎儿产生副作用。若胎儿出现水肿或高危情况,应予药物治疗或终止妊娠;有持续性心律失常而无水肿的胎儿应给予药物治疗,若胎儿已足月应提前终止妊娠。

非水肿胎儿 SVT 药物治疗通常为经母体口服。首选地高辛,但用药 1~2 周后才能确认药物是否对胎儿有效。母亲用药负荷量为 1~2mg/d,维持量为 0.5~1.0mg/d,血药浓度维持在 20μg/L。胎儿的血药浓度为母亲血药水平的

80%~100%。当胎儿有水肿时,胎盘传递地高辛受限,其地高辛的血药浓度可减少约 50% 以上,室上性心动过速治愈率仅为 10%~20%。此种情况,通过母亲静脉用药,在 48~72 小时静脉饱和后,继续母亲口服维持的方法。

若胎儿无心力衰竭而地高辛治疗无效时,可联合使用维拉帕米,其胎盘通过率约为 20%,此时地高辛可减量至 1/5~1/3,总有效率可达 91%。在维拉帕米使用时应注意低血压和心脏停搏的副作用,母亲口服剂量为 120mg/d,每周加量,直至心律失常控制。

胎儿水肿时使用胺碘酮和氟卡尼可提高治疗效果,减少死亡率。氟卡尼 95% 可通过胎盘,母亲口服首剂量 200~300mg/d,每天 2~3 次,血药浓度为 400~800μg/L,胎儿血药浓度为母亲的 65%~95%,平均转律时间为 48 小时。SVT 控制有效时可减量,每次减 50mg,于 1~2 周减完。胺碘酮不易通过胎盘,胎儿血药浓度仅为母亲的 12%,故常采用胎儿脐带内或腹腔注射 10mg,随后母亲口服 200mg,每 8 小时 1 次。也可通过母亲口服,剂量 1600mg/d,共 4 天,随后 800 mg/d,共 6 周。用药期间注意胎儿和母亲的甲状腺功能有无亢进或降低、Q-T 间期及神经系统的副作用。

索他洛尔为 β 受体阻断剂,能有效通过胎盘,索他洛尔治疗伴胎儿水肿的 SVT、AF 胎儿的复转律率为 72%~83%。

此外还可经脐静脉直接给胎儿腺苷类药物,按 100~200μg/kg 15~30 秒内弹丸式给入。

3. **心房扑动、心房颤动**　心房扑动(AF)在孕晚期多见,常合并心脏结构异常,如三尖瓣下移、三尖瓣闭锁、二尖瓣狭窄等,与心房扩大有关。无器质性心脏病者,预后良好。由于胎儿房室结的传导速度极快,当房室传导比率为 1∶1 时,心室率可达 350~480 次 /min;出现房室传导阻滞时,AF 房室传导比率为 2∶1,心室率为 220~240 次 /min。胎儿超声心动图心房扑动表现为快而规整的房壁收缩,心房率大于 400 次 /min;室壁收缩通常规整,出现房室传导阻滞时,心室率小于心房率。胎儿心房颤动(Af)极少见,因房室传导在房室结受阻,Af 的心室率很不规则;超声心电图中 Af 表现为快速且节律不整的房壁与室壁运动。

AF 或 Af 的治疗同 SVT,但复律更为困难。伴有显性心室预激的胎儿使用地高辛时需注意,地高辛缩短旁道的有效不应期,可加速 Af 的传导,引起室颤。单独使用索他洛尔和索他洛尔联合地高辛,对治疗胎儿 AF 也有效。50% 的胎儿 AF 复律后于出生后又再现,需维持治疗 3~12 个月。

4. **室性心动过速**　较罕见,胎儿往往同时合并器质性心脏病、心功能不全和心脏肿瘤等,以加速性室性逸搏心律多见,持续性快速型室性心动过速少见。存在遗传性心律失常心肌病或先天性离子通道病,如长 Q-T 间期综合征,可出现室性心动过速,导致胎儿死亡。胎儿超声心动图显示房壁运动与室壁运动无固定关系,心室率大于心房率,心室率 220~280 次 /min。

VT 如为间隙性发作,则无需治疗。持续性 VT,当心室率大于 200 次 /min,镁剂作为母体一线短期用药,使用不超过 48 小时,除此,可静脉使用利多卡因或口服普萘洛尔。若排除了长 QT 综合征,还可以使用索他洛尔、胺碘酮等[1]。反之,可用胺碘酮、索他洛尔、普鲁卡因胺、普萘洛尔、苯妥英钠等。关于胎儿 VT 的文献报道较少,可能的原因是胎儿 VT 病情进展迅速,当就诊时已处于终末期或已发生胎儿死亡。

(三) 胎儿心动过缓

1. **窦性心动过缓**　胎儿窦性心动过缓定义为 30~45 分钟内 50% 以上的时段心率低于 100 次 /min。胎儿超声心动图显示心房运动与心室运动、流入道与流出道血流频谱顺序出现,房室传导比为 1∶1,节律多在 80~100 次 /min。

胎儿暂时性窦性心动过缓,不超过 1~2 分钟,多为良性。非持续性的窦性心动过缓,尤其在孕中期,与胎儿副交感神经急速发育,自主神经发育不平衡有关。胎儿期持续性心率降低,小于 100 次 /min,较为少见,如果无结构性心脏病变,可密切观察随访。如出现缺氧和宫内窘迫则必须及早终止妊娠。分娩时出现心动过缓可能与胎儿窒息有关。极个别的正常胎儿心率稳定低于 110~120 次 /min,应考虑胎儿甲状腺功能低下的可能。

2. **先天性完全性房室传导阻滞**(congenital complete atrioventricular block,CCAB)　在胎儿 16~23 周时常被发现,占胎儿心律失常的 2.5%。CCAB 有三种类型,一种是与复杂先天性心脏病并存的先天性传导系统异常,一种是免疫性的,一种病因不明。其中免疫性 CCAB 的原因与母体存在抗 -SSA 抗体,如孕母患有红斑狼疮(SLE)和干燥综合征(sjögren's syndrome,SS)等可能有关[1-2,5]。大多数单纯性 CCAB 胎儿的母亲无临床症状,在胎儿 CCAB 被诊断之后才发现有 SLE。50%~89% 的孕妇患有临床型或亚临床型结缔组织病,因而对抗 SSA/Ro、抗 SSB/La 抗体阳性的孕妇密切监测非常重要。

多普勒超声心动图显示 CCAB 胎儿心房率大于心室率、心房率约为 104 次 /min,心室率在 45~80 次 /min,心房与心室完全脱节。

CCAB 胎儿的预后取决于心室率的快慢,以及有无结构心脏病或水肿。发生显著心动过缓时,心动过缓的程度与水肿的程度相一致。当胎儿心率≤50 次 /min,胎儿有效心排出量下降,导致充血性心力衰竭和胎儿水肿,如腹水、全身浮肿、胸腔积液等,宫内死亡的发生率近 45%;心率大于 60 次 /min 者死亡率明显下降,仅为 6%。心室率介于 50~60 次 /min 者,死亡率介于两者之间[3-4]。

近 50% 胎儿 CCAB 合并严重的器质性心脏疾病,包括 L- 型大动脉转位(L-TGA)、左心房异构伴有房室间隔缺损以及其他类型的房室畸形等。L-TGA 合并 CCAB 的原因与房室结的位置前移有关,也可能与中央纤维体的发育异常有关。合并有器质性心脏病的胎儿预后相当差,其死亡率为 80%~90%,多在宫内和生后第一年内死亡。

胎儿 CCAB 的治疗目的是改善心功能,稳定宫内环境以顺利妊娠,通常不提倡提前终止妊娠。母亲服拟交感类药物如异丙肾上腺素、沙丁胺醇等可以增加心室率,但效果不明显。对于胎儿免疫性 CCAB 可使用激素和(或)免疫球蛋白(IVIG)治疗。AHA 胎儿心血管疾病诊断治疗科学声明建议激素使用指征为Ⅱ度 AVB 和伴炎症征象的Ⅰ度 AVB;在Ⅲ度 AVB 中,用于预防心肌病或死亡;推荐治疗剂量和方案为:地塞米松 4~8mg/d,从诊断开始用药一直到出生。当出现持续性心动过缓或室性心功能不全时,母亲可使用 IVIG(1g/kg)在妊娠 24 周和 28 周左右分别用药 1~2 次[1-2]。

此外,若胎儿心率≤50 次/min,宫内死亡率极高,可经子宫或静脉胎儿心室起搏,或分娩后即刻起搏,可能最为有效。

3. 胎儿长 QT 间期综合征　研究表明,宫内胎儿死亡率约 1%,其中胎儿长 QT 间期综合征(long QT syndrome LQTS)是重要因素,一般认为胎心率 <110 次/min 应考虑胎儿存在 LQTS 的可能,FUCG 对此诊断较为困难,可借助 fMCG 进行诊断及预后研究,当胎儿 QTc>490ms,可进行宫内胎儿 LQTS 筛查,胎儿 QTc>620ms,可预示胎儿尖端扭转型室速(TdP),上述结果可用于产前、产后新生儿 LQTS 危险度分层管理。

(田宏)

参考文献

1. Donofrio MT,Moon-Grady AJ,Hornberger LK,et al.Diagnosis and treatment of fetal cardiac disease:a scientific statement from the American Heart Association.Circulation,2014,129(21):2183-2242.

2. Edgar J,Annika Ö. Fetal and Neonatal Arrhythmias. Clin Perinatol,2016,43(1):99-112.

3. Picchio FM,Prandstraller D,Bronzetti G,et al.Follow-up of neonates with foetal and Neonatal arrhythmias. J Matern Fetal Neonatal Med,2012,25(suppl 4):53.

4. 桂永浩,韩玲. 胎儿及新生儿心脏病学. 北京:北京科学技术出版社,2014.

5. Perin F,Rodríguez Vázquez del Rey MM,Deiros Bronte L,et al. Fetal bradycardia:a retrospective study in 9 Spanish centers. An Pediatr(Barc),2014,81(5):275-282.

第 11 节　心肌炎

新生儿心肌炎(myocarditis)是由多种病因引起的心肌损害,其中以病毒感染为多见[1]。其病理变化以心肌血管周围炎性细胞浸润和心肌纤维细胞溶解、坏死为特征。本病易致流行。因临床表现不典型,又无特殊检查手段,病死率较高。如果及早诊断,积极治疗,预后可有所改善。

(一)概况

既往认为本病少见。近年来由于本病认识提高,病例数也逐渐增多。但因为诊断标准不一,各家报道的发病数相差甚大。美国报道本病占新生儿期心脏病的 0.7%,加拿大报道占 0.66%,而有的报道高达 3%[1]。国内北京儿童医院等综合报道的小儿心肌炎 208 例中,有新生儿心肌炎 69 例,占 33.2%。有报道芬兰的致死性心肌炎的发病率为 0.46/10 万人[2]。心肌炎一年四季均能发生,以秋冬季为甚。男性多于女性,男女之比 2.7∶1。

新生儿心肌炎有流行倾向,流行时,往往患儿母亲或社会上有病毒感染。国内外均有该病在产房、新生儿室流行的报道。

(二)病因与发病机制

本病主要由感染引起,以病毒感染为多,其中最重要的是柯萨奇 B 病毒。目前已分离到有 B_3、B_4 等型。埃可病毒、巨细胞病毒、风疹、水痘和腺病毒等亦可致该病。近年来报道肠病毒(EV86 和 EV97)会引起致命的新生儿心肌炎。新生儿室内的流行,常由柯萨奇、ECHO 病毒所致,而巨细胞病毒、风疹、水痘病毒则多见于母妊娠期引起的宫内感染,往往在新生儿早期即可发病。此外,细菌、螺旋体、立克次体、真菌、原虫等也可以为该病之病原。

常见感染途径有肠道感染和经胎盘感染。新生儿的粪便中常可检测到病原。

本病发病机制不清。一般认为发病早期是由于病原体侵犯心肌所致,如能在此时及时中止感染,病变可完全愈合而不留瘢痕。发病晚期病原多不活动,而免疫机制成为重要的因素。近年来研究表明,自由基也参与病毒性心肌炎的发生。心肌炎症使心肌细胞缺血、缺氧、组织超氧阴离子产生增加,机体清除自由基能力下降,脂质过氧化反应增强,导致心肌细胞病变;自由基侵犯心脏传导系统,影响离子转运功能,导致心律失常,其代谢产物脂质过氧化物又加重对心血管的损伤。

(三)病理

心脏扩大,外观苍白,心肌软弱无力,呈肉豆蔻状。光镜下可见程度不等的间质性心肌炎、心包炎,而其心瓣膜多为正常。心肌有淋巴细胞、大单核细胞、嗜酸性和中性粒细胞浸润,多密集呈斑点状,也有扩散分布。后期常有心肌纤维局限性退行性变及坏死。除心肌损害外,脑、肝组织常可累及。

(四)临床表现

临床表现轻重不一,且变化多端。多数在生后 1 周内出现症状,如在生后 48 小时内发病,则提示宫内感染所致。

起病形式多样,可呈暴发性经过,表现为急骤发展的烦躁不安、呼吸窘迫、发绀、皮肤苍白,酷似肺炎;也可先出现一些非特异性症状,如发热、嗜睡、呕吐、腹泻、黄疸,继而出现呼吸窘迫。

循环系统表现主要有：①心排出量不足，表现为脸色苍白、多汗、肢冷、脉弱、体温不升，甚至导致心源性休克。②充血性心力衰竭，表现为呼吸急促伴呻吟、喘息、三凹征及发绀，肝肋下 >3cm、水肿、心音低钝、奔马律和肺部密集的细湿啰音。有些患儿可因心脏扩大压迫喉返神经出现声音嘶哑。③严重者偶见心脑综合征。④心脏体征有与体温不成正比的心动过速、心音低钝、奔马律、期前收缩。一些病例可在心前区闻及收缩期杂音。严重者病情进展迅速，于数天内因心力衰竭、心源性休克死亡。

有报道，个别由肠病毒引起的新生儿心肌炎患儿会发生急性心肌梗死。

约 1/2 患儿可同时有神经系统表现，出现颈抵抗和惊厥。脑脊液检查可发现单核细胞增多，有助于该病的早期诊断。

（五）辅助检查

1. **心电图**　以 R 波为主的 2 个或 2 个以上主要导联（Ⅰ、Ⅱ、aVF、V_5）的 ST-T 改变持续 4 天以上伴动态变化，窦房传导阻滞、完全性右或左束支阻滞、成联律、多形、多源、成对或并行性期前收缩，非房室结及房室折返引起的异位性心动过速，可见异常 Q 波。严重者会发生完全性房室传导阻滞[3]。

2. **X 线检查**　心脏正常或向两侧扩大呈球形，透视下见搏动减弱。心力衰竭时可有肺淤血水肿。

3. **超声心动图**　心脏大小可正常或有扩大。但需要先除外因先天性心脏病引起的心脏结构异常和心脏扩大。

4. **酶学检查**　心肌受损时血清中有 10 余种酶的活性可增高，但较有意义的是肌酸激酶（creatine kinase，CK）的心肌型肌酸激酶同工酶 CK-MB 及肌钙蛋白（troponin，TnI 或 TnT）增高。

5. **病原学检查**　确诊指标为患儿心内膜、心肌、心包（活检、病理）或心包穿刺液检查，发现以下之一者：①分离到病毒；②用病毒核酸探针查到病毒核酸；③特异性病毒抗体阳性。

参考依据为：①自患儿粪便、咽拭子或血液中分离到病毒，且恢复期血清同型抗体滴度较第一份血清升高或降低 4 倍以上；②病程早期患儿血中特异性 IgM 抗体阳性；③用病毒核酸探针从患儿血中查到病毒核酸。具有以上阳性结果之一者结合临床表现可考虑心肌炎系病毒引起。

（六）诊断与鉴别诊断

根据中华医学会儿科分会心血管学组在 1999 年修订的病毒性心肌炎诊断标准，确诊依据是：①临床观察到心功能不全、心源性休克或心脑综合征；X 线或超声心动图显示心脏扩大；心电图异常表现。三者中具备 2 项，发病同时或发病前 1~3 周有病毒感染证据。②同时具备病原学确诊依据之一者可确诊为病毒性心肌炎。具备病原学参考依据之一者可临床诊断为病毒性心肌炎。需除外其他性质的心脏病或心肌损害。凡不具备确诊依据者应给予必要的治疗及随诊，根据病情变化确诊或除外心肌炎。

新生儿病毒性心肌炎的发病过程、流行病学及临床表现都有特点，诊断时要注意母亲在围产期有无感染性疾病；婴儿室、母婴病室有无交叉感染及暴发流行；临床表现常有多脏器损害及类似败血症表现，迅速发生心力衰竭和心源性休克等。

（七）鉴别诊断

由于新生儿心肌炎临床表现不典型，应注意与新生儿肺炎、败血症、缺氧缺血性心肌损害、心内膜弹力纤维增生征、先天性冠状动脉畸形等鉴别（表 13-11-1~13-11-3）。新生儿肺炎时，也有气急、烦躁、皮肤发绀甚至呼吸窘迫等表现，但是心肌损害的表现多不明显，多数无心功能不全的表现。新生儿败血症尤其在发生休克时，有循环不足、心功能不全的表现，与心肌炎、心功能不全的表现很相似，但常有严重细菌感染的表现，需要加以鉴别。另外，先天性冠状动脉畸形（比如冠状动脉起源于肺动脉、冠状动脉瘘等）时，因为心肌血供的不足，导致心肌损害，严重者引起心功能不全，临床上需要鉴别，通常心电图、超声心动图检查可以提供有鉴别价值的信息。

（八）治疗

尚无特效治疗，治疗应包括吸氧、纠正心力衰竭和心

表 13-11-1　新生儿心肌炎与肺炎的鉴别

项目	新生儿心肌炎	新生儿肺炎
心率与呼吸比率	>正常	<正常
吸氧后发绀情况	改善不明显	可明显改善
心音低钝	有，明显	无、心音正常或亢进
心律失常	多见，可持续存在	无，或一过性
肺部啰音	多，左侧背部更明显	可有可无
心力衰竭	多见，较严重	少见
X 线	心脏扩大，肺淤血	心影大多正常，肺部炎症
血 CTnT、CTnI、CK-MB	增高	正常

表 13-11-2　新生儿心肌炎与心内膜弹力纤维增生症的鉴别

项目	新生儿心肌炎	新生儿心内膜弹力纤维增生症
心率	>160~180 次 /min	140~150 次 /min
心律失常	多见	少见
心电图	低电压、ST 压低、T 波平坦或倒置	左心室肥厚、V_5、V_6 导联 T 波深倒置
超声心动图	心腔扩大	左心室壁、室间隔厚，心内膜增厚
血 CTnT、CTnI、CK-MB	多增高	正常
心影大小	心力衰竭控制后常缩小	短期内心影变化不大

表 13-11-3　新生儿心肌炎与缺氧缺血性心肌损害的鉴别

项目	新生儿心肌炎	新生儿缺氧缺血性心肌损害
病因学	病毒感染为多，常见于柯萨奇病毒感染	多见于新生儿窒息
心电图	ST-T 改变、房室传导阻滞、期前收缩、心动过速、期前收缩	ST-T 改变、异常 Q 波、房室传导阻滞、期前收缩
心脏超声	三尖瓣反流以及心包积液多见	三尖瓣反流、右心房右心室肥大、右心室射血分数下降，右心室压力明显增高
胸片	心影增大，肺部可呈炎症改变	心影可轻度增大，可见引起新生儿窒息的常见肺部疾病的表现（如新生儿呼吸窘迫综合征、胎粪吸入综合征等）
实验室检查	可分离出病原体，血清中抗体升高；心肌酶谱升高	心肌酶谱升高，尤其 CK-MB 及 CTnI
合并其他脏器损害	肺炎、脑炎、肠炎等	合并有引起新生儿窒息的疾病，也可合并脑、肝、肾等损害
预后	可影响心功能并导致心肌细胞坏死；部分可演变为扩张型心肌病以及心内膜弹力纤维增生症	对心功能以及心肌细胞功能的影响多为一过性，但若酸中毒、低氧血症等未及时纠正，预后较差

源性休克、控制心律失常及支持疗法等综合措施。

1. **休息**　应避免对患儿的过度体检和护理操作，以尽可能减少对新生儿的刺激，保证患儿的休息。对已经有心功能不全、心脏增大的新生儿，尤其要强调直至心力衰竭控制、心脏明显缩小后才能开始轻微活动。

2. **维生素 C 及改善心肌代谢**　急性期给予大剂量维生素 C 治疗，对促进心肌细胞病变的恢复、纠正休克、保护心肌细胞具有显著疗效。剂量为每次 100~200mg/kg，缓慢静脉推注，每天 1~2 次，重症者可以每 4~6 小时一次，2~4 周为一个疗程。同时可给予改善心肌代谢的药物治疗，如 1,6- 二磷酸果糖、肌酸磷酸等。

3. **治疗心源性休克**　出现心源性休克、完全性房室传导阻滞者可用肾上腺皮质激素治疗，常用地塞米松或氢化可的松。地塞米松 0.25~0.5mg/（kg·d），静脉推注，每天 1~2 次；氢化可的松 5~10mg/（kg·d），静脉滴注。疗程一般 1~2 周。也可用醋酸泼尼松龙治疗，剂量每次 2.5~5mg/kg，静脉滴注，一般用 3~5 天。

4. **中药**　国内用中成药治疗病毒性心肌炎也取得较好的疗效，如黄芪注射液、参麦注射液等，参考剂量：5~10ml/ 次，静脉点滴，每天 2~3 次。

5. **静脉免疫球蛋白**　也有报道用免疫球蛋白（IVIG）治疗心肌炎取得较好疗效。剂量 2g/kg，静脉点滴，用一次。

6. **免疫抑制剂**　对重症病毒性心肌炎的患者可用免疫抑制剂治疗。

卡托普利治疗柯萨奇病毒 B_3 引起心肌炎获得较好疗效，剂量 0.1~1mg/（kg·d），每隔 8 小时口服一次，疗程 4 周。

7. **纠正心力衰竭**　新生儿心肌炎引起的心力衰竭，由于心肌受损导致心肌收缩力降低，通过上述治疗，强调保护受损的心肌，多能度过急性期而得到恢复。只要血压能维持正常范围，重要脏器血供能够维持，尽可能避免或减少正性肌力药物的应用，以减少心肌的负荷。洋地黄虽然不增加心肌的氧耗，但心肌炎时，心肌应激性增高，易发生洋地黄中毒而产生心律失常，需要慎用。如需应用，应减小剂量，通常用饱和量的 1/2~2/3。

8. **控制心律失常**　对疾病中出现的心律失常，只要不影响心功能，一般不予治疗。如出现阵发性心动过速、完全性房室传导阻滞等影响心排出量的心律失常，则须及时治疗。

（九）预后

大多数患儿预后较好，少数转为慢性或留有后遗症，死亡率约1.4%。心肌病变程度轻、治疗及时以及有足够的休息，预后较好；反之，则预后较差。发病年龄越小，相对预后较差。心脏显著增大者易发生慢性心功能不全，预后差。而有严重心律失常者易发生猝死。在慢性或后遗症期，呼吸道感染、过度疲劳会导致原有的心律失常加重或重新出现。

（盛锋　刘豫阳）

参考文献

1. Krogstad P，Hammon R，Halnon N，et al. Fatal neonatal myocarditis caused by a recombinant human enterovirus-B variant. Pediatr Infect Dis J，2008，27：668-669.

2. Kytö V，Saraste A，Voipio-Pulkki LM，et al. Incidence of fatal myocarditis：a population-based study in Finland.Am J Epidemiol，2007，165：570-574.

3. Maiers JA，Ebenroth ES. Junctional ectopic tachycardia following complete heart block associated with viral myocarditis. Pediatr Cardiol，2006，27：367-368.

第12节　心肌病

新生儿心肌病并不是常见病，根据病因分为原发性心肌病和继发性心肌病。本节着重介绍原发性心肌病，按照心肌结构和功能异常的表现，分为扩张型心肌病、肥厚型心肌病、限制型心肌病。此外，心内膜弹力纤维增生症也是新生儿心肌病的一种[1]。

（一）扩张型心肌病

扩张型心肌病（dilated cardiomyopathy）又称为扩张型充血性心肌病（dilated congestive cardiomyopathy）。本病可在任何年龄发病，新生儿发病率低。据加拿大Toronto儿童医院的资料，1588例住院新生儿患者中，原发性心肌病占11例。在除外心脏瓣膜病变、冠状动脉病变、心包疾病和先天性心脏畸形的基础上，由心肌病变引起的双心室扩张，尤其是左心室扩张伴心脏泵功能障碍是本病的特征。本病是新生儿期和婴儿期常见的原发性心肌病。

1. 病因　本病至今病因不明。一般认为下列因素和本病的发生有关，包括遗传因素、感染、自身免疫异常、营养不良、药物等。扩张型心肌病罕见有家族史，但一些遗传性疾病可伴有扩张型心肌病。Child等报道，约7%的Fridereich共济失调合并扩张型心肌病，此病为常染色体隐性遗传，心肌病变可能继发于线粒体异常。病毒性心肌炎是导致扩张型心肌病的重要原因之一。病毒性心肌炎时，病毒可直接损伤心肌细胞，也可引起异常免疫反应，造成心肌细胞损伤。研究发现，病毒性心肌炎可使小鼠发生扩张型心肌病。最初心肌细胞有纤维蛋白沉积，之后发生心肌

细胞纤维化，从而发展为扩张型心肌病。新生儿时期的扩张型心肌病可能与宫内感染有关。阿霉素等蒽环类药物可引起心肌病变，而且心肌病常为迟发性，一般认为剂量超过550mg/m²时易发生心肌病。

2. 病理生理　本病心腔明显扩大，严重者可导致二尖瓣、三尖瓣瓣环的增大，乳头肌拉长，产生二尖瓣、三尖瓣反流，加重心脏舒张期负荷。光镜下可见心肌细胞纤维化，而心肌肥厚不显著。由于心肌病变使心肌收缩力降低，导致充血性心力衰竭。在较大年龄婴儿和儿童中，可有心脏内血栓形成而产生血栓栓塞并发症。

3. 临床表现　任何年龄均可发病。起病常为隐匿性。患儿可突然出现心力衰竭，表现为烦躁、厌食、呼吸困难、面色苍白、出汗增多、尿量减少、脉搏减弱、肝大、水肿等。患儿均可见心动过速，心率常接近正常上限。毛细血管的再充盈时间延迟。心力衰竭时，部分患儿可听到增强的第三心音，又称为奔马律。如心腔扩大造成二尖瓣关闭不全，心尖区可有收缩期杂音。但在心搏出量很低时，可听不到此杂音，心功能改善后才可听到杂音。如有肺静脉淤血，则可发生肺水肿，此时肺部可听到细湿啰音。由于肺静脉淤血，肺血管阻力增高，患儿的肺动脉瓣区第二心音常增强。部分患儿心腔内有血栓形成，脱落后可造成一些脏器栓塞。

4. 辅助检查

（1）心电图：大多数患儿心电图表现为窦性心动过速、左心室增大、ST段压低和T波平坦或倒置。少数表现为左胸导联上R波电压降低。部分患儿有室上性、室性期前收缩或心动过速。

（2）X线：胸部平片可见心脏中、重度增大，主要是左心房、左心室的扩大。左支气管主干可被抬高，左肺常受心脏压迫而有膨胀不全。部分患儿可见肺水肿征象甚至胸腔积液。透视下，心尖冲动减弱。

（3）超声心动图：超声心动图检查对扩张型心肌病的诊断有重要价值。

二维心脏超声可见心腔明显扩大，尤其是左心房、左心室腔的扩大。左心室收缩期和舒张期容量增加，左心室壁和室间隔常无明显增厚。左心室收缩力降低，心室收缩舒张活动幅度降低。

M型超声心动图上显示二尖瓣开放幅度明显减小，二尖瓣E点到室间隔的距离明显增宽。

多普勒超声心动图检查可探测到左心室舒张时间延长，主动脉口流速明显减慢，心功能测定示每搏输出量（SV）、左心室短轴缩短率（FS）和射血分数（EF）均明显降低。绝大多数患儿可见二尖瓣反流。部分合并有三尖瓣、肺动脉瓣、主动脉瓣反流。

（4）心导管和心血管造影：由于心脏超声等无创性检查技术的进步，目前绝大多数患儿不需要心导管检查。如果需要了解准确的左心室、主动脉压力、心搏量及肺动脉阻

力,可做心导管。如要了解冠状动脉起源以作鉴别诊断,可做主动脉根部造影。目前心导管检查最常见的目的是做心内膜心肌活检,以帮助诊断。

5. 诊断　扩张型心肌病的诊断依靠临床表现,超声心动图对了解心脏解剖和功能变化有重要价值,对诊断极有帮助,但对病因诊断无帮助。而且,必须除外能引起心肌病变的器质性心脏病和相关的全身性疾病,才能诊断扩张型心肌病。

6. 治疗　治疗的目的为增加心搏出量、减轻水钠潴留、降低血管阻力。

急性心力衰竭的患儿需要卧床休息,必要时可予吸氧、限制水钠摄入。

地高辛是最主要的治疗药物,可降低交感兴奋性、增加心肌收缩力、减慢心率。由于心搏出量降低,肾血流量减少,药物的清除减慢。因此,应用时需慎重,需要监测血清地高辛浓度。长期应用需注意监测血钾浓度,预防地高辛中毒。急性期也可选用小剂量多巴胺、多巴酚丁胺治疗,通常两药合并使用。严重充血性心力衰竭的患儿尚可用氨力农(amrinone)、米力农(milrinone)治疗。

呋塞米(速尿)是首选的利尿药。通常用于急性心力衰竭和肺水肿的患儿。血管紧张素转换酶仰制剂(angiotensin-converting enzyme inhibitor,ACEI)是最常用的血管扩张剂。药物包括卡托普利(captopril)、依那普利(enalapril)。ACEI 的应用可改善患儿的存活率。如体循环阻力显著增高者,可用硝普钠持续静脉点滴,降低左心室后负荷。

如患儿出现室性心律失常,则需要给予抗心律失常药物治疗。

由于心腔扩大,心肌收缩无力,很易形成心腔内血栓。因此,为了预防血栓形成,严重心功能不全的患儿可给予抗血小板药物治疗,常用阿司匹林、双嘧达莫。阿司匹林 3~5mg/(kg·d),口服。如心脏超声怀疑有血栓形成,可予华法林(warfarin sodium,卞丙酮香豆素钠)治疗。

有报道,用 β 受体阻滞剂治疗扩张型心肌病取得一定疗效,部分患儿可改善症状和心功能,尤其是改善心脏舒张功能。由于 β 受体阻滞剂对心肌收缩有抑制作用,目前仅作为扩张型心肌病最后的药物治疗手段。

有报道左心室减容手术也用于治疗扩张型心肌病取得一定疗效。但对终末期患儿,心脏移植或人工心脏仍是目前唯一最有效的措施。

7. 预后　本病预后不佳。常呈进行性加重,但病程中可有稳定期。抗心力衰竭治疗只能取得暂时的症状缓解。一年存活率为 63%~90%,5 年存活率则为 20%~80%。伴有心律失常、心脏超声示 FS<21%、X 线示心胸比率明显增大者,预后较差。有室性心律失常者可发生猝死。一旦患儿对抗心力衰竭药物的治疗失败,提示存活期很少超过 1 年。

(二)肥厚型心肌病

肥厚型心肌病(hypertrophic cardiomyopathy,HCM)指以左心室肥厚但左心室腔不扩张为特点的原发性心肌病变。常伴有家族性。1958 年,Teare 首次报道此病以来,已有许多报道。此病在儿科并不少见,其中 20%~25% 伴有左心室流出道梗阻,又被称为肥厚型梗阻性心肌病(hypertrophic obstructive cardiomyopathy,HOCM)。

1. 流行病学　任何年龄都有肥厚型心肌病患者。部分患者有家族史,表现为常染色体显性遗传特征。这类患儿多表现为左心室心肌弥漫性肥厚,单纯室间隔肥厚很少见。一些家族性肥厚型心肌病患者由基因突变引起,基因突变使心肌 β 重链结构或心肌线粒体呼吸链酶发生变化,导致心肌肥厚。

小儿肥厚型心肌病与成人有所不同,常可累及右心室,右心室壁肥厚和室间隔肥厚,并且可产生右心室流出道梗阻。

2. 形态学及组织学　肥厚型心肌病的患儿有左心室壁和室间隔肥厚,大部分患儿的左心室肥厚为非对称性,心肌各阶段肥厚程度不一。左心室腔正常或缩小。心脏重量明显增加。约 2/3 患者伴有原发性二尖瓣病变,包括瓣叶的增厚、面积增大、缺少腱索等。前叶和后叶均可累及。左心室壁和室间隔的肥厚可引起左心室流出道梗阻。组织学上显示心肌细胞排列紊乱、无序,心肌纤维化、冠状动脉较细小。

3. 临床表现　肥厚型心肌病的临床症状变化较多。许多患儿可以长期无症状,常因体检时发现心脏杂音才进一步检查而明确诊断。有症状的患儿常表现为虚弱、呼吸困难、烦躁、拒奶。较大年龄的患儿还可表现为易乏力、心悸、头晕,少数患儿有晕厥和心绞痛。体检可发现脉搏轻而短,心尖区第一心音可正常,部分患儿可听到奔马律。如有二尖瓣反流,心尖区有时可听到 I~II 级收缩期杂音,并向腋下传导。合并左心室流出道梗阻者,胸骨左缘有时可听到 III 级或以上的收缩期杂音。

4. 辅助检查

(1) 心电图:对诊断肥厚型心肌病有重要价值。左心室肥厚最为常见,表现为 V_5、V_6 导联 R 波显著增高。约 20% 的患儿在 II、III、aVF、V_3、V_4、V_5 导联可见异常 Q 波。少数患儿出现 ST 段压低、室内传导阻滞和预激综合征(WPW 综合征)。

(2) X 线:胸部平片可见心影增大,常呈球形。透视下见心尖冲动减弱,部分患儿可有肺淤血。

(3) 超声心动图:主要表现为心室壁和室间隔的增厚,心腔无扩大。有二尖瓣病变者常表现为前叶收缩期向前运动。部分患儿有不同程度的左心室流出道狭窄,多普勒探及流出道血流为湍流。心功能测定可发现收缩、舒张功能障碍。

5. 诊断　根据临床表现和辅助检查,一般均可明确诊断。由于心脏超声检查的开展,心导管检查和心血管造影已经很少用于肥厚型心肌病的诊断,仅在心肌活检或除外一些先天性心脏畸形时才做心导管检查。鉴别诊断须和主动脉缩窄、主动脉瓣狭窄、心糖原累积症等鉴别。

糖尿病母亲所生的婴儿,生后可发生暂时性心肌肥厚,部分合并左心室流出道梗阻,但大多数患儿的心肌肥厚在数月后消退。另外,因慢性肺部疾病而使用肾上腺皮质激素治疗的早产儿也会发生暂时的心肌肥厚,一般停用激素后很快缓解。因此,在诊断时也须加以辨别。

6. 治疗　目前尚无特效的治疗。针对心脏舒张功能障碍、左心室流出道梗阻,主要应用 β 受体阻滞剂治疗,其目的是降低心肌收缩力,改善心室顺应性,预防猝死。如合并心律失常,则可给予相应的抗心律失常治疗。

平时须避免剧烈活动,避免使用洋地黄类、异丙肾上腺素等增强心肌收缩力的药物,避免使用作用强烈的利尿药。

近年来,外科手术切除左心室流出道肥厚的心肌,可缓解左心室流出道梗阻,但心脏移植或人工心脏仍是终末期患者的有效治疗方法[2]。

7. 预后　肥厚型心肌病预后较差,但病程进展个体差异较大[3]。无论临床上有无症状,均有发生猝死的危险。迄今,仍无药物预防猝死的证据[4]。

（三）限制型心肌病

限制型心肌病（restrictive cardiomyopathy）是一种罕见的心肌病,表现为心室充盈受限,但无心室肥厚和心腔扩大,至今病因不明,可能与病毒感染、营养不良与自身免疫有关,有报道嗜酸性粒细胞增多症与本病有关。

限制型心肌病常累及双侧心腔,病变累及心室流入道、心室腔和心尖,流出道和心房极少累及。有非特异性的心内膜增厚,纤维化,纤维还会向心肌延伸,可累及房室瓣、乳头肌和腱索,可有血栓形成。心内膜的病变使右心室游离壁向内凹陷,外观上呈"非洲地图"样。

心内膜和心内膜下浅层心肌的纤维组织增生,心室顺应性减低,心室的舒张功能严重受损。临床上表现与缩窄性心包炎极其相似,有肝脏及胃肠道淤血、水肿、少尿。

心电图和 X 线检查对诊断无特异性。超声心动图上有心房扩大,心室腔不大,心室充盈障碍,二尖瓣 E 峰的减速时间缩短。

心内膜心肌活检可以明确诊断,也有助于鉴别限制型心肌病和缩窄性心包炎。

限制型心肌病的心功能不全以对症治疗为主。由于是舒张功能不全,洋地黄无作用。钙拮抗剂虽可改善心室舒张功能,但对限制型心肌病的治疗缺乏证据。

如有附壁血栓、二尖瓣和三尖瓣重度关闭不全,外科手术切除血栓、房室瓣置换术可以改善心功能。但手术死

亡率较高。也有心脏移植的报道[5],但总体上,限制型心肌病缺乏有效的治疗手段,预后差。

（四）心内膜弹力纤维增生症

心内膜弹力纤维增生症（endocardial fibroelastosis）以往曾被称为"胎儿心内膜炎""硬化性心内膜炎""心内膜肌弹力纤维增生症"等。主要病理改变为心内膜下弹力纤维及胶原纤维增生。多数于 1 岁以内发病,Toronto 儿童医院的 15 104 例先天性心脏病中,本症占 0.94%。

1. 病因　病因尚未完全明确。可能与病毒感染有关,尤其是流行性腮腺炎病毒、柯萨奇病毒和埃可病毒感染等。由于本症 75% 合并有其他先天性心脏病,故认为本症为一种先天性心脏畸形。此外,心内膜供血不足及缺氧、纤维蛋白沉积也是可能的病因。有人发现同一血缘系统有多人发病现象,故认为本症与遗传有关。

目前认为最可能的病因是心内膜下血流不足和（或）出生前后心肌感染或炎症。

2. 病理生理

（1）分类

1）原发性:单纯左心室、左心房、右心室、右心房的心内膜弹力纤维增生,不伴其他畸形。可同时有瓣膜受累,主要是二尖瓣和主动脉瓣增厚、变形,常致二尖瓣关闭不全。

2）继发性:与其他先天性心脏病并存,如主动脉缩窄、主动脉瓣闭锁、二尖瓣闭锁、左心发育不良综合征等。

（2）病理分型:根据左心室大小可分为扩张型（Ⅰ型、左心室明显增大）和缩窄型（Ⅱ型、左心室容量正常或减小,而左右心房和右心室增大）。

（3）血流动力学异常:由于心内膜增厚,心肌收缩及舒张受限,左心室舒张压明显升高,致使心搏出量较少,影响心肌功能;静脉压升高、肺水肿,终致心力衰竭。

3. 临床表现　发病年龄为 2~12 个月。主要表现为充血性心力衰竭。起病急骤,气急和呼吸困难是最常见的临床表现,呈单纯呼吸次数增加,或呈呻吟样、叹气样呼吸。一般无明显青紫或仅有唇周发绀。心脏听诊心动过速、心音变钝、可出现奔马律,常无明显杂音,二尖瓣受累时则出现心前区收缩期杂音,偶见有舒张期杂音。也可出现心律失常或栓塞现象。

4. 辅助检查

（1）心电图:特征性的表现是左心室肥大伴左胸前导联 T 波倒置。少数病例可出现双室或右心室肥大及不同程度的房室传导阻滞或其他心律失常。

（2）X 线检查:心脏增大,常呈球形,透视下见心尖冲动减弱。扩张型表现为左心房、左心室增大;缩窄型以右心室增大为主。肺纹理正常或增多。记波摄影见左心室边缘缺乏搏动。

（3）超声心动图:左心房、左心室内径增大,室间隔和后壁运动减弱,射血分数下降,左心室功能减退和二尖瓣活

动异常。

(4) 心导管检查:左心房、左心室舒张末期压力增高。

(5) 心血管造影:舒张期显示左心室扩张、肥厚,收缩和舒张期容量改变很小,左心室造影剂排空延迟。缩窄型显示右心室扩张,左心室腔正常或变小,左心室排空延迟,左心房压增高,肺动脉压接近体循环压。

5. 诊断和鉴别诊断

(1) 诊断依据

1) 早期发生充血性心力衰竭,多因呼吸道感染或肺炎诱发。对洋地黄类药物虽尚敏感,但心力衰竭常较顽固,反复加重。极少数早期病例可无心力衰竭出现。

2) 杂音较轻或无,少数有提示二尖瓣关闭不全的杂音。

3) X线检查显示心脏增大,以左心为主,透视可见心搏减弱。

4) 心电图示左心室肥大。除左胸前导联电压增高外,常伴左心前区 T 波呈缺血性倒置。极个别病例左心室肥大不明显。心律不齐少见。

5) 排除其他心血管疾病。

诊断困难者,可作左心导管检查和左心室造影。有条件者可做心肌活检,显示纤维弹性组织侵犯心内膜和心内膜下层。

(2) 鉴别诊断

1) 病毒性心肌炎:各年龄组均可发病,而心内膜弹力纤维增生症生后 8 个月内发病占85%。心肌炎的心电图改变多见心律失常、低电压,左心室肥大少见;而心内膜弹力纤维增生症93%可见左胸导联 R 波增高,心律失常和低电压少见。

2) 原发性扩张型心肌病:①无明确的病毒性心肌炎病史。②除外其他心脏病,如先天性心脏病、遗传代谢性疾病。③具有下列各项中至少一项,而无明确病因可寻:充血性心力衰竭;心电图示 ST 段和 T 波改变,或有各种心律失常;有昏厥发作,同时有心脏增大;体、肺循环动脉栓塞。

3) 心肌糖原累积症:心电图也有与心内膜弹力纤维增生症类似的改变。但心肌糖原累积症婴儿心电图常有 P-R 间期缩短,大多数患儿自生后即有广泛性肌无力病史,并有特征性的巨舌。骨骼肌活检可明确诊断。

4) 左冠状动脉异常起源于肺动脉:生后不久出现症状,常因心力衰竭在 1 岁内死亡,与心内膜弹力纤维增生症有类似之处。但左冠状动脉起源异常婴儿发生心力衰竭时,心电图可出现心肌缺血波形,I、aVL、V₅、V₆有深 Q 波,同时有左心室负荷过重的波形,SV₁较深而 RV₆不高。V₅、V₆的 ST 段多升高,也可压低。

5) 冠状动脉钙化:患儿冠状动脉钙化偶尔发生心力衰竭,心电图表现类似心内膜弹力纤维增生症。但冠状动脉钙化对洋地黄不敏感,X线检查可在身体不同部位显示动脉钙化影,有助于鉴别。

6. 治疗 早期治疗十分重要。本症对洋地黄反应良好,一般疗程至少维持两年,过早停药会导致心力衰竭复发和对洋地黄敏感性降低。停药指征:症状消失两年以上;心胸比率小于 55%;心电图左心室面 T 波直立。

肾上腺皮质激素在本病的应用尚有争议,曾用洋地黄和激素联合治疗,但长期联合应用随访时显示治疗效果并未优于单用洋地黄治疗者,因此,目前仅在患儿发生重度心力衰竭或心源性休克时,短期加用地塞米松或泼尼松,有利于病情缓解。

急性心力衰竭阶段,除用洋地黄外,尚可根据病情应用镇静药、利尿药和给氧等。有肺部感染者需应用抗生素治疗。

7. 预后 单纯心内膜弹力纤维增生症不给予治疗大多于 2 岁前死亡,病死率最高在最初 6 个月。对洋地黄反应良好而又能坚持长期治疗者,预后较好,且有痊愈可能。

(盛锋 刘豫阳)

参考文献

1. Takahashi S, Kanetake J, Moriya T, et al. Sudden infant death from dilated cardiomyopathy with endocardial fibroelastosis.Leg Med(Tokyo),2008,10:277-280.

2. Rhee EK, Nigro JJ, Pophal SG. Therapeutic options in hypertrophic cardiomyopathy:a pediatric perspective. Curr Treat Options Cardiovasc Med,2008,10:433-441.

3. Ostman-Smith I, Wettrell G, Keeton B, et al. Age-and gender-specific mortality rates in childhood hypertrophic cardiomyopathy. Eur Heart J,2008,29:1160-1167.

4. Smedira NG, Lytle BW, Lever HM, et al. Current effectiveness and risks of isolated septal myectomy for hypertrophic obstructive cardiomyopathy. Ann Thorac Surg,2008,85:127-133.

5. Bograd AJ, Mital S, Schwarzenberger JC, et al. Twenty-year experience with heart transplantation for infants and children with restrictive cardiomyopathy:1986-2006. Am J Transplant,2008,8:201-207.

第13节 休克

新生儿休克(shock)是指机体受到任何急重症损害导致全身器官的微循环灌流量不足,组织中氧和营养物质的供应降低到细胞可以耐受的临界水平以下,发生代谢产物积聚,细胞结构和功能损害,最终导致脏器功能不全。与其他年龄小儿相比,新生儿休克的病因更复杂,早期症状不明显,病情进展迅速,因此,休克是新生儿期常见的急症,是导致新生儿死亡的重要原因之一。新生儿科医生在日常工作中应提高警惕,早期发现可能存在的休克并积极早期干预。

(一)病因

多数休克病例非单一病因所致,常为多种因素同时存在[1]。

1. 低血容量性休克 低血容量的原因包括失血或液体丢失。失血见于前置胎盘、胎盘早剥、胎母或胎胎输血、肺出血、IVH、内脏出血等;液体丢失见于摄入不足、液体丧失过多、肾上腺皮质功能低下、腹泻、应用利尿药等。

2. 心源性休克 主要见于心肌功能不全,窒息性心脏综合征与心肌病;张力性气胸导致静脉回流受阻发生心脏功能不全;某些先天性心脏病,严重的心律失常,原发性心肌病,心肌炎及心内膜弹力纤维增生症等。

3. 体液再分配性休克 感染为常见原因,也可见于NEC、窒息、大量的腹腔或胸腔积液等。

(二)休克分类

1. 代偿性和失代偿性

(1)代偿性:又称休克早期或称微循环痉挛期。此期主要是血管收缩的表现如皮肤苍白,肢端发凉,心率增快,呼吸增快,毛细血管再充盈时间 >3 秒,意识、肌张力和血压多正常。血压不是判断休克的早期指标。

(2)失代偿性:又称微循环淤血期。皮肤颜色由苍白转为发绀甚至出现花纹,肢端发凉超过膝肘以上。出现意识障碍,表现昏睡或昏迷状。呼吸频率减慢、呼吸暂停,有节律不齐,呼吸衰竭。心率减慢至 <120 次 /min,心音低钝,血压下降,常伴尿量减少、连续 8 小时 <1ml/(kg·h)。进一步加重可出现多器官功能损害和弥散性血管内凝血(DIC)。新生儿特别是早产儿病情进展迅速,代偿期可能短暂,很快即进入失代偿期,因此应特别提高警惕。

2. 低动力性和高动力性

(1)低动力性:也称低排高阻性,血管反应以收缩为主,出现皮肤苍白、湿冷,甚至有发绀、尿少或无尿等,故又称此种类型为冷休克。

(2)高动力性:又称高排低阻型,血管反应以扩张为主,故皮肤温暖、干燥、色红,尿量不减,此种类型称为暖休克。

区分冷休克和暖休克对血管活性药物的使用有一定帮助。新生儿休克多为冷休克,很少出现暖休克[1]。

(三)病理生理

尽管新生儿休克由于病因不同,在病理生理方面有很大区别,但也有其共同的生理变化特点。这些特点为微循环障碍、代谢改变、身体重要脏器继发性损害等。

1. 微循环障碍 休克发生后微循环血量锐减,血管内压下降,通过应激反应,体内释放出大量的儿茶酚胺和各种细胞因子,引起周围和内脏小血管及微血管平滑肌强烈收缩。如循环血量进一步减少时,组织因灌流量不足而发生缺氧,迅速产生大量酸性物质导致微血管平滑肌对儿茶酚

胺反应性下降,微静脉血流缓慢而致微循环淤滞,大量血液潴留于毛细血管内,持续的缺氧使组胺大量产生,进一步加重已处于关闭状态的毛细血管网扩大开放范围,从而使回心血量进一步减少。如病情进一步发展,且毛细血管内血液黏稠度增加,毛细血管壁受损,微循环内形成大量微血栓,造成所谓的病理性血管内凝血,组织器官由于细胞缺氧损害而发生的自溶导致这些组织血管发生器质性损害,进入微循环衰竭期(DIC 期)。

2. 代谢变化 ①能量代谢异常:无氧代谢增加,能量产生减少。②代谢性酸中毒:因微循环障碍酸性代谢产物增加,同时又不能及时清除酸性代谢产物,导致严重酸中毒。③细胞功能障碍:溶酶体膜、细胞膜、核膜、线粒体膜、内质网膜、高尔基复合体等质膜的稳定及跨膜传导、运输和细胞吞饮及吞噬等功能都受影响。细胞膜受损后除通透性增加外,还出现细胞膜上离子泵的功能障碍,如 Na^+-K^+ 泵和钙泵。表现为细胞内外离子及体液分布异常,如钠、钙离子进入细胞内,而钾离子从细胞内向细胞外逸出,导致血钠降低和血钾升高,细胞外液随钠离子进入细胞内,引起细胞外液减少和细胞肿胀、死亡。大量钙离子进入细胞之后除激活溶酶体外,还使线粒体内钙离子升高,损害线粒体功能。溶酶体膜破裂后,释放的毒性因子很多,如水解酶可引起细胞自溶和组织损伤,还有心肌抑制因子(MDF)、缓激肽等。还会释出可引起血管收缩的血栓素、白三烯等,对机体不利。线粒体的破裂使依赖二磷酸腺苷(ADP)的细胞呼吸受抑制,三磷酸腺苷(ATP)生成减少,对细胞代谢及其功能都有严重影响。

3. 重要脏器受损 休克持续超过 10 小时,即可发生内脏器官的不可逆损害。包括 ARDS、心功能损害、肾缺血缺氧损伤、缺血缺氧脑损伤、胃肠黏膜缺血缺氧,发生胃肠功能衰竭,应激性溃疡,常发生 DIC 和肝功能衰竭。如有两个以上器官发生功能障碍,称为多脏器功能衰竭,这是造成休克死亡的常见原因。

(四)临床表现

休克早期主要表现为氧的输送不足和循环系统的代偿反应,不是单纯的心排出量不足,因此,不能以血压是否降低来判断休克的有无。精神萎靡、皮肤苍白、肢端发凉、心率增快、皮肤毛细血管再充盈时间延长等 5 项是新生儿休克的早期筛查指标。

新生儿休克的临床表现:①皮肤颜色苍白或青灰。②肢端发凉,上肢达肘部,下肢达膝部;③皮肤毛细血管再充盈时间延长,足跟部 >5 秒,前臂 >3 秒;④股动脉搏动减弱,甚至摸不到;⑤心音低钝,心率增快 >160 次 /min 或 <100 次 /min;⑥反应低下,嗜睡或昏睡,先有激惹后有抑制,肢体肌张力减弱;⑦呼吸增快,安静时 >40 次 /min,出现三凹征,有时肺部可听到湿啰音;⑧血压下降,收缩压足月儿 <50mmHg,早产儿 <40mmHg,脉压变小;⑨尿量减少,特别是连续 8 小时尿量 <1ml/(kg·h)。前 5 项为早期轻症患儿,

血压下降则是晚期重症休克的表现,此时治疗已很困难。

(五) 辅助检查

1. **实验室检查**　①血气分析:主要表现为代谢性酸中毒。难以纠正的酸中毒是休克时微循环障碍的重要证据;通常休克患儿的 PCO_2 并不升高,如 PCO_2 升高或突然升高应考虑合并肺水肿。如 PCO_2 升高,而 PO_2 下降,应警惕休克肺的可能。②血清电解质测定:休克时组织缺氧,钠泵功能受损,细胞膜通透性增高,钠从细胞外进入细胞内,钾溢出。③血糖、尿素氮、肌酐、肝功能。④尿渗透压、尿钠、尿比重。⑤全血细胞计数及白细胞分类、CRP、血、尿细菌培养等。⑥DIC 筛选及确诊试验。⑦血管活性物质和代谢产物测定:新生儿休克时血管活性物质和代谢产物大量产生,外周血去甲肾上腺素、肾上腺素、肾素 - 血管紧张素、内皮素、腺苷等明显升高,检测这些指标有助于判断休克的病情发展。

2. **胸片**　可了解确定有无肺部病变;是否有心力衰竭、肺水肿存在;心界是否扩大,决定是否应用利尿药;确定是否合并 ARDS。

3. **心电图**　有无心肌损害、心律失常和心室肥大。

4. **中心静脉压(central venous pressure,CVP)**　有助于鉴别心功能不全或血容量不足引起的休克,因而对处理各类休克、决定输液的质和量、是否用强心药或利尿药有一定的指导意义。新生儿 CVP 应维持在 6~8mmHg,如 <5mmHg 考虑低血容量性休克或液体量不足,可继续扩容;如果 >8mmHg 考虑心源性休克或血容量已经足够,继续扩容可增加心脏负担,使休克恶化。但影响 CVP 的因素还有很多,如血管收缩剂和扩张剂的应用、肺部疾病、心脏疾病以及 "0" 点水平的不准确等,须加以注意[2]。

5. **超声心动图检查**　对心源性休克应做心脏超声检查,确定是否存在心脏结构异常、心内膜弹力纤维增生症或心肌炎。疑有内脏出血应做肝脾、肾上腺、肾的超声检查。

(六) 诊断

休克的诊断首先要确定是否存在休克状态,并判断休克的严重程度,同时做出病因诊断,确定休克的类型,然后评价脏器功能损害情况。

1. **确定是否存在休克及其严重度**　一般根据临床表现可以初步确定是否存在休克,对高危新生儿要仔细观察微循环障碍的表现,同时要监测血压和脉搏。Cabal 休克评分法是较早提出的休克诊断评分法,被许多临床医师采用。在此基础上 1985 年我国卫生部提出新生儿休克 5 项诊断评分指标,吴玉斌等对这些方法进行修改,将休克各项临床指标经过逐步回归分析,提出新的新生儿休克诊断分度评分方法(表 13-13-1)。

2. **病因诊断**　各种不同类型休克的鉴别如下。

(1) 低血容量性休克:可见皮肤苍白、CVP 下降。失血引起者有贫血,血细胞比容下降,如急性失血量为全身血量的 10%~15%,血压轻度下降;失血量达 20%~25% 时,休克症状明显。

(2) 感染性休克:有明确的严重感染原发病,感染中毒症状明显,或高热,或体温不升,酸中毒明显,血乳酸明显升高,CVP 升高。

(3) 心源性休克:有心脏原发病,常有心功能不全的表现如心脏扩大、肝增大、呼吸困难、心率快、奔马律等。心电图、心脏超声、X 线等检查常有异常发现。

(4) 窒息性休克:有严重窒息史,心率快、呼吸急促、心脏扩大,心电图多有心肌缺血的 T 波及 ST 段改变。CVP 升高。

(5) 其他:内分泌疾病(甲状腺功能减退、低血糖、皮质醇缺乏)、遗传代谢性疾病等在新生儿期均可能导致休克,应注意鉴别。

3. **评价脏器功能损害情况**　如休克进一步发展常发生多脏器功能损害,包括呼吸衰竭、心功能不全、肾功能衰竭、脑功能衰竭、胃肠功能衰竭和 DIC,以心肺功能损害最为常见。休克的预后与多脏器功能损害情况密切相关,要仔细观察并及时作出判断。

(七) 治疗

1. **休克治疗的目标和节点**

(1) 第一个小时的治疗目标、节点和监护:①治疗目标:保持气道通畅、维持正常通气和氧合;恢复和维持正常循环功能(正常灌注和血压);维持心率在临界值。②治疗节点:毛细血管充盈时间 ≤2s;脉搏正常,外周和中心动脉搏动无差别;四肢温暖;尿量 >1ml/(kg·h);精神状态正常;血压正常;血糖和离子钙正常。导管前后氧饱和度差 <5%;动脉血氧饱和度维持在 95% 左右。③治疗监测:体温、导管前后氧饱和度、血压监测(有创最好)、连续监测 ECG、血 pH、尿量、血糖、离子钙。

表 13-13-1　新生儿休克评分方法

评分	皮肤颜色	皮肤循环	四肢温度	股动脉搏动	血压(kPa)
0	正常	正常	正常	正常	>8
1	苍白	较慢	发凉	减弱	6~8
2	花纹	甚慢	发冷	触不到	<6

注:皮肤循环:指压前臂内侧皮肤毛细血管再充盈时间,正常 <3 秒,较慢为 3~4 秒,甚慢为 >4 秒;四肢温度:发凉为凉至肘膝关节以下;发冷为凉至肘膝关节以上。新生儿休克评分:轻度为 5 分,中度为 6~8 分,重度为 9~10 分
摘自:吴玉斌,韩玉昆.新生儿休克诊断标准探讨.中国实用儿科杂志,1997,12:86-87

(2) 稳定期治疗目标、节点和监护:①治疗目标:恢复和维持心率在临界值;维持正常的灌注和血压;维持循环功能稳定;中心静脉血氧饱和度(systemic central venous oxygen saturation,ScvO$_2$)>70%;心脏指数(cardiac index,CI)>3.3L/(min·m^2);上腔静脉(superior vena cava,SVC)血流 >40 ml/(kg·min)。②治疗节点:毛细血管充盈时间≤2秒;脉搏正常,外周和中心动脉搏动无差别;四肢温暖;尿量 >1ml/(kg·h);精神状态正常;血压正常;血糖和离子钙正常。导管前后氧饱和度差 <5%;动脉血氧饱和度维持在 95% 左右、ScvO$_2$>70%、SVC 血流 >40ml/(kg·min)、CI>3.3L/(min·m^2)、液体超载 <10%、凝血功能指标正常国际标准化比率(international normalized ratio,INR)、阴离子间隙正常、乳酸正常、心脏超声未见右向左分流、三尖瓣反流或右心功能不全。③监护:脉搏氧饱和度;动脉血 pH;连续监测 ECG;连续血压监测(有创最好);血糖和游离钙;体温,出入量和尿量;中心静脉压 /SaO$_2$;心排出量;SVC 血流;INR;阴离子间隙和乳酸[2]。

2. 病因治疗 对低血容量休克应积极纠正血容量;对感染性休克要积极抗感染,增强机体抗病能力;心源性休克要治疗原发病,增强心肌收缩力,减少心脏前后负荷。

3. 扩容 一旦诊断休克,应立即给予扩容,注意输液成分应符合细胞外液的生理性并兼顾细胞内液[3]。输液量不宜大,速度不宜过快。常用生理盐水,对低血容量休克、创伤和术后休克,扩容量可适当增加。在开始半小时内,输液量 20ml/kg 左右,如临床表现未改善,CVP<5mmHg,可继续扩容直至 CVP>5mmHg,但扩容量不宜超过 60ml/kg。对其他类型休克,尤其是伴心功能不全者,扩容量不宜过多,速度不宜太快。白蛋白的扩容效果并不比生理盐水好,而不良反应比生理盐水多。由于白蛋白分子量小,休克患儿毛细血管通透性增加,用白蛋白可能会加重肺水肿,脓毒血症休克用白蛋白可加重心功能不全,加重肺水肿。在扩容 40ml/kg 后如果休克仍存在,应加用血管活性药物,用量不宜过大,适度扩血管即可。休克患儿特别是感染性休克可能存在毛细血管渗漏,且可持续一周左右;在扩容阶段或维持输液阶段要注意体重、出入量,避免液体负荷过多,一般不要超过 10%。由于存在渗漏,维持液最好应用晶体液,必要时可与胶体液交替应用。

4. 血制品应用 如为急性失血性休克,则需输全血扩容,20ml/kg,30min 输完,如果存在持续出血,可继续输全血。扩容后如果血细胞比容(hematocrit,Hct)<40%,应给予红细胞悬液,5~10ml/kg,1 小时输完。公式:容量 =体重(kg)×80×(达到的 Hct− 实测 Hct)/ 输注血液的 Hct;Hct>50% 可给予血浆、白蛋白、新鲜冰冻血浆,如果存在凝血功能异常新鲜冰冻血浆最好;如果 Hct 在 40%~50%:浓缩红细胞或血浆等均可。存在凝血功能异常可以输注新鲜冰冻血浆、凝血酶原复合物、冷沉淀等[4]。

5. 纠正酸中毒 休克时的酸中毒主要包括乳酸酸中

毒、酮症酸中毒、肾性酸中毒。正常阴离子间隙(AG)型代谢性酸中毒应用碱性药物效果明显,但休克通常是高 AG型代谢性酸中毒,应用碱性药物的疗效有限,应避免应用过量碳酸氢钠,以免纠酸过量转为代谢性碱中毒,成为更为复杂的三重酸碱紊乱。一般如能补充血容量和液量,即可改善酸中毒。而纠正缺氧,保持呼吸道通畅,改善微循环,保证热量供应,对减少乳酸血症及丙酮酸血症甚为重要。如通过上述治疗酸中毒仍存在,给予 2mmol/kg 5% 的碳酸氢钠是安全的。如代谢性酸中毒顽固存在,应注意尿毒症性酸中毒,提示肾衰竭。有文献报道应用双氯醋酸盐(dichloroacetate)纠正酸中毒,尤其是乳酸酸中毒,有明显效果。

6. 血管活性药物 新生儿休克时使用血管活性药物的目的是改善血流动力学状态,逆转器官功能损害。主要采用扩血管药物,尤其强调在休克早期应用,以解除血管痉挛所致的微循环功能障碍,扩张血管,降低周围循环阻力,减轻心脏前后负荷,增加心排出量,提高组织细胞的氧输送。对晚期休克、血管扩张药治疗无效者可使用血管收缩剂。血管活性药物必须在纠正血容量和酸中毒的基础上应用。常用血管活性药物的作用及其机制见表 13-13-2。用法及用量请参阅本章第 15 节[5]。

7. 山莨菪碱(anisodamine,654-2) 国内常用于感染性休克,每次 0.2~0.5mg/kg,缓慢静脉注射,15~30 分钟重复给药,血压回升后延长间隔时间,逐渐停用。新生儿对山莨菪碱比较敏感,须注意不良反应发生,如皮肤、黏膜干燥、潮红,高热、呼吸快,肠鸣音减弱和消失,甚至腹胀、尿潴留,有时有谵妄、瞳孔明显扩大、抽搐。中毒严重时表现为昏迷。

8. 呼吸支持治疗 新生儿休克常伴肺损伤,可在短时间内发生呼吸衰竭或肺出血而死亡。因此如何及时、正确、有效地处理肺损伤,是重度休克患儿治疗的关键之一。

应用呼吸机指征:①呼吸增快,吸气性凹陷,肺部湿啰音,口唇发绀等呼吸困难和缺氧症状;②呼吸变慢变浅,呼吸节律不齐,张口呼吸等呼吸肌疲劳或中枢性呼吸衰竭症状;③呼吸暂停,尤其是频繁发生呼吸暂停;④肺出血先兆,如口、鼻流出少量血性分泌物,肺部突然出现中等粗湿啰音,散布在双侧腋下和前胸;若出现发绀、呼吸困难、口鼻大量涌出血性分泌物,此时应用呼吸机机械通气为时已晚;⑤FiO$_2$ 为 50% 时,PCO$_2$>8.0kPa,PO$_2$<6.67kPa。

新生儿本身可能存在 PPHN 或休克导致 PPHN,对存在 PPHN 的新生儿首选一氧化氮吸入疗法。如果不能获得一氧化氮,可选择降低肺动脉压或升高体循环压力的药物。

9. 纠正心功能不全 休克患儿常伴有心功能不全,可发生在休克早期。因此,在开始抢救休克时就要注意保护心功能,可给多巴酚丁胺增强心肌收缩力。果糖二磷酸钠(fructose-1,6-diphosphate,FDP,1,6- 二磷酸果糖)可直接作

表 13-13-2　血管活性药物作用受体及作用

	α1/α2*	β2	α1	β1/β2	DA1/DA 2	V 1a
	血管	血管	心脏	心脏	血管 / 心脏	血管
去甲肾上腺素	++++	0/+	++	++++	0	0
肾上腺素	++++	++++	++	++++	0	0
异丙肾上腺素	0	+++	0	++++	0	0
加压素	0	0	0	0	0	++++
多巴胺	++++	++	++	+++	++++	0
多巴酚丁胺	0/+	++	++	++++	0	0
PDE-Ⅲ抑制剂	0	0	0	0	0	0
PDE-V抑制剂	0	0	0	0	0	0
临床效应						
血管收缩	++++	0	0	0	0	++++
血管舒张	0	++++	0	0	++++$	0
正性肌力	0	0	++	++++	+/++	0
正性心率作用	0	0	0	++++	0	0
传导速度	0	0	0	++++	0	0

注:α1、α2、β1、β2 为 α 和 β 受体的亚型;DA:多巴胺;V1a:分布于血管的加压素受体;PDE—Ⅲ抑制剂:米力农和安力农;PDE—V抑制剂:西地那非。0:无作用;+ 有作用,+ 号越多效应越强。

*:α2 受体可导致动脉扩张,静脉收缩;$:肾脏、肠系膜,冠状动脉循环 > 肺循环 > 颈部的颅外血管

用于细胞膜,改善心肌细胞膜的泵功能,促进心肌组织在无氧条件下对葡萄糖的利用。FDP 的剂量每次为 250mg/kg,20~30 分钟静脉滴注,每日 1~2 次,连用 3~7 天。

10. **防治 DIC**　对休克患儿可早期使用肝素,不必等待出现高凝状态或 DIC 实验指标阳性时才用。中度以上休克(循环功能不全评分 4~7 分),血小板数 <100×10^9/L 便可考虑应用。首剂 50U/kg 静脉推注,20~25U/(kg·h)维持静脉滴注,根据部分凝血活酶时间(APTT)调整剂量,应维持 APTT 延长不超过 1.5 倍。由于需要监测 APTT,目前肝素应用趋向超小剂量和皮下注射。超小剂量用法为:1U/(kg·h),静脉滴注,或每次 20~40U/kg,12 小时一次,皮下注射。低分子量肝素近年来受到关注,主要拮抗因子Xa,安全系数大,作用稳定,使用方便,可对抗凝血酶而不明显延长 APTT,用法为法安明 100~200U/kg 或依诺肝素(enoxaprin)1~2U/kg,皮下注射,每天 1 次或 2 次,直至 DIC诱因去除。肾衰竭者慎用。也可使用天然抗凝血剂如抗纤维蛋白溶解酶Ⅲ,中和过量的凝血酶,缓解 DIC 的发展。也可应用新鲜血浆、凝血酶原复合物或冷沉淀物。

11. **糖皮质激素的应用**　近年来从分子水平对糖皮质激素受体(glucocorticoid receptor,GCR)的研究解释了糖皮质激素的疗效机制[6]。休克时由于机体的内环境紊乱,GCR 数目减少,病情越重,减少越明显,血浆皮质醇浓度增高是由于结合减少引起的相应性增多,此外,应激状态下也可有肾上腺皮质激素的分泌增加。因此,休克早期 GCR 未明显受损时,给予外源性糖皮质激素可提高机体抗病能力;休克晚期 GCR 已明显受损时再给糖皮质激素,则疗效不明显。且激素治疗可导致感染、消化道出血等严重并发症,因此一般休克不宜使用激素,只限于有肾上腺皮质功能不全的患儿。常用药物为氢化可的松,首次 1mg/kg,维持量每次 0.5mg/kg,间隔 8~12 小时。近年来实践证明,应用甲泼尼龙,可阻断炎性介质,对全身炎症反应综合征和 DIC 防治有较好的效果。

12. **纳洛酮的应用**　无论什么原因的休克,均有血浆 β 内啡肽含量增高,且与休克严重程度平行。纳洛酮(naloxone)是阿片受体的拮抗剂,可有效地拮抗 β 内啡肽在休克中的作用,使血压迅速回升。最新的 Mata 分析表明,纳洛酮可以显著升高血压,特别是平均动脉压,但目前还没有明确的证据表明纳洛酮可以改善预后。纳洛酮的应用指征为:经过常规纠正酸中毒扩容后,在中等剂量血管活性药物维持下仍有低血压时应尽早应用。现主张剂量宜偏大,开始时每次 0.05~0.1mg/kg,每隔 10~30 分钟推注,可连用 2~3 次;有报道,最大剂量可达 0.4mg/kg,也未见明显副作用[7]。

13. **抗炎症介质治疗**　①一氧化氮合酶(NOS)抑制剂:近年研究显示休克时 NO 释放增加是导致顽固性休克低血压的主要原因。应用 NOS 抑制剂(如氨基胍)治疗顽固性

休克有一定疗效。亚甲蓝能阻止 NO 和鸟苷酸环化酶结合，抑制 NO 的活性，可使动脉血压升高。用生理盐水将亚甲蓝稀释后，按 2mg/kg 从中心静脉缓慢注入（>15min），或亚甲蓝静脉维持 24 小时，输注速度从 0.25mg/(kg·h) 逐步增加到 2mg/(kg·h)，根据平均动脉压的变化减少血管活性药物的应用。②肿瘤坏死因子（TNF）拮抗剂的应用：在诸多因子中 TNF 起着关键作用，如给予 TNF-α 单克隆抗体可提高存活率，但必须早期应用，否则无效。③IL-1 受体拮抗剂的应用：在休克的发病机制中，IL-1 能活化靶细胞合成并释放 PAF、前列腺素、NO 等舒血管物质。如给予 IL-1 受体拮抗剂治疗，存活率明显增高。④内毒素抗体的应用：有单克隆和多克隆抗体，能明显改善预后，可降低感染性休克的病死率。以上这些治疗方法有的仅在实验室条件下证明有效，或仅仅是理论上认为有效，在临床实践中其结果有待进一步验证[8]。

（程国强）

参考文献

1. Jones JG, Smith SL.Shockin the critically ill neonate. J Perinat Neonatal Nurs, 2009, 23(4):346-354.

2. Carcillo JA. A synopsis of 2007 ACCM clinical practice parameters for hemodynamic support of term newborn and infant septic shock. Early Hum Dev, 2014, Suppl 1:S45-47.

3. Carcillo JA. Intravenous fluid choices in critically ill children.Curr Opin Crit Care, 2014, 20(4):396-401.

4. Whyte RK, Jefferies AL. Red blood cell transfusion in newborn infants.Paediatr Child Health, 2014, 19(4):213-222.

5. Giesinger RE, McNamaraPJ. Hemodynamic instability in the critically ill neonate:An approach to cardiovascular support based on disease pathophysiology.Semin Perinatol, 2016, 40(3):174-188.

6. Khashana A, Ojaniemi M, Leskinen M, et al.Term neonates with infection and shock display high cortisol precursors despite low levels of normal cortisol.Acta Paediatr, 2016, 105(2):154-158.

7. Radicioni M, Mezzetti D. Naloxone in the refractory neonatal septic shock.Minerva Pediatr, 2013, 65(1):122-123.

8. Bhat BV, Plakkal N. Management of Shock in Neonates..Indian J Pediatr, 2015, 82(10):923-929.

第14节　心力衰竭

新生儿警示发生心力衰竭的早期体征包括呼吸急促、心动过速或奔马律、肝脏增大、动脉脉搏异常和发绀。呼吸困难伴喂养困难、大汗、吸凹、发育停滞等进一步反应心脏搏血不足。心力衰竭是新生儿期常见急症，易与其他疾病混淆，且变化急剧，如不及早识别及处理，常可危及生命

（一）新生儿心力衰竭的定义

新生儿心力衰竭是指由于心血管或非心血管病因作用导致心脏前、后负荷增加或心肌本身病变引起心脏泵血不能满足血液循环和组织代谢需要，继发神经、激素过度激活以及心脏、血管、心肌细胞、基因、分子等异常导致的血流动力学改变所引起的综合征。其临床症状包括"低心排血量"及机体神经体液系统出现的一系列代偿反应。

（二）新生儿心力衰竭的病因

1. 新生儿容易发生心力衰竭的因素

（1）心肌结构未发育成熟：心肌肌节数量少，肌细胞较细小，收缩力弱，心肌细胞内非收缩成分（核、线粒体）所占比例较高，心肌细胞内肌浆网量较少，钙离子交换更多依赖细胞膜的钙离子通道；心肌细胞膜 Na-K-ATP 酶有不同异构体，在发育不同阶段心肌收缩蛋白异构体组成不同，并随发育过程而变化，对钙的敏感性随发育而增高[1]。

（2）心肌交感神经未发育成熟：心肌交感神经纤维少，儿茶酚胺水平低，肾上腺素在心肌内储存少，影响心肌收缩功能，因此心肌收缩而周围小动脉收缩不明显，容易发生低血压。

（3）心功能储备能力低：心肌的收缩力弱，安静时的心排量距其最高限度很近，任何容量或压力负荷增加均容易导致衰竭。新生儿心率本较快，提高心率以增加心排血量的余地不多。过快的心率缩短舒张期，心室的充盈时间太短，所以心排血量不能提高，甚至降低。冠状动脉充盈在舒张期，舒张期太短更易引起心肌缺血。反之，心率太慢，因室壁顺应性差，不能代偿性提高舒张容量以增加每搏输出量，所以在完全性房室传导阻滞时不能耐受太慢心率[1]。

（4）新生儿早期疾病多：出生时常因窒息、早产肺表面活性物质减少、呼吸道疾病等引起肺气体交换障碍、缺氧，使动脉导管延迟关闭，血液左向右分流，肺血量增多，导致心力衰竭。

（5）新生儿易发生低血糖、低血钙、代谢性酸中毒：新生儿红细胞中胎儿血红蛋白占优势，2-3DPG 低，易发生组织缺氧，也是引起心力衰竭重要因素。

2. 新生儿心力衰竭的病因

（1）先天性心血管畸形：新生儿期引起心力衰竭的主要原因是先天性心血管畸形。可分为两大类。

1）前负荷（即容量负荷）增加：主要见于左向右分流型先天性心脏病如 VSD、PDA、ASD 及大的体动静脉瘘；瓣膜反流性病变如重度三尖瓣反流、二尖瓣反流或肺动脉瓣反流；以及复杂型先天性心脏病如 TGA、TAPVD、HLHS 等，引起的为充血性心力衰竭（congestive heart failure, CHF）。

2）后负荷（即阻力负荷）增加：见于极重度肺动脉瓣狭窄、主动脉瓣狭窄、主动脉弓缩窄，以及 PPHN 等。

（2）严重心律失常：持续得不到纠治的过快或过慢心律失常，如室性或室上性心动过速、完全性房室传导阻滞，都可影响心排血量；

(3) 严重心肌病变:比较少见,如心肌病、重症或暴发性心肌炎。

(4) 非心血管系统疾病:如新生儿窒息及各种肺部疾病导致的低氧;严重感染导致的心肌损伤收缩力下降;严重贫血如 Rh 溶血病、经胎盘大量失血或双胎间输血导致的容量增多等。

3. 新生儿日龄与心力衰竭的关系

(1) 生后立即或数小时内:此期内发生心力衰竭的病因不是由于解剖结构异常而是心肌功能抑制,由于新生儿严重窒息缺氧缺血导致心内膜下心肌、乳头肌坏死及急性二尖瓣及三尖瓣关闭不全,引起心力衰竭甚至死亡;贫血导致的心力衰竭也多发生在生后数小时内如失血、溶血等。

(2) 出生后 1 周之内:先天性心血管畸形中 HLHS、TGA、TAPVD(梗阻型)、极重度肺动脉瓣或主动脉瓣狭窄;肺部疾病中,上气道阻塞、BPD、PPHN;中枢神经系统疾病引起低通气、肾衰竭、高血压脑病、甲亢、肾上腺功能不全等。

(3) 出生后 1 周~1 个月内:上面"2."中所述的心血管疾病以及主动脉缩窄合并 VSD 或 PDA、左心室流出道梗阻、永存动脉干(PTA)、单心室、房室通道、左冠状动脉起源于肺动脉、大量分流的 VSD、非梗阻型 TAPVD 等;心肌病变;肺部疾病;肾脏疾病、甲状腺功能减退、肾上腺功能不全等。

(4) 早产儿:大的左向右分流病变如 VSD、PDA,如果是足月儿在生后 6~8 周内由于肺血管阻力(PVR)没有降低到足以引起大量左向右分流,故大部分不引起 CHF;而早产儿由于 PVR 很快降低,因此在新生儿期即引起 CHF。

(三) 新生儿心力衰竭的病理生理及代偿机制

1. 病理生理　调节心功能或心排出量的主要因素包括:①前负荷:又称容量负荷,可用心室舒张末压表示;②后负荷:又称压力负荷,系指心室开始收缩后所承受的负荷,可由心室射血时收缩压或动脉压表示;③心肌收缩力:指与心脏前、后负荷无关的心室收缩能力,与心肌细胞内 Ca^{2+} 离子浓度、收缩蛋白及能量蛋白的转换有关,受交感神经调节;④心率:心排出量(L/min)= 心搏出量(L/ 次)× 心率;⑤心室收缩协调性。

心力衰竭时血流动力学指标的改变包括:①心脏指数(CI):即按体表面积计算的心排出量。②血压。③中心静脉压。④肺毛细血管楔压:正常值为 6~12mmHg(0.8~1.6kPa)。心力衰竭时 CI 减少,血压降低,组织灌注不良,心室舒张末压增高。左心室舒张末压增高,引起左心房压、肺静脉压和肺毛细血管楔嵌压升高,出现肺循环淤血。当出现右心力衰竭竭时,右心室舒张末压和右心房压升高,中心静脉压超过 12mmHg(1.6kPa),出现体循环淤血。

2. 心力衰竭的代偿机制　目的是使心排出量在静态情况下能维持或接近正常水平,其主要代偿机制如下。

(1) 心室扩大:以维持心搏出量。

(2) 心室肥厚:通过增加心肌收缩单位以增加心肌收

缩力,但以上两种情况最终致心力衰竭加重。

(3) 神经内分泌激活:心力衰竭不是单纯的血流动力学的紊乱,而是神经体液系统失衡的结局。心力衰竭时心排血量不足以维持机体代谢所需要的能量,机体内部出现一系列的代偿机制,包括交感神经兴奋、血管紧张素和醛固酮大量释出,导致钠水潴留和血容量增多;血管收缩,动脉阻力增加;心脏收缩、舒张功能加强。这些代偿机制使体内的血流动力学得到平衡稳定,保证生命器官的血流灌注。因此,早期的代偿对机体有利,称为适应性代偿。但是,前负荷和后负荷长期地过度增加;心肌过度收缩使心肌耗氧量增加、心肌重塑肥厚及儿茶酚胺对心肌的毒性,导致代偿过程中出现不利的血流动力学改变及心肌不可逆损害,加剧泵血功能衰竭,出现适应不良性结果[1]。在此过程中,血管扩张 - 促尿钠排泄机制(利钠肽系统、前列腺素、迷走神经张力、一氧化氮、肾上腺髓质素的作用)和血管收缩 - 抗尿钠排泄机制(儿茶酚胺、血管紧张素Ⅱ、醛固酮、精氨酸血管加压素、内皮素的作用)二者之间平衡失调,在心力衰竭的发生与发展过程中发挥重要作用。

1) 利钠肽系统(NPS):心力衰竭早期对保持机体钠和水的排出、抑制交感神经系统和肾素 - 血管紧张素 - 醛固酮系统起一定作用,但在重度心力衰竭后期,其作用不明显,可能为受体数目下调和肾对 NPS 的反应性减低所致。

2) 心力衰竭严重时血浆肾素和醛固酮浓度显著升高,并伴有血管收缩,肾血流量减少或水钠潴留,提示肾素 - 血管紧张素系统的激活,血管紧张素转化酶也被激活。

3) 内皮素(endothelin,ET):血管内皮分泌的血管活性物质,调节血管的收缩和舒张反应。内皮源的收缩血管物质有 ET 等,舒缓因子有前列环素(PGI₂)等,心力衰竭时,心肌供氧不足,血管内皮损伤,收缩血管活性物质分泌增多,舒张血管活性物质减少。

4) 其他:心力衰竭时副交感神经功能减退,肾上腺髓质素(adrenal medulla,ADM)是一种较强的利钠、扩血管作用的内源性多肽。ADM 浓度升高提示交感神经激活及血容量增加。

(4) 细胞因子与心力衰竭:心力衰竭时促炎症细胞因子血浆浓度升高,并且 TNF-α 和 IL-6 浓度与心力衰竭临床表现有关,细胞因子使血管内皮细胞 NOS 水平下降,导致外周血管对血流增加的血管舒张反应受损,以及细胞因子对骨骼肌蛋白分解作用,均导致心力衰竭患儿的运动耐力下降,且细胞因子可直接作用于心室,促使心力衰竭的发展。内皮细胞、成纤维细胞、心肌细胞均为其靶细胞。心肌细胞肥大、心肌细胞和内皮细胞凋亡、胎儿基因序列激活、构成型 Ca^{2+} 调节蛋白缺乏、细胞外肌质增加等特点,均可为细胞因子对心肌的作用所引起。另外细胞因子特别是 TNF-α、IL-1β 和 γ 干扰素能诱导诱生型 NOS,使 NO 生成增加、通过 NOS 介导细胞毒性作用使心肌坏死,而转化 β 生长因子和左旋精氨酸(L-NMMA)则能抑制这种作用,心力衰竭已不再是单一系统、单一器官甚至单一种细胞、分子或基因的功能衰竭,而是多系统、多层次功能改变交互作用的结果。

(四)新生儿心力衰竭的临床表现

1. 临床表现 新生儿左、右心力衰竭不易截然分开,往往表现全心衰竭,主要为心功能减低、肺循环淤血、体循环淤血表现,但与年长儿不同,新生儿期部分症状或体征不明显或不典型。新生儿心力衰竭主要表现为心动过速、呼吸急促、肝脏肿大和心脏增大,四个症状均非必需。

(1)心动过速:正常足月新生儿生后第一天睡眠时心率约为135次/min,超过180次/min,即使有呼吸窘迫综合征也会明显异常。仔细听诊如果发现奔马律则是心力衰竭的最有力依据。心率达到或超过210次/min提示室上性心动过速,低于50次/min提示完全性传导阻滞。

(2)呼吸急促:呼吸急促是新生儿期心力衰竭表现。由于肺顺应性降低,呼吸急促常伴肋下和肋间吸凹。但这些常常是后期表现,如果生后第一天即出现应该首先考虑呼吸窘迫综合征或气道梗阻。因此呼吸频率在60~80次/min或更快应想到心力衰竭以及肺和中枢系统疾病。心力衰竭时由于肺泡塌陷产生肺内分流,再加上新生儿期心房水平右向左分流、持续胎儿循环,这些因素均导致动脉氧饱和度降低,在89%~93%。

(3)肝大:心力衰竭时由于液体潴留常导致肝大,右肋缘下超过3cm,但也可见于呼吸窘迫、恶性血液病和先天性病毒血症。

(4)心脏增大:心影不大通常不会使人想到心力衰竭,除了梗阻性完全性肺静脉异位引流。因此,心脏增大是心力衰竭的一个常见表现。

(5)循环衰竭:最严重的心力衰竭是患儿出现休克表现,无脉搏、肢体花纹、体温不升、呼吸困难和呼吸急促,见于严重泵血功能障碍如左心梗阻性病变及重症心力衰竭晚期。

(6)其他表现:新生儿心力衰竭多有吸吮无力、拒奶及喂养困难,可表现苍白和间歇性发绀,但非特异性。肢冷、苍白、多汗是交感神经兴奋表现,说明心搏量下降,尤其是多汗可能提示早期心力衰竭,是新生儿期有用的临床症状。新生儿心力衰竭并不常出现肺部啰音。颈静脉怒张在新生儿期很难观察到,但颈静脉搏动是一很有价值体征,如果伴呼吸窘迫亦难以见到颈静脉搏动。外周水肿在新生儿心力衰竭早期并不多见,但可以是终末期表现,需与特纳或Nooman综合征伴发的淋巴性水肿鉴别。

股动脉搏动减弱或消失提示主动脉缩窄综合征,需仔细检查四肢脉搏为诊断提供线索。

2. 实验室检查

(1)胸部X线片:表现为肺血管影增多和心脏增大。大部分病例可以区别动脉或静脉充血从而协助诊断;红细胞增多症或贫血均可以引起心脏增大,需鉴别。

(2)心电图:心电图单纯对诊断心力衰竭帮助不大,但可以发现因心律失常导致的心力衰竭,另外结合胸片和体检对鉴别心力衰竭原因亦很有帮助。如心肌功能障碍或心肌缺血引起的心力衰竭ECG表现为特征性的T波低平、倒置及ST段异常(尤其是V_5、V_6),偶可出现Q波;左心前导联表现高R波、深Q波或异常T波则提示心内膜弹力纤维增生征;P-R间期缩短是Pompe型糖原累积征特征;房室容量负荷过重表现常无特异性。

(3)超声心动图:超声心动图测量心功能参数是评估心功能的重要依据,同时还可以确定有无基础心血管疾病。在众多心脏收缩功能参数中射血分数(EF)最常用,其是反应心脏泵血功能指标,即每搏输出量占舒张末期容量比值。前后负荷及心肌收缩力改变均可导致EF值降低。超声心动图的系列随访可以观察心力衰竭发展并评估治疗效果。

(4)心脏标志物:与心力衰竭发生及发展有关的神经介质、心脏激素及细胞因子等总称为心脏生物学标志物。目前研究较多的是利钠肽,其中脑利钠肽(BNP)和氨基末端脑利钠肽前体(NT-pro BNP)作为诊断标志物更为敏感和可靠,临床也在广泛应用,协助判断心力衰竭的严重程度并监测对治疗的反应[2]。正常新生儿血浆利钠肽在出生后2~4天较高,之后迅速下降,维持在正常水平[3]。

(五)新生儿心力衰竭的诊断

新生儿期建立一个可以临床操作的诊断标准很难,一方面不能过度治疗,而有时"等等看"可能就会延误治疗时机。表13-14-1所列的诊断标准可能对临床有一定帮助。

表13-14-1 新生儿心力衰竭的诊断标准

A:提示心力衰竭
以下中的任何三条:
• 心脏增大(心胸比例>0.6)
• 心动过速(>150次/min)
• 呼吸急促(>60次/min)
• 湿肺
B:诊断心力衰竭
A中标准加以下任何一条:
• 肝大(>3cm)
• 奔马律(非常强的建议)
• 症状明显的肺水肿
C:重度心力衰竭
循环衰竭

(摘自:Freedom RM,Benson LN,Smallhorn JF. Neonatal Heart Disease. London,Springer-Verlag London Limited,1992:165)

1992年ROSS评分系统开始用于诊断和分级婴儿心力衰竭,经过20余年临床应用和不断改良,已有基于不同年龄组的评分方法供临床应用[4],表13-14-2列出的为0~3个月婴儿的评分方法,包括新生儿。需要注意的是,NT-proBNP需要出生4天后测量。

表 13-14-2　0~3 个月婴儿改良 ROSS
心力衰竭分级计分表

	计分		
	0	1	2
奶量(盎司)	>3.5	2.5~3.5	<2.5
喂奶时间(分)	<20	20~40	>40
呼吸	正常	气急	吸凹
呼吸次数(次/min)	<50	50~60	<60
心率(次/min)	<160	160~170	>170
灌注	正常	减少	休克样
肝大(肋缘下,cm)	<2	2~3	>3
NT-proBNP(pg/ml)	<450(>4天)	450-1700	>1700
EF%	>50	30-50	<30
房室瓣关闭不全	无	轻度	中重度

注:心功能分级 I(0~5),II(6~10),III(11~15),IV(16~20)
(摘自:Ross RD. The Ross classification for heart failure in children after 25 years:a review and an age-stratified revision. Pediatr Cardiol, 2012,33:1295)

(六)治疗

1. 治疗原发病　原发病及诱因的治疗是解除心力衰竭的重要措施。如及时纠治心血管畸形;抗心律失常药物控制心律失常;选择适当抗生素及全身支持疗法控制感染等。

2. 心力衰竭的一般治疗

(1)护理:严密监护生命指征,保持合适的环境温度,监护心电、呼吸、血压及周围循环,保持适当体位(一般将床头抬高15°~30°,呈头高倾斜位),控制液量与速度,必要时给镇静药。

(2)供氧:心力衰竭均需供氧,但对依赖动脉导管未闭生存之先天性心脏病患儿供氧应慎重,因血氧增高可促使动脉导管关闭。监测血气,纠正酸碱及电解质紊乱,必要时应用人工辅助呼吸。

(3)纠正代谢紊乱:如低血糖、低血钙、低血镁、低或高钾血症。

(4)补液:液量一般较正常需要量减少 1/4~1/3,凡有水肿时可减为 40~80ml/(kg·d),钠 1~4mmol/(kg·d),钾 1~3mmol/(kg·d)。最好依据电解质浓度决定补给量,宜 24 小时平均给予。

(5)监测血红蛋白水平、靶器官灌注情况以及对治疗反应。

3. 心力衰竭的药物治疗

(1)正性肌力药物

1)快速起效的强心药[5-6]

①肾上腺素能受体兴奋剂:重度 CHF 新生儿,快速起效而作用时间较短的儿茶酚胺类药物比地高辛更好。该类

药物作用于 α 或 β- 肾上腺素能受体,增加细胞内环磷酸腺苷(cAMP)水平,使心肌收缩力增强,心排量增加,对心率、周围血管和肾血流量等的作用因药物及剂量而异。这类强心药的剂量参考表 13-14-3。

表 13-14-3　快速作用的儿茶酚胺类药物的推荐剂量

药物	给药途径及剂量	副作用
肾上腺素	IV.0.1~1μg/kg/min	高血压,心律失常
去甲肾上腺素	IV.0.1~2μg/kg/min	高血压,对心率影响较小
异丙肾上腺素	IV.0.1~0.5μg/kg/min	外周血管及肺血管的扩张
多巴酚丁胺	IV.5~8μg/kg/min	较轻的心动过速和血管扩张作用,心律失常
多巴胺	IV.5~10μg/kg/min	心动过速,心律失常,高血压或低血压;多巴胺剂量依赖的心血管效应(μg/kg/min):扩张肾血管(2-5)强心(5-10)血管收缩(15-20)

a. 多巴胺(dopamine):适用于低心排伴低血压患儿,与多巴酚丁胺联用时可减少两者的剂量。新生儿剂量范围 1~20μg/(kg·min),其作用随剂量不同而异。但即便按体重给药,不同个体的反应也可能不同,需根据临床反应调整用量。小剂量 1~2μg/(kg·min)时主要作用于多巴胺受体,对心脏 β1 受体轻度作用,起到扩张肾血管,增加肾血流和肾小球滤过率的作用,但目前研究证实小剂量多巴胺并不能增加肌酐清除率。3~5μg/(kg·min)剂量也通过多巴胺受体扩张肾血管,增加尿量,但对心脏 β1 受体和外周血管 α1 受体也有轻度作用,且对血流动力学的影响可能因人而异:部分患儿由于多巴胺的血管扩张作用与心排出量增加作用相抵消,平均动脉压无明显改变;部分患儿又可因 α1 受体被激活,外周血管阻力增加而提高平均动脉压。中等剂量 5~10μg/(kg·min)时主要作用于心脏 β1 受体,对外周血管 α1 受体轻度作用,可增加心排出量和外周血管阻力,提高平均动脉压。大剂量 >10μg/(kg·min)主要作用于外周血管 α1 受体,增加外周血管阻力,同时也作用于心脏 β1 受体增加心排出量。当 >20μg/(kg·min)时,由于 β1 作用易诱发快速性心律失常。

b. 多巴酚丁胺(dobutamine):低心排但血压稳定患儿的首选。是人工合成的有较强正性肌力作用的药物,强力作用于心脏 β1 受体增加心排出量减少左心室充盈,对外周血管 α1 受体作用较弱,且有中等强度的 β2 扩血管作用,整体表现为反射性扩张血管。因此对血压无明显影响。新生儿剂量范围为 2~20μg/(kg·min),静脉滴注,根据临床反

应调整用量。在感染性休克伴低心排时,由于低血压风险高,应和去甲肾上腺素联用。

c. 异丙肾上腺素(isoprenaline):主要用于心动过缓导致的低血压。强力作用于心脏β1受体和外周血管β2受体,与多巴酚丁胺不同的是,具有明显的增加心率和心肌收缩力作用,提高心排血量,同时有扩张外周血管的作用,并降低平均动脉压。新生儿剂量范围0.05~2μg/(kg·min),静脉滴注。根据临床反应及时调整剂量。

d. 去甲肾上腺素(norepinephrine):是各种原因休克伴低血压的首选血管收缩剂。强力作用于外周血管α1受体,中等强度作用于心脏β1受体。提高平均动脉压作用强于多巴胺,且对心率影响小。新生儿起始剂量0.05~0.1μg/(kg·min),根据临床反应可上调至2μg/(kg·min)。

e. 肾上腺素(adrenalin):静脉持续用药主要用于其他血管活性药物治疗无效的顽固性低血压。强力作用于心脏β1受体,对外周血管α1和β2受体也有中等强度作用。可增加心肌收缩力和心排血量,对外周血管阻力的作用有剂量依赖性。小剂量时β2受体占主导,可降低外周阻力。大剂量时α1占主导,增加外周阻力。新生儿初始剂量从0.05~0.2μg/(kg·min)起,根据平均动脉压反应可上调至0.5-1μg/(kg·min)。

② 磷酸二酯酶抑制剂:是失代偿性心力衰竭的首选药物。既有增加心脏搏出作用,又有扩血管功能。它的心脏作用通过抑制磷酸二酯酶增加细胞内cAMP水平而不依赖β肾上腺素受体,可以改善心肌收缩功能,却不增加心肌氧耗和后负荷。同时它直接作用于体循环和肺循环的血管床使其舒张。对心率影响小,心律失常的发生比多巴酚丁胺低,但其扩血管作用一定程度限制了在顽固性低血压病人中的应用。临床常用米力农(milrinone),用法:小剂量开始0.25μg/(kg·min)静脉滴注,根据需要缓慢加量,最大可

至1μg/(kg·min)。

③ 左西孟坦:本品与心肌肌钙蛋白C的结合可增加心脏肌钙蛋白C(心脏肌原纤维细丝)对钙离子的敏感性,增强心肌收缩力,而无需提高细胞内的钙浓度。其具有双重作用模式,能增加心脏输出,并使血管扩张,在改善心脏泵功能时并不增加心率,能有效缓解症状,改善预后。用于对传统强心、利尿治疗无效的急性失代偿性心力衰竭[6]。该药在成人应用较多,儿科经验有限,尤其是新生儿应用。

表13-14-4为各类快速起效的强心药物的作用特征[6]。

2)洋地黄类:地高辛不仅能提高心肌收缩力,增加心排出量,还具有拟副交感神经作用和利尿作用。口服地高辛的总剂量及维持量列于表13-14-5[7]。如需快速饱和,目前国内可用制剂为毛花苷C(西地兰),肌注,剂量为口服剂量的75%。与饱和量相比,维持量与血清地高辛浓度更密切相关,它能够建立足够的机体药物储存,缩短达到稳态血药浓度时间。目前认为小剂量地高辛即可达到缓解心力衰竭的临床效果,药物治疗浓度建议在0.5~1ng/ml,相比既往认为1.2~2.0ng/ml的有效浓度,临床效果相似,但副作用与生存率明显提高。

新生儿期肾等器官功能不成熟,而且易发生电解质紊乱,这些均易导致地高辛中毒。新生儿洋地黄中毒症状不典型,主要表现为嗜睡、拒奶、心律异常,用药过程中如出现心率<100次/min,或出现期前收缩为常见中毒表现。早产、低氧血症、低钾血症、高钙血症、心肌炎及严重肝肾疾病均易引起洋地黄中毒。因此,新生儿洋地黄应用需谨慎,严格掌握用量,密切观察临床症状、心电监护,及时检测地高辛浓度。

(2)利尿药:利尿药仍然是控制肺循环和体循环充血的主要治疗药物。但利尿药仅仅减轻前负荷,改善充血症状,不提高心排出量或心肌收缩力。常用利尿药如下。

表13-14-4 快速作用的儿茶酚胺类药物的作用特征[6]

药物	α1	β1	β2	DAR	半衰期	CO	HR	SBP	PCWP	心肌氧耗
多巴酚丁胺	+	+++++	+++	N/A	2~3分钟	↑	↑	←→	↓	↑
肾上腺素	+++++	++++	+++	N/A	2~7分钟	↑	↑	↑	←→	↑
多巴胺	+++	++++	++	+++++	2~20分钟	↑	↑	↑	←→	↑
米力农	N/A	N/A	N/A	N/A	1~4小时	↑	↓	↓	↓	←→
左西孟坦	N/A	N/A	N/A	N/A	1~1.5小时	↑	↑	↓	↓	←→

DAR:多巴胺受体;CO:心排出量;HR:心率;SBP:收缩压;PCWP:肺毛细血管楔压

表13-14-5 充血性心力衰竭地高辛的口服剂量

患者	饱和量(μg/kg,24小时)	维持量(μg/kg,24小时)
早产儿	20	5
新生儿	30	8

静脉用药剂量=75%口服剂量;维持量是总剂量的25%,分两次应用

(摘自:Myun K. Park. Park's Pediatric Cardiology for Practitioners. 6th ed. Copyright by Saunders, an imprint of Elsevier Inc, 2014:124-126)

1) 快速起效的利尿药:如速尿,主要作用于 Henle 祥(祥利尿药),剂量 1mg/kg·次,静脉或口服,一天 2~3 次。注意补钾。

2) 醛固酮拮抗剂(如螺内酯)作用于远曲小管抑制钠-钾交换,可以预防其他利尿药产生的低钾血症,因此多与襻利尿药合用。常用螺内酯,3mg/(kg·d),分 2~3 次口服。但如果患者正在应用 ACEI 类药物,应当停用螺内酯以免发生高钾血症。

3) 噻嗪类利尿药(如氢氯噻嗪),作用于近端和远端小管,目前已经应用不多。

(3) 血管扩张剂:血管扩张剂降低后负荷,可以增加每搏输出量而不改变心肌收缩力,因此,不会增加心肌氧耗。联合应用强心药、血管扩张剂以及利尿药可以改善心肌收缩情况和充血症状。但必须在血压稳定以后才能试用。常用药物有两种。

1) 静脉扩张药:硝酸甘油,主要通过静脉扩张减少心室充盈压,尤其对改善肺静脉淤血效果较好。大剂量时也能降低体循环血管的阻力和左心室后负荷,可能增加心搏量和心排出量。同时具有潜在的扩张冠状动脉的作用。新生儿起始剂量 0.25~0.5μg/(kg·min),必要时每 3~5 分钟增加 0.5~1μg/(kg·min)。常用治疗剂量 1~3μg/(kg·min),最大可达 5μg/(kg·min)。对右心室功能不全或左心系统梗阻性病变患儿,硝酸甘油应用要谨慎,以防出现低血压。此外,在肺高压患儿应用西地那非后禁用硝酸甘油。

2) 动静脉扩张药

① 血管紧张素转化酶抑制剂(ACEI),是儿科心力衰竭的重要治疗手段,使用时要注意监测血压和肾功能,尤其新生儿。常用药物有卡托普利(captopril):早产儿起始剂量 0.01mg/(kg·次),每 8~12 小时 1 次;足月儿≤7 天起始剂量 0.01mg/(kg·次),每 8~12 小时 1 次,>7 天起始剂量 0.05~0.1mg/(kg·次),每 8~24 小时 1 次,最大剂量 0.5mg/(kg·次),每 6~24 小时 1 次。依那普利(enalapril):起始剂量 0.04~0.1mg/(kg·d),每天 1 次,最大可增至 0.5mg/(kg·d)。

② 硝普钠(nitroprusside sodium):与硝酸甘油不同的是,硝普钠可均衡扩张动、静脉。能同等减少左心室充盈压和外周血管阻力。尤其对于左心室后负荷增高和心排量减少的急性二尖瓣或主动脉瓣反流、高血压危象效果好。但对于外周血管阻力不高的患儿,容易导致低血压。因此建议密切监测有创动脉血压。新生儿起始剂量 0.5μg/(kg·min),根据临床反应逐渐调整,最大可至 10μg/(kg·min)。硝普钠代谢产物堆积会产生氰化物等毒性物质,对于儿童和新生儿心脏术后,硝普钠剂量≥1.8μg/(kg·min)持续应用 <6~7 天与氰化物中毒相关。建议使用时间短于 24~48 小时。

4. 心力衰竭的非药物治疗

(1) 体外膜肺:随着技术成熟和操作熟练,ECMO 用于新生儿已成为可能,报道越来越多。主要用于药物无法控制的严重心力衰竭或循环休克,还可适用于因肺部疾病严重缺氧者。

(2) 左心室辅助装置(VAD)或主动脉内球囊反搏(IABP):在新生儿期应用极少,应用指征与 ECMO 相似。

(3) 心脏移植:无法手术纠治的复杂先心、心肌病等导致的难治性心力衰竭的终末期,可进行心脏移植。合并肺动脉高压或严重肺部疾病需同时进行心肺移植。

(刘芳 桂永浩)

参考文献

1. 杨思源,陈树宝.小儿心脏病学.第 4 版.北京:人民卫生出版社,2012:645-654.

2. Neves AL,Henriques-Coelho T,Leite-Moreira A,Areias JC. The Utility of Brain Natriuretic Peptide in Pediatric Cardiology:A Review. Pediatr Crit Care Med 2016;17:e529.

3. 陈树宝,孙锟.小儿心脏病学前沿:新技术与新理论.第 2 版.北京:科学出版社,2015:349-358.

4. Ross RD. The Ross classification for heart failure in children after 25 years:a review and an age-stratified revision. Pediatr Cardiol 2012;33:1295.

5. Richard Kirk,Anne I Dipchand DNR,David N. Rosenthal,et al. The International Society for Heart and Lung Transplantation Guidelines for the management of pediatric heart failure:Executive summary. J Heart Lung Transplant,2014,33,888-909.

6. Paul F. Kantor,Jane Lougheed,Adrian Dancea,et al. Presentation,Diagnosis,and Medical Management of Heart Failure in Children:Canadian Cardiovascular Society Guidelines. Canadian Journal of Cardiology,2013,29:1535e1552.

7. Myun K. Park. Park's Pediatric Cardiology for Practitioners. 6th ed. Copyright by Saunders,an imprint of Elsevier Inc,2014:124-126.

第15节 新生儿低血压和高血压

血压变化可能导致全身器官血流灌注异常,特别是重要脏器血流灌注异常,导致颅内出血、缺氧缺血损伤、肾损伤、肝衰竭、休克等。近年发现影响新生儿血压的诸多因素会对该新生儿成人期的健康状况产生重要的影响如原发性高血压、糖尿病、成年期肥胖等。因此,国内外越来越多的学者开始重视新生儿血压的研究。

(一) 新生儿血压监测

1. 有创血压监测 可直接测量血压,需要动脉置管,计算机自动计算出收缩压、舒张压、平均动脉压,可连续动态显示。测值准确,是血压监测的金标准。但操作复杂,并发症多,仅在危重新生儿周围灌注不良时应用,分析时应注意波形,以防由顿挫的波形导致的测定值偏低(见视频 5-新生儿外周动脉置管及有创血压监测)。

2. 无创血压监测　现多用振荡法测定新生儿血压。应注意组织和末梢循环灌注临床证据,不能仅根据血压测定值。另外,婴儿的觉醒状态和错误的袖带大小(袖带宽度应该为上臂围的 0.5 倍)可显著影响测定值[1]。

分析新生儿血压时还要注意到影响新生儿血压的产前和新生儿因素。产前因素包括产妇年龄、分娩及分娩方式、应用麻醉剂、孕妇高血压、孕妇吸烟和被动吸烟、产前药物如糖皮质激素和硫酸镁。新生儿因素包括体重、胎龄、性别等。

表 13-15-1 和图 13-15-1 为各胎龄、出生体重及不同生后日龄的新生儿正常血压值和曲线图。只能作为参考,也不是血压的干预值。

表 13-15-1　生后 1 小时内不同体重早产儿血压参考范围

体重(g)	平均压	收缩压 (mmHg)	舒张压 (mmHg)
501~750	38~49	50~62	26~36
751-1000	35.5~47.5	48~59	23~36
1001-1250	37.5~48	49~61	26~35
1251-1500	34.5~44.5	46~56	23~33
1501-1750	34.5~45.5	46~58	23~33
1751-2000	36~48	48~61	24~35

(摘自:Hegyi T. Blood pressure ranges in premature infants:1. The first hours of life. J Pediatr,1994,124:627.)

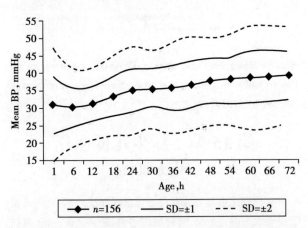

图 13-15-1　出生体重 <1000g 早产儿生后 72 小时以内血压参考图

(摘自:Faranoff JM .Treated hypotension is associated with neonatal morbidity and hearing loss in extremely low birth weight infants. Pediatrics,2006,117:1131-1135.)

(二)新生儿低血压

1. 定义　血压低于同年龄正常值的 2 个标准差定义为低血压。但该定义仅用于低血压的诊断,对低血压的临床干预指导意义不大。临床工作中常将平均动脉压低于

胎龄值定义为新生儿低血压,该平均动脉压约相当于同胎龄平均动脉压的第 10 个百分位,但要注意该定义适合胎龄 <30 周、生后 3 天以内的早产儿。即使 24~26 周的早产儿出生 3 天以后 90% 以上平均动脉压也均超过 30mmHg。一般认为胎龄 34 周以上的早产儿和足月儿平均动脉压应在 40mmHg 以上[1]。

正常的血压是维持足够的组织灌注和重要脏器功能所必需的。因此,从临床角度定义低血压包括三个层面:重要脏器血流灌注不足、重要脏器功能受到影响、组织存在缺氧缺血。但是目前对于新生儿如何评估上述参数存在一定困难,不便于临床操作。另外目前也不清楚上述三个层面的低血压定义对新生儿死亡率、发病率及远期预后的关系[2]。

2. 病因

(1) 低血容量:①出生前失血:胎盘早剥、前置胎盘、胎胎输血、胎母输血、子宫破裂、脐带脱垂。②生后失血:医源性、产伤(颅内出血、肾上腺出血、腹腔脏器出血、大片瘀斑)、凝血功能障碍等。③体液丢失或液体量不足:腹泻、肾脏丢失过多、不显性失水增加、造瘘口或胃肠减压丢失、液体量控制过严等。

(2) 体液分布异常:感染是最常见的原因,其他如 NEC、窒息、胸腔或腹腔积液、渗漏综合征等。

(3) 心源性:①出生窒息导致心功能不全。②左向右分流的先天性心脏病:VSD、PDA 等。③左心流出道梗阻性先天性心脏病如左心发育不良、主动脉弓狭窄或闭锁、二尖瓣闭锁等。④右心室流出道梗阻性先天性心脏病:三尖瓣闭锁。⑤任何原因导致的静脉回流受阻如张力性气胸、高平均气道压、胸腔内占位压迫等。⑥原发性心肌病、继发性心肌炎等。⑦各种代谢紊乱:低血糖、低血钙、低钠血症、酸中毒等。⑧心律失常:特别是室上性心动过速和心室率减慢的房室传导阻滞。

(4) 药物:应用 PS 后、应用前列腺素、苯巴比妥等。

(5) 内分泌疾病:先天性肾上腺皮质增生症、早产儿和危重新生儿肾上腺皮质功能不全。

3. 低血压处理前需要考虑以下问题

(1) 测量血压的方法:①无创血压要注意袖带宽度是否合适,袖带过宽会得到错误的较低的血压值。无创血压监测应进行重复测定,不能靠单独一次测定的血压值进行临床处理。②有创血压监测应注意血压监测的波形,如果是衰减的波形提示传感器或置管内有气泡、栓子或者导管顶端贴壁,血压值不准确。

(2) 是否存在低灌注的表现和少尿。尿量正常的低血压处理应该慎重。

4. 低血压干预时机　低血压是否需要进行干预并非一个简单的问题。新生儿低血压的原因复杂,且目前仍没有可靠的方法在组织灌注和脏器血流量水平上监测新生儿血流动力学的变化,血压只是反应组织灌注情况的一个因

素。因此,我们在决定是否对低血压进行干预时,应考虑到患儿所患疾病、胎儿过渡到新生儿循环的复杂性、出生后卵圆孔或动脉导管的分流情况、脑血流的影响因素如 pH 值和 $PaCO_2$、心排出量、和体循环与脑血流的关系等[3]。目前认为低血压存在下述情况下应进行干预:①平均动脉压持续低于该患儿的胎龄值时。②存在低血压且伴有体循环灌注不良症状和体征时。③纠正导致低血压的病因如低血糖、低血钙、低钠血症、心律失常等疾病后仍有低血压。

5. 低血压的干预措施　已知病因者应积极治疗原发病;在没有明显血容量丢失的情况下,对采用生理盐水、血浆、白蛋白、血浆替代品、全血等进行扩容应该谨慎。

(1) 液体复苏治疗

1) 指征:①存在血容量丢失可能,如胎盘早剥、前置胎盘、胎胎或胎母输血、新生儿贫血等情况。②存在明显体液丢失证据如体重降低明显、不显性失水增加、胃肠道丢失等情况。③存在体液分布异常如感染、胸腹腔积液等。④存在明显窒息的新生儿先扩容观察。

2) 扩容剂选择:①首先采用生理盐水 10~20ml/kg,0.5~1 小时输注。一般不主张采用血制品进行扩容,除非存在低蛋白血症,不主张应用白蛋白进行扩容。②有出血倾向或者存在凝血功能异常的患儿可考虑应用新鲜冰冻血浆扩容。③存在急性失血或红细胞压积较低者可给予浓缩红细胞或全血。

(2) 血管活性药物的选择:新生儿期常用的血管活性药物包括多巴胺、多巴酚丁胺、肾上腺素,米力农也可以被看做血管活性药物。异丙肾上腺素和去甲肾上腺素新生儿较少用。应用血管活性药物前应考虑循环功能不全的病理生理以及药代动力学和药效学[4]。

1) 多巴胺:为外源性的儿茶酚胺类物质,作用于不同的受体发挥作用不同,可增加外周血管阻力、增加心肌收缩力,增加心率等。

• 适应证:①病因不清楚的低血压应首选多巴胺,可单独应用。②感染导致的低血压应首选多巴胺,效果不佳可加用肾上腺素。③早产儿 PDA 导致的低血压,多巴胺具有剂量依赖效应:①低剂量(<5μg/kg·min)具有较弱的增加外周血管阻力的作用,但可扩张肾血管,使尿量增加;②中剂量(5~10μg/kg·min)作用于心脏 β 受体,增加心肌收缩力,增加心排出量,进而增高血压;③大剂量[10~20μg/(kg·min)]作用于 α 受体,导致外周血管收缩,增高血压,但并不能增加组织灌注。

• 不良反应:①可导致心率增快和心律失常,可能导致肺动脉压力增加。②漏出血管外可导致局部组织缺血,因此最好通过中心静脉给予。

新生儿对多巴胺具有一定抵抗性,应用剂量较儿童大。一般从 5μg/(kg·min)开始,根据血压改善情况可逐渐增加剂量,最大剂量到 20μg/(kg·min)。剂量超过 10μg/(kg·min)时应谨慎,因可增加外周血管阻力,导致心排出量下降。

2) 多巴酚丁胺:为人工合成的儿茶酚胺类物质,主要作用于心脏 β 受体,增加心肌收缩力,外周血管和肺血管作用较弱,不增加心率。由于可以扩张外周血管,可降低外周血管阻力,也可增加心排出量。一般从 5μg/(kg·min)开始,根据血压改善情况逐渐增加剂量,最大剂量 20μg/(kg·min)。

• 适应证:①生后第一天由于心脏泵血能力不能克服体循环压力增高导致的低血压,首选多巴酚丁胺。如果效果不理想可加用多巴胺;②多巴酚丁胺具有扩张肺血管作用,也可用于肺动脉高压的治疗。

• 不良反应:①存在低血容量的情况下可导致低血压;②大剂量可能导致心动过速和心律失常、高血压;③渗出血管外也可导致缺血。

多巴胺和多巴酚丁胺多一起应用,既可以增加心排出量,又不会使外周血管阻力增加太多。

3) 肾上腺素:主要用于治疗效果不理想的低血压,不作为一线药物应用。可作用于 α 和 β 受体,增加外周血管阻力,小剂量具有增加心肌收缩力,增加心率,舒张外周血管和肺血管作用;大剂量时对体循环作用更强,导致外周血管收缩,肾上腺素可降低毛细血管渗漏,对败血症性休克效果更好。剂量范围:0.1~1μg/(kg·min),从小剂量开始,根据血压情况逐渐调整剂量,最大剂量为 1μg/(kg·min)。不良反应包括肾脏缺血、心律失常、严重高血压可能导致颅内出血和低钾血症;渗出血管外可能导致缺血和组织坏死。

4) 去甲肾上腺素:主要作用于 α 和 β1 受体,增加外周血管阻力。小剂量时主要作用于 β 受体,大剂量时主要作用于 α 受体。败血症休克时应用效果较好,但新生儿应用资料有限,不作为首选。一般从 0.05μg/(kg·min)开始,根据效果调节剂量。不良反应:同肾上腺素。

5) 异丙肾上腺素:只作用于 β 受体,可增加心肌收缩力,增加心率,血管舒张和支气管舒张作用。可降低肺循环和体循环阻力。一般从 0.05μg/(kg·min)开始,根据效果调节剂量,最大剂量 1μg/(kg·min)。

6) 磷酸二酯酶抑制剂:常用米力农。主要用于体循环血流降低时。可增加心肌收缩力,外周动脉和肺动脉舒张。可以稳定血流,较少导致 IVH。首剂 0.75μg/(kg·min),静脉输注 3 小时,随后给予维持量,0.2μg/(kg·min)开始,可根据血压情况逐渐增加剂量,最大剂量为 0.75μg/(kg·min)。

(3) 氢化可的松:主要用于难治性低血压和肾上腺皮质功能不全。血管活性药物治疗不理想的新生儿低血压大多存在相对肾上腺功能不全,补充氢化考的松可导致血管收缩,血压增加。已经证实小剂量氢化考的松可以增加血压,降低心率,增加尿量。首剂 1mg/kg,维持量 0.5mg/kg,每 12 小时一次,共 4 剂。

图 13-15-2 为新生儿低血压的处理流程。

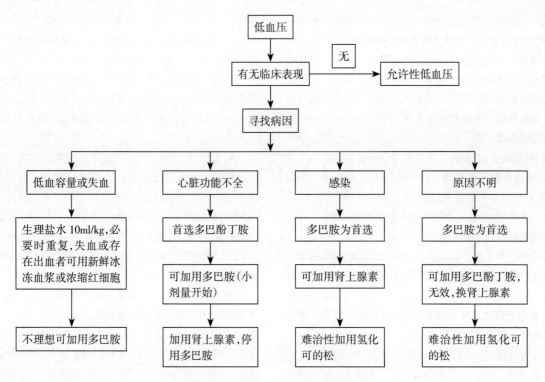

图 13-15-2 新生儿低血压的处理流程

（三）新生儿高血压

1970 已经发现新生儿存在高血压问题,但由于精确测定新生儿血压困难,且对新生儿高血压识别不足,因此高血压在新生儿医学一向较少被提到。随着 NICU 监护技术进步,新生儿高血压逐渐受到重视,可能与下列因素有关:①现有的血压测定方法已可以精确地测量新生儿动脉血压;②脐动脉置管在 NICU 中的使用频率愈来愈高,肾血管性高血压的发生率也愈来愈高;③NICU 中常用的循环支持药物也可能引起新生儿血压增高[5]。

1. 定义与发病率 目前比较公认的新生儿高血压的定义是美国儿科学会 1987 年标准,即在 3 个不同时间点测得血压的平均值持续高于同日龄新生儿收缩压或舒张压的第 95 百分位或均数 +2SD。由于精确地定义新生儿正常血压值有一定的困难,目前将足月儿收缩压 >90mmHg 和舒张压 >60mmHg 以及早产儿收缩压 >80mmHg 和舒张压 >50mmHg 作为新生儿高血压的定义。

美国的研究提示正常人群新生儿高血压的发病率为 0.2%~3%,而在 BPD、PDA、IVH 和动脉置管的新生儿中高血压的发病率为 9%。

2. 病因与病理生理学 导致新生儿高血压的病因很多,可以分为肾、内分泌、心脏、肺部疾病等几大类,其中以肾血管和肾实质疾病最为常见。

（1）肾血管疾病:①脐动脉置管导致主动脉或肾动脉栓塞是 NICU 新生儿发生高血压的主要原因。高血压可以发生在导管放置期间,也可发生在导管拔除后。②先天性血管异常包括肾动脉狭窄或发育不全、节段性内膜发育不全。③高血压也可能由于动脉壁的浸润或钙化引起,如婴儿期特发性动脉钙化者钙可沉积在动脉的各层;半乳糖唾液酸沉积症也可通过唾液酸寡糖沉积于血管内膜而引起高肾素性高血压。④肾血管性高血压的其他原因还包括非脐动脉置管所致的新生儿肾动脉栓塞、肾动脉壁内血肿、肾静脉栓塞,以及由于肾盂积水、肾上腺出血和尿性囊肿等所致的肾动脉受压。腹主动脉瘤致高血压在新生儿中也有报道。

（2）肾实质疾病:如多囊性肾病（polycystic kidney disease,PKD）、肾发育不良、肾盂积水和间质性肾炎等[6]。获得性肾实质性疾病如严重的急性肾小管坏死（ATN）、间质性肾炎或肾皮质坏死都可能伴有明显的高血压。溶血性尿毒症综合征在足月儿和早产儿中也通常伴有高血压。

（3）肾脏梗阻性病变也可伴有高血压,如先天性输尿管肾盂接合处梗阻、先天性原发性巨输尿管、腹内肿块致输尿管梗阻等。

（4）肺部疾病:BPD 的患儿可以发生高血压,但半数以上高血压的 BPD 患儿是在转出 NICU 后才出现高血压。高血压的发生与肺部疾病的严重性相关,特别是需要应用茶碱类制剂和（或）糖皮质激素积极治疗的婴儿[6]。

（5）遗传性疾病:在新生儿期存在高血压的遗传性疾病有两大类:单基因病和高血压作为特征之一的畸形综合征[6]。①在新生儿期表现为高血压的单基因病有利德尔综合征 Liddle syndrome（Liddle syndrome）、糖皮质激素可矫正的醛固酮增多症（glucocorticoid-remediable aldosteronism,GRA）和 Gordon 综合征（假性醛固酮减少症Ⅱ型）。②可引起高血压的畸形综合征包括威廉斯综合征、特纳综合征、神经纤维肉瘤和科凯恩综合征等,多在新生儿期后出现症状。

（6）其他因素：①内分泌疾病：先天性肾上腺增生症、高醛固酮血症、甲状腺功能亢进都可引起新生儿高血压。特别是肾上腺功能障碍可以直接诱导高血压，应当与Liddle综合征鉴别。②心脏疾病：胸主动脉缩窄已在许多新生儿高血压的病例中被报道，其特征为下肢比上肢搏动减轻和血压较低。③肿瘤：包括肾母细胞瘤、中胚层肾瘤、神经母细胞瘤都可能存在于新生儿期和引起高血压。④神经源性因素：高血压的神经学原因包括疼痛、颅内压增高、惊厥、家族性自主神经功能障碍症、硬脑膜下血肿等。⑤药物：新生儿应用地塞米松、交感神经兴奋药、茶碱、咖啡因、去甲肾上腺素、维生素D中毒、泮库溴铵；母亲应用可卡因、海洛因等都可以诱导新生儿期的高血压。⑥其他：许多医源性的因素也可引起新生儿高血压。例如，液体或钠盐摄入过多、接受体外膜肺治疗、腹壁缺损手术修复后、全肠外营养等。

3. 临床表现　新生儿高血压临床症状不典型，多数是在危重新生儿生命体征监护过程中发现的。充血性心力衰竭和或心源性休克，是重度高血压的表现，常常危及生命，需要即刻处理。表13-15-2给出了新生儿高血压的可能临床表现。

表 13-15-2　新生儿高血压临床表现

无症状	心肺系统	神经系统	肾脏	其他
	发绀	躁动	少尿	食欲缺乏
	低灌注	嗜睡	多尿	呕吐
	呼吸急促	震颤	盐耗	生长迟缓
	心动过速	昏迷	肾脏增大	水肿
	心脏肥大	癫痫发作	蛋白尿	肾上腺肿块
	肝脏肿大	呼吸暂停		出汗
	脉缓	肌肉张力异常		发热
	不等脉	颅内出血		腹胀
		不对称反射		
		角弓反张		

［摘自：Ru-Jeng Teng. 新生儿高血压. 中华高血压杂志,2014, 22（2）:104-108］

4. 辅助检查

（1）实验室检查：高血压的新生儿应该检查血清电解质、BUN、肌酐和尿液分析，以除外是否存在肾实质疾病。也应该进行相关的内分泌疾病筛查，如测定皮质醇、甲状腺素、醛固酮等。血浆肾素活性测定是高血压很重要的检查项目，但是新生儿肾素活性值的判读相当困难，因为新生儿肾素值对于成人而言相对较高；有些血压正常的新生儿，由于其患有呼吸窘迫症候群而有较高的肾素活性值，相反有

些肾血管性高血压的患儿其肾素活性值正常；另外，血浆肾素活性也可存在假阳性，特别是应用氨茶碱的新生儿。因此在对血浆肾素增高的解释应该慎重。

（2）影像学检查：①胸片可以明确有无充血性心力衰竭。②肾脏超声检查：可以直接发现高血压的病因（如肾静脉栓塞）；也可以发现主动脉弓缩窄、肾动脉栓塞、肾脏先天性的解剖异常或肾实质病变等。③血管造影：严重高血压的新生儿需要进行血管造影检查，传统的经股静脉血管造影术对肾动脉狭窄的诊断优于经脐动脉血管造影。④核素扫描：可以发现肾灌注异常，如肾栓栓塞等。使用 ^{99M}TC 的肾扫描敏感度为92%，特异度为97%。此外使用 ^{131} 碘核素的注射检查也可以测量肾的血流以及尿流量，以及肾对于钠的浓缩能力。⑤其他：超声心动图，排泄式膀胱尿道造影术等。

5. 病因诊断　详细的病史（包括母亲病史）和详细的体格检查对明确高血压的病因非常重要，例如，产前是否暴露于发生高血压的高危因素如母亲应用海洛因、可卡因等；是否给予动脉置管等；目前使用的药物等。体格检查应注意要测定四个肢体的血压以除外主动脉缩窄；患儿是否存在特殊的外貌（如先天性肾上腺皮质增生症）；特别是腹部和心脏检查应仔细，腹部肿块提示存在肾盂输尿管连接处狭窄，而腹部血管杂音可提示肾动脉狭窄。

高血压新生儿体检发现见表13-15-3。

表 13-15-3　高血压婴儿的体检发现

体检发现	可能的高血压原因
腹部杂音	肾动脉狭窄
生殖器两性	先天性肾上腺皮质增生症
双侧腹块	多囊性肾病；输尿管肾盂接合处梗阻（双侧）；肿瘤
前囟膨出	颅内出血
下肢搏动减弱	主动脉缩窄
水肿	液体超负荷；先天性肾病综合征
小精灵面容（Elfin facies）	威廉斯综合征（肾血管狭窄）
单侧腹块	输尿管肾盂接合处梗阻；肿瘤
乳距增宽，颈蹼	特纳综合征（主动脉缩窄）

（摘自：MacDonald MG, Mullett MD, SeshiaMMK.Avery's neonatology-pathophysiology and management of the newborn.6th ed.Philadelphia：Lippincott Williams and wilkins,2005：1019.）

6. 治疗　目前可供临床医师选择的治疗新生儿高血压的药物较多，但是在开始药物治疗之前，应该对新生儿的临床状态进行评估，及时识别并纠正导致高血压的医源性因素，如收缩性血管活性药物的输注、液量过多或疼痛等。然后根据临床选择合适的抗高血压药物[7]。

新生儿高血压的给药途径应根据高血压的严重性和婴儿总体情况。急性起病的高血压危重婴儿应通过持续输注静脉给药,以控制血压降低的幅度和速度,在前 8 小时中患儿的血压降低不宜超过 25% 以防脑缺血。对轻症高血压患儿可以口服给药。

(1) 静脉给药:常用的静脉抗高血压药物及其推荐剂量见表 13-15-4。但是目前有关这些药物新生儿应用的经验较少,很多情况下只能根据个人的临床经验应用。对于大多数急性高血压患儿,特别是严重高血压的患儿,连续静脉输注药物是最合适的方法。间断输注抗高血压药物也有治疗作用,但血压经常有较大的波动,不适合严重高血压患儿的治疗。对恶性高血压,应避免血压的快速下降,防止颅内出血或缺血,特别是早产儿。大多数医师建议静脉给予钙通道阻滞剂尼卡地平(nicardipine)效果较好,也较安全。艾司洛尔和拉贝洛尔在伴有肺部疾病的患儿中禁用,而硝普钠由于有硫氰酸盐(thiocyanate)堆积的危险仅能短期应用(通常 <72 小时)。无论应用何种药物,都应该通过动脉置管连续监测血压或经常(10~15 分钟)进行动脉脉搏描记法监测血压。

(2) 口服给药:常用的口服抗高血压药物见表 13-15-5。对轻度高血压或症状已经控制的严重高血压准备维持治疗

的患儿,口服抗高血压药物仍是最好的选择。血管紧张素转换酶抑制剂卡托普利(captopril)对多种原因导致的新生儿高血压均有效,是首选的口服抗高血压药物。早产儿避免给予较大剂量,以免血压过度下降。对单用卡托普利不能控制的新生儿高血压,加用利尿药通常可以取得满意的效果。

(3) 外科治疗:仅在某些情况下新生儿高血压具有外科手术治疗的指征。尿道梗阻、主动脉弓缩窄等外科治疗效果较好。对肾动脉狭窄导致的新生儿高血压,可以先给予药物控制,待婴儿生长发育到足够耐受手术时进行外科治疗。肾母细胞瘤和神经母细胞瘤导致的高血压需要外科切除肿瘤,然后给予化疗。多囊发育不良肾因为有高血压危险,也可以手术切除,但仍存在争论[7]。继发于多囊性肾病的恶性高血压新生儿需要双侧肾切除,幸运的是发病率极低。

7. 预后 新生儿高血压的预后取决于病因、诊断的时间、并发症和对治疗的反应。在神经、心血管或肾脏代偿失调所致的新生儿高血压和特发性动脉钙化或大量主动脉栓塞的患儿病死率高。由肾动脉或主动脉血栓栓塞导致的新生儿高血压远期预后良好,常在 1 年内恢复和仅有轻到中度肾功能降低。

表 13-15-4 可用于新生儿严重高血压治疗的静脉制剂

名称	分类	剂量	给药途径	备注
二氮嗪 (diazoxide)	血管舒张剂(动脉)	每次 1~3mg/kg	快速静脉注射	不推荐,缓慢注射无效;疗程无法预知
依那普利 (enalaprilat)	血管紧张素转换酶抑制剂	每次 $(15 \pm 5)\mu g/kg$	5~10 分钟静脉注射,每 8~24 小时一次	不推荐,可导致延迟性低血压和急性肾功能不全
艾司洛尔 (esmolol)	β 受体阻滞剂	$100~300\mu g/(kg \cdot min)$	持续静脉滴注	非常短效,必须静脉持续滴注
肼屈嗪 (hydralazine)	血管舒张剂(动脉)	0.15~0.5mg/kg	静脉注射,每 4 小时一次	副作用有心动过速;静脉推注必须每 4 小时一次
		$0.75~5.0\mu g/(kg \cdot min)$	静脉持续滴注	
拉贝洛尔 (labetalol)	α 和 β 受体阻滞剂	每次 0.20~1.0mg/kg	静脉注射	心力衰竭和肺部疾病为相对禁忌证
		$0.25~3.0mg/(kg \cdot h)$	静脉持续滴注	
尼卡地平 (nicardipine)	钙通道阻滞剂	$0.5~4\mu g/(kg \cdot h)$	静脉持续滴注	可导致反射性心动过速
硝普钠 (nitroprusside sodium)	血管舒张剂(动脉和静脉)	$0.5~10\mu g/(kg \cdot min)$	静脉持续滴注	长时间应用(>72 小时)可发生硫氰酸盐毒性作用或出现肾衰竭

摘自:MacDonald MG, Mullett MD, SeshiaMMK. Avery's neonatology-pathophysiology and management of the newborn. 6th ed. Philadelphia: Lippincott Williams and wilkins, 2005:1021.

表 13-15-5　新生儿高血压的常用口服药物

名称	分类	初始剂量/次	给药间期	最大剂量	备注
氨氯地平(络活喜)(amlodipine)	钙通道阻滞剂	0.05~0.3mg/kg	1~2次/d	0.6mg/(kg·d)	缓慢/逐渐起效
卡托普利(captopril)	血管紧张素转换酶抑制剂	0.01~0.5mg/kg	3次/d	2mg/(kg·d)	第1剂可能引起血压迅速下降,监测血钾和肌酐
氯噻嗪(chlorothiazide)	噻嗪类利尿药	5~15mg/kg	2次/d	30mg/(kg·d)	监测电解质
可乐定(clonidine)	中枢α受体拮抗剂	0.05~0.1mg/kg	2~3次/d	未定	副作用有口干和嗜睡;突然停药可致高血压反弹
依那普利(enalapril)	血管紧张素转换酶抑制剂	0.08~0.6mg/kg	1~2次/d	0.58mg/(kg·d)	监测血钾和肌酐
肼屈嗪(hydralazine)	血管舒张剂(动脉)	0.25~1.0mg/kg	3~4次/d	7.5mg/(kg·d)	常见副作用有心动过速和液体潴留
氢氯噻嗪(双氢克尿塞,hydrochlorothiazide)	噻嗪类利尿药	1~2mg/kg	1次/d	3mg/(kg·d)	监测电解质
依拉地平(isradipine)	钙通道阻滞剂	0.05~0.15mg/kg	3~4次/d	0.8mg/(kg·d)	可配制混悬剂;急性和慢性高血压都可用
拉贝洛尔(labetalol)	α和β受体阻滞剂	0.5~1.0mg/kg	2次/d	20mg/(kg·d)	监测心率,BPD患儿禁用
米诺地尔(minoxidil)	血管舒张剂(动脉)	0.1~0.2mg/kg	2~3次/d	1mg/(kg·d)	最有效的口服血管扩张剂,对难治性高血压效果较好
普萘洛尔(心得安)(propranolol)	β受体阻滞剂	0.5~1.0mg/kg	3次/d	8~10mg/(kg·d)	监测心率,BPD患儿禁用
螺内酯(安体舒通)(spironolactone)	醛固酮拮抗剂	0.5~1.5mg/kg	2次/d	3.3mg/(kg·d)	保钾,监测电解质
速尿		1~2mg/kg	2次/d		监测电解质

(摘自:MacDonald MG,Mullett MD,SeshiaMMK.Avery's neonatology-pathophysiology and management of the newborn.6th ed. Philadelphia: Lippincott Williams and wilkins,2005:1021)

(程国强)

参考文献

1. Cayabyab R,McLean CW,Seri I.Definition of hypotension and assessment of hemodynamics in the preterm neonate.J Perinatol,2009,29 Suppl 2:S58-62.

2. Farrugia R,Rojas H,Rabe H.Diagnosis and management of hypotension in neonates. Future Cardiol,2013,9(5):669-679.

3. Nist MD,Backes CH,Moorehead P,et al.Blood pressure support in the very low-birth-weight infant during the first week of life.Adv Neonatal Care,2012,12(3):158-163.

4. Rios DR,Moffett BS,Kaiser JR. Trends in pharmacotherapy for neonatal hypotension.J Pediatr,2014,165(4):697-701.

5. Sharma D,Pandita A,Shastri S.Neonatal hypertension: an underdiagnosed condition,a review article.Curr Hypertens Rev,2014,10(4):205-212.

6. Flynn JT.Hypertension in the neonatal period. Curr Opin Pediatr,2012,24(2):197-204.

7. Nickavar A,Assadi F. Managing Hypertension in the Newborn Infants. Int J Prev Med,2014,5(Suppl 1):S39-S43.

第16节　早产儿动脉导管未闭

在胎儿期,大多数肺动脉血通过动脉导管右向左分流入主动脉。动脉导管在生后不久即出现功能性关闭,但如果动脉导管持续开放,同时肺动脉阻力在生后又出现显著下降,即可出现导管水平的左向右分流。动脉导管开放(PDA)在早产儿属常见的临床问题,其原因是早产动脉导管肌层对高氧反应性差,在生后不易出现动脉收缩,结果可导致血流动力学紊乱及相关并发症。应该指出的是如 PDA 发生在足月儿，其原因是动脉导管黏膜内皮层和肌性间质缺陷，属于结构异常，其发病率较低(1/2000)；而在早产儿，其 PDA 的结构属于正常。因此，如足月儿 PDA 超过生后 1 周仍未关闭，自然关闭或药物应用后关闭的机会极少，而在早产儿，如果早期不需要药物或手术关闭动脉导管，大多数能自行关闭[1]。

(一) 病理生理

在早产儿，尤其在 RDS 的恢复期，持续的动脉导管开放可引起明显的临床问题。早产儿生后随着通气和氧合的改善，肺血管阻力迅速下降，导致通过动脉导管水平血液的左向右分流、肺血流增加、肺水肿出现及心肺功能状态的变化。由于 PDA 发生后所需的呼吸支持延长，可引起肺容量损伤、气压损伤和高氧的暴露增加，这些都与 BPD 的发生和严重程度相关。PDA 所致左向右分流的出现可增加早产儿 IVH、NEC 和死亡的风险。

动脉导管的关闭与生后的高氧、前列腺素水平下降有关。在上述因素的作用下，导管开始收缩，随后出现血管重塑；导管关闭机制还涉及血管内皮生长因子、转化生长因子 β 等。当导管在生后 3 天内不能关闭，引起左向右分流增加，使循环和左心容量负荷增加，当分流量较大，肺循环血量与体循环血量之比(QP/QS)>1.5 时，可出现显著的临床症状，如肺水肿、肺顺应性降低、肺出血、呼吸机依赖和 BPD 增加等；此外，一些肺外并发症也与持续的动脉导管开放有关，如 NEC、心肌功能不全、体循环低血压、脑血流异常(由于动脉导管的盗血现象)和脑室内出血[2-3]。

(二) 临床表现

在生后 2~4 天，随着 RDS 病情的逐渐好转、肺顺应性的改善，肺动脉压力下降，可出现动脉导管开放，导管水平血液左向右分流。故在恢复期的 RDS 患儿，其原发病已明显好转，突然出现对氧的需求量和对呼吸机参数要求增加，血二氧化碳分压增高、代谢性酸中毒、呼吸暂停、四肢末端灌注不良及肝在短时间内进行性增大时，应注意本病；但上述症状也不是特异的。若同时具备脉压差增大(大于 25mmHg)，桡动脉触及水冲脉，心率增快，心前区搏动增强，胸骨左缘第二肋间可听到收缩期或连续性杂音，则应诊断本病。PDA 的临床表现取决于左向右分流的程度；当分流量超过左心排出量的 50% 时，尽管有心排出量增加代偿动脉导管的分流，"有效"的体循环血流降低。

(三) 诊断

主要根据心血管系统的症状体征和呼吸系统的情况。在所有的体征中，心脏杂音是 PDA 最特异的体征，但敏感性较低；研究显示，在动脉导管已关闭的新生儿，有 11% 仍可闻及杂音，而在较小的 PDA 只有 24% 可闻及杂音，提示单纯用临床体征评估 PDA 存在与否是不够全面和容易误导的。

超声检查常作为 PDA 诊断的"金标准"。超声检查可直接观察导管的开放情况，了解导管的大小(管径)、分流形式、和间接测定分流的容量。①PDA 导管大小的评估常通过测量导管在收缩期末最窄处的直径，可以用管径的绝对值(mm)或直径与左肺动脉管径之比(PDA/LPA)表示，或按 kg 体重，即 mm/kg 表示；管径 <1.5mm 常称为小 PDA，仅有少量的肺血流增加，很少有高容量的分流；而 PDA 有中 - 高容量的分流时，导管直径常 >1.5mm。②PDA 分流容量的直接测定目前尚不可行，而常用其他指标估测；降主动脉血流在舒张期出现反向流动常提示有高容量的 PDA 分流。分流量较大时，肺动脉血流增加，左心房和左心室舒张末期容量增加，以二维超声或 M 超测定可见左心房增大、主动脉相对变化小，使左心房(LA)和主动脉(AO)之比(LA/AO)增加。其他指标有：左心室增大、平均肺动脉血流增加、降主动脉或主要器官动脉，如大脑前动脉、腹腔动脉、肠系膜动脉的舒张期反向血流等。

所谓血流动力学有意义的 PDA(Hemodynamic significant PDA, hsPDA)的常用超声指标包括：左心房和主动脉根部的比值(LA/AO)>1.4；动脉导管大小(直径)>1.5mm。在 <31 周早产儿，生后早期(7~31 小时)导管直径 >1.5mm 可预测是否会发生症状性的 PDA。尽管有上述测定指标，目前对 hsPDA 的定义尚缺乏共识；如对 LA/AO 的截断值有从 1.15~1.70 的不同标准；动脉导管直径的截断值有从 1.5~2.0mm 等不同标准[4]。

生化标志：心室的体积和压力增高可导致血浆内脑钠肽(BNP)和氨基末端脑钠肽前体(NTpBNP)升高，其升高的程度与心室扩张和压力超负荷成正比，可敏感和特异性地反映左心室功能的变化。研究显示在早产儿出生 48 小时后，当出现有血流动力学有意义的 PDA 时，BNP 和 NTpBNP 显著增高，并随 PDA 的外科手术结扎而降低；但 BNP 和 NTpBNP 在 PDA 时的变化范围较大，特异性尚不够，因此限制了其临床的应用。

(四) 治疗

尽管血流动力学有意义的 PDA 与早产儿常见的临床并发症如 IVH、BPD 和 NEC 等发生相关，但遗憾的是大多数针对 PDA 的治疗并没有降低上述并发症。因此，对于早产儿 PDA 的处理，何时或何种情况属于保守治疗、预防性治疗、对无症状者早期药物治疗及对有症状者的药物治疗和手术干预等，仍不十分统一。

PDA 的治疗包括：①限制液量；②因动脉导管的开放依赖于前列腺素，通过环氧化酶抑制剂(COX 抑制剂)以抑制前列腺素产生，使 PDA 关闭。③对应用上述药物无效或有药物禁忌，且有明显的血流动力学变化者，可考虑手术结扎。

1. **治疗对象**　对血流动力学有意义的 PDA 应进行治疗。一般对应用呼吸机的体重 <1000g 早产儿有明显 PDA 时，不管是否存在明显的左向右分流的症状和体征，都应该治疗；对于 >1000g 的早产儿，仅在有血流动力学有意义的

PDA 并发呼吸或心血管系统体征时,应用吲哚美辛或布洛芬治疗。

2. **PDA 的保守治疗**　对于血流动力学有意义的 PDA,开始用液体限制,日龄 >3 天新生儿每天液体进量 <130ml/kg;调整呼吸机参数,使用短吸气时间和相对高的 PEEP。部分研究显示,保守治疗可使 BPD 或死亡的危险增加,但也有研究提示,保守治疗可使接受外科手术的机会减少。氧是动脉导管收缩的重要因素,有研究提示低氧饱和策略,即采用目标 SaO_2 83%~89% 而不是 89%~94%,可使 PDA 开放率增加;但近来也有研究提示,不同氧饱和度策略并不影响 PDA 需治疗的比例。尽管有这些争议,近年来 PDA 保守治疗的比例在逐年增加[5]。

3. **环氧化酶抑制剂应用**　常用药物有吲哚美辛和布洛芬,两者的疗效均在 60%~80%。国际上较多采用静脉制剂,而国内目前多用口服制剂,常参考静脉应用的剂量使用。

目前推荐的药物治疗策略主要包括[1]:①对早产儿在生后 6~24 小时,有出现血流动力学有意义 PDA 风险者,进行预防性治疗,常用吲哚美辛;②对无症状的早产儿 PDA,在生后 72 小时内进行早期治疗,常用吲哚美辛或布洛芬;③对出生 72 小时后,有症状的、血流动力学有意义的早产儿 PDA 进行治疗,常用布洛芬。

(1) 吲哚美辛(indomethacin)的治疗:该药治疗早产儿 PDA 的疗效是肯定的。国外一般用静脉给药,国内尚无静脉制剂,但采用口服吲哚美辛治疗 PDA 也取得了较好的临床效果。

● 吲哚美辛剂量及方法:对于生后 48 小时的 PDA 治疗:首剂为 0.2mg/kg,第二剂为 0.1mg/kg,第三剂为 0.1mg/kg;2~7 天者,分别为 0.2mg/kg、0.2mg/kg 和 0.2mg/kg;大于 7 天者,分别为 0.2mg/kg、0.25mg/kg 和 0.25mg/kg。上述间隔时间均为 12~24 小时。也可较长时间的治疗:0.2mg/(kg·次),每 24 小时一次,共 5~7 天。

● 吲哚美辛的副作用:胃肠道、肺等出血倾向、NEC、肾功能影响等。

● 吲哚美辛的禁忌证:在使用前 24 小时内发生Ⅲ度以上 IVH;血肌酐水平≥1.5mg/dl;血小板计数≤60×10^9/L;有出血倾向;达到需要换血标准的严重高胆红素血症。

(2) 布洛芬(ibuprofen)的治疗:布洛芬静脉制剂或口服用于 PDA 的治疗,取得了较好的疗效。布洛芬对肠系膜、肾和脑血管的收缩程度较吲哚美辛弱。常用剂量为:推荐第一天 10mg/(kg·次),每天一次,第二、三天为 5mg/(kg·次),口服剂量与静脉应用相同,吸收良好,并不增加胃肠道反应[6]。

4. **对乙酰氨基酚治疗**　对乙酰氨基酚(acetaminophen)混悬液也属于环氧化酶抑制剂,能抑制前列腺素 G_2 转化为前列腺素 H_2;其药动学和使用剂量尚研究不多,尚无安慰剂对照研究报道。主要副作用为肝脏毒性、血流动力学不良反应等;该药可用于其他环氧化酶抑制剂治疗失败或有禁忌的早产儿;研究报道所推荐的剂量为:15mg/kg,每 6 小时一次,使用 2~7 天。该药对新生儿神经发育是否有影响尚无研究报道[7]。

5. **PDA 的手术治疗**　在生后 4 周后,由于导管组织的成熟,其收缩已不太依赖前列腺素,药物治疗的成功率明显下降。当药物治疗有禁忌证或无效时,可采用手术结扎 PDA。手术结扎 PDA 比较安全,并发症较少见。偶见有喉神经损伤、乳糜胸、气胸、术后短时的左心功能障碍及脊柱侧弯等并发症[8]。

新型的外科技术,如视频辅助的胸腔镜手术在早产儿的应用;经心导管术的 PDA 结扎术也有少量报道,尚未有并发症的报道[9]。

(杜立中)

参考文献

1. Sallmon H, Koehne P, Hansmann G. Recent advances in the treatment of preterm newborn infants with patent ductus arteriosus. Clin Perinatol, 2016, 43:113-129.

2. Clyman RI. The role of patent ductus arteriosus and its treatments in the development of bronchopulmonary dysplasia. Semin Perinatol, 2013, 37:102-107.

3. Evans N. Preterm patent ductus arteriosus: a continuing conundrum for the neonatologist? Semin Fetal Neonatal Med, 2015, 20(4):272-277.

4. Jain A, Shah PS. Diagnosis, Evaluation, and Management of Patent Ductus Arteriosus in Preterm Neonates. JAMA Pediatr, 2015, 169(9):863-872.

5. Saugstad OD, Aune D. Optimal oxygenation of extremely low birth weight infants: a meta-analysis and systematic review of the oxygen saturation target studies. Neonatology, 2014, 105(1):55-63.

6. Barzilay B, Youngeter I, Batash D. Pharmacokinetics of oral ibuprofen for patent ductus arteriosus closure in preterm infants. Arch Dis Child Fetal Neonatal Ed, 2012, 97(2):F116-119.

7. Hammerman C, Bin-Nun A, Markovitch E, et al. Ductal closure with paracetamol: a surprising new approach to patent ductus arteriosus treatment. Pediatrics, 2011, 128(6):e1618-e1621.

8. Jhaveri N, Moon-Grady A, Clyman RI. Early surgical ligation versus a conservative approach for management of patent ductus arteriosus that fails to close after indomethacin treatment. J Pediatr, 2010, 157(3):381-387.

9. Zahn EM, Nevin P, Simmons C, et al. A novel technique for transcatheter patent ductus arteriosus closure in extremely preterm infants using commercially available technology. Catheter Cardiovasc Interv, 2015, 85(2):240-248.

第14章　血液系统疾病

第1节　概论

(一)血液系统胚胎发育

胎儿及新生儿的血液系统发育是一个动态连续的过程,要解释新生儿血常规,首先必须了解胚胎和胎儿血液系统成熟的过程。

1. 胎儿造血分期　造血器官是生成多种血细胞的场所,胚胎和胎儿血细胞生成可分为3期,彼此间相互交错,不能截然分割(图14-1-1)。

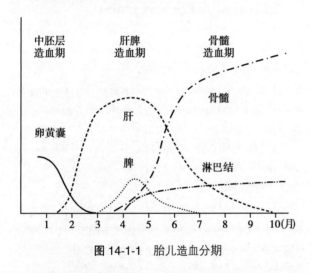

图 14-1-1　胎儿造血分期

(1)中胚层造血期:自胚胎第2~3周起卵黄囊壁上间充质细胞聚集成团,形成血岛。血岛细胞向两个方向分化,其周边的细胞分化为扁平的内皮细胞,称为成血管细胞,而中间的细胞变圆,与周边的细胞脱离,分化为原始成血细胞,即最早的造血干细胞,从而开始原始造血或胚胎造血。胚胎造血的主要特点是造血干细胞向红细胞系方向分化。胚胎第6周这种中胚层期血管内红细胞生成的活力开始下降,至胚胎3个月末即完全消失。

(2)肝脾造血期:在胚胎第6周血液循环出现后不久,卵黄囊内的造血干细胞进入肝,在肝定植并造血。胚胎第9~24周肝成为主要的造血器官,其后肝造血逐渐减少,但继续存在直至生后1周。

肝造血由原始造血开始向定向型造血或成人造血转化,表现为造血干细胞呈多向分化。胎肝造血干细胞集落由淋巴细胞、红系细胞、巨核细胞、粒单系细胞组成。红系

中原始成红细胞消失,代之以成红细胞。后者对促红细胞生成素(EPO)的刺激产生增殖分化反应。

继肝造血后,约在胚胎12周可检出脾及胸腺造血,随后在淋巴结中有血细胞生成。脾内造血干细胞可能来源于肝,其造血部位主要在红髓的脾索中。

(3)骨髓造血期:胎儿第3~4个月时骨髓内有血细胞生成,到第6个月时骨髓成为主要造血器官,第7个月时骨髓内各系血细胞最多。造血组织则继续增加直至出生,其造血功能将维持终身。

当骨髓成为主要造血器官后,骨髓外造血在病理情况下偶尔发生。比如各种原因导致骨髓衰竭时发生骨髓外造血,但常见的原因是先天性风疹病毒(RV)、巨细胞病毒(CMV)或细小病毒B19(HPV-B19)感染。骨髓外造血可发生于很多组织,如肝、脾、肾上腺、胰腺、甲状腺、睾丸、子宫、皮肤与大脑。先天性RV、CMV感染的新生儿当皮肤参与造血时可出现典型的"蓝莓饼"样皮疹[1]。

2. 造血微环境　不同造血场所的微环境影响造血细胞发育的类型与时机。造血微环境包括造血生长因子、细胞因子及细胞外基质等是细胞增殖的部位。造血生长因子起允许和(或)选择信号作用,即允许特异性的、指定的细胞类型增殖与分化。对红细胞生成起重要作用的造血生长因子包括EPO、干细胞因子(stem cell factor,SCF)、c-kit、白细胞介素-3(IL-3)、血小板生成素(thrombopoietin,TPO),还可能有胰岛素及胰岛素样生长因子(IGF-1),后两者是CD34+细胞非必需的存活因子。上述因子共同作用促进红细胞生成。EPO可被视为红细胞生成过程中主要的生长因子,如缺乏EPO和(或)EPO受体则不会发生或减少最终的红细胞生成。

EPO是一种糖蛋白,不能通过胎盘,故母体EPO浓度不影响胎儿EPO浓度。EPO的作用是刺激红细胞生成,其机制是抑制红系祖细胞凋亡并促进其增殖与分化成幼红细胞。妊娠早期EPO主要在胎儿肝脏产生,妊娠后期逐渐转移至对缺氧刺激更敏感的肾,完成这种转变需要数月的时间。EPO主要产生部位由肝向肾的转移,也就是EPO生成由对组织缺氧刺激不敏感到敏感的转变。红细胞生成受EPO参与的负反馈调节,即红细胞数量减少时EPO增加,后者促进红细胞生成而使其数量上升,同时又反馈性抑制EPO的产生。在早产儿中这种红细胞生成的负反馈调节机制也同样存在。生后4~6周EPO水平从出生时的

15~40mU/ml 降至最低点,此后又逐渐上升,10~12 周达到成人水平(大约 15mU/ml)。EPO 水平的这种变化与生理性贫血时血红蛋白及血细胞比容(Hct)的变化是一致的。

对 EPO 反应的不同是胎儿和成人红细胞生成的主要区别及早产儿贫血的重要原因。胎儿 27~31 周时对 EPO 反应最低,且整个新生儿期对 EPO 反应水平低下。有研究胎儿 18~37 周脐血 EPO 水平较低,和同等程度贫血的儿童及成人相比,胎儿 EPO 的水平更低。早产儿贫血严重且持续时间长,而早产儿的 EPO 浓度却更低,补充重组人 EPO 可有效治疗早产儿贫血。

3. 胎儿期各类血细胞的发育

(1)红细胞:红细胞系早期特异性的前体是红系爆式集落形成单位(burst-forming unit-erythroid,BFU-E)细胞,细胞膜上 EPO 受体少,对 EPO、粒细胞-巨噬细胞集落刺激因子(granulocyte-macrophage colony stimulating factor,GM-CSF)及 IL-3 反应低下,当 BFU-E 细胞成熟为红细胞系集落形成单位(colony-forming unit-erythroid,CFU-E)细胞及原始红细胞(proerythroblast)时,它们高度依赖 EPO,细胞膜上 EPO 受体密度很高,每个细胞达到 1000 个受体。有核红细胞膜上 EPO 受体很少,而网织红细胞及红细胞无 EPO 受体,对 EPO 无反应。红细胞无细胞核、DNA、RNA、核糖体及线粒体。成熟红细胞参与代谢基本的功能是储存 ATP 以生成抗氧化剂,并合成 2,3-二磷酸甘油酸酯(2,3-diphosphoglycerate,2,3-DPG),以调节氧和血红蛋白的亲和力。

血红蛋白浓度(hemoglobin concentration,HC)、血细胞比容(Hct)、网织红细胞计数(reticulocyte count,Rct)、红细胞形态、细胞膜的组成、变形能力、寿命以及代谢在发育过程中都发生重要变化。在胎儿发育过程中,Hct 从孕 18~20 周胎儿的(36±3)% 到足月时已增加到(61±7)%。根据动物实验,妊娠最后 3 个月期间血容量增长速度为 7ml/d,需要红细胞以每日接近 50×10^9 的速度增长以满足血容量增长的需要。同期的平均红细胞体积(mean corpuscular volume,MCV)从(134±9)fl 降至(119±9)fl。生后 MCV 继续下降,生后 4~6 个月到达低谷,此后又上升,接近 1 岁时达到成人水平(88±8)fl。

网织红细胞是刚从骨髓释放入循环的红细胞。尽管细胞核已经被去除,胞质中的细胞器如核糖体、线粒体、高尔基复合体仍被保留近 24 小时。通过新亚甲蓝或亮甲苯蓝染色可区分网织红细胞与成熟的红细胞。

同成人比,足月儿及早产儿红细胞的形态变化相当大。各种不规则的形状如异形红细胞、棘红细胞、裂细胞、钝锯齿状红细胞等在新生儿血涂片中都很常见,这些不规则的形状反映了红细胞膜的变形能力及柔性的改变。新生儿的红细胞膜的变形能力低下,早产儿更为明显,生后 4~6 周红细胞膜的特性接近成人。足月儿红细胞寿命(80~100 天)较成人短,早产儿红细胞寿命更短(60~80 天),这是由于新生儿尤其是早产儿红细胞膜的变形能力差造成的。

在胚胎早期,红细胞计数、HC 和 Hct 与足月儿及成人相比是很低的,但红细胞体积大,大部分有核,且含血红蛋白量较高。随胎儿发育,红细胞计数、血红蛋白浓度和 Hct 增加,而 MCV、红细胞平均血红蛋白浓度(mean corpuscular hemoglobin concentration,MCHC)及循环中未成熟红细胞的比率则下降。不同胎龄其红细胞、血红蛋白、Hct 缓慢上升,红细胞体积则逐渐下降(表 14-1-1)。

表 14-1-1 不同胎龄红细胞正常值

胎龄（周）	红细胞（$\times 10^{12}$/L）	血红蛋白（g/ml）	Hct（%）	红细胞平均体积（fl）
18~21	2.85±0.36	11.7±1.3	37.3±4.3	131.11±10.97
22~25	3.09±0.34	12.2±1.6	38.6±3.9	125.1±7.87
26~29	3.46±0.41	12.9±1.4	40.9±4.4	118.5±7.96
>36	4.7±0.4	16.5±1.5	51.0±4.5	108±5

(摘自:MacDonald MG,Mullett MD,Seshia MMK.Avery's neonatology-pathophysiology and management of the newborn.6th ed.Philadelphia:Lippincott Williams and wilkins,2005:1170.)

血红蛋白分子由两对多肽链构成,其多肽链共有 6 种,分别为 α、β、γ、δ、ε 和 ζ 链。不同的血红蛋白分子由不同的多肽链构成,在不同时期如胚胎、胎儿、儿童及成人的红细胞内,可有 6 种不同的血红蛋白分子。中胚层造血期的血红蛋白主要为 Gower 1($\zeta_2\varepsilon_2$)、Gower 2($\alpha_2\varepsilon_2$),还有少量的 Portland($\zeta_2\gamma_2$);胚胎 12 周时这些血红蛋白消失,代之以胎儿血红蛋白(fetal hemoglobin F,HbF,$\alpha_2\gamma_2$)。胎儿 6 个月时 HbF 占血红蛋白总量的 90%~96%,其余血红蛋白为血红蛋白 A(HbA,$\alpha_2\beta_2$),6 个月后前者下降后者上升,出生时前者为 70%~90%,后者为 30% 左右,另外,还有 <1% 的血红蛋白 A_2(HbA$_2$,$\alpha_2\delta_2$)。出生后 HbF 迅速为 HbA 所取代,1 岁时 HbF<5%,2 岁时 HbF<2%;成人 HbA 约占 95%,HbA$_2$ 占 2%~3%,HbF<2%。各种血红蛋白的功能是相似的,只是它们对氧的亲和力不同。随着血红蛋白从胚胎型到胎儿型再到成人型的转换,对氧的亲和力逐渐下降,这种转换是胎儿适应由宫内向宫外环境过渡的主要机制。

(2)粒细胞:胚胎 5~7 周时在肝实质和各种结缔组织如脑膜、肠系膜及淋巴丛的基质中可见少量的白细胞产生。直到骨髓造血期,白细胞产生明显增加。锁骨的骨髓是最初生成白细胞的部位,胚胎 10~20 周时,粒细胞及粒细胞前体占骨髓中细胞成分的 30%~40%。在妊娠早期,血液循环中粒细胞数极少,不超过 1×10^9/L,在妊娠最后 3 个月粒细胞数迅速增加,出生时计数高于成人。

(3)淋巴细胞:胚胎第 7 周在胎儿肝及淋巴丛可见淋巴细胞生成,第 7~10 周在胸腺及肠相关淋巴样组织中有淋巴细胞产生。第 10~20 周,脾及骨髓中可见淋巴细胞。胚胎

7~8周时胎儿血液循环中有少量淋巴细胞,以后逐渐增加,至20周时达$10 \times 10^9/L$,妊娠后期,淋巴细胞又缓慢减少,足月时为$3 \times 10^9/L$。

T淋巴细胞在胚胎第7周时可以辨认,带有IgG标志的B淋巴细胞在胚胎第8周时可见,到16周时在胸腺和血液中的淋巴细胞90%以上具有T淋巴细胞或B淋巴细胞特性。单核细胞出现时间不一,最早在胚胎第4周。

(4)巨核细胞:胚胎第5~6周在卵黄囊上可见巨核细胞,从此直至分娩,可在肝脏见到巨核细胞。胎儿3个月后骨髓内可见到巨核细胞。胚胎第11周时周围血液循环可见到血小板。胎儿第30周时巨核细胞活性及血小板计数与成人相似。

(二)新生儿血常规和骨髓象特点

新生儿期血常规有发生生理性变化的特征,同时也受标本采集部位、时间及脐带处理等多种因素的影响。因此,新生儿期血常规及骨髓象具有与年长儿及成人不同的特点,在评价是否异常时,首先应认识其正常值及范围。

1. 影响新生儿血常规的因素

(1)采集血标本部位:新生儿毛细血管血的血红蛋白及Hct可显著高于同期采集的静脉血的值,这种差异对早产儿更为显著。前者的血红蛋白可高于后者2.5%~12%,两者Hct比>1,有时可超过1.2。对照研究50例<1500g的早产儿生后6周的毛细血管血与静脉血的血红蛋白值,发现平均差异为(3.7±2.7)%,可高至10%。这种差异在早产儿及足月儿都能见到,并持续到生后6~12周。如将足跟先温暖改善周围循环后再采血,则两者差距从3.9%降至1.9%。

(2)采集血标本的时间:生后数小时,由于不显性失水、排尿和体内液体重分布等,使循环血量减少,红细胞相对增多,Hct在最初2小时升高10%~20%。

(3)脐带结扎时间:虽然正常新生儿生后均有血红蛋白增加,但其幅度各异,这与脐带结扎迟早有关。胎儿血液循环包含胎盘循环,其血容量大于新生儿,足月胎儿血容量为115ml/kg,出生时新生儿和胎盘血容量分割为2:1,即新生儿血容量为75ml/kg,胎盘血为40ml/kg。生后延迟脐带结扎30秒,新生儿得到胎盘血14ml/kg,血容量约为89ml/kg,如延迟结扎脐带至生后1分钟,则新生儿可得到1/2胎盘血。延迟结扎脐带的新生儿血容量可增加61%。生后72小时做对比,延迟结扎脐带者红细胞量为49ml/kg,而生后立刻结扎者为31ml/kg。脐带处理时间的差异不仅影响新生儿生后1周的血容量,这种影响甚至可持续1年。

脐带结扎应注意:根据2015年新生儿窒息复苏指南,新生儿(包括足月儿和早产儿)出生后如不需要复苏抢救,建议至少延迟30秒结扎脐带,有证据表明延迟脐带结扎可明显提高新生儿血容量和血压,降低早产儿IVH及NEC的发生率,生后需输血者也明显减少;对于生后需要立刻结扎

行窒息复苏抢救的新生儿,则建议立即结扎脐带。

(4)医源性失血:新生儿疾病需采血,即使采微量血标本,如每日累计量达2ml,一个极低体重儿5天将累计失去血容量的10%~20%,1000g体重的新生儿采血1ml相当于成人采血70ml。此外,如采血员经验不足、储血器无标志线、VLBW儿以及病情复杂的危重患儿等情况都会引起过量采血致血丢失。

2. 新生儿期血常规特点

(1)血红蛋白、Hct、红细胞计数及红细胞平均值:出生时脐血平均血红蛋白浓度(HC)为170g/L(17g/dl),范围在140~200g/L者可认为正常;Hct平均为0.55,正常范围0.43~0.63;红细胞计数平均为$5.5 \times 10^{12}/L(5.5 \times 10^6/mm^3)$。生后数小时因代偿性胎盘输血、分娩时循环中红细胞容积增加和血浆移出血管外等因素,HC、Hct及红细胞计数均上升,以后又逐渐下降,1周末红细胞计数、HC及Hct与脐血基本相等。1周后足月儿及早产儿上述值均下降,早产儿下降幅度大且迅速。在做出判断前必须考虑上述因素。新生儿平均红细胞体积(MCV)相对较大,平均红细胞直径8.0~8.3μm(成人7.5μm);出生时MCV为104~118fl(104~118μm³),成人为82~92fl,早产儿更高,平均为(115±5.0)fl;红细胞平均血红蛋白量(mean corpuscular hemoglobin,MCH)也高,平均为33.5~44.4pg,成人为27~31pg;新生儿MCHC为300~350g/L(30%~35%),正常成人为320~360g/L。魏虹等报告足月新生儿生后1~10天血红蛋白、红细胞计数、Hct及红细胞平均值,见表14-1-2及表14-1-3。

表 14-1-2 新生儿出生 1~10 天血红蛋白浓度、红细胞计数及 Hct

日龄 (d)	血红蛋白 (g/L)		红细胞计数 (×10¹²/L)		Hct (%)	
	n	$\bar{X} \pm S$	N	$\bar{X} \pm S$	n	$\bar{X} \pm S$
1	180	207.1 ± 30.0	180	5.7 ± 0.9	180	0.6 ± 0.1
2	180	202.2 ± 38.3	180	5.5 ± 0.8	180	0.6 ± 0.1
3	180	199.6 ± 28.5	180	5.5 ± 0.8	180	0.6 ± 0.1
4	172	192.9 ± 27.7	172	5.3 ± 0.7	168	0.6 ± 0.1
5	167	182.6 ± 30.1	167	5.2 ± 0.7	164	0.5 ± 0.1
6	145	176.8 ± 29.9	145	5.1 ± 0.7	146	0.5 ± 0.1
7	114	168.2 ± 27.9	114	4.9 ± 0.7	111	0.5 ± 0.1
8	90	162.1 ± 27.4	90	4.8 ± 0.6	90	0.5 ± 0.1
9	37	157.7 ± 26.5	37	4.7 ± 0.7	37	0.5 ± 0.1
10	16	149.2 ± 17.7	16	4.6 ± 0.5	16	0.5 ± 0.4

(摘自:魏虹,陈林,陈念惠,等.新生儿期血红蛋白和红细胞的动态变化.同济医科大学学报,1994,23:139-140.)

表 14-1-3　新生儿出生 1~10 天红细胞 MCV、
MCH、MCHC 平均值

日龄(天)	MCV(fl)		MCH(pg)		MCHC(%)	
	n	$\bar{x} \pm s$	n	$\bar{x} \pm s$	n	$\bar{x} \pm s$
1	180	107.2 ± 15.7	180	36.8 ± 5.8	180	34 ± 4
2	180	106.7 ± 15.7	180	36.7 ± 5.7	180	34 ± 4
3	180	106.4 ± 13.9	180	36.8 ± 5.8	180	34 ± 3
4	168	105.6 ± 14.1	172	36.6 ± 5.2	168	34 ± 3
5	164	104.9 ± 13.3	167	35.4 ± 5.7	164	33 ± 7
6	144	103.7 ± 11.4	144	35.1 ± 5.4	144	33 ± 3
7	111	103.7 ± 13.0	114	34.4 ± 4.4	111	32 ± 3
8	90	102.4 ± 14.8	90	35.6 ± 6.3	90	32 ± 3
9	37	101.7 ± 13.4	37	33.8 ± 5.4	37	32 ± 3
10	16	100.9 ± 14.2	16	30.7 ± 5.1	16	31 ± 3

（摘自：魏虹，陈林，陈念惠，等．新生儿期血红蛋白和红细胞的动态变化．同济医科大学学报，1994，23：139-140.）

（2）网织红细胞计数、有核红细胞计数：新生儿 Rct 计数各家报道不一，与染色技术及计数方法有关。正常新生儿脐血 Rct 平均为 0.04~0.05，早产儿计数更高，生后 2~3 天 Rct 稍增高，但接着下降极快，生后 7 天仅 0.01，以后随生理性贫血出现而短暂上升，随前者恢复而再次下降，婴儿期以后与成人相同。Rct 可反映红细胞增生情况。高 Rct 提示红细胞增生活跃，低 Rct 提示红细胞增生减低。出生时早产儿的 Rct 比足月儿高：分别为（0.4~0.55）×10¹²/L 与（0.2~0.4）×10¹²/L。校正的 Rct 对新生儿来说更有用，计算公式：校正的 Rct=Rct × Hct/ 需要的或最佳的 Hct。

生后 1 天的血中几乎均可见到有核红细胞，足月儿出生时有核红细胞约 7.3 个 /100 个白细胞，范围是 0~24 个 /100 个白细胞；早产儿是 21 个 /100 个白细胞。足月儿出生 12 小时后降低 50%，第 4 天从血液循环中消失。早产儿第 1 周下降明显，但极小的早产儿生后 7 天周围血中仍然可见到有核红细胞。

（3）白细胞计数及分类：新生儿白细胞计数及分类亦与采血部位有关。出生时脐血白细胞数是毛细血管血的 72%，出生最初几天，静脉血白细胞数是毛细血管血的 82%，动脉血是毛细血管血的 77%。此外，婴儿大声啼哭、运动及胸部理疗后白细胞计数可增加。出生时白细胞总数 15×10⁹/L，生后 6~12 小时时达（21~28）×10⁹/L，然后逐渐下降，1 周时平均为 12×10⁹/L，婴儿期白细胞数维持在 10×10⁹/L 左右，8 岁以后接近成人水平。

白细胞分类变化主要是中性粒细胞与淋巴细胞比例的变化。出生时中性粒细胞约占 0.65，淋巴细胞占 0.30，随后白细胞总数下降，中性粒细胞比例也相应下降，生后 4~6 天两者比例基本相等，之后中性粒细胞约占 0.35，淋巴细胞约占 0.60；1~2 岁之后中性粒细胞比例逐渐上升，至 4~6 岁时两者比例又相等；以后白细胞分类与成人相等。中性粒细胞计数与白细胞总数的变化相似，足月儿生后 12 小时左右达高峰，此后下降至生后 5 天趋于稳定。VLBW 儿的正常范围低限中性粒细胞计数显著低于足月儿。

周围血常规中可见分叶核及非分叶核（杆状核）两种中性粒细胞，中性分叶核粒细胞是成熟的类型，细胞核分为 2 叶或更多，其早期为杆状核中性粒细胞。如果未成熟的中性粒细胞（如杆状核粒细胞、早幼粒、中幼粒及晚幼粒细胞）增多，超过中性粒细胞总数的 5% 称为"核左移"现象。但应注意新生儿的特殊性，无论早产儿还是足月儿，生后 2 周内杆状核与分叶核中性粒细胞之比 >0.3 应视为正常。生后数天内的新生儿周围血涂片可见中性粒细胞的核呈多种形态，外周血可见到少量幼稚中性粒细胞，尤以早产儿为明显，但数天内消失。

生理性中性粒细胞增多症（neutrophilia）在新生儿生后 1 周内很常见。脐血总白细胞计数为（7.25~48）×10⁹/L，平均为 13.8×10⁹/L。出生最初 12 小时中性粒细胞计数平均值：足月儿 12×10⁹/L（12 000/mm³），早产儿（6~8）×10⁹/L，分类以多形核中性粒细胞为主。出生后 16 小时中性粒细胞计数上升达到 23×10⁹/L，随后开始下降，生后第 5 天时低于 9.5×10⁹/L。

分叶核及杆状核中性粒细胞计数常被用于诊断中性粒细胞减少症（neutropenia），但通常认为新生儿中性粒细胞计数 >1.0×10⁹/L 时，不太可能因为中性粒细胞减少而增加感染的机会。而中性粒细胞计数低于 1.0×10⁹/L 时，不管是早产儿还是足月儿，都应当引起重视。生后第 1 周发生的中性粒细胞减少症与低孕龄、低出生体重、感染、妊娠期高血压疾病、子痫前期、新生儿重度窒息、使用药物或其他围产因素有关。晚发性中性粒细胞减少症见于出生 3 周后有早产儿贫血及网织红细胞增多症的极低出生体重儿，其中性粒细胞绝对计数 <1.5×10⁹/L。据推测是由于红细胞造血增强抑制了中性粒细胞的产生，属生理性，不会增加感染的机会。

中性粒细胞减少是发生新生儿败血症的高危因素，但更为常见的是新生儿败血症引起中性粒细胞减少症。全身细菌感染时中性粒细胞常下降（也可能不变或上升）可能是判断感染最先的线索。而中性粒细胞增多症则是新生儿败血症的非特异性表现。此外，杆状核中性粒细胞增加以及杆状核与分叶核粒细胞比值上升都见于败血症。早产儿全身感染时还会发生细胞形态学改变，如中性粒细胞中出现 Döhle 小体、空泡、中毒性颗粒等。以上表现对指导抗生素应用有一定价值。

新生儿淋巴细胞计数低于同龄组第 5 个百分位数时，尤其是绝对计数 <1.5×10⁹/L 应考虑淋巴细胞减少症（lymphopenia）。见于一系列免疫缺陷病（如严重联合免疫

缺陷病、Di-George 综合征、Omenn 综合征等)、感染及自身免疫性疾病。

足月儿生后 12 小时嗜酸性粒细胞平均值为 $0.27 \times 10^9/L$，范围 $(0.02~0.85) \times 10^9/L$。早产儿嗜酸性粒细胞计数增加很常见，<30 孕周的早产儿中发生率更高、更明显。嗜酸性粒细胞计数 $>0.7 \times 10^9/L$ 被认为异常，早产儿嗜酸性粒细胞增多症的发生率达 75.5%。新生儿接受输血治疗、胃肠道外营养、插管期间或败血症恢复期，常见到嗜酸性粒细胞增多现象，早产儿特别常见，原因尚不清楚。据推测早产儿嗜酸性粒细胞增多症是机体处理外部抗原的生理反应，与呼吸道和（或）消化道屏障的免疫机制有关。

(4) 血小板：胎龄 30 周时血小板计数和年长儿及成人相似(表 14-1-4)。因此不论胎龄大小，血小板计数 $<150 \times 10^9/L$ 即为血小板减少。足月儿及早产儿第 1 月末血小板计数可升高至 $(300~400) \times 10^9/L$。出生时脐动、静脉血可见巨核细胞数增加，分别为 65.6 个 /ml、47 个 /ml，而成人肘前静脉血为 5 个 /ml。

表 14-1-4　新生儿血小板正常值

	血小板计数 $\bar{x} \pm s(\times 10^9/L)$
早产儿(27~31 周)	275 ± 60
早产儿(32~36 周)	290 ± 70
足月儿	310 ± 68
正常成人及儿童	300 ± 50

血小板减少症临床上较多见。其中多数早期(生后数天内)发病，是由于胎盘功能不全导致胎儿巨核细胞生成障碍所致，早期发病者以免疫性血小板减少症、先天性感染以及窒息最为常见。与此不同的是，出生数天后发病者 90% 的严重病例是由于迟发的细菌性败血症、NEC 或两者共同引起。血小板减少的诊断步骤见图 14-1-2。

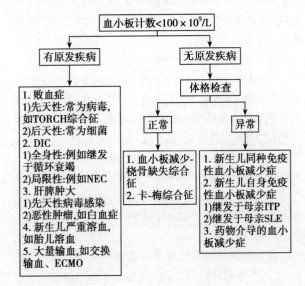

图 14-1-2　血小板减少的诊断步骤

尽管病情稳定的新生儿可耐受较低的血小板计数而无明显的出血表现，但对于病重的新生儿，尤其是血小板减少严重者预后差。目前唯一的治疗方法为血小板输注。虽然已有很多关于血小板输注的指征，但目前对患病新生儿血小板最低值的安全界线尚无统一认识，无法依据阈值判断是否需要输注血小板。无出血表现时不需要预防性输入血小板，除非血小板计数 $<30 \times 10^9/L$。但对于有出血高危因素的婴儿，尤其是 VLBW 儿出生后第 1 周，以及病情波动(需要辅助通气或血压不稳)的新生儿，其血小板应保持在 $50 \times 10^9/L$ 以上。

各类血细胞减少症(pancytopenia)见于中性粒细胞减少 - 胰腺功能不全综合征或称舒 - 戴二综合征(Shwachman-Diamond syndrome)、范科尼贫血(fanconi anemia)、先天性角化不良(dyskeratosis congenita)、先天性缺巨核细胞性血小板减少症(congenital amegakaryocytic thrombocytopenia)、皮尔森综合征(Pearson's syndrome)等。

(5) 血容量：新生儿血容量受围产期各种因素如脐带处理、采血时间及宫内窒息的影响。血容量范围足月儿 50~100ml/kg(平均为 85ml/kg)，早产儿 89~105ml/kg。血容量增加与血浆容量增加有关，而血浆量与胎龄呈反比，新生儿生后 1 个月内血容量逐渐变化，1 个月后与成人(77ml/kg)相似，达 73~77ml/kg[2]。

3. 新生儿期骨髓象特点　出生时骨髓细胞增生活跃，体内大多数骨髓腔正常情况下都有血细胞生成，因此，缺乏骨髓造血储备功能。溶血时，为增加红细胞的造血量，同时会出现肝、脾骨髓外造血。

生后第 1 周骨髓细胞数减少，1~3 个月达到成人水平。生后第 1 天红细胞系占整个骨髓有核细胞的 0.32~0.40；第 1 周末为 0.08~0.12。粒细胞系出生时占整个骨髓有核细胞的 0.46~0.77，第 1 周末为 0.50~0.77，因此，出生时粒：红比为 5：1，第 8 天为 6：1，第 2 个月末达成人水平即 (2.5：1)~(3.0：1)。淋巴细胞计数及百分比在生后最初 60 天是增加的，到第 3 个月占骨髓细胞的 50%。早产儿骨髓细胞数较足月儿多，分类无明显差异。骨髓中巨核细胞在第 1 周逐渐增加，出生时为 58.7 个 /(1.5cm×3cm)，8 天时达 82.9 个 /(1.5cm×3cm)，骨髓中浆细胞 <1/5000 有核细胞，周围血中见不到浆细胞[3]。

(罗小平)

参考文献

1. John P. Cloherty. Manual of neonatal care. Philadelphia：Lippincott Williams & Wilkins 7th Ed, 2011：529-537.

2. Roberts IA, Murray NA. Neonatal thrombocytopenia. Curr Hematol Rep, 2006, 5：55-63.

3. Maiese K, Li F, Chong ZZ. New avenues of exploration for erythropoietin. JAMA, 2005, 2(93)：90-95.

第 2 节　新生儿贫血概述

贫血以红细胞量的超常降低为特征。临床上以血红蛋白(hemoglobin,Hb)浓度来推测 Hb 量,以 Hb 浓度超常降低的程度来判断贫血的轻重。贫血的原因分为红细胞生成下降、破坏增加及失血三类。新生儿数周内红细胞正常值变化大于一生中任何其他时期,因此,诊断贫血必须就不同胎龄与生后日龄的正常值而言。忽略了影响新生儿 Hb 的种种因素会导致错误的诊断和不必要的检查与治疗。

健康足月儿脐血的 Hb 浓度为 140~200g/L(表 14-2-1)。出生后不久由于血浆容量减少(相对因素)及胎盘红细胞输血(绝对因素),使 Hb 浓度上升。生后数小时若 Hb 浓度无上升是出血性贫血的早期症状。足月儿第 7 天 Hb 浓度及 Hct 与出生时一致,因此,生后第 1 周贫血定义为 Hb 水平<140g/L。此期 Hb 水平明显下降,即便是在正常范围,也可能存在出血或溶血。例如,对一个出生时 Hb 浓度为 185g/L 的足月儿,生后第 7 天时降为 145g/L 是异常的。对早产儿来说,生后第 1 周 Hb 水平轻微下降是正常的。但当第 1 周过后,无论是足月儿还是早产儿,Hb 都会下降。

红细胞量也许是贫血最佳的测量指标,对于成人红细胞量与 Hb 直线相关,因此,后者可作为贫血诊断的有效指标,但对于新生儿红细胞量与 Hb 相关性较差。新生儿毛细血管血的 Hct 常不能准确反映循环中的红细胞量,对患病的新生儿及生后数周的早产儿尤其如此,这是由于周围循环较差,扩大了毛细血管血与静脉血 Hct 的差距;另外,早产儿生后数周由于血容量快速扩增,Hb 被稀释。

新生儿贫血原因众多,有生理性及病理性之分,后者一般是由出血、溶血、红细胞生成障碍三种原因之一引起。急性失血可伴周围循环衰竭,溶血可致严重的高胆红素血症,两种情况均危及生命,或产生不良的后遗症,必须及时诊断和治疗。特别是输血治疗前,应仔细作进一步检查,以免混淆诊断。

(一) 生理性贫血

出生时,足月儿平均血红蛋白(170g/L)比早产儿(160g/L)稍高。随后足月儿 Hb 浓度会下降到一定水平并维持 1 年左右(表 14-2-2)。生理性贫血(physiological anemia)是指足月儿生后 6~12 周 Hb 下降至 95~110g/L;早产儿(出生体重 1.2~2.5kg)生后 5~10 周 Hb 下降到 80~100g/L,或出生体重 <1.2kg 者生后 4~8 周 Hb 下降到 65~90g/L。其原因为:①宫内胎儿血氧饱和度大约为 50%,这种相对缺氧的情况使血清促红细胞生成素的含量和红细胞生成增加,表现为

表 14-2-1　足月儿及早产儿生后第 1 周红细胞相关正常值

		Hb(g/100ml)	Hct(%)	Rct(%)	有核 RBC/RBC(%)
足月儿	脐带血	17.0(14~20)	53.0(45~61)	<7	<1.00
	第 1 天	18.4	58	<7	<0.40
	第 3 天	17.8	55	<3	<0.01
	第 7 天	17	54	<1	0
早产儿	脐带血	16(13.0~18.5)	49	<10	<3.00
(BW<1.5kg)	第 7 天	14.8	45	<3	<0.01

注:Hb:血红蛋白;Hct:血细胞比容;Rct:网织红细胞;RBC:红细胞;BW:出生体重。

(引自:Taeuch HW,Ballard RA,Gleason CA.Avery's diseases of the newborn.8th ed.Philadelphia:Elsevier Saunders,2005:1183.)

表 14-2-2　生后第 1 年血红蛋白水平变化

周龄	足月儿	早产儿(1.2~2.5kg)	早产儿(<1.2kg)
0	17.0(14.0~20.0)	16.4(13.5~19.0)	16.0(13.0~18.0)
1	18.8	16.0	14.8
3	15.9	13.5	13.4
6	12.7	10.7	9.7
10	11.4	9.8	8.5
20	12	10.4	9
50	12	11.5	11
平均最低值(范围)	10.3(9.5~11.0)	9.0(8.0~10.0)	7.1(6.5~9.0)
最低值出现时间(周)	6~12	5~10	4~8

(摘自:Taeuch HW,Ballard RA,Gleason CA.Avery's diseases of the newborn.8th ed.Philadelphia:Elsevier Saunders,2005:1203.)

网织红细胞及有核红细胞升高；生后通过肺呼吸以及血液循环的改变，血氧饱和度增加至95%或以上，促红细胞生成素下降，生后72小时血中已不能查出。有核红细胞消失，网织红细胞<0.01，Hb浓度及骨髓产生红细胞活力下降；②新生儿红细胞寿命较短；③当体重增加时，血容量扩充使红细胞稀释。值得注意的是，尽管生后血红蛋白水平下降，但HbA与HbF的比例增加，同时2,3-DPG增高，使得HbA与氧结合力下降，更有利于组织获氧，由于实际上机体组织并不缺氧，因此生理性贫血并不是功能性贫血。早产儿Hb浓度下降更为显著是由诸多原因共同导致的，如产时Hct降低、医源性失血量相对较多、红细胞寿命更短、EPO浓度更低及生长较足月儿快等。

通常在生后6~12周当Hb浓度下降到95~110g/L时，肾及肝的氧感受器受到低氧刺激后，促红细胞生成素产生增加，骨髓红细胞造血增加，网织红细胞增加，Hb浓度上升。这时以前衰老红细胞破坏后释放的铁可用于Hb的合成。正常足月儿体内所储存的铁足够生后20周内Hb合成所需要量。此期间补铁是无必要的，因为不能预防Hb下降，只是增加储备量。生理性Hb浓度下降并不是真正意义上的贫血，而是氧容量超过组织需要的一种生理反应，不必要治疗[1-2]。

（二）病因分类

新生儿贫血的原因可分为红细胞产生减少、红细胞破坏增加、血液丢失三类（表14-2-3）。

1. **新生儿失血性贫血**　新生儿严重贫血中失血性贫血占5%~10%。失血可以是出生前隐匿性出血、产科意外、内出血的结果；也可是因诊断试验而抽血过多所致。在NICU中25%新生儿红细胞容量<25ml/kg，大部分严重贫血由于失血引起。

2. **新生儿溶血性贫血**　在新生儿期多见，可由许多原因引起。新生儿期的溶血都伴有血清非结合胆红素的升高，而一些对年长儿有诊断价值的红细胞破坏增加的实验室检查项目对新生儿价值不高。因为：①新生儿血清结合珠蛋白（haptoglobin）含量极低，其血清浓度不是溶血的可靠指征；②健康新生儿周围血涂片红细胞形态变化相当大，并可见红细胞碎片。

3. **红细胞产生减少**　新生儿期原发性再生不良性贫血极少见。如有苍白、Hb下降及网织红细胞减少应考虑以下几种情况。

（1）先天性再生不良性贫血（con-genital form of Aplastic anemia）：又称纯红细胞再生障碍（pure red cell aplasia）、戴-布贫血（Diamond-Blackfan anemia，DBA）。引起新生儿贫血的遗传性红细胞生成缺陷的疾病罕见，其中最主要的病因是DBA。1938年首次报道，发病率为4/10万~7/10万活产婴。大部分患儿无性别差异，多数呈散发，10%~20%有明确遗传史。一般呈常染色体显性遗传，也有呈常染色体或X染色体隐性遗传。25%患儿出生即有贫血表现，约10%患儿新生儿期有严重的贫血，多数患儿1岁内能被确

表14-2-3　新生儿贫血病因分类

1. 红细胞生成减少性贫血	3. 红细胞破坏性贫血
· 纯红细胞再生障碍 · 感染：风疹和梅毒最常见 · 营养性缺陷 · 先天性白血病	（1）免疫性溶血性贫血： 　· Rh、ABO或少见血型不合 　· 母亲自身免疫性溶血性贫血 　· 药物性溶血性贫血
2. 失血性贫血	（2）感染： 　· 获得性：细菌性败血症 　· 先天性：TORCH感染
（1）出生前失血： 　· 胎盘出血：胎盘剥脱、前置胎盘、羊膜穿刺损伤 　· 脐带异常：脐带血管瘤 　· 胎盘异常：帆状胎盘 　· 胎儿胎盘输血：脐带缠绕、剖宫产 　· 双胎输血：发生于13%~33%的双胎妊娠 　· 胎儿母体输血	（3）维生素E缺乏 （4）红细胞膜疾病： 　· 遗传性球形红细胞增多 　· 遗传性球形红细胞增多症 　· 遗传性口形红细胞增多症
（2）出生时出血： 　· 胎儿母体失血：见于30%~50%妊娠 　· 产伤：颅内出血、头颅血肿、肝脾破裂等	（5）红细胞酶缺陷 　· G-6-PD缺陷 　· 丙酮酸激酶缺陷 　· 己糖激酶缺陷
（3）新生儿出血 　· 先天性凝血因子缺陷：血友病A及B 　· 消耗性凝血因子缺陷：DIC 　· 维生素K缺乏：新生儿出血症、严重肝病 　· 血小板减少：先天性、自身免疫性、同族免疫性 　· 医源性失血：采血过多所致	（6）血红蛋白病 　· 地中海贫血： 　· α-地中海贫血：α0纯合子出生时即发病 　· β-地中海贫血：常在生后2、3个月发病

诊。主要为大细胞正色素性贫血,周围血网织红细胞减少,但白细胞、粒细胞、血小板计数均正常,骨髓红细胞前体减少,粒：红比从(10∶1)~(240∶1),红细胞表面有i抗原。本病患儿EPO增加,但不能促红细胞生成,推测为红细胞系的干细胞缺乏,或干细胞分化受免疫抑制所致。患儿母亲常有流产及死胎史,患儿常为早产,10%为LBW儿,1/3患儿有身材矮小、拇指异常(三节指)、腭裂、眼缺陷(内眦赘皮、眼距过宽、睑下垂、蓝巩膜、白内障等)、颈蹼或先天性心脏病等畸形。贫血、网状细胞减少、巨红细胞症、增高的胎儿血红蛋白、腺苷脱氨酶活性上升等支持本病诊断。多数患儿使用泼尼松可有效缓解,表现为网织红细胞增加,Hb水平上升。Hb正常后泼尼松减为最低维持剂量。但仅有30%~40%的患者能保持对泼尼松的疗效。多数患儿需要终生输血,并可能因此出现输血性含铁血黄素沉着症。输血依赖性的DBA可采用组织相容的同胞造血干细胞移植治疗,成功率达80%。DBA患儿贫血往往终生存在,罕见自发缓解者,年长者非白血性白血病及骨肉瘤发病率增加。

(2) 儿童短暂幼红细胞减少症(transient erythroblastopenia of children,TEC)：是一种获得性再生不良性贫血,常发生在急性病毒感染后数周,婴儿期可发病,但很少在生后1~2个月内发病。特点为贫血、网状细胞减少、骨髓缺乏红细胞系前体。血小板计数可上升,还可有中性粒细胞减少症。不具备DBA的红细胞特性。TEC数周后自愈。有症状的贫血患儿可能需要输红细胞,类固醇治疗无效。

(3) 难治性铁粒幼细胞贫血综合征(syndrome of refractory sideroblastic anemia)：铁粒幼细胞贫血(sideroblastic anemia,SA)是一组异质性的获得性或遗传性的骨髓铁利用障碍性疾病,以幼红细胞的线粒体内铁蓄积为特征。几乎所有获得性的SA的发病机制都不清楚,但目前遗传性的SA的分子遗传基础取得了部分进展(表14-2-4)。

表 14-2-4 遗传性铁粒幼细胞贫血分类

基因	疾病分类
ALAS2	X连锁铁粒幼细胞贫血
ABC7	X连锁铁粒幼细胞贫血伴共济失调
SLC19A2	硫胺素有效的巨幼细胞贫血
JAK2	环形铁粒幼红细胞性难治性贫血伴血小板增多
线粒体DNA	皮尔森骨髓-胰腺综合征

基因突变影响了Hb合成,或其他途径如线粒体的氧化磷酸化、硫胺素代谢、铁硫簇的生物合成等的缺陷继发性影响了Hb合成,导致难治性贫血。婴儿期发病者多为X连锁隐性遗传,呈小细胞低色素性贫血,常呈增生性骨髓象、异常红系造血、环形铁粒幼红细胞>15%有核红细胞。维生素B_6对X连锁铁粒幼细胞贫血有效;硫胺素有效的巨

幼红细胞性贫血可用维生素B_1治疗;红细胞输血是其他类型先天性SA的主要治疗方法,输血依赖性的先天性SA通过组织相容的同胞的干细胞移植可望治愈。

(4) 先天性红细胞生成不良性贫血(congenital dyserythropoietic anemia,CDA)：以无效的红细胞造血及显著的红细胞生成不良的形态学改变为特征的遗传性疾病。主要有3种类型：CDA Ⅰ、Ⅱ、Ⅲ,各有不同的骨髓形态学、血清学特点及遗传方式。CDA Ⅰ、Ⅱ、Ⅲ的基因分别位于15q15、20q11.2和15q21-q25。多数CDA患者在儿童或青春期被诊断,但部分新生儿期发病者表现为不同程度的脾大及黄疸,正细胞或巨细胞性贫血,甚至引起胎儿水肿。多数患者有轻度贫血,并不需要长期治疗,严重贫血者可考虑脾切除、长期红细胞输血或造血干细胞移植等方法。由于无效造血及重复输血,造成体内铁蓄积,常需要铁螯合剂。

(5) 运钴胺蛋白(transcobalamin)Ⅱ缺乏：正常情况下血中的维生素B_{12}与蛋白结合,称运钴胺蛋白。后者以3种形式存在,即Ⅰ、Ⅱ、Ⅲ,其中Ⅰ、Ⅲ为α球蛋白和糖蛋白,是维生素B_{12}在血中储存形式,Ⅱ为β球蛋白,用于转运维生素B_{12}从血清到细胞内。先天性运钴胺蛋白Ⅱ缺乏为常染色体隐性遗传,患儿出生时不贫血,但生后1个月出现大细胞性贫血,伴网织红细胞、白细胞及血小板降低。骨髓象有明显的巨幼红细胞改变。婴儿生长迟缓、腹泻、舌黏膜萎缩。如不早期诊断治疗,严重者可死亡。运钴胺蛋白Ⅱ缺乏时,血清维生素B_{12}浓度正常,但有维生素B_{12}缺乏的形态及生化证据。给予维生素B_{12}可使Hb达到正常水平[1-2]。

(三) 临床表现

贫血的临床表现与病因、失血量及贫血的速度有关。皮肤黏膜苍白是最常见的症状,需与新生儿窒息的苍白鉴别(表14-2-5)。前者伴有心率快、气急、低血压和休克,一般无青紫,给氧及辅助通气后症状无改善;而后者心率及呼吸慢,常有三凹征,除苍白外有青紫,给氧及辅助通气后症状明显改善。脱氧血红蛋白至少达到50g/L时才出现发绀,严重贫血时Hb很低,故不会出现发绀。

表 14-2-5 新生儿窒息与急性失血鉴别

体征	新生儿窒息
心率	下降
呼吸频率	下降
肋间凹陷	有
皮肤颜色	苍白、青紫

1. 失血性贫血 贫血发生速度与临床表现密切相关,出生前反复出血者,贫血发生慢,比较隐匿,胎儿有时间产生血流动力学代偿,出生时婴儿仅表现为苍白;如果为出生时的急性失血,则婴儿出现一系列症状。若认识不足,二者死亡率均高。新生儿急、慢性失血鉴别见表14-2-6。

表 14-2-6　新生儿急、慢性失血特征

	急性失血	慢性失血
临床表现	呻吟,苍白,呼吸浅促,常不规则,心动过速,脉弱或消失,血压下降,肝脾无肿大	无呼吸窘迫,肝脾肿大,偶有充血性心力衰竭
静脉压	低	正常或增加
实验室检查		
血红蛋白浓度	出生时正常,24 小时迅速下降	出生时即低
红细胞形态	正细胞正色素性	小细胞低色素性,红细胞大小不一,异形红细胞
网织红细胞	出生时正常,2~3 天后上升	代偿性增高
血清铁	出生时正常	出生时即低
治疗	先扩容,可能需输血,以后补铁	铁剂治疗,偶尔输血
转归	未及时治疗者死亡率高	严重者胎儿水肿、死胎、死产

内出血时,患儿因红细胞破坏后释放胆红素进入血液,亦可产生明显的黄疸,甚至发生核黄疸。因出血部位不同尚有其他不同症状,如颅内出血出现神经系统症状,肝破裂出血产生移动性浊音,腹膜后出血可触及腹部包块等。

2. **溶血性贫血**　新生儿溶血病患儿黄疸先于贫血出现,常在出生 48 小时出现苍白。但严重的 Rh 溶血及纯合子 α- 地中海贫血出生时即可出现严重的贫血。肝脾肿大,心率增快,许多病例还出现胎儿水肿。

(四)诊断及鉴别诊断

新生儿生后第 1 周贫血性疾病种类繁多,大多数需要紧急处理,必须及时诊断以挽救生命,减少后遗症,新生儿贫血诊断步骤见图 14-2-1。

1. **病史**　当病因不明时,诊断应从病史开始,包括以下几点。

(1) 家族史:询问家族成员是否有贫血、不能解释的黄疸及肝脾大。遗传性球形红细胞增多症常有阳性家族史;红细胞酶缺陷者在其同胞中可找到患者。

(2) 母亲病史:询问妊娠末期有无特殊药物摄入史,是否接触过樟脑丸(含萘)或其他有毒化学品,孕期有无感染史,宫内感染的患儿出生后常有贫血。

(3) 产科病史:了解父母种族,母亲有无阴道流血、前置胎盘、胎盘早剥、产伤等,是否为剖宫产、多胎妊娠,有无羊膜腔穿刺、脐带破裂等病史,母亲产后有无寒战、发热等胎儿母体输血引起的溶血反应。

(4) 贫血出现的时间:出生时即有显著贫血者,常由于失血或严重的同种免疫性溶血病;生后 48 小时内出现的贫血多为内、外出血造成的;48 小时后出现者溶血病更为常见,并且常伴黄疸;数周后出现贫血者可因多种原因引起,如感染、生理性贫血等。

另外,采血实验室检查造成的医源性失血是不容忽视的贫血原因之一。尤其对于病重的早产儿,采血量可能会很大,应精确记录每次采血量及输血量。

2. **实验室检查**

(1) 红细胞计数、Hb、Hct 及红细胞平均值测定:确定

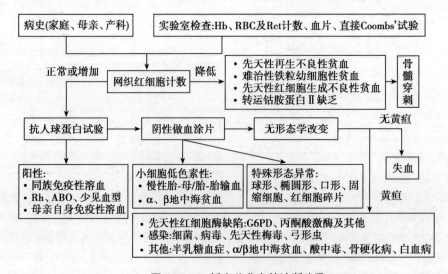

图 14-2-1　新生儿贫血的诊断步骤

是否有贫血、贫血性质及程度。新生儿小细胞贫血指红细胞平均体积 <95fl（95μm³），低色素性贫血是指红细胞平均 Hb<34pg，两者常同时出现，见于新生儿慢性失血、早产儿晚期贫血等。应注意：急性失血时血容量自身代偿性增加尚需要数小时时间，在此之前 Hb 浓度既不是判断是否出血的指标，也不是估计出血量的指标。

（2）网织红细胞计数：Rct 是重要的鉴别诊断线索，出血或溶血所致的贫血，网织红细胞常增加；贫血伴网织红细胞减少者要考虑先天性再生不良性贫血。

（3）周围血涂片：测量红细胞中心苍白区大小可估计红细胞血红蛋白含量，正常中心苍白区为红细胞直径的 1/3，低色素性贫血者 >1/2。血涂片可发现红细胞形态异常如球形、椭圆形等。母血涂片作酸洗脱试验有助胎儿母体输血的诊断。

（4）血清胆红素：胆红素是血红蛋白分解产物，溶血性贫血及内出血患儿总胆红素及间接胆红素明显增加，而体外出血性贫血则无胆红素增加。

（5）抗人球蛋白试验（Coombs' Test）：大部分新生儿溶血性贫血是由于同种免疫反应引起的，直接 Coombs' 试验可以测红细胞上的抗体，而间接 Coombs' 试验可测血浆中的抗体以助鉴别诊断。

（6）其他：血、尿或脑脊液培养有助于感染诊断；尿沉渣找巨细胞包涵体、从血或尿中分离病毒、IgM 测定及其他血清学检查有助于宫内感染的诊断；如疑有 DIC，则需行血小板、凝血酶原时间、纤维蛋白降解产物等试验检查；超声检查有助于头或腹部内出血的诊断；对于贫血持续存在，而无出血或溶血证据，必要时可做骨髓穿刺，可对先天性再生不良性贫血、难治性铁粒幼细胞贫血、运钴胺蛋白Ⅱ缺乏等做出诊断。

（五）治疗

贫血的治疗应首先确定病因后再选择治疗措施，并了解贫血程度及临床表现，决定是否需要输血或其他治疗措施[1-2]。

1. 溶血性贫血　以同族免疫性溶血性贫血为最常见，严重病例早期交换输血可以去除抗体及胆红素，纠正贫血。

2. 红细胞产生减少性贫血　先天性再生不良性贫血者多数对肾上腺皮质激素反应良好，但需要早期治疗，病程 6 个月以上则疗效差。泼尼松开始剂量为 2mg/（kg·d）或更高以增加网织红细胞，有效后剂量可减少至能维持红细胞和网织红细胞正常或接近正常的最小量。对激素无反应者可输血支持。脾切除疗效不佳。本病到青春期部分患儿可缓解，亦可发展为急性白血病，或因反复多次输血的副作用而死亡。运钴胺蛋白Ⅱ缺乏则给予补充维生素 B₁₂，每周 1mg 肌内注射可使 Hb 达到正常水平。

3. 失血性贫血　应根据失血的严重程度及急性或慢性贫血来决定治疗措施。轻度或慢性失血，患儿无窘迫现象，无需立即处理，也不需要输血，仅需要补充铁剂。但急

性大量失血者，出现软弱、苍白甚至低血压或休克等表现时，应立即采取紧急治疗措施。

（1）输血疗法

1）输血指征：临床存在争议。大多数学者意见：①婴儿出生 24 小时内，静脉 Hb<130g/L（13.0g/dl）；②急性失血≥10% 血容量；③静脉采血≥5%~10% 血容量；④婴儿肺部疾病时，应维持 Hb≥130g/L 或 Hct>40%，以确保氧容量，减轻组织缺氧；⑤先天性心脏病如室间隔缺损有大量左向右分流者，维持 Hb>130g/L 或 Hct>40%，可增加肺血管阻力，使左向右分流及肺血流减少。肺血管阻力增加尚可促使开放的动脉导管关闭，但应注意输血可加重心力衰竭；⑥出现与贫血有关的症状如气急、呼吸困难、呼吸暂停、心动过速或过缓、进食困难或淡漠等，输血后症状减轻。

2）血源选择：采用新鲜全血可补充凝血因子，维持足够的氧运输，减少高钾血症。但是新鲜全血很难得到，通常的做法是浓缩红细胞与胶体如 5% 的血浆白蛋白合用。过去人们采用红细胞加新鲜冰冻血浆得到"全血"的做法是有缺陷的，因常需接受多个献血员的血，并使输血引起的感染机会增加。国外新生儿多使用腺嘌呤的盐溶液（adenine-saline solution，AS-3）保养的红细胞，保存期可达 42 天，同一献血员的血可小量分袋包装。在此期限内可小剂量（15ml/kg）多次输血，早产儿耐受良好，与新鲜的（保存 7 天内）CPDA（柠檬酸盐 - 磷酸盐 - 葡萄糖 - 腺嘌呤抗凝保存剂）保养的红细胞相比，前者不仅减少了献血员人数、输血反应，而且输血后患婴的 Hct、pH 及血浆钠、钾、钙、乳酸、糖等与后者相似，不失为一种安全的血源选择。如遇到急性大量失血，血容量减少，而全血一时不能得到，或来不及配血，可输"O"型血，或血浆、白蛋白、右旋糖酐或生理盐水 20ml/kg 以维持血容量。

3）输血量计算：Hb150g/L 相当于红细胞量 30ml/kg，即输红细胞 2ml/kg 可使 Hb 浓度提高 10g/L。浓缩红细胞血（Hct 0.66）每 3ml 含 2ml 红细胞，而全血（Hct 0.33）6ml 含 2ml 红细胞，因此，输 3ml 浓缩红细胞血或 6ml 全血可使 Hb 浓度提高 10g/L，计算公式为：所需全血量（ml）= 体重（kg）×［预期达到的 Hb 浓度（g/L）– 实际 Hb 浓度（g/L）]× 0.6。

贫血而无血容量减少时，输入全血容易导致血容量过多，可输入浓缩红细胞，为所需全血量的 1/2。多数情况下，纠正 Hb 到 100~120g/L 时，贫血相关的症状及体征都会消失。由于严重贫血婴儿往往有早期心力衰竭，因此，输血速度应很慢。如已经出现充血性心力衰竭，开始输血前应使用速效利尿剂如呋塞米（速尿）1mg/kg 静脉注射。国外也采用浓缩红细胞部分换血的方法治疗婴儿严重贫血，这样提高 Hb 而不增加血容量，可避免充血性心力衰竭。

4）输血不良反应：包括溶血反应，血液传播性疾病如 HBV、HCV、HDV、梅毒、HIV 及 CMV 感染等。接近 40%~60% 的成人血清 CMV 阳性，母亲血清 CMV 阴性的早产儿（出生体重 <1250g）通过输血可获得严重的 CMV 感染。

由于 CMV 主要存在于白细胞,故输去除白细胞的血制品可减少其感染机会。此外,尚有移植物抗宿主反应,可将血照射 5.0Gy 后再使用。此外,对血浆、人类白细胞抗原(HLA)过敏及输血引起的血容量超负荷等问题也应引起重视。

(2) 铁剂治疗:大量失血患儿,无论急性还是慢性均要补充铁剂,以补充储存铁量。元素铁剂量为 2~3mg/(kg·d),补充时间至少 3 个月,为保证婴儿生长需要,甚至要持续用 1 年。

(3) 合并症治疗:当贫血患儿有心力衰竭时,可在输血前静脉注射高效利尿药呋塞米 1mg/kg。

4. 早产儿贫血　见第 3 节。

(罗小平　刘皖君)

参考文献

1. Cloherty JP. Manual of neonatal care. Philadelphia: Lippincott Williams &Wilkins 7th Ed,2011:563-571.

2. Taeuch HW,Ballard RA,Gleason CA.Avery's diseases of the newborn.9th ed.Philadelphia:Elsevier Saunders,2012: 1180-1214.

第 3 节　早产儿贫血

早产儿(出生体重 1200~2500g)脐血平均 Hb 浓度为 164g/L(135~190g/L),而出生体重 <1200g 者脐血平均 Hb 浓度为 160g/L(130~180g/L),比足月儿 170g/L(140~200g/L)稍低,此值不适用于早产小于胎龄儿,因为后者常有红细胞增多症。早产儿贫血(anemia of prematurity)程度与胎龄及出生体重有直接关系,亦与营养状况有关[1]。

(一) 生理性贫血

早产儿生理性贫血比足月儿发生更早、更为明显(见表 14-2-2)。出现临床症状的早产儿贫血则属于病理性的。引起早产儿贫血的原因很多,主要可能与下列因素有关:同足月儿相比,早产儿机体代谢对氧的需求量低,Hb 下降是早产儿对耗氧量较低的生理性反应之一;生后数周内采血进行众多的实验室检查也成为早产儿失血的重要原因,采血量为 7.5~15ml 即造成早产儿失血达总血容量的 5%~10%;早产儿红细胞寿命更短,为 40~60 天,而成人为 120 天;此外,早产儿需要更快速扩充红细胞总量以适应迅速生长的需要,血容量扩大导致血液稀释。但对早产儿而言,由贫血引发的红细胞生成反应尚未达到最佳,其原因可能为对低氧刺激引发的促红细胞生成素(EPO)合成反应不足。研究证明,婴儿越不成熟、体重越轻,其 EPO 缺乏程度越重,胎儿期 EPO 的合成主要在肝,早产儿肝脏感受器对缺氧相对不敏感可能是其红细胞生成反应低下的原因。

(二) 营养因素

即使无营养缺乏的早产儿也会发生贫血,而缺乏铁、叶酸、维生素 B$_{12}$、维生素 E 时贫血更为严重。某些营养素

缺乏可能导致红细胞生成减少,和(或)红细胞破坏增加,从而引起贫血。

1. 铁　胎儿铁的储存量大约和其体重增加成正比,整个妊娠期胎儿铁含量恒定维持在 75mg/kg。体内铁以 3 种形式存在,即血红蛋白铁、组织铁及储存铁。无贫血婴儿铁总量的 75% 以血红蛋白铁的形式存在,1g Hb 含 3.4mg 元素铁。出生时 Hb 低的婴儿其铁的储存量亦低,且决定生后血液学状态。脐血转铁蛋白受体(transferrin receptors, TfR)水平可反映胎儿红细胞生成所需铁的缺乏状况,且不受妊娠的直接影响,网织红细胞及 Hct 是其独立的相关因素。研究发现体重 <1400g 的早产儿出生时骨髓的可染铁少,到出生后第 8 周骨髓内已不能见到含铁血黄素,而足月儿骨髓储存铁到 20~24 周方耗尽,此前少有缺铁表现,故早产儿较足月儿缺铁出现时间早。此外,医源性失血对 LBW 儿来言相对损失量更大,这些均表明早产儿更容易发生早期缺铁。但铁缺乏与婴儿早期贫血不成比例,除围产期失血或反复采血外,补铁不能防止 Hb 下降。当早产儿体重增加 1 倍时其体内铁储存空虚,因此,应补充铁剂。Siimes 推荐补铁量见表 14-3-1。补充铁剂的开始时间尚有争论,大多数学者认为如牛奶配方中亚油酸含量低,并有足够的维生素 E,则早期补充不会加重贫血。故早产儿开始补充铁剂时间最早为 2 周,不能迟于生后 2 个月,并需持续补充 12~15 个月。

表 14-3-1　早产儿补充铁量

体重(g)	铁元素量 [mg/(kg·d)]	硫酸亚铁量 [mg/(kg·d)]
1500~2500	2	6
1000~1500	3	9
<1000	4	12

2. 叶酸　叶酸又称蝶酰谷氨酸,属于复合维生素 B 族。叶酸缺乏可引起巨幼细胞贫血(megaloblastic anemia, MA)。新生儿血清叶酸水平高于成人的 2~3 倍,由于生长迅速,代谢快,需要量为成人的 4~10 倍,生后 3~4 周常降到缺乏范围。LBW 儿下降更快更低,因其肝脏储存量仅 159μg,而足月儿 224μg。早产儿体重 <1500g 者叶酸缺乏率为 10%~30%。尽管早产儿生后 1~3 个月内血清叶酸水平较低,但却很少见到巨幼细胞贫血,除非有羊奶喂养、正服用苯妥英钠、反复感染或慢性腹泻等情况。正常婴儿吸收叶酸无困难,饮食能提供 20~50μg/d 即可预防其缺乏。有感染或腹泻者需要另外补充叶酸。

3. 维生素 B$_{12}$　维生素 B$_{12}$ 对预防早产儿贫血十分重要。维生素 B$_{12}$ 缺乏将降低内源性 EPO 对贫血的反应。

4. 维生素 E　是一种脂溶性维生素,也是一种抗氧化剂,可灭活脂质过氧化物,对维持红细胞膜的完整性很重要。缺乏时细胞易发生脂质过氧化,损伤细胞膜。婴儿出

生时血清维生素 E 浓度为 7.2~16.8μmol/L（3~7μg/ml），是母亲血清维生素 E 水平的 1/3~1/2。早产儿出生前从母体得到的维生素 E 比足月儿明显少。早产儿越小其缺乏程度越重，出生体重为 3500g 的婴儿体内储存维生素 E 约 20mg，而出生体重 1000g 者仅为 3mg。如不补充则这种缺乏状态可持续 2~3 个月。早产儿（体重 <1500g）生后 6~10 周可因维生素 E 缺乏症而发生溶血性贫血，其特点为贫血一般表现较重，伴有网织红细胞增多、血小板增多、红细胞形态异常、水肿等，血清维生素 E 水平 <5mg/L，红细胞脆性增加，红细胞寿命缩短。一旦补充维生素 E，症状将迅速消失。早产儿每日补充维生素 E 15U/kg，同对照组比，其 Hb 水平更高，网织红细胞更低。但后来研究发现常规给予所有早产儿补维生素 E，但这些婴儿 Hb 水平的最低值仍低于足月儿。提示早产儿贫血主要由 EPO 缺乏等其他因素造成。

已证实当饮食中多不饱和脂肪酸（PUFA）增加，其维生素 E 需要量亦增加，而且饮食中 PUFA 增加能加重贫血，对正在补充铁剂的患儿尤其如此。给予维生素 E 缺乏的婴儿补充外源性硫酸亚铁 15mg/d 较未补充者造成更严重的贫血，因为补铁增加氧化物对红细胞膜的损害。大部分婴儿奶方中 PUFA 是亚油酸（18- 碳脂肪酸加两个不饱和键），奶方中如富含铁剂，并有大量 PUFA，而维生素 E 缺乏则可引起溶血性贫血。因此，高 PUFA 及低维生素 E 含量奶方被认为是早产儿溶血的原因之一，评价婴儿奶方时要考虑脂肪酸成分、维生素 E 含量及含铁量这 3 种重要因素。在认识到这些问题后，现已经降低了婴儿奶方中的 PUFA 含量，目前已无必要常规给予早产儿补充维生素 E。过量维生素 E 可引起肌酸尿症，抑制创伤愈合，使凝血因子降低及维生素 K 缺乏。因此，在给新生儿补充维生素 E 前应认真权衡利弊，并注意用药剂量。

5. **铜**　妊娠最后 12 周胎儿肝内铜储存量增加，故早产儿常有铜缺乏。通常血浆中 90% 以上的铜与铜蓝蛋白结合，可促进铁的吸收及储存铁的释放。铜缺乏可产生小细胞低色素性贫血和中性粒细胞减少。研究发现，大量补铁的婴儿其红细胞超氧化物歧化酶（superoxide dismutase, SOD）浓度降低，红细胞 SOD 是铜代谢的敏感指标，提示大量补铁可引起铜利用受损，并使红细胞膜易受氧化物损伤。早产儿每日铜需要量为 80μg/（kg·d），如果铜缺乏（血清铜 <0.4mg/L，铜蓝蛋白 <150mg/L），则给予 400~600μg/（kg·d），可迅速纠正贫血，并使中性粒细胞增加。

（三）治疗

1. **输血疗法**　据估计，在美国出生体重低于 1500g 的婴儿 80% 会接受多次红细胞输血。但在过去的十多年里，许多的研究报告显示，早产儿红细胞输血较过去明显减少，包括胎龄很小的早产儿。输血标准越来越趋于严格。

红细胞输血有两个目的：即重症监护期间确保组织得到适当的氧合和重症监护后改善贫血的症状。多数输血是发生在生后几周内，用于补充采血损失，因为机械通气或重症监护需多次采血进行实验室监测。一项研究显示，NICU 中重症的早产儿生后第 1 周内的采血量可达 38.9ml，这是一个惊人的数字，因为这些婴儿的血容量大约只有 80ml/kg。早产儿数周后输血的主要目的是为改善贫血症状。而早产儿红细胞输血的危害包括病毒感染、移植物抗宿主反应、电解质及酸碱平衡紊乱、溶血及免疫抑制等。许多办法可用以减少早产儿输血，如非侵入性监测技术可减少采血量，但作用很有限。采用特殊分装的血袋，以便每次给婴儿输同一献血员的血，可以减少婴儿的献血员人数。此外，早产儿输血要有严格的临床标准，根据 Hb 浓度、胎龄、日龄、医源性失血量及临床表现等因素决定是否输血及输血量。输血与否取决于临床表现，目前不主张对 Hct 低但无临床症状的患儿轻易输血。Strauss 提出的早产儿输血指征可供参考（表 14-3-2）。大多数患儿在 Hct 低于 0.2（20%）时才出现临床症状，由于输血有风险，临床使用重组人 EPO 后，减少

表 14-3-2　早产儿输血指征

Hct	机械通气和贫血症状	输血量
Hct<0.45 （满足任意一条）	• ECMO 治疗 • 青紫型先天性心脏病	15~20ml/kg
Hct<0.36 （满足任意一条）	• FiO₂>35% • CPAP 或 IMV 的 MAP 6-8cmH₂O	15~20ml/kg
Hct<0.31 （满足任意一条）	• 任何接受氧疗者 • CPAP 或 IMV < 6cmH₂O • 在甲基黄嘌呤治疗时，12 小时内呼吸暂停超过 9 次，或者 24 小时需气囊加压复苏的呼吸暂停超过 2 次 • 心动过速（>180 次 /min），气急（>80 次 /min）持续超过 24 小时 • 在能量≥100kcal/（kg·d）的情况下，体重增加 <10g/（kg·d）持续 4 天 • 手术	15~20ml/kg
Hct<0.21	• 无症状，网织红细胞 <2% 或 <100 000/μl	15~20ml/kg

了输血量及输血次数,因此很多学者提议修改早产儿输血指征。

按照传统,早产儿红细胞输血适用于补充采血过多,或出现缺氧的症状(如心动过速、呼吸急促、呼吸困难、呼吸暂停、喂养困难等)而适当使用 EPO 治疗无效者。目前美国多数 NICU 已经抛弃了这种传统观念。围绕该传统开展的许多研究结果相互矛盾,比如积极输血同更严格的输血标准比,能否减少脑损伤、促进体重增长、改善呼吸暂停及氧合等方面都有不同的结论。

目前临床还无令人满意的评估组织氧合的指标。无缺氧临床表现,血乳酸水平上升时提示可能需要输血,但血乳酸水平主要反映组织灌注情况,而不是组织氧合情况,且波动很大,所以并不能作为输血指标[1]。

2. 重组人促红细胞生成素疗法　1985 年 EPO 克隆成功,可以生产大量的重组人促红细胞生成素(recombinant human erythropoietin,rHuEPO)供临床使用,这是治疗早产儿贫血的一个新的里程碑。研究发现,儿童和成人在轻度组织缺氧时内源性 EPO 产生增加,但早产儿则无,即使其循环中红细胞量减少到接近临界值,仍无适当的 EPO 反应,但如给予 rHuEPO,早产儿骨髓及循环中出现红细胞系前体细胞,而且显示正常的增殖和分化,为 rHuEPO 替代早产儿贫血时输血治疗或减少输血提供了依据。rHuEPO 仅是预防早产儿贫血方法之一,其他方法包括通过延迟结扎脐带或结扎前胎儿体位低于胎盘水平以利于胎盘向胎儿输血、减少医源性失血、适当补充铁剂和蛋白质等。

自 1989 年 rHuEPO 应用于临床后,有关预防治疗早产儿贫血的研究很多。几项大的多中心研究证实,同对照组相比,采用 rHuEPO 治疗婴儿贫血能适度减少红细胞输血。最佳用药时机及用量尚无定论,一般开始使用时间为早产儿生后 3~8 周,更早(生后第 1 周内)使用 rHuEPO 同对照组比较,不会减少早产儿输血次数及其输血比例,只是网织红细胞、Hct 高于对照组;但也有研究证实,生后尽早使用大剂量 rHuEPO(每周 750~1500IU/kg)能最大限度减少 <1000g 早产儿的输血需求。药物动力学研究发现 rHuEPO 在早产儿体内分布较成人广泛,清除率高。同样剂量静脉注射后,早产儿血清的峰值浓度较成人低 2.5 倍。皮下注射虽然吸收不稳定,但生物利用度达 42%,较成人高,而且使用方便。多中心前瞻性随机对照研究证实,大剂量 rHuEPO(1500U/kg 生后 1、2、4 天皮下注射)对早产儿缺氧性脑损伤有肯定的保护作用,而且耐受性好,所以贫血并有缺氧性脑损伤者可早期使用 EPO。推荐低于 28~30 周和出生体重 <1000g 的早产儿预防使用 rHuEPO,并同时给予铁剂 4~8mg/(kg·d)和摄入足够的蛋白质以获得最佳疗效,因为缺乏铁和蛋白质会降低 rHuEPO 的效果。对母乳喂养的 VLBW 儿不能口服铁剂者,可以让其母亲口服补充铁剂。

有关 rHuEPO 副作用的报道极少,且都未能被其他研究所证实。目前一致的意见是,早产儿使用 rHuEPO 是安全的,对 <1300g 的 VLBW 儿是最为有力的治疗手段,但把 rHuEPO 推荐为早产儿标准的治疗手段时机尚未成熟[2]。

3. 铁剂治疗　见本章第 2 节。

(罗小平　刘皖君)

参考文献

1. John P. Cloherty. Manual of neonatal care. Philadelphia: Lippincott Williams &Wilkins 7th ed,2011:529-537.

2. Ren Q,Zhang XF,Yang JY. Erythropoietin reduces white matter damage in two-day-old rats exposed to hypoxic/ischemia injury. Neurol Res,2016,8:1-7.

第 4 节　失血性贫血

新生儿失血性贫血(blood loss anemia)可发生在出生前、出生时或生后 3 个不同时期。其临床表现因失血的急缓及失血量而异。严重的急性失血可导致休克,需及时诊断与抢救,而慢性少量失血可无或仅出现轻度贫血的症状。

(一) 出生前失血性贫血

主要经胎盘失血,包括胎儿 - 胎盘出血、胎儿母体输血及双胎输血引起的失血性贫血。这是一类出生前或出生时隐性出血,由于出血隐匿、出血量多少不等及出血速度可缓可急,因此临床表现各不相同[1]。

1. 胎儿 - 胎盘出血　胎儿 - 胎盘出血(fetoplacental hemorrhage)是指胎儿出血至胎盘而引起新生儿贫血,可以是胎盘实质出血,也可以是胎盘后血肿。引起胎儿 - 胎盘出血的常见原因有两种。

(1) 脐带绕颈:脐带绕颈时,因脐静脉比脐动脉壁薄,容易受挤压阻塞,故胎儿不能得到脐静脉来的胎盘血,而胎儿的血继续自脐动脉流回胎盘,造成胎儿失血。胎儿失血严重时可达到其血容量的 20%。

(2) 剖宫产:剖宫产手术中结扎脐带前如婴儿位置高于胎盘,脐动脉血可以继续流回胎盘,而脐静脉血压力低,难以克服势能差回流至胎儿体内,造成胎儿失血。文献报道,剖宫产婴儿血容量小于阴道分娩者。

2. 胎儿母体输血　1948 年 Weiner 推测大量胎儿母体输血(fetomaternal hemorrhage/transfusion,FMH)引起新生儿期明显贫血,直到 1954 年 Chown 用区别凝集试验检出了母亲血液循环中的胎儿红细胞,才证实了 Weiner 的推测。此后大量的报道均认为大量胎儿母体输血是新生儿期贫血的常见原因[2-3]。

(1) 病因:多数情况下都会有少量的婴儿血经胎盘进入母亲的血液循环,病理情况下则更易发生,出血量可能更大。

(2) 发病机制

1) 脐动脉和绒毛间隙间存在压力差,胎儿循环中的水分及代谢产物可到达母体,因此,胎儿血亦可循此途径进入母体。特别是绒毛有破损时,胎儿血可直接进入母体。有人检查妊娠各期胎盘发现,胎盘屏障有不少小裂口,此乃继发于血管的阻塞和绒毛的梗死所致。

2) 孕妇腹部外伤造成子宫胎盘损伤,破坏胎盘屏障可导致 FMH。腹部外伤导致红细胞酸洗脱试验阳性率增加,创伤导致宫缩或早产者酸洗脱试验呈阳性。

3) 经腹羊膜穿刺已广泛用于诊断新生儿溶血病及围产期遗传代谢性疾病,穿刺针可损伤胎盘并引起出血,有报道 FMH 10.8% 发生在诊断性羊膜穿刺后。

4) 外倒转术、静脉注射催产素等操作同样可损伤胎盘。

5) 胎盘绒膜血管瘤、绒癌及母亲妊娠期高血压疾病等亦可造成胎盘屏障的损害。

胎儿红细胞最早可在妊娠 4~8 周通过胎盘进入母亲血循环,也可在临产时。同剖宫产比,阴道分娩并不会增加 FMH 发生率。

(3) 发生率:FMH 是胎儿出血的常见形式之一。国外文献报道 50% 的妊娠母亲血液中可检测出胎儿红细胞,但 FMH 量多少不等,其中 8% 可达到 0.5~40.0ml,约 1% 可超过 40.0ml。国内亦有相似调查,除总发生率略低于国外,其余情况基本相同,其原因可能是国内目前经腹羊膜穿刺较少之故。

(4) 临床表现:一般取决于出血量的大小及出血时间(bleeding time,BT),出血量小可无症状,出血量达到约 50ml 才会有明显的失血性贫血性表现。急慢性出血的临床表现见本章第 2 节,此外尚有以下特点。

1) 胎动突然意外减少,可能是急性大量胎儿母体输血的征兆,胎心律呈正弦曲线、胎心基线变异减少、晚期减速。胎动减少或消失、胎心律呈正弦曲线及胎儿水肿三联症常是 FMH 晚期征象,不过有时甚至大量 FMH 却无症状,病情隐匿,发展迅速,常表现为出生时严重贫血或突然死产。

2) 当胎儿出生时及生后 24 小时 Hb 浓度正常,网织红细胞正常,表明出血发生在分娩前数周,代偿性红细胞增生已经完成。

3) 长期缓慢出血时婴儿会出现缺铁性贫血,呈小细胞低色素性。

4) 若胎儿出生时即有贫血,24 小时后更甚,网织红细胞增高,表示出血在生前几天发生。

5) 胎儿出生 Hb 正常,24 小时后下降,表示分娩时出血。因为出血急性期血容量尚未代偿性增加,红细胞未被稀释,所以出生时 Hb 浓度正常。出血量大时常表现为低血容量性休克。

6) 发生 FMH 后母亲可能出现寒战、发热等输血反应,严重者出现溶血反应,可导致急性肾衰竭,这是由于胎儿与母亲血型不合所致。

对母亲有羊膜穿刺史的婴儿应密切观察是否有贫血的表现。部分严重的慢性出血者(Hb 仅 40~60g/L)可能仅有非常轻微的症状。

(5) 诊断:FMH 发生在宫内,出生后仅有贫血表现,诊断有一定困难,常依赖于各种实验室检查。

1) 母亲血液循环中找到胎儿红细胞:红细胞酸洗脱试验(acid elution test)或称 Kleihauer-Betke 试验(KBT)是基于胎儿 Hb(HbF)在酸性缓冲液中有抗酸作用而保留在红细胞内,母亲的 Hb 则被酸洗去成为空影细胞。此法不但可以发现胎儿红细胞,还可以约估计新生儿失血量,是目前常用的检查方法。分析结果应注意:排除母亲患血红蛋白病,HbF 增加,如遗传性胎儿血红蛋白持续症;母子若有 ABO 等血型不合,胎儿红细胞进入母亲血液后极易被迅速清除,故酸洗脱试验应在分娩后数小时内尽早进行,否则易出现假阴性。

2) 母血胎儿血红蛋白定量分析:正常成人 HbF 含量 <2%,妊娠期母血 HbF 含量有生理性增加,可高达 5.7%,但红细胞酸洗脱后呈淡红色,而胎儿的红细胞酸洗脱后则呈鲜红色。

3) 甲胎蛋白(AFP)定量:胎儿母体输血后母血中的 AFP 升高。母血 AFP 浓度异常升高与 FMH 有关,根据胎儿 AFP 水平、母亲的血容量及 FMH 发生前后母血清 AFP 水平差值可估计胎儿母体输血量。该法优于 KBT 之处在于 AFP 在不同存储条件下的稳定性及其不受胎儿红细胞凝集影响,但进行 FMH 定量时须已知 FMH 发生前母血清 AFP 水平,这使其临床应用受到一定限制。

4) 流式细胞术(flow cytometry,FCM):过去 FCM 是通过抗 D 抗体标记胎儿红细胞上 D 抗原,进而分析母体血液循环中胎儿红细胞量,但该法只适用于胎儿母亲 Rh 血型不相容病例。目前采用抗 HbF 抗体标记胎儿红细胞适用于各种临床情况,并可区别真正胎儿红细胞和母体含 HbF 的红细胞,因两种细胞中 HbF 含量及分布有差异,基于抗 HbF 信号强弱即可清楚区分两者。因此,该法可弥补酸洗脱试验的不足,适用于母亲患遗传性胎儿血红蛋白持续症及其他各种血红蛋白病的情况,并具有简便、客观、更精确定量等特点。

5) 荧光显微镜技术:该技术通过荧光标记的抗 D 抗体与胎儿红细胞表面的 D 抗原结合而鉴别胎儿细胞,适用于母亲与胎儿 Rh 血型不相容的病例,具有省时、廉价、准确等特点。

此外,还有凝胶凝集反应等方法,比传统的 KBT 其准确性和敏感度都得到了提高。当母体血液循环中胎儿红细胞比例超过 0.1% 时,宜行 FCM 更准确定量。

(6) 治疗及预防:对出血量大但未成熟的胎儿可行宫内输血,已成熟者应终止妊娠。

1) 胎儿宫内输血:使用 Rh 与母同型的 O 型浓缩红细胞,并要求与母亲血清配型试验无凝集现象。有时需反复输血,当胎儿 Hct≥0.4 或 Hb≥150g/L 停止输血。输血时注意胎心监护,注意对胎儿进行生物物理评分。

2) 母亲处理:母亲与胎儿 Rh 血型不合时,可在 FMH 发生 72 小时内预防性给予 RhD 免疫球蛋白(RhD IgG),后者可特异性结合胎儿红细胞上的 D 抗原,从而阻断抗 D 的产生。

3) 新生儿处理:新生儿贫血可输入浓缩红细胞,对慢性贫血有心力衰竭时可给予部分换血疗法。

3. 双胎输血综合征 双胎输血综合征又称胎 - 胎输血(twin-to-twin transfusion,TTT),是单绒毛膜双胎妊娠的一个合并症,其围产期发病率及死亡率均高,1941 年 Herlitz 首先报道本病,此后对其临床表现已有较多的认识,但发病机制仍不清楚。近年来对本病的病因及诊断方面取得了很大的进展,治疗上亦有所突破,提高了存活率[4-5]。

(1) 病因及发病机制:发生双胎输血的重要条件是双胎胎盘间有共同的血管床。通过胎盘血管中注射牛奶证明,单绒毛膜双胎妊娠的胎盘几乎都存在这种血管间的吻合,有动脉间、静脉间或毛细血管间吻合,但多为动、静脉交通型。这是 1802 年 Schatz 首先提出,称之为"第三循环"。供血儿的动脉经胎盘绒毛叶、脐静脉流入受血儿。此为本病的经典发病机制,目前受到了各种新概念的挑战。

1) 双胎检出血清蛋白浓度区别:1963 年 Kloosterman 提出,供血儿通过血管吻合慢性丢失蛋白到受血儿循环,因蛋白不能透过胎盘,有低蛋白血症的供血儿循环中的胶体渗透压低,水分回流至母亲体内,该胎儿脱水,生长落后。而高蛋白血症的受血儿胶体渗透压高,从母体吸收大量的水分,该胎儿生长较快,羊水过多,可致全身水肿。

2) 双胎间利钠肽水平区别:受血儿的心钠肽、脑钠肽及内皮素 -1 水平高于供血儿。利钠肽释放是由于血容量增加刺激产生的,有利尿作用,导致羊水过多。心功能障碍时脑钠肽水平明显上升,脑钠肽是心功能障碍的灵敏指标。

3) 抗利尿激素:供血儿抗利尿激素的浓度是受血儿的 3 倍,前者羊水过少是由于抗利尿激素作用于肾,使胎儿尿排出减少所致;而后者由于抗利尿激素的释放受到抑制可导致羊水过多。

4) 肾素 - 血管紧张素系统:有学者用光学显微镜、免疫组化及原位杂交技术研究 21 例 TTT 患儿肾发现,供血儿肾小球旁体细胞过度表达肾素,激活肾素 - 血管紧张素系统,引起血管收缩,尿量减少。受血儿则无肾素表达,可能是由于高血容量引起合成下调所致。除充血、出血及梗死外,还有严重的肾小球及肾动脉损伤,与红细胞增多症的微血管病变相似。受血儿高血压形成的原因部分是由于供血儿产生的肾素进入受血儿循环所致。

5) 帆状胎盘(velamentous placenta):1993 年 Fries 等指出单绒毛膜双胎妊娠者有帆状胎盘时常合并双胎输血。认为膜状脐带易受挤压,脐静脉血流受阻,使其中一个胎儿得到较少的血流,而较多的血则会经胎盘血管吻合枝流到另一个胎儿,其羊水产生过多反过来又压迫脐静脉,造成恶性

循环。提出穿刺抽出羊水,不仅可缓解症状,也是直接的病因治疗。

6) 双胎间胎盘功能的区别:1992 年 Saunders 等提出双胎输血的病因是供血儿胎盘功能不全,胎盘循环周围阻力增加,通过血管吻合,将血分流至受血儿。1993 年 Vetter 指出双胎中较小的胎儿对胎盘功能不全和生长障碍的反应是释放生长刺激物,但因自身胎盘功能不全而无法对此刺激物产生反应;而另一胎儿胎盘功能正常,受刺激后促进生长,此过程即"生长因子后果"(growth factor sequence)。可以说明小胎儿常无舒张末期血流,其缺失表示心排出量减少,不能有效输血至另一胎儿。

(2) 临床表现:双胎输血占单绒毛膜双胎妊娠的 5%~38%,发病率高,围产期死亡率达 70%,主要和早产及生长迟缓有关。受血儿常有羊水过多,而供血儿常有羊水过少。双胎之一如在妊娠 20 周后死亡,而另一存活胎儿常有脑梗死及其他脏器如肝肾损害,神经系统后遗症为 27%。原因为:①死胎的血液中富含凝血激酶,通过胎盘间吻合血管到存活胎儿,导致慢性 DIC,造成脑、肾损害。②死亡胎儿心跳停止,无血压,血液从存活胎儿流向死亡胎儿,造成存活胎儿血容量减少,致使其重要器官缺血、坏死。本病临床表现因双胎输血发生时间和急慢性型的不同而各异。

1) 急性型:常在分娩时急性大量出血,特别是发生在第一个胎儿出生过程中,压力和胎儿位置改变引起急性输血,结果双胎体重相似,但 Hb 不同,供血儿出生时有低血容量,可有休克、低血压;而受血儿可出现高黏滞血症及高胆红素血症,因高血容量可引起充血性心力衰竭而致胎儿水肿,发病率 28%。

2) 慢性型:供血儿有贫血,网织红细胞增多,生长落后,肾灌注减少可致少尿及羊水过少,因严重贫血 12% 还会出现水肿,充血性心力衰竭;受血儿可能发生 DIC。

3) 无心双胎(acardiac twin):是引起双胎输血的罕见型,发病率 <1%。单合子妊娠,双胎间存在大的动脉 - 动脉分流,无心胎儿的单脐动脉血可反流,循环由另一胎儿支持,该胎儿称泵双胎(pump twin)。

(3) 诊断

1) 产前诊断:①产前 B 超诊断方法:可确定是否为单绒毛膜双胎(单个胎盘,双胎同性别,胎儿间有很薄的隔膜),了解胎盘、脐带及胎儿发育情况。双胎输血者双胎体重可相差 15%~20% 以上,腹围相差可能 >20mm。胎儿脐动脉彩色多普勒可测定流速,观察血流型,双胎间有收缩 / 舒张比率的差异。在 B 超的引导下行脐血管穿刺取血标本,可检出双胎间 Hb 水平的差别及供血儿贫血程度。TTT 的诊断标准为:单绒毛膜双羊膜囊双胎(当绒毛膜分辨不清时规定双胎为同性别,单胎盘,有一薄层分隔膜);羊水容量的差异;受血儿羊水过多(羊水最大垂直暗区 ≥8cm),供血儿羊水过少(羊水最大垂直暗区 ≤2cm)。TTT 按严重程度可分 5 级:I 级:可见被分隔的双胎的羊水量不等;II 级:

不见供血儿填充有尿液的膀胱；Ⅲ级：供血儿脐动脉舒张末期血流消失或反向，或受血儿脐静脉多普勒图像异常如静脉血流反向或出现搏动性脐静脉血流；Ⅳ级：出现胎儿水肿；Ⅴ级：1个或2个胎儿死亡。轻重分级及孕龄与疾病的预后密切相关。②输注诊断法：输入成人红细胞或非极性神经肌肉阻滞剂如泮库溴铵（pancuronium）可测出吻合血管导致经胎盘分流的存在，当将此药注入双胎之小者，可致胎儿暂时性面瘫，出现正弦样心率，如双胎之大者出现相似情况，可确定存在经胎盘血管交通，可能发生双胎输血。

2）产后诊断：①胎盘，供血儿胎盘苍白、水肿、萎缩（绒毛有水肿及血管收缩），羊水过少，羊膜上有羊膜结节。受血儿胎盘色泽红、充血。②血红蛋白水平：双胎间Hb水平相差可达50g/L以上，但不能依此确诊，双绒毛膜双胎之间Hb水平亦可有差异；无此差异亦不能排除双胎输血，因供血儿可代偿性造血使两者Hb无明显不同。③体重差异：双胎体重差异可用于评估出血的时间，若二者差异>20%，输血是慢性的，急性输血者差异小，此外孕周较小时体重差异小。个别供血儿体重大于受血儿。

（4）处理

1）出生前处理：①重复羊膜穿刺减压法可解除羊水过多，或在分隔膜上造口使两侧的羊水流动达到平衡而改善胎盘循环，使妊娠期延长；②孕早期胎儿大量失血并导致胎儿水肿者可经腹腔注射白蛋白或输血，改善水肿及预后；③通过胎盘镜用钕-钇铝石榴石（neodymium-yttrium aluminum garnet，Nd-YAG）激光阻断胎盘间血管吻合枝的血流或用Nd-YAG激光直接照射无心脏胎儿的脐血管，使之凝结；④经胎盘给予地高辛，用于受血儿因充血性心力衰竭而致水肿者，以及无心双胎中的心脏负荷过重者；⑤选择性灭胎术。可采用宫内结扎脐带、剖宫取出一个胎儿、心包填塞或心内注射氯化钾等办法。目前存在技术方法问题，且容易使存活胎儿脑损伤或死亡，并存在伦理问题。

2）生后的处理：①急性型，供血儿如有循环不良、心动过速、低血压时，可予机械通气供氧，最好采用浓缩红细胞或扩容剂扩容，20~30ml/kg静脉注射。②慢性型：根据供血儿贫血程度决定输血或早期补充铁剂，及时发现并处理低血糖症。受血儿如有严重的红细胞增多症，应部分换血。处理低血糖症、低血钙症及高胆红素血症。如有胎儿水肿，需进行心肺监护及支持，抽出胸腔、腹腔、心包积液以改善心肺功能。胸腔积液压迫肺脏引起肺发育不良是围产期死亡的主要原因。给予缩血管药物以支持循环。③宫内双胎之一死亡：存活者作头颅CT扫描，确定神经系统损伤情况。检查肾功能，以除外肾皮质坏死，并随访生长发育情况。

（5）预后：双胎输血出现愈早，预后愈差。较早出现者如不治疗，围产儿死亡率高达100%孕28周前诊断并进行处理，围产儿死亡率仍然在20%~45%。

（二）出生时失血性贫血

出生时失血性贫血多由于分娩时产科意外情况、胎盘及脐带畸形引起。

严重的出生时失血常发生于前置胎盘、胎盘早期剥离或剖宫产时误伤及胎盘而失血。胎盘畸形、多叶胎盘较多见，后者每叶都有脆弱的静脉分支连接主胎盘，该血管易破裂出血。

正常脐带可由于过度牵拉而使血管突然破裂出血，多发生在近胎儿的1/3处，可自限。脐带血管畸形如脐带血管瘤、迷走血管等易破裂出血，后者是脐带到达其植入处前分出第一条或多条血管，此血管壁薄，缺乏脐带胶样组织（Wharton's jelly）的保护，极易破裂。脐带帆状植入胎盘者，血管亦在无保护的情况下穿过羊膜和绒毛膜之间，其出血率为1%~2%。

出生时失血为急性失血，且出血量大。患儿出生时即有苍白、心率快等症状，重者呼吸不规则、心音低钝、哭声细，甚至出现休克、中心静脉压明显下降以至死胎、死产娩出。应注意急性失血的婴儿早期Hb浓度正常，6~12小时后由于体液重新调整，血容量代偿性增加，Hb浓度才会降低，在此之前Hb浓度不是判断是否出血或出血严重程度的指标。当怀疑婴儿出生时出血时，应在生后6~12小时再次检测Hb浓度[1]。

急性失血应及时输新鲜全血以扩充血容量，恢复期应及早补充铁剂。

（三）出生后失血性贫血

新生儿期失血性贫血以脐带、胃肠道和内出血为常见原因，近年来医源性失血有所增加。

脐带失血的原因可能有：由于断脐时脐带结扎不紧或脐带断端再度开放所致；经脐静脉插管换血时，换入库存含过多保养液的低Hb的血液；多次诊断性脐静脉取血。

胃肠道出血多由于维生素K缺乏、NEC、应激性溃疡、DIC等造成。应注意询问生后是否用过维生素K，若无使用，则可能是由于维生素K缺乏引起的新生儿出血症，出血与依赖维生素K的凝血因子Ⅱ、Ⅶ、Ⅸ、Ⅹ缺乏有关。凝血方面的检查如凝血酶原时间（prothrombin time，PT）、部分凝血活酶时间（partial thromboplastin time，PTT）、纤维蛋白原测定等有助于诊断。这些检查同样可用于DIC的诊断，应注意查找引起DIC的病因（窒息、酸中毒、感染、NEC等）。严重的产科疾病，包括胎盘早剥、绒毛膜血管瘤、惊厥与双胎妊娠相关的死胎等都可能增加发生DIC的危险。NEC是早产儿消化道出血的常见原因。而应激性溃疡常发生于胃或十二指肠，而且常伴随严重疾病，可能继发于使用某种药物，长期应用类固醇也与其发病有关。

生后1天内呕吐新鲜血或鼻饲管内有鲜血或者便血，常继发于娩出过程中咽下母血，呕吐物抗碱试验（Apt试验）可证实为母亲的Hb，且患儿一般情况良好，无出血性贫血的临床表现，不难与以上胃肠道出血相鉴别。

胃肠道出血往往比较严重,失血量很大时应紧急处理,有低血压时应快速输血,补充血容量,并作其他相应处理,如禁食、止血、补充凝血因子、抑制胃酸分泌等。

内出血多由产伤引起,贫血多在生后 24~72 小时出现,多伴黄疸。临床常见的出血部位有:①巨大头颅血肿或帽状腱膜下血肿;②颅内出血;③肝脾破裂;④肾上腺出血等。以上各部位的出血可参见本书的相关章节。

各种出血可因凝血机制障碍而起,亦可因之使出血加重;或因出血量大,凝血因子消耗而导致凝血机制障碍,严重者发生 DIC。

失血性贫血的治疗因贫血的轻重及失血的缓急而异,并针对病因治疗。

(罗小平　刘皖君)

参考文献

1. Cloherty JP.Manual of neonatal care. Philadelphia:Lippincott Williams &Wilkins 7th ed,2011:529-537.

2. Stefanovic V.Fetomaternal hemorrhage complicated pregnancy:risks,identification,and management. Curr Opin Obstet Gynecol,2016,28(2):86-94.

3. Maier JT,Schalinski E,Schneider W,et al.Fetomaternal hemorrhage (FMH),an update:review of literature and an illustrative case. Arch Gynecol Obstet,2015,292(3):595-602.

4. Delabaere A,Leduc F,Reboul Q,et al. Prediction of neonatal outcome of TTTS by fetal heart and Doppler ultrasound parameters before and after laser treatment. Prenat Diagn,2016,36(13):1199-1205.

5. Maskatia SA,Ruano R,Shamshirsaz AA,et al. Estimated combined cardiac output and laser therapy for twin-twin transfusion syndrome.Echocardiography,2016,33(10):1563-1570.

第 5 节　溶血性贫血

一、概述

溶血是指因各种因素导致的红细胞寿命缩短或被破坏,如果红细胞破坏过多、过快超过骨髓造血代偿能力时产生的贫血称为溶血性贫血。足月新生儿红细胞的平均寿命 60~70 天,较儿童和成人的红细胞平均寿命 90~120 天短,早产儿红细胞的寿命更短,35~50 天。当各种原因引起溶血时,红细胞生存期缩短,同时骨髓造血活力增加以致外周血中网织红细胞数及比例增高,骨髓造血能力可迅速增高 2~3 倍,甚至 6~8 倍[1-2]。

(一)病因

新生儿溶血性贫血的原因很多,大体上可分为三类[1-2]:①免疫性溶血性贫血;②遗传性红细胞缺陷所致的溶血性贫血;③非免疫性获得性溶血性贫血(表 14-5-1)。在我国常见的是新生儿溶血病、红细胞葡萄糖 -6- 磷酸脱氢酶(G6PD)缺乏症、血红蛋白 Bart 病及感染。

表 14-5-1　新生儿溶血性贫血的病因

免疫性溶血性贫血
• 同族免疫性溶血(血型不合性溶血性贫血)
• 母亲自身免疫性疾病(系统性红斑狼疮等)
遗传性红细胞缺陷
• 红细胞酶缺陷(红细胞葡萄糖 -6- 磷酸脱氢酶缺乏症等)
• 血红蛋白合成或结构异常(血红蛋白病等)
• 红细胞膜结构缺陷(遗传性球形红细胞增多症等)
非免疫性获得性溶血性贫血
• 感染(巨细胞病毒、梅毒、败血症等)
• 血管病性溶血(海绵状血管瘤、弥散性血管内凝血等)
• 中毒(药物、化学品,如抗疟药、磺胺类、萘、苯胺等)
• 营养性贫血(维生素 E 缺乏)
• 代谢性疾病(半乳糖血症、骨石化病等)

(二)病理改变

各种原因引起的溶血性贫血的血液学改变是相同的。引起机体的改变依红细胞破坏的程度、速度及胎儿代偿能力而定,主要有下列几方面。

1. **高胆红素血症**　在新生儿期由溶血所致的贫血都伴有血清未结合胆红素的升高,黄疸常是新生儿溶血性疾病的首要表现。胎儿在子宫内时,红细胞破坏所引起胆红素的增加可通过胎盘经母体循环排出,故即使胎儿在宫内已发生溶血,脐血胆红素值不会超过 136.8~171μmol/L(8~10mg/dl)。出生后由于母体代谢途径切断,过多胆红素在体内堆积,易通过血流沉积在脑组织,尤其是神经细胞,使神经细胞中毒变性,代谢受干扰而导致胆红素脑病(核黄疸)。

2. **髓外造血**　红细胞破坏较多时,骨髓外有潜在造血能力的其他组织可转而造血,出现髓外造血灶,其中主要为肝、脾及肾,分述如下:①肝大,肝窦区有大量成熟幼稚红细胞(髓外造血灶),肝细胞内含有含铁血黄素颗粒;②脾常显著增大,有大量有核红细胞堆积和含铁血黄素沉着。脾小体缩小甚至消失。脾窦扩大,髓部似花边或海绵样;③肾镜下见近曲小管上皮细胞内有含铁血黄素颗粒。间质中也有散在或弥漫性的髓外造血灶:(图 14-5-1);④肺、胰、胃肠道、小血管周围有髓外造血灶,血管内有核红细胞增加;⑤胎盘改变程度不一,轻度溶血者胎盘可正常,严重者有巨大胎盘,其重量与新生儿体重之比可达 1:2(正常者 1:7),绒毛水肿增粗,间质细胞显著增多,血管腔内含有较多的有核红细胞[3]

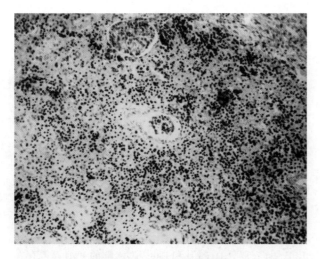

图 14-5-1　Hb Bart 病的肾
可见弥漫性及成堆的有核红细胞,正中上左为肾小球 ×400 倍,HE 染色

3. 外周血中红细胞的形态　依贫血程度而异,当贫血较轻时,主要是肝及骨髓造血活跃。由于肝及骨髓的屏障作用,未成熟的红细胞不能进入外周血中,需至红细胞核消失后才能进入外周循环,故外周血中仅见网织红细胞增多;当贫血较重时,其他潜在造血组织也开始造血,由于这些组织无屏障作用,有核红细胞可自由进入外周循环,因而外周血中可见各期有核红细胞,红细胞大小不等,并常见吞有红细胞的吞噬细胞。

4. 胎儿水肿　是指通过超声检查可见至少一处的浆膜腔积液伴皮肤水肿(厚度 >5mm)或两处以上包括两处浆膜腔积液不伴皮肤水肿。由于溶血,其红细胞数及血红蛋白均极度降低而显苍白。全身可呈极度水肿,甚至皮肤胀裂渗水,胸腹腔内积液增加,犹如水囊状。胎儿水肿的原因除与严重贫血所致的高心排出量心力衰竭有关外,还与肝功能障碍所致的低蛋白血症和继发于组织缺氧的毛细血管通透性增高有关。

(三) 临床表现

1. 死胎　这是最严重的类型。胎儿对宫内过度红细胞破坏未能进行代偿而造成严重贫血,临产前在宫内死亡。大多数全身水肿,面部尤甚,眼睑肿胀,舌伸出口外,少数可无水肿。

2. 胎儿水肿　胎儿溶血性贫血可导致胎儿心衰,中心静脉压增高,继而导致毛细血管静水压增高,液体外渗造成胎儿水肿。常呈高度水肿,贫血极重,外周血中除大量未成熟红细胞外,红细胞的大小高度不等、变形及碎裂。肝、脾及胎盘极度肿大。此型患者多于生后短期内死亡。

3. 贫血、黄疸　急性溶血导致的贫血的表现有心动过速、心力衰竭、呼吸窘迫等;慢性溶血导致的贫血则表现为苍白、体重增长缓慢等。由于胎儿在宫内发生的溶血,红细胞破坏产生的胆红素可经过胎盘进入母亲肝代谢,故新生儿出生时黄疸并不明显,但出生后由于母体代谢途径切断,

过多胆红素在体内堆积,可以出现皮肤黄疸。其他溶血的表现有肝脾肿大、水肿、尿色加深等。

(四) 诊断

1. 病史　红细胞先天缺陷者常有家族遗传性溶血性贫血病史,其他需了解的病史包括:母亲自身免疫性疾病病史,孕期胎儿生长情况、胎儿宫内感染病史、母亲血型和红细胞抗体的检测等。

2. 实验室检查[1,4-6]

(1) 胎儿贫血:可通过采集水肿胎儿或超声多普勒检测胎儿大脑中动脉收缩期峰值流速达临界值的高风险胎儿的血液标本来直接诊断胎儿贫血。如超声发现胎儿水肿,可行母亲血型、血常规、红细胞抗体水平、间接抗人球蛋白试验(Coombs' 试验)以及病原学等检测予以鉴别免疫性溶血或感染引起的溶血性贫血。对于非免疫性胎儿水肿,检查父母血常规等可对地中海贫血等遗传性红细胞缺陷引起的溶血性贫血作初步筛查。

(2) 红细胞破坏的证据:新生儿血清间接胆红素的快速增加是红细胞破坏的主要表现,其他可有血清乳酸脱氢酶上升、血红蛋白尿、尿中尿胆原增高等。免疫性溶血 Coombs' 试验阳性。成人和儿童红细胞破坏增加可出现血清结合珠蛋白水平上升,但是新生儿血清结合珠蛋白水平一般较低,新生儿期检测意义不大。

(3) 新生儿贫血的证据:新生儿血红蛋白或红细胞压积低于相应日龄正常范围的 2 个标准差。

(4) 红细胞生成代偿增加:新生儿贫血导致血红蛋白下降,网织红细胞反应性增加,外周血出现幼稚红细胞。网织红细胞增加,可使红细胞平均体积(MCV)增加;血红蛋白水平下降,可出现红细胞分布宽度(RDW)增加。在新生儿早期,由于红细胞携氧能力强,在轻度的溶血性贫血中能减弱红细胞的代偿增生。

(五) 治疗原则

1. 病因治疗　包括产前的防治,有下列几方面:①对孕母前一胎有重症黄疸史者应寻找原因,监测胎儿在宫内情况及大脑中动脉收缩期峰值流速值,及时进行必要的治疗;②对已知病因或有可疑的病因者则按该病的遗传规律(如与遗传有关)对孕母及其丈夫进行筛查,对有可能娩出溶血性贫血小儿的孕母进行产前防治;③避免围产期窒息及产伤,慎用或不用易导致溶血的药物;④采取预防孕母及新生儿感染的措施;⑤骨髓移植:以期提供正常的细胞和纠正异常的细胞。到目前骨髓移植用于临床已取得成功的有如下疾病:提供正常的红细胞治疗地中海贫血、球形红细胞贫血;提供正常的破骨细胞治疗骨质石化病等;⑥基因治疗。

2. 对症治疗

(1) 贫血:可分三个时期。

1) 胎儿贫血期:对已有相关家族史的可能在胎内发生贫血者,用多普勒超声图作无创伤检查诊断胎儿贫血。可

提早在妊娠18周就进行宫内输血减轻贫血。输入血要求CMV病毒阴性且经放射处理,2周可重复一次,输血量计算可参照本章第2节,容量按输注后血细胞比容达到35%~45%计算,可在18周和35周之间重复。过去采用胎儿腹腔输血,目前多采用B超引导下经脐静脉输血。

2)急性溶血期:新生儿急性溶血时贫血进展迅速须及时输血纠正,同时防止心力衰竭。注意面色由红润转苍白、反应差、四肢冷、呼吸困难而无肺性及脑性病变,双下肢水肿明显且尿少或无尿时,即应抗心力衰竭和利尿,同时输注浓缩红细胞。

3)急性溶血期过后:多在生后2个月内为处于急性溶血致骨髓休克后的抑制期,贫血可持续存在,过量的输血可使骨髓抑制期延长。可加用叶酸、维生素E及促红细胞生成素治疗。

(2)高胆红素血症:应针对降低血清未结合胆红素浓度至危险阈值以下,常用方法有换血疗法、光照疗法及药物治疗等,详见本书相关章节。

(丘小汕　余慕雪　官希吉)

二、新生儿溶血病

新生儿溶血病(hemolytic disease of newborn,HDN)是指由于母婴血型不合引起的胎儿或新生儿同族免疫性溶血性疾病,临床以胎儿水肿和(或)黄疸、贫血为主要表现,严重者可致死或遗留严重后遗症。新生儿溶血病的发病机制为母婴血型不合引起的抗原抗体反应。母亲体内不存在胎儿的某些父源性红细胞血型抗原,当胎儿红细胞通过胎盘进入母体循环,或母体通过其他途径(输血等)接触这些抗原后,母体被该抗原致敏,产生相应抗体以清除这些抗原;此抗体经胎盘进入胎儿血液循环时与胎儿红细胞膜表面的相应抗原结合,这些被免疫抗体覆盖的红细胞随之在单核-巨噬细胞系统被巨噬细胞及自然杀伤细胞释放的溶酶体酶溶解破坏而引起溶血。该病在宫内胎儿期就开始发生,也称为胎儿和新生儿溶血病(hemolytic disease of the fetus and newborn,HDNF)。超过60种红细胞血型抗原能够引发抗体反应导致溶血发生,最常见的是Rh血型不合溶血病和ABO血型不合溶血病。其他少见红细胞血型系统如Kell、Duffy、Kidd、Diego、MNS血型系统的抗体也会引起新生儿溶血病等[7-8]。

(一)Rh血型不合溶血病

Rh血型系统的抗原基因位于1号染色体短臂,由RhD基因和RhCE基因编码3组血型共5种抗原:D、C、c、E、e(d抗原尚未测出)。传统上红细胞缺乏D抗原称为Rh阴性,为dd;具有D抗原称为Rh阳性,为DD或Dd。Rh血型系统存在遗传多态性。Rh阳性有两类变异:一类为弱D,另一类为部分D。Rh阴性也有三类多态性:RhD基因完整、RhD基因部分缺失、RhD基因缺失。Rh血型系统其他抗原,

如C、c、E、e也可以致敏机体产生抗体并发生Rh溶血病。抗-D免疫球蛋白的应用,使RhD阴性母亲分娩RhD阳性的新生儿其血型不合溶血病的发生率由16%下降约至2%[7-9]。

1. 病因与发病机制 Rh抗原是脂蛋白,每个红细胞膜上有20~20 000个Rh抗原结合位点。RhD抗原和C、E抗原均呈高度疏水性,有12个跨膜区域,C末端和N末端均在细胞内,形成6个细胞外环。编码D抗原的RhD基因只存在于Rh阳性血型个体,编码C/c和E/e抗原的RhCE基因则存在于所有个体。RhD基因和RhCE基因具有高度同源性,均由10个外显子构成,两者以尾对尾方式(即3'端相对)排列在1号染色体1P34~1P36上。

D阳性表型者RhD基因序列无明显的种族差异,而RhD阴性、部分D、弱D和Del表型人群的RhD基因存在着明显种族差异。亚洲人表型为RhD阴性个体的RhD基因分为数种情况:完全缺失、部分缺失、完全存在但无活性(RHDψ)及RhD-CE-D融合基因的形成。部分D表型则存在RhD蛋白编码区的改变,从而导致氨基酸的改变。部分D和弱D等变异D表型个体的等位基因源自亲代遗传而非个体基因变异所致。Del表型在亚洲人群中大量存在,其特征是D抗原表达显著下降,只有在采用特殊的吸收-放散试验后才能检测到。有学者认为Del表型正是亚洲人群D阴性和D阳性表型显著差异的原因。

怀孕期会有少量胎儿红细胞通过胎盘进入母体循环。如胎儿红细胞的Rh血型与母亲不合,因抗原性不同而使母体致敏;当母体再次接受相同抗原刺激时便产生相应血型抗体IgG,该抗体经胎盘进入胎儿循环作用于胎儿红细胞并导致溶血。

胎儿红细胞在妊娠30余天即具Rh系统抗原,但Rh血型不合的胎儿红细胞经胎盘进入母体循环并被母体脾脏的巨噬细胞吞噬后,需经相当时间才能释放足够量的Rh抗原,该抗原抵达脾的淋巴细胞产生Rh抗体。这种初发免疫反应发展缓慢,常历时2个月以上甚至长达6个月,所产生的抗体常较弱且是IgM不能通过胎盘。故第1胎胎儿分娩时母体仅处于原发免疫反应的潜伏阶段,溶血病发病率很低。当母体发生原发免疫反应后再次怀孕,即使经胎盘输血的血量很少,亦能很快地发生继发性免疫反应,IgG抗体迅速上升。IgG抗体分子量小,且其Fc段上的多态链能被胎盘上的特异性受体识别并选择性摄取,从而通过胎盘进入胎儿循环,与胎儿红细胞相应抗原产生凝集,导致溶血、贫血、心衰、水肿等,甚至流产、死胎。

影响Rh溶血病发生的因素如下[8]:

(1)进入母体的Rh阳性红细胞数量:大多数孕妇血中的胎儿血量仅0.1~0.3ml。进入母体的含Rh阳性红细胞胎儿血量与发病率有关:小于0.1ml时约3%,大于0.1ml时约22%,大于0.3ml时本病发生的机会较大。妊娠高血压、剖宫产、胎盘早期剥离、异位妊娠、臀位产、前置胎盘等产科因素及羊膜腔穿刺、经腹部穿刺绒毛活检、流产等可增加胎儿

血液进入母体的机会,故可增加发生 Rh 溶血病的危险性。

(2) 同时存在母婴 ABO 血型不合:当同时存在母婴 ABO 血型不合时,进入母体的胎儿红细胞在母体内很快被抗 -A 或抗 -B 抗体破坏,以致引起致敏的 Rh 阳性红细胞抗原不足,无法有效刺激母体产生 Rh 抗体,使 Rh 溶血病发生率下降。

(3) Rh 血型系统抗体:Rh 血型系统其他抗原,如 C、c、E、e 也可以致敏产生抗体发生 Rh 溶血病。抗 -D 是最常见的 Rh 溶血病抗体,接着是抗 -E 抗体和抗 -C 抗体。Rh 血型系统抗 -D、抗 -c 抗体可以引起严重的新生儿溶血病,抗 -C、抗 -E、抗 -e 抗体引起新生儿溶血病的程度多稍轻。此外,在接受过 Rh 抗原免疫的人中,血清中可以出现不止一种抗体,多抗体所致病情比单一抗体所致者严重。

(4) 其他

1) Rh 血型不合溶血病绝大多数发生在第二胎或以后,如孕母先前已被致敏也可发生在第 1 胎(约 1%),其原因包括:①孕妇曾接受过 Rh 血型不合的输血;② Rh 阴性孕母在胎儿时,被其 Rh 阳性母亲少量 Rh 阳性血经胎盘进入体内而发生初发免疫反应,即 Tailor 提出的“外祖母学说”。

2) 部分 Rh 阴性孕母对 RhD 抗原不产生免疫应答反应,在 Rh 阳性胎儿妊娠结束后不被致敏,不会发生 Rh 血型不合溶血病。这与母体免疫反应差异、各种主要组织相容性位点抗原呈递效率的差异有关。

2. 临床表现　临床症状的轻重与溶血程度相一致。胎儿期经过宫内治疗的新生儿出生后溶血症状减轻。Rh 血型不合溶血病典型的临床表现如下。

(1) 胎儿水肿:对于胎儿的主要威胁是死产或胎儿水肿,患儿表现为出生时全身水肿、苍白、皮肤瘀斑、胸腔积液、腹水、心力衰竭和呼吸窘迫。

(2) 贫血

1) 早期贫血:发生在出生后 7 天内,轻度溶血者脐血 Hb>140g/L,中度 <140g/L,重症 <80g/L 且常伴有胎儿水肿。出生后溶血继续进行,贫血刺激造血组织产生较多未成熟红细胞、网织红细胞和有核红细胞,并出现在外周血中。

2) 晚期贫血:是指出生 2 周后发生的明显贫血 (Hb<80g/L)。其原因有三:①部分溶血病患儿在出生时贫血症状不重,无需换血治疗,但 Rh 血型抗体却在体内持久存在(超过 1~2 个月,甚至达 6 个月)造成继续溶血导致晚期贫血,网织红细胞正常或上升。②部分早期症状较重作了宫内输血治疗或出生后输血或换血治疗的患儿,低氧血症得到改善,但是骨髓造血受到抑制,红细胞生成素产生减少,造血反应迟钝,网织红细胞正常或下降。③换血治疗虽可减少新生儿体内抗体含量,但不能完全消除,故溶血可持续存在[7]。

(3) 黄疸:黄疸出现早、进展快、程度重是本病特点。患儿常在出生后不久即出现黄疸并迅速加深,若不及时治疗可引起急性胆红素脑病或核黄疸,死亡率及神经系统后遗症均极高。

(4) 肝脾大:胎儿对红细胞破坏增加的反应是增加红细胞生成速率,对红细胞需求的增加可引起髓外造血,因此患儿常有肝脾大。

(5) 其他:低血糖、出血倾向可见于重度 Rh 溶血病患儿或换血疗法后,前者因大量溶血致还原型谷胱甘肽增高,进而刺激胰岛素释放所致;后者与血小板减少、毛细血管缺氧性损害有关,少数患儿发生 DIC。心动过缓、呼吸暂停、低钙血症主要见于换血疗法过程中或结束后。

3. 实验室检查

(1) 产前确定胎儿是否具有 Rh 溶血病风险:包括 Rh 阴性孕妇其 ABO、Rh 血型抗体类型检测,配偶和胎儿血型,孕妇 Rh 抗体水平动态监测。Rh 阴性孕妇应在妊娠首次登记时(通常是妊娠 8~12 周)行 ABO、Rh 血型和 Rh 抗体检测,并宜在妊娠 28 周重复检测 Rh 抗体水平。孕妇检测出具有临床意义的 Rh 抗体,要确定父亲 Rh 血型基因型。Rh 阳性纯合子的父亲其后代均为阳性杂合子;Rh 阳性杂合子的父亲其后代是 Rh 阴性或 Rh 阳性的机会分别为 50%。父亲为杂合子,最好能确定胎儿 Rh 血型,可以利用母血中胎儿游离 DNA 或取脐血检测胎儿血型。Rh 阴性孕妇如检测出 Rh 抗体,其丈夫血型是 Rh 阳性纯合子或检测出胎儿血型是 Rh 阳性,则胎儿具有 Rh 溶血病风险。

(2) 监测孕妇 Rh 血型不合抗体水平:可行抗人球蛋白间接试验监测孕妇抗体滴度,也有用连续流式分析技术对 Rh 抗 -D 抗体浓度做定量测定,结果以 U/ml 表示。妊娠第 24~28 周前每月复查 1 次,以后每 2 周复查 1 次。抗 -D 抗体水平的效价达 1:16,或浓度 4~15U/ml,且继续上升,要进一步检查评估胎儿贫血的程度。既往有胎儿或新生儿 Rh 溶血病史的孕妇,无论抗体水平如何,均认为其胎儿具有 Rh 溶血病风险[7,10-14]。

(3) 产前超声检查

1) 超声多普勒检测胎儿大脑中动脉收缩期峰值流速 (middle cerebral artery-peak systolic velocity,MCA-PSV):是预测胎儿贫血的可靠指标。妊娠 18~24 周起,孕妇 Rh 血型不合抗体水平升高,于每 1~2 周检测 1 次进行风险评估。MCA-PSV 在胎儿水肿出现前已升高,其测得值大于相应孕周正常值的 1.50 中位数倍数(multiple of median,MoM)提示中 / 重度贫血,须行胎儿脐血检查。

2) 产前超声检查发现胎儿水肿的出现预示严重的贫血和疾病的晚期。超声可显示胎儿腹水、心包积液、皮肤水肿、胸水、胎盘增厚、脐静脉扩张、羊水过多,严重贫血可出现羊水过少。超声检查还可以发现贫血所致的胎儿心脏增大、肝脾大。超声发现胎儿水肿应行母体血型、血常规、Coombs’ 试验等检测以排查免疫性胎儿水肿。

(4) 羊水检查:既往以分光光度计测定羊水在波长 450nm 处的吸光度值(OD)来评估羊水中胆红素浓度,反映胎儿溶血程度,间接评估贫血程度,近年已被 MCA-PSV 检测所取代以了解胎儿贫血的程度。

(5) 胎儿脐血检查:当产前胎儿超声检查 MCA-PSV≥1.5MoM 或出现胎儿水肿,应进行脐血检查。脐血检测内容包括血型、血常规、网织红细胞、血胆红素、直接 Coombs'试验、抗体释放试验和游离抗体试验等,以了解胎儿溶血的病因及根据贫血程度计算宫内输血的输血量。

(6) 胎儿或新生儿致敏红细胞和血型抗体测定:直接 Coombs'试验和抗体释放试验均是 Rh 溶血病的确诊试验,此两项任何一项阳性可以确诊 Rh 溶血病。血清游离抗体试验阳性只表明患儿血清中存在有游离的 Rh 抗体,并不一定致敏,故不能作为确诊试验,可用于估计是否存在继续溶血或换血后的效果评价。

1) 直接 Coombs'试验:RhD 阳性的胎儿或新生儿红细胞表面与 IgG 抗 -D 抗体结合,成为致敏红细胞,在致敏红细胞中加入抗人球蛋白血清,抗人球蛋白抗体通过与红细胞表面的不完全抗体相结合,将已致敏的红细胞相互联接起来而出现肉眼可见的凝集现象,即 Coombs'直接试验阳性。目前采用微柱凝胶技术,在离心力作用下抗体致敏凝集红细胞留在微柱上端或分布在凝胶中,未凝集或未致敏红细胞通过间隙到达微柱底部,形成不同强度的凝集反应,具有敏感性高、操作简便、结果易判读的优点。如经过宫内输血治疗的 Rh 溶血病患儿,其本身红细胞生成受抑制,新生儿血大部分是输入的 Rh 阴性红细胞,直接 Coombs'试验可以阴性。

2) 抗体释放试验:通过加热使胎儿或新生儿红细胞膜结合的 IgG 抗 -D 抗体释放至释放液中,再将释放液与 RhD 阳性 O 型的正常人红细胞混合,如果释放液中含有抗 -D 抗体,即被红细胞吸附成为致敏红细胞,加入抗人球蛋白血清,采用微柱凝胶技术检测,出现红细胞凝集现象为抗体释放试验阳性,即为间接 Coombs'试验阳性。该试验检测红细胞是否已致敏,可以确诊 Rh 溶血病。释放试验也可以了解是哪种 Rh 血型抗体致敏。此外,将患儿血清与其他 Rh 抗原阳性的各种标准红细胞作间接 Coombs'试验,阳性表明有血型抗体存在,并可根据与标准红细胞的凝集反应推论其他 Rh 抗体类型。

3) 游离抗体试验:利用间接 Coombs'试验方法,在胎儿或新生儿血清中加入 RhD 阳性 O 型的正常人红细胞,再加入抗人球蛋白血清,红细胞凝聚为游离抗体试验阳性,表明胎儿或新生儿血清中存在抗 -D 游离抗体,并可能与红细胞结合引起溶血。不能作为确诊试验,可用于估计是否存在继续溶血或换血后的效果评价。

(7) 溶血性贫血的证据:患儿出生后,如果不及时治疗,血清胆红素可以迅速上升,以非结合胆红素升高为主,伴肝功能损害者,也可有结合胆红素升高;红细胞及血红蛋白水平下降;外周血网织红细胞增多,有核红细胞增多,可见各阶段的幼稚细胞,甚至原始红细胞,红细胞形态多正

常,可有大小不等的红细胞。如果骨髓增生不良,外周血网织红细胞可下降。

4. 诊断及鉴别诊断　依据母婴(胎)Rh 血型、孕期母亲 Rh 血型抗体水平、胎儿超声、病史、临床表现及胎儿或新生儿常规存在溶血、贫血表现等可做出初步诊断,在此基础上行胎儿或新生儿血清学检查如 Coombs'试验及(或)抗体释放试验阳性可确诊。主要的鉴别诊断包括非血型物质抗体、其他红细胞抗体所致的新生儿溶血性疾病、非免疫因素导致的胎儿或新生儿水肿和贫血等。

5. 治疗

(1) 出生前治疗

1) 宫内输血:目前宫内输血是治疗 Rh 溶血病的主要方法,可以防止胎儿严重溶血病出生后远期脑瘫、神经精神发育迟缓、耳聋等神经不良结局的发生。对严重贫血高度风险(MCA-PSV>1.5MoM 或水肿)的胎儿采集血样时应做好宫内输血的准备,除非该孕周的分娩风险小于操作风险。胎儿腹腔内输血已被血管内输血取代,偶尔用于小孕周(妊娠 18~20 周前)的严重贫血,使血液经过 7~10 天缓慢吸收,可延长下一次输血的时间。妊娠 20~35 周可进行胎儿血管内输血,脐静脉输血是宫内输血的途径。胎儿血细胞比容小于 0.3,妊娠小于 35 周考虑宫内胎儿血管内输血。Rh 溶血病宫内输血应使用 Rh 阴性、"O"型、血细胞比容积 0.75~0.85 的新鲜浓缩红细胞,与母血配型无凝集反应的红细胞,经筛查无乙型和丙型肝炎病毒、无 HIV 以及 CMV 病毒,需经放射照射移除白细胞,以避免移植物抗宿主反应。

2) 母亲血浆置换术:此方法可将母体血液中抗体去除,但不能终止抗体继续产生,也不能逆转胎儿病情。由于其降低抗体滴度的时间短暂以及血浆置换术操作复杂,一般仅作为二线的辅助治疗措施。

3) 母或胎儿注射静脉免疫球蛋白(IVIG):在妊娠 28 周前,胎儿受累较重而尚未发生胎儿水肿者,给孕妇注射 IVIG 400mg/(kg·d)×(4~5)天,间隔 2~3 周重复应用直至分娩。可反馈抑制母体血型抗体产生、阻止母体抗体经胎盘进入胎儿体内,IVIG 还能与胎儿巨噬细胞上的 Fc 受体结合,抑制血型抗体所致红细胞破坏,但是该法所需成本较高。母或胎儿注射 IVIG 在治疗 Rh 血型不合溶血病应用仅限于个案报告,尚无大样本随机试验资料。

4) 分娩时机:近年由于宫内输血技术的应用,如无其他终止妊娠指征时,产前诊断胎儿贫血的 Rh 溶血病可延至妊娠 37~38 周分娩,大大降低了早产的相关并发症,同时增加胎儿肝脏和血脑屏障的成熟度,降低高胆红素血症及核黄疸的发生,减少出生后换血治疗的几率[7,12,14-15]。

(2) 出生后治疗

1) 产房复苏及胎儿水肿的处理:儿科医师应该参与分娩和心肺复苏。脐血标本应立即送去测定新生儿血型、抗体滴度、血红蛋白和胆红素浓度。如出生时即有胎儿水肿、严重贫血、高排出量的心衰或休克的体征,应保持有效通

气、抽腹水或胸水和尽快换血。危重者可先小量输注浓缩红细胞或部分交换输血,以改善血红蛋白和血细胞比容水平,然后再以正常比容的 2 倍血容量进行换血。

2) 大剂量 IVIG:出生后明确诊断为 Rh 溶血病的新生儿,静脉滴注 IVIG 0.5~1g/kg,于 2 小时内滴入,有必要时 12 小时后重复 1 次,以阻断新生儿单核 - 巨噬细胞系统的 Fc 受体,可抑制溶血过程,减少胆红素产生和减少交换输血。其临床效果需要更多随机试验证实。

3) 连续监测血清未结合胆红素水平和预防胆红素脑病:对高胆红素症者应采取积极措施以降低血清胆红素水平和保持内环境稳定,避免胆红素脑病的发生。临床上可结合总胆红素水平、胎龄、危险因素和出生后时间,决定采用光照疗法或换血疗法。鉴于出生后由于母亲循环的中断,肝脏胆红素代谢功能不成熟,产前诊断 Rh 溶血病的新生儿出生后很快出现黄疸,血清胆红素水平上升迅速,故降低胆红素水平防治胆红素脑病是治疗的关键,出生后应即开始光照疗法使未结合胆红素转化为水溶性异构体经尿液排出。严密监测血红蛋白和胆红素水平,以决定是否需行输血或换血治疗(详见本书第 3 章第 5 节相关内容)。

4) 纠正贫血:早期贫血严重者需要输红细胞或因血清胆红素很高而需换血治疗。晚期贫血的 Rh 溶血病患儿,血红蛋白水平低于 80g/L,有喂养困难、心动过速、呼吸急促等表现时,应输注红细胞 10~20ml/kg,输注红细胞应不具有可引起溶血的血型抗原。每周 3 次皮下注射促红细胞生成素 200U/kg,疗程 1~6 周,可以减少红细胞的输注,但是患儿有较高水平红细胞抗体时促红细胞生成素治疗效果不佳。叶酸 0.025~5mg/d 可以促进红细胞生成和维持叶酸血清水平。在多次输注红细胞的溶血病患儿体内往往铁负荷增加,无需额外补充铁剂,除非血清铁蛋白水平低于正常[7,16]。

(二)ABO 血型不合溶血病

约 20% 的新生儿有 ABO 血型不合,但 ABO 血型不合引起的溶血病其临床表现大多明显轻于 Rh 溶血病。在大部分病例中,溶血通常程度轻,贫血不严重,肝脾肿大不常见,但是存在某种程度的高胆红素血症。因此,必须严密监测血清胆红素的水平。多数 ABO 溶血病的高胆红素血症容易通过光疗改善,若光疗效果不好,必要时需要换血治疗[7]。

1. 病因与发病机制 发现 ABO 血型系统已有 100 多年的历史。1900 年,奥地利维也纳大学的助教 Landsteiner 发现了人类红细胞血型的 A、B、O 三型;1902 年,他的学生 Decastello 和 Sturli 又发现了不同于此的第四型,后被命名为 AB 型,3 人因此而获得 1930 年的诺贝尔奖。

ABO 血型系统的基因位点在第 9 对染色体 3 区 4 带(9q34)上,基因 ABO 及 H 控制着 A、B 抗原的形成,占

66%。ABO 抗原是由多糖和发挥抗原性多肽组成的糖蛋白复合物,存在于人体红细胞膜上。每个 A 型红细胞上有 81 万 ~117 万个 A 抗原结合位点,每个 B 型红细胞上约有 61 万 ~83 万个 B 抗原结合位点。

胎儿红细胞在妊娠 30 多天时即具有 ABO 和 Rh 血型系统的抗原。母胎间的胎盘屏障并不是完整无缺的,妊娠早期即可发生母亲至胎儿及胎儿至母亲的输血,妊娠 3 个月时在母体血液中可检测到胎儿红细胞。大多数孕妇血中的胎儿血量仅 0.1~3.0ml,但胎儿血液若反复多次小量进入母体,则可使母体致敏,再次怀孕仍为 ABO 血型不合时即可到新生儿溶血病。早期流产或人工流产同样存在胎母间输血。

除红细胞外,ABO 血型物质还广泛存在于自然界,也可能导致母亲的致敏。母亲产生 ABO 免疫抗体的途径还有:①O 型妇女曾经接受过不同血型红细胞抗原的刺激,如误输 ABO 血型不合的血液,或在怀孕、分娩、流产时,不同血型的胎儿血液进入母体;②O 型妇女曾经接受过非特异性免疫刺激,如预防接种、某些食物或细菌的刺激等;③O 型孕妇曾经接受过含有 A、B 血型物质的胎儿组织、体液的刺激。因此,ABO 溶血病可发生于第 1 胎。

在 ABO 血型不合溶血病中,O 型血孕母所产生的抗 A 或抗 B 免疫抗体为 IgG 抗体,可通过胎盘进入胎儿循环而引起胎儿红细胞凝集溶解;而 A 或 B 型血孕母产生的抗 B 或抗 A IgG 抗体的滴度较低。因此,ABO 血型不合所致的新生儿溶血病多见于 O 型母亲所生的 A 或 B 型胎儿,而较少见于 A 型母亲所生的 B 型胎儿或 B 型母亲所生的 A 型胎儿。A 型或 B 型母亲所生的 B 或 A 型新生儿发生溶血病占 ABO 溶血病不足 5%。

ABO 血型不合发生新生儿溶血病的溶血程度多较轻。ABO 血型不合的妊娠,母亲抗 -A 和抗 -B 抗体主要是 IgM 形式,不能过胎盘;而母亲的抗 -A 和抗 -B 的 IgG 抗体可以通过胎盘,但其在与胎儿红细胞接触前就被胎儿组织细胞及体液中的 A 或 B 抗原物质中和,仅少量免疫抗体可与胎儿红细胞结合;或由于胎儿红细胞的抗原数量较少,仅为成人的 1/4,不足以与相应的免疫抗体结合而产生明显的溶血。需要注意的是,不同 IgG 亚型通过胎盘的能力和结合巨噬细胞膜上的 Fc 受体的能力是不同的,其溶血活性也不同。IgG_2 在母体血清中常见,但其溶血活性较弱;而 IgG_1 和 IgG_3 有较强的溶血活性和通过胎盘的能力,故即使其浓度较低,也可引起明显的溶血[7]。

2. 临床表现 多数病例为轻度,黄疸为 ABO 溶血病的主要症状或是轻症患儿的唯一症状。黄疸一般出现在生后 24 小时内,极少数病例会黄疸发展迅速导致胆红素脑病发生。新生儿出生时不受影响,胎儿水肿和苍白贫血极为罕见,肝脾大不明显[8]。ABO 溶血病与 Rh 溶血病的比较可参考表 14-5-2。

表 14-5-2　ABO 溶血病与 Rh 溶血病的比较

	ABO 溶血病	Rh 溶血病
临床特点		
• 第一胎受累	40~50%	5%
• 下一胎更严重	不一定	大多数
• 胎儿水肿 / 死胎	罕见	常见
• 黄疸	轻 ~ 中度	重度
• 苍白	轻	显著
• 晚期贫血	很少发生	常发生
• 肝脾肿大	不明显	显著
实验室特点		
• 母血型	通常 O	大部分 RhD 阴性
• 婴儿血型	A 或 B	大部分 RhD 阳性
• 贫血	轻	显著
• 直接 Coombs' 试验	阳性或阴性	阳性
• 抗体释放试验	阳性	阳性

3. **辅助检查**　母亲孕期 IgG 抗 -A 和抗 -B 抗体水平高低对预测胎儿是否发生 ABO 血型不合溶血病及病情的轻重没有很大意义。即使 O 型血母亲孕期检测出血清抗 -A 和抗 -B 的 IgG 抗体,其 A 或 B 型胎儿或新生儿很少发生溶血[17]。

直接 Coombs' 试验和抗体释放试验是 ABO 血型不合溶血病的确诊试验。直接 Coombs' 试验检测 ABO 溶血病患儿红细胞膜上的 IgG 抗 -A 或抗 -B 抗体,与 Rh 溶血不同,由于胎儿红细胞表面的 ABO 血型抗原较成人少,结合于其上的血型抗体数量也较少,故新生儿阳性率仅为 20%~40%;采用微柱凝胶技术可使直接 Coombs' 试验阳性率提高。值得注意的是 Coombs' 试验结果与溶血程度有时并不一致。

抗体释放试验通过加热使胎儿或新生儿红细胞膜结合的 IgG 抗 -A 或抗 -B 抗体释放至释放液中,再将释放液与 A 型或 B 型的标准红细胞混合,如果释放液中含有 IgG 抗 -A 或抗 -B 抗体,即被红细胞吸附成为致敏红细胞,加入抗人球蛋白血清,出现红细胞凝集现象为抗体释放试验阳性。

直接 Coombs' 试验和抗体释放试验任何一项阳性可以确诊 ABO 溶血病。血清游离抗体试验阳性只表明患儿血清中存在有游离的抗 -A 或抗 -B 抗体,并不一定致敏,故不能作为确诊试验,可用于估计是否存在继续溶血或换血后的效果评价。

临床上高胆红素血症往往是 ABO 溶血病唯一的实验室检查异常。血清胆红素迅速升高至 256.5μmol/L(15mg/dl)或以上,少数可达 342μmol/L(20mg/dl)或以上,以未结合胆红素升高为主。新生儿血红蛋白水平通常是正常的,

但可能低至 100~120g/L,少数病例可以缓慢进行性贫血。网织红细胞增多,严重溶血的病例有核红细胞增多。红细胞特点是出现球形红细胞,这与红细胞膜和抗体在被脾脏巨噬细胞清除时致红细胞表面积减少有关。

4. **诊断**　依据母婴 ABO 血型不合的存在,在此基础上行血清学检查如直接 Coombs' 试验和(或)抗体释放试验阳性可确诊,尤以抗体释放试验诊断价值最高,此两项任何一项阳性都可以确诊 ABO 溶血病。该病主要的鉴别诊断包括生理性黄疸以及感染、非血型物质抗体所致的新生儿溶血性疾病。

5. **治疗**　光照疗法可以有效降低血清胆红素水平。有报道 IVIG 应用于严重病例可以减轻溶血和减少换血治疗。然而 IVIG 在 ABO 溶血病的使用尚有争议,应用含有抗 -A 和抗 -B 抗体的 IVIG 可能会加重 A 型或 B 型新生儿的溶血[15,18]。某些严重病例可能需要输注红细胞或换血治疗,以纠正贫血或高胆红素血症的危险程度。换血疗法的血源选择:ABO 溶血病者首选 O 型红细胞与 AB 型血浆混合血,其次为 O 型血或同型血。注意事项及并发症详见本书相关章节。

(三)其他血型不合溶血病

少见红细胞血型系统如 Kell、Duffy、Kidd、Diego 及 MNS 系统等的抗体亦可以引起新生儿溶血病。

Kell 血型系统的抗 -K、抗 -k、抗 -Kpa、抗 -Kpb、抗 -Jsa、抗 -Jsb、抗 -U1[a] 抗体可以引起新生儿溶血病。不像 Rh 和 ABO 血型系统,Kell 抗原在红细胞前体的表面表达,抗 -K 抗体在胎儿肝巨噬细胞可造成 K 抗原阳性的红系祖细胞被免疫破坏,由于红细胞前体不含血红蛋白,溶血过程中释放的胆红素较少,新生儿期黄疸程度轻,但是可以造成严重的贫血。Duffy 血型系统主要是抗 -Fy[a] 抗体引起的新生儿溶血病,症状较轻,重症罕见。抗 -Fy[b] 和抗 -Fy[3] 抗体通常不引起新生儿溶血病。Kidd 血型系统抗 -Jka 和抗 -Jkb 抗体引起的新生儿溶血病症状通常较轻,但有报道抗 -Jk3 抗体可引起致命的新生儿溶血病。Diego 血型系统的抗 -Di[a] 抗体引起的新生儿溶血病严重轻重不一,抗 -Di[b] 抗体引起的新生儿溶血病程度较轻。MNS 血型系统有超过 40 个血型抗原,M,N,S 和 s 抗原是其常见的抗原。抗 -S 比抗 -s 抗体常见,两者都能引起严重的新生儿溶血病。MNS 血型系统其他抗体如抗 -M、抗 -N、抗 -U、抗 -Mi[a]、抗 -Mt[a]、抗 -En[a]、抗 -Vw、抗 -Mur、抗 -Hut、抗 -Hil、抗 -Mv、抗 -Far、抗 -s[D]、抗 -Or 和抗 -MUT 可以引起新生儿溶血病。

少见红细胞血型系统的新生儿溶血病临床表现和处理与上文相似。输血治疗采用母亲致敏产生红细胞抗体其相应抗原为阴性的红细胞。母血被认为是很好的血源,理论上可减少外源性红细胞致敏风险,且血液新鲜,红细胞半衰期较长。在罕见的血型不合溶血病,且寻找血源极困难的情况下,母亲可以反复为胎儿供血。某些血型抗体如抗 -I、抗 -P1、抗 -Le[a]、抗 -Le[b] 抗体,其相应的抗原在出生尚

未形成,或抗体不是典型的 IgG 形式,罕有造成新生儿溶血病[7,8,14]。

(四)预防

孕妇妊娠首次产检时作 ABO 和 RhD 血型检测和红细胞抗体筛检。抗体筛检阳性时,进一步检测确定抗体特异性和临床意义,转诊胎儿医学专科产前评估治疗,对于预防新生儿溶血病的发生和严重程度十分重要。

新生儿溶血病的预防包括初级预防、二级预防和三级预防[10,15,17,19]。

初级预防主要是避免女性,尤其是未生育女性接触外在的红细胞抗原。她们在接受输注红细胞时,应使用抗原匹配或抗原阴性的红细胞,以防止暴露外在的红细胞抗原。

二级预防主要针对 RhD 阴性未致敏(未检出免疫性抗体)的女性,其胎儿为 RhD 阳性或未能确定 Rh 血型,使用抗 -D 免疫球蛋白。母亲注射抗 -D 免疫球蛋白可以降低再次妊娠时胎儿发生溶血的风险。如果母亲产生免疫性抗 -D 抗体,使用抗 -D 免疫球蛋白无效。RhD 阴性孕妇在包括宫内治疗、羊膜腔穿刺、异位妊娠、葡萄胎、死胎、产前出血、腹部创伤、胎头倒转术、先兆流产或流产等可能致敏事件发生 72 小时内,应尽早注射抗 -D 免疫球蛋白,如果因故错过该时限,10 天内注射可能仍具有一定保护作用。应用剂量为,妊娠 12~20 周发生可能致敏事件后注射≥250U(50μg)抗 -D 免疫球蛋白;妊娠 20 周后注射≥500U(100μg)抗 -D 免疫球蛋白。大多数孕妇怀 RhD 阳性胎儿致敏发生于妊娠 28 周后,妊娠 28 周时注射抗 -D 免疫球蛋白 1500U(300μg)。RhD 阴性女性分娩 RhD 阳性新生儿 72 小时内注射抗 -D 免疫球蛋白 1500IU(300μg)。RhD 阴性未婚女性或育龄期妇女输注 RhD 阳性血制品后也应尽快注射抗 -D 免疫球蛋白。

三级预防是胎儿贫血宫内输血治疗时,对供血源的红细胞应扩大与母亲其他红细胞抗原相匹配的检测,尽量避免母亲进一步受到其他红细胞抗原的刺激而又致敏,以预防母亲再次妊娠时胎儿发生其他抗原抗体反应而发生免疫性溶血。

(丘小汕　余慕雪)

三、红细胞酶病

红细胞酶病是指参与细胞代谢的酶由于基因缺陷,导致酶活性或酶性质的改变而引起溶血的一组疾病。若只有酶缺乏而无溶血等临床表现者,则称为红细胞酶缺乏。正常红细胞的能量代谢需要一系列的酶参与,当红细胞内某种酶缺陷时,便导致红细胞能量代谢紊乱,寿命缩短,红细胞提前破坏,出现溶血性贫血,在新生儿期均能导致贫血及黄疸。

目前已知有 10 多种不同的红细胞酶缺陷可引起溶血。我国尤其是华南地区以红细胞葡萄糖 -6- 磷酸脱氢酶缺乏症为最常见,其次为丙酮酸激酶缺乏症。其他缺乏红细胞酶导致溶血性贫血有己糖激酶、磷酸葡萄糖异构酶、磷酸果糖激酶、醛缩酶、丙糖磷酸异构酶、磷酸甘油酸激酶、二磷酸甘油酸变位酶、ATP 酶、烯醇化酶、嘧啶 5' 核苷酸酶、腺苷酸激酶等。腺苷脱氨酶过表达可以导致溶血性贫血。红细胞酶病可以表现为不同程度的慢性非球形红细胞溶血性贫血、红细胞脆性正常或增加,脾切除术后对贫血有改善。除了溶血表现外,红细胞酶病会有特异性非血液学特征,如磷酸果糖激酶缺乏与Ⅶ型糖原贮积病相关,血液系统症状轻微而表现为明显的肌病;丙糖磷酸异构酶缺渐进性的神经肌肉疾病伴有全身痉挛和反复感染;磷酸甘油酸激酶缺乏有精神发育迟滞、肌病和行为异常等表现[20]。

(一)葡萄糖 -6- 磷酸脱氢酶缺乏症

红细胞葡萄糖 -6- 磷酸脱氢酶(G6PD)缺乏症是指 G6PD 基因突变,G6PD 活性降低或性质改变引起的红细胞溶血性贫血,为 X 连锁伴性不完全显性遗传病。

1. **流行病学**　本病是世界上最常见的一种遗传性红细胞酶病,在全球约有 4 亿人受累,其高发区为非洲、亚洲、地中海沿岸国家和中东地区等[21]。我国华南地区为本病高发区之一。在我国此病分布规律是:①"南高北低"的态势,主要见于长江流域及其以南各省,以云南、海南、广东、广西、福建、四川、江西、贵州等省的发病率较高,北方地区较为少见。我国南方七省、区新生儿协作组于 1984 年开展对此病的研究测得此病发生率以广东(5.8%~6.3%)、广西(9.2%)、贵阳(3.8%)为高。②发生率的地区差异高于民族差异。国外较高频率的人群为黑人(美国黑人约 10% 为此病患者)、南欧、希腊、犹太、东南亚及阿拉伯人。从 20 世纪 70 年代开始有的地区已将此病定为新生儿常规筛查的疾病之一。

2. **病因**　G6PD 基因定位于 X 染色体长臂 2 区 8 带(Xq28),本病是由于调控 G6PD 的基因突变所致。G6PD 基因由 13 个外显子及 12 个内含子组成,编码 515 个氨基酸,分子量 59KDa。目前已鉴定的 G6PD 生化变异型超过 400 种,有 217 种 G6PD 基因突变。中国人的 G6PD 基因突变型最常见的是 G6PD Canton(nt 1376 G → T,459 Arg → Leu),G6PD Kaiping(nt1388 G → A,Arg → His) 和 G6PD Gaohe(nt95A → G,His → Arg)。同一地区的不同民族其基因突变型相似,而分布在不同地区的同一民族其基因突变型则差异很大[21-22]。

男性杂合子和女性纯合子发病,男多于女,男女之比约 2∶1。女性杂合子发病与否则取决于其 G6PD 缺乏的细胞数量在细胞群中所占的比例,由于在临床上有不同的表现度,故称为不完全显性。官希吉等的资料说明少数 G6PD 缺乏儿,尤其男婴可无家族史。另从 G6PD 酶活性测定分析子女与亲代之间的关系:20 例患此病的男婴其母 85% 为严重缺乏,15% 为中度缺乏;17 例此症的女婴中双亲均低值者 2 例,母方低值者 5 例,而父方低值者却占 10

例,即父方与女儿有遗传关系者占 70.6%。

3. 发病机制 G6PD 缺乏症引起溶血的确切机制尚未完全明确。基因突变绝大多数为单碱基置换错义突变的氨基酸,导致了酶结构域活性中心改变或酶蛋白空间的改变,使 G6PD 酶活性降低。G6PD 是红细胞磷酸戊糖旁路代谢中 6- 磷酸葡萄糖(G6P)转变为 6- 磷酸葡萄糖酸(G6PG)反应中必需的脱氢酶。当 G6PD 缺乏时,还原型烟酰胺腺嘌呤二核苷酸磷酸(还原型辅酶Ⅱ,NADPH)减少,不能维持生理浓度的还原型谷胱甘肽(GSH),从而使红细胞膜蛋白和酶蛋白中的巯基遭受氧化损害,破坏了红细胞膜的完整性,降低了膜变形的适应性。NADPH 减少后,高铁血红蛋白(methemoglobin,MHb)不能转变为氧合血红蛋白,MHb 增加使红细胞内不可溶性变性珠蛋白小体(Heinz body)形成明显增加,红细胞膜变硬,通过脾时被破坏而导致溶血。新生的红细胞由于 G6PD 活性较高,对氧化剂药物有较强的"抵抗性",当衰老红细胞酶活性过低而被破坏后,新生红细胞即代偿性增加,故不再发生溶血,呈"自限性"。G6PD 缺乏是新生儿感染的危险因素。G6PD 缺乏可以降低白细胞 NADPH 含量,NADPH 和氧通过 NADPH 氧化酶生成的活性氧(reactive oxygen species,ROS)减少,因而对抗感染的能力减弱[23]。

4. 临床表现 G6PD 缺陷病的临床表现变化较大,可从无症状到新生儿黄疸、药物性溶血、感染造成的急性溶血等,严重则导致核黄疸、造成永久性神经损伤、甚至死亡[21]。WHO 根据 G6PD 酶活性变异的程度及临床特点将 G6PD 缺乏病分为 5 个等级[22]:Ⅰ级:酶活性小于正常的 1% 或测不出,表现为慢性溶血性贫血,突变型有 G6PD Buenos Aires、G6PD Durham 等;Ⅱ级:酶活性小于正常的 10%,表现为急性溶血性贫血,常见突变型为 G6PD Mediterranean、G6PD Cassano、G6PD Santamaria 等;Ⅲ级:酶活性为正常 10%~60%,间歇性偶发急性溶血性贫血,常由感染或药物诱发,突变型可见于 G6PD A⁻、G6PD Seattle、G6PD Canton 等;Ⅳ型:酶活性正常,无溶血发作,但酶结构有改变,突变型可见于 G6PD Montalbano、G6PD Orissa;Ⅴ级:酶活性高于正常,无溶血发作。

临床上大部分属于单纯 G6PD 缺乏,无临床表现。有临床表现的 G6PD 缺乏症多见于 G6PD *Mediterranean* 和 G6PD *Canton* 基因突变型,其他基因突变型也可发生,患者发病时间多在生后 2 周内,少数在生前及生后 2 周后。出生前发病者表现为流产、早产、死胎、胎儿水肿,但临床少见。出生时即发病者可在黄疸明显出现前就因溶血严重出现贫血性心力衰竭,而表现为青紫的症状,血红蛋白尿,尿色变深。这些患儿在出生前已有溶血但出生时并不见黄疸,脐血胆红素仅轻度升高,这是因为在宫内胎儿胆红素可通过胎盘到母体,由母体代为代谢排出。

G6PD 缺乏者新生儿期发病的常见诱因有感染、窒息缺氧、酸中毒、大量出血、分娩的刺激、一些药物的应用,尤其是氧化剂类药如抗疟药、砜类、磺胺类、解热镇痛药、大剂量维生素 K₁,以及一些中药如川莲、牛黄、腊梅花、珍珠粉、金银花等。母亲产前 4 周内或哺乳期服用氧化类药物或一些中药、蚕豆及用一些化妆品(如指甲花醌,一种植物叶做成的染料)、新生儿穿戴含有樟脑丸存放的衣物等均可诱发溶血。但也有不少病例无任何诱因可查。

新生儿期发病者主要表现为高胆红素血症,这是由于新生儿容易发生胆红素代谢障碍故出现高胆的机会是正常儿的 2~3 倍,尤其是男婴。大多数高胆患儿出生时无特殊,通常表现为生理性黄疸的加重,生后 5~6 天达到高峰,然而也有某些患儿黄疸出现于生后 24 小时之内。半数患儿有肝脾肿大,贫血则多为轻度或中度,重者可致胆红素脑病。此病的严重性即在于导致核黄疸,其核黄疸的发生率比 ABO 溶血病更高,且可在血清胆红素值较低的水平上发生。部分患儿有溶血和高胆红素血症,但贫血不明显。有的患儿在新生儿期并不发病,可在以后任何时期发病,其主要症状是突发性的急性溶血、贫血[20,22,24]。

5. 实验室检查 G6PD 缺陷病的主要检测方法包括定性检测法、定量检测法、细胞学检测法、基因检测法等。除基因检测法外,各种检测方法的基本原理均为 G6PD 在 NADP 存在的条件下,通过催化葡萄糖 -6- 磷酸生成 6- 磷酸葡萄糖醛酸和 NADPH,测定 NADPH 的量即反映 G6PD 量。

(1) 筛查试验:目前国内常用的筛查试验主要为高铁血红蛋白还原试验(methemoglobin reduction test,MHb-RT):还原率大于 0.75 为正常;0.74~0.31 为中间型,小于 0.3 为显著缺乏。此试验敏感性高,但可出现假阳性或假阴性,故应结合其他有关实验室检查来判断。

(2) 红细胞 G6PD 活性定量测定:这是特异性的直接诊断方法,正常值随测定方法而不同。目前常用的方法有:①世界卫生组织推荐的 Zinkham 法:正常值为(12.1 ± 2.09)IU/gHb;②国际血液学标准化委员会推荐的 Clock 法与 Mclean 法:正常值为(8.34 ± 1.59)IU/gHb;③ NBT(硝基蓝四氮唑)定量法:正常值为 13.1~30.0 NBT 单位;④葡萄糖 -6-磷酸脱氢酶 / 葡萄糖酸 -6- 磷酸脱氢酶(G6PD/6GPD)比值测定:正常值成人为 1.0~1.67,脐带血为 1.1~2.3,低于此值为 G6PD 缺乏。此法可进一步提高杂合子检出率。

(3) 基因检测:G6PD 基因检测的方法有聚合酶链反应、直接测序、变性梯度凝胶电泳、扩增突变系统、芯片、变性高效液相色谱分析、反向斑点印迹法、限制性片段长度评价毛细管芯片电泳多态性分析等。G6PD 缺乏女性携带者的表型变化大,基因检测则不受此影响。新的多重 SNaPshot 基因诊断技术可有效检出是属于何种基因突变导致 G6PD 缺乏,准确率高。

6. 诊断 有可疑或阳性家族史,亲代或同胞中有 G6PD 缺乏者,高发地区或祖籍在高发地区新生儿黄疸均应高度怀疑本病。G6PD 活性检测是诊断本病的重要依据,有条件的单位可行基因检测以确定基因突变类型。

7. **鉴别诊断**　本病需与下列疾病鉴别：①新生儿溶血病；②感染性溶血；③传染性肝炎；④红细胞其他酶、形态、结构及血红蛋白异常所致的黄疸，如红细胞丙酮酸激酶缺乏症、半乳糖血症、遗传性球形细胞增多症、遗传性椭圆形细胞增多症和α地中海贫血等。⑤其他原因引起的高胆红素血症，常见的有窒息、血肿、早产儿、21-三体综合征、白血病、母乳性黄疸、甲状腺功能低下症等。

8. **治疗**　本病为遗传性酶缺乏症，目前尚无根治方法，无溶血者不需治疗，注意防治诱因；急性溶血者应去除诱因，在溶血期注意供给足够的水分，纠正电解质失衡，酌情口服或静脉给予碳酸氢钠使尿液保持碱性，以防止血红蛋白在肾小管内沉积。

(1) 对诱因的治疗：如控制感染、停止使用诱发溶血的药物，尤其一些氧化剂。

(2) 对症治疗：主要针对高胆红素血症与贫血。

1) 高胆红素血症的治疗：目前临床常用的方法有光照疗法，个别溶血严重者应考虑换血疗法，以防止胆红素脑病的发生。

2) 贫血的治疗：在娩出前即已发病者出生后主要表现是贫血，重度溶血患儿应及时输全血或浓缩红细胞。由于机体对溶血的应激，骨髓处于休克状态，急性溶血期过后贫血则表现突出，尤其溶血后 2~4 周，可多次少量输血。

(3) 骨髓移植：可试用于纯合子病例。

9. **预防**　新生儿出生后筛查 G6PD 缺乏，防止感染和缺氧等诱因，避免 G6PD 缺乏症新生儿使用氧化作用药物和接触樟脑丸等物质，有利于降低新生儿溶血、新生儿高胆红素血症、核黄疸及以后蚕豆病等的发生。

（二）丙酮酸激酶缺陷病

丙酮酸激酶（pyruvate kinase，PK）缺陷病是无氧糖酵解途径中最常见的遗传性酶异常疾病，过去称为先天性非球形性细胞溶血性贫血Ⅱ型。PK 缺陷病是由人肝红细胞丙酮酸激酶（PKLR）基因突变导致的一种疾病[20]。PK 缺陷病为常染色体隐性遗传，患者为纯合子或双重杂合子。其发生率无种族偏向，患者红细胞此酶缺乏，但其他细胞及组织此酶正常。国内已经开展此酶的研究和报道。人类 PK 基因位于染色体 1q21，已确定 5 种以上的 PK 基因点突变。多数患儿是杂合子，此症严重型在美国中西部 Amish 人群中发生率高。我国在广东曾对新生儿进行筛查，发生率为 1.2%~2.2%。

1. **发病机制**　丙酮酸激酶是红细胞糖酵解途径的 3 个关键酶之一，有 4 种同工酶 L、R、M1、M2，成熟红细胞上主要为 R 型和 L 型。PK 是糖酵解途径中限速酶，是产生 ATP 不可或缺的酶类。PK 使磷酸烯醇丙酮酸转化为丙酮酸，患者由于 PK 的活性低下影响红细胞膜的 ATP 量及钠-钾泵功能，使细胞能量代谢障碍，红细胞内 K$^+$ 丧失和脱水，膜内 Ca^{2+} 堆集，导致细胞膜僵化，细胞皱缩，脆性增加，被脾或肝的巨噬细胞破坏，发生溶血。此外由于 PK 缺陷可导致红细胞内糖酵解反应的中间产物（如 2,3-DPG 和磷酸烯醇丙酮酸）堆积，同时 ATP 及乳酸含量减少使红细胞功能和形态发生障碍而导致破坏。

2. **临床表现**　本病可发生于任何年龄，在新生儿尤为常见。不同的 PK 基因突变对 PK 的变构转换机制的影响不同，故由此引起的临床表现差异较大[20]。新生儿期主要表现为黄疸、贫血、肝脾肿大等慢性溶血的表现，严重者可因高胆红素血症而致发生胆红素脑病。在出生前发病症状较重，甚至导致非免疫性胎儿水肿。贫血程度不一，一般发病年龄愈小，症状愈重。出生后所出现的溶血性贫血症状多为中度或重度贫血，脾大不明显，是红细胞酶缺乏的特点。外周血涂片红细胞无特征性改变，可有轻度大小不等和异形，可见靶形、皱缩、棘状、不规则红细胞和有核红细胞等。网织红细胞增多，白细胞数和血小板数正常。骨髓红细胞系统呈代偿性增生改变。PK 缺乏症患者常可继发铁过载，未输血的患者中约 50% 也出现铁过载[21]。PK 活性测定是确诊本病的主要方法，但酶的含量与贫血并不平行。随着基因诊断技术的发展，PK 缺陷病也可通过测定 PK-LR 基因的外显子、侧翼区及启动子序列等明确诊断。

3. **治疗**　PK 缺陷病迄今无标准治疗方案。对于基因治疗，仍停留于实验室阶段。目前尚无根治方法，以对症支持性治疗为主。新生儿期发病急性溶血期需注意防治高胆红素血症及纠正贫血；对无症状的轻症患者应注意预防感染，每日口服叶酸 5mg。发生再生障碍危象、贫血严重者可输血并补充叶酸。年长后反复出现溶血危象者作脾切除有改善贫血和减少输血的效果。可在脾切除术前、后配合疫苗接种以预防肺炎链球菌、脑膜炎球菌等感染[25]。近年来骨髓移植已有获得成功的报道，有条件者可作异基因造血干细胞移植根治贫血。

（丘小汕　余慕雪　崔其亮）

四、红细胞形态异常

红细胞形态的异常多由红细胞膜的异常引起，红细胞膜的缺陷可导致发生溶血性贫血。常见的有遗传性球形红细胞增多症，少见的有遗传性椭圆形红细胞增多症、遗传性口形红细胞增多症及婴儿固缩红细胞增多症等。

（一）遗传性球形红细胞增多症

遗传性球形红细胞增多症（hereditary spherocytosis，HS）又称先天性溶血性贫血，是由红细胞膜先天性缺陷而引起的溶血性贫血。球形红细胞变形性能很差，易在低氧、低 pH、低葡萄糖及 ATP 减少的脾髓中被破坏吞噬。临床以不同程度的贫血、反复出现黄疸、脾大、血液中球形红细胞增多及红细胞渗透脆性增加为特征。本症在全世界范围内都有发病，是北欧家族中最常见的遗传性贫血，发病率约为 1/5000。

1. **病因与发病机制**　本病大多数为常染色体显性遗

传(占 75%),少数为常染色体隐性遗传(占 25%)。男女均可发病,纯合子多在胎儿期死亡,临床就诊患儿几乎全为杂合子。约 80% 患儿的双亲或一方为患者,10%~20% 的患儿为散发病例,家族中无本病患者,是基因突变的结果。HS 是由于多种红细胞膜蛋白的基因突变导致膜骨架蛋白(膜收缩蛋白、锚蛋白)的质或量的异常所致。多数学者认为其发病机制是 8 号或 12 号染色体短臂缺失致红细胞膜异常。这些缺陷造成以下红细胞的病理生理改变:①膜骨架和膜之间的连接力减弱,导致红细胞膜双层脂质不稳定,红细胞膜以出芽泡的形式向外形成囊状凸起而丢失,使红细胞表面积减少及表面积与体积比值下降,红细胞变成球形;②红细胞膜阳离子通透增加,过多的钠和水进入胞内而钾透出胞外,机体通过钠泵作用加强以维持红细胞内外钠离子平衡,从而导致 ATP 缺乏,钙-ATP 酶受抑,使细胞内 Ca^{2+} 升高并沉积在红细胞膜上而致膜的变形性和柔韧性减弱,少量水分进入胞内即易胀破而溶血;③红细胞膜蛋白磷酸化功能下降,使过氧化酶增加,与膜结合的血红蛋白增加,导致细胞变形性下降,当红细胞通过脾时易被破坏而溶解,发生血管外溶血。

2. **临床表现**　临床以贫血、黄疸、脾大为本病三大特征。发病年龄越小,症状越重。一般情况下多为轻度至中度贫血、黄疸多呈间歇性,几乎所有患者均有脾肿大,且随年龄增加而逐渐显著。新生儿期起病者出现急性溶血性贫血和高胆红素血症。发病时出现溶血危象,可因高胆红素血症而致核黄疸,症状持续 1~2 周后自然缓解。可并发一过性造血障碍,长大后有类似“地中海贫血”儿的头颅改变。在慢性溶血性贫血的过程中易出现急性溶血发作。

3. **实验室检查**　血涂片常规检查是十分重要的诊断依据,典型的 HS 病例外周血涂片可见到明显的小球形红细胞增多(>10%)。红细胞的平均血红蛋白浓度增加,网织红细胞增多,红细胞脆性增加。白细胞计数正常或稍增高,在溶血危象时显著增高。Coombs' 试验阴性。

4. **诊断及鉴别诊断**　典型病例有贫血、黄疸、脾大、球形红细胞增多、网织红细胞增多、红细胞脆性增高即可诊断,阳性家族史更有助确诊。临床 HS 多在新生儿期后才得以诊断。由于新生儿红细胞渗透脆性较高,故判断新生儿渗透脆性时须与正常新生儿脆性对比。对于球形红细胞数量不多者,可作孵育后红细胞渗透脆性试验和自身溶血试验,如为阳性有诊断意义。

非典型 HS 常缺乏阳性家族史,诊断较困难。临床症状轻或无症状,外周血球形红细胞少或形态不典型,红细胞渗透脆性试验阴性,再生障碍性贫血危象时首诊或青年期才出现症状。因此,必须仔细询问病史、黄疸和脾切除家族史,并且进行家系调查。

HS 应与下列疾病鉴别:①自身免疫性溶血性贫血,既有溶血的表现,球形红细胞亦明显增多,易与本病混淆;②新生儿 ABO 血型不合溶血病;③红细胞酶缺陷引起的溶

血性贫血。④黄疸型肝炎。轻型 HS 溶血发作时常会误为黄疸型肝炎,但黄疸型肝炎则呈急性起病,病程较短,肝功能异常较严重,肝炎病毒阳性,一般不伴贫血。

5. **治疗**　新生儿期主要是在发生溶血危象时治疗高胆红素血症及贫血,尤其是前者。适当补充叶酸。平时口服叶酸 1mg/d,以防继发性叶酸缺乏。年长后如反复发生溶血危象须考虑脾切除。

脾切除或大部分脾栓塞是治疗本病卓有成效的方法,对常染色体显性遗传病例有显著疗效。虽然术后黄疸消失、贫血纠正,不再发生溶血危象和再生障碍危象,红细胞寿命也得以延长,但不能根除先天缺陷。目前尚无确切 HS 患儿切脾术后死亡以及相关的死亡报道。然而,患者术后可能发生脾切除后凶险感染,通常为肺炎球菌感染,发生率呈年龄相关性,易感状态将持续终身,因此,手术时间以 5~6 岁为宜。因过早切脾可导致机体免疫功能下降,易发生严重感染。近年来有骨髓移植成功的报道。

(二)遗传性椭圆形红细胞增多症

遗传性椭圆形红细胞增多症(hereditary elliptocytosis,HE)是一种红细胞膜蛋白异常所致,以外周血中椭圆形红细胞增多为特征的遗传性溶血性疾病。HE 散发于世界各地,全世界的发病率估计为 0.025%~0.05%[26]。

1. **病因与发病机制**　本病大多数属常染色体显性遗传,仅少数为常染色体隐性遗传。多数患者为杂合子,少数为纯合子或复合杂合子。膜蛋白的异常导致膜缺陷使红细胞胞膜稳定性降低,形成椭圆形红细胞,脆性增加。患儿红细胞内的 ATP 和 2,3-DPG 浓度下降较正常快,细胞膜的通透性异常,钠离子由细胞内流出速度比正常快 40%~50%。这种异常红细胞主要在经过脾脏时被破坏而发生血管外溶血。

2. **临床表现**　临床根据溶血程度可分为无溶血、轻度溶血及溶血型三种类型。大多数患儿无症状;约 12% 患者有慢性溶血性贫血,伴黄疸和脾大,可出现溶血危象;溶血型多为纯合子,病情较重,多在生后 6~10 周发病,也可在新生儿期发病出现溶血,甚至出现高胆红素血症以至需要换血治疗。

3. **诊断**　典型病例外周血涂片中有大量椭圆形及有大量芽状突起甚至形态奇异的细胞,有时这种细胞到 3~4 个月后才明显增多。正常人外周血涂片中可有 1%~15% 这种细胞,故超过 25% 诊断才能成立。溶血较重时可出现球形红细胞或红细胞碎片,但红细胞脆性多正常。骨髓中有核红细胞仍呈圆形,网织红细胞出现椭圆形。在同胞或双亲之一中如找到同样的情况可助诊断。

4. **治疗**　多数 HE 患者无贫血或仅轻度贫血,一般不需要特殊治疗[27-28]。轻型病例不必治疗,应注意避免劳累和感染。10%~50% 病例溶血情况较重可做脾切除,以减轻溶血与贫血,但不能减少形态异常的红细胞。慢性者可加用叶酸。有用骨髓移植治疗成功的报道。

（三）遗传性东南亚卵圆红细胞增多症

遗传性东南亚卵圆红细胞增多症（hereditary Southeast ovalocytosis）是常染色体显性遗传，主要特征是外周血涂片中见到中央淡染区有棒状裂缝的卵圆形红细胞[30]，这类细胞的膜僵硬，是由于带 3 蛋白基因编码区 27 个核苷酸缺失，导致带 3 蛋白胞质和跨膜区之间连接处的第 400~408 位氨基酸丢失[29]。发生在马来西亚、菲律宾、巴布亚、新几内亚，纯合子多死于宫内，而杂合子可无症状。

（四）遗传性口形红细胞增多症

遗传性口形红细胞增多症（hereditary stomatocytosis）是一种少见的常染色体显性遗传性溶血性疾病。本病红细胞在显微镜下呈臼形或钵形，在光镜下红细胞中心淡染区非圆形而呈口形裂隙，故称口形细胞。

发病机制尚不清楚，到目前为止尚未发现此类细胞膜结构中有特异性改变。测定红细胞内阳离子见其钠离子浓度高而钾离子浓度低，钾与钠离子的比例有倒置趋势。红细胞脆性明显增高，有一种变异型口形细胞增多症者脆性降低。口形细胞增多也可以见于谷胱甘肽缺乏症及多种获得性疾病，尤其是肝脏疾病。

临床症状相差甚大，一般患儿于出生后即出现黄疸，但到 6 个月后才出现脾脏增大。正常人外周血中可有少数口形细胞（不超过 4%），如 >10% 有诊断意义。治疗可试用骨髓移植。

（五）婴儿固缩红细胞增多症

婴儿固缩红细胞增多症（infantile pyknocytosis）是发生于新生儿期或婴儿期的一种原因不明的非免疫性溶血性贫血。其特点是外周血中红细胞形态不规则、扭曲、染色深、边缘有棘刺状突起，伴血清胆红素增高、贫血、肝脾大。这种细胞的多少与溶血程度成正比。正常足月儿出生后 2~3 个月内外周血中此种细胞约 1.9%、早产儿则有 5.6%，3 个月后迅速减少，儿童与成人其数量不超过 0.3%。由于输入的正常红细胞也可以转变为这种异常形状而寿命缩短，因此，其发生原因不是遗传性而是红细胞外的因素所致。本病病程可自限，到 6 个月时固缩细胞可消失，溶血停止。该症不像是一种独立性疾病，可见于多种情况，如 G-6-PD 缺陷病、PK 缺陷病、遗传性椭圆形细胞增多症、维生素 E 缺乏症、药物、毒素及感染等。目前多数认为早产儿固缩细胞增多是维生素 E 缺乏的结果。治疗因原发病而异，并及时供给维生素 E。

（丘小汕　官希吉）

五、血红蛋白病

血红蛋白病（hemoglobinopathy）是由于血红蛋白分子结构异常（异常血红蛋白病）或珠蛋白肽链合成速率异常（珠蛋白生成障碍性贫血，又称海洋性贫血）所引起的一组遗传性溶血性贫血。血红蛋白病是人类最常见的遗传性疾病，

据世界卫生组织估计，全球约有 4.83% 的人口携带该病的基因，已经成为公共卫生问题并增加全球的经济负担。血红蛋白病在我国发病率较高，主要分布在我国长江沿岸及以南的地区，经调查统计发现，异常血红蛋白病的发病率为 0.33%，α- 地中海贫血的发病率为 2.64%，β- 地中海贫血的发病率为 0.66%；而区域性流行病学调查则报道在我国南方地区地中海贫血基因缺陷率为 2.5%~20%，广东及广西两省地中海贫血基因缺陷发生率分别高达 10% 及 20%，两省地中海贫血的病例数占全国总数的 2/5 以上。因此，地中海贫血已经成为广东、广西等高发地区的社会性公共卫生问题[31-32]。

血红蛋白（Hb）是由血红素和珠蛋白组成的结合蛋白，其分子是由 4 个亚基或亚单位构成的四聚体，每个亚基由一条珠蛋白肽链和一个包含于其中的血红素分子组成。Hb 的四聚体含有两对肽链，一对是 α 链（或类 α 链，即 ζ 链），另一对是 β 链（或类 β 链，即 ε、γ 和 δ 链）。各种 Hb 在人体发育的不同阶段，呈现不同的比例（表 14-5-3）。

表 14-5-3　人体发育期间的血红蛋白组成

发育阶段	Hb	肽链组成
胚胎	Gower 1	$\zeta_2\varepsilon_2$
	Gower 2	$\alpha_2\varepsilon_2$
	Portland1	$\zeta_2\gamma_2$
胎儿	F	$\alpha_2 G\gamma_2$
	F	$\alpha_2 A\gamma_2$
	A	$\alpha_2\beta_2$
成人	A	$\alpha_2\beta_2$
	A_2	$\alpha_2\delta_2$

- HbF（$\alpha_2\gamma_2$）：初生占 70%~75%，6~12 个月 <2%，逐渐达成人水平
- HbA（$\alpha_2\beta_2$）：初生占 5%~10%，6~12 个月 95% 以上
- HbA$_2$（$\alpha_2\delta_2$）：初生 <1%，12 个月 2%~3%

血红蛋白病分两大类：①珠蛋白肽链合成缺乏或数量异常，称为地中海贫血（mediterranean anemia），又称海洋性贫血（thalassemia）或 Cooley 贫血；②珠蛋白肽链中分子结构异常，称为不稳定血红蛋白病，此外还有 Hb 中原卟啉合成障碍等。在围产期发病的血红蛋白病，最常见的是地中海贫血中的 α- 地中海贫血，少见的为卟啉病。

（一）地中海贫血

地中海贫血（简称地贫）是由于珠蛋白基因的缺陷使 Hb 中的珠蛋白肽链有一种或几种合成减少或不能合成，导致 Hb 的组成成分改变。本组疾病的临床症状轻重不一，反映基因型 - 表型之间的相互关联，大多表现为慢性进行性溶血性贫血。据 WHO 估计全球人口的 1.5% 为 β 地贫基因的携带者，每年约有 60 000 重型患者出生，主要来源于地中海地区、中东、中亚、印度和中国南方。

组成珠蛋白的肽链有 4 种，即 α、β、γ、δ 链，分别由其

相应的基因编码,这些基因的缺失或点突变可造成各种肽链的合成障碍,致使 Hb 的组分改变。根据基因分型,临床上分为 α 地贫、β 地贫、γ 地贫及 γβ 地贫等。临床上高发的主要是前两者,即 α 珠蛋白基因的缺失或突变所致的 α 地贫及 β 珠蛋白基因突变所致的 β 地贫。

1. 临床类型 不同地贫类型在胎儿和新生儿时期的发病情况差别很大。轻重不一,从无症状到严重者甚至致死。

(1) α- 地中海贫血(简称 α- 地贫):是由于 α 珠蛋白基因的缺失所致,少数由基因点突变造成。人类 α 珠蛋白基因簇位于 16pter-p13.3。每条染色体各有 2 个 α 珠蛋白基因,一对染色体共有 4 个 α 珠蛋白基因。目前已发现 100 多种基因变异的类型,表型从严重致死性到临床无症状。疾病的严重程度取决于 α 珠蛋白基因缺失或失活的数目。根据 α 珠蛋白基因缺失或由于点突变致部分或全部失活的程度分为两个主要亚型:α^0- 地中海贫血和 α^+- 地中海贫血。α^0- 地中海贫血即同一染色体上的 2 个 α 珠蛋白基因均缺失或缺陷(--/αα),无 α 链合成;α^+- 地中海贫血是由于点突变致一条染色体上的一个 α 珠蛋白基因缺失或失活(-α/αα 或 $\alpha\alpha^{ND}$/αα,ND denoting nondeletion),α 链的合成部分受到抑制[33]。因此,根据 α 珠蛋白基因缺失或缺陷的数量 α- 地贫临床上有以下 4 种类型。

1) 血红蛋白 Bart 胎儿水肿综合征(重型):是 α^0- 地中海贫血的纯合子状态(--/--),其 4 个 α 珠蛋白基因均缺失或缺陷,导致完全无 α 链生成,而含有 α 链的 HbA、HbA₂ 和 HbF 的合成也减少。患儿在胎儿期大量合成的 γ 链,因不能与 α 链结合而聚合成 γ4(Hb Bart)。Hb Bart 对氧具有极高的亲和力,释放氧到组织的能力较差,造成组织严重缺氧而引起胎儿水肿。胎儿呈重度贫血、黄疸、水肿、肝脾肿大、腹水、胸腔积液,常于 30~40 周时流产、死胎或娩出后半小时内死亡。胎盘巨大且质脆。实验室检查:外周血常规呈小细胞低色素性贫血,红细胞大小不等,中央浅染区扩大,出现异形、靶形、碎片红细胞等,有核红细胞和网织红细胞明显增高。Hb 中几乎全是 Hb Bart 或同时有少量 HbH(β4),无 HbA($\alpha_2\beta_2$)、HbA₂($\alpha_2\delta_2$)和 HbF($\alpha_2\delta_2$)。骨髓象呈红细胞系统明显增生活跃,以中、晚幼红细胞占多数。本病在我国广东、广西、福建,以及香港、澳门等地区较多见。有宫内输血或生后立即输血而能存活 5 年的报道,此后患儿的临床表现与治疗均按重型 β- 地中海贫血。但这些患儿通常有严重的并发症、先天畸形和认知、运动发育延迟[33]。

2) 血红蛋白 H 型(中间型):为 α^0 和 α^+ 地中海贫血的双重杂合子状态(--/-α),是由 3 个 α 珠蛋白基因缺失或缺陷所致。患儿只能合成少量 α 链,多余的 β 链即聚合成 HbH(β4)。HbH 是一种不稳定 Hb,对氧亲和力较高,在红细胞内容易变性沉淀而形成包涵体,导致红细胞膜僵硬而使红细胞寿命缩短。大多数患者在婴儿期后逐渐出现贫血、疲乏无力、肝脾大、黄疸等症状。实验室检查外周血常规和

骨髓象的改变与 Bart 胎儿水肿综合征类似,红细胞渗透脆性降低,变性珠蛋白小体阳性;HbA₂ 及 HbF 含量正常。出生时无贫血,肝脾不大,但血液中含有约 25%Hb Bart 及少量 HbH;随年龄增长,γ 链合成减少,Hb Bart 渐消失,HbH 含量为 2.4%~44%。包涵体生成试验阳性。

3) 轻型:为 α^+- 地贫的纯合子(-α/-α)或 α^0- 地贫的杂合子状态(--/αα),只有 2 个 α 珠蛋白基因缺失或缺陷,有相当数量的 α 链合成,故患儿病理生理改变轻微,没有临床症状。实验室检查红细胞形态可有轻度改变,如大小不等、中央浅染、异形等;红细胞渗透脆性减低;变性珠蛋白小体阳性;HbA₂ 和 HbF 含量正常或稍低。患儿脐血 Hb Bart 含量为 3.4%~14%,于生后 6 个月时完全消失。

4) 静止型:α^+- 地贫的杂合子状态(-α/αα),仅有一个 α 基因缺失或缺陷。α 链的合成略减少,病理生理改变非常轻微。患儿无症状,红细胞形态正常,出生时脐带血中 Hb Bart 含量为 1%~2%,3 个月后即消失。

(2) β- 地中海贫血(简称 β- 地贫):是由于 β 珠蛋白基因的点突变、少数为基因缺失所致。人类 β 珠蛋白基因簇位于 11p15.5。基因缺失和有些点突变可致 β 链的生成完全受抑制,称为 β^0 地贫;有些点突变使 β 链的生成部分受抑制,则称为 β^+ 地贫。有时结构的变化(尤其是 β^E 突变)因 β 链的生成减少导致地贫样的效应,它们和 β^0、β^+ 地贫的相互作用(如 β^E/β^T)可导致临床严重 β- 地贫的许多类型[34]。β- 地贫基因突变较多,迄今已发现的突变点超过 200 多种,国内已发现 28 种突变。其中常见的突变有 6 种:①β41-42(TCTT),约占 45%;②IVS-Ⅱ654(C-T),约占 24%;③β17(A-T),约占 14%;④TATA 盒 28(A-G),约占 9%;⑤β71-72(+T),约占 2%;⑥β26(G-A),约占 2%。

β- 地贫临床分以下 3 种类型:重型、中间型和轻型。

1) 重型 β- 地贫(又称 Cooley 贫血):是 β^0 或 β^+- 地贫的纯合子或与 β^+- 地贫双重杂合子,因 β 链合成完全或几乎完全受到抑制,导致含有 β 链的 HbA 合成减少或消失,多余的 α 链则与 γ 链结合而成为 HbF($\alpha_2\gamma_2$),使 HbF 明显增加。由于 HbF 的氧亲和力高,致患者组织缺氧。过剩的 α 链沉积于幼红细胞和红细胞中,形成 α 链包涵体附着于红细胞膜上而使其变僵硬,在骨髓内大多被破坏而导致"无效造血"。部分含有包涵体的红细胞虽能成熟并被释放至外周血,但当它们通过微循环时就容易被破坏;这种包涵体还影响红细胞膜的通透性,从而导致红细胞的寿命缩短。

患儿在临床上呈慢性溶血性贫血,贫血和缺氧刺激 EPO 的分泌量增加,促使骨髓增加造血,因而引起骨骼的改变。贫血使肠道对铁的吸收增加,加上在治疗过程中的反复输血,使铁在组织中大量贮存,导致含铁血黄素沉着症。实验室检查外周血常规和骨髓象的改变类似 Bart 胎儿水肿综合征。红细胞渗透脆性明显减低。HbF 含量明显增高(大多 >40%)是诊断重型 β 地贫的重要依据。颅骨 X 线片见颅骨内外板变薄,板障增宽,在骨皮质间出现垂直短发样

骨刺。

2) 中间型 β- 地贫:这是 β$^+$- 地贫、β$^+$/β^0 地贫的双重杂合子和某些地贫的变异型的纯合子,或两种不同变异型珠蛋白生成障碍性贫血的双重杂合子状态,其病理生理改变介于重型和轻型之间。临床表现为中度贫血,脾脏轻或中度大,黄疸可有可无,骨骼改变较轻。实验室检查外周血常规和骨髓象的改变如重型,红细胞渗透脆性减低,HbF 含量为 40%~80%,HbA$_2$ 含量正常或增高。

3) 轻型 β- 地贫:是 β^0 或 β$^+$ 地贫的杂合子状态,β 链的合成仅轻度减少,故其病理生理改变极轻微。患儿无症状或轻度贫血,脾不大或轻度大,病程经过良好。实验室检查成熟红细胞有轻度形态改变,红细胞渗透脆性正常或减低,血红蛋白电泳显示 HbA$_2$ 含量轻度增高(3.5%~6.0%),这是本型的特点,HbF 含量正常。

2. 诊断与鉴别诊断

(1) 诊断:根据临床特点和实验室检查(血常规呈小细胞低色素性贫血,红细胞渗透脆性降低,Hb 电泳 HbA2 和 HbF 与同龄儿相比升高),结合阳性家族史,一般可做出诊断。应争取常规检查地贫基因,作基因诊断。近年来,地贫的产前诊断主要如下:

1) 产前基因诊断:用于诊断的标本来源主要有绒毛、羊水、脐带血、母体外周血胎儿细胞、囊胚细胞和卵子的极体细胞。绒毛可于末次月经第 58~64 天经阴道获取,亦可在 B 超引导下进行取样;取绒毛可在妊娠早期做出诊断。羊水可于中孕 16~22 周经腹壁穿刺获取羊水 15~20ml。羊膜腔穿刺术已成为一个评估胎儿染色体畸形、用于产前诊断的标准工具,检测结果的可靠性和相对安全性已得到世界的公认。中孕后期或晚孕(24~30 周)经胎儿脐带抽脐血 0.5~1.5ml。取绒毛或羊水、脐带血对孕妇均有一定损伤,而通过分离、富集母体外周血中胎儿有核红细胞用于地中海贫血的产前诊断,可避免由于手术操作给母儿带来的危害。研究证实,分离出胎儿有核红细胞后进行单细胞聚合酶链反应(polymerase chain reaction,PCR)及 β 珠蛋白基因型分析,结果全部与绒毛诊断结果相符。此外研究结果还发现,母体血浆中含有胎儿游离 DNA,而且其含量明显高于血浆中的其他胎儿成分,也可用于地贫的检测,这一发现为产前诊断开辟了一种新思路。

植入前基因诊断(PGD):利用微操作技术和 DNA 扩增技术对胚泡植入前进行检测。获得植入前胚胎的主要方法是:子宫冲洗和体外授精。植入前诊断的基本技术包括:①卵裂球的微活检:即从 2~8 个细胞期的胚胎细胞中分离出单个细胞进行检测;②胚胎的冻存:如果微活检技术快速,亦勿需冻存即可送回子宫;③卵裂球的培养:其目的在于得到更多的细胞,有利于诊断。目前已有用 PCR 技术作 β- 地中海贫血等单基因的产前诊断。但植入前遗传学诊断费用昂贵、技术设备要求高,阻碍了它的大规模开展。

2) 超声技术在产前诊断中的应用:无创检查 B 超在产前诊断地贫具有重要意义,在广西、广东、四川、福建等 α 地贫高发区,孕 28 周左右的常规超声检查有助于早期发现和诊断胎儿水肿综合征,而早期诊断和处理胎儿水肿综合征对预防产后出血和提高产科质量更有临床和社会意义。二维超声可通过检测一些生物物理学指标早期筛查重型 α 地贫,较常用的是胎盘厚度和胎儿心胸比率。研究发现胎盘厚度 >1.18MOM 提示重型 α 地中海贫血风险性高的灵敏度、特异度分别为 82.9%、84.7%。重型 α 地贫胎儿从孕 12~13 周可以通过腹部超声观察到胎儿心脏扩大,以心胸比率≥0.5 作为诊断标准,75% 的重型 α 地中海贫血胎儿在 13~14 孕周被发现,17~18 周全部病例均被发现,假阳性率分别为 7% 和 8%[35]。此外超声多普勒检测胎儿大脑中动脉收缩期峰值流速(MCA-PSV)也是诊断和评价重型 α 地贫胎儿的一种有效的方法。

超声技术作为一种重要的辅助诊断方法,具有无创、迅速、安全可靠、经济实用、重复性好等优点,如果能与其他无创性产前诊断新技术联合应用,将可能为地中海贫血的产前诊断发挥更为积极的作用。

(2) 鉴别诊断:本病须与下列疾病鉴别。

1) Rh 溶血病:常表现为新生儿早期的溶血性贫血,死胎发生率达 9.8%,需与血红蛋白 Bart 胎儿水肿综合征相鉴别。但 Rh 溶血病母子血清中能查到 IgD、IgE…IgG 抗体,Coombs' 试验阳性等,可以鉴别。

2) 遗传性球形细胞增多症:见本节遗传性球形细胞增多症。

3) 红细胞 G6PD 缺陷症:是我国南方地区尤其广东、广西的常见遗传性血液病。可于新生儿期发生溶血性贫血,但检查红细胞 G6PD 酶活性为明显低下(女性)或缺乏(男性);通过询问父母病史作家系调查获得诊断的依据,同时行红细胞形态观察、血红蛋白电泳检查即可鉴别。

3. 治疗　静止型及轻型的地中海贫血无需特殊治疗,中间型和重型地中海贫血应采取下列一种或数种方法给予治疗[36]。

(1) 一般治疗:积极预防感染,适当补充叶酸和维生素 E。

(2) 输血和去铁治疗:中间型 α 和 β 地贫可采取少量输注法,重型 β 地贫应从早期开始给予中、高量输血,使血红蛋白含量达 120g/L 左右,以使患儿生长发育接近正常和防止骨骼病变,同时给予铁螯合剂治疗。

(3) 药物诱导产生胎儿血红蛋白:应用化学药物活化 γ 珠蛋白基因,增加 γ 基因表达或减少 α 基因表达,产生高水平的 HbF,减少输血的需求,以改善 β 地贫的症状。而未来的治疗靶点是 γ 珠蛋白链基因表达相关的转录因子。

(4) 造血干细胞移植:异基因造血干细胞移植是目前有效的能根治重型 β 地贫的唯一方法。如有 HLA 相配的造血干细胞供者,应作为治疗重型 β 地贫的首选方法,而脐血造血干细胞宫内移植也为此病开辟有效的治疗方法。

(5) 基因和细胞治疗:目前仍处于试验研究阶段,新近研究报道对 13 个主要依赖于输血的 β- 地中海贫血患者进行 LentiGlobin BB305 基因治疗,向患者的干细胞中嵌入完整的血红蛋白基因获得成功,治疗后全部患儿逐渐脱离或明显减少输血治疗,Hb 接近正常[33]。

4. 预防　在地贫的高发地区应开展人群普查和遗传咨询、做好婚前指导以避免地贫基因携带者之间联姻,对预防本病有重要意义。目前已能从胎儿 9~11 周绒毛取样或羊水细胞的 DNA 用核苷酸探针杂交方测地贫基因的缺失或突变,从而进行明确的产前诊断。在妊娠早期对重型 β 和 α 地贫胎儿做出诊断并及时终止妊娠,以避免胎儿水肿综合征的发生和重型 β 地贫患者出生,是预防本病行之有效的方法。

(二) 镰状细胞病

镰状细胞病(sickle cell disease,SCD)是一种常染色体显性遗传血红蛋白病,为全球最常见的严重单基因遗传病之一。临床上存在 3 种情况:①父母一方携带异常基因,另一方为正常,则子女为杂合子状态,即镰状细胞性状,患儿处于危害较小的携带状态;②父母双方均有异常基因,子女为纯合子状态(HbSS),即临床所指的镰状细胞贫血(sickle cell anemia),临床表现为慢性溶血性贫血和再发性全身疼痛;③镰状血红蛋白与其他异常血红蛋白的双杂合子状态,其变化悬殊、轻者可活至成年,重者可反复出现危象发作。SCD 是发现最早、世界范围中最常见、患病人数最多的一种血红蛋白病。多见于非洲、地中海地区、土耳其、中东、印度及美国等。此病我国较少见,主要见于广东、广西、香港、台湾等地区。

1. 病因和发病机制　SCD 是由于 11 号染色体上 β 珠蛋白基因发生点突变所致。这种突变导致 β 链的第 6 位疏水的缬氨酸取代了带电荷的谷氨酸,从而形成镰状血红蛋白(HbS),这种改变发生在血红蛋白分子的外周部分,改变了血红蛋白分子的外形和电荷。在低氧和低 pH 条件下,脱氧 HbS 相互聚集成液晶多聚体,这种多聚体由于 HbS 的 β 链与邻近的 β 链通过疏水链接而非常稳定,其排列方向与细胞膜平行并与细胞膜紧密接触;当有足够多的多聚体形成时,红细胞变得细长而扭曲,由正常双凹圆盘变成刀形,这个过程称为镰变。该细胞僵硬、变形性差,易破而溶血,造成血管阻塞、组织缺氧、损伤和坏死。

镰状红细胞引起的病理改变主要有:①慢性溶血:镰刀状红细胞可塑性变形降低,在经过毛细血管时易受破坏并被单核巨噬系统吞噬而发生溶血;②急性血管阻塞:镰状改变的红细胞黏附能力增强使血液黏滞度增加,正常血流的稳态被破坏并进而可能激活血小板功能,导致急性血管阻塞,出现反复的急性疼痛发作。

2. 临床表现　本病在新生儿期多无临床症状,患儿在 2~6 个月随着正常 Hb 被 HbS 取代才逐渐出现症状。

(1) 慢性溶血性贫血、黄疸、肝脾大。

(2) 急性疼痛发作:常是患儿的首发症状,也是就诊的主要原因。由于毛细血管微血栓而引起疼痛危象。婴幼儿指(趾)、手(足)背肿痛多见,儿童和成人四肢肌痛,大关节疼痛和腰背痛多见。另外尚有剧烈腹痛、头痛、甚至昏迷和肢体瘫痪等。

(3) 各种感染:由于长期溶血和贫血,患儿抵抗力降低,容易发生各种感染。另外在红细胞镰变的早期就可以损害脾血管系统,使患儿容易感染,尤其是败血症和脑膜炎。

(4) 生长发育迟缓:主要表现为低体重,而身高受影响不大,至青春期可出现性发育迟缓。

3. 实验室检查

(1) 不同程度贫血:血红蛋白常在 50~90g/L,网织红细胞增高。

(2) 血涂片:可见靶状红细胞、异形红细胞及镰状红细胞。

(3) 血红蛋白电泳:可见 HbA 带缺失,主要为 HbS。

4. 诊断　SCD 的诊断主要根据血红蛋白电泳分析,电泳带主要是 HbS,HbA 极少或缺失;父母均有 SCD 的家族史,有慢性溶血性贫血和急性疼痛发作的临床表现也是诊断的重要依据。

5. 治疗　临床治疗主要为对症治疗,羟基脲和输血治疗是推荐用于治疗该病的主要方法[37],造血干细胞移植(HSCT)是目前认为根治镰刀状细胞病的唯一方法。

羟基脲可抑制核糖核苷酸还原酶,阻断 DNA 合成和细胞分裂,诱导胎儿血红蛋白的产生,增加红细胞平均体积,并可减少血循环中镰刀状细胞数量和黏连。羟基脲还可降低循环血中白细胞和血小板的水平,从而减低它们在血管损伤中的作用。推荐开始剂量为 15mg/(kg·d),每 2 周监测血常规 1 次,决定是否调整剂量。目标是给予能够维持外周血细胞计数在安全范围的最高剂量。

由于尚无明确患病个体遗传基因的构成变化,故无法进行病因治疗。治疗目的在于预防感染、发热、缺氧、酸中毒,减少器官损伤并发症,促进造血和延长生命。输血可改善贫血并抑制红细胞镰变。但由于长期输血的各种并发症,故仅用于严重贫血、进行性器官损害及外科手术等情况。至今全世界已有超过 1000 例的病人接受了造血干细胞移植,大部分为同胞供体异基因 HSCT,无病生存率可达 90%;但由于缺乏供体、HLA 配型难及移植相关毒性的问题使其应用受到一定限制[38]。

新近发表在 Nature 上的研究表明基因编辑方法即造血干细胞中靶向编辑 BCL11A 的增强子(可增加 γ 基因的表达),是治疗 SCD 和相关疾病的一种引人注目的方法。

(三) 其他异常血红蛋白病

1. 其他异常血红蛋白病　除地贫外,新生儿期引起溶血性贫血的血红蛋白病还有 HbE(βcodon 26Glu → Lys)、Hb Constant Spring、Hb Quong Sze、Hb Hasharon 等,临床上可无症状或表现为中度溶血性贫血,不同的血红蛋白病可合并存在,也可和酶的缺陷合并存在。

HbE 是一种特殊类型的 β 地贫,β 珠蛋白基因 CD26 (G-A) 突变,使谷氨酸被赖氨酸替代产生一种慢速的异常 Hb,具有不稳定性,易形成 Heinz 小体,发生血管内外溶血。 HbE 可分为 3 类型:①HbE 特征(HbAE):无症状,外周血可见小红细胞及破碎红细胞。②纯合子 HbE(HbEE):临床多数呈轻至中度贫血,像 HbH 病,但一般无黄疸和急性溶血史。③HbE-β- 地贫:电泳 HbE>10%,有不同量的 HbF,在东南亚比纯合子 HbE 多见,需要警惕的是临床上遇到 HbA₂>10% 时应加做 pH 为 8 的血红蛋白电泳,才能有效分离 HbA₂ 与 HbE。

Hb Constant Spring 是一种 α 基因终止密码突变而形成异常的 Hb 变异体,该病在东南亚及我国南方均有发现。有 3 种类型:①半合子 Hbcs,其基因型是 αᶜˢα/αα,像 α 地贫;② HbH 合并 Hbcs,其基因型为 αᶜˢα/−,像 HbH 病;③纯合子 Hbcs,其基因型为 αᶜˢα/αᶜˢα,亦像 HbH 病。

2. 卟啉病　卟啉病(porphyrinopathy)又称先天性红细胞生成紫质症,是 Hb 中含有铁 - 原卟啉复合物的原卟啉合成障碍所致,较少见。1962 年 Goldberg 等收集文献的 45 例中 14 例在出生时有症状,其特点是疱疹样皮疹、溶血性贫血、脾大、红色尿。常见者是在尿及大便中排出卟啉而将尿布染红,溶血性贫血及皮肤损伤。常在新生儿期以后出现,但也有 1 例在宫内发病,生后 4 小时死亡。每有紫质症者其卟啉可通过胎盘引起其新生儿出现红色尿。将患儿尿及大便暴露在紫外光下产生鲜艳橙色荧光即可确诊。应禁用光照疗法,避免阳光照射,因会引起严重的皮肤疱疹、坏死及瘢痕形成。

3. 不稳定血红蛋白病　也称先天性 Heinz 小体溶血性贫血,是由于 Hb 珠蛋白结构的异常,降低了亚铁血红素与珠蛋白的结合和(或)改变了 Hb 正常的三级结构。该 Hb 极不稳定,易被离解氧化,导致红细胞内珠蛋白变性及游离亚单位沉淀,形成 Heinz 小体,某些氧化性药物和感染可诱发溶血。已发现 130 余种不稳定血红蛋白病,绝大多数发生不同程度的溶血性贫血,其共同特征为轻～中度溶血性贫血伴 Heinz 小体形成。实验室检查示正细胞正色素性贫血,贫血严重时可见异形红细胞,网织红细胞增高。红细胞变性珠蛋白小体试验阳性,异丙醇试验阳性。

(李晓瑜　方建培　丘小汕)

六、免疫性溶血性贫血

免疫性溶血性贫血包括同族免疫性溶血性贫血、自身免疫性溶血性贫血及药物引起的溶血性贫血。由母、子血型不合而引起的同族免疫性溶血性贫血(新生儿溶血病)详见本章第 5 节,本节主要叙述自身免疫性溶血性贫血及药物引起的溶血性贫血。这两种类型的溶血又称为获得性溶血性贫血,其共同特点除溶血性贫血的共同症状外,抗人球蛋白试验阳性。

(一)自身免疫性溶血性贫血

自身免疫性溶血性贫血(autoimmune hemolytic anemia, AIHA)是免疫性溶血性贫血中最常见的一种,是由于机体免疫功能紊乱而产生针对自身红细胞抗原的免疫抗体,与红细胞表面抗原结合和(或)激活补体导致红细胞破坏,寿命缩短而产生的一种溶血性疾病。自身抗体的分型与本病的疗效和预后有关[39]。临床上按起病急缓分为急性型、亚急性型和慢性型,新生儿期多为急性型。

1. 病因与发病机制　根据发病原因,AIHA 可分为原发性和继发性两大类。原发性 AIHA 又可以分为温抗体型、冷抗体型和混合型三种:①温抗体型(wAIHA):抗体主要为 IgG 型,自身抗体与红细胞反应最佳温度为 37℃;②冷抗体型:抗体为冷凝集素(IgM 型)或冷热溶血素(D-L 抗体,IgG 型),自身抗体与红细胞反应最佳温度为 0~5℃。冷抗体型包括冷凝集素综合征(cold agglutinin syndrom,CAD)和阵发性冷性血红蛋白尿症(paroxysmal cold hemoglobinuria,PCH);③混合型:自身抗体为 IgG 温抗体和冷凝集素并存[39]。

新生儿 AIHA 以继发性多见,可由多种疾病引起,其中感染是主要病因。常见有:①感染:特别是病毒和支原体感染;②自身免疫性疾病:如新生儿狼疮综合征等;③遗传代谢性疾病:如半乳糖血症、骨质石化病等。

AIHA 的发病机制复杂,在基因、免疫调节、抗体后调节等环节出现异常均可导致 AIHA 的发生[40]。研究显示,基因异常可能与自身抗体的产生有关;树突状细胞的免疫调控异常,以及 CD4⁺、CD25⁺、T 辅助细胞的免疫调节异常与 AIHA 的发生有密切联系。目前已知原发性或继发性 AIHA 的发病机制可能是通过遗传基因突变或(和)免疫功能紊乱,和(或)血细胞细胞膜的抗原性改变,从而刺激机体产生了相应的红细胞自身抗体或交叉反应抗体。患者由于体内 T、B 淋巴细胞构成比例失调和免疫耐受及免疫调节功能紊乱,以及细胞表面信号分子表达异常,淋巴细胞分泌因子与抗体综合作用导致免疫系统全面失衡而促发 AIHA 的发生。免疫抗体与红细胞表面抗原结合导致红细胞寿命缩短、红细胞破坏加速,而引起血管外或血管内溶血。

2. 类型

(1)感染:先天性感染如 CMV、风疹病毒、EB 病毒、肝炎病毒、肠道病毒、支原体、疟原虫感染及细菌性败血症等均可引起溶血,重者可致胎儿水肿。上述疾病有其本身的一些特殊表现如皮疹、紫癜、脉络膜视网膜炎、颅内钙化点、IgM 增高、白细胞增多,某些特殊抗体的升高及血培养阳性等;出生后的感染最主要的是败血症,感染引起酸中毒、休克、窒息或呼吸困难,可伴 DIC 及溶血性贫血。临床上表现为急性起病,皮肤黏膜紫癜及出血、苍白、黄疸、血红蛋白尿,血红蛋白、红细胞及血小板急速下降。外周血片中可见多量红细胞碎片或破裂细胞,红细胞大小不等,小球形红细胞、有核红细胞及网织红细胞增多,白细胞增高。红细胞脆性增加,Coombs'试验阳性。

AIHA 患者的临床体征主要为贫血所引起的系列症状,如虚弱、疲劳、晕眩、运动时呼吸困难等,但可同时伴有其他的非特异性临床表现,如发热、出血、咳嗽、腹痛和体重下降等。AIHA 的确诊必须是患者的临床体征和实验室血液学检查结果的相结合,单纯的抗人球蛋白试验结果只能起到支持诊断作用。

AIHA 患者外周血中 Th17 细胞的比率及其 IL-17 的水平增高。而肾上腺糖皮质激素可下调 Th17 细胞的比率及 IL-17 的水平,有效地缓解溶血[40]。因此,AIHA 的治疗,首选肾上腺皮质激素,可减轻溶血和抑制抗体产生。同时应针对病因予以相应治疗。

(2) 新生儿狼疮综合征(neonatal lupus syndromes,NLS):多见于患系统性红斑狼疮(SLE)的妇女所生育的新生儿,其发病与新生儿溶血病相似。以女婴多见,女与男之比为 1.5∶1。目前 NLE 的发病机制尚不明确,大多数学者认为可能与母体存在抗 SSA(抗干燥综合征 A 抗体,又称抗 Ro 抗体)和抗 SSB 抗体(抗干燥综合征 B 抗体,又称抗 La 抗体)有关。新生儿及其母亲血清中均存此抗体,抗体在新生儿血中可持续几周到几个月才消失。目前认为 NLE 的致病原因是母体的 Ro 抗体和 La 抗体,经胎盘进入胎儿体内,形成抗原抗体复合物,诱导胎儿组织损伤,也有少数病例显示是由母体 U1RNP 抗体导致[41]。

NLE 的临床主要表现为贫血、皮疹、血小板减少、肝功能和肾功能受损。虽然一些患儿缺少特异症状,且血狼疮细胞、抗核抗体和抗双链 DNA 抗体可呈现阴性,但其母亲血清中均可检测到抗 SSA 和(或)抗 SSB 等自身抗体[42]。NLE 临床主要特点为:①暂时性皮肤狼疮样红疹;②血液方面的改变:溶血性贫血、白细胞减少和(或)血小板减少、肝脾大、Coombs'试验阳性;③先天性心脏传导阻滞。临床少有无心脏改变或无皮疹者。皮疹是最常见的表现,其外观呈盘状红斑,多分布于头面部、躯干及四肢,与正常皮肤界限清楚。皮疹多在生后几日内出现。一般在 6~12 个月内自然消退,消退后不留痕迹。血液系统损害多在出生或 2 个月内发生。心脏各型传导阻滞均可见,而且是永久性损害,先天性完全性房室传导阻滞(CCAB)是最严重表现,发生率约 50%。也曾有心内膜弹力纤维增生症的报道,故胎儿心肌炎也是本症的一部分表现。NLS 很少引起多脏器损害。NLS 除心脏损害外病程多呈自限性,症状也会逐渐好转。有血液系统损害者可酌情应用皮质激素或 IVIG;伴皮疹和先天性心脏传导阻滞者预后较差。目前尚无新生儿狼疮与系统性红斑狼疮有相关性的报道,提示新生儿狼疮预后较好。

(二) 药物引起的溶血性贫血

常见的原因是:①药物引发红细胞酶的缺乏;②药物引发不稳定血红蛋白的发生;③药物或其毒素引起免疫性溶血,此类多见。有时也可以是多种原因共同引起。其临床表现与其他溶血性贫血相同,如黄疸、贫血、外周血中有核红细胞增多,也可有小球形红细胞增多、红细胞碎片增多等。特点是 Coombs'试验阳性。

药物诱导性 AIHA 主要因使用甲基多巴类药物和青霉素(大剂量)引起,有时 2 代或 3 代头孢菌素类药物如头孢替坦、头孢曲松钠也可引起。新生儿期能引起免疫性溶血性贫血的药物很多,常见的药物有:①青霉素,母或新生儿用青霉素后,青霉素作为抗原覆盖在红细胞上能与红细胞膜的蛋白质牢固结合成复合物。新生儿或母体产生的抗体(可通过胎盘)与复合物起反应而发生溶血。临床多在连续应用大量青霉素 1 周以上才发生。此种抗体与一般自身抗体不同,是对青霉素特异的,溶血多较轻,停药后抗体虽然存在,但溶血很快消退。若继续再用,则溶血加重;②奎宁、磺胺类、头孢菌素及 α-甲基多巴等:机体对这些药物产生的抗体多为 IgM,在血浆中与药物结合成一种免疫复合物,不牢固地吸附在红细胞膜上,激活补体,促使发生溶血。由于此免疫复合物很容易从红细胞膜上分开,再吸附于其他红细胞上,故少量药物就可引起大量红细胞破坏。此类药物的溶血,发病急、贫血重,多伴血红蛋白尿及血小板减少性紫癜。轻者停药即可,重者可试用肾上腺皮质激素治疗和(或)用洗涤红细胞输血,停用有关药物。此外,能诱发红细胞酶缺乏而发生溶血性贫血的药物还有维生素 K、磺胺类、氯霉素、樟脑、黄连、腊梅花等。

新生儿红细胞对氧化剂的毒性作用较敏感。维生素 E 是一种抗氧化剂,如缺乏可发生溶血性贫血。因早产儿出生后 2~3 个月维生素 E 的吸收能力才接近成熟儿,故维生素 E 缺乏多发生在 6~10 周时。防治早产儿贫血宜补充维生素 E 8~10 周。此外,应注意给新生儿尤其是早产儿补充铁剂时不宜大量,因铁剂在肠道中可使维生素 E 的吸收减少,导致维生素 E 缺乏。同时铁剂在体内的氧化反应中也可使自由基的产生增加,导致红细胞膜上多价不饱和脂肪酸的过氧化反应增加,引起红细胞膜的破裂,发生溶血。

(丘小汕　崔其亮)

参考文献

1. Colombatti R,Sainati L,Trevisanuto D. Anemia and transfusion in the neonate. Semin Fetal Neonatal Med,2016,21 (1):2-9.

2. Buonocore G,Bracci R,Weindling M. Neonatology: A Practical Approach to Neonatal Diseases. Milano:Springer Milan,2012:784-798.

3. Lipton JM,Fish JD. Lanzkowsky's Manual of Pediatric Hematology and Oncology (Sixth Edition). San Diego:Academic Press,2016,134-158.

4. Elzouki AY,Harfi HA,Nazer HM,et al. Textbook of Clinical Pediatrics. Berlin,Heidelberg:Springer Berlin Heidelberg,2012:359-377.

5. Mari G, Norton ME, Stone J, et al. Society for Maternal-Fetal Medicine(SMFM)Clinical Guideline #8: the fetus at risk for anemia--diagnosis and management. Am J ObstetGynecol, 2015, 212(6): 697-710.

6. Norton ME, Chauhan SP, Dashe JS. Society for maternal-fetal medicine (SMFM) clinical guideline #7: nonimmune hydrops fetalis. Am J ObstetGynecol, 2015, 212(2): 127-139.

7. Delaney M, Matthews DC. Hemolytic disease of the fetus and newborn: managing the mother, fetus, and newborn. Hematology Am Soc Hematol Educ Program, 2015, 2015: 146-151.

8. Kliegman RM. Nelson Textbook of Pediatrics, 19th. the United States of America: Elsevier/Saunders, 2011: 615-619.

9. Fasano RM. Hemolytic disease of the fetus and newborn in the molecular era. Semin Fetal Neonatal Med, 2016, 21(1): 28-34.

10. White J, Qureshi H, Massey E, et al. Guideline for blood grouping and red cell antibody testing in pregnancy. Transfus Med, 2016, 26(4): 246-263.

11. Moise KJ, Argoti PS. Management and prevention of red cell alloimmunization in pregnancy: a systematic review. Obstet Gynecol, 2012, 120(5): 1132-1139.

12. Mari G, Norton ME, Stone J, et al. Society for Maternal-Fetal Medicine (SMFM) Clinical Guideline #8: the fetus at risk for anemia--diagnosis and management. Am J Obstet Gynecol, 2015, 212(6): 697-710.

13. Norton ME, Chauhan SP, Dashe JS. Society for maternal-fetal medicine (SMFM) clinical guideline #7: nonimmune hydrops fetalis. Am J Obstet Gynecol, 2015, 212(2): 127-139.

14. 方群, 罗艳敏. Rh 同种免疫与宫内输血. 中华围产医学杂志, 2013, 16(9): 522-526.

15. Hendrickson JE, Delaney M. Hemolytic Disease of the Fetus and Newborn: Modern Practice and Future Investigations. Transfus Med Rev, 2016, 30(4): 159-164.

16. Rath ME, Smits-Wintjens VE, Walther F J, et al. Hematological morbidity and management in neonates with hemolytic disease due to red cell alloimmunization. Early Hum Dev, 2011, 87(9): 583-588.

17. Bennardello F, Coluzzi S, Curciarello G, et al. Recommendations for the prevention and treatment of haemolytic disease of the foetus and newborn. Blood Transfus, 2015, 13(1): 109-134.

18. Thorpe SJ. Specifications for anti-A and anti-B in intravenous immunoglobulin: history and rationale. Transfusion, 2015, 55(Suppl 2): S80-S85.

19. Qureshi H, Massey E, Kirwan D, et al. BCSH guideline for the use of anti-D immunoglobulin for the prevention of haemolytic disease of the fetus and newborn. Transfus Med, 2014, 24(1): 8-20.

20. Lipton JM, Fish JD. Lanzkowsky's Manual of Pediatric Hematology and Oncology (Sixth Edition). San Diego: Academic Press, 2016: 134-158.

21. Gomez-Manzo S, Marcial-Quino J, Vanoye-Carlo A, et al. Glucose-6-Phosphate Dehydrogenase: Update and Analysis of New Mutations around the World. Int J MolSci, 2016, 17(12): 1-15.

22. Elzouki AY, Harfi HA, Nazer HM, et al. Textbook of Clinical Pediatrics. Berlin, Heidelberg: Springer Berlin Heidelberg, 2012: 359-377.

23. Rostami-Far Z, Ghadiri K, Rostami-Far M, et al. Glucose-6-phosphate dehydrogenase deficiency (G6PD) as a risk factor of male neonatal sepsis. J Med Life, 2016, 9(1): 34-38.

24. Mari G, Norton ME, Stone J, et al. Society for Maternal-Fetal Medicine (SMFM) Clinical Guideline #8: the fetus at risk for anemia--diagnosis and management. Am J ObstetGynecol, 2015, 212(6): 697-710.

25. 万乾娅, 赵玉平. 遗传性丙酮酸激酶缺乏症的诊疗现状. 国际输血及血液学杂志 2016, 39(3): 274-276.

26. 聂能, 邵英起, 施均, 等. 遗传性椭圆形红细胞增多症五例临床分析. 中华血液学杂志, 2013, 34(6): 540-541.

27. Kaushansky K, Lichtman MA, Prchal JT, et al. Williams hematology. 9th ed. New York: McGraw-Hill Medical, 2015: 661-688.

28. Barcellini W, Bianchi P, Fenno E, et al.Hereditary red cell membrane defects diagnostic and clinical aspects.Blood Trans-fus, 2011, 9: 274-277.

29. 廖林, 林发全. 遗传性红细胞膜病及其实验室检查. 广东医学, 2014, 35(11): 1782-1784.

30. Mohandasn N, An X. Malaria and human red blood cells. Med MicrobiolImmunol, 2012, 201(4): 593 -598.

31. 王燕燕, 李晓辉, 徐西华. 地中海贫血诊治进展与我国现状. 中国实用儿科杂志, 2013, 28(6): 473-476.

32. 方建培, 许吕宏. 规范儿童 β 重型地中海贫血的诊治. 中华儿科杂志, 2010, 48(3): 166-169.

33. Piel FB, Weatherall DJ. The α-thalassemias. N Engl J Med, 2014, 371(20): 1908-1916.

34. Higgs DR, Engel JD, Stamatoyannopoulos G. Thalassaemia. Lancet, 2012, 379(9813): 373-83.

35. 马燕, 龙凤. 超声技术在 α 地中海贫血产前诊断中的应用研究. 微创医学, 2011, 6(6): 503-505.

36. de Dreuzy E, Bhukhai K, Leboulch P, et al. Current

and future alternative therapies for beta-thalassemia major. Biomed J,2016,39(1):24-38.

37. Yawn BP,Buchanan GR,Afenyi-Annan AN,et al. Management of sickle cell disease: summary of the 2014 evidence-based report by expert panel members. JAMA. 2014, 312(10):1033-1048.

38. Iughetti L,Bigi E,Venturelli D. Novel insights in the management of sickle cell disease in childhood. World J Clin Pediatr. 2016,5(1):25-34.

39. 邵宗鸿,郑萌颖.自身免疫性溶血性贫血治疗进展.临床血液学杂志,2016,29(11):855-860.

40. 王欣,乔丽津.自身免疫性溶血性贫血发病机制研究进展.中国小儿血液与肿瘤杂志,2014,19(2):107-109.

41. Heelan K,Watson R,Collins SM.Neonatal lupus syndrome associated with ribonuc1erotein antibodies , PediatrDermatol,2013,30(4):416-423.

42. Johnson B.Ovcrvicw of neonatal lupus.j Pediatr Health Care,2014,28:331-341.

第6节 白细胞异常的疾病

白细胞异常的疾病可分为白细胞数目异常和功能缺陷,病因可以是原发性、遗传性或继发性的。新生儿白细胞异常的疾病主要有白细胞增多症、中性粒细胞减少症、嗜酸性粒细胞增多症、类白血病反应和先天性白血病等。

一、白细胞增多症

新生儿出生时外周血白细胞水平可达(10~30)×10^9/L甚至更高,出生12小时后白细胞迅速下降直至第一周末,然后维持稳定直到一岁。如生后两周杆状核和分叶核粒细胞的比例超过0.3时则属异常。

白细胞增多表现为白细胞计数的增加,可见于许多疾病,包括良性和恶性疾病。白细胞计数、白细胞相对百分比以及白细胞绝对细胞数的标准值参考区间随着患者年龄和医院人群的不同而发生改变。婴儿白细胞总数相对较高,其中以新生儿的白细胞总数和中性粒细胞绝对值最高。当外周血白细胞值超过其年龄组平均值的两个标准差时称为白细胞增多症(leukocytosis)。导致白细胞增多症的原因可以是原发性的,也可以是继发性的。白细胞增多大多数情况下是由于中性粒细胞的绝对计数增加,少数情况下也可以是淋巴细胞、单核细胞及嗜酸性粒细胞绝对计数增加,偶见嗜碱性粒细胞增加。

白细胞增多可分为:①粒细胞增多,一般指粒细胞超过8×10^9/L,新生儿粒细胞正常值为(1.8~5.4)×10^9/L。急性获得性粒细胞增多较多见于炎症、感染、应激反应、创伤、溶血性贫血、烧伤、一些药物的应用如麻黄素、糖皮质激素

及重组人集落刺激因子(rhG-CSF 或 rhGM-CSF)等的应用。慢性获得性粒细胞增多如永久性粒细胞增多症-先天性无脾;原发性粒细胞增多多见于遗传性粒细胞增多、慢性特发性粒细胞增多、慢性髓性白血病、21-三体综合征及白细胞黏附功能缺陷。②单核细胞增多,常见于急性感染(细菌、病毒、寄生虫)、慢性炎症、白血病前期和化疗后。③淋巴细胞增多,常见于感染尤其病毒感染、甲状腺功能亢进、急性淋巴细胞白血病等。

二、中性粒细胞减少症

中性粒细胞减少症(neutropenia,granulocytopenia)是由于周围血中性粒细胞绝对计数(absolute neutrophil count, ANC)减少而出现的一组综合征。中性粒细胞的绝对值随年龄而异,在足月新生儿为 8×10^9/L、早产儿为 6×10^9/L、生后 1~2 个月低限为 2.5×10^9/L,2 个月以上直至成人期正常低限为 1.5×10^9/L。成人及儿童的绝对值低于 1.5×10^9/L,生后 2 周至 1 岁婴儿的绝对值低于 1×10^9/L 时,即可诊断为中性粒细胞减少症。任何年龄 ANC< 0.5×10^9/L 称为中性粒细胞缺乏症(agranulocytosis)。中性粒细胞减少症还可进一步根据 ANC 分为轻、中、重、极重型:轻型即 ANC<(1.0~1.5)×10^9/L,中型 ANC<(0.5~1.0)×10^9/L,重型 ANC<0.5×10^9/L,极重型 ANC<0.2×10^9/L[1]。严重的粒细胞减少,可增加致死的可能,尤其是粒细胞减少持续一定的时间时。中性粒细胞减少在患病的新生儿中较常见,据报道在 NICU 中可达 8%,而在早产儿中发生率更高,可达 6%~58%。

(一)病因与发病机制

1. **病因** 引起中性粒细胞减少的原因很多。常见有感染、免疫、药物等因素,这些原因造成中性粒细胞生成减少、破坏增加和(或)外周血中分布的异常,从而发生 ANC 的减少。

(1)感染:细菌感染,如严重败血症等;病毒感染,如流行性感冒、风疹、病毒性肝炎等。

(2)理化损伤:电离辐射,如 X 线、放射性核素等;化学品,如铅、苯、汞等;药物,如抗癌药、某些抗感染药物等。

(3)血液病:再生障碍性贫血、急性白血病、骨髓增生异常综合征、巨幼红细胞贫血等。

(4)自身免疫性疾病:新生儿同种免疫性粒细胞减少症、纯粒细胞再生障碍、系统性红斑狼疮等。

(5)遗传因素:先天性中性粒细胞减少症、先天性代谢缺陷病伴发的粒细胞减少症、胰腺功能不全伴中性粒细胞减少症、网状组织生成不良等。

(6)其他:过敏性休克、营养不良等。

2. **发病机制**

(1)粒细胞生成减少或成熟停滞:如一些免疫抑制剂和某些抗菌药物等对骨髓的抑制作用;放射性物质可影响

骨髓造血功能而致粒细胞减少;遗传性粒细胞减少症(又名婴儿致死性粒细胞减少症);网状组织发育不全伴有先天性白细胞缺乏症;中性粒细胞减少伴有免疫性蛋白异常血症;家族性良性慢性中性粒细胞减少症;家族性严重性粒细胞减少症等。

(2)粒细胞无效增生:为骨髓内粒细胞增生活跃,但未至成熟期即大量破坏,如叶酸或维生素 B_{12} 缺乏所致的巨幼红细胞贫血多同时有粒细胞寿命缩短。

(3)粒细胞破坏增加:如新生儿同族免疫性粒细胞减少症;自身免疫性疾病(如结缔组织病、传染性单核细胞增多症、多次输血后等皆可出现粒细胞减少);免疫缺陷病伴粒细胞减少症;感染导致的粒细胞减少症;网状内皮系统恶性增生性疾病粒细胞被吞噬等。

(4)多种因素引起的粒细胞减少症:某些药物如消炎痛可使骨髓抑制,又可使粒细胞破坏增加。

(5)假性粒细胞减少症:病毒感染、细菌内毒素等可使循环池中的中性粒细胞转移到边缘池,附着于血管壁,循环血液中的中性粒细胞减少。粒细胞分布异常所致的中性粒细胞减少,称为假性粒细胞减少症或转移性中性粒细胞减少症。

3. 临床分类　临床上主要根据先天性还是后天获得性来分类。一般而言,后天获得性或继发性中性粒细胞减少多见,原发性少见。

(1)先天性中性粒细胞减少症:先天性中性粒细胞减少症是一类异质性疾病,为常染色体隐性遗传、常染色体显性遗传、散发和 X 连锁隐性遗传等,包括婴儿遗传性粒细胞缺乏症(Kostmann综合征)、严重中性粒细胞减少症(severe congenital neutropenia,SCN)、周期性中性粒细胞减少症、X-连锁中性粒细胞减少症、p14 缺陷综合征、网状组织发育不全、家族性良性慢性中性粒细胞减少症 、糖原累积病I型和葡萄糖 6 磷酸酶催化亚基 3(G6PC3)缺陷综合征等[2]。

(2)获得性中性粒细胞减少症

1)感染:在新生儿是最常见的原因,也是获得性粒细胞减少最常见的原因。病毒、细菌、原虫、支原体、立克次体等感染均可引起中性粒细胞减少。

2)免疫性粒细胞减少:如新生儿同族免疫性粒细胞减少,机制类似同族免疫性溶血和血小板减少,母亲抗体对抗胎儿粒细胞,可通过测定抗中性粒细胞抗体来鉴别,严重时抗体可持续 2~17 周。

3)胎 - 胎输血综合征或溶血性疾病。

4)母亲疾病或妊娠期服用一些药物或新生儿本身用药,母亲患特发性中性粒细胞减少症、高血压、系统性红斑狼疮等;母亲患高血压或子痫的新生儿常有暂时性的粒细胞减少,通常在出生后 72 小时内缓解;药物如抗甲状腺药物等。

5)围产期的一些情况如新生儿窒息、颅内出血。

6)骨髓再生功能异常:如白血病、骨髓异常增生综合

征、肿瘤及再生障碍性贫血等。

(二)血液学特点

外周血中中性粒细胞绝对计数减少,单核细胞嗜酸性粒细胞增多;骨髓中粒细胞增生,停滞在中幼粒阶段,后期粒细胞极度减少。发育停滞可能是缺乏刺激前期粒细胞分化的因子;血清丙种球蛋白、免疫球蛋白增高,可能是反复感染的结果。

(三)临床表现

中性粒细胞减少症的临床表现多是非特异性的,主要有感染、发热等症状,发热常常首先出现并且是唯一表现。中性粒细胞减少症患儿有易感染、反复感染、感染难以控制的特点。严重的粒细胞减少最容易合并化脓性感染,如皮肤脓肿、脐炎、口炎、肛周炎、中耳炎、肺炎、败血症及化脓性脑膜炎等;可在生后不久即出现细菌性感染,迁延不愈,尤其是白细胞减少并有中性粒细胞减少比单纯白细胞减少更严重,多在婴儿期死亡。内源性细菌是最常见的致病菌,医源性病原菌定植也常见。最常见的是革兰阳性菌,占 60%~70%,革兰阴性菌逐年增多,并有多重耐药趋势,但病毒、真菌和寄生虫感染的几率并无明显增加。感染等并发症的发生率一般与粒细胞减少的程度、速度和持续时间有关。

(四)治疗

并不是所有中性粒细胞减少症患儿都需要治疗,只有部分合并感染,并发症严重的患儿才需要治疗。获得性粒细胞减少应积极治疗原发病。

1. 预防感染和抗感染治疗　患儿平时应注意保持口腔、皮肤和会阴等部位的清洁,可减少反复感染;避免应用破坏粒细胞或抑制骨髓增生的药物。中性粒细胞减少症不发热,无明显感染的患者,不应住院治疗;切忌滥用抗生素。体温超过 38℃,应立即给予经验性抗生素治疗,并做病原菌培养;严重感染者,抗生素的选择应遵循“广谱、高效、足量”的原则,选用杀菌剂和静脉给药,选用对病原体敏感的抗生素。

2. 粒细胞集落刺激因子　应用指征:①中性粒细胞减少症并发严重感染或由此引起严重的并发症;②应用抗生素之后仍有发热。大多数患儿对 G-CSF 治疗的效果较好,ANC 升高至正常范围并伴随感染率的降低,抗生素用量减少。推荐 G-CSF 剂量从 $5\mu g/(kg\cdot d)$ 开始,皮下注射或静脉滴注,连续使用 5~7 天,若中性粒细胞上升缓慢可加至 $10\mu g/(kg\cdot d)$。目标维持中性粒细胞在 $(1.0\sim1.5)\times10^9/L$ 以上,最终以最小的剂量达到改善症状和预防感染的目的。

3. 静脉用丙种球蛋白　可提高机体特异及非特异抗体水平,多用于中性粒细胞减少并发严重感染的患者。

4. 造血干细胞移植　主要用于严重的先天性中性粒细胞减少症、周期性粒细胞减少症。对于先天性中性粒细胞减少症的患儿,人类白细胞抗原相配的同种造血干细胞移植应当尽早施行。对 G-CSF 治疗无反应的患者,造血干

细胞移植可能是唯一的治疗手段[3]。

三、类白血病样反应

类白血病反应(leukemoid reaction)一般是指外周血白细胞总数反应性增多,超过 $50 \times 10^9/L$,或中性粒细胞绝对计数 $>30 \times 10^9/L$(生后一周内),或中性粒细胞绝对计数超过相应胎龄平均值的两个标准差,并有幼稚细胞出现,但非白血病的一种血液学现象。新生儿类白血病反应主要见于以下情况,早产、感染、绒毛膜羊膜炎、窒息、长期呼吸机支持、染色体异常、产前应用糖皮质激素和 BPD 等,也见于创伤、急性溶血和大量出血(如 IVH)时。感染是最常见的原因。近年来造血干细胞生长因子(G-CSF 等)的应用也成为类白血病反应一个原因[4]。临床上由于病因的不同表现可不一,外周血白细胞明显增高,但可无感染存在;因有幼稚细胞的出现,故要与白血病相鉴别;类白血病反应者脏器浸润轻,骨髓增生活跃或明显活跃,原始和(或)幼稚细胞正常,周围血幼稚细胞较骨髓中的百分比高,无明显贫血和血小板减少,中性粒细胞胞质内中常出现毒性颗粒和空泡等。血常规检查是诊断的关键,骨髓检查的主要意义在于排除白血病。原发病存在以及原发病缓解好转后血常规随之恢复正常是最主要的诊断依据。故应仔细寻找原发病,积极治疗原发病。

四、嗜酸性粒细胞增多症

嗜酸性粒细胞增多是临床常见征象之一,一般新生儿嗜酸性粒细胞绝对值 $>0.7 \times 10^9/L$ 称为嗜酸性粒细胞增多症(eosinophilic granulocytosis)。根据嗜酸性粒细胞增多的程度分为轻、中、重度。轻度:嗜酸性粒细胞绝对计数 $(0.7~1.0) \times 10^9/L$;中度:$(1.0~3.0) \times 10^9/L$;重度:$>3.0 \times 10^9/L$。嗜酸性粒细胞增多症是由于多种病因引起的保护性嗜酸性粒细胞增殖反应,以对抗肥大细胞释放的组织胺、5 羟色胺及缓激肽等引起变态反应的物质,并能吞噬病原体和免疫复合物,达到减轻或抑制过敏反应的目的。本症临床上较常见,但并非独立疾病,其表现因病因不同而各异。新生儿常常发现不明原因的嗜酸细胞增多,一些理论认为是正氮平衡或是对某些抗原的反应。嗜酸性粒细胞增多症按能否找到病因可分为原发性和继发性,继发性可见于寄生虫感染、变态反应性疾病、支原体感染、病毒感染、恶性肿瘤等,嗜酸性粒细胞增多症还发生在胃肠道外营养、有静脉导管、气管内插管、留置胃管、对牛奶过敏、母亲有过敏性疾病、换血、NEC、BPD、IVH、早产儿等。某些药物如青霉素、头孢菌素、链霉素、苯妥英钠等也可引起嗜酸性粒细胞增多。常见的原因与新生儿感染有关,需注意积极查找病因[5]。

嗜酸性粒细胞增多,应注意与嗜酸性粒细胞性白血病和高 IgE 综合征鉴别。本症骨髓检查以成熟嗜酸性粒细胞增多为主,未见幼稚型嗜酸粒细胞,此点可与嗜酸粒细胞白血病相鉴别。高 IgE 综合征也伴有血嗜酸性粒细胞显著增多,同时血清 IgE 水平显著增高,临床以顽固性湿疹样皮炎、反复细菌感染尤其是葡萄球菌感染引起皮肤冷脓肿、肺部感染致肺脓肿,并引起肺组织破坏、肺膨出等为特征,是一种病因及发病机制尚不清楚的少见疾病。该病可分为两型,I 型为常染色体显性遗传,为 STAT3 基因突变所致,II 型为常染色体隐性遗传,为 TYK-2 及 DOCK8 基因突变所致。两型的临床表现相似,男女均可发病,起病年龄多在生后 1~8 周。

在治疗上,因嗜酸粒细胞增多对人体一般无危害,除非极度增多且持续存在,故对有继发原因导致的嗜酸粒细胞增高,一般不需特殊治疗,只需去除病因。在有明显的血常规和骨髓象嗜酸粒细胞增高及内脏器官进行性累及时,可用激素治疗,同时也可用抗组织胺药。

五、先天性白血病

先天性白血病(congenital leukemia)也称新生儿白血病,是指从出生至生后 4 周内起病的白血病,常于出生时即有皮肤浸润性结节、肝脾大、外周血幼稚白细胞数升高、血小板数减少,常伴先天畸形,如 21- 三体、9- 三体、13- 三体、7-单倍体、Turner 综合征等。病情发展迅速,预后差,多于数周到数月内死亡。先天性白血病发病率极低,国外报道在儿童白血病中所占比例不超过 1%。大多数病例为急性髓性白血病,仅 20% 的病例为急性淋巴细胞性白血病;髓性白血病中又以 M5 型多见,占 20%。细胞遗传学分型中以 11q23 异常多见。

(一)病因

与小儿白血病一样,先天性白血病的病因及发病机制至今仍不清楚。但肯定和以下因素有关:①基因与先天性缺陷;②家族倾向;③性别差异,男性多于女性;④环境因素,孕期或新生儿受放射线照射。有报道,母孕期暴露非常低频磁场,其下一代患白血病的危险性增加;⑤病毒感染,尤其是 EB 病毒,有研究结果显示母亲 EB 病毒感染的再活化,与下一代儿童期白血病有关。⑥其他,有人提出单卵双胎中 1 例患病,另 1 例会在数周或数月内发病的占 25%,并认为这是相互传播所致,并非同时发病。

(二)病理改变

各组织尤其是肝、脾、淋巴结甚至性腺均可有广泛白血病细胞浸润。也可有早期中枢神经系统的浸润、皮肤结节及肺浸润。

(三)临床表现及诊断

与小儿白血病的临床表现有类似之处,但是由于起病在宫内,故临床表现有其特点,尤其是皮肤损害和神经系统损害最常见,其次是 11q23 染色体易位 /MLL 基因重排的发生率高(约 30%)。患儿出生时即有症状,病情急,发展快,预后差。主要症状如下：

1. **皮损**　20%~60% 的患儿有皮下浸润的表现，髓性白血病多见，多为白血病细胞浸润皮肤组织所形成的皮肤纤维瘤样结节和出血性皮损。

2. **出血**　可以是先天性白血病最先发现的体征。

3. **浸润**　早期可以发生中枢神经系统和睾丸白血病，肺、肾、肝脾均可有浸润，但淋巴结少有肿大。据报道 50% 的患儿可出现神经系统受累的表现。

4. **其他**　发热、进行性苍白、萎靡、体重不增等，有的病例合并 21- 三体或其他的染色体异常。

先天性白血病的诊断条件为在血或骨髓中出现相当数量的原始或幼稚细胞，或原始（幼稚）细胞对髓外组织的浸润，并且必须除外导致类白血病反应的任何诱因或疾病。此外，尚需除外肿瘤，如神经母细胞瘤、朗格汉斯细胞组织细胞增多症等，以及 21- 三体相关的暂时性骨髓增生异常症。有研究指出，脐带血中检测到大量非典型的髓过氧化物酶阳性细胞应警惕胎儿急性髓系白血病的可能[6]。

（四）治疗和预后

先天性白血病的病情发展迅速，目前尚无理想的治疗方法，对目前的化疗药物多不敏感，多采用姑息疗法，预后差[7]。国外报道 24 个月时总生存率仅为 23%。患儿常死于出血和感染，但也可自然缓解。自然缓解病例均为髓性先天性白血病表型（M5 型为主），具有 t(8：16)(q11：p13) 易位多见。由于存在自然缓解，因此确定这些患儿化疗发生的毒性非常重要。先天性髓性白血病与淋巴细胞白血病相比，临床特征与总的生存率无明显差异，但在髓性白血病中无事件生存率与无病生存率明显高于淋巴细胞白血病。有关 11q23 区域的结构基因重排在 90% 的婴儿单核细胞性及粒 - 单核细胞性白血病中可以查出，常提示预后不良。

一般认为新生儿对化疗耐受性差，预后不良。大部分患儿在诊断后不久即死亡。由于病例数少的原因，先天性白血病化疗的经验非常有限。国外有学者应用婴儿急性淋巴细胞白血病治疗方案（Interfant-99）治疗 30 例先天性急性淋巴细胞白血病患儿，诱导失败率为 13%，2 年复发率为 60%，大大高于婴儿的 34.2%；用此方案化疗后 2 年无事件存活率（EFS）为 20%；治愈存活率达 17%。虽然造血干细胞移植给治疗带来了希望，但仍需不断的探索和总结。

六、白细胞功能紊乱

白细胞功能紊乱（leukocyte dysfunction）包括趋化性、黏附、吞噬作用和呼吸链爆发的功能失调。白细胞功能异常的疾病可在新生儿期出现症状，但多在新生儿期后才能确诊。

1. **惰性白细胞综合征**（lazy leukocyte syndrome）　是一种白细胞趋化性缺陷疾病，系由于中性粒细胞对趋化因子不敏感、粒细胞膜缺陷或肌动蛋白微丝收缩功能缺陷所致。骨髓内成熟粒细胞数量正常，但病菌入侵时，粒细胞不

能从贮存池和边缘池释放到血液循环而形成假性粒细胞减少症。粒细胞趋化异常，移动速度较为缓慢，变形功能明显减低，因而中性粒细胞不能迅速聚集至细菌或其他异物处，但吞噬和杀菌能力正常。患者以反复难以控制的感染为主要表现，如口腔炎、中耳炎、肺炎、皮肤感染等。周围血中性粒细胞数亦降低，但细胞形态正常。暂无特殊治疗，主要为防治感染。骨髓移植后能产生功能正常的中性粒细胞，为治疗的有效途径。

2. **慢性肉芽肿性疾病**（chronic granulomatous disease）是一种常见的吞噬细胞（中性粒细胞、单核细胞、巨噬细胞及嗜酸性粒细胞）功能缺陷病。2/3 患者因 X 染色体上负责编码白细胞膜细胞色素有关蛋白质的基因突变而致；另 1/3 病例为常染色体隐性遗传。男性患儿多在 2 岁内起病，反复发生严重的难以治愈的慢性化脓性细菌感染或真菌感染，皮肤、肝脾、肺部等受累组织可见炎症迁延不愈伴肉芽肿、纤维化形成。患儿常因严重感染（包括真菌在内）而死亡。感染的病原菌以金黄色葡萄球菌最常见，其次为大肠埃希菌、铜绿假单胞菌、黏质沙雷菌、曲菌属、白色念珠菌等，均为过氧化物酶阳性细菌或真菌。实验室检查四唑氮蓝还原试验阴性，杀菌试验显示粒细胞杀菌能力明显降低，吞噬功能则正常。治疗方面主要是积极控制急性感染，需用杀菌作用强的抗菌药物，必要时行脓肿切开引流，预防性使用重组人 γ- 干扰素亦有一定效果。近年来，异基因造血干细胞移植治疗本病的成功率也在逐年提高。2014 年一项大型的前瞻性多中心研究报告显示，纳入研究的 56 名患者 [其中有 42 例被认为是合并难治性感染和（或）自发炎症的高危患者]，在进行异基因造血干细胞移植治疗后，2 年总生存率为 96%，无事件生存率为 91%，严重的移植物抗宿主反应仅为 4%。近年也有一些关于基因治疗的报道，但仍处于试验阶段[8]。

3. **白细胞黏附缺陷症**（leukocyte adhesion deficiency，LAD）I 型　为常染色体隐性遗传病，编码基因位于染色体 21q21.3，基因突变致白细胞黏附糖蛋白 CD11/CD18 缺陷，中性粒细胞黏附迁移功能异常，对趋化因子的反应障碍。临床表现为生后反复细菌感染，主要为皮肤和黏膜的感染（如肛周炎、中耳炎、溃疡性胃炎、齿龈炎和牙周炎）；新生儿常表现为脐炎和脐带脱落延迟，通常在生后 3~6 周才脱落；白细胞增加，但感染部位有坏死而无化脓为特征，伤口愈合延迟。感染和并发症的严重程度与 CD18（β2 整合素）缺陷的程度有关。需积极长期的治疗和预防性抗菌措施，IVIG 有一定疗效，严重患儿需骨髓移植。诊断可通过流式细胞仪用 CD11 或 CD18 单克隆抗体分析外周血白细胞 CD18 的表达。

七、白细胞形态异常

白细胞形态可有多种异常，包括细胞核形态的病理改

变、细胞颗粒异常和退行性变[9]。

(一)细胞核形态的病理改变

1. 核左移　外周血涂片中杆状核粒细胞增多并可出现晚幼粒、中幼粒、早幼粒及原始粒细胞称之为核左移。常见于各种病原体所致的感染、大手术、恶性肿瘤晚期,特别是化脓性感染。核左移的程度与感染轻重及机体抗感染能力密切相关。

2. 核右移　中性分叶核粒细胞分叶过多(4~5 叶或更多)为核右移。如伴有白细胞减少,为骨髓造血功能降低,或缺乏造血物质所致(如巨幼红细胞贫血、恶性贫血等)。

3. 核棘突　中性粒细胞的核有各种形状的芽状突出称核棘突。核棘突大量出现时有严重中毒或感染存在。

4. Pelger-Huet 核异常　分为遗传性和获得性。主要形态学特点是成熟的中性粒细胞大部的核不分叶或仅分两叶(似花生、眼镜、哑铃等形态),核染质较粗糙,浓染。此种细胞功能正常临床上无异常表现。

(二)细胞颗粒异常

1. 中毒颗粒　指在成熟中性粒细胞的颗粒变得粗大深染。主要见于各种化脓性感染、败血症、恶性肿瘤、中毒、大面积烧伤等病理情况下。

2. Chediak-Higashi 综合征　又称先天性白细胞异常白化病综合征或先天性白细胞颗粒异常综合征,为常染色体隐性遗传的一种罕见病,由位于染色体 1q42-43 的 *CHS1/LYST* 基因突变引起粒细胞的膜功能异常,蛋白进出囊泡或颗粒的转运、传递过程缺陷(受累的颗粒包括溶酶体、黑素小体、血小板的致密颗粒以及细胞溶解颗粒),中性粒细胞和单核细胞的化学趋化作用减弱,溶酶体颗粒释放缺陷,细胞内出现特征性的巨大的形态多样的嗜天青颗粒,即异常的细胞器—溶酶体。除粒细胞外,成纤维细胞、黑色素细胞、星形胶质细胞和施万细胞也有同类的异常。临床最明显的表现是皮肤、头发和虹膜色素减少,呈局部白化病;吞噬细胞的功能异常致反复皮肤、口腔和呼吸道感染,血小板功能缺陷,可导致出血;肝、脾和淋巴结肿大亦甚常见。由于严重的感染或病情的加速期患儿常在 7 岁前死于感染或淋巴瘤样疾病,存活者常留有神经系统后遗症。外周血涂片白细胞计数减低,中性粒细胞可见巨大的蓝色异常颗粒或初级颗粒,在淋巴细胞和单核细胞中有蓝色包涵体,过氧化酶染色阳性。本症处理主要是防治感染,目前尚无特殊治疗,合并感染时宜选用敏感抗感染药物及干扰素,应用增加细胞内 cGMP 的药物(大剂量维生素 C、胆碱能药物等)可改善临床症状。有研究表明,采用依托泊苷、地塞米松和环孢素 A 进行联合化疗,8 周缓解率可达 75%,但随访发现,复发非常常见,且伴疗效下降。也有学者指出,异基因造血干细胞移植是改善本病血液学和免疫缺陷的唯一办法,但在对移植患者长期随访中发现,移植并不能预防神经系统后遗症的发生[10]。

3. Alder-Reilly 粒细胞颗粒异常　中性粒细胞细胞质内出现较大的深紫色颗粒,又称 Alder-Reilly 小体(包涵体)。常伴发骨与软骨异常的各型黏多糖沉积病,属常染色体隐性遗传,病因是由于某些酶缺乏,使黏多糖不能完全降解,形成此种包涵体。

4. May-Hegglin 粒细胞颗粒异常　粒细胞细胞质中见直径 2~5μm 的嗜碱性与嗜派若宁的包涵体(包涵体主要由 RNA 组成,来自粗面内质网),也称 May-Hegglin 小体。患者一般无症状,少数有出血表现,除外周血粒细胞中见到 May-Hegglin 小体外,可伴有白细胞减少,不同程度的血小板减少,以及见到畸形血小板。此病属常染色体显性遗传,无症状者不需治疗。

5. 遗传性中性粒细胞核分叶过多　又名 Undritz 粒细胞异常症。为常染色体显性遗传。特点为中性粒细胞核分叶过多。杂合子 10% 以上,纯合子 14% 以上的中性粒细胞分叶在 5 叶以上。一般无症状,并无巨幼细胞贫血的表现。

6. 遗传性中性粒细胞核分叶减少症　又名 Pelger-Huet 粒细胞异常症。为常染色体显性遗传。特点是 90% 的成熟中性粒细胞不分叶或仅分两叶,形似花生或哑铃。除粒细胞形态异常外,其吞噬等功能正常,并无症状,多于常规血涂片检查或其他疾病检查血常规时方始发现。

(三)细胞退行性变

1. 胞体肿胀　胞体肿胀,染色变浅,胞核也发生肿胀,核染质疏松着色变淡。此种细胞的出现多半是因细胞衰老所致。

2. 核溶解　中性粒细胞的核发生肿胀,核染色质不清,着色变浅,有时仅可见肿胀的影子。此类细胞多见于严重感染。

3. 空泡　中性粒细胞的胞浆中出现数量不等的空泡。多见于严重感染的患者,亦称中毒性空泡。

4. 分叶过多粒细胞　中性粒细胞的胞体大,核分叶可在 5~10 叶,有时可达 12~15 叶。分叶过多粒细胞的出现与细胞的成熟及输出障碍有关,表示粒细胞过度成熟和退化。它可以出现在巨幼红细胞贫血和恶性贫血的血涂片中,也可以见于严重感染的血涂片中。

5. 杜勒(Dohle)体　系中性粒细胞细胞质中因毒性变化而保留的嗜碱性区域。呈圆形、梨形或云雾状的天蓝或灰蓝色,为疾病严重的标志,有时与中毒颗粒同时出现。

6. 裸核　细胞退化破坏多先从胞浆开始,浆先行破坏,以至于全消失,只剩下细胞核,成为裸核。是细胞衰老退化的标志。

(周伟)

参考文献

1. 陈森,乔丽津. 先天性中性粒细胞减少症的研究进展. 医学综述,2010,16(24):3743-3746.

2. Donadieu J,Beaupain B,Mahlaoui N,et al. Epidemiology

of congenital neutropenia. Hematol Oncol Clin North Am, 2013, 27(1): 1-17, vii.

3. Hauck F, Klein C. Pathogenic mechanisms and clinical implications of congenital neutropenia syndromes. Curr Opin Allergy Clin Immunol, 2013, 13(6): 596-606.

4. Duran R, Ozbek UV, Ciftdemir NA, et al. The relationship between leukemoid reaction and perinatal morbidity, mortality, and chorioamnionitis in low birth weight infants. Int J Infect Dis, 2010, 14(11): e998-1001.

5. 王亚娟, 王慧欣, 林影, 等. 新生儿嗜酸性粒细胞增多. 中国当代儿科杂志, 2004, 6(6): 507-509.

6. Kang SY, Lee YJ, Park KH, et al. Congenital leukemia of fetus with acquired AML1 gene duplication. Obstet Gynecol Sci, 2014, 57(4): 325-329.

7. Raj A, Talukdar S, Das S, et al. Congenital leukemia. Indian J Hematol Blood Transfus, 2014, 30(Suppl 1): 159-161.

8. Ahlin A, Fasth A. Chronic granulomatous disease - conventional treatment vs. hematopoietic stem cell transplantation: an update. Curr Opin Hematol, 2015, 22(1): 41-45.

9. 刘成玉, 罗春丽. 临床检验基础. 第 5 版. 北京: 人民卫生出版社, 2012: 57-66.

10. Maaloul I, Talmoudi J, Chabchoub I, et al. Chediak-Higashi syndrome presenting in accelerated phase: A case report and literature review. Hematol Oncol Stem Cell Ther, 2015.

第 7 节　单核巨噬细胞系统疾病

单核巨噬细胞系统 (mononuclear phagocytic system, MPS) 包括结缔组织的巨噬细胞、肝的库普弗细胞、肺的尘细胞、神经组织的小胶质细胞、骨组织的破骨细胞、表皮的朗格汉斯细胞和淋巴组织内的交错突细胞等。它们均来源于骨髓内的幼单核细胞。单核巨噬细胞系统具有活化、内吞和吞噬作用、趋化性、合成与分泌 (酶、活性氧类、活性氮类、生物活性脂类、过氧化物酶体增殖因子活化受体的配体、细胞因子和趋化因子) 功能等生物活性, 具有抗原呈递作用、抗微生物效应等重要功能, 并与肿瘤免疫、细胞凋亡、铁代谢等病理生理过程密切相关。当单核巨噬细胞系统功能失调时, 可导致多种疾病。单核巨噬细胞系统的吞噬作用部分必须依赖血清因子 (如趋化因子等) 来完成, 而新生儿期分泌趋化因子的能力低, 细胞的黏附能力差, 这些细胞的功能尚未充分发育, 所以新生儿对病毒及致病菌尤其易感, 而且炎症反应也很不完善。该系统的异常主要表现在发育不全或过度异常生长。

一、网状组织发育不全

网状组织发育不全 (reticular dysgenesis) 较罕见, 是一种常染色体隐性遗传的严重联合免疫缺陷, 系由于造血干细胞和 T、B 细胞成熟缺陷所致。网状组织发育不全表现为外周血粒细胞缺乏及淋巴细胞的完全缺如, 胸腺及继发性淋巴器官发育不全, 先天性和适应性体液免疫、细胞免疫的缺陷, 常导致生后数日内发生致命的脓毒症或败血症[1]。

患儿出生后即发病, 胸腺、全身淋巴结、肠集合淋巴结皆不发育或发育不良, 外周血中淋巴细胞极度减少, 并可有异常的淋巴细胞; 细胞免疫低下, 血浆 γ 球蛋白减低。外周血粒细胞增生低下, 骨髓发育不良, 原始粒细胞和淋巴细胞极少, 少数早期原始细胞颗粒形成减少, 单核细胞也相对稀少, 红细胞系统和巨核细胞系统正常。常在婴儿期死于严重的细菌或病毒感染。有研究证实, 网状组织发育不全的发生与编码线粒体腺苷酸激酶 2 的基因突变密切相关, 因此本病可能是一种与能量代谢有关的线粒体病[1-2]。

骨髓移植是有可能治愈本病的方法, 目前无其他特殊治疗。在等待骨髓细胞移植前可应用 GM-CSF 刺激粒细胞生成, 但疗效有限。

二、网状组织细胞增生症

网状组织细胞增生涉及一组不同的疾病, 其共同表现为受累的组织中出现单核细胞、巨噬细胞和树突状细胞增生和浸润。根据组织病理所见目前国际组织细胞学会将其分为三类 (表 14-7-1)。

朗格汉斯细胞组织细胞增生症中的三种类型 (莱特勒-西韦病、汉-许-克病、嗜酸性肉芽肿), 以往曾将他们作为独立的疾病, 但三者都有组织细胞呈新生物性增殖、肉芽肿性反应继发性黄瘤形成, 此外, 临床上还能见到三型之间的中间型、过渡型及混合型, 因此目前多认为三者为同一疾病的不同阶段或不同程度的表现。婴儿期两类重要的组织细胞增生症为朗格汉斯细胞组织细胞增生症 (莱特勒-西韦病) 和家族性嗜血细胞性淋巴组织细胞增生症。韩-薛-柯综合征多在幼儿期后发病, 而嗜酸性肉芽肿多在儿童期发病。

(一) 朗格汉斯细胞组织细胞增生症

朗格汉斯细胞组织细胞增生症 (Langerhans cell histiocytosis, LCH) 是一组由异常骨髓起源的树突状细胞克隆积累和扩散所致的疾病。该病的特点是众多器官出现不同程度的组织细胞浸润, 导致临床表现广泛。每年 50 000~60 000 儿童罹患此病: 一半以上在 1~15 岁确诊, 1~4 岁是确诊高峰; 1 岁以内诊断率为 25/100 万; 假设 1 岁以内 LCH 的发病率变化不大, 估计新生儿的发病率为 1/100 万[3]。

1. 病理　LCH 可累及骨组织、皮肤、淋巴结或实质器官, 如肝、脾、肺、骨髓, 也可以导致内分泌紊乱或神经功能损害, 如尿崩症、生长激素缺乏症和甲状腺功能减退。根据病变累及器官和系统不同, 可将 LCH 分为单系统受累

表 14-7-1　网状组织细胞增生症的分类

分类	分型及包含疾病
I 类：朗格汉斯细胞组织细胞增生症（Langerhans cell histiocytosis，LCH），以往称组织细胞增生症 X（histiocytosis X）	① 莱特勒 - 西韦病（Letterer-Siwe disease，勒雪病） ② 汉 - 许 - 克病（Hand- Schüller -Christian disease，韩 - 薛 - 柯综合征） ③ 嗜酸性肉芽肿（eosinophilic granuloma） ④ 混合型 ⑤ 单一器官损害型
II 类：非朗格汉斯细胞组织细胞增生症，即嗜（红）细胞性淋巴组织细胞增生症（erythrophagocytic lymphohistiocytosis），也称嗜血综合征	家族性嗜血细胞性淋巴组织细胞增生症（familial erythrophagocytic lymphohistiocytosis） 感染性嗜血性细胞综合征 淋巴结病和窦性组织细胞增生症（lymphadenopathy and sinus histiocytosis）
III 类：单核性吞噬细胞恶性紊乱的恶性组织细胞增生症	单核性白血病 恶性组织细胞增生症 组织细胞性淋巴瘤

（摘自：李晓瑜，官希吉.单核巨噬细胞系统疾病.见：邵肖梅，叶鸿瑁，丘小汕.实用新生儿学.第 4 版.北京：人民卫生出版社，2011：626-628.）

（single-system LCH，SS-LCH）和多系统受累（multisystem LCH，MS-LCH）两大类，SS-LCH 指病变累及一个器官或一个系统，约占 41%，而 MS-LCH 则指病变累及两个或以上器官或系统，约占 59%。

主要病理改变以全身性朗格汉斯细胞克隆性增生为特点。增生的朗格汉斯细胞多数分化较好，有些分化不成熟，体积大，大小、形状不一。胞质丰富呈伊红色，核椭圆或肾形，常有纵行沟纹成分叶状，核分裂现象很少。有些增生的细胞可吞噬含铁血黄素，有少数吞噬红细胞，后期可吞噬脂类，故胞质呈空泡状。同时可有少量嗜酸性粒细胞、巨噬细胞、浆细胞和淋巴细胞浸润，有时可见多核巨细胞。病变范围很广，可累及全身各器官和组织，以皮肤、脾、淋巴结和骨组织最为常见。皮肤病变多发生于胸背部，四肢较少。早期皮肤上出现少数红色或棕色小丘疹，渐发展为广泛的斑丘疹或小结节，表面呈鳞片状，常破溃出血。镜下可见皮肤表皮萎缩，过度角化，真皮表皮层有大量朗格汉斯细胞浸润。淋巴结、肝和脾均明显肿大，切面可有出血和坏死区。淋巴窦、肝窦和脾红髓内朗格汉斯细胞大量增生呈弥漫性浸润，并可逐渐浸润邻近组织。骨组织损害多发生于颅骨、盆骨和长骨。骨组织中有局限性的暗红色或灰红色肿块，骨组织破坏，再生不明显。X 现检查见骨质缺损。骨髓腔内可有大量成片的朗格汉斯细胞增生，胞质内常含有多少不等的脂质。肺也常被累及，增生的朗格汉斯细胞在肺组织内浸润形成结节状病灶，类似粟粒性肺结核，以后可引起肺纤维化和肺气肿。

2. 临床表现　新生儿 LCH 的表现主要有 2 类：一类单纯局限于皮肤损害，也称 Hashimoto-Pritzker 综合征；另一类是弥散性 LCH，即 MS-LCH。国外新生儿 LCH 的病例报道多为单纯皮肤 LCH，国内报道的新生儿 LCH 以 MS-LCH 为多[3]。皮肤损害是最常见的首发症状，也是新生儿最主要的表现，可在出生时就出现；皮疹多分布于躯干、头皮发际部位，四肢较少；为红色或棕黄色斑丘疹，继而呈出血性，亦可呈湿疹样、脂溢性皮疹，以后结痂，脱痂后留有白斑或色素沉着。各期皮疹可同时存在，常成批发生。Isaacs 等回顾了 102 例新生儿 LCH 病例，结果发现，所有患儿都存在皮疹。在新生儿期，LCH 的皮损通常表现为红斑、脓疱、水疱，并伴有溃疡、结痂和脱屑，常误诊为先天性感染性疾病[4]。除皮疹之外常见的临床表现有肝大、脾大、淋巴结肿大、腹泻、呼吸窘迫、影像学肺部浸润、血小板减少等，最常受累的部位依次为皮肤、肺、肝、脾、淋巴结、骨骼、胃肠道、骨髓、黏膜、甲状腺及垂体等，受累器官和系统中，风险器官（包括肝、脾、血液系统和肺）受累占 90%。有报道，<2 岁发病的 MS-LCH 患者病死率较高[5]。新生儿和婴儿 MS-LCH 的生存率低于儿童 MS-LCH，这与小年龄组 MS-LCH 累及风险器官几率较高有关[3]。

有研究分析了 LCH 的内分泌和神经系统后遗症，结果发现，进展为多系统疾病和颅面骨骼病变，特别是涉及额骨、眼眶、中耳、乳突，尿崩症是最常见和危险的后遗症。

3. 诊断　国内外文献报道的病例绝大多数为皮肤活检确诊，鲜有淋巴结活检确诊病例报道，这可能与以往的病例皮疹典型，皮肤活检能第一时间取材、尽早获得病理诊断有关。但淋巴结肿大和淋巴结受累仍然是重要表现，且尸解病例报道也常见淋巴结受累。因此，对于临床疑诊 LCH 患儿，应高度重视淋巴结大小的观察和随访，同时应尽早完成淋巴结活检[3]。目前检索到的相关文献均强调对系统性 LCH 病例进行彻底诊断检查的必要性，认为每例 LCH 都需要从最初的病情检查开始系统长期随访，包括那些没有系统性累及证据的患者。

4. 治疗　一般认为单器官损害型尤其是单纯皮肤受累者，预后良好，甚至可自然缓解，故可以暂时观察，或取决于医生与家长的共同决定。

多器官损害型患者的治疗方案在 1991 年 LCH-I 治疗协议[5]开始前，没有形成统一。1991 年起，3 个标准化治疗协议[5,6]开始陆续试用。LCH-I 治疗协议（1991 年至 1995 年）比较了强的松 + 长春碱 / 依托泊苷这 2 种方案的疗效（治疗反应、失败、复发率）结果发现，2 种方案的疗效以及初始反应、复发率和病死率差异均无统计学意义。LCH-II 治疗协议（1996 年至 2001 年）比较了 2 种方案，方案 A 是强的松和长春碱联用，方案 B 是强的松、长春新碱和依托泊苷联用，结果发现，方案 B 在治疗反应、存活或复发率方面没有显示更优的额外治疗性益处，而且也没有任何优于 LCH-I 治疗协议的部分[5]。LCH-III 治疗协议（2001 年至 2008 年）将 MS-LCH 患者分为 2 类，即风险器官受累和未受累患者，结果发现，风险器官受累患者接受的强的松 + 长春碱 + 甲氨蝶呤方案在治疗反应、存活、复发和远期后遗症率等方面并不优于强的松 + 长春碱方案，但毒性明显增大。与 LCH-I 和 LCH-II 相比，LCH-III 的强的松 + 长春碱方案治疗反应更好，5 年复发率更低。风险器官未受累的患者均使用强的松 + 长春碱方案，结果发现，接受为期 12 个月治疗的患者的 5 年复发率明显低于接受 6 个月治疗的患者。接受 12 个月治疗的患者的 5 年复发率低于 LCH-I 和 LCH-II 方案[6]。

（二）嗜血细胞性淋巴组织细胞增生症

嗜血细胞性淋巴组织细胞增生症（hemophagocytic lymphohistiocytosis，HLH），又称嗜血细胞综合征（hemophagocytic syndrome，HPS），是以过度炎症反应综合征为共同临床表现的一组疾病，由于机体免疫功能紊乱导致活化的淋巴细胞及组织细胞过度增生、大量细胞因子释放，进而引起多脏器严重受损；临床表现包括发热、肝脾肿大、血细胞减少等，同时伴有高甘油三酯血症、低纤维蛋白原血症、肝功能异常等。组织病理学检查可见大量的淋巴细胞，成熟的巨噬细胞、组织细胞浸润骨髓或者其他脏器。骨髓中出现巨噬细胞吞噬现象是典型的表现之一。该病临床表现复杂多样、诊断困难、进展较快，病死率高。HLH 可分为原发性或家族性（遗传相关性 HLH）及继发性（获得性 HLH）两大类，原发性 HLH 包括家族性 HLH（FHL）、Chidiak Higashi 综合征 I 型（CHSI）、Hermansky-Pudlak 综合征 II 型（HPSII）、Griscelli 综合征 2 型（GS2）、X 连锁淋巴增殖性疾病（XLP）等；继发性 HLH 包括病毒相关性嗜血细胞综合征（VAHS）以及其他病原体引起的感染相关性嗜血细胞综合征（IAHS），恶性肿瘤相关性嗜血细胞综合征（MAHS）及伴有自身免疫病的巨噬细胞活化综合征（MAS）[7]。

1. 病因和发病机制　原发性 HLH 是常染色体或性染色体隐性遗传性疾病，多数病例在 1 岁之前发病。当机体的免疫系统受到某种抗原刺激后，组织细胞（巨噬细胞和树突状细胞）、T 淋巴细胞被激活，产生大量的炎症因子和化学因子，如 TNF-α、IL-1、IL-6、IL-10、IFN-γ 等。正常情况下，机体免疫系统可自我调控，随着致病因素的消失、靶细胞的杀灭，免疫反应也将停止。而在原发性 HLH 由于基因突变或基因缺陷等异常，使得 NK 细胞或 CTL 等功能受损，穿孔蛋白 / 颗粒酶途径受损，无法有效杀灭靶细胞、消除致病因素，引起组织细胞、T 细胞受到持续活化分泌大量的炎症因子、化学因子等导致 HLH 的发生[8]。

继发性 HLH 较原发性 HLH 更常见，可发生于各年龄段。继发性 HLH 的致病因素多，可继发于感染（如病毒、细菌、真菌及原虫感染）、恶性肿瘤（如淋巴瘤、白血病）等多种因素，其致病机制尚不完全清楚。继发性 HLH 中，感染相关性 HLH 最常见，其中 EB 病毒感染占大部分。其次，恶性肿瘤相关性 HLH 也较为常见，尤其是淋巴瘤相关性嗜血细胞性淋巴组织细胞增生症（LAHS）。

2. 临床表现和诊断　原发性或继发性 HLH 的临床表现和实验室检查均缺乏特异性。

国际组织细胞学会 2004 年对 HPS1991 诊断标准进行修订，制订了 HPS 诊断指南 2004[9]，诊断标准如下：

（1）分子生物学检查符合 HLH（例如存在 PRF 或 SAP 基因突变）。

（2）满足以下 8 项诊断标准中的 5 项：①发热持续时间 ≥7d，最高体温 ≥38.5℃；②脾大，肋下 ≥3cm；③外周血两系或三系血细胞减少，其中血红蛋白 <90g/L（年龄 <4 周的婴儿，血红蛋白 <100g/L），血小板 <100×10⁹/L，中性粒细胞 <1.0×10⁹/L；④高甘油三酯血症和（或）低纤维蛋白原血症，空腹甘油三酯 ≥3.0mmol/L，纤维蛋白原 ≤1.5g/L；⑤血清铁蛋白含量 ≥500ng/ml；⑥sCD25（sIL-2R）≥2400U/ml；⑦NK 细胞活性减低或缺如；⑧在骨髓、脾或淋巴结内发现嗜血细胞增多。满足上述（1）或（2）即可诊断为 HLH。

HPS 诊断指南 2004 除对诊断标准进行修订外，提出一些对诊断有帮助的建议：①发病时如果骨髓标本未证实噬血细胞现象，需从其他器官取材，多次骨髓抽检可帮助诊断；②脑脊液单个核细胞增多和（或）蛋白增多对诊断具有强烈提示作用；③肝活检组织病理学与慢性持续性肝炎类似；④其他支持诊断的临床和实验室异常包括脑膜刺激症状、淋巴结肿大、黄疸、水肿、皮疹、转氨酶升高、低蛋白血症、低钠血症、极低密度脂蛋白增高和高密度脂蛋白降低。

检测 HLH 患儿的外周血淋巴细胞亚群变化，对全面了解患儿免疫状态，正确判断病情有重要意义。有学者建议：当临床出现不明原因的发热，广谱抗菌药物治疗无效，肝脾淋巴结肿大，肝功能异常，伴全血细胞减少者应考虑本病，及时作骨髓细胞学检查。但早期骨髓细胞学检查很难发现噬血细胞，应反复、多部位重复检查。

3. 治疗　本病治疗的主要目标是消除高细胞因子血症，同时针对异常活化的组织细胞、淋巴细胞的治疗。对于 HLH 患儿应尽早明确诊断，一旦确诊及时开始治疗；对家

787

族性 HLH 患儿尽可能接受干细胞移植治疗,以免贻误治疗时机。

(1) 静脉用丙种球蛋白:静脉用丙种球蛋白(IVIG)的作用机制是抑制巨噬细胞 Fc 受体,减少吞噬血细胞作用,下调 T 辅助细胞活性,多用于感染相关性 HLH。

(2) 依托泊苷:对单核细胞和组织细胞有作用,是治疗遗传性及 EB 病毒相关的 HLH 等重症病例的关键药物之一。

(3) 地塞米松:地塞米松可抑制 T 细胞产生细胞因子,抑制 IL-1、IL-2、TNF-α、INF-γ、粒细胞集落刺激因子、IL-2R 等细胞因子的转录。但可影响巨噬细胞、嗜酸粒细胞等细胞的功能。

(4) 环孢素 A:环孢素 A 阻碍亲环素类与钙调磷酸酶(钙神经素)结合,对 T 淋巴细胞活化起抑制作用;抑制巨噬细胞产生 IL-6、IL-1 和 TNF-α;同时使一氧化氮和前列腺素 E_2 等炎性介质和细胞因子的产生减低。环孢素 A 还可防止 TNF-α 引起的线粒体损害。早期应用环孢素 A 可以有效防止细胞因子风暴的发生,肝功能不全者可适当减量。

(5) 其他免疫治疗:抗胸腺细胞球蛋白(ATG)联合糖皮质激素和环孢素 A 能成功诱导 HLH 缓解。全血或者血浆置换疗法也可清除血液中的免疫抑制物;对于症状严重、病情进展快的患者,可考虑给予 CHOP、CHOPE 等方案联合化疗。

(6) 造血干细胞移植:造血干细胞移植是目前唯一能够治愈 HLH 的方法,优于常规化疗和免疫抑制治疗。对于 FHL 患者应积极考虑造血干细胞移植。

(7) HLH-2004 治疗方案

1) 早期治疗

● 依托泊苷(vepeside,VP-16):第 1~2 周,150mg/m^2,2 次 / 周;第 3~8 周,150mg/m^2,1 次 / 周。

● 地塞米松(dexamethasone,DEX):第 1~2 周,10mg/(m^2·d);第 3~4 周,5mg/(m^2·d);第 5~6 周,2.5mg/(m^2·d);第 7 周,1.25mg/(m^2·d);第 8 周,DEX 减量至停药。

● 环孢素 A(cyclosporin,CSA):第 1~8 周,6mg/kg·d,分 2 次口服(肾功能必须正常);如患者有神经系统症状或治疗 2 周后脑脊液未见改善,第 3~6 周行鞘注氨甲蝶呤和泼尼松,1 次 / 周,共 4 次。

2) 维持治疗

第 9 周继续 CSA 6mg/(kg·d),分 2 次口服;VP-16 150mg/m^2,1 次 /2 周;DEX 10mg/(m^2·d),每 2 周连用 3 天。总治疗时间为 40 周,在治疗期间应同时加强对症支持治疗。

该方案[9]适用于 FHLH 及继发性 HLH 中的重症或病情迁延患者。病毒相关性 HLH 应尽早治疗,加大剂量泼尼松和大剂量丙种球蛋白疗效确切,同时要补充凝血因子。EB 病毒相关的 HLH 亦可应用 HLH-2004 方案治疗,早期应用 VP-16 至关重要。肿瘤相关性 HLH 的治疗视病情而定。若尚未治疗肿瘤就发生 HLH,应针对肿瘤治疗同时治疗可能存在的感染;如在治疗肿瘤的同时出现 HLH,且与感染有关,应停止化疗,联合应用糖皮质激素、VP-16 及抗感染药物可能有效。

(周伟)

参考文献

1. Pannicke U,Honig M,Hess I,et al. Reticular dysgenesis (aleukocytosis) is caused by mutations in the gene encoding mitochondrial adenylate kinase 2. Nat Genet,2009,41(1):101-105.

2. Rissone A,Weinacht KG,la Marca,et al. Reticular dysgenesis-associated AK2 protects hematopoietic stem and progenitor cell development from oxidative stress. J Exp Med,2015,212(8):1185-1202.

3. 古锐,周伟,陈晓文,等. 新生儿多系统朗格汉斯细胞组织细胞增生症一例并文献复习. 中华围产医学杂志,2015,18(6):450-454.

4. Yang TY,Chen SJ,Yang LY,et al. Langerhans Cell Histiocytosis in a Newborn. J Chin Med Assoc,2009,11:611-614.

5. Gadner H,Grois N,Potschger U,et al. Improved outcome in multisystem Langerhans cell histiocytosis is associated with therapy intensification. Blood,2008,111:2556-2562.

6. Gadner H,Minkov M,Grois N,et al. Therapy prolongation improves outcome in multisystem Langerhans cell histiocytosis. Blood,2013,121:5006-5014.

7. 刘新,袁代. 嗜血细胞性淋巴组织细胞增生症的发病机制,诊断及治疗进展. 临床血液学杂志,2013,26(3):210-213.

8. Filipovich AH. Hemophagocytic lymphohisiocytosis (HLH) and related disorders. Hematology Am Soc Hemtol Educ Program,2009,1:127-131.

9. Henter JI,Horne A,Aricó M,et al. HLH-2004:Diagnostic and therapeutic guidelines for hemophagocytic lymphohistiocytosis. Pediatr Blood Cancer,2007,48(2):124-131.

第8节 出血性疾病

一、概述

人体具有完善的止血、凝血和抗凝血的生理功能,对机体起着保护的作用,一方面不至于因轻微创伤而出血不止,甚至大量失血而威胁生命;另一方面又可以维持血液的液体状态,防止血栓形成,保证血液的流动和循环。新生儿的止血机制和大的儿童有一些区别,主要表现在凝血因子活性降低、血小板功能低下、对抗血栓形成能力较强,因此,新生儿较年长儿更容易出血。

（一）止血、凝血过程及抗凝血系统

1. **止血**　分为 3 个阶段。

（1）血管收缩期(毛细血管和小血管收缩):组织损伤后,通过局部神经反射立即引起局部毛细血管和小血管收缩,历时 15~30 秒,有利于缩小伤口,减慢血流。又通过体液调节机制(肾上腺素、血管紧张素、5- 羟色胺等)使微血管进一步收缩,微循环关闭,血流进一步减慢而停止。

（2）细胞期(白色血栓形成):即血小板聚集成血小板栓子,历时数十秒。血管内皮损伤后,胶原纤维和肌纤维暴露,血管性血友病因子(vWF)释放,它与血小板糖蛋白 I、因子 V、IX 结合成的复合物,促使血小板黏附于内皮下基底膜。再通过纤维蛋白原、血小板糖蛋白 IIb/IIIa 等促使血小板聚集,形成初级(白色)血栓。结合的血小板栓子不仅在血管内皮破损处形成一个生理性屏障,而且也是局部血液凝固的启动者。

（3）血浆期(红色血栓形成):即血浆凝固、纤维蛋白与红细胞、白细胞、血小板一起形成红色血栓,历时数分钟。胶原纤维暴露激活因子XII 启动内源性凝血系统,组织因子(因子III)释放启动外源性凝血系统。血浆中的凝血因子逐级被激活,在白色血栓基础上使血液凝固进一步形成红色血栓,达到机械性堵塞加固止血作用。

2. **凝血过程**　目前已知有 14 种凝血因子,正常胎儿和新生儿血浆凝血因子的水平与成人有很大差别。由于胎儿肝脏的合成功能不成熟,所以,很多凝血因子的水平在出生时都比较低。维生素 K 依赖凝血蛋白(因子II、VII、IX、X),以及因子XI、XII、前激肽释放酶(prekallikrein,PK)和高分子量激肽原(high molecular weight kininogen,HMWK)在出生时只是成人水平的一半,早产儿降低更为明显,足月儿生后 48 小时外周血值比脐血值更低,凝血酶原时间(PT)及部分凝血致活酶时间(部分促凝血酶原激酶时间,PTT)都延长,这说明新生儿(特别是早产儿)在生后数天内容易发生出血;而血浆纤维蛋白原、因子VIII 和因子 V 在出生时和儿童早期的水平与成人相似,至 6 个月时,大部分血浆凝血蛋白处于成人正常范围的低值。

整个凝血过程分为以下 3 个阶段。

（1）第一阶段:为血液凝血活素又称凝血酶原酶形成阶段,根据组织因子是否参加,分为内源性和外源性凝血两个途径,见图 14-8-1。

1）内源性凝血途径:血小板与血浆因子(XII、XI、IX、VIII、V、Ca^{2+}、PF3、PK、HMWK 等)参加,需时 3~8 分钟。这一过程又称共同途径。

2）外源性凝血途径:需组织因子(tissue factor,TF)参加,与部分血浆因子（III、V、VII、X、Ca^{2+}、磷脂)共同作用,需时 10 秒。

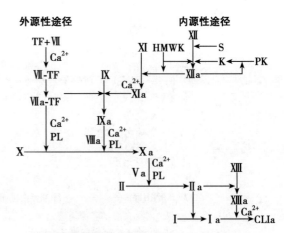

K:激肽释放酶; S:血管内皮下组织; PL:磷脂;TF:组织因子; HMWK:高分子量激肽原; PK:激肽释放酶原; CLIa:交联纤维蛋白原

图 14-8-1　正常凝血途径

（2）第二阶段:为凝血酶形成阶段。血浆中凝血酶原在凝血活酶和 Ca^{2+} 的作用下转变为凝血酶,凝血酶是一种有潜在凝血功能的丝氨酸激酶,具有以下功能:①将纤维蛋白剪切为纤维蛋白片段 A 和片段 B,导致纤维蛋白形成;②通过正反馈作用激活凝血因子 V、VIII和XI,通过瀑布效应进一步产生以上因子;③通过激活VIII因子导致纤维蛋白交联;④此外是潜在血小板激活剂。

（3）第三阶段:为纤维蛋白形成阶段。纤维蛋白原在凝血酶的作用下,形成纤维蛋白单体,当单体积累到一定浓度便自动聚合成可溶性纤维蛋白,后者经激活的XIII因子作用下转变为紧密的不溶的纤维蛋白,至此整个血液凝固过程完成。

3. **抗凝血系统**　正常情况下,血液的凝血系统与抗凝血系统维持动态平衡,血液得以保持流动的液体状态。抗凝血系统包括两方面。

（1）体液抗凝作用:血液中有多种抗凝血物质包括抗凝血酶III(antithrombin III、AT-III)、α2 巨球蛋白、α1 抗胰蛋白酶、肝素、蛋白 C 系统等。其中以 AT-III 和蛋白 C 系统的作用最重要:①AT-III 主要由肝脏合成,相对分子量 65 000Da,血浆含量可测定其活性或抗原含量。②蛋白 C 系统由蛋白 C(PC)、蛋白 S(PS)、血栓调节蛋白(thrombomodulin,TM)和激活的蛋白 C 抑制物(APCI)组成,在凝血酶、TM 和活化的血管内皮细胞的作用下,PC 被激活变为激活的 PC(APC),APC 在 PS 的辅助下能抑制 V a、VIIIa,促纤溶和抑制 X a 结合于血小板膜磷脂,APCI 能抑制 PC 的活性。蛋白 C 系统对凝血系统起重要的调节作用。

（2）细胞抗凝作用:单核 - 巨噬细胞系统内单核巨噬细胞,能吞噬并清除某些与凝血有关的物质,如凝血酶原激活物、红细胞溶解产物,内毒素、纤维蛋白降解产物(fibrin degradation product,FDP)等。肝细胞可摄取并灭活因子VIIa、IXa、X a 等。

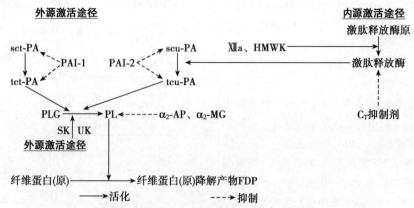

SK:streptokinase,链激酶; UK:urokinase,尿激酶; scu-PA:single chain urokinasetype plasminogen activator 单链尿激酶型纤溶酶原激活剂; sct-PA:single chain tissue-type plasminogen activator 单链组织型纤溶酶原激活剂; HMWK:high-molecular-weight kininogen 高分子激肽原; PAI-1:Plasminogen activator inhibitor-1 纤维蛋白溶酶原激活质抑制物-1; PAI-2:Plasminogen activator inhibitor-2 纤维蛋白溶酶原激活质抑制物-2; PLG:plasminogen 纤溶酶原; α₂-AP:alpha-antiplasmin α₂-抗血纤维蛋白酶; α₂-MG:alpha2-macroglobulin α₂巨球蛋白

图 14-8-2　纤维蛋白溶解系统示意图

4. **纤维蛋白溶解系统**　体内纤维蛋白血栓一旦形成，便会受到纤溶系统的调节。纤溶酶原通过诸如组织纤溶酶原激活物（tissue plasminogen activator, tPA）等物质的激活变为纤溶酶。同凝血酶类似，纤溶酶在纤维蛋白溶解系统中是非常重要的一个酶，它是一种剪切纤维的丝氨酸蛋白激酶。可以产生 FDP 和 D- 二聚体。纤维蛋白溶解系统受到纤溶酶和纤溶酶原激活物抑制剂的调节，见图 14-8-2。纤溶酶主要受到 α2 巨球蛋白（α2-macroglobulin, α2-MG）等的抑制，但是当和纤维蛋白结合后，纤溶酶便相对受到保护，免受 α2 抗纤溶酶（α2-antiplasmin, α2AP）的抑制。纤溶酶原激活物主要受到纤溶酶原激活物抑制剂（plasminogen activator inhibitor, PAI）的抑制，其中 PAI-1 在婴幼儿时期是一种非常重要的纤溶酶原激活物抑制剂。出生时，新生儿纤溶酶原的水平仅为成人值的 50%，α2AP 的水平为成人值的 80%，相反，PAI-1 和 tPA 的血浆浓度明显较成人值高，至生后 6 个月，血浆中纤溶酶原和 α2AP 的浓度和成人值相似，而 tPA 的血浆浓度下降，PAI-1 的浓度则升高。

（二）新生儿出血性疾病的病因

1. **凝血因子缺乏**

（1）维生素 K 依赖的凝血因子短暂缺乏：主要包括维生素 K 依赖的 Ⅱ、Ⅶ、Ⅸ 和 Ⅹ 因子，以及促进凝血的蛋白 C 和蛋白 S 的短暂缺乏。凝血因子的短暂缺乏主要有以下原因：①早产儿全胃肠外营养、使用抗生素或缺乏维生素 K；②足月儿由于维生素 K 储备不足并且摄入不足，生后 2~3 天出现维生素 K 缺乏；③母亲孕期服用某些特殊药物如苯妥英或华法令导致新生儿在生后 24 小时内出现出血[1]。

（2）凝血机制紊乱：休克、感染、缺氧导致的 DIC，NEC，肾静脉血栓，或者血管导管的使用均可以导致凝血机制紊

乱；肝严重疾病可以导致凝血因子产生减少，导致凝血障碍。此外，新生儿由于严重的心肺疾病接受体外膜肺的治疗也可以因为旁路循环消耗大量凝血因子以及抗凝治疗导致凝血障碍。

（3）凝血因子的先天异常：①X 连锁隐性遗传，包括血友病 A、血友病 B；②常染色体显性遗传，血管性血友病、异常纤维蛋白原血症；③常染色体隐性遗传，凝血因子 XI、Ⅶ、V、Ⅻ、ⅩⅢ 以及纤维蛋白原的缺乏。严重的Ⅶ 和ⅩⅢ因子缺乏可导致严重的新生儿颅内出血。

2. **血小板异常**

（1）质量异常：包括血小板存储池的缺陷、血小板无力症（glanzmann thrombasthenia, GT）、巨血小板综合征（bernard-Soulier syndrome）、血小板型血管性血友病以及母亲使用抗血小板药物导致的临时血小板缺陷。

（2）数量异常：主要包括：①免疫性血小板减少症（母亲特发性血小板减少性紫癜、新生儿同种免疫性血小板减少症）；②母亲先兆子痫或者 HELLP 综合征，或者严重胎盘功能不全；③遗传性骨髓功能不全，包括范科尼贫血及先天无巨核细胞血小板减少；④先天性白血病；⑤遗传性血小板减少综合征，包括灰色血小板综合征以及巨血小板减少症比如 May-Hegglin 综合征；⑥凝血以及血管损伤导致血小板消耗性减少，多见于血管畸形如卡波西血管内皮肉瘤导致的卡 - 梅综合征，导管导致的栓塞，静脉血栓以及 NEC；⑦肝素诱导的血小板减少症，该病引起血小板激活并且可能导致栓塞，在新生儿中非常罕见。

3. **血管因素的其他潜在出血疾病**　包括中枢神经系统的出血、肺出血、动静脉畸形以及血管瘤。

4. **其他**　包括损伤如臀位产导致的肝脾破裂、以阴囊皮肤瘀斑为表现的腹膜后或者腹腔内出血、硬脑膜下血肿、

头颅血肿或者帽状腱膜下出血。此外肝功能不全也可导致出血表现。

（三）临床表现

新生儿出血的临床表现主要是休克、贫血及出血表现，要警惕的是一些难以发现的出血如颅内或者内脏出血。胃肠道出血需要鉴别出血是来自母体还是患儿，Apt 试验有助于鉴别。

（四）诊断

新生儿出血的诊断线路图，见图 14-8-3。

1. 病史

（1）过量出血/凝血的家族史。

（2）母亲使用药物的病史（阿司匹林、苯妥英、华法令等）。

（3）孕产史；

（4）母亲有无其他出血性疾病患儿的生育史；

（5）患儿有无疾病、药物、畸形或者特殊操作的病史。

2. 体检　诊断和治疗新生儿出血的关键是首先判断新生儿是"健康"还是"疾病"的状态，见表 14-8-1。

（1）"疾病"状态的新生儿考虑可能是 DIC、病毒或者细菌感染或者肝脏疾病。

（2）"健康"状态的新生儿考虑可能是维生素 K 缺乏、单种凝血因子缺乏症、或者免疫性血小板减少症。此外，新

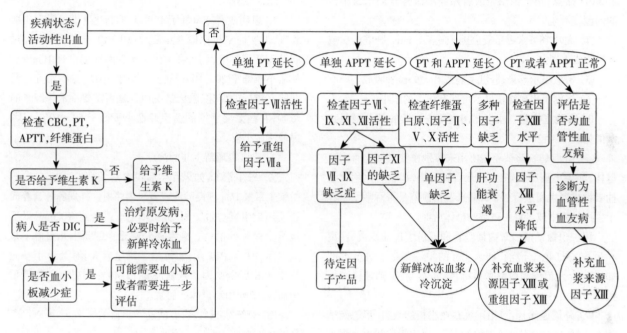

图 14-8-3　新生儿出血的诊断和治疗线路图

（摘自：Julie Jaffray，Guy Young，Richard H. Ko. The bleeding newborn：A review of presentation，diagnosis，and management.Semin Fetal Neonatal Med，2016，21：44-49. ）

表 14-8-1　新生儿出血是"健康"或"疾病"状态的鉴别诊断要点

临床评估	实验室检查			可能诊断
	血小板	PT	PTT	
"疾病"状态	↓	↑	↑	DIC
	↓	正常	正常	血小板消耗（感染、NEC、肾静脉血栓）
	正常	↑		肝脏疾病
	正常	正常	正常	缺氧、酸中毒、早产、高渗透压等导致血管完整性受损
"健康"状态	↓	正常	正常	免疫性血小板减少症、隐匿感染、血栓、骨髓增生不良、骨髓浸润性疾病
	正常	↑	↑	新生儿出血症（维生素 K 缺乏）
	正常	正常	↑	遗传性凝血因子缺乏
	正常	正常	正常	局部因素导致出血（损伤、解剖异常、血小板质量异常、Ⅷ因子缺乏）

（摘自：Glader BE，Amylon MD. Bleeding disorders in the newborn infant .In: Taeusch HW，Ballard RA，Avery ME，eds. Disease of the Newborn. Philadelphia：WB Saunders，1991）

表 14-8-2　新生儿出血实验室筛查试验部分结果正常参考值

实验室检查	接受维生素 K 注射的早产儿	接受维生素 K 注射的足月儿	1~2m 大的婴儿
血小板计数 /L	$150{\sim}400\times10^{9}$	$150{\sim}400\times10^{9}$	$150{\sim}400\times10^{9}$
PT（s）	14~22	13~20	12~14
PTT（s）	35~55	30~45	25~35
纤维蛋白原（mg/dl）	150~300	150~300	150~300

（摘自：Normal laboratory values at the Hematology Laboratory，The Children's Hospital Boston；Alpers JB，Lafonet MT，eds .Laboratory Handbook. Boston：The Children,s Hospital，1984）

生儿吞咽了母体的血液不会有任何表现。

（3）瘀点、小范围瘀斑或者黏膜出血常常提示血小板的问题

（4）大片瘀斑常提示凝血因子缺陷、DIC、肝脏疾病或者维生素 K 缺乏。

（5）黄疸提示感染、肝脏疾病或者大的血肿吸收。

（6）视网膜出血往往提示可能有病毒的感染。

3. 实验室检查　新生儿出血筛查试验的部分项目正常值见表 14-8-2。

（1）Apt 试验：该试验主要用来鉴别血液来源是否来自母体，如果小孩反应好，血液来自胃肠道，那么可以用胃管抽吸物或者大便进行 Apt 试验来鉴别血液是否吞咽了来源于生产过程中或者乳头皲裂的母体血液。

用一份血便或者胃内抽吸物和五份生理盐水混合，离心后取粉红色上清液，加入 1ml 的 1% 碳酸氢钠至 4ml，如红色转为黄色则血液来自母体，如不变色，则液体来新生儿。

（2）外周血涂片：可用于观察血小板的数目、形态及造粒血小板，DIC 时可见碎裂的红细胞，血小板体积增大多见于幼血小板（提示免疫因素或者损伤因素导致的血小板减少症）或者先天性巨核细胞血小板减少。

（3）血小板计数：可了解血小板的数目。

（4）凝血酶原时间（PT）：该试验可以表示外源性凝血功能。

（5）部分凝血活酶时间（PTT）：该试验可以表示内源性凝血功能。

（6）纤维蛋白原：一般在肝脏疾病和消耗状态下下降，异常纤维蛋白原血症中纤维蛋白原功能低下。

（7）D- 二聚体：DIC 的患儿及患有肝脏疾病无法清除纤维蛋白裂解产物的新生儿中可以检测出纤维蛋白裂解产物，在 DIC、肝病以及静脉血栓病人中 D 二聚体水平可升高。但是一些导管上的微小的凝血以及其他因素可导致该项目假阳性。

（8）特定凝血因子及血管性血友病因子检测：有出血阳性家族史的新生儿可用脐带血或生后静脉血进行该项检测，结果可参考年龄特定参考值。

（9）血小板功能检测：可使用血小板功能分析仪对血

管性血友病和血小板功能不全进行筛查。

（五）治疗

1. 患病或者体重低于 1500 克的新生儿即便没有出血表现，但实验室指标检查异常，如 PT/PTT 或者两者均超过同龄正常值 2 倍以上，可考虑给予新鲜冰冻血浆 10ml/kg，如血小板低于 20×10^{9}/L，可给予血小板 1U，这些治疗还受实验室指标的变化、临床情况以及是否需要手术等因素的影响，有些需要手术的新生儿血小板低于 50×10^{9}/L 可考虑输注血小板。

2. 出血表现新生儿的治疗

（1）维生素 K：如果在生后没有给予维生素 K，应该给予维生素 K 1mg 缓慢静注或者肌内注射。外周静脉营养或者使用抗生素超过 2 周，可每周给予维生素 K0.5mg，以抵消维生素 K 的消耗。维生素 K 缺乏症的新生儿出血不是太严重，PT 和 PTT 延长，可给予维生素 K 治疗，由于补充维生素 K 后凝血因子恢复需要 12~48 小时，因此，如严重出血，需要使用新鲜冰冻血浆。

（2）新鲜冰冻血浆：有活动性出血的新生儿，可以给予新鲜冰冻血浆 10ml/kg，滴速 1ml/（kg·h），每隔 8~12 小时可以重复给予，新鲜冰冻血浆可以立即补充凝血因子。

（3）血小板：如果血小板没有持续破坏（比如 DIC、免疫性血小板减少、败血症），3kg 的新生儿输入 1U 的血小板可以提升血小板 $50{\sim}100\times10^{9}$/L，如果不再输血小板，计数会在 3~5 天内下降。

（4）新鲜全血：可以给予 10ml/kg，如有需要，可以输入更多新鲜全血或由浓缩红细胞、血小板和新鲜冰冻血浆重组后的全血。

（5）凝血因子浓缩物：如果确诊Ⅷ或Ⅸ因子缺乏，可以输注重组 DNA 来源的因子Ⅷ或Ⅸ，使之达到 0.5~1U/ml 的水平。如果考虑严重血管性血友病，可以使用含有血管性血友病因子的血浆来源因子Ⅷ浓缩物。其他因子的缺乏可以使用新鲜冰冻血浆 10ml/kg 补充，冷沉淀可以补充纤维蛋白原和因子ⅩⅢ[2]。

（6）由某些疾病如感染、肝破裂、导管或者 NEC 导致的出血应积极治疗原发病。

（7）某些特定疾病的治疗

1）DIC：见 DIC 章节。

2) 新生儿出血症:血小板计数正常,PT 和 PTT 延长,如有活动性出血,可以静脉给予 10ml/kg 新鲜冰冻血浆和 1mg 维生素 K。

3) 母亲如使用苯妥英、普里米酮、甲琥胺或者苯巴比妥,新生儿可能在生后 24 小时内出现维生素 K 缺乏,因此母亲在分娩前 24 小时要给予维生素 K(维生素 K 10mg 肌内注射或缓慢静注),新生儿生后如有出血表现必须持续监测 PT、PTT 和血小板计数,新生儿生后需要给予维生素 K,24 小时后重复给药,如有出血表现,可以给予新鲜冰冻血浆。

4) 迟发性新生儿出血症一般在生后 4~12 周发病,多见于母乳喂养没有额外补充维生素 K 的患儿,且使用广谱抗生素或者吸收不良的小孩患该病的风险较高。在头 3 个月,每周口服维生素 K 1mg 可以预防该病发生。

(柳国胜　聂川)

二、血小板减少性紫癜

新生儿时期,由血小板生成减少和(或)破坏增加所致的新生儿紫癜,称为新生儿血小板减少性紫癜(neonatal thrombocytopenic purpura,NTP)。其特征是皮肤广泛性瘀点、瘀斑或胃肠道出血和颅内出血(严重者),血小板减少,毛细血管脆性试验阳性,出血时间延长和血块收缩时间延长且不完全,而凝血时间(clotting time,CT)正常。NTP 临床上常见,其发生率占所有新生儿的 0.5%~0.9%,是新生儿出血的主要原因之一,免疫因素(同族免疫和自身免疫)是引起 NTP 最主要高危因素[3-4]。

目前,反映血小板代谢指标除血小板计数(platelet,PLT)、平均血小板容积(mean platelet volume,MPV)和血小板分布宽度(platelet distribution width,PDW)等参数外,还有网织血小板数(reticulated platelet count,RP)。PLT 直接反映血小板生成与破坏间的平衡状态。正常足月儿和早产儿外周静脉血的血小板计数正常范围与其他年龄小儿相仿,为 $(150\sim350)\times10^9$/L(15 万 ~35 万 /mm³);毛细血管血的血小板计数稍低于外周静脉血。一般认为,出生时血小板计数大于 150×10^9/L 者为正常;$(100\sim150)\times10^9$/L 者视为可疑异常,应进行动态观察;小于 100×10^9/L 者为血小板减少,应探明原因。MPV 反映血小板的大小,"年幼"血小板的 MPV 大,"衰老"血小板的 MPV 小。PDW 则表明血小板的异质性和分布趋向。正常新生儿的 MPV 和 PDW 分别在 7.0~11.0fl 和 14.0%~18.0% 的范围内,与 PLT 呈非直线负相关。综合分析三者的关系能较准确地评估血小板代谢状态,可用于区分血小板减少的原因。例如,骨髓增生低下造成的血小板减少,MPV 和 PDW 值正常或降低;血小板破坏增加引起的血小板减少,MPV 和 PDW 值升高。此外,MPV 还能反映血小板的体外功能:MPV 增大的血小板"年幼",代谢活跃,富含血小板第Ⅲ因子,黏附聚集力强;

反之,则提示血小板已"衰老",黏附聚集力不强,易发生出血。RP 是反映骨髓巨核细胞形成血小板能力的重要指标,有助于血小板减少症的病因学诊断及治疗效果的监测。正常新生儿 RP 与其成熟度有关:胎龄 <30 周的早产儿为 (0.088 ± 0.051);30~36 周的早产儿是 (0.046 ± 0.017);≥37 周的足月儿则为 (0.040 ± 0.024)。免疫性血小板减少性紫癜时,RP 明显增高;血小板生成障碍时,RP 可降至 0.015。

(一)病因及分类

血循环中正常血小板水平是血小板生成与破坏达到平衡的结果。导致 NTP 发生的病因有多种,可分为免疫性、感染性、先天性或遗传性等(表 14-8-3),其中免疫因素(同族或自身免疫)占 20%~30%。这些病因或使血液循环中的血小板破坏增加,此时往往伴有骨髓生成血小板代偿性增加和释放加速,外周血片中可见到较多的巨大血小板、网织血小板,MPV 值增大;或导致骨髓血小板生成功能障碍,外周血片中的血小板大小正常或变小,网织血小板明显减少,MPV 值减小[3-4]。

表 14-8-3　新生儿血小板减少的病因及分类

分类	病因
免疫性	同族免疫性血小板减少
	母儿血小板抗原性不合
	先天被动免疫性血小板减少
	母亲特发性血小板减少性紫癜
	母亲系统性红斑狼疮
	药物所致新生儿血小板减少
	新生儿溶血病合并血小板减少
感染性	TORCH 感染
	细菌感染
	其他病原微生物感染
先天性或遗传性	先天性巨核细胞再生不良
	遗传性(慢性)血小板减少
其他	新生儿硬肿症
	红细胞增多症
	巨大血管瘤
	围产期合并症
	栓塞性血小板减少性紫癜

(二)诊断与鉴别诊断

如前所述,引起 NTP 的病因多种多样,不同原因所致的血小板减少性紫癜,治疗方法不同,因此,准确地病因诊断与鉴别诊断特别重要,诊断步骤与思路如图 14-8-4。

由于新生儿血小板减少性紫癜属血小板减少或功能异常所致出血,故还应与其他常见新生儿出血性疾病相鉴别。

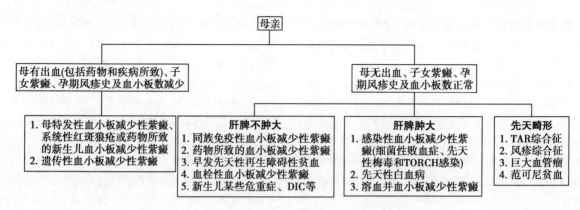

图 14-8-4　新生儿血小板减少性紫癜诊断与鉴别诊断步骤

1. **血管壁功能失常性出血**　早产儿或低出生体重儿血管壁结缔组织疏松薄弱，毛细血管脆性增加，酸中毒、低氧血症或高碳酸血症等不利因素均可引起出血，但血小板数正常。

2. **凝血因子缺陷或抗凝作用亢进所致出血**　新生儿时期出血可以由先天性和后天性凝血功能障碍所致。先天性凝血功能障碍包括血友病、先天性无(低)纤维蛋白原血症、维生素 K 依赖性因子缺乏症、低凝血酶原血症等；后天性凝血功能障碍如胆道闭锁或肝脏疾病所致凝血酶原缺乏症、因 DIC 引起的继发性低纤维蛋白原血症等。可以通过凝血功能筛查(血小板计数、凝血酶原时间和白陶土部分凝血活酶时间)和确认实验(出血时间、凝血时间、纤维蛋白原及其降解产物等)进行诊断和鉴别诊断。

（三）几种常见的新生儿血小板减少性紫癜

1. **免疫性血小板减少性紫癜**　免疫性血小板减少性紫癜是一组由体液免疫反应引起血小板减少性疾病。发病机制是：母亲血中存在抗血小板抗原的免疫性抗体 IgG，经胎盘进入胎儿体内并覆盖在胎儿血小板上，使血小板破坏加速，胎儿出生后血小板减少而出血。该抗体可分为同族免疫抗体(仅破坏胎儿血小板)和自身免疫抗体(既破坏母亲又破坏胎儿血小板)两类，分别引起新生儿同族免疫性血小板减少性紫癜(neonatal alloimmune thrombocytopenic purpura)和新生儿自身免疫性(先天被动免疫性)血小板减少紫癜(neonatal passive immune thrombocytopenic purpura)。新生儿除血小板减少外，无肝脾大、溶血性贫血、胎儿生长受限或其他全身性疾病等异常情况。虽然胎儿时期就存在血小板减少，但出生时多无明显出血表现，而是于生后几分钟或几小时出现瘀点、瘀斑。轻症为自限性疾病，随着来自母体的抗体逐渐减少和消失，病情可自行痊愈；严重病例常因合并胃肠道和(或)颅内出血而死亡。

（1）同族免疫性血小板减少性紫癜：本病因胎儿的血小板抗原性不合所致，占所有新生儿血小板减少性紫癜的 25%，每 1 万个活产儿中有 1~2 例发生此病。人类血小板上有多种人类血小板抗原(human platelet antigen,HPA)，与本病相关的 5 个常见双等位血小板同族抗原系统存在于血小板膜糖蛋白Ⅲa 上，包括 PlA1(HPA-1)、KO(HPA-2)、BaKa(HPA-3)、Pen/Yuk(HPA-4)和 BraPIA2(HPA-5)。HPA-1a 的抗原性最强，人群中有 2%~3% 为阴性，一半以上新生儿同族免疫性血小板减少性紫癜发生与其有关。血小板抗体不会天然产生，通过妊娠免疫或输血免疫可使母体内产生抗 HPA 抗体(HPAIgG)，即 HPA 阴性母亲因怀孕具有 HPA 阳性(从父亲处获得)胎儿或曾输入 HPA 阳性全血或血小板而被致敏。此抗体(IgG)可通过胎盘进入胎儿血液循环，致使 HPA 阳性胎儿血小板破坏加速，血小板寿命缩短到只有几小时(正常 7~10 天)。新生儿出生时，血小板数常低于 $30 \times 10^9/L$，故易发生出血，表现为皮肤和黏膜紫癜；若血小板低于 $15 \times 10^9/L$，在广泛性皮肤出血、黏膜紫癜的同时，常伴有严重的胃肠道和(或)颅内出血。

1）临床表现：新生儿血小板减少及出血，而母亲血小板正常且无出血倾向是本病的临床特征之一。典型的临床表现为：健康产妇分娩的新生儿在无感染或 DIC 等情况下，于生后数分钟至数小时内迅速出现广泛性瘀点和瘀斑，尤以骨骼突出部或受压部位(如头面部、颈肩部等)明显。轻症患儿(约 5%)仅有血小板减少而无紫癜；严重病例(10%~30%)可同时有呕血、便血、尿血、脐带残端出血、针刺孔渗血、较大的头皮血肿或颅内出血(呼吸困难、发绀、抽搐和脑膜刺激症状等)，常伴有较严重黄疸。出血不多者数日后好转，重症病例病程 2 周至 2 个月不等。本病的主要危险就是颅内出血，常发生于分娩过程中或刚分娩后，10% 的病例发生在宫内。颅内出血一旦发生则病情迅速恶化，预后不良，可导致 10% 以上的新生儿死亡，存活者中多有神经系统后遗症[4]。

第一胎新生儿即可发生本病，可能原因是：①胎儿血小板在妊娠早期即可通过胎盘屏障进入母亲血液循环，诱导 HPA 阴性母亲产生抗胎儿血小板抗体，后者通过胎盘至胎儿；②孕妇曾经输注过 PLA1 抗原阳性全血或血小板，血液循环中早已存在血小板抗体，通过胎盘进入胎儿血液循环。资料表明，血小板抗体阳性母亲分娩的第一胎新生儿发病率约为 50%，第二胎以后新生儿的发病率可增加至 80% 且病情严重。由于母亲产生血小板同族免疫性抗体的能力与其当时免疫状态有关,并非持续不变的,故也存在前几胎发病,而以后胎儿的血小板抗原性尽管与其兄姐相同,但血小板数仍在正常范围[3-4]。

2) 实验室检查:动态监测新生儿外周血血小板参数可评估疾病的严重程度、病情变化和治疗效果,而测定父母、患儿血小板抗原和(或)抗体可为本病提供确诊依据。①外周血常规:新生儿血小板计数可见不同程度的降低($<100 \times 10^9$/L)。有出血症状者血小板常在 30×10^9/L 以下(甚至低于 15×10^9/L),RP 明显增加,MPV 增大。如未经治疗,血小板减少的持续时间平均 2 周;治疗有效者,外周血 RP 变化最早出现(治疗 2~3 天即可见增加),继之血小板数增加,但也有少数患儿需 2 个月或更长时间才逐渐恢复。出血严重者可有贫血,网织红细胞增多。除非同时存在抗白细胞抗体,否则粒细胞和淋巴细胞数正常。母亲血小板计数正常。②凝血系统:出血时间延长、血块收缩时间延长且不完全,而凝血时间正常。③骨髓象:对单纯血小板减少患儿不作为常规检查。骨髓巨核细胞数增加或正常;但有少数患儿的巨核细胞因对同族免疫性抗体也敏感,发生破坏而减少。出血严重者红细胞系统增生活跃。粒细胞系统一般无改变。④血小板抗原与抗体:若新生儿存在不明原因持续性或一过性新生儿血小板减少($<100 \times 10^9$/L),不明原因颅内出血或母亲既往分娩过血小板减少症婴儿等情况时,应检测父母或新生儿 HPA、母亲及新生儿 HPA-IgG。一般情况下,同族免疫性血小板减少性紫癜患儿的母亲 HPA-1a 阴性,而父亲 HPA-1a 阳性;如果父母双亲 HPA-1a 均阳性,则应检测其他不常见的 HPA。母、儿血清 HPA-IgG 阳性可以确诊新生儿血小板减少性紫癜是由于同族免疫引起。在分析血清 HPA-IgG 检测结果时,有两点应特别注意:部分孕妇 HPA-IgG 水平到预产期时已明显下降,导致母、儿血清 HPA-IgG 呈阴性反应,但在分娩后 6 周左右重测可以呈阳性;血清 HPA-IgG 滴度与疾病的严重程度不成正比。此外,也可以将父、母及患儿三者的血清进行交叉试验,可以观察到患儿血清(含抗患儿及其父亲的 HPA-IgG)可与其父的血小板发生免疫反应,但不能与其母的血小板起反应。这种方法即使不能确定不相合抗原类型,但能证实是否有同族免疫反应存在。⑤其他:患儿血清 Coombs' 试验阴性;出血严重者血清胆红素升高。

3) 影像学检查:严重的同族免疫性血小板减少性紫癜易发生脑室旁组织和脑室内出血,超声、CT 或 MR 等检查可早期发现相应的影像学表现。

4) 诊断:同族免疫性血小板减少性紫癜的确诊主要依据临床特征及实验室检测结果,主要参考以下几点:①先天性血小板减少;②生后不久出现皮肤出血、紫癜现象;③母亲血小板计数正常,且无出血倾向,无特发性血小板减少性紫癜病史或服用能引起免疫性血小板减少的药物的病史;④新生儿无其他可致血小板减少的疾病如感染、低氧血症、用药等病史;⑤Coombs' 试验一般阴性;⑥新生儿的血清可

与其父的血小板发生免疫反应,但不能与其母血小板起反应;⑦父母、患儿血 HPA 和(或)HPA IgG 测定结果可提供确诊依据。

5) 治疗:本病为自限性疾病,治疗更多取决于出血症状而非血小板计数。如血小板在 30×10^9/L 以上且出血不严重或无活动性出血表现,可不做特殊治疗,但应予严密监护,每日检测血小板计数,一般血小板减少持续数日至 2 个月(平均 2 周)后自然恢复正常。观察期间采取一般治疗,包括对症支持疗法,护理轻柔;对存在或疑有细菌感染者,酌情使用对凝血功能无影响的抗生素;避免使用影响血小板功能的药物如水杨酸类;暂停预防接种等。如血小板≤30×10^9/L,为防止发生颅内出血,在未得到实验室证实之前即应开始治疗,措施如下:①肾上腺皮质激素应用:可使血小板较快恢复,降低血管通透性,减轻出血倾向。常用泼尼松,剂量为 1~2mg/(kg·d),重症可先用 2~3mg/(kg·d),再逐渐减量,疗程约 1 个月;也可用等效剂量的其他糖皮质激素替代。糖皮质激素治疗 4 周仍无反应,提示治疗无效,应迅速减量至停用。应用时注意监测血压、血糖变化及胃肠道反应,防治感染。②静脉输注 IVIG:与肾上腺皮质激素相比,IVIG 提高血小板的速度快、达到的峰值高,止血作用快,但作用时间较短,可防治危及生命的大出血。适用于激素治疗无效或用药后有明显副作用者、明显出血倾向及大出血者。常用剂量为 0.4g/(kg·d)×5 天,或 1g/(kg·d)×1~3 天,也可用至血小板达(50~100)×10^9/L 时停药。IVIG 的作用机制可能是:竞争性结合巨噬细胞 Fc 受体,封闭巨噬细胞的免疫功能,阻止血小板的免疫损伤;在血小板上形成保护膜,抑制 PAIgG 或免疫复合物与血小板的结合,避免血小板被巨噬细胞结合、吞噬和破坏;提高抑制性 T 细胞的功能,降低自身免疫反应,使血小板相关抗体产生减少。③血小板输注:当血小板计数 $<30 \times 10^9$/L,应立即输注血小板,以防发生颅内出血、肺出血或消化道出血等;当血小板计数在(30~50)×10^9/L 并有明显出血时,也应及时输注血小板;血小板计数在(50~100)×10^9/L 时,不必输注血小板。约含 5.5×10^{10} 个血小板(从 400ml 新鲜全血提取)的标准血小板浓缩液称 1 个单位。浓缩血小板每次输注量为 0.1~0.2U/kg,输注时间 30~60 分钟;由于血小板半衰期仅 1~2 天,故常需 2~3 天输注 1 次;每次输注血小板 1 小时后复查血小板计数以观察疗效,直至稳定于 100×10^9/L 以上。若新生儿有发热、严重感染、DIC 等破坏血小板的因素存在时,应放宽血小板输注的指征并加倍剂量使用。一般输注 HPA-1a 及 HPA-5b 均阴性的血小板,对 95% 的患儿有效。由于 HPA-1a 阴性者在普通人群中只占 2% 左右,故最易获得的 HPA-1a 阴性血小板供体是患儿之母。由于母亲血浆中含有 HPA IgG,因此,输入前需用正常人血浆洗涤。如果对相合的血小板输注无效要考虑其他诊断,并检测母亲稀有抗体类型。

若发生危及生命的出血如颅内出血、肺出血或消化道

大出血,需采取紧急治疗措施:积极输注浓缩血小板制剂 0.2U/kg 以达到迅速止血的目的,同时选用甲泼尼龙 2mg/(kg·d)和 IVIG 1g/(kg·d)3 天,以保证输注的血小板不至于过早破坏。

④ 新鲜血输注:输入与患儿血小板同型的新鲜全血,主要目的是用鲜血中的新鲜血小板去中和患儿血清内抗体,并补充红细胞等,有利于病情恢复;特别是当发生严重出血或早产儿有颅内出血危险(血小板低于 30×10⁹/L)时,输注新鲜血是急救措施之一。

⑤ 换血疗法:仅在重症患儿应用。宜用枸橼酸 - 磷酸 - 葡萄糖(citrate-phosphate-dextrose,CPD)而不用肝素抗凝的新鲜血,更为理想的是血小板抗原匹配的血(如由于 HPA-1 所致,则用 HPA-1 阴性血)进行换血可清除抗体,并可提供不被破坏的血小板。当患儿合并高胆红素血症时,还可清除血中胆红素。

⑥ 其他:抗 CD 单克隆抗体(rituximab,利妥昔单抗)、重组人血小板生成素(TPO)等治疗新生儿免疫性血小板减少性紫癜疗效不肯定,慎用。

6) 预防:产前准确地预测高危儿并采取适当措施,对于防止胎儿宫内颅内出血、婴儿出生后发生血小板减少性紫癜十分重要。在适当时期选择适当分娩方式可明显降低颅内出血的发生率[3,5]。

近年来,有关产时对高危儿的处理的资料提示血小板 >50×10⁹/L 的患儿即使采取选择性剖宫产以外的其他分娩方式也不易发生颅内出血。对于这类高危儿,一般先选择性人工破膜,取胎儿头皮血做血小板计数:若患儿血小板 >50×10⁹/L,可经阴道分娩;血小板 <50×10⁹/L,可先行宫内血小板输注,无效者行剖宫产。对于未足月的选择性剖宫产,术前应使用肾上腺皮质激素,可减少 RDS 的发生。

(2) 先天被动免疫性血小板减少性紫癜:本病特点是抗体既破坏母亲的血小板,又破坏胎儿血小板。按病因的不同,可分为以下两类[3-4]:

1) 母亲特发性血小板减少性紫癜相关性新生儿血小板减少性紫癜:患有活动性特发性血小板减少性紫癜的妇女如果怀孕,其血液中的抗血小板抗体可通过胎盘进入胎儿血液循环,破坏胎儿血小板。据报道,患有此病的孕妇所生新生儿中,30%~50% 在出生不久即出现血小板减少性紫癜,重症发生率为 15% 左右,颅内出血发生率为 0.5%~3%。HELLP 综合征(溶血、肝细胞酶升高和血小板减少综合征)孕妇分娩的新生儿出现血小板减少性紫癜的几率更高。若孕妇血小板在 10×10⁹/L 以下,所生婴儿约 80% 发生血小板减少性紫癜;但也有作者认为,新生儿发病与否与孕妇分娩时血小板数高低无明显相关性。如果母亲特发性血小板减少性紫癜处于活动期,婴儿发生此病的危险大大增加;反之,婴儿患病的危险性减少。孕妇脾切除后,由于其他单核巨噬细胞系统仍能产生抗体,这些抗体对孕妇本身因无脾而无害,其血小板数可以正常;但此抗体通过胎盘进入胎

儿,并因为胎儿有正常功能的脾脏存在,可破坏血小板而致血小板减少。

临床表现与同族免疫血小板减少性紫癜相似,但母亲具有特发性血小板减少性紫癜病史或正在患此病。重症病例在出生后很快发生出血现象,轻症病例可延至生后 3 周才发病。常表现为皮肤及黏膜瘀点、瘀斑,或伴有鼻出血、胃肠道出血、尿血甚至颅内出血等。有出血倾向者的血小板数多在 50×10⁹/L 以下。由于进入胎儿血循环抗体较多,血小板减少持续时间较长,平均 1 个月,个别迁延 4~6 个月。

2) 母亲系统性红斑狼疮(SLE)相关性新生儿血小板减少性紫癜:资料表明,患有 SLE 孕妇中,80%~85% 血中发现抗血小板抗体,且可通过胎盘进入胎儿体内。婴儿出生后,大多仅出现血小板减少,少有出血等临床表现,可出现皮疹且历经数月才消失。新生儿血液中除有抗血小板抗体外,还可发现狼疮细胞。

轻症先天被动免疫性血小板减少性紫癜患儿不需特殊治疗;如血小板 ≤30×10⁹/L 或出血较重,可应用肾上腺皮质激素(尤其是与母亲 SLE 相关性血小板减少性紫癜):泼尼松 1~2mg/(kg·d),口服或地塞米松每次 0.5~1.0mg/kg,每日 1~2 次,静滴或静注;若血小板 <10×10⁹/L 或出血严重,危及生命,可考虑输注血小板、新鲜血或换血。病程 4~8 周,一般患病 1 周后出血便明显减少。对特发性血小板减少性紫癜孕妇,正确的产科处理至关重要:孕期脾切除可致 25% 胎儿死亡,宜慎重;妊娠期间应给予地塞米松,一方面可控制母亲出血,另一方面药物通过胎盘进入胎儿体内后,具有保护胎儿作用;阴道分娩时尽可能使胎儿头部少受创伤,选择性剖宫产可减少颅内出血发生。

(3) 新生儿溶血病合并血小板减少性紫癜:严重的新生儿溶血病(如 Rh 血型不合溶血病)常合并血小板减少,其可能机制是:患儿血中同时存在红细胞及血小板同族免疫性抗体,红细胞和血小板同时被破坏;大量红细胞破坏,释放出红细胞素,它具有与血小板第Ⅲ因子类似作用,可加速凝血过程,使血小板消耗增加。严重病例可用新鲜血进行换血,在换出胆红素和抗体的同时,血小板数也部分恢复;不宜用库存血换血,因常在换血数天后再次出现血小板减少。

(4) 药物所致血小板减少性紫癜:某些药物可导致血小板减少,可分为先天性和后天性两种。

1) 先天性:一般指妊娠期母亲用药(与剂量无关)引起的婴儿免疫性血小板减少性紫癜,发生这种情况需同时存在 3 个因素,即药物、抗体和血小板。孕妇多有过敏体质,于妊娠后期服用某些药物(作为一种抗原)而被致敏,产生特异性抗体(IgG),部分抗体透过胎盘进入胎儿循环,这些抗体可附着在血小板表面。当孕妇再服用同一药物(可通过胎盘)时,抗原(药物)与血小板表面的抗体发生免疫反应,使孕妇及其胎儿血小板均被破坏。新生儿早期即可出现血

小板减少性紫癜,一般于数日内消失,但血液中的免疫抗体可存在数月。可使孕母致敏的药物很多,包括磺胺类、奎宁、奎尼丁、对氨基水杨酸和苯巴比妥等,但只有少数人发病。

2)后天性:新生儿出生后应用某些药物,如磺胺类、苯妥英钠、奎宁、奎尼丁、地高辛(免疫抗体为 IgG)、吲哚美辛(免疫抗体为 IgM)、利福平(免疫抗体为 IgM 和 IgG)等,可引起新生儿免疫性血小板减少性紫癜。

此外,孕妇或新生儿应用噻嗪类利尿药时,也可引起新生儿血小板减少性紫癜。其发生机制是中毒性而非免疫性,因为母亲的血小板数正常,母亲和(或)患儿血中均无抗体存在,是否发病与使用药物剂量有关。

一般说来,免疫性血小板减少性紫癜时骨髓巨核细胞数正常,RP 明显增加,MPV 和 PDW 正常或升高;而中毒性者由于骨髓受损,巨核细胞数减少,RP 明显减少,MPV 和 PDW 降低。以下方法有助于药物所致免疫性血小板减少性紫癜的诊断:①母亲或新生儿有使用上述药物史;②将所用药物、患儿血清及其血小板相加,若出现血小板凝集或溶解,提示血清中含特异性抗体成分。③血块收缩抑制试验阳性,即患儿血清加相应药物后,可抑制具有同型血小板的血块收缩,也说明患儿血清中存在抗血小板抗体。

由于孕妇或新生儿用药所致的新生儿血小板减少性紫癜并不少见,故在妊娠期或新生儿期用药要特别慎重。当新生儿发生原因不明的血小板减少性紫癜时,应及时停用那些可能引起血小板减少的药物,并采取措施促进其排泄。如果是药物所致,则停药后出血症状逐渐减轻,数日后停止,血小板亦渐趋正常,病程约 2~3 周。如出血较重,可用新鲜 CPD 抗凝血进行换血治疗,常可获得明显的疗效;输注血小板也有一定的帮助。

2. 感染性血小板减少性紫癜　常见于某些病毒、细菌、螺旋体和原虫感染直接引起,也可因严重感染并发DIC,血小板大量消耗所致。根据发生时间分为宫内和生后感染性血小板减少性紫癜,在新生儿期并不少见[3-4]。

(1)宫内感染性:导致宫内感染性血小板减少性紫癜的常见病原体有弓形虫、风疹病毒、巨细胞病毒、疱疹病毒及梅毒螺旋体等(TORCH 综合征),也可由柯萨奇病毒、麻疹病毒或肝炎病毒引起,其中以 RV、CMV 和梅毒螺旋体感染易引起新生儿血小板减少。若孕母存在上述病原体感染,于妊娠最后 3 个月,这些病原体可通过胎盘进入胎儿血液循环而发生胎儿宫内慢性感染,最终导致胎儿 IUGR(SGA儿)、先天畸形、血小板减少、肝脾大、肝炎、溶血、黄疸、脑膜脑炎和先天性心脏病等。血小板减少的机制复杂,可能是由于病毒在巨核细胞内繁殖,骨髓受抑制而影响血小板生成;或产生抗血小板抗体、脾脏大而血小板破坏增多;或因并发 DIC 而使血小板消耗过多(此时则伴有其他凝血因子缺乏)。临床上常于出生后数小时皮肤出现广泛性蓝紫色瘀点、瘀斑,1 周左右消退;血小板减少由骨髓功能受抑制

引起者(RP 明显减少,MPV 和 PDW 值可降低)或血小板消耗过多所致者(RP 明显增加,MPV 和 PDW 值可升高)可延至数周才恢复正常。

(2)生后感染性:引起新生儿血小板减少紫癜的生后感染以细菌感染为主,多见于金黄色葡萄球菌和革兰阴性杆菌感染,如败血症、化脓性脑膜炎、新生儿 NEC、肺炎、脐炎和尿路感染等。败血症等重症感染中,50%~70% 在感染开始即有血小板减少,是最早的血液学异常,有助于败血症等感染的早期诊断。出血与否及出血程度与血小板数和容积有一定关系,如血小板数 $>30 \times 10^9/L$ 和(或)MPV 较大,预后较好,出血少;反之,预后较差,甚至可因肺出血或大量消化道出血而死亡。治疗方面除积极控制感染外,必要时输注新鲜血或血小板;有报道认为,静脉应用大剂量 IVIG对治疗细菌感染引起的血小板减少症非常有利。

3. 先天性或遗传性血小板减少性紫癜

(1)先天性巨核细胞增生不良:先天性巨核细胞增生不良引起的血小板减少性紫癜可以是单纯性,亦可以是一组综合征中的共同临床表现,即与某些先天畸形如骨骼畸形(短肢或桡骨缺乏)、小头畸形、13- 或 18- 三体综合征、心血管畸形(风疹综合征)和泌尿生殖器畸形等同时存在,或是范可尼综合征或全血细胞减少症在新生儿时期的表现。其中血小板减少 - 无桡骨(Thrombocytopenia- absent radii,TAR)综合征为其代表之一:患儿常是小于胎龄儿,存在着骨骼畸形,以桡骨缺少最为突出,亦可有其他肢体异常如短肢畸形、上下肢缺如、尺骨缺如等,1/3 的患儿有先天性心脏病,约半数有白血病样反应,白细胞数常超过 $40 \times 10^9/L$,有时高达 $100 \times 10^9/L$,嗜酸性粒细胞增加。血小板减少及出血轻重不一,骨髓巨核细胞可见减少或缺如,其胞质中有空泡形成,核质突出。预后大多严重,约 2/3 的病例在生后第 1 年死亡;如能活到 1 岁以上,有可能逐渐改善;少数患儿仅有血小板和巨核细胞减少而无临床表现。发病原因未明,可能与孕妇服药(噻嗪类或抗糖尿病药物等)或感染(风疹病毒感染等)有关,由于本病可有家族性,故也可能与遗传有关。无特殊治疗,可试用肾上腺皮质激素和输注血小板,合并畸形者行矫形手术[3-4]。

(2)遗传性血小板减少性紫癜:属罕见病,文献曾报道过的综合征主要包括 Wiskott-Aldrich 综合征(威斯科特 - 奥尔德里奇综合征)和 May-Hegglin 异常综合征[3-4]。

1)威斯科特 - 奥尔德里奇综合征:又称 WAS 综合征,即湿疹血小板减少伴免疫缺陷综合征,发病率大约为 10 万分之一。病因尚不明确,一般认为血小板减少与遗传性缺陷、单核巨噬细胞系统增生、过敏及慢性感染有关。本病是一种 X 连锁隐性遗传病,多有家族史,女性为传递者,男性发病,极易死亡;于出生时或出生后不久即出现临床症状,表现为血小板减少(持续 $<30 \times 10^9/L$)、出血(全身性瘀点、瘀斑,有时鼻出血、耳出血、尿血、黑便或肛门流出鲜血)、湿疹和联合免疫缺陷(常并发感染如化脓性中耳炎、肺炎、脑

膜炎和皮肤感染等);骨髓巨核细胞正常或增多,能产生血小板,但血小板超微结构严重紊乱,血小板减少是由于血小板本身存在缺陷而被破坏。本病预后恶劣,多因并发严重感染、出血或恶性淋巴瘤而死亡。治疗方面,对湿疹可局部应用激素,并发感染时应选用对细菌敏感的抗生素,可输注IVIG 和血小板等,有报告用转移因子治疗或多次反复输血浆可缓解临床症状。肾上腺皮质激素治疗无效,脾切除效果不一致,有时会使隐性的免疫缺陷明显化。

2) May-Hegglin 异常综合征:又称杜尔小体白细胞异常综合征,为常染色体显性遗传。其临床特征是外周血中存在畸形巨大血小板,中性、嗜酸和嗜碱性粒细胞和单核细胞的胞质中有大(2~5μm)而边界清晰的嗜碱性包涵体(Dohle 小体)。大多数无症状,少数有出血表现,但不严重。1/3 病例有血小板减少,束臂试验阳性,出血时间延长,血块收缩不良。脾切除可使血小板数增加,但不能改变其出血倾向。本病预后良好,一般不需治疗。

4. 其他能引起 NTP 的疾病

(1) 巨大血管瘤:由于血液在局部停留或并发 DIC,消耗过多的血小板而发生血小板减少性紫癜。

(2) 骨髓浸润性疾病:先天性白血病时,由于白血病细胞恶性增生,骨髓巨核细胞受抑制,使血小板生成减少。

(3) 血栓性血小板减少性紫癜:可见于新生儿时期,主要表现为血小板减少、皮肤瘀点瘀斑、溶血性贫血和局灶性神经症状。

(4) 围产期合并症:围产期窒息和 RDS 时,低氧血症可使骨髓巨核细胞系统受到抑制,血小板生成减少;NEC、硬肿症和红细胞增多症时,血液黏稠度增加,血小板消耗过多。

(肖昕)

三、新生儿维生素 K 缺乏性出血症

维生素 K 缺乏性出血症(vitamin K deficiency bleeding,VKDB)以往又称新生儿出血病(haemorrhagic disease of newborn,HDN)、新生儿低凝血酶原血症等。VKDB 是指由于维生素 K(vitamin K,VitK)缺乏,体内 VitK 依赖因子(Ⅱ、Ⅶ、Ⅸ、Ⅹ)凝血活性低下所致的出血性疾病。出血可发生在任何部位,其中消化道出血最常见,颅内出血最严重。及时补充 VitK 是防治 VKDB 的根本措施。本自 1894 年Townsend 首次报道以来,发病率一度较高;至 20 世纪 60年代,由于对新生儿出生后常规予注射 VitK₁ 预防,该病的发生已明显减少;近 20 年来,由于推行纯母乳喂养,加之抗生素广泛应用,新生儿 VitK 缺乏发生率有所升高,必须引起高度重视[6]。

(一)病因与发病机制

VitK 是 2- 甲基 -1,4- 奈醌及其衍生物的总称,包括VitK₁、VitK₂ 和 VitK₃。VitK 缺乏是导致本病发生的根本原因,与下列因素有关:①母体内 VitK 难以通过胎盘进入胎儿体内,而胎儿肝酶系统又不成熟,本身合成 VitK 功能差,出生时新生儿肝内 VitK 储存量少,血 VitK 水平较低,出生后都有发生出血的倾向;②人奶中 VitK 含量(15μg/L)明显低于牛乳(60μg/L),且母乳喂养儿肠道中的细菌主要是双歧杆菌,合成 VitK 能力极差,故母乳喂养儿发生 VKDB 机会明显高于牛奶喂养儿;③肠道合成 VitK 有赖于正常菌群建立,新生儿出生时肠道无细菌,随着喂养开始正常菌群才逐渐定植于肠道。慢性腹泻一方面干扰肠道正常菌群的建立,VitK 合成减少,另一方面使 VitK 吸收减少,排泄增加;口服抗生素(如 β- 内酰胺类)等除干扰体内凝血机制外,还可抑制肠道正常菌群的繁殖,使 VitK 合成不足,进一步加剧 VitK 缺乏;④存在肝胆疾病(如先天性胆道闭锁、胆汁淤积症和肝炎综合征)时,因胆汁分泌减少和(或)肝细胞受损,可影响肠黏膜对 VitK 的吸收或合成;⑤母亲产前应用某些药物如抗惊厥药(苯妥英钠、苯巴比妥、卡马西平)、抗凝药(双香豆素和华法林)、抗结核药(利福平和异烟肼)等,可诱导肝线粒体酶增加,加速 VitK 的降解氧化或阻断维生素循环而产生 VitK 缺乏[7]。

凝血因子(Ⅱ、Ⅶ、Ⅸ、Ⅹ)和对血液凝固起重要调节作用的蛋白(蛋白 C、S)的凝血生物活性直接依赖于 VitK(VitK依赖因子)。Ⅱ、Ⅶ、Ⅸ、Ⅹ 等凝血因子只有在 VitK 依赖的谷氨酸羧化酶催化下,其谷氨酸残基在肝微粒体内羧化为 γ-羧基谷氨酸后,Ca²⁺ 结合位点增加,螯合 Ca²⁺ 的能力明显增强,在 Ca²⁺ 的参与下与血小板磷脂(PF3)结合,产生凝血活性。新生儿缺乏 VitK 时,上述四种凝血因子不能羧化,只是无功能的蛋白质,统称为 VitK 缺乏诱导蛋白(protein induced by vitamin K absence,PIVKA-Ⅱ),不具备凝血活性,不能参与凝血过程,机体易发生出血。

(二)临床表现

本病特点是婴儿突发性出血、出血部位多样化(皮肤黏膜、消化道出血,严重者颅内出血或肺出血),其他方面正常,也无严重的潜在疾病,血小板计数和纤维蛋白原均正常,血液中无纤维蛋白降解产物,注射维生素 K₁ 后 1 小时左右(30~120 分钟)出血停止。目前,国际上多采用 Lane分类法,按发生时间将 VKDB 分为下列三型。

1. 早发型 指发生于出生 24 小时内(包括分娩时)的VKDB,可见于早产儿及低出生体重儿。出血程度轻重不一,从轻微的皮肤出血、脐残端渗血、头颅血肿至大量胃肠道出血、致命性颅内出血、胸腔或腹腔内出血。早发型罕见,多与母亲产前应用某些影响维生素 K 代谢的药物有关。由产伤、窒息、感染等原因引起的出血不属于 VKDB。

2. 经典型 指发生在生后 2~7 天的 VKDB。较常见,病情轻者具有自限性,预后良好。多数新生儿于生后第2~3 天发病,最迟可于生后 1 周发病(早产儿可延迟至 2 周)。出血部位以脐残端、胃肠道(呕血或便血)、皮肤受压处(足跟、枕、骶、骨部等)及穿刺处最常见;此外,还可见到鼻出血、肺出血、尿血和阴道出血等。一般为少量或中量出血,可自行停止；严重者可有皮肤大片瘀斑或血肿，个别发生胃肠道或脐残端大量出血、肾上腺皮质出血而致休克。颅内出血多见于早产儿可致死亡，成活者可有脑积水后遗症。本型发生与单纯母乳喂养、肠道菌群紊乱以及肝脏发育不完善等导致维生素 K 合成不足有关。

3. 迟发型(晚发型)　指发生在出生 8 天后的维生素 K 缺乏性出血。晚发型 VKDB 常见，多发生在生后 2 周至 2 个月，死亡率和致残率高，应高度关注。此型发生隐蔽，出血之前常无任何先兆，多以突发性颅内出血为首发临床表现。颅内出血(硬膜下出血、蛛网膜下腔出血、硬膜外出血)发生率高达 65% 以上(甚至 100%)，临床上出现惊厥和急性颅内压增高表现。颅内出血可单独出现，也可与广泛皮肤、注射部位、胃肠和黏膜下出血等同时存在。治疗后部分患儿可成活，但大多留有神经系统后遗症(如发育迟缓、运动功能障碍、脑瘫或癫痫等)。主要发生在母乳喂养儿，也可继发于肝胆疾患、慢性腹泻和长期应用抗生素；此外，长时间饥饿或长期接受胃肠外高营养的婴儿，亦可发生 VKDB。

此外，还存在一种 VitK 缺乏的亚临床表现：血 VitK 水平下降、PIVKA-Ⅱ阳性、凝血酶原时间延长，但临床上未发现出血。存在亚临床 VitK 缺乏的婴儿，在某些因素影响下(如感染、腹泻、肝胆疾患等)可诱发出血(甚至颅内出血)，应予注意。

(三)实验室检查

对确定 VKDB 诊断非常重要，主要检查项目包括患儿凝血功能、血清 PIVKA-Ⅱ和 VitK 水平等[8]。

1. 凝血功能检测　反映凝血功能的检查包括凝血酶原时间(PT)、活化部分凝血活酶时间(APTT)或白陶土部分凝血活酶时间(kaolin partial thromboplastin time, KPTT)、凝血酶时间(thrombin tim, TT)等。VitK 缺乏时，其依赖因子(Ⅱ、Ⅶ、Ⅸ、Ⅹ)活性下降，PT、APTT 或 KPTT 延长，但 TT 正常，纤维蛋白原和血小板计数也在正常范围内，用 VitK 治疗有效。也可直接检测活化Ⅱ因子/Ⅱ因子比值：小于 1，提示存在无活性的凝血酶原，VitK 缺乏；等于 1，表明所有凝血酶原(Ⅱ因子)均已活化，Vit 不缺乏。

2. PIVKA-Ⅱ测定　PIVKA-Ⅱ是无凝血活性的凝血酶原前体蛋白，由肝产生，其半衰期长达 60~70 小时。VitK 缺乏时，PIVKA-Ⅱ因凝血因子Ⅱ、Ⅶ、Ⅸ、Ⅹ不能羧化而出现在循环血液中，在常规凝血试验未发生变化之前即可检出，在患儿使用 VitK 后 2~3 天、且 PT 恢复正常后仍可测得，为目前反映患儿机体 VitK 缺乏状况和评估 VitK 疗效准确而敏感的生化指标。一般认为，PIVKA-Ⅱ≥2μg/L 提示 VitK 缺乏。

3. 血清 VitK 测定　血清 VitK 可直接反映人体 VitK 营养状态，可采用高效液相色谱技术(HPLC)检测，VKDB 患儿血清 VitK₁ 水平一般 <200ng/L。由于血循环浓度极低，所需血量较大，在新生儿临床应用有一定困难。

4. 其他　骨钙蛋白(Osteocalcin)由成骨细胞合成，大部分沉积于骨基质，小部分释放入血并羧化成 γ- 羧化骨钙蛋白或羧化不全骨钙蛋白，其 γ- 基基谷氨酸残基为 VitK 所依赖。计算血清羧化不全骨钙蛋白比可反映机体 VitK 水平及机体 VitK 对骨的供应状态，比率愈高表明机体 VitK 缺乏愈严重。肝 VitK 依赖蛋白、凝血酶原和 γ- 羧化骨钙蛋白分解可释放 γ- 羧基谷氨酸，后者不再参与生物合成由尿排出体外。检测尿 γ- 羧基谷氨酸可反映凝血酶原和羧化骨钙蛋白的代谢状态，进而反映机体 VitK 营养状况。

(四)诊断与鉴别诊断

新生儿 VKDB 的诊断主要根据病史特点、临床表现、实验室检查和 VitK 治疗效果等，其中 PIVKA-Ⅱ是诊断 VKDB 金标准，直接测定血清 VitK₁ 也是诊断的可靠指标。全国 VitK 缺乏研究协作组对 VKDB 提出如下诊断标准(表14-8-4)。凡具备 3 项主要指标或 2 项主要指标加 3 项次要指标者可诊断为 VKDB。

进行鉴别诊断时，应注意下列几个问题：①虽有出血表现，但 PT 时间正常者可排除 VKDB；②出血患儿在 PT 延长(提示 VitK 依赖因子Ⅱ、Ⅶ、Ⅸ、Ⅹ活性下降)同时，非 VitK 依赖因子(Ⅴ、Ⅷ、纤维蛋白原)水平也减低，应考虑出血由凝血因子合成障碍或消耗过多所致；③各种原因形成的凝血障碍中，只有 VKDB 在 VitK 补充后出血症状明显改善，异常的 PT 很快得以纠正。

表 14-8-4　VKDB 诊断的主要指标和次要指标

主要指标	次要指标
1. 突发型出血，包括颅内出血、消化道出血、肺出血、皮下出血和注射部位出血不止等	1. 3 个月以内小婴儿
2. 实验室检查：血小板、BT、CT 正常，而 PT 延长或 APTT 延长，或 PIVKA-Ⅱ阳性，或血清 VitK 浓度低下或测不到。缺乏实验室资料者，需排除产伤、缺氧、感染、肺透明膜病、DIC 和血小板减少等其他原因导致的出血	2. 纯母乳喂养
	3. 母亲妊娠期有用抗惊厥、抗凝血、抗结核及化疗药物史
	4. 患儿肝胆疾病史
	5. 患儿长期服用抗生素史
3. 给予 VitK 后出血停止，临床症状得以改善	6. 患儿慢性腹泻史

在新生儿时期，特别须与下列疾病鉴别。

1. **新生儿咽下综合征**　婴儿娩出时吞下母血，于生后不久便可发生呕血或便血。为鉴别呕吐物中的血是吞入母血抑或新生儿胃肠道出血，可作 Apt 碱变性试验：取吐出物 1 份加水 5 份，搅匀，静置或离心（2000 转 /min）10 分钟，取上清液（粉红色）4ml 加入 1% 碳酸氢钠 1ml，1~2 分钟后观察，上清液由粉红色变为棕黄色者，提示母（成人）血；粉红色保持不变者，提示胎儿血。

2. **新生儿消化道出血**　围产期窒息、感染或喂养不当等诱发的应激性溃疡、胃穿孔或 NEC 等，除有呕血或便血外，还可见腹胀、腹腔内游离气体和休克等表现。

3. **其他出血性疾病**　先天性血小板减少性紫癜有血小板减少；DIC 常伴有严重的原发疾病，除 PT 及 CT 延长外，纤维蛋白原及血小板数也降低；先天性凝血因子缺乏症一般为单一某种凝血因子缺乏，临床上罕见，但有时也须排除。

（五）预防和治疗

活产新生儿出生后立即应用 VitK 是预防 VKDB 的根本措施。迄今为止，VitK 仍被认为是一种安全的药物，目前尚无证据支持新生儿期应用 VitK 会增加儿童患癌症和白血病的危险性。临床上主要应用脂溶性 VitK₁ 防治 VKDB；人工合成的 VitK₃（亚硫酸氢钠甲萘醌）和 VitK₄（乙酰甲萘醌）可致溶血和黄疸，一般不用。在我国，用于预防 VKDB 的 VitK₁ 剂量比较混乱，自 1~10mg 不等。应当注意的是，给予新生儿过高的 VitK 剂量不但不能相应提高其预防效果，反而使副作用增加。研究表明，给足月儿肌内注射 VitK₁ 1mg（早产儿 0.5mg）后，即使实际吸收量仅为 1/10 也足以满足其需要量，且能维持有效血浓度 7~10 天。近年来，国内外在 VitK₁ 给药方法、剂量和途径方面进行了大量研究，公认结果如下。

1. **孕妇产前 VitK₁ 应用**　早发型 VKDB 只见于妊娠期使用过抗凝药、抗癫痫药或抗结核药孕妇所分娩的新生儿，一般认为，在妊娠最后 3 个月内肌内注射 VitK₁，每次 10mg，共 3~5 次，临产前 1~4 小时再肌内注射或静脉点滴 VitK₁10mg，或于孕 32~36 周起开始口服 VitK₁10~20mg，每日 1 次，直至分娩，新生儿出生后立即肌内注射 VitK₁ 1mg，即可防止早发型 VKDB 的发生。

2. **新生儿 VitK₁ 应用**　新生儿需在出生时和生后 3 个月内补充 VitK，只有这样才能完全杜绝发生 VKDB。常用方案有二：①新生儿出生后肌内注射 VitK₁ 1mg 或口服 VitK₁ 2mg 一次，然后每隔 10 天以同样的剂量口服 1 次至 3 个月，共 10 次；②新生儿出生后肌内注射 VitK₁ 1mg 或口服 VitK₁ 2mg 一次，然后分别于 1 周和 4 周时再口服 5mg，共 3 次。对于慢性腹泻、肝胆疾病、脂肪吸收不良或长期应用抗生素的患儿，应每月肌内注射 VitK₁ 1mg。

3. **乳母 VitK₁ 应用**　人乳中 VitK 含量仅为牛奶的 1/4，故大部分经典型和迟发型 VKDB 发生在纯人乳喂养婴儿。目前推广乳母口服 VitK₁ 5mg/d，乳汁中 VitK 含量升高可达配方奶水平，有利防止 VKDB 的发生。

对已发生出血者，应立即肌内注射 VitK₁ 1~2mg，一般用药数小时后出血减轻，24 小时内出血完全停止；出血严重者或紧急情况下，可用 VitK₁ 1~5mg 静脉推注，可使未羧化的凝血因子很快羧化而发挥凝血活性，出血得以迅速改善。静脉推注 VitK₁ 有一定的危险性，偶可出现过敏性休克、心跳呼吸骤停等反应，故应缓慢给药（每分钟不超过 1mg）。出血较重，出现出血性休克表现（如皮肤黏膜苍白、Hb<100g/L、收缩压 <4kPa 和 pH<7.10）时，应立即输注新鲜全血或血浆 10~20ml/kg，以提高血中有活性的凝血因子的水平、纠正低血压和贫血；同时应用凝血酶原复合物（prothrombin complex concentrates，PCC），用注射用水溶解后立即静脉注射，可以达到迅速止血的目的。如有消化道出血，应暂时禁食，并从胃肠道外补充营养；脐部渗血可局部应用止血消炎药粉，穿刺部位渗血可行压迫止血。存在颅内出血，颅内压增高时，可参考新生儿颅内出血章节的治疗酌情使用脱水剂。在早产儿或肝病患儿，除 VitK₁ 缺乏外，其肝功能也不成熟或受损，上述凝血因子合成不足，若发生出血，在给予 VitK₁ 的同时，最好输注新鲜血浆或全血。

（肖昕）

参考文献

1. Ellis J. Neufeld. Bleeding. In John P.Cloherty，Eric C. Eichenwald，Anne R. Hansen，et al. eds. Mannual of Neonatal Care.Philadelphia 7th ed，Wolters Kluwer Lippincott Williams &Wilkins，2012：528-545.

2. Jaffray J，Young G，Ko RH. The bleeding newborn：A review of presentation，diagnosis，and Management. Semin Fetal Neonatal Med，2016，21：44-49.

3. Gunnink SF，Vlug R，Fijnvandraat K，et al. Neonatal thrombocytopenia：etiogy，management and outcome. Expert Rev Hematol，2014，7（3）：387-395.

4. Carr R，Kelly AM，Williamson LM. Neonatal thrombocytopenia and platelet transfusion-a UK perspective. Neonatology，2015，107（1）：1-7.

5. Murphy MF，Bussel JB. Advances in the management of alloimmune thrombocytopenia. Br J Haematol，2007，136（3）：366-378.

6. 张会丰，王卫平 . 关于维生素 K 缺乏导致小儿出血性疾病的命名、诊断、治疗和预防 . 中国小儿血液，2004，9：207，239-240.

7. 原改琴 . 晚发性维生素 K 缺乏症 26 例临床分析 . 中国实用医刊，2016，43（5）：12-13.

8. 杨善浦，吴月超，董虹，等 . 新生儿维生素 K 缺乏检测及其干预效果的观察 . 中国小儿急救医学，2008，15（5）：483-484.

第 9 节　弥散性血管内凝血

弥散性血管内凝血(DIC)是一种由不同原因引起的、以全身性血管内凝血系统和纤溶系统激活,凝血抑制物消耗以及多器官衰竭为特征的获得性综合征。其特点是大量微血栓形成、继发性广泛出血及重要脏器发生器质性变化。

新生儿,尤其是早产儿,体内促凝和抗凝因子非常有限,因此,当暴露在高凝危险因素中,促凝因子大量消耗,容易导致血栓形成和出血。此外,受一些新生儿自身特点的影响,容易使新生儿并发 DIC,这些特点主要包括:①易受缺氧缺血性影响;②低血压及心排出量减少;③生后血容量浓缩;④不成熟的黏膜和皮肤屏障;⑤多种侵入性操作和设置的影响。

(一)病因

1. **感染**　败血症、宫内感染、腹膜炎、单纯疱疹病毒感染、真菌感染、尿路感染及 NEC 等。

2. **新生儿窒息缺氧**　窒息缺氧造成低氧血症和组织缺氧损害,出现代谢性酸中毒,损伤血管内皮细胞,激活凝血系统。

3. **新生儿硬肿症**　由于寒冷及皮下脂肪变硬,微循环的血液灌注减少致组织缺氧,产生酸中毒,毛细血管损伤,血液变黏稠,常合并感染。

4. **溶血**　新生儿溶血病或其他严重溶血性疾病,由于红细胞破裂,释放出大量红细胞素和磷脂类凝血活酶类物质及血小板破坏释放的血小板第 3 因子,均可促发内源性凝血及血小板黏附。

5. **产科因素**　羊水栓塞、重度妊娠高血压疾病、胎盘早剥、前置胎盘等,由于胎盘组织损伤,胎盘滋养层所含组织凝血活酶(Ⅲ因子)进入胎儿血液循环,从而激活外源性凝血系统,促发了 DIC,并由于上述产科情况可发生缺氧、酸中毒及血管内皮损伤,加重 DIC 的发生。

6. **血液系统肿瘤**　急性淋巴细胞白血病、骨髓增生性疾病等也是 DIC 常见的病因。

7. **其他**　小于胎龄儿、休克、代谢性疾病、细胞遗传学异常、新生儿贫血、心脏衰竭、血小板减少症、噬血细胞综合征等。

(二)发病机制

DIC 的发生,实质上是凝血系统及纤溶系统发生病理性激活。

1. **凝血系统被激活**　致病因素如内毒素、抗原抗体复合物等可使广泛血管内皮细胞损伤及血小板膜缺损,血小板因子(PF₃)及 TXA² 被释放,血液与暴露的血管壁胶原组织接触,Ⅻ因子立即被激活并经瀑布式系列反应形成血液活性凝血酶,此即激活了血液(内凝)系统。致病因素如缺氧、酸中毒、产科因素等使血管壁损伤,释放出凝血活酶,激活了组织(外凝)系统。活性凝血酶的形成,加速了凝血酶的形成,使纤维蛋白原分解为纤维蛋白单体。凝血酶又能激活Ⅷ因子,使纤维蛋白单体合成纤维蛋白块,完成血管内凝血。此外,致病因素尚可通过下列途径激活凝血系统:当血细胞大量破坏,或血小板及红细胞大量破坏,细胞膜内侧面的酸性磷脂暴露和凝血物质大量释放,组织因子合成增加促凝物质释放也起到一定的促凝作用;单核巨噬细胞系统功能障碍(如严重肝脏疾病)不能清除血液中过多的促凝血物质;补体的激活有促凝作用,其机制较为复杂,可促使血小板聚集、血小板因子释放、激活白细胞等。均可导致 DIC 的发生。

2. **纤维蛋白溶解系统(简称纤溶系统)被激活**　在凝血系统被激活过程中,纤溶系统同时被激活,主要有以下 4 种途径:①形成的凝血酶直接激活纤溶酶原成为纤溶酶,使纤维蛋白溶解;②被激活的Ⅻ因子,使舒血管素原转变为舒血管素,后者可使纤溶酶原转变为纤溶酶;③某些脏器如肺、脾、肾、子宫等含有纤溶酶原激活物,DIC 时,这些器官常受累,纤溶酶原激活物释入血液循环,使纤溶酶原变成纤溶酶;④缺氧、酸中毒、失血、创伤、手术等均能激活纤溶活动。纤溶酶形成后,作用于纤维蛋白及纤维蛋白原,使之分解为 FDP,主要为 X、Y、D、E 碎片。FDP 有很强的抗凝作用,加重出血。

3. **蛋白 C 系统调节能力降低**　蛋白 C 系统对凝血系统起重要的调节作用,由一组蛋白质组成,包括蛋白 C、蛋白 S、血栓调节蛋白和激活的蛋白 C 抑制物,新生儿血浆蛋白 C 低于成人水平。蛋白 C 抗凝系统受内皮表面的血栓调节蛋白和凝血酶复合物激活,一旦激活就可以起到减少凝血酶生成和促纤溶作用,阻止 DIC 的进展。

(三)临床表现及分型

DIC 的主要表现为出血、微循环障碍及休克、栓塞和溶血,常见出血是皮肤瘀斑、脐残端及穿刺点渗血、消化道或泌尿道出血、肺出血,个别见广泛内脏出血及颅内出血。

根据据 DIC 高凝和纤溶亢进不同矢量的进展程度,可将 DIC 分为出血型(纤溶主导型)、器官衰竭型、大量出血型(消耗型)以及无症状(前 DIC)型,见图 14-9-1。

1. **出血型(纤溶主导型)**　纤溶显著并且占主导地位,出血作为显著症状,多见于急性早幼粒细胞白血病、产科疾病等。

2. **器官衰竭型**　当血液高凝状态占主导地位,器官衰竭作为主要表现,多见于感染尤其是败血症的病人。

3. **大量出血型(消耗型)**　当纤溶和高凝都很非常显著,表现为大量出血,如不及时输血,患者常死亡,多见于外科术后以及产科疾病。

4. **无症状(前 DIC)型**　当纤溶和高凝都很非常轻微,患者通常没有临床症状,只有实验室检查指标的异常,本型如果尽早治疗,效果最好[1]。

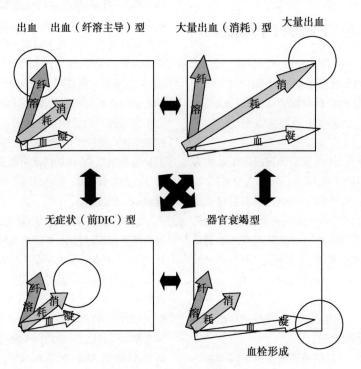

出血　出血（纤溶主导）型　大量出血（消耗）型　大量出血

无症状（前DIC）型　器官衰竭型

血栓形成

图 14-9-1　DIC 的四种临床分型

（摘自：Hideo Wada，Takeshi Matsumoto，Yoshiki Yamashita. Disseminated intravascular coagulation：Testing and diagnosis. Clin Chim Acta，2014，436：130-134.）

（四）实验室检查

1. 血常规

（1）血涂片检查可见红细胞呈盔形、三角形、扭曲形及红细胞碎片。网织红细胞增多。

（2）血小板计数呈进行性下降，<100×10⁹/L，严重时<50×10⁹/L，常较早出现。周围血可见较多新生的、体积较大的血小板。

2. 凝血检查

（1）凝血时间（试管法）：正常为 7~12 分钟，在 DIC 高凝期缩短（≤6 分钟），但高凝期历时很短，进入消耗性低凝期则明显延长。

（2）凝血酶原时间（PT）：DIC 时 90%PT 延长。新生儿 PT 正常值与日龄有关，有人认为生后 4 日内为 12~20 秒（平均 16 秒）。DIC 诊断标准：日龄 <4 天者≥20 秒，日龄 >5 天者≥15 秒。

（3）白陶土部分凝血活酶时间（KPTT）：国内正常新生儿脐血测定结果基本与年长儿相仿（37~45 秒）。一般认为 >45 秒可作为 DIC 的诊断标准。

（4）纤维蛋白原测定：新生儿正常值为 1.17~2.25g/L，年长儿为 2~2.5g/L，纤维蛋白原 <160mg，有参考价值。用半定量测定法，<1∶32 相当于 <1.6g/L，<1.17g/L 为诊断标准，DIC 时纤维蛋白原极度低下提示预后不良。

（5）凝血酶原片段 1+2（F1+2）：F1+2 是因子 Ⅹa 复合物水解凝血酶原后释放出的多肽片段，检测可采用 RIA

法和 ELISA 法，正常参考值分别为（1.97±0.99）nmol/L 和（0.67±0.19）nmol/L，研究证实 F1+2 是诊断 DIC 早期敏感而特异的指标，其阳性诊断率为 97%。

3. 纤溶检查

（1）血浆凝血酶原时间（PT）：新生儿正常值为 19~44 秒。它易受血浆纤维蛋白 FDP 及其他抗凝物的影响。FDP 有抗凝血酶的作用，纤溶亢进时 FDP 增多，使 PT 延长，比对照组超过 3 秒即有诊断意义。但要注意，纤维蛋白原极度减少时亦可引起 PT 延长。在 DIC 早期，如纤维蛋白原浓度较高，即使血浆中有一定量 FDP，PT 仍可正常。

（2）血浆鱼精蛋白副凝（plasma protamine paracoagulation，3P）试验：DIC 时，因继发性纤溶亢进，FDP 与纤维蛋白单体形成复合物增多，本试验阳性。要注意的是约有 65% 婴儿出生后 24 小时内纤溶活力增加，可有 FDP，但 24 小时以后如果 3P 试验仍阳性则有病理意义。此外，在 DIC 晚期，由于凝血因子被消耗及 FDP 的抗凝血酶作用，或因 FDP 已被单核巨噬细胞系统清除，3P 试验可转为阴性。故 3P 试验阴性不能排除 DIC。

（3）FDP 的测定：是目前 DIC 实验诊断中应用较为广泛，发展比较快的免疫实验，常用的方法有：①乳胶凝集试验，正常值 <10μg/ml；②醛化或鞣酸化红细胞血凝抑制试验，正常值 1~5mg/L，≥10mg/L 有诊断意义；③葡萄球菌聚集试验，正常值 0~2mg/L；④ELISA 法检测 FDP，灵敏度高，可测得尿中微量 FDP，对早期诊断 DIC 有指导意义。正常

时尿中 FDP 量为 $(28 \pm 17)\mu g/L$。

(4) 抗凝血酶Ⅲ(AT-Ⅲ)检测:AT-Ⅲ水平降低是反映血液高凝状态的指标之一,可测定其活性或抗原含量。正常值 AT-Ⅲ活性:成人 80%~100%,早产儿 40%~70%;AT-Ⅲ抗原:成人 8~11U/ml,早产儿 4~7U/ml,DIC 时降低,急性 DIC 异常率为 97%,慢性 DIC 异常率为 70%,非 DIC 仅 6%。

(5) D- 二聚体检测:是交联纤维蛋白的一种降解产物,它的升高有特异性,指示体内有凝血酶和血栓形成,又可以反映纤溶酶的活性。血浆正常值为 0~0.5mg/L,DIC 时明显升高。

(6) 其他检查:凝血酶 - 抗凝血酶复合物(TAT)在 DIC 时升高,正常对照 $(1.7 \pm 0.3)\mu g/L$。纤溶酶抑制复合物(PIC)在 DIC 时也升高,正常值 $(0.2 \pm 0.1)mg/L$,血浆血栓调节蛋白(TM)和血管性血友病因子前肽(Von Willebrand factor propetide,VWFpp)在 DIC 时升高,缓解时显著下降。有报告在 DIC 早期,当 FDP、PT、纤维蛋白原、血小板变化均不

明显时,TAT、PIC 和 D- 二聚体可出现显著变化。还有报道在 DIC 患儿中,去整合素样凝血酶敏感蛋白核心金属蛋白酶 13(a disintegrin-like and metalloproteinase with thrombospondin type 1 motifs 13,ADAMTS13)水平减少。有报道血栓弹力图也可用于 DIC 的检测,其变化主要包括 R 时间的延长,d 角、MA 值和 A 值的减小[2-3]。

不同分型的 DIC 的实验室检查结果[3],见表 14-9-1。

(五)诊断

患有严重疾病的新生儿出现自发性出血如胃肠出血、血尿、穿刺部位持续渗血或血止后又重新出血;组织、器官发生栓塞的表现;出现溶血性黄疸、血红蛋白尿或休克等的基础上,加上上述实验室检查指标中三项阳性可疑为 DIC,四项指标阳性可确诊。国际上对 DIC 的诊断标准亦趋向于简单、快速与实用,国际血栓与止血学会制定了 DIC 的分步骤分级诊断标准,见表 14-9-2。

表 14-9-1　DIC 不同分型实验室检查结果

实验室指标	水平	其他可导致异常情况	DIC 分型
PT	延长	肝功能不全,维生素 K 缺乏症	OF,BL,MB
FDP,D 二聚体	升高	血管栓塞,手术	BL,NS,OF
纤维蛋白原	减少	肝功能不全	BL,MB
血小板	减少	骨髓异常	OF,MB,BL,NS
抗凝血酶 / 蛋白 C	减少	肝功能不全 / 毛细血管渗透综合征	OF
可溶性纤维蛋白 / 凝血酶 - 抗凝血酶复合物	升高	血管栓塞,手术	OF,NS,BL,NS
血浆血栓调节蛋白	升高	肾功能不全 / 器官衰竭	OF
血管性血友病因子前肽 / 纤溶酶原激活物抑制剂 -1	升高	器官衰竭	OF
ADAMTS13	减少	肝功能不全,血栓性微血管病	OF
活化部分凝血活酶时间	双向波形	感染	OF
纤溶酶 - 纤溶酶抑制物复合物	升高	血管栓塞,手术	BL,MB

注:PT,血浆凝血酶原时间;FDP,纤维蛋白原和纤维蛋白降解产物;ADAMTS13,去整合素样凝血酶敏感蛋白核心金属蛋白酶 13;OF(organ failure type of DIC),器官衰竭型;BL(BL,bleeding type of DIC),出血型;MB(massive bleeding type of DIC),大量出血型;NS(non-symptomatic type of DIC),无症状型。

[摘自:Hideo Wada,Takeshi Masumoto,Yoshiki Yamashita. Diagnosis and treatment of disseminated intravascular coagulation(DIC)according to four DIC guidelines.J Intensive Care,2014,2:15.]

表 14-9-2　DIC 的分步骤分级诊断标准

1. 诱发因素:患者是否有与 DIC 有关的基础疾病? 如有,继续以下步骤;如无,不再继续

2. 做一般的凝血试验(血小板计数,凝血酶原时间,纤维蛋白原,可溶性纤维蛋白单体或纤维蛋白降解产物)

3. 对一般的凝血试验结果进行积分:
- 血小板计数[$>100 \times 10^9/L$ 为 0 分, $(50~100)\times 10^9/L$ 为 1 分, $<50 \times 10^9/L$ 为 2 分]
- 纤维蛋白相关标志物增高(如可溶性纤维蛋白单体或纤维蛋白降解产物)(不升高 =0 分;中度升高 =2 分;明显升高 =3 分)
- 凝血酶原时间延长(<3 秒 =0 分;>3 秒但 <6 秒 =1 分;>6 秒 =2 分)
- 纤维蛋白原质量浓度(>1g/L=0 分;≤1g/L=1 分)

4. 统计积分

5. 如积分 >5 显性 DIC,每日重复做检测;如≤5 分提示非显性 DIC,每 1~2 天重复检测

(摘自:Taylor FBJ,Toh CH,Hoots WK,et al.Towards definition,clinical and laboratory criteria,and a scoring system for disseminated intravascular coagulation.Thromb Haemost,2001,86:1327-1330.)

表 14-9-3 DIC 鉴别诊断要点

	诊断要点
DIC	APTT 和 PT 延长,血小板减少,纤维蛋白裂解产物增加,生理抗凝因子如抗凝酶、蛋白 C 减少
大量失血	主要表现为出血、血红蛋白减少,APTT 和 PT 延长
血栓性微血管病	血涂片中可见红细胞裂片,Coombs' 阴性溶血,发热,神经系统表现,肾功能不全,凝血时间通常正常
肝素诱导血小板减少症	使用过肝素,动静脉血栓,肝素诱导血小板减少试验阳性(ELISA 测定肝素 - 血小板因子 IV 抗体),停用肝素后血小板反弹,凝血时间通常正常,PT 正常,APTT 延长
维生素 K 缺乏症	PT 延长,APTT 正常或者轻微延长
肝功能不全	PT 和 APTT 延长,血小板中度减少,肝功能异常,脾功能亢进,黄疸

[摘自:Levi M. Diagnosis and treatment of disseminated intravascular coagulation.Int J Lab Hematol,2014,36(3):228-236.]

此外,结合临床表现和实验室检查结果,可对 DIC 进行临床分型。

(六) 鉴别诊断

DIC 应该和大量失血、血栓性微血管病、肝素诱导血小板减少症、维生素 K 缺乏症以及肝功能不全相鉴别。DIC 鉴别诊断要点[4]见表 14-9-3。

(七) 治疗

DIC 防治中的首要问题是原发病的治疗,改善微循环有助于阻止 DIC 发生、发展的作用,输新鲜冰冻血浆、血小板、冷沉淀物、AT-Ⅲ等有助于重建凝血与纤溶的动态平衡作用;抗凝治疗和换血疗法在必要时应用。目标是血小板计数达 50×10^9/L 以上,纤维蛋白原 >1g/L,PT 正常范围和 AT-Ⅲ活性 >40%[4]。

1. **病因治疗** 治疗原发病在出血型、器官衰竭型以及无症状型 DIC 中显得尤为重要。去除激发 DIC 的因素如缺氧、酸中毒、低体温、感染和休克等是治疗 DIC 最关键的环节。要及时确定引起 DIC 的病因。新生儿败血症最为多见,应选用有效抗生素,同时注意纠正酸中毒及电解质紊乱,维持足够的氧合,积极防治休克,注意保温[5]。

2. **输血** 在大量出血型和出血型 DIC 可考虑使用。血小板和凝血因子尤其是纤维蛋白原的显著下降,可以增加出血危险,可考虑使用血小板浓缩物和新鲜冰冻血浆等。在 DIC 病人中,术后或者需要侵入性操作的病人一旦有出血表现并且血小板低于 50×10^9/L,可以输注血小板。在没有出血表现的 DIC 病人中,血小板输注指征可以放宽到 20×10^9/L。1 单位血小板可将 3kg 的新生儿血小板提升 $50\sim100 \times 10^9$/L,隔 $3\sim5$ 天可重复使用。新鲜冰冻血浆初始剂量为 15ml/kg,总量可达到 30ml/kg 以补充凝血因子。新鲜冰冻血浆难于纠正低纤维蛋白原血症(<1g/L),必须输注纤维蛋白原浓缩物或冷沉淀,冷沉淀用量 10ml/kg,治疗目标使纤维蛋白原水平高于 1g/L,PT 和 APTT 在正常值的 1.5 倍以内。如 DIC 患者血红蛋白低于 8g/dl,必须考虑输注浓缩红细胞[6-7]。

如 DIC 患儿持续出血,可考虑给予新鲜全血或者用浓缩红细胞、血小板和新鲜冰冻血浆重组后的全血进行换血,

如有必要,持续给予血小板、浓缩红细胞以及新鲜冰冻血浆及冷沉淀。

3. **肝素** 在出血型及大量出血型 DIC 不建议使用,推荐在无症状型 DIC 或有血管栓塞的患者中使用。可用于持续静脉点滴,滴速为 $10\sim15$U/(kg·h),肝素开始使用后持续使用血小板和血浆,使用肝素时最好能检测功能肝素水平和凝血时间,使功能肝素水平维持在 $0.3\sim0.7$U/ml,若凝血时间超过 30 分钟且出血加重者,应立即停用肝素,如出血明显,可用鱼精蛋白中和,1mg 鱼精蛋白中和 1mg 肝素。肝素治疗有效者,用肝素后出血现象减轻,临床及血液学检查亦明显好转,Ⅱ、Ⅴ、Ⅷ因子及纤维蛋白原和血小板恢复正常,肝素可逐渐减量,至 DIC 控制后方可停药。因肝素在酸性环境中灭活,患儿若有酸中毒应先纠正[1]。

4. **抗凝血酶** 使用抗凝血酶使抗凝酶水平增加 70%~80% 可有效地纠正 DIC 的凝血失衡,单独或联合肝素使用对由败血症导致的 DIC 尤其有效,每次用量为 3000u,适用于器官衰竭型 DIC 病人[1]。

5. **活化蛋白 C(APC)** APC 灭活 Ⅴa 和 Ⅷa 并可通过消炎和抗细胞凋亡而减少凝血酶生成,以及借纤溶酶原激活物抑制剂(PAI)复合物的形成促进纤溶作用。使用 12.5U/(kg·h)的 APC 能避免肝素导致的出血倾向,且对治疗 DIC 有较满意的效果,但血小板低于 30×10^9/L 时要慎用并警惕颅内出血,适用于器官衰竭型 DIC 病人[1]。

6. **合成蛋白酶抑制剂** 甲磺酸加贝酯由于具有抗凝和抗纤溶效果,目前已在国外有临床应用,尤其适合用于出血型、大量出血型以及无症状型 DIC 患者,加贝酯用法为 $20\sim39$mg/(kg·d)[7]。

7. **抗纤溶治疗** 只建议在出血型和大量出血型 DIC 病人中使用抗纤溶治疗,氨甲环酸 1g,每 $8\sim12$ 小时一次静脉滴注对于此类病人可能有效。

8. **重组凝血因子Ⅶaα(rFVⅡα)** 重组凝血因子Ⅶα可和组织因子结合,激活因子 X,进而产生凝血酶,适用于出血型和大量出血型 DIC 病人,用法为每次 90μg/kg[7]。

9. **其他** 以上治疗效果不满意时,要重视综合支持疗

法,包括保暖、供氧、补充维生素 K、维持营养、保证热量供应和透析疗法等。

(柳国胜　聂川)

参考文献

1. Wada H,Matsumoto T,Yamashita Y. Disseminated intravascular coagulation:Testing and diagnosis. Clin Chim Acta,2014,436:130-134.

2. 王一雪,陆国平,陆铸今. 血栓弹力图对弥散性血管内凝血患儿的诊断价值. 中华儿科杂志,2014,52(2):128-132.

3. Wada H,Masumoto T,Yamashita Y. Diagnosis and treatment of disseminated intravascular coagulation (DIC) according to four DIC guidelines.J Intensive Care,2014,2:15.

4. Levi M. Diagnosis and treatment of disseminated intravascular coagulation.Int J Lab Hematol,2014,36(3):228-236.

5. Venugopal A. Disseminated intravascular coagulation. Indian J Anaesth. 2014,58(5): 603-608.

6. Hossain N,Paidas MJ. Disseminated intravascular coagulation. Semin Perinatol 2013,37:257-266.

7. Neufeld EJ. Bleeding. In John P.Cloherty,Eric C. Eichenwald,Anne R. Hansen,et al. eds. Mannual of Neonatal Care.Philadelphia 7th edition,Wolters Kluwer/ Lippincott Williams &Wilkins,2012:528-545.

第 10 节　其他

一、新生儿红细胞增多症 - 高黏滞度综合征

红细胞增多症(polycythemia)及高黏滞度(hyperviscosity)是新生儿期的常见问题。虽有不少临床及动物实验研究,但其病因、病理生理、治疗及预后仍有争论。

(一)概念

红细胞增多症和高黏度综合征是不同的概念,但常相伴随存在,称之为红细胞增多症 - 高黏滞度综合征。

大部分学者认为静脉血的血细胞比容(Hct)≥0.65 (65%)可诊断红细胞增多症。标本采集部位影响检查结果,如毛细血管血标本 Hct 比静脉血高 20%。将新生儿足跟放于 40~42℃水浴 5 分钟后采血所测得的数值与静脉血值相关性好。若毛细血管血的 Hct>0.68(68%),则应同时检查周围静脉血的 Hct,不能单独根据足跟血的测定结果决定是否需要治疗。通过脐静脉或桡动脉采血,正常值最高上限为 0.63(63%)。另外,标本采集时间同样影响检查结果,Hct 生后增加,2 小时达高峰,24 小时后下降至正常水平,因此,

生后 24 小时采血较为理想。足月儿脐血 Hct 平均值 57%,生后 2 小时 60%,生后 12~18 小时降至 52%。

高黏滞血症的定义为血黏度 >18cps(切变率为 11.5s ec-1)或高于正常值两个标准差者。红细胞压积在 60% 以下时与黏滞度呈线性关系,在 Hct>70% 时黏滞度以指数关系递增。影响血液黏滞度的因素除 Hct 外,还有红细胞变形性、血浆黏度、血纤维蛋白原、血流速度及 pH,但最重要的是 Hct。须强调的是,新生儿红细胞增多症患儿并不一定有高黏度,反之亦然,这是因为还存在影响血黏度的其他因素。20%~25% 新生儿红细胞容积大,影响了红细胞的变形能力,从而增加了血黏度。血液的流速是影响血黏度的重要因素,在缺氧及血 pH 降低时,小血管中的红细胞流速减慢,可使血黏度明显增加。血浆中的纤维蛋白原增加可使红细胞变形能力降低。而白细胞相对较大且僵硬,可堵塞小血管,使运动快的红细胞和其后运动慢的白细胞之间形成一个"无细胞区",而白细胞后红细胞堆积,于是增加了血管阻力,使血黏度增加[1]。

(二)发病率

新生儿红细胞增多症发病率为 1.5%~5%,武汉地区的发病率为 2.7%,有症状者占 20%~70%。50% 新生儿红细胞增多症患儿为适于胎龄儿,但小于胎龄儿及大于胎龄儿的发病率更高。胎龄小于 34 周的早产儿发生率极低。妊娠期间糖尿病控制不理想可导致胎儿慢性缺氧,进而使红细胞生成增加。糖尿病母亲的婴儿本病发病率为 22%~29%。

(三)病因

真性红细胞增多症是由于宫内红细胞生成过多(主动型)或胎儿输血(被动型)而使体内红细胞总量绝对增加造成的,区别于由于血容量减少所致的血液浓缩,或血流不畅、红细胞淤滞所引起的 Hct 假性增高等情况。

1. **真性红细胞增多**　原因较多(表 14-10-1),但多数情况下找不到原因。其他病因见于儿童,如青紫型先天性心脏病、肺部疾病、血红蛋白异常、肿瘤所致的红细胞生成素高分泌等,原发性红细胞增多症是不存在的。

表 14-10-1　新生儿真性红细胞增多症病因

分类	病因
胎盘输血	双胎输血、胎儿母体输血、围产期缺氧
宫内慢性缺氧	过期产儿、小于胎龄儿、妊娠毒血症
母亲患病	子痫前期 / 子痫、糖尿病、应用普萘洛尔、吸烟、心脏病
医源性	延迟结扎脐带、挤捏脐带、过量输血
环境因素	高海拔地区(环境缺氧)
染色体异常	1- 三体综合征、13- 三体综合征、18- 三体综合征
代谢异常	先天性肾上腺皮质增生症、新生儿甲状腺功能亢进 / 减退

2. 脱水　可出现体重下降、尿量减少。如体重下降超过出生体重的 8%~10%,应怀疑脱水导致的继发性血液浓缩,通常发生于生后 2~3 天。

(四) 发病机制

无论胎盘或脐带的原因,导致胎儿得不到充分的营养与气体交换如过期产儿、小于胎龄儿等,还是母亲本身的原因如母亲患子痫前期/子痫、糖尿病、应用普萘洛尔、吸烟或患严重的心脏病都会导致胎儿宫内慢性缺氧。低氧血症刺激血浆促红细胞生成素增加,后者促使红细胞代偿性增加、周围血网织红细胞及有核红细胞增多。产程中急性缺氧者,如当时脐循环通畅,则由胎盘流至胎儿的血流可增加。延迟结扎脐带时,新生儿血容量可增加 25%~30%。

当各种原因导致新生儿血容量过大时,机体出现代偿反应,尿量增加,液体渗出,血液被浓缩,Hct 及血黏度增加。

(五) 病理生理

当 Hct 在 0.60~0.65(60%~65%) 以下时,Hct 与血黏度呈线性相关;若继续增高,则二者呈指数相关,血流速及氧运输明显下降(图 14-10-1)。氧运输取决于血红蛋白和血液流速。Hct 降低时,血红蛋白浓度下降,氧容量(oxygen capacity)下降,因此氧运输下降;而 Hct 显著增加时,血黏度增高明显,各脏器血管阻力增加,血流速减慢,氧运输也会下降。当 Hct 一定时,高血容量能扩张血管,降低周围血管阻力,增加血流速度,最终也增加了氧运输。这些生理学现象为治疗红细胞增多症提供了理论依据。

毛细血管灌注减少,组织缺氧,酸中毒,使多个脏器受累。高黏滞血症患儿脑血流的平均流速(mean flow velocity,MVF)降低,脑缺血缺氧,患儿出现淡漠、肌张力减低、震颤、惊跳甚至惊厥等症状。心肌也有缺血缺氧的表现,心脏扩大、收缩力下降、心搏出量下降及心电图缺血改变。其他如肺血管阻力增加,出现动脉导管及卵圆孔开放,右向左分流;胃肠道血流量减少可有呕吐、腹泻、便血等;肾小球滤过率下降,尿量减少,血尿素氮及肌苷增加,严重者急性肾衰竭;低血糖的发生可因低氧导致无氧酵解增加,增加了糖原消耗等原因所致;高胆红素血症是由于红细胞破坏增加及肠蠕动减少后肠肝循环增加所致;血流速减慢,血黏度增加还可导致肾静脉血栓、指趾端坏疽等。

(六) 临床表现

主要由高血容量及高黏滞血症引起。红细胞增多症导致高黏滞血症,从而减少毛细血管床的灌注,使多个脏器受累。症状为非特异性的,并与累及的脏器有关,其严重程度各异。高黏滞血症的相关症状见表 14-10-2。虽然红细胞增多症及高黏滞血症临床常见,但出现严重的并发症者却很少[2]。

(七) 治疗

1. 对症治疗　红细胞增多症者常有低血糖症,因此对本病高危儿如小于胎龄儿、过期产儿、糖尿病母亲的婴儿、21-三体综合征等在出生情况稳定后要经常检测血糖并及

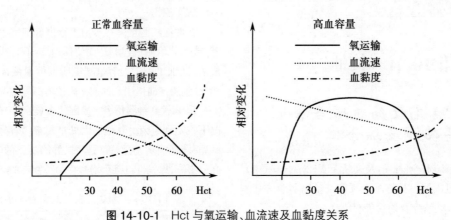

图 14-10-1　Hct 与氧运输、血流速及血黏度关系

表 14-10-2　高黏滞血症的相关症状

神经系统	淡漠、嗜睡、激惹、震颤、惊厥、对光反射差、肌张力降低
呼吸系统	呼吸窘迫、呼吸暂停、气急、青紫
循环系统	充血性心力衰竭、持续肺动脉高压
消化系统	胃纳差、腹泻、呕吐、血便、腹胀、肝大、黄疸、坏死性小肠结肠炎
泌尿系统	少尿、血尿、蛋白尿、肾静脉血栓、急性肾衰竭
代谢方面	低血糖症、低钙血症
血液系统	血小板减少、弥散性血管内凝血、肺出血
皮肤四肢	发红,活动后更为明显,呈多血质貌,指(趾)端坏疽

时治疗。呼吸窘迫者应吸氧;胃纳欠佳及拒食者应适当补液和鼻饲喂养;高胆红素血症者光疗。

2. 纠正脱水导致的血液浓缩 如果婴儿存在脱水但无红细胞增多症的症状和体征,可在6~8小时内纠正脱水,根据日龄及血清电解质情况决定补液的性质,一般给予130~150ml/(kg·d)。每6小时重新测定一次Hct。

3. 部分换血疗法 换血前应对静脉Hct及患儿症状两方面综合评估,以决定是否部分换血。

(1)适应证:无症状者,周围静脉Hct在0.65~0.70(65%~70%),仅需注意观察。大多数患儿对增加液体量反应良好,可增加液体量20~40ml/(kg·d),每6小时重新测定一次Hct;周围静脉Hct在0.70~0.75(70%~75%),是否换血仍有争论;当周围静脉Hct>0.75(75%)时,大多数学者认为即使无症状,也应部分换血。

有症状者,周围静脉Hct>0.65(65%)时,给予部分换血;对周围静脉Hct在0.60~0.65(60%~65%),已确诊为高黏滞血症者的处理仍然存在争论,可依据本单位治疗常规处理。

加利福尼亚大学换血标准相对简单而宽松:有症状的婴儿Hct>60%者及无症状的婴儿Hct>65%者均采取部分换血治疗。

(2)换血方法:换血部位可选用脐血管或周围血管,任何血管都可用以抽血,任何静脉血管都可作为输入通道。

优先使用生理盐水或5%白蛋白,而不推荐使用血浆或新鲜冰冻血浆(FFP),后者可能传播HIV等疾病,还可能引起NEC。对数项研究系统回顾分析表明,生理盐水的疗效与白蛋白、血浆等一致,而且更经济、安全,可作为本病部分换血的首选。部分换血的换血量计算方法如下:

$$换血量 = \frac{血容量 \times (实际Hct - 预期Hct) \times 体重(kg)}{实际Hct}$$

足月儿血容量为80~90ml/kg,极低体重儿100ml/kg;预期的Hct为0.55~0.60(55%~60%)。

(3)注意事项:换血的目的是减少红细胞量,而应避免导致低血容量;换血时婴儿应处于温暖的环境中,如刚喂奶则需要抽吸排空;检测心率、呼吸、体温及皮肤颜色;准备好复苏设备;换血器械严格无菌;换血后禁食2~4小时,监测血糖,有时需输注葡萄糖以防低血糖发生;注意有无腹胀、血便、腹泻等症状,以防NEC发生[3]。

(八)预后

有症状患儿部分换血后临床症状改善,脑血流速恢复正常,但其疗效只是近期的,对远期预后影响无显著性。对无症状患儿,研究显示预防性换血对远期及近期预后均无肯定的效果,而且换血后NEC发病率增加,因此,在考虑换血疗法时应注意可能引起的并发症。本病患儿可能会有中枢神经系统损伤,甚至持续到学龄期,但某些症状与本病无确定的因果关系,因为围产期各种因素如小于胎龄儿、窒息缺氧等既是引起本病的原因,又是引起中枢神经系统损害的主要原因。因此有学者认为,围产期因素对预后的影

响较本病更为重要,特别是围产期慢性缺氧者对器官和组织的损害较本病更为严重而广泛。

(罗小平)

二、新生儿高铁血红蛋白血症

新生儿高铁血红蛋白血症(neonatal methemoglobinemia)是指新生儿在某些药物或化学物影响下,血红蛋白(Hb)上Fe^{2+}大部分被氧化成Fe^{3+},或由于高铁血红蛋白还原酶缺陷,高铁血红蛋白(MHb)的Fe^{3+}还原成Fe^{2+}速度慢,血液循环中存在大量不能携带氧的MHb,超过了红细胞还原能力,MHb与Hb比例不平衡,以至于出现低氧血症的一种疾病。由于新生儿红细胞MHb还原酶常有暂时性缺乏,且对氧化剂又较敏感,故新生儿发生高铁血红蛋白血症的机会较年长儿和成人相对较多,严重者可因缺氧而死亡。

(一)病因与发病机制

Hb由珠蛋白和亚铁血红素组成,后者是与氧结合的关键部位。正常情况下,内源性氧张力及其他氧化作用,如糖代谢过程产生的过氧化氢及硫基化合物等都是氧化剂,每天有少量MHb产生。由于红细胞上具有一系列酶或非酶促还原系统,其还原MHb速度为产生速度250倍,使MHb始终维持一定平衡,MHb正常值:早产儿为2.2%;1岁以内为1%~1.5%;1岁以后不超过1%。当MHb生成过多(如接受氧化剂)或MHb还原为Hb发生障碍,则血中MHb含量增加而形成高铁血红蛋白血症。

红细胞中存在酶促和非酶促MHb还原系统,共同促进MHb还原成Hb。酶促还原系统含NADH脱氢酶Ⅰ、NADH脱氢酶Ⅱ和NADPH脱氢酶,三者分别占机体总还原能力的61%、5%和6%;非酶促还原系统主要由抗坏血酸和谷胱甘肽组成,二者分别占总还原能力的16%和12%。由此可见,红细胞催化MHb还原的酶主要是NADH脱氢酶,辅酶为NADH。新生儿MHb还原酶(主要是NADH脱氢酶Ⅰ)活性暂时减少,在4月龄时酶活性水平仍明显低于正常成人水平,以至于新生儿接触氧化剂时,比成人更易引起高铁血红蛋白血症。

新生儿高铁血红蛋白血症按病因可分为遗传性(先天性)与后天性(中毒性、获得性)两大类,临床上以后者较常见。

1. 遗传性高铁血红蛋白血症

(1)遗传性NADH-MHb还原酶缺陷症:这是一种常染色体隐性遗传性疾病,临床上少见。主要是红细胞内NADH-M血红蛋白还原酶缺陷,不能将这些MHb还原为Hb,导致MHb血症形成。由于红细胞其他还原系统的代偿作用,患儿血中MHb含量一般不很高,10%~50%。

(2)血红蛋白M(HbM)症:这是常染色体显性遗传性疾病,临床上罕见。患儿红细胞还原酶活力正常,但珠蛋白分子结构异常,MHb不能还原为Hb而形成高铁血红蛋白

血症。本症患儿中只有一对肽链（α 或 β）受影响，故血中 MHb 一般不 >30%。

2. 后天性高铁血红蛋白血症　主要是指进食或接触某些具有对红细胞起氧化作用的药物或化学物后，Hb 被氧化为 MHb。新生儿 NADH-MHb 还原酶活力低，不能将这些 MHb 还原为 Hb，因而发生高铁血红蛋白血症。可引起高铁血红蛋白血症的药物、化学物主要是两大类：亚硝酸盐或硝酸盐类、芳香胺或硝基化合物类。在我国，因乳母服用或接触一些药物或食物，再经乳汁传给新生儿，或新生儿因服用退热药、用黑布做尿布或食用井水调制的牛奶而发病的报告并不少见[4-5]。

（1）亚硝酸盐或硝酸盐类所致的高铁血红蛋白血症：主要通过乳母服用或接触一些药物和进食一些食物，再经乳汁传给新生儿，或由婴儿直接进食或接触所致。这类药物有亚硝酸钠、硝酸甘油、硝酸银、次硝酸铋、亚硝酸异戊酯和硝普钠等。含有较多硝酸盐的食物，主要是某些青菜（小白菜、韭菜、菠菜、胡萝卜和卷心菜等）放置过久，其所含硝酸盐会转化成亚硝酸盐；腌制不透的青菜，也含较多硝酸盐或亚硝酸盐，也可能是水或食物受到苦井水、防腐剂和化肥等污染，含有较多硝酸盐及亚硝酸盐。应用于新生儿肺动脉高压治疗的一氧化氮（nitric oxide，NO）也能与血红蛋白结合，形成 MHb。

（2）芳香胺及硝基化合物所致的高铁血红蛋白血症：药物（如磺胺类药、苯胺、乙酰苯胺、伯氨喹啉等）及某些染料中含有这类化合物。硝基苯又名苦杏仁油，是制造苯胺的原料，而苯胺是多种染料和药物的原料。我国一些少数民族地区惯用黑色布做尿布及包裹婴儿，由于黑色染料含苯胺，新生儿接触后发生高铁血红蛋白血症。

（二）临床表现

典型表现是皮肤、黏膜出现灰蓝色发绀（血循环中褐色 MHb 所致），但不伴有心肺疾患和其他症状。发绀程度和缺氧表现与血中 MHb 含量有关：MHb 含量超过 10%（15g/L）即出现发绀，但即使达到 25%~30% 还可耐受；含量大于 30%~40% 则出现缺氧表现，如呼吸困难、心率增快、三凹征及烦躁不安等；若大于 60%，可出现昏睡甚至昏迷等神经精神症状，如不及时处理，可发展为呼吸衰竭、循环衰竭以至死亡。症状的严重程度完全取决于组织缺氧程度，因此，凡降低血中氧分压的疾病（如贫血、先天性心脏病）都可以加重高铁血红蛋白血症。后天性高铁血红蛋白血症，大多起病急骤，多数可以查出进食或接触氧化剂的历史[4-5]。遗传性 NADH-MHb 还原酶缺陷如为杂合子可无症状，但对氧化剂敏感；纯合子则自幼发绀，少数伴其他症状如智力落后、斜视等，多在婴儿期死亡。HbM 症纯合子多不能存活，杂合子出生即发绀，但 β 链型杂合子，多于生后 3~4 个月才出现发绀，因为 β 链是出生后才逐渐合成。

（三）诊断与鉴别诊断

1. 诊断　临床上见灰蓝色发绀，发绀自幼开始或突然出现，可能有进食或接触具有氧化性药物或化学物的历史，发绀与呼吸困难不成比例，且不同时伴有心肺疾患，虽经吸氧发绀仍不见改善，给予亚甲蓝或维生素 C 治疗有效，则应考虑高铁血红蛋白血症可能。若抽出血液呈棕褐色，在空气中振荡 15 分钟不变红色，放置 5~6 小时后或加入还原剂后方转为鲜红色，可以初步诊断为高铁血红蛋白血症。有条件时可进一步做下列检查。

（1）分光镜检查：MHb 含量大于 15% 时，可于 630μm 红光区处发现一条典型的吸收光带，加入还原剂后吸收光带即迅速消失。

（2）MHb 定量：正常血 MHb 含量为 0.3~1.3g/L，高铁血红蛋白血症时明显升高。

（3）呕吐物、体液等亚硝酸盐检测：用尿液分析仪直接测定患者呕吐物、胃洗出物、血液、尿液或可疑毒物中的亚硝酸盐，为快速确定高铁血红蛋白血症的诊断提供有力证据。

高铁血红蛋白血症一旦确定，应积极寻找发生原因。

2. 鉴别诊断　新生儿高铁血红蛋白血症要与以下两种伴有发绀的疾病相鉴别。

（1）还原血红蛋白血症：由心、肺疾患所致发绀，同时有明显缺氧表现及有关体征，患儿血液（抗凝后）在空间振荡 15 分钟即变鲜红色，可资鉴别。

（2）硫化血红蛋白血症：凡能引起高铁血红蛋白血症的药物几乎也能引起硫化血红蛋白血症。但硫化 Hb 呈蓝褐色而不是棕褐色，分光镜检查可助鉴别。该病应用亚甲蓝或维生素 C 无治疗效果。

（四）治疗

治疗原则是降低血中 MHb 的浓度，尽快纠正严重缺氧及由缺氧引起的代谢性酸中毒。后天性高铁血红蛋白血症为自限性疾病，MHb 含量在 20%~30% 以下者，去除病因后多能自然恢复。重症（MHb 含量 >40%）应立即用亚甲蓝 1~2mg/kg，置生理盐水或 10% 葡萄糖中配成 1% 溶液缓慢静脉注射；同时给予维生素 C 200~400mg 加入 10% 葡萄糖静脉滴注，一般 1~2 小时内 MHb 水平回复到正常。必要时 2~4 小时可重复 1 次，病情好转后改亚甲蓝和维生素 C 口服。重症可考虑换血或血液透析治疗[4]。应用 NO 治疗 PPHN 时，若 MHb 浓度在 NO 吸入后迅速增高至 3% 以上，应暂停 NO 的吸入[6]。亚甲蓝（NOS 抑制剂）、大剂量维生素 C、维生素 B$_2$ 和 N-乙酰半胱氨酸对 NO 所致高铁血红蛋白血症有效。值得注意的是，亚甲蓝也是一种氧化剂，用量太大本身即可引起高铁血红蛋白血症；患儿若有 G-6-PD 缺陷宜慎用亚甲蓝，因可诱发溶血。随着 MHb 水平恢复正常，缺氧状态很快改善，如仍有代谢性酸中毒，应给予碳酸氢钠纠正。

（肖昕）

三、血栓栓塞性疾病

血栓栓塞性疾病或血栓症是由血栓形成和血栓栓塞

两种病理过程所引起的疾病。在生理情况下，人体血栓形成与抗血栓形成的机制处于动态平衡；当这种动态平衡倾向于血栓形成时就可发生血栓栓塞性疾病，严重威胁生命健康。据报道，具有明显临床表现的栓塞的发生率在加拿大 NICU 患儿中为 2.4/1000，德国每 100 000 出生儿中为 5.1，荷兰每 10 000 新生儿中为 14.5[7]。

(一) 病因和发病机制

与儿童或成人相比，新生儿期更容易出现血栓事件，这和新生儿凝血机制发育不完善、机体的抗凝和纤溶活性均处于被抑制或未被激活状态等特点有关。

在新生儿，血栓事件的主要危险因素为感染所致的败血症。败血症患儿存在高凝状态，血浆蛋白 C 水平下降，不断消耗凝血因子和血小板造成微血栓形成，导致败血症相关血栓事件的发生。除败血症外，窒息、母亲患糖尿病、生后生理性血容量下降、心排出量不足及脱水等亦为血栓事件的高危因素。另外，动、静脉置管容易损伤血管内皮使血流中的血小板黏附到被暴露的血管内皮下层，引起血栓形成。在新生儿尤其是早产儿中，导管直径与血管内径相比相对较大，置管后近 50% 的血管内径被堵塞，血流缓慢，形成血栓的风险进一步增大。

遗传性易栓症是指由于抗凝蛋白、凝血因子、纤溶蛋白等的遗传性或获得性缺陷或存在获得性危险因素而容易发生血栓栓塞的疾病或状态。在发生血栓事件（包括脑卒中）的新生儿中，遗传性易栓症的患病比例是比较高的。在这部分患儿中，对各种遗传性易栓症的原因都要进行检测，包括抗凝血酶、蛋白 C 与蛋白 S 缺陷以及因子 Leiden 与凝血酶原 G20210A 突变[8]。

(二) 临床表现

新生儿血栓栓塞性疾病的临床表现多种多样，主要取决于血栓发生的部位、栓子大小及血管堵塞时间长短。

多数静脉血栓是无症状的。很多与留置静脉导管有关，常见临床症状是导管通畅性丧失。如果血栓是症状性的，下腔静脉或上腔静脉的血栓形成可能表现为受累肢体的肿胀。新生儿期脐静脉置管已经成为门静脉血栓形成的公认高危因素。门静脉血栓通常无症状，约 10% 的患儿表现为肝功能异常、肝脾大，少数可能导致肝叶萎缩或门静脉高压。四肢深静脉血栓则主要表现为肢体末端肿胀、疼痛、充血或发绀。右心房血栓形成与中心静脉放置导管有关，其可表现为新发杂音、心力衰竭或持续性脓毒症。

肾静脉血栓是新生儿期非导管相关血栓事件中最常见的，占新生儿血栓事件总数的 21%~44%。肾静脉血栓最常见的三联征为血尿、超声可见腹部包块和血小板减少，临床上蛋白尿和肾功能损害亦不少见。高渗、高凝等状态造成的肾血流量减少是肾静脉血栓发生的主要原因。肾静脉血栓形成的危险因素包括早产、窒息、脱水、脓毒症、红细胞增多症、青紫型先天性心脏病、母体糖尿病和遗传性血栓前状态。

动脉血栓形成几乎总是与动脉置管有关。与脐动脉导管有关的动脉血栓形成可能没有症状，或可能表现为缺血或器官功能障碍。如果脐动脉置管的新生儿出现 NEC 的临床表现，应警惕肠系膜动脉栓塞。与外周动脉导管有关的动脉血栓形成可能表现为外周脉搏减弱或消失、灌注减低伴毛细血管再充盈时间延长，以及肢体发凉、苍白；如果病情严重，肢体血栓形成可能导致长期动脉功能不全，并可能影响受累肢体的生长。肾动脉血栓可导致肾功能不全。主动脉血栓可以出现主动脉缩窄的表现，上下肢血压差较大。

新生儿脑卒中包括动脉栓塞和颅内静脉窦血栓形成。同成人脑卒中表现不同，新生儿脑卒中很少表现为偏瘫，而是主要表现为惊厥和嗜睡，临床表现非特异性，定位较困难，主要依靠颅脑超声或核磁确诊。

新生儿期肺栓塞非常罕见，临床表现主要为通气 / 血流比例失调、氧合下降、右心衰竭等，诊断主要依靠肺通气灌注扫描及血管造影。

(三) 诊断

1. 影像学检查　对于大多数病例，血管超声和超声心动图检查被用于确诊血栓形成，但其敏感度和特异度均较低。超声也是确定肾静脉血栓形成诊断的最常用影像学方法。血管造影是公认的诊断血栓事件的金标准。但是，由于有放射线辐射风险及需要静脉注射造影剂，又不能进行床旁检查，而且存在血栓形成的新生儿的病情通常很严重，故极少使用这种方法。核磁共振血管成像可以用于诊断新生儿脑卒中和肺栓塞，但是，由于不能进行床旁检查，而且要求患儿制动，所以同血管造影一样应用受到限制。

2. 凝血检查

(1) 血栓前异常的评估：对存在有临床意义的血栓形成的新生儿，尤其是当血栓形成与留置导管无关或血栓复发时，均应进行血栓前异常的评估。血栓前异常包括抗凝血酶、蛋白 C、蛋白 S 和纤溶酶原缺乏，因子 V Leiden 突变和凝血酶原基因 G20210A 突变，MTHFR（methylene tetrahydrofolate reductase）667 突变，禁食同型半胱氨酸升高，以及脂蛋白（a）升高。如果新生儿的血栓形成较严重、呈复发性或自发性，也应考虑评估其是否存在其他血栓前异常。但在有血栓形成的新生儿中，这些异常的发病率尚不清楚，血栓前状态对新生儿血栓形成发病机制的促进作用也不确定。对于存在与导管有关的血栓形成的新生儿是否需进行这些检测，目前尚不确定。

(2) 新生儿凝血因子和纤溶因子的水平应与出生后日龄和胎龄相应的参考值范围进行比较。如果水平异常，应在 4~6 周内重复测定。

(3) 当出现血栓性事件时，应测定抗凝血酶、蛋白 S 和蛋白 C 的浓度。如果新生儿的检查结果异常，应在 6~8 周内重复检查。抗凝血酶、蛋白 C 和蛋白 S 的缺乏极其罕见。还应检测患儿是否存在因子 V Leiden 突变和凝血酶原 G20210A 突变。这些异常在欧洲白种患儿中最常见,在亚洲和非洲血统的患儿中罕见。如果取血较为困难,可延迟进行检测,因为检测结果不会影响治疗,但其可能影响血栓形成复发的风险。

(4) 在启动任何治疗前,应检测新生儿凝血酶原时间[国际标准化比值(international normalized ratio, INR)]、活化部分凝血活酶时间(APTT)、血小板计数和纤维蛋白原浓度基线值。

(四) 治疗

对于无症状的血栓形成,建议行支持治疗并密切监测血栓的大小。对于有症状的血栓形成,建议使用抗凝药和(或)纤溶药物进行治疗。如果可能的话,与血栓形成相关的中心静脉置管或脐静脉导管应在抗凝 3~5 日后拔除。如果完成抗凝治疗后其中任一类型的导管仍得以保留,建议在拔除导管前采用预防剂量的低分子肝素(low molecular weight heparin, LMWH)治疗。与血栓形成相关的外周动脉导管应立即移除。手术取栓很少用于新生儿。

1. 抗凝血疗法

(1) 普通肝素:新生儿普通肝素(unfractionated heparin, UFH)负荷剂量为 75~100U/kg,初始维持剂量为 28U/(kg·h)。如果患儿存在明显的出血风险,应停用或减少负荷剂量。对于新生儿而言,UFH 的给药应根据活化部分凝血活酶时间(APTT)和抗因子 X a 活性来逐步调整。调整 UFH 剂量时还应该考虑血凝块的意义及出血的潜在风险。应逐步调整 UFH 的剂量,以达到 0.35~0.7U/ml 的抗因子 X a 水平,同时使 APTT 达到正常上限的 1.5~2 倍(即 60~85 秒)。最佳治疗持续时间尚不确定。共识指南推荐利用超声进行血栓监测,并继续治疗直至血栓消失,一般治疗持续时间为 6 周至 3 个月[9]。如果血栓没有消失,应继续长达 3 个月的治疗,然后停止抗凝。若血栓进展,可增加 UFH 剂量;或者使用抗凝效果可预测性更好的 LMWH。主要副作用为出血、肝素诱导的血小板减少和骨质疏松。在新生儿中,UFH 的给药应根据新生儿输注 UFH 时需要专用的静脉导管,这样可避免因输注其他药物而导致的抗凝治疗中断。

(2) 低分子肝素:低分子肝素(LMWH)较 UFH 具有很多优势,包括皮下注射时生物利用度更高;抗凝效应持续时间更长;且清除率不依赖于使用剂量,因而效果的可预测性更好;极少需要实验室监测和剂量调整。

LMWH 在成人血栓治疗中已逐渐取代普通肝素,但在新生儿尚无大规模的临床研究。由于缺乏相关的临床实验数据支持,除依诺肝素外,其他 LMWH(如,达肝素、阿地肝素、宁扎肝素)不推荐用于新生儿。

为预防血栓形成,依诺肝素的起始剂量为每剂 0.75mg/kg,一日 2 次。为预防血栓形成,抗因子 X a 的目标浓度为 0.1~0.3U/ml,这一标准低于治疗的目标范围。

为治疗血栓形成,依诺肝素治疗足月儿的起始剂量为每剂 1.7mg/kg,皮下注射、一日 2 次,治疗早产儿的起始剂量为每剂 2.0mg/kg,皮下注射、一日 2 次。调整依诺肝素剂量,以将抗因子 X a 水平保持在 0.5~1U/ml(给药后 4~6 小时测定)为依据。最佳治疗持续时间尚不确定,但一般治疗持续时间为 6 周至 3 个月。可利用超声监测血栓,继续治疗直至血栓消失且患者完全无症状。如果血栓与中心静脉导管有关,应该在停止治疗前拔除中心静脉导管。如果血栓没有消失,应继续长达 3 个月的治疗,然后停止抗凝。

如果发生出血,应停用 LMWH 并采用硫酸鱼精蛋白来中和肝素的效应。若 LMWH 是在 4 小时内给予的,则每使用 100U 的 LMWH,鱼精蛋白的最大使用剂量为 1mg,缓慢静脉推注;若 LMWH 是在 4 小时前给予的,应使用较小剂量鱼精蛋白。但鱼精蛋白只能部分中和 LMWH 的效应。

2. 溶栓治疗　目前使用的溶栓药物是静脉输注用纤溶酶原激活剂,常用药物包括链激酶、尿激酶和重组组织型纤溶酶原激活剂(recombinant tissue-type plasminogen activator, rt-PA)。由于新生儿体内的纤溶酶原浓度较成人低,纤溶酶的生成减少,故这些药物的溶栓活性在新生儿中可能会降低,通过给予新鲜冰冻血浆(fresh frozen plasma, FFP)来补充纤溶酶原可改善纤溶活性[10]。由于存在出血的风险,溶栓治疗仅适用于危及生命或肢体功能严重损害的血栓栓塞患儿。启动溶栓治疗前应纠正血小板减少(血小板计数 <100 000/μl)、低纤维蛋白原浓度(<1g/dl),和凝血因子严重缺乏等异常情况。治疗的禁忌证包括:在过去 10 日内有大手术或出血、3 周内有神经外科手术、7 日内发生过严重窒息事件、在过去 3 日内有侵入性操作、48 小时内有癫痫发作、胎龄 <32 周早产、全身性败血症、活动性出血,或者不能维持血小板大于 100 000/μL 或纤维蛋白原大于 1g/dl。

用于新生儿的溶栓药物主要是重组组织型纤维蛋白溶酶原激活剂(rt-PA)。新生儿 rt-PA 用于全身性治疗时以 0.1~0.6mg/(kg·h)的速率持续输注 6 小时,不需使用负荷剂量[11],药物可经中心静脉或外周静脉导管给予。开始治疗前、开始治疗后 2 小时及出血时应检测纤维蛋白原浓度。应给予患者 FFP 和(或)冷沉淀,以将纤维蛋白原浓度维持在 1g/L 以上;部分专家也推荐维持血小板计数大于 100 000/μL。使用 rt-PA 后出血的治疗包括:使用冷沉淀来提高纤维蛋白原浓度、如果可能的话停止输注 rt-PA,必要时给予血小板。

尿激酶和链激酶在新生儿中目前尚无推荐剂量,仅有小规模的个案报道,其有效性及安全性仍缺乏大规模的临床研究。

3. 介入和手术治疗

(1) 导管接触溶栓:导管接触溶栓是将导管直接插至血栓中,经导管滴注溶栓药物,使药物直接与血栓接触,增加与血栓的接触面积,延长与血栓的作用时间,提高局部药物的浓度,同时减少溶栓药物的全身代谢,并减少出血等并发症,可以较好地溶解血栓,恢复血管再通。导管接触溶栓在成人中应用较为广泛,在新生儿中仅有少量个案报道。Veldman 等[12]报道 13 例新生儿血栓应用导管接触溶栓,溶栓药物包括 rt-PA(8 例)、链激酶(4 例)和尿激酶(1 例),同系统性溶栓治疗相比,导管接触溶栓治疗的有效性及安全性均较高。

(2) 手术治疗:手术治疗包括直接切除血栓、进行血管重建及经导管碎栓,仅应用于极少数危及生命或肢体长时间缺血坏死的患儿。由于受累血管有较高的血栓复发率,应尽量避免手术治疗。

(周伟)

参考文献

1. Cloherty JP. Manual of neonatal care, 7th ed. Philadelphia:Lippincott Williams &Wilkins, 2011:572-577.

2. Lucewicz A, Fisher K, Henry A, Welsh AW. Review of the correlation between blood flow velocity and polycythemia in the fetus, neonate and adult: appropriate diagnostic levels need to be determined for twin anemia-polycythemia sequence. Ultrasound Obstet Gynecol, 2016, 47(2):152-157.

3. Sundaram M, Dutta S, Narang A. Fluid Supplementation versus No Fluid Supplementation in Late Preterm and Term Neonates with Asymptomatic Polycythemia:A Randomized Controlled Trial. Indian Pediatr, 2016, 53(11):983-986.

4. 姜丽华,宋丽英,郭静. 新生儿肠源性青紫一例. 中华围产医学杂志, 2007, 10:99.

5. 陈正莉. 新生儿及婴儿肠源性紫绀 12 例临床分析. 医学前沿, 2011, 10:103-104.

6. 牛佳慧,唐军,白小红,等. 机械通气联合一氧化氮治疗新生儿持续肺动脉高压临床分析. 实用医院临床杂志, 2015, 12(3):60-61.

7. Gupta M. Neonatal Thrombosis. In:Cloherty JP, Eichenwald EC, Hansen AR, Stark AR, eds. Manual of Neonatal Care, 7th ed. Lippincott Williams & Wilkins, 2012:546-562.

8. 李洁,曾超美. 新生儿血栓症的诊断及治疗. 中国新生儿科杂志, 2014, 29(4):277-280.

9. Monagle P, Chan AK, Goldenberg NA, et al. Antithrombotic therapy in neonates and children: Antithrombotic Therapy and Prevention of Thrombosis, 9th ed: American College of Chest Physicians Evidence-Based Clinical Practice Guidelines, Chest 2012, 141:e737S.

10. Yang JY, Chart AK. Neonatal systemic venous thrombosis. Thromb Res, 2010, 126:471-476.

11. Monagle P, Chan AK, Goldenberg NA, et al. Antithrombotic therapy in neonates and children: Antithrombotic Therapy and Prevention of Thrombosis, 9th ed: American College of Chest Physicians Evidence-Based Clinical Practice Guidelines.Chest, 2012, 141(2 Suppl):e737S-801S.

12. Veldman A, Nold MF, Michel-Behnke I. Thrombosis in the critically ill neonate: incidence, diagnosis and management. Vase Health Risk Manag, 2008, 4:1337-1348.

第15章 泌尿生殖系统疾病

第1节 泌尿和生殖系统胚胎发育

肾和输尿管及生殖系统发育是个复杂的过程,是肾血管、肾小球、肾小管、细胞外基质、尿路上皮等相互作用的结果。这个精确的过程包括成百个基因的调节。这些基因编码转录因子、生长因子及其受体、结构蛋白、黏附因子和其他调节蛋白共同发挥相应作用。20世纪90年代以来,由于分子遗传学和蛋白质组学的发展,为研究泌尿生殖系统发展的机制提供了思路。本章节将描述泌尿生殖系统胚胎发育过程、生理特点并重点强调发育过程中的重要通路以及常见发育畸形。

一、泌尿系统

(一)肾发育

肾由前肾、中肾、后肾发育而成(图 15-1-1)。前肾是一个由 7~10 个小管状排列组成的细胞团也被称为前肾小管,以后发育成颈部,在胚胎第 4 周时消退。在前肾消退的时候,中肾出现,其特征是排泄小管形成的 S 形环,在头端形成肾小球和肾小囊,在远端形成收集结构,虽然同样是中肾、中肾小管,但并不是排泄的管道。在胎龄 2 个月的时候,尿生殖脊(性腺发育的前体)开始发育。在第 2 个月末的时候,中肾大部分消失了。然而尾端残留的中肾小管,在男性演变成生殖管道,在女性则演变成卵巢和卵巢旁体。

后肾的形成,或者确切地说是肾的形成是在第 5 孕周。起源于输尿管芽和生后肾原基。输尿管芽是从中肾管末端处发出的一个盲管并向胚胎的背外侧和头侧方向伸长,长入中肾脊尾端的中胚层内。输尿管芽反复分支,其主干部分形成输尿管,各级分支形成肾盂、肾大盏、肾小盏和集合小管。中肾脊尾端的中胚层在输尿管芽的诱导下,形成许多密集的细胞团呈帽状包围在输尿管芽末端周围,形成生后肾原基。生后肾原基内部的细胞团在集合小管盲端处演化为 S 形肾小管。肾小管的一端与集合小管的盲端接通,另一端膨大并凹陷,形成肾小囊,毛细血管伸入囊中形成血管球,血管球与肾小囊共同形成肾小体。肾小体与肾小管共同组成肾单位。

后肾从骨盆逐渐上升至腰部。在骨盆,后肾的血供来自主动脉的骨盆分支;在上升的过程中,后肾的血供来自主

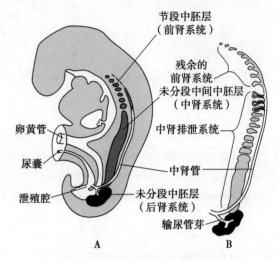

图 15-1-1 肾的发育

图 A 示前、中、后肾中胚层的结构关系。在颈和上部,中胚层被分割,在下部胸椎、腰椎、骶尾区形成固定的不分节组织(生肾索)。长集合系统最初由前肾形成,后被中肾取代。

图 B 示胚胎发育第 5 周时前肾和中肾的排泄小管。输尿管芽逐步侵入后肾组织。展示的是前肾排泄小管和长集合管剩余的组织

(引 自 Langman J.Medical embryology,3rd ed,Baltimore,Williams & Wilkins,1975:162)

动脉的最上面的分支。后肾在妊娠中期发挥功能。肾的发生,确切地说是肾单位的形成,是在妊娠的第 34 周,每个肾约有 80 万~120 万个肾单位。

对在特定时间发生基因突变的基因鼠的研究,为肾发育的关键蛋白提供了新的思路(表 15-1-1)。例如小鼠因缺乏转录因子 WT-1 将导致肾不能够发育或是后肾系统的发育异常;缺乏神经角质因子 GDNF 将会导致输尿管芽的发育失败;如果缺乏整合素 α8,即一种细胞间黏附的细胞因子,将会损害收集系统的发育;血管紧张素 2 受体发生基因突变的小鼠,将会引起尿路的结构异常,可能是由于血管紧张度的异常所致。

特殊基因的突变在一些先天性和遗传性肾疾病中发现,对肾疾病的发病机制有了一个新的解释(表 15-1-2)。例如,芬兰型先天肾综合征是肾基因发生突变,其编码肾小球基质。肾缺损综合征是转录因子 PAX-2 的突变导致的。巴特综合征是一种紊乱,在新生儿期表现为低钾血症、代谢性碱中毒、严重的脱水,是由于表达钠和钾的转录因子突变

表 15-1-1　肾发育疾病的基因鼠模型

突变基因 / 蛋白	突变鼠表型	肾 / 尿路 / 走形异常
AGTR2/ 血管紧张素 2 受体	泌尿道畸形	血管张力 / 肾血流改变
GDNF/ 胶质细胞源生长因子	肾发育不全	输尿管芽缺失
HNF1B/ 肝细胞核因子 1β	多囊肾	集合小关增生
Inv/inversin 蛋白	囊状肾	左右极性改变
ITGA/ 整合蛋白,α8	肾发育不良	输尿管芽萌发异常及集合小管受损
LMX1B/Lim 同源框转录	大量蛋白尿	肾小球基膜构架改变
PDGFB/ 血小板源性生长因子 -β	出血及毛细血管漏	异常肾小球,血管生成受损
PKHD1/ 纤维囊性蛋白	多囊肾	集合小管增生
WT1/ 肾母细胞肿瘤抑制基因蛋白	肾发育不全,肾小球硬化	后肾间充质缺乏或缺失

(引自:肾发育数据库)

表 15-1-2　在婴儿明确基因的遗传性肾脏疾病

疾病	突变基因 / 蛋白质	肾脏疾病表型	蛋白质功能
常染色体隐性遗传多囊肾	PKHD1/ 纤维蛋白	多囊肾	受体样特性功能未知
巴特综合征(新生儿期 / 婴儿期)	CCKb/ 肾氯通道 BROMK/ 内向整流钾通道	低钾性代谢性碱中毒反复脱水	钠、钾或氯在肾亨利氏袢转运
腮 - 耳 - 肾综合征	EYA1/ 眼缺如,果蝇同系物 1	肾发育不良	基因转录因子调控因子
先天性的肾病综合征(芬兰型)	INPHS1/ 肾单位	肾病综合征	肾小球虑过屏障成分
远端小管酸中毒伴神经性耳聋	ATP6N1B/H+-ATP 酶	代谢性酸中毒	H+ 转运
范克尼综合征	GLUT2/ 溶质家族 2 蛋白	范克尼综合征(全部近端小管功能障碍)	易化性葡萄糖转运体
婴儿肾消耗性病	INV/ 肾囊性化	多尿症,小肾	决定左右对称性
婴儿胱氨酸肾病	CTNS/ 胱氨酸贮积	胱氨酸贮积症,肾衰竭	胱氨酸转运体
指甲 - 髌骨综合征	LMX1B/ 同源域蛋白	肾小球肾炎,肾病综合征	IV 型胶原蛋白产物调控因子
肾源性尿崩症,X- 连锁	AVPR2/ADH 受体	尿崩症	ADH 受体
肾缺如综合征	PAX2/PAX2 蛋白	肾脏发育不全肾衰竭	WT1 调控与诱导控制细
过度生长综合征	GPC3/ 磷脂酰肌醇蛋	肾肥大 / 肾发育不良	胞的分裂与生长

(引自:人类孟德尔遗传学数据库)

导致,这个转录因子位于亨利氏袢。

代谢紊乱的发病机制很明显的是由于蛋白异常所致,例如由于肾源性糖尿病和尿崩症导致的水代谢异常的病人,是由于通道蛋白 2 和抗利尿药受体的突变导致,这两种蛋白控制水的排泄。然而,一些严重的紊乱,例如多囊肾的相关病变基因已经发现,但是精确的发病机制如突变基因和病变蛋白还不是很清楚[1-2]。

(二)膀胱和尿道的发育

膀胱和尿道是在妊娠 2~3 个月的时候开始发育的(图 15-1-2)。在妊娠第 4~7 周时,泄殖腔几乎位于尿囊尾端,其是膀胱和尿道发育前体,尿生殖腔被尿生殖膈分成前端的尿生殖窦发育前体和后端的直肠管。尿生殖窦的前体上部发育成膀胱,骨盆部分在男性发育成前列腺、尿道膜部、尿道海绵体部,在女性发育成尿道和前庭。随着尿生殖腔的发育,中肾小管的尾端被分割成膀胱壁。起源于中肾小管位于尿道尾端的部分发育成膀胱。在这些发育过程中,尿道口和中肾小管逐渐靠近进入尿道前列腺部,形成膀胱三角区。在妊娠的第 3 个月末,前列腺尿道的上皮增生在男

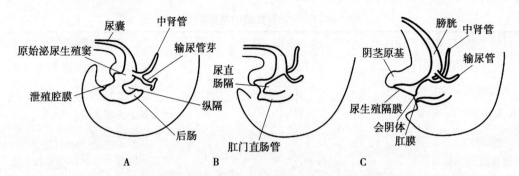

图 15-1-2　泌殖腔分化成尿生殖隔和肛直肠管的过程

中肾管及输尿管逐渐被尿生殖窦吸收。A. 5 周末；B. 7 周末；C. 8 周末

(引自：Langman J. editor：Medical embryology，3rd ed，Baltimore，Williams & Wilkins，1975：168)

性中逐步发育成前列腺。在女性中，尿道的头部形成芽发育成尿道和尿道旁的腺体[1]。

二、生殖系统

(一)性腺

胚胎的性别虽在受精时从遗传上就已确定，但性腺要到胚胎第 7 周才有男或女性的形态学特性。胚胎第 5 周时，尿生殖嵴内侧出现体腔上皮的增厚区，称为生殖上皮，生殖上皮向尿生殖嵴深部增生伸入，形成生殖细胞索，称原始生殖腺，含有大型的原始生殖细胞。具有 Y 染色体的胚胎，于胚胎第 7 周末，原始生殖细胞即发育成睾丸，睾丸逐渐下移，至胚胎 24 周后达腹股沟管。自胎儿第 28 周开始沿腹股沟管下降，到第 32 周时降入阴囊内。具有两条 X 染色体的女性胚胎，其卵巢组织发育较睾丸发育晚，约在胚胎第 10 周时，原始生殖细胞发育成卵原细胞，经过分裂增多增大成为初级卵母细胞。在初级卵母细胞形成时，卵巢基层中来自皮质素的细胞形成一层扁平的卵泡细胞，包在初级卵母细胞周围，共同构成原始卵泡，至胚胎成熟时，卵巢已发育得较完善，出生以后不再形成新的初级卵母细胞，两个卵巢中存有约 200 万个初级卵母细胞，但只有极少数(约 400 个)在将来达到完全成熟，其余均将退化。

(二)生殖管

胚胎早期出现的中肾管(午非管)和中肾旁管(苗勒管，Müllerian duct)分别发育成男性或女性生殖管。在男性胚胎，于第 9~12 周时睾丸已能分泌雄激素、睾酮，引导中肾管发育成附睾管、输精管、精囊和射精管。睾丸分泌的中肾旁管抑制物质，使中肾管在胚胎 12 周时开始退化，最后其头端一小部分残留形成睾丸附件，其尾端形成前列腺囊和精阜。在女性胚胎，中肾管退化而中肾旁管不退化，继续发育形成女性内生殖器，在腹腔内分为 3 段：头段发育成输卵管；中段左右合并成一管道，形成子宫底和子宫体；尾端融合形成子宫颈。阴道是由尿生殖窦衍生而成。

(三)外生殖器

男性胚胎在睾丸分泌的双氢睾酮作用下，促使尿生殖窦的初阴体部和胚胎早期发生在泄殖腔颅端的生殖结节、生殖褶分化形成前列腺和阴茎，最后生殖隆突在中线融合成阴囊。女性胚胎中则上述各组织分别发育成阴蒂、小阴唇、大阴唇和阴道前庭。在胚胎 16 周末，男女外生殖器已可清楚分辨[2]。

(郑军　徐琦新)

参考文献

1. Fanaroff & Martin's .Neonatal-Perinatal Medicine Disease of the Fetus and Infant.9th ed，2010：1682-1703.

2. 江载芳，申昆玲，沈颖 .诸福棠实用儿科学 . 第 8 版 . 北京：人民卫生出版社，2015：1662-1800.

第 2 节　新生儿肾功能特点及泌尿系统疾病检查方法

(一)肾发育的生理特点

在宫内，肾调控水盐平衡的作用很小，因为这时期胎盘是控制水盐的主要器官。胎儿肾的主要功能是产生和排泄尿液来维持一定的羊水量，保证胎儿在周围的液体环境中不受挤压，并不承担排泄废物和维持体内环境稳定的功能。胎儿脱离母体后，由于血流动力学的变化，使肾血管阻力减低、肾血流量增加、有效滤过压增加、肾小球通透性增加以及滤过面积明显增加，这些变化都能促使肾功能迅速成熟(表 15-2-1)。

1. **肾血流量**　肾血流占心排出量的比例随着胎龄的增长逐步增长，与足月儿的约 6% 相比，人类胎儿约 150 克的肾接受约 4% 心排出量。胎儿相对低的肾脏血流与高的肾血管阻力有关，这与交感和肾素 - 血管紧张素系统活性增加有关。肾脏血流生后迅速增加，在生后 1 周达心排出量的 8%~10%，在生后 2 年达成人水平，占心排出量的 20%~25%。肾血流的增加主要由于肾血管的阻力降低、心排出量增加和灌注压增加[1-2]。

表 15-2-1　肾功能正常值

年龄	肾小球率过滤 (ml/min1·73m²)	肾血流 (ml/min1·73m²)	最大渗透压 (mOsm/kg)	血肌酐 (mg/dl)	钠排泄率 (%)
32-34 周龄	14 ± 3	40 ± 6	480	1.3	2-5
足月	21 ± 4	88 ± 4	800	1.1	<1
1-2 周龄	50 ± 10	220 ± 40	900	0.4	<1
6 月 -1 岁	77 ± 14	352 ± 73	1200	0.2	<1
1-3 岁	96 ± 22	540 ± 118	1400	0.4	<1
成人	118 ± 18	620 ± 92	1400	0.8-1.5	<1

2. **肾小球滤过率**　胎儿的肾小球滤过率（GFR）随着胎龄的增加而稳步增加（图 15-2-1）。在胎龄 32~34 周，肾小球率滤过率达到 14ml/(min·1.73m²)，足月时达 21ml/(min·1.73m²)（表 15-2-1）；生后 GFR 逐渐增加，于 2 岁时达成人水平，为 118ml/(min·1.73m²)。早产儿达到成人 GFR 水平可能会延迟，特别是 VLBW 儿与有肾钙质沉着症的早产儿[1]。GFR 在生后最初几周迅速增加的原因主要由于肾小球灌注压的增加有关。在生后 2 年 GFR 的增加主要由于肾血流增加和浅层肾皮质的增加与成熟有关，后者可致肾小球毛细血管表面积增加。

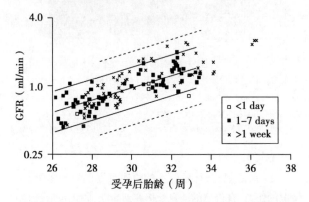

图 15-2-1　肾小球滤过率随受孕龄增加而增加的散点图
（引自：Wilkins BH.Renal function in sick, very low birth weight infants. I. Glomerular filtration rate, Arch Dis Child, 1992, 67: 1140）

3. **尿液浓缩与稀释功能**　新生儿浓缩尿液能力有限，足月儿的最大尿液渗透压 800mOsm/kg，2 岁时接近成人值 1400mOsm/kg（表 15-2-1），然而足月儿对体液负荷的反应最大的尿液稀释渗透压可达成人值 50mOsm/kg。早产儿不能充分稀释尿液，但能够达到 70mOsm/kg 的尿液渗透压。然而早产儿对于急性水负荷的反应可能会受限，主要由于他们的 GFR 低以及在肾单位稀释部位钠转运体活性降低。因此，过度的液体输入可使患儿发生低钠血症、高血容量的风险增加。对于足月儿与早产儿在尿液的稀释与浓缩功能，在更多的细节上仍有差异。

（二）新生儿泌尿系统疾病的诊断检查方法

1. **病史**　应仔细回顾产前超声，对于肾大小、回声强弱、结构异常、羊水量、膀胱的大小形态应予以特别关注（表 15-2-2）。尽管在孕 15 周，可以观察膀胱及其容量，但在大多数胎儿，在孕 16 周到 17 周时才能观察到肾。当出现小肾或扩大的肾、肾囊性化、肾盂积水、膀胱扩大、羊水过少提示肾或尿路异常[1]。

表 15-2-2　基于产前超声检查异常为线索的诊断思路

肾
* 肾盂扩张
  生理性
  肾积水：膀胱输尿管反流，尿路梗阻
* 多囊性肾发育不良（其在产前与肾积水鉴别困难）
* 肾脏强回声（肾发育不良、常染色体隐性遗传性多囊肾）
* 重复肾、异位肾
* 肾无显像：肾缺如、肾发育不良、异位肾
* 肾肿瘤

输尿管
* 输尿管积水
* 输尿管囊肿

膀胱
* 扩张
  伴膀胱壁增厚：尿道瓣膜
  不伴膀胱壁增厚：巨膀胱 - 巨输尿管综合征，神经性膀胱
* 膀胱外翻、泄殖腔外翻

母亲服用呋塞米后，经长时间观察仍未见膀胱显像可见于
* 胎儿严重的宫内生长受限、胎儿缺氧、双肾发育不良、囊性疾病、输尿管梗阻

腹水
* 如膀胱壁增厚或肾异常，有并发尿性腹水的可能

胎儿水肿
* 更多见于非肾性疾病；偶尔可由双肾囊性疾病、尿路梗阻、肾病综合征引起

羊水过少
* 双肾畸形、尿路梗阻、胎膜早破、过期产、胎儿亚急性缺氧

续表

羊水过多
- 肾小管疾病伴尿浓缩功能障碍
- 多胎、上消化道梗阻、神经系统疾病、母亲糖尿病、胎儿水肿
- Pearlman 综合征

胎盘水肿
- 芬兰型先天性肾病综合征

(引自：Fanaroff & Martin's .Neonatal-Perinatal Medicine Disease of the Fetus and Infant.9th Edition,2010:1687.)

产前病史应全面回顾,对于孕期药物、毒物、特殊环境的暴露应予以特别关注。对于产前暴露于血管紧张素转换酶(angiotensin-converting enzyme ACE)抑制剂、血管紧张素受体阻断剂、非选择性的非甾体抗炎药以及选择性环氧化酶2抑制剂的婴儿的肾结构及功能上的改变应予描述。孕中晚期暴露于ACE抑制剂的胎儿可以发生肾脏衰竭、肢体异常、低血压、肺发育不全以及颅骨异常。而孕早期暴露于ACE抑制剂与增加心血管和中枢神经系统畸形有关。母亲暴露于免疫抑制剂药物(如他克莫司)和氨基糖苷类抗生素(如庆大霉素)与新生儿肾脏异常相关。

对于家庭用药史的回顾总结非常重要,包括在胎儿或新生儿期的死亡病例。

尽管很多先天性肾异常没有明确的基因基础,但一些特定的疾病如肾发育不全/发育不良、多囊肾发育不良和膀胱输尿管反流可能具有家族聚集性。对于一些特定的疾病有明确的基因基础,包括多囊肾和先天性肾病综合征。

2. **体格检查** 对于怀疑有肾脏疾病的患儿,评估血压和血容量状态非常重要。高血压可能见于多囊肾、急性肾损伤、肾血管和主动脉血栓,或阻塞性尿路疾病。低血压通常见于血容量减少、出血、败血症,以及任何可以导致急性肾损伤的疾病。水肿可见于尿路梗阻、先天性肾病综合征或容量超负荷的婴儿。应特别注意腹部检查。在新生儿,由于腹部肌张力低,双肾的下极很容易触摸到。新生儿出现腹部肿物,应考虑到尿路畸形可能,因为2/3的新生儿腹部肿物起源于泌尿生殖系统。最常见的肾脏源性腹部肿物是肾盂积水,多囊性肾发育不良次之。其他非常见的腹部肿物原因包括多囊肾、肾静脉血栓、异位肾或融合肾以及肾肿瘤。腹部检查有腹壁肌肉缺如或松弛,提示可能是梅干腹综合征。新生儿膀胱潴留提示可能为下位尿路梗阻或者急性脊髓损伤。

大量的其他系统畸形常提示有可能存在肾缺陷,包括异常的外耳、无虹膜、小头畸形、脑脊膜膨出、漏斗状胸、偏身肥大、持续的膀胱脐尿管瘘或泄殖腔外翻、外生殖器异常、隐睾症、肛门闭锁和肢体畸形等。孕期超声检查如果存在单脐动脉则提示合并肾疾病的概率增高。一项研究显示,7%单脐动脉但其他正常的新生儿合并严重的肾异常。但

是否对所有合并单脐动脉的患儿均进行筛查仍存在争议。

在羊水过少综合征(Potter综合征)儿中的一系列特征性查体,可能会发现双肾发育不全。胎儿肾功能的完全缺失可导致无羊水,这将导致胎儿受子宫壁压迫变形。特征性的面部表现是眼距宽、鼻梁低平、鸟嘴状鼻、小下颌和后旋、低位耳(图15-2-2)。其他合并畸形包括关节挛缩、胸壁受压变小,这可导致肺发育不良。这些情况都是致命性的。在合并严重的产前尿路梗阻或常染色体隐性遗传性多囊肾而导致严重肾功能障碍和羊水过少的患儿中可见到类Potter综合征表现。这类病人通常合并有肺发育不良及由于需要高的呼吸机压力而导致的自发性气胸或纵隔气肿。

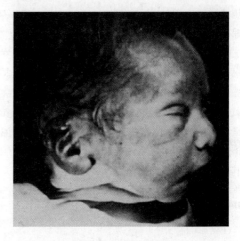

图 15-2-2 Potter 脸
特点为:内眦赘皮,眼距过宽,低位耳,下唇小折痕,小下颌
(引自:Fanaroff & Martin's .Neonatal-Perinatal Medicine Disease of the Fetus and Infant.9th ed,2010:1687)

3. **实验室检查**

(1)尿常规:新鲜尿标本的检测可提供关于泌尿系统情况的快速、有价值的信息。但在新生儿,收集足量的无污染尿标本是很困难的。通过清洁外阴、使用无菌粘贴袋收集的尿标本有筛查价值,但由于粪便的污染可能会导致假阳性的培养结果。通过尿管导尿得到的尿标本更可靠,但这在早产儿操作可能会比较困难。在无腹腔内病变或出血疾病的早产儿,经耻骨上联合膀胱穿刺是可供选择的获取尿标本的最可靠方法。

尿液分析包括视检、比重测定、尿试纸测定、镜检。新生儿尿液通常透明、接近无色。浑浊可能表示存在尿路感染或尿内存在晶体。棕黄色至深橄榄绿色可能表示尿内存在大量结合胆红素。尿卟啉、某些药物如苯妥英、细菌和尿酸盐结晶可将尿布染成粉色,易与出血相混淆。棕色尿提示上尿路出血、血红蛋白尿或肌红蛋白尿。

可使用医用折光仪或尿试纸法测定尿比重。新生儿尿的比重通常很低(小于1.004),但可因混入大分子溶质,如造影剂、葡萄糖、还原性物质或大量蛋白等,而导致假性升

高。尿渗透压是关于肾脏稀释及浓缩功能的更可信的指标。

试纸分析法也可发现尿内的含血红素化合物(如红细胞、肌红蛋白和血红蛋白)、蛋白和葡萄糖。白细胞产物如白细胞酯酶和亚硝酸盐也可通过此法测得,此时需警惕尿路感染,需做尿培养进一步诊断。沉渣镜检可发现尿液内存在的红细胞、管型、白细胞、细菌或晶体。

血尿见第 8 章第 9 节。

蛋白尿是指尿蛋白至少 1+(30mg/dl),同时尿比重 1.015 或更低,或者尿蛋白至少 2+(100mg/dl),同时尿比重大于 1.015。几乎任何形式的损伤,不管是肾小球或肾小管的,都可能导致尿蛋白排泄增加。新生儿蛋白尿的常见原因包括急性肾小管损伤,发热,脱水,心力衰竭,高剂量的青霉素,及使用造影剂。新生儿持续大量蛋白尿及水肿提示先天性肾病综合征,这是一种常染色体隐性遗传病,此病特点为蛋白尿、生长发育停滞、胎盘大、慢性肾功能异常。尿蛋白假阳性结果见于尿液高度浓缩、酮体尿、感染及去污剂污染。

糖尿是指尿液中存在葡萄糖。当血糖升高血清糖浓度超过肾的阈值时就会出现糖尿,如新生儿感染所致应激性高血糖或由于全静脉营养时的血糖增高等。在新生儿中,当尿检糖阳性时应检测血清糖浓度。如果血糖浓度正常,独立的糖尿被定义为肾性糖尿。良性的肾性糖尿是远端肾小管糖的转运异常。有两种形式的遗传性肾性糖尿:A 型的缺陷包括肾排糖阈值及肾小管对糖重吸收能力的降低;B 型肾性糖尿的特点为肾排糖阈值降低及肾小管糖重吸收能力正常。大部分人的肾性糖尿的遗传形式为常染色体隐性遗传,但也存在常染色体显性遗传方式。要鉴别为何种疾病,避免与糖尿病混淆,保证正常的碳水化合物摄入,无需其他治疗。

糖尿伴有其他肾小管功能障碍的证据,如尿钾、磷及氨基酸丢失过多,应考虑远端肾小管疾病(如范可尼综合征)。糖尿也可见于先天性肾脏疾病包括肾发育不良,这种疾病存在显著的肾小管功能障碍。严重的水样泻婴儿存在糖尿时应怀疑先天性小肠葡萄糖 - 半乳糖吸收不良综合征。

(2) 肾功能的评估:尽管 98% 的足月新生儿在生后 30 小时内排尿,但在没有可触及性膀胱、腹部包块、或其他肾脏疾病产前提示或表现的前提下,延迟至 48 小时排尿也不必担心。若 48 小时尚未排尿通常提示存在肾功能不全,需立即进行进一步检查。

血清肌酐水平是最简单、最常用的肾功能评价指标。生后即刻的血肌酐浓度反映了母体的肌酐浓度、新生儿肌肉质量和出生时的 GFR。足月儿的血清肌酐水平在生后 2 周内由 1.1mg/dl 降至平均的 0.4mg/dl。但在早产儿,生后血清肌酐水平不是规律的下降,而是在最初 48 小时先上升再降至平均水平[3-4]。血清肌酐水平不下降或持续上升提示肾功能不全。总体讲,血清肌酐升高 1 倍,GFR 下降约 50%。对于正常的早产及足月儿,可依据以下公式大致精确的推测 GFR:

早产儿:0.33× 身长 (cm)/ 血清肌酐 (mg/dl)

足月儿:0.45× 身长 (cm)/ 血清肌酐 (mg/dl)

某些低分子蛋白经肾小球滤过后,绝大部分由肾小管吸收。当肾小管受损时,这些蛋白在尿中增多,这类蛋白又称肾小管蛋白。临床测定尿中的肾小管蛋白也可以作为判断肾小管功能的指标。

β2 微球蛋白 (β2-microglobulin,β2-MG) 是一种低分子量 (11.8k) 的血浆蛋白,从肾小球滤过后,99.9% 以上由近曲肾小管以胞饮形式摄取并被溶酶体分解成氨基酸,故仅约 0.1% 的 β2-MG 随终尿排出,在肾分解代谢很完全,不再以原形回流入血。血清 β2-MG 增高提示 GFR 减退,尿中增高则提示近曲肾小管功能障碍。正常血浓度为 1.5mg/L,尿浓度为 0.2mg/L。

α1 微球蛋白 (α1-MG) 分子量 24.8~31.0kD,正常血 α1-MG 为 (13.22 ± 2.24)~(18.4 ± 2.8)mg/L,1 周内新生儿较低 (5~8mg/L)。尿 α1-MG 采用放射免疫法测值为 (5.45 ± 2.39)mg/L,ELISA 法为 (2.15 ± 0.72)mg/L。尿中 α1-MG 增高提示肾小管功能障碍。当 GFR 降低时,血 α1-MG 与血肌酐 (Scr) 呈正相关。

尿视黄醇结合蛋白 (retinol binding protein,RBP) 也是反映肾小管受损的灵敏指标。分子量 22.0ku,为维生素 A 携带蛋白。10% 为游离型,能滤过,原尿中的 RBP 99.89% 被肾小管吸收。肾小管有吸收障碍时,尿 RBP 增高。正常血 RBP 浓度约 45mg/L,尿中为 8~10mg/mol 肌酐[5]。

(3) 尿酶测定:可反映肾小管功能损伤的尿酶包括溶菌酶、乳酸脱氢酶及其同工酶、N- 乙酰 -β- 氨基葡萄糖苷酶 (n-acetyl-β-d-glucosaminidase,NAG)、γ- 谷氨酰转换酶 (γ-glutamyltransferase,GGT)、α- 葡萄糖苷酶 (α-glucuronidase,α-glu) 等。新生儿期应用较多的是 NAG,尿 NAG 主要来自近端肾小管上皮细胞溶酶体,当各种病理因素存在时,可使局部该酶代偿性合成增加,且一旦细胞破裂时,尿中 NAG 含量即见增高[5]。

4. 影像学检查　超声是最常用的检查方法。它是一种无创性检查,避免造影剂或射线暴露。超声检查可用于产前超声发现肾异常的患儿,同时也可用于合并腹腔包块、急性肾衰竭、高血压、血尿、蛋白尿、先天性畸形及生后查体时发现提示尿路异常阳性体征的患儿。超声可鉴别肾积水、肾囊性疾病和肾脏位置与大小异常。超声也可用于对长期服用袢利尿药的早产儿进行肾钙质沉积症或肾结石的筛查。在怀疑有肾血管性高血压或急性肾损伤的患儿中,行肾动脉和主动脉的多普勒血流检查有助于对血栓进行评估。

对于合并有严重肾积水、肾发育不全或畸形、明确尿路感染的患儿,诊断性排泄性尿道膀胱造影 (voiding cystourethrogram,VCU) 是肾脏影像学检查的重要组成部分。这项检查可评估尿道和膀胱,并确定有无膀胱输尿管反流。VCU 通过尿管向膀胱内注入影像造影对比剂。排泄中的尿道影像和排泄后的膀胱输尿管造影是必要的。

　　其他影像学方法偶尔用于新生儿肾脏疾病诊断。放射性肾同位素扫描对于定位不规则肾及测量肾尺寸大小、识别梗阻或肾瘢痕有价值。它也可提供关于每侧肾的相对血流灌注及每侧肾在整个肾功能中所占比重的相关信息。腹腔 CT 与 MRI 检查对诊断肾肿瘤、肾囊肿和肾结石有价值。

（郑军　徐琦新）

参考文献

1. Fanaroff & Martin's .Neonatal-Perinatal Medicine Disease of the Fetus and Infant.9th ed,2010:1682-1703.

2. Selewski DT,Charlton JR,Jetton JG,Neonatal Acute Kidney Injury.Pediatrics,2015,136(2):463-473.

3. Filler G,Lopes L,Awuku M. The Importance of Accurately Assessing Renal Function in the Neonate and Infant. Adv Clin Chem,2015,71:141-156.

4. Theocharis P,Giapros V,Tsampoura Z. Renal glomerular and tubular function in neonates with perinatal problems. J Matern Fetal Neonat Med,2011,92(1):142-147.

5. 江载芳,申昆玲,沈颖.诸福棠实用儿科学.第8版.北京:人民卫生出版社,2015:1662-1800.

第3节　先天性泌尿与生殖系统畸形

一、肾不发育

　　单侧肾不发育(renal agenesis)或先天性肾缺如发生率为1/(500~/3200)。双侧肾不发育的发生率为1/(4000~10 000)[1]。肾不发育是由于输尿管芽未能诱导后肾胚芽进行正确的分化。这可能和遗传及环境因素的共同作用有关。肾脏不发育可见于 VACTERL 综合征的患儿,(此综合征相关联的异常有脊柱异常、肛门闭锁、心脏异常、气管食管瘘或食管闭锁、肾脏不发育或发育不良,肢体缺陷等),骶尾部发育不全综合征、腮耳肾综合征、多发染色体异常,但是肾不发育也可发生于其他方面正常的新生儿当中。尿路发育异常包括膀胱输尿管反流、输尿管肾盂连接处梗阻、肾发育不良、输尿管囊肿,90% 的病人为单侧肾不发育。所有病人应进行排尿性膀胱尿道造影,对尿路进行全面的评估。

二、肾发育不全

　　肾发育不全(renal dysplasia)特点是由于胎儿期肾发育异常导致肾正常的薄壁组织被软骨结构及错乱的上皮结构代替。发病机制可能与分化基因突变有关,使肾脏生长因子异常、输尿管梗阻。肾发育不全常见于尿路梗阻

及存在一些先天疾病的患儿。包括 Eage-Barrett 综合征,VACTERL 综合征,腮耳肾综合征,CHARGE 综合征(包括眼器官先天裂开与脑神经缺损、心脏缺损、后鼻孔闭锁、生长与发育迟缓伴或不伴中枢神经系统异常、生殖泌尿道系统异常、耳朵异常及听力丧失);Jeune 综合征;13- 三体,18-三体,21- 三体。发育不全的肾功能是多种多样的,有的双侧肾发育不全的患儿可在生后几天即出现肾功能不全的表现。可出现肾浓缩功能及酸化功能的异常。血尿、蛋白尿、高血压并不常见。

三、肾囊性病变

　　1. **多囊性肾发育不良**(multicystic dyspiastic kidney MCDK)　多囊性肾发育不良是无功能的肾。缺乏正常的肾结构,由多个大囊组成,像一堆葡萄一样(图 15-3-1)。估计发病率大概是 1/4300[1],左侧肾的发病率大概为右侧的2 倍。病理机制并不是特别明确但可能和尿路胚芽向后肾转化过程中发生异常有关。尽管在过去大部分患儿是在新生儿期通过腹部超声发现,由于产前超声的普遍使用使得许多 MCDK 的病例在宫内就被发现。建议对所有 MCDK 的病人进行全面的尿路评估,进行排尿性膀胱尿道造影检查以排除对侧尿路异常如膀胱输尿管反流。但是目前很多临床医生对"复杂的 MCDK"进行此项检查,定义为 MCDK 伴有对侧肾发育不良、肾积水、膀胱发育不良、输尿管囊肿。

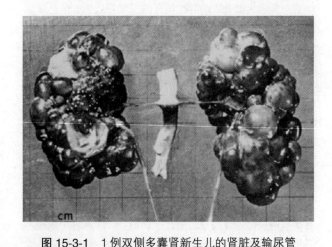

图 15-3-1　1 例双侧多囊肾新生儿的肾脏及输尿管
可见多发不规则囊及肾脏扩大,几乎看不到肾脏的正常结构。输尿管梗阻,肾动脉非常细,是导致肾脏无功能的原因
(引 自:Fanaroff & Martin's .Neonatal-Perinatal Medicine Disease of the Fetus and Infant.9th ed.2010:1697.)

　　大部分 MCDK 会随着时间的推移部分或全部自然退化。对侧的肾如果没有由于泌尿系统畸形的影响,一般来说会代偿性增大,以允许患儿保证正常的肾功能。一般可以通过超声检查对患儿的肾情况进行随访。MCDK 患儿有很高的肾感染及进展为肾衰竭的风险。所有出院后的患儿要进行密切的随访。尽管 MCDK 有导致患儿血压增高及

肾癌的风险,但一般 MCDK 的肾随着时间推移不断增大时才选择手术摘除。

2. 常染色体隐性遗传多囊肾(autosomal recessive polycystic kidney disease ARPKD)　常染色体隐性多囊肾是一种遗传性疾病,表现为多囊肾及先天性肝纤维化。发生率约在 1/40 000 例活产婴儿。此病不同于肾发育不良(包括囊状发育不良),这是一种染色体异常或某种综合征的病症。大部分 ARPKD 都发病于新生儿时期,少数发生在较大的儿童时期。产前 B 超提示肾脏较大。尽管怀孕初期羊水量可能正常,但应该注意的是在中后期可能出现羊水过少。新生儿 ARPKD 通常表现为腹部包块、严重高血压以及肾功能不全。新生儿 ARPKD 容易出现因肺发育不良引起的呼吸衰竭以及增大的肾引起的明显腹胀。

ARPKD 是由于 PKHD1 基因突变,位于 6p21 染色体。PKHD1 编码 fibrocystin 蛋白,这是一种巨大的新的具有受体特性的蛋白,但精确的功能尚未可知。肾病理组织显示在近端小管囊肿形成的短暂阶段后,随后的囊肿形成的主要位置是肾集合管(图 15-3-2)。进行性间质纤维化是 ARPKD 的另一个病理特点。另外,实际上 ARPKD 新生儿有一定程度的肝纤维化和胆管发育不全,虽然肝受累的临床证据只占患儿的 40%。

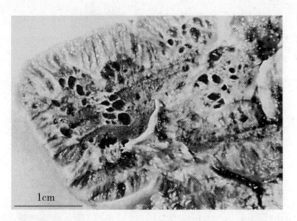

图 15-3-2　新生儿常染色体隐性肾病的小叶结构和皮髓质分界图

皮质增厚,呈海绵状,髓质包含明显的囊肿;影像学检查可以明显的显示出髓质囊肿

(引　自:Elkin M.Cystic diseases of the kidney—radiological and pathological considerations,Clin Radiol,1969,20;65)

新生儿 ARPKD 的治疗主要是支持治疗。对于肺发育不全或 RDS 的新生儿,呼吸支持是很重要的。高血压是需要首先关注的问题,可能需要持续静脉输注几种降压药来治疗。患儿需要纠正电解质紊乱和显著的低钠血症。大多数 ARPKD 患儿最终需要透析或肾移植。肝纤维化远期结局包括门静脉高压,静脉曲张出血和上行性胆管炎。肝合成功能通常保持不变,即使患者有严重肝病。

3. 常染色体显性遗传多囊肾　常染色体显性遗传多囊肾病(autosomal dominant polycystic kidney disease ADPKD)是最常见的遗传性肾病,活产婴儿发病率 1/1000[1]。然而,新生儿表现比较少见。ADPKD 的特点为进展性双侧肾囊肿形成,囊肿非同步的发展可以解释为新生儿单侧或不对称受累。ADPKD 的严重临床表现很难与 ARPKD 的不同程度的肾功能不全和高血压、肾超声发现的无症状囊肿相区分。因为新生儿 ARPKD 和 ADPKD 临床表现非常相似,患者父母检查存在肾囊肿对于建立正确的诊断很重要。然而,约 10% 的 ADPKD 患者是新的突变。因此,患者父母不存在囊肿不能完全排除 ADPKD 的诊断。

ADPKD 由两个基因突变引起,PKD1 和 PKD2。PKD1 基因突变,位于 16 号染色体上,占 ADPKD 85% 的病例。PKD1 基因编码多囊蛋白 1,未知功能的大的蛋白质在细胞与细胞之间或细胞与基质之间相互作用起到很大作用。PKD2 基因突变,位于 4 号染色体长臂上,占 ADPKD 15% 的病例。PKD2 基因产物多囊蛋白 2 是电压门控性离子通道。

在新生儿期或者产前出现 ADPKD 临床表现的新生儿的预后最初认为是不好的。然而,最新的研究显示,有 90% 以上的患者在儿童期能够保持正常的肾功能。虽然 ADPKD 是全身性疾病可累及肝、胃肠道、主动脉和脑血管,但在儿童期肾外表现少见。约 50% 的 ADPKD 患者最终进展为终末期肾脏疾病需要透析或肾移植。

四、融合肾

融合肾(fusion kidney)最常见的是马蹄肾(horseshoe kidney),其他少见的有盘状肾、乙状肾、块肾等。马蹄肾为两肾下极在脊柱第 5 腰椎前互相融合,融合的部分称为峡部,本病常无症状,当合并其他畸形时有相应症状出现。有时可在下腹部触及肿块而疑为肿瘤。有压迫症状或因尿引流不畅发生积水时,可进行手术,切断分离峡部,或做输尿管松解术。

五、肾积水

肾积水(hydronephrosis),定义为上尿路明显扩张(图 15-3-3)。这是产前超声查出的最常见的先天性异常。随着超声技术的进步,此病的检出率有所提高。轻度的肾盂扩张在孕晚期经常会报道。肾积水最常见的原因是生理性积水、肾盂输尿管或输尿管膀胱连接处的梗阻、后尿道瓣、Eagle-Barrett 综合征、膀胱输尿管反流[2]。

1. 产前评估与治疗　产前发现肾积水,有一系列的问题要解决。包括找出导致异常的根本的原因及给出治疗的建议。产前超声评估特异性尿路解剖结构的异常及肾脏的预后能力仍存在局限性。产前超声发现肾回声增强、双侧病变、羊水过少都提示远期的肾脏疾病。产前咨询早期发

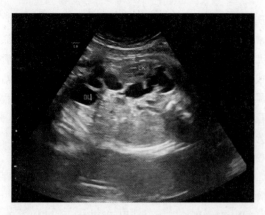

图 15-3-3　33 周胎龄左肾超声图像。输尿管扩张

现泌尿道畸形有助于产后即刻护理,也提供给家属避免产下畸形儿的机会。产前干预包括经皮羊膜腔分流、膀胱吸引术、严重肾扩张的引流术等,这些措施存在潜在的风险,包括早产及绒毛膜羊膜炎。

2. **产后评估与治疗**　很多临床医师建议肾盂积水的新生儿预防性使用抗生素以避免泌尿道感染。通常选择的抗生素为氨苄西林和阿莫西林[20mg/(kg·d)],分 2 次给药,直至行膀胱尿道造影明确是否存在输尿管膀胱反流。产前发现中度至重度肾积水的新生儿,生后最初几天内需要进行肾及泌尿道超声检查。因为确定肾积水严重程度极其重要,且生后 3 天内新生儿肾小球率过滤较低,所以需要在生后数周内重复进行超声检查。产前检查为轻度肾积水的新生儿,需要在生后 2 周进行超声检查。小儿泌尿科医师需要通过膀胱尿道造影及肾放射性核素检查来确定肾积水的精确原因。

(1) 生理性肾积水:多达 15% 产前筛出的肾积水患儿为一过性的,与泌尿道结构畸形无关。生理性肾积水与输尿管成熟延迟有关,导致暂时性尿流梗阻。这些患儿的肾积水可以在生后 2 年内吸收[1,3]。

(2) 输尿管肾盂连接处梗阻:是中到重度先天性肾积水的最常见原因,可以导致远端肾小管再通不完全,输尿管肌肉组织发育异常,蠕动异常或产生息肉。输尿管肾盂连接处梗阻男孩最为常见,与其他先天性畸形及综合征相关。利尿药联合放射性核素检查是诊断性检查。许多临床医生建议预防性使用抗生素,一般需要外科手术治疗。

(3) 输尿管膀胱连接处梗阻:是先天性肾积水第 2 常见的原因,特点为肾盂积水伴随输尿管扩张。这与远端输尿管发育不全及输尿管疝有关。诊断需要依靠放射性核素扫描及排空后膀胱尿道摄片检查。输尿管膀胱连接处梗阻与其他畸形不相关。预防性使用抗生素预防泌尿道感染尚存在争议,因为输尿管膀胱连接处梗阻与反流无关。需要外科手术治疗。

(4) 后尿道瓣膜:是下尿道梗阻最常见的因素,在男性新生儿中发病率为 1/(5000~8000)。后尿道瓣膜由先天性瓣膜组成,阻塞后尿路。产前检查可显示为肾积水,输尿管扩张,膀胱增厚有小梁,近端尿道扩张,羊水量过少。产前一般表现为明显可触及的扩张的膀胱,直肠指检可以触及前列腺,尿流细,伴随肾及肺动脉发育不全。排空后膀胱尿道摄片检查是诊断性检查方法。此类患者约 30% 患有膀胱输尿管反流。治疗主要为泌尿道引流,起初可以放置导管,后期可以切除瓣膜;膀胱造口或上泌尿道改道。此类患儿的远期预后取决于相伴的肾功能不全程度以及肾发育。30% 后尿道瓣膜的男性患儿,儿童期及青春期渐进性肾发育不全风险增高[1,3-4]。

(5) Eagle-Barrett 综合征:Eagle-Barrett 综合征的特点是膨胀、梗阻的尿道;腹壁肌肉缺陷;双侧隐睾(图 15-3-4)。估计的发病率是 1/(35 000~50 000) 的活产新生儿,超过 95% 的病例发生在男孩[1]。有两套发病机制的理论,一是宫内的尿路梗阻,二是孕 4~10 周期间特定中胚层的损伤。最常见的 Eagle-Barrett 综合征婴儿尿路异常是肾脏的发育不良或发育不全、膀胱输尿管反流和巨大的缺乏收缩性的膀胱。心脏、肺、胃肠道和骨骼的异常在 Eagle-Barrett 综合征的病人中也有比较高的发生率。在新生儿期的治疗包括改善尿路排尿、治疗肾功能不全和预防性应用抗生素。后期儿童期的治疗可能包括外科修复反流、睾丸固定术、异常腹壁的重建和肾脏的移植。

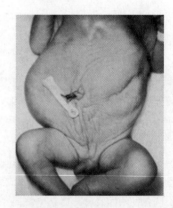

图 15-3-4　Eagle-Barrett 综合征(也称"梅干腹综合征")
特征性松弛的腹部提示腹壁肌肉的缺失或者发育不全
(引　自:Fanaroff & Martin's .Neonatal-Perinatal Medicine Disease of the Fetus and Infant.9th ed,2010:1699)

(6) 膀胱输尿管反流:膀胱输尿管反流的定义为通过膀胱的收缩尿液逆行进入到上尿路。潜在引起膀胱输尿管反流的原因认为是输尿管的异位插入膀胱壁,而形成一个膀胱囊内较短的输尿管,在排尿的过程中充当一个不适当的阀门。膀胱输尿管反流分为 I~V 级,I 级程度最低,而 V 级程度最高,在婴儿和儿童中,评估他们第 1 次尿路感染,通过 X 线排泄性膀胱尿道造影确定至少 1/3 有膀胱输尿管反流。尽管确切的遗传基础还没有被证实,但其可能存在遗传因素。直系亲属的膀胱输尿管反流发生率至少在 30%。

初期的膀胱输尿管反流倾向于随着患儿的成长,膀胱囊内的部分输尿管延长而消失。自发性改善的发生率要依赖膀胱输尿管反流的严重程度、单侧还是双侧。尽管对于轻度膀胱输尿管反流的治疗仍存在争议,预防性口服抗生素预防尿路感染被认为是重要的。外科修复手术适用于重度膀胱输尿管反流和预防性应用抗生素后仍有感染的患儿[1,4]。长期膀胱输尿管反流的并发症包括高血压、肾纤维化和慢性肾疾病("反流性肾病")。

六、膀胱外翻 - 尿道上裂综合征

膀胱外翻 - 尿道上裂综合征(exstrophy-epispadias complex, EEC)包括一系列的畸形,从轻度形式的尿道上裂、进一步典型的膀胱外翻、到最严重的形式的泄殖腔外翻,同时可能包括脐膨出、肛门闭锁、脊柱缺陷。发生率估计在 1/10 000 活产新生儿,男女比例 1.5∶1。尿道上裂的发生率在 2.4/10 万;典型的膀胱外翻发生率为(2.1~4.0)/10 万活产新生儿(美国印第安原住民最高达 8.1/10 万);泄殖腔外翻的发生率在(0.5~1)/10 万新生儿之间[1]。

泄殖腔膜(泄殖腔的膀胱部分和上腹外胚层)的扩大和机械破坏阻止中胚层细胞沿着腹中线侵入,导致外翻。畸形的泄殖腔膜可能导致尿道下裂、尿道上裂、膀胱泄殖腔外翻、双尿道、和泄殖腔膜发育不全。如果膜破裂发生在孕 4 周前,会发生泄殖腔的外翻;如果膜破裂发生在孕 6 周后,发生尿道上裂或者典型的膀胱外翻。这是一个具有强烈遗传倾向的多因素疾病,并且仍在研究当中。母亲吸烟可能加重严重度。

典型膀胱外翻的临床表现特征是从腹壁上可见到外翻的膀胱黏膜和喷尿的输尿管口。双侧腹股沟疝也常常发生。表现短阴茎,上裂尿道覆盖阴茎背部。睾丸常已下降。在女性中,在紧邻的开放的尿道旁,阴蒂是完全分离的。

尿道上裂根据严重程度分为三级,严重者尿道背壁全部缺如并伴不同程度的膀胱外翻。泄殖腔的外翻是更严重的形式,更易涉及其他不同的器官,需要立即手术治疗。每个膀胱外翻 - 尿道上裂综合征患儿必须行肾脏超声,在修复前能获得一个双肾的检查。脊柱超声和 X 光摄片可根据个体差异而定。髋关节 X 摄片以及骨盆 MRI 可能能有助于耻骨联合间隙以及髋关节定位。治疗靠外科手术,并需要一个包括小儿泌尿外科及骨科的多学科团队长期随访和适当的支持治疗。

七、脐尿管异常

(一)脐尿管囊肿

脐尿管囊肿(urachal cyst)是由于胚胎发育过程中,脐尿管闭锁出现障碍,如两端闭锁中间残留而形成。囊肿位于腹膜与腹横肌筋膜之间,如囊肿较大,可于下腹正中触及深部肿物,可手术切除

(二)脐尿管瘘

脐尿管瘘(patent urachus)是由于脐尿管全程性闭锁障碍形成。主要表现为脐部有尿液漏出,局部可因尿液刺激而有皮炎性改变。自脐部瘘管注入造影剂摄 X 线片或注入亚甲蓝液后排出蓝色尿液可确诊。可行瘘管切除术治疗[2]。

八、尿道下裂

尿道下裂(hypospadias)是小儿泌尿及生殖系统最多见的先天性畸形之一。占新生男婴 1/(125~250),女性尿道下裂极罕见。是因前尿道发育不全而致尿道外口位置异常,发病与遗传和环境多种因素相关。按尿道口部位不同,临床可分为四型。

1 型　阴茎头型(也称冠状沟型),此型最常见,畸形也最轻,尿道口位于包皮系带部,阴茎头较扁平,包皮在腹侧裂开,腹侧无包皮,似头巾状折叠于阴茎背侧。

2 型　阴茎体型,尿道口可位于阴茎腹侧任何部位,包皮也呈帽状覆盖于阴茎头的背面。阴茎向腹侧弯曲,尿道口愈向后,畸形愈明显。由于尿道口远侧的尿道海绵体不发育,以及阴茎腹侧的筋膜牵缩,可造成阴茎向下弯曲,严重者可影响排尿和生理功能。

3 型　阴茎阴囊型,尿道口位于阴茎根部与阴囊交界处,阴茎向腹侧弯曲,阴囊常对裂,如并发隐睾极似女性阴唇。下裂的诊断一望可知。

4 型　会阴型,尿道口位于会阴部,阴茎向腹侧弯曲,发育不良的阴茎短小似女性阴蒂状,常被帽状包皮和分裂的阴囊遮盖,常伴发隐睾,外生殖器极似女性。重度尿道下裂可伴有性分化异常。因此对伴有隐睾及外阴不易区分性别的患儿需作染色体检查[1,5-6]。

治疗主要为手术矫正外观及尿道成形术,原则上手术应于学龄前完成,近期也有主张 1 岁左右甚至 3~8 个月即可手术,以减少对小儿的心理影响和家属的焦虑[7]。

九、鞘膜积液

鞘膜积液(hydrocele)系胎儿睾丸从腹膜后间隙下降时,由两层腹膜构成的盲袋(腹膜鞘状突)也经腹股沟管进入阴囊,在发育过程中除睾丸部鞘膜留有间隙外,其他部分的鞘膜均于胎儿出生前闭合,如闭合不全则出现不同类型的鞘膜积液。①精索鞘膜积液,精索部有长圆形光滑肿物,透光试验阳性,睾丸可于肿物下端触及;②睾丸鞘膜积液,由于在睾丸鞘膜囊内积聚液体较多所致,阴囊内有光滑肿物,透光试验阳性,多不能触及睾丸;③交通性鞘膜积液,腹膜鞘状突完全开放,在精索或睾丸部有透光试验阳性的肿物,小儿平卧时可完全消失,立位时肿物又渐出现。

本病应与腹股沟斜疝及睾丸肿瘤鉴别,前者透光试验阴性,无嵌顿者甚易纳入腹腔。后者肿块呈实质性,透光试

验阴性。超声波可协助鉴别。新生儿鞘膜积液于 1 岁以前有自愈可能。

十、隐睾

隐睾（cryptorchidism）包括睾丸下降不全及睾丸未降。睾丸在胎儿发育至第孕 7~9 月龄时降入阴囊。早产儿本症发病率为 9.2%~30%，足月儿为 3.4%~5.8%。早产儿隐睾在 3 个月时 70% 能自然下降，足月儿 3 个月时 89% 能自然下降。1 岁以后下降几率明显减少。绝大多数隐睾可于腹股沟区或阴囊上口处扪及，对于扪不到的隐睾可采用超声波或 MRI 检查协助诊断。腹腔内睾丸发生恶变的危险较其他部位大 6 倍。小儿在生后 8~10 月龄可应用绒毛膜促性腺激素（hCG），每周 1500IU，共 3 周。如内分泌保守治疗失败，应在 1 周岁手术治疗[7]。

（郑军　徐琦新）

参考文献

1. Fanaroff & Martin's. Neonatal-Perinatal Medicine Disease of the Fetus and Infant.9th ed,2010:1682-1703.

2. 陈俊雅 . 胎儿泌尿系统异常的诊断与处理——泌尿系统梗阻性病变 . 中国医刊,2015,8：785-787.

3. Nguyen HT,Benson CB,Bromley B,et al. Multidisciplinary consensus on the classification of prenatal and postnatal urinary tract dilation（UTD classification system）. J Pediatr Urol,2014,10（6）: 982-998.

4. Choi YH,Cheon JE,Kim WS,et al.Ultrasonography of hydronephrosis in the newborn: a practical review.Ultrasonography, 2016,35（3）:198-211.

5. Shih EM,Graham JM Jr. Review of genetic and environmental factors leading to hypospadias. Eur J Med Genet, 2014,57（8）:453-463.

6. Bouvattier C.How and when to evaluate hypospadias.J Arch Pediatr,2013,20（1）:5-10.

7. 江载芳,申昆玲,沈颖 .诸福棠实用儿科学 . 第 8 版 . 北京:人民卫生出版社,2015:1662-1800.

第 4 节　泌尿系感染

新生儿泌尿系感染（urinary tract infection UTI）是指因某种细菌侵入尿路引起的炎症，包括肾盂肾炎、膀胱炎及尿道炎。由于感染病变难以局限在尿路某一部位，临床上无法定位，统称为 UTI。新生儿易血行感染，以男婴发病较多，与婴幼儿期以女婴发病较多不同。

（一）病因和发病机制

可由多种细菌引起，大肠埃希菌是最常见的致病菌，约占 80% 以上，其次为克雷伯杆菌约占 10%。大肠埃希菌中 90% 以上是伞状（P-fimbriae）菌株，细菌表面有 P- 纤毛黏附素，大肠埃希菌通过这种黏附物质与尿路上皮细胞表面的 P 血型抗原成分结合，释放内毒素和脂多糖，并可沿尿路上行。

感染途径有以下几种。

1. **血行感染**　为新生儿期泌尿系感染的最常见途径，常见于败血症、化脓性脑膜炎、肺炎、脓疱病等过程中，除肠道杆菌外，金黄色葡萄球菌也常见。与新生儿免疫功能较低有关。

2. **上行感染**　新生儿尿路的特点是肾盂和输尿管较宽，输尿管管壁肌肉和弹力纤维发育不良，弯曲度大，易被压和扭转，易有尿潴留引流不畅而致感染。新生儿膀胱 - 输尿管连接处的瓣膜功能较弱，当膀胱充盈压力增高时，尿液易向上逆流而感染。新生女婴尿道仅长 1cm（性成熟期为 3~5cm），外口暴露且距肛门近，故上行感染机会多。新生男婴虽尿道较长，但每次排尿时膀胱内尿液不易排空，尤其有包茎的小儿，污垢积聚也易发生上行感染。

3. **淋巴感染**　肠道与肾脏、泌尿道之间有淋巴通路，新生儿肠道感染，尤其患大肠埃希菌性肠炎和鼠伤寒沙门菌肠炎时，易致泌尿系感染。

4. **直接感染**　较少见，但邻近器官或组织有化脓性感染，如化脓性腹膜炎、肾周围脓肿等，可直接波及泌尿道而感染。

（二）分类

根据发病部位、次数、症状和复杂因素不同，一共有 4 个广泛采用的感染分类系统。对于急性期治疗，感染部位和严重性是最重要的[1]。

1. **根据发病部位分类**　膀胱炎（下尿路）是膀胱黏膜的炎症，症状包括排尿困难、尿不尽、尿频、尿急、尿液恶臭、尿失禁、血尿和耻骨上区疼痛。然而，对于新生儿和婴儿，很少能准确判断这些症状。肾盂肾炎（上尿路）是扩散的肾盂和肾皮质化脓性感染，伴有发热症状。但与成人不同，新生儿可能出现非特异的表现，如纳差、发育停滞、昏睡、易激惹、呕吐或腹泻。

2. **根据发病次数分类**　可分为初次感染和复发感染。复发感染可进一步分为未缓解或持续存在和再次感染。

3. **根据症状分类**　无症状细菌尿（asymptomatic bacteriuria ABU）是指由于尿路中病原菌数目相对少或细菌繁殖力与致病力低，因而不足以激活炎性反应（无白细胞尿或症状）。有明显细菌尿的患者可以出现白细胞尿而没有任何症状。症状性尿路感染包括排尿刺激症状、耻骨上区疼痛（膀胱炎）、发热和身体不适（肾盂肾炎）。

4. **根据复杂因素分类**　单纯性 UTI 是指感染的患者具有正常形态和功能的上尿路和下尿路、正常的肾功能和完善的免疫系统；复杂性 UTI 常发生于新生儿，大多数患者有临床肾盂肾炎证据和伴有明确的上 / 下尿路器质或功能性的梗阻以及其他异常。

（三）临床表现

因新生儿期的泌尿系感染多为血行感染,同时有全身或局部感染,症状极不一致,以全身症状为主,且缺乏特异性。主要表现为不规则发热或体温不升,吃奶差甚至拒乳,面色苍白,萎靡或不安,呕吐、腹泻、腹胀、体重不增。可有黄疸或惊厥。如因尿道梗阻引起者,可于腹部触到胀大的膀胱或肾盂积水的肿块或输尿管积水的肿块。伴有肾盂肾炎或尿脓毒症的新生儿可表现为非特异性症状(发育停滞、黄疸、呕吐、过度兴奋、昏睡和低体温,有时候不伴有发热)。即使伴有高热,感染性休克也是不常见的,除非存在梗阻、抑或是患儿病危。婴儿泌尿系感染也可能伴有暂时性的假醛固酮减少症,有重度低钠血症,伴或不伴有高钾血症。

（四）诊断

新生儿泌尿系感染临床症状缺少特异性,易发生漏诊、误诊情况。当发热没有明显原因时,应该排除 UTI。新生儿泌尿系感染的诊断主要依靠尿液的实验室检查。对新生儿原因不明的发热或体温不升、精神萎靡或不安,以及有呕吐、腹泻等症状者,应及时做尿液检查,及早诊断[1-2]。在给予抗菌药物之前,应先留取尿液样本。尿液分析或培养时获取尿液的方法影响着尿液的污染率,进而影响结果的解释,尤其在婴儿早期。

常用的有以下几种检查:

1. **尿液常规检查**　尿液沉淀后沉渣镜检,如白细胞 >10 个/高倍视野,或不离心尿标本的镜检,白细胞 >5 个/高倍视野,即应考虑为泌尿系感染。如有成堆白细胞则更可确诊。可能有少量蛋白,偶见红细胞,如尿中有管型、尤其颗粒管型提示肾实质可能已受损。

新生儿患泌尿系感染时,尿常规检查阳性率不高。与下列因素有关:新生儿尿渗透压低(平均为 240mmol/L);当感染某些具有分解尿素产氨能力的细菌时,可使尿 pH 增高碱化;低渗尿或碱化尿均可使尿中白细胞解体,导致尿常规正常,可能延误诊断。

2. **尿培养及菌落计数**　是确诊的重要依据,正常膀胱中的尿应无菌,但在排尿时可有杂菌污染,在采中段尿或导尿做细菌培养时可有细菌生长。故必须做菌落计数,菌落计数 >10⁵/ml 示感染,可确诊;10⁴~10⁵/ml 为可疑;<10⁴/ml 多系污染。在新生儿期收集不被污染的新鲜尿更是困难,临床上常用的尿袋收集法(在干净的外生殖器上附上一个塑料袋),虽然方法简单和无创,但其污染率高。将患儿置于父母或护士膝部,将无菌铝箔碗放于婴儿生殖器下面,可收集到清洁尿液。如果试纸检测白细胞酯酶和亚硝酸盐都是阴性,或镜下分析脓尿和细菌尿均为阴性,那么没必要通过培养证实就可以排除 UTI。由于污染率和假阴性率高,单纯的尿袋培养诊断 UTI 是不可靠的。导尿培养时为降低污染率,前 3ml 尿液应丢弃。目前认为收集不被外因污染尿液标本的最简便安全的方法是耻骨上膀胱穿刺术取尿。新生儿膀胱位置较高,尿液充盈时膀胱顶入腹腔,便于行耻骨上穿刺取尿。用超声评估膀胱充盈程度可使穿刺更安全。

试纸检测、显微镜或自动化尿液分析结果阴性的患者,如果具有其他发热或炎症原因,尿培养则不是必需的。然而,如果试纸和(或)尿液分析是阳性的,通过尿培养证实 UTI 就是必需的。

3. **尿液直接涂片查找细菌**　新鲜尿液涂片,用亚甲蓝或革兰染色,油镜下查找细菌,若每个视野均能找到 1 个细菌,则示尿内细菌在 10⁵/ml 以上,对诊断有一定意义。此方法迅速简便易行。

4. **尿液其他辅助检查**　尿溶菌酶、亚硝酸盐还原试验和氯化三苯基四氮唑(tetrazolium chloride, TTC)试验可作为辅助诊断。如久治不愈或反复发作时,应做进一步检查,包括腹部平片、静脉肾盂造影、膀胱尿路造影、超声波、肾扫描、肾图等,以了解有无畸形或功能异常。

5. **血液检测**　应该获取血清电解质和血细胞计数来监测有发热的 UTI 患者。C-反应蛋白在鉴别肾皮质受损的患者中特异性较差,而降钙素原(>0.5ng/ml)可被当做一个可靠的血清指标。对于病情危重的新生儿,应进行血培养和泌尿系统影像检查。

（五）治疗

1. **一般治疗**　细心护理,保证足够的入量及营养,注意外阴部清洁,女婴换尿布时应从前向后擦拭粪便,以免污染尿道口,保持电解质和酸碱平衡。

2. **抗生素治疗**　新生儿泌尿系感染以大肠埃希菌或其他革兰阴性杆菌占多数,应依据尿液细菌培养及药敏试验结果,选用有效抗生素。无病原学诊断结果时,多选用对革兰阴性杆菌有效的药物。如哌拉西林钠、阿莫西林和头孢三代抗生素。对耐药菌感染的选药比较困难。NICU 获得的感染细菌耐药率比较高,如克雷伯杆菌、大肠埃希菌、变形杆菌等,可产生超广谱 β 内酰胺酶,对青霉素类和头孢菌素类的耐药率高,应选碳青霉烯类,如亚胺培南,其分子中羟乙基侧链可阻挡 β 内酰胺酶与内酰胺环结合。用药疗程一般为 2~4 周,或根据尿液检查及培养结果决定疗程。

（郑军　徐琦新）

参考文献

1. Stein R, Dogan HS, Hoebeke P. Urinary tract infections in children: EAU/ESPU guidelines. Eur Urol, 2015, 67(3): 546-558.

2. Ruangkit C, Satpute A, Vogt BA, Hoyen C, Viswanathan S. Incidence and risk factors of urinary tract infectionin very low birth weight infants. J Neonatal Perinatal Med, 2016, 9(1): 83-90.

第 5 节　先天性肾病综合征

先天性肾病综合征(congenital nephrotic syndrome)是发生在新生儿期或出生后 3 个月之内的少见病。同其他类型的肾病综合征一样,临床表现包括大量蛋白尿、低蛋白血症、高脂血症以及水肿[1]。最初报道的大部分肾病综合征的患儿都有芬兰血统(CNS-F,芬兰型先天性肾病综合征),在芬兰,CNS-F 发病率在 1/8200 活产婴儿。CNS-F 是一种特征性的常染色体隐性遗传病。然而先天性肾病综合征并不全部都是芬兰型的,也有其他类型包括弥漫性肾小球硬化,以及先天性感染引起的肾病[1]。

(一)临床表现

CNS-F 是在宫内发病,生后即出现典型的肾病综合征的表现,包括大量蛋白尿,严重的低蛋白血症,高脂血症以及水肿。42% 的 CNS-F 患儿会早产,平均出生胎龄是 36.6 周。很多患儿,尤其是足月儿,都相对于他们的胎龄长得小。胎盘通常较大,重量超过患儿出生体重的 25% 以上[1]。

(二)诊断

先天性肾病综合征可以依据母亲血清中或羊水中高浓度的 α- 甲胎蛋白来诊断,因为胎儿有大量尿蛋白的丢失。超声检查发现胎盘水肿、胎儿腹水或胎儿水肿也需要考虑本病可能。

CNS-F 是 NPHS1 基因突变引起,此基因编码肾蛋白,位于 19 号染色体的长臂。Nephrin(肾蛋白)是足细胞裂孔隔膜的关键成分,主要形成了肾小球滤过屏障。肾蛋白的变异引起了滤过屏障的破坏,导致大量尿蛋白的丢失以及出现肾病综合征的临床表现。CNS-F 的组织病理学包括肾小球系膜细胞增生,小管微囊肿,以及大小不一的肾小球。尽管 NPHS1 基因突变引起的 CNS-F 是 CNS 的主要类型,但也有其他的基因突变类型,包括 podocin 蛋白(NPHS2)、肾母细胞瘤抑癌基因(WT-1)以及层粘连细胞 β-2 基因(LAMB2)[1]。

先天性肾病综合征治疗较为复杂。需要排除先天性感染,如梅毒、人类免疫缺陷病毒、巨细胞包涵体疾病、肝炎、风疹及弓形虫感染,这些新生儿时期的肾病综合征都可治疗的。不同于其他出生以后发病的肾病综合征的治疗,CNS-F 对糖皮质激素及免疫抑制剂都耐药。现在的治疗包括静脉注射白蛋白、积极的营养支持、纠正相关性甲状腺功能减退、治疗感染以及血栓等并发症,针对大量蛋白丢失行双侧肾切除术、腹膜透析,以及早期行肾移植术。新生儿期积极治疗至体重达 5~10kg 时实施肾移植手术,远期完好成活率可达 80%~90%[2]。

(郑军　徐琦新)

参考文献

1. Fanaroff & Martin's .Neonatal-Perinatal Medicine Disease of the Fetus and Infant.9th ed,2010:1682-1703.

2. Jalanko H,Mattila I,Holmberg C. Renal transplantation in infants. Pediatr Nephrol,2016,31(5):725-735.

第 6 节　原发性肾小管酸中毒

肾小管酸中毒(renal tubular acidosis,RTA)是由于近端肾小管重吸收 HCO_3^- 或(和)远端肾单位排泌 H^+ 功能障碍所致的一组临床综合征,肾小球滤过率基本正常。主要表现为血浆 HCO_3^- 降低,氯化物含量增加,血气分析为阴离子间隙不增加或正常的高氯性酸中毒。可分为远端肾小管型(Ⅰ型)、近端肾小管型(Ⅱ型)、混合型(Ⅲ型)和高血钾型(Ⅳ型)(表 15-6-1)。此病发生于儿童,主要与影响 HCO_3^- 重吸收或生成以及排泌 H^+ 的某个特异性蛋白质功能缺失有关[1]。早期诊断和恰当治疗,患儿可正常生长,如果诊断延迟和(或)治疗不当,可导致生长迟缓,远端 RTA 还可发生肾钙质沉积,进而发生肾功能衰竭。高血钾型是由于醛固酮缺乏,或远端肾单位对其反应低下所致。

肾重吸收及生成 HCO_3^- 和酸化尿的功能是肾脏调节血浆 HCO_3^- 和 pH 以维持体液酸碱平衡的重要机制,都是通过排泌 H_2CO_3 来源的 H^+ 完成的。①重吸收 HCO_3^-:机体每日从肾小球滤出大量 HCO_3^-(成人约 4300mmol/d),99.9% 以上被回吸收,以保存 HCO_3^-。其中,近端肾小管重吸收 85%~90%(新生儿约 65%),远端肾单位重吸收 10%~15%,

表 15-6-1　4 型 RTA 的鉴别[5]

	Ⅰ型 RTA	Ⅱ型 RTA	Ⅲ型 RTA	Ⅳ型 RTA
存在酸中毒				
血浆阴离子间隙(AG)	正常	正常	正常	正常
尿 NH_4^+*	低	正常	低	低
血钾水平	低 / 正常 **	低 / 正常	低 / 正常	高
尿最小 pH	>5.5	<5.5	>5.5	<5.5
血碳酸氢盐正常				
HCO_3^- 排泄分数	<5%	>10%~15%	>5%	>5%~10%
碱性尿液中,尿 - 血 $PaCO_2$ 差(mmHg)	<20	>20	<20	>20

*:直接检测和(或)通过尿中阴离子间隙间接评估得出。

**:梗阻性尿路疾病的患儿体内存在各种形式的高钾性远端肾小管酸中毒。

从尿排出者少于 0.1%。近端肾小管和远端肾单位上皮细胞内存在碳酸酐酶，CO_2 和 H_2O 在其催化下生成 H_2CO_3，再解离为 H^+ 和 HCO_3^-，后者在底侧膜被载体转运到小管周围间隙和血液。H^+ 在近端肾小管和远端肾单位细胞顶膜分别被 Na^+-H^+ 交互转运载体（Na^+/H^+ antiporter）和 H^+ 泵（质子泵）转运到管腔液中，同 $NaHCO_3$ 的 Na^+ 交换，Na^+ 进入细胞，被底侧膜的 Na^+ 泵排出到管周围间隙和血液，同 HCO_3^- 再结合成 $NaHCO_3$。所以每排出一个 H_2CO_3 来源的 H^+，即有一个 HCO_3^- 被重吸收。在近端肾小管液中生成的 H_2CO_3 被顶膜的碳酸酐酶催化，解离为 CO_2 和 H_2O，CO_2 弥散到细胞内，再参与 H_2CO_3 生成，过程同上。因此，虽有大量 H^+ 泌出，但小管液 pH（$7.4 \rightarrow 6.8$）、小管液与血液间的 pH 梯度（仅约 0.5）变化都不大，即近端肾小管泌 H^+ 是一种高速度、低 pH 梯度的过程。但远端肾单位细胞顶膜不存在碳酸酐酶，不能催化 $H_2CO_3 \rightarrow CO_2+H_2O$。②重新生成 HCO_3^- 和酸化尿：机体在代谢过程中不断产生固定酸（硫酸和磷酸等），成人为 50~100mmol/L，约 1mmol/（kg·d）；婴幼儿 2~3mmol/（kg·d），血浆 HCO_3^- 对其缓冲而消耗。故肾脏除重吸收肾小球滤出的 HCO_3^- 外，还需重新生成等量 HCO_3^- 进行补偿。在远端肾单位细胞内同上过程由 H_2CO_3 解离为 H^+ 及 HCO_3^-，除重吸收未被近端肾小管吸收的 HCO_3^- 外，泌出的 H^+ 同 Na_2HPO_4 的 Na^+ 交换，生成 NaH_2PO_4（可滴定酸），使尿酸化，最低 pH 可达 4.5。管腔液和血液间的 pH 梯度可达 3.0，但以此形式从尿排出的 H^+ 仅 12~40mmol/d。所以远端肾单位泌 H^+ 是一种低速度、高 pH 梯度的过程。H^+ 主要同在小管细胞内产生并弥散到管腔液中的 NH_3 结合成 NH_4^+，再同 $NaCl$、Na_2SO_4 的 Na^+ 交换，分别生成 NH_4Cl 和 $(NH_4)_2SO_4$（铵盐）从尿中排出。上述被交换的 Na^+ 进入和泵出细胞到小管周围间隙和血液。再与 HCO_3^- 结合成 $NaHCO_3$。即每排出一个 H_2CO_3 来源的 H^+，并同非 HCO_3^- 的缓冲物质结合，就重新生成一个 HCO_3^-，重吸收到血液。

一、远端肾小管性酸中毒

远端肾小管性酸中毒（Ⅰ型 RTA）主要由于远端肾小管乃至集合管排泌 H^+ 障碍，尿 NH_4^+ 及可滴定酸排出减少，血与管腔尿液间不能建立适当的 H^+ 浓度，肾脏酸化尿液发生障碍。Ⅰ型肾小管酸中毒有原发性和继发性，原发者见于先天性肾小管功能缺陷，多为常染色体隐性遗传，涉及编码 V-ATP 酶的 α4 亚基的基因 *ATP6V0A4* 和 β1 亚基的基因 *ATP6V1B1* 突变，以及编码阴离子交换通道 1 的基因 *SCl4A1* 突变，在婴儿期发病；或常染色体显性遗传仅涉及 *SCl4A1* 基因突变，多于 2 岁后发病[2]；或为散发性，发病早晚不定。继发者可见于很多疾病，如肾盂肾炎、干燥综合征、系统性红斑狼疮、纤维素性肺泡炎、甲状旁腺功能亢进、甲状腺功能亢进、维生素 D 中毒、特发性高钙尿症、Wilson 病、药物性或中毒性肾病、髓质囊性病、珠蛋白生成障碍性贫血、碳酸酐酶缺乏症等。

（一）发病机制

本型的近端小管功能正常，主要缺陷是远端肾单位排泌 H^+ 障碍（H^+ 泵障碍或 H^+ 向远端肾单位细胞回漏），使尿液酸化功能障碍，尿中可滴定酸和胺盐排出减少，即使体内存在严重酸中毒，尿 pH 亦不能降到 6.0 以下。正常人经尿丢失的 HCO_3^- 量很少，HCO_3^- 排泄分数（见后）<5%。但婴儿较高，为 6.8%~15.1%（婴儿伴有暂时性近端肾小管重吸收 HCO_3^- 障碍），随年龄增长而逐渐降低，4 岁时达 1.6%~5.8%，等于或稍高于成人。由于本病患儿 H^+ 在体内蓄积和远端肾小管生成和重吸收 HCO_3^- 减少，经尿丢失大量 HCO_3^-，血浆 HCO_3^- 降低，导致高血氯代谢性酸中毒。失钠和细胞液减少引起继发性醛固酮分泌增加，促进钠和氯的回吸收，发生高氯血症，同时排钾增多。此外，当 Na^+-H^+ 交换减少时，Na^+-K^+ 交换增多而失钾，可导致低钾血症。低钾可使肾小管浓缩功能障碍，出现多尿。长期代谢性酸中毒使骨缓冲物质（骨盐，特别是碳酸钙）释出，导致佝偻病及骨质软化和生长迟缓。经尿失钙增多，可引起甲状旁腺功能亢进，加重骨病。由于尿 pH 较高，枸橼酸少，尿钙易于沉积，可发生肾钙质沉着或肾结石。肾髓质钙化阻碍逆流倍增系统，浓缩功能进一步受损，严重者可致慢性肾功能不全。

（二）临床表现

原发性病例常在生后不久即出现症状，婴儿期以男性多见，表现为慢性代谢性酸中毒症状：反复发热，厌食，恶心，呕吐，哭闹不安，呼吸急促，多尿，脱水，腹泻，便秘，生长发育落后等[2]。未经治疗的患儿症状逐渐加重，并可出现低钾症状，重者可出现心律不齐，迟缓性瘫痪。肾钙化是远端肾小管酸中毒的合并症，早至生后一个月即可出现，但多见于 3 岁以上的患儿。晚发型多于 2 岁后起病，女性多见。患儿由于肾结石和肾钙化等，可有血尿、尿痛等表现。病程较久和酸中毒未完全控制者常发生佝偻病。可伴发神经性耳聋，从生后到儿童期均可出现。

（三）诊断

生后出现呕吐、多尿、脱水和高血氯代谢性酸中毒而无其他原因可解释者应考虑本病。严重酸中毒时，尿 pH 也不能降到 5.5 以下，可以诊断。必要时可测定 HCO_3^- 排泄分数：静滴 $NaHCO_3$，待血浆 HCO_3^- 达正常范围时，测血浆和尿的 HCO_3^- 和肌酐，计算 HCO_3^- 排泄分数 =（尿 HCO_3^- × 血浆肌酐）/（尿肌酐 × 血浆 HCO_3^-），远端 RTA<5%，混合型 5%~15%。此外，血浆钠、钾、磷降低，钙正常，发生骨质软化时碱性磷酸酶升高。尿钙都增多，>0.1mmol/kg·d（4mg/kg.d），与血浆 HCO_3^- 呈负相关。一般不需要进行氯化铵负荷试验，因为已存在酸中毒，而且在酸中毒情况下进行可能加重病情。不完全性远端 RTA 无酸中毒，早期症状不明显，常在对远端 RTA 家族进行筛查，或因有肾钙化、结石或泌尿道感染被发现。氯化铵负荷试验时尿 pH 不能 <6.0。

（四）鉴别诊断

须与原发性甲状旁腺功能亢进、维生素 D 中毒、高丙种球蛋白血症、狼疮肾炎、髓质海绵肾、药物中毒（两性霉素等）等可引起继发性远端 RTA 的疾病鉴别。主要见于儿童及成人。

（五）治疗和预后

见近端肾小管性酸中毒。

二、近端肾小管性酸中毒

近端肾小管性酸中毒（Ⅱ型 RTA）主要由于近端肾小管重吸收 HCO_3^- 功能障碍所致。病因亦可分为原发性和继发性，原发性多为常染色体隐性遗传，为编码近端肾小管上皮细胞 Na-HCO_3^- 共转运离子通路基因（SCL4A4）突变；或为散发性[3]。继发性见鉴别诊断部分。

（一）发病机制

本型的主要缺陷是 HCO_3^- 的肾阈值降低（成人及儿童正常值为 24~26 mmol/L，婴儿及足月新生儿为 20~22mmol/L，早产儿为 18~20mmol/L），近端肾小管对 HCO_3^- 的重吸收减少。远端肾单位功能正常，但大量 HCO_3^- 进入远端肾单位超过后者的重吸收限度，导致大量 HCO_3^- 从尿中丢失，HCO_3^- 排泄分数 >15%，因而发生高血氯代谢性酸中毒，但 pH>6.0。当严重酸中毒时，血浆 HCO_3^- 降低到低于患儿的肾阈值时，近端肾小管排泌的 H^+ 可使肾小球滤过的大部分 HCO_3^- 回吸收。由于远端肾单位泌 H^+ 正常，可以照常酸化尿，可滴定酸及铵盐排出正常，尿 pH 可低于 5.5。本型患儿酸中毒和低钾血症均较远端 RTA 严重。体内无 H^+ 蓄积，尿钙稍增加或正常，肾小管对枸橼酸重吸收减少，尿中含量较高；一般不出现骨病及肾钙质沉着。

（二）临床表现

该型多见于男性，常在生后 18 个月内发病，症状与 I 型肾小管酸中毒相似，但较轻，主要表现为厌食、呕吐、呼吸增快、脱水、体重不增、生长发育落后等，但多数患儿无严重的骨骼畸形。虽然酸中毒比远端 RTA 更重，多数患儿可随年龄的增长而自然痊愈[4]。

（三）诊断

具有代谢性酸中毒的临床表现，血气符合持续性低钾高氯性代谢性酸中毒特征者应考虑本病。当血浆 HCO_3^- <16mmol/L 时，尿 pH 可低于 5.5。而当 HCO_3^- 高于该患儿肾阈值（低于正常肾阈值）时，尿 pH 即高于 6.0。氯化铵负荷试验尿 pH<6.0（远端 RTA 不能 <6.0）。必要时测定 HCO_3^- 肾阈值（降低），HCO_3^- 排泄分数（>15%），尿糖及尿氨基酸（均正常）。

（四）鉴别诊断

1. 患严重疾病的新生儿如感染等，偶可发生暂时性近端 RTA，原发病好转后即消失。

2. Fanconi 综合征、胱氨酸病、遗传性果糖不耐受、酪

氨酸血症、Lowe 综合征、肾脏髓质囊性病、应用过期的四环素或庆大霉素、甲状旁腺功能亢进、维生素 D 缺乏性佝偻病、重金属（铅、汞、镉、铀）中毒均可伴发近端 RTA，但还存在近端肾小管功能的其他多种异常（葡萄糖尿及氨基酸尿等）和各自的临床特点。

（五）治疗

纠正酸中毒是治疗远端和近端 RTA 的关键，要补充足量碱性药物使血浆 pH 及 HCO_3^- 持续维持在正常范围，并纠正伴随的电解质紊乱如低钾血症。

1. 纠正酸中毒　严重酸中毒应静脉注射碳酸氢钠，一般予以口服纠正，常用复方枸橼酸溶液。

（1）远端 RTA：所需碱剂量等于补充为缓冲内源性产生的固定酸所消耗的 HCO_3^- ［婴儿为 2~3mmol/(kg·d)，成人约 1mmol/(kg·d)］，加上尿排出的 HCO_3^-，并与后者呈正相关（Y=2.02±0.95X）。较大儿童远端 RTA 丢失 HCO_3^- 很少，所需碱剂量一般为 1~3mmol/(kg·d)，婴儿患者经肾丢失 HCO_3^- 较多，碱剂需要较大。开始剂量为 2~4mmol/(L·d)，分 4 次口服，根据血气及电解质监测结果调整剂量，维持血浆 HCO_3^- 在正常范围和尿钙排出量 <0.1mmol/(kg·d)［4mg/(kg·d)］。所需剂量可高达 5~14mmol/(kg·d)。随年龄增长，需要量减少，>6 岁达稳定值，约 3mmol/(kg·d)。

（2）近端 RTA：HCO_3^- 丢失量大，纠酸过程中排出量更多，开始剂量为 5~10mmol/(kg·d)，同上调整剂量。某些患儿需 20~25mmol/(kg·d)甚至更高，分多次口服，以减轻血浆 HCO_3^- 的波动，因为血浆 HCO_3^- 超过患儿肾阈时可很快从尿中排出。本型为自限性疾病，应定期随访监测，随着患儿年龄增长，病情缓解，逐渐减量或停药。

2. 补充钾剂　钾的需要量因人而异。常用枸橼酸钾，兼有纠酸作用。除静脉滴注外，避免用氯化钾，以防血氯增高加重酸中毒。开始剂量为 2mmol/(kg·d)，根据病情及血清钾适当调整剂量，维持血清钾在正常范围。

3. 严重酸中毒、脱水的患儿需立即静脉补液，纠正脱水，维持有效循环，待病情控制和稳定后改为维持治疗。

（六）预后

本型预后较好，早期诊断，坚持长期完全纠正酸中毒，患儿可以正常生长，并可防止远端 RTA 患儿骨病以及肾钙质沉着和肾结石的发生或发展。大多数近端 RTA 重吸收 HCO_3^- 障碍是暂时的，经过数月或数年的维持治疗后可以自愈。但远端 RTA 需要终身治疗。

（薛辛东　张家骧）

参考文献

1. 桂永浩，薛辛东. 儿科学. 第 3 版（供 8 年制及 7 年制临床医学等专业用）. 北京：人民卫生出版社，2015：306-309.

2. Golembiewska E，Ciechanowski K. Renal tubular acidosis--underrated problem？ Acta Biochim Pol，2012，59(2)：

213-217.

3. Gil-Peña H，Mejía N，Santos F. Renal tubular acidosis，J Pediatr，2014，164（4）：691-698.

4. Sharma S，Gupta A，Saxena S. Comprehensive clinical approach to renal tubular acidosis，Clin Exp Nephrol，2015，19（4）：556-561.

5. Santos F，Ordonez FA，Claramunt-Taberner D，et al. Clinical and laboratory approaches in the diagnosis of renal tubular acidosis，Pediatr Nephrol，2015，30（12）：2099-2107.

第 7 节　肾血管疾病

一、肾动脉栓塞

肾血管血栓栓塞是少见却严重的新生儿并发症，由于新生儿止血、促凝及抗凝系统的特殊性及肾结构特点如肾血流量低、血管细、高水平的血管活性物质（儿茶酚胺、内皮素和血管紧张素Ⅱ）增强肾血管收缩和血管增殖效应，使新生儿易发生肾血栓栓塞并发症。肾动脉栓塞（renal arterial thrombosis，RAT）是很少见的新生儿临床异常，随着脐动脉置管术（UAC）应用，有关 RAT 的报道也增多。RAT 的发病率与诊断方法有关，基于临床症状报告的发病率从 1% 到 3% 不等，根据超声检查的发病率从 14% 到 35% 不等，离子血管造影报道 RAT 的发病率达 64%，随着有创性中心动脉置管（尤其脐动脉及股动脉置管）应用的增多，RAT 发生率可能会更高[1-2]。

（一）病因

除脐动脉置管外，与 RAT 有关的危险因素包括早产、低出生体重（BW<1500g）、出生窒息、脱水、红细胞增多症、休克、凝血异常、充血性心力衰竭、败血症及 ROP；遗传性凝血异常、较细的肾血管、输入含钙物质和高渗液；同一位置长期动脉插管、置入导管时血管损害、导管类型和导管的位置，导管尖端在第 3~4 腰椎椎体影响肠系膜上动脉、肾动脉血流等。一项对新生儿脐动脉插管时间与血栓性疾病的观察发现，置管 1 天内血栓性病变的发生率为 16%，7 天内为 32%，14 天内为 56%，如脐动脉置管 21 天内则高达 80%。股动脉插管比脐动脉插管发生 RAT 风险更高[1-3]。

（二）临床表现

RAT 的临床表现与血栓范围及程度有关，腹主动脉或肾动脉血栓栓塞表现为少尿、股动脉搏动减弱、下肢缺血、高血压、充血性心脏衰竭、肾衰竭、肠缺血、NEC 及多器官衰竭。足月儿 RAT 发生于生后几天内，早产儿 RAT 出现症状的平均时间是 8 天[2-3]。

（三）实验室检查

血尿，血小板减少，纤维蛋白原浓度降低，FDP 增高，PT 和 APTT 异常，血尿素氮和肌酐增高，直接胆红素增高。

（四）诊断

有发生血栓危险的新生儿，除上述实验室检查外，超声是首选的检查，由于设备所限，无法发现较小的动脉栓子。放射性核素检查可于治疗前行血管造影明确诊断。

（五）治疗

脐动脉置管尖端应在第 6~9 胸椎间的腹主动脉、肠系膜上动脉及肾动脉上方以降低缺血事件的发生，UAC 留置不应超过 5 天[2]。无症状或轻微症状的新生儿可拔出脐动脉导管，超声密切监测，多数栓子会自行溶解[3]。

有器官功能异常者，主要治疗高血压、肾功能不全及充血性心力衰竭。可用肝素治疗并密切监测实验室指标尤其是 APTT，防止过度肝素化。目前多使用低分子肝素，首次剂量 75~100U/kg，静脉输注 10 分钟以上，维持量 28U/（kg·h），也可皮下注射。肝素的副作用是注射本身导致的疼痛、瘀斑和出血，可静脉输入硫酸鱼精蛋白防止出血[1-3]。

溶栓治疗用于威胁生命的并发症如双侧肾血管血栓导致肾功能衰竭者，尚缺乏其剂量、安全性及有效性的研究。目前报道静脉输入重组组织纤溶酶原激活剂（recombinant tissue plasminogen activator，rtPA），剂量 0.1~0.6mg/（kg·h）持续 6 小时以上，同时输入 10~15ml/kg 的新鲜冰冻血浆有助于改善纤溶活性。溶栓治疗前，先纠正血小板减少（血小板计数 <100×10⁹/L）、低纤维蛋白原（<1g/dl）和凝血因子缺乏[1,2]。

（六）预后

主动脉及肾动脉血栓栓塞的病死率为 9%~20%，主动脉主干或主肾动脉病死率更高。主要并发症为肾血管性高血压，严重主动脉及双侧肾动脉血栓栓塞导致的肾实质不可逆损伤可致慢性肾功能不全[3]。

二、肾静脉栓塞

肾静脉栓塞（renal vein thrombosis，RVT）是指肾静脉主干和（或）分支血栓形成而致肾静脉部分或全部阻塞引起的一系列病理生理改变和临床异常，主要见于新生儿、大多为非导管相关的血栓栓塞，占全部血栓栓塞性事件的 16%~20%[1-2]。RVT 可发生于单侧或双侧肾脏，约 70.3% 的 RVT 是单侧，左侧多见（63.6%），约 40% 的 RVT 扩展到下腔静脉血栓，其中 15% 有肾上腺出血，男孩占 67.2%，可能与男孩先天性肾脏畸形风险高、肾血流有别于女孩有关。由于缺乏大规模前瞻性研究，很难确定其患病率，Bokenkamp 等（2000 年）报道德国 1992~1994 年每 100 000 例活产儿中有 2.2 例 RVT[2]。

（一）病因和发病机制

新生儿血栓性疾病与遗传、新生儿及母亲因素有关，80% 的 RVT 由隐蔽而复杂的原因所致，个别胎儿出生前即有 RVT，可能导致新生儿出生早期出现 RVT 的症状及体征。约 1/3 的 RVT 病人为早产儿，由围产期窒息导致的 RVT 占 32%。任何原因导致新生儿血液高凝状态、肾血流

827

减少及血管损伤均可诱发肾静脉血栓形成。此外,遗传性血栓形成倾向如凝血因子基因突变也可能与 RVT 发生有关[1-2,4]。

1. 血液高凝　新生儿尤其早产儿抗凝物质如蛋白 C、蛋白 S 和凝血酶活性低、纤溶酶原及维生素 K 依赖凝血因子水平低使血液为高凝状态,在病理因素作用下易发生出血或血栓性并发症,这些因素包括不孕、羊水过少、血栓性状态、先兆子痫、自身免疫性疾病(尤其是抗磷脂综合征)及糖尿病;新生儿因素为早产、真性红细胞增多症、先天性心脏病、RDS、围产期窒息、高渗性脱水、急性失血及双胎之一宫内死亡。

2. 肾血流降低　新生儿肾脏灌注压低和双重毛细血管网使其易发生血栓形成。在"隐性"脱水如限制入液量或丢失过多、利尿药、喂养量不足、环境温度过高或相对湿度过低尤其辐射式保温台等情况下,肾脏灌注减少使血管收缩,静脉血流量下降,导致肾小球后间质血运减少易形成血栓栓塞。

3. 血管损伤　败血症和长期中心静脉置管是胎儿和新生儿 RVT 的危险因素。绒毛膜羊膜炎、围产期窒息、感染、循环障碍、低体温、酸中毒及中心静脉置管时间久等均可导致血管壁损伤而诱发 RVT。

(二) 临床表现

RVT 主要表现为侧腹肿物、肉眼血尿和进行性血小板减少,仅 13%~22% 病人出现全部上述经典的三联症[5-6]。

1. 肾肿大　约 60% 的新生儿 RVT 患儿侧腹可触及突然肿大的肾,其张力和硬度远高于生理状态。双侧肾肿大者程度和硬度可有差异,常以右侧较重。

2. 血尿　约 60% 患儿在发病 24 小时内可见到肉眼血尿,随后有持久性的镜下血尿及蛋白尿,少尿或无尿者约占 30%。

3. 其他　双侧 RVT 可有肾功能不全,罕见高血压。其他异常为发热、呕吐、呼吸困难、腹胀、休克、面色灰白、代谢性酸中毒及黄疸。50%~74% 病人血栓扩展到肾血管以外,但很少出现 RVT 的临床表现。

(三) 辅助检查

1. 血液学检测　实验室检查包括血、尿常规、凝血酶原时间和部分凝血活酶时间、纤维蛋白原浓度、肾功能、血气分析及血清离子。可筛查母亲狼疮样抗凝物及抗心磷脂抗体。

2. 影像学检查　影像学检查是诊断新生儿 RVT 的基础,超声发现与发病时间、程度和血栓范围有关。发病后 30 分钟即有阳性的超声图像改变,包括肾肿大(肾长度增加 13%,容量增加 40%)、肾皮髓质分界不清、肾叶结构破坏和回声减弱。病后 10~21 天为中期,因肾实质细胞浸润、出血或纤维化致回声增强,肾皮髓质界线又转清晰,可见肾内或肾周围扩张的静脉回声波影,若肾上腺出血可有强回声波。病后 2 个月为晚期,肾脏恢复正常大小或残留钙化斑,

或纤维化后呈表面皱缩的小肾脏影。实时超声或多普勒超声可证实受累的血管内有无血流,若能见到肾静脉血流可排除 RVT。由于早产儿和患病新生儿脉冲压力低,血管细,无法获得足够的窗口,使部分病人的超声检查受到限制。腹部 X 线平片可估计肾脏大小及有无钙化。

(四) 诊断和鉴别诊断

危重新生儿若有上述病史、症状、体征及实验室和影像学异常可诊断 RVT。90% 患儿有进行性血小板减少、凝血酶原时间和部分凝血活酶时间延长、血肌酐升高、蛋白尿及血尿、血钾升高及代谢性酸中毒。应强调对住院新生儿进行仔细肾脏触诊,若有肾前性及病因不明的肾性急性肾功能不全者,首先应进行相关检查,避免盲目限制入量或过度治疗。反复或自发性血栓栓塞的新生儿,应测定父母血栓状态,除外遗传性血栓疾病危险因素[5-7]。

(五) 并发症

RVT 主要并发症是高血压。由于纤维化、肾功能降低或慢性肾脏感染导致肾小管功能降低,约 71% 病人发展为慢性肾功能不全。RVT 的病死率在新生儿血栓栓塞性并发症中最低,约为 5%,死于 RVT 的并发症包括肾上腺出血、动脉缺血性梗死、血栓栓塞,中央静脉窦血栓形成和肺栓塞[8]。

(六) 治疗

维持液体、电解质、酸碱平衡及营养是治疗新生儿血栓疾病的关键。首先采取补液、扩容、供氧和抗休克以阻断血栓形成,其次是治疗原发病。

急性期治疗应根据病情及血栓范围决定是否需要抗凝或溶栓治疗,2008 年美国胸内科医师学会(ACCP)提出新生儿及儿童抗血栓治疗的循证指南,主要的药物为未分级或低分子肝素及组织纤溶酶原激活剂(rtPA),但是这些治疗对出血或血栓风险及远期肾功能的影响尚不清楚,也未见对肾脏远期预后的明显益处[8]。

RVT 的急性期以后,高血压、肾萎缩及慢性肾功不全会持续存在,可根据病情进行相应治疗,并常规超声监测肾形状及血流。蛋白尿提示心血管预后不良,应及时用血管紧张素转换酶抑制剂或血管紧张素受体阻滞剂治疗。遗传性血栓性疾病者可能反复发生血栓性疾病,需长期抗凝治疗并定期随访。约 3/4 的病人发生肾萎缩,极少数双侧 RVT 病人需要肾移植[7-8]。

三、肾皮质及肾髓质坏死

肾皮质及肾髓质坏死(renal cortical and medullary necrosis)是新生儿少见病,主要见于危重新生儿,是出生前后应激导致终末器官损伤的表现。常于尸检中发现,新生儿发生率 5%,多于 3 个月内死亡[1]。

(一) 病因

与肾皮质及髓质坏死有关的因素为胎盘早剥、胎胎输

血或胎儿母亲输血;新生儿疾病如围产期缺氧、先天性心脏病、败血症、感染性心内膜炎、脱水、早产、RDS;其他因素如血管畸形、心脏导管、出血性疾病、静脉造影剂[1]。

(二)病理生理

肾灌注降低时,儿茶酚胺分泌增加,激活肾素血管紧张素系统产生前列腺素,促进肾微血管扩张以维持肾脏血液灌注。大量失血、溶血性疾病、脓毒血症及严重低氧血症使肾脏灌注降低;非甾体类抗炎药如吲哚美辛可抑制上述代偿机制,加重低灌注时肾缺血,导致缺血性肾损伤、急性肾功能降低、肾小管坏死、血管损伤及微血栓形成,进而发生肾皮质及髓质坏死[1]。

(三)临床表现

主要临床表现为血尿、少尿、肾增大。由于肾髓质坏死常见于危重新生儿休克时,常延迟诊断或漏诊。

(四)辅助检查

血尿素和肌酐增高,血小板减少。超声可见肾萎缩,同位素检查可见肾灌注降低或无灌注甚至无功能。

(五)诊断

原发病基础上有少尿及血尿者应测定血小板及肾功能。肾超声及同位素检查有助于判断肾形态及肾血液灌注状态。

(六)治疗

部分肾皮质坏死可自行恢复,不恢复者需要短期或长期肾替代治疗,即使不需透析的病人也有慢性肾衰竭危险。

(魏克伦　李娟)

参考文献

1. Gleason CA,Devaskar SU. Avery's diseases of the newborn. 9[th]ed. Philadelphia : Elsevier Saunders,2012:1235.

2. Resontoc LP,Yap HK. Renal vascular thrombosis in the newborn. Pediatr Nephrol,2016,31:907-915.

3. Ergaz Z,Simanovsky N,Rozovsky K,et al. Clinical outcome of umbilical arterycatheter-related thrombosis-a cohort study. J Perinatol,2012,32:933-940.

4. Park CK,Paes BA,Nagel K,et al. Neonatal central venous catheter thrombosis. Blood Coagul Fibrinolysis,2014, 25: 97-106.

5. Revel-Vilk S,Ergaz Z. Diagnosis and management ofcentral-line-associated thrombosis in newborns and infants. SeminFetal Neonatal Med,2011,16: 340-344.

6. Moudgil A. Renalvenousthrombosisin neonates. CurrPediatr Rev,2014,10(2): 101-106.

7. Brandão LR,Simpson EA,Lau KK. Neonatal renal vein thrombosis. Semin FetalNeonatalMed,2011,16(6): 323-328.

8. Saracco P,Parodi E,Fabris C,et al. Management and investigation of neonatalthromboembolic events: genetic and acquired risk factors. Thromb Res,2009,123:805-809.

第8节　新生儿急性肾功能衰竭

新生儿急性肾衰竭(acute renal failure,ARF)现又称为急性肾损伤(acute kidney injury,AKI),是由多种原因所致迅速发生的新生儿肾生理功能急剧下降甚至丧失,表现为少尿或无尿、体液代谢紊乱、酸碱失衡及血浆中经肾排出的代谢产物(尿素、肌酐等)浓度升高的临床危重综合征,8%~24% 的住院新生儿发生 ARF,病死率约50%。以急性肾损伤代替急性肾功能衰竭意在强调认识损伤的重要性而不是等至衰竭。新生儿 ARF 可由肾小球滤过功能降低引起,也可伴有肾小管功能低下或肾小管坏死,也可是先天性肾发育异常的首发症状[1-3]。

出生后新生儿肾仅接受心脏输出量的 2.5%~4.4%(成人为 20%~25%),随肾灌注压增加、周身动脉阻力增加及肾血管阻力下降,至 6 周时达到 15%~18%。足月儿出生后肾小球滤过率(GFR)逐渐增加,生后两周时达到 30~40ml/ $(min \cdot 1.73m^2)$,早产儿出生时肾小球滤过率极低,增加速度也不及足月儿,2 岁才达到成人水平,这些特点提示新生儿易发生 ARF,应谨慎选择药物及合理用量。足月儿肾小管功能较成熟,能满足自我平衡需要,早产儿肾小管功能不成熟,重吸收电解质及蛋白质能力低,尿浓缩功能差,这些特点使得对新生儿液体及电解质的管理更加复杂,也使新生儿 ARF 与年长儿不同[2-4]。

(一)病因

导致 ARF 的主要原因为围产期窒息、NEC、败血症及外科手术等。按损伤性质及部位不同,ARF 分为肾前性、肾性或内源性及肾后性三类(表 15-8-1)。

1. **肾前性 ARF**　新生儿肾前性 ARF 的主要原因是肾灌注不足,占 ARF 的 55%~60%,见于多种病理状态如宫内失血、出生窒息、RDS、心脏抑制(心力衰竭、左心发育不良、心脏手术)、低血压、严重脱水、大量出血、低白蛋白血症致血管内容量降低、败血症、NEC 及低体温等;正压通气时过高压力可影响血液回流使心搏出量减少;大剂量血管扩张剂致血压降低,还见于高黏滞血症、吲哚美辛或大剂量血管收缩剂(如去甲肾上腺素)等致肾血管阻力增加的情况[5-7,8]。

2. **肾性 ARF**　占 ARF 的 35%~45%。主要病因为肾盂肾炎、急性肾小管坏死、急性间质性肾炎、中毒性肾病、肾动静脉血栓栓塞。新生儿肾小管损伤多由于长期严重缺血、肾中毒或败血症,肾小球及原发性间质损伤极少见[8-10]。

(1)围产期缺氧缺血:与新生儿急性肾损伤有关的围产因素为母亲或新生儿应用非甾体类抗炎药、低 Apgar 评分、气管插管、脐血 pH 低、心脏停搏。败血症的周身炎症所致低血压及直接破坏肾微血管是新生儿 ARF 的主要原因,多见于低出生体重儿。肾损伤程度取决于开始时间及持续时间[2-3,5]。

(2)血管病变:肾动脉或肾静脉血栓栓塞、肾皮质或髓质坏死等肾血管病变。

829

表 15-8-1 新生儿急性肾功能衰竭病因

肾前性
- 低血容量
  脱水、出血、胃肠道丢失、败血症、伴盐丢失的肾或肾上腺疾患
- 有效循环量不足
  呼吸衰竭、NEC、RDS、DIC、缺氧、低温、充血性心力衰竭、心脏手术、正压通气压力过高
- 药物
  大剂量血管扩张(或收缩)剂如肾上腺素、吲哚美辛

肾性
- 急性肾小管坏死
  严重或长时间肾缺血
- 感染
  肾盂肾炎、先天性梅毒、弓形虫病
- 肾血管病变
  肾动脉栓塞、狭窄,肾静脉栓塞,DIC
- 肾毒性物质
  氨基糖苷类抗生素、两性霉素、多黏菌素、吲哚美辛、妥拉唑林、肌球蛋白尿、血红蛋白尿、过氧化物尿症、放射造影剂
- 发育异常
  双肾不发育、肾囊性变等
- 先天性肾病综合征、尿酸盐肾病

肾后性
- 尿路梗阻
  后尿道瓣膜、尿道狭窄、包皮闭锁、尿道憩室、输尿管囊肿等肾外肿瘤压迫、真菌球、神经性膀胱、脊柱裂、医源性损伤

(3) 肾中毒:包括肾毒性抗生素如氨基糖苷类、多黏菌素、两性霉素等;母亲或新生儿暴露于非甾体类抗炎药如吲哚美辛等;各种致肾毒害产物如血红蛋白尿、肌球蛋白尿、过氧化物尿症、尿酸盐肾病等;影像学的显影剂。

(4) 各种肾疾病:先天性肾发育异常如双肾不发育、肾囊性病变、先天梅毒、弓形虫病,先天性肾病综合征及肾盂肾炎等。

3. **肾后性 ARF** 肾后性 ARF 不足 5%,见于各种泌尿系统畸形如尿道梗阻、后尿道瓣膜、尿道憩室、包皮闭锁、尿道狭窄、输尿管疝、梅干腹综合征(prune-belly syndrome)即先天性腹肌缺如综合征的尿道畸形及双侧肾盂输尿管连接部梗阻,也可见于肾外肿瘤压迫尿道或医源性损伤致尿道狭窄。

(二) 发病机制

1. **肾小球滤过率下降** 肾灌注不足可致 GFR 下降而发生少尿;各种原因引起血管源性物质如儿茶酚胺、五羟色胺、组胺、血管紧张素Ⅱ及血栓烷等释放或活性增强促进肾血管收缩,阻力增高致 GFR 下降。

2. **肾组织细胞代谢紊乱** 缺氧时,肾组织细胞内氧化磷酸化障碍,ATP、ADP 减少,细胞功能紊乱,生成自由基,脂质改变,细胞膜损伤,细胞内钾降低,钠、钙内流,溶酶体释放酶,细胞进一步受损,抑制酶活性等。肾髓质粗支升段是细胞色素氧化酶减少的重要部位,较近端曲管更易受缺氧损害。

3. **肾小管内滤液回漏及再吸收障碍** 肾灌注不足,肾缺氧缺血或肾毒性物质使肾小管壁受损,肾小管细胞坏死、脱落,基膜断裂,近端肾小管 Na^+-K^+-ATP 酶活性改变;肾小球滤出液经过受损的肾小管细胞的基膜渗入间质,回漏至血液中,这些情况使肾小管再吸收障碍导致机体内环境紊乱。

4. **感染及免疫反应** 严重感染(细菌、病毒等)时,免疫反应的抗原抗体复合物引起一系列反应可致 DIC,肾毛细血管梗死,血管阻力增高,GFR 降低及肾小管坏死等。

5. **肾血管周围含有神经肽 y(NPY)的肾上腺素能神经** NPY 于缺氧缺血时释放并扩散至近端肾小管,作用于 NPY 受体而影响 Na^+-K^+-ATP 酶的活性。

6. **肾后性尿路梗阻** 双侧尿路梗阻会导致肾功衰竭。

(三) 临床表现

新生儿 ARF 缺乏典型临床表现,常因疾病检查时发现血生化异常。根据病理生理改变和病程,少尿型 ARF 临床表现分三期:少尿或无尿期、多尿期和恢复期。肾前性 ARF 表现为少尿、尿钠低、浓缩尿。肾性 ARF 表现为高尿钠、尿浓度正常、对液体治疗无反应[2,10]。非少尿型肾功能衰竭多由氨基糖苷类或造影剂所致,应引起注意。

1. **少尿或无尿期**

(1) 少尿或无尿:新生儿尿量 <25ml/d 或 1ml/(kg·h)者为少尿,尿量 <15ml/d 或 0.5ml/(kg·h)为无尿。93% 的正

常新生儿于生后 24 小时内、99.4% 于生后 48 小时内排尿，生后 48 小时不排尿者应考虑 ARF。新生儿 ARF 多数有少尿或无尿，少尿期持续时间不一，持续 3 天以上者病情危重，非少尿性 ARF 可能是轻度肾损伤。

（2）电解质紊乱：新生儿 ARF 常并发电解质紊乱：①高钾血症，血钾 >7mEq/L。少尿时钾排出减少；酸中毒使细胞内钾向细胞外转移。心电图异常：T 波高耸、QRS 增宽和心律失常。②低钠血症：血钠 <130mEq/L。主要为血液稀释或钠再吸收减少所致。③高磷、低钙、高镁血症等。

（3）代谢性酸中毒：由于肾小球滤过功能降低，氢离子交换及酸性代谢产物排泄障碍等引起，代谢性酸中毒可加重高钾血症。

（4）氮质血症：ARF 时，体内蛋白质代谢产物从肾脏排泄障碍及蛋白分解旺盛，血中非蛋白氮含量增加，出现氮质血症。

（5）水潴留：由于尿量减少和（或）发病初期未严格限制入液量，大量水分滞留体内，表现为体重增加、周身水肿，甚至有胸水、腹水，严重者可发生心力衰竭、肺水肿、脑水肿，是此期死亡的重要原因之一。非少尿性 ARF 很少出现水肿。

2. 多尿期　随着肾小球和一部分肾小管功能恢复，尿量增多，一般情况逐渐改善。如尿量迅速增多，可出现脱水、低钠或低钾血症，应严密观察病情和监测血液生化学改变。

3. 恢复期　一般情况好转，尿量逐渐恢复正常，尿毒症表现逐渐消失，血生化恢复正常。肾小球功能恢复较快，但肾小管功能异常可持续较长时间。

（四）诊断

血清肌酐（Scr）是评价肾小球滤过率最常用的指标，新生儿 Scr 参考值为 1.5mg/dl，由于早产儿肾小管功能不成熟，Scr 不敏感也非特异，常在损伤数日后才升高，需要动态监测[4,5]。根据疾病程度，新生儿急性肾损伤分三期，见表 15-8-2[13]。

表 15-8-2　新生儿急性肾损伤诊断标准

分期	血清肌酐（SCr）	尿量
1	SCr≥0.3mg/dL 或为基础值的 150%-199%	>0.5≤1 ml/（kg·h）
2	SCr 为基础值的 200%-299%	0.1~0.5 ml/（kg·h）
3	SCr 为基础值的 300% 或需要透析	≤0.1 ml/（kg·h）

血清肌酐基础值为病儿血清肌酐最低值

应首先判断肾脏灌注情况，区别肾前性和肾性 ARF。血容量减少的临床表现为体重下降、黏膜干燥、皮肤弹性差、前囟凹陷、低血压、血清钠升高；血容量增加表现为体重增加、水肿。肾前性氮质血症与肾性 ARF 鉴别要点见表 15-8-3。

表 15-8-3　新生儿肾前性与肾性 ARF 的实验室鉴别要点

项目	肾前性	肾性
尿常规 **	正常	异常
尿钠（mEq/L）	<20	>25
FENa*（%）	<2.5	>3.0
尿渗透压［mOsm/kg.H2O］	>350	<300
尿 / 血浆渗透压	≥1.2	1.0 左右
尿 BUN/ 血 Cr（mg/mg）	≥10	同步升高
尿 Cr/ 血 Cr（mg/mg）	>20	<10
尿 BUN/ 血 BUN（mg/mg）	>20	<10

** 如发生急性肾小管坏死或肾中毒，尿中常可检到细胞碎片、棕色素管型、上皮细胞、红、白细胞、少量蛋白

* 尿排钠分数 %= 尿 Na（mmol/L）× 血 Cr（g/L）/ 血 Na（mmol/L）× 尿 Cr（g/L）× 100

其他辅助检查：

（1）肾脏超声：能精确描述肾脏大小、形状、积水、钙化及膀胱改变。用于疑有肾静脉血栓或无原因的进行性氮质血症者。

（2）CT 及磁共振：有助判断肾后性梗阻。

（3）GFR 的计算：由于应用经典的内源肌酐清除率评估 GFR 较复杂，在临床上可应用 Schwartz 公式计算新生儿 GFR，评价新生儿 ARF 肾功能状态，其结果与应用内源肌酐清除率值呈显著正相关。Schwartz 公式：

$$GFR ［ ml/（min·1.73m^2）］=0.55 × L/Pcr$$

［L 为身长 cm，Pcr 为血浆肌酐（plasma creatinine）mg/dl］

（五）治疗

ARF 的治疗重点是治疗原发病，避免进一步损伤，改善肾功能。肾前性 ARF 的治疗原则是增加血容量，肾后性 ARF 梗阻解除病情即可缓解，肾性 ARF 常用利尿药、限制液体、纠正电解质紊乱。肾前及肾后性 ARF 如不及时处理，均可致肾实质性损害[11,12]。

1. 早期治疗　重点为去除病因和对症治疗。密切监护血压、血电解质、出入水量，纠正低氧血症、休克、低体温及防治感染等。肾前性 ARF 应增加血容量及改善肾灌注，如无充血性心力衰竭，可给生理盐水 10~20ml/kg（或 10% 葡萄糖生理盐水 10~20ml/kg），30 分钟内静脉输入，如仍无尿可静脉内给呋塞米 1mg/kg，呋塞米与小剂量多巴胺 3~5μg/（kg·min）可增加 GFR，促进肾小管再吸收钠。输血浆或白蛋白增加胶体渗透压，甘露醇可增加肾髓质血流，对减轻水肿有一定疗效。

2. 少尿期或无尿期治疗

（1）限制入液量：每日计算出入水量。液体入量 = 不显性失水 + 前日尿量 + 胃肠道失水量 + 引流量 - 内生水。足月儿不显性失水为 30ml/（kg·d），早产儿或 VLBW 儿可高达 50~70ml/（kg·d），每 12 小时测定体重，以体重不增或减

少 0.5%~1% 为宜。此期水负荷多可导致心力衰竭、肺水肿、肺出血等危重并发症。

（2）纠正电解质紊乱

1）高钾血症：停用外源钾摄入。无心电图改变时，轻度血钾升高（6~7mmol/L）予以阳离子交换树脂（钠型 kayexalate）1g/kg，4~6 小时 1 次，口服或灌肠，可降低血清钾 1mmol/L，应用时需注意钠潴留。有心电图改变或血钾 >7mmol/L，葡萄糖酸钙静注拮抗钾对心肌的毒性，同时应用 5% 碳酸氢钠 1~2ml/kg 碱化血液促进钾转移至细胞内，如并发高钠血症和心力衰竭，禁用碳酸氢钠；静脉输入胰岛素促进钾进入细胞内，剂量及方法为常规胰岛素 0.05U/kg+10% 葡萄糖 2ml/kg，于 30 分钟内静脉滴注，随后 10% 葡萄糖 2~4ml/（kg·h）静脉输液及胰岛素 10U+10% 葡萄糖 100ml，1ml/（kg·h）。治疗中监测血糖，防止发生医源性低血糖。

2）低钠血症：以稀释性低钠血症多见，轻度者（血钠 120~125mmol/L）限制入液量多可纠正。血钠 <120mmol/L 且有症状时可补充 3%NaCl，1.2ml/kg 可提高血钠 1mmol/L。

3）低钙血症：血清钙 <8mmol/L 时，静脉输入 10% 葡萄糖酸钙 1~2ml/（kg·d），可同时给予适量维生素 D_2、D_3 或 25- 羟基骨化醇或 1,25- 双羟胆骨化醇以促进钙的吸收。

（3）纠正代谢性酸中毒：pH<7.2 或血清碳酸氢盐 <15mmol/L 时，静脉注射 5% 碳酸氢钠 1ml/kg，可提高血清碳酸氢盐 1mmol/L，先按提高 2~3mmol/L 给予，或按实际碱缺失 ×0.3× 体重（kg）计算，于 3~12 小时内视病情分次输入，避免矫枉过正。

（4）营养：充足的营养可减少组织蛋白质分解和酮体的生成，提供合适的热量和必需氨基酸可促进蛋白合成和细胞生长，还可自细胞外液摄取钾、磷。ARF 时热量需要至少 40kcal/（kg·d），以糖和脂肪为主、适量蛋白质，脂肪乳剂 2g/（kg·d），氨基酸 1~1.5g/（kg·d）。经口喂养者给予低磷、低钾配方奶，少尿期不给钾、钠、氯。提供适量维生素 D、B 复合物，维生素 C 及叶酸。

（5）腹膜透析：原发病纠正后，应用以上措施治疗无效，且伴有下列情况，可给予透析：①液体过多，出现心力衰竭、肺水肿；②持续酸碱紊乱、代谢性酸中毒（pH<7.15）；③严重高钾血症；④持续加重的氮质血症，已有中枢抑制表现，或血尿素氮（blood urea nitrogen，BUN）>35.7mmol/L（100mg/dL）者；⑤无尿需要增加液体量达到适当营养者。腹膜透析是新生儿理想的透析模式，可缓慢清除液体和溶质避免血流动力学不稳定，腹膜透析并发症为较慢纠正代谢紊乱及腹膜炎。禁忌证为腹腔炎症，出血素质或低灌注者（腹膜透析装置见示意图 15-8-1）。

透析液每次 20~30ml/kg（根据情况可渐加至每次 40ml/kg），加肝素钠 0.2mg，头孢唑林 0.01g，开始时每日透析 20~24 次（透析周期为 1 小时），用开关阀调节理想的时间分配为透析液流入腹腔内 10 分钟，在腹腔内保留 35 分钟，经

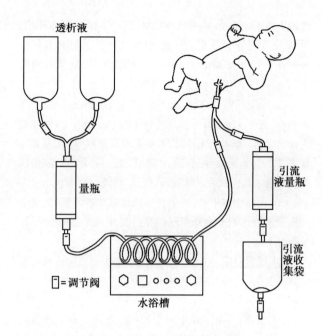

图 15-8-1　腹膜透析示意图

引流管流出 15 分钟），病情稳定后可逐渐减少为每日透析 10~12 次。根据水肿情况及血生化、血糖等指标调整，透析液葡萄糖浓度 1.5%~4.25%。

（6）持续性血液滤过：适用于严重 ARF 特别是心肺功能不稳定、液体负荷过多和严重的电解质或酸碱平衡紊乱、严重凝血异常或由于外科手术或外伤而不能行腹膜透析者。通过该方法使液体、电解质和小或中等大小的溶质持续通过对流或超滤从血液中滤出，在对流中由于压力使水分及其他分子（尿素）滤过半透膜而得到清除，通过静脉输入与血液相似的电解质成分替代液体使血容量得以重新调整。目前应用的有持续动 - 静脉血液滤过（continuous arterio-venous hemofiltration，CAVH），持续性静脉 - 静脉血液滤过（continuous veno-venous hemofiltration，CVVH）和血液透滤（hemodiafiltration）三种技术。持续性血液滤过的优缺点和 CAVH 示意图见表 15-8-3，图 15-8-2。

3. 利尿期治疗　上述治疗有效者经数日后进入利尿期，肾实质开始修复，肾小管上皮细胞逐渐再生，但肾功能尚不能迅速恢复。利尿期的前 3~4 天内仍需按少尿期的原则处理，入液量以不出现脱水为原则，一般可按尿量的 2/3 补给液体量。应严密监测血生化改变，根据变化及时纠正，大量利尿者须注意防止脱水、低钠或低钾血症。

（六）预后

新生儿 ARF 预后差，少尿性 ARF 病死率可高达 60%，文献报道生后 60 天内需要腹膜透析的婴儿病死率为 61%。ARF 的预后取决于脏器受累程度，少尿持续时间可影响疗程和预后，持续 4 周以上少尿提示肾皮质坏死。约 2/3 的新生儿 ARF 病人肾小球滤过率及肾小管功能可降低 20%~40% 并持续 1 年以上。

（魏克伦　李娟）

表 15-8-4　持续性血液滤过的优缺点

优点	缺点
血流动力学稳定 避免快速的渗透分子改变,减低血液透析的全身血管阻力	全身肝素化(出血) 滤器中血液凝结 在某些病人去除液体和溶质不适当经导管或替换液的感染,血管渗漏
持续性治疗 连续一整天,稳定体液的量和成分,避免电解质水平的快速变化	
控制液体和溶质的清除 缓慢纠正液体和电解质的异常,当同时应用大剂量高价营养液时可取代超滤	

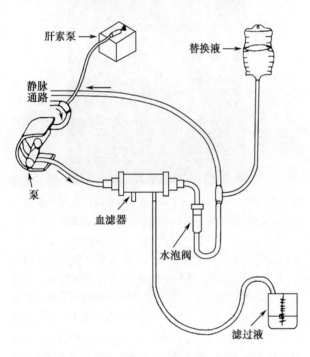

图 15-8-2　持续性静脉 - 静脉血液滤过示意图

参考文献

1. Saint-Faust M, Boubred F, Simeoni U.Renal development and neonatal adaptation. Am j Perinatol, 2014, 31 (9):773-780.

2. Selewski DT, Charlton JR, Jetton JG, et al. Neonatal Acute Kidney Injury. Pediatrics, 2015, 136(2):e463-473.

3. Owais A, Joseph R, Christopher C. Acute Renal Failure in the Neonate. Pediatr Ann, 2015, 44(10): e251-e253.

4. Selewski DT, Cornell TT, Heung M, et al. Validation of the KDIGO acute kidney injury criteria in a pediatric critical care population. Intensive Care Med, 2014, 40(10): 1481-1488.

5. Jetton JG, Askenazi DJ. Acute kidney injury in the neonate.ClinPerinatol, 2014, 41(3):487-502.

6. Carmody JB, Charlton JR. Short-term gestation, long-term risk: prematurity and chronic kidney disease. Pediatrics, 2013, 131(6): 1168-1179.

7. Selewski DT, Jordan BK, Askenazi DJ, et al. Acute kidney injury in asphyxiated newborns treated with therapeutic hypothermia. J Pediatr, 2013, 162(4): 725-729.

8. Stojanovic V, Barisic N, Milanovic B, et al. Acute kidney injury in preterm infants admitted to a neonatal intensive care unit. PediatrNephrol, 2014, 29(11): 2213-2220.

9. Momtaz HE, Sabzehei MK, Rasuli B, et al. The main etiologies of acute kidney injury in the newborns hospitalized in the neonatal intensive care unit.J Clin Neonatol, 2014, 3(2): 99-102.

10. Carmody JB, Swanson JR, Rhone ET, et al. Recognition and reporting of AKI in very low birth weight infants. Clin J Am SocNephrol, 2014, 9(12): 2036-2043.

11. Jetton JG, Askenazi DJ. Update on acute kidney injury in the neonate. CurrOpinPediatr, 2012, 24(2): 191-196.

12. Hothi DK. Designing technology to meet the therapeutic demands of acute renal injury in neonates and small infants. PediatrNephrol, 2014, 29(10): 1869-1871.

13. Eichenwald EC, Hansen AR, MaitinCR, et al. Cloherty and Stark's Manual of neonatal care. 8th ed. Philadelphia: Wolters Kluwer, 2017:555.

第16章 神经系统疾病

第1节 神经系统胚胎发育

人类神经系统的发育是个漫长的过程,从胎儿期延续至生后若干年。胎儿期主要完成神经系统结构的建立和初步的神经功能,为以后发展高级神经功能奠定基础。神经系统分为中枢神经系统和周围神经系统,中枢神经系统又包括脑和脊髓两部分,脑是最核心的部分。早期脑的发育大致分为3个阶段,即神经管形成期,细胞增殖与迁移期,突触大量形成期。了解脑的发育过程对认识脑发育畸形和相关疾病,以及更好地理解神经检查技术,都是十分重要的。

(一) 神经管形成期

神经系统起源于外胚层,由最早形成的神经管和神经嵴分化而成。神经管继续分化形成中枢神经系统的脑和脊髓,神经嵴则发展为周围神经系统。

在胚胎第3周初,外胚层首先生成神经板,神经板逐渐长大,在中间纵形凹陷,形成神经沟,后在枕部体节部位的神经沟先愈合成管,愈合过程分别向头尾两端进展,使愈合的部分逐渐变长,在23~27天,完整的神经管最后形成(图16-1-1)。神经管的头段衍化为脑,后段生成脊髓。

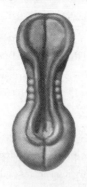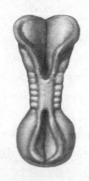

图 16-1-1 神经管形成模式图
由外胚层生成的神经板,中间纵形凹陷,形成神经沟,在枕部体节部位的神经沟愈合成管

(二) 细胞的增殖与迁移期

在神经管形成初始,外胚层生成的神经板上存在着活跃的上皮细胞,可分化为成神经细胞和成神经胶质细胞,这些细胞是神经元和胶质细胞增殖、分化的基础,迁移至神经上皮外周,形成"套层",以后形成生发带,定位于脑室管膜下,被称为生发基质(图16-1-2)。

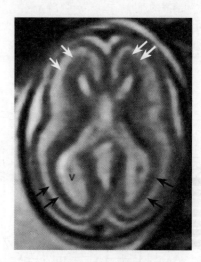

图 16-1-2 生发基质
20周胎儿脑,MRI显示侧脑室周围存在生发基质

在生发基质的成神经细胞不断分裂、增殖,生成神经元,并发出突起,成为神经元原始的轴突和原始树突。自妊娠12周始出现神经细胞的快速增殖,增殖数量最多的时期延续至妊娠20周左右,至32周,增殖现象减少。在神经元发生过程中,最初形成的神经元数目远比存留的数目多,未能与靶细胞或靶组织建立联系的神经元都在一定时间内凋亡,存留的神经元是有功能的神经元。

神经胶质细胞的发生稍晚于神经细胞。成神经胶质细胞首先分化为胶质细胞的前体,包括成星形胶质细胞和成少突胶质细胞,后发展为成熟的星形胶质细胞和少突胶质细胞。目前对小胶质细胞起源在学术上尚有争议。

神经元的迁移与增殖相伴,妊娠4个月进入迁移高峰。迁移过程存在复杂的细胞内外信号转导、诱导机制和细胞外各种调控因子的相互作用,使神经细胞向靶目标位置准确无误地移动。神经细胞移动并达终点过程,借助了星形胶质细胞。至20周,脑的主体部位形成,因此,神经细胞、胶质细胞的增殖、迁移是脑生成的细胞学基础。

在人类进化过程中,形成了当今结构与功能远高于任何动物的脑,成为不断被人们探索的奥秘。每个个体从胚胎期、胎儿期、新生儿期,直至生后若干年,脑经历了无比复杂的结构形成与功能完善的过程。

1. **脑的生成** 在胚胎第4周末，神经管头段开始膨大，由前向后形成 3 个脑泡，分别称为前脑泡，中脑泡和菱脑泡（图 16-1-3）。

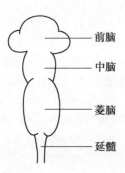

图 16-1-3 由 3 个脑泡生成的前脑、中脑和菱脑

前脑泡是发育最快的部位。第 5 周时，前脑泡的头端向两侧膨出，形成左右 2 个端脑，以后发展为双侧大脑半球。大脑半球继续分化，前极形成额叶，后极形成枕叶，向上形成顶叶，向前下形成颞叶。大脑半球底部增厚，形成纹状体，背侧部灰质弯曲形成尾状核，腹外侧灰质形成豆状核，以后再分为苍白球和壳核。前脑泡中间尾端部位形成间脑。从间脑的侧壁和底部后又生成了上丘脑、丘脑和下丘脑。

中脑泡变为中脑，中脑是发育最慢的部位。

菱脑泡变为后脑和尾侧末脑，其中的后脑衍变为脑桥和小脑，末脑衍变为延髓。

2. **脑室的形成** 神经管管腔发展为各个脑室，不同脑室的形状与其周围脑的发育相关联。前脑泡的腔变为双侧脑室和间脑中的第 3 脑室，双侧脑室间经室间孔相通。伴随着端脑脑叶的分化，其间的侧脑室形成了前角、后角和下角。中脑泡的腔形成狭长的中脑水管，成为第 3、4 脑室间的唯一通道。菱脑泡的腔成为第 4 脑室，在胎儿 4 个月时，顶盖部变薄，形成第 4 脑室的正中孔和 2 个侧孔（图 16-1-4）。

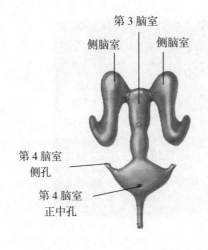

图 16-1-4 脑室模式图

在孕早期，侧脑室壁由生发基质组成，成为胎儿大脑半球的最内层。随孕周的进展，侧脑室外脑实质体积不断增加，脑室形态不断定型，容积呈现规律性的由大变小过程，妊娠 20~24 周，双侧脑室近圆球形，接近足月时，呈狭长裂隙状。

由于脑室大小反映了脑实质，包括丘脑、基底核等脑组织的发育，故在妊娠中后期十分关注胎儿各脑室的大小和变化，采用影像学测量径长。在妊娠中晚期，超声测量侧脑室直径平均值为 7~8.2mm，上限值为 10mm。冠状面第三脑室在 2~3mm 之间。当脑室异常增宽，需注意是否存在脑发育异常或畸形[1,2]。

3. **大脑皮质的发育** 大脑皮质是神经元的胞体和树突在大脑的表面配布的层状结构，新生儿出生时已完成 6 层细胞的组建。皮质颜色灰暗，故也称灰质。皮质的形成是神经元增殖、迁移，神经元数量增加和结构完善的结果。随着脑发育，脑的表面积增加，在颅腔有限的空间内，脑表面从原有的平滑逐渐变成多重皮质折叠，即脑沟回。脑沟最初为一个平滑、浅显、开口较宽的凹陷，随孕周的进展渐加深、变窄。胎儿脑沟形成遵循有组织的时空模式，主要脑沟先出现，随后出现更为复杂的二、三级脑沟。在妊娠 15 周时，仅存在脑深部的脑岛，大脑表面光滑；到 20 周，最早出现大脑外侧裂；28 周时，除枕叶外所有主要的脑沟均已存在，此时脑沟加深，脑回发育更明显；40 周后，次级和三级脑回发育基本完成，由于皮层细胞排列密度的变化和皮层下纤维系统的发育，使得脑沟回更加复杂化。脑沟回形成是皮质自身发育的结果，是胎脑皮层发育的标志之一[3-5]。从妊娠 30~40 周，皮层灰质体积增加了 4 倍之多（图 16-1-5）。

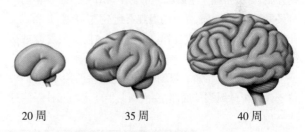

20 周　　　35 周　　　40 周

图 16-1-5 不同胎龄脑皮质外观

在端脑的大脑皮质发生之初，已有皮质种系发生现象。最早期形成的胼胝体上回、海马、齿状回，属古皮质。在胼胝体形成过程中，环绕其周围的边缘叶，即海马旁回、海马沟，被称为旧皮质。形成最晚，但面积最大的皮质被称为新皮质，在人的神经功能中起到绝对的主体作用。

4. **脑白质的发育** 脑白质是指神经纤维的聚集地。早在生发基质细胞增殖阶段，神经元即已发出了突起，其中唯一细长的突起为轴突，即神经纤维。轴突外包绕少突胶质细胞，称髓鞘，由于颜色白亮，故称白质（图 16-1-6）。在白质中，功能、起止、形成基本相同的神经纤维集合成束，形

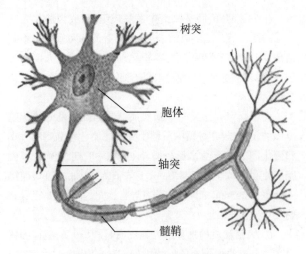

图 16-1-6　神经元结构模式图

成特定神经传递功能的神经纤维束。髓鞘富含脂质,髓鞘形成使脑内脂质和蛋白含量增加,而含水量下降,因此髓鞘的发育关系到脑内生化物质的改变,髓鞘在神经纤维的发育和功能中具有重要作用。

神经系统髓鞘发育顺序是从尾端(脊髓和脑干)向头端(端脑)方向发展。端脑的髓鞘形成是从中央沟开始,向外延伸至各极,枕极的髓鞘形成先于额极,额极先于颞极。在皮层,髓鞘形成以同心圆的方式展开。皮层下白质区的髓鞘形成沿着纤维束功能方向进行,感觉传导通路髓鞘形成优先于运动元路径。

从髓鞘出现到完全发育成熟的间期也不同,即少突胶质细胞由前体到功能成熟的细胞的过程,内囊是 6 周,中央沟周围的髓鞘形成于 15 个月。因此,髓鞘的发育从胚胎早期开始,可以持续到生后若干年。在 MRI 上发现髓鞘的信号最早是妊娠 22 周,并可动态观察到不同周龄胎儿和新生儿脑髓鞘发育的顺序、过程,以此代表脑白质的发育过程(图 16-1-7)。

胼胝体是连结左右两侧大脑半球最大的神经纤维束,位于大脑半球纵裂的底部,在大脑两半球之间起神经信息的整合作用,是认知的功能基础。在妊娠 12~20 周时,胼胝体从头端向尾端顺序依次发育成为嘴部、膝部、体部、压部。胎儿胼胝体的长度在 17~44mm,正中矢状面层厚 3mm[6]。

5. **小脑的发育**　小脑是颅后窝的主要脑结构。小脑的胚胎发生源于神经管前部分化成的后脑泡,由后脑泡两侧的翼板相互融合成小脑板。与端脑发育类似,小脑最初是由小脑室区生发基质的神经上皮细胞发育而来。12 周时,小脑板的两外侧膨大,形成小脑半球,小脑板中央部变细,形成小脑蚓。随孕周的进展,小脑半球的直径不断增加。孕 20 周时,小脑蚓部覆盖了第四脑室。妊娠 3 个月时,小脑表面开始出现沟和裂。小脑内的白质纤维早期无髓鞘,以后逐渐发育,至出生小脑结构仍未完成,直到 1~1.5 岁才趋于完善。

根据小脑的种系发生,最古老的部分是原小脑,主要功能是从内耳获得平衡觉,通过改变肌张力调节躯体的姿势平衡。旧小脑感受骨骼肌张力、肌腱的牵张力、触觉、压觉变化,调节肌群变化,维持身体姿势和随意肌运动。新小脑通过多条神经通路与皮层运动中枢和下运动神经元联系,促使随意运动协调,增强准确性。

（三）突触形成期

突触是神经元之间相互接触的结构,行使神经信息传递,是建立神经功能的重要基础。在一个神经元轴突末端膨大,呈杯状或球状,与多个神经元的胞体或突起相接触,形成突触。每一个突触由突触前膜、突触间隙和突触后膜三部分构成。突触前末梢将神经元分泌的各类神经递质转化为化学信号和电信号,将信息转送到突触后细胞产生神经生理效应(图 16-1-8)。

突触是在神经元发育基本完善的基础上,建立神经功能所必需的程序,因此,突触大量形成期是妊娠期最后 3 个月。突触形成过程极快,但持续时间较长,直至出生后 2~3 岁。初始神经元间随机建立突触联系,已形成的突触并非一成不变,会按照"用则留","不用则失"的原则相应"修剪",故后天的环境和社会活动对突触的建立、存留有很大

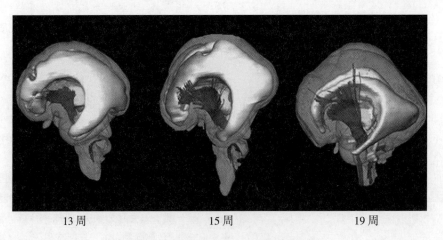

| 13 周 | 15 周 | 19 周 |

图 16-1-7　不同周龄胎儿的白质投射纤维

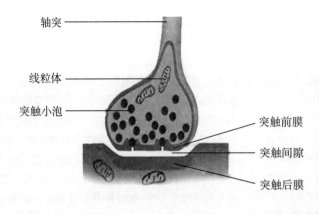

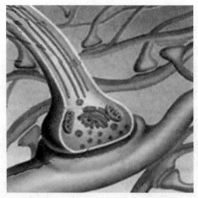

轴突

线粒体

突触小泡

突触前膜

突触间隙

突触后膜

图 16-1-8　突触结构与突触连接模式图

的影响。

（周丛乐）

参考文献

1. Glenn OA.Normal Development of the Fetal Brain by MRI.Semin Perinatol,2009,33:208-219.

2. Hsu JC,Wu YC,Wang PH,et al.Quantitative analysis of normal fetal brain volume and flow by three-dimensional power Doppler ultrasound. J Chin Med Assoc,2013,76:504-509.

3. Zhang H,Zhang Z,Yin X,et al.Early development of the fetal central sulcus on 7.0T magnetic resonance imaging.Int J Dev Neurosci,2016,48:18-23.

4. Zhang Z,Liu S,Liu X,et al.Development of fetal brain of 20 weeks gestational age:Assessment with post-mortem Magnetic Resonance Imaging.Eur J Radiol,2011,80:432-439.

5. Ducharme S,Albaugh MD,Nguyen TV,et al.Trajectories of cortical surface area and cortical volume maturation in normal brain development.Data Brief,2015,5:929-938.

6. Huang H,Vasung L. Gaining insight of fetal brain development with diffusion MRI and histology.Int J Dev Neurosci,2014,32:11-22.

第 2 节　神经系统生理特点

脑的发育从胎内延续到生后，正常足月新生儿出生时，脑细胞数已达成人水平，约 140 亿个神经细胞，脑重 350~400g，脑沟回数量也已完备，但脑沟仍浅于成人，脑表面积和脑重会在发育中增加。神经纤维髓鞘化在进行中，直至生后若干年。已建立的神经突触连接则经历用则留，不用则废的修剪过程。至新生儿期，脑细胞内的 DNA、各脑区生化反应基质、酶的含量与活性以及各类化合物的浓度等都达到了胎儿期以来的最高水平，中枢神经系统中开始出现神经介质的生成、储存、释放、灭活过程。以脑的解剖组织结构和生化代谢为基础，形成了新生儿神经系统生理特点。

（一）新生儿的生理状态

正常足月新生儿可存在安静睡眠、活动睡眠、瞌睡状态、安静觉醒、活动觉醒、哭闹 6 个生理状态，从睡到醒，具有生物钟的支配。

1. 安静睡眠　也称深睡状态，此时小儿处于完全安静休息状态，闭眼，呼吸平稳。

2. 活动睡眠　也称浅睡状态，睡眠中有眼球、眼睑活动，有时有咀嚼和吸吮动作，可有呼吸不规则。

从安静睡眠至活动睡眠，为一个睡眠周期，每个周期 0.5~1 小时。睡眠周期是一种生物节律，伴随着皮层和皮层下中枢活动的改变，不同睡眠状态脑电活动会有不同。从胎儿 34 周左右开始建立睡眠周期，是最早出现的脑调节功能的标志，之后逐渐成熟，至 40 周足月，睡眠周期已完善。

3. 瞌睡状态　介于睡和醒之间的状态，在刚醒后或入睡前，此时反应显迟钝。

4. 安静觉醒　处于此状态的新生儿清醒，但活动很少，此时的视、听均较专注，容易出现对人脸的注意和对声音的反应。有人观察到，新生儿生后即有安静觉醒状态，可持续约 40 分钟，这种状态在第 1 周约占全天时间的 10% 左右。

5. 活动觉醒　此时有明显的活动，包括面部肌肉、眼的活动和四肢活动。

6. 哭闹　伴随四肢有力的活动。

（二）新生儿的生理功能

新生儿的神经生理功能主要体现在感觉功能、运动功能和交流能力[1]。

1. 感觉功能

（1）视觉：视听功能基于视听神经传导通路的建立及脑整合功能的完善。从胎儿期即可对光刺激产生反应，从接受光到反应性闭眼动作，约 1 秒钟。新生儿生后虽有完整的视觉传导通路，但仍处于初级形成阶段，生理研究发现，正常新生儿在清醒状态能够有几分钟的注视，且注视人脸的时间长于注视一张白纸的时间。胎龄 37 周后的新生儿即开始有眼的随光动作,40周后可以对光或鲜艳的红球有明确的眼追随动作。新生儿最优视焦距为19cm,4个月后才有视焦距调节能力,因此,红球在眼前20cm左右时,新生儿才能发现目标,在此基础上水平方向移动红球,新生儿的头可转动,目光随之转动90°,是视觉定向反应。

(2) 听觉:新生儿的听觉反应体现了听神经功能。听觉反应也起始于胎儿期,胎龄28周的早产儿,仅对噪声有眨眼和惊跳反应。足月儿对声音的反应才逐渐敏感及明确,能够听到10~15cm距离的声音,并有定向力,如声音刺激后,中止进行中的动作、停止啼哭等。新生儿觉醒状态下,在其耳旁柔声呼唤,头会慢慢转向发声方向,眼睛寻找声源。新生儿对铃声、母亲声音、高声调声音较敏感。

(3) 嗅觉与味觉:新生儿生后即存在嗅觉与味觉,表现在将新生儿抱在怀中,其可自动地寻找母乳。有人试验发现,生后5天的新生儿可正确地识别出自己母亲的奶垫和其他乳母奶垫的气味。喂糖水时新生儿即刻出现吸吮动作,有人观察到,生后1天新生儿对不同浓度的糖水表现出不同的吸吮强度和吸吮量。当舌接触苦味或酸味时,新生儿出现皱眉、闭眼、张口等不悦动作,甚至不吸吮、不吞咽,有将异味吐出的动作。

(4) 触觉:新生儿全身皮肤均存在触觉反应,从一些原始反射可以证实新生儿出生后即有触觉存在,如口周的皮肤接触东西后,新生儿可出现寻找动作(寻觅反射);检查者触及手心和足心时,新生儿会出现指趾屈曲动作;突然暴露于冷环境,会大哭或战栗;轻柔地抚摸新生儿的皮肤,其会出现明显的安静或舒适感。

2. 运动功能　运动功能由宫内开始,在妊娠7~8周最早发生头部侧屈,9~10周开始出现复杂的自发运动和惊吓反应,10~11周出现臂或腿的孤立运动,以后更多的自发性胎儿运动模式逐渐出现。

运动功能是神经系统与肌肉发育的体现,因此,是神经发育成熟程度的重要检查指标。新生儿有主动性运动,如俯卧位时下颌可稍离开台面,头自主地转向一侧;从仰卧被拉向坐位时,头可短暂竖立1~2秒。很多以原始反射形式出现,可完成牵拉动作,检查者扶持新生儿为站位时,可感觉到其下肢及躯干刹那间的直立姿势。新生儿在被动运动时可产生与运动方向相反的阻力,即检查时进行的被动肌张力项目。

从胎儿到生后数月的小婴儿为自发性运动模式,受到脊髓神经中枢的支配,从颈髓至腰髓。运动时身体多部位参与,按照臂、下肢、颈到躯干的顺序,运动强度、力量和速度高低起伏,并呈渐进性,沿四肢轴线旋转,运动方向有轻微改变,运动流畅优美,且具复杂多变性[2]。受到神经发育水平的影响,不同胎龄的小儿这种自发性运动存在明显的发育规律。在胎儿和早产儿阶段,表现为扭动运动(writhingmovements),足月新生儿生后早期维持此种运动,直至出生后6~9周。此后扭动运动逐渐消失,取而代之的是不安运动(fidgety movements),直到5~6月。随着脑干

以上高级神经中枢的发育,小儿才出现有目的和抗重力运动,渐占主导地位。

当神经系统受损时,如脑室周围白质软化、颅内出血,使皮质脊髓投射纤维损伤,则会影响新生儿自发运动质量,出现扭动运动单调、痉挛同步性动作,不安运动缺乏等,对预测后期的运动发育异常具有参考价值。因此,现有全身运动(GMs)质量评估法作为高危新生儿自发运动评价的手段。

3. 交流能力　新生儿出生时因已有了前述的感觉及运动功能,因而具备了与周围环境和人的交往能力,对面前的人脸会发生反应,90%的新生儿能对移动并说话的人脸出现注视、追随动作。新生儿对父母有潜意识的选择性,母亲似乎更容易引起新生儿的偏好。在哭闹时听到熟悉者的呼唤,或被抚摸胸部、腹部,新生儿就会转为平静,说明其通过触觉、听觉得到了安慰。连续反复接受同一声与光的刺激,新生儿慢慢能够适应,反应减弱,不再眨眼、皱眉,体现了其短期记忆功能[3]。

(周丛乐)

参考文献

1. Volpe JJ. Neurology of the newborn.5th ed.WB Saunders,Philadelphia,2008:119-244.

2. Stanojevic M,Perlman JM,Andonotopo W,et al. From fetal to neonatal behavioral status. Ultrasound Review of Obstetrics and Gynecology,2011,4(1):59-71.

3. Buonocore G,Bracci R,Weindling M. Neonatology. A Practical Approach to Neonatal Diseases. Springer-Verlag Italia,2012:7-16.

第3节　新生儿神经系统临床检查方法及发育评估

新生儿神经系统检查是全身体格检查的重要组成部分,但其方法和内容均有别于其他年龄组。对新生儿神经系统检查自生后在产房即已开始,特别是存在与神经系统疾病相关的高危病史和全身检查中发现异常的新生儿,必需进行细致的神经系统检查。不同胎龄的新生儿神经特征与脑的成熟度有关,故需矫正胎龄。

新生儿神经系统状态易受多因素干扰,因此,检查时需注意小儿的睡眠与清醒状态,有时需重复数次检查方能获得正确的结论。检查环境应温暖、舒适,阳光不能直射小儿的眼睛,动作需轻柔、快捷,最好在2次哺乳间进行。

新生儿神经系统临床检查内容主要包括一般状态、运动功能、脑神经、反射、行为。目前也有些其他检查手段进行神经发育评估[1-2]。

(一)新生儿神经系统临床检查方法

1. 一般状态

(1) 反应性:反应性指新生儿对外界事物反应的机敏

程度,是皮层功能的体现。

正常情况下新生儿的睡眠觉醒周期分为几种状态,安静睡眠、活动睡眠、瞌睡、安静觉醒、活动觉醒、哭闹。低于28 周的早产儿,确定不同状态是困难的,28~30 周后,开始有状态的区分。28 周的早产儿,在轻微的晃动下,可从睡眠状态转为清醒,自发的反应状态仅能持续短暂的数秒钟。胎龄 32 周的早产儿,已有睡眠醒觉交替现象,不需刺激眼睛就能睁开,并有眼球的转动动作。胎龄 37 周的新生儿开始有觉醒哭闹,反应的机敏性也增加。新生儿在睡眠、饥饿、疾病等状态时,反应性均会受到不同程度的影响。

(2) 头颅

1) 头围:胎龄 40 周的正常足月新生儿平均头围 34cm,第 10~90 百分位的头围是 33~37cm。当头围低于正常同胎龄新生儿头围的 2 个标准差或低于第 3 百分位时为小头(microcephaly),常与遗传、先天代谢性疾病、中毒、宫内感染等因素有关。当头围大于同胎龄正常新生儿头围的 2 个标准差或大于第 97 百分位时为巨头(macrocephaly),需注意脑实质发育异常、巨脑症、脑积水、颅骨发育异常等。

2) 前囟与颅缝:前囟触诊最好在小儿坐位,无哭闹时进行。新生儿的前囟约 1cm×1cm 大小,平坦。如张力高、膨隆,提示颅压高,可能存在颅内出血、脑膜炎、脑水肿等病症。有些小儿在剧烈哭闹时前囟是膨隆的,安静后恢复平坦状态,不属异常。前囟过小时常伴小头,过大时应注意巨头相关疾病。

多数新生儿出生时后囟已处于闭合状态。

新生儿颅缝包括矢状缝、冠状缝、人字缝、额缝。如短时间内颅缝明显增宽,应警惕脑积水和颅压高。先天性佝偻病的新生儿前囟、颅缝可宽,并可存在颅骨软化。严重脱水或体重不增的新生儿,有时颅缝可重叠。有些小儿在通过产道时因挤压而颅缝重叠,但超过 2~3 周仍不恢复,属颅缝早闭(craniosynostosis),与脑发育异常有关。

3) 颅形:新生儿颅形改变多与分娩过程有关。胎儿先露部位挤压时间过长,可出现局部软组织肿胀,头的上下径增加,称为“先锋头”或“产瘤”。头颅血肿(cephalohematoma)多在双侧顶结节处隆起,个别胎头位置异常的小儿,血肿发生在其他部位。帽状腱膜下出血(subgaleal hematoma)时大范围头皮及皮下软组织肿胀,尤以坠积部位明显。

有明显颅骨缺损的小儿,应注意家族遗传性疾病。

4) 杂音:用钟型听诊器在乳突后、额、颞、眼窝、颈部等大血管部位听诊,正常可闻及收缩期血管杂音,为良性。如杂音粗糙、双侧不对称,收缩和舒张期均可闻及,有可能存在动静脉畸形。

5) 颅透照(transillumination):主要针对头皮下及颅内大量积液性改变。用海绵或胶皮圈围在手电筒的前端,目的是使电筒能够紧贴小儿头皮而光不从边缘漏出。检查应在暗室内进行。正常时沿手电筒顶端海绵、胶皮圈外缘可见周边形成一个宽 1~2cm 的环形透光带。当新生儿存在硬膜下积液或血肿后期时,透光带范围增大。如单侧病变,则双侧同一部位透光带不对称。当脑穿通畸形或严重脑积水时,透光范围甚至可扩展至对侧。

(3) 脊柱:对新生儿进行脊柱检查时,首先观察其自然的躯体伸展、侧弯是否协调,然后引出躯体侧弯反射,观察双侧动作对称性。另外,应注意脊柱部位皮肤有无陷窝、肿物、色素痣、毛发等,警惕脊柱裂、脊膜膨出等。

(4) 皮肤:与神经系统疾病相关的皮肤改变主要是色素沉着或减退,常与外胚层的发育有关,造成不同类型的神经皮肤综合征。有些病例皮肤改变在新生儿期不明显,婴儿期逐渐转变为皮肤色素异常。有些神经皮肤综合征病例是在色素异常出现前表现为小疱疹,内为浆液性物质,易误诊为脓疱病。对快速进展的皮肤血管瘤,需注意其他内脏和脑内的血管增生性疾病。

(5) 哭声:新生儿娩出,经清理呼吸道后,即自然啼哭,提示肺膨胀,肺循环建立。以后在饥饿、尿便污染尿布等不适时会啼哭,是表示意愿的最原始方法。正常的足月新生儿哭声响亮、有调,改变不适状态后,哭声则止。小胎龄早产儿哭声低弱,少哭或不哭。

新生儿哭声异常是很多疾病时的表现,如脑损伤颅内压增高时,哭声高尖、无调,伴不同程度意识障碍。有巨大头颅血肿、帽状腱膜下出血、颅骨骨折时,可因疼痛刺激而哭,但哭声短促,面部有痛苦表情。当疾病致全身不适时,时常哭闹不安,难以安慰,失去正常的啼哭规律性。新生儿不哭少动,有可能是严重疾病的表现。

2. 运动功能　新生儿运动功能与胎龄有关[3](图 16-3-1)。

(1) 姿势:早产儿由于肌张力低,韧带偏松弛,活动的力度和频率均低于足月儿,胎龄越小越明显。≤28 周的早产儿,肢体处于顺从地伸展状态;32 周时,膝部开始微微弯曲,然后是臀部和上肢的轻微移动;34 周时,膝部弯曲幅度增加,臀部和上肢能够弯曲;36 周时四肢弯曲力度仍未达足月儿水平。

在早产儿当有声音刺激时,会引发肢体的快速颤抖动作,以上肢明显,这是神经发育不成熟,兴奋性泛化的表现,随胎龄增加与足月儿逐渐接近。

当胎龄达 40 周足月时,新生儿显示出以屈肌张力为主的状态,四肢可有力地屈曲,在清醒后自发地双手张开,肢体伸展、屈曲性交替,这些动作是连贯的、柔和的,又是有力的。双侧肢体运动的幅度和频率对称。

足月新生儿仰卧时,颈部能贴近台面,其间无缝隙,如颈部与台面有一个三角形缝隙,说明颈伸肌张力增高。如新生儿仰卧位时双肘关节过度屈曲,双手位于头的两侧,为上肢肌张力高的表现。如双下肢过度外展,大腿外侧接触台面,是肌张力低下的异常姿势。在疾病时,新生儿的自发运动会减少,有锁骨骨折、臂丛神经损伤时双侧运动不对称。

(2) 被动张力:通常称为肌张力,是肌肉对牵张力所产

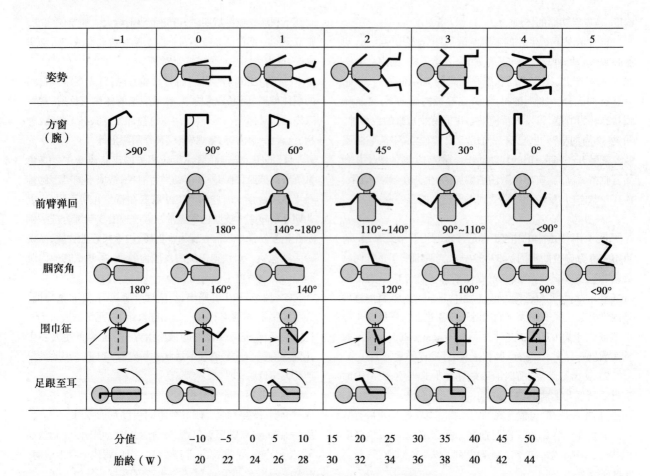

	−1	0	1	2	3	4	5
姿势							
方窗（腕）	>90°	90°	60°	45°	30°	0°	
前臂弹回		180°	140°~180°	110°~140°	90°~110°	<90°	
腘窝角	180°	160°	140°	120°	100°	90°	<90°
围巾征							
足跟至耳							

分值	−10	−5	0	5	10	15	20	25	30	35	40	45	50
胎龄（W）	20	22	24	26	28	30	32	34	36	38	40	42	44

图 16-3-1　不同胎龄早产儿神经肌肉活动评价表
新的 Ballard 量表（new Ballard score）通过神经肌肉运动的生理特点确定胎龄

生的阻抗，表现为相关的一组肌群短暂、有力的收缩。早产儿肌张力低于足月儿，疾病状态对肌张力有不同程度的影响。矫正胎龄达 28 周后可作肌张力检查，常通过伸屈肢体引发的被动性动作评价新生儿肌张力。

1）围巾征：使新生儿的颈部与头部保持正中位，将新生儿的手拉向对侧肩部，40 周新生儿肘部不过或刚到中线，如越过中线是上肢肌张力低下的表现。如手向对侧拉时阻力大，是肌张力高的表现。28 周早产儿围巾征检查时一只手可搭到对侧肩部。

2）前臂弹回：在新生儿双上肢呈屈曲状态时，如检查者拉直小儿上肢，松手后，可见上肢即刻弹回到原有的屈曲位，一般在 3 秒内出现弹回动作。肌张力低下的表现是拉直肢体的阻力变小，弹回慢或无弹回动作。被动运动毫无阻力，见于脑的严重抑制状态、脊髓损伤或运动单位疾病。早产儿肢体容易拉直，且弹回动作缓慢。如拉直上肢阻力过大，弹回速度极快，且牵拉前后肢体过度屈曲，提示肌张力增高。

3）下肢弹回：在新生儿髋关节处于屈曲位时进行。检查者拉住新生儿的小腿，使之尽量伸直，正常的新生儿在检查者松手后下肢很快恢复原有屈曲位。

4）腘窝角：新生儿平卧位，检查者使小儿下肢呈膝胸位，固定膝关节在腹部两侧，然后抬起小腿，观察腘窝角度。正常足月新生儿腘窝角 80°，过大提示肌张力低下。28 周腘窝角 150°。

（3）主动性肌肉活动：也称主动肌张力，是新生儿在被检查时克服地心引力而产生的主动性动作。32~34 周的早产儿开始有四肢连续、流畅的自发运动，足月儿会有更多、更有力的肢体运动。如双侧肢体运动持续不对称，一侧运动功能减弱，应注意臂丛神经损伤。早产儿在受到声音刺激后，会出现肢体快速抖动，如足月儿神经过于敏感，刺激后肢体抖动频繁，是大脑皮层功能发育不全的表现，可持续数月逐渐正常。

新生儿主动性肌肉活动评价方法如下：

1）头竖立：此项检查是观察颈部屈肌、伸肌的主动收缩能力。将新生儿由仰卧位拉向坐位，可见头部随之离开检查台面，坐直时儿头能够竖立 1~2 秒，然后向胸前方向垂下。头竖立是颈屈肌、伸肌张力平衡，共同动作的结果。如拉坐时头极度后垂，不能竖立或竖立不能维持均应视为异常。新生儿俯卧位时头可向两侧自然转动，有时头可向上仰起，但刹那间头又落回原处。如俯卧时抬头过多，持续时间长,提示颈伸肌张力过高。

2) 手握持:新生儿仰卧位,检查者的手指从尺侧伸入小儿的掌心,则出现新生儿握持反射动作。不能抓握或抓握力弱为异常。

3) 牵拉反应:在引出上述握持反射的基础上,检查者伸、屈新生儿上臂 1~2 次,在肘部伸直时突然提起小儿,小儿依靠手的主动握力和拉力,离开检查台面,一般不超过 1 秒。肌张力低下的新生儿仅能拉起部分身体或完全不能拉起。肌张力高的新生儿双手拉住检查者的手指,带起全身持续时间延长。

4) 支持反应:检查者拇指与其他 4 指分开,放在新生儿双侧腋下,扶住胸部,支持小儿呈直立姿势,在主动肌张力的支撑作用下新生儿的头部、躯干、下肢可呈现直立位。直立短暂或不能直立为异常。同样,下肢及躯干肌张力高的新生儿直立时间会延长,检查者也会感觉到小儿下肢过于有力。

5) 直立位举起试验:检查者双手置于新生儿腋下,将小儿拉起呈直立位,然后向上举起,能感觉到小儿上臂近端肌肉有足够力量与检查者的手相互作用。小儿头部短暂处于中线位,膝、踝关节为屈曲位。如将小儿举起时,有小儿欲从检查者双手间滑脱的感觉,说明其肌张力低下,下肢、足也会有相应的自然下垂表现。

6) 水平托起试验:检查者拇指与其他 4 指分开,双手拇指放置于小儿背部,其他四指固定住小儿胸部,慢慢将小儿面朝下、背朝上托起,可见新生儿头处中位,有短暂的头在水平位直立的动作,背部直,肘、髋、膝、踝屈曲,并有抵抗性动作。严重肌张力低下时,不能克服地心引力产生抵抗性动作,自主运动减少,头及四肢均下垂,背部向下弯垂。

3. **脑神经检查**　由于新生儿的发育特点,对新生儿脑神经检查的许多项目需在观察其动作中做出判断,常视个体状况选择部分项目,有些项目不必检查。

(1) 嗅神经:很少作此项检查,除非必需。检查时可用香精、橘皮等物品放在小儿鼻孔旁,如出现表情、呼吸节律、头部运动等改变,且有重复性,即可确定有嗅觉。禁用带有强烈刺激气味的物品作为检查用具。

(2) 视神经:是必查项目。新生儿的视觉功能与胎龄有关,不能强行扒开眼睑,待其自动睁眼时,检查者可通过观察了解新生儿的视神经功能。26 周早产儿仅能够对光有微弱眨眼动作,32 周时开始看固定的物体,34 周多数能追随红球,36 周大多数对光的刺激有反应,如黑白卡片,37 周时眼可转向柔和光线。另要注意有无眼球震颤。

(3) 动眼、滑车、展神经:可通过观察"洋娃娃眼动作"了解新生儿的眼球运动,检查者轻轻将儿头左右转动,此时眼不随转头方向转动,提示动眼、滑车、展神经是正常的。生后 2 周内有此动作,注视动作出现后该动作消失。

新生儿自发的眼球水平向运动,或通过红球、人脸诱发新生儿眼的注视、追随动作做出评价。胎龄 31 周的早产

儿,已开始有瞳孔的对光反射,35 周后持续存在。但为新生儿作瞳孔反射检查相对困难,因其遇强光刺激会自发保护性闭眼。因此,最好两个人协同操作,一人用两手各持一个消毒棉签,轻轻分开新生儿上下眼睑,另一人持手电筒,按照瞳孔检查的要求,使光快速从眼前闪过,并观察瞳孔反射,做出结论。

一些异常的眼球运动可能与神经系统疾病有关,如突然发生自发的、水平、单向、不平稳的眼动,提示源于对侧额叶的惊厥;当脑半球损伤时,可出现眼位偏离,眼水平偏向一侧;颅内压增高可使眼向下视;眼向不同方向斜,提示脑干功能损伤;在昏迷时瞳孔扩大或反应迟钝是同侧钩回疝的征象;臂丛神经损伤时(颈 8~ 胸 1 神经丛),在患侧上肢运动异常同时,可伴瞳孔麻痹,单侧瞳孔缩小。

(4) 三叉神经:新生儿很少作此项检查。用棉纸轻触新生儿口周和面部皮肤,如引起口角运动,闭眼反应,则表明三叉神经功能正常。避免用针刺法作痛觉检查。

(5) 面神经:注意新生儿吸吮、啼哭等动作时双侧面部运动、鼻唇沟是否对称,大哭时闭双眼,由此足以了解面神经功能。在面神经损伤时,同侧眼不能闭合,鼻唇沟变浅,吸吮力减弱,口角流奶。

(6) 听神经:28 周后的新生儿对突然发生的声音,可有惊吓或眨眼动作,在安静觉醒状态,对铃声、咯咯声、拍手有反应。足月新生儿对铃声或亲人的呼唤声有反应,有声的定向能力。如持续缺乏对声音的反应,表示听力丧失。

(7) 舌咽、迷走、舌下神经:通过观察软腭、舌的运动,以及吞咽、啼哭动作,可以得知此组脑神经功能。吸吮、吞咽动作由三叉、面、舌咽、迷走、舌下神经支配的肌肉动作共同完成。33~34 周后的早产儿吸吮能力基本与足月儿相同。

舌咽、迷走神经损伤后,吸吮、吞咽动作及软腭运动、咽反射减弱。舌下神经支配舌,如损伤,则舌萎缩、震颤、舌运动变慢,舌运动偏向一侧,婴儿型脊肌萎缩症即可有此表现。

(8) 副神经:观察新生儿自发的双向转头时的颈部动作是否对称,或检查者将其头先后转向两侧时,观察颈部动作。

4. **反射**

(1) 原始反射:新生儿存在多种原始反射,是生后即有的,在一定刺激下某一组神经通路发生的反应性动作,体现了中枢和外周神经的完整性。随脑皮层功能发育,更加准确的反应趋向和运动形式取代原始反射。在疾病状态下,原始反射亢进、减弱或消失。原始反射长久持续存在,是神经系统异常的表现。

1) 吸吮反射:将乳头放入新生儿口中,甚至上下唇间,即可引出唇及舌的吸吮动作,且吸吮动作有一定的强度、节律。多组神经的协调活动,形成反射弧,才出现了新生儿的吸吮反射。早产儿的吸吮动作相对较弱,动作持续时间短。

影响到有关反射弧的神经损伤均可使吸吮反射异常,包括三叉神经感觉支的传入过程,面神经、迷走神经、舌下神经的传出过程的损伤,如严重疾病、脑损伤。也可见到神经系统发育或调节异常的小儿,喂奶时仅有上下颌压挤乳头动作,或无协调的吞咽,这些均为非正常的吸吮反射。

新生儿的吸吮反射在4个月左右消失,由主动的动作代替了原始的吸吮反射。

2) 握持反射:新生儿仰卧位,检查者的手指从尺侧伸入小儿的掌心,可感觉到新生儿手的抓握动作,足底也可引出。握持反射32周即出现,3个月消失,由主动的抓物动作替代。不能抓握或抓握力弱为异常。严重脑损伤肌张力异常增高时握持反射过强。

3) 拥抱反射:在新生儿仰卧,头处正中位时,检查者拉住小儿双手并向上提拉,当颈部离开检查台面2~3cm时,即10°~15°,检查者突然松开小儿双手,恢复仰卧位,可见小儿双上肢向两侧伸展,手张开,然后上肢屈曲内收。这一动作过程似"拥抱",有时伴啼哭,躯干和下肢有伸直动作。拥抱反射是位置突然变动引发的上肢反应,如无反应或动作不完全,应视为异常。肌张力增高或减低时都会对反射有不同程度的影响。拥抱反射在32周开始出现,生后3个月内最明显,4~5个月后逐渐消失,6个月时不应再出现此动作。

4) 踏步反射:踏步反射指新生儿躯干处于直立位时,使其足底接触检查台面,即可引出自动迈步动作,如扶小儿顺其方向移动,可见双足迈出数步。检查时还可观察新生儿放置时的反应,需用一手托住新生儿一侧下肢,使另一下肢自然垂下,并使足背接触检查台边缘,即见足尖上翘,随即向前伸展,似要迈上检查台。以上两种检查方法有同等意义。踏步反射32周出现,1~2个月消失,如3个月后仍存在属异常。

5) 躯体侧弯反射:当新生儿俯卧位时,检查者用手指在其一侧脊柱旁轻轻划动,引起躯干向同侧侧弯。正常时双侧运动幅度对称。生后3个月反射即消失。

脊柱损伤时不能引出躯体侧弯反射,或反射减弱。

6) 颈肢反射:新生儿安静、仰卧时,检查者突然将其头转向一侧,可见与头转向相同的一侧上下肢伸直,对侧上下肢屈曲。此反射35周出现,2~3个月消失,脑瘫小儿常反射增强,持续不消失。

(2) 腱反射:胎龄在33周后的早产儿可引出以下腱反射。

1) 下颌反射:轻敲下颌,可引出张口、闭口动作。

2) 肱二头肌反射:轻敲肘二头肌腱,引发屈肘。

3) 膝腱反射:是新生儿最易引出的腱反射。检查时使小儿膝关节呈半屈位,用另一只手的示指或中指轻轻叩打膝盖下部肌腱即可引发伸膝动作,肱三头肌反射在新生儿难引出,因新生儿肘屈曲明显。

当上运动元损伤时,腱反射活跃、亢进;下运动元损伤时,腱反射减弱、消失。根据腱反射减弱状况,利于了解脊髓损伤的部位,如:在迟缓、不动的小儿,存在完整的下颌反射,但二头肌、膝腱反射减弱,有可能是颈髓段损伤。当下颌反射、肱二头肌腱反射完整,但缺乏膝腱反射,提示胸、腰脊髓段损伤可能性大。

(3) 浅反射:新生儿可引出下列浅反射。

1) 腹壁反射:在腹壁的4个象限,从中间向周边轻划,可见腹壁收缩。如持续缺乏腹壁反射,可能存在同侧锥体束损伤。

2) 提睾反射:轻划大腿内侧皮肤,引发同侧阴囊收缩。如缺乏或双侧不对称,可能存在皮质脊髓束异常。

3) 肛门反射:划肛周皮肤,见肛门周围肌肉收缩,如缺乏,可能存在脊髓损伤。

4) 角膜反射:用棉纤维从外缘轻触角膜,引发闭眼动作。但新生儿不易做此项检查。

5) 巴氏征:在新生儿属生理现象,但过强的反应,有可能存在皮质脊髓束损伤。

(二) 新生儿行为评价

对新生儿进行行为评价,是对大脑皮层较高级的神经功能做出具体的量化评估,国外有新生儿行为评价量表(Neonatal Behavioral Assessment Scale,NBAS),国内则有鲍秀兰吸取美国NBAS和法国AmielTison神经运动测定方法的优点,结合自己的经验建立的我国新生儿20项行为神经测查方法(NBNA)(见第2章第7节)。

在临床新生儿常规神经系统检查时,较多关注2项行为指标。

1. **可安慰性** 对哭闹中的小儿,检查者采用吸吮、抱起、晃动、触摸小儿胸腹部,令其听柔和的声音,或面部贴检查者的脸,应在15秒钟内停止哭闹。但严重脑损伤小儿却难以安慰。

2. **习惯形成** 检查者对小儿进行光与声的刺激后,引起小儿眨眼动作,但重复刺激4~5次后,反应减少或不反应。同样的刺激方法还可拍手,引起惊吓反应,重复数次后反应同样减弱。这种从学习能力到对重复刺激反应的减少过程是脑皮层抑制功能的表现。如缺乏这种反应,是皮层功能减低的表现。一些高危儿,如母亲有药物滥用史的新生儿,往往有异常表现。

(三) 神经发育的评估

脑的发育过程遵循固定的轨迹,有明显的规律性,正常的新生儿神经成熟水平与胎龄相符,在宫内暴露于各种高危因素的新生儿,脑的发育水平可落后于实际胎龄,成为后期智能落后的隐患。因此,应对高危新生儿进行神经发育评估,对及时发现异常和早期干预都是十分重要的。目前对新生儿神经发育评估的方法除上述全面的临床检查外,常采用的方法是影像学和电生理检查。

1. **神经影像学检查** 医学影像技术主要是通过直接

观察脑的结构,对发育中的脑做出评价,进展的影像学也可进行脑功能的检查和评价。

影像学常从以下方面判断脑的发育与成熟。

(1)脑容积的大小:脑容积随胎龄增长而增加。传统的二维影像检查,已有对脑的大小的评价方法,近年进展的三维影像技术,包括 B 超、CT、MRI,可对整体脑和某一脑区,或白质、灰质容积做准确定量分析,用于脑发育的评价。

(2)脑表面积:脑沟回形态体现了脑表面积的变化,脑细胞的增加使脑表面发生了折叠。25 周前的胎儿脑表面是光滑的,以后最早出现了外侧沟和枕部的距状裂;28 周时虽具备了除枕叶外所有主要的脑沟回,但脑沟回宽大;40 周时脑沟回数与成人相当,次级和三级脑回发育基本完成,但脑沟仍浅。因此,影像学对脑沟回形态十分重视,MRI 技术可做皮层灰质体积的定量评价。

(3)脑室形态:脑室在胚胎早期发育时形成,分化成双侧脑室、第 3 和第 4 脑室。在脑的正常发育过程中,随脑实质的增加,脑室由大到小,其变化与相邻的脑组织发育有直接的关系,32 周以前的早产儿脑室宽大,至 40 周足月时成为缝隙状包绕在脉络丛周围,脑室形态反映了脑实质的发育状态。

(4)脑整体影像背景:脑整体影像背景体现了脑发育过程中脑实质内有形成分的变化,包括神经突起、突触增加,髓鞘化过程和血管的发育,以及脑内生化成分的变化,水分的减少。胎龄越小的早产儿,脑含水量越多,不同影像学均可有体现。

2. **脑电生理检查**　脑细胞的电活动是脑功能的基本形式。脑电图是临床应用最早、最广泛的脑电生理检查方法,早已开始用于不同胎龄新生儿脑成熟度的评价。近年在我国应用日益增多的振幅整合脑电图(aEEG),是传统脑电图的简约形式,使脑电评价新生儿脑发育更为简便、易行。脑电对脑发育评价主要指标如下。

(1)脑电活动背景:指电活动强度。脑电图描记的是不同脑区瞬时脑电强度的变化,突触传递环节的脑电活动在其中占有重要位置,而突触的大量形成并建立电信号传递功能,是在妊娠 28 周后,因此,胎龄越小,基本电活动就越弱,在脑电图中从两个方面体现。

1)脑电波振幅:即电压高度。从 aEEG 的角度评价,正常足月新生儿脑电波的电压上界是 25~50uV,下界是 6~10uV,早产儿下界低于 5uV,胎龄越小,电压越低。

2)脑电波连续性:在足月正常新生儿脑电图描记的曲线始终在前述的正常电压范围内波动,称“连续图形”。在早产儿,由于细胞生物电活动较弱,脑电波会出现中断或不规整。在 32~34 周左右的早产儿,正常振幅的波形和低波幅的波形交替出现,称“交替图形”。30 周以前的早产儿,低波幅段电压降低明显,甚至低平,随后可能出现数个高波幅电活动,称为“不连续图形”,也叫暴发抑制

图形。

早产儿易于出现阵发性电活动,而且电活动的传导速度缓慢,同步化程度低,正常情况下也会有散发的棘波、尖波。

(2)睡眠周期:随着脑调节功能的出现,34 周左右的早产儿在睡眠过程中会出现脑电活动规律性的变化,称睡眠周期,根据电压变化特点,区分为安静睡眠期和活动睡眠期。30 周以前的早产儿在脑电图上没有明确的睡眠周期,37 周后可明确区分。

有很多研究发现,不同胎龄的早产儿诱发电位检查结果不同。但诱发电位是给予一定刺激后,诱发并记录特定的神经传导通路的电活动,所获得的信息范围有一定的局限性,故临床未广泛用于新生儿脑发育的评价。

(周丛乐)

参考文献

1. Volpe JJ. Neurology of the newborn.5th ed.WB Saunders,Philadelphia,2008:119-244.

2. Buonocore G. Bracci R. Weindling M.Neonatology. A Practical Approach to Neonatal Diseases.Springer-Verlag, Italia,2012:7-16.

3. Ballard JL,Khoury JC,WedigK,et al. New Ballard Score,expanded to include extremely premature infants. J Pediatr,1991,119:417.

第 4 节　中枢神经系统先天畸形

中枢神经系统畸形源于胚胎和胎儿早期。由于各种高危因素影响,神经细胞的增殖、迁移、分化,皮层的组织发生障碍,使发育中的神经系统结构不能形成,或部分不能形成。中枢神经系统畸形可以发生单一的脑结构异常,也可是复合畸形,即同时存在 2 种以上的脑结构异常,或与躯体其他部位畸形并存。

在脑发育的漫长过程中,多种因素可干扰发育进程,包括内外环境异常、母亲各种疾病、胎儿自身发育调控、遗传因素等。脑发育畸形类型、严重程度与高危因素作用的机制、时间、强度等有关。

中枢神经系统畸形可引发流产、死胎、死产,出生后存活的小儿会存在不同类型的神经病症和残疾。

(一)常见的脑发育畸形

1. 妊娠早期形成的脑发育畸形[1-3]见图 16-4-1。

(1)神经管畸形(NTD):是孕早期神经管发育异常所致的畸形,存在多种类型,常累及整个神经系统,严重畸形多在胎儿期死亡,或经诊断后结束妊娠。如无脑畸形,颅骨呈广泛的颅裂,颅盖缺乏;脑部发育极其原始,脑髓暴露于外,双侧大脑半球缺如;双眼从有缺陷的眼眶膨出。多数无脑儿为死产,无治疗价值。

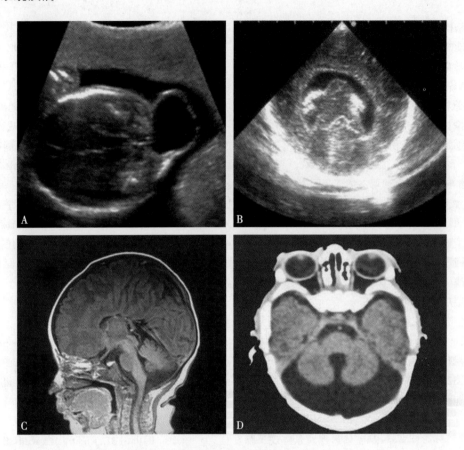

图 16-4-1 妊娠早期形成的脑发育畸形
A. 脑膜膨出；B. 前脑无裂畸形；C. 胼胝体发育不全；D. Dandy Walker 畸形

（2）脑无裂畸形（alobarholoprosencephaly）：又称全前脑畸形，是发育早期脑未分裂成对称的大脑半球。根据未分裂的程度分成三种类型：①无脑叶全前脑畸形：大脑未分裂，脑室为单一的腔，可合并丘脑分裂不全和视、嗅、面部结构的畸形；②半脑叶全前脑畸形：仅前半部前脑脑分裂开：③有脑叶全前脑畸形：双侧前脑大部分分开，但分裂不彻底，双侧脑室前角间室间孔很大。前 2 种类型无治疗意义，后一种在新生儿中偶有所见，远期预后不明。

（3）胼胝体发育不全（dysgenesis of the corpus callosum，DCC）：胼胝体形成于胚胎的第 12~20 周，是连接双侧大脑半球的神经纤维的集合体，分为嘴部、膝部、体部和压部 4 个部分。如果发育中不能诱导轴突从大脑半球一侧越过中线到达对侧大脑半球，则胼胝体就不能形成。胼胝体发育不全包括部分缺如或全部胼胝体和周围结构的缺如。由于没有胼胝体纤维的约束力，第三脑室顶向背侧抬高，室间孔明显扩大，侧脑室后角向中间方向偏移。在胼胝体部分发育不全中，最常见的是压部缺失。

胼胝体发育不全可合并其他畸形，如巨脑畸形、大脑导水管狭窄、先天性脑积水等，或为其他综合征的组成部分。单纯的先天性胼胝体发育不全或缺如可无特殊临床症状。部分胼胝体缺如的新生儿可表现为球形头、眼距过宽，也可有发育迟缓、智力障碍、癫痫等。

（4）小脑发育异常：也称 Dandy Walker 畸形，和第四脑室孔闭塞综合征（The fourth ventricle hole block syndrome）。主要是胚胎发育时第 4 脑室正中孔和侧孔闭锁，小脑蚓部发育不良。由于正中孔和侧孔闭锁，使脑脊液流体动力学改变，造成第 4 脑室囊样扩张，其他脑室也有不同程度扩张，甚至发展为脑积水。现研究认为，小脑发育不良起始于第 4 脑室形成前，菱脑斜形唇不能完全分化，来自斜形唇的神经细胞不能正常增殖、移行，造成小脑蚓部发育不全和下橄榄核异位。在该畸形中，小脑蚓部完全不发育占 25%，其余为部分发育不全。

50% 以上的 Dandy Walker 畸形患儿伴有其他脑部畸形，如脑回异常、脑组织异位、脑中线结构发育不良，其中胼胝体发育不良最常见。还可伴全身其他畸形，包括骨骼畸形、面血管瘤、心脑血管异常等。

临床表现与畸形程度和伴有的其他畸形有关。脑积水明显时可颅压高，第 4 脑室扩张可压迫延髓，引发呼吸衰竭、死亡。小脑症状在小婴儿阶段以肌张力低下和运动发育迟缓为主，随年龄增长，运动异常明显。伴有其他脑内畸形的小儿可表现出外展神经麻痹、智力低下、癫痫等。

（5）基阿利畸形（Chiari malformation）：又称小脑扁桃体下疝畸形（Arnold-Chiari malformation）。发生于胚胎第 3 个月，由于中胚层体节枕骨发育不良、迟缓、滞后，而小脑、脑干发育正常,使正常发育的后脑结构因后颅窝过度挤压而疝入椎管内。根据畸形严重程度和疝入组织不同分为 4 型,各类型的发病年龄不同,有些是生后发病[4]。

- Ⅰ型:小脑扁桃体疝入上端椎管内,延髓和第 4 脑室正常。是最多见类型,多见于儿童和成人。
- Ⅱ型:除小脑扁桃体外,脑干、第 4 脑室、小脑蚓部均疝至枕骨大孔下,常合并脑积水。多见于婴儿。
- Ⅲ型:存在Ⅱ型所表现的异常,同时伴有枕部或颈部脑、脊髓膨出,常合并脑积水。多见于新生儿和婴儿。是最严重的类型。
- Ⅳ型:为严重小脑发育不全或缺如,脑干发育小,后颅凹扩大,不向下膨出。婴儿期发病。此型罕见。

Chair Ⅱ型畸形可在脊膜膨出的患儿发生。在出生或生后 2 周内即可有脑干受累,咽反射消失,眼球震颤,颈后仰。也可表现为周围性面神经麻痹,肌张力增高,四肢瘫等,这些小儿哭声无力或不哭,间断性缺氧,喘鸣,继之吞咽困难(图 16-4-2)。

2. 神经元增殖与迁移障碍所致的脑畸形　此类畸形发生在妊娠 12~24 周,主要是皮层发育畸形(malformations of cortical development, MCD),涉及神经细胞增殖和分化、迁移、皮质构建全过程。临床常见类型有无脑回畸形、多小脑回畸形等。另外,将皮质带发育正常,但存在皮质发育异常的另类疾病,如小头畸形、巨脑畸形和皮质异位等也列于此(图 16-4-3)。

分子生物学、遗传学和影像学的迅速发展使我们对皮质发育畸形的认知显著提高。至今已有报道超过 100 种基因与一种或多种皮质发育畸形相关,其生物学通路包括细胞周期的许多环节,以及多种先天性代谢异常。高分辨率 MRI 检查可见皮质发育畸形的分布、严重程度、皮质表面情况、白质和灰质之间的界限、皮质厚度及合并的其他脑部畸形。

皮质发育畸形是导致小儿发育迟缓和癫痫的常见原因,这些小儿生后多以早发、难以制止的惊厥而就诊,但由于存在脑结构的病理基础,抗惊厥药物治疗效果不佳。

(1) 无脑回畸形(lisencephaly):为脑表面光滑,大脑皮质无脑沟,也称平滑脑,由于神经元移行于大脑表面过程发生了障碍所致。无脑回畸形者大脑皮层变厚、灰质增多而白质减少,常伴有脑干和胼胝体等发育不全。

CT 和 MRI 均能显示大脑皮层表面光滑,脑沟缺如,仅存数个宽阔、平坦、粗大的脑回。脑灰质增厚,白质变薄,岛叶缺如。脑室壁由于存在异常灰质,可呈结节样外观。大脑外侧裂明显增宽、变浅,致大脑呈"8"字形。

无脑回畸形有遗传性倾向,现已鉴定出 12 种无脑回基因,90% 的患者与这些基因相关。但这些基因特异性不高,表现多样。

患儿多伴有顽固性惊厥和去大脑强直状态,常在 2 岁前死亡。可合并有小头畸形和轻微面部异常。

(2) 巨脑回畸形(pachygyria):是不完全性脑回缺如,表现为脑回数目减少,但是体积增大,严重者可仅有主要脑回。巨脑回畸形是大脑发育停留在原始胚芽层,在胚胎 8 周以前发生发育障碍。显微镜下发现仍保留原始皮层,结构不完全,神经细胞分化不成熟。由于神经母细胞向周围移位发生障碍,常在白质中发现异位的神经细胞,有时呈结节状存在。在半卵圆中心、小脑白质、脑干等处均可见有异位的灰质团块。

影像特征为大脑半球脑回增宽,脑皮质增厚,皮层内表面光滑,白质变薄。

严重者表现为智力迟钝,甚至生后不能存活,存活者常有智力低下,伴发癫痫,有巨脑回畸形的新生儿多有惊厥,并转为癫痫。部分有面部异常或其他先天性异常,至婴儿期表现出现明显智力发育落后,预后也不良。

(3) 多小脑回畸形(polymicrogyria):是指在大脑皮质有许多过度发生的小脑回,脑回小而且数目过多。在胚胎 5~6 个月神经元移行达皮质阶段发育异常。病变引起细胞

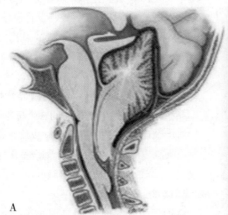
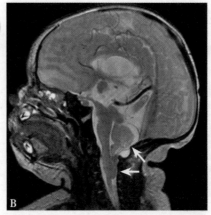

图 16-4-2　Chiari 畸形

A. 示意图,Ⅱ型,脑干、第 4 脑室、小脑蚓部均疝至枕骨大孔下;B. ChiariⅡ型,脑干、小脑疝入枕骨
大孔下,后颅凹、脑干、小脑、第 4 脑室均变小

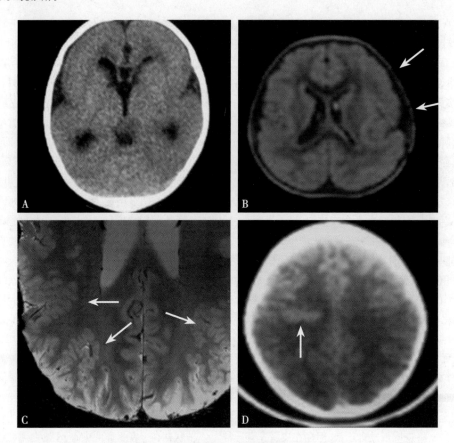

图 16-4-3　脑回畸形
A. 无脑回畸形；B. 巨脑回畸形；C. 小脑回；D. 灰质异位

排列紊乱,皮质表面不规整,皮质常因为过度折叠而轻度增厚。可为双侧对称或单侧分布。外侧裂周边皮质最常受累。

影像学检查:皮质正常,增厚,脑沟浅,脑回扁宽,灰白质下方胶质增生。多小脑回畸形的发病机制不清,致病因素多样,有家族遗传的报道。

研究发现,有时多小脑回病例存在基因异常,如双侧额顶叶多小脑回畸形,致病基因是 GPR56,表现为软脑膜基底膜层损害,鹅卵石样皮层畸形。微管蛋白病(tubulinopathy)可以同时表现出无脑回畸形和多小脑回畸形。

多小脑回畸形的临床表现变异很大,主要是癫痫,智力障碍。多小脑回畸形可累及支配语言或主要运动功能的皮质功能区,引起相应功能异常,如先天性球麻痹。

(4) 脑灰质异位(heterotopia):是在胚胎发育过程中,增殖的神经母细胞迁移缺陷,不能从脑室周围移到脑外周的皮层灰质,成簇的正常神经元定位在不适当的位置。典型的异位灰质定位于脑室周围,可悬在室管膜上并突入侧脑室,呈单个结节、多个连续或不连续的结节,导致脑室轮廓不规整,因此也称"脑室旁结节样异位症"。大的灶性灰质异位,位于半卵圆中心,出现占位效应,有时会压迫脑室变形。

显微镜下异位组织可见神经元和胶质细胞,形成成簇的圆形、不规则结节,并被有髓纤维分层。单个结节可缺少任何结构或有未成熟分层。CT 检查可显示异位的灰质呈

高密度,在 MRI 上,T_2 加权显示略高信号,T_1 加权信号略低。

灰质异位症小儿在新生儿期可出现喂食困难、胃 - 食管反流,肌张力低下和异常弓形姿势,以后可见运动发育落后,常见癫痫发作。

灰质异位症可合并其他畸形,小头畸形、脑裂畸形、多小脑回畸形、海马和小脑发育不全、脑积水等。并出现相应症状。

灰质异位可存在遗传基础,或是某些病症或综合征的表现形式之一。如 X 连锁型脑室旁结节样异位症,常染色体隐性双侧脑室旁结节样异位症。弥漫性脑室旁结节样异位症类型是由 X 连锁遗传性 FLNA 基因突变导致,主要累及女孩。也发现了 2 个与脑室旁结节样异位症相关的基因(ARFGEF2 和 FLNA)。

(5) 巨脑症(megalencephaly):脑异常增大,脑重增加,头围超过同龄、同性别平均值的 3 个标准差。根据影像学发现将巨脑症分为 2 类:一是大脑皮质正常的巨脑症;二是合并有大脑皮质异常的巨脑症,如合并多小脑回畸形,发育不良性巨脑症,可一个或多个脑叶受累,有时累及一侧半球,成为半球巨脑综合征。

病理学研究发现,巨脑症时脑结构厚度增加,脑回增宽且结构复杂,脑沟加深,神经元数目和大小均有增加,胶质细胞增生。脑室大小正常。CT 表现为头大,脑室正常或轻度扩大,脑实质增大但密度正常。

巨脑症是一种罕见的遗传性疾病,有家族性发病的报道,为常染色体显性遗传。已在此类大脑中识别出了 *AKT3* 基因,该基因与大脑的发育有关。

巨脑回的小儿出生时头围可正常,无神经系统异常表现,偶发生呼吸暂停。婴儿期开始有表现,头围的增长速度和颅骨外形与脑积水相像,但无颅内压增高征象,无落日眼。最常见的神经系统异常是发育落后、智能障碍、早期出现的难治性癫痫。

(6) 小头畸形(microcephaly):是指头围低于正常同龄儿的 3 标准差以下的脑发育畸形。常在妊娠 3~5 个月时脑的发育即停止进展或明显延缓。

病理显示脑体积、回小于正常。这些小儿常存在染色体畸变,有可能与孕早期暴露于放射线或宫内感染有关。

小儿外貌可表现为前额平坦,前囟和颅缝早闭,头顶部呈现尖形。常有发育落后,肌张力异常,脑瘫,部分小儿合并癫痫(图 16-4-4)。

这种由妊娠早期脑发育障碍所致的小头被称之为"真性小头畸形",与继发于各种脑损伤或疾病引起的头围增长缓慢不同,后者称为"相对头小畸形"或"假性头小畸形"。

3. 脑血管畸形 血管的发育源于中胚层,始于胚胎早期,主要由内皮细胞、平滑肌细胞和周细胞共同构成血管,发育过程是一个涉及多种细胞、多种分子的复杂过程,除遗传机制影响外,还受到细胞内外生长因子和信号传导系统的调控。在出生后仍有血管生成、重塑、增生过程。

在人群中脑血管畸形的发生率为 0.1%~4.0%,分为 4 种类型:静脉畸形,毛细血管扩张,海绵状血管畸形和动静脉畸形,其中以动静脉畸形(arteriovenous malformations)最为严重[5]。

脑动静脉畸形是指供血动脉和引流静脉之间缺乏正常的毛细血管网,其间是畸形的相互短路的血管团,局部脑组织得不到血液供应。大脑大静脉部位的畸形最常见类型之一,是指大脑后动脉或小脑上动脉与大脑大静脉间发生了异常,使动脉血直接流入静脉血中,"Galen 静脉畸形"即属此类,多发于妊娠第 6~11 周(图 16-4-5)。

这种动静脉畸形血流为高流速,首位合并症是颅内出血,还可因占位效应使脑组织损伤,发生惊厥。在新生儿病例,因大量的动脉血流入静脉中,心脏不能耐受,导致充血性心力衰竭,死亡。

影像学是脑血管畸形的确诊方法。常规的 CT、MRI 可显示畸形血管病灶血流减少或缺失,血管造影则可更清晰

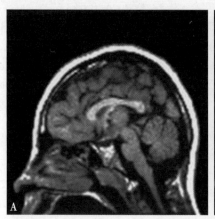
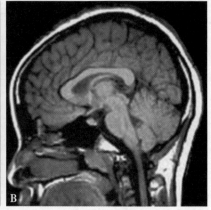

图 16-4-4 小头畸形
A. 小头畸形;B. 正常对照

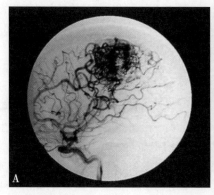
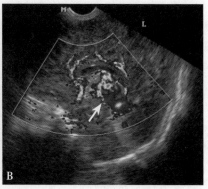

图 16-4-5 动静脉畸形
A. 血管造影显示动静脉畸形;B. 彩色多普勒超声显示 Galen 静脉部位的动静脉畸形

地显示动静脉血管的异常。

在成人血管畸形,外科是常用的治疗方法,近年血管内栓塞发展迅速,有些病例只能采用放射治疗。这些方法在新生儿很少有报道。

(二)脑发育畸形的高危因素

自 20 世纪 60 年代中期人们重视先天畸形至今,在脑科学进展的推动下,对脑发育畸形的病因认识日渐深入。脑畸形的发生与孕期,甚至孕前多种因素有关。各种致畸因子影响胎儿多脏器的发育,同时造成脑细胞损伤或死亡,改变脑组织的正常生长,阻碍脑结构的形成,使神经功能发生障碍。在此简述常见高危因素[6-8]。

1. 母亲因素

(1)宫内感染:各种病原体通过母-胎间垂直传播或上行感染进入胎儿体内,再经血脑屏障进入脑,可直接侵犯脑组织,造成炎症性细胞损伤或死亡,干扰不同阶段的脑发育。与脑畸形相关的常见病原是:巨细胞病毒、风疹病毒、疱疹病毒、弓形虫、细小病毒 B19。

(2)糖尿病:主要发生在糖尿病合并妊娠的孕妇所生小儿,先天畸形的发生率是正常孕妇所生小儿的 2~3 倍,畸形涉及全身多器官,中枢神经系统是其中之一,原因是胚胎发育在高糖环境中进行,氧化应激反应增加,所以妊娠早期易发生畸形。

(3)苯丙酮尿症(PKU):近年发现患苯丙酮尿症的孕妇所生小儿常发生小头畸形及其他畸形,原因是妊娠早期异常的代谢产物通过胎盘,影响了器官的正常形成和发育。

2. 药物 目前已发现一些药物与胎儿中枢神经系统畸形有关,如抗癫痫药、硫脲类药物、含汞的药物、抗肿瘤药等。由于母亲在孕早期应用了这些药物,造成胎儿神经管畸形、与神经元迁移异常有关的脑畸形、小脑发育异常、先天性脑积水等。

3. 物理因素 常提到的是原子辐射和高热暴露。这些因素可直接使神经细胞死亡,或改变细胞增殖、迁移、生长、凋亡的自然过程,使染色体断裂、基因突变,甚至胎儿死亡。

有研究显示,母亲在妊娠第一个 3 个月内,核心温度增加 1.5℃,持续 24 小时,神经管及其他畸形的危险性明显增加,因此,过高温度、时间过长的热水浴、桑拿或疾病时发热,都可能有潜在的危险。由此容易引发小头畸形及日后的神经系统异常表现。

4. 染色体与基因异常 部分脑发育畸形是常染色体隐性遗传或显性遗传性疾病,包括单基因病或多基因病。也有些是暴露于高危因素后染色体、基因发生了突变。也可以是受孕前暴露于高危因素,基因突变,从受精卵生成的过程即发生改变,进而脑结构形成过程异常,但这些胎儿绝大部分流产,很少生长发育到足月出生。

根据目前研究统计,很多脑发育畸形难以明确病因,尤其是涉及多基因、多因素时,此类病例占 65%~75%。遗传性的单基因病占 15%~20%,染色体异常占 5%。能够明确因暴露于前述某一高危因素(母亲疾病、感染、药物、物理因素等)而致脑发育畸形的病例,仅占 10%。

(周丛乐)

参考文献

1. Kline-Fath BM,Calvo-Garcia MA.Prenatal Imaging ofCongenital Malformations of the Brain. Semin Ultrasound CT MRI,2011,32:167-188.

2. Fitsiori A,Lazeyras F,Seeck M,et al. Malformations of cortical development of the humanbrain:A pictorial essay. J Neuroradiol,2012,39:205-217.

3. Kim C,W.Yeom KW,Iv M. Congenital Brain Malformations in the Neonatal and Early Infancy Period. Semin Ultrasound CT MR,2015,36:97-119.

4. Zhao JL,Li MH,Wang CL,etal. A Systematic Review of Chiari I Malformation:Techniques and Outcomes. World Neurosurg,2016,88:7-14.

5. Boone CE,Caplan JM,Yang W,et al.Hemorrhage risk and clinical features of multiple intracranial arteriovenous malformations.J Clin Neurosci,2016,23:51-57.

6. Farhi A,Boyko V,Almagor J,et al.The possible association between exposure to airpollution and the risk for congenital malformations. Environ Res,2014,135:173-180.

7. Egbe A,Uppu S,Lee S,et al.Congenital Malformations in the Newborn Population:A Population Study and Analys is of the Effect of Sex and Prematurity. Pediatr Neonatol,2015,56,25-30.

8. Romaniello R,Arrigoni F,Bassi MT,et al. Mutations in α-and β-tubulin encoding genes:Implications in brain malformations. Brain & Dev,2015,37:273-280.

第 5 节 缺氧缺血性脑病

新生儿缺氧缺血性脑病(HIE)是指足月和近足月新生儿由于围产期缺氧导致的急性脑损害,在临床上表现出一系列神经功能异常,病情严重的小儿可留有不同程度神经系统后遗症。

新生儿"HIE"临床诊断名称,在 20 世纪 70 年代后国际上开始应用,是各类新生儿脑病中最常见的类型。国外报告发病率为活产婴儿的 1.5‰,我国报告发生率为活产婴儿的 3‰~6‰,其中 15%~20% 在新生儿期死亡,存活者中 25%~30% 可能留有远期后遗症,成为危害我国儿童生活质量的重要疾病之一。我国于 1989 年首次制定了新生儿 HIE 的诊断标准,于 1996 年和 2004 年两次修订标准,应用至今。经历了了大量的基础与临床研究,不断深化了对该病的认识,诊治水平不断与国际接轨,在一定程度上改善了预后[1]。

（一）病因

新生儿缺氧缺血性脑病具有明确的病因，缺氧是发病的核心，是在临近分娩和（或）产程中的特殊事件造成的胎儿或新生儿生后缺氧。氧缺意指血液中含氧量减少，脑缺血为脑的血液灌注量减低。缺氧与缺血互为因果，缺氧可使全身及脑内血流动力学发生改变而缺血，缺血又通过组织灌注减少造成组织和细胞内缺氧，缺氧缺血的共同作用导致急性脑损伤。病因涉及多种母子严重疾病和产科急症。

1. 母亲严重疾病

（1）母亲机体氧合降低：主要是一些呼吸系统疾病的急性发作，如哮喘、重症肺炎、肺栓塞等，由于母亲血氧降低，影响了对胎儿的供氧。

（2）母亲 - 胎盘间血液灌注障碍：指母亲因各种疾病状态通过胎盘、脐带向胎儿供血不足，如心跳呼吸停止、心功能衰竭、休克、低血压、子痫或子痫前期、惊厥持续状态等。

2. 产科急症 指在临产或产程中突然发生了有碍对胎儿供氧供血的急症，危及母子生命，如子宫破裂、羊水栓塞、严重的胎盘早剥、脐带脱垂或打真结、严重脐绕颈等。

3. 胎儿急症 胎儿大量失血、胎 - 母间或胎 - 胎间大量输血、胎儿血栓性疾病、重度溶血、严重感染等。

（二）病理生理

新生儿缺氧缺血性脑病是缺氧后多种发病机制交互作用，导致的脑损伤。缺氧缺血后首先是细胞能量代谢衰竭，引发其他病理机制瀑布般发生，如兴奋性氨基酸神经毒性、氧化应激反应、一氧化氮通路等，使脑损伤处于不可逆状态。

1. 脑细胞能量代谢衰竭

（1）原发性能量代谢损伤：缺氧缺血后，伴随着全身和脑的血流动力学异常，脑组织氧和血液灌注减少，脑细胞能量代谢过程最早受到影响。新生儿脑内糖原储备极少，耗氧量却占全身耗氧量的一半。当脑细胞缺氧，有氧代谢减弱，无氧代谢增加或取而代之，乳酸产生增加，出现组织酸中毒。缺氧使脑细胞线粒体形态破坏，呼吸链复合酶体的电子传递过程及线粒体对氧的摄取过程发生障碍，ATP 产生减少，使脑细胞不能维持正常生理功能，这一损伤过程在缺氧后很快即发生，持续数小时。至此，如缺氧终止，供氧恢复，细胞的损伤大部分是可以恢复的。一些动物实验已表明，脑细胞线粒体在缺氧缺血 3~8 小时后已重新开始合成 ATP，磷酸肌酸（phosphocreatine，PCr）等部分或完全恢复。

（2）继发性能量代谢衰竭：在原发性能量代谢损伤发生后，如未能恢复组织供氧，仍处于缺氧缺血状态，6~24 小时，则引发前述的其他损伤机制相继发生，共同作用于此前已受损的细胞，对能量代谢过程则是再次打击，表现为线粒体外膜失去完整性，内嵴功能区断裂，形成空泡，呼吸链复合媒体失去功能，ATP 不能产生，称为"继发性细胞能量衰竭"，或"第二次细胞能量衰竭"。继之出现细胞内外

离子紊乱，脑水肿。有作者应用 MRS 研究窒息新生儿脑组织能量代谢紊乱的特点，发现在出生后 8~12 小时，伴随组织乳酸浓度升高和细胞内 pH 的变化，磷酸肌酸 / 无机磷酸比值（PCr/Pi）开始出现第二次下降。

经历了第 2 次能量代谢衰竭的细胞，病理性结构形态及功能难以恢复，进入急性坏死过程，部分未完全坏死的细胞则进入加快的细胞凋亡程序，可持续数周，形成"迟发性"神经损伤过程。

认识缺氧缺血后 2 次细胞能量代谢损伤和衰竭的病理生理过程，对确定临床治疗窗具有重要的提示作用，即缺氧缺血后有效治疗应在生后 48 小时内，尽量避免或减轻第二次细胞能量衰竭的发生，是保护脑细胞的重要环节。

2. 兴奋毒性细胞损伤 缺氧缺血后脑内神经元突触前膜对兴奋性氨基酸（EAA）释放增加，进入突触间隙，而再摄取机制受阻碍，使突触间隙中以谷氨酸和门冬氨酸为代表的兴奋性氨基酸大量堆积，激活相应的受体，扩大细胞内第二信使的效应，使突触后神经元过度兴奋、去极化，细胞内离子紊乱，继而变性、坏死，称之为"兴奋毒性细胞损伤"作用。

研究证实，兴奋性氨基酸通过 4 种类型受体导致细胞死亡，包括谷氨酸盐（glutamate）受体、n- 甲基 - 天门冬氨酸盐（N-methyl-d-aspartate，NMDA）受体、α- 氨基 -3- 羟基 -5- 甲基 -4- 异噁唑丙酸（alpha-amino-3-hydroxy-5-methyl-4-isoxazoleproprionic acid，AMPA）受体、卡因酸（kainate）受体。其中 NMDA 受体最为活跃，属电压依赖性受体，作用于钙离子通道，促使 Ca^{2+} 内流、聚集而造成细胞死亡。AMPA 受体和卡因酸受体也作用于钙离子通道，但主要作用于钠、钾离子通道。

3. 氧自由基损伤 氧自由基是指在外层电子轨道含一个或多个不配对电子的原子、原子团或分子，是细胞生物氧化代谢的产物，广泛存在于生物体内，生成与清除之间保持动态平衡。在缺氧缺血时，发生氧化应激反应，自由基的生成与清除平衡破坏，大量自由基生成，主要攻击结构为脂质双层的生物膜，如细胞膜、线粒体膜等，并与一氧化氮通路交叉，造成细胞损伤。

过多的自由基产生过程与次黄嘌呤有关，在缺血再灌注重新供氧时，次黄嘌呤在黄嘌呤氧化酶的作用下，生成黄嘌呤，并进一步分解成尿酸，在此过程中超氧阴离子（O^{-2}）大量产生。O^{-2} 形成后，可还原形成 H_2O_2，再还原形成 OH^-，使各类阴离子积蓄于体内。

4. 一氧化氮的参与作用 一氧化氮（NO）来自于不同细胞中的 L—精氨酸、四氢生物蝶呤，在一氧化氮合酶（NOS）的作用下，NO 从细胞中释放。病理状态下，如缺氧缺血，NO 大量生成，并参与了缺氧缺血后细胞损伤。NO 产生超氧氮自由基（$ONOO^-$），这种自由基半衰期较长，更容易渗透到组织深部，通过启动脂质过氧化，使生物膜降解、破坏细胞 DNA 和 RNA，造成细胞损伤。也可与活性

氧相互作用,产生细胞毒性。启动 NO 生成的 NOS 为同工酶,广泛地分布于神经细胞、内皮细胞等细胞中,分为三种亚型:神经型一氧化氮合酶(nNOS),内皮型一氧化氮合酶(eNOS)和诱导型一氧化氮合酶(iNOS),其中在神经损伤中起作用的是 nNOS。

(三)病理

缺氧缺血性脑损伤常见的病理改变有下述类型[2]:

1. 脑水肿 脑水肿是细胞能量代谢衰竭和多种损伤机制作用的结果,使细胞膜上离子通道泵的功能丧失,细胞内外离子紊乱,导致过多水分进入细胞内,发生脑水肿。脑水肿是缺氧缺血后脑损伤早期主要的病理改变,大体病理观察可见脑容积增大,脑室受压变窄,显微镜下显示神经细胞肿胀,结构改变,排列紊乱。脑水肿持续时间为 7~10 天,轻度 HIE 患儿经治疗脑水肿在数日内恢复,严重者脑水肿不可逆,进入神经元坏死阶段。

2. 神经元坏死 在严重缺氧后,经历了细胞能量代谢衰竭及其他机制的损害,细胞内水肿难以逆转,直接的结果是神经元"急性坏死",在损伤发生后 10~14 天逐渐进展。显微镜下显示细胞核变形、变性,直至核缩、核溶,细胞质随之崩解。神经元坏死使局部或广泛区域的脑组织萎缩,也可形成大小不等的液化灶,总体结局是脑组织丢失,脑容积变小。

3. 选择性神经元损伤 在新生儿 HIE 时,脑的损伤部位有明显的选择性规律,称为"选择易感性"。更具损伤易感性的常见部位如下。

(1)深部灰质损伤:包括双侧丘脑和基底核区域。丘脑区以侧丘脑为主,基底核区包括尾状核、壳(豆)状核、苍白球。易损伤的原因可能与该部位兴奋性氨基酸受体分布有关。

(2)交界区损伤:指脑内大血管分支末端交界区域,即大脑前 - 中动脉交界区,大脑中 - 后动脉交界区,又称为动脉"分水岭损伤"或"旁矢状区损伤"。这些区域的损伤源于缺氧后全身和脑内血流动力学的改变,由于血管痉挛并发展为随后的血管麻痹,处于血供末端的区域供血障碍,发生缺血性坏死,病变的实质是动脉缺血性梗死,与血管的分布区域相吻合,包括相应部位的灰质和皮层下白质。急性期以局部脑组织水肿为特征,严重者 2 周后病变部位开始萎缩或发展为液化灶。

(3)其他部位损伤:缺氧缺血后还会引起脑内其他部位的神经组织损伤,如中央区皮质、海马、脑干、小脑等,另外,脑内白质,胶质细胞也会损伤。

4. 细胞凋亡 细胞凋亡也称细胞"程序化死亡",是细胞死亡的另一种形式,是一种正常的细胞生理现象,多种病理因素的刺激可诱发凋亡加速进行,成为病理现象。缺氧后细胞凋亡与神经元急性坏死共存。凋亡细胞在形态学上与神经元的坏死有显著的区别,其特征是胞体缩小,胞质浓缩,无溶酶体、线粒体及细胞膜破裂,最终染色质浓缩、核仁

裂解、凋亡小体形成。同时细胞产生核酸内切酶,将 DNA 在核小体间切割成 180~200bp 的片段,在电泳图谱中呈"DNA 梯带"。另外,bax、cfos、cjun、cmyc 等基因参与了凋亡过程。

(四)临床表现

1. 神经系统异常

(1)意识障碍:主要表现为不同程度的兴奋与抑制,如易激惹,肢体颤抖,反应迟钝,自发运动减少,嗜睡,甚至昏迷。

(2)肌张力异常:可增强,常表现为姿势异常,肢体过度屈曲,被动活动阻力增高。肌张力减弱则表现为头竖立差,围巾征肘过中线,腘窝角 >90°,甚至四肢松软。

(3)原始反射:减弱或消失,主要是吸吮反射、握持反射、拥抱反射等。

(4)颅内压升高:随脑水肿加重,可表现出前囟张力增高,颅缝分离。

(5)惊厥:是颅内压增高的结果。惊厥形式以微小型多见,有时表现为呼吸暂停。可间断发作或呈持续状态。随脑水肿的缓解,疾病急性期的惊厥数日内消失。

(6)脑干症状:重度脑病时脑干损伤,表现为中枢性呼吸衰竭和瞳孔对光反射异常。

2. 其他异常 出生后即表现出肢体软弱无力,啼哭延迟,哭声低弱等,Apgar 评分低值。以后伴随神经系统异常,往往表现出喂养困难和心动过缓、少尿等多脏器损害表现。

(五)诊断

在国际上不同国家、不同时期有多个关于新生儿 HIE 诊断标准发表,基本原则无异。我国于 1989 年济南会议制定了新生儿 HIE 的临床诊断标准,以后又做过 2 次修订,使该病的诊断更具科学性、实用性,与国际接轨。

综合而论,强调诊断时要具备应有条件:首先要有临产时或产时存在导致胎儿和新生儿急性缺氧缺血的病因;新生儿生后短时内出现相应的神经系统表现,至少持续 24 小时以上;辅助检查证实有急性缺氧缺血后相应改变,包括实验室化验检查、神经影像检查、神经电生理检查等;除外其他原因所导致的急性脑病和宫内已发生的非急性期脑损伤。

1. 发病起因 指临产时和产时所有可能造成母亲 - 胎盘、脐带 - 胎儿、新生儿三个环节间供氧供血障碍,导致胎儿和新生儿发生急性缺氧缺血,并诱发脑损伤的高危因素,包括母亲严重疾病,多种产科和胎儿急症。在这些高危因素发生同时应有胎心率监测异常(胎心 <100 次 /min,持续 5 分钟以上;和(或)羊水Ⅲ度污染),分娩过程异常等客观证据,或胎盘病理检查结果提供潜在病因证据[3,4]。

2. 新生儿的临床特点 新生儿出生时有重度窒息,指 Apgar 评分 5、10 分钟 <5 分。由于评分时易有主观因素和其他因素干扰,故出生后应即刻做脐动脉血气分析,pH<7.00,或碱剩余≥12mmol/L,表明存在缺氧酸中毒。

表 16-5-1　HIE 的临床分度

| 分度 | 意识 | 肌张力 | 原始反射 | | 惊厥 | 中枢性呼吸衰竭 | 瞳孔改变 | EEG | 病程及预后 |
			拥抱反射	吸吮反射					
轻度	兴奋抑制交替	正常或稍增高	活跃	正常	可有肌阵挛	无	正常或扩大	正常	症状在 72 小时内消失预后好
中度	嗜睡	减低	减弱	减弱	常有	有	常缩小	低电压可有痫样放电	症状在 14 天内消失,可能有后遗症
重度	昏迷	松软,或间歇性伸肌张力增高	消失	消失	有,可呈持续状态	明显	不对称或扩大对光反射迟顿	暴发抑制、等电位	症状可持续数周,病死率高,存活者多有后遗症

(引自:中华医学会儿科学分会新生儿学组.新生儿缺氧缺血性脑病诊断标准.中国当代儿科杂志,2005,7:97-98.)

出生后不久即出现意识改变,肌张力、原始反射异常等神经系统症状、体征,并持续至 24 小时以上。病重时可有惊厥、脑干症状。

神经系统症状在出生后逐渐加重,一般在 72 小时达高峰,随后生命指征渐稳定,症状也有缓解趋势,最严重者此期间病情恶化,可死亡。临床根据病情,将新生儿 HIE 划分为轻、中、重度(表 16-5-1)。

3. 辅助检查

(1)化验检查:通过血液中的化学物质指标评价缺氧程度、多脏器损伤状况和脑损伤发生情况[5]。

1)缺氧、酸中毒程度:出生即刻行脐动脉血或新生儿血行血气分析,也可用生化法测定酸中毒程度,了解宫内和产程中缺氧状况。

2)多脏器损害:缺氧后的脑损害与全身其他器官损害并存,最常累及的器官是心、肾、肝等,故在临床检查基础上,应常规检测心肌酶谱、肌钙蛋白、肌酐、尿素氮等。同时注意血糖、血钠、血钙等,缺氧缺血后易发生电解质紊乱。

3)反映脑损伤的生化指标:现最常用的指标为①磷酸肌酸激酶脑型同工酶(creatine kinase brain isoenzyme,CK-BB):脑组织损伤后,在血及脑脊液中均可敏感反应。②神经元特异性烯醇化酶(neurone specific enolase,NSE):主要在脑组织内生成,定位于神经元。脑损伤时,血清和脑脊液中 NSE 水平升高。③S-100 蛋白(S-100):酸性钙结合蛋白 S-100α 和 S-100β 均是脑中特殊蛋白,脑损伤时,由星形胶质细胞大量分泌 S-100β 入血、尿和脑脊液。④髓鞘碱性蛋白(myelin basic protein,MBP):是髓鞘的主要蛋白成分,维持髓鞘的结构与功能。脑损伤后血中浓度迅速升高,并可通过血脑屏障进入脑脊液。⑤超氧化物岐化酶(SOD):为抗氧化酶,移除 O^{-2} 和 OH^- 自由基。丙二醛(malondialdehyde,MDA)则是脂质过氧化的产物。此两项指标反映缺氧缺血后氧化应激,自由基损伤状况。

(2)影像学检查:影像学检查的基础是脑的病理改变,检查的目的是从脑结构变化的角度发现脑损伤,分辨脑损伤的类型,评价脑损伤的严重程度,并用以估价预后[6]。常采用的检查方法是 MRI、B 超和 CT,三者各有优势和不足,可酌情恰当选择(图 16-5-1)。

1)脑磁 MRI 检查:核磁共振成像(MRI)是目前广泛认可能够对脑损伤做出最全面评价的检查方法。首先,是分辨率高,常规的 T_1WI、T_2WI 可清楚地显示灰质和白质损伤,除皮层灰质和广泛区域的白质外,能够发现新生儿 HIE 时最具选择性的深部灰质损伤,即丘脑、基底核区和旁矢状区损伤,也能发现内囊后支、脑干及小脑等部位的损伤。

在缺氧缺血病变早期脑水肿阶段,病变部位 T_1WI 呈现高信号,T_2WI 呈低信号,弥散加权成像(DWI)对组织水肿成像更为敏感,病灶显示为更明显的高信号,综合这些常规磁共振序列检查,有助于辨别脑损伤发生的时间,即急性脑损伤和宫内早已发生的陈旧性损伤。磁共振波谱(MRS)检查主要是检测特殊脑区代谢变化,此时多见乳酸增加,N-乙酰天冬氨酸盐(NAA)减少。对 HIE 时合并的不同部位颅内出血,磁敏感成像(SWI)检查则更为敏感。

2)脑超声检查:脑超声(US)技术的最大优势是无创、便捷,可对不便搬运的高危早产儿实施床边操作,并可动态观察病变过程。超声是通过回声强度和脑结构的变化反映脑损伤状况,故对脑组织水肿、液化、钙化、颅内出血等异常均可显示。在 HIE 早期脑水肿时,以不同脑区脑组织回声增强为特点,疾病后期脑组织液化,可显示无回声的囊腔。

颅脑超声为扇形扫描,对脑中心部位病变显示清晰,故对脑室及脑室周围脑组织水肿的敏感性很高,可表现出脑室周围白质、丘脑基底核区回声变化,同时显示脑室受水肿挤压而变窄,也可探查到严重的旁矢状区白质损伤。在严重 HIE 时,可实时观察到脑动脉搏动减弱。后期除发现脑组织液化外,也能通过脑室、脑沟回形态变化了解脑萎缩状况。颅脑扇形扫描不可避免地存在检查盲区,故在显示脑完整性方面不及 MRI 和 CT,对脑皮层、脑干部位损伤诊断具有局限性。

3)脑 CT 检查:计算机 X 射线断层成像(CT)曾是广泛

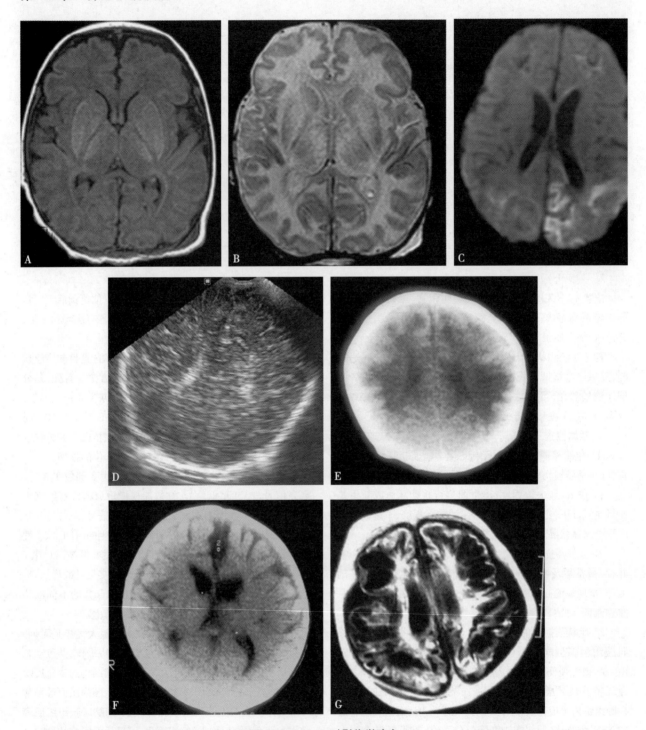

图 16-5-1　HIE 时影像学改变

A,B.分别 MRI T₁WI 和 T₂WI 显示的丘脑、基底核区损伤;C. DWI 显示交界区损伤;D,E. 分别为脑超声和 CT 显示的双侧脑半球弥漫性水肿;
F. CT 显示脑萎缩;G. MRI 显示脑内多灶性液化

用于临床的 HIE 辅助检查手段,敏感性高,脑组织水肿时以低密度为特点,灰白质界限难以区别,可用 CT 值"Hu"定量分析各脑区脑水肿程度,对后期的脑萎缩、液化等均可充分表现,因此可明确诊断丘脑、基底核、交界区、脑白质等损伤类型。存在的最大问题是有一定量的放射线暴露,近年在新生儿领域应用减少。

（3）脑电生理检查:电生理检查是通过脑细胞电活动

变化发现脑损伤,评价严重程度,最传统的检查手段是脑电图（EEG）,近年在新生儿领域更简便的方法是振幅整合脑电图（aEEG）。

在新生儿 HIE 时电生理检查最主要关注 2 个方面的异常:

1）痫样放电:在临床上表现为惊厥。传统 EEG 是诊断惊厥性异常放电的金标准,可准确地显示异常放电的部位、频率、泛化过程，并能够发现临床下发作。aEEG 对反复发作性新生儿惊厥和惊厥持续状态显示较为敏感。

2）电活动抑制：缺氧缺血所致的脑细胞损伤和细胞内外离子紊乱，会直接影响脑细胞的电活动，使其减弱，脑电图表现为以低电压为基础的背景活动异常。aEEG 经对原始记录脑电图的实时整合，更便于医护人员的识别辨认。HIE 时严重的背景活动异常是低电压，波谱带下边界≤5uV，或出现暴发抑制。

4. 鉴别诊断　为避免诊断扩大化，需除外 2 个方面的疾病：一是非缺氧缺血，由其他原因所致的急性新生儿脑病，二是宫内发生的脑损伤。

（1）其他原因所致的急性脑病：新生儿急性脑病表现可由多种病因所致，要结合病史、特殊的症状体征、病程发展过程，必要的辅助检查予以澄清，对这些疾病做出确切的诊断。常与新生儿缺氧缺血性脑病混淆的疾病如下。

1）颅内出血：明显的神经系统症状发生在重度出血及其出血灶周围脑组织的大范围水肿，包括脑实质出血、严重的硬膜下出血、严重的蛛网膜下腔出血等，异常的分娩史和影像学检查可确诊。重度脑室内出血多发生在小胎龄早产儿，虽也有神经系统症状，但一般不在急性脑病诊断范围。

2）炎症性脑病：指各类病原造成的中枢神经系统和其他部位感染时，由于多种炎症因子作用，诱发多脏器损伤，脑是其中之一，发生弥漫性水肿、坏死等脑病过程。结合母亲围产期感染病史、炎性反应性化验指标、病原学鉴定、胎盘病理检查等可确诊。需注意的是感染往往是宫内窘迫和生后窒息的原因，与缺氧缺血性脑损伤重叠发生，此时尤应对疾病做全面的分析、诊断。

3）低血糖脑病：发生在生后严重能量摄入、储存不足和其他内分泌激素紊乱、细胞能量代谢异常的小儿，突出的临床征象是顽固、难以纠正的低血糖状态，脑影像学早期可显示脑组织大范围水肿，但选择性脑枕叶、顶叶损伤严重。

4）遗传代谢性疾病和其他先天性疾病：多数在新生儿期发病的先天遗传代谢性疾病存在明显的神经系统症状，由于异常代谢产物积蓄造成代谢性脑病，有时在宫内即可造成胎儿发病，成为重度窒息缺氧的原因。因此，在生后短时内尚无先天代谢异常的确切诊断证据时，对新生儿脑病性质的判断应格外慎重。就一般规律而言，代谢性脑病神经系统症状较重，时常与缺氧程度不平行，症状持续存在，甚至进行性加重；与新生儿 HIE 的病程规律不符；有时伴有不能用一般疾病解释的现象，如进食后病情加重，常规化验室检查一些项目明显异常（难以纠正的顽固酸中毒、低血糖，高氨血症、贫血等），不良产史、家族史等。

其他先天异常主要指脑发育异常，尤其是灰质病，脑回发育异常，如巨脑回、多小脑回、灰质异位等。这些小儿生后早期以顽固性惊厥为突出表现，诱发癫痫脑病，脑电图重度异常。发病起始时间不一，但与新生儿 HIE 规律不吻合。

（2）宫内发生的脑损伤：胎儿在宫内受到母亲、自身疾病和环境的影响，可以发生颅内出血、缺氧缺血、脑血管闭塞脑梗死、炎症等各类脑损伤。在损伤早期脑病阶段，临床很难发现，出生时已是后期病理改变阶段，一般不因此引起窒息缺氧。生后神经系统症状体征以肌张力异常为主，多无意识障碍表现，甚至神经系统检查完全正常，仅是影像学检查发现脑内病变存在。

对宫内发生的各类脑损伤，影像学检查是确诊的重要手段，能够提示损伤后期的病变特征，如颅内出血病灶已处于吸收后期，缺氧缺血或炎症性损伤后期，急性水肿已消失，取而代之的是脑萎缩、脑容积变小，组织液化、钙化等。

（六）治疗

对新生儿 HIE 目前尚缺乏特异性的治疗药物，在国际上虽有很多临床治疗研究，但仍存在诸多未能解决的问题。鉴于此，卫生部新生儿疾病重点实验室新生儿脑损伤课题组、复旦大学儿科医院、《中国循证儿科杂志》编辑部和国际 GRADE 工作组中国中心，于 2007 年联合对国内外治疗足月儿 HIE 相关方法的文献进行了全面的检索和慎重的评价，历时 3 年 8 个月制定了足月儿 HIE 循证治疗指南[7]，2011 年公布于全国，在 HIE 规范化治疗方面起到引领作用。指南推荐意见如下。

1. 支持对症治疗　目的是阻断缺氧缺血原发事件和避免或减轻继发性脑损伤，是 HIE 的非特异性基础治疗措施，与新生儿复苏具有同等重要的作用。

（1）维持适当的通气和氧合：低氧血症和重度高碳酸血症均可损害脑血流自主调节功能，导致压力被动性脑循环。因此，应维持正常的氧分压和二氧化碳分压，避免低氧血症、高氧血症、高碳酸血症和低碳酸血症的发生。

（2）维持适当的脑血流灌注，避免血压剧烈波动：HIE 存在压力被动性脑循环，任何轻度的血压波动都会加重脑损伤。因此，应维持正常动脉血压值，避免发生体循环低血压（加重缺血）、高血压（导致脑出血的风险）和血液高凝状态。

（3）维持适当的血糖水平：低血糖和高血糖对 HIE 患儿都是无益的，尤其是急性期低血糖。血糖以维持在 4.2~5.6mmol/L（75~100mg/dl）为宜[8]。避免高血糖，因其高渗透作用可能导致脑出血和血乳酸堆积等不良结局。

（4）适量限制入液量，预防脑水肿，不建议常规使用甘露醇预防脑水肿，不建议使用激素减轻脑水肿：HIE 患儿常同时存在抗利尿激素异常分泌综合征和肾功能障碍，供给过多的液体可增加脑组织中水的含量而加重脑损伤，但不能以牺牲正常血压和内环境稳定为代价，应维持尿量 >1ml/(kg·h)。HIE 脑水肿主要为细胞毒性水肿，甘露醇虽能减轻脑水肿，但不能减轻最终脑损伤程度，只有在颅内压明显升高，导致脑灌注压严重下降时使用甘露醇。

（5）控制惊厥：推荐苯巴比妥作为控制惊厥一线用药，不建议苯巴比妥作为足月儿 HIE 惊厥发生的预防用药。

预防性应用苯巴比妥并不能降低足月儿 HIE 的病死率和严重伤残发生率。但惊厥可引起脑的进一步损伤。

2. 神经保护治疗

(1) 亚低温治疗:推荐亚低温治疗足月儿中、重度 HIE。目前国际上已有 6 个大型的多中心 RCT 完成,其中 2 个采用的是选择性头部亚低温治疗,另外 4 个是全身亚低温治疗。结果显示,亚低温可显著降低足月儿 HIE 的病死率(RR=0.58,95% CI 0.45-0.75)、18 月龄时病死率和严重伤残发生率(RR=0.76,95% CI 0.68-0.84)。

亚低温有选择性头部亚低温(冰帽系统)和全身亚低温(冰毯系统)两种方式。根据亚低温治疗方案,接受治疗的患儿应胎龄≥36 周和出生体重≥2500g,并且同时存在下列情况:①有胎儿宫内窘迫的证据;②有新生儿窒息的证据;③有新生儿 HIE 或 aEEG 脑功能监测异常的证据。

选择性头部亚低温使鼻咽部温度维持在 33.5~34℃(目标温度),可接受温度为 33~34.5℃,同时直肠温度维持在 34.5~35℃。全身亚低温使直肠温度维持在 33.5~34℃(目标温度),可接受温度为 33~34.5℃。亚低温治疗最适宜在生后 6 小时内进行,越早越好,治疗时间为 72 小时,治疗结束复温后至少严密临床观察 24 小时,出院后至少随访至生后 18 个月[9]。

(2) 不推荐的治疗方法

● 不建议高压氧治疗足月儿 HIE。原因是纳入文献存在非常严重的局限性和严重的不一致性。高压氧治疗足月儿 HIE 的安全性研究十分薄弱,缺乏多中心 RCT 研究的可靠结论。

● 不建议促红细胞生成素治疗足月儿 HIE。研究较少,尚不足以证实其神经保护作用。

● 不建议人神经干细胞移植治疗足月儿 HIE。目前细胞疗法治疗 HIE 鲜有临床研究的报道,目前研究证据来源于病例报告。

● 根据目前文献检索结果,不推荐以下药物作为特殊神经保护剂治疗足月儿 HIE,包括硫酸镁、别嘌呤醇、纳洛酮、胞二磷胆碱、脑活素、1,6- 二磷酸果糖、神经节苷脂、碱性成纤维细胞生长因子和神经生长因子、布洛芬、吲哚美辛、硝苯地平、尼莫地平、川芎嗪、东莨菪碱和山莨菪碱、维生素 E 和维生素 C。

(七) 预后

新生儿缺氧缺血性脑病小儿的常见后遗症为脑瘫、癫痫、智力低下,以及视觉损害、注意缺陷、认知障碍、学习困难等。近远期预后与损伤严重程度有关,从临床和不同的辅助检查均可提供一些协助估价预后的信息[9-10]。

1. 临床征象
轻度 HIE 一般在生后 3 天内各项指标恢复,预后多数正常。中度 HIE 小儿有 20%~35% 会发生远期异常。重度 HIE 小儿中,75% 新生儿期死亡或放弃治疗,存活者均有较严重的神经系统后遗症。发生后遗症的小儿多有明显的影像学改变,反复发作性惊厥和惊厥持续

状态的小儿后期发展为癫痫的可能性很大[11]。

2. 影像学表现
不同影像学检查在疾病早期水肿阶段,即可分辨出脑损伤轻重,也是后续病理改变的基础。轻度水肿,3 天内影像恢复正常,与临床相符,一般不留后遗症。7~14 天后,如影像学图像上存在不可逆的脑结构异常表现,提示可能会发生后遗症,3~4 周时影像上表现为明显的脑萎缩、脑组织液化、钙化,则后遗症难以避免,且较严重。

MRI 检查如发现一些特殊部位的损伤,对近远期预后可能会有更深入的提示作用。如生后 1 周内显示脑干损伤,则死亡危险性增加。2 周内如发现内囊后支损伤,多数神经预后不良。存在血管交界区损伤的小儿,远期认知、运动功能都可能发生障碍。疾病早期 MRS 检查如显示一些特殊脑区代谢明显障碍,如基底核、丘脑区乳酸(Lac)增加,N-乙酰天冬氨酸盐(NAA)减少及二者比值(Lac/NAA)升高,提示预后不良的敏感度和特异度分别是 0.82 和 0.95。

3. 脑电生理检查表现
在生后 24 小时内 EEG 或 aEEG 检查均可评价脑损伤严重程度,并可作为估价预后的参考指标。严重的电活动背景异常,包括重度、持续低电压(aEEG 低电压程度划分为:下边界≤5uV,≤3uV,≤1uV,电压越低,抑制越重),暴发抑制;严重的异常放电,如频繁、持续痫样放电,高波幅放电后紧随电活动抑制,均是严重脑损伤表现,不但远期后遗症严重,近期死亡率也增加。

当生后 24 小时内脑电活动严重异常,但 1 周内明显恢复,这些小儿预后是可观的。故将预测预后的检查时间推迟为 1 周,此时预测预后不良的敏感性、特异性分别是 0.93 和 0.90。

(周丛乐)

参考文献

1. Kurinczuk JJ, White-Koning M, Badawi N. Epidemiology of neonatal encephalopathy and hypoxic-ischaemic encephalopathy. Early Hum Dev, 2010, 86:329-338.

2. Hayes BC, McGarvey C, Mulvany S, et al. A case-control study of hypoxic-ischemic encephalopathy in newborn infants at >36 weeks gestation. Am J Obstet Gynecol, 2013, 209:29.e1-19.

3. James D.S. Aridas, Tamara Yawno, Amy E. Sutherland, et al. Detecting brain injury in neonatal hypoxic ischemic encephalopathy:Closing the gap between experimental and clinical research. Exp Neurol, 2014, 261: 281-290.

4. Kwan S, Boudes E, Gilbert G, et al. Injury to the cerebellum following neonatal hypoxic-ischemic encephalopathy. Int J Dev Neurosci, 2015, 47:47-48.

5. Lv H, Wang Q, Wu S, et al. Neonatal hypoxic ischemic encephalopathy-related biomarkers in serum and cerebrospinal fluid. Clin Chim Acta, 2015, 450:282-297.

6. Harteman JC, Nikkels PG, Benders MJ, et al. Placental Pathology in Full-Term Infants with Hypoxic-Ischemic Neonatal Encephalopathy and Association with Magnetic Resonance Imaging Pattern of Brain Injury. J Pediatr, 2013, 163:968-975.

7. 卫生部新生儿疾病重点实验室,复旦大学附属儿科医院,《中国循证儿科杂志》编辑部,GRADE 工作组中国中心. 足月儿缺氧缺血性脑病循证治疗指南(2011- 标准版). 中国循证儿科杂志, 2011, 6(5):327-334.

8. Volpe JJ. Neurology of the newborn. 5th. Saunders, Elsevier Inc, 2008:455-456

9. 卫生部新生儿疾病重点实验室,复旦大学附属儿科医院. 亚低温治疗新生儿缺氧缺血性脑病方案(2011). 中国循证儿科杂志, 2011, 6(5):337-339.

10. Martinez-Biarge M, Bregant T, Wusthoff CJ, et al. White Matter and Cortical Injury in Hypoxic-Ischemic Encephalopathy: Antecedent Factors and 2-Year Outcome. J Pediatr, 2012, 161:799-807.

11. Executive summary: Neonatal encephalopathy and neurologic outcome, second edition. Report of the American College of Obstetricians and Gynecologists' Task Force on Neonatal Encephalopathy. Obstet Gynecol, 2014, 123:896-901.

第 6 节　颅内出血

颅内出血(intracranial hemorrhage, ICH)是新生儿期常见病,可分为不同类型,最具特征性的出血类型为早产儿脑室周围 - 脑室内出血,也可发生硬脑膜下出血、蛛网膜下腔出血、脑实质出血,小脑及丘脑、基底核等部位出血。严重颅内出血可引起小儿远期神经系统后遗症,且近年小胎龄早产儿和极低出生体重儿增多,严重颅内出血及其后遗症仍始终为儿科医生所关注。

(一)脑室周围 - 脑室内出血

脑室周围 - 脑室内出血(periventricular-intraventricular hemorrhage, PIVH)是早产儿最常见的颅内出血类型,也称生发基质出血,或室管膜下出血(subependymal hemorrhage, SEH)。当出血量增加,血液经破溃的室管膜流入脑室形成脑室内出血(IVH),成为逐渐加重的颅内出血。

1. 流行病学　脑室周围 - 脑室内出血多发生在早产儿,尤其是胎龄 <32 周、出生体重 <1500g 的 VLBW 儿,随胎龄和出生体重降低,发病率增加。有统计,早产儿孕周每减少 1 周,IVH 发生率增加 3.5% 且重度 IVH 增加。美国 1990 年后期报告,出生体重 <1500g 的 VLBW 儿,IVH 的发生率为 20%,出生体重 <1000g 的 ELBW 儿,IVH 发生率升至 45%。美国儿童健康和发育研究所 2010 年报告,28 周前的超早产儿 IVH 发生率分别是:28 周 7%,27 周 11%,26 周 14%,25 周 21%,24 周 26%,23 周 36%,22 周 38%[1]。

中华医学会儿科学分会新生儿学组 2005~2006 年组织了一项我国早产儿脑室周围 - 脑室内出血发病情况调查,在 3769 例早产儿中,颅内出血总发生率 10.8%,其中重度颅内出血占 23%。

在足月儿也可发生 PIVH,但重度 IVH 极少见,且与特殊病因有关,如产伤,同组免疫性血小板减少,血管畸形破裂,静脉窦血栓,血友病或其他凝血功能障碍等。

2. 病理与病理生理　脑室周围出血来源于侧脑室的腹外侧室管膜下的生发基质小血管,在尾状核和丘脑之间部位,Monro 孔水平。

在胎儿期 12~20 周时,生发基质是脑神经母细胞和胶质细胞的发源地,进行细胞的快速增殖和移行过程,在此处形成丰富的毛细血管网,满足胎儿期神经细胞、胶质细胞发育,直至 32 周后绝大部分移行完结,毛细血管网也逐渐消失。

出血原发于这里的微动脉和微静脉收集区。这里的小血管十分脆弱,内皮与外皮细胞缺乏,基底膜细胞不成熟,紧密连接不足,构成血管结构星形胶质细胞足突的胶质纤维酸性蛋白也不足。因此,当缺氧、静脉压增高和渗透压加增高时,这些小血管很容易破裂出血。

另与出血相关的组织解剖因素是静脉系统。通过生发基质毛细血管网,组成了深部静脉系统,汇聚成端静脉、髓静脉,不断沿侧脑室侧壁弯曲下行,自然形成"U"字形回路,最终进入中央大静脉。这种特殊的静脉走行使得静脉易于充血、瘀滞,客观上增加了脑静脉压,导致出血(图 16-6-1)。

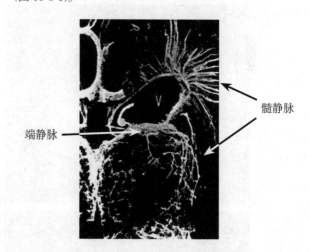

图 16-6-1　生发基质附近的静脉回流

脑室周围出血后,血液可突破紧邻的室管膜,进入侧脑室。

3. 病因　从发病机制而言,所有引发脑生发基质小血管血压、渗透压改变和血管内皮损伤的因素,包括脑血液灌注、颅内静脉压力、血液渗透性改变等病理状态,均可归为出血病因,因此,与产前和产时多种母亲、小儿自身疾病状态有关,同一患儿常多因共同作用而发病[2]。

(1)产前:多与缺氧有关,如母亲先兆子痫、HELLP 综合征、胎儿宫内窘迫。母亲绒毛膜羊膜炎及其他感染性疾病也可通过炎症因子损害血管内皮。母亲产前用药,如吲哚美辛,阿司匹林也可导致胎儿、新生儿颅内出血的发生。

(2) 产时:与异常的分娩方式和过程有关,根本的原因是困难的分娩过程造成小儿脑灌注异常和静脉压增高,危及到脑内小血管,如臀位、肩难产、胎头过度挤压等,这些小儿往往伴随生时、生后窒息缺氧,加重了脑循环异常和小血管损伤。

(3) 产后:与早产儿一些疾病状态和必要的救治过程有关。如呼吸窘迫时呼吸机治疗,新生儿窒息复苏加压给氧,呼吸道、消化道吸引刺激等,易造成脑内动静脉血压升高,血流不稳甚至涨落型脑血流。低碳酸血症、高碳酸血症会影响到脑血管舒缩功能。感染性休克等不同原因所致的低血压,会减少脑灌注,在复苏扩容过程中,过快的输液速度或高渗液体,容易增加脑内小血管的负荷[3-4]。

4. **临床表现**　宫内发生的颅内出血很少见,严重出血者多有特殊原因。早产儿 PIVH50% 发生在生后第 1 天内,第 2 天约 25%,第 3 天约 15%,4 天后发生的出血仅 10%。

在临床上表现为以下 3 种类型:

(1) 临床无表现型:见于出血量较少的病例,占颅内出血病例的 25%~50%。此型最为常见,多在早产儿生后常规头颅 B 超筛查中发现。

(2) 断续进展型:症状在数小时至数天内断续进展,由于出血量较大或渐进性出血所致。此类出血初始表现为兴奋性增高,烦躁不安、易激惹,发展严重时出现颅压高,脑性

尖叫、惊厥。进一步恶化继而出现抑制症状,神志异常、四肢张力低下、运动减少、中枢性呼吸异常。

(3) 急剧恶化型:极少见,也称凶险型,发生在短时间内严重出血的早产儿。在数分钟至数小时内病情急剧进展,很快出现意识障碍、眼球固定、光反射消失,有强直性惊厥、中枢性呼吸抑制。同时可出现血压降低、心动过缓、抗利尿激素分泌异常,患儿在短时内死亡。

5. **诊断**　由于早产儿颅内出血时多无症状,或仅有非特异性的神经系统症状和全身症状,故对该病的确诊依据是影像学检查,在不同的影像学方法中,首选头颅 B 超,原因是便捷、无创,可床边操作,利于不能搬动的早产儿检查;对脑中央部位病变显示最佳,可冠矢状位扫描,对脑室周围—脑室内出血的诊断具有很高的特异度和敏感度。其检查的作用是:通过超声筛查发现出血,评价出血严重程度,对出血合并症做出诊断。

(1) 颅内出血筛查:对胎龄 ≤32 周的早产儿和具有颅内出血高危因素的近足月早产儿、甚至足月儿,在生后 3 天内常规进行颅脑 B 超筛查,及时确诊颅内出血。

(2) 对颅内出血严重程度的评价:颅内出血逐渐严重的基本含义是:生发基质出血量增多,血液突破室管膜进入侧脑室内,又危及到脑室周围脑实质,可能由此造成小儿远期后遗症。1978 年 Papile 提出了 PIVH 颅脑 B 超检查的分度标准,在世界各地沿用多年[5]。2008 年 Volpe 又在原有基础上修订了分度标准[6](图 16-6-2),如下:

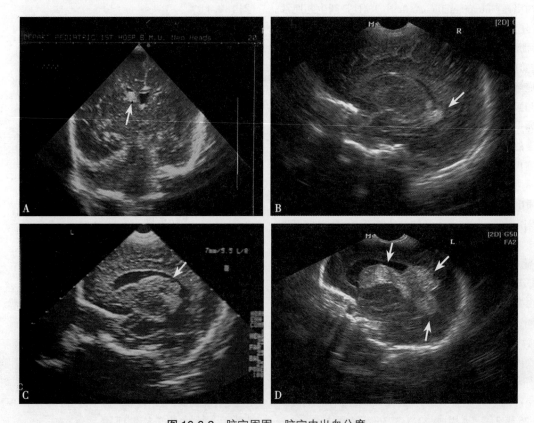

图 16-6-2　脑室周围—脑室内出血分度

A. I°颅内出血(生发基质出血);B. II°颅内出血;C. III°颅内出血;D. IV°颅内出血(粗箭头所指为出血性脑梗死)

- Ⅰ度：出血局限于生发基质。
- Ⅱ度：血液在侧脑室内占据容积≤50%。
- Ⅲ度：血液在脑室内占据容积>50%。
- Ⅳ度：在出血同侧的侧脑室旁发生出血性脑梗死。

其中Ⅰ、Ⅱ度为轻度出血，Ⅲ、Ⅳ度为重度出血。不同程度的出血可发生在单侧或双侧。

新的分度标准更关注对重脑室内出血量的估计，强调了出血导致的脑实质损伤，即脑室旁出血性梗死，由于生发基质和脑室内出血，发生了静脉血回流障碍现象。

（3）颅内出血合并症的诊断：指由于脑室周围 - 脑室内出血引发的脑内其他病变，并造成脑实质损伤，成为神经系统后遗症的病理学基础（图 16-6-3）。

1）脑室旁出血性梗死（periventricular hemorrhagic infarction，PHI）：最多见于较严重的生发基质出血，脑室内出血也可引发，是早产儿脑室周围 - 脑室内出血后脑实质损伤类型之一。出血团块影响了侧脑室旁静脉血液回流，使局部静脉血管淤血，继而破裂出血，最终病变区域脑组织坏死、液化，并与脑室相通。头颅 B 超可显示侧脑室旁出血、生发基质区域回声增强，后发展为液性暗区的病变全过程。

2）出血后脑积水（posthemorrhagichydrocephalus，PHH）：当侧脑室内血液及凝血物质进入第 3 脑室，又经过狭细的中脑水管时，可发生阻塞，影响脑脊液的正常循环通路，导致双侧脑室、第 3 脑室内积水，成为梗阻性脑积水。脑积水使脑实质受压甚至变得菲薄，是出血后脑实质损伤的另一严重类型。脑积水发生在重度颅内出血病例，一般在出血后 1~2 周开始出现，初始无明显症状，脑积水严重时因颅压高而头围增大，前囟隆起，颅缝分离，双眼呈"落日征"。影像学特征是伴随重度脑室内出血，侧脑室进行性增大，直至扩张，伴第 3 脑室增宽。有时颅内出血后也会发生非梗阻性脑积水，是由于出血后炎症反应影响了蛛网膜颗粒绒毛对脑脊液的再吸收[7]。

诊断出血后脑积水应与脑萎缩相鉴别。有时在脑损伤后脑实质萎缩，脑室被动性增宽，也称稳定性脑室增宽，此时脑室为轻度 ~ 重度增宽，脑室内张力不高。

3）脑白质损伤：重度脑室内出血的显著特征是出血造成脑室增宽，由此挤压脑室周围白质而引发损伤，损伤的结局是脑室周围组织坏死后钙化，或软化灶形成。另外，前述的出血后梗阻性脑积水、出血性脑梗死无疑都会造成脑白质损伤。

（4）颅内出血诊断的其他方法学：CT、MRI 对重度 IVH 及其合并症同样可以做出明确诊断，而且对同时伴有的脑周边其他损害诊断优于 B 超，但由于搬运患儿不便，不是理想的筛查手段，对颅内出血的诊断不作为首选。

在无影像学检查的年代，常通过腰椎穿刺脑脊液检查诊断颅内出血。脑室内出血数小时后，脑脊液颜色变黄，葡萄糖减少，蛋白增高。这些变化与细菌性脑膜炎时脑脊液改变相仿，且有局限性，是有创性检查，在影像学广泛应用的今天，几乎不用此方法诊断颅内出血。

（二）其他部位的颅内出血

在新生儿还可见到颅内其他不同部位的出血，出血病因各不相同，早产儿和足月儿均可发生（图 16-6-4）。

1. 硬膜下出血　硬膜下出血（subdural hemorrhage，SDH）多因机械性损伤使硬膜下血窦及附近血管破裂而发生严重出血，所涉及的部位包括上矢状窦、下矢状窦、直窦和横窦，严重时伴大脑镰、小脑幕撕裂。有时硬膜下出血与硬膜外出血并存。此类出血与产伤有直接的关系，常发生于困难分娩的足月新生儿。严重的硬膜下及硬膜外出血近年已很少发生，但少量出血依旧存在，甚至巨大头颅血肿同时，存在颅骨裂隙，而发生硬膜外及硬膜下血肿。

（1）临床表现：严重横窦和直窦及附近血管损伤所致，后颅凹积血，可压迫脑干，很快出现尖叫、惊厥、脑干症状等神经系统症状，预后凶险，短时内危及生命。下矢状窦出血范围不等，症状不一，少量出血可无突出表现。上矢状窦出血多与异常的胎头吸引产有关，当出血量少时，临床症状轻微，仅表现易激惹等；出血量逐渐增多，出现局限性神经系

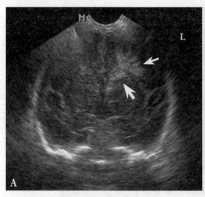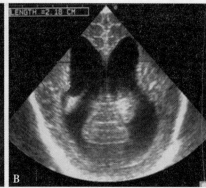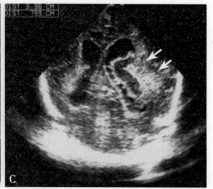

图 16-6-3　脑室周围—脑室内出血的合并症

A. 出血性脑梗死，粗箭头所指为阻碍静脉回流的生发基质出血；B. 出血后梗阻性脑积水，双侧脑室扩张；C. 出血后脑白质损伤，侧脑室内存在陈旧出血，脑室增宽，箭头所指为受压后损伤的白质

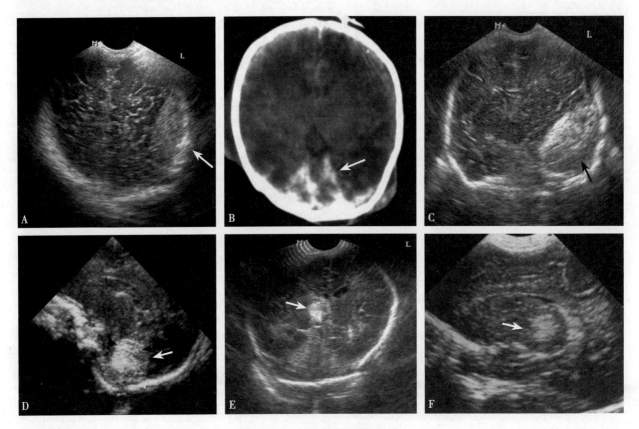

图 16-6-4　其他部位的颅内出血

A. 硬膜下出血；B. 蛛网膜下腔出血；C. 颞叶脑实质出血；D. 小脑出血；E. 背侧丘脑出血；F. 基底核出血。(除 B 为 CT 图片外，其他均是 B 超图片)

统异常表现。也有些患儿在新生儿期无异常表现，但由于逐渐形成硬膜下囊肿，有碍脑脊液循环，至数月左右发展为脑积水。

(2) 诊断：有异常分娩过程，特别是存在神经系统症状的小儿，应及时做影像学检查予以定位确诊。CT 对早期的脑边缘部位和深部出血诊断敏感性优于 B 超和 MRI。

2. 原发性蛛网膜下腔出血　原发性蛛网膜下腔出血 (subarachnoidhemorrhage, SAH) 指出血原发部位在蛛网膜下腔。此种类型出血在新生儿期十分多见，病因与缺氧、酸中毒、低血糖等因素有关，产伤也可致严重 SAH。出血可来自脑发育过程中软脑膜小动脉、小静脉，及其间错综复杂的小血管吻合支，也可来自蛛网膜下腔静脉。

(1) 临床表现：由于出血量不等，症状相差悬殊。出血量很少时，无临床征象，或仅有极轻的神经系统异常表现，如易激惹等，常是在因其他原因做影像学检查时发现，预后良好。此种类型占绝大多数。当出血量增多，血对脑皮质产生刺激，突出的表现是间歇性惊厥，90% 预后也良好。大量并急剧进展性出血，血液存留于脑间隙及后颅凹，神经系统异常很快出现，表现为嗜睡、反应低下、中枢性呼吸异常、反复惊厥，危及生命。此类出血极少见，多有出凝血机制障碍或其他特殊原因。

(2) 诊断：蛛网膜下腔出血位于脑周边或脑池、脑窦、脑裂部位，出血早期诊断首选 CT，呈现高密度影，在直窦、窦汇或小脑幕上出血时，形成"Y"形或"M"形。

3. 脑实质出血　此类出血涉及多种病因，出血部位和程度也有很大不同。

(1) 点片状出血：缺氧窒息可致脑实质小点片状出血，出血很快被吸收，不易发现。有时也会因感染或不明原因的局部小血管破裂而出现局灶性出血。单纯点片状脑实质出血，临床无明显的神经系统症状，也不影响预后。但引发出血的原发病有可能较重，成为神经系统后遗症的原因。

(2) 大范围脑实质出血：多与严重的全身性疾病和脑血管畸形有关。如感染合并 DIC 或血液系统疾病时，血小板和凝血因子降低，多灶出血，来势凶猛，发展迅速，难以止血。脑血管畸形所致脑实质出血是难以预料的，可发生在任何年龄阶段。足月儿临床常表现为突发惊厥，有时有定位体征，但很快泛化至全身。各种影像学很容易发现脑实质中较大的出血灶。对畸形血管的具体诊断，多是在出血后外科手术和尸解时做出最后的结论。预后与出血灶部位、大小、周围脑组织受压水肿程度、治疗状况均有关。

4. 小脑与丘脑基底核出血

(1) 小脑出血 (cerebellar hemorrhage, CEH)：可以是小脑半球和蚓部的原发性出血，也可以由其他部位出血如第四脑室周围生发基质出血、脑室内出血、后颅凹部位硬膜下出血、蛛网膜下腔出血等扩展而来,早产儿较足月儿多见。出血与产伤、缺氧、脑血流动力学改变等多因素有关。值得注意的是:早产儿颅骨可塑性较强,若枕骨受压,鳞状部位前移,如同枕骨骨折,容易增加小脑静脉压,损伤枕骨窦及从属静脉而致出血。

小脑出血的诊断以 CT、MRI 为佳,超声次之,因出血灶部位较深的缘故。

少量小脑出血可无症状,大量出血易压迫脑干,危及生命。部分足月儿病例赢得了手术治疗时间。存活者可留有意向性震颤、共济失调、肌张力低下、运动受限等神经系统后遗症。

(2) 丘脑、基底核出血:在新生儿期偶可发生,原因可能与疾病状态下血流动力学改变有关。大脑中动脉在颅底水平段发出的豆纹动脉分支供应此区域的血液,这些小血管很细,与主干血管呈 90° 夹角,很容易受血流动力学影响而破裂出血,故又有"出血动脉"之称。此部位出血范围一般局限,急性期临床无特殊表现,但随访时仍见肌张力异常及脑瘫表现。在新生儿和小婴儿阶段,丘脑和基底核各神经核团间在影像上无明显界限,仅可做大致位置区分。

(三)新生儿颅内出血的预防与治疗

1. 预防

(1) 防止早产:最多见的出血类型是脑室周围 - 脑室内出血,故减少早产是降低颅内出血发生率的根本措施,尽可能减少小胎龄早产儿。近年十分提倡高危孕妇的产前转运,对增加早产儿胎龄和减少颅内出血均是有益的。

(2) 稳定脑血流:脑血流、颅内压不稳定是脑内小血管破裂出血的直接原因,维持脑血流的平稳状态与产前、产时、产后多个环节有关。如母亲的合并症的治疗与合理用药;分娩时正确的催产、助产措施;生后对高危儿抢救过程尽量避免低氧血症、高氧血症、高碳酸血症、低碳酸血症、高糖血症、低血糖症,高渗液体和过快、过量输液,血压、体温波动,及时关闭动脉导管等,对保护脑血管自主调节功能等、防止或减轻颅内出血均是十分重要的。

(3) 不推荐常规使用药物预防:尽管有一些研究提到一些药物具有某些保护脑血管的药理功用,但尚无临床应用的循证医学依据,不能减少颅内出血和重度颅内出血发生率或改变预后,故不推荐使用,如生后应用吲哚美辛、维生素 E、苯巴比妥、布洛芬,生前使用维生素 K、硫酸镁等。

2. 治疗 颅内出血一旦发生,无特效方法制止出血发展,故最好、最直接的治疗是避免前述颅内出血的高危因素,减少任何进一步的损伤,同时监测颅内出血合并症的出现,及时相应治疗。

(1) 一般措施:维持脑内正常脉灌注,保持机体正常氧合状态,适当液量和营养支持,控制惊厥,纠正颅高压。

(2) 出血后脑积水的监测与治疗

1) 监测:对重度脑室周围—脑室内出血病例,至少每周颅脑超声检查 1 次,以发现早期无症状的脑积水。

2) 进展性脑积水的处理:应每日测量头围,注意颅内压增高征象,如前囟隆起,颅缝增宽,每周头围增加 >2cm,颅内压 >80mmH$_2$O。酌情增加颅脑超声频率,测量脑室径,观察脑积水变化,侧脑室扩张的标准是侧脑室宽 4mm 以上,大于相应胎龄 97 百分位。

外科手术治疗是迅速缓解脑积水的有效方法,包括:①侧脑室引流,可直接作脑室外引流,引流管穿过颅骨,一端置于侧脑室内,另一端接无菌引流袋,引出过多的脑脊液。也可采用储液囊的方法,在顶骨区帽状腱膜下埋置储液囊,将脑脊液从侧脑室前角引入囊内。之后用注射针头经头皮穿刺储液囊,定时、定量向外抽吸脑脊液。②侧脑室 - 腹膜腔分流(ventriculoperitoneal shunts,VPS)是脑积水的最终治疗,将侧脑室内的脑脊液通过分流管持续不断地匀速、定量引入腹腔,以达到持续分流缓解脑室内压力的目的,维持正常的生活质量。但在出血、脑积水早期,如脑脊液中血液及蛋白成分过多,容易梗阻,或同时伴有炎症,不适合做分流术,故前述的侧脑室外引流是分流术的前期阶段。③内镜手术,属微创手术,目前进行不多。可通过脑室镜行室间孔穿通术、第 3 脑室造瘘术、中脑水管成形术,形成新的脑脊液循环通路,缓解脑积水。

出血后脑积水的患儿中,约 40% 可自行终止发展,很轻的脑积水不一定进行干预。10% 病例为快速进展型,需采取上述方法积极治疗。另有 50% 为缓慢进展型,其中 20% 经干预后缓解,无需做分流手术;30% 最终需做分流手术方能缓解脑积水。有少部分患儿在新生儿期出院后 1 年内再次出现脑积水进展,需酌情治疗。故对出血后脑积水患儿至少要随访到 1 岁。

3) 关于其他治疗:对于脑积水传统的治疗方法之一是早期反复腰椎穿刺减缓脑积水的进展,对此种作法的意见不一。2000 年一项 Meta 分析研究结果,经早期腰穿治疗的脑积水患儿,死亡率和后期残疾率与未经如此治疗的小儿无差别,也有研究报告,有一定的治疗效果。

以往也有采用一些药物减少脑脊液分泌缓和脑积水,如乙酰唑胺、呋塞米(速尿)等,现研究,这些药物均无减少分流手术和死亡的循证医学证据。

有研究,采用纤维蛋白溶解剂 - 链激酶作脑室内注射,防止血凝,减缓脑积水,至目前无临床应用结论。

(3) 出血后脑实质损伤的治疗:主要指出血性脑梗死、脑室旁白质损伤,以及其他部位出血后对脑实质的挤压、缺血、水肿等各类脑实质损害,是颅内出血后造成远期神经系统后遗症的主要原因。但至今并无有效的使脑细胞从损伤中逆转的药物,促红细胞生成素(rEPO)也仅有十分局限的研究证据,认为有益于脑发育的作用。因此,对出血后脑实质损伤重点是预防重度出血,减少、减轻脑实质损伤。病变早期予以针对性的对症治疗,大范围的脑实质出血、硬膜下出血、蛛网膜下腔出血,必要时予以外科手术治疗,减少对脑实质的挤压,缓解症状,挽救生命。

(四) 预后

颅内出血小儿的近远期预后与出血程度、部位、合并症、治疗处理是否得当,以及新生儿的成熟度有直接的关系。主要后遗症为智力运动发育落后、脑瘫、视听障碍、行为异常等[8]。

国外有一些大样本、长期预后的研究报告。小胎龄早产儿发生重度 IVH,合并出血后脑梗死的病例,病死率约 20%,存活者 75% 发展为脑积水。轻度 IVH 病例 7% 发展为脑积水。

轻度 IVH 的 VLBW 儿在 3 岁后直至 18 岁,在认知、行为能力方面与无脑损伤的 VLBW 儿无差别。胎龄低于 33 周,并发生不同程度 IVH 的小儿,在 5 岁时脑瘫的发生率分别是:Ⅰ度 8%,Ⅱ度 11%,Ⅲ度 19%,Ⅳ度 50%[9,10]。

(周丛乐)

参考文献

1. Bajwa NM,Berner M,Worley S,et al. Population based age stratified morbidities of premature infants in Switzerland. Swiss Med Wkly,2011,141:w13212.

2. Kenet G,Kuperman AA,Strauss T,et al. Neonatal IVH-mechanisms and management. Thromb Res,2011,127(3):S120-S122.

3. Aly H,Hammad TA,Essers J,et al.Is mechanical ventilation associated with intraventricularhemorrhage in preterm infants? Brain Dev,2012,34:201-205.

4. Noori S,McCoy M,Anderson MP,et al.Changes in Cardiac Function and Cerebral Blood Flow in Relation to Peri/Intraventricular Hemorrhage in Extremely Preterm Infants. J Pediatr,2014,164:264-270.

5. Papile LA,Burnstein J,Burnstein R,et al. Incidence and evolution of subependymal and intraventricularhemorrhage:a study of infants with birth weight less than 1500g. J Pediatr,1978,92(4):529-534.

6. Volpe JJ. Neurology of the Newborn.:5th ed. Saunders,Philadelphia,2008:541.

7. Brouwer MJ,de Vries LS,Kersbergen KJ,et al.Effects of Posthemorrhagic Ventricular Dilatation in the PretermInfant on Brain Volumes and White Matter Diffusion Variablesat Term-Equivalent Age. J Pediatr,2016,168:41-49.

8. Stoll BJ,Hansen NI,Bell EF,et al.Neonataloutcomes of extremely preterm infants from the NICHD Neonatal Research Network. Pediatrics,2010,126:443.

9. AI Rifai MT,AI Tawil KI.The Neurological Outcome of Isolated PVL and Severe IVH inPreterm Infants:Is It Fair to Compare? Pediatr Neurol,2015,53:427-433.

10. L Orton J,McGinley JL,Fox LM,et al.Challenges of neurodevelopmental follow-up for extremely preterminfants at two years.Early Hum Dev,2015,91:689-694.

第 7 节 早产儿脑白质损伤

脑白质损伤是早产儿特有的脑损伤形式之一,包括脑室旁白质软化(PVL)和弥散性脑白质损伤。前者指特征性分布在脑室旁局灶性坏死,继而发展成囊腔,有人称为"囊性 PVL"。后者指更广泛的脑白质和灰质损伤,常无囊腔形成,也被称为弥散性"非囊性 PVL"。早产儿脑白质损伤可遗留神经系统后遗症,最常见的是脑瘫、视力障碍和认知缺陷。

对 PVL 的描述起始于 100 多年前,Parrot 首先发现了脑室旁脑白质损伤,后 Banker 和 Larroche 正式将其命名为"脑室旁白质软化",并研究了病理改变过程,以及其与临床疾病间的关系。

脑白质损伤主要发生在小胎龄的 VLBW 儿,发生率在不同的地区报告不同,特别是不同的诊断手段使发生率有别。神经病理检查证据显示,死亡的 VLBW 儿 PVL 发生率为 25%~75%,抢救 6 天以上死亡者发生率高达 60% 以上,而早期死亡者发生率仅 7%。颅脑超声对 VLBW 儿 PVL 检出率为 5%~15%,MRI 检出率高于 B 超。

(一) 病理生理

早产儿脑白质损伤发生的基础是脑发育过程中的血管和细胞特点,对缺血、感染后炎症性损伤有很高的易感性。

1. 血管发育特点 早产儿脑血管发育不完全。从大脑前、中、后动脉发出的长穿支在妊娠 24~28 周出现,延伸到脑室的边缘,保证脑室周围深部白质的供血,早期在脑室周围形成血管化减少的区带。妊娠 32~40 周,是短穿支发育最活跃的时期,满足皮层下白质的血液供应。长穿支与短穿支间的吻合支在妊娠 32 周后才开始逐渐形成(图 16-7-1)。由此可知,早产儿生后的一段时间内,供应白质血液的小血管在组织解剖结构上并未完全发育成熟,在功能上脑血管自主调节能力差,维持"压力被动性血流"的特点,在缺氧、低血压、低碳酸血症等疾病状态下,脑血流、脑灌注

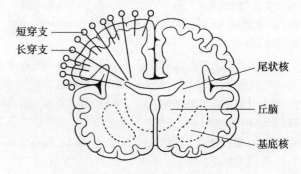

图 16-7-1 脑白质的血液供应

减少,脑白质容易发生缺血性损伤。

2. 细胞发育特点　PVL 主要发生在脑室旁的深部白质,局部的坏死与此处的少突胶质细胞(oligodendrocytes,OL)有关,少突胶质细胞是神经纤维轴突上髓鞘的重要成分。早产儿脑发育过程中,少突胶质细胞未成熟,仅处于分化中的少突细胞前体(preoligodendrocytes,preOLs)阶段。很多实验已证实,少突胶质细胞前体对兴奋性谷氨酸介导的细胞死亡、氧化应激损伤、缺血性损伤、炎症性细胞因子损伤较成熟的细胞更为敏感。少突胶质细胞前体的损伤、坏死,成为神经轴突损伤的组织基础。

(二)病理

在缺血及其他病理因素的作用下,6~12 小时后显微镜下可见局部细胞的凝固性改变,直至坏死,并伴随神经轴突水肿,断裂,囊腔形成,软化灶以密集的小囊腔为多,也可融合成较大软化灶。损伤数日后反应性星形胶质细胞、小胶质细胞增殖,巨噬细胞聚集。后期白质容积减少,脑室被动性增宽[1-2]。

PVL 在胎龄 24~32 周早产儿多见,长穿支动脉的终末供血部位,即侧脑室前角和中央部的周围白质、侧脑室后角三角区周围白质。因此,存活的小儿可出现运动障碍、痉挛性脑瘫和视觉异常。

弥散性白质损伤时,脑皮层灰质甚至丘脑、基底核、脑干、小脑等同时受累,后继的病理改变是神经退化、神经元和轴突丢失。后期的危害主要是认知障碍、行为异常、注意力和社会化缺陷,而脑瘫少见[3]。

(三)病因

1. 缺血　所有造成脑血流减少的疾病都可能与早产儿脑白质损伤有关[4]。

(1)产前、产时因素:母亲妊娠高血压疾病,胎盘、脐带异常,胎-胎输血,产前出血,宫内窒迫等。

(2)新生儿因素:窒息、休克、低血压、低氧血症、低碳酸血症等。

2. 感染　许多研究结果已显示,感染是早产儿脑白质损伤的重要原因,是感染后炎症性细胞因子介入了白质损伤过程,各类细胞因子损伤了少突胶质细胞前体,白质中反应性星形胶质细胞和小胶质细胞数量增加。如母亲绒毛膜羊膜炎、胎膜早破、产道细菌、脐带炎、新生儿败血症、细菌性脑膜炎、重症肺炎、NEC 等,均增加了脑白质损伤的机会。有一项研究对 94 例早产儿的羊水做了检查,其中 23 例最终发展为 PVL,在这些早产儿的羊水中,TNF-α、IL-1β、IL-6明显升高,后期 8 例发生脑瘫。

3. 其他　一些研究提出遗传因素与白质损伤有关联,母亲、胎儿基因组的特殊性,增加了对 PVL 的易感。如有些早产儿在编码 IL-6 的部位存在基因型改变,增加了 IL-6的产生,PVL、IVH 和出血性梗死的危险性增高。

(四)诊断

早产儿脑白质损伤时缺乏特异性的神经系统症状体征,往往伴有全身多种疾病,以非特异性表现为主,故影像学检查是基本诊断手段,临床常用的方法是颅脑超声和 MRI。

1. 超声　颅脑超声的优势是无创、便捷,可床边多次检查。

(1)脑白质损伤的超声影像特点

1)早期:损伤部位回声增强,冠状面扫描可见异常回声分布于侧脑室角的外部和侧脑室旁。在旁矢状面扫描,分布于脑室上方和侧脑室后角三角区附近。

2)PVL 形成期:3~4 周后软化灶逐渐出现,在上述部位,部分异常回声转化为多个无回声小囊腔,有些可融合成较大囊腔。

3)后期:1~3 个月后,一些小囊在影像上消失,脑室增宽(图 16-7-2)。

(2)检查时间:对胎龄≤32 周,出生体重≤1500g 的早产儿,应常规行颅脑超声筛查。对有高危因素的大胎龄早产儿可酌情检查。

1)筛查:生后 7~14 天。

2)复查:①对筛查有异常者最好每周复查一次。3~4周时观察 PVL 发生和脑室增宽情况。婴儿期酌情复查,注意脑白质减少程度,包括脑室增宽,脑裂,脑外间隙增宽;②对筛查无异常的早产儿,建议在出院前或矫正胎龄 40 周时复查一次。

(3)超声的局限性:对直径 <2mm 的软化灶诊断敏感性较低,由于扇形扫描存在盲区和分辨率的限制,对弥散性白质损伤的诊断不及 MRI。

2. MRI　MRI 的分辨率高于超声,尤其是不断进展的检查序列有利于对早产儿脑白质损伤的诊断,可在病变早期精确描述病变位置,损伤范围和病变类型(图 16-7-3)。

(1)白质损伤不同时间的影像特点

1)早期:常规的 T_1WI 可显示脑室旁低信号损伤,T_2WI则显示高信号,较前者更为敏感。

弥散加权核磁成像(DWI)反映组织中水分子运动,当白质损伤时,由于细胞壁泵功能失调,水分子由细胞外向细胞内移动,因此,减少了组织中水分子的正常弥散,图像为高信号,代表弥散数值的扩散系数(diffusion coefficient,ADC)值减低,这种直观的过程和敏感的定量数值,与尸解后神经组织学研究结果相一致,显示了病变区域少突胶质细胞内水肿状态,不但可先于超声和 MRI T_2WI 发现脑室旁白质损伤,也便于发现弥散性脑白质损伤,对非囊腔性白质损伤的诊断具有高敏感性。

磁共振波谱成像(MRS)也已被用于脑白质损伤的诊断,进一步增补了传统的磁共振在急性脑损伤时的检查内容,提供神经损伤的直接的证据,如乳酸聚集,N-甲基-天冬氨酸(NAA)水平减少,NAA 与胆碱比值增加等。

2)后期:T_1WI 和 T_2WI 均可显示 PVL 形成,以及损伤后期脑室增宽。脑室增宽是脑白质丢失的结果,伴胶质细胞增生,形成瘢痕,皮层减少,在 MRI T_1WI 显示清晰,脑室

861

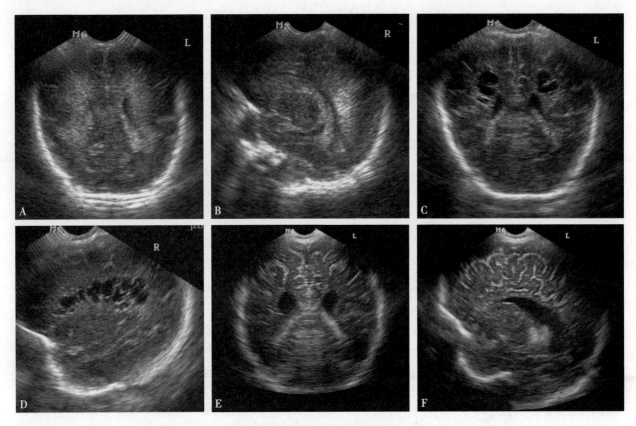

图 16-7-2　脑白质损伤的超声影像

A、B. 损伤早期,脑室旁白质回声增强;C、D. PVL 形成期;E、F. 损伤后期,侧脑室增宽

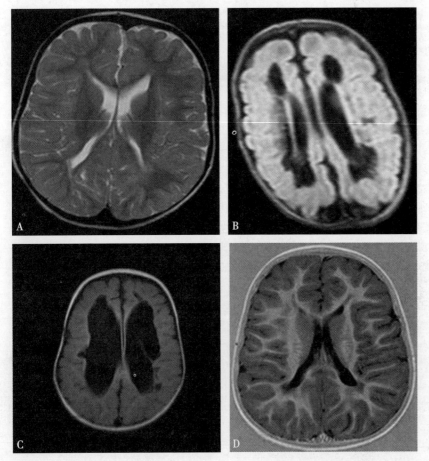

图 16-7-3　脑白质损伤的 MRI 影像

A. 脑室旁 T_2 高信号;B,C. 脑室旁软化灶,不同程度脑室增宽;D. 脑室变形,脑沟加深,脑白质不规则丢失

宽而壁不规则,信号增强,同时皮层脑沟异常加深,与脑室接近,胼胝体变薄。显示了脑室旁和更广泛的灰白质损伤的结局,是遗留后遗症小儿脑内组织解剖基础[5]。

对于白质损伤后的发育异常,弥散张量成像(DTI)技术具有独特优势。通过水分子在三维空间中弥散轨迹的定量分析、成像,显示脑白质纤维束的走行、方向、排列密度等。DTI 是白质束成像的方法,皮质脊髓束异常可先于脑瘫临床症状出现之前,对脑白质损伤后运动障碍的诊治是有益的。

(2) MRI 的不足:检查所需时间较长,要求严格,抢救中的危重早产儿难以搬动完成检查,不便于反复检查,故对考虑弥散性白质损伤的早产儿,或后期存在神经发育异常的小儿,可选择性进行 MRI 检查,而不作为筛查手段。

3. CT　现很少将 CT 用作早产儿脑白质损伤的常规筛查、诊断手段,原因是存在一定量的放射性,针对早产儿脑白质损伤能够发现的异常敏感性不及 MRI 和超声。损伤后期,对年龄长些的婴幼儿,针对脑室增宽、脑白质丢失改变,必要时可适当选用 CT 检查。

(五)鉴别诊断

主要是与其他一些原因所致的白质损伤相鉴别,这些病的发病机制与早产儿脑白质损伤特有的机制有所不同。

1. **出血后脑梗死**　从影像检查结果看,出血后脑梗死的病灶部位多位于侧脑室前角外侧方,与早产儿 PVL 有相同之处。二者不同之处是:①出血后脑梗死的形成机制是出血阻了髓静脉回流,在生发基质能够发现较明显的出血团块,而后者不存在;②出血性梗死多是单侧、单个发生,囊腔较大,很容易与侧脑室融合,而后者可双侧脑室旁多灶发生,且以小囊腔居多。

2. **宫内感染**　一些宫内病毒感染,如弓形虫、巨细胞病毒等感染也可造成脑室旁坏死性损伤,最终结局是组织钙化。生后短期影像学检查即可发现钙化灶,一般不见液化灶。不局限于早产儿,足月儿也可发生,并存在宫内感染的其他临床证据。

3. **遗传性白质脑病**　遗传性白质脑病(genetic leukoencephalopathy)为少见病,是一组累及脑白质的进行性遗传性疾病,以脑白质髓鞘发育异常为特征。从病理上分为形成异常的髓鞘、髓鞘化减少和已形成的髓鞘囊性变等不同的类型,根据临床发病和致病基因不同命名为不同疾病。部分遗传性白质脑病从新生儿期发病,主要是结合临床神经系统表现、影像学特异改变,最终经基因检查确诊。与早产儿脑白质损伤最大的不同点是发病机制的特殊性,由于基因缺陷,蛋白质、酶异常使髓鞘发育异常,因此,出生后即可能有突出的神经系统异常,影像学显示明显的脑白质发育不良,而非早产儿脑白质损伤后渐进的影像变化过程。

(六)治疗

早产儿脑白质损伤一旦发生,无特殊有效的治疗方法,故应从发病机制的角度,尽可能减轻损伤,并注重对早产儿的后期综合管理和干预治疗。

1. **减轻损伤**　强调维持脑灌注,可采取的方法是尽力避免、减少有可能引发脑血灌注减少,损害脑血管自主调节功能的疾病,如休克、低血压、血气异常(低氧血症、低碳酸血症)等。

对于一些实验性神经保护剂,目前均无临床应用的循证医学依据。

2. **综合管理**　小胎龄早产儿住院期间适时行影像学筛查与检查,发现脑白质损伤。这些小儿出院后定期随访,及时发现运动、视觉、认知等方面存在的发育障碍,予以物理康复和其他专业化、个体化的必要治疗。但研究已显示,在未出现运动异常时,提前予以各类治疗与对照组是无差别的。

(七)关于早产儿脑病

早产儿脑病(encephalopathy of prematurity)是近十年来人们对早产儿弥散性脑白质损伤的新认识。

1. **早产儿脑病的基本概念**

(1) 广泛性脑损伤:一部分抢救活的早产儿,发生的脑白质损伤不局限于脑室周围,也可以无软化灶形成,但白质损伤范围弥散,同步存在皮层灰质和丘脑、基底核等多部位的损伤。

(2) 干扰早产儿出生后脑的继续发育进程:在妊娠 28~40 周,胎儿脑发育在原有基础上进行,包括:①脑室背侧脑室管膜下区域和脑室腹侧神经节隆起处神经细胞的增殖与迁移;②少突胶质细胞前体转化为成熟的少突胶质细胞,形成具有髓鞘的神经轴突;③进入皮层的投射纤维、连接双侧脑半球的胼胝体联合纤维、构成皮层间轴突连接的连接纤维,均处于发展完善过程;④伴随神经细胞的迁移和神经纤维投射的完成,促使皮层与丘脑的发育,皮层厚度与表面积增加,丘脑容积增大。早产过早出生,脑的上述发育过程在宫外完成,在高危因素的作用下,各个发育环节必然受到干扰。

(3) 后期更突出的脑病理改变是白质容积变小。对小儿认知功能损害尤为明显。

2. **认识"早产儿脑病"的意义**　早产儿脑病这一概念对充分理解早产儿弥散性脑白质损伤的本质,即同步发生脑皮层等广泛损害、干扰该阶段脑发育过程、造成长远认知障碍,对指导早产儿后期管理和干预具有实际意义。但目前尚不建议将"早产儿脑病"作为临床的独立诊断名称,原因是:这一概念涉及环节较多,既有早期脑损伤,也有损伤后期的长远影响,对脑发育的干扰只能从病理检查获取证据,因此,不便于在疾病早期做出简单疾病结论。

(八)预后

由于小胎龄早产儿远期预后受多因素影响,故很难获得脑白质损伤预后不良的发生率的大样本数据。根据临床、影像学和病理学的研究,在脑白质损伤的早产儿预后的类型和预测预后方面,也有一些规律性的结果。

1. 脑白质损伤类型与后遗症的关系

（1）脑室旁白质软化：远期后遗症首位是痉挛性脑瘫，可以是四肢瘫，或上肢、下肢瘫，原因是起自于皮层运动区支配运动的皮层脊髓束纤维途经此处。其次是视觉障碍，因为由外侧膝状体发出白质纤维，形成视辐射，投射至枕叶视觉中枢。当侧脑室后角三角区附近白质，或位于额中回的眼球协调运动中枢受损害时，会使小儿发生视力、视野异常。

（2）弥散性脑白质损伤：由于皮层灰质与深部灰质和白质同步损伤，脑发育受到干扰，脑容积明显变小，故这些小儿除不同程度运动障碍外，后期认知障碍明显，随之出现的问题是学习困难，行为异常，社会化异常。

2. 脑白质损伤程度与后遗症的关系

毋庸置疑，损伤程度越重，后遗症发生率越高，残疾程度也越重。影像学是诊断早产儿脑白质损伤的重要手段，影像学检查结果可提供有价值的预测预后参考信息[6-8]。脑白质损伤预示预后不良的重要影像学标志如下。

（1）多灶性 PVL，其前期是脑室旁较大区域持续性超声回声增强。

（2）损伤 1 个月后出现明显脑室增宽，提示脑白质容积减少。

（3）MRI 发现弥散性白质损伤，提示脑灰白质均会损伤，有可能干扰脑发育。

有一项综合 12 个研究做出的荟萃分析：早期脑室旁回声明显增强的 272 例早产儿，后期 58% 发生脑瘫，而同期对照的 655 例超声检查正常早产儿，最终仅 2.6% 发生脑瘫。

在早产儿生后矫正胎龄至足月时行 MRI 检查，仍存在灰白质异常信号，更利于预测预后。一项研究报告，167 例小胎龄早产儿此时影像学检查，存在灰白质中重度异常，至 2 岁时，21% 有神经不良预后。另一同样研究，预后不良率为 49%，表现为智力运动发育落后和脑瘫。定量 MRI 研究进一步发现，脑白质损伤的早产儿，在矫正胎龄至足月时，脑灰白质容积低于正常足月儿，17% 早产儿皮层灰质容积减少，25% 髓鞘化的白质容积减少，只有脑室中脑脊液的容量是增加的，占 49%。这些结果与以后认知落后必有关联。

（周丛乐）

参考文献

1. Tsuji T, Okumura A, Kidokoro H, et al.Differences between periventricular hemorrhagic infarction and periventricular leukomalacia. Brain Dev, 2014, 36:555-562.

2. Kersbergen KJ, de Vries LS, Groenendaal F, et al.Corticospinal Tract Injury Precedes Thalamic Volume Reduction in PretermInfants with Cystic Periventricular Leukomalacia.J Pediatr, 2015, 167:260-268.

3. He L, Parikh NA.Aberrant Executive and Frontoparietal FunctionalConnectivity in Very Preterm Infants With Diffuse White Matter Abnormalities. Pediatr Neurol, 2015, 53:330-337.

4. Herzog M, Cerar LK, Srsen TP, et al.Impact of risk factors other than prematurity on periventricular leukomalacia. A population-based matched case control study. Eur J Obstet Gynecol Reprod Biol, 2015, 187:57-59.

5. Chou HF, Lin MF, Chen CY, et al.Three-Dimensional Brain Images in PretermChildren With Periventricular Leukomalacia.Pediatr Neonatol, 2012, 53:45-48.

6. Imamura T, Ariga H, Kaneko M, et al.Neurodevelopmental Outcomes of Children with Periventricular Leukomalacia. Pediatr Neonatol, 2013, 54(6):367-372.

7. ELITT CM, Rosenberg PA.The challenge of understanding cerebral white matter in the premature infant. Neuroscience, 2014, 276:216-238.

8. Murray AL, Thompson DK, Pascoe L, et al.White matter abnormalities and impaired attention abilitiesin children born very preterm.NeuroImage, 2016, 124:75-84.

第 8 节　新生儿脑梗死

新生儿脑梗死（cerebral infarction），也称"脑卒中"（stroke），是由于脑血管病变所致脑局部性损伤，是新生儿急性脑病的常见原因，表现为惊厥、意识障碍和感觉运动异常，后期容易遗留偏瘫等神经系统后遗症。

新生儿脑梗死并非罕见病，缺血性脑梗死的发生率仅次于老年人，是儿童期其他年龄组脑梗死发病的 10 倍。发生率报告不一，北美 2009 年报告新生儿脑梗死发病率为 35/100 000 活产儿或 1/2800；瑞士 2015 年报告新生儿动脉缺血性脑梗死发病率为 13/100 000 活产儿或 1/7700，北京大学第一医院 2010 年统计该院出生的新生儿脑梗死发生率为 0.7‰活产儿。

（一）发病机制

新生儿脑梗死发生的时间、机制各异，因此，人们从不同角度将其分类：①发病时间分为胎儿期、新生儿期和围产期脑梗死。围产期脑梗死是妊娠 20 周后直至生后 28 天内发生的胎儿和新生儿脑梗死的统称。②临床与解剖学特征分为动脉缺血性梗死、出血性梗死和脑静脉窦血栓（cerebralvenous sinus thrombosis, CVST）（图 16-8-1）。

1. 动脉缺血性脑梗死　是新生儿脑梗死最常见的类型。大多发生在大脑中动脉分布区及其主要分支，包括皮层分支末梢和豆纹动脉分支。主要机制如下。

（1）动脉供血障碍：脑动脉发育异常、血管痉挛或全身血压减低、血流减少、脑低灌注等原因，造成脑局部性供血障碍。

（2）血管阻塞：多见血栓栓塞。通过不同病理机制形

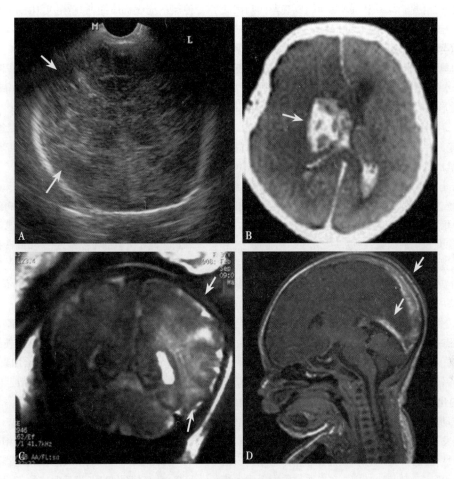

图 16-8-1　不同类型脑梗死

A. B 超,因红细胞增多症所致右侧大脑中动脉供血区缺血性梗死;B. CT,右侧脑实质出血所致出血性脑梗死,病灶周围脑实质广泛水肿,中线向左侧偏移;C. 胎儿 MRI,孕 35 周,发现左侧脑半球大范围梗死;D. MRI,核磁静脉造影,上矢状窦和直窦血栓

成的血栓,从母体、胎盘、或胎儿、新生儿自身流向脑动脉,停留在血管某一部位,阻碍了血液的流动。还有一些不溶于血液的栓子,如脑膜炎、败血症时形成的细菌栓子或其他脱落的组织栓子,随血流运行至脑血管远端处,阻塞血管腔而发生梗死。

2. **出血性脑梗死**　由于颅内出血压迫造成的局部动脉血流障碍,远端供血不足,发生梗死,或出血影响了静脉回流,使受阻静脉淤血、出血,最终局部组织坏死。颅内出血原因各异,出血性梗死的部位也不同,可发生在脑实质各部位。在早产儿最典型的出血性梗死部位在侧脑室旁,特别是侧脑室前角外上方,由于生发基质出血,阻碍了髓静脉向端静脉的回流而致病,也称"静脉性梗死",由于脑室周围-脑室内出血的发生率和严重程度随早产儿胎龄减少而增加,故此类出血性脑梗死的发生率也与早产儿成熟度明显相关,据统计,出生体重 1500~2500g,发生率为 0.1%;750~1500g,为 2.2%;<750g,为 10%,病死率高达30%~60%。

3. **静脉窦血栓**　指多种生理或病理因素形成的血栓,

在分娩前或分娩过程中,流入并存于胎儿脑静脉窦。在平稳状态下,仅仅是一种血栓状态,基本无碍。但当头部压力改变,或颈静脉和静脉窦血流减少,血栓松动,并随静脉再次流动,梗阻于一处,使静脉血液不能顺畅回流,继发出血,形成静脉性梗死。也可以认为,静脉窦血栓是脑梗死前潜在的病理状态[1]。

无论何种机制所致的脑梗死,在发病早期,病变区域处于水肿状态,数小时后可见神经元胞体和轴突的肿胀、断裂、崩解,36~48 小时显现出单核细胞、巨噬细胞游走,小胶质细胞反应性增生。发病 2~4 周,病变区域出现钙化、瘢痕,液化。

脑梗死的位置与发病原因相关联,特征性地与血管分布、走形相吻合。既往提到的"楔形",多在脑大动脉的皮层分支梗死时显现,早期水肿阶段,无明显边界,损伤后期界限清晰。

(二) **病因**

新生儿脑梗死病因复杂,时常一个患儿同时存在 1 个以上的相关高危因素,所以有时很难确定发病的直接病因。

尽管努力检查,也并非每一个病例都可得到确凿的病因证据。约 25% 脑梗死病例病因不明。

1. 血管异常 先天血管发育畸形,缺氧时血管痉挛收缩。常见的典型例子是新生儿 HIE 时旁矢状区血液低灌注造成的分水岭损伤,也称交界区梗死。

2. 血栓形成因素 血栓是围产期脑梗死的重要病因,很多因素促使血栓形成。

(1) 母亲及生前因素:妊娠后期,母亲处于生理性高凝状态,在胎盘血管形成血栓,在出生前或出生胎盘剥离时,血栓进入胎儿循环,造成胎儿期或新生儿期发病。母亲患自身免疫性疾病时产生的抗体,如抗磷脂抗体或狼疮抗体,也可进入胎儿体内,造成高凝状态,形成血栓。

(2) 新生儿及后生因素:高危新生儿生后治疗所需,常进行脐血管置管,可因此产生血栓。存在右 - 左分流先天性心脏病的新生儿,静脉血栓可通过卵圆孔,进入动脉血管,再进入脑中造成动脉缺血性脑梗死。

(3) 遗传性高凝疾病:父母有遗传性血栓疾病也与新生儿高凝状态有关。如 V 因子突变、先天性蛋白 C、蛋白 S、抗凝血酶III缺陷,凝血酶原基因突变,亚甲基四氢叶酸脱氢酶还原酶基因型 TT,脂蛋白(a)增加等[2]。

3. 颅内出血因素 较严重的颅内出血可能造成静脉回流受阻或动脉供血障碍,并由此引发脑梗死。如在早产儿较大的生发基质出血,可使髓静脉回流受阻,发生脑室旁出血后静脉性梗死(参见本章第 6 节颅内出血)。脑实质出血时,可压迫周围动脉,影响供血,在出血灶周围形成大范围的水肿区域,称为“出血性脑梗死”。

4. 其他因素 还有一些母亲和新生儿的急性疾病状态和意外事件是对脑梗死发病的促发因素,如:母亲先兆子痫,加重了高凝状态;糖尿病时血液黏滞度增加;胎盘破裂,胎膜早破感染,绒毛膜羊膜炎时增多了栓子流入胎儿的可能性;胎 - 胎输血,受血者血液黏稠;新生儿感染时血管内皮损害影响血流,或形成细菌栓子阻塞血流;红细胞增多症、脱水、高钠血症时血液黏滞度增加,血流缓慢;新生儿 DIC 时高凝状态;缺氧缺血时脑血流动力学和脑灌注减低等。

(三) 临床表现

新生儿脑梗死的临床表现与发病时间、病因、梗死部位、范围类型有直接的关系。

在足月儿出生后发病、大面积梗死,如大脑中动脉供血区病变时,会出现急性脑病表现。惊厥症状突出,据报告,惊厥发生率为 48%~85%,在发病后 1 天内发生。因脑梗死多是单侧发生,故起始时对侧肢体抽动,由于新生儿神经系统发育尚不完善,惊厥很容易泛化至其他部位。在急性期后,数日内病灶区域水肿消失,惊厥停止。也会存在一些不同程度的意识障碍,原始反射、肌张力异常,有时表现出不对称的肢体自主运动[3]。

局限区域的脑梗死,无急性脑病表现,但会出现局部

神经系统症状体征,如新生儿 HIE 时发生旁矢状区损伤,则表现为肢体近端无力,尤其是上肢、肩胛区肌力、肌张力降低,自主活动减少。

静脉窦血栓继发静脉性梗死时,根据部位和大小,可以存在异常的神经征象,如惊厥、意识障碍、神经过敏、脑神经麻痹等。

宫内发生的脑梗死,出生时病变急性期已过,新生儿可无明显神经系统症状、体征。在早产儿和极小范围的脑梗死,神经系统症状隐匿。

(四) 诊断

1. 临床诊断 对存在脑梗死发病的高危因素,又突发脑病、惊厥的新生儿,在迅速排除其他常见病因后,即应考虑到脑梗死发生的可能性,进一步确诊并寻找病因。

2. 影像学检查 是确诊脑梗死、明确脑梗死类型的唯一手段,并对可能的病因提供有价值的参考信息[4-5](图 16-8-2)。

(1) MRI:MRI 可确切诊断不同部位的脑梗死,可显示脑内大血管,如大脑中动脉供血区的梗死灶,也可显示分支的小动脉供血区发生的小梗死灶,如累及皮层的楔形小梗死,皮层下小梗死,豆纹动脉供血区梗死等。MRI 多种序列的应用,提高了诊断的敏感性和质量。在脑梗死诊断方面最常用的检查是:传统 MRI T_1 相(T_1WI)与 T_2 相(T_2WI),弥散加权成像(DWI)和 MR 血管造影(MRA)。

1) T_2WI 与 T_1WI:在脑梗死发病后 24~28 小时,即可见 T_2WI 高信号,T_1WI 显示低信号,源于病变区血管性水肿和细胞毒性水肿,组织水含量增加。这种现象持续约 1 周。在病变早期,受累部位的皮质带可在影像上消失。自 1 周 ~ 1 个月,T_1WI 逐渐转为高信号,因 7 天后小胶质细胞开始增生,星形胶质细胞也会出现反应性变化。T_2WI 渐转化为低信号,病变区的髓鞘脂类释放和钙化有关。1~2 个月后,囊性脑组织丢失。

2) DWI:反映水分子在组织中的弥散状况。很多动物实验均显示,缺氧缺血后数分钟,DWI 检查即见细胞内外水分子弥散散受限,因此,造成细胞毒性水肿,DWI 以高信号为特征,诊断敏感性高于 T_2WI,故可最先发现梗死灶。另外,还用弥散系数 ADC 值定量评价水分子弥散受限的程度。

3) MRA:是非损伤性神经血管影像检查方法,可对血管解剖位置、直径和流速做出评价,提供血流动力学信息。目前新生儿也已开始应用,有助于发现血管畸形和分布,大血管梗阻,确诊一些颅脑畸形综合征、血管瘤,引发脑梗死的颅外血管异常等,提供病因信息。传统脑血管造影在新生儿很少应用,已被无创性 MRA 替代。但对低流速的小血管显示欠佳。

磁共振静脉造影(magnetic resonance venography,MRV),类似于 MRA,但显示的是静脉,因此,探测静脉窦血栓更敏感,如上矢状窦、下矢状窦、横窦血栓。但很小血管里的血

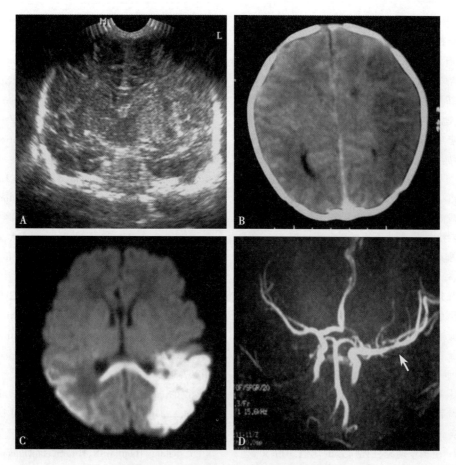

图 16-8-2　不同影像方法对脑梗死的诊断

A、B. 分别为 B 超与 CT 显示的左侧大脑中动脉供血区梗死；C. DWI，左侧颞枕区脑梗死；D. MRA，左侧大脑中动脉水平段局部狭窄

栓，不易诊断，目前在新生儿应用尚不多。

（2）颅脑超声：一些胎儿脑梗死病例是在产前超声检查时发现的。超声最大优势是便捷，可疑脑梗死的新生儿发病后，可立即床边检查。可探及较大范围的梗死灶，如大脑中动脉供血区、脑动脉较大分支梗死等，但对很小的梗死灶和脑边缘部位梗死灶诊断敏感性不佳，不及 MRI。

多普勒超声可检测大血管的血流速度等血流动力学参数，对诊断脑梗死有参考意义。在新生儿缺血性脑梗死时，双侧对应的脑血流参数差异明显，受累血管完全梗阻时，动脉血流速减低，血管部分梗阻时，因阻力增加，血流速度反而升高。在静脉窦血栓时，静脉血流速减慢。在脑梗死后进入缺血再灌注阶段，显示患侧血管影像增多。

（3）CT：可以显示脑梗死病灶，但敏感性不及 MRI。对颅内出血诊断效果佳，故更适合于出血性梗死的诊断。

3. 实验室诊断　实验室检查的目的主要是对新生儿急性脑病、惊厥发作与脑梗死间的鉴别诊断和对脑梗死病因的诊断。

（1）鉴别诊断：在临床病史和体格检查基础上，常作的检查是血常规，白细胞、中性粒细胞计数；脑脊液常规、生化、细菌培养；血糖、血钙、电解质；血尿毒性物质、异常代谢产物检查等。

（2）出凝血状态检查：对需要确定或除外高凝因素的部分新生儿脑梗死病例，可酌情检查：①血小板计数，凝血酶原时间，活化部分凝血酶原时间等相关凝血指标。②凝血指标有异常者，检查凝血因子活性，尤其是Ⅱ、Ⅴ因子。③凝血因子异常者，结合家族血栓病或高凝疾病史，可检查蛋白 C 和蛋白 S，抗凝血酶Ⅲ。在此应注意，新生儿和小婴儿阶段多种凝血因子和相关的酶尚未发育成熟，需找新生儿正常值作为参考，或 3~4 个月后复查。也可以做相关基因检查。在新生儿获得异常证据后，可对双亲进行检查。这些检查非急性期治疗所需，甚至可推迟至出院后婴儿期检查。④酌情检测母亲自身免疫抗体、同型半胱氨酸等。⑤有条件时作胎盘病理检查，发现血栓或梗死病灶。

（五）治疗

脑梗死一旦发生，对已损伤的病灶区域无特异性治疗方法，故强调对症支持治疗，防止继发损伤。对血液高凝状态引发的脑梗死，可酌情予以针对性治疗。

1. 对症支持治疗　结合患儿具体情况，采用适当方式保证通气，维持循环和组织氧合；纠正脱水、代谢紊乱，治疗贫血、感染；控制惊厥；予以重症监护等，尽可能去除、减轻脑梗死的高危因素,避免再次梗死和各种继发性脑损伤。

2. 关于抗凝药物的应用　关于抗凝药物在新生儿脑梗死的应用,是有争议的。结合国外有关治疗建议,归纳如下。

(1) 大多数新生儿血栓性梗死是由于围产期高危因素所致,不再复发,也不再进展。当新生儿首次发生动脉缺血性梗死,不存在全身或心源性血栓证据,为避免抗凝药物引起大范围出血等副作用,不建议使用此类药物。

(2) 如有反复发作性动脉缺血性梗死,存在全身或心源性血栓证据,可在严密监测下慎重治疗,选择性应用阿司匹林、普通肝素或低分子肝素。一般治疗疗程为 6 周,如病情所需,可继续治疗 6 周,最长不超过 3 个月。

(3) 对急性围产期脑静脉窦血栓,治疗原则与此类似。当发现静脉血栓,应监测 5~7 天,假如血栓继续增多并播散,才考虑应用低分子肝素或普通肝素。

(4) 对因血栓所致的新生儿动脉性梗死和静脉窦血栓,均不建议用血栓溶解治疗。

(六) 预后

新生儿脑梗死的预后与梗死部位、大小、临床症状持续时间等因素有关,文献报告,远期预后总异常率67%~81%。主要后遗症是运动残疾,也有其他多种异常[6]。

1. 运动残疾　脑梗死后典型的运动异常是偏瘫,在足月儿偏瘫病例中,由围产期脑梗死所致的比例约占 30%。大脑中动脉供血区梗死最容易发生偏瘫,如大脑中动脉主干病变,所有分支血管均发生供血障碍,几乎全部发生偏瘫,MRI 研究显示,这些患儿的皮质脊髓束神经通路减少。如分支血管病变,影响范围较小,一般规律上肢、面部受累多于下肢。单纯皮层分支或豆纹动脉病变,异常发生率<10%。部分病例早期急性病程隐匿,但婴儿期 6 个月左右发现偏瘫,应高度注意寻找早期脑梗死病灶和病因。偶见同时发生双侧脑梗死,会发展为四肢瘫[7]。

2. 认知障碍　在双侧梗死的病例,由于病变广泛,认知障碍较明显,发生率 20%~25%。脑梗死小儿认知异常的原因与发病时基底核、丘脑损伤及以后继发癫痫有关。有人研究发现,脑梗死小儿在学龄前期与正常儿童认知能力无别,随时间推移,认知缺陷在学龄期出现,表现为语言表达、记忆能力和脑的加工处理速度等方面落后。语言异常有可能与布罗卡氏区(Broca's area)运动性言语中枢和威尼克区(Wernicke's area)视觉性语言中枢损伤有关。

3. 癫痫　在发生过围产期脑梗死的小儿中,10%~30%病例后期成为继发性癫痫,发生时间和癫痫类型不一。

4. 其他异常　大脑后动脉供血区发生梗死,后期应关注视觉缺陷,如视野缺损、同侧偏盲或象限盲。顶枕叶梗死,有可能出现感觉缺陷。间脑部位梗死,远期可能发生的异常是温度控制、睡眠周期异常。

(周丛乐)

参考文献

1. Star M,Flaster M.Advances and Controversies in the Management of Cerebral Venous Thrombosis.Neurol Clin,2013,31:765-783.

2. Ichiyama M,Ohga S,Ochiai M,et al. Fetal hydrocephalus and neonatal stroke as the first presentation of protein C deficiency. Brain Dev,2016,38: 253-256.

3. Suppiej A,Mastrangelo M,Mastella L,et al. Pediatric epilepsy following neonatal seizures symptomatic of stroke. Brain Dev,2016,38:27-31.

4. Lequin MH,Dudink J,Tong KA,et al.Magnetic resonance imaging in neonatal stroke.Semin Fetal Neonatal Med,2009,14:299-310.

5. EAS Genedi,NM Osman,MT El-Deeb.Magnetic resonance imaging versus transcranial ultrasound in early identification of cerebral injuries in neonatal encephalopathy. Egyptian Journal of Radiology & Nuclear Medicine,2016,47(1):297-304.

6. Grunt S,Mazenauer L,Buerki SE,et al. Incidence and outcomes of symptomatic neonatal arterial ischemic stroke. Pediatrics,2015,135:e1220-1228.

7. Kitai Y,Haginoya K,Hirai S,et al.Outcome of hemiplegic cerebral palsy born at term depends on its etiology. Brain Dev,2016,38:267-273.

第 9 节　癫痫和癫痫综合征

癫痫综合征(epileptic syndrome)是指以一组症状和体征经常集合在一起出现为特点的癫痫性疾病,不一定具有共同的病因和预后[1]。某些癫痫与癫痫综合征在新生儿时期发病,并有其特点,本节将对此做简要介绍。

(一) 良性家族性新生儿惊厥(benign familial neonatal seizures,BFNS)

1. 病因学　所报道的病例均有惊厥家族史。家族成员中的癫痫类型包括新生儿惊厥及其他特发性全身性癫痫。因此本病与遗传有关,遗传方式为常染色体显性遗传。多数家族基因定位于 20q13.2,少数定位于 8q[2]。

2. 临床表现　均见于足月正常出生体重儿,偶有早产儿病例,起病则较晚,因而认为本病的发生与脑的成熟程度有密切关系。男女受累相同。患儿生后 1 分钟 Apgar 评分在 7 分以上,从出生到首次惊厥发作之间临床情况正常。80% 的患儿在生后第 2 天至第 3 天发病,少数病例起病可能稍晚。发作开始时表现为广泛性强直,继而出现各种自主神经症状(呼吸暂停、青紫、心率变化等)、运动性症状(双侧或局部阵挛,可从一侧游走至另一侧)及运动自动症(吸吮、咀嚼等)。无肌阵挛及痉挛性发作。一次发作一般持续

l~3 分钟,常在 1 周内有反复发作,以后可有少量单次性发作。近年有报道 BFNS 的录像 EEG 记录显示发作为局部性起源,2001 年的癫痫综合征分类将其列为家族性局部性癫痫。

3. EEG 特征　发作间期 EEG 正常,或可见局灶性或多灶性放电,也可表现为反复出现的尖形 θ 波。未见有阵发性放电、反应性缺失或暴发 - 抑制等提示预后不良的 EEG 图形。发作期 EEG 的资料很少,可有背景活动的广泛性抑制,接着出现局限性或广泛性棘波或慢波。

4. 诊断和鉴别诊断　为排除性诊断,除外其他导致惊厥的病因以后,根据典型的临床和 EEG 特征和有新生儿惊厥或癫痫家族史,可诊断。本病应与下列新生儿期出现的情况鉴别:①新生儿非癫痫性的阵发性症状如新生儿良性睡眠肌阵挛、新生儿震颤等。②症状性新生儿惊厥。③良性新生儿惊厥。

5. 治疗和预后　未经药物治疗可自愈。反复发作的病例可给予苯巴比妥或丙戊酸治疗,发作容易控制,用药时间为 2~6 个月。一般不需更长时间的治疗。远期预后良好,惊厥发作在新生儿期后消失,精神运动发育正常。约 5% 的 BFNS 患儿日后发生热性惊厥,11% 的患儿发生癫痫,主要为特发性癫痫,无继发严重癫痫的病例。

(二) 良性特发性新生儿惊厥 (benign neonatal seizures)
很多患儿在出生后 5 天左右起病,也称为"五日风"。本病主要在新生儿期有短暂的丛集性发作,远期预后良好,故在 2001 年新制定的癫痫综合征分类中将其归在"不需要诊断为癫痫"之列。

1. 病因　病因不清。可能与代谢异常、病毒感染或中毒有关,均未得到证实。一般无惊厥家族史,没有找到相关的基因,因而是否与遗传有关不能确定。

2. 临床表现　男婴略多见(62%)。患儿均为足月出生,围产期无异常事件。出生后 1~7 天起病,90% 在生后 4~6 天。发作形式均为阵挛型,伴或不伴有呼吸暂停。阵挛发作常为一侧性,可在两半球内游走,很少有全身性阵挛。发作持续 1~3 分钟,可在短期内反复发作,导致癫痫持续状态。持续状态可长达 20 小时至 3 天。从无强直性发作。患儿发作间期一般情况正常,无神经系统异常发现。有些患儿有嗜睡或肌张力低下,部分可能与抗癫痫药物的作用有关。

3. EEG 特征　发作间期可正常,或有局灶或多灶性异常,常见反复出现尖形 θ 波,可两半球不同步出现。这种尖形 θ 波也可见于其他病因(低钙血症、新生儿化脓性脑膜炎、硬膜下出血等)引起的惊厥持续状态,因而对诊断良性新生儿惊厥并无特异性。发作期 EEG 多数为节律性棘波或慢波,可局限在任何部位,最多见于 Rolandic 区,可固定于一侧,或在两半球之间游走,或迅速继发全脑放电。有时可见持续的亚临床放电,但无明显的临床发作。

4. 诊断和鉴别诊断　根据典型的临床表现和 EEG 特征,排除其他症状性新生儿惊厥,可考虑本病的诊断。多数

病例在新生儿期难以确诊,需经长期随访后做出回顾性诊断。鉴别诊断与 BFNS 相同。

5. 治疗和预后　部分病例未经治疗可自愈。如有反复发作,可口服苯巴比妥、丙戊酸或小量苯二氮䓬类药物。多数病人长期预后良好,惊厥发作容易控制,精神运动发育延迟。

(三) 早发癫痫性脑病
早发癫痫性脑病(earlyonset epileptic encephalopathy, EEE)是指一组在新生儿期或婴儿期起病的严重癫痫综合征,为药物难治性全身或局灶发作性癫痫,脑电图存在频繁而广泛的异常放电,常伴随严重发育迟缓和行为异常[1,3]。发作间期脑电图改变具有年龄依赖性,并与智力运动发育落后密切相关。EEE 主要包括早期肌阵挛脑病、大田原综合征、婴儿严重游走性局灶性癫痫、婴儿痉挛症及 Dravet 综合征,其脑电 - 临床特征见表 16-9-1。

1. 病因　EEE 的病因复杂,脑结构异常、代谢性疾病及基因突变等均可致病。除了部分病例与围产期脑损伤等脑病变有关外,多数病因不明。近年来遗传学研究进展迅速,包括 EEE 在内越来越多的癫痫综合征被发现与基因突变相关。EEE 主要相关基因突变及其定位见表 16-9-2[4]。

2. 临床表现　明显的年龄依赖性发病是 EEE 最重要的临床特点,不同疾病发病的年龄阶段各不相同,多在 6 个月内起病,甚至可早至新生儿期。共同的主要临床特点:频繁严重的癫痫发作,抗癫痫药物治疗效果很差;脑电图严重异常,随年龄增长而呈规律性变化,并与疾病进展密切相关;均伴有进行性认知功能损害,多与严重癫痫发作及发作间期持续癫痫样放电相关。

(1) 早期肌阵挛脑病 (early myoclonic encephalopathy, EME): 多在生后 3 个月内发病,可早至生后数小时。典型发作形式为局灶性肌阵挛发作,波及四肢远端或面部小肌群,或更小区域,如单个手指或眼睑。肌肉抽搐部位常为游走性。局灶性发作较为常见,约占 80%。发作症状可以较明显,如单眼向一侧偏斜或姿势性强直;可频繁出现孤立或成串强直痉挛发作;也可较轻微,甚至仅表现为颜面潮红或呼吸暂停等自主神经症状[3,5]。

脑电图改变:典型的脑电图改变为暴发 - 抑制,暴发活动包括高幅棘波、尖波和慢波成分,持续 1~5 秒,随后出现平坦或近乎平坦的抑制期,持续 3~10 秒。暴发 - 抑制并非连续出现,多出现于深睡期。不规则肌阵挛发作时多不伴脑电发作性改变。脑电图在发病初期可不典型,病程中逐渐出现特征性改变。暴发抑制图形在 3~5 个月后往往被不典型的高度失律代替,以后又可再度出现,而且持续较长时间。

神经影像学开始时可以正常,以后出现皮层萎缩和脑室周围萎缩。

EME 是预后最差的 EEE 之一,约半数患儿在起病数周至数月内死亡,存活者多有严重发育迟缓和神经系统损害。

表 16-9-1　婴儿期前发病的癫痫性脑病的电 - 临床特征

癫痫综合征	起病年龄	发作类型	基础病因	预后	EEG背景	发作间期	发作期
OS	2 周	强直痉挛	脑结构异常,遗传学异常	25% 在 2 年内死亡或发展为婴儿痉挛症、远期残疾	睡眠均为暴发抑制图形	高波幅暴发	广泛性暴发或局灶性放电
EME	1 周	肌阵挛发作;局灶性发作	遗传代谢性疾病	50% 生后 1 年内死亡或远期残疾	暴发抑制图形,睡眠期显著	高波幅暴发	广泛性暴发或局灶性放电
MMPSI	3 个月	局灶运动性发作伴自动症	基因突变	1 年死亡率高,远期伤残(小头,皮质视觉损害),	半球的背景变慢	多灶性放电,主要在颞区和 Rolandic 区	在非连续脑区节律单一形态 α 或 θ 放电
WS	3~8 个月	癫痫性痉挛	皮质畸形、结节硬化或染色体异常	取决于病因,5 岁左右转变为其他类型	无规则性高波幅广泛慢波	高度失律	广泛性尖波伴电压衰减
DS	6 个月	发热相关的全身性或局灶性发作,常出现癫痫持续状态、不典型失神发作和肌阵挛发作	70%SCN1A 突变	儿童期 10% 死亡,智力障碍或成人异常步态	正常,广泛性或局灶性变慢	广泛性,多灶性或局灶性放电	广泛性或局灶性放电
LGS	1~8 岁	强直、失神、失张力、变化性不典型失神		智力障碍	正常或广泛性变慢	频繁 1.5~2.5Hz 慢、棘慢波或多灶性放电	依发作类型而定

注:OS(ohtahara syndrome):大田园综合征;EME(early myoclonic encephalopathy):早期肌阵挛脑病;WS(west syndrome):婴儿痉挛症;MMPSI(malignant migrating partial seizures In Infancy):婴儿严重游走性局灶性癫痫;DS:Dravet 综合征;LGS:Lennox—Gastaut 综合征

表 16-9-2　EEE 主要相关基因突变及其定位

突变基因	基因定位	编码蛋白质功能	相关 EEE
ARX	Xp22.13	转录抑制子及活化子	OS,WS
CDKL5	Xp22	丝氨酸 / 苏氨酸蛋白激酶	WS
SLC25A22	11p15.5	线粒体谷氨酸 /H+ 协同转运体	EME,MMPSI
STXBP1	9q341	调节突触囊泡释放	OS,WS
PLCβ1	20p12.3	参与细胞信号转导的酶系统	MMPSI 、WS
SCN1A	2q24.3	编码钠离子电压门控通道亚基	MMPSI,DS
PCDH19	Xq22	粘附蛋白	DS

[摘自:董慧 . 早发性癫痫性脑病研究进展 . 国际儿科学杂志,2015,42(3):268-273]

(2) 大田原综合征(OS):OS 在 1976 年被首先报道[2,4],又称"婴儿早期癫痫脑病伴暴发 - 抑制"。生后 3 个月内起病,可早至生后 10 天内。发作可以为全身性或一侧性强直痉挛,多表现为持续 1~10 秒的躯干向前强直性屈曲组成,可以孤立或成串出现,睡眠期或清醒期均可发生。痉挛发作可持续至 10 秒,每天可发作上百次。约 1/3 患儿伴随或发展为其他形式发作,最常见为局灶运动性发作,半侧身体抽搐或全身强直 - 阵挛发作[1,3,5]。

脑电图变化:典型的脑电图改变为暴发 - 抑制图形,暴发是指中到高波幅异常放电,持续 2~6 秒,随后为 3~5 秒的抑制期,两次暴发的间隔时间一般为 5~10 秒。清醒期及睡眠期均可见暴发 - 抑制,且没有明显区别。与 EME 不同,在 OS 中,脑电图的"抑制期"更短,阵发性"暴发"持续时间更长,且常具有双侧不对称性。多数患儿(约 75%)会由 OS 转变为 WS,脑电图也会同时由暴发抑制转变为高度失律。部分患儿还可能继续转变为 Lennox—Gastaut 综合征,脑电图同时转变为弥漫性慢棘慢波放电或多灶性棘波,多两者兼有。

CT 及 MRI 常有异常表现,多为不对称病灶或者发现存在脑畸形,如穿通性脑畸形;还有先天性大脑结构发育异常如神经元移行病、齿状核发育不良等;脑干听觉、视觉诱发电位常表现异常。

本病治疗困难,预后不良,约半数患儿在婴儿期或儿童期死亡,若不发展为婴儿痉挛症(west syndrome,ws)或 Lennox-Gastaut 综合征,智力运动损害相对较轻,预后相对较好。

3. 治疗和预后　EEE 治疗非常困难,发作常难以得到有效控制。起始治疗时间距起病时间越长,癫痫脑病持续时间越长,患儿的智力运动发育越为落后。所以,对于 EEE 尽早开始治疗是患儿获得相对较好预后的关键。在临床实践中,除抗癫痫药物以外,皮质类固醇、生酮饮食及手术治疗等其他治疗方法也是 EEE 的常用治疗方法。

(1) 抗惊厥治疗:大多数 EEE 患儿对各种抗惊厥药物反应不良。尽管单药治疗 EEE 效果欠佳,但尽可能避免多药联合治疗,若必须采用联合用药方案,也应尽量选择作用机制相同或相似的药物以达到协同作用;再次,当需要更改治疗方案时,应有足够的时间以评估新方案的治疗效果。目前国际上推荐用于治疗 EEE 的常用药物见表 16-9-3。

表 16-9-3　EEE 的非手术治疗

癫痫综合征	一线	其他	避免
EME	右美沙芬/氯胺酮/苯甲酸钠*	生酮饮食	氨己烯酸@
OS	皮质类固醇、左乙拉西坦	生酮饮食、氨己烯酸@苯巴比妥	
MMPSI	左乙拉西坦、氯硝西泮	生酮饮食、皮质类固醇、溴化物	
WS	皮质类固醇、氨己烯酸@	生酮饮食、溴化物、可替戊醇@	

*:仅用于非酮症性高甘氨酸血症;@:目前国内未上市
(摘自:董慧.早发性癫痫性脑病研究进展.国际儿科学杂志,2015,42(3):268-273)

(2) 其他治疗:除抗惊厥药物治疗以外,皮质类固醇(ACTH)、生酮饮食及手术治疗等均可以起到一定效果。目前各国应用 ACTH 的剂量并不完全一致,为 0.2~1U/(kg·d)的小剂量至 80U/d 不等。这些剂量之间治疗效果的差异并没有统计学意义。生酮饮食是指采用高脂肪、低蛋白及极低碳水化合物饮食以达到治疗多种癫痫的目的。它通过模拟饥饿状态时体内能量物质(主要是脂肪)分解代谢来治疗脑部疾病。中华医学会儿科学分会神经学组生酮饮食疗法协作组通过前瞻性多中心研究显示,婴儿痉挛症等 EEE 对生酮饮食的治疗反应良好,提示对于上类难治性癫痫,生酮饮食可作为新的有效治疗方法[6]。

(程国强)

参考文献

1. Nabbout R, Dulac O. Epileptic syndromes in infancy and childhood. Curr Opin Neurol, 2008, 21(2):161-166.

2. Zara F, Specchio N, Striano P, et al. Genetic testing in benign familial epilepsies of the first year of life: clinical and diagnostic significance. Epilepsia, 2013, 54(3):425-436.

3. Hwang SK, Kwon S. Early-onset epilepticencephalopathies and the diagnostic approach to underlying causes. Korean J Pediatr, 2015, 58(11):407-414.

4. Sharma S, Prasad AN. Genetic testing of epileptic encephalopathies of infancy: an approach. Can J Neurol Sci, 2013, 40:10-16.

5. Auvin S, Cilio MR, Vezzani A. Current understanding and neurobiology of epileptic encephalopathies. Neurobiol Dis, 2016, 92(Pt A):72-89.

6. Yamamoto H, Okumura A, Fukuda M. Epilepsies and epileptic syndromes starting in the neonatal period. Brain Dev, 2011, 33(3):213-220.

第 10 节　神经皮肤综合征

神经皮肤综合征(neurocutaneous syndrome)是一组遗传性神经系统伴皮肤或其他部位异常的疾病,出生时皮肤即可有斑痣状病变,由于脑神经细胞在胚胎发育的增殖、移行与分化等过程中异常而产生脑功能受累。本类疾病有数十种,仅举以下较常见[1]且在新生儿期即可诊断的几种。

(一) 神经纤维瘤病(neurofibromatosis)

本病为常染色体显性遗传、神经嵴细胞发育异常导致的多系统损害。根据临床表现和基因定位分为Ⅰ型(neurofibromatosis-Ⅰ,NF-Ⅰ)和Ⅱ型(neurofibromatosis-Ⅱ,NF-Ⅱ)。NF-Ⅰ型主要特征为皮肤牛奶咖啡斑和周围神经多发性神经纤维瘤,外显率高,基因位于染色体 17q11.2。NF-Ⅱ型以听神经瘤最常见,基因位于染色体 22q[1]。

1. 临床表现

(1) 皮肤症状:①出生时皮肤牛奶咖啡斑,好发于躯干非暴露部位;青春期前 6 个以上 >5mm 皮肤牛奶咖啡斑(青春期后 >15mm)具有高度诊断价值。②大而黑的色素沉着提示簇状神经纤维瘤,位于中线提示脊髓肿瘤。③皮肤纤维瘤和纤维软瘤在儿童期发病,主要分布于躯干和面部皮肤[2]。

(2) 神经症状:约 50% 的患者出现神经系统症状。NF-1 可发生学习困难和注意力缺陷,精神发育迟缓等。①颅内肿瘤:听神经瘤最常见,双侧听神经瘤是 NF-Ⅱ的主要特征。②椎管内肿瘤:脊髓任何平面均可发生单个或多个神经纤维瘤、脊膜瘤。③周围神经肿瘤:周围神经均可累及,马尾好发,肿瘤呈串珠状沿神经干分布[3]。

(3) 眼部症状:裂隙灯光可见虹膜粟粒橙黄色圆形小结节,为错构瘤,也称 Lisch 结节,是 NF-I 特有的表现。眼底可见灰白色肿瘤,视乳头前凸;视神经胶质瘤可致突眼和视力丧失[2]。

2. 特殊检查　X 线平片可见各种骨骼畸形;椎管造影、CT 及 MRI 可发现中枢神经肿瘤。脑干听觉诱发电位对听神经瘤诊断价值大。基因分析可确定 NF-I 和 NF-II 类型[4]。

3. 诊断和鉴别诊断

(1) NF-I 诊断标准(美国 NIH,1987):符合下述 2 条及以上即可诊断。①6 个或 6 个以上牛奶咖啡斑,青春期前最大直径 >5mm,青春期后 >15mm;②腋窝和腹股沟区雀斑;③2 个或 2 个以上神经纤维瘤或丛状神经纤维瘤;④一级亲属中有 NF-I 患者;⑤2 个或 2 以上 Lisch 结节;⑥骨损害;⑦视神经胶质瘤。

(2) NF-II 诊断标准:①影像学或组织病理学确诊双侧听神经瘤;②一级亲属患 NF-II,并伴一侧听神经瘤;③一级亲属患 NF-II,并伴神经纤维瘤、脑(脊)膜瘤、胶质瘤、Schwann 细胞瘤中的两种,青少年后囊下晶状体浑浊。

应与结节性硬化、脊髓空洞症、骨纤维结构不良综合征、局部软组织蔓状血管瘤等相鉴别。

4. 治疗　神经纤维瘤病无法彻底治愈。听神经瘤、视神经瘤等颅内及椎管内肿瘤可手术治疗,部分患者可用放疗,癫痫发作者可用抗癫痫药治疗。此病是常染色体显性疾病,其子女 50% 可能发病,故应考虑绝育[1]。

(二) 结节性硬化症(tuberoussclerosis,TSC)

常染色体显性基因遗传所引起的复合性发育不良,也有散发病例。典型症状为面部淡红色的呈蝶状分布的皮脂腺瘤、癫痫发作和智力缺陷。根据基因定位可分为四型:*TSC1*、*TSC2*、*TSC3*、*TSC4*。家族性患者 *TSC1* 突变较多见,散发性患者 *TSC2* 突变较常见[1]。

1. 临床表现

(1) 皮肤损害:特征是口鼻三角区皮脂腺瘤,对称蝶形分布,呈淡红色或红褐色,其他如咖啡牛奶斑、皮肤纤维瘤等均可见[2]。

(2) 神经系统损害:①癫痫为本病的主要神经症状,发病率占 70%~90%。②智能减退多进行性加重,智能减退者几乎都有癫痫发作。③少数可有神经系统阳性体征。如锥体外系体征或单瘫、偏瘫、截瘫、腱反射亢进等[3]。

(3) 其他:50% 患者有视网膜胶质瘤,称为晶体瘤[3]。肾血管平滑肌脂肪瘤(AML)和肾囊肿最常见;47%~67% 患者可出现心脏横纹肌瘤,可引起心力衰竭,是本病婴儿期最重要的死亡原因。

2. 实验室检查　①头颅 X 线片可见到颅内钙化。②脑电图呈发作波及高波幅失律。③腹部超声可见肾血管平滑肌脂肪瘤、肾囊肿、多囊肾。④超声心动图易发现心脏横纹肌瘤。⑤胸部 X 线可发现肺部错构瘤、气胸等[4]。

3. 诊断

(1) 主要指征:①面部血管纤维瘤或前额斑块;②非外伤性指(趾)甲或甲周纤维瘤;③色素减退斑(≥3);④鲨革样皮疹(结缔组织痣);⑤多发性视网膜错构瘤结节;⑥皮质结节;⑦室管膜下结节;⑧室管膜下巨细胞星形细胞瘤;⑨单个或多发的心脏横纹肌瘤;⑩肾血管平滑肌瘤。

(2) 次要指征:①多发性、随机分布的牙釉质凹陷;②错构瘤性直肠息肉(组织学证实);③骨囊肿(放射学证实);④脑白质放射状移行束(放射学证实);⑤牙龈纤维瘤;⑥非肾性错构瘤(组织学证实);⑦视网膜色素缺失斑;⑧Confetti 皮损;⑨多发性肾囊肿(组织学证实)。

(3) 诊断

1) 确诊的 TSC:2 个主要指征或一个主要指征加上两个次要指征。

2) 拟诊的 TSC:1 个主要指征加上 1 个次要指征。

3) 可能的 TSC:1 个主要指征或 2 个及以上次要指征。

(4) 备注:①若脑内皮质发育异常与脑白质移形束同时存在,只能算一个指征;②若肺淋巴管性肌瘤病与肾血管平滑肌瘤共存,则需有其他 TSC 指征才能确诊;③脑白质移形束与局灶皮质发育异常常见于 TSC 患者,但因其常单独出现且不具特异性,故只作为次要指征。

4. 治疗　主要为对症处理。惊厥者抗癫痫治疗,氨己烯酸对 73% 的 TSC 婴儿痉挛症患者有效,对多种抗癫痫药效果不佳,外科手术治疗可能有效。肿瘤直径大于 3.5~4.0cm 的肾血管平滑肌脂肪瘤可行肾动脉栓塞或肾部分切除术。由于 TSC1 和 TSC2 蛋白参与调节哺乳动物雷帕霉素靶蛋白(mTOR)激酶活性,因此,考虑应用雷帕霉素治疗 TSC。但仍处在临床研究阶段。

(三) 脑面血管瘤病

脑面血管瘤病又称 Sturge-Weber 综合征,以一侧面部三叉神经分布区不规则血管斑痣、双侧偏瘫、偏身萎缩、青光眼、癫痫发作和智能减退为特征。多为散发病例,部分为常染色体显性和隐性遗传[5]。

1. 症状体征

(1) 皮肤改变:出生即可见红葡萄酒色平血管痣沿三叉神经 I 支范围分布,也可波及第 II、III 支,严重者可蔓延至对侧面部、颈部和躯干。血管痣累及前额、上睑时可伴青光眼和神经系统并发症[2]。

(2) 神经系统症状:常见癫痫发作,可伴 Todd 麻痹,可出现智能减退,对侧可偏瘫及偏身萎缩[3]。

(3) 眼部症状:30% 的患者伴发青光眼和突眼;枕叶受损可导致对侧同向性偏盲,还可见先天性异常如虹膜缺损和晶状体浑浊等[3]。

2. 诊断检查

(1) 辅助检查:①头颅 X 线平片或 CT 可显示与脑回外形一致的特征性双轨状钙化;②MRI、PET 和 SPECT 可显示软脑膜血管瘤;③DSA 可发现毛细血管和静脉异常;④EEG 显示受累半球波幅低,α 波减少;可见痫性波。

(2) 诊断:根据面部典型红葡萄酒扁平血管瘤,伴癫痫、青光眼、突眼、对侧偏瘫、偏身萎缩等其中之一种症状即可诊断。头颅 X 线平片与脑回一致的双轨状钙化,CT 和 MRI 显示脑萎缩和脑膜血管瘤等均有助于诊断[1]。

3. 治疗　癫痫可用抗癫痫药控制。面部血管瘤可行整容术或激光治疗,青光眼和突眼可手术治疗。部分病人可行脑叶或脑半球术,偏瘫病人可康复治疗

(四) 色素失禁症

X 连锁显性遗传性疾病,X 染色体长臂的 Xq11(IP1) 和 Xq28(IP2) 突变引起[1]。主要见于女性,有特征性皮肤改变,可伴眼、骨骼和中枢神经系统畸形。

由于男性异常基因位于仅有的一个 X 染色体上,因而病情严重,常在胎儿期即死亡,本病女性多见。特征性皮肤损害临床可分 3 期:①第Ⅰ期:红斑和大疱,排列成行,常波及四肢和躯干,不累及面部,出生时即有或出生后 2 周内显著;②第Ⅱ期:角化过度的疣状皮疹和斑块组成的损害。疣状损害类似线状表皮痣,这些损害通常在 1 周岁消失,有广泛播散、不规则分布或漩涡状的色素沉着;③第Ⅲ期:为奇特的网状色素沉着,以躯干部损害最显著。典型者乳头处色素沉着过度,腹股沟和腋部色素沉着最有特征[1-2]。

其他表现包括:①神经系统症状如运动发育迟缓、痉挛性瘫痪、精神发育迟滞和癫痫,见于 20% 的病人[2]。②眼部症状:表现为斜视、白内障或视力下降,见于 20% 的病人[1,3]。

本病无特殊治疗。在水疱期应防止继发感染,可外用含肾上腺皮质激素类的抗生素软膏。通常在 2 岁后逐渐消退,到成年期除一些原有的并发症外,无其他不适。

(程国强)

参考文献

1. Klar N,Cohen B,Lin DD Neurocutaneous syndromes. Handb Clin Neurol,2016,135:565-589.

2. Chernoff KA,Schaffer JV.Cutaneous and ocular manifestations of neurocutaneous syndromes.Clin Dermatol, 2016,34(2):183-204.

3. Chan JW.Neuro-ophthalmic features of the neurocutaneous syndromes.Int Ophthalmol Clin,2012,52(3):73-85.

4. Nandigam K,Mechtler LL,Smirniotopoulos JG.Neuroimaging of neurocutaneous diseases.Neurol Clin, 2014,32(1):159-192.

5. Sudarsanam A,Ardern-Holmes SL Sturge-Weber syndrome: from the past to the present.Eur J Paediatr Neurol, 2014,18(3):257-266.

第 11 节　胎儿和新生儿脑积水

一、胎儿脑积水

胎儿脑积水是指产前因脑脊液分泌过多或(和)循环、吸收障碍而致颅内脑脊液存量增加的一类脑部疾病,伴或不伴脑实质破坏及头围增大。早期诊断和早期治疗是关键,若不及时干预,患儿多数死于围产期和婴儿期,存活者常发展为脑瘫和智力低下。然而脑积水病人长期的预后和临床过程尚未完全清楚,其预后主要与原发疾病、脑室扩张的程度和进展速度以及合理的干预等有关[1]。

(一) 流行病学

随着围产医学的发展和产前诊断技术的提高,越来越多的胎儿脑积水能够在产前得到诊断。各国(地区)先天性脑积水发生率的监测结果差别较大,从 2.22/10 000~1.6/1000,这些数据基本可以反映脑积水的发生水平,同时表明先天性脑积水存在种族和地域的差别。

2006 年代礼等[2]利用中国出生缺陷监测网上登记的资料,调查了 1996~2004 年期间我国孕 28 周到产后 7 天住院分娩的围产儿中先天性脑积水的发生情况。结果显示,4 282 536 例围产儿中存在先天性脑积水 3012 例,总发生率 7.03/10 000。其中男性发生率 7.09/10 000,女性 6.76/10 000;城镇 5.49/10 000,农村 10.10/10 000;未足月分娩者占 57.97%,低出生体重者占 50.92 %;单发脑积水和综合征脑积水发生率分别为 5.67/ 万和 1.36/ 万。这些先天性脑积水患儿很少接受手术治疗,围产期病死率高,预后差,单发和综合征脑积水的围产期病死率分别为 88.66% 和 83.91%。

2008 年日本 Oi 等[3]对脑积水手术数量位居前 10 位的医院,回顾性分析先天性脑积水诊治情况,结果显示 333 例中 43% 患儿胎儿脑积水在产前已经得到诊断,大部分先天性脑积水患儿在这 10 家医院接受治疗。因此,在干预措施方面我国有待进一步提高。

(二) 胎儿脑积水的分类与病因

胎儿脑积水是指在产前即发生并获得诊断的脑积水,它包括原发性和继发性脑积水。原发性(先天性)脑积水是由神经系统畸形导致,如脑脊膜膨出、颅裂等,可能存在染色体或基因畸形;继发性(获得性)脑积水,大多继发于胎儿期发生的颅内出血、感染、大脑肿瘤等。先天性脑积水与原发性脑积水是同义词,但严格来说先天性脑积水还包括胎儿期发生的继发性脑积水。

Yamasaki 等[4]对 1992~2011 年大阪国立医院收治的 156 例胎儿脑积水进行回顾性分析,其病因及构成比情况见表 16-11-1。

表 16-11-1 胎儿脑积水病因及及构成比

脑积水病因	例数	比例(%)
原发性脑积水		
• 单发脑积水	39	25.0
• 综合征脑积水	18	11.5
• 脑积水伴脊髓脊膜膨出	36	23.1
• Dandy-Walker 综合征和 Jobert 综合征	4	2.6
• 前脑无裂畸形	6	3.8
• 颅裂（脑膨出）	9	5.8
• 脑积水伴蛛网膜囊肿	12	7.7
• 脑积水伴室间孔闭塞	3	1.9
• 胼胝体发育不良	8	5.1
胎儿继发性脑积水		
• 颅内出血后	9	5.8
• 脑积水伴脑肿瘤	8	5.1
• 感染后脑积水	4	2.6

(三) 胎儿脑脊液循环的特点

根据脑脊液动力学进化理论,脑脊液循环系统的形成是一个不断发育成熟的过程。在胎儿早期类似动物的微小脑脊液通路(minor CSF pathway),即以脑和脊髓组织、血管系统、神经根鞘和软脑膜(间质空间)发育成熟为主。随着胎龄的增大,不断发育成熟过渡到成人大脑系统的主要脑脊液通路(major CSF pathway),即从侧脑室至蛛网膜下腔的循环过程。蛛网膜颗粒在胎儿和新生儿期一直处于低水平发育状态,至婴儿期才发育成熟,它在主要脑脊液通路的脑脊液重吸收中起着重要的作用。而胎儿、新生儿、婴儿早期的脑脊液通路是以微小脑脊液通路占主导地位[5],如图16-11-1。

学者 Oi 等[5-7]在小儿脑脊液动力学和脑积水分类等方面做了许多研究,主要有:①依据中枢神经系统在胎儿和婴儿不同时期发育情况提出了先天性脑积水时间分期(perspective classification of congenital hydrocephalus,PCCH)。PCCH 共分 5 期:I 期为胎儿孕 8~21 周,II 期为孕 22~31 周,III 期为孕 32~40 周,IV 期为出生 0~4 周,V 期为出生后 5~50 周;②脑脊液循环存在主要脑脊液通路和微小脑脊液通路。在新生儿和婴儿期微小脑脊液通路起主要作用,脑脊液循环路径是:脑脊液通过神经元间隙进入淋巴系统;通过室管膜间隙进入血管周围间隙、脑或脊髓的软膜下腔;以及通过脉络丛上皮到毛细血管间隙这三条路径,最后进入了 Galenic 静脉系统。脑积水发生在 PCCH I~IV 期的称为微小脑脊液通路脑积水。在渡过婴儿期后,由于主要脑脊液通路发育完善,一部分外部性脑积水会自发静止、吸收,有自愈可能。

(四) 胎儿脑积水的诊断

胎儿脑积水定义:不管胎儿孕周大小,当侧脑室体部宽度≥10mm 都可以诊断为脑积水。根据侧脑室体部宽度分为轻度(10~12mm)、中度(13~15mm)和重度(>15mm)脑积水。常规胎儿超声检查可以帮助早期发现脑积水,胎儿 MRI 检查、染色体核型分析、基因检测、TORCH 检查可协助明确病因。2011 年日本发表胎儿脑积水管理指南[4],建议动态头颅超声和 MRI 检查以了解胎儿脑积水的进展情况。

MRI 检查对明确脑积水诊断、分类、病因和梗阻部位、手术适应证、制订手术方案、评价疗效起至关重要的作用。MRI 的新技术中三维稳态干扰序列(3D CISS)、快速自旋回波(ISE)和相位对比电影成像(cine PC)可用于评估脑脊液流动和(或)脑池解剖结构。3D CISS 具有高信号噪声比、

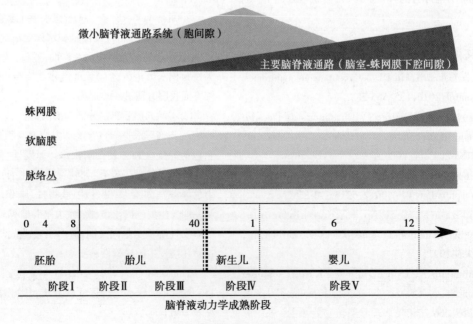

图 16-11-1 脑脊液动力学成熟阶段示意图

极高的空间分辨率和良好的脑脊液、脑组织对比度。此技术能提供脑池内详细的解剖和隔膜细节,显示隔膜的位置、数量和范围。Cine PC 可获得有关流动液体如血流、脑脊液流动的波形、速率及流量的全面定量资料。Cine PC 是目前观测脑脊液流动唯一的非侵袭性技术,为脑脊液循环动力学研究提供了重要的信息,是明确梗阻性脑积水梗阻部位、程度的重要手段;并可对内镜导水管成形术后导水管和内镜下第三脑室造瘘术术前、术后的脑脊液流动进行定性评估和定量测量。

现代影像新技术可让我们更清楚地了解过去所无法获取的病因信息,如普通 MRI 序列无法获得基底池的粘连、梗阻性隔膜情况,而这很可能是病因所在,对脑积水制订治疗方案起重要作用,并能预测病人疗效。

(五)胎儿脑积水的干预时机

1. **定期随访** 建议每 1~2 周头颅超声检查 1 次,每 4 周复查 1 次头颅 MRI,观察胎儿脑积水的变化情况,同时要检查脊柱部位,了解是否存在脊髓脊膜膨出等畸形。

2. **干预时机** 20 世纪末,国外成立国际胎儿医学和外科学会。患儿在胎内若采取积极措施,出生后神经系统情况较未干预组有一定的改善。早期 B 超检查即发现胎儿有重度脑积水,且明显影响颅脑神经系统正常发育者,结合家属意愿建议予以早期终止妊娠。脊髓脊膜膨出是目前能够进行宫内治疗的神经管缺陷。近年来,采用宫内手术修复关闭脊柱损伤方式已经获得成功。脊髓脊膜膨出宫内治疗的临床试验[8](management of myelomeningocele study,MOMS)发现宫内手术治疗与出生后手术治疗相比,预后有明显改善:①出生后 1 年行脑室 - 腹腔分流术的需求率降低;②脑积水的发生率降低;③后脑异常发生率降低;④运动功能及神经发育有所改善。虽然宫内手术能改善患儿部分预后,但由于胎儿宫内手术后会增加胎膜早破、羊水过少、早产和孕母分娩时子宫破裂等风险,其益处最终被稀释。

3. **分娩时机** 一般在妊娠中晚期诊断脑积水且评估宫内干预效果不佳的胎儿,考虑在 32~34 周施行剖宫产手术,在分娩后立即予脑室 - 腹腔分流(V-P 分流术)。但对轻中度脑积水而且无进行性扩张的胎儿,推荐足月时分娩为宜,即在 37 周以后分娩是比较合适的时机。

4. **分娩方式** Luthy 等研究发现阴道分娩会增加胎儿额外的脊髓损伤,宫缩以前即进行剖宫产比阴道分娩和发生宫缩后再剖宫产更有利于胎儿的运动功能发育。因此,建议对有脑膨出、颅内出血后的胎儿脑积水、头围较大头盆不称的胎儿在宫缩以前进行剖宫产。

(六)胎儿脑积水的治疗方法

脑积水的治疗应根据病因、发病年龄等综合因素采取个体化治疗方案。原发病因治疗为主,其治疗目标是通过分流手术使脑积水从进展性病理状态转变为静止状态。若脑积水同时存在神经系统畸形,应手术解决原发畸形疾病以缓解脑积水。

婴儿因其解剖生理特点,选择治疗方案时应与成人有所区别。胎儿脑积水首选的方法还是 V-P 分流术,手术指征见下一节新生儿脑积水。对不能马上实施 V-P 分流术的病人,在 V-P 分流术前可根据实际情况行脑室外引流、头皮下储液囊埋置等治疗方法暂时过渡。

近几年内镜下第三脑室造瘘术[9](endoscopic third ventricula fistula,ETV)在治疗胎儿脑积水领域被逐渐认可,是导水管狭窄治疗的最佳适应症。在宫内 B 超定位与神经内镜下操作,穿刺入胎儿第三脑室予以脑脊液引流,从而改善脑积水的症状。

有一些学者[10]采用 ETV 联合神经内镜引导下脑室 - 腹腔分流术(ventrieuloperitoneal shunt,EVPS),对 1 岁内或胎儿脑积水治疗效果明显。随着内镜技术不断发展,一些微观结构异常引发的脑积水可以在胎儿期予以纠正并获得较好的疗效。内镜可以实现脑室造口术、隔膜切开术或孤立侧脑室积水的手术。对脊柱裂引发的脑积水,内镜技术可以较为准确的找到胎儿脊柱位置,由椎间孔直达第四脑室完成脑积水的治疗。

但这并不意味着 ETV 是最理想的手术[9],采用 ETV 手术影响胎儿预后不良的因素有:①执行手术的胎龄;②出生时的周龄;③羊水量;④ ETV 手术时间;⑤胎儿干预时脑室扩张的程度等。因此,临床医生技术精湛与母孕条件良好是改善胎儿脑积水预后的前提。

(七)胎儿脑积水的预后

胎儿脑积水预后与脑室扩大程度和(或)脑室扩大进展速度有关,重度脑室扩大或进行性脑室扩大者往往伴有染色体异常和先天性畸形,预后不良。而轻度脑室扩大者、单发脑积水者大部分预后良好。

日本 156 例胎儿脑积水的长期随访结果[3]显示,蛛网膜囊肿、Monro 闭锁、胼胝体发育不良和继发于胎儿颅内出血的脑积水患儿预后良好。而全前脑畸形、脑膨出、脑积水综合征、胎儿病毒感染导致的脑积水患儿的预后差。脑积水患儿随访过程中有癫痫表现的远期发育商比没有癫痫的低;脑积水进展慢或静止状态的比脑积水进展迅速的患儿发育商高;胎儿脑积水远期预后主要与基础疾病和伴随的畸形有关,与诊断时间无明显相关。

胎儿脑室扩张是胎儿超声检查脑异常中最常见的症状,对于单发脑积水其预后差异很大,明确病因仍然较困难,需要新生儿科、神经外科、影像学、遗传病学等专家多学科合作,开展产前咨询,为患者提供科学的决策。并需我们进一步加强胎儿脑积水的临床和基础研究,为建立胎儿脑积水的诊疗指南提供依据。

二、新生儿脑积水

脑脊液是一种无色透明的液体,充满脑室和蛛网膜下隙,新生儿脑积水是由于脑脊液的产生和吸收失去平衡引起脑室系统或(和)蛛网膜下腔扩大而积聚大量脑脊液。

(一) 新生儿脑积水的分类与病因

依据脑脊液动力学,Dandy 将脑积水分为交通性脑积水和非交通性脑积水,交通性脑积水是指脑室内注入的染色剂可以通过循环到达脊柱蛛网膜下腔,非交通性脑积水则染色剂不能到达脊柱蛛网膜下腔。

Russell 将脑积水分为阻塞性与非阻塞性脑积水,阻塞性脑积水是脑脊液循环通路的任何部位,包括脑室和整个蛛网膜下腔系统发生阻塞所致;非阻塞脑积水是由于脉络丛产生脑脊液过多,或窦道血栓导致重吸收脑脊液障碍所致。临床上经常将交通性和阻塞性这两种分类方法混淆。

Beni-adani 等基于新生儿、婴儿和成人产生脑积水的病理、治疗选择与预后的差异,提出了专门针对新生儿和婴儿的分类:①交通性脑积水(永久性吸收障碍:原发性先天性脑积水),治疗应选择脑外分流;②梗阻性伴有大部分交通性脑积水:成功的内镜手术并不能阻止临床症状进展,脑外的分流是治疗的选择;③梗阻性伴有暂时性交通性脑积水:治疗需要成功的 ETV 结合如腰穿、侧脑室外引流或储液囊皮下埋置等暂时的脑脊液外引流;④单纯梗阻性脑积水:ETV 是治疗的选择。此分类的目的在于明确哪些小儿适合行 ETV,并提示在新生儿和婴儿中影像上呈现梗阻性脑积水者并不能排除同时并存吸收异常,如第三脑室扩张伴有导水管未见流动信号提示导水管狭窄,但实际可能远比这复杂,包括不可见的脑脊液吸收障碍。

新生儿脑积水中 50% 以上为先天性脑积水,出生时头围可以正常。脑积水常见原因是脑室内出血或脑实质出血性梗死、脑膜炎、神经管发育缺陷、先天性中脑导水管堵塞;少见原因为头部外伤、脉络丛乳头状瘤、蛛网膜囊肿、Dandy-Walker 综合征、Jobert 综合征等。以下将重点介绍新生儿最常见的脑积水 - 颅内出血后脑积水。

(二) 新生儿颅内出血后脑积水

随着围产医学的发展,近 30 年来早产儿存活率明显提高,神经系统后遗症也开始在下降,颅内出血和颅内出血后脑积水(PHH)发生率也在降低。但由于超未成熟儿总体存活数量的增加,PHH 仍然是早产儿管理中的棘手问题[11]。

1. 脑室内出血后病理生理机制 脑室内出血后导致的脑损伤涉及多方面因素[12-13]:血红蛋白降解,释放游离铁离子,脑脊液中游离铁离子水平大量增加。游离铁离子是一种潜在的自由基,在未发育成熟的脑组织中停留数月,可导致进行性脑白质损伤。炎症反应是早产儿脑白质损伤的另一重要机制,早产儿脑室内出血后,脑积液中 IL-1β、IL-18、IL-γ 水平均显著增高。脑室内出血后数周,细胞外基质蛋白在室管膜、第四脑室椎间孔和蛛网膜下腔沉积,导致慢性蛛网膜炎。细胞外基质蛋白主要包括纤维连接蛋白、层粘连蛋白,其性状如水泥或凝胶,可导致不可逆转的脑脊液循环通路堵塞。有研究表明,转化生长因子(TGF-β)参与此过程,并与发生 PHH 和需要 VP 分流术密切相关。

随着脑脊液的不断积聚,脑脊液压力从正常的不超过 6mmHg 最终可上升至 10~15mmHg,压迫脑组织,影响正在快速发育的大脑。因此,针对脑室内出血后病理机制,目前的主要治疗方法是通过早期有效的血性脑脊液引流,最大限度减少自由基损伤、炎症反应和脑脊液循环通路堵塞导致脑室周围的白质损伤和颅内高压导致的继发性脑组织发育障碍。

2. 脑室扩大的定义 脑室扩大和干预指征主要参考头围及超声检查结果。

(1) 头围增长过快:正常新生儿头围每天增加速度:胎龄 26~32 周早产儿约为 1mm/d,胎龄 32~40 周时略大于 0.7mm/d。头围增长过快的诊断标准是每天增加超过 2mm,或 7 天内增长超过 14mm。

(2) 头颅超声:大多医疗中心采用超过脑室指数第 97% 百分位数 4mm 以上作为干预的指征(图 16-11-2),这种方法适用于脑室扩大呈横向扩张者。脑室指数的测量是从大脑镰部到脑室体部侧壁的距离(图 16-11-3)。对脑室不呈横向扩大而呈球形扩张者,Davies 提出了前角宽度(对角线测量)和第三脑室的宽度(冠状面测量)和丘脑枕部层面的矢状面测量方法,脑室参考值为:前角宽度 0~2.9mm,丘脑 - 枕部距离:8.7~24.7mm,第三脑室宽度 0~2.6mm(图 16-11-3,图 16-11-4)。基于此,Whitelaw 等[14]对脑室扩大提出新的定义,即以下三个测量值中必须有两项符合:①前角宽度 >4mm(或超过胎龄对应的第 97% 百分位的数值 1mm);②丘脑 - 枕部距离 >26mm(或超过胎龄对应的第 97% 百分位的数值 1mm);③第三脑室宽度 >3mm(或超过胎龄对应的第 97% 百分位的数值 1mm)。

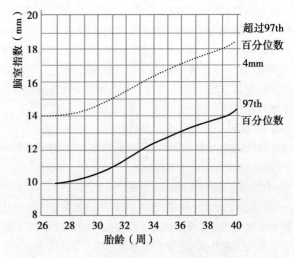

图 16-11-2 不同胎龄新生儿的脑室宽度参考值[14]

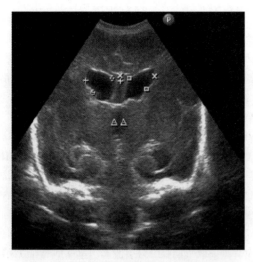

图 16-11-3　颅脑超声侧脑室轻度扩张[14]

注:该冠状面,前角的宽度为"□"标记之间的测量距离,第三脑室宽度为"△"标记之间的测量距离,脑室指数为"×和+"之间分别的测量距离

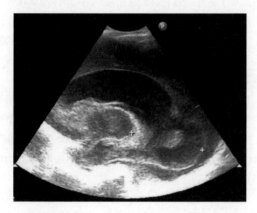

图 16-11-4　颅脑超声矢状位图[14]

右侧脑室扩张相当明显,"+"之间的距离为丘脑-枕叶之间的距离

3. 不同治疗方法的干预指征、疗效和不良反应

(1) 连续脑脊液穿刺放液法

1) 干预指征:连续腰穿或侧脑室穿刺放液法仍然是脑室出血后脑积水目前常用的方法。目前没有统一的干预指征,大多采用上述头围增长过快的诊断标准或头颅超声干预措施指征。当脊椎蛛网膜下腔与脑室相通时,可行连续腰穿放液法,每天一次,疗程至少需要 7 天。因为侧脑室穿刺放液法有导致脑软化风险,不主张常规采用。

2) 疗效:连续腰穿或侧脑室穿刺放液可以控制颅内压,阻止脑室扩大,并且可以清除脑脊液中的红细胞和蛋白质,能显著改善局部脑组织氧合,为了达到有效控制脑室扩张,脑脊液引流量最少为 10ml/kg。荷兰一项回顾性研究发现,较晚接受腰穿放液的新生儿 PHH 组比早期干预组其后期对 V-P 分流术的依赖性高。因此,一些临床医学中心把连续腰穿放液法作为生后最初数周暂时的 PHH 治疗方法。但目前仍缺乏前瞻性随机对照研究证实早期放液能减少

V-P 分流率或致残率。

3) 不良反应:缺点是每天腰穿操作有一定难度。反复腰穿放液存在一定的感染风险。与大年龄组儿童和成人相比,新生儿在颅内高压情况下行脑脊液引流罕见出现"Coning"(一种类似脑疝现象),这可能与新生儿前囟和颅缝未闭颅内压仅轻度升高有关。但当脑脊液放液量增加至 20ml/kg 或放液速度过快[>1ml/(kg·min)],可继发呼吸暂停、心动过速和氧饱和度下降等症状。

(2) 脑室外引流术:脑室外引流术已被建议作为脑室出血后生后最初数周替代连续腰穿或侧脑室穿刺放液的一种方法,该法用于 ELBW 儿安全有效,能进行可控的脑脊液引流和清除脑脊液中血性液体,降低发生脑积水的概率。有小样本研究显示,生后早期即在 25 天及之前对不伴有脑实质损伤的 PHH 患儿行脑室外引流术,远期发生认知、交流、社会活动障碍较低。其缺点是脑室外引流时间一般不超过 1 周,感染发生率较高,5%~8%。

(3) 头皮下埋置储液囊:头皮下埋置储液囊作为一种暂时性的处理早产儿 PHH 方法,在临床已较广泛应用。储液囊通过导管与侧脑室相连,通过穿刺储液囊引流脑脊液,操作时用注射器缓慢回抽脑脊液,时间在 10 分钟以上,一次放液总量一般为 10ml/kg。

1) 干预指征:同连续脑脊液穿刺放液法,或上述两种方法无效后采用。

2) 疗效:其主要优点包括引流充分可控且可长期埋置;可避免反复通过囟门和脑实质穿刺导致的针道损伤;可避免部分 PHH 患儿出生后 4 周脑室扩张会静止或好转采取不必要的永久性分流术;为真正需要 VP 分流术者赢得时间,创造条件。Brouwer[15]等对重度 IVH 和出血后脑室扩大需要神经外科干预的 23 例胎龄 30 周以下的早产儿进行 5~8 年的随访,发现大部分早产儿(59.4%)没有神经系统损害,Ⅲ级 IVH 的没有发生脑瘫,Ⅳ级 IVH 的有 53%(8/15)发生脑瘫,39% 有精细运动异常,平均智商 IQ 93.4 分。国内报道[17],15 例新生儿 PHH 用储液囊头皮下埋置引流治疗后随访 1.5~3 年,11 例生长发育正常,2 例两下肢痉挛性脑瘫,1 例有癫痫发作。基于现有的研究结果,Whitelaw 等[14]认为该方法是目前治疗新生儿 PHH 的标准治疗方法。

3) 不良反应:大量研究表明,感染率与脑室储液囊放液次数有关,随着医学的进步,感染率已有明显下降。Whitelaw 等总结过去 10 年里共 93 例患儿接受这项手术情况:术后有 1 例出现感染,1 例脑脊液漏,1 例继发脑室内出血,没有出现围术期死亡病例。Kormanik 等[16]对 29 例新生儿 PHH 共进行 681 次储液囊穿刺脑脊液引流,没有 1 例出现感染。但国内有报道出现较高的并发症。因此,Lin 等[18]认为,储液囊头皮下埋置术是治疗 PHH 良好的方法,虽然手术简便、创伤小,但术后管理很重要,需要有一个训练有素的管理团队。

(4) 脑室帽状腱膜下分流术:从理论上讲脑室帽状腱

膜下分流术因为没有脑脊液丢失,比头皮下埋置储液囊和脑室外引流术更接近生理学。由于该方法需要在帽状腱膜下造比较大的口袋才能利于脑脊液引流,小早产儿皮肤菲薄,感染发生率较高。因此,目前大多专家仍推荐首选头皮下埋置储液囊方法。

(5) 药物治疗或减少脑脊液的产生:一项大样本多中心随机对照随访1年的研究结果表明:乙酰唑胺结合利尿药没有减少分流术,却增加了死亡率及神经系统功能障碍发生率。因此,现已不主张乙酰唑胺用于治疗新生儿脑积水。

(6) 脑室内溶纤治疗:Pang在狗的颅内出血后脑室扩张中首次应用脑室内注射纤溶剂方法;狗脑室出血后80%发展为脑积水,如果向脑室内注射尿激酶,仅10%发生脑积水。但一些小样本非随机临床研究和两项小样本随机对照研究均表明,脑室内注射链激酶、尿激酶、组织纤溶酶原激活物并没有减少最终需V-P分流术率,而且增加了继发性颅内出血的风险。因此,不主张脑室内溶纤治疗新生儿脑室出血后脑积水。

(7) 引流+灌洗+纤溶综合治疗(DRIFT):DRIFT临床研究[19]共入选了77个婴儿,6个月和2岁的随访结果提示,DRIFT不能显著降低死亡率和分流术的需求,能降低2岁时严重认知障碍(MDI<55)。然而,DRIFT技术的操作非常困难,整个过程中需要监测颅内压;需要保持无菌状态来避免感染;导管位置摆放错误会损伤脑组织;脑室导管易被冲洗出的物质堵塞。因此,这项技术需要训练有素的神经外科医生、新生儿科医生、新生儿护士共同参与,而且有增加继发性颅内出血的几率,临床很难推广应用,最终DRIFT提早终止研究。

(8) 脑室-腹腔分流术

1) 干预指征:PHH出现进行性加重时,常不能立刻首选VP分流术。原因如下:①脑脊液中大量的血液和蛋白质会导致引流系统堵塞,需早期再次手术;②体重<1000g的新生儿皮肤在最初几周非常薄且易继发感染,VP分流管道途经的表面皮肤易发生溃疡;③约50%患有PHH的新生儿不需要永久性VP分流术;④患儿的免疫力、营养状况随着年龄的增长,对手术的耐受性会更好。因此,如果需要持续放液来保持正常脑发育或抑制头围持续性过度增长,VP分流术时机应选择在近足月时。如果婴儿已经储液囊埋置应同时满足以下条件:脑脊液蛋白低于1.5g/L,无感染征象,体重约2.5kg;当这些标准均达到后,停止放液,监测头围提示每天增加>2mm,同时超声检查明确头围增大不是脑组织发育、而是持续性脑脊液增加所致,则有VP分流术指征。需要注意的是有些婴儿虽然每天头围增长小于2mm,但呈持续性增大,最终也发展为大头畸形。

2) 疗效:VP分流是其他方法失败后的最后选择。Srinivasakumar等[20]对173例重度IVH早产儿随访18~24个月发现,预后与患者是否发生进行性脑室扩大密切相关。

目前无明确证据证明VP分流术能改善患儿的远期神经系统结局。但从理论上讲,VP分流术能降低颅内压,避免颅内高压对脑组织的压迫、影响脑组织的进一步发育和使病情进一步恶化。因此,临床上仍作为脑积水的最后的治疗措施。

3) 不良反应:引流系统堵塞,VP引流管局部的皮肤感染,全身感染,麻醉风险等。

(9) 内镜下第三脑室造瘘术(ETV):见胎儿脑积水。

(10) 其他:脉络丛凝固术联合ETV治疗包括PHH在内的儿童脑积水,有越来越多的证据证明是有效的方法,成功率在60%~75%,但目前还处于早期临床研究阶段,需进一步临床随机对照研究证实。

综上所述,对PHH患儿脑脊液引流有一定的临床疗效,尤其是采取早期脑脊液引流者。建议早期可以采用连续腰椎穿刺放液或脑室外引流术,若脑室仍进行性扩大可以序贯头皮下埋置储液囊引流,大部分病人可以得到改善,其中少部分患儿可能最终需要接受VP分流术等治疗。脑脊液引流对于患儿的远期神经系统结局的影响,以及早期与晚期脑脊液引流的疗效差异仍需进一步多中心随机对照研究。

(林振浪)

参考文献

1. 林振浪,俞丽君. 胎儿脑积水的诊断、治疗和预后. 中华实用临床儿科杂志,2016,32(2):9-12.

2. 代礼,周光萱,繆蕾,等.1996至2004年中国围产儿先天性脑积水的发生状况分析. 中华预防医学杂志,2006,40(3):180-183.

3. Oi S,Inagaki T,Shinoda M,et al. Guideline for management and treatment of fetal and congenital hydrocephalus:center of excellence-fetal and congenital hydrocephalus top 10 Japan guideline 2011. Childs Nerv Syst,2011,27(10):1563-1570.

4. Yamasaki M,Nonaka M,Bamba Y,et al. Diagnosis,treatment,and long-term outcomes of fetal hydrocephalus. Semin Fetal Neonatal Med,2012,17(6):330-335.

5. Symss NP,Oi S. Theories of cerebrospinal fluid dynamics and hydrocephalus:historical trend. J Neurosurg Pediatr,2013,11(2):170-177.

6. Oi S,Di Rocco C. Proposal of "evolution theory in cerebrospinal fluid dynamics" and minor pathway hydrocephalus in developing immature brain. Childs Nerv Syst,2006,22(7):662-669.

7. Rekate HL. A consensus on the classification of hydrocephalus its utility in assessment of abnormalities of cerebrospinal fluid dynamics.Childs Nerv syst,2011,27(10):1535-1541.

8. Adzick NS,Thom EA,Spong CY,et al. A randomized trial of prenatal versus postnatal repair of myelomeningocele. N

Engl J Med,2011,364(11):993-1004.

9. Elbabaa SK,Gildehaus AM,Pierson MJ,et al. First 60 fetal in-utero myelomeningocele repairs at Saint Louis Fetal Care Institute in the post-MOMS trial era: hydrocephalus treatment outcomes (endoscopic third ventriculostomy versus ventriculo-peritoneal shunt). Child's nerv syst,2017,33(7):1157-1168.

10. Shim KW,Park EK,Kim DS,et al. Neuroendoscopy: Current and Future Perspectives.J Korean Neurosurg Soc,2017,60(3):322-326.

11. Klinger G,Osovsky M,Boyko V,et al. Risk factors associated with post-hemorrhagic hydrocephalus among very low birth weight infants of 24-28 weeks gestation.J Perinatol,2016,36(7):557-563.

12. Robinson S. Neonatal posthemorrhagic hydrocephalus from prematurity: pathophysiology and current treatment concepts. J Neurosurg Pediatr,2012,9(3):242-258.

13. 俞丽君,林振浪.新生儿颅内出血后脑积水的治疗方法评价.临床儿科杂志,2014,32(3):201-205.

14. Whitelaw A,Aquilina K. Management of posthaemorrhagic ventricular dilatation. Arch dis child fetal neonatal Ed,2012,97(3):229-233.

15. Brouwer AJ,van Stam C,Uniken VM,et al. Congnitive and neurological outcome at the age of 5-8 years of preterm infants with post-hemorrhagic ventricular dilatation requiring neurosurgical intervention. Neonatology,2012,101(3):210-216.

16. Kormanik K,Praca J,Garton HJ,et al.Repeated tapping of ventricular reservoir in preterm infants with post-hemorrhagic ventricular dilatation does not increase the risk of reservoir infection. J Perinatol,2010,30(3):218-221.

17. 林振浪,余波,梁志强,等.新生儿脑室出血后脑积水储液囊埋植引流治疗15例分析.中华儿科杂志,2009,47(2):140-145.

18. Lin J,Sheng HS,Lin ZL,et al. Implantation of Ommaya reservoir in extremely low weight premature infants with posthemorrhagic hydrocephalus: a cautious option. Childs Nerv Syst,2012,28:1687-1691.

19. Whitelaw A,Jary S,Kmita G,et al. Randomized trial of drainage,irrigation and fibrinolytic therapy for premature infants with posthemorrhagic ventricular dilatation: developmental outcome at 2 years. Pediatrics,2010,125(4):e852-858.

20. Srinivasakumar P,Limbrick D,Munro R,et al. Posthemorrhagic ventricular dilatation-impact on early neurodevelopmental outcome. Am J Perinatol,2013,30(3):207-214.

第12节　新生儿神经肌肉疾病

一、概述

神经肌肉疾病是以运动功能障碍为主要临床特征的一组疾病,临床上称为松软儿(floppy baby),又称为婴儿肌张力低下症(infantile hypotonia)或先天性肌弛缓综合征(congenital hypotonic syndrome)。按病变部位可分为运动神经元病、周围神经病、神经肌肉接头病和肌肉病。其病因、临床表现复杂多样,多数表现为肌张力低下和运动发育延迟,确诊多依赖肌活检和基因检测。

(一)病因分类

肌张力低下可出现在脑、脊髓、神经和肌肉疾病中,其病因及分类[1]见表16-12-1。

(二)诊断

新生儿期引起肌张力减退疾病种类繁多,在诊断和鉴别诊断中易混淆,首先需区分脑性疾病和运动单元疾病引起的肌张力减退[1],具体见(表16-12-2)。有时原发病同时累及中枢神经系统和周围神经系统,这时容易误诊,需综合考虑。新生儿神经肌肉疾病诊断要点如下。

1. 病史　本综合征中很多疾病有遗传性。故要仔细询问家族疾病史,母孕期特殊合并症如胎动减少、羊水过少及臀位产等。

2. 体征　最显著的特点是:运动单元疾病患儿表现为肌肉松弛、肌张力低、腱反射抑制、不能对抗重力运动,但面部表情活泼,有反应;如出生时脑受损,则表情淡漠,无反应,腱反射存在,刺激四肢有回避动作。

3. 实验室检查

(1)血清酶学检查:最广泛应用于肌病的酶学检查是血清肌酸磷酸激酶(creatine phosphokinase,CPK),先天性肌营养不良时CPK明显增加。但要注意:①正常小儿出生后最初24小时此酶可升高,5天后逐渐降至正常,特别是经产道分娩者,此酶可增高10倍。②先天性肌营养不良患儿生后最初几天CPK值在正常范围,因此出生后第1周末应复查。③应在做肌电图或肌肉活检前采血,因为这些检查可导致CPK释放入血液,并持续72小时。此外,肌内注射同样可引起CPK增加。④肾上腺皮质激素可抑制血清酶的水平。新生儿筛查用的血滴滤纸片通过生物发光实验可半定量CPK。此外,血清醛缩酶(aldolase,ALD)、乳酸脱氢酶(lactate dehydrogenase,LDH)等亦增高,但均非肌病的特异改变,亦不敏感。

(2)脑脊液检查:脑脊液蛋白增加见于各种中枢神经系统感染性疾病,血性脑脊液表示蛛网膜下腔出血或脑室内出血或穿刺损伤。

(3)心电图检查:糖原累积病Ⅱ型P-R间期缩短,QRS

表 16-12-1　婴儿肌张力低下症的病因及分类

一、脑性肌张力低下	（4）神经源性关节弯曲
1. 良性先天性肌张力低下	四、多发性神经病
2. 染色体病	1. 先天性髓鞘形成不良神经病
（1）Prader-Willi 综合征	2. 巨轴索神经病
（2）三体征	3. 遗传性运动感觉神经病
3. 慢性非进行性脑病	五、神经肌肉接头疾病
（1）大脑畸形	1. 家族性婴儿重症肌无力
（2）围产期脑损伤	2. 婴儿肉毒中毒
（3）产后疾病	3. 新生儿一过性重症肌无力
4. 过氧化物酶体病	六、纤维类型比例失常肌病
（1）脑肝肾综合征	1. 中央轴空病
（2）新生儿肾上腺脑白质营养不良	2. 先天性纤维类型比例失常肌病
5. 其他遗传缺陷	3. 肌管（中央核）肌病
（1）家族性植物神经功能障碍	（1）急性
（2）眼脑肾综合征	（2）慢性
6. 其他代谢缺陷	4. 线状体（棒状体）肌病
（1）酸性麦芽糖酶缺乏症	（1）常染色体显性
（2）婴儿型 GM_1 神经节苷脂沉积症	（2）常染色体隐性
二、脊髓疾病	七、代谢性肌病
三、脊髓性肌萎缩	1. 酸性麦芽糖酶缺乏症
1. 急性婴儿型	2. 细胞色素 C 氧化酶缺乏症
（1）常染色体显性	八、肌营养不良症
（2）常染色体隐性	1. Bethlem 肌病
（3）细胞色素氧化酶缺乏症	2. 先天性抗肌萎缩蛋白病
（4）X- 连锁	3. 先天性肌营养不良
2. 慢性婴儿型	（1）原发性分层蛋白缺乏症
（1）常染色体显性	（2）继发性分层蛋白缺乏症
（2）常染色体隐性	（3）分层蛋白阳性
（3）先天性颈髓肌萎缩	4. 先天肌强直性肌营养不良

波幅异常增高,心肌受损。部分肌营养不良者亦有 ECG 改变,但脊髓肌萎缩症则正常。

（4）肌电图检查:肌电图（electromyography,EMG）有助于大致区分肌源性或神经源性损伤。肌病时,波幅极低的棘波较典型,收缩期的特征性运动单位动作电位（motor unit action potential,MUAP）时程短,多相性,且为了维持收缩力度而参与的运动单位数量增加（增加的干扰相）。而神经源性损伤时,运动单位数量减少,MUAP 可呈多相性或大于正常或二者兼有,干扰相减少。单纤维肌电图（single-fiber electromyogram,SFEMG）能选择性记录单个肌纤维的动作电位,颤抖（jitter）是其有价值的参数之一,能客观地反映单个神经肌肉接头的传导功能,有助于神经肌肉接头病变的诊断。

（5）肌活检:正确开展手术活检或使用 Bergstrom 肌活检针有助于诊断。活检时应注意:①要选择有病变但病变不太严重的部位,否则所有标志均损坏,无法辨认。②避开做过肌电图或肌内注射的部位,以免显示炎症反应或针刺痕迹。③标本不用福尔马林固定,以免肌肉收缩。可放置压舌板上,浸于生理盐水中。邮寄需冻存,近处则放置冰中转运。

（6）影像学检查:头颅 CT、MRI 和 B 超检查有助于脑性肌张力减低的病因诊断。

（7）分子遗传学检查:多聚酶链反应（PCR）、原位杂交技术、Western 印记技术、DNA 测序等分子生物学技术为遗传性疾病的诊断和研究提供巨大帮助。

表 16-12-2　脑性肌张力低下和运动单位性
肌张力低下的鉴别

脑性肌张力低下	运动单位性肌张力低下
有大脑其他功能异常的表现	无大脑其他功能异常的表现
容貌异常	
手握拳	无手握拳
其他脏器畸形	无其他脏器畸形
姿势反射可诱发运动	
腱反射正常或活跃	腱反射减弱或消失
垂直悬吊腿呈剪刀状	有肌肉萎缩

二、Prader-Willi 综合征

Prader-Willi 综合征（Prader-Willi syndrome，PWS）是由遗传因素决定的一种神经发育障碍性疾病，又称为肌张力低下 - 智能障碍 - 性腺发育滞后 - 肥胖综合征，是最常见的肥胖综合征的病因。国外流行病学资料显示，其发病率为出生人口的 1/(10 000~30 000)，男女发病率无明显差异[2]。本病约 70% 患儿存在父源染色体 15q11.2-Q13 区域的缺失突变；25% 遗传了两条母系 15 号染色体，即母系单亲二倍体；5% 存在异常印迹或甲基化导致的基因沉默。

1. 临床表现　本病从胎儿期开始随着年龄增长主要临床症状有所不同，国内外报道也略有差异，特征性表现包括胎动减少，肌张力低下，喂养困难，特殊面容等[3-4]。胎儿期主要表现为胎动减少，由于肌张力低下肌肉无法收缩牵拉股骨头进入髋臼，导致特征性髋关节脱位和（或）多种关节挛缩表现。新生儿期主要表现为肌张力低下；婴儿期突出表现为喂养困难和营养不良。青春期和成人期肌张力有所改善，肥胖、矮小、性功能和行为异常为主要表现。本病还有下丘脑功能障碍表现，如性腺功能减退，生长激素不足，中枢性甲状腺功能低下，肾上腺皮质功能不全，体温调节障碍，痛阈增高，中枢性及阻塞性睡眠呼吸暂停等表现。

2. 诊断　Prader-Willi 综合征在不同年龄段临床症状不同，根据其临床表现分为主要症状和次要症状，临床诊断依据中国 Prader-Willi 综合征诊治专家共识[5]，具体见表 16-12-3。

年龄 <3 岁总评分 5 分以上，主要诊断标准达 4 分即可诊断；年龄 ≥3 岁总评分 8 分以上，主要诊断标准达 5 分即可诊断；辅助指标对诊断有一定的参考价值[5]。肾上腺皮质功能初现是"肾上腺的青春期"，指 6~8 岁左右肾上腺开始分泌雄激素并逐渐增加的过程。

本病确诊依赖于分子遗传学诊断，基于染色体 15q 11.2-q13 的 DNA 甲基化分析对该病诊断有重要意义。

3. 治疗　本病治疗主要根据不同年龄的特点予以相应对症处理，包括饮食行为与营养管理，性腺发育不良及青春期发育问题的处理，生长激素和其他内分泌问题的治疗等[5]。

表 16-12-3　Prader-Willi 综合征的临床诊断标准

指标	内容
主要标准 (1分/项)	1. 新生儿和婴儿期肌张力低下、吸吮力差 2. 婴儿期喂养、存活困难 3. 1~6 岁间体重过快增加，肥胖、贪食 4. 特征性面容：婴儿期头颅长、窄脸、杏仁眼、小嘴、薄上唇、嘴角向下（3 种及以上） 5. 外生殖器小、青春发育延迟，或发育不良、青春期性征发育延迟 6. 发育迟缓、智力障碍
次要标准(0.5分/项)	1. 胎动减少，婴儿期嗜睡、少动 2. 特征性行为问题：易怒、情感暴发和强迫性行为等 3. 睡眠呼吸暂停 4. 15 岁时仍矮小（无家族遗传） 5. 色素沉着减退（与家庭成员相比） 6. 与同身高人相比，小手（< 正常值第 25 百分位数）和小足（< 正常值第 10 百分位数） 7. 手窄、双尺骨边缘缺乏弧度 8. 内斜视、近视 9. 唾液黏稠，可在嘴角结痂 10. 语言清晰度异常 11. 自我皮肤损伤（抠、抓、挠等）
辅助指标(不计分)	1. 痛阈增高 2. 呕吐反射低（呕吐阈值高） 3. 婴儿期体温不稳定或儿童及成人体温敏感性改变 4. 脊柱侧弯和（或）后凸 5. 肾上腺皮质功能初现提前 6. 骨质疏松 7. 具有特异性拼图技能 8. 神经肌肉检查（肌电活检、肌电图和神经传导速度）正常

三、缺氧缺血性脊髓病

缺氧缺血性脊髓病（hypoxic-ischemic myelopathy）系围产期窒息导致的脊髓损伤。围产期窒息导致新生儿肌张力低下和反射异常的原因可由大脑损伤和脊髓损伤共同造成。大脑和脊髓灰质可同时发生缺血性坏死，这在肌电图检查及尸检中已得到证实。颈段脊髓损伤几乎只在阴道分娩时发生，约 75% 臀先露，25% 头先露。常出现意识下降，而肌张力低下常被归因于窒息和脑损伤。出现括约肌功能受损及胸段以下感觉缺失时应高度怀疑脊髓损伤。下面主

要介绍臀先露分娩的脊髓损伤。

低位颈髓和高位胸髓的牵拉损伤几乎是胎儿分娩时牵拉胎头角度超过 90% 时的特有现象。头部过伸的臀位分娩胎儿发生脊髓损伤的危险性高于 70%。对过伸头部的牵拉力不但足以拉伸脊髓，也会拉伸脑干引起枕骨大孔疝。

本病的病理改变根据严重程度不等，可从单纯脊髓水肿到硬膜外、硬膜下或髓内大量出血。低位颈髓和高位胸髓出血病情最重，可出现后颅窝出血和小脑裂伤。

临床表现上，轻度牵拉损伤只引起脊髓水肿而无实质内出血或解剖连续性改变的仅有轻微临床症状，主要表现为肌张力低下。后颅窝出血伴严重牵拉损伤出生时即表现意识障碍和肌张力低下，伴有四肢迟缓性瘫痪和腹式呼吸，存活率极低。损伤局限于低位颈髓和高位胸髓的新生儿肱三头肌张力低下，肱二头肌张力可接近正常，表现为迟缓性截瘫和肘部弯曲。患儿腿部自主运动和腱反射常消失，但脊髓反射存在（如针刺足部回缩阳性）。患儿膀胱膨胀，尿滴沥。感觉缺失平面以下皮肤排汗功能丧失，但在新生儿期不易观察到。

诊断方面，由于未发生骨错位，脊柱 X 线片检查椎骨无异常，MRI 可显示椎管内水肿和出血。新生儿意识障碍常被认为由大脑实质内出血或窒息引起，在患儿意识恢复后出现典型运动缺陷、膀胱功能障碍或进行性痉挛性截瘫时才考虑到脊髓损伤。

预防很重要，分娩时凡存在脊髓损伤高危因素的应及时采取剖宫产。治疗上可于脊髓损伤后 8 小时内静脉注射甲基强的松龙（methylprednisolone）30mg/kg，继之以 4mg/（kg·h）维持给药 23 小时，可显著减少神经系统后遗症[1]。

四、脊髓性肌萎缩

脊髓性肌萎缩（Spinal muscular atrophies，SMA）是一种脊髓前角运动神经元变性导致的以进行性肌无力和肌萎缩为特征的遗传性疾病，可累及脑干，呈常染色体隐性遗传。本病发病率约为 1/10 000，人群携带者约为 1/50[6]，是儿童基因功能异常导致死亡最常见的原因。

本病的致病基因主要是位于染色体 5q11.2-q13.3 的运动神经元生存（survival motor neuron，SMN）基因，SMN 基因存在两个高度同源性拷贝：SMN1 和 SMN2。SMN1 基因的突变和（或）缺失决定 SMA 表型，SMN2 基因则被认为其拷贝数与严重程度可能存在负相关。这种类型即 5q SMA，占总数的 95%。另外还存在一些少见的非 SMN 基因突变引起的 SMA，即非 5q SMA，其遗传方式和临床表现存在较大的异质性。

依据发病年龄和严重程度可将 SMA 分为 5 型：SMA 0，SMA 1，SMA 2，SMA 3，SMA 4[7]。其中 SMA 0 和 SMA 1 两型可发生于新生儿期。SMA 0 型是最严重的类型，发病于宫内，伴胎动减少，新生儿吞咽、呼吸困难，面瘫，关节挛缩，

常在出生后数周内死亡。SMA 1 型是最常见的类型，约占 50%，在生后至 6 个月发病，1/3 患儿出生时表现为典型的神经肌肉疾病症状及体征，呈对称性肌张力低，肌肉软弱松弛。肢体近端比远端重，手足的小肌肉尚可见少许自主运动。婴儿姿势呈"蛙"形，髋部外翻，膝屈曲。颈、胸部及躯干肌肉亦受累，延髓肌受损则影响吸吮和吞咽，舌常有纤颤。膈肌早期不受影响，肋间肌无力可造成典型的矛盾呼吸。腱反射减低或消失，感觉正常。无智能落后及括约肌松弛。面肌和眼外肌不受影响，因此患儿面部表情活泼，眼大而聪慧。新生儿期皮下脂肪丰富，肌肉萎缩常被掩盖而无法辨认。通常无法获得基础运动发育能力，如不能独坐。自然寿命小于 2 周岁。SMA 2 型发病于 7~18 月龄，大多无法站立，寿命小于 2 周岁。SMA 3 型发病于 18 月龄至 3 周岁，多在青春期开始无法行走，寿命大致正常。SMA 4 型发病于成年，仍能行走，寿命正常。

SMA 的诊断金标准是分子遗传学分析。SMN1 在外显子 7-8 的纯合缺失突变是 SMA 最常见的基因型，约占患儿数 95%，其余是杂合突变和点突变。另外，血清肌酸激酶（CK）可正常或轻度升高；肌电图可有失神经性改变，肌活检有失神经支配及神经再支配、束性萎缩表现。

目前尚无特效治疗方法，主要是支持治疗和并发症的防治。绒毛、胎儿脐血、羊水脱落细胞或植入前受精卵检查可提供产前诊断。

五、神经肌接头病

正常神经冲动传递有 3 个步骤：①神经末梢释放乙酰胆碱；②肌膜的受体部位乙酰胆碱活化，导致膜去极化；③乙酰胆碱酯酶（acetylcholinesterase，AchE）分解释放的乙酰胆碱。此 3 步骤任何一步受干扰，即产生神经肌肉传递的阻断，导致肌张力改变。

（一）婴儿型肉毒中毒（infant botulism）

可发生于婴儿生后 3~18 周，发病有明显的季节性，3~10 个月发病率高。由于摄入食物中的肉毒杆菌在肠道繁殖，产生毒素，阻断神经末梢释放乙酰胆碱，导致肌张力低下和球麻痹。

临床表现最初为淡漠、胃纳差及便秘。后来出现哭声无力，不能吸吮和吞咽，呼吸暂停，眼外肌麻痹，瞳孔扩大，对光反射迟钝或消失。肌电图示运动单位动作电位短暂，幅度小，数量多。病程为自限性，持续 2~6 周。抗毒素及抗生素均无效，后者反使病情恶化。一般给与呼吸、营养支持治疗。该病预后好，均可恢复。

（二）新生儿一过性重症肌无力（transitory neonatal myasthenia gravis，TNMG）

有别于自身免疫性重症肌无力和先天性重症肌无力，是一种短暂、自限性的肌无力综合征，发生在 9%~30% 的重症肌无力母亲分娩的新生儿[8]。

本病由重症肌无力母亲被动转移给胎儿的自身免疫性抗体引起,除了最早认识的对抗胎儿体内乙酰胆碱受体(acetylcholine receptors,AchR)的抗体以外,现在还发现较少见的抗肌肉特异性酪氨酸激酶(muscle specific kinase,MuSK)抗体。发病和严重程度与患母的严重程度和持续时间无关,但与新生儿体内的自身抗体滴度有关。

主要临床表现有全身肌张力低下,喂养困难,呼吸困难,哭声微弱,上睑下垂,面无表情等。患儿多有强烈进食欲望,但进食时迅速疲劳,最终可出现营养缺乏表现。发病时间可为生后数小时内到数天后,病程可持续 2 周到数月,随着母源性抗体降解,症状逐渐改善。由抗 MuSK 抗体造成的患儿往往发病时间更早,病情更重[9]。

皮下或肌内注射甲基硫酸新斯的明(neostigmine)0.04mg/kg,可使肌力增强,敏感者在数分钟后表现为眼裂张大,发声响亮,肌力增加。依据临床表现,血清 AchR 结合抗体滴度升高,胆碱酯酶抑制剂药理试验阳性及患母病史,可确立诊断。

重症肌无力母亲的新生儿均需重视本病的发生,观察时间至少为 2 天。鼓励母乳喂养,常规推荐的疫苗仍可接种。治疗上,对于症状较轻的患儿主要为支持治疗,包括留置胃管,辅助通气。轻度患儿在喂奶前给予皮下或肌内注射甲基硫酸新斯的明 0.04mg/kg,或从胃管予口服溴化吡啶斯的明(pyridostigmine bromide)4~5mg/ 次,可有效改善吸吮和吞咽功能。重症患儿可行静脉注射免疫球蛋白(IVIG)和血浆置换治疗。

(三) 先天性肌无力综合征(congenital myasthenic syndromes,CMS)

是一组遗传性神经肌肉接头传递障碍导致的肌病。1997 年 Engel 根据病变部位将本病分 4 型:①突触前膜缺陷;②突触间隙缺陷;③突触后膜缺陷;④先天性肌无力综合征的部分典型综合征。多数 CMS 病变发生在突触后,是由于 AchR 的亚基基因突变,改变了 AchR 的动力学特性或其表达量,从而增加或降低了突触对 Ach 的反应导致快通道或慢通道综合征。最为常见的突触前 CMS 是由于胆碱乙酰转移酶突变所致。至今仍然有许多 CMS 病因不详。

CMS 诊断步骤:①新生儿期即出现肌无力表现,啼哭和活动后眼肌无力和呼吸功能不全,婴儿和儿童可出现波动性眼肌麻痹和活动后异常疲劳。抗胆碱酯酶药物对多数病人有效,腾喜龙试验阳性支持诊断,但慢通道综合征及终板 AchE 缺乏病人反应短暂或无反应。阳性家族史有助诊断,但有隐性遗传和新的基因突变病例。抗 AchR 抗体和抗 AchE 抗体阴性,如阳性则可排除本病。EMG 低频重刺激出现递减反应,单刺激出现重复的混合肌肉动作电位。②病理生理学特性:包括光学及电子显微镜分析终板形态学改变,评估每个终板 AchR 的数量、AchE 表达情况,分子遗传学分析可最后确诊。

六、先天性肌病

先天性肌病(congenital myopathy)是一组具有特异性组织学改变的先天性疾病,均表现有肌张力减退,血清 CPK 多正常,肌活检 I 型纤维数量较 II 型占优势,但体积小。在新生儿期发病的有肌小管性肌病(sarcotubular myopathy)、杆状体肌病或纤维状肌病(nemaline myopathy)、中央核疾病或中央轴空病(central core disease)及线粒体 - 酯类 - 糖原性肌病(mitochondria-lipid-glycogen myopathy)。以下介绍中央轴空病。

中央轴空病(central core disease,CCD)是一种罕见的先天性遗传性肌病,超过 90% 存在染色体 19q13 的 ryanodine receptor-1(RYR1)基因突变[10]。本病通常表现为常染色体显性遗传,也有少部分表现为常染色体隐性遗传[11],同恶性高热属等位基因病。

本病临床表现差异较大,可从无明显症状到依赖呼吸机。典型表现为对称性近端肌群无力和运动发育障碍。部分患者可累及面、颈部肌群,如闭眼无力等,而眼外肌受累主要见于常染色体隐性遗传类型。重型主要表现为严重的肌张力低下和呼吸功能障碍,可伴早期胎动差,脊柱侧弯,髋关节脱位,足畸形,关节挛缩等。通常本病不会进展或进展缓慢,绝大多数患儿都能独立行走,且智力、寿命正常。

血清肌酸激酶(CK)浓度可正常或升高,肌电图可有动作电位异常,呈肌肉病改变,另外肌肉超声和磁共振也有一定改变。本病诊断主要依据肌肉活检及分子基因检测,病理特点为:I 型肌纤维的中央部位线粒体和肌浆网减少,出现单个的周边境界清晰的轴空结构;II 型肌纤维减少或缺如,还可出现肌肉纤维化。

目前无特效治疗方法,主要是支持治疗。物理治疗可改善肌力,防治肌挛缩;外科手术可矫正畸形。

(林振浪)

参考文献

1. Piña-Garza JE. Fenichel's Clinical Pediatric Neurology: A Signs and Symptoms Approach. 7th ed. Edition USA. Elsevier,2005:147-169.

2. Cassidy SB. Prader-Willi syndrome. Genet Med,2012,14(1):10-26.

3. Lu W. Clinical and genetic features of Prader-Willi syndrome in China. Eur J Pediatr,2014,173(1):81-86.

4. Wang P. Prader-Willi syndrome in neonates: twenty cases and review of the literature in Southern China. BMC Pediatrics,2016,16(9):124.

5. 陆炜 . 中国 Prader-Willi 综合征诊治专家共识 . 中华儿科杂志,2015,53(6):419-424.

6. Sugarman EA. Pan-ethnic carrier screening and

prenatal diagnosis for spinal muscular atrophy: clinical laboratory analysis of >72,400 specimens. Eur J Hum Genet, 2012,20(1),27-32.

7. Faravelli I. Spinal muscular atrophy——recent therapeutic advances for an old challenge. Nat Rev Neurol, 2015, 11(6): 351-359.

8. Norwood F, Dhanjal M, Hill M, et al. Myasthenia in pregnancy: best practice guidelines from a UK multispecialty working group. J Neurol Neurosurg Psychiatry, 2014, 85(5): 538-543.

9. Niks EH, Verrips A, Semmekrot BA, et al. A transient neonatal myasthenic syndrome with anti-musk antibodies. Neurology, 2008, 70(14): 1215-1216.

10. Wu S, Ibarra MC, Malicdan MC, et al. Central core disease is due to RYR1 mutations in more than 90% of patients. Brain, 2006, 129(Pt 6): 1470-1480.

11. Klein A, Lillis S, Munteanu I, et al. Clinical and genetic findings in a large cohort of patients with ryanodine receptor 1 gene-associated myopathies. Hum Mutat, 2012, 33(6): 981-988.

第 13 节　神经管畸形

神经管缺陷(NTDs)是胚胎期 3~4 周因某些因素造成神经管闭合受阻所导致的神经管闭合不全而引起的先天性中枢神经系统畸形,主要包括无脑畸形、脑膨出、隐性脊柱裂和脊髓脊膜膨出等。NTDs 是造成孕妇流产、死胎和死产的重要原因之一,NTDs 儿在新生儿期易死亡,幸存者往往遗留终身残疾,严重影响我国出生人口素质,给家庭和社会造成沉重负担。目前,NTDs 的防治已受到高度重视。

(一)流行病学

NTDs 属于世界范围内的一种先天性神经畸形疾病,其发生率在各国各地均不同。国外文献报道全世界 NTDs 发生率为 0.5~2‰[1],我国 NTDs 发生率为 0.45‰[2]。据统计,我国每年有(8~10)万名 NTDs 患儿出生,占出生缺陷总数的 25%~35%[3]。我国 NTDs 具有明显的流行病学特征:①性别差异,男女发病比为 1:(2~4),女性明显多于男性;②地域差异,农村发病率高于城市,北方高于南方,西部高于东部,部分省份如甘肃、山西、内蒙古等省发生率明显高于全国水平[4]。

(二)病因及发病机制

神经系统的胚胎发育分为 3 期:神经胚形成(neurulation)期,属背面诱导发生,形成并关闭神经管;前脑形成(prosencephalization)期,属腹面诱导发生;组织发生期,包括神经元增殖和移行等。在神经胚形成阶段,神经管及其覆盖部分中线闭合不全(原发性,或中央管内压力过高使神经管重新裂开)将导致神经管缺陷发生。前神经管闭合不

全形成颅裂和无脑畸形,后神经管闭合不全则形成脊柱裂。

NTDs 是一种多基因遗传病,病因极其复杂。现普遍观点认为 NTDs 是由遗传因素和环境因素综合作用的结果。

1. 遗传因素

(1)家族史及 NTDs 儿孕产史:NTDs 家庭聚集现象已被肯定,有 NTDs 孕产史者,下一胎再发风险率增高。据统计,已孕产一胎、二胎或更多胎 NTDs 儿的母亲再生 NTDs 儿的风险率分别为 2%~5%、10% 或更高,均高于群体发生率即 0.1%。另外,双胎中 NTDs 的发病率比一般人群要高,且单卵双胎比双卵双胎 NTDs 发生率高。

(2)叶酸代谢相关酶:叶酸代谢相关酶基因变异与 NTDs 发生呈正相关。有临床研究[5]表明,提高孕期血同型半胱氨酸(homocysteine,HCY)含量或降低血叶酸含量会增加 NTDs 发生的风险,这提示蛋氨酸代谢相关基因和 NTDs 发生密切相关。HCY 代谢途径中涉及 3 个关键酶:亚甲基四氢叶酸还原酶(MTHFR)、蛋氨酸合成酶还原酶(MTRR)、胱硫醚 -β- 合成酶。若这 3 个关键酶基因突变会引起 HCY 水平增高,而 HCY 血症具有细胞毒性和神经毒性,严重影响胎儿神经系统发育,从而导致 NTDs 的发生。此外,MTHFR 基因 677 位点多态性会影响 MTHFR 合成,阻碍 HCY 重新甲基化为蛋氨酸,易导致 NTDs 的发生。

(3)平面细胞极性(planar cell polartiy,PCP)基因突变:在神经胚形成阶段,神经板和潜在的中胚层两者延伸需要细胞从侧面向中央替换或嵌入,这个过程称之为汇聚延伸[6]。在分子水平上,细胞汇聚延伸是通过 PCP 通路依赖于非经典的 Wnt 信号途径。PCP 基因突变会引起汇聚延伸的失败,导致神经管不能关闭。动物研究[7]已证实,PCP 信号通路参与严重的 NTDs 发生过程,如编码跨膜蛋白基因(*Vangl2*, *Celsr1*,*Ptk7*,*Fzd3/6*)与胞浆蛋白基因(*Dvl1/2/3* 和 *Scrib*)发生突变会导致颅脊柱裂的发生。而临床 NTDs 患者 *PCP* 基因突变还有待验证。

(4)NTDs 其他相关基因:导致脑膨出发生的许多基因已被证实,如 *MKS1*、*MEM216*、*TMEM67*、*RPGRIP1L*、*CEP290*[8]。

2. 环境因素　环境致畸因子在妊娠早期,通常在 3 个月内作用于母体,导致神经管发育过程中出现障碍而发生畸形。

(1)病毒感染:孕妇孕早期感染单纯疱疹病毒、巨细胞病毒和弓形虫会增加 NTDs 发生率,此 3 种病原体均可直接通过胎盘屏障,致使胎儿中枢神经系统发育畸形。

(2)真菌产物伏马菌素:伏马菌素是一种潜在的致畸物质,严重影响鞘脂类代谢和下游胚胎基因表达[9],致胎儿中枢神经系统发育不全。

(3)服用某些药物:孕妇孕早期服用抗癫痫药物会增加神经管缺陷发生风险,尤其是口服丙戊酸者其胎儿 NTDs 发生率较群体发病率提高 10 倍。孕期口服避孕药,服用某些抗肿瘤药物如甲氨蝶呤、巯基嘌呤等,以及大量或持续应用可的松或泼尼松,均可以诱发 NTDs。其作用机制可能

与干扰叶酸代谢有关。

（4）有机溶剂：有机溶剂长期接触史是致 NTDs 发生的危险因素。无论是孕妇还是父亲，长期接触有机溶剂均会诱发胎儿 NTDs 的发生。

（5）高温：孕期发热是一种危险因素，不管是何种原因引起孕妇孕期体温过高，胎儿都会因受到高温环境影响而使细胞的正常增殖、分化和迁移过程受阻，最终导致器官畸形的发生。此外，高温致畸还与高温是否作用在致畸敏感期有关。

（6）电离辐射：在孕前接受低水平的电离辐射或在胚胎发育的敏感期接受大剂量的 X 射线或镭照射，均可导致胎儿产生脊柱裂等畸形。X 射线可干扰神经细胞的分化而导致畸形的发生。畸形的性质取决于照射的剂量和照射时所处的发育时期，在妊娠的头两个月照射易诱发畸形且最严重。

3. 孕妇因素

（1）孕妇孕早期叶酸缺乏：孕妇孕早期叶酸缺乏是 NTDs 发生的主要原因。叶酸是一种 B 族维生素，是一种不耐热、低密度的水溶性维生素。叶酸具有重要的生物学作用：它是 DNA 和 RNA 合成中起重要作用的酶的辅助因子，为核苷酸的从头合成提供一碳单位；在氨基酸的甲基化循环中参与甲基转移，在同型半胱氨酸向蛋氨酸的转化中起重要作用。在孕早期，胎儿形成和胎儿快速生长发育过程需要核酸和蛋白质，因此，这一时期对母体叶酸的需求显著增加，如果孕期孕妇叶酸等营养物质摄入不足、吸收不良、代谢障碍均会影响胎儿神经系统雏形 - 神经管的正常发育，导致 NTDs 的发生。孕妇在妊娠期间，肉、蛋、豆类缺乏也与 NTDs 发生密切相关。尤其是孕早期剧烈呕吐者，若未及时补充，可因各种营养素，特别是维生素、蛋白质的缺乏而对胎儿发育不利。

（2）锌和其他微量元素缺乏：微量元素锌的缺乏也可导致 NTDs 发生率增高。锌与多种酶的生物活性有关，特别是 DNA 多聚酶、RNA 多聚酶、胸苷激酶均含有锌，DNA 含的锌起着维持结构和协助基因表达的作用。其他微量元素如铜、钙和硒等摄入不足也可诱发 NTDs，但确切的机制尚不清楚。

（3）其他：孕妇年龄 >40 岁或 <18 岁、吸烟、合并 2 型糖尿病、肥胖也会增加 NTDs 的发生率。此外，NTDs 发生率还与孕妇的文化程度有一定关系，文化程度越低其发生率越高，这可能与文化程度低者缺乏优生知识和不注意围产期保健有关。在孕妇情绪及精神状态方面，孕妇孕早期精神焦虑或严重的精神刺激如亲人死亡、吵架、情绪激动均是致 NTDs 发生的危险因素。

（三）临床表现

NTDs 是一组具有多种不同临床表型的先天畸形，主要包括无脑畸形、脑膨出、脊髓脊膜膨出等。现将 NTDs 常见的几种畸形分述如下。

1. 无脑畸形

无脑畸形（anencephaly）是因头端神经孔未闭所导致的颅盖、脑膜及头皮的大缺损伴残留脑组织（已无大小脑半球，仅存脑干）。无脑畸形是一种严重的神经管缺陷，为致死性畸形。无脑畸形患儿因颅骨穹窿缺如呈现出特征性容貌，其颅前窝缩短和眼眶变浅，使眼球向前突出，下颌紧贴胸骨，口半张开，耳廓厚且前突出于头的两侧，呈"蛙状脸"。头颅缺损从顶部开始，可延伸至枕骨大孔处。可伴有腭裂、耳及心脏畸形。多伴母体羊水过多，多为死胎，活产者多于出生后几天内死亡。

2. 颅裂、脑膨出、脑膜膨出

颅裂（cranium bifidum）纯属先天性颅骨发育异常，表现为颅骨闭合不全而遗有缺损，形成一个缺口。若缺损处无脑膜或者脑组织膨出，则称为隐性颅裂（cranium bifidum occultum）。而脑组织和脑膜、外被皮肤通过颅骨缺损处膨出颅腔外为囊性（显性）颅裂（cranium bifidum cysticum）。

隐性颅裂在临床上多无症状，大多在行头颅 X 线检查时偶然发现，可见边缘光滑的颅骨缺损。仅少数病例达到一定年龄后才出现神经受损症状。

囊性（显性）颅裂根据膨出内容为可分为：①脑膜膨出（meningocele）：仅有充溢脑脊液的脑膜囊膨出；②脑膨出（encephalocele）：膨出物含脑组织和脑脊液。脑膨出物神经组织的显微镜检查常显示异常。脑膨出通常发生在中线部位，可位于额部、鼻咽部、颞部、顶部或枕部，颅骨枕部多见，占 70%~80%。发病率占神经管缺陷的 10%~20%。脑膨出的大小和内容物并不一致，并且非孤立存在，可伴大脑镰小脑幕缺陷，小脑蚓部、被盖畸形及大脑半球异常等。

囊性（显性）颅裂的脑膜膨出或脑膨出，可以有以下三方面的表现[10]：

（1）局部症状：一般多为圆形或椭圆形的囊性膨出包块，如位于鼻根多为扁平状包块，其大小各异，大者近似婴儿的头，小者直径几厘米，有的出生后即很大，有的逐渐长大。覆盖的软组织厚薄程度相差悬殊，薄者可透明甚至破溃漏脑脊液而发生反复感染，导致化脓性脑膜炎；厚者触之软而有弹性感，有的表面似有瘢痕状而较硬。其基底部可为细的带状或为宽阔基底。有的可触及骨缺损的边缘。囊性包块透光试验阳性，在脑膨出时有可能见到膨出的脑组织阴影。

（2）神经系统症状：轻者无明显神经系统症状，重者与发生部位及受损程度有关，可表现智力低下、抽搐和不同程度的上运动神经元瘫痪等。如发生在鼻根部时，可一侧或双侧嗅觉丧失，如膨出突入眶内，可有第Ⅱ、Ⅲ、Ⅳ、Ⅵ对脑神经和第Ⅴ对脑神经的第一支受累。如发生在枕部的脑膨出，可有皮质盲及小脑受损症状。

（3）邻近器官的受压表现：膨出位于鼻根部者，常引起颜面畸形，鼻根变宽，眼距加大，眶腔变窄，有时眼睛呈三角形，双眼球被挤向外侧，可累及泪腺致泪囊炎。突入鼻腔可影响呼吸或侧卧时才能呼吸通畅。膨出突入眶内时，可致眼球突出及移位。膨出发生在不同部位,可有头形的改变,如枕部巨大膨出,由于长期侧卧导致头的前后径明显增大而成舟状头。

脑膨出多伴有其他脑畸形的发生,包括胼胝体畸形、神经元移行异常、Chiari 畸形、Dandy-Walker 综合征、Klippel-Feil 畸形等。若合并导水管狭窄、Chiari 畸形或 Dandy-Walker 综合征等,脑膨出患儿发生脑积水的危险性增加,体检可发现带蒂的小囊或巨大、甚至可能比颅骨还大的囊样结构。Meckel-Gruber 综合征是一种罕见的常染色体隐性遗传病,以枕部脑膨出为特点,伴唇腭裂、小头畸形、小眼畸形、生殖器异常、多囊肾、多指趾畸形、脑发育不全、无脑畸形以及脑积水。

3. 脊柱裂、脊膜膨出与脊髓脊膜膨出 脊柱裂(spina bifida)是胚胎早期椎弓发育障碍,椎管闭合不全,是神经管缺陷中最常见类型。可发生在脊椎的任何部位,如颈椎、胸椎、腰椎和骶椎,以腰骶部最常见。一般为单发,偶见多发者。脊柱裂分为隐性脊柱裂和显性脊柱裂两类。

显性脊柱裂是由于椎板闭合不全,椎管内容物通过缺损处向椎管外膨出,在背部皮下形成囊性包块。显性脊柱裂的突出囊性包块中包含脊膜,称为脊膜膨出(meningocele);含有脊髓,称为脊髓膨出(myelocele);或两者都有,称脊髓脊膜膨出(myelomeningocele)。显性脊柱裂以脊髓脊膜膨出、脊髓膨出多见,占95%。脊髓脊膜膨出发生在腰骶部占所有病例的75%。

脊髓脊膜膨出和脊膜膨出的临床表现分为三个方面。

(1) 局部包块:患儿出生时,在背部中线颈、胸或腰骶部可见一大小不等的囊性包块,呈圆形或椭圆形,多数基底较宽,少数为带状。皮肤表面正常,也有时为瘢痕样,而且菲薄。婴儿哭闹时包块膨大,压迫包块则前囟膨隆,显示膨出包块与蛛网膜下隙相通。包块透光试验:单纯的脊膜膨出,透光程度高,而内含脊髓与神经根者,可见包块内阴影。

(2) 神经损害症状:单纯的脊膜膨出,可以无神经系统症状。脊髓脊膜膨出神经学障碍的程度和范围与膨出发生部位有关。腰骶部病变引起的神经损害症状远远多于颈、胸部病变。脊髓脊膜膨出的部位不同会产生不同的神经损害症状[11]:①在下骶部者导致大小便失禁及会阴区感觉消失,但没有运动功能损害。②在中腰部者由于脊髓圆锥异常及破裂产生下运动神经元损害的体征,可见患儿下肢呈弛缓性瘫、腱反射及痛触觉消失,常有下肢姿势异常(包括畸形足及髋脱位)、肛门括约肌松弛及持续性尿液滴漏。③在上胸段或颈部,往往只有较轻微的神经系统异常,多数患儿无脑积水。

(3) 其他症状:少数脊膜膨出向胸腔、腹腔、盆腔内伸长,出现包块及压迫内脏的症状。除了周围和中枢神经系统功能障碍外,脊髓脊膜膨出引起许多器官和组织的功能紊乱(包括骨骼、皮肤、胃肠和泌尿生殖道),并出现相应的症状。

与脊髓脊膜膨出相关的中枢神经系统异常病例中有80%~90% 为 ChiariⅡ畸形和脑积水。一般地说,畸形发生在神经轴的位置越低(如骶段),发生脑积水的危险性越小。脑积水可能在出生时就已经发生,其中有 15% 在出生时有颅内压增高征(首发症状多在手术修复后 2~3 天内发生),脑积水中有 70% 是由导水管狭窄所致。脑积水可表现为无痛和缓慢进展,也有快速进展,引起前囟隆起、头皮静脉曲张、落日征、烦躁、呕吐,伴头围增大。脑积水和 ChiariⅡ畸形的患儿中,有 15% 患儿出现后脑功能障碍的症状,包括喂养困难、窒息、尖叫、呼吸暂停、声带麻痹、口腔分泌物积聚和上肢痉挛,如果不及时治疗会导致患儿死亡。这种 Chiari 危象是由于延髓和小脑扁桃体通过枕骨大孔向下疝出所致。其他中枢神经系统异常涉及脊髓脊膜突出的包括大脑脑室异常、脊髓空洞症、脑干畸形、脑异位、胼胝体发育不全。

发现新生儿有脊柱囊性膨出后应进行三项评价:①由于脊髓受累产生神经功能障碍的范围;②产生脑积水的可能性;③其他器官有无畸形。若仅有脊髓脊膜膨出,新生儿反应机敏性良好。如反应迟钝、哭声弱,口面部反射受累,必须注意颅内畸形或围产期窒息;如面色青灰、呼吸困难则多提示心血管系统畸形。

隐性脊柱裂(spina bifida occulta)的异常由椎体中线缺陷所致,不伴脊髓或脊膜膨出。主要在神经管尾端有异常,从而产生束缚作用。大部分临床上无症状,且缺乏神经系统体征,大多数是在 X 线检查中无意发现,可见脊椎椎板缺损未闭合,多在第 5 腰椎和第 1 骶椎处。脊膜、脊髓、神经根没有异常。仅少数患儿随年龄增长而出现神经牵拉症状,如下肢无力、遗尿或大小便失禁等,源于神经根与裂孔处有纤维带粘连或压迫所致。部分患儿成年后有慢性腰痛。皮肤外观一般正常。若在腰骶部等中线上出现毛发增生、色素斑、表皮窦、脂肪瘤提示可能有隐性脊柱裂。偶可合并其他脊髓发育畸形如脊髓空洞症、脊髓纵裂及 Tethered 症(脊髓牵拉)。伴有后背中线表皮窦者应注意其通道可能会通过硬脊膜而导致感染。

(四) 诊断

无脑畸形患儿的临床表现一目了然,无需做 CT 或 MRI 检查即可进行临床诊断。MRI 检查有助于产前诊断,可显示宫内胎儿颅脑发育情况,如颅盖缺如、脑组织缺如及母体羊水过多等。

关于脑膨出或脑膜膨出的诊断,依据囊性包块的部位、大小、外观及触诊情况,透光试验阳性,结合相应的病史、临床表现及影像学检查,可明确诊断。X 线片可确定颅骨缺损的大小和部位。头颅 CT 平扫可显示颅骨缺损及由此向外膨出具有脑脊液同样密度的囊性肿物,如合并脑膨出可见囊内有脑组织密度影。头颅 CT 增强扫描可见囊内脑组织强化,囊与蛛网膜下腔相交通。头颅 MRI 扫描可见颅骨缺损及由此膨出的脑脊液、脑神经、脑血管及硬脑膜组织信号的肿物,并可见颅内其他结构的改变及畸形。由于 CT 射线量大临床上不推荐常规使用。

脊膜膨出与脊髓脊膜膨出的诊断是根据患儿出生后即发现背部中线有囊性肿物,并随着年龄增长而增大,以及相应的神经损害症状。脊柱 X 线检查对于隐性脊柱裂有确诊意义,对于显性脊柱裂而言可明确椎体缺损范围、程度等。显性脊柱裂典型的 X 线表现:椎板棘突缺如,椎弓间距增宽,骨质缺损部位与软组织肿物相连接。CT 和 MRI 扫描可发现脊髓、脊神经及脊膜的膨出情况,以及局部粘连等病变。值得注意的是,对于不明原因的长期遗尿、大便失禁、跛行等,应考虑该病的可能,及早 X 线检查以明确诊断。

(五)治疗与预后

无脑畸形患儿不能行外科手术治疗。预后极差,绝大多数于出生时即为死胎,仅 25% 的患儿为活产,但极少能存活一周,多于数小时死亡。

隐性颅裂一般不需治疗。当合并脑膜膨出或脑膨出时,一般均需手术治疗,主张尽早手术,可在生后数天或数周内进行。手术目的是切除膨出的囊,还纳膨出的脑组织等内容物,封闭颅骨缺损,防止发生进一步神经功能损害。脑膜膨出患儿一般预后良好,但脑膨出患儿可能有视力障碍、小头畸形、智力迟缓及惊厥等危险。一般而言,囊内有神经组织并伴有脑积水的患儿预后较差。

隐性脊柱裂一般无需特殊治疗。25% 脊髓脊膜膨出的胎儿可流产或死产,15% 患此症的新生儿于生后第 1 周内死亡。脊膜膨出与脊髓脊膜膨出的治疗原则是早期手术治疗。既往多主张在生后 24 小时内进行手术修复膨出,以保留神经功能,防止进一步恶化。但近年来研究显示,除脑脊液漏外外科治疗延缓数天也能得到类似的远期效果。

脊髓脊膜膨出需由多学科协作治疗及长期随访,包括儿童神经外科、新生儿科、康复等。手术前后注意事项[11]:①详细检查患儿,注意有无其他先天畸形,检测肾功能。②决定手术指征:大多儿科中心都主张积极治疗脊髓脊膜膨出。若患儿有双下肢瘫痪、胸腰或腰骶病变、伴分娩产伤、头大、伴其他心脏、脑或胃肠先天畸形等,不进行手术治疗,这是广泛采用的英国的标准。③手术后多需进行脑积水分流术。④若出现后脑功能障碍的症状和体征,需对延髓、颈髓施行手术减压。⑤畸形足、髋脱位等手术。⑥指导父母进行泌尿生殖系统长期管理及康复训练。⑦至于大便失禁,有的孩子可以进行"肠道训练",并定时灌肠或使用栓剂,预定时间内排泄,每天 1~2 次。⑧使用支架等功能性行走锻炼。本病进行手术者,病死率为 10%~15%(多于 4 岁前死亡),至少 70% 的存活患儿智力正常,但学习问题及惊厥性疾病多于正常人群。有过脑膜炎、脑室炎者对认知发育会有影响。由于脊髓脊膜膨出属慢性的身体残障,终身都需要定期进行多学科随访。

(六)预防

NTDs 儿出生后,将给家庭和社会带来严重的经济和精神负担。所以,NTDs 的预防是重中之重。

1. **叶酸补充及强化**　妇女怀孕早期体内叶酸缺乏是 NTDs 发生的主要原因,妇女如果能在怀孕前和怀孕早期及时补充叶酸,便可有效预防大部分 NTDs 的发生。现建议所有计划怀孕的妇女,至少于孕前 1 个月开始每日服用叶酸 0.4mg 至孕 3 个月;对于有孕产 NTDs 史的计划怀孕妇女,建议孕前 1~3 个月开始每日补充叶酸 4mg 至孕 3 个月。除了常规的叶酸补充外,为确保孕妇能获得充足的叶酸,许多国家引入食物强化叶酸方法。加拿大自 1998 年开始强制服用叶酸强化谷类食产品,以增加人群日常饮食中叶酸摄入量,对预防 NTDs 取得明显效果[12]。

2. **产前检查**　孕 14~20 周实施产前筛查,将母亲血清标志物筛查和超声影像学检查联合,以提高诊断胎儿 NTDs 的准确率。约 90% 的无脑儿和 78%~88% 的开放性脊柱裂胎儿其母亲血清 AFP 升高。由于母亲血清 AFP 筛查对胎儿是无创性的,且孕妇易于接受,所以提倡对孕 15~20 周的孕妇进行血清学筛查。B 超检查不仅可以发现开放性的 NTDs,还可以发现闭合性的 NTDs。因 B 超诊断的基础是胎儿形态学的改变,对无脑儿、脊柱裂、脑膨出等形态改变者,B 超有很高的诊断符合率。NTDs 的 B 超诊断一般在孕 16~20 周即可确诊,无脑畸形可早到孕 11 周,孕 20~24 周进行一次高质量的超声检查,以便尽早发现神经管畸形及其他异常。

3. **遗传咨询**　NTDs 的遗传咨询主要包括婚前、孕前及孕期咨询,了解夫妇双方的家族史、孕妇既往的妊娠史、此次妊娠的饮食、服药情况和接触放射线、有害化学物质以及致病微生物等情况,对孕妇进行卫生保健以减少 NTDs 患儿的发生。

4. **健康宣教**　开展健康宣教目的在于提高人们尤其是备孕妇女对 NTDs 相关知识了解程度,普及预防措施,如指导孕前孕期服用叶酸,避免接触可能致畸物质,主动参与孕期体检。开展全民的 NTDs 预防健康宣教方式颇多,包括设立医师咨询热线、定期组织专门讲座培训、电视广播及报刊宣传等。值得注意的是,对于 NTDs 高发地区及贫困地区,需要医生下乡健康宣传教育,提供免费的叶酸制剂及产前常规筛查。

(林振浪)

参考文献

1. Salih MA, Murshid WR, Seidahmed MZ. Classification, clinical features, and genetics of neural tube defects. Saudi Med J, 2014, 35 (Supplement 1): S5-S14.

2. 秦怀金, 朱军. 中国出生缺陷防治报告. 北京: 人民卫生出版社, 2012: 3.

3. 谷茜, 刘佳琦, 何达, 等. 神经管缺陷发生原因的循证医学研究. 中国妇幼保健, 2011, 24(26): 3825-3829.

4. 孔亚敏, 向坤, 雒瑶, 等. 中国神经管缺陷发生率地

区差异及干预对策 . 中国实用妇科与产科杂志,2015,31
(12):1110-1116.

5. Beaudin AE,Stover PJ.Insights into metabolic mechanisms
underlying folate-responsive neural tube defects: a minireview.Birth
Defects Res A Clin Mol Teratol,2009,85(4):274-284.

6. Keller R,Shook D,Skoglund P,et al.The forces that
shape embryos: physical aspects of convergent extension by
cell intercalation.Phys Biol,2008,5(1):528-536.

7. Copp AJ,Stanier P. Neural tube defects: recent
advances,unsolved questions,and controversies. Lancet
Neurol,2013,12(8):799-810.

8. Logan CV,Abdel-Hamed Z,Johnson CA,et al.
Molecular genetics and pathogenic mechanisms for the severe

ciliopathies: insights into neurodevelopment and pathogenesis
of neural tube defects.Mol Neurobiol,2010,43(1):12-26.

9. Gelineau-van Waes J,Rainey MA,Maddox JR,et al.
Increased sphingoid base-1-phosphates and failure of neural
tube closure after exposure to fumonisin or FTY720. Birth
Defects Res A Clin Mol Teratol,2012,94(10):790-803.

10. 沈晓明,桂永浩 . 临床儿科学 . 第 2 版 . 北京:人民
卫生出版社,2013:925-927.

11. Kliegman RM.Nelson textbook of pediatrics. 20th
ed.Canada: Elsevier,2016:2805-2806.

12. De wals P,Tairou F,Van Allen MI,et al. Reduction
in neural tube defects after folic acid fortification in Canada. N
Engl J Med,2007,357(2):135-142.

第17章 骨骼肌肉系统及关节疾病

第1节 胚胎发育

胚胎的内、中、外三胚层分化形成各器官组织,骨骼和肌肉是由中胚层分化而来。

(一) 骨骼发育

骨组织、软骨组织组成人体的骨骼系统,是特殊的结缔组织。胚胎期骨与关节系统的发生是一种复杂生命现象,中胚层间充质细胞定向聚集形成肢芽,然后在一系列作用因子的调控下,肢芽内细胞进一步分化,形成具有骨骼雏形的软骨原基,后者经软骨内骨化发育成骨。四肢骨大多是以这种方式发生,四肢的滑膜关节系统也随骨骼的发生而形成。需要多系统和局部的调节因子联合作用,才能最终发育成形态完整功能正常的骨骼系统,这些环节中的任一部分发生变异或功能异常都可能导致相关的先天性疾病和畸形。

1. **骨发生与生长** 骨由骨组织、骨膜和骨髓组成。胚胎时期来源于间充质,有骨膜内成骨和软骨内成骨两种方式,同时进行骨组织发生过程。

(1) 骨发生的两种方式

1) 膜内成骨:人体的顶骨、额骨及锁骨等扁骨和不规则骨以此方式发生。间充质细胞先分化形成胚胎性结缔组织膜,然后在此膜内成骨,此处的间充质细胞首先分裂分化为骨祖细胞,进而分化为成骨细胞群并成骨形成最早的骨组织,该部位称骨化中心。该中心向四周扩展形成针状骨组织即初级骨小梁,再连接成网状构成初级骨松质,其外的间充质分化为骨膜。此后,为适应各部位功能需要,骨进一步生长并改进。

2) 软骨内成骨:人体大多数骨,如四肢骨、躯干骨和部分颅底骨等都以此方式发生。间充质细胞先分化为软骨,以后逐渐被骨组织取代。这种成骨方式比膜内成骨复杂。

长骨中段形成软骨周骨化及软骨内骨化,由成骨细胞和破骨细胞共同作用,形成初级骨化中心和初级骨髓腔,骨化中心的成骨作用向两端推移,骨髓腔也不断扩大。在长骨两端的软骨中央形成次级骨化中心,其出现时间因不同骨而异,大多数在出生后数月至数年出现,少数在出生前出现。次级骨化中心的骨化过程从中央向四周辐射状进行。最后,骨的两端均变成骨骺,其表面发展成关节软骨。骨骺与骨干之间保留一层软骨,称骺板或生长板。骺板是长骨

继续纵向生长的基础,其软骨细胞不断增长,形成新的软骨,并按上述过程使骨不断增长,此过程受各种内分泌、旁分泌及自分泌激素的调控。到17~20岁时,骺板停止生长并被骨组织取代,长骨因而不再纵向生长,就此决定成人的身高。在长骨的骨干和骨骺之间有一条骨化的骺板痕迹称为骺线。骨外膜中的骨祖细胞分化为成骨细胞,在骨干表面添加骨组织,使骨干变粗,在骨干的内表面,破骨细胞吸收骨小梁,使髓腔横向扩大。骨干外表面的新骨形成速度快于骨干内部的吸收速度,使骨干的密质骨增厚。

(2) 骨组织发生过程:既有骨组织形成,也有骨组织的吸收。骨祖细胞分化为成骨细胞,然后分泌类骨质并自己被包埋,成为骨细胞,继而类骨质钙化成骨质,形成骨组织。破骨细胞黏附于骨组织表面,分泌有机酸和溶酶体酶,溶解骨盐,降解有机质。骨组织形成和吸收同时存在、相辅相成,通过成骨细胞和破骨细胞的相互调控,保证骨组织的正常发育和功能。

2. **软骨与滑膜关节系统发生** 软骨由软骨组织及其周围的软骨膜构成,可分为透明软骨、弹性软骨和纤维软骨3种。软骨来源于胚胎的间充质,从胚胎发育的第5周开始,在将要形成软骨的部位,间充质细胞密集成团,其中央的细胞分裂分化为骨祖细胞(osteogenitor cell),进而分化为成软骨细胞(chondroblast),再演变为幼稚软骨细胞,后者分泌基质和纤维将细胞分割,最终分化为成熟软骨细胞,细胞团周围的间充质分化为软骨膜。软骨的生长有同时并存的两种方式:①附加性生长,又称软骨膜下生长,是通过软骨膜内层骨祖细胞的分裂分化,向软骨组织表面增加新的软骨细胞,使软骨增厚。②间质性生长,又称软骨内生长,通过已有的软骨细胞的生长和分裂增殖,从而不断地产生更多的软骨细胞和软骨基质,使软骨从内部向周围扩大。

在软骨原基形成的早期,其在形态结构上是连续的,随胚胎的进一步发展,在将来形成关节的地方出现了细胞密集区(称为间区,IZ),其内的细胞变扁平,细胞外基质水平下调,逐渐失去了前成软骨细胞的特征,IZ的结构呈“三明治”型,外边两层的细胞致密,后来发育为关节软骨,中间层细胞密度较低,以后通过细胞凋亡、坏死等过程,逐渐消失,发育为滑膜关节的关节腔,IZ周围的间充质细胞则分化形成关节囊、肌腱等结构,最终发育为完整的滑膜关节。

3. **骨骼胚胎发育的影响因素** 受遗传因素、激素、维生素、某些生物活性物质及应力作用的影响。大多数骨形

成异常开始于子宫内时期,而且是遗传性的,可发生在骨形成的各个时期。这种异常可发生在软骨准备转化成骨时,如软骨营养障碍;亦可发生在软骨转变成骨组织的过程中,如成骨不全和骨硬化病。任何一个或一组骨始基缺如,出现异常分隔和附属骨化中心等,均可导致骨骼形态的多种异常。此外,在肢芽内间充质细胞向骨、软骨细胞分化的同时,肢体肌肉、韧带等组织的原始结构也在逐步形成,这些组织细胞的收缩可能对相邻的间充质细胞产生一定的拉力或压力,促进向骨、软骨细胞分化。

生长激素及甲状腺激素可促进骺板软骨的生长和成熟。甲状腺激素和降钙素通过反馈机制调节血钙水平:血钙降低时,甲状腺激素激活骨细胞和破骨细胞的溶骨作用,分解骨盐,释放钙离子入血;血钙升高时,降钙素则抑制骨盐溶解,并刺激骨祖细胞分化为成骨细胞,增强成骨细胞活动,使血钙进入骨组织形成骨盐。维生素 A 及其衍生物维甲酸能协调成骨细胞与破骨细胞的活动,维持骨的正常生长和改建。维生素 A 严重缺乏时可致骨畸形发育,也可引起骺板生长缓慢、骨生长延缓或停止;维生素 A 过多使破骨细胞活动增强,骨吸收过度而易发生骨折。维生素 C 与成骨细胞合成骨胶纤维和基质有关,严重缺乏时皮质变薄、变脆,骨折后愈合缓慢。维生素 D 能促进肠道对钙、磷的吸收,提高血钙和血磷的水平,有利于软骨基质和类骨质的钙化。

近年发现骨内的一些生物活性物质,包括生长因子和细胞因子,与骨的发生、生长和改建密切相关。这些生长因子多由成骨细胞分泌,也可来自骨外组织,可激活或抑制成骨细胞和破骨细胞,并表现出旁分泌或自分泌作用。这些生物活性物质受遗传控制,例如,在肢芽背腹侧交界的远端存在一狭长的结构区(顶嵴),此区内存在影响肢芽发育的遗传信息,在胚胎发育的不同时期截除顶嵴可导致不同程度的骨骼畸形,越早期截除,畸形越严重。顶嵴区的外胚层细胞通过表达成纤维细胞生长因子(fibroblast growth factor,FGF)家族成员,如 FGF-2、4、8 等,作用于下方的间充质细胞,保证肢芽由近向远的生长方向,FGF-2、4、8 任一种都可完全取代顶嵴的作用,维持顶嵴截除后肢芽的正常发育。转化生长因子 β(TGF-β)、FGF 及其受体(FGFR)与骨的正常发生有密切关系,FGFR-1 和 FGFR-2 共表达于将要形成骨和软骨的区域,FGFR-3 表达于长骨的生长板,这些受体的突变与骨骼发育不良如颅缝早闭和侏儒等有关。在顶嵴下方,中胚层间充质的后方存在另一信息区称为极化活动区(zone of polarizing zctiviy,ZPA),这一区域释放出的信息最终影响四肢端骨,如腕骨、指(趾)骨等的形成,将这一区域内的细胞移植到对侧肢芽中胚层的前方,可诱导产生多指畸形,畸形指的数目与移植的细胞数目有关。ZPA 区的信息是由 Hedgehog 分子家族的一种称为 Shh(Sonic hedgehog)的分子介导的,Shh 是胚胎发育时重要的细胞间信号传递分子,主要参与神经系统和肢体的发生。Shh 通过激活次级信号分子,如 BMP-2 在较远的范围内发挥作用;

或 Shh 作为一种短距离信号分子,细胞分泌后聚集于细胞周围,通过与临近细胞膜上的跨膜蛋白结合发挥作用。间充质细胞表达的另一种称 Hox 基因也发挥着重要的中继作用。Hox 基因家族由多个亚家族构成,在肢芽发育的不同时期和不同部位的细胞都有表达,Shh 和 FGFs 联合可异位诱导 Hox 基因的表达,在调控肢芽内未分化间充质细胞增殖、聚集及软骨原基的分化方面都发挥重要的作用,Hox 基因可能通过对 TGF-β、FGF、Hedgehog 等因子的调节而对骨骼发育施加影响。

影响骨发育的其他活性物质还有骨形态发生蛋白(bone morphogenetic protein)、胰岛素样生长因子 -1(IGF-1)、表皮生长因子(epidermal growth factor,EGF)、巨噬细胞源性刺激因子、前列腺素、IL-1 和 IL-6 等。

(二)骨骼肌发育

肌肉组织由特殊分化的肌细胞构成,根据形态功能特点分为骨骼肌、心肌和平滑肌。骨骼肌组织除颅面部和食管肌肉外,均由轴旁中胚层发育而来,轴旁中胚层分化为体节(Somite),成对排列于胚胎神经管两侧,在胚胎第 5、6 周时,体节背侧部分的上皮组织形成生皮肌节,其中部继续向下迁移形成肌节(Myotome),这些肌节多能干细胞的进一步分化,经历肌肉始祖细胞(Muscle progenitor cell,MPC)迁移、增殖和分化为成肌细胞,融合为肌管(Myotube),以后形成胚胎中最初分化的骨骼肌细胞。生皮肌节的中部最终产生背部肌肉,即脊柱轴上方肌肉;而生皮肌节的外侧部分除了形成体壁腹侧肌,即脊柱轴下方肌肉,还将迁移到肢体以形成骨骼肌。位于体节特定部位的多能干细胞分化为 MPC,是由其周围组织共同营造的这种内环境决定的。脊索和神经管底板分泌的 Shh 传递来自脊索的信号,Shh 与神经管背方分泌的 Wnts 蛋白以及来自体节浅表外胚层的信号协同诱导生皮肌节发生。MPC 在迁移之前要经历上皮-间充质转换,完成去上皮化,这一过程是由肝细胞生长因子(HGF)/c-met 信号通路介导。进一步有通过 Shh 和 wnts 信号传导通路激活 MPC 细胞中 Myf5 和 MyoD 基因表达表示已经变为成肌细胞,而四肢肌肉中 MyoD 的转录还依赖于 Six 蛋白家族(Sixl 和 Six4)与辅因子 Eya、Dach 的相互作用。

新生儿肌肉的异常改变大多数是成熟过程的紊乱,而不是在原来正常的肌肉组织上又发生破坏性变化,因而肌肉活检进行组织化学检查有助于诊断。

(余加林)

第 2 节　软骨发育不全

一、软骨发育不全

软骨发育不全(achondroplasia,ACH)又称胎儿型软骨营养障碍、软骨营养障碍性侏儒,是最常见的遗传性骨骼发育异常[1],由 Parrot 于 1878 年首先描述。本病由成纤维细胞生长因子受体 3(*FGFR3*)基因突变引起,以额部隆起、面中部发育不全、耳鼻系统功能障碍和肢根性身材矮小等为特征,常常在出生时被诊断。

（一）病因与发病机制

1994 年 Shiang 等研究证实,成纤维细胞生长因子受体 3(*FGFR3*)基因是 ACH 的致病基因,该基因定位在 4p16.3,本病为常染色体显性遗传,在新生儿中发病率约为 1/20 000[2],患者大多为杂合子。由于纯合子均在婴儿期死亡,而杂合子可正常存活,多认为应属不完全显性遗传。80%~90% 的父母正常,可能是双亲一方的生殖细胞发生了新的突变[1],父亲年龄越大精细胞产生突变机会越多,胎儿缺锌可能与突变有关。

FGFR3 是发育调节跨膜受体,在骨骼发育初期的软骨中表达水平最高,成纤维细胞生长因子(FGF)与 FGFR3 的结合,引发偶联和自身磷酸化作用,从而激活核内的转录因子,调控信号向细胞内传导。FGFR3 基因包括 19 个外显子和 18 个内含子,共 4.4kb,由 3 个细胞外免疫球蛋白样的 FGF 结合域(IgⅠ、IgⅡ和IgⅢ)、跨膜区和两个胞内酪氨酸激酶区(TK1 和 TK2)组成。98% 的 ACH 患者是由于 FGFR3 蛋白的跨膜结构域的单个核苷酸的突变引起的。其中 95% 的患者是由于 FGFR3 基因第 1138 核苷酸 G → A 突变(即 G1138A)引起的,它导致了 FGR3 蛋白第 380 氨基酸的甘氨酸→精氨酸(即 G380R)突变。G380R 突变是在受体高度疏水的跨膜区引入一个亲水残基,影响跨膜区 α- 螺旋的形成从而产生 ACH 表型。除此之外,还有个别 ACH 患者是 *FGFR3* 基因发生了 G375C 或 G346E 突变。而发生 G375C 突变是在受体跨膜区引入疏水性半胱氨酸(Cys),形成二硫键改变 FGFR3 分子的高级结构,从而产生 ACH 表型[1]。FGFRs 家族成员参与和调控长骨生长的多个阶段,如软骨细胞的增生和增殖,软骨基质的钙化,血管入侵和成骨形成等。当 *FGFR3* 基因突变,骨骺端软骨细胞发育不全,软骨的骨化过程不能正常进行,致使全身软骨内成骨发生障碍,尤以颅底骨与四肢长骨纵向生长严重受累,椎骨、肋骨受累次之,但全身骨膜内成骨不受影响,故颅顶骨与长骨横向生长正常,造成本病有以下骨骼发育特征及后果:①四肢长骨粗短,呈肢根侏儒;②颅顶大,颅底短小,前额突出;③颅底枕骨与蝶骨的骨化中心过早闭合,造成颅底与枕骨大孔狭窄,影响了脑脊液的正常循环,造成交通型脑积水,严重者可压迫脑干造成致死性脑积水,胎儿可死于宫内;④胸廓狭小,易患呼吸道感染;⑤耳咽管短,易患中耳炎;⑥上颌骨小,可引起牙排列过于紧密与错位咬合;⑦椎管狭小,轻微创伤易致椎间盘突出,出血水肿可产生脊髓受压表现甚至截瘫;⑧骨盆进出口狭小。

（二）临床表现

1. 头大、肢短侏儒　患儿体态特殊,从外表可做出诊断:前额突出,鼻梁塌陷,上臂较前臂、大腿较小腿短,胸廓扁平短小,肋缘外翻及肋骨串珠,腹部相对较长且大,四肢皮肤皱褶明显,腰椎后凸。手指粗短,将其放置于平面上,中指与第 4 指常分开呈三叉戟状,第 2、3、4 指长短大致相等。三叉戟状手通常在年长儿或青春期时消失,但手一直短而宽。头围明显大于胸围。婴儿期肌张力较低下,运动发育常较迟缓,但至 2~3 岁时趋于正常,此时腰椎后凸多变为腰椎前凸而臀部后翘(行走负重所致)。重庆医科大学儿科医院 21 例患儿腰椎后凸者的年龄均在 3 岁以内,而腰椎前凸臀部后翘者则均大于 3 岁。出牙正常,但因上颌骨发育不良,可使牙齿偏离上牙弓的正常位置而造成牙错位(图 17-2-1)。

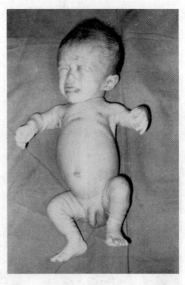

图 17-2-1　软骨发育不全新生儿的特殊体态
头大肢短,胸廓短小,腹部相对较长且大,四肢皮肤皱褶明显

2. 智力正常　由于颅顶骨发育正常,大脑皮质等脑实质发育不受影响,如无脑积水,则智力发育无异常。但由于体态特殊,可因自卑而不愿与他人交往,智力发育比同龄儿稍差。

3. X 线检查可以确诊

(1) 颅骨:颅顶相对较大,颅底短小,前额向前、枕部向后凸出,蝶鞍可较低平。枕骨大孔狭小为本病重要特征,新生儿正常横径约 21mm,纵径约 23mm(图 17-2-2)。

(2) 长骨:长管状骨均粗短,尤以肱骨、股骨较明显,骨皮质增厚,弯曲骨干的屈面为甚。干骺端增宽并向两侧张开呈喇叭口状,但骺端轮廓仍光整(图 17-2-3),是与佝偻病、干骺端骨发育障碍、畸形性骨软骨营养不良症等病的鉴别要点。骨骺出现延迟,发育较小,有时可见宽阔的喇叭口状骺端包围着发育较小的骨骺。软骨发育不全新生儿的长骨平片,骨皮质增厚,干骺端增宽向两侧张开呈喇叭口状,但骺端轮廓仍完整。

(3) 掌、跖、指趾骨:均粗短,第 4、5 指骨可向尺侧偏斜

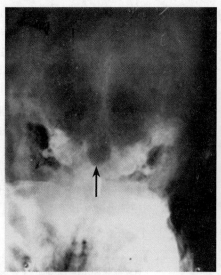
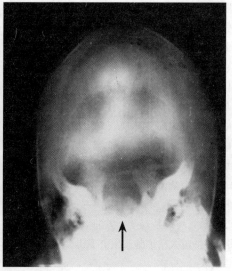

图 17-2-2 正常及软骨发育不全汤氏位颅底平片

左图为 3 个月患儿,其枕骨大孔明显狭小,在原平片上其横径仅 13mm,纵径仅 15mm,右图为正常 3 个月小儿的枕骨大孔

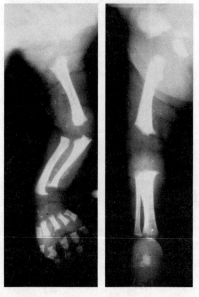

图 17-2-3 软骨发育不全新生儿的长骨平片

骨皮质增厚,干骺端宽,向两侧张开,呈喇叭口状,但骺端轮廓仍完整

而呈三叉戟状。

(4) 脊柱:腰段变化最为典型,正位片上可见椎根间距从第 1 腰椎至第 5 腰椎逐渐变窄或相等(图 17-2-4)。这与正常人的逐渐增宽不同,在鉴别疑难病例时有重要意义。侧位片上,因椎弓根变短,导致椎管的前后径变小。可波及整个脊椎,严重者可使脊髓受压、椎体发育可较小。

(5) 骨盆:骨盆腔变扁、变窄,出口和入口各径均小,髂骨翼变方,上下径短,坐骨大切迹变小,呈鱼嘴状。

(6) 肋骨:短而厚,以致胸腔前后径变小。肋软骨交界处可膨大呈串珠状,肋缘可外翻。

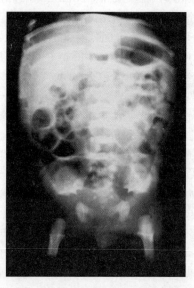

图 17-2-4 软骨发育不全新生儿的脊柱平片

第一腰椎根间距较宽,第 2~5 腰椎根间距略渐变窄

4. 病理改变 主要是生长板较正常薄,但周径变粗,骨骺软骨生长发育障碍,软骨母细胞稀少,排列紊乱,不能形成软骨钙化层,骨膜内化骨正常,长骨骨干直径粗细正常,但长度变短。

(三) 诊断及鉴别诊断

1. 产前诊断 目前常用的筛查和诊断方法主要是通过胎儿超声来筛查出长骨(即肱骨和股骨)短小的 ACH 可疑胎儿,再对筛查出的 ACH 可疑胎儿和宫内生长迟缓胎儿(IUGR)进行染色体检查和 *FGFR3* 基因检测,完成对可疑胎儿的产前诊断。当然,如果父母亲之一或者双方均为确诊的 ACH 患者,则可在孕 11~13 周就进行胎儿 *FGFR3* 基因产前诊断。

（1）产前超声诊断：由于患儿的骨骼在胎内发育过程中即已发生异常（四肢长骨的骨干在胎龄第 9、10 周已开始骨化），故胎龄越大其异常越加明显，但目前对于胎儿肢体畸形最佳超声检查时间仍无明确定论，纯合子的骨骺异常特别严重，在孕 19 周时 B 超检查即可识别或除外本病；但一般杂合子的骨骺异常较轻，在妊娠晚期才可见胎儿肢短，头围轻度增大，双顶径增宽。Boulet 等发现，ACH 患儿的股骨近端干骺端出现圆形、不规则的骨化，骨干异常连接，骨膜相对过度生长，这一新的诊断指征，被称为"环圈"的标志[3,5]。ACH 患儿在产前超声检查通常在妊娠 26 周以后出现典型的异常表现，常规的超声检查在孕中晚期才能观察到胎儿长骨的缩短[1]。

（2）产前基因诊断：目前采取的介入性技术主要包括绒毛膜取样、羊膜腔穿刺术和脐带血穿刺术，这种方法可以直接获得胎儿细胞进行分子诊断，这种方法虽然准确度高，但是对孕妇和胎儿存在一定的风险，所以非介入性产前诊断是人们不断地研究和追求的。Saito 等研究表明，利用胎儿游离 DNA 可以正确的检测胎儿 ACH，但利用母体血浆的胎儿游离 DNA 进行产前检测，只能限于父亲携带突变基因而母亲正常或胎儿是新发突变的情况，暂时不能对母亲携带突变基因的胎儿进行检测，其运用于临床仍需要大量的临床研究进行验证[4]。

基因诊断采用分子生物学方法：① PCR- 限制性片段长度多态性（PCR-RFLP）分析：对患者 FGFR3 基因的第 10 外显子扩增后再酶切，可以作常见突变 G1138A 或 G1138C 的单核苷酸多性（SNP）分析；②荧光定量 PCR（FQ－PCR）检测：Lim 等开发了适于检测 FGFR3 突变（G1138A）的该方法，能够准确可靠地检测出胎儿 ACH，具有灵敏度高、操作简单、安全、自动化程度高、防污染等特点，但是容易与非特异性双链 DNA 结合产生假阳性，对引物特异性要求较高；③ DNA 序列分析：可以应用于胎儿 FGFR3 基因的产前诊断，为遗传咨询提供实验依据。Zhang 等在 4 例患者中发现了第 649 位核苷酸 A → T 突变，导致第 217 位密码子丝氨酸转变成半胱氨酸；④高分辨溶解曲线（HRM）检测：在实时荧光 PCR 的基础上发展起来的一项新技术，利用已知 SNP 位点进行基因分析，采用新型的饱和染料，具有 100% 的灵敏度和特异性，但对样本质量的要求较高。

2. 产后诊断　由于患儿头大肢短、躯干近于正常的不成比例的矮小畸形，加之突额、塌鼻，胸廓扁平短小，腹部较长且大，四肢皮肤皱褶明显，因此出生后只需视诊多可做出诊断，骨骼 X 线检查更可确诊。反复呼吸窘迫、青紫发作者，可做 CT 扫描，了解有无颈部脊髓受压。

3. 鉴别诊断　由于患儿头大，前额突出，胸廓狭小，可有肋缘外翻及肋骨串珠，腰椎后突，下肢可呈"O"型，走路晚，所以常误诊为佝偻病，接受不必要及有害的大剂量维生素 D 或浓缩鱼肝油的治疗。或误诊为呆小病及黏多糖贮积症，如进一步做骨骼 X 线检查可确诊。在新生儿期引起

侏儒的疾病可多达 30 多种，但大多为罕见的骨、软骨疾患，其中较常见的成骨不全症，也表现为头大肢短，但其特征为反复多发性骨折造成肢体畸形，四肢常可扪及骨痂，I 型患儿的巩膜呈蓝色。X 线检查四肢长骨可见骨小梁稀而细或消失，骨皮质变薄，常有多处骨折及骨痂形成。

（四）预后

纯合子预后不良，重者在宫内或生后不久即可死亡。枕骨大孔越小预后越差，如施文勤报道 1 例，患儿枕骨大孔直径仅 6mm，各脑室均扩大，于生后 13 小时死亡。因大多为杂合子患儿，一般可正常地成活，亦可生育。由于患儿胸廓狭小，易继发呼吸系统并发症，加之枕骨大孔及椎孔狭窄，可压迫延髓导致通气不良，尤其在睡眠时，颈部脊髓受压影响支配肋间肌及膈肌的神经纤维而使潮气量下降。Stoke 等报告，9 例患儿中，8 例有睡眠时阻塞性呼吸暂停，7 例有明显的低氧血症，5 例有肺心病及反复肺部炎性浸润，如延髓受压则预后较差。由于椎管狭小，稍受创伤即易致椎间盘突出，可产生脊髓受压表现甚至截瘫。呼吸暂停可导致婴儿猝死。骨骼畸形青春期后不再加重，但最后身高一般不超过 139cm，平均身高男性约 132cm，女性约 125cm。

（五）治疗

常需骨科会诊处理，心理治疗颇为重要。如有脊髓、延髓受压表现，应及时手术减压，以免造成不可逆性损害，甚至死亡。患儿耳咽管短，常患中耳炎及慢性浆液性中耳炎，如不及时治疗，易转成传导性耳聋。由于 ACH 患者大多数智力正常并可以正常的生活，在西方国家，激素治疗被选择用来缓解 ACH 患者的一些临床并发症。

（余加林）

二、其他类型软骨发育障碍

（一）致死性侏儒症

致死性侏儒症（thanatophoric dwarfism，TD）又称致死性软骨发育不良（thanatophoric dysplasia），属常染色体显性遗传病。1967 年 Maroteaux 首次报道，该病是一种罕见的短肢畸形，具有明确的临床、影像学和病理学特征，男女均可发病，发生率约为活产的 1/20000。

1. 病因及发病机制　本病属常染色体显性遗传，为 FGFR3 基因突变引起。FGFR3 基因长约 15kb，由 19 个外显子组成。根据头颅形态可将其分为 2 型，两种类型的基因突变位点不同：I 型（TD1）约占 85%，由成纤维细胞生长因子受体 3（FGFR3）不同突变所引起，常见为 R248C 的氨基酸替换；II 型（TD2）约占 15%，由 FGFR3 的 K650N 的氨基酸改变引起。TD 基本病变为软骨细胞增殖及成熟障碍，软骨细胞柱排列紊乱变短。所有软骨内成骨均发育障碍，但以四肢病变最显著。

2. 临床表现　此症为新生儿期死亡的侏儒症中最常

见的一型。患儿多在围产期死亡,仅少数报道生后存活数周。Ⅰ型(TD1)表现为长骨短而弯曲,特别是股骨粗短弯曲呈电话筒状,椎骨体严重扁平,头颅形态基本正常,不伴有三叶草形头颅;Ⅱ型(TD2)具有典型三叶草形头颅,头大,前额突出,鞍状鼻,双眼突出,而长骨粗短弯曲及椎骨扁平较Ⅰ型为轻。官希吉曾报道一女婴,胎龄 39 周,顺产,出生体重 2.3kg,身长 34cm,出生时体态丑陋,生后 24 小时死亡。母孕期体健,28 岁,家族中无同样患者。体检:身体矮短,手掌厚,手指端较齐,呈扇形展开(图 17-2-5)。尸检:内脏器官相对较大。镜检:部分肾小球呈空泡样改变,胸腺小体少且小,胫骨干骺端软骨细胞稀疏,排列不齐。

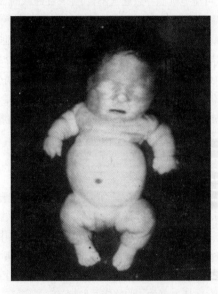

图 17-2-5　致死性侏儒

四肢极短,肢体近端更短,额凸,眼隆凸,颈粗短,胸廓扁窄,腹相对较大,四肢多条深脂肪性皱褶,指趾呈扇形展开

3. 影像学检查

(1) 超声检查:可发现胎儿羊水过多,胸廓狭窄,对称性四肢短小及大头畸形等。胎儿四肢长骨短粗,四肢所有径线均 <4 个标准差,TD1 型四肢弯曲,TD2 型无弯曲。颅骨薄,头围大,前额突出。胸廓扁窄,肋骨短小,心胸比例 >0.6,腹部膨隆,可见多指(趾)。此外,还有软组织堆积、羊水增多等。

(2) X 线摄片:脑颅大,面颅小,胸廓狭窄,肋骨短小,且前后端呈扁平状。四肢长骨明显粗短弯曲,干骺端不规则膨大,呈杯口状,以肱骨及股骨较典型。椎体前后位摄片可见椎体呈倒置"U"形,椎间隙增宽,手足短骨粗短,略呈方形,髂骨小而方,耻骨、坐骨短而宽。

4. 诊断及鉴别诊断　超声检查是产前诊断本病的主要方法,出生时根据患儿特殊体征及放射学检查不难诊断,但不易与其他先天性骨骼发育不良相鉴别,基因诊断有助于确诊。在超声初诊基础上,采用产前基因诊断可快速、有效地对高危胎儿做出确诊,从而及时防止患儿出生。

本病应与其他先天性骨骼发育不良相鉴别:①软骨生成不全;②软骨发育不全;③成骨发育不全。

5. 治疗及预后　对致死性侏儒症患者目前尚无有效治疗措施,预后不良。多数患儿在出生后 24 小时内即死亡,1 年存活率近似为零[6]。

(二) 软骨外胚层发育不良

软骨外胚层发育不良(chondroectodermal dysplasia)又称 Ellis-Van Creveld 综合征(EVC),是一种常染色体隐性遗传病,为非致死性骨骼发育异常。主要临床表现为软骨营养障碍,多指(趾);外胚层发育不良及心脏发育异常。约 60% 的 EVC 患者患有先天性心脏病。

1. 病因及发病机制　病因尚不清楚,可能与胚胎期胎儿外胚层营养摄取障碍导致外胚叶形成异常有关。Tompson[7]报道约 2/3 的软骨外胚层发育不良发病与 EVC2 基因突变有关。但目前 EVC2 因突变引起疾病的机制还不十分清楚。

2. 临床表现　临床特征为出生时即表现为侏儒、多指、外胚层发育不良三大症状。主要表现如下。

(1) 外胚层组织发育不良:如指甲发育不良,指甲小,有纵嵴,或缺如;毛发稀少或无毛;汗腺、皮脂腺缺如;牙齿出现迟,不规则,咬合不良。

(2) 软骨、骨发育不良:为肢体远端短肢畸形,长管状骨干骺端钙化不全,四肢短小,以远端胫腓骨、尺桡骨短为主,又称离心性短肢侏儒。可出现多指(趾)、膝外翻畸形。

(3) 中胚层缺陷:约半数患儿伴有先天性心脏畸形,常见房间隔缺损、室间隔缺损、二尖瓣狭窄等,单心房少见。

3. 超声检查　典型超声征象为胸廓狭小、短肋骨、四肢短肢畸形及多指趾。

4. X 线检查　胫骨、腓骨、桡骨、尺骨明显缩短。胫骨干增粗,近端骨骺偏向内侧,外侧下陷,外侧可见骨疣。股骨髁间凹变浅,使膝关节外翻。桡骨小头增大,有时脱位。股骨头骨骺钙化。中节指骨短而粗,远节指骨变尖,腕关节可见头、钩骨融合。

5. 诊断　典型病例不难诊断,主要需同其他侏儒症如软骨发育不良、畸形性侏儒、骨软骨发育不良等鉴别。本病的不同之处在于侏儒是由膝关节以下胫骨、腓骨和肘部远端的尺骨、桡骨短缩所引起。

6. 治疗及预后　本病无有效治疗,骨骼畸形一般无法通过手术矫治,且随年龄增长症状逐渐严重。本病预后不良,约 1/3 在生后 2 周内死亡。存活者为侏儒畸形,常死于心力衰竭。

(三) 畸形性侏儒

畸形性侏儒(diastrophic dwarfism)为常染色体隐性遗传病,临床上很少见。基本病变是由于神经中胚层缺陷引起的以骨骼畸形为主要病变的多畸形病。

1. 临床表现　该病患者出生时即为侏儒畸形,四肢、躯干极度短小。窄鼻梁、鼻孔张开,常有腭裂,有时伴有小下颌。出生后早期耳翼发炎,消退后遗留厚硬且有钙化的斑块,耳廓如同菜花状,甚至整耳钙化。常伴有严重的脊柱侧凸、胸椎后凸或侧后凸、腰椎前凸、畸形僵硬。手偏向桡侧、宽短,手指的屈曲动作受限,拇指特别大,外展活动可过度,双足僵硬,常有马蹄内翻畸形,难以手法矫正。近侧跟骨及远侧管状骨短,骶部比软骨发育不全症更不规则,但干骺端增宽不明显。还伴有髋关节、膝关节、肘关节及臀部挛缩,运动受限。

2. **X 线检查**　X 线摄片可见四肢管状骨短而粗,干骺端宽大、扁平,骨骺骨化延迟,短管状骨也短粗。第一掌骨短,呈三角形,第一腕掌关节半脱位。从第 1 腰椎至第 5 腰椎,椎弓根间的距离逐渐变窄。

3. **诊断及鉴别诊断**　该病根据典型临床表现及 X 线检查不难诊断,为避免漏诊误诊,应详细询问病史和家族史。本病应注意与下列疾病鉴别:①假性畸形性发育不良;②软骨发育不全;③多发性关节挛缩症。

4. **治疗**　本病无有效治疗,根据畸形类型及程度选择相应对症治疗。马蹄足畸形保守治疗无效,应尽早施行软组织松解术。膝关节挛缩、髋关节屈曲畸形早期可采用支具帮助矫形,严重者可予软组织松解或截骨矫形。脊柱侧凸早期可用支具防止病变进展,如果侧凸进展迅速或畸形严重,可考虑早期做矫形植骨融合术。

(四) 软骨巨大症

软骨巨大症又称增生性软骨营养障碍(hyperplastic chondrodystrophy),病因尚不十分清楚,原发性的主要发病机制是软骨的过度产生,继发性的则为软骨的骨化异常所致。

1. **临床表现**　正常软骨的部分呈大球状,如发生在脊椎、四肢及指骨则该处骨骼变长,在骶尾部则形成尾巴样。关节由于软骨量增多而增大。

2. **病理检查**　光镜检查可见骨干部位骨小梁增大,骨骺端原始软骨大且不规则,呈岛状,其周围由骨样组织所围绕。

3. **诊断及鉴别诊断**　本病诊断主要根据临床表现和镜检。鉴别诊断主要需与巨指(趾)畸形鉴别,巨指畸形常累及示指、中指,不累及小指。

4. **治疗及预后**　本病无特殊治疗,预后按病情轻重而定,重者多于生后不久死亡,预后差。

(丘小汕　官希吉)

参考文献

1. 靳婵婵,贺静,朱宝生.软骨发育不全的研究进展.中国妇幼保健,2014,31:5186-5188.

2. Rudolph CD,Rudolph AM,Lister GE,et al. Rudolph's Pediatrics.22nd ed. New York:McGraw-Hill,2011:716-720.

3. 粟泽平.三维超声诊断胎儿四肢畸形的价值.中国优生与遗传,2016,5:116-117.

4. 罗春玉,张菁菁,马定远,等.软骨发育不全的产前基因诊断.现代妇产科进展,2014,01:41-43.

5. 何玉梅.产前超声筛查胎儿肢体畸形情况分析.中国临床新医学,2015,5:454-456.

6. Monti E,Mottes M,Fraschini P,et al. Current and emerging treatments for the management of osteogenesis imperfecta. Ther Clin Risk Manag,2010,6:367-381.

7. Tompson SW,Ruiz-Perez VL,Blair HJ. Sequencing EVC and EVC2 identifies mutations in two-thirds of Ellis-van Creveld syndrome patients. Hum Genet. 2007;120:663-670.

第 3 节　先天性成骨发育障碍

一、先天性成骨不全

成骨不全(osteogenesis imperfecta,OI),又称脆骨病(brittle bone disease),是一种遗传异质性结缔组织病,其特点是骨的脆性增加、骨质疏松,轻微外伤甚至无外伤也可发生骨折。此外,还可表现为肌无力、关节松弛、骨骼畸形及其他结缔组织异常。临床表现差异很大,有的很轻微,有的则是致命性的。

本病多数病例是由于编码 I 型胶原(collagen type I)的 α1、β2 链的两个基因(COL1A1、COL1A2)之一发生错义突变或重排所致,但基因突变并不是决定病情严重程度的唯一因素。几乎所有 OI 呈常染色体显性遗传,部分散发病例为常染色体显性突变所致,仅 III 型罕见常染色体隐性遗传。OI 在全球的发病率为 1/20 000,没有性别、种族、文化差异。部分患儿出生时有多发性骨折,死于新生儿期,称先天性成骨不全(osteogenesis imperfecta congenita)。我国出生缺陷监测中心曾监测了 30 个省、市及自治区,本病发病率为 0.3/ 万[1]。

(一) 病理生理

I 型胶原基因突变导致 I 型胶原合成下降或质量下降,而 I 型胶原是骨或其他结缔组织的蛋白“脚手架”。OI 主要缺陷是结缔组织成分发育障碍,表现为骨、巩膜、韧带,甚至主动脉瓣等胶原纤维发育不良。骨骼改变主要是成骨细胞减少,活力减低,骨样组织生成不良,导致患者软骨及骨膜下成骨障碍,骨小梁纤细而分散,骨皮质菲薄,故易发生骨折。骨骺软骨的增殖及成熟均正常。血清的钙、磷水平正常,但各型碱性磷酸酶(ALP)水平均增高。

(二) 临床分型

结合临床、放射学及遗传学表现,一般将本病分为 6 型,其中 II、III 两型与新生儿关系密切,II 型于围产期死亡[2]。

● **I 型**　又称 Eddowes 综合征,是 6 型中的最轻型,其发生率为 1/3 万。特点是骨折发生相对较少,肢体畸形轻微。有明显蓝巩膜,青春期后骨骼进行性变性,有膝外翻、平足伴跖内翻、脊柱后侧凸等,身高正常或稍矮。听力丧失发生率高。可有牙本质发育不全。生存期可正常。

● **Ⅱ型**　又称 Vrolik 综合征,为最严重的类型。常为早产或死产,小于胎龄儿。特点是深蓝色或灰色巩膜,多发性骨折导致长骨缩短弯曲、肋骨串珠,肋架变小而狭窄。50% 为死胎,其余多由于呼吸系统或心脏并发症于生后不久死亡;除骨骼异常外,还有神经系统改变,特别是静脉周围钙化与成神经细胞迁移受损。我国调查结果显示,本型围产期病死率高达 62.4%,多为骨发育异常所致的颅内出血和呼吸障碍所致。

● **Ⅲ型**　又称 Ekman-Lobstein 综合征。发病率约 1/20 万。本型是经过围产期成活下来的最严重的类型,严重者易与Ⅱ型混淆。2/3 患儿出生时有多发性骨折,但长骨不呈压缩状,无Ⅱ型所见的严重胸廓畸形,无肋骨串珠,多为适于胎龄儿。常出现鸡胸或漏斗胸、大头。巩膜是白色、微蓝色、紫色或灰色。可因脊柱后凸侧弯、压缩性骨折而致心肺合并症死亡,存活至成人者呈侏儒状,生存期可能会缩短。

● **Ⅳ型**　严重程度介于Ⅰ型与Ⅲ型之间。巩膜为白色,但蓝色亦可见。无听力受损。骨质疏松,骨脆性增加程度轻重不一,有或无骨折史,但有长骨、脊柱弯曲畸形。骨折发生年龄各异。长骨的弯曲程度较Ⅲ型轻。不同于Ⅰ型的是患者有中到重度生长落后。可能有牙本质发育不全、韧带松弛。生存期不受影响。

● **Ⅴ型及Ⅵ型**　这两型按以往分类属于Ⅳ型。这两型并非Ⅰ型胶原基因突变所致,目前尚不知是何种基因发生了突变,但同样呈常染色体显性遗传。Ⅴ型在骨折或手术部位有增生性骨痂形成,臂骨间膜钙化限制了前臂旋转。Ⅵ型是一种中重度的脆骨病,比Ⅳ型患者更易发生骨折,骨折发生于 4~18 个月。巩膜呈白色或微蓝色,所有牙本质均发育不全。所有患儿均发生脊椎压缩性骨折,而无佝偻病的放射学改变。

(三)临床表现

各型 OI 基本都有骨折和骨畸形,但各型间甚至同型患者间表现不一、轻重不同。

1. **多发性骨折和骨畸形**　Ⅱ型肱骨、股骨、胫骨等长骨压缩呈短肢畸形,肋骨呈串珠状。Ⅲ型无以上表现,但有多发性骨折。此两型颅骨因骨化不良而呈膜状,仅可触及多个骨岛,头颅较大,前后囟极大,颅缝增宽,颞部膨出,尖下颌,鼻小,呈三角形面容(图 17-3-1)。常因脑缺乏保护而易损伤,在宫内即可发生颅内出血而死亡。

2. **身材矮小**　Ⅱ型及Ⅲ型 OI 有严重的生长障碍,而Ⅰ型生长受影响较轻,Ⅳ型严重程度介于两者之间。

3. **呼吸系统并发症**　肺部并发症如肺炎是Ⅱ型和Ⅲ型 OI 最重要的死亡原因。成人可出现肺源性心脏病(cor pulmonale)。

4. **蓝巩膜**　OI 患儿中约 78% 可出现蓝巩膜,尤以Ⅰ型为高(91%)。Ⅱ型 OI 巩膜成深蓝色,可能是由于巩膜薄,但

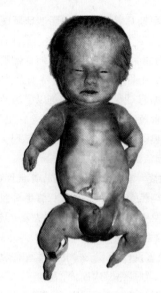

图 17-3-1　先天性成骨不全Ⅱ型

也有患者巩膜厚度正常,而其板层的胶原分子网排列异常,导致透光度增加所致。Ⅲ型巩膜蓝色较淡,并随年龄增加颜色变为正常。

5. **耳聋**　主要为Ⅰ型 OI,35% 患儿听力受损,但极少发生在 10 岁以前。Ⅱ型新生儿期死亡,听力受损情况无法了解。Ⅲ、Ⅳ型无耳聋症状。

6. **牙本质发育不全**(dentinogenesis imperfecta)　Ⅲ型 45% 有牙质发育不全,为棕黄色或灰蓝色透光牙,常有早期侵蚀、磨损及破裂。乳牙损害比恒牙重。

7. **温度调节异常**　患者体温比正常偏高,对冷热敏感,出汗过多。

8. **血管脆性增加**　患者经常皮下出血、鼻出血,部分患儿创伤后大出血。

9. **其他含胶原骨外组织受累表现**　皮肤光滑、菲薄,分娩时易破损,有擦伤青块。关节过度伸展(发生率 57%)、脊柱侧凸、韧带松弛易断裂、肌无力、主动脉瓣细小、二尖瓣脱垂等。

(四)X 线表现

普遍骨质密度减低及多发骨折,Ⅱ、Ⅲ型严重,最多出生时骨折有百余处。Ⅱ型股骨向中轴压缩,呈手风琴箱样,胫骨有成角畸形,肋骨串珠,扁椎体,颅骨骨质减少呈膜袋状,常有多发的缝间骨。Ⅲ型长骨末端扩大呈"囊状"或"爆米花"样,其骨干细而弯。有人根据长骨 X 线表现分为"厚骨型"和"细骨型",但前者常呈进行性狭窄改变,到青春期时与出生时"细骨型"病例已无法区分。因此从遗传分类观点来看,这种分型是有局限的,其颅骨改变同Ⅱ型。腰椎及腕部骨矿物质密度(BMD)可反映本病的严重程度,预测远期结果和骨折发生的几率,可用以指导治疗。

(五)诊断

约 40% 的患儿有家族史,诊断除依据临床表现、X 线检查外,还可做以下检查。

1. **皮肤活检**　细胞培养并分析胶原蛋白的质与量,阳性率近 85%。

2. **基因分析**　取血或皮肤标本检测Ⅰ型胶原基因突变情况。

3. **B 型超声**　Ⅱ型在妊娠 14~16 周以前 B 超扫描即可查出骨折、畸形及骨化缺陷。Ⅲ 型则要延期至 18~20 周方能检出。其他类型宫内发生骨折也可发现。

（六）治疗及预后

1. **药物治疗**　周期性静脉使用二磷酸盐(bisphosphonate)化合物,该药与羟磷灰石结晶结合,从而抑制破骨细胞的作用,可使骨折发生率降低,是本病治疗的重要进展。临床试验发现,在生后早期每 3 个月帕米磷酸钠(Pamidronate)静脉连续输注 3 天,可使患儿 2 岁内骨密度明显增加,该药能增加 OI 患者(除Ⅱ型外)BMD,并促进生长,降低骨折发生率,对轻型病例效果好于重型病例,但该药尚未批准在儿科中使用,且口服制剂效果甚微,长期预后尚不明确。第二类药物为抗骨质疏松药,如特立帕肽(teriparatide),该药已被证实可改善成人轻型 OI 患者的骨密度,但尚未在儿科中应用。该药是辅助康复、理疗与整形手术等的对症治疗手段,并不能治愈本病。其远期疗效以及对孕妇与胎儿的安全性和疗效有待进一步证实。基因治疗目前仍处于临床前期的研究阶段。其他药物如钙剂、氟化物、维生素 C 等无疗效[3]。

2. **手术矫形及康复治疗**　骨折发生不伴有异位时尽量采取保守治疗,即采用不同的矫形器支持踝、膝、腕关节,并纠正骨折畸形,使用夹板固定。如骨折发生在长骨尤其是负重长骨时可采取手术治疗,因患儿长骨在不断生长,因此需用伸缩杆固定长骨,定期调整伸缩杆长度,使患儿免于数年后再次手术。目前人们越来越强调理疗与锻炼的重要性。锻炼应从婴儿开始并持续终生。

Ⅱ型儿乎全部在围产期及婴儿早期死亡。Ⅲ型 30% 在 1 岁内死亡。双亲之一为 OI 患者,其后代发病风险为 50%,而 OI 患儿正常的双亲再生育该病后代的概率即再现风险为 2%~5%[4]。

（罗小平）

二、骨质石化症

骨质石化症又称石骨症(osteopetrosis)、大理石骨病(marble bone disease)或先天性骨质硬化症等,是由于破骨细胞功能异常导致骨质吸收障碍而引起以骨密度异常增高为主要特征的一组少见遗传性骨发育障碍性疾病的总称。该症按遗传方式主要分为三类:①常染色体隐性(恶性)石骨症(Autosomal recessive osteopetrosis,ARO);②X- 连锁石骨症(X-linked osteopetrosis,XLO);③常染色体显性石骨症(Autosomal dominant osteopetrosis,ADO)[5]。ARO 包括了恶型 ARO 和中间型 ARO,而 ADO 可分为Ⅰ型、Ⅱ型、Ⅲ型。本症多见于婴幼儿及儿童期,其特点为全身性骨质硬化,骨塑型异常,进行性贫血,肝脾肿大,容易骨折。幼儿可因发育不良、出血、感染导致早亡。国内骨质石化症患者并不少见,从中国生物医学数据库(CBM)中文献统计 1978 年 1 月至 2012 年 1 月可查询到有 810 例骨质石化症的病例报道。

（一）病因与发病机制

影响骨骼发育的主要原因是成骨细胞和破骨细胞之间的骨骼代谢平衡。目前研究认为骨质石化症的发病机制与破骨细胞分化和功能相关的基因关系密切。根据破骨细胞的数量可以将骨质石化症分为破骨细胞缺乏和非破骨细胞缺乏两种类型,临床上以非破骨细胞缺乏型常见,主要表现为破骨细胞不能形成皱褶缘和溶解矿化骨基质[5]。本症主要病理特点为全身性的骨质硬化。除骨端外,全骨弥漫性密度增加,脊椎及长骨横切面可见致密的白色骨皮质几乎代替了骨髓腔的网状骨质。骨端的软骨正常,但由于有过多的软骨基质,而骨化作用有缺陷,故骨呈白垩样,其密度增加但极脆易折,常有边缘尖锐的骨折,小婴儿则常为青枝骨折,出生后骨化中心发育延迟。

近年来对该症在致病基因的研究上取得了显著性突破。石骨症的大部分相关基因已基本明确,仍有部分原因未明。总体说来,*TCIRG1* 和 *CLCN7* 是石骨症中研究得最多也是研究得较为透彻的基因[5]。目前已报道 12 个与石骨症发生有关的基因以及致病特点[6-8]。本症的遗传特点为无明显的性别差异,父、母发病与其子女发病儿率相仿。

（二）临床表现

骨质石化症病变在宫内即已发生,可在宫内诊断,患儿常因感染而早期夭折。全身骨骼的改变依起病时间及程度而异。ARO 为常染色体隐性遗传,病情重,预后差。严重者在胎儿及新生儿期即有累及所有骨骼的病变。最先出现的临床症状是长骨骨折及贫血,严重者可在生后第 1 周内出现严重的溶血性贫血及黄疸。其他表现有脑积水,硬膜下血肿,颅内压增高,肝脾大,浅表淋巴结肿大及生长迟缓等。贫血是骨髓腔为致密骨占据所致,肝脾及浅表淋巴结肿大是髓外造血的表现。由于脑神经受骨的压迫可致视神经孔狭窄引起视神经萎缩而失明,听神经孔的狭窄可致耳聋。容易发生佝偻病,反复感染可导致死亡。ADO 病情较轻,早期多无症状。该症的临床特征见表 17-3-1。

（三）X 线表现

骨质石化症的 X 线改变具有特征性,有确诊价值。主要表现为全身骨质密度弥漫性增高,且常见骨折。较典型的如下。

1. **骨质硬化**　全身大部或所有骨骼密度增高硬化(图 17-3-2),为本症的主要异常表现。

2. **骨中骨**　是本症的特征之一,即在正常骨内有一雏形小骨。

3. **髂骨翼同心圆环状**　是本症的特征之一。

4. **夹心椎**　脊柱椎体的上下骨板增厚致密硬化,中间夹以松质骨,形成"三明治"样外观,极易导致骨折。

表 17-3-1　骨质石化症常见类型临床特征[7-9]

类型	亚型	症状特点
恶型 ARO	经典 ARO	胎儿期或婴幼儿起病,致死率高。大部分患者在 10 岁前,由于严重贫血、出血和感染而死亡
	神经性 ARO	极罕见,存活率低,胎儿期发病具有如骨骼畸形、发育缓慢、血液系统和神经系统异常等特点
	ARO 合并肾小管酸中毒型	婴幼儿起病,病程进展较慢,中度恶性,典型症状为肾小管酸中毒和脑钙化
中间型 ARO	无	儿童期发病,发展缓慢,恶性程度相对较低[8]。具有颅骨增厚硬化、骨髓炎、口腔疾病、身材矮小、骨折、轻度贫血等特点
ADO	ADO-I	轻度的弥漫性全身骨硬化,该型是唯一与骨折风险率无关、完全外显的类型
	ADO-II	临床表现极度变异,从无症状到罕有的致死性表现,外显率不全[8],约 5% 的患者可出现听力和视力减退
	ADO-III	主要累及四肢远端骨骼和颅骨,又称"离心性"骨硬化症
XLO	无	又称"OL-EDA-ID"综合征。甚是罕见,主要与外胚层发育不良、淋巴水肿、免疫缺陷有关

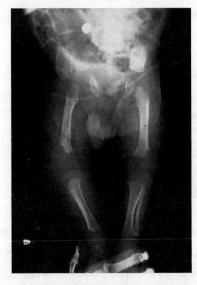

图 17-3-2　骨质石化症骨盆及下肢 X 线照片
女婴,4 个月,骨盆及下肢长骨呈普遍性骨密度明显增高且均匀一致(呈白垩样),无反应性增生骨及骨质破坏(摘自:官希吉.临床新生儿学.广州:广东高等教育出版社,1989:302.)

5. **长骨干骺端杵状膨大及伴浓淡交替横纹影等。**

(四)实验室检查

本症血清钙、磷水平一般均在正常范围内,部分合并肾小管性酸中毒的患儿血钙升高。血清 ALP 和尿羟脯氨酸水平均属正常,部分患儿血清抗酒石酸酸性磷酸酶(tartrate-resistant acid phosphatase,TRAP)和肌酸激酶脑型同工酶(CK-BB)水平明显增高,血清降钙素、甲状旁腺激素(parathyroid hormone,PTH)水平正常,对外源性甲状旁腺激素激发试验(Ellsworth-Howard 试验)的反应基本正常。50% 以上的患儿可表现有轻至中度贫血,10%~25% 为重度

贫血,仅少数患儿的血红蛋白在正常范围内。

(五)诊断

典型病例依据临床表现和实验室检查,结合骨骼 X 线摄片可明确诊断。恶性型骨质石化症诊断依据如下。

1. 进行性贫血、出血、易骨折、反复感染及生长迟缓。

2. 体检发现肝脾肿大,浅表淋巴结肿大,失明,耳聋。

3. X 线表现为泛发性骨质硬化,骨皮质增厚、骨小梁消失和骨髓腔变窄。

4. 血清钙、磷、ALP、尿羟脯氨酸水平正常,血清 TRAP 和 CK-BB 水平明显升高可作为本型的生化标志物和诊断依据。

对少数诊断困难患儿可作 CT、MRI 以及骨组织计量和骨组织学等检查。在排除以骨质硬化为突出表现的其他骨病后诊断可以成立。病因诊断有赖于对致病基因测序分析。

(六)鉴别诊断

本症需注意与下列疾病鉴别:①致密性骨发育不全;②颅骨骨干发育异常;③管状骨狭窄症。因其他疾病就诊时才被发现的轻型骨质石化症患儿,临床上往往容易被误诊为白血病或骨髓纤维化。

(七)治疗

目前无特效疗法,主要是对症治疗,控制感染,输血,加强护理,防止外伤性骨折等。可试用泼尼松、脾切除、骨髓移植及造血干细胞移植等。

1. **一般治疗**　可给予输血及应用糖皮质激素、促蛋白合成剂(如司坦唑醇等)以纠正贫血。

2. **脾切除**　由于脾大所致脾功能亢进而引起贫血和全血细胞减少,可手术切除增大的脾,个别患者切脾后骨髓腔增大从而改善贫血。

3. **骨髓移植**　选择人白细胞抗原(HLA)相同的供体行骨髓细胞移植术,可使受体患儿的骨髓造血功能恢复,骨吸收速度加快。

4. **重组人粒细胞 - 巨噬细胞集落刺激因子(rhGM-CSF)**　有报道应用 rhGM-CSF 治疗可使患者破骨细胞数目明显增多,但观察治疗后第 15 天和第 20 天时,破骨细胞数分别下降至 70% 和 30%,故 rhGM-CSF 长程治疗的远期疗效有待进一步明确。

5. **造血干细胞移植**　对 HLA 不合的患儿可进行纯化的造血干细胞移植(hemopoietic stem cell transplantation,HSCT)治疗。无血缘关系的脐血移植也可使病情得到缓解。HSCT 是目前治疗经典 ARO 唯一有效的方法,其余类型的石骨症可根据临床症状给予相应的对症支持治疗,且应尽量早发现、早治疗。ARO 合并肾小管酸中毒型,HSCT 对于逆转酸中毒和肾损伤无明显疗效;对于神经性 ARO 以及中间型 ARO,HSCT 的疗效不佳;目前尚无发现治疗神经性 ARO 的有效方法[7]。

（丘小汕　官希吉）

参考文献

1. Zhao X,Xiao J,Wang H,et al. Spectrum of COL1A1/2 mutations and gene diagnosis in Chinese patients with osteogenesis imperfecta. Zhonghua Yi Xue Za Zhi,2015,95 (43):3484-3489.

2. Thomas IH,DiMeglio LA.Advances in the Classification and Treatment of Osteogenesis Imperfecta.Curr Osteoporos Rep,2016,14(1):1-9.

3. Dwan K,Phillipi CA,Steiner RD,et al. Bisphosphonate therapy for osteogenesis imperfecta. Cochrane Database Syst Rev,2016,10:CD005088.

4. Kang H,Aryal ACS,Marini JC. Osteogenesis imperfecta: new genes reveal novel mechanisms in bone dysplasia. Transl Res,2016,19(16):30372-30373.

5. 曾艳,张建军,张霖 . 石骨症相关基因检测与产前诊断的研究进展 . 中国优生与遗传杂志,2016 ,24(3):8-9.

6. García CM,García MA,García RG,et al. Osteomyelitis of the mandible in a patient with osteopetrosis. Case report and review of the literature. J Maxillofac Oral Surg,2013,12(1):94-99.

7. 杨婵,杨嫦妃,谢春光 . 石骨症研究进展 . 新医学,2016 ,47(5) : 286-289.

8. 庞倩倩,董进,夏维波 . 骨硬化症研究进展 . 中华骨质疏松和骨矿盐疾病杂志,2014,7(1):82-89.

9. Rachner TD,Khosla S,Hofbauer LC. Osteoporosis: now and the future. Lancet,2011,377(9773) : 1276-1287.

第4节　骨关节疾病

一、先天性肌性斜颈

先天性肌性斜颈(congenital muscular torticollis,CMT)又称小儿先天性胸锁乳突肌挛缩性斜颈,是指一侧胸锁乳突肌发生纤维化及挛缩变性,致使该侧头颈部受到牵拉,而导致头部持续性向患侧倾斜,面部及下颌偏向健侧的儿科常见疾病,在婴幼儿发病率为 0.3%~2.0%[1]。如早期未得到及时有效的治疗,可导致头颈部不对称性畸形,逐步丧失转头和侧头功能,久之可致面部畸形,甚至出现代偿性的脊柱侧弯,从而影响患儿的生活及身心健康。

(一)病因与发病机制

自 CMT 首次报道以来至今已有 300 多年的历史,但病因尚不清楚,其发病学说较多,如静脉回流受阻学说、胸锁乳突肌先天发育不良学说、遗传学说等[1]。一般认为其发生是小儿先天易感性与后天外在因素综合作用的结果。目前多认为由于怀孕期胎位不正或新生儿难产等原因,造成了胎儿或婴幼儿单侧胸锁乳突肌缺血性损伤,损伤的肌肉组织间质增生及发生纤维化,进而挛缩粘连致一侧胸锁乳突肌缩短,颈部肌肉僵硬,从而引起颈部活动障碍导致头颈侧斜。显微镜下可见病变部位的肌肉组织减少、肌肉结构消失,表现为纤维细胞或瘢痕结缔组织。也有人认为发生 CMT 可能是由于胸锁乳突肌先天发育缺陷,以致在宫内或产程中诱发该肌肉缺血损伤而导致斜颈[1]。

(二)临床表现

主要表现为头颈偏斜、颈部活动受限和颈部肿块。

1. **头颈偏斜**　患儿头部常斜向一侧,与身体中心轴线形成一定夹角,而下颌部则偏向对侧。

2. **颈部活动受限**　患儿头颈部出现旋转运动受限。随着时间的推移,面部出现不对称,患侧面部较小,眼裂狭小,眉向下,眼出现斜视。

3. **颈部肿块**　患儿多于出生后 2 周左右出现颈部肿块,个别患儿在出生后家长即发现颈部存在硬实肿块。肿块一般比较固定,无红、热、痛等炎症的表现。肿块可缓慢增大,约 1 个月后,不再增大,反而逐渐变小。

(三)诊断及鉴别诊断

诊断多不困难,存在颈部肿块和颈部活动受限及斜颈,年龄较大患儿可同时合并头面部畸形,予以仔细体检多可做出诊断。B 超检查 CMT 患儿患侧胸锁乳突肌均可发现异常声像图改变。高频超声对小儿肌性斜颈能早期正确诊断,且对临床治疗效果的判断有较好的应用价值,为临床首选检查方法。

为排除因颈椎病变和骨折引起的颈部偏斜,应对患儿进行 X 线颈椎摄片。对婴儿期的颈部肿块,有时须与肿大的颈部淋巴结、淋巴管瘤以及肿瘤相鉴别,B 超检查可排除上述疾病。此外,因先天性斜视、远视和近视也可使患儿表现为斜颈,应加以鉴别。一些习惯性体位也可引起类似先天性肌性斜颈的表现,此类患儿胸锁乳突肌无挛缩,头可自由倾斜,稍加注意可避免出现头颈部偏斜。

(四)治疗

越早发现、越早治疗,治愈率越高,效果越显著。90% 病例可在 1 岁左右治愈,少数病例需手术治疗,极少部分患儿治疗后复发。

1. 保守治疗　保守治疗主要包括手法矫正治疗、物理治疗和针刺治疗等,主要用于 1 岁以内的患儿。出生确诊 CMT 后即可在新生儿期便开始进行,早期采用正确适度的手法按摩配合颈部功能训练,结合矫形枕矫正睡姿,或睡眠时可用沙枕固定。随着患儿生长,手法矫正力度增加,枕部旋向健侧,下颌旋向患侧,每日数次矫正,坚持不懈,多数可获满意疗效。近年来应用推拿、蜡疗和生物反馈综合干预疗法治疗小儿 CMT 取得了满意的效果,能明显缩短患儿的治疗时间[2]。但推拿治疗需要严格掌握适应证,对纤维型和较重的混合型斜颈如手法不当反而会增加局部出血,使粘连挛缩加重和纤维变性。

2. 手术治疗　若保守治疗至 1 周岁以上无明显改善者,或 1 岁以下胸锁乳突肌挛缩明显者,应及时考虑手术矫形,术后配合康复训练。晚期斜颈畸形需手术矫正,合并其他组织异常(如面部畸形、颈椎侧凸)则难以恢复正常。

(丘小汕　刘钧澄)

二、发育性髋关节发育不良

发育性髋关节发育不良(development dysplasia of hip, DDH)既往称为先天性髋关节脱位(congenital dislocation of hip,CDH),是小儿运动系统最常见的四肢畸形,也是小儿骨科的常见病和多发病,左侧髋关节受累多于右侧,约为 2∶1,双侧者少见。DDH 发病率地区差异较大,不同种族及地方发病情况有很大差别。国内发病率约在 0.09%~0.3%,男女比率约 1∶5~1∶7[3]。DDH 发生在患儿出生时或在发育过程中,而畸形发育的髋关节如得不到及时有效地矫正,往往严重影响患儿的生活质量和生长发育。早期诊断、早期治疗对该病的预后至关重要。

(一)病因

DDH 病因尚不明确,目前认为该病是一种复杂的多因素疾病,其中包括髋关节囊和韧带松弛、机械因素、雌激素及遗传因素。研究发现,胎儿分娩时,母体分泌的大量雌激素通过脐血循环进入胎儿体内,使胎儿髋关节及韧带处于松弛状态,此时如遇到不恰当的外力牵拉,胎儿就极易发生 DDH。机械性压力异常如臀位产、羊水过少、胎儿下肢体位变化等也与本病的发生相关。此外,生活习惯和环境因素也与本病密切相关,习惯背婴的国家或地区,如朝鲜、中国

香港等地发病率低,而双下肢包于褡裈中的新生儿发病率明显增高。

流行病学研究显示,遗传因素在 DDH 的发生中起重要作用,12%~33% 的 DDH 患儿有阳性家族史。但该病遗传并非单基因遗传,是复杂的多基因遗传,而遗传因素是多种基因及环境因素共同影响而成。目前研究主要的易感基因有生长因子 5 基因(GDF5 基因)、TBX4 基因、ASPN 基因、妊娠相关血浆蛋白 -A2 基因(PAPPA2 基因)等[4]。

(二)发病机制

DDH 涵盖了由先天因素或以先天因素为基础所致的髋臼股骨头匹配不良,其分为髋臼发育不良、髋关节半脱位、髋关节脱位 3 种类型。病变主要累及髋臼、股骨头、关节囊及周围韧带、肌肉等,引起严重的关节功能障碍。近来对 DDH 的生物力学研究表明,先天性髋臼发育不良使髋臼和股骨头承受的压应力分布不均,承重区范围缩小,承重区关节软骨承受的压力要较正常增加 10~15 倍,因此,将早期发生关节软骨磨损;发育不良的髋臼指数增大及负重时股骨头产生向外上方的应力作用,可导致髋关节半脱位或全脱位。髋关节脱位时,股骨头脱离正常髋关节窝,造成头臼不同心,股骨头由于缺乏正常的力学承重,发生骨化延迟、变小、扁平、软骨面欠规整等改变。头臼不同心是导致 DDH 发生病理改变的根本原因,后期可造成不可逆的痛性关节炎和不同程度的残疾。DDH 发生率的可变性取决于包括宫内胎位(臀先露)、性别(女性)、种族和阳性家族史,第一胎及妊娠合并羊水过少等风险因素。

(三)临床表现

DDH 临床分为单纯型和畸形型,单纯型又分髋臼发育不良、髋关节半脱位、髋关节脱位 3 型;畸形型少见,多双侧发病,治疗困难。DDH 的临床主要特点是髋臼发育不良或关节不稳定。由于新生儿临床表现较轻,症状常不明显,往往不能引起家长注意而漏诊。

1. 体格检查　体格检查仍是早期筛查和诊断的重要手段之一。

(1)患侧臀部增宽升高、两大腿内侧、后侧、臀部的皮肤皱褶不对称。患侧皮皱加深,数量增多,或皮皱数目相同,但患侧偏高,整个下肢缩短或外旋。

(2)患侧股动脉搏动减弱甚至摸不到。因股骨头脱位后股三角凹陷空虚,所以股动脉搏动减弱,注意两侧对比。

2. 对可疑患儿进一步做以下检查

(1)Ortolani(弹进)征或外展试验:患儿平卧,屈膝、屈髋各 90°,检查者两手握住膝关节的同时外展外旋,正常幼儿双膝外侧面可触及床面,如不能触及床面说明内收肌紧张,称外展试验阳性。应注意外展试验假阳性较高。当患侧外展 60°~70° 间有交锁感觉,稍用力向外时感觉有弹跳而能继续外展至 90°,这是脱位的股骨头通过杠杆作用滑入髋臼而致,称为 Ortolani 征阳性,是诊断先天性髋关节脱位最重要的体征。此法是新生儿普查时的重要检查方法。

（2）Barlow 试验：患儿仰卧位，屈髋屈膝 90°，髋做 5°~10° 内收，膝关节轻轻下压，大拇指向外加压可感到股骨头向外脱位，称 Barlow 试验阳性，压力放松，髋外展可感股骨头返回关节。本试验说明髋关节松弛，不稳定，有可能脱位。

（3）Allis 征阳性：患儿仰卧屈髋屈膝，两足平放床上，双踝靠拢可见双膝高低不等，患侧低于健侧，这是股骨头脱位上移所致。注意双侧脱位时无明显区别，新生儿膝高低差别很小，在 0.5cm 内，因此不易发觉。

（四）影像学检查

1. **超声检查**　B 超诊断本病能以不同角度直接静态和动态观察头臼相互关系和髋关节的稳定性，早期明确诊断病变髋关节，被公认为诊断新生儿 CDH 可靠的首选方法。超声波具有穿透软骨的特性，特别适合在股骨头尚未出现骨化的新生儿和婴儿中施行检查。B 超检查髂骨、股骨颈、关节囊为强回声区，股骨头为软骨构成，软骨髋臼缘、Y 形软骨，大转子为无回声区，以髂骨为基线，髋臼盖与软骨盂缘各成一线，形成 α 角与 β 角。α 角衡量骨性髋臼覆盖股骨头的程度，β 角衡量软骨臼覆盖股骨头的程度。正常 α 角 >60°，β 角 <55°；髋发育不良者 α 角 43°~60°，β 角 55°~77°；半脱位者 α 角 <43°，β 角 >77°；全脱位者，在软组织中可见股骨头。但注意有 12%~19% 的误差。

2. **X 线检查**　X 线摄片对诊断先天性髋关节脱位意义重大，但注意小儿在 6~8 个月前，股骨头、颈部均未骨化，髋臼至大转子之间为 X 线透亮区，诊断较困难，因而在股骨头骨化中心出现之前（女 4~6 个月，男 6~10 个月），应做 Rosen 位摄片：即患儿两下肢伸直，外展各 45°，髋内旋 10°~15°，摄骨盆正位片。正常两侧股骨纵轴延伸线向上应相交于腰 5 骶 1 水平，若交叉于腰 5 以上或在髋臼外缘之外经过，则为脱位。

骨盆平片测量法（图 17-4-1）：参照 Bertol 骨盆平片测量法，对新生儿拍摄骨盆正位片，观察髋臼指数、上方间隙、

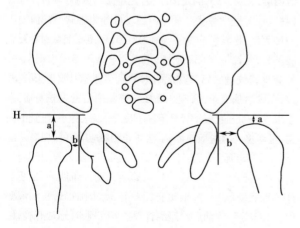

图 17-4-1　先天性髋关节脱位骨盆平片测量法
H 指两侧 Y 形软骨连线；a 代表股骨上端距 H 线的距离；b 代表股骨上端鸟嘴距坐骨支外缘的距离

内侧间隙等指标。Hilgenreiner 线（简称 H 线）是指双侧髋臼 Y 形软骨中心上缘的连线，股骨上端距 H 线的距离为上方间隙，股骨上端鸟嘴距坐骨支外缘的距离为内侧间隙。正常均值：上方间隙为 9.5mm，内侧间隙为 4.3mm。若上方间隙 <8.5mm，内侧间隙 >5.1mm，应怀疑 DDH；若上方间隙 <7.5mm，内侧间隙 >6.1mm，可诊断 CDH。新生儿行 X 线检查应特别注意对性腺的保护。

3. **CT 检查**　新生儿应用 CT 诊断仍有困难，由于射线量为正常摄片的 3 倍，且软组织显示欠佳，髋臼软骨部分可不显示，也不能直接冠状面成像，且对髋臼股骨头显示不清，费用昂贵，不宜常规采用。

4. **MRI**　MRI 三维重建技术可以更为直观、准确地显示髋关节及软组织的结构改变，对骨骼、脂肪、纤维组织、神经、肌肉均能显影，并全面了解髋臼、股骨头、软骨及软组织的形态改变，能进一步提高发育性髋关节发育不良的诊治水平。测量指标：选择经过股骨头中心的 MRI 冠状层面，依照 Fisher 等描述的方法进行测量。

（1）骨性髋臼指数（bony acetabular index，BAI）和软骨性髋臼指数（cartilaginous acetabular index，CAI）：前者为骨性髋臼顶上缘至 Y 形软骨中点连线与两侧 Y 形软骨中点水平连线的夹角（H 线）；后者为软骨性髋臼顶上缘至 Y 形软骨中点连线与 H 线的夹角。

（2）骨性髋臼商（bony acetabular quotient，BAQ）和软骨性髋臼商（cartilaginous acetabular quotient，CAQ）：前者为骨性髋臼深度与骨性髋臼顶上缘至骨性髋臼顶下缘距离之比；后者为相应软骨比值。

DDH 的 MRI 表现主要有：①骨性改变，股骨头扁平，骨骺核较正常侧变小；② 软骨改变，脱位侧髋臼软骨出现不同程度的病理改变，大部分股骨头边缘不光滑，髋臼软骨正常三角形形态消失，呈团块状增厚。当髋关节的 CAI≥13.85°、BAI≥32.73°，相应的 CAQ≤0.097、BAQ≤0.103 时存在髋关节脱位，且随脱位程度加重，CAI、BAI 呈升高趋势，BAQ、CAQ 呈降低趋势，BAI 和 BAQ 分别与 CAI 和 CAQ 呈线性相关。

（五）诊断及鉴别诊断

早期诊断髋关节发育不良对于改善治疗结果非常重要，可降低相关并发症发生的风险。

1. **诊断**　临床诊断髋关节脱位的基本要点是股骨头不在或不完全在髋臼窝里。由于随着患儿年龄增长，髋臼、关节囊、股骨头及周围肌肉等出现继发性病变且不断加重，治疗困难而且效果远不如早期复位，因此，对可疑患儿要多次体检。临床上 Allis 试验和 Ortolani 试验应作为常规普查，对于有臀纹不对称、骨盆前倾、会阴增宽的新生儿结合上述试验阳性，进一步行 B 超、X 线等影像学检查确诊。

2. **鉴别诊断**　本病应注意与：①先天性髋内翻；②痉挛性髋关节脱位；③多发性关节挛缩症合并髋关节脱位等疾病鉴别。

（六）治疗

临床上 DDH 的治疗分为保守治疗和手术治疗两种方式，治疗的目的是要通过保守或手术的方式达到保持并稳定股骨头位于真正的髋臼内。应根据患者的年龄、头臼发育等方面选择治疗方法，以获得稳定的髋关节和最大限度地恢复肢体功能。

1. **保守治疗**　大量研究表明，3~6 个月内的婴儿股骨头和髋臼生长塑形快，只要在新生儿期能获得诊断，95% 的新生儿患儿无需住院治疗，只需用简单的宽尿布、尿枕等方法使髋关节屈曲外展 3~6 个月就可完全临床治愈，并能得到正常发育的髋关节治疗效果。早期复位可使股骨头及时恢复生理解剖关系，促进髋臼和股骨头的正常发育，增加髋关节的稳定，特别是在前 6 个月，相比患儿开始学步行走后治疗更安全、更成功。因而 DDH 的早期诊断和治疗对髋关节的发育至关重要，治疗越早效果越佳，成功概率越大，并且对以后髋关节发育不良造成残留畸形以及长期并发症的概率也显著降低[5]。

新生儿髋臼、股骨头很少发生继发病变，保守治疗即能获得满意效果，经过及时正确的治疗后，X 线上可不见任何异常变化，关节活动也可完全正常。凡新生儿在筛选体检中发现有髋关节不稳定者即应进行治疗。对可疑病例应使婴儿的髋部微屈，并用尿布填充会阴，使两下肢有一定的外展，并定期随诊。如髋关节不稳定已明确，则一律采用双髋屈曲外展的支架疗法。

（1）外展尿枕法：应用髋关节方形尿布垫，使髋关节屈曲 90°，外展 70°~80°，膝关节屈曲 90°，使患儿双下肢保持高度外展位，注意不要用三角形或圆形尿布，因其可使髂腰肌紧张及大腿内侧屈肌群过紧，反而促进髋脱位的发生，增加股骨头缺血坏死的几率。

（2）各种外展支具：目的是保持患儿患肢外展，并逐渐加大外展角度，促使患髋自动复位。最常用的 Pavlik 支具是一种靠重力复位的支具，研究显示，Pavlik 吊带治疗 DDH 的成功率高达 95%，是治疗婴儿期 DDH 的有效方式。应用吊带 3~4 周，当外展达 90° 时即表示已经复位，可摄 X 线片证实。复位成功后仍需佩戴吊带一段时间，期限为 3~4 个月。本法成功率高，可达 90.5%。

（3）牵引疗法：适于 Pavlik 支具治疗失败、脱位程度重的患儿，可行持续牵引。先悬吊牵引，再逐渐外展髋关节，促使脱位的股骨头自发复位。

（4）闭合复位后髋"人"字位石膏固定：由于 7~18 个月的 DDH 患儿活动量增大，对 Pavlik 吊带治疗的依从性和效果受到影响，此期应选择闭合复位后髋"人"字位石膏固定。有报道研究结果显示，治疗总优良率高达 91.2%。

2. **手术治疗**　对 1~1.5 岁以后的患儿，一旦手法复位有困难，就应进行手术。手术愈早效果愈好。早期的合理治疗是促使髋关节正常发育的关键。DDH 的手术大致可分为 3 大类：第 1 类以选择性深度扩臼术、改良沙氏手术为

代表；第 2 类以 Salter 截骨术、Pemberton 截骨术等手术为代表，都以骨盆截骨旋转以解决复位后的稳定；第 3 类是在髋臼的上方加骨片，防止股骨头上移。手术后石膏固定。

（丘小汕　刘钧澄）

三、先天性马蹄内翻足

先天性马蹄内翻足（congenital clubfoot，CCF）是新生儿最常见的四肢畸形之一。畸形包括前足内收、跟骨内翻和踝关节跖屈，继发胫骨内旋，呈典型的马蹄样外观。本病发病率在 0.1%~0.2%，男女发病比例为 2∶1，单侧发病多于双侧，45% 患儿双侧发病，可并发多指、并指等畸形。据流行病学统计全球每年有 10 万例以上先天性马蹄足的婴儿出生，80% 出生在发展中国家。

（一）病因与发病机制

CCF 的病因尚不明确，目前认为其病因可能与包括神经病变、肌肉异常、血管缺损、宫内外在压力感应（原发性或继发于早期羊膜穿刺术）、家族遗传、吸烟、气候及地域变化等有关[6]。

目前对于先天性马蹄内翻足病因研究更多侧重于基因变异。近年来支持罕见变异假说的研究已经证实与早期肢体发育相关的 PITX1-TBX4 转录通路是 CCF 病因学中的一条关键通路。PITX1 基因主要表达在下肢而非上肢，故也是用来解释 CCF 发生的第 1 个基因[7]。研究也发现，HOXD9 不仅调节正常的关节的早期形成，还参与出生后关节疾病的病理过程。HOX 基因与细胞凋亡基因相互作用导致了马蹄内翻足畸形[8]。一些学者对 CCF 患足进行血管造影，发现足部均有血管异常，血管断裂或发育缺陷，以及发生缺血或血栓形成导致缺氧，影响胚芽的形成，最终导致马蹄内翻足的产生[9]。

（二）临床表现

本病临床表现典型，生后即可发现患儿前足内收，跟骨内翻，踝关节跖屈，足跟小，各足趾向内偏斜，可合并胫骨内翻，外形呈马蹄状。马蹄内翻足可分为松软型和僵硬型两种类型：松软型病变主要在软组织，患足较小，皮肤及肌腱不紧，骨性排列可不正常，但无明显严重的软组织挛缩，外踝皮肤纹理正常，容易手法矫正，多系宫内体位不良所致；僵硬型病变重，表现在跖面一道深的横行皮肤皱褶，由于跟骨后端上翘藏于胫骨下端后侧，所以跟骨小，跟腱细而紧，呈严重马蹄内翻畸形，手法矫正困难。

（三）诊断

根据典型的临床表现即可诊断，但治疗前需行 X 线照片了解病变程度。X 线检查简单易行，可确定诊断和病变程度及作为治疗前后对照的客观依据。通常行双足前后位片和侧位片，健侧作为对照。典型的马蹄内翻足 X 线表现为：前足较宽，足跟尖小，足的内侧缘短而外侧缘长。常用的测量指标包括正位片上的距跟角和侧位片上的距跟角、

胫跟角和距骨 - 第一跖骨角。MRI 检查则更有助于提高对伴发神经血管畸形的先天性马蹄内翻足的诊断率。

近年来胎儿 CCF 的产前超声诊断已经取得了长足的进展。二维超声检查正常胎足与小腿垂直,而当同一切面显示足底与小腿变成平行关系时,即可做出诊断。三维超声的三维表面成像则可以更清楚地显示足与小腿间的立体关系。一般在妊娠 20 周就可进行产前超声检查 CCF,但目前技术还难以通过产前超声检查推断产后患儿 CCF 的严重程度,亦无法避免 CCF 的漏诊。

（四）鉴别诊断

先天性马蹄内翻足需与新生儿足内翻相鉴别,后者与先天性马蹄内翻足外观相似,多发生在一侧,但足内侧不紧,足可背伸触及胫骨前面,手法治疗 1~2 个月可完全正常。其他需鉴别的疾病还包括脑瘫后马蹄足、多发性关节挛缩症、神经源性马蹄足等。

（五）治疗

CCF 的治疗手段主要有手术疗法和非手术疗法。由于 CCF 早期病变主要在软组织而骨关节正常,大多数学者认为早期 CCF(<6 个月)的最初首选治疗方法为非手术治疗。新生儿时期是治疗的最佳时机,一般建议在出生后 1 周开始治疗。

非手术疗法目前主要有来自北美广泛应用的 Ponseti 方法和欧洲的 Bensahel 功能疗法两种不同的治疗体系。这两种体系均认为宜在患儿畸形尚未完全固定时,通过软组织牵拉达到矫正畸形的目的。有报道分析比较 Ponseti 方法和 Bensahel 功能疗法的治疗效果,Zionts 等[10]报道认为,近年对先天性马蹄内翻足患者施行松解手术减少,与 Ponseti 方法和 Bensahel 功能疗法这类保守治疗有关,保守治疗的主要优势在于不仅减少治疗费用、石膏利用,还降低了手术的概率。从卫生经济学的角度考虑,一般认为 Ponseti 方法比 Bensahel 功能疗法更适合于发展中国家的具体情况。

目前认为 Ponseti 方法是保守疗法中效果最好的方法,有效率达 85% 以上。Ponseti 方法仅需每周就诊,予行石膏护理及支具佩戴和宣教为主,其主要包括手法矫形、石膏矫形、支具矫形等方法。佩带支具保持患足外展共需 2 年,前 3 个月全天使用,以后仅在睡眠时使用。患儿需在指导下学习站立、行走等锻炼。评价治疗效果不应只着眼于解剖学矫正,更要注重患儿疼痛和功能受限等症状改善的评估。

非手术治疗不成功或未能完全纠正畸形才可考虑手术治疗。手术治疗分别有软组织松懈术、肌力平衡术、截骨矫形、三关节融合术、外固定支架(环)等。临床上可根据患儿的临床分型及年龄等情况选择适当的手术治疗方法。

（丘小汕　刘钧澄）

四、先天性多关节挛缩症

先天性多关节挛缩症(arthrogryposis multiplex congenita, AMC),又称关节弯曲综合征(Guerin-Stern 综合征),是一种少见的先天性多关节受累挛缩的综合征。主要表现为多发性关节挛缩,主动及被动活动均受限。受累肢体呈萎缩状,关节部位皮纹消失、皮肤紧缩发亮,屈曲畸形患者常并有皮蹼形成。最初关节扭曲是肌肉挛缩使关节处于异常姿势,原发病变在肌肉而非关节。关节本身结构无病变,是继发性病变。本症在新生儿中发生率约为 1/3000。根据病变部位不同可分为 3 型:神经病变型、肌肉病变型和混合型。临床常并发马蹄内翻足、小爪形手以及髋关节脱位或挛缩等其他畸形。出生后畸形大多不再进展。

（一）病因

本症病因未明,为一种先天性致残性畸形疾病。AMC 患儿在胎儿期失去运动能力可能是因为神经、肌肉或结缔组织异常,也可能是由于母亲疾病造成宫内压迫或血管受损所致。多种因素如原发性肌肉退行性变或发育不良、脊髓前角细胞发育不良、病毒感染、中毒及宫内胎动受限等可以妨碍神经肌肉发育。目前遗传因素尚不能确定。

（二）病理

本症的基本病理改变是先天性肌肉发育不全,肌肉被纤维和脂肪组织所替代,且无神经支配。神经病变型的主要变化是脊髓前角细胞退化或消失,颈椎和腰椎膨大部变细,大脑发育落后。肌肉纤维颜色和质地尚正常。肌肉病变型较神经病变型少见,其病变主要为肌肉受累变硬,外观苍白。镜检见肌肉纤维的形态不一,肌肉内纤维组织增多,特征是患儿舌部有条纹并卷曲。关节的改变与神经病变型相似。混合型的病理改变同时存在上述两种类型改变。

（三）临床表现

该病临床上相对少见,主要影响四肢关节,也可累及脊柱[11]。临床表现典型,关节畸形在出生时多可辨认。有的病例只存在上肢或下肢畸形,也有的病例四肢和躯干均受累,关节形态上的改变常决定于与该关节有关肌肉受累的程度。临床特点如下:①肌肉萎缩,外观呈废用状;②多发性关节挛缩,关节固定于伸直或屈曲位,关节的主动和被动活动均受限;③皮肤紧缩发亮,缺乏正常的皱褶纹理。面部特别是前额部有红痣。屈曲畸形的屈侧可见皮肤和皮下组织形成蹼状;④浅表感觉正常,但深层腱反射减弱或消失;⑤智力多正常,但严重的神经病变型可有脑发育不全;⑥常并发髋关节、膝关节或桡骨头的脱位,也可有难以纠正的畸形足。本症虽有严重关节畸形,但临床经过呈非进行性,除功能障碍以外并无疼痛,常不威胁生命。

（四）实验室检查

AMC 病变肌群对电刺激的反应减弱,但作 EMG 检查并不能测出退行性变。X 线片检查可见肌肉萎缩、关节囊增厚、马蹄内翻足、髋关节脱位等。

（五）诊断及鉴别诊断

超声对先天性多发性关节挛缩症的产前诊断有重要价值。产前检查,可注意胎儿手姿,足姿和关节的状态,活动情况,以及特殊体征的多次观察[12]。出生时即出现典型的 2 个或 2 个以上的关节挛缩畸形即可诊断[11]。出生后即出现的多发关节畸形,在排除关节松弛综合征、骨发育不良以及其他宫内姿势性畸形后,结合临床特点和 X 线检查可考虑为 AMC,有条件可作肌肉病理活检,然后再进一步判断属于神经病变型、肌肉病变型或混合型多关节挛缩症中的哪一种。主要需鉴别的疾病如下:①先天性挛缩性蜘蛛指(趾)症;②远端多关节挛缩;③弯曲变形性发育异常。

(六) 治疗

本症无特效疗法,以手术和矫形为主,矫形可用石膏、夹板、支架固定。手术有松解术、截骨术、关节固定术等多种骨和软组织的术式,需因人而异地反复斟酌选择适宜手术。早期主要为对受累关节及肌肉进行按摩、针灸等理疗方法或被动运动以增加其活动,并对有脱位等畸形者选用适当的夹板或牵引。由于 AMC 软组织挛缩,关节周围皮肤紧张,肌肉萎缩、变形,因此,矫正或韧带手术切开纠正也只能轻微改善外观,无法恢复正常关节的位置及功能[13]。

(丘小汕　崔其亮)

五、先天性颅骨缺损

先天性颅骨缺损是由于胚胎期神经管发育不良或骨化障碍,或出生后骨化停止而形成的。颅骨缺损区多位于颅顶中线部位,或偏离中线,呈对称性或不对称性分布。缺损好发于枕部及鼻根,常并发脑积水、腭裂、唇裂、先天性心脏病、脊柱及手足指趾畸形等,其中枕骨缺损约占 71%。缺损大小自数厘米到 10 厘米不等,发生率 1/(5000~10 000),常合并先天性头皮缺损或斑痣性错构瘤,亦可见于朗格汉斯细胞组织细胞增生症以及先天性锁骨颅骨发育不全综合征。

(一) 病因与发病机制

一般认为本病发生与胚胎 3~20 周之间胎儿神经管发育不良及膜化骨骨化过程停止所致有关。已知某些维生素的缺乏,特别是叶酸缺乏可影响神经管的正常闭合。神经管在发育过程中闭合不全或未能与外胚叶完全分离,使该部由神经管与周围中胚叶的连接处形成的颅骨、脑膜及蛛网膜等发育出现障碍,从而发生畸形。此外,胎儿时期发育过程中膜化骨在骨化演变阶段遇到障碍,使膜化骨未能完全正常形成骨化,患儿膜化骨长期存在也可造成颅骨缺损。

(二) 临床表现

临床表现与缺损的大小和部位有关。小的颅骨缺损及发生在有厚实肌肉的颞部和枕下部时可以没有明显的临床症状。大的颅骨缺损会出现颅内容物经缺损处膨出,即脑膨出。根据膨出物的不同可分为:①脑膜膨出。膨出的囊仅由软脑膜和蛛网膜组成,硬脑膜常局部缺如,囊内充满脑脊液。此型最常见。②脑膜脑膨出。膨出物为脑组织、软脑膜、蛛网膜脉络膜及脑脊液。③脑膨出。膨出物为脑实质,无脑脊液。④囊性脑膜膨出。膨出物为脑组织和部分脑室,

在硬膜与脑组织之间无脑脊液。

脑膨出临床表现为患儿枕中线或鼻根等部位发现一囊性包块,表面皮肤正常或仅为薄膜样组织,个别患儿头皮缺如。患儿哭闹时囊性包块增大或张力增高,触之有搏动感,用手挤压包块时前囟张力增高,说明包块与颅内相通。膨出物仅为单纯脑膜时,透光试验阳性,含有脑组织者透光试验阴性。单纯颅盖部颅骨缺损一般不引起神经系统症状。如颅骨缺损导致病人出现系列神经症状,即为颅骨缺损综合征。发生于鼻根部的脑膨出可压迫脑神经出现双眼闭合不全,甚至影响呼吸。部分患者合并多发性神经纤维瘤,或有大小不等的咖啡色斑块。

(三) 诊断

多数患儿根据临床表现即可诊断,对于颅面部肿块患儿可行以下检查。

1. X 线照片　颅骨 X 线平片即可确诊,可以了解颅骨缺损大小、形态、范围及部位等。

2. CT　不仅可显示颅骨缺损的形态、范围,还能显示膨出软组织中是否含有脑脊液或脑组织。对颅顶前半部的脑膨出,CT 三维重建技术对决定是否需要颅面重建以及选择重建方法很有帮助;对颅底脑膨出,冠状 CT 扫描显示更好。

3. MRI　对膨出内容物分辨更好。

(四) 鉴别诊断

需与头皮肿块、颅周窦或血管瘤、鼻息肉和鼻咽部肿瘤及筛窦黏液囊肿等疾病鉴别,可借助 X 线片、造影剂、CT 及 MRI 定位检查做出鉴别诊断。

(五) 治疗

对于先天性颅骨缺损的治疗,通常认为在生长发育阶段颅骨随年龄的增长而变化很大,临床上一般不主张早期行颅骨修补术,但由于小儿颅骨缺损旷置持久,更易出现并发症,因此,对于小儿颅骨缺损的修补时机存在一定的争议。一般来说对缺损范围较小的单纯颅骨缺损且无症状者可不必手术;对于缺损面积大于 3cm×3cm 者则需手术修补,适宜年龄为 5~6 岁患儿。

近年国内有学者研究通过测量了解小儿头颅生长特点和查阅文献资料说明应该在小儿颅骨生长减慢以后进行颅骨修补术比较安全、可靠。如果在 1 岁前行颅骨修补术,因颅骨的生长速度非常快其手术致畸儿率也非常大;1~3 岁期间小儿头颅生长速度明显减慢,除特殊情况外,小儿颅骨修补可以适当的放宽至 2 岁;3 岁以后除有特殊情况外,应尽早行颅骨修补术[14]。对于有明显头皮缺损伴有神经压迫症状、呼吸困难者应急诊手术。

2010 年上海儿童医学中心顾硕等[15]研究结果显示,对儿童颅骨缺损进行早期修复有利于其生理、心理的康复,修补年龄可提早到 2 岁。应用计算机三维塑型钛金属网覆盖修复儿童颅骨缺损,吻合精度高,对儿童颅骨生长无明显影响。

(丘小汕　刘钧澄)

参考文献

1. 范美丽,彭振居,邹炜,等.小儿先天性肌性斜颈发病的相关因素.中国妇幼保健,2008,23(30):4279-4280.

2. 王丽霞,朱桂红,尚绪静.综合干预疗法治疗小儿先天性肌性斜颈临床观察.山东中医药大学学报,2016,40(1):48-49.

3. 张立军,吉士俊,李连永.发育性髋关节发育不良的诊治策略.临床小儿外科杂志,2012,11(3):161-165.

4. Shi DQ,Dai J,Ikegawa S,et al. Genetic study on developmental dysplasiaof the hip .Eur J Clin Invest,2012,42(10):1121-1125.

5. 李卫平,王华明.发育性髋关节发育不良.中国组织工程研究与临床康复,2011,15(52):9851-9854.

6. Gibbons PJ,Gray K. Update on clubfoot. J Paediatr Child Health,2013,49(9):434-437.

7. Dobbs MB,Gurnett CA. Genetics of clubfoot. J Pediatr Orthop B,2012,21(1):7-9.

8. 孔圳,孙永建,常思灵,等.先天性马蹄内翻足的遗传和基因研究新进展.中国矫形外科杂志,2013,21(17):1746-1749.

9. 司晓凤,叶姣,王玉辉,等.先天性马蹄内翻足病因的研究进展.沈阳医学院学报,2014,16(3):181-184.

10. Zionts LE,Zhao G,Hitchcock K,et al. Has the rate of extensive surgery to treat idiopathic clubfoot declined in the united states？ J Bone joint Surg Am,2010,92(4):882-889.

11. 陈忠辉,孙旭,邱勇,等.先天性多发性关节挛缩症伴脊柱侧凸的影像学特征.中国脊柱脊髓杂志,2013,23,(12):1057-1062.

12. 王健,刘静.产前诊断先天性多发性关节挛缩症的探索.中国优生与遗传杂志,2012,20(8):110-111.

13. Kowalczyk B,Felus J. Treatment of foot deformities in arthrogryposis multiplex congenita. JBJS reviews,2015,3(6):e4.

14. 侯海东,张春阳,刘明.0~6岁颅骨生长特点与同期颅骨缺损修补可行性研究.中华神经外科杂志,2013,29:286-288.

15. 顾硕,鲍南,徐织.儿童颅骨缺损早期修补的实践及探讨.中华神经外科杂志,2012,28:1001-1004.

第 5 节　其他全身性因素引起的骨关节异常

一、低磷酸酶血症

低磷酸酶血症(hypophosphatasia,HPP),又称低碱性磷酸酯酶血症,是编码组织非特异性碱性磷酸酶(tissue nonspecific alkaline phosphatase,TNAP/TNSALP)的基因,也称 ALPL 基因(NCBI 基因 ID：249；OMIM *171760)突变所引起血清碱性磷酸酶(alkaline phosphatase,ALP)活性低下的一种遗传性全身系统疾病[1]。临床表现可从较轻的骨骼矿化不全到严重致死的重症,受累的器官包括骨骼、肌肉、肾、肺、胃肠道和神经系统等。不同种族 HPP 发病率报道不同,加拿大重症 HPP 的发病率为 1/100 000;欧洲重症 HPP 的发病率为 1/300 000;在日本,围产期致死型 HPP 的发病率为 1/900 000;而在非裔美国人 HPP 则罕见[2]。

(一)病因及发病机制

ALPL 基因位于 1 号染色体短臂(1p36.1-p34)。ALPL 基因有 12 个外显子,超过 50 个碱基分布,编码 524 个氨基酸。目前有超过 330 种 ALPL 基因突变报道,约 80% 的基因突变是错义突变。HPP 临床表现的不同与遗传方式、错义突变数量及其对 TNSALP 活性的影响有关。严重的 HPP 为常染色体隐性方式遗传,由于 ALPL 基因突变,几乎完全抑制 TNSALP 的活性。较轻的 HPP 以常染色体显性或隐性方式遗传,ALPL 基因突变使 TNSALP 减少,但不完全抑制酶的活性[1-2]。

TNSALP 是细胞表面的二聚体水解酶,在骨骼和发育的牙齿中和肝、肾大量表达。HPP 患者由于 ALPL 基因突变致 TNSALP 的天然底物无机焦磷酸盐(inorganic pyrophosphate,PPi)和 5'-磷酸吡哆醛(pyridoxal 5'-phosphate,PLP)在细胞外积聚。PPi 是矿化抑制剂,细胞外过多的 PPi 可以导致骨软化症、佝偻病或牙齿早脱落,以及钙化性关节炎;严重受累的婴儿因矿化受阻可出现高钙血症和高磷血症。围产期或婴儿型 HPP 患者,PLP 水解不足,神经递质合成所需的维生素 B6 水平低下,会导致吡哆醇依赖性癫痫发作[1-3]。

(二)临床表现

HPP 临床表现有很大的变异性,可从严重的全身性骨骼形成不良导致的宫内或新生儿死亡到儿童及成人的骨质疏松和牙齿过早脱落。根据患儿最早出现症状的年龄和严重程度 HPP 分为 6 型:围产期致死型、围产期良性型、婴儿型、儿童型、成人型和牙齿型。HPP 临床分型及各型临床表现如下[1-3]。

1. **围产期致死型**　为常染色体隐性遗传,是 HPP 最严重的类型。通常在胎儿期就可发病而致死胎,有的则在出生后立即或出生后数天死亡。骨骼的特征性表现是极度矿化低下伴肢体缩短和畸形。生后即呈颅骨软化,头呈球形,囟门大。肋骨发育差,在骨与软骨交界处成串珠状。胸廓变形,胸腔容量减少,可导致明显的呼吸困难。四肢长骨软易发生骨折,肢体短粗,弯曲畸形,可伴有前臂或下肢皮肤表面的环形深凹切迹,尤以近腕及踝处明显。前臂或腿部有皮肤包裹的骨/软骨刺突出可以作为诊断依据。出生后存活的新生儿常出现高钙血症、呼吸暂停、难以治疗的惊厥和进展性脑病。胸廓佝偻病畸形和肺组织发育不良导致严重的呼吸系统并发症是死亡的直接原因。

2. **围产期良性型**　为常染色体隐性或显性遗传,超声检查显示胎儿的骨骼矿化不良、四肢肢体弓形弯曲和缩短,长骨表面常覆有异常陷窝。在妊娠的后 3 个月超声复查可见骨骼异常和矿化的渐进性改良。此型患者预后良好。

3. **婴儿型**　为常染色体隐性遗传,是 HPP 严重类型之一,在出生 6 个月内出现临床症状。由于胸部畸形,肋骨骨折和气管软化易患肺炎,50% 的婴儿型 HPP 在婴儿期死亡。部分患者有高钙血症的表现如烦渴、多尿、喂养困难、便秘、呕吐等。该型常有颅缝早闭,从而导致颅内高压。一些患儿可有自发增加骨矿化和临床症状改善,长大后常表现为身材矮小和乳牙早失,但是远期预后良好。

4. **儿童型**　出生 6 个月后发病。临床表现多样,可表现为佝偻病、乳牙脱落早(常于 5 岁前脱落)、行走延迟,身材矮小、步态蹒跚等,且常伴有骨折和骨痛史。儿童期骨病在青春期后可自发缓解,但在中晚年有复发的可能。

5. **成年型**　中年以后起病。表现为负重部位的骨痛、应力性骨折及恒牙过早脱落等。

6. **牙型**　为 HPP 的常见类型,可侵及儿童和成人。特征为牙根部发育完全的牙齿过早脱落(乳前牙最常受累)和严重的龋齿,常无骨骼系统的畸形。

值得注意的是各型 HPP 的临床表现可能会有交叉重叠,婴儿型和儿童型 HPP 可以是连续的,有时很难区分。预后与骨骼并发症有关,越早出现症状和体征预后越差。

(三) 影像学检查

HPP 的 X 线检查主要为骨骼矿化不足的表现,可见全身骨骼保持原始的雏形,骨干仅有中间部分钙化。重症者主要表现为几乎完全性骨骼矿化低下,骨骼发育延迟,干骺端不规则的透光区延伸,为生长过程中大量残留未钙化的软骨物质所致。四肢长骨骨干可呈弯曲成角,骨密度减低,骨干边缘模糊,干骺端增宽凹陷,临时钙化带变薄或消失,骨骺小,出现延迟,多发骨折。肋骨细短,脊柱钙化不全,椎弓根可缺如。肩胛骨及髂骨变小或边缘部分骨化缺如。颅骨板菲薄或成骨不全,颅缝分离,前囟增宽突出,严重者头颅骨的膜状骨只有中心区域钙化。轻症者的骨骼表现与重症佝偻病基本相似,仅在诸骨的干骺端呈佝偻病样改变。MRI 检查可以发现骨骼结构早期改变或肌肉骨骼炎症征象。产前超声检查可以发现围产期致死型 HPP 明显的骨骼矿化不足[1,2]。

(四) 实验室检查

HPP 病情的严重程度与血清 ALP 活性呈负相关。根据患者血清 ALP 活性持续性的显著降低可以作为临床诊断依据。ALP 底物有 PPi、PLP、磷酸乙醇胺(phosphoethanolamine,PEA),其积聚是低 ALP 活性的指标。HPP 患者尿 PPi 排泄增加;血清 PLP 升高是 HPP 的敏感和特异的生化标志物,与 HPP 的严重程度相关;血和尿 PEA 含量增加有助诊断HPP。ALPL 基因突变分析可以确诊 HPP,在产前诊断 HPP

风险评估的作用十分重要[1-3]。

(五) 诊断及鉴别诊断

基于上述病史、临床表现、实验室检查血清 ALP 水平持续性的显著降低,以及典型的 X 线骨骼改变可以诊断 HPP。检测血清 PLP 升高,尿 PEA 含量增加有助诊断HPP。病情较轻,临床表现不明显的 HPP 可以造成诊断困难。ALPL 基因突变分析可以确诊[1-2]。对羊水胎儿细胞进行 DNA 分析可以做出产前诊断。

围产期 HPP 与成骨不全、先天性侏儒症、软骨发育不全等鉴别。婴儿和儿童型 HPP 与有机酸尿症、原发性和继发性佝偻病、成骨不全症、牙本质发育不全等鉴别[2]。

(六) 治疗

目前临床大多针对症状进行治疗。HPP 症状范围广、并发症多,针对骨骼矿化受损、钙磷代谢障碍、反复骨折、疼痛、呼吸困难、牙齿过早脱落、发育迟缓、癫痫发作等症状可给予个体化对症支持和物理治疗。限制饮食中磷酸盐对HPP 症状控制方面有一定效果;非甾体消炎药对缓解儿童型患者的疼痛症状有显著帮助。有用锌、镁(可激活 ALP)和磷酸吡哆醛(PLP)治疗 HPP,但效果不佳。由于 HPP 患者血钙和血磷水平升高或正常,而 25- 羟维生素 D 正常,因此,维生素 D 治疗常无效,甚至可能加重临床症状。HPP患者禁用双膦酸盐,后者可加重骨骼矿化障碍。有报道应用骨髓和干细胞移植可改善婴儿和儿童型 HPP 的骨骼矿化,但并不提高 ALP 活性。目前酶替代疗法为 HPP 患者提供改善生存和功能的机会,骨骼靶向人重组 TNSALP(asfotase alfa)在多个国家已经被批准用于治疗婴幼儿起病的 HPP[4-5]。

(丘小汕　余慕雪)

二、蜘蛛指(趾)样综合征

蜘蛛指(趾)样综合征(arachnodactyly syndrome),亦称马方综合征(Marfan syndrome,MFS),是一种遗传性结缔组织疾病,为常染色体显性遗传。1896 年 Marfan 首先对该症进行了描述。本病主要累及骨骼肌肉、心血管和眼。主动脉夹层突然破裂是 MFS 患者最主要的死因[6]。

(一) 病因与病理

本病为常染色体显性遗传病。近年来的研究证实,90% 的 MFS 是由于原纤维蛋白基因(FBN1)突变引起的[6]。骨骼肌、心血管和眼是主要病变部位,也可累及皮肤、肺和中枢神经系统。基本病理学改变是不能生成正常胶原和弹力纤维组织。有些病例尿中含有羟脯氨酸。

(二) 临床表现

患儿身材超长,肢体瘦长,缺少皮下脂肪,四肢远端尤其趾(指)细长,身体的上下量比例失常,下量大于上量,两臂伸展开的指距长度超过身长。肋骨过度纵向生长,常有漏斗胸,脊柱后凸侧弯,头颅长,面窄,颌凸畸形,腭穹隆呈 S 形。眼在散瞳后用裂隙灯观察可见由于晶状体悬韧带松弛或断裂而出现晶状体异位,多并发严重的近视眼。韧带松弛,关节过伸,肌张力低,可导致足外翻和膝反屈,甚至出现屡发性髌骨脱位和髋关节自然脱位。亦可见股疝和横膈疝。心血管系统可见主动脉扩张甚至形成夹层动脉瘤、主动脉瓣或二尖瓣关闭不全以及房室间隔缺损等。夹层动脉瘤是本病最严重的并发症,常为成年后的致死原因。

（三）X 线检查

X 线摄片见四肢骨细长,尤以手指和足趾管状骨最为突出。脊柱侧位片显示椎体的高度增加,前后径则缩短,椎体的前后缘凹入,椎管和椎间孔扩大。

（四）诊断及鉴别诊断

根据特殊的临床表现及 X 线表现,本病诊断并不困难。需注意与某些高胱氨酸尿症病例鉴别。高胱氨酸尿症患者外观类似马方综合征的表现,但有 3 个明显特点可资鉴别:①智力低下;②高胱氨酸尿;③为常染色体隐性遗传。

（五）治疗

MFS 早期诊断和治疗是降低患病率及病死率的有效途径[6]。本病无特效疗法,多根据症状采用对症治疗。MFS 主要是由 *FBN1* 基因发生负显性突变所致,通过基因操作使突变基因少表达或不表达有望成为 MFS 的治疗途径。目前研究者力图通过各种方法降调突变等位基因的表达。今后研究的重点将是基因调控和表型 - 基因型的关系。

（丘小汕　崔其亮）

三、婴儿骨皮质增生症

婴儿骨皮质增生症(infantile cortical hyperostosis,ICH),又称 Caffey 病,是一种婴儿时期侵犯骨骼及及其邻近肌肉、筋膜的疾病,其特点为长管状骨和扁平骨有骨膜下新生骨形成,以及患处的肿胀和疼痛。由于本症少见,首诊时易误诊。该症有两种类型:家族性 ICH 和胎儿期发生的致死性 ICH。前者是一种暂时性的婴儿骨皮质增生的疾患,多见于 5 个月内婴儿,男孩多见,为自限性疾病,预后好。后者非常罕见,患儿多为死产或生后不久死亡[7]。

（一）病因与发病机制

ICH 的病因至今未明,可能与骨骼感染、遗传、过敏因素有关[7]。该症可多个部位同时受累,累及肌肉筋膜。主要发生于长管骨、下颌骨(70%~90%)、锁骨(50%)和肩胛骨、肋骨(20%~30%),除指 / 趾骨、脊柱及髋骨外全身骨均可累及,可单骨或多骨,多发者常表现为对称性特点,下颌骨多位于下颌角和下颌升支[8]。病变骨和软组织内的小动脉内膜呈增生改变,造成缺氧可能是产生反应性骨膜增生的原因。亦有认为与先天性骨膜小动脉发育不良和过敏因素有关。近年报道认为 ICH 与 *COL1A1* 基因突变有关。主要为编码 I 型胶原蛋白 α-1 链(*COL1A1*)的基因错义突变杂合子

(3040C → T),导致 I 型胶原蛋白 α-1 链螺旋区 Arg 被 Cys 替换,易于触发骨皮质胶原纤维的急性炎症[8]。

ICH 病理改变早期为骨膜水肿增厚,与邻近组织分界不清。亚急性期骨膜组织结构重新恢复,骨膜下新骨形成,骨皮质增厚。晚期增厚骨皮质由内至外逐渐吸收变薄,骨髓腔扩大,最后恢复正常[7]。通常病变持续 2~3 周至 2~3 个月的骨皮质增厚,多在 2 岁之内消退,累及骨可遗留轻度的骨皮质增厚。

（二）临床表现

临床上 Schweiger 将 ICH 分为轻、重两型。轻型病例为经典常见病例,可在新生儿早期起病,多在生后 6 个月以内,平均为生后 2 个月。ICH 临床症状似感染,患儿常有发热、烦躁不安与哭闹等症状,病变部位局部软组织弥漫性硬性肿胀,压之无凹陷,不红不热,有触痛。病变累及四肢可出现假性瘫痪表现。不可预测的自然消退是本症最具特征性改变。

重型病例主要为产前诊断的 ICH,多于宫内或产后短期内死亡,少部分 35 孕周后包括产后发病者可出现肝脾肿大、血小板、凝血异常及恶性贫血而致死[8]。

（三）实验室检查

ICH 病理上为急性炎性反应,临床常有白细胞增高,血沉增快,碱性磷酸酶增高等,可伴有贫血。

（四）影像学检查

ICH 的 X 线表现可分为软组织肿胀期、增生期和恢复期,X 线表现特点主要体现在后两期。其特点为与骨病变范围相一致的软组织肿胀,与脂肪层分界清楚;各种形状诸如线状、带状、花边状等的骨膜增生,骨皮质多正常,增生的骨膜可形成"包壳征"或"管套征"。病变于长骨多见,且限于骨干。急性增生显著者典型 X 线表现为大范围的骨膜套管状增生、骨干呈梭形改变,骨膜下大量新生骨形成,病骨变粗。开始时骨皮质外新骨边缘毛糙,原有皮质的界限尚可见,随着新骨的密度增加则与原有的骨皮质融合(图 17-5-1)。这种新骨形成围绕骨干呈对称性,不超过骨骺缘,反复加剧和消退。消退时原增厚的骨皮质可见骨质吸收、变薄但无破坏或硬化。随骨厚度的减少其临床症状也逐渐消失,数月或数年后病变完全吸收。各部位骨骼的病情可各异,累及不规则骨硬化较明显、骨膜呈环状增厚、包壳样骨化,但干骺端不累及可与其他骨膜增生性疾病鉴别。

CT 表现除上述改变外可见明显软组织肿胀、边界不清。M R 骨膜增厚及软组织水肿表现早于 X 线平片。M R 特征主要表现为长骨以中段为主的明显骨膜套筒样增厚,信号特点为稍长 T_1、长 T_2,周围软组织呈长 T_1、长 T_2 水肿信号,髓鞘也可见轻度水肿信号。高场 MR 对 ICH 有独到的诊断与鉴别诊断意义,能更早期的发现骨内外膜、骨间膜增生病变及其演化,并显示特征性"外星人眼征"和外层反应性纤维层等特征性影像改变,且可鉴别一些易于混淆

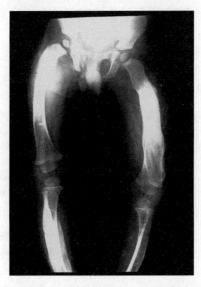

图 17-5-1　婴儿骨皮质增生症双下肢正位片
右侧股骨、胫骨及左侧股骨骨膜明显增厚，外形清楚，无明显骨皮质破坏征，两侧干骺端形态正常，病变部骨质周围软组织肿胀、密度增高

的骨病变，以及早期识别和诊断 ICH[8]。

（五）诊断及鉴别诊断

ICH 多发生于婴儿期，病程缓慢。如婴儿出现原因不明反复发作的软组织疼痛性肿胀和发热，同时 X 线检查发现典型的以骨膜增生为主要表现，长管状骨病变不侵及干骺端及骨骺，根据发病年龄、临床表现和 X 线等影像学特征性改变可以做出初步诊断。发作期白细胞增加，红细胞沉降率增加、贫血及 ALP 水平增高，应注意与急性骨髓炎、维生素 A 中毒、坏血病、梅毒性骨软骨炎、转移性神经母细胞瘤等相鉴别。

（六）治疗与预后

ICH 无需特殊治疗，一般预后良好。本症可以自愈，临床症状多在 1 个月内消失，实验室检查亦随之恢复正常。骨质一般 6~9 个月恢复正常，但也有少数反复发作，持续多年，慢性迁延后可遗留肢体畸形、运动障碍等。肾上腺皮质激素可缓解急性期的全身症状，适用于病变广泛的病例，但对骨修复无明显效果，且停药后易复发。

（丘小汕）

参考文献

1. Whyte MP. Hypophosphatasia-aetiology, nosology, pathogenesis, diagnosis and treatment. Nat Rev Endocrinol, 2016, 12 (4): 233-246.

2. Bianchi ML. Hypophosphatasia: an overview of the disease and its treatment. Osteoporos Int, 2015, 26 (12): 2743-2757.

3. Whyte MP. Hypophosphatasia: An overview For 2017. Bone, 2017, 102: 15-25.

4. Phillips D, Case LE, Griffin D, et al. Physical therapy management of infants and children with hypophosphatasia. Mol Genet Metab, 2016, 119 (1-2): 14-19.

5. Whyte MP. Hypophosphatasia: Enzyme Replacement Therapy Brings New Opportunities and New Challenges. J Bone Miner Res, 2017, 32 (4): 667-675.

6. 贺晶, 高凌根. 马凡综合征的分子遗传学研究进展. 中华保健医学杂志, 2015, 17 (5): 421.

7. 徐益, 萍黄轲. 婴儿骨皮质增生症 2 例报告. 中国当代儿科杂志, 2010, 12 (11): 925.

8. 范立新, 刘建滨, 谢安, 易正湘, 李泽达. 婴儿骨皮质增生症 MRI 特征性表现一例. 临床放射学杂志, 2016, 35 (3): 418.

第18章　内分泌及代谢疾病

第1节　糖代谢紊乱

一、胎儿和新生儿糖代谢特点

胎儿期能量消耗大,不仅包括胎儿的发育需要和代谢的维持,妊娠末期更需要不断增加能量贮备如增加棕色脂肪等为出生做准备。胎儿经由胎盘不断地接受来自母体的多种能量物质如葡萄糖、乳糖、游离脂肪酸、酮体和氨基酸等。在母亲营养状态正常情况下,胎儿一般不以脂肪酸或酮体作为能量的来源。正常胎儿很少产生葡萄糖,而是按照母亲-胎儿浓度梯度扩散方式全部来源于母亲,如母亲低血糖或胎盘功能不全不能满足需要,胎儿可利用其他底物如脂肪酸或酮体通过糖异生及糖原分解作用自行产生葡萄糖,这些多以胎儿生长为代价,常会产生不可预见的代谢改变[1]。临近足月时,胎儿能量贮备迅速完善,于胎龄9个月时脂肪贮备已超过418kJ/d,足月时糖原贮备已达到肝与肌肉重量的5%、心肌重量的4%左右。糖原贮备是生后1小时内新生儿的主要能量来源,胎儿的能量贮备可因早产及IUGR而受到不同程度的影响,急性宫内窘迫或慢性胎儿缺氧均可减少糖原贮备。

出生后新生儿迅速离开母亲葡萄糖供给环境,寒冷、呼吸运动和肌肉活动明显增加了能量需求以维持血糖正常。新生儿的特殊性在于脑/身体比例较成人大,且脑葡萄糖利用率高,按照身体体重计算,新生儿葡萄糖需要量是成人的3~4倍[2]。出生后最初能量代谢是糖酵解,由于24小时内肝糖原水平明显降低,须以糖异生补充。出生时已开始动员脂肪分解,血浆游离脂肪酸可增加3倍并维持较高水平,当婴儿以脂肪代谢产热为主时,呼吸商将降至0.8以下。游离脂肪酸和酮体可能通过以下因素稳定血糖:①节省心脏、肝、肌肉和脑组织的葡萄糖利用;②促进糖异生。

新生儿血糖的动态平衡还由胰岛素及其他激素如生长激素、高血糖素、皮质醇及儿茶酚胺等相互作用来调节,其中高血糖素、皮质醇和儿茶酚胺促进糖异生和糖原分解,使血糖升高[2]。血糖的动态平衡取决于肝糖输出和末梢糖利用,足月新生儿稳定状态葡萄糖利用速度是4~6mg/(min·kg),胎儿和同胎龄早产儿为8~9mg/(min·kg)[1]。导致糖利用增加的因素有:缺氧时无氧酵解使末梢葡萄糖利用增加;高胰岛素血症时胰岛素敏感组织摄取葡萄糖增加;寒冷应激通过激活交感神经系统和促进甲状腺激素分泌增加了代谢率。一旦建立正常喂养,甘油和氨基酸持续进行糖异生,乳类中的乳糖在胃肠道水解产生的半乳糖促进肝糖原产生,在喂养间歇由糖原分解产生肝葡萄糖;喂养也会介导胃肠肽或促胰腺素而促进胰岛素分泌、降低肝葡萄糖产生、增加糖利用、产生能量并以糖原形式储存。如果激素调控机制衰竭或者底物减少使糖异生和糖原分解速度与糖利用速度不一致,将导致葡萄糖动态平衡紊乱。

新生儿出生时血糖为母亲血糖的60%~70%,1~2小时后生理性下降,随着肠道喂养建立和肝脏糖异生功能成熟,血糖逐渐升高,至生后3~4天达到成人水平。生后24小时内健康母乳喂养新生儿血糖不应低于2mmol/L。

(魏克伦　李娟)

二、低血糖症

新生儿低血糖症(hypoglycemia)是指血糖低于正常新生儿的最低血糖值。多数新生儿生后数小时内血糖降低,足月儿通过动员和利用其他原料代替葡萄糖,部分新生儿可出现持续或进行性血糖降低。低血糖使脑组织失去基本能量来源,无法进行代谢和生理活动,严重者导致神经系统后遗症。低血糖新生儿常同时伴随其他临床异常,极早产儿和IUGR儿脑内葡萄糖替代物少,如有红细胞增多症、高黏滞血症及低血压等心排出量降低会使脑血流量减少、葡萄糖向脑内转移速度降低;缺氧缺血性神经损伤可同时伴有低血糖[3]。新生儿低血糖的界限值尚存争议,由于低血糖是由多种异常调节机制所致葡萄糖供给和利用不平衡,低血糖的合理定义应结合临床体征,将一个定义用于全部新生儿缺乏科学性。目前各种定义均无大样本研究,多主张不论胎龄和日龄,全血血糖<2.2mmol/L(<40mg/dl),血浆糖<2.2~2.5mmol/L(<40~45mg/dl)作为诊断标准,而低于2.6mmol/L(47mg/dl)为临床需要处理的界限值。

(一)病因(表18-1-1)。

1. 糖原和脂肪贮存不足　胎儿肝糖原贮备主要发生在出生前4~8周,胎儿棕色脂肪的分化从胎龄26~30周开始,延续至生后2~3周。早产儿和SGA儿能量贮存少,生后代谢所需能量又相对高,易发生低血糖症。SGA儿脑与

表 18-1-1　新生儿低血糖的病因

（一）糖原和脂肪贮备不足	3. 肾上腺皮质功能低下
1. IUGR 或 SGA 儿	（1）对促肾上腺皮质激素无反应
2. 早产儿	（2）糖皮质激素缺乏
3. LGA 或巨大儿	（3）母亲用过类固醇激素
（二）耗糖过多	（4）肾上腺出血
1. 围产期应激	（5）肾上腺皮质增生症
2. 败血症	4. 甲状腺功能减退
3. 缺氧缺血	5. 胰高糖素缺乏
4. 低体温	（五）遗传代谢障碍
5. 红细胞增多症	1. 糖代谢障碍
6. 休克	（1）半乳糖血症
7. 妊娠糖尿病或胰岛素依赖性糖尿病母亲的婴儿	（2）糖原贮积症
8. 糖摄入量不足	（3）果糖不耐受
9. 母亲用药：β - 拟交感神经药：特布他林、利托君、氯磺丙脲等	2. 氨基酸代谢障碍
	（1）枫糖尿症
（三）高胰岛素血症	（2）甲基丙二酸血症
1. 糖尿病母亲婴儿	（3）丙酸血症
2. 母亲孕期输葡萄糖	（4）遗传性酪氨酸血症
3. 新生儿溶血病	（六）伴随其他疾病
4. Beckwith-Wiedemann 综合征	1. 医源性
5. 巨大儿	（1）骤停静脉输注葡萄糖
6. 功能性胰岛 β 细胞增生	（2）交换输血后
7. 胰岛 β 细胞瘤	2. 其他
8. 胰岛细胞增殖症	（1）先天性心脏病
9. 亮氨酸敏感	（2）血黏度过高
10. 母亲用药	（3）慢性腹泻
（四）内分泌疾病	（4）出现抗胰岛素抗体
1. 垂体功能低下	（5）中枢神经系统损伤
2. 生长激素缺乏	

肝重量比由正常的 3∶1 增至 7∶1，脑葡萄糖利用率是肝的 2 倍。IUGR、胎盘功能不全或围产期窒息者由于糖异生及糖原分解前体不足易发生低血糖症。

2. **耗糖过多**　严重疾病如新生儿窒息、RDS、硬肿症和败血症等易发生低血糖。这些情况常伴有代谢率增加、缺氧、低体温和摄入减少。寒冷或低体温的新生儿低血糖症发生率高，这与低体温时产热能力不能满足体温调节需求有关。新生儿感染时炎症介质抑制糖异生及糖原分解的关键酶，使葡萄糖来源减少，而葡萄糖消耗率较正常增加 3 倍左右；感染时患儿的摄入、消化吸收功能均减弱，易导致低血糖症。缺氧缺血使糖酵解时间延长，糖贮存减少，激素相互作用及酶反应性降低，从而抑制脑能量摄取[4]。

3. **高胰岛素血症**　暂时性高胰岛素血症常见于糖尿病母亲的婴儿，这些婴儿有丰富的糖原和脂肪贮备，母孕期血糖高，胎儿血糖随之增高，胰岛细胞代偿性增生产生胰岛素，生后来自母亲的葡萄糖中断，可致低血糖。严重溶血病的胎儿由于红细胞破坏，红细胞内谷胱甘肽游离于血浆

中，对抗胰岛素作用，也可使胎儿胰岛细胞代偿性增生，发生高胰岛素血症。新生儿溶血病患儿用枸橼酸葡萄糖作保养液的血液换血，因保养液中葡萄糖浓度较高，刺激胰岛素分泌，换血后短时间内血中胰岛素水平仍较高，可出现低血糖。持续性高胰岛素血症见于胰岛细胞腺瘤、胰岛细胞增殖症和 Beckwith-Wiedeman 综合征（贝 - 维综合征）等。

4. **内分泌和代谢性疾病**　新生儿半乳糖血症时因血中半乳糖增加，葡萄糖相应减少。糖原贮积症患儿糖原分解减少，血中葡萄糖水平低。亮氨酸过敏的新生儿，母乳中的亮氨酸刺激新生儿产生胰岛素。其他如垂体、甲状腺或肾上腺等先天性功能不全也可影响血糖水平。

5. **遗传代谢病及其他疾病。**

（二）临床表现

新生儿低血糖常无症状，相同血糖水平的新生儿症状差异也很大，无症状性低血糖是症状性低血糖的 10~20 倍。临床表现缺乏特异性，多出现在生后数小时至 1 周内，或伴随其他疾病而被掩盖。主要表现包括轻至重度的意识改变

如嗜睡或昏迷、兴奋性高、刺激无反应,常随摄入葡萄糖很快逆转。疾病程度取决于低血糖持续时间及发生频率,严重者可发生低血糖脑病,表现为少动、尖叫、喂养困难、低体温、惊厥、昏迷、呼吸抑制、呼吸暂停、青紫及肌张力降低;最严重者见于严重、持续低血糖晚期,尽管提供外源性葡萄糖使血糖正常,临床症状及体征很难快速恢复,多有神经系统后遗症[1]。

(三) 类型

1. **早期过渡性低血糖症**　多发生在出生窒息、重度溶血病、母亲糖尿病和延迟喂奶者,80% 的患儿仅血糖低而无症状,有症状者多发生于生后 6~12 小时内,只需补充少量葡萄糖[<6mg/(min·kg)]即可纠正,常于 12 小时内血糖达正常水平。有报道与非低血糖和非糖尿病母亲新生儿的对照组比较,糖尿病母亲新生儿的低血糖可致注意力、运动控制、知觉等轻微脑功能降低,长期神经功能异常的发生率轻度升高。

2. **继发性低血糖症**　由某些原发病如围产期窒息、硬肿症、败血症、低钙血症、低镁血症、中枢神经系统缺陷、先天性心脏病或突然中断静脉输注高浓度葡萄糖液等引起。低血糖的症状与原发病不易区别,如不监测血糖易漏诊。

3. **经典型或暂时性低血糖症**　发生于母亲患妊娠高血压疾病或多胎,多为 SGA 儿,还可伴发红细胞增多症、低钙血症、中枢神经系统疾病或先天性心脏病。多见于出生时或生后 2~3 天,80% 有症状,常反复发生低血糖症。

4. **严重反复发作性低血糖症**　多由于先天性内分泌或代谢性疾病引起,可伴有原发病如垂体发育不良、胰岛腺瘤、甲状腺功能亢进、亮氨酸过敏、半乳糖血症、糖原贮积症等的临床表现,患儿对治疗的反应差。如孕妇曾分娩过类似的可疑新生儿,本次妊娠应进行相关检查以预测本胎发病的可能性。

(四) 诊断

1. **病史**　母亲糖尿病或妊娠高血压疾病史;新生儿围产期窒息、感染、硬肿症、RDS、红细胞增多症、ABO 或 Rh 血型不合溶血病等;早产儿、SGA 儿或肠内喂养延迟、摄入量不足等。

2. **临床表现**　有上述病史,伴不能解释的神经系统异常者应立即测定血糖。

3. **血糖及其他血液学检查**　准确测定血糖是诊断本症的主要手段,血浆葡萄糖较全血葡萄糖高 13% ~18%。生后 1 小时内测定血糖,对有可能发生低血糖的高危病人,生后第 3、6、12、24 小时测定血糖。其他血液学测定如血胰岛素(血胰岛素/血糖比)、皮质醇、生长激素、ACTH、甲状腺功能、血及尿氨基酸、尿酮体及尿有机酸、遗传代谢病检测等。根据需要测定血型、血红蛋白、血钙、血镁,必要时做脑脊液、X 线胸片、心电图或超声心动图等检查。

4. **神经影像学检查**　症状性低血糖应行头 MRI 检查。

(五) 预后

多数足月新生儿出生后血糖降低,经数小时自行或随喂养而上升,如无异常体征,短期低血糖无临床意义。持续及反复低血糖可发生频繁惊厥、昏迷,严重者易发生学习障碍、脑瘫、不同程度智力减退,应密切随访神经发育状态。当低血糖仅是疾病过程的一部分时,很难区分异常预后是由于低血糖还是其他疾病所导致[5-6]。

(六) 预防

预防与低血糖有关的胎儿及新生儿问题如胎儿生长受限、出生窒息、低体温或感染;尽早母乳喂养,及时发现血糖异常并迅速治疗,防止发生神经后遗症。

(七) 治疗

由于血糖值与临床体征或脑损伤尚无明确的关系,也无监测血糖的理想间隔时间,仅用一次数值会过度诊断及治疗,应根据自身特点及早期测定危险新生儿血糖,尤其对喂养差者。脂肪酸氧化异常和持续高胰岛素血症者多危及生命或与长期神经发育不良预后有关;糖尿病母亲的新生儿低血糖多发生于 12 小时内,也有生后 1 小时内发生者;早产儿、IUGR/SGA 新生儿易出现长时间低血糖,应根据各自的危险因素决定监测血糖的时间[1]。

母孕期及分娩无异常、无危险因素、无临床体征的健康足月新生儿不需监测血糖。任何时候都应尽早喂奶,母乳葡萄糖浓度低于配方奶,但其酮体浓度高,可促进糖异生并增加糖原合成的前体,因而优于配方奶。配方奶喂养首选含乳糖的配方奶,因其含半乳糖不会刺激胰岛素分泌并由肝快速清除以促进糖原合成以备在随后的喂养时利用。无症状性低血糖首选肠道喂养,不建议用葡萄糖喂养,每小时测定血糖,如血糖不升高,应更改治疗方案。

1. 如血糖低于需要处理的界限值 2.6mmol/L,患儿无症状,应静脉点滴葡萄糖液 6~8mg/(kg·min),每小时 1 次监测微量血糖,直至血糖正常后逐渐减少至停止输注葡萄糖。如血糖低于界限值,患儿有症状,应立即静脉注入 10% 葡萄糖液 2ml/kg,速度为 1ml/min。随后继续滴入 10% 葡萄糖液 6~8mg/(kg·min)。经上述处理低血糖不缓解,逐渐增加输注葡萄糖量至 10~12mg/(kg·min)。外周静脉输注葡萄糖的最大浓度为 12.5%,超过此浓度应经中心静脉输液,治疗期间每小时测定 1 次微量血糖,如症状消失,血糖正常 12~24 小时后逐渐减少至停止输注葡萄糖,并及时喂奶。由于葡萄糖不能被充分利用,静脉推注过多或输液速度过快会导致持续高胰岛素血症而发生反应性低血糖或代谢异常(代谢性酸中毒、高碳酸血症、高乳酸、器官脂肪渗出及肥胖),静脉输入高渗糖还会引起渗透性损伤(5% 葡萄糖 =278mOsm/L;10% 葡萄糖 =540mOsm/L;25% 葡萄糖 =2770mOsm/L)[1]。此外,出生 24~48 小时后溶液中应给生理需要量的氯化钠和氯化钾。

2. 持续、反复及严重低血糖可导致神经系统发生严重不良预后。严重疾病可用肠外营养,维持血糖 2.5~4.5mmol/

L(45~80mg/dl),直至血糖稳定并开始肠道喂养[1]。如静脉输注葡萄糖 12~15mg/(kg·min),血糖浓度仍不能维持正常,可每日两次给予氢化可的松 5mg/(kg·d)。氢化可的松降低末梢糖利用,增加糖异生,增加胰高血糖素效应,可于几天内使血糖升高并稳定,应用前应测定血皮质醇水平。

3. 持续性低血糖可肌肉、皮下或静脉注射胰高血糖素(glucagon)0.025~0.2mg/kg。高胰岛素血症者可用二氮嗪或生长抑素(长效醋酸奥曲肽,抑制胰岛素和生长激素释放)(见本节第三部分)。

治疗中应密切监测血糖浓度,避免长期禁食。严重疾病应做胰岛素分泌试验判断持续 K⁺ 通道异常(多数为遗传)或影像学检查胰腺结构。

4. 积极治疗各种原发病。半乳糖血症的患儿应完全停止乳类食品,代以不含乳糖的食品;亮氨酸过敏患儿应限制蛋白质;糖原贮积症患儿应昼夜喂奶;先天性果糖不耐受症应限制摄入蔗糖及水果汁等。

5. 保持一定环境温度以降低热能消耗,并监测血糖变化。

(魏克伦　李娟)

三、高胰岛素血症

新生儿高胰岛素性症(hyperinsulinism,HI)是新生儿期顽固性低血糖的最常见原因,可以是暂时性的也可以是持续性(先天性)。暂时性高胰岛素血症往往继发于糖尿病母亲婴儿和 IUGR 的新生儿(见本节第二部分),而先天性高胰岛素血症(congenital hyperinsulinism,CHI)是一组具有遗传异质性和临床表现异质性的综合征[7-8]。近年来,随着分子生物学、遗传学、影像学、胰腺 β 细胞生理学等研究的进展,人们对胰岛素分泌和葡萄糖代谢调控机制有了进一步的理解,对于 HI 的临床处理策略也在不断地变化,已经成为新生儿精准医学的一个范例。本文重点讨论与 CHI 相关的临床问题。

(一)病因和病理生理

本病首先描述于 20 世纪 30 年代,然而其分子生物学机制仅仅是近 10 年来才被阐明。该病以前曾有多种命名,如胰岛母细胞增生症(nesidioblastosis)、β 细胞成熟障碍综合征、婴儿持续性高胰岛素血症低血糖等。由于胰岛母细胞增生并不能代表本病的发病机制,血糖正常的新生儿也可以表现为胰岛母细胞增生,因此,目前多喜欢应用"高胰岛素血症"这一简单名称。

高胰岛素血症是胰腺 β 细胞分泌胰岛素失调的结果,根据其病理生理学可以分成"离子通道病"和"代谢病"两类。离子通道病(channelopathies)是指胰腺 β 细胞 ATP 敏感钾通道(K⁺_{ATP} 通道)缺陷导致胰岛素不受调节的异常分泌;代谢病(metabolopathies)是指 β 细胞内信号分子浓度的改变如 ATP/ADP 或者中间代谢产物的堆积所致的胰岛素异

常分泌。由于受影响的是胰腺 β 细胞本身(靶细胞),因而胰岛素对抗类激素(皮质醇等应激激素)反应迟钝,其正负反馈调节机制(下丘脑 - 垂体 - 肾上腺轴)并未受其影响或发动。

1. **胰岛素分泌的正常调节机制和 K⁺_{ATP} 通道**　K⁺_{ATP} 通道在静息的胰腺 β 细胞中呈开放状态,与 Na⁺-K⁺-ATP 酶一起,建立静息膜电位(约为 -65mV)。β 细胞摄取的葡萄糖,在葡萄糖激酶(glucokinase,GCK)作用下磷酸化,然后经糖酵解,与线粒体内的许多生化过程一起引起细胞内 ATP/ADP 比例增加和 K⁺_{ATP} 通道关闭。K⁺_{ATP} 通道关闭促使细胞膜去极化和电压依赖性 Ca²⁺ 通道开放。细胞内 Ca²⁺ 浓度突然增加至接近于细胞外浓度时就可起动胰岛素分泌颗粒的 Ca²⁺ 依赖胞吐作用(exocytosis)。因此,胰腺 β 细胞的 K⁺_{ATP} 通道在决定胰岛素的分泌释放至关重要。这些 K⁺_{ATP} 通道至少由属于 2 个不同蛋白质家族的亚单位组成:Kir6.2 和 SUR1,二者都位于 11 号染色体上。

2. **先天性高胰岛素血症**　CHI 存在散发和家族性两种发病形式,散发形式较为少见,发病率 1/40 000 活产儿;家族性病例在具有血缘关系的社区发病率可高达 1/2500 活产儿。迄今,至少已经发现 7 种导致胰岛素异常分泌的突变基因(表 18-1-2)。然而,仍有超过 50% 病例的遗传机制仍然不明[9-10]。

(1)离子通道病:CHI 的最常见和最严重的病因是胰腺 β 细胞 K⁺_{ATP} 通道的功能丢失,包括编码 SUR1(ATP-binding cassette,subfamily C,member 8;ABCC8)和 Kir6.2(potassium channel,inward rectifying,subfamily J,member 11;KCNJ11)的基因突变,位于染色体 11p15.1。K⁺_{ATP} 通道活性降低又可以分为 K⁺_{ATP} 通道的数量减少(1 型)或是通道的数量和功能都缺乏(2 型)。这些缺陷可以是由于 K⁺_{ATP} 通道的合成、成熟、运输、集合、装配缺陷,通常以常染色体隐性遗传的方式遗传,常染色体显性遗传也有报道。

(2)代谢病:高胰岛素 - 高氨血症(hyperinsulinism-hyperammonaemia,HI-HA)是第二常见的生化型的 CHI,属编码 β 细胞线粒体上的谷氨酸脱氢酶(glutamate dehydrogenase,GDH)的 GLUD1 基因(染色体 10q23.3)突变所致的显性遗传性疾病。其他如编码葡萄糖激酶的基因(GCK- 位于染色体 7p15-p13)突变(常染色体显性遗传)、编码短链 1-3 羟乙酰胆碱辅酶 A 脱氢酶(short-chain l-3-hydroxy acyl-CoA dehydrogenase,SCHAD)的基因(HADHSC,位于染色体 4q24-25)突变(常染色体隐性遗传)、激素原转化酶 1 缺乏(prohormone convertase 1 deficiency,PCSK1,位于染色体 5q15-21)所致的胰岛素加工缺陷等也都可在新生儿期引起严重的高胰岛素血症性低血糖。

3. **综合征形式的高胰岛素血症**　Beckwith-Wiedemann 综合征(BWS)是引起新生儿高胰岛素血症性低血糖的最常见综合征,是一种以巨体、巨舌、前腹壁发育缺陷、内脏巨大、半身肥大等为临床表型的异基因综合征,约 80% 的患

表 18-1-2　先天性高胰岛素血症的主要相关基因

基因名称	编码蛋白质	遗传方式	二氮嗪治疗有效	临床表型	病理类型
K-ATP 通道					
ABCC8	SUR1	显性	经常	巨大儿	弥漫
KCNJ11	Kir6.2	隐性	否		局限 / 弥漫
酶 / 载体					
GCK	葡萄糖激酶	显性 / 隐性	经常	巨大儿,MODY2	弥漫
GLUD1	谷氨酸脱氢酶	显性 / 隐性	是	高胰岛素血症 / 高氨血症综合征	弥漫
HAD	SCHAD	隐性	是		弥漫
SLC16A1	单羧酸转运蛋白 1	显性	经常	运动性高胰岛素血症	弥漫
UCP2	解耦联蛋白 2	显性	是	(EIHI)	弥漫
转录因子					
HNF4A	HNF4A	显性 / 隐性	是	巨大儿,MODY1	弥漫
HNF1A	HNF1A	显性	是	巨大儿,MODY3	弥漫

注:MODY(maturity-onset diabetes of the young):青少年发病的成人型糖尿病

(摘自:Dillon PA. Congenital hyperinsulism. Curr Opin Pediatr,2013,25:357-361.)

儿的基因型异常在染色体 11p15 区域。BWS 发生高胰岛素血症性低血糖的概率为 50%。大多数患儿的低血糖是暂时性、无症状性的,多数在生后数天消失。只有不到 5% 的患儿低血糖可持续到新生儿期以后,需要持续喂养、药物治疗或极个别的病例需要胰腺的部分切除术。

Sotos 综合征(又称大脑性巨人症,cerebral gigantism),与 BWS 一样,也是一种躯体过渡生长综合征,伴有高胰岛素血症性低血糖。近来的研究证实某些 Sotos 综合征的患儿有染色体 11p15 区域的异常。

(二)胰腺病理学

K^+_{ATP} 离子通道病有 3 种胰腺病理学类型:弥漫性、局灶性和混合性。弥漫性通常是由于编码 K^+_{ATP} 通道的两个亚单位基因[ABCC8 和(或)KCNJ11]隐性突变所致,整个胰腺 β 细胞都存在 K^+_{ATP} 通道功能障碍,病理学表现为整个胰腺 β 细胞的细胞核增大和丰富的细胞质。这一类型的高胰岛素血症通常的遗传模式是:患者父母均为突变基因携带者,患者为突变基因纯合子,其未患病的同胞多为正常基因型或杂合子,符合常染色体隐性遗传特征。局灶性 CHI 见于 40%~50% 患儿,由父系遗传的 ABCC8 和(或)KCNJ11 突变所致,基因缺失的位点在 11p15.1-pter,遗传方式为常染色体显性遗传,病理学特征仅在胰腺的局灶性腺瘤区域有 β 细胞的细胞核增大,而在胰腺其他部位的 β 细胞正常。

伴有 GCK 突变的患儿胰腺病理可能正常也可能有增大的 β 细胞核,取决于表型的严重程度。

(三)临床表现

1. 高胰岛素血症的临床特点　随高胰岛素血症的病因不同,临床表现各异。CHI 典型地可在出生后数天内起病,表现为症状性低血糖,可以为非特异的低血糖表现:喂养困难、嗜睡或烦躁不安或出现惊厥或昏迷等症状,轻症 CHI 则起病较晚(婴儿期甚至儿童期)。低血糖往往是持续性的只有给予很高浓度的葡萄糖输注才能维持正常的血糖值。一些患儿表现为巨大儿表明出生前已经受到高胰岛素血症的影响,但不是巨大儿也不能除外 CHI 的诊断。一些 CHI 患儿具有轻微的特殊面容如前额突出、小鼻梁、四方脸等,特殊面容的原因尚不清楚。

2. 新生儿期低血糖与脑损伤　和氧一样,葡萄糖为脑代谢所必需的物质之一。虽然人类高度进化,但大脑对葡萄糖和氧却高度依赖:大脑几乎不能利用其他底物供能,且没有糖和氧的储备,因而非常容易受到葡萄糖和氧代谢紊乱的影响,尤其是早发育关键期内的新生儿和早产儿期大脑,对葡萄糖和氧的异常波动更加敏感(易损)且具有双重易损的特点(低血糖、高血糖和低氧、高氧同样易损)。

由于新生儿脑的氧耗相对较低,特别是脑白质区域,脑的葡萄糖供给甚至比氧供更为重要。脑的葡萄糖主要来源于血供,因此,不难理解当血糖降低时可以引起严重的损伤。来自于动物(包括灵长类)的实验研究及人类新生儿神经病理学和神经影像学的研究均显示,严重的持续的新生儿低血糖既可损伤大脑皮质的神经元,也可损伤皮质下白质的胶质细胞,特别是后部的顶 - 枕部区域;尽管偶而也可损害到丘脑和基底节,但与缺氧缺血性脑损伤中所见的选择性边缘带或矢状旁区的损害明显不同。常见的神经学后遗症包括脑瘫、智力低下、视觉障碍、惊厥和小头。

与低血糖脑损伤相关的危险因素包括新生儿期低血糖的严重程度、持续时间以及伴随的临床情况(如有无惊厥或缺氧缺血)。Lucas(1988 年)报道的早产儿多中心的前瞻性研究发现,即使是轻度的低血糖(至少每天 1 次血浆葡萄糖 <2.6mmol/L 或 47mg/dl)如果≥3 天,可能有 30% 的患儿神经发育结局异常,若≥5 天则神经发育异常的百分比增加至 40%,强调了低血糖的持续时间在决定预后中的重要性。低血糖时伴随的临床情况也是影响低血糖脑损伤发生的另一个重要因素,例如缺氧缺血时葡萄糖无氧酵解增加,惊厥则增加了脑的葡萄糖消耗。因此,低血糖对脑的损害必需根据婴儿的具体情况而定。

(四)高胰岛素血症的诊断依据

继发于胰岛素高分泌的低血糖的诊断有一定难度,确

诊需要证实在症状性低血糖的同时有不恰当的胰岛素水平升高。由于胰岛素的分泌是脉冲式的,因此,在诊断时可能需要多次测定胰岛素的水平(图 18-1-1)[11]。

1. 新生儿期反复的低血糖发作 多为严重的低血糖,甚至 <1mmol/L 或不能测出。

2. 绝对或相对的持续高胰岛素血症 如低血糖时空腹血胰岛素 >10U/L;血糖 0.6~0.8mmol/L 时,血胰岛素 >5U/L;血胰岛素(单位 U/L)/ 血葡萄糖(单位 mg/dL)比值 >0.3;注射胰高血糖素 1mg(静脉或肌内注射)后 0.5 小时,血胰岛素 >80U/L 等都提示高胰岛素血症。

3. 低血糖时无酮症。

4. 静脉注射葡萄糖需要 ≥8mg/(kg·min)以上才能维持血糖正常。

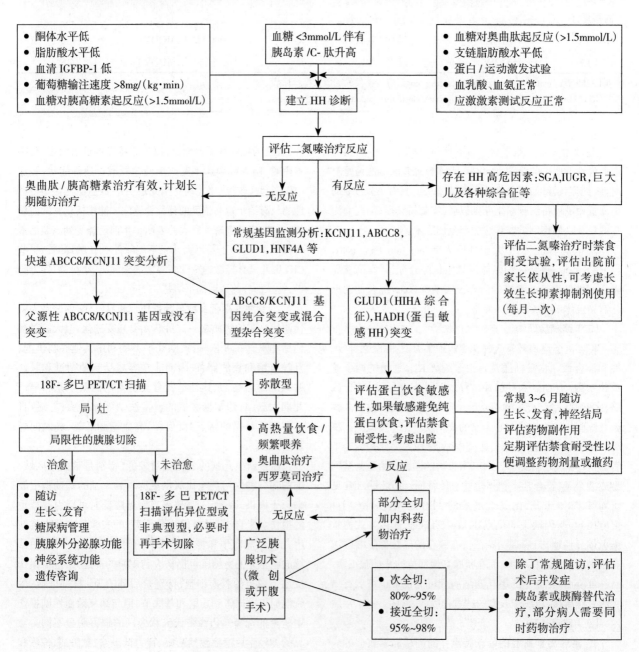

图 18-1-1 先天性高胰岛素血症诊断和处理流程图

5. 一般的影像学检查无异常发现。

6. 其他　胰岛素对抗类激素水平如皮质醇水平未见增高，或使用激素、胰高糖素、奥曲肽等诊断性治疗时有效提高血糖水平等均提示或证实CHI的诊断。

由于临床和生化指标的检查往往缺乏特异性，且容易受到各种复杂因素的影响。随着CHI研究的深入，从分子遗传病因学上，已经证实CHI是一种遗传性疾病，目前将这种分子学上的变化与临床实践结合起来（基因型和表型相结合），以达到快速诊断的目的，但还不能普遍开展，且基因型相对固定保守，而对应的临床表型却变异很大（不完全对等）限制了其在临床的转化应用。形态学的检查方法如CT、MRI、超声等很难发现微小的病变。胰腺能够摄取左旋多巴（L-DOPA）并将其转化为多巴胺，18F-DOPA PET/CT显像可以用来鉴别弥漫性或局灶性病变，并为局灶性病变精确定位，使其能够被手术准确切除，目前在成人医院已经用来指导胰腺肿瘤的手术治疗，而在儿科CHI的诊疗作用还未普遍展开，但已经有越来越多的报道通过18F-DOPA PET/CT显像结合遗传学检查结果进行精准诊疗（手术和药物治疗）。临床诊断治疗是一个逐步深入的过程（图18-1-1），可以根据病史、体格检查和一般的实验室检查初步拟诊CHI，并做相应的处理，并根据治疗的反应性做出排除或确诊CHI的诊断，如果很难明确但也不能排除该诊断，需要根据以上流程图做进一步的特殊检查时，往往需要及时转运至具有多学科团队诊治能力的新生儿诊治中心进一步的诊治，以防止后续包括低血糖脑损伤在内的并发症发生。

（五）治疗

1. **治疗原则**　高胰岛素血症的处理包括急性期基本的饮食管理、药物治疗及手术治疗和长期的随访几个方面。治疗的目标是：防止低血糖脑损伤的发生，建立正常喂养方式（包括喂养途径、喂养内容、喂养量和喂养频率等），确保能够耐受饥饿状态不产生低血糖和患儿的正常发育等。

近年来，随着对其发病机制认识的深入，外科手术在高胰岛素血症治疗中的地位已与过去有很大的不同。目前的观点更倾向于积极的内科保守治疗，特别是长期联合应用二氮嗪和生长抑素类似物伴或不伴胃造瘘喂养的治疗方案已经大大地减少了外科手术需要，特别适用于弥漫性HI的患儿，但需要强调多学科团队共同诊治下的个体化原则。

2. **饮食管理**　对高胰岛素血症的第一线治疗是尽快通过静脉输注葡萄糖，维持血糖正常。当肠道喂养开始后，可以逐渐降低葡萄糖输注速率，并在每次喂养之前监测血糖水平。如果正常的喂养方案期间仍有低血糖发生，可以缩短喂养的间隔，增加喂养次数或持续夜间喂养。多聚葡萄糖可以加到经口喂养中以增加糖的摄入，但需注意，早产儿或有其他影响肠道血供的病变时如动脉导管开放等往往会喂养不耐受，导致NEC的发病风险增高。另外，研究表明，CHI患儿常常伴有前原肠蠕动功能不全和合并胃食管反流，其发病机制还不清楚，推测可能与中线结构发育不良

有关，患儿喂养困难表现为吸吮和吞咽功能差、呕吐或小肠扩张等，这些患儿可以考虑经皮胃造瘘持续喂养。

生酮饮食：有报道，基于CHI患儿酮体水平同样低下，且新生儿期大脑尚可利用一部分酮体作为底物供能，在对一自发的 GCK 活化突变患儿使用其他药物治疗仍然血糖低的患儿尝试生酮饮食，结果在生后6个月时无抽搐发作，EEG正常，明显的心理智商发育和生存质量改善；提示生酮饮食对特殊的CHI患儿可能存在神经保护作用，但其结果还需进一步的验证，目前不推荐常规使用。

3. **药物治疗**　当患儿需要葡萄糖输注速率 >10mg/(kg·min)才能维持血糖水平正常时，可以开始药物治疗（表18-1-3）。药物治疗的作用机制主要是特异性或非特异性的作用于K_{ATP}通道和钙离子通道等部位，直接或间接的抑制胰岛素的不正常分泌，从而降低血胰岛素水平，升高和纠正低血糖。

由于给药方便和价廉，二氮嗪（diazoxide, DZ）是高胰岛素血症最常用的第一线药物。DZ是一种K_{ATP}通道开放剂，可与K_{ATP}通道的SUR1亚单位的TMD2结合，因此，在细胞表面的K_{ATP}^+通道无功能（1型通道病）的患儿对DZ的反应可能不及伴有伴有正常的K_{ATP}^+通道（如HI-HA综合征）和某些ABCC8突变的病儿。伴有2型通道病的患儿常在体外证实对DZ有反应而临床对DZ的反应不佳。因此，DZ的治疗效果因人而异。由于DZ有钠、水潴留的副作用，常与氯噻嗪联合给药，后者除作为利尿药可抵消DZ的钠、水潴留作用外，也有直接的β细胞钾通道开放活性。另外，对于为了供给足够的葡萄糖而接受大量静脉补液的新生儿，二氮嗪慎用。

奥曲肽（octreotide，善得定）及其长效制剂：奥曲肽是长效天然生长抑素（somatostatin，SMS）类似物，能够通过诱导β细胞超极化直接抑制Ca^{2+}通道，从而减少胰岛素的分泌。奥曲肽适用于禁用DZ的危重患儿，或与DZ联合应用。该药能够降低内脏的血流，因而，存在NEC风险的患儿使用时一定要注意，如PDA开放导致肠道血流动力学不稳定，肠道血流灌注下降或喂养不耐受存在时或存在肠道感染时。长效制剂兰乐肽，疗效相似，但毒副作用小，耐受好，因为每4周注射一次，病人耐受和依从性好。

高血糖素（glucagon）可以减少糖原生成和增加糖原分解，从而在CHI的急诊处理期间可以升高血糖水平。然而，它也是一种促胰岛素分泌素[>20μg/(kg·h)时]，因此，建议与其他减少胰岛素分泌的药物联合应用。最近有文献报道，高血糖素皮下持续注射联合小剂量奥曲肽治疗可以防止严重CHI患儿低血糖的发作，且推荐这一疗法可作为通过中心静脉输注高浓度葡萄糖或弥漫性CHI患儿胰腺次全切除术的替代方法。

西罗莫司：有研究表明，弥漫性CHI胰岛素过多与β细胞增生的发病机制可能与雷帕霉素靶蛋白mTOR信号通路持续活化有关。西罗莫司单独或联合奥曲肽治疗CHI，

表 18-1-3　先天性高胰岛素血症常用药物

药物	给药途径	剂量	作用机制	副作用
二氮嗪	口服	5~20mg/(kg·d) 分三次使用	K_{ATP}^+ 通道拟似剂,作用于该通道,抑制胰岛素分泌	常见:水潴留、多毛症 不常见:高尿酸血症、粒细胞减少、低血压
氯噻嗪	口服	7~10mg/(kg·d) 分两次使用	激活 K_{ATP}^+ 通道,与二氮嗪产生协同作用	低纳、低钾血症
尼莫地平	口服	0.25~2.5mg/(kg·d) 分三次使用	β 细胞膜上钙离子通道拮抗剂	低血压(不多见)
高血糖素	皮下或静注	0.02mg/(kg·次)或 1~20μg/(kg·h)	通过 G 蛋白偶联受体激活 cAMP,增加糖原分解和糖的异生	恶心、呕吐,高剂量促使胰岛素分泌,皮疹等
奥曲肽	持续静滴 6~8h 皮下注射	5~25μg/(kg·d)	对 β 细胞多方面的作用:激活生长抑素受体、抑制胰岛素分泌、抑制钙离子移动和乙酰胆碱活性等	胃肠道:厌食、恶心、腹痛、腹泻胆石症 内分泌:抑制 GH、TSH、ACTH、胰高糖素,生长抑制
西罗莫司	口服	目标浓度 5~15ng/ml,起始剂量 1mg/(m²·d),根据目标浓度调整	mTOR 抑制剂,抑制 β 细胞增殖和胰岛素的分泌(机制尚不清楚)	免疫抑制,高脂血症,肝酶增高,血小板减少,BCG 疫苗异常反应等
兰乐肽 (长效奥曲肽)	深部皮下注射	一次注射 4 周的总量(合计量)或 15~60mg/4 周	长效生长抑素,疗效相似,但毒副作用小,耐受好	与生长抑素相同,但缺乏长期随访资料

〔摘自:Demirbilek H,Hussain K. Congenital hyperinsulinism: diagnosis and treatment update. J Clin Res Pediatr Endocrinol,2017,9(Suppl 2):69-87.〕

可能是一个可行的选择,但这种治疗的长期不利影响及有效性还需要进一步证实[12-13]。

Ca²⁺ 通道阻滞剂 nifedepine,在某些患儿中也是一种有用的辅助治疗,但是疗效尚不肯定。

4. 外科手术治疗　绝大多数的 CHI 患儿都可通过上述内科治疗而病情稳定,如果内科治疗失败,则可能需要外科手术部分胰腺切除。

术前证实病变的大小和类型至关重要。局灶性病变手术切除往往能够得到根治。各种不同的方法用来甄别病变的大小和部位,包括腹腔镜下胰腺组织活检确定弥漫性病变和肝内胰腺门静脉取样及动脉内钙刺激试验等方法确立局灶性病变。直到最近,18F- 左旋多巴 PET 已成功应用于定位局灶性病变。一旦明确为局灶性病变并且定位准确,就可以手术切除从而根治 CHI,甚至最近有采用腹腔镜手术切除的成功报道。

相比较于局灶性的 CHI,至今对于二氮嗪治疗不敏感型的弥漫性 CHI 的手术治疗的作用和效果还不明确。研究表明,弥漫性 CHI 的自然病程表现为儿童期胰岛素分泌能力的逐渐丧失和相伴产生的进行性葡萄糖不耐受和中年时期发生糖尿病,这是因为进行性的 β 细胞凋亡和功能丧失的结果,因而手术治疗并不适合于所有的病例。手术切除仅适用于积极内科治疗失败的严重患者,但需付出的代价

是发生胰岛素依赖性糖尿病的高度风险。根据 Shilyansky 本人的经验和文献复习,胰腺近全切者,可控制 97% 患儿的低血糖,但术后 3 年内糖尿病发生率为 86%;95% 次全切除者,33% 患儿仍有持续性低血糖,69% 在平均 9.7 年内发生糖尿病;部分(≤85%)胰腺切除者,治愈率仅为 50%,尽管糖尿病发生率较低,远期随访研究显示,这些患儿在青春期有发生糖尿病的倾向。

CHI 的神经预后取决于低血糖出现的年龄,尽管有关产生脑损伤的低血糖频率、严重程度和高胰岛素持续的时间的关系还没有最后定论,但对药物治疗没有反应的严重 CHI 患儿和生后 7 天内就有表现的 CHI 患儿发生脑损伤的风险明显增高,其他危险因素包括延误诊断时间和需要手术治疗患儿,研究表明,性别、基因类别、新生儿时期诊断的弥漫性和局灶性 CHI 患儿神经预后没有差别。远期受影响的功能主要包括运动、语言障碍、智能缺陷及社会情感问题等。

总之,CHI 的诊断和治疗及远期随访目前还存在很多挑战,尤其是对药物治疗没有反应或临床病理分型不明确者,由此,CHI 的诊治和随访更加需要和要求包括新生儿内外科、遗传、内分泌、病理和康复科等多学科的通力合作,只有这样才能确保 CHI 患儿得到及时正确地处理[8]。

（王来栓）

四、高血糖症

新生儿高血糖症(hyperglycemia)多以全血葡萄糖 >7mmol/L(125mg/dl)或血浆葡萄糖 >8mmol/L(145mg/dl)作为诊断标准,多见于早产儿。由于新生儿肾糖阈值低,当血糖 >6.7mmol/L 时常出现尿糖[15]。

(一)病因及发病机制

1. **血糖调节功能不成熟对糖耐受力低**　新生儿尤其早产儿及 SGA 儿,胰岛 β 细胞功能不完善、糖原分解酶不成熟导致胰岛素抵抗,缺乏成人所具有的 Staub-Traugott 效应(即重复输入葡萄糖后血糖水平递降和葡萄糖的消失率加快),因而葡萄糖清除率较低,当输液量过多时,糖负荷增加。新生儿血糖增高多为暂时性,胎龄、体重、日龄越小,此特点越明显,生后第 1 天葡萄糖清除率最低。体重 <1kg 者,输糖速度 >4~5mg/(kg·min)会导致高血糖。随着 ELBW 儿存活率增加及应用肠外营养或糖皮质激素,暂时性高血糖的发生率也增加。有报道早期肠外营养引起的严重高血糖增加 ELBW 儿死亡风险[16]。

2. **疾病影响**　出生窒息、感染或低体温的新生儿易发生高血糖。检测低体温硬肿症患儿的静脉葡萄糖耐量曲线(intravenous glucose tolerance test, IVGTT)并计算其葡萄糖清除率,结果显示,低体温组比正常体温组及恢复期组的 IVGTT 下降缓慢,葡萄糖清除率低,这与应激状态下胰岛反应差、分泌减少或受体器官对胰岛素的敏感性下降、儿茶酚胺分泌增加、血中高血糖素和皮质醇类物质水平增高、糖异生作用增强等有关。感染抑制胰岛素释放,细胞因子或内毒素降低糖利用、增加皮质醇或儿茶酚胺,均可导致血糖升高;机械通气或疼痛刺激通过儿茶酚胺及其他激素作用使早产儿内源性葡萄糖产生增加;缺氧可能使葡萄糖产生增加;外科手术病人由于输入过多含糖液体及手术时肾上腺素、糖皮质激素、胰高血糖素分泌增加可使血糖升高,同时手术中麻醉药的应用也会促进上述激素产生。中枢神经系统损伤影响血糖的调节机制尚不十分清楚,可能系下丘脑 - 垂体功能受损,使葡萄糖的神经、内分泌调节功能紊乱所致。

3. **医源性高血糖**　常见于早产儿,主要原因为输入过多葡萄糖,母亲分娩前短时间内应用葡萄糖或糖皮质激素,复苏时应用高渗葡萄糖或肾上腺素,某些药物如糖皮质激素、咖啡因、茶碱、苯妥因、二氮嗪等通过类儿茶酚胺作用或介导糖原分解及糖异生并抑制胰岛素作用导致血糖升高。

4. **新生儿暂时性糖尿病**　又称新生儿假性糖尿病,其病因和发病机制尚不清楚,可能与胰腺发育不成熟或 β 细胞暂时性功能低下有关。约 1/3 患儿家族中有糖尿病患者,多见于小于胎龄儿,出生 6 周内发病,病程呈暂时性。

5. **真性糖尿病**　新生儿期少见,可能与基因突变有关,部分有家族史,可持续至儿童期或青春期。

6. **肠外营养**　脂肪乳中的游离脂肪酸有升高血糖作用;喂养不当如高渗配方奶可致暂时性糖尿病,表现为尿糖、高血糖及脱水。

(二)临床表现

新生儿高血糖症常无特异性临床症状,但却是原发病加重的重要体征。与成人糖尿病所不同的是,新生儿高血糖无酮症或代谢性酸中毒,高血糖使血浆渗透压增加(血糖每增加 1mmol/L,血浆渗透压增加 1mOsm/L),致尿糖及渗透性利尿。当血浆渗透压超过 300mOms/L,出现渗透性利尿尤其导致早产儿脱水、电解质紊乱,当血糖大于 25mmol/L,水自细胞内向细胞外转移,可发生颅内出血[17]。

新生儿期糖尿病可出现多尿、脱水、酮症酸中毒、尿糖、高血糖、轻度尿酮体、消瘦,需立即治疗。

医源性高血糖多为暂时性,尿糖可持续数周或数月,尿酮体常为阴性或弱阳性,较少见酮症酸中毒。

(三)诊断

由于新生儿高血糖症常无特异性临床表现,血糖的管理也有很大差异,主要依据血糖和尿糖检测,血糖试纸在诊断高血糖中较低血糖更可靠,由于新生儿尤其早产儿肾糖阈低,血糖正常也会出现尿糖,应及时查明引起血糖增高的原因。

(四)预防

新生儿高血糖症多为自限性,很少不良后遗症,主要预防措施是查找引起高血糖的病因及控制葡萄糖的输注速度,尤应注意以下几点。

1. 母亲分娩前短时间内和新生儿在产房复苏时使用过葡萄糖者先测定血糖,再决定所需输注葡萄糖速度。

2. 新生儿重症感染、窒息及低体温等应激情况下血糖多增高,应慎用 25% 高渗葡萄糖静脉推注,稀释药物用 5% 葡萄糖为宜。

3. 早产儿、SGA 儿尤其有中枢神经系统损伤者输注葡萄糖速度为 4~6mg/(kg·min),监测血糖、尿糖以调整葡萄糖输注速度和浓度。

4. 肠外营养的新生儿不能单纯依靠提高葡萄糖浓度提供热量,应加用氨基酸和脂肪乳以达全静脉营养。部分稳定的超 ELBW 儿生后一周内会因肠外营养发生暂时性高血糖,多为自限性。

(五)治疗

预防和早期发现高血糖并及时调节输糖速度是治疗的关键。定期测定血糖及尿糖,如无渗透性利尿,高血糖多可耐受,缓慢降低输液速度,数日内自行恢复正常。ELBW 儿开始输糖速度 4~6mg/(kg·d),避免输注低于 5% 的低渗葡萄糖溶液[17]。新生儿静脉治疗输注葡萄糖速度和浓度计算见表 18-1-4。

表 18-1-4　葡萄糖静脉输注速度计算

葡萄糖速度			不同浓度葡萄糖速度[ml/(kg·d)]				
mg/(kg·min)	g/(kg·h)	g/(kg·d)	5%	10%	15%	20%	25%
4	0.24	5.76	115	58	38	29	23
6	0.36	8.64	173	86	58	43	35
8	0.48	11.5	230	115	77	58	46
10	0.60	14.4	—	144	96	72	58
12	0.72	17.3	—	173	115	86	69
14	0.84	20.2	—	202	134	101	81

1. 医源性高血糖症应尽早开始胃肠喂养,促进激素分泌并促进胰岛素分泌。肠外营养应从葡萄糖的基础量开始,逐步增加。胎龄 32~34 周的早产儿应每天增加基础量的 1%,较大早产儿和足月儿每天增加基础量的 2.5%。氨基酸和脂肪乳可以减少葡萄糖利用,氨基酸还可促进胰岛素分泌。

2. 迅速纠正高血糖症伴明显脱水病人的电解质紊乱。

3. 胰岛素治疗当输注葡萄糖浓度已降至 5%、输注速度降至 4mg/(kg·min)时血糖仍 >14mmol/L、尿糖阳性或由于限制葡萄糖摄入导致热量不足,可试用胰岛素,用法及剂量如下。

(1) 间歇胰岛素输注:0.05~0.1U/kg,每 4~6 小时一次,必要时通过输液泵输注(>15 分钟)。

(2) 持续胰岛素滴注:如用三次胰岛素血糖仍 >11mmol/L,可以持续滴注胰岛素,速度 0.01~0.2U/(kg·h),通常开始剂量 0.05U/(kg·h)。新生儿对胰岛素极为敏感,应每 30 分钟监测一次血糖,以调节胰岛素的滴注速度直至稳定。如果血糖仍 >10mmol/L,增加滴注速度 0.01U/(kg·h);如果发生低血糖,停止胰岛素滴注,并静脉输注 10% 葡萄糖 2ml/kg,1 次。

(3) 皮下注射胰岛素:已很少应用(新生儿糖尿病除外)。

(4) 滴注胰岛素期间每 6 小时监测血钾水平。由于高血糖的发生机制及胰岛素的作用机制尚不清楚,部分高血糖为自限性,不建议胰岛素常规用于新生儿尤其 VLBW 儿[15,17]。

4. 持续高血糖、尿酮体阳性应监测血气分析,及时纠正酮症酸中毒。

5. 治疗原发病如停用激素、纠正缺氧、恢复体温、控制感染、抗休克等。

6. 新生儿糖尿病应由内分泌医生管理。

(魏克伦　李娟)

五、新生儿糖尿病

新生儿糖尿病(neonatal diabetes mellitus,NDM)的定义

为生后 6 个月内发生的、持续时间至少 2 周、需应用胰岛素治疗的糖尿病,还要除外自身免疫性 Ⅰ 型糖尿病(type 1 diabetes mellitus,T1DM)[18]。其病因为遗传因素所致胰腺发育异常、胰岛素合成分泌障碍。多基因型 NDM 可能在生后 9 个月 ~1 岁甚至更晚出现症状,本病分为暂时性糖尿病(transient neonatal diabetes mellitus,TNDM)、永久性糖尿病(permanent neonatal diabetes mellitus,PNDM)及症状性糖尿病(syndromic neonatal diabetes mellitus)。新生儿糖尿病最常见的原因是 K_{ATP} 通道的两个蛋白亚单位基因 KCNJ11 或 ABCC8 的突变,近 2/3 的 PNDM 及大部分的 TNDM1 型的发生都是这种突变所致。NDM 是一种罕见的疾病,在欧美的发生率为 1/(200 000~400 000)活婴,这一比率在逐年上升,有报道称在一些近亲比率较高的人群中 NDM 发病率高达 1/21000 活婴。目前暂无我国新生儿糖尿病发生率的报道。

(一)病因及分类

病因迄今尚未清楚。研究发现,绝大多数 TNDM 和 PNDM 患儿均不存在同种白细胞抗原(HLA)-DR₃ 和 / 或 -DR₄,均无先天性病毒感染的临床和免疫学证据,亦无胰岛细胞抗体(ICA),它们的发病与自身免疫无关。虽然认为同遗传因素有关,由于病例较少,其遗传方式、易感基因位点和易感基因仍不完全清楚。

1. TNDM　占 NDM 的 45% 左右,血糖增高为暂时性,大多在 3 个月时得到缓解,也有少部分症状持续到 48 个月。一般认为,TNDM 的发病原因为胰腺 β 细胞发育成熟障碍或分泌障碍,分为 TNDM1 及 TNDM2。

(1) TNDM1:占所有 TNDM 的 70% 左右。其病因为父源性 PLAGL-1 的过表达,PLAGL-1 是一种促凋亡的锌指结构蛋白,编码一种非编码 mRNA 的 HYMAI 基因,它的表达增加是由单亲二倍体(UPD)、染色体 6q24 区域基因重复或 6 号染色体母源性甲基化基因松解所致[19]。

(2) TNDM2:在婴儿期得到缓解,之后可能再次发病。病因是由于调节胰岛素分泌的基因突变,多数患儿为 ABCC8 和 KCNJ11 的激活突变所致。此外,胰岛素基因本身的沉默或功能丢失性突变也可能致 TNDM2。

2. PNDM　45% 的 NDM 患儿从未得到缓解,诊断为PNDM。K_{ATP} 基因或胰岛素基因突变所致的 PNDM 常在生后 2~3 个月甚至更晚发病,有些患儿在诊断时已经出现严重的糖尿病酮症酸中毒(diabetic ketoacidosis,DKA)。除外PNDM 中的症状性糖尿病,95% 可能与以下三种基因突变有关,包括 K_{ATP} 通道基因 ABCC8 突变、KCNJ11 突变、胰岛素基因常染色体显性突变和极少数的胰岛素基因常染色体隐性突变[20]。

3. **症状型新生儿糖尿病**　10% 的 NDM 为症状型,常由基因突变所致的胰腺发育、功能异常或胰腺受损所致,常伴有其他器官受累。包括 EIF2AK3 突变的 Wollcott-Rallison 综合征以及 IPEX-FOXP3、GLIS3、PTF1A 等基因的突变。

(二)发病机制

新生儿糖尿病由于胰岛素缺乏所致的代谢障碍与儿童 1 型糖尿病相同。但有其特点。

1. TNDM　TNDM1 往往是由于调节胰岛素分泌的印迹基因表达的变化,而非基因突变,父源性 PLAGL-1 的过表达,可能使胎儿胰腺发育不良,ZAC 在胰岛 β 细胞过表达可导致葡萄糖依赖的胰岛素产生及分泌障碍;而 TNDM2是由于基因的突变所致,而无印迹基因表达改变。大部分的 TNDM2 是由于 K_{ATP} 基因 ABCC8 和 KCNJ11 的激活突变造成的。正常的胰岛细胞 K_{ATP} 通道是维持开放的,当葡萄糖增加或氨基酸代谢产生的 ATP 增加时,由于 ATP:ADP的比例增加,通道关闭,胰岛素分泌,而 ABCC8 和 KCNJ11的激活突变使 K_{ATP} 通道持续开放,抑制了胰岛素的分泌,最终导致 TNDM2。另外,胰岛素基因本身的功能缺失型突变也能造成 TNDM2。

2. PNDM　主要原因是编码 K_{ATP} 通道的 SUR_1 和Kir6.2 两种亚单元 ABCC8 基因和 KCNJ11 基因的激活突变,导致 K_{ATP} 通道关闭障碍,影响胰岛素的分泌;胰岛素基因突变是 PNDM 的第二大原因,它可能导致蛋白折叠错误,生成异常胰岛素原,最终影响胰岛素的正常分泌。

3. **宫内发育迟缓发生率高**　孕妇的胰岛素不能通过胎盘,胎儿在孕 20 周胰岛 β 细胞开始分泌胰岛素,后者具有增强合成代谢如糖原、脂肪、蛋白质与核酸等合成的功能,对促进胎儿的生长发育有重要作用。由于新生儿糖尿病患儿在宫内胰岛素分泌缺乏,导致宫内发育迟缓。

(三)临床表现

PNDM 和 TNDM 除了病程不同外,其症状和实验室检查均相同。生后 1 周内出现的糖尿病可能为 TNDM1,并可能伴有先天性缺陷如巨舌和脐疝。新生儿糖尿病患儿缺少典型的三多一少表现,约有 40% 的患儿在就诊时即处于酮症酸中毒状态。主要症状为发热,消瘦,皮下脂肪减少,体重增长缓慢、不增甚至下降。多尿导致电解质丢失。脱水和高血糖导致的细胞外液渗透压增高,出现高渗性脱水,重度脱水可出现肢体凉、脉细弱、心跳快和血压低等休克症状。烦渴,进食常良好,重症则不佳。嗜睡,很少发生昏迷。由于脂肪的氧化代谢增加,酮酸(β 羟丁酸、乙酰乙酸和丙酮)生成增多,多有不同程度甚至严重的糖尿病酮症酸中毒。常有缺钾,然而在脱水和酸中毒开始纠正前,血钾常不低。随着脱水的纠正,血钾被稀释;胰岛素治疗使葡萄糖合成糖原增加和酸中毒被纠正,钾由细胞外液向细胞内液转移,血钾继续降低。脱水较重者常发生肾前性肾功能衰竭。易于伴发感染如败血症和尿路感染等。与儿童糖尿病相比,NDM 起病急,症状重,未经治疗者的病情迅速进展。

(四)实验室检查

空腹血糖 >7mmol/L(125mg/dl),没有进行胰岛素治疗的患儿血糖迅速升高,可高达 100mmol/L(1800mg/dl)以上。多有轻、中度酮尿,少数则无。大多数患儿有酮症酸中毒,与血糖呈明显的负相关。重症的 pH 可低到 7.2 以下。血浆渗透压增高,由于高血糖所致。血清钠降低或正常低值,由于多尿失钠和高血糖所致的假性低钠。血清钾多数正常,少数增高。血浆胰岛素和 C- 肽均降低或者测不出。胰岛细胞抗体(ICA)均阴性。病毒和弓形虫感染的免疫学检查均阴性。对考虑存在脓毒症的患儿化验血细菌培养、尿细菌培养、胸片等检查。对已经确诊 NDM 的患儿,需要进行基因诊断。

(五)诊断

血糖升高是目前诊断糖尿病的主要依据。空腹全血血糖 >7mmol/L 则被视为高血糖,但 NDM 患儿的血糖水平常高于 13.9mmol/L,如小于 6 个月的婴儿同时具有上述临床表现,且能除外其他原因引起的新生儿高血糖症,尿糖阳性或伴尿酮阳性,即可诊断[21]。如果胎儿在宫内或出生时发现为 IUGR,生后吸吮有力、摄入足够奶量仍不能存活并伴有尿量增多的婴儿,均应考虑 NDM 的可能。对确诊患儿,需进行分子学诊断。甲基化缺陷缓解可能性较大,K_{ATP} 通道异常可以通过口服磺酰脲类药物缓解。

(六)鉴别诊断

需与引起高血糖、高 AG 代谢性酸中毒或尿糖的疾病鉴别。

1. **暂时性高血糖**　①早产儿:胰岛 β 细胞发育尚不完全成熟,静脉滴注含葡萄糖溶液的速度过快,超过其葡萄糖清除率[6mg/(kg·min)或更低]。降低葡萄糖滴速,高血糖即消失。②应激状态:窒息、感染、冷伤、颅脑损伤等。原发病痊愈,高血糖即消失。

2. **高 AG 代谢性酸中毒**　各种原因(缺氧、脱水、休克、心跳呼吸骤停等)所致的乳酸血症,肾功能衰竭,某些遗传性氨基酸代谢病,原发性乳酸血症,有机酸血症。具有各病的特点,均无高血糖。

3. **糖尿**　范科尼综合征,其他原因引起的肾小管病(肾性糖尿)。具有各病的特点,均无高血糖。

(七)治疗

治疗原则包括:①纠正脱水、酸中毒和电解质紊乱;

②胰岛素替代治疗,降低高血糖和恢复糖、脂肪及蛋白质的正常平衡,保证正常生长发育;③控制感染;④向家属介绍糖尿病的有关知识,指导监护和持续治疗的一般方法和注意事项。在急救治疗期间,应建立双套静脉输液通道和应用输液泵,保证上述①、②项治疗的同时进行和分别调整。严密监护病情变化和治疗反应,随时调整治疗措施。一定要有床边的液体疗法记录单和胰岛素治疗记录单,包括症状体征变化以及相关的化验结果。

1. 液体疗法 包括补充累积损失量、生理需要量和异常继续损失量。NDM 的后者主要是高糖渗透利尿的额外损失,难于准确估计,可放置留尿袋监测每小时的尿量。早产儿皮下脂肪少,NDM 患儿更为明显,按脱水征判定脱水程度不甚准确,以前后体重的变化更为适宜。概括以上三项,轻、中、重度脱水分别按 120~150ml/(kg·d)、150~200ml/(kg·d) 和 200~250ml/(kg·d) 作为初始试验剂量,应将滴注胰岛素所用的生理盐水量包括在内。糖尿病酮症酸中毒患儿的脱水都比较严重,一般可按中度脱水开始治疗。以后根据临床反应和化验结果进行调整。

(1) 扩容阶段:对中、重度脱水用生理盐水 20ml/kg,于 30~60 分钟静脉快速滴注。以迅速增加血容量,改善循环和肾功能。

(2) 补充累积丢失量阶段:根据血钠决定给半张或 1/3 张不含糖的盐水,输液速度按 10ml/(kg·h),以后按 6~10ml/(kg·h),于 12 小时补充总液量的 1/2。余量于 12~24 小时滴完。当血糖降到 14~17mmol/L(250~300mg/dl)时,改用含 5% 葡萄糖的 1/2 张糖盐水溶液。

(3) 纠正酸中毒:NDM 酮症酸中毒主要是由于酮体和乳酸的堆积,补充水分和胰岛素可以矫正酸中毒。轻症酸中毒,不需要碱剂治疗。只有当 pH 低于 6.9 时,才用 5% 碳酸氢钠 1~2ml/kg 在 1 小时以上时间输入,必要时可以重复。

(4) 补钾:经过扩容,循环和肾功能改善,有尿后即开始补充氯化钾,按 3~4mmol/(kg·d)〔200~300mg/(kg·d)〕,有明显缺钾症状者增到 4~6mmol/(kg·d)〔300~450mg/(kg·d)〕,加入静脉滴注液体中,混合后的氯化钾浓度为 0.3g%(40mmol/L)。

2. 胰岛素替代治疗 酮症酸中毒的患儿都应静脉滴注胰岛素治疗。采用小剂量持续静脉滴注的方法,以逐渐降低血糖和细胞外液渗透压,减少发生脑水肿的危险。正规胰岛素持续静脉滴注为 0.1U/(kg·h)。密切监护治疗反应、血糖、尿糖、血酮、尿酮体和血气。发病后 12 小时内,每小时测 1 次,后每 2~4 小时测 1 次。以判定对胰岛素的敏感性,根据临床反应和化验结果调整滴速。当血糖降低到接近 8~12mmol/L、酮症消失和进食良好,改为皮下注射,每日 0.5~3.0U/kg,分为 6 次,喂奶前 30 分钟注射。注射前和注射后 2 小时测血糖和尿糖,调整剂量。如果进食不佳,仍然需要静滴糖盐水溶液。在停止静滴胰岛素之前 1~2 小时即开始皮下注射一次胰岛素,以便让胰岛素有时间吸收。

对没有酮症酸中毒的患儿,在进行分子缺陷检测之前,同样需要接受胰岛素治疗。因胰岛素泵输注的胰岛素浓度低、计量小,建议应用胰岛素泵。初始计量为 0.5U/kg·d,根据血糖水平调整用量,每天增加或减少 0.1U/kg,平分在 24 小时内应用。在确定分子学诊断前,应避免应用磺酰脲类药物,因有数据表明,在生后 1 周内诊断 NDM 的患者中只有大约 20% 可能对磺酰脲类药物治疗有反应。

生后数月内发生低血糖有引起脑损害的危险,一般不使尿糖转阴。监测血糖和血浆 C- 肽,作为判断内源性胰岛 β 细胞的胰岛素分泌功能的指标。

3. 磺酰脲类药物治疗 一旦确诊为 K_{ATP} 通道缺陷所致的 NDM,需要逐渐过渡到口服磺酰脲类药物治疗。在没有分子学诊断的情况下应用磺酰脲类药物,可能使对磺酰脲类药物无反应患儿血糖升高,最终导致糖尿病酮症酸中毒。因此,新生儿一旦诊断为 NDM,需要立即应用胰岛素治疗,并尽快进行分子学的诊断,以决定是否应用磺酰脲类药物[22]。

4. 监护 液体疗法和胰岛素治疗都是估算性质的,受到许多因素的影响,难以完全符合实际情况。新生儿糖尿病的病情变化很快,治疗开始后不同阶段的侧重点也有所不同。因此在治疗过程中要密切观察病情变化和治疗后的反应。定时监测各项指标,随时调整治疗方案,以适应患儿的实际需要,取得良好的治疗效果。

(薛辛东　张家骧)

参考文献

1. Gleason CA, Devaskar SU. Avery's diseases of the newborn. 9th ed. Philadelphia : Elsevier Saunders, 2012, 1320.

2. Rozance PJ, Hay Jr WW. Describing hypoglycemia - definition or operational threshold? Early Hum Dev, 2010, 86 (5): 275-280.

3. Hawdon JM. Definition of neonatal hypoglycaemia: time for a rethink? Arch Dis Child Fetal Neonatal Ed, 2013, 98: F382-F383.

4. Boardman JP, Hawdon JM. Hypoglycaemia and hypoxic-ischaemicencephalopathy. Dev Med Child Neurol, 2015, 57 (3): 29-33.

5. McKinlay CJD, Alsweiler JM, Ansell JM, et al. Neonatal Glycemia and Neurodevelopmental Outcomes at 2 Years. N Engl J Med, 2015, 373 (16): 1507-1518.

6. Simmons R, Stanley C. Neonatal Hypoglycemia Studies-Is There a Sweet Story of Success Yet? N Engl J Med, 2015, 373 (16): 1567-1569.

7. Yorifuji T, Horikawa R, Hasegawa T, et al. Clinical practice guidelines for congenital hyperinsulinism. Clin Pediatr Endocrinol, 2017, 26 (3): 127-152.

8. 邵肖梅,周文浩主编.胎儿和新生儿脑损伤.第2版. 上海:上海科技教育出版社,2017:358-362.

9. Guo D,Liu H,Ruzi A,et al. Modeling congenital hyperinsulinism with ABCC8-deficient human embryonic stem cells generated by CRISPR/Cas9. Sci Rep,2017,7(1):3156.

10. Fan ZC,Ni JW,Yang L,et al. Uncovering the molecular pathogenesis of congenital hyperinsulinism by panel gene sequencing in 32 Chinese patients. Mol Genet Genomic Med,2015,3(6):526-536.

11. Demirbilek H,Hussain K. Congenital hyperinsulinism:diagnosis and treatment update. J Clin Res Pediatr Endocrinol,2017,9(Suppl 2):69-87.

12. 罗飞宏.先天性高胰岛素血症诊治进展.中华儿 科杂志,2015,53(6):468-471.

13. Korula S,Chapla A,Priyambada L,et al. Sirolimus therapy for congenital hyperinsulinism in an infant with a novel homozygous KCNJ11 mutation. J Pediatr Endocrinol Metab, 2018,31(1):87-89.

14. Ghosh A,Banerjee I,Morris AA. Recognition, assessment and management of hypoglycaemia in childhood. Arch Dis Child,2016,101(6):575-580.

15. Cloherty JP,Eichenwald EC,Hansen AR,et al. Manual of Neonatal Care. 7th ed. Boston:Lippincott Williams & Wilkins,2012,293.

16. Stensvold HJ,Strommen K,Lang AM,et al. Early Enhanced Parenteral Nutrition,Hyperglycemia,and Death Among Extremely Low-Birth-Weight Infants. JAMA Pediatr, 2015,169(11):1003-1010.

17. Sinclair JC,Bottino M,Cowett RM. Interventions for prevention of neonatalhyperglycemiain very low birth weight infants. Cochrane Database Syst Rev,2011,5(10):CD007615.

18. Sperling MA. Pediatric endocrinology. 4th edition. Philadelphia:WB Saunders,2014,277-290.

19. Docherty LE,Kabwama S,Lehmann A,et al. Clinical presentation of 6q24 transient neonatal diabetes mellitus (6q24 TNDM) and genotype-phenotype correlation in an international cohort of patients. Diabetologia,2013,56(4):758-762.

20. Kanakatt Shankar R,Pihoker C,Dolan LM,et al. Permanent neonatal diabetes mellitus:prevalence and genetic diagnosis in the SEARCH for Diabetes in Youth Study. Pediatr Diabetes,2013,14(3):174-180.

21. 桂永浩,薛辛东.儿科学.第3版.北京:人民卫生 出版社,2015,442-445.

22. Ashcroft FM. New uses for old drugs:neonatal diabetes and sulphonylureas. Cell Metab,2010,11(3):179-181.

第2节　甲状腺问题

一、概述

(一)甲状腺的胚胎发育

胚胎第3周,在前肠的原始咽壁底部第1对咽囊间的内胚层下陷,形成囊状甲状腺原基,向尾侧呈管状增长,即甲状腺舌管。于胚胎第6周达颈部正常位置,甲状舌管退化消失,遗留下浅凹称盲孔。胚胎第7周可识别出甲状腺二叶状结构,特征性的甲状腺滤泡细胞及基质形成见于胚胎第10周。甲状腺素(T_4)、三碘甲状腺原氨酸(T_3)及促甲状腺素(TSH)很少能通过胎盘,因此,胎儿血清中检测到的水平基本反映了胎儿甲状腺激素分泌和代谢的水平。胚胎第4~6周可以检测到甲状腺球蛋白的合成,6~8周可以检测到促甲状腺激素释放激素(thyrotropin-releasing hormone,TRH)的合成,碘摄取从8~10周开始至妊娠第12周。在胚胎第12周,同时也能检测到T_4、T_3及TSH的分泌。于第22周前,血清中上述物质的水平较低,第24周时,TSH可高达15mU/L(15μU/ml),足月时降至10mU/L,儿童及成人<5mU/L。T_4从妊娠中期起持续增多,足月时达148nmol/L(11.5μg/dl),儿童及成人为64.4~167.3nmol/L(5~13μg/dl)。第30周前血清T_3很低,足月时达0.77 nmol/L(50ng/dl)。在此期间血清反T_3(rT_3)逐渐下降,第30周时为3.85nmol/L(250ng/dl),足月时降至2.31nmol/L(150ng/dl)。36~40周前甲状腺尚不存在自身调节机制。甲状腺结合球蛋白(TBG)可在第12周于胎儿血清中检出,继续增加,至妊娠中期接近足月儿水平10~90mg/L(1~9mg/dl)。下丘脑-垂体-甲状腺轴的成熟始于妊娠后半阶段,但直到生后3个月其反馈调节功能才能达到成熟[1]。同时很多证据表明一些转录因子,包括TTF-1/NKX-2.1、TTF-2(或称为FOXE1)、NKX2.5、PAX8等,对甲状腺体发育、分化及尾端迁移至最终位置非常重要,而转录因子Pit-1对促甲状腺细胞的分化和生长起重要作用[2]。

(二)甲状腺激素合成及代谢

甲状腺激素包括T_4及T_3,合成它们的主要底物是碘和TBG上的酪氨酸,其合成途径如下[3-4]:①碘的摄取:碘是合成甲状腺激素的必需元素,甲状腺上皮细胞通过基底膜的碘泵主动地将无机碘化物从血液摄入细胞和浓集;②碘化物的氧化:无机碘化物经过氧化物酶的催化作用,氧化成活性碘;③酪氨酸的碘化:活性碘与TBG上的酪氨酸残基在3和(或)5位碳结合形成一碘酪氨酸(MIT)和二碘酪氨酸(DIT);④碘酪氨酸的耦联:TBG上的MIT和DIT残基再经缩合,分别形成T_4、T_3及反T_3(rT_3),仅T_4及T_3具有生物活性。循环中大部分的T_3(约三分之二)是由外周的T_4脱碘而成,但也有一部分是由甲状腺自身合成和分泌的。从T_4向T_3

的转化需要从酪氨酸的外环脱掉一个碘,而从酪氨酸的内环脱掉一个碘会转化为 rT_3,不具有生物活性。在宫内以及一些严重疾病时,包括 RDS、发热、厌食症、恶病质、绝食等, T_4 会转化为 rT_3 而不是 T_3。生后 T_4 向 T_3 的转化迅速增加并持续终生。

在 TSH 的刺激下,甲状腺上皮细胞顶端的微绒毛将胶质泡饮到细胞内,形成胶质微粒,向细胞底部移动,并同溶酶体结合。TBG 被溶酶体中的蛋白酶水解。游离的 MIT 及 DIT,经脱碘酶作用而脱碘,脱去的碘和酪氨酸可再用于甲状腺激素的合成;而游离的 T_4 和 T_3 被释放入到腺泡囊周围的毛细血管中,进入血循环,其比例(10~20):1。 T_4 的75% 与 TBG 结合,15% 与 T_4 结合前白蛋白(TBPA)结合,不足 10% 与白蛋白结合,而 T_3 仅与 TBG 及白蛋白结合。仅游离的甲状腺激素具有生物活性, T_3 的游离浓度高,生物活性强(为 T_4 的 3~5 倍),更新速度快,是起主要作用的甲状腺激素,同时游离的 T_3 对 TSH 释放起负反馈作用[3-4]。

甲状腺功能的调节主要通过下丘脑 - 垂体 - 甲状腺轴而完成的。下丘脑分泌的 TRH 促进垂体前叶合成与释放 TSH。下丘脑通过 TRH 调整垂体对 T_3、T_4 负反馈作用的反应水平即调定点,使血中甲状腺激素维持在一定水平,以适应生理和病理的需要。此外,甲状腺还具有自身调节功能,而不依赖 TSH。首先当摄入碘增加或减少时,甲状腺降低或提高其吸碘率,其次可有效地利用碘,当摄入碘减少时,甲状腺合成较多的 T_3(T_3/T_4 比值增大), T_3 比 T_4 的生物活性大,可在有限的碘供应下保持代谢功能[3-4]。

妊娠期间母体内的甲状腺抗体、碘化物(包括放射性碘化物)以及用于治疗甲状腺功能亢进的药物(甲硫咪唑和丙基硫氧嘧啶)能够穿过胎盘进入胎儿体内,并影响胎儿的甲状腺功能。早产儿或存在宫内生长受限的新生儿可能存在甲状腺发育受阻,在普通测试下可能表现为甲状腺功能减退[1,4]。

(三)新生儿的甲状腺功能

新生儿出生后,体内甲状腺激素的水平发生迅速而显著的变化,因此,在诊断甲状腺功能亢进或甲状腺功能减退或给予药物治疗时一定要根据年龄校正的正常值范围来评估甲状腺功能检测的结果[1,4]。

1. 血清 TSH 急剧增高,30 分钟时可高达 70~100mU/L(μU/ml),24 小时内迅速下降,4 天内降到 5mU/L 以下。

2. 血清 T_4 及游离 T_4(FT_4)在生后很快增高,足月新生儿生后 T_4 血清水平为 6.4~23.2μg/dl,在 24~36 小时内从 141.6~154.4nmol/L(11~12μg/dl)升到 205.9nmol/L(16μg/dl),1~2 周内逐渐下降至婴儿期较稳定的水平,6 周时降至 141.6~154.4nmol/L(11~12μg/dl)。 T_4 是评价甲状腺功能的一个很重要的指标。游离 T_4(FT_4)反映组织对甲状腺激素的利用度,其水平依胎龄不同而异,足月新生儿为 2.0~5.3ng/dl,而胎龄 25~30 周的早产儿只有 0.6~3.3ng/dl。

3. 血清 T_3 及 FT_3 在出生时较低,胎儿及脐血中水平仅

为 20~75ng/dl,生后 4 小时内可增加 3~6 倍,在 4~36 小时,其值更高,达到 100~400ng/dl。36 小时后下降,于 5~6 天内降到成人的正常高值,到青春期达成人水平。血清 rT_3 出生时较高,生后 2 周内较恒定,随后 2~3 周内降至成人水平。血清 T_3 是诊断和治疗甲状腺功能亢进的有用指标。

4. 早产儿生后的下丘脑 - 垂体 - 甲状腺功能的变化与足月儿相似,但血清 TSH 及 T_4 的增高程度低于足月儿,在生后 4~6 周,血清 T_4 仍较足月儿低 20%~40%,血清 TSH 到生后 1 周时也降到 5mUI/L 以下,血清 T_3 在生后 2~3 周达足月儿水平。

(四)甲状腺激素的生理作用

1. 对代谢的影响 ①促进新陈代谢,提高基础代谢率,刺激物质氧化,增加耗氧和产热。②生理剂量促进蛋白质合成,大剂量使其分解增加。③生理剂量可加强胰岛素的作用,促进糖原合成及周围组织对葡萄糖的利用。大剂量促进小肠吸收葡萄糖与半乳糖和肝、肾的糖异生作用,并加强肾上腺素的糖原分解作用,使血糖升高。④促进脂肪的合成、动员和利用,但对分解的作用更强。甲状腺激素增加时使三酰甘油、磷脂及胆固醇降低,游离脂肪酸及甘油增多。甲状腺功能减退时则相反;⑤甲状腺功能减退时代谢缓慢,酶活性降低,皮肤和内脏如心脏、肌肉和脑等组织间隙沉积大量黏多糖(氨基多糖)及其与蛋白结合的黏蛋白(蛋白多糖),亲水性强,通过黏多糖与水结合形成黏液性水肿。⑥促进胡萝卜素转变为维生素 A 及后者生成视黄醛。甲状腺功能减退时可发生胡萝卜素血症和维生素 A 缺乏[3-4]。

2. 对主要器官的影响 ①神经系统:在脑发育期间缺乏甲状腺激素可导致脑的生长率减低、脑细胞发育不全、体积小、髓鞘形成迟缓、树状突分支少、脑皮质中轴突及树突密度减低、脑血管尤其是毛细血管减少和神经束出现得晚。脑已发育成熟时发生甲状腺功能减退,不产生形态上的损害,但发生功能障碍。甲状腺功能亢进时则大脑皮层兴奋性增高。母体 T_4 对胎儿正常的神经系统成熟至关重要。②骨骼系统:甲状腺功能减退时骨骺发育不全、骨化及骨骺闭合延迟,骨龄落后。长骨发育严重障碍,四肢短小。鼻眶骨发育不良,形成特殊面容。甲状腺功能亢进时骨成熟加快,骨龄超常。③心血管系统:甲状腺功能亢进时心跳加快,心排出量增加,收缩压增高,而外周血管扩张,舒张压降低,脉压增大。甲状腺功能减退时则相反。④肾功能:甲状腺功能减退时肾血流量、肾小球滤过率和肾小管稀释及浓缩功能均降低,尿量减少,排水能力低,易发生水潴留。⑤其他:甲状腺功能亢进时肠吸收功能增强,肠蠕动加快;甲状腺功能减退时相反,常发生腹胀和便秘。此外,甲状腺功能减退时促红细胞生成素产生减少,骨髓造血功能低下,而且胃肠黏膜黏液性水肿和黏膜萎缩,胃酸减低,铁、B_{12} 及叶酸等吸收减少,可发生贫血[3-4]。

(薛辛东 张家骧)

二、早产儿暂时性甲状腺功能减退

（一）胎儿期的甲状腺功能

胚胎6~8周可以检测到TRH的合成，胚胎第12周能同时检测到T_4、T_3及TSH的分泌。于第22周前血清中上述物质的水平较低，在孕早期和孕中期胎儿自身合成激素水平很低，主要依靠母体自胎盘转运。下丘脑-垂体-甲状腺轴的成熟始于妊娠后半阶段，但直到生后3个月其反馈调节功能才能达到成熟[5]。

（二）早产儿的甲状腺功能

早产儿生后甲状腺功能在性质上与足月儿相似，但在数量上较足月儿低。其中脐血T_4水平的降低程度与胎龄及出生体重成正比，而正常足月儿中生后TSH的急剧增高在早产儿中增高程度也有所降低。在一些存在新生儿RDS等并发症的早产儿中，生后第1周内血清T_4实际上并未升高而是降低了。随着这些并发症治愈，血清T_4逐渐升高，一般到生后第6周可以达到正常足月儿血清T_4水平。血清游离T_4受影响较小，如果用平衡透析的方法测定，其结果大多正常[5-6]。

（三）早产儿暂时性甲状腺功能减退（transient hypothyroxinemia of prematurity，THOP）

1. THOP定义　早产儿（胎龄小于30~32周）生后出现的暂时性甲状腺激素水平降低，包括低T_4和FT_4，但降低程度不及先天性甲状腺功能减退者，同时不伴有TSH水平的增高，而是正常或偏低，则称之为THOP[5]。

生后第1周内，血液中主要的甲状腺素T4水平会降到最低，其降低水平和持续时间与胎龄相关。胎龄越小，甲状腺素水平越低，持续时间越长，此外，早产儿疾病的严重程度也会影响甲状腺素水平，故几乎所有的早产儿都有不同程度的暂时性甲状腺功能减退，且超过50%者T_4水平$<6.5\mu g/dl$。随着下丘脑-垂体-甲状腺轴发育逐渐成熟，一般经过2~3周时间，这种甲状腺激素水平降低的情况会得以纠正，早产儿的甲状腺水平恢复正常[5,7]。

2. THOP病因　包括：①孕早期和孕中期胎儿自身合成激素水平很低，主要依靠母体自胎盘转运。早产儿出生后来自母体的甲状腺素供应突然中断，造成血清T4水平明显降低；②下丘脑-垂体-甲状腺轴发育不成熟，自身反馈调节功能不健全；③甲状腺储备能力降低：VLBW儿的碘和甲状腺球蛋白的储备为足月儿的20%~30%；④碘摄入不足：VLBW和ELBW儿生后经肠道喂养量小，且肠道对碘的吸收少，同时肠外营养液中碘含量不足，加之母乳中碘利用率低，尿中丢失增加等因素，共同造成早产儿碘摄入不足或丢失增加；⑤药物影响：早产儿生后一些常用药物包括利尿药、脂肪乳剂、多巴胺、糖皮质激素、阿片类药物、苯巴比妥等药物都会影响甲状腺功能；⑥其他围产期因素影响：

多种早产相关并发症，如RDS、BPD、NEC、PDA等，可使周围组织$5'$-脱单碘酶受抑制，使T_4向T_3及rT_3向T_2转变受阻，而对T_4向rT_3转变无明显影响。此外，甲状腺激素与血清蛋白的结合亦受抑制。血清T_3降低，T_4正常或降低，FT_4正常或增加，TSH正常，TBG多正常或稍低。称低T_3综合征或正常甲状腺疾病综合征，当原发病好转时甲状腺功能即恢复正常[5,7]。

3. THOP对神经发育的影响　甲状腺素对各个器官系统的生长发育均有作用，尤其在神经系统发育中发挥重要作用。有研究结果显示，在控制早产相关的其他混杂因素后，THOP仍然是早产儿认知迟缓的危险因素。多数情况下，早产儿甲状腺素水平中度降低，且为暂时性，对极未成熟早产儿，有可能引起神经发育损害，且可能合并其他严重并发症，最终导致脑瘫、智力低下、视觉及听觉障碍等。由于极未成熟早产儿病情复杂，神经系统发育障碍可能与自身发育有关，也可能与其他严重并发症有关，还有可能是其他严重并发症造成THOP出现。但也有报道，认为THOP与神经系统不良结局之间并无因果关系，对胎龄小于30周的早产儿生后早期测定血浆中游离T_4，在7岁时评估其认知水平，其神经发育结局与生后早期血浆中游离T_4成负相关，即生后FT_4越高，7岁时神经发育越差。此外，还有研究认为，THOP是早产儿生后生理性的适应阶段，而不需要进行常规筛查或治疗[8]。

4. THOP治疗及预防　早产儿THOP是否需要使用甲状腺素治疗，目前仍然缺乏足够的研究证据显示治疗的利和弊，预防性甲状腺素应用对提高神经系统预后及降低发病率等也没有被公认。一些研究认为，对胎龄25~26周的早产儿生后预防性补充T_4，对其5~6岁学龄期的认知、行为及运动发育均有帮助，但对胎龄29周的早产儿无明显益处。总之，目前不建议在早产儿中常规使用甲状腺素，而需进行随机对照研究去证实，或早产儿同时存在下丘脑-垂体-甲状腺功能障碍（如TSH升高）时，可以进行治疗[5]。

（薛辛东　张家骧）

三、先天性甲状腺功能减退症

先天性甲状腺功能减退症（congenital hypothyroidism，简称甲状腺功能减退）又称克汀病（cretinism）或呆小病。由于甲状腺先天缺如、发育不良（原位和异位）或甲状腺激素合成途径缺陷而引起者称为散发性甲状腺功能减退，因母孕期饮食中缺碘引起者称地方性甲状腺功能减退。主要临床表现为体格和精神发育障碍，早期诊断和治疗可防止症状的发生或发展，否则可导致严重的脑损害和智力低下。2004年我国筛查了580万新生儿，甲状腺功能减退患儿的发病率为1/3009，2008年对13城市3 351 818例新生儿进行了甲状腺功能减退的筛查，其发病率为0.291‰（美国发病率为0.4‰，并逐年递增），地域特点是中国北部和南部地区的发病率低于东部、中部及西部地区[9-10]。

（一）散发性甲状腺功能减退症

1. 病因和发病机制

（1）原发性甲状腺功能减退

1）甲状腺不发育或发育不全：包括甲状腺缺如和发育不良（原位或异位）。发生率约占先天性甲状腺功能减退患者的90%，女孩多见，男女之比为1：2。其中1/3病例甲状腺可完全缺如，亦可在宫内发育不全，或在甲状腺下移过程中停留在异常部位，如舌部较多见，偶可见于咽后壁、软腭、气管黏膜或胸内等处。异位甲状腺可部分或完全丧失功能。

2）甲状腺激素合成障碍：又称家族性甲状腺激素合成障碍。其发病率仅次于甲状腺发育缺陷，多为常染色体隐性遗传，由于酶的缺陷所致。如碘的摄取和氧化、酪氨酸的碘化、碘酪氨酸的耦联、甲状腺球蛋白的合成和降解、脱碘等障碍。因甲状腺激素合成及分泌不足，TSH代偿性分泌增多，甲状腺肿大是其特点[14]。

3）甲状腺或靶器官反应低下：①甲状腺对TSH不反应：TSH分泌增多，甲状腺激素分泌减少，甲状腺不增大。可能是甲状腺细胞膜TSH受体同腺苷酸环化酶的耦联障碍所致；②周围组织对甲状腺激素不反应：甲状腺激素分泌增多，TSH分泌正常或增加，可有甲状腺肿。可能是周围组织靶细胞核的甲状腺激素受体缺陷所致，垂体前叶也不同程度地对甲状腺激素不反应（负反馈）。

4）暂时性甲状腺功能障碍

①暂时性甲状腺功能减退：其共同特点是暂时性甲状腺激素分泌减少，TSH代偿性分泌增加。a.孕妇长期摄入致甲状腺肿的药物如抗甲状腺制剂（丙基硫氧嘧啶、他巴唑）、碘化物、钴盐、磺胺、对氨基水杨酸钠、保泰松等，经胎盘传递抑制胎儿甲状腺激素的合成，可伴甲状腺肿。抑制作用约5~7天。b.孕妇患有自身免疫性甲状腺病如慢性淋巴性甲状腺炎，经胎盘传递的甲状腺抑制抗体如TSH结合抑制抗体（TSH-binding inhibiting antibody，TBIA）可抑制TSH与甲状腺相应受体结合而阻断其刺激甲状腺作用。此外，抗甲状腺球蛋白及抗线粒体抗体异常增加，均可抑制甲状腺功能。抗体消失后甲状腺功能即恢复。抑制作用可持续3~9个月或以上，但无甲状腺肿。c.碘缺乏：见于缺碘地区，除可引起地方性甲状腺功能减退外，亦常引起暂时性甲状腺功能减退，早产儿更易发生，可有甲状腺肿。一般持续数周。d.甲状腺功能发育不成熟：多为早产儿。为暂时甲状腺对TSH反应低下或甲状腺激素合成障碍所致。可持续数周或数月以上。暂时性甲状腺功能减退易被误诊为永久性甲状腺功能减退而持续治疗，值得注意[13,15]。②暂时性低甲状腺素血症：多为早产儿，胎龄愈小，发生率愈高。为下丘脑功能不成熟所致。血清T₄及FT₄降低，T₃在生后头数日较低，以后常正常，TSH正常，TSH及T₄对TRH刺激试验反应良好。TBG正常。一般在1~5个月恢复正常。③低T₃综合征（正常甲状腺疾病综合征）：患各种严重的急、

慢性疾病如RDS、肺炎、败血症或营养不良等，可使周围组织5′-脱单碘酶受抑制，使T_4向T_3及rT_3向T_2转变受阻，而对T_4向rT_3转变无明显影响；此外，甲状腺激素与血清蛋白的结合亦受抑制。血清T_3降低，T_4正常或降低，FT_4正常或增加，TSH正常，TBG多正常或稍低。多见于早产儿。当原发病好转时，甲状腺功能即恢复正常。

（2）继发性甲状腺功能减退常伴有脑发育异常

1）TRH缺乏：孤立的或伴有其他促垂体激素缺乏和下丘脑功能障碍。

2）TSH缺乏：孤立的或伴其他垂体激素缺乏。

2. **临床表现**　患儿出生时症状和体征缺乏特异性，大多数轻微，甚至缺如。无甲状腺的患儿约在6周后症状明显。具有残留甲状腺组织或家族性甲状腺功能减退患儿，可迟至数月或数年才出现症状。少数较重患儿出生时或生后数周出现症状。母乳含有一定量的甲状腺激素尤其是T_3，故母乳喂养儿的症状出现较晚。母孕期胎动减少，过期产分娩，出生体重大于第90百分位（常大于4kg）。60%~70%患儿存在骨成熟障碍的早期体征，如前后囟大和颅缝宽。其他早期表现为嗜睡、活动少、动作慢、反应迟钝、少哭、声音粗哑、喂奶困难、吸吮缓慢无力、稍食即停或入睡。肌张力低，腹膨大，常有脐疝。肠蠕动慢，首次排胎粪时间延迟，以后经常便秘。由于肝葡萄糖醛酸转移酶成熟延迟，生理性黄疸持续时间延长。体温较低，少汗。由于周围组织灌注不良，四肢凉，苍白，常有花纹。呼吸道黏膜黏液性水肿可致鼻塞、呼吸困难、口周发绀或呼吸暂停，可伴肺透明膜病。随年龄增长，症状更显著。身长及体重的增长和动作及精神发育均明显落后。黏液性水肿逐渐加重，皮肤干厚粗糙，但无可凹性。主要见于面部尤其是眼眶周围、颈部、锁骨上窝、手背足背及外阴部。出现特殊面容如头发干枯、发际较低、前额较窄、常有皱纹、眼距宽、眼睑增厚、睑裂小、鼻梁低平、鼻稍短而上翘、唇较厚、舌大而宽厚，常伸出口外，重者可影响吞咽及呼吸。四肢短，躯干相对较长，手掌方形，指粗短。偶有心脏黏液性水肿，可致心脏增大、心音低钝、心脏杂音，脉搏较慢，血压偏低。心电图呈低电压、P-R间期延长、T波平坦或倒置。可有贫血[9]。

由酶系统缺陷所致的家族性甲状腺功能减退患儿，少数在出生时即存在甲状腺肿，甚至很大，但多数于生后数月或数年后才显现。

继发性甲状腺功能减退患儿出现症状缓慢，可为单纯TRH或TSH缺乏，或伴有其他下丘脑或垂体功能障碍。或有垂体、下丘脑发育不良或脑畸形。

3. **辅助检查**

（1）甲状腺功能检测：为确诊的主要方法。1995年6月我国颁布的"母婴保健法"已将本病列入新生儿期筛查的疾病之一。目前多采用滤纸血片法[11]，出生第3天以后采取足跟血，检测TSH作为初筛，若TSH>15~20mU/L（须

根据所筛查实验室阳性切割值决定)时,可疑甲状腺功能减退,再进一步检测甲状腺功能以确诊。若血清 FT4 减低,TSH 增高,可以诊断先天性甲状腺功能减退。若 FT4 减低,TSH 正常或减低,注意继发性甲状腺功能减退[12]。

(2) 甲状腺放射性核素显像(^{99m}Tc):可判定甲状腺位置、大小、发育情况及其占位病变。目前甲状腺吸 ^{131}I 率在儿科已较少使用。

(3) 甲状腺超声检查:可评估甲状腺发育情况,甲状腺肿大常提示甲状腺激素合成障碍或缺碘,但对异位甲状腺判断不如放射性核素显像敏感。

(4) 骨龄的测定:出生时,约 1/2 先天性甲状腺功能减退患儿存在骨骼发育不全。跟骨和距骨骨化中心在孕 26~28 周出现,股骨远端及胫骨近端在 24~26 周出现,故新生儿期宜检查膝部或踝部。若出生时尚无骨化中心出现,表示骨成熟延迟。而且骨骺的软骨成骨顺序紊乱,化骨核形状不规则,钙化不均匀,呈斑点状或碎块状。

(5) TRH 刺激:试验若血清 T_4、TSH 均低,应进一步做 TRH 刺激试验,以鉴别下丘脑或垂体性甲状腺功能减退。TRH 刺激后不出现 TSH 峰值,应考虑垂体病变,如 TSH 峰值过高或出现时间延长,则提示下丘脑病变。

4. **诊断和鉴别诊断**　早期诊断至为重要,但出生时有表现者仅占 2%~3%,待出现症状时才诊断和治疗已为时过晚,因此,新生儿期甲状腺功能减退的筛查尤为关键,可疑者应及早进行血清 T_4、TSH 测定以明确诊断。

新生儿甲状腺功能减退早期表现不典型,需与其他疾病相鉴别。当呼吸困难、苍白及青紫应与引起呼吸困难的心肺疾病鉴别。嗜睡、活动少、肌张力低下及喂养困难应与败血症及中枢神经系统疾病鉴别。生理性黄疸延长应与溶血性黄疸、败血症及肝病鉴别。面容异常、大舌及皮肤干燥应与黏多糖病 I(Hurler)型、软骨发育不全及先天愚型鉴别。甲状腺肿应与颈部水囊瘤、囊肿及肿瘤鉴别,舌甲状腺应与肿瘤鉴别。

5. **治疗**　本病一旦确诊,不论病因在甲状腺,还是在下丘脑-垂体,均需立即治疗。甲状腺发育异常者,需终身治疗,若疑似暂时性甲状腺功能减退者,可在治疗 2~3 年后减药或停药 1 个月复查甲状腺功能。

(1) L-甲状腺素钠:为目前临床应用的首选药物,该药生物活性稳定,口服吸收率约 65%。半衰期为 7 天,较 T_3 转换率慢,在体内产生较大的 T_4 池,于周围组织转化为 T_3,为其提供稳定的来源。每日口服 1 次,最初 10~15μg/(kg·d),逐渐增加剂量,常用剂量 20~50μg/d,其治疗目的是使 FT4 在 2 周内恢复正常,TSH 在治疗 4 周内达到正常,尽早纠正甲状腺功能减退状态。

(2) 甲状腺片:该药 60mg 约等于 100μg 的 L-甲状腺素钠,将所需剂量分 3 次口服。本制剂由动物甲状腺制成,以所含有机碘(0.2%)标化,包括无活性的碘化酪氨酸等,其 T_4 及 T_3 含量不稳定,不能直接反映其生物活性,各地产

品含量亦不尽相同,不同动物来源的 T_4/T_3 比值亦异,而且服药后血浆 T_3 波动较大,故不如 L-甲状腺素钠,但价廉易得,目前临床亦在应用。

甲状腺功能减退纠正后,仍应密切观察心血管功能,定期随访,观察患儿生长曲线、智商、骨龄及血清 FT$_4$、TSH 变化等,以避免药物治疗剂量不足或过量。

(二) 地方性甲状腺功能减退症

多见于地方性甲状腺肿流行区,由于水土和食物中含碘不足,母孕期饮食中缺碘,使胎儿在胚胎期因碘缺乏而导致先天性甲状腺功能减退。女孩患者多于男孩。随着我国广泛使用碘化食盐作为预防措施,其发病率已显著降低。

1. **病因和发病机制**　小儿的碘需要量为 40~100μg/d。碘是合成甲状腺激素的必需底物,碘摄入不足使甲状腺激素的合成与分泌减少,导致胎儿各器官系统尤其是脑发育障碍。垂体 TSH 代偿性增多,甲状腺常肿大,但甲状腺亦可发生萎缩,与甲状腺受到长期过度刺激所致的衰竭性萎缩或甲状腺缺乏生长所需的碘有关。

2. **临床表现**　除散发性甲状腺功能减退所见症状外,可出现聋哑和严重神经系统症状,可分 2 型。

(1) 神经性综合征:智力显著低下,聋哑,共济失调,痉挛性瘫痪。但无或仅有轻微甲状腺功能障碍。

(2) 黏液水肿性综合征:症状与散发性甲状腺功能减退相似。体格与智力发育落后,性发育迟缓,而神经系统正常。约 25% 有轻度甲状腺肿。T_4 降低,T_3 可正常或稍高,TSH 明显增高。这两种症候群有时会交叉重叠。

(三) 新生儿甲状腺功能减退的预防措施

本病患儿若于出生 3 个月内开始治疗,大多预后较佳。

1. **新生儿筛查**　通常于出生后 2~3 天采集足跟血至特制纸片检测 TSH 浓度作为初筛,TSH>15~20mU/L 再采血测定血清 T_4、TSH 加以确诊。该筛查项目方法简便、价格低廉、准确率较高,是早期确诊、避免脑发育障碍及减轻家庭、社会负担的极佳预防措施。

2. **产前诊断**　由于甲状腺素缺乏直接影响胎儿脑发育,故新生儿期筛查发现的甲状腺功能减退患儿仍可能存在神经系统异常,故产前诊断甲状腺功能减退甚为重要。通过超声检查发现可疑甲状腺功能减退胎儿;羊水测定 TSH 和 rT_3,并同时测定母血 TSH,若母血 TSH 正常,羊水 TSH 升高和 rT_3 降低,则可拟诊胎儿甲状腺功能减退。

3. 应在地方性甲状腺肿地区普遍用碘化食盐(含 0.01% 碘化钾)。对育龄妇女用碘油(含碘 40%)肌内注射,每次注射 2.5ml,吸收缓慢,可维持 5 年不致缺碘。

(薛辛东　张家骧)

四、甲状腺功能亢进症

新生儿甲状腺功能亢进症(hyperthyroidism)或称新生儿甲状腺毒症(thyrotoxicosis),在新生儿发病率约为 1/50 000,

常见于患自身免疫性甲状腺病(尤其是甲状腺功能亢进)母亲所生婴儿,甲状腺功能亢进(Graves 病)母亲所生婴儿中此病发生率约为 1%~5%[16]。新生儿甲状腺功能亢进症在新生儿期少见,可为暂时性或持续性,以暂时性为主。重症患儿的甲状腺激素急剧增高,病情迅速恶化,病死率可达 15~20%[16]。

(一)病因和发病机制

新生儿甲状腺功能亢进症可分为暂时性和持续性。

1. 暂时性甲状腺功能亢进 由于母亲血浆中甲状腺兴奋(刺激)抗体(thyroid-stimulating antibody,TSAb)属 IgG 抗体,经胎盘被动传递给胎儿所致。TSAb 与 TSH 竞争同胎儿甲状腺泡细胞膜 TSH 受体结合,激活腺苷酸环化酶 -cAMP 系统,使甲状腺激素的合成与分泌增加,而垂体受甲状腺激素的反馈抑制,TSH 明显降低。母亲多在孕期或孕前不久发生甲状腺功能亢进,可伴发突眼和慢性淋巴性甲状腺炎;亦有仅为后者,或后者及突眼和(或)甲状腺功能减退。母血浆中均存在 TSAb,但只有浓度很高者才引起新生儿甲状腺功能亢进。症状的严重程度决定于新生儿血浆 TSAb 浓度,以后随浓度的下降,症状逐渐消失。甲状腺功能亢进患者怀孕后,由于内分泌功能变化,病情可减轻,血浆中 TSAb 下降(产后再升高)可生产正常婴儿。若 TSAb 仍高或降低不多者仍可致病。孕期应用硫脲类药物或孕妇血浆中同时存在甲状腺抑制抗体,可经胎盘进入胎儿循环。硫脲类药物抑制甲状腺的酪氨酸碘化及碘化酪氨酸的耦联而降低甲状腺激素合成,甲状腺抑制抗体阻断 TSAb 对甲状腺的刺激作用,故婴儿出生时甲状腺功能可暂时正常甚至降低,延缓甲状腺功能亢进症状的出现。硫脲类药物的抑制作用时间为数日(丙基硫氧嘧啶半衰期为 1.5 小时,甲巯咪唑为 6 小时),若在生后先出现甲状腺功能减退者,随后可有一段甲状腺功能正常时期,可延至 5~7 天。甲状腺抑制抗体存在数周时间,由于它们在血浆中的浓度继续降低,而血浆 TSAb 仍高,再出现甲状腺功能亢进症状[16-19]。

2. 持续性甲状腺功能亢进 即始发于新生儿期的真正甲状腺功能亢进,因 TSH 受体突变致病,为常染色体显性遗传疾病[16]。

(二)临床表现

多为早产儿,伴有宫内发育迟缓,症状多在 24 小时内出现。表现兴奋,易激惹,震颤。皮肤潮红,出汗。食欲亢进,可有呕吐腹泻,体重增长少、不增或下降。眼睛常睁大,眶周水肿,眼睑挛缩,可有突眼,一般较轻。多有甲状腺肿,可以很小不易觉察,或很大甚至压迫气管引起呼吸困难。心跳和呼吸增快,高血压,肝脾可增大。重症可出现体温增高、室上性心动过速、节律不整、充血性心力衰竭和黄疸、肝脏衰竭、凝血障碍等。暂时性甲状腺功能亢进的病程为自限性,3~12 周后自然缓解,亦有长达 6 个月者。甲状腺肿可在所有甲状腺功能亢进症状消失后尚持续一段时间。真正

甲状腺功能亢进的症状可持续数月或数年才缓解,缓解后可再发,亦有一直不缓解者。某些患儿可有骨龄超前和颅缝早闭。部分患儿在治疗过程中可能发展为甲状腺功能减退症,警惕腹胀、反应差、肌张力下降等症状[16,20]。

(三)辅助检查

1. 血清激素水平 血清 T_4、T_3 增高,TSH 降低。必要时可测 RT_3U 和计算 FT_4I,以除外 TBG 变化的影响。检测母婴血清 TSAb,均明显增高。亦可有其他抗甲状腺抗体存在,如甲状腺抑制抗体、甲状腺球蛋白抗体和微粒体抗体等。孕妇血清 TSAb 浓度是预测胎儿甲状腺功能亢进的指标[16]。

2. 甲状腺超声 了解甲状腺大小、结节性质以除外肿瘤、囊肿等。

(四)诊断和鉴别诊断

1. 诊断 母亲在孕期或孕前患自身免疫性甲状腺疾病,尤其是甲状腺功能亢进的病史对诊断很重要。母亲有甲状腺功能亢进病史和新生儿症状、体征,配合实验室检查即可诊断。

2. 鉴别诊断 甲状腺功能亢进的某些症状,如兴奋、易激惹、震颤等,应与神经系统疾病(颅内感染、颅内出血、脑白质损伤等)相鉴别。心率呼吸增快、肝脏肿大、高血压等应与先天性心脏病相鉴别。肝脾大、黄疸、易激惹应与先天性病毒感染等相鉴别。甲状腺肿大应与颈部囊肿、肿瘤相鉴别。

3. Graves 病母亲所生婴儿筛查 检测孕 20~24 周母亲外周血或者出生时脐带血 TSH 受体抗体(TRAb)水平(脐带血 TSH 及 fT_4、TT_3 水平无明确指导意义),正常者其所生婴儿无甲状腺功能亢进风险,可不予随访,高于正常或未检测者分别于生后 3~5 天(生后 3 天内症状明显者,可提前检查时间)、10~14 天进行甲状腺功能检查(TSH,fT_4,TT_3),4 周及 2~3 月龄复诊,正常者无甲状腺功能亢进风险,高于正常者口服药物治疗[21]。

(五)治疗

治疗原则与其他年龄甲状腺功能亢进相同,根据病情而定[16,19-20,22-23]。

1. 硫脲类药物 甲巯咪唑(MMI,他巴唑)0.2~1mg/(kg·d),推荐剂量 0.2~0.5mg/(kg·d),或者丙基硫氧嘧啶(PTU)5~10mg/(kg·d),分 2~3 次口服。MMI 为首选,其不良反应较轻,常见转氨酶短暂升高、一过性白细胞下降、皮疹、胃肠道反应,严重不良反应少见,如粒细胞缺乏症、肝脏损伤、血管炎等。PTU 可能会导致肝衰竭,一般仅限于 MMI 治疗无效且无手术及放射性治疗指征者的短期使用。对于甲状腺功能检查异常而无临床症状者,建议 MMI 0.2~0.5mg/(kg·d),分两次口服。口服药物治疗的患儿,每周检测甲状腺功能,评估临床症状,根据结果逐渐下调 MMI 用量,在甲状腺功能恢复正常后复查周期可改为两周,整个治疗疗程约为 2~3 个月,部分可能更长。血浆 T_4 半衰

期为6.9天,而硫脲类药物主要是抑制甲状腺激素的合成,故用药后需经过一段时间,待已合成贮存的甲状腺激素释放和代谢后,症状才减轻,需数日或更长。症状重、进展快者需合用碘剂和(或)普萘洛尔,以便迅速控制病情。

2. 碘剂 对于重症甲状腺功能亢进患儿,可使用碘剂,如Lugol液(碘化钾100mg/ml),剂量为每次1滴,每8小时1次,疗程为10~14天。可抑制甲状腺激素的释放,起效迅速。但其作用在数周后即减弱,只用于需迅速控制症状者。

3. 普萘洛尔 2mg/(kg·d),分3次口服。甲状腺功能亢进的许多症状包括心血管症状与肾上腺素能神经的作用相似,应用普萘洛尔可在几小时内迅速减轻甲状腺危象症状。有充血性心衰者停用普萘洛尔,建议使用洋地黄类药物。

4. 支持治疗 维持水电解质平衡,保证生长所需的能量及营养需求,调节体温。

(薛辛东 张家骧)

参考文献

1. Gomella TL,Cunningham MD,Eyal FG:Neonatology,ed 7,New York,McGraw-Hill Education,2013:908-909.

2. Kliegman RM,Stanton B,St Geme Ⅲ J,et al:Nelson Textbook of Pediatrics,ed 19,Philadelphia,Elsevier,2011:1894-1895.

3. Marcdante KJ,Kliegman RM:Nelson Essentials of Pediatrics,ed 7,Philadelphia,Elsevier,2015:596-598.

4. Mark A. Sperling:Pediatric Endocrinology,ed 4,Philadelphia,Elsevier,2014:186-193.

5. Gomella TL,Cunningham MD,Eyal FG:Neonatology,ed 7,New York,McGraw-Hill Education,2013:913.

6. Kliegman RM,Stanton B,St Geme Ⅲ J,et al:Nelson Textbook of Pediatrics,ed 19,Philadelphia,Elsevier,2011:1897.

7. Sperling MA. Pediatric Endocrinology,ed 4,Philadelphia,Elsevier,2014:200.

8. ScratchSE,HuntRW,ThompsonDK,et al. Freethyroxinelevelsafterverypretermbirth and neurodevelopmentaloutcomesatage7years. Pediatrics,2014,133(4):e955-963.

9. 桂永浩,薛辛东.儿科学.第3版(供8年制及7年制临床医学等专业用).北京:人民卫生出版社,2015:431.

10. 徐艳华,秦玉峰,赵正言.中国新生儿先天性甲状腺功能低下症与苯丙酮尿症筛查22年回顾.中华儿科杂志,2009,47:18-22.

11. 中华人民共和国卫生部.新生儿疾病筛查技术规范(2010版).2011.

12. 中华医学会儿科学分会内分泌遗传代谢学组,中华预防医学会儿童保健分会新生儿疾病筛查学组.先天性甲状腺功能减低症诊疗共识.中华儿科杂志.2011,49(6):421-424.

13. Rastogi MV,LaFranchi SH.Congenital hypothyroidism.OrphanetJ Rare Dis,2010,5:17.

14. Grasberger H.Defects of thyroidal hydrogen peroxide generation incongenitalhypothyroidism.Mol Cell Endocrinol,2010,322:99-106.

15. Parks JS,Lin M,Grosse SD,et al.The impact of transienthypothyroidismon the increasing rate of congenital hypothyroidismin the United States.Pediatrics,2010,125(Suppl 2):54-63.

16. Cloherty JP,Eichenwald EC,Hansen AR,et al(Ed),Manual of neonatal care,7th ed,LKK,2011:37-38.

17. Cooper DS,Laurberg P. Hyperthyroidism in pregnancy.LancetDiabetesEndocrinol,2013,1(3):238-249.

18. Franklyn JA,Boelaert K. Thyrotoxicosis,Lancet,2012,379:1155-1166.

19. Léger J,Carel JC. Hyperthyroidism in childhood:causes,when and how to treat.JClin Res PediatrEndocrinol,2013,5(Suppl 1):50-56.

20. Petignot S,Nyamugabo K,Socin HV,et al. Neonatalhyperthyroidism:clinical pattern and therapy. Rev Med Liege,2013,68(10):531-536.

21. van der Kaay DC,Wasserman JD,Palmert MR. Management of Neonates Born to Mothers With Graves' Disease. Pediatrics,2016,137(4):e2015-1878.

22. BahnRS,Burch HS,Cooper DS,American Thyroid Association,American Association of ClinicalEndocrinologists. Hyperthyroidismand other causes of thyrotoxicosis:management guidelines of the American Thyroid Associationand American Association of Clinical Endocrinologists. Thyroid,2011,21(6):593-646.

23. Karras S,Tzotzas T,Krassas GE. Toxicological considerations forantithyroid drugs in children.ExpertOpin Drug MetabToxicol,2011,7(4):399-341.

第3节 先天性肾上腺皮质增生症

先天性肾上腺皮质增生症(CAH)是一组常染色体隐性遗传性疾病,引起男性化者又称肾上腺生殖器综合征(adrenogenitalsyndrome)。因类固醇激素合成过程中某种酶的先天性缺陷,导致肾上腺皮质合成的皮质醇完全或部分受阻,皮质醇缺乏,对下丘脑-垂体的负反馈作用消除,促使下丘脑-垂体分泌的促肾上腺皮质激素释放激素(CRH)和促肾上腺皮质激素(adrenocorticotrophic hormone,ACTH)分泌增加，导致肾上腺皮质增生，有些酶的缺乏同时可导致盐皮质激素和性激素合成障碍。根据类固醇激素合成途径中发生缺陷的酶的不同，临床症状、体征和实验室检查结果也各不相同。临床主要特点为肾上腺皮质功能不全、水盐代谢失调以及性腺发育异常。

（一）流行病学

CAH 是常染色体隐性遗传病，不同种族的 CAH 发病率有很大差别。根据新生儿筛查统计，全世界 CAH 发生率为 1/(10 000~15 000)，男女比例为 2∶1。新生儿 CAH 发病率为 1/(16 000~20 000)[1-2]。临床表现决定于其酶的阻断部位及严重程度，大多数患儿有不同程度的性征异常和肾上腺皮质功能减低。

（二）肾上腺皮质激素的合成及调节

肾上腺由皮质及髓质两个功能不同的内分泌器官组成。皮质分泌肾上腺皮质激素，髓质分泌儿茶酚胺激素。肾上腺皮质由球状带、束状带和网状带组成。球状带位于最外层，占皮质的 5%~10%，主要合成盐皮质激素 - 醛固酮，束状带位于中间层，占皮质的 75%，主要合成糖皮质激素，如皮质醇及少量脱氧皮质酮、脱氧皮质醇等，网状带位于最内层，主要合成肾上腺雄激素和少量雌激素。新生儿出生时已形成球状带和束状带，3 岁时才出现网状带。诸类肾上腺皮质激素均为胆固醇的衍生物，其合成过程极为复杂，必须经过一系列的酶促反应加工而成，在诸多类固醇激素合成酶中，除 3β- 羟类固醇脱氢酶(3β-HSD)外，均为细胞色素 P450 蛋白超家族成员。

在肾上腺皮质的发育过程中有两个重要的转录因子：类固醇生成因子 -1(SF-1) 和先天性肾上腺发育不良症的关键基因 -1(DAX-1)。SF-1 基因定位于染色体 9q33，参与类固醇合成过程中的一些酶的编码基因的转录调节，该因子的缺乏将导致肾上腺和性腺的发育不全。DAX-1 基因位于 Xq21，该基因的突变可造成先天性肾上腺发育不全和低促性腺功能减退症。另外，DAX-1 还参与类固醇合成的调节。

肾上腺皮质激素的合成受下丘脑(分泌 CRH) - 垂体(分泌 ACTH) 的调节。下丘脑分泌的 CRH 通过垂体分泌的 ACTH 能促进肾上腺皮质细胞的增生、激素合成和分泌。当血中皮质醇达到一定浓度时，即通过负反馈机制使 CRH 和 ACTH 分泌减少。若在类固醇激素合成途径中，任何一个酶发生缺陷时，都会使血中皮质醇浓度降低，负反馈作用消失，以致 ACTH 分泌增加，刺激肾上腺皮质增生；同时酶缺陷导致前体中间代谢产物增多，经旁路代谢可致雄激素产生过多。醛固酮合成又受肾素 - 血管紧张素调节。当血浆血管紧张素 II 增高时，球状带增生，醛固酮合成及分泌增加；血管紧张素 III 也具有促进作用。肾素由肾小球旁细胞分泌，当血容量和肾灌注压降低和肾远端肾小管钠负荷降低(通过致密斑作用)时，肾素分泌增多，反之则减少。经过上述相互调节作用，维持细胞外液容量和钠、钾含量的相对稳定。

（三）病因和发病机制

CAH 主要包括 21- 羟化酶缺乏症(21-OHD)、11β- 羟化酶缺乏症(11β-OHD)、3β- 羟类固醇脱氢酶缺乏症(3β-HSD)、17α- 羟化酶缺乏症(17α-OHD) 以及类脂性肾上腺皮质增生症(类固醇合成急性调节蛋白缺乏，StSR 基因缺陷)等类型。其中 21-OHD 是最常见的 CAH，约占 CAH 总数的 90% 以上。各种酶缺陷均导致皮质醇合成减少，对垂体前叶的负反馈作用减少，ACTH 分泌增加，刺激肾上腺皮质增生。

21- 羟化酶基因定位于 6p2.3，与 HLA 基因族紧密连锁，有 A1、A2 两个基因座构成，A1 基因(CYP21A1)是假基因，A2 基因(CYP21A2)是编码 21-OH 的功能基因，两者高度同源，CYP21A1 和 CYP21A2 各由 10 个外显子及 9 个内含子组成，基因全长为 3463bp。CYP21A2 基因突变是导致 21-OHD 的根本原因，包括基因缺失、转换和点突变。17- 羟化酶的基因定位于 10q24.3，包含 8 个外显子和 7 个内含子，基因全长 6.6kb。基因缺陷包括小片段缺失、重复及点突变。编码 11β- 羟化酶的基因为 CYP11B1，定位于 8q21。基因突变热点在外显子 2、6、7 和 8，至今已发现 2 种基因点突变。3β- 羟类固醇脱氢酶主要由 HSD3B2 基因编码表达，与 HSD3B1 同工酶基因的同源序列高达 93%，均定位于 1p11-13，由 4 个外显子和 3 个内含子组成，基因全长 7.8kb。目前已报道的基因缺陷不少于 17 种，主要包括移码突变、无义突变和错义突变[3]。

21- 羟化酶及 11β- 羟化酶缺乏时，雄激素合成增多，受累的女性胎儿出生时外生殖器男性化(假两性畸形)，男性胎儿出生时无明显异常，以后发生假性性早熟。睾丸酮能促进蛋白质合成，患儿生长发育快，肌肉发达，骨骼增长迅速，但以后长骨骨骺早期融合。

肾上腺及性腺均含有 20、22- 裂解酶、17α- 羧化酶及 3β- 羟脱氢酶，缺乏时使肾上腺及睾丸合成睾酮障碍，男性胎儿外生殖器男性化不完全或呈女性型(假两性畸形)。女性外生殖器可正常，但 3β- 羟脱氢酶缺乏时，脱氢异雄酮增加，亦可轻度男性化。

20、22- 裂解酶、3β- 脱氢酶及 21- 羟化酶缺乏使醛固酮合成减少，发生失钠、潴钾等水电解质紊乱症状。肾素 - 血管紧张素增加，轻症可代偿。17α- 羟化酶及 11β- 羟化酶缺乏使 11- 脱氧皮质酮增多，引起潴钠、失钾及高血压症状。肾素 - 血管紧张素系统受抑制。醛固酮降低。

（四）临床表现

1. 21- 羟化酶缺乏症(21-OHD)　为最常见类型，占本病的 90%~95%，发病率约为 1/(5000~15 000)。其临床特征为皮质醇分泌不足、失盐及雄激素分泌过多而引起的各种表现。通常分为如下 3 种类型[4]。

（1）单纯男性化型：系 21- 羟化酶不完全缺乏所致，占 21-OHD 患者 25%。此酶部分缺乏引起的皮质醇和醛固酮合成减少,可为代偿性增加的 ACTH 和血管紧张素所代偿,故无肾上腺皮质功能减低和失盐症状,偶发生低血糖。主要临床表现为雄激素增高的症状和特征。肾上腺雄性激素大量增加,睾酮转变为双氢睾酮(DHT),引起女性胎儿不同程度的外生殖器男性化,阴蒂增大,或伴有尿道褶(小阴唇)及阴唇阴囊隆起(大阴唇)由后向前不同程度的融合,似男性尿道下裂及隐睾的阴囊。阴道和尿道多为一个开口。偶尔尿道褶完全融合而开口于增大的阴蒂顶端,似正常男性隐睾的外生殖器,内生殖器仍为女性型。男性胎儿在出生时外生殖器正常或阴茎较大。未经治疗的患儿继续产生过量的雄性素,男性化继续进展。男孩在生后 6 个月内逐渐出现假性性早熟症状,阴茎、阴囊及前列腺增大,但睾丸不相应增大,亦无精子形成。男女患儿均可出现男性第 2 性征,如出现腋毛、阴毛、胡须、痤疮和喉结,声音低沉等。女孩呈现男性体型。身高及骨龄均明显超过同龄儿。由于长骨骨骺融合过早,生长较早停止,迨青年和成人时体格却较矮。垂体前叶分泌促黑素细胞激素(MSH)亦受皮质醇的负反馈调节,当皮质醇分泌减少时,ACTH 和 MSH 分泌均增多,患儿皮肤及黏膜色素增加,乳晕及外生殖器皮肤发黑,其他类型 CAH 亦同。

(2) 失盐型:为 21- 羟化酶完全缺乏所致,约占 21-OHD 患者的 75%。皮质醇和醛固酮合成严重障碍,不能被增加的 ACTH 及血管紧张素所代偿。临床上除出现单纯男性化型的一系列临床表现之外,还可因醛固酮严重缺乏导致失盐。生后很快即出现肾上腺皮质功能减低和失盐症状。肾远曲小管再吸收钠减少,失钠增加,排钾及氢离子减少。常在生后 6~14 天出现症状。精神萎靡、嗜睡、厌食、呕吐、体重不增或下降,低钠血症,高钾血症,脱水和代谢性酸中毒。如未及时治疗,迅速发生周围循环衰竭,高钾血症可致心律失常甚至心脏骤停。

(3) 不典型型:亦称迟发型、隐匿型或轻型,是由于 21-羟化酶轻微缺乏所引起(酶活性为正常人的 20~50%),皮质醇和醛固酮影响轻微。临床表现各异,发病年龄不一,多在肾上腺功能初现年龄出现症状,男女患者均有阴毛早现,腋毛也可较早出现。男孩可能有性早熟、生长加速及骨龄超前。女性患者出生时外生殖器正常,可表现为初潮延迟、原发性闭经、多毛症及不孕症。但临床上许多男女患者可没有任何症状。

2. 11β- 羟化酶缺乏症(11β-OHD)　占 CAH 的 5%~8%,该酶缺乏时,使 11- 脱氧皮质酮和 11- 脱氧皮质醇分别向醛固酮和皮质醇的转变通路被阻断,后两者合成障碍。临床可分为典型与非典型型。典型者雄激素合成过多导致女性外生殖器男性化(假两性畸形)和男性假性性早熟。由于 11- 脱氧皮质酮和 11- 脱氧皮质醇大量增加,亦具有弱的糖皮质激素的作用,尤以后者,可无肾上腺皮质功能减低症状。前者为较弱的盐皮质激素(约为醛固酮强度的 1/25),大量增加可引起高钠、低钾、碱中毒、钠水潴留和高血压,

亦可仅抵消醛固酮降低作用而无电解质改变,但可发生高血压。然而几岁内小儿常不发生高血压。非典型患者发病晚,症状轻。某些患者 11β- 羟化酶活性接近正常,而 18-羟化酶和 18- 氧化酶缺乏使醛固酮合成障碍,皮质酮及 18-羟皮质酮大量增加,它们都是比 11- 脱氧皮质酮更弱的盐皮质激素,可出现失盐症状。但皮质醇及雄激素合成正常,肾上腺皮质不增生,亦无性征异常。

3. 3β- 羟类固醇脱氢酶缺乏症(3β-HSD)　本型较罕见。酶缺乏时,皮质醇、醛固酮及性激素均合成受阻。常在 1 周 ~3 个月出现严重的肾上腺皮质功能减低和失盐症状,新生儿期即可发生失盐、脱水表现,病情较重。由于脱氢异雄酮及雄烯二醇等弱雄性激素增加并不能转变为睾酮及二氢睾酮。男性胎儿外生殖器男性化不完全,可有尿道下裂,分叉阴囊和隐睾(男性假两性畸形)。本病肾上腺和性腺 3β-HSD 缺乏,而肾上腺外组织(肝)的 3β-HSD 活性仍存在,可将小部分脱氢异雄酮转变为睾酮,所以女性胎儿外生殖器可正常或轻度男性化,阴蒂增大,不同程度的阴唇融合。患者 17- 羟孕酮(17-OHP)降低,由于肾上腺外组织 3β-HSD 活性,可将 17- 羟孕烯醇酮转变为 17-OHP,故后者在某些患者可增加,但 Δ^5/Δ^4 类固醇比值仍明显增高。轻型患者出生后外生殖器正常,无失盐。女性患者常在青春期后出现多毛,轻度男性化,月经失调等。ACTH 刺激试验 Δ^5/Δ^4 类固醇比值增高。

4. 17α- 羟化酶缺乏症(17α-OHD)　本型较罕见,由于孕烯醇酮和孕酮分别向 17α- 羟孕烯醇酮和 17α- 羟孕酮的转变通路被阻断,皮质醇及性激素合成障碍。孕酮、皮质酮及 11- 脱氧皮质酮大量增加,引起低钾血症、代谢性碱中毒、高钠血症和高血压。由于皮质酮为弱的糖皮质激素,可无或仅有轻度肾上腺皮质功能减低症状。女性胎儿外生殖器正常,而青春期时由于卵巢不能合成雌激素,可发生性幼稚症和雌激素缺乏症状。男性胎儿外生殖器男性化不完全(男性假两性畸形)或完全呈女性型,其内生殖器仍为男性型。

5. 先天性类脂质性肾上腺增生症　由于类固醇生成急性调控蛋白(steroidogenic acute regulatory protein,StAR)基因突变所致。StAR 失活导致类固醇激素生成严重受阻,胆固醇堆积于肾上腺皮质细胞并对其产生毒性作用致病。典型的临床表现由男性外生殖器完全女性化,皮肤色素沉着,糖皮质激素、盐皮质激素、性激素及其代谢物水平明显降低,发病早期若不进行适当治疗将导致死亡。

(五) 诊断

主要根据:①外生殖器性别不清,男性阴茎大或尿道下裂、隐睾,女性外生殖器男性化;②生后早期出现水盐代谢障碍或高血压;③家族史中有过本病患者;④实验室检查,是确诊的重要依据。

检查步骤:

(1) 确定性别:要询问病史和通过全面体格检查,确定生殖器的解剖结构,尿道口的开口部位,分辨阴囊及阴唇,

睾丸是否位于腹股沟内以及是否存在其他畸形。B 超检查可确定患者是否有子宫和卵巢,染色体核型分析能确定患者的遗传性别。

(2) 实验室检查

1) 一般检查:血清 Na、K、Cl、血气及血糖测定,失盐型可有低钠、高钾血症。

2) 血浆肾素、血管紧张素原(PRA),醛固酮(Aldo)水平:失盐型者血醛固酮早期可升高以代偿失盐倾向,严重失代偿后,其水平下降;单纯男性化型者大多正常或轻度增高,但所有患儿血浆肾素及血管紧张素均有不同程度增高。

3) 血 17-OHP、ACTH 及睾酮(T)水平测定:21-OHD 均增高,其中 17-OHP 是 21-OHD 较可靠的诊断指标,可增高达正常的几十倍,是 21-羟化酶缺乏症的可靠诊断依据。

4) 血浆皮质醇测定:典型失盐型,皮质醇水平低于正常水平,单纯男性化型其水平可在正常范围或稍低于正常。

5) 尿液 17-羟类固醇(17-OHCS),17-酮类固醇(17-KS)和孕三醇的测定:其中 17-KS 是反映肾上腺皮质分泌雄激素的重要指标,对本病的诊断优于 17-OHCS[5],见表 18-3-1。

(3) 基因诊断:基因诊断是遗传病诊断的最可靠方法。可对 21-羟化酶缺乏症的致病基因 *CYP21A2* 或其他相关致病基因进行 DNA 序列分析。*CYP21A2* 基因异常分三大类:基因缺失、基因转换及点突变[6]。

(六) 鉴别诊断

1. 女性假两性畸形 应与下列疾病鉴别:

(1) 真两性畸形:尿 17-KS 及血浆 17-OHP 不升高,亦无水、电解质紊乱。

(2) 获得性女性假两性畸形:母亲在孕期患产生雄激素的肾上腺肿瘤或卵巢瘤;或由于先兆流产或其他原因,在妊娠早期服用睾酮或有雄激素作用的合成的孕激素类药物,这种经胎盘从母体获得雄激素等引起的女性胎儿外生殖器男性化在生后即不再进展,尿中类固醇排泄量正常,无肾上腺皮质功能障碍。

(3) 女性婴儿患分泌雄激素的肾上腺肿瘤或卵巢瘤可引起阴蒂增大,但无阴唇融合。超声或 CT 检查可发现肿瘤。尿 17-KS 显著增高。地塞米松抑制试验或皮质醇治疗试验可使 CAH 增高的 17-KS 迅速降到正常,而男性化肿瘤则否。

2. 男性假两性畸形 应与下列疾病鉴别:

(1) 真两性畸形:血浆皮质醇及 17-OHP 和尿孕三醇都不低,无水、电解质紊乱。

(2) 睾丸女性化综合征:性腺为睾丸,靶细胞缺乏二氢睾酮受体,不能发挥生理效应。完全型的外生殖器为女性型,不完全型者为两性畸形。血浆睾酮及尿 17-KS 增高。

(3) XY 性腺不发育综合征:胎儿早期睾丸有功能,以后萎缩消失,导致无睾症,外生殖器男性化不完全。

(4) 5α-还原酶缺乏:周围组织缺乏 5α-还原酶,不能将睾酮转变为二氢睾酮,使外生殖器发育障碍。

(5) 17、20-碳链裂解酶或 17-酮还原酶缺乏:睾酮合成障碍,影响外生殖器分化。

上述疾病均无肾上腺皮质功能异常及水、电解质紊乱,血浆皮质醇及 17-OHP 和尿孕三醇均不低。

3. 急性失盐(急性肾上腺皮质功能不全) 应与引起婴儿期失盐的疾病鉴别:

(1) 先天性肥厚性幽门狭窄:生后出现呕吐、脱水。本病为低钠、低氯、低钾和代谢性碱中毒,以及右上腹肿块,超声、钡餐 X 线征可鉴别。

(2) 暂时性肾上腺皮质功能不全

1) 新生儿尤其是早产儿肾上腺皮质功能不成熟:生后可出现失盐症状,数月后恢复,无性征异常。

2) 获得性肾上腺皮质功能不全:孕妇患皮质醇增多症或孕期应用糖皮质激素的时间较长,经胎盘传递给胎儿,肾上腺皮质功能受抑制,生后可出现暂时性肾上腺皮质功能不全。无性征异常。

3) 肾上腺皮质出血:窒息、难产、早产、凝血障碍或败血症等所致。无性征异常。局部出血消散后肾上腺皮质功能恢复。

表 18-3-1 各种类型 CAH 实验室检查

酶缺陷	血液								尿液		
	Na	K	PRA	Aldo	17-OHP	DHEA	DOC	T	17-OHCS	17-KS	孕三醇
21-羟化酶(失盐型)	↓	↑	↑↑	↓↓	↑↑	N,↑	N,↓	↑↑	↓	↑↑	↑↑
(单纯男性化型)	N	N	N,↑	N,↓	↑↑	N,↑	N,↓	↑↑	↓	↑↑	↑↑
11β-羟化酶	↑	↓	↓	↓	↑	N,↑	↑↑	↑↑	↓	↑↑	↑
17-羟化酶	↑	↓	↓	N,↓	↓	↓↓	↑↑	↓	↓	↓	↓↓
3β-羟类固醇脱氢酶	↓	↑	↑	↓	N,↑	↑	N,↓	↓	↓	↓	N,↑
类脂性肾上腺皮质增生	↓	↑	↑	↓	↓	↓	↓	↓	↓	↓	↓
18-羟化酶	↓	↑	↑	↓	N	N	N	N	N	N	N

4）假性醛固酮减低症：由于肾远曲小管对醛固酮无反应，导致失盐。无性征异常，血浆醛固酮及肾素均增加，尿 17-KS 正常。

4. 钠潴留和高血压　应与以下疾病鉴别，如肾动脉栓塞（多因脐动脉插管引起）、先天性肾动脉狭窄、肾静脉血栓形成、多囊肾、主动脉缩窄、交感神经母细胞瘤（分泌儿茶酚胺或部分阻塞肾动脉）、原发性醛固酮增多症，均无性征异常。非内分泌病所致的高血压，均无钠潴留和低钾血症，皮质醇及雄激素合成正常。

（七）治疗

治疗原则：①替代肾上腺皮质分泌不足；②抑制垂体分泌过多的 ACTH，减少皮质激素的前体类固醇异常增加和减少肾上腺皮质雄激素的过度产生，使男性化症状不再进展；③抑制垂体对黑色素细胞过度分泌的促进作用，减轻皮肤色素沉着；对失盐型还需要补充盐皮质激素。女性患者及失盐型男女患者应终生治疗。

1. 糖皮质激素　首选氢化可的松（HC）或醋酸可的松治疗，按每日 10~20mg/m² 计算，总量分 2~3 次服用，每 8~12 小时 1 次，新生儿开始治疗剂量宜大些，以抑制 ACTH 分泌和纠正水、电解质紊乱。在应激情况下，如感染或手术，剂量需加倍（2~3 倍）。

糖皮质激素治疗剂量应个体化，一般以患者获得正常的线性生长为有效治疗的标准。生长快于正常同龄者为治疗量不足，而生长慢于正常同龄者为治疗量过度。定期的体格检查可以监测性发育情况，定期手腕部的 X 线片可以判断骨骼发育情况，用药剂量应根据生长速率、骨成熟度、17-OHP、睾酮及 ACTH 等指标综合分析调整。

2. 盐皮质激素　21-羟化酶缺乏症患儿，无论是否失盐，其血浆肾素活性都很活跃，应用 9α-氟氢可的松可协同糖皮质激素作用，使 ACTH 分泌进一步减少，一般口服 9α-氟氢可的松的剂量 0.05~0.1mg/d，失盐难纠正者可加大至 0.2~0.3mg/d，盐皮质激素使用过量时会出现心动过速和高血压。婴儿早期，应该定期复查血清电解质浓度，血浆肾素活性测定是监测疗效的有效手段。

3. 急性肾上腺皮质衰竭的处理　首先纠正严重的脱水、酸中毒及离子紊乱，然后根据累积损失量和生理需要量继续静脉补液，不可给予含钾液体；可用 9α-氟氢可的松 0.05~0.1mg/d 口服，补充氢化可的松 100~200mg/（m²·d）或醋酸可的松 125~250mg/（m²·d），分 3 次口服，1 周后减量，3~4 周后减至维持量。

（八）预防

1. 新生儿筛查　主要是 21-羟化酶缺乏症的筛查。其目的防止新生儿肾上腺危象、休克及其后遗症的发生，降低死亡率，防止女性男性化，预防过多雄激素作用所导致的不良后果（身材矮小、性别不明及性心理发育障碍）。方法：采用干血滴纸片法，生后 2~5 天采集足跟血，检测 17-OHP 浓度，同时还可测定促甲状腺素和苯丙氨酸水平，进行先天

性甲状腺功能减退症和苯丙酮尿症的新生儿筛查。此方法作为初筛，如果结果异常，需再次采血测定 17-羟孕酮。正常新生儿出生后 17-OHP 水平较高，12~24 小时后降至正常，此外，低出生体重儿 17-OHP 水平也会上升。

2. 产前诊断　患儿家庭再生育要进行遗传咨询。因 CAH 是常染色体隐性遗传病，每生育一胎就有 1/4 的概率为 CAH 患者，因此，对家族中有本病先证者的孕妇要在妊娠中期抽取羊水或者早期取绒毛膜抽提 DNA，进行产前的基因分析和诊断[7]。

（薛辛东　张家骧）

参考文献

1. Wang R, Yu Y, Ye J, et al. 21-Hydroxylase deficiency-induced congenital adrenal hyperplasiain 230 Chinese patients: Genotype-genotype correlationand identification of nine novel mutations. Steroids, 2016, 108:47-55.

2. Pezzuti IL, Barra CB, Mantovani RM, et al. A three-year follow-up of congenital adrenal hyperplasia newborn screening. J Pediatr, 2014, 90(3):300-307.

3. Falhammar H, Wedell A, Nordenstrom A. Biochemical and genetic diagnosis of 21-hydroxylase deficiency. Endocrine, 2015, 50:306-314.

4. Levy-Shraga Y, Pinhas-Hamiel O. High 17-hydroxyprogesterone level in newborn screening test for congenital adrenal hyperplasia. BMJ Case Rep, 2016.

5. Heather NL, Seneviratne SN, Webster D, et al. Newborn Screening for Congenital Adrenal Hyperplasia in New Zealand, 1994-2013. J Clin Endocrinol Metab, 2015, 100(3):1002-1008.

6. Choi JH, Kim GH, Yoo HW. Recent advances in biochemical and molecular analysis of congenital adrenal hyperplasia due to 21-hydroxylase deficiency. Ann Pediatr Endocrinol Metab, 2016, 21(1):1-6.

7. Morikawa S, Nakamura A, Fujikura K, et al, Results from 28 Years of Newborn Screening for Congenital Adrenal Hyperplasia in Sapporo. Clin Pediatr Endocrinol, 2014, 23(2):35-43.

第 4 节　性分化异常

当产儿科医护人员不能分辨新生儿外生殖器性别时，该患儿被认为患有性分化异常（disorders of sexual differentiation, DSD）。DSD 发病率约为 1/4500，虽不至于危及生命，但被称为新生儿科内分泌急症[1]。对于 DSD 患儿家庭来说，无疑造成令人痛苦的精神负担。DSD 的临床评估需行深入研究，以明确其潜在病因。本文重点讲述正常的性分化过程以及对 DSD 新生儿的临床评价和处理。

表 18-4-1　性分化异常的分类[1]

46,XX-DSD	46,XY-DSD	性染色体异常 -DSD
性腺（卵巢发育异常）	性腺（睾丸发育异常）	47,XXY（Klinefelter 综合征）及其变体
雄激素过剩	雄激素合成或反应障碍	45,XO（Turner 综合征）及其变体
其他：包括泄殖腔异常综合征，米勒管发育不全，子宫畸形，阴道闭锁，阴唇闭合等	其他：包括泄殖腔异常综合征，米勒管永存综合征，双侧无性腺综合征，尿道下裂，先天性促性腺激素低下性腺功能减退症，隐睾症，环境因素影响不全	45,XO/46,XY（混合性性腺发育不良）
		46,XX/46,XY（异源嵌合体）

（一）DSD 分类

2006 年欧洲儿科内分泌协会（ESPE）和美国 LawsonWilkins 儿科内分泌学会（LWPES）[2]建议使用 DSD 代替先前延用的雌雄同体、假两性畸形、真两性畸形和性反转等术语，并提出按照染色体核型分析结果将 DSD 分为先天性染色体异常、性腺发育异常和附属性器官解剖学异常三种情况，见表 18-4-1。

（二）正常性分化过程

正常性别分化是自胚胎发育期至青春期序贯而连续的分化和发育成熟过程[1]。个体的染色体性别（遗传性别）在受精卵形成时即已确定。1970 年 Jost 将性分化过程分为三个阶段：①受精过程中性染色体决定染色体性别，46,XY 为男性，46,XX 为女性；②性染色体上控制性别的基因（sex-determining region on the Y chromosome，SRY）决定性腺的分化；③性腺分泌的性激素（睾酮）水平诱导胚胎内导管系统和外生殖器的分化，决定身体性别的表现型。在胚胎生殖细胞的减数分裂过程中，由于性染色体发生缺失、遗失、易位和不分离等异常现象，导致性染色体数目、结构等异常，使后代在临床上表现出各种异常的综合体征。在胚胎发育的任何时期或步骤出现异常，均可引起性别分化异常或性发育疾病。

性腺由体细胞和生殖细胞发育形成。体细胞位于胚胎中肾的腹侧区，由中肾细胞和体腔上皮产生。体细胞会发育成睾丸的支持细胞和卵巢的颗粒细胞。在妊娠 4~6 周时，生殖细胞从卵黄囊迁移至两侧中肾之间的生殖腺嵴。当生殖细胞进入生殖腺嵴后即被体细胞围绕，后者调节生殖细胞的分化。

在妊娠第 6 周时，男性和女性胚胎都具有原始性腺、两套原始生殖管道 [午非管（wolffian）和米勒管（Müllerian）] 和未分化的外生殖器原基。午非管（中肾管）是连接中肾毛细管网和泌尿生殖窦的管状结构。米勒管（中肾旁管或副中肾管）是与中肾管毗邻的由体腔上皮的外翻部分构成的另一管状结构。中肾管和副中肾管在远端融合，泌尿生殖窦的远段与其共同参与外生殖器的发育。胚胎发育早期，男女胚胎的性腺和原始生殖管道在表型上是一致的，均具有双向分化潜能，最终性腺分化成卵巢还是睾丸，取决于性

染色体上控制性别的特异性基因的表达。

在妊娠 7 周时，性腺的性别得到确立。男性发育由形成性腺的体细胞间充质细胞表达产生的 SRY 蛋白，也被称为睾丸决定因子诱导其他性别决定基因和转录因子的表达，促使睾丸不同类型细胞包括支持细胞（sertoli 细胞）和睾丸间质细胞的成熟和分化，随后形成睾丸和输精管。妊娠 8 周时，原始睾丸开始产生激素。睾丸间质细胞分泌的睾酮促进中肾管发育成男性内生殖器（附睾、附睾管、输精管、精囊、射精管）。同时 Sertoli 细胞分泌的抗中肾旁管激素（anti-Müllerian duct hormone，AMH）抑制中肾旁管的发育使其退化。退化残留的中肾旁管尾部形成前列腺小囊。男性外生殖器发育有赖于睾丸雄激素及间质细胞内的 5α- 还原酶将睾酮还原产生的双氢睾酮（dihydrotestoster，DHT）的活性。DHT 与靶组织的受体结合后，诱导生殖结节发育成阴茎，尿生殖窦发育成尿道，阴唇阴囊隆突融合形成阴囊。男性表型性分化是睾酮和缪勒管抑制激素（AMH）共同作用的结果，对于正常男性性别分化至关重要。

无 SRY 蛋白表达时，XX 胚胎性腺细胞将发育成卵巢颗粒细胞和卵泡膜细胞。生殖管道的分化基于性腺的分化。如果性腺分化为卵巢，由于缺乏睾丸间质细胞分泌雄激素的作用，午非管（中肾）退化，只有其终末段残留成为卵巢冠纵管（gartner 管）。因缺乏睾丸支持细胞分泌的抗中肾旁管激素的抑制作用，米勒管发育成为阴道近端、子宫和输卵管。中肾旁管的上段和中段分化形成输卵管，而两侧中肾旁管的下段在中线会合形成子宫。融合的副中肾管尾端与泌尿生殖窦联合形成阴道。阴道近端的 2/3 来自米勒管，远端 1/3 来自泌尿生殖窦。因缺乏睾酮和 DHT，生殖结节将发育成阴蒂，尿生殖褶将发育成小阴唇，阴唇阴囊隆突将形成大阴唇，从而形成女性外生殖器表型。妊娠第 14 周左右，男、女胎儿的内、外生殖器官出现显著差异。

（三）性分化异常相关疾病

DSD 包括胚胎及胎儿性决定和性发育异常[1]。其中，先天性肾上腺皮质增生症（CAH）是患儿外生殖器模糊的最常见原因，占新生儿外阴性别不明的 50%。完全雄激素不敏感综合征（complete androgen insensitivity syndrome，CAIS）在 46,XY 的 DSD 中发病率最高。但明确诊断者

表 18-4-2　46XX-DSD 相关疾病[1]

相关疾病	临床特点
1. 雄激素过量	
先天性肾上腺皮质增生症	轻者阴蒂肥大,重者为无阴囊的男性表型
• 21- 羟化酶缺乏症	可有失盐危象
• 11-β 羟化酶缺乏症	高血压为特点
• 3β- 羟基类固醇脱氢酶 2 缺乏症	
芳香酶缺乏	母体和胎儿同时男性化
母体因素	不同程度的男性化,获得母亲全面详细的病史很重要
• 服用雄激素或孕激素药物	
• 男性化肾上腺皮质肿瘤	
• 卵巢肿瘤或黄体瘤	
2. 性腺(卵巢)发育异常	
XX 卵睾性 DSD	性别不明伴有男性和女性的两套导管结构
XX 睾丸性 DSD	典型的正常男性表型,伴有轻度生殖器异常如尿道下裂或隐睾

不超过 DSD 总数的 50%。我们将 DSD 按照 46XX-DSD,46XY-DSD 和性染色体 -DSD 三大类分别阐述。

1. 46,XX-DSD(女性男性化)　46,XX-DSD 包括雄激素过量或卵巢发育障碍两类疾病。引起女性男性化的最常见原因是 CAH。引起母体和胎儿同时男性化的唯一原因是胎盘芳香酶缺乏。来自母体的过量雄激素也可导致女性胎儿男性化,见表 18-4-2。

(1) 先天性肾上腺皮质增生症:CAH 指一组肾上腺皮质类固醇激素的合成障碍性疾病,属于常染色体隐性遗传病。超过 95% 的 CAH 为 21- 羟化酶缺陷,11- 羟化酶缺陷和 3β- 羟化类固醇脱氢酶(HSD)缺陷也能引起女婴男性化。详见本章第 3 节。

图 18-4-1 所示 1 例 21- 羟化酶缺陷的严重男性化的女婴。目前美国多数地区均进行 CAH 筛查,以防严重的女性假两性畸形婴儿性别鉴别困难,并防止男婴患儿发生失盐

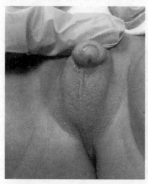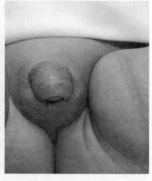

图 18-4-1　46,XX 女婴因 21- 羟化酶缺陷所致 CAH,严重男性化伴失盐危象[2]
图中显示阴蒂肥大,阴唇皱襞融合与明显色素沉着,皱襞内无性腺可及,单一尿道口。分级为 Prade V 期

危象。

(2) 胎盘芳香化酶缺乏症:该病与女性胎儿男性化有关。芳香化酶是一种细胞色素 P450 酶,是睾酮转化为雌二醇和雄烯二酮转化为雌酮的关键酶。胎盘芳香化酶缺乏时,无法把胎盘产生的大量睾酮和雄烯二酮清除,从而导致女性胎儿男性化,同时还会导致母体的严重男性化。

(3) 母体雄激素和孕激素增多:孕母摄入过量雄激素或黄体酮、发生肾上腺皮质肿瘤、卵巢肿瘤、黄体瘤等因素引起母体雄激素过量,将导致女婴男性化,一般预后很好。

(4) 46XX 婴儿卵巢发育异常:可表现为性别不明,包括卵睾体 DSD 和 46XX 睾丸 DSD。在卵睾体 DSD 中,性腺包含卵巢和睾丸组织,即同时具有男、女两套内部导管结构。在 46,XX 睾丸 DSD 中,两个性腺都发育成睾丸,没有卵巢或副中肾管组织。该病可表现为轻度的生殖器异常,如尿道下裂和隐睾,在很多时候表现为正常男性外生殖器表型,但成年后发生不育症。

2. 46,XY DSD(男性化不全)　男性化不全是指染色体为 46,XY 的个体具有正常睾丸形态,但内外生殖器缺失或男性化不完全。46,XY-DSD 可进一步分成睾丸发育异常和雄激素功能或合成障碍。雄激素功能障碍包括完全性或部分性雄激素不敏感,由于雄激素受体基因突变所致。雄激素不敏感患者的表现型取决于组织对雄激素的应答反应,见表 18-4-3。

(1) 46,XY 完全性性腺发育不全(Swyer 综合征):Swyer 综合征患者的睾丸不发育,外生殖器表现型为女性,伴有无功能的双侧条索状性腺和正常副中肾管结构。多数患者在青春期无正常性发育。血清促性腺激素水平升高。SRY 基因突变仅是部分病例的发病原因,也有家族性病例的相关报道。

933

表 18-4-3 46,XY-DSD 相关疾病[1]

疾病	临床特点
1. 性腺(睾丸)发育异常	
• 完全或部分性腺发育不全	不同程度的男性化不全,取决于性腺发育不全的程度
• 性腺退化/睾丸消失	不同程度的男性化不全,取决于宫内性腺退化的时间
• XY 卵睾性 DSD	典型的两性畸形或严重的尿道下裂
2. 雄激素反应障碍	
• 雄激素不敏感综合征	表现型不同,取决于组织对雄激素应答程度的不同
3. 雄激素合成障碍	
睾酮合成酶缺陷	不同程度的男性化不全或两性畸形,取决于酶缺陷的程度
• 7-脱氢胆甾醇还原酶缺陷	
• STAR 蛋白/P450scc 缺陷	可表现为失盐危象
• 3β-羟化类固醇脱氢酶 2(3β-HSDII)缺陷	
• 17α-羟化酶/17,20 裂解酶缺陷	
• 17β 羟类固醇脱氢酶 -3 缺陷	
睾丸间质细胞发育不全	不同程度的男性化不全取决于睾丸间质细胞发育不全的程度
5α 还原酶缺乏	性别不明,小阴茎,尿道下裂,青春期出现男性化
4. 其他	
促性腺激素分泌不足的性腺功能减退症	小阴茎和其他垂体激素缺乏

(2) 46,XY 部分性性腺发育不全:46,XY 部分性性腺发育不全者,睾丸有一定程度的发育,内外生殖器表现型不同,外生殖器男性化程度取决于睾丸功能。性腺组织通常位于腹腔内,睾丸也可正常位于阴囊内。绒毛膜促性腺激素激发试验显示睾酮分泌量较低。多数病例有午非管和米勒管两套结构。疾病确诊依赖于性腺组织检查,由卵巢间质包围的曲细精管发育不良或组织结构缺如。某些患儿一侧性腺发育不良,另一侧性腺呈索条状或双侧性腺均发育不良;除缺乏原始卵泡外,发育不全的性腺类似卵睾体。25% 的患者有 Turner 综合征的表型特征,其他综合征如屈肢骨发育不良,Frasier 综合征和 Denys-Drash 综合征均与 XY 性腺发育不全有关。

(3) 混合型性腺发育不全(mixed gonadal dysgenesis,MGD):MGD 是指性腺不对称性发育不全和 XY 细胞嵌合体染色体组型,导致性别不明。最常见的染色体组型是 45,XO/46,XY。临床表现差异较大,女性阴蒂肥大,男性尿道下裂,外部和内部生殖器发育不对称为典型表现。多数患儿被诊断为 Turner 综合征。绝大多数病例有一个发育不全的子宫和一侧发育不全的输卵管,另一侧常有午非管结构。

混合型性腺发育不全与局部性腺发育不全在临床上不易区分,组织学检查可将此病与真两性畸形鉴别诊断。

有些学者建议把混合型性腺发育不全患者的性别分配为女性,因为阴道重建手术较容易,同时子宫或不完全子宫也常存在。但由于性别分配常由男性化程度主导,男性

化程度越重,性别分配越倾向于男性。有报道发现这种病例可有接近正常的雄激素分泌水平。由于索条状性腺有恶变风险,应予以切除。特别是性腺不能下降至阴囊时。

(4) 睾丸退化综合征:指 46,XY 个体缺失睾丸,常因在宫内发生睾丸扭转或血管血栓形成,导致睾丸消失或退化。外生殖器的表现取决于睾丸退化的时间:妊娠 8 周以前的睾丸退化表现为女性表现型,8~10 周的睾丸退化导致性别不明,12 周后睾丸退化导致正常男性外生殖器。

(5) XY 卵睾体 DSD:46,XY 个体同时具有卵巢和睾丸组织,表现为性别不明或严重的尿道下裂。

(6) 雄激素不敏感综合征(AIS):AIS 又称睾丸女性化综合征,是一种严重的雄激素受体应答异常疾病、属 X-连锁隐性遗传病,为男性假两性畸形中最常见的类型。患者有睾丸,亦能正常产生雄激素,但因雄激素受体基因发生突变导致雄激素受体缺失或生成减少,患者可出现从几乎正常男性到几乎正常女性的广泛表型,成为引起男性遗传性别男性化不全的最常见原因。雄激素受体(AR)基因位于 X 染色体上,已发现的基因突变超过 300 个,多数突变发生在 DNA 或类固醇结合区域。睾酮和双氢睾酮的性别分化作用均由雄激素受体介导,睾酮在中肾管分化为附睾、输精管和精囊的过程中起重要作用;双氢睾酮在男性外生殖器和前列腺的分化过程中起重要作用。

AIS 分完全型和不完全型 2 类:①完全型雄激素不敏感患者以正常女性外生殖器表型为特征,自幼按女性身份生活。患儿可在青春期前因腹股沟疝或大阴唇包块就诊。

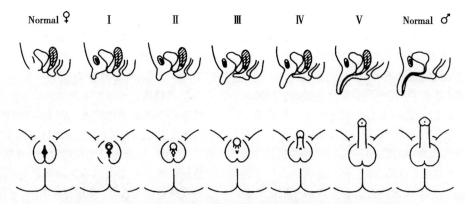

图 18-4-2　先天性肾上腺皮质增生症女性假两性畸形 Prader 分型[2]
Ⅰ 型仅表现为阴蒂轻度增大,Ⅴ 型表现为外生殖器完全男性化

典型临床表现是青春期出现原发性闭经、乳房正常发育、阴毛和腋毛无或稀少、阴道短且呈盲管状、女性内生殖器(宫颈、子宫、输卵管)缺如。性腺为睾丸,可位于腹腔或腹股沟管或大阴唇,有罹患性腺细胞瘤的风险。②不完全型雄激素不敏感的主要临床特点为外生殖器有不同程度的男性化,表现为从两性畸形到伴有成年期不育症的正常男性表现型。中度男性化不完全型雄激素不敏感病例曾被称为赖芬斯坦综合征(reifenstein syndrome),主要表现为小阴茎和阴茎下曲,常伴有阴茎阴囊型尿道下裂和阴囊对裂,内含或不含性腺。隐睾也是常见现象。泌尿生殖道造影可显示泌尿生殖窦。不完全型雄激素不敏感的诊断较困难。据报道 25% 的患者有 DSD 阳性家族史。完善的实验室检查包括测定雄激素和黄体生成素(LH)水平、测定睾酮合成的中间产物、分析睾酮与二氢睾酮(dihydrotestosterone,DHT)比值、HCG 激发试验。

不完全型雄激素不敏感患儿的性别认定取决于外生殖器男性化的程度,同时要考虑患儿的生活环境因素。如果男性化程度显著(Prader 阶段 4 和 5;图 18-4-2),性别就定为男性;如果男性化严重受限(Prader 阶段 1 和 2),推荐性别界定为女性。中间类型(Prader 阶段 3),给予人体绒毛膜促性腺激素(human chorionic gonadotropin,HCG)或睾酮后的反应可能对决定性别有所帮助。

(7)睾酮合成障碍:睾酮合成需要 5 个关键酶,任何步骤的酶缺陷都会导致睾酮合成不足[3](图 18-4-3)。睾酮合成路径中前三种酶的缺陷也会影响肾上腺类固醇的产生,导致男性者男性化不足和 CAH。这些疾病由于睾酮的生成障碍,中肾管结构发育不良或缺失。详见本章第 3 节内容。

(8)睾丸间质细胞发育不全:LH/HCG 受体基因突变导致睾丸间质细胞发育不全,疾病的特征是睾丸在 HCG 的激发反应下睾酮生成障碍。睾丸组织学检查显示睾丸间质细胞和睾丸支持细胞(sertoli 细胞)形态正常,输精小管数量减少或缺失。患者外生殖器表型从正常女性到小阴茎的男性不等。所有患者中均缺失副中肾管衍生结构,中肾管结

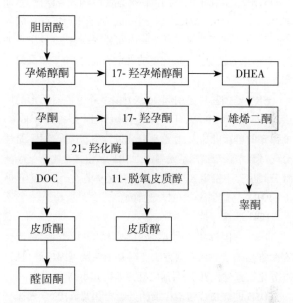

图 18-4-3　激素生物合成途径说明 21- 羟化酶缺乏(黑色条块)和 17- 羟孕酮前体积聚[1]注意雄激素合成途径增强。类固醇合成酶说明如下:①类固醇激素合成急性调节蛋白和侧链激活;②3β- 羟类固醇脱氢酶;③17α- 羟化酶和 17,20- 裂解酶;④11β- 羟化酶;⑤17β- 羟类固醇脱氢酶。*DHEA*- 脱氢表雄酮;*DOC*- 脱氧皮质酮

构可能存在。青春期后患者黄体生成素 LH 和促卵泡激素 FSH 水平升高,给予睾酮后黄体生成素水平下降。轻者应用睾酮治疗可使阴茎增大。严重者睾丸对 HCG/LH 无反应,被认定为女性性别。

(9)5α 还原酶缺乏:5α 还原酶缺乏将导致睾酮转化为双氢睾酮障碍,影响了男性外生殖器的发育,是一种常染色体隐性遗传病。患儿出生时表现为阴茎很小,类似于阴蒂稍增大,常有严重的阴茎阴囊型尿道下裂。睾丸常位于腹股沟管或阴唇阴囊褶内。50% 的患者有独立的阴茎阴囊尿道开口和阴道开口,阴道呈盲管状,少部分患者有单一开口于会阴的泌尿生殖窦。女性内生殖器(宫颈、子宫、输卵管)缺如,而中肾管衍生结构(输精管、附睾、精囊)发育良好。前列腺缺如或发育不良。

患儿在青春期逐渐出现男性化特征,出现阴茎增大,阴茎长度通常增加至 4-8cm,但无阴毛、腋毛,胡须稀少。与不完全型雄激素不敏感症不同在于其青春期不出现男性乳房发育。大部分患者患不育症。

5α 还原酶缺乏症患儿的性别认定常受到出生时男性化程度的影响,由于患儿通常男性化程度明显不足,在新生儿期性别常被认定为女性,但最终证据支持性别应认定为男性。该病多数都在青春期后通过测定血液中睾酮与二氢睾酮的比值和 HCG 激发试验诊断。新生儿期睾酮与二氢睾酮的正常比值为 4:1,患病婴儿和儿童的比值常大于 14:1。

3. **性染色体 DSD**　性染色体 DSD 包括 Turner 综合征(45,XO)、Klinefelter 综合征(47,XXY)和嵌合体核型(如 45,X/46,XY;46,XX/46,XY)。Turner 综合征和 Klinefelter 综合征患者可不表现为两性畸形,而嵌合体核型的患者如 45,X/46,XY 表现为不同程度的性别不清,取决于睾丸发育和功能程度。

SRY 基因易位是引起 46,XY 核型外生殖器畸形的原因之一。正常 SRY 位于 Y 染色体短臂上,是一个 35kb 高度保守的单拷贝基因,在性别分化过程中起决定作用,是性分化过程中首个被激活的基因。SRY 易位多是由于父亲减数分裂过程中发生 X 染色体与 Y 染色体易位,使 Y 染色体上的 SRY 易位到 X 染色体上所致。

(四) 临床评估

DSD 病因诊断较困难,尤其是 46,XY 核型者,基因突变筛查是确诊的最有效方法。但鉴于涉及基因广泛、性器官分化发育过程复杂,目前明确诊断率并不高。

DSD 的评估应包括详细的妊娠史和家族史,全面体格检查,尤其是外生殖器的解剖结构,再进一步行相关体格检查、实验室和影像学检查。提示 DSD 的依据有以下 5 点:①外生殖器难以辨别;②女婴阴蒂肥大,阴唇后部融合和腹股沟/阴唇肿块;③男婴出现双侧隐睾、小阴茎、单纯会阴型尿道下裂或轻度尿道下裂伴有隐睾;④ DSD 阳性家族史;⑤外生殖器性别与产前诊断核型不一致[3]。

多数 DSD 病例在新生儿时期就能发现,儿童期或青春期才来就诊的患者常由于先前未发现外生殖器异常、女性腹股沟疝、女性男性化、青春期延迟、原发闭经、男性乳房发育、男性偶发或周期性肉眼血尿等原因就诊。

1. **病史**　详细询问家族史对于两性畸形新生儿的评估很重要。需询问家族中是否有性分化异常、泌尿系异常、女性不孕/闭经、父母是否近亲结婚、不明原因的婴儿猝死等。父母近亲结婚会增加常染色体隐性遗传病的发生。不明原因的婴儿猝死要考虑到失盐型 CAH。询问母亲是否吸毒或饮酒,是否暴露于影响婴儿生殖器发育的环境因素中,是否应用过影响女婴男性化的药物尤其是有雄激素或孕激素作用的药物。对胎儿生殖器发育有影响的药物包括西咪替丁、螺内酯、乙内酰脲和促孕剂。应注意母亲男性化

可能提示母亲患有产生过多雄激素的肿瘤,可致胎儿男性化,母亲男性化特征包括多毛症、严重痤疮、声音低沉和体检发现阴蒂肥大。还要询问产前检查的所有结果,包括超声结果和染色体核型分析结果。

2. **体格检查**　尽管不同类型的性分化异常有相似的生殖器解剖结果,但体检还是能够提供潜在的病理学线索;通过体检还可获得有关外生殖器男性化程度。体格应从一般评估开始。由于某些遗传综合征与性别不明有关,且出现特征性的表现,故任何异常畸形都应引起注意。头面部正中线缺陷与下丘脑-垂体异常有关,可导致促性腺激素分娩不足的性腺功能减退;高血压和脱水与 CAH 的某些类型有关,因此,评估血压情况和是否有脱水很重要;黄疸可能是氢化考的松缺乏或垂体功能减退的迹象。外生殖器检查应包括生殖结节的发育,46,XY 核型患儿根据 Prade 分型评估外生殖器发育状况,46,XY 核型患儿参照外生殖器男性化得分(阴囊、阴茎发育状态、尿道下裂开口及睾丸位置)对外生殖器进行评分。

(1) 阴蒂:应仔细评估阴蒂明显肥大。阴蒂增大是指足月儿阴蒂长度 >9mm 或阴蒂宽度 >6mm。小阴茎是指阴茎伸直后长度低于同龄平均水平的 2.5 个 SD 值。早产儿由于大阴唇相对发育不良,阴蒂看似较肥大。真正的阴蒂肥大可通过触及阴蒂体或勃起组织与宽大的阴蒂包皮相鉴别。

(2) 阴茎(阴茎状物):阴茎的伸直长度和阴茎体中段直径对于确定男性化程度非常重要。阴茎的伸直长度是指将阴茎伸直后测量从耻骨端到阴茎头最前端的长度。

如果阴茎腹侧面存在残余尿道组织形成的系带结构,测量值会小于真实的阴茎长度(图 18-4-4),此时测量阴茎直径非常重要。正常足月男婴的阴茎直径约为 1cm。小阴茎提示存在垂体功能减退或生长激素缺乏,特别是伴有低糖血症或不明原因黄疸时。小阴茎和隐睾也偶见于 DSD。此外,在体检时还要观察有无阴茎勃起。

(3) 阴唇阴囊皱襞:注意对阴唇阴囊皱襞的融合程度

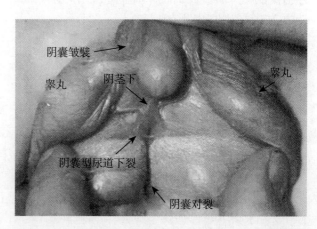

图 18-4-4　男性化不全男婴,表现为阴囊对裂、阴囊型尿道下裂、阴茎下系带和双侧已下降的睾丸[1]

以及生殖器皮肤有无色素沉着情况进行评估,检查阴茎是否在阴囊上方正常位置,或者是否有蹼状阴囊;阴囊融合线是否在正中位置或者是否有两个阴囊(图18-4-4)。胚胎形成过程中受雄性激素的影响,阴唇从后方向前逐渐融合。阴唇融合程度由后方轻度融合到完全融合(图18-4-5)。检查者应注意阴唇襞是否存在皱褶或色素过度沉着,后者需警惕有 CAH 可能。

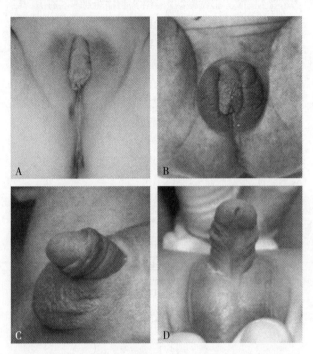

图 18-4-5　先天性肾上腺增生症(21-羟化酶缺乏)患儿(46,XX)的男性化外生殖器[1]
A. 存在轻到中度的男性化:原发阴蒂肥大和明显阴唇融合;B. 中度男性化:大阴蒂,阴唇融合和阴唇襞褶皱;C 和 D:明显的完全性男性化

(4) 性腺:对所有两性畸形的患儿都应仔细检查性腺。触诊阴唇阴囊皱襞和两侧腹股沟区以确定是否存在性腺很重要,注意记录性腺大小和位置。阴唇襞中有双侧性腺多提示为生殖器男性化不全的男婴(图18-4-6);可触及的单

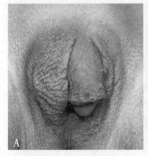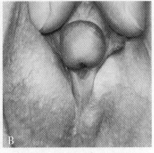

图 18-4-6　左侧睾丸下降的不对称的外生殖器[1]
A. 阴囊阴茎尿道下裂和阴茎下弯;B. 不对称的外生殖器发育或性腺下降是混合性腺畸形或两性同体的特征

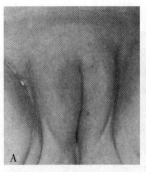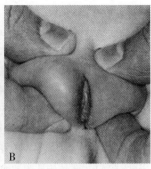

图 18-4-7　A. 46,XY 婴儿合并完全型雄激素不敏感综合征;B. 可触及双侧性腺组织[1]

侧性腺常见于混合性生殖腺发育不全或两性畸形(图18-4-7),其他病变如雄激素不敏感也有类似表现。如果同时出现隐睾和尿道下裂,25% 以上的情况可能为 DSD 患儿。可触及的外部性腺常为睾丸或卵睾体。

(5) 会阴、尿道下裂:应注意明确阴道和尿道是否有单独开口还是有单一会阴开口(泌尿生殖窦),提示阴道是盲端结构还是正常结构。单一会阴开口(泌尿生殖窦)的形成是由于泌尿道和生殖道完全分化障碍所致。在男性化的女婴中,阴道至泌尿生殖窦入口的水平对于以后评估阴道外置手术的难度有重要决定意义。此外,如尿道进入泌尿生殖窦,会增加尿滞留和尿路感染的风险。

注意尿道开口位置。46,XY 核型的外生殖器畸形的主要表现为尿道下裂。如有尿道下裂,应当记录其严重程度。尿道下裂的严重程度范围从龟头轻度下裂至阴茎阴囊下裂不等,多数性分化异常表现为严重的阴茎阴囊下裂或者阴囊尿道下裂。相对于尿道下裂,尿道上裂是指阴道或泌尿生殖窦的开口位于阴茎结构的背侧面。尿道上裂很罕见,可能是某些疾病如腹腔或盆腔内脏器,包括外生殖器融合障碍的部分表现。

3. **实验室检查**　内分泌学和遗传学实验室检查对评估 DSD 至关重要[4-5]。

(1) 内分泌学检查:取血行生化检查及激素水平测定。内分泌激素检测包括 17-羟孕酮、17-羟基孕(甾)烯醇酸、氢化可的松、孕酮、雄烯二酮、脱氢表雄酮、去氧皮质酮、Ⅱ-脱氧可的松、睾酮、双氢睾酮、促性腺激素、抗 Mullerian 管激素和电解质分析。

对性别不明或不能触及性腺的患儿,应高度怀疑 CAH。基础评估应测定血电解质以明确有无失盐危象,测定血糖明确有无低血糖,测 17-羟孕酮以评估是否有 21-羟化酶缺乏。ACTH 激发实验是评估 CAH 必需的检查,实验室危急值的报告有利于临床及时处理。

由于睾酮水平在生后数天内即迅速降低,生后第 1 天是测定血清睾酮和双氢睾酮的理想时间;17-羟孕酮在生后第 1 天可有生理性水平升高,所以怀疑 CAH 时最好推后时间来检测 17-羟孕酮。

其他检测包括促性腺激素类(LH 和 FSH)基础水平,血清促性腺激素水平在新生儿早期往往被抑制,应在生后 1 周检测。血清促性腺激素水平降低,提示可能存在垂体促性腺激素缺乏,可导致 46,XY 患儿小阴茎表现。黄体生成素和卵泡刺激素还有助于评价雄激素不敏感、性腺发育不全和 LH 受体异常。肾上腺髓质激素水平是提示存在睾丸组织和功能的可靠标志,有助于评估 46XY 男婴男性化不全。在生后 2~8 周对男性化不全的男婴进行评估时,由于此时恰逢男性体内睾酮激增的时期,应对 LH、FSH、睾酮和 DHT 进行重复检测。在胚胎睾丸退化症、XY 性腺发育不全、永久性副中肾管综合征时 AMH 水平降低,在雄激素不敏感和促性腺激素分泌不足的性腺功能减退时 AMH 水平升高。

生后 4 周可行 HCG 激发试验,通过测定睾酮和双氢睾酮的基础水平和激发后的水平,评估睾丸组织分泌睾酮的能力,HCG 结合 LH 受体后刺激睾丸生成睾酮。睾酮水平 >200ng/dl 同时伴有睾酮 / 二氢睾酮 <8∶1 为对 HCG 的正常反应。睾酮水平正常可排除睾酮合成缺陷。睾酮 / 双氢睾酮比例正常可排除 5α- 还原酶缺乏。5α- 还原酶缺乏时睾酮 / 双氢睾酮比率升高,46XY 男性对 HCG 激发试验无正常反应,提示存在性腺发育不全、卵睾体 DSD、黄体化激素受体缺陷或促性腺激素分泌不足的性腺功能减退症。46XY 男性化不全婴儿的睾酮水平升高,提示可能存在雄激素不敏感,应进行遗传学检测。

HCG 激发试验可能导致阴茎增大。Almaguer 等报道,对 6 例 46XY 特发性阴茎短小症的男婴给予 HCG 肌内注射 5 天,阴茎长度从 0.25cm 增加到 0.75cm。对 HCG 反应性阴茎增长的现象提示,青春期阴茎增长会使男性化更加明显,尽管尚无关于这种假设的纵向研究。

(2) 染色体检查:所有患儿性别认定困难时,常规检查包括染色体核型分析,最好在生后 24 小时内完成,最迟在生后 48~72 小时完成。推荐进行染色体微点阵分析以寻找常规核型分析不能发现的微小缺失和插入缺陷。

应用 X 染色体和 Y 染色体特异性着丝粒探针和荧光原位杂交(FISH)可很快确定新生儿性染色体的组分,并发现低水平的染色体嵌合体,并有助于识别 Y 染色体上的性别决定区到 X 染色体的易位缺陷,值得进一步推广应用。

为明确真两性畸形、性腺发育不全或睾丸间质细胞发育不全的诊断,通过腹腔镜检查对部分两性畸形婴儿进行性腺活检,有助于确定性腺类型。当提示有性染色体镶嵌现象时,进行性腺组织的染色体核型将有助于诊断。

4. 影像学检查

(1) 盆腔超声检查:盆腔超声检查在评估 DSDs 中能够提供重要信息。新生儿期就能够观察到子宫、卵巢、肾上腺等是否存在。依据子宫发育良好可对女性男性化、真两性畸形或永久性米勒管综合征(PMDS)做出鉴别诊断。性腺发育不全或两性畸形时可能存在子宫不发育。超声检查可

确定隐睾以及性腺大小、位置和形态。有时新生儿性腺不显示,需要反复探查。在卵睾性分化异常时,睾丸回声不均匀提示两性生殖腺。超声检查还可确定肾上腺是否增大以协助诊断 CAH,但肾上腺形态正常并不能排除此病。

(2) 磁共振成像:MRI 可用于评估性分化障碍的婴儿和儿童内生殖器形态。其优势在于能够在多个平面上显示大面积图像和软组织,可显示米勒管、肾和性腺的位置和形态等详细信息。但细微结构研究需扫描薄片(3~5mm)影像,条索状性腺则很难显像。MRI 可区分阴蒂增大和阴茎,在男性化女婴中球海绵体肌、会阴肌横隔缺如或显影不清晰。

(3) 泌尿生殖窦 X 线造影术:可提供尿道及内生殖道的重要信息,并识别男性和女性的尿道结构。经验丰富的放射科医师可进行这项研究。注意检查所有会阴开口位置非常重要,注意观察阴道(或前列腺囊)是否存在以及阴道和尿道间的关系,对将来行外科手术有重要意义。

5. 性别不明时诊断流程图　女婴性别难辨见图 18-4-8,男婴性别难辨见图 18-4-9。

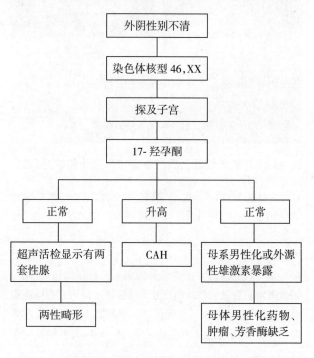

图 18-4-8　46,XX 婴儿性别不明的诊断流程[2]

(五) 治疗与随访

1. 基本原则　一旦疑诊 DSD,需要多学科合作尽快做出诊断和治疗方案,包括新生儿学、内分泌学、妇科学、泌尿科学、遗传学、伦理学、社会工作者和心理学专家在内的专家集体会诊,首先要排除有生命危险的急症如 CAH。在完成新生儿性别确认前应进行全面临床与实验室辅助检查评估,很多因素如性别表现型(内外生殖器的外观)、性别基因型(染色体核型)、性激素水平(睾酮、双氢睾酮、肾上腺类固醇系列激素)、性别生殖潜能和父母的感觉都影响其性别的

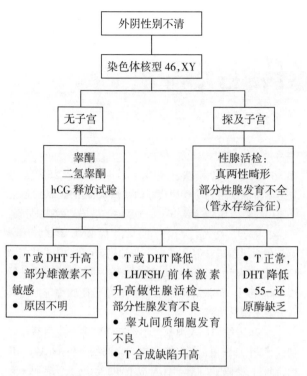

图 18-4-9 46,XY 婴儿性别不明的诊断流程[2]

认定,新生儿父母应参与所有关于性别认定的讨论,医患双方谈论有关性发育的细节部分将有助于性别认定过程的逐步明确,并逐渐降低其家庭的焦虑感,推荐父母去寻求心理学家支持,能在心理应对技巧方面提供帮助。

2. **整形外科手术** 性分化异常进行手术干预的必要性需要进行个体化基础评估。性别认定明确后,可择期实施整形外科手术(外生殖器成形术如阴道成形术和性腺切除术)。注意评估任何手术或医疗操作的利弊风险,必要时手术操作可推迟至患儿长大到能够做出全面正确选择的年龄。

整形外科治疗包括两部分,即生殖器矫形和性腺切除术。关于何时进行生殖整形外科手术,目前还有争论,多数儿科泌尿医生和内分泌学家认为应早期即 1 岁左右行生殖器成形术,以减轻家庭的压力。通过手术技术修复阴道、阴蒂、阴唇。注意保护血管神经束,以保持性感觉的完整。女婴轻度男性化(Prader Ⅰ - Ⅱ)不推荐手术,严重男性化(Prader Ⅲ ~ Ⅴ)需要进行阴蒂外科手术。阴道成形术要在青春期进行,与患者共同来决定。DSD 患者合并尿道下裂的患者,一般推荐标准技术纠正痛性阴茎勃起和尿道重建,慎重使用睾酮替代治疗。卵睾性 DSD 若有功能的卵巢组织,建议

生后早期分离并切除睾丸成分,以保存潜在的生育能力。性腺切除术的时间需要根据恶性生殖细胞肿瘤风险高低决定。以女性认定的 MGD、带有 Y 染色体、双侧性腺发育不良的患者,应在儿童早期切除双侧性腺。雄激素合成缺陷以女性认定的性腺发育不全患者,推荐在青春期前行睾丸活检排除恶性肿瘤可能。

3. **性激素替代治疗** 性别不明患儿可能需要激素替代疗法,以诱导青春期发育,需注意考虑激素的副作用如对生长发育、骨代谢及精神层面的社会性及性成熟等影响因素。

4. **心理精神治疗** 性心理发育分为三部分,性别确定是指作为男性或女性自身的代表,性角色描述的是性心理特征,性取向指的是性兴趣的方向是异性、双性或同性,还包括性行为的幻想和吸引力。性心理的发育受到诸多因素的影响,如性染色体上基因的影响、脑结构、暴露于雄激素和社会环境等影响。心理精神治疗应作为 DSD 儿童及成人整体治疗的一部分。专家团队中应该有一个心理 / 精神学家可帮助解决心理精神等问题,定期进行心理学评估患儿和父母在其性别认定后的满意度,监测有无因对性别认知造成的心理健康问题,并及时提供心理帮助。

5. **随访** 一旦对患儿做出性别认定的决定后,需由有 DSD 诊治经验的医生对患儿及其家庭进行长期随访。由于很多患者需要后续手术和激素维持治疗,定期随访和宣教必不可少。

(童笑梅)

参考文献

1. Gleason CA, Devaskar SU. Avery's Diseases of the Newborn. 9th ed. Philadalphia, : Elsevie Saunders, 2012: 1286-1306.

2. Bonnie McCann-Crosby .Ambiguous Genitalia : Evaluation and Management in the Newborn. NeoReviews, 2016, 17 (3): e144-152.

3. Ahmed SF, Rodie M. Investigation and initial management ofambiguous genitalia. Best Pract Res Clin Endocrinol Metab, 2010, 24 (2): 197-218.

4. 王卫萍,崔英霞 . 性发育疾病新的分类和基因诊断 . 中国优生与遗传杂志, 2010, 18 (2): 5-14.

5. 郑郁,母义明 . 性腺疾病及其诊断思路 . 中国实用内科杂志, 2011, 31 (4): 250-253.

第19章 遗传性疾病

第1节 总论

遗传学涉及医学的全部领域,已成为重要的医学学科。近年来,由于小儿疾病种类的变化,遗传性疾病(inherited diseases)、出生缺陷(birth defects)、代谢异常,在儿科学、新生儿学中更占有特殊重要的地位。据国外统计:儿科住院患儿中 40% 有遗传因素;NICU 死亡患儿中约 1/4 为遗传性疾病。国内规模较大的医学院校附属医院儿科也出现类似趋势。活产新生儿中患不同种类遗传病者占 4%~5%,其中单基因病 1%,多基因病 2%~3%,染色体病 0.5%,其他 0.5%~1%。约 1% 新生儿患严重畸形,其中 10% 为染色体病,大部分原因不明,0.5% 有代谢异常。我国每年出生人口中,约 2% 有严重的躯体和(或)智力残疾,成为家庭及社会的极大负担。

临床遗传学的快速发展及分子遗传学新技术的应用,使很多过去不认识的遗传性疾病的诊断、治疗、预防成为可能,使很多遗传病的产前诊断得以解决。通过儿科遗传病的咨询服务,使患有遗传病的个人得到及时的诊治,减少伤残,并采取措施,在家庭成员配合下,预防患同样遗传性疾病的婴儿再出生,是儿科临床遗传学的主要任务。遗传咨询服务不单是技术问题,也是社会学问题。我国遗传病的诊治和预防管理体系、人员资质、实验室条件等尚待建立和规范,目前仅少数有临床、实验室工作经验的医学遗传人员开展工作,第一线工作的新生儿医师、产科医师面临很大的挑战。遗传性疾病已成为近年来新生儿学工作者普遍重视的课题。

一、遗传病的发病机制

(一)遗传的物质基础

1. 基因组(genome) 人类基因组指人体细胞内全部 DNA 序列,包含人的所有遗传信息,贮存 2 万 ~3 万个基因,由核基因组(nuclear genome)和线粒体基因组(mitochrondrial genome)组成。完整的核基因组由细胞核中分别来自父母的 24 对不同染色体(23 对常染色体和 2 个性染色体 XY/XX)所对应的 24 对不同的 DNA 分子组成,约有 30 多亿碱基核苷酸。线粒体基因组指存在于线粒体中的闭环双链 DNA,即线粒体 DNA(mitochondrial DNA,mtDNA),全长

16 569bp,共有 37 个基因,包括 13 个编码氧化磷酸化酶亚基多肽链的基因、2 个编码线粒体核糖体的 rRNA 基因和 22 个编码线粒体 tRNA 的基因。mt DNA 遗传信息来源于母亲。

2. 基因 在人类基因组 3.2×10^9 bp DNA 中有 2 万 ~3 万个蛋白质编码基因,6 千多个非编码蛋白质 RNA 基因和 1.2 万个假基因。目前已知的可以致病的蛋白质编码基因约 5000 多个,而非编码 RNA 基因在染色质修饰等方面具有重要的调节功能。

3. 基因结构 人类基因组约有 2 万多个蛋白质编码基因,每个编码蛋白质的基因序列由起始密码子(ATG)开始,到终止密码子(TAA、TGA 或 TAG)结束,起始密码子和终止密码子之间的 DNA 序列相当于一个基因,其长短视不同的基因而异。人类编码基因平均长 27KB,外显子数平均为 8.8 个,平均编码 447 个氨基酸。真核生物的结构基因编码序列是不连续的,被非编码序列分隔。包括 4 个区域。

(1)外显子(exon):是蛋白质编码基因中的 DNA 编码序列。

(2)内含子(intron):是位于两外显子之间的序列,是基因内的 DNA 非编码序列。每个内含子的 5' 端以 GT 开始,在 3' 端以 AG 结束,成为 GT-AG 法则。

(3)每个基因一般由若干个外显子和内含子相间组成,外显子和内含子的长度变化很大。外显子与内含子接头有一段高度保守序列,是 RNA 剪接的信号,称为接头序列。

(4)侧翼序列:基因两侧各有一段不被转录的 DNA 序列,包括 5'- 端的启动子、增强子,3'- 端的终止子等,它们自身不被转录和翻译,然而对基因的转录及表达具有重要的调控作用。

4. 基因型与表现型

(1)某个基因突变导致的传递方式及疾病类型取决于其所在染色体上该基因所控制的性状。因常染色体上同源基因是成对的,基因所控制的性状由一对等位基因决定。如果突变的等位基因不表现任何突变效应,称为多态性。

(2)个体的等位基因组成类型称为基因型(genotype),主要分为纯合子及杂合子两类。临床看到的特点是个体的表现型(phenotype),主要分为显性、隐性、复合显性(codominant)。基因型与表现型两者常常不相对应,取决于等位基因在表型产生中的作用。

(3)女性有两条 X 染色体,根据 Lyon 假说,一条有活

性,一条是失活的,可能为父源失活,也可能为母源失活,失活的多是异常的 X 染色体。X 连锁隐性遗传病女性可能不患病,因突变基因所在的 X 染色体失活。反之,可因正常基因所在的染色体失活而患病。灭活的染色体在女性生殖细胞中被激活,故卵细胞中的 X 染色体处于激活状态。

(二) 基因的表达与突变

1. **基因的表达**　基因的功能通过基因表达来实现。是指 DNA 储存的遗传信息,经 mRNA 在不同世代的细胞及个体间传递,DNA 序列经过转录和翻译,合成特定蛋白质的过程。此过程中机体将各种基因型表达为与之相对应的各种表型。能表达的 DNA 序列为外显子,不能表达的部分为内含子。

2. **基因突变**　主要是指基因 DND 序列上的核苷酸碱基对的组成、排列顺序发生的改变。基因在复制时,由于内外环境因素的影响会发生错误,如这些错误不能被修复,或修复过程出现错误时,发生突变。基因突变导致基因功能异常称为致病突变,不引起基因功能改变的称为多态性。根据突变发生的性质分为碱基替换(点突变)、缺失和插入(长度变化)。点突变又分为两类,即转换(不同嘌呤间或嘧啶间的相互置换)和颠换(嘌呤与嘧啶间的相互置换)。按基因突变后果分为以下几种。

(1) 错义突变(missense mutation):基因中核苷酸发生置换后,改变了遗传密码,导致蛋白质分子中相应位置的氨基酸改变为另一种氨基酸,影响蛋白质结构和功能。

(2) 无义突变(nonsense mutation):在基因编码区发生点突变,使原来编码某一氨基酸的密码子变成终止密码子,多肽链翻译过程提前终止,肽链长度变短而成为无活性的截短蛋白,或诱导 mRNA 提前降解(NMD)不产生蛋白质。

(3) 同义突变(synonymous mutation):DNA 碱基置换只造成三联密码子中第三个核苷酸发生改变,不改变其编码的氨基酸。常为点突变,是编码区 DNA 多态性形成的主要原因。

(4) 移码突变(frameshift mutation):是由于编码序列中插入或缺失一个或几个碱基,使得插入或缺失点下游的三联密码子组合发生改变,造成突变点以后的全部氨基酸序列发生改变。移码突变引起蛋白质多肽链中的氨基酸组成和顺序发生多种变化,且都没有生物学活性。

(5) 终止密码子突变(terminator codon mutation):与无义突变相反,碱基替换后使某一终止密码子变成了具有氨基酸编码功能的遗传密码子,使本应终止延伸的多肽链合成异常地持续进行。终止密码子突变会使多肽链长度延长,其结果也必然形成功能异常的蛋白质结构分子。

(6) 其他:如突变发生在内含子、外显子剪接点上,使拼接发生错误称为剪切突变。三核苷酸重复的扩增属调控序列突变,人类基因组中短串联重复序列尤其是基因编码序列或侧翼序列中三核苷酸重复,经世代传递,重复次数增加,导致某些遗传病发生,称为动态突变。

(三) 基因突变导致遗传性疾病

分子遗传学的根本目标是在基因水平确定遗传病的致病原因,找出突变点,明确此突变如何影响细胞、组织、器官。基因的内部结构及复杂的功能使其对损伤极为敏感,而导致疾病。遗传性疾病的程度根据基因突变的不同类型有很大的区别,可从丢失或多一条染色体到改变一个基因的碱基对,其后果亦表现多种多样,有些根本不能存活而流产,有些产生特异的临床综合征,有些不出现临床症状。

人体基因组全系列测定将对 21 世纪医学科学发展产生巨大作用。基因诊断不但应用于产前诊断,也可用于高危人群的症状前诊断和基因携带者的诊断,从而采取有效的防治措施。

二、遗传方式

遗传性疾病分为染色体病,单基因病,多基因病及线粒体病。单基因病根据其遗传方式又分为常染色体显性遗传(autosomal dominant inheritance,AD)、常染色体隐性遗传(autosomal recessive inheritance,AR)、X 连锁隐性遗传(X-linked recessive,XR)、X 连锁显性遗传(X-linked dominant,XD)、Y 连锁遗传,属孟德尔遗传。还有一些单基因病的遗传方式有所不同,称为非典型孟德尔遗传。

(一) 孟德尔遗传

即单基因遗传,只涉及一对等位基因,病种极多,许多病的症状在出生时并不明显。

1. **常染色体显性遗传(AD)**　常染色体上的基因突变引起,突变基因相对野生型基因来说是显性的。

(1) 系谱特点:患者为杂合子型,亲代中有 1 人患病,如父母都不是患者,通常是新生突变造成;患者与正常人婚配,所生子女中患病率为 50%;男女发病及传递基因的机会相等;呈连续传代现象。只要有 1 例父子传递,可以说明致病基因不在 X 染色体和线粒体上。

(2) 影响表型的因素:①外显率(penetrance):外显率不同,临床表现有明显差异。外显率 100% 者为完全外显。由于外显不完全,一些显性遗传病系谱中出现隔代遗传。②表现度(expressivity):同一突变基因的杂合子,受机体内外环境、年龄等影响,表型表达的程度有所不同,患病的严重度有差异。如成骨不全杂合子患者可同时有骨质脆弱、多发骨折、蓝色巩膜、耳聋,亦可只有其中一种或两种临床表现。③性别影响。④基因多效性(pleiotropy):某一基因与多种表型相关,彼此似互不相关。

2. **常染色体隐性遗传(AR)**　突变基因在常染色体上,一对基因全是致病基因的纯合子才有异常表型,只带一个隐性基因的个体并不发病,但能将此致病基因传给子代,为携带者。

(1) 系谱特点:双亲表型正常;同胞中 1/4 的几率患病,1/2 为携带者,1/4 正常。男女患病机会相等。近亲婚配发病危险增多。多数先天代谢异常为常染色体隐性遗传。

（2）影响表型的因素：①遗传异质性，如夫妇二人患相同遗传病，但突变基因不在同一基因座，其后代是两个不同基因座的双重杂合子。②单亲源二体，患者可能有该病罕见的症状，尤其是生长迟缓或智能低下。

3. 伴性 X 连锁遗传（x-linked inheritance） 突变基因位于 X 染色体上。

（1）X 连锁隐性遗传（XR）：随 X 染色体的特点传递；男性只有 1 条 X 染色体，如有 1 个致病基因，即使是隐性的，也会发病。女性有两个 X 染色体，1 个带有隐性致病基因，1 个为正常基因，为致病基因携带者，表型正常，除非 Lyon 化灭活了正常基因所在的染色体。

系谱特点：①患者之子正常，之女是携带者；②突变基因携带者之子 1/2 是患者，之女 1/2 为携带者。如 Menkes 扭结发综合征。在遗传咨询过程中，估计散发病例母亲有再生育患病之子的风险时，性腺嵌合问题很重要，应注意来自性腺嵌合体的新生突变。

（2）X 连锁显性遗传（XD）：突变基因在 X 染色体上，为显性，不论男女，杂合子即发病。家族中女性患病数比男性多 1 倍。系谱特点：①连续传代；患者的正常后代所生子女均正常；②患者双亲之一是患者；③男性患者后代中，女儿都是患者，儿子正常（交叉遗传）；④女性患者所生子女各 1/2 为患者。女性患者病情较轻，如抗 D 佝偻病。

4. Y 连锁遗传 致病基因位于 Y 染色体上，只有男性出现症状，由父传子，为全男性遗传，如外耳道多毛症。

（二）多基因病

人类的许多遗传性状或疾病并非由一对等位基因决定，而是由多对等位基因共同控制。每一对基因对遗传性状或疾病形成的作用是微效的，称为微效基因，而若干对微效基因的效应累加在一起可以形成一个明显的表型效应，称为累加效应，相应的基因也称为累加基因（additive gene）。因此，由多个微效基因的累加效应控制遗传性状或疾病的遗传方式称为多基因遗传。而且，多基因遗传病的发生还受环境因素的影响，这类遗传性状或疾病也称为复杂疾病。人类的许多常见病和先天畸形都属于此范畴，如原发性高血压、糖尿病和唇腭裂等。

（三）线粒体病

线粒体广泛存在于除红细胞以外所有的组织细胞中，因而 mtDNA 缺陷产生极其广泛的疾病谱，由于脑和骨骼肌中含有大量线粒体，线粒体病最主要的表现为线粒体性脑肌病。mtDNA 来源于卵母细胞胞质，突变率高，约为 nDNA 的 10 倍。

除 mtDNA 外，核基因也参与编码线粒体蛋白，每一个核 DNA 编码的线粒体蛋白末端通常含有一个靶序列，靶序列与线粒体膜表面受体结合，转运进入线粒体内，发挥功能。估计约有 1500 个核基因编码的蛋白质参与了线粒体的组装。约有 80% 的线粒体疾病是由于核基因突变引起的。

1. 遗传方式 有两类：①母系遗传：卵细胞中有约 20 万个线粒体，精子 mtDNA 带有泛素（ubiquitin）标记，因而，在胚胎中会被挑选出来，进而遭到降解，新生个体的线粒体完全来自母亲，故 mtDNA 基因缺陷为母系遗传。方式为垂直传递，类似常染色体显性遗传（AD），但每一代发病个体数多于 AD，表现型差别大。②孟德尔遗传：除了母系遗传外，80% 的线粒体疾病是由核基因突变引起，按孟德尔常染色体显性遗传、常染色体隐性遗传和 X 连锁遗传方式遗传。

2. mtDNA 突变的线粒体病 ① mtDNA 发生突变后，不能编码在氧化代谢过程所需的酶或载体，糖原和脂肪酸等底物不能进入线粒体，或不能被充分利用，不能产生足够的 ATP，导致细胞功能减退甚至坏死，出现临床复杂多系统症状，称为线粒体病。②受损部位多为能量需要高的器官（神经、肌肉、心肌、内分泌器官、眼、耳等）。线粒体病也有异质性，不同位点突变可能导致同样的临床综合征。③只通过母亲传给子代，不论男女，此点与 X 连锁遗传不同。由女儿继续传递，到儿子终止。母亲可不发病或发病轻而其子发病严重，其女也可发病。

（四）非孟德尔遗传及非典型孟德尔遗传

一些遗传病并不是按上述的孟德尔遗传方式遗传的，有些传递上符合孟德尔规律，而表达受其他因素影响。

1. 表现度 是指基因在个体中的表现程度。即在不同遗传背景及环境因素影响下，相同的基因改变在不同个体中其性状的表现程度可能存在显著差异。

2. 外显率 是指某一杂合显性基因在特定的群体及环境中表现出相应表型的比例，常用百分率（%）来表示。外显率为 100% 时称为完全外显；外显率低于 100% 时称为不完全外显或外显不全。

3. 遗传异质性 是指同一种遗传性状可以由不同的基因所控制。包括基因座异质性和等位基因异质性。基因座异质性是指同一种遗传性状由不同基因座的突变引起。等位基因异质性是指同一种遗传性状由同一基因座上的不同突变引起。

4. 遗传早现 是指一些显性遗传病在连续几代的传递过程中，发病年龄逐代提前且病情逐代加重的现象。

5. 基因的多效性 是指一个基因可以控制或影响多个性状。基因多效性产生的原因，并不是基因本身具有多重效应，而是基因的编码产物参与机体复杂代谢的结果。

6. 延迟显性 是指某些显性遗传病的杂合子（Aa）在生命的早期，因致病基因不表达或者表达后引起的损伤（退行性或累积性）尚不足以引起明显的临床表现，只在延迟到一定的年龄后才表现出疾病。延迟显性遗传病致病基因的外显率与年龄相关。如常染色体显性遗传性多囊肾[OMIM 173900]。

7. 基因印记 基因根据来源亲代的不同而有不同的表达，即父源或母源的遗传信息表达有差异，称为基因印记。如同一种染色体微小缺失,其表现型取决于此缺失来自父方或母方。如 15q11-13 缺失,来自父方为 Prader Willi 综合征(PWS),来自母方为 Angelman 综合征(AS)。基因组印记至少参与十几种不相关的遗传病发病。遗传印记的发生机制与 DNA 水平的甲基化修饰有关,印记相关的甲基化是终生不变的。

8. 三核苷酸重复的扩增 人类基因组中短串联重复序列在不同个体重复次数变动很大。尤其三核苷酸重复次数经世代传递,重复次数增加,超过一定范围导致某些遗传病发生,称为动态突变。如脆性 X 染色体综合征。

(邱正庆 赵时敏)

第 2 节 遗传病的诊断

(一)原则

1. 遗传病的诊断 是开展遗传咨询和防治工作的基础,也是一项很复杂的工作。一般疾病的诊断原则也适用于遗传病,但有其特点。除病史、症状、体征外,实验室检查和辅助检查如 X 线、超声波检查、各种生化检查等十分重要。对确诊有困难的,常需神经科、眼科、骨科、内分泌科、皮肤科等多科会诊。由于单基因病和染色体病每种病的发病率低,病种多,病情复杂,除一般疾病的诊断方法外,还需要遗传学的特殊诊断手段。

2. 遗传病的异质性(heterogeneity) 是指一种遗传性状或疾病可以由多个不同的基因所控制。是遗传学中一个很重要的概念,导致临床诊断的困难。遗传异质性进一步分为基因座异质性(locus heterogeneity)和等位基因异质性(allelic heterogeneity)。基因座异质性是指同一种遗传性疾病由不同基因座的突变引起,例如,先天性骨骼发育不良可以由不同染色体上 570 多种(omim)基因突变引起,表现出不同的遗传方式;等位基因异质性是指同一种遗传性状或疾病由同一基因座上的不同突变引起,例如,X 连锁进行性肌营养不良基因发生缺失、重复或单个碱基突变,既可引起起病早、肌无力症状严重的 Duchenne 肌营养不良,也可引起发病晚、肌无力症状轻的 Becker 肌营养不良。症状相似或相同的疾病由于不同的病因,通过不同的遗传机制造,治疗和预后也不同。

(二)诊断方法

1. 病史

(1) 对每个新生儿或生后不久死亡者应做全身检查,如发现先天异常应作详细家系调查,包括父母年龄、是否近亲、母有无慢性病(糖尿病、甲状腺病、自身免疫病等)、既往自发流产史、死产史、同胞患病史和其他亲属健康状况和疾病史等。

(2) 记录母妊娠史,如胎儿发育情况、有无妊娠糖尿病、羊水情况、脐带长度、胎盘有否异常等。胎儿发育落后(FGR)与先天畸形的关系研究较多,约 2.5% FGR 儿有先天

畸形,比适于胎龄儿增高 3.4 倍[1]。

(3) 应详细询问母孕期用药史及病史,特别是病毒感染史。绝大多数上呼吸道感染及胃肠道感染并不影响胎儿。风疹病毒(RV)及 CMV 能造成结构畸形,但有病史者不一定与畸形有因果关系。回顾性流行病学调查认为,一些药物和物质与畸形有关,如母亲饮酒、吸烟,服用过可卡因、雄激素、碘、环磷酰胺、丙戊酸、铅、汞等。

2. 体格检查 注意畸形的类别,如微小畸形(minor anomaly)(包括内眦赘皮、通贯手、第五小指内弯等)和主要畸形(major malformation)(包括智力落后、先心病、唇腭裂等)等。据统计,有 3 个和 3 个以上微小畸形者合并重要脏器先天异常的危险性明显增加。首先注意特殊面容、体型、肌张力和一般状态,对接受特殊治疗如气管插管、辅助呼吸的新生儿的面容应在撤机后复查,以免漏诊。记录严重畸形及不需特殊处理的微小异常,如有疑问,应测量并与正常值对比。检查耳的大小、耳位、手指长度、眼距、眼裂、乳头距、胸骨长度、上身长与下身长比例、指距等。不应只描写"眼距宽"、"手指短"等,应记录测量结果及百分位。除常规体检外,生殖器、皮肤、毛发,皮纹、超声波、X 线检查、眼科检查等对诊断均有较大帮助。有严重胃肠道症状、黄疸、肝大、神经系统症状、特殊尿味等,应考虑先天代谢异常,应作进一步检查。必要时应检查患儿父母。

(1) 皮肤

1) 大理石样花纹:正常儿,特别遇冷后可出现大理石样花纹,少数病例明显异常,有家族性,呈常染色体显性遗传。其他可见于 Cornelia de Lange 综合征(MIM#122470,主要表现为连眉、手脚小、皮肤花纹)、甲状腺功能减退,21-三体征及同型胱氨酸尿症。

2) 牛奶咖啡斑(cafe au lait):为神经纤维瘤病(neurofibromatosis,MIM#162200)的特点,也可见于 McCune-Albright 综合征(MIM#174800,主要是骨纤维结构不良伴皮肤色素沉着)、Bloom 综合征(主要表现面部毛细血管扩张及皮疹)、Russel-Silver 综合征(MIM# 180860,主要表现身材矮小,有肢体不对称)。

3) 多发性不规则色素纹提示色素失调症。色素脱失斑片为结节性硬化症(MIM# 191100)最早的表现之一。面部一侧毛细血管扩张可能是 Sturge-Weber 综合征(MIM#185300)或 Klippel-Weber-Trenaunay 综合征(MIM# 149000)。

(2) 毛发:发稀提示外胚叶发育不良。代谢异常如 Menkes 综合征(MIM#309400),头发稀少、短脆。多发见于 Cornelia de Lange 综合征、18-三体综合征、药物对胎儿的影响等。发型不正常如发旋异常可能有脑的异常;头小畸形的发旋多不正常,表现偏中、偏后、前发立起等。发际低与颈蹼见于 Turner 综合征及 Noonan(MIM#163950)综合征。顶枕部头皮病变是典型的 13-三体综合征的表现,提示有染色体病的可能。

(3) 头

1) 单纯头大常为家族性,测量父母头围即可明确。大头可见于脑积水,一些骨质病如软骨发育不全。

2) 小头也可是遗传性,为常染色体显性或常染色体隐性遗传,但更常见于各种综合征或染色体微缺失/重复综合征,造成智力低下。

3) 头型及颅缝检查:颅缝早愈合造成头型不正常如 Crouzon 综合征(MIM#123500,颅缝早愈合、眼球突出),Apert 综合征(MIM#101200,颅缝早愈合伴并指趾畸形)。方颅见于各种骨骼病如软骨发育不全、I-cell 病(MIM#252500)、GM-1 神经节苷脂贮积症(MIM#230500)等。

4) 囟门大见于甲状腺功能减退、21、18、13 三体征及骨骼发育不良病。前囟小可能为脑发育不正常的表现。

(4) 面部:为一组结构组成,正常变异很大,观察项目复杂,但很重要。

1) 眼:眼距增宽,内眦赘皮可见于正常儿(1% 以下)。眼裂小、上斜或下斜见于多种综合征。眼裂下斜、下睑切迹见于 Treacher Collin 综合征(MIM#154500,伴有下颌面骨发育不全)。眉毛连接见于 Cornelia de Lange 综合征。眼裂小可能有小眼球。

2) 耳:耳异常可为单一畸形或合并其他综合征。应检查耳轮、对耳轮、耳屏、对耳屏及耳垂。畸形包括大耳,小耳(正常足月新生儿耳长一般应大于 3cm)、副耳,陷窝等。耳位低的标准是耳轮附着点低于外眦水平线。如外耳垂直线与头的垂直轴偏斜 >10°~15°,说明有耳后转位,常合并耳位低,可能有发育落后。

3) 鼻:鼻翼发育不良或增宽见于额鼻骨发育不良。鼻梁突出伴鼻翼发育不良见于发、鼻、指综合征(MIM#)。鼻梁低平见于多种骨发育不良。长"人中"见于 William 综合征(MIM#194050),"人中"平滑是胎儿酒精综合征的表现。

4) 口:小下颌见于多种综合征,如 Pierre Robin 综合征(MIM 261800)。唇腭裂和高腭弓见于多种综合征。牙龈肥厚见于黏多糖症、黏脂贮积症以及有多发畸形的 Smith-Lemli-Opitz 综合征(MIM#270400,胆固醇低、7- 脱氢胆固醇高)等。大舌见于克汀病、黏多糖病、婴儿型庞贝病及 Beckwith-Wiedemann 综合征(大舌,脐疝,低血糖等)等。

(5) 颈:颈短、活动受限可能由于颈椎融合,见于 Klippel-Feil 综合征(MIM# 118100)。

(6) 胸:胸廓狭小见于窒息性胸廓发育不良。胸前后径及乳距增宽见于 Turner 综合征或 Noonan 综合征。胸骨短见于 18- 三体征。胸廓畸形见于多种先天性骨骼发育不良疾病。

(7) 腹:脐疝、脐膨出见于 Beckwith-Wiedemann 综合征、黏多糖病等。

(8) 肛门生殖器:肛门闭锁见于 VATER 综合征,尿道下裂可以是性腺发育异常(DSD)的表现,隐睾也可是 Prader-Willi 综合征表现之一。

(9) 脊柱:明显的神经管畸形,或下部脊柱表面有色素、陷窝等,提示脊柱内部病变。

(10) 四肢:

1) 四肢细长见于 Marfan 综合征(MIM#154700)、同型胱氨酸尿症(MIM#236200),过短见于软骨发育不全(MIM#166200)。正常婴儿上肢下垂时,指尖抵髋关节以下、大腿中部,上肢短者指尖抵髋关节,如指尖达膝关节说明上肢过长,躯干短。更精确的是测量上下部量比例,正常新生儿为 1.75,随年龄增长而降低,比例高说明短肢,比例低说明肢长或躯干短。

2) 肢体不对称,一侧肢体肥大多见于右侧,见于神经纤维瘤病、Beckwith-Wiedemann 综合征。左侧肢体萎缩见于 Russel-Silver 综合征。

3) 手足异常:除指纹异常外,手足增大可由淋巴水肿造成。如手背、足背水肿见于 Turner 综合征或 Noonan 综合征。摇椅脚表现为足跟突出及扁平足,常见于 18- 三体征及其他综合征。由于骨骼改变造成的手足畸形,如多指、并指、短指、蜘蛛指见于多种综合征。部分或全部指节缺如见于血液系统遗传病,如 Blackfan-Diamond(MIM#105600)综合征,有桡侧缺损。Cornella De Lange 综合征有尺侧缺损等。

4) 关节畸形:关节过伸见于 Ehlers-Danlos 综合征(MIM#225400)、Larsen 综合征。肘外翻见于 Turner 综合征或 Noonon 综合征。关节僵硬或屈曲见于黏脂贮积症、黏多糖病、18- 三体征等。第 5 小指弯曲见于 21- 三体征。重叠手指见于 18- 三体征、13- 三体征等。

(11) 神经系统检查:极为重要,尤其遗传性代谢病多无可见畸形,神经系统的异常表现提示此类疾病。

3. 系谱分析　有助于单基因病的诊断。有些表现型相似的病,可由遗传方式不同加以区别。系谱分析是诊断遗传病的一项基本方法,但受很多限制,应注意以下几点,以免导致错误结论:①患病亲属的诊断是否可靠;②有些外显不全,呈现隔代遗传现象,易将显性遗传误认为隐性遗传或突变;③有些遗传病为迟发,易误认为无家族史;④由于存在遗传异质性,可能将不同遗传病误认为同一遗传病进行分析。

4. 细胞遗传学检查

(1) 染色体核型分析(图 19-2-1):染色体核型分析指征为:①家庭中有多个先天畸形者或同胞中有过染色体病;②严重和(或)多发畸形或多发微小畸形;③明显的体态异常;④有外生殖器畸形者;⑤可疑染色体病表现;⑥父母一方为平衡易位携带,或有多次流产史等。

(2) 荧光原位杂交(FISH):是 DNA 片段物理定位的主要方法。根据目标染色体片段的 DNA 序列,设计带有荧光标记的引物,在严格条件下与变性的染色体特异性互补结合(杂交),通过带有荧光灯的显微镜可直接观察到染色体核型分析看不到的 DNA 目标片段的缺失和重复。

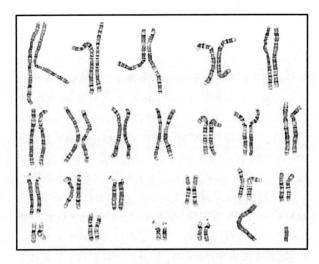

图 19-2-1　正常男性染色体核型(46XY)

亚端粒 FISH 筛查是利用 FISH 的方法对部分染色体的亚端粒微缺失或重组进行检查。端粒位于染色体两端不含基因区域，由一系列重复 DNA 序列构成，在细胞分裂时有调节染色体复制的功能。亚端粒为连接端粒和富含基因区域的染色体部分，由高度多态性的重复 DNA 序列构成，此部位出现微缺失和微小重组可导致中、重度智力低下。亚端粒筛查的指征包括：①家族史阳性的智力低下；②生前即存在的生长发育落后；③生后生长发育落后或过快；④ 2 个以上面部的畸形异常；⑤ 1~2 个非面部的畸形和(或)先天性异常。

目前有多种疾病常用 FISH 诊断，如 Di George 综合征(MIM#188400，定位 22q11)，Miller-Dieker 综合征(MIM#247200，定位 17p13)，Prader Willi 综合征(定位 15q11-13)，Williams 综合征(定位 7q11)等。

(3) 染色体基因组芯片分析(CMA)：主要有两大技术平台。一种是比较基因组杂交芯片(aCGH)，其基本原理是将待测样本 DNA 与正常对照样本 DNA 分别用不同的荧光标记，通过与芯片上固定探针进行竞争性杂交获得定量的拷贝数检测结果；另外一种是单核苷酸多态性微阵列芯片(SNP array)，是将探针连接在微珠上，然后将携带探针的微珠随机黏附在芯片上，待测样本 DNA 和探针进行杂交及单碱基延伸，通过对荧光信号扫描，分析待测样本拷贝数结果、大多数的单亲二倍体(UPD)和一定比例的嵌合体。中国医师协会和中华医学会相关专家 2016 年制定的专家共识推荐 CMA 在儿童遗传病诊断中的指征：①不明原因的智力落后和(或)发育迟缓。②非已知综合征的多发畸形。③自闭症谱系障碍[2]。

从 2010 年染色体基因组芯片分析在美国被用于生长发育落后或先天性畸形的首选诊断方法开始，2014 年就已新命名 96 种染色体微缺失综合征和 20 种微重复综合征[3]。

5. 生化学检查

(1) 酶和蛋白质定量、定性分析是确诊单基因病的主要方法。目前由红、白细胞所能测出的酶缺陷病已有多种，有些则需用皮肤组织活检，有些要测中间产物。

(2) 可疑代谢病者用气相色谱 / 质谱(GC/MS)或串联质谱(MS/MS)技术作尿筛查及血氨基酸、有机酸分析等。

1) 气相 GC/MS：为一种复合分析装置，尿液经前处理(溶酶提取或尿素酶处理)后，先由气相 GC 将被测物质分子层析、分开；然后，导入 MS，测定离子强度，进行分析。对出现波峰的各种成分的质谱进行定性、标名，形成代谢图谱(metabolic profile)。

2) 串联质谱(MS/MS)技术：是将被测物质分子电离成各种荷质比不同的带电粒子，先由一级质谱(MS_1)选择一定质量的离子进入碰撞室，产生离子或中性分子，再经过二级质谱(MS_2)检测，通过母离子与子离子或中性分子配对分析，显著提高了特异性和灵敏性。

此类仪器复杂、昂贵，影响因素多(如早产、窒息缺氧、喂养、药物等)，要求有较高生化基础知识的专业人员操作，并与临床人员密切合作以便对复杂的结果做出正确解释，提高诊断水平和应用价值。

6. 病毒学检查　可疑先天感染者做病毒抗体测定。

7. 遗传病的基因诊断(gene diagnosis)

(1) 基因诊断是采用 DNA 分子技术对目的基因进行检测，对先证者及其家系进行分析，确定与疾病相关的基因、基因的突变类型或与致病基因相连锁的多态性标记。基因分析的目的是确定诊断，尤其是症状前诊断，检出家系中突变基因携带者，进行产前诊断，避免有遗传病的患儿再出生。基因诊断的优点是灵敏，特异性高，没有组织特异性的限制，可做症状前诊断，有利于早期治疗及提供预防措施，提高生活质量。

(2) 限制性片段长度多态性(RFLP)是等位基因上 DNA 序列碱基的差别，若发生在限制酶识别序列当中，导致识别位点的增加或消除，从而使等位基因显示不同长度的杂交片段，如切点增加时杂交片段变小，切点减少时片段增长，出现等位片段长度的差别。多态性连锁分析是基因诊断中常用的分析方法，即用核心家系成员(先证者及其父母)的 DNA 进行分析，以确立致病基因与所在染色体多态性位点的连锁象，确定受试者的基因型、突变基因携带者，进一步做产前诊断等。连锁分析的先决条件是父母为 RFLP 杂合子，子代有患病的纯合子。要区分双亲的两条染色体，确定哪条有缺陷基因，如双亲能完全区分，诊断率 100%；如只有一方能区分，诊断率 50%。成功进行多态性连锁分析的必备条件是临床疾病的确诊，即用非分子生物学方法的确诊，包括酶活性检测、组织特异性染色等方法的诊断。不同的基因突变有不同的诊断途径。对基因突变已知的遗传病一般用直接检测法，对未知的或突变类型较多的用多态性连锁分析。有些疾病的致病基因及遗传方式有多种，临床表现相同，即遗传异质性，对此类遗传病必须通过家系进行连锁分析，确定相关的致病基因，才能进行基因诊断。

（3）由于基因突变的多样性,确定一个家系特定的基因突变是一个复杂的过程。除确定相关基因外还要明确基因突变的类型如 DNA 序列中核苷酸数目的突变、核苷酸的取代等突变的细节。对于一个患者应根据临床诊断、遗传方式,确定应采取的基因诊断方法。PCR 是快速、准确的从少量 DNA 样品中扩增特异 DNA 片段的方法,其原理是通过与特定 DNA 区域两端互补的引物,由聚合酶选择性地复制合成两引物之间的 DNA 片段。由微量 DNA 模版开始,经数十次循环,获得大量 DNA 特异片段。目前应用的以 PCR 为基础的分析技术、检测方法有多种。

1）直接测序法（sequence analysis）：是最直接地检测病基因突变的方法,对于所有基因定位明确的疾病都可以使用。首先,通过 PCR 特异性扩增致病基因所有或部分外显子及相邻内含子片段,纯合后由测序仪直接测序。由此方法检测的基因序列改变包括文献中已报道的致病性突变,文献中未报道、但推测为致病性的突变,文献中未报道过、致病性不明的突变,文献中未报道过、推测为非致病性的序列改变以及文献中报道过的非致病性序列改变。如果通过直接测序法未发现任何碱基序列改变,应考虑所检测的基因可能与此病无关,或基因存在较大的缺失,或突变发生在非编码区（内含子或调控区等）等。直接测序法不适用于基因大、外显子多、又无突变热区的疾病诊断。

2）突变扫描（mutation scanning）：由两个步骤组成。第一步首先对 PCR 产物用构象敏感的凝胶电泳（conformation sensitive gel electrophoresis, CSGE）、变性梯度凝胶电泳（denaturing gradient gel electrophoresis, DGGE）、DNA 单链构象多态性（single strand conformation polymorphisms, SSCP）、变性高效液相层析（denaturing high performance liquid chromatography, DHPLC）或温度梯度毛细电泳（temperature gradient capillary electrophoresis, TGCE）等方法之一对致病基因的编码区进行分析。此步骤所检测出的异常片段,必须通过第二步方法（通常是直接测序法）进一步明确碱基序列的改变。此方法常用于基因较大、外显子多、又无突变热区的疾病诊断。

3）甲基化分析（methylation analysis）：甲基化是指在 DNA 链的胞嘧啶碱基上出现甲基团,影响基因的正常转录,这也被普遍认为是 X 染色体失活和基因印记的主要机制。甲基化阻碍了对敏感的限制酶的识别,因而可通过甲基化敏感的限制性酶切分析做出诊断。检测甲基化的方法主要有三种,甲基化敏感的限制性酶切分析法（methylation-sensitive restriction enzyme analysis）、二硫化物序列分析法（bisulphite sequence analysis）和二硫化物修饰后 DNA 单个碱基序列引物延伸法［single nucleotide primer extension（SNuPE）of bisulphite-modified DNA］。

4）单亲源二倍体检测（uniparental disomy study）：有些遗传病的发生是由于控制疾病的等位基因均来自父或母一方而造成。比如大多数 Prader-Willi 综合征是染色体 15q11-q13 母源单亲二倍体或父源缺失,Angelman 综合征是 15q11-q13 父源单亲二倍体或母源缺失。在甲基化检查确诊后,进一步用连锁分析的方法检测父、母及患者在 15 号染色体上的多态性位点的遗传方式,即可明确诊断。由 UPD 所致 Prader-Willi 综合征的再发风险小于 1%。目前已知的与单亲源二倍体有关的疾病除 Prader-Willi 综合征和 Angelman 综合征外,还有 7 号染色体上的 Russell-Silver 综合征,11 号染色体上的 Beckwith-Wiedemann 综合征等。

5）缺失/重复检测（deletion/duplication analysis）：用于检测缺失突变和重复突变,主要包括实时定量 PCR（real-time quantitative PCR）方法、缺失特异性 PCR（deletion-specific PCR）、多重连接探针法（MLPA）等。而对于数个碱基以下的缺失或重复,常用直接测序法、突变扫描或目标突变分析（targeted mutation analysis）法等。

6）三核苷酸重复序列（trinucleotide repeat）：指在 DNA 序列中,三个相邻核苷酸连续重复次数不等的现象。正常人重复次数在一定范围内不等,为正常多态性变异。而重复次数明显增多时,依据重复次数的多少分为完全外显等位基因、不完全外显等位基因和可突变正常基因。正常基因代代相传稳定不变,而三核苷酸重复序列并不稳定,在传代时可自行增加重复次数。当重复次数增加超过正常时,即可造成基因功能和表达的异常。与三核苷酸重复序列相关的部分遗传病包括性连锁的脆 X 综合征（fragile X syndrome）,常染色体显性遗传的 Huntington 病、强直性肌营养不良 1 型（myotonic dystrophy 1）、脊髓小脑性共济失调 1 型（spinocerebellar ataxia 1, SCA1）,以及常染色体隐性遗传的 Friedreich 共济失调等。

7）二代测序（Next generation sequencing, NGS）：在一代测序的基础上,通过技术改进,使用克隆化扩增或单分子模板,边合成边测序,与一代测序相比的优点主要是测序成本明显降低,测序速度明显提高,而且,能同时对大量基因进行检测。二代测序结果分析与一代不同的关键在于需要专业的生物信息软件分析测序结果,同时必须有相关专业人员参与结果解读,最终有专科医师结合患者的临床表现和二代测序结果得出临床诊断。

二代测序的种类包括目标疾病基因芯片（disease-targeted gene panels）,如糖原累积症基因芯片,代谢性肌病基因芯片等；全外显子测序（exome sequencing, ES）,涵盖基因组所有的编码区,包含 85% 已知致病突变,主要用于已知致病基因突变的检测,也可用作发现新致病基因；全基因组测序（genome sequencing, GS）,涵盖基因组所有的编码和非编码区,可同时检测 CNVs[4]。

8. 死亡后诊断 疑患遗传性代谢病的患儿如因病情严重死亡,做出诊断对家庭成员进行遗传咨询,指导下一次妊娠非常重要。有些家庭不同意全面尸检,但允许收集一些标本,应积极进行。例如:①血,用抗凝及不抗凝两种试管收集。离心后冰冻,或做淋巴细胞培养。②尿、脑脊液标本冷藏。③皮肤、肝活检病理等。

(邱正庆　赵时敏)

参考文献

1. Liu J,Wang XF,Wang Y,et al. The Incidence Rate, High-Risk Factors,and Short- and Long-Term Adverse Outcomes of Fetal Growth Restriction A Report From Mainland China. Medicine,2014,93(27):1-5.

2. 中国医师协会医学遗传学分会,中国医师协会青春期医学专业委员会临床遗传学组,中华医学会儿科学分会内分泌遗传代谢学组.染色体基因组芯片在儿科遗传病的临床应用专家共识.中华儿科杂志,2016,54(6):410-413.

3. Nevado J,Mergener R,Palomares-Bralo M,et al. New microdeletion and microduplication syndromes:A comprehensive review. Genet Mol Biol,2014,37(1 suppl):210-219.

4. Rehm HL,Bale SJ,Bayrak-Toydemir P,et al.ACMG clinical laboratory standards for next-generation sequencing. Genet Med,2013,15(9):733-747.

第3节　遗传性疾病的防治

(一) 预防

1. 遗传咨询　是医学遗传学应用的一个重要的、新的领域。遗传咨询实施过程尚未标准化,需根据实践经验,提倡启发式咨询。遗传咨询的目的主要是帮助患者、家属了解所患遗传病的性质、种类、遗传方式、预后、复发风险、可选择的治疗及预防措施等,供患者及家属在决定婚姻、生育等问题时参考。内容包括确定诊断,估计再现风险,与家属交谈有关疾病的各种问题包括医学、心理学、社会学内容等,如最好、最坏的预后,治疗措施,下一胎风险,是否需要和可以做产前诊断等,其中明确诊断是基础。

(1) 内容和方法

1) 收集先证者的现病史、过去史、家族史等资料,用明确的统一符号绘制家系图。

2) 明确诊断:详细和全面体检,进行各种化验、特殊检查、多科会诊、信息查询等。

3) 确定遗传方式,估计再现风险率:①一般风险率:环境因素为主,包括新的突变,其危险率接近群体发病率。②轻度风险率:多因素病,风险估计不像孟德尔遗传病,因涉及的基因数量及其作用不清楚,需要用经验风险值(empiric risk data),根据群体发病率,遗传度,父母、同胞患病数计算。也可用遗传性疾病概率公式计算。表19-3-1为常见多因素病的再发风险率。③高度风险率:复发风险率10%以上,如单基因病,双亲之一为平衡易位携带者等。

4) 交谈,提供信息,提出建议:是否再次妊娠取决于①再现危险的高低;②有无产前诊断方法。对再现危险性高,又不能做产前诊断的遗传病患儿父母下一次妊娠要慎重考虑。

(2) 咨询者应具备的知识:遗传咨询专业性很强,最好由医学遗传学者进行。由于遗传病种类极多,有些非常罕见,且新病种不断被发现,咨询者需要有较好的医学遗传学基本知识,在临床经验的基础上,善于应用专著、文献资料、计算机系统等获取信息,通过多方合作,做好咨询服务。

2. 遗传病筛查　是为了发现某种遗传病的患者、可能发病的基因型个体,提供治疗或预防措施。普查方法应简便易行,所选的病种是目前可早期诊断和可防治的。如新生儿苯丙酮尿症、甲状腺功能减退的筛查,有效地预防了此类疾病造成的脑损害。

3. 携带者的检查　一般常染色体隐性遗传病发病率极低,通过昂贵、复杂的实验室检查在普通人群中鉴别携带者没有必要。对于近亲婚配、风险率大的咨询者可考虑进行。X连锁隐性遗传中携带者的鉴别也有实际意义。携带者检出方法:

(1) 从遗传规律鉴别:AR疾病患者的父母和子女,XR男性患者之女,以及生过两个男性XR患儿的母亲肯定是携带者。AD疾病中如某人的双亲和子女中都有患者,即使本人无临床症状也是携带者,这些不需化验鉴定。

表 19-3-1　常见多因素病的经验再发风险率(%)

病名	父或母均为患者	2个同胞为患者	1个同胞为患者	父或母 +1 同胞为患者	父或母为患者	2 级亲属为患者
癫痫	15	80	2	10	5	…
无脑儿、脊柱裂	…	12	5	…	4	2
唇、腭裂	…	10	2	10	4	0.6
先心病	…	10	2	10	…	…
非特异性智能低下	50	25	3	20	10	…

（2）基因分析检出杂合子：已用于多种疾病，如先天性肾上腺皮质增生症、进行性肌营养不良等。

（3）原发酶缺陷测定：如对 Tay-Sachs 病携带者检查白细胞氨基己糖苷酶 A（hxosaminidase A）及多种溶酶体病的检测等。

（4）检出染色体平衡易位携带者。

4. **产前诊断**（见其他章节）。

（二）治疗原则

1. **一般临床治疗**　通过遗传咨询服务对患者及家属提出注意事项。

（1）饮食疗法：以减少或去除有害物质，如苯丙酮尿症、半乳糖血症等的饮食控制。

（2）药物治疗：补充代谢所需的维生素、电解质、激素等，用药物帮助有害物质排出等。

2. **外科手术治疗**

3. **预防及纠正代谢紊乱**　如透析治疗排出毒性代谢产物，生玉米淀粉治疗肝糖原贮积症等。

4. **蛋白质水平的治疗**

（1）增强酶的残留功能：某些维生素为酶的辅助因子，使用与其相关的大剂量维生素使突变酶的残余活性增强。

（2）酶替代治疗：用人工合成的特异性酶替代由于基因突变所导致的酶活性缺乏，已达到治疗目的。目前可以用酶替代治疗的疾病包括戈谢病、法布雷病、庞贝病和黏多糖贮积症Ⅱ型等。

（3）底物降解治疗（substrate reduction therapy，SRT）：当生物活性酶缺乏时，底物不能被分解而聚集体内，可以造成疾病。SRT 可以通过抑制底物合成或促进底物通过旁路降解而减少底物聚集所致的表现，目前已有的 SRT 包括治疗戈谢病的 Miglustat、Eliglustat tartrate 和治疗尼曼匹克 C 型药物 Miglustat。

（4）小分子治疗（pharmacological chaperones，PC）：大多数错义突变是通过改变蛋白质结构的稳定性使其不能正常代谢而致病，PC 治疗就是通过药物本身具有的稳定蛋白质结构的特性，提高部分残存蛋白酶活性，在一定程度上缓解或治疗疾病。如用于治疗携带特定突变的法布雷病人的 Migalastat[1]。

5. **细胞治疗**　造血干细胞、神经干细胞、肌肉干细胞等治疗研究，用于血液系统遗传病、严重的联合免疫缺陷病（severe combined immunodeficiency，SCID，MIM#300400）、黏多糖症Ⅰ型（MIM#607014），异染性脑白质营养不良和球形细胞性脑白质营养不良等，有些仍处于试验阶段。

6. **器官移植**　肾脏移植治疗常染色体显性遗传多囊肾等。

7. **基因治疗**　通过不同的载体将正常基因导入患者体细胞，纠正缺陷，直接修复突变基因的缺陷等。目前针对脂蛋白脂酶缺乏症和重症联合免疫缺陷病已有基因治疗药物。

8. **基因组编辑治疗**（genome editing therapy）　处于实验阶段。目前的实验技术包括 RNA guided DNA recognition，CRISRP 等。

（邱正庆　赵时敏）

参考文献

1. Schiffmann R，Hughes DA，Linthorst GE，et al.Screening，diagnosis and management of patients with Fabry disease：conclusions from a "Kidney Disease：Improving Global Outcomes"（KDIGO）Controversies Conference. Kidney Int，2016，doi：10.1016/j.kint，2016.10.004 ［Epub ahead of print］

第4节　染色体畸变及染色体病

人类染色体数目及结构稳定，正常染色体数目和染色体上基因之间一定的排列顺序决定着人体正常发育。由于各种因素引起的染色体数目及结构发生变化称染色体畸变（chromosomal aberration）。染色体畸变造成基因数量和位置的改变，打乱了基因之间的平衡，其所引起的疾病称染色体病。

一、染色体畸变

染色体畸变可发生在生殖细胞减数分裂过程中、受精卵发育过程中或人的体细胞内。人类染色体畸变可分为数目异常、结构异常及体型异常。

（一）染色体数目异常

由于生殖细胞成熟过程中减数分裂不分离，结果造成多倍体、非整倍体等。在同一个体中具有两种或两种以上的核型称嵌合体，是受精卵在卵裂期间染色体不分离或丢失引起的。

（二）染色体结构异常

由于各种原因造成的染色体断裂是造成结构异常的根本原因，断裂后断端富有黏着性，能与其他断端再结合，发生结构重排而导致缺失、倒位、易位等改变。如从着丝点横裂，则短臂和长臂分开，复制后形成两条等臂染色体如 i(Xp)，i(Xq)。

（三）染色体体型异常

多见于染色体不稳定性综合征。包括染色体断裂、裂隙、脆 X 染色体（fragile X chromosome）等。很少在新生儿时期出现症状。

二、染色体病

由于染色体数目、结构畸变，造成许多基因物质的得失，引起特有的临床表现，称染色体病。染色体病的发生率在新生儿约为 1/200，造成 5%~10% 的围产期死亡，50% 的自发流产。据统计，每 1000 个活产儿中有 21- 三体征 1.5 个，18- 三体征 0.12 个，13- 三体征 0.07 个，47,XXY（Klinefelter 综合征）1.5 个，45,X（Turner 综合征）0.4 个，XYY 综合征 1.5 个，XXX 综合征 0.65 个。应认识到绝大多数染色体病再发率很低，尤其是父母正常者。大部分孟德尔遗传病无染色体异常，故非所有遗传病都要做染色体分析。单亲源二体（UPD）、遗传印记是与亲代有关的染色体病。一些易与孟德尔遗传病混淆的微小缺失综合征的诊断，近年来通过新技术如染色体基因组芯片分析（CMA）等的应用得到了解决。

新生儿时期出现以下表现提示染色体畸变：①低体重儿、小于胎龄儿、生后体重不增、发育迟缓。②小头，面容特殊，唇、腭裂，小下颌，眼畸形，耳形及耳位异常。③多系统受累：神经、骨骼、心血管、胃肠、泌尿生殖系统异常。④皮纹异常等。

（一）唐氏综合征

唐氏综合征（Down 综合征）或 21- 三体综合征（trisomy 21 综合征，MIM#190685）又称先天愚型（图 19-4-1）。1846 年 Sequin 首先描述，1866 年 Down 报道后，定名为 Down 综合征。1959 年 LeJune 证实此征为染色体异常，因多了 1 条 21 号染色体，称 21- 三体综合征。

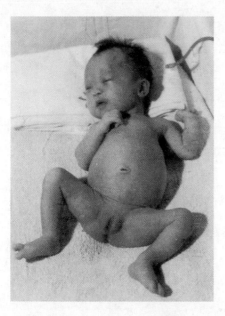

图 19-4-1　新生儿 21- 三体综合征

1. **发生率**　总发生率占活产新生儿的 1‰左右。上海 122 047 名新生儿普查显示发生率为 0.56‰。发生率与母亲年龄、是否作产前诊断及流产的次数有关：母亲年龄 >30 岁为 3‰，>35 岁为 6‰，40 岁为 10‰，>40 岁为 15‰，>45 岁为 5%。40 岁以上妊娠妇女作羊水穿刺筛查发生率为 5% 以上[1]。

2. **临床表现**

（1）多为小于胎龄儿，有 1/5 为早产。生后 80% 肌张力低，活动少，85% 患儿拥抱反射引不出。少数病例出现惊厥。

（2）头围偏小、形圆，短头，枕扁平。

（3）特殊面容，脸圆扁，眼裂小、外上斜、眼球突出、内眦赘皮，鼻梁低平，眼距宽，口小，80% 新生儿伸舌，腭狭窄而短，耳小、耳轮上缘折叠。

（4）颈短、宽，颈周皮肤松弛。

（5）约 1/2 患儿有先天性心脏病，以室间隔缺损较多。

（6）胃肠道及肾畸形如十二指肠狭窄或闭锁发生率较正常儿明显增高。其他畸形有肛门闭锁及巨结肠、马蹄肾等。

（7）手宽，指短，第 5 小指内弯且短，仅 1 条横纹。50% 以上有通贯手，掌纹的 atd 角大，平均 64 度。斗纹少，箕纹多。大拇指位置低，拇指与示指间距宽。草鞋脚，第 1 趾与第 2 趾间距宽。肌张力低，韧带松弛，大脚趾很容易放到口部。骨盆发育不良。

（8）生后不久逐渐出现精神运动发育障碍，平均智商（IQ）值 50（25~85），听力差（90%），甲状腺功能减退（16%~20%），患白血病儿率高（1/150）。免疫功能低，易患感染。

3. **病因学**　21- 三体征的染色体核型有 3 种，可根据不同核型进行病因学分析。用 DNA 短链串联重复序列多态性（short tandem repeat DNA polymorphisms）诊断 21 号额外染色体的双亲起源，来自母亲的平均年龄高于来自父亲的年龄，发病机制中女性减数分裂是重点。额外 21 号染色体 DNA 的关键区域（critical region DSCR）定位在 21q21.3-q22.2。21q22.1-22.2 部分三体征（Dup 21q22.1-22.2）出现 Down 综合征症状，不包括这一区带的 21 部分三体征不出现 Down 综合征症状。DSCR 含编码超氧化物歧化酶 1（SOD1）、胱硫醚 β 合成酶（cystathionine β synthase，CBS）等酶的基因，此区域与脑、心发育有关。

（1）21- 三体型（标准型）：占 95%，核型为 47,XY（XX），+21。发病原因有：

1）原发性减数分裂不分离（图 19-4-2）：父母之一的染色体，在形成生殖细胞减数分裂过程中不分离，产生了多 1 条 21 号染色体的配子，受精后的合子多 1 条 21 号染色体。其特点是父母外周血染色体核型正常。造成减数分裂不分离的原因主要是母亲高龄，父亲年龄 >55 岁，其他如化学药物、病毒感染、肝炎、慢性甲状腺炎等。

2）继发性减数分裂不分离：21- 三体征患者的生殖细胞在减数分裂时产生的一半配子有额外的 21 号染色体，另一半为正常单倍体。所以 21- 三体征患者所生新生儿约一半为 21- 三体征。

（2）易位型：并不是所有的 21- 三体综合征都存在 47 条染色体，有一小部分（约 4%）染色体为 46 条，其中 1 条是易位染色体。主要是 21 号染色体与 D 组易位，染色体

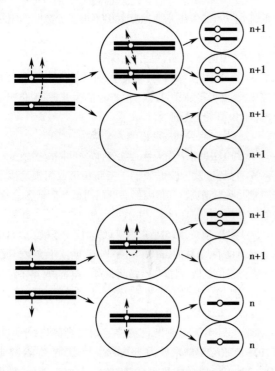

核型:46,XY(XX),-D+t(Dq;21q)。其中大部分为 14 与 21 易位,t(14q;21q),核型为 46,XY(XX),-14+t(14q;21q)。易位型又分为两型:

1)散发型:占 2%,在配子形成过程中发生易位,不可能再发。

2)遗传型:占 2%,父母一方为平衡易位携带者,表型正常。如为 14 号与 21 号易位,携带者染色体总数为 45,少了 1 条 14 号及 1 条 21 号染色体,多了 1 条 14/21 易位染色体。如患儿为易位型,应查父、母核型,如父母一方为易位染色体携带者,则再发率高。此型与母亲年龄无关。

(3)嵌合型:占 3%~10%,同一个体有两种核型,为 47,XY(XX),+21/46,XY(XX)。由于受精卵早期分裂过程中发生不分离,使发育中的个体,一部分为正常细胞,一部分为三体型细胞。也有可能是 21- 三体胚胎在有丝分裂过程中一部分细胞丢失了额外的 21 号染色体(图 19-4-3)。

4. **各型再发危险率**　见表 19-4-1。

图 19-4-2　上图:第一次减数分裂不分离;下图:第二次减数分裂不分离

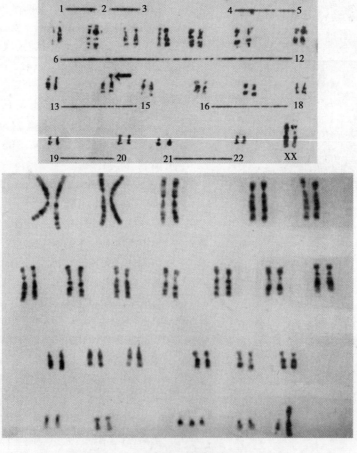

图 19-4-3　21- 三体综合征核型(47,XY+21)

表 19-4-1 21-三体综合征各型再发危险率

患儿核型	父	母	再现率(%)
标准型	正常	正常	1
D/G 易位	正常	携带者	10~15
	携带者	正常	5
21/22 易位	正常	携带者	10~15
	携带者	正常	5
21/21 易位	正常	携带者	100
	携带者	正常	100
嵌合型	正常	正常	少

5. 诊断

(1) 临床诊断不困难,大部分患儿生后即能诊断。但新生儿,尤其早产儿表现不典型,应做全面体检。用气管插管呼吸机的患儿需在拔管后仔细观察有无面容特殊。有胃肠道畸形、先天性心脏病者应排除此病。必要时作甲状腺功能检查,与先天性甲状腺功能减退症或本病合并甲状腺功能减退鉴别。

(2) 应取患儿外周血做染色体核型分析以确定诊断并分型,做再现风险的估计。也可用 21 染色体特异性探针作荧光原位杂交,或用特异性引物进行 PCR 扩增,检测特异性 DNA 片段。

6. 预后
寿命与心脏缺陷的有无及严重程度、免疫功能、上呼吸道梗阻以及环境因素等有关。由于严重先天畸形,易受感染,25%~30% 于 1 岁以内死亡。50% 在 5 岁以前死亡。存活者有中到重度发育落后,多在 6 岁以后才能成句说话。白血病发病率高。

7. 治疗

(1) 无特效治疗。主要是监测生长发育、听力等。进行早期干预、教育及训练,如运动、语言训练、行为治疗等。

(2) 无特殊饮食限制,补充维生素、叶酸、微量元素等。

(3) 甲状腺激素治疗:有学者建议合并甲状腺功能减退者给予 L-甲状腺激素,防止智力水平继续降低,改善整体功能及活动能力。国外报告对 196 例 21-三体新生儿进行随机双盲对照研究,甲状腺素初始剂量为 8μg/kg,以后调节剂量维持 TSH 正常,T_4 正常偏高,对照组用安慰剂,共 2 年。结论认为,甲状腺素治疗对智力、运动发育、生长有利。也有少数患儿的对照研究显示,短期应用甲状腺素后在认知、体力、反应能力方面未见明显疗效。由于甲状腺功能减退与本病症状不易区分,开始治疗及用药时间长短不同,评价疗效困难,仍需进一步研究。是否需要对每个患儿监测甲状腺功能,也有不同看法。

8. 预防

(1) 21-三体征胎儿筛查:本病总发病率为 1/(800~1000)。过去的预防策略是对 35 岁以上孕妇做羊水检测,但只有 25%~30% 的 21-三体征发生在 35 岁以上年龄组,70%~75% 的病例出生于年轻孕妇。20 世纪 80 年代发现怀有 21-三体征胎儿的孕妇,在孕 15~20 周时,血清人绒毛膜促性腺激素(HCG)升高,AFP 降低,以此作为筛查指标,检出率 60% 以上,有一定的假阳性及假阴性。方法:孕早期取孕妇外周血测 HCG、妊娠相关蛋白 A(PAPPA)进行初筛。孕中期测 HCG、AFP、PAPPA。若 AFP、PAPPA 降低,HCG 升高,则需进一步做 21-三体征胎儿产前诊断。

(2) 对每一个患儿应作染色体核型分析,必要时检查父、母核型,以估计再现风险。

(3) 避免高龄生育,预防肝炎,早期妊娠避免接触放射线及化学药物等。

(二)18-三体综合征

18-三体综合征由 Edward 于 1960 年首先发现,亦称 Edward 综合征。发病率为活产新生儿的 1/(4000~8000)。男女之比为 1:4,多数在生后不久死亡。

1. 病因学
有 3 种核型。

(1) 18-三体型:占 80%,核型为 47,XY(XX)+18,由于染色体不分离所致,与母亲高龄有密切关系(图 19-4-4)。

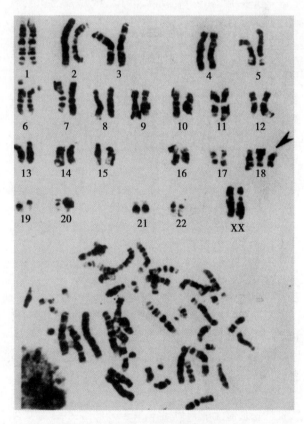

图 19-4-4 18-三体核型(47XX+18)

(2) 易位型:偶见,为 D/E 易位或 E/G 易位,新生突变或父母为平衡易位携带者。染色体断裂、易位造成部分三体征。如为整个长臂的三体征,与 18-三体征症状相近;如为短臂部分三体征,临床表现无特异性,有轻度智力低下,经染色体检查才能发现。

（3）嵌合型：约占 10%，存活期较长。

2. **临床表现**　18- 三体征的畸形繁多，已达 130 种，按其发生率分为 3 组（图 19-4-5）。

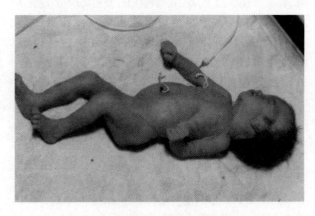

图 19-4-5　新生儿 18- 三体综合征

（1）发生在 50% 以上患儿的畸形

1）一般表现：胎动少，哭声弱，1/3 为过期产，1/3 为早产。羊水多、胎盘小、单脐动脉、小于胎龄儿。新生儿期肌张力低，以后肌张力高。

2）头面部：头小，前后径长，枕部突出。耳位低，外耳畸形，眼裂小，小口，小下颌。腭弓高而狭窄。

3）手和足：手指呈特征性表现，手紧握，拇、示指、中指紧收，示指压在中指上，小指压在无名指上。第 5 小指或所有手指仅 1 条横纹。足趾短，背曲。

4）胸腹部：胸骨短，心房间隔缺损、室间隔缺损、动脉导管未闭、脐疝或腹股沟疝。

5）骨盆及髋关节：小骨盆，髋关节外展受限，隐睾。

6）皮肤：多皱纹，前额及背部多毛，大理石样皮肤。

（2）发生在 10%~50% 患儿的畸形

1）头面部：小头、前囟大。内眦赘皮、眼睑下垂、角膜混浊。唇、腭裂。

2）手足：手向一侧偏斜，拇指发育不良或缺如，通贯手。马蹄内翻足，摇椅脚，并指。

3）胸腹部：主动脉或肺动脉狭窄，肺发育不良。脐膨出，肠旋转不良，肛门畸形。

4）泌尿生殖系统：异位肾、双输尿管、肾盂积水、多囊肾、马蹄肾。女孩外阴生殖器畸形。

（3）发生在 10% 以下患儿的畸形

1）头面部：面肌麻痹，髓鞘缺乏，小脑回、小脑、胼胝体发育不良，脑积水，脑膜膨出。颅骨缝间骨（wormian bone），蝶鞍浅、长，眼裂外上斜，眼距宽，小眼球，后鼻孔闭锁。

2）骨骼：并指，多指，第 5 小指短，桡骨发育不良，肋骨畸形，鸡胸，髋关节脱位等。

3）心血管系统：冠状动脉畸形，大动脉转位，法洛四联症等。

4）内脏畸形：幽门肥厚性狭窄，胆道闭锁，甲状腺、肾

上腺发育不良，尿道下裂，双角子宫。

3. **诊断**　本综合征畸形繁多，并非每个患儿都有。母亲年龄、足月小于胎龄儿、多发畸形、特殊病态手指及足形等均为主要临床诊断根据。指纹也有帮助。本病可有 6 个以上弓形纹，如弓形纹在 6 个以下，或斗状纹 2 个以上，可能不是本病。明确诊断靠染色体核型分析。还可用 18 号染色体特异性探针作荧光原位杂交，或用特异性引物进行 PCR 扩增特异性 DNA 片段。

4. **预后及治疗**　大多数患儿生后需要复苏，新生儿时期经常出现呼吸暂停及吸吮困难。50% 于 2 个月内死亡。

（三）13- 三体综合征

1657 年 Bartholin 描述过此综合征。1960 年 Patau 发现此类患儿 D 组染色体多了 1 条，称为 Patau 综合征。发病率约为活产新生儿的 1/（7000~20 000）。

1. **病因学**　80% 患儿染色体核型为 47,XX（XY）+13，与母亲高龄有关。易位型多为 D/D 易位，比 21- 三体征易位型比例高。有部分 13- 三体征。少数为环状染色体或嵌合体。

2. **临床表现**

（1）发生在 50% 以上患儿的畸形

1）中枢神经系统：全前脑型缺损伴有前脑、嗅脑及视神经发育不全。有运动性惊厥小发作，EEG 呈高峰性节律不齐，新生儿期出现呼吸暂停。

2）头部：小头，前额呈斜坡状，矢状缝及前囟宽。小眼、虹膜缺损、视网膜发育不良。唇腭裂。耳畸形、耳位低。前额有毛细血管瘤及枕区头皮缺损，后颈部皮肤松弛。

3）手足畸形：多指（趾）、手畸形与 18- 三体征患儿相似，手指有 4 个以上弓形纹，掌纹的轴三射的 t 点（distal palmar axial triradii）高，通贯手。趾球区有腓侧弓形纹，足跟后突。

4）心脏畸形：占 80%，右位心、室间隔缺损与动脉导管未闭最常见。

5）其他：隐睾、双角子宫。胎儿血红蛋白 II 型持续存在。

（2）发生在 50% 以下患儿的畸形

1）宫内发育不良。

2）肌张力过高或过低，胼胝体不发育，脑积水，脑膜膨出。

3）眼裂外上斜，无眉毛，眼距宽或狭，无眼球，鼻唇沟缺如，小下颌。

4）并指，桡骨不发育。

5）心脏主动脉骑跨，肺动脉狭窄。

6）腹部脐膨出，异位胰或脾组织，肠旋转不良。多囊肾，肾积水，马蹄肾，双输尿管，尿道下裂，卵巢发育不良。

3. **诊断**　通过临床表现及染色体核型分析可诊断。还可用 13 号染色体特异性探针作荧光原位杂交，或用特异性引物进行 PCR 扩增特异性 DNA 片段。

4. **预后**　70% 在 6 个月内死亡。存活者频繁惊厥或

严重神经系统受累表现。

（四）5p⁻综合征

是 1963 年 Lejeune 首先描述的第 1 个染色体部分缺失综合征，又叫猫叫综合征（cat cry syndrome）。

1. 病因　大部分病例 5 号染色体短臂（p）部分缺失。10%~15% 患儿的父母是平衡易位携带者。也有正常细胞系与 5p⁻细胞的嵌合体。发病率在人群中约 1/50 000。

2. 临床表现　患儿大多出生体重低于 2.5kg，生后发育仍迟缓。由于喉部发育异常，均有猫叫样哭声。小头，圆脸，眼距宽，内眦赘皮，眼裂下斜，眼震。面部不对称，低位畸形耳。有不同类型的心脏畸形。指纹示通贯手、轴三射 t 点高。其他可见唇腭裂，视神经萎缩，短颈，手指弯曲，脾、肾缺如，腹股沟疝，脊柱侧弯及隐睾等。

3. 预后　随年龄增加，猫叫哭声好转，年长儿临床诊断困难。IQ 值多 20~30，占教养机构智力低下（IQ<35）者的 1%。

（五）其他染色体缺失或部分三体综合征

其他染色体缺失或部分三体综合征如 4p⁻、9q⁻、11p⁻、13p⁻、18p⁻、18q⁻、21q⁻、22q⁻等。主要临床表现为出生体重低，小头或三角形头，眼距宽，眼裂上斜或下斜，虹膜缺损，鼻梁低平、低位和（或）畸形耳、大耳，腭弓高。可有先天性心脏病、泌尿生殖器畸形、指（趾）畸形等多种畸形。需通过高分辨染色体或特异性探针 FISH 证实。11p⁻患儿常有 Wilm 肉瘤，13q⁻患儿常有视网膜母细胞瘤。3q⁺综合征（Dup3q21->qter）患儿生长慢，颅缝早闭，头型异常，惊厥，多毛，连眉，长人中，口角向下，鼻根宽，短颈，颈蹼等应与 Cornelia de Lange 鉴别。10q⁺综合征（Dup10q24->qter）表现肌张力低，小头，前额高，面平，眼裂小，睑下垂，弓形眉，畸形耳，弓形口，上唇突出，手指弯曲，拇指靠近端等。

（六）染色体微小缺失综合征

由于高分辨显带技术、染色体特异性探针 FISH 的应用，人们可以识别染色体上的不同区带，发现并且正在发现很多染色体异常。以下几个综合征以前都认为是不明原因综合征，如：①发 - 鼻 - 指 II 型（Langer-Giedion）综合征，为 8q22 缺失；②虹膜缺损（Wilm 综合征），为 11p13 缺失；③视网膜母细胞瘤，智力低下，为 13q14 缺失；④ Prader-Willi 综合征，为 15q11-12 缺失；⑤ Sipple 综合征（多发性内分泌肿瘤 II 型），为 20p⁻；⑥ Di-George 综合征，为 22q11 缺失。

染色体微小缺失综合征大部分为新生突变，再现率低，如果双亲之一为携带者，再现率为 50%。父母应作高分辨染色体或 FISH 检查。临床特点见表 19-4-2。

表 19-4-2　染色体微小缺失临床特点

综合征	临床特点
Alagile 综合征	20p12.1-p11.23 缺失，胆汁淤积，前额宽、小下颌、眼窝深、眼异常、脊柱异常、心血管病等（AD）
4p- 综合征	4p16.3 缺失。胎动少、肌张力低、生长慢、小头、头颅不对称，鼻梁宽、眼距宽、鱼口状嘴、人中短、耳异常、惊厥
Langer-Gideon 发、鼻、指 II 综合征（8q⁻）	8q24.11-24.13 缺失。骨疣、圆鼻、小头、发异常、指（趾）弯曲。耳大、聋、眉浓、上唇薄、生后皮松、多，似爱 - 当综合征
WAGR（Aniridia-Wilms tumor association）联合（11p⁻）	11p13 缺失。Wilm 瘤（W），虹膜缺损（A）、睑下垂、眼震、白内障、泌尿生殖器异常（G），隐睾、尿道下裂、两性畸形、发育落后（R）
9p⁻综合征	9p24 缺失。头颅狭小呈三角形，突眼，眼裂上斜，面中部发育不良（短鼻、小口、人中长）耳畸形，颈短，中段指骨长，远指骨短，指甲发育差
Prader Willi 综合征（15q⁻）	15q11-13 缺失，严重肌张力低下，喂养困难。过食，逐渐发生病态的肥胖，矮小身材，性发育不良。不同程度的认知障碍，明显的行为问题。半数有特殊面容
Smith_Magenis 综合征（17p11.2⁻）	17p11.2 缺失，肌张力低，短头、平脸、前额突出，鼻梁宽、耳异常，手短宽、手指短，声粗、先心等。应与 21- 三体综合征鉴别
13q⁻综合征	13q14 缺失，鼻梁高、小眼、眼距宽、睑下垂、视网膜母细胞瘤，肢体畸形、拇指小或缺如
18q⁻综合征	18q21.3 或 18q22.2 缺失。小头、面中部发育差、眼窝深、眼裂短，大耳、口形特殊，第一掌骨短、拇指靠近端
Williams 综合征（7q11.23⁻）	7q11.23 缺失。声粗、对声音敏感、虹膜星状，眼睑肿、唇厚前凸、张口、先心（主 A 瓣膜上狭窄）、高血钙、喂养问题
Rubinstein-Taybi 综合征（16p13⁻）	16p13 缺失，小头，多发、大前囟、宽拇指（趾）、眼裂下斜、上颌骨发育不良、腭弓窄、鼻中隔下延至鼻翼处
Miller-Dieker 综合征（17p13.3⁻）	17p13.3 缺失，小头、前额高、额中央皮肤垂直嵴（哭闹时明显）、巨脑回、胼胝体不发育。上唇前突、薄、外缘红色惊厥、隐睾
DiGeorge 序列（22q⁻）	22q11 缺失，腭、心、面综合征。胸腺、甲状旁腺发育差，先心病，面容特殊，腭裂，低血钙，免疫功能低下

（七）先天性卵巢发育不全

1938 年 Turner 观察到年轻妇女有颈蹼、肘外翻、生殖器发育幼稚 3 个症状，1959 年 Ford 等发现有以上临床表现者只有 45 条染色体，称为 Turner 综合征。发病率约为新生儿的 1/5000。

1. **病因学**　父母（多为父）形成配子时减数分裂或合子有丝分裂过程中染色体不分离，核型多样。60% 的核型为 45,XO。其余为嵌合型或 X 染色体的不同结构异常，包括 X 染色体短臂等臂染色体 46,Xi(Xp)；长臂等臂染色体 46,Xi(Xq)，短臂缺失 46,X,del(Xp)，长臂缺失，46X,del(Xq) 及环状染色体 46,X,r(x)，嵌核型如 45,X/46,XX；45,X/46,XY；45,X/47,XXX；45,X/46,X,i(Xq) 等。

2. **临床表现**　出生体重低，身长也低。颈后皮肤过度折叠，手背、足背淋巴水肿为新生儿期诊断的主要体征。盾状胸，乳距宽，发际低。25%~45% 有先天性心脏病，以主动脉缩窄常见，占 70%。可有泌尿系统畸形。以后生长缓慢，原发闭经，性腺呈索条状，其中有卵巢基质而无滤泡，外生殖器发育幼稚，免疫功能低下，甲状腺功能异常，心血管疾病等。临床表现可因核型不同而有些差别。

3. **诊断**　凡女性新生儿有出生体重低，矮小，淋巴水肿，颈部皮肤松弛等应作染色体检查以早期诊断。还可用 X 染色体特异性探针做荧光原位杂交。

4. **预后**　新生儿期确诊者，应定期监测血压、心脏超声、甲状腺功能等，在适当时间给予性激素和生长激素治疗，以改善成年身高和性征发育。

（八）先天性睾丸发育不全

本病在新生儿、婴儿期不易发现。

（九）两性畸形

1. **定义**　正常足月男婴阴茎长度至少 2.5cm，睾丸在孕最后 6 周降入阴囊，足月女婴阴蒂长度 <1cm。如婴儿外生殖器男女难辨，为两性畸形（ambiguous genitalia）。包括：①有阴茎，双侧未触及睾丸；②双侧隐睾，尿道下裂；③阴茎阴囊或会阴阴囊尿道下裂，有或无小阴茎。应作内部解剖学、染色体核型检查，按何种性别抚育不能取决于外生殖器，应做全面评估。

2. **原因及主要表现**　性别不清的根本原因是雄激素异常。

（1）雄激素过多：外生殖器两性畸形，阴蒂大或伴阴唇部分融合。性腺及内生殖器为女性卵巢，染色体核型为 46,XX，如先天性肾上腺皮质增生症（CAH）。见于 21- 羟化酶缺陷，11β- 羟化酶缺陷，早孕期外源性雄激素过多，母亲应用雄激素等。

（2）雄激素不足：外生殖器男性化不足，两性畸形，染色体 46,XY，性腺为睾丸。见于不完全性雄激素不敏感综合征，睾丸退化，无睾症。先天性肾上腺皮质增生症中的某些类型如 3β- 羟类固醇脱氢酶缺陷，17- 羟化酶缺陷，睾酮合成障碍等。

（3）性别分化异常：包括真两性畸形，45,X/46,XY 性腺发育不全。

1）任何异常导致睾丸分化延迟、不全或不对称，使雄激素作用不完全，外生殖器仅有部分男性化表现如阴茎小、尿道下裂、阴囊部分融合或仍有尿生殖窦。

2）真两性畸形（true hermaphroditism）：有两种性腺（卵巢与睾丸），染色体核型多种，其中包括 46,XX（50%）；46,XY（<10%）；其他为嵌合体如 46,XX/46,XY；46,XX/47,XXY；46XY（20%）/45XO。卵巢与睾丸组织可共存形成卵睾，或分开各在一侧，外生殖器为女性，男性或两性难辨，应做染色体核型分析，确诊常需剖腹探查及性腺活检。

3. **诊断**　性别表型分为染色体性别（XY,XX）、性腺性别（睾丸，卵巢）及外生殖器性别。以性腺类型及染色体检查为主要依据。在产房，婴儿出生后最初的、重要的宣布是婴儿性别，若存在疑问，如存在外生殖器两性畸形，不能确定性别时，将对家庭成员心理上有较大震动，应正确处理。

（1）病史：详细询问有无尿道下裂、先天性肾上腺皮质增生症、隐睾，同胞有无新生儿死亡等家族史，以及母孕期用药史、胎盘功能等。

（2）体检

1）注意有无染色体病或其他畸形综合征面容及其他临床表现，如 WAGR 综合征（Wilms 肉瘤、无虹膜、泌尿生殖系异常及智力低下）等。

2）外生殖器检查：阴茎长度，尿道开口位置，阴囊、阴唇色素沉着及皱襞，阴蒂长度，阴道口、睾丸位置等。在大阴唇内或鼠蹊部触及的卵圆形、活动的包块很可能是睾丸。有阴茎，无尿道下裂，阴囊色素沉着，但阴囊内无睾丸可能是先天性肾上腺皮质增生症女性。

3）实验室检查：①染色体核型分析（包括 FISH）；②SRY 基因；③血钠、钾及 17- 羟孕酮等；④盆腔 B 超或 MRI；⑤性腺病理活检。

4. **新生儿期处理**

（1）确定为先天性肾上腺皮质增生症者进行治疗。

（2）怀疑真两性畸形者应请专科医师诊治。

（3）应向父母解释，组织专家进行判定，确定性别前暂不要发出生证。

（十）常染色体断裂综合征

常染色体断裂综合征（chromosomal breakage syndromes）是常染色体隐性遗传病，染色体易断裂、重排，DNA 修复功能缺陷，也称染色体不稳定性综合征或 DNA 修复疾病。为自发或与环境因素有关，易患白血病及其他恶性病。

1. **共济失调性毛细血管扩张症**（ataxia telangiectasis, MIM#208900）　婴儿期出现小脑运动失调，眼和皮肤毛细血管扩张，出现咖啡斑。免疫功能低下，IgA、IgG 低，易合并白血病及恶性肿瘤。有自发性染色体断裂，断裂见于 14q12。

2. **布卢姆（Bloom）综合征**（MIM#210900）　1954 年

Bloom 首先报道。宫内发育不良,矮小,轻度头小,长头。皮肤对日光过敏,面部蝶形红斑,很少在新生儿期出现。可见咖啡斑。多指、并指,免疫球蛋白缺乏,反复感染,喂养困难。为常染色体隐性遗传。染色体检查出现断裂,姐妹染色体交换(sister chromatid exchange,SCE)明显增多。基因定位 15q26.1。

(十一)脆性 X 综合征

脆性 X 综合征(fragile X syndrome,Fra X,MIM#300624)是遗传性智力低下和孤独症谱系障碍的常见原因。发生率约为男性 1/5000。

1. 病因学

(1) 有一种染色体断裂称为"遗传性脆性位点",用特殊的培养基处理的细胞才能显示,在 X 染色体长臂 q27.3 处的脆性位点,为 X 染色体的脆性位点,称为 FRAXA。

(2) 1991 年发现在此位点与 Fra X 智力低下(MR)有关的基因,称为 FMR-1 基因,此基因含有三核苷酸串联重复序列(CGG)n,也称三联体(CGG triplet)。*FMR-1* 基因突变导致本病,95% 以上突变是由于该基因 5' 端非翻译区三核苷酸串联重复序列(CGG)异常扩增和甲基化引起,5% 由于 *FMR-1* 基因点突变或缺失所致。重复序列拷贝数与智力有关,且不稳定,从一代传向下一代时逐渐增加,表现为不稳定性扩增,也称动态突变。正常人有 5~55 个 CGG 拷贝。如果重复序列拷贝数增加到 50~200 称为前突变,为携带者或男性传递者,重复序列拷贝数 >200 为全突变,后者为脆 X 综合征男性患者。女性可为两种突变任何一种,大约各占一半。

(3) 当重复序列拷贝数 >230 时,该重复序列 5' 端 CpG 岛区域甲基化,影响基因正常转录。Fra X 男性患者均伴有 CpG 岛异常甲基化,致 FMR-1 基因失活。正常人及前突变携带者 CpG 岛无甲基化,FMR-1 基因正常表达。因此认为,男性患者的 FMR-1 基因内(CGG)n 重复序列不稳定扩增,该重复序列 5' 端 CpG 岛的异常甲基化引起本病的发生。

(4) FMR-1 基因产物为 FMR 蛋白(FMRP),主要在神经元表达。由于异常甲基化,限制了 FMR-1 基因与蛋白联结,不能产生其编码的 FMR 蛋白,影响脑发育及功能。

2. 遗传方式 缺陷基因是动态的基因。本病的特殊点是重复序列的拷贝数在代代向下遗传时有变化,因此,再现危险难以预测。遗传方式类似 X-D,但有不同外显率(见表 19-4-3)。

3. 新生儿期特点 本病新生儿出生时面容无特殊,体重基本正常,与同胞比较偏大,平均在第 70 百分位,身长及头围多在第 50 百分位以上。婴儿早期生长快,神经发育基本正常或稍落后,如坐立、行走稍晚等。1 岁以后语言、精细动作发育差,智力发育缓慢。部分患儿有喂养困难,呕吐,易出现胃食管反流。反复耳鼻感染等。

4. 诊断及处理 分子遗传学法进行 DNA 分析为标准的诊断方法,因细胞遗传学检查阳性率低,只有 4% 左右,

表 19-4-3 脆 X 综合征遗传方式

	临床	子女危险	CGG 重复序列
患者(男或女)	智低(女轻)典型面容	很少生育	>230
男性传递者	正常	所有女儿为携带者 子正常	小量扩增(前突变)
男性传递者的女儿(携带者)	正常	50% 子患病 25% 女儿患病	小、中与扩增量成比例
男患者的携带者姐妹	1/3 智低	子、女各 50% 患病	中、大量扩增

能显示 X 染色体的脆性部位,目前很少应用。甲基化阻碍了对敏感的限制酶的识别,因而可通过甲基化敏感的限制性酶切分析检测 CpG 岛甲基化,诊断 Fra X 男性患者。此法不适宜检测女性,因正常女性有一条失活染色体,其上存在甲基化,无法判断甲基化来源。对阳性病例需结合 Southern 印迹杂交等更精确地检测 CGG 重复序列数,适用于全突变检测。还应检查母亲是否为前突变。国外已建立免疫细胞化学方法,只需 1~2 滴血,筛查智力低下及新生儿有无脆性 X 综合征。但目前并不推荐于群体携带者中筛查。

对有智力低下、行为异常家族史的新生儿应进行遗传咨询,追访神经发育状况,必要时做有关的检查。早期应用叶酸对部分行为问题可能有帮助。

5. 遗传咨询 本病的特点是再现危险难以预测,进行产前诊断是防止患儿出生的主要手段。对有智力低下以及认知、行为、神经精神问题,或智力低下家族史者,应注意本病,进行智力筛查,确诊患者,检查出携带者,提供遗传咨询服务。已知智力低下家族史,或有认知障碍的女性在孕前、产前做有关检查,可早期诊断及产前诊断。对前、全突变孕妇进行遗传咨询至关重要。

(十二)印记基因功能缺陷综合征

1. 普拉德-威利综合征(Prader-Willi syndrome,PWS,MIM#176270) 本综合征为一种少见的遗传性疾病,主要特点是生长发育过程中相继出现肌张力低、喂养困难、食欲亢进、肥胖、智力低下、矮小、行为异常等,由 Prader、Labhart 和 Willi 在 1956 年首先描述。病因是父源 15 号染色体长臂 15q11-q13 区域异常。这种由双亲性别决定的基因功能差异被称为基因印记(genetic imprinting)或亲代印记(parental imprinting,PI),机制不明,可能与 DNA 甲基化有关。

(1) 病因学:所有患者都存在父源 15q11.2-q13 区域印记基因功能缺陷,但有三种不同方式导致。

1) 父源 15q11.2-q13 区域有缺失:多为新生突变所致,

亚洲人群占 80% 以上。

2）母源同源二倍体（UPD）所致：PWS 相关基因（SNRPN）的母源等位基因是灭活的，必须有父源染色体表达。如两个都是母源的基因，出现 PWS 的表型，而患者 1 对 15 号染色体结构无异常。占患者的 20%~30%。

3）印记基因缺陷：位于 15q11.2-q13 内的印记中心发生基因突变或微缺失，即印记突变，导致印记过程出现错误，使父亲在 15q11.2-q13 区域呈现异常甲基化及表达，占 1%~3% 以下。

（2）临床表现：PWS 胎儿的胎动少，胎位不正，剖宫产率高，但胎儿大小正常。新生儿严重肌张力低下，活动少，吸允无力致喂养困难和（或）体重不增，需特殊方式喂养。外生殖器发育不良在新生儿期即有表现，男婴阴囊发育不全，小阴茎和隐睾，女婴阴唇或（和）阴蒂缺如，发育不良。婴儿晚期以后喂养困难好转。1~6 岁出现下丘脑异常所致的食欲亢进及导致威胁生命的肥胖。运动、发育延迟、智力低下。特征性面容（前额窄，杏核眼，口角向下占 49%）有些在出生时就可出现，60%~70% 斜视，1/3 患酪氨酸阳性白化病，50% 患者反复呼吸道感染。睡眠问题发生率高。性发育低下，大部分患者不育。

（3）诊断

1）根据临床诊断标准做初步诊断。

2）分子遗传学试验：99% 以上 PWS 患儿在 PWS 危险区（Prader-Willi critical regioncritical region，PWCR）内有具诊断意义的亲代特异甲基化印记异常（父源缺失、母源 UPD 及印记缺陷）。一旦经 DNA 甲基化分析（MS-PCR 或 MS-MLPA）确定，进一步需做分子水平突变检测确定缺失、UPD（SNP-Array）或印记缺陷（突变分析），以便进行遗传咨询。

（4）鉴别诊断：新生儿、婴儿肌张力低可见于败血症、中枢抑制、先天性肌病、神经肌肉病（脊髓进行性肌萎缩 -SMA）等。其他如染色体病、脆性 X 综合征等应鉴别。

（5）新生儿、婴儿期处理：首要问题是喂养困难，可采用大孔奶嘴，必要时给以数周至数月鼻饲。对语言、运动发育迟缓，应早期干预，加强训练。1 岁以后应注意饮食控制，使体重控制在 <75 百分位。为防治斜视，应从婴儿期开始进行筛查。中国 Prader Willi 综合征诊治专家共识建议，在没有明确禁忌证的情况下，宜早于 2 岁开始使用生长激素，以改善肌力和摄食能力，避免或纠正代谢紊乱情况[2]。

（6）遗传咨询

1）无家族史：如羊水或绒毛发现 15q⁻，应做 FISH 及 UPD，确定缺失来自父方（PWS）或母方（Angelman 综合征）。

2）一个孩子为 15q⁻ 或 UPD，下次妊娠不必常规作产前诊断。

3）第一个孩子为基因印记缺陷，或为遗传性易位导致

15q⁻，下次妊娠作产前诊断。

2. 大舌低血糖综合征（Beckwith-Wiedemann syndrome，BWS，MIM#130650）　亦称先天性癌易感综合征或脐膨出 - 大舌 - 巨大儿综合征。发生率约为 1/14 000，由于严重程度差别大，且儿童期后很难诊断，易漏诊，故实际发生率可能更高。

（1）发病机制：基因印记占重要地位。BWS 危险区定位在 11p15.5。有多个基因，包括 KCNQ1OT1、IGF2、H19、CDKN1C 等，为高度印记区。

（2）临床表现

1）新生儿及婴儿期的体格大，体重与身高成比例。平均出生体重为 4kg，平均身长 52.6cm，大舌、半侧肢体肥大、器官增大、耳垂有线型褶纹或小窝为特征。

2）新生儿期红细胞增多及频发低血糖为其特征之一（1/3~1/2 病例发生），血糖可低于 20mg/dl，纠正低血糖、红细胞增多治疗有效，到婴幼儿期可自发缓解。

3）可见中线腹壁缺损、脐疝、膈膨升等，体重大的婴儿异常甲基化频率高。

4）有发生恶性肿瘤的倾向（6.5%），常见的是 Wilms 肉瘤、神经母细胞瘤，应做肾脏 B 超及 AFP 检查。半侧肢体肥大者发生恶性肿瘤的危险为 5%~10%。有癌症者 H19 异常甲基化的频率明显增加。

（3）诊断

1）产前检查羊水量多，胎儿大，器官增大，如有腹壁缺损致 AFP 增高。

2）诊断主要靠临床表现，新生儿期早期诊断很重要。

3）细胞遗传学：1% 以下病例有染色体 11p15 异常（易位、倒位、重复）。

4）分子遗传学检查：应用 11p15 区甲基化敏感 PCR（MSP）方法可以检测 70% 的本病原因。

（4）遗传咨询：大部分为散发，15% 有家族史者为常染色体显性遗传（AD），如母为 11p15 平衡易位，再现危险为 50%（AD）。

（5）预后：病死率为 21%。过去报告有轻、中度智力落后，最近认为多数智力正常，早产合并症、未及时诊断的低血糖是导致智力落后的原因。如能及时诊断，纠正低血糖，渡过新生儿期，无恶性肿瘤，基本上可正常生活。

（邱正庆　赵时敏）

参考文献

1. 冯风芝. 早孕和中孕期联合试验筛查唐氏综合征. 世界医学杂志，2000，4：68-69.

2. 中华医学会儿科学分会内分泌遗传代谢学组，《中华儿科杂志》编辑委员会. 中国普拉德 - 威利 综合征诊治专家共识（2015）. 中华儿科杂志，2015，53（6）：419-424.

第 5 节　遗传性代谢病

一、概论

遗传性代谢病(inherited metabolic diseases,IMD)是由遗传基因缺陷引起的生化代谢异常,为新生儿医学的重要组成部分。1908 年 Garrod 首先描述,提出先天代谢异常(inborn errors of metabolism,IEM)的概念,并沿用多年。诊断技术的飞速发展如应用串联质谱技术(MS/MS)进行早期诊断,加之临床经验的积累,能做出精确诊断的 IMD 病种和数量迅速增加。由于本类疾病是遗传决定的生化代谢异常,现统称为遗传性代谢病。任何器官、组织都可受累,临床表现多样,重症常在新生儿期有急性症状,需采取急救措施。本类疾病多为常染色体隐性遗传,还有些为 X-连锁或线粒体遗传。

遗传性代谢病的病因是基因突变,导致酶(蛋白质)的生物合成障碍、受体缺陷、细胞膜功能异常等,使体内代谢过程不能正常进行。在代谢受阻的情况下,底物及其衍生物在体内蓄积,产物缺乏,引起一系列代谢紊乱的临床症状。多数疾病的酶缺陷为单一的,也有少数疾病为多种酶缺陷综合作用的结果。

生前,由于胎盘提供营养及对毒性代谢产物的排出,使胎儿得到保护,故很多代谢病患儿生后前几天不出现症状或开始时症状轻微,不被注意。急性起病的先天代谢异常主要表现拒食、呕吐、呼吸困难、顽固性惊厥、昏迷等,多误认为是严重感染、心肺疾病、癫痫等,患儿常在确诊前死亡,而死后尸检又无特殊发现,这是新生儿医学的一个难点。因病情严重被收入 NICU 的患儿,能否得到及时诊断及正确处理,很大程度取决于儿科、新生儿科医生的认识水平。任何婴儿有不能用其他原因解释的非特异性症状都应想到本类疾病的可能。目前的误区是认为本类疾病少见,实际发病率比想象的要多,国外有报道本类疾病平均发病率为 1/2000。至今,发现的此类疾病有 500 多种,新生儿期出现症状的约 100 多种,由于各种原因常被误诊。据统计,临床诊断为新生儿 HIE 中约有 25% 证实为先天问题。此外,此类疾病常合并感染而死亡,也常被误认为是感染。

本类疾病的特点是进行性加重,常致夭折或终身残疾,其中以神经、智力残疾为最多;单一病种患病率较低,但总体发病率较高,是严重影响人口素质,造成家庭和社会沉重负担的主要原因之一。正确处理此类疾病一方面可以减少发病及死亡,另一方面为遗传咨询服务,因此,即使是目前不能治愈的疾病,对先证者确定诊断也是非常重要的。此类疾病是国内外遗传学及新生儿学工作者致力研究的课题。

(一)分类

先天代谢异常种类繁多,本节主要讨论新生儿期出现症状以及虽可不出现症状但早期诊断和早期治疗可以防止疾病的发展,否则导致不可逆损害的疾病,见表 19-5-1。

表 19-5-1　先天代谢异常分类表

氨基酸代谢病:(disorders of aminno acid metabolism)
苯丙酮尿症,非酮性高甘氨酸尿症,遗传性酪氨酸血症,同型胱氨酸尿症,枫糖尿病,维生素 B₆ 依赖症,赖氨酸蛋白不耐受,高颉氨酸血症,高 β 丙氨酸血症,高鸟氨酸-高血氨-高瓜氨酸尿症等

有机酸代谢病:(defects in organic acid metabolism)
异戊酸血症,甲基丙二酸血症,丙酸血症,全羧化酶合成酶缺陷(早发多种脱羧酶缺陷),生物素酶缺陷(晚发多种脱羧酶缺陷),戊二酸症Ⅰ型,戊二酸血症Ⅱ型(多种乙酰辅酶 A 脱氢酶缺陷),3-OH-3 甲基戊二酸血症,甲羟戊酸尿症,2-甲基乙酰乙酰 CoA-硫解酶缺陷,甘油酸血症伴高甘氨酸血症,谷胱甘肽合成缺陷等

尿素循环障碍及高氨血症(urea cycle defects and hyperammonemia)
氨甲酰磷酸合成酶缺陷,鸟氨酸氨甲酰转移酶缺陷,瓜氨酸血症,精氨酸琥珀酸血症,精氨酸酶缺陷,N-乙酰谷氨酸合成酶缺陷等

线粒体病(mitochondrial disorders)
- 线粒体脂肪酸氧化障碍(fatty acid oxidation defects)
肉碱循环缺陷,短链乙酰 CoA-脱氢酶缺陷,中链乙酰 CoA-脱氢酶缺陷,长链乙酰 CoA-脱氢酶缺陷,长链 3-OH-乙酰 CoA 脱氢酶缺陷,戊二酸血症Ⅱ型等
- 线粒体能量代谢病
丙酮酸脱氢酶缺陷,丙酮酸羧化酶缺陷及继发于生物素酶缺陷者,线粒体呼吸链缺陷(氧化磷酸化病),电子转运链病,细胞色素氧化酶缺陷(利氏病)

过氧化物酶体病(peroxisomal disorders):
极长链脂肪酸病:脑肝肾综合征,新生儿肾上腺脑白质病,肢根点状软骨发育不良等

碳水化合物代谢病(disorders of carbohydrate metabolism)
半乳糖血症,遗传性果糖不耐受,糖原贮积症,磷酸烯酮丙酮酸(PEP)-羧化酶缺陷等

碳水化合物中间代谢病
- 转运疾病(transport diaorders):胰腺囊性纤维性变,婴儿唾液酸贮积症

溶酶体贮积症(lysosomal storage diseases)
GM-1 神经节苷脂贮积症,高戈谢病,尼曼皮克病,甘露糖沉积症,岩藻糖沉积症,Wolman 病,Farber 病,Krabbe 病,黏多糖病,粘脂贮积症,多种羧化酶缺陷

其他:先天性肾上腺皮质增生症,Menkes(钢发综合征),遗传性乳清酸尿症,Crigler-Najjar 综合征等

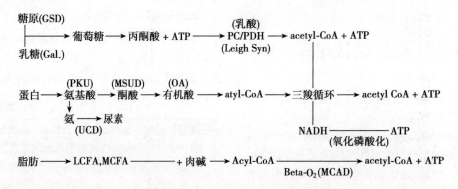

图 19-5-1 人体能量产生的生化过程

*GSD(糖原贮积症),Gal(半乳糖血症),PC/PDH(丙酮酸羧化酶/丙酮酸脱氢酶),PKU(苯丙酮尿症),
MSUD(枫糖尿病),UCD(尿素循环障碍),MCAD(中链乙酰辅酶 A 脱氢酶),OA(有机酸血症)

（二）病因及发病机制

1. 人体正常代谢的维持 是多种基因产物之间相互作用,调节各系统功能的结果。例如人体正常血糖的水平是由 30~40 种基因产物维持的,中枢神经系统的发育及正常功能需 1000 多种基因产物参与维持。人体能量产生的生化过程及相关代谢病如图 19-5-1。

2. 病因及发病机制 遗传性代谢病是由常染色体、X 染色体或线粒体的基因突变,包括缺失、插入、点突变等引起。基因决定机体代谢途径的蛋白合成、代谢产物转运,酶在促进代谢过程中起着不可替代的作用。基因突变导致酶合成减少或停止,使产物减少或异常分解,合成的蛋白的质量、结构发生改变,产生功能低下的、对基质亲和力低的突变蛋白。酶的功能、信息载体、膜泵作用、转运作用等都受影响,导致代谢过程中的底物不能进入正常反应过程而贮积,或进入旁路;正常产物不足,异常产物过多,导致全身代谢紊乱,出现临床症状。

3. 临床特点

（1）绝大多数在 1 岁以前发病,有些生后很快发生,有些可在 6~12 个月时发病。

（2）家族史对诊断有帮助,如同胞不明原因死亡或新生儿期死亡,不能解释的发育落后、惊厥。除很少数疾病外,大多数母亲孕期正常。

（3）与其他先天性疾病不同,大多无特殊面容及可见的畸形。

4. 诊断步骤

（1）主要临床表现:以下情况应考虑遗传性代谢病:出生时正常,病情突然恶化;不明原因同胞新生儿死亡,父母近亲等阳性家族史;进行性脑病症状,严重代谢性酸中毒、高氨血症、特殊尿味等。

（2）新生儿期常见的急性遗传性代谢病

1）脑病不伴代谢性酸中毒的遗传代谢病的鉴别要点（表 19-5-2）。

表 19-5-2 脑病不伴代谢性酸中毒的遗传代谢病的鉴别

疾病	诊断鉴别要点
枫糖尿病	DNPH*+,支链氨基酸增高
尿素循环障碍	血氨 >250μmol/L
非酮性高甘氨酸血症	CSF 甘氨酸高,无低血糖
维生素 B_6 依赖症	维生素 B_6 试验治疗
Zellweger 综合征	VLCFA** 高,特殊面容

* 2,4 二硝基苯肼;** 极长链脂肪酸

2）脑病伴代谢性酸中毒的遗传代谢病:如丙酸血症、甲基丙二酸血症、异戊酸血症、戊二酸尿症Ⅱ型等（见本节第三部分）。

3）新生儿期肝病综合征的临床表现（表 19-5-3）。

表 19-5-3 新生儿期肝病综合征

疾病	特殊临床表现
半乳糖血症	低血糖、黄疸、肝大
肝肾酪氨酸血症	血 αFP 明显高,琥珀酸丙酮尿
遗传性果糖不耐受	乳酸中毒、高尿酸血症
肝糖原贮积症Ⅳ型	低血糖、严重肝功能损害,凝血障碍
脂肪酸氧化障碍	
• 中链酰基辅酶 A 脱氢酶（MCAD）缺陷	低酮性低血糖,脑病,中链二羧酸尿症
• 长链酰基辅酶 A 脱氢酶（LCAD）缺陷	低酮性低血糖,脑病,心肌病,长链单羧酸尿症
• 长链羟酰辅酶 A 脱氢酶（LCHAD）缺陷	脑病,心肌病 长链单,二羧酸尿症
• 肉碱棕榈酸转移酶（CPT）Ⅱ缺陷	低酮性低血糖,脑病,心肌病,面容特殊,成纤维细胞 CPT Ⅱ缺陷
线粒体病	神经症状、肌病,乳酸中毒
尼曼 - 匹克病	新生儿肝炎,酶学诊断
脑肝肾综合征	面容特殊、神经症状

4) 伴面容特殊的遗传性代谢病：如过氧化物酶体病(Zellweger 综合征)、戊二酸尿症 Ⅱ 型、胆固醇合成缺陷(Smith-Lemil-Opitz 综合征)、溶酶体病(I-cell 病)等。

(3) 新生儿遗传性代谢病诊断的难点：①易误诊为常见病，如感染和药物中毒等；②有些代谢病为间歇性发作，有些易并发感染等而被混淆；③伴有多发畸形的代谢病与畸形综合征不易区分；④生化检查受围产因素、饮食、药物等影响，结果不易判断。

5. 处理原则

(1) 诊断及治疗同时进行：本类疾病病情常急剧恶化，可很快死亡，应尽量在生前做出诊断以指导下次生育。应详细了解病史尤其是前一胎发病情况，做尸检报告等。一线医生不要忽略这些疾病，尤其在急诊室。

1) 全面体检。

2) 及时采集血、尿标本，作一线实验室检查：①血，血常规、血糖、电解质、血气分析、肝功能、血氨、乳酸、丙酮酸；②尿，色、味、pH、葡萄糖、还原糖、FeCl3、2,4-二硝基苯肼(DNPH)、酮体。

3) 根据基本化验结果分析可能的代谢病(表 19-5-4)。

4) 根据以上结果对急性脑病做初步诊断：诊断步骤见图 19-5-2。

5) 二线实验室检查：根据以上分析结果，需进一步检查做出诊断。①血、尿 GS/MS 分析：是目前国内外最常用的诊断方法，标本处理方法不同，可检测氨基酸、有机酸、糖、嘧啶、乳清酸、中链脂肪酸等。可诊断有机酸尿症、氨基酸代谢病、尿素循环障碍、半乳糖代谢病、脂肪酸氧化障碍等。②氨基酸、肉碱、酰基肉碱、极长链脂肪酸、过氧化物酶功能等。③脑脊液：乳酸、丙酮酸、氨基酸。

6) 特殊化验：酶学，DNA 等，必要时作皮肤活检肝活检等。

(2) 病儿应收入 NICU，监测生命体征及生化指标，维持代谢平衡，纠正脱水、酸中毒、低血糖、预防及治疗休克、呼吸支持等。除外窒息、感染、颅内出血等。

表 19-5-4 基本化验及结果分析

主要改变	可能的代谢病	应作进一步检查
低血糖	碳水化合物,脂肪酸氧化	血:还原糖、乳酸、丙酮酸、FFA 尿:酮体、GS-MS
代谢酸中毒	有机酸,乳酸血症	血:氨基酸,乳酸,阴离子隙 尿:有机酸,酮体 CSF:乳酸
酮中毒	有机酸,糖原贮积	血:血糖,血氨,肝功 尿:有机酸(GS-MS)
高血氨	尿素循环障碍 有机酸血症 MCAD,PDH* 缺乏	血:氨基酸 尿:有机酸
肉碱降低	肉碱缺乏	血:总肉碱,脂酰肉碱
低血糖,低酮体	脂肪酸氧化障碍	血:肝功,乳酸,丙酮酸
无异常	氨基酸,乳酸	血:氨基酸,乳酸 脑脊液:乳酸
普通尿筛查		

* MCAD:中链酰基辅酶 A 脱氢酶;PDH:丙酮酸脱氢酶

(3) 减少底物摄入及蓄积：蓄积的底物对机体有害，必须设法减少，还应注意避免机体蛋白分解代谢造成的毒性产物堆积。

1) 禁食。静脉输入 10% Glucose + 0.2% NaCl,有尿给予 KCL。

2) 血 pH<7.22,或碳酸盐 <14mEq/L,给 NaHCO^3 1mEq/kg 慢推,以后缓慢滴入纠正酸中毒,一般先纠正剩余碱的 1/2。

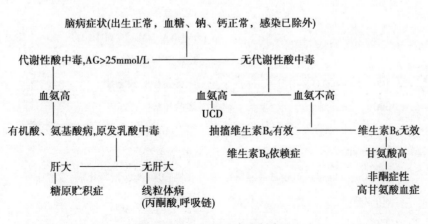

图 19-5-2 急性脑病诊断步骤

3）如有顽固性惊厥而无高血氨或代谢性酸中毒，静脉注射维生素 B_6 100~200mg。

（4）消除毒性代谢产物

1）改变代谢途径：根据初步诊断，采取相应的方法，促使代谢产物排出。加强正常情况的代谢过程，促进无害物质合成，此法效率并不高，应配合饮食控制以增加疗效。①有高血氨症、尿素循环障碍可能者：可用盐酸精氨酸、苯甲酸钠（sodium benzoate）、苯乙酸钠（phenylacetate）等；②肉碱治疗：肉碱是小分子水溶性氨基酸衍生物，为各种代谢途径中的辅助因子，对脂肪酸 β 氧化起重要作用，可携带长链脂肪酸进入线粒体，降解变成能量，从线粒体移出毒性复合物经尿排出体外。有机酸血症、脂肪酸氧化障碍、乳酸性酸中毒应补充肉碱，剂量及给药方式按疾病种类、病情而定。不良反应有恶心、呕吐等。

2）增加尿量促进有害物质排出：足够液体入量，换血，透析。

3）控制感染：抗生素可减少肠道细菌，可减少氨、有机酸等有害物质合成。

4）补充由于代谢异常不能产生的代谢产物：提供机体正常需要，如先天性肾上腺皮质增生症用皮质激素替代疗法。

5）大剂量维生素：维生素为多种酶作用的辅助因子，在缺乏此因子或酶活性不足时，补充大剂量此反应过程所需的维生素，可增加残留的酶活性，有助于正常代谢的运行。如疑为枫糖尿病时给予维生素 B_1，疑为甲基丙二酸尿症时给予维生素 B_{12} 等（表 19-5-5）。

（5）特殊饮食：按以上处理 24~48 小时，如仍不能确定诊断，可加氨基酸 0.25~0.5g/kg，以后根据诊断应用特殊饮食。要尽早开始，并需长期坚持。如乳酸、丙酮酸水平明显升高、可疑丙酮酸脱氢酶缺陷者，过多葡萄糖导致酸中毒加重，应给小量葡萄糖维持正常血糖，同时给予脂肪防止分解代谢。热量不足，需加中性脂肪者，注意除外脂肪酸氧化障碍。

（6）对疑为遗传性代谢病尚无症状的新生儿热量的供给：给予葡萄糖口服或静脉输入，48 小时后如化验结果正常、一般情况好，可开始给予少量蛋白，开始时 0.5g/kg，以后每 1~2 日增加 0.25g/kg，48 小时后重复各项化验如正常，可渐加量至第 7 天达 1.5g/kg。如增加蛋白后代谢紊乱加重，应增加总热量，可给予中性脂肪。

（7）死亡病例的处理：不可避免死亡者在死前应争取留血标本（包括抗凝及不抗凝），离心，冷冻尿，CSF 冷冻。取肝组织、皮肤等，以备以后检查，并争取尸检。

先天代谢异常种类繁多，病情复杂，常需高精度仪器设备，我国已设有中心，提供检测。

6. 产前诊断 羊水或绒毛活检胎儿 DNA 或细胞可做多种单基因病的产前诊断（见另章节）。

二、氨基酸代谢病

（一）高苯丙氨酸血症

血苯丙氨酸（phenylalanine，Phe）浓度 >120μmol/L 及血 Phe 与酪氨酸比值 >2 称为高苯丙氨酸血症（HPA）。

遗传性高苯丙氨酸血症是由于苯丙氨酸羟化反应障碍引起，根据不同的酶缺陷分为两种类型。一类为苯丙氨酸羟化酶（phenylalanine hydroxylase，PAH）缺陷引起的苯丙氨酸代谢障碍。根据血苯丙氨酸浓度又分为经典

表 19-5-5 维生素制剂的适应证

维生素	mg/d	适应证
B_1	30~1000	MSUD*、高乳酸血症
B_2	200（100~300）	戊二酸血症 II 型
B_6	100（50~500）	高乳酸血症（mtDNA），维生素 B_6 依赖症，50% 同型胱氨酸尿症等
B_{12}	1.0（1~10）	mtDNA，MMA** VB12 有效型
叶酸	15	KSS***，同型胱氨酸尿症 III
H（生物素）	100［5~50mg/（kg·d）］	多种羧化酶缺乏症
C	300	黑酸尿症
K_1	0.36mg/（kg·d）	****mtDNA
E	200~400iu	mt DNA
左旋肉碱	30~50mg/（kg·d）［100mg/（kg·d）］	有机酸病，脂肪酸氧化病，乳酸中毒
辅酶 Q10	30~200	高乳酸血症
甘氨酸	150mg/（kg·d）	异戊酸血症

* 枫糖尿病；** 甲基丙二酸尿症；*** Kearn-Sayre syn；**** 线粒体 DNA

型苯丙酮尿症（PKU）：血 Phe ≥1200μmol/L；轻度 PKU：血 Phe 360~1200μmol/L；及轻度高苯丙氨酸血症：血 Phe 120~360μmol/L。另一类是因苯丙氨酸羟化酶的辅助因子四氢生物蝶呤（tetrahydrobiopterin，BH$_4$）代谢途径中 5 种酶中的 1 种缺乏引起 HPA 和神经系统受损。两类均为常染色体隐性遗传。

1. 经典型苯丙酮尿症 为较常见的遗传性代谢病，各国发病率有所不同。我国 1985~2011 年 3500 万新生儿筛查资料显示患病率为 1/10 397。

（1）病因及发病机制：本病的主要原因是 PAH 基因突变。PAH 基因位于 12q22-12q 24.1，全长 90kb，包括 13 个外显子，12 个内含子。患者肝 PAH 活性仅为正常的 1%，甚至完全消失。苯丙氨酸是人体必需氨基酸，机体吸收后一部分被利用合成蛋白，一部分转化为酪氨酸，后者是多巴胺、去甲肾上腺素、甲状腺素、黑色素等物质的前体。此过程需 PAH 及其辅酶 BH$_4$ 的参与，任何酶、辅酶缺陷均使反应不能进行，造成苯丙氨酸在体内蓄积。

（2）临床及生化特点

1）由于 PAH 活性减低或消失，苯丙氨酸不能转变为酪氨酸，因而蓄积于血浆或组织内。由于主要代谢途径受阻，苯丙氨酸旁路代谢途径增强，经转氨基作用产生苯丙酮酸、苯乳酸、苯乙酸等，从尿中大量排出，致特殊尿味。高浓度的苯丙氨酸及旁路代谢产物造成脑损害，影响黑色素形成。

2）正常血苯丙氨酸浓度 <120μmol/L。患儿出生时正常，24 小时血苯丙氨酸浓度可达 240μmol/L，1 周时血苯丙氨酸浓度可达 1200~2400μmol/L，浓度 >600~900μmol/L 时其代谢复合物可从尿中排出，部分可以测出。血苯丙氨酸浓度持续在 600μmol/L 以上可影响智力发育。新生儿时期无特殊肯定的临床症状，有些可出现喂养困难、呕吐，有些可误诊为先天性幽门肥厚，一些患儿可有湿疹。3~4 个月以后逐渐出现异常，尿有鼠尿味，肌张力偏高，腱反射亢进，约 1/4 有惊厥，50% 以上 EEG 异常。1 周岁时，IQ 约降低 50 分。未治疗者出现多动、无目的运动，其他可有小头、牙釉质发育不良、生长发育缓慢、发黄、皮肤白等。在新生儿筛查开展较好的国家，经典型患儿很少出现临床异常。

3）除苯丙氨酸本身的代谢问题外，生理旁路代谢也受影响。与神经介质合成代谢有关的 3 种氨基酸，即苯丙氨酸、酪氨酸及色氨酸有相同的结构及酶反应途径，其中 1 个水平增高，可影响其他物质的转化。如苯丙氨酸过高，则影响色氨酸及酪氨酸的正常代谢，使 5- 羟色胺、多巴胺、去甲肾上腺素等神经介质及黑色素的产生均减少。

（3）诊断

1）新生儿干纸片血筛查：取生后 72 小时的足跟血，采用荧光法或串联质谱法（MS-MS），测定血 Phe 和酪氨酸浓度。

2）尿蝶呤谱分析和红细胞 DHPR 测定：当血

Phe>120μmol/L 以及血 Phe 与酪氨酸比值 >2 时，进一步行尿蝶呤谱分析和红细胞 DHPR 测定。

确诊指标：①血苯丙氨酸 >1200μmol/L；②血 Phe 与酪氨酸比值 >2；③尿蝶呤谱分析和红细胞 DHPR 测定正常。

3）PAH 基因突变分析：典型病人的诊断不需要行基因分析；不典型病人以及产前诊断必须行基因突变分析，发现 2 个致病突变以达到基因水平的确诊。

4）BH$_4$ 负荷试验：在明确经典型 PKU 诊断之后，进一步行此试验可以检出 BH$_4$ 反应型 PKU，以利精确治疗，改善预后。建议 2 天或更长时间的 BH$_4$ 负荷试验，第一天口服 BH$_4$ 20mg/kg 后 8、16、24 小时测血苯丙氨酸水平，第二天重复第一天的试验，如果血苯丙氨酸水平平均下降至少 30%，则判断为 BH$_4$ 反应型 PKU。

2. 四氢生物蝶呤（BH4）缺乏症（MIM+261630） 国外报道约 2% 的高苯丙氨酸血症是由于辅酶 BH$_4$ 缺陷造成，我国 2000~2007 年新生儿筛查资料显示为 12.9%。

（1）病因及发病机制：本病是由于 PAH 辅酶的代谢障碍引起。苯丙氨酸代谢过程中，经苯丙氨酸羟化作用形成酪氨酸，从酪氨酸形成多巴（3,4- 羟苯丙氨酸）、色氨酸形成 5- 羟色胺等都需要 BH$_4$ 作为辅酶。BH$_4$ 来源于三磷酸鸟苷（guanosine triphosphate，GTP），根据参与酶的缺陷，BH$_4$ 缺乏主要由以下 5 种酶缺陷引起：三磷酸鸟苷环化水解酶（GTP cyclohydrolase，GTPCH），6- 丙酮酰四氢蝶呤合成酶（6-pyruvoyl tetrahydropterinsynthase，PTPS），蝶呤 -4-α 甲醇氨脱水酶（pterin-4α-carbinolamine dehydratase，PCD），二氢蝶呤还原酶（dihydropteridine reductase，DHPR）和墨蝶呤还原酶（sepiapte rinreductase，SR）。在我国 BH$_4$ 缺乏中，96% 是由于 PTPS 酶缺乏，2.4% 是 DHPR 缺乏。

BH$_4$ 作为苯丙氨酸羟化酶、酪氨酸羟化酶、色氨酸羟化酶的辅酶，不仅参与苯丙氨酸代谢，也参与神经介质合成等多种生物作用。由于这些酶缺陷，影响了 3 种氨基酸代谢，使苯丙氨酸蓄积，神经介质如多巴胺、5- 羟色胺减少，神经细胞髓鞘蛋白合成减少，导致严重的神经系统损害。其特点是控制饮食治疗对本型患儿只能降低血苯丙氨酸浓度，不能避免神经系统后遗症。

（2）临床表现：由 BH$_4$ 缺乏造成的苯丙酮尿症的临床表现在生后数月内与经典型 PKU 不易区分，不同的是虽很早开始进行饮食治疗，神经系统症状 2~3 个月后仍出现，如肌张力改变、软弱、不能抬头，肌张力高，流涎，吞咽困难，惊厥等，且进行性恶化，经 BH$_4$、左旋多巴、5- 羟色氨酸等治疗好转。

（3）诊断方法：本病早期无特异临床表现，治疗方法、预后与经典型 PKU 不同。

1）新生儿干纸片血筛查：取生后 72 小时的足跟血，采用荧光法或串联质谱法（MS-MS），测定血 Phe 和酪氨酸浓度。

2）尿蝶呤谱分析和红细胞 DHPR 测定：当血

Phe>120μmol/L 以及血 Phe 与酪氨酸比值 >2 时,进一步行尿蝶呤谱分析和红细胞 DHPR 测定,并根据以上两项检测结果的异常情况,选择与 BH₄ 代谢相关的基因进行分析,明确病因。

3) 基因突变分析:① DHPR 基因分析:尿蝶呤谱正常,DHPR 降低;② PTS 基因分析:新蝶呤增高,生物蝶呤降低,DHPR 正常;③ GCH1 基因分析:新蝶呤和生物蝶呤降低,DHPR 正常;④ PCBD 基因分析:新蝶呤增高,7- 生物蝶呤增高,DHPR 正常。

3. 不同类型 PKU 鉴别诊断(表 19-5-6)

表 19-5-6　不同类型 PKU 的鉴别诊断

分型	血苯丙氨酸浓度特点
经典型 PKU	> 1200μmol/L(>20mg/dl)
轻度 PKU	360~1200μmol/L(6~20mg/dl)
轻度高苯丙氨酸血症	120~360μmol/L(2~6mg/dl)
暂时性高苯丙氨酸血症	早期不耐受数周或数月恢复正常
二氢生物蝶呤还原酶(DHPR)缺陷	800~1200μmol/L(13~20mg/dl),需饮食控制及左旋多巴(L-DOPA)、5- 羟色氨酸(5HTP)治疗
BH₄ 生物合成酶缺陷	800~1200μmol/L(13~20mg/dl)需饮食控制及 L-DOPA、5HTP、BH₄ 治疗
PKU 母亲的婴儿	低出生体重、面容特殊、小头、智商低、先心病

(1) 轻度高苯丙氨酸血症:由于部分缺乏 PAH 造成。血苯丙氨酸浓度轻度升高,无苯丙酮酸尿。主要从新生儿筛查中查出。可有不同程度的发黄、皮肤白皙。血苯丙氨酸在 360μmol/L 以下者,不需饮食限制,生长发育正常,但应监测血浓度及尿检查。如血苯丙氨酸浓度为 360~1200μmol/L,酪氨酸正常,应减少饮食中蛋白摄入或限制苯丙氨酸摄入,否则不能保证正常智力发育。

(2) 暂时性高苯丙氨酸血症:胎儿苯丙氨酸及酪氨酸代谢途径发生在妊娠后期,早产儿或少数新生儿苯丙氨酸及酪氨酸水平可暂时升高。对神经系统无影响。当发育成熟后,可恢复正常水平。母乳喂养的早产儿,苯丙氨酸及酪氨酸浓度正常。

4. PAH 突变基因分析　目前已报道 895 种基因突变。本病有高度遗传异质性,变异、多态性多,分析结果应谨慎。中国 PKU 的发生率和基因突变存在地区差异,北方人群常见的 PAH 基因突变为:R243Q(22.1%)、EX696 A>G、R111X、R413P、Y356X。有些研究示基因型与 IQ 的高低无相关关系,而血苯丙氨酸浓度与 IQ 值的关系有不同看法,基因型和表型关系还需进一步研究。

5. 经典型 PKU 治疗　低苯丙氨酸饮食治疗为最有效的方法。

(1) 原理:苯丙氨酸为必需氨基酸,过度控制可造成不良后果。应限制饮食中苯丙氨酸的摄入,给予特制的低苯丙氨酸奶粉,还应提供足够的热量及各种维生素以保证体格智力的正常发育。治疗越早越好,经典型 PKU 在新生儿期开始接受正规治疗,多可不出现智力损害。为达到此目标需进行严格饮食控制及血清苯丙氨酸浓度监测。

(2) 计算方法:应考虑 5 个方面:①热量需要:婴儿 418kJ/(kg·d);②蛋白质需要量:1 岁以内 1.5~3.0g/(kg·d);③苯丙氨酸需要量:6 个月以内 30~50mg/(kg·d);6~12 个月 25~30mg/(kg·d);④额外补充酪氨酸:可参考血酪氨酸水平;⑤低苯丙氨酸蛋白质需要量:等于所需蛋白量 - 食谱中天然蛋白质量。

(3) 乳类选择及注意点:中国 "高苯丙氨酸血症的诊治共识" [1]建议,新生儿及婴儿期患者一旦确诊经典型 PKU,有条件者可以暂停母乳或普通配方奶粉,给予无苯丙氨酸奶粉 3~7 天,监测血 Phe 浓度下降接近正常后,逐步添加少量母乳 / 配方奶粉,并根据血 Phe 浓度调整母乳 / 配方奶粉的用量。无条件购买无苯丙氨酸奶粉的家庭,应予以母乳喂养,因为母乳中苯丙氨酸含量较牛奶明显低(分别为 40mg/dl 及 150mg/dl)。每 100ml 母乳约含蛋白 2g,供热量 292kJ。

(4) BH₄ 反应型 PKU:BH₄ 5~20mg/(kg·d) 或联合低苯丙氨酸饮食治疗。

6. BH₄ 辅酶缺陷的治疗　根据酶缺陷种类给予不同治疗:PTPS、GTPCH 和 PCD 缺陷者,补充 BH₄ 1~5mg/(kg·d),多不需饮食控制。DHPR 缺陷者及 单纯 BH₄ 口服控制不满意者,按经典型 PKU 治疗。目标是控制血 Phe 在 120~240μmol/L。PTPS、GTPCH 和 DHPR 缺陷者还应给予 L-多巴 1~3mg/(kg·d),5- 羟色胺 1~2mg/(kg·d)。

7. 预防

(1) 本病为常染色体隐性遗传,患儿父母再次生育有 25% 的可能性生同样患病的孩子。为避免患儿再出生,患儿母亲再次妊娠应作产前基因诊断。

(2) 新生儿筛查进行早期诊断、治疗。

(二) 酪氨酸血症(tyrosinemia)

人体酪氨酸除合成蛋白质外,还是多巴胺、去甲肾上腺素、甲状腺素、黑色素等物质的前体。酪氨酸代谢途径所需的酶缺陷导致生化异常,产生严重的多器官损害。本病特点是生后 6 个月内出现严重肝病,出现症状后数周或数月内死亡;慢性型表现为进行性肝硬化、范科尼(Fanconi)肾病,多于 10 岁前因肝衰竭死亡。发生率为 1/(100 000120 000)。除新生儿暂时性酪氨酸血症外,遗传性高酪氨酸血症分为 3 型,主要为 Ⅰ 型,Ⅱ 型和 Ⅲ 型(MIM#276710)非常少见。

酪氨酸血症Ⅰ型(Tyrosinemia type 1,MIM# 276700)又称肝肾型酪氨酸血症(hepatorenal tyrosinemia),为常染色体隐性遗传,基因定位在第 15 号染色体长臂 15q23-q25,长30~50kb,14 个外显子。本病可分为急性型、慢性型和亚急性型。不同型别可在同一家庭出现。

(1) 病因及发病机制:本病是由于延胡索酰乙酰乙酸水解酶(fumarylacetoacetic-hydrolase,FAH)缺陷所致,FAH 为酪氨酸代谢途径的最后一个酶,编码基因位于15q23-q25,含有 14 个外显子。FAH 基因突变导致本病,使马来酰乙酰乙酸及延胡索酰乙酰乙酸代谢产物、琥珀酰乙酰乙酸、琥珀酰丙酮(succinylacetone)蓄积,导致肝、肾和周围神经病变(图 19-5-3)。

FAH 缺陷致肝、肾等多器官功能不全,病理显示琥珀酰丙酮具有线粒体毒性,是导致肝损害的毒性物质,破坏肾脏正常结构,发生肾小管功能不全。近年实验发现延胡索酰乙酰乙酸启动肝细胞、肾小管细胞凋亡,推测本病可能与儿童肝细胞癌发生有关。

(2) 临床表现:急性型最常见,约占 80%。新生儿期至生后数周发病,发病越早,病情越重。急性早期症状主要是易激惹、呕吐、腹泻、发热、低血糖及肝大、黄疸、出血倾向等肝衰竭症状,病情迅速恶化。有烂圆白菜味,如不治疗多于3 个月 ~1 岁死亡。慢性型和亚急性型多在 6 个月后发病,主要为进行性肝硬化及肾小管功能受损(Fanconi 综合征)。部分患儿出现末梢神经受累。慢性型病人在肝硬化基础上,有进展为肝细胞癌的可能。

(3) 实验室检查:由于宫内肝损伤,脐血 AFP 明显增高,有特征性。急性型患者除转氨酶增高外,凝血功能明显异常,AFP 显著增高。尿常规可见糖尿和蛋白尿。腹部 B 超可见肝大、肝内密度不均结节样改变,脾大,肾增大等。

(4) 诊断:血浆氨基酸分析可见酪氨酸、琥珀酰丙酮浓度明显增高。尿有机酸分析可见尿琥珀酰丙酮排出明显增多,4- 羟基苯复合物,也可检出。确诊可行外周血 FAH 基因突变分析。

(5) 鉴别诊断

1) 新生儿暂时性高酪氨酸血症:由于 4- 羟苯丙酮酸氧化酶等成熟延迟,出现酪氨酸氧化障碍,血酪氨酸增高,超过 20mg/dl(正常 2.2mg/dl),发生于 5%~10% 的新生儿。临床特点是早产儿多见(约 30%),多在出生 1 周以后开始出现,2~3 周达高峰。本病为良性,不属于遗传性代谢病范畴,不影响智力及体格发育。

应注意酪氨酸与苯丙氨酸竞争苯丙氨酸羟化酶,本病有苯丙氨酸浓度增高,影响 PKU 筛查结果的判断,有时误认为是 PKU,故 PKU 筛查阳性者,应查 Phe 与酪氨酸比值,酪氨酸血症患者比值 <2.0,PKU 患儿比值 >2.0。

处理:减少蛋白摄入(<3g/d),给予维生素 C 以增加酶活性。广泛应用母乳喂养,减少蛋白摄入,可明显降低其发生率。

2) 其他肝病:如西特林蛋白缺乏症、半乳糖血症所致肝病、巨细胞肝炎等。如改用无乳糖奶粉后肝功能改善,应想到西特林蛋白缺乏症和半乳糖血症,如肝功能无改善应考虑本病的可能。

(6) 治疗:主要包括 3 方面。

1) 给予低酪氨酸、低苯丙氨酸、低蛋氨酸饮食可改善临床及代谢异常。但饮食控制不能停止严重合并症的产生,如急性卟啉病反复发作、肝硬化、肝癌等的发生。单纯饮食控制的患儿 2 年存活率根据发病月龄不同为 29%~96%。

2) 2-(2- 硝基 -4- 三氟苯甲酰)1,3 环己二酮治疗:NTBC 为羟苯丙酮酸二氧化酶(phydroxyphenylpyruvate dioxygenase,pHPPD)抑制剂,通过抑制酪氨酸近端代谢途径,阻断延胡索酰乙酰乙酸、琥珀酰丙酮的形成,可缓解症状,使肝、肾病变好转,国外应用取得较好效果。剂量为

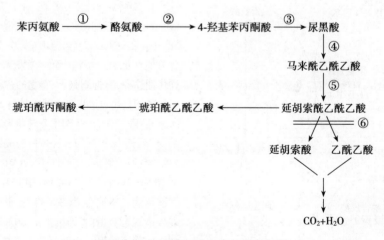

图 19-5-3　高酪氨酸血症的发病机制
①苯丙氨酸羟化酶;②酪氨酸转氨酶;③ 4- 羟基苯丙酮酸过氧化物酶;④尿黑酸氧化酶;⑤马来酰乙酰乙酸异构酶;⑥延胡索酰乙酰乙酸水解酶

0.6~2mg/(kg·d)。但有关用 NTBC 治疗仍有争论。

3）肝移植治疗有根治的可能。

（7）预防：本病为常染色体隐性遗传，再发风险 25%，为避免患儿再出生，母亲再次妊娠应做产前 FAH 基因突变分析。

（三）同型胱氨酸尿症

同型胱氨酸尿症（homocystinuria，MIM#236200）是遗传性含硫氨基酸、蛋氨酸代谢障碍导致的疾病。发病率约为 1/350 000。同型胱氨酸是蛋氨酸和胱硫醚生物合成的中间物质，代谢过程中各种酶缺陷均可导致同型半胱氨酸（homocysteine）蓄积并从尿中排出。最常见的导致严重氨基酸蓄积的原因是胱硫醚合成酶（cystathionine β-synthase，CBS）缺陷，临床表现主要有晶状体脱位、血管病变、骨骼异常、智力低下等。为常染色体隐性遗传。

1. 病因及分型

（1）Ⅰ型：为经典型，由于 CBS 基因突变导致酶缺陷所致。此酶基因位于 21q23.3，其中以外显子 8 的 G919 及 T833C 最常见。此酶促蛋氨酸、丝氨酸、同型胱氨酸生成胱硫醚，吡哆醇（维生素 B6）为其辅酶。婴儿期发病。根据对维生素 B6 的反应分为 2 型。

（2）Ⅱ型：为甲基钴胺（methylcobalamine）合成缺陷。甲基钴胺为甲基四氢叶酸转移酶的辅酶，甲基钴胺缺乏使同型半胱氨酸再甲基化合成蛋氨酸受阻而出现异常。婴儿期发病。

（3）Ⅲ型：为亚甲基四氢叶酸还原酶（methylenetetrahydrofolate reductase）缺陷。此酶还原 5,10- 甲基 -THF 形成 5- 甲基 -THF，以提供同型半胱氨酸再甲基化，形成蛋氨酸所需甲基，基因定位在第 1 号染色体短臂。为常染色体隐性遗传。如此酶活性完全丧失，新生儿期即可出现症状。

发病机制见图 19-5-4。

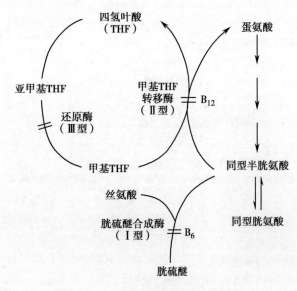

图 19-5-4　同型胱氨酸尿症发病机制

2. 症状

（1）经典型（Ⅰ型）

1）生后无症状，婴儿期出现体重不增、发育慢、智力低，可有惊厥。3 岁左右可出现晶状体脱位，较大儿童有发稀、骨骼异常、指（趾）细长［非蜘蛛指（趾）］，智力落后程度差别较大，也有精神心理问题。如不作新生儿筛查，多在 3 岁时才做出诊断。

2）血栓形成是最常见的死亡原因，多见于外周静脉导致肺栓塞，脑血管、周围动脉、冠状动脉栓塞也可发生。任何年龄都可发生，甚至婴儿。危险随年龄增加，到 15~20 岁时危险率为 25%。

3）半数患儿用大剂量维生素 B6 治疗有效。

（2）Ⅱ、Ⅲ型：临床表现与Ⅰ型相似。Ⅱ型有巨幼红细胞性贫血。如酶活性完全丧失，新生儿期可出现症状，如呼吸暂停、肌阵挛、惊厥等，很快昏迷、死亡，部分酶活性丧失者则出现慢性症状。

3. 化验检查
氨基酸分析示同型半胱氨酸增加，Ⅰ型蛋氨酸水平增高，胱硫醚、胱硫醚水平降低。Ⅱ型蛋氨酸水平降低，胱硫醚水平增高，有巨幼红细胞性贫血，此点可区分Ⅱ、Ⅲ型。尿中排出大量同型半胱氨酸。应作尿有机酸分析，以除外甲基丙二酸尿症合并同型半胱氨酸尿症。肝组织或成纤维细胞 CBS 酶学分析可确诊。

4. 治疗

（1）应控制蛋氨酸摄入，降低血蛋氨酸，使尿同型胱氨酸减少。用维生素 B6 治疗可减少生化异常及合并症。先给大剂量口服（250~500mg/d），生化正常后可用维持量（50~500mg/d）。

（2）Ⅱ型病儿应补充维生素 B12，Ⅲ型采用叶酸、维生素 B12、维生素 B6 联合治疗，可帮助病情缓解，做新生儿筛查有助于早期治疗。

（3）孕期绒毛、羊水测 CBS 酶活性可做产前诊断。

（四）非酮症性高甘氨酸血症

1. 病因
非酮症性高甘氨酸血症（non-ketotic hyperglycinemia，NKHG，MIM 605899），又称甘氨酸脑病（glycine encephalopathy，GCE），是由于甘氨酸降解障碍导致甘氨酸在组织内蓄积所致。甘氨酸由丝氨酸合成，参与多种代谢途径，有抑制脑干、脊髓的神经传导以及兴奋大脑皮层的作用。代谢过程是在线粒体甘氨酸裂解酶系统（glycine cleavage system，GCS）作用下转化为二氧化碳及氨。此酶系统由 3 个基因控制的 3 种蛋白组成，包括 GLDC 基因（MIM 238300）相关 P 蛋白，AMT 基因（MIM 238310）相关 T 蛋白，和 GCSH 基因（MIM238330）相关 H 蛋白。为常染色体隐性遗传病。本病中 GCS 活性低，肝甘氨酸裂解反应受阻。多数是缺乏 P 蛋白，即维生素 B6 依赖的甘氨酸脱羧酶，使甘氨酸代谢受阻。小部分是由于缺乏 T 蛋白，后者为四氢叶酸依赖的酶。新生儿发病多见。

2. 临床表现
本病特点是发病早、迅速恶化的脑病症

状,无明显生化异常。本病共分4型,即新生儿型,婴儿型(6个月后发病),晚发型(2岁至成人发病)及暂时型。

(1)新生儿型:患儿出生时正常,不久发病(6小时~8天),精神不佳,肌张力低下,拒食,呃逆,病情迅速恶化,出现惊厥、昏迷、呼吸暂停等。常在诊断前即需气管插管辅助通气。EEG出现特异的暴发-抑制波形。可在生后数周内死亡。存活者有严重后遗症。本病特点是病情严重但无酸中毒、酮症、低血糖及高血氨,也无肝、肾、心或血液系统异常。如遇到非常严重的脑病而无常规生化检测异常时,应想到本病可能。

(2)暂时型NKHG:是由于酶发育不成熟,生化异常可在2~8周后恢复,应予鉴别。

3.诊断及处理 氨基酸分析示血甘氨酸升高(可达正常8倍),但有时仅中等升高或正常,因再吸收功能不成熟,尿甘氨酸升高。CSF甘氨酸升高(为正常15~30倍),血/CSF甘氨酸的比例降低。高甘氨酸血症也见于其他疾病如有机酸代谢病,故单纯血甘氨酸升高不能诊断本病,而CSF甘氨酸升高有诊断意义,但无酮体及有机酸(血pH正常),丝氨酸低。有些病例只出现CSF甘氨酸高。基因突变分析可确定诊断。

本病为常染色体隐性遗传,无有效治疗,静脉输液、葡萄糖、苯甲酸钠等各种方法虽能降低血甘氨酸浓度,但对高CSF甘氨酸无效。绝大多数存活者均有严重的脑损伤。也有个别报告的病例为暂时性。

(五)枫糖尿病

枫糖尿病(maple syrup urine disease,MSUD,MIM#248600)属支链氨基酸(branched chain amino acid,BCAA)代谢病(图19-5-5)。

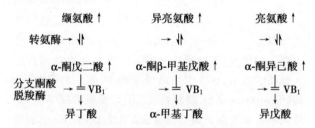

图19-5-5 枫糖尿病发病机制

1.病因

(1)3种BCAA(亮氨酸、异亮氨酸、缬氨酸)转氨基形成相应的支链酮酸(branched-chain keto acids,BCKA),其代谢需要线粒体复合酶的支链-酮酸脱氢酶(BCKDH)及维生素B_1焦磷酸盐(Vit B_1 pyrophosphate)辅酶脱羧,此系统缺陷导致此3种氨基酸的酮酸衍生物氧化脱羧作用受阻,使BCAA及BCKA异常增高,产生严重的全身代谢异常。1954年Menkes等首次报道,因患儿尿有特殊烧焦糖味而得名。本病发病率约为1/180 000。MSUD主要分为4型,E1-α亚单位基因(BCKDHA)突变致MSUD IA型,E1-β亚

单位基因(BCKDHB)突变致MSUD IB型,二氢硫辛酰胺酰基转移酶(E2)基因(DBT)突变致MSUD Ⅱ型,二氢硫辛酰胺酰基脱氢酶(E3)基因(DLD)突变致MSUD Ⅲ型。此外,BCKDH还有2个特殊的调节酶。

(2)复合酶系统任何点突变都可影响酶功能。

2.**分型及临床表现** 本病分为5型。

(1)经典型:最常见。患儿出生时正常,生后第1周内发病,表现为反应差,体重减轻,代谢紊乱,肌无力或肌肉张力高,抽搐和昏迷等。尿有烧焦糖味。实验室检查示低血糖、严重酸中毒。尿标本DNPH试验出现黄色沉淀,三氯化铁试验呈灰绿色,较autoantibody酮尿症出现早。氨基酸分析示血亮氨酸水平明显增高(1000~5000μmol/L),异亮氨酸、缬氨酸水平升高,亮氨酸水平较其他明显增高,丙氨酸水平低。酶活性仅为正常的2%以下。本型以E1-α,E1-β,E2亚单位缺陷为主。

(2)间歇型:以E2缺陷为主,感染或手术诱发症状出现。血亮氨酸50~1000μmol/L,酶活性为正常的5%~20%。恢复期可耐受正常饮食,但最好限制饮食。

(3)轻型(中间型):以E1-α,E1-β缺陷为主,血亮氨酸400~2000μmol/L,新生儿期以后(5个月后)出现较轻的神经系统症状,酶活性仅为正常的3%~30%。可试用维生素B_1,需限制饮食。

(4)维生素B_1有效型:可能是E1-β,或E2突变导致维生素B_1连接位点变化所致。临床与轻型相似,用维生素B_1后病情明显好转。酶活性为正常的30%~40%。需维生素B_1 100~500mg/d,至少3周生效。虽能耐受蛋白,仍应限制饮食。

(5)E3亚单位缺陷型:除支链酮酸外,E3与其他2种酶即丙酮酸脱氢酶、α-酮戊二酸脱氢酶有关,E3缺陷出现此3种酶功能障碍。临床表现乳酸性酸中毒,神经系统功能严重受累而死亡。尿中排出乳酸、丙酮酸、α-酮戊二酸等。

3.诊断 可通过MS-MS对新生儿进行筛查,确诊可行基因突变分析。

三、尿素循环障碍及高氨血症

1.**病因** 氨是氨基酸分解代谢的产物,对机体特别是神经系统有毒性作用。氮废物代谢的过程分两个部位,一在细胞质内,另一在线粒体内。尿素循环主要有两种功能:一是使氨在肝线粒体形成尿素,为水溶性载体,使氮废物迅速从尿排出;二是生成精氨酸。尿素循环经过6种主要的酶反应:①氨甲酰磷酸合成酶(carbamoyl phosphate synthetase,CPS-1),介导氨与HCO-3形成氨甲酰磷酸,此过程需②N-乙酰谷氨酸合成酶(N-acetylglutamate synthetase,NAG)。③鸟氨酸氨甲酰转移酶(ornithine transcarbamylase,OTC)。④精氨酰琥珀酸合成酶(argininosuccinate synthetase,

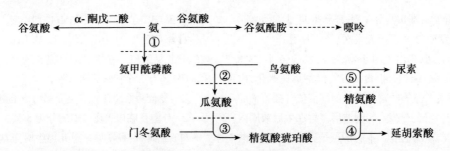

图 19-5-6 尿素循环障碍发病机制

尿素循环有关的酶:①氨甲酰磷酸合成酶(CPS);②鸟氨酸转氨甲酰酶(OTC);③精氨酰琥珀酸合成酶(ASS);④精氨酸琥珀酸酶(ASA);⑤精氨酸酶(ARC)

ASS)。⑤精氨酰琥珀酸裂解酶(argininosuccinate lyase, ASL)。⑥精氨酸酶(arginase, ARG)。此循环中的任何一种酶有先天缺陷,氨将不能合成尿素蓄积在体内,形成高氨血症(hyperammonemia)(图 19-5-6)。

导致尿素循环障碍(urea cycle enzyme defect, UCED)的病因是相应酶的基因突变。发病率各型不同,OTC 缺陷及ASS 缺陷相对较高(分别约为 1/80 000 和 1/70 000),ARG缺陷罕见。

前 5 种酶缺陷的临床症状相似,发生高血氨昏迷。ARG 缺陷不同,精氨酸为必需氨基酸,其合成受限出现进行性神经退化症状。除尿素循环障碍外,血氨增高还可继发于严重肝病、新生儿暂时性高氨血症、有机酸血症、多种羧化酶缺陷、中链乙酰 CoA 脱氢酶(medium chain acyl-CoA dehydrogenase, MCAD)缺陷等,应进行鉴别诊断。

2. **临床表现** 与血氨水平、酶缺陷程度有关。血氨在 100~200μmol/L 出现神经系统症状如兴奋、呕吐;200μmol/L 左右出现意识障碍、惊厥;300~400μmol/L 则可陷入昏迷。酶活性越低发病越早,病情越重。

(1) 新生儿高氨血症:酶完全缺乏者,症状于生后 1~5天出现。一般表现是生后 24~48 小时尚正常,以后出现喂养困难,呕吐,体温低,肌张力低,呼吸快,精神差,以至昏迷、惊厥,前囟突起。体检除神经系统体征外,可有肝大,常死于脑水肿。由于其表现似败血症、颅内出血,因此,有学者提出凡疑有败血症但无细菌学证据,应作血氨测定。实验室检查结果血氨增高(新生儿期起病者血氨多在 300μmol/L 以上),尿素氮 <0.36mmol/L,呼吸性碱中毒是重要的诊断线索。

(2) 晚期高氨血症:由于 CPS、OTC、ASS、ASL 缺陷,致儿童及成人晚期高氨血症。发生诱因为进食大量蛋白,或分解代谢高,症状与新生儿相似,可有间断发作。如血氨 <200~300μmol/L,无昏迷者可用苯甲酸钠、苯乙酸钠及精氨酸治疗。

3. **诊断及鉴别诊断** 新生儿期各型 UCED 临床不易区分,瓜氨酸水平有特殊重要意义。首先,对任何不能解释的呕吐、精神欠佳,或有脑病症状的婴儿都应做血氨测定。如血氨高应检查血气、电解质、氨基酸(主要是瓜氨酸)、乳

酸、丙酮酸,尿有机酸、乳清酸等。血尿素氮一般都很低。发现血氨增高应按以下步骤进行鉴别(图 19-5-7)。

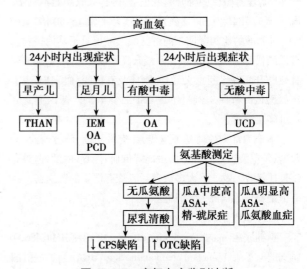

图 19-5-7 高氨血症鉴别诊断

(1) 生后 24 小时内出现高血氨:① 早产儿:暂时性高血氨症(transient hyperammonemia of newborn, THAN)多出现于较大早产儿(平均 36 周),生后 24 小时内出现症状如呼吸窘迫,48 小时内出现惊厥、昏迷。血氨水平升高(可 >1000μmol/L),需要处理。阴离子间隙(AG)正常,瓜氨酸轻度升高。为非遗传病。无症状的 THAN(血氨 40~72μmol/L),无神经系统合并症。②足月儿:出现高血氨的患儿,应先做尿有机酸分析,如尿正常,考虑为 UCED;有酸中毒者,考虑为有机酸血症;有乳酸中毒者应考虑脂肪酸氧化障碍、丙酮酸羧化酶缺陷(pyruvate carboxylase deficiency, PCD)、戊二酸血症等。

(2) 疑为高氨血症应做血浆氨基酸分析及检查尿乳清酸(orotic acid, OTA)。各型 UCED 血谷氨酰胺、丙氨酸水平都有不同程度的升高,对鉴别诊断无大帮助,而血瓜氨酸、尿乳清酸的水平有助鉴别。①血瓜氨酸阴性或微量(<5μmol/L):OTA 正常,示 CPS、NAG 缺陷;OTA 升高,示OTC 缺陷。②血瓜氨酸明显高(>1000μmol/L)+ 无精氨酰琥珀酸(argininosuccinic acid, ASA):ASS 缺陷。③血瓜氨

酸中度升高(100~300μmol/L) + 精氨酰琥珀酸(ASA)升高：ASL 缺陷。④血瓜氨酸正常或减少 + 精氨酸高：精氨酸酶缺陷。

(3) 应注意点：患败血症、全身疱疹病毒感染、严重围产窒息时血氨也可升高，如为中度升高应查肝功能，但即使有严重肝坏死，血氨水平很少超过 500μmol/L。轻度、暂时性升高(正常的 2 倍)在早产儿常见，无临床意义，无后遗症。

(4) 肝组织酶活性测定：可在初步诊断基础上，于急性症状控制后进行。

4. **治疗**　最好将新生儿转运至具备透析条件的 NICU进行救治。

(1) 非特异性支持疗法：停止蛋白摄入，提供足量液体、热量，治疗脑水肿及呼吸衰竭。通便、适量抗生素口服，减少肠道产氨及其他对症治疗。

(2) 快速移出氨及其他代谢产物：可用血液透析，血浆置换或持续腹膜透析，如无条件可先交换输血，做转运准备。

(3) 消除分解代谢，增加合成代谢，提供高糖及足够液体：开始时，静脉给予 10% 葡萄糖 8~12mg/(kg·min) 或给予 10% 葡萄糖 +1g/kg 中性脂肪 +0.25g/kg 氨基酸。

(4) 改变代谢途径：机制是将正常情况下的次要途径开放，促进合成无害物质。适应证是血氨增高有神经系统症状的新生儿。注意改变代谢途径治疗最好在其他治疗已将血氨降至一定水平(低于正常上限的 3~4 倍)后开始。方法如下。

1) CPS-1 及 OTC 缺陷：负荷量：L- 精氨酸 200mg/kg+苯甲酸钠(sodium benzoate)250mg/kg+ 苯乙酸钠(sodium phenylacetate)250mg/kg，加入 10% 葡萄糖 25ml/kg 静脉滴 1.5小时滴完。然后用维持量，每日用此剂量维持。

2) 瓜氨酸血症、精氨酸琥珀酸血症：增加 L- 精氨酸600mg/kg，其他同 1)。如精氨酸琥珀酸尿症病情轻，单用精氨酸治疗即可。

3) 精氨酸酶缺陷：不用 L- 精氨酸，其他同 1)。

4) 维持治疗在透析过程中应一直应用。负荷量一般用 1 次，第 2 次仅用于接受透析的严重新生儿，因剂量过大有不良反应。急性症状控制后，血氨正常，可改口服，剂量相同。

5) 药理作用：补充精氨酸目的有两个，因所有 UCED新生儿精氨酸均低，透析后更低，应补充；此外，为改变排氨途径，在 ASA、ASS 缺乏时输入精氨酸有助于废氮排出。苯甲酸、苯乙酸复合物与甘氨酸及谷氨酸盐结合分别产生马尿酸及苯乙酸谷氨酸盐，二者可从氮池移出氨并排出。给予患儿苯甲酸钠，与甘氨酸结合成马尿酸，从尿中排出，可使甘氨酸合成增加，每合成 1mol 的甘氨酸，可消耗 1mol 氨，而使血氨降低。

(5) 缓解期限制蛋白摄入：蛋白 0.5~1.5g/(kg·d)，用特殊奶粉补充等。

(6) 肝移植。

(7) 早产儿暂时性高血氨症治疗：包括给予葡萄糖、脂质，以减少蛋白分解。血透析在必要时进行。

5. **预后及预防**　新生儿期起病者即使早期治疗，预后仍差。存活率 28%~94%，均有后遗症。如在昏迷前治疗，预后较好，但遇感染等诱因，仍可诱发危象。UCED 中，OTC 缺陷为 X 连锁隐性遗传，其余为常染色体隐性遗传，下次妊娠再现率高。基因突变分析可做产前诊断。

四、有机酸代谢病

有机酸是一种生化复合物，不属于糖、蛋白、脂肪范畴，是氨基酸和脂肪酸代谢中间产物。酶缺陷导致有机酸代谢障碍，酸性代谢产物蓄积，均为强酸，对肾脏造成很大负担，对机体产生不良影响，有些是致死性的。目前已发现30 多种有机酸代谢病，分类方法也有不同。

(一) 新生儿期常见的有机酸代谢病

根据不同的酶缺陷，新生儿期常见的有机酸代谢病如下。

1. 异戊酸血症(isovaleric acidemia，IVA，MIM#243500)也属支链有机酸尿症(branched chain organic aciduria)。

异戊酰 CoA 脱氢酶(isovaleryl-CoA dehydrogenase，IVD)为线粒体中的亮氨酸代谢酶，在亮氨酸代谢途径中，由于 IVD 基因突变导致酶缺乏，异戊酸不能转化为 3- 甲基巴豆酸，使异戊酰 CoA 及异戊酸在血中蓄积，出现严重的代谢紊乱。酶蛋白的编码基因定位在 15q14-q15。代谢产物对中枢神经系统有毒性作用，出现特殊的汗脚味。本病分急性、慢性间歇性 2 型。急性型新生儿期发病，生后 1 周内(2~6 天)出现呕吐、神经系统症状、嗜睡、抽搐。除严重代谢性酸中毒外，酮症、末梢血中性白细胞降低、血小板低、高血氨、低钙、高血糖等常见。血串联质谱和尿有机酸分析发现血异戊酰肉碱(C5)和尿异戊酰甘氨酸水平明显升高可临床诊断本病，*IVD* 基因突变分析可确诊。慢性间歇型在婴儿期发病。本病预后不良，新生儿期急性型病例半数以上死亡。*IVD* 基因突变检测结合羊水异戊酰甘氨酸测定或羊水细胞酶学测定可作产前诊断。

2. 丙酸血症(propionic acidemia，PA，MIM#606054)

(1) 病因：本病是由编码线粒体丙酰 CoA 羧化酶(propionyl-CoA carboxylase，PCC) 亚单位基因 PCC-A 或PCC-B 突变所致。丙酸为缬氨酸、异亮氨酸、苏氨酸、蛋氨酸、脂肪酸、胆固醇等的代谢产物，正常情况下丙酸在 PCC及其辅酶生物素作用下转化为甲基丙二酰 CoA。PCC-A或 PCC-B 突变使酶活性降低，代谢不能正常进行，丙酰CoA 不能转变为 D- 甲基丙二酸 CoA，使丙酸在血中蓄积。PCC 酶分子的 PCC-A 及 PCC-B 基因分别定位于 13q32、13q21-q22。正常代谢途径见图 19-5-8。

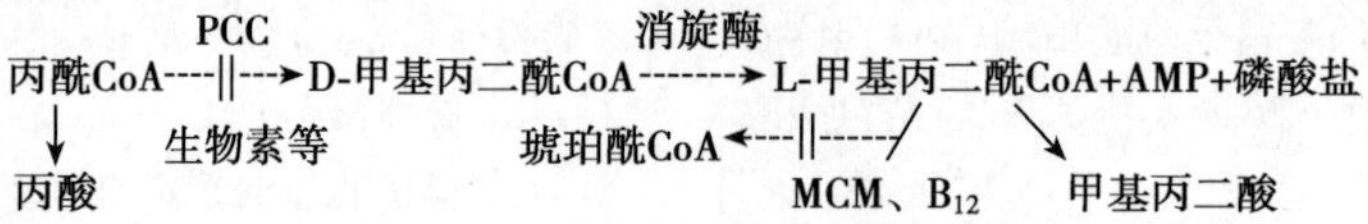

图 19-5-8　丙酸及甲基丙二酸代谢途径

（2）临床表现：新生儿期发病者出生时常正常，生后数小至到 1 周即出现吸吮无力、拒食、呕吐、腹胀；迅速进展为肌无力、嗜睡和惊厥，脑电图监测常常可见暴发抑制现象。如果不及时治疗，患者出现昏迷、进行性脑水肿、呼吸窘迫、低体温，可在几天内死亡或出现永久性脑损伤。

（3）化验检查：代谢性酸中毒、高血氨、血甘氨酸升高、丙酸升高（可超过正常 100 倍）。串联质谱及气相色谱质谱分析示血丙酰肉碱及其与乙酰肉碱比值显著增高，且尿中 3- 羟基丙酸、甲基枸橼酸排泄增多，是 PA 的生化特征。

（4）诊断：根据临床表现、化验结果可做临床诊断，白细胞 PCC 活性降低和 PCC-A 及 PCC-B 基因突变分析可确定诊断。

（5）预防：绒毛或羊水细胞酶活性测定，PCC-A 及 PCC-B 基因突变分析可做产前诊断。

3. 甲基丙二酸血症（methylmalonic acidemia，MMA，MIM#251000）　MMA 是中国最常见的有机酸血症，尤其是合并高同型半胱氨酸血症型为主，占 60%~80%[2]。

（1）病因：L- 甲基丙二酸的前体是支链氨基酸、胆固醇、蛋氨酸、脂肪酸等，由于甲基丙二酰 CoA 变位酶（methylmalonyl-CoA mutase，MCM）或其辅酶腺苷钴胺（Ado-Cb1，维生素 B_{12}）代谢缺陷，使 L- 甲基丙二酸 CoA 在线粒体不能转变为琥珀酸而蓄积，继之水解为甲基丙二酸，使有机酸在体内蓄积。正常代谢途径见图 19-5-8。

根据酶缺陷不同主要分为 MCM 缺陷型（Mut 型）〔OMIM 251000〕及 $VitB_{12}$ 代谢障碍型（cbl 型）两大类。Mut 型又根据 MCM 酶活性完全或部分缺乏分为 Mut^0 和 Mut$^-$ 亚型；cbl 型主要有 cblA〔MIM 251100〕、cblB〔MIM 251110〕、cblC〔MIM 277400〕、cblD〔MIM 277410〕和 cblF〔MIM 277380〕。其中甲基丙二酸尿症合并同型半胱氨酸血症的 cblC 型在中国最常见。

（2）临床表现

1）重型：新生儿期起病，以 mut 0 型最常见。患儿生后 2~3 天内发病，开始时精神不佳，呕吐，抽搐，呼吸急促，昏迷，病情迅速恶化，可有致死性酸中毒，用 $NaHCO_3$ 不能纠正。如果不给予治疗，很快死亡。

2）中间型：婴儿早期发病，以中枢神经系统受累为主要表现。

3）间歇型：婴儿晚期或儿童期发病。在发热、感染、饥饿、疲劳、外伤等应激状态或高蛋白饮食等因素诱发下引起精神差，呕吐，肌张力低下，可进展为昏迷等。

4）晚发型：成人期发病，首发症状表现为精神及心理异常。

（3）化验检查

1）血生化检测：血氨高，乳酸高，严重代谢性酸中毒。

2）血氨基酸谱及酰基肉碱谱检测：运用串联质谱分析可见血丙酰肉碱（C3）及其与乙酰肉碱（C2）的比值（即 C3/C2）增高。

3）尿有机酸检测：运用气相色谱质谱技术分析可见尿甲基丙二酸增高，可伴甲基枸橼酸和 3- 羟基丙酸增高。

4）血清同型半胱氨酸检测：以明确是否合并高同型半胱氨酸血症。

（4）诊断

1）临床诊断：根据临床表现，尿有机酸分析示甲基丙二酸明显增高，血氨基酸及酰基肉碱谱分析示丙酰肉碱（C3）及其与乙酰肉碱（C2）的比值（即 C3/C2）增高即可临床诊断 MMA。

2）临床分型：根据外周血同型半胱氨酸水平进一步分为单纯型 MMA 和合并高同型半胱氨酸血症的 MMA。

3）基因分析：单纯型 MMA 致病基因 *MUT*，合并型 MMA 最常见致病基因 *MMACHC*。

4）$VitB_{12}$ 反应性分析：通过 $VitB_{12}$ 负荷试验，初步判断患者对药物治疗的反应，预测预后。方法为每天肌注 $VitB_{12}$ 1.0mg，连续 3~5 天，如果负荷后血 C3、C3/C2 及尿甲基丙二酸水平较前下降 50%，作为 $VitB_{12}$ 有效型的判断标准。

（5）预防：先证者基因突变分析明确 2 个致病突变是产前诊断的必要条件。

4. 多种羧化酶缺陷症（multiple carboxylase deficiency，MCD，MIM#253260）　为 *HLCS* 基因突变致全羧化酶合成酶缺陷（holocarboxylase synthetase deficiency，HLCS deficiency，MIM#253270）或 *BTD* 基因突变致生物素酶缺陷（biotinidase deficiency，MIM#253260）导致的皮肤损害及神经系统症状，为常染色体隐性遗传病。HLCS 缺乏症是生物素反应型多种羧化酶缺陷症，多在新生儿期起病，表现为乳酸性酸中毒、呕吐、肌张力低下、惊厥、尿味特殊、皮肤病变、高血氨等。尿有机酸分析显示 3 羟基异戊酸和 3 羟基丙酸明显增高，血生物素水平正常。大剂量生物素口服治疗（10~20mg/d）有效，少数显示部分疗效，需较大剂量（40~80mg/d），用药效果还可对诊断提供线索。确定诊断靠酶学检查或 HLCS 基因分析。生物素为水溶性维生素，是多种羧化酶的辅酶，生物素酶缺陷出现有机酸增加、高血氨等，但多在婴儿后期发病。

5. 戊二酸血症（glutaric acidemia-GA）　戊二酸为赖氨酸、羟 - 赖氨酸、色氨酸的中间代谢产物，戊二酸血症分为 2 型。

（1）戊二酸血症Ⅰ型（glutaric acidemia typeⅠ,GA-1,MIM#231670）：为线粒体戊二酰 -CoA 脱氢酶（glutaryl-CoA dehydrogenase,GCDH）缺陷,导致戊二酸、戊二酰 -CoA、3-OH- 戊二酸、戊二酰肉碱等堆积。GCDH 基因定位于 19p13.2。出生时正常,数周或数月以后出现急性脑病症状,呕吐、肌张力低下、惊厥、酸中毒、高血氨、智力低下等,查体可见患儿头相对较大。CT 检查可见脑萎缩。新生儿足跟血串联质谱分析见血戊二酸肉碱增高,尿有机酸分析出现 3-OH- 戊二酸盐（3-OH-glutarate）及戊二酰肉碱可诊断,确诊靠酶活性测定及 GCDH 基因分析。除限制饮食外,可用大剂量维生素 B₂、L- 肉碱治疗以排出戊二酸。

（2）戊二酸血症Ⅱ型：也称多酰基 CoA 脱氢酶缺陷（multiple acyl-CoA dehydrogenase deficiency）,属于脂肪酸氧化障碍、线粒体肌病,也有归类于乳酸中间代谢病。为电子传递黄素蛋白（electron transfer flavoprotein,ETF）缺陷。见本节第五部分。

6. 3-OH-3- 甲基戊二酸单酰 CoA 裂解酶缺陷症（3-OH-3 methylglutaryl-CoA lyase deficiency,HMGCLD,MIM#246450）　由于 HMGCL 基因突变致 HMG-CoA 裂解酶（HMG-CoA-Lyase）缺陷,为常染色体隐性遗传病。30% 在新生儿期（2~5 天）发病。出现精神差、呕吐、昏迷等,进一步检查可见肝大、严重代谢性酸中毒、低血糖、高血氨、转氨酶高,与丙酸血症、甲基丙二酸血症相似,但尿中无酮体,有助于鉴别诊断。尿有机酸分析示 3-OH-3- 甲基戊二酸、3-OH- 戊二酸等显著增高。

（二）有机酸血症诊断

生后不久出现拒食、呕吐、反应低下、惊厥、昏迷,化验检查示代谢性酸中毒、AG 增高、血氨高,血及尿酮体增加、白细胞及血小板低、贫血、血尿甘氨酸增高等。慢性者表现为体重不增、发育慢、智力低、酮症酸中毒间断发作（呕吐、抽动、昏迷、低血糖）。化验:生化指标,血、尿氨基酸、有机酸分析以及酶学、分子生物学检查做出病因诊断。

（三）有机酸血症治疗原则

1. **禁食与静脉营养**　禁食 1~2 天,用静脉内营养,给予葡萄糖静脉注射,纠正低血糖,抑制氨基酸氧化,可加中性脂肪提供热量,48~72 小时后,给少量氨基酸 0.25g/（kg·d）。

2. **尽快移出代谢产物**　因肾排出有限,尽快应用腹膜透析。异戊酸血症可给予甘氨酸 250mg/（kg·d）,与肉碱合用,有助于代谢产物从尿排出。

3. **纠正代谢性酸中毒**　应以排酸为主,一般速度给予 NaHCO₃ 不易纠正,速度过快又导致高钠、高渗透压等。故除用碱性药纠正酸中毒外,还应配合其他方法。

4. **大剂量维生素**

（1）维生素 B₁:10~200mg/d,用于枫糖尿病。

（2）维生素 B₁₂:1~2mg/d 肌注,用于甲基丙二酸尿症。

（3）生物素:10mg/d,用于丙酸血症、多种羧化酶缺陷等

治疗。

（4）维生素 B₂:用于戊二酸尿症Ⅰ型。

（5）维生素 B₆:用于同型胱氨酸尿症。

5. **L- 肉毒碱**　有机酸血症游离肉碱降低,这是因为有机酸代谢产物酯化作用增强,肉碱可以加速这些代谢产物的排出。剂量:25~100mg/（kg·d）加 10% 葡萄糖,24 小时静脉输入。能耐受口服时给予 100~400mg/（kg·d）。主要不良反应为腹泻。用于戊二酸血症Ⅱ型、异戊酸血症、丙酸血症、甲基丙二酸血症、3-OH-3- 甲基戊二酸血症等,可减少产氨,但仍有争议。

6. **甜菜碱**　用于合并高同型半胱氨酸型甲基丙二酸血症患者,100~500mg/（kg·d）,口服。

7. **抗生素**　用抗生素减少肠道细菌产酸。

8. **特殊饮食**　慢性型用特殊饮食,限制某些氨基酸（表 19-5-7）。

表 19-5-7　几种先天代谢异常的饮食限制

疾病	饮食限制
枫糖尿病	亮氨酸、异亮氨酸、缬氨酸
同型胱氨酸尿症	蛋氨酸
肝肾酪氨酸血症	苯丙氨酸、酪氨酸
尿素循环障碍	蛋白质
丙酸血症、甲基丙二酸血症	异亮、颉、蛋氨酸、苏氨酸
异戊酸血症	蛋白质
戊二酸血症Ⅰ型	赖氨酸、色氨酸

五、线粒体和脂肪酸氧化障碍病

线粒体位于细胞质,是为生物细胞提供能量（ATP）的细胞器,相当于能量工厂。线粒体的主要功能是通过脂肪酸β- 氧化与糖经电子转运链产生 ATP。线粒体病种类繁多,新生儿严重的、致死性的线粒体病包括肉碱循环障碍,长链、极长链酰基 CoA 脱氢酶缺陷,长链 3-OH- 酰基 CoA 脱氢酶缺陷,丙酮酸代谢缺陷（丙酮酸脱氢酶复合物缺陷、丙酮酸羧化酶缺陷）、线粒体电子呼吸链或转运链疾病等。后二者均出现乳酸性酸中毒。

（一）脂肪酸氧化障碍病

1. **发病机制**　脂肪酸来源于饮食,或从过剩的糖类和蛋白质合成,以三酰甘油形式贮存于脂肪组织,是骨骼肌、心肌的主要能量来源。在这些组织中脂肪酸氧化成水、CO₂,在肝最终的氧化产物是酮体、β- 羟丁酸、乙酰乙酸,酮体是脑能量的来源。

线粒体脂肪酸氧化是一种能量产生的特殊途径。长时间饥饿时,机体从以利用糖类为主改变为以脂肪为主要能量来源时,脂肪酸氧化途径尤为重要。长链脂肪酸（long-chain fatty acid,LCFA）在线粒体内进行β- 氧化的途径很

复杂,主要经过 3 个步骤:①肉碱循环(carnitine cycle):脂肪酸由肉碱载入线粒体,合成酰基 CoA。②β- 氧化循环(β-oxidation cycle):酰基 CoA 经 4 步反复 β- 氧化,脂肪酸降解成乙酰 CoA,同时经电子传递链产生 ATP。③酮体合成(ketone synthesis):在肝内,进入酮体合成循环,乙酰 CoA 转化为酮体,或进入三羧酸循环。由于血脑屏障,脂肪酸不能进入脑,肝酮体生成为脑提供能量。此 3 个过程需多种酶的参与。

脂肪酸氧化障碍,也称为线粒体脂肪酸氧化障碍(disorders of mitochondrial fatty acid oxidation),是由于脂肪酸在线粒体内进行 β- 氧化所需的某些酶缺陷导致脂肪氧化受阻,代谢产物蓄积而引起的疾病,为常染色体隐性遗传。本类疾病出现低酮体性低血糖、高血氨、肝大、转氨酶高、肝组织学病变,常被误认为 Reye 综合征。特点是长时间饥饿后出现急性威胁生命的低血糖昏迷,诊断线索是尿酮体低。

2. 分类及特点　本节主要介绍新生儿期及婴儿早期线粒体病的分类和特点。

(1) 肉碱循环缺陷(defects in the carnitine cycle)

1) 肉碱棕榈酸转移酶 Ⅱ 缺陷(carnitine palmityl transferase Ⅱ deficiency,lethal neonatal,CPT2 缺陷症,致死性新生儿型,MIM#608836):*CPT2* 基因突变致 CPT2 缺陷症,致死性新生儿型。生后 2 天之内即可发病,长链脂肪酸不能进入线粒体进行 β- 氧化,出现饥饿性低血糖、肌张力低、肝大、心脏增大、心律不齐、呼吸暂停、惊厥及继发性肉碱缺乏。实验室检查结果示,低酮体性低血糖、轻度高血氨,血总肉碱和游离肉碱水平低应考虑本病,*CPT2* 基因突变分析有确诊意义。治疗应给予高糖、低脂肪喂养,并补充肉碱。

2) 肉碱棕榈酸转移酶(carnitine palmityl transferase,CPT)缺陷:包括 *CPT1A* 基因突变致 CPT1 缺陷,(MIM#255120)、*CPT2* 基因突变致 CPT2 缺陷(MIM#255110)晚发型,极少在新生儿期发病。

(2) β- 氧化缺陷

1) 中链酰基 CoA 脱氢酶(MCAD,MIM#607008)缺陷:为最常见的一种脂肪酸氧化障碍,1982 年首例报道。是由于 *ACADM* 基因突变导致的常染色体隐性遗传病。多数在 3 个月 ~1 岁后发病,主要临床表现是急性或再发性 Reye-like 综合征(精神不佳、低血糖、肝大、高血氨等)。国外报道发生率 1/1 万。串联质谱检测血酰基肉碱谱示辛酰肉碱增高,即己酰肉碱(C6)、辛酰肉碱(C8)、癸酰肉碱(C10),其中 C8 升高显著是 MCAD 缺乏症的生化特征。

2) 长链酰基 CoA 脱氢酶(long chain acyl-CoA dehydrogenase,LCAD)、极长链酰基 CoA 脱氢酶(very long chain acyl-CoA dehydrogenase,VLCAD)缺陷:可在新生儿期发病。

3) 长链 OH- 酰基辅酶 A 脱氢酶(long chain hydroxy-acyl-CoA dehydrogenase,LCHAD)缺陷:生后第 1 天即有发病报告。症状与 LCAD 相似,酸中毒较重。肌酸激酶水平高。怀有患此病或其他脂肪酸氧化缺陷胎儿的孕妇有可能出现急性脂肪肝及溶血综合征、肝酶水平高、血小板水平低(HELLP 综合征)。

4) 短链酰基 CoA 脱氢酶(short chain acyl-CoA dehydrogenase,SCAD)缺陷:非常少见。

5) 戊二酸血症 Ⅱ 型。

3. 主要疾病

(1) 长链、极长链酰基 CoA 脱氢酶(LCAD,MIM#201460;VLCAD,MIM#201475)缺陷

1) 症状:新生儿期发病主要是因母乳喂养早期乳量不足致饥饿而诱发。新生儿因很少长时间饥饿,发病较少,表现为呕吐、精神不佳、肌张力低、低血糖,很快出现惊厥、昏迷、呼吸衰竭、休克。另一特点是可伴有严重的心肌病、肝功能异常,似 Reye 综合征症状。2~3 岁后夜间不进食,开始发病的较多。25% 病例在第 1 次发作后即死亡,存活者预后尚好。

2) 实验室检查:低酮体性低血糖,尿、血酮体水平降低(<1mmol/L)。肝功能异常、高尿酸、部分患儿肌酸激酶高。游离脂肪酸水平升高(>2mmol/L)。多有继发性肉碱缺乏,血浆肉碱水平降低(平均约为正常的 25%)。气相色谱尿有机酸分析出现大量中链二羧酸(dicarboxylic acid,C6-C10,C12-C14),多无酰基甘氨酸,有助于与 MCAD 鉴别。多无酸中毒。

3) 诊断:根据临床症状、化验检查(低血糖、低酮体)及血、尿异常代谢产物升高,血浆肉碱水平降低等可做出诊断。应与戊二酸血症 Ⅱ 型、MCAD 缺陷鉴别。淋巴细胞或成纤维细胞可作酶活性测定以确诊。

(2) 戊二酸血症 Ⅱ 型(glutaric acidemia Ⅱ,MIM#231680):亦称为多种酰基 CoA 脱氢酶(multipal acyl-CoA dehydrogenase)缺陷。

1) 病因:由于线粒体内一组酰基 CoA 脱氢酶电子受体,如电子转运黄素蛋白(ETF)、ETF 脱氢酶(ETF-dehydrogenase,MIM#231675)、电子转运黄素蛋白泛醌氧化还原酶(ETF-ubiquinone oxidoreductase,ETF-QO)等缺陷所致。线粒体呼吸链由数个蛋白复合物组成,完成电子转运过程,由核基因或线粒体基因编码。这些酶对脂肪及蛋白分解产生能量起重要作用。电子经 ETF、ETF 脱氢酶和 ETF-QO 等转运至线粒体呼吸链以产生 ATP。这些酶缺陷使电子转运发生障碍,不能将脂肪及蛋白分解产生能量,导致本病。本病属于脂肪酸氧化障碍,或乳酸中间代谢病。根据致病基因不同,GA Ⅱ 又被分为 ETFA 基因突变致 GA Ⅱ A 型,ETFB 基因突变致 GA Ⅱ B 型,和 ETFDH 基因突变致 GA Ⅱ C 型。此三型临床表现相同。

2) 临床表现:分为 3 型,①新生儿期起病伴先天畸形:非常严重,致死性。面容特殊(大头,高前额,鼻梁低平、短,耳畸形),摇椅脚,腹壁肌肉缺损,脐膨出,尿道下裂,外生殖器异常,多囊肾,脑发育不良,肺发育不良。生后 24~48 小时出现严重低酮体性低血糖,乳酸中毒,高血氨,肌张力

低下,肝大等脂肪酸氧化障碍症状。有特殊汗脚气味,应与异戊酸血症鉴别。②新生儿期起病不伴先天畸形:除不伴先天畸形外,其他严重表现均与上相同。③晚发型:病情轻重不一。反复纳差,呕吐,低血糖,代谢性酸中毒,肝大等。伴随肌肉无力,肌痛等。

3)实验室检查:低酮体性低血糖,乳酸高,酸中毒,高血氨,血浆肉碱水平低,晚发型患者常有不同程度的肌酶谱升高。尿有机酸测定出现大量戊二酸盐、2-OH-戊二酸盐、乙基丙二酸盐(ethylmalonate)、异戊酸、异戊酰甘氨酸等多种谱型。

4)诊断:完全酶缺乏的新生儿通过尿有机酸分析诊断不难。新生儿出现低酮体性低血糖,乳酸高,酸中毒等,应作尿有机酸分析,阳性结果可作临床诊断。还可做超声心动图检查有无心肌病。确诊应行 ETFA,ETFB 和 ETFDH 基因突变分析。

分析尿有机酸结果应注意:①不完全酶缺陷者只在急性发作时尿有机酸才出现异常;②如有维生素 B_2 缺乏,或用含中链甘油三酯奶粉喂养的婴儿,尿有机酸改变与本病相似,使诊断困难。此外,应与戊二酸血症Ⅰ型(尿中排出 3-OH-戊二酸)鉴别,迟发型应与糖原贮积症Ⅰ型鉴别。

5)产前诊断:必须明确致病基因突变才能提供产前诊断。

(二)线粒体能量代谢病

1. 发病机制 糖酵解为组织低氧情况下主要能量来源,丙酮酸、乳酸为糖酵解的最终产物。糖酵解形成的丙酮酸在乳酸脱氢酶作用下还原成乳酸,此反应为可逆性。丙酮酸氧化是在细胞线粒体,通过丙酮酸脱氢酶(pyruvate dehydrogenase,PDH)、krebs 循环及呼吸链完成,产生 ATP。丙酮酸无氧代谢是通过丙酮酸羧化酶(pyruvate carboxylase,PC)产生 ATP。这些生化代谢过程中酶缺陷使丙酮酸、乳酸不能清除,产生高乳酸血症,能量产生受阻。线粒体能量代谢如图 17-5-9。

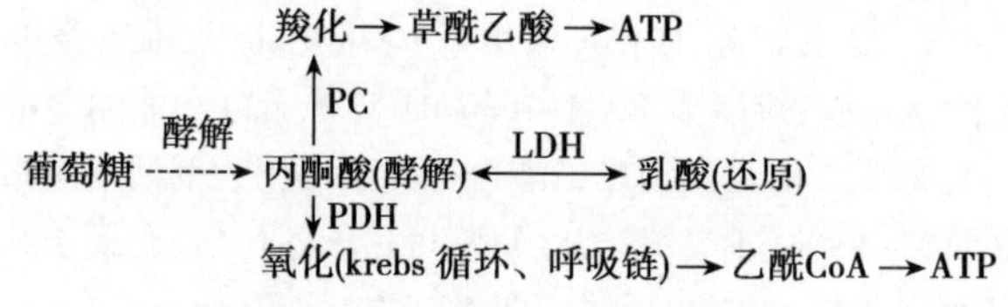

图 19-5-9 线粒体能量代谢

2. 主要线粒体能量代谢病

(1)丙酮酸脱氢酶复合物缺陷(MIM#608769):主要是线粒体底物利用缺陷。

1)病因:PDH 含有三个主要亚单位:E1(α、β),E2,E3 的两个调控亚单位(磷酸水解酶及激酶)。酶缺陷使正常反应不能进行。任何年龄均可发病,最严重者发生在新生儿期。正常代谢途径如下。

$$\text{丙酮酸} + \text{CoA} \xrightarrow{\text{PDH}} \text{乙酰 CoA}$$

基因定位:E1α,X p22.1-22.2;E1β,3p13-q23;E3,7q31-32。

2)临床表现:不同程度的代谢性酸中毒,新生儿精神差、肌张力低、呼吸窘迫(由于酸中毒或中枢障碍),继之抽动、昏迷,进行性恶化,6 个月前死亡。可伴有颅面畸形。轻症者 6 个月后出现症状,智力低、小头、肌张力低,50% 在 3 岁前死亡。

3)化验检查:血乳酸、丙酮酸增高,乳酸/丙酮酸比例正常(L/P 小于 10)。

4)另一型为男孩发病,共济失调,进行性神经系统功能退化;进食大量糖类后乳酸增高,大部分病例乳酸、丙酮酸正常,但 CSF 乳酸水平高(>3mmol/L),有助于诊断。MRI 出现脑囊性变。

(2)丙酮酸羧化酶(PC)缺陷(MIM#312170)

1)正常代谢途径如下。

$$\text{丙酮酸} + \text{ATP} + \text{HCO}_3 \xrightarrow{\text{PC}} \text{草酰乙酸基因定位 11q13}。$$

2)分型:①A 型,为轻型,3~6 个月出现症状,有间断酸中毒发作。②B 型,在新生儿期急性起病,生后 1 周内出现严重乳酸性酸中毒,部分病例有脑及面容畸形。

3)血、尿乳酸高、酮酸高、正常或降低,但乳酸/丙酮酸比值增高。丙氨酸高,可伴有高氨血症、低血糖。其他如丙酸血症、甲基丙二酸血症等也伴有乳酸性酸中毒,为继发性,应作鉴别诊断。

(3)线粒体电子呼吸链或转运链疾病(mitochondrial respiratory chain or electron transport chain defects):也称线粒体氧化磷酸化障碍。氧化磷酸化电子传递系统受损,糖酵解增加。丙酮酸蓄积还原成乳酸,出现乳酸性酸中毒、脑病、肌肉病变、肝大、低血糖等。

1)病因:①线粒体呼吸链包括 5 种酶复合物(ETC complex):Ⅰ(NADH 脱氢酶或辅酶 Q 还原酶)、Ⅱ(琥珀酸脱氢酶,全部由核基因编码,主要参与脂肪酸氧化)、Ⅲ(细胞色素 C 氧化还原酶)、Ⅳ(细胞色素 C 氧化酶)、Ⅴ(ATP 酶)。功能是进行氧化磷酸化,提供能量。基因定位于线粒体的 mtDNA。分子生物学研究将氧化磷酸化疾病分为 4 个基因组,核基因 nDNA 突变、mtDNA 点突变、mtDNA 缺失及复制、其他基因缺陷。大部分为母系遗传。②由于线粒体基因组的突变,特别是 mtDNA 序列上的特异性突变,所累及的基因或基因产物致呼吸链上的氧化磷酸化电子传递受损,故也称为线粒体氧化磷酸化障碍。糖酵解增加,大量丙酮酸积聚,并还原成乳酸,影响 ATP 产生,出现临床症状。

2)分类:分类方法有多种,以下介绍发病较早的几种:①良性婴儿线粒体肌病和(或)心肌病:骨骼肌受累为主,心肌可轻度受累,新生儿期轻度乳酸酸中毒,为细胞色素 C 氧化酶缺陷,由核 DNA ETC 肽突变所致。给予支持疗法,渡过新生儿期,1~3 岁后可能恢复正常,预后好。复合物Ⅰ缺陷所致的新生儿心肌病预后不良。②致死性婴儿线粒体病:肌张力低,重度乳酸中毒,肝、肾受损,ETC Ⅰ、Ⅲ、Ⅳ缺陷。③Barth 综合征(MIM#302060):X-L 遗传病,基因定位在 Xq28。主要表现是心肌病、骨骼肌病及白细胞减少。血浆游离肉毒碱水平低,血胆固醇水平低,GC-MS 测定尿中 3- 甲基 - 戊烯二酸(3-methyl-glutaconate)增高。④亚急性坏死性脑肌病(subacute necrotizing encephalomyelopathy,SNE):又称 Leigh 病。与 Leigh 病相关的致病基因超过 30个,大多数是核基因 DNA 突变所致,少部分由线粒体 DNA(mtDNA)突变引起。Leigh 综合征诊断标准在 1996 年由Rahman 等制定,包括进行性神经疾病,伴运动和智力发育迟缓;脑干和(或)基底节病变症状;血液和(或)脑脊液(CSF)乳酸水平升高;以下症状中的一个或多个:a. 神经放射成像显示典型 Leigh 综合征特征;b. 典型神经病理改变:基底节、丘脑、脑干、齿状核和视神经多发性对称性坏死病变。组织学上,病变会有海绵状外观,特征为脱髓鞘、神经胶质增生和血管增生。神经元丢失也可能发生,但一般相对正常;c. 受累的兄弟姐妹出现典型神经病变。

3) 临床特点:①本类疾病为神经、肌肉、心脏、血液、骨髓、眼、耳等多种组织器官受累。各年龄均可发病,严重缺陷者在新生儿期发病,主要表现肌张力低、惊厥、锥体外系运动、视神经萎缩、呼吸困难等。生化改变是乳酸性酸中毒,肌活检病理可见破碎红细胞(ragged red fiber,RRF),发病慢者表现神经系统功能进行性恶化。儿科较常见,但发病较晚的有线粒体脑肌病伴乳酸酸中毒及卒中样发 作(mitochondrial encephalomyopathy,lactate acidosis and stroke-like episodes,MELAS)、肌阵挛性癫痫伴破碎红纤维(myoclonic epilepsy and ragged-red fibers,MERRF)等。②生化改变:血、CSF 乳酸水平增高,如已除外脑膜炎和其他有机酸血症,此结果有提示意义。血丙酮酸水平增高,乳酸与丙酮酸比例也增高。③肌肉活检:肌肉活检见破碎红纤维对确诊线粒体病有极大的帮助,活检阴性不能除外本病。④呼吸链酶检测:骨骼肌或皮肤成纤维细胞培养呼吸链酶复合物活性测定对进一步选择相关基因突变分析和结果判断有意义。⑤基因突变分析:在临床诊断的基础上,进一步选择基因分析的范围,必要时可以进行线粒体基因二代测序分析,以明确诊断。

4) 诊断及鉴别诊断:①急性期化验检查:取新鲜血作乳酸、丙酮酸、血氨、葡萄糖、氨基酸测定,CSF 乳酸测定,做尿有机酸分析,神经系统影像学检查。进一步做组织培养线粒体呼吸链酶活性测定、肌肉病理等。②结果判断:乳酸 / 丙酮酸 >25,有机酸正常,考虑为氧化磷酸化或丙酮酸羧化酶缺陷。乳酸 / 丙酮酸 <25,血糖正常,有机酸正常,为丙酮酸脱氢酶复合物缺陷。乳酸、有机酸水平增高,考虑为有机酸血症、呼吸链病。③与继发性乳酸中毒鉴别:如糖

原贮积症、脂肪酸氧化障碍、生物素酶缺陷、多种羧化酶缺陷、有机酸代谢病、严重缺氧、休克等。④线粒体病基因诊断:基因突变分析诊断应与生化测定结合判断。基因诊断应临床表现、生化改变、组织病理和酶测定水平综合判断。主要的线粒体能量代谢病鉴别诊断见图 19-5-10。

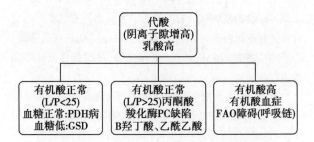

图 19-5-10　主要线粒体能量代谢病鉴别诊断
注:GSD:糖原贮积症;FAO:脂肪酸氧化

3. 治疗原则

(1) 支持治疗:静脉注射葡萄糖尽快抑制脂肪分解及氧化,提供热量。肌力弱者需呼吸支持。注意乳酸、丙酮酸水平明显增高的患儿(PDH 缺陷等),过量葡萄糖会使病情恶化,应给予中性脂肪及小量葡萄糖维持血糖正常。纠正酸中毒,如 AG 很高,用一般 NaHCO₃ 方法不易纠正,且易出现高钠血症,可用 NaHCO₃ 缓冲液作腹膜透析,直接移出乳酸。长链脂肪酸代谢障碍时主要提供中链脂肪酸。注意保持安静,避免饥饿及过度活动。控制惊厥,预防感染。

(2) 药物治疗:无特殊有效药物。应用改善能量代谢的药物,抗氧化剂,大剂量维生素 B₁、B₂、C、K、E,ATP,辅酶 Q₁₀,叶酸,肾上腺皮质激素,左旋肉碱,生物素等治疗线粒体病,能防止氧化磷酸化、电子转运障碍产生的有害物质蓄积。可根据不同疾病给药,如辅酶 Q₁₀ 30mg/d 用于各种线粒体病;维生素 B₁ 用于丙酮酸脱氢酶复合物缺陷(200~1000mg/d),使丙酮酸转为乙酰 CoA;维生素 K₁ 0.36mg/(kg·d),维生素 K₃ 1mg/d,维生素 C、维生素 E、维生素 B₆ 50~500mg/d,维生素 B₁₂(1~10mg/d),对呼吸链功能障碍有一定效果。对迟发型戊二酸血症Ⅱ型可用大剂量维生素B₂(100~300mg/d)治疗。PC 缺陷可用天冬氨酸,有助于脑的神经调节。

(3) 肉碱替代疗法:肉碱水平低者,可用替代疗法,卡尼汀 25~100mg/(kg·d)静注,可改善心肌病变。如能经口给药,也可给肉碱口服,其作用是增加有毒的乙酰 CoA 代谢中间产物的排除。不良反应是腹泻。但有些报告疗效有限。

(4) 长期治疗:主要是低蛋白、低脂肪饮食,保证热量,避免长时间饥饿及低血糖,夜间不能超过 10~12 小时,以免诱发危象。

(5) 注意事项:丙戊酸钠和巴比妥类药物具有线粒体

呼吸链抑制作用,应避免使用。麻醉剂能够加重呼吸系统症状并加速呼吸衰竭,应慎用。

4. 预后　与疾病严重程度有关。

六、过氧化物酶体病

(一) 病因及特点

过氧化物酶体病(peroxisomal biogenesis disorders)属遗传性极长链脂肪酸代谢病。过氧化物酶体是存在于成熟红细胞以外的所有细胞内的细胞器,已确定含有 80 多种酶,如多种氧化酶及过氧化物酶,以及与脂质、氨基酸代谢有关的酶等。各种氧化酶的作用是将不能被线粒体氧化的物质氧化,如将氨基酸、脂肪酸等底物变成过氧化氢。过氧化物酶体是极长链脂肪酸(very-long-chain fatty acid,VLCFA) β- 氧化的唯一部位,将 VLCFA 降解为短链脂肪酸。过氧化物酶体功能还包括缩醛磷脂的生物合成、植烷酸氧化、哌可酸代谢等。过氧化氢酶可催化过氧化氢分解而解毒,还原成水。

由于不能形成正常的过氧化物酶体,缺少过氧化氢酶及基质蛋白,使 β- 氧化不完全,使底物 VLCFA、二羟羧和三羟羧甲基类粪胆酸等在血中蓄积,缩醛磷脂、植烷酸、哌可酸代谢障碍,导致神经、肝、肾、骨骼等广泛异常。多种器官受累如肝硬化、肾囊性变、眼角膜混浊、白内障、视网膜病、先天心脏病等。总发生率为 1/(25 000~50 000),除肾上腺脑白质病为 X- 连锁隐性遗传外,都是常染色体隐性遗传。

各种过氧化物酶体病临床表现相似,不易区分。很多患儿虽临床表现不同,但为同一基因不同位点突变。有以下特点应考虑过氧化物酶体病:①明显的精神运动发育落后;②肌张力低、弱;③顽固性惊厥,白质发育不良;④肝功能异常;⑤特殊感官功能障碍(视力、听力异常)。

(二) 新生儿期出现症状的过氧化物酶体病

过氧化物酶体病主要分为两大类即过氧化物酶体生物发生异常(peroxisomal biogenesis defects,PBD,MIM#601539)及酶体功能异常。新生儿期出现症状的多为第一类,细胞内不能形成正常的过氧化物酶体。病理检查示过氧化物酶体数量减少或缺如,呈囊状,缺乏正常基质蛋白。生化特点是血浆 VLCFA、植烷酸、哌可酸、胆盐前体水平升高,缩醛磷脂水平下降。

1. Zellweger 综合征(ZS)　又称脑肝肾综合征(cerebro-hepato-renal syndrome,MIM#214100),为本组疾病中最严重的一种。新生儿表现特殊面容,前额高、平、面平,大囟门,外耳畸形,颈部皮肤松弛,肌张力极低,生后数小时即出现。严重神经系统异常包括发育落后、肌无力,抽搐等;眼病病包括角膜混浊,白内障和虹膜斑点等;多脏器异常,脑发育异常(巨小脑回,神经元异位移行,星形细胞、胶质细胞增生,胼胝体发育不良),肝大、黄疸,肝囊肿,

肝功能异常,蛋白尿,肾囊肿,先天性心脏病。生后数月内死亡。

2. 轻型 Zellweger 综合征　起病晚、临床症状较轻,多无肾囊肿,无骨骺点状钙化。

3. 新生儿肾上腺脑白质病(neonatal adrenoleuko-dystrophy,NALD,MIM#300100)　面容稍特殊,以神经系症状为主,生后喂养困难、抽搐、肝大、肝功能异常、体重不增,神经元移行障碍,脑白质萎缩,多小脑回,神经元异位,智力低下,视、听障碍,肾上腺功能不全,多无肾囊肿、无骨骺点状钙化。能存活数年。

4. 婴儿植烷酸病(Refsum 病 MIM#266510)　轻度面容特殊,肝大,视网膜退化、感觉神经性聋,肌张力低,智力低下,神经元移行障碍较轻,血胆固醇水平低,低密度脂蛋白水平轻度降低。多无肾囊肿,无骨骺点状钙化。

5. 短肢、点状软骨发育不全(rhizomelic chondroplasia punctata,RCDP,MIM#215100)　是由于植烷酸 CoA 羟化酶和磷酸二羟丙酮(dihydroxy acetone phosphate,DHAP)转酰酶缺陷,导致血植烷酸升高。临床特点是面容特殊,身材矮小,近端肢短,关节挛缩,眼白内障,皮肤病变等。骨 X 光片示骨骺点状钙化点,长骨短,干骺端增宽。存活时间长短不一。

(三) 诊断

(1) 影像学检查:骨 X 线检查可见膝关节或其他关节骨骺出现异常点状钙化。腹部 B 超示肝大,肾大,肝、肾囊肿。头颅 CT 示脑发育不良,皮质下囊性变,巨脑回,多小脑回等。

(2) 生化检查:示肝功能异常,高胆红素血症,凝血异常等。肝活检电镜检查示过氧化物酶体消失。

(3) 血 VLCFA 测定:是最普遍的筛查方法。疑有此类病者应做 VLCFAS 测定,二十四碳烷酸(C24:0)、二十六碳烷酸(C26:0),C24/C22,C26/C22 水平升高有助诊断。进一步检查成纤维细胞的生化改变及酶活性以确诊。RCDP 的 VLCFA 不升高,植烷酸水平升高。

(4) 基因诊断:PEX 基因系列目前共有 10 多个基因,这些基因编码 Peroxins,此蛋白为正常过氧化物装备所必需,任何一个基因突变均可导致 Zellweger 综合征,*PEX1* 基因突变是最常见的原因。婴儿植烷酸病好新生儿肾上腺脑白质病也与 PEX 系列基因突变相关。

X 连锁肾上腺脑白质营养不良致病基因是 *ABCD1*。短肢、点状软骨发育不全致病基因是 *PEX7*。

(四) 治疗

主要是对症治疗,如胃造瘘提供热量、应用助听器、白内障摘除等。补充维生素、胆酸,应用抗癫痫药物。监测肝功能、凝血功能,避免牛奶制品,减少植烷酸等。

(五) 遗传咨询

Zellweger 综合征为常染色体隐性遗传。先证者成纤维细胞培养生化测定、酶活性测定及 *PEX* 基因系列分析可

做产前诊断。

七、糖类代谢病

食物中糖类包括淀粉、糖原、双糖(乳糖、蔗糖)、单糖(葡萄糖、半乳糖、果糖)等。还原糖包括葡萄糖、乳糖、麦芽糖等,但不包括蔗糖。小肠绒毛细胞刷状缘有各种水解酶,葡萄糖、半乳糖可穿过肠黏膜细胞自由转运。

发生在新生儿期的糖类代谢病有半乳糖血症、糖原储积症、果糖不耐受等。

(一)半乳糖代谢症(defects in galactose metabolism)

奶制品是半乳糖的主要来源。半乳糖主要是通过 Leloir 途径代谢,在代谢过程中半乳糖产生 1- 磷酸 - 半乳糖,提供细胞代谢所需能量,还能产生半乳糖苷(galactosides)。由于酶缺陷,导致水解及转运功能障碍。半乳糖血症(galactosemia, MIM#230400)分别由编码半乳糖 -1- 磷酸 - 尿苷转移酶(galactose-1-phosphate uridyltransferase, GALT),半乳糖激酶(galactokinase, GALK),尿苷二磷酸半乳糖 -4- 差向异构酶(uridine diphosphate galactose-4-epimerase, EPIM-GALE)等的基因突变所致。

1. 病因　乳糖吸收后经乳糖酶水解为葡萄糖及半乳糖,半乳糖经 3 种酶作用产生 1- 磷酸葡萄糖。由于酶缺乏,此过程受阻,导致 1- 磷酸半乳糖及半乳糖蓄积。本病经典型是因 GALT 基因突变导致的酶缺陷。本病为常染色体隐性遗传。发生率为 1/(35 000~60 000)。

2. 病理　肝大,无糖原而有脂肪沉着,门脉性肝硬化,白内障,神经病理可见脑白质散在脱髓鞘区,小脑普肯耶细胞缺失。

3. 病理生理　乳糖为乳中的双糖,被肠乳糖酶水解成单糖即葡萄糖及半乳糖,单糖从肠道转运至门脉系统至肝。在肝内,半乳糖经 GALK 的作用,磷酸化为 1- 磷酸半乳糖(galactose-1-phosphate, Gal-1-p)。后者通过 GALT 将尿苷二磷酸葡萄糖(uridine diphosphate glucose, UDP-Glu)形成尿苷二磷酸半乳糖(uridine diphosphate galactose, UDP-Gal)。重要的是 UDP-Gal 可形成糖蛋白、乳糖酯、葡糖胺聚糖(glycosaminoglycans, GAG)及细胞膜、脑的半乳糖蛋白,并可能导向 UDP-Glu 再进入循环。半乳糖磷酸化产生的 1- 磷酸葡萄糖(Glu-1-P)转化为 CO_2 排出。此代谢途径中有 3 种酶参与。即 GALT、GALK 及半乳糖差向异构酶。半乳糖代谢病发病机制见图 19-5-11。

$$半乳糖 +ATP \xrightarrow{\text{半乳糖激酶}} 1- 磷酸半乳糖(Gal\text{-}1\text{-}P) +ADP$$

$$Gal\text{-}1\text{-}P+UDP\text{-}Glucose \xrightarrow{\text{GALT}} UDP\text{-}Galactose+Glu\text{-}1\text{-}P$$

$$UDP\text{-}Galactose \xrightarrow{\text{差向酶}} UDP\text{-}Glucose$$

图 19-5-11　半乳糖代谢病发病机制

由于 GALT 活性减低,1- 磷酸半乳糖代谢受阻而大量蓄积,并反馈性抑制半乳糖激酶活性,使半乳糖也蓄积。半乳糖 -1- 磷酸在细胞内(如红细胞及其他细胞内),导致脑、肝、肾病变。半乳糖可自由出入,在血浆及尿中均可测得。

半乳糖在晶体内形成半乳糖醇,产生渗透级差,吸水入晶状体,使晶状体肿胀、变性、形成白内障。有些损伤可从宫内开始,由于孕母饮食中的半乳糖可透过胎盘。

4. 诊断

(1) 临床表现:根据相应的酶缺陷分为 3 型。

1) 经典型半乳糖血症(MIM230400):由 GALT 缺乏引起,是各型半乳糖血症中最常见和最严重的一种,酶活性缺如或显著降低。新生儿出生时正常,开始吃奶后出现呕吐、腹泻、精神不佳。如不治疗,1 周左右出现黄疸、肝大、肝功能异常、结合胆红素增高、低血糖、惊厥、体重不增。易合并大肠埃希菌感染而加重病情,导致死亡,也易误诊。由于出现进行性肝病,在新生儿期内即可出现肝硬化、腹水、脾大、出血等。生后数日至数周眼科检查可发现白内障、Fanconi 综合征等。1- 磷酸半乳糖及半乳糖醇具有细胞毒性,还可导致远期体格、智力、性发育障碍等。

致病基因 GALT 定位在 9p13.3,有 11 个外显子,4kb,已发现至少 180 种突变,常见基因突变位点为 Q188R、N314D、K285N、S135L(轻型)等,与种族有关。临床症状轻重差别很大,可能系 GALT 等位基因突变位点、突变类型不同,酶活性差异等显示临床类型的异质性。有观点已将这些归类为变异型。

2) GALK 缺乏:又称半乳糖血症Ⅱ型,(MIM#230200),主要表现为白内障,无肝、脑损害,新生儿期无症状。酶定位在染色体 17p24。血半乳糖增高,红细胞 GALK 活性低。

3) 差向异构酶(galactose epimerase deficiency, MIM230350)缺乏:又称半乳糖血症Ⅲ型,由于 GALE 基因突变所致的常染色体隐性遗传病。少见,分 2 种。一种为良性型,无明显症状,在筛查时发现半乳糖水平高,仅限于白细胞、红细胞中的酶水平低,不需治疗。另一种似经典型,可表现肝大、黄疸、神经系统障碍如肌张力低、耳聋等。血及红细胞中 1- 磷酸半乳糖水平高,而 GALT 酶活性正常。

(2) 化验检查

1) 尿还原糖试验:为简易的初步检查。哺乳后 1 小时留尿。用班氏试剂或药片测定,如还原糖试验强阳性,再测葡萄糖,如为阴性,支持半乳糖血症的诊断。

2) 酶活性测定:干血片测定红细胞 GALT 活性(Beutler 试验)降低,可诊断。此法简单易行,应用多年。在此试验基础上,又有学者提出利用计算机分析技术等定量检测微量 GALT 的方法。这些方法准确,减少假阴性,快速、价廉。酶活性测定存在的问题是患儿输血后 3 个月内 GALT 可能出现假阴性、红细胞内酶活性能否代表肝酶活性等,阳性者应作其他检查进一步确诊。

3) 代谢产物检测:留尿作代谢病筛查,用尿素酶前处理法进行 GC/MS 分析,结果示半乳糖及半乳糖醇等水平明显增高,结合临床表现,可做诊断。但代谢物检测易受饮食影响,而如禁食又会出现假阴性。

4) 基因诊断:GALT 基因突变分析检出 2 个致病突变可以确诊。也可用于产前诊断。

5. **治疗**　早期诊断和治疗可预防败血症、肝衰竭等威胁生命的合并症。首先应停母乳,给予无乳糖配方奶、豆浆、豆基配方乳及无乳糖饮食。但是,饮食控制并不能避免远期神经系统并发症的发生。注意一些药物可能含有乳糖。应定期随访。

6. **预防**　本病为常染色体隐性遗传,下一胎再现率高。用绒毛或羊水细胞培养作 GALT 酶活性测定和基因突变分析可作产前诊断。

(二) 糖原贮积症(glycogen storage disease,GSD)

是一组糖原代谢异常的先天遗传代谢性疾病。目前已证实任何一种参与糖原合成、分解和调节的蛋白缺陷分别造成不同类型的糖原贮积症。糖原是葡萄糖储存的形式,在此类疾病中,糖原数量或质量发生了明显的改变。肝和肌肉是糖原代谢最旺盛的组织,因此,受影响最大。因为肝中的糖原代谢主要维持周围组织血糖稳定,所以发生在肝内的糖原代谢酶缺陷所造成的糖原贮积症主要以肝大和低血糖为首发症状,此组疾病主要包括 GSD Ⅰ型(葡萄糖 -6-

磷酸酶缺陷)、Ⅲ型(糖原脱支酶缺陷)、Ⅳ型(糖原分支酶缺陷)、Ⅵ型(肝磷酸化酶缺陷)、Ⅸ型及糖原合成酶缺陷等。糖原在肌肉中主要是为肌肉收缩提供 ATP 能量的底物,当肌肉中的糖原代谢酶缺陷时主要表现为肌肉痉挛、运动不耐受、易疲劳和进行性肌无力等,此组疾病包括 GSD Ⅱ型(溶酶体酸性 α- 葡萄糖苷酶缺陷)、GSD Ⅴ(肌肉磷酸化酶缺陷)、GSD Ⅶ(磷酸果糖激酶缺陷)等。

1. **糖原的合成和分解**　图 19-5-12 概括了糖原合成与分解的过程。

(1) 合成:葡萄糖经葡萄糖激酶作用磷酸化后为 6- 磷酸葡萄糖,再由 6- 磷酸葡萄糖变位酶转为 1- 磷酸葡萄糖,后者又经尿苷二磷酸葡萄糖磷酸化酶作用转为尿苷二磷酸葡萄糖(UDPG)。下一步在糖原合成酶的作用下,活化的 UDPG 分子中葡萄糖的 C_1 与原有糖原终端葡萄糖的 C_4 结合,使原来的糖原多一个葡萄糖分子。当糖原分子以上述 $C_{1,4}$ 糖苷链相连的支链延长到 6 个以上葡萄糖分子时,另一个酶(淀粉 1,4→1,6 转葡萄糖苷酶或分支酶)可把 C1,4 键转为 C1,6 键,形成糖原链上的分支点(图 19-5-13)。

(2) 分解:糖原分解指肝糖原分解成为葡萄糖的过程(图 19-5-12,图 19-5-14)。

首先,糖原磷酸化酶将 1,4 糖苷键处葡萄糖逐个切下,至仅剩下分支后 4 个葡萄糖单位时停止;随后脱支酶利用本身葡聚糖转移酶(1,4-a-D-glucan;1,4-a-D-glucan 4-aD-glycosyltransferase)功能先将 3 个剩余葡萄糖单位转移到邻近糖链的末端,以 α-1,4- 糖苷键相连;然后再利用本身

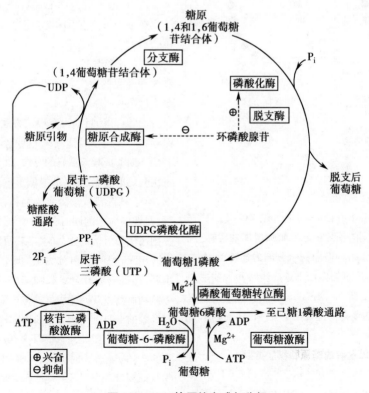

图 19-5-12　糖原的合成与分解

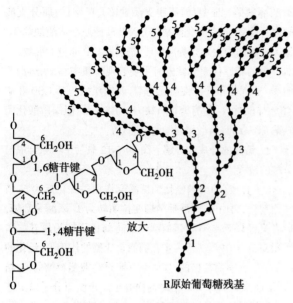

图 19-5-13　糖原合成示意图

图右侧为糖原树状大分子,从下端原始葡萄糖残基,通过 1,4 糖苷键一个一个葡萄糖分子结合,延续分支为 2,3,4,5 级,分支处放大指向左侧,可见 1,4 糖苷键和 1,6 糖苷键的位置

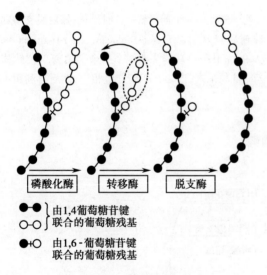

- ●—● 由 1,4 葡萄糖苷键联合的葡萄糖残基
- ○—○ 由 1,4 葡萄糖苷键联合的葡萄糖残基
- ●+○ 由 1,6 - 葡萄糖苷键联合的葡萄糖残基

图 19-5-14　糖原分解示意图

α-1,6- 葡萄糖苷酶(amylo-1,6-glucosidase)功能将以 α-1,6- 糖苷键与糖链形成分支的葡萄糖基水解成游离葡萄糖。磷酸化酶和脱支酶共同作用将糖原完全分解为葡萄糖 -1- 磷酸,并在葡萄糖磷酸转位酶的作用下进一步转变为葡萄糖 -6- 磷酸,最后在肝葡萄糖 -6- 磷酸酶的作用下产生葡萄糖。肝糖原分解所产生的葡萄糖主要用于维持机体血糖水平的稳定性。

2. 几种新生儿期可以发病的糖原贮积症类型

(1) 糖原贮积症 I 型

1) GSD I a 型(Von Gierke disease,MIM#232200):最常见,是由于葡萄糖 -6- 磷酸酶基因(Glucose-6-phosphatase, catalytic;G6PC)突变导致葡萄糖 -6- 磷酸酶(Glucose-6-phosphatase)缺乏所致。为常染色体隐性遗传病,发病率 1/100 000。

由于此酶是肝糖原分解为葡萄糖之前的最后一个关键酶,所以本病患儿在新生儿时期即可有反复低血糖,并渐出现肝大和高乳酸代谢性酸中毒表现。由于新生儿期哺乳频繁,低血糖症状可不典型,绝大多数家长不认为患儿在此时期有明显异常表现。如无阳性家族史,极少数能在新生儿期做出诊断。典型病例多表现为自婴幼儿期起的体格生长迟缓,腹部膨隆和易饥饿,偶有低血糖抽搐的病史。查体可发现肝脏中、重度肿大,血生化示空腹低血糖、高乳酸、高血脂、高尿酸和乳酸酸中毒,肝功能常轻度异常。

2) GSD I b 型(MIM#232220):较少见,是由于葡萄糖 -6- 磷酸转移酶基因(Glucose-6-phosphate transporter gene,G6PT1)突变导致内质网上葡萄糖 -6- 磷酸转移酶(Glucose-6-phosphate translocase)缺乏所致,为常染色体隐性遗传病。临床表现与 GSD I a 型相同,但因同时有粒细胞减少,故常反复发生感染,如中耳炎、肺炎、多发脓肿等。

诊断:新生儿期 GSD I 型的表现主要是低血糖,而肝增大和其他代谢紊乱均可不明显,诊断时首先要除外其他原因所致的低血糖。确诊需行 G6PC 基因突变分析或肝穿刺进行葡萄糖 -6- 磷酸酶活性测定。年长儿如有典型的临床表现和血生化改变,结合餐前和餐后肾上腺素或胰高血糖素刺激试验均无反应,可临床诊断。

G6PC 位于染色体 17q21,全长 12.5kb,共有 5 个外显子。至今为止已报道的突变超过 111 个,其中 75% 以上为单个碱基突变(https://www.hgmd.cf.ac.uk),而且,不同人种的突变具有特异性。中国人最常见的突变热区在外显子 2 和 5,最常见的突变 c.648G>T、c.248G>A 和 c.262delG,检出频率达 73%[2]。

治疗:此病目前没有根治方法。现有治疗是通过维持血糖在正常范围而达到减轻其他继发性代谢紊乱的目的。新生儿期首选频繁喂奶的方法,每 3 小时左右喂一次,监测下次喂奶前血糖水平,如果低于正常,可在保证奶量的基础上,给予鼻胃管持续滴入葡萄糖,维持血糖在正常范围即可,在调整血糖的同时,注意监测血脂和血乳酸,如有酸中毒则用碳酸氢钠纠酸,如果出现明显的高甘油三酯血症,建议改用无乳糖中链甘油为主的配方奶粉。建议明确诊断后出院,出院前应教会家长喂奶或(和)鼻胃管喂养方法,家中监测血糖以及调整奶量或鼻饲葡萄糖的方法。患儿应在有经验的专科医师指导下长期随诊。生玉米淀粉适用于大多数 1 岁以上婴儿,2 岁以下 1.6g/kg,4 小时 1 次,2 岁以上 1.75~2.50g/kg,6 小时 1 次。GSD I 型决定预后的关键是肾受累的程度和肝并发症等,坚持治疗可以减轻或延缓重要脏器并发症的发展。

（2）糖原贮积症Ⅱ型（GSD Ⅱ，MIM#232300）：此型为酸性葡萄糖苷酶基因（acid alpha-1，4-glucosidase gene，GAA，MIM#606800）突变导致溶酶体中酸性葡萄糖苷酶缺乏所致。为常染色体隐性遗传病。

本病分为婴儿型（Pompe 病）和晚发型（成人型）两种。典型患者于新生儿期~生后 3 个月内起病，四肢无力，运动发育迟缓，喂养及吞咽困难。体检肌张力低下、心脏扩大、及舌体增大。常伴有体重不增、反复吸入性肺炎、呼吸道感染等。病情进展迅速，常于 1 岁左右死于心力衰竭及呼吸衰竭。血生化检查示肌酸激酶增高，心脏超声显示心肌肥厚。无低血糖和酸中毒。

诊断：任何婴儿肌无力的鉴别诊断均应考虑 Pompe 病，尤其伴有心脏增大者。确诊有赖于淋巴细胞、皮肤成纤维细胞培养，肌肉组织等 GAA 酶活性测定或基因突变分析。25%~30% 有症状的患者肌活检正常。鉴别诊断主要包括脊肌萎缩症、Danon 病、心内膜弹力纤维增生症、肉碱缺乏、糖原贮积症Ⅲ型和Ⅳ型、原发性肥厚性心肌病和线粒体病等，此外尚需除外甲状腺功能减退、重度感染、中枢神经系统或周围神经病变等。

治疗：此病的特异性酶替代治疗在国外已经用于临床，婴儿型患者，一旦确诊，尽早开始酶替代治疗，可显著延长生存期、改善运动发育和心脏功能，目前国内尚无此药。由于此病患儿 1 岁以内病死率极高，在无酶替代治疗时，对症治疗是关键。典型婴儿型患者在疾病早期表现为左室流出道梗阻，应避免使用洋地黄类及其他增加心肌收缩力的药物、利尿药及降低心脏后负荷的药物如 ACE 抑制剂，以免加重流出道梗阻，但在疾病后期出现左室功能不全时可适当选用上述药物。β- 受体阻滞药在疾病早期可以使用，出现心力衰竭后不宜使用[3]。

（3）糖原贮积症Ⅲ型（Forbes disease，GSD Ⅲ，MIM #232400）：此病是由于糖原脱支酶基因（AGL）突变使脱支酶（Amylo-1，6-glucosidase，4-alpha-glucano-transferase）缺陷所致，为常染色体隐性遗传病。婴幼儿期临床表现与 GSD Ⅰa 型相似，但随着年龄增加，低血糖表现和肝增大可明显减轻，70%~85% 患者在青春期前后出现进行性肌肉无力和（或）心脏受累。此型确诊有赖于 AGL 基因突变分析，肌肉或肝活检测酶活性也可提供诊断依据。此型的治疗在婴幼儿期有明确低血糖表现时与 GSD Ⅰa 型相同；无低血糖时以高蛋白饮食为主可能减缓肌肉无力的发展。

（4）糖原贮积症Ⅳ型（Andersen disease，GSD Ⅳ，MIM#232500）：此病是由于糖原分支酶基因（GBE1）突变使糖原分支酶（glycogen branching enzyme，GBE）缺陷所致，为常染色体隐性遗传病。临床因发病年龄和表现不同共分 6 型：经典肝损害型、非进行性肝脏损害型、致死性围产期神经肌肉型、先天性神经肌肉型、儿童神经肌肉型和成人神经肌肉型伴局限性肌病。其中经典肝损害型、致死性围产期神经肌肉型和先天性神经肌肉型可在新生儿期发病。致死性围产期神经肌肉型以胎儿水肿为首要表现，伴有孕中晚期胎动减少，新生儿肌无力和四肢关节弯曲挛缩；常于新生儿期死亡。先天性神经肌肉型患儿主要表现为新生儿期肌无力和扩张性心肌病，此型诊断有赖于受累组织（肌肉或肝等）活检和 GBE 酶活性测定，GBE1 基因突变分析也可明确诊断。此型主要是对症治疗，肝衰竭患儿可考虑肝移植以延长生命。

八、溶酶体贮积症

溶酶体贮积症（lysosomal storage diseases）是一组由于溶酶体中酸性水解酶缺陷导致的遗传性代谢病，包括神经鞘脂贮积症（sphingolipidosis）、黏多糖（mucopolysaccharidosis）、黏脂贮积病（mucolipidosis）、糖原贮积症Ⅱ型及其他。大部分溶酶体贮积症不在新生儿时期发病。本节只介绍几种在新生儿期出现症状的溶酶体贮积症，均为常染色体隐性遗传。

（一）GM Ⅰ 神经节苷脂贮积症

GM Ⅰ 神经节苷脂贮积症（gangliosidosis，type Ⅰ，MIM#230500）系 GLB1 基因突变致 β- 半乳糖苷酶缺陷的常染色体隐性遗传病。GM Ⅰ神经节苷脂贮积在神经元内，是出现在新生儿时期的一种脑脂质代谢病。整个单核巨噬细胞系统及内脏有泡沫细胞贮积。

患儿可有胎儿水肿，生后 6 个月之内出现快速的神经系统退行性改变，精神差，吸吮无力，体重不增，面容丑陋，牙龈增生，舌大及肝脾大。脊柱 X 光检查可见椎体发育不良，约半数患儿眼底检查可见樱桃红斑。症状为进行性，婴儿期生长发育及神经发育严重障碍，多于 2 岁左右死亡。β- 半乳糖苷酶测定和 GLB1 基因突变可确诊。

（二）戈谢病Ⅱ型

戈谢病Ⅱ型（Gaucher disease type Ⅱ，MIM#230900）为婴儿型戈谢病，由于 GBA 基因突变致葡萄糖脑苷脂酶缺陷的常染色体隐性遗传病。患儿多出生时正常，也可见胎儿水肿，新生儿期至婴儿期出现肝脾大及神经系统症状，迅速进展的延髓麻痹，动眼障碍，肌张力高，吞咽困难，癫痫发作，角弓反张和认知障碍等。少数患儿出生后即有肝脾大，精神不佳，食欲差。婴儿期病情进行性恶化，多于 1~2 岁时死亡。

骨髓涂片发现戈谢细胞高度提示本病，骨髓检查正常不能除外戈谢病。外周血白细胞或皮肤成纤维细胞培养葡萄糖脑苷脂酶活性低于正常下限的 30% 或 GBA 基因突变分析发现 2 个致病突变可确诊。

本病治疗主要是对症。伊米苷酶是葡萄糖脑苷脂酶的替代酶之一，在国内已有销售，由于其缺乏有效的治疗神经系统受累的证据，目前不建议用于治疗戈谢病Ⅱ型[4]。

（三）尼曼 – 匹克病 A

尼曼 - 匹克病 A 型（Niemann-Pick disease TypeA，

MIM#257200）为 SMPD1 基因突变致神经鞘脂酶缺陷的常染色体隐性遗传病。本型为婴儿型。6 个月内起病，黄疸，肝脾大，喂养困难，严重进行性神经系统功能障碍，多于 3 岁时死亡。神经鞘脂酶测定和 SMPD1 基因突变可诊断。

（四）黏脂贮积症 Ⅱ 型

黏脂贮积症 Ⅱ 型（mucolipidosis type Ⅱ，MIM#252500）又称 Ⅰ 细胞病（Ⅰ-cell disease）是 GNPTAB 基因突变致血浆多种溶酶体酶活性异常增高的常染色体隐性遗传病。患儿出生时就可有异常表现，低体重，粗陋面容，牙龈增生，心肌病，关节活动受限，髋关节脱位，脊柱侧弯，足畸形等。血、尿、体液中溶酶体水解酶芳香硫酸脂酶 A 较正常增高数十倍，而培养的成纤维细胞中则降低，说明此酶有结构缺陷，不能保留在细胞内或再进入细胞。血浆多种溶酶体酶测定或 GNPTAB 基因突变可确诊。

九、生物合成缺陷
（biosynthetic defects）

（一）Menkes 扭结发综合征

Menkes 扭结发综合征（Menkes kinky hair syndrome，MIM#309400）是 ATP7A 基因突变所致铜依赖性酶功能缺陷的 X 连锁遗传病。出现头发卷曲、硬、脆，被称为扭结发综合征或钢发综合征。1962 年 Menkes 首先描述，以后 Danks 提出所有临床表现为铜缺乏所致。国内有报告。

1. **病因**　本病为铜 - 转运 ATP 酶（copper-transporting ATPase）基因突变，导致结缔组织铜转运障碍，影响脑、皮肤、毛发、血管、骨等多个系统。病理改变主要有严重脑皮质退化性病变、萎缩、胶质细胞增生。骨干骺端增宽，头发在显微镜下检查可见中空。

2. **临床表现**　本病发生从宫内开始，生后即有症状，但多不被注意。面容特殊，颅盖骨长窄，前额高，囟门大，小鼻，肿眼，牙龈增生，皮肤松、软、天鹅绒感。卷曲发在生后 1 个月内出现，易断，弯曲等。低体温，肌张力低，反射异常也在生后 1~2 个月出现。此外，膀胱憩室致反复泌尿系感染，胃肠息肉致出血等。以后出现惊厥、意识不清，多于 3 岁前死亡。

3. **实验室检查**　骨 X 线片可见骨质疏松，头骨 X 线片示缝间骨。动脉血管造影可见全身小动脉弯曲、延长，是铜缺乏、动脉内弹力膜交叉连接缺陷所致。血生化检查示血清铜水平低、铜蓝蛋白水平低、白细胞色素氧化酶活性降低。成纤维细胞培养示铜含量高。肠黏膜铜含量明显增高，肝、肾、肌肉、胎盘铜含量低。ATP7A 基因突变可确诊。

4. **治疗**　用组氨酸铜（copper-histadine）200~1000μg/d 可使血清铜及铜蓝蛋白正常。如生后头几天就开始治疗，可明显改善预后，可长期存活，不发生惊厥，精神运动发育正常或接近正常等。

（二）Smith-Lemil-Opitz 综合征（SLO，MIM#270400）

本病为 DHCR7 基因突变致 7- 脱氢胆固醇还原酶缺陷的常染色体隐性遗传病。与一般遗传性代谢不同点是患儿出生时即有明显的特殊面容及可见多发畸形。

1. **临床表现**　面容特殊，多发畸形。小头，前额高、宽，短鼻，鼻孔上翻，小下颌，睑下垂，腭裂，多趾、并趾畸形，尿道下裂，两性畸形，隐睾，心、肾畸形，内分泌功能低下，智力低，肌张力低下，体重不增。

2. **诊断**　由于常规方法测定血胆固醇不能区分胆固醇及 7- 脱氢胆固醇，不能发现胆固醇降低。用气相色谱测胆固醇水平低、7- 脱氢胆固醇水平高有助诊断。DHCR7 基因突变分析可以确诊。

（邱正庆　赵时敏）

参考文献

1. 中华医学会儿科学分会内分泌遗传代谢学组，中国预防医学会出生缺陷预防与控制专业委员会新生儿筛查学组 . 高苯丙氨酸血症的诊治共识 . 中华儿科杂志，2014，52（6）：420-425.

2. 邬玲仟，张学 . 医学遗传学 . 北京：人民卫生出版社，2016：333-341，362-368.

3. 中华医学会儿科学分会内分泌遗传代谢学组，中华医学会儿科学分会神经学组，中华医学会神经病学分会肌电图与临床神经生理学组，中华医学会神经病学分会神经肌肉病学组 . 糖原贮积病 Ⅱ 型诊断及治疗专家共识 . 中华医学杂志，2013，93：1370-1373.

4. 中华医学会儿科学分会内分泌遗传代谢学组，中华医学会儿科学分会血液学组，中华医学会儿科学分会红细胞（贫血）疾病学组 . 中国戈谢病诊治专家共识，2015，53（4）：256-261.

第 20 章　免疫性疾病

第 1 节　胎儿和新生儿免疫发育

免疫系统的发育起始于胎儿早期,出生时尚未完全发育成熟。因此,新生儿免疫系统功能与年长儿或成人相比有其显著的特点[1-3]。免疫系统由固有免疫(又称天然免疫)和适应性免疫组成。固有免疫是在生物进化中形成的,主要由物理屏障(包括皮肤黏膜、血脑屏障等)、吞噬细胞(包括粒细胞和单核细胞等)及一些体液因子(包括补体、备解素和溶菌酶等)组成。适应性免疫是机体在与抗原反复接触后形成的,主要由T淋巴细胞介导的细胞免疫和B淋巴细胞介导的体液免疫所组成。了解新生儿时期免疫系统功能的特点,将有助于疾病的预防、诊断和治疗。

(一) 胎儿期免疫细胞的起源及其发育

人类免疫系统的产生和发育开始于胚胎早期,胚胎2.5~5周时在卵黄囊出现多分化潜能造血干细胞,胚胎5周时迁徙到胎儿肝脏,然后驻留在骨髓,直至整个生命期。淋巴样干细胞从这些前体细胞分化而来,并进一步在免疫器官和组织中分化为T、B或自然杀伤(NK)细胞。初级(中枢)免疫器官(胸腺、骨髓)的发育始于孕初3个月的中期且发育迅速,紧随其后次级(周围)免疫器官(脾脏、淋巴结、扁桃体、Peyer小结和黏膜固有层)也开始发育。此后,这些免疫器官成为干细胞进一步分化为T、B和NK细胞的基地,持续存在至整个生命期。免疫器官的发生发育和免疫细胞的不断分化是淋巴细胞与微环境的相互作用,以及细胞表面分子和分泌的蛋白质持续发生排列组合变化的结果,细胞表面分子已被统一分类和命名为分化群抗原(clusters of differentiation, CDs)。

免疫系统中只有T和B淋巴细胞具有特异性抗原的识别能力,由此而形成机体的适应性免疫。NK细胞也是来源于造血干细胞的淋巴细胞,在宿主的抗病毒感染、肿瘤监视和免疫调节中发挥重要作用。由T、B、NK和相关细胞合成和分泌的细胞因子(一些被命名为白细胞介素),通过自分泌、旁分泌和内分泌的方式促进免疫系统的细胞分化和增殖。

1. **T细胞的发育和分化**　胸腺最初形成在孕4周,从第3腮裂的外胚层和第3腮囊的内胚层演化而成胸腺的初体。在孕7~8周时,左、右胸腺初体移至中轴,来自胎肝的T细胞先驱开始定植于胸腺。这些原始T细胞表面可检测

出CD7和CD34分子,在孕8~8.5周时,胸腺一些CD7+细胞出现CD4(成熟辅助T细胞的表面标志)和CD8(成熟的细胞毒T细胞和NK细胞的表面分子)的共表达。此外,一些细胞出现T细胞受体(T cell receptor, TCR)单链,但没有完整的TCR。

成熟的TCR是由两条链(α和β或δ和γ)组成的异源二聚体,与CD3分子共表达于细胞表面。在从原始T(pro-T)细胞向前T(pre-T)细胞分化,从而进入T细胞系统发育时,先要经历TCR的基因重排。当干细胞定植于胸腺后不久,TCR的基因重排就开始了,在孕8~10周时开始T细胞的分化发育。9.5~10周时,95%以上的胸腺细胞为CD7+、CD2+、CD4+、CD8+和细胞质CD3+细胞,约30%具有CD1内皮质胸腺细胞抗原。到10周时,25%的胸腺细胞具有αβTCR,在胚胎期Tiαβ+细胞的数量逐渐增加,生后达到胸腺细胞的95%以上。

当不成熟的皮质胸腺细胞开始表达TCR时,阳性选择和阴性选择也开始。经过不成熟的胸腺细胞(TCR低表达)与存在于皮质胸腺上皮细胞的主要组织相容性抗原复合物(MHC)相互作用出现了阳性选择,其结果是一些表达了具有反应能力的TCR(能够与表达自身MHC抗原的外来抗原相互作用)的胸腺细胞被活化并发育成熟。随后出现的阴性选择是由存活的胸腺细胞(表达较高水平的TCR)与宿主的多肽(经由骨髓来源的胸腺的抗原递呈细胞递呈)相互作用而介导,使发生自身反应的胸腺细胞出现程序性死亡,即细胞凋亡。胎儿的胸腺细胞是机体中分裂最迅速的细胞,当干细胞进入胸腺后,细胞数量可在2周内增加10万倍。在这些细胞的成熟过程中,经过阳性和阴性选择,97%的皮质胸腺细胞死亡,存活的细胞已从不成熟的CD4+CD8+双阳性细胞转变成成熟的CD4+或CD8+单阳性细胞,并迁移到胸腺髓质。

胸腺细胞成为单阳性细胞时开始具有T细胞的功能,但是,直到离开胸腺时才发育完善。据估计,1个干细胞可产生大约3000个成熟的髓质胸腺细胞,这样的髓质细胞可以抵抗皮质激素对其的裂解作用。在胚胎11~12周,T细胞开始从胸腺迁移至脾脏和淋巴结,在胚胎14~15周时进入扁桃体。T细胞离开胸腺后经血流分布至全身,以淋巴结的副皮质区、脾脏的动脉周围和胸导管淋巴细胞最为密集。淋巴细胞归巢到外周的淋巴样器官是由淋巴细胞表面的黏附分子、L-选择素与淋巴器官特定区域的血管(高内

皮小静脉)表面的糖类部分相互作用所引导的。胚胎 12 周时,T 淋巴细胞已能应对植物血凝素和异体细胞产生增殖反应;20 周时已能发现抗原结合 T 细胞;在 16~18 周时可在胸腺髓质看到哈氏小体(Hassall bodies)。

2. B 细胞的发育和分化 与 T 细胞的发育相平行,B 细胞也从孕 7 周时开始在胎儿肝脏发育。胚胎 8 周时胎儿肝脏的 CD34$^+$ 干细胞被种植于锁骨骨髓,10 周时到达长骨。B 细胞的发育可分为两个阶段——抗原非依赖和抗原依赖阶段。抗原非依赖阶段是由免疫球蛋白基因重排的形式和细胞表面出现的蛋白而界定的。原 B(pro-B)细胞是多能干细胞向 B 细胞系列发育首先出现的,细胞表面带有 CD34 和 CD10 抗原,这时的免疫球蛋白基因仍处于幼稚阶段。下一个阶段是前前 B(pre-pre-B)细胞,在此阶段出现免疫球蛋白基因重排,但细胞质还没有免疫球蛋白 μ 链的表达,细胞表面也还没有 IgM,这些细胞以共表达一些膜抗原为特征,包括 CD34、CD10、CD19 和 CD40,紧随其后 CD73、CD22、CD24 和 CD38 也陆续表达于细胞膜。进一步发育就进入前 B(pre-B)细胞阶段,这时细胞质已出现免疫球蛋白 μ 重链的表达,但由于还没有免疫球蛋白轻链的产生,所以没有表面免疫球蛋白 M(surface immunoglobulin M,sIgM)。这一发育阶段的细胞已不再表达 CD34 和 CD10,但 CD21 开始出现,其他膜表面抗原没有显著变化。当发育至未成熟 B(immature B)细胞阶段,免疫球蛋白轻链的基因已进行了重排,开始出现 sIgM,但还没有 sIgD。膜表面抗原除了 CD38 消失外,其余都持续表达。在抗原非依赖发育的最后阶段,是成熟 B(mature B)细胞或处女 B(virgin B)细胞阶段,这时 B 细胞不仅表达 sIgM,而且也表达 sIgD,膜表面抗原表达谱中新增了 CD23。在孕 7 周的胎儿肝脏可发现前 B 细胞,sIgM+ 和 sIgG+ B 细胞约在 7~11 周出现,sIgD+ 和 sIgA+ B 细胞于 12~13 周出现。到孕 14 周时,血循环中表达 sIgM 和 sIgD 淋巴细胞的百分比已与脐血相同,并且略高于成人的外周血。

B 细胞发育的抗原依赖阶段起始于成熟 B 细胞受到抗原刺激后,此时它们进一步分化为针对特异性抗原的记忆 B 细胞和浆细胞,能够合成和分泌抗原特异性免疫球蛋白,即抗体。有 5 种免疫球蛋白——IgM、IgG、IgA、IgD 和 IgE,其中只有 IgM 和 IgG 能够固定补体,是血液和体液中最重要的发挥抗感染作用的免疫球蛋白。IgM 由于体积太大难以透过管壁,主要存在于管腔中,而 IgG 存在于所有的体液中。IgA 是主要的外分泌的保护性免疫球蛋白,不仅存在于消化道、呼吸道和泌尿生殖道,而且在体液循环中也有一定浓度。IgE 在内外体液中都存在,主要发挥抗寄生虫感染的作用。在碱性粒细胞和肥大细胞表面都有高亲和力的 IgE 受体,因此,IgE 是过敏反应的主要介质。

尽管胎儿的 B 淋巴细胞已具有分化为免疫球蛋白合成和分泌细胞的能力,但是由于宫内处于无菌的环境,在胎儿的淋巴样组织中几乎看不到浆细胞,直到孕 20 周后才有

很少量的出现。在宫内第 5 个月时,胎儿的肠道已有相当数量的 Peyer 小结,孕 25 周肠道黏膜固有层已可看到浆细胞。胎儿出生前,淋巴结可能已有初级滤泡,但还没有次级滤泡。

约在孕 12 周,胎儿已可以获得一定量的来自母体的 IgG,且持续增加,至出生时脐血的 IgG 浓度已与母体相当,甚至超过母体。IgG 是唯一能透过胎盘充分转运给胎儿的免疫球蛋白,包括它所有的亚类,只是 IgG2 稍少。正常新生儿脐血中可以检测到少量(约为成人水平 10%)IgM 和纳克水平的 IgA、IgD 和 IgE,由于这些蛋白质都不能透过胎盘,所以很可能是胎儿自己产生的,可能是一些抗原透过胎盘诱导胎儿的免疫应答。一些特应性婴儿在生后就有对一些还没接触过的抗原(例如鸡蛋清)发生反应的抗体,因此,推测这些 IgE 可能是在胎儿期由母体摄取的抗原所诱导产生的。

3. 自然杀伤(natural killer,NK)细胞的发育 孕 8~11 周时已能在胎儿肝脏发现 NK 细胞的活性。NK 细胞也来源于骨髓的前体细胞,虽然在胸腺可发现 NK 细胞,但 NK 细胞并不一定要在胸腺发育成熟。NK 细胞具有非 MHC 限制的细胞毒性功能。与 T 和 B 细胞不同,NK 细胞在发育过程中没有抗原受体基因的重排。所有 NK 细胞都表达 CD56 抗原,90% 以上的 NK 细胞表面有 CD16 分子。从骨髓迁出后 NK 细胞进入血循环或脾,但淋巴结中 NK 细胞非常少。NK 细胞能特异性地识别正常的异基因细胞,在正常个体 NK 细胞占淋巴细胞的 10%,但在脐血这个百分比略低。

(二)新生儿的免疫水平及特点

1. 固有免疫 新生儿抵抗病原微生物入侵的第一道防线——固有免疫系统是由细胞、体液因子和表面屏障所构成的[4]。由感染性病原体和非己抗原启动的固有免疫涉及中性粒细胞、单核巨噬细胞、树突状细胞、NK 细胞和补体的非特异性活化。

(1)中性粒细胞:新生儿(包括足月儿和早产儿)外周血中性粒细胞的数量与年长儿和成人相似,但是其对于细菌感染的应答反应与成人有显著差异。新生儿在应对感染时生成中性粒细胞的能力不足,败血症患儿往往表现为中性粒细胞减少。而且,新生儿中性粒细胞的趋化能力显著低下。体外研究显示,新生儿出生时中性粒细胞的迁移能力异常,但足月儿发育迅速,很快达到正常,而早产儿在生后 2~3 周才开始发育,并且速度缓慢。此外,一些与中性粒细胞噬菌功能相关的重要蛋白质合成少,是影响新生儿中性粒细胞功能的重要因素。

(2)单核巨噬细胞:单核巨噬细胞对病原体的识别是启动固有免疫防御系统的关键环节,这一识别主要是由 Toll 样受体(TLR)来完成的。TLRs 是一个能感受各种病原分子的保守的免疫受体家族,这些受体可识别病原相关分子模式,引起核转录因子(nuclear factor kappa B,NF-κB)

和干扰素(interferon,IFN)调节因子的活化,在抗感染免疫中发挥重要的调节作用,且也是诱导适应性免疫的重要步骤。目前已知人类表达10种TLRs,其中TLR2和TLR4表达于细胞表面,分别识别革兰阳性和阴性细菌。近来有研究结果显示,新生儿单核巨噬细胞TLR4介导的NF-κB依赖的转录活性降低,可导致对于革兰阴性细菌败血症的易感性增加。体外培养的脐血单核细胞给予脂多糖(LPS)刺激后,TNFα的分泌量较成人显著降低。虽然新生儿和成人TLR4表达阳性的细胞数量相似,但是由于TLR4信号传导通路的相关蛋白表达不足,导致新生儿单核吞噬细胞对刺激的应答能力低下,炎症反应被抑制。因此,单核巨噬细胞功能不全可能是新生儿固有细胞免疫缺陷的主要构成因素。

(3) 细胞因子:T辅助细胞按其产生的细胞因子可分为两种类型:Th1和Th2型,两者处于动态平衡中。Th1细胞分泌IFN-γ和IL-2等,介导细胞免疫,抵御胞内病原体,包括病毒和细菌,并介导迟发性超敏反应,参与炎症反应。Th2细胞分泌IL-4和IL-5等,介导体液免疫,抵御胞外病原体(如寄生虫),并介导Ⅰ型超敏反应。在胚胎期内为维持胎儿的正常存活,避免受到Th1诱导的免疫损伤,胎儿体内以Th2细胞因子的产生占显著的优势,并在一些调节分子,包括IL-10、前列腺素E$_2$和孕酮的作用下,使Th1的免疫功能进一步受到抑制,这也是造成新生儿固有免疫应答显著低下的关键因素。Th1细胞因子产量的减少不仅只在胎儿期,在新生儿出生后,T细胞产生干扰素γ(IFN-γ)能力仍然不足。此外,脐血单核细胞IL-12产生水平低可能也是导致IFN-γ缺乏的原因之一。新生儿巨噬细胞在接触LPS抗原后,产生前炎症因子的能力低下,如IL-1β、IL-6、IL-12、TNFα和IL-18的产生都不足,这些也使Th1细胞因子进一步减少。目前已知巨噬细胞应对病原体的固有免疫应答中,Th1细胞因子对于启动早期的抗感染免疫应答和诱导细胞免疫都起着关键的作用。因此,Th1细胞因子产生不足和应答能力低下可能是导致新生儿固有细胞免疫力降低,以及向Th2免疫应答偏移的主要原因。

(4) 补体系统:补体是固有免疫的重要组成部分,它是主要由肝细胞和巨噬细胞产生的一组血浆蛋白质。在生理情况下,大部分补体成分以无活性的酶前体形式存在,可通过两条途径——经典或旁路途径被活化。经典活化途径是通过C1的亚单位Clq与抗原-抗体(IgM或IgG)复合物相互作用而引发;旁路活化途径可直接由某些细菌激发。

补体系统活化过程中产生一系列活性片段,具有不同的生物学效应,广泛参与机体的免疫调节与炎症反应。C3a和C5a可引起血管扩张和血管通透性增强。C5a是中性粒细胞、单核细胞和嗜酸性粒细胞的趋化因子,具有促使这些细胞脱颗粒、黏附到血管内皮细胞上和释放白三烯等生物学作用。C3b和C5b是重要的调理素,可促进吞噬细胞对大多数细菌和真菌的清除。C3b作用于补体活化形成的

膜攻击复合物,在抗脑膜炎球菌和淋球菌感染中发挥重要作用。

从胚胎6~14周起胎儿已能自己合成补体成分,并随胎龄增长而升高,于生后3~6个月达到成人水平。母体的补体不输送给胎儿。新生儿经典途径的补体(CH50)和C3、C4、C5活性是其母亲的50%~60%,旁路活化途径(AP50)及其各种成分,包括B因子和备解素的活性发育更为落后,B因子和备解素仅分别为成人的35%~60%和35%~70%。未成熟儿经典和旁路途径的补体浓度均低于成熟儿,而足月小样儿的浓度与正常新生儿相似。

2. 适应性免疫

(1) T细胞及T细胞亚群:虽然新生儿期CD3$^+$T细胞的百分比略低于儿童期和成人,但是由于淋巴细胞总数高,因此,CD3$^+$T细胞的绝对数是高的。此外,脐血中CD4$^+$T细胞与CD8$^+$T细胞的比值[(3.5~4):1]较儿童期和成人(1.5~2:1)高。脐血T细胞已能对一些丝裂原,例如植物血凝素(PHA)和刀豆素A(concanavalin A,Con A)产生正常的应答,以及进行混合白细胞反应。如果脐血淋巴细胞不能产生这些反应,则提示原发性免疫缺陷。正常新生儿在出生时已能产生特异性的T细胞免疫应答,接种卡介苗几周后就可出现强烈的结核菌素反应。

新生儿T淋巴细胞表型与成人有一定的差异。CD38是一种不成熟的细胞表型,存在于胸腺细胞中。成人外周血T细胞中甚少表达CD38,而脐血T细胞的表达阳性率可达75%~95%。CD3$^+$T细胞与抗CD45RA单抗共同标记后可分为3个亚类:CD45RA$^+$高度阳性细胞(CD45RAbri$^+$CD3$^+$T细胞)、CD45RA$^+$低度阳性细胞(CD45RAdim$^+$CD3$^+$T细胞)及CD45阴性细胞(CD45RA$^-$CD3$^+$T细胞)。新生儿CD45RAbri$^+$T细胞在CD3$^+$T细胞中的百分比高于成人,而CD45RAdim$^+$CD3$^+$T细胞与成人相比无差异。

体外细胞培养的研究结果显示,当有内源性抗原递呈细胞存在时,脐血T细胞对于抗CD3或抗CD2刺激的增殖反应很弱,所产生的细胞因子,包括IL-2、IFN-γ、IL-4、粒细胞巨噬细胞集落刺激因子(GM-CSF)和IL-5等水平都很低。相反,对于T细胞受体非依赖的刺激,脐血T细胞的增殖和IL-2的产生水平与成人相似。然而,当有成人抗原递呈细胞存在时,脐血T细胞的增殖可以达到成人水平。这些结果说明,新生儿T细胞对于依赖抗原递呈细胞的、经细胞表面分子途径活化的生理性的刺激反应微弱,对于共刺激信号具有更高的需求,如果能获得足够的刺激信号,新生儿T细胞功能就能达到成人水平。此外,当促进Th1细胞功能的共刺激信号增加时,新生儿T细胞产生的细胞因子也能够达到成人水平。同时给予抗CD28和抗CD3单克隆抗体刺激新生儿T细胞活化,可使IL-12的产生明显增加。外源性IL-12也能显著增加新生儿T细胞IFN-γ的产量。

新生儿T细胞需要更强的共刺激信号才能达到成人T细胞的功能,其原因可能与T细胞表面一些关键分子的

表达有关。新生儿 T 细胞表面 TCR 复合物的密度显著低于成人 T 细胞，从而导致经 TCR 复合物的信号传导水平降低。同时，一些细胞的黏附分子，包括白细胞功能抗原 -1（leukocyte functional antigen-1，LFA-1）、LFA-3 和 CD2 在新生儿 T 细胞表达密度低，这些分子的减少可能限制了新生儿 T 细胞与抗原递呈细胞的相互作用。所以，一些很强的生理信号刺激都不足以诱导新生儿 T 细胞的反应，需要增加共刺激信号才能达到诱导其活化的水平。

虽然在体外培养中新生儿 T 细胞能被诱导成熟，但有内源性抗原递呈细胞存在时很少产生 Th1 细胞因子 -IFN-γ。虽然，新生儿 IL-4 的水平并不高，但在新生儿处女 T 细胞的体外培养中，当给予刺激后它们优先产生 Th2 的应答反应。然而，体内与体外研究的结果相反，在新生儿已能观察到充分成熟的 Th1 免疫应答。有文献报道，宫内感染寄生虫或分枝杆菌诱导产生的 Th1 应答可达成人水平。这些研究结果显示，新生儿产生 Th1 免疫应答的能力在不断增强，但并不总是占优势，在用非细胞百日咳疫苗接种后，诱导婴儿产生的是 Th1 和 Th2 混合的免疫应答反应。不少研究报道显示，新生儿对于疫苗产生的 Th1 免疫应答低下，在急性感染恶性疟原虫后所产生的 Th1 和 Th2 细胞因子分泌细胞显著少于成人。因此，新生儿的 Th 免疫应答变异较大，其机制还不完全清楚。

在感染或体外诱导刺激下，新生儿 T 细胞已能发育为细胞毒 T 效应细胞（CTL），在 HIV 或 EB 病毒感染的婴儿体内可检测到病毒特异性 CTL，但 6 月龄以下婴儿 CTL 的数量和功能活性都显著低于成人。而且，脐血细胞很少能在移植物受者引起移植物抗宿主疾病（graft versus host disease，GVHD）。这些都说明新生儿 CTL 的应答反应不足。

（2）B 细胞和免疫球蛋白：脐血中 B 细胞的百分比略高，并且由于淋巴细胞总数高，所以 B 细胞绝对数量大大高于儿童和成人。然而，脐血中的 B 细胞经丝裂原或抗 CD40 抗体加 IL-4 共刺激后合成免疫球蛋白的种类和量都显著低于儿童和成人。出生后，新生儿应对新环境中遇到的免疫刺激合成 IgM 类免疫球蛋白的速度快速提高，未成熟儿也与足月儿相似。生后 6 天，血清 IgM 的浓度迅速增加，约在 1 岁时达到成人水平。脐血中 IgA 含量极低，在生后 13 天左右刚刚可以在血清中检测到，而后逐渐升高，在 6~7 岁时达到成人水平。脐血 IgG 的含量与母体血清相同或更高，在生后 6~8 个月中来自母体的 IgG 逐渐下降，而婴儿自身合成的 IgG 不断增加，在第一年中，IgG1 和 IgG3 的合成速度快于 IgG2 和 IgG4，总 IgG 在 7~8 岁时达到成人水平。其中 IgG1 和 IgG4 先达到成人水平，然后是 IgG3（约 10 岁）和 IgG4（约 12 岁）。

经特异性免疫后，新生儿能产生 IgM，但不能有效地转换为产生其他类型的免疫球蛋白。有研究显示，在有来自成人的成熟 T 细胞的辅助时，新生儿的 B 细胞能够产生 IgG、IgA 和 IgE。因此，新生儿 B 细胞不能进行免疫球蛋白

类型转换，可能是由于体内的 T 辅助细胞功能不足的缘故。在诱导 Ig 类型转换中最关键的信号传导是表达于 T 细胞的 CD40 配体（CD40L）与表达于 B 细胞的 CD40 的相互作用。研究显示，成人 T 细胞被活化后，CD40L 出现短暂的上调，而新生儿 T 细胞则不能检测到 CD40L 表达，只有经 CD3 抗体活化后，新生儿 T 细胞才出现 CD40L 表达上调。同时，如果在体外培养中加入 IL-2 和 IL-4，可使新生儿 T 细胞充分表达 CD40L，进而促进新生儿 B 细胞 Ig 的分泌和类型转换。因此，能促进 Th1 发育的因素，通过 TCR 依赖的途径使新生儿 T 细胞活化和产生细胞因子，可有效地上调 CD40L 的表达，从而促进 Ig 类型的有效转换。

（3）NK 细胞：脐血中的 NK 细胞的百分比通常较儿童和成人血液中的低，但由于淋巴细胞数量多，NK 细胞的绝对数与儿童和成人大致相等。然而，脐血 NK 细胞介导靶细胞溶解的能力约只有成人的 2/3。

（4）淋巴样组织器官：新生儿的淋巴组织在出生时已有良好的发育，且在出生后快速成熟。在胎儿期，胸腺相对于其身体是最大的，出生时其重量通常已达到成熟时（约在 1 岁）的 2/3，青春期前胸腺的发育到达高峰，而后逐渐退化。1 岁左右，淋巴器官的组织结构已发育成熟，外周血淋巴细胞计数也达到高峰。在婴儿期和儿童早期，周围免疫组织增长迅速，6 岁时达到与成人相当的程度。

（三）影响新生儿免疫状态的因素

1. 分娩方式　有文献报道，阴道分娩新生儿的白细胞总数、中性粒细胞、单核细胞和 NK 细胞显著高于选择性剖宫产的新生儿，而各淋巴细胞亚群则差异不显著。此外，阴道分娩的新生儿脐血免疫球蛋白 IgG、IgM，以及补体 C3 和 C4 水平都明显高于剖宫产儿，究其原因可能是胎儿 - 胎盘脉管系统压力变化而产生的一种超滤机制，而这种超滤机制只有在胎儿通过产道时才变化明显。分娩中的子宫剧烈收缩使 IgG 通过主动转运的方式由胎盘进入胎儿体内；而剖宫产手术刺激的应激反应导致母体免疫功能下降或胎盘功能改变，致使 IgG 通透障碍，IgG 不易通过。

有研究对正常阴道产和选择性剖宫产孕妇、胎儿（脐血）、生后 1 天和 4 天的新生儿外周血进行了一些细胞因子和可溶性细胞因子受体的检测分析，结果显示正常阴道产后 1 天和 4 天的新生儿血清可溶性 IL-2 受体（soluble interleukin-2 receptor，sIL-2R）浓度，阴道分娩产妇血清可溶性 IL-4 受体（sIL-4R），阴道分娩产妇和新生儿脐血血清 IFN-γ、IL-6 的浓度，阴道分娩产妇、脐血和生后 1 天新生儿血清 IL-1β，以及新生儿脐血、生后 1 天和 4 天血清 TNF-α 都显著高于选择性剖宫产者。sIL-2R 是外周血单核细胞活化的敏感和可定量的标志，其与分娩方式的相关变化，提示阴道产活化了细胞因子，影响其生后的血清浓度。sIL-4R 在阴道分娩产妇血清的升高可能有助于免疫系统的活化。IFN-γ 等细胞因子在阴道产新生儿的增高，据推测可能是新生儿在经过产道时接触和吸收了细菌脂多糖（LPS）所引

起的。总之,该研究发现,阴道产引起一系列细胞因子及其受体的血清水平升高,可能有助于促进新生儿免疫系统的活化和发育。

2. **母乳** 母乳是多种生物活性物质的混合物,对于婴儿的免疫状态具有显著的影响。它不仅含有大量的抗菌成分可以提供免疫保护,而且还含有丰富的免疫细胞和免疫调节因子,能促进婴儿免疫系统的发育,调节免疫耐受和炎症反应[5]。乳汁也可看做是母亲与婴儿的免疫系统之间相互交流的媒介。

母乳含有其自身的免疫系统,在哺乳期的不同阶段,母乳中白细胞的数量变化较大,初乳中白细胞约为 4×10^9/L,成熟乳为 $0.1 \sim 1 \times 10^9$/L,其中巨噬细胞(CD14$^+$ 细胞)占 55%~60%,这些母乳来源的巨噬细胞表达 CD11c(活化标记),证实其具有吞噬活性,并且能分泌免疫调节因子。有研究发现,巨噬细胞可以吞噬 sIgA,当肠道遇到细菌时,会将 sIgA 再释放出来,发挥作用。中性粒细胞在母乳的免疫细胞中占 30%~40%,其对于婴儿免疫发育的作用尚不完全清楚。淋巴细胞在母乳的免疫细胞中占 5%~10%,大多数淋巴细胞(>80%)都是 T 细胞,与血淋巴细胞相比,母乳中 CD8$^+$ 细胞比例较高,这些细胞表达 L- 选择素、整合素和黏膜黏附细胞黏附分子 -1,它们可能是从母亲的黏膜免疫系统选择性地回到乳腺中。母乳中的 CD4$^+$ 细胞以活化状态存在,表达 CD40L、sCD30、IL-2 受体,人黏膜淋巴细胞抗原 -1 或迟发激活蛋白 -1 等一些活化标记,并表达 CD45RO(一种与免疫记忆相关的表面蛋白)。这些来自母体的活化 T 细胞,既可以补充新生儿不成熟的 T 细胞功能,又能促进它们的成熟发育。此外,活化的成熟淋巴细胞还有助于弥补巨噬细胞抗原递呈能力的不足。一些研究显示,开始母乳喂养后,淋巴细胞的亚群分布出现变化,表现为 CD4$^+$/CD8$^+$ 比值降低,NK 细胞数增加。此外,有研究报道母乳喂养的婴儿的胸腺大小是非母乳喂养婴儿的 2 倍,提示母乳在 T 细胞发育中具有一定作用。

母乳中的 T 淋巴细胞经刺激后可产生 IL-6、IL-8、INF-γ 及 TNF- a 等细胞因子,初乳中单个核细胞分泌 TNF-α、IL-6 及 IL-8 的水平明显高于成熟乳。因此,母乳喂养对新生儿抗感染免疫发挥着重要作用。动物实验证明,一次哺乳后,母乳细胞可黏附在肠黏膜上皮细胞达 60 小时以上。母乳免疫细胞进入新生儿肠道后,在肠道细菌 LPS 等刺激物的作用下增殖分化,释放更多的细胞因子。而母乳中含有丰富的抗蛋白酶,新生儿肠道近端也缺乏内源性蛋白水解酶,使细胞因子不易水解,从而更有效地发挥免疫效应,对处于易感时期的新生儿提供重要的免疫保护作用。

母乳中包含一系列的细胞因子和趋化因子,包括 IL-1β、IL-2、IL-4、IL-5、IL-6、IL-8、IL-10、IL-12、IL-13、TNF-α、转化生长因子 -β(TGF-β)、IFN-γ、粒细胞集落刺激因子(G-CSF)、单核细胞趋化蛋白 1 及趋化因子 RANTES 等。这些细胞因子最初来源于乳腺,母乳中的白细胞也能产生许多细胞因子。然而,这些细胞因子经过婴儿的胃消化后是否能保持活性还不清楚。但有研究发现,一些细胞因子 /趋化因子在进入肠道之前处于隐蔽的或被保护的状态。虽然细胞因子在母乳中的浓度变化很大,对于它们在婴儿免疫系统发育中的作用还难以准确评价,但是,从母乳中摄取的细胞因子无疑对于婴儿免疫细胞成熟和发育具有潜在的影响。例如,母乳中的细胞因子 TGF-β、IL-6 和 IL-10 能促进 IgA 分泌细胞的发育和分化,以及肠道固有免疫系统的成熟。

IL-10 是在母乳中发现的一个强有力的免疫抑制细胞因子,由乳腺细胞产生,也存在于母乳中的淋巴细胞和巨噬细胞中。IL-10 抑制 Th1 反应,因此,可抑制促炎症细胞因子的释放。TGF-β(TGF-β1 和 TGF-β2)在经过婴儿肠道后仍能保持活性,被婴儿肠道快速吸收,提示此蛋白对免疫的影响可能并不限于肠道。TGF-β 在免疫调节中能下调炎症反应,促进由细胞因子或感染所造成的肠细胞损伤的修复。促炎症细胞因子 IL-1β、IL-6、IL-8 及 TNF-α 在母乳中的量不同,而且母乳中还有 IL-1 受体激活剂和可溶性的 TNF-α 和 IL-6 受体,这些受体可与肠腔中的细胞因子相结合以降低它们的活性。母乳中的 IL-10 的浓度较高,将有效影响并下调 IL-8 的产生。在母乳中抗炎细胞因子和促炎细胞因子一直处在一个动态平衡中,在婴儿免疫发育的不同时期提供不同的支持。

母乳中还有一些可溶性分子也参与炎症反应的调节,包括 sCD14 和一些可溶性黏附分子(细胞内黏附分子 1 和血管黏附分子)。一些营养成分也具有免疫调节作用,例如长链不饱和脂肪酸(long-chain PUFA,LCPs)能够改变淋巴细胞产生细胞因子的能力,影响细胞表面分子的表达,参与对婴儿免疫发育的调节作用。母乳中的核苷通过促进淋巴细胞增殖、NK 细胞活性、巨噬细胞活化和产生多种其他免疫调节因子对全身免疫系统起到有益作用。给足月的和早产的婴儿喂食添加核苷的婴儿食品不仅可改善免疫反应,而且还能促进 T 细胞成熟,减少腹泻病的危险。尽管其机制还不十分清楚,但是动物研究表明食源核苷可以促进 Th1 反应并调节 B 细胞的成熟和分化。

3. **早产** 有研究结果显示,在新生儿早期(<7 天),早产儿外周血 CD3$^+$、CD4$^+$、CD8$^+$ T 细胞百分比和 CD4$^+$/CD8$^+$ 的比值都显著低于足月儿。胎儿在孕期的最后 3 个月可能是细胞免疫功能成熟的关键时期,胸腺发育增快、胸腺细胞迅速增加,T 细胞总数和各亚群细胞数量增长迅速,功能逐渐完善。而早产儿,尤其是胎龄较小的早产儿,胸腺发育不成熟,胸腺内分泌功能不完善,导致 T 细胞总数和各亚群数量减少及功能低下,引起细胞免疫功能低下。在 3 月龄随访时,早产儿和足月儿 CD3$^+$、CD4$^+$ 和 CD8$^+$ 细胞的百分比没有显著性差异。可能是因为早产儿生后数周内胸腺继续快速增长,来自骨髓的前淋巴细胞在胸腺内分化发育为成熟 T 淋巴细胞的速度相对较足月儿快所致。文献报道早产

儿在 1 月龄时 T 细胞数量可达到正常新生儿水平[6]。

体液免疫检测结果显示,早产儿 IgG、IgA、IgM 都明显低于足月儿水平,其中 IgG 差异更具有显著性。但 3 个月后随访发现两组 IgA 差异已无显著性,早产儿组 IgG 与 IgM 仍较足月儿低。新生儿由于体内缺乏特异性抗体,且 B 细胞合成抗体能力不足,故母亲的特异性抗体对其抗感染免疫非常重要。但母体的 Ig 中只有 IgG 能通过胎盘,它的转运是一种主动过程,且随孕期而增加,在孕期最后 3 个月才能大量由母体胎盘进入胎儿体内。早产儿由于过早娩出未能从母体摄入足够的 IgG,故 IgG 水平低下。此外,T 细胞对调节 B 细胞产生和增加 Ig 分泌十分重要,早产儿 T 细胞数量较少且功能低下,协助 B 细胞产生和增加 Ig 分泌的能力均降低。

新生儿生后早期 Ig 的主要来源是母乳,在生后 24 小时内能将母乳中的 IgA 经胃肠吸收入血,提高循环抗体水平,但 24 小时后大多不能再吸收入血,仅停留于肠道局部发挥作用,而早产儿生后 24 小时内常因吸吮力差而错过了机会。因此,早产儿只要吞咽功能尚好,即使吸吮反射弱也应尽早用滴管喂初乳。胎龄较小、吞咽功能尚差者可考虑鼻饲,以便通过喂初乳向早产儿传递更多的免疫活性细胞,经激活后释放多种细胞因子而发挥抗感染等各种免疫调节作用。因早产儿进食母乳量较少,所以 IgA、IgM 水平亦低于足月儿。3 个月后早产儿组 IgA 和 IgM 水平均较新生儿早期有了显著增高,但 IgM 仍低于同龄足月儿,IgA 与足月儿已无显著性差异,IgG 水平平均分别比新生儿早期时低,这是因为生后母体输入的 IgG 逐步消耗,而小婴儿 IgG 自身合成能力尚不足所致[7]。正是由于早产儿 T、B 淋巴细胞功能不成熟,使其比足月儿更易受病原体侵袭,且感染更严重,病程更长。

4. **肠道微生物** 肠道由于其巨大的表面积构成了人体最大的免疫器官,定植在肠道的微生物群对于免疫系统的发育成熟发挥着重要的作用。肠道有丰富的肠相关淋巴样组织(gut-associated lymphoid tissue,GALT),包括 Peyer's 小结、隐窝和淋巴滤泡,这些淋巴组织的发育需要肠道微生物的刺激。肠道菌群还通过对肠道调节性 T 细胞 -T_{Reg} 和 T_H17 细胞的作用,维持肠道内环境平衡。此外,一些肠道益生菌可促进肠道产生分泌型 IgA,增强黏膜的免疫力[8]。

一般认为肠道微生物的定植是从出生开始的,先是兼性厌氧菌,例如肠杆菌、肠球菌、乳酸菌和链球菌,随后是厌氧菌,例如拟杆菌、双歧杆菌、梭菌等定植,约到 1 岁时,婴儿的肠道菌群与成人相似。分娩方式、早产、喂养方式、抗生素暴露和益生菌应用都能影响肠道菌群的形成,从而影响免疫发育的进程[9,10]。研究显示,剖宫产出生的新生儿肠道初始定植的是来自皮肤的细菌,菌群的多样性程度低,益生菌数量少,从而增加了其患哮喘和食物过敏的风险。早产儿肠道菌群定植延迟、多样性差、条件致病菌增加而益生菌减少,患坏死性小肠结肠炎(NEC)的风险增加。母乳

喂养的婴儿肠道定植的主要是双歧杆菌,而配方奶喂养的婴儿肠道定植菌具多样性,因而母乳喂养可降低哮喘和食物过敏的风险。抗生素暴露可导致肠道菌群失衡,肠道一些有益菌的定植减少而条件致病菌增加,使过敏性疾病、感染和炎症性疾病的风险都增加,而益生菌的应用可以降低这些疾病的风险。

(杨毅)

参考文献

1. Ygberg S,Nilsson A. The developing immune system-from foetus to toddler,Acta Paediatr. 2012,101:120-127.

2. Dowling DJ,Levy O. Ontogeny of early life immunity. Trends Immunol,2014,35:299-310.

3. Goenka A,Kollmann TR. Development of immunity in early life. J Infect. 2015,71(Suppl 1):S112-120.

4. Basha S,Surendran N,Pichichero M. Immune responses in neonates. Expert Rev Clin Immunol,2014,10:1171-1184.

5. Turfkruyer M,Verhasselt V. Breast milk and its impact on maturation of the neonatal immune system. Curr Opin Infect Dis,2015,28:199-206.

6. Gomez-Lopez N,StLouis D,Lehr MA,Sanchez-Rodriguez EN,Arenas-Hernandez M. Immune cells in term and preterm labor. Cell Mol Immunol,2014,11:571-581.

7. Sharma AA,Jen R,Butler A,Lavoie PM. The developing human preterm neonatal immune system:a case for more research in this area. Clin Immunol,2012,145:61-68.

8. Walker A. Intestinal colonization and programming of the intestinal immune response. J Clin Gastroenterol,2014,48(Suppl 1):S8-11.

9. Kamada N,Seo S,Chen GY,et al. Role of the gut microbiota in immunity and inflammatory disease. Nature Rev. Immunol,2013,13:321-335.

10. Li M,Wang M,Donovan SM. Early Development of the Gut Microbiome and Immune-Mediated Childhood Disorders. Semin Reprod Med,2014,32:74-86.

第 2 节 新生儿免疫功能的实验室评价

免疫系统的基本功能包括免疫防御、免疫耐受和免疫监视三大功能。免疫功能受损常表现为感染、自身免疫性疾病/过敏性疾病和肿瘤。免疫评价的对象主要针对免疫功能受损的患儿,也就是有上述临床表现的三类患儿,但由于新生儿时期自身免疫性疾病/过敏性疾病和肿瘤相对少见,特殊感染患儿常作为免疫功能评价最为重要的目标人群。特殊感染是指反复、严重以及少见病原微生物的感染,

且常规治疗效果不佳。

免疫功能评价有两个层次：一是常规免疫功能评价，主要针对相对常见的免疫缺陷所建立的常规评价手段，常规免疫评价可以基本确立免疫受损环节；二是根据常规免疫功能评价所提示的可能疾病进行个体化的免疫功能性分析和基因分析，以进一步明确免疫缺陷的分子基础，并了解其遗传特性。免疫功能评价需要临床与实验室相结合进行，本节仅介绍实验室评价方法。

（一）固有免疫

主要包括补体的检测和中性粒细胞功能的评价。

1. **补体检测**　包括总补体（CH50）和各组分。总补体以 CH50（单位 /ml）表示结果，正常值因方法不同而异。补体 C1~C9 中任何一个组分的含量降低，均可使总补体量降低，故可以此作为过筛试验。补体组分的测定可帮助明确其含量。先天性补体异常罕见，新生儿时期因补体缺陷所致的疾病少见。

2. **中性粒细胞功能检测**　中性粒细胞的功能有趋化性、吞噬活力及杀菌作用等。趋化性试验中以大肠杆菌培养过滤液提供趋化因子，在一特殊小培养盒（Boyden 小盒）内，观察细胞移行入滤膜中的距离（也可用琼脂糖做试验），判断白细胞趋化性的强弱。吞噬功能测定是将白细胞与葡萄球菌混合孵育，计算 100 个白细胞吞噬细菌数及吞噬指数。吞噬颗粒后的代谢活性，可用硝基蓝四氮唑（nitroblue tetrazolium，NBT）试验或化学发光法进行测定。近年来，使用流式细胞仪测定中性粒细胞吞噬二氢若丹明（Dihydro Rhodamine，DHR）来判定其功能，更为简便和客观，已逐渐取代 NBT 试验。杀菌作用检测是将白细胞与金黄色葡萄球菌混合，加入健康人血清（提供补体），并做细菌培养及菌落计数，以推算白细胞的杀菌活性。

（二）适应性免疫

1. **体液免疫**　主要包括 B 细胞数量和 B 细胞的功能（包括免疫球蛋白和特异性抗体）。

（1）B 细胞数量：目前主要通过流式细胞仪进行检测，CD19 分子是正常成熟 B 细胞的表面标志。通过检测 CD19+ 细胞的量可以帮助确定 B 细胞数是否正常。采用流式细胞仪可检测 B 细胞占外周淋巴细胞的百分比和 B 细胞的绝对计数。

临床上 B 细胞数量减少的情况主要见于 X 连锁无丙种球蛋白血症（x-linked agammaglobulinemia，XLA）。新生儿时期通过测定血清免疫球蛋白无法诊断 XLA，但检测 B 细胞的数量有助于早期诊断 XLA。许多情况下需要甄别 B 细胞在外周血淋巴细胞中比例的变化是由于 B 细胞直接变化所造成还是其他淋巴细胞组分的变化间接引起（见 T 细胞部分）。由于体内淋巴细胞数量是一个动态过程，其变化可以较大。

（2）B 细胞功能：成熟 B 细胞的主要功能是产生免疫球蛋白和病原特异性抗体。不同地区人群的免疫球蛋白正常值范围可略有差异，儿童免疫球蛋白正常值因年龄而变化。正常新生儿由于来自母亲的 IgG 的影响，出生时其 IgG 水平接近正常成人，而后迅速下降。婴儿期 IgA、IgM、IgE 均呈生理性低下，不能因此而诊断为抗体缺陷。如 IgA 和 IgM 过高，一般为患儿自身感染所致。测定同种血凝素是临床上最简便且有意义的检查机体抗体应答的方法，检测体内是否存在病原特异性抗体也有利于了解抗体产生的能力。一些特异性抗原刺激后机体产生抗体的能力可以帮助判断是否存在特异性抗体产生缺陷，如抗细菌 LPS 抗体缺陷等。IgE 总量与年龄相关，脐血中 IgE 一般 <2KU/L，新生儿 IgE 水平十分低下。儿童期血中 IgE 含量随年龄递增，12 岁以后逐渐接近并稳定在成人水平。

2. **细胞免疫**　T 细胞的表面标志目前临床主要使用 CD3、CD4、CD8 三种，CD16/56+ 为 NK 细胞。在对 T 细胞百分比进行评价时必须首先掌握 3 个公式[1]：①正常情况下所获得的流式细胞仪检测结果应满足：(CD3+)%+(CD19+)%+(CD16/56+)%=100%，常规检查可有出入，一般为 ±5%，如相差过于悬殊应注意检测系统是否完善及存在严重血液肿瘤性疾病的可能；②(CD3+CD4+)%+(CD3+CD8+)%=(CD3+)%，当检测结果偏离此等式时提示存在双阴性或双阳性 T 细胞。临床上这种情况发生较多，其中以双阴性 T 细胞最为常见；③(CD3+CD4+)%>(CD3+CD8+)%，通常可以用 CD4/CD8 的比值来体现，但目前新生儿还没有这一比值的正常值范围。一般而言 CD4/CD8 比值应大于 1，也就是说 CD3+CD4+T 细胞数应多于 CD3+CD8+ T 细胞数。当发生比值倒置时应注意判别是由于 CD3+CD4+ T 细胞减少还是由于 CD3+CD8+T 细胞增多所致。流式细胞仪获得的结果是外周淋巴细胞群中各种细胞组分所占的比例，这种比例的变化是相互影响的。一个细胞组分的增高或降低必然造成其他组分降低或增高，因此，当发生异常时必须明确是哪一细胞组分所引起的变化。

T 细胞功能主要由其分泌的细胞因子体现。目前已可以采用流式细胞仪快速检测细胞因子，但还没有在临床实践中常规应用。淋巴细胞增殖（转化）试验有助于原发性及继发性免疫缺陷病的诊断，也有助于肿瘤等疾病患者免疫功能状态的观察。但一般往往存在严重 T 细胞功能障碍时才可能发现异常。近年来，有通过检测 T 细胞活化时一些细胞表面分子的出现来帮助判断。

此外，目前近 300 种原发性免疫缺陷病的基因已经明确，基因分析在免疫缺陷病中，除了可以帮助最终明确诊断外，还具有指导优生优育的重要意义。目前国内已有一些单位可以开展基因分析。其他辅助检查还有胸腺的影像学检查，尤其是胸腺增强 CT 检查可有助于对先天性胸腺发育不良进行诊断。

（王晓川　孙金峤）

参考文献

1. 王晓川. 儿童临床免疫功能评价. 实用儿科临床杂志, 2008, 23: 1635-1638.

第 3 节　原发性免疫缺陷病

原发性免疫缺陷病(primary immunodeficiency diseases, PID)是指一组由于先天性或遗传性因素所致的免疫器官、组织、细胞或分子缺陷,导致机体免疫功能不全的疾病。随着基础免疫学的发展和检测水平的提高,这组疾病的病种也日益增多。按 2015 年国际免疫学联合会(International Union of Immunological Societies, IUIS)关于原发性免疫缺陷病报告,此类疾病已发现超过 270 种之多[1]。原发性免疫缺陷病常表现为婴儿期或儿童期频繁(反复)发生的特殊感染。约 80% 的患者发病年龄小于 20 岁,因为遗传常以 X 连锁, 70% 的患者为男性。有临床表现的免疫缺陷发病率总体上约为 1/10 000。

原发性免疫缺陷病的分类随着不断发现的新的疾病类型而不断完善[2],目前主要按遗传方式和病损累及的免疫组分,分为联合免疫缺陷、具有相关特征性表现的联合免疫缺陷、抗体缺陷为主的免疫缺陷、免疫失调性疾病、吞噬细胞数量和(或)功能缺陷、固有免疫缺陷、自身炎性疾病、补体缺陷和拟表型免疫缺陷 9 大类[1]。

新生儿时期原发性免疫缺陷病的表现与年长儿有所不同。由于免疫系统的发育特点,抗体缺陷为主的免疫缺陷在新生儿期一般不易出现症状,临床诊断和常规实验室检查也难以发现,主要是由于来自母亲的抗体起到保护作用的原因。因此在新生儿时期出现的免疫缺陷所导致的临床疾病主要以联合免疫缺陷和固有免疫缺陷为主。

(一) 新生儿常见的原发性免疫缺陷病

1. 联合免疫缺陷　临床上兼有抗体缺陷和细胞免疫缺陷表现的患者不一定同时存在 T、B 细胞缺损。不少病例主要是 T 细胞缺陷并由此引起 B 细胞产生抗体的功能低下;相反,单纯的细胞免疫缺陷病属罕见,这是由于 T 辅助细胞的缺陷必然影响 B 细胞产生抗体的功能。

(1) 严重联合免疫缺陷病(SCID):是以各种适应性免疫功能均明显丧失为特征的先天性疾病,若不进行重建免疫或无菌隔离,患者多数在 1 岁以内死亡。

1) 常染色体隐性遗传的 SCID:如 *JAK3*、*IL7RA* 等基因突变所致。患儿在生后最初数月内频繁发生中耳炎、肺炎、败血症、腹泻和皮肤感染,之后出现消瘦、生长停滞,还可发生白念珠菌、卡氏肺孢子虫、巨细胞病毒等条件性致病菌感染或在接种活疫苗后出现全身性疫苗病。患儿常因不易确诊或缺乏有效治疗而死亡。这类患儿缺乏排斥非己组织的能力,处于移植物抗宿主病(GVHD)高危状态。通过胎盘的母亲免疫活性细胞或输注了含有 HLA 抗原不一致的淋巴细胞的血制品,都可诱发 GVHD。

免疫学检查发现血清免疫球蛋白水平很低或缺如,接受抗原免疫后也不产生抗体。细胞免疫功能几乎全无,淋巴细胞 <1.2×10⁹/L, CD3⁺ 细胞低于 10%,对丝裂原或同种异型细胞的增殖反应极低或缺乏,不出现皮肤迟发型超敏反应,对非己组织不能排斥。典型患者的胸腺都小于 2g,且常常尚未降到胸部。显微镜下胸腺皮质和髓质无差别,几乎见不到胸腺淋巴细胞,且往往没有哈氏小体。淋巴结的滤泡和副皮质区都见不到淋巴细胞。扁桃体、腺样体和肠集合淋巴结都极度发育不良甚至缺如。

治疗方面,丙种球蛋白替代疗法不能阻止 SCID 病程恶化,但予以 HLA 基因型一致的或 D 位点相配的异体干细胞移植能使患者的免疫缺损得以纠正。

2) X-连锁隐性遗传 SCID:临床表现、免疫检查所见及病理改变均与常染色体隐性遗传型相似,不过这类患者往往具有正常 B 细胞。已知 X-连锁的 SCID 是由于 IL-2 受体(IL-2R)和 IL-4、7、9、15、21 共有的 γ 链突变,主要使 T 细胞成熟缺陷。

3) 腺苷脱氨酶(adenosine deaminase, ADA)缺陷:约 20%SCID 是 ADA 缺陷所致。当 ADA 缺陷时脱氧腺苷(deoxyadenosine)和它的三磷酸盐将大量堆积,从而抑制 DNA 合成,对淋巴细胞呈毒性作用。不少患者的淋巴细胞于生后功能就明显低下, T、B 细胞功能缺陷;也有的患者淋巴细胞波动于正常与低下之间,到 2 岁以后,甚至到 4 岁后才起病,出现淋巴细胞逐渐减少。此外,多数患者尚可出现骨骼系统的发育异常,表现为肋骨前端凹陷外翻、脊椎扁平、长骨干骺端不整齐、骨盆畸形等。本症属常染色体隐性遗传,是位于 20 号染色体上的 ADA 编码基因突变导致 ADA 缺陷。输注含正常 ADA 活性的 γ 照射红细胞是最早使用的一种酶替代治疗手段,但输注后并不能使免疫系统重建而减少感染严重程度。自 1987 年提出每周使用聚乙二醇修饰的腺苷脱氨酶(Polyethylene glycol-modified adenosine deaminase, PEG-ADA)进行替代治疗后, T 淋巴细胞数量和对有丝分裂原的反应部分恢复,虽然其免疫功能仍不正常,但严重感染的频次明显降低。

4) 网状组织发育不全(reticular dysgenesis):一种伴白细胞低下的 SCID,常染色体隐性遗传,造血干细胞和 T、B 细胞成熟缺陷。患者血清中各类免疫球蛋白都非常低,淋巴细胞对丝裂原的刺激无反应,胸腺重量低于 1g,无哈氏小体,没有或偶见胸腺细胞。

(2) X-连锁高 IgM 综合征(HIGM):病因为 CD40LG 基因突变,其发病机制为表达在活化T细胞上的 CD40 配体(L)的编码基因(位于 Xq26)发生突变,使大多数患者的 T 细胞上无 CD40L 表达,或患者表达无功能的 CD40L,从而不出现由 IgM 向 IgG 和 IgA 转换所必需的 CD40L 与 CD40(即 T 与 B)的结合,或只是无能结合。HIGM 为男性发病。实验室检查发现:B 细胞数量正常, B 细胞表面 IgM、IgD 正常,其他种类免疫球蛋白减少或缺如；血清 IgG、IgA、IgE 水平降低，IgM 正常或增高，特异性抗体通常是 IgM。大多数患者 T 细胞数量、亚群和淋巴细胞增殖功能正常。流式细胞仪检测 T 细胞 CD40 配体减少或缺如。诊断依据为：①抗体形成受损，患者有完好的 IgM 类抗体应答，而无向 IgG 类抗体转换的功能，血清 IgM（有时还有 IgD）水平增高或正常，而 IgG 和 IgA 水平明显降低，外周血中只有带 IgM 和 IgD 的 B 细胞；②大部分患者合并反复的或持续的中性粒细胞减少、血小板减少和溶血性贫血；③循环 T 细胞正常。经静脉注射 IVIG 可以使患者反复感染得到改善，患者最终往往死于严重感染。

(3) 嘌呤核苷磷酸化酶（purine nucleoside phosphorylase，PNP 或 NP）缺陷：PNP 是嘌呤分解代谢途径中的一种酶，广泛存在于人体细胞中。缺乏 PNP 可导致去氧三磷酸鸟苷（dGTP）堆积而抑制细胞增殖，特别是 T 细胞尤为敏感，因而较 B 细胞受到更为严重的损害。

(4) 主要组织相容复合体（MHC）Ⅱ类分子缺陷：表现为婴儿腹泻、生长停滞的一种常染色体隐性遗传综合征。由于 HLA-D 区基因不能转录，导致细胞表面缺乏 MHC Ⅱ类分子，特别是 CD4 阳性的 T 淋巴细胞功能明显受损，引起严重的细胞免疫缺陷和辅助 B 细胞抗体生成功能低下，血清免疫球蛋白减少。循环淋巴细胞数正常，但 CD4 阳性 T 细胞减少。

2. 具有相关特征性表现的联合免疫缺陷

(1) Wiskott-Aldrich 综合征（WAS）：属 X-连锁隐性遗传。于婴幼儿时期起病，严重者新生儿即可出现症状。临床特征为湿疹、血小板减少和容易感染。有阳性家族史的新生男婴出现血小板减少应考虑本病。在疾病早期血清免疫球蛋白水平可能正常，而对多糖抗原缺乏抗体应答，临床上可表现为反复而难治的有荚膜的细菌感染，发生中耳炎、肺炎、脑膜炎和败血症。以后血清 IgM 下降，随年龄增长，不但 IgG 含量日益下降，细胞免疫功能也逐渐减退，对抗 CD3 的增殖应答大为减弱甚至消失，卡氏肺囊虫肺炎及疱疹病毒感染的几率增高。一般都缺乏皮肤迟发型超敏反应。患者血清中测不到抗血小板的抗体，血小板减少与其内在缺陷有关。患者还可能出现严重的血管炎、肾小球肾炎等自身免疫病，以及淋巴网状组织肿瘤，往往在 10 岁以前死亡，感染或出血是主要死因，也有少数死于恶性肿瘤。本症的致病基因位于 X 染色体的短臂（Xp11.22），基因编码一个含 502 个氨基酸的蛋白质，称为 Wiskott-Aldrich 综合征蛋白（WASP），WASP 缺陷引起细胞骨架缺陷，影响造血干细胞分化。

治疗上主要是控制出血和感染，可给患者输血小板、定期输注 IVIG，加之长期给予抗生素治疗和预防感染，可获良好的临床疗效。近来有个别报道，在全身亚致死量照射等处理后，进行 HLA 型别相配的干细胞移植，完全纠正了血小板和免疫两方面的异常。

(2) DiGeorge 异常：曾称 DiGeorge 综合征，1994 年之后称之为 DiGeorge 异常（anomaly），是胚胎早期累及多种器官的一系列邻近基因综合征之一。80%~90% 本症患者都呈 22q11 丢失（往往是微缺失）。因心脏畸形（C）、异常面容（A）、胸腺发育不良（T）、腭裂（C）和低钙血症（H）都有 22q11 丢失，因而又称为"CATCH22"。另外一些本症病例可能来源于 11p 丢失、胎儿酒精综合征和母亲糖尿病等。第 3、4 咽囊发育障碍的病理表现为胸腺和甲状旁腺发育不良或不发育，也可伴有大血管异常和（或）小颌等特殊面容。新生儿出现不易纠正的低钙抽搐和（或）心力衰竭是最常见的临床表现，由此应怀疑本症。在 DiGeorge 异常病例中，胸腺完全不发育较不同程度的胸腺发育不全少得多。有的患者还存有一些细胞免疫的功能，感染也不太多，且有 T 细胞功能自然转为正常的可能，可称为部分性 DiGeorge 异常，个别病例尚有自愈可能。胸腺严重发育不全的患者可能出现类似严重联合免疫缺陷病的表现。本病患儿尸体解剖中在上前纵隔位看不到胸腺时需考虑异位胸腺，作自上纵隔到全颈部的连续切片，有时可发现含有哈氏小体和正常密度的胸腺细胞的少量胸腺组织。但淋巴结的副皮质区和脾脏的胸腺依赖区内仅有稀少淋巴细胞，而淋巴滤泡大多正常。治疗上可试用胸腺素（1~2mg/kg 每日肌内注射，2~3 周后可逐渐减到维持量），胎儿胸腺移植可有疗效，轻症患者中也有自发好转者。

3. 抗体缺陷为主的免疫缺陷　抗体介导的免疫缺陷发生率占原发性免疫缺陷病的 50% 以上。与细胞介导免疫缺陷相比，具有起病较晚、主要对胞外菌（化脓性细菌等）和肠道病毒易感、对患者的生长发育影响较小，以及往往可活到成年等特点。这类疾病新生儿时期一般均无异常表现。多于 6 月龄后发病。因此，新生儿时期除了根据病史和检测免疫细胞，很难根据临床进行诊断。

4. 免疫失调性疾病　这是一类主要由于免疫细胞的代谢或功能障碍引起的机体免疫调节功能异常所致的疾病。临床表现多样，重要的是一些自身免疫的发生可能与此有关。因存在其他组织器官的先天异常，此组患儿一些疾病类型在新生儿时期就可存在一定表现，但以感染和自身免疫为特征的表现往往随年龄的增长而突出。

(1) 免疫缺陷伴色素减少：此类疾病为常染色体隐性遗传病。T 细胞、B 细胞及循环抗体均正常，NK 细胞减少，细胞毒性 T 细胞（CTL）活性降低。急性时相反应物增高。临床主要表现为局部皮肤白化病及脑病。

(2) X 连锁淋巴增殖综合征（X-linked lymphoproliferative syndrome，XLP）：为 X 连锁隐性遗传病，外周血 T 细胞正常，B 细胞和免疫球蛋白正常或减少。临床症状和免疫异常主要由 EB 病毒感染引发。临床表现包括肝功能损害、肝脾大、贫血和淋巴瘤等。XLP 1 型为 SH2D1A 编码的调节细胞内信号的衔接蛋白缺陷所致。XLP 2 型为 XIAP 编码凋亡抑制物缺陷所致。

（3）伴自身免疫的免疫缺陷

1）自身免疫性淋巴细胞增殖综合征（autoimmune lymphoproliferative syndrome，ALPS）：由不同基因突变所致，据此分为1a型ALPS，CD95（Fas）缺陷，主要为常染色体显性遗传；1b型ALPS，CD95L（Fas配体）缺陷，常染色体显性或隐性遗传；2a型ALPS，Caspase 10缺陷，常染色体显性遗传；2b型ALPS，Caspase 8缺陷，常染色体显性遗传；N-Ras型ALPS，NRAS编码的GTP结合蛋白缺陷。这些缺陷导致淋巴细胞凋亡障碍。外周血双阴性（CD4$^-$CD8$^-$）T细胞增多。B细胞和免疫球蛋白基本正常。临床主要表现为脾肿大、淋巴结肿大、自身免疫性血细胞减少、淋巴瘤风险增高。ALPS的临床表现时轻时重，随年龄增长可有所改善。

2）自身免疫性多内分泌腺病伴念珠菌病和外胚层发育不全（autoimmune polyendocrinopathy with candidiasis and ectodermal dystrophy，APECED）：常染色体隐性遗传，编码胸腺自身耐受所必需的转录调节蛋白的自身免疫调节基因（Autoimmune regulator gene，AIRE）缺陷。外周血CD41细胞增多，B细胞和免疫球蛋白正常。临床表现为自身免疫病，尤其累及甲状旁腺、肾上腺和其他内分泌器官，伴有念珠菌病、牙釉质发育不全及其他畸形。

3）X连锁免疫调节异常、多内分泌腺病、肠病（immune dysregulation，polyendocrinopathy，enteropathy，X-linked，IPEX）：为X连锁隐性遗传，编码T细胞转录因子的FOXP3缺陷。外周血缺少CD4$^+$CD25$^+$FOXP3$^+$调节性T细胞，B细胞正常，IgA、IgE增高。临床表现为自身免疫导致的腹泻，早年发病的糖尿病、甲状腺炎、溶血性贫血、血小板减少、湿疹等。

4）IL10RA缺陷：IL10RA缺陷的病例首次于2009年报道，其确切的发病率尚不清楚。IL10在免疫调控和炎症中具有多种作用，下调Th1细胞因子的表达，增强B细胞的存活、增殖和抗体的产生等。尤其在肠道中，IL10是必不可少的免疫调控因子。因此，由于IL10RA基因突变导致IL10信号通路异常，引起免疫失调控，进而出现严重感染和早发性肠道表现。早发性炎症性肠病是该病最常见、最突出的临床表现，常表现为难治性腹泻、克罗恩病、严重结肠炎等症状。感染可累及多个系统，皮肤感染、肛周脓肿常见。

5. 吞噬细胞数量和（或）功能缺陷 原发性吞噬细胞缺陷病在临床上可分为两种类型，一类主要表现为中性粒细胞数量缺陷，如婴儿遗传性中性粒细胞减少症、周期性中性粒细胞缺乏症、中性粒细胞减少伴胰腺功能不全等。另一类为吞噬细胞功能缺陷，是由于吞噬细胞本身先天性酶缺陷或亚细胞结构的异常所引起。

（1）先天性中性粒细胞缺乏：ELANE基因突变是已知的最常见致病基因，呈常染色体显性遗传或散发。ELANE基因位于染色体19p13.31，由5个外显子组成，编码218个氨基酸的中性粒细胞弹性蛋白酶。该酶是一种髓系细胞特异性丝氨酸蛋白酶，在中性粒细胞分化的早幼粒阶段产生，存在于成熟中性粒细胞的初级颗粒中，基因突变导致中性粒细胞生成障碍。先天性粒细胞减少症的临床特征为感染。感染的风险与外周血中性粒细胞数量成反比，当中性粒细胞绝对计数（ANC）>1.0×10^9/L，感染风险小，而ANC<0.5×10^9/L时，感染风险极大。感染的风险亦与粒细胞减少持续时间有关，持续数周后真菌感染风险增加。感染的部位多变，以皮肤黏膜、耳、鼻、喉及肺部最为常见。口腔疾病几乎见于所有>2岁粒细胞减少患儿，表现为牙龈炎，伴有舌部颊黏膜溃疡。有时出现广泛胃肠道病变，导致腹痛和腹泻，影像学类似Crohn病，与细菌性肠炎相关。粒细胞减少患者重者发生致命性化脓性细菌感染。

（2）慢性肉芽肿病（chronic granulomatous disease，CGD）：是一种少见的原发性吞噬细胞氧化功能缺陷病，由于基因突变引起吞噬细胞还原型辅酶Ⅱ（NADPH）氧化酶缺陷，导致吞噬细胞不能杀伤过氧化物酶阳性细菌与真菌。多在婴幼儿期发病，临床特征为对各种过氧化氢酶阳性菌属如葡萄球菌、沙雷菌、曲霉属等高度易感，表现为长期不愈或反复发作的慢性感染及局部肉芽肿形成，常有淋巴结、肝脾大，采用流式细胞仪测定中性粒细胞吞噬二氢若丹明（dihydro Rhodamine，DHR）分析可确立诊断。CYBB基因突变所致约占2/3，呈X-连锁遗传；约1/3为常染色体隐性遗传，为CYBA、NCF1、NCF2、NCF4基因突变。治疗采用针对病原菌足量长疗程的抗感染治疗、预防性使用抗生素和抗真菌药物。由于病原菌对抗生素的敏感性可能会发生变化，应经常进行感染部位的细菌培养并做药敏试验，据此调整抗生素的使用。磺胺类用于预防本病的感染效果较好。近年采用人重组INF-γ 50μg/m^2（体表面积>0.5m^{2}患者），每周2次皮下注射，取得较好的效果。使用INF-γ的主要不良反应是发热、寒战、头痛和腹泻等。骨髓移植对本病可有效果。近年基因治疗CGD在实验动物和患者也取得了成功。

（3）白细胞黏附分子缺陷（leukocyte adhesion defects，LAD）：LAD Ⅰ型是由于ITGB2基因突变所致，为常染色体隐性遗传。整合素β2（CD18）表达于全部白细胞的表面，在白细胞定向移动和与血管内皮细胞黏附过程中具有重要作用。其编码基因ITGB2突变，导致CD18缺陷，使白细胞不能穿过血管内皮细胞、向炎症部位移行，导致该病。突出的临床表现是主要发生于皮肤黏膜的反复细菌性感染，特点为无痛性坏死，可形成溃疡，进行性范围扩大或导致全身性感染。新生儿因脐带感染而导致脐带脱落延迟。最常见的病原菌为金黄色葡萄球菌和肠道革兰阴性菌，其次为真菌感染。感染部位无脓形成为本病的特点。临床表现的严重程度与CD18缺陷相关，重度缺陷者常于婴幼儿期死于反复感染，中度缺陷者可存活至成年。实验室检查可发现外周血中性粒细胞显著增高，流式细胞仪检测外周血中性粒细胞CD18表达，以及ITGB2基因分析可助诊断。治疗上除针对感染的对症支持治疗外，造血干细胞移植治疗可有效根治本病。

LAD Ⅱ 型是由于 *FUCT1* 基因突变所致,为常染色体隐性遗传。该基因突变使 SLeX(CD15)蛋白表达水平降低,导致白细胞黏附功能障碍,引起该病。其临床表现与 LAD Ⅰ 型相似,反复细菌性感染发生于生后不久,感染部位无脓液形成为其特点,感染的严重程度不及 LAD Ⅰ 型,无脐带脱落延迟。实验室检查可发现外周血中性粒细胞显著增高,即使在无感染的情况下,中性粒细胞亦高达 $(25\sim30)\times10^9/L$,流式细胞仪检测外周血中性粒细胞 CD15 表达,以及 FUCT1 基因分析可助诊断。治疗上除针对感染的对症支持治疗外,可给予补充岩藻糖,造血干细胞移植治疗可有效根治本病。

LAD Ⅲ 型与其他两型的临床表现相似,是由于 *KINDLIN3* 基因突变所致,为常染色体隐性遗传。该基因突变并不影响整合素的表达,而是导致整合素活化缺陷。由于该缺陷不仅影响中性粒细胞,而且影响血小板,患者在婴儿早期即可出现瘀斑或出血。*KINDLIN3* 基因分析可助诊断,治疗上除抗感染、输血等对症支持治疗外,造血干细胞移植治疗可有效根治本病。

6. **固有免疫缺陷**　涉及固有免疫异常的缺陷,但又不属于吞噬细胞或补体缺陷的疾病归为此类。

(1) 白细胞介素 -1 受体相关激酶 -4(interleukin 1 receptor-associated kinase4,IRAK4)缺陷:为常染色体隐性遗传病,TLR 信号途径组分 *IRAK4* 基因突变,淋巴细胞和单核细胞受累,临床主要表现为化脓性细菌感染。

(2) 疣、低丙种球蛋白血症、感染、先天性骨髓粒细胞缺乏综合征(warts,hypogammaglobulinemia,infections,myelokathexis,WHIM):为常染色体显性遗传,CXCL12 受体 *CXCR4* 基因突变,粒细胞和淋巴细胞受累,表现为低丙种球蛋白血症、B 细胞数减少、中性粒细胞计数显著减少和多发疣。

(3) IL-12/IFN-γ 及其受体通路分子缺陷:为孟德尔遗传分枝杆菌易感性疾病(Medelian Susceptibility to mycobacterial disease,MSMD)中的一种,已经发现的此缺陷包括 IL-12[3] 和 IL-23 受体 β1 链缺陷、IL-12p40 缺陷、IFN-γ 受体 1 缺陷、IFN-γ 受体 2 缺陷和 STAT-1 缺陷。除 IFN-γ 受体 1 缺陷和 STAT-1 缺陷可为常染色体隐性或显性遗传外,其他均为常染色体隐性遗传。突变的结果主要影响 IFN-γ 合成、分泌或受体结合。患者临床主要表现为对分枝杆菌和沙门菌易感。由于我国新生儿出生后均接种卡介苗,因此卡介苗感染在我国是此病的重要表现,在上海和重庆发现的这类病例均表现为严重的卡介苗感染。此类疾病中不影响 IFN-γ 受体结合的缺陷类型使用重组 IFN-γ 替代治疗有效。

7. **自身炎症性疾病**　多以综合征形式表现,往往多器官受累,发热为突出症状。

(1) 家族性地中海热(familial mediterranean fever,FMF):为常染色体隐性遗传病,*MEFV* 基因突变所致,成熟粒细胞和活化的单核细胞受累。常见的临床表现包括反复发热、腹痛及关节损害,发热表现为反复发作的发热,持续 1~3 天后自行缓解,少数病例发热为唯一症状。腹痛为最常见表现,见于 95% 患者,其次为突然发作的累及下肢大关节的关节炎。未治疗的 FMF 患者常发生 AA 型淀粉样变,逐渐可进展为终末期肾病。急性发作期有非特异性炎性指标的升高,包括白细胞升高、C 反应蛋白和红细胞沉降率升高。可分为两型,1 型表现为反复发作的短暂的炎性反应和浆膜炎,2 型 FMF 以淀粉样变为首发表现。临床表现为反复发热、浆膜炎,易发血管炎和炎症性肠病。

(2) 肿瘤坏死因子受体相关周期性发热综合征(TNF receptor-associated periodic syndrome,TRAPS):为常染色体显性遗传病,系 *TNFRSF1A* 突变所致。TNF 受体突变导致细胞内结合 TNF 的可溶性受体减少,中性粒细胞和单核细胞受累。临床表现为反复发热、浆膜炎、皮疹和眼及关节炎症。抗肿瘤坏死因子治疗可改善临床症状。

(3) 高 IgD 综合征:为常染色体隐性遗传病,系 *MVK* 基因突变所致。MVK 是胆固醇合成的关键酶之一,使甲羟戊酸磷酸化生成磷酸甲羟戊酸,后者进一步被催化合成类异戊二烯和胆固醇。*MVK* 基因突变可影响酶的活性及稳定性,使甲羟戊酸激酶活性降到正常的 5%~15%,若 MVK 活性完全丧失则引起甲羟戊酸尿症。*MVK* 基因突变导致炎症反应的机制仍不清楚,推测甲羟戊酸堆积及类异戊二烯减少导致 IL-1β 分泌异常增高,从而引起炎症反应。临床特征为周期性发作性发热,典型者每次发作 3~7 天,4~8 周发作 1 次,个体差异大。间隔期患儿完全健康,随年龄增长,发热发作频率和程度趋于减少或降低。高热前常有寒战,发作时可伴有腹痛、呕吐和腹泻、头痛及关节痛。发作时可触及淋巴结肿大,颈部最多,在年轻患者中有脾肿大。许多患儿有非破坏性的反复关节炎,主要在大关节。部分患者有色素性视网膜炎。血清 IgD 水平升高(高于 100U/ml),大部分患者也有血清 IgA 升高。各种免疫接种引发的反复发作性发热是早期诊断的线索。

(4) 新生儿起病的多系统炎症性疾病(neonatal onset multisystem inflammatory disease,NOMID)或慢性婴儿神经皮肤关节综合征(chronic infantile neurologic cutaneous and articular syndrome,CINCA):为常染色体显性遗传病,NLRP3 基因突变所致。中性粒细胞和软骨细胞受累。主要临床特征有:①皮损:典型病例表现为新生儿开始的持续的,呈游走性的风团样皮疹;②发热:表现为每日出现发热;③骨骼:破坏性关节病变的形成,多合并严重的软骨过度生长以及过早骨化(尤其是髌骨),可有前囟闭合延迟;④神经系统:中枢神经系统受累多表现为进展性,表现为慢性无菌性脑膜炎,可导致颅内压增高,脑室增大,脑萎缩,惊厥,感音性耳聋,进展性视力损失(由于慢性颅内压增高导致视神经萎缩),以及精神发育迟缓;⑤其他表现:经常合并有特殊面

989

容，前额突出，鼻梁扁平，眼球突出；也可出现身材矮小，远端肢体短小。IL-1 受体拮抗剂治疗有效。

（5）化脓性关节炎、坏疽性脓皮病、痤疮综合征（pyogenic sterile arthritis，pyoderma gangrenosum，acne syndrome，PAPA）：为常染色体显性遗传病，系 PSTPIP1 基因缺陷所致。造血器官受累，T 细胞活化增高。肌动蛋白重组受损导致炎症反应时信号转导障碍。临床表现为早年以关节炎（侵蚀性）起病，青春期出现炎症性皮疹、肌炎等。抗细胞因子 TNF 和 IL-1 对关节炎和脓皮病有一定效果。

（6）Blau 综合征：为常染色体显性遗传病，系 NOD2（CARD15）基因缺陷，突变在 CARD15 的核苷结合部位，可能造成 LPS 与 NF-κB 信号交互反应受损，单核细胞受累。临床表现为葡萄膜炎、肉芽肿性滑膜炎、先天性指侧弯、皮疹和脑神经疾病。

（7）慢性复发性多灶性骨髓炎和先天性红细胞生成异常性贫血（chronic recurrent multifocal osteomyelitis and congenital dyserythropoietic anemia，majeed syndrome）：为常染色体隐性遗传病，LPIN2 基因突变。中性粒细胞和骨髓细胞受累。临床表现为慢性复发性多灶性骨髓炎、皮肤炎症性病损和贫血。

8. 补体缺陷　补体缺陷约占所有原发性免疫缺陷病的 2%，几乎所有可溶性补体成分的缺陷都已经被报道，最常见的是补体 C2 和 C9 缺陷。补体经典途径早期组分的缺陷通常导致对细菌的易感和自身免疫性疾病（包括系统性红斑狼疮、多发性肌炎和血管炎），终末组分缺陷的特点是对奈瑟氏球菌易感性增加和疾病反复。因此，接种脑膜炎球菌疫苗和抗生素预防感染是必须的。诊断评估应包括经典途径的总补体成分和替代途径的补体成分，而且可以直接检测补体水平或功能。C3 缺陷易患与抗体缺陷综合征相似的各种感染；而补体系统中末端成分（C5、C6 和 C7）缺陷的患者往往容易感染脑膜炎双球菌或淋球菌，正常水平的 CH50 可除外各种补体成分的缺陷。

9. 拟表型免疫缺陷　为 2015 年新分类的一类免疫缺陷，与经典的免疫缺陷为生殖细胞突变不同，该类免疫缺陷与体细胞突变有关。

（二）原发性免疫缺陷病的预防和治疗

新生儿时期是早期发现原发性免疫缺陷病的重要时期，此期及早发现和诊断原发性免疫缺陷病有助于早期合理有效的治疗。相反则可能延误有效治疗时机，甚至可能造成死亡或残疾。目前国际上已有国家开始了在新生儿期针对少数原发性免疫缺陷病的筛查工作，但由于原发性免疫缺陷病病种繁多，要针对多种原发性免疫缺陷病进行新生儿期的筛查还存在许多技术上的困难。新生儿期的筛查工作还只是小范围内，主要针对严重联合免疫缺陷（SCID）进行。早期发现 SCID 可避免随后发生的致死性严重感染，通过干细胞移植可以获得十分理想的效果。我国目前新生儿生后普遍接种卡介苗对 SCID 的治疗是难以克服的困

难，因 SCID 存在严重 T 细胞功能缺陷，卡介苗接种后可出现致死性播散性感染。迄今我国还没有 SCID 长期存活的报道，因此新生儿时期原发性免疫缺陷病的防治工作尤为艰巨。

1. 原发性免疫缺陷病的预防　优生是预防原发性免疫缺陷病最为重要的手段，而优生依赖于对家族史的了解及合理有效的指导。目前已有近 270 种原发性免疫缺陷病的致病基因基本明确，且这类疾病大都是单基因突变所致，具有遗传性。因此，通过对家族成员疾病的了解，可进行优生指导，预防原发性免疫缺陷病。原发性免疫缺陷病的遗传类型主要有两类，一类是 X 连锁隐性遗传病，另一类是常染色体隐性遗传病，少数为常染色体显性遗传。针对优生优育，目前可以采取的方法主要如下。

（1）明确诊断先证者：对怀疑存在原发性免疫缺陷病的患者应通过多种手段明确诊断，这是对整个家族进行优生优育指导的前提。目前国内已经有几个中心能够对一些常见的原发性免疫缺陷病进行有效的诊断，包括基因诊断。针对明确诊断的任何忽视或消极的行为都会对今后家族成员的优生带来极大的困难，并可能造成不良后果。

（2）对先证者相关家族成员进行遗传学评估：一经明确了先证者的诊断后，应积极对其相关家族成员进行相关的检查。这包括对家族成员的知识普及和科学解释工作，以便其配合和支持后续的检查。X 连锁的原发性免疫缺陷病的遗传学评估主要针对母系家族成员。对一些常见的 X 连锁性免疫缺陷病通过对母系家族成员的遗传学评估可以有效指导后代的优生。目前国内已经可以对 X 连锁慢性肉芽肿、X 连锁严重联合免疫缺陷病以及 X 连锁无丙种球蛋白血症等疾病患者的家族成员通过基因分析进行有效的遗传学评估。

（3）产前诊断：通过产前获取羊膜细胞或脐带血样本，可以对胎儿进行产前诊断，目前这一方法技术上已经可以达到，但由于需产前穿刺，存在一定风险性，诊断的技术手段还不十分完善和成熟。开展这一工作还存在一定困难，在国内还处于临床研究阶段。

（4）体外受精联合胚胎移植技术（试管婴儿）：第三代试管婴儿技术可有助于优生，在其他遗传性疾病中已经得到应用，技术完备。但针对原发性免疫缺陷病还处于摸索和研究阶段。此外，试管婴儿还可能存在相关的伦理学问题，目前还无法广泛应用于原发性免疫缺陷病的预防。

2. 新生儿期早期诊断原发性免疫缺陷病　在新生儿期早期诊断原发性免疫缺陷病的方法还不十分成熟，欧美多个国家已经开展新生儿 SCID 筛查，我国技术上已经掌握，全面开展还需大量工作。以现有的知识和技术，通过一些有效的临床和实验室评价手段可以帮助我们在新生儿时期早期发现原发性免疫缺陷病。合理有效地利用新生儿时期免疫功能评价，可以帮助临床医生早期发现可疑的原发性免疫缺陷病或进行确诊。在这一临床实践过程中尤其要

注意以下几个方面。

(1) 除了对家族中有明确诊断为原发性免疫缺陷病的患儿需进行仔细的免疫评价外,对于家族中有因疾病早期夭折的患儿应详细了解家族疾病史,并由免疫专科医生进行系统的免疫学评价。

(2) 对于难以解释和治疗的感染患儿应注意可能存在的免疫异常。这类特殊的感染包括不存在其他器质性病变、代谢异常等原发性疾病的反复感染;特殊病原感染,如机会菌、低毒病原微生物、真菌等;一些常见病原引起的致死性感染;多种病原微生物感染;以及常规治疗效果不佳的感染等。新生儿时期所发生的这类问题主要由 T 细胞缺陷、吞噬细胞缺陷或一些免疫缺陷综合征所引起。单纯的抗体缺陷病很少在新生儿期或婴儿早期出现临床症状。

(3) 预防接种后的异常反应。我国新生儿期计划免疫的种类有 2 种:卡介苗和乙型肝炎疫苗。乙型肝炎基因工程疫苗不会引起感染。卡介苗是减毒活疫苗,具有一定毒力,机体抵御这类分枝杆菌感染需要一系列的细胞成分和相关的细胞因子。主要的细胞组分包括 T 细胞、吞噬细胞和 NK 细胞等,所涉及的细胞因子包括 IFN-γ、IL-12、TNF-α 等。这些环节中的任何一个环节缺陷都可能造成机体对分枝杆菌的易感。目前已经报道的容易发生卡介苗严重感染的原发性免疫缺陷病近 20 种。除了经典的免疫细胞功能缺陷可以引起严重卡介苗感染外,近年来发现一些细胞因子缺陷可造成相对特异性的对分枝杆菌易感导致卡介苗感染死亡的病例。国内继复旦大学附属儿科医院发现了首例 IL-12 受体缺陷引起严重卡介苗感染的病例后,陆续在其他省市也发现了相同的病例。由于上述缺陷所造成的卡介苗感染程度各不相同,严重者发生播散性感染而致死,轻者仅表现为接种局部经久不愈及局部引流淋巴结肿大。对卡介苗接种异常反应的患者有必要进行系统的免疫学评价以明确可能存在的原发性免疫缺陷病。

(4) 特殊的临床合并症状。许多原发性免疫缺陷病,尤其是原发性免疫缺陷综合征伴有一些较为特殊的合并症,将这些临床表现有机的联系起来分析患儿的疾病特点,有助于帮助甄别可能存在的原发性免疫缺陷病。

3. 新生儿期原发性免疫缺陷病的治疗原则　新生儿期原发性免疫缺陷病的治疗原则是:①保护性隔离,尽量减少与感染原的接触;②使用抗生素以清除或预防细菌、真菌等感染;③免疫替代疗法或免疫重建。早期诊断和合理治疗对疾病预后具有重要意义。

(1) 一般治疗:联合免疫缺陷病住院患儿宜安置在基本上无菌的层流室,以便施行严格的保护性隔离,合并感染时选用的抗生素应尽量根据实验室检测分离出的细菌及其药物敏感试验结果。并且,要注意条件致病菌感染和混合感染。抗菌药物以杀菌性为佳,剂量应大于免疫功能正常患儿中的用量,疗程也要更长。严重细胞免疫缺陷的各种患儿输血制品时,需避免发生 GVHD,最好使用库血,并须先用 X 射线照射(剂量为 30Gy),使血液中淋巴细胞丧失增殖能力。如输血浆,亦需经上述 X 射线照射或先冻融 2~3 次,以破坏残留的血浆内的淋巴细胞。先天性胸腺发育不全症患者的低血钙症,一般除补充钙剂外,还须给予维生素 D 或甲状旁腺激素。各种伴有细胞免疫缺陷的患儿都禁忌接种活疫苗,以防止发生严重疫苗性感染。

(2) 免疫球蛋白替代疗法:对早期发现联合免疫缺陷新生儿及婴儿,如 SCID、WAS 等患者,定期注射丙种球蛋白制剂,可降低感染率。现有各种丙种球蛋白制剂都主要含 IgG,其他类免疫球蛋白含量不足 1%。血清免疫球蛋白低于 2.5g/L 的患儿,静脉使用 IVIG 治疗的剂量为每月 0.4~0.6g/kg,可根据临床实际效果调整剂量。使用丙种球蛋白后罕见全身反应,如皮肤潮红、颜面水肿、呼吸困难、发绀和血压降低等。对此,可用肾上腺素等抗组织胺药物治疗。静脉输注血浆对减少患者的感染也显效,但一般不用于新生儿,主要因为在新生儿时期的诊断需使用丙种球蛋白治疗的原发性免疫缺陷大多为联合免疫缺陷,血浆成分可能含有少量供者 T 细胞,可引起 GVHD。

(3) 免疫重建:为患者移植免疫器官或组织,并在患者体内定居存活,以恢复其免疫功能,称为免疫重建,是治疗患有严重细胞免疫缺陷患儿的唯一有效措施。经免疫重建而获治愈的突出例子是:植入胎儿胸腺组织治疗完全性 DiGeorge 异常;选择同型 HLA 供者或 HLA 半匹配的供者,做干细胞移植治疗 SCID、CGD 等。

1) 干细胞移植:使正常富含多能干细胞的骨髓植入患儿体内促进 T 和 B 淋巴细胞的免疫重建。给 SCID 患者作骨髓移植的特点是:①不需要在术前做免疫抑制处理或较轻的预处理;②剂量较小,按有核骨髓细胞 10^6~10^8/kg 植入可获成功;③ HLA 不同型的骨髓移植后发生严重的且常常是致死性的 GVHD。为此必须选用 HLA 型完全一致的骨髓进行移植,这就大大限制了骨髓移植疗法的使用。近年来,我院采用脐血干细胞移植治疗 SCID,取得了较好的效果。

2) 胎儿胸腺移植:主要用于纠正细胞免疫缺陷。采用胎龄不足 14 周的人工流产胎儿胸腺,移植于患儿的腹直肌与筋膜之间和(或)制成胸腺细胞悬液移植于腹腔内。

3) 胎肝移植:胎肝内含有多能干细胞,出生 8~10 周胎儿的肝脏适宜作移植之用。将肝脏制成单细胞悬液静脉输入,往往因细胞量较少等原因免疫重建成功率不如骨髓移植,治疗 SCID 的效果差些,但一次失败后或一次移植量不足可多次胎肝移植。胎儿组织移植,即使 HLA 不匹配也很少发生致死性的 GVHD。其机制目前还不十分清楚。

4) 输注胸腺上皮细胞培养物或胸腺素:可根据患者骨髓体外诱导 T 细胞试验,给细胞免疫缺陷患者输注体外胸腺上皮细胞培养物或胸腺素。前者是将正常胸腺 14 天培养物作腹直肌鞘内腹腔内注射,后者的剂量为:以每天 1mg/kg 开始,以后可逐渐增加至每天 4mg/kg,症状改善后,逐渐减量,然后改用维持量 1mg/kg,每周 1 次,长期治疗。

(4) 纠正代谢缺陷:反复输注经过洗涤的纯红细胞或经过 25~50Gy 照射过的库血,为缺乏 ADA 的 SCID 患者补充 ADA,对部分患儿有一定效果。由于 ADA 缺陷常引起原来正常的干细胞受损,最后还是需要作干细胞移植。PNP 缺乏的病人,口服尿苷(uridine)无效,脱氧胞苷(deoxycytidine)治疗在试用中。

(5) 其他(替代)治疗:近年来对一些以往缺乏治疗手段的疾病,通过基因工程技术发展获得的细胞因子在治疗中起到了有效的作用,其中最为突出的是 IFN-γ 的临床使用。IFN-γ 用于 CGD 的治疗可以减少患者的感染频率和严重程度,目前国内也开始使用。由于 IL-12 受体缺陷阻断了机体抗分枝杆菌感染的免疫学通路,使 T 细胞和(或)NK 细胞无法产生 IFN-γ,因此,使用 IFN-γ 替代治疗可以有效应用于 IL-12/IFN-γ 及其受体通路的分子缺陷。复旦大学附属儿科医院使用 IFN-γ 治疗 CGD 患儿取得一定的临床疗效,但仍有部分患儿发生反复感染。而对 IL-12 受体缺陷的患儿经治疗后未再发生类似感染。目前国内已有 IFN-γ 的基因工程产品,治疗剂量为 IFN-γ $50mg/m^2$ 体表面积,皮下注射,每周 2 次。

(王晓川 孙金峤)

参考文献

1. Picard C, Al-Herz W, Bousfiha A, et al. Primary Immunodeficiency Diseases: an Update on the Classification from the International Union of Immunological Societies Expert Committee for Primary Immunodeficiency 2015. J Clin Immunol, 2015, 35: 696-726.

2. Casanova JL, Abel L. Primary immunodeficiencies: a field in its infancy. Science, 2007, 317: 617-619.

3. Lee PP, Jiang LP, Wang XC, et al. Severe mycobacterial infections in two pairs of Chinese siblings with interleukin-12 receptor beta1 deficiency. Eur J Pediatr, 2008, 167: 231-232.

第4节 继发性免疫缺陷病

继发性免疫缺陷病是指由于多种因素,如年龄、感染、药物、代谢性疾病或环境因素等,导致机体免疫功能受损的免疫缺陷病。新生儿期,除原发性免疫缺陷病外,尚有多种因素导致的继发性免疫缺陷病。

(一)引起继发性免疫缺陷病的常见因素

1. **年龄** 与年长儿比较,新生儿对常见病原和条件致病菌的易感性增加,主要与新生儿期免疫系统的不成熟有关,胎龄及年龄是影响新生儿免疫系统功能的重要因素。

2. **营养不良** 营养不良是最常见的引起继发性免疫缺陷的因素[1]。感染性腹泻和呼吸道感染常见。T 细胞数量和功能降低的程度与低蛋白血症的严重程度相关。在营养不良的个体中,虽然,对疫苗的免疫反应和特异性抗体的滴度可以在较长的一段时期检测到,但是如营养不良持续不能得到纠正,这些免疫反应会降低。微量元素(如锌和抗坏血酸)的缺乏,可减弱黏膜屏障的抗感染能力。维生素 D 对巨噬细胞抵抗胞内病原体(如结核分枝杆菌)是必需的。

3. **代谢性疾病** 多种代谢性疾病可引起免疫功能的受损,糖尿病和尿毒症是最常见的 2 种引起免疫功能受损的代谢性疾病。但新生儿期非常少见。

4. **除原发性免疫缺陷病以外的其他遗传性因素** 由一些遗传因素导致的疾病,可能不主要累及免疫系统,但可以影响免疫功能,其中染色体数目异常是最常见的原因之一。如 21- 三体综合征的患者,虽然发生严重感染少见,但是感染的几率明显增加,体外实验表明,21- 三体综合征患者中性粒细胞的趋化和吞噬功能降低。Turner 综合征患者的感染几率也较正常人增加,但机制未明。

5. **药物** 在临床中,常使用一些药物来抑制不希望的免疫反应,如治疗自身免疫性疾病、过敏性疾病、移植排斥反应等。这些药物包括生物制剂、化学制剂等,尤其是化学制剂,常缺乏靶向性的免疫抑制作用。这些药物常减弱细胞免疫反应,导致患者易于感染真菌、病毒。此类药物在新生儿的应用,亦相对少见。

6. **手术和创伤** 手术和创伤可导致上皮细胞屏障的破坏和炎症反应的激活。组织损伤可导致炎症反应的激活,Toll 样受体在其中具有重要作用,导致免疫细胞的活化,释放炎症因子,如 IL-6、TNF-α 等。如果这种炎症反应非常严重,就可能导致全身炎症反应综合征。同时,非特异性细胞的活化导致免疫状态的失能,以及由应激导致的皮质激素水平的增加,也是创伤患者免疫抑制的原因。

7. **环境因素** 目前,越来越多地认识到慢性暴露于不良环境的影响。如长时间暴露于日光,增加恶性肿瘤的风险。在炎症反应中,日光的生物效应来源于其中的紫外光,可以诱导 T 细胞凋亡,抗原递呈细胞来源的细胞因子的释放,以及调节性 T 细胞的分化。电离辐射主要是通过影响骨髓造血,导致血细胞减少而使免疫抑制。持续的暴露于电离辐射,最终可导致所有的免疫功能受损。

8. **感染因素** 自 20 世纪初,即发现病毒感染可导致免疫抑制。如麻疹急性期患者,结核菌素的皮肤试验为阴性。巨细胞病毒和流感病毒可导致淋巴细胞减少与 T 细胞失能。然而,这些抑制多数为暂时性的。特殊的病毒感染,如 HIV 感染,所导致的免疫缺陷,归于获得性免疫缺陷病,不在本文讨论之中。

(二)与原发性免疫缺陷病的主要鉴别要点

1. **病因** 原发性免疫缺陷病为遗传性或先天性因素所致,有较为明确的致病基因或遗传背景;继发性免疫缺陷病为后天性因素所致,有明确的原发疾病或环境、药物的暴露史,无致病基因。

2. **免疫受损环节** 原发性免疫缺陷病常为单个免疫

分子缺陷,导致免疫功能受损,使机体对某一类或某几类病原体易感;继发性免疫缺陷病的免疫受损环节常累及较多,多为部分功能受损,易感病原体常多种多样。

3. **临床表现**　原发性免疫缺陷病常以感染为首发症状,感染症状相对严重;继发性免疫缺陷病的原发疾病多较为明确,感染症状相对较轻。

4. **家族史**　原发性免疫缺陷病常有阳性家族史,继发性免疫缺陷病没有阳性家族史,但是没有阳性家族史不能排除原发性免疫缺陷病。

（三）防治

继发性免疫缺陷病主要在于明确病因,进行病因治疗,病因祛除后,免疫系统功能多能恢复。新生儿期继发性免疫缺陷多与胎龄和年龄相关,免疫发育是一个自然的过程,多不需要特殊干预。早产儿,由于母体通过胎盘给予胎儿IgG的不足,早产儿常有IgG水平的低下,胎龄越小,IgG水平可能越低。目前,有证据表明出生后预防应用静脉IVIG并不能降低新生儿发生败血症的风险,口服免疫球蛋白也不能降低早产儿发生NEC的风险[2]。然而,有荟萃分析发现,IVIG可以降低院内感染的发生率[3]。因此,对于早产儿,并不主张出生后均给予IVIG治疗。对于有感染的早产儿,可予以IVIG干预。

（王晓川　孙金峤）

参考文献

1. Hamer DH,Sempe'rtegui F,Estrella B,et al. Micronutrient deficiencies are associated with impaired immune response and higher burden of respiratory infections in elderly Ecuadorians. J Nutr ,2009,139:113-119.

2. Foster JP,Seth R,Cole MJ. Oral immunoglobulin for preventing necrotizing enterocolitis in preterm and low birth weight neonates. Cochrane Database Syst Rev,2016,4:CD001816.

3. Ohlsson A,Lacy JB. Intravenous immunoglobulin for preventing infection in preterm and/or low birth weight infants. Cochrane Database Syst Rev,2013,7:CD000361.

第5节　新生儿过敏性疾病

过敏性疾病可发生在各个年龄阶段。新生儿期的过敏性疾病以食物过敏为主,主要为牛奶过敏。食物过敏指机体通过食入、皮肤接触或吸入某种食物蛋白而引起的特异性的免疫反应,从而导致机体炎症的一组疾病。新生儿时期的食物过敏原主要是牛奶。因此,本节主要阐述新生儿牛奶过敏。

（一）发病机制

食物过敏的发病机制还不完全清楚,食物中含有蛋白组分都可能成为过敏原,人体免疫系统的特殊反应性是发生食物过敏的免疫学基础。根据免疫机制的不同可将食物过敏发病机制分为三类[1]:①IgE介导(速发型);②非IgE介导(迟发型);③混合IgE/非IgE介导。IgE介导的过敏反应均急性起发病,常自婴儿期起病,有家族史者易发。发病机制主要是机体产生针对食物过敏原的特异性IgE,导致靶器官的肥大细胞、嗜碱性细胞脱颗粒释放组织胺等生物活性物质,引起过敏性炎症。其他免疫机制介导的称为非IgE介导的食物过敏反应,包括嗜酸性粒细胞介导的食物过敏、T细胞介导的过敏反应等。少许多食物过敏往往同时存在多种免疫机制介导,如食物过敏引起的哮喘、特应性皮炎等。

（二）临床表现

新生儿牛奶蛋白过敏的临床表现以皮肤、消化道多见。一般IgE介导的食物过敏主要累及皮肤和黏膜相关的组织器官,非IgE介导的食物过敏则可累及其他组织器官。皮肤症状主要表现为湿疹、荨麻疹或特应性皮炎,严重者可有面部、口唇、眼睑水肿;胃肠道症状主要表现为呕吐、腹泻、胃食道反流、便秘(伴或不伴肛周皮疹)、血便,严重者可出现类似NEC的表现。

（三）诊断

食物过敏的诊断首先需进行临床评估,根据病史和临床表现结合实验室检查明确诊断[2-3]。

1. **非特异性试验**　对诊断具有提示和参考价值:①IgE:血清总IgE水平升高。②外周血嗜酸性粒细胞比例和绝对计数增高:白细胞总数可正常。当嗜酸性粒细胞占白细胞总数的5%~15%时,提示过敏反应。③分泌物嗜酸性粒细胞检查:眼结膜或鼻黏膜的分泌物(鼻拭子检查)、痰液中存在嗜酸性粒细胞。

2. **特异性试验**　主要是用于明确过敏原。目前用于明确过敏原种类的特异性试验有血清过敏原特异性IgE(sIgE)测定、皮肤点刺、斑贴试验等。由于新生儿食物单一,基本无需做检测过敏原种类的相关试验。

3. **回避试验**　是通过短期回避日常食用的可疑食物,观察临床症状和体征变化,以帮助明确过敏原种类的一种方法。对于怀疑牛奶过敏的新生儿,可通过回避牛奶2~4周,观察临床症状的变化,以辅助诊断。

（四）鉴别诊断

对于有相应症状的新生儿,应考虑牛奶过敏的可能。以皮肤症状为主者,比较容易鉴别;以消化道症状为主者,严重者需要与坏死性小肠结肠炎鉴别。对于喂养困难的新生儿,在排除其他因素后,要考虑牛奶过敏的可能。

（五）治疗[4]

1. **饮食管理**　食物过敏的治疗主要为回避过敏食物。对于新生儿来讲,最常见的食物过敏原为牛奶和鸡蛋。牛奶过敏的新生儿,可考虑回避牛奶,给予相应的替代食品,同时注意营养的均衡,大部分牛奶过敏的新生儿可耐受深度水解配方奶粉,极少数需要氨基酸配方粉。母乳是新生儿最好的食物,一般不提倡因牛奶过敏而停母乳喂养。可视过敏程度,予以乳母限制牛奶、蛋类食物摄入。极少数严重牛奶过敏的儿童,需要回避母乳。

2. 药物治疗　过敏性疾病常用的药物有抗组胺药物、肥大细胞膜稳定剂、白三烯受体拮抗剂、激素等。对于新生儿来讲,这些药物的安全性均未可知,应尽量避免此类药物的应用,大部分通过饮食管理,即可达到很好的效果。

3. 其他　对于湿疹或特应性皮炎严重的患儿,可给予适当的局部外用药物。

(六)预防

母乳喂养、哺乳母亲规避高风险食物是预防婴儿过敏性疾病最有效的方式。2000 年,美国儿科学会推荐有食物过敏高危因素的婴幼儿推迟易过敏食物的摄入时间,奶制品推迟至 1 岁以后,蛋制品推迟至 2 岁,坚果类食品推迟至 3 岁。然而,最近的研究表明,早期摄入这些食物可以降低发生食物过敏的风险[5]。这些研究,促使了食物过敏管理指南的修订。2008 年,澳大利亚临床免疫和过敏学会推荐这些食物不应从婴儿食谱中去除。对于新生儿来讲,最主要的食物过敏原为牛奶。对于没有食物过敏高危因素的新生儿,没有证据推荐使用水解配方奶粉或氨基酸配方粉进行预防。2016 年,发表的荟萃分析[6]表明,没有证据支持适度水解或深度水解配方粉对预防过敏有保护性作用。

对于益生菌在预防食物过敏中的作用,目前仍存在较大的争议。2016 年,2 篇荟萃分析[7-8]的研究结果并不推荐常规采用益生菌预防食物过敏,尚需要更多的研究来评价益生菌对食物过敏的作用。

(王晓川　孙金峤)

参考文献

1. 中华医学会儿科分会免疫学组,中华儿科杂志编辑委员会. 婴儿过敏性疾病预防、诊断和治疗专家共识. 中华儿科杂志,2009,47:835-838.

2. Scarpellini E,Tack J:Food Allergy:From Diagnosis to Treatment. Dig Dis,2012,30:224-231.

3. Sicherer SH,Sampson HA. Food allergy:Epidemiology,pathogenesis,diagnosis,and treatment. J Allergy Clin Immunol,2014,133:291-307.

4. Sampson HA,Aceves S,Bock SA,et al. Food Allergy:A Practice Parameter update-2014. J Allergy Clin Immunol 2014,134:1016-1025.

5. Koplin JJ,Osborne NJ,Wake M,et al. Can early introduction of egg prevent egg allergy in infants? A population-based study. J Allergy Clin Immunol,2010,126(4):807-813.

6. Boyle RJ,Ierodiakonou D,Khan T,et al. Hydrolysed formula and risk of allergic or autoimmune disease:systematic review and meta-analysis. BMJ,2016;352:i974.

7. Koletzko S. Probiotics and Prebiotics for Prevention of Food Allergy:Indications and Recommendations by Societies and Institutions. J Pediatr Gastroenterol Nutr,2016,63(Suppl 1):S9-S10.

8. Zhang GQ,Hu HJ,Liu CY,et al. Probiotics for Prevention of Atopy and Food Hypersensitivity in Early Childhood:A PRISMA-Compliant Systematic Review and Meta-Analysis of Randomized Controlled Trials. Medicine (Baltimore),2016,95(8):e2562.

第 6 节　新生儿红斑狼疮

新生儿红斑狼疮(neonatal lupus erythematosus,NLE)是一种罕见的新生儿疾病,与母体的自身抗体通过胎盘进入胎儿体内有关。1954 年,McCuision 和 Schoch 最先报道该病[1]。国外报道发病率为 1/(12 500~20 000),国内尚无确切数据,由于本病病程较短,实际发病率可能更高。

(一)发病机制

目前认为 NLE 与母体的自身抗体通过胎盘进入胎儿体内,与胎儿组织发生交叉反应引起损伤有关,其中抗 SSA 和 SSB 抗体可能发挥主要作用,又以抗 SSA 抗体最为重要。但是该病的机制远未明确,近年的相关研究提示,与母体细胞微嵌合可能有关:母体细胞微嵌合是指在孕期一些母体细胞通过胎盘到达胎儿体内,未被胎儿免疫系统清除,从而在某些情况下能够在后代体内存活许多年的现象。Steve 等的研究发现,该现象似乎与 NLE 的发病相关。他们对比了两组新生儿的心脏组织,一组为 NLE 患儿,一组为死于其他疾病的患儿,结果显示 NLE 组所有患儿的心脏组织中均找到了母体细胞,且均在房室结中发现了母体细胞;而非 NLE 组仅有两例患儿心脏组织中发现了母体细胞。另外,T 细胞和固有免疫反应在 NLE 的发病中也可能具有重要作用。

(二)临床表现

NLE 患儿多以皮肤表现为主,心脏、血液、肝脏也可受累,临床表现存在地域差异,可能与种族有关[2]。

1. 皮肤表现　皮损常在出生后 4~6 周出现,好发于曝光部位如头面部,也可累及躯干和四肢。特征性皮损为眶周融合性、鳞屑样红斑,称为"猫头鹰眼"(owl eyes)或"浣熊眼"(raccoon eyes)。

2. 心脏表现　最常见的心脏受累形式为先天性心脏传导阻滞,通常从妊娠期第 4 个月开始出现,一旦形成,不可逆转。其他心脏受累还包括心房增大、房间隔缺损、室间隔缺损、卵圆孔未闭等结构异常,心肌病变也有报道。

3. 肝胆系统表现　部分患儿有肝胆系统受累表现,常与皮肤或心脏病变共存,有转氨酶升高、胆汁淤积、高胆红素血症,严重者可有肝功能衰竭。

4. 血液系统表现　最常见的血液系统受累为血小板减少。其余两系或三系减低也有报道。大多为一过性。

5. **其他表现**　如行为异常、抑郁、焦虑、发育迟缓、学习、听力、语言问题等神经系统表现,一些不常见的并发症如脊髓病变、血管病变、先天性肾病综合征等也有少数报道。

（三）诊断与鉴别诊断

NLE 可以在宫内或出生后出现临床表现。宫内诊断主要是通过胎儿超声心动图发现不同程度的心脏传导阻滞。如果母亲具有某种已知的自身免疫性疾病,胎儿有心脏传导阻滞的表现,需考虑 NLE。心脏传导阻滞最早可在妊娠中期出现。出生后 NLE 的诊断,主要依靠皮肤表现。根据母亲病史、血清抗体水平,可以进行诊断。新生儿可能具有心脏传导阻滞所致的心律失常。

如果诊断有疑问,需要考虑皮肤活检。皮肤活检的病理改变也不尽相同,可表现为上皮淋巴细胞的浸润、基底细胞层的空泡变性、间质性淋巴细胞浸润、角化过度等。

需要与具有皮肤表现的其他疾病相鉴别:① TORCH 感染:风疹、单纯疱疹、巨细胞病毒感染等;②皮肤损害性疾病:Stevens-Johnson 综合征、大疱表皮松解症、湿疹等。

（四）管理和预后

1. **孕期管理**　如孕母有自身免疫性疾病的症状,应筛查自身抗体。如母亲的自身抗体阳性,尤其是抗 SSA/SSB 抗体阳性,其后代患 NLE 的风险增高。此类母亲应在孕期更为频繁地监测胎儿的心脏传导情况。静脉用 IVIG 可降低抗体穿透胎盘的能力[3]。联合应用 IVIG 和激素可减少心脏传导阻滞的发生。

2. **新生儿管理**　生后 8 个月内患有皮肤环形红斑和(或)任何程度的心脏传导阻滞的患儿均应筛查抗 SSA/SSB 抗体,如果母亲或患儿的筛查结果为阳性,则可诊断 NLE。除心脏受累外,皮肤、血液和肝胆系统的病变往往是暂时性的。有皮损的患儿需避免日光直射,必要时可外用激素,不推荐使用全身激素。67% 的心动过缓失代偿患儿需要植入起搏器。NLE 患儿的长期预后目前仍在研究中。有证据表明 NLE 患儿日后发展为自身免疫病的风险更高。

（王晓川　孙金峤）

参考文献

1. Lee LA. The clinical spectrum of neonatal lupus. Arch Dermatol Res,2009,301:107-110.

2. Johnson B. Overview of neonatal lupus. J Pediatr Health Care,2014,28:331-341.

3. Trucco SM,Jaeggi E,Cuneo B,et al. Use of intravenous gamma globulin and corticosteroids in the treatment of maternal autoantibody-mediated cardiomyopathy. J Am Coll Cardiol,2011,57:715-723.

第21章 产伤性疾病

产伤(birth trauma)是指在分娩过程中的机械因素引起的新生儿身体结构与功能上的损伤。产前检查与助产技术的进步减少了产伤的发生率,在自然分娩中其发生率为2%,剖宫产为1.1%[1]。即使给予最佳产科照顾,仍无法避免产伤的发生,胎儿体位与产伤发生密切相关,分娩方式、胎儿大小、产程、母亲产道条件等也是产伤发生的重要因素。产伤可发生于身体的任何部位,种类亦多,轻重程度各异。头部是最容易发生损伤的部位,可伴或不伴颅骨骨折及其他颅外损伤,产伤还包括腹部脏器、脊柱、骨骼系统和外周神经的损伤。

第1节 软组织损伤

软组织损伤是程度较轻的产伤,属于最常见的产伤之一,以皮肤挫伤为常见。

1. 病因与发病机制 皮肤挫伤的部位一般见于先露部位。分娩时子宫收缩产生强大压力压迫产道,结合产道阻滞的共同作用,压迫先露部位软组织,导致静脉淤血、组织水肿从而造成局部皮肤挫伤。

宫内因素也可导致软组织损伤。脐带绕颈时由于静脉回流受阻可以出现头颈部淤血及瘀点,出生数日后会自行消失。子宫内游离羊膜带,有时也可造成软组织缢痕,是一种特殊类型的软组织损伤。

2. 临床表现 最常见的软组织损伤为产瘤,又称头皮水肿或先锋头。头位分娩时从第一产程开始,由于顶枕部皮肤受压,局部软组织损伤,引起水肿及渗出,表现为顶枕部弥漫性头皮与皮下组织肿胀,边界不清,无波动感,呈凹陷性水肿,范围常跨越中线与骨缝,为骨膜外的头皮水肿,局部可有瘀点与瘀斑。一般水肿数日后消退,瘀斑数周后消退,不需特殊处理。

产伤引起的脂肪组织缺血可引起皮下脂肪坏死(subcutaneous fat necrosis, SFN),常发生于生后数周内,较少见。临床表现为背部、臀部、大腿、前臂、面颊等部位皮下组织结节状硬块或质地坚硬的红斑、青斑或肉色斑块。6~8周后可自愈,可能继发高钙血症,需随访至6月龄。

3. 治疗 软组织挫伤时,应保护局部软组织。局限性水肿、瘀点、瘀斑一般不需要特殊处理,于出生后2~7天可自行消退。组织坏死时要保护创面,促进坏死组织脱落与创面愈合。

第2节 出血

胎儿已具备合成凝血因子的功能,但足月出生的新生儿,其凝血系统仍未发育成熟,维生素K依赖的凝血因子、凝血抑制因子和接触因子水平均低,血小板反应力底下,除Ⅷ因子以外,各项凝血功能水平均较低;而感染或其他各种疾病引起的缺氧缺血性损害,也可导致血管内皮细胞的完整性受到破坏,通透性增加,从而激活全身凝血系统,引起出血。产伤所致出血以头颅血肿、帽状腱膜下血肿最为常见,它们共同表现为头部先露部位的肿块,发生的外因为分娩时局部组织受压、使用产钳或胎头吸引器助产,也有部分病例无明确诱因。

(一)头颅血肿

头颅血肿(cephalohematoma)多由分娩时损伤引起的骨膜下血管破裂导致血液积聚并局限于骨膜下,故血肿边缘清晰,不超过颅缝,有波动感。发生率为1%~2%,是最常见的产伤之一[1]。

1. 病因 头颅血肿常伴发于胎头吸引、产钳助产及臀位产。

2. 临床表现 头颅血肿多在顶骨、枕骨部位出现局限性边缘清晰的肿块,不跨越颅缝,有囊样感,局部头皮颜色正常,血肿很少伴有明显失血表现,80%以上的患儿在3~4周内自然吸收。长时间不吸收的巨大血肿可出现机化、钙化,最终演变为骨组织。头颅血肿应与产瘤鉴别(表21-2-1)。

由于出血引起红细胞破坏,巨大头颅血肿可引起贫血及病理性黄疸。

头颅血肿可发生反复感染,出血及头皮脓肿,大肠埃希菌感染可引起溃破、流脓。

发生头颅血肿的患儿需排除颅内出血,尤其伴随颅骨骨折的病例,应考虑头颅CT、MRI等影像学检查。硬膜外血肿是一种比较特别的类型,常合并颅内出血。

3. 治疗 头颅血肿数周后缓慢吸收,无并发症的头颅血肿无需治疗。怀疑感染时,应穿刺培养,以确定诊断,抗感染治疗,并需切开引流。较大血肿合并骨折时,可利用神经内镜进行弯曲骨瓣开颅术去除血肿并行颅骨成型,较大硬膜外血肿可在超声引导下行针吸术去除血肿。

表 21-2-1 头颅血肿与产瘤的鉴别

	头颅血肿	产瘤(头皮水肿)
病因	骨膜下血管破裂	头皮血循环受阻,血管渗透性改变,淋巴亦受阻,形成皮下水肿
部位	位于骨上,顶骨或枕骨骨膜下	头先露部皮下组织
出现时间	生后几小时至数天	出生时就发现
形状	稍隆起,圆形,境界清楚	稍平坦,梭状或椭圆形,境界不清楚
范围	不超过骨缝界限	不受骨缝限制,可蔓延至全头
局部情况	肤色正常,稍硬有弹性,压之无凹陷,固定,不易移动,有波动感	头皮红肿,柔软,无弹性,压之下凹,可移动位置,为凹陷性水肿,无波动感
消失时间	约需 2~4 个月	生后 2~4 天

(二)帽状腱膜下血肿

帽状腱膜下血肿(subgaleal hematoma,SGH)是分娩中机械因素所致的发生于骨膜与头皮腱膜之间血管破裂,聚集于两者之间疏松的结缔组织间的出血。Uchil 等报道自然分娩 SGH 的发生率是 0.4‰,文献报道胎头吸引术致 SGH 的发生率为 0~21%。帽状腱膜下出血的病死率可达 12%~14%。

1. 病因与发病机制 帽状腱膜下血肿常见于胎头吸引术或产钳助产分娩时,因其牵引力将帽状腱膜与颅骨分离。帽状腱膜于骨膜之间是一个疏松的间隙,前缘为眼眶,后缘为枕骨,两侧为外耳,间隙内静脉与头皮静脉及颅内静脉相通,分娩时的压力使上述静脉破裂后,引起出血并沿此间隙蔓延,因此,生后数小时至数天还可继续出血,引起血容量减少。帽状腱膜下血肿还可并发颅骨骨折、骨间软骨联合破裂、联结硬膜下及帽状腱膜下的桥静脉破裂等。第二产程延长、胎儿窘迫及巨大儿等也是本病高危因素。

2. 临床表现 帽状腱膜下血肿较为弥散,可随体位变动,不受骨膜限制,表现为跨越骨缝的质硬或波动感肿块。典型病例为生后 4 小时内出现,之后 12~72 小时继续增大。Robinson 等计算帽状腱膜下血肿的出血量为:头围较以前增加 1cm,相当于失血 38ml。轻症者头颅肿块常不明显,仅表现为头围较正常增大,头颅肿胀、有波动感、界限不清。重症者因颅骨腱膜下结缔组织很松软,出血时难以止血,出血范围可达前额和颈项部,前囟扪不清,眼睑水肿,面部皮肤颜色青紫。临床上见帽状腱膜下血肿时应注意完善影像学检查以排除颅内出血,实验室检查需监测血红蛋白、血细胞比容及凝血状态。发生大出血及失血性休克可导致贫血、面色苍白、心动过速及低血压,甚至死亡。感染不常见,若发生头皮损伤,易从损伤部出现感染,血行感染也易于向血肿部位迁移,因此,应注意血肿潜在的感染风险。

3. 治疗 治疗轻症以对症治疗为主,如有明显失血则以积极抗休克为主,需输血时少量多次补充血容量,重症需外科加压包扎止血及手术清创。

(三)损伤性颅内出血

颅内出血(ICH)是较为严重的产伤,包括硬膜下、蛛网膜下腔、硬膜外、脑室内出血,较少见的还有大脑及小脑出血,顺产、产钳助产、胎头吸引术助产的新生儿,本病的发生率分别为 0.37%、1.7%、1.62%。病死率高,存活者常有神经系统后遗症。

1. 病因与发病机制 产伤性颅内出血多见于足月儿及异常分娩儿。高危因素为产钳、胎头吸引术、第二产程延长、巨大儿、臀位产儿,顺产也难以避免本病发生。分娩时,在母体内或体外,子宫收缩、产道挤压及助产牵引可引起脑膜撕裂,脑血管破裂导致颅内出血。破裂的血管部位即为颅内出血部位。脑幕撕裂与颅内出血时常同时伴有脑水肿。

2. 临床表现 临床表现与出血量、出血部位有关。87% 颅内出血在生后 48 小时内出现症状,常见症状为呼吸暂停与惊厥。蛛网膜下腔出血时,腰椎穿刺 CSF 中有红细胞。虽然目前诊断技术日益提高,但临床对此症误诊率仍可高达 45.2%。新生儿头颅超声提示骨缝周围浅回声病灶,应警惕颅内出血及其他损伤[2]。发生硬膜外血肿、颅骨骨折时应注意排除颅内血肿。确诊依靠 CT 检查,有助于了解颅内出血的出血部位、出血量及有无合并脑水肿。不同部位颅内出血的临床特点见本书第 14 章第 8 节。

3. 治疗 详见本书第 14 章第 8 节。

第 3 节 外周神经损伤

以臂丛神经和面神经损伤较多见,可分别引起患侧上肢运动障碍和面部肌肉麻痹,较少见的尚有膈神经损伤导致同侧膈肌运动瘫痪、喉返神经损伤引起先天性声带麻痹,以及桡神经损伤而致患侧手腕麻痹呈垂腕畸形等。

(一)臂丛神经麻痹

臂丛神经麻痹(brachial plexus paralysis)的发病率为活产儿中 0.13‰ ~3.6‰,是分娩过程中多种原因导致臂丛神经根牵拉性损伤引起的上肢运动障碍。

1. 病因与发病机制 臂丛神经由第 5~8 颈神经前支,

第 1 胸神经前支的大部分组成,分为上、中、下三个神经干,围绕腋动脉形成内侧束、外侧束和后束,神经主要分布于上肢和部分胸、背浅层肌。肩难产时头部极度侧屈及牵拉可造成臂丛神经损伤,但即使在助产时采用恰当的轴向牵拉,甚至无肩难产、无头部牵拉及侧屈病史、不采用助产术也会发生臂丛神经损伤。高危因素为巨大儿、第二产程延长、使用产钳、肩难产、初产、高龄产妇及多胎,也有部分原因不明。上肢受到过度牵拉时,就可导致颈 5~ 胸 1 神经根损及破裂。目前没有证实有明确引起或避免臂丛神经损伤的助产措施。

2. 临床表现　患儿常在出生后不久发现一侧上肢运动障碍。根据神经损伤部位及临床表现,臂丛神经麻痹共分 3 型。

(1) Ⅰ型:上臂型 -Erb 瘫,发生率占全部病例 90%,损伤颈 5~7 神经。上臂型受累肢体呈现为"服务员指尖(waiter tip)"位,颈 5、6 神经受损表现为肩外展及屈肘不能,肩关节内收及内旋,肘关节伸展,前臂旋前;颈 7 神经受损表现为手腕及手指屈曲。二头肌肌腱反射消失,拥抱反射不对称,握持反射存在。上臂型 -Erb 瘫可伴有膈神经损伤。

(2) Ⅱ型:下臂型 -Klumpke 瘫,该型少见,占臂丛神经损伤中 1%。累及颈 8 及胸 1,致使手内肌及手腕与手指长屈肌无力。握持反射消失,二头肌肌腱反射能被引出。下臂型导致胸 1 交感神经能纤维损伤时可伴发同侧霍纳综合征,除Ⅱ型表现外还有眼睑下垂、瞳孔缩小及半侧面部无汗。

(3) Ⅲ型:全臂型 - 全上肢瘫,为所有臂丛神经根均受损伤。10% 臂丛神经损伤表现为全臂型,临床表现为全上肢松弛,反射消失。并可同时存在胸锁乳突肌血肿、锁骨或肱骨骨折及霍纳综合征(horner syndrome)。

臂丛神经损伤根据损伤程度可分为 4 种类型:①神经功能性麻痹伴暂时性传导阻滞;②轴突断伤伴重度轴突损伤,但周围神经元成分完整;③神经断伤伴完全性节后神经破坏;④撕脱伴伤及与脊髓节前的连接。神经功能性麻痹与轴突断伤预后较好。

3. 诊断　根据临床表现即可诊断。需结合相应神经症状与脑损伤鉴别。存在呼吸窘迫提示伴有膈神经损伤。损害波及臂丛下部时注意同侧霍纳氏综合征。如受损的神经不能得到修复,将影响手臂肌肉的生长发育,与健侧二头肌相比,患侧二头肌较短而圆,但肌腱较长,严重程度与神经损伤程度有关[3]。

注意与上臂肱骨骨折相鉴别,后者表现为生后上肢运动减少,可通过体格检查及 X 线检查排除。

4. 治疗及预后　结合神经 - 肌电图及影像学检查结果确定治疗方案。首选保守治疗。第 1 周将前臂固定在上腹部以减少不适。出生 1 周以后为了避免挛缩,对肩关节、肘关节及手腕关节进行移动度活动训练。指导父母亲进行移动度活动练习。2~3 个月不恢复,应转诊到专科中心进

行进一步检查。3~6 个月不恢复,考虑手术探查,修补损伤神经。对手术作用的评价尚未统一。当考虑手术时,电学诊断及影像诊断如 CT 脊髓造影术或 MRI 有一定帮助。

密歇根大学回顾了 2005~2015 年 382 例臂丛神经损伤的患儿,其中 85% 的患儿症状持续至生后 1 年[4]。90% 臂丛神经损伤会自动恢复。局限于颈 5、颈 6 神经根损伤者预后最好。完全性臂丛损伤及下部臂丛损伤的预后差。臂丛神经撕脱性损伤(brachial plexus avulsion injury,BPAI)则较为严重,可能造成终身残疾,有些病例可伴随脊髓神经损伤。如在生后 3 个月内出现二头肌抗重力运动及肩外展运动,预后良好。近年来,采用神经显微修补技术使臂丛神经麻痹预后有了明显改善。

(二) 面神经麻痹

新生儿面神经麻痹(facial paralysis)为先天性的周围性面瘫,由发育异常及损伤所致。体重大于 3500g、产钳助产是引起面神经损伤的高危因素。

1. 病因与发病机制　先天性发育缺陷引起的面神经麻痹可伴多发畸形或多发性脑神经异常,也可表现为单纯面神经麻痹。水痘 - 带状疱疹病毒、单纯疱疹病毒等病毒感染、弓形虫感染是新生儿面神经麻痹的主要病因,仅 7% 为产伤所致,可因妊娠后期胎位不正而使从乳突 - 茎突孔出来的外周部面神经或面神经下颌支受压、出生时产钳损伤面神经或第二产程延长时面神经被骶骨峡压迫等所致。胎位不正骶骨峡压迫的部位就是面神经瘫的位置,左枕横位时出现左侧面瘫,右枕横位时出现右侧面瘫。通常神经受压由神经周围组织肿胀所致,而不是因为神经纤维破裂。

2. 临床表现　典型面神经下运动神经损伤时出现上部与下部面肌无力。安静时患侧眼持续张开及患侧鼻唇沟变平。哭叫时,同侧前额不起皱,眼不能闭合,口角歪向对侧。多数患儿头面部有裂伤、挫伤的外伤表现。偶尔仅一支面神经受损时,表现局限于前额、眼睑或口。外伤性面神经损伤须与其他原因所致面神经瘫区别。

非外伤性面神经瘫常伴综合征如 Moebius 综合征、Goldenhar 综合征、Poland 综合征、DiGeorge 综合征、13- 三体综合征、18- 三体综合征等。综合征伴有面瘫常有其他畸形,或为双侧性面瘫,须与外伤性面瘫区别。有报告单侧性、非外伤性先天性面瘫,病因不明,恢复不佳。面瘫伴颅内损伤则伴有其他神经系统异常。另一须与面瘫区别的疾病为口角提肌先天性发育不良,又称歪嘴哭综合征(asymmetric crying facies syndrome,CAFS),其特征为哭叫时口角不对称,患侧口角不能向下与向外侧运动,不存在面瘫其他表现如两侧鼻唇沟不对称、前额不起皱及眼不能闭合等。

3. 治疗　预后取决于面神经是否损伤或神经纤维是否撕裂。感染引起者根据血清学及病原学检查进行内科治疗。外伤性面瘫仅神经受压损伤预后良好,90% 以上可完全恢复,其余可部分恢复。多数病例在 2 周内恢复。治疗包括应用人工泪液及眼罩保护眼睛,防止角膜受损。如病

变明显又无恢复证据,应使用电学及影像学诊断帮助判断预后。由于恢复机会很大,只在 1 年后仍无恢复才考虑进行神经外科修复术。

(三) 膈神经麻痹

膈神经麻痹(diaphragmatic paralysis)系膈神经损伤导致同侧膈肌运动瘫痪,多由产伤及心胸外科手术引起。

1. 病因与发病机制 膈神经起源于颈 3~5 神经根,膈神经麻痹多为颈 5 及颈神经根受损引起,膈神经损伤常为单侧性,约 80% 发生于右侧,10% 见双侧受累,症状较为严重。80%~90% 膈神经损伤同时伴有臂丛神经损伤,5% 纵隔神经麻痹同时伴臂丛神经损伤。臀位产头部娩出时、头先露肩部娩出时所致颈与上臂受到挤压、牵拉以及产钳助产等因素可导致本病发生。

2. 临床表现 临床症状在生后 1 天内出现,表现为呼吸窘迫,患侧呼吸音降低,但出现时间也可稍晚。还可表现为气促、发绀、呼吸暂停或哭声细弱。左侧受累时出现频繁喂养反流。少数病例在吸气相见脐部向受累侧移动,即"肚皮舞娘症(belly dancer's sign)"。伴臂丛神经损伤可见"服务员手"。

胸片显示患侧膈肌隆起,纵隔向对侧移位,但在应用正压通气时可不出现这一征象。超声检查或荧光透视见吸气时出现膈肌矛盾运动(Kienboeck 征)即可确诊。

3. 治疗 膈神经麻痹首选保守治疗,大部分病例可自愈。必要时给予氧疗或辅助通气及胃管喂养。呼吸窘迫持续不消失可考虑使用膈肌折叠术做膈神经成形术。有报告 14 例产伤引起膈神经损伤的患儿,4 例呼吸机辅助通气不超过 9 天,膈神经麻痹未予相关治疗自行恢复。若患儿难以撤机或存在持续难以纠正的呼吸衰竭,可考虑行膈肌折叠术,有报道于生后 10 天就行手术治疗,膈肌折叠术后所有病例都无需机械通气。

(四) 喉返神经损伤

1. 病因与发病机制 分娩时喉返神经损伤(laryngeal nerve injury)可导致声带麻痹。5%~26% 先天性声带麻痹是由于产伤所致,产钳助产时发生率增加。产伤所致声带麻痹常为一侧性,左侧多于右侧。

2. 临床表现 症状有喉喘鸣、呼吸窘迫、哭声嘶哑、吞咽困难,用直接喉镜检查可确诊。如病史中并无头和颈过度牵拉,需进一步除外脑干损伤或畸形。

3. 治疗 治疗方法的选择取决于症状的轻重,挫伤所致麻痹常可自动恢复,重度呼吸窘迫则需要气管插管。

(五) 桡神经麻痹

1. 病因 桡神经麻痹(radial nerve paralysis)多发生于分娩过程中的肱骨中段骨折,独立的桡神经麻痹较少见。

2. 临床表现 包括患侧手腕呈垂腕畸形、拇指屈曲不能伸展、掌指关节活动受限,肩肘关节活动及二头肌功能可不受影响,局部肿胀,近上髁侧面可有瘀斑等皮损,需警惕皮损部位皮下脂肪坏死。X 线检查可了解有无肱骨骨折。

应与锁骨骨折、肱骨骨折及孟肱关节感染引起的假性桡神经麻痹鉴别。

3. 治疗 单独的桡神经麻痹可在数天至 6 月龄内自行恢复。并发骨折的病例可采用小夹板固定,使手指和腕关节维持背伸位,同时予以针灸和按摩,服用维生素 B_1、B_6、B_{12} 等。如有肱骨骨折参照本章第 5 节。

第 4 节 脊柱及脊髓损伤

脊柱和脊髓损伤(spinal cord injury)为新生儿死亡的主要原因之一,幸存者往往遗留程度不等的神经系统缺陷。本病少见,发病率每 10 万活产儿 0.14 例。上部颈段脊髓损伤较下部脊髓损伤多见。

1. 病因与发病机制 直接原因为分娩时的过度伸展或屈曲,特别是侧位牵引时使胎儿的脊髓沿长轴发生扭转和压缩,引起脊柱、脊髓及脑干组织的伸延性损伤。内在因素为胎儿在子宫内的位置异常,例如额位、颜面位,或者臀先露、难产、早产、初产、急产等;胎儿脊柱内血管闭塞;胎儿的脊柱与枕大孔畸形等。上颈段脊髓损伤常发生于头先露使用产钳过度旋转胎头所致。颈胸段脊髓损伤常发生于臀位牵引,胎头过伸或因头盆不称胎头嵌入骨盆内,牵引过度旋转下肢所致。脊髓扭曲或撕裂可有出血、水肿、坏死,甚至完全性横断,伴或不伴脊柱的损伤。脊柱的骨折极少发生,这是由于脊髓和脊柱的伸展能力不同,而使相对弹性较差的脊髓更易在分娩时遭受严重的纵向牵拉而受损伤。

2. 临床表现 轻者仅有脊柱后突角的改变,皮下可见受伤脊突向外凸出,局部肿胀及触痛,脊旁肌紧张。脊柱的损伤势必影响经过脊髓管中的脊髓,如出血较多、水肿较重,可出现相应的神经体征,如损伤处远端神经所支配的随意肌全部出现暂时性或永久性麻痹,引起截瘫、大小便失禁。主动运动减弱或消失,深腱反射消失,损伤断面以下疼痛刺激无反应。呼吸抑制的程度取决于脊髓损伤的水平,颈 4 以上脊髓损伤常伴呼吸暂停;颈 4~ 胸 4 损伤时由于累及膈神经根及肋间肌的神经支配,常伴不同程度的呼吸窘迫;胸腰段损伤(胸 1~ 腰 5)极少或不累及肋间肌,不影响呼吸,但可因腹肌麻痹导致腹部松软、隆起及肛门括约肌松弛和膀胱膨隆。脑神经根及脑干损伤除相应的神经支配的肌肉麻痹外,由于伤及生命中枢,可伴发脊髓休克征,软弱、苍白,呼吸抑制、表浅、暂停,迅速死亡。

3. 诊断 有高危病史,受伤局部有脊柱变形、椎间变窄。新生儿出现四肢软瘫、胸部高位截瘫应警惕本病,需进行详细的体格检查、X 线摄片,尤其要注意详尽的神经系统检查,必要时可做腰椎穿刺检查 CSF,以明确诊断。应与颅内损伤、神经肌肉疾病及先天性脊髓疾病相鉴别。有报道宫内自发性脊髓硬膜外血肿的症状类似脊髓损伤,可应用超声进行鉴别诊断。MRI 有助于诊断及判断预后。

4. 治疗 在产房怀疑有脊髓损伤时,应对头、颈及脊柱进行固定。单纯性脊柱骨折可采用非手术治疗。如脊柱骨折伴发脊髓损伤,血肿较大、骨折片压迫,腰椎穿刺有部分或完全梗阻者,宜早期行椎板减压术。

内科治疗以支持疗法为主,高位脊髓损伤的急性阶段常需机械通气。存活者可遗留永久性损害,预后取决于脊髓损伤的水平和程度,Bucher 认为胸 4 是判断预后的关键水平,在此水平以下的损伤预后相对较好。另外,上段颈髓损伤的患儿也可通过观察首次呼吸出现的时间和前 3 个月中四肢运动功能的恢复速度来预测其远期预后,生后第 1 天即发生呼吸暂停和前 3 个月中动作恢复欠佳者往往预后不良。

第 5 节　骨折

在产程延长、难产、巨大儿,或胎儿窘迫需要快速娩出时,容易发生产伤性骨折。国内报告自然分娩时产伤性骨折发生率为 0.096%,难产时为 1.7%。骨折最常见于长管状骨如锁骨、肱骨或股骨,在密质骨部位可呈完全性骨折,而于骨骺部则导致骨骺与干骺端分离。骨折后虽有明显移位和成角畸形,由于疼痛可以不重,畸形也可不明显,也能自行恢复,骨折后骨痂出现较早,愈合也较快,塑型功能很强,临床往往在骨痂隆起时方被发现,故应进行细致的检查,以免漏诊。

(一) 颅骨骨折

1. 病因　头颅血肿时有 5% 合并颅骨骨折(fracture of skull)。新生儿颅骨弹性良好,颅缝未闭,蛛网膜下腔较宽,在产道中均匀受压出现颅缝重叠,所以颅骨骨折并不常见。使用产钳、胎头吸引器、骨盆狭窄或助产牵引导致颅骨不均匀受压时可能发生颅骨骨折。胎头吸引易并发顶骨骨折,产钳术则易致凹陷性骨折。引发颅骨骨折的机械力也可引起脑挫伤与颅内血管破裂。

2. 临床表现　临床有难产史,伴头颅软组织损伤表现。骨折常为线性与非凹陷性,以顶骨线性骨折最为常见,方向多与矢状缝垂直,其次为凹陷性骨折。除有颅内出血或大量出血外,线性骨折多无症状。凹陷性骨折如较浅,常不出现症状。如额部或顶部有较深的骨折,则局部凹陷且有骨摩擦感,可有前囟饱满,病侧瞳孔扩大或局部受压迫的神经症状。如前颅窝底骨折,可见眼眶周围青紫、肿胀、瘀斑、球结膜下淤血,鼻腔、口腔流出血性 CSF,并造成额叶底部脑损伤。中颅窝底骨折时,则可有颞肌下出血及压痛,且常合并面神经及听神经损伤。后颅窝底骨折时,则可有枕部或乳突部及胸锁乳突肌部位的瘀斑,颈肌有强直压痛,偶有第 9~12 脑神经损伤,CSF 外漏至胸锁乳突肌及乳突后皮下,并引起该部肿胀、淤血及压痛,可并发延脑损伤。

3. 诊断　依赖于难产史,在有头颅软组织损伤时应注意排除颅骨骨折。如出现神经症状或怀疑存在凹陷性骨折,摄头颅平片及头颅 CT 以排除颅内病变。

4. 治疗

(1) 一般处理:①卧床休息,头高位 15°~30°;②按颅内出血处理;③有 CSF 外流者勿堵塞耳道或鼻孔,一般不宜作腰椎穿刺;④选用适当抗生素治疗;⑤脑神经麻痹者,可用维生素 B_1、B_6、B_{12} 等药物,早期针灸治疗;⑥凹陷性骨折面积大、凹入深或损伤血管伴颅内血肿者,要争取早做复位手术,以根除压迫,防止癫痫。

(2) 颅骨骨折凹陷深度不超过 0.5cm 者,常因无临床症状,可自行复位,不需特殊处理。但有下列情况之一者,则需考虑手术治疗:① X 线摄片证实有碎骨在脑内者;②有颅内高压症状者;③有神经系统症状者;④帽状腱膜下、鼻腔、口腔或中耳有 CSF 流出,或胸锁乳突肌及乳突下有 CSF 漏出者;⑤未能自行复位者。术后注意预防感染,8~12 周后复查头颅平片观察骨折恢复情况及有无发生软脑膜囊肿。

(二) 锁骨骨折

锁骨骨折(fracture of collar bone)是产伤性骨折中最常见的一种,发生率为约 0.46%[5]。

1. 病因与发病机制　锁骨细长而弯曲,内侧 2/3 的前凸与外侧 1/3 的后上方凸出部位,比较脆弱,容易发生骨折。锁骨骨折与出生体重有关,多由肩难产引起,但顺产及剖宫产也可发生。胎儿娩出时体位迅速下降,先出的前肩胛部挤向产妇的骨盆耻骨联合处,锁骨极度弯曲而发生骨折。锁骨骨折多发生于中央或中外 1/3 处,呈横形骨折,并有移位,也有不完全性骨折(青枝骨折)者。左右两侧骨折发生的机会相近,多为单侧性。5% 新生儿锁骨骨折合并臂丛神经损伤。

2. 临床表现　患儿不愿移动患侧上臂或运动不灵活,或完全失去运动能力。在移动患侧上臂时,新生儿哭叫,用手触诊锁骨时局部肿胀,锁骨上凹可消失,胸锁乳突肌呈痉挛状态,使骨折向上向后移位,造成重叠或成角畸形。拥抱反射减弱或消失,患侧手臂不动,局部有压痛及骨摩擦感,如为青枝骨折则易漏诊,至骨折愈合、局部骨痂隆起时才被发现。

将小儿平卧于检查床上。检查者站在小儿足端和小儿面部相对,将小儿头部置于中心位,从外向内沿锁骨进行扪诊,仔细体会双侧锁骨是否轮廓清楚,两侧是否对称。正常时锁骨呈"S"型,轮廓清楚、光滑、对称,局部软组织无肿胀及压痛。而在锁骨骨折时:①触摸锁骨双侧不对称,患侧锁骨有增厚模糊感;②两上肢活动度不一致,患侧上肢可能因活动时疼痛而呈现"假性麻痹",痛肢紧贴胸部;③局部软组织可能肿胀、压痛;④有骨摩擦感或骨痂形成。

3. 诊断　结合高危病史,根据临床表现可考虑新生儿锁骨骨折,确诊依靠 X 线摄片证实骨折及移位情况。鉴别诊断须与臂丛神经麻痹和肩关节脱位相鉴别。

4. 治疗　锁骨骨折可完全自愈,不影响功能。注意轻柔操作,使患儿保持舒适体位,患侧上肢可屈肘 90°,固定于胸前,2 周后复查 X 片,了解愈合情况。必要时予止痛剂。

(三)肱骨骨折

1. **病因** 肱骨骨折(fracture of humerus)发病率为 0.02%,高危因素包括肩难产、巨大儿、臀位分娩、及内倒转术操作,剖宫产及低出生体重儿也多有发生。骨折多发生在中段和中上 1/3 处,以横形或斜形骨折多见[6]。

2. **临床表现** 肱骨是最易发生骨折的长骨。临床一侧或双侧上肢活动受限,拥抱反射减弱或不能引出应高度怀疑肱骨骨折,查体可见骨折部缩短弯曲变形,局部肿胀,被动运动有骨擦感及显著疼痛,触痛明显。X 线检查常见骨折严重移位或成角畸形。

严重病例可发生骨膜大片剥离,周围形成大的血肿,且很快发生钙化。可并发桡神经受损,出现腕下垂及伸指障碍。

3. **诊断** 结合高危病史,根据临床表现及 X 线检查可以明确诊断。

4. **治疗**

(1) 绷带固定法:将上臂在躯干侧固定,于胸廓与上臂之间置一棉垫,肘关节保持屈曲 90°,固定 3 周后即有明显骨痂形成。肱骨中上段骨折多采用本法固定,愈合良好,若遗留骨折重叠和成角畸形,短期内可自行矫正。

(2) 小夹板固定法:肱骨下段或尺桡骨骨折,需采用小夹板固定。患儿仰卧,患肢上臂外展,前臂旋前位,掌心向上,助手拉住患儿的腋窝作相对牵引,术者一手拉住患肢肘部渐渐向远心牵拉,使骨折端重叠处拉开,并进行骨折按捺整复,矫正移位,然后在上臂用 4 块小夹板前后左右固定;内侧置一软垫,外侧板置 2 软垫,固定及矫正移位,用布条绷紧,并屈肘 90° 悬挂,固定 2~3 周。

(3) 严重移位者:需作闭合复位及上筒形石膏。

(四)股骨骨折

新生儿股骨骨折(fracture of femur)包括股骨干骨折和股骨近端、远端骨骺损伤。

1. **病因** 新生儿股骨中段仅 0.6cm 厚度,骨质薄脆,故最易发生骨折,是产伤中最常见且较重的下肢骨折之一,可发生于臀位产、横位产,也可发生在剖宫产者。

2. **临床表现** 骨折多见于股骨上中段,呈斜形骨折。临床见患肢短缩,新生儿正常的屈膝屈髋姿势使骨折近端极度屈曲外展,远端严重向上内移位,向前成角畸形。局部有剧烈疼痛及肿胀,出现假性瘫痪,两断端间出现骨摩擦感。

3. **诊断** 根据新生儿娩出情况、临床表现及 X 线检查,可以明确诊断。

4. **治疗**

(1) Pavlik 吊带固定双侧股骨,一般 3~4 周,至局部骨痂丰富、症状消失。

(2) 悬垂牵引法:将两下肢贴上胶布,外面用纱布包扎后向上牵引于架上,使臀部离床 2.5cm 距离,固定 3~4 周。

(3) 绷带固定法:将患肢伸直紧贴于胸腹壁,中间放置软垫或纱布,以防局部刺激,用绷带将下肢固定于躯干 3~4 周。采用此法固定,有时影响患儿呼吸,绷带固定不宜太紧。

(五)骨骺分离

1. **病因与发病机制** 产伤可引起股骨上端、股骨下端或肱骨下端的骨骺分离(epiphyseal separation),是比较少见的产伤之一,多发生于臀位产。

2. **临床表现临床** 常见的有以下 3 种情况。

(1) 股骨下端骨骺分离:较多见。股骨下端骨骺中心在出生时已出现,股骨如骨骺分离诊断较易。多向后方移位,在股骨干的后方有骨膜下血肿。患肢活动受限、膝部肿胀、触痛,X 线检查可见股骨下端骨骺分离并有多量新生骨痂。

(2) 股骨上端骨骺分离:较少见。患肢缩短、活动受限,处于屈曲、外展和外旋位,由于股骨上端向上外方移位可出现髋内翻,出生后髋关节出现肿胀、触痛,有骨摩擦感和骨膜下血肿。

因股骨头、颈和大粗隆均为软骨,故在出生后 2~3 天做 X 线检查不易诊断。但 1 周后则可见显著骨膜和骨骺反应,在骨骺周围有稠密的钙化阴影。临床上往往在骨痂形成、局部肿胀明显时才被发现。

(3) 肱骨下端骨骺分离:肱骨下端骨骺中心多在出生后 6 个月才出现,故在出生时很难做出骨骺分离的诊断,在出生后患儿肢体活动严重受限,触痛、移位时啼哭,肘部肿胀、瘀斑、触痛、关节活动受限。早期可用肱骨中心轴线与前臂骨变化的关系做诊断。在正常时肱骨中心轴线沿着尺骨通过;骨骺分离时则沿桡骨通过,要到生后 2 周才有骨骺分离的 X 线表现,在肱骨下端有骨膜下骨化、尺桡骨距离较健侧变短,侧位片尺桡骨向肘后方移位。

3. **治疗** 股骨下端骨骺分离的治疗应先牵引使膝伸直,将骨骺推向前予以整复,然后夹板固定 2~3 周,可自行愈合。股骨上端骨骺分离的治疗宜做髋外展位牵引 2~3 周,或用髋人字石膏将髋取外展、半屈曲和内旋位固定,固定时间不应少于 5 周。肱骨下端骨骺分离的治疗则应轻柔地向下牵引前臂,逐渐屈曲肘关节至 60°,用腕颈吊带维持该姿势 2~3 周,一般预后良好,复位虽差,也可于 1 年内自行塑型恢复至正常状态。

第 6 节 内脏损伤

内脏损伤(visceral injury)是在分娩过程中由于多种原因所致新生儿内脏或其附件受损。内脏损伤较常见的为腹腔内脏器的破裂及脏器包膜下出血,如肝破裂、脾破裂和肾上腺出血等。内脏损伤发生率虽然不高,但一旦发生则病死率较高。

1. **病因** 腹腔内脏损伤不多见,病变有肝破裂或肝包膜下出血、脾破裂或脾包膜下出血及肾上腺出血。这类损伤以肝最常见。有报道新生儿及死胎尸解肝出血发病率为

1.2%~5.6%,其中一半是肝包膜下出血,其余的则为出血穿破肝包膜致腹腔积血。脾破裂少见,严重新生儿溶血病亦可因脾巨大导致破裂。有产科并发症、急产、早产、肝脾大、凝血障碍及窒息缺氧时,腹腔内脏损伤的发病率增高。肝脾破裂有 3 个可能发病机制:①直接损伤;②胎儿头部娩出后,如骨盆狭窄或胎儿过大,耻骨联合直接压迫胎儿右肋缘,使胎儿肝破裂;③臀位产时头部压迫肝。

使用超声检查后,肾上腺出血是并不罕见的临床问题,发生率为 1.7/1000 活产儿。其病因尚不十分清楚,可能与产伤、缺氧、休克、严重感染和出血素质有关,特别是巨大儿、臀位产儿和糖尿病母亲的婴儿容易发生。90% 为单侧性,75% 为右侧,这是因为右侧肾上腺静脉直接回流到下腔静脉,当右肾上腺受到肝和脊柱的挤压时可导致静脉压升高而破裂出血。

2. **临床表现**　临床症状与出血量大小及出血速度相关。当出现难以解释的低血容量或贫血时,应排查内脏出血。

(1) 肝脾破裂:肝、脾破裂时多表现为突然出现苍白、失血性休克、腹胀及腹壁变色,脐周可出现暗蓝色(Cullen 征)。有报告,在肝脾破裂时伴发阴囊肿胀及变色。肝破裂所致的失血性贫血的实际发病率比临床所识别的发病率高,因为损伤初期,出血先在包膜下形成血肿,随着出血继续,包膜胀大,最后才致破裂而引起腹腔内大量出血。包膜下血肿发病比较缓慢,临床表现隐匿,可出现进行性加重的贫血、吃奶差、呼吸增快及心动过速;随着血肿逐渐增大临床症状与体征亦逐渐加重,最后包膜破裂时病情急剧恶化。部分病例生后 24~48 小时病情尚稳定,以后突然出现休克,这与血肿穿破肝或脾包膜,以及出血引起的低血容量有关。表现为上腹膨隆,与肝脾相邻处可扪及包块,腹部叩诊有移动性浊音。

(2) 肾上腺出血:产伤所致肾上腺出血常发生于臀位产和出生体重较大者,大量出血时患儿突然出现休克、青紫、松软、黄疸、呼吸不规则或暂停、体温增高或低体温、肢冷、苍白,可有不安、尖叫和抽搐,体检可扪及腰部或腹部包块。窒息缺氧也可使肾上腺外层点状出血,少量出血多无明显的临床症状,数日后可有较重的黄疸。缺氧亦可加重产伤所致的出血。

3. **诊断**　根据分娩史、新生儿贫血、休克和腹部体征应考虑有腹腔内脏损伤出血可能,以肝破裂较常见。采用腹腔 B 超检查,可见出血的内脏实质脏器增大,边缘模糊,腹腔内可有游离液体。X 线腹部平片可显示非特异性腹腔积液和肝、脾大。亦可进行 CT 检查,但需要搬动处于病重

的患儿,故其应用受到限制。如有腹腔积血,腹腔穿刺有血性液体具诊断价值。肾上腺出血 B 超见肾上腺出血的图像,静脉肾盂造影可有肾下垂,出血后 2~6 周 X 线检查可见肾上腺部位钙化影。

4. **治疗**　内脏损伤诊断一经确立,应积极扩容补充循环血量,纠正凝血障碍。如患儿血流动力学稳定和存在包膜下血肿,可采用保守疗法。如发生内脏实质器官破裂和血流动力学不稳定则需剖腹行缝合修补止血术或部分脏器切除术以控制出血。多次输血,立即手术修复撕裂处可挽救生命。

肾上腺功能不全是双侧肾上腺出血的并发症,但很少见,因为即使是双侧出血也不可能两侧肾上腺的受累程度完全相同,在肾上腺包膜下总会留有功能的肾上腺残余组织。若患儿存在肾上腺功能不全,则需要激素替代治疗,在积极抗休克、补充血容量和纠正贫血治疗的同时,给予氢化可的松 5mg/(kg·d)静脉滴注或醋酸可的松肌内注射,及时补充血浆及含钠电解质。病情稳定后逐渐调整剂量,部分患儿须用醋酸去氧皮质酮(desoxycorticosterone acetate,DOCA)和(或)氟氢可的松(florinef;9α- 氟皮质醇,9α-fludrocortisone)口服激素替代治疗。

(潘新年　许靖　刘义)

参考文献

1. Abedzadeh-Kalahroudi M,Talebian A,Jahangiri M.et al.Incidence of Neonatal Birth Injuries and Related Factors in Kashan,Iran. Arch Trauma Res,2015,4:e22831.

2. Han BH,Song MJ,Lee KS,et al. Superficial Echogenic Lesions Detected on Neonatal Cranial Sonography:Possible Indicators of Severe Birth Injury. J Ultrasound Med,2016,35(3):477-484.

3. Coroneos CJ,Maizlin ZV,DeMatteo C,et al. "Popeye muscle" morphology in OBPI elbow flexion contracture. J PlastSurg Hand Surg,2015,49(6):327-332.

4. Wilson TJ,Chang KW,Chauhan SP,et al. Peripartum and neonatal factors associated with the persistence of neonatal brachial plexus palsy at 1 year:a review of 382 cases. J NeurosurgPediatr,2016,17(5):618-624.

5. 田冬梅,李华丽. 新生儿锁骨骨折 37 例产科相关因素分析. 山西医科大学学报,2013,44:64-66.

6. 陈文昊、杨长仪,张宝泉. 197 例新生儿骨折临床分析. 福建医科大学学报,2015,49(2):123-126.

第22章 皮肤疾病

第1节 概论

皮肤是机体最大的器官,是机体与外界环境之间的屏障,具有保护和调节功能。足月儿皮肤屏障功能较完善,而早产儿出生时皮肤功能尚未发育成熟,新生儿的体表面积/体重比例是成年人的4倍。因此,新生儿的皮肤组织、生理、生活方式和所处的环境等与儿童和成人不同,早产儿、足月新生儿和成人之间皮肤结构存在的差异具有重要的生理学和临床意义,患病的新生儿常见皮肤异常表现,其皮肤病的发生、发展、种类、临床表现和防治等方面往往具有一定特点,如体温调节功能较差、可发生体液不平衡、经皮肤吸收毒素、皮肤易受损伤和发生感染且不易愈合等[1]。

(一)皮肤胚胎学

宫内胎儿皮肤持续生长已覆盖发育中的胚胎和胎儿表面。人类胚胎的皮肤在受孕7~8天开始发育,为单层上皮,胚胎植入后,表皮和真皮开始发育,真皮发育较表皮晚。足月儿出生时皮肤厚度仅为成年人的60%。

表皮和附属器均起源于外胚层,黑素细胞、神经和特殊感觉器起源于神经外胚层;真皮、皮下组织、淋巴管、血管等来源于中胚层。

1. 表皮 胚胎发育第3周时,原始表皮仅有1层细胞(为扁平未分化的上皮细胞组成),第4周时发展成2层:外层称周皮(皮上层),具有保护作用;内层称胚胎性生发层(基底层)。后者可分化出:①表皮基底细胞;②小汗腺芽细胞;③原始上皮细胞芽细胞。再进一步分化成毛发、皮脂腺和大汗腺。在8~12周,生发层细胞由立方形变为柱形,核大、位于细胞上部,随后细胞向外增殖,形成中间层,细胞较小,椭圆形。第16周细胞增殖成数层,即棘细胞层。最初表皮在唇、鼻和眉等处形成,继之在背、腹和四肢等处形成。第17周时,周皮消失,表皮的颗粒层和角质层形成,在角质层较厚处有透明层。在10~14周以后,生发层向内增殖形成基底细胞层,它突入真皮形成表皮突。第3个月在基底细胞层内可见黑色素细胞,有树枝状突,来源于神经嵴。

初生的新生儿表皮上有胎脂,由残存的周皮细胞、皮脂、脱落的毳毛及其他碎屑等组成,有保护作用。

2. 皮肤附属器 第3个月,胚胎性生发层分化出原始上皮芽,由此再分化出大汗腺、皮脂腺和毛母质,后者发育成毛和内毛根鞘。而外毛根鞘和皮脂腺导管系由棘细胞层

形成。第5个月开始,胚胎性生发层分化出小汗腺芽,以后发育成小汗腺。胚胎在9~12周时,指(趾)末端表皮内陷,逐渐形成甲沟和甲母质。

3. 真皮 真皮浅层是由中胚层移入间充质衍化而成。第8周开始形成真皮,第3个月出现网状纤维,以后逐渐增殖排列成束状,失去嗜银性而形成胶原纤维。第4个月形成真皮乳头并与表皮互相嵌入。第5个月真皮内有游离神经,并逐渐形成神经器,第6个月出现弹力纤维。

4. 皮下组织 早期基质中含有大量黏蛋白液,其中细胞多而胶原少。第2个月末,成纤维细胞定向排列,胶原增加,逐渐形成胶原结构。第5个月间质细胞肥大,细胞质内含有脂质小滴,逐渐形成成熟脂肪细胞。

5. 皮肤血管和淋巴管 在胎儿第3个月后期,间质细胞形成真皮内血管和淋巴管网。直至第7~9个月时,可见特殊分支的动脉静脉丛。

6. 皮肤神经 皮肤的末梢神经来源于外胚层的神经嵴,自脊神经节细胞的轴索突起伸长而成。胎儿在第4个月时,趾部产生Merkel触觉小体,在第5个月末指部形成Krause小体。环层小体则在胎儿第5个月时发生,第6个月数目增加,形态增大,中轴清楚。真皮内神经末梢在第5个月胎儿的掌部无分支,末端尖细,在第6个月时随着乳头层的发育,感觉神经数目增加,末端分支,呈丝状或蹄形。

7. 皮肤的肌肉 除在面、颈部为少数横纹肌外,大多数为平滑肌。后者除汗腺的平滑肌(肌上皮细胞)来源于外胚层外,其余的平滑肌(竖毛肌、阴囊、乳晕、眼睑等处的皮内平滑肌、血管壁的平滑肌)均由中胚层生肌节的间质演变而成。

(二)皮肤组织结构的生理功能

足月新生儿皮肤面积0.21m²,皮肤厚度约1mm,表皮约占皮肤总厚度的1/20。足月儿皮肤的重量为体重的5%~6%,早产儿皮肤重量为体重的13%(成年人仅占3%)。

皮肤由表皮、真皮、皮下组织3部分组成,并有丰富的血管、淋巴管和神经,还有皮肤附属器,包括皮脂腺、汗腺、毛发和指(趾)甲。

1. 表皮 由形状、大小不同的5层上皮细胞组成。在真皮上的一层称基底层,也称母层,由此不断增殖,向上延伸,根据其形态不同可分为棘层、粒层、透明层和角质层。新生儿基底细胞增生很快,而粒层很薄,透明层不显著,角质层很薄,只由2~3列角化细胞组成,细胞间连结松弛,容

易脱落,形成生理性脱屑。基底膜的发育差,因此,表皮与真皮结合不紧,容易分离。由于这些组织结构特点,使新生儿表皮防护功能比成人差,容易损伤,病原微生物很易侵入,成为全身感染的门户。也由于表皮薄,使新生儿的皮肤渗透和吸收作用较大,在用外用药物时,药物浓度应低于成人。

足月儿皮肤屏障功能较成熟,因此,出生时经皮肤水分丢失不多。但早产儿因皮肤发育不成熟,经皮肤蒸发的水分可为足月儿的15倍,胎龄<30周的早产儿经皮肤丢失的水分可达每天200ml/kg,经皮肤散热也是热量丢失的主要途径。角质层的发育对新生儿调节物质、液体在机体的运输也具有重要作用。

2. 真皮　接近表皮部分称乳头层,其下为网状层,两者之间无明显分界。新生儿真皮结缔组织发育不成熟,真皮乳头较平,血管丰富,毛细血管充血,使新生儿皮肤呈粉红色。同时,由于体表面积相对大,汗腺调节功能差,因而使皮肤调节体温功能较成人差,在过冷或过热环境下,体温容易下降或上升。

3. 皮下组织　位于真皮下方,由疏松的纤维组织和脂肪细胞组成,脂肪组织含量多少因部位而异。胎儿在第5个月皮肤脂肪开始发育,出生时皮下脂肪相当丰富,特别是面部和四肢发育最好。新生儿皮下脂肪含固体脂肪酸(软脂肪酸和硬脂肪酸)多,液体脂肪酸(不饱和脂肪酸和油酸)少,前者熔点低,故小儿皮肤脂肪较坚实,在温度明显下降时容易凝固。如冬天寒冷易引起新生儿硬肿症。

4. 皮肤附属器

(1) 皮脂腺:除掌跖外,皮脂腺分布全身,尤以头皮、面部、前胸和肩胛间最多。新生儿皮脂腺功能很旺盛,分泌皮脂多,使皮脂分泌堆积形成红痂;如皮脂腺排泄管阻塞,则可形成新生儿痤疮或粟粒疹。

(2) 汗腺:有大小两种,前者分布于腋窝、乳头、脐窝、肛周和生殖器;后者分布于全身,尤以掌跖最多。新生儿汗腺发育不完善,管腔被上皮细胞阻塞,加之神经调节功能不健全,使汗腺功能差,不能很好适应外界温差的变化。

(3) 毛发:除掌跖外,遍布全身。毛发分3种:①长毛,长而软,如头发;②短毛,短粗而硬,如睫毛等;③毳毛,早产儿更多,约1个月后脱落再生新毛,在1岁内反复数次。新生儿的眉毛与睫毛发育都不完善,到3~5岁时,其长度与成人相等。新生儿头发有明显的个体差异,出生时的头发数量和颜色不影响以后头发的特征。

(4) 指(趾)甲:位于指(趾)末端的伸面,新生儿甲床发育良好,均达到指(趾)的末端,早产儿生长较差,常达不到指(趾)的末端。

(三) 皮肤病的临床特点

1. 新生儿皮肤病的常见因素　①年龄:不同的年龄组可发生不同的疾病,如新生儿肛周皮炎等。②遗传:许多遗传皮肤病在新生儿即表现出来,如大疱表皮松解症、色素失

禁症、鱼鳞病等。③内分泌障碍:如由于母体内分泌影响,促使皮脂腺功能旺盛,发生婴儿脂溢性皮炎等。④维生素缺乏:因维生素缺乏而产生的皮肤病,如皮肤干燥症等。⑤感染:因病原微生物所引起的皮肤病,如脓疱疮、鹅口疮等。⑥护理因素:常可引起许多皮肤病,如褶烂、痱子和尿布皮炎等。⑦环境条件:如环境温度高可引起汗疱疹,环境温度低可引起硬肿症。

2. 皮肤病的常见表现　皮肤病的表现有自觉的症状和体征两种。自觉症状如痒、痛、烧灼、蚁行和麻木感等,这些症状使新生儿哭吵和不安。体征包括很多,主要有以下数种:①斑疹;②丘疹;③水疱;④脓疱;⑤风团;⑥结节;⑦鳞屑;⑧痂;⑨糜烂;⑩溃疡。

3. 皮肤病的诊断特点　皮肤病的诊断主要靠病史、体格检查和有关的实验室检查。新生儿的病史主要由家长代诉,包括病史、家族史、胎次、胎心情况,胎儿分娩过程等。体格检查最好在自然光下进行。皮肤检查应包括皮损的性质、部位、大小、数目、颜色、形状、排列、硬度等。实验室检查项目主要依据临床不同的要求进行,如微生物的直接检查、培养;活组织检查;皮肤纹学和染色体研究等。通过病史、体检和实验室检查的结果,综合分析而得出正确的诊断。

4. 皮肤科的治疗特点　皮肤病可仅限于局部,或为全身性疾病的局部表现,因此,皮肤病的治疗既要正确处理局部的皮损,更要注意整体的防治。新生儿皮肤娇嫩,应避免搔抓、热水烫等。同时小儿用药不仅要考虑体重、身长与成人的区别,更重要的应以小儿解剖生理特点为基础,充分考虑药物在小儿的特别不良反应。

(1) 内服药疗法:皮肤病可分为感染性和非感染性两大类,治疗可按不同性质对症下药,感染者可采用抗细菌、抗真菌的药物;非感染者按不同的性质采用相应的药物,如:①抗过敏治疗有特异性脱敏疗法和非特异性抗过敏疗法,后者有抗组织胺药、钙剂、皮质类固醇激素和硫代硫酸钠等;②维生素疗法如维生素C、A、E等。

(2) 外用药物疗法:外用药疗法是治疗许多皮肤病的主要方法。

按药物作用分为:①清洁剂:用来清洁皮损上的脓、痂或药物等污物,以利于诊断和治疗,常用的有3%硼酸水、1:6000高锰酸钾、石蜡油等;②保护剂:起保护作用,避免刺激,促进皮损的痊愈,常用的有滑石粉、氧化锌、炉甘石等;③抗细菌制剂:对细菌有抑制或杀灭作用,如莫匹罗星等;④抗炎剂:有抗非感染炎症的作用,如曲安西龙、肤氢松、地塞米松等;⑤角质促成剂:有收缩血管,减少炎症,促进正常的角质形成作用,如糠馏油、煤焦油、硫黄等。

按药物的剂型分为:①粉剂:常用的有单纯扑粉、樟脑扑粉等;②混悬剂:常用的有振荡洗剂和炉甘石洗剂等;③水剂:常用的有3%硼酸水、呋喃西林溶液等;④油剂:常用的有3%水杨酸油等;⑤乳剂:常用的有复方康纳乐

霜等;⑥糊剂;⑦软膏:如莫匹罗星软膏、金霉素软膏等。

(3)治疗原则:要选择适当作用药物和药物剂型,否则不仅达不到目的,而且还可能发生不良反应。

药物的选择应根据皮肤病的病因、皮损的性质和范围、以往治疗反应等,选择适当的药物,如病原微生物引起的皮肤病,要选择对各种病原微生物有效的药物。一般的药物先从低浓度开始,根据情况逐步提高浓度,如有不良反应,应立即停用,以后忌用。刺激性较强的药物不宜用于头面部、口腔周围以免产生刺激反应。

剂型的选择根据皮损的性质、皮损的部位和季节而定,其中皮损的性质为主要依据(表 22-1-1)。选择药物和剂型后,用药方法亦要十分注意。如水剂湿敷,常用 4~6 层纱布浸湿药水,紧贴皮损处,纱布不可太湿,亦不可太干,否则达不到治疗目的。每次敷 20~30 分钟,每日敷 3~4 次,必要时应延续湿敷。混悬剂每日至少 6~8 次,必要时可增加次数,如用药次数太少,疗效不佳。软膏和糊剂一般每日 2 次即可,去除皮肤上的药膏,可用植物油或矿物油,不能用肥皂和热水清洁。

表 22-1-1 不同皮损剂型的选择

皮损	剂型
大片糜烂	水剂
渗出较多	粉剂
红肿明显	混悬剂
红斑、丘疹、水疱、脓疱	糊剂
小片糜烂、渗液很少	乳剂
皮肤干燥、少许脱屑	油剂
乳痂较多	软膏
溃疡	

(曹云 周莲宝)

参考文献

1. Ferahbas A, Utas S, Akcakus M, et al. Prevalence of cutaneous findings in hospitalized neonates: a prospective observational study. Pediatr Dermatol, 2009, 26: 139-142.

第 2 节 脓疱疮

新生儿脓疱疮(impetigo neonatorum)又称新生儿脓疱病或新生儿天疱疮(pemphigus neonatorum),是发生在新生儿中的一种以周围红晕不显著的薄壁水脓疱为特点的葡萄球菌感染。本病发病急骤,传染性强,在婴儿室、哺乳室中常可造成流行,必须特别重视。

(一)病原

本病病原菌与引起其他年龄组大疱性脓疱疮者相同,通常由凝固酶阳性金黄色葡萄球菌引起,80% 为噬菌体Ⅱ组,其中 60% 为 71 型。此外,还可由 B 族链球菌(GBS)感染引起。由于新生儿皮肤解剖、生理的特点和免疫功能低下,细菌特别容易侵入致病。气候湿热及其他促使皮肤易发生浸渍等因素对发生本病也起一定作用。传染途径常通过有皮肤感染的或带菌的医护人员和产妇接触传播。

(二)病理

为表皮角质层下大疱。疱内含有许多球菌及中性粒细胞,疱底棘层有海绵形成和很多中性粒细胞渗入。真皮上部呈非特异性炎性改变。

(三)临床表现

多于生后 4~10 天发病。在面部、躯干和四肢突然发生大疱,由豌豆大到核桃大小不等,或更大,疱液初呈淡黄色而清澈,1~2 天后,部分疱液变混浊,疱底先有半月形积脓现象,以后脓疱逐渐增多,但整个大疱不全化脓,因而出现水脓疱的特征。疱周红晕不显著,壁薄,易于破裂,破后露出鲜红色湿润的糜烂面,上附薄的黄痂,痂皮脱落后遗留暂时性的棕色斑疹,消退后不留痕迹。病变发展迅速,数小时、1~2 天即波及大部分皮面,黏膜亦可受损。初期可无全身症状,随后可有发热,严重者可并发菌血症、肺炎、肾炎或脑膜炎,甚至死亡。

(四)诊断和鉴别诊断

根据周围红晕不显著的薄壁水脓疱即可确诊。需和下列疾病鉴别。

1. 遗传性大疱性表皮松解症 非感染所致,可有家族史,无传染性,大疱内容清澈,皮肤损害常见于易受摩擦的部位,如手足及关节伸侧皮肤。

2. 新生儿剥脱性皮炎 也为细菌感染所致,常在新生儿出生后 1~5 周发病,皮疹为弥漫性潮红、松弛性大疱,尼科利斯基征(Nikolsky sign)阳性(稍用力摩擦,表皮即大片脱落)。迅速扩展,表皮极易剥脱呈烫伤样,全身症状明显,病情进展快,病死率较高。

(五)防治

1. 凡患有化脓性皮肤病的医护人员或家属,均不能与新生儿接触,并隔离患儿。

2. 注意患儿清洁卫生,尿布应勤洗勤换。

3. 抗感染:及早给予有效的抗生素,如青霉素、氨苄西林。

4. 局部治疗:无菌消毒后可刺破脓疱,用 0.05% 的依沙吖啶溶液或 0.1% 呋喃西林溶液湿敷或清洗创面。皮损无脓液时可用莫匹罗星软膏、夫西地酸软膏涂抹,也可使用金霉素软膏。

(曹云)

第 3 节 剥脱性皮炎

新生儿剥脱性皮炎(dermatitis exfoliativa neonatorum)又名葡萄球菌性中毒性表皮坏死松解症(staphylococal toxic epidermal necrolysis)、葡萄球菌性烫伤样皮肤综合征

(staphylococcal scalded skin syndrome, SSSS) 或 Ritter 病[1]。主要特征为全身泛发性暗红色红斑,其上表皮起皱,表现为松弛性大疱及大片表皮剥脱。黏膜常受累,并伴有发热等全身症状。为急性的严重皮肤病,婴幼儿以接触感染为主,病死率高,在新生儿病房可引起医院内感染暴发流行[2],应引起重视。早产儿,尤其是极低和超低出生体重儿因暂时性免疫功能低下,极易发生感染,且可为宫内感染,出生后24小时内起病,病情危重,如未及时诊治,病死率高[3-4]。

(一)病因和发病机制

主要由凝固酶阳性噬菌体Ⅱ组71型和55型金黄色葡萄球菌感染所致。该细菌可产生表皮松解素(又称δ毒素或剥脱毒素),使表皮细胞间桥粒溶解而出现尼科利斯基征阳性。该毒素为蛋白酶,毒素A由染色体基因编码,毒素B由质粒基因控制。感染严重程度、细菌毒素及机体的免疫功能与疾病发生有关。

(二)病理

表皮颗粒层细胞离解,其中可见水疱形成。真皮炎症反应轻微,仅在血管周围有少量细胞浸润,主要为淋巴细胞。

(三)临床表现

多发生在出生后1~5周,发病突然,皮疹最先见于面部,尤其是口周和颈部,后迅速蔓延到腋、腹股沟、躯干和四肢近端,甚至泛发到全身。表现为局限性充血潮红,随后向周围扩展,2~3日内迅速蔓延,可全身广泛分布,在弥漫性红斑上出现松弛大疱,其上表皮起皱,尼科利斯基征阳性。表皮易剥脱而露出鲜红色水肿糜烂面,呈烫伤样,黏膜不受累,1~2日后可见痂皮脱屑,口周呈特征性的放射状皲裂,手足皮肤可呈手套或袜套样脱皮,以后不再剥脱,而出现糠秕状脱屑(22-3-1)。有时在暗红色斑上出现松弛大疱、瘀点、

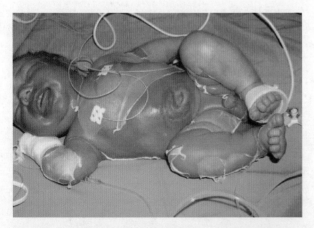

图22-3-1 新生儿葡萄球菌性烫伤样皮肤综合征
全身广泛分布,在弥漫性红斑上出现松弛大疱,其上表皮起皱。表皮易剥脱而露出鲜红色糜烂面,呈烫伤样
(摘自:Haveman LM, Fleer A, de Vries LS, et al. Congenital staphylococcal scalded skin syndrome in a premature infant. Acta Paediatr, 2004, 93:1661-1662.)

瘀斑。皮肤触痛明显,黏膜可受累,表现为结膜炎、鼻炎和口腔炎。并伴有发热、厌食、呕吐和腹泻等全身症状。合并症有蜂窝织炎、肺炎和败血症等。一般经过7~14天痊愈。

(四)诊断和鉴别诊断

根据生后1~5周发病,皮损表现为暗色红斑、其上表皮起皱,并伴大片表皮剥脱等即可确诊。皮损中不能检测到细菌,应从黏膜取材进行培养。需和下列疾病鉴别。

1. 新生儿脓疱疮 在面、躯干和四肢突然发生大疱,由豌豆大到核桃大,为大小不等、薄壁的水脓疱,四周红晕不显著。

2. 脱屑性红皮病 多见于生后1~3个月的婴儿,全身弥漫性潮红,伴有细小灰白色糠状鳞屑。头皮、眉部和鼻翼凹等处有油腻性灰黄色鳞屑。

(五)防治

1. 预防与新生儿脓疱疮相同。

2. 加强护理和支持疗法,注意水和电解质平衡。

3. 抗感染:及时应用抗生素。此类葡萄球菌往往为耐药菌株,宜用耐青霉素酶的药物如氯唑西林等,可根据药物敏感试验调整抗生素。

4. 局部用药:如外用2%莫匹罗星软膏,1日2次。局部用碱性成纤维细胞生长因子促进皮肤生长。

5. 糖皮质激素:部分重症患儿可使用。

6. 严重感染患儿可给予静脉丙种球蛋白。

经过适当治疗,1~2周内恢复,且不留瘢痕。

(曹云　周莲宝)

参考文献

1. Baartmans Mg, Maas MH, Dokter J. Neonate with staphylococcal scalded skin syndrome. Arch Dis Child Fetal Neonatal Ed, 2006, 91 (1): F25.

2. EL Halali N, Carbonne A, Naas T, et al. Nosocomial outbreak of Staphylococcal scalded skin syndrome in neonates: epidemiological investigation and control. J Hosp Infect, 2005, 61 (2): 130-138.

3. Kapoor V, Travadi J, Braye S. Staphylococcal scalded skin syndrome in an extremely premature neonate: a case report with a brief review of literature. J Paediatr Child Health, 2008, 44 (6): 374-376.

4. Haveman LM, Fleer A, de Vries LS, et al. Congenital staphylococcal scalded skin syndrome in a premature infant. Acta Paediatr, 2004, 93 (12): 1661-1662.

第4节　脱屑性红皮病

脱屑性红皮病(erythroderma desquamativa)又称 Leiner 病,见于2个月内的婴儿,表现为全身皮肤弥漫性潮红、脱屑,于头皮、眉部和鼻翼凹处有油腻性灰黄色鳞屑。

（一）病因

尚未明确。目前多认为脱屑性红皮病是脂溢性皮炎的全身型。一般多见于母乳喂养的婴儿，可能与母乳中含维生素 H（biotin，生物素）较少，进食过多脂肪酸所致。少数病例有家族史，并伴有 C5 和调理素功能缺陷。此外，可能与胃肠道消化吸收功能不良、维生素缺乏、低蛋白血症和贫血等有关。

（二）病理

表皮可见角化过度、角化不全、棘层肥厚。真皮中、上部毛细血管扩张和炎症细胞浸润。

（三）临床表现

一般出生后 2 个月内发病，多见于女婴，发病突然，初期为局限性红斑，多见于肛周、会阴、四肢屈侧、腹股沟等皮肤皱褶处，随后迅速扩展，可累及头面部、躯干和四肢伸侧。全身皮肤弥漫性潮红、水肿，表面覆以灰白色云片状鳞屑，鳞屑为糠皮样或呈大片状，易剥脱。四肢屈面鳞屑较少而水肿较明显，头皮、眉、鼻翼凹处有油腻性灰黄色鳞屑。皱褶部位易继发念珠菌或金黄色葡萄球菌感染。常伴腹泻、营养不良、发热、贫血、白细胞增多和淋巴结肿大。起病后 2~4 周，皮损可逐渐消退。可引起肺炎、肾炎等严重感染。

（四）诊断及鉴别诊断

根据典型的临床表现可诊断，但需要与以下疾病进行鉴别。

1. 新生儿剥脱性皮炎 出生后 1 个月内发病，在红斑基础上出现水疱，破溃后形成糜烂，尼科利斯基征阳性，无头面部脂溢性皮炎表现。常伴发热等全身症状，预后不良。

2. 先天性鱼鳞病样红皮病 出生时即有全身皮肤发红、增厚、粗糙、鱼鳞状脱屑，多见于四肢屈侧。

3. 遗传过敏性皮炎 多在出生 2 个月以后发病，除红斑外，可有丘疹、水疱、瘙痒，病程为慢性，反复发作，时轻时重。

（五）治疗

1. 主要为支持治疗，防寒保暖，加强护理，调节饮食，治疗胃肠道功能障碍，补充多种维生素。

2. 皮损严重、久而不愈者可用小剂量皮质类固醇激素。必要时给予抗生素防治感染。

3. 外用药物：选用温和保护剂，鳞屑多的部位可用霜剂，鳞屑少而水肿显著的部位可选用炉甘石洗剂。

（曹云）

第 5 节 皮下脂肪坏死

新生儿皮下脂肪坏死（subcutaneous fat necrosis of the newborn，SCFN）多在生后 6~10 天发病，表现为坚硬的暗红蓝色结节，数月后可自然消退，一般健康不受影响。

（一）病因

可能与分娩时外伤、窒息、受冷和患儿母亲患糖尿病有关。

（二）发病机制

其发病机制尚不明了，可能因寒冷刺激或应激引起未成熟脂肪损伤，导致脂肪液化和坏死。此外，有报道与新生儿高钙血症或其他代谢异常有关[1]。

（三）病理

皮下组织中脂肪细胞坏死，有淋巴细胞、上皮样细胞和异常巨细胞浸润。异常巨细胞中含有针状脂肪结晶体。在坏死脂肪细胞中有钙质沉积。

（四）临床表现

临床少见，见于足月新生儿，多在生后 6~10 天发病。累及躯干、手臂、臀部大腿和面颊，皮损为坚硬的、边界清楚的、无痛性结节和斑块，表面高低不平，呈分叶状，其上皮肤呈暗红色，（图 22-5-1）。数月后结节开始软化，逐渐吸收而痊愈，不留痕迹。部分病例仅有皮下结节，但无皮肤损害。偶见结节破坏，流出油样液体，形成溃疡，愈后则形成瘢痕。皮损常好发于颊、颈、背、臀和股部。可伴高钙血症[2]。不累及器官系统。

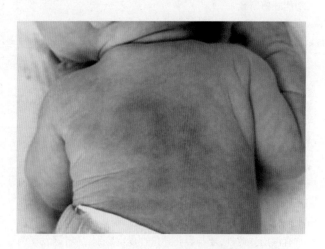

图 22-5-1 新生儿皮下脂肪坏死
左上背部可见暗紫红色结节

（摘 自：Ladoyanni E，Moss C，Brown RM，et al. Subcutaneous fat necrosis in a newborn associated with asymptomatic and uncomplicated hypercalcemia. Pediatr Dermatol，2009，26：217-219.）

（五）鉴别诊断

需和新生儿硬肿症鉴别，后者患儿体温低于正常，皮损硬化呈黄白色，表面光滑如蜡样，压之无凹陷，多对称分布于面颊和四肢。部分无皮肤损害的患儿可经 B 超或 MRI 检查明确诊断。

（六）治疗

本病为自限性，预后良好，损害可自然消退，故无需治疗。

（曹云）

参考文献

1. Ladoyanni E, Moss C, Brown RM. Subcutaneous fat necrosis in a newborn associated with asymptomatic and uncomplicated hypercalcemia. Pediatr Dermatol, 2009, 26:217-219.

2. Borgia F, De Pasquale L, Cacace C, et al. Subcutaneous fat necrosis of the newborn: be aware of hypercalcaemia. J Paediatr Child Health, 2006, 42:316-318.

第6节　脂溢性皮炎

脂溢性皮炎（seborrheic dermatitis）是发生在皮脂溢出基础上的一种慢性炎症，皮损为鲜红色或红黄色斑片，表面附有油腻性鳞屑或痂皮，常分布于皮脂腺较多的部位，伴不同程度瘙痒，新生儿期即可起病。

（一）病因

可能系新生儿受母体雄性激素的影响，使皮脂腺分泌功能旺盛所致。

（二）临床表现

出生后2~10周起病，好发于皮脂溢出区，常见头皮、前额、耳、眉、鼻颊沟及皱折处出现圆形红斑，边界清楚，上有鳞屑，红斑可扩展融合，表面附着油腻性黄色痂皮，可有糜烂渗出，炎症明显，对称性，可有轻微瘙痒，一般在3周到2个月可痊愈。如持续不愈，常可伴发婴儿异位性皮炎，也可继发细菌或念珠菌感染。无成人的毛囊损害与皮脂溢出。

（三）诊断及鉴别诊断

根据上述表现，出现好发部位的油腻鳞屑样黄红色斑片，边界清楚，较易诊断。需要与湿疹鉴别，湿疹好发部位不同，无油腻性鳞屑及油性痂皮，皮疹呈多形性，瘙痒明显，常有渗出。此外，要与婴儿异位性皮炎鉴别，后者好发于两颊部，头皮较少发生。

（四）治疗

1. **全身治疗**　服用复合维生素B，炎症明显伴感染时可使用抗生素。瘙痒明显时可用抗组胺药物，如赛庚啶。

2. **局部治疗**　主要为溶解脂肪、角质剥脱、消炎。常用药物有：头部油腻性鳞屑或痂皮可用植物油；面部可用50%乙醇外用，每日1次；伴感染时可加用抗生素。

（曹云　周莲宝）

第7节　尿布皮炎

尿布皮炎（diaper dermatitis）发生在婴儿肛门周围及臀部等尿布遮盖部位，属于接触性皮炎。

（一）病因和发病机制

发病原因是大小便浸湿的尿布未及时更换，尿中尿素被粪便中的细菌分解而产生氨，刺激皮肤使其发炎。粪便中的酶类如蛋白酶和脂酶可对皮肤产生刺激，并使pH升高，也可引起尿布皮炎发生。

（二）临床表现

皮损见于接触尿布的部位，如臀部隆突处、外阴部、下腹部及腹股沟内侧。皮损开始为轻度潮红、肿胀，逐渐出现丘疹、水疱、糜烂渗出等，边界清楚。可继发细菌或念珠菌感染，出现脓疱或溃疡。

（三）诊断及鉴别诊断

根据使用尿布区域发生皮损及有不洁尿布接触史、皮损部位和表现可进行诊断，需要与以下疾病鉴别。

1. **擦烂红斑**　皮损局限于尿布覆盖部位，多见于夏季。

2. **皮肤念珠菌病**　往往可见口腔鹅口疮，损害不仅局限于尿布覆盖部位，皮损处取材检查可见菌丝和孢子。

（四）防治

1. 勤换尿布，每日用清水清洗臀部、外阴及周围皮肤，保持干燥。大便后用清水冲洗肛门及周围皮肤。

2. 尿布应用清水漂洗干净，尿布不使用塑料布包扎于外部。

3. 如出现细菌或真菌感染，应外用抗生素或抗真菌药。

4. 轻度仅有红斑者可保持干燥，炎症明显糜烂者可用氧化锌软膏。

5. 当皮肤出现红斑时，可外用炉甘石洗剂，1日多次。

（曹云）

第8节　色素失禁症

色素失禁症（incontinentia pigmenti）又称Bloch-Sulzberger综合征、Bloch-Siemens综合征、真皮变性黑皮病。常伴眼、骨骼、中枢神经系统异常，新生儿发病率为1/50 000。

（一）病因

是少见的X连锁显性遗传病，与染色体Xq28上*NEMO*基因突变有关。男性病情严重，多为死胎。也可为常染色体显性遗传。

（二）病理

红斑期可见角质层下水疱，疱内有大量嗜酸性细胞。疣状增生期可见不规则的乳头瘤样增生，棘层细胞呈漩涡状排列。色素沉着期表现为基底层色素减退，细胞空泡样变性。

（三）临床表现

主要为女性发病，男女之比为1:20，累及皮肤和其附属器、骨骼、眼及中枢神经系统，在出生时即有皮肤改变，少数在出生后1周左右起病。皮肤损害分3期。

1. **红斑水疱期**　可见红斑、丘疹和水疱，可见呈线状排列的清澈大疱，见于四肢，成批出现，每批持续数天或数月，随后演变为疣状皮疹。

2. **疣状增生期** 可见疣状皮疹呈线性排列于手和足背,持续数周或数月,随后出现色素沉着。

3. **色素沉着期** 可见蓝灰色或大理石色色素沉着,呈线条状或漩涡状分布,不沿皮纹或神经分布,消退后不留瘢痕,或仅有淡脱色斑。三期皮损表现可交替出现(图22-8-1)。

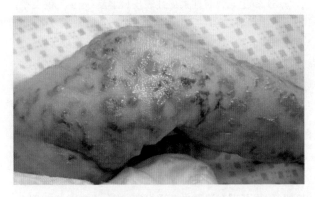

图 22-8-1 色素失禁症
左下肢密集分布的水疱,疱液清澈或淡黄色,基底皮肤红肿,部分水疱破溃结痂,有色素沉着

可伴癫痫、脑瘫、智力低下、牙齿发育不良、白内障、小眼畸形、斜视、唇腭裂、高腭弓、脊柱裂等骨骼畸形。此外,还可伴脑梗死和脑脊膜膨出等中枢神经系统损害[1-2](详见第16章第10节"神经皮肤综合征")。

(四)诊断和鉴别诊断

根据病史、皮疹的特征性表现及演变可诊断。水疱活检显示角质层下充满嗜酸性粒细胞的水疱。X染色体失活能够解释该疾病的显性遗传模式,典型者存在镶嵌障碍。水疱期应与大疱性表皮松解症鉴别,本病白细胞和嗜酸性细胞增多,有疣状皮损,水疱消退后有色素沉着。此外,需要与单纯疱疹病毒感染鉴别,后者起病稍晚,可有发热、中枢神经系统感染表现,母亲有生殖器疱疹。

(五)治疗

1. 对症治疗。继发感染时局部使用抗生素。
2. 对神经系统、眼、骨骼异常进行相关专科治疗。
3. 皮肤损害可自愈,应防止感染。

(曹云)

参考文献

1. Demirel N, Aydin M, Zenciroglu A, et al. Incontinentia pigmenti with encephalocele in a neonate:a rare association. J Child Neurol,2009,24:495-499.

2. Maingay-de Groof F, Lequin MH, Roofthooft DW, et al. Extensive cerebral infarction in the newborn due to incontinentia pigmenti. Eur J Pediatr Neurol,2008,12:284-289.

第9节 新生儿毒性红斑

新生儿毒性红斑(erythema toxicum neonatorum)又称新生儿荨麻疹(urticaria neonatorum),为新生儿常见皮肤病,在30%~70%的新生儿可发生。

(一)病因

病因不明,可能是出生后外界刺激引起的非特异性反应,或机体对来自于母体内的某些具有抗原性的物质引起的变态反应或肠道吸收物质的毒性反应。

(二)临床表现

多数在出生4天内起病,少数出生时即发生,最迟约在生后2周发病,皮损表现为红斑、丘疹、风团和脓疱,随后出现淡黄或白色丘疹,有红晕,散在分布,偶尔有融合,可发生于任何部位,但以肩、背、臀部多见,数目不等,可在数小时消退,也可反复发生,不伴全身表现,经1周或10天左右消退。部分患儿伴血嗜酸性粒细胞增高,可达5%~15%。

(三)诊断及鉴别诊断

根据临床表现可诊断。需要与葡萄球菌或链球菌性皮肤感染鉴别,可通过皮疹表现、疱疹液细菌培养鉴别。

(四)治疗

为自限性,无需治疗。

(曹云)

第10节 大疱性表皮松解症

大疱性表皮松解症(epidermolysis bullosa,EB)是一组少见的多基因遗传性水疱样皮肤疾病,以轻微摩擦损伤导致水疱形成为特征,发生率为2/10万活产儿。依据临床表现、遗传类型、是否存在瘢痕,尤其是水疱产生的皮肤层面分为4型[1]:单纯型EB(EBS),营养不良型EB(DEB),交界型EB(JEB)以及混合型(Kindler综合征)。其主要特征为皮肤受压或摩擦后即可引起大疱,被归于机械性大疱病,皮损易发生在受外力影响的部位,如四肢关节等处。临床表现变异性大,内脏器官可受累。伤口修复后可遗留皮肤损害和结痂。

(一)病因

真皮-表皮交界区内编码蛋白的不同基因发生突变是EB发病的遗传学基础,单纯型主要为常染色体显性遗传;营养不良型可表现为常染色体显性或隐性遗传;交界型为常染色体隐性遗传。

(二)病理

1. **单纯型** 可见基底细胞空泡变性形成的水疱,过碘酸雪夫染色(Periodic Acid-Schiff,PAS)阳性,基底膜完整,弹力纤维正常。电镜检查示核周有水肿,线粒体变性,张力原纤维溶解,细胞器破坏,胞浆分解。

2. **营养不良型** 水疱位于表皮下,其上表皮正常,PAS

阳性,基底膜分界不清。电镜检查示水疱位于致密板下带,锚状纤维数量减少乃至缺如。

3. **交界型** 表皮下水疱,偶见基底层坏死的角朊细胞,真皮内炎症细胞很少或无。电镜检查示水疱位于表皮基底膜透明板,同时伴桥粒的数目明显减少。

(三)临床表现

临床表现与分型有关。

1. **单纯型** 外显率高,根据临床疾病严重程度至少可进一步分11种不同亚型,其中7种为常染色体隐性遗传,最严重的亚型在出生时即有明显表现。3种最常见的亚型均为常染色体隐性遗传,包括泛发性大疱性表皮松解症(即Koebner综合征)、局限性大疱性表皮松解症(即Weber-Cockayne综合征)和疱疹样大疱性表皮松解症(即Dowling-Meara综合征)。其中泛发性大疱性表皮松解症起病于新生儿和婴儿早期(图22-10-1),皮损多见于手、足和四肢,也可见掌、跖过度角化和脱屑,不累及甲、牙齿和口腔黏膜。疱疹样大疱性表皮松解症出生时即可起病,是最严重的类型,水疱广泛分布于全身,可累及口腔黏膜,躯干和四肢近端可出现疱疹样水疱。因水疱裂隙位于表皮内,愈后不留瘢痕。指(趾)甲可脱落,但常可再生。少数患儿水疱严重,易于继发感染,但很少危及生命,一般至青春期症状可减轻。

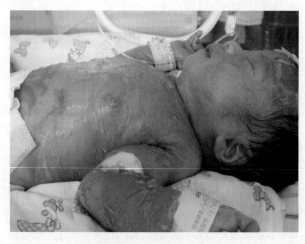

图22-10-1 大疱性表皮松解症
躯干和四肢近端可出现疱疹样大疱,大疱破裂后遗留红色糜烂面,伴渗出、结痂和脱屑

2. **营养不良型** 该型在水疱形成愈合后常伴有瘢痕和粟粒疹。临床表现因遗传方式不同而有差异。

(1)显性营养不良型:多在出生时发病,皮损为松弛大疱,尼科利斯基征阳性,愈后留有萎缩性瘢痕、白斑和棕色斑,常伴有粟粒疹。生长和智力发育正常。毛发、牙齿常不累。少数患者黏膜受累。有时伴有鱼鳞病、毛囊周围角化症、多汗和厚甲。

(2)隐性营养不良型:临床症状更为严重,出生时即出现全身广泛分布的水疱,可有血疱,尼科利斯基征阳性,

导致严重瘢痕形成和挛缩,以及由于毛囊皮脂腺和汗导管分裂导致粟粒疹形成,指端的融合和自行离断导致典型的"手套状并指畸形"。黏膜易受累。随侵犯部位不同,可有失音、吞咽困难、唇龈沟消失等表现。患儿生长发育不良、毛发稀少、甲和牙有畸形。皮肤瘢痕于30岁后常发生鳞状细胞癌。

(3)新生儿暂时性大疱性表皮松解症:是少见的亚型,特点为出生时或摩擦后出现水疱、大疱性皮疹,表皮下水疱起于真皮乳头层,出生数月后可自行恢复,无瘢痕形成。

(4)Bart综合征:常染色体显性遗传,主要特征为先天性表皮缺损、机械性水疱、甲畸形,预后较好。

3. **交界型** 最常见的类型为Herlitz型、mitis型和泛发性良性营养不良型。Herlitz型又称致死型[2],患儿常死于婴儿期,40%在生后第1年内死亡,是最严重的大疱性表皮松解症,出生时即可发病,表现为泛发性水疱,伴严重的口腔肉芽组织形成,可累及多器官系统,包括上皮水疱、呼吸道、胃肠道和泌尿生殖道损害,常合并气道水疱、狭窄引起呼吸道梗阻。少见的临床表现包括幽门和十二指肠闭锁,患儿常死于败血症、多器官衰竭和营养不良。mitis型为轻型,又称非致死型,患儿出生时表现为中等程度的皮肤损害,部分可表现严重皮损,但可存活过婴儿期,并随年龄的增长而缓解。泛发性良性营养不良型为非致死型的亚型,出生时即可有临床表现,累及全身皮肤,主要在四肢出现大小不等的水疱,头面部和躯干也可受累,水疱萎缩性愈合是本型的特征,甲可出现严重营养不良,可有轻度口腔黏膜受累,水疱随年龄增长而缓解,但牙齿异常和皮肤萎缩性瘢痕可持续到成年,生长正常。

(四)诊断和鉴别诊断

本病主要特征为皮肤受压或摩擦后即可引起大疱。可通过对新的水疱活检、电子显微镜检查、免疫荧光标记及变异分析进行诊断及分型。

需和新生儿脓疱疮鉴别,后者为周围红晕不显著的薄壁脓疱,水疱易破裂,脓液培养可发现葡萄球菌或链球菌,炎症明显,易传染,预后好。

(五)防治

单纯型和营养不良型用大剂量维生素E可减轻症状。交界型可短期应用肾上腺皮质激素以缓解症状。此外,需要精心护理,避免使用鼻胃管、止血带、黏附性集尿袋、身份识别牌、安慰奶嘴,使用抗生素乳膏和非黏附性敷料进行良好的伤口护理,避免外伤、摩擦、受热,保护创面,防止继发感染,给予营养支持。局部用碱性成纤维细胞生长因子促进表皮生长。最近有报道使用基因反转的角蛋白细胞型JEB进行基因治疗[3]。

(曹云 周莲宝)

参考文献

1. Fine JD, Eady RA, Bauer EA, et al. The classification

of inherited epidemolysis bullosa (EB):Report of the Third International Consensus Meeting on Diagnosis and Classification of EB. J Am Acad Dermatol,2008,58:931-950.

2. Fine JD,Johnson LB;Weiner M,et al. Cause-specific risks of children death in inherited epidemolysis bullosa. J Pediatr,2008,152:276-280.

3. De Luca M,Pellegrini G,Manlio F. Gene therapy of inherited skin adhesion disorders:a critical overview. Br J Dermatol,2009,161:19-24.

第11节　皮下坏疽

皮下坏疽(neonatal infectious gangrene of subcutaneous tissue)[1]是新生儿期一种严重的皮下组织急性感染,以冬季发病较多,在我国北方寒冷地区发病率较高。病情发展甚快,短时间内病变范围可迅速扩大,易并发败血症,病死率较高。

(一)病因

由于新生儿的皮肤发育尚不完善,屏障功能较差,皮肤柔软且娇嫩易受损,同时患儿经常仰卧受大小便浸渍、被服和哭吵乱动时摩擦等,引起局部皮肤损伤而致细菌侵入。病原菌大多为金黄色葡萄球菌,少数为表皮葡萄球菌、产气杆菌、大肠埃希菌、绿脓杆菌等,其来源于产房、新生儿室的用具及工作人员中带菌者。因此,严格的消毒隔离制度,加强新生儿护理,是很重要的预防措施。

(二)病理

主要病理改变是皮下组织广泛性炎症和坏死。坏死区有细菌存在,但仅少数多核白细胞浸润,表明中性粒细胞趋化作用不良,对炎症缺乏局限能力,而坏死组织周围的组织结构完整。皮肤病变较轻,其中心部分可有坏死,周围皮肤的真皮层只有充血而无其他改变。少数病例的局限能力较强,则形成脓肿。

(三)临床表现

好发于身体受压部位,多见于臀部和背部,也可发生在枕部、颈部、骶部、会阴等部位。其特征为起病急,病变发展快,数小时内明显扩散。局部典型表现为皮肤片状红肿,温度增高,触之稍硬,毛细血管反应明显,周围无明显界限。病变迅速向四周扩散,中央部位的皮肤渐变为暗红、紫褐色,触之较软,有漂浮感,少数病例积脓稍多时有波动感。晚期病例皮肤呈紫黑色,甚至溃破有稀薄脓液流出。

患病后常首先表现哭吵、拒食、发热等症状。体温多数在38~39℃,高者可达40℃。亦有腹泻呕吐者。合并败血症时表现嗜睡、体温不升、唇周青紫、腹胀、黄疸,晚期病例出现中毒性休克,弥散性血管内凝血,呼吸和肾功能衰竭而致死。

(四)诊断

当新生儿有发热、哭吵、拒乳时,应作全身皮肤检查,尤其是身体受压部位,发现上述局部典型表现时,不难做出诊断。对于病变范围的估计,可按小儿烧伤面积的计算方法来计算,面积在10%以上者属重型。

(五)治疗[2]

在病变起初时即应急症处理。当皮肤出现暗红色及有漂浮感时,应早期切开引流,切口要小而多,遍及病区,每个切口长约1.5cm,间距2~3cm,可引流出混浊脓液或血性液体,边切边填塞引流纱条,每日换药2~3次,并观察病区,如有扩散随时加做切口,使引流通畅。同时选用三代头孢菌素、红霉素等抗生素两种联合应用,做静脉滴注,以后根据细菌对药物的敏感试验结果,换用有效的抗生素。并给以支持疗法,输全血或血浆,尚需注意热量和维生素的补充,以及静脉内营养的应用等以增强体质和促进愈合。一般创面愈合后不留严重瘢痕,如有大片皮肤坏死留有较大创面时,可应用负压封闭引流技术(vacuum sealing drainage,VSD)促进引流和周围皮肤生长,缩短愈合时间[2]。

(六)预后

预后与就诊早晚和治疗正确与否有关,近年来由于卫生状况的改善和预防措施的加强,发病数和病死率已明显减少。

(郑珊)

参考文献

1. 郑珊. 实用新生儿外科学. 北京:人民卫生出版社,2013:270-272.

2. Brook I. Microbiology and management of soft tissue and muscle infections. Int j surg,2008,6:328-338.

第12节　先天性鱼鳞病

先天性鱼鳞病(congenital ichthyosis)是一组常染色体单基因遗传性皮肤脱屑性疾病,共同的特征是皮肤粗糙干燥脱屑。部分患儿有复合性鱼鳞病伴随系统症状,主要累及中枢神经系统、免疫系统和骨骼。新生儿期起病的先天性鱼鳞病包括性联寻常性鱼鳞病、板层状鱼鳞病、显性遗传先天性鱼鳞病样红皮病、胎儿鱼鳞病、火棉胶婴儿等。

(一)病因及发病机制

性联寻常性鱼鳞病与类固醇硫酸酯酶异常有关,类固醇硫酸酯酶水解硫酸酯,包括硫酸胆固醇和硫酸类固醇。男性患儿组织中类固醇硫酸酯酶活性降低或缺乏,女性患儿类固醇硫酸酯酶水平介于正常和男性水平之间。男性性联寻常性鱼鳞病发病率1/(2000~6000)。板层状鱼鳞病为常染色体隐性遗传。显性遗传先天性鱼鳞病样红皮病与12号染色体上的K1角蛋白基因或17号染色体上的K16角蛋白基因突变有关,这些基因的突变可能引起角质形成细胞内张力细丝异常聚集,破坏细胞骨架网及板层小体分泌。

（二）临床表现

1. **性联寻常性鱼鳞病**（ichthyosis vulgaris） 又名黑鱼鳞病，X 连锁隐性遗传，几乎全部见于男性，出生时或出生后不久即发病。皮损表现为四肢、面部、颈、躯干、臀部大片显著的鳞屑，以面部、颈、躯干最严重。极少数可累及肘部、腋下及腘窝，掌跖外观正常或轻度增厚，鳞屑呈褐色、有黏性。女性携带者在臂及胫前可见轻度鳞屑；男性患儿可伴隐睾。皮损不随年龄而减轻。

2. **板层状鱼鳞病**（lamellar ichthyosis） 又名隐性遗传先天性鱼鳞病样红皮病。出生时或出生后不久即可发病，皮损特点为粗大的、灰棕色板样鳞屑，中央黏着，边缘呈游离高起，伴弥漫性红斑，掌跖常见中度角化过度，约 1/3 患者有睑外翻。

3. **先天性鱼鳞病样红皮病**（erythroderma ichthyosis congenital） 属显性遗传，又名鱼鳞病样红皮病（大疱型）、大疱性鱼鳞病样角化过度症、显性遗传先天性鱼鳞病。出生时即有皮肤发红，角质样增厚，鳞屑如盔甲状分布于全身，呈灰棕色，脱屑后留下湿润面，可伴有松弛性大疱，以四肢屈侧和皱折部位如腹股沟、腋窝、腘窝、肘窝等处受累较重。随年龄增长症状可减轻。这些儿童在以后发展成为典型的鱼鳞病样角化过度，在屈侧角化过度尤为明显，暗色的疣状鳞屑通常成嵴状模式。

4. **胎儿鱼鳞病**（ichthyosis fetalis） 又称丑胎（harlequin fetus），为罕见遗传性皮肤病，属常染色体隐性遗传。为最严重的先天性鱼鳞病。患儿出生时即可见全身覆盖角质性盔甲状斑块，双耳廓缺如或发育不全，有显著的睑、唇外翻，"O"型嘴，面容丑陋，大多数为死胎，或生后因呼吸、吸吮困难于数天或数周内死亡。

5. **火棉胶婴儿**（collodion baby） 又称新生儿鱼鳞病、先天性鱼鳞病，大约 90% 的非大疱性鱼鳞病样红皮病表现为"火棉胶样婴儿"，是新生儿期较为常见的一种皮肤病，属隐性遗传。患儿出生时即可见全身被覆一层羊皮纸样或胶样薄膜，故又称羊皮症。膜无弹性，呈光亮束于全身，使体位固定受限，并引起眼睑外翻。生后 24 小时内包被的薄膜开始出现裂隙或脱落，膜下为表皮深层，潮湿、高低不平，呈红斑样。脱屑从皲裂部位开始，于 15~30 天内累及全身，头颅和肢端最晚脱屑。以后羊皮样皮肤出现硬化、断裂和脱落，露出浅红色嫩皮（图 22-12-1）。大部分病例数天后嫩皮又角化变成火棉胶样，如此反复硬化和脱屑，迁延不愈，少数病例在出现嫩皮数次后不再角化。重症者耳鼻被拉紧而变得平坦，口唇和眼睫毛向外翻出。皮肤蒸发水分比正常皮肤多，有时甚至脱水，嫩皮还可能继发感染，皮损累及全身。鳞屑为糠秕状，也可增厚如甲片。患儿常早产，轻者脱屑后可好转或恢复正常皮肤，严重者生后不久即死亡。近年来，将早产、鱼鳞病皮肤损害、新生儿窒息"三联症"称为鱼鳞病早产综合征（ichthyosis prematurity syndrome）[1]，

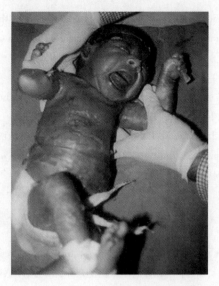

图 22-12-1 先天性鱼鳞病——火棉胶样婴儿
出生 1 天，全身皮肤发亮，眼睑对翻，鼻孔小，口张开

是先天性鱼鳞病的亚型。此外，先天性鱼鳞病可出现其他疾病如板层状鱼鳞病、非大疱性先天性鱼鳞病样红皮病等的临床表现，近年的研究显示其与 *ALOX12B* 基因突变有关[2]。

（三）诊断

根据临床表现可诊断，必要时进行皮肤组织病理检查。

（四）治疗

鱼鳞病尚无特效治疗，应用各种外用药的目的在于改善皮肤的干燥状态，可用各种皮肤滋润霜，如尿素脂、乳膏基质、0.05%~0.1% 维生素 A 软膏等。外用 5% 乳酸软膏可除去鳞屑，抗生素液洗涤可减少细菌污染。将新生儿置入暖箱中裸体暴露，可减少擦伤。应给予维生素 A 口服，此外避免使用皂液或沐浴霜。先天性鱼鳞病患儿可能伴有严重维生素 D 缺乏，需要使用大剂量维生素 D 治疗[3]。

（曹云 金汉珍）

参考文献

1. Byqum A, Westermark P, Brandrup F. Ichthyosis prematurity syndrome: a well-defined confenital ichthyosis subtype. J Am Acad Dermatol, 2008, 59 (5 suppl): S71-74.

2. Harting M, Brunetti-Pierri N, Chan S, et al. Self-healing collodion membrane and mild nonbullous congenital ichthyosiform erythroderma due to 2 novel mutations in the ALOX12B gene. Arch Dermatol, 2008, 144: 351-356.

3. Sethuraman G, Marwaha RK, Challa A, et al. Vitamin D: a new promising therapy for congenital ichthyosis. Pediatrics, 2016, 137 (1): 2015-1313.

第13节 血管瘤

血管瘤(hemangioma)属于血管发育异常的一种。血管发育异常是一组先天性血管发育障碍性疾病,它属于错构瘤性质。它的发生发展可始于新生儿期,但贯穿整个儿童期,延及成年。可发生在全身但任何部位,女性多见[1]。

按照国际脉管异常研究协会(ISSVA)的分类方法,脉管发育异常可分为"血管性肿瘤(vascular tumor)"和"血管畸形(vascular malformation)",两类在细胞生物学,临床表现,自然衍变和预后均不同。血管性肿瘤主要包括血管瘤,先天性血管瘤和其他特殊类型,而血管畸形的分类主要根据受累的血管的性质而定,包括静脉畸形,动脉畸形,毛细血管畸形。目前,大多数的血管发育异常均按照此方法分类和治疗。

(一) 血管性肿瘤

1. 血管瘤 又称婴儿型血管瘤,可分为单纯性和复杂性。

(1) 单纯性血管瘤:是新生儿和婴儿期最常见的肿瘤,发病率1%~2.6%,女婴多见,早产儿多见,多为散发,有常染色体显性遗传的报道。往往分布于头、颈、躯干或四肢部位。可以累及皮内,也可累及皮下,称为浅表血管瘤和深层血管瘤。一般说来,在新生儿期即生后的2周左右发病,经历4~6个月的增殖期,6~12个月的静止期,需要5~6年的消退期。新生儿期的显著表现是皮肤红色皮疹,初时为针尖或虫咬斑大小,短期内迅速增殖成为鲜红色的高出皮面的压之可褪色的斑片状的皮损。一般不需要处理。因其50%~90%能自然消退,大多数没有并发症,但受累皮肤表面会有淡红色的印迹残留。

(2) 复杂性血管瘤:也于新生儿期发现或发病。位于头颈面部的血管瘤会造成容貌毁损、听力视力障碍、或气道阻塞;肝血管瘤会造成充血性心功能不全、甲状腺功能减退、或腹腔室间隔综合征;骶尾部血管瘤往往合并有肛门直肠和生殖系统畸形;PHACE联合畸形和多发性血管瘤(5处以上血管瘤)。临床上最多见的是肝血管瘤,引起心功能不全的肝血管瘤在新生儿期就表现为腹部膨隆,呼吸急促、困难,四肢水肿和尿量减少。同时体检可发现在患儿的躯干、四肢可见到2~10mm不等的多发的散在分布的皮肤血管瘤。复杂性血管瘤需要多学科的评估,处理时除了针对血管瘤本身,还需要对脏器功能和外观实施挽救和矫治。药物普萘洛尔1mg/(kg·次)[2],一天两次可以有效地控制瘤体的生长,对于有气道梗阻的情况要采用气管插管,视力和听力受损的患儿要接受相关感官的监测和训练,心力衰竭的患儿要强心利尿和控制补液,并及时补充甲状腺素片和处理腹腔室间隔综合征,此类的患儿往往需要在NICU接受监护和治疗。PHACE需要多学科综合处理眼、心脏、血管和脑部畸形。

2. 先天性血管瘤 先天性血管瘤是在宫内充分生长,生后便发现有较大瘤体的血管性肿瘤。先天性血管瘤发现的时间明显早于婴儿型血管瘤,且在发现时就偏大,一般直径要超过3~5cm,颜色为紫罗兰色而非鲜红色,伴有粗糙的血管扩张,中央略凹陷伴周围苍白的晕轮。多位于肢体,男女婴分布相当,呈孤立的肿块。有三种先天性血管瘤:快速消退型(RICH)、不消退型(NICH)和部分消退型血管瘤(PICH)。RICH在生后快速消退,50%在几个月后完全消退。与婴儿型血管瘤不同,RICH消退后很少留有明显残迹。因此,RICH一旦诊断明确,只需观察,不必干预。认识这一疾病,而不采取盲目的手术切除,这对新生儿的保护至关重要。

3. 其他类型的血管性肿瘤 卡波西样血管内皮瘤(kaposiform hemangioendothelioma,KHE)是一种少见的血管新生物,它呈现局灶性的进展,但不发生远处的转移,一半以上的KHE在生后即发现病变。KHE男、女婴比例相当,孤立性,受累部位包括头颈、躯干和四肢。肿块直径超过5cm,会导致疼痛和局部畸形,而且50%的KHE患儿会有Kassabach-Merrit现象(KMP),即由于大量血液滞留在血管瘤内,严重消耗血小板、凝血因子Ⅱ、Ⅴ、Ⅷ和纤维蛋白原,导致血小板减少,凝血机制异常及贫血,出现一系列局部及全身的弥散性血管内凝血。在新生儿期KMP的出现尤为凶险。KMP的治疗包括:①糖皮质激素:可降低毛细血管通透性,改善血小板减少,刺激骨髓造血及血小板向外周血的释放等,从而起到改善出血等症状的作用。每日口服强的松或强的松龙4mg/(kg·d),持续6周,间隔6周后视情况再开始第二疗程的治疗,随后小剂量口服维持治疗,但停药后易复发。②长春新碱治疗:具有抑制有丝分裂和干扰核酸合成的功能,剂量0.05mg/kg,一周一次,连用4次后改为一个月一次,共6次。③西罗莫司是一种mTOR通路抑制剂,可以减少细胞的增殖,增加凋亡,用于前述治疗方法无效的患儿,可有一定的疗效[3]。

(二) 血管畸形

1. 毛细血管畸形(CM) 由表皮扩张的毛细血管组成,往往孤立,可以很小,也可以范围很广。它可以发生在身体的任何部位,随时间发生的纤维血管的过度增生,伴有软组织和骨骼的肥厚。可在新生儿期发现,被称为"新生儿斑"、"葡萄酒斑","鲜红斑痣",该畸形初发时与皮肤相平,淡红色,压之可褪色。随着个体增长而逐渐增大变厚,并不像血管瘤那样会自然消退[4]。

2. 静脉畸形(VM) 是由于静脉形态发生异常所致,静脉壁薄,扩张和异常的平滑肌组织。瘤体呈蓝色,柔软和可压缩性,可以扪及静脉石。静脉畸形可以是小的、局限性皮肤病变,也可以是弥漫的、累及多个组织和脏器的病变。"先天性毛细血管扩张大理石样皮肤病变",为累及皮肤和皮下的毛细血管和静脉畸形,生后即被发现,皮肤呈现大理石样的网格状花纹,伴有皮温的轻度升高,压之褪色。由于存在基因异常,往往和一些其他畸形如肾发育不全、先天性青光眼、并指等伴发[5]。

3. 动静脉畸形(AVM) 胚胎发育时期动脉发育的错误。由于缺乏毛细血管床,导致血液直接从动脉通过瘘管/血窦分流至静脉。基因异常可以导致家族性AVM,如ALK-1,RASA1基因突变等。最常见的颅外AVM是头、颈部,其次是肢体和内脏。生后即发生,但缓慢进展,直至儿童时期才变得明显。

血管畸形的主要治疗方法是激光、硬化栓塞、手术等疗法,大的血管畸形在治疗前一定要使用小分子肝素抗纤溶以阻断已经存在的凝血功能障碍。

(郑珊 李凯)

参考文献

1. 肖现民.临床小儿外科学——新理论、新进展、新技术.上海:复旦大学出版社,2007:442-457.

2. 郑家伟,张凌,陈正岗,等.普萘洛尔治疗婴幼儿血管瘤专家共识.中国口腔颌面外科杂志,2013,11(2):161-164.

3. Wang Z,Li K,Yao W,et al. Successful treatment of kaposiform lymphangiomatosis with sirolimus. Pediatr Blood Cancer,2015,62(7):1291-1293.

4. Greene,AK,Liu AS,Mulliken JB,et al. Vascular anomalies in 5,621 patients:guidelines for referral. J Pediatr Surg,2011,46(9):1784-1789.

5. Eivazi B,Werner JA. Extracranial vascular malformations (hemangiomas and vascular malformations) in children and adolescents - diagnosis,clinic,and therapy. GMS Curr Top Otorhinolaryngol Head Neck Surg,2014,13:Doc02.

第14节 淋巴管瘤

淋巴管瘤(lymphangioma),属低流量脉管畸形,是儿童最常见的脉管畸形。淋巴管出现异常扩张及连通,无淋巴管内皮细胞数量的增加。其发病率约为1/(2000~4000),无性别和种族差异[1]。淋巴管瘤一般生后就有,逐渐生长。可以分布于身体的任何部位,包括头、面、颈、躯干和四肢,尤其以面颈部为多见。多采用Wegner分类法:毛细淋巴管瘤,海绵状淋巴管瘤,囊性淋巴管瘤(囊状水瘤)及弥漫性淋巴管瘤(淋巴管巨肢症)。有些淋巴管含有血管组织为淋巴血管瘤。

(一)病因与病理

根据病因学分为原发性和继发性。新生儿期的淋巴管瘤多为原发性。

在淋巴管形成过程中,原始淋巴囊部分孤立分隔时就会形成淋巴管囊肿,如多次分隔则形成多囊性淋巴管囊肿。如原始淋巴管过度增生就形成单纯性或海绵状淋巴管瘤。

(二)临床表现

一般来说,淋巴管瘤生长比较缓慢,有些淋巴管瘤在生后即被发现,多数位于颌下、颏下、颈部,累及腮腺和颌下腺。由于导致颜面水肿,舌体巨大,阻塞或压迫呼吸道,成为新生儿期患儿最主要紧急就诊的原因[2]。肩颈部、腋下和枕后部,腰背部也是新生儿期淋巴管瘤好发的部位,表现为突出躯干和肢体表面的质地柔软的包块,压之不痛,不可压缩,在出现某些并发症(如囊内出血、感染情况下)可表现为突然迅速增大,部分患儿可有疼痛感。病变广泛,侵犯骨骼肌和关节间隙的淋巴管瘤可引起肢体变形,功能受损,容貌毁损,甚至危及生命等。

(三)诊断

根据病史、临床表现,影像学检查即可诊断。位于不同部位的淋巴管瘤需要与不同的疾病相鉴别。如位于体表和躯干部位的淋巴管瘤,需要与血管瘤,血管畸形相鉴别。位于颌下的淋巴管瘤,需要和舌下腺囊肿相鉴别。位于颈部的淋巴管瘤,需要和腮源性囊肿相鉴别。位于腹腔内的淋巴管瘤,需要和肠重复畸形相鉴别。浅表的肿块,可以通过穿刺鉴别,位于体腔深部的肿瘤,可通过影像学检查,根据囊壁的厚薄,位置,与肠腔的关系进行鉴别。

(四)治疗

新生儿期的淋巴管瘤如不累及气道一般不需要紧急处理。合并感染的淋巴管畸形需要静脉应用抗生素,一般在有疼痛,严重变形和重要器官受累的情况下才需要积极干预。硬化剂注射是治疗大的,有症状的,大囊型的淋巴管畸形的首选方法[3]。可采用的药物有沙培林,平阳霉素,多西环素,硫酸酯钠,无水酒精等,可以酌情多次注射。如注射治疗无效,或注射治疗后残留的囊壁可考虑行手术切除,但一般仅能达到大部切除,复发率达35%~64%。手术切除可能会带来出血,医源性神经损伤,局部变形等并发症,需慎重。对于弥漫性淋巴管瘤,可实行分次切除,多次矫形[4]。

(郑珊 李凯)

参考文献

1. 肖现民.临床小儿外科学——新理论、新进展、新技术.上海:复旦大学出版社,2007:442-457.

2. Cho BC,Kim JB. Cervicofacial Lymphatic Malformations:A Retrospective Review of 40 Cases. Arch Plast Surg,2016,43(1):10-18.

3. Eivazi B,Werner JA. Extracranial vascular malformations (hemangiomas and vascular malformations) in children and adolescents - diagnosis,clinic,and therapy. GMS Curr Top Otorhinolaryngol Head Neck Surg,2014,13:Doc02.

4. Bagrodia N,Defnet AM,Kandel JJ. Management of lymphatic malformations in children. Curr Opin Pediatr,2015,27(3):356-363.

第15节 先天性外胚层发育不全

先天性外胚层发育不全(congenital ectodermal dysplasia)是由于外胚层先天性发育不良,导致皮肤及其附件发育异常,出现皮肤角化过度,色素沉着,汗腺、皮脂腺、黏液腺发育异常,毛发结构和分布异常,牙齿发育异常等,引起以下两个或两个以上的器官缺陷:牙齿、皮肤和附属器,包括毛发、甲、汗腺和皮脂腺。

临床上可分为4型:①无汗型(少汗型):为伴性X染色体隐性遗传,主要见于男性,显性遗传基因定位于2q11-q13,外胚层发育不全基因(ectodysplasin-A,EDA)或ED1(ectodysplasin-1)基因突变导致外异蛋白(ectodysplasin)缺陷引起本病[1]。女性携带隐性基因。②出汗型:为常染色体显性遗传,男女发病率相似。出汗型非常少见,而无汗型较多见,故本症又称为无汗性外胚层发育不全(anhidrotic ectodermal dysplasia)。③面部先天性外胚层发育不良。④Rapp-Hodgkin外胚层发育不良。

(一) 临床表现

典型的无汗性外胚叶发育不良表现为三联症:少汗、少毛、牙缺陷。临床可分为完全型和不完全型,新生儿起病表现为完全型,因汗腺明显减少或缺如不能散热。患儿多在婴儿期或儿童期表现为不明原因的发热,在活动、感染、高温环境中表现明显不适;乳牙和恒牙均可缺如,或仅有少数,也可伴泪腺、唾液腺、胃肠或呼吸道的黏液腺减少或缺如,新生儿可表现为无泪;可伴头发及体毛稀少、干燥、脱落或缺如;因皮肤发育异常,患儿多有一些特殊外貌,皮肤薄,皮肤色泽较为灰白,干燥而薄,新生儿期可表现皮肤广泛脱屑。典型面容为前额突出,颞部发育不良,鼻梁下陷呈马鞍鼻,口唇厚,下巴前突,眼周皮肤皱纹伴色素沉着,低耳位(图22-15-1)。牙胚发育不良,未出牙前颌骨摄片显示牙胚缺如,长大后表现出牙不良,牙齿少,齿冠尖、小,牙釉质发育不良。此外,可有角膜浑浊、白内障、乳腺发育不全、传导性耳聋等,但较少见。部分患儿可发生异位疾病,如胃肠道

和呼吸道疾病。约30%的患儿在2岁内死于高热或呼吸道感染。

出汗型外胚层发育不全很少在新生儿期发病。主要表现为毛发稀疏,指甲缺如或发育不良,手掌及足掌皮肤过度角化,牙齿发育尚好。

面部先天性外胚叶发育不全为生后即出现1~10个或更多的瘢痕样萎缩性斑疹,呈圆形或卵圆形,局部可有色素沉着,常见单侧或双侧颞部外1/3的眉毛稀少,可伴其他缺陷,如颏中部瘢痕样沟、双侧眼睑睫毛缺如等。

Rapp-Hodgkin外胚叶发育不良是遗传性的以毛发改变、唇腭裂、少汗和牙齿缺损为特征的综合征,可能为常染色体显性遗传,出生时即可见异常,可见于两性。临床表现为毛发、头发稀疏、扭曲、色素减少,易脱落;可呈完全唇腭裂,无悬雍垂;头面部表现为前额突起、马鞍鼻、小鼻、小口、小睑裂、泪管发育不良;耳廓呈螺旋状,外耳道狭窄或闭锁;汗少,但能耐热。年长儿可有牙齿少、形状小,呈圆锥形、尖牙。男性可伴尿道下裂。

(二) 诊断

不明原因发热而一般情况良好,发热程度与环境温度有关,不出汗,具有特殊外貌时,应考虑本病。行颌骨X线摄片,如牙胚缺如,可做出诊断。出汗试验可协助诊断,皮肤活检显示汗腺、皮脂腺缺如(图22-15-2),是诊断本病的主要依据。应追问家族史,母亲家族中可有同样男性患者。确诊可进行皮肤活检病理组织学检查,无汗性外胚叶发育不良的病理特征为表皮萎缩变薄,小汗腺明显减少或缺乏,尤其面部和腹部。Rapp-Hodgkin外胚叶发育不良的病理特征为表皮变薄,小汗腺数目减少。

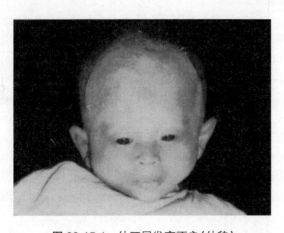

图22-15-1 外胚层发育不良(外貌)

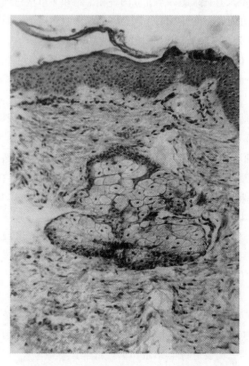

图22-15-2 外胚层发育不良皮肤切片镜检

(三) 治疗

避免环境温度过高,在天热季节发热时给予物理降温,或住在空调房间,多洗冷水浴。经常给予含石蜡油的滴鼻剂滴鼻,以湿润鼻咽部黏膜。长大后带假发,安装假牙,整容。

(四) 预后

对症治疗,本病一般预后较好,但因高热出现的呼吸困难、窒息、抽搐等可导致死亡。

(曹云)

参考文献

1. 李岩,张志森,杨勇. X 连锁少汗性外胚层发育不良一家系 EDA 基因的突变. 中国皮肤病性病杂志,2008,22:275-277.

第16节 皮肤念珠菌病

新生儿皮肤常易受念珠菌侵犯而形成皮肤念珠菌病(candidiasis),感染主要来自产妇阴道(约35% 妇女阴道发现有白色念珠菌)、医护人员带菌者及使用未严格消毒的奶瓶和尿布。

(一) 病因及发病机制

念珠菌为有丝孢菌,常见的引起新生儿感染的病原为白色念珠菌,此外,还可见近平滑念珠菌、季也蒙念珠菌等。

感染的诱因包括机械损伤(如擦伤)、局部潮湿和浸渍、营养不良、维生素缺乏等。

念珠菌感染早期,机体先天性防御可抑制其生长和播散,但只有在细胞因子介导的吞噬细胞和多形核白细胞活化、并发挥吞噬作用后才能彻底清除白色念珠菌。而新生儿上述免疫功能低下,因此易发生感染。

(二) 临床表现

新生儿常见的皮肤、黏膜念珠菌病的临床表现如下。

1. 口腔念珠菌病 俗称"鹅口疮"。

2. 尿布区念珠菌病 臀部、大腿内侧、外生殖器及下腹部可见边缘清楚的暗红色斑片,周围有大小不等的暗红色扁平丘疹,也可呈鲜红脱屑斑,局部皮肤鲜红,表面呈灰白色浸渍及剥脱,周边有小疱或脓疱,上有圈状灰白色鳞屑,皱褶处常有糜烂、浸渍发白的现象。易于复发。

(三) 诊断

根据临床表现,再结合真菌直接检查,看到菌丝和成群芽孢,即可确诊。

(四) 防治

患儿母亲和婴儿室医护人员应该注意个人卫生。在健康足月儿,先天性念珠菌病是一种良性病症,可外用抗真菌药物,或无需治疗。早产儿可能会出现全身感染和大面积的皮炎,需要进行全身治疗(两性霉素 B、氟康唑)。

(曹云)

第17节 白化病

白化病(albinism)是遗传性黑色素合成障碍引起的色素减少性疾病,病变累及眼、皮肤、毛发。根据不同表现分为眼皮肤白化病(oculocutaneous albinism)和眼白化病(ocularalbinism)。

(一) 病因

黑色素系统的基因异常导致合成黑色素减少或缺失。黑色素细胞内酪氨酸转变为黑色素的代谢途径中需要酪氨酸酶及多巴氧化酶,患者黑色素细胞内的这些酶有先天缺陷。亦可能是供给游离酪氨酸的机制有缺陷或酪氨酸酶不能转换到前黑素体,使黑色素形成障碍。

本病多数是隐性遗传,即带有相同白化病致病基因的父母将致病基因传给子女,使其具有相同白化病基因"纯合子"发病。眼皮肤白化病(oculocutaneous albinism,OCA)是一组遗传性黑色素生物合成障碍,以泛发的毛发、皮肤和眼的色素减退为特征。黑色素合成减少可以主要局限在眼部,导致眼白化病。

(二) 病理

皮肤基底层有透明细胞,应用银染色不能证明有黑色素。酪氨酸酶阴性(或多巴阴性)毛囊在酪氨酸溶液或多巴溶液中孵育后无黑色素生成;酪氨酸酶阳性(多巴阳性)毛囊在上述溶液中孵育变为黑色证实有酪氨酸酶存在;黄色突变毛囊在 L- 酪氨酸溶液中不变黑,但在加入半胱氨酸后则强化了黄色或红色嗜黑素。电镜下仅见色素细胞而无成熟色素颗粒。

(三) 临床表现

临床 OCA 的病谱变化多样[1],其中 OCA1A 是最严重的类型,黑色素生成完全缺失。

1. 眼皮肤白化病 一般为常染色体隐性遗传,个别有常染色体显性遗传报道。本组有 3 种类型:酪氨酸酶阴性,酪氨酸酶阳性,黄色突变型。皮肤和毛发色素减退的程度在不同的 OCA 中存在差异,但通常是减退的。可增加发生皮肤癌的风险。

● Ⅰ型:酪氨酸酶阴性型,酪氨酸酶活性丧失或明显减退,皮肤毛发变白,虹膜浅灰色或透明,瞳孔红色,视网膜无色素,畏光,眼球震颤,视力减退,所有表现持续终身。皮肤在日光辐照后易发生皮肤增厚、角化及鳞状细胞癌变。

● Ⅱ型:酪氨酸酶阳性型,出生时有少量色素或无色素,皮肤变淡,眼部体征同上但较轻,而畏光、眼球震颤、视力减退少见。随年龄增长,皮肤、毛发以及眼色素有加深倾向,但不能达到正常,视敏度和眼球震颤可逐渐好转。可出现雀斑及色素痣。在日光辐射后变化同上。轻者接近正常人。研究显示,其致病基因定位于 15 号染色体,该基因缺失还可引起 Prader-Willi 综合征,表现为色素减退。

● 黄色突变型:出生时表现与酪氨酸酶阴性者相似,

即为白色毛发、粉红色皮肤和灰色眼睛,在供给大量酪氨酸合并多巴和半胱氨酸时可以形成蜡黄色,不能形成真正黑色素。在6个月~1岁时发生黄红色,中等度红色反射(视网膜上见到红色反光现象),眼球震颤,畏光及视力缺陷。

● 伴白化病的综合征[2]:白化病伴出血素质称Hermansky Pudlak综合征;Cross-McKusick-Breen综合征;白化病伴先天性知觉性耳聋。

2. **眼白化病(ocular albinism)** 病变仅限眼黑色素细胞方面,皮肤及发色正常。眼的表现类似眼皮肤白化病,本组亦分3型。

● Ⅰ型:眼底脱色及有眼球震颤、点头症和视力减退,属常染色体隐性遗传。在女性携带者,眼底显示镶嵌状色素沉着(nettleship变异)。

● Ⅱ型:埃里克森(Lorsius Eriksson)眼部白化病,又称奥兰岛(Aland)眼疾,特点是视网膜中央小窝发育不全,存在视力减退,眼球震颤,红色弱色盲,散光及眼底色素变性。女性携带者缺乏特征性眼底镶嵌色素花纹。

● Ⅲ型:常染色体隐性遗传。

(四)诊断

根据皮肤及眼睛缺乏色素的特征,伴随眼部症状,斜视和眼球震颤可诊断。病理检查毛囊多巴孵育有助分型,并有助于皮肤癌诊断。

(五)鉴别诊断

1. **类白化病(albinoidism)** 常染色体隐性遗传或常染色体显性遗传呈不完全白化病表现,头发及皮肤较全身性白化病色素深些,但两眼一般正常,仅有些畏光。

2. **Chediak Higashu 综合征** 眼及皮肤色素减少,虹膜半透明,发呈淡棕或银灰色,伴有白细胞吞噬功能缺陷。极易受细菌、病毒感染。中性粒细胞减少,白细胞出现巨大颗粒,过氧化物酶染色阳性,常在10岁前死亡。

3. **白癜风(vitiligo)** 发病于任何年龄,皮损为明显色素减退斑,常呈乳白色,边界清楚,边缘有色素加深带,好发于手背、前臂、面部及颈部。常为局限性或全身性,对称分布。日晒后可出现红斑,并伴痒、痛感。可借Wood光检查确诊。

Vogt Koyanag综合征表现白癜风、白发、葡萄膜炎、脱发、脑膜刺激征及听觉不适。Alezzandrini综合征包括单眼视力损伤、白发及知觉性耳聋。

4. **斑驳病(piebaldism)** 又称白斑(white spotting)、白色额发(white forelock),出生即有色素减退斑。有时色素减退中有岛状正常皮肤。好发于额、颏、胸腹、两前臂及两下肢,有些仅单一白色额发,或枕部有一绺白发。

5. **苯丙酮尿症** 皮肤、毛发及眼色素随年龄增长和病情变化而变淡,常伴智力障碍、癫痫发作及特殊体臭。血液及尿液检查可确诊。

(六)治疗

迄今尚无针对病因的特效疗法。暴露于日光前配戴有色眼镜防畏光,使用遮光剂防止日晒时紫外线照射引起皮炎及癌变。

OCA患者具有正常的寿命、生长发育、智力及生育能力。

(曹云 陈大庆)

参考文献

1. Summers CG. Albinism:classification,clinical characteristics,and recent findings. Optom Vis Sci,2009,86:659-662.

2. 李洪义,吴维青,郑辉.白化病相关综合征的临床特征与产生机制.中国优生与遗传杂志,2005,13:7-8.

第18节 新生儿暂时性脓疱性黑变病

新生儿暂时性脓疱性黑变病(transient neonatal pustular melanosis,TNPM)为发生于新生儿的一种暂时性无菌性脓疱疮,是一种良性的、自限性的皮肤疾病。

(一)病因

病因不明,脓疱内无细菌和病毒,与药物的关系尚不明确。

(二)临床表现

尤其好发于黑色人种新生儿。发生于新生儿颊、额、颈、背部和臀部,掌跖部较少累及,皮损为脓疱或水疱疹,周围无红晕,直径为0.1~0.3cm,脓疱破裂后周围可见领口状鳞屑,中央有色素沉着,脓疱可在1~2天后干燥结痂,大部分留有色素沉着,可持续数周到数月,不伴全身症状(图22-18-1)。脓液中有中性粒细胞,但培养无细菌生长。

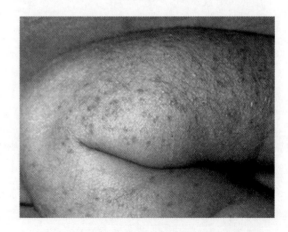

图 22-18-1 新生儿暂时性脓疱性黑变病
(摘自:O'Connor NR. McLaughlin MR. Newborn Skin:Part I. Common Rashes. Am Fam Physician,2008,77:47-52)

(三)诊断及鉴别诊断

根据临床表现可诊断。需要与下列疾病鉴别:

1. **新生儿毒性红斑** 常发生于生后1~2天,好发于躯干,很少累及面部,损害为弥漫性红斑,无色素沉着,皮损内嗜酸性粒细胞增多。

2. **新生儿脓疱疹** 脓液细菌涂片及培养阳性。

（四）治疗

本病为自限性,无需特殊治疗,可试用炉甘石洗剂。

（曹云）

第19节 先天性巨型色素痣

先天性巨型色素痣为特殊类型的先天性痣细胞痣(congenital nevocellular nevus),不遗传,部分伴白斑形成[1],可能与皮肤色素细胞免疫反应有关。

（一）临床表现

出生时即有,损害可覆盖整个头部、肩部、肢体或躯干的大部分,颜色较深,常呈棕黑或黑色,高出皮面,有浸润感,表面可有小乳头状结节或呈疣状增生,常有毛发,较正常粗、黑且多,随年龄增长,外周可见散在卫星灶样损害(图22-19-1)。

发生于背部的损害,毛发常以中线为中心排列成漩涡状,在脊柱部可伴发脊柱裂或脑膜膨出,发生于头皮者,表面可见脑回状纹,称巨型脑回状痣,可伴软脑膜黑素细胞瘤,表现为癫痫、智力低下,尚可伴咖啡斑、纤维瘤、脂肪瘤或神经纤维瘤。10%~13%患儿可发生恶性黑色素瘤,各年

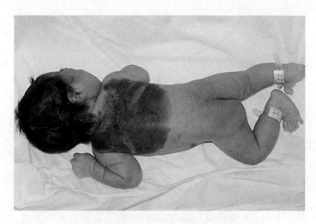

图22-19-1 先天性巨型色素痣

龄段均可发生。

（二）治疗

定期随访,应尽早切除,防止恶变。切除后需要植皮。

（曹云）

参考文献

1. Stierman SC,Tierney EP,Shwayder TA. et al. Halo congenital nevocellular nevi associated with extralesional vitiligo:a case series with review of the literature.. Pediatr Dermatol,2009,26:414-424.

第 23 章　眼耳鼻喉科疾病

第 1 节　眼科疾病

一、视觉发育与眼部检查

新生儿眼病无论在解剖、生理、病理、临床表现及治疗方面均有其特点，故不能把新生儿眼病看成是成人眼病的缩影。新生儿眼部娇嫩，患病时不能自诉症状，给检查、诊断、治疗等方面带来一定困难。本节根据新生儿特点，介绍几种常见的新生儿眼病。

(一) 视觉发育

视觉的发育需要正常的眼球和中枢神经系统发育。新生儿在出生后数小时即有光感，即具有视觉感应功能。1~2周的新生儿，对强光有闭睑反应，瞳孔有对光反应，瞳孔在光照下先是缩小，2~3秒后复又散大。由于对晶状体形状的调节功能和眼外肌反馈系统发育未完善，新生儿只能在15~20cm距离视觉清晰，在安静清醒状态下有短暂的注视能力。不少新生儿有眼球震颤的现象。2~4周的新生儿，对由远至近的光源，可有小幅度的集合反应。新生儿期后视觉发育迅速，1个月可凝视光源，头可跟随水平方向移动的物体转动达90°左右，开始头眼协调；3~4个月时，头眼协调较好，可随物体水平转动180°；6~7个月目光可随上下移动的物体垂直方向转动90°，并可改变体位协调动作，能看到下落的物体，喜鲜艳明亮的颜色如红色；8~9个月开始出现视深度感觉，能看到小物体；18个月已能区别各种形态；2岁可区别垂直与横线；5岁可区别各种颜色；6岁视深度已充分发育，此前因判断视深度不正确而常常撞到物体。

婴幼儿视力发育的快慢可能有差异，但一般倾向于视觉发育过程在2~3岁大致完成，5~6岁近于成人。

1. **双眼视功能**　正常新生儿无完好的双眼固视功能，很少呈双眼正位。在出生后的数周内，新生儿眼球在正位与内斜位或外斜位之间变动。出生后5~6周已能注视大的物体，可在较大范围内呈现出同向性固视反射。生后2个月，眼球可随人运动，注视近处目标。有学者认为，固视反射建立于生后1年之内，生后2~3个月是固视反射发育的关键时期，在此期间任何影响视觉发育的因素，都会影响固视反射的形成导致眼球震颤。

立体视觉是双眼视觉的最高级反应能力。研究表明，2个月婴儿已能区分具有不同深度觉的刺激。也有学者认为，3个月左右具有一定的双眼视能力，6个月时已有相当完好的双眼视觉和立体视觉能力。

和其他有关的视觉发育一样，双眼视觉的发育也有"关键期"，或称敏感期，在此时期任何引起视觉剥夺的因素，都会导致不可逆性双眼视觉障碍。在对新生猴的研究表明，其视皮层在解剖上与成年猴有相当的不同，初生视皮层的总面积仅及成年猴的30%。哺乳动物视觉神经细胞的连接在出生前已建立，其功能的完善与强化需经过后天的刺激，生命早期的视觉环境对视觉系统的发育产生重要影响。进一步的研究表明，缝合或封闭眼睑的时间长短对所引起的视皮层的功能变化有关键性意义，即出生后存在着一个关键期，在此期间视皮层可能会发生可塑性变化。对猴的研究表明，其关键期从出生即开始，持续时间超过1年以上，在出生最初的2周内易感性达到顶峰。在对动物的形觉剥夺研究中，在打开形觉剥夺眼的同时又封闭另一眼迫使动物使用形觉剥夺眼，如果在关键期内进行，则功能会有所恢复；如果在关键期之后，即使做这样的处理，生理和形态上的复原仍极有限。

目前认为人类双眼视觉发育的关键期，是从出生后几个月开始，一直延续到6~8岁，但最关键的时期是在1~3岁。Dale建议，将从出生到6岁看作视觉发育敏感期。评估学龄前儿童的视力是诊断和治疗其视力异常的关键，而在6岁之前出现的视觉异常则影响更大。婴幼儿视觉系统的神经发展和生理成长非常迅速，如果在敏感阶段未诊断出视觉异常并做出相应处理，视力发育会受到严重影响。

2. **屈光状态**　屈光状态在不同年龄阶段有不同的特点，整个过程是呈远视-正视-近视动态变化的，且该过程不可逆。Cook等研究了1000个新生儿的屈光状态，发现43.9%为单纯远视，16.7%为单纯近视，29.1%为远视性散光，6.4%为近视性散光。Goldschmidt对354例出生10天之内的经阿托品散瞳的足月儿进行检影镜检查，发现平均屈光度为(+0.62±2.24)D。Blomdahls利用环喷托酯散瞳，对28名健康足月儿进行检影镜检查，发现平均屈光度为+3.6D，其中女性平均为+3.9D，男性为+3.4D。对于学龄前儿童常规采用的是0.5%~1%阿托品眼膏散瞳检影，在我国儿童屈光生理普查值为：4岁，(+2.19±0.40)D；5岁，(+2.17±0.44)D；6岁，(+1.65±0.45)D；7岁，(+1.40±0.59)D。从5~6岁起到13~14岁屈光度逐年改变，其一般规律是：原来屈光度为 0~+0.50D 者,多发展成近视眼;原来屈光度为 +0.50~+1.50D 者多变为正视眼;原来屈光度为 +1.50D,尤 >+2.0D 者,仍为远视眼。

3. 眼球运动系统的发育

(1) 扫视运动:婴儿扫视运动慢,且追随目标不足。垂直扫视运动,最早在生后 4~6 周才出现,水平扫视运动发生略早。

(2) 调节与集合:婴儿在生后 8~12 周集合反应尚不明显,直到生后 6 个月才有较明显的双眼集合反应。但也有学者报道,2~4 周的新生儿已能对光源产生少量的集合反应。生后 2 个月,对近处目标较易引起集合反应。

(3) 前庭反射系统:前庭系统能够在头部运动时,使得目标能保持住对黄斑部的稳定刺激。此反应在新生儿期即已存在。检查者用双手持于足月新生儿腋下,伸开其双臂,并让其头部前倾 30°,可见其眼球以与其躯体旋转相反的方向转动。眼球回到原先的眼位,是由眼球震颤的快相完成的。生后 1~2 周的婴儿,均可看到此种快相和慢相反应。此种前庭反应在婴儿期即已完全发育成熟。但多数 2 个月以下的婴儿,成熟的垂直性前庭刺激反应较难引出。

(二) 眼部解剖特点及眼部检查

1. 眼部解剖特点

(1) 眼球:出生时眼球直径较短,约 16.5mm。第 1 年内发育较快,以后减慢,5~6 岁时直径达成人大小,为 24.5mm,故初生婴儿为远视眼,随着眼球直径增长,远视度数减小,逐渐转变为正视眼。

(2) 角膜:新生儿的角膜直径为成人的 3/4,但曲度较成人大,2 岁时达成人角膜大小,直径 11.5~12mm。

(3) 巩膜:极薄,可透见其下脉络膜而呈浅蓝色。

(4) 晶状体:略呈球形,屈光力强,前面凸度大,所以新生儿的前房稍浅,在发育过程中逐渐变平,前房加深。晶状体纤维在一生中不断生长。

(5) 瞳孔:由于瞳孔开大肌尚未发育,所以瞳孔极小,一般直径为 1.5mm,用扩瞳剂也不易完全放大,一般要到 5 岁左右才能发育完全。

(6) 前房、房角:由于晶状体呈球形,眼轴短,所以前房浅,房角窄,随眼球和晶状体的发育,前房逐渐变深,房角变宽,一般要 2~4 岁才发育到成人的宽度。

(7) 眼底:眼底视乳头色较灰白,周边视网膜颜色也显淡,在早产儿眼更明显。生后视网膜有相当大的结构和功能的变化,视锥细胞至少在生后 4 个月才达到成人大小,黄斑要到生后 4~6 个月才发育完全。

(8) 眼外肌:初生时,眼外肌发育尚不完善,故新生儿两眼运动不协调,也无双眼共同运动,所以生后 1 周出现斜视可能属于正常生理现象,有时也可见到眼球震颤。生后 1 个月眼球运动才逐渐协调。

(9) 眼眶:初生时,鼻窦尚在始基状态。眼眶体积小,眶腔浅,到 7 岁眼眶发育才完成。

(10) 泪器:泪器由分泌部和导泪部两部分组成。分泌部为泪腺,泪腺位于眼眶外上方泪腺窝内。新生儿泪腺很小,生后 6 月才开始有分泌功能,所以新生儿哭时无泪。导泪部包括泪小点、泪小管、泪囊和鼻泪管。泪小点开口距内眦 5mm 的睑缘后缘,上下各一点。泪小管开始为垂直方向,然后呈水平方向进入泪囊。泪囊位于内眦部的泪囊窝内,下连鼻泪管,开口于下鼻道。70% 的新生儿鼻泪管下端的残膜仍完整,一般在生后 3~4 周,即泪腺分泌泪液以前逐渐退缩而贯通。

2. 眼部检查　新生儿眼睑皮肤娇嫩,睑裂较小,又常闭眼,故检查方法与成人稍异。检查时动作要轻巧、细致,以免造成对眼部的损伤。一般先查外眼,再查内眼。最好用包裹法固定新生儿四肢,点 0.4% 盐酸奥布卡因滴眼液行表面麻醉。

(1) 结膜检查法:可采用双手及转眼睑法。新生儿平卧于床上,医生站立于其右侧,将右手掌固定于新生儿下颏,以右手拇指拉开下睑,左手掌固定其额部,左手拇指拉开上睑,然后两指在上下睑缘处,轻轻向下推压眼球,则眼睑外翻,结膜可充分暴露。对角膜溃疡、角膜软化等有角膜穿孔可能的患者禁用此法。

(2) 角膜、前房、虹膜、瞳孔及晶状体检查法:新生儿检查角膜较结膜更为困难,但又不可忽略。一般都用拉钩法。将两只眼睑拉钩分别置于上下眼睑处,先轻轻拉开睑裂,再将拉钩放入结膜囊内,稍稍提起,再拉开睑裂,暴露角膜。拉钩放入结膜囊内时应注意,不能碰伤角膜,检查时动作轻巧、精细,不可用力过猛而压迫眼球。如用婴幼儿特制开睑器和手持式裂隙灯则使检查变得轻松和细致。

(3) 眼底检查法:新生儿的瞳孔小,检查时常需扩瞳,一般用 2.5% 去氧肾上腺素,或同时加用 1% 后马托品,最好不用阿托品,以防中毒。现常用美多丽眼药水(内含 0.5% 托吡卡胺和 0.5% 盐酸去氧肾上腺素)。检查时,将新生儿横卧床上,固定头部,检查者站立于新生儿头顶部,用左手示指和拇指分开患儿上下睑,右手持直接眼底镜进行检查。对新生儿的眼底检查,要求动作轻细、熟练,抓紧患儿安静的片刻,进行比较详细的观察。检查眼底的同时,要注意晶状体及玻璃体有无混浊,以及有无其他先天异常。亦可用婴幼儿特制开睑器和牵引拉钩配合双目间接眼底镜,则使检查变得容易,观察范围广、立体感强。小儿数字广角眼底成像系统(如 RetCam Ⅲ)可用于采集眼底检查图像资料,提供眼底检查客观依据,甚至可行患儿的眼底荧光血管造影检查。

二、眼部炎症

(一) 急性卡他性结膜炎

急性卡他性结膜炎(acute catarrhal conjunctivitis)是细菌性感染所致的急性传染性眼病。多发生在春夏温暖季节,以重度结膜充血和脓性分泌物为其特征,如不隔离,易扩散致流行。

1. **病因** 为细菌感染。常见的细菌有科 - 卫杆菌、肺炎双球菌、流感杆菌、链球菌和葡萄球菌等。

2. **临床症状** 眼睑红肿。结膜充血,首先从穹隆部开始,在 24 小时内扩散至整个结膜,并有球结膜水肿和出血点。常有黏液脓性分泌物,睡眠时可结成痂,使上下睑缘黏着,开睑困难。如分泌物为纤维性者,可在睑结膜面形成假膜,应用棉棒擦去,以防形成永久性机化膜。

本病常为双眼发病,但可一眼先发病,相隔 1~2 天后另一眼发病。发病后 3~4 天症状达高峰,约 10~14 天痊愈,少数因治疗不当或不及时而转成慢性。

3. **预防** 本病主要通过接触方式传染,对患者要进行隔离,患儿接触过的毛巾、手帕、用具等均应进行消毒。护理人员亦应注意消毒隔离工作。

4. **治疗** 分泌物较多时可用生理盐水或 3% 硼酸液洗眼,1 日 1~2 次。局部可任选 0.25% 氯霉素、0.3% 庆大霉素、0.5% 新霉素、15%~30% 磺胺醋酰钠、0.3% 氧氟沙星、0.5% 左氧氟沙星和 0.3% 妥布霉素等眼药水,一般 1 日 4 次,必要时每小时 1 次,严重者每 10 分钟 1 次。为防止睫毛粘连,临睡前可涂抗生素眼膏。一般不需要全身用药,必要时可服用抗生素。

(二) 淋球菌性结膜炎

淋球菌性结膜炎 (gonococcal conjunctivitis) 是急性化脓性结膜炎,是急性传染性眼病中最剧烈的一种,病情严重,常造成严重视力危害。成年人患此病称成人淋球菌性结膜炎,新生儿患此病则称新生儿眼炎。近年随着性病的增多,此病有逐年增多趋势。

1. **病因** 胎儿出生时被患淋球菌性阴道炎母亲的母体分泌物污染,有时也被染有淋球菌的纱布、棉花等所污染。病原菌是奈瑟淋球菌,为双球菌,在结膜上皮细胞、炎性细胞内存在。革兰染色阴性,形态上与脑膜炎球菌不易区分,二者需通过凝集试验鉴别。

2. **临床症状** 潜伏期一般少于 48 小时,双眼发病,轻重程度不同,初起时眼睑和结膜轻度充血水肿,继而症状迅速加重。眼睑高度水肿、痉挛。球结膜高度水肿充血,脓性分泌物中常有血,有时结膜有假膜形成。高度水肿的球结膜可掩盖角膜周边部。分泌物初起时为血水样,耳前淋巴结肿大,3~4 天后眼睑肿胀渐消,但分泌物剧增,呈黄色脓性,不断从结膜囊排出,俗称脓漏眼。2~3 周后分泌物减少转为亚急性,1~2 个月内眼睑肿胀消退。睑结膜充血肥厚,表面粗糙不平,呈天鹅绒状,球结膜轻微充血,持续数月之久,此时淋球菌仍存在。

角膜合并症常导致失明。最初角膜表面轻度混浊,继则形成灰色浸润,迅速变灰黄,坏死,破溃,穿孔。角膜溃疡可发生在角膜各部位,由角膜上皮坏死、细菌直接侵入引起。最终形成粘连性角膜白斑、角膜葡萄肿或全眼球脓眼。

细菌学检查对诊断十分重要。在分泌物涂片和结膜刮片中可见到上皮细胞内外聚集成对的革兰阴性奈瑟淋球菌。

诊断可根据产妇的淋病史、典型脓漏眼症状及结膜刮片细菌检查而确诊。

3. **预防** 本病为接触传染,应积极对患淋病的产妇给予产前产后抗淋病治疗。新生儿眼炎,除淋球菌性外,也可由衣原体、链球菌、肺炎球菌或其他微生物引起,通常较轻。由于新生儿出生后无泪液,当新生儿出生后第 1 周内存在任何眼部分泌物都应怀疑有新生儿眼炎。

4. **治疗** 对于所有的新生儿都应常规滴用 1% 硝酸银溶液 (Crede 法) 或 2000~5000U/ml 青霉素眼溶液预防。治疗与成人淋病相同,急性阶段用 5000~10 000U/ml 青霉素每 1~2 小时滴一次患眼,全身用药按体重计算,新生儿用青霉素 10 万 U/(kg·d),静脉滴注或分 4 次肌内注射,共 7 天。或用头孢曲松钠 (ceftriaxone,0.125g,肌内注射)、头孢噻肟钠 (cefotaxime,25mg/kg,静脉滴注或肌内注射),每 8 或 12 小时 1 次,连续 7 天。

(三) 衣原体结膜炎

衣原体结膜炎 (chlamydial conjunctivitis) 包括成年人游泳池性结膜炎和新生儿包涵体性结膜炎,因在结膜中找到包涵体,又与沙眼的包涵体相似,故有副沙眼之称。

1. **病因** 病原为衣原体,由生殖泌尿器官传染至眼部,成人常由污染的游泳池水间接传染,新生儿则经母体产道直接传染。

2. **临床症状** 潜伏期为 5~13 天,较新生儿眼炎潜伏期长,故新生儿在 3 天内发病应考虑为新生儿眼炎,5 天以后发病应考虑本病。开始时眼睑水肿,结膜充血,有黏液脓性分泌物,由于新生儿结膜淋巴组织要在生后 6 周才发育,所以没有像成年人一样的滤泡增生,分泌物中含有大量多形核白细胞,刮片染色找到包涵体而无细菌可与新生儿脓性眼炎相鉴别。本病呈自限经过,历时数周或数月自行消退,结膜不留瘢痕,亦无角膜并发症。

3. **预防** 可采用 Crede(1% 硝酸银溶液) 预防法预防,后滴用抗生素眼药水。

4. **治疗** 红霉素对本病有显效。局部采用 1% 红霉素眼药水滴眼,也可口服红霉素。此外,可用 0.5% 金霉素眼药水滴眼,每 2 小时一次;应用 0.1% 利福平眼药水,每日 3 次,效果亦佳。

(四) 泪囊炎

1. **病因** 新生儿泪囊炎 (neonatal dacrycystitis) 的病因是由于鼻泪管下端开口处的残膜在发育过程中不退缩,或因开口处为上皮碎屑所堵塞,致使鼻泪管不通畅,泪液和细菌积存在泪囊中引起泪囊炎。

2. **临床症状** 溢泪,结膜囊有少许黏液脓性分泌物,泪囊局部稍隆起,内眦部皮肤有时充血或出现湿疹,压迫泪囊区有黏液或黏液脓性分泌物溢出,有时可误认为新生儿眼炎,但后者发生在生后 2~3 天,结膜重度充血,而泪囊炎很少发生在生后 6 周以内,结膜充血极轻,此为鉴别要点。

3. **治疗** 首先采用保守治疗,局部滴用抗生素眼药水,同时向鼻泪管方向对泪囊进行按摩,2~3 次/d,有可能将先天膜或上皮屑冲开。如此法无效时可行泪道冲洗,以冲破阻塞,再不能奏效时,才考虑作泪道探通术。给新生儿作泪道探通术时要特别仔细、慎重,避免造成假道,一般由上泪小点进行探通为宜。随着近年泪道激光的问世,可应用激光打通新生儿阻塞的鼻泪管,效果确实,损伤小。

三、先天性眼部疾病

(一)白内障

1. **病因** 出生时因晶状体混浊而损伤视功能者称先天性白内障(congenital cataract),一般累及双眼。依据混浊部位、密度、范围的不同,白内障的形态各异,有尘埃状、点状、圆板状、全混浊等。患儿可以是遗传性缺陷所致(内生性),常伴有家族史;亦可因为胚胎受到某些因素影响,干扰了晶状体的正常发育而引起(外生性),如孕母患风疹,胎儿常可发生先天性白内障。还可伴随眼球其他异常,如小眼球、眼球震颤等。先天性白内障的病因和表现见表 23-1-1。

2. **临床类型** 依据晶状体混浊部位和形态分以下几类。

(1)囊性白内障(capsular cataract):晶状体前囊混浊较为多见,常伴囊下混浊,为圆形或椭圆形小白点,有时与晶状体前面血管网未完全吸收所致的先天性瞳孔残膜并存,

后囊白内障少见。

(2)极性白内障(polar cataract):前极白内障由于胚胎前房形成迟缓,使晶状体与角膜接触,致晶状体混浊,亦可由于晶状体泡未完全与外胚叶脱离所致,混浊位于前极部的囊下,呈境界分明的圆锥体,可稍凸入前房;后极白内障系胚胎玻璃体血管未完全消退的结果,混浊呈孤立的圆点状,常偏鼻侧,影响视力。

(3)绕核性白内障(perinuclear cataract):一般为双侧、静止性白内障,在半透明的核心层周围出现带形混浊区。典型者有许多菊花瓣样的白色纤维束,骑跨在带形混浊区的赤道部,带形混浊区的大小和范围取决于胚胎时期混浊发生的早晚,发生越早越近核心、范围越小,影响视力也较轻,发生晚则范围大、视力下降明显。

(4)花冠状白内障(coronary cataract):双侧性,其特点为晶状体赤道部前后皮质不同层次出现大小不等、短棒状混浊,围绕赤道部作轮辐状排列,似花冠。

(5)全白内障(total cataract):晶状体在出生时已全部混浊,可能是胎内感染或晶状体上皮和基质在胎儿期已遭破坏所致。在弥漫混浊背景下,夹杂着密度不等的混浊区,有时在囊膜包围之中呈乳白色液体状,称液状白内障。

另一些少见的白内障如纺锤状白内障、中心性白内障、裂隙形白内障等,都为静止性,不具有特殊临床意义。

3. **治疗** 先天性白内障应根据不同情况采用不同的处理方法。如不影响或轻微影响视力者,则不需要手术治疗,如严重影响视力者,以往曾根据白内障的性质、部位、大小而分别采用光学虹膜切除、截囊、刺囊针吸、线状摘除等

表 23-1-1 新生儿期白内障的病因和表现

病因	部位、形态	单侧、双侧	发生率
宫内感染			
• 弓形虫、单纯疱疹感染	核性或绕核性	均可能	<5%
• 巨细胞病毒感染	核性或绕核性	均可能	<5%
• 先天性水痘	核性	双侧	少见
• 先天性风疹	核性	均可能	35%
低出生体重儿	后囊膜前空泡	双侧	2%~3%
21-三体	核性或绕核性	均可能	裂隙灯 >50%
13-三体	不定	双侧	10%~20%
18-三体	不定	均可能	5%~10%
Turner 综合征	全混浊	均可能	20%~40%
半乳糖血症	绕核性	双侧	40%
Sowe 综合征	核性或全混浊	双侧	80%
小头畸形	周边	双侧	<5%
多指(趾)	绕核性	均可能	<5%
色素失禁症	不定	均可能	20%~30%
先天性鱼鳞癣	不定	均可能	<5%

手术。近年随着白内障显微手术的日臻完善,特别是前囊和后囊的连续性弧线性撕开,预防了后发性白内障的发生,可以在婴幼儿的眼内植入人工晶状体。对先天性白内障原则上应争取早期手术,以免形成弱视。

(二)青光眼

1. **病因** 先天性青光眼(congenital glaucoma)是由于胎儿期房角结构发育异常,如施氏(schlemm)管闭塞或缺如、房角内有中胚叶组织覆盖、小梁发育不全等而导致房水外流受阻、眼内压升高,从而损害视神经功能的一种疾病。有遗传倾向,为常染色体隐性遗传。一般双眼患病,单眼仅占25%。发病率约为0.05%。由于眼内压升高,使薄弱的婴儿眼球壁普遍性扩大,致使眼球和角膜直径增大,故有水眼或牛眼之称,为先天性青光眼的特点。

2. **临床症状** 患儿有怕光、流泪等现象。客观检查发现角膜及眼球较同年龄婴儿为大,巩膜呈青蓝色,角、巩膜交接不清,角膜水肿、混浊,前房较深,眼内压升高达4.67~5.33kPa(35~40mmHg)[正常为1.33~2.67kPa(10~20mmHg)]。后期有后弹力层破裂、瞳孔散大、虹膜萎缩、晶状体脱位、视神经萎缩、乳头生理凹陷扩大并加深等,视觉功能遭受严重破坏。

3. **治疗** 早期诊断、早期治疗先天性青光眼,对挽救视功能极为重要,原则上,确诊后即应及早手术。目前常采用外路小梁切开术、黏性小管切除术等。

(三)无虹膜

先天性无虹膜(aniridia)为虹膜组织先天缺乏,但少为完全缺如,房角镜检查可见少许虹膜根部残留,多为双侧性,常伴有眼部其他异常,与遗传有关,为常染色体显性遗传。

1. **病因** 神经外胚叶发育不良和血管中胚叶发育异常所致。

2. **临床症状** 自觉症状有畏光、流泪、视力差,但新生儿缺乏上述症状。客观检查,虹膜几乎完全缺乏,瞳孔扩大至角膜边缘,很容易见到晶状体赤道部,有时还可辨认睫状小带上的原纤维和睫状突的顶端,房角镜检查可见少许虹膜根部残留。

眼部伴有其他常见畸形,如小角膜、圆锥状角膜、角膜混浊、晶状体脱位、前后极白内障、玻璃体混浊、玻璃体残膜、小眼球、继发性青光眼等。

3. **治疗** 对缺如的虹膜无法纠正,但对视力差者应检查有无屈光不正,并可佩戴有色带瞳孔角膜接触镜,防止强光刺激。对白内障、青光眼等并发症要根据病情分别处理。

(四)先天性眼底疾病

1. **家族性渗出性玻璃体视网膜病变** 家族性渗出性玻璃体视网膜病变(familial exudative vitreoretinopathy, FEVR)是一种遗传性视网膜血管发育异常的疾病,是导致青少年视网膜脱离的原因之一。病变一般同时侵犯双眼,眼底改变与早产儿视网膜病变相似,但无早产、低出生体重

及吸氧史。

(1)病因:FEVR的病因和发病机制尚未完全明确,目前已知的致病基因为FZD4、NDP、LRP5、TSPAN12、ZNF408和KIF11等[1-3]。其主要异常是周边血管的缺陷,从而引发视网膜血管异常增生,继发渗出、出血和机化等病理改变,引起玻璃体视网膜牵拉。目前发现的遗传方式包括常染色体显性遗传、常染色体隐性遗传或者X连锁隐性遗传,亦有散发病例。

(2)临床症状:本病为慢性进行性疾病,可发生在任何年龄阶段,很多患者在出生时常被忽略,往往等到患儿出生后数月至数年以斜视或“白瞳”为主述前来就诊。多数患者主诉视力下降,也有以白瞳或斜视就诊。患者常无早产、低出生体重及新生儿期吸氧史,双眼发病,但可不对称。有家族遗传史,但表现程度可有很大差异,在同一家系的病人中眼部表现也不完全相同(图23-1-1)。

典型表现为颞侧视网膜血管在赤道部附近终止,形成视网膜有血管区和无血管区交界,紧靠无血管区的血管扩张、拉直,形成动静脉吻合或新生血管,或伴有视网膜渗出。可形成视网膜皱襞,或者连至晶状体后赤道部,或引起牵拉性视网膜脱离。严重者,晚期可并发白内障、角膜带状变性、新生血管性青光眼,甚至眼球痨。

本病眼底表现与早产儿视网膜病变极为相似,但有家族遗传特征,无早产和吸氧史,以此可区别。如果可以分辨出颞侧视网膜无血管区,那么检查无症状的父母可能有助于患儿的诊断。FEVR的鉴别诊断包括早产儿视网膜病变、视网膜母细胞瘤、弓蛔虫病和X连锁青少年视网膜劈裂症等。伴视网膜皱襞的病例需与永存性胚胎血管区别,后者视网膜皱襞常与玻璃体血管残留和视神经发育不良并存。

(3)治疗:对于视网膜血管有异常或伴渗出,FFA显示荧光渗漏的FEVR患者,建议行间接眼底镜下激光治疗;若玻璃体视网膜增殖明显,并已发生视网膜脱离时,只有采取巩膜外加压或玻璃体视网膜手术进行治疗,且视力预后不良。病情在儿童期以后持续进展不常见,血管增生和渗出趋于稳定是该病的特征;部分病例病变较轻,无进展趋势,只需密切观察;如果发生双眼视网膜全脱离,则预后极差,往往容易并发浅前房,甚至前房消失及青光眼等,此阶段FEVR患儿已无有效视力,行晶状体切除术可挽救角膜混浊。

2. **永存原始玻璃体增生症** 永存原始玻璃体增生症(persistent hyperplastic primary vitreous,PHPV)或永存胚胎血管(persistent fetal vasculature,PFV)是胚胎发育阶段原始玻璃体未退化,在晶状体后方纤维增殖的一种先天性玻璃体视网膜异常。

(1)病因:正常情况下,胚胎发育至3个月时,原始玻璃体逐渐退化,继发玻璃体形成,若原始玻璃体不消失,并在晶状体后方增殖,形成白色纤维斑块,即为PHPV。该病多见于足月产的婴幼儿或儿童,约90%患者单眼发病,患眼

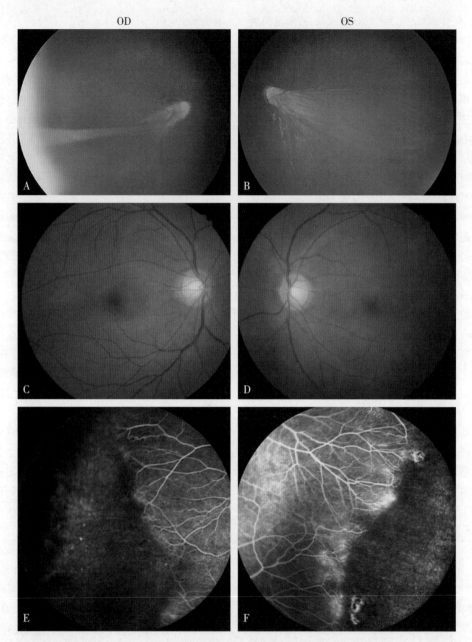

图 23-1-1　FEVR 患儿及其父亲眼底照片及眼底荧光血管造影

A、B 分别为患儿右眼和左眼眼底照片,示双眼视网膜镰状皱襞;C、D 为患儿父亲眼底照片,未见明显异常;E、F 为患儿父亲眼底荧光血管造影,显示双眼视网膜周边部无血管区

多较对侧健眼小。双侧 PHPV 罕见,仅占 10% 左右,但通常伴有其他的系统及眼部疾病,提示严重的胚胎发育异常。

(2) 临床症状:少数轻微的 PHPV 可长期稳定存在,无并发症出现,视力较差,矫正不提高;部分 PHPV 因晶状体后囊膜破裂导致白内障形成,由于晶状体膨胀,出现继发性青光眼而形成牛眼、角膜病变等;也可出现牵拉性视网膜脱离,玻璃体积血;如不及时治疗,将以继发性青光眼、眼球萎缩等为自然转归。患儿同时可伴有小眼球、斜视及眼球震颤等。临床上根据病变的部位分为前部型、后部型和混合型。

(3) 治疗:根据疾病类型和病情轻重而有所不同。一般前部型 PHPV 发现早者预后较好,可行晶状体切除、玻璃体切除、戴镜行弱视训练而获得有效视力;部分严重病例,如前部型若出现晶状体膨胀、前房消失、继发性青光眼则预后差,此时晶状体切除和玻璃体切除能阻止继发性青光眼的发生,但难以获得有效视力;后部型和混合型 PHPV 一般预后差,常常发生视网膜脱离、瞳孔粘连、前房变浅消失,因而无法根治。这两型 PHPV 患儿的患眼通常小于正常眼,偶有眼球大小正常者,因此,定期随访 CT 观察眼眶发育情况,必要时植入眼片等,有利于双侧眼眶对称发育。对患有后部型 PHPV，不考虑手术处理的患者，应定期随访，由于玻璃体与视网膜粘连的存在，若有发生视网膜裂孔与视网膜脱离的可能而需做相应的处理。因 PHPV 患儿多伴有黄斑发育不良及弱视，故术后近期视力提高常不理想，一些视网膜发育良好的患儿能恢复一定的视力。

3. 先天性视网膜脉络膜缺损 视网膜脉络膜缺损（coloboma of the retina and choroid），是一种较为常见的先天发育异常。

（1）病因：典型性缺损是因胚裂生长发育紊乱导致处于胚裂特定位置的眼组织缺损；发生于胚裂位置以外，由其他原因所致的眼组织缺损，则为非典型性缺损。

（2）临床症状：典型性视网膜脉络膜缺损表现为在眼底下方略偏鼻侧有透见白色巩膜背景的缺损区，通常呈椭圆形、其后界可距视盘下界不远，有时缺损区也可涵盖视盘。缺损区的前端可延伸至眼底下方周边，偶尔包括睫状体和虹膜。缺损区大多较局限，呈椭圆形或圆形，或沿胚裂位置呈几处分离和孤立的缺损区。缺损区巩膜可略向外扩张，少数缺损区内可见少许正常视网膜血管，有时隐约可见粗大的脉络膜血管。非典型性视网膜脉络膜缺损较少见，缺损形态与典型性视网膜脉络膜缺损相同，但发生于鼻下方视网膜以外的区域。视网膜脉络膜缺损可合并虹膜、睫状体缺损以及小眼球等先天性眼部异常，发生视网膜脱离的比例较高。

视网膜脉络膜缺损患者的视力可有不同程度的下降，如缺损累及黄斑，视功能将明显下降。视野检查可发现与缺损区位置相应的视野缺损。

（3）治疗：目前本病无特殊治疗。一旦发生视网膜脱离时可行手术治疗。

四、眼部产伤

当产程延长或借助于器械分娩时，常可造成眼部的产伤（ocular birth injury）。一般认为正常分娩很少发生眼部损伤，但实际上正常分娩中有 20%~25% 可发生不同程度的眼部损伤。如产程延长、难产、或借助器械分娩造成眼部损伤的发生率可高达 40%~50%，但这种损伤都很轻微，不经专科检查很难做出诊断。眼部损伤以角膜混浊和眼内出血最为常见，分述如下。

（一）角膜混浊

产伤所致角膜混浊常为单眼。角膜实质呈弥漫性混浊，由于角膜暂时性水肿所致，常伴有眼睑和结膜下淤血，水肿消退后角膜可恢复透明。另一种较为严重的眼球挤压伤，可致角膜后弹力层破裂，间质水肿，角膜呈乳白色不均匀混浊。由于角膜水肿的掩盖，后弹力层破裂不易查见，待组织透明后，可见一条或数条线状、波纹状、半月状混浊。每一条混浊有一条向上卷曲的边缘或发生广泛的镰状剥离，浮游在前房内，严重的水肿引起角膜板层内永久性混

浊，造成弱视、眼球震颤、高度近视、明显散光或圆锥状角膜、视力障碍。早期可应用激素，一旦发生永久性混浊，很难治愈。晚期如严重影响视力，可考虑行角膜移植术。

（二）眼内出血

分娩时头部和胸部受压，常易发生眼内出血，这与颅内压和胸腔压力升高致视网膜静脉压升高血液回流受阻有关，可以发生在正常分娩的婴儿，甚至早产儿。出血可以发生在视网膜内、视网膜前或玻璃体腔内，发生率为 2.6%~50.0%，50% 病例为双侧性。

眼底检查可见视网膜上有小的、圆形或火焰状出血，常集中在后极部，一般在 24 小时内可吸收，有时为多发性大片火焰状出血，位于神经纤维层中，由乳头向外伸展，这种出血 3~5 天内亦能吸收。偶尔见浓密、暗红的斑块状出血，在几个星期内吸收，大部分病例出血吸收后不留瘢痕，如出血涉及黄斑区，有些病例可产生先天性弱视，单侧者引起斜视，双侧者产生器质性眼球震颤。

需要鉴别的是婴儿的非意外损伤，即摇晃婴儿综合征（shaken baby syndrome），发达国家常见，是婴儿受到虐待所致，包括剧烈的摇晃，直接的眼、头部和胸部的打击或窒息。常见的眼底表现有视网膜出血和棉绒斑。随着国内保姆市场的出现，此种损伤亦可见到。

（赵培泉）

参考文献

1. Fei P, Zhang Q, Huang L, et al. Identification of two novel LRP5 mutations in families with familial exudative vitreoretinopathy. Mol Vis, 2014, 20：395-409.

2. Xu Y, Huang L, Li J, et al. Novel mutations in the TSPAN12 gene in Chinese patients with familial exudative vitreoretinopathy. Mol Vis, 2014, 20：1296-1306.

3. Li JK, Fei P, Li Y, et al. Identification of novel KIF11 mutations in patients with familial exudative vitreoretinopathy and a phenotypic analysis. Sci Rep, 2016, 23 (6)：26564.

第2节 早产儿视网膜病

一、早产儿视网膜病的基础理论和筛查指南

早产儿视网膜病（ROP）于 1942 年首次报道，但直到 20 世纪 80 年代才引起重视，当时发达国家由于早产儿存活率明显提高，ROP 发生率显著增加，许多早产儿因发生 ROP 导致失明或严重视力障碍。2000 年后，中国等发展中国家由于同样原因，ROP 发生率开始明显增加。我国每年早产儿出生数达 150 万，其中每年有 30 万早产儿面临发生 ROP 的危险，其危害更为严重。目前 ROP 已成为世界范围

内儿童致盲的重要原因,约占儿童致盲原因的 6%~18%[1]。2004 年我国卫生部将出生体重 <2000g 早产儿列为 ROP 高发对象,要求加强防治。

(一)流行病学特点

1991 年美国多中心 ROP 冷凝研究小组(CRYO-ROP)对 4099 例出生体重(BW)<1251g 早产儿研究发现,ROP 发生率 65.8%(2699 例),2237 例 BW<1000g 早产儿 ROP 发生率 81.6%(1815 例),胎龄 <32 周早产儿 ROP 发生率 68.5%(2617/3821 例)。

2000~2002 年美国另一项有 26 个 NICU 参加的多中心 ROP 早期治疗研究(ETROP),筛查 6998 例 BW<1251g 早产儿,ROP 发生率 68%(5541 例),ROP 发生率与 1991 年 CRYO-ROP 研究相似,发生严重 ROP(阈值前)的时间也几乎没有变化,而且,1 区 ROP 和严重 ROP 发生均有上升。英国 Hameed 等经过 10 年研究,出生体重 <1250g 早产儿,ROP 发生率上升。因此,尽管经过 20 年不懈努力,ROP 发生率仍然比较高,是早产儿的重要威胁[1]。

(二)病因及高危因素

1. 早产低出生体重 ROP 发病因素很多,但目前一致公认早产低体重是发生 ROP 的根本原因。胎龄越小,体重越低,视网膜发育越不成熟,ROP 发生率越高,病情越严重。CRYO-ROP 小组研究显示,BW<750g、750~999g、1000~1250g 早产儿 ROP 发生率分别为 90%、78.2%、46.9%;胎龄≤27 周、28~31 周、≥32 周早产儿 ROP 发生率分别是 83.4%、55.3%、29.5%;且 2 期以上 ROP 发生率随出生体重和胎龄的增加而下降。说明出生体重越轻、胎龄越小,ROP 发生率越高、病情越重。

2. 基因及种族 研究显示,有些早产儿即使不吸氧也发生 ROP,而有些早产儿即使吸氧时间超过 1 个月甚至更长也没有发生 ROP,提示 ROP 发生有明显个体差异,可能与相关基因有关。

3. 氧疗 早产低体重儿由于呼吸系统发育不成熟,通气和换气功能障碍,需要氧疗才能维持生命。氧疗与 ROP 存在一定关系,但有些早产儿不吸氧也可发生 ROP,因此,氧疗与 ROP 关系非常复杂。氧疗是否会导致 ROP 取决于多个因素:吸氧浓度、氧疗时间、氧疗方式、动脉氧分压的波动及对氧的敏感性等。

(1)吸氧浓度:早产儿各系统器官发育不成熟,在宫内环境相对缺氧,生后环境中氧浓度升高,尤其在各种严重疾病时为维持生命而采用不同方式的高浓度氧治疗。未发育成熟的视网膜血管对氧极为敏感,高浓度氧气可使视网膜血管收缩,引起视网膜缺氧,诱导产生血管生长因子,导致新生血管形成。但目前很难确定吸入氧浓度超过多少易发生 ROP。

(2)吸氧时间:研究显示,吸氧时间越长,ROP 发生率越高。Mittal 等对 253 例 ELBW 儿进行回顾性研究,结果发现发生 ROP 早产儿平均吸氧时间(69±44)天,没有 ROP

为(39±30)天(P<0.0001)。

(3)吸氧方式:有些早产儿不吸氧也可发生 ROP,有些早产儿吸入较高浓度氧也不发生 ROP,提示 ROP 发生可能与不同吸氧方式有关。Gallo 等研究证实,曾用过 CPAP 或机械通气,尤其氧疗 >15 天、CPAP>7 天、FiO_2>60% 者 ROP 发生率更高,程度更重,而且动脉氧分压波动对 ROP 的进展起重要作用。York 等随机对照研究发现,动脉血氧分压波动越大(尤其是生后 2 周内),ROP 发生率越高,程度越重。

4. 贫血和输血 早产儿贫血发生率较高,目前输血仍是治疗重度贫血的重要手段。研究认为贫血及输血与 ROP 发生有关,Englert 等回顾性资料分析表明,贫血不会影响 ROP 的严重性,而输血次数与 ROP 的发生有关(P=0.04)。Cooke 等研究发现 <1500g 早产儿中未发生 ROP 与发生 ROP 的输血次数明显不同(1 比 7),发生 ROP1~3 期与 ROP 阈值病变的早产儿输血次数不同(6 比 16)。Bossi 等报道,发生 ROP 早产儿输血次数与没有 ROP 者明显不同(3.8 比 2.5,P<0.01)。

5. 代谢性酸中毒 研究显示,代谢性酸中毒是 ROP 发病因素之一。Chen 等将 38 窝大鼠随机分组,用 NH_4CL 喂养造成酸中毒模型,结果酸中毒可引起新生鼠视网膜新生血管形成,酸中毒持续时间越长,新生血管形成发生率越高,酸中毒持续 1、3、6 天,新生血管形成发生率分别为 34%、38%、55%,在酸中毒后 2~5 天发生率最高。

6. 呼吸暂停 研究显示,反复呼吸暂停早产儿 ROP 发生率较高,OR=4.739。

7. 感染 念珠菌败血症可能与 ROP 发生有关。Mittal 等对 253 例 BW≤1000g 早产儿进行前瞻性对照研究,结果念珠菌败血症加重了 ROP 严重程度,但没有增加 ROP 发生率。真菌败血症早产儿 ROP 发生率明显高于没有败血症早产儿(95% 比 69%),3 期 ROP 发生率亦明显高(50% 比 15.3%,P<0.001)。显示念珠菌败血症是重度 ROP 危险因素之一,但机制不清。

8. 动脉血 PaCO_2 过低 Gellen 和 Liao 等发现生后第 2 周 ROP 患儿 PaCO_2 为(4.49±1.05)kPa,无 ROP 早产儿 PaCO_2 为(5.18±1.03)kPa,差异有统计学意义,提示动脉血 PaCO_2 过低与 ROP 有关。研究证实,PaCO_2 过低可致脑血管收缩,同样也可致视网膜血管收缩,导致视网膜缺血。

(三)发病机制

早产儿视网膜血管发育未成熟,在血管进一步成熟过程中,由于代谢需求增加导致局部视网膜缺氧,在各种高危因素作用下,使发育未成熟的视网膜血管收缩、阻塞,视网膜血管发育停止,导致视网膜缺氧。视网膜缺氧导致继发性血管生长因子大量产生,从而刺激新生血管形成,最终导致 ROP。因此,ROP 的发生可分为两个阶段:第一阶段,视网膜血管阻塞或发育受阻、停止;第二阶段,视网膜缺氧继发新生血管形成。新生血管均伴有纤维组织增殖,纤维血管膜沿玻璃体前面生长,在晶状体后方形成晶状体后纤维膜,膜收缩将周边部视网膜拉向眼球中心,引起牵引性视网膜脱离,使视网膜结构遭到破坏,最后导致眼球萎缩、失明[2]。

1. 视网膜新生血管形成　研究显示,视网膜新生血管形成在 ROP 发病机制中起主导作用。视网膜缺氧是导致新生血管形成的关键因素。由于早产儿视网膜存在无血管区而发生缺氧,缺氧可诱导视网膜产生血管生长因子,进而刺激新生血管形成。新生血管形成是众多血管因子之间相互作用、相互调节的结果。体外研究表明,新生血管形成主要包括如下步骤:血管基底膜酶降解、内皮细胞趋化、迁移、有丝分裂,内皮细胞和周细胞相互作用,形成血管管腔和新的基膜。其中,内皮细胞起主导作用。能影响上述步骤特别是影响内皮细胞的物质,可影响新生血管的形成。

2. 参与视网膜新生血管生成的因子　已发现多种因子参与新生血管生成,其中促进血管增生因子有血管内皮生长因子(VEGF)、胰岛素样生长因子-1(IGF-1)、碱性成纤维细胞生长因子(basic fibroblast growth factor,bFGF)、肝细胞生长因子(HGF)、表皮生长因子、血小板衍生血管内皮生长因子(PDGF)、β-转化生长因子、血管促白细胞生长素等。抑制血管增生因子有色素上皮衍生因子(PEDF)、一氧化氮(NO)等。当血管生成物质与抗血管生成物质达到平衡时,血管生成的"开关"关闭;若这一平衡被打破,血管生成物质占优势,"开关"打开,于是新生血管形成。

(四)临床表现

ROP 的临床表现主要是眼底视网膜病变,根据 ROP 国际分类法(ICROP),将 ROP 眼底病变进行分区和分期[3]。

1. 按区域定位　将视网膜分为三区。1 区:以视盘为中心,以视盘到黄斑中心凹距离的 2 倍为半径的圆内区域。2 区:以视盘为中心,以视盘至鼻侧锯齿缘距离为半径,1 区以外的圆内区域。3 区:2 区以外的颞侧半月形区域,是 ROP 最高发的区域。

2. 按时钟钟点定位病变范围　将视网膜按时钟钟点分为 12 个区域计算病变范围。

3. 按疾病严重程度分为 1~5 期

● 1 期:视网膜后极部有血管区与周边无血管区之间出现一条白色平坦的细分界线。

● 2 期:白色分界线进一步变宽且增高,形成高于视网膜表面的嵴形隆起。

● 3 期:嵴形隆起愈加显著,呈粉红色,此期伴纤维增殖,进入玻璃体。

● 4 期:部分视网膜脱离,根据是否累及黄斑分为 a、b 两级。4a 为周边视网膜脱离未累及黄斑,4b 为视网膜脱离累及黄斑。

● 5 期:视网膜全脱离,常呈漏斗型,可分为宽、窄、前宽后窄、前窄后宽 4 种漏斗型。此期有广泛结缔组织增生和机化膜形成,导致晶状体后纤维膜。

4. 一些特殊病变

(1) 附加病变(plus):后极部视网膜血管怒张、扭曲,或前部虹膜血管高度扩张。附加病变是 ROP 活动期特征,一旦出现提示预后不良。存在 Plus 者在病变分期的期数旁写"+",如 3 期 +。

(2) 阈值病变(threshold ROP):指 3 期 ROP,位于 1 区或 2 区,新生血管连续占据 5 个时钟范围,或病变虽不连续,但累计达 8 个时钟范围,同时伴 plus。此期是早期治疗的关键时期。

(3) 阈值前病变(prethreshold ROP):包括 2 种情况。若病变局限于 1 区,ROP 可为 1、2、3 期。若病变位于 2 区,则有 3 种可能:2 期 ROP 伴 plus;3 期 ROP 不伴 plus;3 期 ROP 伴 plus,但新生血管占据不到连续 5 个时钟范围或不连续累计 8 个时钟范围。

(4) Rush 病变:ROP 局限于 1 区,新生血管行径平直。Rush 病变发展迅速,一旦发现应提高警惕。

(5) 退行期:大多数患儿随年龄增长 ROP 自然停止,并进入退行期。此期特征是嵴上血管向前面无血管区继续生长为正常视网膜毛细血管,嵴逐渐消退,周边视网膜逐渐透明。

(五)诊断及筛查

1 期和 2 期 ROP 为疾病早期,一般不需要立即治疗,需严密观察。而 4 期和 5 期 ROP 为晚期病变,治愈率比较低,视力损害和致盲发生率均非常高。3 期为治疗的关键,如发现 3 期病变即开始治疗,疗效比较好,大部分可以避免致盲。因此,早期诊断非常重要,由于早产儿存在发生 ROP 的风险,早期诊断最好的办法是在适合的时机开展筛查,建立筛查制度,以早期发现病变。

从基数庞大的高危早产儿中及时筛查出需要治疗的患儿,工作量非常大。筛查原则是以最小的人力财力投入,及时检测出阈值 ROP,最大限度地避免漏诊,又要减少不必要的检查次数,以避免检查对眼睛造成的损伤。不同国家和地区的经济医疗水平不同,应根据当地实际情况制定不同的筛查标准[4]。

1. 筛查对象和指征　由于 ROP 主要发生在胎龄体重较小的早产儿,国际上一般将出生体重 <1500g 或胎龄 <32 周所有早产儿,不管是否吸过氧都列为筛查对象;对出生体重在 1500~2000g 或胎龄在 32~34 周早产儿,如吸过氧或有严重合并症者,也列为筛查对象。

我国不同地区医疗卫生水平差异较大,曾有出生体重 1750~2000g 早产儿发生 ROP 失明病例,应将筛查对象范围适当扩大,才能最大程度减少严重 ROP 的发生和避免出现不良后果。2004 年卫生部制定了《早产儿治疗用氧和视网膜病变防治指南》,该《指南》明确我国 ROP 筛查对象是:①胎龄 <34 周或 BW<2000g 早产儿;②BW>2000g 早产儿,但病情危重曾经接受机械通气或 CPAP 辅助通气,吸氧时间较长者。该筛查指征比国际上多数国家都要宽,增加了筛查工作量,有利于减少漏诊和增强大家的筛查意识。

2. 筛查时间 初次筛查时间最好同时考虑生后日龄和矫正胎龄,尤其是矫正胎龄与严重 ROP 出现的时间更相关,即出生时胎龄越小发生 ROP 时间相对越晚。急性 ROP 绝大部分出现于矫正胎龄 35~41 周(高峰期为 38.6 周),90% 患者均在矫正胎龄 44 周以前出现。BW<1251g VLBW 中,矫正胎龄 <43 周者,60% 发展为 1 期 ROP,18% 为 3 期;1 期 ROP 平均出现于矫正胎龄 34.3 周,阈值前 ROP 出现于矫正胎龄 35.7~36.6 周,阈值 ROP 出现于矫正胎龄 36.7~37.3 周(平均 36.9 周),95% 阈值 ROP 出现于矫正胎龄 42 周以前,但最早可在 31 周出现。

目前,大多数国家将首次筛查时间定在生后第 4 周或矫正胎龄 32 周。2006 年美国儿科学会和眼科学会总结胎龄、日龄、矫正胎龄和 ROP 初次筛查关系(表 23-2-1)[5]。2014 年我国《指南》规定,首次筛查时间为生后 4~6 周或矫正胎龄 31~32 周开始。

表 23-2-1 根据出生时的胎龄决定首次筛查时机

胎龄(周)	首次检查年龄(周)	
	矫正胎龄(周)	生后日龄(周)
22	31	9
23	31	8
24	31	7
25	31	6
26	31	5
27	31	4
28	32	4
29	33	4
30	34	4
31	35	4
32	36	4

3. 检查方法 一般用间接眼底镜或眼底数码相机检查。

(1) 间接眼底镜:一般用屈光度 25D 或 28D 透镜进行眼底检查。检查前半小时用 0.2% 环喷托酯和 1% 去氧肾上腺素充分扩瞳,检查时用 1 滴 0.5% 丙氧苯卡因使眼球麻醉,然后用开睑器将眼睑分开,用巩膜压迫器以观察极周边视网膜情况。检查结束后用普通抗生素眼药水。整个检查过程应在护理人员、新生儿科医生和眼科医生的共同协作下完成,尤其是 VLBW 或 ELBW 及病情尚不稳定者,应同时监测生命体征。为减少乳汁吸入,检查后 30 分钟至 2 小时方可进食,应监测血糖以防低血糖发生。

间接眼底镜检查有一定的主观性,可能存在漏诊,需要检查者有较高的技术。

(2) 眼底数码相机:近年国际上越来越多的 NICU 采用先进的眼底数码相机(RetCam)进行检查。扩瞳、表面麻醉和开睑方法同前。在数码摄像机镜头上挤适量凝胶,与眼球充分吻合,按正中位、上、下、左、右共 5 个方向对视网膜摄像,成像储存于电脑中,可打印,也可远程传输给有经验的眼科医生。眼底数码相机优点:①检查结果较客观,不同眼科医生对结果判断的准确性、一致性和可靠性比较好;②检查结果可保存,有利于随访和资料统计;③减少由检查本身造成的眼球损伤。

4. 随访方案 根据第一次检查结果而定。如双眼无病变,可隔周复查 1 次,直到纠正胎龄 44 周,视网膜血管长到锯齿缘为止。如有 1、2 期病变,应每周复查 1 次,随访过程中若 ROP 程度下降,可每 2 周检查 1 次,直至病变完全退行。若出现 3 期病变,应考虑治疗,如达到阈值水平,应在诊断后 72 小时内进行激光或冷凝治疗。随访频度应根据上一次检查的结果,由眼科医生决定,直至矫正胎龄足月,视网膜完全血管化(表 23-2-2)。

表 23-2-2 早产儿 ROP 眼底随访方案及处理措施

眼底检查结果	应采取的处理措施
无 ROP 病变	隔周随访 1 次,直至矫正胎龄 44 周
1 期病变位于 2~3 区	隔周随访 1 次,直至病变退行消失
2 期病变	每周随访 1 次,直至病变退行消失
Rush 病变	每周随访 1 次,直至病变退行消失
阈值前病变	每周随访 1 次,考虑激光治疗
3 期阈值病变	应在 72 小时内行激光治疗
4 期病变	玻璃体切割术,巩膜环扎手术
5 期病变	玻璃体切割术

早产儿转院或出院后,仍应坚持眼科随访直至矫正胎龄 44 周,出院前需向家属强调 ROP 随访的重要性,应以书面形式告知家属,让家属完全知晓 ROP 的不良预后。医务人员和家属应共同努力,严格贯彻随访方案,达到无遗漏地全面筛查和全程随访。

5. 筛查管理 在具体筛查工作中有许多问题需要协调解决,必须对筛查过程和筛查患儿进行有序管理,做到该查的必须查,该何时查必须何时查,不能遗漏。对纳入筛查对象的早产儿,出生后即进行登记,建立登记表,记录出生后医疗及用氧情况,在生后第 4 周开始第 1 次筛查,记录筛查结果。根据第 1 次筛查结果决定下次筛查时间,如果患儿尚在住院,床位医师必须记录筛查结果。如果患儿已出院,必须在出院医嘱上写清楚,让家长了解。

(六)预防

针对 ROP 发病因素,采取预防措施,对降低 ROP 发生率具有重要作用。

1. 积极防治早产儿各种合并症 早产儿合并症越多、

病情越严重,ROP 发生率越高,应积极防治早产儿各种合并症,使早产儿尽可能平稳度过危险期,减少吸氧机会,以降低 ROP 发生率。

2. **规范氧疗**　早产儿由于呼吸系统发育不成熟,通气和换气功能障碍,生后常依靠氧疗才能维持生命,氧疗要注意以下问题:①尽可能降低吸氧浓度;②缩短吸氧时间;③减少动脉血氧分压波动。

3. **其他**　积极防治呼吸暂停,治疗代谢性酸中毒,预防贫血及减少输血,防治感染,防治 $PaCO_2$ 过低。

ROP 致病因素众多,发病机制非常复杂,目前还没有单一的预防手段,应采取综合预防措施,尽可能使病情保持稳定,同时对高危病例进行规范筛查,早期发现 ROP 病变,及时治疗。

(七) 治疗

在筛查过程中,一旦发现 3 期病变,应及时开始治疗。目前国际上主要采用以下治疗方法。

1. **激光治疗**　是 ROP 非常重要的治疗方法,对早期 ROP 效果良好,对阈值 ROP 首选光凝治疗。光凝在全麻下进行,通过间接检眼镜激光输出系统,在 25D 或 28D 透镜下进行,在视网膜无血管区施行 800~2000 个光凝点。用二极管激光治疗,二极管激光属红光或红外光,穿透性强,不易被屈光间质吸收,并发症少。

2. **抗 VEGF 药物治疗**　近年,抗 VEGF 药物已用于临床治疗 ROP,其中雷珠单抗(ranibizumab)是比较常用的药物,治疗 2 期和 3 期 ROP 已取得比较好的疗效,每只眼每次 0.25~0.30mg,玻璃体内注射给药,可单用或与激光治疗合用[6-8]。

3. **巩膜环扎术**　如果阈值 ROP 没有得到控制,发展至 4 期或尚能看清眼底的 5 期 ROP,采用巩膜环扎术可能取得良好效果。巩膜环扎术治疗 ROP 的目的是解除视网膜牵引,促进视网膜下液吸收及视网膜复位,阻止病变进展至 5 期。但也有学者认为部分患儿不做该手术仍可自愈。

4. **玻璃体切除手术**　巩膜环扎术失败及 V 期患者,只能做复杂的玻璃体切除手术。术后视网膜得到部分或完全解剖复位,但患儿最终视功能的恢复极其有限,很少能恢复至有用视力。

(陈超)

二、早产儿视网膜病的
诊断和治疗进展

早产儿视网膜病变是世界范围内重要的新生儿致盲原因,尽管绝大部分 ROP 可自行退化,但在出生体重低于 1250g 的早产儿中仍有约 7% 进展为阈值期 ROP。对阈值期及阈值前期 1 型病变进行激光光凝或冷凝可显著降低病变的进展,但其中仍有约 25% 进展为 4 期和 5 期,出现视网膜脱离而导致严重的视力丧失。手术是治疗 4 期和 5 期 ROP 的唯一手段。玻璃体腔注射抗血管内皮生长因子药物治疗严重 ROP 的临床疗效令人振奋,但其有效性和安全性尚需进一步验证。ROP 的基因治疗和干细胞治疗也在研究中。

(一) ROP 的诊断现状

随着 ROP 诊疗技术的进步,及时得到治疗的患儿视力预后大为改善,尽早合理地进行眼底筛查,成为诊断及治疗该病的关键。间接眼底镜因其立体成像和携带方便,目前仍是 ROP 筛查和诊断的检查工具之一。广角数字化小儿视网膜成像系统(RetCam)因其数字化广角成像、图片存储和远程传输功能,被越来越多的医院用于 ROP 的筛查、诊断和治疗后随访。但由于广角数字化小儿视网膜成像系统价格昂贵,短期内很难普及到所有地区,因而间接眼底镜仍是常规筛查、检查的工具。非视网膜专科医生特别是妇幼保健医院和儿科医院的眼科医生,很难熟练使用间接眼底镜,因而容易造成漏诊、分期及分型不准确,从而影响治疗及鉴别诊断。因此,应定期举办学习班,加强妇幼保健系统的医务人员的 ROP 筛查培训,教会学员熟练使用间接眼底镜,掌握 ROP 的国际分类法(ICROP)及 ET-ROP 的分型标准和急进性后部型早产儿视网膜病变(aggressive posterior ROP,AP-ROP)的特征,以便顺利完成 ROP 患者的会诊和转诊工作。随着国外小儿广角数字化眼底成相系统的不断引入和国产数字化小儿视网膜成像系统研发的成功,中国 ROP 筛查的困境将会逐渐得到扭转。

(二) ROP 的光凝及冷凝

1. **光凝治疗**　AP-ROP、ROP 阈值病变、阈值前病变 1 型的最佳治疗方式是间接眼底镜下激光光凝。可在表面麻醉或全身麻醉下进行,选用二极管 810nm 或倍频 532nm 的激光,能量 100~300mW,间隔时间为 0.25~0.3 秒,使用半融合光斑,强度以视网膜产生灰白色反应为宜,光凝范围为锯齿缘到嵴之间的视网膜无血管区。激光术后可用 RetCam 小儿广角数字化眼底照相机行眼底照相,以确认有无激光遗漏并给予相应处理。治疗 1~2 周后复查,若附加病变持续存在,出现新的病变区或纤维血管继续增殖,必要时补充光凝或行抗 VEGF 治疗,严重者可能需要进一步手术治疗。阈值前病变 2 型则暂不处理,密切随访,一旦变成 I 型则予激光处理。至于激光的后界打到何处为止多年来一直存在争议,一种观点是仅嵴前无血管区行激光即可;另一种观点是除此之外嵴上也打激光,这样可以促进嵴更快消退;还有一种观点是对嵴后 pop-corn 区(视网膜内的微血管异常)也行 2-4 排激光光凝。近年来随着小儿广角数字化视网膜成像系统引导下眼底荧光血管造影的开展,发现嵴上一般有广泛渗漏,嵴后在严重病例可见视网膜内的微血管异常、无灌注区和渗漏,因而上述三种观点都正确。理论上 810nm 激光因穿透力强、对晶状体损伤小而优于 532nm 激光,但从临床实际应用效果来分析,两种激光并无太大的区别。

2. 冷凝治疗 冷凝治疗的适应证同光凝治疗，主要适用于无光凝设备的单位，或屈光间质混浊无法进行光凝者。推荐全麻下球结膜剪开后在间接眼底镜直视下冷凝视网膜无血管区，强度以视网膜出现淡白色反应为宜。治疗后最严重的并发症是玻璃体积血、结膜出血水肿、角膜水肿及视网膜出血等，远期并发症主要是周边冷凝斑或瘢痕牵引起后极部血管弓变直、黄斑异位等。与光凝治疗相比，两者治疗效果至少相同，但光凝治疗更方便，患儿易耐受，并发症少，远期效果好。近年随着激光设备的普及，冷凝治疗有逐渐被取代的趋势。

3. 治疗后的疗效观察 3 个月内主要观察病变消退情况，对治疗反应良好者表现为 plus 病变消退、血管嵴消失、治疗处出现色素斑块；3 个月后主要观察视网膜不良结构后果，包括后极部视网膜脱离、晶状体后纤维血管膜和后极部视网膜皱褶（通常累及黄斑）。治疗建议由熟练掌握间接眼底镜下视网膜脱离外路手术的医生进行此项操作，因为不论光凝抑或冷凝均需要医生具有娴熟的间接眼底镜下的巩膜顶压技巧。初学者应避免误伤黄斑、激光遗漏和冷凝过度等严重并发症。

（三）ROP 的巩膜扣带术

如果阈值期 ROP 没有得到控制，发展至 4 期或尚能看清眼底的宽漏斗型 5 期 ROP，且玻璃体牵引较轻者可采用巩膜扣带术治疗。巩膜扣带术可使脱离的视网膜复位，手术目的是从巩膜外解除视网膜牵引，促进视网膜下液的吸收，阻止病变进一步发展，从而尽量保留患儿的视功能。在有冷凝治疗之前，55% 的 4 期 ROP 可进展为 5 期，经过巩膜外环扎手术治疗后，4 期 ROP 仅有 30%~33% 的 4A 及 4B 期 ROP 进展为 5 期。巩膜手术是眼外手术，相对于玻璃体手术，对视网膜医源性损伤的可能性小，因为手术中任何的医源性视网膜裂孔都可能导致手术失败。另外，巩膜手术不损伤晶状体，对于手术后视功能的重建至关重要。由于环扎条带可导致患儿眼轴增长及轴性近视，扰乱眼球的正常发育，并导致屈光异常和斜视、弱视，因此，当视网膜复位稳定后应及时拆除条带。但是巩膜手术后视网膜解剖复位率较低，只占 60%~75%，并不能充分解除玻璃体的牵引，即使手术后视网膜复位，视功能预后也不佳。近年随着保留晶状体玻璃体切割术（lens-sparing vitrectomy，LSV）的应用，单纯应用巩膜扣带术治疗 ROP 的病例越来越少，即便偶尔采用也大多改为节段性巩膜外加压术。

（四）ROP 的玻璃体手术

玻璃体手术治疗的方式包括开窗式玻璃体切除术（open-sky vitrectomy，OSV）、闭合式玻璃体切除术以及保留晶状体的玻璃体切除术（LSV）。LSV 近年来被应用于 4 期 ROP，有较高的视网膜解剖复位率（90%）。玻璃体手术能直接解除玻璃体视网膜的粘连和牵引，从而使脱离的视网膜复位，另外，通过切除玻璃体减少了活动性生长因子如 VEGF 的生成，从而可避免病变的进一步发展。

玻璃体手术时机的选择应等待血管活动性病变消退后进行。手术目的在于解除视网膜表面的牵引，清除增生的范围包括嵴和（或）视网膜到晶状体、玻璃体前皮质间、嵴与嵴之间、嵴与视盘间、嵴与球壁间、嵴与玻璃体基底部之间以及沿嵴的环形增生。玻璃体手术的并发症主要有眼内炎、玻璃体积血、医源性视网膜裂孔和白内障形成。

对于 5 期 ROP，视网膜全脱离成漏斗型，可呈宽漏斗、窄漏斗和闭漏斗型，手术方式有闭合式玻璃体切除术和 OSV，但视网膜复位率低，晚期 ROP 玻璃体视网膜手术后的视网膜解剖复位率与病变的严重程度及视网膜脱离的类型有关。其中以 4a 期最好，视网膜复位率可以达到 80% 甚至 90% 以上。5 期病变中以视网膜脱离呈宽漏斗型最好，约 40% 视网膜能部分复位，窄漏斗型最差仅 20%。玻璃体视网膜手术后视网膜可以得到部分或完全解剖复位，但患儿最终视功能的恢复却极其有限，很少能恢复有用视力。目前 23G、25G、27G 微创玻璃体手术的开展使得晚期 ROP 的手术操作更为精细。研究表明，对于有活动性血管病变的 5 期 ROP 的牵引性视网膜脱离进行晶状体切除和玻璃体切除术，手术结束前玻璃体腔注射曲安奈德（triamcinolone acetonide，TA）较未注射 TA 组后极部视网膜复位率高，预后更好，且无术后眼内压增高出现。纤溶酶（plasmin）、微纤溶酶（microplasmin）等行药物性玻璃体切除在婴幼儿玻璃体手术的应用已初现曙光。

晚期 ROP 的手术问题至今尚存争论，原因主要是手术预后并不令人满意。一些 5 期 ROP 眼不做手术反而保留一定的视功能，而另一些眼经过玻璃体视网膜手术后，虽然视网膜大部或近完全复位，但视功能极差甚至无光感。任何问题都有其两面性，关键是选好手术的适应证。

（五）抗 VEGF 药物在 ROP 治疗中的应用

VEGF 在 ROP 发病过程中起着重要作用。在 ROP 形成过程中，不同氧浓度环境的变化通过调节 VEGF 而对 ROP 的形成起到作用。VEGF 表达的上调出现于新生血管形成之前，抑制 VEGF 的表达可减少新生血管的形成。

Bevacizumab（商品名 Avastin）是一种重组的人类单克隆 IgG1 抗体，可与所有已知 VEGF 异构体结合，通过抑制其生物学活性而起作用，能阻止血管渗漏和新生血管的形成。相较于其他 VEGF 抑制剂，Bevacizumab 性价比高，治疗效果较好。Ranibizumab（商品名 Lucentis）是另一种较普遍应用于 ROP 治疗的抗 VEGF 药物。它是重组的人类单克隆 IgG1 抗体片段，可与 VEGF-A 异构体结合，相较 Bevacizumab，Ranibizumab 的分子量更小，半期更短，造成全身 VEGF 降低的持续时间较短，应用于婴幼儿更安全。这两种抗 VEGF 药物目前在 ROP 的治疗上都是 off-Label 应用（适应证外使用）。VEGF 受体 - 抗体重组融合蛋白，如阿柏西普（EYLEA），康柏西普（Conbercept）等，能竞争性抑制 VEGF 与受体结合并阻止 VEGF 家族受体的激活，目前也有学者尝试用于治疗 ROP。

抗 VEGF 药物玻璃体腔注射治疗 ROP 可以有效地抑制 ROP 眼的新生血管形成，并使已生成的新生血管退化并减轻视网膜血管的迂曲扩张。理论上特别适合在 AP-ROP 中应用。但 Mintz-Hittner 等[9]报道玻璃体腔单纯注射 Bevacizumab 与激光治疗相比，对于Ⅰ区3期+的病变的治疗有明显优势，但对于Ⅱ区3期+的病变治疗两者无明显差别；另外，Bevacizumab 治疗后周边视网膜血管继续发育，而激光治疗则造成了周边视网膜不可逆的破坏。此种注射也可用于冷凝或激光治疗失败的病例。4期 ROP 也可以慎重使用，因为 Bevacizumab 玻璃体腔注射治疗可以使新生血管退化，减少玻璃体切割术中出血的发生，但新生血管退化后引起的过快过重纤维化有加重视网膜脱离的危险[10]。也有激光光凝联合玻璃体腔注射 Bevacizumab 治疗引起脉络膜撕裂的报道。

玻璃体腔注射抗 VEGF 药物治疗 ROP 的剂量及用法没有统一的标准[11]。推荐用量为 Bevacizumab 为 0.016ml(0.4mg)，0.03ml(0.75mg) 或 0.05ml(1.25mg)；Ranibizumab 推荐用量为成人剂量的一半(0.25mg/0.025ml)。大多主张在角巩膜缘后 1mm 或 1.5mm 处平行眼轴进针。大部分用抗 VEGF 药物玻璃体腔注射治疗 ROP 的研究在其后随访的12~16个月内尚未发现全身及局部的毒副作用，但其远期疗效及安全性还有待进一步的研究观察。Sato 等[12]报道玻璃体腔注射 Bevacizumab 0.5~1.0mg，可引起全身 VEGF 水平的降低。在 BEAT-ROP(The Bevacizumab Eliminates the Angiogenic Threat of Retinopathy of Prematurity study)研究中发现，由于 VEGF 水平对于肺的发育很重要，经 Bevacizumab 治疗与激光治疗的 ROP 患儿相比，死亡率要高(6.6% 相对于 2.6%)。抗 VEGF 药物是否对正常视网膜血管的发育有影响是人们关注的又一焦点。[13-14]

国内 Off-Label 的用药尚受限制，目前仅有少数医院开展抗 VEGF 药物的眼内注射，挽救了部分严重 ROP 眼，期待这一特效的药物尽快得到国家食品药品监督管理局(SFDA)的批准，使之作为 ROP 治疗的辅助药物。

(六) ROP 的治疗展望

目前针对 ROP 新生血管的治疗方法很多，但大多只能维持一段时间，且往往对视网膜本身也有一定的损害。如何能够通过一个微小的手术操作，既能保存视力，又能长期抑制视网膜新生血管，是未来的研究方向。

基因治疗指的是用载体携带目的基因，将目的基因插入靶细胞 DNA，通过基因治疗调节参与疾病发生的各种细胞因子的表达。ROP 发生于出生后一个极短的时间窗(从新生血管发生到视网膜脱离往往仅有几周时间)；眼部又是一个免疫作用相对比较薄弱的器官，因此，ROP 具备基因治疗的基本条件。VEGF、碱性成纤维细胞生长因子(bFGF)、胰岛素样生长因子(IGF-1)、低氧诱生因子(hypoxia inducible factorα-1 HIFα-1)及色素上皮衍生因子(pigment epithelial-derived factor，PEDF)等均在 ROP 发生中扮演重

要角色，因此，可尝试通过基因治疗来调节这些细胞因子的表达，从而达到治疗 ROP 的目的。实验表明用 VEGF 反义寡核苷酸(antisense oligonucleotide，AS-ODs)注入缺氧性视网膜新生血管模型鼠玻璃体腔内，通过与 VEGF mRNA 结合，抑制 VEGF 的蛋白结合，从而抑制视网膜新生血管形成，并发现其抑制程度与寡核苷酸浓度成正比。还有人尝试将携带β乳糖苷酶基因的腺病毒载体注入大鼠 ROP 模型的玻璃体腔中，X-gal 染色显示β乳糖苷酶特异性表达于玻璃体腔血管和注射邻近部位，而不影响视网膜血管的正常发育。用色素上皮衍生因子腺病毒载体(Adenovector pigment epithelium-derived factor，AdPEDF)输送人 PEDF 基因，由 CMV 启动子调控 PEDF 的目的基因的表达，基因表达至少持续1个月以上，可达到抑制视网膜新生血管的目的。国内也有人尝试用腺伴随病毒载体介导 Kringle5 基因来治疗大鼠氧致视网膜病变。干细胞(stem cells，SC)是一类具有自我复制能力(self-renewing)的多潜能细胞，多能干细胞可以分化为各种细胞类型。成人的骨髓中存在干细胞，包括血管内皮细胞祖细胞(endothelial progenitor cells，EPC)等，可靶向作用于眼部的新生血管，并起到促进血管生成和神经修复的作用。另一方面，干细胞的这种靶向于神经胶质细胞并参与血管形成的特性，可用于靶向传输抗血管生成因子于异常血管处，从而抑制异常血管的形成。无论是基因治疗还是干细胞治疗，都具有广阔的研究前景，但目前所有这些探索均处于实验室阶段，要真正应用于临床还有很长的路要走[15]。

(赵培泉 费萍)

参考文献

1. Hellstrom A，Smith LEH，Dammann O. Retinopathy of prematurity. Lancet，2013，382：1445-1457.

2. Cavallaro G，Filippi L，Bagnoli P，et al. The pathophysiology of retinopathy of prematurity：an update of previous and recent knowledge. Acta Ophthalmol，2014，92：2-20.

3. An International Committee for the Classification of Retinopathy of Prematurity. The international classification of retinopathy of prematurity revisited. Arch Ophthalmol，2005，123：991-999.

4. Cernichiaro-Espinosa LA，Olguin-Manriquez FJ，Henaine-Berra A，et al. New insights in diagnosis and treatment for Retinopathy of Prematurity. Int Ophthalmol，2016，36：751-760.

5. Section on Ophthalmology，American Academy of Pediatrics，American Academy of Ophthalmology and American Association for Pediatric Ophthalmology and Srabismus. Screening examination of premature infants for retinopathy of prematurity. Pediatrics，2006，117(2)：572-576.

6. 泽碧，陈超. 抗血管内皮生长因子药物治疗早产儿视网膜病的临床研究进展. 中华儿科杂志，2014，52(10)：

760-763.

7. 许宇,张琦,季迅达,等.玻璃体腔注射抗血管内皮生长因子单克隆抗体 ranibizumab 联合激光光凝治疗急进性后部型早产儿视网膜病变的疗效观察.中华眼底病杂志,2014,30(1):28-32.

8. Pertl L,Steinwender G,Mayer C,et al. A Systematic Review and Meta-Analysis on the Safety of Vascular Endothelial Growth Factor(VEGF)Inhibitors for the Treatment of Retinopathy of Prematurity. PLoS ONE,2015,10(6):e0129383.

9. Mintz-Hittner HA,Kennedy KA,Chuang AZ,et al. Efficacy of intravitreal bevacizumab for stage 3+ retinopathy of prematurity. N Engl J Med,2011,364(7):603-615.

10. Xu Y,Zhang Q,Kang X,et al. Early vitreoretinal surgery on vascularly active stage 4 retinopathy of prematurity through the preoperative intravitreal bevacizumab injection. Acta Ophthalmol,2013,91(4):e304-310.

11. Wallace DK. Anti-VEGF treatment for ROP:which drug and what dose? J aapos,2016,4:S1091-8531.

12. Sato T,Wada K,Arahori H,et al. Serum Concentrations of Bevacizumab(Avastin)and Vascular Endothelial Growth Factor in Infants With Retinopathy of Prematurity. Am J Ophthalmol,2011,153(2):327-333.

13. Wutthiworawong B,Thitiratsanont U,Saovaprut C,et al. Combine intravitreal bevacizumab injection with laser treatment for aggressive posterior retinopathy of prematurity(AP-ROP). J Med Assoc Thai,2011,94(3):S15-21.

14. Atchaneeyasakul LO,Trinavarat A. Choroidal ruptures after adjuvant intravitreal injection of bevacizumab for aggressive posterior retinopathy of prematurity. J Perinatol ,2010,30(7):497-499.

15. 赵培泉,费萍.早产儿视网膜病变诊断治疗研究现状、问题及展望.中华眼底病杂志 ,2012,28(1):3-7.

第 3 节　先天性耳畸形

(一) 耳的胚胎发育

1. **内耳**　耳迷路分化最早,胚胎第三周后,第一鳃沟背侧外胚层增厚形成听板,4 周后听板凹陷形成听囊,其中充满淋巴液,听泡内侧上皮衍生出听神经节。第十周后淋巴导管、椭圆囊、半规管、球囊及蜗管相继形成。24 周后迷路发育完全。

2. **中耳**　中耳结构源于第一咽囊,囊端向外延伸,将来发育成为咽鼓管。外侧部分形成一窄裂隙,即未来之鼓室,其内充质发育成听骨。胚胎 4~5 周,面神经于第二腮弓内发育,面神经水平部以上听骨由第一腮弓形成。胚胎第34 周,鼓窦由上鼓室向后扩展充气形成,随之乳突亦扩大充气,2 岁时即发育成人雏形。

3. **外耳**　外耳起源于第 1 鳃沟和第 1,2 鳃弓。胚胎第三周,第 1 鳃沟向深层凹陷形成外耳道的软骨部分,上皮增生形成一窦性索条至鼓室壁。28 周时索状物体中央变空形成外耳道的骨性部分,与外侧的软骨部分相交通,索状物内侧组织与鼓室外侧壁融合形成鼓膜。

(二) 先天性耳畸形

1. **外耳发育畸形**　耳廓发育 15% 来自第 1 鳃弓,85%来自第 2 鳃弓。当胎儿第 1,2 鳃弓发育障碍,可造成外耳畸形,如大耳、小耳、招风耳、杯形耳、副耳、耳前和鳃裂瘘管,严重者为无耳。

(1) 小耳畸形:根据耳廓发育程度的不同可分为三级:Ⅰ级:耳廓外形小,但无残缺;Ⅱ级:耳廓畸形,仅有部分软骨索条状团;Ⅲ级:仅有 1~3 个小突起。往往第Ⅱ、Ⅲ级耳廓畸形伴有外耳道闭锁和鼓室畸形,表现为传导性听力障碍,应在 6 岁以后进行手术。第一期手术对耳廓、外耳道整形术,第二期手术,鼓室成形术,听力矫正。

(2) 招风耳:表现为耳廓上部扁平,并向下倾斜呈招风状,这是由于耳轮及后脚软骨发育不良所造成。可在 6 周岁以后进行整形术。

(3) 杯形耳:耳廓上 1/3 软骨发育畸形,耳轮偏窄,严重时外形呈杯状或管状。可在学龄前给予手术矫正。

2. **外耳中耳发育畸形**　此类畸形分为三级,Ⅰ级:外耳正常而外耳道狭窄或部分闭锁,鼓膜正常,听鼓链异常;Ⅱ级:小耳畸形加外耳道闭锁,听骨发育差;Ⅲ级:除了小耳畸形加外耳道闭锁,听骨发育差外,鼓室、咽鼓管及乳突亦发育不全,面神经走形异常。

(1) 面神经异常:比较常见的是面神经水平段咽鼓管裂缺,其次为面神经垂直段异常走行。

(2) 咽鼓管及鼓窦畸形:咽鼓管程度不等的狭窄、闭锁,甚有成小憩室。鼓窦发育很小,甚至不发育,鼓窦顶盖骨可有裂缺。

(3) 先天性耳前瘘管:第 1 鳃沟未全封闭,第 1,2 鳃弓的三对结节未能完全融合,遗留下上皮间隙而形成瘘管,因外流不畅,多可发生感染或形成囊肿。

(4) 鳃裂瘘管:由于鳃弓未全融合,第 1、2、3 鳃裂均可形成瘘管和囊肿。根据瘘管部位不同,将此病分为两型,Ⅰ型:瘘管外孔位于耳前或耳后。Ⅱ型:囊肿或窦道瘘口位于颈部前上。

3. **内耳发育畸形**　内耳发育不全的发病率在新生儿中为 1/2000,病理改变主要是听毛细胞和螺旋节细胞退行性变,以及半规管、壶腹嵴、椭圆囊、球囊斑发育不全和塌陷,原因可能是母亲怀孕时病毒感染和遗传因素染色体异常。通常内耳发育不良时,外耳,中耳发育也一定不好。如果外耳,中耳发育差,内耳可能发育良好。

(许政敏)

第 4 节　常见的耳部疾病

（一）外耳疾病

外耳检查观察外耳有无畸形、肿胀、溃疡,外耳道有无先天性狭窄、闭锁、耵聍以及油性分泌物是否栓塞。采用电耳镜检查,观察鼓膜有无充血,混浊,鼓室腔内是否拟有羊水积聚。

1. 外耳道耵聍栓塞　刚出生的新生儿,外耳道软骨部皮肤有两种分泌腺:皮脂腺、耵聍腺,二者分泌物混合后形成耵聍。通常在新生儿期以皮脂腺分泌为主。在电耳镜或显微镜下可观察到外耳道内油性分泌物,在此期间,患儿有时感到不适应,摇头擦耳,时有散在的油性分泌物脱落至耳道外。一般不需处理。如患儿不适应较重,可用消毒棉签,轻轻的清除耳道内的分泌物。

2. 外耳湿疹　此为外耳皮肤的浅表性炎症。可引起瘙痒、红疹、水泡伴有渗液,并形成结痂。此病多见于新生儿,好发于耳甲腔、耳后沟或耳周皮肤。

（1）病因:引起变态反应原因,有内在和外在的。内在因素可能摄入过敏性食物,其他部位病灶感染,激发引起过敏反应。外的,可能是外用药物、奶、湿、热环境引起过敏。

（2）临床表现:外在刺激引起的湿疹多发于耳廓或耳后沟处,中耳炎分泌物刺激引起的湿疹,在外耳道口及耳甲腔内。急性期,表现为红斑或粟粒状小丘疹,进而发展为小水泡或脓疱,伴有瘙痒感,新生儿表现为摇头擦耳。慢性期,主要表现为表皮脱屑、增厚、严重者可致外耳道狭窄。

（3）治疗:治疗主要去除病因,避免过敏物质摄入,因中耳道脓性分泌物刺激引起,应用 3%H_2O_2 清理外耳道脓性分泌物。局部治疗以清洁、干燥、消炎为主,同时局部采用一些抗过敏药,以减少渗出,减轻刺激症状,促进湿疹好转。如有继发感染,可口服抗生素。

3. 外耳道炎　本病主要为外耳道皮肤及皮下组织的广泛性炎症,在新生儿期比较少见。

（1）病因:此病的发生与湿度有密切关系。在新生儿期,由于外耳道的油性分泌物较多,用不洁棉棒清除耳道分泌物,造成局部损伤,从而导致细菌感染,引发此病。常见的致病菌为金黄色葡萄球菌、溶血性链球菌及变形杆菌。

（2）临床表现:主要表现为急性外耳道炎,患儿早期表现为不适感,摇头擦耳,有少量分泌物在耳道口。电耳镜检查发现,外耳道皮肤轻度充血、肿胀,表面附有少量黏性分泌物,耳道狭窄,鼓膜正常。手指压迫外耳道口,患儿哭吵加重。

（3）诊断:根据症状与体征容易诊断,但必须与急性化脓性中耳炎相鉴别。

（4）治疗:清除外耳道分泌物,在显微镜下操作。采用小吸引器头,吸除炎性分泌物,然后在外耳道内滴入抗生素。每天 3 次、一次 1~2 滴。严重者全身应用抗生素。

（二）中耳疾病

1. 鼓膜炎　鼓膜介于外耳道与中耳道之间,外耳及中耳均可诱发鼓膜炎。鼓膜亦可单独表现为炎症。

（1）病因:①外在因素:由于外耳道炎直接侵犯鼓膜,造成鼓膜炎症;②内在因素:中耳道炎症或咽鼓管炎症蔓延至鼓膜;③病毒感染:由于病毒感染造成本身炎症。

（2）临床表现:由于鼓膜炎症,疼痛比较剧烈。患儿哭吵不安,尤其表现在晚上睡觉时突然哭醒。电耳镜观察见鼓膜全层充血、肿胀,最初从松弛部开始,逐渐沿锤骨长柄向下蔓延,当整个鼓膜全面红肿后,锤骨光锥即消失,有时局部表层上皮与纤维层剥离,可形成浆液性疱疹。

（3）诊断:根据症状及电耳镜检查确诊不难,但必须和急性中耳炎鉴别,此病影响听力很少。

（4）治疗:局部外耳道滴用 1% 甘油,既可止痛又可消炎,同时口服抗病毒药或用抗生素预防感染。

2. 急性非化脓性中耳炎　非化脓性中耳炎可分为急性和慢性两种,新生儿患病往往表现为急性非化脓性中耳炎又称为急性渗出性中耳炎。该病是以鼓室积液及听力下降为主要特征。在正常情况下,咽鼓管具有调节功能,可使中耳腔气压与外界大气压保持平衡。咽鼓管阻塞时,中耳腔的空气得不到补充而成为负压。目前认为急性非化脓性中耳炎发病原因主要为咽鼓管功能障碍、感染和免疫反应。

（1）病因

1）咽鼓管阻塞:新生儿咽鼓管软骨弹性较差,咽鼓管开闭的肌肉收缩功能特别差,当鼓室处于负压时,咽鼓管软骨段塌下而闭合。先天性腭裂患者,由于失却肌肉收缩功能,故易患渗出性中耳炎。

2）感染:急性上呼吸道感染、炎症可引起咽鼓管咽口黏膜充血肿胀发生阻塞同时细菌也可经咽鼓管进入鼓室。其中以流感嗜血杆菌和肺炎球菌为主。

3）免疫反应:近年来研究证实,免疫反应在本病的发生中有着重要作用。

（2）病理:由于新生儿咽鼓管功能障碍以及咽鼓管咽口炎症,黏膜充血肿胀引起咽鼓管阻塞,鼓室内形成负压,可引起中耳黏膜静脉扩张、淤血,使血管壁的渗透性增加,鼓室出现漏出液。漏出液色黄、透明、无白细胞,蛋白成分多,主要为纤维蛋白。中耳积液可影响声音传导,造成轻 ~ 中度传音性听力障碍。

（3）临床表现

1）全身表现:早期新生儿上呼吸道感染者可有高热、哭闹不安,尤其在晚上睡觉时。

2）局部表现:早期鼓膜轻度充血、内陷。松弛部或紧张部周边有少数放射性扩张血管,鼓室积液后,鼓膜失去光泽,呈琥珀色。积液未充满鼓室时,可见弧形液平线,凹面向上,有时可见气泡,随头位变动而移动,一般在手术显微镜下观察,比较清晰。

（4）听力学检查:声阻抗测试是反映鼓室功能的客观

指标。按 Jerger 的 A、B、C 分型法,鼓室积液时声顺图表现为 B 型曲线,主要为鼓室径度增高,鼓膜和听鼓链活动度降低,声顺减弱,呈一平坦曲线。当鼓室腔仅为负压时,声顺图表现为 C 型曲线。

耳声发射作为一个客观的新生儿听力评估,当鼓室腔内有积液表现为无耳声发射。当中耳腔为负压时,表现为弱耳声发射。

(5) 诊断与鉴别诊断:新生儿患急性渗出性中耳炎比较容易诊断,诊断要点:发热,哭闹不安,鼓室积液,声阻抗测试呈 B 型或 C 型曲线,耳声发射检查消失或者减弱。

本病应与先天性脑脊液耳漏相鉴别,需行 CT 检查,发现颅骨缺损部位。

(6) 治疗:

1) 局部用药:鼻腔内滴入 0.5% 麻黄素生理盐水,血管收缩剂,保持咽鼓管咽口畅通。

2) 抗生素治疗:在新生儿期应给予抗生素,预防感染。

3) 物理治疗:局部红外线及超短波透热,或用 He-Ne 激光物理治疗,能改善中耳血液循环,促进积液吸收。

3. 急性化脓性中耳炎　细菌进入鼓室引起化脓感染,称为急性化脓性中耳炎,多继发于上呼吸道感染。常见的病原菌为溶血性链球菌、金黄色葡萄球菌,部分病例为病毒感染,新生儿期发病率较高。

(1) 病因

1) 外耳道感染:严重的外耳道炎,鼓膜糜烂溃破亦可引起鼓室感染。

2) 咽鼓管感染:上呼吸道感染后,鼻咽部分泌物可因吞咽及呕吐等进入鼓室,是引起新生儿中耳炎最常见的途径,主要是由于小儿咽鼓管较成人相对短而直,比较水平,分泌物易于经此管道进入鼓室。另外小儿多仰卧吮乳,特别是人工喂乳时,呕吐物和多余的乳汁易流入鼓室。

3) 血行感染:最少见。主要为急性重度脓毒血症,细菌经动脉直接进入鼓室。

(2) 病理:开始咽鼓管黏膜发炎,鼓室大量积液,成为细菌培养基,细菌进入大量繁殖。鼓膜中央坏死穿破流脓。从感染到鼓膜穿孔流脓,一般需 5~7 天。

(3) 临床表现

1) 咽鼓管阻塞期:此期新生儿往往表现为感冒、发热、少量流涕。

2) 化脓前期:此期小儿出现高热、惊厥,由于剧烈耳痛,表现为摇头抓耳,哭闹不安。

3) 化脓:小儿高热,拒食躁动,出现面色灰白等中毒现象,鼓室大量积脓,鼓膜极度外凸膨隆。锤骨形消失。

4) 消散:感染 4~5 天后,鼓膜中心坏死,最后穿破流脓。初为浆液,后为黏脓和纯脓,穿孔由中央小孔变成肾形大穿孔。一旦穿破流脓,一切症状顿然消失,小儿可以吃乳入睡。

(4) 诊断:根据病史和体征,一般都可以明确诊断。在

早期小儿诊断较困难,往往表现为严重的胃肠道反应,哭吵不安。此时在手术显微镜下检查发现,小儿鼓膜轻度充血,后期由于大量脓性分泌物从耳道内流出,比较容易诊断。

早期需和急性鼓膜炎相鉴别。

(5) 治疗:在新生儿期,往往患儿表现为大量脓性分泌物外流,此时比较容易诊断,说明鼓膜已穿孔,治疗除了全身大量广谱抗生素治疗外,局部用药非常重要。3% H_2O_2 清洗耳内,然后局部用抗生素滴入耳内,消炎抗菌,选用抗生素可根据脓液培养及药敏试验。

早期鼓膜未穿孔时,在耳内可滴入 1% 酚甘油消炎止痛,在鼻腔内滴入收缩剂,使咽鼓管咽口畅通,同时全身应用广谱抗生素控制感染。

(三) 先天性耳聋

先天性耳聋系胎儿期受到各种因素影响,导致听觉器官发育受损,即在出生时就存在听力障碍。

1. 病因

(1) 遗传因素:遗传性聋系遗传基因和染色体异常导致先天性耳聋。到 2015 年底统计,目前全球已发现 100 多个基因缺陷与遗传性耳聋有关。遗传性聋约占先天性耳聋的 35%。

1) 常染色体显性遗传性聋:亲代带有的致聋基因是显性的,位于常染色体上,只要有一个这样的基因传给子代,子代即表现出与亲代相同的耳聋,子代耳聋发生率为 50%。

2) 常染色体隐性遗传性聋:亲代带有的致聋基因是隐性的,只有在基因成对为纯合子,耳聋在子代才能表现出来。亲代男女都为隐性基因婚配,1/4 子女有遗传性聋,1/2 后代为遗传基因的携带者。若亲代都为隐性纯合子,则子女全部受累。

3) 伴性遗传性聋:基因缺陷位于性染色体(X 染色体)上,亦有显性和隐性之分。显性的只需 X 染色体上的基因发病,若男性患者全部女儿都聋,女性患者子女中各有半数聋。如果是隐性遗传,男性杂合子绝大多数发病,女性必须是纯合子才发病。

遗传性聋有许多类型,可在新生儿出生时即已发病(先天性),也可在出生后的某个时期发病(迟发性)。通常显性遗传耳聋是进行性的,而隐性遗传耳聋是非进行的。遗传性耳聋又可分为无综合征性耳聋和伴有综合征的遗传性聋。据统计约有 1/3 的遗传性聋伴有综合征。

(2) 孕期因素:孕期导致胎儿先天性聋的主要原因是感染和中毒。

1) 母孕期感染:如风疹病毒、弓形虫、梅毒螺旋体等各种病原体感染,如果发生在怀孕初期的头 3 个月内,此时因耳蜗螺旋器发育不完全,一旦胎儿受到感染,可妨碍内耳的正常发育。

2) 中毒:孕妇在受孕早期及中期,应用耳毒性药物,如氨基糖苷类抗生素(链霉素、庆大霉素、卡那霉素),奎宁类及阿司匹林类药物,都可引起内耳螺旋器变形坏死,导致耳

聋。此外,怀孕期各种中毒性疾病、肾炎、糖尿病、先兆流产以及腹部 X 线照射,均可影响胎儿内耳的发育,造成先天性耳聋。

(3) 产期因素:主要指在围产期(妊娠期第 28 周至出生后 7 天)发生的病变,如妊娠高血压疾病,分娩时产伤、早产或难产引起的缺氧症及新生儿高胆红素血症等原因引起的耳聋。

2. 防治 先天性聋一般为感觉神经性聋。首先应以预防为主,普及耳毒性药物知识,加强遗传咨询,禁止近亲结婚,大力提倡优生优育,实行新生儿听力筛查,做到早期发现,早期干预。根据患儿听力损失程度不同,采用不同的方法干预,可行声放大助听器选配以及人工耳蜗植入。对听力矫正的患儿行言语和语言训练,促进患儿的听力与语言功能的正常发育。

(许政敏)

第 5 节 鼻先天性发育异常

(一) 先天性后鼻孔闭锁

本病为严重鼻部畸形,具有家族遗传性疾病,根据 Evans(1971 年)分析先天性后鼻孔闭锁 65 例,合并其他先天性畸形者 28 例,占 43%,如先天性虹膜缺损、先天性心脏病以及耳廓畸形等。国外文献报道先天性后鼻孔闭锁的发病率在新生儿为 1/50 000 左右。

1. 病因 先天性后鼻孔闭锁(congenital atresia of the posterior nares)是在胚胎 6 周时,颊鼻腔内的间质组织较厚,不能吸收穿透和与口腔相通,构成原始后鼻孔而成为闭锁的间隔,此间隔可能为膜性、骨性或混合性,闭锁部间隔可以菲薄如纸,也可厚达 12mm,但多在 2mm 左右。其间隔中央亦可形成小孔,但通气不足,称为不完全性闭锁。闭锁间隔的位置分为前缘闭锁和后缘闭锁两种,常位于后鼻孔边缘软腭与硬腭交界处,向上后倾斜,附着于蝶骨体,外接蝶骨翼内板,内接犁骨,下连腭骨。闭锁间隔上下两面皆覆有鼻腔黏膜。

2. 临床表现 双侧先天性后鼻孔闭锁患儿出生后即出现周期性呼吸困难和发绀,直到 1 个月之后逐渐习惯于用口呼吸。但在哺乳时仍有呼吸困难,须再过一段时间约 3 个月才能学会交替呼吸和吸奶的动作。因此出生后有窒息危险和营养不良严重后果。

到达儿童期,患者主要症状为鼻阻塞,睡眠时有鼾症和呼吸暂停综合征,经常困倦嗜睡,因为张口呼吸,说话发生关闭性鼻音,并有咽部干燥、胸廓发育不良等。分泌物易潴留于鼻腔内。单侧后鼻孔闭锁患者不影响生命,长大以后只有一侧鼻腔不能通气。

3. 诊断 新生儿有周期性呼吸困难、发绀和哺乳困难时,应考虑本病。为了确诊此病可采用下例方法检查。

(1) 用细橡胶导尿管自前鼻孔试通入鼻咽部,若进入口咽部不到 32mm 即遇到阻隔,检查口咽后壁看不到该导尿管,即可诊断后鼻孔闭锁。

(2) 将美蓝或 1% 龙胆紫液滴入鼻腔,1~2 分钟后观察口咽部是否着色,若无着色可诊断为本病。

(3) 将碘油慢慢滴入鼻腔,行 X 线造影,可显示有无后鼻孔闭锁及其闭锁深度。

(4) 鼻内镜检查,用 0 度纤维光导鼻内镜,放入前鼻孔,边吸引分泌物,边观察后鼻孔情况。此法不但可以诊断本病,而且可以排除先天性鼻内型脑膜—脑膨出、先天性鼻腔和鼻咽部肿瘤等造成鼻阻塞的原因。

4. 治疗

(1) 出生时紧急措施:新生儿出生后,若确诊为双侧先天性后鼻孔闭锁,应按急诊处理,保持呼吸通畅,防止窒息,维持营养。可取一橡皮奶头,剪去其顶端,插入口中,用布条系于头部固定,以利经口呼吸,并可通过奶头滴入少量乳汁,待患儿已习惯口呼吸时方可取出口中奶头。最好有专人护理,以防窒息,并应注意营养摄入。

(2) 手术治疗:对于儿童手术方法去除闭锁间隔,有经鼻腔和经腭等途径,应根据患儿年龄、症状程度、间隔性质与厚度,以及全身情况而定。原则是尽可能早期手术。

1) 鼻腔进路:适用于鼻腔够宽,能够看到闭锁间隔者;膜性间隔或骨性间隔较薄者;新生儿或患儿全身状况较差而急需恢复鼻呼吸者。

① 麻醉:全身麻醉。

② 切除:膜性间隔用锐利器件将其穿破,置入扩张管。骨性间隔用骨凿、刮匙或电钻头去除骨隔,保留骨隔后面(咽侧)黏膜,以覆盖外侧骨创面。术中须切除鼻中隔后端,以便两侧造孔相贯通。造孔大小以能通过示指为度。然后放入相应大小的橡皮管或塑料管,或以气囊压迫固定,留置时间视间隔性质而定,膜性间隔 2 周即可,骨性间隔则须 4~6 周。为了防止再次狭窄,可于一年内定期进行扩张术。此种手术若在纤维光导鼻内镜下进行则更方便。

对新生儿可用小号乳突刮匙沿鼻底刮除,在骨隔处用旋转刮除法去除骨隔至足够大小,后面黏膜仍须保留,可行十字形切开,用橡皮管自鼻咽逆行拉出,以固定黏膜瓣于骨面上。

采用鼻腔进路,在术中需注意避免损伤腭降动脉、颅底及颈椎。

2) 经腭进路:优点是手术野暴露良好,可直接看到病变部位,能将间隔彻底切除,并可充分利用黏膜覆盖创面,适用于闭锁间隔较厚者。①体位及麻醉:患儿仰卧,头向后伸,用 0.1% 肾上腺素棉片塞于鼻腔深部闭锁间隔前壁,再于硬软腭交界处注入少量含肾上腺素的 1% 普鲁卡因,以减少术中出血,经气管切开给全身麻醉。②切口:做 Owens 硬腭半圆形切口,切开粘骨膜,切口两端向后达上颌粗隆。分离粘骨膜瓣至硬腭边缘。硬腭后缘显露后,用粗丝线穿过已游离的黏骨膜瓣,以便向后牵引。③去除闭锁间隔:分离硬腭后面(鼻底面)的鼻底黏膜,用咬骨钳去除患侧腭骨后缘部分骨壁,即可发现骨隔斜向蝶骨体,分离骨隔后面黏膜,凿除骨隔,然后再于梨骨后缘按鼻中隔黏骨膜下切除的方法去除一部分梨骨,使后鼻孔尽量扩大,保证通畅。骨隔前后和鼻中隔后端黏膜可以用以覆盖骨面。④缝合切口:将硬腭切口的粘骨膜瓣翻回复位,用细丝线严密缝合,其后方接近软腭处若有撕裂,也应严密妥善缝合,以免术后穿孔。最后经前鼻孔置入橡皮管或塑料管,固定修整后的鼻内黏膜,4周后取出橡皮管,预约定期随访。若有后鼻孔术后粘连,应及时处理,必要时可进行扩张。

(二)先天性鼻脑膜 - 脑膨出

1. **病因** 在胚胎期间,脑组织生长过度,突入尚未融合的骨缝之外,或在产程中因胎儿颅压增高导致脑膜膨出至鼻部,其中以囟门型脑膜 - 脑膨出者为最多见。

2. **分类** 耳鼻咽喉科遇到的先天性脑膜 - 脑膨出有鼻外型和鼻内型,又可按凸出的部位不同分为10种类型,见表23-5-1。

另外,根据程度和膨出的内容物可分为3种。轻者只有脑膜及其中脑脊液,称为脑膜膨出(meningocele);较重者脑组织也膨出,称为脑膜 - 脑膨出(meningoen-cephalocele);最重者脑室前角也膨出称为脑室 - 脑膨出(hydrencephalocele)。三者的外层为皮肤或黏膜,向内依次为皮下或黏膜下组织、硬脑膜等,其中包含脑脊液。

囟门型脑膜 - 脑膨出为最常见,主要从自颅底骨质薄弱处膨出,在筛骨鸡冠之前;基底型膨出则位于筛骨鸡冠之后。膨出的脑组织皆为额叶,有时大脑镰及脑室前角亦随额叶一同膨出。

3. **临床表现**

(1)鼻外型:在外鼻正中线或稍偏一侧有圆形柔软包块,随年龄增长而变大,表面光滑,皮肤菲薄或有皱纹和色素沉着。透光试验多呈阳性。患儿哭啼或压迫两侧颈内静脉时,肿块即因张力增加而增大。

(2)鼻内型:新生儿鼻不通气,哺乳困难,鼻腔或鼻咽部有表面光滑的肿物,有时可见其搏动,肿块的根蒂位于鼻腔顶部,若肿块破溃则有脑脊液鼻漏。

4. **诊断** 头颅部CT扫描可以显示骨质缺损的轮廓。对鼻根部包块切忌穿刺抽液,以免因张力增高不易愈合而并发感染。需要鉴别诊断的是鼻息肉、鼻部神经胶质瘤、鼻部包块,以及嗅沟脑膜瘤,一般CT扫描可做鉴别。

5. **治疗** 本病一般以手术治疗为主。

(1)手术时机与禁忌证:手术时机选择一般尽早手术为好。然而,过早则因小儿耐受力差而有危险性,一般认为除患处皮肤有破裂倾向者应急行手术外,手术以2~3岁时为宜,若时间过晚,膨出物增大。手术禁忌证为膨出部皮肤破溃并发感染者;鼻内型脑膜 - 脑膨出伴有鼻炎及鼻窦炎者以及特大脑膜 - 脑膨出、脑畸形、脑积水同时存在者。

(2)手术操作:分颅内法和颅外法两种。

1)颅内法:又分硬脑膜内及硬脑膜外两种术式。均在全身麻醉下进行。硬脑膜内需切开硬脑膜,向后切开大脑额叶,可见脑膜及脑组织自颅底骨质缺损孔处突出,伸入鼻部,将膨出的脑组织自囊内取出,留脑膜于囊内,如取出困难,则可将脑组织及脑膜留于囊内,封闭骨孔,待以后二次自颅外取出。颅底骨缺损可用额骨、有机玻璃、硅胶板、骨水泥片、金属片等修补,先削剪成适当大小形状,嵌盖在骨孔上,再将两侧颅底硬脑膜各做弧形切口,将硬脑膜瓣向中线翻转,包绕修补物,对位缝合密闭,最后将额叶复位,紧密缝合硬脑膜,以不锈钢丝固定额骨瓣,缝合骨膜、皮下组织及皮肤。硬脑膜外是在开颅后可将额部硬脑膜与颅底骨质轻轻剥开,发现膨出物蒂部时,切断之,然后将额叶底部断端的硬脑膜缺损缝合,用额骨或其他代用品嵌盖于缺损的骨孔处固定,即可将额骨瓣复位,进行缝合。此法对脑组织压迫较轻,术后反应轻,但对骨孔位于筛骨鸡冠之后者操作不便,可以改用硬脑膜内法。小型鼻部脑膜膨出在开颅封闭颅底骨孔后,膨出物即逐渐缩小,不需

表 23-5-1 脑膜 - 脑膨出分类

	颅骨缺损部位	膨出物来源	膨出物出现部位
囟门型			
• 鼻额型	鼻、额骨之间	颅前窝	鼻根
• 鼻筛型	鼻骨、鼻软骨之间	颅前窝	鼻骨前缘偏外
• 鼻眶型(眶前型)	额、筛、泪、上颌骨之间	颅前窝	眼内眦
颅底型			
• 蝶眶型(眶后型)	视神经孔或眶上裂	颅中窝	眶后,搏动性突眼
• 蝶颌型	眶上裂或眶下裂	颅中窝	翼腭窝、下颌骨升支内侧
鼻咽型			
• 跨筛骨型(鼻内型)	筛骨筛状板	颅前窝	鼻腔,前后鼻孔
• 蝶筛型	筛骨、蝶骨之间	颅前窝	鼻腔后部、鼻咽腔
• 蝶鼻咽型	蝶骨	颅前窝、垂体窝	鼻咽腔
• 鼻咽枕骨基底型	蝶骨基底之中央	颅后窝	鼻咽后壁、增殖体下缘

再做切除。对较大的鼻部脑膜 - 脑膨出,只封闭颅底骨孔而未将膨出的脑组织纳回颅内者,可于 3 个月后再在面部行手术切除,并予整形。对年龄较大、能耐受长时间手术者,可将开颅封闭颅底骨孔与鼻外切口取膨出脑组织和整形手术一次完成。

2) 颅外法:一般用于鼻额型鼻部脑膜 - 脑膨出。主张在膨出物的根基部切口,留下足够的皮肤,以便整形缝合之用。剥离皮肤,围绕膨出物向深部寻找颅底骨质缺损处,于该处切断脑膜和脑组织,取出膨出物,此时脑脊液即大量流出。将已取下的阔筋膜修补脑膜缺损处,用丝线缝合严密,针距 1~2mm,再用不锈钢丝网架于硬脑膜和颅骨之间,修补骨质缺损,最后缝合鼻部皮下组织和皮肤。

(3) 手术并发症

1) 脑水肿:临床表现患儿苏醒后又进入昏迷状态,呻吟而不哭叫,囟门膨隆,应及早静脉滴入高渗降颅压药和肾上腺皮质类固醇。

2) 脑积水:临床表现为手术后囟门逐渐突出,颅骨缝增宽,甚至创口缝合处裂开。治疗方法以脑室外引流为主,即在颅骨钻孔插入塑料管于脑室内做持续引流,待颅压不再升高以后,可根据情况每 1~2 天行脑室穿刺抽液一次,若脑积水转为慢性,可考虑手术治疗。

3) 脑膜炎:临床表现为发热、颈项强直、表情淡漠、呕吐等。应行腰椎穿刺,对脑脊液进行化验,给予大量易透过血脑屏障的抗生素。

(许政敏)

第 6 节　喉先天性发育异常

一、喉蹼

若新生儿刚出生室喉室腔间有一先天性膜状物,名为先天性喉蹼,一般在声门区,大者可占喉腔之大部分称为喉隔。其发生原因与胚胎发育异常有关,当胚胎发育至 30mm 时,原声门杓间的封闭上皮开始吸收,重新建立管道,若吸收不全,则形成声门处先天性喉蹼。喉蹼之厚薄不一,为结缔组织,有少数毛细血管,覆有喉部黏膜上皮层。喉蹼分声门上、声门及声门下三型,以发生于声门区者多见,发生于声门上、下及喉后部者极少[1]。

1. **临床表现**　症状随喉蹼的大小而异。范围较大的喉蹼,患儿于出生后无哭声,呼吸困难或窒息,有呼噜样之喉鸣音,吸气时有喉阻塞现象,常有口唇发绀及不能吮乳的症状;喉蹼中等度大者,喉腔尚可通气,但声音嘶哑,伴吸气性呼吸困难;喉蹼较小者,则哭声低哑,无明显呼吸困难。

2. **诊断**　新生儿必须应用电子咽喉镜检查,才能明确诊断。在喉镜下可见喉腔有膜样蹼或隔,呈白色或淡红色,其后缘整齐,多呈弧形,少数呈三角形。吸气时蹼扯平,但在哭或发音声门关闭时,蹼向下隐藏或向上突起如声门肿物,必要时做 CT 和 MRI 进一步明确范围。

先天性喉蹼应与其他先天性喉发育异常,如先天性喉囊肿、声门下梗阻狭窄以及声门下血管瘤相鉴别。

3. **治疗**　新生儿喉蹼若发生窒息时,应立即在直接喉镜下硬式气管镜插入气管,吸出分泌物,给氧,建立畅通的呼吸道。对有呼吸困难或声嘶患者可在支撑喉镜下去除蹼膜,也可采用激光手术治疗喉蹼。

二、先天性喉软骨畸形

(一) 会厌畸形

胚胎第 5 周时,第三、四腮弓未能自两侧向中线融合,会厌不成一叶而裂开,裂开的程度不同,有的仅在会厌上端裂开一部分,名为会厌分叉;有的完全裂开,名为会厌两裂。会厌分叉一般无症状,多于喉部检查时发现。会厌两裂者,会厌多很柔软,吸气时易被吸至喉入口,引致喉鸣或呼吸困难,在饮食时常引起呛咳。会厌分叉不需任何治疗。会厌两裂引起喉鸣或呼吸困难者,可在直接喉镜下做部分会厌切除术。

先天性会厌过大畸形,会厌多较柔软并过度向后倾倒,吸气时遮盖喉入口,引起喉鸣或呼吸困难。此时可在直接喉镜下,施行会厌部分切除术。

会厌过小一般无症状,行喉镜检查时,可发现会厌甚小或仅呈一小圆结状。可不行任何治疗,但饮食不要过急,防止呛咳。

会厌缺乏软骨支撑呈纸样状,覆盖喉室,造成呼吸困难。

(二) 杓状软骨移位及黏膜肥厚

移位多为向前移位,单侧或双侧性。症状以声嘶为主,严重者可发生呼吸困难。在电子喉镜检查时可见杓状软骨向前移位及其后上缘突起。声带松弛无力,随呼吸而上下摆动。发音时杓状软骨不动或微动,两声带不能闭合。如两侧移位,喉后部为异位的杓状软骨所占据,声门甚小,有呼吸困难者,先行气管切开术,杓状软骨黏膜肥厚,可引起喉鸣,甚至呼吸困难,必要时可行手术治疗,解决呼吸困难。

(三) 甲状软骨异常

胚胎第 8 周时,来自第四腮弓的两翼板自下而上在中线融合形成甲状软骨。若发育不全,可发生先天性甲状软骨裂,部分缺如或软骨软化,致吸气时软骨塌陷,引起喉鸣和阻塞性呼吸困难,常需行气管切开术。

(四) 环状软骨异常

胚胎第 8 周时,环状软骨在腹侧和背侧逐渐在中线接合。若接合不良,留有裂隙,形成先天性喉裂。亦有因环状软骨先天性增生,形成先天性喉狭窄、喉闭锁,出生后引起呼吸困难或窒息,需行紧急气管切开术。

三、喉气囊肿

喉气囊肿又名喉膨出、喉憩室或喉气性疝,为喉室小囊的异常扩张,含气体,婴幼儿多为先天性的,名为先天性喉气囊肿。按气囊肿的位置分喉内、喉外和喉内外混合三型。气囊肿位于喉内者为喉内型,此型有两种,一种自喉室突出,将喉室带推向上,遮住同侧声带,甚至延伸至对侧,梗阻声门;另一种从杓会厌皱襞处突起,使同侧喉变形,甚至有的向上伸延至舌根部,位于会厌谷处。气囊肿出现于颈部者为喉外型。该型多从甲状舌骨膜喉上神经和血管处穿出,位于舌骨下胸锁乳突肌前缘;亦有自环甲膜穿出,位于甲状软骨下方者。混合型为气囊肿同时出现于喉内和颈部,在甲状舌骨膜处有一峡部相连[2]。

1. **临床表现**　开始时多无症状,待生长到相当大时出现症状,也有的刚出生时就出现呼吸困难。喉内型最常见的症状为发声改变、发音不清、声嘶或无声,常伴有咳嗽。有的病人在说话前先呃气,以利用咽肌收缩将气囊肿中的气体排出。气囊肿大者可有喉鸣、呼吸困难。囊肿若有感染则有疼痛、喉部压痛,呼吸有臭味,若有分泌物进入喉内,可致剧烈咳嗽。喉外型症状主要为颈部有一圆形突起的肿物,时大时小,触之甚软,用手挤压可渐缩小并可闻及泄气声。皮肤颜色正常、无粘连或压痛,但感染时则局部红肿、压痛。混合型具有以上二型的症状。

2. **诊断**　喉外型和混合型的诊断主要根据症状,若颈部有囊性突起,触之软且可压缩,用力屏气时体积增大,穿刺抽吸有气体,诊断即可明确。喉内型的诊断比较困难,必须在直接喉镜下仔细观察,肿物的体积随呼吸改变,吸气时缩小,用力鼓气时增大为主要特征,如以直接喉镜或探针等器械压迫,肿物渐缩小,诊断可确立。电子镜检查可明确诊断喉内型,颈部 CT 或 X 线摄片可帮助诊断,肿物处有一圆形透亮区。侧位片检查喉内型较清楚,正位片检查喉外型较好。

3. **鉴别诊断**　喉内型气囊肿与喉囊肿鉴别较困难,但喉囊肿与喉室不通,其体积不随呼吸改变,压之不缩小。从喉室突出的喉内型气囊肿须与喉室脱垂相鉴别。喉室脱垂多为喉室黏膜炎性水肿或肥厚,自喉室脱出。其特点是位置一定在喉室口处,可以器械推送回喉室内且其体积不随呼吸改变。喉外型气囊肿必须与腮裂囊肿、甲状舌管囊肿、皮样囊肿等相鉴别。主要鉴别点为喉气囊肿时大时小,变化较快,用手挤压可缩小,而其他各种囊肿则无此特点。

4. **治疗**　喉外型采用颈外途径将囊肿切除。喉内型的治疗方法较多,如在支撑喉镜下切除、电灼或注入硬化剂,或做喉裂开切除,但效果均不满意,目前多主张经颈外途径切除法。对有呼吸困难者应立即刺破囊肿或行气管切开术。如有并发感染,不论有无喉阻塞症状,除给抗生素治疗外,须密切观察,必要时行气管切开术。

四、声带麻痹

声带麻痹需要区分先天性和后天性,先天性声带麻痹是第二常见的先天性喉部异常;可累及一侧或双侧声带,双侧声带麻痹较多见。先天性声带麻痹通常与中枢神经系统损伤相关,包括脑积水、脑脊髓膜膨出、Arnold-Chiari 畸形、脑脊膜膨出、脑膨出、脑发育不全、疑核发育不全、神经肌肉疾病和重症肌无力等。Arnold-Chiari 是最常见的畸形,很可能是多数病例发病原因。在儿科病人中必须寻找单侧或双侧声带麻痹的潜在神经性因素[3]。

1. **临床表现**　可以影响呼吸、发音、吞咽这三种喉功能中的任何一种。单侧声带麻痹时,发音小,带有呼气声,但除应激状态下病人仍有足够大的气道。所有双侧声带麻痹的患儿有喉喘鸣、哭声微弱及一定程度的呼吸窘迫。此外,儿童较成人会出现更多问题如反流、窒息、进食困难。Dedo 指出如果双侧喉返及喉上神经麻痹,声带将处于中间位,气道通常能进行足够的通气。如果喉返神经麻痹,声带将处于旁中位,会引起气道狭窄。

喉喘鸣是双侧声带麻痹的最常见症状,可能会突然发生。年龄较大的儿童会忍住大笑,咳嗽,因为这样会加大呼吸需求。气道会变得更加狭窄,喉喘鸣、鼻翼扇动、烦躁都会加重,辅助呼吸肌运用增加,伴有呼气性的凹陷。如果未引起注意并进行治疗,喉喘鸣会发展为发绀、呼吸暂停、呼吸心跳骤停。

误吸和吞咽困难在双侧声带麻痹中常见。当有颅高压症状时首先会出现肺炎。

2. **诊断**　可通过纤维喉镜或直接喉镜来诊断。婴儿的声带活动度检查较困难,中间位和旁中位可能无法判断。

3. **治疗**　如果患者有明显的呼吸窘迫,为保证气道安全,最好通过气管插管建立气道,然后再行全面的检查以明确声带麻痹的原因。尤其需要明确有无脑膜脊髓膨出、Arnold-Chiari 畸形及脑积水。如果神经压迫在 24 小时内解除,声带功能会在 2 周内恢复;否则声带功能可能在一年半内都无法恢复甚至永不恢复。如果治疗及时,喉部须定期检查以评估声带功能。如果在 1~2 周内没有出现恢复功能的依据,那么须行气道造口术以缓解呼吸窘迫,但即使给予早期的减压,中枢性呼吸暂停仍会继续出现。一旦在适当的位置做了气道造口术就有必要进行周期性的检查以评估声带功能。

约有 50% 双侧声带麻痹的儿童需要行气道造口术。Bluesone 和他的同事指出 Arnold-Chiari 畸形患儿分流失败或感染引起的死亡率高达 50%。幸存下来的 25%~48% 可以拔除气管套管。

单侧声带麻痹的患儿提倡增加胶原蛋白,但长期注射胶原蛋白对于喉发育的影响仍有待进一步提高。

（许政敏）

参考文献

1. Parkes WJ,Propst EJ. Advances in the diagnosis,management,and treatment of neonates with laryngeal disorders. Semin Fetal Neonatal Med,2016,21:270-276.

2. Felix JA,Felix F,Mello LF. Laryngocele:a cause of upper airway obstruction. Braz J Otorhinolaryngol,2008,74:143-146.

3. Ada M,Isildak H,Saritzali G. Congenital vocal cord paralysis. J Craniofac Surg,2010,21:273-274.

第24章 其 他

第1节 新生儿硬肿症

新生儿硬肿症(scleredema)是由寒冷及感染等导致皮下脂肪的炎症性疾病,由低体温(腋温低于 36.5℃)所致者也称新生儿冷伤(cold injury)即新生儿寒冷损伤综合征。新生儿硬肿症多发生在寒冷季节或继发于严重感染、颅内出血、出生窒息、缺氧、早产及 LBW 儿,主要发生在春冬季节,与产房温度低有关。严重低体温、硬肿症患儿可继发肺出血及多脏器功能衰竭而致死,是新生儿危重症之一。

(一)病因和病理生理

1. 新生儿体温调节与皮下脂肪组成特点

(1) 新生儿体温调节功能低下:新生儿尤其胎龄 <33 周的早产儿体表面积大,皮下脂肪少,角质层少且薄,保水能力低,不显性失水多,易散热[1]。能量(糖原、棕色脂肪)贮备少,产热不足,生后早期主要以棕色脂肪组织(BAT)的化学性产热为主,缺乏寒战的物理产热机制,产热代谢的内分泌调节功能(如儿茶酚胺、甲状腺素水平)低下。

(2) 皮下脂肪组成特点:新生儿饱和脂肪酸(SFA)如硬脂酸和棕榈酸含量多于不饱和脂肪酸(UFA)如油酸,前者融点高,当体温降低时皮下脂肪会变硬。魏克伦等曾测定新生儿皮下白色脂肪组织(WAT)的 SFA 与 UFA 比值为 1∶0.735,与成人(1∶2.195)明显不同,新生儿 UFA 中的油酸(C18∶1)及亚油酸(C18∶2),尤其是后者明显低于成人,而软脂油酸(C16∶1)高于成人。WAT 中 SFA 和 UFA 的比值及脂肪酸各组分含量在硬肿症患儿与非硬肿症儿间差异无统计学意义,说明皮下脂肪硬化可能是脂肪物理性状的变化。

2. 寒冷损伤 宫内温度为 37.9℃,出生后由于羊水蒸发、寒冷及干燥环境,体温迅速降低,如不保温,足月儿体核温度降低 0.1℃/min,低体温影响各系统功能,与病死率有关。低体温危险因素为:早产、低体重、IUGR、出生窒息、中枢神经系统抑制、先天异常(腹裂或淋巴水肿)[2-3]。

(1) 能量代谢和体温的变化:寒冷侵袭使皮肤与环境的温差增大,失热增加。环境温度越低,皮肤 - 环境温差越大,持续时间越长,失热量越大。在冷应激情况下,棕色脂肪产热增加以补偿失热。体温的变化取决于失热和产热的程度及其平衡状态和相对优势。耗氧量(oxygen consumption,VO$_2$)与能量代谢率和产热量密切相关,可用以

代表后者的程度。魏克伦等曾报道新生儿冷伤患儿正常体温组(机体热储存正常)的 VO$_2$ 明显高于正常新生儿组,表明冷伤新生儿是在高产热(高付出)状态下维持正常体温,即高产热等于高失热的正常体温平衡。如果失热持续增多,能量因高消耗而贮存减少,同时摄入不足,则产热降低,不能完全补偿失热,体温将逐渐降低,可转变为低体温;若低体温患儿(机体热储存减少)的产热能力较好,增加的产热能力仅能补偿增大的失热,但无多余的热量使体温回升(增加热储存),可以维持该低体温(减少的热储存)不变,即高产热等于高失热的体温平衡;如果高产热只能部分补偿失热,热储存逐渐耗减,体温将继续下降。对于上述高产热的低体温患儿进行保温以减少失热,体温都易于回升,效果良好。在包被等进行保温使失热减少的情况下,所产生的热量仅能补偿减少的失热,低体温可维持不变,即处在低产热等于低失热的低体温平衡,或者仅能部分补偿失热,体温会继续下降。早产儿体表面积大易失热,能源贮存少,在寒冷应激下更易耗竭和发生低体温。对低产热低体温患儿进行保温以减少失热,可能阻止体温继续下降或使体温缓慢回升(达到一定程度即不再上升),但效果不佳。若能源物质耗竭,丧失产热能力,即使保温,体温亦将继续下降。此外,既或能源物质贮存不缺乏,若严重感染、缺氧、颅脑损伤、低血糖等导致体温调节中枢功能障碍,不能动员能源物质产热,其结果与能源物质缺乏相似。对上述低产热低体温患儿都需要采取外加温复温方法,才能使体温满意回升,当体温达到正常后,改为保温。同时应增加热量供应以恢复产热能力和能源物质贮存,是关系到复温成败的关键措施。

(2) 呼吸商(respiratory quotient,RQ)和蛋白质、脂及糖产热的变化:张家骧等曾测定正常新生儿的 RQ 为 0.84,其蛋白质、脂肪和糖的产热量占总产热量的比例分别为 10%、45% 和 45%。新生儿冷伤患儿在入院时的 RQ 为 0.65,表明机体是以脂肪作为主要能源,其蛋白质、脂肪和糖的产热量所占比例分别为 17%、66% 和 17%。蛋白质和脂所占比例明显增高,脂肪成为主要能源提示棕色脂肪动员产热增加;在能源不足的情况下,内源性崩解增加,蛋白质分解加速,在恢复期均回升到正常水平。

(3) 循环障碍:寒冷引起交感神经兴奋、儿茶酚胺增加、外周小血管收缩、皮肤血流量减少、皮温降低和出现肢冷和微循环障碍。严重时引起毛细血管通透性增加、血浆蛋白外渗、组织水肿、血浆容量下降,甚至有效循环血量不

足导致休克。寒冷亦可引起心肌损害、心脏传导抑制、肾动脉血流降低,这些均可加重循环障碍,引起心肾功能衰竭。

(4) 组织缺氧和酸中毒:寒冷损伤和并存的代谢紊乱、循环障碍等均可导致组织缺血、缺氧和代谢性酸中毒。魏克伦等检测硬肿症患儿血中乳酸与乳酸/丙酮酸比值(二者被Huckabee命名为"过剩乳酸",是组织缺氧的指标)在入院后硬肿继续加重组中明显增高,乳酸平均值为2.65mmol/L(24.08mg/dl),与硬肿减轻组或正常对照组对比差异显著,但各组的患儿血糖均正常,说明不同组婴儿的"过剩乳酸"并非因葡萄糖水平差异所引起,提示组织缺氧和酸中毒是硬肿发生和加重的病理生理环节之一。

(5) DIC和出凝血机制改变:当寒冷导致毛细血管壁受损时,可释出组织凝血活酶。血浆外渗、血液浓缩而导致红细胞聚集,或由于患儿红细胞表面电荷密度减低,相互排斥力减弱而易于聚集,使血液黏滞性增高。这些因素的综合作用可引起DIC或出血倾向。本病最常见的危重出血表现是肺出血。发生肺出血的原因目前认为与下列因素有关:①低温、感染、缺氧而致肺血管内皮损害;②因急性肾功能衰竭、心肌损害、心力衰竭而致的出血性肺水肿;③低体温引起凝血因子活性改变及DIC等各种出凝血机制障碍。

3. 感染 严重感染性疾病如败血症、化脓性脑膜炎、肺炎、感染性腹泻等可伴发硬肿症。感染时机体消耗增加,摄入不足,产热减少;感染中毒、体温改变(发热或低温)所致能量代谢紊乱;休克、缺氧、酸中毒等可能加重上述状态。因此硬肿常是严重感染的标志,与病死率相关。

4. 其他 许多非感染性病理因素如窒息、出血、先天性心脏病、手术或某些畸形等均可引起硬肿。其发生机制除上述病理生理环节外,近来的报道还涉及神经、内分泌系统调节紊乱、水盐代谢失调等其他因素的参与。

(1) 心钠素、肾素-血管紧张素Ⅱ和醛固酮水平的改变:硬肿症患儿血心钠素(ANP)含量低下,而肾素-血管紧张素和醛固酮水平明显升高。ANP是由心房及另一些器官产生的肽类激素,具有排钠、利尿、扩张血管、降低血压等作用。肾素-血管紧张素-醛固酮系统具有保钠、排钾、收缩血管、升高血压等作用。提示硬肿症患儿体内可能存在代偿性排钠减少,排钾增加的机制。由于肾素、血管紧张素Ⅱ具有强烈收缩外周小血管作用,可能引起外周组织缺血、缺氧、循环衰竭,造成皮肤水肿、硬肿的发生。

(2) 甲状腺激素水平改变:甲状腺激素可促进代谢,增加产热,对维持正常体温有重要作用。多数硬肿症患儿(80.5%)伴有低T_3综合征(血清T_3低,rT_3正常偏高,TSH正常或偏高,T_4正常)。体温越低,改变越明显,病情恢复后T_3恢复。低T_3综合征与体温降低程度呈显著正相关。游离T_3具有强的生物活性(比T_4强3~5倍),更新速度快,是体内起主导作用的甲状腺激素。硬肿症患儿低T_3综合征发生率比任何其他新生儿疾病(36.8%)明显增高,提示有生物活性甲状腺激素水平改变在本病发生中起一定作用,

应用甲状腺激素可促进本病的恢复。危重症和死亡病例的T_4亦常降低。

(3) 肾上腺皮质功能改变:硬肿症患儿肾上腺皮质处于应激状态,分泌功能增强,体温越低,硬肿程度越重,血浆皮质醇增高越显著,甚而易发生高血糖。

(二)临床表现

临床表现包括三大主征即低体温、皮肤硬肿和多系统功能损害。

1. 低体温 是本症主要表现之一。全身或肢端凉,体温常在35℃以下(80.7%),严重者可在30℃以下(13.3%)。低体温患儿中以早产儿和LBW儿居多(分别占低体温患儿总数的37.2%和65.3%)。低体温硬肿症患儿中产热良好(腋温≥肛温,腋温-肛温差为正值,在0~0.9℃)者占绝大多数(91.7%),产热衰竭(腋温<肛温,腋温-肛温差为负值)者仅占9.3%。前者多为病程短、硬肿面积偏小,复温效果佳,预后良好,病死率低。后者多为病程长,硬肿面积大,易伴有多脏器功能衰竭,复温效果差,预后不良,病死率高。

2. 硬肿 包括皮脂硬化和水肿两种病变。皮脂硬化处皮肤变硬,皮肤紧贴皮下组织,不易提起,严重时肢体僵硬,不能活动,触之如硬橡皮样,皮肤呈紫红或苍黄色。皮脂硬化与水肿各占比例不同,以硬化为主者多为出生一周后或感染、病情危重者;以水肿为主者多为生后1~2日或早产儿。硬肿为对称性,累及的多发部位顺序依次为下肢(92.9%)、臀(90%)、面颊(67.1%)、上肢(47.1%)、背、腹、胸部等。严重者体温降低、心率及呼吸减慢,运动减少。按皮肤硬肿占全身面积的百分数,临床分为轻、中、重三度(表24-1-1)。硬肿面积与病情及预后关系密切,面积越大,各器官功能损害越大,病情越重,病死率越高。

表24-1-1 新生儿冷伤分度及评分标准

评分	体温		硬肿范围(%)	器官功能改变
	肛温(℃)	腋-肛温差(℃)		
0	≥35		<20	无明显改变
1	<35	0或正值	20~50	明显改变
4	<30	负值	>50	功能衰竭

注:①具有体温、硬肿范围和器官功能改变:每项分别评1分,总分为0分者属轻度,1~3分为中度,4分以上为重度;②体温检测:肛温在直肠内距肛门约3cm,持续4分钟以上;腋温将上臂紧贴胸部测8~10分钟;③硬肿范围计算:头颈部20%,双上肢18%,前胸及腹部14%,背部及腰骶部14%,臀部8%,双下肢26%;④器官功能低下:包括不吃、不哭、反应低下、心率慢或心电图及血生化异常;器官功能衰竭指休克、心力衰竭、DIC、肺出血、肾功能衰竭等。⑤无条件测肛温时,腋温<35℃为1分,<30℃为4分

3. 器官功能损害 本病早期常有拒乳、不哭等反应低下表现。随着体温降低,硬肿出现或加重,可伴有循环障碍(休克、心功能低下或心肌损害)、DIC、肺出血、急性肾功能衰竭以及酸碱、电解质平衡和内分泌调节等多系统功能损

害表现。

(1) 循环障碍:重度低体温患儿,特别是体温 <30℃ 或硬肿加重时,常伴有明显的微循环障碍如面色苍白、发绀、四肢凉、皮肤花纹,毛细血管再充盈时间延长。早期心率一过性增快(>160 次 /min),随病情加重或体温降低逐渐减慢,严重时可低于 100 次 /min,且心音低钝,节律不正。早期血压常无改变,复温过程中部分病例有一过性下降趋势,尤其是舒张压和平均动脉压改变明显。如体温恢复,心率仍慢(<100 次 /min)可考虑存在心源性休克或心力衰竭,此时常有明显心肌损害。心肌酶谱主要表现血清肌酸激酶(CK)及其心型同功酶(CK-MB)、乳酸脱氢酶(LDH)、天门冬氨酸转氨酶(AST)及心肌特异性酶 -α 羟丁酸脱氢酶活性增强。心电图主要表现:窦性心动过缓、低电压、QT 间期延长、ST-T 波改变和 I° 房室传导阻滞等。一般认为在本症患儿心肌损害的评估中,临床体征和心酶谱改变(尤其 CK-MB)有一定价值,心电图改变与预后常无关。

(2) 急性肾功能衰竭(ARF):严重硬肿症可有尿少甚而无尿等急性肾功能损害表现。如诊断治疗不及时可迅速引起呼吸困难、发绀、肺啰音、肺出血(出血性肺水肿)等急性左心衰竭表现,并在数小时或 1~2 日内死亡。中、重度硬肿症患儿多数(77.8%)合并有氮质血症,22.2% 发生 ARF。因此,早期发现治疗 ARF 是防治本病并发肺出血的主要措施之一。

(3) 肺出血:多发生在重度低体温(<30℃)硬肿症患儿的极期。主要表现:①呼吸困难及发绀突然加重,给氧后症状不缓解;②肺内湿啰音迅速增加;③血气显示 PaO_2 迅速下降,$PaCO_2$ 增加;④气管插管内吸出血性液体或;⑤泡沫性鲜血自鼻、口涌出。如症状不典型,必要时可做床边胸部 X 摄片以协助诊断。肺出血是本病最危重临床征象和主要死因,如不及时急救,可在数小时内死亡。

4. 其他表现 本病可引起全身多器官、系统损害,出现功能低下、代谢紊乱和脏器功能衰竭表现。DIC 可致出血倾向和血凝时间、血小板计数、纤维蛋白原定量、凝血酶原时间、纤维蛋白降解产物(FDP)及末梢血红细胞形态发生改变。约 2/3 病例合并酸碱平衡紊乱,其中主要为代谢性酸中毒(59%)。入院时动脉血气 pH<7.0 以下者病死率高。高钾血症(44%)、高磷血症(35.5%)、低钙血症(17%)和低血糖症的发生率也较高。

(三) 诊断

1. 病史 寒冷季节、环境温度过低或保温不当或有严重感染、窒息、产伤等所致的摄入不足或能量供给低下病史。

2. 临床表现 早期吮乳差,哭声低,反应低下。病情加重后,体温(肛温或腋温)<35℃,严重者 <30℃。周身对称性硬肿。多器官功能损害:早期心率减慢,微循环障碍,严重时休克、心力衰竭、DIC、肺出血、肾功能衰竭等。

3. 实验室检查 根据需要检测动脉血气、血糖、钠、钾、钙、磷、尿素氮或肌酐、心电图、胸部 X 线摄片。

4. 临床分度 本症分轻、中、重度,评分标准见表 24-1-1。

(四) 治疗

1. 复温

(1) 复温时的监护:①生命体征:包括血压、心率、呼吸等;②判定体温调节状态:检测肛温、腋温、腹壁皮肤温度及环境温度(室温或暖箱温度),以肛温为体温平衡指标,腋 - 肛温差为棕色脂肪代偿产热指标;③摄入或输入热量、液量及尿量监护。

(2) 复温方法

1) 轻、中度(直肠温 >30℃):产热良好(腋 - 肛温差为正值)者,用暖箱复温,将患儿置预热至 30℃ 的暖箱内,通过暖箱的自控调温装置或人工调节箱温于 30~34℃,使患儿 6~12 小时内恢复正常体温。乡村、基层医疗单位可用热水袋、热炕、电热毯包裹或母怀取暖等方法,如无效立即转上级医院。

2) 重度低体温(直肠温度 <30℃)或产热衰竭(腋 - 肛温差为负值)者:先以高于患儿体温 1~2℃ 的暖箱(温度不超过 34℃)开始复温,每小时提高箱温 1℃,于 12~24 小时内恢复正常体温。必要时辅以恒温水浴疗法(水温 39~40℃,脐部置消毒小纱布,用橡皮膏固定,头露水外,12 分钟 / 次,1~2 次 /d),浴后立即擦干放入 30~32℃ 暖箱内保温。或用远红外线抢救台(开放式暖箱)快速复温,床面温度从 30℃ 开始,每 15~30 分钟升高体温 1℃,随体温升高逐渐提高远红外线箱的温度(最高 33℃),恢复正常体温后置于预热至适中环境温度的暖箱中(表 24-1-2)。

表 24-1-2 不同体重早产儿暖箱温度湿度参考数(裸体)

出生体重(g)	暖箱温度(℃)		相对湿度(%)
	初生者	日久者	
<1000	36	34	
1000~1500	36	32	55~56
1501~2000	34	30	
>2000	32	30	

2. 热量和液体供给 开始热量每天 200kJ[50kCal/(kg·d)],迅速增至 420~500kJ/(kg·d)[100~120kCal/(kg·d)],早产儿或产热衰竭患儿适当增加热量。尽早胃肠喂养,重症伴有尿少,无尿或明显心肾功能损害者,应严格限制输液速度和液量。

3. 纠正器官功能紊乱

(1) 循环障碍:有微循环障碍或休克者及时扩容、纠正酸中毒。

1) 扩容:先用 2:1 液 15~20ml/kg(明显酸中毒者用 1.4% 碳酸氢钠等量代替),1 小时内静脉滴入,继用 1/3 或 1/4 张液,低于生理需要量每天 70~90ml/kg。

2) 纠正酸中毒:5% 碳酸氢钠每次 3~5ml/kg,或以血气值计算：

补充碳酸氢钠的 mmol 数 =-BE× 体重（kg）×0.5；或

补充碳酸氢钠的 mmol 数 =（22- 实测 HCO_3^-mmol）× 体重（kg）×0.5。

先给 1/2 量，以 2.5 倍注射用水稀释成等渗液，快速静脉滴注（5% 碳酸氢钠 1.7ml=1mmol），余量 4~6 小时内给予。

3）血管活性药：心率降低者首选多巴胺 5~10μg/（kg·min）静脉滴入，或（和）酚妥拉明每次 0.3~0.5mg/kg，4 小时 / 次，或 654-2 每次 0.5~1ml/kg，15~20 分钟 / 次。

（2）DIC：确定为 DIC 及高凝状态者，立即用肝素，首剂 1mg/kg，6 小时后 0.5~1mg/kg，病情好转改为每 8 小时 1 次，逐渐停用。两次肝素后应给予新鲜全血或血浆每次 20~25ml。

（3）急性肾功能衰竭：尿少或无尿者用呋塞米，每次 1~2mg/kg，并严格限制液量，无效加用多巴胺。高钾血症者限制钾的摄入，严重时给予胰岛素加葡萄糖静脉输注（每 2~4g 葡萄糖 +1U 胰岛素）或静脉注射适量葡萄糖酸钙以抵消钾对心脏的毒性作用。

（4）肺出血：一经确立早期给予气管内插管，进行正压呼吸治疗（CPAP 或 IPPV），积极治疗引起肺出血的病因如 DIC、肺水肿、急性心、肾功能衰竭等。

4. 控制感染 根据病原学检查结果选择相应抗生素，慎用对新生儿肾有毒副作用的药物。

5. 其他 维生素 E 每次 5mg，每天 3 次口服。

（四）预防

预防新生儿低体温是降低新生儿硬肿症的关键。WHO 2010 指南建议分娩室温度应≥25℃，降低母亲分娩前低体温，用塑料袋、帽子及热的气体进行复苏；足月儿生后立即、早产儿稳定后开始母婴皮肤接触有利于新生儿体温控制、生理稳定、脑发育及增加母乳喂养率；延迟洗澡及称重；保证转运时的环境温度[2,4-5]。所有低体温新生儿均应除外各种病原体感染。

（魏克伦 李娟）

参考文献

1. Zeb A，Darmstadt GL. Sclerema neonatorum：a review of nomenclature，clinical presentation，histological features，differential diagnoses and management. J Perinatol，2008，28（7）：453-460.

2. Kumar V，Shearer JC，Kumar A，et al. Neonatal hypothermia in low resource settings：a review. J Perinatol，2009，29（6）：401-412.

3. de Almeida MF，Guinsburg R，Sancho GA，et al. Hypothermia and early neonatal mortality in preterm infants. J Pediatr，2014，164（2）：271-275.

4. McCall EM，Alderdice F，Halliday HL，et al. Interventions to prevent hypothermia at birth in preterm and/or low birthweight infants. Cochrane Database Syst Rev，2010，17（3）：CD004210.

5. Leadford AE，Warren JB，Manasyan A，et al. Plastic bags for prevention of hypothermia in preterm and low birth weight infants. Pediatrics，2013，132（1）：e128-134.

第2节 新生儿撤药综合征

孕期妇女因疾病需要或某种嗜好而长期或大量服用镇静、麻醉、镇痛药或致幻剂，以致对该药品产生依赖时，药品可通过胎盘，使胎儿也产生对该药品一定程度的依赖。新生儿出生后，由于其血中药物浓度逐渐下降，从而出现一系列神经、呼吸和消化系统的症状和体征，称为新生儿撤药综合征（neonatal drug withdrawal syndrome）或新生儿戒断综合征（neonatal abstinence syndrome，NAS）。近年来，另一种新生儿戒断综合征也逐渐引起人们的关注，这种 NAS 又称医源性戒断综合征，主要是由于孕妇生产过程中或 NICU 中所用的镇静或是阿片类药物所致[1]。药物及其代谢产物对胎儿和新生儿产生的影响取决于药物的种类、剂量、成瘾时间、母亲及胎儿对药物的代谢能力、胎儿对药品的反应等因素。本节重点叙述孕妇常用的成瘾药物及其对胎儿的影响，以及本病的临床表现、诊断和治疗。

（一）流行病学

据美国近年全国流行病学调查资料，孕期滥用药物者及受累新生儿呈逐年增多趋势。从 2009~2012 年，全美 NAS 的发生率从 3.4% 上升至 5.8%，耗费的医疗资源从 731 841 300 美元上升至 1 449 389 600 美元[2]。我国过去少见，近年来有增加趋势，据国家禁毒办发布报告，截至 2015 年 6 月份，我国的登记在册的吸毒人口，已超 300 万，其中大部分为生育期妇女，据不完全统计，以云南、贵州、兰州、西安、新疆、内蒙古、广东等地区发病稍多，具有人群特征，应用毒品以海洛因为主，冰毒、摇头丸、艾司唑仑等次之。

人群特征：患儿父母多为下列易染上吸毒嗜好的人群：①25 岁以下青少年；②无职业、低收入；③感情受挫或重大打击；④低文化水平；⑤家庭或父母感情紧张、不和或家庭溺爱；⑥卖淫或性乱行为；⑦娱乐及演艺场所工作人员；⑧人类免疫缺陷病毒、性传播疾病阳性者。

（二）孕妇可能应用的成瘾药物及其对胎儿和新生儿的影响

近年来国内外的调查资料显示，孕妇应用的成瘾药物谱较过去明显增加，并且发生了显著的变化，从而导致 NAS 的日益普遍和复杂，增加了额外的社会和经济负担以及医疗成本（表 24-2-1）。

表 24-2-1 所列成瘾剂均系作用于中枢神经系统方面的药物，具有水溶性和脂溶性的双重特性，容易通过胎盘，并易通过胎儿的血脑屏障进入胎儿脑组织，胎儿娩出后，药物通过胎盘进入胎儿体内的途径被阻断，导致新生儿撤药

表 24-2-1 孕妇可能应用的成瘾药物

阿片类	
1. 同效剂	吗啡(morphine)、美沙酮(methadone)、可待因(codeine)、哌替啶(pethidine)、海洛因(heroin)、芬太尼(fentanyl)、丙氧吩(propoxyphene)、氢吗啡酮(hydromorphone)、羟可待因酮(oxycodone)
2. 同效兼拮抗剂	喷他佐辛(pentazocine)、丁丙诺啡(buprenorphine)、纳布啡(nalbuphine)、布托啡诺(butorphanol)
中枢神经系统抑制剂	
1. 巴比妥类	苯巴比妥(phenobarbital)、异戊巴比妥(amobarbital)、司可巴比妥(secobarbital)
2. 苯二氮䓬类	地西泮(diazepam)、奥沙西泮(oxazepam)、氟西泮(flurazepam)、艾司唑仑(estazolam)、氯氮(chlordiazepoxide)
3. 其他镇静催眠剂	甲喹酮(methaqualone)、格鲁米特(glutethimide)、甲哌啶酮(methyprylon)、氯炔醇(ethchlorvynol)、炔乙蚁胺(ethinamate)、水合氯醛(chloral hydrate)、溴化物(bromide)、甲丙氨酯(meprobamate)
4. 抗焦虑抑郁剂	丙米嗪(imipramine)、氯米帕明(clomipramine)、地昔帕明(desipramine)、羟嗪(hydroxyzine)、多塞平(doxepin)、氟哌啶醇(haloperidol)、西酞普兰(citalopram)
5. 大麻碱类	大麻叶(marijuana)、大麻(hashish)
6. 乙醇	
迷幻剂	
1. 吲哚烷胺类	麦角酸二乙酰胺(lysergic acid diethylamine, LSD)、喜乐欣(psilocyn)、喜乐西宾(psilocybin)、二甲色胺(dimethyltryptamine)、二乙色胺(diethyltryptamine)
2. 苯乙胺类	美士卡林(mescaline)、仙人球膏(peyote)
3. 苯异丙胺类	甲烯二氧苯丙胺(methylenedioxyamphetamine, MDA)、甲氧二甲撑二氧苯丙胺(methoxydimethylenedioxyamphetamine)、二甲撑二氧甲苯丙胺(dimethylenedioxymethamphetamine, MDMA, 摇头丸)、二甲撑二氧乙苯丙胺(dimethylenedioxyethamphetamine)
4. 吸入剂类	亚硝酸酯类(nitrites)、氧化亚氮(nitrous oxide)
中枢神经系统兴奋剂	
1. 苯丙胺类	苯丙胺(amphetamine)、右旋苯丙胺(dextroamphetamine)、甲基苯丙胺(methamphetamine, 冰毒)
2. 苯丙胺同源剂	苄甲苯异丙胺(benzphetamine)、二乙胺苯酮(diethylpropion)、氟苯丙胺(fenfluramine)、氯丙咪吲哚(mazindol)、苯丁胺(phentermine)、苯丙醇胺(phenylpropanolamine)、苯甲吗啉(phenmetrazine)、苯双甲吗啉(phendimetrazine)
3. 其他兴奋剂	可卡因(cocaine)、咖啡因(caffeine)、匹莫林(pemoline)、苯环己哌啶(phencyclidine)、哌甲酯(methylphenidate, 利他林)

综合征的发生[3]。孕期用药愈早,用药时间愈长,剂量愈大,或使用多种成瘾剂,对胎儿的有害影响也愈大,可导致新生儿胎粪吸入、宫内窘迫、窒息、猝死综合征。

使用阿片类麻醉药的孕妇,其新生儿 NAS 的发生率高达 55%~94%。由于阿片受体(G- 蛋白偶联受体,如 μ、κ、δ 受体)广泛分布在中枢神经系统、外周神经系统、消化系统等,有研究显示,新生儿脑中 μ- 受体的密度和亲和力接近成人,而 κ、δ 受体尚未达到相应的发育程度,阿片类药物主要作用于胎儿特异性的 μ- 受体。孕期用药使胎儿阿片受体活性增加,抑制了胎儿内源性的阿片类似物的产生,致使胎儿在出生后中断药物来源的情况下,一时难以恢复内源性的阿片类似物的正常调节功能,导致患儿体内环磷酸腺苷的水平上调,引起各种神经递质通过复杂的机制产生

和释放;戒断的表现是去甲肾上腺素、乙酰胆碱、促肾上腺皮质激素生成增加以及 5- 羟色胺和多巴胺生成减少的结果[4]。此外,孕早期开始使用此类药物,尚有引起早产、胎盘早剥、胎儿宫内生长受限(FGR)的危险。人工合成的阿片类药物比半合成的阿片类药物更容易通过胎盘。

孕期使用中枢神经系统抑制剂引起的 NAS,以巴比妥类和苯二氮䓬类等镇静、催眠、安定剂引起者为多,但其发病率较阿片类制剂引起者为低,症状亦相对较轻,可能与断药后暂时性的中枢神经系统兴奋与抑制失衡有关。母亲服用选择性 5- 羟色胺再摄取抑制剂(selective serotonin reuptake inhibitor, SSRI)或 5- 羟色胺和去甲肾上腺素再摄取抑制剂(serotonin and noradrenaline reuptake inhibitor, SNRIs)可能导致 5- 羟色胺和去甲肾上腺素生成过多;服用

三环类抗抑郁药（tricyclic antidepressants，TCA）引起胆碱能反弹；服用苯二氮䓬类则使 γ- 氨基丁酸释放增加，从而引起新生儿出现戒断症状。此外，尚有孕早期使用苯巴比妥或苯二氮䓬类导致胎儿畸形的报道。孕妇酗酒还可致胎儿乙醇中毒综合征。孕晚期使用抗焦虑药所致的严重的 NAS 较少见，且症状发作高峰出现相对较晚，相对而言导致的新生儿低血糖更为常见[5]。

孕期使用中枢神经系统兴奋剂引起的 NAS，其发病机制与上述两类药物完全不同，系残留在胎儿体内的药物本身的毒性作用。咖啡因具有广泛的中枢神经系统兴奋作用；可卡因可阻滞交感神经末梢对多巴胺、去甲肾上腺素的重吸收，增加这些神经递质的浓度；而苯丙胺类既可增加突触前儿茶酚胺的释放和阻滞其重吸收，还可直接作用于突触后儿茶酚胺受体，从而增强儿茶酚胺的作用，故出现交感神经系统兴奋的症状。此类药中以可卡因对胎儿的影响最受关注，既有孕期使用该药引起早产、流产、FGR 和胎儿脑、心、生殖系统、肢体畸形的报道，也有远期随访发现影响学龄期神经行为和学习能力的报道。

迷幻剂类对胎儿、新生儿的影响，目前尚缺乏具体资料。

值得注意的是，有些妇女在孕期不止使用一种成瘾药物，例如应用可卡因加海洛因或美沙酮，或加用苯丙胺类，或同时有酗酒史、吸烟史，有些孕妇同时应用苯巴比妥和阿片类或中枢兴奋剂。使用多种成瘾剂，对胎儿、新生儿的影响更严重，比如可卡因或海洛因与美沙酮的联用进一步增加了美沙酮在胎盘中的渗透性，其所引起的 NAS 在临床表现上与使用单一麻醉药引起者，虽无明显区别，但在治疗用药的选择上有所不同。

（三）临床表现

1. **发病时间和类型** NAS 的发病时间和持续期限，与母亲所用药物的种类、剂量、用药时间的长短、末次用药距分娩的时间、胎龄和出生体重、分娩时是否使用了麻醉药及其剂量，以及新生儿是否合并原发疾病等有关，通常在生后

24~48 小时发病。母亲用药剂量愈大（血药浓度下降愈快）、药物的半衰期愈短、胎儿愈成熟（对药物的代谢排泄能力增强）、胎儿脂肪量愈少（对药物的结合和积蓄能力低）、母亲末次用药时间距分娩时间愈长，患儿发病愈早。但母亲最后一次用药距分娩时间超过 1 周时，患儿的发病率相对较低（表 24-2-2）。

本病发作可以开始时为轻型、暂时、间断的，以后逐步加重；也可以是严重的急性发病，以后逐步减轻；还可以呈双相，在病情改善后又复发，变成亚急性。麻醉药、乙醇、巴比妥类、氯氮、地西泮、苯乙哌啶酮、甲丙氨酯、可卡因等引起的亚急性表现，可持续数周至数月，可卡因甚至可影响到学龄期的神经精神行为和智力的正常发育。

2. **症状和体征** 不同的成瘾药物引起的 NAS 的临床表现缺乏特异性，但均为作用于中枢神经系统的药物，其共同特点为中枢神经、消化、呼吸、循环系统和自主神经方面的症状、体征。

（1）中枢神经系统兴奋症状：震颤、易激惹、警醒度增强、听觉过敏、睡眠困难、高音调哭声、惊厥、啃手指；肌张力增强、深腱反射亢进、角弓反张、拥抱反射增强；由于活动过度，可致膝、肘、足跟部皮肤磨损。

（2）消化系统表现：胃肠功能失常，吃奶差或食欲亢进，不协调、反复不间断的吸吮和吞咽动作，呕吐，腹泻，失水，体重不增。

（3）呼吸系统表现：呼吸加快但无其他呼吸困难表现，呼吸暂停。

（4）循环系统表现：心动过速或过缓，血压升高。

（5）自主神经方面体征：多汗，鼻扇，鼻塞，频繁打呵欠和喷嚏，流涎，皮肤发花或肤色潮红，发热，体温不稳定。

3. **病情分度**

（1）轻度：稍有异常。

（2）中度：刺激时出现症状。

（3）重度：安静时也有症状。

表 24-2-2 常见成瘾药物出现新生儿撤药症状的起病时间、发生率和持续时间[6]

药物	起病时间（小时）	发生率（%）	持续时间
阿片类			
海洛因	24~48	40~80	8~10 天
美沙酮	48~72	13~94	多达 30 天及以上
丁丙诺啡	36~60	22~67	多达 28 天及以上
阿片类处方药	36~72	5~20	10~30 天
非阿片类			
SSRIs	24~48	20~30	2~6 天
TCAs	24~48	20~50	2~6 天
甲基苯丙胺	24	2~49	7~10 天
吸入剂	24~48	48	2~7 天

（四）诊断和鉴别诊断

本病临床表现无特异性，容易误诊。诊断主要依靠母亲病史，特别是孕期用药史，应排除其他疾病。

1. **母亲病史** 对怀疑患本病婴儿的母亲，应详细询问孕期是否用过表24-2-1中所列的药物、何时开始使用、药物的品种及其剂量、末次用药距离分娩的时间以及是否母乳喂养，因不少药物可通过乳汁分泌。

使用成瘾药物的母亲，常有死胎、死产、流产、急产、胎盘早剥的既往史，可有阵发性高血压、脑血管意外或心肌梗死的既往史，所娩婴儿多为早产或SGA儿。由于部分母亲可能有性生活混乱史或性病，忌讳叙述病史和孕期用药史，以及家庭、社会背景，因此对于在怀孕期间使用非法毒品的准确信息很难获得。应耐心诱导以获取准确的详细资料，并注意遵守医学伦理学的有关规定，保护其隐私。

2. **症状体征和评分表** 目前采用的不同评分方法，可帮助明确诊断，量化病情，指导治疗，调整药物剂量。在评估时应注意早产儿与足月儿的区别。目前有关本病的各种评分表主要用于足月儿和近足月儿，小于35周的早产儿病情相对较轻，可能与其中枢神经系统发育成熟度差、在宫内遭受药物影响的时间短和出生后对体内残留药物的代谢及排泄较慢有关。早产儿在抖动、高音调哭声、呼吸增快、喂养差等项目上评分较高，而在睡眠、肌张力、发热、大便性状和反射等项目上评分较低。鉴于Finnegan等早年提出的评分法比较复杂，且只适用于评价麻醉药引起的NAS，故美国儿科学会（AAP）推荐采用Lipsite 11项评分法（表24-2-3）。也可采用经过修正后的Finnegan新生儿撤药综合征评分法（表24-2-4）。早产儿NAS的发病率及严重程度小于

足月儿，而且即使早产儿Finnegan评分达到药物干预指正，也极少需要被给予药物治疗。所以对于早产儿NAS我们亟需一种更为合理的评估标准[7]。

3. **实验室检查**

（1）高效液相色谱仪或高效气相色谱仪检测母亲或婴儿血、尿中药物或其代谢物：尿液检测是测试新生儿接触药物的一种快速、非侵入性的方法，但只能检测分娩前几天内所用的毒品。由于药物从尿中排出时间相对快，假阴性率高，取胎粪筛查较为可靠，应用放射免疫法进行胎粪分析可筛查出甚至是胎龄20周时的代谢物，但比较昂贵且费时。必要时可采血筛查。阳性有助诊断，阴性不能否定诊断，天然阿片类药物在尿和粪可以轻易检出，但半合成和合成的阿片类药物不易检出。患儿的头发、指（趾）甲和脐带血的微量监测，同样也可作为NAS有毒物质的诊断依据和治疗监测手段，但只有具备相关条件的单位才能够检测[4]。

（2）EEG：30%以上有异常，但可无临床表现。

4. **鉴别诊断** 当出现可疑症状时，须进行有关检查，以排除HIE、颅内出血、低血糖、低血钙、低血镁、甲亢、脑炎、脑膜炎、败血症、肺部疾患等。

（五）治疗

1. **治疗原则** 治疗目标是让婴儿无激惹但不昏睡，无呕吐或腹泻，吃奶好，喂奶间隙能安静入睡。

（1）根据起病早晚、病情轻重及进展制订治疗方案。一般在症状出现前不予治疗。病情轻度、中度都不需药物治疗，重度用药物治疗。

（2）治疗开始前需了解药物的毒副作用、新生儿是否

表24-2-3　Lipsite新生儿撤药综合征评分表

症状体征	0分	1分	2分	3分
肢体颤抖	无	饥饿或打扰时略有颤抖	中度或明显颤抖，喂奶或舒适抱位时消失	明显或持续的颤抖
激惹（过度哭闹）	无	略增强	饥饿或打扰时中至重度	安静时明显激惹
反射	正常	增强	明显增强	
大便	正常	喷发式但次数正常	喷发式每日8次以上	
肌张力	正常	增强	紧张	
皮肤擦伤	无	膝、肘部发红	皮肤擦破	
呼吸频率（次/min）	<55	55~75	76~95	
反复喷嚏	无	有		
反复哈欠	无	有		
呕吐	无	有		
发热	无	有		

总分>4对诊断有意义（敏感度77%）；如总分>6需用药物治疗

摘自：Lipsitz PJA. Proposed narcotic withdrawal score for use with newborn infants. A pragmatic evaluation of its efficacy. *Clin Pediatr* 1975；**14**：592-594.

表 24-2-4 修正的 Finnegan 新生儿撤药综合征评分表

症状体征	1分	2分	3分	>3分
哭闹		高调	持续	
喂奶后睡眠时间	3小时	2小时	1小时	
拥抱反射		活跃	亢进	
刺激时震颤		轻度	明显	
安静时出现震颤			轻度	明显(4)
肌张力增加			轻度	明显(6)
惊厥				有(8)
狂吮拳指	有			
吃奶不好	有			
呃逆	有			
喷射性呕吐	有			
大便		稀	水样便	
体温		>37.8℃		
呼吸频率	>60次/min	伴三凹征		
皮肤擦伤	鼻、膝、脚趾			
频繁打哈欠	有			
喷嚏	有			
鼻塞	有			
出汗	有			
总分				

注:一般于出生后2小时左右喂养后开始评估,以后根据情况每3~4小时清醒时续评1次,如评分连续3次≥8分或连续3次的平均分≥8分需要用药治疗;一旦评分≥8分,应把评分间隔从4小时降至2小时;如连续2次≥12或连续2次的平均分≥12分则需立即用药,该评分也可用于调整药物的剂量

[摘自:Finnegan LP, Connaughton JF Jr, Kron RE, Emich JP.Neonatal abstinence syndrome:assessment and management.Addict Dis, 1975,2(1-2):141-158.]

能接受等。药物选择需要针对撤药类型,一般选用与母亲成瘾药同源性的药物。使用阿片类者首选阿片酊或美沙酮,吗啡半衰期短,根据症状调整剂量更容易,美沙酮因半衰期长,对于严重 NAS 病例更好[8]。对使用镇静催眠药者首选苯巴比妥。

(3) 严密观察并记录症状改善情况,包括患儿的喂养、睡眠、体温变化、体重增减以及各种症状体征的变化,以便正确评定疗效。

(4) 症状控制后调整剂量,逐渐减量及停药,但需继续观察,防止复发。

2. **一般治疗和护理** 40% 的患儿不需要药物治疗,可通过下列方式进行对症处理。

(1) 减少外界刺激:提供略微昏暗的安静环境,用襁褓裹紧患儿,轻柔、集中的护理操作,尽量减少声光及触觉刺激;在需要时及时抱起患儿给予抚慰,母婴同室等措施均有助于减轻患儿的戒断症状。

(2) 供给足够热量:应少量多次喂以配方奶,由于患儿多为早产或 SGA 儿,发病后常出现喂养困难、吸吮吞咽动作不协调,使摄入减少;加上活动增加、哭闹、呕吐、腹泻等造成的消耗增加,体重常下降。故应按照各日龄的正常需要量适当增加热量,以满足其生长需要,也可使用高热卡配方奶。近来,大量研究表明,对于母孕期使用过美沙酮或丁丙诺啡的患儿来说,母乳喂养可以减轻症状,减少对药物治疗的需求,缩短住院时间,同时也可以获得母乳喂养的其他好处,如提高免疫力,增进母子感情等[9]。对于没有禁忌证(如乙型肝炎、艾滋病及其他性传播疾病等)的母亲,更应鼓励母乳喂养。但对以下情况应禁止母乳喂养:没有经过产前治疗的、继续滥用成瘾药物的以及拒绝戒断治疗的[3]。

(3) 输液:在急性期或患儿有持续呕吐、腹泻或脱水表现时,应予输液以维持水、电解质和酸碱平衡。按病情需要给予全静脉营养或部分静脉营养。

3. **药物治疗** 对有宫内药物影响史但无症状或病情

轻至中度的患儿,无需用药。对一般处理无效的患儿应在前述各种评分法的指导下采用药物疗法,用药愈早,预后愈好。一旦达到预期效果,72 小时之后就慢慢地逐渐减少剂量直到停药,撤药之前观察 2~3 天。治疗的目的是应用适量的镇静剂缓解神经系统及消化系统症状。

(1) 吗啡(morphine):为治疗 NAS 的首选药物。吗啡为天然合成的 μ- 受体激动剂,可以降低癫痫发作的发生率、改善喂养、消除腹泻、降低兴奋性,并能控制严重症状。吗啡溶液稳定,给药方便,治疗相对更安全,吗啡剂量可以根据 Finnegan 评分的上升来迅速加量,但是,停药必需是逐渐减停。吗啡在新生儿血浆中的半衰期为 9 小时,剂量为首次 0.05~0.2mg/kg,口服或静脉注射,每 3~4 小时用药一次,每次增加 0.05mg/kg,最大剂量为 1.3mg/(kg·d)。副作用有嗜睡、便秘、呼吸抑制、低血压等。

(2) 美沙酮(methadone):为近年来用于治疗阿片类撤药综合征的药物之一,是一种人工合成的 μ- 受体激动剂和 N- 甲基 -D- 天冬氨酸受体拮抗剂,口服制剂含 8% 乙醇。美沙酮在新生儿血浆中的半衰期为 26 小时。剂量为首次 0.1mg/kg,每 6 小时一次,4 次,口服或静脉注射;之后减至 0.07mg/kg,每 12 小时一次,2 次;0.05mg/kg,每 12 小时一次,2 次;0.04mg/kg,每 12 小时一次,2 次;0.03mg/kg,每 12 小时一次,2 次;0.02mg/kg,每 12 小时一次,2 次;0.01mg/kg,每 12 小时一次,2 次;0.01mg/kg,每 24 小时一次,1 次。如果 Finnegan 评分在过去的 24 小时内 <8 分,则进行下一次减量,如果是 8~12 分之间,则不减量,如果≥12 分,则回到上一次用药剂量。如果是 0.1mg/kg,每 6 小时一次时评分≥12 分,则 0.1mg/kg,每 4 小时一次,6 次,逐渐减至 0.1mg/kg,每 8 小时一次,3 次,0.1mg/kg,每 12 小时一次,2 次。如果连续 2 天不能减量,可加用苯巴比妥,减量至 0.01mg/kg,每 24 小时一次后,需连续观察 72 小时方可停药[10]。

(3) 可乐定(clonidine):为非麻醉药,是 α- 肾上腺能受体激动剂。其作用机制是低剂量的可乐定可刺激突触前 $α_2$ 肾上腺素能受体,减少去甲肾上腺素释放入突触部,从而降低肾上腺素能神经元发放冲动。口服首次剂量为 0.5~1.0μg/kg,维持量为 3~5μg/(kg·d),分 4~6 剂,每 4~6 小时服用 1 剂。通常可有效地控制症状,其治疗血药浓度为 0.1~0.3ng/ml。缺点是对睡眠障碍控制较差和偶见轻微的代谢性酸中毒。疗程平均 13 天,较苯巴比妥的疗程短 1 倍,对乙醇撤药综合征的疗效优于氯氮类。可乐定常作为吗啡治疗戒断综合征的辅助药物,可减少吗啡的使用剂量,缩短疗程及住院时间。近期有研究表明可乐定作为单一药物使用时和吗啡一样有效,且在神经行为学方面有更好表现[11]。

(4) 苯巴比妥(phenobarbital):为 γ- 氨基丁酸受体激动剂,对麻醉药类撤药综合征的效果不及以上药物,尤其是不能减轻胃肠症状;用于镇静、催眠、安定剂撤药综合征的效果良好。苯巴比妥也常用作吗啡或美沙酮治疗 NAS 过

程中的辅助药物,较少单独使用。负荷量 15~20mg/kg,如果连续 3 次评分 >8 或连续 2 次评分 >12 分,根据需要每 8~12 小时可以追加 10mg/kg,直到累计总数达到最大负荷量 40mg/kg。维持剂量取决于总的负荷量(表 24-2-5),每 24 小时给药一次。

表 24-2-5　苯巴比妥负荷量与维持量

累积负荷量	苯巴比妥维持
20mg/kg	5mg/(kg·d)
30mg/kg	6.5mg/(kg·d)
40mg/kg	8mg/(kg·d)

注:苯巴比妥可以口服(PO)或者肌内注射(IM),通常是口服

(5) 地西泮(diazepam):不推荐使用。控制中枢神经系统症状效果好,但存在以下缺点:新生儿对本药的代谢和排泄能力较差,总排泄期长达 1 月以上,可出现吸吮力差、喂养困难和过度抑制;静推可抑制呼吸,引起心动过缓;肠外制剂中的苯甲酸钠可干扰胆红素与白蛋白的结合,因此对高胆红素血症患者,尤其是早产儿要慎用。开始用量为 0.1~0.3mg/kg 口服或静脉注射(先稀释),每 8h 1 次;症状控制后逐渐减量,剂量减半,然后改为每 12 小时一次,再逐渐减量。停药后症状可能复发,故应动态观察 48 小时。

上述药物如治疗有效,症状消退的顺序与出现的顺序正好相反,先是自主神经方面和呼吸系统,然后是消化系统和中枢神经系统症状。持续最久的是中枢神经系统的改变,主要变现在肌张力的增高及震颤[12]。当患儿戒断症状消失,喂养及睡眠良好,体重增长,以最小剂量药物能维持稳定的戒断评分时,即可出院[4]。出院时要向家长交待有关注意事项,如病情观察、喂养、护理等,并安排好随访事宜。

(六) 预后及随访

1. 近期预后　病死率已由过去的 10% 下降到目前的 5% 以下,主要死因为早产、感染和窒息。中及重度病例可发生婴儿猝死综合征(sudden infant death syndrome,SIDS),多发生在出生后 2~4 个月,发生率较正常儿高 5~10 倍。研究发现 NAS 患儿的呼吸中枢对低氧血症和高二氧化碳血症的敏感性下降,故对 SIDS 易感,其主要死因为突然发生的呼吸中枢抑制。

2. 远期影响　远期可致神经行为发育及认知功能落后。

3. 随访内容　包括:①神经发育评估:确定有无运动缺陷及认知迟缓,或相对的小头畸形;②心理行为评估:确定学龄前儿童有无多动、冲动、注意力不集中,以及学龄儿童的辍学、学业差和其他行为问题;③眼科评估:识别眼球震颤、斜视、屈光不正等视觉缺陷;④生长和营养评估:确定有无生长发育迟滞和身材矮小;⑤家庭支持评估:以排除母亲继续物质滥用和虐待儿童[4]。

（七）预防

本病是完全可以预防的疾病，医务人员有责任做好卫生宣教。文献表明，父母酗酒和（或）吸毒，其子女受遗传和家庭环境双重高危因素的影响，极易染上酗酒和（或）吸毒的恶习，尤应注意早期筛查、识别和采取有效的干预措施。医院对嗜用成瘾药物的孕妇应给予适当的治疗。政府和有关部门应加强对全民尤其是婚龄和孕龄妇女关于毒品危害的宣教，强调良好的家庭环境对儿童发展的重要性，强化打击毒品走私和禁毒工作，家庭和学校应加强对青少年思想品德教育，增强年轻人对毒品的自我保护意识，促使其形成良好的性道德观念，整个社会都应关心净化社会风气，杜绝成瘾药物对人民、对妇女和对下一代的危害。

（夏世文）

参考文献

1. Newnam KM. The right tool at the right time: examining the evidence surrounding measurement of neonatal abstinence syndrome. Adv Neonatal Care, 2014, 14 (3): 181-186.

2. Patrick SW, Davis MM, Lehmann CU, et al. Increasing incidence and geographic distribution of neonatal abstinence syndrome: United States 2009 to 2012. J Perinatol, 2015, 35 (8): 650-655.

3. MacMullen NJ, Dulski LA, Blobaum P. Evidence-based interventions for neonatal abstinence syndrome. Pediatr Nurs, 2014, 40 (4): 165-172, 203.

4. Kocherlakota P. Neonatal abstinence syndrome. Pediatrics, 2014, 134 (2): 547-561.

5. Forsberg L, Navér L, Gustafsson LL, et al. Neonatal adaptation in infants prenatally exposed to antidepressants—clinical monitoring using Neonatal Abstinence Score. Plos One, 2014, 9 (9): e111327.

6. Prabhakar Kocherlakota, MD Neonatal Abstinence Syndrome. Pediatrics, 2014, 134: e547-e561.

7. Ruwanpathirana R, Abdel-Latif ME, Burns L, et al. Prematurity reduces the severity and need for treatment of neonatal abstinence syndrome. Acta Paediatr, 2015, 104 (5): 188-194.

8. Noormohammadi A, Forinash A, Yancey A, et al. Buprenorphine Versus Methadone for Opioid Dependence in Pregnancy. Ann Pharmacother, 2016, 50 (8): 666-672.

9. Lefevere J, Allegaert K. Question: is breastfeeding useful in the management of neonatal abstinence syndrome? Arch Dis Child, 2015, 100 (4): 414-415.

10. Hall ES, Meinzen-Derr J, Wexelblatt SL. Cohort Analysis of a Pharmacokinetic-Modeled Methadone Weaning Optimization for Neonatal Abstinence Syndrome. J Pediatr, 2015, 167 (6): 1221-1225.e1.

11. Bada HS, Sithisarn T, Gibson J, et al. Morphine versus clonidine for neonatal abstinence syndrome. Pediatrics, 2015, 135 (2): e383-391.

12. Lazić Mitrović T, Miković Ž, Mandić V, et al. Neonatal Abstinence Syndrome-Diagnostic Dilemmas in the Maternity Ward. Srp Arh Celok Lek, 2015, 143 (9-10): 573-577.

第3节　新生儿快速恢复的无法解释事件与猝死

（一）定义

新生儿猝死（sudden death in newborn）是指健康或病情稳定或"轻微"的新生儿，突然发生苍白、意识丧失、呼吸停止、肌张力低下、发绀等明显威胁生命事件（apparent life threatening events, ALTE），经复苏抢救无效、短期内死亡。此两种情况都可发生于产科婴儿室、儿科新生儿病室或家中，二者在临床表现方面有一定的相似性：前者强调事件的结局（死亡），后者强调事件的过程[1]。

新生儿明显威胁生命事件（ATLE）是指造成观察者（医护工作者或家属）惊吓的一组混合症状，包括呼吸暂停、皮肤颜色改变、肌张力改变（通常是低下）、窒息或呕吐等。2016年，美国AAP提出用"快速恢复的无法解释事件（brief resolved unexplained events, BRUE）"替代ATLE，并发布了"低风险新生儿BRUE"指南[2-3]，针对新生儿突发不明原因事件，比如暂停呼吸数秒，找不到具体原因，未见明显医疗相关问题的类似事件。新指南的作者将"BRUE"定义为：在<1岁新生婴儿中发生，突然发作，非常短暂（短于1分钟），然后迅速缓解的事件，包括发绀或颜面苍白；呼吸突然消失、减少或不规则；肌张力改变（增高或降低）；反应差；而呼吸道症状、发热、呛咳等不在此列。同时，BRUE的诊断主要来自于临床医生的对事件的判断，而不是家长或保姆的判断结论。这一名称变化更好地反映了这一病变的本质即缺乏已知可以解释的原因，同时弱化明显危及生命这一说法所引起的恐惧和担忧。同时区分高危和低危因素（人群），更加细化和具有可操作性（表24-3-1和图24-3-1）。

表24-3-1　BRUE 和 ALTE 的区别

项目	BRUE	ALTE
年龄	<1 岁	无特指
事件描述主体	临床医生	照顾婴幼儿者
颜色	发作性苍白或发绀	任何颜色
呼吸	任何的呼吸不规则	呼吸暂停
肌张力	肌张力的明显改变	任何张力的改变
窒息或打嗝	不是一个症状	症状之一
反应性	反应水平的改变	不是一个症状

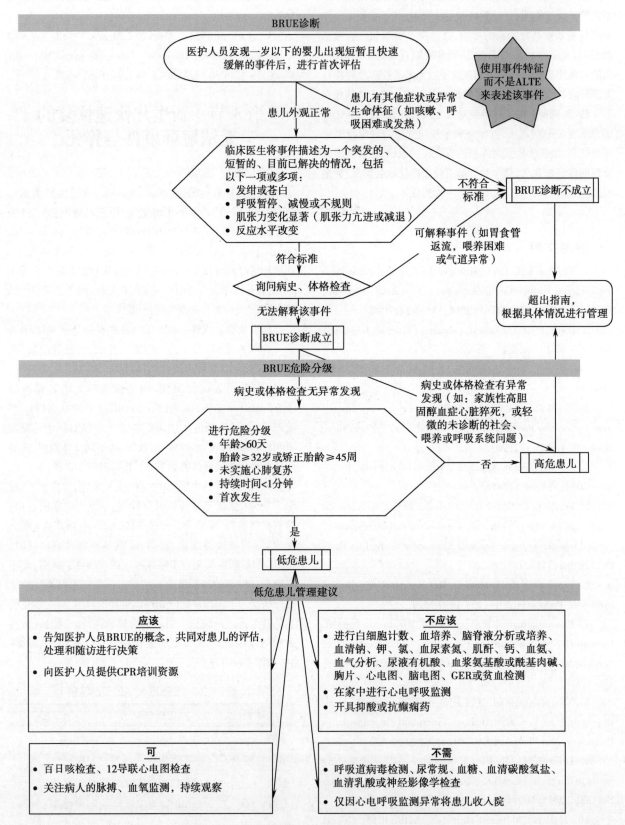

图 24-3-1　BRUE 的诊断、危险因素分级和处理推荐

一般认为新生儿猝死与婴儿猝死综合征(SIDS)也有不同,后者指婴儿本属健康,突然发生意外死亡,而尸检却无法明确致死原因,在生后2~4个月时多见。据统计,50%的新生儿BRUE能找到病因,但另有50%左右的新生儿期BRUE为特发性,经过多种检查及尸检并未能查出病因,因此过去认为在新生儿特发的ATLE病例中亦可能是早发型SIDS,但仍存在争议。

1986年美国AAP对ALTE、呼吸暂停、SIDS定义进行了严格界定(表24-3-2),并强调周期性呼吸、呼吸暂停和SIDS之间并不存在序贯性因果关系,虽然从定义上有部分相同的内容。

表24-3-2　1986年美国NICHD婴儿呼吸暂停和家庭监护专家组的一致定义

新生儿明显危及生命事件:突然发生对观察者造成惊吓的一组症状:呼吸暂停、皮肤颜色改变(苍白、充血、发绀或青紫)、肌张力改变(松软或强直)、窒息、哽噎或呕吐

呼吸暂停:不论是中枢、阻塞还是混合性的任一种原因导致的呼吸道气体流动停止

病理性呼吸暂停:呼吸停止≥20秒钟,并伴发心率减慢、发绀、肌张力低或其他伴发症状

婴儿呼吸暂停:不能解释原因的呼吸停止≥20秒钟,或者<20秒但伴有皮肤苍白、发绀、心率下降或肌张力低下的足月新生婴儿;也同样适用于ALTE患者病因不明者

早产儿呼吸暂停:早产婴儿的病理性呼吸暂停,通常在纠正胎龄37周停止,但有可能持续到数周之后(大多指43周)

周期性呼吸:正常呼吸周期之间发生的>3次持续时间>3秒但<20秒的呼吸暂停

婴儿猝死综合征(SIDS):突然的通过病史、体格检查、实验室检查或死后尸解也不能找到解释原因的婴儿死亡

[摘自:Oren J,Kelly D,Shannon DC. Identification of a high-risk group for sudden infant death syndrome among infants who were resuscitated for sleep apnea. Pediatrics,1986,77(4):495-499.]

BRUE的精确发生率还不完全清楚,文献报道从0.05%~6%不等。我国目前没有这方面的统计资料。该病主要影响1岁以内尤其是生后1周~2个月大的婴儿,大部分发生在生后10周内。男孩、早产儿、进食过快、呼吸道合胞病毒感染者为高危人群。

(二)BRUE的病因

BRUE不是单一的症状而是一临床综合征,有很多疾病可导致新生儿BRUE的发生[4]。国外有关BRUE的资料比较齐全,对BRUE的病因进行了总结(表24-3-3)。国内文献报道有限,倪黎明等分析16例新生儿猝死(不能确定是

BRUE还是SIDS)的病因为颅内出血4例,GER、暴发型感染、先天性心血管畸形各2例,肺出血、肾上腺出血、肾上腺皮质增生症、捂被综合征、脑水肿合并脑疝及原因不明各1例。

表24-3-3　新生儿BRUE常见的病因

特发性(接近50%)

消化道疾病(最常见,占明确病因的50%)
- 胃食管反流
- 胃扭转
- 肠套叠
- 吞咽异常
- 其他消化道异常

神经系统疾病(占明确病因的30%)
- 惊厥疾病
- 高热惊厥
- 中枢神经系统(CNS)出血
- 影响到呼吸中枢的CNS疾病(Budd-Chiari综合征、后脑畸形、脑干畸形等)
- 血管迷走神经反射
- 脑积水
- CNS感染
- V-P(脑室-腹腔)分流术后
- 肿瘤

呼吸系统(占明确病因的20%)
- 各种原因导致的呼吸受累
- 阻塞性睡眠呼吸暂停
- 屏气发作
- 影响到呼吸调控(早产、先天性中枢性低通气综合征)
- 声带异常,腺样体增殖
- 喉气管软化
- 先天性畸形导致呼吸道梗阻
- 异物吸入

心血管系统(占明确病因的5%)
心律失常
- 长Q-T综合征
- WPW综合征
先天性心脏病
心肌炎
心肌肥厚

代谢异常(不到明确病因的5%)
- 遗传代谢病
- 内分泌、电解质紊乱
- 其他感染
- 泌尿道感染
- 脓毒血症

儿童虐待(不到明确病因的5%)
孟乔森综合征

其他原因
- 食物过敏(不多见)
- 过敏反应
- 药物作用

1. **消化系统问题**　几乎50%有因可循的BRUE与消化道疾病相关,其中最受关注的是GER。新生儿尤其早产儿GER发生率高,反流可刺激喉部化学感受器引起呼吸暂停和心动过缓,并可诱发喉痉挛造成上气道阻塞加重缺氧,或因反流量大误吸而窒息致死。Beyaert等研究表明,GER患儿发生BRUE者,其血浆β内啡肽水平增高,他们认为GER使食管黏膜反复受损伤性刺激致β内啡肽产生增加,而高水平的β内啡肽可减少中枢的呼吸冲动并增加呼吸暂停的时间。然而,生理性GER是新生儿的常见情况,对于BRUE的患儿不应轻易地假定GER就是其诱发因素。

2. **神经系统问题**　占BRUE病因中的30%,其中最常见的原因是惊厥、屏气发作或其他原因引起的迷走神经反应增强,通常发生在觉醒和哭闹时。新生儿颅内感染可以发生BRUE而几乎没有感染的临床症状。新生儿脑部病变如急剧恶化型的脑室周-脑室内出血患儿可在数分钟~数小时内病情急剧恶化,出现昏迷、反复呼吸暂停、抽搐、瞳孔固定、肌张力低下、心动过缓。脑干的先天性畸形也可伴有呼吸暂停和心率异常。

BRUE极为罕见的原因是先天性中枢性肺换气不足综合征(congenital central hypoventilation syndrome,CCHS),系自主神经系统失调或功能障碍,典型的特征为患儿在清醒状态充分换气而在睡眠期间呼吸很浅和通气不足,可在睡眠期间发生心动过速、多汗、青紫、甚至BRUE或突然死亡。

3. **呼吸问题**　约20%的BRUE由呼吸问题所致。呼吸暂停可以为BRUE的表现之一,新生儿特别是小早产儿,原发性呼吸暂停可以是阻塞性的,由于其上呼吸道扩张肌的活性较低,吸气时产生的咽喉部负压可导致咽喉部萎陷,因此呼吸暂停时虽有呼吸动作但无气流通过,容易发生心动过缓,临床应该警惕。继发性呼吸暂停常是原发病病情加重的表现,因呼吸暂停、心率减慢使组织缺氧,危及生命,有的患儿因呼吸停顿时间长,未被及时发现而猝死。

呼吸道合胞病毒(RSV)感染引起呼吸暂停的机制还不清楚,动物模型证实RSV可以改变喉部化学感受器的敏感性从而导致中枢性呼吸暂停;另外,毛细支气管炎可引起呼吸肌疲劳或低氧血症也可发生呼吸暂停。百日咳也是BRUE的诱因之一,新生儿百日咳患儿"呼吸暂停"可能是唯一的症状而没有典型的"痉咳"表现。

4. **心血管问题**　约5%的BRUE与心血管问题相关。长QT综合征和心律失常可以引起BRUE,有研究检查100例足月的其他方面都健康的BRUE患儿,24小时连续动态心电图监护显示,62%的患儿有1次或多次心律不齐,30%QT间期大于平均数的2个标准差,因此,认为在BRUE的初始评估中应当包括心电图,并根据Bazett公式计算矫正的QT间期(QTc):QTc=QT/前面1个RR间期的平方根,正常值为0.42~0.44秒。柯萨奇病毒感染引起的暴发型心肌炎,也可以在没有任何临床表现的情况下突然引起新生儿病情变化。伴低灌注状态的左心梗阻性先心病(左室发

育不良,主动脉狭窄等)生后不久即可出现气急、苍白、喂养困难等,若动脉导管关闭,缺氧、酸中毒、心功能不全迅速发展,可很快死亡。

5. **代谢和内分泌问题**　先天性代谢异常占BRUE病因中的2%~5%,包括与各种突变相关的线粒体脂肪酸氧化异常,如中链乙酰辅酶A脱氢酶(medium chain acyl-CoA dehydrogenase)缺陷可导致突然的、不可预期的低酮体性低血糖、肝功能衰竭和酸中毒;尿素循环缺陷如精氨酸酶(arginase)缺乏症可导致脑水肿和急性脑病。低血糖是新生儿的常见情况,一般并不引起死亡,但少数低血糖新生儿突然表现昏迷、呼吸暂停,甚至心跳骤停而死亡。肾上腺皮质增生症按其酶缺乏种类而分6型,引起新生儿死亡的是可发生失盐危象的类型,即20,22碳链酶、3β羟类固醇脱氢酶及21羟化酶缺乏症等3种类型,患儿通常在生后4天~3周开始出现呕吐、食欲缺乏表现,若未能及时诊断,一旦发展到低钠血症及明显高血钾,病情可以急转直下,因房室传导阻滞、室性自主节律及脱水而死亡。新生儿低血钙亦较常见,一般并不致死,但当低血钙引起喉痉挛时则可危及生命。低钾血症患儿若注入较大剂量碳酸氢钠促使血钾进一步下降,因低钾严重也可导致死亡。

6. **其他**　与BRUE相关的罕见情况(<5%)还包括喂养过量导致急性反流、意外窒息、一氧化碳中毒、药物中毒、内脏破裂或暴发型感染等。少数革兰阴性杆菌(大肠、肺炎克雷白、铜绿假单胞杆菌)病情呈暴发过程,患儿突然面色不好,皮肤发花,肢体肌张力降低;或表现为呼吸困难,面色发灰,心率减慢,病情迅速恶化。新生儿腹部内脏损伤引起的内脏出血,特别是双侧大量肾上腺出血时可因肾上腺功能不全或失血性休克而病情迅速恶化。国外资料还有不到3%的BRUE可能与虐待相关。

（三）BRUE的评估与处理

BRUE主要根据四大临床症状即有无呼吸暂停、皮肤颜色改变、肌张力变化和窒息或呕吐等行为异常进行诊断。多达50%~70%的新生儿BRUE可用内科或外科疾病来解释,因此,必须系统和全面的评估[4-5]。

新生儿BRUE的实验室检查和评估见表24-3-4和图24-3-1。BRUE的处理包括紧急情况的处理,寻找病因和确定是否需要进一步的监护包括家庭的监护。首先是区分低危因素还是高危因素,其次根据流程图采取不同的策略。

由于BRUE的复发率高达68%和父母亲焦虑,不论BRUE的原因和患儿的表现,所有患儿都应住院进一步评估,以助诊断。

患儿在BRUE复苏后往往没有任何疾病的症状和体征,因此,必须获得仔细的病史和详细的体格检查,然后个体化地选择实验室检查和评估。最常用的评估试验包括快速血糖检测、心电图、胸片、全血计数、尿液分析、血气、血电介质等。

患儿经仔细检查和评估如未发现异常可考虑出院随

表 24-3-4 新生儿 BRUE 病因学实验室检查和评估

评估措施	诊断
胸片	感染,心肌肥大
血常规和分类	感染,贫血
心电图	心律失常,QT 异常
电解质,镁,钙	代谢性疾病,脱水
动脉血气	缺氧,酸中毒
血氨	遗传代谢病,肝脏疾病
血培养	脓毒血症
脑 CT 或磁共振	创伤、肿瘤或先天发育异常
肝功能	肝脏病变
腰穿脑脊液培养	脑膜炎

访,若查到潜在的原因应给予适当的内科或外科治疗。呼吸暂停、GER、惊厥都可是 BRUE 的诱发因素,必须弄清它们之间的因果关系进行对症治疗。对于 GER 所致的 BRUE 应该以抗反流治疗为主,对于惊厥所致的 BRUE 则应以镇静止痉为主。尽管经过仔细的检查和评估,仍有少数 BRUE 患儿不能找到病因,对此类患儿,需强烈刺激或心肺复苏的重症 BRUE 患儿或曾有同胞兄姐死于 SIDS 的患儿,应该考虑心肺功能家庭监护,监护仪必须具备存储和回放功能,父母应学会监护资料的判读和窒息复苏的急救措施,且应被告知家庭监护并非能够完全预防婴儿猝死的发生。据统计,SIDS 是发达国家婴儿死亡的第 3 位原因(前两位分别是先天畸形和早产儿),99% 的发生在生后 6 个月内,证据表明,呼吸暂停或 BRUE 患儿与普通人群比较发生 SIDS 的概率并不高,有作者在对 BRUE 的前瞻性临床流行病学调查中发现,BRUE 要平均早于 SIDS 10 周发生,SIDS 发生的高危因素包括俯卧位睡眠、环境温度过高、母亲孕期吸烟及种族因素(白人居多)并不都是 BRUE 的高危因素,其次,50% 以上的 BRUE 发生在清醒状态,而绝大多数的 SIDS 发生在睡眠期间,还有亚洲人群中 SIDS 发生率很低,但这些人群中的呼吸暂停及心动过缓的发生率却较高,而呼吸暂停及心动过缓又是 BRUE 的最常见表现。极端的呼吸暂停或心动过缓是 BRUE 的特征性改变在发病最初的数小时内非常少见,但这一时间段却是 SIDS 发生的高峰期,最后 SIDS 发生在年龄更低的母亲,且男孩发病多于女孩发

病,但 BRUE 并不存在性别上的差异。因此认为尽管流行病学和临床表现上二者具有相似的地方,但差别是主要的。所以,BRUE 和 SIDS 不应该认为是同一疾病过程的不同临床表现,也不能寄希望于通过降低 SIDS 项目的实施来降低 BRUE 的发生率。

(四)预后及预防

BRUE 的预后取决于引起 BRUE 的原发病的轻重。国外一项研究显示,BRUE 总体病死率在 0~4%,只有一少部分(4%~10%)的 BRUE 患儿最终死于 SIDS。就远期预后而言,随访资料显示与正常对照组比较,远期的神经发育、智力和粗大运动技能方面没有明显的差异。

BRUE 缺乏特异的预防措施。尽管 SIDS 和 BRUE 存在明显差异性,但临床表型也的确存在相似或相同之处,都存在病因的异质性。因而,基于具体患儿已知高危因素采取个体化的预防措施是关键,由于存在原发病的异质性,基于多学科完善的出院后随访制度和体系也是确保此类患儿生命健康和生存质量的重要保障,而强调仰卧位睡眠无论是对 SIDS 和 BRUE 尤其是前者是证明有效的防治措施,应该加强对家长的宣教和培训。

(王来栓)

参考文献

1. Committee on Fetus and Newborn, American Academy of Pediatrics. Apnea, sudden infant death syndrome, and home monitoring. Pediatrics, 2003, 111(4 Pt 1):914-917.

2. Tieder JS, Bonkowsky JL, Etzel RA, et al. Brief resolved unexplained events (formerly apparent life-threatening events) and evaluation of lower-risk infants: executive summary. Pediatrics, 2016, 137(5):pii:e20160591.

3. Tieder JS, Bonkowsky JL, Etzel RA, et al. Clinical practice guideline: brief resolved unexplained events (formerly apparent life-threatening events) and evaluation of lower-risk infants. Pediatrics, 2016, 137(5):e20160590.

4. Sahewalla R, Gupta D, Kamat D. Apparent life-threatening events: an overview. Clin Pediatr(Phila), 2016, 55(1):5-9.

5. Monti MC, Borrelli P, Nosetti L, et al. Incidence of apparent life-threatening events and post-neonatal risk factors. Acta Paediatr, 2017, 106(2):204-210.

第25章　新生儿期常用诊疗操作

第1节　血样采集及经皮血管置管术

一、头皮静脉穿刺

(一)适应证

输液、输血和静脉给药。新生儿选用头皮静脉,易于穿刺、固定和观察,这些静脉包括额上静脉、颞浅静脉、耳后静脉、眶上静脉等(图25-1-1)。

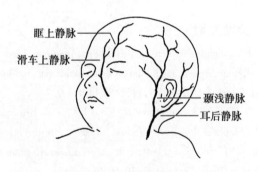

图 25-1-1　头皮静脉分布

(二)器械用品

4.5 号头皮静脉针,常规消毒用品。

(三)操作步骤

1. 选择好静脉,剃去局部毛发。常规用络合碘消毒,以拟穿刺点为中心,范围超过 5cm。

2. 待消毒液晾干后,用左手示指按压住穿刺静脉的前端,拇指按于穿刺点后方静脉旁,固定好皮肤,右手持头皮针的针柄沿静脉走向与皮面呈 10°~15°角度进针,至皮下后即平行于皮面进入头皮静脉,穿入血管至有回血进入连接针头的细塑料管中。

3. 松开输液管夹,确定滴注通畅后用胶布固定头皮针。如有局部肿胀(提示渗漏)或皮肤发白(提示可能进入头皮动脉),应更换穿刺部位。

4. 为了减轻穿刺等操作刺激导致新生儿疼痛的发生,可使用安慰奶嘴非营养性吸吮、抚触、袋鼠式护理等,均可减轻疼痛[1]。

二、足跟采血

(一)适应证

1. 当只需要少量血样或静脉采血困难时。

2. 取毛细血管血样。

3. 新生儿代谢病筛查。

(二)器械用品

无菌穿刺针,酒精棉签,无菌纱布,采血管(毛细玻璃管或塑料管),胶泥,温热毛巾和无菌手套。

(三)操作步骤(新生儿足跟采血术见视频7)

视频 7　新生儿足跟采血术

1. 取足跟两侧面为穿刺点(图25-1-2),检查穿刺部位是否存在损伤或感染等不宜采血的情况。勿在足跟中央穿刺,除血量少以外,还可增加发生跟骨骨髓炎的危险。

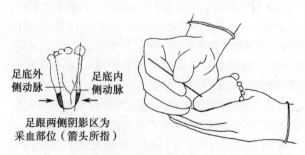

足底外侧动脉　　足底内侧动脉

足跟两侧阴影区为
采血部位(箭头所指)

图 25-1-2　足跟采血

2. 用温热毛巾将患儿足跟部热敷 5min,使毛细血管动脉化而方便采血并增加样本检验的准确性。注意毛巾不能过热(不要超过 40℃),以免烫伤。

3. 戴手套,用酒精棉签消毒穿刺部位后以穿刺针快速刺入,采用新生儿专用采血针可精确控制穿刺深度以减少创伤。穿刺深度应根据新生儿的胎龄体重以及穿刺部位水肿等情况相应调整,一般早产儿的穿刺深度推荐小于 1.0mm,足月儿推荐穿刺深度小于 2.0mm。

4. 用干棉签擦去第一滴血后轻轻挤压足跟,将采血管放置在穿刺点并反复挤压足跟,使血不断流入采血管。采血过程中应避免过度挤压,以避免给新生儿带来不必要的疼痛,并且降低样本的质量。采取血样后用胶泥封闭采血管的末端。如采集血样行血气检查,应该迅速让血液充满肝素化毛细管,注意不要产生气泡,将毛细管两端密封。转动管子,使血液和抗凝剂混合。

5. 采取足够的血样后用棉球轻压并包裹穿刺部位止血。

(四) 并发症及处理

1. **蜂窝织炎**　严格执行无菌操作。如发生感染可采集感染部位的标本做培养并使用敏感抗生素。

2. **跟骨骨髓炎**　如在跟部中央穿刺过深则可能引起跟骨骨髓炎。如果发生骨髓炎,应该做组织培养并在培养结果出来前即用广谱抗生素治疗。

3. **足跟部瘢痕形成**　避免在同一部位多次穿刺,必要时可考虑更换其他采血方法。

4. **疼痛**　为减轻足跟采血所导致的疼痛,可在采血操作前 2 分钟口服 24% 蔗糖水 0.5~2.0ml,或使用安慰奶嘴、抚触、袋鼠式护理,均可减轻疼痛[1]。

三、颞动脉穿刺

(一) 适应证

在脐动脉或桡动脉采血不成功时,可以此术代替,采取动脉血,监测动脉血气。不得将此操作为输液、给药或其他用途。

(二) 器械用品

5.5 号头皮针,1ml 肝素化注射器,常规消毒用品。

(三) 操作步骤

1. 止痛:口服 24% 蔗糖水、或者使用安慰奶嘴、抚触,袋鼠式护理等措施以减轻疼痛;或者穿刺前使用 5% 利多卡因 / 丙胺卡因油剂(EMLA)外涂局部麻醉止痛[1]。

2. 患儿呈侧卧位,选择颞动脉或其分支,剃去局部头发,常规消毒;触摸动脉搏动以定位。

3. 将头皮针与肝素化的注射器连接,以左手拇指和示指固定穿刺点皮肤,右手持头皮针进针,平行刺入血管,待动脉血进入连接针头的细塑料管后,缓慢回抽注射器采取血样送检。

4. 取血后拔出头皮针,用无菌棉球按压穿刺点 5 分钟后,局部消毒。

四、桡动脉穿刺

(一) 适应证

1. 采集外周动脉血标本。

2. 监测动脉血气。

(二) 器械用品

5.5 号头皮针或 23~25 号蝶型针,1ml 或 5ml 注射器,

络合碘,无菌纱布,1∶1000 肝素。

(三) 操作步骤(新生儿桡动脉穿刺采血术见视频 8)

视频 8　新生儿桡动脉穿刺采血术

1. 止痛同颞动脉穿刺。

2. Allen 试验。抬高患儿手臂,向腕部挤压手掌,驱除部分血液。同时压迫腕部的桡动脉和尺动脉,使手掌皮肤发白。然后放开尺动脉,手掌应在 10 秒钟内恢复正常颜色,提示尺动脉有足够的侧支循环;否则说明该侧的尺动脉侧支循环不良,应更换另一侧手穿刺。在换另一侧手进行桡动脉穿刺前同样要进行 Allen 试验。

3. 固定患儿的前臂和手掌,使腕部伸展。在腕部近端第二腕横纹桡侧用左手示指触摸桡动脉,或用冷光源透照法寻找桡动脉。用络合碘消毒穿刺部位。

4. 取静脉穿刺针与皮肤成 30° 角,斜面向上缓慢进针直到见血,连接上已肝素化的注射器后轻轻抽吸采集所需的血样(图 25-1-3)。

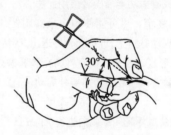

图 25-1-3　桡动脉穿刺术

5. 拔出针头,用无菌棉球压迫穿刺部位至少 5 分钟,注意压力适当,保证止血充分但不能使血管闭塞。检查穿刺远端循环情况。

6. 将采得的血中的气泡尽量排出后尽快送检。并在送检单上注明采血时间、患儿体温和血红蛋白水平。

(四) 并发症及处理

1. **血肿**　使用尽可能小的针头可减少血肿的发生率,在拔出针头时立即压迫 5 分钟,也可减少血肿发生。血肿一般可自行吸收。

2. **血管痉挛、血栓形成和栓塞**　使用尽可能小的针头。血栓可在一段时间后再通。血管痉挛也能自然缓解。

3. **感染**　严格执行无菌操作可减少感染的发生。

五、外周动脉置管

(一) 适应证

1. 需要反复采集动脉血样。

2. 经外周血管进行交换输血。

3. 需要监测动脉血压。

（二）器械用品

22G 或 24G 套管针,无菌手套,络合碘液,缝合丝线,肝素生理盐水(1U/ml),1ml 或 5ml 注射器,固定板,无菌孔巾。

（三）操作步骤(新生儿外周动脉置管术及有创血压监测见视频5)

1. 止痛同桡动脉穿刺。一般使用桡动脉作为穿刺血管,也可采用足背动脉。本节仅介绍桡动脉置管。

2. 进行桡动脉穿刺之前,先做 Allen 试验检查侧支循环是否通畅(方法见桡动脉穿刺)。

3. 将患儿手腕呈过伸位置固定在固定板上。术者戴上无菌手套,消毒穿刺部位后铺无菌孔巾。

4. 用穿刺针与皮肤呈 15°~30° 进针,穿透桡动脉的前壁,移出针芯,可见鲜红色回血后,放平送入 2mm,固定针芯,将外套器送入,拔出针芯。接上充满肝素盐水的注射器,冲洗管腔并确定套管在动脉后,固定套管。

（四）并发症及处理

1. **感染**　严格执行无菌操作。如发生感染可取感染部位的标本做培养并使用广谱抗生素。

2. **出血**　充分固定导管可防止套管脱出后引起出血。有出血倾向或凝血功能障碍者慎用此法。

3. **动脉痉挛**　尽可能使用小号穿刺针,减少穿刺次数。如果出现动脉痉挛,可将套管针退出,等待痉挛缓解。

4. **血栓形成或栓塞**　使套管内充满肝素盐水溶液,避免空气进入套管内。在不再需要外周动脉通路时及时拔除动脉置管。

5. **皮肤缺血坏死**　穿刺前进行 Allen 试验以确定侧支循环通畅。

六、外周静脉置管

（一）适应证

1. 建立外周静脉通路以输液或输血治疗。

2. 采用外周动静脉换血治疗。

（二）器械用品

22G 或 24G 套管针,无菌手套,络合碘液,缝合丝线,肝素生理盐水(1U/ml),1ml 或 5ml 注射器,固定板,无菌孔巾。

（三）操作步骤(新生儿外周静脉留置针置管术见视频9)

视频9　新生儿外周静脉
留置针置管术

1. 选取合适的外周静脉并常规消毒穿刺部位皮肤。

2. 术者用左手拇指和示指绷紧皮肤,右手持套管针与

皮肤呈 15°~30° 进针,见有暗红色回血后放平送入 2mm,固定针芯,将外套器送入,拔出针芯,用透明贴膜固定。

3. 接上充满肝素盐水的注射器。

（四）并发症及处理

1. **感染**　严格执行无菌操作防止感染。如发生感染可取感染部位的标本做培养并使用广谱抗生素。

2. **出血**　有出血倾向或凝血功能障碍的患儿慎用。

3. **误入动脉**　如抽出回血为鲜红色,提示穿入动脉,应立即拔针,按压穿刺处至少 5 分钟,直至无出血为止。

第 2 节　经外周置入
中心静脉导管

外周置入中心静脉导管(PICC)目前已在临床广泛应用于新生儿。

（一）适应证

1. 需要长时间(大于 1 周)维持静脉通路。

2. 低出生体重儿或肠道手术患儿短期内不能达到足够肠内营养时,需经中心静脉置管输注静脉营养液。

3. 病情需要(如严重的低血糖)而需输注外周静脉无法耐受的高渗液体。

（二）器械用品

无菌帽子和口罩,无菌手套,隔离衣,无菌孔巾,无菌镊,无菌剪或剪割器。PICC 穿刺包:新生儿经皮插管装置可用两种装置,①硅胶导管,通常无引导丝;②聚氨酯导管,有引导丝。一般使用前者。多种型号可供使用,新生儿一般选用直径 1.9~2.0Fr。透明贴膜(固定导管用),无菌盘,络合碘液,10ml 注射器 2 个,无菌止血带,生理盐水、肝素盐水冲洗液,T 型管和无菌胶布。

（三）操作步骤(新生儿经外周中心静脉置管术见视频4)。

下面操作针对于有引导丝的导管。

1. 口服 24% 蔗糖水,或使用安慰奶嘴吸吮减轻疼痛、也可以使用 5% EMLA 外涂局部麻醉止痛或阿片类药物(芬太尼或吗啡)镇痛[1]。

2. 用无菌技术准备导管和所需的器械。在上臂选择贵要静脉或正中静脉、下肢大隐静脉或头部颞浅静脉。约束其他肢体以免污染。

3. 选择静脉和导管插入深度。常选用上臂的贵要静脉正中静脉及下肢的大隐静脉。

经上肢静脉所置的 PICC 导管末端最适位置应位于上腔静脉下 1/3,最深不得超过右心房的连接处。下肢静脉置管时,导管末端的最适位置应位于下腔静脉(第 9~11 胸椎或第 4~5 腰椎)。PICC 置入长度的体表测量方法是通过静脉走行体表投影而制定。体表外测量的准确性直接影响导管末端是否到达理想的解剖部位,因此,穿刺前应准确测量。

上肢静脉置管体外测量方法:将患儿手术侧上肢手臂外展90°,从穿刺点沿静脉走向至右胸锁关节后,向下至第3肋间。但在新生儿期,心脏轴位接近水平位,上述传统的测量方法对新生儿来说可能导致PICC末端置入过深。因此,对于足月儿测量长度多采用从穿刺点沿静脉走向至右胸锁关节后,向下至第2肋间;极低出生体重儿测量长度从穿刺点沿静脉走向至右胸锁关节向下至第1肋间即可。

下肢静脉置管体外测量方法:患儿仰卧,下肢与躯干成直线,足月儿测量从穿刺点沿静脉经腹股沟至剑突下;极低出生体重儿测量长度从穿刺点测量到脐—剑突中点上方0.5~1cm。

但PICC置管体表测量的长度不可能与体内静脉解剖长度完全一致,而患儿的身长、皮脂厚度、血管是否畸形等因素均可能影响PICC的最适长度。在实际操作中,可将导管稍微插深一点,以便调整时可往外退;放浅了就不能再往里送了。如果导管放置过深触及了右心房,操作者会感觉到阻力突然增大,或者新生儿会出现心率或心律的改变。此时须把导管往回撤0.5~1cm。因此,PICC置管后均需经X线拍片来确定导管末端的位置。

4. 戴帽子和口罩,洗手,穿无菌隔离衣,戴无菌手套。

5. 首先用75%乙醇消毒穿刺部位3次,再用络合碘在插管的部位消毒3次,待消毒液干燥。

6. 由助手系好止血带后铺无菌巾,并检查确认导管在套管针内。

7. 将套管针刺入静脉,一旦见到套管针内有回血即停止进针。松开止血带,握住套管针保持其在静脉内的位置,用镊子将导管通过套管针缓慢送入静脉(图25-2-1A)。

8. 当导管达到预定位置时,稳住已经进入的导管,小心撤出引导针并用纱布压迫局部止血(图25-2-1B)。

9. 去掉套管针针尖部的卡子后小心瓣开引导针,直到

引导针完全裂开(图25-2-1C)。在撤出引导针时如果有部分导管被拉出,需要再送入到预定的部位。

10. 将引导丝从导管中缓慢撤出(图25-2-1D)。在撤出导管丝时可见到导管内有回血,此时可将T型管连接到导管并固定,随后可用肝素生理盐水冲洗导管。注意冲洗时力量不要太大,以免引起导管破裂、断裂和形成栓塞。

11. 用无菌胶带在插入部位将导管固定于肢体,将留在外面的导管卷起呈圆形并用无菌透明贴膜固定在皮肤上。连接静脉输液。

12. 用X线证实导管尖端的位置。理想的导管尖端位置应该位于中心静脉[2]。如果导管有回血并且通畅,即使不能进入到中心位置,仍然可以作为周围静脉通路使用。在这种情况下输注高渗溶液需要慎重。

(四)并发症及处理

1. **导管堵塞**　注意及时更换液体、避免回血,掌握脉冲式冲管和正压封管技术,使用正压输液接头,注意药物间配伍禁忌,更换药物时充分冲洗导管。发生导管堵塞后检查导管是否打折,用10ml注射器缓慢回抽,切不可暴力推注,确认导管尖端位置,必要时用1:5000尿激酶溶液溶栓或酌情拔管。

2. **穿刺部位渗血**　加压止血,加压敷料固定,避免置管部位过度活动,停服抗凝剂,必要时给予止血药。

3. **机械性静脉炎**　抬高患肢,红外线灯照射,50%硫酸镁湿敷,利百素外涂。

4. **血栓形成**　拔除导管并予抗凝治疗;抬高患肢,必要时使用抗生素。

5. **导管相关血流感染**　严格无菌操作,完成治疗及时拔出导管,减少导管相关血流感染发生[3]。怀疑导管相关血流感染时及时分别取导管内、导管侧肢体和对侧肢体的血做培养。拔除导管、导管末端剪下做培养,给与抗感染

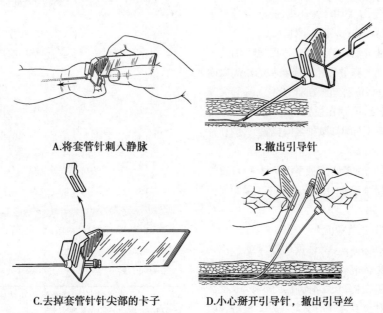

A.将套管针刺入静脉　　B.撤出引导针

C.去掉套管针针尖部的卡子　　D.小心瓣开引导针,撤出引导丝

图 25-2-1　PICC 操作步骤

治疗。

6. 导管体内断裂　用手指按压导管远端的血管、或于上臂靠近腋部绑扎止血带,病人制动,进行血管造影,静脉切开取出导管。

7. 导管移位　多异位于颈内动脉,可在复查 X 线片观察到。部分异位导管可以用生理盐水冲管,细软导管末端可随回心血流回到上腔静脉,继续使用。部分不能复位的导管只能将其外拔,如将导管拔至锁骨下静脉可短期内作为外周静脉通路继续使用(注意减低所输液体渗透压);如果异位距离大,则应该拔管。

8. 导管拔除困难　手臂外展平卧位,适当按摩上肢、热敷使血管松弛,可考虑硝酸甘油贴剂敷于穿刺手臂,X 线检查确认导管打结、血栓形成等,必要时考虑手术取出。

9. 胸腔积液、心包积液　罕见严重并发症,胸腔闭式引流或心包穿刺;并拔除 PICC 导管[4]。

第3节　脐血管置管

一、脐动脉置管

(一) 适应证

1. 需要频繁或持续监测动脉血气者。
2. 持续监测中心动脉血压者。
3. 同步交换输血。
4. 血管造影。
5. 极早产儿早期作为输液通道。

(二) 器械用品

脐血管导管(体重 <1500g 用 3.5Fr、≥1500g 用 5.0Fr),三通开关,10ml 注射器,眼科镊、弯头镊,有齿钳,纱条(结扎脐带用),剪刀,手术刀,无菌巾,缝合线,肝素生理盐水(1U/ml),输液泵,消毒用品,胶布,绷带,测量尺。

(三) 操作步骤(新生儿脐动静脉置管术见视频 3)

1. **计算置管的长度**　测量患儿的肩至脐的距离以确定导管的长度。如果用高位脐动脉插管(UAC),导管尖端应插到第 6 至第 9 胸椎之间,约在横膈膜之上。如为低位 UAC,导管尖端应位于第 3 与第 4 腰椎之间位置[5],约在肾动脉及肠系膜动脉之间。

(1) 根据肩 - 脐距离与插管深度关系图估算 UVC 置管深度(图 25-3-1)。为便于临床使用,我们根据肩 - 脐距离列有置管插入深度(表 25-3-1)。

(2) 体重法估算 UAC 置管深度[6]

高位 UAC 置管深度(cm)=[3× 体重(kg)]+9

低位 UAC 置管深度(cm)= 体重(kg)+7

注:实际置管深度应在估算长度基础上加脐根部长度。

2. 将患儿置于辐射台上,仰卧,手足缚好。用络合碘或 2% 洗必泰、75% 乙醇严格消毒脐部及其周围皮肤,让

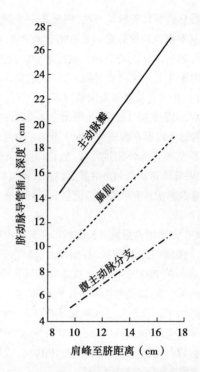

图 25-3-1　肩 - 脐距离与插管深度关系图

低位置管放置于腰椎 3 水平以下,以避开肾和肠系膜血管等腹主动脉分支。高位置管放置于胸椎 6~9 之间。决定置管深度(cm)时,先测量从肩峰到脐部的垂直距离,此为肩 - 脐距离。以此为横坐标,该点相应的纵坐标数字即为脐动脉导管插入的深度。实际插入深度还应加上脐带残端的长度。注意,在腹主动脉分支与膈肌之间为危险区。

表 25-3-1　根据肩 - 脐距离对应脐导管放置深度

肩 - 脐距离 (cm)	导管放置深度(cm)		
	低位 UAC	高位 UAC	UVC
9	5	9	5.7
10	5.5	10.5	6.5
11	6.3	11.5	7.2
12	7	13	8
13	7.8	14	8.5
14	8.5	15	9.5
15	9.3	16.5	10
16	10	17.5	10.5
17	11	19	11.5
18	12	20	12.5

注:肩 - 脐距离为肩峰至脐的直线距离。实际置管深度应在估算长度基础上加脐根部长度。

UAC 为脐动脉插管;UVC 为脐静脉插管

其干燥 1~2 分钟。对于超早产儿注意保护脐部周围皮肤,可以用无菌水或生理盐水轻轻擦去消毒剂。覆盖无菌孔巾。暴露头部和足部,以利于操作过程观察患儿病情,是否出现下肢血管痉挛。术者严格洗手,穿手术衣、帽、口罩、戴手套。

3. 将脐导管接上三通管,再连接上内有肝素生理盐水的 10ml 注射器,将肝素生理盐水充满整个导管系统,使不得有气体。

4. 在脐带根部系上一条纱条,以减少失血,但不能太紧影响导管的进入,用手术刀在距脐根部约 1cm 处将脐带切断,暴露脐动脉和脐静脉,可见两条脐动脉位于切面的 4 点和 7 点处。动脉较静脉细,孔小壁厚,呈白色。脐静脉位于 12 点处,管壁薄,腔大,通常塌陷(图 25-3-2)。

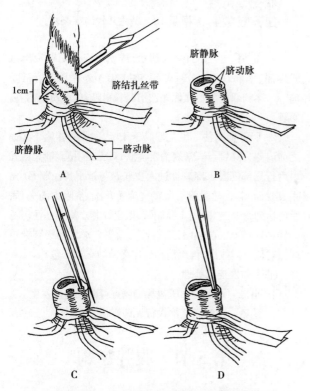

图 25-3-2　脐动脉插管手术步骤
A.在距离脐轮 1cm 处切断脐带;B.辨认脐带血管,静脉只一条,位于上方,管腔较大,管壁通常塌陷;动脉有两条,通常位于 4 点和 7 点的位置,较细;C 与 D.用镊子轻轻扩张脐动脉

5. 用两个有齿止血钳夹住脐带的上下缘,固定好脐带。术者用细镊尖端插入脐动脉内,轻微扩张脐动脉,然后将导管慢慢插入,在插入 1~2cm 后(腹壁处)如遇到阻力,可由助手将脐带向头部牵拉,拉直脐动脉;如在插入 5~7cm 处(膀胱水平)遇到阻力,可将导管退出 1~2cm 后再旋转推进,直到预定深度,抽吸有回血以证实。

6. 将导管插到预定深度后,开放三通开关,如立即有血顺畅回流,说明导管已经进入脐动脉。如回血不畅多提

示位置不当,应调整。如完全抽不到回血,提示导管可能插入血管壁假窦道中,应拔出重新插入。也可以立即做床旁 X 线摄片定位,并调整导管深度。

7. 将脐切面做荷包缝合并将线绕插管数圈后系牢。然后将胶布粘贴以固定插管。

8. 如患儿在插管过程中或插管后出现一侧下肢发白或发紫,考虑为股动脉痉挛所致,应将导管退出一定长度,并给对侧下肢热敷以使动脉痉挛缓解,下肢颜色恢复正常后再行插管。如经上述处理 30 分钟后无好转,应拔管后改另一条脐动脉插管。

9. 如患儿日龄超过 5 日,可作动脉切开术。在脐窝下方 1cm 处作弧形切口,切开皮下组织和腹直肌鞘,将腹直肌从中线推向两侧,暴露脐动脉并将其与脐尿管分离后,用两个结扎线圈将脐动脉结扎,在其间做一小切口,并将插管插入到预定的深度。将近端结扎线圈扎牢,远端线圈用于固定插管,再将皮肤切口缝合 1~2 针。

10. 脐血管导管、三通开关和注射器等可用无菌巾包裹。并用输液泵将肝素生理盐水按 0.5~1ml/h 输注以保持导管通畅,防止血栓形成。

11. 在三通开关处采血,先抽取 1~2ml 血后再用另外的注射器抽血送检。先前抽取的 1~2ml 血可回注患儿体内。如病情需要,并且无并发症发生,可保持 7~10 天。

(四)并发症及处理

1. **感染**　应严格无菌操作以减少感染,一旦缝合后不要将导管向内推进。如有问题,应重新置管。

2. **血管意外**　可能发生血栓形成或梗死。置管太靠近肾动脉引起肾动脉狭窄后可导致高血压的发生。

3. **出血**　如果导管通路发生断裂,可以发生出血。必要时补充血容量。

4. **血管穿孔**　多由于操作太过用力引起。插管时不要强迫用力插入,如果推进有困难时,应该尝试换用另一根血管。如果血管穿孔,需要手术治疗。

二、脐静脉置管

(一)适应证

1. 中心静脉压力测定。

2. 紧急静脉输液或给药。

3. 交换输血或部分交换输血。

4. 超低出生体重儿的长时间中心静脉输液。

(二)器械用品

同脐动脉插管。

(三)操作步骤(新生儿脐动静脉置管术见视频 3)

1. 准备工作同脐动脉置管。

2. UVC 导管顶端的理想位置是在右心房 / 下腔静脉交界点或在胸段的下腔静脉内[5]。插管深度估算方法有以下两种。

（1）根据肩 - 脐距离估算 UVC 置管深度：UVC 置管深度（cm）＝肩到脐距离＋1.5~2（图 25-3-1 和表 25-3-1）。

（2）体重法估算 UVC 置管深度[6]：UVC 置管深度（cm）＝［1.5× 体重（kg）］＋5.5。

注：实际置管深度应在估算长度基础上加脐根部长度。

3. 消毒铺巾，脐带根部系上纱条，脐根部上 1cm 切除多余脐带，用肝素盐水充满脐静脉导管。

4. 识别脐静脉：为一条大的薄壁的血管，位于脐带切面 12 点钟位置。

5. 止血钳钳住脐带根部，插入脐导管，轻轻推至理想的深度。如插管过程中导管感受到阻力，此时可能为导管进入门脉系统或进入肠系膜静脉、脾静脉。可将导管抽出 1~2cm 后轻轻转动再慢慢推入。

6. 将插管插到预定深度后，用注射器抽吸，见回血很畅通后连接管道。

7. 可床旁 X 线摄片定位，并调整插管深度。导管末端应位于左心房与横膈膜之间（膈肌上 1cm 处）。插入太深，可以退出。但插入长度不够，也不能再插入，以免感染。

8. 将脐切面做荷包缝合并将线绕插管数圈后系牢，然后将胶布粘成桥状以固定插管。

（四）并发症及处理

1. **感染**　严格无菌操作。固定后的导管不能向内推进。

2. **血栓或栓塞**　避免空气进入导管；不要试图冲洗导管末端的血凝块。

3. **肝坏死、门脉静脉血栓和高血压**　由于输注高渗液体和长时间留置插管引起。避免插管长时间停留在门脉系统。紧急情况下，插管只要进入约 3cm 见到血液回流即可。

4. **心律失常和心包填塞**　由于插管太深刺激心脏或心脏穿孔引起。应将插管抽出 1~2cm。如有心包填塞，立即心包穿刺减压，拔除导管。

5. **坏死性小肠结肠炎**　避免导管插入门脉系统。

三、脐血管置管的拔除

（一）适应证

脐动脉置管保留 7~10 天，脐静脉置管保留 2 周应撤管，否则可增加感染和血栓的发生率。

（二）操作步骤

1. 轻轻揭开覆盖的敷料，常规消毒，注意要从躯体端向导管方向进行。

2. 在插入点附近握紧导管，并轻轻地、连续地向外牵拉导管。遇到阻力时不要用力过猛以防止导管断裂，可在导管上方的局部温湿敷 1 分钟，然后再重新尝试拔出导管。

3. 导管拔出后要检查其长度以确认导管完全撤出。

4. 用无菌纱布覆盖局部。

第 4 节　骨髓穿刺

（一）适应证

1. 血液病诊断及鉴别诊断。

2. 恶性肿瘤累及骨髓的诊断。

（二）器械用品

5ml 注射器，骨髓穿刺针（供胫骨穿刺用），络合碘液，无菌孔巾，载玻片，无菌纱布、手套和胶布。

（三）操作步骤（新生儿骨髓穿刺术见视频 10）

视频 10　新生儿骨髓穿刺术

1. **止痛**　口服 24% 蔗糖水，或使用安慰奶嘴吸吮减轻疼痛、术前 60~90 分钟使用 5% EMLA 外涂局部麻醉止痛[1]。穿刺部位新生儿优先选用胫骨粗隆，也可使用前、后髂棘。

2. **胫骨穿刺法**　患儿仰卧于床上，取胫骨粗隆下 1cm 之前内侧为穿刺点。常规消毒皮肤，戴无菌手套，铺无菌孔巾后行局部麻醉。穿刺针进入皮肤时与骨干长径成 60° 角垂直骨面刺入，达骨膜后可轻轻旋转几次，待阻力消失（表示已达到骨髓腔）时固定穿刺针，取出针芯。用 5ml 注射器轻轻抽取约 0.2~0.5ml 骨髓送检。操作完毕后将穿刺针连同注射器一同拔出，再次消毒后用无菌纱布加压包扎。

（四）并发症及处理

1. **出血**　术后应加压包扎穿刺点可防止出血发生。

2. **感染**　预防靠严格执行无菌操作。

第 5 节　腹腔穿刺

（一）适应证

1. **诊断性穿刺**　为查明腹水性质，明确气腹。

2. **治疗性穿刺**　为抽出腹水或腹腔积气，解除腹胀。

（二）器械用品

无菌孔巾和纱布，无菌手套，弯盘，22~24G 套管针，20ml 注射器，装腹水标本的无菌管。

（三）操作步骤（新生儿腹腔穿刺术见视频 11）

视频 11　新生儿腹腔穿刺术

1. 患儿取仰卧位，助手帮助固定体位。

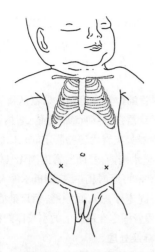

图 25-5-1　腹腔穿刺点

取脐与左或右髂前上棘连线中外 1/3 交接处为穿刺点,图中 X 为穿刺点

2. 取脐与髂前上棘连线中外 1/3 交接处为穿刺点(图 25-5-1)。用络合碘从内向外做环行消毒。

3. 戴无菌口罩和手套,铺无菌孔巾,用套管针在穿刺点进针,体重较大婴儿可以"Z 形轨迹"进针,即首先与皮肤垂直进针到皮下,再平移 0.5cm 后穿过腹壁进入腹腔后与注射器连接。"Z 形轨迹"可防止穿刺后腹水漏出。

4. 边进针边抽取,直到注射器中出现腹水或气体,抽出足够的腹水或气体后即可撤出套管针,诊断性穿刺抽液体 5~10ml,治疗性腹穿放液 10~20ml/kg。用无菌纱布覆盖穿刺点直至无液体漏出。然后再次消毒穿刺点皮肤并用无菌纱布覆盖,胶布黏贴。

(四)并发症及处理

1. **感染**　未严格执行无菌操作,尤其是在反复进行此操作时易发生。

2. **低血压**　抽出腹水或气体过多过快所致,操作时动作要缓慢,并注意抽取腹水的量不宜太多。

3. **肠穿孔**　用尽可能短的针,动作要缓慢轻柔。

4. **持续漏液**　多为没有按"Z 形轨迹"进针。

5. **膀胱穿孔**　通常自限性,不需特别处理。

第 6 节　膀胱穿刺及插管

一、耻骨上膀胱穿刺

(一)适应证

需要做无菌尿培养,而非侵入性操作不能获得所需的尿液时。

(二)器械用品

无菌手套,络合碘液,5ml 注射器及针头,无菌容器,无菌孔巾,无菌纱布及胶布。

(三)操作步骤(新生儿膀胱穿刺术见视频 12)

视频 12　新生儿膀胱穿刺术

1. 确定患儿膀胱中有充足的尿液,患儿仰卧,双下肢屈曲,定于"蛙式位"。

2. 取下腹部正中,耻骨联合上 1~2cm 处为穿刺点。

3. 常规消毒皮肤,戴无菌手套并铺孔巾。

4. 取 5ml 注射器在穿刺点垂直皮肤进针,边进针边抽吸,一旦见到注射器中有尿液出现,即停止进针。进针一般不要超过 2.5cm,以防止穿透膀胱后壁(图 25-6-1)。

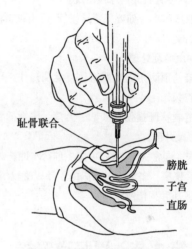

耻骨联合

膀胱

子宫

直肠

图 25-6-1　耻骨上膀胱穿刺

5. 取得所需要的尿液标本后即拔出注射器,用无菌纱布压迫穿刺部位并用胶布固定。

(四)并发症及处理

1. **出血**　在进行操作前应检查患儿有无凝血障碍性疾病。膀胱穿刺后可发生镜下血尿,一般为一过性,不需处理。如果发生大量出血则需要进一步治疗。

2. **感染**　严格执行无菌操作。

3. **膀胱穿孔**　进针时要缓慢,避免进针过深损伤膀胱后壁。

二、膀胱插管

(一)适应证

1. 采集尿标本。

2. 监测尿量。

3. 减轻尿潴留,膀胱造影或排尿性膀胱尿道造影。

(二)器械用品

无菌手套,络合碘液,无菌容器,无菌孔巾,润滑剂,无菌尿瓶,尿道导管(体重 <1000g 的新生儿用 3.5F 脐动脉导管,体重在 1000~1800g 者用 5F 鼻饲管,体重 >1800g 者用 8F 鼻饲管),无菌纱布及胶布。

(三) 操作步骤

1. 将患儿置于仰卧位,双大腿外展呈蛙式位。

2. 用络合碘消毒皮肤。男婴消毒阴茎,从尿道口向近端清洁;女婴则分开大阴唇,围绕尿道口消毒,用从前到后的顺序以防止大便污染。

3. 戴无菌手套,铺好无菌巾覆盖操作部位。将导尿管前端涂上润滑剂。

4. 如为男婴,握住阴茎使其与身体呈近似垂直位,插入导管直到有尿液排出。当导管通过外括约肌时,可以感到稍微有一点阻力,通常需要平稳地稍微用力通过这个部位,决不能强行推进导管。如为女婴,用手分开大阴唇暴露尿道口后插入导管直到有尿液出现。

5. 留取尿标本。如要保留导尿管,可用胶布将导尿管固定于下腹部。

(四) 并发症及处理

1. **感染** 预防感染要严格执行无菌操作。导尿管留置时间不宜过长。

2. **尿道或膀胱损伤** 多见于男孩。常为插管遇到阻力时强行插入引起。

3. **血尿** 通常为暂时性,可用生理盐水冲洗。

4. **尿道狭窄** 多见于男孩。由于导尿管较粗,或放置时间过长,或插管损伤所致。

第 7 节　胃肠道置管

一、经鼻胃插管

(一) 适应证

1. 胃肠道喂养。

2. 胃肠减压。

3. 胃肠道给药。

4. 胃内容物检查。

(二) 器械用品

小儿消毒胃管(体重 <1000g 的用 5 号,体重 ≥1000g 的用 8 号),弯盘,镊子,10ml 注射器,生理盐水,无菌石蜡油,纱布,治疗巾,胶布,听诊器,手套和吸引装置。

(三) 操作步骤

1. 患儿呈仰卧位,抬高床的头部。

2. 测量从鼻尖到耳垂加上耳垂到剑突的距离以决定胃管插入的深度,并在胃管上做好标记。戴无菌手套,检查胃管是否通畅,用石蜡油湿润胃管的前端。

3. 胃管从鼻孔插入,也可从口插入。

(1) 经鼻插入:清洁鼻孔,左手持纱布托住胃管,右手镊子夹住胃管前段,沿一侧鼻孔缓慢插入,直至预期的深度。

(2) 经口插入:在舌上方缓慢插入胃管通过咽部并至预期的深度。

4. 确认胃管的位置。可用注射器从胃管内注入少量空气,同时用听诊器在胃部听诊,若插入胃内则可听到气过水声;或用注射器吸出胃内容物测定 pH 来确定;另外可将胃管末端置于盛水碗内,若插入胃内则无气体逸出。若有气泡连续逸出并和呼吸时相一致,则提示误入气管内。

5. 鼻胃管固定于患儿面颊部,经口插管固定于下颌上。用胶布把胃管固定在皮肤上的水胶体敷料上。

(四) 并发症及处理

1. **呼吸暂停和心动过缓** 插管过程中刺激迷走神经可引起呼吸暂停和心动过缓,通常不必做特殊处理即能消失。

2. **食管、咽后壁、胃及十二指肠穿孔** 插管时要动作轻柔缓慢。

3. **缺氧** 常备 100% 氧气和面罩来处理低氧血症。

4. **误吸** 胃管意外插入气管会发生误吸。应定期检查胃中的残余量预防胃过度扩张和吸入。

二、经鼻幽门 / 十二指肠插管

(一) 适应证

1. 不能耐受胃内喂养的患儿。

2. 频繁的呕吐或反流。

(二) 器械用品

5Fr 鼻空肠管,5~10ml 注射器,无菌石蜡油,pH 试纸,胶布。

(三) 操作步骤

1. 患儿呈仰卧位,下肢伸展,测量鼻尖至踝部距离来估计进管长度并做好标记。本操作可以在 X 线透视指导下完成以提高插管的成功率。

2. 用无菌石蜡油湿润插管前端,经鼻进管,插至胃内。

3. 将患儿转至右侧卧位,用手指轻柔腹部,促使导管随胃蠕动波进入十二指肠,同时缓慢送管,每 10 分钟推进 1cm,直到标记处到达鼻孔处(表 25-7-1)。用胶布将管子固定在面颊部。

表 25-7-1　经鼻幽门插管的深度

体重(g)	进管深度(cm)
<1000	13~21
1000~1499	21~26
1500~3500	26~34

4. 验证方法。可从导管抽取消化液,用试纸测定 pH。若 pH>5,则证明导管已在十二指肠内。若导管内抽不出液

体,可向导管内注入1~2ml生理盐水再回抽。也可通过腹部X线平片来确定插管是否成功。导管顶端的正确位置应在第1腰椎至第3腰椎之间,即过幽门2cm左右。

5. 插管成功后,可用持续输注法经幽门进行饲喂。每4~6小时回抽1次导管内的液体复查pH。若回抽的残留液较多,或者液体pH变为≤5,说明导管已退入胃内,这时需要重新插管。

6. 导管应每周更换1次。

(四) 并发症及处理

1. **乳汁反流至胃内**　可能由于肠梗阻、奶量过多或导管移位引起。应减少奶量或停止喂养,并检查插管的位置。

2. **肠穿孔**　插管时要动作轻柔缓慢。

三、肛门直肠置管术

(一) 适应证

1. 肛管排气。

2. 清洁灌肠。

(二) 器械用品

12Fr聚乙烯管或相应大小的软橡皮管(导管的顶端侧面有几个小孔),镊子,石蜡油,注射器,玻璃瓶(盛水3/4瓶)。

(三) 操作步骤

1. 患儿仰卧位,双腿向外屈曲,暴露肛门。以石蜡油润滑导管的前端后,用镊子夹住导管前端轻轻插入肛门。可轻轻旋转导管以便插入顺利。

2. 将导管的另一端插入床下水瓶中,并调整插管的深度直至有较多气泡排出。

3. 如要进行清洁灌肠,可用注射器抽取温热的生理盐水20~30ml,接上导管后边插边注。一般插入3~4cm深度即可。随后吸出注入液体倒入便盆中。可反复进行,每次可注入和回收液体20~30ml,直到抽出的液体中无粪质为止。

4. 术后拔管,清洁臀部。

第8节　气管插管

一、经口气管插管

(一) 适应证

1. 新生儿窒息复苏。

2. 呼吸心搏骤停。

3. 胎粪性羊水吸入需气管内吸引。

4. 人工呼吸机机械通气。

5. 获取气管内分泌物做培养。

(二) 器械用品

新生儿喉镜和镜片(00、0、1号),气管插管(规格按体重而异,表25-8-1),吸痰管,可弯曲的钝头金属管芯,气管

表23-8-1　气管插管内径规格和插管深度

体重(g)	镜片型号	气管插管内径(mm)	插管深度(cm)
<1000	00	2.5	6~7
1000~	0	3.0	7~8
2000~	1	3.5	8~10
>4000	1	3.5~4.0	10

插管钳(经鼻插管用),有储氧袋的面罩复苏囊,剪刀,布胶布,听诊器,脉搏氧饱和度仪,氧源。

(三) 操作步骤

1. 患儿放置在辐射保温台或保温箱中,呈仰卧位,让颈部轻微伸展,抽空胃液,吸尽咽部的黏液。选择性或非紧急的插管考虑应用插管前止痛,多选用芬太尼0.5~2μg/kg或吗啡0.05~0.1mg/kg静脉推注[1]。在使用镇痛药的基础上,可考虑同时选用如短效肌松剂等药物进行快速有效的药物诱导(rapid-sequence intubation,RSI)以提高气管插管的成功率。

2. 观察新生儿的心率、呼吸和血氧饱和度,必要时用复苏囊面罩加压给氧1分钟。

3. 将患儿头部置于正中位,头后仰,在肩后垫以棉布卷(2~3cm),以保持气道平直。

4. 术者立于患儿头侧,以左手拇、示、中指持喉镜,余两指固定于患儿下颌部,喉镜从口腔右边插入并将舌推向左侧,进到会厌软骨谷处使镜片尖略向上提,以暴露声门。如声门暴露不清,可用左手小指在环状软骨上轻压喉部,可使气管下移,有助于暴露声门。如有黏液,可予以吸引(图25-8-1)。

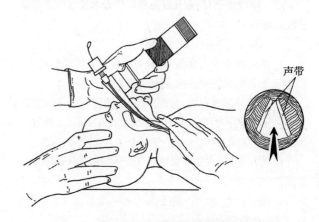

声带

图25-8-1　经口气管插管

5. 右手持气管插管从喉镜右侧经声门插入气管,插入深度可按下述方法判断:①在气管插管的前端2cm处有一圈黑线,示进入声门深度,可在喉镜直视下将插管插入声门至黑线处;②插管本身有刻度标记,患儿体重为1、2、3kg,插入深度距门齿分别为7、8、9cm;③插管完成后行胸部X线检查,正确位置导管前端应位于气管隆突上方1cm处。

6. 抽出喉镜,用手固定插管位置接复苏囊,进行正压通气。助手用听诊器听诊双侧胸部,如左右两侧肺呼吸音相等、胸廓起伏一致、心率回升、面色转红,则提示插管位置正确。可用"工"型胶布固定插管。"工"型胶布的一端包绕管壁固定,另一端贴于上唇。上唇须事先用安息香酊涂抹,以防皮肤损伤。如果在插管后复苏囊通气时,心率不回升,面色无转红,双肺呼吸音微弱,提示插入过浅或误插入食管,需重新插管或调整深度。如两侧呼吸不对称,右侧强于左侧,提示插管插入过深,进入了右侧支气管。此时应将插管缓慢退出直至两侧呼吸音对称为止。插管固定好后接上人工呼吸机、持续气道正压给氧装置或复苏囊后即可进行人工辅助呼吸。

7. 整个插管过程要求在 20 秒内完成(不包括插管的固定)。如超过了 20 秒,或者在操作过程中患儿出现发绀、心率减慢时应立即停止操作,用复苏囊面罩加压给氧,直至面色转红、心率回升后再重新插管。

(四)并发症及处理

1. **感染**　严格执行无菌操作。

2. **喉头水肿**　避免反复插管;导管内径合适,避免导管过粗压迫声门引起水肿。

3. **出血**　插管时动作要轻柔,避免损伤声门或气管。

二、经鼻气管插管

(一)适应证

同经口气管插管,便于固定。

(二)器械用品

同经口气管插管。

(三)操作步骤(新生儿经鼻气管插管术及密闭式吸痰护理见视频 1)

1. 步骤 1 至 3 同经口气管插管。

2. 术者站于患儿头侧,将气管插管从鼻腔轻轻插入。如遇阻力,可轻轻转动插管,将插管送至咽喉部。

3. 将喉镜插入口腔,暴露声门,用插管钳夹主插管送入声门。插入深度可按经口插管深度的方法①,或按方法②加 1cm。从插入喉镜至插管完毕要求在 25 秒内完成。

4. 抽出喉镜,将复苏囊接上气管插管后加压给氧 1~2 分钟。

5. 固定插管,用"工"字型胶布的一端包绕气管插管,另一端贴在患儿的鼻翼上固定。

(四)并发症及处理

同经口气管插管。

第 9 节　胸腔穿刺及引流

(一)适应证

1. 气胸或胸腔积液的诊断。

2. 气胸或胸腔积液的引流。

(二)器械用品

胸腔穿刺用弹簧套针导管(如无,可用连有透明塑料管的 8 号或 9 号针头代替)、蚊式钳、三通开关、20ml 注射器。如需持续引流,需备一次性使用的 14G 中心静脉导管包、引流装置 / 水封瓶,吸引器。1% 利多卡因,常规消毒用品,无菌巾,纱布,胶布等。

(三)操作步骤(新生儿胸腔闭式引流术见视频 13)

视频 13　新生儿胸腔闭式引流术

1. 患儿置仰卧位,选取穿刺点,常规消毒皮肤,铺无菌孔巾。如为排出气体,导管穿刺点应放置在胸前第 2 肋间锁骨中线上或腋前线第 4 肋间下一肋的上缘(图 25-9-1);液体引流应以腋前线第 4、5、6 肋间为穿刺点。乳头是第 4 肋间的标记。切记肋间神经、动静脉位于肋骨的下缘。因此,穿刺针应沿肋骨的上缘刺入。

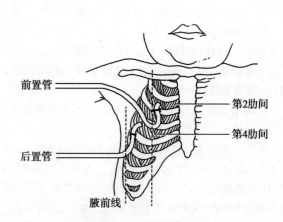

图 25-9-1　胸导管放位置

2. 术者戴无菌口罩、手套,将盛有部分生理盐水的注射器、三通开关与针头连接后,用小量利多卡因进行皮下或皮内注射(也可合用安慰奶嘴吸吮,或使用阿片类药物止痛)[1]。在穿刺点沿着肋骨上缘向内侧与平面呈 45° 进针,进针时以蚊式钳夹住距针尖 1~1.5cm 处,以防止刺入过深损伤肺组织,进针至有落空感时即提示进入胸膜腔,抽吸时可见盛有生理盐水的注射器中不断有气泡或积液抽出。

3. 用注射器通过三通开关分次抽出气体或积液。拔针后重新消毒皮肤并覆盖以纱布块后,可贴上胶布固定。

4. 需要持续引流者,局麻后用穿刺针从穿刺点进针,有明显落空感,提示进入胸膜腔,然后将导引钢丝从穿刺针针芯送入胸膜腔,固定导引钢丝,退出穿刺针(此时注意避免导引钢丝脱出),将 14G 中心静脉导管沿导引钢丝插入胸膜腔,取出导引钢丝(拔出一半时夹紧导管,再全部拔出,防止气体进入)。将导管紧贴胸前壁向胸骨方向或向气胸部位推进 2~3cm。

5. 穿刺处用透明敷贴将导管固定后行 X 线检查导管位置。

6. 将导管与气胸引流装置连接,再与吸引器连接,吸引负压一般调到 0.049~0.098kPa(5~10cmH$_2$O)。

7. 严重张力性气胸,尤其在应用持续 CPAP 给氧或呼吸机的情况下,必要时可在多个穿刺点插入导管引流,此时可将吸引负压调节到 0.294kPa(30cmH$_2$O)。

8. 当患儿呼吸窘迫消失,胸腔导管无气体吸出,X 线胸片示气胸消失 24~48 小时时,可停止负压吸引并夹住导管,如 6~12 小时后仍无气漏征象,可以拔管。

9. 拔管后局部重新消毒,用凡士林纱布块覆盖穿刺点,予纱布覆盖,胶布固定。

(四)并发症及处理

1. **感染**　常见的感染为蜂窝织炎。严格无菌操作有助于减少感染。

2. **出血**　如在操作过程中遇到大血管被刺破或发生肺损伤,可以发生大出血。要求术前确认各标志以免损伤。如持续出血,可请外科会诊。

3. **神经损伤**　导管从肋骨的上缘进针可避免肋间神经的损伤。

4. **肺损伤**　避免过度用力强行进针,能减少肺损伤。

5. **膈肌损伤**。

6. **皮下气肿**。

第 10 节　心包穿刺

(一)适应证

1. 心包积气或积液压迫心脏时,用以抽排积气或积液,或放置导管做持续引流。

2. 为心包积液的诊断而采集标本。

(二)器械用品

21G 静脉套管针,三通开关,10ml 注射器,常规消毒用品,无菌巾,纱布块,胶布条。

(三)操作步骤(新生儿心包穿刺术见视频 14)

视频 14　新生儿心包穿刺术

最好在心脏超声的引导下操作,有助于指导进针位置和深度,以减少并发症的发生。

1. 将患儿置于仰卧位。作积液引流时,上半身略垫高,

取剑突下做穿刺点。常规消毒皮肤,铺以无菌孔巾。

2. 术者戴消毒口罩、手套,将套管针与三通开关、盛有少量生理盐水的注射器连接。在剑突与左肋弓缘交界处进针,与正中线和水平面各呈 45°向左肩方向推进(图 25-10-1)。边进针边轻轻抽吸,进入 1~2cm 时达心包腔,可见注射器中有少量气泡或积液抽出。拔出内芯,将注射器、三通开关与套管连接,分次将积气或积液抽出。

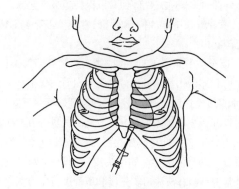

图 25-10-1　心包穿刺术

3. 拔针后重新消毒皮肤,覆盖纱布块,黏上胶布。

4. 如气漏严重,或在使用 CPAP 或人工呼吸机情况下,可将套管留置于心包腔内,固定后与引流装置及吸引器连接做持续引流,吸引负压 0.049kPa(5cmH$_2$O)。

5. 待患儿病情稳定,无液体气体引流出、胸片无心包积液或积气时,可夹住引流管停止引流,6~12 小时后胸片如仍无心包积液或积气,可以拔管。局部消毒后覆盖纱布块,贴以胶布。

(四)并发症及处理

1. **心脏损伤**　进针时一旦采集到气体或液体即停止,可避免进针过深而损伤心脏。

2. **气胸或血胸**　没有标记的盲穿易引发气胸或血胸。如果发生气胸或血胸,通常要在患侧放置胸腔引流管。

3. **感染**　严格执行无菌操作可防止感染。

第 11 节　腰椎穿刺

(一)适应证

1. 怀疑中枢神经系统疾病如脑膜炎、脑炎或颅内出血的诊断性检查。

2. 脑脊液引流。

3. 鞘内注射药物。

4. 检查脑脊液以监测中枢神经系统感染的抗生素疗效。

(二)器械用品

新生儿腰椎穿刺包(无菌孔巾,4 个无菌标本管,无菌纱布,5ml 注射器,新生儿腰椎穿刺针或 5.5 号头皮针),测压管,无菌手套,络合碘液,胶布等。

（三）操作步骤（新生儿腰椎穿刺术见视频 15）

视频 15　新生儿腰椎穿刺术

1. 患儿侧卧,助手固定住患儿的肩部和臀部,使腰椎段尽量弯曲,颈部不必过度弯曲,以保持呼吸道通畅。

2. 术者戴好口罩、帽子和手套,常规消毒穿刺部位,并铺好无菌孔巾。

3. 以脊柱中线第 4~5 腰椎间隙为穿刺点(图 25-11-1),皮下注射利多卡因或术前 60~90 分钟外涂 5% EMLA 止痛剂[1],垂直缓慢进针。有突破感后即达到蛛网膜下腔(如果用头皮针穿刺突破感不明显),早产儿一般进针 0.5~0.7cm,足月儿进针 1~2cm 即可。如用腰椎穿刺针应经常撤出针芯查看有无脑脊液流出。如用头皮针穿刺,穿刺成功后可见到针管中有脑脊液流出。先接测压管进行压力测定。

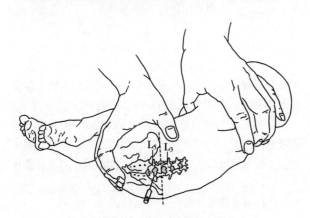

图 25-11-1　腰椎穿刺位置

4. 测量脑脊液压力后用无菌标本管收集脑脊液标本。每管分别留取 0.5~1ml(一般第 1 管送细菌培养和药敏,第 2 管送糖和蛋白质等生化检查,第 3 管送细胞记数和分类检查,第 4 管送其他检查)。

5. 插回针芯,拔出穿刺针,重新消毒穿刺点皮肤并用无菌纱布覆盖,用胶布固定。

6. 术后去枕平卧 6 小时,并观察患儿生命体征。

（四）并发症及处理

1. **感染**　严格执行无菌操作可减少细菌进入脑脊液的机会。穿刺针接触污染的脑脊液后再刺破血管可导致菌血症。

2. **出血**　穿刺时易误穿入周围血管,需要重新定位穿刺。

3. **脊髓和神经损伤**　在第 4 腰椎以下穿刺可避免。

4. **椎管内表皮样瘤**　使用没有针心的穿刺针,上皮组织可成为针管的填充物被带到他处。为防止针管内的上皮组织移植到硬脑膜,应尽量使用有针芯的腰椎穿刺针。

5. **呼吸暂停和心动过缓**　由于患儿被过紧束缚所致。

第 12 节　腹膜透析置管术

（一）适应证

1. 急性肾功能衰竭。

2. 严重水电解质紊乱。

3. 毒物或药物中毒。

4. 先天代谢性疾病急性期。

（二）器械用品

无菌帽子和口罩,无菌手套,隔离衣,无菌孔巾,缝合包,无菌镊,无菌剪,一次性使用 14G 单腔中心静脉导管包,连接系统,三通管,透明贴膜(固定导管用),无菌盘,络合碘液,20ml 或 50ml 注射器,生理盐水,1.5% 或 2.5% 葡萄糖乳酸盐腹透液。

（三）操作步骤

1. 手术部位选择脐与左或右髂前上棘连线中内 1/3 处为穿刺点,常规络合碘消毒、铺巾。

2. 局部麻醉:1% 利多卡因作皮肤与皮下局部浸润麻醉。

3. 置管:传统的腹膜透析术需要外科手术切开直视下植入 Tenckhoff 管再连接腹膜透析系统进行透析。新生儿可采用损伤小的 Seldinger 穿刺置管技术[7],置入 14G 单腔中心静脉导管进行。用穿刺针从穿刺点向耻骨联合方向进针,先在皮下潜行后,再斜向下行有明显落空感,提示进入腹腔,然后将导引钢丝从穿刺针针芯送入腹腔,固定导引钢丝,退出穿刺针(此时注意避免导引钢丝脱出),用扩张管将穿刺针进针点扩大(利于导管进腹腔);将中心静脉导管从导引钢丝尾端插入,沿导引钢丝将中心静脉导管插入腹腔,至膀胱底部时可感阻力,稍改变方向插向膀胱直肠窝。停止送管,拔出导丝。由助手用 20 或 50ml 注射器注入生理盐水 10~15ml/kg 后,即将透析管远端置于最低点放出液体,观察水流线及放出的液体量。若液体呈连续性线样或滴状流出,出水量与入水量相当则提示置管位置良好。

4. 导管用专用的固定装置妥善固定于腹壁,并用透明敷料贴覆盖伤口。

5. 导管外接腹透液套装的连接导管,缓慢将腹透液灌入腹腔并放空,观察患者有无不适,记录流出液体的颜色及量。

6. 腹透液多选择 1.5% 葡萄糖乳酸盐(每 100ml 含葡萄糖 1.5g 或 2.5g,氯化钠 538mg,氯化钙 25.7mg,氯化镁 5.08mg,乳酸钠 448mg)。水肿严重,要加强超滤时可用 2.5% 葡萄糖乳酸盐腹透液(每 100ml 含葡萄糖 2.5g,余同 1.5% 葡萄糖乳酸盐)。经液体加温器加温至 37℃,初始每次输入腹透液量为 15~30ml/kg,于 15 分钟内缓慢流入。腹膜透析液在腹腔留置时间为 30~40 分钟,流出腹腔时间为 15~30 分钟,之后根据患儿临床体征改善情况、液体出入量平衡情况和血清肌酐调整透析液浓度及频率。

（四）并发症及处理

1. **出入液障碍**　导管堵塞可用肝素液反复冲洗。如为导管移位可 X 线检查导管位置,必要时调整位置或拔管重插。

2. **腹膜炎**　应严格无菌操作以减少感染,抗生素治疗。

3. **渗漏**　可减少每次灌入腹透液量,暂时终止腹膜透析。加强营养,必要时手术缝扎。

第 13 节　侧脑室穿刺

(一)适应证

1. 脑室内注射药物。

2. 脑积水时放液以减轻颅内高压。

(二)器械用品

腰椎穿刺针,络合碘液,无菌孔巾,无菌纱布、手套和胶布。

(三)操作步骤(新生儿侧脑室穿刺术见视频 16)

视频 16　新生儿侧脑室穿刺术

1. 患儿呈仰卧位,以前囟侧角为穿刺点,将前囟及其附近的毛发剃去,用甲紫在头皮上标记出穿刺点,常规消毒并铺无菌孔巾。

2. 术者戴好无菌手套,立于患儿的头侧,左手固定患儿头部,右手持腰椎穿刺针在穿刺点进针,针头进入皮下后稍微向前内指向对侧眼内角方向进针。

3. 进针时每前进 1cm,应取出针芯,观察有无液体流出。一般足月儿进针 4~5cm 即达到侧脑室。进针深度依体重而异(表 25-13-1)。

表 25-13-1　侧脑室穿刺深度

体重(g)	进针深度(cm)
<1000	2~3
1000~	3~4
1500~2500	4~5

4. 操作完成后插上针芯,缓慢沿原路退出穿刺针,局部消毒后用无菌纱布加压包扎并监护患儿生命体征。

5. 在穿刺过程中,穿刺针不要随意摆动或改变方向以免损伤脑组织。若穿刺未成功,应将针沿进针轨迹拔至头盖骨下后再重新进针。

(四)并发症

1. **感染**　严格执行无菌操作可减少细菌进入脑室的机会。

2. **脑脊液外渗**　严重脑积水时,穿刺后脑脊液可从穿刺点外渗。在穿刺后可加压包扎。

3. **脑组织损伤**　由于进针时摇摆或随意改变方向引起。穿刺时要保持进针方向,不要摇摆或改变方向。

第 14 节　硬脑膜下穿刺

(一)适应证

怀疑有硬脑膜下积液、积脓或积血时。

(二)器械用品

7 号针头、20ml 注射器、常规消毒用品、胶布、无菌纱布。

(三)操作步骤(新生儿硬脑膜下穿刺术见视频 17)

视频 17　新生儿硬脑膜下穿刺术

1. 患儿取仰卧位,术者站在患儿头部,消毒同侧脑室穿刺。

2. 穿刺点同侧脑室穿刺,将针头连接上注射器,于头皮垂直缓慢进针,进入硬脑膜下腔,在进针的同时轻轻回抽注射器以观察有无液体,一般进针 0.2~0.5cm,经过硬脑膜时有落空感。

3. 抽取所需要的液体后拔针,局部消毒后用无菌纱布覆盖并贴以胶布。

4. 穿刺过程中切忌调换进针方向,否则可损伤大脑皮质。

5. 如有指征,可行双侧穿刺,但每次每侧抽液不超过 15ml。

[杨于嘉　余小河　姚跃(制图)

视频:邵肖梅　陆春梅　周文浩]

参考文献

1. Walden M, Gibbins S. Pain Assessment and Management. Guideline for practice, National Association of Neonatal Nurses. 2 nd Ed, 2008:9-10.

2. McCay AS, Elliott EC, Walden M. PICC Placement in the Neonate. N Engl J Med , 2014, 370:e17.

3. Milstone AM, Reich NG, Advani S, et al. Catheter dwell time and CLABSIs in neonates with PICCs:a multicenter cohort study. Pediatrics. 2013, 132(6):e1609-1615.

4. Kayashima K. Factors affecting survival in pediatric cardiac tamponade caused by central venous catheters. J Anesth, 2015, 29(6):944-952.

5. Adams JM, Fernandes CJ. Guideline for Acute Care of the Neonate. Texas Children's Hospital. Houston, Texas. Edition 22 nd, 2014-2015:2-3.

6. Working group of the College of Respiratory Therapists of Ontario's (CRTO). Central Access:Umbilical Artery & Vein Cannulation. Clinical best practice guideline, 2008.

7. Yip T, Lui SL, Lo WK. The Choice of Peritoneal Dialysis Catheter Implantation Technique by Nephrologists. Int J Nephrol, 2013, 2013:1-5.

附　　录

附录1　新生儿常用化验正常值

一、血液正常值

表1　正常血液学检查

测定项目	早产儿		足月儿(脐血)	第1天	3天	7天	14天
	28周	34周					
血红蛋白 g/L(g/dl)	145(14.5)	150(15.0)	168(16.8) (13.7~21.8)	184(18.4) (14~22)	178(17.8) (13.8~21.8)	170(17.0) (14~20)	168(16.8) (13.8~19.8)
血细胞比容(%)	0.45(45)	0.47(47)	0.53(53)	0.58(58)	0.55(55)	0.54(54)	0.52(52)
红细胞 10^{12}/L(mm³)	4.0	4.4	5.25	5.8	5.6	5.2	5.1
MCV fl(μ³)	120	118	107 (96~118)	108	99	98	96
MCH pg	40	38	34 (33~41)	35	33	32.5	31.5
MCHC(%)	0.31(31)	0.32(32)	0.32(32) (30~35)	0.33(33)	0.33(33)	0.33(33)	0.33(33)
网织红细胞(%)	0.05~0.1 (5~10)	0.03~0.10 (3~10)	0.03~0.07 (3~7)	0.03~0.07 (3~7)	0.01~0.03 (1~3)	0~0.01 (0~1)	0~0.01 (0~1)

括号内为旧制(以下同)。换算系数:血红蛋白:10

表2a　血红蛋白 $\overline{X}\pm SD$ g/L(g/dl)

体重(孕周)	3天	1周	2周	3周	4周	6周	8周	10周
<1500g (28~32W)	175±15 (17.5±1.5)	155±15 (15.5±1.5)	135±11 (13.5±1.1)	115±10 (11.5±1.0)	100±9 (10.0±0.9)	85±5 (8.5±0.5)	85±5 (8.5±0.5)	90±5 (9.0±0.5)
1500~2000g (32~34W)	190±20 (19.0±2.0)	165±15 (16.5±1.5)	145±11 (14.5±1.1)	130±11 (13.0±1.1)	120±20 (12.0±2.0)	95±8 (9.5±0.8)	95±5 (9.5±0.5)	95±5 (9.5±0.5)
2000~2500g (34~36W)	190±20 (19.0±2.0)	165±15 (16.5±1.5)	150±15 (15.0±1.5)	140±11 (14.0±1.1)	125±10 (12.5±1.0)	105±9 (10.5±0.9)	105±9 (10.5±0.9)	110±10 (11.0±1.0)
>2500g (足月儿)	190±20 (19.0±2.0)	170±15 (17.0±1.5)	155±15 (15.5±1.5)	140±11 (14.0±1.1)	125±10 (12.5±1.0)	110±10 (11.0±1.0)	115±10 (11.5±1.0)	120±10 (12.0±1.0)

换算系数 10

表 2b　胎儿血红蛋白（HbF）

日龄	HBF（%）	质量分数
1 天	77.0（63~92）	0.63~0.92
5 天	76.8（65~88）	0.65~0.88
3 周	70.0（55~85）	0.55~0.85
6-9 周	52.9（31-75）	0.37~0.75
3-4 月	23.2（<2~59）	<0.02~0.59
6 月	4.7（<2~9）	<0.02~0.09
8-11 月	1.6	0.016
成人	<2	<0.02

选自：Wu Alan HB. Tietz clinical guide to laboratory tests. 4th ed. Philadelphia：WB Saunders，2006：393

表 3　血细胞比容 $\overline{X}\pm SD$（%）

体重（孕周）	3 天	1 周	2 周	3 周	4 周	6 周	8 周	10 周
<1500g	0.54±0.05	0.48±0.05	0.42±0.04	0.35±0.04	0.30±0.03	0.25±0.02	0.25±0.02	0.28±0.03
（28~32W）	（54±5）	（48±5）	（42±4）	（35±4）	（30±3）	（25±2）	（25±2）	（28±3）
1500~2000g	0.59±0.06	0.51±0.05	0.44±0.05	0.39±0.04	0.36±0.04	0.28±0.03	0.28±0.03	0.29±0.03
（32~34W）	（59±6）	（51±5）	（44±5）	（39±4）	（36±4）	（28±3）	（28±3）	（29±3）
2000~2500g	0.59±0.06	0.51±0.05	0.45±0.05	0.43±0.04	0.37±0.04	0.31±0.03	0.31±0.03	0.33±0.03
（34~36W）	（59±6）	（51±5）	（45±5）	（43±4）	（37±4）	（31±3）	（31±3）	（33±3）
>2500g	0.59±0.06	0.51±0.05	0.46±0.05	0.43±0.04	0.37±0.04	0.33±0.03	0.34±0.03	0.36±0.03
（足月儿）	（59±6）	（51±5）	（49±5）	（43±4）	（37±4）	（33±3）	（34±3）	（36±3）

换算系数 0.01

表 4　低出生体重儿出生 6 周内血红蛋白、血细胞比容、红细胞及网织红细胞值

	生后日数	例	百分位								
			3	5	10	25	中位数	75	90	95	97
血红蛋白（g/dl）	3	559	11.0	11.6	12.5	14.0	15.6	17.1	18.5	19.3	19.8
	12-14	203	10.1	10.8	11.1	12.5	14.5	15.7	17.4	18.4	18.9
	24-26	192	8.5	8.9	9.7	10.9	12.4	14.2	15.6	16.5	16.8
	40-42	150	7.8	7.9	8.4	9.3	10.6	12.4	13.8	14.9	15.4
血细胞比容（%）	3	561	35	36	39	43	47	52	56	59	60
	12-14	205	30	32	34	39	44	48	53	55	56
	24-26	196	25	27	29	32	39	44	48	50	52
	40-42	152	24	24	26	28	33	38	44	47	48
红细胞（10^{12}/L）	3	364	3.2	3.3	3.5	3.8	4.2	4.6	4.9	5.1	5.3
	12-14	196	2.9	3.0	3.2	3.5	4.1	4.6	5.2	5.5	5.6
	24-26	188	2.6	2.6	2.8	3.2	3.8	4.4	4.8	5.2	5.3
	40-42	148	2.5	2.5	2.6	3.0	3.4	4.1	4.6	4.8	4.9
网织红细胞校正值（%）	3	283	0.6	0.7	1.9	4.2	7.1	12.0	20.0	24.1	27.8
	12-14	139	0.3	0.3	0.5	0.8	1.7	2.7	5.7	7.3	9.6
	24-26	140	0.2	0.2	0.5	0.8	1.5	2.6	4.7	6.4	8.6
	40-42	114	0.3	0.4	0.6	1.0	1.8	3.4	5.6	8.3	9.5

选自：Obladen M，et al.Pediatrics，2000，106：707.

表 5a　足月儿白细胞值及分类计数（10⁹/L）

年龄（小时）	白细胞总数	中性粒细胞	杆状核细胞	淋巴细胞	单核细胞	嗜酸性细胞
0	10.0~26.0	5.0~13.0	0.4~1.8	3.5~8.5	0.7~1.5	0.2~2.0
12	13.5~31.0	9.0~18.0	0.4~2.0	3.0~7.0	1.0~2.0	0.2~2.0
72	5.0~14.5	2.0~7.0	0.2~0.4	2.0~5.0	0.5~1.0	0.2~1.0
144	6.0~14.5	2.0~6.0	0.2~0.5	3.0~6.0	0.7~1.2	0.2~0.8

表 5b　出生两周内白细胞值及分类计数（10⁹/L）

日龄（天）		白细胞	中性粒细胞			嗜酸性细胞	嗜碱性细胞	淋巴细胞	单核细胞
			总数	分叶	杆状				
出生	平均范围	18.1	11.0	9.4	1.6	0.4	0.1	5.5	1.05
	（%）	9.0~30.0	6.0~26.0	…	…	0.02~0.85	0~0.64	2.0~11.0	0.4~3.1
		…	0.61(61)	0.52(52)	0.09(9)	0.022(2.2)	0.006(0.6)	0.31(31)	0.058(5.8)
7	平均范围	12.2	5.5	4.7	0.83	0.5	0.05	5.0	1.1
	（%）	5.0~21.0	1.5~10.0	…	…	0.07~1.1	0~0.25	2.0~17.0	0.3~2.7
		…	0.45(45)	0.39(39)	0.06(6)	0.041(4.1)	0.004(0.4)	0.41(41)	0.091(9.1)
14	平均范围	11.4	4.5	3.9	0.63	0.35	0.05	5.5	1.0
	（%）	5.0~20.0	1.0~9.5	…	…	0.07~1.0	0~0.23	2.0~17.0	0.2~2.4
		…	0.4(40)	0.34(34)	0.055(5.5)	0.031(3.1)	0.004(0.4)	0.48(48)	0.088(8.8)

表 6a　正常足月儿血小板计数 10⁹/L（mm³）

日龄（天）	均值 10⁹/L（mm³）	范围 10⁹/L（mm³）
脐血	200（200 000）	100~280（100 000~280 000）
1	192（192 000）	100~260（100 000~260 000）
3	213（213 000）	80~320（80 000~320 000）
7	248（248 000）	100~300（100 000~300 000）
14	252（252 000）	…

表 6b　低出生体重儿血小板计数 10⁹/L（mm³）

日龄（天）	均值 10⁹/L（mm³）	范围 10⁹/L（mm³）
0	203（203 000）	80~356（80 000~356 000）
3	207（207 000）	61~335（61 000~335 000）
5	233（233 000）	100~502（100 000~502 000）
7	319（319 000）	124~678（124 000~678 000）
10	399（399 000）	172~680（172 000~680 000）
14	386（386 000）	147~670（147 000~670 000）
21	388（388 000）	201~720（201 000~720 000）
28	384（384 000）	212~625（212 000~625 000）

表 7　新生儿凝血因子测定（X̄±SD）

测定项目	正常成人值	28~31 孕周	32~36 孕周	足月儿	达成人时间
I (mg/dl)	150~400	215±28	226±23	246±18	...
II (%)	100	30±10	35±12	45±15	2~12 月
V (%)	100	76±7	84±9	100±5	...
VII和X (%)	100	38±14	40±15	56±16	2~12 月
VIII (%)	100	90±15	140±10	168±12	3~9 月
IX (%)	100	27±10	...	28±8	3~9 月
XI (%)	100	5~18	...	29~70	1~2 月
XII (%)	100	...	30±	51 (25~70)	9~14 天
XIII (%)	100	100	100	100	...
凝血酶原时间 (PT)(秒)	12~14	23±	17 (12~21)	16 (13~20)	1 周
部分凝血活酶时间 (PTT)(秒)	44	...	70±	55±10	2~9 月
凝血酶时间 (TT)(秒)	10	16~28	14 (11~17)	12 (10~16)	数日
舒血管素原	100	27	...	33±6	不明
激肽原	100	28	...	56±12	不明

	正常成人	早产儿			足月儿		
		第 1 天	第 5 天	第 30 天	第 1 天	第 5 天	第 30 天
抗凝血酶Ⅲ (ATⅢ)(u/ml)	1.05±0.13	0.38 (0.14-0.62)	0.56 (0.30-0.82)	0.59 (0.37-0.81)	0.63±0.12	0.67±0.13	0.78±0.15
蛋白 C (PC)(u/ml)	0.96±0.16	0.28 (0.12-0.44)	0.31 (0.11-0.51)	0.37 (0.15-0.59)	0.35±0.09	0.42±0.11	0.43±0.11
蛋白 S (PS)(u/ml)	0.92±0.16	0.26 (0.14-0.38)	0.37 (0.13-0.61)	0.56 (0.22-0.90)	0.36±0.12	0.50±0.14	0.63±0.15

选自：Rennie & Roberton's Textbook of Neonatology, 5th Edition. Churchill Livingstone:Elsevier,2012:3378-3379.

二、血液化学正常值

表8a 新生儿正常血气分析值

测定项目	样本来源	出生	1小时	3小时	24小时	2天	3天
阴道分娩足月儿							
pH	动脉	7.26(脐血,以下同)	7.30	7.30	7.30	7.39	7.39
	静脉	7.29	...	...	...	...	...
PO_2 kPa(mmHg)	动脉	1.1~3.2(8~24)	7.3~10.6(55~80)	...	7.2~12.6(54~95)	...	11~14.4(83~108)
PCO_2 kPa(mmHg)	动脉	7.29(54.5)	5.16(38.8)	5.09(38.3)...	4.47(33.6)	4.52(34)	4.66(35)
	静脉	5.69(42.8)	...	...	...	...	...
SO_2(%)	动脉	0.198(19.8)	0.938(93.8)	0.947(94.7)...	0.932(93.2)	0.94(94)	0.96(96)
	静脉	0.476(47.6)	...	...	...	...	...
pH	左心房	...	7.30	7.34	7.41	7.39(颞动脉)	7.38(颞动脉)
HCO_3(mmol/L)	动脉	18.8	18.8	18.8	19.5	20.0	21.4
CO_2容量(mmol/L)		...	20.6	21.9	21.4	...	...
早产儿	毛细血管						
pH	<1250g	...	...	...	7.36	7.35	7.35
PCO_2 kPa(mmHg)		...	...	...	5.05(38)	5.85(44)	4.92(37)
pH	>1250g	...	...	...	7.39	7.39	7.38
PCO_2 kPa(mmHg)		...	...	...	5.05(38)	5.19(39)	5.05(38)

换算系数:PCO_2 0.133,SO_2 0.01,PO_2 0.133

表 8b　正常脐血血气值（足月，5 分钟 Apgar 评分 >7 分）

	脐动脉血气			脐静脉血气		
	均值	标准差	第 2.5 百分位	均值	标准差	第 2.5 百分位
pH	7.26	0.07	7.10	7.34	0.06	7.20
PCO_2(mmHg)	53	10	35	41	7	28
PO_2(mmHg)	17	6	6	29	7	16
HCO_3(mmol/L)	24	3	21.1	23	3	28

选自 Rennie & Roberton's Textbook of Neonatology, 5th Edition. Churchill Livingstone：Elsevier, 2012：3807

表 8c　健康足月新生儿脐动脉血气值

	百分位			
	范围	10	50	90
pH	7.04~7.49	7.21	7.29	7.37
P_aCO_2(mmHg)	27.2~75.4	38.9	49.5	62.0
P_AO_2(mmHg)	4.6~48.4	10.1	18.0	32.0
HCO_3(mmol/L)	13.9~29.4	20.3	23.4	25.9

表 8d　早产儿平均脐血血气值

	平均值	
	脐动脉	脐静脉
pH	7.26±0.07	7.33±0.07
P_aCO_2(mmHg)	53.0±10.0	43.4±8.3
P_AO_2(mmHg)	19.0±7.9	29.2±9.7
HCO_3(mmol/L)	24.0±2.3	22.8±2.1
BE(mmol/L)	−3.2±2.9	−2.6±2.5

表 9　新生儿正常血气分析值（耳动脉化）

测定项目		脐静脉	出生 ~11 小时	12 小时 ~4 天	5~28 天	2 月 ~3 岁
pH	均值范围	7.33	7.32	7.40	7.39	7.40
		7.30~7.35	7.22~7.41	7.33~7.47	…	7.35~7.46
PCO_2 kPa (mmHg)	均值范围	5.61 (42.2)	5.40 (40.6)	4.81 (36.2)	4.97 (37.4)	4.59 (34.5)
		5.15~6.25	4.38~6.42	3.95~5.65	…	3.84~5.32
		(38.7~47.0)	(32.9~48.3)	(29.8~42.5)		(28.9~40.0)
PO_2 kPa (mmHg)	均值范围	3.88 (29.2)	7.71 (58.0)	8.09 (60.8)	8.35 (62.8)	10.89 (81.9)
		2.42~5.24	6.09~9.34	6.5~9.64	…	7.89~13.97
		(18.2~39.4)	(45.8~70.2)	(49.0~72.5)		(59.3~105)
BE (mmol/L)	均值范围	−3.0	−4.8	−2.2	−2.4	−2.9
		−4~−1.2	−9.8~0.3	−6.6~2.4	…	−5.8~0.1
HCO_3^- (mmol/L)	均值范围	21.6	20.4	21.9	…	21.2
		20.3~23.4	15.6~25.2	17.8~26.1	…	18.2~24.3

换算系数：PCO_2 0.133　PO_2 0.133

表 10a　足月儿正常血液化学值

测定项目	脐带血	1~12 小时	~24 小时	~48 小时	~72 小时
钠 mmol/L（范围）	147 (126~166)	143 (124~156)	145 (132~159)	148 (134~160)	149 (139~162)
钾 mmol/L（范围）	7.8 (5.6~12)	6.4 (5.3~7.3)	6.3 (5.3~8.9)	6.0 (5.2~7.3)	5.9 (5.0~7.0)
氯 mmol/L（范围）	103 (98~110)	100.7 (90~111)	103 (87~114)	102 (92~114)	103 (93~112)
钙 mmol/L (mg/dl)范围	2.32 (9.3) 2.05~2.78 (8.2~11.1)	2.1 (8.4) 1.82~2.3 (7.3~9.2)	1.95 (7.8) 1.73~2.35 (6.9~9.4)	2 (8.0) 1.53~2.48 (6.1~9.9)	1.98 (7.9) 1.48~2.43 (5.9~9.7)
磷 mmol/L (mg/dl)范围	1.81 (5.6) 1.2~2.62 (3.7~8.1)	1.97 (6.1) 1.13~2.78 (3.5~8.6)	1.84 (5.7) 0.94~2.62 (2.9~8.1)	1.91 (5.9) 0.97~2.81 (3.0~8.7)	1.87 (5.8) 0.90~2.45 (2.8~7.6)
血尿素 mmol/L (mg/dl) 范围	4.84 (29) 3.51~6.68 (21~40)	4.51 (27) 1.34~4.01 (8~24)	5.51 (33) 1.50~10.52 (9~63)	5.34 (32) 2.17~12.86 (13~77)	5.18 (31) 2.17~11.36 (13~68)
总蛋白质 g/L (g/dl)范围	61 (6.1) 48~73 (4.8~7.3)	66 (6.6) 56~85 (5.6~8.5)	66 (6.6) 58~82 (5.8~8.2)	69 (6.9) 59~82 (5.9~8.2)	72 (7.2) 60~85 (6.0~8.5)
血糖 mmol/L (mg/dl) 范围	4.09 (73) 2.52~5.38 (45~96)	3.53 (63) 2.24~5.43 (40~97)	3.53 (63) 2.35~5.82 (42~104)	3.14 (56) 1.68~5.10 (30~91)	3.30 (59) 2.24~5.04 (40~90)
乳酸 mmol/L (mg/dl) 范围	2.16 (19.5) 1.22~3.33 (11~30)	1.62 (14.6) 1.22~2.66 (11~24)	1.55 (14) 1.11~2.55 (10~23)	1.59 (14.3) 1.0~2.44 (9~22)	1.5 (13.5) 0.78~2.33 (7~21)
乳酸盐 mmol/L	2.0~3.0	2.0	…	…	…

换算系数：钠、钾、氯 1，钙 0.25，磷 0.323，血尿素 0.167，总蛋白质 10，糖 0.056，乳酸 0.111

表 10b　低出生体重儿血液化学值

测定项目	1周 $\bar{X}\pm SD$	1周 范围	3周 $\bar{X}\pm SD$	3周 范围	5周 $\bar{X}\pm SD$	5周 范围	7周 $\bar{X}\pm SD$	7周 范围
钠 mmol/L	136.9±3.2	133~146	136.3±2.9	129~142	136.8±2.5	133~148	137.2±1.8	133~142
钾 mmol/L	5.6±0.5	4.6~6.7	5.8±0.6	4.5~7.1	5.5±0.6	4.5~6.6	5.7±0.5	4.6~7.1
氯 mmol/L	108.2±3.7	100~117	108.3±3.9	102~116	107.0±3.5	100~115	107.0±3.3	101~115
CO_2 mmol/L	20.3±2.8	13.8~27.1	18.4±3.5	12.4~26.2	20.4±3.4	12.5~26.1	20.6±3.1	13.7~26.9
钙 mmol/L (mg/dl)	2.3±0.28 (9.2±1.1)	1.53~2.9 (6.1~11.6)	2.4±0.16 (9.6±0.5)	2.03~2.75 (8.1~11.0)	2.35±0.16 (9.4±0.5)	2.15~2.63 (8.6~10.5)	2.38±0.18 (9.5±0.7)	2.15~2.7 (8.6~10.8)
磷 mmol/L (mg/dl)	2.5±2.4 (7.6±1.1)	1.8~3.5 (5.4~10.9)	2.5±0.2 (7.5±0.7)	2.0~2.8 (6.2~8.7)	2.3±0.2 (7.0±0.6)	1.8~2.6 (5.6~7.9)		
血尿素氮 mmol/L (mg/dl)	3.32±1.86 (9.3±5.2)	1.11~9.10 (3.1~25.5)	4.75±2.78 (13.3±7.8)	0.75~11.21 (2.1~31.4)	4.75±2.53 (13.3±7.1)	0.71~9.46 (2.0~26.5)	4.78±2.39 (13.4±6.7)	0.89~10.89 (2.5~30.5)
总蛋白质 g/L (g/dl)	54.9±4.2 (5.49±0.42)	44~62.6 (4.40~6.26)	53.8±4.8 (5.38±0.48)	42.8~67.0 (4.28~6.70)	49.8±5.0 (4.98±0.05)	41.4~69.0 (4.14~6.90)	49.3±6.1 (4.93±0.61)	40.2~58.6 (4.02~5.86)
白蛋白 g/L (g/dl)	38.5±3.0 (3.85±0.3)	32.8~45 (3.28~4.50)	39.2±4.2 (3.92±0.42)	31.6~52.6 (3.16~5.26)	37.3±3.4 (3.73±0.34)	32~43.4 (3.20~4.34)	38.9±5.3 (3.89±0.53)	34~46 (3.4~4.6)
球蛋白 g/L (g/dl)	15.8±3.3 (1.58±0.33)	8.8~22 (0.88~2.20)	14.4±6.3 (1.44±0.63)	6.2~29 (0.622.90)	11.7±4.9 (1.17±0.49)	4.8~14.8 (0.48~1.48)	11.2±3.3 (1.12±0.33)	5~26 (0.5~2.6)
血红蛋白 g/L (g/dl)	178±27 (17.8±2.7)	114~248 (11.4~24.8)	147±21 (14.7±2.1)	90~194 (9.0~19.4)	115±20 (11.5±2.0)	72~186 (7.2~18.6)	100±13 (10.0±1.3)	75~139 (7.5~13.9)

换算系数:钠,钾,氯 1,钙 0.25,磷 0.323,血尿素氮 0.167,总蛋白质 10,糖 0.056

附 录

表 10c 低出生体重儿血液化学值,毛细血管血,第一天

测定项目	体重(g)				测定项目	体重(g)			
	<1000	1001~1500	1501~2000	2001~2500		<1000	1001~1500	1501~2000	2001~2500
钠 Na(mmol/L)	138	133	135	134	总二氧化碳 (mmol/L)	19	20	20	20
钾 K(mmol/L)	6.4	6.0	5.4	5.6	尿素氮 mmol/L (mg/dl)	7.9(22)	7.5(21)	5.7(16)	5.7(16)
氯 Cl(mmol/L)	100	101	105	104	总蛋白 g/L(g/dl)	48(4.8)	48(4.8)	52(5.2)	53(5.30)

表 11 血糖测定值(血清)mmol/L(mg/dl)

脐血	2.5~5.3(45~96)
早产儿	1.1~3.3(20~60)
足月儿	1.7~3.3(30~60)
1 天	2.2~3.3(40~60)
>1 天	2.8~5.0(50~90)
小儿	3.3~5.5(60~100)
成人	3.9~5.8(70~105)
成人(全血)	3.6~5.3(65~95)

换算系数:糖 0.056

表 12 葡萄糖 -6- 磷酸脱氢酶(G-6-PD)
成人值:新生儿为成人值的 50%

		换算系数:
mU/mol Hb(U/g Hb)	0.22~0.52(3.4~8.0)	0.0645
nU/10^6 RBC(U/10^12 RBC)	0.10~0.23(98.6~232)	10^{-3}
kU/L RBC(U/ml RBC)	1.16~2.72(1.16~2.72)	1

表 11、12 选自:Nelson textbook of Pediartrics.19th ed. ELSEVIER Saunders,2011,e708

表 13 血胶体渗透压(mmHg)

足月儿,阴道分娩	19.5±2.1(SD)	早产儿(700~1980g)(肺透明膜病,窒息,坏死性小肠结肠炎,等)	12.5±2.5
足月儿,阴道分娩(败血症、窒息、心率衰竭及腹部外科患儿)	19.5±3.1	婴儿 1~11 月	25.1±2.6
足月儿,剖宫产	16.1±2.0		

选自:Sola A,et al. Crit Care Med,1981,9:568. Sussmane JB,et al. Crit Care,2001,5:261-264.

表 14 足月儿血游离钙、总钙、降钙素值

		脐血	3~24 小时	~48 小时	≥3 天
游离钙 mmol/L	血清、全血	1.25~1.5	1.07~1.27	1.00~1.17	1.12~1.23
(mg/dl)		(5.0~6.0)	(4.3~5.1)	(4.0~4.7)	(4.8~4.92)
总钙 mmol/L	血清	2.25~2.88	2.30~2.65	1.75~3.0	2.25~2.73
(mg/dl)		(9.0~11.5)	(9.0~10.6)	(7.0~12.0)	(9~10.9)
降钙素 pmol/L	血清、血浆	男:0.8~7.2(3~26)			
(pg/dl)		女:0.6~4.7(2~17)			

换算系数:游离钙 0.25,总钙 0.25,降钙素 0.28

1076

表 15a　足月儿生后 7 天内血清胆红素水平的百分位数分布(μmol/L)

百分位数	第1天	第2天	第3天	第4天	第5天	第6天	第7天
25	58.65	99.69	134.92	158.34	161.59	142.78	126.03
50	77.29	123.29	160.91	183.82	195.28	180.23	163.98
75	95.41	146.71	187.42	217.51	227.43	226.74	200.75
90	116.79	168.43	216.82	252.91	262.14	258.89	236.15
95	125.17	181.60	233.75	275.31	286.42	267.44	264.19

表 15b　不同地区足月儿生后 7 天内血清胆红素测定结果($\bar{x}\pm s$,μmol/L)

地区	例数	第1天	第2天	第3天	第4天	第5天	第6天	第7天
东北	393	80±28	119±31	153±33	176±36	185±42	180±49	169±53
华北	227	85±27	124±33	161±44	180±57	199±54	198±54	189±54
华南	255	82±31	133±43	180±55	207±60	212±63	204±66	203±66
平均值		81±29	124±36	162±44	186±50	195±53	191±56	187±59
F 值		1.856	10.79	23.12	29.29	17.94	10.18	4.47
P 值		0.157	<0.001	<0.001	<0.001	<0.001	<0.001	<0.012

注:组间两两比较:东北与华南比,$q=5.06$,$P<0.01$;东北与华北比,$q=3.69$,$P<0.01$;华北与华南比,$q=3.12$,$P<0.05$
[选自:丁国芳,张苏平,姚丹,等.我国部分地区正常新生儿黄疸的流行病学调查.中华儿科杂志,2000,38(10):624-627.]

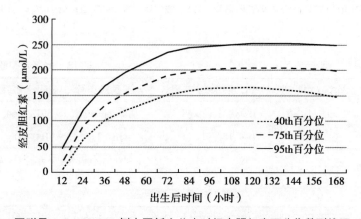

图附录 1-1　19 601 例中国新生儿小时经皮胆红素百分位数列线图
[选自:新生儿高胆红素血症临床研究协作组.新生儿小时经皮胆红素百分位曲线图预测高胆红素血症价值的多中心临床研究.中华儿科杂志,2015,53(11):830-834.]

表 16　血清酶值

肌酸激酶（CK）	U/L			CK-MB %	CK-BB %
		脐血	70~380	0.3~3.1	0.3~10.5
		5~8h	214-1175	1.7~7.9	3.6~13.4
		24~33h	130~1200	1.8~5.0	2.3~8.6
		72~100h	87~725	1.4~5.4	5.1~13.3
		成人	5-130	0~2	0
乳酸脱氢酶（LDH）	μmol.S^{-1}/L（U/L）	出生	4.84~8.37（290~501）		
		1 天 ~1 个月	3.09~6.75（185~407）		
谷草转氨酶（SGOT, AST）	U/L	出生 ~7 天	男 30~100；女 24~95		
		8~30 天	22~71		
谷丙转氨酶（SGPT, ALT）	U/L	出生 ~7 天	6~40		
		8~30 天	男 10~40；女 8~32		
亮氨酸氨肽酶（LAP）	nmol.S^{-1}/L（U/L）	出生 ~1 月	0~901.8（0~54）		
		>1 月	484.3~985.3（29~59）		
碱性磷酸酶（ALP）	μmol.S^{-1}/L（U/L）	出生 ~1 月	0.57~1.90（34~114）		
			（4.8~16.5 金氏单位）		
酸性磷酸酶（ACP）	μmol.S^{-1}/L（U/L）	出生 ~1 月	0.12~0.32（7.4~19.4）		
磷酸酯酶（phospho-esterase）	μmol.S^{-1}/L（U/L）	出生 ~2 周	0.08~0.27（5.0~16.0）		
			（2.7~8.9 金氏单位）		
醛缩酶（aldolase）	nmol.S^{-1}/L（U/L）		33.34~315.06（2.0~18.9）		
			（2.7~25.5Brun 单位）		
α$_1$- 抗胰蛋白酶（α$_1$-AT）	g/L（mg/dl）	出生 ~5 天	1.43~4.40（143~440）		
α- 谷氨酸转肽酶（GGT, GGTP）	U/L	脐血	37-193		
		出生 ~1 月	13~147		
		1~2 月	12~123		

换算系数：CK 16.67，LDH 0.0167，LAP 16.7，碱性磷酸酶 0.0167，酸性磷酸酶 16.67，醛缩酶 16.7，α- 抗胰蛋白酶 0.01，α- 谷氨酸转肽酶 1

表 17　肌钙蛋白

肌钙蛋白	均值 / 中位数	95% 可信限 / 范围
心肌肌钙蛋白 I（CTnI）	0.0311μg/L	0.088~1.12μg/L
心肌肌钙蛋白 T（CTnT）	0μg/L	0~0.14μg/L

表 18　血浆儿茶酚胺组分测定

儿茶酚胺组分	正肾上腺素	肾上腺素	多巴胺
血浆 pmol/L	591~2364	<382	<196
（pg/ml）	（100~400）	（<70）	（<30）

换算系数：正肾上腺素 5.911，肾上腺素 5.458，多巴胺 6.528。

表 19　C- 反应蛋白

C- 反应蛋白	<16mg/L	
超敏 C- 反应蛋白	男	女
0~90 天	0.8~15.8	0.9~15.8
91 天 ~12 月	0.8~11.2	0.5~7.9

选自：1. Rennie & Roberton's Textbook of Neonatology, 5th ed, ELSEVIER Churchill Livingstone, 2012：3376

2. Nelson textbook of Pediartrics.19th ed. ELSEVIER Saunders, 2011：e708-4

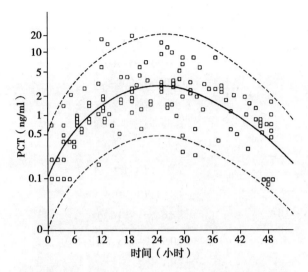

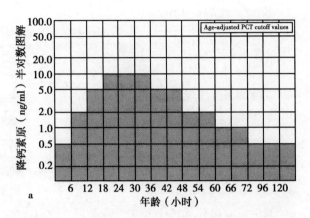

图附录 1-2　正常新生儿出生后 48h 降钙素原均值及 95% 可信区间

注：虚线代表正常新生儿小时龄 PCT 的低限值和高限值，实线代表均值

［选自：Chiesa C, et al. Clin Infect Dis, 1998, 26 (3)：664-672 ］

图附录 1-3　新生儿出生后随小时龄调整的降钙素原 (PCT) cut-off 值

注：处于灰色阴影区域的 PCT 值是安全区

（选自：Stocker M, et al. Neonatology , 2010, 97：165-174）

表 20　其他血液化学值

项目	年龄	数值		
氨氮（血浆）μmol 氮 /L（μg 氮 /dl）	新生儿	64~107（90~150）		
	0~2 周	56~92（79~129）		
	>1 月	21~50（29~70）		
肌酐（血浆、血清）μmol/L（mg /dl）	脐血	53~106（0.6~1.2）		
	新生儿	70.72~123.76（0.8~1.4）		
胆固醇（血浆、血清）mmol/L（mg/dl）	早产儿，脐血	1.74, 1.2~2.5（67, 47~98）		
	足月儿，脐血	1.74, 1.2~2.5（67, 45~98）		
	足月新生儿	2.21, 1.2~4.3（85, 45~167）		
	3 天 ~1 岁	3.38, 1.8~4.5（130, 69~174）		
游离脂肪酸（血浆）mmol/L	新生儿	0.91±0.47		
（血清）mmol/L	早产儿 10~55 天	0.15~0.7		
镁（血浆、血清）mmol/L（mg/dl）	0~6 天	0.48~1.05（1.2~2.6）		
	7 天 ~2 岁	0.65~1.05（1.6~2.6）		
磷（无机的，血浆、血清）mmol/L（mg/dl）	早产儿	出生时	1.81~2.58（5.6~8.0）	
		6~10 天	1.97~3.78（6.1~11.7）	
		20~25 天	2.13~3.04（6.6~9.4）	
	足月儿	出生时	1.62~2.52（5.0~7.8）	
		3 天	1.87~2.91（5.8~9.0）	
		6~12 天	1.58~2.87（4.9~8.9）	
		1 月	1.62~3.07（5.9~9.5）	
铜（血浆、血清）μmol/L（μg/dl）	0~6 月	10.99（70）		
锌 μmol/L（μg/dl）		11.78~20.96（77~13）		
铅 mmol/L（mg/dl）	小儿	0.48（<10）中毒量：≥4.83（≥100）		

续表

铁（血清）μmol/L（μg/dl）	新生儿	17.90~44.75（100~250）
铁蛋白（血清）μg/L（ng/ml）	新生儿	25~200（25~200）
	1 月	200~600（200~600）
血浆铜蓝蛋白 mg/L（mg/dl）	0~5 天	50~260（5~26）
	0~19 岁	240~460（24~46）
α- 胎甲蛋白（血浆、血清）mg/dl	出生	0~10
苯丙氨酸 mmol/L（mg/dl）	新生儿	0.07~0.21（1.2~3.5）
半乳糖（血清）mmol/L（mg/dl）	新生儿	0~1.11（0~20）
叶酸盐（血清）nmol/L（ng/ml）	新生儿	15.9~72.4（7.0~32）
胡萝卜素 μmol/L（μg/dl）	出生	10.99,0~62.8（70,0~400）
维生素 A（血浆、血清）（mg/dl）	出生	（20）
视黄醇结合蛋白 RBP（血清）mg/L（mg/dl）	0~5 天	8~45（0.8~4.5）
	1~9 岁	10~78（1.0~7.8）
次黄嘌呤 μmol/L	12~36 小时	2.7~11.2
	3 天	1.3~7.9
	5 天	0.6~5.7
	脑脊液 0~1 月	1.8~5.5
胃泌素 ng/L（pg/ml）	新生儿	200~300（200~300）
渗透压 mOsm/kg		270~290

换算系数：氨氮 0.714，胡萝卜素 0.157，胆固醇 0.026，铜 0.157，肌酐 88.4，磷 0.323，锌 0.153，叶酸盐 2.265，半乳糖 0.0555，铁 0.179，铁蛋白 1，游离脂肪酸 1，次黄嘌呤 1，铅 0.0483，胃泌素 1，铜蓝蛋白 10，视黄醇结合蛋白 10

表 21　新生儿血清总蛋白及蛋白电泳 g/L（g/dl）

测定项目	年龄			
	脐血	出生	1 周	1~3 月
总蛋白	47.8~80.4（4.78~8.04）	46~70（4.6~7.0）	44~76（4.4~7.6）	36.4~73.8（3.64~7.38）
白蛋白	21.7~40.4（2.17~4.04）	32~48（3.2~4.8）	29~55（2.9~5.5）	20.5~44.6（2.05~4.46）
α₁	2.5~6.6（0.25~0.66）	1~3（0.1~0.3）	0.9~2.5（0.09~0.25）	0.8~4.3（0.08~0.43）
α₂	4.4~9.4（0.44~0.94）	2~3（0.2~0.3）	3~4.6（0.30~0.46）	4~11.3（0.4~1.13）
β	4.2~15.6（0.42~1.56）	3~6（0.3~0.6）	1.6~6（0.16~0.60）	3.9~11.4（0.39~1.14）
γ	8.1~16.1（0.81~1.61）	6~12（0.6~1.2）	3.5~13（0.35~1.3）	2.5~10.5（0.25~1.05）

换算系数：10

表 22　早产儿、足月儿血浆 - 血清氨基酸（μmol/L）

氨基酸	早产儿（第 1 天）	足月儿（第 1 天开奶前）	16 天 ~4 月	新生儿 $\overline{X} \pm SD$	婴儿 $\overline{X} \pm SD$
氨基乙磺酸 taurine	105~255	101~181	…	141±40	…
羟脯氨酸 OH-proine	0~80	0	…	…	…
天门冬氨酸 aspartic acid	0~20	4~12	17~21	8±44	19±2
苏氨酸 threonine	155~275	196~238	141~213	217±21	177±36
丝氨酸 serine	195~345	129~197	104~158	163±34	…

氨基酸	早产儿（第1天）	足月儿（第1天开奶前）	16天~4月	新生儿 $\bar{X}\pm SD$	婴儿 $\bar{X}\pm SD$
天门冬氨酸 + 谷氨酸 asp+glut	655~1155	623~895	…	759±136	…
脯氨酸 proline	155~305	155~305	141~245	183±32	193±52
谷氨酸 glutamic acid	30~100	27~77	…	52±25	…
对羟苯丙氨酸 glycine	185~735	274~412	178~248	343±69	213±35
丙氨酸 alanine	325~425	274~384	239~345	329±55	292±53
缬氨酸 valine	80~180	97~175	123~199	136±39	161±38
胱氨酸 cystine	55~75	49~75	33~51	62±13	42±9
蛋氨酸 methonine	30~40	21~37	15~21	29±8	18±3
异亮氨酸 isoleucine	20~60	31~47	31~47	39±8	39±8
亮氨酸 leucine	45~95	55~89	56~98	72±17	77±21
酪氨酸 tyrocine	20~220	53~85	33~75	69±16	54±21
苯丙氨酸 phenylalanine	70~110	64~92	45~65	78±14	55±10
鸟氨酸 ornithine	70~110	66~116	37~61	91±25	50±11
赖氨酸 lysine	130~250	154~246	117~163	200±46	135±28
组氨酸 histidine	30~70	61~93	64~92	77±16	78±14
精氨酸 arginine	30~70	37~71	53~71	54±17	62±9
色氨酸 tryptophan	15~45	15~45	…	32±17	…
瓜氨酸 citrulline	8.5~23.7	10.8~21.1	…	…	…
乙醇胺 ethanolamine	13.4~105	32.7~72	…	…	…
α 氨基丁酸 α-amino-butyric acid	0~29	8.7~20.4	…	…	…

三、免疫功能正常值

表 23a　足月儿免疫球蛋白值

年龄	IgG g/L（mg/dl）		IgA mg/L（mg/dl）		IgM mg/L（mg/dl）	
脐血	7.6~17	(760~1700)	0~50	(0~5)	40~240	(4~24)
新生儿	7~14.8	(700~1480)	0~22	(0~2.2)	50~300	(5~30)
1~6月	5~12	(500~1200)	30~820	(3~82)	150~1090	(15~109)
成人	6~16	(600~1600)	760~3900	(76~390)	400~3450	(40~345)

换算系数：IgG0.01，IgA、IgM 10

表 23b　足月儿免疫球蛋白 IgG 亚类 g/L(mg/dl)

年龄	IgG₁	IgG₂	IgG₃	IgG₄
脐血	4.35~10.84(435~1084)	1.43~4.53(143~453)	0.27~1.46(27~146)	0.01~0.47(1~47)
1~7 天	3.81~9.37(381~937)	1.17~3.82(117~382)	0.21~1.15(21~115)	0.01~0.44(1~44)
8~14 天	3.27~7.90(327~790)	0.92~3.10(92~310)	0.16~0.85(16~85)	0.01~0.40(1~40)
3~4 周	2.18~4.96(218~496)	0.40~1.67(40~167)	0.04~0.23(4~23)	0.01~0.30(1~30)

换算系数:0.01

表 23c　早产儿(29~32 孕周)血浆免疫球蛋白浓度(范围)mg/dl

月龄(m)	例	IgG	IgM	IgA
0.25	42	368(186~728)	9.1(2.1~39.4)	0.6(0.04~1)
0.5	35	275(119~637)	13.9(4.7~41)	0.9(0.01~7.5)
1	26	209(97~452)	14.4(6.3~33)	1.9(0.3~12)
1.5	22	156(69~352)	15.4(5.5~43.2)	2.2(0.7~6.5)
2	11	123(64~237)	15.2(4.9~46.7)	3(1.1~8.3)
3	14	104(41~268)	16.3(7.1~37.2)	3.6(0.8~15.4)
4	21	128(39~425)	26.5(7.7~91.2)	9.8(2.5~39.3)
6	21	179(51~634)	29.3(10.5~81.5)	12.3(2.7~57.1)
8~10	16	280(140~561)	34.7(17~70.8)	20.9(8.3~53)

表 23d　早产儿(25~28 孕周)血浆免疫球蛋白浓度(范围)

月龄(m)	例	IgG(mg/dl)	IgM(mg/dl)	IgA(mg/dl)
0.25	18	251(114~552)	7.6(1.3~43.3)	1.2(0.07~20.8)
0.5	14	202(91~446)	14.1(3.5~56.1)	3.1(0.09~10.7)
1	10	158(57~437)	12.7(3.0~53.3)	4.5(0.65~30.9)
1.5	14	134(59~307)	16.2(4.4~59.2)	4.3(0.9~20.9)
2	12	89(58~136)	16(5.3~48.9)	4.1(1.5~11.1)
3	13	60(23~156)	13.8(5.3~36.1)	3(0.6~15.6)
4	10	82(32~210)	22.2(11.2~43.9)	6.8(1~47.8)
6	11	159(56~455)	41.3(8.3~205)	9.7(3~31.2)
8~10	6	273(94~794)	41.8(31.3~56.1)	9.5(0.9~98.6)

表 23e　足月儿 T 细胞各项检测参考值

T 细胞各项值	2~7 天(%)	正常成人(%)
CD₃ 细胞	54.4±4.1	58.3±4.3
CD₄ 细胞	38.5±5.7	41.2±9.8
CD₈ 细胞	27.4±3.5	30.5±7.2
CD₄/CD₈	1.4±0.1	1.35±0.3

选自:上海医学检验杂志,1994,14:225

表 24　足月儿各种补体成分与正常成人标准血清比较（mg/L）

组别	CH₅₀	C_{1q}	C₂	C₃(B_{1C})	C₄	C₄(B_{1E})	mg/L（mg/dl）		
							C_{1q}	B_{1C}	B_{1E}
<1000g	0.6±0.1	0.5±0.1	1.2±0.1	0.6±0.1	0.5±0.1	0.6±0.2	11±2 (1.1±0.2)	890±160 (89±16)	90±30 (9±3)
1500g	0.7±0.1	0.4±0.02	0.4±0.2	0.7±0.1	1.4±0.3	0.8±0.1	11±1 (1.1±0.1)	940±100 (94±10)	120±20 (12±2)
2000g	0.7±0.3	0.7±0.1	1.2±0.5	0.9±0.2	1.0±0.6	1.0±0.3	16±3 (1.6±0.3)	1410±240 (141±24)	150±40 (15±4)
2500g	0.9±0.2	0.8±0.1	1.0±0.2	1.0±0.2	1.2±0.4	1.4±0.3	19±3 (1.9±0.3)	1510±330 (151±33)	210±50 (21±5)
>2500g	0.9±0.1	0.9±0.1	1.0±0.2	1.0±0.1	1.4±0.2	1.0±0.1	22±1 (2.2±0.1)	1600±130 (160±13)	160±20 (16±2)
母亲	1.5±0.1	0.9±0.1	1.2±0.2	1.8±0.1	1.9±0.2	2.3±0.1	23±1 (2.3±0.1)	2540±120 (254±12)	350±20 (35±2)
成人	1.0	1.0	1.0	1.0	1.0	1.0	25 (2.5)	1452 (145.2)	152 (15.2)

换算系数：C_{1q}、B_{1C}、B_{1E} 均为 10

表 25　新生儿血清补体含量

补体成分	相当于成人水平的百分比（%）		成人水平	
	新生儿	1个月	U/ml	mg/ml
C_{1q}	73	65	118	…
C₂	76	102	141	…
C₄	60	73	…	51
C₃	50	70	…	130
C₅	56	72	…	8
C₉	16	…	…	23
B 因子	49	72	…	24
C₃PA	50	…	…	…

四、血各种激素正常值

表 26a　甲状腺功能测定

测定项目		脐血	出生	24 小时	48 小时
PBI	μmol/L（μg/L）	0.47,0.34~0.75 (5.9,4.3~9.5)	0.34~0.75 (4.3~9.5)	0.58~1.02 (7.3~12.9)	0.76~1.33 (9.6~16.8)
BEI	μmol/L（μg/L）	0.43,0.28~0.58 (5.5,3.6~7.4)	0.43,0.36~5.14 (5.5,4.5~6.5)	…	…
TSH	mu/L	…	8.38(3~22)	17.1±3	12.8±1.9

测定项目		脐血	出生	24 小时	48 小时
T₄	nmol/L（μg/dl）	146.9,94.9~198.9 (11.3,7.3~15.3)	145.6,89.7~217.1 (11.2,6.9~16.7)	← 143~299 (11~23) →	
T₃	ng/L	48,12~90	217	125,89~256	
T₃RU	（%）	0.84,0.64~1.0 (84,64~100)		1.15,0.9~1.4 (115,90~140)	
TBG	mg/L（mg/dl）	14~94 (1.4~9.4)	…	…	…

测定项目		1 周	2 周	4 周
PBI	μmol/L（μg/L）	0.58~1.15 (7.3~14.5)	0.32~0.87 (4.0~11.0)	0.32~0.87 (4.0~11.0)
BEI	μmol/L（μg/L）	0.77,0.62~0.95 (9.8,7.8~12.0)	0.62,0.55~0.65 (7.8,7.0~8.2)	0.38,0.32~0.43 (4.8,4.0~5.5)
TSH	mu/L（μu/ml）	…	<1~10	…
T₄	nmol/L（μg/dl）	← 117~234 (9~18) →		
T₃	ng/L		250	163,114~189
T₃RU	（%）	0.94,0.74~1.14 (94,74~114)		0.9,0.66~1.14 (90,66~114)
TBG	mg/L（mg/dl）	← 10~90 (1.0~9.0) →		

换算系数：PBI（蛋白结合碘）0.079，BEI（乙醇浸出碘）0.079，TSH（促甲状腺素）1，T₃RU（3 碘甲状腺氨酸树脂吸收）0.01，T₃ 1，T₄ 13，TBG（甲状腺素结合球蛋白）10

表 26b　早产儿、足月儿甲状腺功能（均值 ±SD）μg/dl

	血清 T₄ 浓度 孕周					血清游离 T₄ 指数 孕周				
	30~31	32~33	34~35	36~37	足月	30~31	32~33	34~35	36~37	足月
脐血										
均值	6.5	7.5	6.7	7.5	8.2			5.6	5.6	5.9
SD	1.5	2.1	1.2	2.8	1.8			1.3	2.0	1.1
12~72 小时										
均值	11.5	12.3	12.4	15..5	19.0	13.1	12..9	15.5	17.1	19.7
SD	2.1	3.2	3.1	2.6	2.1	2.4	2.7	3.0	3.5	3.5
3~10 天										
均值	7.71	8.51	10.0	12.7	15.9	8.3	9.0	12.0	15.1	16.2
SD	1.8	1.9	2.4	2.5	3.0	1.9	1.8	2.3	0.7	3.2

	血清 T_4 浓度 孕周					血清游离 T_4 指数 孕周				
	30~31	32~33	34~35	36~37	足月	30~31	32~33	34~35	36~37	足月
11~20 天										
均值	7.5	8.3	10.5	11.2	12.2	8.0	9.1	11.8	11.3	12.1
SD	1.8	1.6	1.8	2.9	2.0	1.6	1.9	2.7	1.9	2.0
21~45 天										
均值	7.8	8.0	9.3	11.4	12.1	8.4	9.0	10.9		11.1
SD	1.5	1.7	1.3	4.2	1.5	1.4	1.6	2.8		1.4
46~90 天	30~37 周					30~35 周				
均值	9.6					9.4				
SD	1.7					1.4				

表 27 胰岛素、胰高血糖素、生长激素、促肾上腺皮质激素及抗利尿激素测定

胰岛素(12 小时禁食)血清 mU/L(μU/ml)	新生儿	3~20(3~20)
胰高血糖素 ng/L(pg/ml)	新生儿	210~1500(210~1500)
生长激素血清、血浆 μg/L(ng/ml)	脐血	10~50(10~50)
	新生儿　1 天	5~53(5~53)
	1 周	5~27(5~27)
促肾上腺皮质激素 ACTH 血浆 ng/L(pg/ml)	脐血	130~160(130~160)
	1~7 天	100~140(100~140)
抗利尿激素(ADH)血浆 ng/L(pg/ml)		

血浆渗透压 mOsm/L	抗利尿激素(ADH)血浆 ng(pg/ml)
270~280	<1.5(<1.5)
280~285	<2.5(<2.5)
285~290	1~5(1~5)
290~295	2~7(2~7)
295~300	4~12(4~12)

表 28 胰岛素样生长因子 [IGF-1μg/L(ng/ml)]

年龄	足月儿(40 孕周)		早产儿(＜40 孕周)	
	范围	平均	范围	平均
出生	15~109(15~109)	59(59)	21~93(21~93)	51(51)
2 月	15~109(15~109)	55(55)	23~163(23~163)	81(81)
4 月	7~124(7~124)	50(50)	23~171(23~171)	74(74)
12 月	15~101(15~101)	56(56)	15~179(15~179)	77(77)

表 29a　促性腺激素、类固醇激素及其代谢产物正常值(血浆或血清)

	年龄	男	女
皮质醇 nmol/L(μg/dl)	新生儿	28~662(1~24)	
醛固酮 nmol/L(ng/dl)	早产儿		
	26~30 周	0.41~17.6(5~635)	
	31~35 周	0.53~3.9(19~141)	
	足月儿		
	3 天	0.19~1.5(7~184)	
	1 周	0.14~4.8(5~175)	
	1~12 月	0.14~2.5(5~90)	
肾素活性 μg/L·h(ng/ml·h)	3~6 天	8~14(8~14)	
	0~3 岁	3~6(3~6)	
促卵泡激素 IU/L(mU/ml)	新生儿	<1~2.4(<1~2.4)	
	2 周~1 岁	<1~20(<1~20)	<1~30(<1~30)
黄体生成素 IU/L(mU/ml)	新生儿	1.5~3(1.5~3)	
	2 周~1 岁	3.5~25(3.5~25)	2.1~14(2.1~14)
睾酮 nmol/L(ng/dl)	新生儿	2.6~13.87(75~400)	0.69~2.22(20~64)
	1~7 岁	1 周 0.73~1.73n(20~50),2~3 月 2.08~13.87(60~400),7 个月 ~7 岁 0.1~0.35(3~10)	1 月 ~0.1~<0.35(<3~10)
雄烯二酮 nmol/L(ng/dl)	脐血	2.9±0.94(85±27)	3.2±1.0(93±28)
	1~3 月	1.2±0.4(34±11)	0.66±0.14(19±4)
	<7 岁	0.73±0.42(21±12)	
脱氢异雄酮 nmol/L(ng/dl)	脐血	7.04±4.82(203±139)	
	<7 岁	1.35±0.97(39±28)	
硫酸脱氢异雄酮 nmol/L(ng/dl)	脐血	2.37±0.96(91±37)	
	<7 岁	0.16±0.12(6.0±4.5)	
促肾上腺皮质激素(血浆)μg/L(pg/ml)	脐血	130~160(130~160)	
	1~7 天	100~140(100~140)	
17- 羟孕酮 nmol/L(ng/dl)	早产儿 26~30 周	3.76~25.5(124~841)	
	31~35 周	0.79~17.2(26~568)	
	足月儿 3 天	0.2~2.33(7~77)	

　换算系数:皮质醇 27.6,醛固酮 0.028,肾素活性、促卵泡激素、黄体生成素均为 1,睾酮 0.034,雄烯二酮 0.035,脱氢异雄酮 0.0347,硫酸脱氢异雄酮 0.026,促肾上腺皮质激素 1,17- 羟孕酮 0.03

表 29b　雌三醇(E_3)雌激素值

雌三醇(E_3),游离血清 nmol/L(μg/L)		雌三醇(E_3),总,血清 nmol/L(ng/ml)		雌激素,总,血清 ng/L(pg/ml)	
孕周	值	孕周	值	年龄	值
25	12.0~34.7(3.5~10.0)	24~28	104~590(30~170)	1~10 天	61~394(61~394)
28	13.9~43.4(4.0~12.5)	29~32	140~760(40~220)	11~20 天	122~437(112~437)
30	15.6~48.6(4.5~14.5)	33~36	208~970(60~280)	21~30 天	156~350(156~350)
32	17.4~55.5(5.0~16.5)	37~40	280~1210(80~350)	小儿　男	<30(<30)
34	19.1~64.2(5.5~18.5)			女	40~115(40~115)
36	24.3~86.8(7.0~25.0)			青春前期	≤40(≤40)
37	27.8~97.2(8.0~28.0)				
38	31.2~111.0(9.0~32.0)				
39	34.7~116.0(10.0~34.0)				
40	36.4~86.8(10.5~25.0)				

换算系数:雌三醇,游离 3.47,雌三醇,总 3.467,雌激素,总 1

五、尿正常值

表 30　新生儿尿常规

量	出生 ~6 天　　20~40ml/d
	1 周　　　　　200ml/d
比重	1.001~1.020
蛋白	8~12mg/24 小时
管型及白细胞	出生 2~4 天可出现
渗透压 mmol/L	出生时　　　100
	24 小时后　115~232
pH	5~7

表 31　新生儿尿其他值

醛固酮	nmol/mmolCr[1]	新生儿	6.28~43.94
	(μg/gCr)		(20~140)
	nmol/d[2]	1~3 天	1.39~13.88
	(μg/24h)		(0.5~5)
17 羟皮质酮	μmol/d	出生 ~14 天	0.138~0.83
	(mg/d)		(0.05~0.3)
		15 天 ~1 岁	0.28~1.38
			(0.1~0.5)
17 酮类固醇	μmol/d	出生 ~14 天	<8.86
	(mg/d)		(<2.5)
		15 天 ~1 岁	<3.47
			(<1.0)

孕烷三醇（mg/d）	出生 ~7 天	(0.01)
	8 天 ~1 岁	(0.01)
肌酐 μmol/kg·24h（mg/kg·d）	新生儿	70.4~114.4（8~13）
同种芳香草酸 mg/gCr（mmol/molcr）		
homovanillic acid（HVA）	1~12 个月	32.2（<20）
芳香草杏仁酸 μg/kg·d		
vanillymandelic acid（VMA）	1 周 ~1 个月	35~180

换算系数：17 羟皮质酮 2.76,17 酮类固醇 3.47,肌酐 8.8,醛固酮[(1)]0.314,醛固酮[(2)]2.76

表 32　新生儿尿生化值

电解质	
钠（mmol/L）	18~60
钾（mmol/L）	10~40
氯（mmol/L）	1.7~8.5
钙（mmol/L）	<2.0
碳酸氢盐（mmol/L）	1.5~2.0

其他尿值		
氨（μmol/min/m²）	婴儿 2~15 月	4.0~40
	幼儿	5.9~16.5
肌酐 μmol/.kg·24h（mg/kg·d）	早产儿 2~12 周	73.0~175.1（8.3~19.9）
	足月儿 1~7 周	88~136.4（10.0~15.5）
	小儿 2~3 岁	56.32~192.72（6.4~21.9）
葡萄糖 mg/L		50
渗透压（婴儿）mmol/L（mOsm/L）		50~600
VMA（μg/mg 肌酐）		5~19
HVA（μg/mg 肌酐）		3~16
蛋白		微量
尿素氮 mg/L		300~3000
可滴定酸度（μmol/min·m²）		
早产儿		0~12
足月儿		0~11

表 33　新生儿尿儿茶酚胺组分测定

儿茶酚胺组分	去甲肾上腺素	肾上腺素	多巴胺
nmol/24h	0~59	0~13.6	0~555
（μg/24h）	(0~10)	(0~2.5)	(0~85)
尿总量	10~15μg/24h		

表 34　新生儿尿钙、脑脊液钙、粪钙值

尿钙	游离钙	0.13~1.0mmol/24h（5~40mg/24h）
	平　均	1.25~3.8mmol/24h（50~150mg/24h）
脑脊液钙	1.05~1.35mmol/L（4.2~5.4mg/dl）	
粪钙	16mmol/24h（0.64g/24h）	

换算系数：尿 0.025，脑脊液 0.25，粪 25

表 35a　正常新生儿尿氨基酸

氨基酸	μmol/d	氨基酸	μmol/d
半胱氨酸（cystetic acid）	Tr~3.32	蛋氨酸（methionine）	Tr~0.89
磷酸乙醇胺（phosphoethanolamine）	Tr~8.86	异亮氨酸（isoleucine）	0~6.11
牛磺酸（taurine）	7.59~7.72	酪氨酸（tyrosine）	0~1.11
羟脯氨酸（OH-proline）	0~9.81	苯丙氨酸（phenylalanine）	0~1.66
天门冬氨酸（aspartic acid）	Tr	β- 氨基异丁酸（β-aminoisobutyric acid）	0.26~7.34
苏氨酸（threonine）	0.18~7.99	乙醇胺（ethanolamine）	Tr~79.9
丝氨酸（serine）	Tr~20.7	鸟氨酸（ornithine）	Tr~0.55
谷氨酸（glutamic acid）	0~1.78	赖氨酸（lysine）	0.33~9.79
脯氨酸（proline）	0~5.17	1- 甲基组氨酸（1-methylhistidine）	Tr~8.64
对羟苯甘氨酸（glycine）	0.18~65.3	3- 甲基组氨酸（3-methylhistidine）	0.11~3.32
丙氨酸（alanine）	Tr~8.03	肌肽（carnosine）	0.04~4.01
α- 氨基丁酸（α-amino-n-butyric acid）	0~0.47	精氨酸（arginine）	0.09~0.91
缬氨酸（valine）	0~7.76	组氨酸（histidine）	Tr~7.04
胱氨酸（cystine）	0~7.96	亮氨酸（leucine）	Tr~0.92

Tr：表示微量

表 35b　正常新生儿尿氨基酸 mmol/mol Cr（μmol/g Cr）

测定项目	0~30 天		>1 月	
磷酸丝氨酸	0~6.0	（0~53）	0~4.0	（0~35）
牛磺酸	172~783	（1521~6922）	0~164	（0~1 450）
磷酸乙醇胺	0~2.6	（0~23）	2.6~23.0	（23~203）
天门冬氨酸	8.8~19.5	（78~172）	0~9.3	（0~82）
羟脯氨基酸	23.7~273	（210~2413）	0~23.7	（0~210）
苏氨酸	11.2~57.6	（99~509）	3.1~30.0	（27~265）
丝氨酸	9.1~124	（80~1069）	9.7~64.0	（86~566）
天门冬酰胺	0~49.5	（0~438）	0~12.1	（0~107）
谷氨酸	3.8~41.1	（34~363）	0~9	（0~80）
谷氨酰胺	29~124	（256~1096）	9.7~64	（168~849）
肌氨酸	10.5~96.1	（93~805）	10.5~96.1	（93~850）
脯氨酸	8.4~60.7	（74~537）	0~6.4	（0~57）
甘氨酸	161~808	（1423~7143）	0~334	（0~2953）
丙氨酸	45.6~80.9	（403~715）	7.7~60.4	（68~534）

续表

测定项目	0~30 天		>1 月	
瓜氨酸	1.0~24	(9~212)	0.9~12	(8~106)
氨基丁酸	40~120	(354~1061)	5~25	(44~221)
缬氨酸	2.0~35.5	(18~314)	0.8~5.6	(7~50)
半胱氨酸	25.8~91.9	(226~812)	0.6~20	(5~177)
蛋氨酸	1.7~8	(15~71)	0.7~12.5	(6~111)
同型瓜氨酸	0~30.1	(0~266)	0~30.1	(0~266)
胱硫醚	3.1~12.5	(27~111)	0.3~2.6	(3~23)
异亮氨酸	4.9~20.2	(43~179)	0~7.3	(0~65)
亮氨酸	1.9~8.1	(17~72)	1.7~6.5	(15~57)
酪氨酸	3~11	(27~97)	2.2~16.4	(19~145)
苯丙氨酸	4.4~17.7	(39~156)	1.9~11.5	(17~102)
β 丙氨酸	0~136	(0~1202)	0~136	(0~1202)
3- 氨基异丁酸	0~12.5	(0~111)	0~12.5	(0~111)
4- 氨基异丁酸	0~299	(0~2643)	0~299	(0~2643)
同型半胱氨酸	0~0	(0~0)	0~0	(0~0)
精氨琥珀酸	0~1.0	(0~9)	0~0.8	(0~7)
乙醇胺	95~395	(840~3492)	6.5~34.8	(57~308)
色氨酸	0~12	(0~106)	0~12	(0~106)
羟赖氨酸	0~12	(0~106)	0~12	(0~106)
鸟氨酸	3.9~17.7	(34~156)	0.1~5.0	(1~44)
赖氨酸	8.4~145.0	(74~1282)	0~62.0	(0~548)
1- 甲基组氨酸	8.1~48.1	(72~425)	0~78.2	(0~691)

换算系数：0.113

六、脑脊液正常值

表 36a　脑脊液检查

测定项目	足月儿	早产儿
白细胞 10⁶/L		
均值	8	9
SD	7	8
范围	0~32	0~29
±2SD	0~22	0~25
中性粒细胞（%）	0.613（61.3）	0.572（57.2）
蛋白 g/L（mg/dl）		
均值	0.9（90）	1.15（115）
范围	0.02~1.7（20~170）	0.65~1.5（65~150）
葡萄糖 mmol/L（mg/dl）		
均值	2.912（52）	2.8（50）
范围	1.904~6.664（34~119）	1.344~3.53（24~63）
脑脊液 / 血葡萄糖（%）		
均值	0.81（81）	0.74（74）
范围	0.44~2.48（44~248）	0.55~1.05（55~105）

换算系数：蛋白 0.01，葡萄糖 0.056

（选自：Volpe JJ. Neurology of the Newborn，5th ed. Elsevier，2008：155.）

表 36b　新生儿脑脊液正常值

	白细胞 mm³	蛋白 mg/dl	葡萄糖 mg/dl 脑脊液 / 血液	开放压力 mmH₂O
足月儿	0~32 多核 61%（均值）	20~170	34~119 44%~128%	80~110
早产儿 (970-2500g)	0~29 多核 57%（均值）	65~170	24~63 55%~105%	—
极低出生体重儿(550-1500g)	0~44 多核（0~66）%	45~370	29~217	—

注意:新生儿脑膜炎早期可以表现脑脊液常规数值正常。脑脊液单个值正常不能排除脑膜炎。CSF 值在新生儿脑膜炎的诊断意义是有争议的,在早产儿解释结果时需谨慎,数据表明,早产儿脑脊液常规结果不能可靠地用于排除脑膜炎。

摘自:1. Gomella TL, et al. Neonatology:Management, Procedures, On-Call Problems, Diseases, and Drugs. 7th ed. McGraw-Hill Education, 2013:288
2. Martín-Ancel A, et al. Cerebrospinal fluid leucocyte counts in healthy neonates. Arch Dis Child Fetal Neonatal Ed, 2006, 91 (5):F357-F358

表 36c　不合并细菌性脑膜炎的足月儿和早产儿的脑脊液特征

年龄	白细胞 /mm³ 范围或第 90 百分位	中性粒细胞绝对值 /mm³ 或多核细胞百分比	蛋白（mg/dl) 范围或 ±SD	葡萄糖（mg/dl) 范围或 ±SD
足月儿(住院期间评估)				
0~24 小时（n=135）	5（0~90）	3/mm³（0~70）	63（32~240）	51（32~78）
0~10 天（n=87）	8.2（0~32）	61.3%	90（20~170）	52（34~119）
0~32 天（n=24）	11（1~38）	21%（0~100）	—	—
足月儿(在急诊期间获得脑脊液,最终除外细菌性脑膜炎)				
0~7 天（n=17）	15.3（1~130）	4.4/mm³（0~65）	80.8（±30.8）	45.9（±7.5）
0~7 天（n=118）	8.6（90th:26）	—	106.4（90th:153）	—
1~28 天（n=297）	6.1（0-18）	—	75.4（15.8-131）	45.3（30-61）
0~30 天（n=108）	7.3（0-130）	0.8/mm³（0~65）	64.2（±24.2）	51.2（±12.9）
8~14 天（n=101）	3.9（90th:9）	—	77.6（90th:103）	—
8~14 天（n=33）	5.4（0-18）	0.1/mm³（0~1）	69（±22.6）	54.3（±17）
15~22 天（n=107）	4.9（90th:9）	—	71（90th:106）	—
15~21 天（n=25）	7.7（0~62）	0.2/mm³（0~2）	59.8（±23.4）	46.8（±8.8）
22~28 天（n=141）	4.5（90th:9）	—	68.7（90th:85）	—
22~30 天（33）	4.8（0~18）	0.1/mm³（0~1）	54.1（±16.2）	54.1（±16.2）
早产儿或低出生体重儿				
0~28 天（n=30）	9（0~29）	57.2%	115（65~150）	50（24~63）
0~32 天（n=22）	7（0~28）	16%（0~100）	—	—
极低出生体重儿(1000-1500g)				
0~7 天（n=8）	4（1~10）	4%（0~28）	136（85~176）	74（50~96）
8~28 天（n=14）	7（0~44）	10%（0~60）	137（54~227）	59（39~109）
29~84 天（n=11）	8（0~23）	11%（0~48）	122（45~187）	47（31~76）
超低出生体重儿(<1000g)				
0~7 天（n=6）	3（1~8）	11%（0~50）	162（115~222）	70（41~89）
8~28 天（n=17）	4（0~14）	8%（0~66）	159（95~370）	68（33~217）
29~84 天（n=15）	4（0~11）	2%（0~36）	137（76~269）	49（29~90）

（选自:Edwards MS, Baker CJ. Bacterial meningitis in the neonate:Clinical features and diagnosis. Up To Date, 2016）

七、骨髓检查正常值

表37　生后1周骨髓象（%）

测定项目	0~24 小时	7 天	成人
原始粒细胞	0~0.02(0~2)	0~0.03(0~3.0)	0.03~0.50(3.0~50)
早幼粒细胞	0.005~0.06(0.5~6.0)	0.005~0.07(0.5~7.0)	0.018~0.08(1.8~8.0)
中幼粒细胞	0.01~0.09(1.0~9.0)	0.01~0.11(1.0~11.0)	0.055~0.225(5.5~22.5)
晚幼粒细胞	0.045~0.25(4.5~25.0)	0.07~0.35(7.0~35.0)	0.13~0.32(13.0~32.0)
带状粒细胞	0.10~0.40(10.0~40.0)	0.11~0.45(11.0~45.0)	…
成红细胞	0~0.01(0~1.0)	0~0.005(0~0.5)	0.01~0.08(1.0~8.0)
原红细胞	0.005~0.09(0.5~9.0)	0~0.005(0~0.5)	0.02~0.10(2.0~10.0)
幼红细胞	0.18~0.41(18.0~41.0)	0~0.15(0~15)	0.07~0.32(7.0~32.0)
粒：红比例	1.5：1.0	6.5：1.0	3.5：1.0

八、羊水正常值

表38　羊水正常值

测定项目	正常值	测定项目	正常值
白蛋白 g/L(g/dl)		钠 mmol/L(mEq/L)	
早期妊娠	3.9(0.39)	早期妊娠	约相当于血钠
足月妊娠	1.9(0.19)	足月妊娠	较血钠低 7~10
蛋白总量 g/L(g/dl)		钾 mmol/L(mEq/L)	3.3~5.2(3.3~5.2)
早期妊娠	6.0±2.4(0.60±0.24)	无机磷 mmol/L(mEq/L)	0.42~0.81(1.3~2.5)
足月妊娠	2.6±1.9(0.26±0.19)	钙 mmol/L(mEq/L)	1.6~2.05(6.4~8.2)
胆红素 μmol/L(mg/dl)		镁 mmol/L(mEq/L)	
早期妊娠	1.28(0.075)	18 周	0.68~0.92(1.7~2.3)
足月妊娠	0.43(0.025)	足月妊娠	0.24~0.68(0.6~1.7)
雌三醇 μmol/L(μg/dl)		标准碱 mmol/L(mEq/L)	13.0~19.8(13.0~19.8)
早期妊娠	0.35(10)	还原糖 mmol/L(mEq/L)	0~1.68(0~30)
足月妊娠	2.1(60)		平均 0.73(13)
肌酐 μmol/L(mg/dl)		胆固醇 mmol/L(mg/dl)	0.21~1.54(8~59)
早期妊娠	70.7~97.2(0.8~1.1)	肌酸激酶 u/L	4.5±2.3
足月妊娠	159.1353.6(1.8~4.0)	氯化物 mmol/L(mEq/L)	
尿素 mmol/L(mg/dl)		早期妊娠	约相当于血氯化物
早期妊娠	2.99±0.98(18.0±5.9)	足月妊娠	一般少于血氯化物 1~3mmol/L
足月妊娠	5.03±1.89(30.3±11.4)	酸度(pH)	
尿酸 mmol/L(mg/dl)		早期妊娠	7.12~7.38
早期妊娠	0.22±0.06(3.27±0.96)	足月妊娠	6.91~7.43
足月妊娠	0.58±0.13(9.90±2.23)	卵磷脂 mg/dl	<26 周:1~2,26~30 周:9,
渗透压 mmol/L(mOsm/L)			30~36 周:18,足月:15~21
早期妊娠	约相当于血渗透压	鞘磷脂 mg/dl	<26 周:1~2,26~30 周:6,
足月妊娠	230~270(230~270)		30~36 周:4,足月:2
乳酸 mmol/L(mg/dl)		卵磷脂/鞘磷脂	
早期妊娠	2.55~5.88(23~53)	早期妊娠	<1:1
足月妊娠	5.77~11.99(52~108)	足月妊娠	>2:1

表 39　羊水量、性状、细胞学染色

量 L(ml)		细胞学染色	
早期妊娠	0.45~1.2(450~1200)	油溶红(%)	
足月妊娠	0.50~1.4(500~1400)	早期妊娠 <0.10(<10%)	
性状		足月妊娠 >0.50(>50%)	
早期妊娠	透明	硫酸尼罗蓝(%)	
足月妊娠	透明或微乳色	早期妊娠 0	
		足月妊娠 >0.20(>20%)	

（虞人杰　汤泽中）

附录 2　新生儿脉搏、呼吸、血压正常值

表 1　脉搏、呼吸、血压正常值

年龄	脉搏 次/min	呼吸 次/min	血压 kPa(mmHg)			血容量 ml/kg	心博出量 ml/min·m²
			收缩压	舒张压	平均压		
胎儿(足月)	130~140	…	…	…	…	…	
出生	180	…	9.33,6.67~12.0 (70,50~90)	6.00 (45)	7.07 (53)	76(61~92)	
1 天	125	20~60	8.80(66)	…	6.67(50)	83	35~51
1 周	125	30~70	9.73(73)	…		83(67~100)	
2 周	135	35~55	10.0(75)	…		87	
2 月	130		11.2(84)	8.0(60)		86	

表 2　出生 6 天内健康足月儿血压、心率值(dinamap 监护仪)均值 ±SD

测定项目	1 天	2 天	3 天
收缩压 kPa(mmHg)			
觉醒	9.38±1.21 (70.54±9.13)	9.53±1.44 (71.65±10.80)	10.48±1.68 (77.08±12.34)
睡眠	9.36±1.28 (70.41±9.59)	9.38±1.19 (70.50±8.96)	9.90±1.50 (74.47±11.28)
舒张压 kPa(mmHg)			
觉醒	4.83±1.30 (42.73±9.81)	5.95±1.48 (44.76±11.15)	6.56±1.30 (49.33±9.74)
睡眠	5.62±1.59 (42.28±11.97)	5.81±1.25 (43.69±9.43)	6.32±1.37 (47.52±10.29)
平均压 kPa(mmHg)			
觉醒	7.36±1.15 (55.32±8.63)	7.35±1.38 (56.58±10.28)	8.44±1.71 (63.44±12.87)
睡眠	7.37±1.51 (55.45±11.35)	7.41±1.20 (55.69±9.02)	7.82±1.23 (58.77±9.25)

续表

测定项目	1 天	2 天	3 天
心率(次 /min)			
觉醒	130.78±14.79	131.78±22.08	131.64±18.47
睡眠	129.30±13.84	128.03±13.96	123.32±16.15

测定项目	4 天	5 天	6 天
收缩压 kPa(mmHg)			
觉醒	10.72±1.37	10.73±1.43	10.07±1.43
	(78.85±10.31)	(80.70±10.72)	(75.75±10.10)
睡眠	10.14±1.36	10.26±1.81	9.70±1.49
	(76.22±10.26)	(77.13±13.61)	(72.95±11.18)
舒张压 kPa(mmHg)			
觉醒	6.90±1.60	6.80±1.58	6.48±1.47
	(51.87±12.03)	(51.12±11.85)	(48.55±11.02)
睡眠	6.18±1.37	6.33±1.49	6.04±1.64
	(46.45±10.27)	(47.60±11.22)	(45.45±12.30)
平均压 kPa(mmHg)			
觉醒	8.44±1.48	8.54±1.62	8.25±1.57
	(63.37±11.11)	(64.54±12.17)	(62.05±11.82)
睡眠	7.77±1.247.97	7.97±1.57	7.65±1.59
	(58.45±9.3659.90)	(59.90±11.79)	(57.50±11.95)
心率(次 /min)			
觉醒	142.81±13.86	148.12±20.31	141.0±18.28
睡眠	132.45±17.20	137.0±15.85	135.15±19.62

表 3　早产儿血压测定

体重(g)	平均压(mmHg)	收缩压(mmHg)	舒张压(mmHg)
501~750	38~49	50~62	26~36
751~1000	35.5~47.5	48~59	23~36
1001~1250	37.5~48	49~61	26~35
1251~1500	34.5~44.5	46~56	23~33
1501~1750	34.5~45.5	46~58	23~33
1751~2000	36~48	48~61	24~35

表 4　早产儿和足月儿血压测定（1~7 天和 30 天）

日龄 （天）		胎龄			
		≤28 周	29~32 周	33~36 周	37 周
1	收缩压（mmHg）	38~46	42~52	51~61	57~69
	舒张压（mmHg）	23~29	26~38	32~40	35~45
	平均压（mmHg）	29~35	33~43	39~47	44~52
2	收缩压（mmHg）	38~46	46~56	54~62	58~70
	舒张压（mmHg）	24~32	29~39	34~42	36~46
	平均压（mmHg）	29~37	35~45	42~48	46~54
3	收缩压（mmHg）	40~48	47~59	54~64	58~71
	舒张压（mmHg）	25~33	30~35	35~43	37~47
	平均压（mmHg）	30~38	37~47	42~50	46~54
4	收缩压（mmHg）	41~49	50~62	56~66	61~73
	舒张压（mmHg）	26~36	32~42	36~44	38~48
	平均压（mmHg）	31~41	39~49	44~50	46~56
5	收缩压（mmHg）	42~50	51~65	57~67	62~74
	舒张压（mmHg）	27~37	33~43	37~45	39~49
	平均压（mmHg）	32~42	40~50	44~52	47~57
6	收缩压（mmHg）	44~52	52~66	59~69	64~76
	舒张压（mmHg）	30~38	35~45	37~45	40~50
	平均压（mmHg）	35~43	41~51	45~53	48~58
7	收缩压（mmHg）	47~53	53~67	60~70	66~76
	舒张压（mmHg）	31~39	36~44	37~45	40~50
	平均压（mmHg）	37~45	43~51	45~53	50~58
30	收缩压（mmHg）	59~65	67~75	68~76	72~82
	舒张压（mmHg）	35~49	43~53	45~55	46~54
	平均压（mmHg）	42~56	52~60	53~60	55~63

（选自：Pejovic B，Peco-Antic A，Marinkovic-Eric J. Blood pressure in non-critically ill preterm and full-term neonates. Pediatr Nephrol，2007，22：249-257.）

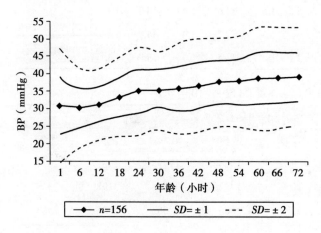

图附录 2-1　401~1000g 早产儿生后 72 小时内平均血压

（选自：Fanaroff JM，Wilson-Costello DE，Newman NS，et al. Treated hypotension is associated with neonatal morbidity and hearing loss in extremely low birth weight infants. Pediatrics，2006：117，1131-1135.）

（虞人杰　汤泽中）

参考文献

1. 邵肖梅,叶鸿瑁,邱小汕. 实用新生儿学. 第 4 版. 北京:人民卫生出版社,2011:931-953.

2. 张家骧,魏克伦,薛辛东. 新生儿急救学. 第 2 版. 北京:人民卫生出版社,2006:729-741.

3. Wu Alan HB. Tietz clinical guide to laboratory tests. 4th ed. Philadelphia:WB Saunders;2006,1762-1784.

4. Gleason CA,Devaskar SU. Avery's Diseases of the Newborn. 9th ed. Philadelphia USA:Elsevier Saunders,2011,1081-1083.

5. Volpe JJ. Neurology of the Newborn,5th ed,Elsevier ,2008:155.

6. Kliegman RM,Stanton BF,Schor NF,et al. Nelson Textbook of Pediatrics. 19th ed. Philadelphia:W.B.Saunders,An Imprint of Elsevier Science,2011,e708.

7. Gomella TL,Cunningham MD,Eyal FG,et al.Neonatology:Management,Procedures,On-Call Problems,Diseases,and Drugs.7th ed. New York:The McGraw Hill Comp,2013:288.

8. Macdonald MG,Seshia MMK. Avery's Neonatology. Pathophysiology and management of the newborn. 7th ed,Philadelphia:A Wolters Kluwer Comp,2016:2589,3306.

9. Fanaroff JM,Fanaroff AA. Klaus & Fanaroff's Care of the high-risk neonate. 6th ed. Philadelphia:W.B.Saunders Comp,2012:1360-1399.

10. Rennie JM. Rennie & Roberton's Textbook of Neonatology.5th ed. Churchill Livingstone:Elsevier,2012:3776-3779.

附录 3　新生儿体格测量正常值

表 1　足月新生儿体格发育 6 项指标衡量数字

年代、地区	年龄	体重(kg)		身长(cm)		顶臀长(cm)		胸围(cm)		头围(cm)		上臂围(cm)	
		X	SD	X	SD	X	SD	X	SD	X	SD	X	SD
1985 年九市城区	男	3.21	0.37	50.2	1.7	33.5	1.4	32.3	1.5	33.9	1.2	10.5	0.8
	女	3.12	0.34	49.6	1.6	33.1	1.3	32.2	1.4	33.5	1.3	10.5	0.8
1985 年九市郊区	男	3.22	0.38	50.2	1.7	33.5	1.4	32.5	1.4	34.0	1.2	10.4	0.9
	女	3.11	0.34	49.6	1.7	33.2	1.3	32.3	1.3	33.5	1.1	10.3	0.8
1985 年十省城市	男	3.18	0.35	50.4	1.6	33.5	1.3	32.3	1.4	34.1	1.0	10.4	0.8
	女	3.08	0.34	49.7	1.6	33.1	1.2	32.0	1.4	33.6	1.1	10.4	0.8
1985 年十省农村	男	3.17	0.38	50.1	1.8	33.4	1.4	32.3	1.4	33.9	1.1	10.2	0.9
	女	3.06	0.36	49.5	1.7	33.0	1.4	32.1	1.3	33.5	1.1	10.2	0.9
1995 年九市城区	男	3.30	0.4	50.4	1.7	33.9	1.5	32.7	1.4	34.3	1.2		
	女	3.20	0.4	49.8	1.6	33.5	1.5	32.6	1.4	33.9	1.2		
1995 年九市郊区	男	3.30	0.4	50.3	1.7	33.6	1.5	32.7	1.4	34.2	1.2		
	女	3.20	0.4	49.7	1.7	33.2	1.4	32.5	1.4	33.9	1.1		

表 2　中国 15 城市不同胎龄新生儿出生体重值(1986~1987 年)

胎龄(周)	平均值(g)	标准差	修匀后百分位数						
			第 3	第 5	第 10	第 50	第 90	第 95	第 97
28	1389	302	923	931	972	1325	1799	1957	2071
29	1475	331	963	989	1057	1453	2034	2198	2329
30	1715	400	1044	1086	1175	1605	2255	2423	2563
31	1943	512	1158	1215	1321	1775	2464	2632	2775

胎龄 (周)	平均值 (g)	标准差	修匀后百分位数						
			第3	第5	第10	第50	第90	第95	第97
32	1970	438	1299	1369	1488	1957	2660	2825	2968
33	2133	434	1461	1541	1670	2147	2843	3004	3142
34	2363	449	1635	1724	1860	2340	3013	3168	3299
35	2560	414	1815	1911	2051	2530	3169	3319	3442
36	2708	401	1995	2095	2238	2712	3312	3458	3572
37	2922	368	2166	2269	2413	2882	3442	3584	3690
38	3086	376	2322	2427	2569	3034	3558	3699	3798
39	3197	371	2457	2560	2701	3162	3660	3803	3899
40	3277	392	2562	2663	2802	3263	3749	3897	3993
41	3347	396	2632	2728	2865	3330	3824	3981	4083
42	3382	413	2659	2748	2884	3359	3885	4057	4170
43	3359	448	2636	2717	2852	3345	3932	4124	4256
44	3303	418	2557	2627	2762	3282	3965	4184	4342

表3 中国15城市不同胎龄新生儿身长值(1986~1987年)

胎龄 (周)	平均值 (cm)	标准差	修匀后百分位数						
			第3	第5	第10	第50	第90	第95	第97
28	40.0	2.4	34.7	35.7	36.5	40.2	43.8	44.5	44.7
29	40.9	2.6	35.6	36.5	37.3	41.0	44.9	45.8	46.1
30	41.9	3.1	36.7	37.3	38.3	41.8	45.9	46.9	47.4
31	43.5	3.3	37.8	38.3	39.3	42.7	46.9	47.9	48.4
32	43.5	2.6	38.9	39.4	40.4	43.7	47.7	48.8	49.3
33	44.5	2.6	40.1	40.5	41.5	44.7	48.5	49.5	50.1
34	45.6	2.5	41.2	41.7	42.6	45.7	49.2	50.2	50.7
35	46.6	2.2	42.4	42.8	43.8	46.6	49.8	50.7	51.3
36	47.5	2.2	43.4	43.9	44.8	47.6	50.4	51.2	51.8
37	48.5	1.9	44.5	45.0	45.8	48.4	50.9	51.7	52.2
38	49.3	1.8	45.3	46.0	46.7	49.1	51.4	52.0	52.5
39	49.8	1.7	46.1	46.7	47.4	49.8	51.8	52.4	52.9
40	50.2	1.8	46.7	47.3	48.0	50.2	52.1	52.7	53.2
41	50.5	1.7	47.2	47.8	48.4	50.5	52.4	53.1	53.5
42	50.7	1.8	47.4	48.0	48.5	50.6	52.7	53.4	53.9
43	50.5	1.8	47.4	47.9	48.4	50.5	52.9	53.8	54.3
44	50.5	1.8	47.1	47.6	48.1	50.1	53.1	54.2	54.8

表 4　中国 15 城市不同胎龄新生儿顶臀长值(1986~1987 年)

胎龄 (周)	平均值 (cm)	标准差	修匀后百分位数						
			第 3	第 5	第 10	第 50	第 90	第 95	第 97
28	27.0	2.3	22.4	22.8	23.6	26.8	29.6	30.2	30.3
29	27.0	2.3	22.8	23.4	24.3	27.3	30.1	30.8	31.1
30	27.9	2.0	23.3	24.1	25.1	27.8	30.6	31.4	31.8
31	28.6	2.4	24.0	24.8	25.9	28.5	31.1	32.0	32.5
32	29.0	1.3	24.8	25.6	26.7	29.2	31.7	32.6	33.2
33	29.6	2.2	25.6	26.5	27.5	29.9	32.3	33.2	33.8
34	30.6	2.0	26.5	27.3	28.3	30.6	32.9	33.8	34.3
35	31.3	1.8	27.4	28.2	29.1	31.3	33.5	34.3	34.8
36	31.9	1.8	28.3	28.9	29.8	31.9	34.1	34.8	35.3
37	32.7	1.6	29.1	29.7	30.4	32.5	34.6	35.2	35.7
38	33.2	1.6	29.8	30.3	31.0	33.1	35.1	35.6	36.0
39	33.5	1.5	30.4	30.9	31.5	33.5	35.5	36.0	36.3
40	33.8	1.6	30.9	31.3	31.8	33.9	35.8	36.3	36.6
41	34.0	1.5	31.2	31.6	32.1	34.1	36.0	36.5	36.8
42	34.1	1.5	31.3	31.7	32.2	34.1	36.1	36.6	36.9
43	34.0	1.6	31.2	31.6	32.1	34.1	36.1	36.7	37.0
44	33.9	1.5	30.8	31.3	31.9	33.8	35.9	36.7	37.1

表 5　中国 15 城市不同胎龄新生儿头围值(1986~1987 年)

胎龄 (周)	平均值 (cm)	标准差	修匀后百分位数						
			第 3	第 5	第 10	第 50	第 90	第 95	第 97
28	27.3	1.8	24.6	24.6	24.9	27.4	29.6	30.6	31.4
29	28.3	1.7	24.9	25.1	25.6	28.0	30.4	31.4	32.0
30	28.5	1.9	25.3	25.7	26.3	28.7	31.1	32.1	32.6
31	29.5	2.0	25.9	26.4	27.1	29.3	31.8	32.7	33.1
32	29.9	1.8	26.5	27.1	27.8	30.0	32.4	33.2	33.6
33	30.6	1.7	27.2	27.9	28.6	30.7	33.0	33.7	34.0
34	31.3	1.8	28.0	28.6	29.3	31.3	33.5	34.1	34.4
35	32.0	1.5	28.8	29.4	30.1	31.9	34.0	34.5	34.8
36	32.5	1.4	29.5	30.1	30.7	32.5	34.4	34.8	35.1
37	33.1	1.3	30.2	30.7	31.3	33.0	34.7	35.1	35.4
38	33.5	1.2	30.9	31.3	31.8	33.4	35.0	35.4	35.7
39	33.8	1.2	31.4	31.8	32.2	33.8	35.3	35.6	35.9
40	34.0	1.2	31.8	32.1	32.5	34.1	35.5	35.8	36.1
41	34.2	1.2	32.0	32.3	32.7	34.2	35.6	35.9	36.3
42	34.3	1.2	32.0	32.3	32.7	34.3	35.7	36.1	36.4
43	34.1	1.3	31.8	32.1	32.6	34.2	35.7	36.2	36.6
44	34.0	1.3	31.4	31.7	32.3	34.0	35.7	36.4	36.7

表 6　中国 15 城市不同胎龄新生儿胸围值(1986~1987 年)

胎龄(周)	平均值(cm)	标准差	修匀后百分位数						
			第 3	第 5	第 10	第 50	第 90	第 95	第 97
28	24.1	2.0	19.9	20.1	21.2	24.2	26.9	27.5	27.8
29	25.1	2.2	20.6	21.0	22.0	25.0	28.0	28.8	29.2
30	26.1	2.7	21.5	21.9	22.8	25.8	29.0	30.0	30.4
31	27.1	2.6	22.4	22.9	23.7	26.7	29.8	31.0	31.4
32	27.7	2.5	23.4	23.9	24.7	27.5	30.6	31.9	32.3
33	28.1	2.2	24.4	24.9	25.6	28.4	31.3	32.5	33.0
34	29.1	2.2	25.3	25.8	26.6	29.2	32.0	33.1	33.5
35	29.8	1.9	26.3	26.8	27.5	29.9	32.5	33.5	34.0
36	30.6	1.7	27.2	27.6	28.4	30.7	33.0	33.9	34.3
37	31.4	1.6	28.0	28.4	29.2	31.3	33.5	34.2	34.6
38	32.0	1.5	28.7	29.1	29.9	31.9	33.8	34.4	34.8
39	32.4	1.5	29.3	29.7	30.5	32.4	34.2	34.6	35.0
40	32.7	1.5	29.8	30.2	30.9	32.7	34.4	34.8	35.2
41	33.0	1.5	30.1	30.5	31.2	33.0	34.6	35.0	35.4
42	33.1	1.5	30.3	30.6	31.3	33.1	34.8	35.2	35.6
43	33.0	1.6	30.2	30.6	31.2	33.1	35.0	35.5	35.8
44	33.0	1.5	29.9	30.3	30.8	32.9	35.1	35.8	36.2

表 7　中国 15 城市不同胎龄新生儿上臂围值(1986~1987 年)

胎龄(周)	平均值(cm)	标准差	修匀后百分位数						
			第 3	第 5	第 10	第 50	第 90	第 95	第 97
28	7.1	0.8	5.9	6.0	6.1	6.8	8.4	8.7	8.9
29	7.3	0.8	6.0	6.1	6.3	7.2	8.7	9.1	9.3
30	7.6	1.0	6.2	6.3	6.5	7.6	9.1	9.5	9.7
31	8.3	1.1	6.4	6.5	6.8	7.9	9.4	9.8	10.0
32	8.3	1.0	6.7	6.8	7.1	8.3	9.8	10.3	10.3
33	8.6	1.0	7.0	7.1	7.4	8.7	10.1	10.4	10.7
34	8.9	1.0	7.3	7.5	7.8	9.0	10.3	10.7	10.9
35	9.3	0.9	7.7	7.8	8.1	9.3	10.6	10.9	11.2
36	9.6	0.9	8.0	8.2	8.5	9.6	10.8	11.2	11.4
37	10.0	0.8	8.3	8.5	8.8	9.9	11.1	11.4	11.7
38	10.3	0.8	8.6	8.8	9.1	10.1	11.3	11.6	11.9
39	10.4	0.8	8.8	9.1	9.4	10.4	11.4	11.8	12.0
40	10.6	0.9	9.0	9.3	9.5	10.5	11.6	11.9	12.2
41	10.7	0.9	9.1	9.4	9.7	10.6	11.7	12.1	12.3
42	10.7	0.9	9.2	9.4	9.7	10.7	11.8	12.2	12.4
43	10.7	0.9	9.1	9.3	9.7	10.7	11.9	12.3	12.6
44	10.7	0.9	9.0	9.1	9.5	10.6	12.0	12.4	12.6

表 8 中国 15 城市不同身长的新生儿出生体重值(1986~1987 年)

身长(cm)		33~	35~	37~	39~	41~	43~	45~	47~	49~	51~	53~	55~	57~
体重	X	938	1233	1226	1577	1785	2101	2560	2903	3213	3497	3785	3988	4202
	SD	38	274	211	253	308	312	300	276	289	314	370	414	440

表 9 中国 12 城市早产 AGA 新生儿体格发育六项指标纵向监测值(1989~1990 年)

指标	出生		<3 天		5~7 天		12~14 天		26~28 天	
	X	SD	X	SD	X	SD	X	SD	X	SD
体重(g)	2433	458.6	2365	445.7	2325	448.0	2535	511.2	3143	622.3
身长(cm)	…	…	46.1	2.5	46.4	2.6	47.5	2.8	49.4	3.1
顶臀长(cm)	…	…	31.2	1.8	31.4	1.8	32.2	1.9	33.7	2.0
头围(cm)	…	…	31.7	1.6	31.8	1.6	32.6	1.7	34.0	1.7
胸围(cm)	…	…	29.6	2.0	29.6	2.0	30.3	2.2	32.1	2.2
上臂围(cm)	…	…	8.8	0.9	8.8	0.9	9.0	0.9	9.8	1.1

表 10 中国 12 城市足月 AGA 新生儿体格发育六项指标纵向监测值(1989~1990 年)

指标	出生		<3 天		5~7 天		12~14 天		26~28 天	
	X	SD	X	SD	X	SD	X	SD	X	SD
体重(g)	3195	273.1	3125	277.5	3131	295.1	3403	330.8	4049	407.5
身长(cm)	…	…	49.7	1.5	50.2	1.5	51.8	1.7	53.8	1.9
顶臀长(cm)	…	…	33.6	1.3	33.9	1.3	34.8	1.4	36.3	1.5
头围(cm)	…	…	33.9	1.1	34.2	1.2	35.1	1.1	36.4	1.1
胸围(cm)	…	…	32.6	1.3	32.8	1.3	33.5	1.3	35.0	1.4
上臂围(cm)	…	…	10.4	0.9	10.4	0.9	10.6	0.9	11.4	0.9

表 11 中国 12 城市过期产 AGA 新生儿体格发育六项指标纵向监测值(1989~1990 年)

指标	出生		<3 天		5~7 天		12~14 天		26~28 天	
	X	SD	X	SD	X	SD	X	SD	X	SD
体重(g)	3328	281.2	3259	281.2	3227	294.1	3501	316.6	4167	412.4
身长(cm)	…	…	50.2	1.4	50.7	1.5	52.1	1.5	54.2	1.7
顶臀长(cm)	…	…	34.0	1.4	34.2	1.3	35.2	1.4	36.7	1.4
头围(cm)	…	…	34.4	0.9	34.6	0.9	35.4	1.0	36.7	1.0
胸围(cm)	…	…	32.9	1.1	33.1	1.1	33.8	1.2	35.3	1.3
上臂围(cm)	…	…	10.4	0.9	10.4	0.9	10.7	0.9	11.5	0.9

表 12 中国 15 城市按胎龄分类新生儿 Rohre 指数

胎龄分类	平均值	标准差	百分位数(Percentile)								
			3th	10th	20th	25th	50th	75th	80th	90th	97th
早产儿	2.46	0.29	1.90	2.11	2.26	2.31	2.46	2.63	2.67	2.79	2.97
足月儿	2.59	0.23	2.17	2.31	2.40	2.44	2.58	2.72	2.77	2.88	3.05
过期儿	2.60	0.24	2.15	2.30	2.41	2.44	2.59	2.75	2.79	2.90	3.06

表 13　中国 15 城市按胎龄分类新生儿 BL/HC 表

胎龄分类	平均值	标准差	修匀百分位数（Smoothed percentile）								
			3th	10th	20th	25th	50th	75th	80th	90th	97th
早产儿	1.46	0.06	1.35	1.39	1.42	1.42	1.46	1.50	1.51	1.54	1.58
足月儿	1.48	0.05	1.38	1.41	1.43	1.44	1.47	1.51	1.51	1.54	1.58
过期儿	1.48	0.05	1.39	1.42	1.44	1.45	1.48	1.51	1.52	1.54	1.60

表 14　中国 12 城市按胎龄分类新生儿张路指数（ZLI）表

胎龄分类	平均值	标准差	百分位数（Percentile）								
			3th	10th	20th	25th	50th	75th	80th	90th	97th
早产儿	0.89	0.09	0.67	0.74	0.82	0.84	0.91	0.95	0.96	0.99	1.04
足月儿	1.00	0.06	0.89	0.92	0.95	0.96	1.00	1.04	1.05	1.08	1.12
过期儿	1.02	0.07	0.90	0.93	0.96	0.97	1.01	1.07	1.07	1.10	1.14

表 15　足月新生儿各部位皮褶厚度（mm）

性别	三头肌部		二头肌部		肩胛下部		髂嵴上部		SFT_4						
	X	SD	X	SD	X	SD	X	SD	X	SD	第3	第10	第25	第75	第90	第97
男	5.13	1.02	3.88	0.69	5.12	1.14	4.28	0.94	18.41	3.39	13.2	14.5	15.8	20.4	23.2	25.6
女	5.33	1.15	3.88	0.70	5.35	1.26	4.56	1.01	19.12	3.73	13.3	14.6	16.4	21.0	24.7	27.2

表 16　胎儿在宫内生长发育六项指标每周增长的速率（%）

胎龄（周）	体重	身长	顶臂长	头围	胸围	上臂围
28	…	…	…	…	…	…
29	6.2	2.3	0	3.7	4.2	2.8
30	16.3	2.5	3.3	0.7	4.0	4.1
31	13.3	3.8	2.5	3.5	3.8	9.2
32	1.4	0	1.4	1.4	2.2	0
33	8.3	2.3	2.1	2.3	1.4	3.6
34	10.8	2.5	3.4	2.3	3.6	3.5
35	8.3	2.2	2.3	2.2	2.4	4.5
36	5.8	1.9	1.9	1.6	2.7	3.2
37	7.9	2.1	2.5	1.9	2.6	4.2
38	5.6	1.7	1.5	1.2	1.9	3.0
39	3.6	1.0	0.9	0.9	1.3	1.0
40	2.5	0.8	0.9	0.6	0.9	1.9
41	2.1	0.6	0.6	0.6	0.9	0.9
42	1.1	0.4	0.3	0.3	0.3	0
43	−0.7	−0.4	−0.3	−0.6	−0.3	0
44	−1.7	0	−0.3	−0.3	0	0

根据中国 15 城市新生儿体格发育科研协作组的报告整理

（张宝林）

附录4　新生儿常用药物剂量表

药名	途径	剂量	用法			备注
抗生素类						
青霉素类						
青霉素 G (penicillin G)	IV IM IV gtt	一般感染： 2.5 万 ~5 万 u/(kg·次) 化脑： 7.5 万 ~10 万 u/(kg·次)	孕周 ≤29 30~36 37~44	日龄（天） 0~28 >28 0~14 >14 0~7 >7	间隔（小时） q12 q8 q12 q8 q12 q8	• 用于 G^+ 菌感染，如溶血性链球菌、肺炎链球菌、敏感葡萄球菌等。对梅毒、淋球菌，螺旋体等有效 • 每100 万 U 约含 1.7mmol Na^+ 和 K^+，肾功能不全和大剂量应用时应监测血 Na^+ 和 K^+ • 副作用：骨髓抑制，粒细胞减少，溶血性贫血，间质性肾炎，肠道菌群失调和中枢毒性。偶可发生过敏反应。新生儿尽量避免肌注
氨苄西林 (ampicillin)	IV IM IV gtt	一般感染： 25~50mg/(kg·次) 化脑： 75mg/(kg·次)，最大量 400mg/(kg·d) 尿路感染预防用药： 50mg/(kg·d)，q12h	孕周 ≤29 30~36 37~44	日龄（天） 0~28 >28 0~14 >14 0~7 >7	间隔（小时） q12 q8 q12 q8 q12 q8	• 广谱抗生素，对 G^+ 和某些 G^- 杆菌（李斯特菌、GBS、流感杆菌、伤寒杆菌）敏感，但对克雷伯杆菌、铜绿假单胞菌、不动杆菌耐药。需快速静脉滴入 • 副作用：皮疹、发热
氨苄西林＋舒巴坦 （优立新）(unasyn)	IV IM IVgtt	一般感染： 25~50mg/(kg·次) 化脑：50~75mg/(kg·次) 最大量 400mg/(kg·d)	孕周 ≤29 30~36 37~44	日龄（天） 0~28 >28 0~14 >14 0~7 >7	间隔（小时） q12 q8 q12 q8 q8 q6	同氨苄西林
阿莫西林＋克拉维甲酸（安美汀，力百汀）(augmentin)	PO IV IVgtt	一般感染： 20~25mg/(kg·次) 严重感染： 40~45mg/(kg·次)	孕周 ≤29 30~36 37~44	日龄（天） 0~28 >28 0~14 >14 0~7 >7	间隔（小时） q12 q8 q12 q8 q8 q6	同氨苄西林，口服吸收好
苯唑西林 (oxacillin) （新青霉素Ⅱ） (P_{12})	IV IM IV gtt	一般感染：25mg/(kg·次) 脑膜炎：50mg/(kg·次)	孕周 ≤29 30~36 37~44	日龄（天） 0~28 >28 0~14 >14 0~7 >7	间隔（小时） q12 q8 q12 q8 q8 q6	• 耐青霉霉，主要用于耐青霉素霉葡萄球菌引起的感染 • 不良反应：腹泻，呕吐，间质性肾炎，白细胞减少，肝酶升高

续表

药名	途径	剂量	用法			备注
哌拉西林 (piperacillin) (氧哌嗪青霉素) 哌拉西林 + 克拉维酸	IV IM IV gtt	50~100mg/(kg·次)	**孕周** ≤29 30~36 37~44	**日龄(天)** 0~28 >28 0~14 >14 0~7 >7	**间隔(小时)** q12 q8 q12 q8 q8 q6	• 广谱,对 G^- 菌敏感,对 B 族链球菌也敏感。增强对铜绿假单胞菌、克雷伯杆菌、沙雷菌、枸橼酸杆菌和变形杆菌的抗菌力;脑膜炎时可进入脑脊液 • 副作用:皮疹、高胆红素血症、发热等
甲氧西林 (meticillin) (新青霉素 I)	IV IV gtt	一般感染:25mg/(kg·次) 脑膜炎:50mg/(kg·次)	**孕周** ≤29 30~36 37~44	**日龄(天)** 0~28 >28 0~14 >14 0~7 >7	**间隔(小时)** q12 q8 q12 q8 q8 q6	• 对产生青霉素酶的葡萄球菌有效。葡萄球菌耐药已有报道 • 副作用:可能产生间质性肾炎而出现血尿、蛋白尿、骨髓抑制、皮疹
氯唑西林 (cloxacillin)	IM IV IVgtt	一般感染:25mg/(kg·次) 脑膜炎:50mg/(kg·次)	**孕周** ≤2kg >2kg	**日龄(天)** 0~14 >14 0~14 >14	**间隔(小时)** q12h q8h q8h q6h	• 对 G^+ 球菌和奈瑟菌有抗菌活性,对葡萄球菌属产酶株的抗菌活性较苯唑西林强,治疗产青霉素酶葡萄球菌感染 • 不良反应:同青霉素 G
替卡西林 (ticarcillin) 特美汀(替卡西林 + 克拉维酸)	IV IVgtt	75~100mg/(kg·次)	**孕周** ≤29 30~36 37~44	**日龄(天)** 0~28 >28 0~14 >14 0~7 >7	**间隔(小时)** q12 q8 q12 q8 q8 q6	• 用于产 β- 内酰胺酶的敏感菌引起的非中枢神经系统感染。 • 对 G^+ 和 G^- 均有抗菌活性 • 不良反应:粒细胞增多,高胆
羧苄西林 (carbenicillin)	IV IV gtt	0~7 天 75mg/(kg·次) >7 天 100mg/(kg·次)	**BW≤2kg** q12h q6h	**BW>2kg** q8h q6 h		• 对变形、绿脓、大肠埃希菌有一定疗效 • 副作用:同青霉素 G
头孢类						
头孢唑林 (cefazolin) (先锋 V 号)	IV IM IV gtt	25mg/(kg·次)	**孕周** ≤29 30~36 37~44	**日龄(天)** 0~28 >28 0~14 >14 0~7 >7	**间隔(小时)** q12 q8 q12 q8 q12 q8	• 对多种 G^+ 和少数 G^- 细菌敏感,不易进入脑脊液 • 副作用:恶心、呕吐、白细胞和血小板减少、Coombs' 试验假阳性,肝功能异常,激惹等
头孢克洛 (cefaclor) (希刻劳)	PO	20~40mg/(kg·d)	分 3 次空腹服			• 对 G^- 杆菌优于第一代,对 G^+ 球菌则稍弱,用于呼吸道,中耳炎和泌尿道感染 • 不良反应:胃部不适,嗜酸性粒细胞增加

续表

药名	途径	剂量	用法	备注
头孢呋辛 (cefuroxime) (西力欣) (zinacef)	IV IM IV gtt	30~50mg/(kg·d) 50~100mg/(kg·d)	≤7天,分2次 >7天,分2次	• 对 G⁺ 球菌比头孢唑林稍强,但对 G⁻ 及 β~ 内酰胺酶稳定性强,因此对阴性菌更有效 • 副作用:BUN、Cr升高,伪膜性肠炎和皮疹
头孢噻肟 (cefotaxime) (凯福隆) (头孢氨噻肟)	IV IM IV gtt	50mg/(kg·次) 特殊感染: 　淋球菌结膜炎:25mg/(kg·次),q12h,共7天 　淋球菌脑膜炎:50mg/(kg·次),IV,q6h,14~21天	孕周　日龄(天)　间隔(小时) ≤29　　0~28　　q12 　　　　>28　　q8 30~36　0~14　　q12 　　　　>14　　q8 37~44　0~7　　 q12 　　　　>7　 　q8	• 对 G⁻ 杆菌作用强。体内分布广泛,易进入脑脊液 • 副作用:皮疹、腹泻、白细胞减少,嗜酸性粒细胞增多,肝酶升高
头孢哌酮 (cefoperazone) (先锋必)	IV IM IV gtt	50mg/(kg·d) 50~100mg/(kg·d) 100~150mg/(kg·d)	≤7天,分2~3次 >7天,分2~3次 严重感染,分2~3次	• 第三代头孢,广谱,对 G⁻ 杆菌更有效,尤对铜绿假单胞菌 • 副作用:发热、皮疹和腹泻,血小板减少、出血时间延长
头孢他啶 (ceftazidime) (复达欣)	IV IM IV gtt	50mg/(kg·次)	孕周　日龄(天)　间隔(小时) ≤29　　0~28　　q12 　　　　>28　　q8 30~36　0~14　　q12 　　　　>14　　q8 37~44　0~7　 　q12 　　　　>7　 　q8	• 第三代头孢,广谱,易进入脑脊液。用于 G⁻ 杆菌,对铜绿假单胞菌尤其好 • 副作用:皮疹、发热、腹泻,转氨酶升高
头孢曲松 (ceftriaxone) (头孢三嗪)	IV IM IV gtt	50mg/(kg·d) 75mg/(kg·d) 25~50mg/kg 125mg/kg 100mg/(kg·d)	BW≤2kg,任何日龄,qd BW>2kg,生后0~7天,qd BW>2kg,生后日龄>7天,qd 早产儿淋病眼炎,肌注1次 足月儿淋病眼炎,肌注1次 脑膜炎,q12h	• G⁻ 菌和 G⁺ 感染。对铜绿假单胞菌无效。治疗淋球菌感染 • 副作用:皮疹、腹泻、出血时间延长、中性粒细胞减少,嗜酸性粒细胞增加和血小板增加等
头孢哌酮+舒巴坦 (舒普深) (sulperazon)		40~80mg/(kg·d)	足月儿生后第一周内,q12h,一周后可q8h	同头孢哌酮。Coombs'试验假阳性反应
头孢吡肟 (cefepime)	IV IV gtt	>28天:50mg/(kg·次) ≤28天:30mg/(kg·次) 脑膜炎:50mg/(kg·次)	q12h	• 对革兰阳性菌、阴性菌包括肠杆菌属、铜绿假单胞菌、嗜血杆菌属、奈瑟淋球菌属、葡萄球菌及链球菌(除肠球菌外)有较强抗菌活性。对 β 内酰胺酶稳定 • 不良反应:过敏、伪膜性肠炎

续表

药名	途径	剂量	用法			备注
氨曲南 （aztreonam）	IV gtt	30mg/（kg·次）	**孕周** ≤29 30~36 37~44	**日龄（天）** 0~28 天 >28 0~14 >14 0~7 >7	**间隔（小时）** q12 q8 q12 q8 q12 q8	● 为单环类 β 内酰胺类抗生素。主要作用于 G⁻ 菌肠杆菌科和铜绿假单胞菌引起的败血症 ● 副作用：低血糖，腹泻，皮疹，全血细胞减少
碳青霉烯类						
亚胺培南/西司他丁 （imipenem-cilastatin） （泰能）（tienam）	IM IV gtt	20mg/（kg·次）	**孕周** ≤29 30~36 37~44	**日龄（天）** 0~28 >28 0~14 >14 0~7 >7	**间隔（小时）** q24 q12 q12 q8 q12 q8	● 对 G⁺ 或 G⁻ 和厌氧菌有效，对 β 内酰胺酶高度稳定。用于治疗对其他抗生素耐药的细菌（主要是肠杆菌科和厌氧菌）引起的非中枢感染 ● 不良反应：恶心呕吐，过敏反应，肝功能损害，中枢神经系统症状。
帕尼培南-倍他米隆 （panipenem-betamipron） （克倍宁） （Carbenin）	IM IV gtt	20mg/（kg·次） 脑膜炎：40mg/（kg·次）	**孕周** ≤29 30~36 37~44	**日龄（天）** 0~28 >28 0~14 >14 0~7 >7	**间隔（小时）** q24 q12 q12 q8 q12 q8	没有中枢神经系统不良反应，其他同泰能
美罗培南 （meropenem） （美平） （mepem）	IM IV gtt	20mg/（kg·次） 脑膜炎：40mg/（kg·次）	**孕周** ≤29 30~36 37~44	**日龄（天）** 0~28 >28 0~14 >14 0~7 >7	**间隔（小时）** q24 q12 q12 q8 q12 q8	同克倍宁
大环内酯类						
红霉素 （erythromycin）	PO IV gtt	10mg/（kg·次） 5~10mg/（kg·次）	q6~8h ≤7d,q12h >7d,q8h			● 抗菌谱与青霉素相似，对衣原体、支原体、百日咳杆菌有效。很少进入脑脊液 ● 副作用：胃肠不适，肝毒性
阿奇霉素 （azithromycin）	PO IV	10mg/（kg·次） 5mg/（kg·次）	Qd 共 5 天 Qd（仅用于不能口服者）			同红霉素，但新生儿资料较少
克林霉素 （clindamycin） （氯洁霉素）	IV gtt	5~7.5mg/（kg·次）	**孕周** ≤29 30~36 37~44	**日龄（天）** 0~28 >28 0~14 >14 0~7 >7	**间隔（小时）** q12 q8 q12 q8 q8 q6	● 对 G⁺ 菌和厌氧梭状芽孢杆菌、脆弱类杆菌作用强 ● 副作用：耐金葡菌的伪膜性肠炎，此时可口服万古霉素，每次 5~10mg/kg,q6h

药名	途径	剂量	用法			备注
螺旋霉素 (spiramycin)	PO	20~30mg/(kg·d)	分2次			• 用于治疗先天性弓形虫感染 • 不良反应:恶心、呕吐,食欲减退,肝肾功能不全者慎用
氨基糖苷类						
阿米卡星 (丁胺卡那霉素) (amikacin)	IV gtt	7.5mg/(kg·次)	孕周 ≤29 30~36 37~44	日龄(天) 0~7 天 >7 0~7 >7 0~7 >7	间隔(小时) q24 q18 q18 q12 q12 q8	• 具广谱抗菌活性,对铜绿假单胞菌、G⁻菌疗效好,不易耐药 • 不良反应:耳肾毒性,新生儿慎用 • 给予第三剂后需监测血药浓度,峰浓度:25~35μg/ml,谷浓度:<10μg/ml
庆大霉素 (gentamycin)	IV gtt	2.5mg/(kg·次)	孕周 ≤29 30~36 37~44	日龄(天) 0~7 天 >7 0~7 >7 0~7 >7	间隔(小时) q24 q18 q18 q12 q12 q8	• 具广谱抗菌活性,对铜绿假单胞菌、G⁻菌疗效好,不易耐药 • 不良反应:耳肾毒性,新生儿慎用 • 给予第三剂后需监测血药浓度,峰浓度:5~10μg/ml,谷浓度:1~2μg/ml
妥布霉素 (tobramycin)	IV gtt	2.5mg/(kg·次)	孕周 ≤29 30~36 37~44	日龄(天) 0~7 天 >7 0~7 >7 0~7 >7	间隔(小时) q24 q18 q18 q12 q12 q8	• 氨基糖苷类药物,具广谱抗菌活性,对铜绿假单胞菌、G⁻菌疗效好,不易耐药 • 不良反应:耳肾毒性,新生儿慎用 • 给予第三剂后需监测血药浓度,峰浓度:4~8μg/ml,谷浓度:0.5~2μg/ml
其他						
万古霉素 (vancomycin)	IV gtt	脑膜炎:15mg/(kg·次) 一般感染:10mg/(kg·次)	孕周 ≤29 30~36 37~44 >45	日龄(天) 0~14 天 >14 天 0~14 天 >14 天 0~7 天 >7 天	间隔(小时) q24 q12 q12 q8 q12 q8 q6	• 仅用于对甲氧西林耐药的葡萄球菌和对青霉素耐药的肺炎球菌引起的严重感染 • 副作用:肾、耳毒性。皮疹、低血压、中性粒细胞减少等 • 给予第五剂后需监测药物血浓度,谷浓度 5~10μg/ml,峰浓度 20~40μg/ml
利奈唑胺 (linezolid)	IV PO	10mg/(kg·次)	q8h,但小于一周的早产儿 q12h			• 仅用于对万古霉素或其他抗生素耐药的阳性球菌导致的严重感染或心内膜炎、骨髓炎等 • 副作用:转氨酶升高、腹泻、血小板减少 • 每周随访血常规和肝肾功能,监测血压

续表

药名	途径	剂量	用法			备注
甲硝唑 (metronidazole) (灭滴灵)	IV gtt	首剂:15mg/kg 维持:7.5mg/kg 在首剂后 1 个间隔时间开始	孕周 日龄(天) 间隔(小时) ≤29 0~28 q48 >28 q24 30~36 0~14 q24 >14 q12 37~44 0~7 q24 >7 q12			• 用于治疗脆弱类杆菌和其他耐青霉素的厌氧菌引起的感染。治疗艰难梭菌所致的结肠炎,用于 NEC 治疗 • 副作用:食欲减退,腹泻,荨麻疹 • 大剂量:共济失调和多发性神经炎
乙胺嘧啶 (Pyrimethamine)	PO	1mg/kg,q12h,2~4 日后减半	疗程 4~6 周,用 3~4 个疗程,每疗程间隔 1 月			• 治疗弓形虫 • 长期服用可因叶酸缺乏致吞咽困难、恶心、呕吐、腹泻、巨细胞性贫血、白细胞减少。超剂量导致惊厥
百多邦(莫匹罗星软膏)	外用					适用于革兰阳性球菌引起的皮肤感染,如脓皮病、毛囊炎、疖肿等原发性感染
抗结核菌类						
利福平(rifampin)	PO	10mg/(kg·d)	≤7 天,晨顿服			• 用于结核分枝杆菌感染 • 副作用:皮疹、肝肾功能损害
		15mg/(kg·d)	>7 天,晨顿服			
		奈瑟菌脑膜炎预防	年 龄 <1 月,10mg/(kg·d),q12h,连用 2d;年龄 >1 月,20mg/(kg·d),q12h,连用 2d			
异烟肼(isoniazid)	PO IV	预防量:10~15mg/(kg·d)	PO,晨顿服			• 用于结核分枝杆菌感染 • 副作用:兴奋、皮疹和发热
		治疗量:15~20mg/(kg·d)	晨顿服或 2~3 次 /d			
抗病毒药						
阿昔洛韦 (acyclovir) (无环鸟苷)	IV gtt	20mg/(kg·次)	足月儿 q8h,疗程 21 天			• 广谱抗病毒药,对巨细胞病毒和疱疹病毒均有效。主要用于 HSV 感染 • 副作用:肾毒性
			早产儿 q12h,疗程 21 天			
			中枢感染 q8h,疗程 21 天			
		局部用药	q4~6h,疗程 7 天			
更昔洛韦 (ganciclovir)	IV gtt	10mg/(kg·d)	q12h,CMV 感染疗程 6 周,			对巨细胞病毒有特效,对单纯疱疹病毒也有效。累积剂量超过 200mg/kg 可致中性粒细胞减少
齐多呋定 (zidovudine)	PO	2mg/(kg·次)	孕周 日龄(天) 间隔(小时) ≤29 0~28 q12 >28 q8 30~34 0~14 q12 >14 q8 ≥35 q6			用于新生儿艾滋病预防和治疗。生后 6~12 开始治疗。超过 2 天治疗效果差。可导致贫血和中性粒细胞减少、乳酸酸中毒
	IV	1.5mg/(kg·次),超过 1 小时				
抗真菌类						
氟康唑 (fluconazole) (大扶康)	IV gtt PO	治疗量:6~12mg/(kg·次)	孕周 日龄(天) 间隔(小时) ≤29 0~14 q72 >14 q48 30~36 0~14 q48 >14 q24 37~44 0~7 q48 >7 q24			• 广谱抗真菌药,分布全身体液,脑脊液浓度高。可治疗隐球菌脑膜炎 • 副作用:恶心、腹胀、皮疹、腹痛等。长期应用需监测肝肾功能
		预防量:3mg/(kg·次)				
		<1000g 的早产儿中心静脉置管期间,3mg/(kg·次),每周 2 次				

药名	途径	剂量	用法	备注
制霉菌素 （nystatin）	PO	10万 U/ml	早产儿 0.5ml,q6h 足月儿 1ml,q6h	肠道吸收少,用于肠道真菌感染,局部应用治疗黏膜皮肤念珠菌感染
	局部	10万 U,甘油 10ml,加蒸馏水至 100ml	q6h	
两性霉素 B （amphotericin B）	IV gtt	试用剂量	0.1mg/kg,蒸馏水稀释 0.25mg/ml,静滴 3~4 小时	• 用于深部真菌感染,如隐球菌、白色念珠菌。静滴时外包黑纸避光 • 不良反应:寒战高热,静脉炎,肾毒性,低血钾,粒细胞减少等
		起始剂量	0.25~0.5mg/kg,10% GS 稀释 0.1mg/10ml,静滴 2~6 小时,q24h	
		维持剂量	每日增加 0.125~0.25mg/(kg·d),至最大剂量 0.5~1mg/(kg·d),q24~28h,静滴 2~6h	
两性霉素 B 脂质复合物	IV	5mg/(kg·d)	qd.至少输注 2 小时	用于两性霉素 B 耐药或不良反应大者。监测血常规、电解质和肝肾功能。贫血、血小板减少、低钾等不良反应常见。
两性霉素 B 脂质体（amBisome）	IV	5~7mg/(kg·d)	qd,至少输注 2 小时	同上
氟胞嘧啶 （flucytosine）	PO	12.5~37.5mg/kg	q6h	联合氟康唑或两性霉素用药,肾功能不全者延长服药间隔。每周 2 次随访血常规。
米卡芬净 （micafungin）	IV	7~10mg/(kg·d)。胎龄 <27 周,日龄 <14 天以及存在脑膜炎的患儿可用最大剂量	qd,至少输注 1 小时	真菌感染治疗。新生儿应用的资料较少,可导致肝功能障碍和胆红素升高、腹泻、恶心、呕吐、低钾。
卡泊芬净 （caspofungin）	IV	25mg/m²(约 2mg/kg)	qd,至少输注 1 小时	用于耐药的真菌感染。监测血钾、钙和肝功能。可导致血小板减少、高钙、低钾
心血管药物				
肾上腺素 （epinephrine）	IV	1:10 000	0.1~0.3ml/(kg·次),每 3~5 分钟重复一次	• 用于心搏骤停,急性心血管休克,低血压等 • 副作用:心律不齐。肾缺血,高血压
	气管内	1:10 000	0.3~1ml/(kg·次),每 3~5 分钟重复一次,至静脉通路建立	
	IV gtt	0.1μg/(kg·min),至有效量,最大 1.0μg/(kg·min)		
异丙肾上腺素 （isoproterenol）	IV gtt	0.05~0.5μg/(kg·min)	以 0.05μg/(kg·min) 开始,每 5~10 分钟增加 0.05μg/(kg·min),至有效量,最大 2μg/(kg·min)	• 增加心排出量,扩张气道,治疗心动过缓,休克等 • 副作用:心律不齐,低血压,低血糖等
	雾化	0.1~0.25ml(1:200)	加生理盐水 2ml,q4~6h	
地高辛（digoxin）		负荷量（μg/kg）	≤29 周　30~36 周　37~48 周 IV　15　　20　　30 PO　20　　25　　40	• 适用于心肌收缩力降低导致的心衰,非洋地黄类药物导致的室上速、房扑、房颤 • 副作用:PR 间期延长、窦性心动过缓、窦房阻滞、房室传导阻滞、期前收缩等。其他如拒食、呕吐等
		维持量	洋地黄量的 1/4~1/5,分 q12h	

续表

药名	途径	剂量	用法	备注
去乙酰毛花苷（西地兰）（cedilanid~D）	IV	10~15μg(kg·次)	2~3小时后可重复,1~2次后改为地高辛洋地黄化	同地高辛,作用快排泄快,用于急性患者。不良反应：心动过缓,期前收缩,恶心
卡托普利（captopril）（巯甲丙脯酸）（开博通）	PO	早产儿:0.01~0.05mg/(kg·次)　足月儿:0.05~0.1mg/(kg·次)。最大量:0.5mg/(次·d)	q8~12h	● 扩张血管降低血压,肾功能差者慎用 ● 不良反应:嗜酸性粒细胞增多、白细胞减少和低血压
多巴酚丁胺（dobutamine）	IV gtt	2~10μg/(kg·min)	连续静脉滴注,从小剂量开始,最大40μg/(kg·min)	● 增强心肌收缩力。较少增快心率 ● 副作用:血容量不足时低血压、大剂量时心律不齐,心动过速,皮肤血管扩张等
多巴胺（dopamine）	IV gtt	小剂量	<5μg/(kg·min)	扩张肾、脑、肺血管,增加尿量
		中剂量	5~10μg/(kg·min)	增强心肌收缩力,升高血压
		大剂量	10~20μg/(kg·min)	● 升高血压,血管收缩 ● 副作用:心律不齐
酚妥拉明（phentolamine）	IV　IV gtt		每剂0.3~0.5mg/kg或2.5~15μg/(kg·min),持续静滴	● 降低周围血管阻力,直接扩张小动脉及毛细血管,并增加心肌收缩力 ● 不良反应:血压下降,心动过速,鼻塞,恶心、呕吐,心律失常
妥拉唑啉（tolazoline hydrochloride）	IV　IV gtt	试用量:1~2mg/kg,IV,10分钟以上。30分钟内有效	维持量:0.2~2mg/(kg·h) IV gtt	● 扩血管药物,可用于新生儿PPHN。禁忌证:肾衰、低血压、休克和IVH ● 不良反应:心律失常、肺出血、消化道出血、低血压等,全血细胞减少
吲哚美辛（indomethacin）（消炎痛）	IV　PO	第一剂<2天　0.2mg/kg　2~7天　0.2mg/kg　>7天　0.2mg/kg	第二剂　　　第三剂0.1mg/kg　0.1mg/kg0.2mg/kg　0.2mg/kg0.25mg/kg　0.25mg/kg	● 促进PDA关闭(q12h,连用3剂) ● 胃肠和肾血流量减少,出血倾向,低钠血症。监测尿量。口服效果不确定
布洛芬（ibuprofen）	PO	10mg/(kg·次)	PDA:q24h,连用3天　镇痛:q6~8小时　预防接种前预防用药:同泰诺	● 用于早产儿PDA关闭。镇疼和预防接种预防用药 ● 不良反应:全血细胞减少,应激性溃疡,尿量减少,腹胀等。口服效果不确定
	IV	第一次10mg/kg　其余两次5mg/kg　每次间隔24小时		
前列腺素E₁（prostagladin E₁）	IV gtt	起始剂量0.05~0.1μg/(kg·min),需要时增加到0.4μg/(kg·min),起作用后渐减量至最低起作用量约0.01~0.025μg/(kg·min)　剂量范围:0.01~0.4μg/(kg·min)		● 保持动脉导管开放 ● 副作用:呼吸暂停、发热、皮肤潮红、心动过缓和低血压等。治疗时需监测呼吸心率和体温

续表

药名	途径	剂量	用法	备注
肼苯哒嗪 (hydralazine)	PO	0.25~1mg/(kg·次)。q6~8h。喂奶前 1 小时给予。根据治疗效果调节剂量和间隔		• 治疗中度高血压 • 监测血压、大便潜血。恶心、呕吐、红斑、体位性低血压等不良反应常见
	IV	开始剂量 0.1~0.5mg/(kg·次),q6~8h,最大量 2mg/(kg·次),q6h		
二氮嗪 (diazoxide)	IV PO	高血压危象: 1~3mg/(kg·次)	可每 15~20 分钟重复 1 次,随后 q4~24h; 或 8~15mg/(kg·d),PO,q8~12h	高血糖,酮症酸中毒,钠水潴留
	PO	高胰岛素低血糖: 8~15mg/(kg·d)	q8~12h	
依那普利 (enalapril)	IV	5~10μg/(kg·次),	q8~24h	• 用于治疗新生儿高血压和严重心力衰竭 • 不良反应:暂时性低血压,少尿
	PO	0.04mg/(kg·次) 最大量:0.15mg/(kg·次)	qd	
氨力农 (amrinone)	IV IV gtt	负荷量:5mg/kg, 30~60 分钟缓慢注射	维持量:7~15μg/(kg·min)	• 磷酸二酯酶抑制剂。适用于对洋地黄、利尿剂、血管扩张剂治疗无效或效果欠佳的各种原因引起的急、慢性顽固性充血性心力衰竭 • 禁忌证:严重低血压 • 不良反应:心律失常、低血压、肝肾功能障碍等
	PO	5~10mg/(kg·次)	q12h	
米力农 (milrinone)	IV IV gtt	负荷量:50μg/kg,大于 30 分钟	维持量:0.3~0.75μg/(kg·min)	
西地那非 (sildenafil)	IV	首剂 0.4mg/kg,输注 3 小时以上;维持 0.067mg/(kg·h)		NO 效果不好或不能给予 NO 治疗的 PPHN。连续监测血压和氧合。新生儿资料较少,应严格掌握适应症
	PO	0.5~2mg/(kg·次),q6~12h,最大量 3mg/(kg·次)		

抗心律失常药

药名	途径	剂量	用法	备注
阿托品 (atropine)	PO	0.02~0.09mg/(kg·次)	q4~6h,生理盐水稀释到 0.08mg/ml	• 纠正严重的心动过缓特别是副交感神经影响的慢心率,如地高辛、β 阻受体滞剂。亦用于新斯的明过量。还有松弛支气管平滑肌和减少唾液分泌作用 • 副作用:心律不齐、兴奋、发热、腹胀
	IV	0.01~0.03mg/(kg·次)	每 10~15 分钟重复,2~3 次,最大剂量 0.04mg/kg	
	气管内	0.01~0.03mg/(kg·次)	随后给予生理盐水 1ml	
	插管前	10~20μg/kg		
	雾化吸入	治疗 BPD	0.05~0.08mg+2.5ml 生理盐水,q4~6h, 最小剂量 0.25mg,最大 1mg	
	IV	麻醉前用药	0.04mg/(kg·次),手术前 30~60 分钟	
利多卡因 (lidocaine)	IV	首剂:0.5~1mg/kg	缓慢推注 5 分钟以上,可 10 分钟重复一次。3 剂总量小于 5mg/kg	• 需要短暂控制的室性心律失常。大剂量用于顽固性惊厥 • 副作用:低血压、惊厥、呼吸停止、心脏停搏
		维持:10~50μg/(kg·min)	早产儿应给予低剂量	

药名	途径	剂量	用法	备注
普萘洛尔 (propranolol) (心得安)	心律 失常	PO:0.5~1mg/(kg·次) IV:0.01~0.1mg/(kg·次)	PO:q6~8h IV:最大剂量1mg/(kg·次)(小 于1mg/min)	• 治疗窦性或室上性心动 过速,心房颤动或扑动,用 于高血压。也可用于甲亢 和法洛四联症的治疗 • 不良反应:心率减慢,血 压下降,恶心,皮疹
	高血 压	PO:0.25mg/(kg·次);最 大量3.5mg/(kg·次) IV:0.01~0.15mg/(kg·次)	PO:q6~8h IV:q6~8h	
	甲亢	2mg/(kg·d)	PO:q6h	
	法洛 四联 症	IV:0.15~0.25mg/(kg·次) PO:1~2mg/(kg·次)	IV:必要时可15分钟重复 PO:q6h	
普罗帕酮 (propafenone) (心律平)	PO IV	PO:首剂:5~7mg/kg,以后15~20mg/(kg·d),q6~8h 维持量:3~5mg/(kg·次),q8h IV:1~2mg/kg,IV缓推,1~2小时可重复应用		• 各类期前收缩和心动过速 • 副作用:少,窦性停搏,传 导阻滞
艾司洛尔 (esmolol)		室上速:0.1mg/kg.min,IVgtt,每5分钟增加0.05~0.1mg/(kg·min),直 到心律稳定。最大剂量0.3mg/(kg·min)		用于治疗暂时性术后高血 压;室上速和室性心律失 常。监测心电图和血压
		术后高血压:0.05mg/(kg·min),IVgtt;每5分钟增加0.025~0.05mg/ (kg·min),直到血压控制。最大剂量0.3mg/(kg·min)		
腺苷 (adenosine)	IV	50μg/(kg·次)	快速静推,每2分钟追加50μg/ kg,直到恢复窦性心律。最大单 次剂量250μg/kg	• 阵发性室上性心动过速 • 副作用:颜面潮红、呼吸 困难。通常在1分钟内缓解。 可致房室传导阻滞,支气管 痉挛等

中枢神经系统药物

药名	途径	剂量	用法	备注
地西泮 (diazepam) (安定)	惊厥	0.1~0.3mg/(kg·次)	需要时半小时后可重复,不超过 3次。静注时间不少于3分钟, 不能控制的惊厥可IV gtt,0.3mg/ (kg·h)	• 小剂量镇静,大剂量抗 惊厥 • 副作用:呼吸抑制,心脏 停搏,低血压等。静脉注射 可发生静脉炎。可导致喉 痉挛
	镇静	IV:0.04~0.3mg/(kg·次) PO:0.12~0.8mg/(kg·d)	IV:q2~4h,最大量8小时内 0.6mg/kg PO:q6~8h	
	癫痫持续状态:0.1~0.3mg/(kg·次)		每15~30分钟一次,最大量2~ 5mg	
	撤药综合征:0.1~0.8mg/(kg·次)		q6~8h	
	高甘氨酸血症:1.5~3mg/(kg·d)		q6~8h,与苯甲酸钠125~ 200mg/(kg·d)同用	
氯硝安定 (clonazepam)	IV	0.01~0.05mg/(kg·次)	根据惊厥控制情况可以重复应 用	• 治疗惊厥和癫痫 • 不良反应:嗜睡、共济失 调及行为紊乱如激动
劳拉西泮 (lorazepam)	IV	0.05~0.1mg/kg.次	根据临床效果可重复应用	同上
苯妥英钠 (phenytoin)	IV PO	镇静: 首剂20mg/kg 维持:4~8mg/(kg·d)	首剂IV一次。24小时后维持, 可IV或PO,q12h,偶尔需要 q8h	• 抗惊厥,抗心律失常如地 高辛中毒或室上性或室性 心律失常 • 不良反应:心律失常、低 血压、高血糖、皮疹、肝功能 障碍
		抗心律失常: 负荷量:10mg/kg 维持量:5~10mg/(kg·d)	负荷量IV,30~60分钟,负荷量 后24小时给维持量,q12h,PO 或IV	

药名	途径	剂量	用法	备注
苯巴比妥 （phenobarbital） （鲁米那）	IV IM	抗惊厥： 负荷量：20mg/kg，最大量 30mg/kg 维持量：3~5mg/（kg·d） 镇静：5mg/（kg·次）	维持量在首剂后 12~24 小时给 予，每日一次或 q12h	● 镇静抗惊厥，可能预防高 胆红素血症和脑室出血 ● 副作用：皮疹、嗜睡
	PO IV	胆汁淤积	4~5mg/（kg·d），qd×4~5 天	
	PO IV	撤药综合征	评分　剂量[mg/（kg·d）]　间隔（h） 8~10　　　6　　　　q8 11~13　　　8　　　　q8 14~16　　　10　　　　q8 >17　　　　12　　　　q8	如果评分逐渐降低，每 48 小时减量 10%~20%
咪达唑仑 （midazolam）	IV IVgtt	镇静：0.05~0.15mg/（kg·次），按需 q2~4h；或 1~6μg/（kg·h） 持续静滴。 抗惊厥：负荷量 0.15mg/kg，静推 5 分钟以上。维持量： 0.06~0.4mg/（kg·h）[1~7μg/（kg·min）]		镇静，抗惊厥
左乙西拉坦 （levetiracetam）	IV PO	10mg/（kg·次） 最大量 30mg/（kg·次）	新生儿期：qd；新生儿期后， q12h；每 1~2 周根据疗效调整剂 量	二线抗惊厥药物。新生儿 应用资料较少。应逐渐减 量停药
水合氯醛 （chloralhydrate）	PO PR	25~50mg/（kg·次）	必要时 q8h	● 催眠镇静，起效快 ● 副作用：刺激黏膜
吗啡 （morphine）	IV	0.05~0.2mg/（kg·次）	需要重复应用时必须间隔 4 小 时	● 镇痛，或撤药综合征的 患儿 ● 副作用：呼吸抑制、低血 压，可用纳洛酮 0.1mg/kg 对 抗
	IV gtt	0.025~0.05mg/（kg·h）	从小剂量开始	
	PO	0.08~0.2mg/（kg·d）	q3~4h，稀释成 0.4mg/ml，用于撤 药综合征治疗，根据评分每 2~3 天减量 10%~20%	
泮库溴铵 （pancuronium） （潘龙）	IV	0.04~0.15mg/（kg·次）	必要时 q1~2h	机械通气患儿的骨骼肌松 弛。副作用：唾液分泌过多， 低血压等
芬太尼 （fentanyl）	IV gtt IV	镇静：1~4μg/（kg·次） 0.5~1μg/（kg·h）	IV，必要时 q2~4h 重复； 有效后逐渐减量	用于镇痛和机械通气患儿 不良反应：中枢和呼吸抑制
		镇痛：2μg/（kg·次） 1~5μg/（kg·h）	IV，必要时 q2~4h 重复	
对乙酰氨基酚 （acetaminophen）	PO	首剂：20~25mg/kg 维持：12~15mg/（kg·次）	足月儿 q6h GA≥32 周 q8h GA<32 周 q12h	降温和止疼；监测体温、肝 肾功能。目前用于治疗早 产儿 PDA 资料较少。
	直肠	首剂：30mg/kg 维持：12~18mg/（kg·次）	早产儿 PDA：15mg/（kg·次），q6h	
甘露醇 （mannitol）	IV	利尿	0.2g/kg，IV	● 降低颅压，肾衰 ● 副作用：滴速过快可致一 过性头痛。大剂量损害肾 小管及血尿
		降颅压	0.25~1g/kg，2~6 小时滴注	

药名	途径	剂量	用法	备注
呼吸系统用药				
氨茶碱 (aminophylline)	IV	首剂:4~6mg/kg 维持:1.5~3mg/(kg·d)	首剂后 8~12 小时维持,q8~12h,用于治疗早产儿呼吸暂停	• 适用于早产儿呼吸暂停、支气管扩张 • 副作用:胃肠道刺激、高血糖、心动过速、兴奋、肢体颤动,严重中毒时可用活性炭 1mg/kg 制成浆液洗胃,q2~4h
	IV gtt	首剂:6mg/kg,静滴超过30min	维持量: 新生儿:0.2mg/(kg·h) 6 周~6月:0.2~0.9mg/(kg·h)(用于支气管扩张)	
咖啡因 (caffeine)	PO IV gtt	首剂:10~20mg/kg 维持:2.5~4mg/(kg·d)	首剂后 12 小时维持,q24h	• 早产儿呼吸暂停 • 副作用;少且轻,呕吐,不安。如心率超过 180 次/min,不给药
纳洛酮 (naloxone)	IM 或 IV	0.1~0.2mg/kg	3~5 分钟无效可重复	对抗吗啡导致的呼吸暂停
固尔苏	气管内	100~200mg(kg·次)	必要时可间隔 12 小时重复应用	用于新生儿 RDS 预防和治疗
珂立苏	气管内	70~100mg(kg·次)	必要时可间隔 12 小时重复应用	用于新生儿 RDS 预防和治疗
沙丁胺醇 (albuterol)	雾化	0.1~0.5mg(kg·次)	q2~6h	• 支气管扩张剂 • 监测 EKG。HR>180 次/min 禁用
	PO	0.1~0.3mg(kg·次)	q6~8h	
异丙托溴铵 (ipratropium)		75~150μg/次	q6~8h	抗胆碱能支气管扩张剂,缓解支气管痉挛。不良反应为一过性视力问题
一氧化氮(NO)	吸入	开始剂量 10ppm	根据氧分压和吸入氧浓度调整剂量	用于 PPHN 治疗。监测血气、凝血功能等
利尿剂				
呋塞米 (furosemide) (速尿)	PO IV IM	1~2mg/(kg·次)	早产儿 24 小时一次,足月儿 12 小时一次	• 适用于体内水分过多,心衰和 RDS、肺水肿和脑水肿、PDA 等,注射 >4mg/min,可致暂时性耳聋 • 副作用:水电解质紊乱,需监测钾钠和氯。不与耳毒性抗生素合用
氢氯噻嗪 (hydrochlorothiazide) (双氢克尿塞)	PO IV	2~5mg/(kg·d)	q12h,与牛奶同服效果更好	• 中效利尿剂,用于轻中度水肿、高血压和尿崩症的辅助治疗 • 副作用:恶心呕吐,腹胀,低血钾,高血糖,高尿酸
螺内酯 (spironolactone)(安体舒通)	PO	1~3mg/(kg·d)	qd 或 q12h 氢氯噻嗪 2mg/(kg·次),PO,q12h×8W,加用安体舒通 1.5mg/(kg·次),PO,q12h×8W,治疗 BPD	• 与双氢克尿塞合用,减少低血钾的发生。利尿作用弱,用于与醛固酮分泌增多有关的顽固性水肿 • 不良作用:高钾血症,胃肠道反应,久用导致低钠血症

药名	途径	剂量	用法	备注
布美他尼 (bumetanide)	IV PO IM	0.005~0.1mg/(kg·次) 肾功能正常的肺部疾病,开始给予小剂量;心衰或肾功能异常开始高剂量	GA<34 周,生后 2 月内 q24h 2 月后 q12h GA≥34 周,生后 1 月内,q24h 1 月后 q12h	利尿,监测电解质

内分泌制剂

药名	途径	剂量	用法	备注
氢化可的松 (hydrocortisone)	IV gtt	急性肾上腺功能不全	1~2mg/kg,IV,然后 25~50mg/(kg·d)维持,分 q4~6h	• 用于肾上腺功能不全,肾上腺皮质增生替代治疗。用于抗炎症介质和免疫抑制剂。也可用于治疗难于纠正的低血压和低血糖 • 不良反应:高血压,水肿,低钾,高血糖,皮炎,应激性溃疡,皮肤增生,Cushing 综合征等
		肾上腺皮质增生症	治疗剂量:0.5~0.7mg/(kg·d),维持剂量:0.3~0.4mg/(kg·d)。分三次给予,早晨和中午各给 1/4 量,余晚上给予。也可以口服,剂量相同	
		抗炎症介质和免疫抑制	0.8~4mg/(kg·d),q6h	
		G⁻ 杆菌休克治疗	1~2mg/(kg·次) q12h×48~72 小时	
		低血糖	10mg/(kg·d),q12h	
地塞米松 (dexmethasone)		气管插管拔管	0.25~1mg/(kg·次),q6h,拔管前 24 小时开始给予,拔管后给予 3~4 次	同氢化可的松,但是对糖代谢作用强,对电解质作用弱
		低血糖	0.25mg/(kg·次),q12h	
		支气管肺发育不良	0.15mg/(kg·d),q12h×3 天 ~0.1mg/(kg·d),q12h×3 天 ~0.05mg/(kg·d),q12h×2 天,0.02mg/kg/d。必要时此剂量维持,总疗程约 10 天	
氟氢可的松 (fludrocortisone)	PO	0.05~0.2mg/d	qd	• 用于急慢性肾上腺皮质功能减退症 • 不良反应:钠滞留,易出现水肿。大剂量出现糖尿和肌肉麻痹
胰岛素 (insulin)	IV IV gtt 皮下	高血糖	首剂:0.1U/(kg·次)。维持量:0.02~0.1u/(kg·h),皮下注射 0.1~0.2U/kg,q6~12h	• 用于高血糖及高血钾的治疗 • 副作用:低血糖,监测血糖
		极低体重儿高血糖	0.02~0.4U/(kg·h),滴注速度 0.1ml/h	
		高血钾	葡萄糖 0.3~0.6g/(kg·次)加胰岛素 0.2U/(kg·次)	
胰高血糖素 (glucagon)	IV 皮下 IVgtt	0.025~0.3mg/(kg·次) 10~20μg(/kg·h)	必要时可每 20 分钟一次,最大剂量 1mg	• 用于顽固性低血糖 • 副作用:恶心,呕吐、心动过速
左旋甲状腺素 (levothyroxine,T4) (优甲乐)	PO	10~14μg/(kg·d)	qd,调整剂量每两周增加 12.5μg,渐增至 37.5~50μg/d,维持 T4 于 10~15μg /dl,TSH 低于 15μU/ml	• 治疗甲状腺功能减退 • 副作用:颅缝早闭,骨龄生长过快。监测血 T4 和 TSH,大剂量心悸,多汗
	IV	5~10μg/(kg·d)	q24h,每两周增加 5~10μg	

续表

药名	途径	剂量	用法	备注
精氨酸 （arginine）	IVgtt	100~200mg/（kg·d），最大量 600mg/（kg·d），24 小时静滴。（1ml/kg+5%GS 5ml/kg）		治疗高氨血症。监测血氨，主要不良反应为高氯性酸中毒
左卡尼汀 （L-carnitine）	IVgtt PO	100~300mg/（kg·d），qd，IVgtt		治疗肉碱缺乏，高氨血症辅助治疗。不良反应主要为胃肠道症状
苯基乙酸钠 （sodium phenylacetate）	IV	250~400mg/kg	首剂 90~120 分钟输注，维持量 24 小时给予	用于疑似或明确的高氨血症，与精氨酸和苯甲酸钠一起输注。必须中心静脉给药。监测血氨
苯甲酸钠 （sodium benzoate）	IV	250~400mg/kg	首剂 90~120 分钟输注，维持量 24 小时给予	同上
奥曲肽 （octreotide）	IV 或皮下	起始剂量：1μg/（mg·次）。根据疗效调整，最大量 10μg/（kg·次）	q6h	治疗高胰岛素血症导致的低血糖和乳糜胸。监测血糖。恶心、腹泻、腹胀为主要不良反应
	IVgtt	1μg/（kg·h），最大量 7μg/（kg·h）	治疗乳糜胸	
维生素				
维生素 A （vitamin A）	PO IM	预防量：1000~1500u 治疗量：2.5 万 ~5 万 u	qd	油剂注射吸收慢，口服吸收较快，眼角膜软化时宜口服。预防和治疗维生素 A 缺乏症
维生素 B_6 （pyridoxine）	IV IM PO	生理需要量	足月儿：35μg/d 早产儿：400μg/d	• 诊断和治疗维生素 B_6 缺乏，维生素 B_6 依赖性惊厥，铁幼粒细胞性贫血 • 偶见过敏反应
		B_6 缺乏	2~5mg/d，q6h	
		B_6 依赖性惊厥	首剂：50~100mg，IV，有效维持量：50~100mg/d，qd	
		铁幼粒细胞性贫血	200~600mg/d，应用 1~2 个月	
维生素 K_1 （vitamin K_1）	IM IV	预防量	体重 <1500g，0.5~1mg/d，×1 次 体重 >1500g，1~2mg/d，×1 次	预防和治疗新生儿出血性疾病。静脉注射过快可引起面色潮红，出汗
		治疗量	2.5~5mg/d，qd×3 天	
维生素 D_3 （胆骨化醇） （cholecalciferol）	PO IM		早产儿：500~1000Iu/d 足月儿：400~500Iu/d	• 促进钙磷在肠道的吸收 • 长期大量可导致中毒
维生素 E （生育酚） （tocopherol）	PO	治疗量	25~50mg/（kg·d），qd，共两周	• 用于溶血性贫血，硬肿症、早产儿氧中毒等 • 不良反应：降低白细胞和血小板，易发生败血症和 NEC，故剂量宜小
		预防量	20~25mg/d，qd，共 2~3 个月	
	IM	体重 <1500g	20~30mg/kg，qd，共 6 次	
骨化三醇 （calcitriol） （1α，25 二羟胆骨化醇）（罗钙全）	PO		0.05μg/kg，qd，至血钙值正常	• 用于治疗低钙血症。活化维生素 D_3 • 不良反应：同维生素 D_3

药名	途径	剂量		用法	备注
消化系统药物					
多潘立酮 (吗丁林) (domperidone)	PO	0.3mg/(kg·次)		PO,q6~8h,餐前 15~30 分钟服用	• 治疗胃食管反流,促进胃排空 • 副作用:锥体外系症状。腹疼,尿量减少,嗜睡,便秘等
10% 葡萄糖酸钙 (calcium gluconate)	IV (缓推)	低钙血症		首剂 1~2ml/(kg·次),维持量 2~8ml/(kg·d)可分数次	• 治疗低钙血症,交换输血时补充钙 • 副作用:快速注射导致心动过缓或骤停。漏出导致皮下坏死
		交换输血		1ml/100ml	
		高血钾		0.5ml/(kg·次)	
西咪替丁 (cimetidine) (甲氰咪胍)	PO IV	2.5~5mg/(kg·次)		q6~12h(配制成 6mg/ml)	• 预防和治疗应激性溃疡 • 副作用:肝肾功能不全,惊厥,黄疸,粒细胞减少等
法莫替丁 (famotidine)	IV	0.25~0.5mg/(kg·次)		q24h	同上
雷尼替丁 (ranitidine)	PO	2~4mg/(kg·次)		q8~12h	• 同西咪替丁,但作用强 5~8 倍 • 不良反应:便秘,嗜睡,腹泻,偶有血小板减少
	IV	0.1~0.8mg/(kg·次)		q6~8h	
	IV gtt	0.6mg/(kg·h)		逐渐减至 0.1mg/(kg·h)(胃液 pH>4)	
奥美拉唑 (omeprazole)	PO	0.5~1.5mg/(kg·次)		qd	治疗胃食道反流,抑酸剂。转氨酶增高
熊去氧胆酸 (ursodiol)	PO	10~15mg/(kg·次)		q12h	TPN 相关的胆汁淤积的治疗。恶心、呕吐、便秘
其他用药					
硫酸镁溶液 (magnesium sulfate)	IV IV gtt	低镁血症		10% 液 0.25~0.5ml/ 次,q6h	不良反应:呼吸抑制,注射葡萄糖酸钙解救,2ml/kg
		PPHN		首剂 0.2g/kg,维持 20~50mg/(kg·h)	
肝素 (heparin)	IV IV gtt	插管或冲洗试管		0.5~1u/ml	• 抗血栓,DIC,硬肿 • 副作用:自发性出血,血小板减少 • 应用时应维持 PTT 小于正常的 1.5~2.5 倍
		全身应用		起始剂量:50u/kg,IV 维持:5~35u/(kg·h) 间断用药 50~100u/(kg·次),q4h	
		DIC		<1.5kg,20~25u/(kg·h), >1.5kg,25~30u/(kg·h)	
	小剂量 IV	DIC 相关的缺血或坏死		10~15u/(kg·h)	
低分子肝素 (enoxaparin)	皮下	血栓治疗:足月儿 1.7mg/(kg·次);早产儿 2mg/(kg·次)		q12h。根据抗 Xa 水平调节,维持抗 Xa 在 0.5~1.0U/ml,剂量范围一般为 0.3~3mg/kg	抗凝治疗。可以皮下注射,出血并发症较肝素少。监测抗 Xa 水平。主要并发症为出血
		预防:0.75mg/(kg·次);		q12h。根据抗 Xa 水平调节,维持抗 Xa 在 0.1~0.4U/ml	

续表

药名	途径	剂量	用法	备注
硫酸鱼精蛋白 (protamine sulfate)	IV IM	抗肝素过量	根据最后一次应用肝素的时间决定剂量 • 2 小时前:0.25~0.375mg/100u 肝素 • 30~60 分钟:0.5~0.75mg/100u • <30 分钟:1mg/100u	• 治疗肝素过量 • 本品过量也可发生出血,因本品与血小板和血浆纤维蛋白结合
亚甲蓝 (methylene blue)	IV	0.1~0.2mg/(kg·次)	不少于 5 分钟,必要时可 1 小时内重复一次	• 治疗高铁血红蛋白病 • 禁忌证:肾功能不全和 G~6~PD 缺乏 • 不良反应:呕吐,高血压,蓝色尿
破伤风抗毒素 (TAT)	IM	预防量:1500U/ 次	治疗量 1 万 ~2 万 u/d	• 用于预防和治疗破伤风 • 不良反应:过敏反应包括休克和血清病
乙肝疫苗	IM	5μg/ 次	出生时、生后 1 个月、6 个月各一次	用于乙肝预防
乙肝免疫球蛋白	IM	100Iu/ 次	出生时	用于孕母 HBsAg 阳性的患儿
抗 RhD 免疫球蛋白	IM	200~300μg	孕母剂量	对 Rh 阴性孕妇分娩出 Rh 阳性婴儿后 0~72 小时内对孕妇肌注
人血静脉丙种球蛋白 (IVIG)	IV gtt	败血症	500~750mg/(kg·次),qd,3 次	偶有过敏反应
		免疫性溶血或血小板减少	400mg~1g/(kg·d),2~5 天	
		低丙种球蛋白血症	0.15~0.4g/kg,每 2~4 周一次	
重组人红细胞生成素 (HuEPO)	皮下给药或 IV	200u/kg 总剂量 500~1400u/kg	每天或隔天一次,疗程 2~6 周	• 刺激红细胞生成,必须同时给予铁剂 • 副作用:粒细胞减少
人血白蛋白 (human serum albumin)	IV gtt	低蛋白血症	0.5~1g/(kg·次),滴注 q2~6h,每 1~2 天重复一次。最大剂量 6g/(kg·d)	不良反应:寒战,高热,快速注射可致心功能不全,肺水肿等
	IV	低血容量	0.5~1g/(kg·次),必要时重复,最大剂量 6g/(kg·d)	
小儿氨基酸 (pediatric amino acids)	IV gtt	起始剂量 1g/(kg·d)	生后第一天给予,以后每日增加 1g/kg,最大剂量 3.5g/(kg·d)	• 肠道外营养 • 氨基酸代谢障碍患者、氮质血症患儿禁用,肝肾功能不全者慎用
脂肪乳剂 (fat emulsion)	IV gtt	起始剂量 1g/(kg·d)	生后第二天开始,每天增加 1g/kg,最大量 4g/(kg·d)	• 肠道外营养 • 脂肪代谢障碍患者禁用,肝肾功能不全者慎用
派达益儿 (Ped~el)	IV gtt	BW<1.5kg:1ml/(kg·d) BW>1.5kg:0.5ml(kg·d)	与肠道外营养液一起静滴	主要补充脂溶性维生素
甘油磷酸钠 (sodium glycerophosphate)	IV gtt	0.5~1ml/(kg·d),低磷血症可增加到 2ml/(kg·d)	与肠道外营养一起应用	预防或纠正低磷血症

续表

药名	途径	剂量	用法	备注
水乐维他 （soluvit N）	IV gtt	0.5ml/（kg·d）	与肠道外营养一起应用	补充水溶性维生素
安达美（addamel）	IVgtt	0.5ml/（kg·d） 胆汁淤积时：0.3ml/（kg·d）	与肠道外营养一起应用	补充矿物质，一般全静脉营养超过一周后使用。
5% 碳酸氢钠 （sodium bicarbonate）	IV	心肺复苏	首剂 1~2ml/kg，1∶1 稀释，可重复 0.5ml/kg，每 10 分钟一次或根据 pH	• 纠正酸中毒 • 不良反应：高钠，低钙，低钾，颅内出血，漏出血管外可致组织坏死
	IV	代谢性酸中毒	BE×0.6× 体重，给半量	
	IV PO	肾小管酸中毒	远端肾小管酸中毒 2~3ml/（kg·d） 近端肾小管酸中毒 5~10ml/（kg·d）	
尿激酶 （urokinase）	IV IV gtt	负荷量	4000Iu/kg，静推 20 分钟以上	• 治疗血栓。维持 APTT 延长 1.5~2 倍以下。有出血禁用 • 不良反应：过敏，皮疹，发热，支气管痉挛等
		维持量	4000~6000Iu/（kg·h）	
链激酶 （streptokinase）	IV IV gtt	负荷量	1500~2000Iu/（kg·h），30~60 分钟	• 治疗血栓。维持 APTT 延长 1.5~2 倍以下。有出血禁用 • 不良反应：出血
		维持量	1000Iu/（kg·h）×24~72 小时	
透明质酸酶 （hyaluronidase）	皮下	150u/ml。1ml 分 5 份在渗出周围皮下注射	一般在渗出后 1 小时	用于静脉外渗

（程国强）

参考文献

1. 邵肖梅，叶鸿冒，丘小汕．实用新生儿学．第 4 版．北京：人民卫生出版社，2011：960-976.

2. Thomas E. Young，Barry Mangum. Neofax 23th Edition 2010. Thomson Reuters，2010：339-387.

3. 魏克伦，陈桂霞．新生儿药物手册．厦门：厦门大学出版社，2010：367-368.

附录5　新生儿学常用网络资源

一、新生儿医疗

1. Neonatology Web Pages：http://www.neonatology.org

2. British Association of Perinatal Medicine：http://www.bapm.org/

3. NICUniversity（on-line CME）：http://www.nicuniversity.org/

4. NICU-NET：http://health.groups.yahoo.com/group/nicu-net/

5. Prematurity：http://www.prematurity.org/index.html

6. The Division of Neonatology at Children's Hospital of Philadelphia：http://www.chop.edu/centers-programs/division-neonatology

7. Neonatology-Science topic：https://www.researchgate.net/topic/Neo

8. Children's National Medical Center：www.childrens-national.org

9. Boston Children's Hospital：www.bostonchildrens.org

10. Johns Hopkins Children's Center：www.hopkinschildrens.org

11. Rady Children's Hospital：www.rchsd.org

12. Children's Hospital Los Angeles：www.chla.org

13. Rainbow Babies and Children's Hospital：www.uhhospitals.org

14. Children's Hospital of Pittsburgh of UPMC：www.chp.edu

15. Monroe Carell Jr. Children's Hospital at Vanderbilt：www.childrenshospital.vanderbilt.org

16. UCSF Benioff Children's Hospitals, San Francisco and Oakland: www.ucsfbenioffchildrens.org

17. Texas Children's Hospital: www.texaschildrens.org

18. Cincinnati Children's Hospital Medical Center: www.cincinnatichildrens.org

19. Children's Healthcare of Atlanta: www.choa.org

二、新生儿护理

1. Academy of Neonatal Nursing: http://www.academyonline.org/

2. Council of International Neonatal Nurses: http://www.coinnurses.org/

3. National Association of Neonatal Nurses: http://nann.org/

4. S.T.A.B.L.E. Program: http://www.stableprogram.org/

5. Vermont-Oxford Network: http://www.vtoxford.org/

6. NeoFax: http://www.micromedex.com/products/neofax/

三、新生儿专科杂志

1. New England Journal of Medicine: http://content.nejm.org/

2. JAMA Pediatrics: https://jamanetwork.com/journals/jamapediatrics

3. LANCET: http://www.thelancet.com/

4. Pediatrics: http://pediatrics.aappublications.org/

5. Archives of Disease in Childhood: http://adc.bmj.com/

6. Journal of Perinatology: http://www.nature.com/jp/index.html

7. Neonatal Network-Journal of Neonatal Nursing: http://www.neonatalnetwork.com/

8. Neonatology-Fetal and Neonatal Research (formerly Biology of the Neonate): www.karger.com/NEO

9. NeoReviews from AAP: http://neoreviews.aappublications.org/

10. Seminars in fetal & neonatal medicine: http://www.sciencedirect.com/science/journal/1744165X

11. Neonatal Journal Abstracts: http://home.iprimus.com.au/callanders/

12. Journal of maternal-fetal & neonatal medicine: https://www.tandfonline.com/toc/ijmf20/current

四、新生儿指南与共识

1. American Academy of Pediatrics Policy Statements: http://aappolicy.aappublications.org/policy_statement/index.dtl

2. American Academy of Pediatrics Practice Guidelines: http://aappolicy.aappublications.org/practice_guidelines/index.dtl

3. Canadian Pediatric Society: http://www.cps.ca/english/publications/StatementsIndex.htm

4. Neonatology Guidelines—list maintained by the Geneva Foundation for Medical: http://www.gfmer.ch/Guidelines/Neonatology/Newborn.htm

5. Neonatal Guidelines—NHS Networks: https://www.networks.nhs.uk/nhs-networks/staffordshire-shropshire-and-black-country-newborn/neonatal-guidelines

6. National Guidelines Clearinghouse: http://www.guideline.gov/

7. Geneva Foundation for Medical Education and Research-Guidelines http://www.gfmer.ch/Guidelines/Neonatology/Neonatology_mt.htm

8. Auckland District Health Board Clinical Guidelines: http://www.adhb.govt.nz/newborn/Guidelines.htm

五、新生儿参考用书与手册

1. Avery's Diseases Of The Newborn: https://www.us.elsevierhealth.com/averys-diseases-of-the-newborn-9780323401395.html

2. Avery's Neonatology: Pathophysiology and Management of the Newborn: https://books.google.com/books/about/Avery_s_Neonatology.html?id=DqyS6enAS4sC

3. Atlas of Procedures in Neonatology: https://books.google.com/books/about/Atlas_of_Procedures_in_Neonatology.html?id=PpKHZDjvBlcC

4. Texas Children's Hospital Handbook of Pediatrics and Neonatology: https://accesspediatrics.mhmedical.com/book.aspx?bookId=443

5. Rennie & Roberton's Textbook of Neonatology: https://www.elsevier.com/books/rennie-andampamp-robertons-textbook-of-neonatology/rennie/978-0-7020-3479-4

6. Family Practice Notebook: http://www.fpnotebook.com/Nicu/index.htm

7. Iowa Neonatology Handbook: http://www.uihealthcare.com/depts/med/pediatrics/iowaneonatologyhandbook/index.html

8. Royal Children's Hospital of Melbourne: http://www.rch.org.au/clinicalguide/cpg.cfm?list=all

9. University of Iowa-Iowa Neonatology Handbook: http://www.uihealthcare.com/depts/med/pediatrics/iowaneonatologyhandbook/index.html

10. eMedicine-Neonatology: http://emedicine.medscape.com/pediatrics_cardiac#neonatology

11. UCSF NICU Manual: http://www.ucsfchildrenshospital.org/health_professionals/intensive_care_nursery_house_staff_manual/index.html

六、循证医学

1. Centre for Evidence Based Medicine：http://www.cebm.net

2. Cochrane Reviews：www.cochranelibrary.com

3. National Guideline Clearinghouse：http://guideline.gov/

4. BMJ Statistics at Square One：http://www.bmj.com/collections/statsbk/index.dtl

5. Cochrane Neonatal Systematic Reviews at NICHD：http://www.nichd.nih.gov/cochrane/

6. Centers for Health Evidence：http://www.cche.net/

7. Cincinnati Children's Hospital-Evidence-Based Care Guidelines：http://www.cincinnatichildrens.org/svc/alpha/h/health-policy/ev-based/default.htm

8. PedsCCM Evidence-Based Medicine Resources：http://pedsccm.org/EBJournal_Club_intro.php

9. University of York's NHS Centre for Reviews and Dissemination：http://www.crd.york.ac.uk/crdweb/

七、遗传学相关

1. On-Line Mendelian Inheritance in Man（OMIM）：http://www.ncbi.nlm.nih.gov/omim

2. ACMG：http://www.acmg.net/resources

3. Rare Diseases：http://www.rarediseases.org

4. Genes-r-US：http://www.genes-r-us.uthscsa.edu/resorces.htm

5. Gene Tests：http://www.genetests.org

6. Newborn Screening Practioner's Manual from MSRGSN：http://www.mostgene.org/pract/praclist.htm

7. Neonatal Diseases and Abnormalities List at Karolinska Institute

8. eMedicine-Genetics and Metabolic Diseases：http://emedicine.medscape.com/pediatrics_genetics

9. Genetic Alliance（formerly Alliance of Genetic Support Groups）：http://www.geneticalliance.org/

10. Genetic/Rare Conditions Information Site，Univ. of Kansas：http://www.kumc.edu/gec/support/

八、影像学相关

1. MRI of the Neonatal Brain：http://www.mrineonatal-brain.com/

2. Geneva Foundation for Medical Education and Research-Image Repository：http://www.gfmer.ch/Guidelines/Neonatology/Neonatology_mt.htm

3. MedPix Medical Image Database：http://rad.usuhs.edu/medpix/index.html

4. PediatricRadiology.Com：http://www.pediatricradiology.com/

5. Pediatric-Perinatal Pathology—Image Database：http://library.med.utah.edu/WebPath/PEDHTML/PEDIDX.html

6. Fetus Net（fetal ultrasounds）：https://sonoworld.com/TheFetus/Home.aspx

九、学科评价与专科培训项目

1. Best Hospitals for Pediatric Neonatology：https://health.usnews.com/best-hospitals/pediatric-rankings/neonatal-care

2. The Accreditation Council for Graduate Medical Education（ACGME）：http://www.acgme.org/

3. Residencies and Fellowships of Children's National：https://childrensnational.org/research-and-education/healthcare-education/residencies-and-fellowships

4. Healthcare Professionals in Johns Hopkins Children's Center：https://www.hopkinsmedicine.org/johns-hopkins-childrens-center/healthcare-professionals/

5. Medical Training and Education in Children's Hospital Los Angeles https://www.chla.org/medical-training-and-education

6. Medical Education Of University Hospitals：http://www.uhhospitals.org/education

7. Education and Training，including Residencies and Fellowships In the Children's Hospital of Pittsburgh of UPMC：http://www.chp.edu/health-care-professionals/education

8. Neonatology Education and Training in The Vanderbilt University Medical Center：http://www.childrenshospital.vanderbilt.org/interior.php?mid=219

9. Neonatology Fellowship at Cincinnati Children's Hospital Medical Center：https://www.cincinnatichildrens.org/education/clinical/fellowship/neonatology

10. University of Virginia Neonatal-Perinatal Fellowship Program：https://med.virginia.edu/pediatrics/divisions/neonatology/neonatology-fellowship/

11. European Society of Paediatric and Neonatal Intensive Care（ESPNIC）Academy：http://espnic-online.org/Education/ESPNIC-Academy

12. Royal College of Paediatrics and Child Health（RCPCH）：https://www.rcpch.ac.uk

13. BMJ Careers：http://careers.bmj.com/careers/advice/view-article.html?id=20007245

14. British Association of Perinatal Medicine（BAPM）Trainee Member：https://www.bapm.org/trainees

十、新生儿国际会议

1. USA & Americas
- World Pediatrics Conference
- Annual World Congress on Pediatrics
- Annual World Congress on Neonatology

2. Europe & Middle East
- International Conference on Pediatrics Health
- International Conference on Clinical Pediatrics
- Global Summit on Pediatrics, Neonatology & Primary Care
- Advances in Neonatal and Pediatric Nutrition
- World Pediatric Congress
- International Conference on Pediatrics & Primary Care
- European Pediatrics Conference
- International Conference on Neonatal and Pediatric Nursing
- World Congress on Pediatrics, Neonatology & Primary Care
- International Conference on Maternal Fetal Neonatal Medicine
- World Congress on Clinical Pediatrics

3. Asia Pacific
- Annual Congress on Neonatology & Pediatrics
- Cosmetology- Annual-2018
- International Conference on Pediatrics, Neonatology and Pediatric Nursing

（周文浩）

常用英文缩略语

缩略语	英文全称	中文名	页码 （英文全称首次出现时）
A			
A-aDO$_2$	alveolar-arterial oxygen difference	肺泡 - 动脉氧分压差	185
AABR	auto auditory brain-stem response	自动听性脑干诱发反应	320
AAD	antibiotic associated diarrhea	抗生素相关性腹泻	625
AAP	American Academy of Pediatrics	美国儿科学会	345
ABR	auditory brain-stem response	脑干听觉反应检查	73
ABS	amniotic band syndrome	羊膜束带综合征	37
ACA	anterior cerebral artery	大脑前动脉	262
ACD	acid citrate dextrose	枸橼酸右旋葡萄糖	194
ACD	alveolar capillary dysplasia	肺泡毛细血管发育不良	605
ACE	angiotensin-converting enzyme	血管紧张素转换酶	816
ACEI	angiotensin-converting enzyme inhibitor	血管紧张素转换酶抑制剂	725
aCGH	array-based comparative genomic hybridization	微阵列比较基因组杂交	18
ACH	achondroplasia	软骨发育不全	890
ACOG	American Congress of Obstetricians and Gynecologists	美国妇产科医师协会	517
ACT	activated clotting time	活化凝血时间	185
ACTH	adrenocorticotrophic hormone	促肾上腺皮质激素	6
AD	auditory dys-synchrony	听同步不良	459
AD	autosomal dominant inheritance	常染色体显性遗传	941
ADH	antidiuretic hormone	抗利尿激素	114
ADHD	attention deficit hyperactivity disorder	注意力缺陷多动障碍	328
AEDs	antiepileptic drugs	抗癫痫药物	156
aEEG	amplitude-integrated EEG	振幅整合脑电图	199
AEP	auditory evoked potential	听觉诱发电位	268
Af	atrial fibrillation	心房颤动	719
AF	atrial flutter	心房扑动	719
AFP	alpha fetoprotein	甲胎蛋白	15
AG	anion gap	阴离子间隙	120
AI	artificial insemination	人工授精	33
AIDS	acquired immunodeficiency syndrome	艾滋病	45

缩略语	英文全称	中文名	页码 （英文全称首次出现时）
AIHA	autoimmune hemolytic anemia	自身免疫性溶血性贫血	777
AIMS	Alberta infant motor scale	Alberta 婴儿运动量表	331
AKI	acute kidney injury	急性肾损伤	829
AKP/ALP	alkaline phosphatase	碱性磷酸酶	348
AGA	appropriate for gestational age	适于胎龄	57
ALT	alanine aminotransferase	丙氨酸转氨酶	470
ALTE	apparent life threatenting events	明显威胁生命事件	1049
AMC	arthrogryposis multiplex congenita	先天性多关节挛缩症	903
AMPA	alpha-amino-3-hydroxy-5-methyl-4-isoxazoleproprionic acid	α- 氨基 -3- 羟基 -5- 甲基 -4- 异噁唑丙酸	849
AN	auditory neuropathy	听神经病	459
ANC	absolute neutrophil count	中性粒细胞绝对计数	780
ANP	atrial natriuretic peptide	心房利钠肽	113
APTT	activated partial thromboplastin time	部分凝血活酶时间	188
AR	autosomal recessive inheritance	常染色体隐性遗传	941
ARDS	acute respiratory distress syndrome	急性呼吸窘迫综合征	565
ARF	acute renal failure	急性肾功能衰竭	829
ART	assisted reproductive technology	辅助生殖技术	33
AS	active sleep	活动睡眠	252
ASD	atrial septal defect	房间隔缺损	696
ASO	oligonucleotide probe hybridization	寡核苷酸探针杂交	462
ASSR	auditory steady-state response	听觉多频稳态反应	321
AST	aspartate aminotransferase	天冬氨酸转氨酶	470
AT-Ⅲ	antithrombin Ⅲ	抗凝血酶Ⅲ	789
ATN	acute tubular necrosis	急性肾小管坏死	118
ATNA	Amiel-Tison neurological assessment	Amiel-Tison 神经学评估	331
AVSD	atrioventricular septal defec	房室隔缺损	697
α_1-AT	α_1-antitrypsin deficiency	α_1- 抗胰蛋白酶	476
B			
β2-MG	β2-microglobulin	β2 微球蛋白	817
BA	biliary atresia	胆管闭锁	472
BAEP	brainstem auditory evoked potential	脑干听觉诱发电位	268
BAER	brain-stem auditory evoked response	脑干听觉诱发反应	73
BBB	blood-brain barrier	血脑屏障	50
BCG	bacillus calmette-guerin	卡介苗	336
Bf	free bilirubin	游离胆红素	457
bFGF	basic fibroblast growth factor	碱性成纤维细胞生长因子	1027
β-GD	β-glucuronidase	β- 葡萄糖醛酸苷酶	455

缩略语	英文全称	中文名	页码（英文全称首次出现时）
BH4D	tetrahydrobiopterin deficiency	四氢生物蝶呤缺乏症	311
BIND	bilirubin-induced neurologic dysfunction	胆红素诱导的神经功能障碍	456
BiPAP	Bilevel positive airway pressure	双水平气道正压	168
BMI	body mass index	体重（质量）指数	52
BP	blood pressure	血压	289
BPD	biparietal diameter	双顶径	16
BPD	bronchopulmonary dysplasia	支气管肺发育不良	50
BPP	Biophysical Profile	生物物理评分	9
BPS	bronchopulmonary sequestration	支气管肺隔离症	37
BRUE	brief resolved unexplained events	快速恢复的无法解释事件	1049
BSSL	bile salt-stimulated lipase	胆盐刺激脂酶	343
BT	bleeding time	出血时间	759
BUN	blood urea nitrogen	血尿素氮	832
C			
CA	conceptional age	受孕龄	252
CAFS	asymmetric crying facies syndrome	歪嘴哭综合征	998
CAH	congenital adrenal hyperplasia	先天性肾上腺皮质增生	312
cAMP	cyclic adenosine monophosphate	环磷腺苷	108
CBF	cerebral blood flow	脑血流	266
CBFV	cerebral blood flow velocity	脑血流速率	264
CBP	continuousblood purification	连续性血液净化	187
CBV	cerebral blood volume	脑血流容积	266
CCAB	congenital complete atrioventricular block	先天性完全性房室传导阻滞	720
CCAM	congential cystic adenomatoid malformation	先天性肺囊腺瘤病变	37
CCF	congenital clubfoot	先天性马蹄内翻足	902
CCHS	congenital central hypoventilation syndrome	先天性中枢性肺换气不足综合征	1052
Cdyn	dynamic compliance	动态顺应性	288
CDs	clusters of differentiation	分化群抗原	979
CDH	congenital diaphragmatic hernia	先天性膈疝	37
CDH	congenital dislocation of hip	先天性髋关节脱位	900
CEH	cerebellar hemorrhage	小脑出血	858
cEEG	continuous EEG	持续脑电图	252
CFM	cerebral function monitoring	脑功能监测仪	248
CH	congenital hypothyoidism	先天性甲状腺功能减退	311
CHD	congenital heart disease	先天性心脏病	691
CHF	congestive heart failure	充血性心力衰竭	732
CHFD	continuous high flux hemodialysis	连续性高流量透析	188

缩略语	英文全称	中文名	页码 （英文全称首次出现时）
CHI	congenital hyperinsulinism	先天性高胰岛素血症	912
Cho	choline	胆碱	131
CHPS	hypertrophic pyloric stenosis	肥厚性幽门狭窄	647
CI	cardiac index	心脏指数	730
CIE	countercurrent immunoelectrophoresis	对流免疫电泳	521
CK	creatine kinase	肌酸激酶	722
CK-BB	creatine kinaes BB isozyme	肌酸激酶脑型同工酶	851
CLD	chronic lung disease	慢性肺疾病	46
CMA	chromosomal microarray analysis	染色体微阵列分析	18
CMA	cow's milk allergy	牛乳蛋白过敏	626
CMT	congenital muscular torticollis	先天性肌性斜颈	899
CNV	copy number variant	拷贝数变异	18
CMV	cytomegalovirus	巨细胞病毒	43
CO	cardiac output	心排出量	289
CO	carbon monoxide	一氧化碳	446
COHb	carboxyhemoglobin	碳氧血红蛋白	462
CoNS	coagulase negative staphylococcus	凝固酶阴性葡萄球菌	507
COX	cyclo-oxygenase	环氧化酶	117
CP	cerebral palsy	脑瘫	327
CPAP	continuous positive airway pressure	持续气道正压	77
CPD	citrate-phosphate-dextrose	枸橼酸磷酸葡萄糖	796
CPDA	citrate-phosphate-dextrose-adenine	枸橼酸盐 - 磷酸 - 葡萄糖 - 腺嘌呤	194
CPK	creatine phosphokinase	肌酸磷酸激酶	879
CR	computed radiography	计算机 X 线摄影	128
Cr	creatine	肌酸	131
CRBSI	catheter related bloodstream infection	导管相关性血流感染	228
CRH	corticotropin releasing hormone	促肾上腺皮质激素释放激素	8
CRI	congenital rubella infection	先天风疹感染	43
CRIB	clinical risk index for babies	婴儿临床危险指数	291
CRL	crown rump length	顶臀长	16
CRP	C reactive protein	C- 反应蛋白	79
CRRT	continuous renal replacement therapy	连续肾脏替代	187
CRS	congenital rubella syndrome	先天风疹综合征	43
Crs	compliance of the respiratory system	呼吸系统顺应性	286
CRT	capillary refill time	毛细血管再充盈时间	246
CST	contraction stress test	宫缩应激试验	10
CT	X-ray computed tomography	计算机体层成像	128

缩略语	英文全称	中文名	页码 （英文全称首次出现时）
CT	clotting time	凝血时间	793
CT	chlamydia trachomatis	沙眼衣原体	541
CUS	cerebral ultrasound	颅脑超声	273
CVC	central venous catheter	中心静脉导管	225
CVVH	continuous veno-venous hemofiltration	连续性静脉 - 静脉血液滤过	188
CVVHDF	continuous veno-venous hemodiafiltration	连续性静脉 - 静脉血液透析滤过	188
CVP	central venous pressure	中心静脉压	247
CVS	congenital varicella syndrome	先天性水痘综合征	488
D			
DCC	dysgenesis of the corpus callosum	胼胝体发育不全	844
DCDA	dichorionic diamniotic twin	双绒毛膜双羊膜囊双胎	92
DDH	development dysplasia of hip	发育性髋关节发育不良	900
DFA	direct fluorescence antibody	直接荧光抗体（试验）	542
DHA	docosahexaenoic acid	二十二碳六烯酸	350
DHM	donor human milk	捐赠母乳	354
DIC	disseminated intravascular coagulation	弥散性血管内凝血	188
DMD	duchenne muscular dystrophy	杜氏肌营养不良	20
DOHaD	developmental origins of health and disease	健康与疾病的发育起源	51
2,3-DPG	2,3-diphosphoglycerate	2,3- 二磷酸甘油酸酯	747
DPOAE	distortion-product scherichia emission	畸变产物耳声发射	320
DPPC	dipalmitoyl phosphatidylcholine	二棕榈酰磷脂酰胆碱	563
DR	digital radiography	数字化 X 线摄影	128
DSD	disorders of sexual differentiation	性分化异常	931
DTI	diffusion tensor imaging	弥散张量成像	130
DWI	diffusion weighted imaging	弥散加权成像	130
DEXA	dual-energy x-ray absorptiometry	双能量 X 射线吸收测定技术	347
E			
E_3	estriol	雌三醇	13
EA	esophageal atresia	食管闭锁	642
EAA	excitatory amino acids	兴奋性氨基酸	240
EAEC	enteroaggregative E Coli	肠凝聚黏附性大肠埃希菌	622
EBM	expressed breast milk	挤出的母乳	359
EBV	epstein-Bar virus	EB 病毒	496
ECMO	extracorporeal membrane oxygenation	体外膜氧合	100
ECW	extracellular water	细胞外液	112
EDC	expected date of confirment	预产期	85

缩略语	英文全称	中文名	页码 （英文全称首次出现时）
EDRF	endothelium derived relaxing factor	血管舒张因子	177
EEG	electroencephalogrphy	脑电图	252
EFM	electronic fetal monitoring	电子胎心监护	394
EGF	epidermal growth factor	表皮生长因子	890
EHEC	enterohemorrhagic E. Coli	肠出血性大肠埃希菌	622
EIA	enzyme immunoassay	酶联免疫法	542
EIEC	enteroinvasive escherichia coli	侵袭性大肠埃希菌	622
ELBW	extremely low birth weigh	超低出生体重	57
ELISA	enzyme linked immunosorbent assay	酶联免疫吸附法	314
ELSO	extracorporeal life support organization	国际体外生命支持组织	184
EMG	electromyography	肌电图	880
EMLA	eutectic Mixture of Local Anesthetics	共晶混合物局部麻醉药	163
EOS	early-onset sepsis	早发败血症	507
EPEC	enteropathogenic escherichia coli	致病性大肠埃希菌	622
EPO	erythropoietin	促红细胞生成素	71
EPT	extremely premature infants	超早产儿	70
ERCP	endoscopic retrograde cholangiopancreatography	胰胆管造影	132
ES	exome sequencing	全外显子测序	946
ESBL	extended-spectrum β-lactamases	超广谱 β 内酰胺酶	509
ESPGHAN	European Society for Paediatric Gastroenterology, Hepatology, and Nutrition	欧洲儿科胃肠病、肝病和营养学会	345
ESR	erythrocyte sedimentation rate	红细胞沉降率	145
ET	endothelin	内皮素	733
$EtCO_2$	carbon dioxide in endexpiratory gas	呼气末二氧化碳	167
$etPCO_2$	partial pressure of carbon dioxide in endexpiratory gas	呼气末二氧化碳分压	248
ETCO	end tidal carbon monoxide	呼气中一氧化碳测定	462
ETEC	enterotoxic escherichia coli	产毒性大肠埃希菌	622
EUGR	extrauterine growth retardation	宫外生长迟缓	55
F			
FCC	family centered care	以家庭为中心的护理	219
FCM	flow cytometry	流式细胞术	759
FDA	food and drug administration	美国食品与药物管理局	147
FDP	fibrin degradation product	纤维蛋白降解产物	789
FDR	fetal death rate	胎儿死亡率	297
FENa	fractional sodium excretion	尿钠排泄分数	114
FGF	fibroblast growth factor	成纤维细胞生长因子	890
FGR	fetal growth restriction	胎儿生长受限	29

缩略语	英文全称	中文名	页码 （英文全称首次出现时）
FiO$_2$	fraction of inspired oxygen	吸入氧浓度	77
FIRS	fetal inflammatory response syndrome	胎儿炎症反应综合征	48
FISH	fluorescence in situ hybridization	荧光原位杂交技术	17
FL	femoral length	股骨长度	13
FLP:	fetoscopic laser photocoagulation	胎儿镜下的激光凝固术	31
fMRI	functional MRI	功能磁共振成像	130
FMH	fetomaternal hemorrhage/transfusion	胎儿母体输血	758
FRC	functional reserve capacity	功能余气量	286
FTA-ABS	fluorescein treponema antibody-antibody absorption test	螺旋体荧光抗体吸收试验	537
FSH	follicle-stimulating hormone	促卵泡生成激素	6
FSI	foam stabilizing index	泡沫稳定指数试验	14
FVEP	flash visual evoked potential	闪光视觉诱发电位	463
G			
G-6PD	glucose-6-phosphate dehydrogenase	葡萄糖 -6- 磷酸脱氢酶	312
GA	gestational age	胎龄	57
GBS	group B streptococcal	B 组溶血性链球菌	45
GC	glucocorticoids	糖皮质激素	150
GCR	glucocorticoid receptor	糖皮质激素受体	731
GC-MS	gas chromatograph mass spectrometer	气相色谱 - 质谱联用仪	317
GDM	gestational diabetes mellitus	妊娠糖尿病	92
GER	gastroesophageal reflux	胃食管反流	342
GERD	gastroesophageal reflux diseases	胃食管反流病	619
GFAP	neuroglia acidic protein	神经胶质酸性蛋白	50
GFR	glomerular filtration rate	肾小球滤过率	71
GGT	γ-glutamyltransferase	γ 谷氨酰转换酶	817
GM-CSF	granulocyte-macrophage colony stimulating factor	粒细胞 - 巨噬细胞集落刺激因子	747
GMs	general movements	全身运动	331
GRs	gastric residuals	胃残留	363
GS	genome sequencing	全基因组测序	946
GSH	reduced glutathione	还原型谷胱甘肽	316
GSSG	oxidized glutathione	氧化型谷胱甘肽	316
GT	glanzmann thrombasthenia	血小板无力症	790
γGT	γ glutamyl transpeptidase	γ- 谷氨酰转肽酶	470
GVHD	graft versus host disease	移植物抗宿主病	198
H			
Hb	hemoglobin	血红蛋白	751

缩略语	英文全称	中文名	页码 （英文全称首次出现时）
HbF	fetal hemoglobin F	胎儿血红蛋白	747
HBIG	hepatitis B immunoglobulin	乙肝免疫球蛋白	310
hBSCs	Human breast milk stem cells	人母乳干细胞	350
HBV	hepatitis b virus	乙肝病毒	44
HC	hemoglobin concentration	血红蛋白浓度	747
HCG	human chorionic gonadotrophin	人绒毛膜促性腺激素	8
Hct	hematocrit	血细胞比容	730
HCV	hepatitis C virus	丙型肝炎病毒	470
HDN	hemolytic disease of newborn	新生儿溶血病	764
HDN	haemorrhagic disease of newborn	新生儿出血病	798
HE	hereditary elliptocytosis	遗传性椭圆形红细胞增多症	772
HFFIV	high-frequency flow interruption ventilation	高频气流阻断通气	174
HFJV	high frequency jet ventilation	高频喷射通气	174
HFOV	high frequency oscillation ventilation	高频震荡通气	174
HFPPV	high-frequency positive-pressure ventilation	高频正压通气	174
HFV	high-frequency ventilation	高频通气	78
HHFNC	humidified high-flow nasal cannula	温湿化高流量鼻导管给养	169
HHHFNC	heated humidified high flow nasalcannula	经鼻加热加湿高流量吸氧	18
HI	hyperinsulinism	高胰岛素性症	912
HIE	hypoxic ischemic encephalopathy	缺氧缺血性脑病	80
HIV	human immunodeficiency virus	人类免疫缺陷病毒	45
HLA	human leucocyte antigen	人类白细胞抗原	196
HLH	hemophagocytic lymphohistiocytosis	嗜血细胞性淋巴组织细胞增生症	787
HLHS	hypoplastic left heart syndrome	左心发育不良综合征	704
HMD	hyaline membrane disease	肺透明膜病	50
HMF	human milk fortifier	母乳强化剂	353
HMO	human milk oligosaccharide	低聚糖	350
HO	heme oxygenase	血红素加氧酶	446
HPA	hyperphenylalaninemia	高苯丙氨酸血症	311
HPA	human platelet antigen	人类血小板抗原	794
HPL	human placental lactogen	人胎盘生乳素	8
HPLC	high performance liquid chromatography	高效液相色谱法	461
HPP	hypophosphatasia	低磷酸酶血症	905
HPS	hemophagocytic syndrome	嗜血细胞综合征	787
HPV	human papilloma virus	人乳头瘤病毒	44
HPT	hyperparathroidism	甲状旁腺功能亢进	376
HPV-B$_{19}$	human parvovirus B$_{19}$	人细小病毒 B$_{19}$	497

缩略语	英文全称	中文名	页码 （英文全称首次出现时）
HR	heart rate	心率	289
HRV	heart rate variability	心率变异度	289
HS	hereditary spherocytosis	遗传性球形红细胞增多症	771
HSCT	hemopoietic stem cell transplantation	造血干细胞移植	899
HSV	herpes simplex virus	单纯疱疹病毒感染	43
HVHF	high volume heofiltrition	高容量血液滤过	188
I			
IAA	interrupted aortic arch	主动脉弓离断	705
IAP	intrapartum antibiotic prophylaxis	产时抗生素预防	516
1CH	intracranial hemorrhage	颅内出血	855
ICH	infantile cortical hyperostosis	婴儿骨皮质增生症	907
ICI	invasive Candida infection	侵袭性念珠菌感染	531
ICP	intrahepatic cholestasis of pregnancy	妊娠期肝内胆汁淤积症	46
ICW	intracellular water	细胞内液	112
IDM	infants of diabetic mothers	糖尿病母亲婴儿	92
I/E	inspiration/expiration ratio	吸 / 呼比值	173
IEM	inborn errors of metabolism	先天代谢异常	957
IGF	insulin-like growth factor	胰岛素样生长因子	50
IFI	invasive fungal infection	侵袭性真菌感染	531
IFN	interferon	干扰素	981
IL	interleukin	白介素	48
IMD	inherited metabolic diseases	遗传性代谢病	957
IMV	intermittent mandatory ventilation	间歇指令通气	167
iNO	inhaled nitric oxide	吸入一氧化氮	606
IPPV	intermittent positive-pressure ventilation	间歇正压通气	284
ITP	immunologic thrombocytopenic purpura	免疫性血小板减少性紫癜症	46
IUGR	intrauterine growth retardation	宫内生长迟缓	52
IVH	intravetricular hemorrhag	脑室内出血	48
IVF-ET	in vitro fertilization embryo transfer	体外受精 - 胚胎移植	33
IVIG	intravenous gamma globulin	静脉注射免疫球蛋白	465
IVP	intravenous pyelography	排泄性尿路造影，静脉肾盂造影	129
IWL	insensible water loss	不显性失水	113
K			
KPTT	kaolin partial thromboplastin time	白陶土部分凝血活酶时间	799
L			
L	lecithin	卵磷脂	6
LA	latex agglutination	乳胶凝集	521

缩略语	英文全称	中文名	页码 （英文全称首次出现时）
Lac	lactate	乳酸	131
LBM	lean body mass	无脂肪体重	341
LBW	low birth weigh	低出生体重	57
LCH	Langerhans cell histiocytosis	朗格汉斯细胞组织细胞增生症	785
LCPUFA	long-chain polyunsaturated fatty acids	长链多不饱和脂肪酸	345
LCR	ligase chain reaction	连接酶链反应	542
LCT	long chain triglyceride	长链甘油三酯	343
LD	lactase deficiency	乳糖酶缺乏	626
LD	learning disabilities	学习不能	327
LDH	lactate dehydrogenase	乳酸脱氢酶	216
LEDs	light emitting diodes	发光二极管	190
LES	lower esophageal sphincter	食管下括约肌	619
LESP	lower esophageal sphincter pressure	食管下括约肌压力	619
LFA	leukocyte functional antigen	白细胞功能抗原	982
LI	lactose intolerance	乳糖不耐受症	626
LH	luteinizing hormone	促黄体生成激素	6
LGA	large for gestational age	大于胎龄	52
LOS	late-onset sepsis	晚发败血症	507
LPS	lipopolysaccharide	脂多糖	51
LP-X	lipoprotein-X	血清脂蛋白 -X	473
LQTS	long QT syndrome	长 QT 间期综合征	721
LV	liquid ventilation	液体通气	177
M			
MAP	mean airway pressure	平均气道压	78
MABP	mean arterial blood pressure	平均动脉压	267
MAS	meconium aspiration syndrome	胎粪吸入综合征	86
MBD	metabolic bone disease	代谢性骨病	380
MBP	myelin basic protein	髓鞘碱性蛋白	851
MCA	middle cerebral artery	大脑中动脉	263
MCDA	monochrionic diamniotic twin	单绒毛膜双羊膜囊双胎	92
MCH	mean corpuscular hemoglobin	红细胞平均血红蛋白量	748
MCHC	mean corpuscular hemoglobin concentration	红细胞平均血红蛋白浓度	747
MCT	medium chain triglyceride	中链甘油三酯	342
MCV	mean corpuscular volume	平均红细胞体积	747
MDA	malondialdehyde	丙二醛	851
MDI	mental development index	智力发育指数	331
MEF	minimal enteral feeding	微量肠内喂养	342

缩略语	英文全称	中文名	页码 （英文全称首次出现时）
MFS	Marfan syndrome	马方综合征	906
MFPR	multifetal pregnancy reduction	多胎妊娠减胎术	33
MHb	methemoglobin	高铁血红蛋白	770
MHC	major histocompability complex	主要组织相容性抗原复合物	491
MIC	minimal inhibitory concentration	最小抑菌浓度	509
MLPA	mutiplex ligation-dependent probe amplification	多重连接探针扩增技术	139
MMS	myelomeningocele	脊髓脊膜膨出	37
MINTS	mortality index for neonatal transport score	新生儿转运死亡危险指数评分	101
MODS	multiple organ dysfunction syndrome	多器官功能障碍综合征	187
MPS	mononuclear phagocytic system	单核巨噬细胞系统	785
MR	mental retardation	精神发育迟滞	327
MRA	magnetic resonance angiography	磁共振血管造影	130
MRI	magnetic resonance imaging	磁共振成像	24
MRS	magnetic resonance spectroscopy	磁共振波谱	130
MRSA	methicillin-resistant staphylococcus aureus	耐甲氧西林金黄色葡萄球菌	507
MSAF	meconium staining of amniotic fluid	胎粪污染羊水	579
MS-MS	mass spectrometry-mass spectrometry	串联质谱技术	312
MSC	mesenchymal stromal cell	间充质干细胞	601
MSCT	multilayer spiro-CT	多层螺旋 CT	129
mtDNA	mitochondrial DNA	线粒体 DNA	940
MV	minute ventilation volume	分钟通气量	285
MV_A	minute alveolar volume	分钟肺泡通气量	286
N			
NAA	N-acetylaspartate	N- 乙酰天门冬氨酸	131
NADPH	reduced form of nicotinamide-adenine dinucleotide phosphate	还原型辅酶Ⅱ	446
NAG	n-acetyl-β-d- glucosaminidase	N- 乙酰 -β- 氨基葡萄糖苷酶	817
NAS	neonatal abstinence syndrome	新生儿戒断综合征	1043
NAVA	neurally adjusted ventilator assist	神经调节辅助通气	169
NBNA	neonatal behavioral neurological assessment	新生儿行为神经检查法	105
NBT	nitroblue tetrazolium	硝基蓝四氮唑	985
NCIS	neonatal critical illness score	新生儿危重病例评分法	293
NCPAP	nasal continuous positive airway pressure	鼻塞持续气道正压	393
NCDs	non-communicable diseases	非传染性疾病	51
NDD	neurodevelopmental disability	神经发育伤残	327
NDI	neurodevelopmental impairment	神经发育损害	237
NDM	neonatal diabetes mellitus	新生儿糖尿病	918

缩略语	英文全称	中文名	页码 (英文全称首次出现时)
NEC	necrotizing enterocolitis	坏死性小肠结肠炎	51
NETS	newborn emergency transport service	新生儿急救转运系统	99
NF	nuchal fold thickness	颈项皱褶厚度	17
NF-κB	nuclear factor kappa B	核转录因子-κB	980
NGS	next generation sequencing	下一代测序(二代测序)	140
NICHD	The National Institute of Child Health and Human Development	国立儿童健康与人类发育研究所	74
NICU	neonatal intensive care unit	新生儿加强监护病房	55
NIDCAP	neonatal individualized developmental care and assessment programs	新生儿个体发育医护与评估项目	240
NHFOV	noninvasive high-frequency oscillatory ventilation	无创高频震荡通气	176
NIHF	nonimmune hydrops fetalis	非免疫性胎儿水肿	30
NIPPV	Non invasive positive pressure ventilation	无创正压通气	78
NIPT	noninvasive prenatal testing	无创性产前检测	16
NIRS	near infrared spectroscopy	近红外光谱技术	246
NK	natural killer(cell)	自然杀伤细胞	980
NLS	neonatal lupus syndromes	新生儿狼疮综合征	778
NMDA	N-methyl-D-aspartate	N-甲基-天冬氨酸	240
NMR	neonatal death and mortality rate	新生儿死亡率	297
NNCS	neonatal neurocritical care service	新生儿神经重症监护	273
NNICU	Neuro-NICU	新生儿神经重症监护单元	249
NNM	neonatal mortality	新生儿死亡率	151
NNS	nonnutritive sucking	非营养性吸吮	239
NNT	neonatal tumor	新生儿肿瘤	214
NPN	nonprotein nitrogen	非蛋白氮	350
NRP	neonatal resuscitation program	新生儿复苏项目	390
NO	nitric oxide	一氧化氮	78
NOS	nitric oxide synthase	一氧化氮合酶	177
NSE	neurone specific enolase	神经元烯醇化酶	851
NST	nonstress test	无应激试验	9
NT	nuchal translucency	颈项透明层	15
NT	neonatal transport	新生儿转运	99
NTD	neural tube defect	神经管缺陷	15
NTP	neonatal thrombocytopenic purpura	新生儿血小板减少性紫癜	793
NTS	neonatal transport system	新生儿转运系统	99
O			
OAE	otoacoustic emission	耳声发射	320
OATP2	organic anion transporting polypeptide	有机阴离子转运多肽2	448

缩略语	英文全称	中文名	页码 （英文全称首次出现时）
OCT	oxytocin challenge test	缩宫素应激试验	13
17OHP	17-OH-progesterone	17-羟孕酮	316
OI	oxygenation index	氧合指数	185
OI	opportunistic infection	机会性感染	492
OI	osteogenesis imperfecta	成骨不全	895
OL	oligodendrocytes	少突胶质细胞	861
P			
3P 试验	plasma protamine paracoagulation	血浆鱼精蛋白副凝试验	801
$P_{A-a}O_2$	alveolar-arterial PO_2 difference	肺泡-动脉氧分压差	248
P_ACO_2	alveolar partial pressure of carbon dioxide	肺泡二氧化碳分压	602
$PaCO_2$	arterial carbon dioxide tension	动脉血二氧化碳分压	121
PAF	platelet activating factor	血小板活化因子	632
P_AO_2	alveolar oxygen partial pressure	肺泡氧分压	248
PaO_2	arterial oxygen tension	动脉血氧分压	121
PAP	pulmonary arterial pressure	肺动脉压力	606
PAR	pulmonary arteriolar resistance	肺动脉阻力	405
PAPP-A	pregnency associated plasma protein A	妊娠相关蛋白 A	15
PAV	proportional assist ventilation	比例通气	169
PC	phosphatidylcholine	磷脂酰胆碱	563
PCA	posterior cerebral artery	大脑后动脉	263
PCC	prothrombin complex concentrates	凝血酶原复合物	800
PCO_2	partial pressure of carbon dioxide	二氧化碳分压	6
PCOS	polycystic ovarian syndrome	多囊卵巢综合征	35
PCP	pneumocystis carini pneumonia	卡氏肺孢子虫肺炎	491
PCR	polymerase chain reaction	聚合酶链式反应	462
Pcr	plasma creatinine	血浆肌酐	831
PCr	phosphocreatine	磷酸肌酸	849
PCT	procalcitonin	降钙素原	79
PCV	pressure contro ventilation	压力控制通气	287
PDA	patent ductus arteriousus	动脉导管开放 / 未闭	71
PDF	postdischarge formula	早产儿出院后配方乳	371
PDI	psycho-motor developmental index	心理运动发育指数	331
PDMS	peabody developmental motor scale	Peabody 运动发育量表	331
PEEP	positive end expiratory pressure	呼气末正压	77
$PetCO_2$	partial pressure of carbon dioxide in endexpiratory gas	呼出气二氧化碳分压	285
PFC	persistent fetal circulation	持续胎儿循环	290
PFO	patent foramen oval	卵圆孔未闭	703

缩略语	英文全称	中文名	页码 （英文全称首次出现时）
PG	phosphatidyl glycerol	卵磷脂酰甘油	14
PGD	preimplantation genetic diagnosis	植入前遗传学诊断	33
PGE_2	prostaglandin E_2	前列腺素 E_2	411
PHA	phytohemagglutinin	植物血凝素	67
PHH	posthemorrhagichydrocephalus	出血后脑积水	857
PHI	periventricular hemorrhagic infarction	脑室旁出血性梗死	857
PI	pulsatility index	搏动指数	10
PICC	percutaneously inserted central catheter	经外周置入中心静脉导管	80
PID	primary immunodeficiency diseases	原发性免疫缺陷病	986
PIE	pulmonary interstitial emphysema	间质性肺气肿	173
PIVH	periventricular-intraventricular hemorrhage	脑室周围 - 脑室内出血	855
PLT	platelet	血小板计数	793
PIP	peak inspiratory pressure	吸气峰压	77
PK	pyruvate kinase	丙酮酸激酶	771
PKD	polycystic kidney disease	多囊性肾病	740
PKU	phenylketonuria	苯丙酮尿症	311
PMA	postmenstrual age	矫正胎龄	596
PLIC	posterior limb of internal capsule	内囊后肢	328
PMR	perinatal mortality rate	围产儿死亡率	298
PN	parenteral nutrition	肠道外营养	347
PNALD	parenteral nutrition-associated liver disease	肠外营养相关肝病	368
PO_2	partial pressure of oxygen	氧分压	7
PPHN	persistent pulmonary hypertension of the newborn	新生儿持续性肺动脉高压	86
pPROM	preterm premature rupture of membranes	早产胎膜早破	48
PROM	premature rupture of membranes	胎膜早破	510
PRP	progressive rubella panencephalitis	进行性风疹全脑炎	484
PRVC	pressure -regulated volume control	压力调节容量控制	169
PS	pulmonary surfactant	肺表面活性物质	5
PSV	pressure support ventilalion	压力支持通气	78
PSVT	paroxysmal supraventricular tachycardia	阵发性室上性心动过速	716
PT	prothrombin time	凝血酶原时间	761
PTA	persistent truncus arteriosus	永存动脉干	710
PTH	parathyroid hormone	甲状旁腺激素	374
PTM	preterm milk	早产儿亲母母乳	357
PTT	partial thromboplastin time	部分凝血活酶时间	761
PTV	patient-triggered ventilation	病人触发通气	78
PUFA	polyunsaturated long-chain fatty acid	多不饱和脂肪酸	366
PVH-IVH	periventricular -intravetricular hemorrhage	脑室周 - 脑室内出血	71

缩略语	英文全称	中文名	页码 （英文全称首次出现时）
PVL	periventricular leukomalacia	脑室周白质软化	48
PVR	pulmonary vascular resistance	肺血管阻力	605
PWI	perfusion weighted imaging	灌注成像	130
PWS	Prader-Willi syndrome	Prader-Willi 综合征	881
Q			
QFPCR	quantitative fluorescence polymerase chain reaction	荧光定量多聚酶链式反应	18
QS	quiet sleep	安静睡眠	252
QUS	quantitative ultrasonography	超声波定量检查	382
R			
RAAS	renin-angiotensin-aldosterone system	肾素血管紧张素醛固酮系统	114
RAT	renal artery thrombosis	肾动脉栓塞	827
Raw	airway resistance	气道阻力	286
RBP	retinol binding protein	视黄醇结合蛋白	817
rCBV	regional cerebral blood volume	区域性脑血容量	131
rCBF	regional cerebral blood flow	区域性脑血流	131
RCT	randomized clinical trial	随机临床试验	175
Rct	reticulocyte count	网织红细胞计数	747
RDS	respiratory distress syndrome	呼吸窘迫综合征	50
REM	rapid eye movement	快速眼动	252
RFLP	restriction fragment length polymorphism	限制性片段长度多态性分析	141
rHuEPO	recombinant human erythropoietin	重组人促红细胞生成素	346
RI	resistent index	阻力指数	10
ROP	retinopathy of prematurity	早产儿视网膜病	51
ROS	reactive oxygen species	活性氧	770
RPR	rapid plasma reagin	快速血浆反应素试验	536
Rrs	respiratory system resistance	呼吸道阻力	598
rSO_2	regional oxygen saturation	局部脑组织氧饱和度	251
RQ	respiratory quotient	呼吸商	1040
RSV	respiratory syncytial virus	呼吸道合胞病毒	499
RTA	renal tubular acidosis	肾小管酸中毒	824
rtPA	recombinant tissue plasminogen activator	重组组织纤溶酶原激活剂	827
RT-PCR	reverse transcriptase-PCR	逆转录酶 PCR	462
RV	rubella virus	风疹病毒	483
RVSP	right ventricular pressure	右心室压	606
RVT	renal vein thrombosis	新生儿肾静脉血栓	827
S			
S	sphingomyelin	鞘磷脂	6

缩略语	英文全称	中文名	页码（英文全称首次出现时）
SAH	subarachnoid hemorrhage	蛛网膜下腔出血	858
SaO_2	saturation of arterial blood oxygen	动脉血氧饱和度	121
SBS	short bowel syndrome	短肠综合征	639
SCD	sickle cell disease	镰状细胞病	776
SCID	severe combined immunodeficiency	严重联合免疫缺陷病	948
Scr	serum creatinine	血肌酐	200
SCUF	slow continuous ultrafiltration	缓慢连续性超滤	188
$ScvO_2$	systemic central venous oxygen saturation	中心静脉血氧饱和度	730
SDH	subdural hemorrhage	硬膜下出血	857
SEH	subependymal hemorrhage	室管膜下出血	855
SEP	somatosensory evoked potential	体感诱发电位	268
SF	serum ferritin	血清铁蛋白	216
SIADH	syndrome of inappropriate secretion of antidiuretic hormone	抗利尿激素分泌失当综合征	115
SIDS	sudden infant death syndrome	婴儿猝死综合征	1048
sIgM	surface immunoglobulin M	表面免疫球蛋白 M	980
SIMV	synchronized intermittent mandatory ventilation	同步间歇指令通气	78
SIRS	systemic inflammatory response syndrome	全身炎症反应综合征	48
sIUD	single intrauterine dealth in twin pregnancy	双胎一胎胎死宫内	92
sIUGR	selective intrauterine growth restriction	双胎选择性宫内生长受限	38
SKY	spectral karyotyping	光谱核型分析	140
SLE	systemic lupus erythematosus	系统性红斑狼疮	47
SLPC	fetoscopic selective laserphoto- coagulation	胎儿镜下选择性激光凝固术	38
SGA	small for gestational age	小于胎龄	29
SGH	subgaleal hematoma	帽状腱膜下血肿	997
SMA	spinal muscular atrophies	脊髓性肌萎缩	882
SNAP	score for neonatal acute physiology	新生儿急性生理学评分	291
SND	sinus node dysfunction	窦房结功能不良	715
SNHI	sensorineural hearing loss	感音神经性耳聋	481
SNP	single nucleotide polymorphism array	单核苷酸多态性	18
SO_2	O_2 saturation	氧饱和度	77
SOD	superoxide dismutase	超氧化物歧化酶	757
SP	surfactant proteins	肺表面活性物质相关蛋白质	563
SP_1	special protein 1	妊娠特异性蛋白	13
SPA	super pubic aspiration	耻骨上膀胱穿刺	507
SpO_2	pulse oxygen saturation	经皮脉氧饱和度	77
SPECT	single Photon emission computed tomography	单光子发射体层成像	128
SSC	skin-to-skin care	皮肤接触护理	162

缩略语	英文全称	中文名	页码 （英文全称首次出现时）
SSSS	staphylococcal scalded skin syndrome	葡萄球菌性烫伤样皮肤综合征	1006
STD	sexually transmited disease	性传播疾病	541
SV	stroke volume	心每搏量	289
SVC	superior vena cava	上腔静脉	730
STRs	small/short tandem repeats	短串联重复序列	18
SVR	systemic circulation resistance	外周血管阻力	289
SVT	supraventricular tachycardia	室上性心动过速	719
SWC	sleep-wake cycling	睡眠 - 觉醒周期	258
SWI	susceptibility weighted imaging	磁敏感加权成像	278
T			
T_1WI	T_1 weighted image	T_1 加权像	129
T_2WI	T_2 weighted image	T_2 加权像	129
T4	tetraiodothyronine	甲状腺素（四碘甲状腺氨酸）	314
TA	tricuspid atresia	三尖瓣闭锁	703
TAPS	twin anemia-polycythemia sequence	双胎贫血多血序列	23
TAPVD	total abnormal pulmonary venous drainage	完全性肺静脉异位引流	709
TAT	tetanus antitoxin	破伤风抗毒素	527
TBW	total body water	总体液量	112
TC	time constant	时间常数	173
TCB	transcutaneous bilirubin	经皮胆红素水平	450
TCD	transcranial doppler	经颅多普勒	261
$TcPCO_2$	transcutaneous carbon dioxide tension	经皮二氧化碳分压	247
$TcPO_2$	transcutaneous（partial）pressure of oxygen	经皮氧分压	247
$TcSO_2$	transcutaneous oxygen saturation	经皮血氧饱和度	166
TCR	T cell receptor	T 细胞受体	979
Te	expiration time	呼气时间	284
TEF	tracheoesophageal fistula	气管食管瘘	570
TEOAE	transit otoacoustic emission	瞬间诱发性耳声发射	320
TGA	complete transposition of the great arteries	完全性大动脉转位	707
TGF-β	transforming growth factor β	转化生长因子 β	50
THAN	transient hyperammonemia of newborn	暂时性高血氨症	966
THOP	transiant hypothyroxinemia of prematurity	早产儿暂时性甲状腺功能低下	923
Ti	inspiration time	吸气时间	173
TIG	tetanus immune globin	破伤风免疫球蛋白	527
TLESR	transient lower esophageal sphincter relaxation	LES 短暂性松弛	620
TLR	toll like receptor	Toll 样受体	597

缩略语	英文全称	中文名	页码 （英文全称首次出现时）
TOF	tetralogy of fallot	法洛四联症	708
TPHA	treponema pallidum haemagglutination assay	梅毒螺旋体血细胞凝集试验	537
TPN	total parenteral nutrition	全肠外营养	200
TPO	thrombopoietin	血小板生成素	746
TPPA	treponema pallidum particle agglutination test	梅毒螺旋体乳胶凝集试验	537
TR	tricuspid regurgitation	三尖瓣反流	606
TREMS.	transport related mortality score	转运相关死亡指数	294
TRH	thyrotropin-releasing hormone	促甲状腺激素释放激素	921
TRIPS	transport risk index of physiologic stability score	生理稳定转运危重指数评分	101
TRUST	toluidine red unheated serum test	甲苯胺红不加热血清试验	536
TSB	total serum bilirubin	血清总胆红素	449
TSH	thyroid-stimulating hormone	促甲状腺激素	6
TOI	tissue oxygen index	组织氧合指数	251
TT	thrombin tim	凝血酶时间	799
TTN	transient tachypnea of the newborn	暂时性呼吸增快症	137
TTT	twin-to-twin transfusion	胎 - 胎输血	760
TTTS	twin to twin transfusion syndrome	双胎输血综合征	23
U			
UAC	umbilical artery catheter	脐动脉插管	224
UVC	umbilical venous catheter	脐静脉置管	224
UCB	unconjugated bilirubin	未结合胆红素	457
UCED	urea cycle enzyme defect	尿素循环障碍	966
UGT	uridine diphosphate glucuronosyl transferase	尿苷二磷酸葡萄糖醛酰转移酶	448
UPD	uniparental disomy	单亲二倍体	18
US	ultrasound	超声	24
USG	ultrasonography	超声成像	128
UTI	urinary tract infection	泌尿系感染	822
UU	ureaplasma urealyticum	解脲脲原体	543
V			
VAP	ventilator associated pneumonia	呼吸机相关性肺炎	507
VCA	virus capsid antigen	衣壳抗原	496
VCV	volume control ventilation	容量控制通气	287
V_D	dead space	死腔	285
Vd	diastolic velocity	舒张期血流速度	277
VDRL	venereal disease research laboratory	性病研究实验室试验	536
VEEG	video-EEG	视频脑电图	252
VEGF	vascular epidermal growth factor	血管表皮生长因子	50

缩略语	英文全称	中文名	页码（英文全称首次出现时）
VEP	visual evoked potential	视觉诱发电位	268
VG	volume guarantee	容量保证	169
VKDB	vitamin K deficiency bleeding	维生素 K 缺乏性出血症	798
VLBW	very low birth weight	极低出生体重	57
V/Q	ventilation/perfusion ratio	通气血流灌注比值	580
VPS	ventriculoperitoneal shunts	侧脑室 - 腹膜腔分流	859
VPT	very premature infants	极早产儿	70
VRE	vancomycin-resistant enterococci	耐万古霉素的肠球菌	509
Vs	systolic velocity	收缩期血流速度	277
VSD	ventricular septal defect	室间隔缺损	695
VSV	volume support ventilation	容量支持通气	287
V_T	tidal volume	潮气量	285
VT	ventricular tachycardia	室性心动过速	719
VZIG	varicella zoster immune globulin	水痘带状疱疹免疫球蛋白	490
VZV	varicella-zoster virus	水痘 - 带状疱疹病毒	44
W			
WES	whole exome sequencing	全外显子组测序	140
WGS	whole genome sequencing	全基因组测序	140
WMD	white matter damage	脑白质损伤	50
X			
XD	x-linked dominant	X 连锁显性遗传	941
XR	x-linked recessive	X 连锁隐性遗传	941

索　引